Practice of Nursing

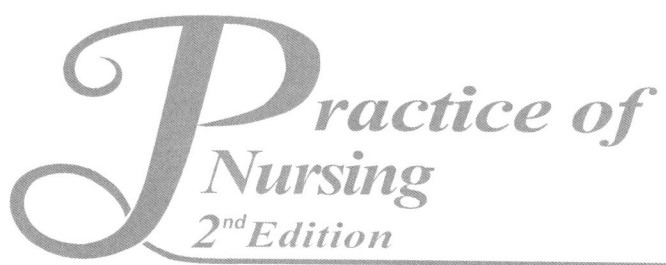

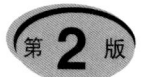

"十三五"国家重点图书出版规划项目

实用护理学

上 册

第2版

主审 姜小鹰

主编 何国平 王红红

人民卫生出版社

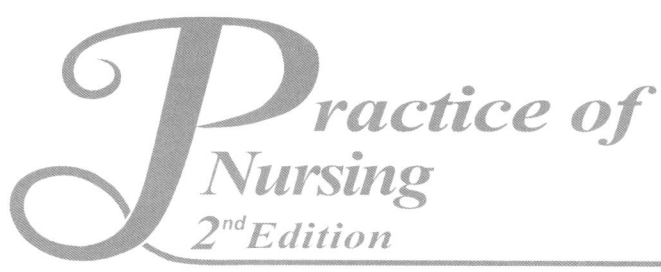

"十三五"国家重点图书出版规划项目

实用护理学

上　册

第 2 版

主　审　姜小鹰
主　编　何国平　王红红
副主编　李现红　王秀华　曾　慧　张静平　刘立芳
编　委（以姓氏笔画为序）
　　　　丁四清　万晶晶　王秀华　王曙红　冯　辉　刘立芳
　　　　李　丽　李乐之　李现红　李映兰　杨　敏　张静平
　　　　陈　嘉　罗　阳　周乐山　赵丽萍　姚菊琴　郭　佳
　　　　唐四元　曾　慧　雷　俊　廖淑梅

人民卫生出版社

图书在版编目(CIP)数据

实用护理学(全2册)/何国平,王红红主编.—2版.
—北京：人民卫生出版社,2018
　ISBN 978-7-117-22654-7

Ⅰ.①实… Ⅱ.①何…②王… Ⅲ.①护理学
Ⅳ.①R47

中国版本图书馆 CIP 数据核字(2017)第 027331 号

人卫智网	www.ipmph.com	医学教育、学术、考试、健康，购书智慧智能综合服务平台
人卫官网	www.pmph.com	人卫官方资讯发布平台

版权所有,侵权必究!

ISBN 978-7-117-22654-7

实用护理学

上、下册

第 2 版

主　　编：何国平　王红红
出版发行：人民卫生出版社(中继线 010-59780011)
地　　址：北京市朝阳区潘家园南里 19 号
邮　　编：100021
E - mail：pmph @ pmph.com
购书热线：010-59787592　010-59787584　010-65264830
印　　刷：三河市宏达印刷有限公司(胜利)
经　　销：新华书店
开　　本：889×1194　1/16　总印张：115　插页：6
总 字 数：3400 千字
版　　次：2002 年 11 月第 1 版　2018 年 9 月第 2 版
　　　　　2018 年 9 月第 2 版第 1 次印刷(总第 4 次印刷)
标准书号：ISBN 978-7-117-22654-7
定价(上、下册)：315.00 元

打击盗版举报电话：010-59787491　　E -mail：WQ @ pmph.com
（凡属印装质量问题请与本社市场营销中心联系退换）

编　者

（以姓氏笔画为序）

丁四清	万晶晶	王　婧	王　瑶	王红红	王秀华	王曙红
毛　婷	卢静梅	冯　辉	伍美容	刘　丹	刘　宇	刘　芳
刘　苗	刘立芳	刘立珍	刘哲宁	刘晓黎	刘翔宇	关　青
阮　叶	孙　玫	严　谨	李　宁	李　丽	李　领	李　强
李乐之	李旭英	李名花	李现红	李映兰	杨　敏	肖江龙
肖惠敏	吴小花	邱会利	何　瑛	何国平	谷　灿	汪惠才
宋　妍	宋丽淑	张伏元	张彩虹	张静平	陈　嘉	易　媚
罗　阳	周　俊	周　霞	周乐山	周钰娟	封艳辉	赵丽萍
钟　平	姚菊琴	贺连香	徐德保	高红梅	郭　佳	唐四元
黄　金	黄　玲	黄苇萍	黄美华	曹晓霞	康佳迅	琚新梅
蒋岳霞	曾　慧	谢　霞	赖　娟	雷　俊	廖淑梅	熊　杨

主审简介

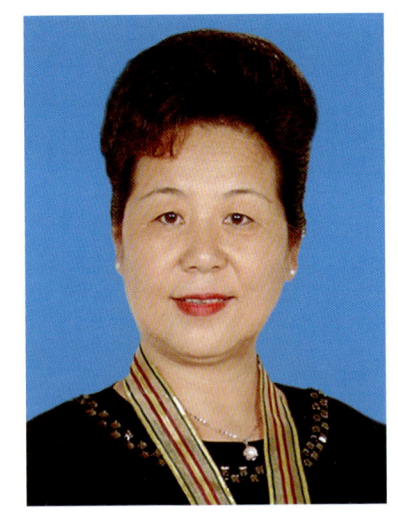

姜小鹰,二级教授,博士生导师,国务院政府特殊津贴专家,中华护理杂志社社长、全国高等护理教育学会副理事长、教育部高等学校护理学专业教学指导委员会副主任委员、福建省护理学会理事长、福建省女科技工作者协会副会长、国家科技奖励专家库评审专家、全国高等学校护理学专业教材评审委员会委员。先后主持国家教育部、省厅级科研项目30多项,在国内外核心期刊发表学术论文210多篇,其中SCI收录6篇。获得国家及省、厅级各类科研成果奖共26项。先后兼任国家级刊物《中华护理杂志》《中华护理教育杂志》《中国实用护理杂志》副主编以及《中国护理管理》等十余家杂志的编委。主编、参编全国护理本科、专科及研究生规划教材30部。从事临床护理及高等护理教育工作30多年,曾先后获得第43届国际南丁格尔奖章、全国优秀科技工作者、第三届全国"教书育人"十大楷模、全国"三八"红旗手、全国妇女"创先争优"先进个人、福建省优秀教师、福建省优秀人才、第三届福建省杰出人民教师、福建省优秀科技工作者、福建省巾帼建功标兵、福建省"五一"劳动奖章、2012年践行"福建精神"特别荣誉奖、福建省"精神文明"先进个人等多项荣誉。

主编简介

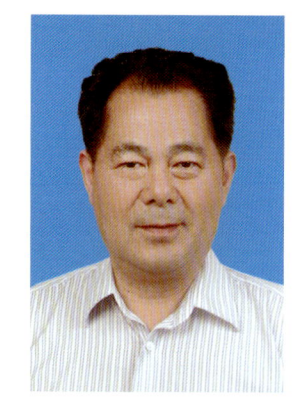

何国平,教授,中南大学湘雅护理学院第一任院长,我国首批护理学博士生、博士后导师、护理学学科带头人,教育部护理专业教学委员会首届专家组成员之一,教育部国家学位办专家库评审专家,教育部高等学校护理学类专业教学指导委员会专家顾问,国家科技部信息中心专家库评审专家,第三届全国高等教育护理学教材评审委员会委员,高等护理教育研究会副理事长,中国职教医护专业委员会主任委员,湖南省老年颐养与保健指导专业委员会主任委员,湖南医学科技学会护理教育专业委员会主任委员,中国管理科学研究院终身研究员,《中华护理教育》杂志第三届副总编辑,《护理研究》杂志、《中华现代护理》杂志等审稿专家。几十年来一直从事高等医学教育、科研与管理工作,主要研究方向为社区护理、老年护理、慢性病的预防与护理、护理管理,多次赴国外进行学术交流与合作。近年来共承担省部级和国际协作课题 10 余项,获得 5 项省级和 9 项校级教学奖励;主编《实用护理学》第 1 版、《实用社区护理学》《社区护理理论与实践》等本科和研究生教材;获国家实用新型专利授权 20 余项;发表科研论文 100 余篇,其中 SCI 期刊收录 33 篇,CSCD 期刊收录 100 余篇。2007 年被评为中南大学优秀研究生德育导师和第三届师德先进个人,2009 年被评为中南大学第五届教学名师奖、中国素质教育先进工作者,2010 年被评为中南大学第二届师德标兵,培养博士研究生 33 人,硕士研究生 68 人。

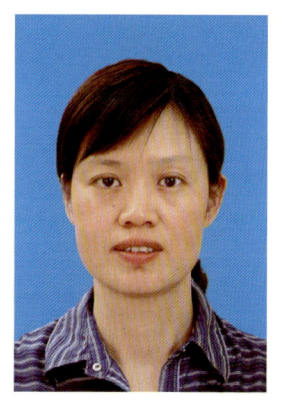

王红红,博士,中南大学湘雅护理学院教授、博士研究生导师、湖南省护理学会理事,艾滋病照护护士协会杂志国际审稿专家、《中华护理杂志》英文版编委。主要研究方向为艾滋病综合防治策略,其中包括医学生艾滋病反歧视教育、艾滋病感染者服药依从性家庭访视及护理干预、艾滋病感染者家庭内歧视综合干预、艾滋病服药依从性同伴宣传员培训等多个层次,曾先后获得雅礼协和公共卫生贾氏学者、ICOHRTA 项目资助,多次赴美国耶鲁大学访问学习;承担护理学本科、研究生及自考教学工作,主要负责基础护理学、护理研究授课,教学效果良好,多次获得中南大学本科教学和研究生教学质量优胜奖。主编《护理研究》,副主编《护理英语》,参编《护理研究理论与实践》等多本教材,近年来承担科研课题 6 项,其中美国 NIH 课题 2 项,国家级课题 4 项,SCI 收录学术论文 10 篇,其他核心期刊论文 30 余篇,2009 年获湖南省科技成果奖三等奖 1 项,2010 年获湖南省医学科技成果奖二等奖 1 项。

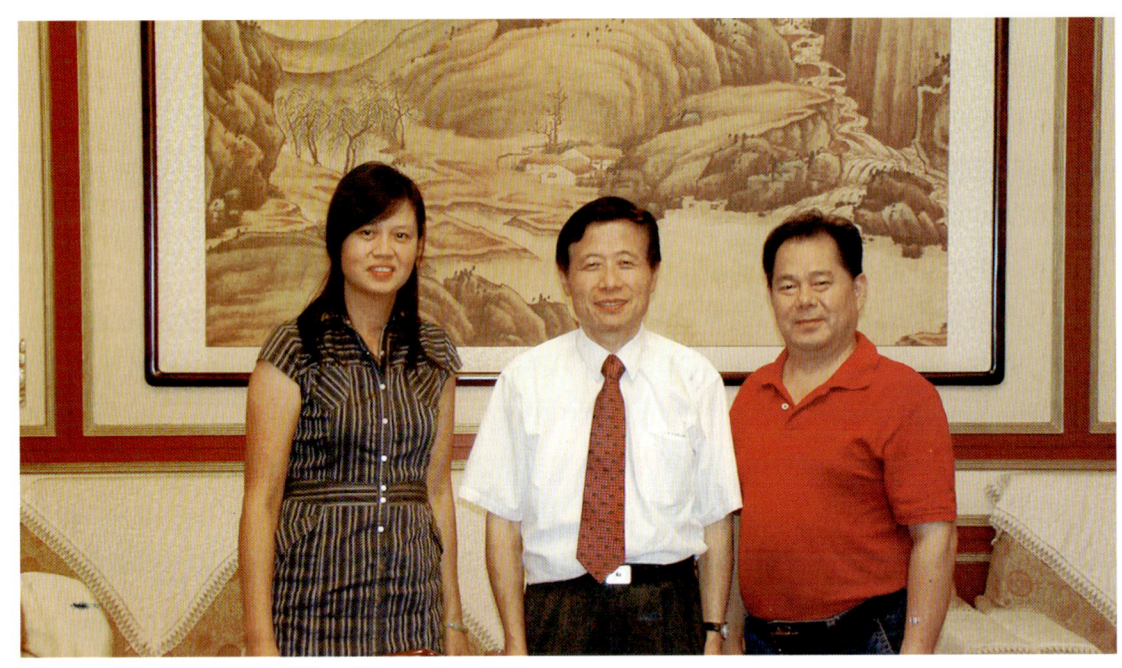

图为刘德培院士与主编何国平教授(右一)、王红红教授(左一)合影

序

护理学是一门实用性和实践性均强的综合性学科,与临床医学相辅相成,是医学类学科中的重要组成部分。

医学的历史十分悠久,不同时期的人类社会有着相同的医学主题:与疾病做斗争,以保护和增进自身健康、延长寿命。所以,自从有了人类,就有了人类与疾病的抗争。医学是一门古老的学科,公元前5世纪,被誉为"医学之父"的希腊医学家希波克拉底撰写了许多医学书籍,创立了医学理论和实践,奠定了现代医学的基础。随着社会的进步与发展,医学理念不断更新,实践不断改进,如今的医学已经发展成"环境-社会-心理-工程-生物"的综合模式,依靠众多学科共同作用、全社会共同参与来为全人类的健康服务的综合性学科范畴。

临床医学与护理是研究疾病病因、预防、诊断、治疗和康复,提高临床治疗水平,促进人体健康的科学,并越来越专科化,如今已有至少包括50余种学科、专业,为全人类健康事业做出了卓越的贡献。

我国护理学科起点低、发展晚,曾长期属于临床医学的二级学科。虽然临床医学和护理学都是为了人的健康服务,但二者分工各有不同:临床医学的宗旨是解决病人的诊断治疗问题,应用生物科学来服务人类健康;护理学主要任务是帮助病人调整身心状态处于治疗或康复的最佳状态。近代护理学创始人南丁格尔提出:"人是各种各样的,由于社会、职业、地位、民族、信仰、生活习惯、文化程度的不同,所得疾病的病情轻重也不同,要使千差万别的人都能达到治疗和健康所需要的最佳身心状态,本身就是一项最精细的艺术。"为了更好地服务于全人类的健康,除了立足于医学知识外,护理学还必须与多元文化相结合,与社会学、伦理学、心理学、美学等学科融为一体。临床医学和护理学不能互相替代或者从属。2011年国务院学位委员会将护理学新增为一级学科,为护理学科的发展提供了更大的发展空间。独立的学科平台更彰显护理学专业实用性和综合性的特色。

由中南大学湘雅护理学院主持编写的《实用护理学》第2版是在第1版的基础上增加了新理念、新知识、新技能、新方法,是一部指导临床护理人员及护理师生将理论知识与临床实践融为一体,缩短从理论到实践差距的专业教材。该书总结了湘雅百年护理教育的历史经验,突出学科专业特色,注重护理实践技能,符合当前护理学科不断发展向前的趋势,为全面提高护理人员专业素质奠定了良好的基础。

是为序。

中国工程院院士
中国医学科学院原院长
北京协和医学院原院长

刘德培

2017年12月

前　言

护理学是以自然科学和社会科学理论为基础的综合性应用学科，主要研究维护、促进、恢复人类健康的理论与方法。随着传统的生物医学模式向"环境-社会-心理-工程-生物"的综合模式转变，护理学科内涵和范畴也发生了巨大的变化。2011年，国务院学位办将护理学新增为医学类一级学科，为我国护理学科发展树立了一座新的里程碑。《实用护理学》初版于2002年，先后三次印刷，发行后得到国内护理同仁的认可和好评，2005年获评全国临床"实用系列"权威著作。随着护士队伍迅速壮大，我国现有护理从业人员380多万人，与2002年相比人数增长了1倍；由于学科发展，许多新知识、新技术和新方法相继面世，我们组织国内十多所高校和三级甲等医院的护理教学科研专家和临床护理专家，将《实用护理学》再版，在参考国内外最新护理动态，结合我国临床护理实践的基础上，增加了最新护理知识、技术和方法。

全书分为上、下册，包含了护理基本知识与理论、护理学技术、健康评估、护理研究、护理管理、医院感染控制、社区护理、内科护理、外科护理、妇产科护理、儿科护理、传染科护理、老年护理、急诊护理、精神科护理、康复护理和重点专科护理共17篇。再版后的《实用护理学》，结合护理专业人才培养目标，围绕护理工作岗位需要，重点强调护理基本知识、技能的实用性，方便临床护理工作者及学生的学习和老师的教学。

在第2版交稿的前夕，我们有幸邀请到了北京协和医学院原院校长、著名医学家、教育学家、中国工程院院士刘德培教授为此书作序，给予了护理界同仁极大的鼓舞和支持！

本书由教育部高等学校护理学专业教学指导委员会副主任、中华护理学会副理事长、南丁格尔奖获得者、博士生导师姜小鹰教授主审，对第2版《实用护理学》的编写内容提出了宝贵意见。在第2版的编写过程中，所有参编人员均付出了辛勤的劳动，肖江龙老师和刘晓黎学者为全书的收集整理和制图做了大量的工作。在此，向所有在本书编写过程中无私奉献的专家和同仁表示衷心的感谢！

由于时间和编者水平有限，缺点和错误在所难免，希望同仁及广大读者在阅读和使用过程中多提宝贵意见，以便不断地更新和完善。

主编：

2017年12月

目 录

上 册

第一篇 护理基本知识与理论

第一章 绪论 ………………………………… 3
  第一节 护理学概论 ……………………… 3
  第二节 护理学发展简史 ………………… 9

第二章 护理理论 …………………………… 18
  第一节 概述 ……………………………… 18
  第二节 南丁格尔的现代护理 …………… 19
  第三节 金的达标理论 …………………… 21
  第四节 奥瑞姆的自理模式 ……………… 23
  第五节 罗伊的适应模式 ………………… 27
  第六节 纽曼的系统模式 ………………… 30

第三章 护士与保健 ………………………… 34
  第一节 保健概论 ………………………… 34
  第二节 健康、疾病与保健 ……………… 38
  第三节 护士在保健中的作用 …………… 42

第四章 护理工作中的人际沟通 …………… 44
  第一节 人际沟通概述 …………………… 44
  第二节 人际沟通的基本方式及技巧 …… 46

  第三节 护士与病人的沟通 ……………… 51
  第四节 护士与医院其他人员的人际
         沟通 ……………………………… 55

第五章 多元文化与护理 …………………… 57
  第一节 多元文化护理的理论基础 ……… 57
  第二节 文化背景 ………………………… 60
  第三节 文化休克 ………………………… 61
  第四节 提供满足服务对象文化需要的
         护理 ……………………………… 64

第六章 压力与适应 ………………………… 68
  第一节 压力与适应的相关概念 ………… 68
  第二节 住院服务对象的压力调节 ……… 76
  第三节 护理人员工作中的压力与
         适应 ……………………………… 79

第七章 护理程序 …………………………… 81
  第一节 概述 ……………………………… 81
  第二节 护理程序的步骤 ………………… 82

第二篇 护理学技术

第一章 基础护理学技术 …………………… 93
  第一节 铺床法 …………………………… 93
  第二节 卧位及保护具的应用 …………… 100
  第三节 特殊口腔护理 …………………… 108
  第四节 床上擦浴 ………………………… 110
  第五节 无菌技术 ………………………… 111
  第六节 穿脱隔离衣 ……………………… 114
  第七节 生命体征的评估 ………………… 116
  第八节 鼻饲法 …………………………… 119
  第九节 导尿术 …………………………… 127
  第十节 灌肠法 …………………………… 133

  第十一节 皮内注射法 …………………… 137
  第十二节 皮下注射法 …………………… 140
  第十三节 肌内注射法 …………………… 142
  第十四节 静脉输液法 …………………… 144
  第十五节 输液泵的使用方法 …………… 149
  第十六节 经外周静脉置入中心静脉
          导管 …………………………… 152
  第十七节 雾化吸入法 …………………… 155
  第十八节 输血 …………………………… 160
  第十九节 吸痰法 ………………………… 162
  第二十节 给氧法 ………………………… 165

第二十一节	标本采集 …………… 172	第二节	新生儿臀部护理 …………… 208
		第三节	小儿头皮静脉输液 ………… 209
第二章	内外科护理学技术 …………… 174	第四节	小儿股静脉采血 …………… 211
第一节	体位引流 …………… 174	第五节	早产儿暖箱的应用 ………… 212
第二节	叩击及震颤排痰 …………… 176	第六节	小儿窒息的紧急处理 ……… 214
第三节	呼吸机的使用 …………… 177	第七节	经外周静脉置入中心静脉导管
第四节	三腔二囊管止血 …………… 180		维护 …………… 216
第五节	腹膜透析换液 …………… 182		
第六节	血液透析 …………… 183	第四章	妇产科护理技术 …………… 218
第七节	血糖监测 …………… 186	第一节	会阴擦洗/冲洗 …………… 218
第八节	胰岛素笔注射 …………… 188	第二节	阴道灌洗 …………… 219
第九节	皮肤准备 …………… 191	第三节	会阴湿热敷 …………… 220
第十节	手术区消毒与铺巾 ………… 194	第四节	阴道或宫颈上药 …………… 221
第十一节	胸腔闭式引流 …………… 195	第五节	坐浴 …………… 223
第十二节	T形管引流 …………… 197		
第十三节	结肠造口的护理 …………… 199	第五章	急危重症抢救相关护理技术 …… 224
第十四节	膀胱冲洗的护理 …………… 201	第一节	止血包扎术 …………… 224
第十五节	轴线翻身 …………… 203	第二节	非同步电除颤 …………… 226
第十六节	乳腺术后皮瓣的护理 ……… 204	第三节	心肺复苏术 …………… 227
		第四节	心电监测技术 …………… 230
第三章	儿科护理技术 …………… 207	第五节	呼吸机的使用 …………… 232
第一节	婴儿沐浴 …………… 207	第六节	气管切开的护理技术 ……… 235

第三篇 健 康 评 估

第一章	绪论 …………… 239	第八节	心悸 …………… 265
第一节	健康评估的概念 …………… 239	第九节	恶心与呕吐 …………… 266
第二节	健康评估的过程 …………… 239	第十节	呕血 …………… 267
第三节	健康评估的内容 …………… 243	第十一节	便血 …………… 270
第四节	健康评估的能力要求 ……… 244	第十二节	腹泻 …………… 271
		第十三节	便秘 …………… 273
第二章	问诊 …………… 246	第十四节	黄疸 …………… 274
第一节	问诊的概念 …………… 246	第十五节	血尿 …………… 276
第二节	问诊的目的 …………… 246	第十六节	尿失禁 …………… 277
第三节	问诊的方法与技巧 ………… 246	第十七节	排尿困难 …………… 278
第四节	问诊的内容 …………… 248	第十八节	抽搐与惊厥 …………… 279
		第十九节	意识障碍 …………… 280
第三章	常见症状评估 …………… 251		
第一节	发热 …………… 251	第四章	身体评估 …………… 282
第二节	疼痛 …………… 253	第一节	概述 …………… 282
第三节	水肿 …………… 256	第二节	一般状态评估 …………… 286
第四节	咳嗽与咳痰 …………… 257	第三节	头部评估 …………… 297
第五节	咯血 …………… 259	第四节	颈部评估 …………… 305
第六节	呼吸困难 …………… 261	第五节	胸部评估 …………… 308
第七节	发绀 …………… 263	第六节	周围血管评估 …………… 328

第七节 腹部评估 ………………… 330
第八节 直肠、肛门和生殖器检查 ……… 340
第九节 脊柱与四肢检查 …………… 343
第十节 神经系统检查 ……………… 350
第十一节 全身状况评估 …………… 356

第五章 心理评估 …………………… 359
第一节 概述 ………………………… 359
第二节 自我概念评估 ……………… 360
第三节 认知评估 …………………… 361
第四节 情绪与情感评估 …………… 363
第五节 压力与压力应对评估 ……… 365

第六章 社会评估 …………………… 372
第一节 概述 ………………………… 372
第二节 角色与角色适应的评估 …… 373
第三节 文化评估 …………………… 374
第四节 家庭评估 …………………… 376

第七章 心电图检查 ………………… 379
第一节 心电图学基本知识 ………… 379
第二节 心电图的测量和正常数据 … 384
第三节 心房、心室肥大 …………… 387
第四节 心肌缺血 …………………… 391
第五节 心肌梗死 …………………… 392
第六节 心律失常 …………………… 395
第七节 电解质紊乱和药物影响 …… 408
第八节 起搏心电图 ………………… 409
第九节 心电图的描记、分析和临床
       应用 ………………………… 412

第八章 其他常用心电学检查 ……… 414
第一节 动态心电图 ………………… 414
第二节 心电图运动负荷试验 ……… 415

第九章 护理诊断的思维方法和步骤 … 418

第四篇 护 理 研 究

第一章 概述 ………………………… 425
第一节 护理学研究基本概念 ……… 425
第二节 护理研究基本程序 ………… 426
第三节 护理研究中的伦理原则 …… 428

第二章 确立研究问题 ……………… 431
第一节 提出和确立研究问题 ……… 431
第二节 确认研究变量 ……………… 432
第三节 建立科研假设 ……………… 435

第三章 文献的查询及利用 ………… 437
第一节 文献检索的概述 …………… 437
第二节 医学文献检索工具、数据库及
       网络检索 …………………… 439

第四章 护理科研常用的设计类型 … 444
第一节 护理研究设计概述 ………… 444
第二节 常用的量性研究设计 ……… 450
第三节 常用的质性研究设计 ……… 456

第五章 护理科研资料收集方法 …… 459
第一节 科研资料收集的准备及计划 … 459
第二节 量性研究设计的资料收集
       方法 ………………………… 460
第三节 质性研究设计的资料收集
       方法 ………………………… 464
第四节 Delphi 法 …………………… 467
第五节 研究工具性能的测定 ……… 468

第六章 科研资料的整理与分析 …… 471
第一节 概述 ………………………… 471
第二节 计量资料的统计学分析方法 … 472
第三节 计数资料的统计学分析方法 … 474
第四节 等级资料的统计学分析方法 … 475
第五节 统计表和统计图 …………… 475

第七章 护理科研论文的撰写 ……… 477
第一节 护理科研论文的撰写 ……… 477
第二节 护理综述论文的撰写 ……… 484
第三节 护理经验论文及个案护理论文
       的撰写 ……………………… 488

第八章 护理科研项目申请书的撰写 … 494
第一节 概述 ………………………… 494
第二节 护理科研项目申请书撰写
       内容 ………………………… 494
第三节 护理科研项目申请书的评价 … 502

第五篇　护　理　管　理

第一章　绪论 505
- 第一节　管理的基本理论与概念 505
- 第二节　护理管理的基本理论与概念 510

第二章　计划 513
- 第一节　概述 513
- 第二节　计划的步骤 516
- 第三节　目标管理 517
- 第四节　时间管理 518

第三章　组织 521
- 第一节　概述 521
- 第二节　我国卫生组织系统和护理管理体制 523

第四章　人员管理 527
- 第一节　概述 527
- 第二节　护理人员配备、分工与排班 527
- 第三节　人力资源的管理 537

第五章　领导 541
- 第一节　概述 541
- 第二节　冲突 543
- 第三节　信息沟通 545

第六章　控制 549
- 第一节　概述 549
- 第二节　控制的基本方式 550

第七章　护理业务技术管理 553
- 第一节　概述 553
- 第二节　护理业务技术管理的内容 554
- 第三节　护理业务技术管理方法 559

第八章　护理质量管理 561
- 第一节　概述 561
- 第二节　护理质量管理的基本方法 562
- 第三节　护理质量评价 564
- 第四节　医院分级管理与护理标准类别 566

第九章　护士长管理 571
- 第一节　护士长角色 571
- 第二节　护士长工作方法 573
- 第三节　护士长职责 575

第六篇　医院感染控制

第一章　院内感染的监测 579
- 第一节　院内感染监测的目的与任务 579
- 第二节　院内感染的种类、定义 579
- 第三节　院内感染监测系统 585

第二章　常用的控制院内感染方法 588
- 第一节　洗手 588
- 第二节　消毒与灭菌 588
- 第三节　合理使用抗生素 594
- 第四节　留置导尿管感染的控制 595
- 第五节　动脉、静脉注射感染的控制 595
- 第六节　外科伤口感染的控制 596
- 第七节　呼吸道治疗感染的控制 596
- 第八节　艾滋病的感染控制 597

第三章　医院废物处理 599

第四章　隔离 601
- 第一节　概述 601
- 第二节　隔离种类及隔离技术的应用 602

第五章　控制院内感染管理措施 606

第七篇　社　区　护　理

第一章　绪论 619
- 第一节　社区护理的基本概念 619
- 第二节　社区护理的发展历程 620
- 第三节　社区护理常用模式 622
- 第四节　社区护理的特征、功能、目标与执行方法 624
- 第五节　社区护理的工作范畴 625
- 第六节　社区护士的角色及能力要求 626

第七节　社区护理的发展趋势………… 628

第二章　社区护理与流行病学………… 630
第一节　流行病学概论………………… 630
第二节　流行病学在社区护理中的
　　　　应用………………………… 632

第三章　社区健康护理…………………… 640
第一节　概述…………………………… 640
第二节　社区健康与护理程序………… 641
第三节　社区居民健康档案的建立与
　　　　管理………………………… 642
第四节　社区健康促进与健康教育…… 646
第五节　社区环境健康………………… 650

第四章　家庭健康护理…………………… 655
第一节　概述…………………………… 655
第二节　家庭生活周期………………… 655
第三节　家庭的功能与健康…………… 656
第四节　家庭健康护理………………… 657

第五章　社区儿童及青少年保健与护理… 661
第一节　概述…………………………… 661
第二节　社区儿童及青少年生长发育的
　　　　特点和健康管理…………… 661
第三节　社区常见儿童及青少年常见健康
　　　　问题及保健………………… 667

第六章　社区妇女保健与护理…………… 670
第一节　概述…………………………… 670
第二节　社区妇女保健的评价指标…… 671
第三节　社区妇女不同生命阶段的健康
　　　　管理………………………… 672

第七章　社区老年人保健与护理………… 678
第一节　概述…………………………… 678
第二节　社区老年人常见的健康问题… 679
第三节　社区老年人健康状况的评价… 681
第四节　社区老年人护理……………… 682

第八章　社区慢性病的健康管理………… 685
第一节　概述…………………………… 685
第二节　社区慢性病病人健康管理的方法
　　　　与内容……………………… 687

第九章　社区残疾人与精神障碍者的康复
　　　　护理………………………… 697
第一节　概述…………………………… 697
第二节　社区康复护理评定…………… 699
第三节　社区内常用的康复护理技术… 699
第四节　社区精神障碍病人的个案
　　　　管理………………………… 706

第十章　学校卫生与健康………………… 709
第一节　学习环境对学生健康的影响… 709
第二节　学校健康管理………………… 714

第十一章　灾害护理……………………… 716
第一节　灾害概述……………………… 716
第二节　灾害护理……………………… 717
第三节　灾害救援过程中的心理危机
　　　　干预………………………… 718
第四节　灾后公共卫生管理…………… 720
第五节　灾害相关健康教育…………… 721

第八篇　内科护理

第一章　循环系统疾病病人的护理……… 725
第一节　心力衰竭……………………… 725
第二节　原发性高血压………………… 730
第三节　冠状动脉粥样硬化性心脏病… 736
第四节　心脏瓣膜病…………………… 745
第五节　心律失常……………………… 749
第六节　心血管疾病介入治疗………… 768

第二章　呼吸系统疾病病人的护理……… 781
第一节　肺炎…………………………… 781
第二节　肺结核………………………… 783
第三节　慢性阻塞性肺部疾病………… 785
第四节　支气管哮喘…………………… 787
第五节　慢性肺源性心脏病…………… 790
第六节　原发性支气管肺癌…………… 792
第七节　胸腔积液……………………… 794
第八节　机械通气……………………… 796

第三章　消化系统疾病病人护理………… 803
第一节　消化性溃疡…………………… 803

第二节　胃癌 806	第四节　造血干细胞移植及并发症护理 846
第三节　肝硬化 807	
第四节　原发性肝癌 810	第六章　内分泌及代谢性疾病病人的护理 851
第五节　肝性脑病 812	第一节　甲状腺功能亢进症 851
第六节　上消化道大出血 814	第二节　甲状腺功能减退症 854
第四章　泌尿系统疾病病人的护理 817	第三节　库欣综合征 856
第一节　肾小球肾炎 817	第四节　糖尿病 858
第二节　肾病综合征 820	第五节　痛风 863
第三节　尿路感染 822	
第四节　急性肾衰竭 823	第七章　风湿性疾病病人的护理 866
第五节　慢性肾衰竭 825	第一节　系统性红斑狼疮 866
第六节　腹膜透析 829	第二节　类风湿关节炎 869
第七节　血液透析 832	
第五章　血液及造血系统疾病病人的护理 837	第八章　神经系统疾病病人的护理 873
第一节　贫血 837	第一节　脑血管疾病 873
第二节　出血性疾病 840	第二节　帕金森病 881
第三节　白血病 843	第三节　重症肌无力 884
	第四节　高压氧舱治疗 886

中英文名词对照索引 888

参考文献 897

下　册

第九篇　外　科　护　理

第一章　手术病人的一般护理 901	第三章　呼吸功能失调病人的护理 951
第一节　术前护理 901	第一节　胸部外伤 951
第二节　手术中病人的护理 908	第二节　胸腔手术 955
第三节　手术后病人的护理 918	
	第四章　心脏血管系统功能失调病人的护理 961
第二章　胃肠系统功能失调病人的护理 925	第一节　风湿性心脏病 961
第一节　胃肠系统解剖生理 925	第二节　心导管检查 968
第二节　胃肠系统特殊检查及其护理 928	第三节　静脉曲张 970
第三节　阑尾炎 931	第四节　休克 973
第四节　腹部疝气 932	
第五节　肠梗阻 934	第五章　泌尿系统功能失调病人的护理 980
第六节　胃癌 936	第一节　肾结石 980
第七节　结肠癌 940	第二节　前列腺肥大 982
第八节　痔疮 943	第三节　膀胱癌 984
第九节　胆囊炎 944	
第十节　胆石症 946	

第六章 内分泌功能失调病人的护理 987	第二节 颅内肿瘤 1018
第一节 甲状腺解剖生理 987	第三节 脊髓损伤 1021
第二节 甲状腺功能亢进 988	第四节 腰椎间盘突出症 1024
第三节 肾上腺皮质功能亢进 991	第五节 颅脑手术病人护理 1027

第七章　肌肉骨骼功能失调病人的护理 …… 995
　　第一节　肌肉骨骼系统的解剖生理 …… 995
　　第二节　肌肉骨骼损伤 …… 997
　　第三节　化脓性骨髓炎 …… 1006
　　第四节　截肢 …… 1009

第九章　皮肤功能失调病人的护理 …… 1031
　　第一节　皮肤的解剖生理 …… 1031
　　第二节　皮肤病病人的一般护理 …… 1034
　　第三节　皮炎与湿疹 …… 1045
　　第四节　药疹 …… 1047
　　第五节　真菌性皮肤病 …… 1050
　　第六节　乳癌 …… 1052
　　第七节　烧伤 …… 1057

第八章　神经功能失调病人的护理 …… 1014
　　第一节　颅脑损伤 …… 1014

第十篇　妇产科护理

第一章　总论 …… 1065
　　第一节　妇产科护理人员的职责及应
　　　　　　具备的素质 …… 1066
　　第二节　妇产科护理的法律、伦理及社会
　　　　　　问题 …… 1067
　　第三节　妇产科病人的整体护理 …… 1068

第二章　女性生殖系统解剖与生理 …… 1072
　　第一节　女性生殖系统解剖 …… 1072
　　第二节　女性生殖系统生理 …… 1076

第三章　妇科常见感染性疾病的护理 …… 1080
　　第一节　阴道炎 …… 1080
　　第二节　子宫颈炎及子宫内膜炎 …… 1081
　　第三节　性传播性疾病 …… 1082

第四章　常见生殖内分泌疾病护理 …… 1086
　　第一节　常见异常子宫出血 …… 1086
　　第二节　经前期综合征 …… 1087
　　第三节　围绝经期综合征 …… 1088
　　第四节　多囊卵巢综合征 …… 1089

第五章　常见生殖器肿瘤病人护理 …… 1091
　　第一节　常见良性肿瘤 …… 1091
　　第二节　常见恶性肿瘤 …… 1095

第六章　不孕症护理 …… 1103
　　第一节　概述 …… 1103
　　第二节　不孕症 …… 1104

　　第三节　辅助生育技术 …… 1105

第七章　其他常见妇科疾病护理 …… 1107
　　第一节　子宫内膜异位症 …… 1107
　　第二节　盆腔脏器脱垂 …… 1108
　　第三节　生殖道瘘 …… 1109

第八章　妇科常见治疗护理 …… 1110
　　第一节　药物治疗 …… 1110
　　第二节　物理治疗 …… 1110
　　第三节　妇科手术 …… 1111
　　第四节　化学治疗 …… 1113
　　第五节　放射线治疗 …… 1115

第九章　妊娠期妇女的护理 …… 1118
　　第一节　妊娠期常见症状 …… 1118
　　第二节　妊娠期妇女的营养 …… 1120
　　第三节　分娩准备 …… 1122
　　第四节　产前运动 …… 1124

第十章　分娩期妇女的护理 …… 1128
　　第一节　分娩的影响因素 …… 1128
　　第二节　子宫收缩与特点 …… 1131
　　第三节　母体对分娩的反应 …… 1132
　　第四节　胎儿对分娩的反应 …… 1133
　　第五节　分娩的征象 …… 1134
　　第六节　分娩阶段 …… 1135

第十一章　待产及分娩的护理评估 …… 1138

第一节 待产妇护理 …………… 1138
第二节 胎儿评估 ……………… 1141
第三节 产程护理 ……………… 1143

第十二章 产后护理 ……………… 1147
第一节 产后生理变化 ………… 1147
第二节 产后心理调适 ………… 1149
第三节 产后护理 ……………… 1149
第四节 乳房护理 ……………… 1154

第十三章 高危孕妇护理 ………… 1156
第一节 常见高危妊娠因素 …… 1156
第二节 高危孕妇的护理 ……… 1156

第十四章 分娩期异常的护理 …… 1188
第一节 常见的异常分娩 ……… 1188
第二节 分娩异常的护理 ……… 1188

第十五章 产褥期异常护理 ……… 1219
第一节 产后出血 ……………… 1219
第二节 产褥感染 ……………… 1221
第三节 产后泌尿道感染 ……… 1223
第四节 产后抑郁症 …………… 1225

第十六章 妇产科常用检查技术护理 …… 1227

第一节 生殖道细胞学检查 …… 1227
第二节 子宫颈活体组织检查 … 1227
第三节 基础体温测定 ………… 1228
第四节 诊断性刮宫 …………… 1228
第五节 子宫内膜活体组织检查 … 1228
第六节 输卵管通畅检查 ……… 1229
第七节 经阴道后穹隆穿刺检查 … 1229
第八节 阴道分泌物悬滴检查 … 1230
第九节 内镜检查 ……………… 1230
第十节 超声波检查 …………… 1231

第十七章 妇产科常用护理技术 … 1232
第一节 会阴擦洗/冲洗 ………… 1232
第二节 阴道灌洗 ……………… 1232
第三节 会阴湿热敷 …………… 1233
第四节 阴道或宫颈上药 ……… 1234
第五节 坐浴 …………………… 1235

第十八章 常见产科手术护理 …… 1236
第一节 剖宫产术 ……………… 1236
第二节 会阴切开术 …………… 1237
第三节 胎头吸引术 …………… 1238
第四节 产钳术 ………………… 1238
第五节 人工剥离胎盘术 ……… 1239

第十一篇 儿科护理

第一章 儿童生长发育 …………… 1243
第一节 儿童年龄分期 ………… 1243
第二节 生长发育规律及影响因素 … 1244
第三节 儿童体格生长及评价 … 1245
第四节 儿童神经心理行为发育评价 … 1251
第五节 儿童心理活动发展及评价 … 1255
第六节 儿童心理发展理论 …… 1257
第七节 儿童生长发育中的特殊问题 … 1260

第二章 儿童营养和喂养 ………… 1262
第一节 儿童能量与营养素的需要 … 1262
第二节 儿童喂养与膳食安排 … 1265
第三节 儿童营养状况评估 …… 1269

第三章 儿童保健 ………………… 1271
第一节 各年龄期儿童特点及保健 … 1271
第二节 社区、集体机构儿童保健 … 1276

第三节 体格锻炼 ……………… 1279
第四节 意外伤害预防 ………… 1281
第五节 儿童计划免疫 ………… 1281

第四章 住院儿童护理 …………… 1284
第一节 儿童用药特点及护理 … 1284
第二节 儿童体液平衡特点和液体疗法 …………………… 1286
第三节 儿科健康评估特点 …… 1291

第五章 新生儿及新生儿疾病护理 …… 1294
第一节 概述 …………………… 1294
第二节 正常足月儿的特点及护理 … 1295
第三节 早产儿的特点和护理 … 1297
第四节 新生儿重症监护 ……… 1299
第五节 新生儿窒息 …………… 1301
第六节 新生儿颅内出血 ……… 1303

第七节　新生儿肺透明膜病 …………… 1304
第八节　新生儿感染性肺炎 …………… 1305
第九节　新生儿高胆红素血症 ………… 1306
第十节　新生儿败血症 ………………… 1309
第十一节　新生儿寒冷损伤综合征 …… 1310

第六章　营养障碍性疾病患儿的护理 …… 1312
第一节　蛋白质-热能营养不良 ……… 1312
第二节　儿童肥胖症 …………………… 1314
第三节　维生素营养障碍 ……………… 1315
第四节　维生素 A 缺乏症 ……………… 1319
第五节　锌缺乏症 ……………………… 1320

第七章　呼吸系统疾病患儿的护理 ……… 1322
第一节　儿童呼吸系统解剖生理特点 … 1322
第二节　儿童呼吸系统常用检查及治疗 ……………………………… 1323
第三节　急性上呼吸道感染患儿的护理 ……………………………… 1324
第四节　肺炎患儿的护理 ……………… 1325
第五节　支气管哮喘患儿的护理 ……… 1326

第八章　消化系统疾病患儿的护理 ……… 1329
第一节　儿童消化系统解剖生理特点 … 1329
第二节　婴幼儿腹泻 …………………… 1330

第九章　循环系统疾病患儿的护理 ……… 1333
第一节　儿童循环系统解剖生理特点 … 1333
第二节　儿童循环系统常用检查 ……… 1334
第三节　先天性心脏病 ………………… 1336

第四节　病毒性心肌炎 ………………… 1338

第十章　泌尿系统疾病患儿的护理 ……… 1341
第一节　儿童泌尿系统解剖生理特点 … 1341
第二节　急性肾小球肾炎 ……………… 1342
第三节　肾病综合征 …………………… 1344
第四节　泌尿道感染 …………………… 1346

第十一章　血液系统疾病患儿的护理 …… 1348
第一节　儿童造血和血液特点 ………… 1348
第二节　儿童贫血 ……………………… 1349
第三节　出血性疾病 …………………… 1353

第十二章　神经系统疾病患儿的护理 …… 1356
第一节　儿童神经系统解剖生理特点及检查方法 ……………………… 1356
第二节　化脓性脑膜炎 ………………… 1362
第三节　病毒性脑膜炎和脑炎 ………… 1364
第四节　癫痫发作和癫痫 ……………… 1365

第十三章　免疫系统疾病患儿的护理 …… 1368
第一节　儿童免疫系统发育特点 ……… 1368
第二节　风湿热 ………………………… 1369
第三节　过敏性紫癜 …………………… 1370
第四节　皮肤黏膜淋巴结综合征 ……… 1372

第十四章　儿童结核 ……………………… 1375
第一节　概述 …………………………… 1375
第二节　原发性肺结核 ………………… 1376
第三节　结核性脑膜炎 ………………… 1378

第十二篇　传染科护理

第一章　概述 ………………………………… 1383
第一节　传染科护理的基本概念 ……… 1383
第二节　传染病的治疗与预防 ………… 1386
第三节　传染病病人的护理 …………… 1388
第四节　传染病病人常用诊疗技术与护理配合 ……………………………… 1391

第二章　病毒感染性疾病病人的护理 …… 1396
第一节　病毒性肝炎 …………………… 1396
第二节　流行性乙型脑炎病人的护理 … 1401
第三节　脊髓灰质炎 …………………… 1404
第四节　病毒感染性腹泻 ……………… 1405

第五节　麻疹 …………………………… 1409
第六节　水痘 …………………………… 1411
第七节　流行性腮腺炎 ………………… 1412
第八节　狂犬病病人的护理 …………… 1414
第九节　肾综合征出血热 ……………… 1416
第十节　艾滋病 ………………………… 1420
第十一节　登革热 ……………………… 1423
第十二节　传染性单核细胞增多症 …… 1425

第三章　细菌感染病人的护理 …………… 1428
第一节　伤寒与副伤寒 ………………… 1428
第二节　细菌性痢疾 …………………… 1431

第三节 霍乱 …… 1435
第四节 猩红热 …… 1437
第五节 流行性脑脊髓膜炎 …… 1439
第六节 败血症 …… 1441

第四章 钩端螺旋体病人的护理 …… 1444

第五章 原虫感染病人的护理 …… 1447
第一节 阿米巴痢疾 …… 1447
第二节 疟疾 …… 1449

第六章 蠕虫感染病人的护理 …… 1451
第一节 日本血吸虫 …… 1451
第二节 钩虫病 …… 1453
第三节 蛔虫病 …… 1454

第四节 蛲虫病 …… 1455
第五节 囊尾蚴病 …… 1456

第七章 立克次体感染病人的护理 …… 1458
第一节 流行性斑疹伤寒 …… 1458
第二节 地方性斑疹伤寒 …… 1459
第三节 羌虫病 …… 1460

第八章 新型传染病病人的护理 …… 1462
第一节 传染性非典型肺炎 …… 1462
第二节 手足口病 …… 1463
第三节 甲型H_1N_1流感 …… 1465
第四节 H_7N_9型禽流感 …… 1467

第十三篇 老年护理

第一章 绪论 …… 1473
第一节 人口老龄化 …… 1473
第二节 老年护理学概述 …… 1477

第二章 老年护理相关理论及新概念 …… 1481
第一节 生物学理论 …… 1481
第二节 心理发展理论 …… 1482
第三节 社会发展理论 …… 1484
第四节 衰弱学说与护理 …… 1486

第三章 老化改变 …… 1488
第一节 老年人生理变化及特点 …… 1488
第二节 老年人心理及社会变化特点 …… 1495

第四章 老年人的健康评估 …… 1500
第一节 老年人躯体健康的评估 …… 1500
第二节 老年人心理状况的评估 …… 1505
第三节 老年人社会状况的评估 …… 1511

第五章 老年人的健康保健与养老照顾 …… 1515
第一节 概述 …… 1515
第二节 老年保健的发展 …… 1517
第三节 老年保健的基本原则、任务和策略 …… 1519
第四节 养老与照顾 …… 1522

第六章 老年人的日常生活护理 …… 1525
第一节 沟通 …… 1525

第二节 饮食与营养 …… 1528
第三节 休息与活动 …… 1531
第四节 皮肤清洁与衣着卫生 …… 1535
第五节 性需求与性生活卫生 …… 1536

第七章 老年人的安全用药与护理 …… 1540
第一节 概述 …… 1540
第二节 老年人的用药原则 …… 1543
第三节 老年人常见药物不良反应及预防护理措施 …… 1544

第八章 老年人常见健康问题与护理 …… 1548
第一节 老年人跌倒的护理 …… 1548
第二节 老年人活动受限的护理 …… 1550
第三节 老年人噎呛的护理 …… 1551
第四节 老年人疼痛的护理 …… 1553
第五节 老年人排泄障碍的护理 …… 1555
第六节 老年人听力障碍的护理 …… 1560
第七节 老年人视觉障碍的护理 …… 1562
第八节 老年人皮肤瘙痒的护理 …… 1563

第九章 老年人常见心理、精神障碍及护理 …… 1565
第一节 离退休综合征及护理 …… 1565
第二节 空巢综合征及护理 …… 1566
第三节 老年期痴呆病人的护理 …… 1567
第四节 老年期抑郁症病人的护理 …… 1571
第五节 老年期谵妄病人的护理 …… 1574

第十章　老年常见疾病病人的护理 …… 1577
　　第一节　老年骨质疏松症病人的护理 … 1577
　　第二节　老年退行性骨关节病病人的
　　　　　　护理 ……………………………… 1579
　　第三节　老年高血压病人的护理 ……… 1581
　　第四节　老年冠心病病人的护理 ……… 1583
　　第五节　老年脑卒中病人的护理 ……… 1587
　　第六节　老年肺炎病人的护理 ………… 1590
　　第七节　老年慢性阻塞性肺部疾病病人的
　　　　　　护理 ……………………………… 1592
　　第八节　老年胃食管反流病病人的
　　　　　　护理 ……………………………… 1593
　　第九节　老年糖尿病病人的护理 ……… 1595

第十一章　老年临终关怀 …………………… 1597
　　第一节　概述 …………………………… 1597
　　第二节　老年人临终护理 ……………… 1598

第十四篇　急　诊　护　理

第一章　急救基本技术 ……………………… 1603
　　第一节　急诊临床护理思维 …………… 1603
　　第二节　急诊分区分级就诊 …………… 1605
　　第三节　心肺脑复苏术 ………………… 1607
　　第四节　外伤急救基本技术 …………… 1614
　　第五节　心脏电复律 …………………… 1619
　　第六节　机械通气 ……………………… 1620
　　第七节　紧抱急救法 …………………… 1623
　　第八节　洗胃术 ………………………… 1623

第二章　常见临床危象的急救 ……………… 1626
　　第一节　高血压危象 …………………… 1626
　　第二节　颅内压增高危象 ……………… 1627
　　第三节　腺垂体功能减退危象 ………… 1629
　　第四节　重症肌无力危象 ……………… 1631
　　第五节　甲状腺功能亢进危象 ………… 1632
　　第六节　超高热危象 …………………… 1633
　　第七节　高血糖危象 …………………… 1635
　　第八节　低血糖危象 …………………… 1637

第三章　急性中毒的护理 …………………… 1640
　　第一节　概论 …………………………… 1640
　　第二节　急性一氧化碳中毒 …………… 1644
　　第三节　急性农药中毒 ………………… 1645
　　第四节　百草枯中毒 …………………… 1646
　　第五节　急性灭鼠剂中毒 ……………… 1647
　　第六节　毒品中毒 ……………………… 1649
　　第七节　镇静催眠药中毒 ……………… 1650
　　第八节　毒蕈中毒 ……………………… 1651
　　第九节　急性乙醇中毒 ………………… 1652

第四章　事故急救处理 ……………………… 1654
　　第一节　电击伤 ………………………… 1654
　　第二节　淹溺 …………………………… 1655
　　第三节　中暑 …………………………… 1657
　　第四节　毒蛇咬伤 ……………………… 1658

第五章　灾难急救 …………………………… 1660
　　第一节　灾难的定义 …………………… 1660
　　第二节　灾难的原因与分类 …………… 1660
　　第三节　灾难医学救援应对能力建设 … 1660
　　第四节　灾难医学救援队伍建设 ……… 1661
　　第五节　护士在灾难医学救援中的
　　　　　　作用 ……………………………… 1662
　　第六节　灾难应对反应 ………………… 1662

第十五篇　精神科护理

第一章　精神疾病的基本知识 ……………… 1669
　　第一节　精神疾病的病因学 …………… 1669
　　第二节　精神疾病的诊断分类学 ……… 1670
　　第三节　精神疾病的症状学 …………… 1672

第二章　精神科护理技能 …………………… 1681
　　第一节　精神疾病的护理观察与记录 … 1681
　　第二节　精神科病人的组织与管理 …… 1683
　　第三节　精神科专科监护技能 ………… 1687

第三章　精神科治疗观察与护理 …………… 1698
　　第一节　精神障碍的药物治疗与护理 … 1698
　　第二节　无抽搐电痉挛治疗与护理 …… 1704

第四章　常见精神疾病的护理 ……………… 1707
　　第一节　精神分裂症病人的护理 ……… 1707

第二节　心境障碍病人的护理 ………… 1715

第十六篇　康复护理

第一章　康复医学与康复护理 ………… 1725
第一节　康复与康复医学 …………… 1725
第二节　康复护理 …………………… 1727

第二章　康复护理评定 …………………… 1731
第一节　康复护理评定概述 ………… 1731
第二节　运动功能评定 ……………… 1732
第三节　日常生活活动能力评定 …… 1734
第四节　心理功能评定 ……………… 1735
第五节　营养和压疮的评定 ………… 1736
第六节　疼痛的评定 ………………… 1737

第三章　常用的康复护理专业技术 …… 1738
第一节　运动功能康复护理技术 …… 1738
第二节　肺功能与吞咽功能康复护理技术 …………………………… 1740
第三节　生活能力康复护理训练技术 … 1741
第四节　轮椅使用的训练技术 ……… 1742

第四章　残疾与残疾人的心理康复护理 … 1744
第一节　残疾的评定 ………………… 1744
第二节　残疾对个体的心理影响及调适 ……………………………… 1746

第五章　常见疾病的康复护理 ………… 1750
第一节　脑卒中的康复护理 ………… 1750
第二节　脊髓损伤的康复护理 ……… 1752
第三节　脑性瘫痪的康复护理 ……… 1754
第四节　颈椎病的康复护理 ………… 1756
第五节　肩关节周围炎的康复护理 … 1757
第六节　腰椎间盘突出症的康复护理 … 1759
第七节　老年痴呆症的康复护理 …… 1760

第十七篇　重点专科护理

第一章　肿瘤病人的护理 ……………… 1765
第一节　肿瘤病人围术期的护理 …… 1765
第二节　恶性肿瘤病人化学治疗的护理 ……………………………… 1768
第三节　恶性肿瘤病人放射治疗的护理 ……………………………… 1770

第二章　器官移植的护理 ……………… 1773
第一节　器官移植病人的术前护理 … 1773
第二节　肝脏移植 …………………… 1774
第三节　肾脏移植 …………………… 1778
第四节　心脏移植 …………………… 1780
第五节　肺移植 ……………………… 1782
第六节　胰腺移植 …………………… 1789
第七节　小肠移植 …………………… 1793

第三章　手术室护理 …………………… 1798
第一节　普外科手术护理 …………… 1798
第二节　心胸外科手术护理 ………… 1799
第三节　骨科手术护理 ……………… 1800
第四节　妇科手术护理 ……………… 1801
第五节　泌尿外科手术护理 ………… 1802
第六节　五官科手术护理 …………… 1803
第七节　神经外科手术护理 ………… 1804

中英文名词对照索引 …………………………………………………………………………… 1806

参考文献 ………………………………………………………………………………………… 1809

第一篇

护理基本知识与理论

第一章

绪 论

第一节 护理学概论

护理是一门古老的艺术、年轻的学科。护理学是一门以自然科学与社会科学为理论基础,研究有关保健、治疗疾病及康复过程中的护理理论、知识、技术及其发展规律的综合性应用科学。随着人类生活水平的提高,对健康服务的需求日益增长,护理学的内涵也在不断地丰富。

一、护理学的定义

护理(nursing)一词是由拉丁文"nutricius"演绎而来,意为抚育、扶助、保护、照顾幼小、病患及伤残等含义。从事护理工作的人称为护士"nurse","护士"这一称谓是1914年在上海召开第一次全国护士代表大会上新当选的钟茂芳副理事长提议,将"nurse"译为"护",即具有保护、养育、爱护之意,并指出从事护理职业的人应具有专门的学问,应称为"士",故将"nurse"完整地译为"护士"且在会上一致通过,一直沿用至今。护校学生称为护生。

护理学(nursing science)是医学科学的一个重要组成部分,是以基础医学、预防医学、康复医学以及相关的社会科学、人文科学等为理论基础的一门综合性应用学科,它与人的健康密切相关。它是一门年轻的学科,距今仅有一百多年的历史,是随着西方医学的发展逐步形成的。其历史虽短暂,但发展却十分迅速,护理学已逐渐发展成为一门独立的学科和专业,并创立了本专业自身的理论体系,具有很强的科学性、技术性、社会性和服务性。

对于护理学,目前国内外尚无普遍认可且统一的定义。1980年美国护士学会(American Nurses Association,ANA)根据现代护理学的进展,对护理学所下的定义已受到许多国家的赞同。其定义是:护理学是诊断和处理人类对现存的或潜在的健康问题的反应的学科,并以为个人、家庭、社区或人群代言的方式,达到保护、促进及最大程度提高人的健康及能力,预防疾病及损伤,减轻痛苦的目的。这一定义蕴藏了以下含义。

(一) 护理学是一门综合性应用学科

护理学是综合了自然科学、社会科学和人文科学等知识,为人类健康服务的一门综合性应用学科。

该定义提出护理学是研究人类对"健康问题"的反应,充分体现了护理学是一门为人类健康服务的学科。而人类对健康问题的"反应"则是多方面的,可以有生理的反应(如发热、腹泻),需要用生物医学或其他自然科学知识和方法来解决,也可以有心理和精神方面的反应(如害怕、焦虑),需要用心理学等社会人文科学知识和方法来处理。

(二) 护理学研究的是整体的人

护理学把人作为一个既有生物属性又有社会属性的人,不仅研究"现存的健康问题",还包括"潜在的健康问题",服务的对象既包括患病的人,也包括未患病的但有"潜在健康问题"的人。

(三) 护理工作的基本方法是护理程序

护理是应用"诊断"和"处理"的工作方法来解决人类的健康问题,强调护理工作的基本方法是护理程序。

护理学提出从业人员应用护理程序的工作方法解决人类的健康问题,要求从事护理工作的人员必须具备识别(评估、诊断)反应的能力、制定解决健康问题的护理方案的能力(计划)、实施护理计划的能力(实施)和评价护理效果的能力(评价)。

(四) 护理学把解决人的健康问题作为根本目的

护理的任务是"诊断和处理人类对现存的或潜在的健康问题的反应",它根据人的不同健康状况,采取不同的护理方式。对尚未生病和健康状况良好的人,护理的任务是促进其更加健康或保持健康;对尚未有健康问题但处在危险因素中有可能出现健康问题的人,护理的任务是预防疾病;对已经患病或出现健康问题的人,护理的任务是协助康复;而对于病情危重或生命垂危的人,护理的任务是尽量减轻痛苦或使之平静、安宁和有尊严地死亡。

我国护理学的进展与先进国家尽管有一些差距,但对护理学的认识是基本一致的。1986年卫生部顾英奇副部长在南京召开的全国首届护理工作会议上的工作报告中提到:"护理工作除配合医疗执行医嘱外,更多更主要的是对病人的全面照顾,促进身心健康,护理学就是研究社会条件、环境变化、情绪影响与疾病发生、发展的关系,对每个病人的具体情况进行具体分析,寻求正确的护理方式,消除各种不利的社会、家庭、环境、心理等因素,以促进病人康复。随着科学技术的进步、社会的发展、人民生活水平的提高,护士将逐步由医院走向社会、更多地参与防病保健。"我国著名的护理前辈林菊英认为"护理是一门新兴的独立科学,护理理论逐渐形成体系,有其独立的学说及理论,有明确的为人民健康服务的思想"。

随着社会的发展和科学技术的进步,护理学已逐步由"以疾病为中心"转变为"以病人为中心",从而向"以人的整体健康为中心"的方向发展,研究自然、社会、文化、教育和心理等因素对人的健康的影响,不断对人的生命过程提供全面、系统、整体的护理。

二、护理学框架的四个基本概念

现代护理学的框架概念由人、环境或社会、健康以及护理四个基本概念组成。

(一) 人

护理学是研究人的健康、为人类健康服务的学科。"人"是护理学最关心的主体,对人的认识直接影响着护理学研究领域、工作内容和范畴。

1. 人是一个整体 人和一般动物一样是一个生物有机体,具有受自然的生物规律所控制的器官、系统等。但他(她)又不同于一般动物,而是一个有意识、思维、情感,富有创造力和人际交往能力的社会人。因此,人具有生物和社会双重属性,是一个包含了生理、心理、社会、精神等方面的有机统一体,任何一个方面的功能失调都会对整体造成影响;而人体各方面功能的正常运转,又能促进人体整体功能的发挥,从而使人获得最佳健康状态。

2. 人是一个开放系统 人作为一个生物有机体,无时无刻不与其周围环境发生着关系。人生命活动的基本目标是维持人体内外环境的协调与平衡。人必须不断地调节自身内环境以适应外界环境的变化,其内部各个器官、系统之间互相联系,不停地进行着各种物质和能量的交换。同时,人作为一个整体,不断地与周围环境(自然和社会环境)进行着能量、物质和信息的交换。因此人与环境可以互相作用和影响。强调人是一个开放的系统,提示护理中不仅要关心机体各系统或各器官功能的协调平衡,还要注意环境对机体的影响,这样才能使人的整体功能更好地发挥和运转。

3. 人有其基本的需要 生长发育作为生物机体的必然过程,从出生到衰老以至死亡的不同的生长发育阶段都有不同的需求。著名心理学家马斯洛(Maslow AH)将人类的基本需要归纳为五个层次,即生理需要、安全需要、爱与归属的需要、尊重需要、自我实现的需要。从维持生存出发,首先必须满足生理的需要,如营养、饮水、呼吸、排泄、休息与活动等,其次,人作为一个高级生物体,还需要人际交往与情感交流等心理与精神的需要。人可通过各种方式表达自己的需要,护理的功能是帮助护理对象满足其基本需要。

4. 人拥有健康的良好愿望 每个人都希望有一个健康的身体和健全的心理状态,努力实现自己的个人价值。同时,每个人都有维护和促进自身健康的责任,在患病后积极寻求帮助或自我努力恢复健康。充分调动人的这一内在的主观能动性,对预防疾病、促进健康十分重要。

(二) 健康

人们对健康的认识与个人的年龄、教育程度、生理状况、自我照顾能力、社会背景、风俗文化、价值观及科技发展等因素有关。在中世纪时代,医学与宗教不分,疾病被视为鬼神作祟或犯罪不贞的结果。随着近代文明的进步,细菌被发现,为疾病找到了生物因素致病的证据,医学才逐渐与宗教分离。春秋战国时代,健康被认为是人与自然间以及人体内阴阳五行的平衡,如果阴阳平衡失调,人便会生病,这一理论现仍存在于中医的理论体系中,影响着许多中国人的健康观念。在西方,认为人体内有四种液体,即胆汁、血液、痰、黑胆汁,希波克拉底(Hippocrates)就认为健康是上述四种液体的平衡状态,当人体体液不足、过多或混合不匀时,机体就会生病或出现痛苦状态。这种观点仍影响后来对人们健康的认识。

当今最具权威也最常被引用的健康的定义是世界卫生组织(World Health Organization,WHO)1948年所制定且在宪章中提出的,"健康不但是没有疾病和身体缺陷,还要有完整的生理、心理状态和良好的社会适应能力。"此定义将健康的领域拓展到生理、心理及社会三个层面,标志着理想的健康状况不仅仅是免于疾病的困扰,而且要有充沛的精神活力,良好的人际关系和心理状态。

1989年,WHO又提出了有关健康的新概念,即"健康不仅是没有疾病,而且包括躯体健康、心理健康、社会适应良好和道德健康"。WHO的健康概念已由单纯生理概念转变到包括生理、心理、社会和道德四个方面内容的四维健康观。这个定义从现代医学模式出发,包含了微观及宏观的健康观,既考虑了人的自然属性,又兼顾了人的社会属性,认为人既是生物的人,又是心理、社会的人。

对于个体健康,从微观的角度出发,躯体健康是生理基础,心理健康是促进维持躯体健康的必要条件,而良好的社会适应性则可以有效地调整和平衡人与自然、社会环境之间复杂多变的关系,使人处于最理想的健康状态;从宏观角度出发,WHO提出"道德健康"的概念,强调从社会公共道德出发,维护人类的健康,要求每个社会成员不仅要为自己的健康承担责任,而且也要对社会群体的健康承担责任。WHO的健康定义把健康的内涵扩展到了一个新认识境界,对健康认识的深化起到了积极的指导作用。

1. **最佳的健康状态** 每个人由于生理状态、心理和社会适应能力等的不同,健康标准非绝对一致,但每个人都可根据自身条件努力达到一个最佳的状态,若能发挥其最大功能,扮演好自己的角色,他就是健康的。例如教师与飞行员的健康标准不同;糖尿病病人,在控制血糖的状态下尽可能地坚持正常工作和参与社会活动。

2. **整体性的健全状态** 人是一个具有生理、心理、社会等需要的整合体,这几个部分应视为不可分割的整体,健康是这几个方面整体表现的结果。例如一截瘫病人,我们很容易了解他由于生理的残疾而给他心理、精神情绪、社会等带来的影响,但他能正确地面对现实,保持积极乐观的态度,用轮椅代替双腿积极主动地融入社会生活之中,潜心写作,贡献个人才能,成就自己也服务于社会。他虽然是一个生理有残疾的人,但他是一个心理精神、社会健康的人,创造了个人的最佳健康状态。

一般来说,一个人健康与否,可用下列健康指标来衡量。

(1) 健全的自我照顾能力:无论个体生理是否有病痛或残缺,若能把自己照顾得很好,享受人生并愉快地生活,即视为健康。

(2) 不会时刻关切自己身体的健康状况或某个特定的器官部位:通常人只有在身体某个器官或部位不舒服时才会意识到,如胃痛时才会想到胃,若没特殊原因,时刻担心和怀疑身体哪里有病是不健康的。

(3) 感觉轻松,乐观。

(4) 活力充沛、体能的协调与效率良好。

(5) 享受人生,觉得生活过得愉悦、踏实。

(6) 面对问题时,能平静松弛,适时放松心情,思考适合解决问题的方法。

(7) 不偏食、食欲佳。

(8) 维持恒定的体重:若体重在短时间内波动幅度大,说明存在健康问题。

(9) 休息和睡眠规则而充足。

(10) 日常生活有目的、有计划。

(11) 情绪平稳:遇到极端兴奋或挫折的情境时,能很快地适应且恢复情绪。

(12) 良好而充分的社交生活:通常一个自信、人格健全、有能力和成就的人,会有好的社会调适与人际关系。

(三) 环境

1. **环境和人相互依存** 人是不可能离开环境而生存的。这个环境包括人的内环境和外环境。内环境是指人体内的生物、化学、物理环境和心理变化,如肠道菌群、体液的酸碱度、血压等。外环境主要包括自然环境和社会环境。自然环境又分为生物环境和物理环境,如空气、阳光、水被人们称为生物生存的三大要素等。社会环境指社会经济、文化、道德、风俗习惯、政治制度、法律等。另外,与医疗护理专业有关的环境,即治疗性环境,指健康保健人员在以治疗为目标的前提下,创造出一个适合于病人恢复身心健康的环境。

2. 环境与人的健康密切相关　人的内外环境变化影响着人的健康。人必须不断调整机体内环境,以适应外环境的变化;同时人又可以通过自身力量来改造环境,以利于生存。随着社会的发展、人的平均寿命的延长和疾病谱的改变,环境对人的健康影响日益受到人们的广泛关注。如保护自然资源和生态平衡,控制环境污染、整顿社会治安、减少社会暴力、改善生活和工作条件、降低工作压力、开展全民健身运动等,都是为了改善环境,提高人的健康水平。环境和健康的关系可以用如 Dunn 健康-环境坐标图说明(图 1-1-1)。

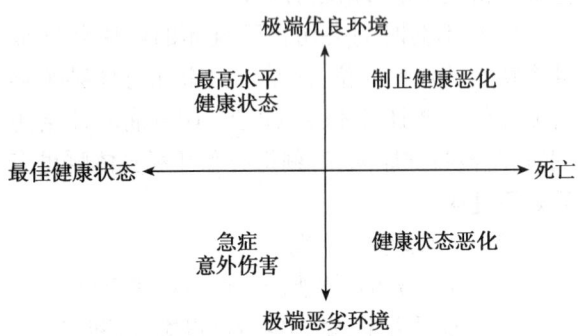

图 1-1-1　Dunn 健康-环境坐标图
注:横坐标为健康轴;纵坐标为环境轴

(四) 护理

自弗洛伦斯·南丁格尔(Florence Nightingale)以来,已有许多护理学者提出了不少有关护理定义的观点。1860 年左右 Florence Nightingale 提出:"护理的独特功能在于协助病人能接受置于自然影响的最佳环境,恢复身心健康。"1885 年她又指出"护理的主要功能在于维护人们良好的状态,协助他(她)们免于疾病,达到他(她)们最高可能的健康水平"。

1943 年 Sister Olivia 提出护理是一种艺术和科学的结合,包括照顾病人的一切,增进智力、精神、身体的健康。

1957 年 Francis Reiter Kreuter 认为护理是对病人加以保护、教导以满足病人不能自我照料的基本需要,使病人得到舒适。

20 世纪 60 年代 Dorothy Johnson 认为护理是当某些人在某种应激或压力下,不能达到自己的需要量时,护士给他提供技术帮助,解除其应激或压力以恢复原有的内在平衡。

1966 年 Virginia Henderson 指出:"护理的独特功能在于协助个人(患病或正常者)执行各项有利于健康或恢复健康(或安详地死去)的活动。护理的另一贡献是协助个人早日不必依靠他人能独立执行这些活动。"

1970 年 Martha Rogers 认为护理是协助人们达到其最佳的健康潜能状态,护理的服务对象是所有的人,只要是有人的场所,就有护理。

1973 年国际护士会(International Council of Nurses,ICN)定义护理是帮助健康的人或患病的人保持或恢复健康(或平静地死去)。

1978 年费金认为护理的定义包括促进和维持健康、预防疾病,照料在严重患病期间的人,帮助他康复。

1980 年美国护士会(American Nurse Association,ANA)将护理学定义为诊断和处理人类对现存的或潜在的健康问题的反应的科学。

以上这些护理的定义涵盖了以下内容:

1. 护理是科学与艺术的有机结合　护士在向病人提供护理之前,必须掌握丰富的基础医学、预防医学、康复医学、药学以及相关的社会科学、人文科学知识等,根据病人的身心状况,严格遵循科学知识和规律提供科学的护理,而不能盲干或不讲科学。同时,护理工作又是一门艺术,是一门涉及各种护理行为及护理技术的应用艺术。护理的对象千差万别、病情各不相同,要求护士们针对每个不同的服务对象,提供恰当的护理服务。护理对象包括病人及健康人。正如护理专业的创史人南丁格尔 1859 年指出的那样,护理使千差万别的人都能达到治疗和康复需要的最佳的身心状态,这本身就是一项最精细的艺术。

2. 护理是一种助人的活动　护理的目标是帮助服务对象达到最佳的健康状态。护理是以人的整体健康为出发点,贯穿于人的整个生命过程,无论是患病或健康的个体,均根据生理、心理、社会等不同的需求,帮助人维持生存,协助人达到独立和自立,增强人的应变和适应能力,帮助人寻求健康的行为,以达到完美的健康状态,为个体、家庭、社区和社会提供健康服务。

3. 护理是一个过程　护理是护士和服务对象之间互动的过程。在护理计划制定的过程中,要把服务对象作为一个自主的个体,他们有权对自身的健康作出决策,同时家属也应参与护理活动。

4. 护理是一门专业　随着护理学的发展，护理学已成为一门独立的学科，护理亦由一门职业单纯的操作技术逐渐发展成为一个独立的专业。它已充分地具备了作为一个专业的特点：

（1）有明确的服务目的：专业是一种以服务他人为主要动机并致力于提高人类生活质量的行业，而护理专业有明确的服务宗旨，即以防病治病为手段，恢复、促进、维持人们身心健康。同时制定了护理道德规范，作为护理人员的行为准则及评价标准。护士遵照其道德规范要求，运用护理知识和技术为人们提供预防、治疗、康复、保健等各种服务，最大限度地满足护理对象的健康需求，护士已成为健康服务系统中的一支主力军。

（2）有严格和正规的教育培训制度：护理教育已形成较完整的多层次、多规格的教育体制，目前有中专、大专、本科、硕士、博士、博士后护理教育体制。护士必须经过正规的专业学校教育和培训，并在工作中仍需接受不同形式的继续教育。

（3）具有本学科的理论体系和专门技术：一个学科必须具有本学科的理论体系和专门技术，否则就不能称其为学科，也不能称其为专业。护理学以自然科学、社会科学、人文科学、医药学等为基础构成其知识体系；以护理学基础、各专科护理学、护理心理学、护理伦理学、护理管理学、护理教育学等组成其理论体系，同时还具有本专业规范的护理操作技术，以指导护理教育、科研及实践。护士的知识获得除了正式的护理教育培训以外，更须不断通过在护理实践中积累、研究与研讨等途径，以寻求专业知识的成长，并能应用批判性及独立创造性的思考。

（4）在制定本专业政策和控制本专业行为活动方面有一定的自主性和独立性。具体表现在：①专业的从业人员，其执业资格的取得与职称是被社会认可与尊重的，同时也受法律保护，否则，未取得护理专业人员资格的人执行专业行为是要受罚的。②从业人员有本专业独特的执业标准，人员具有自信，且能自我负责。③在护理管理体制方面已自成系统，有明确的领导、指挥、组织、计划、控制等权力和职责。有护理人员培养、任用、考核、奖惩的自主权。④在护理管理上制定建立有独立的护理质量评价标准和管理指标体系，作为检验和评价护理工作质量的依据，致力于专业质量的提高和专业的发展。

5. 有一支热爱本专业、乐于奉献的护理队伍　护理作为一门助人的专业，已吸引了无数的护理人员把护理工作视为终身工作，并愿意通过为他人服务而对社会有所贡献。这些专业人员组成了一支庞大的护理队伍，在工作中表现出很强的团队精神。

6. 有活跃和团结的专业组织　国际上有国际护士会。我国建立了中华护理学会，它以团结和动员广大护理科技工作者，遵纪守法，弘扬"尊重知识，尊重人才"的风尚，加强护理合格人才的培训，提高护理专业水平。同时，学会维护护理人员的合法权益和福利，在新时期倡导"献身、创新、求实、协作"的精神。学会中有一支学识渊博、德高望重的学科带头人队伍，成员彼此有共识。并拥有该专业特有的文化，为繁荣护理事业，发展护理学科努力奋斗。

7. 有社会公认的社会价值和贡献　护理服务于人，无论是患病的人还是健康的人，也不管是炮火纷飞的战争年代还是和平安定时期，护理的目标救死扶伤、防病治病。护理人员为保障人民的身体健康作出了不朽的贡献，得到了国家和人民的认可。

三、护理学的任务与研究范畴

（一）护理学的任务

在护理学发展过程中，护理学的任务逐渐扩大与变化。1973年国际护理协会通过修订的"护理人员伦理规范"明确制定了护理人员的基本责任为："促进健康、预防疾病、恢复健康并减轻痛苦"。1978年WHO指出："护士作为护理的专业工作者，其唯一的任务就是帮助病人恢复健康，帮助健康的人促进健康。"1986年我国著名护理专家王秀瑛提出护理学的主要任务是"维护人的身心健康、预防疾病，在生老病死的各个阶段中配合医疗，进行护理，指导康复，慰藉垂危的病人"。为此，护理的范围涵盖了从人的出生到死亡的一切与健康促进、疾病预防、健康恢复和减轻痛苦等有关的护理活动。护理学的任务是研究维护人类身心健康及预防疾病和治疗疾病的护理理论与实践，以满足人类各生命阶段的护理需要，主要研究护理理论、预防保健、康复护理、临床护理、护理教育、护理科研及护理管理等内容。

（二）护理学的研究范畴

随着现代科学技术的迅速发展，自然科学与

社会科学的相互交叉、相互渗透,护理学的内容也日益充实、扩展和更新。由于护理学是一门综合性应用学科,其范畴离不开护理实践。主要包括:

1. **护理学基础** 是一门很强的实践性学科,是专科护理的基础,也是护理人员从事本专业所必须的基本理论、基础知识和基本技能。

2. **专科护理** 随着医学科学的发展,专科分化越来越细,对护理工作提出了更高的要求,因而出现了各专科护理。专科护理根据专科的特点和需要,形成了各专科护理的理论和技术,并有了各自的研究领域。一般专科包括急诊科、内科、外科、妇科、产科、儿科、传染科、中医科、皮肤科、五官科(眼耳鼻咽喉科)、精神科、口腔科等。由于各专科进一步发展,各专科又分化为若干专科,如外科可分为普通外科、骨科、泌尿外科、神经外科、心胸外科、烧伤外科、整形及美容外科,普通外科甚至还可以分为肝胆外科、乳腺及甲状腺外科、肠道外科、小儿外科等;内科可以分为呼吸内科、消化内科、心血管内科、内分泌内科、血液内科等。老年护理、家庭护理、康复护理、临终关怀护理等也得到了发展。伤口/造口专科护理、静脉治疗专科护理、急危重症专科护理、手术室护理、肿瘤护理、器官移植专科护理等新兴专科护理发展,为临床专科护理人才的培养和实践提供更广的平台。

3. **护理管理学** 护理管理学是卫生事业管理中的分支学科,是医院管理中的一个重要部分,是研究护理管理活动中普遍规律、基本原理、管理方法和技术等的学科。世界各发达国家的护理管理模式随着人们健康观念的改变而发生了很大的变化。护理管理的宗旨是以优质的护理服务满足人的生理、心理、社会文化及精神的健康需求,尊重及保护病人的权益,通过护理质量的标准化、质量保证体系及培养高素质的护理人才来实现护理管理目标。目前西方发达国家在护理管理方面采用护理质量标准化管理。其质量控制标准一般由国家统一制定,并每间隔一段时间,根据护理专业的发展情况进行必要的修改。质量标准包含了护理工作的全部内容,是所有的护理单位包括医院、社区护理及家庭保健等单位实施护理质量管理的依据。护理管理全部采用微机化标准化管理,保证了护理质量标准统一和落实。如美国、加拿大等护理界分别制订了相应的护理质量标准指南,同时护理管理也遵循其他一些国际上的相关规定。在我国,护理管理的科学化程度越来越高,相关的法律及法规将不断地完善,护理的标准化管理将会逐步取代经验管理。护理质量保障体系的建立及完善将成为护理的重点,而在管理中对人的激励、尊重及促进护士的自我实现将成为管理的重要组成部分。我国将逐步制定及完善护理质量标准指南。

4. **护理教育学** 是研究护理教育规律的学科。其研究内容有护理教育目标、任务、制度、课程设置、教学方法与技巧、教学管理及师资的培养与提高等。近年来,随着人口老龄化、疾病谱的改变,以及民众对医疗保健需求的增加,迫切需要大量本科层次、能独立在各种机构中工作的护理人员。因此,护理教育将向高层次、多方位的方向发展,形成以高等护理教育为教育的主流,大专、本科、硕士、博士及博士后的护理教育将不断地完善和提高。同时护理教育体系中将更加重视各层次之间的衔接,其目标是强化学生的护理专业知识及临床技能,兼顾学生的未来发展及潜力的发挥,以培养能符合社会需求的现代化护理人才。护理教育的重点将是发展学生提出问题的能力、自学能力、评论知识和护理文化的能力。

5. **护理科研** 护理科研的发展关系到人类的健康和医学的进步。它通过科学的方法系统地认识与研究人类有关的健康问题,探索与找到解决健康问题的措施与方法,改进护理工作方法、提高工作效率,最终提高护理质量。同时护理理论的研究也将进一步深入,研究的重点为对临床问题的解决及对护理现象与本质的哲学性探讨。护理研究的方法也会出现多元化的发展趋势,除传统的定量研究方法外,定性研究及综合研究将成为护理研究的主要方法。

6. **护理心理学** 护理心理学是一门护理学与心理学有机结合的边缘学科,是医学心理学的一个分支,也是医学模式转变中迅速崛起的新兴学科。它是运用心理学的理论和方法,研究和解决护理过程中的心理问题,研究护理行为对病人的心理学活动的影响,并实施适当的心理护理的学科。

7. **护理伦理学** 护理伦理学又称护理道德哲学,是伦理学与护理学相互交叉而产生的护理职业道德科学。它不仅是一种理论,更重要的是指导护理人员的行为准则。它运用一般伦理学的道德原则解决护理实践和护理学科发展中人们相互之间、护士与社会之间关系的准则和规范的学科。

8. 中医护理学　中医护理学是在总结了具有悠久历史的中医护理实践和积累的宝贵经验的基础上发展而来的,它作为我国现代护理学的一个不可缺少的组成部分,是运用中医学对人的整体观念、人与自然的辨证关系,对病人辨证施护的应用学科。

第二节　护理学发展简史

自从有了人类就有了护理活动。19 世纪以前,世界各国都没有护理专业。19 世纪中叶,英国的 Florence Nightingale 首创了科学的护理专业,使护理学逐步走上了科学的发展轨道及正规的教育渠道。护理学的发展经历了漫长的历史发展时期,随着社会的发展与时代的变迁,护理在不同的时期呈现不同的特点。

一、国外护理发展简史

（一）古代的护理

外国古代医学史中,早就载有当时著名的医学理论和医疗措施,但同中国传统医学一样没有明显的分工,"护士"的名称还根本不存在。人类原始生活形态是以家族为中心的部落,在母系社会里,妇女如同料理家务一样必须担负起哺育幼儿、照顾病人和残疾、老人,扮演着护士的角色,但其照顾的方法是一种代代相传的经验,殷勤慈祥、无微不至、有智慧但无知识的母爱型家族式护理。

病人的照料一般是医生和家属或邻里的事。由于经济、文化落后,交通困难,最早能收容旅客或香客的就是教堂、养育院或济贫所,这些地方统称为招待所(hospice)。在古老的国家中,宗教与医疗多混为一体。许多教堂、神社、寺院都有任务收容远道而来朝圣的信徒,并为他们安排住宿。遇有病人时,则由随伴的亲属或僧侣、修女进行医疗和照顾。直到人口增加,城市扩大,医疗发展,建立医院,收容病人集中治疗时,护理才引起人们的注意。在公元前,各国护理各具其特色。

1. 印度　在历史上曾经是一个以佛教为主体的国家,早期的医疗及护理都带有神秘的宗教色彩,以巫术及魔术为主要的治疗及护理手段。公元前 4000 年末,印度已进入奴隶社会。《吠陀经》(约公元前 1600 年, The Vedas)是印度婆罗门教的古代经典,作为戒律、道德及医药行为的准则。其中载有如内科、外科、妇产科、精神、泌尿等疾病的治疗和预防保健等内容。其外科术尤为进步,外科医生已能执行扁桃体切除、截肢术、肿瘤切除、取胆石、疝所修补、兔唇缝补、鼻子整形术及剖腹分娩术,还有使用药物与催眠术来达到麻醉效果。内科医生已能诊断出肺结核、麻风、肝火、神经异常、糖尿病及霍乱等。在护理方面,除绷带包扎、药剂、解毒外,对产妇提出要特别重视个人卫生清洁、室内空气新鲜,对助产士要求剪短发和指甲、每日沐浴等。印度国王阿索卡(Asoka,公元前 337—前 267 年)在印度的北部建立了最早的医院兼设医学院。在古印度的文献中完整地记载了有关护理业务与准则,并概括出疾病的预防重于治疗,还形成了成组式的健康照顾概念。健康小组成员由医师、药师、护士、病人组成,他们各自都规定有明确的职责与条件。当时由于妇女不能外出工作,在医院里的护士只由男性担任,可以看成是最早的"护士"。他们必须具备身体健康、心灵手巧、忠诚可靠、身心纯洁的素养;在技术方面懂得配药、备餐、按摩肢体、搬运病人;以及管理病人的清洁卫生等。显然,这些要求必须经过一定的训练才能达到。

2. 希腊　古希腊医学被称为现代医学的起源,现代医学的许多名词如外科学(surgery)、儿科学(pediatrics)等即源于希腊文。古希腊医学上最伟大的医师,阿波罗之子——阿斯克勒庇俄斯(Asclepius),他因具有极优良的医术而被称为医神。他用两条代表智慧之蛇缠绕在一拐杖的图标为其象征,也就是当今医学界所用的医徽图样。埃斯克雷庇的太太,被希腊人尊称为"抚慰者",另外,在他的六个女儿中有两个女儿被认为是最早参加护理病人的妇女。其中一个是 Hygeia 被称为"健康之神",另一个是 Panacea 被称为"恢复健康之神"。

希波克拉底(Hippocrates,公元前 460—前 370 年)被西方医学界誉为"医学之父"。从科学的发展角度而言,他以朴素的唯物主义的观点破除迷信鬼神致病的学说,创立了"四体液病理学说"。他认为人体有四种重要的体液,即血液、黄胆汁、黑胆汁、黏液,疾病的产生并非鬼神引起,而是由于四种体液的平衡受到侵扰,从此将医学带入了科学的领域;他鼓励医师应多用评估的技巧去收集病人的资料,而不是利用迷信。他有明确的预防医学思想,主张对社会生活必须进行调查才能制定防病措施。在医疗方面,他教导人们采用冷敷、热敷、泥敷、绷带术;照顾病人方面,除了诊断、治疗及开出处方外,给病人清洁、平整的被单,教病人洗漱口腔,调节心脏病、肾脏病的饮食,施行按摩,让病人欣赏音乐等,故当时的医师实兼医、药、护于一身。他著的《医学誓言》至今在西方国家里仍被尊为医学道德的规范。

3. 罗马 罗马帝国对医学并不重视。当时的医学理论和医师大多来自希腊。罗马人认为沐浴可延长寿命因此重视个人身体的清洁,且重视环境卫生,故修建上下水道,供应清洁水和公共浴池,可以看成是预防疾病及促进健康的早期阶段。罗马最富有的家庭法米利亚(Farmilia)家族创建了私人医院;罗马医生伽伦(Galenos)以人体解剖的医学观点,创造了独特的医学体系;凯撒在位时,曾在军中创立军医院,由勤务兵充当护理人员提供受伤的军兵照顾,但并不照顾平民百姓。一般的医院中,则由未经训练的,但品德优良的男性奴隶或女性来执行照顾工作。

4. 欧洲大陆 公元初期,欧洲大陆设立的一些医院是基督教和天主教工作的组成部分。这个时期护理带有很强的宗教色彩,没有真正的科学意义。从事护理工作的主要是修女,她们没有接受过正规的护理训练,但她们出于宗教的博爱、济世宗旨认真护理病人,此阶段可以看成是以宗教意识为主要思想的护理最初阶段。凡有一定文化教养和社会地位的女信徒和在教会工作的称为女执事(deaconess)。她们和主教一起供职,除教职工会工作以外,主要在教会医院进行护理和访问家庭中的贫苦病人。这也是家庭护理的开始。

(二) 中世纪的护理

中世纪欧亚的政治、经济、宗教以及发生的战争、疫病的流行等,对护理发展起了一定的促进作用。中世纪时期的人民的社会阶级分为三类:奴隶、贵族和僧侣。其医疗分为世俗凡人的医疗和以修道院为中心的教会式医疗两大领域。护理的概念在中世纪的发展得更加明确,护理逐渐由"家庭业务式"向"社会化与组织化的服务"迈进。在这个时期,有三个团体受罗马旧教会的赞助而提供护理服务:军队社团、修道院社团以及世俗社团。修道院收容孤儿、贫病者,提供群体性的疾病照顾服务,故此时的妇女虽然处于从属地位,修女仍得到社会的尊重。

中世纪初期,欧洲最早创立且具有相当规模的医院:法国里昂的 Hotel Dieu (542)、巴黎医院(Hotel Dieu of Paris,650—651)以及罗马教皇(717)所建立的 Santo Spirito Hospital,至今仍有一定影响。当时的医院条件很差,不符合医院建筑规格。巴黎医院由一家蜡烛厂经改为屠宰厂后又改建为医院,各科病人混杂一起。直到1300年,才增建25个病房,可容纳1500个病人。但床位仍不足,2人或4人共睡一床,分别两人各睡床的一头;甚至8人共睡一床,分别4人轮睡床和地6小时,其拥挤和交叉感染的情况可想而知。由于护理人员缺乏护理知识,又无足够的设备,更谈不上管理制度,压疮的发生相当普遍,病人痛苦不堪。加上护理人员每晚10时以后不值班,活者时常与死者同寝。1788年,法国皇家医院的调查发现,病人的病死率高达25%,医生和其他人员的病死率高达8%,这才提出了单人病床的设置。当时的医院如同养老院,并为孤儿、朝圣者、虚弱生病者提供服务,护理工作由修女担任,仅提供一些生活护理,如洗澡、铺床、喂饭、给药和大量的勤杂工作。她们受宗教控制,认为护理病人是次要的,而让"护士"们去祷告,叫病人斋戒或禁食,以使病人的"灵魂得救",这才是首要的,可对她们不给任何护理训练。直到1808年,由于医学科的日益进步,不少医院脱离宗教的控制,修女被解散,护理工作才得到了改善。英国的圣多马医院(St. Thomas Hospital)成立于1213年,与欧洲相比,在于它不完全受宗教的控制,后来被南丁格尔选为开办护士学校的医院。

公元1091—1291年,西欧基督教和穆斯林教为了争夺圣地耶路撒冷而引起的十字军东征,长达200年之久,战争的结果导致大批伤病员无人照料,因军中营养不良、环境卫生恶劣和生活环境变迁,对东方疾病缺乏抵抗力而受瘟疫、热病、麻风病等的侵袭,而形成了对医院和护士的迫切需要。于是,男性开始加入护理工作,组成了军队社团,他们运送伤病员的战士和群众中的病人和难民,为他们进行急救和护理,后来被认为这是军队护理的起源。另有女骑士团,但只限于护理医院里的女病人。大约在1148年 Beguings of Flander 曾组织过人数达20万孤寡及未婚妇女护理伤兵,平时对居民进行家庭护理,也参加疫病的流行和自然灾害的救护工作。

中世纪疫病蔓延,如丹毒、麻风、疟疾、伤寒猖獗,特别是公元1340—1345年鼠疫大流行,由亚洲传至欧洲各国,死亡人数高达6000多万人,其中,中国死亡人数达1000多万人,给人类带来了一次深重的灾难。1348年,在荷兰和比利时有一互称弟兄的组织,不受当时任何誓约和规章的约束,全力以赴掩埋了疫病的尸体。由于当时的医学科学不发达,人类对疫病的制止束手无策。

公元1060年,意大利的沙弗诺城有一所著名的医学校招收妇女学习产科,包括医院管理、护理和助产,考试及格后发放证书。

(三) 文艺复兴时期的护理

大约公元1400年始,意大利兴起文艺复兴运动,并且风行欧洲。该时期是文化、科学新发现的时代,在多地建立了许多图书馆、大学院校、医学校等。

这个时期出现了一批医学科学的开拓者,如帕拉塞尔萨斯(Paracelsus,1400—1541)是瑞士医生和化学家。他反对故步自封,重视科学来自实践,在药物化学方面作出了贡献。意大利现实主义者著名画家达·芬奇为体现人体真实姿态从事人体解剖,并绘制了大量图谱,引起医学界的重视。比利时人维萨里(Vasalius,1514—1561)医生根据直接观察尸体解剖,写出了第一部科学的人体解剖学,被称为近代解剖学始祖。英国医生威廉哈维(William Harvey,1578—1675)发现了血液循环,为人类生理学奠定了基础。法国人阿巴斯·帕里(Ambroise Pare,1570—1590)由一名理发师成为了文艺复兴时期的第一名外科医生。从此,近代医学开始朝着科学的方向发展,并逐渐演变成一门独立的专业。

文艺复兴时期的护理与医学相比发展相当缓慢,仍停留在中世纪的状况。其原因之一,是当时的重男轻女的封建思想没有改变。一般文化教育,特别是大学,只招收男生。资产阶级和贵族妇女多在家中聘请家庭教师授课。而贫困的妇女,只能被雇用为家庭仆役,没有机会受到良好的教育。

圣·文森保罗(St. Vincet De Paul,1576—1660)是一位法国天主教徒,是慈善姊妹社在巴黎的创始人。他主张选择有文化的信徒为被迫害的奴隶、犯人和贫苦病人服务,减少他们的痛苦,以后发展为慈善医院。不少类似的组织如英国的仁慈姊妹社和美国的仁慈医院护士学校至今仍然存在。这类的护士组织,以慈善家所设逐渐演变成私立医院护士学校或设有学位的护理系,但它仍具有浓厚的基督教信仰的特点。

(四) 南丁格尔时期

在19世纪,随着医学的进步、社会对护理的殷切需求增加,以及妇女的解放,护理步入专业化的发展阶段。19世纪中叶,出身于英国富有家庭的弗罗伦斯·南丁格尔(Florence Nightingale,1820—1910)首创了护理专业,她对于整个人类是一项空前巨大的贡献。为此,南丁格尔被尊称为护理事业的先驱,现代护理学和现代护理教育学的奠基人,国际上亦称这个护理发展阶段为"南丁格尔时期"。南丁格尔对护理的贡献可归纳为以下几点。

1. 创建了第一个看护所 南丁格尔从小好学,思维敏捷,善于观察、思考与分析问题,性格坚毅,并有虔诚的宗教信仰与社会道德观等。她掌握希腊文、拉丁文、英文以及德、法、意大利等国的语言,在大学期间擅长于数、理、化、统计学及社会经济学等课程,她有着良好的素养。她从小随家庭遍游法国、德国、意大利、瑞士等,阅历丰富,她对政治与人民很有兴趣,尤其对慈善机构特别留心,乐于帮助别人,接济贫困的人,更关切伤病员。她自学有关护理知识,积极参加一些医学社团关于社会福利、儿童教育及医院设施等问题的讨论。1850年她只身去德国的凯撒斯韦特(Kaiserswerth)参加一个护士训练班,并深入调查英、法、德护理工作中存在的问题。1853年,她在慈善委员会的赞助下,在伦敦哈雷街成立了第一个看护所,从此开始了她的护理生涯。

在看护所里,她强调病人舒适第一,采取拉铃式的方式召唤护士。在厨房设置绞盘运送膳食给病人,且大批量采购以节省开支;重视护士的品质培养和福利的提高等,使她出色的护理行政与组织能力和天资得到了展现,为日后护理学校的创立打下了良好的基础。

2. 在克里米亚战争中开创了前线护理 在1854年3月,英法为援助土耳其,正式对俄国宣战。9月,英法联军登陆克里米亚。10月,伦敦报纸揭露在前线浴血奋战的英国骑兵在负伤或患病后,由于得不到合理照料而大批死亡,病死率高达50%。南丁格尔闻讯给作战部长海伯特夫人写信,表示自愿率护士前往战地救护。而后她被任命为"驻土耳其英国总医院妇女护士团团长"。她于10月21日率38名被选拔出来的护士乘船渡海到达黑海司库特里,开始了她们夜以继日的救护工作。在前线医院里,她们首先改善了伤病员的饮食和供水条件,清洗肮脏的衣服,清理医院的环境卫生。南丁格尔除了注意伤病员的身体护理、环境的清洁卫生之外,也为康复期的士兵设立阅览室、娱乐室、代替伤病员写家信、寄钱物,以利士兵与家人通信等,兼顾了病员的心理需求。她致力于伤病员护理,使英国前线的伤病员的病死率由50%降为2.2%。在夜深人静时候,她手持油灯巡视数里长廊中卧病的士兵们,给予安慰与关怀而赢得了"提灯女神"之美称。

南丁格尔在开创前线护理事业中,突出体现了对病人的身心关怀与照顾,另一方面,认识到了环境对健康的影响,由此她们致力于病员的环境卫生条件和军队医疗制度的改善。她们的行为及奇迹般的工作效果,被英国媒体报道后,不仅震动了英国社会各阶层,而且也改变了人们对护理的看法。英国政府及皇室授予她勋章、奖品及奖金以表彰她的贡献。经过克里米亚战争的护理实践,南丁格尔更加坚信护理是一门科学。她终身未婚,将自己的一生都奉献给了护理事业的发展。

3. 善于总结实践经验 1858年南丁格尔根据她丰富的实践经验写了《医院札记》(Notes on Hospital),被认为是一本对改革医院前所未有的著作。书中强调一个医院的建筑不在于它的豪华,而应考虑到病人的舒适、安全、福利和卫生。1859年她又写了《护理札记》(Notes on Nursing),被认为是护士必读的经典著作,畅销英、美等国家,后来被译成各种文字而成为学校的教科书。她在这本书中精辟地指出护理工作的社会性、生物性和精神对身体的影响等。

4. 致力于开创护士学校 南丁格尔坚信护理工作是一门正规的职业,必须由接受过正规训练的护士担任。她经过多方面的考察,于1860年在伦敦圣多马医院(St. Thomas)开办了全世界第一所护士学校,命名为南丁格尔护士训练学校(Nightingale Training School for Nurses)。她的办学宗旨是将护理作为一门科学的职业,建立一种非宗教性质的新型学校,用新的教育体制和方法培养护士。她坚信只有把护理工作提高到一门专业应有的水平,才能胜任这门崇高的工作。她身体力行的榜样作用,得到了政府、军民和社会多数人的赞助。她经过胸有成竹的规划,终于达到了开办护士学校的目的。她对学校管理、精选入学标准、安排课程、实习、评审成绩等都有明确的规定。其办学模式、课程设置及组织管理模式为欧亚大陆许多护士学校的建立奠定了培养模式基础,促进了护理教育的迅速发展。

5. 推动国际医疗护理及公共卫生事业发展 南丁格尔对护理的开拓并发展的成就,不仅蜚声英国,也被整个欧美大陆树为楷模和公认的护理专家。她先后得到美国、葡萄牙的邀请,协助建造医院。同时她也协助和支持国际红十字会的建立,在繁忙的工作中她始终关注和支持护理教育和临床护理的发展,帮助许多医院、疗养院等建立护理制度和环境改造。

6. 创立了一整套护理制度 这套制度首先提出护理要采用系统化的管理方式,强调在设立医院时必须先确定相应的政策,使护理人员担负起护理病人的责任,并要适当授予权,以充分发挥每位护理人员的潜能。要求护理人员必须受过专门的培训。在护理组织的设立上,要求每个医院必须设立护理部,并由护理部主任来管理护理工作。同时也制定了医院设备及环境方面的管理要求,提高了护理工作效率及护理质量。

为了表彰南丁格尔对护理事业的贡献,国际护士会将南丁格尔的诞生之日即5月12日定为护士节。1907年,国际红十字组织在第八届国际红十字大会上设立南丁格尔奖,1912年在华盛顿举行的第九届国际红十字大会上首次颁发南丁格尔奖,这是国际护士的最高奖项,我国从1983年开始参加第29届南丁格尔奖的评选活动,至2015年已经有73人获奖。

目前西方学者从历史及哲学角度对护理学的发展历史进行了多方面深入的研究,对南丁格尔在护理学发展过程中的贡献也有一定的争议。有些学者认为南丁格尔是现代护理学的奠基人,对护理学的发展具有不可替代的作用。而有些学者却偏激地认为正是南丁格尔当时护理理念的不完善,才使护理专业的发展出现很多难以逾越的障碍。

(五) 现代护理学的发展

随着社会的进步和科学技术的发展,现代护理学与"南丁格尔时期"的相比,已发生了巨大的变化。自南丁格尔创办第一所护士学校以来,培养护士的学校纷纷成立,尤以高等护理教育发展最为迅速。1901年,美国约翰霍普金斯大学设立专门护理课程,将临床护理与理论结合起来。

1924年，耶鲁大学首先成立护理学院，学生毕业获护理学士学位。该校还于1929年开设硕士班，学生毕业获硕士学位。1964年，加州大学旧金山分校，第一个开设护理学博士学位课程等。1965年美国护士协会提出凡是专业护士都应有学士学位。世界其他国家也发展迅速，其中有加拿大、澳大利亚、菲律宾。

在护理理论建设方面，以美国为代表的一些发达国家，护理学理论发展尤为迅速，确立了护理学的基本概念和护理模式。这些理论模式包括：人际关系模式；行为系统模式；保健系统模式；奥瑞姆自理模式；适应模式；生命过程模式等等，广泛地被护士们所认识、接受和应用。护理学的知识结构由单纯的生物科学扩大到人文科学、社会科学及其他自然科学领域，逐步形成现代护理学的理论体系，成为现代科学体系中的一门独立的、为人类健康服务的科学。

护理模式已由单纯的"以疾病为中心"发展到"以人的健康为中心"，因而护理的任务由疾病防治扩大到对人类全面的健康保健。护理工作由单纯的经验型、操作型向以科学理论为指导的综合应用型转变。

19世纪末，护理学术团体产生。1896年美国护士会成立。1899年，成立国际护士会，这对世界各国护士进行护理学术交流和分享学术成果有着积极作用。我国亦于1909年成立中华护理学会。

由此，护理的专业地位和科学地位已经确立，护理不再是附属于医疗的职业，而是人类健康服务专业中的一个重要专业。护士不再处于助手地位，而是与所有医疗保健服务人员共同工作的合作者。

二、中国护理发展简史

（一）中国古代的护理

中国是世界文明古国之一，具有悠久的历史文化和医学渊源。从考古出土的文物或古籍中一些有关医学的零散知识发现，护理的历史可追溯到原始社会，如石器时代的北京猿人就发现了烧热的石块与砂石可消除某些病痛。

从中医学史和医学典籍及历代名医传记中，记载了不少关于护理的内容，如饮食调护、口腔护理、冰块降温、消毒隔离、疾病预防、功能锻炼、急救等，有的内容对现代护理仍有指导意义。如西周时期，在疾病的诊断上提出了"以五气、五声、五色眂其死生，而以九窍之变，参之以九藏之动。"通过观察病人的体温、声音和气色，并参照病人内在的脏腑活动情况以判断病情。春秋战国时期的名医，扁鹊提出："切脉、望色、听声、写形、言病之所在"总结了观察疾病的方法。《黄帝内经》中提到："病热少愈，食肉则复，多食则遗，此其禁也。"说明热病反复与调节饮食有密切关系；并谈到了"扶正祛邪"，即提倡加强自身对疾病的防御功能；同时也提出了"圣人不治已病而治未病""上工救其萌芽"的预防观点，即要求防微杜渐，做到疾病早防早治。三国时代的华佗创制"五禽之戏"的功能锻炼之法。唐代孙思邈所著《备急千金要方》中提到："凡衣服、巾、枕不宜与人共之"等隔离知识，他还创造了用葱管进行导尿。在他的著作里，还列出了"食治"，介绍了谷、肉、果、菜等食物的治疗作用，主张凡是用食物能治好的病，就不必吃药。对于消渴病（糖尿病）如何防止痈疽的问题，他指出患消渴病过了百天，不能使用针灸法，要避免皮肤破损，而发生疖痈。宋代《医说》中记载："早漱口，不若将卧而起，去齿间所积，牙亦坚固"。明清之际，瘟疫流行，胡正心医生提出用蒸汽消毒和处理传染病人衣服。

总之，孙思邈在祖国传统医学中积累了丰富的护理实践经验，在其古籍医药书中以"三分治，七分养"高度概括了护理对病人康复的重要性。但自古以来，医护不分，护理的内容只限于一般性的照料且常由医者、家属中的母亲、姐妹担任，护理仍未形成一门独立的专业。

（二）中国近代的护理

1. 西医传入到新中国成立前的护理　旧中国因鸦片战争失利，签订了不平等条约，而沦为半殖民地。自此，外国派遣大批的传教士、教师、医护人员进入我国；其中传教士为了使基督教能顺利地在中国传开，通过医疗的方式与民众接触，并在各地兴建医院和学校。当时医院的护理部主任及护士学校的校长、教师均由外国人担任，从医院环境、护士服装、护理操作规程、护理教材亦多承袭西方的观点和习俗，而形成了欧美式的中国护理。1835年广东建立了第一所西医医院，两年后以短期训练班方法培养护士。1887年，第一名在中国开办护理教育的美国护士麦克奇尼（E. Mckechnie）在上海西门妇孺医院开办首家护士训练班。1888年，约翰逊女士（Ella Johnson）在福州医院创办了我国的第一所护校。此后,北京、苏州、南京、福州等地陆续开办了护校。1934年,"国民政府教育部"成立了"中央护士教育委员会",将护士教育列为高级护士职业教育,学制3~4年,并被纳入国家正式教育系统。1921年,北京协和医学院与五所大学合办了高等护士学校,学制为5年,毕业后授予学士学位,曾为国家培养了一大批高水平的护理师资和护理管理人才。

中国的护士团体"中华护士学会"(1964年改称为中华护理学会)于1909年由第一届会长盖仪贞(N. D. Gage)女士作为创始人之一在江西牯岭成立。盖女士1908年由美国雅礼会派遣来华,于湖南长沙从事护理工作并创办长沙雅礼护病学校(湘雅护士学校前身),她召集代表于牯岭集会,讨论中国护理事业发展计划,积极筹划护士学校注册及中国护士统一考试,为中国护理教育事业的发展奠定了基础。学会前八届理事长均由在华工作的外籍护士担任,钟茂芳是当选为副理事长的第一位中国护士。直到第九届开始由中国护士担任理事长,其中伍哲芳是首次担任理事长的中国护士。1922年参加国际护士会。

抗日战争时期,有的医院和护士学校迁到后方继续招生,在沦陷区仍坚持每年一次的会考制度。

自新民主主义革命到新中国成立,我国的护理工作者在革命队伍中受到高度重视,先后在井冈山、汀州、延安开办了护士学校和医院。造就了大批革命的护理工作者。1914年和1942年的护士节,毛泽东同志在延安先后写下了"护理工作有很大的政治重要性""尊重护士、爱护护士"的光辉题词,鼓舞着广大的护理工作者。

旧中国,由于护理事业得不到政府的重视,加上帝国主义的侵略等,护理发展屡遭挫折,进展缓慢。据新中国成立前夕1949年统计,全国仅有护士学校约180多所,在六亿人民中护士仅三万左右,表明旧中国护士缺乏严重。

2. 新中国成立后的护理 1949年新中国诞生后,护理事业得到了党和国家的重视而进入较快的发展阶段,特别是在十一届三中全会以后,改革开放政策及人民健康要求的不断提高,促进了护理事业的蓬勃发展。2011年3月8日,我国国务院学位办颁布了新的学科目录设置,其中护理学从临床医学二级学科中分化出来,成为一级学科,与中医学、中药学、中西医结合、临床医学等一级学科平行,为护理学科的发展提供了更大的发展空间,新的学科代码为1011,为中国护理事业的发展翻开了崭新的一页。

(1) 1949—1966年:1950年及1952年卫生部召开了第一届、第二届全国卫生工作会议,确定了"面向工农兵,预防为主,团结中西医,卫生工作与群众运动相结合"的卫生工作方针,这个方针政策为我国护理事业的发展指明了明确的方向。1950年第一届全国卫生工作会议上,对护理专业性的发展做了统一的规划,将护士的教育列为中等专业教育,纳入正规的教育体系,并由中央卫生部领导制定全国统一的教学计划,编写统一的护理各门课程教材。在新中国成立后的17年中,护理事业欣欣向荣。50年代,建立"三级护理"管理和"查对制度",护理开始走向规范化。各专科护理迅速崛起,第一例大面积烧伤病人邱财康的抢救成功和王存柏断肢再植成功就是这一时期的护理成就的代表。1964年开展群众性的技术练兵活动,提高了护理人员的素质和促进了护理事业的发展。

但我国在1952年后取消了高等护理教育,当时的主要目的是为更快更好培养护理人才,却导致了护校教师、护理管理人员、科研人员青黄不接,严重地阻碍了我国护理专业的发展。

(2) 1966—1976年:在这十年中,护理事业遭受了极大的灾难。全国护士学校部分停办,学会被迫停止活动,医院护理管理和规章制度管理遭受破坏,使我国护理在思想建设、组织管理、教育训练、业务技术、学术研究等方面受到严重的干扰和破坏,造成护理人员缺编和护理质量的严重下降,护理教育基本停滞。

(3) 1978年12月18—22日中国共产党十一届三中全会以来,护理事业得到了新生,护理工作进入了恢复、整顿、再发展的新阶段。卫生部于1979年后先后颁发了"关于加强护理操作的意见""关于加强护理教育工作的意见"两个通知,1986年又颁发了"加强护理工作领导,理顺管理体制的意见",使护理工作在新的形势下得到了加强与发展,在护理管理、教育、科研等方面取得显著的成绩。

3. 中国现代护理的成就

(1) 确立了护理学是一门独立的学科和专业:1981年由卫生部、中国科协和中华护理学会在北京联合召开了首都护理界座谈会。许多国家领导人出席并发表了重要讲话。我国著名的科学家、全国政协副主席、中国科协主席周培源同志对护理学是一门独立学科做了精辟的分析，充分体现了党和国家领导人对护理学科及护理事业的重视。护理学科作为一门独立的学科以及在自然科学中的位置由此而确立，护理人员被认为是科技工作者队伍的一部分。

1979年国务院批准卫生部颁发的《卫生技术人员职称及晋升条例（试行）》，其中明确规定了护士的技术职称分为"主任护师、副主任护师、主管护师、护师和护士（正规护校毕业生）"。各省、市、自治区根据这一条例制定了护士晋升考核的具体内容和办法。由此，从事护理专业的人员作为科技工作者有了自己的职称序列。

（2）护理组织和管理体系逐步健全和完善：1982年，卫生部医政司成立护理处，以加强对护理工作的领导，任命严渭然为处长。1985年9月，经卫生部批准，成立护理中心，为制定护士法和实施护士注册做准备。卫生行政部门自上而下都设有管理护理工作的机构或护理专干；医院建立健全了"三级护理"管理体制、各种规章制度、质量标准、管理指标体系、操作规程等，护理质量有了保障。

1993年3月卫生部公布了《中华人民共和国护理管理办法》，该办法的实施使中国有了完善的护士注册及考试制度。1995年6月25日全国开始了首次护士执业考试，考试合格者发给执业证书方可申请注册，此后一直延续，使中国的护理管理逐步走上了标准化、法治化的管理轨道。2008年1月23日国务院公布了新的《中华人民共和国护士管理条例》（以下简称《护士条例》），自2008年5月12日起施行。根据新《护士条例》，卫生部配套颁布了《护士执业资格考试办法》《护士执业注册管理办法》，规定中国的护士岗位实行准入制度，护士必须通过护士执业资格考试，才可以申请执业注册。

（3）临床护理改革：20世纪80年代初，引进了护理程序和责任制护理。责任制护理在我国一些医院实施后，将护理的重点从"疾病"转向了"病人"，使护理工作的发展向前推进了一步。但是由于护士数量有限，一个护士负责的病人较多，而责任护士又不可能24小时都在病房，因此在执行的过程中，责任并不落实，而且填写表格相当烦琐，耗费了不少精力和时间，影响到病人需求的满足。加之，护理管理体制未及时理顺，护理教育未及时增加有关护理程序、各责任制护理方面的知识，而使教学与临床脱节，结果导致责任制护理推广困难。

90年代，伴随国外护理程序的实施趋于完善，受我国卫生部的邀请和世界卫生组织的委托，美国乔治梅森大学护理与健康科学院教授袁剑云博士，对我国护理现状进行全面考查研究，指出系统化的贯彻护理程序实施整体护理，成为改革我国护理现状、提高护理质量的突破点。1996年，国家卫生部在北京召开了全国整体护理研讨会，提出要在全国积极推行整体护理模式，不断提高护理质量，以满足人民日益增长的健康需要，并成立了"全国整体护理协作网"。

1997年卫生部下发了《关于进一步加强护理管理工作的通知》中，要求各地要积极推行整体护理。

2010年2月15日，卫生部发布了《2010年"优质护理服务示范工程"活动方案》的通知。其目的是贯彻落实2010年全国卫生工作会议精神及深化医药卫生体制改革各项重点任务，加强医院临床护理工作，落实基础护理，为公众提供安全、优质、满意的护理服务。活动的范围是全国各级各类医院，重点是公立医院，主题是"夯实基础护理，提供满意服务"。

（4）护理教育发展迅速和教育体制逐步完善：自第一届全国卫生工作会议后，护理被纳入正规的教育体系，列为中等专业教育之一。中等护理教育为国家培养了大批合格的实用型人才。据1995年统计，护士学校和设有护士专业的卫校有503所。

继1921年北京协和医学院开办护理高等教育后，我国于1952年即停办了高等护理教育。1980年，南京部队后勤部总医院在国家卫生部的支持下与地方联合率先恢复试办了"文革"后的第一个"高级护理班"。在中华护理学会，尤其是护理处领导的积极支持下，1983年天津医学院建立了"护理系"，并开始正式招生。继之而来，高等护理教育得到恢复和发展。1985年，首批八所当时卫生部的重点医科院校开始招收五年制护理专业本科生。此后其他院校也纷纷开设了四年制或五年制本科护理专业，据不完全统计，2011年中国本科护理院系200多所，高职高专教育400

多所院校。

1992年经国务院学位委员会及国家教委批准,在北京医科大学护理系建立护理硕士点,并于同年招收第一届护理硕士生。此后,中国协和医科大学和天津医科大学护理系建立护理硕士点且招生。同年,由中国八所重点医科大学及泰国清迈大学在美国中华医学基金会(CMB)的资助下,在西安医科大学开办以培养护理师资为主的护理硕士班,实施了中国高级护理教育发展项目为中国各院校培养硕士毕业护理人才123名。全国目前已有百余个护理硕士点。2011年教育部批准开设护理专业研究生教育,目的是为中国培养更多的应用型高级护理人才。2004年以来,我国陆续有20多所院校开办了博士教育项目。

继续教育得到发展,函大、夜大、电大、自学考试等办学形式给护士提供了进一步深造的条件,使护理人员知识层次发生了变化,以满足临床护理、护理管理及护理教育发展的需要。目前我国已形成了多层次、多渠道的护理学历教育体系。

(5) 护理研究初步得到发展:随着高等护理教育的发展,一批高级护理人才走上了护理教育、管理和临床岗位,在各领域里研究创新,推动护理学科的发展。在护理教育方面正探索出适合我国多层次、多形式、多渠道的护理教育模式。护理模式由长期"以疾病为中心"的模式发展到"以病人为中心"的阶段,并正向"以人的健康为中心"的阶段前进。1988年9月,郑州铁路局中心医院护士高春香成为了获中国科协"首届青年科技奖"的第一位护理科技工作者。大面积烧伤、器官移植、心胸外科、重症监护、营养疗法、中西医结合护理、家庭护理、预防院内感染等专科护理研究得到较快发展。自动化、现代化的护理装备不断应用于临床,改变了手工操作、体力劳动的工作条件。

护理学者、专家著书立说,出版了大量的护理专著与科普读物,护理专业期刊不断创刊。各级护理专业教材比比皆是,临床护理指导用书各具特色。在护理专业期刊方面,《中华护理杂志》自1954年创刊,20世纪80年代中期《实用护理杂志》《护士进修杂志》《护理学杂志》《山西护理杂志》《当代护士》等十余种期刊相继创刊。还有专门刊登译文的《国外医学护理学分册》及刊登文摘的《中国医学文摘护理学分册》等,为广大护理科技工作者提供学术交流的平台。

(6) 护理学术活动活跃:建立了良好的对外交流。1977年以来,中华护理学会和各地分会先后恢复,各级学会举办学术活动丰富多彩;国际间学术交流日益扩大,护理人员出国考察、进修、深造人数不断增多。有些国家或地区的护理人士与我国一些省、市分会和单位建立了友好联系,互派进修、交流、交换期刊、书籍等。目前与我国交往的主要国家有美国、加拿大、澳大利亚、日本、韩国、新加坡、泰国等,出现了历史上空前的局面,增进了相互间的交流,也加速了我国护理与国际接轨。

(7) 护士地位和待遇不断提高:自1979年国家对护士的晋升、工资待遇做了研究和决定后,明确规定护士职称享受护龄工资,增设护龄补贴。1986年起,对从事护理工作30年以上的护士颁发"荣誉证书"和"证章"。1986年全国首届护理工作会议后,党和国家领导人题词和致函祝贺,不少护士被选为各级人大代表或政协委员和担任各级卫生行政机构要职。"优秀护士""劳动模范""优秀科技工作者""三八红旗手"脱颖而出。

三、护理人员职业道德

职业道德是从事一定职业的人们,在职业生活中所应遵循的道德规范,以及与之相适应的道德观念、情感和品质的总和。它是社会道德在职业生活中的特殊表现,在阶级社会它反映了一定阶级对一定职业人们的特殊要求,又带有职业和行业特征。恩格斯说:"每一个阶级甚至每一个行业各有各的道德",这就说明从事不同的劳动者均有不同的道德要求。护士必须自觉地加强护理道德修养,做一个有理想、有道德、有文化、有纪律的合格护士。

(一) 护理道德概念

护理道德是一职业道德,也是医学道德的重要组成部分。护理道德是在护理服务过程中护患之间、护士与护士之间、护士与其他医务人员之间、护士与社会之间相互关系所应遵循的行为准则和规范。

(二) 护理道德基本原则

护理道德基本原则是指护理人员在护理实践中,调整各种人与人之间关系所应遵循的根本指导法则或标准,也是评价护理人员在职业生活中的行为品质的根本标准,它是各种护理道德的总纲和精髓。其基本原则是:防病治病,救死扶伤,实行社会主义的人道主义,全心全意为人民的身心健康服务。

(三) 护理道德规范

护理道德规范是在护理道德基本原则指导下,协助护士与病人、护士与其他医务人员、护士与社会之间关系应遵循的行为准则和具体要求,也是培养护士道德品质的具体标准。

国际护士会于1953年就制定了《国际护士守则》,随后又进行了多次的修改,供各国参考。我国卫生部于1981年颁发《医院工作人员守则》,提出了有关护理人员的道德规范要求。护理人员的服务对象是人,其中大部分是病人,在医院中与病人接触最为密切。护理人员道德水准的高低,其行为是高尚还是卑劣、是善良还是丑恶、是公正还是偏私,主要反应在与病人的关系上,直接影响着病人治疗效果和康复的快慢。

(四) 护理道德规范的基本内容

1. 公正 护理人员的公正具体要求真诚地关心病人的疾苦,不分种族、国籍、宗教信仰、美丑、社会地位、文化程度等,一律平等相待。另一方面,无论年龄的大小、病情的轻重以及病种的类别如精神病、传染病等特殊病人等,也应一视同仁,尊重病人的人格,维护其对生命和健康的自主权利。

2. 情感 护理道德情感是护理人员对病人、医务人员、对集体、社会和国家所持态度的内心体验。护理人员的道德情感有爱祖国、爱人民、爱社会主义、爱病人等,还应有同情感、责任感和事业感。同情感就是对病人的疾苦、病痛的不幸,从内心表示理解、发出感情上的共鸣,从行为上表现为急病人之所急,想病人之所想,关怀、体贴病人,不应该有冷漠、厌烦的情绪。护理人员把挽救病人的生命视为自己的崇高职责,尽可能地采取一切有效的措施祛除病魔,而呈现出高度的责任感。另外,对自己所从事的事业,充满热爱且全身心地投入,刻苦学习,勤奋工作,谦虚谨慎,对技术精益求精,开拓进取,务实创新,勇挑重担,知难而进,有奋发图强的事业心。

3. 义务 为病人尽职尽责是护理人员最基本的道德义务。对病人提供治疗、护理、健康教育,帮助病人恢复健康是护理人员义不容辞的责任。不管在任何时间、地点、环境、条件下都应自觉履行本职义务,把职业的职责变成自觉行动,不惜牺牲个人利益而服务于病人。

4. 良心 良心是以护理道德的基本原则作为自我评价的依据和出发点。医疗护理的行为正确与否,病人难以监督。良心对护理人员的行为起着监督作用,它对符合道德要求的情感、信念、行为给予支持、肯定,否则给予制止、修正或否定,避免不良行为的发生。护理职业的良心要求护理人员忠于病人的利益,在任何条件下都不做有损于人民健康的事。

5. 审慎 审慎要求护理人员在护理实践中,自始至终自觉地严格遵守各项规章制度和操作规程。由于护理工作的连续性,护理人员很大一部分时间单独在岗,这就更要求工作中认真仔细观察病人,用敏锐的眼光发现微小的病情变化,为病人赢得每一分一秒的抢救时间,一丝不苟完成本班工作任务。同时还要做到领导在场和不在场一个样,有人监督和无人监督一个样,表现出"慎独"的精神。"人命至重,贵于千金,一方济之,德逾于此"道出了"审慎"在医疗护理实践中的意义。

6. 荣誉 护理人员的荣誉是以病人的健康利益为基础,通过贡献自己的智慧和精力后而得到社会的公认和好评,是个人良心上的满足和意识上的欣慰。荣誉作为护理人员重要精神力量,也是个人良心中的知耻心、自尊心和自爱心的表现。

7. 幸福 护理人员的幸福包含着物质生活条件的改善与提高,也包含着精神生活的充实,而且精神生活的满足高于物质生活的满足。护理人员发挥个人的才智,在繁忙且平凡地为病人服务中,实现了个人的理想与目标,让病人转危为安,康复出院重返工作岗位,创造了有益的社会价值而倍感幸福和快乐。护理人员只有充分发挥自己的才能和智慧,凭借自己辛勤的劳动,才能获得真正的幸福。

(邱会利 何国平)

第二章 护理理论

第一节 概 述

任何一门学科都必须具有自己独特的理论体系指导实践。护理作为一门学科在其形成的过程中,建立和发展了本学科的护理理论。护理理论能够帮助护理人员明确本专业的知识体系和专业方向,为临床实践提供理论框架,此外,也能为护理科研、护理教育、护理管理等提供理论依据。

一、护理理论

(一) 定义

理论(theory)是人们由实践概括出来的关于自然界的、社会的、有系统的结论,是反映客观存在的概念、原理的体系。科学理论是客观事物的本质及其规律的正确反映。理论由用以说明对现象的看法的概念、定义、模式、假定、观点、主张等组成,其基本目的是描述、解释、预测和控制某领域中的现象,故按目的可将理论分为描述性、解释性、预测性和支配性理论。理论可以是对实践经验的总结,反过来它又可以指导实践,还可以被实践所检验、修改、补充和发展。所谓现象(phenomena)是指人们通过感觉所了解到事物在发展、变化中所表现出来的外部形态和联系。假定(propositions)是从公理派生出来的原理或陈述,亦可以说是科学地陈述表达出来的想法或预感。

护理理论(nursing theory)对护理现象及本质的目的性、系统性和抽象性的概括,用以描述、解释、预测和控制护理现象。是一种能说明某种护理行为、解释该护理行为的理由,并预测其行为发生后的结果;或能控制、创设护理行为,并加以显示各概念间的关系的理论。护理理论也可以说是一系列相对具体和实在的概念和假设,用以说明护理专业中的有关现象。护理理论的目的是描述、解释、预测和支配护理实践所期望的结果。人、健康、环境、护理为组成护理理论的四个基本概念,亦是护理学科的核心。至目前为止,还没有任何一个护理理论能够全面且唯一地描述、解释、预测和控制护理专业中的任何现象。不同的护理理论家对其四个基本概念有不同的认识,然而"人"是最为重要的概念。

(二) 护理理论的基本特征

1. 清晰说明和定义有关护理的特定概念及这些概念之间的关系,用以描述、解释预测某种现象。

2. 具有逻辑性 即指构成理论的所有概念不仅能明确定义,而且概念之间存在着相互一致的内在联系,通过一种有序的推理形成,前后一致,各概念间不能相互冲突或矛盾。

3. 具有普遍性和简单性 护理理论应用简单的术语和普遍的概念来描述和解释,易于让护理专业人员理解和接受,且能简单和广泛地应用于护理实践。

4. 理论对于实践具有指导性,能被用于指导和改进实践,这是理论最重要的一个特征。护理理论的创立应能作为护理行为的引导,指导和改善护理实践,提高专业水平。虽然理论不是实践规范、指南,但如果理论中描述各概念间的关系是准确的,是切合实际的,实践者就可以按照理论进行护理实践,并达到预期的目标。

5. 理论应能被实践和研究验证。理论中的一些假设应能可以通过护理实践或研究得到准确的证明,且通过实践和研究可引出新的学说,使其理论得到补充和发展。

6. 理论应能增加本学科的总体知识和推进本学科的发展。

二、护理概念模式

基本概念：

1. 概念（concept） 是思维的一种基本形式，是对现象的一种抽象表达，它反映事物一般的、本质的特征。人类在认识过程中，把所感觉到的事物的共同特点抽出来，加以概括，就成为概念。例如红旗、红花、红纸等事物里抽出来其共同特点，就得出红的概念。概念是理论的基本组成部分。护理理论所涉及的概念有些是抽象的，如人、环境、健康、护理等。

2. 模式（model） 是对现实事件的内在机制及其关系的直观和简洁的描述。模式可以分为理论模式与经验模式。经验模式是观察现实得到的复制品。理论模式可以用语言或数学符号来表达，这种模式表达较为抽象，不再有可辨认的物质形式。理论常常是从现实中抽象出来的理论模式。所有的理论都可以是模式，但所有的模式并不都是理论。

3. 概念模式（conceptual model） 亦称为概念框架（conceptual framework）或概念体系（conceptual system）。系指形成某一学科所有相关概念的综合。概念模式由一组概念及对这些概念进行有意义的组合的假设组成。它具有高度的抽象性和普遍性。例如"适应模式"这一概念模式，它并非只适应于解释对某一特定的人、群体的护理行为，而且普遍适应于针对各种不同情况下所有类型的人和群体的护理服务。

4. 假说（assumption） 是无须实践证明和演示假说正确的陈述。假说是一种信念，为了接受理论中有关现象，而相信这些现象都是真实的。即如果一个人要运用某个理论，首先必须接受有关理论的假说。尽管它无法测试，但它被假定代表现实。如汉斯·塞利（Hans Selye）的人类压力理论的假说。Selye 的压力理论应用于人类压力研究的领域，它是基于动物研究的结果。一个人在接受这个理论之前，需要接受它有关解释人类压力的若干假说。其中，一是动物研究的结果完全适应于人类，在啮齿类动物中所测量到的压力与人类所经历的完全一样；二是人类的压力能被压力能量调节和控制，每个人都拥有与生俱来有限的压力能量，这种能量被耗尽时，死亡就会降临。一个人一生拥有多少压力能量这种假说是不可测量的，但它是一种信念，一个人如果要接受 Selye 的理论，首先必须接受它对人类压力的这些恰当和足够的解释。

5. 护理概念模式（conceptual model of nursing）是用一组特定的概念和假设，用来描述、解释和预测护理现象，阐明护理的目标和范围。护理概念模式虽然不能达到评判科学理论的严格标准，但它既能说明护理的指导思想和基本观点，还能为护理临床实践教育、管理、科研提供系统的方法。因此，护理概念模式实际上是有待进一步发展与完善的护理理论，是护理理论建立的初始阶段。

护理概念模式是护理理论家根据自己的护理实践及对护理的基本概念的认识，抽象描述和高度概括而产生的。在护理理论的发展中，不同的护理理论家提出了若干不同的护理概念模式，其中，被护理界广泛接受和应用于护理中的有发展模式、系统模式、互动模式、需要模式、达标模式、人文主义模式等。

第二节　南丁格尔的现代护理

一、现代护理

南丁格尔时代是护理理论的创始阶段，为护理理论的发展奠定了良好的基础。南丁格尔（Florence Nightingale）认为护理的核心是为服务对象创造良好的休养环境，主要是建立良好的物理环境，包括良好的通风、适宜的温度、清洁的饮水及饮食、无不良的气味等，同时也提到了社会心理环境对服务对象康复的重要性。

二、基本概念、定义

Nightingale 的护理理论主要着眼于影响健康的环境，提倡人应该生活在适宜的环境中，以预防疾病及促进自然痊愈。

（一）环境

环境是 Nightingale 现代护理理论的核心概念。在 Nightingale 的著作中，尽管环境涉及物理、心理及社会环境，但她并没有将环境作为一特定术语来解释和定义，亦没有很清晰地将病人的环境区分为物理、心理及社会环境。综合其理论与实践，环境可概括为影响机体生存和发展，并能预防和控制或促进疾病发展或死亡的所有外在影响的总和。环境是机体获得感染的一个主要来源。在 Nightingale 的著作中，通风、温暖、光线、食物、清洁、噪声等描述了环境的构成。其物理、心理及社会环境三者之间是相互联系的，与人的健康状况和生理本能也存在着相互的影响。

1. 物理环境　物理环境是指除病人本身以外，影响健康及阻碍疾病痊愈过程中的所有物理因素，如清洁、空气、穿堂风、光线、洁净水、排水设备、温暖、被褥、饮食、恶臭、噪声等。新鲜空气是头等重要的，而通风是获得新鲜空气的重要手段，可开窗获得，但应避免穿堂风。她教导护士们经常检查病员的肢端末梢体温，及时补充衣被，科学调整室内温度，避免受寒。肮脏的毛毯和污秽的墙壁是病菌的温床，正像肮脏的被褥和病床一样，可以造成伤病员的感染。通风而不洁的空气和清洁而不通风的环境都是不利于疾病的康复。她认为不洁的皮肤影响伤口的愈合且清洗可以清除局部有害物质。由此，护士们操作中很注意洗手和保持病人清洁。光线是一个不可忽视的需要，尽量使病房置于有阳光照射的地方。噪声，特别是间断性、突发性的噪声能伤害病人，阻碍疾病的康复。

2. 心理环境　心理环境是指精神因素对机体健康的影响。虽然Nightingale没有清晰地阐明心理环境的概念，但在她的护理实践中已考虑到了消除精神心理因素对伤病员康复的影响。饮食也是她关心的一个重要方面。她认为护士不但要评估病员吃了多少，而且还要了解进食的时间和对病人的影响。一个善于观察、机灵、有耐心的护士是不会使一个慢性病人因饥饿而死亡。不良的环境会影响人的情绪，诱人的食物、温暖的阳光能使人心智活跃，娱乐与消遣能使人心情舒畅。

在克里米亚战地医院中，护士们向伤病员们提供色香味美的饮食、开设娱乐阅览室、巡视病房时与病人交谈、代士兵们写家信、与来访者分享好消息等，实质上体现她对病人心理环境的重视。

3. 社会环境　社会环境包括个人、家庭及整个社区状况。Nightingale考虑最多的是影响社区人群健康的因素与统计有关社区健康资料。她是第一个在统计学中用图解法对所收集的社区中具体疾病资料进行分析的。

（二）护理

Nightingale认为护理是一种使病人置于最自然和良好的状态下的活动。护理可区分为健康的护理和疾病的护理。健康的护理是每个妇女的责任，其目的在于预防疾病，所以每个妇女都应学习和执行健康的护理。疾病护理是科学和艺术的结合，它需要有组织及科学化的正规教育。护理不同于医学，医学重视疾病，护理关心的是有疾病的人；护理活动的重心是为病人准备最适宜的环境，包括改善病人的环境，提供清新的空气、足够的光线、洁净的水、有效的排水、清洁的被褥、可口的饮食、协助病人进食和活动，安静的环境，并顾及病人的能量消耗等，使病人获得最佳的健康。

（三）健康

Nightingale定义健康为：机体处于一种好的状态和个人能充分运用自己所有的能力。另外，她认为疾病是一种可修复的过程。健康可通过促进环境来维持。疾病护理能够帮助病人维持生存或在有限的生命中生活得更好。

（四）人

人对环境有所反应并具有修复生命的自然力量。人则被认为是处于被动地位的病人，可被护士的行为和环境的因素影响，但他不能影响护士和环境。

三、理论假说

Nightingale相信疾病是一种可修复的过程。疾病是自然作用力对机体的损伤或机体对所处环境中不良条件的反应。Nightingale提出护士的作用是预防机体免受不良因素的干扰和提供促进健康的最佳条件。鼓励护士们提供合适的环境条件，如新鲜空气、洁净水、有效的排水、清洁的环境、温暖和适当的饮食。她还认为护士们不仅要掌握这种常识，而且要有恒心、认真观察、反应敏捷。Nightingale假定为健康是每个人最大的愿望，那么护士、自然、人应该密切配合来达到疾病的修复。

四、理论应用

（一）护理实践

Nightingale的护理理论原理仍可应用于现代护理实践。通风、温暖、安静、适当的饮食和清洁仍是护理工作的相关内容。洁净的水和有效的排水也是公共卫生实施的控制措施。在医学和护理方面，许多合理和先进的观点得到广泛赞成。然而，最重要的是她令人鼓舞的护理生涯和开创的护理事业永远激励着护士们从事于为人类健康服务的事业。她始终坚持护士的培训需要适当的教育和社会的支持,健康教育和病人护理作为护理工作内容仍然被定义于护理实践中。

(二) 护理教育

南丁格尔制度是许多早期护士训练学校创立的基础,包括英国伦敦的圣·托马斯医院和皇家医学院的护士训练学校。这个制度虽然不再被广泛运用,但它仍将影响着当今实践与教导式训练相结合的护士培训。她倡导护士学校从医院独立,且认为护生是受训练者而不能当作医院护理的人力使用。南丁格尔认为护理既然是一门艺术,那么用死板的考试来衡量护士的素质是不恰当的。

(三) 护理研究

南丁格尔对统计学有浓厚的兴趣,以至于对现代护理研究产生了重要影响。她十分重视收集和分析数据。许多的数据发现于她的大量信件中,她是最早使用图解法进行统计的统计者之一,当今这一方法仍被统计者所采用。南丁格尔认为护理中有重要的数据可收集。

第三节 金的达标理论

一、个人背景与理论发展

金(Imogene King)自1945年在圣路易斯州的圣约翰医院护士学校获得护理专业教育的初级文凭以后,她就开始任办公室护士、学校护士、医院护士和家庭护士,与此同时,她还继续攻读护士学士学位,于1948年获得圣路易斯大学护理教育学士学位。在1947—1958年间,她担任了圣约翰医院护士学校的内外科护理讲师以及该校的校长助理。1957年,她又获圣路易斯大学护理学硕士学位,1961年再获纽约哥伦比亚大学教师学院教育学博士学位。1980年还被南伊利诺易斯大学授予荣誉哲学博士。

自1961年以后,King先后任护理学副教授、教授、护士学校校长,担任过美国健康、教育、福利部护理分部科研基金总监助理等职务,并在芝加哥诺若拉大学开设了一个应用概念框架为基础的护理硕士学位培养项目。她出版了在护理界颇有影响的三本书,它们是《接近护理理论:人类行为的一般概念》《护理理论:系统、概念及程序》《护理课程设置与指导》。

King第一本书被认为是"有关实际护理工作的思考方法",她提出"概念的发展过程标志着生理、心理、社会环境与护理作用的经历""检索护理文献和行为科学的文献,与同事讨论,出席各种学术会议,用批判性思维来收集资料,运用归纳与演绎推理,就此形成了我自己的理论框架"。在一次电话采访中,她谈到了她的"互动系统模式",其中有三个不同水平的作用,即个人系统、群体系统与社会系统。在她的第二本书中这样写道:"护理的目的是为健康的个人和群体提供健康保健,如果说人类是一个与环境相互作用的开放系统,护理活动就必须与这一概念框架的思想一致。"

二、有关模式的概念及定义

与达标理论有关的概念是互动、感知、沟通、交流、角色、压力、生长发育、时间、空间。

(一) 互动

互动是人与环境、人与人之间为了达到目标而表达语言和非语言行为的过程。护士与病人之间的互动受各自不同的知识、需要、目标、过去的经历和感知等影响。

(二) 感知

感知被定义为对每个人的现实表达。King认为感知概念包括能源的输入和转移,运输、储存以及输出信息。感知与个人的经历、自我概念、社会经济群体、生物遗传以及教育背景等有关。

(三) 沟通

沟通是将信息从一个人传递到另一个人的过程,无论是直接的或间接的,都是信息作用的结果。沟通的形式可分为语言性和非语言性沟通。护士与病人、护士与环境之间交换语言或非语言的信号与符号就是沟通。

(四) 交流

交流是引导目标达到且有目的的互动过程。King后来扩展其定义,认为交流是包括观察人类与环境相互作用的行为,以及评价人类内部的互动作用。

(五) 角色

角色为处在社会系统中某地位的人所预期的一系列行为表现;准则是在某一特定位置中所拥有的权利与义务。如果行为与期望的角色不一致,那么角色矛盾冲突和混乱就会出现。这样也许会降低护理的效果。角色具有多重性,一个人在某一个时间内可以承担两个或两个以上角色,但应有主次之分。护理角色就是指护士在他人需要护理的情况下,作为专业护理者角色,根据所拥有的知识与技能来帮助他人确立和实现护理目标。

(六)压力

压力是人与环境互动的动态过程。压力涉及在人与环境之间为了调节和控制压力源所进行的能量与信息的相互交换,以及个体对人、客观事物、事件的能量反应。增加个人系统压力能缩小感知范围和降低推理力。增加压力也许也能影响护理活动。

(七)生长与发育

King认为生长与发育是个体在细胞、分子以及行为活动方面有益于帮助个体趋向成熟的持续变化。生长与发育是个人潜能得以发挥,以至于达到自我实现的必要过程。

(八)时间

时间是向未来移动时事件发生的先后次序,也是每个人所独自经历的从某一事件与另一事件之间的持续时间。

(九)空间

King对空间的定义为存在于任何方向,且到处都一样。空间是护士与病人之间互动的直接环境。

三、King的达标理论

达标理论重点阐述了发生在人与人之间,特别是护士与服务对象之间的相互作用。King指出:"在人际间关系系统中,两个原本陌生的个体(护士和服务对象)来到保健系统中,为了维持健康,实现帮助者和被帮助者的角色和功能"。对护士与病人来说,双方都要通过感知、判断、行动、反应、互动等过程,最后才能达到交流。其互动过程和关系见图1-2-1。

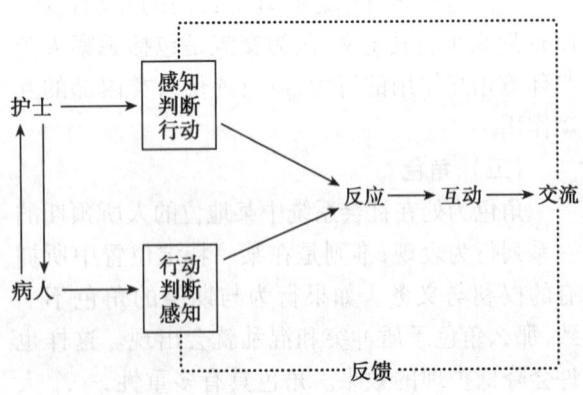

图1-2-1 人与人之间相互作用的互动模式

在其理论中,她提出了七个假设。

1. 护患感知一致,促进目标达到。
2. 增进护患交流,实现双方满意。
3. 护患双方满意,促进目标达到。
4. 达到目标,减轻护理工作中压力和焦虑。
5. 达到目标,增进和提高病人学习和应对能力。
6. 护患的角色冲突,阻碍护患之间的沟通。
7. 角色期望与角色行为表现一致,增进护患交流。

四、基本概念

King个人有关人类和生命哲学影响她的假说。她的概念框架和达标理论都是基于这一全套假说而创立起来的,护理的重点是促进人与其环境之间的互动,而使个体获得健康,并有能力发挥其社会角色功能。

(一)护理

护理是社会保健系统中可观察的行为,是护士与服务对象在护理情境中分享感知而进行互动的过程。护理的目的是帮助个体维持健康,使个体在社会中能发挥其角色和功能。护理被认为是人与人之间的活动、反应、互动和交流的过程。护士和病人之间的感知能影响这互动过程。

(二)人

King的理论认为人具有社会性、有理智、有感觉、能控制、有目的、有方向性和时间性;人有理性思考和决策能力,有不同的需求和目标。King还认为:每个个体有权认识自己,有权参与影响其生命、健康和社区服务的决定,有权接受或拒绝健康保健。

(三)健康

健康被认为是生命周期中的一种动态状态,疾病是生命周期中的一种干扰。健康意味着不断地适应压力。人在内外环境中,通过有效地利用资源来获得最大限度的日常生活潜能。健康是护士、病人、医生、家庭人员以及其他人员之间相互作用的结果,疾病是健康的偏离,它包括人在生理或心理上的失衡以及在社会关系中的冲突。

(四)环境

King认为护士通过理解人与环境的互动来维持健康是很重要的。环境是个体与其周围相互作用达到相互协调、维持健康的场所。环境是护理的基础。开放系统是指系统与其环境之间是互动的、是不断变化着。调节生命与健康受到个体与环境相互作用的影响，每个人被认为是一个整体的人，处于环境中与个人及事物相互交流。

五、理论应用

（一）护理实践

达标理论被广泛应用于护理实践。由于护理专业的职能是通过影响环境中个人与群体的相互作用，因此它对实践的关系是明显的。在其理论未公开之前，Brown 就阐述到："这种系统间模式提供了一种刺激不断学习的方法，为改革护理实践奠定了基础，为理论的形成提供了方法"。King 认为："由于该理论抽象，不能直接应用于护理实践或具体的护理教育项目。在作为经验参考时，被认识、定义和描述等，理论是有用的且可应用于具体的状态"。她在 Weed 的"以问题为中心的医学记录"（problem oriented medical record，POMR）基础上设计出了"以目标为中心的护理记录"（the goal oriented nursing record，GONR）。这对在医院护理中，收集资料、识别问题、实施护理以及评价护理是很有效的方法。护士掌握了达标理论的概念知识能够准确理解病人发生了什么，其家庭成员发生了什么，以及能够提出怎样应对的建议。在护理实践中，肯定了其理论与 GONR 对于护理工作的指导员作用。

（二）护理教育

King 的概念框架被应用于俄亥俄州大学护理项目和德克萨斯休斯敦大学护理学士学位项目的课程设置。其护理程序还被应用于芝加哥诺若拉大学内外科护理等。

（三）护理科研

该理论可应用于医院、疗养院、社区护理及家庭护理机构内的科研设计和开展。信息系统设计可适应于任何病人样本和现在或将来电子计算机记录的保健系统。其概念框架还可以应用于课程设置的研究。

第四节 奥瑞姆的自理模式

一、个人背景与理论的发展

奥瑞姆（Dorothea. E. Orem）是美国著名的护理理论学家之一。1914 年出生于美国马里兰州巴尔的摩市。1932 年在华盛顿 Providence 医院护士学校学习并获得护理大专学位，先后从事过儿科、内外科、急诊室等护理工作。1939 年在天主教大学获得护理学学士学位，到 Providence 医院底特律护校任教。1945 年在天主教大学获得护理学硕士学位后，任 Providence 医院底特律护校的校长。1949 年到印第安纳州卫生局医院分部工作，负责提高医院护理质量。1957 年回到华盛顿特区卫生教育福利部教育司任职，主管临床护士的培训工作。1959 年到天主教大学任教，并担任护理系主任。1957—1960 年应聘到美国健康、教育及福利部教育办公室工作，从事课程设置咨询工作。在此期间，她与护理有了广泛而深入浅出接触，开始发现职业护士培训存在不足。于是，她就如何叙述问题引出护理需要，如什么是护理的主题等，着手于提高职业护理水平训练的课题。为此，她出版了《职业护士教育课程设置指南》。1970 年离开天主教大学，开办自己的咨询公司。1976 年获得了乔治城大学的荣誉博士学位，1984 年退休。奥瑞姆护理工作经验非常丰富，曾从事临床护士、护士长、护理部主任、护理教育者、护理研究者等职，在临床护理、护理教育和管理方面有着丰富的经验，为其今后发展理论打下了坚实的基础。

20 世纪 50 年代末，奥瑞姆在美国健康-教育-福利部教育工作办公室从事护理咨询工作，期间参加了一个如何完善及提高护理教育的研讨会，深受启发和鼓舞，随后开始了对护理现象及本质的探讨。1959 年发表了有关护理是为社会提供自理照顾的职业的文章。此后，奥瑞姆与其他护理学者组成了护理发展小组，并分别于 1973 年和 1979 年出版了《护理学基本概念的形成：过程与结果》一书。1971、1980、1985 年奥瑞姆单独出版了《护理：实践的概念》一书，并于 1991 年更新至第四版。奥瑞姆的自理模式已成为护理教育、护理实践、护理管理和科研的重要的理论指导，被广泛应用于指导临床护理实践。

二、主要假说

1. 人需要有意识地不断为自己和其环境输入，以达到维持生命和展现自然天资的目的。

2. 人的能动作用，即自主行动的力量，在自我照顾及其他确定需要和满足需要的活动中得到发挥。

3. 成人在维持生命和功能调节的自我照顾

活动有限时,会体验自理力的缺乏。

4. 人的能动性在发现、发展和传递特定需要时得到锻炼。

5. 以集中任务和分派责任而组成的群体向有明确需要的个人或群体成员提供护理。

三、奥瑞姆的自理模式

Orem 的自理理论作为一个总的护理理论,包涵了三个相关的理论:①自理理论(描述和解释自我护理);②自理缺陷理论(描述和解释为什么通过护理能得到帮助);③护理系统理论(描述和解释护理与自理的关系)。

(一) 自理理论(the theory of self-care)

在自理理论结构中,奥瑞姆重点说明什么是自理,认为每个人都有自理的需要,而自理的需要根据个人的健康状况及生长发育的阶段不同而不同。主要包括以下概念。

1. 自理(self-care)　这一概念是护理缺陷理论的基础。自理即自我照顾,是个体维持生命、健康和功能完好而自己采取的连续的、按一定形式进行的行动。自理是人类的本能,是连续而有意识的活动。完成自理活动需要智慧、经验和他人的指导与帮助。正常成年人都能进行自理活动,但婴幼儿以及健康受影响的个体如服务对象,残疾人则需要不同程度的帮助。儿童、老年人、残疾人等由于各种原因导致处理活动受限的个体,需要依赖他人的照顾,其依赖性照顾(dependent care)是通过其父母、监护人的照顾来完成。

2. 自理能力(self-care agency)　是人所具有的参与自我照顾、完成自理行动的能力。这种能力根据年龄、发展水平、生活经历、社会文化背景、健康状况以及可得到的条件而有所不同。在正常情况下,成人能主动照顾自己,婴儿、儿童、老年人、病人、残疾人的自理需要部分或全部需要他人的护理或帮助。不同的人,甚至同一人在不同的发展阶段,或者处于不同的健康状况下,其护理能力不同。奥瑞姆认为人的自理能力包括以下十个方面:①重视和警惕健康危害因素的能力;②控制和利用体能的能力;③适当调整体位的能力;④认识疾病和预防复发的能力;⑤正确对待疾病的态度;⑥对健康问题的判断能力;⑦学习和运用疾病治疗康复相关知识和技能的能力;⑧与医务人员有效沟通并配合治疗的能力;⑨安排自我照顾行为的能力;⑩寻求恰当社会支持和帮助的能力。

3. 自理主体(self-care agent)　是指能完成自理活动的人。在正常情况下,健康成人的自理主体是其本人;但儿童、服务对象或残疾人由于自身自理能力受限,不能独立承担自理主体,所以他们的自理主体部分是自己,部分是健康服务人员或照顾者。

4. 自理总需要(self-care requisites)　是指在特定时期内,个体自理活动的总称,包括一般性的、成长发展的和健康不佳时的自理需要。

(1) 一般性自理需要(universal self-care requisites):也称日常生活需要,它是人类生存和繁衍的共同需要,与生命过程、维持人体结构和功能的整体性相关联,对所有人在成长发展的各阶段都需要的直接提供自我照顾的活动。这些需要是所有人在生命周期的所有阶段所共有的,是相互关联、相互影响的。奥瑞姆认为一般的自理需要包括以下六个方面:①摄取足够的空气、水、食物等;②提供与排泄有关的控制和调节;③维持活动与休息的平衡;④维持独处及社会交往的平衡;⑤预防或避免对生命、健康和安康的有害因素;⑥促进人的功能和发展达到符合其潜能、局限性和期望的正常水平,"正常"是应与每个人的遗传和健康素质和才能相一致的。

(2) 发展的自理需要(developmental self-care requisites):是指一般成长发展过程中的特殊需要,或在成长发展过程中遇到不利情况时出现的需要。如怀孕期、儿童期、青春期、更年期的自理需要;失去至亲时的调整;失去工作、异地求学时的特殊需要。

(3) 健康不佳时的自理需要(health deviation self-care requisites):是指个体发生疾病、遭受创伤及特殊病理变化,或在诊断治疗过程中产生的需要。包括:①寻求恰当的医疗帮助,如患病时及时就医;②认识疾病对成长的影响和了解疾病的预后;③遵循医疗方案,预防病情的恶化;④认识并应付实施治疗后所带来的不良反应;⑤接受现实,调整自我;⑥学会在病理状态下生活。

在自理理论结构中,奥瑞姆还指出人的自理需要和自理能力受人的个性特征和生活条件因素影响。她具体概括了十个基本条件因素:①年龄;②性别;③生长发育阶段;④健康状况;⑤社会文化背景;⑥健康服务系统;⑦家庭系统;⑧生活方式与行为习惯;⑨环境因素;⑩资源及利用情况。

（二）自理缺陷理论（the theory of self-care deficit）

Orem 的自理缺陷理论用以阐述人在什么时候需要护理，是 Orem 的理论核心。当自理能力或照顾能力不能满足治疗性的自理需求时，就会出现自理缺陷（self-care deficit）或照顾力缺乏（dependent-care deficit）。Orem 认为：在某一特定的时间内，个体有特定的自理能力及自理需要，当个体的这种自理需要大于自理能力时出现了自理缺陷。即当一个人不能或不完全能进行连续有效的自我护理时，就需要护理照顾和帮助。因此，自理缺陷的出现是个体需要护理的原因。

Orem 用治疗性的自理需求（therapeutic self-care demand）用来描述所有以满足自理需要的自理行为需求。对于自理缺陷的人，Orem 提出了几种可帮助的方法：①替病人做；②指导病人做；③提供生理上或心理上的支持；④提供良好的环境；⑤教育病人自理。治疗性的自理需求和自理力均受与个人相关的许多因素影响，它包括年龄、性别、生长发育阶段、健康状况、社会文化背景、健康保健系统中的相关因素、家庭、生活方式、环境和可获得的资源等。

（三）护理系统理论（the theory of nursing systems）

护理系统是护士根据服务对象的自理需要和服务对象执行自理活动的能力而设定的。自理缺陷理论说明了何时需要护理，本理论说明了如何通过护理系统帮助个体满足其治疗性自理需要，指出护士应根据服务对象的自理需要和自理能力的不同而分别采取不同的护理系统。Orem 根据病人的自理需要、自理能力和护士的职责范围将护理系统分为三个系统，即完全补偿系统、部分补偿系统及支持教育系统（图1-2-2）。该系统是一个动态的行为系统，可以根据病人的自理程度提供不同的护理帮助，它有助于了解护士的职责范围和病人的角色。

1. 完全补偿系统（wholly compensatory system）适用于那些完全不能自理的病人，需护士给予全部的照顾以满足病人的治疗性自理需求。适用于该系统的病人包括：神志不清及体力不支无法自理者，如昏迷；神志清楚亦知道自己的需要，但体力不支无法自理者，如高位截瘫、休克、极度衰竭病人；病人能进行肢体活动，但有精神障碍，不能正确判断和决定自己的需要，无法执行自

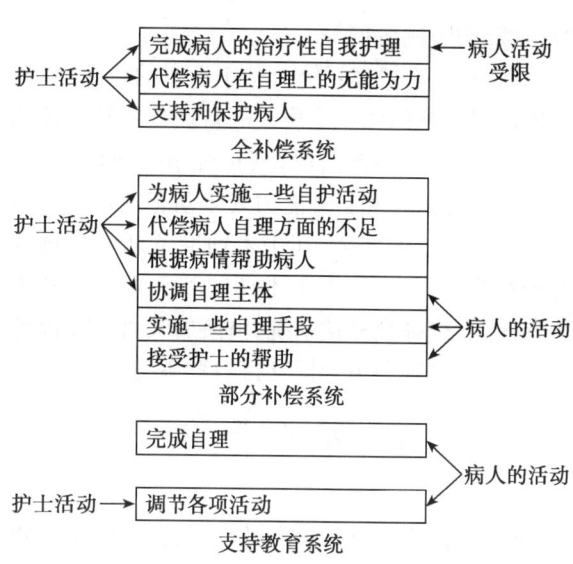

图1-2-2 奥瑞姆护理系统理论结构示意图

理活动者，如严重精神分裂症病人。

2. 部分补偿系统（partly compensatory system）是指病人有部分自理能力，但在满足病人处理需要的过程，既需要护士提供护理照顾，也需要病人自己采取一些自理活动，在这一过程中两者都起作用。部分补偿系统适用于能完成部分自理活动，但在某些方面缺乏自理能力的病人。在这个系统中护理的责任是帮助病人完成自理活动，根据病人的需要给予帮助，帮助的方法包括代替其完成部分自理活动，协助其完成部分自理活动，或者教会病人自理的方法，提高其自理能力；病人的责任是尽力完成自己能独立完成的自理活动，接受护士的帮助，调整自理能力，以满足自理需要。病人不能独立完成自理活动是因为以下原因：病人的病情限制了其活动能力或因医嘱的限制；缺乏所需要的知识和技能而不能完成某些活动；病人的心理上准备不足，或未做好学习的准备。在此护理系统中，护士和病人在照顾活动中都可以处于主动地位，病人可以做一些力所能及的自我照顾。该系统适用于术后、重病人康复期，如下床活动仍需护士的协助等。

3. 支持教育系统（supportive-educative system）是指病人能够完成自理活动，但还不能完全满足治疗性的自理需要，还需要学习有关的知识或技能或心理学上的支持等。在此系统中，护士的职责就是给予病人心理支持、提供咨询、进行健康教育和护理行为指导，从而促进和提高病人的自理能力，克服自理缺陷。如护士教会糖尿病病人如何自我照顾，包括饮食控制、适当的锻炼、遵医嘱

服药、定期监测血糖等。

Orem认为护理系统是一个动态的行为系统。选择护理系统的依据是病人的自理需要和自理能力；同一病人的不同阶段，其护理系统可能不同，因为其自理需要和自理能力处于动态变化中。如一个住院手术的病人，在手术前准备期间可选择部分补偿系统，在全麻手术期间和手术后全麻未清醒前，要选择全补偿系统，清醒后又可选择部分补偿系统，出院前可选择支持教育系统。

四、基本概念

(一) 人

Orem认为人是指护士的病人，即从护士那里接受帮助和照顾的人，包括个人、群体和社区。但Orem重点照顾的是个人。Orem认为人是具有生理的、心理的、社会的并有不同程度的自理能力。人与其他生物体的不同之处在于：人能认识自己及所处的环境；人能通过思维、语言、文字进行交流，总结并解释经验；人能帮助自己为自己或他人谋幸福。人有能力学习和发展，且通过学习行为来达到满足自理的需要。

(二) 环境

环境是存在于人本身以外的、周围的所有一切。人与环境形成一个综合性的系统，人与其所处的环境存在着互动，人在成长过程中，会受到环境中各种因素影响其自理的需求，但人会利用和控制环境来调整自己的行为，以满足其自理的需要。

(三) 健康

Orem认为健康是机体功能和精神状况处于一种良好的或完整的状态。Orem把健康与自理的关系描述为："当人不能维持自理了，疾病就出现了"。她认为自理对健康维持是必需的，健康是指一个人从最佳状态到疾病状态的连续体。这种最佳状态是指躯体的、生理的、人际间的以及社会各层面的健康。她还指出健康应以预防保健为基础。

(四) 护理

Orem认为护理是一种帮助性的服务。护理是一个人用创造性努力去帮助另一个人。护理的重点是满足自理的需要，帮助他人克服或预防自理缺陷。护理的对象是个人、群体和社区。当一个人不能进行自理或照顾他人时，就需要护理了，护患关系也就建立了。Orem将护理病人的能力称为自理能力(nursing agency)。自理能力是通过护理理论教育、护理实践训练和实践工作经验积累而表现出的一种综合能力。一个人自理能力的发挥受其教育程度和个人经历等的影响。在Orem的理论中，护理的目标就是帮助病人满足其治疗性自理的需求。护理工作的内容包括三个方面：社会方面，即指护士和病人的角色；人际关系方面，即护士、病人和病人家属的关系；技能方面，即护理过程中的所有行为。护理过程被Orem分为三个步骤：诊断与处治；设计与计划；实施与调整。

1. 诊断与处治(diagnosis and prescription)　相当于护理程序中的评估和诊断两个步骤，该步骤的重点是在收集资料的基础上确定病人为什么需要护理和需要哪些护理。这就需要评估病人的基本条件，了解病人的治疗性自理需求，用自理力判断病人的自理力缺乏程度。

(1) 收集资料：包括评估病人的健康状况，医生对病人健康状况的意见，病人对自身健康状况的认识；评估病人有哪些自理需要，自理能力如何等内容。

(2) 分析与判断：是针对收集的资料进行分析与判断，包括病人目前和今后一段时间内有哪些治疗性自理需要，病人为完成这些自理活动需要具备哪些自理能力，是否存在自理缺陷，自理缺陷表现在哪些方面，自理缺陷的原因是什么；病人在自理能力方面还有哪些潜力。

2. 设计与计划(designing and planning)　相当于一般护理程序中的计划阶段。在完成第一步的基础上，根据病人自理力缺乏的程度来设计一种护理系统，帮助病人满足其治疗性自理需要。Orem提出了几种帮助或协助的方法，由此护士制定出帮助病人的计划，明确具体措施，包括：

(1) 替病人做：即由护士代替病人完成自理活动，满足治疗性自理需要，如为高位截瘫病人翻身、床上擦浴，为术后病人换药等。

(2) 指导病人做：如指导病人进行床上活动或功能锻炼等。

(3) 提供生理上或心理上的支持：如为癌症病人提供心理支持。

(4) 提供良好的环境：如改善病房环境等。

(5) 教育病人自理：如教给糖尿病病人胰岛素注射的方法等。

3. 实施与调整(producing care to regulate therapeutic self-care demand and self-care agency)　相

当于一般护理程序中的实施及评价部分。护士根据计划对病人实施护理,然后通过观察病人的反应,评价护理是否满足病人治疗性自理需要。如果实施的结果不能满足需要,则需结合病人的自理需求和自理力调整所选择的护理系统和护理计划,最终使病人逐渐恢复自理能力。

第五节 罗伊的适应模式

一、个人背景与理论发展

卡利斯塔·罗伊(Callista Roy)于1939年月10月出生于美国加利福尼亚州洛杉矶。1963年她在洛杉矶的芒特圣玛丽学院获得护理专业学士学位。1966年她又获洛杉矶加利福尼亚大学护理硕士学位。而后,她又潜心社会学方面的研究与学习,并于1973年和1977年分别获加利福尼亚大学社会学硕士和博士学位。她曾任洛杉矶芒特圣玛丽学院护理系副教授、主任,加利福尼亚大学在旧金山的神经科临床护理学者,美国护理研究院研究员等职务或角色。她曾出版过许多书籍和发表过许多文章。

罗伊是美国护理学会的委员(FAAN),并在很多护理组织中很活跃,包括 Sigma Theta Tau 和北美护理诊断协会(NANDA)。她的适应模式的形成与她的工作和学习背景有关。同时,她也承认适应模式观点的形成还得益于她的导师 Dorothy E·Johnson,当她在攻读研究生时,导师就给她提出了一个挑战性的任务,即创立一个护理概念模式。她曾多年从事儿科临床护理工作。在她从事儿科护理工作时,她发现儿童能很快恢复精神和活力并对生理、心理改变表现出很强的适应能力。由此,儿童这种强大的适应能力给了她很大的启发,适应模式可以作为护理的概念框架在她脑海里的构想得到进一步的强化。于是,在1964—1966年攻读研究生期间,她创立了她的基本概念模式。适应模式一经提出,便受到了护理界极大的关注。1968年,洛杉矶芒特圣玛丽亚学院采用了该模式作为护理学士学位课程设置的概念框架。她和她的同事编写了有关适应模式的教材。1970年,Roy首次发表了"适应:一个适用于护理的概念框架"。而后,这一概念模式被广泛应用于护理临床与教育。1978年,她在有 Orem、King 等出席的第二届护理教育工作年会上阐述了她的观点。1984年,她再版发行了其适应模式专著。她的理论专著主要有《护理学简介:适应模式》《护理理论架构:适应模式》《罗伊的适应模式》等。

二、主要假说

Roy 的适应模式观点的形成,还不能否定佩普劳(Peplau)、罗杰斯(Rogers)等理论家对她的影响。Roy 的适应模式是借用其他学科理论而综合形成独特的护理理论的典型代表。Roy 的适应模式是以 Helson 的适应模式为基础,以综合运用系统、压力和适应的原理来论述人与环境之间的相互关系为范畴的护理模式。由此,有关模式的主要假说从系统论、Helson 理论、人本主义论三方面而引出,综合得出如下八项基本假说。

1. 人是生理、心理、社会的综合体,人的本质包涵生物的组成,如解剖形态与生理结构,以及心理与社会的因素。

2. 人不断与变化着的环境互动。

3. 为适应环境,人利用生理、心理、社会等多方面先天及后天的适应机制。人的先天机制如血液中白细胞抵抗细菌的入侵,后天适应机制是由人不断学习获得的,如接种各种疫苗增加对疾病的抵抗力。

4. 人的生命过程中难免有健康与疾病问题。健康与疾病是一连续过程,健康状态总是在其连续过程中移动。

5. 为了对变异的环境有积极或正向的反应,人必须调整适应机制。

6. 一个人的适应情形受到个体所承受的刺激源及个人适应程度的影响。

7. 人的适应程度包括个人所承受刺激的范围,在此范围,人会导致正向的反应;相反,如果刺激程度大于个人所承受的范围,个人则无法有正向的反应。

8. 人有四种适应途径,即生理功能、自我概念、角色功能与相互依赖途径。所谓生理功能是根据生理需求进行调适,如人有活动与休息、营养、排泄、氧气与循环、体温调节、感觉调节等生理需求;自我概念途径是指个人在生长发育的过程中,各时期对自己的看法与想法,这些看法与想法是由人与人之间的交流而决定;角色功能途径,是指人在人与人之间的互动过程中实现的自我肯定和按规范的行为表现出的行为表现。当个人对自己的身份认识不清时,会出现角色适应障碍。相互依赖途径是指依赖与独立之间的平衡。为了适应社会,还要迎合被他人爱和支持的需要,相互依赖,实现人的社会价值。

三、适应模式

Roy适应模式是围绕人的适应行为,即人对周围环境的刺激的适应而组织。首先,人是一个系统。人是由各个部分在一起行动所形成的整体。人作为一个有生命的系统,包括输入、输出、调节和反馈过程。人是一个开放的系统,处于与环境持续互动的状态,在系统与环境之间存在着信息、物质与能量的交换。另外,人也是一个整体的适应系统。人与环境间的不断互动既引起内部变化,也引起外部变化,而在这变化万千的世界中,人必须保持自己的完整性而持续地进行适应(图1-2-3)。

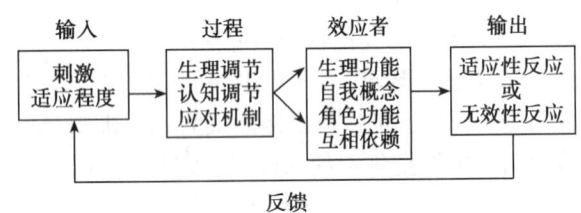

图1-2-3　Roy的适应模式

1. 输入(input)　适应系统的输入可以来自外界环境,也可以来自人的内部。罗伊将这些输入称之为刺激。

(1) 刺激:可分为三类。

1) 主要刺激(focal stimuli):即当时面对面的,需要立即应对的刺激,通常是影响人的一些最大变化的刺激。

2) 相关刺激(contextual stimuli):即一些诱因性的刺激,所有内有的或外部的对当时情境有影响的刺激,这些刺激是可以观察到的、可测量到的,或由本人所诉说的。

3) 固有刺激(residual stimuli):指原有的、构成本人特征的刺激,这些刺激与当时的情境有一定关联,但不易观察到或客观测量到。

例如,对一个心绞痛病人,他当时所面临的主要刺激可能是心肌缺血;相关刺激包括气温的变化、痛阈、饮酒、情绪变化等;固有刺激可能有吸烟史、家族遗传史、本人的职业等。

(2) 适应水平(adaptation level):是输入的一部分,如果刺激在人的适应区内,则人可能适应,如果刺激在人的适应区外,则人体不能适应刺激。

2. 过程(process)　罗伊使用应对机转(coping mechanisms)来描述人作为一个适应系统的控制过程。应对机转是人对外界或内在环境中的刺激的内在应对过程,人体应对机转包括生理调节及认知调节。

(1) 生理调节(regulator):主要是通过神经-内分泌渠道的调节来发挥作用。如白细胞防御系统在细菌侵入机体时的对抗。

(2) 认知调节(cognator):主要通过认知-情感渠道的调节来发挥作用。如用抗生素来治疗细菌感染。

3. 效应器(effectors)　人体的调节结果要反映在四个方面的效应器上,分别是生理功能、自我概念、角色功能、相互依赖。与此四方面有关的行为可以说明人体的适应水平和反映出对应对机转的作用情况,因此护士可按照这四方面来观察该人的行为是适应性还是无效的。

(1) 生理功能:主要是人从生理方面对环境刺激的反应,其需要包括:氧气、营养、排泄、活动及休息、保护、水电解质平衡、正常的神经及内分泌功能。生理功能方面需要的目的是保持人生理功能的完整性。

(2) 自我概念:是人在特定时间对自己的情绪、思想、优点及缺点等的全面的看法。自我概念是外界对一个人的看法结合个人对自己的看法而形成的。自我概念方面主要是维持人的心理完整。

(3) 角色功能:角色是某人在特定场合的义务、权利及行为准则。人是社会的人,每个人在社会中的行为是依照其角色而定的。角色功能是为了保持人的社会功能的完整。

(4) 相互依赖:是人的社交及人际关系方面的能力,也是为了保持人的社会功能的完整。相互依赖主要涉及人是否有爱、尊重及欣赏别人的意愿及能力;是否有接受别人的爱、尊重及欣赏,并能对别人的爱、尊重、欣赏作出反应的能力。因此,在相互依赖功能方面有两个方面的行为:贡献性行为和接受性行为。

4. 输出(output)　人作为一个系统工程的输出是人的行为。输出的行为也可有内部的和外部的,这些行为都是可被观察到的,或可被测量到的和记录的。输出的行为可以称为系统的反馈。罗伊把系统的输出分为适应性反应与无效性反应两类。人应对环境刺激的适应水平与人的适应能力有关,每个人的适应水平是不同的,即使同一个人在不同时期其适应水平也是变化的。人的适应水平有一个区域,当作用于机体的各种内外环境刺激的强度在个体的适应能力范围内时,个体能够做出正常的适应性反应。反之,当刺激过强,超过个体的适应水平,个体表现为无效反应。

四、基本概念

(一) 人

根据 Roy 认为,人是一个生物、心理、社会的综合体,并不断与变化着的环境相互作用。同时她还认为人作为一个复杂的生物体,是护理的对象,是一个开放的适应系统。所谓适应系统,包含了适应和系统两个方面。一方面,人作为一个有生命的系统,处于不断与其环境互动的状态,在系统与环境间存在着信息、物质、能量的交换,是一种开放系统。另一方面,由于人与环境间的互动可以引起自身内在的或者外部的变化,而人在这变化的环境中必须保持完整性,因此每个人都需要适应。

(二) 健康

Roy 认为健康是维持一个人的完整的状态或过程,不完整就是不健康。健康是人不断适应环境改变的过程,也可被看成是从死亡→健康极差→健康差→健康→健康良好→高水平健康→最佳状态的健康,是一个维持完整的人的持续过程。而人的完整性表现为有能力维持生存、成长、繁衍、主宰和自我实现的目的。健康也是人的功能处于对刺激的持续适应状态,若个体能为其适应各种变化,即能保持健康,所以她认为健康是适应的一种反映。用这种模式进行护理时,应加强适应性反应,把无效性反应上的能量用来促进健康。

(三) 环境

Roy 认为环境是围绕和作用于人或群体的行为和发展的所有情况和影响。环境作为对人的影响物,它包括内在的和外在的刺激。这些刺激可以是轻微的或巨大的,亦可以是正面的或负面的。然而,任何环境的改变都需要增加能量来适应。刺激可以分为包含主要刺激、相关刺激和固有刺激,是"围绕并影响个人或群体发展与行为的所有情况、事件及影响"。

(四) 护理

护理被广义地定义为理论系统,用来描述与照顾病人或有潜在疾病的人相关的分析与活动过程。Roy 认为护理作为一门实践性应用学科,其知识体系用于有目的地提供人类服务,提高维护健康的能力。护理的目标是帮助人们在健康与疾病的状态下,适应其生理需要、自我概念、角色功能及互相依赖的改变需要。护士通过采取措施控制各种刺激,使刺激全部作用于个体的适应范围之内,同时也可以通过扩展人的适应范围,增强个体对刺激的耐受能力,来促进适应性反应的发生。护理的功能是最大限度地维护服务对象的健康。护理通过对四个适应模式的行为评估和影响刺激的干预活动实现其适应的促进者角色。

五、护理实践应用

按照 Roy 的适应模式执行护理程序,它包括一级评估、二级评估、诊断、制定目标、措施和评价。

1. 评估

(1) 一级评估:是指收集与生理功能、自我概念、角色功能和相互依赖四个方面有关的行为,又称为行为评估。通过一级评估,护士可以全面掌握服务对象的健康情况,并确定服务对象的行为反应是适应性反应还是无效反应。

(2) 二级评估:二级评估是对影响服务对象行为的三种刺激因素的评估,护士收集对服务对象产生影响的主要的、相关的和固有的刺激,为的是明确问题的原因。由于能产生影响的因素很多,因而需要具备较广泛的知识基础才能做出正确的判断。通过二级评估,护士可明确引发服务对象无效反应的原因。

2. 诊断 罗伊和其助手利用 NANDA 所列出的护理诊断,将生理、自我概念、角色功能、相互依赖四个适应方面与 NANDA 的护理诊断相互对应。护士通过一、二级评估,可明确服务对象的无效反应及其原因,进而可推断出护理问题或护理诊断。

3. 制定目标 目标是对服务对象经护理干预后应达到的行为结果的陈述。可分为短期目标和长期目标。护士应根据服务对象的行为反应,尽可能与服务对象及家属共同制定合适的、可观察的、可测量的、可达到的目标,并尊重病人的选择。

4. 干预 干预即制定和落实护理措施。罗伊认为护理干预可通过改变或控制各种作用于适应系统的刺激,即消除刺激、增强刺激、减弱刺激或改变刺激,使全部刺激都在服务对象的适应范围之内,以促进适应反应。

5. 评价 护士将干预后服务对象的行为改变与制定的目标相比较,确定护理目标是否达到,衡量其中的差距,找出未达到的原因等,然后根据评价结果再调整和制定进一步的措施。

第六节 纽曼的系统模式

一、个人背景与理论发展

贝蒂·纽曼(Betty Neuman)于1924年出生于美国的俄亥俄州洛厄尔附近的一个农场里,其父亲是一个农场主,母亲为家庭妇女。1947年,她在俄亥俄州阿克诺人民医院护士学校完成初等护理教育。后来,她先后在加利福尼亚州的护士学校、医院、厂矿医院从事护理工作,同时还参与内外科、传染科、重症护理临床教学工作。由于她对人类行为及反应有着浓厚的兴趣,促使她进入洛杉矶加利福尼亚大学学习公共卫生和心理学,于1957年获护理学学士学位。其后,她帮助其丈夫筹建和管理妇产科诊所。1966年,她又获该校心理卫生公共卫生咨询专业硕士学位。1985年,她再获西太平洋大学临床心理学博士学位。从此,纽曼开始致力于精神卫生护理的研究和实践。

纽曼是精神卫生护理的先驱。她在洛杉矶加利福尼亚大学设立了一个继续教育项目——社区精神卫生项目,并与堂娜·阿基利娜(Donna Aquilina)并列成为第一位洛杉矶社区危机中心的心理咨询护士。她的概念模式于1972年首次在文章中提出,其文章题为"以教育整体的人来对待病人问题的一个模式"。之后,她对模式进行了修改,于1974年出版《护理实践的概念模式》一书。1982年纽曼首次出版了她的专著《纽曼系统模式:在护理教育和实践中的应用》,而后经过多次的修改、发展和补充于1989年、1995年再次出版。

纽曼设计这一概念模式的最初动机满足为加州大学护理硕士生设立一门课程,这门课程要求帮助学生不是从深度上而是从广度上要求更好地理解护理中的变量,扩大护理研究的范围。

二、主要假说

纽曼的系统模式中,她提出了以下假说。

1. 虽然每个病人或护理对象系统是独特的,但每个系统都与一般个体系统一样具有各种特征的综合体。

2. 在环境中存在许多已知的或未知的压力源。这些压力源都可妨碍护理对象维持稳定水平或正常防御线。

3. 每个护理对象都会逐渐产生对环境反应的反应力,也就是形成正常防御线或通常的稳定状态。

4. 当富有弹性的防御线的保护作用不能抵御外来压力时,会出现正常的防御线被侵犯。

5. 每个护理对象无论处于健康还是疾病状态,都是生理、心理、社会文化、发展及精神这五种变量的动态综合体。

6. 每个护理对象均具有一组内在的抵抗因素(抵抗线),企图将被攻破的防御线稳住,并恢复正常。

7. 护理对象与环境进行着持续不断动态的能量交换。

8. 初级预防与综合知识有关,用来对护理对象进行评估以确定与环境压力源刺激出现反应后恢复到的稳定状态。

9. 二级预防与压力刺激下产生反应所出现的症状有关。在此级预防中,应依病情的轻重缓急采取适当的护理措施,减轻症状。

10. 三级预防与系统的调节过程有关。系统开始重建,支持因素促使护理对象回到初级预防状态。

三、系统模式

纽曼系统模式是围绕压力与系统而组织的,是一个综合的、动态的、以开放系统为基础的护理概念性框架,她认为个体、群体(家庭)、社区是多维的,且与环境中的应激不断地进行着互动,主要考虑压力源对人的作用及如何帮助人应对压力源,以发展及维持最佳的健康状况。纽曼系统模式主要的组成部分有与环境进行互动的个体,应激源和应激反应,护士的工作是进行干预,也就是恰当地运用初级预防、二级预防或三级预防的措施来维持或恢复系统的平衡。模式的重点在于分析个体对环境中应激原的反应叙述了四部分内容:与环境互动的人,压力源以及面对压力源人体作出的反应以及压力源的预防(图1-2-4)。

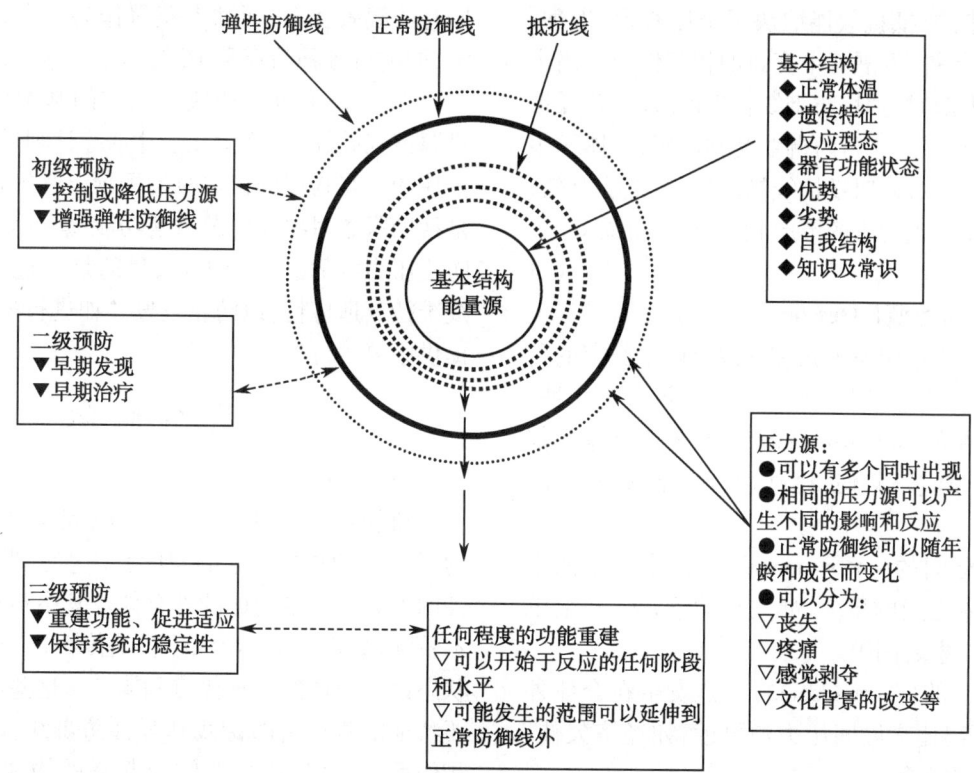

图 1-2-4 纽曼的系统模式

（一）人

人是与环境持续互动的开放系统，这个系统的结构可以用围绕着一个核心的一系列同心圆来表示。

1. 基本结构（basic structure） 位于核心部分，是机体的能量源，是由系统的最基本生存因素组成，如解剖结构、生理功能、基因类型、反应类型、自我结构、认知能力等。基本结构和能量源受人的生理、心理、社会文化、精神与发展这五方面功能状态及其相互作用的影响和制约。当能量源储存大于需求时，个体保持机体的稳定与平衡。纽曼认为系统是一个开放的系统，系统可以迅速调动机体核心能量，来保持系统的稳定和动态平衡。

2. 抵抗线（lines lt resistane） 为紧贴基本结构外层的一系列虚线圈，是保护基本结构的，并且当环境中的压力源侵入或破坏正常防御线时，抵抗线被激活，如白细胞、免疫机制等。如果抵抗线的功能是有效的，它可促使个体恢复到正常防御线的强健水平，系统可以重建；若功能失效，可导致个体能量耗竭，系统崩溃，甚至死亡。

3. 正常防御线（normal line of defense） 为抵抗线外的实线圈，位于弹性防御线和抵抗线之间。是指系统经过一定时间逐渐形成的系统稳定的正常范围，是个体在生长发育及与环境互动过程中对环境中压力源不断调整、应对和适应的结果。因此，正常防御线的强弱与个体在生理、心理、社会文化、精神与发展等方面对环境中压力源的适应与调节程度有关。这条防线是动态的，与个体随时需要保持稳定有关。当机体健康水平增高时，正常防线扩展；反之健康状态下降时，则正常防线萎缩。

4. 弹性防御线（flexible line of defense） 为最外层的虚线，位于机体正常防御线之外，也是动态变化的，能在短时间内迅速发生变化。其主要功能是防止压力源入侵，缓冲保护正常防线。它是系统对压力源的最初反应或是系统的保护防线，当环境施加压力时，它是正常防御线的缓冲剂，可以避免压力源侵入系统；当环境给予支持并有助于成长和发展时，它是正常防御线的过滤器。一般来说，当弹性防御线与正常防御线之间的距离越宽，其缓冲、保护作用越强，系统保障程度也越强。但弹性防御线易受如失眠、个体生长发育、营养不足、身心状况、社会文化、精神信仰或其他日常生活变化等的影响。

以上三种防御机制，既有先天赋予的，也有后天学习得来的，抵抗效能取决于个体心理、生理、社会文化、精神、发展五个变量的相互作用。当个体遭遇压力源时，弹性防御线首先被激活，若弹性防御线抵抗无效，正常防御线受到侵犯，人体发生反应，出现症状，此时抵抗线被激活，若抵抗有效，则个体又恢复到通常的健康状态；若抵抗无效，个体则出现疾病。

（二）压力源（stressor）

压力源为可引发紧张和导致个体不稳定的所有刺激，也称为应激源。纽曼将压力源分为三种。

1. 内在的（intrapersonal） 指来自个体内部的压力，如愤怒、悲伤、疼痛、失眠、自我形象改变等。

2. 人际间的（interpersonal） 指来自于两个或多个个体之间的压力，如夫妻关系、父子、上下级、同事、护患之间等。

3. 外在的（extrapersonal） 是发生在个体外的压力，距离比人际间压力源更远，如经济欠佳、环境陌生、失业等。

（三）反应

纽曼认同"压力学之父"塞利（Selye）对压力反应的描述，赞同塞利提出的压力可产生全身适应综合征和局部适应综合征以及压力反应的三阶段学说。纽曼进一步提出：压力反应不仅局限在生理方面，这种反应是生理、心理、社会文化、精神与发展多方面的综合反应。反应源结果可以是负性的，也可以是正性的。她认为保健人员应根据个体对压力源的反应情况进行下不同的干预。

1. 初级预防 适应于护理对象系统对压力源还没有发生反应时，是指在只是怀疑有、或已确定有压力源而尚未发生反应的情况下就开始进行的干预。初级阶段预防的目的是防止压力源侵入正常防线，或通过减少与压力源相遇的可能性，以增强防御线来降低反应的程度，保持人作为一个系统的稳定，促进及维护人的健康。主要措施可采取减少或避免与压力源接触、巩固弹性防御线和正常防御线来进行干预。也可以通过加强弹性防御线的功能来达到目的，如减轻空气污染的程度，预防免疫注射等。

2. 二级预防 适应于压力源已经穿过正常防御线后，人的动态平衡被破坏，出现症状或体征时。主要是早期发现疾病、早期治疗症状以增强内部抵抗线来减少反应。二级预防的目的是减轻和消除反应、恢复个体的稳定性并促使其恢复到原有的健康状态，帮助人获得作为一个系统的稳定，如进行各种治疗和护理。

3. 三级预防 适应于人体的基本结构及能量源遭到破坏后，是指在上述治疗计划后，已出现重建和相当程度的稳定时的干预。其护理的重点是帮助服务对象恢复及重建功能，减少后遗症，并防止压力源的进一步损害，目的是通过增强抵抗线维持其适应性，以防止复发。如进行病人教育，提供康复条件等。

四、基本概念

（一）人

纽曼认为人作为一个系统，是整体的、多维的；是由生理的、心理的、社会文化的、发展的、精神的五方面因素构成的综合体。其中包括一些基本特征，如正常的体温范围、遗传特征、自我心理状态以及身体的各种优点和弱点。这些因素和主要特征沿着正常防御线和弹性防御线，动态地互相作用，与多种压力源结合起来就构成"整体人的观点"的基本内容。

（二）环境

纽曼把环境定义为"在一定时间内围绕着人们的一些内部和外部力量"。环境也是动态的，环境与系统之间的影响是相互的，这种影响可以是正性的或负性的，系统和环境的变化可以影响反应的方向。纽曼特别提到环境中存在着压力源，这些压力源是本模式中一个重要次系统，所有这些构成了个体在其中活动的环境。纽曼认为环境分为内环境、外环境和创造的环境。内环境是个人内在的影响环境或压力源，外环境是外界环境中能影响人的因素，包括人际关系间及社会因素；创造的环境是人在不断地适应内外环境的刺激过程中所创造的环境。

（三）健康

纽曼模式的整体人的最佳健康状态可被看成是个体身体的、心理的、社会文化的、发展的和精神的平衡的、动态的综合体。这个综合体是具有弹性的，具有能抵抗不平衡和不被突破的能力。健康就如一种"活能量"，当机体产生和储存的能量多于消耗时，个体的完整性、稳定性增强，逐步迈向健康；而当能量产生与储存不能满足机体所需要时，个体的完整性、稳定性减弱，健康水平下降，并逐渐走向衰竭、死亡。

纽曼还将健康看成是生活的能量，不论个体

系统是趋向最佳健康或疾病状态,护理的目标是保持能量。因而最佳健康是指可获得的能量可以支持系统处于连续的最佳状态。

(四) 护理

纽曼认为护理应注重整体的人。她把护理视为"独一无二的职业,它关注影响个体对压力反应的所有变量"。护理的宗旨是保持护理对象系统的稳定,准确判断环境压力反应和可能的结果,帮助护理对象,调整其防御能力或抵抗力,以达到最佳健康状态。护理的目的是帮助护理对象创造并实现所期望的健康状态,有意地采取护理措施缓和或减少影响最佳功能的压力因素和不利状况。

五、护理实践应用

纽曼提出护理程序包括三个步骤:护理诊断、护理目标和护理结果。护理诊断包括对护理对象系统的五种变量的动态进行评估、整理分类并找出问题。护理目标包括制定护理对象所期望的护理结果及达到这些目标需采取的措施。护理结果包括如何实现所选择的护理措施和评价是否达到预定的目标。特别强调使用"干预"来说明护理措施,并要求按初级、二级、三级预防来组织护理活动,最后进行护理评价,检验在列出目标的基础上所进行的干预是否有效。

(王红红)

第三章

护士与保健

第一节 保健概论

由于护理工作的范围已扩展到对人的生命过程中各个不同阶段的健康照顾,护士承担着重要预防保健及预防疾病的任务,因而保健成为护理人员需要学习和研究的内容之一。

一、保健的定义及其工作任务

保健(health care)又称卫生保健。从广义上来说,卫生保健不仅是指医疗机构的活动,而且还包括国家和社会为保护与增进健康、防治疾病和延长寿命等而有计划、有步骤地采取的各种措施。狭义的卫生保健是将医学科学技术和成就运用于预防疾病和促进人类健康的活动中,以提高人们的健康水平。卫生保健也就是为保护人类和促进人类健康实施的所有卫生技术措施和干预活动。

保健关注着全人类每个人的健康,涉及人的衣、食、住、行;贯穿于人的生、老、病、死的全过程;服务于个人、家庭、社区。它主要的工作任务包括:预防疾病、保持健康;进行有效的健康教育;健康普查;不同年龄和性别的保健;急、慢性病的防治以及残疾人护理与康复训练等。

保健活动的开展根据其提供的服务水平不同分为初级保健、二级保健、三级保健。一级保健是指向个人、家庭和社区提供最基础的通科或全科卫生服务,该一级保健工作常由街道保健站、乡村卫生所、各单位保健科等来完成,提供预防接种、疾病的普查、发放预防传染病或流行病的药品、宣讲卫生常识等。二级保健是当初级医疗保健单位已经发现有健康问题且不能处理时,而需要保健专业水平较高的医疗服务机构提供保健服务。三级保健是指专业性很强的技术服务,针对二级保健机构不能解决的问题提供服务。一般只能由经过专业化技术训练的医生在专科保健中心提供。

二、世界卫生组织的保健策略和目标

联合国主管卫生工作的专门机构——世界卫生组织(World Health Organization,WHO)本着使全世界人民获得最高水平健康的宗旨,于1977年提出"2000年人人享有卫生保健(Health for All by 2000,HFA)"的战略目标,在1978年又提到"发展初级卫生保健(primary health care,PHC)"是实现这一目标的关键。在WHO创建40周年时,又提出了"健康为人人,人人为健康"的口号。

(一) 人人享有卫生保健的背景

1. 疾病谱的变化 由于物质和文化生活水平的提高,以及医学科学技术的发展,主要影响人类健康的传染病、营养不良等疾病已得到控制,而出现以心脑血管疾病、精神病、癌症、生活方式不良而引起的疾病等影响人类健康占主流的变化,使严重导致死亡的原因明显由过去的传染病向慢性病、意外事故等方面变化。

2. 影响健康因素变化 由单纯的生物因素向生物、心理、社会因素方面转化。

3. 人类寿命大大延长 老龄化成为社会问题。

4. 人口数量的急剧增长 全世界人口已超过70亿。

5. 世界上13亿人口陷于贫穷、营养不良、疾病和恶性的循环中。

6. 儿童传染病仍猖獗。

7. 发达国家心血管病、精神病、癌症、吸毒等社会性疾病增加。

8. 发展中国家2/3人口得不到满足的卫生

保健。

9. 发展中国家卫生经费不足国民生产总值的1%，而发达国家则超过10%。

(二) 人人享有卫生保健的含义及目标

所谓人人享有卫生保健是指所有国家的所有人，包括居住在边远地区或贫困地区的社会成员，都能达到过上有效生活的卫生和健康水平。对国际社会而言，这是能为各国所接受而为之努力的目标，是任何国家、任何个人应达到的基本状态。HFA的确切含义是指到2000年时，人们在工作和生活场所都能保持身心健康，人们能够从家庭、学校、工厂等基层得到卫生保健服务，运用比现在更有效的办法来预防疾病、减轻病人及伤残者的痛苦；能够通过更好的办法和途径，使每个人从儿童、青年、成年到老年顺利地度过一生；能在不同国家、地区和人群中平等、合理地分配一切卫生资源；每个家庭的每个成员都能积极参与并享受到初级卫生保健服务；人们将懂得自己有力量摆脱可以避免的疾病，保持身体健康，并且明白疾病并非不可避免。

为了达到这一战略计划，而提出了要达到的以下10个目标。

1. 每个国家的任何居民至少能获得基本的卫生保健和第一级转诊服务；
2. 所有的人在其可能的范围内，开展自我保健和家庭保健，并积极参与社会卫生活动；
3. 全世界的居民团体都能同政府共同承担对其成员的卫生保健责任；
4. 所有政府对人民的健康都担负起全部责任；
5. 充分提供安全用水和基本卫生设备；
6. 人人都能得到食品供应和合理营养；
7. 所有儿童都有能得到主要传染病的免疫接种；
8. 发展中国家的传染病在公共卫生学上的重要程度，到2000年不超过发达国家1980年程度；
9. 使用一切可能的方法，通过影响生活方式和控制自然、社会、心理、环境，来预防和控制非传染性疾病和促进精神卫生；
10. 人人都可以得到基本的药物。

WHO 1996年在上述目标基本达到的基础上，又提出了10个全球健康目标，它们是：保障人民享受平等健康的权利；保障人民有生存的权利；降低传染病的传播及意外事故的发生，如结核病（TB）、艾滋病（AIDS）、疟疾、外伤；消除某些疾病的发生，如麻风、麻疹、沙眼、小儿麻痹、维生素A缺乏及碘缺乏等；改善人民的饮水、食物卫生及居住条件与环境卫生；推广保健设施和提供健康的生活方式；制定实施，监督"人人健康"的政策；提供全面、必需和优质保健服务；实施全球和全国性健康资讯和监督系统；开展有关科研活动。

(三) 我国政府对"2000年人人享有卫生保健"的承诺

1986年5月7日在日内瓦第三十九届世界卫生大会上，我国卫生部部长崔月犁宣布了中国政府为促进这一目标的实现而得出了6项预防保健措施：

1. 进一步健全遍及城乡的卫生保健网，加强农村县和乡两级卫生保健机构，把与防病工作有关的收费、人员、组织落实到基层，增加医疗预防费用，使8亿农民的健康进一步得到保障。
2. 中国政府决定分两步实行普及免疫的目标，即1988年前以省为单位接种率达85%，1990年以县为单位接种率达到85%。
3. 卫生部门结合农业、水利部门在1990年前使8亿农民中80%人口饮上清洁卫生水，到2000年8亿农民全部饮上清洁卫生水。
4. 加强卫生立法和执法工作，实行对环境卫生、劳动卫生、食品卫生、放射卫生、公共场所卫生的监督管理，依法办事，严格药品生产审批制度。取缔伪劣药品，加强药物的管理。
5. 抓好医药科研项目100个，力争在恶性肿瘤、病毒性肝炎、流行性出血热、心脑血管疾病、职业病及节育技术与新型研究方面取得进展并发挥中医中药和中西医结合防治疾病的作用。
6. 加强卫生宣传教育，提高人民自我保健能力。

我国政府已宣布支持WHO为之所做出的努力，积极促进这一目标的实现。我国有8亿农村人口，发展农村的医疗卫生事业一向是我国医疗卫生工作的重点。也是实现"2000年人人享有卫生保健"的关键。

三、初级卫生保健

1978年，在阿拉木图召开的国际初级卫生保健会议上发表了《阿拉木图宣言》，发展初级卫生保健作为实现世界卫生组织提出的"2000年人人享有卫生保健"这一宏伟战略目标的关键措施。

(一) 概念及意义

1. 概念　初级卫生保健（primary health care，PHC）是人们所能得到的最基本的保健照顾，包括疾病预防、健康维护、健康促进及康复服务。

2. 意义　初级卫生保健处于国家卫生保健体系服务于个人、家庭及社区的第一线，它尽可能地将放置与保健带入人们的生活与工作中，并形成了连续性的健康照顾，因此初级卫生保健是贯穿整个卫生保健体系的指导思想、基本策略及必不可少的具体措施。换言之，初级卫生保健既是达到健康的手段，也是卫生保健的策略，是衡量一个国家卫生体制是否健全及全民健康素质优劣的重要指标。

(二) 特点

1. 普及性　不论居住何处，也不论社会经济状况如何，所有的人都能享有初级卫生保健。

2. 综合性　初级卫生保健的制定，必须以国家和社区的经济状况、社会文化和政治特性为基础，综合应用社会、生物、医学和卫生等方面的知识。

3. 整体性　整体性体现在初级卫生保健计划的制订上，除了卫生部门外，还需要农业、畜牧业、事务、工业、教育、国民住宅、公共服务及交通部门等所有与国家发展社区发展有关部门的参与及共同努力，并通过各部门之间的协调和参与，建立共识。

4. 参与性　从初级卫生保健工作的计划、组织、管理，均应鼓励与促进社区和个人充分参与，充分地运用国家、社会、地方和其他可以利用的资源，并通过适当的教育途径，增进社区的参与能力。

5. 持续性　初级卫生保健所强调的是对于社区中的主要健康问题，提供促进性、预防性、治疗性和康复性的服务，在预防性治疗和保健优于医疗的原则下，以预防保健为主导，并尽可能早期发现、诊断和处理社区的健康问题，以减少国家和社会的负担及经济损失。

(三) 初级卫生保健的原则

初级卫生保健的实施以公平、可获得性、充能、文化的感受性和自我决策性为基本原则。

1. 公平性（equity）　指社会中的每一个人都有均等的机会达到健康的状态，全体国民都可以使用，而不是某些人的特权。然而，卫生保健的公平性至今仍很难真正达到。要达到卫生保健服务的公平性，所需的不仅仅是一个理念上的承诺，更重要的是必须能觉察到社区中所存在的所有不公平现象，并且能够对社区中的易感群体和个人，制定相应的保护措施及政策。

2. 可获得性（accessibility）　可获得性是指社区中的人们对卫生保健体系和健康信息的知情度。卫生保健的可获得性常常受到阻碍，受阻的原因多是人们不知道进入卫生保健体系的途径，甚至也有地理性或文化性的隔离等。

3. 充能（empowerment）　"充能"是一个社会过程，是当人们感受到可以控制自己的生活之后，为了满足自己的需要，动员必需的资源以加强自己的能力，解决自己的问题，最终使自己的需要得到满足的过程。充能包括增加个人及社区的控制、政策的效率、改善社区的生存质量及社会的公平性。

4. 文化感受性（cultural sensitivity）　每个社会团体都可能存在相应的文化问题，如医药文化、多变的青春期文化和贫穷文化等。在评估社区中个人与家庭的需要时，对于文化感受性的评估，除了人种本身之外，也要考虑到那些与团体认同相关的因素。

5. 自我决策（self-determinism）　在所有关于初级卫生保健的原则中，自我决策原则是最难贯彻的。实际上，自我决策本身是充能的过程，因为它可以增强社区成员的自信心。

(四) 主要政策

1. 任务　初级卫生保健服务的任务应切合民众日常生活上的基本需要，包含以下八个方面。

(1) 教育社区民众如何面对和防治当前存在的主要健康问题。

(2) 改善食物供给和提供合理营养。

(3) 提供充足的饮水和基本的环境卫生。

(4) 提供妇幼保健和计划生育服务。

(5) 提倡预防接种，防治传染病的散播，做好传染病的防治工作。

(6) 预防和控制地方性流行病。

(7) 提供常见病和外伤的治疗和护理。

(8) 提供基本必需的药物。

2. 具体工作内容　为了完成上述初级卫生保健的任务，具体的工作内容包括：

(1) 预防性服务：包括计划生育、妇幼保健、计划免疫、青少年保健、中老年保健等。

(2) 保护健康的服务：包括净化空气、保持食品卫生、保持饮水卫生、搞好劳动环境的卫生和安全等。

（3）促进健康的服务：包括减少吸烟、减少酒类及药品滥用、增加营养、运动与体型适度、控制心理压力等。

（五）检查及评价指标

WHO通过对全球卫生策略的检查及评价，提出符合各国实际情况的最低标准，包括以下内容。

1. 人人享有健康的策略已经得到普遍认可，每个国家必须以国家元首发表宣言的形式宣布承担政府责任，为国家卫生发展建立适当的组织体系及管理程序，平均分配足够的资源，动员社区积极参与。

2. 已建立相应的卫生政策实施机构，让人们充分发表自己的意见并提出要求，各政党或社团的代表能够积极参加相应的组织，卫生事业的决策权应落实到各个行政级别。

3. 至少5%的国民生产总值用于卫生事业。

4. 应用于地方、卫生保健中心或诊疗所的卫生经费在整个卫生经费中所占比例恰当。

5. 卫生资源分配公平，不论人口组成、地域所在（城市还是农村），按人口所拥有的经费、从事初级卫生保健的人员及设施应基本相同。

6. 人人健康的策略明确，医院分配具体，做到发达国家的卫生经费至少有0.7%转拨给发展中国家，以支持这些国家实施相应的卫生策略。

7. 全体公民都享有初级卫生保健，并且至少达到以下标准。

（1）家庭内或者在步行15分钟的距离内有安全饮水和适当的卫生设备。

（2）接受白喉、破伤风、百日咳、麻疹、脊髓灰质炎和结核病的免疫接种。

（3）在步行或车行1小时内有当地的卫生保健机构。

（4）有经过培训的助产人员协助分娩，至少未满一岁的儿童可以得到儿童保健。

8. 儿童的营养状况应该达到：

（1）90%以上新生儿的出生体重超过2500g。

（2）90%以上儿童体重符合WHO及联合国粮食及农业组织（FAO）1979年公布的《营养影响的测定》所规定的年龄标准体重。

9. 活产婴儿病死率在（千分之五）以下。

10. 平均期望寿命在60岁以上。

11. 成年男女受教育率超过70%。

12. 人均国民生产总值超过500美元。

四、我国医疗卫生方针

随着我国经济的发展、科学技术的进步以及人民生活水平的提高，人们的健康观发生了很大的变化。人们开始追求更高更完善的卫生保健服务及高质量的生活。此外，随着工业化、城市化和人口老龄化进程的不断加快，与生态环境和人得生活方式密切相关的卫生问题日益加重，一些非传染性疾病，如心脑血管疾病、癌症、精神心理疾病等的患病率呈上升趋势，一些传染病、地方病仍然威胁着人民的健康。

目前卫生事业的现状还有很多与经济建设和社会进步不相适应的地方。因此，卫生改革工作亟待深化。1997年1月15日公布的《中共中央国务院关于卫生改革与发展的决定》中指出今后15年，卫生工作繁重。正是在这种背景下，我国政府提出了中国医疗卫生保健的总目标和新时期医疗卫生保健的总方针。

（一）中国医疗卫生保健的总目标

中国医疗卫生保健的总目标是，经过不断深化改革，到2000年，初步建立起具有中国特色的包括卫生服务、医疗保障、卫生执法监督的卫生体系，基本实现人人享有初级卫生保健，国民健康水平进一步提高。到2010年，在全国建立起适应社会主义市场经济体制和人民健康需求的、比较完善的卫生体系，国民健康的主要目标在经济较发达地区达到或接近世界中等发达国家的平均水平，在欠发达地区达到发展中国家的先进水平。

在中国中长期科学和技术发展战略有关人口与健康发展战略中指出，要实现以下几种战略转移：①前移战略，即观念前移、投入前移、研究前移；②下移战略，即将医疗卫生的重点转向城乡社区；③模式转变，需要医疗外卫生模式转变为环境-社会-心理-工程-生物；④系统整合，学科内外、系统内外、全方位、立体化、多视角的整合，研究生命过程与疾病过程。

中国中长期科学和技术发展规划纲要（2006—2020）中指出了人口与健康要实现三个转变：①从注重城市医疗卫生研究到全面重视城乡社区医疗卫生保健研究；②从注重疾病诊治到对生命全过程的健康监测，重点防治未病；③从注重机体本身研究到环境、社会、心理与机体交互作用综合研究。并提出今后的研究重点将为：城乡社区常见多发病防治;中医药传承与创新发展以及先进医疗设备与生物医用材料。2006年初,中国政府又将发展以社区为中心的基层卫生建设作为建设及安全卫生保健体系的重要内容。

(二)新时期医疗卫生保健总方针

1. 以农村为重点

(1) 落实初级卫生保健计划。

(2) 积极稳妥地发展和完善合作医疗制度。

(3) 加强农村卫生组织建设,完善县、乡、村三级卫生服务网;巩固与提高基层卫生队伍等。

2. 预防为主

(1) 各级政府对公共卫生和预防保健工作全面负责,将加强机构的建设,保证必需的资金。

(2) 认真做好食品、环境、职业、学校等方面的卫生工作。

(3) 重视健康教育及依法保护重点人群(妇、幼、老年和残疾人)等。

3. 中西医并重

(1) 加强领导,逐步增加投入为中西药的发展创造条件。

(2) 加强中西医的团结,互相学习,促进中西医结合。

(3) 正确处理继承与创新的关系,坚持"双百"方针。

(4) 积极发展中药产业,推进中药生产和质量的现代化、科学化管理等。

4. 依靠科技与教育

(1) 突出重点,集中力量攻关,使我国卫生领域的主要学科和观念技术逐步接近或达到国际先进水平。

(2) 办好医学教育,培养一支适应社会需求、结构合理、德才兼备的专业卫生队伍。

(3) 加强职业道德教育,开展创建文明行业活动。

(4) 动员全社会参与,包括早城乡开展爱国卫生运动,以实现为人民健康服务,为社会主义现代化服务。

第二节 健康、疾病与保健

一、健康的概念与重要性

(一)健康的概念

健康(health)的概念是一个历史的范畴。人们对健康的定义与个人对健康的认识有关,它受个人的年龄、教育程度、生理状况、自我照顾能力、社会背景、风俗文化、价值观及科技发展等因素有关。

1. 过去的健康概念 在中世纪时代,医学与宗教不分,疾病被视为鬼神作祟或犯罪不贞的结果,随着近代文明的进步,细菌被发现,为疾病找到了生物因素致病的证据,医学才逐渐与宗教分离。春秋战国时代,认为健康是人与自然间以及人体内阴阳五行的平衡,如果阴阳平衡失调,人便会生病,这一理论现仍存在于中医的理论体系中,影响着许多中国人的健康观念。在西方,认为人体内有四种液体,即胆汁、血液、痰、黑胆汁,希波克拉底(Hippocrates)就认为健康是上述四种液体的平衡状态,当人体体液不足、过多或混合不匀时,机体就会生病或出现痛苦状态。这种观点仍影响到后来对健康的认识。

2. 现代健康概念 当今最具权威也最常被引用的健康的定义是世界卫生组织(World Health Organization,WHO)1946年所制定且在宪章中提出的,"健康不但是没有疾病和身体缺陷,还要有完整的心理状态和良好的社会适应能力。"此定义将健康的领域拓展到生理、心理及社会三个层面,标志着理想的健康状况不仅仅是免于疾病的困扰,而且要有充沛的精神活力,良好的人际关系和心理状态。由此,健康是指个人在某一特定的条件下,生理、心理、社会、精神等符合其性别、成长与发育的需要,且适应良好,能发挥至最佳状态。同时,WHO还指出:"健康是基本人权,达到尽可能的健康水平是世界范围内的一项最重要的社会性目标"。健康是人的一项基本需求和权利,也是社会进步的一个重要标志和潜在动力,需要人们重新认识健康的价值,健康不仅是卫生部门的责任,而是全社会的共同责任。

一般来说,一个人健康与否,可用下列健康指标来衡量:

(1) 健全的自我照顾能力:无论个体生理是否有病痛或残缺,能把自己照顾得很好,享受人生并愉快地生活。

(2) 不时刻关切自己身体的健康状况或某个特定的器官部位:通常人只有在身体某个器官或部位不舒服时才会意识到,如胃痛时才会想到胃,若没特殊原因,时刻担心和怀疑身体哪里有病是不健康的。

(3)感觉轻松,乐观。

(4)活力充沛、体能的协调与效率良好。

(5)享受人生,觉得生活过得愉悦、踏实。

(6)面对问题时,能平静松弛,适时放松心情,思考适合解决问题的方法。

(7)不偏食、食欲佳。

(8)维持恒定的体重。

(9)休息和睡眠规则而充足。

(10)日常生活有目的、有计划。

(11)情绪平稳:遇到极端兴奋或挫折的情境时,能很快地适应且恢复情绪。

(12)良好而充分的社交生活:一个自信、人格健全、有能力和成就的人,通常会有好的社会调适与人际关系。

(二)健康的重要性

健康是每个人的愿望,也是一切成就的基础。而个人是组成家庭和社会的细胞,个人的健康关系家庭的幸福和社会乃至国家的富强而至关重要。

1. **健康对个人的重要性** 一个人只有拥有健康,才能拥有积极快乐的人生,才能有良好的生理条件奋发图强、实现自我,成就于服务社会和人民。"身体是革命的本钱""留得青山在,不怕没柴烧"等,无不说明健康的体魄是一个人创造宏伟的事业和美好的未来准备的良好生理条件。

2. **健康对家庭的重要性** 家庭与个人的关系是相当密切的,家庭成员的健康问题影响其个人的生活、工作和学习,这就必然给家庭的整体带来影响,如病人需要人力照顾、开支沉重的医疗费等问题的出现,可能影响家庭的正常生活和幸福。

3. **健康对社会及国家的重要性** 只有健康的个人才能构造健康的社会。个人若不健康影响其个人参与社会活动,或患有疾病出现功能障碍需要住院医疗,而影响社会生产力和医疗资源的损耗,给国家和社会均带来不利。

(三)影响健康的因素

健康的影响因素有许多,归纳起来,大致如下。

1. **环境** 包括生物、物理、社会环境,人类的健康约有20%受此因素的影响。

2. **生物因素** 包括遗传、性别、年龄、成长过程等人类生理器官及复杂的生物功能等,均会影响个体对疾病的感受性。如血友病、先天性畸形等。一般认为人类的健康约有20%受此影响。

3. **生活方式** 包括个人的饮食、活动与休息、压力调适等,如许多研究证明吸烟、酗酒、缺乏运动、过度肥胖等与心脑血管病等慢性病有关。目前认为生活方式是影响人类健康最主要的因素,约占50%。

4. **医疗保健服务体系** 此体系决定于健康资源的分布与使用,医疗保健人员的种类、质量,医疗保健技术水平等。该因素影响人类健康状态占10%。

其关系可用公式表示:$H = F(L+E+B+Lc)$。其中 H 代表健康,L 代表生活方式,E 代表环境,B 代表生物因素,Lc 代表医疗保健服务。

(四)维护与促进健康

维护和促进健康需要注重预防疾病、维持健康的生物、物理及社会环境、提高医疗保健服务体系的功能与养成健康的生活方式等。提倡以下维持和促进健康的基本原则和方法:

1. 定期进行健康检查,以便对健康问题早期发现、早期诊断及早期治疗。

2. 留意身体各部位功能是否正常,若发现异常立即就诊。

3. 避免食用对健康有害的物质,如过期食品、腐烂变质食品、霉变食品,不酗酒等。

4. 提倡摄取均衡、足够的营养,养成清淡、规则进食,不偏食的良好习惯。

5. 坚持适量的运动,宜每周3次以上,且每次至少运动20分钟以上,运动量须视体力循序渐进。

6. 调整生活节奏,避免过度紧张、劳累而致体力衰竭。

7. 适当的休息与睡眠。

8. 增强身体抵抗力,及时接受预防接种以预防传染病。

9. 参与防护演习,采取适宜措施防止或减少各种灾难的伤害。

10. 发展积极而成熟的心理、情绪与社会调适方法,寻求最佳面对挫折的方法。

11. 参与适当的社交活动。

12. 适时应用健康资讯与服务。

13. 自觉维护居住的生活环境。

健康是人类全面发展的基础,是提高社会生产力、发展社会的基础。我国《宪法》明确规定:维护全体人民健康,提高各民族人民的健康水平,是社会主义建设的重要任务之一。

二、疾病的概念及其机制

(一) 疾病的概念

1. 过去的疾病概念　神灵主义医学模式论者认为疾病是妖魔侵入人体的结果;自然哲学医学模式论者认为疾病是四种体液的不正常混合的结果;机械论医学模式论者认为疾病是"人体机器"出了故障;生物医学模式论者认为疾病是器官和系统的功能异常。

2. 现代的疾病概念　就疾病广义而言,只要个人不是处于健康良好状态,即为疾病,包括生理的不适、病痛与残障;心理上的不健全、社会适应不良、情绪的不稳或精神异常等。在现代生物-心理-社会医学模式的影响下,人们对疾病有了新的认识,认为疾病是机体在一定的病因的作用下(一种或多种,自然的、心理的、社会的因素等),机体内平衡调节紊乱而发生功能异常的生命活动过程。疾病过程常引起各种复杂的功能、代谢和形态结构的异常变化,从而出现各种症状、体征和行为异常。

可以从以下几个方面更好地理解疾病的概念。

(1) 疾病是不符合需要的状态:健康是每个人的愿望,它合乎人的需要,而疾病是每个人不愿企求,它不合乎人的需要。这种概念很容易被人们所接受。但它没有科学性,对个人及健康保健人员都没有积极意义。

(2) 疾病是不适、痛苦与疼痛:疾病是不适、疼痛与痛苦的认识,注重疾病的外部表现和特征变化,体现了这一概念的片面,而不关注人的潜在变化。事实上许多疾病在早期或潜伏期如糖尿病、艾滋病等并无明显的不适和痛苦,而有明显的不适如月经、分娩等只表示为一个正常的生理过程,并不能说处于疾病状态。

(3) 疾病是社会行为特别是劳动能力的改变或丧失:单纯来用劳动力来界定疾病是不充分的。许多人确实患有疾病,但疾病并不明显影响其劳动力的改变,如沙眼、龋齿等。

(4) 疾病是生物变量的改变,即功能、结构、形态的异常:所有的疾病并不都有能测量的变量的改变,这一概念过分强调疾病的定位和局部的结构和功能,而忽视了一些精神心理、社会疾病。

(5) 疾病是机体损伤与抗损伤的过程:所有疾病都是生物、心理、社会因子直接或间接作用于人体而引起一定的损伤,机体产生抗损伤的反应,如免疫性疾病、肿瘤、肝炎等,为医学实践作出了有意义的指导。但它的不足之处在于所有的疾病并不能都用损伤与抗损伤来解释,如遗传性疾病。

(6) 疾病是机体内的平衡紊乱:认为疾病是机体内部平衡的破坏或不和谐。内稳态是本世纪初法国生理学家 Bernard 提出的。他认为生理过程是维持内环境稳定中的平衡,而疾病过程是内稳态的破坏。这种认识仍有其片面性。

(二) 疾病的机制

随着人类社会的进步,人类对疾病的致病机制有不同看法。远古时代,疾病被认为是鬼神作祟或惩罚的结果;春秋战国时代,认为痢疾是阴阳五行失调的关系;西方医学鼻祖希波克拉底和盖伦认为一个人的体液不足、过多或混合不均,就会有疾病和痛苦;文艺复兴时期在机械论的影响下,认为疾病是机器的功能失调;17世纪希德拉姆得出,疾病是因肮脏的土壤或水散发出来的污秽气体导致的结果;19世纪末有了细菌说,认为疾病是感染了特定的微生物的结果;20世纪又发现了环境和许多其他非微生物亦可致病。

目前较普遍引用的致病模式有三角模式、网状模式和轮形模式。

1. 三角模式　为一种古典模式(图 1-3-1),多用于对传染病致病的说明,强调病原的重要性。认为机体的致病是因为宿主、病原体和环境三者的协调关系被打乱,失去平衡而发生疾病。此模式并不能解释所有疾病的致病机制,许多疾病并无特定的病原体。

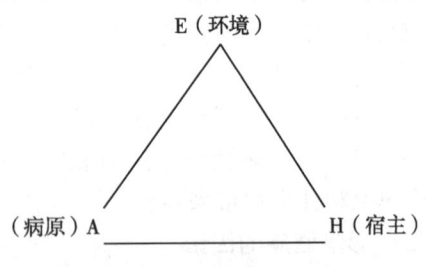

图 1-3-1　致病三角模式

2. 网状模式　此模式由麦克马汉(MacMahon)提出,强调病因的复杂性,认为疾病是由许多错综复杂的互相交织与影响的因素网所造成的,疾病并非一种原因所致。在控制疾病时,只要切断网中的任一联系,就可避免疾病的发生。此模式适合于说明疾病的发生与防治,但此模式并未说明各因素的相对重要性和作用类型。

3. 轮形模式　由毛思勒(Mausner)等人提出(图1-3-2)，又称为生态模式，它强调生态体系的协调与和谐。该模式认为许多的因素均可以致病，由于疾病的种类不同，其原因有遗传、生物、物理、社会环境等因素。此模式对于解释疾病较为灵活，应用范围广泛，在当前较为普遍采用。

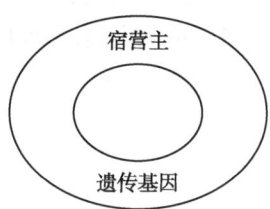

图1-3-2　致病的轮形模式

（三）疾病过程

任何一种疾病都有一个动态发展过程，在疾病的不同阶段中各有需要及时处理的特殊问题。疾病的过程虽因人而异，但无论哪种疾病都呈现一个大致相同的发展阶段：易患病期、临床前期、临床期、残障功失能期、死亡五个阶段。

1. 易患病期　在此阶段，个体并没有疾病的发生，但个体正面临致病因素或诱发因素的影响，其内在或外在环境显示个体患病的机会很大，有患病的倾向性，亦即个体处于患病的高危状态。如果个体吸烟、酗酒、缺乏运动、高血脂、肥胖、过度地劳累等，则可以诱发疾病的发生，如果这些不利健康的因素被个体所识别且设法改善，则疾病能得到有效的预防而增进健康。

2. 临床前期　致病因子已侵入人体内，但尚无明显的疾病症状。此期，如果机体抵抗力强，致病因子将被消灭或抑制，而人体维持健康状态。反之，则人体会产生病理变化，但是此种变化低于临床诊断标准而难以检查出来。随着医学科学技术的进步，有些临床前期的变化也能筛检到。早期发现有助于有效地预防和控制疾病发展成临床期。

3. 临床期　此期病人已出现明显的症状和体征，且可确诊。病人的生理或结构或功能有相当明显的变化。此期是治疗疾病的重要时期。通过有效的治疗，病情有可能得到控制或稳定向康复的方向转化，转入康复期。否则，疾病得不到有效控制而转向恶化。

4. 残障或失能期　有些疾病由于临床期治疗效果不满意或治疗不及时，出现临床期恶化而造成暂时或永久、轻度或重度的身体活动与功能障碍。如脑出血造成半身不遂，脊髓外伤后造成病人终身性截瘫等。

5. 死亡　疾病临床期若继续恶化，残障、失能期再度出现，病情恶化或出现并发症，病情无法医治或生命无法挽救时而以死亡告终。

（四）疾病和预防

针对疾病的五个发展阶段，采取有效的预防措施，以避免疾病的发生或蔓延甚至恶化而致死亡。

1. 初级预防　初级预防主要是对高危人群或易感人群提供健康促进或给予特殊的保护，以消除危险因素或使疾病发生的可能性降低到最小程度，并预防疾病的入侵。

（1）促进健康：以增进个体的身心健康为目标而采取一些卫生学和卫生保健学措施。如改善居住环境、供应安全用水、摄取均衡饮食、养成有利于健康的生活习惯和方式、进行职业安全和健康常识教育、改进精神卫生等。

（2）特殊保护：对特定的疾病采取保护措施，以期减少该病的发生或伤害。如采用预防接种预防传染病，摄入低盐饮食预防高血压、戒烟以预防肺癌；戴安全帽减轻摩托车损伤等。

2. 二级预防　此级预防主要是对疾病做到"三早"，即早期发现、早期诊断及早期治疗。"三早"的落实要做好自我保健知识和技能的教育，提高人们的健康意识。预防保健机构要定期健康检查和疾病筛选，如子宫颈癌筛选、乳房自我检查、产前检查等。

3. 三级预防　此级预防主要是对已患病的人采取临床治疗，以防止残障或加速康复。采取物理和职业治疗以减轻残障，使受伤的肢体能尽早维持最大限度地存活，预防肢体萎缩而使功能受限。在加速康复方面，注意调整病人精神心理状况，结合医药治疗和职业治疗，使病人恢复健康状况，以期发挥病人最大潜力。

三、健康、疾病与保健

（一）健康与疾病

关于疾病和健康的关系，说法不一。一般来说，以往较强调健康和疾病是两个各自独立而对立的，即一个有病的人就不可能是一个健康的人，后来逐渐认为健康与疾病是一个连续体，其范围可以从濒临死亡至健康的巅峰(图1-3-3),每个人均在这线的某一点上,且可以动态的改变,在任何致病因素的影响下,可以向疾病状态靠近,也可以在促进健康因素的影响下向健康状态转化。由此说明,健康与疾病在生命过程中是一个互动的连续体。

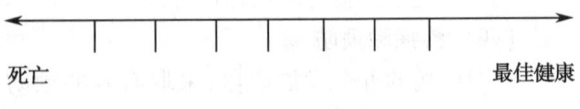

图1-3-3　健康与疾病的连续体

(二) 健康、疾病与保健

卫生保健是从人类健康新概念出发,对个人和群体采取预防与保健相结合的措施,改善环境,消除和减少影响健康的因素,倡导健康的生活方式,以达到保护健康、促进健康、预防疾病、延年益寿等目的,最终提高人类的生活质量。

人类健康状态的维持与良好的保健和预防是分不开的。在人的整个生命过程中,通过三级保健保障人们的健康,预防疾病,使保健、健康、疾病保持紧密的联系,见表1-3-1。

表1-3-1　疾病的预防与保健

疾病	易患病期	临床前期	临床期	康复期
防治	健康普查	早诊断、早发现早期治疗	积极治疗	促进健康
	保护措施		减少发病	功能锻炼
预防保健	一级预防	二级预防	三级预防	一级预防
	初级保健	二级保健	三级保健	初级保健

第三节　护士在保健中的作用

保健关注着全世界每个人的健康而具有极其重大而深远的意义,这项工作的完成绝不是某个人或某个团体,甚至是某个国家能完成的事情,所以谁参与这项工作,将是十分重要的问题。既然保健与健康有关,健康服务人员将是保健服务的必然人员,而护士作为人类健康服务队伍中的一支主力军,担负着增进健康、预防疾病、减轻痛苦、加速康复等主要任务,护士在保健领域中的作用已被WHO充分肯定。

一、在个人保健中的作用

护士在个人保健的作用主要体现在帮助人民群众增强个人的自我保健意识,提高自我保健的能力。自我保健的效果好坏与个体所具有的保健知识、个体所采取的保护和增进健康的行为,以及控制和消除自我损害的行为表现有关。

(一) 倡导健康的生活方式和卫生习惯

在人民群众中倡导健康的生活方式,如控制吸烟、减少饮酒、科学的休息与睡眠、均衡饮食、坚持参与有益的娱乐活动等。养成良好的卫生习惯,如个人日常生活卫生习惯、家庭卫生习惯、公共卫生习惯、饮食卫生习惯等。

(二) 指导合理营养和均衡膳食

营养(nutrition)是指为促进人体生长发育、维持生命和身体各器官的正常活动,而被摄取和利用的有效成分。合理营养是指膳食中提供的热能与营养素能被机体充分地消化、吸收和利用,以满足机体自身生理需要,以免营养过少、营养过剩等而致病。均衡膳食是全面达到营养素供给的膳食。能保证人体得到热能和各种营养素的需要,并能保持各种营养素之间以及各类食物之间的平衡膳食。包括三大产热营养素热比的平衡,热能消耗与维生素之间的平衡,蛋白质必需氨基酸之间的平衡。各种脂肪酸、糖类、无机盐之间的平衡,各种食物选择和相应烹调方法及营养的消化吸收的平衡等。

(三) 增进心理健康

心理健康就是指人们在社会、集体中能生活,具有良好的适应能力。心理健康的标志是在人民群众中指导保障心理健康状态的措施和开展有益于健康的活动。心理健康的标志是:有良好的道德品质、正确的人生观,热爱集体,热爱劳动,情绪愉快,胸襟开阔,不以自我为中心,不感情用事,不主观,不任性,不固执,有理智,有独立性,少依赖性,有坚强意志,勇于克服困难等。护士应在这些方面指导个体努力达到心理健康。

(四) 加强身体锻炼

坚持身体锻炼可以促进生长发育,增强体质,预防疾病,延缓衰老。运动可以丰富生活,调整个体的心境。但运动方式、量及时间等应根据个体的健康情况和耐受程度而定,护士应帮助个体选择适当的运动方式、时间、量等,以达到增强体质的效果。

(五) 做好定期的健康检查

促进个体健康水平的提高是提高全民健康水平的有效途径之一。护士在个人保健中,对个体进行健康检查,同时对个体进行有关疾病预防知识宣教和自我保健方法的指导,如乳腺自查指导和身体异常信号的自我监护指导如肺癌、肠癌等,以利于对疾病做到早发现、早诊断、早治疗。

二、在家庭保健中的作用

家庭保健是以家庭为单位所进行的各种保健活动。家庭保健是实现自我保健的桥梁,是做好初级卫生保健的基本措施。护士通过向各家庭成员进行口头、文字、形象、电化等多种形式健康宣教和保健指导,提高家庭保健意识,纠正不良习惯或培养健康的生活习惯,营造有益于健康的家庭氛围;定期家庭健康检查,以便建立家庭健康档案,了解家庭健康状况和及时发现家庭健康问题。

家庭保健的内容包括:

1. 增强卫生知识和卫生习惯
(1) 适应四季气候;
(2) 和谐的家庭气氛;
(3) 养成良好的卫生保健习惯。
2. 注意家庭卫生
(1) 家庭居室卫生;
(2) 室内外环境卫生;
(3) 安全用水;
(4) 厕所卫生。
3. 其他 包括注意衣着卫生、家庭食谱编制、家庭电器卫生、家庭常用药指导和简易急救等。

三、护士在社区保健中的作用

护士在社区保健工作中,将担负起对社区全体社会成员的保健任务,完成社区保健教育、指导、检查与评价等项工作,尤其在计划免疫、家庭病人照顾、儿童、妇女、老年人保健方面,护士承担着指导、治疗、监督等作用。

1. 社区健康教育 社区健康教育是社区保健的基本内容。各项社区保健都要以健康为先导,首要任务是提高社区成员对健康教育的重要性的认识,使社区成员懂得一些基本的保健内容和实施保健的基本方法。

2. 社区建设规划和住宅卫生保健 创造一个有利于健康生活的微环境,具备良好的采光和通风条件。

3. 努力提供社区的安全饮用水和改良厕所。

4. 完成社区的计划免疫工作。

5. 保证满足社区儿童保健。

6. 护理或照顾社区的家庭病人。

世界卫生组织的秘书长马勒博士(Dr. Halfdan Mahler)在1985年曾明确提出实施初级卫生保健,护士是最为合适的人选。他说:"实现初级保健是对每个人的爱护,护士们,由于他们的非凡职业恰好具有这种爱心。全世界成千上万的护士掌握着通向接受与开展初级保健的钥匙,因为不论是在亚马逊河密林中的公卫护士,还是心脏移植病房的监护护士,她们的工作与人民最为密切。"世界银行权威人士认为:"护理是提供优质公共卫生和基本临床服务的最具成本效益的资源。"由此可以看出,护士是初级保健的一支主要力量。预防疾病、促进健康是护士神圣的职责。预防保健的内涵已延伸到重视生理、社会、心理及精神,并需要全社会的共同参与,护士只有在充分了解有关健康、疾病及医疗卫生体系后,才能提供整体的预防保健护理,促进全人类的健康。

(熊 杨)

第四章

护理工作中的人际沟通

护理工作的对象是人,在护理工作中,为了顺利实施各项护理工作,护士需要与病人、病人家属、医生及其他工作人员进行沟通。良好的沟通是顺利开展各项护理工作的前提,特别是护理人员与病人的沟通,是实现"以病人为中心"、实施护理程序、保证护理质量的关键。

第一节 人际沟通概述

在日常生活、工作和学习中,每个人都在与周围环境发生联系,进行着自觉或不自觉的信息传递与交流,达到相互之间的了解和信任。沟通是建立相互信任与尊重关系的有效手段。

一、人际沟通的概念

沟通(communication)有狭义及广义之分。广义的沟通是人类整个社会沟通过程,不仅包含信息、情感及思想的沟通,同时也包含相互作用个体的全部社会行为,以及采用各种大众传播媒体所进行的沟通。本书所指的沟通是指人际沟通(interpersonal communication),即人与人之间借助语言和非语言行为,进行交换信息、思想及感情的过程。

二、人际沟通的意义

1. 信息沟通的功能 人与人之间通过人际沟通交流信息,将信息传递给他人,同时,自己也可以获得需要的信息。

2. 心理保健功能 沟通是人类基本的心理社会需要之一,也是人类和社会保持联系的重要途径,通过人际沟通,人们可以倾诉自己的悲喜,释放自己的情绪,促进人与人之间的感情交流,增加人的归属感和安全感,促进心理健康。

3. 自我认识及提高的功能 人与人之间的交流和沟通,为个体提供了大量的社会刺激,保证了个体社会化意识的形成和发展。同时,在人际沟通中,通过了解他人的思想和情感,在个体与他人的比较中,更好地完善自己,促进自我意识的形成和发展。与他人交往的和沟通过程中,能够获得有益的知识和技能,提高自己的知识层次及能力。在与他人分享思想、情感及意见的同时,也能够逐渐掌握社会的道德规范和价值观,从而形成对自己、社会和他人正确的认知和态度。

4. 决策功能 我们无时无刻都在做决策,有时可能靠自己就能决定,有时需要与他人沟通后进行决定。沟通能够促进资讯交换并能够影响他人,从而影响决策。正确和适时的资讯是做有效决策的关键,资讯可以通过自己的观察、传播媒体获得,也可以在与他人沟通中获得。沟通还可以影响他人的决策,如和朋友去买衣服,他的询问意见与你的意见互动就可能会影响到结果。

5. 建立及协调人际关系的功能 通过沟通,能够增进人们的相互了解,进而建立并协调人际关系。通过人际沟通,可以将人们在社会中应该遵循的团体规范和社会行为准则传递给社会成员,从而保持人们的社会行为一致,达到人际关系的和谐和稳定。

三、人际沟通的特征

1. 双向性 即在一个完整的沟通过程中,沟通参与者几乎在同时充当着沟通者和接受者的双重角色。

2. 双重性 沟通不仅传递观念和思想,同时还传递着情感。

3. 互动性 人际沟通是以改变对方的思想、行为为目的的一种沟通行为。

4. 情境性 人际沟通是发生在一定场合中的信息沟通行为,总是在特定的时间、地点、参与者、话题等各种因素中进行的,这些因素也构成了沟通的情境。

5. 关系性 人际沟通不仅涉及沟通的内容,还体现沟通双方的人际关系水平。

6. 整体性 在沟通过程中,沟通双方不仅进行信息的交流,还是整个人格的反应和心身的投入。

7. 客观性 沟通的发生不以个人意志为转移,因为沟通不仅通过语言表达,也能够通过非语言的方式表达,不管个体是否愿意,人际间的沟通都会以语言或者非语言的方式发生,从而被他人感知。

四、人际沟通的基本要素

沟通是将一系列信息从一个人传递到另一个人的过程,对于这一过程,有必要了解参与这一过程的基本要素,才能保证良好的沟通。

1. 沟通的触发体(referent) 指能触发个体进行沟通的所有刺激,包括各种生理、心理、精神和物质环境等因素。它是客观存在的事物,可以是一则好消息、一段美好的经历、一件不幸的事件等。在护患沟通中,护理专业性的事物是沟通的主要触发体,如查看术后病人的伤口情况、查房时询问病人大小便的情况。

2. 信息发出者(source-encoder) 是指谁将发出信息,是沟通过程中的主因素。每个人对所要发出的信息的理解、表达和使用能力要受许多的因素影响,包括沟通交流技巧、知识水平、态度、社会文化因素等。由于信息发出者必须对信息进行组织和编辑,所以又称为编码者。

3. 信息(message) 是指能被信息接受者作出反应的一系列语言或非语言刺激,这些刺激通常用文字、图像、动作、表格及音乐等表达。

4. 途径(channel) 是指传递信息所需的媒介,常指一些感官通路,如视、听、嗅、味、触觉等将信息传递给对方。例如,护士借助于视觉,了解病人面容、皮肤色泽;通过触觉,发现体表的皮肤湿冷等。

5. 信息接受者(receiver-decoder) 指信息传递的对象,又称译码者。他也受沟通交流技巧、知识水平、态度、社会文化因素等的影响。所以说没有两个人会对同一件事物有完全同一样的感受和理解。信息的传递成功与否与信息接受者的接收程度和理解能力有关。

6. 反馈(feedback) 信息接受者收到信息后的反应。一般以反馈来判断沟通的成功与否,如示教后的回示,学习后的考试。

有效的沟通应是接受者所收到的信息恰恰是信息发出者所表达的意思。其沟通交流过程模式图如图1-4-1。

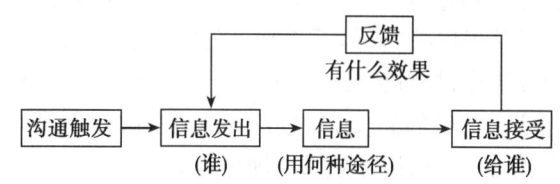

图1-4-1 沟通交流过程模式图

五、人际沟通的层次

随着时间的增长和沟通的不断深入,沟通者之间信任程度、参与程度及个人希望与他人分享感觉的程度不同而呈现出不同级别。美国护理专家鲍卫尔(Powell)提出了五个不同层次沟通(图1-4-2)。

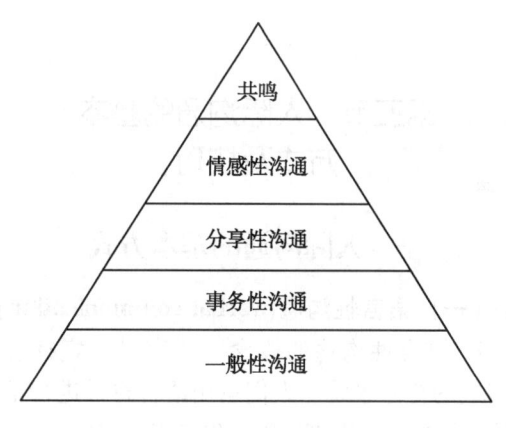

图1-4-2 沟通的层次图

1. 一般性沟通 是分享各自感情的最低层次,双方只是表达出表面性的社会中一般肤浅的、应酬性的客套话。如"您好""谢谢""今天天气真好"诸如此类的口头语。这类话不需任何考虑,可以避免一些如话不投机造成的尴尬场面。如护士初次见到新入院病人,往往从一般性的沟通开始,如"您好,欢迎您入住我病室,望您早日康复!"。

2. 实务性沟通 指报告客观的事实,不参与个人意见或涉及人与人之间的关系,就事论事的陈述。如病人陈述自己发病的经过、描述疼痛的部位,护士向病人介绍病室环境、病室规章制度等。这是护患沟通的必经之路,无论哪一方,都不要在语言或非语言方面阻止对方的陈述,要鼓励对方表达他希望与别人分享的感情。

3. **分享性沟通** 此层次沟通方式除了传递信息,还可以分享个人的观点和判断。如护士可能劝告病人对待疾病的正确态度应"既来之,则安之",劝慰他不要过多焦虑,否则对身体无益,不要总想出院,要静下心来,坚持服药打针,主动配合治疗,早日康复。而病人也可能向护士谈论自己住院后的感受,如生活不习惯、饮食不合口味、休息不好、治疗效果不理想等等。

4. **情感性沟通** 当双方不仅信任,而且相互理解、同情,有了十分的安全感,双方还会愿意表达自己的感觉、情感及愿望。通常在交往时间长、信任程度高的人之间才会进入情感性沟通的层次。

5. **共鸣性沟通** 是沟通的最高层次,指沟通的双方达到了短暂的、高度一致的感觉。在这一沟通层次,有时沟通的双方不需要任何语言就能理解对方的体验和感受,也能理解双方希望表达的含义。

第二节 人际沟通的基本方式及技巧

一、人际沟通的基本方式

(一)语言性沟通(verbal communication)

1. **语言性沟通的概念** 语言是一定社会约定俗成的符号系统。人们运用语言符号进行信息交流,传递思想、情感、观念和态度,达到沟通目的的过程叫做语言沟通。语言沟通是人际沟通中最重要的一种形式,大多数的信息编码都是通过语言进行的。

2. **语言性沟通的类型**

(1)书面语言:是以文字和符号为传递信息工具的交流载体,即写出的字,如:报纸、信件、微博、电子邮件等。书面言语沟通的好处是它不受时空条件的限制,还有机会修正内容,并便于保留,所以沟通的信息不容易造成失误,沟通的准确性和持久性都较高。同时,由于人们通过阅读接受信息的速度通常高于通过听讲接受信息的速度,因而在单位时间里的书面言语沟通的效率会较高。但是,书面言语沟通往往缺乏信息提供者的背景资料,所以对目标的影响力不如口头言语沟通的高。

(2)口头语言:以语言为传递信息的工具,如会谈、讨论、演讲以及对话等。口头语言沟通可以直接地、及时地交流信息、沟通意见。这个过程取决于由"说"和"听"构成的言语沟通情境,说者在沟通过程中积极地对信息进行编码,然后输出信息。同时,听者也要积极地思考说者提供的信息,进行信息译码,从而理解信息源所发送的信息,将它们储存起来并对信息源做出反应。

(3)类语言:是伴随沟通所产生的声音,音质、音域及音调的控制、嘴形的控制,发音的清浊、节奏、共鸣、语速、语调、语气等的使用。类语言可以影响沟通的效果,不同的类语言可以表达不同的情感及态度。

3. **语言沟通的技巧**

(1)语言通俗、简洁:通俗易懂是语言沟通的一个特点,即用听众熟悉,能马上理解的语言,把要讲述的内容,用浅显明白的话语表达出来。避免采用生涩、艰深、生僻的词语,避免引用不好理解的古文和诗词,避免过多使用专业术语和学术名词,也避免使用过长的句子。

(2)语速适当:要清楚地表达自己的观点,就需要语速合适,恰当地运用语速的技巧,增强口语的美感。就整体而言,语速不可过快,也不可过慢。要以内容为转移,要根据思想情感表达的需要,做出恰当的处理。当快则快,当慢则慢,有所变化,讲究节奏适宜。

(3)语调和声调适当:在交谈的过程中还要注意发出的音质、音高、音强、音长等是否恰当。伴随着语言的语音、语调可以反映人的内心情绪。当人兴奋时,语音、语调高而说话速度快;当人气极发怒,语音可能出现震颤;而当人精神不振、身体不佳时,说话速度慢而语音低沉。

(4)幽默:幽默是一种行为特征。它以一种愉悦的方式让他人获得精神上的快感。幽默的力量不止于博人一笑,它能润滑关系,祛除忧虑愁闷,针砭社会弊端,吸引公众意识,因此是语言中的高级艺术。在语言沟通中适当使用幽默法能够化解矛盾、解除尴尬,使人的关系变得缓和。如林语堂先生在一次演讲的开场白中所说的:"女士们、先生们,我觉得绅士们的演讲,应该像女人们的裙子,越短越好"就充分地体现了语言中幽默的魅力。

(5) 时间的选择及话题的相关性:时间的选择对信息的接收尤为重要,有的时候,即使信息是重要的,但如果没有选择合适的时间传递此信息,同样可以妨碍信息的正确接收。在沟通时我们应该选择适当的时间,如果在他人很忙或者想要休息时进行沟通就可能造成无效沟通。在语言沟通过程中,还要注意选择适宜的话题。如和一个第二天就要手术的病人沟通,讨论手术前后的注意事项及其预后就比探讨健康的生活方式更能达到沟通的效果。

(二) 非语言沟通(nonverbal communication)

1. 非语言沟通的概念 是指不使用词语,而是通过身体语言传递信息的沟通形式,也称为体态语言(body language)。它包括面部表情、身体姿势、仪表、语音语调、手势、眼神等。这些非语言信息常认为是一种比语言信息表达更为真实的信息,因为它更趋向于自发和难以掩饰。

2. 非语言沟通的形式

(1) 面部表情:法国作家罗曼·罗兰曾经说过:"面部表情是多少世纪培养成功的语言,比嘴里讲得更复杂到千百倍。"表情不仅能给人以直观印象,而且还能给人以艺术感染,它和有声语言配合,能产生极佳的沟通效果。美国心理学家艾帕尔·梅拉别斯还总结出这样的公式:情感的表达=7%的言词+38%的语音+55%的面部表情。人的面部表情由脸色的变化和眉、目、鼻、嘴、肌肉的动作来体现,表情语言是体态语言中的重要部分,达到25万种,占人体语言的35.7%。其中,微笑是最美丽的面部表情,是世界上最动听的语言。古希腊哲学家苏格拉底说过:"在这个世界上,除了阳光、空气、水和笑容,我们还需要什么呢?"微笑可以迅速缩短两个陌生人之间的心理距离,是传递温暖和情意的使者。在运用微笑传情达意时,要注意自然、得体。微笑是内心情感的自然流露,切不可虚伪做作。

(2) 身体的姿势:是指一个人的举止状态。一个昂首挺胸,步履矫健的人显示他身体状况良好、心情愉快;相反,一个低头垂肩、双膝弯曲、步履拖拉的人,则显示他体力不支、心情沉重。中国人很注重站有站相,坐有坐相。坐时腰要挺直,双腿并拢,双手自然放在膝上或椅子的扶手上,不要歪靠着,不能坐在桌子上,不要翘着二郎腿,避免不住地摇晃自己的双腿,避免把双腿叉得远远的懒洋洋地靠在椅子或沙发上,手尽量不乱动等,这样才显示出你恭敬有礼,尊重对方。站立时要端正避免躬腰驼背,不可左顾右盼、走来晃去,不可摇腿缩肩。和对方谈话,一定要面向对方,注意对方的说话。

(3) 仪表:是指一个人的外表,如容貌姿态、风度。整洁大方的服饰表示精神状态良好,能使人产生有礼貌、令人尊敬的感觉;反之,懒散污皱的服饰或过分修饰都会使人反感而疏远。护士的仪表对病人的心理状态影响很大,要求仪表端庄、服饰大方、整洁、和蔼,以表现"白衣天使"的仪表美与心灵美的完美结合。

(4) 手势:在表达思想和感情方面起了重要的作用,表达得当,会增强语言信息表达的效果。手势可以使信息发出者表达信息更完整,帮助信息接受者理解正确。如热情的手势引导或请人坐下,会使人感到亲切、轻松;竖起大拇指,让人领会是赞美、夸奖、鼓励;掌心向外,五指微张,左右摆动,表示不要什么或没有什么要说的;双手合十,前后微动,表示感谢和问候等。但用手指指人是不礼貌的,特别是指着别人鼻子高喊,是带有寻衅和威胁性。双臂交叉,常显示自己尽量少占空间,掩饰内心的紧张。

(5) 目光:黑格尔在《美学》中说:"不但是身体的形状、面容、姿态和姿势,就是行动和事迹,语言和声音以及它们在不同生活情况中的千变万化,全部要由艺术化成眼睛,人们从这眼睛里就可以认识到内在的无限的自由的心灵。"目光里所传达的极为细微、深邃、美妙、复杂的思想感情,有时连有丰富表现力的有声语言也无法胜任,无法替代。

首先要注意目光的投向。目光注视的部位不同,表明双方的关系不同,投入的信息也不同。亲密的注视,是注视对方两眼与胸部之间的三角形区域。社交的注视,目光停留在对方的双眼与腹部之间的三角区。

目光注视对方时间的长短,也是很有讲究的。长久不注视,则被认为是冷落对方,或者是对对方不感兴趣;长时间地盯着对方,也被认为是失礼的行为,或者是向对方挑衅。刚一注视就躲闪,则被看作胆怯和心虚。若想与别人建立良好的默契,应有60%~70%的时间注视对方。

当他对对方非常重视，或者在谈严肃的话题时，一般是正视，"青眼以待"；当他对某人表示轻蔑或者反感，就会采用斜视，所谓"白眼"；当他对某人毫无兴趣，甚至厌恶，就会采用耷拉眼皮的姿势。面部平展，眼神和顺，平静而集中的注视别人，是一种倾心和认真的表示。双眉微耸、眼睛缩小、嘴角微朝下、嘴部紧闭地盯着人看，多表示有疑问或心存敌意。瞟眼看人，嘴角下撇，两眼似睁非睁，眼神傲慢，常表示对人蔑视和小瞧。用回避、退缩的目光看人，甚至偷着看人，反映了一个人自卑和孤寂。

（6）空间距离：人们相互交往，身体总是保持着一定的空间距离，又称为人际距离。人际距离一般可分为四种距离，即亲密距离、个人距离、社交距离、公众距离。

亲密距离指人与人之间交往距离为15～50cm，只有感情十分亲近才能互相进入，它适合于密谈和爱抚。15cm以内是人最密切区域，这个区域一般是不能互相侵犯的。

个人距离间隔为50～120cm之间，一般朋友交谈多采用这种距离。酒会、集会、朋友聚会也采用这种距离，它表示友好关系，又不互相妨碍。

社交距离间隔为120～350cm。其中，120～210cm可称为近社交距离，它适合于一般同事、熟悉人之间谈话；210～350cm为远社交距离，它适合于同陌生人、邮递员、售货员、一般不太了解的人之间的交往。

公众距离间隔为超过350cm以上距离，是在较大的公共场所，如作报告、演讲多采用这种距离。

（7）触摸：是指身体的接触和抚摸。据心理学家研究，接触和抚摸会产生良好的沟通作用，可以传递关心、牵挂、体贴、理解和安慰等情感。触摸可能增进人们的相互关系，用以补充语言沟通及向他人表示情感的一种重要方式，但触摸要注意性别、年龄、社会文化背景等，如男女有别、老少有别、东西方礼仪规范有别，若使用不当，反而影响沟通的效果，甚至带来不必要的麻烦。

二、影响沟通交流因素

（一）个人方面因素

无论是信息发出者还是信息接受者的个人因素，均可能妨碍信息传递的清晰性和正确性。

1. 生理因素　如疲倦、生病、言语障碍、视力及听力障碍、疼痛等可造成沟通困难。如果一方疲倦、疼痛、言语障碍、身体不适等等，都可以影响信息的传递和接收。小儿理解力差，老人反应慢；生理缺陷，如唇裂、口吃所造成的发音不清楚；用药所导致的意识障碍；先天的聋哑人、盲人；其他如牙齿、口腔疾患、异味等原因，皆可影响沟通和交流。

2. 情绪因素　如生气、焦虑、兴奋、愤恨、敌对、悲伤、抑郁等，都可使信息的传递和接受造成不真实或偏差。如果双方的情绪都很好，那么他们的交流会很愉快、顺利。如果沟通的一方生气、焦虑、紧张、敌对和悲伤，那么，沟通可能达不到预期的目的。护士在和病人的沟通过程中，需要学会控制自己的情绪，以确保不妨碍为病人提供最佳的护理。

3. 智能因素　沟通双方的知识水平，对语言文字组织及表达能力，导致对事物的理解差异，均可以影响沟通的效果。

4. 社会文化因素　文化、价值观、角色、社会经济地位、种族以及职业等均会影响沟通。不同阶层、文化水平的高低会影响沟通的效果。如果双方知识渊博，可以交流的信息很多，沟通可能就会很顺畅。如果语言贫乏，2～3分钟寒暄过后，就没有什么可说的了，那么沟通就继续不下去了。同时，熟悉的领域不同，交流者共同语言不多，沟通的范围也就变小了。角色与关系也影响沟通：如同学之间说话很随便，互相打闹、嬉戏毫无顾忌，但师生关系就不一样，师道尊严，尊敬师长的观念，使得学生在老师面前恭恭敬敬。同样，下级与上级和同事与同事之间的交流也是不一样的。同样，如果沟通双方的价值观不一样，看待事物的观点也不同，那么，交流也不容易达到统一。

（二）环境因素

1. 物理因素　温度、音响、光线、噪声等均会影响沟通的效果。温度过高会使人神经系统受到抑制，影响情绪；气温过高，使人紧张、畏缩不安。噪声过大，会影响人的情绪，使人感到疲倦不堪；光线过暗，影响非语言交流的效果。

2. 社会环境因素　一个开放和谐、言论自由的社会环境有助于进行有效沟通。

三、沟通的常用技巧

沟通的常用技巧是指一些促进沟通顺利进行以及增加相互了解的沟通技巧。

（一）倾听技巧

倾听属于有效沟通的必要部分，是凭借听觉器官接受言语信息，进而通过思维活动达到认知、理解的全过程。美国现代心理学家马斯洛认为，获得"尊重"的需要是人的七种基本需要的一种心理需要，而在交谈中认真虚心听对方的讲话就是对对方这种心理需要的一种满足。

倾听的目的是收集和掌握信息。倾听不只是简单的聆听对方所说的词句，而是要注意对方的声音、语调、面部表情、身体姿势、手势、眼神等非语言行为，要全神贯注地听，收集对方"整个人"的全部信息。做一个有效的倾听者，应注意：

1. 与对方保持合适的人际距离　沟通有意识地控制双方交往的人际距离，一般性沟通的距离应不少于1米，当护士与孤独自怜的病人、儿童和老年病人交往，可适当缩短交往距离，更有利于沟通，表达关心和爱抚。交往距离太远，对方感到未受到注意；距离太近，对方会感到紧张、不自在、不安全，甚至有威胁感，使人反感。

2. 保持舒适适当的体位和姿势　在倾听时，应注意自身的形象，让对方觉得轻松自在，有安全感，受尊重感。如果医生或护士听取病人陈述病史时，精神不振，无精打采靠着墙或斜站着，两手插在口袋里，显得高傲不凡，对病人的强烈情感无动于衷，而让人感到无责任心、无信任感。护患交流时，坐位的高度与病人平齐，身体稍向病人倾斜。

3. 经常保持目光接触　目光接触是非语言沟通的主要信息通道。它可以表达和传递情感，也从目光中来捕捉个性的某些特征，并能影响对方的行为。眼神交流可以帮助双方的话语同步、思路一致。但目光接触的时间应掌握好。目光接触时间长时，则出现凝视，它表示多种含义，有时带有敌意，有时表示困惑，病人对护士的凝视多为求助信息。护患沟通时，短促的目光接触可检验信息是否被病人所接受，从对方回避的目光中判断病人的心理状态。

4. 避免分散注意力的动作　交谈时，一方不时的看手表或坐立不安，都会使病人作出各种判断，如工作忙、无耐心、无兴趣等，影响进一步的交流。

5. 切勿中途打断谈话或转换话题　打断谈话，使谈话者思路中断，影响交流的深入，转换话题，常令谈话者失去兴趣或收集不到真正需要的信息。

6. 不评论对方谈话内容　不作即时的判断，对谈话内容的评论是对他人不尊敬的表现。立即判断，让对方觉得太主观武断，单凭孤立事实，难以作出准确的判断。

7. 重视反馈信息　倾听的同时，应不时地用"嗯""对""是"或点头、微笑等来表示对对方谈话的注意与理解。

（二）核实技巧

在用心倾听、试图理解所谈内容之后，为了证实你的理解是否准确，信息是否真实，可采用以下几种方式核实。

1. 复述（restatement）　即不加判断地把对方的谈论重复一遍。如病人主诉到："入院前三天，早晨跑完约100米后，突然倒地，不省人事"。复述时，完全按病人所说的重说一遍："入院前三天，早晨跑完约100米后，突然倒地，不省人事"。这样，如果你复述时所说的内容与病人所表达的不同时，他会及时提出疑问或纠正。

2. 意述（paraphrasing）　用不同的词句代替对方的话，但需保持原意不变。例如病人说："最近工作很忙，我感到很累。"用意述可用"你感到很累，是因为最近工作很忙，是吗？"。这样，对方听后他摇头或点头或"是"或"不是"来校对。

3. 澄清（clarifying）　对一些模棱两可、含糊不清，不够完整或不明确的词语加以弄清，同时也获得更多的信息。一些描述多少、份量或数量的词，如大、小、一些、一点点、许多、经常等词，往往需要澄清，因为每个人的理解并非一样。可以在澄清时问得更具体一些，如"对不起，我还没明白，你告诉我的是"，"你的意思是不是这样"等。

4. 小结（summarizing）　用简单总结的方式将对方所谈的主要内容重复一遍。否则，病人说了一大堆，护士没有反应，病人会感到失望的。

（三）解决问题技巧

解决问题指以解决问题为目的的沟通，包括收集信息、集中主题、总结和提供信息。

1. 收集信息　可通过启发或提问来收集所需的信息。常用提问的方式有两种：

（1）开放式提问（open-ended question）：对回答没有规定或暗示，可以自由回答提问，提问者希望回答者通过描述、解释、比较等方式来充分说明他的思想和感受。这类提问可以帮助提问者获取较为丰富的资料，建立相互的气氛和评估对方语言表达能力等。如病人陈述病史时,可以这样提问:"您当时感觉怎样?","除了这次患病,您以前还曾患过哪些病?","您刚才说过这次是右边腰痛,您的左边痛过没有?哪边痛得厉害些?"。

(2) 闭合式提问(closed question):此类问题回答简单且固定,通常只是要求回答"是"或"不是","对"或"不对"。如"您曾做过这个检查吗?","您以前注射过青霉素吗?"。

2. 集中主题(focusing) 帮助对方抓住重点,不要离题。在对方进行语言交流时,适当地进行引导交谈,如:"您能更具体告诉我,你心前区疼痛是怎么个痛法?有什么规律?吃了什么药没有?"。与一般焦虑病人谈话时,集中主题可引导病人说出焦虑和迷惑,但不要过早使用这个技巧,以免无意中使对方把问题引导向非真正重要的部分。

3. 总结(summarizing) 是将谈话中的一些感觉和想法串连起来并加以组织,突出重点内容,使人感到总是可能得到解决。在对一段谈话总结后,应留有一些时间让对方进行发表自己的意见。

4. 提供信息(informing) 在明确问题之后,提出解决问题的方法和途径。在提供信息时,首先要强调信息的正确性,简单明了,易于接受和理解,可以用口头、书面等形式辅助提供。如:"根据您目前的病情,在医嘱给予静脉补充营养外,还将帮助您口服增加营养,供给一日四次流质食物,您的营养状态就会改善"。

(四) 自我暴露技巧

1. 自我暴露概念 自我暴露(self-disclosure)是指个人在自愿的前提下,将纯属个人的、重要的、真实的内心所隐藏的一切向他人吐露的历程。一个人能坦率地说出自己的想法,或与他人分享自己的感受是品格健全的象征。大多数人认为,一般人比较愿意和开放自我的人相处。通过自我暴露,能让他人很好地了解自己,有助于获取信任,有助于沟通的进一步进行。

2. 周哈里窗 周哈里窗(Johari Window)是1955年由心理学家鲁夫特与英格汉(Joseph Luft & Harry Ingham)提出,命名也是将两位理论提出人的名字合并产生,该理论根据自我认知及他人理解把人的内在分成四个部分:开放的自我、盲目的自我、隐藏的自我、未知的自我,如图1-4-3。可用来探讨在人际沟通中自我暴露的意义。

(1) 开放的自我:自己和别人都知道的讯

	自己知道	自己不知
别人知道	开放的自我	盲目的自我
别人不知	隐藏的自我	未知的自我

图1-4-3 周哈里窗

息,有可能是个人行为、态度、感情、愿望、动机、想法等等,不过也会随着个人互动对象的不同而有不同,比较愿意进行自我暴露的人,开放自我就会比较大;反之,当个人不愿意透露太多自我相关讯息时,这区域就会小得多了。

(2) 隐藏的自我:这个部分是自己知道,别人不知道的讯息,包含个人有意隐藏的秘密或想法。一般人都属于选择性揭露者(selective discloser),会透露一些讯息,也会隐藏一些秘密,有时也会因为不同的互动对象,而调整自己隐藏我的大小。但是隐藏我太多,开放我就太少,如同筑起一座封闭的心灵城堡,无法与外界进行真实有效的交流与融合,既压抑了自我,也令周围的人感到压抑,容易导致误解和曲解,造成他评和自评的巨大反差,对人际沟通造成障碍。

(3) 盲目的自我:是自己不知道而别人却知道的部分,例如一些个人未意识到的习惯或口头禅,也就是所谓个人的盲点。这部分可能与个人是否容易受到注意及接受回馈有关,这儿要提醒的是,盲目自我只是自己不知道的讯息而已,可不见得是负面的。

(4) 未知的自我:这个部分是自己不知道,别人也不知道的部分,通常是指一些潜在能力或特性,比如一个人经过训练或学习后,可能获得的知识与技能,或者在特定的机会里展示出来的才干,也包含弗洛伊德提出的潜意识层面,如欲望、痛苦等,这些积压在内心深处的讯息,可能透过一些方式,挖掘探索这些未知的自我,如:透过心理治疗、催眠、梦的解析等方式,也有机会令其转变为自己知道的部分。对未知我的探索和开发,才能更全面而深入地认识自我,把握自我。

3. 自我暴露的意义及技巧 当个人对自己的认识越多,了解越真实和全面,就越能够清楚地向他人表露自己内在的想法、态度、情感、喜恶等等,让别人更加了解及认识自己。自我暴露程度就越高,"开放自我"便会扩大,当自己愿意分享,也接受别人给我们的回馈,除了可以更好地认识自己,也帮助他人能更了解我们。当双方同样认知的事情越多,两者沟通就比较容易,人际沟通满意度也随之上升。

然而,自我暴露并不是为了暴露而暴露,暴露是为了建立更好的沟通关系。因此,并不要求把一切都暴露于他人,无助于沟通关系的隐私、私生活等,完全没有必要让他人了解。暴露自我时,还应有计划、有区别的逐渐深入,不能一见面就只谈论自己,将讨论的话题都集中在自己身上。

(五)其他技巧

1. 沉默(silence) 沉默是指给对方充分的时间,是尊重和接纳的表示。尤其是在对方焦虑或对有些问题不愿意回答时,若能保持一段时间的沉默,对方会感到您能理解他的心情,愿意真心听取他的意见且他受到了尊重。沉默本身也可以是一种信息交流,即所谓"道是无声胜有声"。在相互交谈时发现沉默有四种可能:第一是故意的,是对方寻求另一方的反馈信息。这时一方有必要给予一般性插话,以鼓励其进一步讲述;第二是思维突然中断或出于激动,或是有效的观念闪现。第三是有难言之隐。如为了了解病人的心理状态,应通过各种启发方式让病人道出隐私,以便做好心理护理;第四是进入自然延续的意境。有时谈话听起来是暂停顿,实际上是谈话内容富有情感色彩的引申。人际沟通时,可运用沉默的技巧交流信息,但长时间的沉默又会使双方情感分离,应予避免。打破沉默的最好方法是适时发问。

2. 神经语言程序(neuro linguistic programming, NLP) 是 Blander 和 Grinder 两学者在近年来发现的一种沟通模式,对建立沟通双方相互信任和和蔼特别有益。NLP 主要是在与对方沟通时与对方采取一致的步调,包括与对方相同的体位、姿势、手势、面部表情、说话时注意相似的词汇、音色、语调、语速等与对方协调。特别是在对方有焦虑时,放慢你的呼吸频率、放松身体的姿势、适当降低语调等,都会有好的效果。

另外,在双方沟通的过程中,作为一个出色的沟通者,掌握以上沟通技巧以外,必须明确以下六个问题,将有助于沟通:要沟通什么内容(what);谁是信息接受者(who);为什么要传递信息(why);怎样传递这个信息(how);在什么地方进行沟通(where);什么时候进行沟通更有效(when)。

第三节 护士与病人的沟通

一、护士与病人的关系特点

护士与病人的关系(nurse-patient relationship)是在护理活动中,护士与病人之间的心理与行为关系,又简称为护患关系。护患关系,是一种普通的人际关系,具有一般人与人之间关系的普遍特点,但由于这种关系是以一定目的为基础且在特定的条件下形成,因此,它还具有其本身独特的关系特点。

(一)护患关系是帮助者与被帮助者之间的关系

护患关系不仅仅是护士作为帮助者,病人作为被帮助者这种帮助者与被帮助者之间的关系,而且是两个系统间的关系,即帮助系统与被帮助系统之间的关系。帮助系统包括与病人相互作用的护士、医生以及其他工作人员,如检验、营养、药技、行政管理人员等;被帮助系统包括寻求帮助的病人、病人家属及同事等。护士与病人之间的关系与往来,应体现这两个系统的关系与往来。病人多因健康原因,因疾病的困扰而寻求健康服务,接受治疗和护理,处于被帮助的一方。作为帮助者的护士处于主导地位,要承担更多的责任,帮助这些病人在无法满足自己的基本需要的时候,科学地运用护理手段解决病人问题,使其尽可能地获得健康。并且护士的行为应该是促进护患关系健康发展,有利于病人恢复健康。

(二)护患关系是一种专业性的互动关系

护士作为帮助者,把握着病人恢复健康的技能。病人住进医院接受治疗和护理,护士履行自己的职责,利用自身的专业知识和技能,以病人的需要为中心,以解决病人健康问题为目的,竭力满足病人的需要。护患关系也就成为专业性的关系或治疗性的关系,护士应有目标、有计划地促进这种关系。

由于护士与病人都拥有各自的知识、感觉、情感、对健康与疾病的看法和不同的生活经历等,因此,在护士与病人的相互关系中,不可避免地相互作用、相互影响。为了达到相互沟通信息、情感和纠正不良健康行为,往往鼓励病人共同参与护理活动,增进健康,减轻痛苦,加速康复。

（三）护患关系是一种相互依赖的关系

护患关系是在病人有健康需求的情况下形成的，病人的需要和护士的竭力相助满足其需要构成了双方关系的基础。离开了这一基础，护患关系就不存在。病人依赖护士，期望得到其帮助，自愿接受护理，而护士的价值也只有在其为病人健康服务中得以体现。这一关系与其他相互依赖的关系是不一样的。

二、护士与病人的关系类型

护患关系是建立在护士为病人提供帮助的基础上的，但由于不同的历史时期和医学模式以及病人的特点，护患关系而呈现出不同的类型。

（一）绝对服从型

这是古今中外护患关系出现最多的一种模式。病人寻医问药来到医院，将自身健康、疾病治疗的愿望寄托于所求的医生、护士，这就决定了护士处于主导地位的一方，获得了给予病人治疗和护理的主动权，要求病人绝对服从护士的命令，无条件地执行护士在治疗和护理方面提出的要求。这样护患双方不是相互作用，而是只强调护士对病人单方面的作用和影响。一般情况下，病人服从护士的吩咐，执行护士的要求，无疑是认为合乎情理、应该的，特别是对那些病情危重、精神疾患或婴幼儿等病人，他们无法作出自我决策，更是如此。由此，这种护患关系类型，过分强调护士的权威，护理工作中不存在着护士需要与病人进行言语交流和情感上的沟通、听取病人的意见和建议。护士往往对病人可以发号施令等。例如，护士发药时对病人说："把药吞下！"，对正需测血压的病人说："伸出手来，卷起袖子！"等，要求病人无条件服从。甚至护士可以不说一句话或一个字完成某项护理操作，如给卧床病人换床单时，全不顾病人体位不适、渴望交流的心理需要，随意搬动病人体位。在这种关系类型下，病人的积极主动作用受到否认和忽略。

（二）指导合作型

这种关系类型认为病人是有意识的人，具有一定的主观能动性。这种主观能动性的发挥是有条件的，只有在一定的限度内才能发挥。同时亦认为，落实各项护理措施需要病人的配合，如翻身、注射、灌肠、洗胃等。这种关系类型相对绝对服从型进了一步，但是，护士的权威仍是决定性。当护士向病人提出询问病情时，病人要与之配合，回答问题；病人对护士提出的要求，同样要绝对执行，病人对护士既不能提出问题，也不能争论。如静脉输液时，护士告诉病人不能擅自调节输液速度。

（三）共同参与型

病人在治疗护理的过程中，不仅主动配合，而且还主动参与，如诉说病情、与护士共同制订护理目标、探讨护理措施、反映治疗和护理效果等。特别是在病人身体力行的情况下，自己主动完成一些力所能及、有益于健康的活动，如日常生活料理活动、个人卫生护理、整理床单位、留取大小便标本、康复锻炼、病情变化或疾病复发症状的自我监护、用药后副作用观察和效果评价等。

共同参与型护患关系是目前"以病人为中心"推行整体护理模式的一种较为理想的护患关系。这种关系在治疗和护理的过程中，能充分发挥病人的主观能动性，能促进护患相互交流，使病人心理状况达到最佳水平；注重对病人的健康宣教，通过教学互动过程，病人主动学习有关自我保健的知识与技能，参与自我护理活动，尽可能发挥自我潜能，加快疾病的康复。强调参与并不是可以把一些由护士亲自执行的护理专业工作交给病人或病人家属来完成。例如，去中心药房取药、送化验标本、取检查报告单、打扫病室卫生、更换输液液体、拔静脉输液穿刺针、自行上氧、吸痰等，这些都是不恰当的。共同参与的目的在于调动病人的主动性，认识自身疾病，正确评估自身健康状况，树立战胜疾病的信心和提高病人自我护理的技能。

（四）消极被动型

消极被动型护患关系，意味着护士的工作以医疗为中心，以执行医嘱、完成治疗为工作任务。对于病人的要求很少主动考虑，无须主动巡视观察病情、交流信息、健康宣教。至于病人提出的要求，提一点，做一点。如输液病人需要呼唤护士更换液体、拔针。病人诉说疼痛难忍，护士用不着查看病人就去找医生。这种护患关系，护理工作以医嘱为前提，呈现出较多的被动性，而不是主动地发现病人的问题，积极地采取措施和解决问题。同时，还表现出护士缺乏对病人生命负责的责任心，使病人难以得到住院的安全感和信任感。

三、护士与病人关系的分期

护士与病人的关系绝不是在相互作用的过程

中一成不变的,而是按照一定的规律发展,表现出一定的阶段性。

1. 第一期或引导期　在护士与病人见面就开始,在此期间护士与病人相互认识,通过交谈有关病人的需要而建立初步的信任感,护士在此阶段主要是收集资料,了解病人的情况,发现病人的问题,制订护理计划。病人在此阶段,很注重护士的言行,从而判断对护士的信任度。护士应注意热忱相待、诚恳相处,多给病人以语言支持、心理上的安慰与体贴,为建立相互信任的关系打下良好的基础。

2. 第二期或工作期　在护患之间已取得初步信任的基础上,发展信任关系,维持关系以便收集更多的信息。在此期间,护士用具体的行动帮助病人解决问题。病人可以分享那些通过思考和解决问题而表现出来的个人感知和感情,从而使病人自觉增进行为的改变,克服抵触行为。要注意的是没有信任的行动会造成病人的被迫感而影响护理效果。

3. 第三期或终止期　此期护士与病人即将分别,以病人出院为结束。在护患关系未终止前,护士应重点考虑未来的问题,以便作好必要的准备,如进行自我保健的教育、出院用药的指导、疾病复发的自我预防、异常信号的自我监护、饮食、休息、活动、锻炼的指导等,并征求病人对护理工作的意见和建议等。

四、护患关系中常用沟通形式及技巧

(一) 日常护患沟通技巧

沟通技巧在日常护理工作中应用非常广泛,在对病人的评估、咨询、健康教育、护理实施、护理评价等几乎所有的护理环节中都需要护士应用沟通的技巧,因此,护患沟通贯穿日常护理工作每个部分。日常护理中,护士应注意从以下几个方面应用沟通技巧。

1. 共情　共情(empathy)是指站在当事人的角度和位置上客观地去理解当事人的内心感受和内心世界,并且把这种理解传达给当事人的一种沟通交流方式。病人生病及住院后病人及家属面临巨大的压力,特别当病人疾病比较严重时,甚至是一种很恐怖的经历。病人会有一系列的心理及行为表现,如情绪易激动,对周围的一切很敏感,也常从护士的言语、行为及面部表情等方面来猜测自己的病情及预后。善用共情,便会产生理解和同情,促进护患关系的发展,使交谈获得成功。因此,护士应该具备共情,多从病人的角度去思考问题,理解病人的感受,在和病人的沟通过程中,就会达到良好的沟通效果,反之,如果护士对病人漠不关心,会使病人产生不信任感,甚至产生敌意。

2. 尊重病人的需要　马斯洛的需要层次论指出,人的需要是多方面的,不仅要满足生理的需要,还要满足爱、安全、尊重等多种需要,在日常护理中,应该将病人看成一个具有完整生理、精神、社会需要的综合体。在与病人沟通的过程中,注意维护病人的自尊及人格,对病人说话时语气要温和、诚恳,并尽量鼓励病人说出自己的想法,对病人提出的问题切忌使用审问的口吻,避免不耐烦地打断病人或粗暴的训斥病人。

3. 对病人发出的信息及时反应　在一般情况下,护患沟通都传递了当时特定环境下的需求及信息。护士一定要对病人所反映的信息或非语言的信息及时作出反应。这样不仅可以及时地处理病人的问题,满足病人的需求,而且使人感受到尊重、温暖及重视,达到良好的沟通效果。

4. 提供健康信息及指导　护士应在护理实践中,随时发现机会,向病人提供健康信息及教育。如病人即将面临痛苦的检查或治疗,会出现焦虑、恐惧及不安的感觉,护士应仔细观察病人的表现,及时向病人提供信息及指导。一些长期住院、伤残、失去工作或生活能力的病人,容易产生心理的偏差,有些人可能产生轻生的念头,并经常出现如角色强化、角色阙如等角色障碍。护士应经常与此类病人沟通,及时了解病人的情感及心理变化,并应用相应的社会、心理学原理为病人提供护理,帮助他们尽快康复,或尽量做到生活自理,达到新的心理平衡,使病人在有残障的情况下有良好的生活质量。

5. 信息保密　有时为了治疗及护理的需要,病人需要将一些有关个人的隐私告诉护士。护士在任何条件下都要保证对病人的隐私保密。除非某些特殊的原因要将病人的隐私告诉其他人时,也要征得病人的同意。如果病人的隐私对康复没有影响或帮助,绝不应向其他人扩散或泄露病人的秘密。

(二) 治疗性沟通

1. 治疗性沟通的概念　治疗性沟通(thera-

peutic communication）是护患双方围绕与病人健康有关的内容进行的有目的性、高度专业化的相互沟通过程。护士在沟通中处于主导地位，要沟通的事物是属于护理专业范畴内的专业性事物。治疗性沟通是以病人为中心，为病人健康服务以满足病人需要，是收集和解决病人健康问题的重要方法。

2. 治疗性沟通的目的

（1）建立一个互相信任的良好护患关系；

（2）收集病人的有关资料，提供病人必要的知识和健康教育；

（3）观察病人非语言行为，以了解病人的情绪及态度；

（4）与病人共同讨论，确定需要护理的问题；

（5）与病人合作，制定一个明确的目标，行之有效的计划，并共同努力达到预期目标。

3. 治疗性沟通的过程　护士与病人的沟通应是有目的、有针对性的，在沟通的过程中系统运用心理、医学、护理、社会知识等，并对沟通的时间、地点、内容及形式做好系统的计划和准备。

（1）沟通前的准备：①了解病人的一般情况：如姓名、性别、年龄等，并复习和了解病人的病史、诊断、治疗、护理等有关资料。②明确沟通的目的，并写下自己准备要谈的问题，以便沟通能集中在一个目标上。③选择合适的环境及时间：使交谈过程中不致因环境因素及个人情绪影响效果。

（2）实施沟通：①开始沟通：护士要有礼貌地称呼对方，主动地自我介绍，向病人说明沟通的目的和所需时间，并表示希望病人随时提问和澄清问题，使病人了解沟通的意义，并在良好的气氛中开始。②引导沟通：在进行沟通时，护士有责任首先鼓励病人谈话，把话题引向重点。提问一定要依据病人的背景和能理解的语言、文字。另外，护士在交谈时，要及时地用语言或非语言的沟通及时反馈。③作好记录：在交谈时及时记录，并略加以整理，有隐私的内容应保密，尊重病人。

4. 治疗性沟通障碍　许多因素可影响治疗性沟通，而护士与病人两者本身因素最为常见。

（1）护士方面：护士同情心不够，准备不足，不善沟通等。护士应避免出现下列现象：急躁、脾气暴躁、性格孤僻；改换话题或打断病人谈话；主观武断，如"我要是你，我就愿作手术"等。这样使病人感到护士不理解自己，甚至在责备自己，反而给病人带来新的心理压力。

（2）病人方面：对自己的疾病、健康状况的认识、治疗措施不了解或记不住医嘱；或者由于理解能力有限与医护人员缺乏共同的认识，使双方发生沟通障碍。

（3）解决措施：真诚的态度是帮助者最基本的条件，护士具备真诚、高度的责任心、同情心容易获得病人的信任。护士要宽容、大度，并不断地提高自己的业务素质，灵活运用各种沟通技巧，在与病人交往中设身处地为病人着想，经常设法调整，选择最易被病人接受的方式进行沟通。

（三）特殊情况下的沟通技巧

在护理工作中，面对的是背景、经历、文化层次、经济状况各异的病人，病人生病后由于角色的变化及经济状况、社会支持、疾病预后的表现也不尽相同，在沟通的过程中，护士应该充分理解和懂得病人的感受，运用沟通技巧，提供专业的护理和沟通。

1. 病人发怒时　面对病人发怒，护士不可指责、训斥、谩骂，可保持沉默或冷静，用语言或非语言对他表示理解，然后帮助病人分析发怒的原因，并规劝他做些其他活动，有效地对待病人的意见及要求，重视满足他的需要是较好的解决方法。

2. 病人哭泣时　在没有弄清哭泣的原因之前，保持沉默。然后，用非语言行为如触摸、身体姿势等表示同情、安抚。在病人愿意的情况下陪伴她（他），耐心倾听其哭诉，以表示理解且愿意与之分担他的痛苦与不幸，或在其愿独处的情况下，让其尽情发泄内心的不畅。

3. 病人抑郁时　对于情绪抑郁的病人，病人说话语速较慢，反应少且不自然。护士应以亲切而和蔼的态度提出一些简短的问题，并以实际行动使他感到有人在关心和照顾他病情。如果病人抑郁较严重，需严防病人自杀，并请专业的心理人员进行及时的干预。

4. 病人病情危重时　病人病情危重，身体常处于极度虚弱状态，尽量少交谈，多用非语言行为传递信息。如果病人有交谈的愿望时，语言尽量精简，时间宜控制在10～15分钟。对于无意识的病人，可持续用同样的轻声细语或用触摸的交流方式，刺激唤醒或满足病人的交流需要。

5. 感知障碍的病人　对于听力障碍病人，说话时应让病人能看到你的脸和口，用手势和表情来加强交流效果,或用书面文字来增进交流;对于视力不佳者,在走近或离开病人时,都要告诉病人,并告知你的姓名,及时对对方所听声音作出解释,应避免或减少非语言信息,要设法为这类病人补偿一些看不见而被遗漏的内容;对语言障碍者,因无法表达,应量使用一些简短的句子,可以用"是"与"不是""摇头"与"点头"来回答,给对方充分的时间,态度要缓和,不可过急,也可以用文字交流。

总之,在护理工作实践中要掌握好沟通与交流的技巧,建立良好的护患关系,为病人提供优质护理服务。

第四节 护士与医院其他人员的人际沟通

在医院分工日益精细的状况下,对各专业和部门的工作人员整体协同的要求越来越高。护士是医院整体中的一员,与其他职工工作合作十分紧密,只有有效的沟通,才能发挥各部门良好的配合作用,完成医院为人民健康服务的工作目标。因此,护士与护士,护士与医生,护士与其他工作人员的关系与沟通,亦与护患关系一样不容忽视。

一、护士与护士的关系与沟通

护士通常处于医疗护理工作的第一线,直接承担护理服务和危重病人的抢救任务,可以说,病人每天24小时都在护士监护之下,沟通与医疗护理活动密切联系,与病人生命安危息息相关。护理专业知识的发展需要全体护士的努力。护理质量和护理技术水平的提高,需要团结、协作。因此,正确的护士与护士关系即护际关系应是团结、友爱、尊敬且生动活泼的关系。护际关系的建立,在于每个护士对自己及他人有一个正确的认识和评价,其次所有的护理人员者要有集体感,团队精神,主动参与集体活动的意识。护理人员之间应相互照顾、协同工作、分享经验、共同对付困难等,在良好的沟通状态下完成护理工作任务。

建立良好的护际关系,主要与下列几种情形的沟通效果有关。

(一)危重病人抢救时及高难度而复杂护理活动时护际沟通

病人时常在出乎意料的情况下出现病危状态,让护理人员来不及充分准备抢救设备及用物,即使在有充分准备的情况下,"时间就是生命"也需要足够的人手让抢救措施及时落实,各项治疗护理按时到位,抢救人员的互相配合,才有可能挽救病人的生命。护理工作不管是按照功能制护理模式,还是优质护理服务模式,都要求护士能互相协同,互相配合。每位护士都应该对病危病人病情予以关注,对护理工作状态积极了解,主动提供帮助;心甘情愿地承担工作任务,不斤斤计较;发现问题及时提出改进意见和处理办法,切不能认为非自己分内工作,非我负责与己无关;自命不凡,可以不依赖他人等,而应以病人为中心、全心全意为病人服务的思想作为行动指南。

对于高难而复杂的护理,护士之间要互相学习,分享经验,将个人的想法和可行计划与大家讨论,同时也充分听取他人建议,虚心学习,不耻下问,对于疑难问题的护理,要有责任感,共同的问题,共同努力解决,互相支持与理解,攻克难关。

(二)交接班人员之间的沟通

由于护理工作的连续性与协调性,护理工作是不可能由某个人连续承担,只有通过分班承担、交接班实现。交接班可以说是护士之间的一种有意识的正式的沟通形式,对于交接班的内容和要求,各医院都有严格的要求与规定。因此,护士对待交接班应科学、严肃、一丝不苟、及时准确、记录清晰、全面。对于病情状况、药品器械数目,当面交清。对于危重病人应床头交接。交接班是护士团结协作的体现,切不可因护士之间的关系不和而不与其交接、危险因素不详细交待、不当面交谈;也不能因护士之间关系密切而简单交接,导致交接班不清,出现工作上的失误、差错甚至事故。

(三)不同年龄、职称、职务的护士之间的沟通

在护理单元中,护理人员常常是老中青相结合,职称结构上有差别,各级人员职责上也有区别。要求各级人员自查完成各自职责范围内的工作,保证护理工作形成一个协同整体。同事之间应互相尊重,不论老少、职称的高低,要互相学习。年长者应关心帮助低职称者成长;年轻者应虚心求教,接受指导,尊敬年资高的同事;对于健康欠佳者,应给予理解和同情。在工作中,对于工作上的疏忽、差错要敢于承担责任,切不可嫁祸于人。避免在他人面前谈论别的护士,揭他人之短、议论他人私生活,吹嘘自己,贬低他人,诽谤他人等,即便是病人打听,也应婉言避之。

护士长作为基层管理者,协调相互关系中起

着枢纽作用,是护士队伍团结的核心。在人际管理上要抛弃"专制命令式"的管理,要多进行情感管理的投入。应平易近人,尊重下属人格,工作中要肯定成绩,不要专挑"毛病",即便发现工作中的不足,应注意沟通的技巧,尽量避免当众批评、训斥。注意激励机制下的沟通技巧,多进行谈心,关心护士生活、工作、健康、家庭及学习。工作之余,进行家庭访视,增进情感上的沟通,使之营造一个团结协作、富有凝聚力的护士集体。

二、护士与医生的关系与沟通

护士与医生是卫生保健系统中的两支主力军,是帮助系统中的主要帮助者。处理好医护关系是保证医疗工作的高效率运转及提供高水平服务的重要保障。

纵观医护关系发展的历史,在不同的历史时期,呈现不同的关系类型。在护理未形成一门独立职业以前,护理工作只靠家属,由医生指导进行护理。后来,病人集中收容治疗,无须培训的妇女集中向病人提供生活照料服务,医护关系呈现医生与看护的关系。由于近代医学的产生,护理从医疗工作中分离出来,出现医、护分工明确,护理成为一门独立的职业,护士成为医生的助手,其工作单纯是被动地、机械地执行医嘱,护士并不直接对病人负责,而仅仅是对医生负责,医护关系呈现为主从关系或附属关系。

随着护理学科的发展,护理学成为现代科学体系中结合自然科学、社会学和人文学的应用学科。护理的任务不断扩大,护理学科理论体系逐步建立,护理队伍的组织逐步完善。护理专业成为健康服务系统中的一个独立分支,平等于医疗专业及其他健康服务专业。因而,护士成为健康服务系统中的一员,成了医生的合作伙伴、健康服务的参与者,在为病人提供健康服务时,具有一定的相对独立性。然而,在实际医疗工作中,医生无疑处于主导地位,病人疾病的诊断、治疗方案的确定、治疗效果的评价,仍主要由医生完成,护士只作为参与者,诊疗信息的提供者。同时护士也是医生完成医疗任务的帮助者。医生开出医嘱,护士完成医生要求的治疗任务,医护共同合作治疗疾病。另外,护理工作为了提供更适合病人需要的全身心的护理,结合医疗诊断和治疗方案,从病人生理、心理、社会方面需要出发,独立制定适合于病人的护理计划、措施,最大限度地满足病人的健康需要,使护理工作显示出独立性和医疗工作的互补性。因此,在生物-心理-社会医学模式的要求下,医护关系呈现交流-协作-互补型模式。交流模式,指的是医护之间的信息沟通,特别是诊疗信息的传递,即医生和护士充分掌握疾病信息,从而创造有利条件治疗疾病,同时医护人员通过信息沟通,交流情感。所谓协作,是医护相互配合、相互协作、互相帮助,不存在以谁为主、以谁为辅的关系。互补型,是医生和护士在为病人服务上有所区别,重点不一,但为了更全面、更正确地认识疾病,提供全面整体服务,互为补充和完善。

在新型的医护关系类型要求下,医护的沟通要围绕以病人为中心开展。从护士方面来看,护士与病人朝夕相处,对病情了解较多,在诊断和治疗方面,尽可能与医生交流,帮助医生获取更多的信息。尊重医生、尊重医疗方案的技术权威。对于病人要采用的特殊治疗、检查要主动了解、熟悉,有必要请他人互相学习,与医生进行必要的交流,使之配合默契。在与医生交流时,应了解医生的习惯与性格。作为医生也应互相尊重,谅解护士的工作量、工作范围及可能性的困难,取得更好的医护合作。

三、护士与医院其他工作人员的关系与沟通

护士与除了医生以外的其他工作人员(药技、检验、营养、后勤、行政等)的关系的良好建立也是为病人提供满意服务的重要前提。

护士作为病人的直接服务提供者,也是维护病人合法权益的维护者、代言人,护士的行为应反映病人的需求,争取满足病人的合理要求。同时,护士要支持这些部门人员的工作,尊重他们的意见,及时与他们沟通与病人需要有关的信息,反馈各项措施落实后的效果,切实保证信息沟通渠道的畅通,更好地为病人服务。

(陈嘉 周俊)

第五章

多元文化与护理

随着新的护理模式的发展,护士在护理工作中应全面系统地考虑多元文化在不同民族不同种群之间的影响。而对护理专业来说,如何适应多元文化社会的发展及提供多元文化护理对护理专业提出了挑战。因此,护理人员有必要了解多元文化的相关概念、产生的理论基础及探讨开展多元文化护理的措施,适应以病人为中心的整体护理,满足服务对象身心、社会、文化及发展的健康需要。

第一节 多元文化护理的理论基础

一、文化的概念

文化是在某一特定群体或社会的生活中形成的,并为其成员所共有的生存方式的总和,包括风俗习惯、风尚、价值观、艺术、信仰、知识、法律、生活态度及行为准则,以及相应的物质表现形式。

它是人类在社会历史发展过程中所创造的物质财富和精神财富的总和。文化是一特定社会政治和经济的反映,又极大地影响和作用于社会的政治和经济。文化的内涵极为丰富,是个复杂的综合体,其因素是多层次多侧面的,渗透到每个社会成员的全部生活,要求每个成员作出应对和选择,顺应和适应者健康,反之有碍于健康。这些因素如:社会道德规范、行为准则;异地的风俗习惯、生活方式;不同社会制度下的理想、信念、人生观、伦理观和价值观;不同民族地区的宗教信仰;经济水平,社会地位与作用;人际关系,团结与对抗,竞争与淘汰;不同的语言文字;观念上的守旧与创新;老传统与现代化的矛盾;贫穷与富裕的隔阂;愚昧落后与尖端科技的对立等。当个体从一个环境转到另一个环境,从一个时期进入另一个时期,

从一种状态转入另一种状态,他将面临大量文化因素挑战。

民族文化反映一个民族的群体意识和精神面貌,它包括价值观念、健康观念、思维意识、心理态势、思维方法、道德观念、行为规范、生活方式等,它是民族的灵魂,是民族生存和发展的精神支柱和力量源泉。民族文化也是民族团体多年逐渐形成的一种共有的信仰、情感、价值观和行为准则。由于各个民族所在地域、环境、规模等因素制约,各个民族不同文化显示出千差万别。随着社会的发展,不同民族文化的人的交流增多,导致多元文化现象的出现。多元文化即由于多种民族杂居于某个共同环境中,各民族仍然保持其本民族文化特色而呈现出多种文化共存的现象。

二、多元文化护理的理论基础

(一)中国护理的发展与多元文化护理

在中国,护理作为一门职业起源于19世纪80年代。在此之前,中国的护理主要靠服务对象家属,由医生指导家属从个人环境、饮食起居、用药注意等方面进行护理。随着西方医学的传入及西医医院在中国的建立,才开始了护理职业。早期的护理由于受西方文化的影响,其主流与西方护理类似。

另一方面,中国是东方古国,有着悠久的历史文化与传统的中医学,它们也影响着中国护理。中国受"养儿防老"等传统思想的影响,要求子女孝顺父母、照顾公婆,对集体关心,对一般人要仁爱。在护理过程中,强调护士要全心全意为服务对象服务,视服务对象如亲人,工作中一切从服务对象利益出发。为了减轻服务对象对疾病的顾虑,医护人员一般不把不愉快或不幸的事件告诉服务对象,特别是不治之症的真实诊断和不良预

后,仅通知家属。在服务对象住院时,子女往往要求陪伴以照料服务对象,这些是与西方国家不同的。

中国人民对中医、中药有一定的信仰,在护理专业课程中普遍设置了中医基础知识、常用中成药及中医护理技术如针灸、按摩、推拿等课程。同时,中国是个多民族的国家,在蒙古族、维吾尔族、藏族等民族集中的地区,当地护士学校把一般中、西医学课程改学蒙、维、藏不同医学,并要求护士要了解和尊重当地人民的风俗习惯,如对斋戒日饮食及临终护理等不同风俗。追溯中国护理发展的历史,多元文化介入中国护理从护理职业开始就出现了。护理人员就需认识不同的服务对象有不同的文化需求,而给予恰当的护理。

(二)跨文化护理理论

马德兰·莱宁格(Madeleine Leininger)是跨文化护理学的奠基人,人类学博士和护理学教授。她出生于美国中部内布拉斯加州,于1948年毕业于美国科罗拉多州丹佛市圣·安东尼护士学校后就走上了护理生涯。1950年在堪萨斯州贝尼狄克汀学院获理学士学位;1954年在华盛顿特区天主教大学获护理硕士学位;并于1965年在西雅图、华盛顿大学获人类学博士学位。她是美国护理学会会员,曾获贝尼狄克汀大学的希腊拉西古典文学博士学位。曾任健康研究中心主任和Wayne州立大学跨文化护理学课程主任。她既是一位出色的临床护理专家,又是一位优秀的护理教育家。

20世纪50年代中期,莱宁格作为一名临床护理专家,在美国中西部一所"儿童指导之家"工作时,发现了"文化休克"现象。在她的工作中,经过对这些不寻常儿童及其父母的了解,观察到儿童中反复出现的行为差异是由于不同的文化背景所造成的。此外,还认为对服务对象文化背景知识的缺乏是护理不懂得不同服务对象需要多样化照顾的根源。正由于这次经历,使她成为了获取人类学博士学位的第一位专业护士,并由此创立了跨文化护理理论。

20世纪60年代,莱宁格第一次使用"跨文化护理""人种护理"和"交叉文化护理"这些词汇,1966年在科罗拉多州立大学,首先设立了跨文化护理课程,并将跨文化护理定义为:"跨文化护理作为护理学的一个分支,着重对比、研究与护理、健康与疾病、照顾实践、信仰与准则有关的各种文化,并根据不同文化准则、健康与疾病特点为人们提供有意义和有效的护理照顾"。莱宁格将跨文化护理理论的建立基于这样一个前提:各种不同文化背景的人不仅对他人所经历、感知到的护理照顾有不同的理解,并能将这些经验和感知与他们总的健康信仰和实践联系起来。1974年,美国成立了国家跨文化护理协会。之后莱宁格相继编辑出版了多部专著,具有代表性的有:《跨文化护理:概念,理论和实践》《护理与人类学:两个交织的世界》《文化照顾的多样性与普遍性》《关怀:护理与健康的本质》。以上成就显示莱宁格获得了国际护理界及相关领域的广泛认可。

跨文化护理(transcultural nursing),其实质就是对世界上不同文化的民族进行比较式的分析,着重研究其传统照顾、健康与疾病、信念、价值观。其目的是应用这些跨文化护理理论于实践,将其形象地描述这"日出"模式,即"sun rise"模式,有人把它又称为文化护理照顾异同性理论,如图1-5-1。

这个模式包含了四个层次。第一层为世界观和社会系统层,指导护士评估和收集服务对象所处文化的社会结构和世界观的一些信息知识,包括服务对象的语言,所处的环境状态以及技术、宗教、哲学、亲缘关系、社会结构文化准则、政治、法律和教育等,指导对文化世界的感知研究。第二层提供了各种不同健康系统中个人、家庭、群体和社会文化结构的知识,提供了与文化有关的照顾和健康的特定意义及表达方式。第三层着重于民间健康系统,专业健康系统和护理。来自于第三层的信息,包括每一系统的特征以及每一系统独特的照顾特色。这些信息有利于鉴别文化护理照顾的不同点和共同点。第四层是护理照顾决策和措施层,包括了维持文化护理照顾,修正文化护理照顾和改变文化护理照顾。护理照顾在这一层得以实施,基于服务对象的护理决策和措施在此层展开,以最大程度满足服务对象需要并提供与文化一致的护理。

在莱宁格的护理理论中,照顾(care)作为一名词被定义:是与帮助或支持有明显或预计需要的个人与群体有关的现象,以及使人朝着促进健康状态和生活方式,改进行为一些现象。照顾被认为是护理的中心范围。她认为照顾和关心是人类生存、发展以及日常生活事件(如生病、丧失能力、死亡)的应对能力的基础。关于护理的假定,

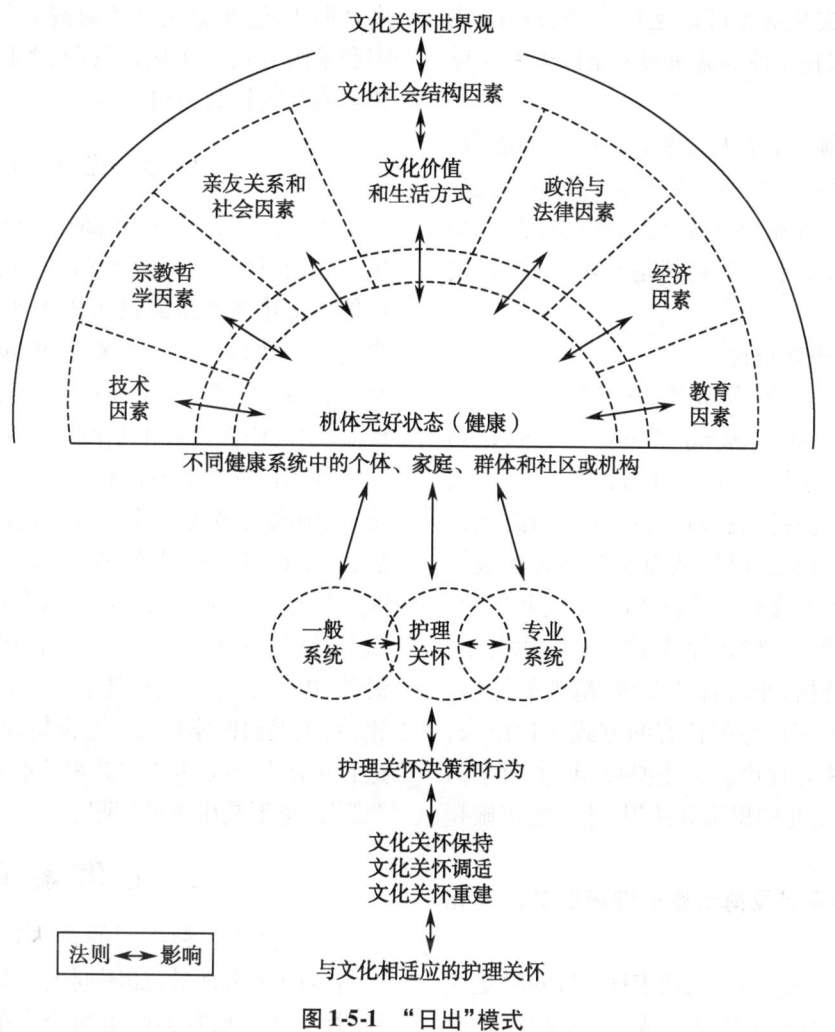

图 1-5-1 "日出"模式

认为护理是一跨文化照顾专业,护士为各种不同文化的人或人群提供健康照顾,但常常并未基于跨文化的角度去评价或实践。为了使护理照顾与世界上不同文化的人相关,护士需要具有跨文化照顾知识和技能。

（三）歌格及戴维赫兹的跨文化护理评估模型

1995 年,歌格和戴维赫兹（Giger and Davidhizar）提出了跨文化护理评估模型,它包含了各个群体中的文化现象:空间、实践、沟通、环境控制及生物多样性。如图 1-5-2。

1. 生物多样性　认识种群之间文化差异性是认识种群之间生物差异性的开始。

2. 交流　它是文化的载体。对于来自不同地区、不同种族的人,交流尤为重要。

3. 社会组织　指文化群体以何种形式组织在家庭群体的周围。宗教信仰、角色分工、家庭结构等都与文化、民族有关。

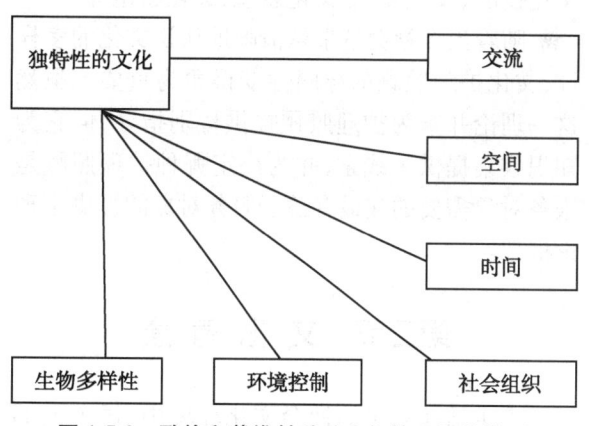

图 1-5-2　歌格和戴维赫兹跨文化护理评估模型

4. 空间　这是人与人交往的距离。一般将其划为四个等次:亲密的、私人的、社会的以及公共的。人与人之间交往的距离与文化背景、亲密、社会地位及性别差异等有关,不同的人,在不同的环境下,个体的空间距离变化很大。当人与人之间的距离超过了应有的空间时,会使人产生反感而不适。

5. 时间 文化群体可以是过去的、现在，或者将来的。例如预防性的健康服务是以未来为导向的。

6. 环境控制 是指人控制自然因素的能力，试图改变自然环境中影响人的因素。例如天人合一的思想等，有人相信人对自然因素的控制就会积极就医，反之，如果认为自然是不可战胜的，就不会积极就医。

（四）文化关怀理论

美国的简·怀森(Jean Watson)博士提出了文化关怀理论(culture caring theory)。怀森认为关怀是一种道德法则，是两个个体之间的一种人际关系的体验，这种体验表现为关怀活动的双方都能进入对方的内心世界，从而使关怀者和被关怀者双方在认知上得到认同、人格上得到升华、文化上得到同化，形成超越语言的超越式文化关系，并通过心灵的感悟、非语言的交流、精神的体验、超越文化间的关怀行为等特有的方式表达出来，即超越式文化关怀理论。它主要以10个因素为基础，展开超越文化的思维和认识，才可能实施超越文化的护理关怀。

（五）坎目平赫及博卡图的健康服务的文化能力

坎目平赫(Campinha)及博卡图(Bacoto)定义了文化能力在健康服务中的形成，包括文化认知、文化技能、文化知识、文化意愿、文化邂逅等。

随着当今社会越来越清晰地认识文化的多样性，文化护理照顾的异同性变得尤为重要。虽然这一理论并未为护理照顾提供特别指导，但它为知识收集提供了线索，并为决定哪种护理照顾是服务对象需要的或最有益于服务对象的提供了理论框架。

第二节 文化背景

人生活在一定的社会文化环境中，每个人都有自己的文化背景，然而生活在这一特定社会习俗、价值观念和信仰所组成的文化环境中，没有人先天就带着文化背景而降生，生下来就会说话、用筷子或用叉子用餐。一个人不管讲什么语言，用筷子或用叉子吃饭，还是习惯于吃生食都是后天他人教会的或自己学会的社会化的结果。一旦他们接受和运用这样的文化，那么与这一特定文化一致的价值取向和行为表现及处理各种事物的态度就形成，进而影响个体对健康与疾病概念的认识和求医方式。文化背景中，尤以文化遗产和文化素质影响较为突出。

一、文化遗产

不同国家、不同民族都有自己的文化遗产，产生了人们对生活、周围环境的不同行为、价值观和信仰。文化遗产是经过历史的实践证明，并被多少代人一致认可，值得保留、继承的传统文化财富。它极大地影响着人的世界观和价值观的形成。例如：中医药是中华民族的文化遗产，对中国人解释和治疗疾病有潜移默化的影响。如流行性感冒，中国大多数人并不认为这是一种严重的疾病，主要是因为他们受中医的文化影响，用外感风寒或风热的理论应用一些中成药就可治愈。而在欧美，流行性感冒被认为是一种比较严重的疾病。另外，中医学善于从整体、宏观、动态的视野辨证论治，虽然西医学也要"先收集症状与证据，然后进行论治"，但这里的"症状"不是中医的"证"，"证据"也不是中医的"证"。

二、文化素质

人生活在各种不同的自然和社会环境中，这一特定的文化背景，如不同的信仰、风俗习惯、道德、社会文化准则影响着每个人的个性发展和心理发育，表现出不同的文化素质。不同文化素质的人对待心理、生理、社会压力的行为反应及适应方式也不同。例如：根据西班牙文化，认为"邪风"是引起疾病的根源，因此给新生儿带上帽子，防止风从耳朵吹入引起疾病。在中国文化中，"坐月子"的文化也一直延续至今，人们认为在产褥期，即为"坐月子"阶段，要尽量坐床休息，避免过堂风，还要头戴帽子或裹毛巾，穿厚衣服，避免洗凉水等，这是从中医的角度认为这些行为是为了避免风寒侵袭到产妇体内，留下后遗症。一个人的文化模式最初受到家庭的影响，后来由于交流范围扩大，受到社会、朋友、老师或媒介等的影响。

三、文化的影响

（一）文化背景的影响

文化背景往往影响个人的行为、价值观念、生活习惯、对健康与疾病的认识和求医态度。例如：由于文化传统的影响，东南亚和中国人，患病后信仰中医、中药、针灸治疗；印第安人、吉普赛人则喜欢选择自己部落的草药治疗。藏族生病时则信奉喇嘛、活佛治疗。彝族以十二生肖轮回记日，认为其与天地同存、与日月同辉并永世不灭，所以彝族人忌讳使用牛黄、蛇胆、虎骨等十二生肖中的动物作为药材。日本人信奉中医阴、阳、五行学说，认为疾病由于冷、热、阴、阳失调而致，采取"祛邪固本"，阴阳平衡原则治疗疾病。

护士同样是社会的一员。具有自己特有的文化模式。在护理实践中，要注意了解服务对象的文化模式特点，对健康与疾病观念、求医态度、生活习惯及传统的治疗方法等与科学的生物、心理、社会模式进行比较，发现护理服务的异同性，提供满意的护理服务。

（二）文化背景对死亡现象的影响

死亡是生命的终结，而对死亡的认识与文化密切相关。我国传统文化对死亡的观点有传统的死亡心态文化和行为文化。其中传统的死亡心态文化包括死亡意识文化和心理文化，如对待自杀的态度、死亡价值观，对待死亡的态度、临终时最关心的事情等。而传统的死亡行为文化即包括不同民族的居丧习俗，如哭丧的习俗，不同民族的埋葬方式，有天葬、火葬、水葬、悬棺葬、土葬等，以及不同的埋葬制度、丧礼及丧服制度等。

（三）文化模式对疼痛反应的影响

由于不同的人拥有不同的文化模式，对疼痛表现出的反应也不同。有的人对疼痛采取忍受的态度，保持镇静，不会轻易为了解除可以忍受的疼痛去求医问药，这些人往往认为因这点疼痛大叫大喊在他的价值观念系统里是不允许的，此概念在英国绅士中表现显著。在欧洲的西班牙，当疼痛时，他们用宗教仪式，如祈祷、参加集会等来减轻或消除疼痛。在这种宗教内容中，相信癌症疼痛是对他们的惩罚，是生活的一部分，只有忍受了疼痛才会进天堂。而在意大利，大多数人认为疼痛影响他的康宁和正常的生理活动，有必要立即寻求医疗帮助解除疼痛。由此，护理人员在观察疼痛时，要注意个体文化差异，各自对待疼痛采取的态度，正确判断疼痛的程度和病情变化。

（四）文化价值冲突对健康的影响

因为不同的人具有不同的文化背景，形成不同的文化素养和价值观念，在看待事物时表现出不同的理解和看法，在处理问题时采取不同的方法和行动。因这种文化价值观念不一，造成处理问题的方法和措施不一致的现象称为文化价值冲突。文化价值冲突可以出现于不同民族文化之间，也可以出现于同一民族中不同年龄个体之间。

文化价值冲突在现代社会较为普遍。这种冲突可以产生压力，适应不良往往可给人带来一系列的健康问题。例如：在大多数的西方国家，孩子自幼时家庭和社会就培养独立生活、主动和自觉学习能力，几乎不到18岁就开始独立生活，表现出很强的独立性、竞争性。这些孩子易出现的文化价值冲突是：固执己见，以自我为中心，爱和被爱、被照顾冲突等。目前我国年轻父母"望子成龙"心切，从牙牙学语就开始送出去、请进来培养孩子专业特长，开发孩子智力。学校教师拼命追求进重点学校升学率，布置大量的习题作业，累得孩子喘不过气来，完全占有学生的休息和锻炼时间。然而，这一切并不是孩子所期望的，也许正好与孩子的愿望相背离。以上家长和教师对孩子的这些培养方法，固然是从孩子的未来着想，但并非考虑孩子的自然健康成长，是否每个孩子都能适应，对于部分承受不了的孩子来说，反而给带来了极大的心理压力，表现出焦虑、恐惧、抑郁等，从行为上孩子表现出反抗、不服从、逃学等，久而久之，给孩子的身心健康带来极大的不利，这就是文化价值的冲突所致。

护理工作的对象是具有不同文化素养的人，要理解他们对自己健康、疾病的文化信仰和价值观念，作出正确的评估，有利于制定个体化的护理计划，避免由于护患文化、行为模式差异而影响护理的有效实施。

第三节 文化休克

一、文化休克的概念

文化休克（cultural shock），又称为文化震撼、文化震惊。美国人类学家奥博格（Kalvero Oberg）在1958年提出，特指生活在某一种文化环境中的人第一次进入到另一种不熟悉的文化环境，因失去自己熟悉的社会交流的手段和符号所产生的思想混乱与心理生理的精神紧张综合征。文化休克这一概念最初称为那些突然移居国外的人所患的一种职业病。有人认为一个人进入一个陌生的文化环境，就完全看不到自己熟悉的一切，或只能看到小部分熟悉的东西，他就会像离水的鱼，不得其所。不管你的心胸多开阔,用意多善良,硬使你失去一系列支柱,你便会感到沮丧和忧虑等。它像多数疾病一样,有其自己的症状和治疗方法。然而它并非是只有那些移居国外的人才患的一种职业病,一个人在一生中不可能不经历环境改变,体验过不适应的感受,就有可能是患了这种病,如童年时离开家进入幼儿园、学校,工作后因工作需要调动工作单位,患病时住进医院等,都会经历适应新环境的感受。

(一) 文化休克的原因和临床表现

1. 原因　主要是由于突然从一个熟悉的环境到了另一个陌生的环境,从而在沟通交流、日常生活活动、风俗习惯、态度和信仰等方面产生问题。例如:一个人从熟悉的国度到异国他乡,面临陌生的文化环境;一个护士因为要护理与她不熟悉的少数民族病人,而感到惘然。

2. 临床表现　文化休克是一种精神紧张综合征,它表现为生物、心理、情绪三方面的反应。文化休克的表现是随不同的个体所处的不同境况而有差异,但常见的症状有焦虑、恐惧、沮丧、绝望等。

(1) 焦虑:是指个体处于一种模糊的不适感中,是自主神经系统对非特异性的、未知的威胁的一种反应。

1) 生理方面表现:心率增快,血压升高,呼吸次数增多,出汗,面色潮红或苍白,瞳孔散大,声音发颤,手发抖,坐立不安,失眠,疲劳或衰弱,也可能尿频或感觉异常,饮食不佳甚至出现恶心呕吐。

2) 情感方面:自诉不安,缺乏自信,神经过敏,恐惧紧张以至失去控制,亦可表现为容易激动,爱发脾气,哭泣,谴责他人,话多或喜提问,过多地重复某些动作,如洗手、喝水、进食、睡眠、吸烟等,或表现为退缩、缺乏主动,害怕与他人有身体上的接触,感到无助。

3) 认识方面:思想不集中,对周围环境缺乏注意,健忘,沉思或思维中断。

(2) 恐惧:由于一种被认为对自己有威胁和危险的刺激所引起的痛苦不安的情绪状态,其反应可能是恰当的或不恰当的。恐惧不同于焦虑,在于本人能识别这种威胁,而焦虑时不能正确识别威胁。恐惧与焦虑表现程度上的不同,焦虑是恐惧缓和或减轻后的一种不安情感,当个体处于恐惧状态时表现为:

1) 能直接叙述所感到的威胁或危险(可能是存在的、潜在的或想象出来的)。

2) 对于一件有威胁的事、物或人有控制不住的害怕、紧张感。

3) 在恐惧时,可出现脉搏和呼吸增快,血压升高,不安、手发颤,出汗,唠叨,说话时声音发颤或音调改变等。

(3) 沮丧:由于进入一个陌生的环境,对不熟悉的社会文化环境产生失望、悲伤的情感。当个体处于沮丧时,可表现为:

1) 生理方面:胃肠功能下降,食欲下降,便秘,体重下降,活动减少。

2) 情感方面:愤怒、忧虑、懊丧、哭泣,与世隔绝,失望、退缩、敌对。

(4) 绝望:是人处于自认为走投无路,没有能力活动的主观状态,可表现为:

1) 凡事被动,说话减少。

2) 对刺激反应降低,感情淡漠。

3) 不愿理睬他人,可说话时耸肩,垂头丧气,闭目以对。

4) 生理功能低下。

5) 对活动采取消极的态度、被动或不参与。

(二) 文化休克的分期

每个人文化休克受各种因素的影响差异很大,文化休克大体上可分为四期。

1. "兴奋期" (honeymoon phase)　"兴奋期"又可称为"蜜月期"。此期可用"兴奋"二字来概括。对于一个人在最初适应新环境时,常被新环境所吸引。如对于旅行者,到了新的环境,就有一个新奇的感受,有很强的愿望去愉快地观光,了解当地的风土人情,学习当地语言、生活习惯等,并有计划地执行旅行计划。

2. "清醒期" (disenchantment phase)　又称为"沮丧期"。如果外国人要在异国他乡长期留下并需切切实实地应付生活中的实际问题,一般欣喜、好奇心不会持续太长,正在这个时候进入"清醒期"。其特点是以敌视及蛮横无理的态度对待东道国。显然,产生这种敌视的态度是由于移居国外的人在其调整适应的过程中遇到许多实际困难,其中有住房、交通、购物问题,还有所在国的人对他们所遇到的所有这些困难漠不关心的问题。当地人会帮你忙,但他们不理解你对这些困难那么操心的心情。因此,他们必然对你及你的困难显得熟视无睹、麻木不仁。结果造成"我不喜欢他们"。你变得蛮横不讲理,同来自你本国的人凑到一起,指责东道国及其做法,并非难那里的人。但这种批评是不客观的。你不试图去解释造成这些困难的环境及历史背景;说起话来好像你所经历的这一切或多或少是所在国的人故意制造的,专叫你不舒服。

远离家人、朋友,深感孤单,有"梁园虽好但不是自己的"感受,你便会来到本国的其他侨民所聚集的小天地里去避难。在那里,你可以源源不断地听到数落当地人,甚至丑化东道国,议论时充满感情,将沮丧、退缩、愤怒等表达出来。在此阶段,往往会出现以下两种表现:一种是敌意,表现为看不起本地人,嘲笑所在的地区或国家;有的人还可能损害个人或共有财产发泄敌意;另一种是回避,回避与当地文化的接触。不愿意讲也不愿意学当地的语言,并且不愿意与当地人接触。从某种意义上讲,这个阶段对新环境的迷惑和对旧环境的依恋是文化休克综合征中最难过的阶段,你能从中摆脱出来,就将继续待下去,否则你将会在神经崩溃之前便离去。

3. 开始转变期(beginning resolution) 如果外来人能懂一些这个国家的语言,自己出外走动走动,他们便开始打开通往这个新文化环境的道路。个人开始努力去学习适应新环境的行为模式,开始了解、熟悉环境,交朋友,尽可能参加新环境的日常生活活动、当地庆祝节日活动,熟悉本地人的语言,即使仍然有困难,但却采取"这是我的问题,我得忍着点"的态度。幽默感开始发挥作用,不再去挑剔东道国,而是拿当地人开玩笑,甚至拿自己的问题来开心,帮助自己修复自己。

4. 工作期(working phase) 到此阶段,个人调整即将全部完成。在现阶段中能接受所在国的习俗,把它仅仅看作是另一种生活方式。在环境中生活已不再感到焦虑,虽然在社会交往中,不时还会有压力。只有完全理解掌握社交中所使用的所有方式以后,这种紧张才会消失。在很长的一段时间里,你能听懂所在国的语言,但并不能肯定其含义。完全适应后,你不仅能接受当地饮食和风俗习惯,"入乡随俗",而且实际上已开始享受其乐趣。一旦要离开这个已熟悉的环境,会依依不舍,即使是回到曾经熟悉的环境,也倍感不适反而产生文化休克。如果是永远离开这个已熟悉环境,将会令人十分思念那个国家和已熟悉的人们。

(三)应对文化休克(coping with culture shock)

文化休克的诊断是基于文化休克"清醒期"的行为改变。文化休克的应对能力除与个人健康状况有关外,还与年龄、以往应对生活环境变化经验和平常的应对类型等有关。儿童对生活形式变化适应较快,因他处于学习阶段,生活习惯和生活方式尚未定型。而对于成年人、老年人来说,习惯的生活方式,固定的文化模式已形成,他的个人活动会不自觉地按习惯模式展开,而且以固有的方式去学习新东西。

一个人对以往的各种变化适应良好,他应对文化休克也会顺利。相反,生活上缺乏变化的人,其适应和应对能力表现较差,因他的应对机制比较单调且固定,而不能随机作出相应的反应。然而,对外界变化做出一般性反应和易适应的个体,与对外界变化容易做出特殊反应的个体比较,应对文化休克的能力要常,且异常表现也较轻。

二、住院服务对象的文化休克

(一)住院服务对象的文化休克

服务对象因病住院,从家庭的熟悉环境来到医院陌生的病房文化环境,造成服务对象不适应而出现的一系列精神紧张症状。这种住院服务对象文化休克的出现是因为:

1. 沟通交流障碍 服务对象从熟悉的环境来到陌生的医院环境,由于文化的差异,会产生语言沟通交流障碍及对非语言沟通的误解,导致护患关系的不融洽,更加重了服务对象的焦虑和孤独感。如服务对象在言语交流中不断听到一些生疏的医学专用术语,如备皮、灌肠、心电图、腹透、胸透、CT等。非语言交流中错误的理解,如医生的忙碌、护士不停地穿梭于病房、各种仪器的报警等都会给服务对象造成一种紧张气氛。

2. 日常生活活动差异 医院环境的布局不同于家庭,医院仪器、设备的使用不熟悉和不方便,如调节床的高度、床上使用便器,严格的探视制度、作息制度,都需要服务对象花费时间和精力去适应,因而造成克服日常生活活动的改变而引起文化休克。

3. 习惯 服务对象需淡化原来的角色来扮演服务对象角色,适应医院制度,穿病员服装,遵医嘱绝对卧床休息,被迫改变以往的生活习惯来适应新环境。陌生环境中的气味、色调、吃、住、用等习俗与原来的环境存在很大差异,而服务对象又必须了解和接受新环境。

4. 孤独　服务对象住院后,遇到的是陌生的人、陌生的环境、陌生的文化,又离开了自己所熟悉的文化环境,与家人、朋友、同事分离,孤独感油然而生。特别是住隔离病房、单间病房,限制了社交范围,更加觉得孤独。

5. 态度和信仰　医护人员常易忽视服务对象态度与信仰,认为服务对象应被动地接受治疗和护理,不必要知道病情和治疗护理方案等,不考虑服务对象参与医疗护理过程。有时不理解服务对象的风俗习惯,如有些民族在术前准备不宜剃阴毛,有的民族手术前要进行祈祷,对信仰伊斯兰教的服务对象的尸体要进行特殊的尸浴等。

(二) 减轻住院服务对象的文化休克

护士是帮助服务对象减轻和解除文化休克的最重要的成员。护理人员要积极有效地实施护理方案,减轻或解除各种引起文化休克的紧张因素:

1. 帮助服务对象尽快熟悉适应医院文化环境,使其主动接触医院文化环境中的文化模式。护理人员要营造一种温馨、和谐的家庭气氛,病室整齐清洁,尽最大努力满足服务对象的要求。服务对象入院后,护理人员要主动热情接待,通过自我介绍、入院介绍、病区工作人员及有关制度的介绍,使其尽快适应新的环境,使其通过护理人员良好的第一印象,减轻或消除恐惧、紧张心理与陌生感,增强适应新文化环境的信心及对护理人员的信任感,主动接触医院环境中的文化模式,改变自己以往的生活习惯,适应医院的生活方式。

2. 建立良好的护患关系,正确地理解服务对象的要求。语言是文化的一种形式,语言交流障碍往往会影响医疗服务和护理质量,造成沟通障碍。有效的语言交流应建立在双方都能听懂及理解的层面上。护士应采取与服务对象文化背景一致的沟通方式,用尊重性、礼貌性的称谓和通俗易懂的语言鼓励服务对象及家属谈论自己的感受及想法,并鼓励他们多提问题。如护士可以问"你今天感觉好吗?""你对自己疾病的感受是什么?"等。通过鼓励交谈,明确服务对象的感受。护士回答服务对象的问题时不要用医学术语,尤其是对文化程度低及理解能力差的老年人,更要耐心细致地解释,这样可增加亲切感,融洽护患关系。

3. 尊重服务对象的风俗习惯和宗教信仰,理解服务对象的行为。在护理工作中,护理人员应尊重病人宗教信仰方面的需求,允许他们默经诵佛或做祷告,尊重病人的人格,理解他们的行为,使其感受到被关爱,而不用"奇怪""莫名其妙""不可理喻"等形容服务对象。在饮食方面,充分尊重服务对象的饮食习惯,在不影响治疗的前提下,提供适合不同个体的饮食护理。同时,尊重不同民族的风俗习惯,比如和服务对象共度他们的民族传统节日等,这样不仅可以增进友谊,还可驱散服务对象的思乡之愁,缩小护患文化差距,减轻文化休克。

4. 提供良好的健康教育。护理人员应根据服务对象的文化背景,如接受能力、知识水平,有目的、有计划、有步骤地对服务对象进行健康教育。同时还可以采用集体或个别指导方法,通过板书、多媒体、讲解、宣传册等形式,进行疾病预防、治疗、护理和康复知识宣教,使服务对象正确认识疾病,积极参与疾病的治疗和护理过程。如糖尿病的病人出院后的健康教育影响着病人的生活质量,除了要教会如何正确认识疾病的知识外,尤其应注意如何预防疾病的并发症等问题,教会病人正确使用胰岛素,以及日常生活中的饮食合理安排,运动相宜等。

第四节　提供满足服务对象文化需要的护理

不同民族、不同地区、不同社会阶层的人际交往都有各自的一些规矩、礼节,乡规民俗,禁忌戒律,请客吃饭敬酒,婚丧寿庆,都有其礼节。蓄长短发式,坐卧行走姿势等,都有讲究。为了在护理服务中,维护社会与服务对象的利益不受侵害及服务对象个人社会文化行为的充分自由,提供适合个体文化需要的服务。多元文化护理是护理人员面对具有不同文化背景的服务对象,提供适合其不同个体文化需要的护理。从理论上讲,护理人员了解服务对象与健康有关的文化信息越多,所提供的护理能满足服务对象的需要的机会越多。然而,在实际护理工作中,如何提供多元文化护理,是目前值得探讨的重要课题。针对服务对象的文化需求,提倡多元文化护理从以下几个方面开展。

一、护患交流方式因人而异

交流是实施多元文化护理的前提,提高护士

交流技巧是保证护理质量的关键。努力掌握外语是当今多元文化护理的第一需要，以便为不同民族的服务对象服务。在语言和非语言交流的方式上，要注意东西方的文化差异。

（一）语言交流

如欧美人见面喜欢问好，中国人喜欢问饮食起居，而日本人则躬身致礼等。西方人谈话涉及面广，如气候、爱好等，但触及个人家庭的隐私则缄口默言。中国和国外对于颜色、数字、行为、食物、花卉、动物乃至邮包，都有不少禁忌，如西欧国家以黑色为丧礼的颜色，蒙古忌黑色、巴西忌棕黄色、比利时忌蓝色、埃塞俄比亚忌淡黄色。在数字方面，西方人忌"13"这个数字，日本人忌"4"，因为"4"在日语中与"死"发音相同。我国各地也常忌讳与不吉利字眼发音相似的字。西方人特别是美国和法国人谈话时，喜欢用手势帮助信息的表达，而中国人却不同。然而，与这些人交流时，不仅要在行为上避免它，在言语中也应躲开它。宗教信仰不同的人，谈话中要避免宗教问题，和宗教徒交往，必须尊重他们的宗教情感，决不能用语言伤害他们的宗教情感。

（二）手势

也像语言一样，存在着民族和地区上的差异。中国人常用手指表示从一到十的数字，西方人表示的方法就不一样，他们从拇指起表示一，扒开示指为二，而我们用来表示八。西方人把拇指与示指连成一个圆圈，其余三指伸开表示"OK"，即"满意"或"行"。我国则用以表示"零"这个数字，日本人则用来表示钱，当他们做出这个手势时，你若点头，就表示同意给他一笔佣金。在巴西，这是一种猥亵的符号，对女性表示你在引诱她，对男性表示你在侮辱他，有时还作为一种同性恋的符号。

跷起大拇指在我国和一些国家表示夸赞或钦佩，但美国、英国、新西兰、澳大利亚则作为拦车时的手势，我国拦车则用招手的办法。西方人还用拇指朝下表示坏或差之意，也表示反对或不接受之意，我国用小指表示差或藐视，日本人则用拇指表示老爷子，用小指表示情人。在希腊，翘起拇指却表示够了。两个大拇指不停地、有规律地互相绕表示闲极无聊或无事可做之意。伸出示指而弯曲在我国表示九这个数字，英美一般都用于表示招呼某个人到他那里去。美国人用伸出示指向上表示呼唤服务员。在亚洲一些国家，却常表示叫一条狗或别的动物，是万不可乱用的。日本人招呼侍者，手臂向上伸，手掌朝下，并摆动手指。在非洲各国餐厅吃饭，叫服务员，须要敲打餐桌。在中东各国，叫人时轻轻拍手。谈判成功时，非洲人常情不自禁地展开手掌，向上举起，另一只手握拳撞击掌，以表示满意。阿拉伯人则用双手握拳，示指和中指张开如"V"字，表示胜利。使用这一手势应注意使手心向外，若手心向内，在英国和澳大利亚，则被认为是一种猥亵的信号。英美人士用示指对着人来回摇动，表示不赞同或警告。阿拉伯人坐着把鞋底对着对方，表示对人的深恶痛绝，是发泄愤怒，蔑视对方的一种姿态。和阿拉伯人交谈，还切不可跷起二郎腿，随便摇动手脚。他们表示不懂时，会在你面前摇摇手。

在许多国家里，告别的方式都是举起右手挥动表示再见。然而，意大利人则习惯伸出右手，掌心向上，不停地一张一合。印度、缅甸、巴基斯坦、马来西亚人则用手掌向自己一侧挥动，和一般招呼人的手势差不多。

可见，如何使用手势是相当重要的，每种手势都反应其民族及文化背景，使用不当，常会造成尴尬的局面或导致一些不必要的误会。

（三）身体姿势

用点头和摇头表示肯定或否定，在许多国家和地区是通行的。许多国家中年以上的人喜欢用手抚摸孩子的头，表示对孩子的亲昵和喜欢，在马来西亚、泰国和一些伊斯兰国家却不能这么做，他们认为头是万物之首，即使是孩子，也是碰不得的。一些亚洲人，遇到伤脑筋或不顺心的事，常举起右手抓自己的头皮，多数西方人则用挠头表示不理解或不懂，示意对方重新给予解释。在日本，这种姿势表示不满或愤怒。英美人士把手放在椅子的扶手上，用中指在示指上交叉是祈求顺利。

二、安排合适的个人空间

个人空间是围绕一个人体的区域范围，并指此人占据或意识到的周围区域。人对空间的概念是不完全一致的。空间的概念与个人平时生活或工作习惯适应的空间大小有关。对于一个适应了较宽敞办公或居住环境的人来说，搬迁到窄小、拥挤的空间肯定会感到难以适应。对于中国来说，排队上公共汽车，一个接着一个，车箱里人挨着人，这是常事，大家也习惯了。而对于一些西方人来说，在这种情况下，他们也许会感到很不自在或很别扭,也只好是"入乡随俗"了。

一般来说,东方人喜欢与人交流,好群居,人际交往距离相对较近;而西方人,个人隐私感强,好独居,人际距离也相对较远。因此,对于不同民族的服务对象,在病房的安置上应有所区别,中国人住院大多喜欢大房间,2~4人一间,便于交流;西方人住院宜安排单间,安静而舒适。近年来,随着我国经济水平的提高和生活条件的改善,生活方式日渐改变,服务对象对住院条件要求增高,要求住单间的特殊病房、家庭病房、母婴同室的温馨病房等,都是开展多元文化护理,满足不同层次服务对象的文化需要的体现。

三、按不同社会中家庭文化的差异实施护理

家庭是社会的细胞,是社会结构中的核心。一个人的文化行为主要是受到家庭和社会的影响而形成的。而在成长过程中受到某种文化的影响,在不知不觉中形成特定的世界观,世界观支配其行动,这种现象称为文化约束(culture bound)。每个人将从自己特有文化角度来看待和处理事物。护士要认识到不同民族不同的文化约束,按其文化背景及风俗习惯,对健康的认识给予适当的护理。如一位78岁男性服务对象,香港人,信奉天主教。回内地探亲,不幸突发急性心肌梗死,发病后神志清楚,急送医院救治1天后,病情仍继续加重。服务对象要求,他将安然应天主召唤升入天国。后终因病情继续恶化进入濒临状态。医院仍继续竭力抢救,但家属谢绝抢救,向医院递交书面请求,说明是为了遵照服务对象的意愿,顺其自然,幸福安然地与天主同在。另有一信奉伊斯兰教的回族服务对象,正逢斋日因肺部感染而住院,他仍坚持按教规禁食。护士应尊重服务对象的信仰,按规定白天避免涉及饮食护理,晚上则根据其饮食习惯提供没有猪肉及动物血类的食物,以满足服务对象的生理需要。

一个人的文化行为受其家庭文化的影响。西方人在成长的过程中很注重自理能力、独立自主的培养,所以,对于某些服务对象,即使是病情严重,甚至按医嘱要求要绝对卧床休息,但他们还表现出很强的自我意识,不愿意依赖他人或接受他人的生活照顾。如一来华访问的美国学者,因中毒性肺炎住院,输液期间不习惯于床上小便,而要求自行入厕小便。在自行带着输液瓶入厕不方便的情况下,护士主动提供帮助,可服务对象坚持自己能行。护士针对此种情况,在病情允许的情况下,应加强巡视,善于主动观察和尽早发现问题。病情不允许时,需要向服务对象说明绝对卧床的重要性,做好解释工作,保证服务对象的生命安全。

四、正确处理时间概念的差异

不同文化的人对时间的概念不同。有的人着眼于现在,而有的人着眼于未来,护士应根据不同民族的人的时间观念,合理安排生活起居与护理、治疗程序,不应死守常规。欧美人较注重将来胜于现在,对于此类服务对象入院时,将各种治疗、护理、检查等活动编入日程,事先告知服务对象本人,以便取得更好的配合。而另一些国家的人认为目前胜于将来,他们认为时间是灵活的,可以调整的。一切活动可等他们来了以后才开始。如一美籍英语教师,门诊诊断为胆囊结石需手术治疗,他欣然答应了并带着诊断书到将要入住的病室看了一下,对护士长和主管医生说:"我现在还得回校将工作做完,请将有关我的治疗、护理活动日程安排好,我明天一定按时住院"。这样,护士要根据不同服务对象的时间概念差异,合理安排一切工作,尊重他们的要求,让服务对象满意。

五、确保与健康有关的环境稳定

与健康有关的环境分内、外环境。内环境指心理因素。外环境包括饮食与营养、预防保健与控制污染。内环境的平衡主要通过满足服务对象的心理需要来达到。如对于欧美人,大多数人信教,睡前必祷告。护理人员查房时,应做到"四轻",即走路轻、操作轻、说话轻、开关门轻。尽量减少打扰服务对象,保持环境安静,使服务对象情绪良好,心理上平衡。在外环境控制方面,应创造条件供给营养丰富、品种繁多且适合于不同民族服务对象的需要。对于西方人,有西餐供应,对于少数民族可按饮食习惯和要求准备饮食,保证营养需要。改善医院环境,同样是提高文化护理水平的体现。目前大部分医院注重医院环境建设,让服务对象一进院就领略到浓郁的文化气息。许多医院在一些病房,如家庭病房、儿科病房等,一改过去单一的白色床上用物和工作服,代之以温馨的粉红色、宁静的淡蓝色、富有生命力的淡绿色等,设置一种宜人的情调空间,渲染治疗康复的住院气氛,明显增强了护理效果,受到服务对象及家

属的好评。

六、护理措施应按生理差异而定

不同民族在体型、肤色、身体特征、心理状态、对疾病的敏感性和获得性上均有差异,由此,护理人员应正确理解且不可歧视。即使是对于同一民族的服务对象,有着许多共同的特点,但两者完全相同是不可能的。护理人员应掌握各自的特点,做出准确的护理评估,如欧美人一般体型偏胖,身材高大,既使腹泻几天,脱水体征也不容易觉察到。但在评估其脱水程度及计算补液量时,应结合患病前的状态综合考虑。由于不同民族的人在饮食上的生理反应不同,使各民族的饮食习惯各具特色。回族以洁净为本,不食气味怪异的食物或性情凶暴、形态丑陋的动物肉食,如猪肉;白族喜食酸、冷、辣味食物;傣族喜食糯米、鱼、鸡,烹调时喜加酸、笋调味等。因此,护理人员应根据饮食文化的需求差异,提供适合于服务对象个体需要的服务。

将多元文化渗透到护理专业之中,而导致了多元文化护理的产生。多元文化护理是护理人员按照不同人的世界观、价值观、不同民族的宗教、信仰、生活习惯等,分层次采取不同的护理方式,满足不同文化的人的健康需要。多元文化护理是社会进步的产物,护理人员只有在护理中考虑并满足了服务对象不同的文化需求,才能真正满足病人的需求,提供高品质的护理服务。

(吴小花 丁四清)

第六章

压力与适应

在这个竞争激烈的社会,压力对于每个人来说是不可避免的,人的一生中可能经历过各种不同形式的压力,而每次遇到压力也可能采取不同的应对方式。如刚入幼儿园小朋友面对陌生人的压力,之后有表现才艺的压力;学生有功课、升学的压力;成年人有就业、婚姻、生育、疾病、搬迁、升职、离职、退休、衰老、丧偶等的压力。如同 Hinkle 所说的"人只要活着就有压力",又如 Hans Selye 所强调的"完全没有压力就是死亡"。但是每个人对压力的感受和适应方式不一定相同,同样的压力对某些人来讲是有益的,而对另外一些人来讲则是无法忍受,甚至是有害的。因此,如何更快地适应现代社会,如何更好地促进服务对象的身心健康,是每一个专业护理人员应思考和解决的问题。另外,学习压力理论和知识,可以使护士进一步认识压力并积极应对生活、工作中的压力,有助于护理人员掌握和提高身心的适应能力,从而提高护理质量。

第一节 压力与适应的相关概念

一、人体的恒定状态

当个体面对压力时,会出现各种生理、心理方面的适应反应,促使个体恢复平衡,亦即恢复恒定状态。如果我们把压力当成原因,那么适应可以看成是适应的过程或技巧,恒定状态则是适应的最终结果。

人体的恒定状态(human homeostasis)是指机体为了维护内环境的稳定(internal stability),以及适应外在环境(external condition)所进行的一系列变化过程,因此它表现为一种动态的形式(dynamic form)。人体的恒定状态包括生理的恒定状态和心理的恒定状态,以及其他方面的恒定状态如社会的、经济的、生态的等等,无论哪种恒定状态受到干扰都会彼此相互影响。如一个人的心理恒定状态受到刺激或改变时,也会干扰生理的恒定状态,而社会的恒定状态受到破坏时,也会影响生理或心理的恒定状态。

(一) 生理的恒定状态

生理的恒定状态是指机体在遇到各种刺激时,通过生理的神经、内分泌系统调节机制维持的生理的恒定状态。其中,以延脑、网状系统以及脑垂体的控制功能最为重要。对于健康的人而言,这种恒定状态的力量是相当大的,当机体遇到任何压力时,机体会快速地作出反应,自动而敏锐地进行自我修正,如调整心率、呼吸、血压、体温、体液电解质、内分泌和意识程度等,以维持机体的恒定状态。

(二) 心理的恒定状态

心理的恒定状态指心理的平衡。心理平衡主要依靠各种心理过程和心理适应机制来维持。心理过程是指人们对周围事物由感觉到行动的全过程,它包括认知、情感、意志过程。认知过程是人的最基本的心理过程,是指人通过感官和神经系统对周围环境中的各种事物产生感觉,形成思维的过程,主要包括感觉、知觉、记忆、想象、思维等。在认识客观事物的过程中产生了对周围客观事物的态度,如喜欢或厌恶、爱或恨、赞成或反对、接受或拒绝等情感过程。意志过程是根据个人的情感体验,自觉地采取有目的的行动。心理适应机制是指人们遇到压力时,机体为了达到心理的恒定所采用的心理适应行为。

心理的恒定状态主要是以维持自我概念(self-concept)完整为中心。每个人都对自我有一个基本认识和看法,这些看法包括生理方面的自我和心理方面的自我。例如:"我觉得我虽然很丑,但我很温柔""虽然我长得很胖,但是我反应很敏捷""虽然我很瘦,但我很健康"等。当自我概念受到威胁,如本来自己觉得一向健康,但现在发生改变,变得不健康了,这时机体便开始通过心理过程和心理适应机制使自我不至于受到破坏,这就是心理恒定状态。

二、压力与压力源

(一) 压力

压力(stress)这个词来源于拉丁文"stringere",其含义为紧紧拉住或用力提取的意思。人们对"压力"这一概念早有认识,1867年Claude Bernard就提出了生物体的压力论点,即内在环境和外在环境的改变会干扰生物体的正常功能,因此生物体必须设法适应,才能够生存。1925年William Osler和Walter Cannon均写了有关压力是疾病的可能原因的文章。此外,1950年加拿大籍"压力理论之父"汉斯·席尔(Hans Selye),对人和动物作了大量的研究,将压力的概念应用于生物医学领域。

不同学科对压力研究的侧重点不同,对压力也有不同的解释。如Hans Selye认为压力是指当外界对身体有所需求时,身体所产生的一种非特异性反应。这种非特异性反应是一种没有选择性,可影响全身或大部分系统的反应。例如人体遇到压力时,全身的神经系统、内分泌系统、心血管系统以及免疫系统等均起作用,而不是某一系统或器官反应。该理论较局限于生理适应的领域。Hartl在1979年也提出压力是个体遇到各种状况需要做出改变时,身体和情绪的一种经历。1983年Numerof提出压力可以看成是一种非特异性的需求,使个体必须有所反应或采取行动的状态。此外,有人认为压力与焦虑相似,有人把压力与危机看成是同义词,混为一谈。

综上所述,目前普遍认为压力是个体对作用于自身的内外环境刺激做出认知评价后引起的一系列非特异性的心理及心理紧张反应状态的过程。Hans Selye把压力分成两种,即正向压力(eustress)和负向压力(distress)。正向压力也可以说是好的压力,是指一些令人愉快以及对健康或个人有好处的经验,如结婚、升学、晋职、乔迁新居、疾病痊愈出院等。当人遇到这些正向压力时,个人的健康功能状态随之增加。负向压力或不好的压力又可称为苦恼或窘迫感,如工作中紧张的人际关系、繁重的工作量、失恋、失业、患病、丧偶等。

(二) 压力源

压力源又称为应激源或紧张源,即能导致个体产生压力反应的内外环境中的刺激。换而言之,只要能影响或威胁机体恒定状态的稳定就是压力源,包括任何与机体有关的心理与生理的相异的因素。根据压力源的性质,压力源可分为以下四类。

1. 躯体性压力源 指对机体产生直接刺激作用的各种刺激物,包括各种理化因素、生物因素及生理病理因素等。如饥饿、疲劳、疼痛、病原体(细菌、病毒、寄生虫等)的侵入、疾病、高温、高热、低温、噪声、震动、光线过暗等。

2. 心理性压力源 主要指大脑中能产生刺激的各种紧张信息。如参加考试或比赛、工作不顺利、心理挫折及心理冲突等。

3. 社会性压力源 指因各种社会现象及人际关系而产生的各种刺激。如自然灾害、车祸、丧失亲人、失恋、社会环境改变、人际关系紧张、焦虑、害怕、生气、失落、不满、抑郁、无助、失望等。

4. 文化性压力源 指因文化环境的改变而产生的刺激。如由于语言、风俗习惯、信仰及价值观等方面的改变而引起的各种心理冲突。

就压力的本质而言,压力源无绝对的好坏之分,压力源对个体的正负面影响与个体的感受、现存的或潜在的支持系统、当时所处的情境、压力源的强度、压力源的数目以及所采用的适应方式等有关。并非每一种压力源都会对个体造成影响,也就是说并非每一个人对每一种压力源均会起反应,例如考试对于某同学是一种很大的压力源,会出现心慌、头疼、头晕、耳鸣、失眠等,而另一同学却倍感轻松,喜欢考试。一个人对压力有否反应,不仅取决于压力的本质,而且取决于这个人的个性倾向性和个性特征。

压力源的本质包含以下四个因素。

(1) 压力源的强度:强度不同对机体产生的压力大有不同,如患感冒和脑出血都是患病,但后者对生命的影响或威胁远远大于前者。

(2) 压力源的范围:身体局部的病变和全身的疾病都是压力源,如疖和败血症,后者的影响层面较大,可对个体产生更大的压力。

（3）压力源的持续时间：机体对压力源的反应与其持续时间相关。如糖尿病和急性胃肠炎两者均为压力源，但前者对个人所造成的压力影响或反应显然比后者大。

（4）压力源的数量：个体在同一时间经历的压力源的数量与机体对压力源的反应强度有关。如某人正在经历失业的困惑，同时又面对丧失亲人的痛苦，还要克服自身疾病的折磨等，此时机体受多种压力源的冲击可能表现出强烈的压力反应。

三、压力与焦虑、危机的关系

压力与焦虑、危机的概念从它们这三种现象的原因及其机制层面来看，有许多相似之处。有些心理学家把压力与焦虑视为一体，有的人认为压力与危机也无法分开，但从心理学的角度来分析，它们还是有其不同之处。

（一）压力与焦虑

焦虑是指人体对真实或假想中的危险或威胁，产生心理上的紧张、害怕、恐惧或不安。焦虑是压力源中最常见的一种，也是构成自我概念模式中应对问题的最主要原因。焦虑可以说是个人对现存环境无法控制，对未来无法预测，而产生的一种恐惧、忧虑相互交错的迷惘情绪。焦虑往往对象不明确，不能在现存的环境中找出确定的原因。

根据服务对象所表现出的行为特征，焦虑可分为三个等级：

1. 轻度焦虑 其行为主要特征有：

（1）感受力、注意力、警觉性和敏感性都较平常增强。

（2）能讨论问题的情境。

（3）能概括过去、现在及未来的经验，感官反应比平时增强。

（4）好奇心和学习能力增强，会反复提问和疑问增多。

（5）失眠，有轻度不安。

2. 中度焦虑 其行为主要特征有：

（1）感受力稍许受限，偶有注意力不集中，但能引导注意。敏感性降低，对周围的人和事物较不关心，接受外界刺激能力降低，表现出以自我为中心，无法学习新知识。

（2）依过去的经验来看目前的事，分析和解决问题的能力下降。

（3）声音颤动或音调改变，语速变化。

（4）坐立不安，来回走动、肌肉紧张、手部发抖，出汗、心动过速、呼吸增快，睡眠困难等。

3. 重度焦虑 个体无法自我控制，而出现恐慌状态。其行为主要特征有：

（1）出现身、心症状。

（2）语无伦次或不说话。

（3）无目的的活动或制动。

（4）无法集中注意力。

（5）心率、呼吸增快，出汗、肌肉紧张、瞳孔散大、脸色苍白。

（6）对周围的一切无反应，表情淡漠等。

轻度的焦虑可以增进工作和思考的效率与能力，例如在工作上要求按规章制度和操作流程执行，促使个人在平常的工作中注意按章办事，从而有利于杜绝差错事故的发生，保证高质量地完成护理工作。中度和重度焦虑则影响工作效率和身心健康。

（二）压力与危机

1. 危机的定义 危机研究专家杰拉德·卡普兰（Gerald Caplan）认为，危机是一个人重要的生活目标遇到障碍，利用常规解决问题的方法无法解决时，所引起的日常生活的混乱甚至瓦解。当人们觉得他们自己不能应对生活中的突然改变或突发事件时，就可以说他们处在危机之中。

2. 危机的特征与分类 危机具有四个特征，即普遍性、时限性、循环性和综合性。

（1）普遍性：指危机存在于所有人群的生活中，全人类各个国家的各个社会阶层的人都会存在生活危机，但是生活危机一定有主观能感受到的诱发事件存在。

（2）时限性：一般情况下，危机持续的时间较短多为4~6周，即危机具有时限性。其结果可能是使危机解决，亦可能是恶性循环。

（3）循环性：当危机事件发生后，可能会引发一系列的危机事件，即危机具有恶性循环的特征。

（4）综合性：当个体处于危机状态时，一般会出现身心综合性的反应，如颤抖、恐慌、出汗等，严重者会出现人格解体或社会功能受损。

3. 危机的分类 危机的产生总与特定的生长发育阶段和特殊的诱发事件直接相关。因此，根据危机的起源，可将危机可分为发展性危机和情境性危机。发展性危机是指个人生长过程中，各种不同的阶段所遇到的困难，一般是可以预测的,如学龄期儿童的入学危机、青春期的心理认同危机、成人的结婚及生子、老年期的退休危机等,这些危机的主要原因是个人的角色功能发生转变,新角色或新经历是以前未曾体验过和经历过的,如果事前未做好充分的准备,就不能足以应对新阶段的发展需要,而形成个人危机;情境性危机是指不可预测的突发事件或巨大变故所造成的困境,个体无法接受和适应这突如其来的改变,如突然的交通事故导致身体出现残障、亲人死亡、突然严重疾病、突然婚姻破裂等,都可能成为引发情景性危机的事件。

4. 压力与危机的关系　压力与危机的不同点见表 1-6-1 及图 1-6-1,可以清楚地了解压力与危机的不同点,以及压力如何造成危机的产生。

表 1-6-1　压力与危机的区别

压　力	危　机
• 个人身心每天或多或少均承受着压力	• 只发生在特定的生长发育时期或特殊的诱发事件
• 虽有程度上差异,但它普遍存在	• 短暂的,一般持续时间约数天至 6 周以内
• 个人所具备的适应机制足以应对压力	• 常用的适应机制不足以应付个人所面临的问题
• 足以磨损个人的身心健康	• 危机获得妥善的解决,可以提高个人的心理健康面临危机,个人更容易开放自己,接受他人的帮助

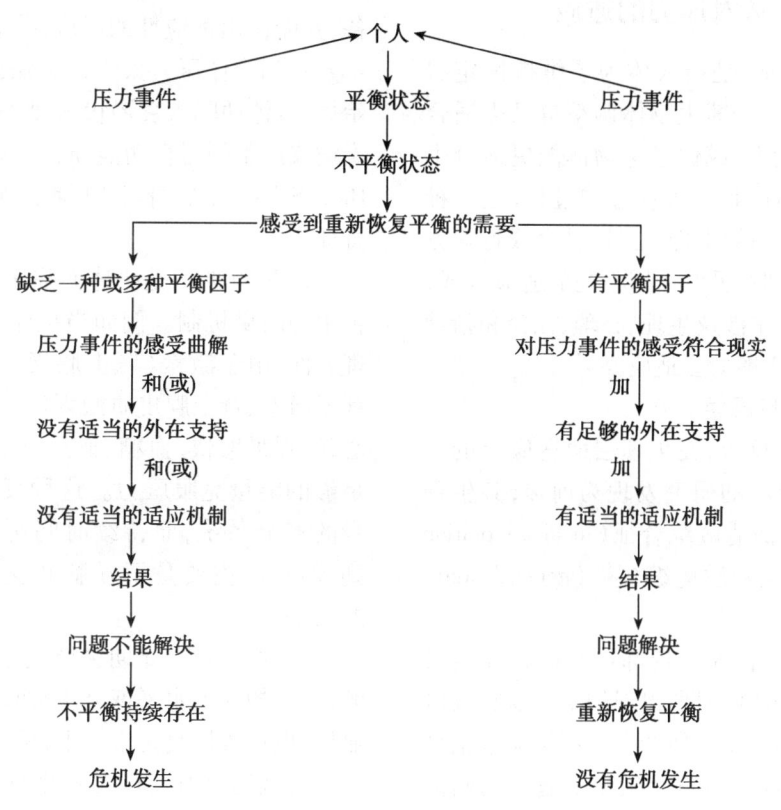

图 1-6-1　压力与危机的关系

图 1-6-1 说明了压力与危机的关系。在该图中展现了三项平衡因子与危机形成的关系,可以利用形成危机的三项平衡因子来协助自己或服务对象避免或预防危机的产生。

压力往往是危机产生的原因,但压力是否造成个人或团体的危机,主要决定与以下几个因素有关。

(1) 对压力的认知:如果个体对某种压力能正确地认识,认为压力是一种有益于健康、生活、工作、学习等的因素,便会接受和体验它,在此基础上压力转变成危机的可能性就小。如当个体认为考试是一种评价学习效果和巩固知识的有效手段时,则会集中精力,认真地、有计划地复习,愉快地接受考试。但当个体认为考试是教师故意难为学生,复习功课是件痛苦的事情,不知道要考哪些内容,但又担心成绩不理想等,害怕考试,此时,个体因害怕考试产生的压力发展成危机的可能性变大。

（2）足够的外在支持资源:当个体在遇到困难时,若可以得到他人的帮助,减轻或消除压力,压力发展为危机的可能性就小了。

（3）适应机制:适应机制是指个体在遇到压力时,理智的应对压力所采取的行为和方法。如个体在考试前,抓紧复习,总是应对自如,表现出对考试适应良好。而当个体表现为害怕考试,既担心考试成绩不理想,又不自觉系统而有计划地复习,结果考试处于惶恐不安之中,出现身心不平衡的时候,考试变成了个体的危机。

四、人体对压力的适应

适应（adaptation）是指人体为了维持恒定状态所使用的一切技巧,即生物体调整自己去适合环境的一种生存能力,或促进生物体能更适合生存的一种过程。适应是一种动态的过程,是一种包含有意识及无意识的生理、心理、社会或行为方式。个体遇到压力时,虽然采用不同的适应方式,但是适应层面不外乎涉及生理、心理、社会和精神层面,并总是尽最大能力去适应。

（一）生理适应层面

人体对压力的反应,在生理层面适应上的探讨主要以 Hans Selye 的研究发现为前提,其生理反应形式分为:局部适应综合征（local adaptation syndrome, LAS）和全身适应综合征（general adaptation syndrome, GAS）。

1. 局部适应综合征　局部适应综合征是机体在出现全身反应的同时所出现的某一器官或区域内的反应。身体对压力所产生局部反应包括许多形式,如血液凝固、伤口疼痛、眼睛适应明暗的生理调节等。无论何种形式局部反应,都表现出四个特征:①反应是局部的,不会引起全身反应;②反应是一种适应反应,必须在压力源的刺激下才能引发;③反应持续时间短暂,非持久性;④是一种复原性反应,即这种局部反应有利于身体局部恢复恒定状态。在护理实践中可以观察到许多局部适应的实例,如某人意外跌倒发生腕关节骨折,出现疼痛,其疼痛反射是中枢神经系统对局部刺激产生的局部反应,用以提醒服务对象考虑有局部损伤的存在,以利于采取适当的处理措施,保护身体组织避免进一步的损伤。如当个体由于创伤或各种感染,造成局部组织炎症,出现红、肿、热、痛和功能障碍时,这种症状的出现同样可以提示机体对局部组织的病变作出的适应性反应,保护机体不至于进一步感染和恶化。

2. 全身适应综合征　全身适应综合征是机体对于压力源作出的全身性、紧张性、非特异性的反应,它涉及身体的多个系统,主要是自主神经系统和内分泌系统的反应,下丘脑、垂体及肾上腺在压力反应中起重要作用,如图1-6-2。

有人把这种全身适应综合征称为神经内分泌反应。其反应包括三个阶段:①警觉期（alarm stage）:是当个体产生压力时,机体会产生一系列的生理适应性变化,使个体准备适应压力源;②抵抗期（resistance stage）:机体做好适应性反应准备,并能作出适应性的反应;③衰竭期（exhaustion stage）:当个体压力太大而无法减轻时,能量消耗殆尽,机体便陷入衰竭状态,此时可出现各种身心疾病或严重的器官功能损害。如表1-6-2所示为Hans Selye 的全身适应综合征在各期的反应特征。

1. 警觉期　是机体面临压力时,将动用的各种生理防御机制。例如当机体面临压力时,在生理方面,由于激素（肾上腺素、去甲肾上腺素、抗利尿激素、肾上腺皮质激素等）水平的提高,导致心跳、呼吸增快,血糖、血压升高等,使机体具有足够的能量克服压力。这种反应可以牵涉到全身的多个系统,而持续时间可以从数分钟持续到数小时,主要是下丘脑和交感神经系统作用的结果。

2. 抵抗期　此期主要是个体开始适应压力源,机体的激素水平恢复正常和稳定,心率、呼吸、血压、血糖等恢复正常水平,机体适应压力源。抵抗期的抵抗力因人和压力源的本质而异,强弱不一,持续的时间不一。如高考时初次翻开试卷时,可能出现心跳、呼吸加快,手部颤抖等反应,过几分钟或一段时间,开始适应考试,这种反应消失。

3. 衰竭期　由于压力强度过大或持续时间过长,使机体能量达到耗竭的地步,生理调节机制也消失,机体无能为力保护自己,而压力持续存在,使个体陷入死亡的状态。

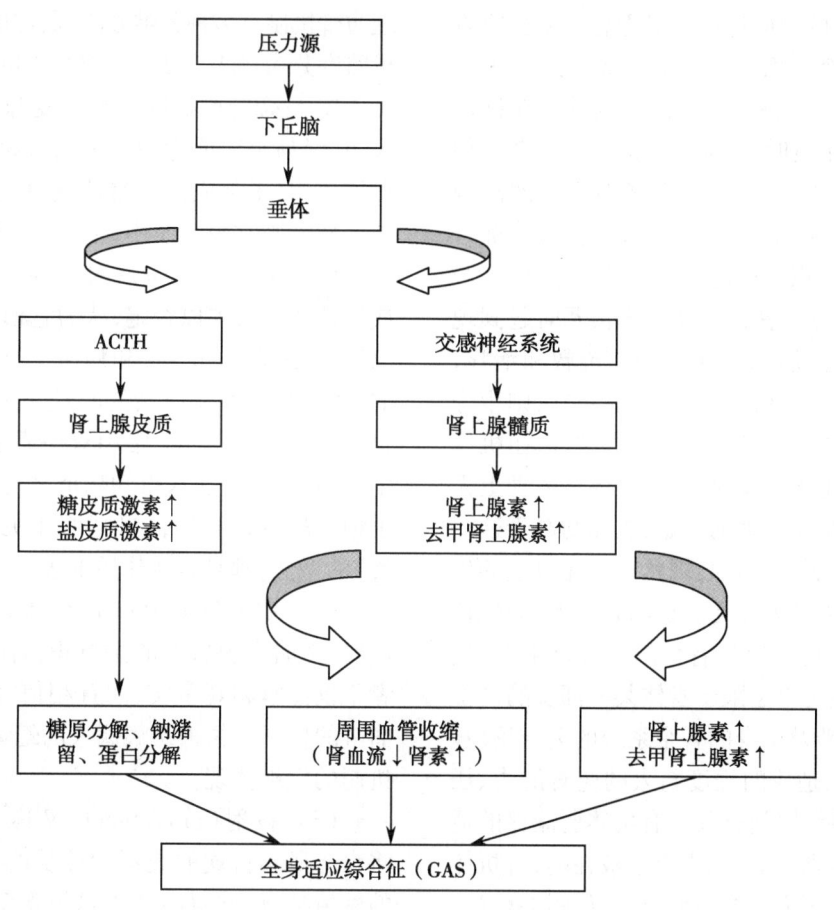

图 1-6-2 压力反应的神经内分泌途径

表 1-6-2 Hans Selye 的压力适应综合征

阶段	一般功能	人际关系	行为举止	情感	认识	生理反应
警觉期	• 动员的防御系统	• 人际沟通的效率降低	• 倾向目标导向，不安、冷漠、退化、哭泣	• 愤怒、猜疑 • 无助、焦虑程度升高	• 警觉、思考狭隘、僵硬 • 出现思考中断、健忘、无创造性	• 肌肉紧张，紧上腺素及泼尼松增加 • 紧上腺皮质及淋巴腺兴奋 • 血糖、血压升高、心率增快
抵抗期	• 适应压力 • 抗拒力增强	• 自我导向的沟通 • 利用人际关系满足自己的需要	• 自发行为 • 自我导向行为 • 出现逃避行为	• 防御机制的应用增强 • 可能出现自发的或夸大的情绪化反应	• 思考过程偏向习惯，直觉方式，非采取问题解决方式	• 激素浓度恢复到警觉前期 • 所有生理反应恢复正常或转为心身症状
衰竭期	• 个体及能源的枯竭	• 人际互动崩溃 • 沟通无效及瓦解 • 自我导向	• 不安、退缩、躁动，可能有暴力倾向或自我毁灭 • 生产力降低	• 沮丧、意气消沉 • 夸大或不当地使用防御机制 • 适应能力降低	• 思考瓦解、幻想、心神不宁 • 心智过程减少	• 衰竭、耗尽 • 肾上腺皮质激素耗竭 • 若压力持续或过强,则会造成死亡

生理层面上的适应过程上尽管有三个适应阶段,但并非每个个体面临压力时都经历这三个阶段。机体能对压力顺利适应时,适应过程在抵抗期就终止;适应不良时,适应就会进入衰竭期。如当服务对象意外发生车祸时,服务对象立即出现心跳、呼吸加快,血压可能正常或升高,机体准备代偿,服务对象意识尚清楚,表现为警觉反应。若服务对象被立即送往医院或医务人员及时赶到现场,机体处于代偿阶段,给予适当的抢救和治疗,出血止住,生理反应开始恢复或接近正常,则生理抵抗期终止,机体对压力适应良好。如果在机体抵抗期,医疗措施无法及时给予,机体在生理上无法代偿、调适来维持生理的恒定,机体则对于这一巨大压力无法克服而进入衰竭状态。在以上的生理适应层面,个体是处在无意识的状态下,而机体产生的一系列生理反应是有目的的维持生存,这些适应性的反应可以是限于身体某一部位的局部反应,也可以是涉及全身的各个系统的全身反应。Hans Selye 认为,适应的程度与人的应对能力、压力源的强度及持续时间有关。有机体所储存的适应能量是有一定限度的,如果能量被耗竭,有机体就会因缺乏适应压力的能力而死亡,如图1-6-3。

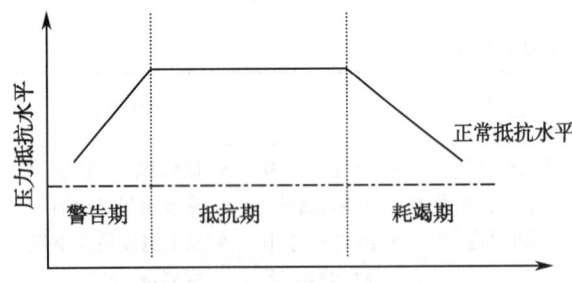

图1-6-3 全身反应综合征的三个阶段

(二) 心理适应层面

人们在面临压力时,除了产生生理的适应反应外,还会产生心理的适应反应。心理适应是指当人们经受心理压力时,如何调整自己的态度去认识和处理情况。一般来说心理反应主要指心理防御机制。虽然每个人的个性特征和个性倾向性不一样,但其心理适应的机制基本一致。人们在心理适应层面上,会有意识的或潜意识的采取自我防御机制来减轻压力。心理防御机制(psychological defense mechanism)又称心理防卫机制或自我防御机制,属于精神分类学的范畴,首先由弗洛伊德提出,指人们在面对压力源时,采取自我保护的心理策略,以减轻机体的焦虑、紧张和痛苦。心理防御机制有多种分类方法,最常用的是按照心理成熟度分为自恋、不成熟、神经性和成熟型四类。

1. **自恋防御机制** 即只爱恋自己,不关心他人,常轻易否定或歪曲事实。该机制主要在婴儿期被使用,正常成人也常使用,但多为暂时性的,精神病人则常极端使用,主要包括以下几种。

(1) 否认(denial):对已经发生的令人不快或痛苦的事实加以否定,认为它根本没有发生,借以逃避心理上的不安和痛苦。这是一种无意识的、较为简单而又原始的心理防卫机制。如小孩打坏了东西、闯了祸,常用双手蒙住眼睛当做没发生这回事;癌症病人得知病情之后,不承认自己患了绝症的否认心理,这种"眼不见为净""掩耳盗铃"的做法,都是否认作用的表现。

(2) 曲解(distortion):个体为符合自己内心需要,歪曲客观事实的潜意识做法。应用该机制者不仅曲解客观事实,而且相信客观事实就是所曲解的样子。精神疾病病人的幻觉和妄想就是该机制的极端体现。

(3) 投射(projection):又称外射,是指个人将自己所不喜欢的或不能接受的,而自己却具有的性格特点、欲望冲动或思想观念等转移到别人身上,说是别人有这种性格或观念,以解脱自己,维护自尊。如某考生考试作弊被抓,则辩解说其他的同学也有作弊现象,这种"以小人之心,度君子之腹",就是该机制的体现。某些精神病人的被害妄想也是由该机制极端发展而形成的。

2. **不成熟防御机制** 该机制主要在青春期出现,成人主要见于轻度的精神障碍者。主要包括:

(1) 退化(regression):是人的心理阶段暂时脱离现实的倒退行为,借以应对现实,满足自己的需要及愿望。如患病后为了得到他人的照顾,像孩子一样的撒娇或哭闹。

(2) 幻想(fantasy):指个体用做白日梦的方式来逃避现实,减轻痛苦。"画饼充饥"就是该机制的直接体现。

(3) 内投射(introjection):指个体将自己不能接受的感受、错误等完全归咎于自己,以解脱自己,从而减轻心理上的愧疚和不安,该机制与投射相反。如"意外中风、瘫痪不起"是"前世造孽,今世报应",从而使自己感觉心安理得些。

3. **神经性防御机制** 少年期使用较多,成人主要以神经症病人为主。主要包括以下几种机制。

(1) 合理化作用(rationalization):又称文饰

作用、酸葡萄机制、理由化。是指以有利于自己需要的理由来解释自己不符合社会价值标准的行为或未达到所追求的目标,借此来掩盖自己的行为动机或结果,是人们日常生活中应用最多的一种防卫机制,有好恶、抱怨及需要三种类型。好恶型:如"酸葡萄心理",指个体以自己的喜好为理由掩盖不足,以维护自尊。抱怨型:如"难题效应",是指个体推卸责任,将自己的过程归咎于客观原因,以减轻自己的内疚感。需要型:如"甜柠檬心理",指个体时刻强调凡是自己的东西全是好的,以此来减轻内心的失望与痛苦,即个体将自己的行为动机归为当时的需要,用以解脱自己。

(2) 反向形成(reaction formation):指个体极力否认自己所忌讳的动机与行为,采取与动机完全相反的行为及态度,以掩盖自己本来的愿望。"此地无银三百两"就是该机制的典型体现。

(3) 转移(displacement):指个体将一种情绪从一个目标转移至另一个目标可以接受的目标上。即个体为避免情绪上的冲突和焦虑,将情绪、主意或意愿从令人感觉到压力的事物或处境转移到较少产生焦虑的替代物上的行为。如幼儿园的小朋友在受到老师的批评后,将不高兴的情绪发泄到洋娃娃身上。移置作用对于缓解压力有一定的效果,但移置的对象应注意选择,否则会给对方带来伤害。如有人在工作上或单位中遇到不快或挫折,把不快的情绪带到家中,给孩子或配偶莫明其妙的谩骂或痛打,借此来缓解自己的压力,这是无理智之举。

(4) 潜抑(repression):个体将不能被意识所接受的感情、思想及冲动潜意识加以抑制,如忘记发生过的不愉快的事件。

(5) 认同(identification):个体有意识或潜意识的接受所仰慕的人的品质或行为。如追星族模仿自己所喜爱的明星的穿着打扮等。

(6) 隔离(isolation):将不愉快或痛苦的情感与引发他们的事件分开,不让自己感觉到事实的存在,以免引起精神上的尴尬或不愉快。如人们一般说"走了"而不说"死了"。

(7) 抵消(undoing):个体采用象征性的动作、语言或行为抵消已经发生了的不愉快的事件,借以减轻心理上的愧疚。如丈夫做错了事情,就会对妻子表现的百般殷勤。

4. 成熟防御机制 出现较晚,是自我发展成熟后才表现的防御机制,主要包括:

(1) 压抑(suppression):个体把意识所不能接受的,使人感到不安的冲动、欲望、思想、情感或痛苦经验,不知不觉地从意识中予以排除或压抑到无意识中去,以致当事人不能觉察或回忆,使自我避免痛苦,是最基本的成熟防御机制。因此,每当这类冲动萌发时,个人常常有意无意地将其压抑,以便保持心境的安宁。如失言、失态、笔误、动作失误、记忆失误等,都是无意识的内容进入意识领域而引起心理的轻微、短暂的扰乱现象,严重者出现精神异常。压抑不同于潜抑,压抑是有意识的控制,而潜抑是一种潜意识的控制。

(2) 幽默(humor):个体以自嘲的方式来缓解窘迫的处境或心理压力。适当的场合使用适当的幽默常常可以大事化小,小事化了。

(3) 升华(sublimation):用符合社会要求的建设性方式表达被压力的原始冲动或欲望。如在遇到困难或挫折的时候,不是自暴自弃,而是通过做其他有意义的事情(弹琴、表演、写作等)来转移情感。

(4) 补偿(compensation):潜意识地企图克服或用各种方法来弥补事实上或想象中的不足而产生的自卑感。如当某学生相貌平平时,她会通过刻苦学习来赢得别人的尊重。此机制如果应用得当,不仅可以弥补缺陷,还可以转化为动力,提高自尊心,但如果过度使用,则会导致个体出现病态症状。

(三) 社会文化的适应层面

每个人都处在各自的社会关系之中,其成员包括配偶、家人、同事、朋友等。这些社会成员对于个体可以提供心理上的支援,尽可能直接提供有关适应压力方面的资源。如某人在经济上陷入困境时,家人往往首先给予资助;个人感情上出现危机时,朋友、同事鼓励你表达感觉,帮助你出主意,走出危机;糖尿病服务对象俱乐部,相互交流治疗护理经验,适应压力等等。因此,社会关系在协助个体适应压力上是非常重要且有益的。

(四) 精神的适应层面

精神层面的适应是指个体由于宗教信仰,以及对人生意义或目的有积极的看法,以使个体容易适应压力。如服务对象在面对疾病所带来的痛苦时,可借由念佛或祷告的方式来使自己保持平静,提高对疾病痛苦的耐受能力,缓解压力。

人在适应压力时,不仅有生理上的反应,还有包含心理、社会和精神层面的适应。因此,护理人员在协助服务对象适应疾病的过程中,需要清楚了解这些概念,不仅有利于观察评估服务对象是否有适应方面的问题,而且还可以利用这些概念提供服务对象更多的适应技巧。

五、压力与健康、疾病的关系

压力既可以促进健康,又可以损害健康,它对健康的影响是双向的。个体在遇到压力时,会采用各种方式去应对,如适应成功就会保持或恢复机体的内环境的稳定;如果应对失败,则会产生各种身心疾病,如图1-6-4。目前已有许多研究报道,压力会引起多种身、心疾病,如胃及十二指肠溃疡、高血压、冠心病、紧张性头痛等,这些由心理社会紧张等压力源在疾病的发生发展中起主要作用,导致机体功能持续性偏移、组织损害和结构改变的器质性躯体疾病,称之为心身疾病。

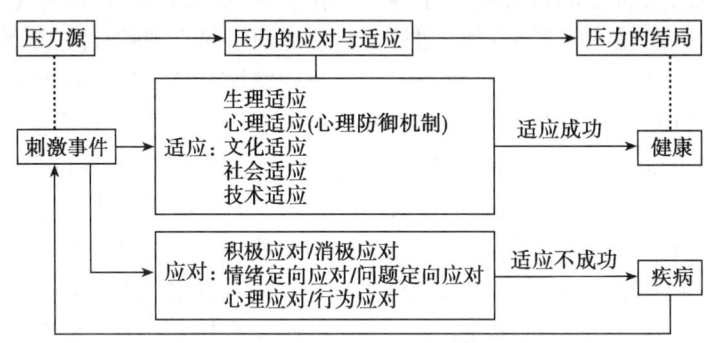

图1-6-4 压力与健康、疾病的关系模式图

压力与疾病是相互作用、互为因素的关系。现代压力学的研究表明,高强度的压力是疾病的诱因或原因之一。躯体、心理及精神疾病都与压力密切相关。主要表现在以下几个方面。

(一) 躯体疾病

过大的压力会导致人体免疫功能下降,从而导致机体产生疾病。据报道,在高度工业化的社会中,有50%~80%的疾病与压力有关。典型的躯体疾病包括胃及十二指肠溃疡、冠心病、紧张性头痛、高血压等。

(二) 心理疾病

高强度的心理压力可能会阻碍青少年的心理发展,甚至出现发展危机,导致不良行为及精神障碍。而高强度的压力可打破承认的心理平衡,出现心理功能失调,如滥用药物、吸毒等,严重者甚至发生精神障碍。有研究表明,阿尔茨海默病等疾病的发生与高强度的压力有一定的关系。

(三) 社会文化障碍

过度的压力会改变一个人正常的社会文化角色、个人期望水平及社会功能等,甚至可以改变个体对社会及人类的看法,成为一个与现实社会格格不入的人。

第二节 住院服务对象的压力调节

住院对大部分服务对象来说是一种压力,护理人员经常可以观察到服务对象的压力行为表现在心理、生理、社会及精神方面的适应反应。当服务对象无法适应压力时,就需要护理人员及时了解服务对象的需要和反应,提供有效的干预方法,帮助服务对象适应压力。住院服务对象的压力可来源于住院服务对象本身和医务人员。

一、住院服务对象的压力来源

(一) 来自住院服务对象本身的压力

来自住院服务对象本身的压力源可归纳为以下六项。

1. 对生命威胁与死亡感到害怕。
2. 疾病诊断、治疗的过程对身体完整性及舒适的威胁。如身体受伤或能力受影响、永久性身体改变、疼痛等。
3. 对个人的自我概念及未来计划的威胁,如自我形像及信念改变、对未来无法肯定、危及生活目标及价值、失去自主力及控制力等。
4. 对个人情绪的威胁。
5. 对原来的社会角色及活动的威胁,如失去重要的社会角色、需要依靠他人及与家人、朋友或其他社会成员分离等。
6. 需要适应新环境,如适应医院环境、了解医疗上的术语及习惯问题等。

(二) 来自医务人员的压力

医务人员的行为可以构成服务对象的压力

源,形成的这些压力源有以下几个方面。

1. 忽略服务对象的期望,如服务对象手术前希望有家人陪住,但医院规定陪人不得住病房。

2. 忽视了言行一致的重要性,如护士告诉一新入院服务对象,医生 5 分钟内就会来看服务对象,但 30 分钟后,医生才来。

3. 缺乏工作责任心或技巧。

4. 忽视服务对象的情绪需要,未给予希望得到的身心需要。

5. 改变工作程序或计划时,未能给予适当的解释。

6. 施行各种医疗、护理方面操作时,忽略服务对象的隐私,未能给予适当的覆盖或屏风遮挡。

7. 忽略住院环境对服务对象的影响,如夜间未注意声、光、冷、热等因素对服务对象睡眠质量的影响。

8. 医务人员不注意保持沉着、冷静的态度处理问题,出现紧张气氛。

9. 忽视服务对象家属参与的重要性,服务对象住院期间,家属的陪伴往往可以减轻压力。家属参与护理活动与健康教育,有利于服务对象出院后的康复和保健。

无论是住院服务对象本身的压力和来自于医务人员的压力,护理人员都应设法避免、减轻和消除这些压力。

二、压力调节的原则与技巧

每个人在生活中都不可避免地面临着各种不同的压力,有些压力较小不至于造成机体身心损害,但在某些情况下,即使是小的压力由于个体对压力源的感受不同,也会构成压力。另外,许多小的压力源可能错综复杂交织在一起,形成一种慢性压力,造成机体的慢性损害。由此,护理人员应掌握有效调节和控制压力的技巧,以便提高服务对象适应压力的能力,促进服务对象的康复。

根据压力过程的特点,结合我国社会文化传统及社会现实,应对压力的方法主要原则:减轻产生压力的情境;减少身体对压力的反应;改善行为和心理对压力的反应。

(一) 减轻产生压力的情境

尽管压力广泛存在,但如果能适当处理,仍可以减少甚至避免压力的产生。

1. **习惯化** 在每天的活动中,每个人都有自己的一套独特的习惯行为,如进餐时间,睡眠规律,刷牙习惯、起居规律等。Pender 指出:"这种习惯行为可以减少我们身心能量的消耗,可以抵制改变,具有稳定的力量"。然而,住院可能干扰个体平时的习惯,使他的生活方式受到影响,这样使服务对象需要花更多的精力来适应习惯性的改变。由此,护理人员则可利用"习惯化"的技巧,尽可能采取帮助措施,使服务对象保持他原有的习惯,尽量减少他体内能量消耗。如在病房设施和布局上,尽量接近家庭化。

2. **改善人际关系** 日常生活中适当参与社交活动、保持幽默感等可以在无形中缓解紧张气氛或尴尬情绪,从而达到改善人际关系的目的。

3. **有效管理时间** 有效的时间管理可以减少由于时间进展而产生的压力。时间管理就是制订工作的优先次序,科学安排时间,定时完成工作目标,并且暂时抛开不重要的工作。其管理的技巧有:①按目标的优先次序制订时间表,以便最大限度地实现目标。②学会说"不",即对于有可能干扰正常工作的事情或请求予以拒绝,遇到临时解决不了的问题,应暂时搁置,尽量不"钻牛角尖"。③减少时间的紧迫感。每项工作任务完成的时间设定有一定的区间性,并非要求一定要在最短的时间内完成,完全可以稍加拖延,只要是在允许的可能长的时间内完成就行。④抓住重点,一次只做一件事。⑤处理事务当机立断,凡是今天能完成的事情,绝不等待明天。

4. **化整为零** 采用小步子大目标方法,即将工作目标分解,把任务分成几个小部分,每一部分当作暂时的目标,这样每完成一小部分就有成就感,工作起来有积极性,压力也就小了。

5. **学会授权** 适当的将部分工作授权给其他人来承担,可减轻自身的压力。但应注意避免授予他人过重的职责和过多的任务。

(二) 减轻自身对压力的反应

大多数压力是无法避免的,只有通过提高自身的应对能力,减轻压力反应,才能保持身心健康。其主要方法有:

1. **加强规律运动** 规律的运动是指每周至少有 2~3 次,每次不少于 30 分钟,且以出汗为适度。规律的运动不仅可以促进肌肉的张力,还可以控制体重、减轻压力、促进肌肉的放松。此外,运动也能降低心血管疾病的危险性和改善心、肺功能。运动的步骤一般包括:运动前的暖身运动;

耐力性训练运动;运动结束前的恢复或冷却运动。但应注意遵循循序渐进的原则。

2. 注意饮食营养和适当休息　不良的饮食习惯容易导致机体营养摄取不均衡,机体出现营养不良、抵抗力下降等,间接影响个人对压力的反应。护理人员应根据服务对象个体情况,指导科学膳食,以备服务对象在遇到压力时,有潜力应对各种改变和不平衡现象的发生。适当的休息也是一种对身心十分有益的活动。当人体在休息或睡眠时,各器官系统处于安静状态,肌肉松弛、血液循环减慢、心跳变慢,心理活动减少并处于放松状态。尤其是服务对象在患病期间,休息可以减少能量消耗,促进早日康复。

3. 合理应用各种放松技巧　放松技巧能使个体交感神经系统亢奋,从而减慢机体的心率、降低血压及肌肉的紧张度等。常用的放松技巧有深呼吸法、听音乐法、暗示法及引导想象法等。

(三) 正确看待压力

树立压力的社会观,拉扎勒斯指出"有效化解压力的关键在于对压力的积极评估",因此,明确自身价值,提高认知能力。正确认识与评价自己、正确对待周围的事物、采取积极的认知方式及培养积极的工作态度等,都可以提高个体对心理的压力应对能力。

(四) 改善行为和心理对压力的反应

改善行为和心理对压力的反应主要是从心理准备方面着手,提高对压力的抵抗力。这些方法包括培养和提高心理抵抗力、充分使用支持系统、及时作好危机处理、必要时给予心理治疗。

1. 培养和提高心理抵抗力

(1) 自幼培养积极、乐观、开朗的性格,不畏挑战和改变,因为它比消极、悲观、狭隘、退缩的性格更有利于心理健康。在社会生活中,急躁、任性、情绪波动和好胜、攻击性强的人容易造成人际关系紧张,而温和、冷静、情绪反应有所克制、与人为善、不与人争吵的人,出现危机的可能性小。

(2) 加强自我肯定和提高自尊。自我肯定是指一个人能够适时的、直接的、诚实的表达自己的感觉、信仰和想法。特别是当自己的权益受到侵犯时,能大胆表达自己的意愿和维护自己的权益。同时,能明智的做到不侵犯他人的权益和尊重他人的信仰。一个人的自尊常常表现为在遇到压力时,不贬低自己,不低估自己的能力且有信心克服压力。一个人的自我肯定和自尊心可以通过学习和实践来获得。

(3) 根据个人能力资源扬长避短,制定个人的理想、愿望与奋斗目标,经过努力争取实现,获得成功的机会,维持心理平衡状态。与此相反,不顾个人实际,好高骛远、志大才疏,必然出现"怀才不遇""鹤立鸡群"之感,对自身现实处境(职业、地位、水平、待遇)不满,长期郁郁寡欢,增大压力。

(4) 重视家庭关系。和睦家庭,互助、互敬、互爱、互谅的气氛靠自己创造;而不和睦的家庭,互相歧视、互相怀疑、互相攻击、互不照顾只会增加各自的心理压力。

(5) 提高自我控制能力。牵涉切身利益事件发生时,必须胸有成竹,有充分的精神准备,特别要作好失败或坏的准备,并制定好对策。失败一旦降临,则不至于出现惊慌失措和强烈的压力反应。因为,力争获得成功的结果,绝不是一厢情愿幻想成功或无所作为,听天由命的。

(6) 建立自己稳定的价值系统即人生观,作为指导自己的行为方式与情感生活的根本动力。

2. 充分利用支持系统　利用支持系统就是充分发挥能够满足个人需要的各种人际关系的帮助作用。支持系统包括家人、亲戚、朋友、同事、相关的社会支持团体等。许多研究表明,支持系统可以减轻个人对压力反应。一般而言,家庭成员是心理压力和社会支持的主要资源,能敏锐的了解个人的需要,尊重个人的需要,建立彼此的期望与协助,进行有效的沟通。当服务对象处在压力状态下,医务人员应鼓励他扩大社会和人际关系的接触面,如鼓励家人来院探视、重要相关者来院拜访;帮助与支持性团体组织联络;鼓励参与支持性组织活动与交流等,以便得到行动上的帮助、心灵上的鼓励、情绪上的支持、语言上的安慰及信息上的沟通,以达到降低压力的反应。

(五) 寻求专业帮助

当个人遇到强度过大的压力,通过以上方法不能缓解压力所造成的影响时容易罹患身心疾病,此时应寻求专业人员的帮助。若个体不能及时获得恰当的专业帮助,会使病情加重或演变成慢性疾病。这些帮助可以来自心理医生、专业咨询师,也可以是其他医护人员。由他们提供专业的健康咨询与健康教育或针对性的治疗以提高个体应对压力的能力,促进个体身心健康水平。

第三节 护理人员工作中的压力与适应

随着社会的发展,人们的物质和文化生活水平的提高,人们对健康服务质量的要求日益提高,对新世纪的护理人员提出了巨大的挑战。医疗高新技术的迅猛发展、信息的瞬息万变和护理学科的快速进步,对护理人员提出了更高的要求和带来了极大的压力。这种因个人的能力与需求不能与环境相配合所出现的压力即为工作压力,又称职业压力。为了使护理人员能顺利地应付工作中的压力,有必要正确认识工作中的压力,积极地加以预防和减轻工作压力,提高护理人员的工作效率和自我满意度。

一、护理人员工作中的压力源

护士工作的压力源多种多样,是由护理工作性质及特点决定的。护理人员工作中的压力主要来源于以下几个方面。

1. 沉重的工作负荷　护理人员日夜巡视在服务对象身旁,按时完成各项治疗和护理操作任务。护士短缺现象也很普遍,工作超负荷。

2. 工作风险大　护理是服务于人的生命健康的专业,在护理实践中不能出现任何失误、差错和事故,否则会给服务对象带来健康损害,甚至造成不可挽回的伤害,导致病人死亡。

3. 工作时间长且无规律性　护理工作必须24小时连续从不间断地向服务对象提供护理服务,需实行每8小时轮班交接,护理人员不得不承担夜班工作任务,使生活失去规律性。

4. 复杂的人际关系　护理人员在工作中,不但与服务对象及其家属接触频繁,而且也要和其他医务人员、同事以及领导协调关系,以解决服务对象问题,满足其需要,在其过程中难免出现复杂的人际关系。

5. 不良的工作环境　由于护理人员长期工作在一个与服务对象接触频繁的环境,而处于感染疾病的高危环境,且在工作中难免受到治疗和检查中放射辐射及化疗等药物的有害影响。

二、压力对护理工作的影响

(一) 压力对护理人员的影响

可以破坏护理人员个体的生理、心理恒定状态,使个体生理和心理的健康水平降低;由于护理人员生理和心理压力的反应,使个体的工作能力下降,工作表现受到影响,而影响护理服务的质量。

(二) 压力对于护理人员团体的影响

可以由于对个体的影响而出现对团体损害,造成护理人力紧张和加大对团体内其他人员的工作压力,可能导致整体护理质量下降,难以保证服务对象得到高质量的护理。

(三) 压力对护理人员家庭的影响

护理人员本身的压力可波及家庭,而家庭成员共同面对压力,而影响家庭生活质量。

三、护士工作的疲溃感

护理工作中高强度的压力如果持续不断,就会导致护士的职业性疲溃(job burnout)。疲溃感是一种与职业有关的综合征,是指个体的感觉、态度、动机与期望等内在的负向经验和感受。一旦个体发生疲溃时,可能呈现出身体、情绪、态度及行为的改变。

(一) 疲溃的原因

疲溃的发生与工作压力有关,但工作压力并非是唯一的因素。其原因有:工作环境复杂;工作量过大;护理人员个人人格特质易于疲溃;过度投入工作或奉献,休息不充足;个人本身能力不够,工作方法不佳、缺乏足够的支持系统等。

(二) 护士工作疲溃感的表现

疲溃感不是偶发的,是逐渐形成的,没有特定的症状,是由许多症状综合而成。个体一旦发生工作疲溃,就可能出现躯体、情绪、态度及行为的征象和症状,称之为职业疲溃症候群,包括:

1. 躯体症状　疲倦、食欲减退、头痛,可出现感冒症状,严重者还可出现偏头痛、失眠、胃肠道不适和性功能失调等。

2. 情绪及态度的改变　对事物兴趣、情绪抑郁、低落、消沉、冷漠、易怒、易生气等。

3. 行为改变　如对烟、酒、茶及刺激性物品的需要量增加,或出现攻击性行为。

除以上表现外,护理人员由于疲溃导致能量的过度消耗,工作压力大大超出个人承受的范围,而导致护理人员离职或调换工作岗位,甚至改行。

(三) 预防疲溃的方法

预防疲溃的方法除了运用压力调节的方法与技巧外,还应结合本职业的特点,注意以下几点。

1. 培养广泛的兴趣和个人爱好(如琴、棋、书、画、听音乐、唱歌、健美、舞蹈、跑步、游泳等），保持心情舒畅，主动参与社会文娱活动。

2. 坚持身体锻炼，注意摄取均衡的饮食和营养，合理安排足够的睡眠，提高机体抵抗压力的能力。

3. 建立良好的支持系统和沟通渠道。在生活和工作中注意搞好与家人、亲戚、朋友、同事、上级等的关系，善于发现他人的需要和乐于帮助他人。善于分享自我的感受，鼓励自己表达内心的想法，力求找到合适的途径发泄，缓减压力，减轻和消除压力的反应。

4. 自觉提高自己的专业知识与操作技能，提高对压力事件的处理能力。只有扎实过硬的本领，才能做到临危不惧，有信心和能力作出快速的应付能力。

综上所述，压力是人的一生中无法避免的一种现象，对个体有着积极和消极的作用。人们只有正确认识，并采取积极有效的应对措施，才能保持机体的恒定状态，从而促进机体的健康水平。

（阮　叶）

第七章

护理程序

第一节 概述

护理程序(nursing process)是一种科学的确认和解决服务对象对现存或潜在健康问题反应的护理工作方法。指在护理服务活动中,通过一系列有目的、有计划、有步骤的行动,为服务对象提供生理、心理、社会、文化及发展的整体护理。

一、护理程序的发展历史

护理程序一词是在1955年由Lydia Hall首次提出的,认为护理是一个程序。继Hall之后,许多的护理工作者对护理程序进行研究,逐步发展了护理程序。

1959年,Johnson将护理程序分为评估、决定及行动三个步骤;之后,Orlando提出的护理程序的步骤为病人行为、对护士的反应和护理行动;Wiedenbach则认为护理程序为识别、行动及评价。

1967年,Yura & Walsh用评估、计划、实施及评价作为护理程序的四个步骤。自此以后,护理程序只作了少许修改,1973年Gebbie & Lavin在护理程序中加入了护理诊断,护理程序便包括了评估、诊断、计划、实施及评价五个步骤。

1973年,美国护士会(American Nurses Association,ANA)将护理程序的五个步骤(评估、诊断、计划、实施及评价)正式列入护理执业标准。而后,护理程序的工作方法被世界各国护理界普遍接受和应用。

二、护理程序的特点

护理程序作为护理人员的工作方法,其特点是:

(一)有特定的目标
根本目的是识别并解决服务对象的健康问题及对健康问题的反应。

(二)系统性和次序性
以系统论为理论框架,依次进行评估、诊断、计划、实施及评价,从而系统地解决问题。

(三)个体性
护理程序是以服务对象为中心,针对每个个体不同的状况与需求来设计护理活动,满足不同的需要。

(四)动态性
护理程序可随时应用,动态地循环,没有绝对的开始或结束。各步骤相互关联,每一步都依赖于前一步的正确性。护理程序的内容应随实际情况的变化而改变,对服务对象提供准确的护理。

(五)互动性
护理程序虽是护理人员在护理活动中的科学思考和行动过程。但在整个过程中,护理人员与服务对象、家属及其他医务人员的共同参与和相互合作是完成护理过程的基础。

(六)科学性
护理程序是避免直觉式护理的最佳方法。除了思考"如何护理这个问题"外,还要思考"为什么会出现这个问题"以及"为什么要这样解决问题"等。由此,护理人员必须要有充分的专业知识。

(七)普遍性
护理程序可普遍应用于各类型健康服务部门,如学校医务室、诊所、防疫站、医院和社区健康服务部门等。

三、应用护理程序的意义

(一)服务对象
1. **能得到高质量的护理** 应用护理程序进

行护理是在评估服务对象的实际情况的基础上,针对个体、家庭或社区独特的要求,有计划进行,满足了不同的需要,保证了护理水平。

2. 能获得连贯的护理 护理计划一旦制订好,要求所有参与护理的人员都执行,避免了每个护理人员只解决本班问题的间断性。

3. 增强自我保健责任感 护理程序要求服务对象参与护理活动,增强了服务对象对自身健康的责任感,提高了他们的照顾技能。

（二）护理人员

1. 培养了科学的思维能力 对于护理问题,要知其然,也要知其所以然。护理人员避免了凭直觉及猜测做护理决策,避免了工作中的盲目性、被动性和机械性。

2. 促进了护理人员的学习和成长 要科学实施护理程序,就必须具备良好的专业知识,这促使护理人员积极地学习。另外,在护理活动中,与他人通力合作,相互交流、促进了学习和成长。

（三）护理专业发展

护理程序作为护理专业实践的独特工作方法,为护理专业人员运用专业理论、相关学科理论与技能提供了基础的框架,为提高护理教育水平、发展护理学科开辟了一条途径。它体现了护理的专业性、科学性和独立性,有利于护理事业的发展。

第二节 护理程序的步骤

护理程序是由评估、诊断、计划、实施和评价五个步骤组成(图1-7-1)。

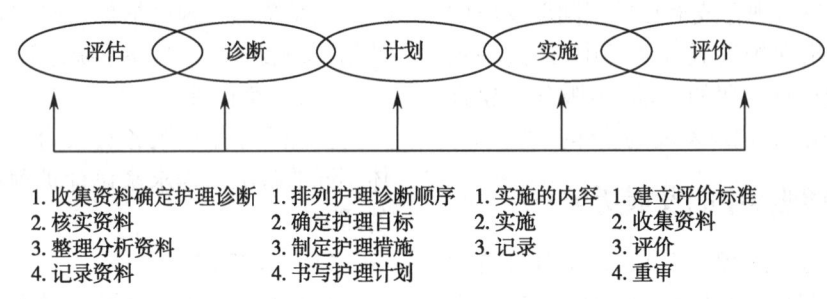

图 1-7-1 护理程序模式图

一、护 理 评 估

护理评估(nursing assessment)是有目的、有计划、系统地收集与服务对象健康有关的资料,以便建立服务对象现存的或潜在的健康问题的基础资料,明确所要解决的健康问题。它包括收集资料、核实资料、整理分析资料、记录资料。

（一）收集资料

资料的收集是护理程序所有步骤中关键的第一步,它直接影响着整个护理计划的准确性和护理实施的效果。

1. 资料的类型

(1) 按资料的性质来分:按性质将资料分为主观资料和客观资料。主观资料是指服务对象对自己健康的认知和体验,只有本人能描述出,如瘙痒、头痛、乏力、愉快等。它包括服务对象的感知、感受、价值观、信仰、对健康状态的感知和对生活的态度等。主观资料可来源于病人本人,也可来源于家属或其他有重要影响的人。客观资料是指通过观察、会谈和检查等得出来的有关服务对象健康状况的资料。如服务对象臀部皮肤破溃、下肢水肿、口臭等,亦可借助于医疗仪器检查发现血压下降、体温过高、肠鸣音亢进等。护理人员收集资料时,两种资料要同时收集。当两种资料不一致时,护士需小心判断,必要时进一步收集其他资料以了解情况。

(2) 按资料的时间来分:将资料分为既往资料与现时资料。既往资料指与服务对象过去健康状况有关的资料,如手术史、既往病史、吸烟史等。现时资料指与服务对象现在健康状况的资料,如现在的生命体征、睡眠、饮食等情况。

2. 资料的来源

(1) 服务对象本人:是第一资料来源,亦是资料的最佳来源。病人只要意识清醒,沟通无障碍,健康状况允许,就应该成为资料的主要来源。

(2) 支持性群体:服务对象的重要关系人,如服务对象的家庭成员、朋友、同事等。当病人病情危重或急诊情况下,支持性群体是资料的重要来源。

(3) 其他健康服务人员:医生、社会性工作者、营养师、理疗师等。

（4）健康保健记录、实验室报告、医疗和护理文献。

3. 资料的内容　资料的内容是护理评估的中心，要求对服务对象进行全面的评估。为了避免遗漏和疏忽有价值的资料，得到完整全面的资料，常依据某个护理理论模式，设计评估表格，护理人员可依据表格内容全面评估，也便于资料的整理。在评估的过程中，无论收集资料依据为何种框架，其基本内容大致包括如下。

（1）一般资料：包括姓名、性别、出生日期、出生地、民族、信仰、婚姻状况、职业、文化程度等。

（2）现在健康状况：包括本次发病的情况，目前服务对象主诉需要解决的问题，目前治疗、用药情况，最近进行的各项检查结果。

（3）既往健康状况：以往患病史、住院史、外伤史、预防接种史、过敏史、家族史等。

（4）生活状况及自理程度：饮食、排泄、睡眠、休息、活动、锻炼、个人清洁卫生习惯，以及烟、酒、咖啡嗜好等。

（5）健康检查：包括生命体征，意识状态，营养状况，皮肤、黏膜，四肢活动状况，心、肝、肺、肾等脏器系统以及各感觉器官等等。

（6）心理社会状况：包括情绪，如喜、怒、哀、惧；智能状态，如思维、记忆、语言沟通等；人格，如个人能力、气质、性格；压力与适应；角色和发展，如角色的自我认同和心理行为特征；信仰与价值观；人际关系，如在家庭中的地位、与家庭成员的关系、与朋友、同事的关系等；受教育、工作情况，对自身工作是否满意；生活方式，如居住条件、爱好等；近期生活事件和压力，如有否离婚、搬迁、升职、降级、家人健康状况变化、经济困难等。

4. 资料的收集方法

（1）观察：是借观察者的感官、知觉有目的地收集有关服务对象健康状况的资料。观察是一个连续的过程，护理人员与服务对象初次见面即可开始观察。护士要时刻保持有意识的警觉状态。除了观察病人的症状、体征以及精神状态外，还须注意观察病人的心理反应及所处的环境状况，以便发现一些不明显的、潜在的护理问题。如看到服务对象面容痛苦、双手捂着腹部，就提示着有疼痛，由此询问其疼痛部位、性质、持续时间等有何特点。有效的观察，将能使护士获得真实、准确的资料。

（2）交谈：是通过与服务对象及其家属的语言交流获得有关服务对象的资料，是面对面的语言交流，是收集主观资料的最主要方法。交谈可以相互交流信息、识别相互关心的问题，亦提供支持、教育、咨询或治疗，还可以增进信任，有助于建立良好的护患关系。在交谈过程中护士要注意运用沟通技巧，注意保护服务对象的隐私。

交谈可分为正式与非正式交谈。正式交谈是有目的、有计划地交谈，常用来询问信息、发出信息。非正式交谈可以事先不明确目的、不规定主题、时间，可以敞开或开放式交流信息，进行咨询、评价，交流更广泛信息。

（3）健康评估：是收集客观资料的方法之一，是护士应用视、触、叩、听、嗅等技巧，对服务对象进行系统全面的体格检查，获取与护理有关的体状况的客观资料如生命体征、身高、体重等。

（4）查阅：包括服务对象的病案、各种医疗与护理记录以及有关书籍、文献等。

（二）核实资料

资料通过观察、交谈等方法进行收集得来后，如果不经核实可能会出现错误、偏差、相互矛盾，从而影响护理程序的进行。核实可以在资料收集的过程中，边收集、边核实，也可收集完后再核实，以避免遗漏，保证资料的清楚和准确。

（三）整理分析资料

资料的整理可以说是资料的归类整理，以便于对资料进行分析，找出护理问题。资料的分类可以按 Maslow 的人的基本需要层次、Gordon 的 11 种功能性健康形态和北美护理诊断协会（North American Nursing Diagnosis Association，NANDA）拟定的人类反应型态分类法Ⅱ等进行分类。

1. 按北美护理诊断协会（North American Nursing Diagnosis Association，NANDA）的人类反应型态分类法Ⅱ进行分类，分为 13 个领域。

（1）健康促进：完好状态或功能正常的意识以及继续控制或增强完好状态或功能正常的对策。

（2）营养：摄入、吸收和应用营养素的活动以满足生理需要和健康的能力。

（3）排泄：分泌和排泄体内废物的能力。

（4）活动/休息：能量的产生、转化、消耗或平衡。

（5）感知/认识：对信息的感觉、整合和反应的能力。

（6）自我感知：对自我认识的感觉、整合和反应的能力。

（7）角色关系：建立或维持人际关系的方式和能力。

（8）性/生殖：性别的认同、性功能和生殖。

（9）应对/应激耐受性：处理生活事件、环境变化的能力。

（10）生活准则：针对生活事件的个人观点、行为方式及所遵循的原则。

（11）安全/防御：避免危险、机体损伤或免疫系统的损伤，保障安全。

（12）舒适：感觉精神、身体和社会的完好状态或放松状态。

（13）成长/发展：机体和器官的生长与年龄相适应。

2. 按 Gordon 的功能性健康型态分类 该型态包括了 11 种功能性健康型态的框架。

（1）健康感知-健康管理型态：主要是指服务对象对自己健康状态的认识和维持健康状况的方法。

（2）营养-代谢型态：包括食物、液体的摄入和利用情况，以及局部营养供给情况。

（3）排泄型态：包括肠道和膀胱的功能以及皮肤的排泄情况。

（4）活动-运动型态：包括日常活动、运动、休息以及娱乐情况。

（5）睡眠-休息型态：包括睡眠、休息以及精神放松的状况。

（6）认知-感知型态：指认知能力及感官功能，包括与认知有关的记忆、思维、解决问题和决策以及与感知有关的视、听、味、触、嗅等的功能。

（7）自我感知-自我概念型态：主要是指对自我认识和评价。

（8）角色-关系型态：家庭关系、社会中的角色扮演情况，以及自我及他人的角色期望行为感受。

（9）性-生殖型态：主要指性发育、生育能力和对性的认识。

（10）应对-应激耐受型态：涉及人对伤害、威胁等事件的应对能力和方式。

（11）价值-信念型态：指服务对象进行选择和决策的价值观和信念。

3. 按 Maslow 的人的基本需要层次分类 资料收集可依据人的基本需要层次：生理的需要；安全的需要；爱与归属的需要；尊重与被尊重的需要；自我实现的需要。

将所收集的全部资料整理分类后，应仔细检查，及时补充，并剔除对病人健康无意义或无关的部分，以利于集中注意要解决的问题。目的在于发现服务对象的健康问题，作出护理诊断。可采用与正常值做比较，与病人健康时状态做比较的方法，注意并预测潜在性问题。

（四）记录资料

记录资料是完整评估的最后部分。记录资料应注意以下几个方面。

1. 收集的资料必须及时记录。

2. 主观资料的记录应尽量用病人自己的语言，并加引号。

3. 客观资料的记录要应用医学术语，描述的词语应确切，能正确反映病人的问题，避免护士的主观判断和结论，避免使用笼统模糊的词语，如好、坏、尚可、一般、正常、大、小等。

二、护理诊断

护理诊断（nursing diagnosis）是有关个人、家庭或社区对现存的或潜在的健康问题和生命过程的一种临床判断。护理诊断是护士为达到预期目标选择护理措施的基础，而预期目标能通过护理职能达到。护理诊断是对一个人生命过程中的生理、心理、社会文化、发展及精神方面健康状况或问题的一个简洁、明确的说明，这些问题是属于护理职责范围以内，能用护理方法解决的问题。护理诊断的过程主要包括确认护理诊断和陈述护理诊断。

1973 年 NANDA 致力于护理诊断的建立、证实与研究，每隔两年举行一次会议，并公布该会认可的护理诊断，它的成立是护理诊断发展历史中的里程碑。1990 年 NANDA 提出并通过了护理诊断的定义。2003 年 NANDA 为体现护理诊断在全球的广泛应用更名为 NANDA International。NANDA 每两年召开一次会议，修订和增补护理诊断。

（一）护理诊断的组成

护理诊断由名称、定义、诊断依据和相关因素组成。

1. 名称 是用简明的术语或词组对服务对象的健康状态进行概括性的描述。常用改变、受损、不足、缺陷、无效或有效、下降或减少等词来反映健康型态。如"体液不足""清理呼吸道无效"

"知识缺乏"等。使用 NANDA 认可的护理诊断名称有利于护士之间的交流和护理教学的规范。

2. 定义　是对诊断名称的一种清楚、精确的描述和解释。它既描述了其意义，又有助于区别其他的护理诊断。如清理呼吸道无效这个护理诊断的定义为：个体处于无法清理呼吸道中的分泌物和阻塞物以维持呼吸道畅通的状态。

3. 诊断依据　明确诊断依据是正确做出护理诊断的前提。诊断依据是作出该护理诊断的临床判断标准，这些判断标准是相关的症状、体征以及有关病史，也可以是危险因素。诊断依据分为主要依据和次要依据。主要依据指形成某一特定诊断所应具有的一组临床症状和体征及有关病史，是诊断成立的必要条件。次要依据：指对诊断的形成有支持作用的依据，但不一定存在。次要依据是诊断成立的辅助条件。

4. 相关因素　指引发服务对象健康问题的原因或情境。这些因素包括了病理生理、心理方面、治疗方面、情境方面、成熟方面的因素。

（二）护理诊断的分类

按护理诊断或健康问题所处的状态来分，分为现存的、有危险的、健康的。

（1）现存的：指服务对象当前正存在的健康问题。一般有明确的症状或体征。如服务对象咳嗽、声音嘶哑、胸痛、体温持续在39℃以上3天，就存在的护理诊断：体温过高与肺部炎症有关。

（2）潜在的：指服务对象目前尚未发生的，但有危险因素存在，若不加以预防处理，就可能会发生的问题。如果尽早地意识且采取干预措施，就可能防止问题的发生。如一长期卧床的病人，虽然目前皮肤完好，但有潜在的护理诊断：有皮肤完整性受损的危险与长期卧床有关。

（3）健康的：是对个人、家庭或社区从特定的健康水平向更高的健康水平转变潜能的描述。如"执行治疗方案有效"等。

（三）护理诊断的陈述

护理诊断的陈述包括三个要素，即健康问题（problem，P）是对服务对象的健康状况或问题的简洁清楚的描述。相关因素（etiology，E）即与该问题相关的因素，指认为与问题有关的生理、心理、社会、精神、环境因素。症状与体征（signs and symptoms，S）。护理诊断的陈述可称 PES 公式。

在陈述护理诊断时，并非每一个护理诊断都要具备 PES 三个要素，也可以用 PE 或 SE 来陈述，两个要素之间常用"与……有关"连接。例如：PES 方式："营养改变低于机体的需要量：消瘦　与长期进食不足有关"；PE 方式："活动无耐力　与大量失血有关"；SE 方式："胸痛　与心肌缺血有关"。

（四）护理诊断、合作性问题与医疗诊断的关系

1. 合作性问题-潜在并发症　从护理诊断的定义考虑，护理诊断应属于护理职责的范畴，应用护理措施可以解决的一系列问题，但在临床实践中，往往存在这样一类问题，单纯用护理干预的手段不能解决，需要与其他健康服务人员合作，共同干预才能解决的，称之为合作性问题。如"潜在并发症：心律失常"。

2. 护理诊断与医疗诊断的区别　"诊断"并非某一专业所特有的，它实际上是任何一个人对条件、环境或问题的性质所做的结论或说明。由于护理诊断的发展历史短暂，人们往往容易混淆，难以区别。护理诊断与医疗诊断既有联系又有区别。其共同点是诊断的方法都是通过收集资料、采集病史、身体检查等建立基础资料，分析资料，做出诊断；收集资料的方法类似，如观察、交谈、身体检查；都有需要以医学知识为基础；目的都是确立问题、制订计划、解决问题、满足需要。其不同点见表 1-7-1。

表 1-7-1　护理诊断与医疗诊断的区别

项目	护理诊断	医疗诊断
对象	对个人、家庭、社区的健康问题或生命过程反应的临床判断	对个体病理生理变化的临床判断
描述内容	个体对健康问题的反应	一种疾病
问题状态	现存或潜在的	多是现存的
决策者	护士	医疗人员
职责范围	护理职责范围	医疗职责范围
适用范围	适应于个人或团体	适用于个体
数量	可同时有多个	通常只有一个
稳定性	随健康状况变化而改变	一旦确诊不会改变

（五）护理诊断书写的注意事项

1. 使用统一的护理诊断名称，所列名称应简明、准确、规范。

2. 一项护理诊断只针对一个护理问题,一个服务对象可有多个护理诊断。护理诊断要随服务对象健康状况变化而修改。

3. 避免与护理目标、措施、医疗诊断相混淆。

4. 应指明护理活动的方向,有利于制订护理计划。

5. 应避免伤害自尊的个人价值判断。护理诊断的目的是引导护士制订护理措施,帮助服务对象解决问题,并非批评服务对象。如"社交障碍 与个人品德不良而人际关系不好有关"。

6. 应避免引起法律纠纷的用词。如"皮肤完整性受损 与护理人员未给予定时翻身有关"。护理诊断不是反应护理人员的工作困难。如认为服务对象"不合作""哆嗦""要求多"等,是护理工作中遇到的困难,并非反应服务对象的健康问题。

三、护理计划

护理计划(nursing planning)是护士与服务对象合作,在评估及诊断的基础上,综合运用医疗、护理等科学知识,对服务对象的健康问题,制定护理目标和护理措施,以预防、缓解和解决护理诊断中确定的健康问题。尽管护理人员在制订计划的过程中起主要作用,但为了计划能更好地落实,服务对象、家属及其他健康专业人员需参与共同制订计划。

(一) 护理诊断排序

一般情况下,病人常存在多个护理诊断或合作性问题,在实际工作中,我们需对这些护理诊断及合作性问题进行排序,以确定解决问题的优先顺序。一般将威胁最大的问题放在首位,其他依次排列。护士可根据问题的轻重缓急采取行动护理措施,做到有条不紊,一般对护理诊断的排序按首优、中优、次优进行排列,先解决主要问题,再依次解决所有问题。

1. 首优问题 首优问题(high-priority problem)指会直接威胁病人生命,需立即采取行动予以解决的问题。常见的首优问题包括气道(airway)、呼吸(breathing)、心脏或循环(cardiac/circulation)的问题,以及生命体征异常的问题。如大咯血病人"有窒息的危险",休克病人"体液不足""心输出量减少",若不及时处理,将威胁病人生命。紧急情况下可同时存在多个首优问题。

2. 中优问题 中优问题(medium-priority problem)指不直接威胁病人生命,但也能导致病人身体上的不健康或情绪上的变化等问题,需要护士及早采取措施,以免情况进一步恶化。如"活动无耐力""皮肤完整性受损""预感性悲哀"等。

3. 次优问题 次优问题(low-priority problem)指个人在应对发展和生活变化时所遇到的问题。这些问题虽然不如生理需要和安全需要问题迫切,但并非不重要,同样需要护士给予帮助,使问题得到解决,以使病人保持最佳健康状态。

4. 排序原则 在决定护理诊断的优先次序时,应注意掌握以下原则。

(1) 按照Maslow的基本需要层次理论排列。先考虑满足最基本的需要,然后再考虑高水平的需要。危及生命的问题始终摆在护理行动的首位。

(2) 考虑服务对象的主观需求。尊重服务对象的意愿,在护理人员的设想与服务对象的想法不相符时,需要共同讨论,以达成一致,取得服务对象的信任与合作。在与治疗、护理原则不冲突的情况下,可考虑优先解决服务对象认为最为迫切的问题。

(3) 排序不是固定不变:随着病情的变化,威胁生命的问题得以解决,生理需要得到一定程度的满足后,中优或次优问题可以上升为首优问题。

(4) 潜在性问题,根据性质决定其序列。

(二) 制订预期目标

预期目标也称预期结果,指护理人员拟定在护理措施实施后,服务对象期望能够达到的健康状态或行为的改变。预期目标是针对护理诊断而提出的,为制订护理措施提供方向,为护理效果评价提供标准。

1. 目标分类 目标可分为短期目标和长期目标两类。

(1) 短期目标:又称近期目标。是指目标在较短时间内就可以实现,通常少于一周。例如"病人1天后能顺利咳出痰液"。

(2) 长期目标:又称为远期目标。是指目标需在较长一段时间内才能实现。例如责任护士对长期卧床的服务对象制定的目标"病人卧床期间皮肤完整无破损"。有时长期目标也可通过实现一系列短期目标来达到。

2. 目标的陈述方式 包括:主语、谓语、行为标准、时间和条件状语。

(1) 主语:指服务对象或服务对象的任何一部分或与服务对象有关的因素。如服务对象的血压、脉搏、尿量等。在目标陈述中有时可省略。

(2) 谓语：指主语要完成且能被观察到的行为，用行为动词来陈述。如说明、解释、告诉、陈述、演示、走、喝等。

(3) 行为标准：指行为应达到的标准或水平。如时间、速度、重量、容量等。

(4) 状语：指服务对象完成该行为所处的条件状况和达到目标的时间。

3. 制定护理目标的注意事项

(1) 以服务对象为中心：目标陈述的是服务对象的行为，而不是护理行动本身。目标说明服务对象将要做什么、怎么做、什么时候做、做到什么程度，而不是描述护士的行为或护士采取的护理措施。

(2) 有明确的针对性：一个目标只能针对一个护理诊断，一个护理诊断可有多个目标。

(3) 切实可行：预期目标应是服务对象所能达到的，例如要求一位截瘫的服务对象在三个月内下床行走不可能达到，因此确立预期目标，不但应考虑服务对象的能力、物质条件、环境和社会支持系统等，而且还应考虑医院的条件、设施、护士的知识水平和专业技能等，以便预期目标通过护理活动的帮助能够实现。护士应鼓励服务对象参与目标的制定。

(4) 具体：预期目标是可观察、可测量的，避免使用含糊不清、不明确的词，如活动适量、饮酒量减少等，不易被观察和测量，难以进行评价。

(5) 有时间限制：预期目标应注明具体时间，如：三天后，2小时内，出院时等，为确定何时评价提供依据。

(6) 关于潜在并发症的目标：潜在并发症是合作性问题，仅通过护理往往无法阻止，护士只能检测并发症的发生和发展。因此潜在并发症的目标可这样书写：并发症被及时发现和得到及时处理。

（三）**制订护理措施**

护理措施是围绕已明确的护理诊断和拟定的护理目标所设计护理活动。其措施的设定应遵循以下原则：对服务对象是安全的；应用现有资源切实可行；与服务对象的价值与信仰不相违背；与其他医务人员的处理方法不相冲突；符合医学与护理专业知识及科学经验的理论依据；与服务对象个体年龄、健康状况相适应。

1. 护理措施的类型

(1) 独立性护理措施：指护士不依赖医嘱，围绕评估中确立的护理诊断独立思考，判断后可独立完成的护理活动。如：为病人更换体位，给病人做口腔护理每天2次。

(2) 依赖性护理措施：护士遵医嘱执行的护理活动。如地西泮10mg im；持续低流量给氧等。

(3) 合作性护理措施：护士与其他医务人员合作完成的护理措施。如心搏骤停的抢救配合等。

2. 护理措施的内容 包括病情观察、基础护理、检查及手术前后护理、心理护理、功能锻炼、健康教育、执行医嘱、症状护理等。

3. 制订护理措施的要求

(1) 针对性：护理措施应针对护理诊断提出的原因，目的是为了实现预期目标。

(2) 切实可行：护理措施时应考虑病人的基本情况、认知水平和改变目前健康状况的愿望；医院的硬件设施及技术水平。

(3) 明确、具体全面：护理措施必须具有可操作性，一项完整的护理措施包括日期、具体内容、用量、执行的方法、执行的时间和签名。

(4) 保证服务对象的安全：护理措施应考虑病人的病情和耐受力，应首要保证安全。

(5) 具有科学依据：护士应依据最新最佳的科学依据，结合服务对象的实际情况，运用个人知识技能和临床经验，选择并制定恰当的护理措施。

(6) 与医疗工作协调一致：需要与其他医护人员相互协商及相互配合。

(7) 鼓励服务对象及家属参与：护理措施需要有服务对象及家属参与制定过程及良好的配合，这样有利于他们理解护理措施的意义和功能，更好地接受、配合护理活动，从而达到最佳的护理效果。

（四）**书写护理计划**

护理计划的书写是将已确定的护理诊断、目标、措施书写成文，以便指导护理活动和评价。书写时应注意写明制订计划的日期和责任护士书写者签名；应用标准的医学术语；计划中应包括参与护理活动的合作者；计划中要包括出院和家庭护理的内容等。

标准护理计划是根据临床实践经验，推测出在某一特定的护理诊断或健康状态下，服务对象的共性问题，由此而形成的护理计划表格。各医院的规格不完全相同，一般包括日期、诊断、目标、措施、效果评价几项内容。

随着计算机的应用,护理计划也趋向计算机化。护士可随时调阅存储器中的标准护理计划,结合服务对象的实践情况,为其制订具体的护理计划。

四、护理实施

护理实施(nursing implementation)是将护理计划中的护理措施付诸于行动,是落实护理计划的过程。此阶段要求护士具备丰富的专业知识,熟练的操作技能和良好的人际沟通能力,以保证护理计划顺利进行,使服务对象得到高质量护理。

(一) 实施的内容

1. 实施前

(1) 实施前思考:要求护士在护理实施前思考以下几个问题。

做什么(what)、谁去做(who)、怎样做(how)、何时何地做(when&where)护士每一次接触服务对象,可实行多个针对不同护理诊断的护理措施。因此护士应将这些护理措施组织起来,以保证正确有序的执行。

(2) 实施前准备

1) 重新评估:实施前护士必须重新评估。

2) 审阅和修改护理计划:如果发现计划与服务对象情况不符,需要立即修改护理计划。

3) 准备实施护理措施所需要的知识和技能:如果护士对某项知识或技能不熟悉,则必须查阅资料或向其他有关人员求教,弥补自己该方面的不足。实施前护士应回顾相关技术和技巧,并且根据服务对象的具体情况、健康状态,选择执行护理措施的时间。

4) 决定是否需要其他人员的帮助:护士实施护理计划时,常出现人手不足的情况,就需要人帮忙。护理措施可由以下几种人员完成:护士本人,其他医务人员,服务对象及其家属。当服务对象病情加重或需要特殊治疗、护理史,也需要其他人员的帮助。

5) 准备服务对象及环境:最好在服务对象身心较为舒适的情况下进行。根据预期目标和护理计划,准备适合执行护理措施的环境。

(二) 实施

1. 实施过程

(1) 将所计划护理活动加以组织,任务落实。

(2) 执行医嘱,保持医疗和护理有机结合。

(3) 解答服务对象及家属的咨询问题。

(4) 及时评价实施的质量、效果,观察病情,处理突发急症。

(5) 继续收集资料,及时、准确地完成护理记录,不断补充和修正护理计划。

(6) 与其他以医务人员保持良好关系,做好交班工作。

2. 实施方法

(1) 操作:即护士运用各种相应的护理技巧来执行护理计划。例如输液、口腔护理。

(2) 管理:将护理计划的先后次序进行排序,并委托其他护士、其他人员执行护理措施,使护理活动能够最大限度地发挥护士的作用,使病人最大程度的受益。

(3) 教育:护士需评估服务对象对信息的需求及影响其接受信息能力的相关因素,对服务对象及其家属进行疾病的预防、治疗、护理等方面的知识教育,指导他们进行自我护理或协助服务对象的护理。

(4) 咨询:当护士提供健康咨询的服务时,不仅要解答服务对象对健康问题的疑问,还要合理运用沟通技巧为其提供心理支持。

(5) 记录和报告:详细记录护理计划地执行情况及病情变化情况,及时向医生报告服务对象出现的身心反应、病情的进展情况。

(三) 记录

护理记录是护理实施阶段的重要内容,是交流护理活动的重要形式。做好护理记录可以保存重要资料,为下一步治疗护理提供可靠的依据。护理记录要求准确、及时、可靠的反映病人的健康问题及其进展情况。

1. 护理记录的内容 包括实施护理措施后服务对象、家属的反应及护士观察到的效果,服务对象出现的新的健康问题与病情变化,所采取的临时性的治疗、护理措施,服务对象的身心需要及其满足情况,各种症状、体征,器官功能的评价,服务对象的心理状态等。

2. 护理记录的方法 护理文件记录与护理程序的实施同样重要。医院及其他的健康机构要求护士认真、详细、完整地记录护理过程。

临床护理记录的方式很多,在此主要讨论常用的三种方法:

(1) 以问题为中心的记录:按照主观资料(S)、客观资料(O)、评估(A)、计划(P)、干预(I)、评价(E)的格式进行记录。它以护理诊断为基础，根据每一问题作出护理干预措施的书面计划。SOAPIE各式的记录包括以下几方面(表1-7-2)。

(2) 要点记录表格：是对护理实施进行记录的另一种常用的方法，它不同于以"问题"为基础，而是强调"要点"，记录中包括资料(D)、措施(A)、反应(R)(表1-7-3)。

记录的要点可以是下面任何一部分：①护理诊断；②服务对象目前所关注的事物或其行为；③服务对象健康状况或行为的改变；④服务对象治疗中有意义的事件。需要指出的是，"要点"并不指医疗诊断。

(3) 问题、干预、评价系统记录表格(PIE)：又称评估、问题、干预、评价(APIE)系统记录表格，是一种系统记录护理过程和护理诊断的方法。它根据具体情况，将SOAPIE与APIE综合应用，具体内容包括以下几方面(表1-7-4)。

表1-7-2 以问题为中心的记录

SOAPIE	记录内容
S和O	服务对象口头表述，护士直接观察及检查所获得资料
A	整理分析所获得的资料
P	针对问题所制订的恰当护理措施
I	实际执行护理措施的描述
E	对实施的护理措施重新评估，以判断目标是否达到

表1-7-3 要点记录表格

要点表格	记录内容	护理程序步骤
D(资料)	支持所陈述要点的资料及护士对服务对象观察所获得的相关资料	评估
要点	护理诊断：服务对象目前所关注的事物或其行为；服务对象状况或行为的改变和治疗中的有意义事件	诊断和预期结果
A(措施)	针对要点所立即采取的或将要采取的措施，以及伴随改变对目前所实施计划的评价	计划和实施
R(反应)	服务对象对治疗或护理措施的反应	评价

表1-7-4 系统记录表格

APIE表格	记录内容	护理程序步骤
A(评估)	护士所收集的主客观资料	评估
P(问题)	护理诊断及预期结果(若结果无改变，则无须在每天的记录中重复书写)	诊断
I(干预)	为解决存在的问题而采取的护理措施	计划和实施
E(评价)	评价服务对象对护理干预的反应，确定干预效果	评价

五、护理评价

护理评价(nursing evaluation)是确定护理目标是否实现或判断实现的程度。评价是有目的、有组织的活动，并非要到最后才能评价。其结果可以决定护理措施是终止还是继续。护理评价是按照预期目标所规定的时间，将护理后服务对象的健康状况与预期目标进行比较并做出评定和修改。

(一) 护理评价的目的及意义

进行评价的目的最主要是确定病人健康状况向目标进步的程度，同时也是判断护理措施的制定和实施效果的过程。在测定病人的健康状况好转的同时，也评价护理质量和促进护理工作改进。

1. 了解服务对象对健康问题的反应　护理的主要功能是帮助服务对象处理对健康问题的反应。护士通过护理评价，可以了解服务对象目前的健康状态，以及生理、心理和行为表现是否朝向有利于健康的方向发展。

2. 验证护理效果　通过护理评价，可以了解实施各项护理措施后，服务对象的需要是否满足，健康问题是否解决，预期目标是否达到。

3. 调控护理质量　护理评价是护理质量调

控的重要方法。护士通过护理工作的自我评价、接受同行和护士长或护理部主任的评价等,不断改进护理服务内容和方法,以达到提高护理质量的目的。

4. 积累护理经验,为科学制订护理计划提供依据 护理评价可以了解护理诊断是否正确,预期目标是否可行,护理措施执行情况及各种护理措施的优缺点等,护士通过对护理评价的记录,可积累护理经验,为以后制订护理计划、护理研究和发展互利理论提供资料。

（二）评价过程

1. 建立评价标准 计划阶段确立的预期目标可作为护理效果评价的标准。预期目标对评价的作用有以下两个方面:①确定评价阶段所需要收集的资料类型;②提供判断服务对象健康资料的标准。例如,预期结果:"每日液体摄入量不少于2500ml""尿液排出量与液体摄入量保持平衡"。根据以上预期目标,任何一名护士都能明确护理评价是所应收集资料的类型。

2. 收集资料 为了评价预期目标是否达到,护士应收集服务对象的相关主客观资料。有些主客观资料需要证实,如确认主观资料疼痛时,须经其他护士证实服务对象得不到休息的程度确实已经发生了改变。所收集资料应简明、准确的记录,以备与计划中的预期目标进行比较。

3. 评价预期目标是否实现 预期目标是否实现,即评价通过实施护理措施后,原定计划中的预期目标是否已经达到。评价分两步进行:

（1）列出实施护理措施后服务对象的实际行为和反应的变化。

（2）将服务对象的反应与预期目标比较,了解目标是否实现。

预期目标实现的程度可分为三种:①预期目标完全实现;②预期目标部分实现;③预期目标未实现。

为了便于护士之间的合作与交流,护士在对预期目标实现与否做出评价后,应记录结论。记录内容为结论及支持资料,然后签名并注明评价时间。结论即预期目标达到的情况,支持资料是支持评价结论的服务对象的反应。

4. 重审护理计划

（1）在评价的基础上,对目标部分实现或未实现的原因进行分析,找出问题之所在,询问的问题可包括:①所收集的基础资料是否准确、全面?②护理诊断是否正确?③预期目标是否合适?④护理措施是否适当?是否得到了有效落实?⑤服务对象及家属是否积极配合?⑥病情是否已经改变或有新的问题发生?原定计划是否失去了有效性?

（2）对健康问题重新估计后,做出全面决定。一般有以下四种可能:①停止:问题已经解决,停止采取措施。②继续:护理问题有一定改善,但仍然存在,目标与措施恰当,计划继续进行。③取消:对潜在的护理问题若未发生,通过进一步的收集资料,确认后取消。④修订:目标部分实现或为实现,对诊断、目标、措施中不适当之处加以修改。

（三）护理质量评价

护理评价除评价个体目标是否达到,还应评价并改善群体护理质量。护理质量评价主要涉及护理的三个方面:即结构、过程和结果。结构评价主要评价护理环境对护理质量的影响。过程评价重点关注如何提供护理,护理是否满足服务对象的需要,护理是否适当、完善和及时。结果评价侧重护理后服务对象健康状况的改变。

（黄　玲）

第二篇

护理学技术

第一章

基础护理学技术

第一节 铺 床 法

【备用床】

（一）目的

1. 保持病室整洁、舒适、美观；
2. 准备迎接新病人。

（二）操作流程

流　程	要点与说明
操作前准备	1. 自身评估及准备：衣帽整洁、修剪指甲、洗手、戴口罩。	
	2. 环境评估及准备 （1）同病室无人进餐、治疗或换药等。 （2）铺床操作不影响同室病友。	
	3. 用物评估及准备 （1）床头信号装置、中心吸氧装置、负压装置等完好。 （2）病床完好，符合安全要求，床褥、床垫无破损、无污染，适应季节需要。 （3）护理车上层：枕芯、枕套、棉被或毛毯、被套、大单按便于操作的原则折叠好，从下往上依次置于护理车上。 （4）护理车下层：床刷及刷套。	• 大单及折叠法：正面向上，纵向对折大单两次，然后再横向对折两次，呈纵中线在对侧，横中线在右侧放置。 • 被套及折叠法：正面向外，纵向对折被套两次，然后再由尾端至头端"S"形折叠，呈纵中线在对侧，头端在下放置。 • 棉胎或毛毯及折叠法：将棉胎或毛毯竖三折，再由头端至尾端"S"形折叠，头端在上放置。 • 枕芯、枕套放法：枕套内面在外，放于枕芯上。
操作步骤	1. 护理车推至床尾，离床约15cm；移开床旁桌20cm，移床边凳至床尾正中，离床架15cm。	• 方便操作。
	2. 将床褥从床头至床尾湿扫干净，"S"形折叠后翻转放于床边凳上；翻转床垫，床褥齐床头平铺于床垫上（从头至尾）。	• 避免床垫局部经常受压而凹陷，造成病人睡卧不适。
	3. 铺大单 （1）将大单横、纵中线与床面横纵中线对齐，依次打开。 （2）铺近侧床头角：右手托起床垫一角，左手伸过床头中线将大单折入床垫下，扶持床头角。	• 铺大单顺序：先床头，后床尾；先近侧，后对侧。 • 四床角：第一个床角定中点（大单头端中点与床头中点）、第二个床角定中线（大单中线与床中线）、第三个床角往外上方拉

93

续表

流　　程	要点与说明
（3）右手在距床头30cm处向上提起大单边缘使其同床边缘垂直，以床缘为界，将床单分为上下两半，上半呈一等腰直角三角形覆盖于床上，下半呈一直角梯形平整地塞于床垫下，再将上半三角翻下塞于床垫下，将角铺成45°斜角。 （4）操作者至床尾拉紧大单中部边缘，调换左右手，同法铺近侧床尾。 （5）将中部下垂的大单拉紧，双手掌心向上将大单平塞于床垫下。 （6）转至对侧，同法铺好大单。	紧、第四个床角最关键，外下方向拉紧。 ● 铺床时，两脚分开，稍屈膝，以保持身体平稳且节力。
4. 套被套 （1）S型套被套法 1）将被套纵中线对齐大单中线，头端齐床头，开口端朝向床尾，依次将被套展开于床面。 2）被套尾端上层倒转向上翻约1/3。 3）置棉胎于被套开口处，棉胎尾端与床尾齐。 4）拉棉胎上缘中部至被套被头中部，将竖折的棉胎向两边打开和被套平齐（先近侧，后对侧），对好两上角，盖被的上缘平齐床头。 5）至床尾逐层拉平盖被，系带。 6）左右边缘向内折叠和床缘平齐，铺成被筒，尾端向内折叠至齐床尾或塞于床垫下。 （2）卷筒式套被套 被套反面在外，中线与大单中线对齐，依次打开平铺于床上，开口端朝向床尾，棉胎平铺于被套上，上缘与被套封口边平齐，先将棉胎与被套床头两角向上折成直角，再一并由床头卷至床尾，自床尾被套开口处翻转系带，再向床头翻卷拉平。	● 棉胎上端与被套上端紧贴、平整、充实。 ● 棉胎角与被套角紧贴、平整、充实。 ● 被套上缘平床头，以保证盖至病人肩部。
5. 套枕套 （1）将枕套套于枕芯上，四角充实，系带。 （2）轻拍枕头，平放于床头，枕套开口处背门。	● 使枕头充实平整，病人睡卧舒适。 ● 枕头开口端背门放置，利于病室整齐、美观。
6. 将床旁桌、床旁凳归还原处，整理用物。	
7. 洗手，取下口罩。	
1. 手法正确，动作轻稳，操作熟练，符合省时节力原则。	
2. 各层与床中线对齐，四角折叠方正结实；床铺得平、整、紧、舒适、美观。	
3. 同室病友进餐或治疗、换药时暂停铺床。	

操作步骤列在表格左侧"操作步骤"与"评价"标识处。

（三）关键步骤图示

见图2-1-1和图2-1-2。

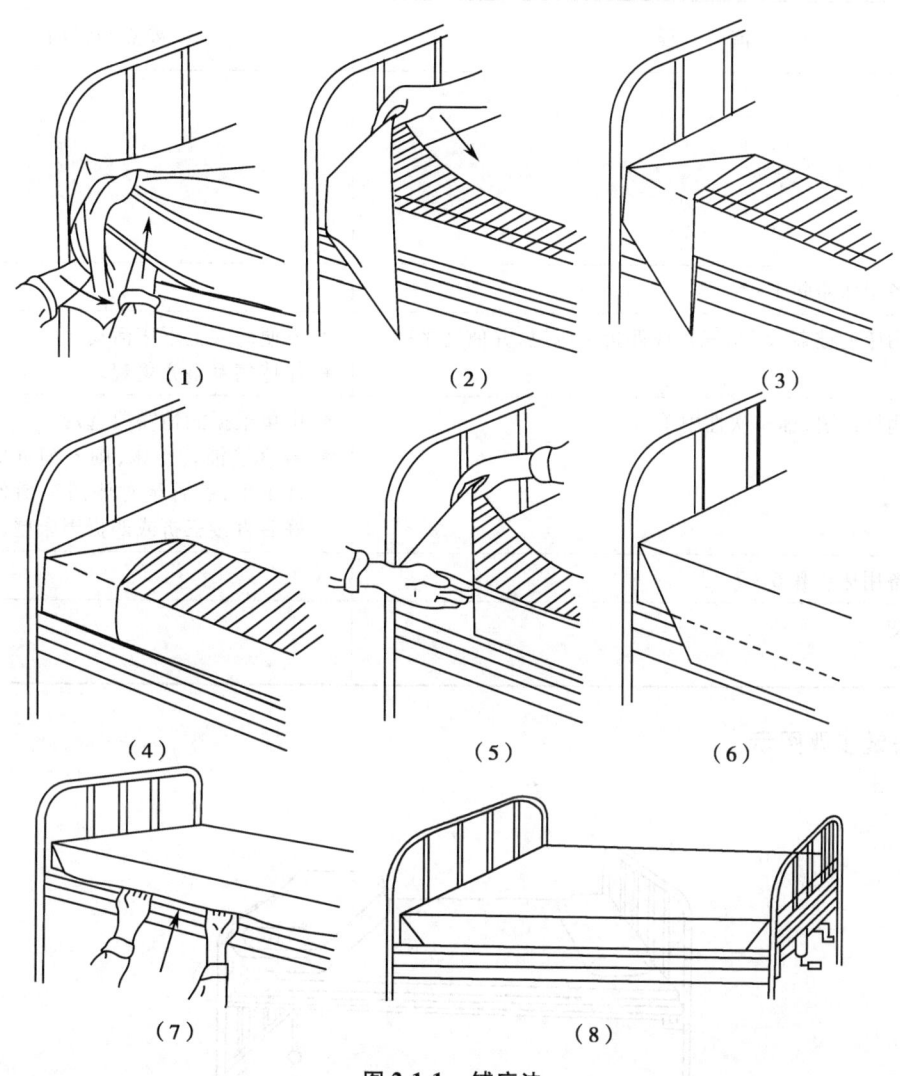

图 2-1-1 铺床法

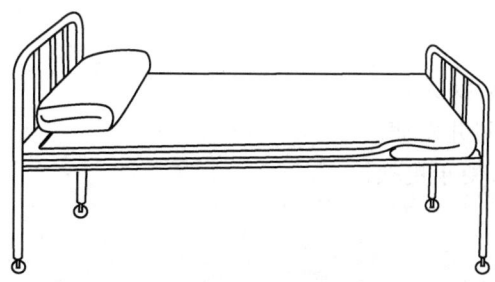

图 2-1-2 备用床

【暂空床】
（一）目的
1. 供新入院病人使用；
2. 供暂时离床活动的病人使用；
3. 维持病室的整洁、美观。

（二）操作流程

流　　程	要点与说明
操作前准备 同备用床。	
操作步骤 1~5 同备用床步骤 1~5。	
6. 将备用床的被盖"S"形三折或四折于床尾，并使之平齐。	• 方便病人上下床活动。 • 保持病室整齐美观。
7. 根据病情需要，铺一次性中单。	• 中单根据病情需要选用。 • 若直接铺暂空床，则先铺近侧大单、一次性中单，然后至对侧同法铺各单，盖被铺好后直接三折或四折于床尾。
8~9 同备用床步骤 6~7。	
评价 同备用床。	

（三）关键步骤图示

见图 2-1-3。

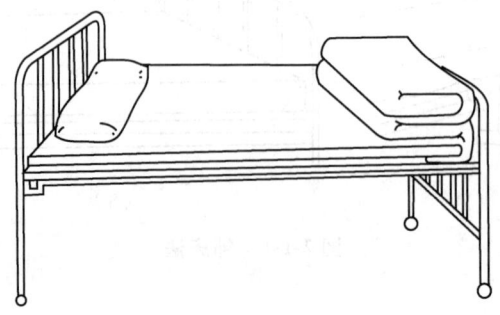

图 2-1-3　暂空床

【铺麻醉床法】
（一）目的
1. 便于接受和护理手术后病人。
2. 使病人安全、舒适，预防并发症。
3. 避免床上用物被污染，便于更换。

（二）操作流程

流　　程	要点与说明
操作前准备	
1. 病人评估及准备：核对医嘱了解病人姓名、床号、病人诊断、病情、手术部位、名称、麻醉种类及要求，术后需要的引流装置及适宜的急救设备。	
2. 自身准备：衣帽整洁、修剪指甲、洗手、戴口罩。	
3. 环境准备：了解同室病友是否正进行治疗、换药或进餐，清洁、通风等。	
4. 用物评估及准备 （1）检查电源、氧气和吸引装置。 （2）拆除原有的被套、枕套和床单，放入污物袋内。 （3）检查病床是否完好、符合安全要求，床褥、床垫有无破损、污染，如有污染、破损应更换；被单、被套有无破损，棉被是否与季节相符。 （4）护理车上层置：床头罩、枕套和枕芯、棉被或毛毯、被套、一次性中单2个，大单。按便于操作的原则折叠，按使用先后顺序摆放好。 （5）护理车下层置：床刷和刷套。麻醉护理盘内用物：无菌巾包、急救包（开口器、舌钳、压舌板、牙垫、通气导管、治疗碗、镊子、纱布数块）、一次性输氧导管、一次性吸痰管、棉签、手电筒、听诊器、血压计、护理记录单、笔。 （6）其他：输液架、热水袋。如没有中心管道氧气和负压装置，则根据病情需要准备吸痰、氧气筒等设备。	• 降低手术后病人受感染的危险性，使病人舒适。
操作步骤	
1. 核对：携用物至床尾，核对病人床号、性别、姓名。	
2. 移开桌椅：移开床旁桌约20cm，移床旁椅至床尾。	• 便于操作
3. 将床褥从头到尾湿扫干净，卷放在床边凳上。翻转床垫，上缘紧靠床头，再将床褥翻转铺上。	• 避免床垫局部经常受压而凹陷，造成病人睡卧不适。
4. 铺各层单 （1）按铺备用床法铺好一侧大单。 （2）根据手术部位需要在床尾或床中部铺一次性中单。一次性中单铺于床中部时，中线与大单中线对齐，上端距床头45～50cm铺平，床沿部分塞入床垫下。铺床头一次性中单，上端与床头平齐，下端压在中段一次性中单上，床沿部分塞入床垫下。 （3）转至对侧，同法铺好大单、一次性中单。	• 一次性中单可保护床褥及床单免受病人呕吐物、分泌物或伤口渗液污染。 • 下肢手术者，可将一次性中单铺于床尾，非全麻手术病人只在床中部铺一次性中单即可。
5. 套被套 （1）可按套被式或卷筒式将棉胎平铺于被套内。 （2）被头平床头，两侧边缘向内折叠与床平齐，尾端向内折叠和床尾平齐。 （3）将盖被呈扇形三折叠于一侧床边，开口处向门。	• 盖被三折上下对齐，外侧齐床缘，便于将病人移至床上。
6. 套好枕套，将枕头开口端背门横放于床头，用床头罩或别针固定，以保护病人头部避免撞伤。	• 以防病人躁动时，头部碰撞床栏而受伤。

续表

流　程	要点与说明
操作后处理 1. 移回床旁桌、床旁椅,椅子放于盖被折叠侧。	• 避免床旁椅妨碍将病人移至病床上。
2. 将急救盘放于床旁桌上,输液架放于床尾。	• 便于取用。
3. 根据需要,将热水袋加套后置于被中。	• 使病人温暖舒适,防止术后血液循环不良。
4. 按相关要求处理用物。	• 防止病原微生物传播。
5. 洗手、脱口罩。	
相关技能扩展 麻醉手术后病人的体位安置。	• 全麻病人:在尚未清醒前应专人守护,取去枕平卧位,头偏向一侧,可稍垫高一侧胸部,以免呕吐物、分泌物呛入气管引起吸入性肺炎和窒息。 • 腰麻(蛛网膜下腔麻醉)病人:去枕平卧6~8小时,由于穿刺留下的针孔,约需1周左右才能愈合,蛛网膜下腔的压力较硬膜外腔的压力高,脑脊液有可能由针孔处流向硬膜外腔,导致颅内压力降低,血管扩张而导致头痛。平卧可防止头痛。 • 硬膜外麻醉病人:平卧4~6小时,但不必去枕。因为硬膜外麻醉穿刺、麻醉药均不进入蛛网膜下腔,不会引起头痛。但因为交感神经受阻滞后,血压易受影响,故回病房后仍需平卧4~6小时。待血压、脉搏平稳后可按手术本身需要采取适当卧位。

(三) 关键步骤图示

见图2-1-4。

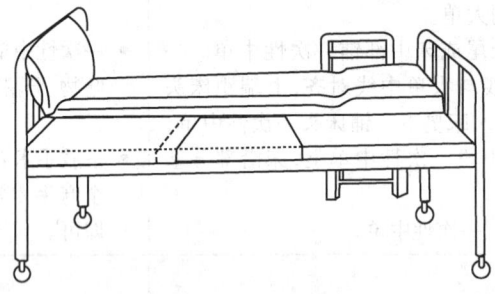

图 2-1-4　麻醉床

【卧床病人更换床单法】

(一) 目的

1. 更换或整理卧有病人床,保持病床平整、无皱褶,病人清洁舒适,病室整洁美观。
2. 观察病情,协助病人变换体位,预防压疮等并发症发生。

（二）操作流程

流　程	要点与说明
操作前准备	
1. 病人评估及准备 （1）评估：病人的病情、心理状况、运动情况及配合能力等。 （2）解释：向病人及家属解释更换床单的目的、基本过程、注意事项及配合技巧。	• 判断此时操作是否适宜。 • 取得病人的理解和配合。
2. 自身准备：衣帽整洁、修剪指甲、洗手、戴口罩。	
3. 环境准备 （1）酌情关闭门窗、用屏风或床帘遮挡病人。 （2）同病室无人进行治疗、换药或进餐。 （3）保持合适的室温，光线充足。	
4. 用物准备 （1）护理车上层：衣裤（必要时）、被套、枕套、一次性中单（按需备）、大单。按便于操作原则折叠，按使用先后顺序摆放好。 （2）护理车中层：卫生纸，治疗盘内（50% 乙醇或按摩膏、擦手巾、弯盘、手套），床刷和刷套。 （3）护理车下层：便盆、便盆巾。	
操作步骤	
1. 核对、解释：携用物至病人床尾，核对病人床号、性别、姓名并与病人沟通以取得病人的配合。	
2. 移开床旁桌 20cm、床旁椅移至床尾，避免操作时碰撞。	
3. 放平床尾、床头支架，调整床铺至合适的工作高度，并询问病人的感觉。	• 方便操作
4. 检查床帘是否关好，以保护病人隐私，没有床帘的大病房，可以用屏风遮挡。调节室温。	• 保护病人隐私、防止病人着凉。
5. 放便盆。协助病人抬高臀部，便盆布放于凳上，将便盆放入病人臀下。嘱病人解便完按铃呼叫。	• 不可拖拉便盆，避免损伤病人皮肤。
6. 取便盆。护士左手抬高病人臀部，右手取出便盆，送料理室料理，洗手。	
7. 按摩受压部位。护士向病人解释。 （1）松开盖被，协助病人侧卧于床的近侧，使其背向护士。暴露病人背部、肩部，将身体其他部位用盖被盖好。 （2）全背按摩：先取按摩膏或 50% 乙醇涂抹在双手掌上，从上往下均匀擦在病人背部；再从病人两侧臀部开始沿脊柱两旁向上以大小鱼际肌按摩背部，至肩部时肩峰、肩胛部按摩的时间应稍长，然后由上向下至髂部，在髂部、骶尾部按摩的时间应稍长。如此有节律地按摩数次。 （3）再用拇指指腹蘸 50% 乙醇，由骶尾部开始沿脊柱环形按摩至第 7 颈椎处。 （4）受压处局部按摩：取按摩膏或蘸少许 50% 乙醇，以手掌大小鱼际肌部分紧贴皮肤，做压力均匀向心方向按摩，由轻至重，再由重至轻，每次 3～5 分钟。按摩完毕，盖好盖被。	• 有利于背部按摩。保护病人隐私，并有利于病人放松。 • 促进肌肉组织放松，皮肤血液循环。 • 力量要足够刺激肌肉组织。 • 手勿离开病人皮肤。 • 因受压出现反应性充血的皮肤组织不主张按摩，以免引起深部组织的损伤。 • 随时观察病人的面色、脉搏、呼吸情况，并注意保暖，意识不清者应设有床栏以防坠床。

续表

流　程	要点与说明
操作步骤	8. 换床单。护士向病人解释并取得配合。 （1）松开近侧大单、一次性中单，将一次性中单卷于病人身下，再将大单卷起塞入病人身下，扫净褥上渣屑。 （2）将清洁大单中线对齐，对侧一半平卷好塞入病人身下，近侧一半依铺大单法铺好。 （3）铺一次性中单，将对侧中单的半幅卷起塞入病人身下，近侧半幅铺平并将床沿部分塞入床垫下。 （4）协助病人侧卧或平卧于铺好的一边，转至对侧松开各单，将污中单卷放于床尾，再将污大单卷至床尾，放于车旁污物袋内，扫尽床褥上渣屑，依次将大单、一次性中单各层铺好。 （5）协助病人卧于床中央舒适的卧位，并询问病人的感觉。	• 污染面向上内卷。 • 清扫顺序是自床头至床尾，自床中线至床外缘。 • 注意扫净枕下及病人身下的碎屑。 • 污单不可随意扔在地上。 • 各层要拉紧铺好。
	9. 更换枕套。向病人解释。 （1）一手托起病人头颈部，一手取出枕头。 （2）更换枕套，拍松。 （3）将枕头置于病人头下。	
	10. 换盖被或被套。 （1）更换盖被。①将清洁盖被正面在外放于床的一侧，揭开病人胸前污盖被，将清洁盖被打开，铺于病人胸前。②嘱病人用双手协助握住清洁盖被的上缘，护士一手由下揭开污盖被，另一手拉清洁盖被遮盖病人，将污盖被卷好放到污物袋内。③拉平盖被，叠成被筒，为病人盖好，尾端内折与床尾平齐。 （2）更换被套。①解开污染被套，将棉被在污被套内竖折3折再按扇形横折3折于床尾或护理车上。②将清洁被套正面在外铺于污物被套上，然后将棉被套入清洁被套内，对好上端两角，整理床头盖被，将清洁被套往下拉平。③将被盖上缘压在枕下或由病人双手握住，从床头至床尾将污被套撤出放入污物袋内，系好被套袋子，叠成被筒，为病人盖好，尾端内折与床尾平齐。	• 注意保护病人隐私。 • 避免病人受凉。 • 避免棉胎接触病人皮肤。 • 棉胎上端应与被套封口齐平，避免被头空虚。 • 被筒不可太紧，勿使病人足部受压以防足下垂。
操作后处理	1. 移回床旁桌、床旁凳。	• 病室整齐、美观。
	2. 安置病人，根据病人病情，摇高床头和膝下支架。酌情开窗，拉开床帘。	• 保持病人卧位舒适。 • 保持病室空气流通。
	3. 洗手、脱口罩。	• 防止病原微生物传播。
	4. 与病人交流，并根据病人情况进行健康教育。	
	5. 按相关要求处理用物。	
	6. 记录翻身按摩时间。	

（王红红　曾慧）

第二节　卧位及保护具的应用

【变换卧位法】
（一）目的
帮助滑向床尾而自己不能移动的病人移向床头，使病人舒适安全。
（二）操作流程

流　　程	要点与说明
操作前准备 1. 病人评估及准备 （1）病人年龄、目前健康状况、配合翻身的能力。 （2）病人病情及治疗要求、体重、肢体活动状况。 （3）病人身体有无伤口、引流管、骨折固定及皮肤受压情况。 2. 自身准备：衣帽整洁、修剪指甲、洗手、戴口罩。 3. 环境准备 （1）床单位整洁； （2）保持合适的室温，光线充足，安静。 4. 用物准备：根据病情准备好枕头等物品。	
操作步骤 1. 核对、解释：核对病人床号、性别、姓名并与病人沟通以取得病人的配合。	• 告知病人，做好准备。
2. 固定：床脚轮。	• 固定床脚刹车
3. 安置：将各种导管及输液装置安置妥当，必要时将盖被折叠至床尾或一侧。	• 妥善处置各种管路
4. 视病人病情放平床头，将枕头横立于床头。	• 避免撞伤病人
5. 移动病人 一人协助病人移向床头法（图2-1-5） （1）协助病人仰卧屈膝，双手握住床头栏杆。 （2）护士靠近床侧，两腿适当分开，一手托住病人肩部，一手托住病人臀部，同时嘱病人两脚蹬床面，挺身上移至床头。 （3）将枕头移回，安置舒适卧位。	• 适用于体重较轻的病人 • 注意遵循节力、安全原则。 • 减少病人与床之间的摩擦力，避免组织受伤。
两人协助病人移向床头法 （1）病人仰卧屈膝，双手握住床头栏杆。 （2）两位护士分别站在床的两侧，交叉托住病人的颈肩部及臀部，同时抬起病人移向床头。也可两位护士站在床的同侧，一人托住颈肩、腰部，另一人托住臀部、腘窝部，同法移向床头。 （3）移回枕头，安置舒适卧位。	• 适用于体重较重或病情较重的病人。 • 协助病人翻身时，不可拖拉，防止皮肤擦伤。 • 两人为病人翻身时，动作要协调一致，用力要平稳。 • 病人的头部应予以支持。
操作后处理 1. 整理：放回枕头，整理床单位。	
2. 洗手、摘口罩。	

（三）关键步骤图示
见图2-1-5。

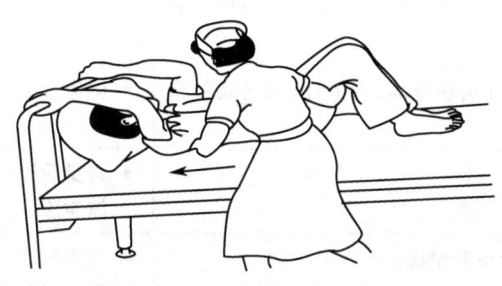

图2-1-5　一人协助移向床头法

【协助病人翻身侧卧】

（一）目的

1. 协助不能起床的病人更换卧位,增进舒适。
2. 预防并发症,如压疮、坠积性肺炎。
3. 适应治疗和护理的需要。

（二）操作流程

	流　　程	要点与说明
操作前准备	1. 病人评估及准备 （1）病人年龄、目前健康状况、配合翻身的能力。 （2）病人病情及治疗要求、体重、肢体活动状况。 （3）病人身体有无伤口、引流管、骨折固定及皮肤受压情况。	
	2. 自身准备:衣帽整洁、修剪指甲、洗手、熟悉操作方法。	
	3. 环境准备 （1）床单位整洁； （2）保持合适的室温,光线充足,安静。	
	4. 用物准备:根据病情准备好枕头、床拦。	
操作步骤	1. 核对、解释:核对床号、姓名,向病人和家属解释操作的目的、方法及有关注意事项。	• 以取得病人的合作。
	2. 固定:床脚轮。	
	3. 安置:将各种导管及输液装置安置妥当,必要时将盖被折叠至床尾或一侧。	
	4. 协助卧位:病人仰卧,两手放于腹部,两腿屈曲。 5. 翻身	• 为手术后病人翻身时,应检查敷料是否脱落,如分泌物浸湿敷料,应先更换再作翻身。 • 颅脑手术后,头部翻转过剧可引起脑疝,故只能卧于健侧或平卧;颈椎骨折行颅骨牵引者,翻身时不可放松牵引。 • 石膏固定和伤口较大的病人,翻身时应将患处放于适当位置,防止受压。
	一人协助病人翻身侧卧法(图2-1-6) （1）先将病人双下肢移向护士侧床沿,再将病人肩、腰、臀移向护士一侧,协助或嘱病人屈膝。 （2）护士一手扶其肩部,一手扶其膝部,轻推病人转向对侧,使其背向护士。按侧卧法,放置软枕。	• 适用于体重较轻的病人。 • 不可拖拉,以免擦破皮肤。
	两人协助病人翻身侧卧法(图2-1-7) （1）两位护士站在床的同侧,一人托住病人的颈肩部及腰部,另一人托住臀部及腘窝,两人同时抬病人移向近侧。 （2）两护士分别扶住病人肩、腰、臀及膝部,同时轻轻将病人翻转向对侧。	• 适用于体重较重或病情较重的病人。 • 翻身时,注意节力,让病人尽量靠近护士。 • 两人协助翻身时,注意动作协调一致、轻稳。
	6. 舒适安全:按侧卧位要求,分别在背部、胸部、两膝间放置软枕,使其舒适,必要时使用床拦。	• 促进舒适,预防关节挛缩。
	7. 检查安置	• 翻身后检查各导管是否脱落、受压、扭曲或液体逆流,注意保持导管通畅,防止管道脱落。
	8. 记录交班:记录翻身时间及皮肤情况。	• 根据病情及皮肤受压的情况,确定翻身时间,做好交接班。

续表

流　程	要点与说明
操作后处理	1. 整理床单位。	
	2. 记录交班:记录翻身时间及皮肤情况。	
	3. 洗手、摘口罩。	

（三）关键步骤图示

见图 2-1-6 和图 2-1-7。

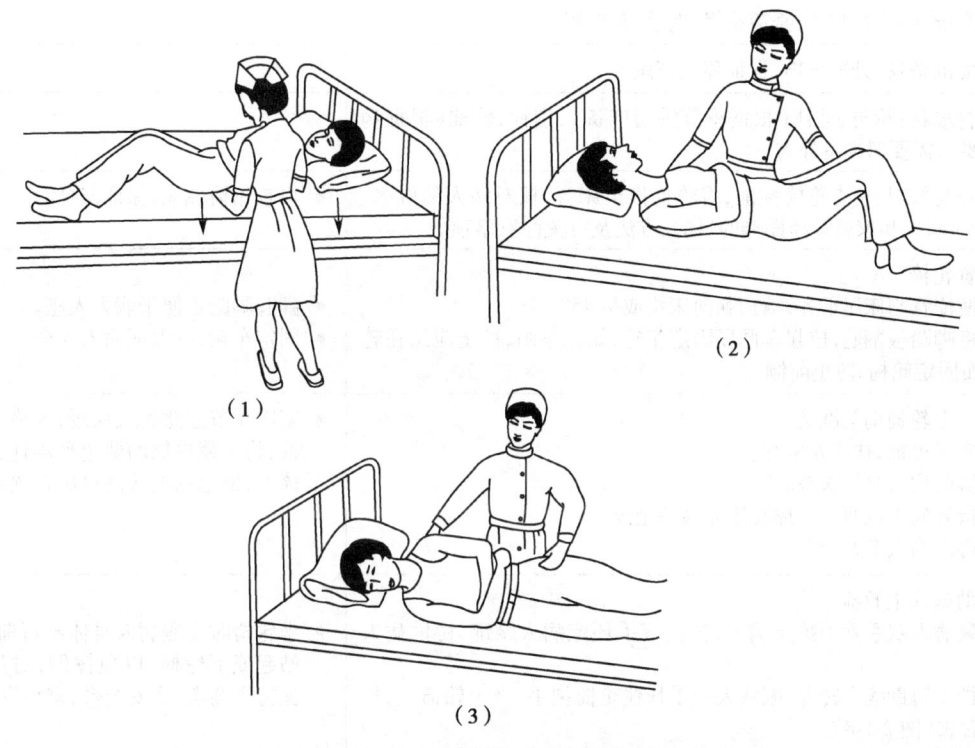

图 2-1-6　一人协助病人翻身侧卧法

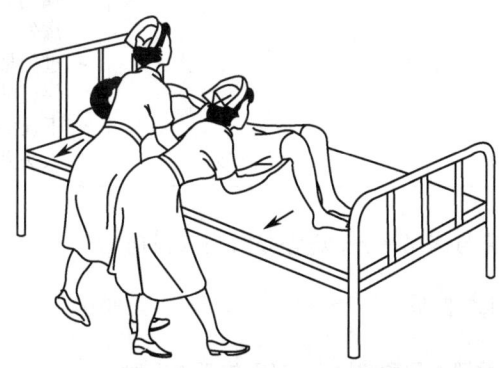

图 2-1-7　两人协助病人翻身侧卧法

【轮椅运送法】

（一）目的

1. 护送不能行走但能坐起的病人入院、出院、检查、治疗或室外活动。

2. 帮助病人下床活动，促进血液循环和体力恢复。

（二）操作流程

流　　程	要点与说明
操作前准备 1. 病人评估及准备 （1）核对医嘱：包括病人姓名、床号（如有腕带请核对腕带）、目的。 （2）评估病人的一般情况、体重、意识状态、病情与躯体活动能力等。 （3）病人损伤的部位和理解合作程度。 （4）健康知识：对疾病或坐轮椅的认识情况。	
2. 自身准备：衣帽整洁、修剪指甲、洗手、戴口罩。	
3. 环境准备：移开障碍物，保证环境宽敞。	
4. 用物准备：轮椅、毛毯（根据季节酌情准备）、别针、软枕（根据病人需要），需要时准备外衣。	
操作步骤 1. 检查与核对：检查轮椅性能，将轮椅推至床旁，核对病人的姓名、床号，向病人和家属解释操作的目的、方法及有关注意事项。	• 检查轮椅性能，保证安全。
2. 放置轮椅 （1）使椅背与床尾平齐，椅面朝向床头或呈45°。 （2）将脚踏板翻起，拉起车闸以固定车轮，如无车闸，护士应站在轮椅后面固定轮椅，防止前倾。	• 翻起脚踏板便于病人入座。 • 固定车轮，以保证病人安全。
3. 病人上轮椅前的准备 （1）撤掉盖被，扶病人坐起。 （2）协助病人穿好衣裤。 （3）指导病人以两手掌撑在床面维持坐姿。 （4）协助病人穿好鞋子。	• 寒冷季节注意病人保暖，天冷时备以毛毯，将毛毯单层的两边平均地直铺在轮椅上，使毛毯上端高过病人颈部15cm。
4. 协助病人上轮椅 （1）嘱病人双手置于护士肩上，护士双手环抱病人腰部，协助病人下床。 （2）护士协助病人转身，嘱病人用手扶住轮椅把手，坐于轮椅上，尽量向后靠（图2-1-8）。 （3）翻下脚踏板，协助病人将脚置于脚踏板上，系上安全带，盖好毛毯，用别针固定。 （4）整理床单位，铺成暂空床，观察病人，确定无不适后，放松制动闸，推病人至目的地。	• 坐轮椅时提醒病人身体不可前倾、自行站起或下轮椅，以免摔倒，对身体不能保持平衡者，系安全带，避免发生意外。 • 推轮椅速度要慢，并随时观察病情，并嘱病人抓紧扶手，以免病人不适或发生意外。 • 过门槛时，翘起前轮，避免过大的震动，保证病人安全。 • 下坡时，倒转轮椅，使轮椅缓慢下行，病人头及背部应向后靠。
5. 协助病人下轮椅 （1）将轮椅推至床尾，使椅背与床尾平齐，或呈45°，病人面向床头。 （2）扳制动闸将轮椅制动，翻起脚踏板。 （3）解除毛毯上的别针。 （4）站在病人前面，两腿前后放置并屈膝，让病人双手放于护士肩上，扶住病人的腰部，并最好用膝顶住病人膝部。 （5）护士站在轮椅背后抵住轮椅，双手协助病人穿鞋、站立、慢慢坐回床缘，然后脱去鞋子和外衣。	

续表

流　　程	要点与说明
操作后处理 1. 安置病人:取舒适体位,盖好被子、整理床单位。	• 观察病人病情。 • 寒冷季节,注意保暖。
2. 物品处理:将轮椅放回原处。	• 便于其他病人使用。
3. 护理人员:洗手、脱口罩。	

（三）关键步骤图示

见图 2-1-8。

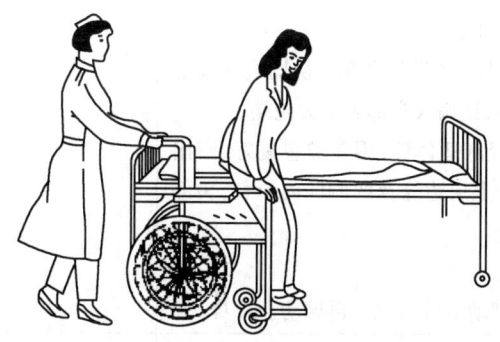

图 2-1-8　协助病人坐进轮椅

【平车运送法】

（一）目的

运送不能起床的病人入院、做各种特殊检查、治疗、手术或转运。

（二）操作流程

流　　程	要点与说明
操作前准备 1. 病人评估及准备 （1）核对医嘱:包括病人姓名、床号(如有腕带请核对腕带)。 （2）评估病人的体重、意识状态、病情与躯体活动能力。 （3）肢体活动受限状况,如是否有皮肤、肌肉、骨骼的损伤或骨折部位石膏固定。 （4）了解病人有无约束、各种管路情况。 （5）心理状态,理解合作程度。	
2. 自身准备:衣帽整洁、修剪指甲、洗手、戴口罩。	
3. 环境准备:环境宽敞,便于操作。 注意运送过程中环境状况,如地面整洁、平坦、室内外温度差异等。	
4. 用物准备:平车(上置以被单和橡胶单包好的垫子和枕头),带套的毛毯或棉被,必要时备氧气袋、输液架、木板和中单。	
操作步骤 1. 检查与核对:检查平车性能,将平车推至床旁,核对病人的姓名、床号,向病人和家属解释操作的目的、方法及有关注意事项。	• 检查平车有无损坏。

续表

流　　程	要点与说明
2. 安置:将各种导管妥善放置,避免移动中滑脱。	• 搬运病人时妥善安置导管,避免脱落、受压或液体逆流。
3. 搬运病人	• 根据病人的体重及病情,确定搬运方法。
挪动法(图2-1-9) (1) 推平车至病人床旁,移开床旁桌、椅,松开盖被,向病人解释,并指导挪动方法,以取得合作。 (2) 推平车紧靠床边,与床平行,大轮靠近床头,将制动闸制动。 (3) 将毛毯或盖被平铺于平车上。 (4) 帮助病人移向床边,护士用身体抵住平车。协助病人以上身、臀部、下肢顺序向平车挪动,让病人头部卧于大轮端。 (5) 根据病情需要给病人安置舒适体位,用盖被包裹好,露出头部,先盖足部,然后盖好两侧上层边缘及两侧向内折叠,头部盖被折成45°。 (6) 整理床单位,铺好暂空床。 (7) 下平车顺序是嘱病人先挪动下肢、臀部,再挪动上半身。	• 适用于病情许可,能够在床上活动者。
一人搬运法(图2-1-10): (1) 将床旁椅移至对侧床尾,将平车推至床尾,大轮端靠近床尾,使平车头端与床尾呈钝角,用制动闸制动,搬运者站在钝角内的床边。 (2) 向病人解释,以取得病人合作,松开盖被,协助病人穿好衣裤。 (3) 护士一只前臂自病人腋下伸到肩部外侧,另一只前臂伸到病人大腿下。病人双手交叉于护士颈后,护士抱起病人移步转身,将病人轻放于平车上,使病人躺卧舒适,盖好盖被。	• 适用于体重较轻病人或儿科病人,不能自行挪动的病情允许者。
二人搬运法(图2-1-11): (1) 同一人搬运法步骤(1)~(2)。 (2) 站位:二人站于床同侧,将病人移至床边,协助病人将上肢交叉于胸前。 (3) 分工:护士甲一手臂托住病人的颈肩部,另一手臂托住病人的腰部,护士乙一手臂托住病人的臀部,另一手臂托住病人腘窝,合力抬起,病人身体稍向护士侧倾斜,两人同时移步至平车,轻放于平车上,使病人躺卧舒适,盖被保暖。	• 适用于不能自行活动或体重较重者。
三人搬运法(图2-1-12): (1) 同一人搬运法步骤(1)~(2)。 (2) 站位:三人站于床同侧,将病人移至床边,协助病人将上肢交叉于胸前。 (3) 分工:护士甲托住病人头、肩背部,护士乙托住病人腰、臀部,护士丙托住病人腘窝、腿部之后,同时抬起病人,使病人身体稍向搬运者倾斜,搬运者同时移步转向平车,将病人轻放于平车上,安置舒适,盖被保暖。	• 适用于不能自行活动或体重较重者。

续表

流　　程	要点与说明
操作步骤	四人搬运法（图2-1-13）： （1）移开床旁桌、椅，推平车与床平行并紧靠床边。 （2）站位：护士甲乙分别站于床头和床尾；护士丙丁分别站于病床和平车的一侧。 （3）在病人腰、臀下铺中单或帆布兜。 （4）护士甲站于床头，托住病人的头及颈肩部；护士乙站于床尾托住病人的双腿；护士丙和丁分别站于病床和平车的两侧，紧握中单四角，四人合力同时抬起病人，轻放于平车上，为病人盖好被。 （5）整理床单位，铺暂空床。 （6）松开平车制动闸，推病人至目的地。 （7）病人从平车返回病床时，则反向移动。	• 适用于病情危重或颈腰椎骨折病人或体重较重者。 • 搬运骨折病人，在平车上应垫木板，注意固定好骨折部位再搬运。 • 颅脑损伤、颌面部外伤以及昏迷病人，应将头偏向一侧。 • 搬运时动作要轻稳，协调一致，推车速度适宜，确保病人的安全、舒适。 • 有静脉输液管及引流管病人，须注意保持输液和引流管道通畅。 • 推车时护士应站在病人头侧，以便于观察病情。病人的头应卧于大轮一端，可减少颠簸引起的不适；推病人上下坡时，病人的头应在高处一端，以免引起病人不适。 • 推车出门时应先将门打开，不可用车撞门，避免震动病人或损坏建筑物。进入电梯时应该倒进入。
操作后处理	1. 安置病人：移动病人至床上，取舒适体位，盖好被子、整理床单位。	• 观察病人病情。
	2. 物品处理：将平车放回原处，车上的污被褥送被服间处理。	• 便于其他病人使用。
	3. 洗手、脱口罩。	

（三）关键步骤图示

见图2-1-9～图2-1-13。

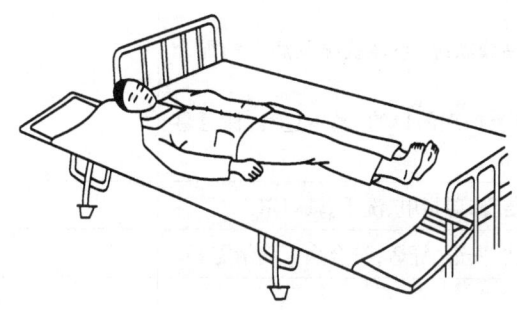

图2-1-9　挪动法

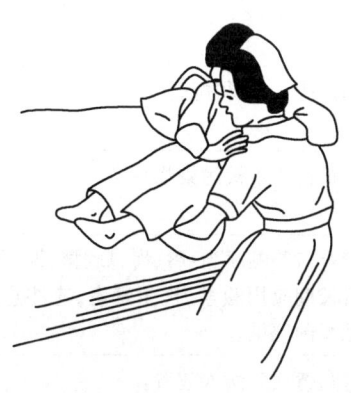

图2-1-10　一人搬运法

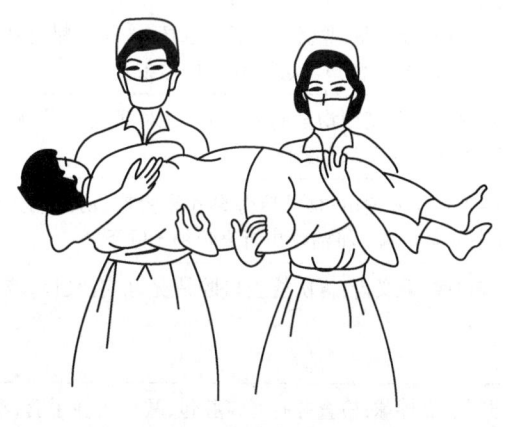

图2-1-11　二人搬运法

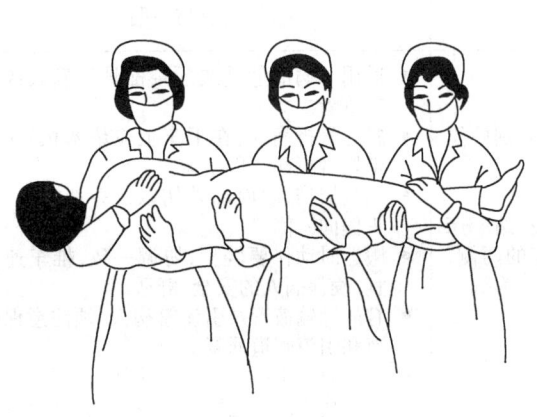

图 2-1-12　三人搬运法

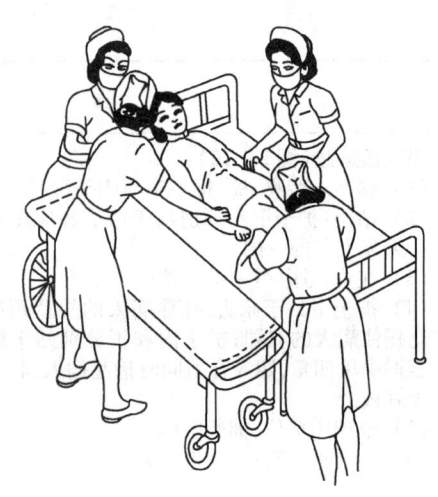

图 2-1-13　四人搬运法

第三节　特殊口腔护理

【特殊口腔护理】
（一）目的

1. 保持口腔清洁、湿润、舒适，预防口腔感染等并发症。
2. 去除口臭，增进食欲，保持口腔正常功能。
3. 观察口腔黏膜、舌苔的变化及有无特殊口腔气味，了解病情的动态变化。

（二）操作流程

	流　程	要点与说明
操作前准备	1. 病人评估及准备 （1）核对医嘱：包括病人姓名、床号（如有腕带请核对腕带）、口腔护理目的。 （2）评估病人的病情、口腔黏膜状况、心理状况及病人的配合程度。 （3）向病人解释使其了解口腔护理的目的、基本过程、注意事项及配合技巧。	
	2. 自身评估及准备：衣帽整洁、修剪指甲、洗手、戴口罩。	
	3. 环境评估及准备：环境清洁、安静、舒适，符合病人病情需要。	
	4. 用物准备 （1）口腔护理包：治疗碗、棉球（不少于16个）、弯血管钳2把、压舌板。 （2）其他：开口器、弯盘、吸水管、水杯、液状石蜡、治疗巾、一次性手套、手电筒、漱口液、外用药（按需备）。	
操作步骤	1. 核对、解释：携用物至病人床旁，核对病人床号、姓名并与病人沟通以取得病人的配合。	● 确认病人，取得配合。
	2. 准备体位及铺巾：移开床旁桌和床旁椅，协助病人移近操作者，头偏向一侧。将治疗巾折直角铺于颌下。	● 保护枕头不被污染物污染。
	3. 查口腔、取义齿：再次检查口腔情况，如有义齿，取出浸泡于清水中。	● 检查口腔顺序为：唇、齿、颊、腭、舌、咽。 ● 对长期应用激素、抗生素者，应注意观察有无真菌感染。
	4. 开包、点棉球：检查并打开口腔包，戴一次性手套，清点棉球，置弯盘于口角旁。	● 弯盘弯面朝病人放置。

续表

流　　程	要点与说明
5. 倒漱口液湿润棉球,夹取棉球,拧干,湿润嘴唇。	
6. 递水杯和吸水管,协助病人漱口。	• 昏迷病人不漱口。
7. 擦洗:嘱病人咬合上下齿,从臼齿至门齿纵向擦洗左侧牙齿外侧面;嘱病人张口,纵向擦洗左上内侧面,再擦洗左上咬合面,依次擦洗左下内侧面、咬合面,弧形擦洗左侧颊部。同法擦洗右侧牙齿。最后擦洗硬腭、舌面及舌下及口唇(图2-1-14)。	• 每擦洗一个部位,更换一个湿棉球。棉球湿度以不能挤出液体为宜。 • 擦洗时,钳端应用棉球包裹,勿直接接触黏膜及牙龈。 • 昏迷病人须使用开口器,并从臼齿处放入。 • 动作要轻柔。
8. 擦洗完毕,再次清点棉球数量,脱手套。	• 防止棉球残留于口腔。
9. 协助病人漱口,用治疗巾拭去口角处水渍,再次检查口腔,撤走弯盘和治疗巾。	
10. 涂药:根据病人病情酌情涂药,口唇干裂者涂以液状石蜡。	
11. 协助病人取舒适卧位,整理床单位,清理用物。将床旁桌椅还原。	

操作后处理:
1. 整理用物:协助病人取舒适卧位,整理床单位,及时将用物进行处理。
2. 洗手、脱口罩。
3. 观察、记录
  (1) 观察病人病情及口腔护理效果。
  (2) 记录操作时间、评估情况及执行效果等。
  (3) 与病人交流,进行健康宣教。

相关技能扩展:
常用漱口溶液:
1. 清洁口腔预防感染:等渗盐水、2%~3%硼酸液、0.02%呋喃西林液。
2. 轻度口腔感染:朵贝溶液。
3. 口腔感染、口臭:1%~3%过氧化氢溶液。
4. 白色念珠菌感染:1%~4%碳酸氢钠溶液。
5. 铜绿假单胞菌感染:0.1%醋酸溶液。

(三) 关键步骤图示

见图2-1-14。

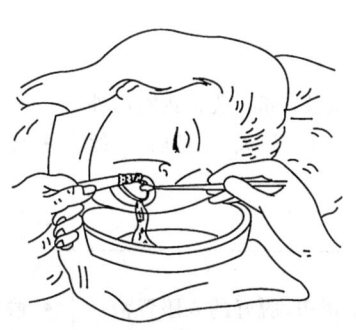

图2-1-14　特殊口腔护理

第四节 床上擦浴

【床上擦浴】
(一) 目的
1. 清洁皮肤,预防皮肤感染。
2. 促进皮肤的血液循环,增强排泄功能,预防压疮等并发症。
3. 活动肢体,防止肌肉挛缩和关节僵硬等并发症。
4. 满足病人对舒适和清洁的要求。
5. 观察和了解病人的一般情况。

(二) 操作流程

	流程	要点与说明
操作前准备	1. 病人评估及准备 (1) 核对医嘱:包括病人姓名、床号(如有腕带请核对腕带)。 (2) 评估病人的病情、皮肤、肢体活动及心理状况。 (3) 向病人及家属解释,使其了解床上擦浴的目的、基本过程、注意事项及配合技巧。 (4) 询问大小便需求。	
	2. 自身准备:衣帽整洁、修剪指甲、洗手、戴口罩。	
	3. 环境准备 (1) 酌情关闭门窗,拉屏风或床帘遮挡病人。 (2) 保持合适的室温。	
	4. 用物准备 (1) 治疗车上层:浴巾一条、小毛巾两条、浴皂一块、清洁衣裤和被服各一套、剪刀一把、50%乙醇、爽身粉、梳子一把。 (2) 治疗车下层:脸盆两个、水桶两个(一个盛50~52℃热水,一个盛污水)。 (3) 其他:屏风、便盆和便巾(必要时)、女病人按需备溶液碗,做会阴擦洗用。	
操作步骤	1. 核对、解释:携用物至病人床旁,核对病人床号、性别、姓名并与病人沟通以取得病人的配合。	● 确认病人,取得配合。 ● 饭后不宜马上擦浴。
	2. 拉床帘,调室温(24±2)℃。	● 保护病人隐私,防止着凉。
	3. 根据病情放平床头及床尾支架,松开床尾盖被。	
	4. 将脸盆放于床旁椅上,倒入2/3满热水,测试水温。	
	5. 擦洗脸及颈部 (1) 拧好毛巾,按手套状包裹于右手上。 (2) 左手托住病人头部,为病人清洗脸及颈部。先由内眦向外眦擦洗眼部,然后擦洗一侧额部、颊部、鼻翼、人中、耳后、下颌直至颈部;同法擦洗另一侧。 (3) 用较干毛巾再依次擦洗一遍。	● 注意洗净耳后、耳郭等处。
	6. 擦洗上半身 (1) 为病人脱衣,在擦洗部位下铺上浴巾,脱好的衣服置治疗车下层。	● 脱衣的顺序:先脱近侧,后脱对侧;如有肢体外伤或活动障碍,应先脱健侧,后脱患侧。

续表

流 程	要点与说明
操作步骤	（2）用涂上浴皂的小毛巾由远心端向近心端擦洗上肢,再环形用力擦洗胸部,最后以脐为中心,顺结肠走向擦洗腹部。	• 尽量减少翻身和暴露,以免受凉。 • 注意洗净腋窝、指间。 • 女性病人注意洗净乳房下褶皱处。 • 注意洗净脐部。 • 擦洗中根据情况更换热水、脸盆及毛巾。 • 擦洗过程中要注意观察病情,若病人出现寒战、面色苍白等情况应立即停止擦洗。擦洗时注意观察皮肤有无异常。
	（3）擦洗后用湿毛巾擦去皂液,清洗毛巾后再次擦洗,最后用浴巾边按摩边擦干。 （4）协助病人侧卧,背向操作者。同法依次擦洗后颈部、背臀部,擦洗后用50%乙醇进行背部按摩。 （5）协助病人穿好清洁上衣。 （6）将污水倒入污水桶内。	• 穿衣顺序:先穿对侧,后穿近侧;如有肢体外伤或活动障碍,应先穿患侧,后穿健侧。
	7. 擦洗下半身 （1）备好清水,协助病人平卧,并脱掉裤子,置于治疗车下层。 （2）同法擦洗下肢及会阴。 （3）擦洗完后将盆移于足下,盖好下肢,盆下垫浴巾,洗净双足,擦干。 （4）协助病人穿好清洁裤子。	• 注意洗净腹股沟及趾间。 • 擦洗足部时动作轻柔,防止弄湿床单。
	8. 根据需要为病人按摩骨隆突处,修剪指甲,为病人梳发。	
操作后处理	1. 整理用物,按需更换床单,置病人于舒适体位。	
	2. 酌情开窗通风,撤屏风或拉起床帘。	
	3. 按相关要求处理用物。	
	4. 洗手、脱口罩。	
	5. 观察、记录 （1）观察病人病情。 （2）记录擦浴时间及护理效果。	

第五节 无菌技术

（一）目的

1. 保证无菌物品、无菌溶液和无菌区域不被污染。

2. 在进行严格的医疗护理操作时确保无菌效果,保护病人和医护人员免受感染。

（二）操作流程

流 程	要点与说明
操作前准备	1. 自身准备:衣帽整洁、修剪指甲、洗手、戴口罩,取下手表戒指等。	• 戴圆筒帽
	2. 环境准备:操作前半小时停止清扫地面,避免不必要的人群流动,湿抹治疗台和治疗盘。保持环境清洁、干燥、宽敞。	
	3. 用物准备 （1）无菌容器及持物钳、敷料缸、棉签、消毒液瓶、无菌溶液、无菌巾包、小无菌物品包、有盖方盘或贮槽内盛无菌物品、无菌手套、弯盘、笔、抹布、清洁治疗盘2个。 （2）仔细检查无菌物品、无菌溶液的名称、灭菌日期是否在有效期内。	

续表

流　程	要点与说明
1. 再次检查无菌物品、无菌溶液的名称、灭菌日期、指示胶带颜色和手套号码。取出治疗盘,放于治疗台合适的位置。	
2. 取无菌巾包,注意查对包外标签(物品名称、灭菌日期、指示胶带是否变色、包布是否干燥、完好等)。解开无菌巾包系带绕好并逐层打开。	
3. 用无菌持物钳夹取无菌巾,将无菌巾接到另一手,放置好无菌持物钳,将未用完的物品按原痕折好遮盖,暂不系带。	• 取、放无菌持物钳时筒盖要打开,钳端要闭合、垂直取放,不可触及容器边缘,使用时始终保持钳端朝下。 • 有条件者可用干筒保存,使用时间限于4小时;若系消毒液筒保存,则每周消毒2次,容器与消毒液同时更换。 • 用无菌持物钳夹取物品时,手必须保持在腰部水平以上,不可跨越无菌区。
4. 单巾铺盘法(图2-1-15) (1) 将无菌巾呈对折状态展开,平铺于治疗盘上,开口在对侧或近侧均可,无菌巾内面为无菌面。 (2) 双手捏住无菌巾上层之二角,折成扇形,边缘向外,无菌巾内面构成无菌区。 (3) 放入所需的无菌物品。 (4) 将上层盖上,上下层边缘对齐。将开口处向上折2次,两边分别向下折1次,露出治疗盘边缘。 (5) 铺好的治疗盘若不能立即使用,应注明铺盘时间,在4小时内使用。	• 打开无菌巾时手不可碰触无菌巾的无菌面。 • 放入无菌物品时要注意不能碰触非无菌物,不要跨越无菌区。 • 操作时,不可面对无菌区讲话、咳嗽、打喷嚏。
5. 无菌巾包内物品1次未用完时,按原折痕依次包好,系带横向"一"字形绕好,注明开包时间,在24小时内可再使用。	• 若包内物品污染,需重新灭菌。 • 无菌物品一经取出,即使未使用,也不可放回无菌容器内。
6. 无菌容器的使用:持无菌容器时应托住底部,不触及容器内面及边缘;打开夹取物品后从近侧盖向对侧。	• 打开无菌容器盖放置在桌面上时应将盖的内面朝上。
7. 双巾铺盘法 (1) 取出一治疗盘于治疗台合适的位置。 (2) 取无菌巾包,查对开包时间。 (3) 打开无菌巾包,用持物钳取出一块无菌巾,将无菌巾接到另一手,放置好无菌持物钳,余物按原折痕将包折好。 (4) 单层展开无菌巾,由对侧向近侧平铺于治疗盘上,无菌面向上。放入所需要的无菌物品。 (5) 递无菌物品:取一小无菌物品包,查看灭菌日期和指示胶带,解开系带,将包托在手上,另一手依次打开其他三角,将包布四角抓住,稳妥地将包内物品放入无菌区内。将包布折好放于治疗车下层。 (6) 取无菌溶液法:取无菌溶液时查看瓶签、瓶盖及溶液的质量。揭开瓶盖,手握瓶签部位,先倒少许溶液冲洗瓶口,再由原处倒出适量溶液于容器内,套上瓶塞。 (7) 盖双巾铺盘上层无菌巾:揭开无菌巾包,用无菌持物钳夹取无菌巾,将无菌巾接到另一手,放置好无菌持物钳,双手将无菌巾单层展开,无菌面朝外,由近侧向对侧覆盖于无菌盘上,边缘对合整齐,四边向上反折,不暴露无菌物品。	• 保持治疗盘四周较宽敞,避免污染无菌巾。 • 打开无菌巾时手不可碰触无菌巾的无菌面。 • 放入无菌物品时包布应将手全部包住。 • 先折长边后折短边。

(操作步骤)

续表

流　　程	要点与说明
操作步骤	8. 消毒瓶塞翻转部分后盖严,注明开瓶时间。	• 一般溶液开瓶后24小时内可再使用,但用于静脉注射或输液的溶液开启后有效期为4小时。
	9. 戴无菌手套 (1) 取无菌盘,查看铺盘时间:打开无菌巾的反折部分,向上揭开无菌巾的一角,边缘朝外。 (2) 取无菌手套查看号码、灭菌日期、指示胶带是否变色。 (3) 打开手套包,取出滑石粉包,将滑石粉扑在手上。 (4) 持手套翻折部分取出手套,拇指相对,一手伸入手套内戴好,再以戴好手套之手伸入另一手套反折部分依法戴好。	• 尽量避开无菌台面。 • 未戴手套的手不可触及手套外面,戴手套的手不可触及手套的内面。
	10. 揭开无菌盘取纱布擦手套,使其贴合,然后进行操作。	• 一套无菌物品,只能供1位病人使用,防止交叉感染。
	11. 操作完毕,脱下手套,整理用物。洗手,取下口罩。	
操作后处理	1. 垃圾分类处理	
	2. 整理用物	
	3. 洗手	
	4. 记录	

(三) 关键步骤图示

见图 2-1-15。

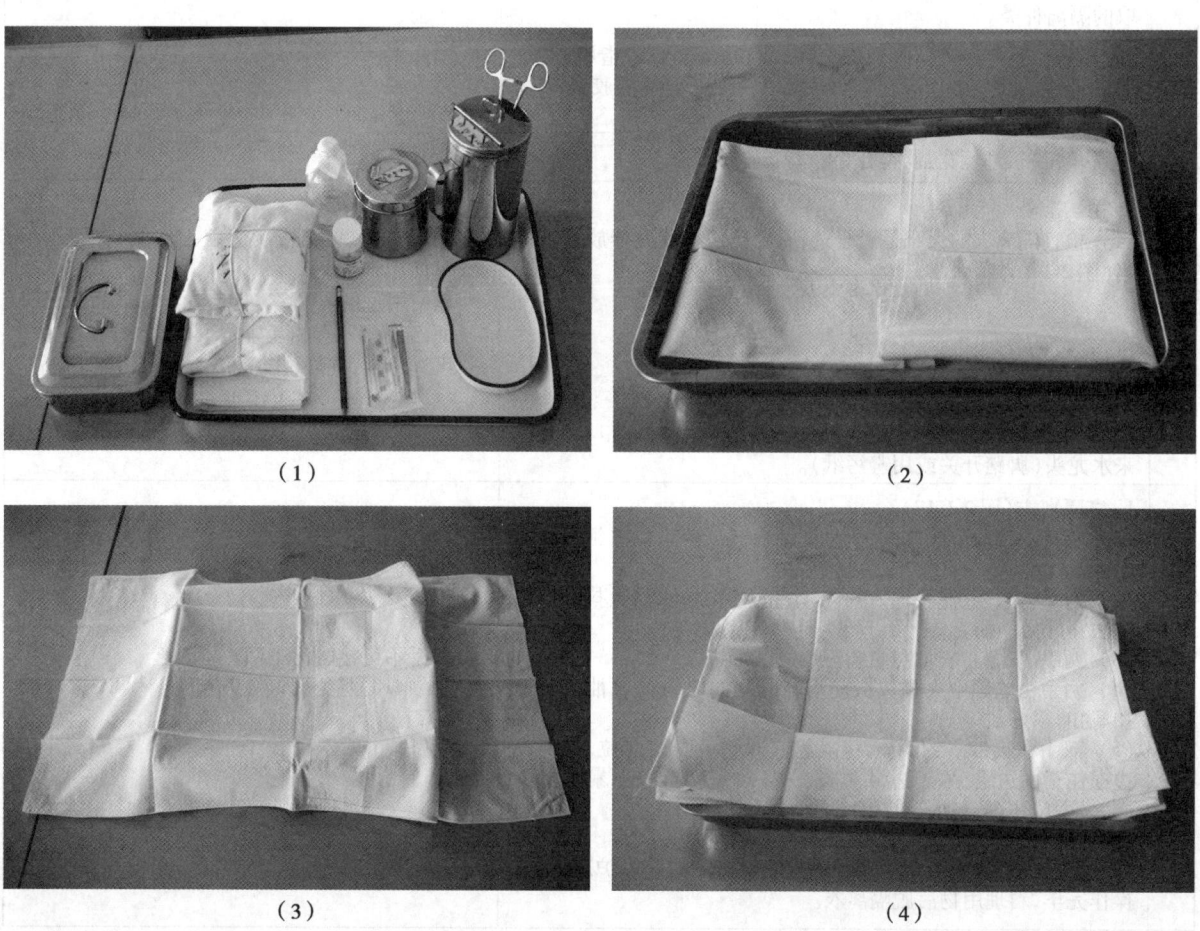

(1)　　　　　　　　　　　　　(2)

(3)　　　　　　　　　　　　　(4)

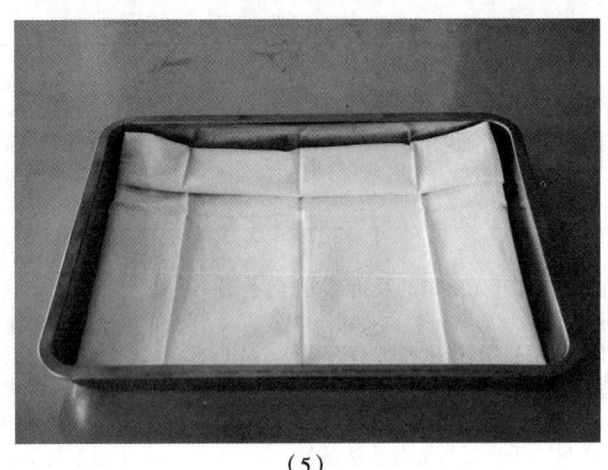

(5)

图 2-1-15　铺无菌盘

第六节　穿脱隔离衣

（一）目的

1. 病人和工作人员不被感染。
2. 病人理解隔离的意义，主动配合护理。

（二）操作流程

	流　程	要点与说明
操作前准备	1. 病人评估及准备：核对医嘱，了解病人的诊断、临床表现及采取的隔离种类。	
	2. 自身准备：穿好工作服和隔离裤，戴好帽子，修剪指甲，取下手表，卷袖过肘（冬季卷至前臂中部即可，夏季备橡胶圈），洗手，戴口罩。	• 圆筒帽遮住所有头发。
	3. 环境准备：环境宽阔，符合穿隔离衣的要求。	
	4. 用物准备 （1）检查隔离衣的大小是否合适，有无破损、潮湿，挂放是否得当（图2-1-16）。	• 隔离衣长短合适，能遮盖工作服，有破洞不可使用。 • 已使用过的隔离衣，要弄清其清洁面和污染面，穿脱时不得相互碰撞。隔离衣挂在半污染区，清洁面向外，挂在污染区则应污染面向外。
	（2）配好消毒液。消毒液与水比例为1∶200。 （3）用物准备：肥皂或肥皂液、手烘干器或一次性纸巾、感应自来水龙头（脚踏开关或用避污纸）。	
操作步骤	1. 穿隔离衣（图2-1-17） （1）手持衣领取下隔离衣，清洁面朝自己。两手将衣领的两端向外折少许，对齐肩缝，露出袖笼。 （2）右手持衣领，左手伸入袖内，举起手臂，将衣袖上抖。换手依法穿好另一袖。 （3）两手上举，将衣袖尽量抖至腕关节以上。 （4）两手由衣领中央顺边缘向后，扣好领扣，根据衣袖的长短扣肩扣，系好袖口。 （5）双手在腰带下约5cm，将隔离衣两侧后身向前拉，见到衣边捏住正面边缘，两侧边缘对齐，一向一侧折叠不暴露清洁面，一手按住，另一手持腰带绕至前面系好。 （6）特殊隔离病人戴手套。 （7）护士穿好隔离衣后携用物进入病房按需要进行护理操作。操作完毕，料理用物后脱隔离衣。	• 双手不可接触污染面。 • 扣领口时避免袖口污染衣领。

续表

流　程	要点与说明
操作步骤 2. 脱隔离衣 （1）先解开腰带的活结，再解开袖口，在肘部将部分衣袖塞入工作服袖下或橡胶圈下，暴露出双手前臂。 （2）手的消毒 1）双手用消毒液相互搓擦 2 分钟，彻底揉搓手腕、手掌、手背、手指各面、指蹼、拇指、指腹和指尖。 搓擦步骤按"卫生手消毒法"： A. 双手掌心相互搓擦； B. 手指掌面相互搓擦； C. 一手手掌覆盖于另一手的手背，双手、手指两侧及指蹼交叉摩擦，同时一手手掌搓擦另一手手背，然后交换； D. 双手互握，一手手掌搓擦另一手的手背，然后交换； E. 一手的拇指放于握拳状的另一手掌中转动搓擦，然后交换； F. 一手的指尖放于另一手掌中搓擦，然后交换； G. 一手手指掌面及手掌包绕另一手的腕部转动搓擦，然后交换。 2）再用肥皂、流动水洗手法洗二遍后烘干双手（或用毛巾或纸巾擦干双手）。注意消毒液每天应更换。 （3）洗手后解开衣领，一手伸入另一手袖口内，先拉下衣袖包住手，用遮盖住的手握住另一手隔离衣袖的外面，将袖拉下，两手于袖内解开腰带尽量后甩，双手退出。 （4）手持衣领整好，按规定挂于隔离衣柜的衣钩上或送洗。	• 洗手时避免溅湿隔离衣。
操作后处理 1. 垃圾分类处理 2. 整理用物 3. 用物清洁消毒 4. 记录	

（三）关键步骤图示

见图 2-1-16 和图 2-1-17。

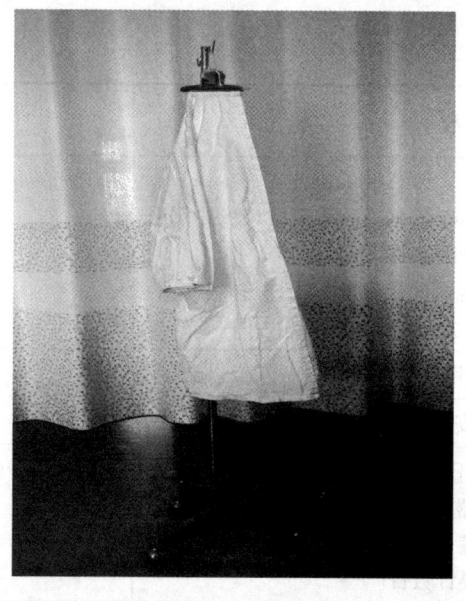

图 2-1-16　隔离衣

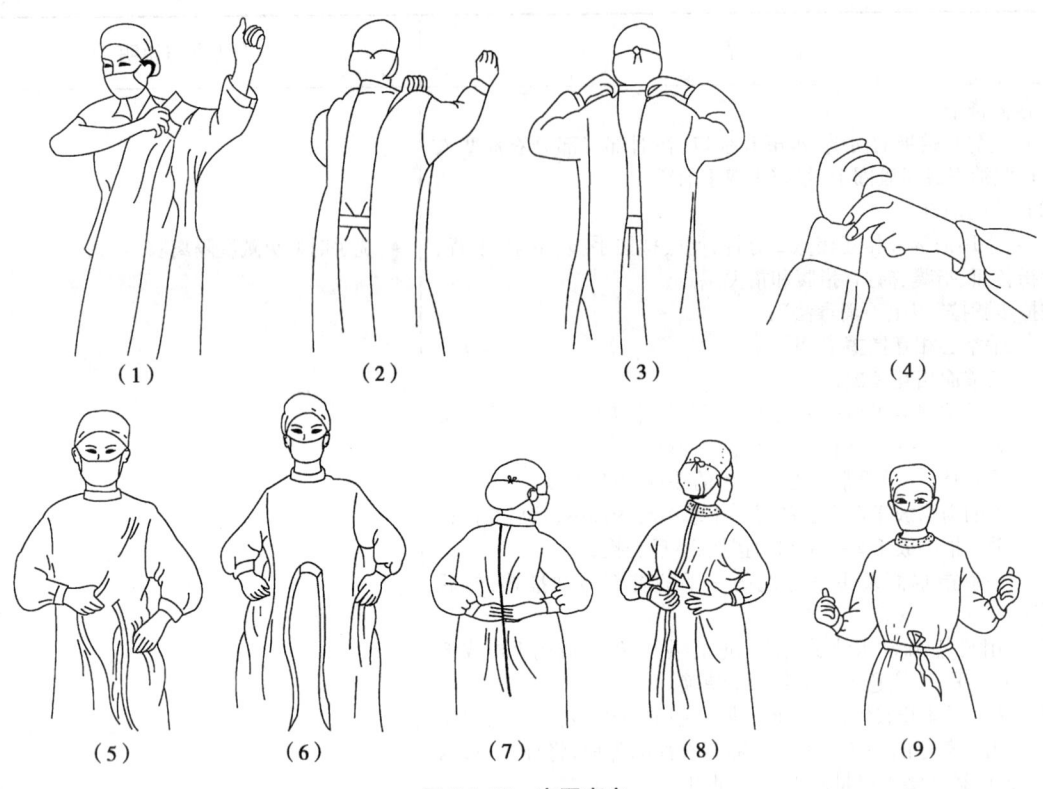

图 2-1-17　穿隔离衣

（王红红）

第七节　生命体征的评估

【生命体征的评估】

（一）目的

1. 判断生命体征有无异常。
2. 动态监测生命体征变化。
3. 协助诊断,为预防、治疗、康复、护理提供依据。

（二）操作流程

流　程	要点与说明
操作前准备　1. 病人评估及准备 （1）核对医嘱：包括病人姓名、床号（如有腕带请核对腕带）、诊断及测量体温、脉搏、呼吸、血压的目的。 （2）评估病人的病情、心理状况及配合能力。 （3）评估病人适宜的测量方法。	
2. 自身准备：衣帽整洁、修剪指甲、洗手、戴口罩。	
3. 环境准备：环境整洁、宽敞、安静。	
4. 用物准备：治疗盘内备清洁干燥的容器用于放体温计、盛有消毒液的容器、血压计、听诊器、秒表、消毒液、纱布、记录本。如测肛温可另备液状石蜡、棉签、卫生纸、清洁手套。检查体温计、血压计等无破损。清点体温计数目。	

续表

流　程	要点与说明
1. 核对、解释 （1）携用物至病人床旁，核对病人床号、姓名、性别，并与病人沟通取得病人配合。 （2）安置体位：协助病人采取坐位或卧位。	• 如有影响测量体温的因素时，应当推迟30分钟测量。
2. 体温的测量 （1）洗手，检查体温计是否完好，将水银柱甩至35℃以下。 （2）根据病人病情、年龄等因素选择测量方法。 （3）测口温时应当将水银端斜放于病人舌下，闭口3分钟后取出（图2-1-18）。 （4）测腋温时应当擦干腋下的汗液，将体温计水银端放于病人腋窝深处，协助病人屈臂过胸夹紧，防止脱落。测量10分钟后取出（图2-1-19）。 （5）测肛温时应当先在肛表前端涂润滑剂，将肛温计的水银端对肛门轻轻插入肛门3~4cm，3分钟后取出。用消毒纱布擦拭体温计（图2-1-20）。 （6）读取体温数，消毒体温计。	• 婴幼儿、意识不清或者不合作的病人测体温时，护理人员应当守候在病人身旁。 • 极度消瘦的病人不宜测腋温。 • 婴幼儿、昏迷、精神异常、口腔疾病、口鼻手术、张口呼吸者禁用口腔测量法。 • 告知病人测口温前15~30分钟勿进食过冷、过热食物，测口温时闭口用鼻呼吸，勿用牙咬体温计。如病人不慎咬破汞温度计，应立即清除口腔内玻璃碎片，再口服蛋清或者牛奶延缓汞的吸收。若病情允许，服富含纤维食物以促进汞的排泄。 • 腹泻、直肠或肛门手术，心肌梗死病人不宜用直肠测温法。
3. 脉搏的测量 （1）协助病人采取舒适的姿势，手臂轻松置于床上或者桌面。 （2）以示指、中指、无名指的指端按压桡动脉，力度适中，以能感觉到脉搏搏动为宜。 （3）一般病人可以测量30秒，脉搏异常的病人，测量1分钟，核实后，报告医师。 （4）脉搏短绌的病人，一名护士测脉搏，另一名护士听心率，同时测量1分钟（图2-1-21）。	• 如病人有紧张、剧烈运动、哭闹等情况，需稳定后测量。 • 偏瘫病人应测健肢；不可用拇指诊脉，因拇指小动脉的搏动易与病人的脉搏混淆。 • 脉搏出现短绌时，应由2人同时测量，记录方法为"心率/脉率"。
4. 呼吸的测量（图2-1-22） （1）将手放在病人的诊脉部位似诊脉状，观察病人胸部或腹部的起伏，数呼吸次数。一起一伏为一次呼吸，测量30秒。 （2）危重病人呼吸不易观察时，用少许棉絮置于病人鼻孔前，观察棉花吹动情况，计时1分钟。	• 如病人有紧张、剧烈运动、哭闹等，需稳定后测量。 • 呼吸的速率会受到意识的影响，测量时不必告诉病人。 • 呼吸不规律的病人及婴儿应当测量1分钟。
5. 血压的测量（图2-1-23） （1）检查血压计。 （2）协助病人采取坐位或者卧位，保持血压计零点、肱动脉与心脏同一水平。打开血压计，开启水银槽开关。 （3）卷袖露臂手掌向上，肘部伸直。驱尽袖带内空气，平整地缠于病人上臂中部，松紧以能放入一指为宜，下缘距肘窝2~3cm。 （4）听诊器置肱动脉搏动最明显处，一手固定，另一手握加压气球，关气门，注气至肱动脉搏动消失再升高20~30mmHg。 （5）缓慢放气，速度以水银每秒下降4mmHg为宜，注意水银柱刻度和肱动脉声音的变化。 （6）在听诊器中听到第一声搏动，此时水银柱所指的刻度为收缩压。当搏动声突然变弱或消失，此时水银所指的刻度即为舒张压。 （7）重复测量一次（驱尽袖带内余气，待水银柱降至"0"点，稍待片刻后再测量）。 （8）测量完毕，还原听诊器，松袖带，整理病人衣袖。 （9）排尽血压计袖带内余气，整理后放入盒内。血压计盒盖右倾45°，使水银全部流回槽内，关闭水银槽开关，盖上盒盖，平稳放置。 （10）告之测量结果并记录。	• 长期观察血压的病人，做到"四定"：定时间、定部位、定体位、定血压计。 • 偏瘫病人应选择健肢测量。 • 按照要求选择合适袖带。 • 若衣袖过紧或者太多时，应当脱掉衣服，以免影响测量结果。 • 保持测量者视线与血压计刻度平行。 • 防止血压计本身造成的误差，如水银不足、汞柱上端通气小孔被阻等。 • 如发现血压听不清或异常时，应重测。先驱净袖带内空气，使汞柱降至"0"，稍休息片刻再行测量，必要时作对照复查。

流　程	要点与说明
操作后处理 1. 做必要的健康指导。	
2. 测量体温时间到后,取出体温计,用消毒液棉球擦试。	
3. 读数,告知测量结果,并记录。	
4. 处理用物。	
5. 洗手,记录并绘制到体温单上。	

（三）关键步骤图示

见图 2-1-18～图 2-1-23。

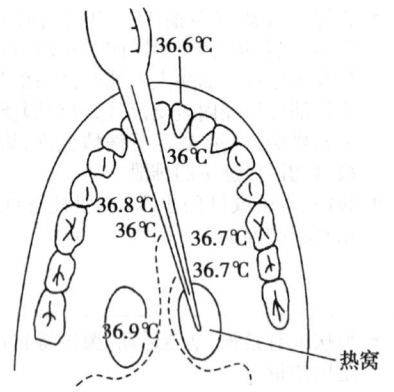

图 2-1-18　口温的测量

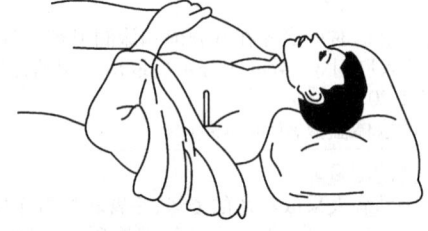

图 2-1-19　腋温的测量

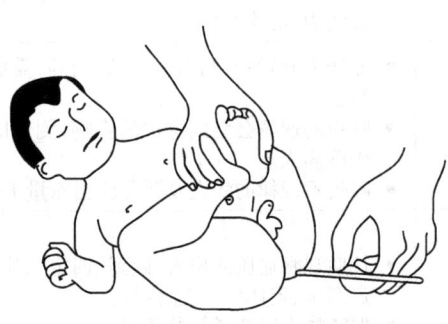

图 2-1-20　肛温的测量

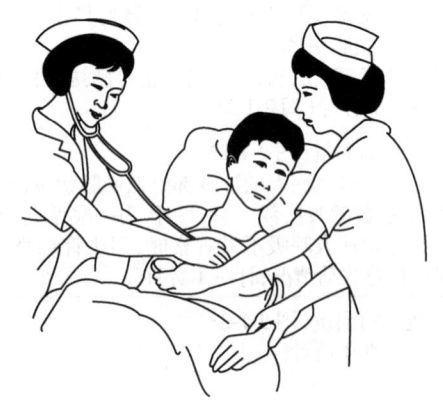

图 2-1-21　脉搏短绌的测量

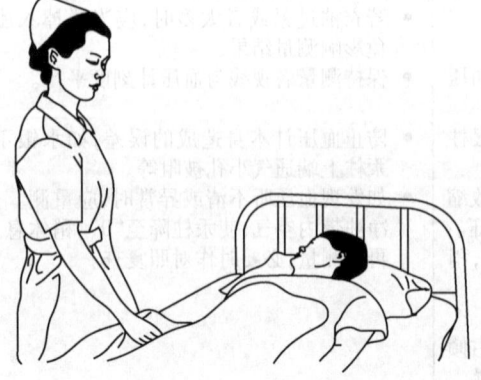

图 2-1-22　呼吸的测量

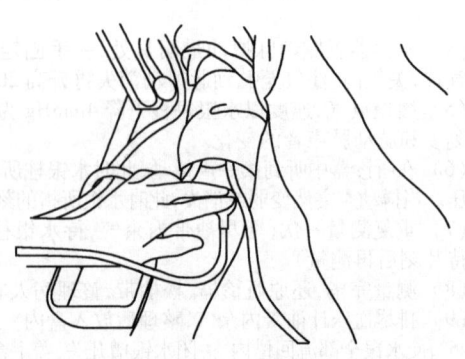

图 2-1-23　上肢血压测量

第八节 鼻 饲 法

【鼻饲】

（一）目的

对于下列不能自行经口进食的病人以鼻胃管供给食物、水分和药物，以维持营养和治疗的需要。

1. 昏迷病人。
2. 口腔疾患或口腔手术后病人，上消化道肿瘤引起吞咽困难病人。
3. 不能张口的病人，如破伤风病人。
4. 其他病人，如早产儿、病情危重者、拒绝进食者等。

（二）操作流程

	流　　程	要点与说明
操作前准备	1. 病人评估及准备 （1）核对医嘱：包括病人姓名、床号（如有腕带请核对腕带）、诊断。 （2）评估病人的病情、鼻孔是否通畅，鼻腔黏膜有无肿胀、炎症，有无鼻中隔偏曲、鼻息肉等。 （3）评估病人的营养状况、意识状态、合作程度。 （4）向病人及家属解释鼻饲的目的、注意事项，并取得病人的配合。	• 食管、胃底静脉曲张，食管癌和食管梗阻病人禁鼻饲。
	2. 自身准备：衣帽整洁、修剪指甲、洗手、戴口罩。	
	3. 环境准备 （1）环境安静，光线充足。 （2）保持合适的室温。 （3）酌情关闭门窗、屏风或床帘遮挡病人。 （4）减少人员的走动。	
	4. 用物准备 （1）治疗车上层：无菌鼻饲包（治疗碗、镊子或血管钳、压舌板、纱布、普通胃管或硅胶胃管（图2-1-24）、50ml注射器、治疗巾），治疗盘（鼻饲液200ml、温开水、棉签、胶布、血管钳、听诊器、石蜡棉球、别针、夹子或橡皮筋、水温计、手电筒、弯盘）；按需准备漱口液或口腔护理用物及松节油。 （2）治疗车下层：生活垃圾桶、医疗垃圾桶。	• 鼻饲液温度为38～40℃。
操作步骤	1. 核对、解释 （1）携用物至病人床旁，核对病人姓名、床号、性别、腕带。 （2）向病人解释鼻饲的目的、操作过程以及可能产生的不适。	• 认真执行查对制度，确认病人，避免差错事故的发生。 • 缓解病人的紧张、焦虑，取得病人的配合。
	2. 准备体位：有义齿者取下义齿。协助病人取半坐位或坐位，无法坐起者取右侧卧位，昏迷病人取去枕平卧位，头向后仰。	• 取下义齿，防止脱落、误咽。 • 半坐位或坐位可减轻胃管通过鼻咽部时的呕吐反射，使之易于插入；如果病人呕吐，也可防止窒息。 • 右侧卧位可借体位使胃管易于进入胃内。 • 头向后仰可避免胃管误入气管。
	3. 保护床单位：将治疗巾围于病人颔下，弯盘放于便于取用处。	• 防止污染被服和病人衣物。
	4. 鼻腔准备：观察鼻腔，选择通畅一侧，用棉签蘸温开水清洁鼻腔。	• 鼻腔通畅，便于插管。

续表

流　程	要点与说明
5. 标记胃管:测量胃管插入的长度,并做好标记。	• 插入长度一般为前额发际至胸骨剑突处或由鼻尖经耳垂至胸骨剑突处的距离。 • 一般成人插入长度为 45~55cm,应根据病人的身高等确定个体化长度。为防止反流、误吸,插管长度可在 55cm 以上;若需经胃管注入刺激性药物,可将胃管再向深部插入 10cm。
6. 润滑胃管:用石蜡棉球润滑胃管前端。	• 一般润滑胃管前端 10~15cm。 • 润滑胃管可减少插入时的阻力,防止鼻黏膜的损伤。
7. 插胃管 (1) 左手持纱布托住胃管,右手持镊子或血管钳夹住胃管前端,沿选定侧鼻孔轻轻插入。 (2) 插入胃管 10~15cm(咽喉部)时,根据病人具体情况进行插管。 1) 清醒病人:嘱病人做吞咽动作,顺势将胃管向前推进,至预定长度。 2) 昏迷病人:左手将病人头托起,使下颌靠近胸骨柄,缓缓插入胃管至预定长度(图 2-1-25)。 3) 恶心、呕吐者:暂停插管,待病人平静后再继续插管。	• 插管时动作轻柔,镊子或血管钳尖端勿碰及病人鼻黏膜,以免造成损伤。 • 也可戴无菌手套后直接操作。 • 吞咽动作可帮助胃管迅速进入食管,减轻病人不适,护士应随病人的吞咽动作插管。必要时,可让病人饮少量温开水,以利胃管顺利进入。 • 下颌靠近胸骨柄可增大咽喉通道的弧度,便于胃管顺利通过会咽部。 • 若插管中出现恶心、呕吐,可暂停插管,并嘱病人做深呼吸。深呼吸可分散病人注意力,缓解紧张情绪。 • 如胃管误入气管,应立即拔出胃管,休息片刻后重新插管。 • 插入不畅时应检查口腔,了解胃管是否盘在口咽部,或将胃管抽出少许,再小心插入。
8. 确认胃管:确认胃管是否在胃内。	• 确认胃管在胃内有三种方法: (1) 在胃管末端连接注射器抽吸,抽出胃液。 (2) 置听诊器在病人胃部,快速经胃管向胃内注入 10ml 空气,听到气过水声。 (3) 将胃管末端置于盛水的治疗碗内,无气泡逸出。
9. 固定:确定胃管在胃内后,用胶布将胃管固定在鼻翼与颊部。	• 防止胃管移动或滑出。
10. 灌注鼻饲液 (1) 连接注射器于胃管末端,抽吸见有胃液抽出,再注入少量温开水。 (2) 缓慢注入鼻饲液。 (3) 鼻饲完毕后,再次注入少量温开水。	• 每次灌注前应抽吸胃液以确定胃管在胃内及胃管通畅。 • 温开水可润滑管腔,防止鼻饲液黏附于管壁。 • 避免注入速度过快。 • 每次鼻饲量不超过 200ml,间隔时间大于 2h;每次注入前应先用水温计测试温度,以 38~42℃为宜。 • 药物应研碎、溶解后注入。 • 新鲜果汁与奶液应分别灌入,避免产生凝块。 • 每次抽吸鼻饲液后应反折胃管末端,避免灌入空气,引起腹胀。 • 冲净胃管,防止鼻饲液积存于管腔中变质造成胃肠炎或堵塞管腔。

(操作步骤)

续表

流　程	要点与说明
11. 处理胃管末端：将胃管末端反折,用纱布包好,用橡皮筋扎紧或用夹子夹紧,用别针固定于大单、枕旁或病人衣领处。	• 防止食物反流。 • 防止胃管脱落。
12. 整理用物 （1）协助病人清洁鼻孔、口腔,整理床单位,嘱病人维持原卧位20~30分钟。 （2）洗净鼻饲用的注射器,放于治疗盘内,用纱布盖好备用。	• 保持口鼻清洁,增加舒适感。 • 维持原卧位有助于防止呕吐。 • 避免搬动病人或可能引起误吸的操作。 • 长期鼻饲者应每日进行2次口腔护理。 • 鼻饲用物应每天更换消毒。
13. 记录：洗手,记录。	• 记录鼻饲的时间,鼻饲物的种类、量,病人反应等。
14. 拔管 （1）拔管前准备：置弯盘于病人颌下,夹紧胃管末端,轻轻揭去固定的胶布。 （2）拔胃管：用纱布包裹近鼻孔处的胃管,嘱病人深呼吸,在病人呼气时拔管,边拔边用纱布擦胃管,到咽喉处快速拔出。	• 用于停止鼻饲或长期鼻饲需要更换胃管时。 • 长期鼻饲应每周或根据胃管种类定期更换胃管,晚间拔管,次晨再从另一侧鼻孔插入。 • 夹紧胃管,以免拔管时管内液体反流。 • 到咽喉处快速拔出,以免管内残留液体滴入气管。
操作后处理 1. 将胃管放入弯盘,移出病人视线。 2. 清洁病人口鼻、面部,擦去胶布痕迹,协助病人漱口,采取舒适卧位。 3. 整理床单位,清理用物。 4. 洗手。 5. 记录。	• 避免污染床单位,减少病人的视觉刺激。 • 可用松节油等消除胶布痕迹。 • 记录拔管时间和病人反应。
相关技能扩展 插管时应小心,动作轻柔,避免损伤食管黏膜,尤其是通过食管3个狭窄部位。	• 3个狭窄：环状软骨水平处、平气管分叉处、食管通过膈肌处。

（三）关键步骤图

见图 2-1-24 和图 2-1-25。

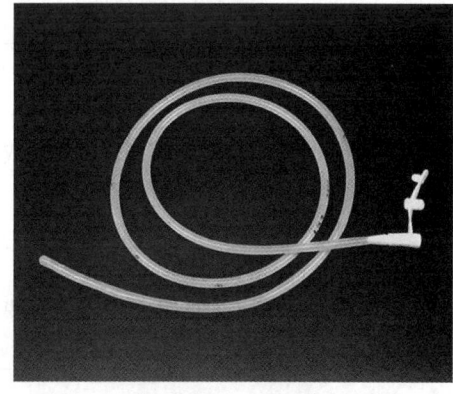

图 2-1-24　硅胶胃管

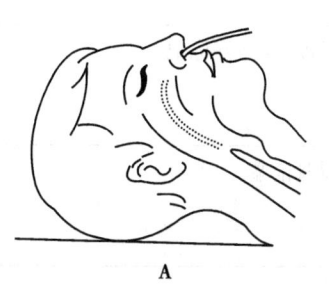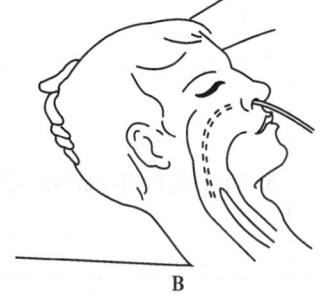

图 2-1-25　为昏迷病人插胃管

【胃肠减压】

（一）目的

1. 利用负压作用，把胃肠道内积聚的气体、液体引流出来，减轻胃肠道内压力，通过对胃肠减压吸出物的性质及量的判断，观察病情变化协助诊治。

2. 用于消化道及腹部手术前，减轻胃肠胀气，增加手术安全性。

3. 术后吸出胃肠内气体和胃内容物，减轻腹胀，减少缝线张力和伤口疼痛，促进伤口愈合，改善胃肠壁血液循环，促进消化功能恢复。

（二）操作流程

流 程	要点与说明
操作前准备 1. 病人评估及准备 （1）核对医嘱：包括病人姓名、床号（如有腕带请核对腕带）、诊断。 （2）评估病人的病情、身体状况、治疗情况、鼻腔及鼻腔黏膜情况。 （3）病人的心理状态及合作程度。 2. 自身准备：衣帽整洁、修剪指甲、洗手、戴口罩。 3. 环境准备 （1）环境安静，整洁。 （2）室温适宜，光线充足。 （3）必要时用屏风或床帘遮挡病人。 4. 用物准备 （1）治疗车上层：治疗盘（温开水、治疗巾、普通胃管或硅胶胃管、20ml注射器、治疗碗、石蜡棉球、纱布、棉签、胶布、弯盘、压舌板、听诊器、胃肠减压器）。 （2）治疗车下层：生活垃圾桶、医疗垃圾桶。	
操作步骤 1. 核对、解释 （1）携用物至病人床旁，核对病人姓名、性别、床号、腕带。 （2）向病人解释胃肠减压的目的、操作过程及可能产生的不适。	● 确认病人，取得配合。
2. 准备体位：有义齿者取下义齿。协助病人取半坐位或坐位。	● 取下义齿，防止脱落、误咽。 ● 半坐位或坐位可减轻胃管通过鼻咽部时的呕吐反射，使之易于插入；如果病人呕吐，也可防止窒息。
3. 保护床单位：将治疗巾围于病人颔下，弯盘放于便于取用处。	● 防止污染被服和病人衣物。
4. 鼻腔准备：观察鼻腔，选择通畅一侧，用棉签蘸温开水清洁鼻腔。	● 鼻腔通畅，便于插管。
5. 标记胃管：测量胃管插入的长度，并做好标记。	● 插入长度一般为前额发际至胸骨剑突处或由鼻尖经耳垂至胸骨剑突处的距离。 ● 一般成人插入长度为45～55cm。
6. 润滑胃管：用石蜡棉球润滑胃管前端。	● 一般润滑胃管前端10～15cm。 ● 润滑胃管可减少插入时的阻力，防止鼻黏膜的损伤。

续表

流　　程	要点与说明
7. 插胃管 （1）左手持纱布托住胃管,右手持镊子或血管钳夹住胃管前端,沿选定侧鼻孔轻轻插入。 （2）插入胃管10～15cm（咽喉部）时,嘱病人做吞咽动作,顺势将胃管向前推进,至预定长度。	• 插管时动作轻柔,镊子或血管钳尖端勿碰及病人鼻黏膜,以免造成损伤。 • 吞咽动作可帮助胃管迅速进入食管,减轻病人不适,护士应随病人的吞咽动作插管。必要时,可让病人饮少量温开水。
8. 确认胃管:确认胃管是否在胃内。	• 确认胃管在胃内有三种方法: （1）在胃管末端连接注射器抽吸,抽出胃液。 （2）置听诊器在病人胃部,快速经胃管向胃内注入10ml空气,听到气过水声。 （3）将胃管末端置于盛水的治疗碗内,无气泡逸出。
9. 固定:确定胃管在胃内后,用胶布将胃管固定在鼻翼与颊部。	• 防止胃管移动或滑出
10. 连接负压吸引器并固定:连接负压吸引器于胃管末端,并妥善固定于床旁（图2-1-26）。	• 胃管固定在床旁,应留有足够的长度,以免翻身或活动时将胃管拽出。 • 若胃管不慎脱出,避免病人将其自行插回。 • 胃肠减压期间,避免胃管因受压、扭曲、折叠而引流不畅。若胃管被堵塞,可用少量无菌生理盐水冲洗胃管。用注射器抽吸时不宜用力过大,以免负压太大使胃黏膜吸附于胃管孔上引起损伤。 • 保持减压器位置低于胃部高度。
11. 观察胃肠减压引流液量和颜色。	• 胃肠减压过程中,观察胃肠减压引流物的颜色、量及腹部症状和体征,如有异常立即通知医生。 • 负压吸引器里液体量超过2/3要及时倾倒。
12. 整理用物:协助病人清洁鼻孔、口腔,整理床单位。	• 胃肠减压期间,禁止进食和饮水,保持口腔清洁。
13. 记录:洗手,记录。	• 记录引流液的颜色、量,病人反应等。
14. 去除负压吸引器,拔除胃管 （1）拔管前准备:置弯盘于病人颌下,用血管钳夹闭胃肠减压器,将吸引装置与胃管分离,夹紧胃管末端,将胃肠减压装置放入医疗垃圾桶。 （2）拔胃管:用纱布包裹近鼻孔处的胃管,嘱病人深呼吸,在病人呼气时拔管,边拔边用纱布擦胃管,到咽喉处快速拔出。	• 病人具备拔管的指征,遵医嘱去除负压吸引器（指征:胃管通常在术后3～4天,引流液减少,腹胀消失,肠蠕动恢复,肛门排气后可拔除胃管）。 • 夹紧胃管,以免拔管时管内液体反流。 • 到咽喉处快速拔出,以免管内残留液体滴入气管。
操作后处理	1. 将胃管放入弯盘,移出病人视线。 2. 清洁病人口鼻、面部,擦去胶布痕迹,协助病人漱口,采取舒适卧位。 3. 整理床单位,清理用物。 4. 洗手。 5. 记录。	• 避免污染床单位,减少病人的视觉刺激。 • 可用松节油等消除胶布痕迹。 • 记录拔管时间,引流液的颜色、量和病人反应。
相关技能扩展	1. 维持有效的胃肠减压。 2. 加强对引流液的观察和记录。	• 有效的胃肠减压可防止胃肠内积液、积气,减轻胃肠内压力。 • 密切观察和记录引流液的性状及量,若有异常,及时通知医生。

（注：操作步骤一列在表格左侧贯穿第7-14项）

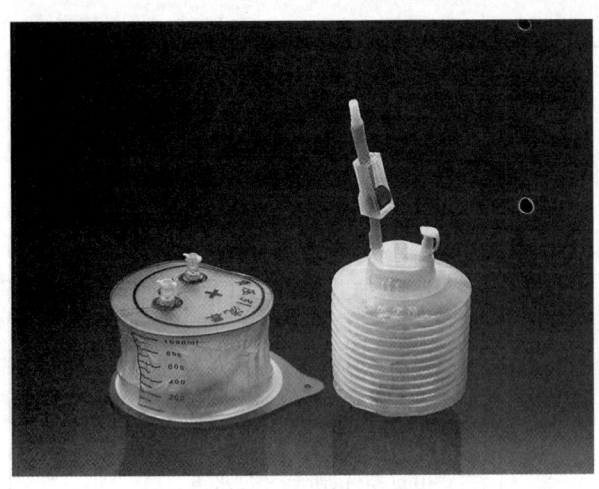

图 2-1-26 一次性使用负压引流器

（三）关键步骤图示

见图 2-1-26。

【洗胃】

（一）目的

1. 解毒　清除胃内毒物或刺激物，减少毒物吸收，用于急性食物或药物中毒。

2. 减轻胃黏膜水肿　幽门梗阻病人减轻潴留物对胃黏膜的刺激，减轻胃黏膜水肿、炎症。

3. 手术或某些检查前的准备　如胃部、食管下段、十二指肠手术前。

（二）操作流程

流　　程	要点与说明
操作前准备	
1. 病人评估及准备 （1）核对医嘱：包括病人姓名、床号（如有腕带请核对腕带）、诊断。 （2）评估病人 1）病人摄入毒物的种类、剂型、量、浓度、中毒时间及途径等，是否呕吐，是否采取其他处理措施。 2）年龄、病情、医疗诊断、意识状态、生命体征等。 3）口鼻黏膜有无损伤，有无活动性义齿。 4）心理状态及对洗胃的耐受能力、合作程度、知识水平、既往经验等。 （3）向病人及家属解释洗胃的目的、方法、注意事项，并取得配合。	• 服毒后 4～6 小时内洗胃最有效
2. 自身准备：衣帽整洁、修剪指甲、洗手、戴口罩。	
3. 环境准备：环境安静、整洁、安全，必要时用屏风或床帘遮挡病人。	
4. 用物准备：根据不同的洗胃方法进行用物准备。 （1）口服催吐法 1）治疗盘内置：量杯（或水杯）、压舌板、水温计、弯盘、塑料围裙或橡胶单（防水布）。 2）水桶两只（一只盛洗胃液，一只盛污水）。 3）洗胃溶液：按医嘱根据毒物性质准备洗胃溶液（表 2-1-1）。 4）为病人准备洗漱用物（可取自病人处）。 （2）胃管洗胃法 1）治疗盘内：无菌洗胃包（胃管、镊子、纱布）、塑料围裙或橡胶单、治疗巾、检验标本容器或试管、量杯、水温计、压舌板、弯盘、棉签、50ml 注射器、听诊器、手电筒、石蜡棉球、胶布，必要时备张口器、牙垫、舌钳放于治疗碗内。 2）水桶两只：分别盛放洗胃液与污水。 3）洗胃溶液：同口服催吐法。 4）洗胃设备：电动吸引器洗胃法备电动吸引器（包括安全瓶及 5000ml 容量的贮液瓶）、Y 型三通管、调节夹或止血钳、输液架、输液器、输液导管。漏斗胃管洗胃法备漏斗洗胃管。全自动洗胃机洗胃法另备全自动洗胃机。	• 当中毒物不明时，洗胃溶液可选用温开水或生理盐水。待毒物性质明确后，再采用对抗剂洗胃。 • 洗胃液一般用量为 10 000～20 000ml，温度 25～38℃。

续表

流　　程	要点与说明
1. 核对、解释:携用物至病人床旁,核对病人姓名、性别、床号,向病人解释操作的目的、过程及配合方法。	• 确认病人,避免差错事故的发生。
2. 洗胃 口服催吐法 (1) 体位:协助病人取坐位。 (2) 准备:围好围裙、取下义齿、置污物桶于病人坐位前或床旁。 (3) 自饮灌洗液:指导病人饮用灌洗液。 (4) 催吐:自呕或(和)用压舌板刺激舌根催吐。 (5) 结果:反复自饮,催吐,直至吐出的灌洗液澄清无味。	• 用于服毒量少的清醒合作者。 • 避免污染病人衣物。 • 每次饮液量约300~500ml。 • 表示毒物已基本洗干净。
胃管洗胃法(漏斗灌注法) (1) 体位:取左侧卧位;昏迷病人可取平卧位头偏向一侧并用压舌板、开口器撑开口腔,置牙垫于上、下磨牙之间,如有舌后坠,可用舌钳将舌拉出。 (2) 插胃管:用石蜡棉球润滑胃管前端,润滑插入长度的1/3;由口腔插入55~60cm,插入长度为前额发际至剑突的距离。 (3) 检测胃管的位置:通过三种检测方法确定胃管确实在胃内。 (4) 固定胃管:用胶布固定。 (5) 灌洗 1) 置漏斗低于胃部水平位置,挤压橡胶球,抽尽胃内容物。 2) 将漏斗高过头部30~50cm,将洗胃液缓缓倒入漏斗内约300~500ml,当漏斗内尚余少量溶液时,速将漏斗降低至胃部位置以下,并倒向污水桶内(利用虹吸原理)。 3) 如此反复灌洗,直至洗出液澄清无味为止。	• 不合作者由鼻腔插入。 • 因左侧卧位可减慢胃排空,延缓毒物进入十二指肠的速度。 • 插管动作轻、稳、准,尽量减少对病人的刺激与不适。 • 抽吸胃液、听气过水声、清水检验是否有气泡。 • 证实胃管在胃内后再固定。 • 利用挤压橡胶球所形成的负压作用,抽出胃内容物;留取第一次标本送检。 • 洗胃液温度为25~38℃,过高则血管扩张,促进毒物吸收;过低则导致胃肌痉挛。 • 一次灌入量过多则胃容积增大,胃内压明显大于十二指肠内压,促使胃内容物进入十二指肠,加速毒物吸收,同时灌入量过多也可引起液体反流,导致呛咳、误吸或窒息;灌入量过少则洗胃液无法与胃内容物充分混合,不利于彻底洗胃,延长洗胃时间。 • 如引流不畅可挤压橡胶球加压吸引;每次灌入量和洗出量应基本相等,否则可致胃潴留。
电动吸引器洗胃: (1) 接通电源,检查吸引器功能。 (2) 安装灌洗装置:输液管与Y型管主管相连,洗胃管末端及吸引器贮液瓶的引流管分别与Y型管两分支相连,夹紧输液管,检查各连接处有无漏气。将灌洗液倒入输液瓶内,挂于输液架上。 (3) 插管,证实在胃内后固定。 (4) 开动吸引器,负压宜保持在13.3kPa左右,吸出胃内容物。 (5) 留取第一次标本送检。 (6) 关闭吸引器,夹紧贮液瓶上的引流管,开放输液管,使溶液流入胃内300~500ml。 (7) 夹紧输液管,开放贮液瓶上的引流管,开动吸引器,吸出灌入的液体。 (8) 反复灌洗,直至吸出液澄清无味为止。	• 能迅速有效地清除毒物,节省人力,并能准确计算洗胃的液体量;利用负压吸引作用,吸出胃内容物。 • 避免压力过高引起胃黏膜损伤。 • 一次灌洗量不得超过500ml,否则易出现危险。

操作步骤

续表

流　程	要点与说明
操作步骤	（1）全自动洗胃机洗胃（图2-1-27）操作前检查：接通电源，检查机器功能完好，并连接各种管道，将3根橡胶管分别与机器的药管（进液管）、胃管、污水管（出液管）相连。 （2）插胃管，证实在胃内后固定。 （3）准备洗胃液，将胃管与病人连接，将已配好的洗胃液倒入水桶内，药管的另一端放入洗胃液桶内，污水管的另一端放入空水桶内，胃管的另一端与已插好的病人胃管相连，调节药量流速。 （4）按"手吸"键，吸出胃内容物，吸出物送检，再按"自动"键，机器即开始对胃进行自动冲洗。 （5）如发现有食物堵塞管道，水流减慢、不流或发生故障，可交替按"手冲"和"手吸"，重复冲吸数次，直到管路通畅，再按"手吸"键将胃内残留液体吸出，按"自动"键，自动洗胃机即继续工作。 （6）自动洗胃，直至洗出液澄清无味为止。 3.观察：洗胃过程中，随时注意洗出液的性质、颜色、气味、量及病人面色、脉搏、呼吸和血压的变化。 4.拔管：洗毕、反折胃管、拔出。	● 能自动、迅速、彻底清除胃内毒物；通过自控电路的控制使电磁阀自动转换动作，分别完成向胃内冲洗药液和吸出胃内容物的过程。 ● 药管管口必须始终浸没在洗胃液的液面下。 ● 冲洗时"冲"灯亮，吸引时"吸"灯亮；管路通畅后，不可直接按"自动"键，而应先吸出胃内残留液，否则自动洗胃机再灌洗时灌入量会过多，造成胃扩张。 ● 如病人有腹痛、休克、洗出液呈血性，应立即停止洗胃，采取相应的急救措施。 ● 防止管内液体误入气管。 ● 有机磷农药中毒病人应保留24h。
操作后处理	1.整理：协助病人漱口、洗脸、帮助病人取舒适卧位；整理床单位、清理用物。 2.清洁：自动洗胃机三管（药管、胃管、污水管）同时放入清水中，按"清洗"键，清洗各管腔后，将各管同时取出，待机器内水完全排尽后，按"停机"键关机。 3.记录：灌洗液名称、量，洗出液的颜色、气味、性质、量，病人的全身反应。	● 促进病人舒适。 ● 以免各管道被污物堵塞或腐蚀。 ● 幽门梗阻病人洗胃，可在饭后4~6h或空腹进行。记录胃内潴留量，便于了解梗阻程度；胃内潴留量=洗出量-灌入量。
相关技能扩展	1.准确掌握洗胃的禁忌证。 2.急性中毒病例，应紧急采用"口服催吐法"，必要时进行洗胃，以减少中毒物的吸收。 3.注意洗胃的并发症。	● 强腐蚀性（如强酸、强碱）中毒，肝硬化伴食管胃底静脉曲张、胸主动脉瘤、近期内有上消化道出血及胃穿孔、胃癌等病人，禁忌洗胃，以免造成穿孔。 ● 包括急性胃扩张、胃穿孔、大量低渗液洗胃致水中毒、水及电解质紊乱、酸碱平衡失调、昏迷病人误吸或过量胃内液体反流致窒息、迷走神经兴奋致反射性心脏骤停，及时观察，做好相应的急救措施，并做好记录。

表2-1-1　常用洗胃溶液

毒物种类	常用溶液	禁忌药物
酸性物	镁乳、蛋清水、牛奶	强碱
碱性物	5%醋酸、白醋、蛋清水、牛奶	强酸
氰化物	3%过氧化氢溶液引吐后，1:15 000~1:20 000高锰酸钾	
敌敌畏	2%~4%碳酸氢钠，1%盐水，1:15 000~1:20 000高锰酸钾	

续表

毒物种类	常用溶液	禁忌药物
1605、1059、4049（乐果）	2%~4%碳酸氢钠	高锰酸钾
敌百虫	1%盐水或清水，1:15 000~1:20 000高锰酸钾	碱性药物
DDT（灭害灵）、666	温开水或生理盐水洗胃，50%硫酸镁导泻	油性药物
酚类、煤酚类	用温开水、植物油洗胃至无酚味为止，洗胃后多次服用牛奶、蛋清保护胃黏膜	液状石蜡
苯酚（石碳酸）	1:15 000~1:20 000高锰酸钾	
巴比妥类（安眠药）	1:15 000~1:20 000高锰酸钾，硫酸钠导泻	硫酸镁
异烟肼	1:15 000~1:20 000高锰酸钾，硫酸钠导泻	
灭鼠药（抗凝血类）	催吐、温水洗胃、硫酸钠导泻	碳酸氢钠

注：①蛋清水可黏附于黏膜表面或创面上，从而起到保护作用，并可减轻病人疼痛。②氧化剂可将化学性毒物氧化，改变其性能，从而减轻或去除其毒性。③1605、1509、4049（乐果）等禁用高锰酸钾洗胃，否则可氧化成毒性更强的物质。④敌百虫遇碱性药物可分解出毒性更强的敌敌畏，其分解过程随碱性的增强和温度的升高而加速。⑤巴比妥类药物采用硫酸钠导泻，是利用其在肠道内形成的高渗透压，而阻止肠道水分和残存的巴比妥类药物的吸收，促使其尽早排出体外。硫酸钠对心血管和神经系统没有抑制作用，不会加重巴比妥类药物的中毒。⑥磷化物中毒时，口服硫酸铜可使其成为无毒的磷化铜沉淀，阻止吸收，并促使其排出体外。磷化锌易溶于油类物质，忌用脂肪性食物，以免促使磷的溶解吸收。

（三）关键步骤图示

见图2-1-27。

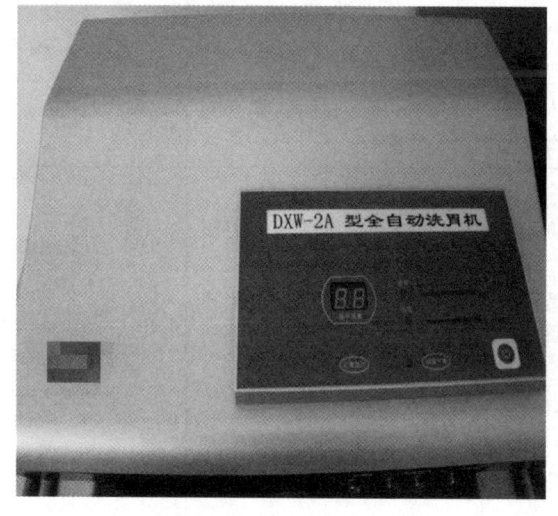

图2-1-27　全自动洗胃机

第九节　导尿术

【导尿术】

（一）目的

1. 为尿潴留病人引流出尿液，以减轻痛苦。

2. 协助临床诊断　如留取未受污染的尿标本做细菌培养；测量膀胱容量、压力及检查残余尿液；进行尿道或膀胱造影。

3. 为膀胱肿瘤病人进行膀胱化疗。

（二）操作流程

流　　程	要点与说明
操作前准备	
1. 病人评估及准备 （1）核对医嘱：包括病人姓名、床号、年龄、诊断及导尿目的。 （2）评估病人的病情、生命体征、心理状况、生活自理能力、合作程度、膀胱充盈度、会阴部皮肤黏膜情况及清洁度。 （3）向病人及家属解释使其了解导尿的目的、基本过程、注意事项及配合技巧。 （4）根据病人的自理能力，嘱其清洁外阴。若病人无自理能力，应协助其进行外阴清洁。	
2. 自身准备：衣帽整洁、修剪指甲、洗手、戴口罩。	
3. 环境准备 （1）酌情关闭门窗、屏风或床帘遮挡病人。 （2）保持合适的室温，光线充足。	
4. 用物准备 （1）治疗车上层：一次性导尿包（为生产厂商提供的灭菌导尿用物包，包括初步消毒、再次消毒和导尿用物）。初步消毒用物包括：小方盘，内盛数个消毒液棉球、镊子、纱布、手套。再次消毒及导尿用物包括：弯盘、气囊导尿管、内盛4个消毒液棉球袋，镊子2把，自带无菌液体的10ml注射器，润滑油棉球袋，标本瓶，纱布，集尿袋，方盘，孔巾，手套，外包治疗巾，手消毒液，弯盘，无菌持物钳，一次性垫巾或小橡胶单和治疗巾。医嘱执行本。 （2）治疗车下层：便盆、便盆巾、生活垃圾桶、医用垃圾桶。	
操作步骤	
1. 核对、解释：携用物至病人床旁，核对病人床号、姓名（如有腕带则核对腕带），并与病人沟通取得病人的配合。	
2. 准备 （1）将床旁椅移至操作同侧床尾，将便盆放在床旁椅上并将便盆布打开。 （2）体位：松开床尾盖被，帮助病人脱去对侧裤腿，盖在近侧腿部，对侧腿用盖被遮盖。协助病人取仰卧位，两腿屈膝、外展，暴露外阴。 （3）垫巾：将一次性防水垫巾（或橡胶单与治疗巾）铺于臀下。 （4）将弯盘置于近外阴处，消毒双手。 （5）核对检查并按无菌原则打开导尿包，取出初步消毒用物，将消毒液棉球倒入方盘内。	
3. 根据男、女性病人尿道的解剖特点进行消毒、导尿。	
◆◆女病人导尿（图2-1-28）	
（1）外阴初步消毒：操作者一只手戴上手套，另一只手持镊子夹取消毒液棉球初步消毒阴阜、大阴唇，戴手套的手分开大阴唇，消毒小阴唇和尿道口。用过的污棉球放入弯盘内。消毒完毕脱下手套放入弯盘内，并撤走弯盘和方盘，消毒双手。	• 每个棉球只用一次。 • 消毒顺序为由外向内，自上而下。
（2）打开导尿包：将导尿包放在病人两腿之间，按无菌技术操作原则打开。	• 嘱病人勿动肢体，保持安置的体位，避免无菌区域被污染。
（3）戴无菌手套、铺孔巾：取出无菌手套，按无菌技术操作原则戴好无菌手套，取出孔巾，铺在病人的外阴处并暴露会阴部。	• 孔巾和治疗巾内层形成一连续无菌区，以扩大无菌区域，利于操作，避免污染。

流　　程	要点与说明
（4）整理用物，润滑尿管：以方便操作的原则整理好用物，取出导尿管，打开管夹并检查导尿管是否通畅，用润滑液棉球润滑导尿管前段，取消毒液棉球放于弯盘内。	
（5）再次消毒：弯盘置于外阴处，一手分开并固定小阴唇，一手持镊子夹取消毒液棉球，分别消毒尿道口、两侧小阴唇、尿道口。污棉球和镊子用完后放入无菌弯盘内并将弯盘放于床尾。	• 再次消毒顺序是内→外→内，自上而下。每个棉球只用一次。 • 分开小阴唇的手固定不动直到将导尿管插入尿道中。
（6）插导尿管：将盛导尿管的方盘置于孔巾口旁，嘱病人深呼吸，用另一镊子夹持导尿管对准尿道口轻轻插入尿道4～6cm（成人）或直至尿液流出。见尿后再插入1cm左右，以确保导尿管进入膀胱内。松开固定小阴唇的手下移固定导尿管，使尿液流入方盘内。	• 老年女性尿道口回缩，插管时应仔细观察、辨认，避免插入阴道。
❖❖男病人导尿（图2-1-29）	
（1）初步消毒：操作者一手持镊子夹取消毒棉球进行初步消毒，自阴茎根部向尿道口旋转消毒外阴，依次为阴阜、阴茎、阴囊；另一戴手套的手取无菌纱布裹住阴茎将包皮向后推暴露尿道口，自尿道口向外向后旋转擦拭尿道口、龟头及冠状沟。污棉球、纱布、镊子放入弯盘，脱下手套放入弯盘并撤走弯盘。	• 每个棉球仅用一次。 • 包皮和冠状沟易藏污垢，应注意仔细擦拭，预防感染。
（2）打开导尿包：同女病人导尿。	
（3）戴无菌手套，铺孔巾：取出无菌手套按无菌技术原则戴好，取出孔巾，铺在病人的外阴处并暴露阴茎。	• 孔巾和治疗巾内层形成一连续无菌区域，以扩大无菌区域，利于操作，避免感染。
（4）整理用物，润滑尿管：同女病人。	
（5）再次消毒：弯盘置于近外阴处，一手用纱布裹住阴茎将包皮向后推，暴露尿道口。另一只手持镊子夹消毒棉球再次消毒尿道口、龟头及冠状沟。污棉球及镊子放入弯盘并将弯盘置于床尾。	• 裹住阴茎的手不动直到导尿管插好。 • 消毒顺序由内向外，每个棉球只用一次，避免已消毒的部位再污染。
（6）插导尿管：将盛导尿管的无菌弯盘置于洞巾口旁，嘱病人深呼吸，一手用镊子夹持导尿管对准尿道口，固定阴茎的手将阴茎提起与腹壁成60°，然后将导尿管轻轻插入尿道20～22cm（成人）或直至尿液流出。见尿后再插入1～2cm，使尿液流入方盘内。	• 使耻骨前弯消失，利于插管。 • 插管时动作要轻柔，男性尿道有3个狭窄，切忌用力过快过猛而损伤尿道黏膜。
（7）放尿或留取尿标本：方盘内尿液较满后夹闭管夹，将方盘内的尿液倒入便盆内，再打开管夹继续放尿。	• 对膀胱高度膨胀且极度虚弱的病人，第一次放尿不得超过1000ml。大量放尿可使腹腔内压急剧下降，血液大量滞留在腹腔内，导致血压下降而虚脱；另外膀胱内压突然降低，还可导致膀胱黏膜急剧充血，发生血尿。
（8）取尿标本：若需做尿培养，用无菌标本瓶接取中段尿液5ml，盖好瓶盖，贴好标签，放置合适处，避免碰洒或污染。	

操作步骤位于左侧合并单元格。

	流　　程	
操作后处理	1. 整理用物：导尿完毕，轻轻拔出导尿管，撤去孔巾，擦净外阴，脱下手套。将导尿用物置于医用垃圾桶内。撤去一次性垫巾（或橡胶单治疗巾）放治疗车下层。 2. 协助病人穿好裤子，取舒适卧位，整理好床单位。	

流程	要点与说明
操作后处理	3. 酌情开窗通风,撤屏风或拉起床帘。	
	4. 清理用物,测量尿液,如有尿标本及时送检。	
	5. 洗手、脱口罩。	
	6. 观察、记录:观察并记录尿量、颜色、澄清度、气味及病人的反应,并在医嘱单或治疗单上签名。	

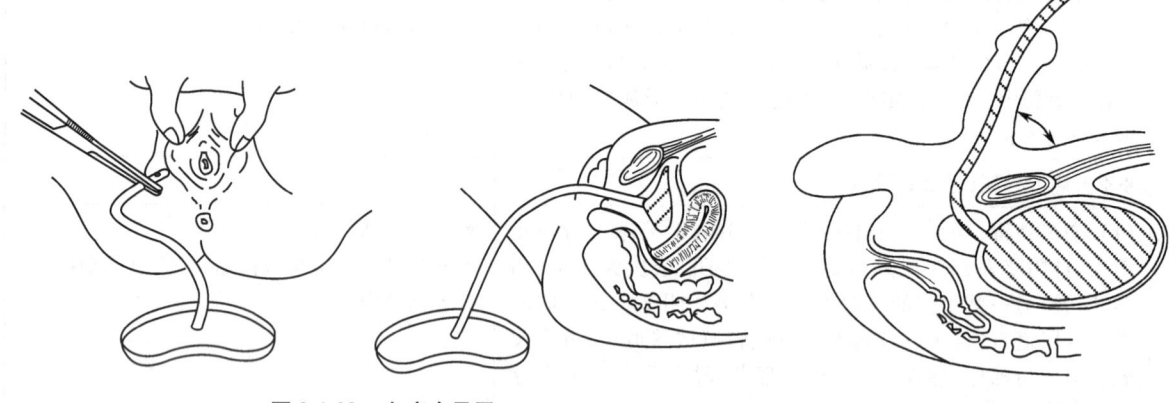

图 2-1-28　女病人导尿　　　　　　　　　　图 2-1-29　男病人导尿

（三）关键步骤图示

见图 2-1-28 和图 2-1-29。

【留置导尿术】

（一）目的

1. 抢救危重、休克病人时正确记录每小时尿量、测量尿比重,以密切观察病人的病情变化。

2. 为盆腔手术排空膀胱,使膀胱持续保持空虚状态,避免术中误伤。

3. 某些泌尿系统疾病手术后留置导尿管,便于引流和冲洗,并减轻手术切口的张力,促进切口的愈合。

4. 为尿失禁或会阴部有伤口的病人引流尿液,保持会阴部的清洁干燥。

5. 为尿失禁病人行膀胱功能训练。

（二）操作流程

流程	要点与说明
操作前准备	1. 病人评估及准备 （1）核对医嘱:包括病人姓名、床号、年龄、诊断及留置导尿目的。 （2）评估病人的病情、生命体征、心理状况、生活自理能力、合作程度、膀胱充盈度,会阴部皮肤黏膜情况及清洁度。 （3）向病人及家属解释留置导尿的目的、基本过程、注意事项及配合技巧,让病人学会在活动时防止导尿管脱落的方法等。 （4）根据病人的自理能力,嘱其清洁外阴。若病人无自理能力,应协助其进行外阴清洁。	
	2. 自身准备:同导尿术。	
	3. 环境准备:同导尿术。	
	4. 用物准备:同导尿术。	

续表

	流　程	要点与说明
操作步骤	1. 核对、解释：携用物至病人床旁，核对病人床号、姓名（有腕带核对腕带），并与病人沟通取得病人的配合。	
	2. 准备：同导尿术。	
	3. 消毒、导尿：基本同导尿术。	• 留置导尿在检查尿管是否通畅时还要检查气囊是否完好。 • 导尿管插入长度：见尿后再插入7～10cm。
	4. 固定导尿管：夹住导尿管尾端，连接注射器根据导尿管上注明的气囊容积向气囊注入等量的无菌溶液，轻拉导尿管有阻力感，即证实导尿管固定于膀胱内（图2-1-30）。	• 固定气囊导尿管时，膨胀的气囊不能卡在尿道口内口，避免其压迫膀胱壁而造成黏膜损伤。
	5. 连接集尿袋：撤去洞巾，将导尿管末端与集尿袋的引流管接头相连，用别针将集尿袋引流管固定在床单上，集尿袋固定于床沿下，开放导尿管（图2-1-31）。	• 集尿袋稳妥地固定在低于膀胱的高度。 • 别针固定要稳妥，既避免伤害病人，又不能使引流管滑脱。 • 引流管要流出足够的长度，防止因翻身牵拉，使尿管脱出。
操作后处理	基本同导尿术。	• 同导尿术，另外还需记录留置导尿管的时间。
相关技能扩展	留置导尿术后病人的护理： 1. 防止泌尿系统逆行感染的措施 （1）保持尿道口清洁：女病人用消毒棉球擦拭外阴及尿道口，男病人用消毒棉球擦拭尿道口、龟头及包皮，每天1～2次。排便后及时清洗肛门及会阴部皮肤。 （2）集尿袋的更换：注意观察并及时排空集尿袋内尿液，并记录尿量。通常每周更换集尿袋1～2次，若有尿液性状、颜色改变，需及时更换。 （3）尿管的更换：定期更换导尿管，尿管的更换频率通常根据导尿管的材质决定，一般为1～4周更换1次。 2. 留置尿管期间，如病情允许应鼓励病人每日摄入水分在2000ml以上（包括口服和静脉输液等），达到冲洗尿道的目的。 3. 训练膀胱反射功能，可采用间歇性夹管方式。夹闭导尿管，每3～4小时开放一次，使膀胱定时充盈和排空，促进膀胱功能的恢复。 4. 注意病人的主诉并观察尿液情况，发现尿液浑浊、沉淀、有结晶时，应及时处理，每周检查尿常规1次。	

（三）关键步骤图示

见图2-1-30和图2-1-31。

【膀胱冲洗】

（一）目的

1. 对留置导尿的病人，保持其尿液引流通畅。

2. 清洁膀胱　清除膀胱内的血凝块、黏液、细菌等异物，预防感染。

3. 治疗某些膀胱疾病，如膀胱炎，膀胱肿瘤。

（二）操作流程

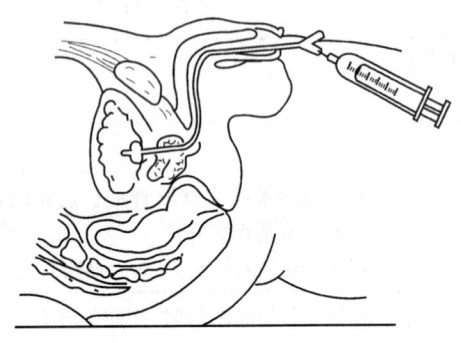

图 2-1-30　气囊导尿管固定法

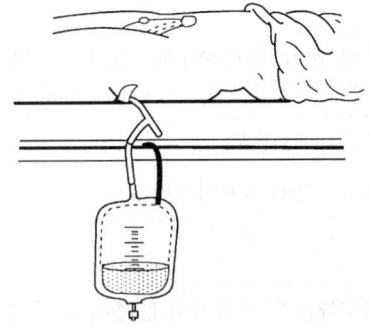

图 2-1-31　集尿袋固定法

流　　程	要点与说明
操作前准备 1. 病人评估及准备 （1）核对医嘱：包括病人姓名、床号、年龄、诊断，膀胱冲洗的目的。 （2）评估病人的病情、生命体征、心理状况、生活自理能力、合作程度。 （3）向病人及家属解释膀胱冲洗的目的、方法、注意事项和配合要点。	
2. 自身准备：同导尿术。	
3. 环境准备：同导尿术。	
4. 用物准备 （1）治疗车上层：按留置导尿术准备的导尿用物，遵医嘱准备的冲洗溶液，无菌膀胱冲洗器 1 套，消毒液，无菌棉签，医嘱执行本，手消毒液。 （2）治疗车下层：便盆及便盆布，生活垃圾桶，医用垃圾桶。	• 常用冲洗溶液有生理盐水、0.02% 呋喃西林溶液、3% 硼酸溶液及 0.1% 新霉素溶液。灌入溶液的温度约为 38～40℃。若为前列腺肥大摘除术后的病人，用 4℃ 左右的 0.9% 氯化钠溶液灌洗。
操作步骤 1. 核对、解释：携用物至病人床旁，核对病人床号、姓名，再次解释操作的目的及配合要点。	
2. 导尿、固定：按留置导尿术插好并固定导尿管。	
3. 排空膀胱	• 便于冲洗液顺利滴入膀胱；有利于药液与膀胱壁充分接触，并保持有效浓度，达到冲洗的目的。
4. 准备膀胱冲洗：（图 2-1-32） （1）连接冲洗液体与膀胱冲洗器，将冲洗液倒挂于输液架上，排气后关闭导管。 （2）分开导尿管与集尿袋引流管接头连接处，消毒导尿管末端开口和引流管接头，将导尿管和引流管分别与"Y"形管的两个分管相连接，"Y"形管的主管连接冲洗导管。	• 冲洗液面距床面约 60cm。 • 膀胱冲洗装置类似静脉输液导管，其末端与"Y"形管的主管相接，"Y"形管的一个分管连接引流管，另一个分管连接导尿管。应用三腔管导尿时，可免用"Y"形管。
5. 冲洗膀胱：关闭引流管，开放冲洗管，使溶液滴入膀胱，调节滴速，滴速一般为 60～80 滴/分。待病人有尿意或滴入溶液 200～300ml 后，关闭冲洗管，放开引流管，将冲洗液全部引流出来后，再关闭引流管。如此反复冲洗。	• 滴速过快，会导致病人出现强烈尿意，迫使冲洗液从导尿管侧溢出尿道外。 • 在冲洗过程中要注意观察病人的反应及引流液性状，如有出血或血压下降等，立即停止冲洗并联系医生。

续表

流　　程	要点与说明
操作后处理	1. 冲洗完毕,取下冲洗器,消毒导尿管口和引流接头并连接。 2. 清洁外阴部,固定好导尿管。 3. 协助病人取舒适卧位,整理床单位,清理物品。 4. 洗手、记录。	• 记录冲洗液名称、冲洗量、引流量、引流液性质、冲洗过程中病人反应等。

（三）关键步骤图示

见图 2-1-32。

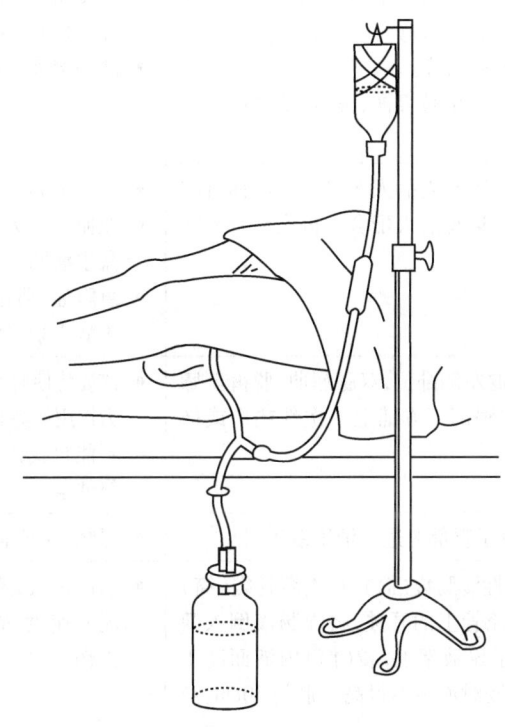

图 2-1-32　膀胱冲洗术

第十节　灌　肠　法

【大量不保留灌肠】

（一）目的

1. 解除便秘、肠胀气。
2. 清洁肠道　为肠道手术、检查或分娩做准备。
3. 稀释并清除肠道内的有害物质,减轻中毒。
4. 灌入低温液体,为高热病人降温。

（二）操作流程

流　　程	要点与说明
操作前准备	1. 病人评估及准备 （1）核对医嘱:包括病人姓名、床号、年龄、诊断及灌肠目的。 （2）评估病人的病情、心理状况、排便情况及配合能力。 （3）向病人解释使其了解灌肠的目的、基本过程、注意事项及配合技巧。 （4）嘱病人排尿和排便。 2. 自身准备:衣帽整洁、修剪指甲、洗手、戴口罩。	

续表

流　　程	要点与说明
操作前准备	
3. 环境准备 (1) 酌情关闭门窗、屏风或床帘遮挡病人。 (2) 同病室无人进餐。 (3) 保持合适的室温。光线充足。 (4) 确保厕所可随时使用。	
4. 用物准备 (1) 治疗车上层：一次性灌肠器一套（包括灌肠袋或筒、引流管和肛管）(图2-1-33)、润滑剂、一次性防水垫巾或橡胶单和治疗巾、手套、棉签、纸巾数张、医嘱执行本、弯盘、水温计、量杯或量筒，手消毒液。根据医嘱准备的灌肠液。 (2) 治疗车下层：便盆、便盆巾、生活垃圾桶、医用垃圾桶。 (3) 其他：输液架。	• 常用的灌肠溶液有：0.1%～0.2%的肥皂液，生理盐水。成人每次用量为500～1000ml，小儿200～500ml。溶液温度一般为39～41℃，降温时用28～32℃，中暑用4℃。 • 灌肠溶液的配置应在治疗室完成。
操作步骤	
1. 核对、解释：携用物至病人床旁，核对病人床号、姓名（如有腕带则核对腕带）并与病人沟通以取得病人配合。再次检查灌肠溶液的种类、温度和量。	• 肝性脑病病人禁用肥皂液灌肠。 • 充血性心力衰竭和水钠潴留病人禁用生理盐水灌肠。 • 急腹症、消化道出血、妊娠、严重心血管疾病等病人禁忌灌肠。
2. 准备体位并垫巾：协助病人取左侧卧位，双膝屈曲，脱裤至膝部，臀部移至操作者侧床沿，在臀部下方铺上一次性垫巾或橡胶单和治疗巾。	• 该姿势使降结肠、乙状结肠处于下方，利用重力作用使灌肠液顺利流入降结肠和乙状结肠。 • 不能自我控制排便的病人可取仰卧位，臀下垫便盆。
3. 盖好被子，暴露臀部，置弯盘于臀部旁边。消毒双手。	• 保暖、保护病人隐私。
4. 准备灌肠袋(筒)：取出一次性灌肠袋(筒)，检查灌肠袋(筒)与连接管的连接情况，关闭引流管上的开关，将灌肠液倒入灌肠袋(筒)内。灌肠袋(筒)挂于输液架上，袋(筒)内液面高于肛门约40～60cm，伤寒病人灌肠时液面不得高于肛门30cm，液量不超过500ml。	• 液面过低，灌肠液难以灌入；液面过高，液体流入速度过快，不易保留，且易造成肠道损伤。
5. 戴一次性手套。	
6. 润滑肛管、排气：润滑肛管前端，然后开放管夹，使溶液充满管道以排尽肛管内气体。	
7. 插肛管：一手垫卫生纸分开臀部，暴露肛门，检查肛周有无红肿、痔疮等。指导病人深呼吸，看清楚肛门后另一手将肛管轻轻插入直肠，成人插入7～10cm，小儿插入4～7cm。固定肛管至灌液完毕(图2-1-34)。	• 深呼吸使病人放松，便于插入肛管。 • 如果插入受阻，勿用力，可退出少许，边旋转边缓慢插入。
8. 灌液：开放管夹，使液体缓缓流入。	
9. 观察 (1) 密切观察灌肠袋(筒)内液面下降的速度。 (2) 询问病人有无不适。	• 如液面下降过慢或停止，可轻轻转动或挤捏肛管。 • 如病人感觉腹胀或有便意，可嘱病人张口深呼吸，降低液面高度以减慢流速或暂停灌液片刻并转移病人的注意力。 • 如病人出现脉速、面色苍白、大汗、剧烈腹痛、心慌气短，此时可能出现肠道剧烈痉挛或出血，立即停止灌肠，并联系医生给予及时处理。

续表

流　　程	要点与说明
操作步骤　10. 拔肛管 （1）待灌肠液即将流尽或病人实在不能忍受更多灌肠液时夹管，用卫生纸在肛周包裹肛管轻轻拔出。 （2）将用过的整套灌肠器放进医疗垃圾袋。擦净肛门。 （3）撤去一次性防水垫巾（橡胶单治疗巾）和弯盘。脱下手套，消毒双手。 （4）协助能下床病人穿好裤子，并取舒适卧位。不能下床病人给予便盆。将卫生纸、呼叫器放于易取处。嘱病人尽量保留 5～10 分钟再排便。	• 降温灌肠时液体要保留 30 分钟，排便后 30 分钟，测量体温并记录。
操作后处理　1. 整理用物：排便后及时取出便盆，擦净肛门，协助病人穿好裤子，取舒适卧位并整理床单位。	
2. 酌情开窗通风，撤屏风或拉起床帘。	
3. 观察大便性状，必要时留取标本送检。	
4. 按相关要求处理用物。	• 防止病原微生物传播。
5. 洗手、脱口罩。	
6. 观察、记录 （1）观察病人对灌肠的反应，有无出冷汗、乏力、腹部绞痛等现象。观察灌肠的效果。 （2）在医嘱单或治疗单上签名。在体温单相应的栏目记录灌肠后的排便情况。	• 如灌肠后解便一次记为 1/E，灌肠后无大便记 0/E。
相关技能扩展　清洁灌肠：反复多次大量不保留灌肠。	• 清洁灌肠首次使用 0.1%～0.2% 肥皂水，然后使用生理盐水，直至排出液无粪渣为止。 • 一般重复次数不超过 3 次，以免出现严重的水、电解质紊乱。 • 应提醒病人排便后应先观察再冲厕所，并报告排出液是否清凉无粪渣，如果还有粪渣，需要重复灌肠。
小量不保留灌肠：操作流程基本同大量不保留灌肠。	• 目的主要包括：镇静、催眠；治疗肠道感染。 • 常用灌肠液："1、2、3"溶液（50% 硫酸镁 30ml、甘油 60ml、温开水 90ml）；甘油 50ml 加等量温开水；各种植物油 120～180ml。 • 可以用注洗器连接肛管灌入溶液，每次抽吸灌肠液时应反折肛管尾段，防止空气进入肠道，引起腹胀；也可以用小容量灌肠筒，液面距肛门不超过 30cm。 • 嘱病人尽量保留溶液 10～20 分钟再排便。

（三）关键步骤图示

见图 2-1-33 和图 2-1-34。

【保留灌肠】

（一）目的

1. 镇静、催眠。
2. 治疗肠道感染。

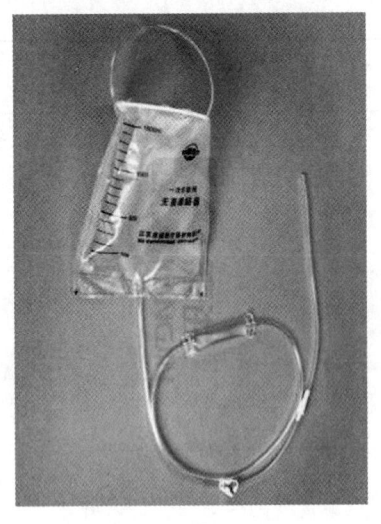

图 2-1-33 一次性灌肠器

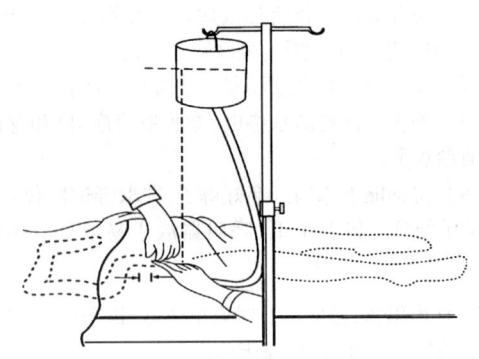

图 2-1-34 大量不保留灌肠

(二) 操作流程

	流　程	要点与说明
操作前准备	1. 病人评估及准备 (1) 核对医嘱:包括病人姓名、床号、年龄、临床诊断及病变部位。 (2) 评估病人的病情、心理状况、排便情况及配合能力。 (3) 向病人解释使其了解灌肠的目的、基本过程、注意事项及配合技巧。 (4) 嘱病人排尿和排便。	• 了解病变部位有利于确定病人的卧位和插入肛管的深度。
	2. 自身准备:衣帽整洁、修剪指甲、洗手、戴口罩。	
	3. 环境准备:同大量不保留灌肠。	
	4. 用物准备 (1) 治疗车上层:注洗器、治疗碗(内盛遵医嘱备的灌肠液)、肛管(20 号以下)、温开水 5~10ml、止血钳、润滑剂、一次性防水垫巾或橡胶单和治疗巾、手套、棉签、纸巾数张、医嘱执行本、弯盘、小垫枕、手消毒液。 (2) 治疗车下层:便盆、便盆巾、生活垃圾桶、医用垃圾桶。	• 常用溶液:药物及剂量遵医嘱准备,灌肠溶液量不超过 200ml。溶液温度 38℃。 • 镇静、催眠用 10% 水合氯醛,剂量按医嘱准备。 • 抗肠道感染用 2% 小檗碱,0.5%~1% 新霉素或其他抗生素溶液。
操作步骤	1. 核对、解释:携用物至病人床旁,核对病人床号、姓名(如有腕带则核对腕带)并与病人沟通以取得病人配合。再次检查灌肠溶液的种类、温度和量。	• 保留灌肠以晚上临睡前灌肠为宜,因为此时活动减少,药液易于保留吸收。
	2. 准备体位并垫巾:根据病情选择不同的体位。抬高臀部,将一次性垫巾(或橡胶单、治疗巾)铺于臀部下方,再在臀部下方放上小垫枕。	• 慢性细菌性痢疾,病变部位多在直肠或乙状结肠,取左侧卧位。 • 阿米巴痢疾病变多在回盲部,取右侧卧位。 • 抬高臀部防止药液溢出。
	3. 盖好被子,暴露臀部,置弯盘于臀部旁边。消毒双手。	• 保暖、保护病人隐私。
	4. 插管:戴好一次性手套,润滑肛管前段,排气后轻轻插入肛门 15~20cm,缓慢注入药液。	
	5. 拔管:药液注射完毕,再注入温开水 5~10ml,抬高肛管尾端,使管内溶液全部注完,拔出肛管。擦净肛门,撤去弯盘,脱手套、消毒双手。协助病人穿好裤子并取合适卧位。嘱病人尽量保留药液在 1 小时以上(图 2-1-35)。	

续表

流程	要点与说明
操作后处理 1. 整理用物:整理床单位,清理用物。1小时后撤出垫巾和小垫枕,病人可取自由卧位。	
2. 洗手、脱口罩,并做好记录。	

(三) 关键步骤图示

见图 2-1-35。

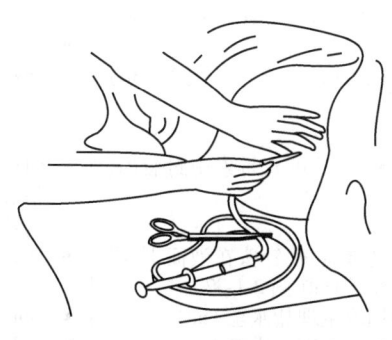

图 2-1-35 小量不保留灌肠

(杨 敏)

第十一节 皮内注射法

(一) 相关知识

1. 概念 皮内注射法(intradermic injection, ID)是将少量药液或生物制品注射于皮内的方法。

2. 目的 进行药物过敏实验;预防接种;局部麻醉的起始步骤。

(二) 操作流程

流程(以药物过敏实验为例)	要点与说明
操作前准备 1. 核对医嘱:查看病历、核对医嘱、注射卡,了解病人诊断、目前病情、用药情况和过敏史。	• 严格执行查对制度,了解病情及用药目的。
2. 病人评估及准备 (1) 病人的病情、治疗情况、用药史及过敏史;病人的社会心理状态,以及对用药的认知和合作程度;注射局部皮肤有无红肿、硬结、瘢痕等。	• 避免在病人空腹时做皮试,以免与低血糖的症状混淆。
(2) 解释:向病人和家属解释用药的目的、方法、注意事项及配合要点。	• 针对用药目的进行沟通。
3. 环境评估及准备:环境清洁、安静、光线适宜或有足够的照明。	• 环境适宜做注射操作。
4. 护士自身评估及准备:衣、鞋、帽穿戴整齐,对青霉素皮试的方法、结果判定以及过敏反应的抢救措施熟悉。	
5. 用物评估及准备 (1) 用物准备:准备青霉素80万U/瓶,生理盐水注射液1支(10ml)、5ml和1ml注射器,无菌持物桶、无菌持物钳、无菌纱布、无菌巾包、络合碘、75%乙醇、砂轮、启瓶器、棉签、弯盘、注射卡、笔,另备急救盒(内盛0.1%的盐酸肾上腺素、地塞米松、注射器和砂轮)、吸痰管和氧气导管等。	
(2) 核对注射卡上的床号、姓名、药名、浓度和剂量。查对药物的名称、浓度、剂量、有效期及质量;抢救药物和用物是否齐全。	• 严格执行查对制度。 • 严格执行无菌操作原则。
(3) 铺无菌盘备用。	

续表

流程(以药物过敏实验为例)	要点与说明
操作步骤 1. 配置青霉素皮试液 (1) 查对药物。 (2) 消毒：开启青霉素瓶铝盖，按常规消毒，待干；取10ml的生理盐水1支，将药液轻弹至安瓿颈部以下；络合碘从上至下消毒安瓿(过颈)及砂轮。 (3) 锯痕：在安瓿颈部锯痕。 (4) 拭屑：用乙醇擦拭锯痕的玻璃碎屑。 (5) 折断：用无菌纱布覆盖颈部后折断。 (6) 取5ml注射器：检查注射器包装及有效期；取注射器及针头；去掉针帽；旋紧针头；调整针头斜面向下；抽动活塞。 (7) 抽药：大拇指和示指夹取安瓿，抽吸好药液4ml(图2-1-36)(如抽有空气，请排尽空气)。 (8) 稀释青霉素 1) 将抽吸好的4ml生理盐水注入80万U的青霉素密封瓶内，回抽空气拔出注射器，摇匀。 2) 取1ml注射器吸上液0.1ml；倒转液瓶，使针头在液面下，吸取药液至所需刻度，再抽取生理盐水至1ml(图2-1-37)。 3) 摇匀后推掉0.9ml，余0.1ml再抽取生理盐水至1ml。 4) 摇匀后推掉0.9ml，余0.1ml再抽取生理盐水至1ml。 (9) 摇匀后将针头斜面调至向上，针头护套套在针头上，置无菌盘内备用。 (10) 再次查对：请另外一名护士再次查对无误后置于无菌盘内备用。 (11) 整理用物，洗手。	• 严格执行查对制度。 • 针头不可以触及安瓿外口，针尖斜面向下，利于吸药。 • 针帽可先置于无菌盘内。 • 抽药时不可触及活塞体部，以免污染药液。 • 回抽空气以平衡瓶内压力。如果密封瓶内是液体药液，则抽吸前需注入等量的空气，倒转液瓶后，才能抽吸相应量的药液。 • 1ml含2万U青霉素。 • 1ml含2000U青霉素。 • 1ml含200U青霉素，注射0.1ml，则为20U。 • 双人核对。
2. 青霉素皮试法 (1) 解释：携用物至床旁，对床号、姓名。 (2) 选择注射部位：前臂掌侧下端。 (3) 消毒皮肤：用75%的乙醇消毒皮肤。 (4) 操作前核对排气：再次核对，调节针尖斜面向上，排尽空气。 (5) 穿刺、注射：一手绷紧局部皮肤，一手持注射器，针头斜面向上，与皮肤呈5°角刺入皮内。待针头斜面完全进入皮内后，放平注射器，用绷紧皮肤的手固定针栓，注入药液0.1ml，使局部隆起形成一皮丘(图2-1-38)。 (6) 拔针：注射完毕，迅速拔出针头，置锐器盒内。 (7) 再次核对。 (8) 将急救盒置于床头桌上。	• 确认病人。 • 皮试常用部位：药物过敏实验，常用前臂掌侧下端，因该处皮肤较薄，易于注射，且易辨认局部反应；预防接种常选用上臂三角肌下缘；局部麻醉则选择麻醉处。 • 忌用碘酊或碘伏，以免影响局部反应的观察。 • 操作中核对。 • 针尖斜面向上利于穿刺。 • 进针角度不能过大，否则会刺入皮下。 • 皮丘呈半球状，皮肤变白且显露毛孔。 • 若需要做对照试验，则用另一注射器及针头在另一前臂相应部位注入0.1ml生理盐水。 • 勿按压针眼。 • 操作后查对。 • 以便发生过敏反应时及时抢救。
操作后处理 1. 协助病人取舒适卧位。 2. 清理用物、洗手。 3. 签字并记录执行时间及看皮试结果的时间。 4. 健康教育：嘱病人勿按揉局部，以免影响结果的观察；20分钟内不离开病房(或注射室)，如有不适，请立即通知护士。 5. 皮试结果判定及记录：20分钟后观察皮试结果。阴性：皮丘无改变，周围不红肿，无自觉症状；阳性：局部皮丘隆起，并出现红晕硬块，直径大于1cm，或红晕周围有伪足、痒感；严重者发生过敏性休克。 阳性用红笔标记"+"，阴性用蓝色或黑色笔标记"-"。并签名。	• 按消毒隔离原则处理用物。 • 阳性结果应在病历本、床头卡、注射单、体温单上用红笔标记"+"。 • 如为阳性结果，应告知病人及家属不能再用该种药物。

续表

流程（以药物过敏实验为例）	要点与说明
<div>青霉素过敏性休克的急救处理： 1. 立即停药，就地抢救。 2. 使病人平卧，注意保暖。 3. 首选肾上腺素：立即皮下注射0.1%盐酸肾上腺素0.5~1ml，小儿酌减，如症状不缓解，可每隔半小时皮下或静脉注射0.5ml，直至脱离危险期。 4. 纠正缺氧，改善呼吸：给予氧气吸入，当呼吸受抑制时，应立即进行口对口呼吸，并肌内注射尼可刹米或洛贝林等呼吸兴奋剂。喉头水肿影响呼吸时，应立即准备气管插管或配合进行气管切开术。 5. 抗过敏性休克：根据医嘱立即给予地塞米松5~10mg静脉注射或用氢化可的松200mg加5%或10%葡萄糖液500ml静脉滴注，根据病情给予升压药物，如多巴胺、间羟胺等。 6. 密切观察，详细记录：密切观察病人体温、脉搏、呼吸、血压、尿量及其他临床变化。对病情动态做好护理记录。</div>	<div>● 争分夺秒抢救。 ● 平卧以利于脑部血液供应。 ● 此药具有收缩血管、增加外周阻力、兴奋心肌、增加心输出量及松弛支气管平滑肌的作用。 ● 纠正酸中毒和抗组织胺类药物，按医嘱应用。 ● 病人心跳骤停，立即行胸外心脏按压。 ● 病人未脱离危险期，不宜搬动。</div>

（相关技能扩展）

（三）关键步骤图示

见图2-1-36~图2-1-38。

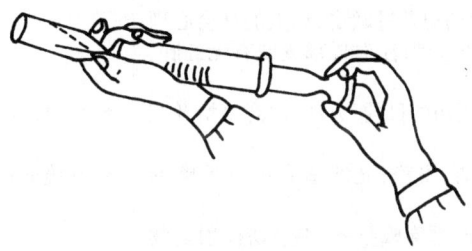

图2-1-36 大安瓿抽吸药液法

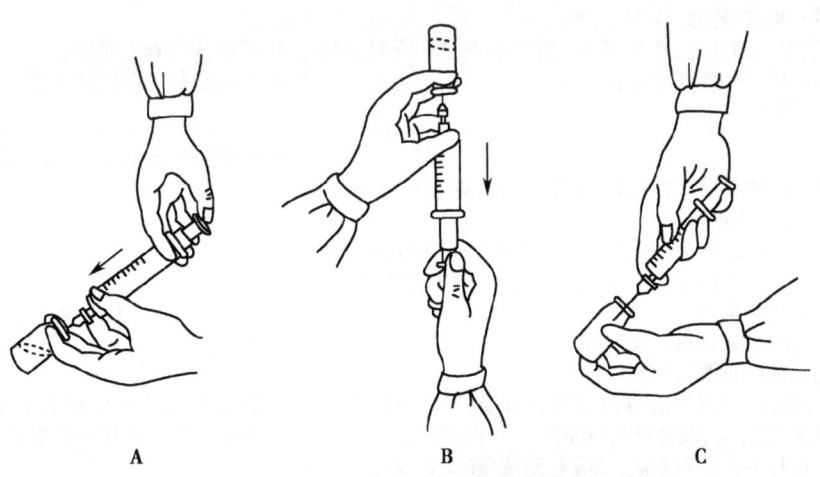

图2-1-37 自密封瓶内吸取药液法

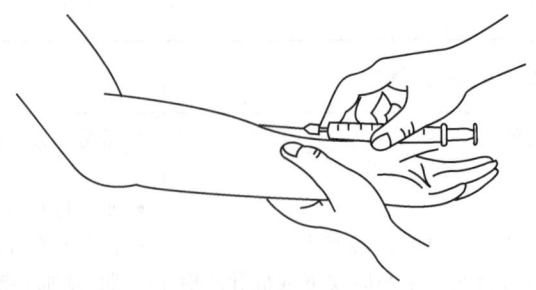

图 2-1-38　皮内注射法

第十二节　皮下注射法

（一）相关知识

1. 概念　皮下注射法(hypodemic infection, HD)是将少量的无菌药液或生物制剂注入皮下组织的方法。

2. 目的　用于预防接种、局部麻醉，以及某些不宜口服而需要在一定时间发挥药效的小剂量用药。

（二）操作流程

操作流程	要点与说明
操作前准备 1. 核对医嘱：查看病历、核对医嘱、注射卡，了解病人诊断、目前病情、用药情况和过敏史。 2. 病人评估及准备 （1）病人的病情、治疗情况、用药史及过敏史；病人的社会心理状态，以及对用药的认知和合作程度；注射局部皮肤有无红肿、硬结、瘢痕等。 （2）解释：向病人和家属解释用药的目的、方法、注意事情及配合要点。 3. 环境评估及准备：环境清洁、安静、光线适宜或有足够的照明。 4. 护士自身评估及准备：衣、鞋、帽穿戴整齐，熟悉所注射药物的相关知识。 5. 用物评估及准备 （1）用物准备：注射盘内盛：注射药物、1ml 注射器，无菌持物桶、无菌持物钳、无菌纱布、无菌巾包、络合碘、75% 乙醇、砂轮、（可备启瓶器）、棉签、弯盘、注射卡、笔。 （2）核对注射卡上的床号、姓名、药名、浓度和剂量。查对药物的名称、浓度、剂量、有效期及质量。 （3）铺无菌盘备用。	• 严格执行查对制度，了解病情及用药目的。 • 针对用药目的进行沟通。 • 环境适宜做注射操作。 • 严格执行查对制度。 • 严格执行无菌操作原则。
操作步骤 1. 配药 （1）核对注射本、床号、姓名、药名、浓度、剂量；查对药物名称、浓度、剂量、有效期及质量。 （2）消毒：取药液 1 支(多为小安瓿，如每支 1ml 或是 2ml)，将药液轻弹至安瓿颈部以下；络合碘从上至下消毒安瓿(过颈)及砂轮。 （3）锯痕：在安瓿颈部锯痕。 （4）拭屑：用乙醇擦拭锯痕的玻璃碎屑。 （5）折断：用无菌纱布覆盖颈部后折断。 （6）取 1ml 注射器：检查注射器包装及有效期；取注射器及针头；去掉针帽；旋紧针头；调整针头斜面向下。抽动活塞。 （7）抽药：示指和中指夹取安瓿，抽吸好药液（图 2-1-39）。 （8）排尽空气：将针头垂直向上，轻拉活塞，使针头内的药液流入注射器，并使气泡集于乳头，放平注射器，轻推活塞，驱出空气。 （9）再次核对：请另外一名护士再次核对无误后，套上针帽或小安瓿，置于无菌盘内备用。 （10）整理用物，洗手。	• 严格执行查对制度，注意配伍禁忌。 • 安瓿颈部若有蓝色标记，则不需划痕和去屑。 • 针头不可以触及安瓿外口，针尖斜面向下，利于吸药。针帽可先置无菌盘内。 • 如气泡偏向一边，排气时，使注射器乳头向上倾斜，使气泡集中于乳头根部，驱出空气。 • 双人核对。

续表

操作流程	要点与说明
操作步骤 2. 皮下注射 （1）携用物至病人床旁，核对病人姓名、床号。 （2）选择注射部位：常用的注射部位有：上臂三角肌下缘、上臂外侧、腹壁、后背、大腿前侧和外侧方（图2-1-40）。 （3）常规消毒皮肤，待干；备干棉签一根于手指间。 （4）取注射器，二次核对。 （5）调节针尖斜面向上，排尽空气。 （6）穿刺：一手绷紧皮肤，一手持注射器，以示指固定针栓，与皮肤呈30°～40°，快速刺入皮下，一般将针梗的1/2～2/3刺入皮下（图2-1-41）。 （7）推药：松开绷紧皮肤的手，抽动活塞，如无回血，缓慢推注药液。 （8）拔针、按压：注射毕，用无菌干棉签轻压针眼处，快速拔针后按压片刻。 （9）注射器置于锐器盒。	• 严格执行查对制度和无菌操作原则。 • 确认病人。 • 对于长期注射者，应轮流更换注射部位，以促进药物的充分吸收。 • 棉签用于注射完毕按压。 • 操作中核对。 • 针尖斜面向上利于穿刺。 • 进针不宜过深，角度不宜超过45°，以免进入肌层。 • 对于过于消瘦者，可捏起局部组织，减小穿刺角度。 • 推药速度宜慢，以减轻局部疼痛。 • 按压以不出血为止。 • 勿回套针帽。
操作后处理 1. 协助病人取舒适卧位。 2. 清理用物、洗手。 3. 再次核对并记录：记录注射的时间、药物名称、剂量、病人的反应。 4. 健康教育：根据用药的目的进行健康教育。	• 严格按照消毒隔离的原则处理用物。 • 操作后查对。

（三）关键步骤图示

见图2-1-39～图2-1-41。

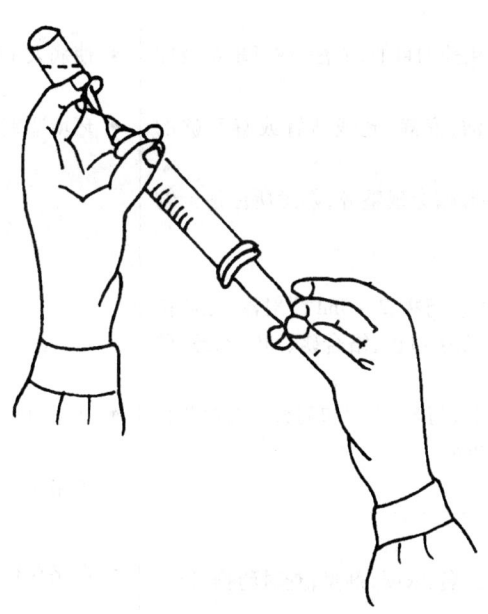

图2-1-39　自小安瓿内吸取药液法

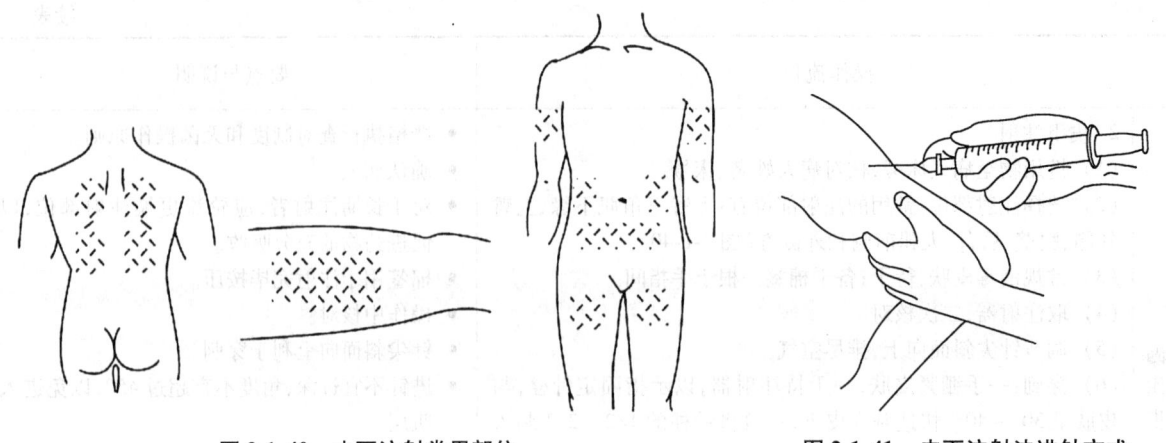

图 2-1-40　皮下注射常用部位　　　　图 2-1-41　皮下注射法进针方式

第十三节　肌内注射法

(一) 相关知识

1. 概念　肌内注射(intramuscular injection, IM)是将一定量药液注入肌内组织的方法。

2. 目的　注入药物,用于不宜或不能口服或静脉注射,且要求比皮下注射更快发生药效时。

(二) 操作流程

操作流程	要点与说明
操作前准备 1. 核对医嘱:查看病历、核对医嘱、注射卡,了解病人诊断、目前病情、用药情况和过敏史。 2. 病人评估及准备 (1) 病人的病情、治疗情况、用药史及过敏史;病人的社会心理状态,以及对用药的认知和合作程度;注射局部皮肤有无红肿、硬结、瘢痕等。 (2) 解释:向病人和家属解释用药的目的、方法、注意事情及配合要点。 3. 环境评估及准备:环境清洁、安静、光线适宜或有足够的照明。 4. 护士自身评估及准备:衣、鞋、帽穿戴整齐,熟悉所注射药物的相关知识。 5. 用物评估及准备 (1) 用物准备:注射盘内盛:注射药物、2~5ml 注射器,无菌持物桶、无菌持物钳、无菌纱布、无菌巾包、络合碘、75% 乙醇、砂轮、棉签、弯盘、注射卡、笔。 (2) 核对注射卡上的床号、姓名、药名、浓度和剂量。查对药物的名称、浓度、剂量、有效期及质量。 (3) 铺无菌盘备用。	• 严格执行查对制度,了解病情及用药目的。 • 使病人了解肌内注射的方法、配合要点。 • 环境适宜做注射操作。 • 严格执行查对制度。 • 严格执行无菌原则。
操作步骤 1. 配药 (1) 核对注射本、床号、姓名、药名、浓度、剂量;查对药物名称、浓度、剂量、有效期及质量。 (2) 按小安瓿吸取药液的方法(参见图 2-1-39)吸取所需药液,双人核对无误后,置无菌盘内备用。	• 严格执行查对制度。

续表

操作流程	要点与说明
2. 肌内注射 （1）携用物至病人床旁，核对病人姓名、床号。 （2）选择注射部位：协助病人取合适体位。最常用注射部位为臀大肌，其次是臀中肌、臀小肌、股外侧肌及上臂三角肌。 1）臀大肌注射法定位（图 2-1-42）：①十字法：从臀裂顶点向左或右划一水平线，然后从髂脊最高点作一垂直线，在外上 1/4 为注射部位。②连线法：取髂前上棘和尾骨连线的外上 1/3 为注射部位。 2）臀中肌、臀小肌注射法定位（图 2-1-43）：①以示指尖和中指尖分别置于髂前上棘和髂嵴下缘外，髂嵴、示指、中指，便构成一个三角形，注射部位在示指和中指构成的角内。②以髂前上棘外侧三横指处。 3）股外侧肌注射法定位：部位为大腿中段外侧，大约 7.5cm 宽，位于膝关节上 10cm、髋关节下 10cm 左右。 4）上臂三角肌注射法定位（图 2-1-44）：部位为上臂外侧，肩峰下 2~3 横指。 （3）常规消毒皮肤，待干。 （4）取干棉签一根，置于指间备用。 （5）取注射器，再次核对，排尽空气。 （6）穿刺：一手拇、示指绷紧皮肤，一手执笔式持注射器，中指固定针栓，将针头迅速垂直刺入（图 2-1-45）。 （7）推药：松开绷紧皮肤的手，抽动活塞，如无回血，则缓慢注入药液。 （8）拔针、按压：注射完毕，用干棉签轻压进针处，快速拔针，按压片刻。 （9）注射器针头置于锐器盒。	• 严格执行查对制度和无菌操作原则。 • 确认病人。 • 选择肌肉丰厚且距离大血管及神经较远处。 • 对经常注射的病人，应当更换注射部位。 • 注意避开内角，即髂后上棘至股骨大转子连线与十字线构成的角。 • 2 岁以下婴幼儿应选择臀中肌和臀小肌注射。 • 病儿以自己手指宽度为标准。 • 操作中查对。 • 切勿将针梗全部刺入（一般以 2.5~3cm 为宜），以免针梗从根部衔接处折断。消瘦者和患儿进针深度酌浅。 • 边推药边与病人交流，分散其注意力。 • 确保无进入血管。
操作后处理	
1. 协助病人取舒适卧位。 2. 清理用物、洗手、脱口罩。 3. 再次核对并记录：记录注射的时间、药物名称、剂量、病人的反应。 4. 健康教育：根据用药的目的进行教育。	• 严格按照消毒隔离的原则处理用物。 • 操作后查对。

（三）关键步骤图示

见图 2-1-42 ~ 图 2-1-45。

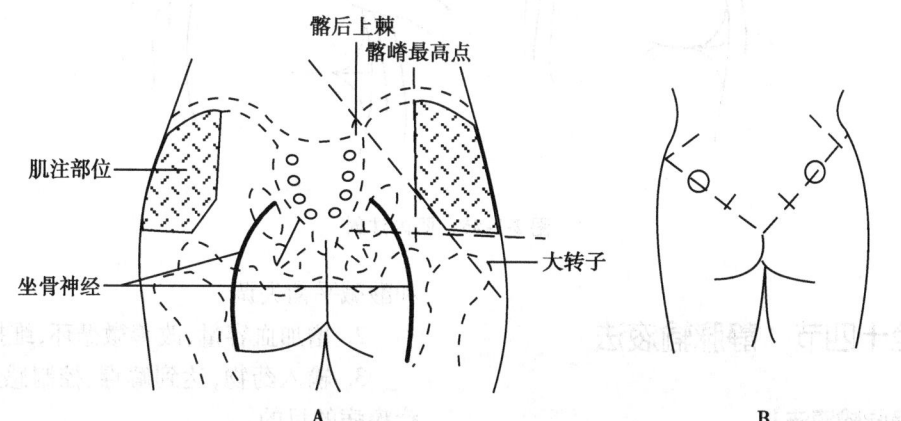

图 2-1-42　臀大肌注射定位法
A. 十字法；B. 联线法

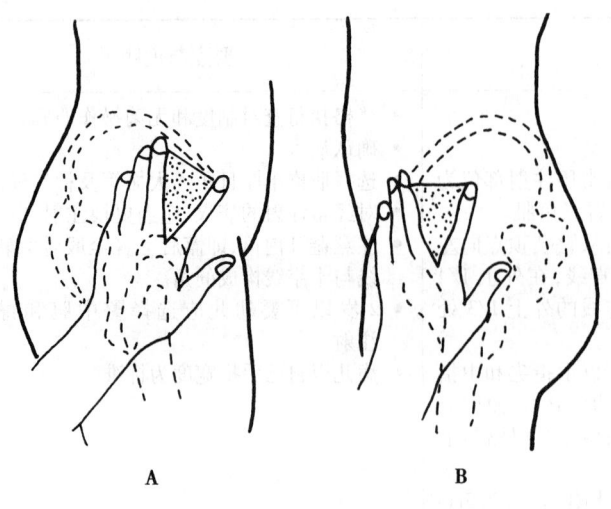

图 2-1-43 臀中肌、臀小肌注射定位法

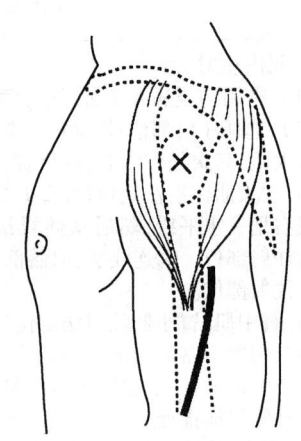

图 2-1-44 上臂三角肌注射定位法

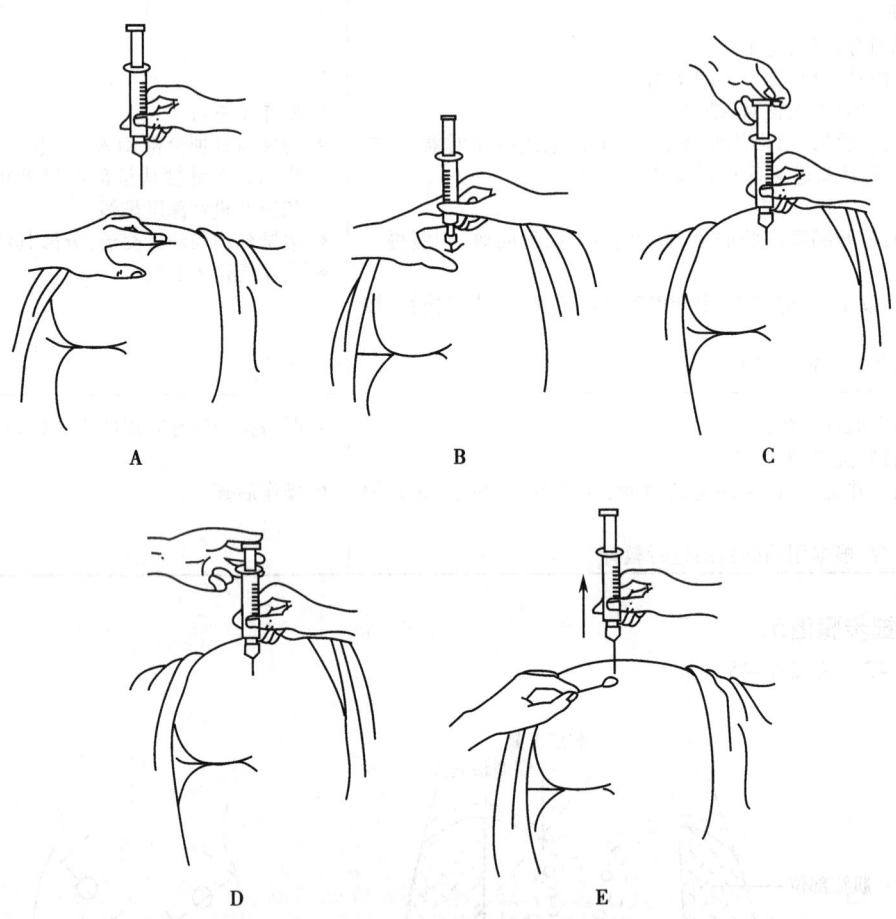

图 2-1-45 肌内注射

第十四节 静脉输液法

【周围静脉输液法】

(一) 目的

1. 补充水和电解质,预防和纠正水、电解质和酸碱平衡失调。

2. 增加血容量,改善微循环,维持血压。

3. 输入药物,达到解毒、控制感染、利尿和治疗疾病的目的。

4. 补充营养,供给热量,促进组织修复,增加体重,获得正氮平衡。

（二）操作流程

	流　　程	要点与说明
操作前准备	1. 核对医嘱：核对输液卡与医嘱单是否一致，包括病人姓名、床号、诊断、输液目的及药名、剂量、浓度、时间、用法。	• 严格执行查对制度，防止差错事故发生。
	2. 病人评估及准备 （1）评估病人的病情、心理状况、局部静脉情况及配合能力。 （2）向病人解释使其了解输液的目的、基本过程、注意事项及配合技巧。 （3）嘱病人排便。	• 从全身、局部、心理和知识四个方面对病人进行评估和准备。
	3. 自身准备：衣帽整洁、修剪指甲、洗手、戴口罩。	
	4. 环境准备 （1）确保环境清洁、安静、舒适，符合输液要求。 （2）保持合适的室温，光线充足。	
	5. 用物准备 （1）治疗车上层：注射盘、输液卡、按医嘱准备的药物、输液器、止血带、无菌棉签、弯盘、一次性注射器、胶布、输液贴、输液架、输液巡视卡、笔、一次性手套、有秒针的表、小枕、皮肤消毒剂、针头或头皮针1~2枚。 （2）治疗车下层：锐器盒、生活垃圾桶、医用垃圾桶各一个。 （3）其他：输液架，必要时备小夹板和绷带。	
操作步骤	1. 检查药液、输液器及注射器质量：查对药物的名称、剂量、有效期，瓶口有无松动，瓶身瓶底有无裂痕，包装有无破损，药液有无变质；检查输液器、注射器是否在有效期内，包装有无破损，有无漏气。	• 检查药物有无变质，对光检查药液有无浑浊、沉淀、絮状物等。
	2. 根据输液卡，核对药液瓶签（药名、浓度、剂量和有效期），将核对好的输液卡倒贴于输液瓶上。	• 严格执行查对制度，防止差错。 • 注意输液卡勿覆盖输液瓶原有的标签。
	3. 配制药液：常规消毒瓶塞后按医嘱加入药物，加药完毕再次核对输液卡及药物，无误后在输液卡上签全名，请另外一位护士核对、签全名。	• 根据医嘱、治疗原则、病情缓急及药物半衰期，合理分配用药，安排液体输入顺序，并注意药物间的配伍禁忌。 • 做好查对制度，确保无误。
	4. 准备输液器：检查输液器质量，关闭调节器，将输液导管和通气针头同时插入瓶塞至针头根部。	• 插入时注意保持无菌。
	5. 备齐用物，携用物至病人床旁，核对病人床号、姓名（查看手腕带），并向病人解释输液的目的和过程。	• 确认病人，取得病人合作。
	6. 备胶布，将输液瓶倒挂于输液架上并固定通气管，戴一次性手套。	• 倒挂之前确保调节器是关闭的，便于后面顺利排气。
	7. 选择血管并消毒：选择合适的血管，确定穿刺部位后，将小枕置于输液肢体下方，在穿刺点上方6cm处扎止血带，常规消毒穿刺部位皮肤，消毒范围直径在5cm以上，待干。	• 根据病情、药物性质和病人的合作情况选择合适的静脉，避开关节处静脉，注意保护和合理使用静脉，一般从远心端小静脉开始穿刺。 • 使静脉充盈便于穿刺。 • 止血带的尾端向上，松紧度以能阻断静脉血流而不阻断动脉血流为宜。

续表

流　程	要点与说明
8. 排气（图2-1-46）：取下输液管,将输液器与头皮针接口处接紧,将墨菲滴管倒置,打开调速器,使溶液自然滴入滴管内,当药液平面达墨菲滴管1/2~2/3满时,折叠滴管下端的输液管,迅速转正滴管,松开折叠处,使液体缓慢下降,待液面到达药液过滤器根部时,调节调速器,减慢速度,使药液缓缓通过过滤器进入头皮针软管后,取下护针帽,排出一滴药液,以排尽导管和针头内的空气,关闭调节器。	• 排除输液器及针头内空气,防止发生空气栓塞。 • 保持排出的一滴药液含而不露,避免针头被污染。
9. 穿刺（图2-1-47）：再次检查确认空气已排尽,嘱病人握拳,左手绷紧消毒部位下方的皮肤,右手拇指和示指持针柄,使针尖斜面向上,针梗与皮肤呈15°~30°由静脉上方或侧方刺入皮下,再沿静脉走向潜行刺入静脉,见回血后将针头平行送入少许。	• 使针头斜面全部进入血管。
10. 固定：一只手压住针柄,另一只手松开止血带和调节器,嘱病人松拳,待液体滴入通畅、病人无不适后,用输液贴或胶布固定针柄、针眼处,最后将靠近针头的头皮针软管环绕后固定。必要时用夹板固定关节。	
11. 取出止血带和小枕,脱下手套,根据药物的性质、病人的病情、年龄以及心肺肾功能调节滴速。	• 一般成人40~60滴/分,儿童20~40滴/分。 • 对心、肺、肾功能不良者,年老体弱、婴幼儿及输注刺激性较强的药物、含钾药物、高渗性药物或血管活性药物等,应减慢滴速。 • 对严重脱水、血容量不足、心肺功能良好者,输液速度可适当加快。
12. 注意观察病人输液后有无输液反应,并与病人交流。	
13. 再次核对。	• 操作后查对,确保无误。 • 再次核对病人的床号、姓名,药物的名称、剂量、浓度、用药时间及方法。
14. 协助病人取舒适体位,整理床单位。	
15. 向病人及家属交代输液中的注意事项,将呼叫器置于病人易取处。	• 不可随意调节滴速,注意保护输液部位,不要按压、扭曲输液导管;如有液体不滴、输液部位肿胀或疼痛或全身不适、药液快没有了应及时报告。
16. 清理用物,洗手,在输液巡视卡上记录病人姓名、床号、药名、输液时间、滴速、病人全身及局部状况,签全名。	• 用物严格按消毒隔离原则处理。 • 以便各班护士巡视查对。
1. 输液过程中加强巡视,倾听病人主诉,观察输液反应和输液部位情况,及时处理输液故障,并填写输液巡视卡。	• 观察滴速、余液量,防止药液滴尽,及时更换输液瓶。 • 确保输液通畅,防止针头堵塞及滑出。 • 密切观察有无输液反应,如有心悸、畏寒、持续咳嗽等情况,应立即减慢滴速或停止输液,并通知医生,及时处理。
2. 如需更换输液瓶,先核对更换的液体,常规消毒瓶塞,先将第一瓶中的通气管拔出,插入第二瓶液体内,再将第一瓶中的输液管拔出插入第二瓶液体内,检查滴管液面高度是否合适、输液管中有无气泡,观察输液通畅后方可离开。	• 及时换瓶,以防滴管下端进入空气,形成空气栓塞。 • 避免第二瓶中有负压对输液产生影响。 • 更换时注意无菌操作。 • 对24小时持续输液者,每天更换输液器。

续表

流　　程	要点与说明
操作后处理	3. 确认全部药液输完后，关闭调节器，轻揭胶布，用无菌干棉签轻压穿刺点上方，迅速拔针，按压片刻至无出血。	• 拔针时按压用力不可过大，以免引起疼痛和损伤血管。 • 按压部位稍靠近皮肤穿刺点以压迫静脉进针点，防止皮下出血。
	4. 协助病人取舒适卧位，整理床单位。	
	5. 清理用物，洗手，记录。	• 严格按照消毒隔离原则处理，防止病原微生物传播。

（三）关键步骤图示

见图 2-1-46 和图 2-1-47。

【静脉留置针输液术】

（一）目的

1. 保护病人静脉，避免因反复穿刺给病人造成的痛苦。

2. 随时保持通畅的静脉通道，便于治疗和抢救。

（二）操作流程

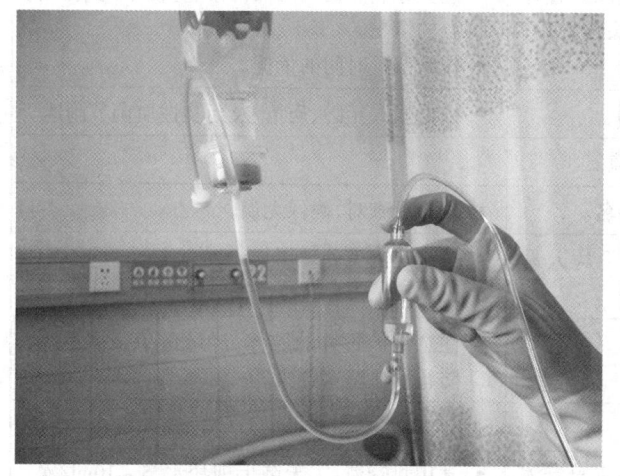

图 2-1-46　静脉输液排气法——倒置墨菲滴管

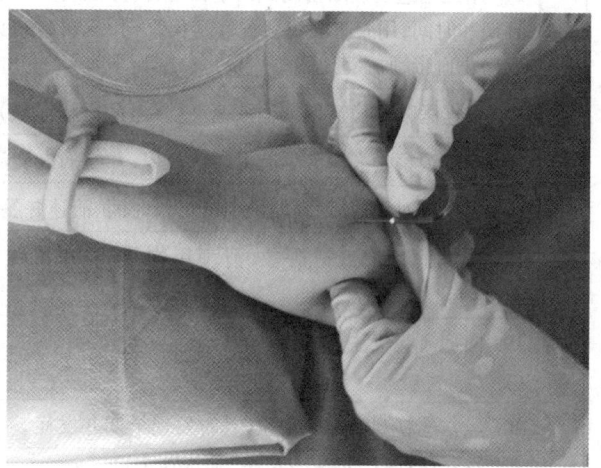

图 2-1-47　静脉输液穿刺

流　　程	要点与说明
操作前准备	1. 同周围静脉输液术。 2. 另备：静脉留置针、无菌手套、无菌透明敷贴、封管液（无菌生理盐水或稀释的肝素溶液）。	
操作步骤	1~5 同周围静脉输液步骤 1~5。	
	6. 将输液瓶挂于输液架上，打开静脉留置针与无菌透明敷贴外包装。	• 检查产品的有效期、包装是否完好与型号。
	7. 协助病人取舒适卧位，选择穿刺静脉部位后，肢体下方垫小枕。	• 选择粗、直、弹性好、走向清晰、避开关节处静脉，便于置管。
	8. 在穿刺点上方 10cm 处扎止血带，常规消毒穿刺部位，戴无菌手套。	• 静脉充盈，便于穿刺。

续表

流　程	要点与说明
9. 取出静脉留置针,将已备好的输液器上的头皮针插入留置针的肝素帽内至针头根部,取下针套,旋转松动外套管,转动针芯使针头斜面向上。	• 消除套管与针芯的粘连,检查针尖斜面及套管边缘,斜面无倒钩、边缘无毛刺,方可使用。
10. 排尽留置针内的空气,并关闭输液器开关。	
11. 再次检查确认空气已排尽,嘱病人握拳,左手绷紧消毒部位下方皮肤,右手以拇指和示指夹紧导管针的护翼,针尖斜面向上,与皮肤呈15°~30°角进针,见回血调整穿刺角度为10°左右,顺静脉走向将留置针推进0.5~1cm(图2-1-48)。	• 固定静脉,便于穿刺。 • 确保外套管在静脉内。
12. 右手固定留置针,左手撤针芯0.5cm后,将外套管全部送进静脉内。	• 避免针芯刺破血管。
13. 左手固定Y形接口处,右手迅速将针芯抽出,松开止血带和调节器,嘱病人松拳。	• 避免将外套管拔出。 • 使静脉恢复通畅,利于药液顺利流入血管内。
14. 用无菌透明敷贴密闭式固定留置针,并注明病人姓名、置管日期和时间;用胶布固定留置针延长管、肝素帽内的头皮针头,取出止血带,脱手套(图2-1-49)。	• 避免穿刺点及周围被污染,且便于观察穿刺点的情况。 • 作为留置时间的依据。
15. 根据医嘱和病情调节输液速度(参考静脉输液法)。	• 根据病人年龄、病情、及药物性质调节滴速。
16. 注意观察病人输液后有无输液反应,并与病人交流。	
17. 再次查对无误后,在输液卡上记录时间、滴速并签名。	• 操作后查对,确保无误。
18. 协助病人取舒适卧位,清理用物,将呼叫器置于病人易取处。	• 按规定分类处理用物
19. 向病人交代注意事项。	• 注意保护置针的肢体,尽量避免肢体下垂,防止回血堵塞针头。
20. 经常巡视观察穿刺部位,及时发现早期并发症。	
21. 暂停输液时,关闭调节器,常规消毒肝素帽,将抽有封管液的注射器与输液针头相连刺入肝素帽内,向静脉内缓慢推注封管液,边推注边退针,当封管液推剩至0.1~0.2ml时,用止水夹卡住延长管后拔出尖针。	• 常用封管液:①无菌生理盐水,5~10ml/次,每隔6~8小时冲管一次;②稀释肝素溶液:10~100U/ml,2~5ml/次。 • 确保正压封管。
22. 再次输液时,常规消毒肝素帽的橡胶塞,松开夹子,将抽有生理盐水的注射器针头刺入肝素帽内,先抽回血,再推注5~10ml生理盐水,把排好气的静脉输液针插入肝素帽内,打开调节器调节滴速进行输液。	• 每次输液前后检查穿刺部位及静脉走向有无红、肿、热、痛及静脉硬化;询问病人有无不适,如有异常及时拔除导管。 • 检查透明敷贴,如有卷边、浸湿应给予更换,在新的敷贴上应标注原穿刺日期。
23. 拔管:停止输液时,关闭调剂器,揭开无菌透明敷贴,将无菌干棉签置于穿刺点上方,迅速拔出留置针,按压穿刺点至无出血为止。	• 输液结束后应及时拔针,以防空气进入导管,至空气栓。 • 静脉留置针一般可保留3~5天。

操作步骤

操作后处理

1. 协助病人取舒适卧位,整理床单位。	
2. 清理用物,洗手,记录。	• 严格按照消毒隔离原则处理。

（三）关键步骤图示

见图 2-1-48 和图 2-1-49。

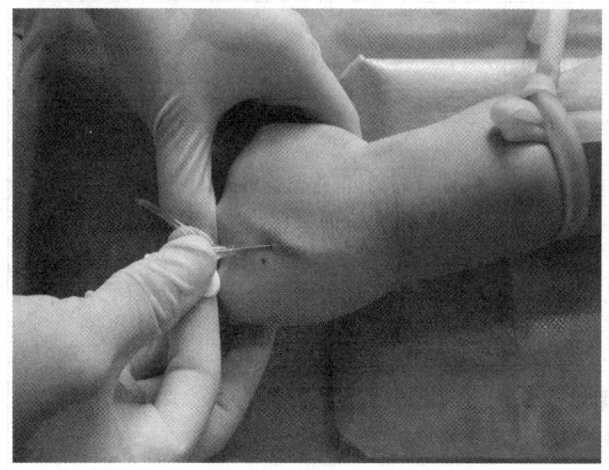

图 2-1-48　静脉留置针穿刺

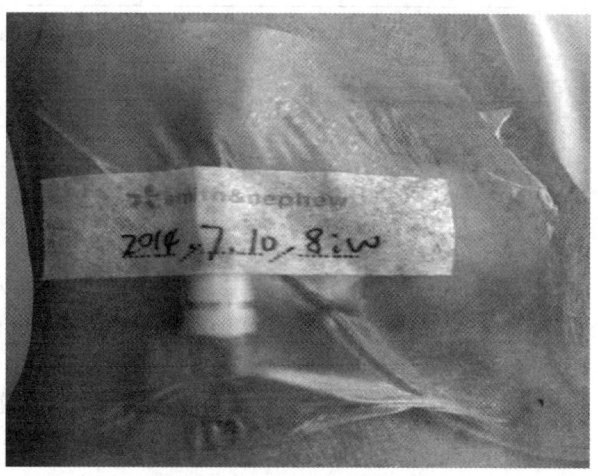

图 2-1-49　静脉留置针固定法

（曾　慧）

第十五节　输液泵的使用方法

（一）目的

1. 保证药物持续输入。
2. 保证药物输入匀速、准确。
3. 严格控制输入液体量，维持水、电解质平衡。

（二）操作流程

流　　程	要点与说明
操作前准备　1. 病人评估及准备 （1）核对医嘱：查对医嘱单、输液卡，核对病人姓名、床号（如有腕带请核对腕带）、药名、剂量、浓度、时间、方法。 （2）评估病人目前的病情、治疗，用药情况，意识状态等；心理状态及配合程度；穿刺部位皮肤有无瘢痕、感染、静脉是否显露、有无炎症和肢体的活动情况。 （3）向病人解释使其了解使用输液泵的目的、基本过程、注意事项及配合技巧；所输液体和药物的名称、作用及副作用。	● 严格查对制度，防止差错事故发生 ● 取得病人的配合。
2. 自身准备：衣帽整洁、修剪指甲、洗手、戴口罩。	
3. 环境准备：评估环境是否清洁，符合输液要求，光线是否充足，根据情况开灯或备台灯，拉床帘。	
4. 用物准备 （1）治疗车上层：输液泵（图 2-1-50）、按医嘱准备好的药液及静脉输液用物（无菌持物钳、无菌纱布缸、弯盘、压脉带、皮肤消毒剂、静脉小垫枕、一次性手套、胶布或输液胶贴、输液器、一次性注射器及针头、治疗巾、砂轮、开瓶器、无菌棉签、剪刀、输液卡）；速干手消毒液、笔、表。 （2）治疗车下层：锐器盒、医用垃圾桶、生活垃圾桶。 （3）其他：输液架，必要时备小夹板、棉垫及绷带。	● 开机检查输液泵的功能。 ● 药液的配置应在治疗室完成（同静脉输液法）。

续表

流　程	要点与说明
1. 核对解释:携用物至病人床旁,核对病人床号、姓名,并与病人沟通以取得病人的配合。嘱病人排尿,取舒适体位,备胶布或输液贴。	
2. 安装固定 (1) 备输液架。 (2) 安装输液泵,连接电源。 (3) 将输液袋(瓶)挂于输液架上,排尽输液管内空气,但头皮针软管内保留少量空气以便保留针帽,关闭流速调节器,对光检查输液管内有无气泡。 (4) 打开输液泵"泵门",安装输液器,将输液器管道紧贴于输液泵卡槽内,关闭泵门。将滴数监测传感器夹在墨菲滴管上。	• 调节好高度,拧紧输液架旋钮。 • 将输液泵背面旋钮拧紧于输液架适当的位置,确认设备已正确、稳妥放置,接通电源。 • 挂输液袋(瓶)时,注意核对挂输液袋(瓶)上的病人姓名和药名。
3. 参数设置:打开输液泵电源开关,打开流速调节器,按下复位键,使面板上的所有数字为零,根据医嘱设置输液速率和用量,设定每毫升滴数、每小时入量及输液总量。戴一次性手套。	
4. 选择穿刺部位:将小垫枕置于穿刺肢体下,铺治疗巾,在穿刺点上方6cm处扎止血带。	• 根据选择静脉的原则选择穿刺部位。 • 注意使止血带的尾端向上。 • 止血带的松紧度以能阻断静脉血流而不阻断动脉血流为宜。 • 如果静脉充盈不良,可以采取下列方法:按摩血管;嘱病人反复进行握、松拳几次;用手指轻拍血管等。
5. 消毒皮肤:按常规消毒穿刺部位的皮肤,消毒范围大于5cm,待干。	• 保证穿刺点及周围皮肤的无菌状态,防止感染。
6. 操作中核对:核对病人床号、姓名,所用药物的药名、浓度、剂量及给药时间和给药方法。	• 操作中查对:避免差错事故的发生。
7. 进行静脉穿刺(方法同静脉输液法):去除针帽,按压"开始/停止"键,取下护士帽,将头皮针软管和针头内剩余的空气排尽,迅速按压"开始/停止"键停止排液,再次检查空气已排尽,按常规穿刺静脉成功后,确认输液泵设置无误,按压"开始/停止"键,启动输液。脱手套。	
8. 操作后核对:再次核对病人的床号、姓名,药物名称、浓度、剂量,给药时间和给药方法并记录。	
9. 观察 (1) 观察输液泵使用情况,倾听病人主诉。 (2) 处理报警及异常情况,排除故障。 10. 输液过程中续液:如果多瓶液体连续输入,则在第一瓶液体输尽前开始准备第二瓶液体。 (1) 核对第二瓶液体,确保无误。 (2) 常规消毒瓶塞。 (3) 确认滴管中的高度至少1/2满,按压"开始/停止"键暂停输液,先将第一瓶中的通气管拔出,插入第二瓶液体内,再将第一瓶中的输液管拔出插入第二瓶液体内,检查滴管液面高度是否合适、输液管中有无气泡,观察输液通畅后方可离开。 (4) 再次检查或重新设置输液泵参数。	• 输液过程中观察针头有无滑脱,局部有无肿胀,有无输液反应等,观察及时处理各种警报:阻塞、气泡、断电。 • 持续输液应及时更换输液瓶,以防空气进入导致空气栓塞。 • 更换输液瓶时,注意严格无菌操作,防止污染。 • 如果在输液前输液泵设置的是输液总量,换液后输液泵无须再设置输液量;如果在输液前输液泵设置的是单瓶容量,则需要重新设置入液量。并根据医嘱及病人的具体情况确定是否需要重新设置输液速度。

续表

流　程	要点与说明
（5）检查滴管液面高度是否合适、输液管中有无气泡，按压"开始/停止"键，启动输液，待点滴通畅后方可离去。 11. 停输液泵、拔针 （1）当输液量接近预先设定的"输液量限制"时，"输液量显示"键闪烁，提示输液结束。 （2）输液结束时，轻揭输液敷贴（或胶布），再次按"开始/停止"键，用无菌干棉签轻压穿刺点上方，快速拔针，局部按压片刻（至无出血为止）。 （3）按"开关"键，关闭输液泵及流速调节器，打开"泵门"，取出输液管。 （4）协助病人适当活动穿刺肢体，并协助取舒适卧位。 （5）整理床单位，清理用物。 （6）洗手，做好记录。	● 输液完毕后及时拔针，以防空气进入导致空气栓塞。拔针时勿用力按压局部，以免引起疼痛；按压部位应稍靠皮肤穿刺点以压迫静脉进针点，防止皮下出血。 ● 记录输液结束的时间，液体和药物滴入的总量，病人有无全身和局部反应。
1. 安置病人：整理床单位，协助病人取舒适体位，交代注意事项。	● 告知病人，在护士不在场的情况下，一旦输液泵出现报警，应及时按信号灯求助护士，以便及时处理出现的问题。 ● 病人、家属不要随意搬动输液泵，防止输液泵电源线因牵拉而脱落。 ● 病人输液侧肢体不要剧烈活动，防止输液泵管道被牵拉脱出。 ● 告知病人，输液泵内有蓄电池，病人如需如厕，可以按信号灯请护士帮忙暂时拔掉电源线，返回后再重新插好。
2. 物品处理：分类放置、统一处理。	● 防止病原微生物传播。
3. 护理人员：脱手套、洗手、脱口罩、记录。	
1. 如何对输液泵进行日常的维护保养？ （1）每周1次对输液泵进行开机检查，检测输液泵性能，流量、容量和堵塞压力测试。 （2）避免液体渗入泵内，输液泵不使用时，存放于阴凉干燥处，避免剧烈震荡，阳光直射或紫外线照射。 （3）专人管理，建立使用登记、定期检查、保养维修制度。 （4）使用外接电源时，不要将电池取出，以免发生意外断电时设置的参数消失而不能报警。 （5）长时间不使用时，内部蓄电池每月至少1次进行充放电。 （6）电池充电后工作时间缩短，应及时更换新电池。 （7）输液泵出现故障及时报修。 2. 输液泵如何清洁消毒？ 输液泵外壳用微湿的干净软布擦拭。滴速传感器用乙醇清洁，防止交叉感染。	

（三）关键步骤图示

见图2-1-50。

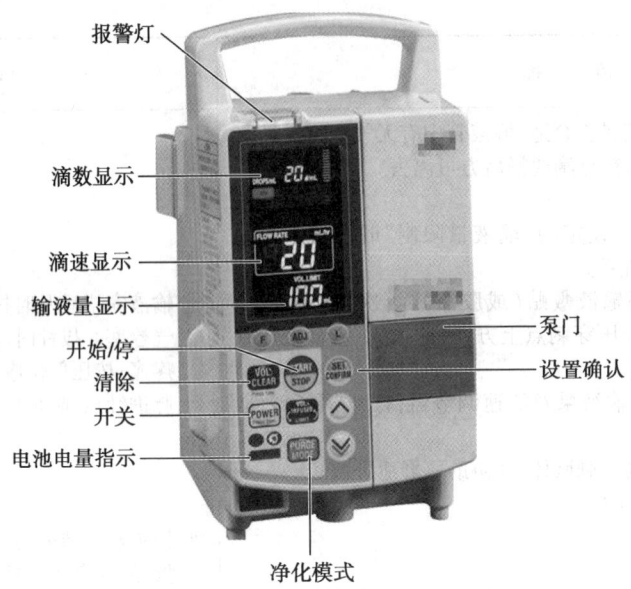

图 2-1-50　输液泵的构成（以 JMS-OT-707 型为例）

第十六节　经外周静脉置入中心静脉导管

【经外周静脉置入中心静脉导管（PICC）】

（一）目的

1. 建立中心静脉输液通路。
2. 利于病人补液、化疗、输血等静脉治疗。

（二）操作流程

流　程	要点与说明
1. 病人评估及准备 （1）核对医嘱：包括病人姓名、床号（如有腕带请核对腕带）、诊断。 （2）评估病人的病情包括血常规及凝血功能、心理状况、静脉状况及配合能力。 （3）向病人解释使用 PICC 置管的目的、基本过程、注意事项及配合技巧，以及可能引起的并发症。 （4）嘱病人排尿和排便。 （5）病人淋浴，穿宽松上衣，戴口罩、帽子。	● 做好置管前的知情同意并签署《PICC 置管知情同意书》。 ● 医生开出置管医嘱及 PICC 定位单。
2. 自身准备：着装整洁、修剪指甲、洗手、戴口罩、帽子遮住头发。	
3. 环境准备 （1）置管室空气消毒半小时。 （2）环境清洁、明亮。 （3）酌情屏风或床帘遮挡病人。	
4. 用物准备 （1）治疗车上层：PICC 套件、PICC 穿刺包、无菌衣、无菌手套 2 副、10ml 注射器 2 副、20ml 注射器 1 副、透明贴膜、碘伏、75% 乙醇、生理盐水、肝素帽或正压接头、绷带、皮尺、胶布、压脉带。 （2）治疗车中层：医生开出的 PICC 定位单。 （3）治疗车下层：生活垃圾桶、医用垃圾桶。	● 导管型号：成人通常选择 4Fr，儿童选择 3Fr，婴儿选择 1.9Fr。 ● 导管种类：尖端开口式 PICC，侧孔式 PICC。

（操作前准备）

续表

流　程	要点与说明
1. 核对、解释:携用物至病人床旁(有条件的带病人到置管室置管),核对病人床号、姓名,并与病人沟通以取得病人的配合。再次评估病人穿刺部位血管状况,确定静脉及插管穿刺点,首选右侧贵要静脉,穿刺点首选肘窝区肘下两横指处。	• 首选贵要静脉,其次是肘正中、头静脉。 • 肘下穿刺点为肘关节下2横指,肘上穿刺点为肘关节上2横指。
2. 测量定位:协助病人取仰卧位,测量置入导管长度:病人右侧手臂外展与身体成90°,从预穿刺点沿静脉走向量至右胸锁关节再向下至第三肋间隙;测量穿刺侧臂围:在肘窝中部向上7cm处测量臂围长度。	• 新生儿及小孩应测量双臂的臂围。 • 用于监测可能发生的并发症,如渗漏、栓塞等。
3. 消毒:病人仰卧位,选择穿刺静脉、暴露手臂,手臂外展,与躯干成45°～90°;洗手打开无菌包,穿无菌衣戴无菌手套,手臂下铺无菌巾;消毒皮肤:以穿刺点为中心,螺旋式消毒皮肤,三遍乙醇,待干后三遍碘伏,待干;脱去手套。	• 消毒范围:以穿刺点为中心,上下直径20cm,两侧至臂缘。
4. 穿刺(图2-1-51):将止血带放至预穿刺点上方,戴无菌手套,铺治疗巾及孔巾,建立无菌区。打开PICC包,按使用先后顺序摆放有序,用注射器抽足量生理盐水;用生理盐水洗手、擦干,用生理盐水预冲PICC管及接头,检查PICC管是否完好,抽10ml盐水备用;剥开导管护套,后撤导丝至比预计长度短0.5～1cm处,按预计导管长度切去多余部分导管,尖端开口式导管需修剪的应修剪到所需长度再插,侧孔式导管插后再修剪;扎止血带,嘱病人握拳;去除穿刺针上的保护套,活动套管;左手绷紧皮肤,右手持穿刺针与穿刺部位保持15°～30°进行静脉穿刺;确认回血后,立即降低穿刺角度,再进入0.5～1cm,进一步推进导入鞘,确保导入鞘进入静脉;松开止血带,左手示指固定导入鞘避免移位,中指轻压导入鞘所处上端的血管上,减少血液流出,右手退出针芯(图2-1-52)。	• 在修剪导管时不要切到导丝,以免伤害导管。 • 退出针芯前务必松开止血带,套管尖端加压后再撤出针芯。
5. 送管:左手固定导入鞘,右手持导管从导入鞘末端轻柔匀速地送入静脉;撤出导管鞘:送管至预计长度后,在导入鞘末端处压迫止血并固定导管,撕开并拔出导入鞘,送入到30cm左右时嘱病人将头转向穿刺侧,下颌靠肩,以防导管误入颈静脉;一直送入至预计长度,嘱病人将头转过来;先撤导丝再抽回血、冲管,病人无不适(图2-1-53)。	• 送管时禁止用镊子紧夹导管,防止损伤导管 • 送管时用力要均匀缓慢。 • 遇阻力勿强行送管。 • 冲管时用10ml以上的注射器。
6. 修剪及固定导管:撤出导丝,侧孔式导管安装接头,接输液接头(图2-1-54),生理盐水冲管,确定通畅后予封管;消毒穿刺点及周围皮肤,固定导管,盖无菌敷料,注明导管种类、规格、深度、日期、时间,并签姓名(图2-1-55)。	
7. 定位:通过X线拍片确定导管位置。导管末端应位于上腔静脉的中上段为宜,解剖位置在第4～6胸椎水平(图2-1-56)。	• 未经X线确定导管位置前不得使用此导管。
操作后处理 1. 整理用物:按院感要求将用物分类处理,向病人交代注意事项。	• 防止病原微生物传播。
2. 洗手、脱口罩。	
3. 记录:按护理文书书写要求完成PICC置管记录;在医嘱单或治疗单上签名。	

续表

流　　程	要点与说明
<div style="text-align:center">相关技能扩展</div> PICC(经外周中心静脉置管术):是经外周静脉(贵要静脉、肘正中静脉、头静脉、股静脉)穿刺,末端放置于中心静脉的深静脉置管术。	PICC 置管的适应证: 1. 需要中长期静脉输液者。 2. 需反复输入刺激性药物,如化疗药物、强酸、强碱药物。 3. 长期输入高渗透性或黏稠度较高的药物,如高糖,脂肪乳,氨基酸等。 4. 缺乏外周静脉通路。 5. 早产儿。 6. 家庭静脉治疗等。 PICC 置管的禁忌证: 1. 病人身体条件不能承受插管操作,如凝血机制障碍,使用免疫抑制剂者。 2. 已知或怀疑病人对导管所含成分过敏者。 3. 既往在预定插管部位有放射治疗史。 4. 既往在预定插管部位有静脉炎和静脉血栓形成史,外伤史,血管外科手术史。 5. 病人不配合。

(三) 关键步骤图示

见图 2-1-51 ~ 图 2-1-56。

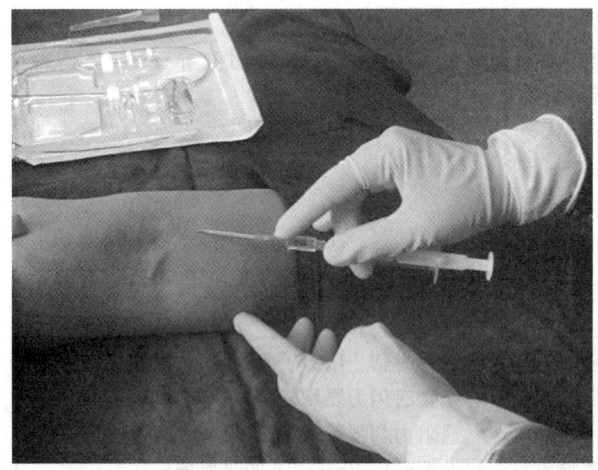

图 2-1-51　穿刺

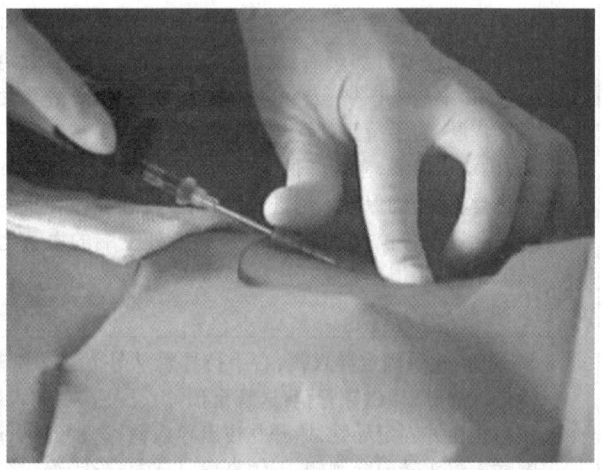

图 2-1-52　撤钢针保留插管鞘

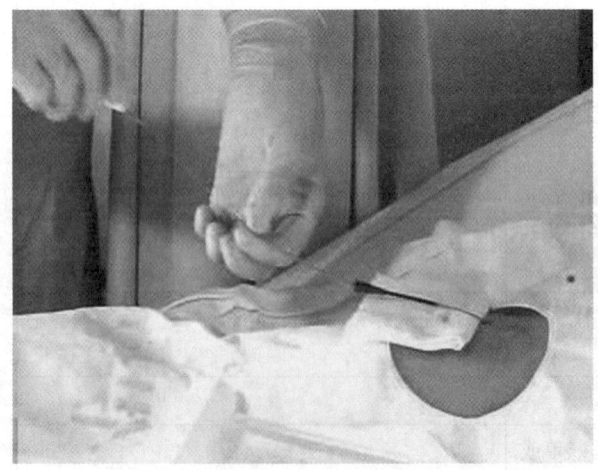

图 2-1-53　拔导丝

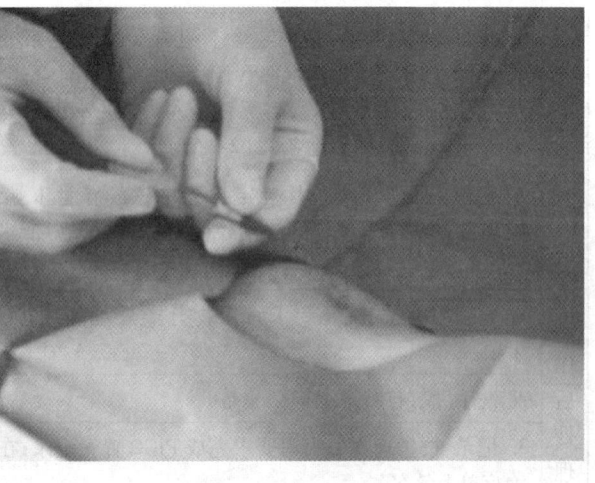

图 2-1-54　安装连接器

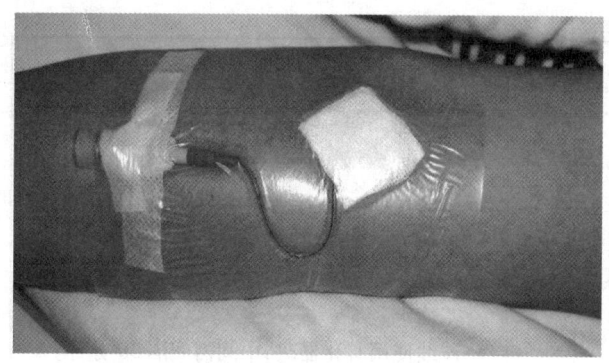

图 2-1-55 导管固定

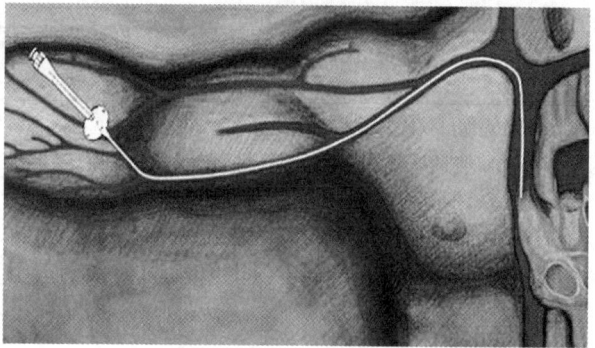

图 2-1-56 导管尖端位置

(李旭英)

第十七节 雾化吸入法

(一) 目的
1. 湿化气道。
2. 预防、控制呼吸道感染。
3. 解除呼吸道痉挛、改善通气功能。
4. 稀释、松解黏稠的分泌物。
5. 间歇吸入抗癌药物治疗肺癌。

(二) 操作流程

超声波雾化吸入法流程	要点与说明
操作前准备 1. 病人评估及准备 (1) 核对医嘱:包括病人姓名、床号(如有腕带请核对腕带)、诊断。 (2) 评估病人的病情、意识、心理状况、自理能力、配合能力,呼吸道是否感染、通畅,用药史、过敏史、鼻腔及口腔情况,有无破损。 (3) 向病人解释超声波雾化吸入法的目的、方法、注意事项及配合要点。	
2. 自身准备:衣帽整洁、修剪指甲、洗手、戴口罩。	
3. 环境准备:环境清洁、安静、安全、光线充足。	
4. 用物准备 (1) 超声波雾化吸入器一套。(图 2-1-57) (2) 水温计、弯盘、冷蒸馏水、生理盐水、注射器、治疗巾。 (3) 药液:①控制呼吸道感染,消除炎症:常用庆大霉素、卡那霉素等抗生素。②解除支气管痉挛:常用氨茶碱、沙汀胺醇等。③稀释痰液,帮助祛痰:常用α-糜蛋白酶等。④减轻呼吸道黏膜水肿:常用地塞米松等。 (4) 检查雾化器各部件是否完好,有无松动、脱落等异常情况,连接雾化器主件与附件。 (5) 加冷蒸馏水于水槽内:水量视不同类型的雾化器而定,要求浸没雾化罐底部的透声膜。 (6) 加药:将药液用生理盐水稀释至 30~50ml 倒入雾化罐内,检查无漏水后,将雾化罐放入水槽,盖紧水槽盖。	• 水槽和雾化罐内切忌加温水或热水,水槽无水时,不可开机,以免损坏机器。
操作步骤 1. 核对、解释:携用物至病人床旁,核对病人床号、性别、姓名并与病人沟通以取得病人的配合。 2. 协助病人取舒适卧位,将一次性治疗巾或病人毛巾铺于病人颌下。	

续表

超声波雾化吸入法流程	要点与说明
操作步骤 3. 开始雾化 （1）接通电源,打开电源开关(指示灯亮),预热3~5分钟。 （2）调整定时开关至所需时间。 （3）打开雾化开关,调节雾量。 （4）将口含嘴放入病人口中(也可用面罩),指导病人做深呼吸。	• 一般每次定15~20分钟。 • 水槽内必须保持足够的冷水,如发现水温超过50℃或水量不足,应关机,更换或加入冷蒸馏水。 • 连续使用雾化器时,中间需间隔30分钟。
4. 结束雾化 （1）治疗毕,取下口含嘴(或面罩)。 （2）关雾化开关,再关电源开关。	
操作后处理 1. 擦干病人面部,协助其取舒适卧位,整理床单位,交代注意事项。	
2. 清理用物,放掉水槽内的水,擦干水槽。将口含嘴、雾化罐、螺纹管浸泡于消毒液内1小时,再洗净晾干备用。	• 严格按消毒隔离原则清理用物。
3. 洗手、脱口罩。	
4. 观察、记录 （1）观察病人痰液排出情况,若痰液不易咳出时,应予以拍背以协助排痰,必要时吸痰。 （2）在医嘱单或治疗单上签名,记录执行时间。	• 记录雾化开始时间及持续时间,病人的反应及效果等。

氧气雾化吸入法流程	要点与说明
操作前准备 1. 病人评估及准备 （1）核对医嘱:包括病人姓名、床号(如有腕带请核对腕带)、诊断。 （2）评估病人的病情、意识、心理状况、自理能力、配合能力,呼吸道是否感染、通畅,用药史、过敏史、鼻腔及口腔情况,有无破损。 （3）向病人解释氧气雾化吸入法的目的、方法、注意事项及配合要点。	
2. 自身准备:衣帽整洁、修剪指甲、洗手、戴口罩。	
3. 环境准备:环境清洁、安静、安全、光线充足。	
4. 用物准备 （1）氧气雾化吸入器(图2-1-58,图2-1-59)、氧气装置一套、弯盘、药液、注射器、生理盐水、治疗巾。 （2）检查氧气雾化吸入器,遵医嘱将药液稀释至5ml,注入雾化器的药杯内。	
操作步骤 1. 核对、解释:携用物至病人床旁,核对病人床号、性别、姓名并与病人沟通以取得病人的配合。	
2. 连接氧气装置和湿化瓶。	• 氧气湿化瓶内勿放水,以免液体进入雾化吸入器内使药液稀释。
3. 协助病人取坐位或半坐卧位,将治疗巾或病人毛巾铺于病人颌下。	

氧气雾化吸入法流程	要点与说明
操作步骤 4. 连接雾化器与氧气装置。	
5. 调节氧气流量。	• 氧气流量一般为6~8L/min。
6. 开始雾化：指导病人手持雾化器,将吸嘴放入口中紧闭嘴唇深吸气,用鼻呼气,如此反复,直至药液吸收完为止。	• 深长吸气,使药液充分到达细支气管和肺内,屏气1~2秒,再轻松呼气,可提高治疗效果。 • 操作中,严禁接触烟火和易燃品。 • 吸入时间为10~15分钟。
7. 观察病人吸入药液后的反应及效果。	
8. 治疗完毕,取出吸嘴再取下雾化器,关闭氧气开关。	
操作后处理 1. 擦干病人面部,协助清洁口腔,取舒适卧位,整理床单位,交代注意事项。	
2. 清理用物。	• 一次性雾化吸入器用后按规定消毒处理备用。
3. 洗手、脱口罩。	
4. 记录：在医嘱单或治疗单上签名,记录执行时间。	• 记录雾化开始时间及持续时间,病人的反应及效果等。

手压式雾化器雾化吸入法流程	要点与说明
操作前准备 1. 病人评估及准备 （1）核对医嘱：包括病人姓名、床号（如有腕带请核对腕带）、诊断。 （2）评估病人的病情、意识、心理状况、自理能力、配合能力,呼吸道是否感染、通畅,用药史、过敏史,鼻腔及口腔情况,有无破损。 （3）向病人解释手压式雾化器雾化吸入法的目的、方法、注意事项及配合要点。	
2. 自身准备：衣帽整洁、修剪指甲、洗手、戴口罩。	
3. 环境准备：环境清洁、安静、光线充足。	
4. 用物准备 （1）按医嘱准备手压式雾化器（内含药物）。 （2）使用前检查雾化器是否完好。	
操作步骤 1. 核对、解释：携用物到病人床旁,核对病人床号、姓名,确认病人并与病人沟通以取得病人的配合。	
2. 取下雾化器保护盖,充分摇匀药液。	
3. 开始雾化 (1) 协助病人取舒适卧位。 (2) 将雾化器倒置,接口端放入双唇间。 (3) 深吸气开始时按压气雾瓶顶部,使之喷药,深吸气,屏气,呼气,反复1~2次（图2-1-60）。 (4) 观察雾化吸入的效果。	• 紧闭嘴唇。 • 尽可能地延长屏气时间（最好能坚持10秒左右）,然后呼气。
4. 结束雾化,取出雾化器。	

续表

手压式雾化器雾化吸入法流程	要点与说明
操作后处理	1. 协助病人清洁口腔，取舒适卧位，整理床单位。	
	2. 清理用物。	• 喷雾器使用后放在阴凉处（30℃以下）保存，其塑料外壳应定期用温水清洁。
	3. 洗手、脱口罩。	
	4. 记录：在医嘱单或治疗单上签名，记录执行时间、病人的反应及效果等。	

压缩雾化吸入法流程	要点与说明
操作前准备	1. 病人评估及准备 （1）核对医嘱：包括病人姓名、床号（如有腕带请核对腕带）、诊断。 （2）评估病人的病情、意识、心理状况、自理能力、配合能力，呼吸道是否感染、通畅，用药史、过敏史，鼻腔及口腔情况，有无破损。 （3）向病人解释压缩雾化吸入法的目的、方法、注意事项及配合要点。	
	2. 自身准备：衣帽整洁、修剪指甲、洗手、戴口罩。	
	3. 环境准备：环境清洁、安静、安全、光线充足。	
	4. 用物准备 （1）压缩雾化吸入器装置、弯盘、纱布、治疗巾、电源插座、药液。 （2）检查雾化器各部件是否完好以免意外发生。 （3）加水：水槽内加冷蒸馏水至浸没雾化罐底部的透声膜。 （4）加药：将药液用生理盐水稀释至30~50ml倒入雾化罐内，检查无漏水后，将雾化罐放入水槽，盖紧水槽盖。	
操作步骤	1. 核对、解释：携用物至病人床旁，核对病人床号、性别、姓名并与病人沟通以取得病人的配合。	
	2. 协助病人取舒适卧位，铺治疗巾或病人毛巾于病人的颌下。	
	3. 开始雾化 （1）接通电源，打开电源开关（指示灯亮），调整定时开关至所需时间。 （2）打开雾化开关，调节雾量。 （3）将口含嘴放入病人口中或将面罩妥善固定，指导病人做深呼吸。	• 一般每次定时15~20分钟，雾量大小可随病人的需要和耐受程度适当调节，过大会使病人不适，过小达不到治疗效果。 • 观察雾化吸入的治疗效果。
	4. 结束雾化 （1）治疗毕，取下口含嘴或面罩。 （2）关雾化开关，再关电源开关。	
操作后处理	1. 擦干病人面部，协助其取舒适卧位，整理床单位。	• 协助病人翻身叩背，促进痰液排出。
	2. 清理用物，放掉水槽内的水，擦干水槽。将口含嘴、雾化罐、螺纹管浸泡于消毒液内1小时，再洗净晾干备用。	• 严格按消毒隔离原则清理用物。
	3. 洗手、脱口罩。	
	4. 记录 在医嘱单或治疗单上签名，记录执行时间。	• 记录雾化开始时间及持续时间，病人的反应及效果等。

（三）关键步骤图示

见图 2-1-57 ~ 图 2-1-60。

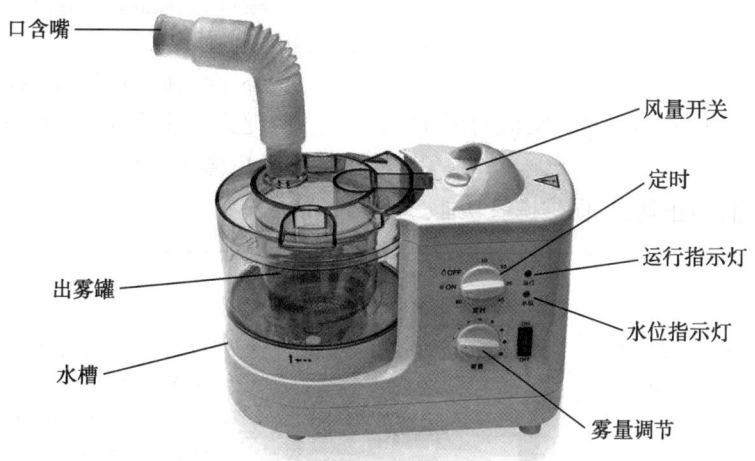

图 2-1-57　超声波雾化吸入器

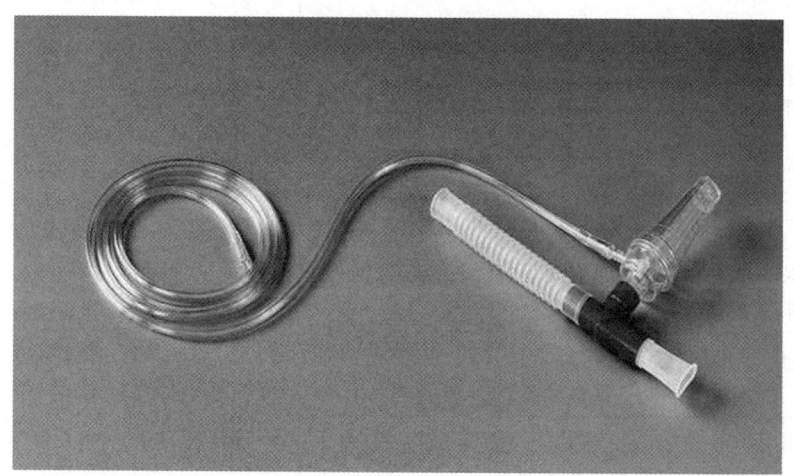

图 2-1-58　一次性氧气雾化吸入器

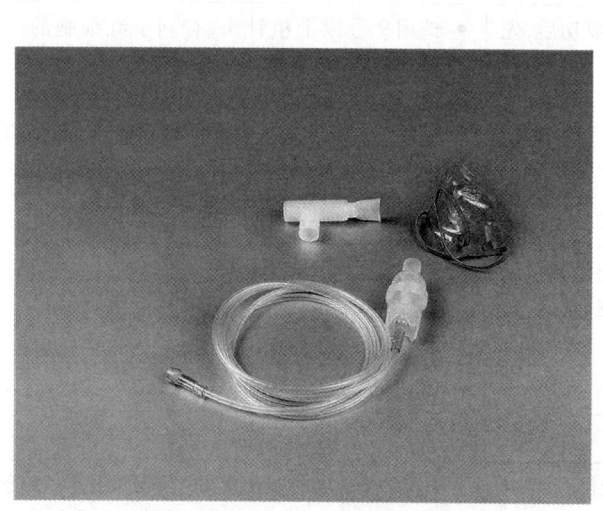

图 2-1-59　一次性氧气面罩雾化吸入器

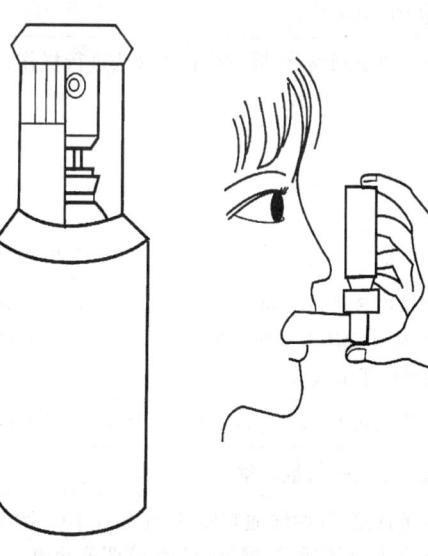

图 2-1-60　手压式雾化器及吸入法

（蒋岳霞）

第十八节 输 血

【静脉输血法】

（一）目的

1. 补充血容量，增加心输出量，提高血压，促进循环。
2. 增加血红蛋白，纠正贫血，促进携氧功能。
3. 供给各种凝血因子，改善凝血功能，有助于止血。
4. 增加血浆蛋白，维持胶体渗透压，减少组织渗出和水肿。
5. 补充抗体，以增强机体抵抗力。
6. 促进骨髓系统和网状内皮系统功能。

（二）操作流程

	流　程	要点与说明
操作前准备	1. 核对医嘱、输血卡、交叉配血单：了解诊断及输血目的，严格执行"三查八对"（图2-1-61）。	• 三查八对。三查：血的有效期、血的质量、输血装置是否完好。八对：姓名、床号、住院号、血瓶（袋）号、血型、交叉配血试验结果、血液种类、剂量。 • 防止差错事故发生
	2. 病人评估及准备 （1）评估病人的病情、治疗情况、病人的血型、输血史及过敏史、心理状况、穿刺静脉情况。 （2）向病人解释使其了解输血的目的、基本过程、注意事项及配合要点。 （3）嘱病人排尿和排便。	• 从全身、局部、心理和知识四个方面对病人进行评估和准备。
	3. 自身准备：衣帽整洁、修剪指甲、洗手、戴口罩。	
	4. 环境准备：保持合适的室温。光线充足、环境清洁、安静、舒适，符合输血需要，根据需要开灯，夜间备台灯。	
	5. 用物准备：静脉输液用物（含9号以上针头）1套，按医嘱备血液或血制品，生理盐水适量，一次性输血器。	
操作步骤	1. 核对解释：携用物至病人床旁，核对病人床号、姓名（查看手腕带），向病人解释输血的目的和过程。	• 确认病人，取得病人合作。
	2. 再次查对：与另一名护士一起按"三查八对"再次核对，确认无误（图2-1-62）。	• 输血前需2名护士查对，防止差错发生。
	3. 建立静脉通路：按周围静脉输液法进行操作，穿刺成功后，先输入少量生理盐水。	• 选用9号以上粗针头，有利于红细胞的通过，避免红细胞破坏而引起溶血。 • 以一次性输血器代替输液器。 • 等渗生理盐水输入可冲净输血管道，避免溶血产生。
	4. 摇匀血液：将血袋托在手上，以旋转式动作轻轻摇匀血液。	• 避免剧烈振荡，以防红细胞破坏。
	5. 连接血袋进行输血：戴手套，打开血袋封口，常规消毒开口处胶管，从等渗盐水器瓶中拔出输血器针头，平行插入胶管内，将血袋倒挂于输液架上。	
	6. 操作后查对：按"三查八对"再次核对（图2-1-63）。	• 确认无误。
	7. 脱手套，洗手，戴口罩。	
	8. 调节速度：开始输血宜慢，以每分钟10~20滴为宜，观察15分钟后，如无不适，根据年龄和病情调节滴速。	• 比较严重的输血反应多发生于输血的前15分钟，这段时间减慢速度可以减轻输血反应。 • 成人40~60滴/分，儿童酌减，年老体弱、心力衰竭等病人速度宜慢。

续表

流　　程	要点与说明
9. 安置卧位：助病人卧于舒适的卧位，整理床单位和用物，询问病人反应。	
10. 宣教：向病人及家属进行输血知识的健康教育，说明有关注意事项，将呼叫器置于病人易取处，告诉病人如有不适及时反映。	• 以便发生输血反应时能得到及时的处理，减轻不良反应的程度。
11. 巡视：输血过程中严密巡视，持续观察有无输血反应。	
12. 续血：如需要输入两袋以上的血液时，在上一袋血液即将滴完时，常规消毒生理盐水瓶塞，然后将针头从储血袋中拔出，插入生理盐水瓶中，输入少量生理盐水后，再按与第一袋血相同的方法连接血袋继续输血。	• 以避免两袋血之间发生反应。 • 输完血的血袋要保留 24 小时，以备出现输血反应时查找原因。
13. 输血完毕处理：再继续滴入少量生理盐水，直到输血器内的血液全部输入体内，再拔针。	• 保证输血量准确。 • 输血针头较粗，拔针后穿刺部位按压时间应长些。
1. 整理床单位，按规定处理用物、血袋。	• 防止病原微生物传播。 • 用物严格按消毒隔离原则处理。
2. 洗手	
3. 观察、记录 （1）观察病人生命体征和输血反应。 （2）记录输血的时间、种类、量、血型、血袋号、滴速。	

（三）关键步骤图示

见图 2-1-61 ~ 图 2-1-63。

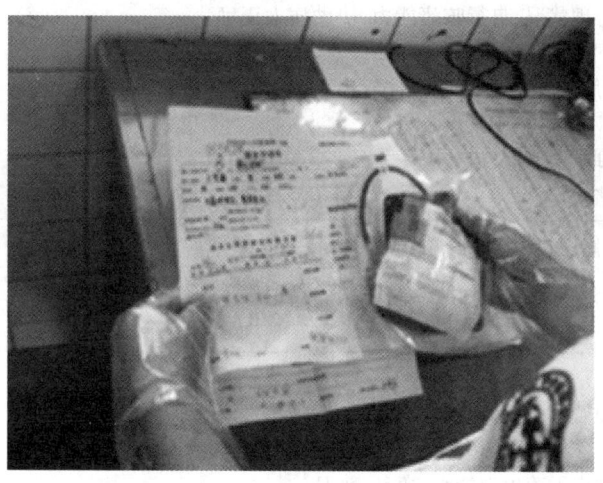

图 2-1-61　取血时执行"三查八对"

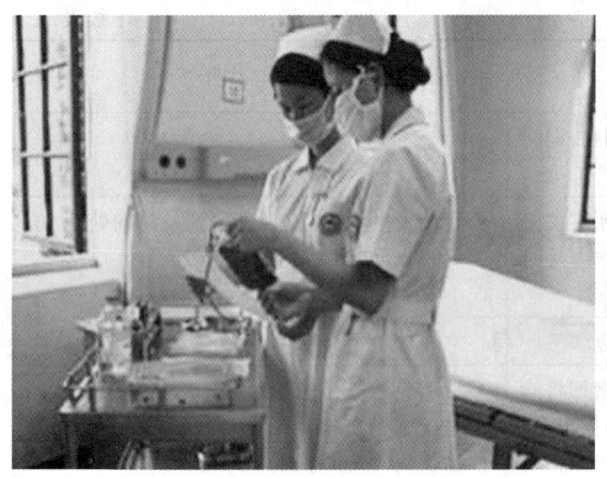
图 2-1-62 输血前两名护士查对

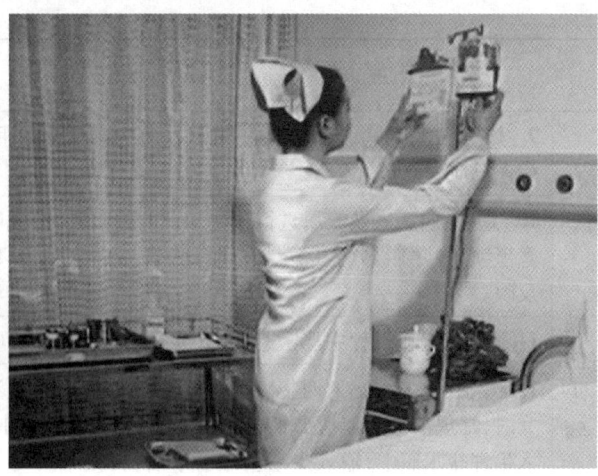
图 2-1-63 操作后查对

（曾　慧）

第十九节　吸　痰　法

（一）目的

1. 清除呼吸道分泌物，保持呼吸道通畅。
2. 促进呼吸功能，改善肺通气。
3. 预防并发症发生。

（二）操作流程

中心管道吸痰法流程		要点与说明
操作前准备	1. 病人评估及准备 （1）核对医嘱：包括病人姓名、床号（如有腕带请核对腕带）、诊断。 （2）评估病人的病情、心理状况、自行咳痰能力，协助病人正确拍背排痰（由外向内、由下向上）。 （3）向病人解释使其了解吸痰的目的、基本过程、注意事项及配合技巧。 （4）检查病人口、鼻腔，取下活动义齿。 （5）病人体位舒适，情绪稳定。	
	2. 自身准备：衣帽整洁、修剪指甲、洗手、戴口罩。	
	3. 环境准备：室温适宜、光线充足、环境安静、屏风或隔帘遮挡病人。	
	4. 用物准备 （1）治疗盘内备：无菌血管钳、无菌敷料缸内备纱布、一次性消毒吸痰管数根（成人 12～14 号，小儿 8～12 号，人工气道 6 号）、一次性手套、有盖缸盛无菌生理盐水、弯盘、剪刀。 （2）治疗盘外备：中心吸引器（负压瓶、压力表、吸痰连接管）（图 2-1-64）、消毒液挂瓶、必要时备压舌板、开口器、舌钳。	
操作步骤	1. 核对、解释：携用物至病人床旁，核对病人床号、性别、姓名并与病人沟通以取得病人的配合。	● 为避免缺氧，吸痰前予以高流量氧气吸入 1～3 分钟。
	2. 上压力表、连接压力表于负压吸引终端，将负压瓶装置床旁，吸痰连接管连接负压吸引瓶与压力表（图 2-1-65），消毒瓶挂于床头床栏上，治疗盘放于床头桌上。	

续表

中心管道吸痰法流程	要点与说明
3. 调节负压,检查负压装置性能良好,关负压。	• 一般成人 40.0~53.3kPa(300~400mmHg),儿童 33~40.0kPa(250~300mmHg)
4. 戴一次性手套。	
5. 体位:助病人头偏向一侧,面向操作者。	
6. 试吸:连接吸痰管,开负压,血管钳夹持吸痰管用生理盐水试吸。	• 检查吸痰管是否通畅,同时润滑管道前端。
操作步骤 7. 吸痰:神志清楚者请病人自行张口,昏迷者用压舌板或开口器助其张口。一手反折吸痰管末端,另一手用无菌血管钳持吸痰管前端在无负压下,将吸痰管插入口咽部,然后放松吸痰管末端,先吸净口咽部分泌物,再吸气管内分泌物,每吸 1 处,更换吸痰管,生理盐水试吸。	• 若气管切开吸痰,注意无菌操作,先吸气管切开处,再吸口鼻部。 • 吸气管内痰液时,吸痰管插入预定部位后,稍退 0.5~1cm,游离吸痰管的尖端,避免损伤气管黏膜。 • 采取左右旋转,向上提拉的手法充分吸净痰液。 • 每次吸引时间不能超过 15 秒,若 1 次未吸净,让病人休息 3~5 分钟后再吸,两次吸引之间,应给病人吸氧,以防血氧过低。
8. 观察:吸痰过程中注意观察气道是否通畅;病人的反应,如呼吸、面色;吸出液的色、质、量。	
9. 吸痰完毕,分离吸痰管,放入医用垃圾桶内集中处理,用生理盐水将玻璃接头和管道内分泌物吸干净,关负压,将玻璃接头插入消毒液瓶内。	• 以免分泌物堵塞管道。
10. 用纱布擦净口鼻分泌物,检查病人口腔黏膜有无破损,听诊双肺呼吸音,观察病情。	• 酌情为病人拍背咳痰,痰液黏稠者必要时给予雾化吸入。
操作后处理 1. 整理床单位和用物,病人取舒适体位。	
2. 按相关要求处理用物。	• 防止病原微生物传播。
3. 脱手套,洗手,脱口罩。	
4. 记录 (1) 痰液的量、颜色、性状。 (2) 在医嘱单或治疗单上签名及执行时间。	

电动吸引器吸痰法流程	要点与说明
操作前准备 1. 病人评估及准备 (1) 核对医嘱:包括病人姓名、床号(如有腕带请核对腕带)、诊断。 (2) 评估病人的病情、心理状况、自行咳痰能力,协助病人正确拍背排痰(由外向内、由下向上)。 (3) 向病人解释使其了解吸痰的目的、基本过程、注意事项及配合技巧。 (4) 检查病人口、鼻腔,取下活动义齿。 (5) 病人体位舒适,情绪稳定。	
2. 自身准备:衣帽整洁,修剪指甲,洗手,戴口罩。	

续表

	电动吸引器吸痰法流程	要点与说明
操作前准备	3. 环境准备：室温适宜、光线充足、环境安静、屏风或隔帘遮挡病人。	
	4. 用物准备 (1) 治疗盘内备：无菌血管钳、无菌敷料缸内备纱布，一次性消毒吸痰管数根（成人 12~14 号，小儿 8~12 号，人工气道 6 号）、一次性手套，有盖缸盛无菌生理盐水、弯盘、剪刀。 (2) 治疗盘外备：电动吸引器（图 2-1-66）、消毒液挂瓶、必要时备压舌板、开口器、舌钳、电插板。 (3) 检查并调节电动吸引器的负压。	
操作步骤	1. 核对、解释：携用物至病人床旁，核对病人床号、性别、姓名并与病人沟通以取得病人的配合。	• 为避免缺氧，吸痰前予以高流量氧气吸入 1~3 分钟。
	2. 治疗盘放于床头桌上，消毒瓶挂于床头床栏上。	
	3. 接通电动吸引器电源，再次调节负压。	• 一般成人 40.0~53.3kPa（300~400mmHg），儿童 33~40.0kPa（250~300mmHg）。
	4. 戴一次性手套。	
	5. 体位：协助病人头偏向一侧，面向操作者。	
	6. 试吸：连接吸痰管，打开吸引器开关，脚踏运转开关，血管钳夹持吸痰管用生理盐水试吸。	• 检查吸痰管是否通畅，同时润滑管道前端。
	7. 吸痰：神志清楚者请病人自行张口，昏迷者用压舌板或开口器助其张口。一手反折吸痰管末端，另一手用无菌血管钳持吸痰管前端在无负压下，将吸痰管插入口咽部，然后松开吸痰管末端，先吸净口咽部分泌物，再吸气管内分泌物，每吸 1 处，更换吸痰管，生理盐水试吸。	• 若气管切开吸痰，注意无菌操作，先吸气管切开处，再吸口鼻部。 • 吸气管内痰液时，吸痰管插入预定部位后，稍退 0.5~1cm，游离吸痰管的尖端，避免损伤气管黏膜。 • 采取左右旋转，向上提拉的手法充分吸净痰液。 • 每次吸引时间不能超过 15 秒，若 1 次未吸净，让病人休息 3~5 分钟后再吸，两次吸引之间，应给病人吸氧，以防血氧过低。
	8. 观察：吸痰过程中注意观察气道是否通畅，病人的反应，如呼吸、面色；吸出液的色、质、量。	
	9. 吸痰完毕，松开脚踏开关，分离吸痰管，放入医用垃圾桶内集中处理，脚踏运转开关，用生理盐水将玻璃接头和管道内分泌物吸干净，再松开脚踏开关，将玻璃接头插入消毒液瓶内。	• 以免分泌物堵塞管道。
	10. 用纱布擦净口鼻分泌物，检查病人口腔黏膜有无破损，听诊双肺呼吸音，观察病情。	• 酌情为病人拍背咳痰，痰液黏稠者必要时予以雾化吸入。
操作后处理	1. 整理床单位和用物，病人取舒适体位。	
	2. 按相关要求处理用物。	• 防止病原微生物传播。
	3. 脱手套，洗手，脱口罩。	
	4. 记录 (1) 痰液的量、颜色、性状。 (2) 在医嘱单或治疗单上签名及执行时间。	

续表

电动吸引器吸痰法流程	要点与说明
相关技能扩展	1. 注射器吸痰法:用 50~100ml 注射器连接吸痰管进行抽吸。 2. 口对口吸痰法:操作者托起病人下颌,使其头后仰并捏住病人鼻孔,口对口吸出呼吸道分泌物。	• 在紧急状态,无吸引设备时采用。

（三）关键步骤图示

见图 2-1-64 ~ 图 2-1-66。

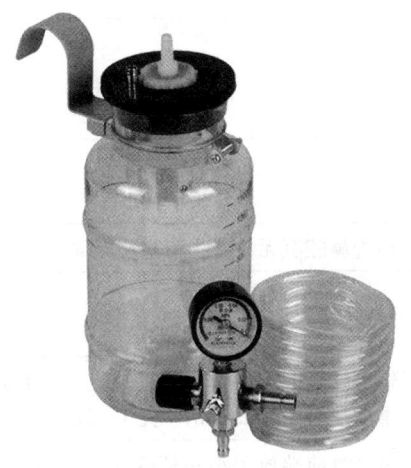

图 2-1-64 中心负压装置一套

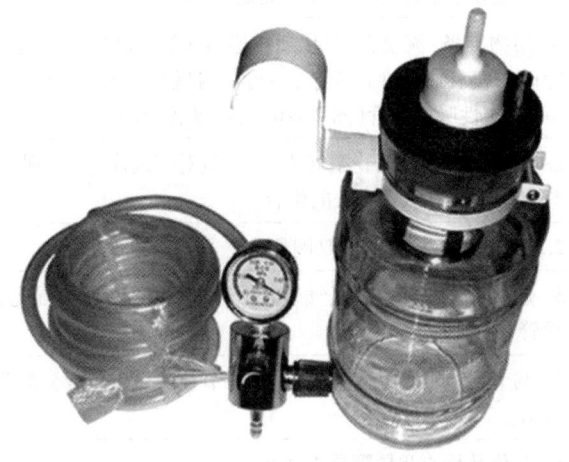

图 2-1-65 氧气管道化装置和中心负压吸引装置

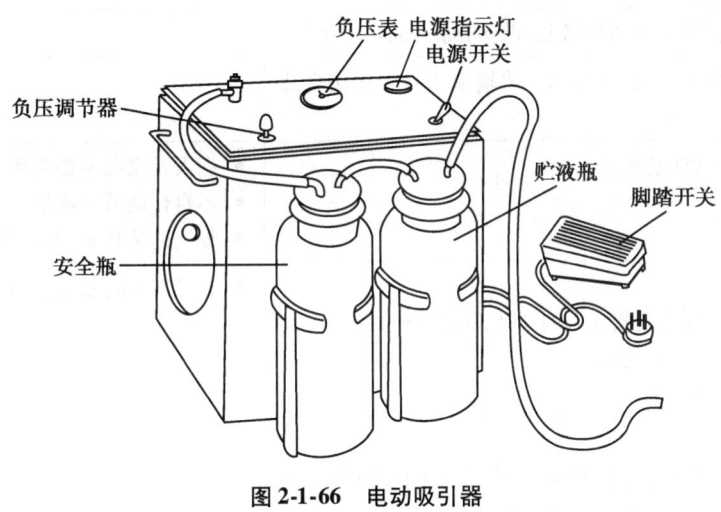

图 2-1-66 电动吸引器

（蒋岳霞）

第二十节 给 氧 法

（一）目的

1. 纠正各种原因造成的缺氧状态,提高动脉血氧分压和动脉血氧饱和度,增加动脉血氧含量。

2. 促进组织的新陈代谢,维持机体生命活动。

（二）操作流程

中心管道给氧法流程（双侧鼻导管给氧法）	要点与说明
操作前准备 1. 病人评估及准备 （1）核对医嘱：包括病人姓名、床号（如有腕带请核对腕带）、诊断。 （2）评估病人的病情、意识、心理状况、缺氧的原因、表现和程度及配合能力。 （3）向病人解释使其了解吸氧法的目的、基本过程、注意事项及配合要点。 （4）病人体位舒适，情绪稳定，愿意配合。 2. 自身准备：衣帽整洁、修剪指甲、洗手、戴口罩。 3. 环境准备：室温适宜、光线充足、环境安静、远离火源。 4. 用物准备：流量表、湿化瓶内盛有 1/2～2/3 的无菌用水、治疗碗内盛有通气管和纱布、小药杯内盛有冷开水、笔、剪刀、棉签、一次性吸氧导管（图 2-1-67）、弯盘、输氧卡。	
操作步骤 1. 核对、解释：携用物至病人床旁，核对病人床号、性别、姓名并与病人沟通以取得病人的配合。	
2. 清洁：用湿棉签清洁双侧鼻孔。	• 检查鼻腔有无分泌物堵塞及异常。
3. 连接流量表于中心氧气装置上（图 2-1-68），连接湿化瓶和鼻导管。	
4. 调节流量：打开流量表开关，调节流量，检查全套装置是否合适。	• 轻度缺氧 1～2L/min，中度缺氧 2～4L/min，重度缺氧 4～6L/min，小儿 1～2L/min。
5. 湿化及检查鼻导管是否通畅。	• 鼻导管前端放于小药杯冷开水中湿润及检查是否通畅。
6. 插管：将鼻导管插入病人双侧鼻孔 1cm（图 2-1-69）。	
7. 固定：将鼻导管固定于两侧耳郭上，调节松紧并固定于颌下。	
8. 记录：上氧的时间及流量，并签名。将输氧卡挂于床头合适位置。	
9. 向病人及家属交代注意事项。	• 病人及家属不要在病房吸烟，注意防火。 • 不自行调节氧流量。 • 吸氧过程中病人如有不适及时告知医护人员。
10. 观察 （1）缺氧改善情况，注意观察病人的呼吸、面色、神志等。 （2）氧气装置是否漏气及通畅。 （3）有无出现氧疗副作用。	• 有异常及时处理。
11. 停氧 （1）根据医嘱和缺氧症改善情况停氧，带用物至病人床前，对床号、姓名，询问病人情况，解释停氧行为。 （2）拔出鼻导管，关流量表的开关，取下湿化瓶与流量表。 （3）用纱布擦净鼻部。	
操作后处理 1. 整理床单位和用物，病人取舒适体位。 2. 将用过的物品按规定处理。 3. 洗手、脱口罩。 4. 记录停氧时间及缺氧改善情况。	

氧气筒给氧法流程(单侧鼻导管给氧法)	要点与说明
操作前准备	
1. 病人评估及准备 (1) 核对医嘱:包括病人姓名、床号(如有腕带请核对腕带)、诊断。 (2) 评估病人的病情、意识、心理状况、缺氧的原因、表现和程度及配合能力。 (3) 向病人解释使其了解吸氧法的目的、基本过程、注意事项及配合要点。 (4) 病人体位舒适,愿意配合。	
2. 自身准备:衣帽整洁、修剪指甲、洗手、戴口罩。	
3. 准备:清洁、安静、安全、远离火源,嘱咐病人及家属,探视者不可在病室内吸烟。	
4. 用物准备 (1) 氧气装置一套(氧气筒、氧气表、流量表)(图2-1-70)、氧气筒有"有氧"标识及"四防标识",湿化瓶内盛有1/2~2/3的无菌用水、小药杯内盛凉开水、剪刀、弯盘、胶布、棉签、笔、输氧卡、扳手、别针、治疗碗内盛有氧气导管、鼻导管、通气管和纱布。 (2) 装表 1) 打开氧气筒上的总开关放出少量的氧气冲走气门上的灰尘后关上。 2) 接氧气表并旋紧。 3) 湿化瓶、橡胶管连接于氧气表上。 4) 关小开关→开总开关→开小开关。 5) 检查氧气流出是否漏气、是否通畅及全套装置是否适用,关小开关,备用。	
操作步骤	
1. 核对、解释:携用物至病人床旁,氧气筒置于距离距火炉5m,暖气片1m以上,核对病人床号、性别、姓名并与病人沟通以取得病人的配合。	
2. 湿棉签清洗并检查鼻孔。	• 检查鼻腔有无分泌物堵塞。 • 是否有鼻中隔异常。
3. 连接鼻导管,比量插入长度(约自鼻尖到耳垂的2/3长)(图2-1-71),用一胶布做标记,开小开关,调节氧流量,湿化及检查鼻导管是否通畅。	• 轻度缺氧1~2L/min,中度缺氧2~4L/min,重度缺氧4~6L/min,小儿1~2L/min,二氧化碳潴留1~2L/min。 • 鼻导管前端放于小药杯冷开水中湿润及检查是否通畅。
4. 轻轻将鼻导管插入鼻腔至所需长度。	
5. 将鼻导管用胶布固定于鼻翼两侧及面颊部,输氧管用别针固定在枕上或病服上。	
6. 记录上氧时间、流量并签名,将输氧卡挂于氧气筒上。	
7. 向病人及家属交代注意事项。	• 病人及家属不要在病房吸烟,注意防火。 • 不自行调节氧流量。 • 吸氧过程中病人如有不适及时告知医护人员。

续表

氧气筒给氧法流程(单侧鼻导管给氧法)	要点与说明
操作步骤 8. 观察 (1) 缺氧改善情况,注意观察病人的呼吸、面色、神志等。 (2) 氧气装置是否漏气及通畅。 (3) 有无出现氧疗副作用。 (4) 氧气筒内是否有氧。 9. 停氧 (1) 根据医嘱和缺氧症改善情况停氧,带用物到病人床前,对床号、姓名,询问病人情况,解释停氧行为。 (2) 拔出鼻导管,关总开关,放余气,关闭开关。 (3) 用纱布擦净鼻部,乙醇擦去胶布痕迹。	• 压力表上指针降至 0.5MPa 即不可再用。
操作后处理 1. 整理床单位和用物,病人取舒适体位。 2. 将用过的物品按规定处理。 3. 洗手、脱口罩。 4. 记录停氧时间及缺氧改善情况。	
相关技能扩展 1. 鼻塞法:是将鼻塞塞入一侧鼻孔鼻前庭内给氧的方法(图2-1-72)。 2. 面罩法:将面罩置于病人的口鼻部供氧,氧气自下端输入,呼出的气体从面罩两侧孔排出(图2-1-73)。 3. 氧气头罩法:将病人头部置于头罩里,罩面上有多个孔,可以保持罩内一定的氧浓度、温度和湿度(图2-1-74)。 4. 氧气枕法:氧气枕充入氧气,接上湿化瓶即可使用(图2-1-75)。	• 此法刺激小,易为病人接受,适用于低流量吸氧,且两侧鼻孔可交替使用。 • 氧流量一般需 6~8L/min。 • 用于病情较重,氧分压明显下降者。 • 主要用于小儿。 • 用于危重病人的抢救或转运途中。 • 用于家庭氧疗。

高压氧治疗流程	要点与说明
操作前准备 1. 病人评估及准备 (1) 核对医嘱:包括病人姓名、床号(如有腕带请核对腕带)、诊断、治疗方案、主要常规检查结果和健康情况。 (2) 评估病人的病情、心理状况、排便情况及配合能力。 (3) 做好解释工作,使病人明确治疗目的、基本过程、注意事项。 (4) 对初进舱人员,教会中耳调压动作及应急装置的使用方法。 (5) 新病人及鼻塞者进舱前应给予1%麻黄碱或滴鼻净点鼻,防止中耳气压伤。 (6) 更衣,穿全棉服装,不得使用头油、发乳、唇膏等化妆品,严禁带火种(火柴、打火机、电动玩具、电子设备等)、易燃易爆物品(乙醇制品、气球、爆竹、香水等)进舱。 (7) 进舱前不要饱食、饥饿和酗酒,一般情况下,最好在饭后 1~2 小时进舱。 (8) 带导管的病人,要检查导管是否通畅,并妥善固定导管,使之不移位,不伸入体内或脱出,以防逆流。 (9) 检查病人输液是否通畅,静脉穿刺部位有无红肿。	• 嘱病人排尿和排便,对二便失禁或昏迷病员进舱前应妥善处理,备好大小便器。 • 进舱人员不得穿戴人造纤维制品,以防产生静电火花。 • 注意备足舱内治疗时所需用的液体和药物。

168

续表

高压氧治疗流程	要点与说明
操作前准备 2. 自身准备：衣帽整洁、修剪指甲、洗手、接触传染病人时应穿隔离衣、鞋、戴口罩。 3. 环境准备：清洁、安静、安全、温度适宜，冬天要加热至18～24℃，夏天要预冷至28℃后才能进行治疗。 4. 用物准备 （1）高压氧舱（图2-1-76、图2-1-77）。 （2）治疗前检查有关阀门、仪表、通讯、照明、供气、供氧、通风等系统运转是否正常，以及急救药械准备情况。	
操作步骤 1. 核对、解释：核对病人床号、性别、姓名并与病人沟通以取得病人的配合。	
2. 进舱前更换清洁专用鞋，送病人进舱，关闭舱门。	
3. 加压 （1）通知舱内开始加压。 （2）多人舱用压缩空气加压，单人舱用纯氧洗舱后加压。 （3）注意舱内温度的变化，在加压过程中，要注意加压的速度，要经常询问和观察病人的感受及症状，随时调整加压的速度，以防中耳气压伤。 （4）当舱内的压力升到预定的治疗压力时停止加压。	• 空气加压舱的加压方案如下： 　0.00～0.03MPa（5～7分钟） 　0.03～0.06MPa（5分钟） 　0.06～0.10MPa（4分钟） 　0.10～0.13MPa（4分钟） • 成人氧气加压舱的加压方案如下： 　0.00～0.02MPa（5分钟） 　0.02～0.04MPa（4分钟） 　0.04～0.07MPa（3分钟） 　0.07～0.10MPa（3分钟）
4. 稳压吸氧 （1）供氧：打开氧气阀，如多人空气加压舱则用对讲机通知病人戴好吸氧面罩或头罩，单人纯氧舱则自由呼吸。 （2）吸氧方案 1）多人舱成人吸氧方案：吸氧30分钟→休息5分钟→继续吸氧30分钟→休息5分钟→再吸氧20分钟。 2）能配合呼吸运动进行吸氧的儿童病人，吸氧方案与成人吸氧方案相同。 3）危重病人及年幼体弱者吸氧方案，采用一级吸氧装置吸氧，吸氧25分钟→休息10分钟→继续吸氧25分钟→休息10分钟→再吸氧20分钟。 4）成人氧气加压舱：稳压20分钟后，通风换气10分钟，再压20分钟，然后再继续稳压40分钟，稳压同时将进氧及排氧开关同时微量打开，使进出氧流量保持在10L/min，直至稳压结束。 （3）供氧压力一般为0.4MPa，供氧量一般为10～15L/min。 （4）观察病人情况，了解吸氧有效情况，有无氧中毒先驱症状。 （5）吸氧结束，关闭氧气阀。 5. 减压，结束吸氧 （1）通知舱内"开始减压"，提醒"自主呼吸、不可摒气、注意保暖"等。 （2）减压方案 1）空气加压舱可采用阶段减压法，或匀速减压法，现以阶段减压法为例介绍如下： 0.13～0.10MPa（5分钟） 0.10～0.06MPa（5分钟） 停留5分钟 0.06～0.03MPa（5分钟） 停留5分钟 0.03～0.00MPa（8分钟）	• 观察和纠正病人的吸氧方式。 • 通风换气是指在保持舱内压力稳定不变的情况下，进行舱内动态换气。

续表

高压氧治疗流程	要点与说明
操作步骤 2) 成人氧气加压舱的减压方法是： 　　0.10～0.07MPa(5分钟) 　　0.07～0.04MPa(5分钟) 　　0.04～0.02MPa(5分钟) 　　0.02～0.00MPa(5分钟) (3) 减压注意事项 1) 减压必须按减压表规定严格执行,减压不当可致减压病、肺气压伤等。 2) 危重病人减压宜慢,防止血压下降和肺水肿、脑水肿反跳现象。 3) 减压时应开放全部体腔引流管。 4) 护理人员可吸氧减压,12小时重复进舱者应延长减压时间。 5) 有输液的病人,减压时,墨菲滴管内的液体一定要注满。 (4) 打开舱门,协助病人出舱。	• 应询问病人有无皮肤瘙痒、关节疼痛等不适,以及早发现减压病的症状。 • 对危重、昏迷病人减压出舱应通知主管医师接管。
操作后处理 1. 了解病人在舱内的情况。 2. 检查核实操作记录。 3. 整理舱内各种物品。 4. 进行舱内清理、通风、消毒处理。	

（三）关键步骤图示

见图 2-1-67 和图 2-1-77。

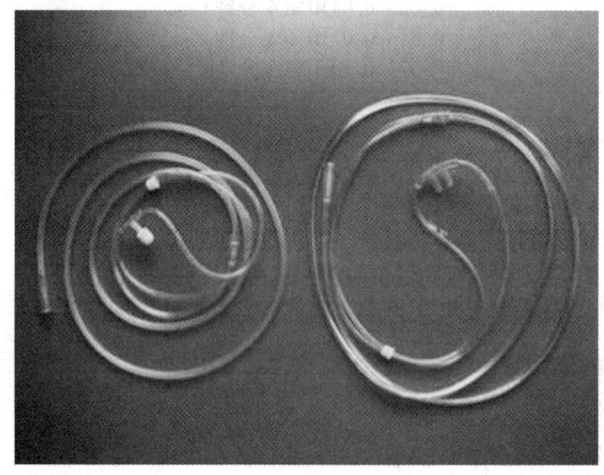

图 2-1-67　一次性双侧吸氧鼻导管

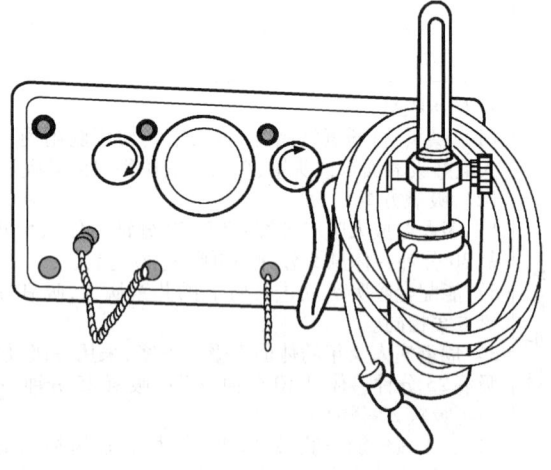

图 2-1-68　中心供氧装置

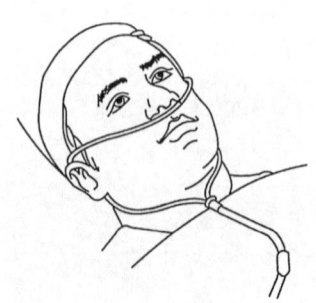

图 2-1-69　双侧鼻导管给氧法

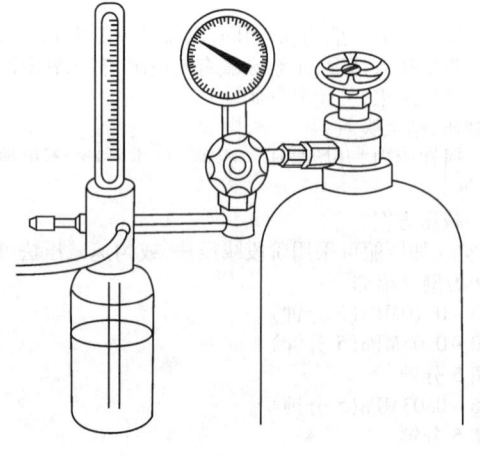

图 2-1-70　氧气筒及氧气压力表装置

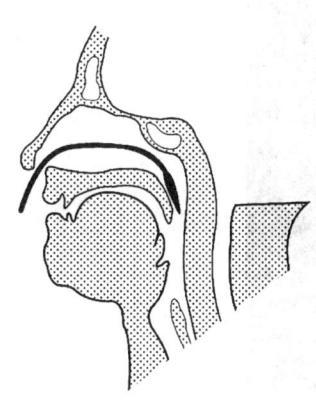
图 2-1-71 单侧鼻导管插入长度

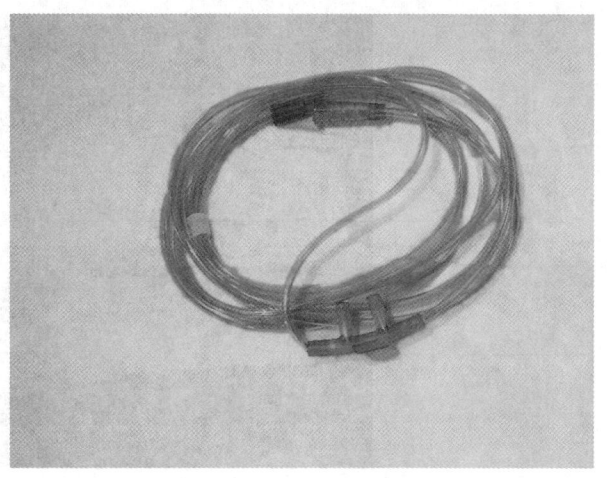
图 2-1-72 一次性吸氧鼻塞

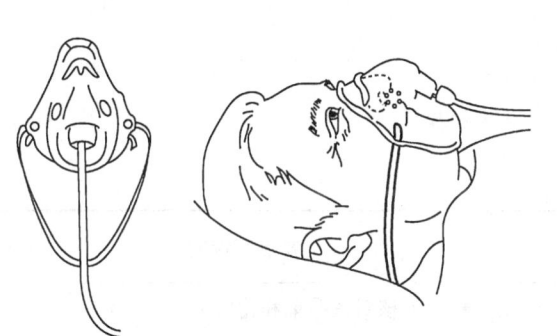
图 2-1-73 面罩给氧法

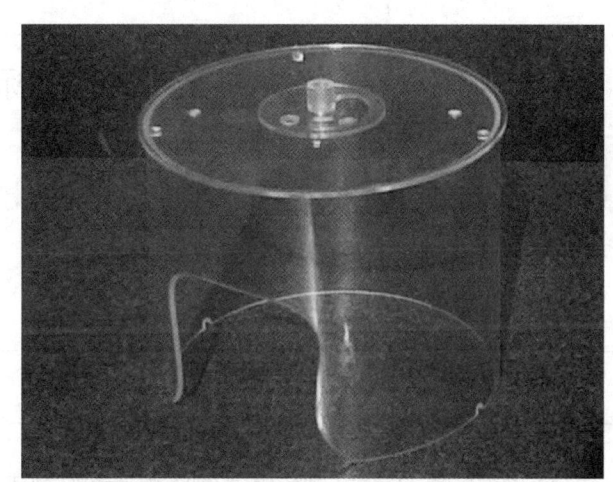
图 2-1-74 氧气头罩给氧法

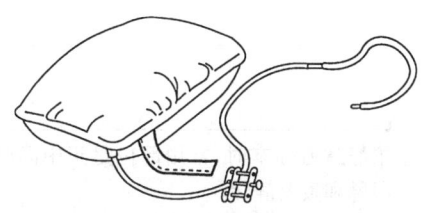
图 2-1-75 氧气枕给氧法

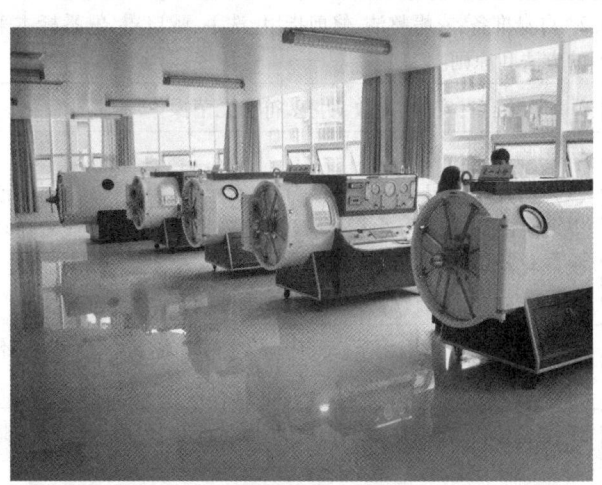
图 2-1-76 高压氧治疗

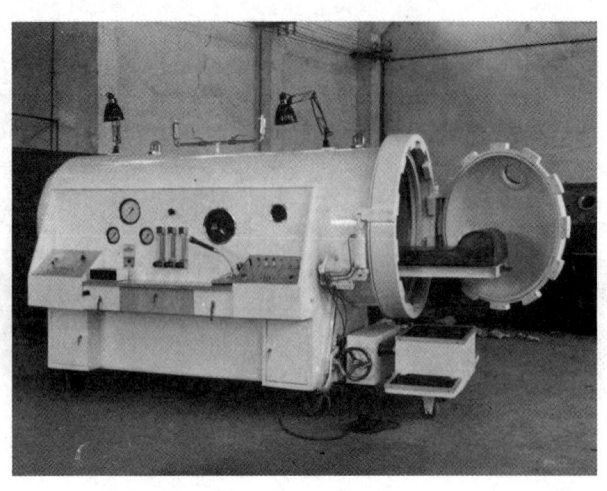

图 2-1-77　高压氧治疗

（蒋岳霞）

第二十一节　标本采集

【静脉血标本采集】

（一）目的

协助临床诊断，为临床治疗提供依据。

（二）操作流程

流　程	要点与说明
操作前准备 1. 病人评估及准备 （1）核对医嘱：包括病人姓名、床号（如有腕带请核对腕带）。 （2）评估病人的年龄、意识状态、营养状况及心理状况。 （3）向病人解释使其了解采集标本的目的、注意事项及配合技巧。	• 双人核对医嘱单和化验单。
2. 自身准备：衣帽整洁、修剪指甲、洗手、戴口罩、熟悉标本采集的方法和原则。	
3. 环境准备：安静、宽敞、明亮，符合无菌操作原则。	
4. 用物准备 （1）治疗车上层：碘伏、无菌棉签、治疗巾、止血带、注射器或真空采血针及持针器、血标本容器（抗凝管、干燥试管或者血培养瓶）、化验单、无菌手套、胶布。 （2）治疗车下层：锐器盒、医用垃圾桶。	
操作步骤 1. 核对、解释：携用物至病人床旁，核对病人床号、性别、姓名并与病人沟通以病人的取得配合。	
2. 准备体位：协助病人取合适的体位，充分暴露标本采集部位。	• 采集静脉血标本时，常用部位是正中静脉、头静脉和贵要静脉。 • 严禁在输血或输液侧采集标本。
3. 选择静脉穿刺点，垫治疗巾，扎止血带，以穿刺点为中心螺旋消毒。	• 消毒范围直径大于 5cm。 • 嘱病人握拳。

续表

流　程	要点与说明
操作步骤	4. 采集标本：再次核对，戴手套，打开注射器或采血针，按静脉穿刺法进针，见回血后固定，抽动活塞或连接真空管抽取需要血量（图2-1-78）。	• 操作中查对。
	5. 嘱病人松拳、解开止血带、拔出针头、按压局部（若是注射器采血，需将血标本沿容器壁缓慢注入）。	
	6. 再次核对，整理病人床单位，嘱病人按压穿刺点部位直至不出血。	• 操作后查对。
操作后处理	1. 整理用物：将锐器盒和医用垃圾分类放好，按相关要求处理用物。	• 防止病原微生物传播。
	2. 将标本及时送检。	
	3. 洗手、脱口罩、记录。	
相关技能扩展	真空采血管的添加剂和采血量根据检查项目不同。	• 血清生化、电解质、甲状腺功能、药物检测、艾滋病检查、肿瘤标志物、血清免疫学需采血2~5ml，添加剂为促凝剂。 • 凝血和纤溶系统检测需采血1.8ml，添加剂为枸橼酸钠。 • 血沉检测需采血2.4ml，添加剂为枸橼酸钠。 • 急诊生化需采血2ml，添加剂为肝素。 • 血流变需采血5ml，添加剂为肝素。 • 血常规需采血2ml，添加剂为EDTA-K2。 • 血糖检测需采血2ml，添加剂为氟化钠+草酸钾。

（三）关键步骤图示

见图2-1-78。

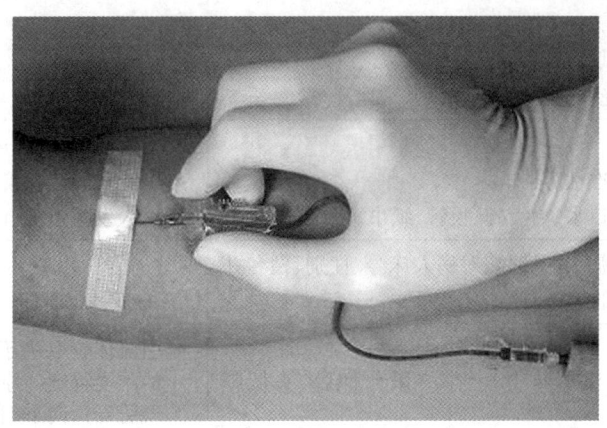

图2-1-78　静脉采血

（曾　慧）

第二章

内外科护理学技术

第一节 体位引流

【体位引流】
(一) 目的
利用重力作用,促进分泌物流动,有利于分泌物排出。
(二) 操作流程

流　程	要点与说明
操作前准备	
1. 病人评估及准备 (1) 核对医嘱:包括病人姓名、床号(如有腕带请核对腕带)、诊断。 (2) 评估病人的生命体征、心理状况、排痰情况、分泌物潴留部位及耐受度。 (3) 向病人解释使其了解体位引流的目的、基本过程、注意事项及配合技巧。 (4) 嘱病人排尿,停止床边活动、休息至平静状态。 (5) 确定病灶部位,结合病人体验,确定相应引流体位。	• 适应证:痰液较多排出不畅的病人,如肺脓肿、支气管扩张、外科术后的病人。 • 禁忌证:高龄、体弱伴严重呼吸困难者,两周内有咯血、急性心肌梗死、脑出血、肺动脉栓塞者,患有冠心病、活动性肺结核、胸肋骨骨折、气胸、严重心力衰竭、严重心律失常、严重高血压、血栓性静脉炎者,不宜做体位引流。
2. 自身准备:衣帽整洁、修剪指甲、洗手、戴口罩。	
3. 环境准备 (1) 酌情关闭门窗、屏风遮挡。 (2) 保持合适的室温,光线充足。	
4. 用物准备 (1) 痰盂或可弃去的一次性容器。 (2) 听诊器、血压计、漱口水、治疗碗、吸管、纸巾、治疗车。	• 引流前15分钟遵医嘱给予支气管扩张剂。 • 引流时间应在餐前或餐后2小时进行,防止病人发生呕吐、误吸。
操作步骤	
1. 核对、解释:携用物至病人床旁,核对病人床号、性别、姓名并与病人沟通以取得病人的配合。	
2. 准备体位 (1) 下肺病变时,为引流下叶支气管,应采取仰卧、头低脚高位。 (2) 上叶病变时,应采用半坐位引流。 (3) 右中叶或左舌叶病变,引流时需采用侧卧位(图2-2-1)。	• 引流体位取决于分泌物潴留的部位和病人的耐受程度。原则上抬高患部位置,引流支气管开口向下,有利于潴留的分泌物随重力作用流入支气管和气管并排出。 • 头部外伤、胸部创伤、咯血、严重心血管疾病和病人状况不稳定者,不宜采用头低位进行引流。 • 病变位于不同部位时,先从病变严重或积痰较多的部位开始,然后再引流另一部位。 • 肺脓肿、咯血病人,行体位引流应特别注意:病肺位于低位,以免污染健侧肺。

续表

流 程	要点与说明
操作步骤 3. 嘱病人间歇做深呼吸后有效咳嗽,同时为病人做胸背部叩击。 4. 观察 (1) 观察病人有无出汗、脉搏细弱、头晕、疲劳、面色苍白等症状,如病人出现心率超过 120 次/分、心律失常、高血压、低血压、眩晕或发绀,应立即停止引流并告知医生。 (2) 观察并记录咳出痰的颜色、量、黏稠度。 (3) 听诊呼吸音、啰音变化。	• 每日痰量少于 30ml 时,可考虑停止体位引流。 • 脓液较多且身体衰弱者进行体位引流时,应提高警惕,以防大量脓痰突然排出,造成窒息。
5. 引流持续 15~20 分钟后,可恢复病人原来的体位。每天根据病情进行 1~3 次。	
操作后处理 1. 引流后帮助病人采取舒适体位,整理床单位。予清水漱口或漱口剂漱口,保持口腔清洁、减少呼吸道感染。 2. 酌情开窗通风,撤屏风或拉起围帘。 3. 观察痰液性状,必要时留取标本送检。 4. 按相关要求处理用物。 5. 洗手、脱口罩。 6. 观察、记录 (1) 观察引流的效果:生命体征、呼吸音、啰音变化。 (2) 在医嘱单或治疗单上签名。	• 防止病原微生物传播。
相关技能扩展	• 体位倾斜程度逐渐增加,防止分泌物大量涌出。 • 气管插管或气管切开的病人,注意固定,防止导管受压、滑脱。 • 保护重症病人身上各种导管和伤口。

(三) 关键步骤图示

见图 2-2-1。

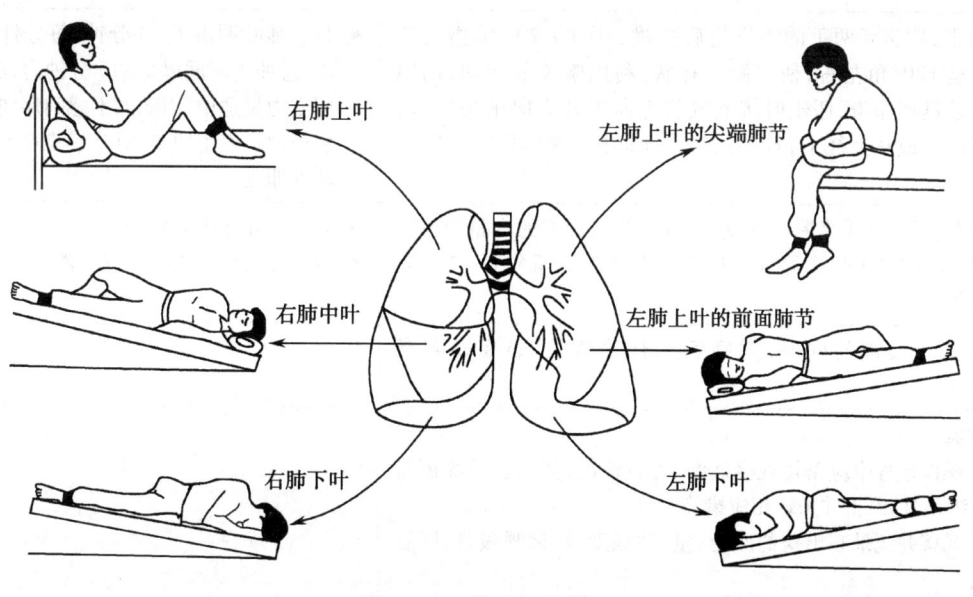

图 2-2-1 体位引流体位

(毛 婷)

第二节 叩击及震颤排痰

【叩击及震颤排痰】

(一) 目的

通过振动促进痰液排出。

(二) 操作流程

	流　程	要点与说明
操作前准备	1. 病人评估及准备 (1) 核对医嘱：包括病人姓名、床号（如有腕带请核对腕带）、诊断。 (2) 评估病人咳嗽能力、咳痰难易程度、耐受能力、生命体征、心理状况、肺呼吸音与痰鸣音、X线胸片。 (3) 评估病人胸部手术史、外伤史、心脏病史，有无胸壁压痛，肋骨骨折。 (4) 告知病人操作目的、方法、必要的配合、操作中可能出现的不适及应对措施。	• 适应证：长期卧床、久病体弱、痰液过多、黏稠，排痰无力的病人，如肺不张、肺部感染，支气管扩张，肺囊性纤维化伴大量咳痰。 • 禁忌证：咯血、心血管状况不稳定、未经引流的气胸、肋骨骨折等情况。
	2. 自身准备：衣帽整洁、修剪指甲、洗手、戴口罩。	
	3. 环境准备 (1) 酌情关闭门窗、屏风遮挡。 (2) 保持合适的室温，光线充足。	
	4. 用物准备 (1) 痰盂或可弃去的一次性容器。 (2) 听诊器、血压计、漱口水、治疗碗、吸管、纸巾、治疗车。	
操作步骤	1. 核对、解释：携用物至病人床旁，核对病人床号、性别、姓名并与病人沟通以取得病人的配合。	
	2. 准备体位：协助病人取侧卧位。	• 体位的摆放要在病人的病情和能耐受前提下进行，并充分暴露病人肺部。
	3. 叩击：叩击者两手的手指指腹并拢（图2-2-2），掌指关节屈曲呈120°角左右，使掌侧呈杯状，利用腕关节活动，用腕力轻柔迅速叩击，叩击时按支气管走向由外周向中央叩击，从下往上或从上往下，背部从第十肋间隙、胸部从第六肋间隙开始。	• 每一肺叶叩击1~3分钟，每分钟120~180次，总叩击时间以5~15分钟为宜。 • 叩击力量适中，以病人不感到疼痛为宜。 • 感染部位着重叩击，对非感染肺部可进行预防性叩击。
	4. 震颤：呼气期手掌紧贴胸壁，用双臂等长收缩的力量对胸壁施加一定压力并作轻柔的上下抖动，每个部位重复6~7个呼吸周期。	• 震颤宜在叩击之后进行。 • 骨质疏松症病人不适宜震颤。
	5. 叩击及震颤的同时，鼓励病人有效咳嗽，必要时刺激咳嗽。	
	6. 观察 (1) 操作过程中应密切观察病情、呼吸情况，如出现呼吸困难及发绀，立即停止并采取相应措施。 (2) 观察并记录咳出痰的颜色、量、黏稠度，听诊呼吸音、啰音变化。	

流程	要点与说明
操作后处理	1. 帮助病人及时穿衣,采取舒适体位,整理床单位。予清水或漱口剂漱口,保持口腔清洁,减少呼吸道感染。	
	2. 酌情开窗通风,撤屏风或拉起床帘。	
	3. 观察痰液性状,必要时留取标本送检。	
	4. 按相关要求处理用物。	• 防止病原微生物传播。
	5. 洗手、脱口罩。	
	6. 观察、记录 (1) 观察叩击震颤的效果:咳痰是否松动、呼吸音、啰音变化。 (2) 在医嘱单或治疗单上签名。	
相关技能扩展		• 叩击加震颤时间 15~20 分钟为宜,在餐后 2 小时至餐前 30 分钟进行。 • 避开乳房和心脏,勿在脊柱、骨突部位进行。

(三) 关键步骤图示

参见图 2-2-2。

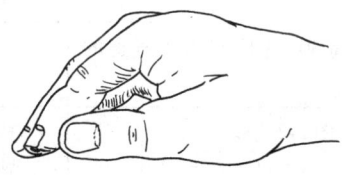

图 2-2-2 叩击手势

(毛 婷)

第三节 呼吸机的使用

【持续气道正压通气】

(一) 目的

持续气道正压 (continuous positive airway pressure, CPAP) 通气是指气道压在吸气相和呼气相都保持相同水平的正压。当病人吸气使气道压低于 CPAP 时,呼吸机通过持续气流或按需气流供气,使气道压维持在 CPAP 水平;当呼气使气道压高于 CPAP 时,呼气阀打开以释放气体,使气道压仍然维持在 CPAP 水平。由于气道处于持续正压状态,可以防止肺与气道萎缩,改善肺顺应性,减少吸气阻力,改善通气,消除或减少呼吸暂停,使氧分压升高,二氧化碳降低,睡眠结构改善,生活质量提高。

（二）操作流程

流　　程	要点与说明
操作前准备 1. 病人评估及准备 （1）核对医嘱：包括病人姓名、床号（如有腕带请核对腕带）、诊断及呼吸机治疗的目的。 （2）评估病人的病情、心理状况、及配合能力。 （3）向病人解释使其了解持续气道正压通气的目的、基本过程、注意事项及配合技巧。 （4）嘱病人排尿和排便。	
2. 自身准备：衣帽整洁、修剪指甲、洗手、戴口罩。	
3. 环境准备：为保证病人的睡眠，应避免其他因素的干扰。将病人置于单人房间，室温18~21℃，光线柔和，保持安静、舒适。	
4. 用物准备 （1）呼吸机、呼吸机管道。 （2）鼻罩、面罩或接口器。 （3）头带。	
操作步骤 1. 核对、病人教育：携用物至病人床旁，核对病人床号、性别、姓名并对病人进行教育以取得病人的配合。	• 无创通气需要病人的合作和强调病人的舒适感，所以要向病人讲述治疗的目的以及连接和拆除的方法，指导病人有规律地放松呼吸，消除恐惧心理，使病人能够配合和适应；也有利于紧急情况下（如：咳嗽、吐痰时）病人能够迅速拆除连接，提高安全性和依从性。
2. 准备体位：病人取坐位或卧位（头高30°以上，注意上气道的通畅）。	
3. 选择合适的连接器（罩或接口器）（图2-2-3）。	• 根据颜面形状的大小和肥胖程度选择相应型号的鼻罩，并根据病人睡觉时的体位进行调整。鼻罩松紧以不出现漏气为宜，过紧会影响面部血液循环且造成鼻梁和鼻翼两侧皮肤破损。
4. 选择呼吸机。	
5. 佩戴头带（鼓励病人扶持罩，避免固定带的张力过高）（图2-2-4）。	• 使用四头带固定鼻罩，左右两侧的头带固定时用力要均匀，防止倾斜、漏气和病人不适。注意头带必须两根在耳朵上部，两根在耳朵下部，不可将其压住。
6. 开动呼吸机、参数的初始化（图2-2-5）和连接病人。	• 将罩连接稳固舒适后，再连接呼吸机管道。千万不能将呼吸机管道与罩或接口器连接后再接到病人，使病人在连接过程中由于漏气而感到明显的不适。
7. 注意监测血氧饱和度，需要时给氧，使血氧饱和度在90%以上。	
8. 检查漏气，必要时调整固定带的张力。	• 口部漏气：如果使用鼻面罩，治疗期间尽量保持嘴部闭合。口部漏气会导致疗效降低。如果口部漏气问题不能解决，则可以使用口鼻面罩或使用下颌带。

续表

流　　程	要点与说明
操作步骤 9. 有指征时加用湿化器。	• 在使用过程中,可能会出现鼻部、口部和咽部干燥现象,这一点在冬季更为明显。通常,加上一个湿化器即可消除以上不适。
操作后处理 1. 协助病人取舒适卧位并整理床单位。	
2. 洗手、脱口罩。	
3. 观察、记录。	• 使用时注意观察 T、R、BP、SpO$_2$及神志变化,缺氧症状有否改善等。同时注意不良反应。①胃肠道胀气,吸气压力大于 25cm 水柱易出现。②有无出现呕吐,误吸。③罩压迫鼻梁,适当调整固定带松紧。④观察潮气量。口鼻罩、鼻罩有无漏气。⑤口咽干燥适当加温及湿化。⑥上呼吸道阻塞:肥胖、颈短病人可置病人于侧卧位。使用无创正压通气达不到治疗效果或无效时,注意病情是否加重,对病人宣教措施有无落实,机器使用参数调节是否合理。
相关技能扩展 无创正压通气:主要是指经鼻/面罩进行的正压通气包括双水平正压通气(BiPAP)和持续气道内正压(CPAP)通气。	• 无创正压通气参数的常用参考值: 1) 吸气压力:10~25cmH$_2$O。 2) 呼气末正压(PEEP)依病人情况而定(常用:4~5cmH$_2$O,Ⅰ型呼吸衰竭时需要增加)。 3) 持续气道内正压(CPAP):6~20cmH$_2$O。

(三) 关键步骤图示

见图 2-2-3 ~ 图 2-2-5。

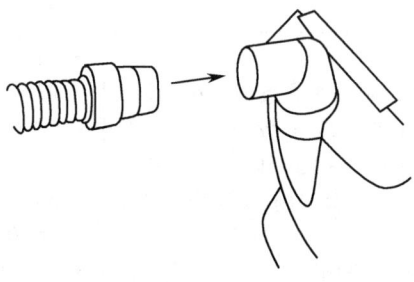

图 2-2-3　连接口

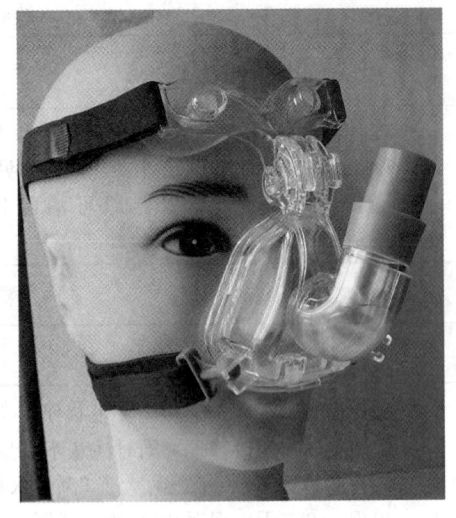
图 2-2-4　面罩佩戴

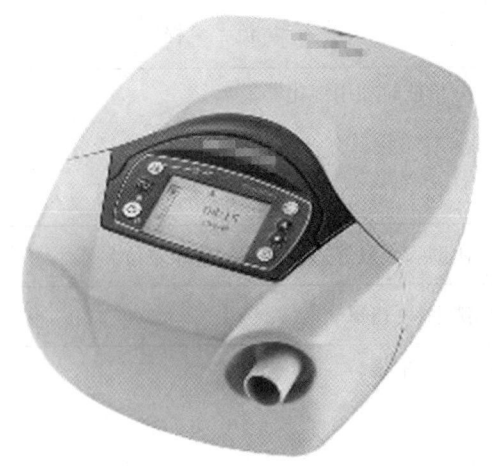
图 2-2-5　无创呼吸机

（杨　敏）

第四节　三腔二囊管止血

【三腔二囊管止血】

（一）目的

为食管-胃底静脉曲张破裂出血病人行紧急止血。

（二）操作流程

流　程	要点与说明
操作前准备　1. 病人评估及准备 （1）核对医嘱：包括病人姓名、床号、腕带信息、诊断。 （2）评估病人的病情、心理状况。 （3）向病人及家属解释，使其了解插管的目的、基本过程、注意事项及配合技巧。	
2. 自身准备：衣帽整洁、修剪指甲、洗手（七步洗手法）、戴口罩。	
3. 环境准备 （1）酌情关闭门窗、屏风或床帘遮挡病人。 （2）保持合适的室温，光线充足。	
4. 用物准备 （1）治疗车上层：治疗盘、治疗巾 1 块、三腔二囊管 1 根（性能已检查合格）（图 2-2-6）、液状石蜡、无菌纱布、胶布、50ml 注射器 1 副、治疗碗 2 只、血管钳 2 把、剪刀 1 把、0.5kg 重物连牵引绳 1 件、牵引固定架 1 只、生理盐水、手套 2 副、负压引流袋 1 只、手电筒、棉签、血压计、听诊器。 （2）治疗车下层：生活垃圾桶、医用垃圾桶。 （3）其他：免洗快速手消毒液。	• 插管前检查三腔二囊管是否通畅、气囊是否漏气、弹性是否良好、刻度是否清晰。 • 试气：分别注入空气膨胀后放入水中检查，一般胃囊需注气 250~300ml（压力为 40~50mmHg），食管囊需注气 100~150ml（压力为 30~40mmHg）。 • 三个开口部分别贴上标识；三腔二囊管远端 45、60、65cm 处管外有刻度记号，分别表示各刻度处为门齿至贲门、胃、幽门的距离，用来判断气囊的位置。 • 试气完毕后抽尽囊内空气，液状石蜡充分润滑三腔管及双气囊，备用。

180

续表

流　程	要点与说明
1. 核对、解释：携用物至病人床旁，核对病人床号、姓名、腕带信息并与病人及家属沟通以取得配合。	• 如病人因病情无法沟通，应向家属询问姓名。
2. 病人准备：协助病人取平卧位、头偏向一侧，或取半卧位，也可取左侧卧位。用手电筒检查鼻腔，棉签蘸液状石蜡润滑插管侧鼻腔。并嘱病人喝下10ml液状石蜡。	• 如有鼻息肉、鼻甲肥大或鼻中隔偏曲，应从鼻腔较大侧插入。
3. 插管 （1）免洗快速手消毒液消毒双手，戴手套及口罩。 （2）将已润滑的三腔管从通畅侧鼻腔轻轻插入，至咽喉部（14~16cm）时，嘱病人做吞咽动作，同时将胃管缓慢插入。 （3）当插至55~65cm处，确定胃管在胃内。 （4）往胃囊内注入200~300ml空气，连接血压计测压，保持囊内压40~50mmHg，将开口部反折，止血钳夹闭，轻轻向外牵拉三腔二囊管，待有弹性阻力即可。 （5）管外端系上牵引绳，用0.5kg重物（沙袋或装500ml水的塑料瓶）通过滑车以45°角悬挂于牵引架上。靠鼻孔处擦净管壁液状石蜡后妥善固定，并做好标记。 （6）若仍未止住血，再向食管囊内注入100~150ml气体或充气量以病人能耐受为度，保持囊内压20~30mmHg，反折后用止血钳夹闭。 （7）胃管端连接负压引流袋。 （8）整理用物，脱手套。	• 如发生呛咳、呼吸困难等，表示误入气管，应立即拔出，让病人休息片刻后重插。 • 三腔管插好后可用注射器经胃管端反复抽吸胃内容物，亦可注入冰盐水冲洗。 • 管道压迫鼻腔处可垫少许棉花减压。 • 牵引物距地面30cm左右。
4. 观察：观察有无再出血征象，如血压、脉率、胃引流液颜色、形状，大便颜色、形状等。	
5. 测压与放气 （1）定时测囊内压力，保持胃囊内压40~50mmHg，食管囊内压20~30mmHg。如压力下降应适当充气维持。 （2）气囊持续压迫最长不超过24小时（压迫过久会导致黏膜糜烂，甚至形成溃疡），故每12小时应放气或放松牵引一次，每次15~20分钟。 （3）出血停止24小时后，可减压放气（食管囊），放松牵引（胃囊），继续观察有无出血。	• 减压前先口服液状石蜡20ml，10分钟后，将三腔管向内略送入以减轻胃底压力，使气囊和胃底黏膜分离，改善局部黏膜血液循环，然后去除止血钳，解除牵引，让气囊缓慢自行放气，不可突然放尽，以免气囊内压骤降，静脉瞬间充盈，再度引起出血。
6. 拔管 （1）放松牵引后观察24小时，仍无出血，即可拔管。 （2）拔管前先嘱病人喝液状石蜡20~50ml，以防胃（食管）黏膜与气囊及管壁黏连，5~10分钟后将气囊内空气抽尽，先放食管囊，再放胃囊，然后缓缓拔管。 （3）再次检查鼻黏膜是否受损，如有受损，应做相应处理。	• 三腔管放置时间不宜超过3~5天。 • 拔管后禁食1天，随后给凉流质饮食2天，再过渡到半流质和软食。

操作步骤位于左侧合并单元格。

操作后处理	1. 整理、清点用物。	
	2. 酌情开窗通风，撤屏风或拉起围帘。	
	3. 按相关要求处理用物。	• 防止病原微生物传播。
	4. 洗手、脱口罩。	
	5. 观察、记录：观察病人生命体征，书写护理记录。	

（三）关键步骤图示

见图 2-2-6。

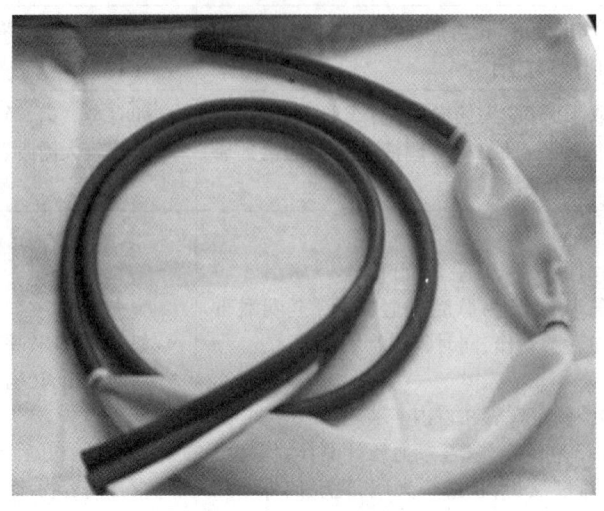

图 2-2-6　三腔二囊管

（封艳辉）

第五节　腹膜透析换液

【腹膜透析换液】

（一）目的

1. 更换腹腔内的腹透液，有效清除体内毒素和多余水分。

2. 学会腹膜透析操作要领，便于居家透析。

（二）操作流程

流　　程	要点与说明
操作前准备	1. 病人评估及准备 （1）核对医嘱：包括病人姓名、床号（如有腕带请核对腕带）、诊断。 （2）评估病人的病情、心理状况、术后恢复情况及配合能力。 （3）向病人解释使腹膜透析的目的、基本过程、注意事项及配合技巧。 （4）嘱病人排尿和排便。 2. 自身准备：衣帽整洁、修剪指甲、洗手、戴口罩。 3. 环境准备 （1）酌情关闭门窗、屏风或床帘遮挡病人，保护病人隐私。 （2）同病室无人群走动，无灰尘扬起。 （3）保持合适的室温，光线充足。 （4）关空调，关风扇。	
	4. 用物准备 （1）1 个一次性碘伏帽，2 个蓝夹子，1 个口罩，1 个刻度准确的电子称。 （2）1 包加温至 37℃ 的腹透液。 （3）其他：输液架。	• 常用的腹透液浓度有：1.5%、2.5%、4.25%，不同浓度的腹透液，超滤也不一样。

续表

流　程	要点与说明
操作步骤	1. 核对、解释:携用物至病人床旁,核对病人床号、姓名并与病人沟通以取得病人的配合。再次检查腹透液的浓度、温度、有效期和有无渗漏。	
	2. 准备体位:协助病人取平卧卧位,或坐位。	• 该姿势有利于腹腔内腹透液顺利流出。 • 尽量不要侧卧位,以防腹透管漂管。
	3. 连接短管:协助病人取出透析短管,连接透析短管与腹透液"Y"形管端。	• 保暖、保护病人隐私。
	4. 引流透析液:用蓝夹子夹闭入液管路,打开透析管路,开始引流。引流时间10~15分钟,不超过30分钟。	• 液体流出速度过快,以免虹吸大,将腹膜吸入腹透管内,造成堵管。 • 注意引流是否通畅,色泽是否清亮无浑浊。
	5. 排气:腹腔透析液引流完毕后,关闭透析短管,夹闭出液管路。折断绿出口塞,由上至下地松开蓝夹子,出液管路夹子打开后,慢数至7秒后夹闭。	
	6. 注入透析液:打开透析短管,缓慢注入透析液至腹腔内,5~10分钟可注入完毕。	
	7. 分离:透析液注入完毕后,夹闭入液管路、短管开关,分离透析短管与腹透液"Y"形管端,盖好一次性碘伏帽,妥善放置透析短管。	
	8. 处理废液 (1) 观察透出液的性质,并称量引流液,并记录。 (2) 按消毒隔离原则处理用物。	
相关技能扩展	1. 严格无菌操作。 2. 操作过程中注意保护透析管路,防止管路脱落、扭曲、牵拉等。 3. 每次操作完毕后,记录引流量。 4. 碘伏帽为一次性用品,不得复用。	

（刘　苗）

第六节　血液透析

（一）目的
1. 清除各种有害的代谢废物。
2. 清除多余的水分。
3. 维持机体水电解质及酸碱平衡。

（二）操作流程

流　程	要点与说明
操作前准备	1. 病人评估及准备 (1) 核对病人姓名、ID号、体重、超滤量、透析模式、使用透析器型号、血管通路方式。 (2) 评估病人的神志、生命体征及病人的血管通路。 (3) 向病人解释血液透析治疗的目的、过程及注意事项。	• 常见血管通路:中心静脉留置管、动静脉内瘘。
	2. 自身准备:衣帽整洁、修剪指甲、洗手、戴口罩。	
	3. 环境准备:干净清洁、光线充足、室温适宜、必要时使用屏风。	

续表

	流　　程	要点与说明
操作前准备	4. 机器准备:确定机器已消毒冲洗完毕,开机,正确连接透析液A、B液,透析机进入自检程序(图2-2-7)。	
	5. 用物准备:透析器、血路管道、穿刺针、盐水、血管通路护理包、注射器、止血带、弯盘、快速手消毒液、治疗记录单。	● 血管通路护理包内备:无菌巾、络合碘棉球、纱布、创可贴、胶布、手套、止血球。
操作步骤	1. 核对、解释:携用物至床旁,再次核对病人姓名、ID号、体重、超滤量、透析模式、使用透析器型号、血管通路方式,与病人沟通交流,取得病人配合。	
	2. 用生理盐水排尽血路管道及透析器内空气,将静脉血路管道末端接至血泵前的侧管上。	
	3. 透析机自检结束,进入准备状态,正确连接快速接头至透析器,对透析器及血路管道进行密闭式循环预冲。	● 预冲时动脉血路管道接盐水500ml(含肝素10mg),设置预冲时间15分钟,超滤量500ml。
	中心静脉留置管	动静脉内瘘(图2-2-8)	
	4. 拆开留置导管的包扎敷料,消毒以管口为中心半径不少于10cm的范围内的皮肤及留置导管外露部分,待干。	4. 开血管通路护理包,铺无菌巾,戴无菌手套,络合碘消毒以穿刺处为中心直径10cm的范围皮肤,待干。	
	5. 贴留置导管敷贴,开血管通路护理包,准备注射器,戴无菌手套,铺无菌巾,打开肝素帽,消毒留置导管管口,抽出导管内封管肝素废弃(图2-2-10、图2-2-11)。	5. 注射器抽取盐水排尽穿刺针内的空气排尽穿刺针内的空气,再次评估内瘘局部皮肤情况后行内瘘穿刺并妥善固定穿刺针(图2-2-9)。	
	6. 预冲结束后,遵医嘱设定各项参数:透析方式、超滤量、透析时间、透析液温度。	
	7. 遵医嘱使用抗凝剂。	
	8. 正确连接血管通路与血路管道,妥善固定管道,打开测静脉压侧管,夹闭其他侧管夹,开始透析。	● 核对抗凝剂的名称、剂量、用法,使用前评估病人的出凝血情况(有无伤口,有无皮肤淤紫淤斑,有无上消化道出血等)。
	9. 洗手,填写透析记录单,记录上机时间及各项监测值,再次核对各项参数并检查各个连接点是否连接牢固,确认无误后签字。	
	10. 观察病人生命体征并记录,与病人沟通交流,进行相应的健康教育。	
	11. 病人出现急性并发症症状,遵医嘱给予对症处理。	血液透析常见并发症: (1) 首次使用综合征; (2) 症状性低血压; (3) 透析中高血压; (4) 失衡综合征; (5) 透析中出血; (6) 透析中低血糖; (7) 发热; (8) 肌肉痉挛。

续表

流　　程		要点与说明
操作步骤	12. 透析结束,再次核对病人姓名、ID号、体重、超滤量、透析模式、使用透析器型号等无误后,分离血管通路与血路管道动脉端,将管道接至盐水回血下机,待血路管道及透析器内冲洗干净后完全分离血管通路与血路管道。	
操作步骤	中心静脉留置管	动静脉内瘘	
操作步骤	13. 消毒留置导管与血路管道连接处后分离,用注射器抽吸10ml生理盐水向两导管口内快速注射,遵医嘱正压封管,再次消毒导管口后戴好肝素帽并用无菌纱布包扎固定。	13. 用注射器抽吸10ml生理盐水向两导管口内快速注射,将穿刺针内血液注入血管,拔除穿刺针,用止血球压迫穿刺处及血管并用弹性绷带包扎。	
操作后处理	1. 观察血管通路有无异常(渗血、肿胀等)。		
操作后处理	2. 完善透析记录单,协助病人称量体重。		
操作后处理	3. 交代注意事项,根据情况进行健康宣教。		
操作后处理	4. 分类处理用物,医疗垃圾分类正确。		

（三）关键步骤图示

见图2-2-7～图2-2-11。

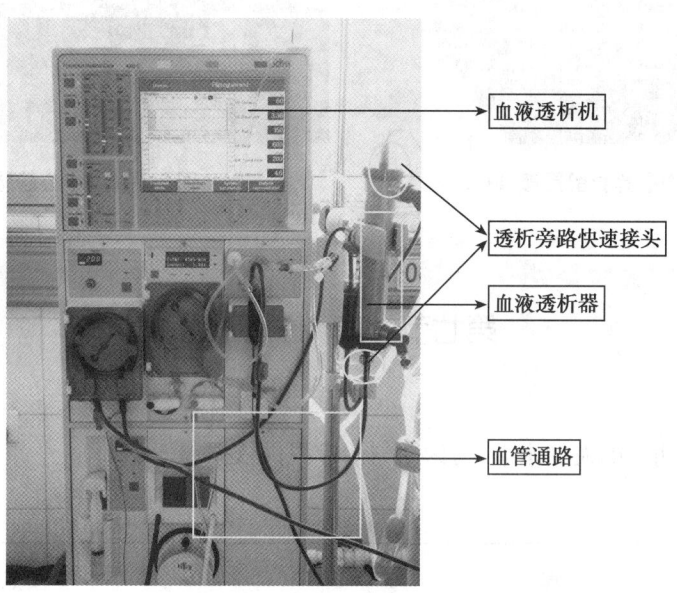

图2-2-7　血液透析机

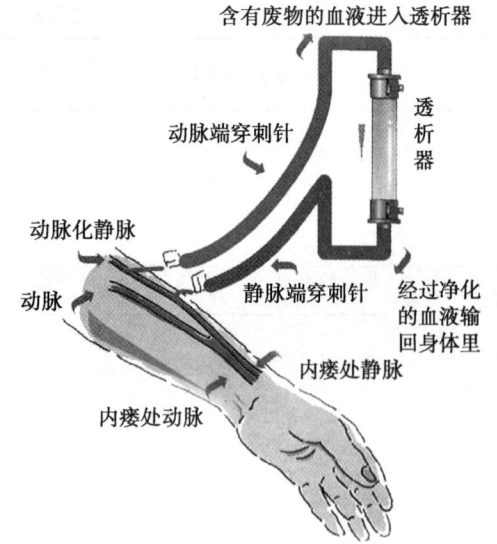

图 2-2-8　动静脉内瘘

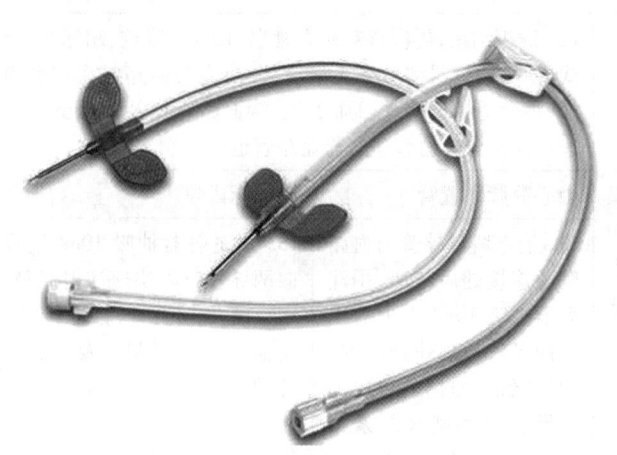

图 2-2-9　动静脉内瘘穿刺针

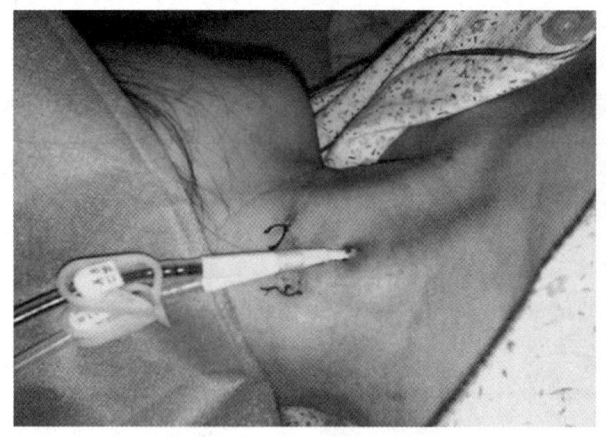

图 2-2-10　中心静脉留置管(1)

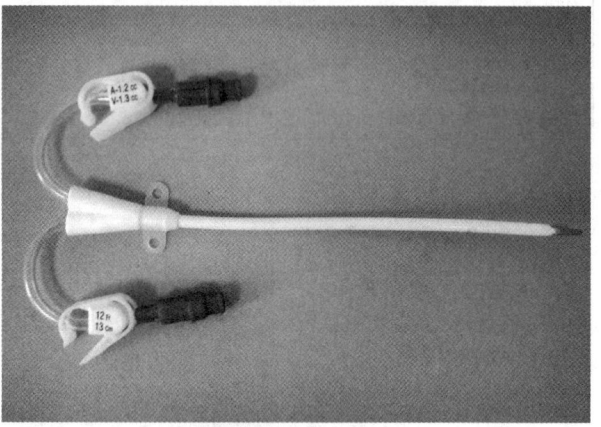

图 2-2-11　中心静脉留置管(2)

（易　媚）

第七节　血糖监测

（一）目的
快速、准确地测量病人的血糖水平,为诊断与治疗提供依据。

（二）操作流程

流　　程	要点与说明
操作前准备	1. 病人评估及准备 （1）核对医嘱:包括病人姓名、床号（如有腕带请核对腕带）、诊断及血糖监测目的。 （2）评估病人的病情、穿刺部位皮肤情况、配合能力,有无乙醇过敏史。 （3）向病人解释使其了解血糖监测的目的、基本过程、注意事项及配合技巧。 （4）确认病人是否符合空腹或餐后2小时血糖测定的要求。 （5）嘱病人温水清洁双手,取合适体位。	• 评估穿刺部位皮肤的颜色、温度及完整性,了解穿刺部位的血运情况,若血运情况不良,可嘱病人将手臂自然下垂。

续表

流　程	要点与说明
操作前准备 2. 自身准备：衣帽整洁、修剪指甲、洗手、戴口罩。	
3. 环境准备：环境清洁、明亮、温度适宜。	
4. 用物准备： (1) 治疗车上层：无菌治疗盘、血糖仪、采血笔、采血针、血糖试纸、75%乙醇、棉签、手套、弯盘、医嘱执行单、笔、手消毒液。 (2) 治疗车下层：生活垃圾桶、医用垃圾桶、锐器盒。	• 确认血糖仪电量充足、已进行定期校准和常规质控，工作状态良好。 • 查看血糖试纸有无污染或受潮，是否在有效期内，型号与血糖仪是否匹配。 • 检查采血笔。
操作步骤 1. 核对、解释：携用物至病人床旁，核对病人床号、姓名、手腕带，并与病人沟通以取得病人的配合。再次确认病人是否符合空腹或餐后2小时血糖测定的要求。选择采血部位。	• 长期监测血糖的病人穿刺部位应轮换。
2. 戴一次性手套。	
3. 安装采血针：取下采血笔笔头，将采血针插入针座并固定，取下采血针的保护盖，旋紧采血笔笔头，根据病人穿刺部位皮肤状况调节采血笔刻度。	
4. 消毒皮肤：用75%乙醇消毒采血部位2次，待干。	• 切忌使用任何含碘消毒剂。
5. 安装试纸条：按下血糖仪电源开关，待血糖仪开机后，检查屏幕所显示的代码与试纸瓶上的代码是否一致。然后，从试纸瓶中取出一条新试纸插入血糖仪，确认血糖仪处于等待吸血状态（图2-2-12）。	• 抽取试纸条时，手勿触碰到试纸条测试区。 • 瓶装试纸抽取试纸条后，应盖紧瓶盖。试纸开瓶后，应在3个月内用完。
6. 采血：将采血笔紧靠采血手指指尖侧面，按压采血按钮。用棉签拭去第1滴血，选用第2滴血进行血糖检测。	• 确认乙醇干透后实施采血。 • 采血时，切忌用力挤压指尖，太用力挤压会将组织液挤出，导致血液稀释，影响检测结果。可轻轻按摩挤压手指根部。 • 挤压处与采血点至少间隔0.5cm以上。 • 血样不能重复添加，也不能涂抹到测试区。 • 在指尖侧面采血，痛感较轻。
7. 检测：将血滴轻轻触碰试纸条的测试区，直至测试区完全变成红色，血糖仪自动进入血糖测试结果等待状态。	
8. 止血：嘱病人用干棉签按压穿刺点1~2分钟。	
9. 读取血糖测试结果，并将结果告知病人或家属（图2-2-13）。	• 若结果异常，应重复测量一次，并通知医生进行相关处理，必要时复检静脉生化血糖。
操作后处理 1. 整理用物：消毒采血笔口，取下采血针放入锐器盒内，取出血糖试纸，将试纸条与棉签放入医用垃圾桶内。关闭血糖仪。	
2. 协助病人取舒适体位，交代注意事项。	• 对于长期监测血糖的病人，应指导其自我血糖监测的方法。
3. 取下手套，洗手，脱口罩。	
4. 记录血糖值、执行时间、签名。	
相关技能扩展	• 严重贫血、水肿、脱水、末梢循环不良等情况均影响血糖检测结果。 • 某些药物，如：维生素C、甘露醇、多巴胺等也影响血糖检测结果。 • 快速血糖仪检测结果不能完全代替实验室生化测量结果，血糖值出现明显异常时，应采集静脉血送检验科检测。

(三)关键步骤图示

见图 2-2-12 和图 2-2-13。

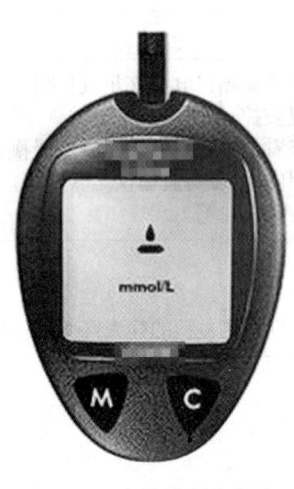

图 2-2-12 等待吸血状态

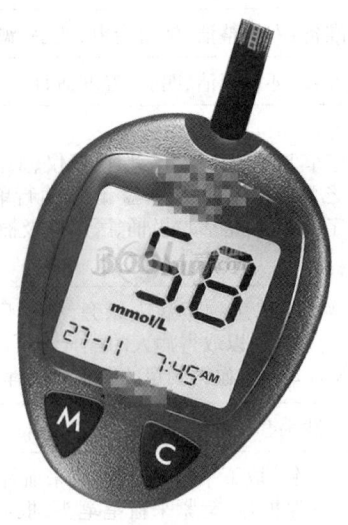

图 2-2-13 读取结果状态

(刘 芳)

第八节 胰岛素笔注射

(一)目的

通过外源性胰岛素的注射,纠正胰岛素绝对或相对不足,控制血糖水平。

(二)操作流程

	流　　程	要点与说明
操作前准备	1. 病人评估及准备 (1) 核对医嘱:包括病人姓名、床号(如有腕带请核对腕带)、诊断及胰岛素剂型、剂量、注射时间。 (2) 评估病人的病情、穿刺部位皮肤情况、配合能力、有无乙醇过敏史。 (3) 向病人解释使其了解胰岛素笔注射的目的、基本过程、注意事项及配合技巧。 (4) 确认病人是否做好进餐准备以及预备进餐的时间。	● 评估穿刺部位皮肤是否有破损、感染、红肿、硬结。
	2. 自身准备:衣帽整洁、修剪指甲、洗手、戴口罩。	
	3. 环境准备: (1) 酌情关闭门窗、用屏风或围帘遮挡病人。 (2) 保持合适的室温,光线充足。	
	4. 用物准备: (1) 治疗车上层:无菌治疗盘、胰岛素笔、胰岛素笔芯、胰岛素针头、75%乙醇、棉签、弯盘、医嘱执行单、笔、手消毒液。 (2) 治疗车下层:生活垃圾桶、医用垃圾桶、锐器盒。	● 检查胰岛素笔芯剂型是否正确,剂量是否足够,外观有无异常,是否在有效期内。 ● 若胰岛素笔芯需从冰箱取出,则应提前30分钟取出,放在室温下回暖。 ● 检查胰岛素笔与笔芯是否匹配,各部件是否完好。

续表

	流　程	要点与说明
操作步骤	1. 核对、解释：携用物至病人床旁，核对病人床号、姓名、手腕带，并与病人沟通以取得病人的配合。再次确认病人是否做好进餐准备以及预备进餐的时间。选择注射部位（图 2-2-14）。	• 适宜胰岛素注射的部位包括：腹部（脐周 5cm 以外的部位）、大腿前侧、大腿外侧、上臂外侧、臀部。 • 胰岛素注射部位应多处轮换，间距 2.5cm，约 2 手指宽。
	2. 消毒皮肤：用 75% 乙醇消毒注射部位皮肤，直径大于 5cm，待干。	• 切忌使用任何含碘消毒剂。
	3. 安装胰岛素笔芯：再次核对胰岛素剂型、剂量，确保无误后扭开笔芯架。装入胰岛素笔芯（图 2-2-15）。	• 不同类型的胰岛素笔，需按相应的说明书进行安装。
	4. 安装胰岛素针头：用 75% 乙醇消毒笔芯前端橡皮膜，撕开胰岛素针头包装，将针头垂直刺入橡皮膜后，顺时针旋紧。	• 胰岛素注射针头应一次一换。
	5. 排气：摘去针头保护帽，调节 2 个 U 胰岛素剂量，将针尖垂直向上，手指轻弹笔芯架数次，使空气聚集在上部后，按压注射键，见有一滴胰岛素从针头溢出即可。若无药液溢出，重复上述操作。	• 若为中效或预混胰岛素，排气前需正确摇匀。可上下轻轻摇晃 10 次，使瓶内药液呈均匀一致的云雾状液体。
	6. 调节剂量：旋转剂量调节旋钮，调至所需注射剂量。	
	7. 皮下注射：直握胰岛素笔垂直（或 45°角）进针，拇指按压注射键将胰岛素注入，直至按键不能推动。注射完毕后，针头在皮下停留 5 ~ 10 秒。	• 确认乙醇干透后实施胰岛素注射。 • 医院目前普遍选用的 BD31G（5mm）胰岛素针头，原则上在注射时，不需捏起皮肤，但遇极度消瘦者，还应先捏起皮肤再进针。
	8. 拔针：顺着进针方向快速拔针。	• 不要用棉签按揉注射部位。
操作后处理	1. 整理用物：套上大针头帽，卸下针头，放入锐器盒内。盖好胰岛素笔帽。将棉签放入医用垃圾桶内。	
	2. 协助病人取舒适体位，整理床单位，交代胰岛素注射后的正确进餐时间。	• 超短效胰岛素（诺和锐、优泌乐）和预混胰岛素（优泌乐 25、诺和锐 30）应在注射后 10 ~ 15 分钟内进餐。 • 短效胰岛素（国产普通、诺和灵 R、优泌林 R）和预混胰岛素（诺和灵 30R、诺和灵 50R、优泌林 70/30）应在注射后 30 分钟进餐。
	3. 洗手、脱口罩。	
	4. 签名，记录执行时间。	

（三）关键步骤图示

见图 2-2-14 和图 2-2-15。

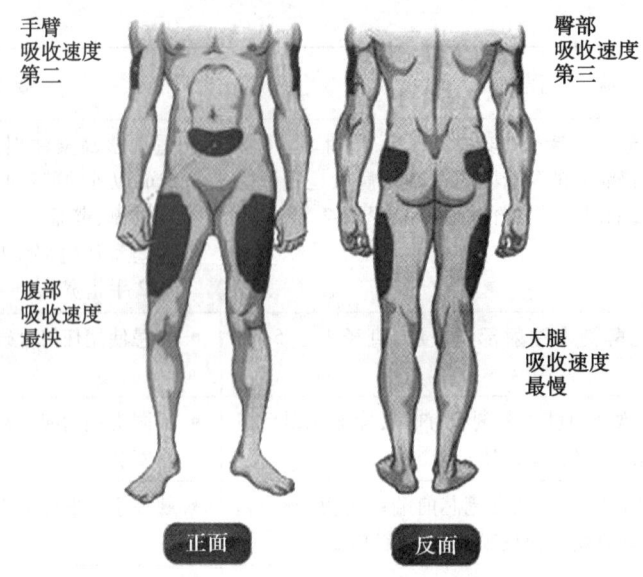

图 2-2-14　胰岛素注射部位示意图

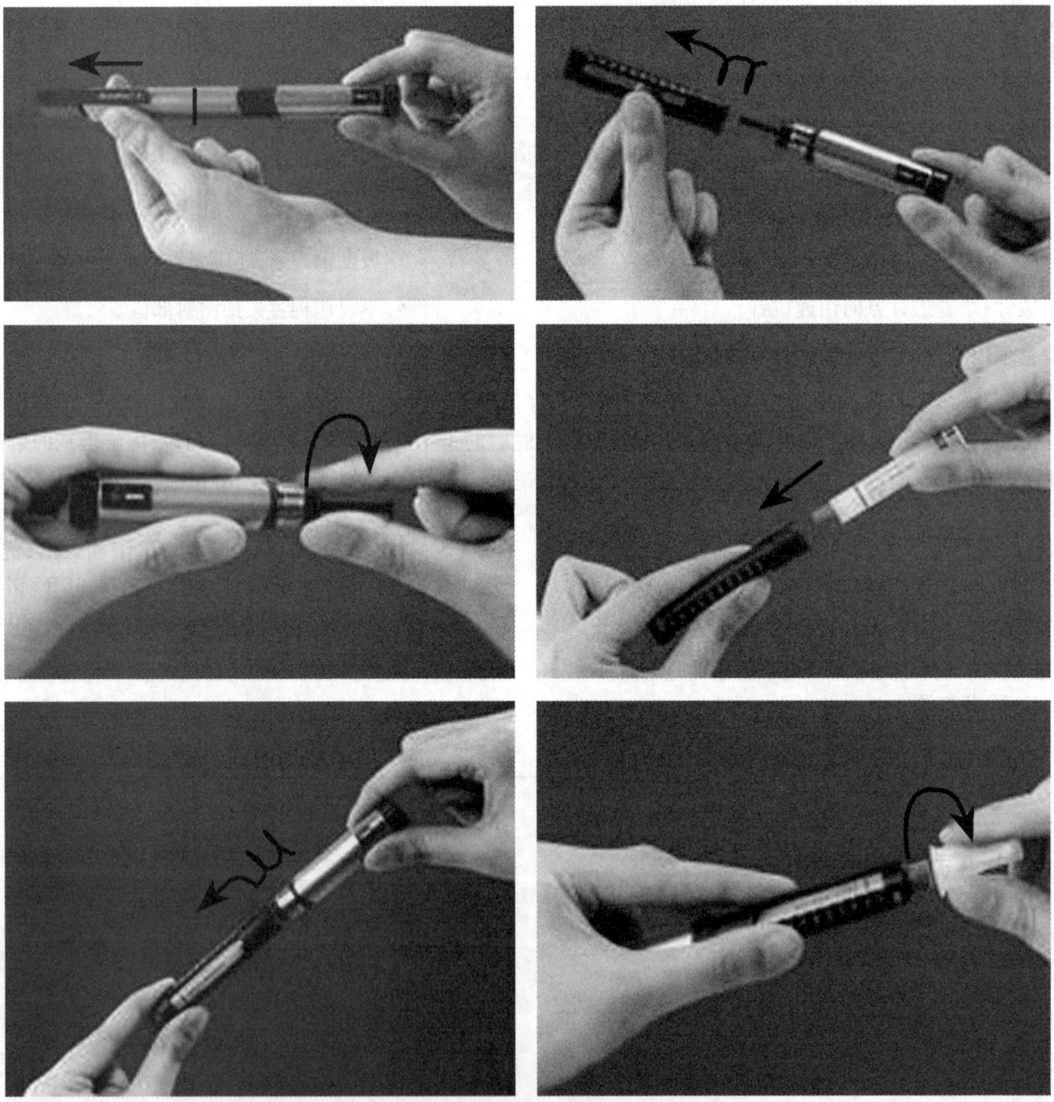

图 2-2-15　胰岛素笔芯安装示意图

（刘　芳）

第九节 皮肤准备

【备皮】
(一) 目的
1. 在不损伤皮肤完整性的前提下使病人皮肤上的微生物减少至最少。
2. 避免术后伤口感染或愈合不良。

(二) 操作流程

流　　程	要点与说明
操作前准备 1. 病人评估及准备 (1) 核对医嘱:包括病人姓名、床号(如有腕带请核对腕带)、诊断及手术部位,各部位皮肤准备范围见图2-2-16。 (2) 评估病人的病情、心理状况及配合能力。 (3) 向病人解释使其了解备皮的目的、基本过程、注意事项及配合技巧。 2. 自身准备:衣帽整洁、修剪指甲、洗手、戴口罩。 3. 环境准备: (1) 酌情关闭门窗,屏风或床帘遮挡病人; (2) 保持合适的室温。 4. 用物准备:托盘内放剃毛刀、弯盘、一次性中单及专用巾、毛巾、棉签、手电及滑石粉(或剃毛膏)及温热清水、70%乙醇、无菌巾、绷带。	• 颈部手术,上自唇下,下至乳头水平线,两侧至斜方肌前缘。 • 胸部手术,上自锁骨上及肩上,下至脐水平,包括患侧上臂和腋下,胸背均超过中线5cm以上。 • 腹部手术,以切口为中心周围15~20cm。下腹部及腹股沟部手术包括大腿上1/3前内侧,两侧至腋后线,包括会阴部,并剃去阴毛。 • 会阴部及肛周手术,上自髂前上棘,下至大腿上1/3,包括会阴及臀部,剃去阴毛。 • 四肢手术,以切口为中心,上下各20cm以上,一般超过远、近端关节或多准备患侧整个肢体。 • 特殊手术部位的皮肤准备: 1) 颅脑手术:术前3日前应剪短头发,并每日洗头1次(急症除外)手术前2小时剃头发,剃后洗头,并戴干净帽子。 2) 颜面部手术:尽量保留眉毛,不予剃除。 3) 口腔内手术:入院后经常保持口腔清洁卫生,术前用复方硼酸溶液漱口。 4) 阴囊、阴茎部手术:病人入院后,每日用温水浸泡,用肥皂洗净,术前1日备皮,范围同会阴部手术,剃去阴毛。 5) 骨、关节、肌腱手术:术前3日开始准备皮肤,在第1、2日先用肥皂水洗干净并用70%乙醇消毒,再用无菌巾包裹,第3日先用肥皂水洗干净并用70%乙醇消毒,再用无菌巾包扎手术野,待手术日晨重新消毒后用无菌巾包裹。
操作步骤 1. 核对、解释:携用物至病人床旁,核对病人床号、姓名并与病人沟通以取得病人配合。 2. 采取合适的体位。 3. 以滑石粉(或剃毛膏)涂抹备皮区域,一手以纱布绷紧皮肤,另一手持剃毛刀,剃除手术区毛发,以清洁毛巾拭干,并用手电筒检查是否干净。	• 不要刮伤皮肤,因皮肤割伤时,提供细菌进入的入口,并在破损组织内滋生。 • 备皮一般在术前1日,如手术因故推迟,应重新备皮。
操作后处理 1. 整理用物:收集、清理刮掉的毛发,协助病人穿好衣裤,取舒适卧位并整理床单位。 2. 酌情开窗通风,撤屏风或拉起围帘。	

续表

流　　程	要点与说明
操作后处理 3. 按相关要求处理用物。	• 防止病原微生物传播。
4. 洗手、脱口罩。	
5. 观察、记录 （1）观察病人对备皮的反应，有无害羞等心理变化，并给予心理引导。 （2）在医嘱单上签名。	
6. 指导病人沐浴、洗头，更换清洁衣裤，体弱病人须协助床上擦浴，并注意保暖。	

（三）关键步骤图示

见图 2-2-16。

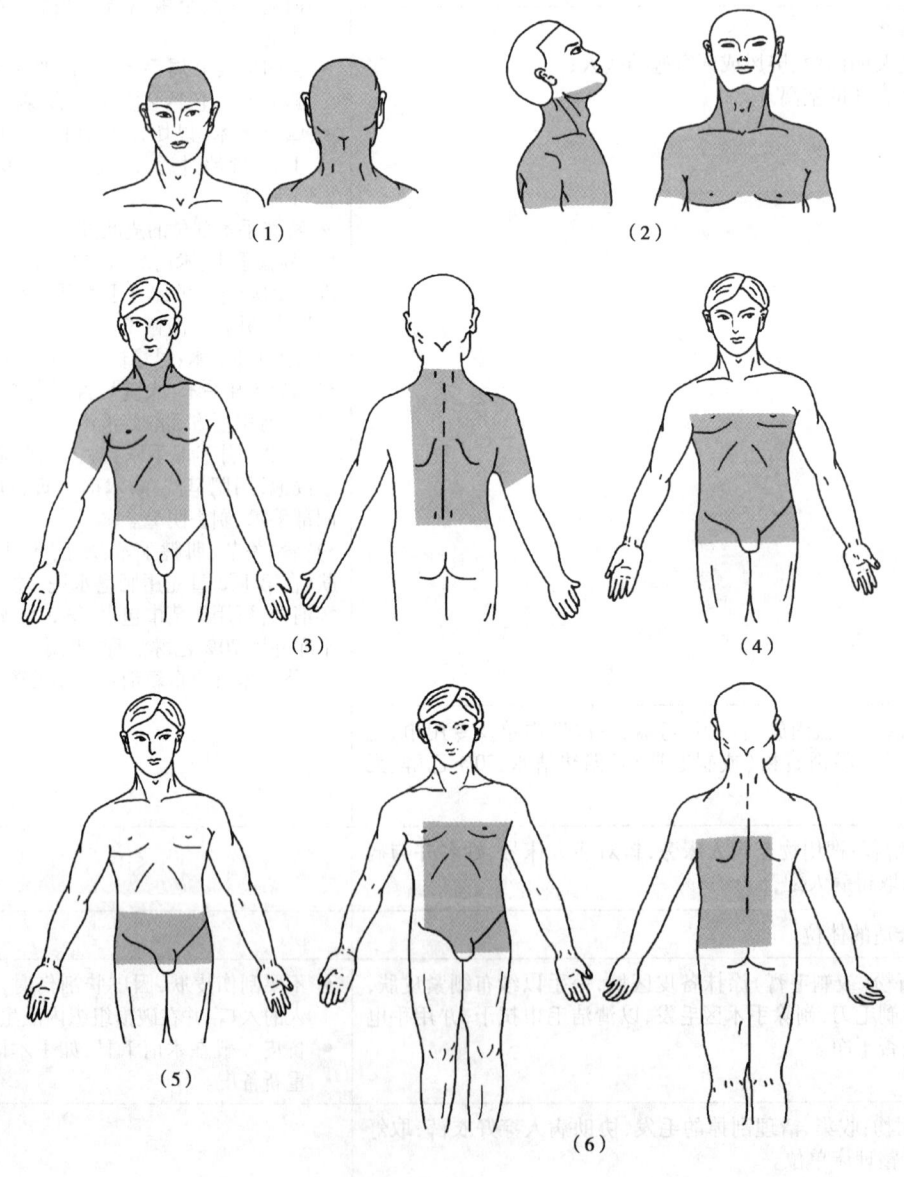

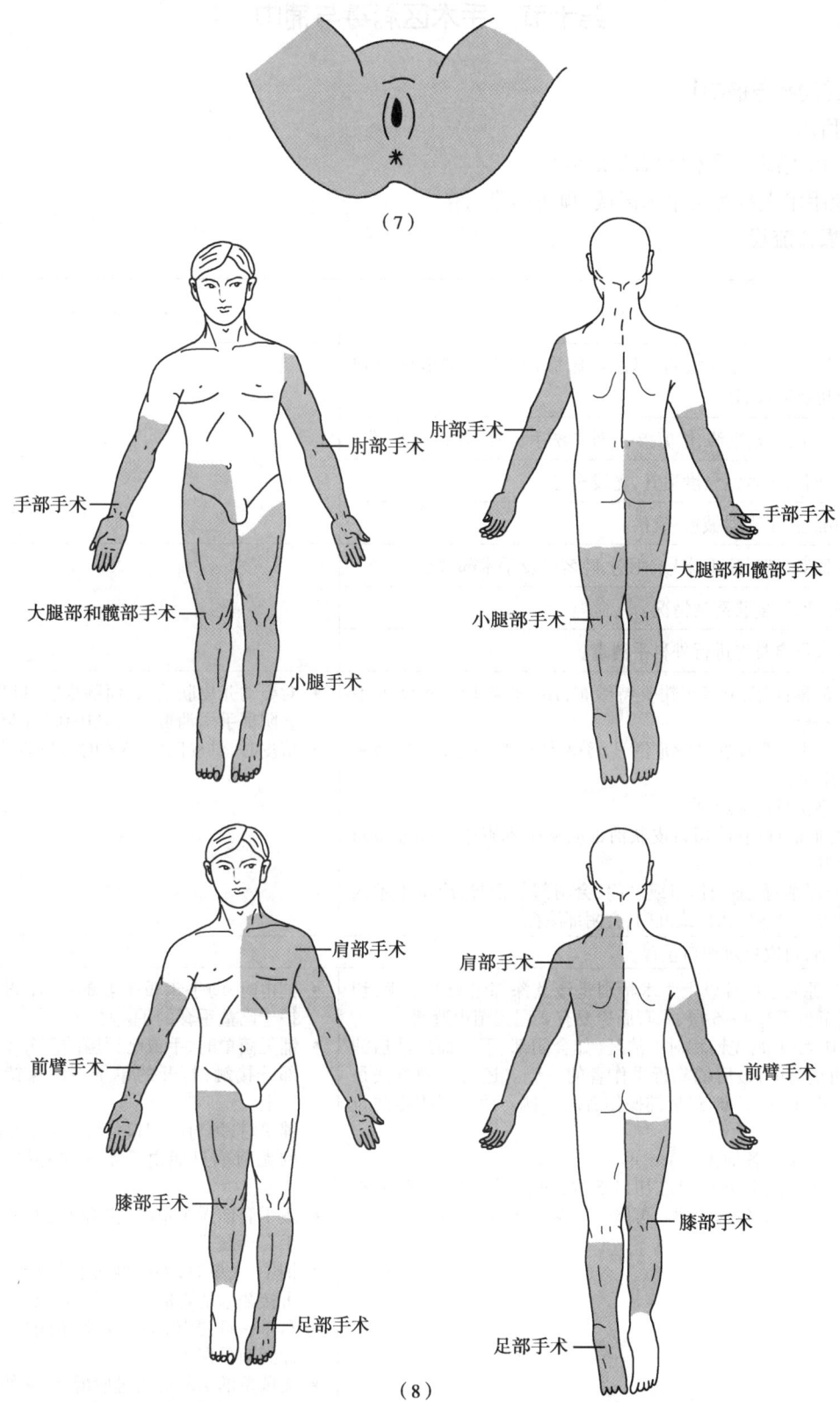

图 2-2-16 各部位皮肤准备范围
(1)颅脑手术;(2)颈部手术;(3)胸部手术(右);(4)腹部手术;(5)腹股沟手术;(6)肾手术;(7)会阴部及肛门手术;(8)四肢手术

第十节 手术区消毒与铺巾

【手术区消毒与铺巾】

(一) 目的

1. 最大限度减少手术区域的微生物。
2. 避免手术人员污染手术区域,预防感染。

(二) 操作流程

	流程	要点与说明
操作前准备	1. 病人评估:核对医嘱、病人姓名、床号(如有腕带请核对腕带)、诊断及手术部位。	
	2. 自身准备:衣帽整洁、修剪指甲、外科洗手、手臂消毒、戴口罩。	
	3. 环境准备:手术室温度适宜,光线充足。	
	4. 用物准备:手术器械包、碘伏。	
操作步骤	1. 再次核对:核对病人床号、性别、姓名以及手术部位。	
	2. 检查消毒区皮肤清洁情况。	
	3. 医务人员自身先进行外科手消毒。	
	4. 病人消毒:用无菌海绵钳夹持纱布,用2%碘伏涂擦病人手术区域2遍。 (1) 明确手术野皮肤消毒范围,以手术切口为中心,周围15~20cm的区域。 (2) 严格执行消毒原则。 1) 离心形消毒:清洁切口皮肤消毒应从手术野中心部开始向周围涂擦。 2) 向心形消毒:感染伤口或肛门、会阴部的消毒,应从手术区外周清洁部向感染伤口或肛门、会阴部涂擦。	• 对婴幼儿皮肤消毒、面部皮肤、口鼻腔黏膜、会阴部手术消毒一般采用0.5%碘伏。 • 植皮时,供皮区用75%的乙醇消毒3遍。
	5. 铺巾前,再次核对切口位置。	
	6. 铺巾:原则上中等以上手术特别是涉及深部组织的手术,切口周围至少要有4~6层,术野周边要有2层无菌巾遮盖。 (1) 4块无菌巾:先铺相对不洁区(如会阴部、下腹部),然后铺上方,再铺对侧,最后铺靠近操作者的一侧。还有一种方法是先铺对侧、下方、上方,最后铺操作者的一侧。用巾钳固定防止滑动。 (2) 在上、下方各加盖一条中单。 (3) 取剖腹单,其开口对准切口部位,先展开上端(一般上端短,下端较长)遮住麻醉架。再展开下端,遮住病人足端。	• 铺巾时,助手未戴手套的手,不得碰撞器械护士已戴手套的手。 • 铺无菌单时,手或已灭菌的部分不能与有菌部分接触,打开的单子下缘保持在腰平面以上。 • 铺单时,须对准切口位置,准确铺单,已铺下的无菌单只能由手术区向外拉,不可向内移动。 • 戴手套铺无菌单时,应将布单向上卷折保护手套再展开。 • 铺中、大单时,手不得低于手术台平面,也不可接触未消毒的物品以免污染。 • 布单一旦浸湿,即失去无菌隔离作用,应另加无菌单保护。 • 无菌单的头端应盖过麻醉架,两侧和尾部应下垂超过手术台边缘30cm。
操作后处理	1. 整理用物。 2. 记录。	

第十一节 胸腔闭式引流

【胸腔闭式引流】
（一）目的
1. 将胸膜腔的积气、积液和积血引流出体外。
2. 重建胸膜腔内负压,保持纵隔的正常位置。
3. 使手术或损伤后的肺复张。

（二）操作流程

流　程	要点与说明
操作前准备 1. 病人评估及准备 （1）核对医嘱:包括病人姓名、性别、床号（如有腕带请核对腕带）、诊断。 （2）评估病人的病情、心理状况、引流情况及配合能力。 （3）向病人解释使其了解胸腔闭式引流的目的、基本过程、注意事项及配合技巧。 2. 自身准备:衣帽整洁、修剪指甲、洗手、戴口罩。 3. 环境准备: （1）酌情关闭门窗、屏风或围帘遮挡病人。 （2）同病室无人进餐。 （3）保持合适的室温,光线充足。 4. 用物准备: （1）治疗车上层:胸腔闭式引流装置（胸腔引流管、引流瓶）、一次性防水垫巾或橡胶单和治疗巾、止血钳、手套、棉签、碘伏、纸巾数张、医嘱执行本、弯盘、手消毒液。 （2）治疗车下层:生活垃圾桶、医用垃圾桶。	● 准备引流瓶时,应倒入无菌的生理盐水,使水封瓶内长管没入水中3~4cm（图2-2-17,图2-2-18）。
操作步骤 1. 核对、解释:携用物至病人床旁,核对病人床号、姓名并与病人沟通以取得病人配合。	
2. 准备体位并垫巾:协助病人取合适卧位,在引流管出口下方铺上一次性垫巾或橡胶单和治疗巾,戴一次性手套。	● 一般取半坐卧位,病人侧卧时,注意防止引流管脱出或受压（图2-2-19）。
3. 连接及更换胸腔引流装置。 先用止血钳双向夹闭引流管,分离引流瓶和引流管,用碘伏消毒引流管的接口处,再连接新的引流瓶,放松止血钳。将更换下来的引流瓶放置在治疗车下层。	● 引流瓶低于胸壁引流口平面60~100cm。 ● 引流瓶要妥善安置,以防意外踢倒或牵扯。 ● 更换引流瓶或搬动病人时,要用止血钳双向夹闭引流管,防止空气进入。 ● 松开止血钳时,先将引流瓶安置在低于胸壁引流口平面的位置。
4. 调节引流管长度。	● 以病人坐起、翻身不牵扯引流管为宜,一般为80cm左右,不宜垂下绕圈以免引流液积聚阻碍引流。
5. 保持引流管通畅,定时挤压引流管。	防止引流管受压,扭曲或堵塞 ● 引流液多时,每15~30分钟挤压引流管1次。 ● 若水封瓶长玻璃管中水柱随着呼吸上下波动停止,提示引流管阻塞、受压或是肺已完全扩张。 ● 若水封瓶长玻璃管中水柱波动过大,提示肺不张。

续表

流　　程	要点与说明
	• 若水封瓶长玻璃管出现持续性气泡冒出,即吸气和呼气时皆有气泡产生,提示有空气进入系统中,可能是引流管脱出、引流装置密封不严或是手术部位出现瘘,应立即通知医生。 • 全肺切除术后的胸腔引流管一般呈钳闭状态,以保证术后患侧胸壁有一定的渗液,减轻或纠正纵隔移位。
6. 指导病人胸腔引流期间的活动。	• 病人生命体征平稳后,即可在床上或下床活动。下床活动时要防止引流管脱出。 • 胸腔引流管留置期间,鼓励病人咳嗽和深呼吸,以促进肺扩张,促使胸膜腔内液体与气体排出。
7. 观察 (1) 密切观察引流液的量、颜色和性状。 (2) 询问病人胸腔闭式引流过程中有无不适。	• 当血性液量多(每小时 100~200ml)、呈鲜红色、有血凝块,病人出现烦躁不安、血压下降、脉搏增快、尿少等血容量不足的表现时,提示活动性出血,需立即通知医师并配合处理。 • 若引流液突然减少,提示引流管堵塞或脱出胸腔。
8. 胸腔引流管的拔除 (1) 符合拔管指征者,备齐用物(无菌剪刀、凡士林纱布、无菌纱布及胶布条等)。协助医师拔管,病人坐在床缘或躺向健侧,嘱病人深吸气后屏气,于吸气末迅速拔管。 (2) 将用过的整套引流装置放进医疗垃圾袋,拔管后立即盖好凡士林纱布和厚敷料封闭胸部伤口,包扎固定,脱手套。 (3) 撤去一次性防水垫巾(橡胶单治疗巾)。 (4) 协助病人穿好衣裤,取舒适卧位。	• 拔管指征:一般置管 48~72 小时后,临床观察引流瓶中无气体溢出且引流液颜色变浅、24 小时引流量<50ml、脓液<10ml,胸部 X 线摄片确定肺已完全扩张,病人无呼吸困难或气促。
9. 拔管后观察。	• 拔管后的最初 4 小时内,应注意伤口周围组织有无皮下气肿或呼吸窘迫现象。 • 拔管后的第 2 日应复查胸部 X 线摄片,以观察肺扩张情况。
1. 整理用物:协助病人穿好衣裤,取舒适卧位并整理床单位。	
2. 酌情开窗通风,撤屏风或拉起围帘。	
3. 按相关要求处理用物。	• 防止病原微生物传播。
4. 洗手、脱口罩。	
5. 观察、记录: (1) 观察病人呼吸功能是否恢复正常,有无气促、呼吸困难或发绀等,病人疼痛是否减轻或消失,是否发生并发症,或并发症是否得到及时发现和处理。 (2) 在医嘱单或治疗单上签名。	

(三) 关键步骤图示
见图 2-2-17~图 2-2-19。

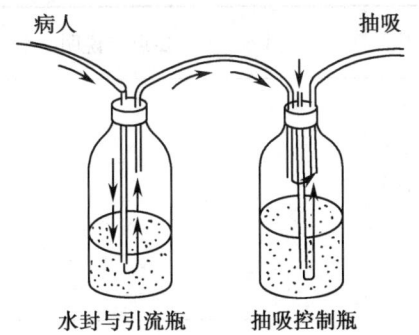

图 2-2-17 用机械抽吸器的双瓶引流装置

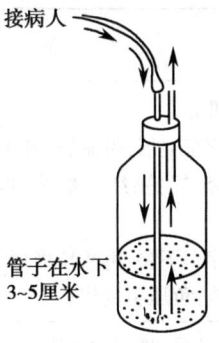

图 2-2-18 单瓶引流

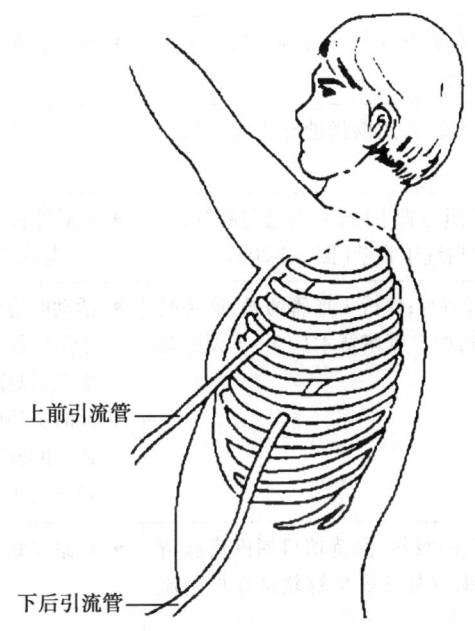

图 2-2-19 上、下胸腔引流管放置的位置

第十二节 T形管引流

【T形管引流】

(一) 目的

1. 引流胆汁和减压,预防胆道水肿、胆汁性腹膜炎、膈下脓肿等并发症。

2. 胆道支撑,防止胆总管切开处粘连、瘢痕狭窄。

3. 引流残余结石。

(二) 操作流程

	流　程	要点与说明
操作前准备	1. 病人评估及准备: (1) 核对医嘱:包括病人姓名、性别、床号(如有腕带请核对腕带)、诊断。 (2) 评估病人的病情、心理状况、引流情况及配合能力。 (3) 向病人解释使其了解T形管目的、注意事项及配合技巧。 2. 自身准备:衣帽整洁、修剪指甲、洗手、戴口罩。 3. 环境准备: (1) 酌情关闭门窗,屏风或床帘遮挡病人。 (2) 保持合适的室温,光线充足。	

续表

流　程	要点与说明
操作前准备 4. 用物准备 （1）治疗车上层：引流袋、凡士林纱布、氧化锌软膏、消毒液、一次性手套、棉签、纸巾数张、医嘱执行本、弯盘、医用胶带、温开水。 （2）治疗车下层：生活垃圾桶、医用垃圾桶。 （3）其他：负压引流装置。	
操作步骤 1. 核对、解释：携用物至病人床旁，核对病人床号、性别、姓名并与病人沟通以取得病人的配合。	
2. 让病人取合适体位，确定T管，并在T管下方铺一次性垫巾或橡胶单和治疗巾，戴一次性手套。	• 注意保护病人隐私及保暖
3. 折叠近端T管，分离T管和引流袋，用碘伏消毒T管的接口处，连接新的引流袋。	
4. 妥善固定T管：T管一般置于胆总管下段，一端通向肝管，另一端通向十二指肠，由戳口穿出后缝于腹壁（图2-2-20）。	• T形管长度适宜，不要固定在床上，以免翻身、起床活动、搬动时牵拉脱落。
5. 维持有效引流：引流袋的位置适宜；保持T形管通畅，避免受压、折叠、扭曲，应经常挤捏T管，如T管堵塞术后5～7天内禁止加压冲洗引流管。	• 活动时应低于腹部切口高度，平卧时不能高于腋中线，防止胆汁反流逆行感染，且不宜太低，以免胆汁流失过度。 • 此时引流管与周围组织及腹壁间未形成粘连，冲洗可导致胆汁性腹膜炎，可用细硅胶管插入T形管内行负压吸引。
6. 注意无菌操作：及时更换渗湿的敷料，保持切口周围皮肤清洁干燥，用温开水擦洗切口周围，并外涂氧化锌软膏保护引流管周围皮肤。	• 观察皮肤有无红、肿、热、痛。
7. 观察 （1）密切观察引流液的量、色、质。 （2）询问病人有无不适。	• 术后24小时内T管引出黄色或绿色胆汁约300～500ml，恢复饮食后会增至600～700ml，以后逐渐减少至每日200ml左右。 • 若量多，则提示有胆道下端阻塞或损伤的可能。 • 若量少，可据黄疸消退情况、大小便颜色、有无发热、严重腹痛来判断是否T管阻塞或是胆管上段堵塞。
8. 适时拔管：术后10～14日，如体温正常、黄疸消失、胆汁减少至200～300ml/d左右，无结石残留，可考虑拔管。 （1）拔管前先进行抬高试验，观察病人有无饱胀、腹痛、发热、黄疸出现。 （2）24小时后病人无不适反应则夹闭T管1～2日，观察病人有无不适反应。 （3）病人无不适反应后行T形管逆行胆道造影，造影后开放T管1～2日。 （4）确定无残留结石后拔管。 （5）局部伤口用凡士林纱布堵塞，1～2日后自行封闭。	

流程	要点与说明
操作后处理	
1. 整理用物:协助病人穿好衣裤,取舒适卧位并整理床单位。	
2. 酌情开窗通风,撤屏风或拉起床帘。	
3. 按相关要求处理用物。	● 防止病原微生物传播。
4. 洗手、脱口罩。	
5. 观察、记录 (1) 观察病人反应及T形管引流效果。 (2) 在医嘱单或治疗单上签名。	
6. 健康指导	● 带管出院者,示范并使病人及其家属掌握T管的护理,避免病人提举重物或过度活动,防止T形管脱出,拉扯伤口。 ● 穿宽松柔软的衣服,避免盆浴,淋浴时可用塑料薄膜覆盖置管处。 ● 若有异常或T形管脱出,突然无液体流出时,应及时就医。

（三）关键步骤图示

见图 2-2-20。

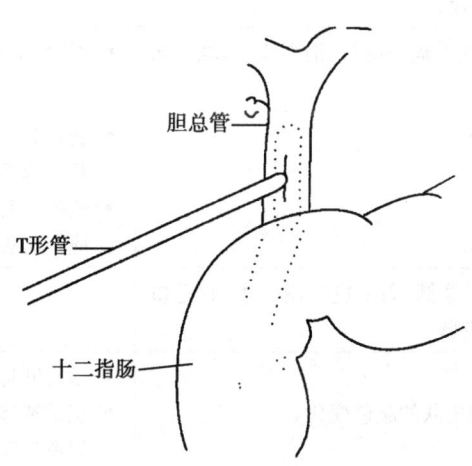

图 2-2-20　T 形引流管(简称 T 管)

第十三节　结肠造口的护理

【结肠造口的护理】

（一）目的

1. 排出大便,减轻胀气。
2. 促进形成规律的大便,代替人体正常生理功能。

（二）操作流程

流　　程	要点与说明
操作前准备 1. 病人评估及准备： （1）核对医嘱：包括病人姓名、床号（如有腕带请核对腕带）、诊断。 （2）评估病人的病情（图2-2-21）、心理状况、造口情况及配合能力。 （3）向病人解释使其了解造口护理的目的、基本过程、注意事项及配合技巧。 2. 自身准备：衣帽整洁、修剪指甲、洗手、戴口罩。 3. 环境准备： （1）酌情关闭门窗，屏风或床帘遮挡病人。 （2）同病室无人进餐。 （3）保持合适的室温，光线充足。 4. 用物准备： （1）治疗车上层：凡士林纱布、敷料、盐水棉球、温水、软毛巾、氧化锌软膏手套、医嘱执行本、手消毒液。 （2）治疗车下层：生活垃圾桶、医用垃圾桶。	• 接受结肠造口术的病人的心理反应分为震惊、防御性退缩、认知和适应四个不同的阶段。 • 震惊、防御性退缩期，护士不宜急着教病人去做，而应轻柔、细致、耐心地为病人做好瘘口护理，并主动介绍瘘口情况及其他病人造口术的心理变化过程。 • 如病人关心造瘘口的护理，主动提出问题，护士应抓住契机，给予详细解释和指导，调动其主观能动性，增强病人自信心。
操作步骤 1. 核对、解释：携用物至病人床旁，核对病人床号、性别、姓名，并与病人沟通以取得病人的配合。	
2. 采取合适体位，暴露结肠造瘘及周围皮肤，消毒双手，戴一次性手套。	• 保暖、保护病人隐私。
3. 拆除造口周围的凡士林纱条。	• 肠造口一般用凡士林纱布保护，术后2～3日予以拆除，开放造口。 • 造瘘口有肠液、粪便流出，外层敷料湿润后，应及时更换，防止感染。
4. 造瘘口黏膜用盐水棉球轻轻擦拭，周围皮肤用温水、软毛巾擦拭干净，涂氧化锌软膏保护皮肤。	
5. 观察： （1）密切观察结肠造口及周围皮肤的颜色变化。 （2）询问病人有无不适。	• 术后早期肠黏膜会有轻度水肿，属正常现象。 • 正常造瘘口黏膜呈粉红色，类似口腔黏膜，如造口黏膜变暗、发紫、发黑等改变，提示黏膜血供障碍；如果出现红肿，发热提示造口感染，须立即告知医生，及时处理。
6. 使用人工造口袋： （1）根据病人造口的大小，用剪刀将造口袋的底盘内径剪至大于造口直径0.2cm。 （2）粘贴底板：撕去底板的粘贴保护纸，将底板平整地粘贴在造口周围的皮肤上，用手均匀按压，使之与皮肤贴合紧密。 （3）如果是两件式造口袋，处理好底板后，将造口袋扣好在底板上。 （4）教会病人自己更换造口袋。	• 常用的人工肛门袋有一件式和两件式之分（图2-2-22，图2-2-23）。 • 引流液填满造口袋1/2或2/3时应及时倾倒，防止溢出污染皮肤。 • 结肠造口术后3～6个月，粪便变成固体，有意识定时倾倒，以促使形成规律的大便习惯。
7. 指导饮食。	• 进易消化熟食，以高热量、高蛋白、丰富维生素的少渣食物为主，避免太稀或粗的、纤维太多的食物；减少豆类、葱类等产气太多的食物；注意饮食卫生，不吃生、冷、硬的食物，多吃新鲜蔬菜、水果；适当的运动，防止腹泻、便秘和消化不良。

续表

流　程	要点与说明
操作步骤	8. 预防瘘口狭窄：出院后每周扩张瘘口，持续2～3个月。	● 教病人戴上手套，用自己的食、中、无名指并拢进行操作即可，每日1次，注意修剪指甲。
	9. 便秘处理：进食后3～4日未解大便，或因粪块堵塞发生便秘可插入导尿管（一般不超过10cm），用液状石蜡油或肥皂水洗肠。	● 压力不能过大，以防肠穿孔。
操作后处理	1. 整理用物：协助病人穿好衣裤，取舒适卧位并整理床单位。	
	2. 酌情开窗通风，撤屏风或拉起围帘。	
	3. 按相关要求处理用物。	● 防止病原微生物传播。
	4. 洗手、脱口罩。	
	5. 观察、记录： （1）观察病人对结肠造口护理的反应，有无出冷汗、腹痛等现象。观察护理效果。 （2）在医嘱单或治疗单上签名。	
相关技能扩展	结肠造口灌洗。	● 病人向造瘘口一侧卧，如病人情况允许，可采用半坐位。 ● 灌肠筒应置于离造口部位30～50cm高处。 ● 确定肠内液体完全流出后，用肥皂水及清水清洁皮肤，拭干后，覆盖上纱布敷料或接上人工肛门袋。当病人恢复了自理能力时，可坐在马桶上自行冲洗。

（三）关键步骤图示

见图2-2-21～图2-2-23。

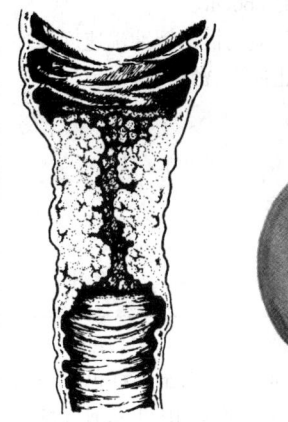 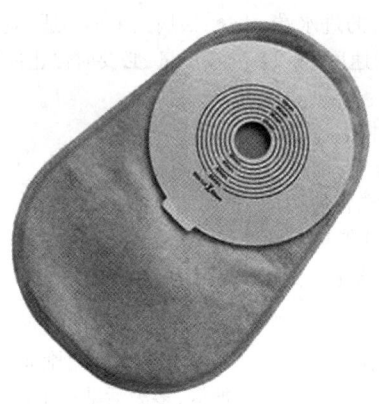 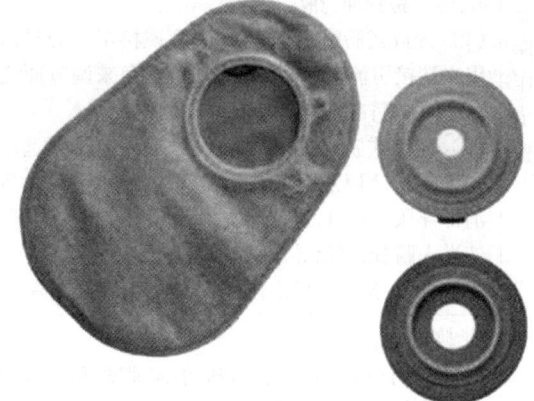

图2-2-21　浸润性结肠癌　　图2-2-22　一件式肛门袋　　图2-2-23　两件式肛门袋

第十四节　膀胱冲洗的护理

【膀胱冲洗】

（一）目的

1. 开放式膀胱冲洗主要使尿液引流通畅，消除膀胱内血凝块、黏液等异物，预防感染和血凝块形成。

2. 密闭式膀胱冲洗主要是使用特殊的冲洗液治疗膀胱疾病。

（二）操作流程

流　程	要点与说明
操作前准备 1. 病人评估及准备 （1）核对医嘱：包括病人姓名、床号（如有腕带请核对腕带）、诊断及膀胱冲洗目的。 （2）评估病人的病情、心理状况、尿液引流情况及配合能力。 （3）向病人解释使其了解膀胱冲洗的目的、基本过程、注意事项及配合技巧。 2. 自身准备：衣帽整洁、修剪指甲、洗手、戴口罩。 3. 环境准备 （1）酌情关闭门窗，屏风或床帘遮挡病人。 （2）保持合适的室温。 4. 用物准备 （1）治疗车上层：治疗盘内放置常温冲洗药液（根据医嘱）、生理盐水、无菌尿袋、输液器、无菌接头、无齿血管钳、治疗巾、碘伏、棉签、无菌纱布、一次性手套、医嘱执行本、弯盘、医用胶带、手消毒液。 （2）治疗车下层：便盆、便盆巾、生活垃圾桶、医用垃圾桶。 （3）其他：输液架。	
操作步骤 1. 核对、解释：携用物至病人床旁，核对病人床号、性别、姓名并与病人沟通以取得病人的配合。	• 密闭式膀胱冲洗前嘱病人排便。
2. 准备膀胱冲洗液。	• 严格执行无菌操作。 • 冲洗液温度保持在 25~30℃，以防冷水刺激膀胱，引起膀胱痉挛。
3. 暴露尿管引流部分，铺治疗巾于尿管引流口下方，戴一次性手套。	• 保暖、保护病人隐私。
4. 连接膀胱冲洗液 （1）开放式膀胱冲洗：将冲洗管连接至三腔导尿管的进水端，出水端接引流袋。根据引流液的颜色来调节冲洗的速度，可24小时不间断冲洗； （2）密闭式膀胱冲洗：用止血钳夹闭导尿管远端，将引流袋与尿管断开，用无菌纱布将引流管接头处包裹，放置于治疗巾上，消毒导尿管接口，连接冲洗管，松开止血钳，打开冲洗管使冲洗液进入膀胱，夹闭导尿管。遵医嘱，让冲洗液在膀胱停留治疗所需时长，然后重新连接导尿管与引流袋，引流出冲洗液。	• 冲洗液面距床面约60cm。 • 如病人主诉不适，应酌情减缓冲洗速度及冲洗量，必要时停止冲洗，密切观察。
5. 观察与记录 （1）密切观察引流是否通畅、引流速度、引流液的颜色和量。 （2）询问病人有无不适。 （3）准确记录冲洗量、引流液的颜色与量以及病人的自觉症状。尿量=排出量-冲洗量。	• 开放式膀胱冲洗时： （1）若病人感觉剧痛，引流液呈鲜红色并不断加深，多为活动性出血，应通知医生及时处理。 （2）若无引流液流出，多为导尿管阻塞，应立即停止冲洗，并及时告知医生。
操作后处理 1. 整理用物：协助病人穿好衣裤，取舒适卧位并整理床单位。	
2. 酌情开窗通风，撤屏风或拉起围帘。	
3. 按相关要求处理用物。	• 防止病原微生物传播
4. 洗手、脱口罩。	

续表

流　程	要点与说明
操作后处理	5. 观察、记录： （1）观察病人对膀胱冲洗的反应及膀胱冲洗的效果。 （2）在医嘱单或治疗单上签名，记录尿液的量、色、气味、有无沉淀及絮状物，以及冲洗量、排出量。	

第十五节　轴线翻身

【轴线翻身】

（一）目的

1. 协助颅骨牵引、脊椎损伤、脊椎手术、髋关节术后的病人在床上翻身。
2. 保持脊椎平直,预防脊椎再损伤。
3. 预防压疮,增加病人舒适度。

（二）操作流程

流　程	要点与说明
操作前准备	1. 病人评估及准备 （1）核对医嘱：包括病人姓名、床号（如有腕带请核对腕带）、诊断。 （2）评估病人的病情、心理状况、肢体活动能力、年龄、体重、有无约束；观察病人损伤部位、伤口情况和管路、骨折、牵引情况。 （3）向病人解释使其了解翻身的目的、基本过程、注意事项及配合技巧。	
	2. 自身准备：衣帽整洁、修剪指甲、洗手、戴口罩。	
	3. 环境准备： （1）酌情关闭门窗,屏风或床帘遮挡病人。 （2）保持合适的室温,光线充足。	
	4. 用物准备：软枕头2个。	
操作步骤	1. 核对、解释：携用物至病人床旁,核对病人床号、性别、姓名并与病人沟通以取得病人配合。	
	2. 移开床旁桌、床旁椅,拉起对侧护栏,移去枕头,松开被尾。	● 防止坠床。
	3. 一护士固定病人头部,沿纵轴向上略加牵引；两位护士站于病床同侧,其中一位双手分别置于病人肩、腰部,另一位护士双手分别置于病人腰、臀部,使头、颈、肩、腰、髋保持在同一水平线,一人喊口号,三人同时将病人缓慢移至护士同侧床旁,头、颈随躯干一起缓慢移动,转至侧卧位(图2-2-24)。	● 固定病人头部的护士勿扭曲或旋转病人头部,避免引起呼吸肌麻痹而死亡。 ● 侧卧位角度不超过60°,避免由于脊柱负重增大而引起关节突骨折
	4. 检查背部皮肤,必要时进行背部护理。	
	5. 一软枕放于病人背部,支持身体；一软枕垫于病人两膝之间,双腿自然屈曲,检查并安置病人的肢体、关节处于功能位置,保持头部牵引,垫好枕头。	● 有牵引的病人翻身时注意保持牵引的有效性,不能放松牵引。
	6. 观察：密切观察病人反应并及时询问病人有无不适。	

流程	要点与说明
操作后处理	1. 使病人舒适并整理床单位,保持床单位清洁、平整和干燥。	• 被尾不压至床垫下。
	2. 拉起护栏,床归原位,固定。	
	3. 用物处置:使用后的软枕取下枕套,集中送洗。	
	4. 洗手,记录翻身时间、病人背部皮肤情况及病人反应。	• 准确记录翻身时间,根据病情及局部受压情况确定翻身间隔时间。

(三) 关键步骤图示

见图 2-2-24。

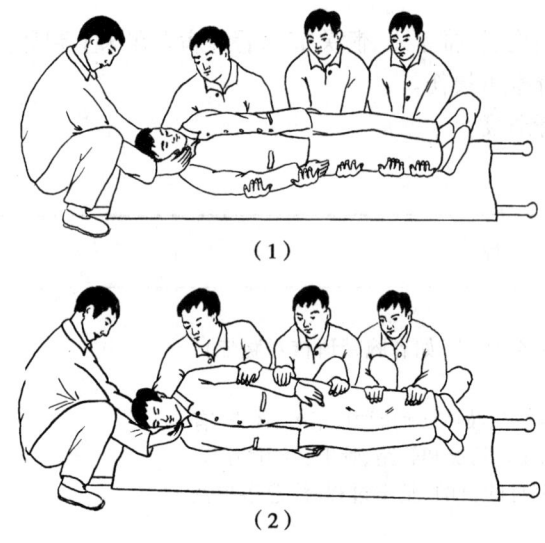

图 2-2-24 脊柱损伤病人搬运法

第十六节 乳腺术后皮瓣的护理

【乳腺术后皮瓣的护理】

(一) 目的

保持引流通畅,预防皮瓣坏死及皮下积液,促进病人康复。

(二) 操作流程

流程	要点与说明
操作前准备	1. 病人评估及准备 (1) 核对医嘱:包括病人姓名、床号(如有腕带请核对腕带)、诊断及皮瓣部位。 (2) 评估病人的病情、心理状况、皮瓣情况及配合能力。 (3) 向病人解释使其了解皮瓣护理的目的、注意事项。 2. 自身准备:衣帽整洁、修剪指甲、洗手、戴口罩。	

续表

流　程	要点与说明
操作前准备 3. 环境准备 （1）酌情关闭门窗，屏风或床帘遮挡病人。 （2）同病室无人进餐。 （3）保持合适的室温，光线充足。	
4. 用物准备 （1）治疗车上层：负压引流装置（包括中心负压吸引装置、引流袋、引流管）、碘伏、一次性防水垫巾或橡胶单和治疗巾、手套、棉签、纸巾数张、医嘱执行本、止血钳、弯盘、手消毒液。 （2）治疗车下层：生活垃圾桶、医用垃圾桶。	
操作步骤 1. 核对、解释：携用物至病人床旁，核对病人床号、性别、姓名并与病人沟通以取得病人配合。	
2. 取卧位，铺治疗巾于引流管接口下方，戴一次性手套。	
3. 更换引流装置 （1）引流瓶：先用止血钳夹闭伤口引流管，分离引流管与中心负压引流装置，消毒伤口引流管接口处。将负压引流装置的管道放入无菌生理盐水中，利用负压抽吸无菌生理盐水，从而达到冲洗管道的目的，冲洗后更换引流瓶，消毒接口处，并再次连接伤口引流管，松开止血钳。 （2）一次性负压引流袋：先用止血钳夹闭伤口引流管，分离引流管与负压引流袋，消毒伤口引流管接口处，连接新的一次性负压引流袋（图2-2-25）。	• 倾倒引流液前，防止引流液逆流，造成逆行感染。 • 保持切口敷料清洁干燥，有渗血、渗液及时更换。 • 引流袋不能高于皮瓣位置。
4. 检查负压引流装置：检查引流的通畅和负压的大小。 （1）中心负压持续引流：调节负压至20~40kPa。 （2）一次性负压引流袋：确保引流袋处于负压状态。	• 防止漏气及负压过大或过小，每日更换引流瓶、防止堵管。
5. 观察 （1）密切观察并记录引流液的性质、量。 （2）密切观察皮瓣颜色及状态，观察有无皮下积液。 （3）询问病人有无不适。	• 正常情况下，术后1~2日，每日的引流液约为50~200ml，以后会逐渐减少。若有异常情况，应及时报告医生，检查是否有活动性出血。 • 若皮瓣局部隆起、固定、无波动或漂浮感，提示小范围皮下积液。 • 皮瓣略显苍白，提示积液为血清或淋巴样液；若皮瓣为暗紫色，提示积液为血性。
6. 拔引流管：引流管拔管视引流量情况而定，24小时内引流量<15ml，颜色为澄清液，病人无胸部不适，皮下无积液，皮瓣与胸壁贴附好，即可拔除引流管。	• 防止逆行感染，引流管拔出后适当按压引流管周围的皮肤，以排除皮下积血。
7. 负压引流管拔管后，观察局部渗血情况。	
操作步骤 8. 指导并协助病人实施患肢功能锻炼。	• 有腋下积液、积气，皮瓣尚未充分与胸壁、腋壁贴合者，皮瓣较大面积坏死者，术后第3天负压引流液较多者，应适当延迟和减少肩关节的活动。
操作后处理 1. 整理用物。	
2. 酌情开窗通风，撤屏风或拉起围帘。	
3. 按相关要求处理用物。	• 防止病原微生物传播。

流程	要点与说明
操作后处理 4. 洗手、脱口罩。	
5. 观察、记录 （1）观察病人反应，有无出冷汗、疼痛难忍等现象。 （2）在医嘱单或治疗单上签名。	

（三）**关键步骤图示**

见图 2-2-25。

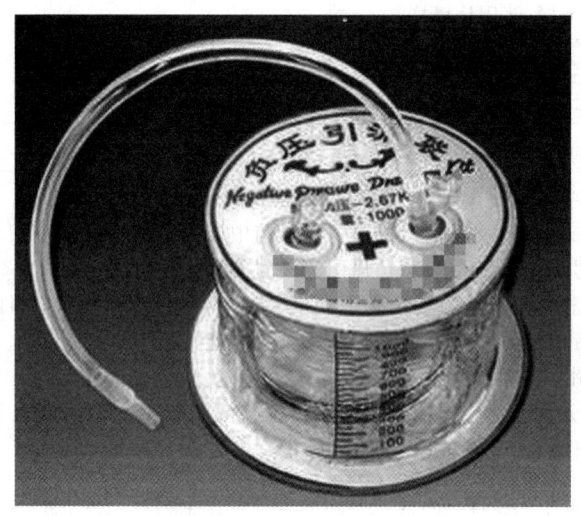

图 2-2-25　负压吸引袋

（杨　敏）

第三章

儿科护理技术

第一节 婴儿沐浴

（一）目的

1. 使病人舒适,皮肤清洁。
2. 协助皮肤的排泄和散热。
3. 促进血液循环、活动肌肉和肢体。

（二）操作流程

流　　程	要点与说明
操作前准备	1. 病人评估及准备： （1）核对医嘱：包括病人姓名、床号、腕带 ID 号、诊断。 （2）评估病人的病情、意识状态，测量体温，检查全身皮肤情况。 （3）评估常见的护理问题。 （4）沐浴于喂奶前或喂奶后 1 小时进行,以防呕吐和溢奶。	
	2. 自身准备：衣帽整洁、修剪指甲、操作前洗手。	
	3. 环境准备： （1）沐浴前关闭门窗。 （2）室温调节在 27~28℃。	
	4. 用物准备： （1）病人尿裤及衣服、浴巾 2 块、毛巾及面巾 1 块。 （2）护理用品：内备梳子、指甲剪、棉签、液状石蜡、50% 乙醇、润肤液、沐浴露。 （3）盆浴：内备温热水 2/3 满，水温冬季为 38~39℃，夏季为 37~38℃，备水时水温稍高 2~3℃。 （4）体重秤。	
操作步骤	1. 核对：核对病人床号、性别、姓名将病人抱至沐浴处。再次检查水温。	
	2. 准备：脱衣,用大毛巾包裹病人全身,测量体重并记录。	
	3. 擦洗面部：将面巾打湿并拧干,分别由内眦向外眦清洁眼睑(不可重复)、外耳；小毛巾搓洗后再擦拭脸部,用棉签清洁鼻孔。	
	4. 环形按摩清洗头：抱起婴儿,用左手掌托着婴儿身体并夹于腋下,以手掌环抱其头颈部,拇指及中指分别将病人双耳郭折向前方,轻轻按住,堵住外耳道口,用小毛巾沾水将头发打湿,将浴液涂于手掌上,再以环形按摩方式清洗头发,注意不要用指甲在婴儿头发上用力抓洗(图 2-3-1)。	

续表

流　程	要点与说明
5. 清洗头部并擦干:用大毛巾沾水或流动水清洗头发并擦干。	
6. 沐浴 （1）脱下包裹的毛巾或衣服,以左手横过婴儿背部至婴儿左腋下,使病人头颈部枕于操作者前臂,右手抱住病人的双脚。轻放于水中。 （2）松开右手,用浴巾淋湿病人全身,按顺序抹沐浴露洗颈下、胸、腹、腋下、臂、手、会阴、臀部、腿、脚,在清洗过程中,护士始终将病人握牢,随洗冲净,同时观察皮肤有无异常情况。 （3）以右手从病人前方握住婴儿左肩及腋窝处,使其头颈部俯卧于操作者右前臂,左手抹沐浴露清洗婴儿后颈部及背部(图2-3-2),以水冲净。	• 动作要轻快,减少暴露,注意保暖。 • 勿使水或沐浴露浸润耳、眼内。 • 注意将手和皮肤皱褶处清洗干净。 • 沐浴全过程注意观察病人哭声、四肢活动情况、脐带、皮肤颜色及皮肤有无红肿、糜烂等感染灶。若有异常应及时报告并处理。 • 加强安全防护,沐浴过程中始终将病人握牢,防止在盆内滑跌。
7. 洗毕,迅速将病人依照入水中的方法抱出(图2-3-3),用浴巾包裹全身并将水分吸干。检查全身各部位。必要时用棉签沾水擦净女婴大阴唇及男婴包皮处污垢。	
8. 为病人穿好衣服及尿裤,必要时修剪指甲、更换床单。	
9. 整理床单位,清理用物。	• 注意洗澡用具的消毒隔离,防止交叉感染。如洗浴毛巾、浴巾要做到每人更换;浴盆专人专用。
相关技能扩展：常见皮肤异常处理。	• 口唇干裂可涂液状石蜡。 • 脐部有渗出物可涂络合碘。 • 尿布皮炎可涂鞣酸软膏。 • 头部有皮脂结痂可涂液状石蜡浸润,待次日予以清洗。

（三）关键步骤图示

见图2-3-1～图2-3-3。

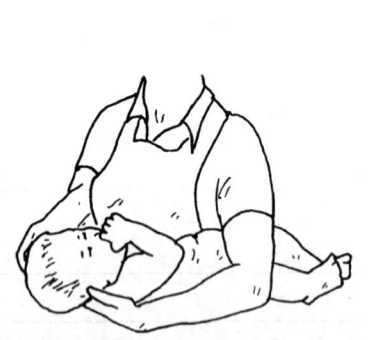

图2-3-1　小婴儿洗头法

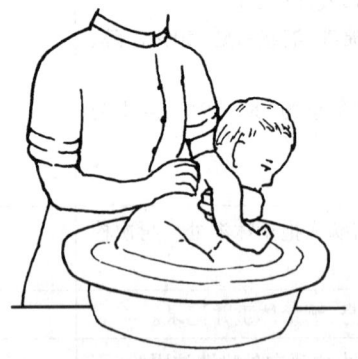

图2-3-2　婴儿盆浴洗背法

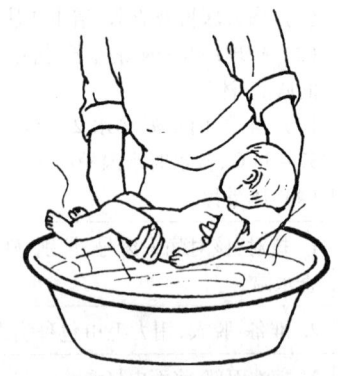

图2-3-3　婴儿出入浴盆法

第二节　新生儿臀部护理

（一）目的

1. 使婴儿清洁、干燥、舒适。
2. 预防皮肤破损、尿布性皮炎和臀红。
3. 保持床的整洁。

（二）操作流程

流　　程	要点与说明
操作前准备 1. 病人评估及准备 （1）了解病人诊断。 （2）观察臀部皮肤。 （3）评估婴儿全身情况。 2. 自身准备：衣帽整洁、修剪指甲、操作前洗手。 3. 环境准备 （1）沐浴前关闭门窗。 （2）室温调节在27～28℃。 4. 用物准备： （1）尿布或尿裤、尿布桶。 （2）必要时备小盆和温水、小毛巾； （3）护理用品：根据皮肤情况使用护理用品：如油类、软膏、抗生素等。	
操作步骤 1. 核对：核对病人床号、性别、姓名。将用物携至床旁。 2. 准备：放下床栏，揭开盖被，揭开尿布或尿裤，露出臀部。 3. 以原尿布或尿裤的干净处轻轻擦拭会阴及臀部，并以此盖上污湿部分垫臀部下面。 4. 如有大便，用温水冲洗臀部，轻轻吸干。 5. 用一手轻轻提起双足，使臀部略微抬高，另一手取下尿布或尿裤，再将清洁的尿布或尿裤垫于腰下，放下双足，系好尿片或尿裤，整理好衣服及盖被。 6. 洗手、记录。 7. 整理床单位，清理用物。	● 操作熟练、敏捷，防止过多暴露病人
相关技能扩展 常见皮肤异常处理。	● 临床根据皮肤受损的程度，分为轻度（表皮潮红）和重度，重度又分为3度，即重Ⅰ度（局部皮肤潮红，伴有皮疹）、重Ⅱ度（除以上表现外，并有皮肤溃破、脱皮）、重Ⅲ度（局部大片糜烂或表皮剥脱，有时可继发细菌或真菌感染）。 ● 根据臀部皮肤受损程度选择油类或药膏：轻度臀红，涂紫草油或鞣酸软膏；重Ⅰ、Ⅱ度臀红，涂鱼肝油软膏及1%甲紫（龙胆紫）；重Ⅲ度臀红，涂鱼肝油软膏或康复新溶液（中药），每日3～4次。继发细菌或真菌感染时，可用0.02%高锰酸钾溶液冲洗吸干，然后涂1%～2%甲紫或硝酸咪康唑（达克宁霜），每日2次，直至局部感染控制。

第三节　小儿头皮静脉输液

（一）目的
1. 补充液体、营养、维持体内电解质平衡，增加循环血量。
2. 需静脉给药。

（二）操作流程

流　　程		要点与说明
操作前准备	1. 病人评估及准备 （1）了解病人病情、诊断、治疗和用药。 （2）评估穿刺部位皮肤及静脉情况。	
	2. 自身准备：衣帽整洁、修剪指甲、操作前洗手。	
	3. 环境准备：清洁、舒适、安全、光线充足，操作前半小时停止打扫及更换床单。	
	4. 用物准备：治疗盘，无菌纱布、棉签、75%乙醇、络合碘、小枕、一次性手套、输液胶贴（胶布）、输液器、头皮针1~2个（一般选用4.5~5.5号）、一次性5ml注射器（内盛生理盐水）、输液溶液、药物、砂轮、弯盘、剪刀、笔、输液卡、备皮用物、便盆、输液架。	
操作步骤	1. 核对：备齐用物携至床旁，核对床号、姓名、输液卡，向病人家属做好解释，安抚及逗引病人，以减轻哭闹，协助病人排空大小便，撕胶布或输液贴置于治疗盘边缘。	• 严格执行无菌技术操作及查对制度，注意药物的配伍禁忌，刺激性强及特殊药物应确定穿刺成功后再输入。
	2. 准备：将病人平卧或侧卧，嘱助手（或家属）约束病人头部和膝部，操作者立于病人头侧，选择好静脉，必要时剃去周围毛发，范围包括进针点前后各3cm左右的部位。	
	3. 用75%乙醇消毒皮肤两次，再次查对后戴手套，更换头皮针，排尽输液器内空气。	
	4. 左手绷紧血管处的皮肤（按血管走行），右手持针，在距静脉最清晰点约0.3cm处将针头与头皮成5°~10°刺入皮肤，当针头刺入静脉时阻力减少并有落空感，同时可见回血，再将针头推进少许即固定。若病人由于重度脱水、头皮血管较瘪、回血慢时，可由一助手用5ml注射器（内盛生理盐水）抽回血，待针头进入血管后轻轻回抽，若有回血，缓慢推注后局部无肿胀说明穿刺成功，固定后接上所输液体。	
	5. 脱手套，调节好滴数，再次查对后在输液卡上记录时间、签名。	
	6. 向病人家属交代注意事项。	• 输液过程中要加强巡视，注意观察病人面色、神志、有无输液反应、局部有无肿胀、针头有无脱出、胶布有无松动及各连接处有无漏液等异常情况，并及时处理。
	7. 整理用物，洗手。	
相关技能扩展	常见皮肤异常处理。	• 对于不易固定的新生儿及婴幼儿最常选用额上静脉、颞浅静脉、耳后静脉（当输注非刺激性的药物时可用）。 • 桡静脉、手背静脉、踝静脉及足背静脉适合年长儿。 • 剃发时应顺着头发方向。

第四节 小儿股静脉采血

(一) 目的
采取血标本。

(二) 操作流程

<table>
<tr><th colspan="2">流　程</th><th>要点与说明</th></tr>
<tr><td rowspan="4">操作前准备</td><td>1. 病人评估及准备
(1) 了解病人病情、诊断,血生化检验的项目及目的。
(2) 评估病人腹股沟皮肤情况。
(3) 估计病人常见的护理问题。
(4) 做好病人家属的解释工作,使其积极配合操作过程。将病人腹股沟及会阴部洗净,更换清洁尿布。</td><td></td></tr>
<tr><td>2. 自身准备:衣帽整洁、修剪指甲、操作前洗手。</td><td></td></tr>
<tr><td>3. 环境准备:清洁、舒适、安全、光线充足,操作前半小时停止扫地及更换床单。</td><td></td></tr>
<tr><td>4. 用物准备:治疗盘、一次性5ml或10ml注射器、一次性无菌手套、无菌棉签或棉球、胶布、真空采血管、2%碘酊、75%乙醇、做血培养应备乙醇灯、火柴。</td><td></td></tr>
<tr><td rowspan="5">操作步骤</td><td>1. 核对:备齐用物携带至床旁,核对床号、姓名、手腕带,向病人家属做好解释,排空大小便。</td><td></td></tr>
<tr><td>2. 准备:病人取仰卧位,垫高穿刺侧臀部,用尿布包裹好会阴部,以免排尿时污染穿刺点。</td><td></td></tr>
<tr><td>3. 由助手(或家属)固定,使穿刺侧大腿外展并屈膝约90°,操作者站在病人足端或穿刺侧,在腹股沟中内1/3交界处摸到股动脉搏动点(图2-3-4,图2-3-5),用碘酊、乙醇消毒穿刺部位皮肤,戴手套。</td><td></td></tr>
<tr><td>4. 继续用左手示指摸股动脉搏动点,右手持注射器,沿股动脉内侧刺入股静脉,根据操作者习惯可选择直刺或斜刺法。</td><td>● 直刺法:沿股动脉搏动点内侧0.5cm处垂直刺入(根据病人胖瘦决定刺入深度),一般待针头刺入1/3或1/2左右,慢慢向上提针,边提针边抽回血,见回血即固定,尽快抽血至所需量。
● 斜刺法:摸到股动脉搏动后,示指不要离开,贴股动脉距腹股沟韧带下2cm左右与皮肤呈30°~45°角斜刺进针并随即抽吸,见回血即固定,继续抽血至所需量。</td></tr>
<tr><td>5. 抽毕用无菌棉球压迫进针部位拔针,局部按压5分钟左右至血止,胶布固定。</td><td>● 如抽出鲜红色血液,提示穿刺进入股动脉,拔针后应延长按压时间,按压穿刺处5~10分钟,直至无出血为止。
● 重视压迫止血,防止发生局部血肿,穿刺后应观察有无皮下出血情况,并保持穿刺点干燥清洁,无菌棉球覆盖24小时防止被大小便污染。</td></tr>
</table>

流程	要点与说明
操作步骤	6. 按检验目的将血液注入真空采血管内,将化验单包裹血标本一并送检。	
	7. 整理用物,洗手。	
相关技能扩展		• 对于不易固定的新生儿及婴幼儿最常选用额上静脉、颞浅静脉、耳后静脉(当输注非刺激性的药物时可用)。 • 桡静脉、手背静脉、踝静脉及足背静脉适合年长儿。 • 剃发应顺着头发方向。

(三) 关键步骤图示

见图 2-3-4 和图 2-3-5。

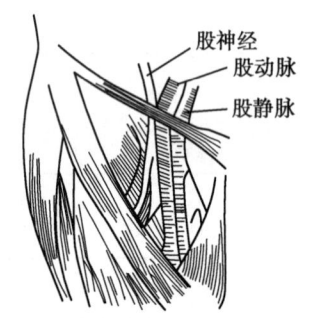

图 2-3-4　股静脉穿刺点解剖示意图

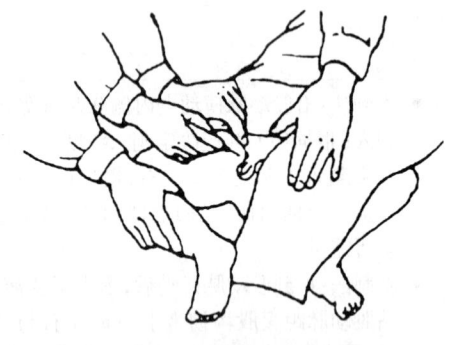

图 2-3-5　股静脉穿刺方法

第五节　早产儿暖箱的应用

(一) 目的

早产儿保持体温相对恒定的功能较差,暖箱可创造一个温度和湿度均适宜的环境,保持病人的体温恒定,提高未成熟儿的成活率,促使患儿早日康复及生长发育(图 2-3-6)。

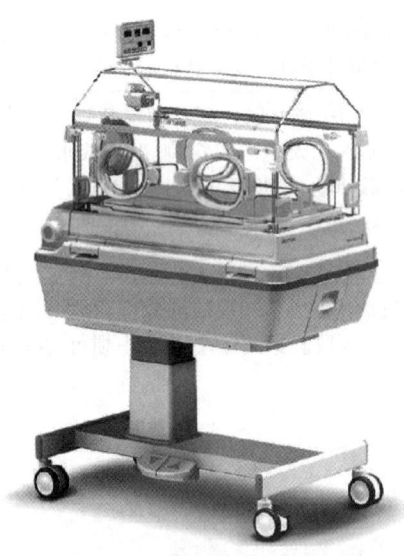

图 2-3-6　新生儿暖箱

（二）操作流程

	流　　程	要点与说明
操作前准备	1. 病人评估及准备 （1）核对医嘱：包括小儿姓名、床号、腕带、诊断。 （2）评估病情；告知家属目的及注意事项，取得合作。	
	2. 自身准备：衣帽整洁、修剪指甲、操作前洗手。	
	3. 环境准备 （1）清洁、安静；温、湿度适宜。 （2）检查电源和保温箱各项显示是否正常，使其性能完好，保证安全。用前消毒液擦拭干净，铺好箱内床铺。	
	4. 用物准备：婴儿保温箱、温度计、蒸馏水、盛水量杯、洗手液、洗手毛巾、污物桶、记录本、笔。	
操作步骤	1. 核对：核对医嘱、病人床号、性别、姓名、手腕带。再次检查水温。	
	2. 准备：铺好箱内床铺，准备箱内病人用品；水杯内加蒸馏水。	保温箱的清洁。 ● 每天用消毒液及清水擦拭温箱内外，若遇奶渍、葡萄糖等沾污应随时将污迹擦去，每周更换温箱一次，以便清洁消毒，定期细菌培养。 ● 机箱下面的空气净化垫每月清洗一次，如有破损，及时更换。 ● 病人出箱后，温箱应进行终末清洁消毒。
	3. 接通电源，打开开关；设定暖箱温度（表2-3-1）。	
	4. 调节暖箱湿度。	
	5. 待暖箱温度、湿度达到设定值后稳定20分钟，将病人放入暖箱。	
	6. 治疗、护理在暖箱内集中进行；如需抱出暖箱时应保暖。	● 婴儿刚放进保温箱时，应随时测量体温并记录，直至温度稳定为止。稳定后每4小时测量1次体温即可，若体温有上升或下降时，应再调整保温箱的温度设定。
	7. 密切观察病情、温箱温度、湿度及工作状况。	
	8. 严格交接班；清洗双手；执行签名；记录并签名。	
	9. 停用暖箱，记录并签名。	出箱条件： ● 病人体重达2000g或以上，体温正常。 ● 室温在24~26℃的情况下，病人穿衣在不加热的温箱内能维持正常体温。 ● 病人在温箱内生活了1个月以上，体重虽不到2000g，但一般情况良好。
	10. 用物处置，可复用物品放回原处。	
	11. 垃圾处理，分类正确。	
相关技能扩展	暖箱使用期间病人进行吸氧。	● 氧气使用过程中，需至少每8小时用氧气分析器测定箱内的氧气浓度。 ● 使用氧气时要慎防烟火和电极火花。 ● 不适当的氧气供给会导致许多严重的并发症，如双目失明、脑损伤，甚至死亡，所以给氧的浓度和时间应遵照医嘱进行。 ● 用氧过程中应随时监测病人的经皮血氧饱和度，早产儿一般保持在90%~95%即可，不宜过高。

(三) 关键步骤图示

见表 2-3-1。

表 2-3-1 保温箱温度的设定

体重(g)	35℃	34℃	33℃	32℃
1000	出生 10 天内	出生 10 天以后	出生 3 周以内	出生 5 周以后
1500	——	出生 10 天内	出生 10 天以后	出生 4 周以后
2000	——	出生 2 天内	出生 2 天以后	出生 3 周以后
>2500	——	——	出生 2 天内	出生 2 天以后

第六节　小儿窒息的紧急处理

(一) 目的

恢复心跳和呼吸,维持呼吸、循环功能。

(二) 操作流程

	流　　程	要点与说明
操作前准备	1. 病人评估及准备 (1) 床号、姓名。 (2) 病人病情评估:足月、羊水、呼吸、肌张力及 Apgar 评分(肤色、心率、呼吸、肌张力、对刺激反应)。 2. 自身准备:两名或以上医务人员、熟练掌握新生儿复苏技术、着装整齐规范、洗手、戴口罩。 3. 环境准备:吸引器械、正压人工呼吸器械、气管内插管器械、其他(辐射保暖台或其他保暖设备、温暖的毛巾、无菌手套、听诊器、时钟、胶布、心电监护仪),用物齐全、摆放有序、质量合格、型号符合要求。 4. 用物准备 (1) 吸引器械:吸引球囊、吸引器和管道、吸管(5F 或 6F、8F、10F、12F)、鼻管及注射器、胎粪吸引管。 (2) 正压人工呼吸器械:新生儿复苏气囊、不同型号的面罩、配有气流管和导管的氧源。 (3) 气管内插管器械:带直镜片的喉镜(0 号,早产儿用;1 号,足月儿用)、喉镜的备用灯泡和电池、不同型号的气管插管、金属芯、气管导管的胶带或固定装置、乙醇棉球。 (4) 其他:辐射保暖台或其他保暖设备、温暖的毛巾、无菌手套、听诊器、时钟、胶布、心电监护仪。	
操作步骤	1. 初步复苏(30 秒完成) (1) 将病人放置预热辐射台上,摆好体位,肩下垫高 2~3cm,先吸口再吸鼻。 (2) 擦干,拿开湿毛巾,并重新摆好体位。 (3) 弹足底或摩擦躯干部 2~3 次给予刺激。 (4) 30 秒后评价呼吸、心率和肤色。	

续表

	流　　程	要点与说明
操作步骤	2. 正压人工通气(30秒完成) (1) 正压人工呼吸的指征(呼吸暂停,心率<100次/分,青紫)。 (2) 使用安全合适的面罩。 (3) 按压频率40~60次/分(挤压和放松的每个动作0.5秒)。 (4) 节律为1:2(按压:放松=1:2)。 (5) 做20次。 (6) 30秒后评价呼吸、心率和肤色。	• 持续气囊面罩正压通气较长时间后可产生胃胀气,应插入新生儿胃管,用20ml注射器抽吸胃内容物及气体,或用负压引流。
	3. 胸外按压+正压通气(30秒完成) (1) 胸外按压的指征(有效正压人工呼吸30秒后心率仍<60次/分)。 (2) 手指摆放在胸骨的下1/3处,按下胸廓前后径的1/3处。 (3) 胸外按压频率配合通气(请助手配合通气),频率为120次/分(90次按压+30次正压通气,每个动作0.5秒),节律为3:1(按压3次后正压通气1次),做15次。 (4) 30秒后评价呼吸、心率和肤色。	
	4. 药物治疗:确定使用肾上腺素的指征(正压人工呼吸联合胸外按压下心率仍<60次/分);剂量:0.1~0.3ml/kg静脉或0.3~1.0ml/kg气管内。 确定使用扩容剂的指征,常用扩容剂的名称(生理盐水、林格液或RH阴性的O型浓缩红细胞),扩容剂剂量:10ml/kg,5~10分钟内缓慢静脉注入。	
	5. 按压后继续治疗 (1) 停止胸外心脏按压,继续正压通气。 (2) 停止正压通气,改常压吸氧。 (3) 复苏后继续监测。	
	6. 整理用物,洗手。	
相关技能扩展	胸外按压方法	• 方法:应在新生儿两乳头连线中点的下方,即胸骨体下1/3进行按压。 (1) 拇指法:双手拇指端按压胸骨,根据新生儿体型不同,双拇指重叠或并列,双手环抱胸廓支撑背部。此法不易疲劳,能较好地控制下压深度,并有较好的增强心脏收缩和冠状动脉灌流的效果。 (2) 双指法:右手示、中2个手指尖放在胸骨上,左手支撑背部。其优点是不受患儿体型大小及操作者手大小的限制。 • 按压深度约为前后胸直径的1/3,产生可触及脉搏的效果。按压和放松的比例为按压时间稍短于放松时间,放松时拇指或其余手指不应离开胸壁。

第七节 经外周静脉置入中心静脉导管维护

(一) 目的

1. 把导管内残留的药液冲干净,保持导管通畅。

2. 防止不相容药物和液体的混合,减少药物之间的配伍禁忌。

3. 冲干净反流到导管内的血液,防止长期不使用时导管发生堵塞。

(二) 操作流程

流　　程	要点与说明
操作前准备 1. 病人评估及准备 (1) 评估病人全身情况,局部情况(穿刺部位有无红肿、痛、有无渗液渗血、化脓)。 (2) 评估敷贴是否松脱。 (3) 与病人和家属沟通,交代经外周静脉置入中心静脉导管(PICC)维护目的、PICC维护过程中注意事项。	
2. 自身准备:操作者着装整洁、规范,无长指甲,六步法洗手,佩戴口罩。	
3. 环境准备:清洁、舒适、安全、光线充足,换药室半小时前湿式打扫。	
4. 用物准备:PICC维护包(2块治疗巾、1个弯盘、1把止血钳、2个小药杯各装9个小棉球、5块纱布、剪刀)、1块治疗巾(隔湿)、治疗盘、75%乙醇、1%碘酒、尺、无菌手套1双(另备用1双)、肝素帽、10cm×12cm透明敷料、纸胶布1卷、棉签、弯盘、生理盐水100ml、20ml注射器1支、头皮针或正压接头1个、2条无菌胶布(输液用敷贴即可)、纸、笔。	
操作步骤 1. 核对 (1) 严格查对(核对床位、姓名;查对病人《长期护理手册》),向病人解释操作目的,以取得合作。 (2) 核对接头处纸胶布上的穿刺点导管刻度与导管在穿刺点上刻度是否相符。 (3) 测量臂围并记录(肘中线上方10cm处)。	
2. 准备:病人取平卧位,在病人臂下垫一块治疗巾,弯盘放于治疗巾上适当位置,按压导管尾端接头,由下至上去掉贴膜弃于弯盘(注意用无菌干棉签压住蓝色导管),撤出弯盘,洗手。	
3. 消毒生理盐水瓶塞,在治疗台上打开无菌包,操作者自行投入20ml注射器、头皮针、一次性无菌巾、正压接头或肝素帽、无菌输液胶贴、透明敷料。	
4. 操作者将注射器、头皮针、正压接头、贴膜、自行投入在无菌区内。右手戴手套,持注射器;左手持盐水,抽吸生理盐水备用。	
5. 右手分别持两个小药杯,左手分别倒入乙醇、碘酒。左手戴手套。	
6. 取出其中一块无菌巾,嘱病人手臂抬起铺于病人臂下,再取出一块治疗巾在床旁建立无菌区(把病人手腕、手指处覆盖)。	
7. 消毒固定翼:乙醇、络合碘各1次,放置在无菌区内待干,观察导管在穿刺点的刻度。	

续表

	流　程	要点与说明
操作步骤	8. 取纱布包裹导管肝素帽,用乙醇棉和络合碘离穿刺点上下各10cm范围、左右至臂缘,顺时针逆时针再顺时针交替各消毒三遍。	
	9. 消毒导管、灰色固定翼一遍,垫无菌纱布于导管下方(涂正反交替擦导管外露部分),更换无菌纱布。	
	10. 左手持无菌纱布包住导管上方,右手持纱布拧开并同纱布一起去掉原有肝素帽或正压接头,右手持一个乙醇小方纱(稍干)顺时针旋转式消毒导管接头螺纹部分7~15圈(20秒)。	
	11. 先将肝素帽与头皮针连接,再将抽好的20ml的生理盐水注射器连接头皮针,对新肝素帽排气待用,拧上新的肝素帽,将注射器的乳头直接对着导管接头脉冲冲洗导管并正压封管。	
	12. 将蓝色导管摆放成"?"状,以无菌胶布固定白色固定翼、尾端灰色翼形(主要是方便摆放导管"?")。	
	13. 无张力垂放、粘贴透明贴膜,注意塑型,排尽贴膜下的空气,导管蓝色部分全部置入贴膜下,脱手套、洗手。	
	14. 用胶布固定导管外露部分(让贴膜、皮肤、导管三者合一),胶布上标明维护日期、维护人、体内导管置入长度。	
	15. 穿刺后记录:PICC维护记录单、护理记录单、《长期护理手册》。	
	16. 用物处置,可复用物品放回原处,垃圾分类处理。	
相关技能扩展	冲洗导管注意事项。	● 禁止使用<10ml的注射器冲管,更不能使用高压注射器(某些造影检查要用高压注射器推注造影剂,绝对不能从导管内注入)。临床上发生多次用高压注射器从PICC导管内注入造影剂而致导管破裂的问题。 ● 不能用含有血液和药液混合的盐水冲洗导管。 ● 如果经导管内抽血、输血、输注其他黏滞性液体(如脂肪乳、清蛋白、TPN、甘露醇等),必须手动脉冲方式冲管后再输注其他液体。 ● 不可依赖重力静滴方式冲管。 ● 在日常冲洗导管时,无须每次检验回血(多次检验回血会加快导管内壁血凝积累,最终导致导管堵塞)。

（周　霞）

第四章

妇产科护理技术

第一节 会阴擦洗/冲洗

(一) 适应证
1. 急性外阴炎病人。
2. 产后会阴有伤口者。
3. 陈旧性会阴裂伤修补术后。
4. 长期阴道流血的病人。
5. 长期卧床病人。
6. 外阴手术后病人。
7. 妇科或产科手术后留置导尿管者。

(二) 目的
通过会阴擦洗/冲洗可以保持病人会阴及肛门部清洁,促进病人的舒适和会阴伤口的愈合,防止生殖系统、泌尿系统的逆行感染。

(三) 操作流程

流程		要点与说明
操作前准备	1. 病人评估及准备 (1) 核对医嘱:包括病人姓名、床号(如有腕带请核对腕带)、诊断。 (2) 评估病人的病情、心理状况及配合能力。 (3) 向病人解释使其了解阴擦洗/冲洗目的、基本过程、注意事项及配合技巧。 (4) 可自行排尿者,嘱病人排尿。	
	2. 自身准备:衣帽整洁、修剪指甲、洗手、戴口罩。	
	3. 环境准备: (1) 酌情关闭门窗,屏风或床帘遮挡病人。 (2) 保持合适的室温、光线充足。 (3) 房内多余人员暂时回避。	
	4. 用物准备: (1) 1只会阴擦洗盘,盘内放置2只消毒弯盘,无菌镊子或消毒止血钳2把,2~3个无菌干棉球,2块无菌干纱布,1个冲洗壶,1只便盆。 (2) 冲洗或擦洗消毒液。 (3) 橡胶中单1块,一次性会阴垫巾1块,一次性手套1副。	• 常用的消毒液有:0.1%苯扎溴铵溶液(新洁尔灭),0.02%碘伏溶液,1:5000高锰酸钾溶液
操作步骤	1. 核对、解释:携用物至病人床旁,核对病人床号、性别、姓名并与病人沟通以取得病人配合。	
	2. 准备体位并垫巾:协助病人脱下一条裤腿,取双腿屈膝仰卧位,略外展,暴露外阴,给病人臀下垫橡胶中单1块,一次性会阴垫巾1块。	

续表

流　　程	要点与说明
操作步骤 3. 盖好被子,暴露臀部,置便盆于臀部旁边。戴一次性手套。	• 保暖、保护病人隐私。
4. 用一把消毒止血钳或镊子夹取干净的药液棉球,用另一把镊子或止血钳夹住棉球进行擦洗。	• 如行会阴部冲洗,注意先将便盆放于橡胶单上,镊子夹住消毒棉球,一边冲洗一边擦洗。
5. 具体方法:自耻骨联合一直向下擦至臀部,先擦净一侧后换一棉球同样擦净对侧,再用另一棉球自阴阜向下擦净中间;第2遍的顺序为自内向外,或以伤口为中心向外擦洗,其目的为防止伤口、尿道口、阴道口被污染。第3遍顺序同第2遍。必要时,可根据病人的情况增加擦洗的次数,直至擦净,最后用干纱布擦干。	• 一般擦洗3遍,第1遍擦洗初步擦净会阴部的污垢、分泌物和血迹等。 • 冲洗的顺序同会阴部擦洗。 • 擦洗时均应注意最后擦洗肛门,并将擦洗后的棉球丢弃。 • 最后擦洗有伤口感染的病人,以避免交叉感染。
操作后处理 1. 整理用物:协助病人穿好裤子,取舒适卧位并整理床单位。	• 冲洗结束后,撤掉便盆,换上干净的橡胶单。 • 擦洗结束后,为病人更换消毒会阴垫。
2. 酌情开窗通风,撤屏风或拉起围帘。	
3. 按相关要求处理用物。	• 防止病原微生物传播
4. 洗手、脱口罩。	

第二节　阴道灌洗

（一）适应证
各种宫颈炎、阴道炎的治疗。

（二）目的
阴道灌洗可促进阴道血液循环,减少阴道分泌物,缓解局部充血,达到控制和治疗炎症的目的。

（三）操作流程

流　　程	要点与说明
操作前准备 1. 病人评估及准备 （1）核对医嘱:包括病人姓名、床号（如有腕带请核对腕带）、诊断。 （2）评估病人的病情、心理状况及配合能力。 （3）向病人解释使其了解阴道灌洗的目的、基本过程、注意事项及配合技巧。 （4）嘱病人排尿。	• 月经期、产后或人工流产术后子宫颈口未闭或阴道出血病人,不宜行阴道灌洗,以防引起上行性感染。 • 宫颈癌病人有活动性出血者,为防止大出血,禁止灌洗,可行外阴擦洗。
2. 自身准备:衣帽整洁、修剪指甲、洗手、戴口罩。	
3. 环境准备 （1）酌情关闭门窗,屏风或床帘遮挡病人。 （2）保持合适的室温、光线充足。 （3）房内多余人员暂时回避。	
4. 用物准备 （1）1个消毒灌洗筒,1根橡皮管,1个灌洗头（头上有控制冲洗压力和流量的调节开关）,1个输液架,1只弯盘,1个便盆,1只窥阴器,1只卵圆钳,1~2个消毒大棉球。 （2）灌洗液。 （3）橡胶中单1块,一次性中单1块,一次性塑料会阴垫巾1块,一次性手套1副。	• 常用的灌洗液有:生理盐水;0.2%苯扎溴铵（新洁尔灭）溶液;2:1000或5:1000碘伏溶液;2%~4%碳酸氢钠溶液;1%乳酸溶液;4%硼酸溶液;0.5%醋酸溶液;1:5000高锰酸钾溶液等。

续表

	流　　程	要点与说明
操作步骤	1. 核对、解释：核对病人床号、性别、姓名并与病人沟通以病人的取得配合。	
	2. 准备体位并垫巾：嘱病人排空膀胱后，协助病人上妇科检查床，病人脱下一条裤腿，取膀胱截石位，暴露外阴，臀部垫橡胶中单1块，一次性中单1块，一次性塑料会阴垫巾1块，放好便盆。	• 保暖、保护病人隐私。
	3. 戴一次性手套。	
	4. 将装有500~1000ml灌洗液的灌洗筒挂于床旁输液架上，其高度距床沿60~70cm处，排去管内空气，保持水温41~43℃后备用。	• 产后10天或妇产科手术2周后的病人，若合并阴道分泌物混浊、有臭味、阴道伤口愈合不良、黏膜感染坏死等，可行低位阴道灌洗，灌洗筒的高度一般不超过床沿30cm，以避免污物进入宫腔或损伤阴道残端伤口。
	5. 具体方法：操作者右手持冲洗头，先用灌洗液冲洗外阴部，然后用左手将小阴唇分开，将灌洗头沿阴道纵侧壁的方向缓缓插入至阴道后穹隆部。边冲洗边将灌洗头围绕子宫颈轻轻地上下左右移动；或用窥阴器暴露宫颈后再冲洗，冲洗时不停地转动窥阴器，使整个阴道穹隆及阴道侧壁冲洗干净后，再将窥阴器按下，以使阴道内的残留液体完全流出。当灌洗液约剩100ml时，夹住皮管，拔出灌洗头和窥阴器，再冲洗一次外阴部，然后扶病人坐于便盆上，使阴道内残留的液体流出。	• 未婚妇女可用导尿管进行阴道灌洗，不能使用窥阴器。
操作后处理	1. 整理用物：撤离便盆后，用干纱布擦干外阴并整理床铺，换掉一次性塑料垫巾，协助病人穿好裤子。	
	2. 酌情开窗通风，撤屏风或拉起床帘。	
	3. 按相关要求处理用物。	• 防止病原微生物传播。
	4. 洗手、脱口罩。	

第三节　会阴湿热敷

（一）适应证

常用于会阴部水肿、会阴血肿的吸收期、会阴伤口硬结及早期感染等病人。

（二）目的

会阴湿热敷可使陈旧性血肿局限，有利于外阴伤口的愈合。

（三）操作流程

	流　　程	要点与说明
操作前准备	1. 病人评估及准备 （1）核对医嘱：包括病人姓名、床号（如有腕带请核对腕带）、诊断。 （2）评估病人的病情、心理状况及配合能力。 （3）向病人解释使其了解会阴湿热敷目的、基本过程、注意事项及配合技巧。 （4）嘱病人排尿。 2. 自身准备：衣帽整洁、修剪指甲、洗手、戴口罩。	

续表

流　　程	要点与说明
操作前准备	3. 环境准备 （1）酌情关闭门窗、屏风或围帘遮挡病人。 （2）保持合适的室温，光线充足。 （3）房内多余人员暂时回避。	
	4. 用物准备 （1）1只会阴擦洗盘：盘内放置2只消毒弯盘，无菌镊子或消毒止血钳2把，无菌纱布数块，医用凡士林。 （2）热敷药品。 （3）橡胶中单1块，一次性会阴垫巾1块，一次性手套1副。 （4）热源袋如热水袋或电热包等，或红外线灯。	• 常用热敷药品有：煮沸的50%硫酸镁或95%乙醇。
操作步骤	1. 核对、解释：携用物至病人床旁，核对病人床号、性别、姓名并与病人沟通以取得病人的配合。	
	2. 准备体位并垫巾：协助病人脱下一条裤腿，取双腿屈膝仰卧位，略外展，暴露外阴，给病人臀下垫橡胶中单1块，一次性会阴垫巾1块。	
	3. 盖好被子，暴露臀部，戴一次性手套。	• 保暖、保护病人隐私。
	4. 清洁外阴局部伤口的污垢后，在热敷部位涂一薄层凡士林，盖上纱布，再轻轻敷上热敷溶液中的温纱布，外面盖上棉布垫保温。每3~5分钟更换热敷垫一次，也可用热源袋放在棉垫外或用红外线灯照射，延长更换敷料的时间，一次热敷约15~30分钟。	• 湿热敷的面积应是病损范围的2倍。 • 湿热敷的温度一般为41~48℃。 • 在热敷的过程中，护理人员应定期检查热源袋的完好性，防止烫伤，对休克、虚脱、昏迷及术后感觉不灵敏的病人应特别注意。并随时评价热敷的效果，为病人提供必须的生活护理。
操作后处理	1. 整理用物：热敷完毕，协助病人穿好裤子，更换清洁会阴垫，取舒适卧位并整理床单位。	
	2. 酌情开窗通风，撤屏风或拉起床帘。	
	3. 按相关要求处理用物。	• 防止病原微生物传播。
	4. 洗手、脱口罩。	

第四节　阴道或宫颈上药

（一）适应证
常用于各种阴道炎、子宫颈炎或术后阴道残端炎症的治疗。

（二）目的
药物作用于局部黏膜，提高药物局部浓度，有利于炎症控制。

（三）操作流程

流　　程	要点与说明
操作前准备	1. 病人评估及准备 （1）核对医嘱：包括病人姓名、床号（如有腕带请核对腕带）、诊断。 （2）评估病人的病情、心理状况及配合能力。 （3）向病人解释使其了解阴道或宫颈上药目的、基本过程、注意事项及配合技巧。 （4）嘱病人排尿。	• 经期或子宫出血者不宜阴道给药。

续表

流　　程	要点与说明
操作前准备 2. 自身准备:衣帽整洁、修剪指甲、洗手、戴口罩。 3. 环境准备 (1) 酌情关闭门窗,屏风或床帘遮挡病人。 (2) 保持合适的室温、光线充足。 (3) 房内多余人员暂时回避。 4. 用物准备 (1) 阴道灌洗用品1套、窥阴器、消毒干棉球、长镊子、消毒长棉棍、带尾线的大棉球或纱布。 (2) 药品。 (3) 橡胶中单1块,一次性会阴垫巾1块,一次性手套1副。	• 常用的消毒液有:0.1%苯扎溴铵溶液,0.02%碘伏溶液,1:5000高锰酸钾溶液。
操作步骤 1. 核对、解释:携用物至病人床旁,核对病人床号、性别、姓名并与病人沟通以取得病人的配合。 2. 准备体位并垫巾:协助病人上妇科检查台,脱下一条裤腿,保持膀胱截石位,给病人臀下垫橡胶中单1块,一次性会阴垫巾1块。 3. 盖好被子,暴露会阴部,戴一次性手套。 4. 上药前应先行阴道灌洗或擦洗,用窥阴器暴露阴道、宫颈后,用消毒干棉球拭去子宫颈及阴道后穹隆、阴道壁黏液或炎性分泌物,以使药物直接接触炎性组织而提高疗效。根据病情和药物的不同性状采用以下方法。 (1) 阴道宫颈局部涂药: 1) 非腐蚀性药物:用浸有药液的棉球或长棉棍涂擦阴道壁或子宫颈。 2) 腐蚀性药物:①将20%~50%硝酸银溶液长棉棍蘸少许药液涂于宫颈的糜烂面,并插入宫颈管内约0.5cm,稍候用生理盐水棉球擦去表面残余的药液,最后用干棉球吸干。每周1次,2~4次为一疗程。②20%或100%铬酸溶液:适应证同硝酸银局部用药。用棉棍蘸铬酸涂于宫颈糜烂面,如糜烂面乳头较大的可反复涂药数次,使局部呈黄棕色,再用长棉棍蘸药液插入宫颈管内约0.5cm,并保留约1分钟。每20~30天上药1次,直至糜烂面乳头完全光滑为止。 (2) 宫颈棉球上药:操作时,用窥阴器充分暴露子宫颈,用长镊子夹持带有尾线的宫颈棉球浸蘸药液后塞压至子宫颈处,同时将窥阴器轻轻退出阴道,然后取出镊子,以防退出窥器时将棉球带出或移动位置,将线尾露于阴道口外,并用胶布固定于阴阜侧上方。嘱病人于放置12~24小时后,牵引棉球尾线自行取出。 (3) 喷雾器上药:使药物粉末均匀散布于炎性组织表面上。 (4) 阴道后穹隆塞药:指导病人于临睡前洗净双手或戴无菌手套,用一手示指将药片或栓剂向阴道后壁推进至示指完全伸入为止。为保证药物局部作用的时间,每晚1次,7~10次为一疗程。	• 保暖、保护病人隐私。 • 给未婚妇女上药时不用窥器,用长棉棍涂抹或用手指将药片推入阴道。 • 子宫颈如有腺囊肿,应先刺破,并挤出黏液后再上药。 • 非腐蚀性药物:常见的非腐蚀性药物包括:①1%甲紫或大蒜液;②新霉素、氯霉素;③止血药、消炎止血粉和抗生素等;④各种粉剂如土霉素、磺胺嘧啶、呋喃西林、乙萘酚等药;⑤甲硝唑、制霉菌素等药片、丸剂或栓剂。 • 腐蚀性药物:20%~50%硝酸银溶液,20%或100%铬酸溶液。 • 用棉棍上药时,棉棍上的棉花必须捻紧,涂药时应按同一方向转动,防止棉花落入阴道难以取出。 • 上非腐蚀性药物时,应转动窥阴器,使阴道四壁均能涂布药物。 • 应用腐蚀性药物时,要注意保护好阴道壁及正常的组织。上药前应将纱布或干棉球垫于阴道后壁及阴道后穹隆,以免药液下流灼伤正常组织。药液涂好后用干棉球吸干,应立即如数取出所垫纱布或棉球。 • 阴道栓剂最好于晚上或休息时上药,以避免起床后脱出,影响治疗效果。
操作后处理 1. 整理用物:协助病人穿好裤子,取舒适卧位并整理床单位。 2. 酌情开窗通风,撤屏风或拉起床帘。 3. 按相关要求处理用物。 4. 洗手、脱口罩。 5. 健康教育。	• 防止病原微生物传播。 • 用药期间应禁止性生活。

第五节 坐 浴

(一) 适应证

1. 治疗外阴阴道炎 当病人患有外阴炎、阴道非特异性炎症或特异性炎症、子宫脱垂、会阴切口愈合不良时,根据不同的病因配置不同的溶液,让病人坐浴辅助治疗,以提高治疗效果。

2. 外阴阴道术前准备 行外阴、阴道手术,经阴道行子宫切除术前进行坐浴,用以达到局部清洁的目的。

(二) 目的

坐浴是借助水温与药液的作用,促进局部组织的血液循环,增强抵抗力,减轻外阴局部的炎症及疼痛,使创面清洁,有利于组织的恢复。

(三) 操作流程

流　　程	要点与说明
操作前准备 1. 病人评估及准备 (1) 核对医嘱:包括病人姓名、床号(如有腕带请核对腕带)、诊断。 (2) 评估病人的病情、心理状况及配合能力。 (3) 向病人解释使其了解会坐浴的目的、基本过程、注意事项及配合技巧。 (4) 嘱病人排尿并清洗外阴。 2. 自身准备:衣帽整洁、修剪指甲、洗手、戴口罩。 3. 环境准备 (1) 酌情关闭门窗、屏风或床帘遮挡病人。 (2) 保持合适的室温、光线充足。 (3) 房内多余人员暂时回避。 4. 用物准备 (1) 30cm 高的坐浴架1个、坐浴盆1个。 (2) 消毒小毛巾1块。 (3) 坐浴液:温度41~43℃的溶液 2000ml。	• 月经期妇女、阴道流血者、孕妇及产后7天内的产妇禁止坐浴。 • 坐浴前先将外阴及肛门周围擦洗干净。 • 常用坐浴液有: 1. 外阴炎及非特异性阴道炎、外阴阴道手术前准备:可用 1:5000 高锰酸钾溶液;1:2000 苯扎溴铵(新洁尔灭)溶液;0.02% 碘伏溶液;中成药液如洁尔阴、妇阴洁等溶液。 2. 滴虫性阴道炎:常用 0.5% 醋酸溶液、1% 乳酸溶液或 1:5000 高锰酸钾溶液。 3. 阴道假丝酵母菌病:一般用 2%~4% 碳酸氢钠溶液。 4. 萎缩性阴道炎:常用 0.5%~1% 乳酸溶液。
操作步骤 1. 核对、解释:核对病人床号、性别、姓名并与病人沟通以患取得者的配合。 2. 将坐浴盆置于坐浴架上,嘱病人排空膀胱后全臀和外阴部浸泡于溶液中,一般持续约20分钟。结束后用消毒小毛巾蘸干外阴部。	• 根据病情采取不同水温坐浴: 1. 热浴:水温在 41~43℃,适用于渗出性病变及急性炎性浸润,可先熏后坐,持续20分钟左右。 2. 温浴:水温在 35~37℃,适用于慢性盆腔炎、手术前准备。 3. 冷浴:水温在 14~15℃,刺激肌肉神经,使其张力增加,改善血液循环。适用于膀胱阴道松弛、性无能及功能性无月经等。持续 2~5 分钟即可。
操作后处理 1. 整理用物:坐浴完毕,协助病人穿好裤子,取舒适卧位并整理床单位。 2. 酌情开窗通风,撤屏风或拉起床帘。 3. 按相关要求处理用物。 4. 洗手、脱口罩。	 • 防止病原微生物传播。

(刘　芳)

第五章

急危重症抢救相关护理技术

第一节 止血包扎术

(一) 目的

1. 止血包扎是外伤现场应急处理的重要措施之一。
2. 及时正确的止血包扎,可以压迫止血、减少感染、保护伤口、减少疼痛,以及固定敷料和夹板。
3. 避免进一步损伤神经、血管及组织。
4. 减轻疼痛,提高舒适度。

(二) 操作流程

流　　程	要点与说明
操作前准备 1. 病人评估及准备 (1) 环顾四周评估环境安全并报告。 (2) 评估病人的病情、生命体征、心理状况及伤口情况。	
2. 自身准备:衣帽整洁、修剪指甲、洗手、戴口罩。	
3. 用物准备:绷带1卷、三角巾2条、无菌大敷料1块、无菌小辅料2块、动脉止血带1根、棉垫1块、保护圈1个、卡片1张、笔1支、乳胶手套。包扎材料有多种,常用的有绷带、纱布、多头带、棉垫等,也可利用现场的毛巾,布类等。	• 根据出血性质不同,就地取材,采用不同止血措施。止血可用的器材很多。现场抢救中可用消毒敷料、绷带,甚至干净布料、毛巾等进行加压止血。
操作步骤 1. 止血 (1) 指压止血法:是指较大的动脉出血后,用拇指压住出血的血管近心端,使血管被压闭,中断血液流出。适用于头、面、颈部和四肢的外伤出血。具体操作步骤为:①找出暴露的伤口;②直接压迫伤口并加压包扎;③如无禁忌可抬高损伤肢体,以减轻出血;④寻找相关的指压点,触摸到动脉搏动后用示指、中指指腹向骨上并逐渐加压,直至动脉搏动停止;⑤用手指压住动脉至骨骼表面部分,以达到暂时止血的目的。 (2) 加压包扎止血法:多用于静脉出血和毛细血管出血,局部用生理盐水冲洗,消毒,再用较厚的无菌大纱垫或无菌纱布展开衬垫,用绷带或三角巾加压包扎,一般即可止血。包扎止血同时抬高伤肢以利静脉回流。 (3) 填塞止血法:主要用于较深部位出血时,单纯加压包扎效果欠佳,用无菌敷料填于伤口内,外加大块敷料加压包扎,如大腿根、腋窝等处。 (4) 止血带止血法:如大出血不能用加压包扎止血时,应在伤处部位或在伤处附近上端,加适当衬垫后,用充血或橡皮止血带止血,一般用于四肢大动脉出血。具体操作步骤:①检查或	• 使用止血带止血时的注意事项: (1) 部位:止血带要缠在伤口的上方,尽量靠在伤口处。不能直接缠在皮肤上,必须用三角巾、毛巾、衣物等垫在皮肤上,上臂避免扎在中1/3处以免损伤神经,上肢应扎在上1/3处,下肢应扎在大腿中部。 (2) 止血带的选择:气性止血带最好,因其压迫面积大,可以控制压力且便于定时放气,对组织损伤小。常用的有橡皮管、宽布条等,严禁使用电线、铁丝、绳索等止血。 (3) 止血带的压力:止血带的压力上肢为250~300mmHg,下肢为400~500mmHg,无压力表时以刚好止住动脉血为宜,过紧则压迫神经、血管、肌肉和皮肤,过松不能阻断动脉,静脉又不能回流,反而加重出血,并可造成骨筋膜间隙综合征。 (4) 止血带的使用时间:使用时,应记录开始的时间。为防止远端肢端缺血坏死,一般使用

224

流　程	要点与说明
操作步骤 暴露伤口。②在使用直接压迫,改变肢体位置及指压止血法无效时方可使用此法。③选择止血带的位置。④抬高患肢,使静脉血回流一部分。⑤在止血带的部位以衬巾或纱布衬垫,使压力均匀分布并减少对软组织的损害。⑥绑扎止血带。 (5)钳夹或结扎止血法:如转送时间过长或开放性伤口,可先清创后再将血管结扎或钳夹,可以避免长时间使用止血带所带来的合并症和伤口的感染。结扎线应留足够的长度及标记。 (6)抬高肢体止血法:是指抬高四肢,以减缓血流速度,并与压迫止血法联合使用以达到止血的目的。操作步骤:首先将受伤肢体抬高至心脏水平,然后继续采用上述方法止血。 (7)屈肢加压止血法:适应四肢止血。操作方法:用纱布垫或棉花放在腋窝、肘窝或腹股沟处,用力屈曲关节,并以绷带或三角巾固定,以控制关节远端血流而止血。 2.包扎 (1)环行包扎法:是绷带包扎的基础,是最简单,最常用的,并且用于各种包扎的起始和结束处。常用部位:额、腕、指、踝等处。具体操作步骤:①右手握绷带卷,将起始端留出10cm左右,由左手拇指及其余指牵拉,平放于包扎部位。②滚动绷带卷,环行缠绕包扎部位,每一周完全覆盖前一周,包绕层数根据需要但不少于两层。③将绷带末端毛边折一下,用胶布或安全别针固定,注意避开损伤区域。 (2)蛇行包扎法:用于临时性包扎或固定夹板时使用。具体操作:①环包扎2周;②右手将绷带斜向上约30°缠绕,每周互不重叠,中间留有空隙;③再又环行包扎两周;④将末端毛边反折,用胶布固定或将绷带尾端纵行撕开,分别包绕肢体后打一活结。 (3)螺旋包扎法:用于直径大小差异不大的部位,如上臂、手指、大腿、躯干等。多用绷带螺旋形缠绕固定面积较大的伤口,每周覆盖前周的1/3左右。 (4)螺旋反折法:是先由细处向粗处缠绕,每缠一周反折一次,并覆盖前周的1/3,多用于肢体粗细不均匀的部位,如小腿等。 (5)"8"字形包扎法:是用绷带重复以"8"字形来回缠绕,常用于固定肩关节、肘关节、膝关节等处。 (6)其他包扎法:如头部有单绷带缠绕法和双绷带反缠法;胸腹部可采用多头带包扎。	止血带时间不超过3个小时,每30~60分钟放松一次,时间为2~3分钟,如需要再止血,必须较原位置稍高而不能重复绑扎同一位置,在放松止血带期间须用其他止血方法止血。 (5)做好标记:使用止血带的病人,应佩带止血带卡,注明开始时间、部位、放松时间,便于照护者或转运时了解情况。 (6)保暖:使用止血带的病人,要注意肢体保暖,冬季更应该防寒,因肢体阻断血流后,抗寒能力下降,容易发生冻伤。 (7)止血带的停用:停用止血带时应缓慢松开,防止肢体突然增加血流,损伤毛细血管及影响血液的重新分布,甚至使血压下降。如肢体严重损伤,应在伤口上方绑扎,不必放松,直至手术截肢。 ● 根据受伤部位选择合适的包扎用物和包扎方法。包扎前注意创面清理、消毒。 1.包扎时要使病人处于舒适体位,四肢包扎注意保持功能位置。 2.包扎顺序原则上为从下向上、从左向右、从远心端到近心端。 3.包扎四肢时,应将指(趾)端外露,以便观察血液循环。 4.对于外露骨折或内脏器官,不可随便回纳。包扎出血伤口,应用较多无菌敷料覆盖伤口,再加适当压力包扎,以达到止血目的。
操作后处理 1.整理用物。 2.按相关要求处理用物。 3.洗手、脱口罩。 4.观察、记录 (1)观察病人的反应,肢端血液循环及组织情况,如有无苍白、发紫、麻木、疼痛等情况。 (2)在病情记录单上做相关记录。	

第二节　非同步电除颤

(一) 目的
迅速纠正病人室性心律失常,恢复窦性心律。

(二) 操作流程

	流　　程	要点与说明
操作前准备	1. 判断现场环境安全。	
	2. 心电监护示室颤,呼救。	
	3. 拉床帘,暴露皮肤。	
	4. 一人立即予心肺复苏。	
	5. 另一人准备除颤仪,除颤仪性能完好。	
操作步骤	1. 除颤仪带至床旁,接电源。	
	2. 去除金属物品,左手外展。	• 清洁并擦干皮肤,不能使用乙醇。 • 放置电极板部位应避开瘢痕、伤口。
	3. 打开除颤仪开关。	
	4. 选择 PADDLES 导联。	
	5. 电极板均匀涂抹导电胶。	
	6. 选择合适的能量(图 2-5-1、图 2-5-2)。	• 成人单向波 360J,双向波 150~200J。 • 儿童(<8 岁)能量选择:首次 2J/kg,第二次 2~4J/kg,第三次 4J/kg。
	7. 电极板置胸骨右缘第 2 肋间至左腋中线第 5 肋间。	安装有起搏器的病人除颤时,电极板距起搏器至少 10cm。
	8. 电极板与皮肤紧密接触,压力适当。	
	9. 再次确认室颤。	
	10. 按充电键充电。	
	11. 大声嘱其他人员离开。	
	12. 两手同时按下两个电极板上的放电键。	• 放电时电极要与皮肤充分接触(>10kg 力量往下按压)勿留缝隙,以免发生皮肤烧灼。
	13. 放电毕,立即做 CPR 5 个循环约 2 分钟。	• 从胸外按压开始。
	14. 观察心电图改变。	• 如果室颤/室扑继续出现,立即重新充电,重复步骤。
	15. 除颤成功,将能量开关回复至零位,操作完毕。	
操作后处理	1. 清洁皮肤。	
	2. 安置病人于合适卧位。	
	3. 整理床单位。	
	4. 监测心率、心律。	
	5. 健康教育。	
	6. 做好护理记录。	• 操作后应保留并标记除颤时自动描记的心电图。

续表

流　程	要点与说明
操作后处理	7. 清洁除颤仪,备床旁。	• 使用后将电极板充分清洁,及时充电备用。定时充电并检查性能。
	8. 记录仪器使用情况。	
相关技能扩展	适应证	• 心室颤动。 • 心室扑动。 • 有血流动力学改变的室性心律失常。
	禁忌证	• 伴病态窦房结综合征的异位性快速心律失常。 • 洋地黄中毒。 • 低钾血症。
	并发症	• 心律失常、皮肤局部红斑、前胸和四肢疼痛、外周动脉栓塞、肺水肿等。

（三）关键步骤图示

见图 2-5-1 和图 2-5-2。

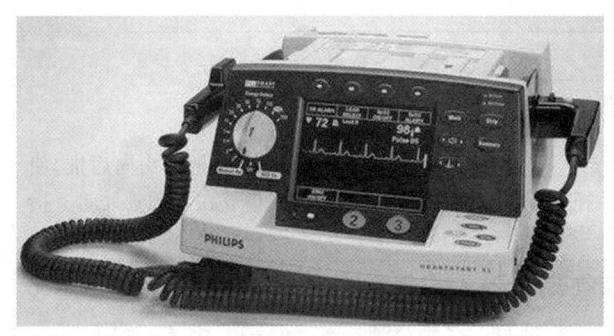

图 2-5-1　双向波除颤仪

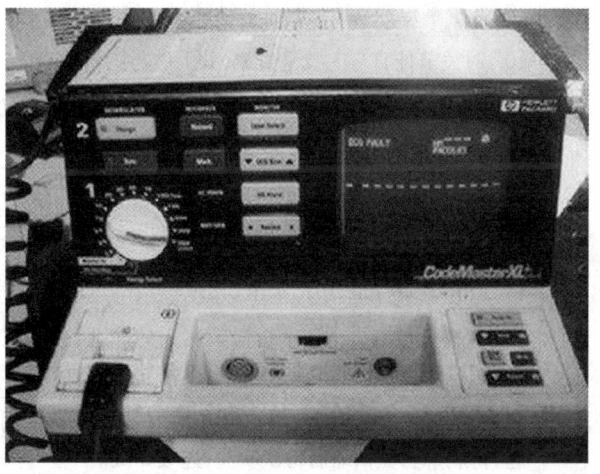

图 2-5-2　单向波除颤仪

第三节　心肺复苏术

（一）目的

1. 迅速恢复心、肺、脑及循环功能。
2. 无并发症发生。

(二) 操作流程

流　　程	要点与说明
操作步骤	
1. 确保环境安全。	• 环境安全是为了避免病人的进一步损伤及救护员自身安全。
2. 轻拍病人肩部或摇动双肩,用力适当,确认病人意识丧失。	• 双手拍打双肩,并在双耳分别呼喊。 • 忌过度摇晃病人。
3. 判断呼吸(无呼吸或喘息样呼吸)。	• 判断时间>5秒,<10秒。
4. 大声呼救"快来人准备抢救,拿来除颤仪和抢救车"。	
5. 判断病人颈动脉搏动,如无搏动,立即胸外心脏按压。	• 触诊位置为甲状软骨旁开两横指,胸锁乳突肌内侧。 • 判断时间>5秒,<10秒。
6. 确认平卧位。	
7. 确认硬板床(放置平地或垫木板)。	
8. 去除衣物、解开裤腰带。	
9. 将手掌根部贴在病人胸骨与两乳头连线的交界处,另一手掌重叠放在前只手背上,将前只手手指提起,使之不与病人皮肤接触,手掌根部长轴与胸骨长轴确保一致。	• 按压频率建议<120次/分。 • 控制30次按压的时间在15~18秒(过快会使胸廓回弹时间减少)。 • 放松时确保胸骨恢复到按压前的位置,双手不离开胸壁。 • 按压中断时间<10秒。
10. 肘关节伸直与上肢呈直线,双上肢与胸骨垂直。	
11. 按压与放松时间比1:1,持续快速按压30次,深度>5cm,频率应>100次/分。	
12. 观察无颈椎损伤。	
13. 将病人头偏操作者一侧,清理口腔(没有异物则报告)。	
14. 立即开放气道:用抬头举颏法。	• 一手手掌放在病人前额,把额头向后推,使头后仰,另一手的手指放在下颌骨处向上抬颏开放气道。
15. 保持开放气道,拇、示指捏紧病人的鼻孔,另一只手托起下颌,用口唇把病人的口唇全罩住,呈密封状吹气。	
16. 每次吹气为1秒,放松捏鼻孔的拇、示指,观察胸廓有无抬起,待胸廓自然回缩后再次吹气,连续2次。	• 吹气量适中,连续吹气两次,使病人肺部充分换气。
17. 按压与呼吸比30:2。	
18. 连续完成5个30:2的周期(约2分钟左右)后再次判断呼吸、循环情况(10秒以内完成)(图2-5-3)。	
操作后处理	
1. 整理病人衣物、床单位。	
2. 进一步生命支持。	
相关技能扩展	
1. 有效的复苏征象是什么?	• 颈动脉搏动出现;自主呼吸恢复;发绀减退;瞳孔由大缩小等。
2. 如果复苏成功,下一步如何处理?	• 将病人处于复苏体位,行进一步生命支持。
3. 如果复苏不成功,下一步如何处理?	• 继续上述操作5个循环后再判断,直至高级生命支持人员与仪器到达,双人交换按压按压中断时间<10秒。

(三) 关键步骤图示

见图 2-5-3。

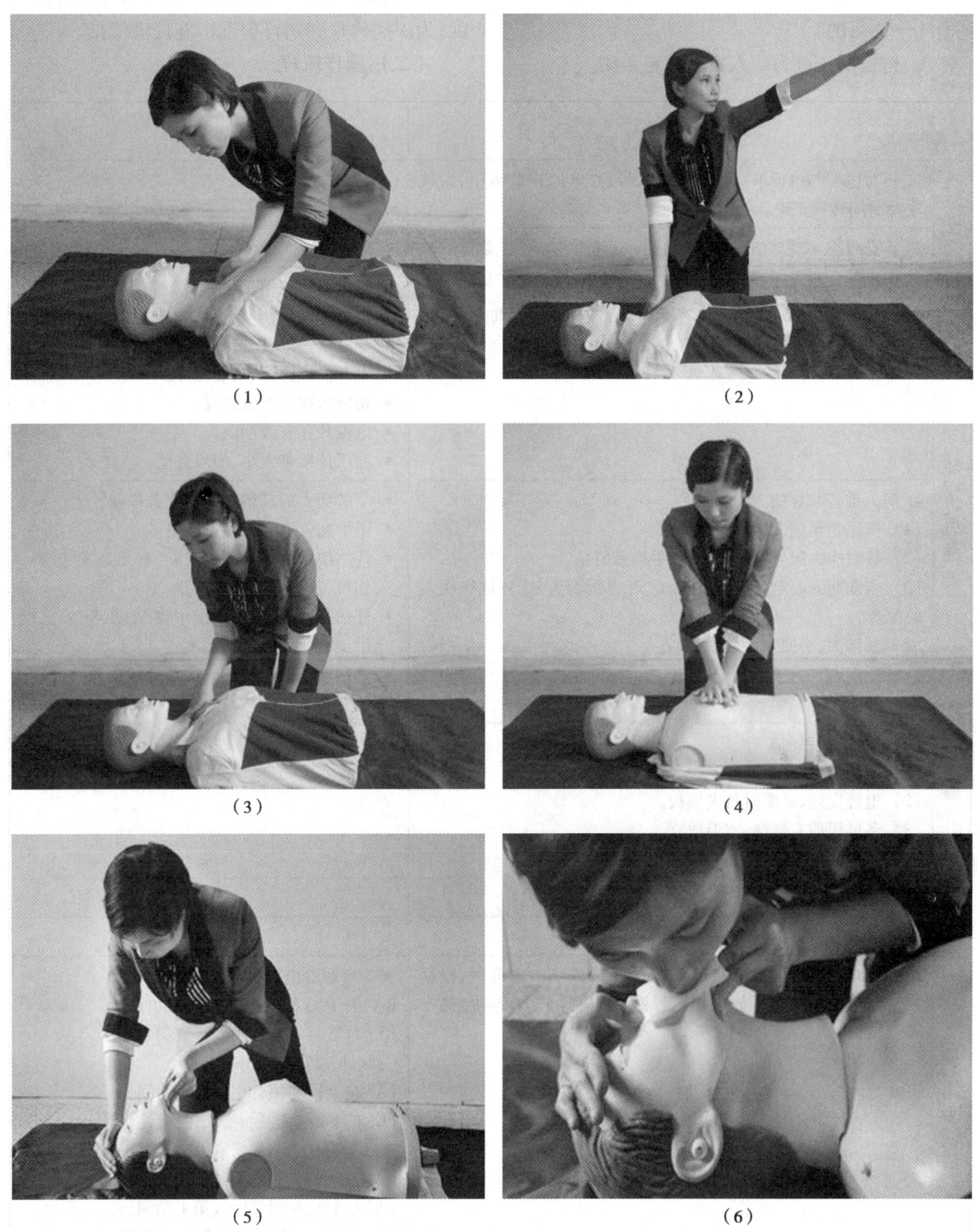

图 2-5-3 心肺复苏术
(1) 判断意识与呼吸；(2) 大声呼救；(3) 判断颈动脉搏动；(4) 胸外心脏按压；(5) 开放气道；(6) 人工呼吸

第四节 心电监测技术

(一)目的
1. 遵医嘱正确为病人实施心电监测。
2. 通过持续监测病人血压、心率、血氧饱和度,为疾病诊疗和制订护理措施提供依据。

(二)操作流程

	流　　程	要点与说明
操作前准备	1. 核对医嘱与执行单:病人姓名、床号、心电监护监测项目、频次及时间转抄正确。	
	2. 自身准备:衣帽整洁规范、无长指甲、六部洗手法洗手、戴口罩。	
	3. 用物准备与评估: (1) 心电监护仪、电极片、棉签、75%乙醇、干手消毒剂。 (2) 用物齐全、摆放有序。	• 心电监护仪清洁无污垢,性能完好(内置电池蓄电充足)。 • 导联线完好、连接与标识一致。 • 电源插座匹配、功能完好。 • 指脉氧探头松紧适宜。 • 电极片在有效期内。 • 血压计袖带大小、型号合适。
	4. 病人准备与评估 (1) 携用物至病人床旁。 (2) 核对病人床号、性别、姓名、手腕带信息。 (3) 告知病人心电监护的目的、意义、及配合方法,以取得病人的配合。 (4) 嘱排大、小便。	• 了解病人的病情、意识,配合程度。 • 了解病人有无乙醇过敏史。 • 评估拟贴电极片部位皮肤,有无毛发、敷料、伤口,及有无安装起搏器。 • 评估指脉氧侧肢体指甲清洁度、有无长指甲、及末梢循环情况。 • 评估血压测量侧肢体活动度及皮肤情况、有无置管及输液。
	5. 环境准备与评估 (1) 清洁、光线充足。 (2) 电源完好、必要时备电插板。 (3) 备屏风或有隔帘,室温适宜。 (4) 室内无电磁波干扰。	
操作步骤	1. 连接电源,打开主机开关。	
	2. 正确连接导联线与电极片,接线有序。	
	3. 根据病人病情取平卧或半卧位;充分暴露病人心前区;根据病情选择贴电极片的位置;用乙醇棉球清洁待干;必要时备皮。	• 5导联的电极贴放位置: RA(右上):右锁骨中线第1肋间。 RL(右下):右锁骨中线平剑突水平。 C:胸骨左缘第4肋间。 LA(左上):左锁骨中线第1肋间。 LL(左下):左锁骨中线平剑突处。 • 3导联的电极贴放位置: RA(右上):右锁骨中线第1肋间。 LA(左上):左锁骨中线第1肋间。 LL(左下):左锁骨中线第6、7肋间。 • 贴电极部位的皮肤禁用乙醚或纯乙醇清洁,可用75%乙醇或肥皂水擦拭。

续表

流　程	要点与说明
4. 贴电极于已清洁的皮肤；触摸病人肱动脉搏动,在肘窝上2指处扎血压袖带,松紧以可放入1指为宜,单层衣服隔开,启动血压测量;选择另一侧肢体合适的手指,夹好血氧饱和度的夹子。	● SpO_2 测量部位：手指、脚趾、耳垂。 ● NIBP 测量的注意事项： （1）袖带尺寸适宜。 （2）袖带缠绕前应完全放气,标记（Φ）应放在动脉搏动处。 （3）袖带缠绕松紧适宜,过松所测血压偏高,过紧所测血压偏低。 （4）测量肢体应与心脏在同一水平位置。 （5）不可在静脉输液或置有导管的肢体侧测量。 （6）保证袖带与监护仪的充气管道通畅。 （7）注意病人类型设置 ● SpO_2 测量注意事项： （1）勿长期在同一部位进行监测。 （2）勿在测压肢体上测量。 （3）勿在有动脉导管或静脉输液的肢体上测量。 （4）电外科手术电缆不可与传感器电缆缠绕。 （5）传感器类型需与主机类型相匹配。 （6）SPO_2 上限设为100%等于关闭报警。
5. 根据病人基础值调节参数,开启所有报警。	● ECG 示波选择 Ⅱ 导联,调节振幅。 ● 心率上下限波动在病人基础值的20%左右。 ● 血压收缩压、舒张压的上下限波动在病人基础值的20%左右。 ● SpO_2 上限为99%,下限为90%。
6. 观察 （1）分析心电示波型,将所留图贴于病历存档,书写护理记录,异常结果及时通知医生。 （2）询问病人有无不适。	
7. 停心电监护： （1）依次取下血压计袖带、指脉氧探头、电极片。 （2）先关主机,再关显示屏。 （3）清洁病人皮肤,整理衣物和床单位,协助取舒适卧位。 （4）清洁、维护监护仪及导联线。	● 心电监护仪维护与清洁： （1）必须使用带有保护性的接地的电源插座。 （2）安装监护仪,防坠落、碰撞。 （3）不可放置在易燃易爆的环境中保管。 （4）各种传感器与电缆不可用力拉扯,使用完毕,理顺成圆圈状保管（不建议从仪器上拔下）。 （5）所有传感器与电缆不可熏蒸或腐蚀性消毒剂消毒,可用中性肥皂水（或75%乙醇擦拭）软布擦拭、擦干,自然风干。 （6）血压袖带可用中性肥皂水清洗（或75%乙醇擦拭）,清洗时,应将气囊从袖带中取出,避免液体进入充气管内。

表格左侧标注：操作步骤

操作后处理	1. 整理用物与床单位,协助取舒适卧位。	
	2. 用物及垃圾分类处理,洗手,脱口罩。	
	3. 再次核对,签执行时间及姓名。	

续表

流　　程	要点与说明
操作后处理 4. 健康教育 （1）避免使用手机干扰。 （2）定时放松、更换测量血压、指脉氧的部位及电极片。 （3）禁自行移动导联线、电极。 （4）卧床休息。	● 电极片每24小时更换1次。 ● 测量血压、指脉氧的部位每2小时更换部位1次。
相关技能扩展 IBP(有创血压监测)：将导管插入动脉血管，通过安装在管路上的压力传感器，直接将血压信息转化为电信号传入监护仪内测压系统，进行测压计算。	● 注意事项： （1）IBP平均比NIBP高5~20mmHg。 （2）测压管路不可有任何气泡。 （3）压力传感器须与心脏处于同一水平位置（约位于腋中线）。 （4）测压前应对传感器较零。 （5）一次性的传感器不可重复使用。

第五节　呼吸机的使用

（一）目的
1. 改善通气功能，纠正低氧血症、高碳酸血症，维持有效的气体交换。
2. 减少呼吸肌的做功。

（二）操作流程

流　　程	要点与说明
操作前准备 1. 核对医嘱与执行单：病人姓名、床号、呼吸机通气项及时间转抄正确。	
2. 自身准备：衣帽整洁规范、无长指甲、六部洗手法洗手、戴口罩。	
3. 用物准备与评估 （1）治疗车上层：模拟肺、呼吸机管路1套、灭菌用水、呼吸机湿化罐、听诊器、干手消毒剂、医嘱执行卡。 （2）治疗车下层：生活垃圾桶、医用垃圾桶。 （3）床旁：呼吸机、吸引装置、电源及合适的气源、氧源。	● 用物齐全，摆放有序，质量合格，呼吸机管道型号符合要求，湿化罐内备适量灭菌注射用水，有创呼吸机性能完好处于备用。
4. 病人准备与评估 （1）携用物至病人床旁。 （2）核对病人床号、性别、姓名、手腕带信息。 （3）评估病人病情、生命体征、意识、合作程度、血氧饱和度及呼吸道通畅情况。 （4）清醒病人告知使用呼吸机的目的和注意事项，以取得病人的配合。	● 病人评估要点： （1）评估病情：查看监护仪SO_2值、心率增快，血气结果 （2）评估病人呼吸道情况： 1）了解病人输氧情况。 2）听诊双肺呼吸音是否对称。 3）有无痰鸣音及哮鸣音。 4）了解气管插管情况：深度、气囊有无漏气。 ● 机械通气的临床应用指征： （1）意识障碍，呼吸形式严重异常：自主呼吸频率>35~40次/分或<6~8次/分，或呼吸节律异常，或自主呼吸微弱或消失。 （2）血气分析提示严重通气和(或)氧合障碍：PaO_2<50mmHg，尤其是充分氧合后<50mmHg；$PaCO_2$>60mmHg，或$PaCO_2$进行性升高，pH动态下降。

续表

流程	要点与说明
操作前准备	• 机械通气的相对禁忌证: (1) 气胸及纵隔气肿未行引流者。 (2) 肺大疱和肺囊肿。 (3) 低血容量性休克未补充血容量者。 (4) 严重肺出血。 (5) 气管-食管瘘。
5. 环境准备与评估 (1) 清洁、光线充足。 (2) 床旁备吸引装置,有电源及合适的气源。 (3) 备屏风或有床帘,室温适宜。	
操作步骤 1. 正确连接呼吸机管道及各部件。	
2. 接呼吸机电源,氧源。	
3. 开主机,开压缩机,开湿化罐开关,调节湿化温度至 34~36℃。	
4. 根据病人病情及医嘱设置合适呼吸模式及各参数,调节呼吸机的报警范围,设置窒息通气参数。	• 遵医嘱根据病人病情、年龄、体重选择呼吸模式,送气方式、调节参数及报警上下限。 (1) 机械通气模式:容量控制或压力控制或根据实际病情选择。 (2) 潮气量:成人 8~10ml/kg(有的是 5~15ml/kg),小儿 10~12ml/kg。 (3) 呼吸频率:成人 12~16 次/分,4~6 岁 18~20 次/分,1~3 岁 20~25 次/分,<1 岁 25~30 次/分。 (4) 气道压力:成人 15~20cmH$_2$O,小儿 15~18cmH$_2$O。 (5) 吸呼比(I:E):一般 1:(1.5~2.5),阻塞通气障碍者 1:(2.5~4),限制性通气障碍者 1:(1~2)。 (6) 氧浓度:一般从 100% 开始,逐渐至 FiO$_2$<50%;吸痰前后可用纯氧键或适当提高氧浓度。 (7) 呼气末正压(PEEP):3~5cmH$_2$O。 (8) 调整报警参数: 分钟通气量(MV):上(下)限,高(低)于设定或目标值 10%~15%。 潮气量(VT):上(下)限,高(低)于设定或目标值 10%~15%。 气道压力:上(下)限,高(低)于平均气道压 5~10cmH$_2$O。
5. 接模拟肺运行呼吸机,确认正常后,连接 Y 管与人工气道接头,妥善固定。	
6. 体位:无特殊禁忌证者给予抬高床头 30°~45°。	
7. 观察 (1) 检查通气效果:观察胸廓起伏的情况,听诊双肺呼吸音。 (2) 观察呼吸机运行状况:潮气量,呼吸机环路是否漏气,人机配合情况。	

续表

流　程	要点与说明
操作步骤 8. 停呼吸机:调节至待机状态,酌情吸氧,观察病情,依次关湿化器、空气压缩机、主机电源,关气源。	● 停呼吸机指征: (1) 生命体征:HR≤140 次/分,血压稳定,不需(或最小限度的)血管活性药物;没有高热;无呼吸困难,R<25 次/分。 (2) HB≥8~10g/dl,无活动性出血。 (3) 精神状态良好:可唤醒,没有连续输注镇静剂,GCS≥13。 (4) 血气分析:$FiO_2<40\%$,pH≥7.25,$PaO_2>60mmHg$,$PaCO_2<50mmHg$,氧合指数PaO_2/FiO_2≥150~300mmHg,对于 COPD 病人 $FiO_2<35\%$时,pH>7.35,$PaO_2>50mmHg$,$PEEP<5cmH_2O$。 ● 停机械通气注意事项: (1) 应在上午人较多时进行。 (2) 镇静镇痛药和肌松药的作用已消失。 (3) 呼吸和循环功能稳定。 (4) 在严密观察和监测下脱机。 (5) 脱离呼吸机时先高流量吸氧并充分吸痰。
操作后处理 1. 整理用物与床单位,协助取舒适卧位。	
2. 用物及垃圾分类处理,洗手,脱口罩。	● 每周更换螺纹管,每 1~2 天更换空气过滤网。 ● 呼吸机管道送供应室。 ● 机身用 75% 乙醇擦拭。 ● 显示屏幕用清水擦拭忌用"84"消毒液。
3. 记录呼吸机参数,监测生命体征,30 分钟后据血气分析结果,遵医嘱调整相关参数并记录。	
4. 健康教育 (1) 告知病人避免随意摆动头部,以免呼吸机管道脱出。 (2) 使病人保持放松,确保情绪稳定,减少人机对抗。 (3) 告知病人保持人工气道通畅的重要性,尽量配合吸痰,减少气道损伤。 (4) 指导病人正确使用肢体语言进行交流。	
相关技能扩展 无创正压通气(NPPV):无须建立人工气道的正压通气,常通过鼻/面罩等方法连接病人。	● 无创通气的临床应用指征: (1) 急性呼吸衰竭 $PaCO_2>45mmHg$,pH<7.1 或 pH>7.34,$PaO_2/FiO_2<200$,呼吸频率>24 次/分,辅助肌参与,反向呼吸。 (2) 慢性呼吸衰竭 $PaCO_2>45mmHg$,限制性通气障碍,夜间低通气,呼吸暂停,晨起头痛,白天嗜睡。 ● 无创通气的注意事项: (1) 鼻/面罩佩戴密闭和舒适是实施无创机械通气的重要步骤。 (2) 选取适当规格和式样的鼻/面罩,保证适合病人的脸型,能紧贴面部。 (3) 鼻/面罩上有两个气孔,一方面打开气孔漏气量增加,有助于 CO_2 的排出;另一方面气孔漏气会影响触发,影响呼吸机达到预置的压力水平。 (4) 固定带应松紧适当,要顾及送气对眼部的刺激,避免造成结膜炎。 (5) 病人首次上面罩机械通气,一般需要坚持 0.5~2 小时乃至 4~6 小时的观察,待病人适应后才可离开,但仍需密切观察。

第六节 气管切开的护理技术

（一）目的
1. 检查、观察伤口恢复情况。
2. 使创面清洁，清除造口周围的分泌物，减少细菌及分泌物的刺激。
3. 促进创面愈合，使病人舒适。

（二）操作流程

	流　程	要点与说明
操作前准备	1. 核对医嘱与执行单：病人姓名、床号、气管切开护理项目的频次、时间并转抄正确。	
	2. 自身准备：衣帽整洁规范、无长指甲、六步洗手法洗手、戴口罩。	
	3. 用物准备与评估 （1）治疗车上层：治疗巾、络合碘消毒棉球若干，生理盐水棉球若干，无菌止血钳2把，无菌镊子1把，无菌剪口纱布1块，无菌纱布1块，无菌手套1副，弯盘2个，同型号气管套管1套备用，医嘱执行单，干手消毒剂。 （2）治疗车下层：生活垃圾桶、医用垃圾桶。 （3）用物齐全、摆放有序。	
	4. 病人准备与评估 （1）携用物至病人床旁。 （2）核对病人床号、性别、姓名、手腕带信息。 （3）告知病人气切护理的目的、意义、及配合方法，以取得病人的配合。 （4）嘱排大、小便。	● 了解病人的病情、意识，配合程度。 ● 评估气管切开部位有无出血、痰液的性质。
	5. 环境准备与评估 （1）清洁、光线充足。 （2）备屏风或有床帘，室温适宜。	
操作步骤	1. 再次核对，协助病人取舒适体位，戴手套。	● 取坐位（或仰卧位），暴露颈部伤口，使颈部舒展。
	2. 吸痰，观察痰液性质。	
	3. 戴手套，铺治疗巾于病人颈下与胸前，置弯盘于病人右侧。	
	4. 取下污染辅料，置于弯盘内（脱手套）。	
	5. 用血管钳夹取络合碘消毒棉球消毒气切伤口周围皮肤，消毒面积为切口周围15cm。	（1）注意无菌操作，左手钳相对无菌，右手钳接触病人的伤口，接触伤口的止血钳不可直接夹取消毒棉球。 （2）一个棉球用一次，第一遍由外向内，第二遍由内向外。 （3）换药过程中，固定好气管套管，以防脱出。 （4）动作应轻柔，以免刺激而使病人出现咳嗽或其他不适感觉。
	6. 用生理盐水棉球擦净气管套管柄上的分泌物。	● 棉球不可过湿。
	7. 用镊子取无菌剪口纱布垫于套管柄下，完全覆盖气管切开伤口。	
	8. 调节套管系带松紧度。	● 以伸进1手指为宜。

续表

流　程	要点与说明
操作步骤	9. 观察:伤口分泌物颜色,性质,如有异常及时送检做分泌物培养及药敏。	
	10. 健康教育:避免牵拉气管导管,以免脱出。	
操作后处理	1. 整理用物与床单位,协助取舒适卧位。	
	2. 用物及垃圾分类处理,脱手套,洗手,脱口罩。	
	3. 记录护理时间及切口情况。	
相关技能扩展	气管切口套管内套管更换与清洗	（1）取出气管切口套管内套管时,动作轻柔,避免牵拉。 （2）使用3%的过氧化氢浸泡内套管30分钟。 （3）使用生理盐水冲洗内套管。 （4）戴无菌手套,将干净内套管放回气管切开套管内,动作轻柔。

（杨　敏）

第三篇

健康评估

第一章

绪 论

第一节 健康评估的概念

健康评估(health assessment)指评估者有计划地、系统地收集被评估者的健康资料,并分析、判断资料的过程。健康评估的内容较为广泛,包括在建立良好护患关系的基础上,进行护理问诊与体格检查,结合相关辅助检查的结果,运用诊断性推理分析资料,做出准确的护理诊断等。

健康评估是护理程序的第一个步骤,目的是收集护理对象的有关资料,了解其既往和目前的健康状态,找出其现存的或潜在的健康问题,即了解其对健康或疾病的反应和管理健康的能力和需求,为护理决策提供可靠的依据。同时,健康评估也贯穿于护理程序的整个过程,需要按照专业思维模式的框架结构,去收集资料、分析整理资料,从而得出结论。

第二节 健康评估的过程

一、收集资料

(一)资料来源

健康评估资料的来源分为主要来源与次要来源。

1. 主要来源 健康评估资料的主要来源是被评估者,临床上主要指病人,也可以是亚健康或健康人。一般除婴幼儿、意识障碍或精神异常者外,以被评估者本人提供的资料最为可靠。

2. 次要来源 包括:①知情人,指被评估者的亲属或其他与之关系密切者,如父母、夫妻、好友、同事、老师、同学及邻居等,可收集病人生活或工作/学习环境、生活习惯、身心状况等资料;②目击者,指目睹被评估者发病或受伤过程的人,可从其收集发病原因等资料;③其他卫生保健人员,指为被评估者提供医护、保健的人员,如临床医生、护士、心理咨询师、理疗师、营养师等,可从他们来收集诊疗措施、从医行为等资料;④目前或既往健康记录,指评估者目前或以往的病历或健康记录,如出生记录、预防接种记录、健康体检记录或病历。

(二)健康资料的类型

健康资料可按资料获得的方法与来源,或按健康资料涉及的时间进行分类。

1. 按资料获得的方法与来源分类 可分为主观资料与客观资料。

(1) 主观资料(subject data):是评估者通过询问被评估者或知情者所获得的被评估者身心两方面的主观感觉或自身体验、对社会关系的感受等。其中被评估者患病后对机体生理功能异常的主观感受或自身体验,如腹痛、头晕、皮肤瘙痒等,称为症状(symptom),是主观资料的重要组成部分,也是形成护理诊断的重要依据。主观资料还可为收集客观资料提供重要的线索。

(2) 客观资料(object data):是评估者通过对被评估者进行体格检查,阅读实验室或其他检查结果所获得的被评估者的健康资料。其中通过体格检查获得的被评估者患病后机体的体表形态或内部结构的改变,如血压下降、心脏杂音、肝大等,称为体征(sign)。客观资料可证实或补充所获的主观资料,也是形成护理诊断的重要依据。

2. 按资料涉及的时间分类 可分为目前资料与既往资料。

(1) 目前资料:指被评估者目前健康状况的资料,即本次就诊时疾病的表现与演变过程,或经过治疗和护理后的现状。

(2) 既往资料:指被评估者本次就诊之前的有关疾病及健康状况的资料,包括既往病史、既往治疗及护理情况、过敏史等。

(三) 健康资料收集方法

收集健康资料的方法很多,包括问诊(采集健康史)、体格检查、心理与社会评估、阅读实验室及其他检查结果等。尽管各种新的诊断技术层出不穷,但问诊、体格检查仍然是医护人员评估病人病情最常用、最基本的方法。

二、健康评估记录

健康评估记录(health assessment record)是护士通过问诊、体格检查和实验室及其他检查获得的资料经归纳、分析和整理后形成的书面记录,包括入院首次评估记录、住院病程记录等。

(一) 健康评估记录的基本要求

1. **内容客观、真实、全面** 健康评估记录必须真实、客观地反映被评估者健康状况。要求护理人员要认真、仔细、全面、系统地收集被评估者有关资料,绝不能以主观臆断代替客观的评估。

2. **描述精练、准确** 健康评估记录应使用中文和规范的医学词汇、术语、通用的外文缩写,无正式中文译名的症状、体征、疾病名称等可使用外文。书写力求精练、准确、通顺,重点突出,条理清楚。

3. **格式规范** 健康评估记录应按规范的格式、内容和要求及时书写,并注明日期和时间,然后签名或盖章,以示负责。

4. **填写完整,字迹清晰** 各个项目的评估内容应填写完整,不可遗漏。字迹要规整、清晰。书写过程中出现错字时,应在错字上划双线并做出修改并签名,不得采用刮、粘、涂等方法掩盖或去除原来的字迹。除特殊说明外,应当使用蓝黑墨水或碳素墨水书写。上级护理人员有审查修改下级护理人员书写的健康评估记录的责任,修改和补充时用红色水笔,修改人员签名并注明修改日期。修改须保持原记录清晰、可辨。

(二) 健康评估记录的格式与内容

狭义的健康评估记录又称入院护理评估单或护理病历首页,是在病人入院后首次进行的系统的健康评估记录,其内容包括病人一般情况、健康史、体格检查、实验室检查及其他检查结果、医疗诊断和护理诊断等。要求护理人员在本班内完成。

入院护理评估单必须以相应的护理理论框架为指导而设计。目前应用较多是 Gordon 的功能性健康型态,其他还有 Maslow 的人类基本需要层次论、人类反应型态、Orem 的自理模式等。

入院护理评估单的书写方式包括开放式、表格式及混合式三种,其中以混合式最为常用。开放式入院护理评估单要求护理人员用描述性语言记录所收集的资料,因而自由度较大,有助于使用者主动性的发挥和评判性思维能力的培养,但费时,且客观性受书写者水平影响;适用于学校教学中使用。表格式入院护理评估单是一种事先印制好的评估表格,可以指导护理人员全面系统地收集和记录病人的入院资料,避免遗漏,因其记录的方式是在备选项中打"√",可有效地减少书写的时间和书写负担,同时也增加了记录资料的一致性,但因其形式固定,对书写者评判性思维能力的发挥有所限制,目前较少使用。混合式入院护理评估单采用表格式形式,同时留出一定的空间用以描述各种有价值的发现;该形式既可保证资料记录的一致性,又可提供有价值的信息,目前在临床上被普遍应用。常见的入院护理评估表见表3-1-1,该表按 Gordon 的功能性健康型态模式设计。

表 3-1-1 入院护理评估单

科别:_____ 病室:_____ 床号:_____ 住院号:_____
姓名: 性别:
年龄: 婚姻:
民族: 职业:
籍贯(出生地):   文化程度:
住址(工作单位):
医疗费用支付形式:
入院日期: 入院方式:
入院医疗诊断: 记录日期:
病史叙述者: 可靠程度:
主管医生: 主管护士:

病史
主诉:_____

_____

现病史:_____

既往史：
既往健康状况：良好□　　一般□　　较差□
曾患疾病和传染病史：无□　　有□（_____）
外伤史：无□　　有□（_____）
手术史：无□　　有□（_____）
过敏史：无□　　有□（过敏原：_____，临床表现：_____）

健康感知-健康管理
自觉健康状况：良好□　　一般□　　较差□
遗传疾病史：无□　　有□（描述：_____）
吸烟：无□　　有□（____年，平均____支/日）。戒烟：未戒□　　已戒□（____年）
嗜酒：无□　　有□（____年，平均____两/日）。戒酒：未戒□　　已戒□（____年）
其他：无□　　有□（描述：_____）

营养-代谢
饮食形态：普食□（____餐/日）　软食□（____餐/日）　半流质□（____餐/日）　流质□（____餐/日）　禁食□
忌食□（____）　治疗饮食□
食欲：正常□　　亢进□　　减退□
近6个月内体重变化：无□　　有□（增加/减少____kg）
饮水：正常□　　多饮□（_____ml/d）　　限制饮水□（_____ml/d）
咀嚼困难：无□　　有□（描述：_____）
吞咽困难：无□　　有□（描述：_____）

排泄
排便：正常□　　便秘□　　腹泻□（_____次/日）　　失禁□（_____次/日）
造瘘：无□　　有□（描述：_____，能否自理：能□　否□）
应用泻药：无□　　有□（药物名称：_____，用法：_____）
排尿：正常□　　增多□（____次/日）　减少□（____次/日）　尿液颜色：_____
排尿异常：无□　　有□（描述：_____）

活动-运动
生活自理能力：在以下表格相应空格中划"√"，1=完全自理，2=部分自理，3=完全不能自理。

项目	1	2	3
进食			
转位			
洗漱			
如厕			
洗澡			
穿衣			
行走			
上下楼梯			
购物			
备餐			
理家			

活动耐力：正常□　　容易疲劳□
体位：自主体位□　　被动体位□　　半卧位□　　其他□（描述：_____）
步态：正常□　　异常□（描述：_____）
瘫痪：无□　　有□（描述：_____）
肌力：_____级
咳嗽：无□　　有□
咳痰：无□　　易咳出□　　不易咳出□　　吸痰□

睡眠-休息
睡眠：正常□　　入睡困难□　　多梦□　　早醒□　　失眠□
睡眠/休息后精力充沛：是□　　否□

辅助睡眠:无□ 有□(描述:_____)
认知-感知
疼痛:无□ 有□(急性□ 慢性□ 描述:_____)
视力:正常□ 近视□ 远视□ 失明(左□ 右□)
听力:正常□ 耳鸣□ 减退(左□ 右□) 耳聋(左□ 右□)
助听器:有□ 无□
味觉:正常□ 减退□ 缺失□ 味觉改变□
眩晕:无□ 有□(原因:_____)
语言能力:正常□ 失语□ 构音困难□
自我感受-自我概念
对自我的看法:肯定□ 否定□(描述:_____)
情绪(描述):_____
角色-关系
就职情况:胜任□ 短期不能胜任□ 长期不能胜任□
家庭结构:_____
家庭关系:和谐□ 紧张□
社会交往:正常□ 较少□ 回避□
角色适应:良好□ 不良□
家庭及个人经济情况:足够□ 勉强够□ 不够□
性-生殖
月经:正常□ 失调□
月经量:正常□ 一般□ 多□
孕次:_____ 产次:_____
性生活:正常□ 障碍□
应对-压力耐受
对疾病和住院反应:否认□ 适应□ 依赖□
过去一年内重要生活事件:无□ 有□(描述:_____)
适应能力:能独立解决问题□ 需要帮助□ 依赖他人解决□
支持系统-照顾者:胜任□ 勉强□ 不胜任□
家庭应对:忽视□ 能满足□ 过于关心□
价值-信念
宗教信仰:无□ 有□(描述:_____)

体格检查:(略)
实验室及其他检查(可作为护理诊断依据的各种检查结果):(略)
主要护理诊断:(略)

签名:_____
日期:_____

三、诊断性推理

诊断是将问诊、体格检查、实验室检查及其他检查所收集到的资料,经过归纳整理、综合分析和推理判断,所做出的合乎病人客观实际的结论。在医疗实践中,确定诊断的过程就是不断正确认识疾病的过程。正确的诊断,不仅需要有丰富的医学专业知识和熟练的诊疗技术,而且需要掌握科学的思维方法。病人所提供的资料,往往比较零乱、缺乏系统性,有些与现患病无关,要完全反映疾病的本质就必须将调查所得资料,进行归纳整理、去粗取精、去伪存真、由表及里,抓住主要矛盾,加以分析、综合和推理,最后做出初步诊断。

在分析、综合、推理和判断过程中,特别要注意以下几个问题。

(一) 现象与本质

病人的症状、体征及各项检查结果都是疾病的临床表现,一定的临床表现具有一定的临床意义,这就是现象与本质的关系。疾病的临床表现往往是比较复杂的,如何透过临床表现认识疾病的本质,这就要求我们必须掌握各种症状、体征及检查结果与疾病的关系,这是认识疾病的基础。如发热、咳嗽、咳痰等一系列临床表现,很多呼吸系统疾病都可引起,要通过对热型、咳嗽、咳痰的性质、伴随症状和体征等进行综合、分析、推理,抓住它们的本质。如果病人表现为突然寒战,高热,呈稽留热型,咳铁锈色痰,同时在胸痛部位发现语颤增强,叩诊呈浊音,听诊闻及支气管呼吸音、湿啰音等表现,即可初步得出肺炎球菌性肺炎的诊断。

(二) 主要表现与次要表现

疾病的临床表现往往比较复杂,这就要求我们必须在复杂的表现中,分清主次,找出主要表现,进而抓住疾病的本质,做出正确诊断。例如,某病人出现食欲不振、腹胀、腹泻、心悸、气促等症状,以及下肢水肿、发绀、颈静脉怒张、肝大、肝-颈静脉回流征阳性、心尖区舒张中晚期雷鸣样杂音等体征,其中食欲不振、腹胀、腹泻、肝大属于消化系统疾病的临床表现,心悸、气促、发绀、颈静脉怒张、肝大、肝-颈静脉回流征阳性、下肢水肿、心尖区舒张中晚期雷鸣样杂音等属于循环系统疾病的临床表现,而气促、发绀也可是呼吸系统疾病的临床表现。上述临床表现中,心尖区舒张中晚期雷鸣样杂音仅见于二尖瓣狭窄,而颈静脉怒张、肝-颈静脉回流征阳性则见于右心衰竭、缩窄性心包炎或心包积液,其他表现可由多种原因引起。通过分析病人病情,确定心尖区舒张中晚期雷鸣样杂音、颈静脉怒张及肝-颈静脉回流征阳性等循环系统临床表现是该病的主要表现,从而初步得出二尖瓣狭窄、右心衰竭的诊断。气促、发绀可由肺淤血引起,食欲不振、腹胀、腹泻、肝大、下肢水肿等可由体循环静脉淤血引起。

(三) 局部与整体

人体是一个复杂的统一整体,各系统、器官有其相对的独立性,又相互配合、相互制约,密切相关。局部病变可以影响整体,整体的病变又可突出地表现在某一局部。如急性扁桃体炎为一局部性病变,却可以引起畏寒、发热、尿少而黄、心率快、白细胞增高等全身性表现;风湿热是全身性疾病,却可表现为关节炎等方面的局部表现。局部的症状、体征或其他检查异常可以是全身性疾病表现的一部分,而全身性表现又常由局部病变所引起。在临床工作中,必须结合整体变化来考虑。

(四) 共性与个性

不同疾病可出现相同征象,即这些疾病的共性,而同一征象在不同的疾病中又有其独特的临床特点,即疾病的个性。例如全身性水肿可见于心脏疾病、肾脏疾病、肝脏疾病等,全身性水肿即为这些疾病的共性;但心源性水肿多始于身体下垂部位,肾炎性水肿以眼睑、颜面部等组织疏松处为著,肝脏疾病性水肿突出地表现为腹水,这些又是诸病水肿的个性。

(五) 典型与不典型

临床上,所谓"典型"病例只占少数,大多数病人的临床表现并不典型。典型疾病的临床表现为人们所熟知,不难诊断。不典型病例给人以许多模糊的假象。例如,白细胞增多是许多化脓性感染性疾病的普遍现象,但在某些机体免疫反应能力减低的病人白细胞不增高,偶尔甚至白细胞减少。临床症状表现多变,体征和实验室检查结果也可因病情不同而异乎寻常,如果考虑不周全,很可能造成错误的判断。

第三节 健康评估的内容

一、问 诊

问诊(interview)内容包括病人基本资料、主诉、现病史、既往健康史、家族史、婚姻史、心理社会史和系统回顾。病人主诉的症状是病人患病后的主观感受,通过问诊由病人陈述获得。对病人各种症状的评估,有利于指导护理,形成护理诊断。

二、身 体 评 估

体格检查(physical examination)指护士运用自己的感官或借助听诊器、血压计、体温表等辅助工具了解或评估病人机体健康状况的方法,是获取护理诊断依据的重要手段。体格检查所发现的异常征象称为体征。体格检查以解剖生理学和病理学知识为基础,并且有很强的技术性。正确、娴熟的操作可获得明确的评估结果,反之,则难以达到评估的目的。

三、辅 助 检 查

辅助检查(assistant examination)包括实验室检查、医学影像学检查、心电图检查等。该部分检查项目与护理工作关系密切,检查结果是健康评估的客观资料,需要结合健康史、体格检查等临床资料综合分析。

(一) 实验室检查

实验室检查是通过物理、化学及生物学等方法,对评估对象的血液、体液、分泌物、排泄物、组织或细胞取样等进行化验,以获得器官功能状态、疾病病原体、病理组织形态等客观资料。该检查手段与护理工作关系密切,大部分检查标本需要护士采集,检查结果可协助和指导护士判断评估对象的健康问题及其变化。护士必须熟悉常用实验室检查的目的、标本采集要求及结果的临床意义。

(二) 影像学检查

影像学检查包括放射学检查、超声检查和核医学检查。影像学检查的结果可为护理诊断提供有用线索,检查前准备与护理工作关系密切。

(三) 心电图检查

心电图检查是一种常规检查方法,不仅对心脏病,而且对其他疾病的诊断和病情判断,以及重症监护都具有重要作用。

四、心理-社会状况评估

心理-社会状况评估(psychosocial assessment)依据"生物-心理-社会"新的生物医学模式和WHO对健康概念的新阐述,贯彻"以人为中心"和整体护理理论,从心理、社会方面评估病人。由于这些方面的主观影响因素较多,故在收集、分析和判断资料过程中需要一定的经验和技巧,切忌主观臆断。

五、健康评估结果整理、分析与记录

将问诊、体格检查、辅助检查、心理、社会评估所获得的资料运用医学的思维后形成书面记录。健康评估的最终结果是形成护理诊断,即提出护理问题,这需要运用护理诊断思维进行加工、提炼。护理诊断思维是护士需要训练的重要内容,其与健康评估的记录需通过系统训练和临床护理实践而熟练掌握。健康评估记录是护理活动的重要文件,也是记录病人病情的法律文件,要按护理病历书写规范和格式书写。

第四节 健康评估的能力要求

一、沟通能力

沟通是人与人之间信息(包括意见、情感、观点、思考等)的传递与交换过程。良好的沟通能力是保证健康评估有效进行的重要技能。沟通能力有两个构成要素:一是思维是否清晰,能否有效地收集信息,并做出逻辑的分析和判断;二是能否贴切地表达出自己的思维过程和结果。

护士要注意以各种方式建立良好的沟通渠道,协调护患关系,善于引导病人谈话,善于倾听病人的诉说,以顺利完成健康评估工作。语言是沟通的重要手段,护士在沟通中要学会能言、善言、慎言,注意语言修养及语言的准确性,避免词不达意;同时,注意语言的礼貌性及语言的艺术性,避免使用刺激性和冲突性语言。护患沟通是一个互动过程,不仅需要语言沟通,也需要非语言沟通。非语言沟通包括面部表情、眼神、触摸、倾听、手势、动作、姿势、相互间的距离等诸多因素。护士在评估中要善于观察不同病人在不同心态下的非语言行为,并努力寻找各种非语言行为之间的内在联系。交谈后信息的反馈也应得到重视,它可以反映护士与病人沟通的效果,验证护士是否正确接受了病人给予的信息。

二、认知能力

认知能力是指人脑加工、储存和提取信息的能力,即人们对事物的构成、性能、与他物的关系、发展的动力、发展方向以及基本规律的把握能力,包括知觉、记忆、注意、思维和想象能力等。健康评估需要护士有全面且良好的认知能力。

观察是知觉的一种特殊形式,是有目的、有计划、主动的知觉过程,护士在健康评估过程中需要敏锐的观察力。通过观察,护士可了解病人的生理、病理和心理变化,获得健康评估第一手有价值的资料。值得注意的是,护士在健康评估过程中,观察必须全面,除观察病人的生命体征外,还应观察病人的表情、举止行为、皮肤颜色、睡眠与进食情况等,对病人哭泣声、叹息声、呻吟声、咳嗽声等也应有敏锐的觉察。

注意是认知能力的一种,注意的稳定性、广阔性、集中、分配和转移等品质对护士来说具有十分重要的作用。注意的稳定性可使护士沉着稳重地为病人长时间做好某项工作,注意的广阔性使护士将繁杂的工作内容"尽收眼底",做到心中有数。注意的集中性可使护士聚精会神地做好健康评估工作而不被其他信息干扰;注意的分配能力良好,护士就能对病人边观察、边处置、边思考、边谈话;具备注意的转移能力可使护士做到每项工作之间清楚、准确,互不干扰。

三、评判性思维能力

评判性思维是一种有目的的、自我调整判断和不断进行归纳、演绎、推理的过程。评判性思维是一种科学的思维方法,具有逻辑推理、深思熟

虑、疑问态度、自主思维等特点。评判性思维含有"评判"和"思维"两词的复合意思,"评判"一词要求有仔细的判断,"思维"意为有见解、思考、记忆、计划、想象、推理。护理过程中的评判性思维具有以下特点:①是具有一定目标的思维过程;②试图根据确实的证据而不是猜测做出判断;③以科学原理和科学方法为基础;④在护理过程中,运用评判性思维进行有逻辑、循序渐进的思维模式,是一个动态变化的过程;⑤运用概念框架来指导护理实践,无论在护理过程中运用哪种护理模式或结构框架,都必须做到整体性、系统性、顺序性和实践性。护士在健康评估工作中应具备评判性思维能力。在健康评估中运用评判性思维,可明确资料的来源,知道该如何利用资料,收集的资料也更具相关性,从而对评估对象做出完整、全面、正确的评估,这是保证高质量护理工作的先决条件。

在做出护理决策和实施护理措施前,护士应首先想到评估病人并进行积极的思考,护士的知识应具有高度的组织性和结构性,并有大量的实践知识,能分析病人所体现出来的一些细微变化。实施护理过程中,护士应关注病人,深入思考问题,对于病人即将发生的问题能采取有效的措施,并能根据病人的需要调整措施。最后,护士能对护理目标和决策加以分析,寻找改进的方法。例如:护理一个建立人工气道并实施辅助呼吸的病人时,一位有经验的护士,会经常比较其两侧呼吸音的强弱改变,当发现一侧呼吸音减弱时,会对病人进行更全面、细致的评估,积极思考,考虑病人是否存在以下问题:痰液黏稠,有痰栓形成的可能;气管插管的位置发生了改变;并发了气胸等。同时,会积极采取干预措施,如:加强气道湿化和翻身、拍背以清除痰液;适当变动气管插管的位置,如将插管向外移动2~3cm;确定为并发气胸时,则协助医生进行胸腔穿刺排气等。在采取了一系列有效措施后,再对病人进行评估,尤其注意呼吸音的变化,以确定病人的问题是否得到解决。这样,高效率、高质量的护理便可得到充分体现。

四、问题解决能力

解决问题是一种发展知识运用能力的过程,以明确问题为开端,通过收集、分析与问题有关的资料,找到或形成解决问题的可能方法,再通过评估、检验,最终确定要选用的方法。健康评估需要护士有良好的问题解决能力。一名具有良好素质的护士,面对千变万化的病情,复杂纷纭的疾病现象,要善于运用专业知识进行客观分析和综合思考,提出护理诊断,运用扎实的、熟练的、准确敏捷的护理操作技术来实施护理措施,才能为病人提供高质量的护理服务。

第二章

问 诊

第一节 问诊的概念

问诊是护士通过与病人及有关人员的交谈、询问,以获得病人所患疾病的发生、发展情况,诊治经过、既往身心健康状况等健康史的过程。

护理问诊是健康评估中的重要环节。护理问诊是通过护士与病人进行交流,获得病人主观感受信息,发现病人现存和潜在的健康问题,进而识别问题,做出护理计划的有目的的对话。与医疗问诊不同的是,护理问诊侧重于了解评估对象的健康观念、功能状况、社会背景以及其他与健康、治疗、疾病相关的因素等,以收集可用于诊断评估对象对健康状况、健康问题现存的或潜在反应的病史资料。良好的护理问诊不但可以全面获得病人疾病相关信息,同时也可以将一些健康教育的内容贯穿其中,体现护理的专业价值,获得病人信任,使随后的医疗、护理工作更顺利地进行,提高治疗效果和病人满意度。

第二节 问诊的目的

问诊是护士与病人之间进行的一种具有明确的护理专业性目标的对话过程。护士通过问诊可获得第一手病情资料,从而发现病人护理问题,为做出正确护理诊断打下基础。

一、获得疾病信息

疾病早期,机体尚处于功能的或病理生理变化的阶段,这时还不能发现器质性或形态学方面的改变,而病人却可以感受到某些特殊的不适,此时主要靠问诊获得疾病信息。在此阶段,体格检查、实验室检查,甚至是特殊检查可能无阳性发现,问诊所得的资料能更早地作为诊断的参考依据。许多疾病通过详细地问诊,能得出初步的医疗诊断和护理诊断,如上呼吸道感染、支气管炎、心绞痛、消化性溃疡、癫痫、疟疾、胆道蛔虫症等。

二、为进一步检查提供线索

问诊所得的资料又可以为选择检查措施提供线索。如病人主诉多尿、多饮、多食,体重下降时,初步考虑为糖尿病,可建议医生选择测量空腹血糖及餐后 2 小时血糖进行确诊,并进一步行其他辅助检查以明确并发症发生情况。又如病人以休息后可缓解的胸骨体上段疼痛为主要症状时,则提示可能是心绞痛,根据此症状,应进行详细的心脏检查与心电图检查,一般即可明确护理诊断。

三、了解病人心理状态

问诊不仅可以全面地了解病人疾病的历史和现状,而且可以通过交谈掌握病人的心理状态,有利于做好病人的心理护理,消除不良影响,提高诊疗效果。

第三节 问诊的方法与技巧

问诊的方法、技巧与获取病史资料的数量和质量密切相关,这涉及语言交流技能、资料收集、医患关系、医学知识、医学心理学、仪表礼节,以及提供咨询和教育病人等多个方面。不同的临床情景,要根据情况采用相应的方法和某些技巧。

一、问诊前的过渡性交谈

交谈开始前,护士应先向病人做自我介绍,介绍此次询问的目的是采集有关病人健康的信息以便提供全面的护理,解释除收集有关病人的身体、心理的健康资料外,还需要获得有关病人个人和社会背景资料,以使病人的护理计划个体化,应向病人做出病史内容保密的承诺。注意语言要亲切和蔼,态度要友善,以缩短护患之间的距离,使问诊能顺利进行。

二、一般由主诉开始

护士应引导病人按顺序讲述病史,一般从主诉开始,再引向既往史、家族史、文化、心理、社会方面情况,尤其要注意病人的生活、工作环境与条件,以及人际关系、经济状况等。

三、注意时间顺序

问诊应逐渐深入,有目的、有层次、有顺序地进行询问。先提一些一般性的、简单易答的问题,如先问:"你哪里不舒服?""你这症状有多长时间了?"询问者应问清症状开始的确切时间,根据时间顺序追溯症状的演进可避免遗漏重要的资料。例如有时环境的变化或药物的使用可能就是病情减轻或加重的因素。

四、避免暗示性提问和重复提问

暗示性提问是一种能为病人提供带倾向性的特定答案的提问方式,很容易使病人为满足护士而随声附和,如"您的胸痛放射到左手吗?",恰当的提问应是"您除胸痛外还有什么地方痛吗?"提问时还要注意系统性、目的性和必要性,避免重复提问,要全神贯注地倾听病人的回答,不要轻易打断病人讲话,让其有足够的时间回答问题,有时允许有必要的停顿(如在回顾思索时)。

五、注意文化差异

不同文化背景的人在人际沟通的方式上存在着文化差异。如美国人在交谈时双方的身体要保持一定距离,因亲疏不同可以是亲密的、个人的、社会的等,而拉丁美洲人则不同。如果美国护士与来自拉丁美洲的病人在交谈过程中始终保持她认为是合适的距离,会使病人产生被对方歧视的误解,从而影响交谈过程。因此,护士应熟悉自己与他人文化间的差异,以使问诊过程中自己的语言和行为能充分体现对他人文化的理解和尊重。

六、避免使用医学术语

术语即外行难懂的专业性用语或隐语。问诊时护士语言要通俗,避免使用特定意义的医学术语(如隐血、心绞痛、里急后重等)。作为与病人交谈的一种技巧,必须用常人易懂的词语代替难懂的医学术语,如用"有痰的咳嗽"替代"湿性咳嗽"进行询问。

七、及时核实

及时核实病人陈述中的不确切、矛盾或有疑问的情况,如病情与时间,某些症状与检查结果等,提高病史的真实性。常用的核实方法有:

(一) 澄清

要求病人对模棱两可或模糊不清的内容做进一步的解释与说明,如"您说您感到压抑,请具体说一下是怎样的情况?"

(二) 复述

以不同的表达方式重复病人所说的内容,如"您说您是3天前开始不爱吃东西,特别是油腻的食物,曾吐过一次,而且感觉全身无力,一天前发现尿色变深,是这样吗?"

(三) 反问

反问是以询问的口气重复病人所说的话,但不可加入自己的观点,并鼓励病人提供更多的信息,如"您说您夜里睡眠不好?"

(四) 质疑

用于病人所述内容与护士所观察到的情况不一致,或病人前后所述内容不一致时,如"您说您对自己的病没有任何顾虑,可您的眼睛却红红的,能告诉我是为什么吗?"

(五) 解析

对病人所提供的信息进行分析和推论,并与其交流,病人可对护士的解析加以确认、否认或提供另外的解释等。

当病人回答不确切时,要耐心启发,如"请再想一想,能不能再确切些"等,注意给其足够的时间回答。

八、恰当地运用过渡性语言

过渡性语言是指问诊时用于两个项目之间转换的语言,向病人说明即将讨论的新项目及其理由。恰当地使用过渡性语言,病人就不会困惑护士为什么要改变话题以及为什么要询问这些情况。例如过渡到家族史时护士可说:"现在我想和您谈谈您的家族史,有些疾病在有血缘关系的亲属中有遗传倾向,我们需要了解这些情况。让我们先从您的父母开始吧,他们都健在吗?"

九、根据情况采取封闭式提问或开放式提问

封闭式提问是指使用一般疑问句,病人仅以"是"或"否"即可回答。如问"您现在心情好吗?",只要求病人回答"好"或"不好"。封闭式提问直接简洁,病人易于回答,节省时间,但因要回答的内容已包含在问句中,护士难以得到问句以外的更多信息,且这种提问有较强的暗示性。

开放式提问是指使用特殊疑问句,病人将自己的实际情况加以详细描述才能回答。如问"您为什么事情烦恼?"病人不能用"是"或"否"来回答提问,而只能通过讲述引起烦恼的具体事情才能回答。开放式提问因问句中不包含要回答的内容,病人必须根据自己的情况才能回答,这样可以获得较多的资料,且提问不具有暗示性。但开放式提问要求病人具有一定的语言表达能力,护士也要花较多的时间耐心倾听。

采取何种提问方式由护士根据不同情况选择使用。一般来说,为了获得更多的健康史资料,调动病人自己解决问题的主动性和积极性,问诊中宜多采用开放式提问。

十、分析与综合

在问诊过程中,护士要不断地思考、分析、综合、归纳病人所陈述的症状之间的内在联系,分清主次,去伪存真,这样的问诊才有价值。当已取得必要的资料准备结束谈话时,可向病人简单复述一下谈话的重要内容,并对病人提出的疑虑、作息时间安排等做出解答。

第四节 问诊的内容

问诊的内容即住院护理病历首页所要求的病史内容。与医疗病史不同的是:医生关注的是病人的症状、体征及疾病的进展情况,护理人员更关注病人对其健康状况以及因之而带来的生活方式等改变所做出的反应。

一、一般项目

一般项目(general data)包括姓名、性别、年龄、民族、婚姻、地址、工作单位、职业、入院日期、记录日期、病史陈述者及可靠程度、入院方式、入院医疗诊断等。

1. 姓名 姓名记录应准确、真实,并注意音同字不同。

2. 性别 性别可以帮助诊断,例如甲状腺疾病、癔症女性较男性好发。

3. 年龄 许多疾病与年龄有一定的关系,如肺结核多见于青年,动脉硬化、肿瘤多见于中老年人。应按病人实际年龄填写,不允许笼统地写为"儿童"或"成人"。

4. 婚否 结婚与否对诊断妊娠、流产、宫外孕等不可缺少。

5. 籍贯、民族 病人的籍贯、民族可以帮助护士了解病人的生活习惯、作为诊断某些疾病的参考,如长江流域易患的血吸虫病、牧区容易患的布氏杆菌病。

6. 职业 某些工种应写清楚从事工作的年限,可供诊断参考。如坑道作业和矿井工作与硅沉着病(矽肺)等可能有关。

7. 单位(或部别)、现住址 应询问详细、准确,以便随访。

8. 入院日期 病史记录日期为年、月、日,急诊或危重情况应注明时、分。

9. 入院方式 入院方式有步行、扶送、使用轮椅、平车抬送等。

二、主 诉

主诉(chief complaints)是病人感受最主要的痛苦或最明显的症状或体征,也就是本次就诊的主要原因以及自患病到就诊的时间。记录主诉要简明,一两句话概括,并同时注明主诉自发生到就诊的时间,如"咽痛、高热 2 天","畏寒、发热、咳嗽 3 天,加重伴右侧胸痛 2 天"。不可采用诊断用语(疾病名称),如"患心脏病 2 年""患糖尿病 1 年",而应记录为"活动后心悸气短 2 年,下肢水肿 3 周","多饮、多尿、多食伴消瘦 1 年";注意时间顺序。

三、现病史

现病史(history of present illness)是疾病发生发展的全过程,包括疾病的发生、发展、演变和诊治,是病史的主体部分,必须认真、详细地询问。

(一)起病情况及患病时间

询问病人的疾病是急起还是缓起,不同疾病起病方式不同,有的起病急骤,如脑栓塞、肺炎等,有的起病缓慢,如肺结核等。患病的时间是指起

病到就诊或入院的时间,根据病人的情况可用年、月、日、时、分钟计算。先后出现几个症状,应按照时间顺序叙述,如发热、胸痛20天,呼吸困难10天,下肢水肿1天。

(二) 主要症状特点

主要症状特点包括主要症状出现的部位、性质、持续时间和程度、缓解或加剧的因素。这些对于了解是何系统或器官的疾病及其病变的范围和性质有很大帮助。以腹痛为例,中上腹痛多为胃、十二指肠或胰腺疾病,右下腹痛可能为阑尾炎或附件疾病,右上腹痛可能为胆囊炎,全腹痛可能为急性腹膜炎等。

(三) 病因与诱因

问诊时尽可能了解本次发病的有关病因(如感染、外伤、中毒)或诱因(如气候变化、环境改变、情绪、运动、饮食失调等),有助于对疾病的诊治和预防。例如胸痛发生在快走或者骑车过程中,休息即可缓解,诊断心绞痛的可能性很大;如果高血压病人饮酒、情绪激动后突然出现头痛、呕吐、昏迷、肢体运动障碍等,则脑出血的可能性很大。

(四) 病情的发展与演变

病情的发展与演变指在患病过程中主要的症状加重、减轻或出现新的症状。例如肺结核合并肺气肿的病人常可在活动后气促,如突然出现胸痛和严重呼吸困难,应考虑有自发性气胸的可能。

(五) 伴随症状

在主要症状的基础上又出现一系列的其他症状即为伴随症状,这些伴随症状常是诊断和鉴别诊断的依据。因为不同疾病可出现相同的症状,因此单凭一个症状无法判断是哪种疾病,必须要问清伴随症状诊断才有方向,例如急性上腹痛可有多种原因,若病人同时伴有恶心、呕吐、发热,特别是又出现黄疸和休克时,应该考虑急性胆道感染的可能。当按一般规律应出现的伴随症状而实际上没有出现时,也应将其记录于现病史中以备进一步观察,因为这种阴性症状往往也具有重要的鉴别诊断意义。

(六) 诊治经过

询问病人在本次就诊前接受过其他医疗单位诊治么?做过什么检查?结果如何?诊断为什么疾病?用过什么药物(包括药名、剂量、途径、用药时间)?疗效如何?

(七) 病程中的一般情况

询问病人自发病后到就诊前或入院前的精神、体力、体重、食欲、食量、睡眠与大小便的情况。

四、既 往 史

既往史(past history)包括病人既往的健康状况和曾经患过的疾病(包括传染病)、外伤、手术、过敏史,尤其是与现病史有密切关系的疾病,以了解某系统是否发生过疾病,和本次有无关系。例如:冠心病和脑血管意外的病人应询问过去是否有过高血压、高血脂等。询问时注意与现病有无关系,并按患病时间顺序排列进行记录。

五、功能性健康型态

功能性健康型态11个型态主要的问诊内容如下。

(一) 健康感知-健康管理型态(health perception and health management pattern)

此型态描述个体对健康的认识以及对健康的管理状况。内容包括:自觉目前一般健康状况如何;为保持或促进健康所做的最重要的事情及其对健康的影响;有无烟、酒、毒品嗜好,每日摄入量,有无药物成瘾及药物依赖、剂量及持续时间;是否经常做乳房的自我检查;平日能否服从医护人员的健康指导。对慢性病者应进一步询问其对自己所患疾病是否了解、有无须咨询的问题等。

(二) 营养-代谢型态(nutrition-metabolism pattern)

此型态描述机体营养、代谢功能,包括水平衡、组织完整性和体温调节。内容包括:食欲及日常食物和水分摄入种类、性质、量,有无饮食限制;有无咀嚼或吞咽困难及其程度、原因和进展情况;近期体重变化及其原因;有无皮肤、黏膜的损害;牙齿有无问题等。

(三) 排泄型态(elimination pattern)

此型态描述排便和排尿情况。内容包括:每日排便与排尿的次数、量、颜色、性状,有无异常改变及其类型、诱发或影响因素,是否应用药物。

(四) 活动-运动型态(activity-exercise pattern)

此型态描述日常活动(自我照顾和休闲活动)以及进行这些活动所需要的人力。内容包括:进食、转位、洗漱、如厕、洗澡、穿衣、行走、上下楼梯、购物等生活自理能力其功能水平,是否借助轮椅或义肢等辅助用具;日常活动与运动方式、活动量、活动耐力,有无医疗或疾病限制。

(五) 睡眠-休息型态(sleep-rest pattern)

此型态描述个体睡眠、休息和放松状况。内容包括：日常睡眠情况，睡眠后精力是否充沛，有无睡眠异常及其原因或影响因素，是否借助药物或其他方式辅助入睡。

(六) 认知-感知型态(cognition-perception pattern)

感知是人通过身体感官接收判断信息的能力；认知是运用和获得知识的思维过程。内容包括：有无听觉、视觉、味觉、嗅觉、记忆力、思维能力、语言能力等改变，视、听觉是否借助辅助用具；有无疼痛及其部位、性质、程度、持续时间等；学习方式及学习中有何困难等。

(七) 自我感受-自我概念型态(self-perception and self-concept pattern)

此型态描述人如何看待自己。内容包括：如何看待自己，自我感觉良好抑或不良；有无导致焦虑、抑郁、恐惧等情绪的因素。

(八) 角色-关系型态(role-relationship pattern)

此型态描述个体对角色的认识以及在扮演角色行为中的感觉。内容包括：职业、社会交往情况；角色适应及有无角色适应不良；独居或与家人同住；家庭结构与功能，有无处理家庭问题方面的困难，家庭对病人患病或住院所持看法；是否参加社会团体；与朋友关系是否密切，是否经常感到孤独；工作是否顺利；经济收入能否满足个人生活所需。

(九) 性-生殖型态(sexuality-reproductive pattern)

此型态描述关于性别确认、性角色、生理心理功能、社会和文化对性行为的影响。内容包括：性别认同和性别角色；性生活满意程度，有无改变或障碍；女性月经史、生育史等。

(十) 应对-压力耐受型态(coping-stress tolerance pattern)

此型态描述个体过往或现在经历的应激和对应激的反应状态。内容包括：是否经常感到紧张，用什么方法解决(药物、酗酒等)；近期生活中有无重大改变或危机，当生活中出现重大问题时如何处理，能否成功，此时对其帮助最大者是谁等。

(十一) 价值-信念型态(value-belief pattern)

此型态描述个体能否在生活中得到自己所要的；有无宗教信仰等。

(刘 宇)

第三章

常见症状评估

第一节 发 热

正常人的体温受大脑皮层和丘脑下部体温调节中枢的调控,通过神经、体液因素使产热和散热过程保持动态平衡。发热(fever)是指病理性体温升高,超出正常范围。

一、病因与分类

临床上引起发热的病因很多,据致病原因不同通常分为感染性与非感染性两大类,其中以前者多见。

(一) 感染性发热

感染性发热(infective fever)指各种急性、亚急性、慢性或全身性、局限性感染以及各种急、慢性传染病引起的发热。各种病原体均可引起,细菌性感染(如伤寒、急性细菌性痢疾、大叶性肺炎等)最常见,其次为病毒性感染(如流行性感冒、病毒性痢疾、麻疹、水痘等),另外,还有支原体感染(如肺炎支原体肺炎)、立克次体感染(如斑疹伤寒)、螺旋体感染(如钩端螺旋体病)、真菌感染(如念珠菌病)及寄生虫感染(如疟疾、急性血吸虫病等)。

(二) 非感染性发热

非感染性发热(noninfective fever)主要有以下常见病因。

1. 无菌性坏死物质的吸收
(1) 机械性、物理或化学性损害:如内出血、大手术后、大面积烧伤等。
(2) 因血管栓塞或血栓形成而引起心肌、肺、脾等内脏梗死或肢体坏死。
(3) 组织坏死与细胞破坏:如白血病、癌、溶血反应等。

2. 变态反应性疾病 如药物热、风湿热、结缔组织病等。

3. 内分泌与代谢疾病 如甲状腺功能亢进、甲状腺危象、重度脱水等。

4. 皮肤散热减少 如广泛性皮炎、先天性汗腺缺乏症、鱼鳞癣等,多为低热,为散热障碍所致。

5. 体温调节中枢功能失常 其特点为高热无汗。
(1) 物理性:如中暑、日射病等。
(2) 化学性:如重度安眠药中毒等。
(3) 机械性:如脑出血、脑震荡等。

6. 自主神经功能紊乱 是功能性低热的主要原因。包括夏季低热、感染后低热、生理性低热及原发性低热。

二、发 生 机 制

(一) 致热原性发热

发热主要与致热原有关。凡能引起发热的致热物质称为致热原,分为内源性致热原和外源性致热原两大类,其发生机制主要是体温调节中枢的体温调定点上移。

1. 外源性致热原 多为大分子物质,不能直接通过血脑屏障作用于体温调节中枢,但可以通过激活内源性致热原细胞,使之形成和释放血液中的中性粒细胞、单核-吞噬细胞系统及嗜酸性粒细胞,使其产生内源性致热原而发热。外源性致热原包括各种微生物病原体及其产物、炎性渗出物、无菌性坏死组织、抗原抗体复合物、某些类固醇产物、多糖体成分及多核苷酸等。

2. 内源性致热原 主要由外源性致热原促使体内产生致热原细胞(包括单核细胞、巨噬细胞、中性粒细胞等白细胞),并由此产生、释放内源性致热原,如白细胞介素1、干扰素、肿瘤坏死因子等。内源性致热原分子量小,能通过血脑屏障直接作用于皮层-丘脑体温调节中枢的体温调定点,使调定点上升,体温调节中枢对体温加以重新调节,并通过垂体内分泌因素使代谢增加,一方面通过骨骼肌发生强烈收缩(临床上表现为寒战),使产热增多;另一方面通过交感神经系统引起皮肤血管及竖毛肌收缩,使排汗停止,散热减少。这一综合调节作用使产热大于散热,体温升高引起发热。

(二) 非致热原性发热

由于体温调节中枢直接受损,或存在引起产热过多或散热减少的疾病,影响正常体温调节过程,引起发热。

1. 直接使体温调节中枢受损　如颅脑外伤、出血、中暑、中毒、炎症等。
2. 产热过多　如剧烈运动、癫痫持续状态、甲状腺功能亢进等。
3. 散热减少　如心力衰竭、广泛性皮肤病等。

三、临床表现

正常成人体温一般在 36～37℃ 左右。不同个体之间略有差异,某些生理情况下(如月经前期、心理应激、剧烈运动、劳动、进餐后及高温环境等)可使体温升高,均可通过自身调节恢复到正常范围。故体温升高不一定都是疾病引起的,但昼夜温差波动在 1℃ 以内。体温测量通常采用 3 种测量方法,测量方法不同温度有所差异,详见表3-3-1。

表3-3-1　成人平均体温及正常范围

测量部位	平均温度	正常范围
口腔温度	37.0℃	36.3～37.2℃
直肠温度	37.5℃	36.5～37.7℃
腋窝温度	36.5℃	36～37℃

(一) 发热的临床分度

按发热的高低(以口腔测量为准)可分为:
低热:37.3～38℃
中等度热:38.1～39℃
高热:39.1～41℃
超高热:41℃以上

(二) 发热的临床过程

发热过程中产热和散热不断发生变化,可分为以下三个阶段。

1. 体温上升期(此期产热大于散热)　临床表现主要为疲乏无力、皮肤苍白、肌肉酸痛、畏寒或寒战等。皮肤苍白是因皮肤血管收缩,浅表血流减少,甚至皮肤温度下降、散热减少所致。寒战为骨骼肌发生强烈收缩所致。体温上升有两型:

(1) 骤升型:体温在数小时内达39～40℃以上,常伴有寒战,小儿易发生惊厥。常见于大叶性肺炎、疟疾、败血症、流行性感冒、急性肾盂肾炎、输液等。

(2) 缓升型:体温逐渐上升,数日内才达高峰,多不伴寒战。常见于伤寒、结核病等。

2. 高热期持续期(此期产热与散热过程在较高水平上保持相对平衡)　此时体温已达高峰,持续时间的长短不一,数小时(如疟疾)、数天(如肺炎)、数周(如伤寒)不等。临床表现为皮肤潮湿而灼热,呼吸促,出汗,意识可正常、障碍或谵妄。体温上升到一定程度后,体温调节中枢不断加强调节作用,散热过程自动加强,但体内致热原仍存在,产热亦并未减弱。

3. 体温下降期(此期散热大于产热)　临床表现为出汗多,皮肤潮湿。体温下降时,病人大量出汗、丧失大量体液,可出现血压下降,甚至休克。体温下降有两型:

(1) 骤降型:体温于数小时内迅速下降至正常。常见于疟疾、急性肾盂肾炎、肺炎球菌肺炎及输液反应等。

(2) 渐降型:体温于数日内逐渐降下降至正常,常见于伤寒、风湿热等。

四、热型及临床意义

许多发热性疾病有比较特征性的的热型,对疾病的诊断和鉴别诊断有一定的帮助。临床上常见下列几种热型见表3-3-2。

表3-3-2　热型与常见疾病关系

热　型	常　见　疾　病
稽留热(continued fever)	常见于大叶性肺炎、伤寒等
弛张热(remittent fever)	常见于败血症、化脓性炎症、风湿热、结核病等
间歇热(intermittent fever)	常见于疟疾、急性肾盂肾炎
波状热(undulant fever)	常见于布氏杆菌病等
回归热(recurrent fever)	见于回归热、霍奇金病等
不规则热(irregular fever)	见于结核病、风湿热、支气管肺炎等

注意:由于抗生素、糖皮质激素的广泛应用,可使某些疾病的特征性热型变得不典型;另外,热型与个体反应强弱有关,如老年人休克型肺炎时可仅有低热或无发热

五、护理评估要点

1. 患病、治疗及护理经过　询问与发热有关的病因、诱因、发病情况。有无畏寒、寒战、大汗等临床表现,使用抗生素、退热药、糖皮质激素等药物的合理药效评估,体温变化规律并分析热型。

2. 伴随症状　详见表3-3-3。

表3-3-3　伴随症状与常见疾病关系

伴随症状	常见疾病
伴寒战	常见于大叶性肺炎、败血症、急性肾盂肾炎、流行性脑脊髓膜炎等
伴口唇单纯疱疹	常见于急性发热性疾病
伴淋巴结肿大	常见于传染性单核细胞增多症、风疹、淋巴结结核、丝虫病、白血病等
伴皮肤黏膜出血	常见于重症感染及某些急性传染病
伴肝脾肿大	常见于传染性单核细胞增多症、病毒性肝炎、肝及胆道感染、疟疾、白血病、淋巴瘤及急性血吸虫病等

3. 发热对病人的影响　主要包括精神状态、食欲、体重、睡眠及二便情况,高热者有无谵妄、幻觉等意识改变,小儿高热有无惊厥,温度下降期有无脱水等。

六、相关护理诊断

1. 体温过高　与体温调定点上升(如细菌感染等)、体温调节中枢直接受损(如颅脑外伤)、产热过多、散热减少有关。

2. 体液不足　与体温下降时大汗和(或)液体量摄入不足有关。

3. 营养失调:低于机体需要量　与发热所致代谢物质消耗增高及营养物质摄入不足有关。

4. 潜在并发症　意识障碍、惊厥,与体温过高有关。

第二节　疼　痛

疼痛(pain)是一种与周围组织损伤或潜在损伤相关的不愉快的主观感受和情绪体验。由于疼痛刺激使机体产生生理和病理变化,如呼吸急促、血压升高等,常是促使病人就医的主要原因。由于疼痛受性格、情绪、经验及文化背景等多方面影响,因此,其表现有差异。

一、分　类

按发生的部位与传导途径不同可分为下列几种类型。

1. 皮肤痛　皮肤损伤可发生两种不同性质的疼痛,首先出现的是一种尖锐的刺痛(快痛),继而在1～2秒后出现一种烧灼样痛(慢痛),称为"双重痛感"。引起皮肤痛的方式是戳刺、切割、挤压、烧伤等,疼痛来自体表,定位明确。

2. 内脏痛　引起内脏痛的刺激主要是:内脏器官受到牵拉,平滑肌痉挛或强烈的收缩,化学刺激和机械性刺激等。内脏痛的感觉位于身体的深部,发生较慢而较持续,缺乏"双重痛感",定位较不明确。

3. 牵涉痛　当某些内脏器官发生病变,同时在体表的相应部位产生痛感或痛觉过敏,这种现象称为牵涉痛。牵涉痛的部位与病变的内脏有一定解剖相关性,如胆囊疾病可出现右肩背部的牵涉痛;心绞痛除心前区及胸骨后的疼痛外还可牵涉至左上肢内侧;膈下脓肿可在同侧肩胛区出现牵涉痛等。故牵涉痛的部位对病变部位的判断有一定帮助。

4. 深部痛　是指肌肉、肌腱、筋膜与关节的疼痛,肌肉缺血是引起疼痛的主要原因。

5. 神经痛　主要是因神经受损所致,表现为剧烈灼痛或酸痛。

6. 假性痛　指去除病变部位后仍感到相应部位疼痛,如截肢病人仍可感到已不存在的肢体疼痛。

二、病　因

(一)头痛

头痛(headache)是指额、顶、颞及枕部的疼痛。头痛是常见的临床症状之一,为某些器质性疾病与功能性疾病所致。因此,应尽早做出正确判断,进行治疗。

1. 颅脑病变

(1) 炎症:如脑炎、脑膜炎、脑脓肿、中毒性脑病等。

(2) 颅内血管病:脑出血、脑栓塞、蛛网膜下腔出血、脑血栓形成、高血压脑病、颅内动脉瘤、脑血管畸形等。

(3) 颅内肿瘤：此类病人90%以上伴有头痛症状，脑肿瘤、颅内转移瘤、脑结核瘤、颅内白血病浸润、颅内囊虫病或包虫病等。

(4) 颅脑外伤：脑震荡、脑挫伤、颅内血肿、脑外伤后遗症等。

(5) 其他：头痛型癫痫等。

2. 颅脑外病变

(1) 颈椎病及其他颈部疾病等。

(2) 神经痛：如三叉神经痛等。

(3) 眼、耳、鼻及牙齿疾病所致的头痛：眼源性头痛如屈光不正、青光眼等；鼻源性头痛如鼻炎或鼻窦炎症、肿瘤等；牙源性头痛如龋齿、牙周炎等。

(4) 颅骨疾病：颅底凹入症、颅骨肿瘤。

(5) 肌收缩性头痛(或称紧张性头痛)。

3. 全身性疾病

(1) 感染：如肺炎、流感、伤寒、钩端螺旋体病、慢性肝炎等发热性疾病。

(2) 心血管疾病：如原发性高血压、慢性心功能不全等。

(3) 中毒：如铅、乙醇、一氧化碳、有机磷农药、药物(如颠茄、水杨酸类)等。

(4) 其他：低血糖、贫血、肺性脑病、系统性红斑狼疮、月经期及绝经期头痛、中暑等。

4. 神经症 神经衰弱及癔症性头痛。

(二) 胸痛

胸痛(chest pain)是临床上常见的症状，原因很多，各种刺激因子如缺氧、炎症、肌张力改变、肿瘤浸润、组织坏死以及物理、化学因子均可刺激胸部的感觉神经纤维产生痛觉冲动，并传至大脑皮质的痛觉中枢引起胸痛。因痛阈个体差异性大，胸痛的部位和严重程度并不一定和病变的部位和严重程度相一致，有时腹腔疾病也可引起胸痛。胸痛的原因详见表3-3-4。

表3-3-4 胸痛的原因和常见疾病关系

胸痛原因		常见疾病
胸壁病变	疼痛的部位固定于病变处	常见于急性皮炎、皮下蜂窝织炎、带状疱疹、肌炎及皮肌炎、流行性肌痛、颈椎病、肋软骨炎、骨肿瘤、肋间神经炎、神经根痛等
肺及胸膜病变	由于病变累及壁层胸膜而发生胸痛	见于肺炎、肺结核、肺脓肿、肺梗死等
心血管系统疾病		如心绞痛、心肌梗死及心包炎
纵隔及食管病变		如急性纵隔炎、纵隔肿瘤、纵隔气肿、急性食管炎、食管癌等
横膈病变		如膈下脓肿、膈疝、肝炎、肝脓肿、肝癌等

(三) 腹痛

腹痛(abdominal pain)是临床常见的症状，亦常是病人就诊的主要原因。腹痛多数由腹部脏器疾病所引起，但胸部疾病及全身性疾病也可引起。临床上一般将腹痛分为急性腹痛与慢性腹痛。

1. 急性腹痛 常见的病因有：

(1) 腹膜炎：如胃、肠穿孔等。

(2) 腹腔脏器炎症：如胰腺炎、胃炎、肠炎、阑尾炎和盆腔炎等。

(3) 空腔脏器梗阻或扩张：如肠梗阻、胆石症、胆道蛔虫病、泌尿道结石梗阻等。

(4) 脏器扭转或破裂：如肠扭转、卵巢囊肿扭转、肝脾破裂、异位妊娠破裂等。

(5) 腹腔内脏血管阻塞：如缺血性肠病、夹层腹主动脉瘤等。

(6) 腹腔或脏器包膜牵张：如手术后或炎症后腹膜粘连等。

(7) 其他：如全身性疾病如腹型过敏性紫癜、尿毒症等。

值得注意的是：胸腔疾病，如肺炎、心绞痛、急性心肌梗死、急性心包炎、肺梗死、胸膜炎等，疼痛可牵涉腹部，类似急腹症。

2. 慢性腹痛 常见的病因有：

(1) 腹腔脏器慢性炎症：慢性胃炎、慢性胆囊炎、肠结核等。

(2) 胃、十二指肠消化性溃疡。

(3) 空腔脏器张力变化：如胃痉挛、胃肠或胆道运动障碍。

(4) 腹腔肿瘤压迫与浸润。

(5) 脏器包膜的牵张：如肝炎、肝淤血、肝癌等。

三、临床表现

（一）头痛

头痛的表现，往往根据病因不同而有其特点。

1. 头痛发生的缓急

(1) 起病急，伴发热、呕吐多为急性感染引起，如脑膜炎。无发热、呕吐、意识障碍多为急性脑血管病。

(2) 慢性进行性头痛并有颅内压增高的症状应注意颅内占位性病变；无颅内高压者多为肌紧张性头痛，鼻源性头痛。

(3) 长期的反复发作头痛或搏动性头痛，多为血管性头痛（如偏头痛）或神经症。

(4) 青壮年慢性头痛，但无颅内压增高，常因焦急、情绪紧张而发生。

2. 头痛部位　如偏头痛及丛集性头痛多在一侧；高血压引起的头痛多在额部或整个头部；全头痛多见于全身性或颅内感染性疾病。

3. 头痛的性质　血管性头痛呈搏动性；神经痛多呈电击样痛或刺痛；脑炎、脑瘤为强烈钝痛。

4. 头痛出现的时间　清晨加重见于脑瘤，女性偏头痛常与月经期有关。

5. 影响因素　咳嗽、打喷嚏、摇头、俯身可使颅内高压性疼痛、血管性头痛、颅内感染性头痛及肿瘤性头痛加剧；紧张性头痛可因活动或按摩缓解。

（二）胸痛

1. 胸痛部位　胸壁疾病所致的胸痛常固定于病变部位，局部常有压痛；带状疱疹是成簇的水疱沿一侧肋间神经分布伴胸痛，疱疹不超过体表正中线；心绞痛与急性心肌梗死的疼痛常位于胸骨后或心前区，疼痛常牵涉至左肩背、左臂内侧达无名指及小指。

2. 胸痛性质　带状疱疹呈阵发性的灼痛或刺痛；肌痛常呈酸痛；心绞痛常呈压榨样痛，可伴有窒息感；心肌梗死则疼痛更为剧烈并有恐惧、濒死感；干性胸膜炎常呈尖锐刺痛或撕裂痛，伴呼吸时加重，屏气时消失。

3. 胸痛持续时间　如心绞痛发作时间短暂，而心肌梗死疼痛持续时间长且不易缓解；炎症、肿瘤、栓塞或梗死所致疼痛呈持续性。

4. 诱发与缓解因素　心绞痛常因劳累、体力活动或精神紧张而诱发，含服硝酸甘油可迅速缓解，而对心肌梗死的胸痛则无效；胸膜炎、自发性气胸的胸痛则可因深呼吸与咳嗽而加剧。

（三）腹痛

1. 腹痛部位　一般来说腹痛的部位常与投影于该部位的腹腔脏器病变一致。如胃及十二指肠疾病、急性胰腺炎疼痛多在中上腹部；肝、胆疾患疼痛位于右上腹；小肠绞痛位于脐周；结肠疾病疼痛多位于下腹或左下腹。

2. 腹痛的性质和程度　各种疾病腹痛的性质和程度与疾病的部位有关，详见表3-3-5。

表3-3-5　腹痛性质与疾病部位关系

腹痛的性质和程度	疾病的部位
突发、剧烈刀割样痛或烧灼样痛	胃、十二指肠溃疡穿孔
持续疼痛阵发性加剧	急性胃炎、胆囊炎
阵发性绞痛	胆石症或泌尿系结石
钻顶样疼痛	胆道蛔虫症
持续广泛性剧烈疼痛	急性弥漫性腹膜炎
隐痛或钝痛	内脏性疼痛
胀痛	实质脏器的包膜紧张

3. 发作时间　餐后痛可能由于胆胰疾病、胃部肿瘤或消化不良所致；饥饿痛发作呈周期性、节律性者见于十二指肠溃疡；子宫内膜异位症者腹痛与月经周期相关。

4. 体位　如胃黏膜脱垂病人左侧卧位可使疼痛减轻；胰体癌病人仰卧位时疼痛明显，而前倾位或俯卧位可减轻。

5. 诱发因素　胆囊炎或胆石症发作前常有进油腻食物史，而急性胰腺炎发作前则常有酗酒、暴饮暴食史。

四、护理评估要点

1. 患病、治疗及护理经过　询问与疼痛有关的病因、诱因、发病情况，如有无外伤、饮食不洁、淋雨、受惊等，有无感染、高血压、动脉硬化、心绞痛、颅脑外伤、肿瘤、精神病、神经症等疾病史；疼痛部位是否明确；疼痛持续时间、规律性，痛点有无转移、放射及疼痛程度有无变化；疼痛的性质是钝痛、刺痛、烧灼痛还是绞痛；治疗经过及对药物的反应。

2. 疼痛的程度。

3. 伴随症状　有无伴发热、焦虑、剧烈呕吐（是否喷射性）、头晕、眩晕、晕厥、出汗、视力障碍、精神异常、嗜睡、意识障碍等症状。

4. 发热对病人的影响。

五、相关护理诊断

1. 疼痛　与创伤、心肌缺血、神经损伤、炎症刺激、局部受压、精神过度紧张等因素有关。

2. 恐惧　与剧烈疼痛有关。

3. 焦虑　与疼痛迁延不愈有关。

4. 睡眠型态紊乱　与疼痛干扰睡眠有关。

5. 社交障碍　与慢性病人无法参与所期望的社交活动有关。

第三节　水　肿

正常体腔中只有少量液体,过多的体液在组织间隙或体腔中积聚称为水肿(edema)。指压水肿组织出现凹陷、平复慢者称为凹陷性水肿;皮肤水肿,伴苍白、干燥、粗糙,指压后无凹陷者称为非凹陷性水肿,临床上所见的水肿大多为前者。水肿按分布范围可分为全身性水肿和局部水肿,全身性水肿指液体在体内组织间隙呈弥漫性分布,局限性水肿是液体聚集在局部组织间隙。若体腔中体液积聚则称为积水,如腹腔积水、胸腔积水、心包积水、脑室积水、阴囊积水等,但一般而言,内脏器官局部的水肿如脑水肿、肺水肿等通常不属本节水肿范畴。

一、发　生　机　制

正常情况下,无论细胞内与细胞外、还是血管内与血管外体液维持着动态平衡,当维持体液平衡的因素被打破时,组织间液生成过多或回吸收过少,以致过多的体液在组织间隙或体腔内积聚,形成水肿。其形成因素一方面是细胞外液容量增多,过多的液体分布于组织间隙或体腔成为水肿或积液:①肾小球滤过率下降,如充血性心力衰竭、肝硬化腹水等;②肾小管对钠水的重吸收增强,如充血性心力衰竭、肾病综合征、继发性醛固酮增多症等。另一方面是血管内外液体交换失去平衡,致使组织间液生成多于回流而形成水肿:①毛细血管流体静压升高,如右心衰竭等;②血浆胶体渗透压降低,如肾病综合征及营养不良等;③微血管壁通透性增高,如急性肾炎等;④淋巴回流受阻,如丝虫病、淋巴管堵塞等。

二、病因与临床表现

（一）全身性水肿

1. 心源性水肿　主要为右心衰竭的表现。特点是水肿最早出现于踝内侧（休息后减轻或消失,活动后明显）,经常卧床者则出现在腰骶部,然后逐渐遍及全身,严重时可出现胸水、腹水等。此外,还有心脏病的其他表现如心脏扩大、心脏器质性杂音、颈静脉怒张、肝大、静脉压升高等。

2. 肾源性水肿　临床常见于肾病综合征、急性肾小球肾炎和慢性肾小球肾炎的病人。水肿的特点是首先发生在眼睑和颜面这些皮下组织疏松和皮肤松软的部位,晨起时明显,以后发展为全身水肿。肾病综合征时常出现中度或重度水肿,凹陷性明显。临床上常伴有尿检异常、高血压和肾功能损害等。

3. 肝源性水肿　见于失代偿期肝硬化。发生机制主要为门脉高压、低蛋白血症、肝淋巴液回流障碍及继发性醛固酮增多等因素所致。常先出现腹腔内积水,大量腹水的形成增加腹内压,进一步阻碍下肢静脉回流而引起下肢水肿,水肿先出现于踝部,逐渐向上蔓延,而头、面部及上肢常无水肿。肝源性水肿常伴有肝功能受损及门静脉高压的表现。

4. 营养不良性水肿　见于慢性消耗性疾病、蛋白丢失性胃肠病、重度烧伤病人。主要为低蛋白血症、维生素B_1缺乏所致。水肿的特点为水肿发生较慢,其分布一般是从组织疏松处开始,然后扩展到全身皮下。当水肿发展到一定程度之后,低垂部位如两下肢水肿表现明显。营养不良性水肿的程度与低蛋白血症没有一致的关系,常伴消瘦、体重减轻等。

5. 其他　①黏液性水肿:见于甲状腺功能减退者。甲状腺功能低下时,水、钠和黏蛋白的复合体在组织间隙中积聚,病人常表现颜面和手足水肿,皮肤粗厚,为非凹陷性水肿（因组织液中蛋白含量较高）,好发于下肢胫骨前区域;②经前期紧张综合征:妇女在月经前期周期性地出现水肿,并伴有精神症状和乳房胀痛,大多在月经前7~14天出现眼睑、踝部及手部轻度水肿,月经后水肿逐渐消退；③药物性水肿：肾上腺皮质激素、雄激素、雌激素、胰岛素及甘草制剂等，被认为与水钠潴留有关。其特点是水肿在用药后发生，停药物后水肿消失；④特发性水肿：几乎只发生于妇女，为一种原因尚不明的全身性水肿。特点为周期性水肿，主要见于身体下垂部位，体重昼夜变化很大。

（二）局部性水肿

由于局部静脉、淋巴回流受阻或毛细血管通透性增加引起。常见于局部炎症、静脉栓塞、丝虫病、淋巴管炎、变态反应等。

三、护理评估要点

1. 患病、治疗及护理经过　询问既往病史，尤其是心、肝、肾及内分泌病史，是否接受过肾上腺皮质激素、睾酮、雌激素以及其他药物等的治疗。
2. 水肿发生的时间、诱因和前驱症状。
3. 水肿首发部位及蔓延情况，水肿的性质，凹陷性是否明显，有无胸腹水征象。
4. 伴随症状　伴颈静脉怒张、肝大、呼吸困难多为心源性；伴蛋白尿或血尿，则常为肾源性；伴黄疸、蜘蛛痣、肝掌、腹壁静脉曲张多为肝源性。
5. 水肿对病人的影响　体内液体潴留可出现体重增加，严重全身水肿者因心脏前负荷增加，表现出脉搏加快、血压升高，甚至发生急性肺水肿；中至大量胸腔积液或大量腹腔积液者可因呼吸困难使活动与运动功能减退。

四、相关护理诊断

1. 体液过多：水肿　与右心功能不全及各种疾病所致水钠潴留有关。
2. 活动无耐力　与肝功能受损、胸水、腹水等有关。
3. 皮肤完整性受损或有受损危险　与水肿所致组织、细胞营养不良有关。
4. 潜在并发症：急性肺水肿。

第四节　咳嗽与咳痰

咳嗽与咳痰（cough and expectoration）是呼吸系统疾病最常见的症状之一。咳嗽是呼吸道受到刺激后引发的紧跟在短暂吸气后所发生的一种保护性反射动作。呼吸道内的分泌物或进入呼吸道内的异物可借助咳嗽反射排出体外。若系长期、频繁、刺激性剧烈咳嗽，则会影响休息、睡眠和工作，体力消耗增加，导致病人体重减轻、心肺负担增加、肌肉酸痛，则属于失去保护性意义的病理现象。

咳痰是气管、支气管的分泌物或肺泡内的渗出物，借助咳嗽排出体外的动作称咳痰。临床上可借助痰液的检查作出病原学的诊断。

一、病　因

（一）呼吸道疾病

1. 感染　病毒、细菌、支原体等各种病原体引起的急性感染，如急性上呼吸道感染、肺炎等；慢性感染，如慢性支气管炎、慢性阻塞性肺气肿、支气管扩张、肺结核。
2. 肿瘤　鼻咽部、声带、气管、支气管、肺、胸膜或纵隔的肿瘤。
3. 变态反应性疾病　支气管哮喘、过敏性鼻炎等。
4. 其他　呼吸道异物吸入，吸入灰尘等微粒引起的肺纤维化，吸入刺激性气体（如冷热空气、氯、氨、酸等）引起的化学性肺炎等。

（二）胸膜疾病

胸膜炎、自发性或外伤性气胸等。

（三）心血管系统疾病

当二尖瓣狭窄或左心衰竭引起肺淤血、肺水肿，或因各种原因引起肺栓塞时，均可引起咳嗽。

（四）中枢神经因素

中枢神经病变如脑炎、脑膜炎等刺激大脑皮质与延髓的咳嗽中枢。

（五）其他

胃、食管反流及某些药物（如血管紧张素转换酶抑制剂）可以引起咳嗽，全身感染如麻疹、风疹、流行性出血热、斑疹伤寒、百日咳等累及呼吸道时也可以引起咳嗽。

二、发生机制

（一）咳嗽

咳嗽是由于延髓咳嗽中枢受刺激引起。刺激大部分来自呼吸道黏膜、肺泡与胸膜，也可来自呼吸系统以外的器官（如脑、耳、内脏），经迷走神经、舌咽神经和三叉神经的感觉神经纤维传入延髓的咳嗽中枢，传出神经为喉下神经、膈神经与脊神经，分别将冲动传到咽肌、声门、膈肌与其他呼

257

吸肌,引发咳嗽动作。

(二) 咳痰

正常呼吸道内黏液腺和杯状细胞只分泌少量黏液,使呼吸道保持湿润。黏液在呼吸过程中蒸发和不自觉咽下,无须通过咳嗽排出,因此有痰咳出即为病态现象。当各种生物性、物理性、化学性、过敏性等原因,使呼吸道黏膜或肺泡充血、水肿、毛细血管通透性增高和腺体及杯状细胞分泌增加时,漏出物、渗出物及黏液、浆液、吸入的尘埃与组织坏死物等混合成痰液。此外,在肺淤血和肺水肿时,因毛细血管通透性增高,肺泡和小支气管内有不同程度的浆液漏出,也会引起咳痰。

三、临床表现

(一) 咳嗽的性质

1. 干性咳嗽　咳嗽无痰或痰量甚少。见于急性咽炎、急性支气管的早期、胸膜炎、肺结核、早期肺癌、原发性肺动脉高压等。

2. 湿性咳嗽　指咳嗽伴有痰液。常见于慢性支气管炎、肺炎、肺脓肿、支气管扩张症、空洞型肺结核、支气管胸膜瘘等。

(二) 咳嗽的时间与节律

突起的发作性咳嗽,常见于吸入刺激性气体所致急性咽喉炎、气管与支气管异物、百日咳、气管或支气管分叉部受压(如淋巴结结核、肿瘤)等。少数支气管哮喘,也可表现为发作性咳嗽,在嗅到异味或夜间更易出现。左心衰竭病人夜间咳嗽明显,可能与夜间肺淤血加重及迷走神经兴奋性增高有关。长期慢性咳嗽,多见于慢性呼吸道疾病,如慢性支气管炎、支气管扩张症、肺脓肿、肺结核等。此外,慢性支气管炎于每年寒冷季节时加重,气候转暖时减轻或缓解。

(三) 咳嗽与体位的关系

多因病变处支气管内膜破坏,咳嗽反射减弱,造成痰液潴留。当体位改变时,分泌物流动刺激正常支气管黏膜引起咳嗽。可见于支气管扩张症和肺脓肿等。

支气管扩张症或肺脓肿的咳嗽,与体位改变有明显关系;脓胸伴支气管胸膜瘘,在一定体位时,脓液进入瘘管可引起剧咳。纵隔肿瘤、大量胸腔积液,改变体位时也可引起咳嗽。

(四) 咳嗽的音色

咳嗽的音色是指咳嗽声音的变化和特征。

1. 咳嗽声音嘶哑　多见于声带炎、喉炎、喉癌和喉返神经麻痹等。

2. 金属音调咳嗽　见于纵隔肿瘤、主动脉瘤或支气管癌直接压迫气管。

3. 阵发性连续剧咳伴有高调吸气回声,又称鸡鸣样咳嗽,见于百日咳,会厌、喉部疾患和气管受压。

4. 咳嗽声音低微或无声　见于极度衰弱或声带麻痹病人,这种咳嗽常不能将分泌物或异物排出体外,称为无效咳嗽。

(五) 痰的性状和量

1. 痰的颜色和性质　痰的性质可分为黏液性、浆液性、黏液脓性、脓性、血性等,痰的颜色因所患疾病和所含的成分而异。详见表3-3-6。

表3-3-6　痰的颜色与相关疾病关系

痰的颜色	相关疾病
无色透明痰	多见于急性支气管炎或支气管哮喘
黄色或黄绿色痰	提示化脓菌感染
翠绿色痰	见于铜绿假单胞菌(绿脓杆菌)感染
铁锈色或褐色痰(因含变性血红蛋白)	见于肺炎球菌性肺炎和肺梗死病人
血性痰	多见于支气管扩张、肺癌、肺结核
浆液性或浆液血性泡沫样痰	见于急性肺水肿
巧克力色痰	与阿米巴肺脓肿有关
烂桃或果酱样痰	肺吸虫病

2. 气味　脓痰伴恶臭提示有厌氧菌感染,见于支气管扩张症、肺脓肿等。

3. 痰量　痰量少时仅数毫升,多则达数百毫升,一般将24小时痰量超过100ml称为大量痰。大量脓痰静置后出现分层现象:上层为泡沫,中层为浆液或黏液,下层为脓液及坏死性物质,见于支气管扩张症和肺脓肿;一般情况下,痰量增多提示病情进展,痰量减少提示病情好转,但痰量减少而全身中毒症状加重,则提示痰液引流不畅。

(六) 伴随症状与体征

咳嗽与咳痰常伴以下症状与体征:①发热:常提示合并呼吸道感染。②胸痛:病变累及胸膜时可伴有胸痛,见于胸膜炎、气胸等。③呼吸困难:

病变已导致呼吸功能障碍时可伴有呼吸困难,见于支气管哮喘、慢性阻塞性肺部疾病、肺炎等。

(七) 身心反应

1. 肌肉疼痛　频繁而剧烈咳嗽时,呼吸肌强烈收缩,导致肌肉疲劳、酸痛,病人常因此而不敢进行有效咳嗽。

2. 体重下降　长期频繁的咳嗽增加了机体能量的消耗,加之病人食欲下降,营养摄入减少,可使其明显消瘦。

3. 自发性气胸　剧烈咳嗽时胸内压增高,可诱发肺大疱破裂,导致气体进入胸膜腔内形成气胸。

4. 病理性骨折　骨质疏松者,可因剧烈咳嗽造成肋骨骨折。

5. 咳嗽性晕厥　表现为一阵剧烈咳嗽后,病人突然感到全身明显软弱无力,继而发生短暂的意识丧失。

6. 心理反应　长期或剧烈的咳嗽可对病人的工作、生活造成影响,如夜间频繁咳嗽会造成失眠,老年女性咳嗽会引起尿失禁等,从而引起病人精神紧张、焦虑。而常年反复发作的咳嗽与咳痰容易使病人对治疗丧失信心,产生抑郁等心理障碍。

四、护理评估要点

1. 患病、治疗及护理经过　询问有无呼吸道疾病、胸膜疾病等,有无百日咳、麻疹、肺炎、肺结核、心脏疾病等。有无吸入刺激性气体、嗅到异味或体位改变等诱因存在,以及治疗和护理经过。

2. 咳嗽与咳痰情况　详细了解咳嗽的性质及持续的时间;发作的程度、频度;痰的数量、外观、黏度、气味;是否容易咯出,与体位、气候变化的关系等。值得注意的是有些病人将痰液咽下而不咳出,往往将湿性咳嗽误为干性咳嗽。

3. 伴随症状　有无发热、胸痛、呼吸困难等。

4. 咳嗽、咳痰对病人日常生活的影响　重点为有无食欲减退、明显消瘦等营养与代谢型态的异常;有无睡眠与休息型态的改变;有无紧张、焦虑等压力。

5. 诊断、治疗与护理情况　了解病人对咳嗽、咳痰的认识,已采取的措施及效果。如服用抗生素、止咳化痰药是最常用措施,护士应了解处方的来源、使用的方法、疗效与不良反应;非药物性措施如适量饮水、改变体位等。

五、相关护理诊断

1. 清理呼吸道无效　与肺部感染、痰液黏稠有关;与神经及肌肉疾病、极度衰竭导致咳嗽无力有关;与手术、外伤等引起的无效咳嗽有关。

2. 活动无耐力　与频繁咳嗽、营养摄入不足有关。

3. 睡眠型态紊乱　与夜间频繁咳嗽有关。

4. 知识缺乏　缺乏吸烟对健康危害方面的知识。

5. 自理能力缺陷　与呼吸困难有关。

(刘立珍)

第五节　咯　　血

咯血(hemoptysis)是指喉及喉以下呼吸道任何部位的出血,经口排出者。包括大量咯血、血痰或痰中带血。

一、病因与发生机制

引起咯血的病因很多,以呼吸系统和心血管系统疾病为常见。

(一) 支气管疾病

常见有支气管扩张症、支气管肺癌、支气管内膜结核和慢性支气管炎等;少见的有支气管结核、支气管腺瘤等。出血机制主要由于炎症、肿瘤等损伤支气管黏膜或病灶处毛细血管,使其通透性增高或黏膜下血管破裂所致。

(二) 肺部疾病

常见有肺结核、肺炎、支气管肺癌、肺脓肿等;较少见的有肺淤血、肺梗死、肺出血肾炎综合征等。在我国,肺结核为咯血的主要原因。其出血机制为结核病变使毛细血管通透性增高,血液渗出,表现为痰中带血丝、血点或小血块;如病变侵蚀小血管使其破裂,可引起中等量咯血;如空洞壁肺动脉分支形成的小动脉瘤破裂,或继发的支气管扩张形成的动静脉瘘破裂,则可引起大量咯血,甚至危及生命。

(三) 心血管疾病

较常见的有二尖瓣狭窄,其次为原发性肺动脉高压症、高血压性心脏病、肺梗死等。小量咯血或痰中带血系因肺淤血致肺泡壁或支气管黏膜毛细血管破裂所致;大量咯血见于支气管黏膜下层支气管静脉曲张破裂。当出现急性肺水肿时,可咯粉红色泡沫样血痰;发生肺梗死时,可咯黏稠暗红色痰。

（四）全身性疾病

咯血常见原因分类和常见相关疾病见表3-3-7。

表3-3-7 咯血常见原因分类和常见相关疾病

常见原因分类	常见疾病
血液病	如白血病、血小板减少性紫癜、再生障碍性贫血、血友病、弥散性血管内凝血
急性传染病	流行性出血热、肺出血型钩端螺旋体病
风湿性疾病	系统性红斑狼疮、结节性多动脉炎等
其他	如遗传性毛细血管扩张症、子宫内膜异位症等,均可引起咯血

二、临床表现

（一）咯血量

24小时咯血量100ml以内为小量咯血,可仅表现为痰中带血。24小时咯血量达100~500ml为中等量咯血。中等量以上咯血,咯血前病人可有胸闷、喉痒、咳嗽等先兆症状,咳出的血多数为鲜红色,伴有泡沫或痰,呈碱性。24小时咯血量达500ml以上,或一次咯血300~500ml为大咯血。大咯血时病人表现为咯出满口血液或短时间内咯血不止,常伴呛咳、出冷汗、脉速、呼吸急促浅表、颜面苍白伴紧张不安和恐惧感。大量咯血者可产生窒息、肺不张、继发感染和失血性休克等并发症。

咯血量的多少与受损血管的性质及数量有直接关系,与疾病严重程度不完全一致。少量间断咯血,不致造成严重后果,但可能是严重疾病或肿瘤的早期信号。大量咯血主要见于肺结核空洞、支气管扩张症,支气管肺癌的咯血主要表现为持续或间断痰中带血,少有大咯血。

（二）咯血颜色与性状

不同病因引起的咯血颜色不尽相同,详见表3-3-8。

（三）与咯血有关的原发病表现

青年病人在一次咯血后间歇反复发作,或血痰持续数天开始逐渐停止,或伴全身中毒症状如低热等常见于肺结核;中年以上病人反复小量咯血,经久不止,伴呛咳、痰中血多痰少,抗生素治疗效果不佳,须考虑支气管肺癌的可能。支气管扩张多在青壮年发病,咯血常与呼吸道感染有关。如咯血伴有大量脓痰,且有特别臭味,伴发热及呼吸道感染症状,常为肺脓肿引起。心功能不全肺淤血时,可出现中、小量咯血或粉红色泡沫痰。

（四）体征和伴随症状与所提示的疾病

详见表3-3-9。

表3-3-8 咯血的颜色与疾病关系

咯血颜色	常见疾病
鲜红色	肺结核、支气管扩张症、出血性疾病等
铁锈色血痰	主要见于肺炎球菌大叶性肺炎和肺泡出血
砖红色胶冻样血痰	主要见于肺炎克雷伯杆菌肺炎
暗红色	一般为二尖瓣狭窄咯血
咯浆液性粉红色泡沫样血痰	左心衰竭肺水肿
黏稠暗红色血痰	肺梗死引起的咯血

表3-3-9 咯血的体征和伴随症状与相关疾病关系

体征及伴随症状	所提示疾病
咯血伴胸痛	见于肺炎、肺梗死、肺癌等
咯血伴发热或大量脓臭痰	应考虑肺脓肿或支气管扩张合并感染
咯血伴低热、盗汗、乏力	提示有肺结核可能
咯血伴慢性咳嗽、大量脓痰	应考虑支气管扩张
有弥漫性干湿啰音	可能为慢性支气管炎
有局限性、持续性、固定性湿啰音	可能为支气管扩张
有局限性哮鸣音	应考虑支气管肺癌
有杵状指(趾)者	提示肺部化脓性感染,如支气管扩张、肺脓肿或有肺部肿瘤可能
心尖部病理性舒张期隆隆样杂音	提示咯血源于二尖瓣狭窄

（五）咯血的心理反应

无论咯血量多少,均可产生不同程度的恐惧与焦虑。少量持续咯血,病人常有精神不安、失眠等;较多量咯血,因恐惧引起交感神经兴奋,可出现心跳加快、血压升高、呼吸浅快、皮肤潮红或苍白、出冷汗等。

（六）并发症

大咯血者极易产生各种并发症,常见有：

1. 窒息　大咯血过程中咯血突然减少或中止,继之气促、胸闷、烦躁不安或紧张、惊恐、大汗淋漓、颜面青紫,重者意识障碍,为咯血直接致死的重要原因。

2. 肺不张　咯血后如出现呼吸困难、胸闷、气急、发绀、呼吸音减弱或消失,可能为血块堵塞支气管,引起全肺、一侧肺、肺叶或肺段不张。

3. 继发感染　表现为咯血后发热、体温持续不退、咳嗽加剧、伴局部干湿啰音。

4. 失血性休克　大咯血后出现脉搏增快、血压下降、四肢湿冷、烦躁不安、少尿等。

三、护理评估要点

1. 患病、治疗及护理经过　注意发病年龄、病程,有无与咯血相关的疾病史或诱因,治疗及护理经过。

2. 确认是否咯血　少量咯血,要与鼻咽部、口腔出血相区别。鼻出血多自鼻孔流出,常能在鼻中隔前下方发现出血灶;鼻腔后部出血,病人因血液自后鼻孔沿软腭与咽后壁下流而有咽部异物感。当大量呕血时血色鲜红,口腔及鼻腔沾满鲜血,或大咯血时部分咽下,在伴有呕吐时复又呕出,致使呕血时,需作鉴别。两者区别见表3-3-10。

表3-3-10　咯血与呕血的鉴别

	咯　血	呕　血
病因	肺结核、支气管扩张、肺癌、肺炎、心脏病等	消化性溃疡、肝硬化、食管胃底静脉曲张
出血前症状	喉部痒感、胸闷、咳嗽等	上腹部不适、恶心呕吐
出血方式	咯出	呕出,可呈喷射状
血色	鲜红	棕色或暗红色,有时鲜红色
血中混有物	痰、泡沫	食物残渣、胃液
酸碱反应	碱性	酸性
黑便	无,如咽下可有	有,呕血停止后仍持续数日
出血后痰性状	痰中带血,常持续数日	无痰

3. 咯血量、血的颜色与形状和持续时间,以判断病因及严重程度。

4. 大咯血者有无窒息、肺不张、继发感染、失血性休克等并发症表现。

5. 咯血对病人的影响　主要评估有无焦虑、恐惧等压力与应对型态的改变。

四、相关护理诊断

1. 焦虑　与咯血不止有关;与对检查结果感到不安有关。

2. 恐惧　与大量咯血有关。

3. 体液不足　与大量咯血所致循环血量不足有关。

4. 潜在并发症:窒息　肺不张;肺部感染。

第六节　呼吸困难

呼吸困难(dyspnea)是指病人主观感到空气不足、呼吸费力;客观上表现为呼吸运动用力,可伴有呼吸频率、深度与节律的异常。重者可表现为鼻翼扇动、张口耸肩,甚至出现发绀,呼吸辅助肌也参与活动。

一、病　因

（一）呼吸系统疾病

1. 气道阻塞　慢性阻塞性肺疾病及喉、气管与支气管的炎症、水肿、肿瘤或异物所致狭窄或阻塞。

2. 肺部疾病　如肺炎、肺脓肿、肺水肿、弥漫性肺间质纤维化等。

3. 胸廓、胸膜腔疾患　如严重胸廓脊柱畸形、肋骨骨折、胸腔积液和胸廓外伤、胸膜增厚等。

4. 神经肌肉疾病　如脊髓灰质炎、急性多发性神经根炎和重症肌无力,药物导致呼吸肌麻痹。

5. 膈运动障碍　膈麻痹、大量腹水、腹腔巨大肿瘤、妊娠末期等。

（二）循环系统疾病

各种原因所致的心力衰竭、心包积液、原发性肺动脉高压和肺栓塞等。

（三）中毒

主要影响呼吸中枢功能，如吗啡类药物中毒、有机磷杀虫剂中毒、糖尿病酮症酸中毒、尿毒症、亚硝酸盐中毒、氰化物中毒和急性一氧化碳中毒等。

（四）血液病

如重度贫血、高铁血红蛋白血症和硫化血红蛋白血症等。

（五）神经、精神性疾病

如颅脑外伤、脑出血、脑肿瘤、脑及脑膜炎症致呼吸中枢功能障碍；精神因素所致呼吸困难，如癔症性呼吸困难等。

二、发病机制及临床表现

（一）**肺源性呼吸困难**

肺源性呼吸困难是由于呼吸系统疾病引起的通气、换气功能障碍，导致缺氧和（或）二氧化碳潴留引起。临床上分为三种类型：

1. 吸气性呼吸困难（inspiratory dyspnea） 见于喉部疾病，如炎症、水肿、痉挛、癌、会厌炎等；气管疾病，如肿瘤和异物；外压性狭窄，如甲状腺肿大、淋巴结肿大、主动脉瘤压迫等原因引起的喉、气管、大支气管的狭窄与阻塞。其特点是吸气费力、显著困难，重者由于呼吸肌极度用力，胸腔负压增大，吸气时胸骨上窝、锁骨上窝和肋间隙明显凹陷，称"三凹征"（three depression sign），常常伴有干咳及高调吸气性喉鸣。

2. 呼气性呼吸困难（expiratory dyspnea） 主要是由于肺泡弹性减弱和（或）小支气管狭窄阻塞（痉挛或炎症）所致。常见于支气管哮喘、慢性喘息型支气管炎、肺气肿等。其特点是呼气费力，呼气时间明显延长而缓慢，常伴哮鸣音。

3. 混合性呼吸困难（mixed dyspnea） 主要是由于肺部广泛病变或胸腔病变压迫肺组织，致使肺呼吸面积减少，影响换气功能所致。常见于重症肺结核、大面积肺不张及肺栓塞、弥漫性肺间质纤维化、大量胸腔积液、气胸等。特点是吸气与呼气均感费力，呼吸频率增快、变浅，常伴有呼吸音异常（减弱或消失），可有病理性呼吸音。

（二）**心源性呼吸困难**

主要由左心和（或）右心衰竭引起，两者发生机制不同，左心衰竭所致呼吸困难较为严重。

1. 左心衰竭　左心衰竭发生呼吸困难的主要原因是肺淤血和肺泡弹性降低。其机制为：①肺淤血，使气体弥散功能降低；②肺泡张力增高，刺激牵张感受器，通过迷走神经反射兴奋呼吸中枢；③肺泡弹性减退，扩张与收缩能力降低，导致肺活量减少；④肺循环压力升高，对呼吸中枢的反射性刺激等。

左心衰竭时呼吸困难的特点为活动时出现或加重，休息时减轻或缓解；仰卧加重，坐位减轻。主要是因为活动时加重心脏负荷，机体耗氧量增加；而坐位时下半身回心血量减少，减轻肺淤血的程度，同时膈肌位置低，膈肌活动增大，肺活量可增加11%～30%，所以，呼吸困难减轻。病情较重的病人，被迫取半坐位或端坐位呼吸。

急性左心衰竭时，常出现夜间阵发性呼吸困难，多在夜间睡眠中发生，其发生机制为：①睡眠时迷走神经兴奋性增高，冠状动脉收缩，心肌供血减少，心功能降低；②小支气管收缩，肺泡通气减少；③仰卧位时肺活量减少，下半身静脉回心血量增加，致肺淤血加重；④呼吸中枢敏感性降低，对肺淤血引起的轻度缺氧反应迟钝，当肺淤血程度加重，缺氧明显时，才刺激呼吸中枢作出应答反应。急性左心衰竭发作时表现：病人于熟睡中突然胸闷、憋气惊醒，被迫坐起，惊恐不安，伴有咳嗽，轻者数分钟至数十分钟后症状逐渐减轻、缓解，重者呈高度气喘，面色青紫，大汗淋漓，呼吸有哮鸣音，咳浆液性粉红色泡沫样痰，两肺底部有较多湿性啰音，心率增快、有奔马律。此种呼吸困难又称"心源性哮喘"（cardiac asthma），常见于高血压性心脏病、冠状动脉硬化性心脏病、风湿性心脏病、心肌炎、心肌病等。

2. 右心衰竭　右心衰竭时呼吸困难的原因主要是体循环淤血所致。其发生机制为：①右心房与上腔静脉压升高，刺激压力感受器反射地兴奋呼吸中枢；②血氧含量减少，乳酸、丙酮酸等酸性代谢产物增多，刺激呼吸中枢；③淤血性肝大、腹水和胸水，使呼吸运动受限，肺受压、气体交换面积减少。主要见于慢性肺源性心脏病；渗出性或缩窄性心包炎，其发生呼吸困难的主要机制是由于大量心包渗液致心包压塞或心包纤维性增厚、钙化、缩窄，使心脏舒张受限，引起体循环静脉淤血所致。病人常取半坐位，以缓解呼吸困难。

（三）**中毒性呼吸困难**

尿毒症、糖尿病酮症酸中毒、肾小管性酸中毒时，血中酸性代谢产物增多，强烈刺激呼吸中枢引起呼吸困难。病人多表现为深长而规则的呼吸，可伴有鼾声，称为酸中毒深大呼吸(Kussmaul respiration in acidosis)。

某些药物和化学物质如吗啡类、有机磷杀虫剂中毒时，呼吸中枢受抑制，致呼吸变缓慢、变浅，且常有呼吸节律异常，如陈-施呼吸(Cheyne-Stokes respiration)、间停呼吸(Biots respiration)。

某些毒物可作用于血红蛋白，如一氧化碳中毒时，一氧化碳与血红蛋白结合成碳氧血红蛋白；亚硝酸盐和苯胺类中毒，使血红蛋白转变为高铁血红蛋白，失去携氧功能致组织缺氧；氰化物和含氰化物较多的苦杏仁、木薯中毒时，氰离子抑制细胞色素氧化酶的活性，影响细胞的呼吸作用，导致组织缺氧均可引起呼吸困难，严重时可引起脑水肿抑制呼吸中枢。

（四）血源性呼吸困难

重度贫血、高铁血红蛋白血症或硫化血红蛋白血症等，因红细胞携氧减少，血氧含量降低，致呼吸加速，同时心率加快；急性大失血或休克时，因缺血及血压下降，呼吸中枢受到刺激而引起呼吸增快。

（五）神经精神性呼吸困难

重症颅脑疾患如颅脑外伤、脑出血、脑炎、脑膜炎、脑肿瘤等，呼吸中枢因受增高的颅内压和供血减少的刺激，使呼吸变慢变深，并常伴呼吸节律的异常，如呼吸遏制（吸气突然终止）、双吸气（抽泣样呼吸）等。癔症病人由于精神或心理因素的影响可有呼吸困难发作，呼吸浅表而快，并常因通气过度而产生呼吸性碱中毒，出现口周、肢体麻木和手足搐搦，严重时可有意识障碍。

呼吸困难往往有些伴随症状，如发作性呼吸困难伴哮鸣音，见于支气管哮喘、心源性哮喘；骤然发生的严重呼吸困难，见于急性喉水肿、气管异物、自发性气胸等；伴发热者见于肺炎、肺脓肿等；伴一侧胸痛者见于大叶性肺炎、急性渗出性胸膜炎、肺梗死、自发性气胸；伴意识障碍者，见于脑出血、脑膜炎、肺性脑病、急性中毒等；伴咳嗽、咳痰者，见于慢性支气管炎、肺脓肿、支气管扩张症并发感染等。

三、护理评估要点

1. 患病、治疗及护理经过　评估有无与呼吸困难有关的基础病因和直接诱因，有无药物、毒物摄食史，头痛、意识障碍、颅脑外伤史，有无排尿、饮食异常及高血压、肾病与代谢性疾病等，治疗及护理经过。

2. 呼吸困难的特点　是突发性还是渐进性；呼吸困难与活动、体位的关系；昼夜是否一样。

3. 呼吸困难的严重程度　临床上以病人完成日常生活活动情况来评定呼吸困难的程度：可在平地行走，登高及上楼时气急，中重度体力活动后出现呼吸困难为轻度；平地慢步行走中途需休息，轻体力活动时出现呼吸困难，完成日常生活活动时需他人帮助为中度；穿衣、洗脸，甚至休息时也感到呼吸困难，日常生活活动完全依赖他人帮助为重度。要注意观察病人的呼吸节律、频率和深度的变化，如出现Cheyne-Stokes呼吸、Biots呼吸等呼吸节律的改变，提示病人有呼吸中枢衰竭；呼吸频率<5次/分或>40次/分，提示病情严重。

4. 呼吸困难的伴随症状　呼吸困难是否伴有发热、咳嗽、咳痰（痰的性状），是否有咯血（量及血的性状等）。

5. 呼吸困难对病人的影响　有无语言困难、意识障碍等认知与感知的改变，有无日常生活能力减退等。

四、相关护理诊断

1. 低效性呼吸型态　与心肺功能不全有关；与上呼吸道阻塞有关。

2. 活动无耐力　与呼吸困难致机体缺氧及能力消耗增加有关。

3. 气体交换受损　与心肺功能不全、肺部感染等引起有效肺组织减少、肺组织弹性减退有关。

4. 自理能力缺陷　与呼吸困难有关。

5. 语言沟通障碍　与严重喘息、脑组织缺氧神志不清有关。

第七节　发　绀

发绀(cyanosis)亦称紫绀，主要由于血液中脱氧血红蛋白（还原血红蛋白）增多，或血液中含有异常血红蛋白衍生物所致的皮肤黏膜弥漫性青紫现象。发绀在皮肤较薄、色素较少和毛细血管丰富的末梢部位，如舌、口唇、鼻尖、颊部和指（趾）甲床处表现较为明显。

一、发生机制

发绀出现与否取决于血液中脱氧血红蛋白的绝对量,当毛细血管内脱氧血红蛋白量超过50g/L时,即可出现发绀。或由于血液中含有异常血红蛋白如高铁血红蛋白、硫化血红蛋白等,使部分血红蛋白丧失携氧能力,当血液中高铁血红蛋白达30g/L或硫化血红蛋白达5g/L也可出现发绀。但临床所见发绀,有时并不能确切反映动脉血氧下降情况,如严重贫血(Hb<60g/L)病人,即使氧合血红蛋白都处于还原状态,也不足以引起发绀。

二、病因及临床表现

(一)血液中脱氧血红蛋白增多

发绀按不同病因可分为如下三类。

1. 中心性发绀 因心、肺疾病导致动脉血氧饱和度降低而引起的发绀。特点为全身性发绀,除四肢与颜面外,也可见于舌、口腔黏膜和躯干皮肤,发绀部位皮肤温暖。常伴有杵状指(趾)及红细胞增多。

(1) 肺性发绀:由于呼吸系统疾病如呼吸道阻塞、肺淤血、肺水肿、肺炎或肺气肿、肺纤维化、胸腔大量积液及积气等,导致肺泡通气、换气功能及弥散功能障碍,血中脱氧血红蛋白增多。

(2) 心性发绀:见于法洛四联症等发绀型先天性心脏病、心力衰竭等疾病。前者主要是因为心脏与大血管间有异常通道,部分静脉血未经肺部氧合即经异常通道分流入体循环动脉血中,当分流量超过心输出量的1/3时,即可引起发绀。后者则是因为肺内气体交换障碍引起。

2. 周围性发绀 由于周围循环障碍或周围血管收缩、组织缺氧所致。特点为肢体末梢与下垂部位发绀,如肢端、耳垂与鼻尖,发绀部位皮肤温度低,按摩或加温后发绀可消失。

(1) 淤血性周围性发绀:因体循环淤血、周围血流缓慢,氧在组织中消耗过多,还原血红蛋白增多所致。多见于右心功能不全、缩窄性心包炎等。

(2) 缺血性周围性发绀:常见于严重休克、脉管炎、雷诺病。因循环血量不足、心排血量减少与周围组织血液灌注不足、缺氧所致。

(3) 周围毛细血管收缩:最常见于寒冷或接触低温水,刺激周围毛细血管强烈收缩引起发绀。

3. 混合性发绀 为中心性与周围性发绀两者并存。常见于心功能不全,因肺淤血,循环血在肺内氧合不足;同时,外周血流缓慢,致使毛细血管的氧被组织耗用过多引起。

(二)血液中含有异常血红蛋白衍生物

由于血红蛋白结构异常,使部分血红蛋白丧失携氧能力而出现发绀。虽有发绀,但一般不出现呼吸困难。

1. 高铁血红蛋白症 服用药物或化学物质中毒引起,特别是亚硝酸盐、氯酸钾及苯丙砜、磺胺类药物中毒时,或进食大量含有亚硝酸盐的变质蔬菜,由于血红蛋白分子的二价铁被三价铁所取代,失去与氧结合的能力,导致高铁血红蛋白血症。发绀的特点为急骤出现,病人病情危重,经氧疗青紫不减,静脉血呈深棕色。

2. 硫化血红蛋白血症 可致高铁血红蛋白血症的药物或化学物质存在,同时有便秘或服用硫化物,可在肠内形成大量硫化氢,作用于血红蛋白,产生硫化血红蛋白。当血中硫化血红蛋白含量达到5g/L时,即可出现发绀。发绀持续时间长,达数月甚至更久。

三、护理评估要点

1. 患病、治疗及护理经过 有无与发绀相关的疾病史或药物、食用变质蔬菜史,治疗及护理经过。

2. 发绀的特点 区分中心性或周围性发绀,观察发绀的部位、皮肤温度及按摩或加温后发绀能否消失可作鉴别。中心性发绀以心肺疾病多见,应积极处理原发病。周围性发绀常出现于肢体末端与下垂部位,对症处理后发绀多能缓解。

3. 发绀的严重程度 发绀的程度与皮肤厚度及着色情况有关,皮肤较薄、色素较少的部位,发绀容易显露,有色素沉着时可致误诊。心肺疾病者发绀严重,常伴呼吸困难。有明显发绀而不伴呼吸困难者,提示有高铁血红蛋白血症或硫化血红蛋白血症。

4. 发绀的伴随症状常常与疾病相关,详见表3-3-11。

四、相关护理诊断

1. 活动无耐力 与心肺功能不全导致机体缺氧有关。

2. 低效性呼吸型态 与呼吸系统疾病所致肺泡通气、换气、弥散功能障碍有关。

表 3-3-11 伴随症状与所提示疾病

发绀伴随症状	所提示疾病
急性发绀同时伴有意识障碍	见于药物或化学物品中毒、休克、急性肺部感染或急性心力衰竭
伴呼吸困难、咳嗽、咳痰、咯血或水肿	见于慢性心、肺功能不全
伴头晕、头痛	多为缺氧所致,纠正缺氧后症状可改善
伴蹲踞	是法洛四联症的典型表现
伴杵状指	示发绀存在时间长,主要见于先天性心脏病、某些慢性肺部疾病

3. 气体交换受损　与心肺功能不全所致肺淤血有关。

4. 焦虑/恐惧　与缺氧导致呼吸困难有关。

第八节　心　悸

心悸(palpitation)是一种自觉心脏跳动的不适感或心慌感。心悸既可以是病理性的,也可以是生理性的。心悸时心脏搏动可增强,心率可快可慢,心律可规则或不规则。

一、病　因

(一)心脏搏动增强

心脏搏动增强所致心悸可为生理性心悸或病理性心悸。生理性心悸见于正常人剧烈活动、受惊吓或精神过度紧张时;饮酒、浓茶或咖啡后;应用麻黄碱、氨茶碱、肾上腺素、阿托品、甲状腺素片等药物。病理性心悸主要见于高血压性心脏病、风湿性心脏病、冠状动脉粥样硬化性心脏病、先天性心脏病等所致的心室肥大,以及其他引起心输出量增加的疾病,如甲状腺功能亢进症、高热、贫血、低血糖症等。

(二)心律失常

包括各种原因引起的:①心动过速:如窦性心动过速、阵发性室性心动过速或室性心动过速等;②心动过缓:高度房室传导阻滞、窦性心动过缓、病态窦房结综合征等;③心律不齐:房性或室性期前收缩、心房颤动等。

(三)心脏神经症

由自主神经功能紊乱引起,心脏本身并无器质性病变。中青年女性多见,精神因素常为发病诱因。

二、发生机制

心悸的发生机制尚未明了,一般认为与心动过速、每搏心输出量大和心律失常有关,也与个体的敏感性、精神因素、注意力集中与否、心律不齐存在的时间长短有关。突然发生的心律失常,如阵发性心动过速,心悸多较明显。而慢性心律失常,如心房颤动,因逐渐适应可无明显心悸。焦虑、紧张及注意力集中时心悸易出现。

三、临床表现

(一)症状和伴随症状

病人自觉心跳或心慌。常见的伴随症状有:①头晕、晕厥:多见于不同病因引起的心律不齐如高度房室传导阻滞,阵发性心动过速引起的心源性脑缺氧综合征。②呼吸困难:各种病因引起的二尖瓣关闭不全、主动脉瓣关闭不全及严重心律失常引起的心功能不全,常伴有呼吸困难。③胸痛:冠状动脉硬化性心脏病心绞痛时,心前区常伴有压榨样疼痛。④交感神经功能亢进症状:出冷汗,手足冰冷、麻木等。⑤恐惧:初发者,突感心悸,可产生恐惧感;心脏神经症者,常有头昏、头痛、失眠、耳鸣、疲乏、注意力不集中等。

(二)体征

体格检查部分病人可无阳性体征,部分有原发病体征,或有心率异常或心律不齐。心悸所致不适可影响工作、学习、睡眠和日常生活自理能力。

四、护理评估要点

1. 患病、治疗及护理经过　有无与心悸发作相关的诱因或疾病史,包括体力活动、情绪、服药、饮酒、茶等可致生理性心悸的原因,有无心脏病史,有无甲状腺功能亢进、贫血等非循环系统疾病病史。治疗及护理经过包括用药情况,是否采用了电复律、人工起搏治疗,已经采取的护理措施等。

2. 心悸发作的频率、性质和程度　心悸发作为偶发性还是持续性。心悸是自觉症状,依个人感受性而不同,主诉方式各异,程度差别较大。应让病人详细描述发生心悸当时的主观感受及伴随症状,如心跳快慢,有无不规则样感觉,是否伴有胸闷、胸痛、呼吸困难、头晕、晕厥等。

3. 心悸对病人的影响　观察有无焦虑、恐惧等压力;有无失眠等休息与睡眠型态的改变;有无日常生活受影响等。

五、相关护理诊断

1. 活动无耐力　与心悸发作所致疲劳有关。
2. 焦虑　与心悸发作所致不适有关。
3. 睡眠型态紊乱　与心悸发作所致疲劳有关。

第九节　恶心与呕吐

恶心与呕吐(nausea and vomiting)是临床常见的症状。恶心是一种紧迫的、欲将胃内容物经口吐出的上腹部特殊不适的感觉。呕吐则是胃或部分小肠内容物不自主地经贲门、食管,从口腔排出的现象。从某种意义上讲,呕吐是机体的一种保护性防御反应,可将摄入的有害物质排出体外。但持久而剧烈的呕吐,可引起水、电解质紊乱,代谢性碱中毒及营养不良。

一、病　因

引起恶心、呕吐的病因很多,根据发生机制可分为以下几类。

(一) 反射性呕吐(reflex vomiting)

来自内脏末梢神经传来的冲动,通过自主神经传入纤维刺激呕吐中枢引起的呕吐。

1. 消化系统疾病　包括①口咽部刺激;②胃肠疾病,如急性胃炎、慢性胃炎、幽门梗阻、急性阑尾炎、肠梗阻;③肝、胆、胰腺疾病,如肝炎、肝硬化、胆囊炎、胆石症、急性胰腺炎;④腹膜及肠系膜疾病,如急性腹膜炎等。

2. 其他系统疾病　包括:①眼部疾病,如青光眼、屈光不正等;②泌尿及生殖系统疾病,如尿路结石、肾绞痛、急性肾盂肾炎、盆腔炎等;③心血管疾病,如急性心肌梗死、心力衰竭等。

(二) 中枢性呕吐(cerebral vomiting)

由于中枢神经系统、化学感受器的刺激引起呕吐中枢兴奋而发生的呕吐。

1. 颅内压增高　见于:①各种病原体引起的中枢神经系统感染,如脑膜炎、脑炎、脑脓肿;②脑血管病,如脑出血、脑梗死、高血压脑病等;③颅脑外伤,如脑震荡、颅内血肿等;④脑肿瘤。

2. 药物或化学毒物的作用　如吗啡、洋地黄、有机磷、各种抗生素及抗肿瘤药物等。

3. 其他　妊娠、各种代谢障碍(如尿毒症)、糖尿病酮症酸中毒、低钠血症、低氯血症等。

(三) 前庭功能障碍性呕吐

梅尼埃病(Ménière disease)、迷路炎、晕动病。

(四) 神经症性呕吐

如胃神经症、癔症等。

二、发生机制

呕吐是一个复杂的反射活动。各种机械或化学刺激作用于舌根、咽部、胃肠道等部位相应的感受器,形成的冲动沿迷走神经、交感神经、舌咽神经及其他神经的感觉纤维传入延髓呕吐中枢。呕吐中枢发出的神经冲动则沿迷走神经、交感神经、膈神经及脊神经等传至胃、小肠、膈肌和腹壁肌肉等处,协同完成呕吐动作。

呕吐中枢接受来自消化道、泌尿生殖器官、大脑皮质、冠状动脉以及内耳前庭等处传来的冲动。此外,呕吐中枢附近存在一个特殊的化学感受区,此区可接受各种引起呕吐的外来化学物质、药物或内生代谢产物(如感染、尿毒症等)的刺激,并由此发出神经冲动,传至呕吐中枢而引发呕吐。

三、临床表现

恶心常为呕吐的前驱表现,但也有呕吐前无恶心,或有恶心而无呕吐的情况。有恶心感时多伴有皮肤苍白、流涎、出汗、心率减慢、血压降低等迷走神经兴奋的表现。呕吐后,常有轻松感。恶心与呕吐常与腹痛、腹泻、发热、头痛、胸痛、黄疸、水肿等症状体征相伴随。伴随症状往往提示相关疾病,详见表3-3-12。

剧烈、频繁的恶心、呕吐,不仅给病人带来不适,甚至可引起胃及食管黏膜损伤及上消化道出血,同时,由于丢失大量胃液而引起水、电解质及酸碱平衡紊乱。长期呕吐影响进食者,可致营养不良。儿童、老人和意识障碍者,易发生误吸而导致肺部感染、窒息。化疗呕吐时应及时咨询专业人员。

表 3-3-12 恶心呕吐伴随症状与疾病关系

恶心呕吐伴随症状	提示疾病
伴胸痛	多见于急性心肌梗死、肺梗死等
伴有眩晕和眼球震颤	多见于前庭器官疾病
伴有剧烈头痛、意识障碍	多见于颅内压增高
伴右上腹痛及发热、寒战、黄疸	多见于胆系疾病
伴腹痛腹泻	多见于急性胃肠炎、细菌性食物中毒和各种原因的急性中毒等

四、护理评估要点

1. 患病、治疗及护理经过 妊娠呕吐多发生在清晨;幽门梗阻所致的呕吐常发生在夜晚或凌晨。胃肠源性呕吐常与进食有关;食物中毒者因进食不洁食物引起;神经症性呕吐常因看到或进食厌恶的食物、闻到不愉快的气味而发生;晕动病则与乘车或乘船有关。了解已经做过的一些实验室检查及其结果,已采取的治疗护理措施及效果。

2. 呕吐的特点 应注意呕吐发生与持续的时间、频率,呕吐方式特征、记录呕吐的次数与量以及呕吐物的性状及气味等。

3. 注意伴随症状 不同疾病引起的呕吐,其伴随症状不同。如颅内压增高者多伴有剧烈头痛及意识障碍;急性心肌梗死、肺梗死则伴有胸痛;急性胃肠炎多伴有腹痛、腹泻等。

4. 恶心、呕吐对病人的影响 主要包括有无进食、进液及体重变化;水、电解质及酸碱平衡紊乱等营养与代谢型态的改变;对于儿童、老人、病情危重和意识障碍者,还应对可能导致误吸的危险因素进行评估。

五、相关护理诊断

1. 舒适度减弱:恶心/呕吐 与急性胃炎有关;与幽门梗阻有关等。

2. 体液不足或有体液不足的危险 与呕吐引起体液丢失过多和(或)摄入量减少有关。

3. 营养失调 与长期呕吐和食物摄入量不足有关。

4. 潜在并发症:窒息。

5. 潜在并发症:肺部感染。

第十节 呕 血

呕血(hematemesis)是指上消化道疾病(屈氏韧带以上的消化器官,包括食管、胃、十二指肠、肝、胆、胰疾病)或全身性疾病导致上消化道出血,血液从口腔呕出。由鼻腔、口腔、咽喉等部位出血或呼吸道疾病引起的咯血,不属于呕血,应当仔细甄别。

一、病因与发病机制

(一) 食管疾病

胃底食管静脉曲张破裂,各类食管炎,食管癌,食管异物,食管贲门黏膜撕裂(Mallory-Weiss综合征),食管裂孔疝等。大量呕血常由门脉高压所致的食管静脉曲张破裂所致,食管异物戳穿主动脉可造成大量呕血,并常危及生命。

(二) 胃、十二指肠疾病

最常见为消化性溃疡(胃及十二指肠溃疡),其次为服用非甾体类抗炎药(如阿司匹林、吲哚美辛等)和应激所致的急性胃或十二指肠黏膜病变,胃癌,胃黏膜脱垂等。

(三) 肝、胆、胰疾病

肝硬化门脉高压时所致的食管或胃底静脉曲张破裂可引起出血,肝癌、肝动脉瘤破裂、胆囊或胆道结石、胆囊癌、胆管癌、急性出血性胆管炎、胰腺癌等均可引起出血,大量血液流入十二指肠,造成呕血。

(四) 血液系统疾病

各类出血性疾病,白血病、再生障碍性贫血均可引起消化道出血。这类疾病除了表现为消化道出血外,往往伴有全身皮肤黏膜出血倾向以及血液学改变等。

(五) 泌尿系统疾病

尿毒症病人由于血中代谢产物的潴留,如胍类物质对神经系统的作用,同时尿素氮从消化道排出增多,经细菌或肠道水解酶的作用产生碳酸铵和氨,刺激胃肠黏膜造成出血。

(六) 其他

暴发性肝炎、钩端螺旋体病、流行性出血热、出血性麻疹等均可引起上消化道出血。

如上所述,呕血的原因很多,但以消化性溃疡引起的出血最为常见,其次是胃底或食管静脉曲张破裂,再次为急性胃黏膜病变。

二、临床表现

(一) 呕血的表现

呕血前多有上腹部不适及恶心,随后呕出血性胃内容物。呕吐物颜色可因出血量大或在胃内停留时间短而呈鲜红色或混有凝血块,或为暗红色;出血量少或在胃内停留时间长,血红蛋白与胃酸作用形成酸化正铁血红蛋白时,呈咖啡渣样棕褐色。一般情况下,但凡有呕血,病人就一定表现有黑便,出血量小可只产生黑便而不发生呕血。

(二) 失血的表现

大量呕血可致失血性周围循环衰竭,其程度因出血量多少而异。一次出血量达血容量的10%~15%时,除头晕、畏寒外,多无血压、脉搏的变化;出血量达血容量的20%以上时,可有头昏、眼花、耳鸣、冷汗、四肢湿冷、心悸、脉搏增快等急性失血性贫血的表现。出血量达血容量的30%以上时,可有脉搏细速、血压下降、呼吸急促及休克等急性周围循环衰竭表现。

(三) 血液学改变

早期血液检查血液学改变可不明显,随组织液的渗出及输液等血液被稀释,血红蛋白和红细胞可降低,出现贫血表现,血止后逐渐恢复正常。

(四) 发热

出血后24小时内多有发热,一般不超过38.5℃,持续3~5天。

三、护理评估要点

1. 确定是否为呕血 口、鼻腔、咽喉等部位出血及咯血也可从口腔吐出,或吞咽后再呕出,或经胃肠道后以黑便排出,均不属于上消化道出血,应注意鉴别。此外,进食大量动物血、肝,服用铅剂、铁剂、炭粉或中药可使粪便发黑,但一般黑而无光泽,隐血试验阴性。

2. 患病、治疗及护理经过 既往有无消化性溃疡、慢性肝炎病史,有无服用肾上腺糖皮质激素、吲哚美辛、水杨酸类等药物史,出血前有无酗酒、进食粗硬或刺激性食物、精神刺激、剧烈呕吐等。伴慢性、周期性、节律性中上腹疼痛史者多为消化性溃疡;伴脾大、肝掌、腹壁静脉曲张或腹水者,提示为肝硬化门脉高压导致的食管或胃底静脉破裂出血;若同时伴有其他器官出血,则提示可能为血小板减少性紫癜、白血病、再生障碍性贫血、流行性出血热等全身性疾病。明确出血病因,对出血抢救的护理配合具有重要意义。食管、胃底静脉曲张破裂出血者常采用双气囊三腔管压迫止血术,双气囊三腔管压迫止血术的护理见附:双气囊三腔管压迫止血术的护理。

3. 出血部位 一般幽门以上部位出血多兼有呕血与黑便,幽门以下部位出血常引起黑便。但与出血量多少及出血速度有关,出血量少或出血速度缓慢的幽门以上部位出血可仅有黑便;出血量大、出血速度快的幽门以下部位出血可因血液反流入胃,同时出现呕血与黑便。

4. 出血量 观察和记录呕血持续时间、次数、量、颜色。呕血示胃内积血量达250~300ml。由于呕血混有呕吐物,故失血量难以估计,临床上常根据全身状况判断出血量,见表3-3-13。

表3-3-13 出血量估计

出血程度	症状	血压	脉搏(次/分)	尿量	出血量(ml)	占全身总血量(%)
轻度	皮肤苍白、头晕、发冷	正常	正常或稍快	减少	<500	10~15
中度	眩晕、口干、尿少	下降	100~110	明显减少	800~1000	20
重度	烦躁不安、出冷汗、四肢厥冷、意识模糊、呼吸深快	显著下降	>120	尿少或尿闭	>1500	30

5. 呕血对病人的影响 主要为有无乏力、头晕、面色苍白、活动后心悸气促等活动与运动型态的改变;有无紧张不安、焦虑、恐惧等心理压力。

四、相关护理诊断

1. 组织灌注量改变 与呕血所致血容量减少有关。

2. 活动无耐力 与呕血所致贫血有关。

3. 恐惧 与大量呕血有关。

4. 潜在并发症:休克、急性肾衰竭。

5. 有误吸的危险 与呕吐物误吸入肺内有关。

附：双气囊三腔管压迫止血术的护理

双气囊三腔管压迫止血术是指利用柔软的气囊压力,直接压迫胃底和食管下段出血的曲张静脉上,以达到止血的目的。

【适应证】

食管、胃底静脉曲张破裂出血者。

【禁忌证】

严重的心脏病或高血压;胃穿孔、食管狭窄梗阻;支气管哮喘、严重的呼吸困难。

【操作前准备】

1. 病人准备　向病人解释插管的目的、术中配合的注意事项,避免病人情绪紧张;清除病人鼻腔内结痂和分泌物。

2. 物品准备　双气囊三腔管(图3-3-1)、50ml注射器、血管钳、治疗盘、0.5kg砂袋、液状石蜡、胶布、剪刀等。检查双气囊三腔管的气囊有无松脱、漏气,充气后膨胀是否均匀,管道是否通畅,辨认刻度标记和三腔管道的外口。检查两气囊无漏气后抽尽囊内气体,备用。

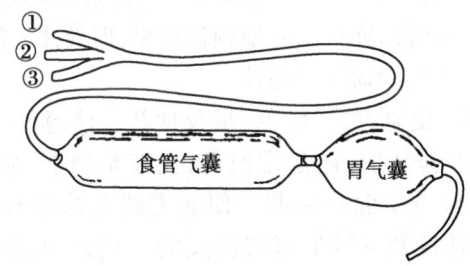

图3-3-1　双气囊三腔管
①胃气囊腔;②胃管腔;③食管气囊腔

【操作过程及配合】

1. 取下病人活动性义齿和发夹,排空大小便。病人取平卧位头偏向一侧,或左侧卧位头稍向前屈,可防止呕吐时呕吐物吸入气管内发生窒息。另外,取左侧卧位,由于重力作用,胃内的积血积存于胃大弯侧,而减少了呕血量。

2. 插管配合　①为病人做鼻腔、咽喉部局部麻醉,经鼻腔或口腔插管至胃内。②插至14~16cm时,嘱病人吸服冰蒸馏水或纯净水而产生自然的吞咽动作,不易误插入气管,减轻对咽喉部的刺激,转移其注意力,同时可缓解其紧张、恐惧感。③插管至65cm时抽取胃液,检查管端确在胃内,并抽出胃内积血。④先向胃囊注气150~200ml至囊内压50~70mmHg并封闭管口,缓缓向外牵引管道,使胃囊压迫胃底部曲张静脉。如单用胃囊压迫已止血,则食管囊不必充气。如未能止血,继续向食管囊注气约100ml至囊内压约35~45mmHg并封闭管口,使气囊压迫食管下段的曲张静脉。⑤管外端以绷带连接0.5kg沙袋,经牵引架持续牵引(图3-3-2)。

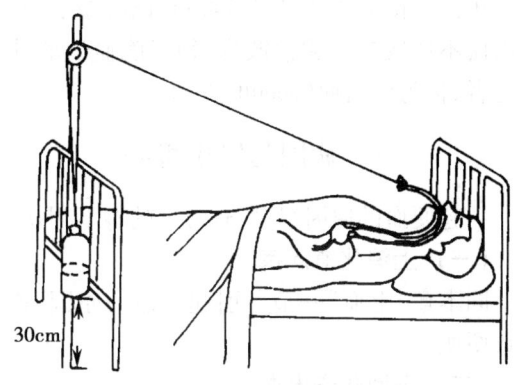

图3-3-2　经牵引架持续牵引

3. 插管后将胃管连接负压吸引器或定时抽吸,观察出血是否停止,并记录引流液的性状、颜色及量;经胃管冲洗胃腔,清除积血,可减少氨在肠道的吸收,以免血氨增高而诱发肝性脑病。

【操作后护理】

1. 气囊压迫期间,当胃囊充气不足或破裂时,食管囊可向上移动,阻塞于喉部而出现呼吸困难甚至窒息,一旦发生应立即放气处理。对昏迷病人尤应密切观察有无突然发生的呼吸困难或窒息表现;必要时约束病人双手,以防烦躁或神志不清的病人,试图拔管而发生窒息等意外。

2. 定时测量气囊内压力,以防压力不足而致未能止血,或压力过高而引起组织坏死。气囊充气加压12~24小时应放松牵引,放气15~30分钟,如出血未止,再注气加压,以免食管胃底黏膜受压过久而致糜烂、坏死。压迫期间为了保持鼻腔黏膜清洁湿润应及时清除鼻腔分泌物及结痂。经常用液状石蜡棉签涂口唇及用液状石蜡滴入鼻腔内,以减少管道对鼻黏膜的刺激。

3. 应用四腔管时可经食管引流管抽出食管内积聚的液体,以防误吸引起吸入性肺炎;三腔管无食管引流管腔,必要时可另插一管进行抽吸。床旁置备弯盆、纸巾,供病人及时清除鼻腔、口腔分泌物,并嘱病人勿咽下唾液等分泌物。

4. 气囊压迫一般以3~5天为妥。出血停止24小时后,可放气再观察24小时,仍无出血时可拔管。拔管时,先放松牵引,再放食管囊气,最后放胃囊气。拔管前应口服液状石蜡20～30ml。

第十一节 便 血

便血（hematochezia）是指消化道出血,血液自肛门排出。便血颜色可呈鲜红色、暗红或黑色,少量出血不造成粪便颜色改变,须经隐血试验才能确定者,称为隐血便（occult blood）。

一、病因与发生机制

引起便血的原因很多,较常见的有下列疾病:

(一) 上消化道疾病

同本章"呕血"一节。引起呕血的原因,均可导致便血。

(二) 下消化道出血

可因下消化道炎症或血管病变、息肉、良性或恶性肿瘤等引起消化道黏膜破溃出血所致,亦可因全身性疾病所致的凝血功能障碍而引起。临床常见病因有:

1. 小肠疾病 如肠结核、肠伤寒、小肠憩室、Crohn病、急性出血性坏死性肠炎、小肠血管瘤、小肠息肉及肿瘤等。
2. 结肠疾病 如急性细菌性痢疾、阿米巴痢疾、溃疡性结肠炎、结肠息肉、结肠癌等。
3. 直肠疾病 直肠炎、直肠息肉、直肠癌等。
4. 肛门疾病 痔、肛裂等。
5. 全身性疾病 白血病、血小板减少性紫癜、血友病、肝脏疾病、流行性出血热、败血症等。

二、临床表现

(一) 便血表现

由于病因、出血部位、出血量、出血速度及在肠道内停留时间不同,便血的表现也不同。小肠病变导致的便血,由于出血部位高、出血量少、血液在肠道内停留的时间长,粪便可呈黑色或柏油样;若出血部位低、出血量多、在肠道内停留时间短,则呈暗红色或紫红色,甚至呈鲜红色稀便。降结肠、乙状结肠、直肠或肛门病变引起的便血,血色鲜红,不与粪便混合而仅附着于粪便表面。若于排便前后有鲜血滴出或喷出,则提示为肛门或直肠病变,如痔、肛裂或直肠肿瘤所致。急性出血坏死性肠炎可排出洗肉水样血性粪便,且有特殊的腥臭味。由结肠或直肠炎症、肿瘤引起者,可表现为黏液血便或脓血便。

(二) 全身表现

短时间内大量出血,可有急性失血性贫血及周围循环衰竭的表现,但临床较少见。出血速度缓慢、出血量较少时,可表现为持续性或间断性肉眼可见的少量血便而无明显的全身症状。少量的消化道出血,可无肉眼所见的粪便颜色改变,仅表现为粪便隐血试验阳性。长期慢性失血可出现乏力、头晕、失眠等贫血症状,病人常因此而就诊。

三、护理评估要点

1. 有无与便血相关的疾病史或诱因 应注意病人既往有无类似的便血史、有无慢性痢疾、肠息肉、溃疡性结肠炎、痔疮、肛裂和血液病等相关病史。便血可因进食刺激性食物、饮食不规律、便秘、过度劳累、精神刺激等诱发或加重。

2. 确定是否为便血 排除进食动物血、动物肝脏等食物所致黑便,此类黑便隐血试验阳性,但素食后即转为阴性。或服用某些药物如铋剂、炭粉或中药液,亦可致粪便颜色变黑,但粪便一般无光泽,粪便隐血试验阴性。

3. 便血方式、颜色、量及性状 注意便血是出现在排便前,还是排便后;血液是滴下、喷出,还是与粪便混在一起。便血方式与病变部位、出血速度及量等是密切相关的。观察和记录排便的次数和量,观察粪便颜色是鲜红色、暗红色、黑色,还是柏油样便;全部为血液、与粪便相混合,还是仅附着于粪便表面;血性稀便、软便、黏液血便或脓血便。暗红色、果酱样或咖啡色血便,多来自小肠或右半结肠病变;鲜红色血便多来自左半结肠、直肠和肛门病变;排便前后有鲜血滴下或喷出,多为痔疮或肛裂。急性细菌性痢疾和溃疡性结肠炎者,多呈黏液脓血便,阿米巴痢疾者则表现为血性黏液与粪质混合而呈果酱样脓血便等。

4. 伴随症状 便血伴发热多见于急性细菌性痢疾、肠伤寒、流行性出血热等传染病及溃疡性结肠炎等免疫性疾病;便血伴中腹部疼痛多见于小肠病变,伴下腹部疼痛多见于结肠病变,无痛性鲜血便应警惕直肠癌的可能;便血伴全身出血倾向者,提示可能为血液系统疾病。

5. 便血对病人的影响 主要为有无乏力、头晕、活动后心悸气促等;有无因大量便血、长期便血不能确诊、反复便血不愈或预后不佳而产生的焦虑、恐惧等压力。

四、相关护理诊断

1. 组织灌注量改变　与大量便血所致血容量减少有关。
2. 活动无耐力　与便血所致贫血有关。
3. 有皮肤完整性受损的危险　与排泄物对肛门周围皮肤刺激有关。
4. 焦虑　与长期便血、病因未能确诊有关。

第十二节　腹　泻

腹泻(diarrhea)是指排便次数增多,且粪质稀薄,或带有黏液、脓血和未消化的食物。根据病程可分为急性腹泻和慢性腹泻。病程超过2个月者为慢性腹泻。

一、病　因

(一) 急性腹泻

1. 肠道疾病　包括病毒、细菌、真菌、原虫、蠕虫等感染所引起的肠炎及急性出血性坏死性肠炎、Crohn病或溃疡结肠炎急性发作、急性肠道缺血等。
2. 急性中毒　服食毒蕈、河豚、鱼胆及化学药物如砷、磷等引起的腹泻。
3. 全身性感染　如败血症、伤寒或副伤寒、钩端螺旋体病。
4. 其他　如变态反应性肠炎、过敏性紫癜、服用某些药物如5-氟尿嘧啶、利血平等引起腹泻。

(二) 慢性腹泻

1. 消化系统疾病
 (1) 胃部疾病:慢性萎缩性胃炎、胃萎缩及胃大部切除后胃酸缺乏。
 (2) 肠道感染:如肠结核、慢性细菌性痢疾、慢性阿米巴性肠病、血吸虫病、钩虫病、绦虫病等。
 (3) 肠道非感染病变:Crohn病、溃疡性结肠炎、吸收不良综合征。
 (4) 肠道肿瘤:结肠癌、小肠淋巴瘤。
 (5) 胰腺疾病:慢性胰腺炎、胰腺癌、胰腺广泛切除。
 (6) 肝胆疾病:肝硬化、胆汁淤积性黄疸、慢性胆囊炎与胆石症。

2. 全身性疾病
 (1) 内分泌及代谢障碍疾病:如甲状腺功能亢进症、肾上腺皮质功能减退症及糖尿病性肠病。
 (2) 药物副作用:如利血平、甲状腺素、洋地黄类等。
 (3) 神经功能紊乱:如肠易激综合征、神经功能性腹泻。
 (4) 其他:系统性红斑狼疮、尿毒症、硬皮病、放射性肠炎等。

二、发生机制

正常人一般为每天大便一次,也可每2～3次/天至1次/2～3天不等。粪便为成形软便,色黄,不含有异常成分。每日从粪便排出的水分约100～200ml。

腹泻的发生机制较为复杂,一病人可同时有多种致病机制。从病理生理角度可归纳为以下几个方面。

1. 分泌性腹泻(secretory diarrhea)　是因胃肠黏膜分泌过多液体而引起的腹泻。常见于霍乱、沙门菌属感染等,由于细菌毒素与肠黏膜上皮细胞的腺苷酸环化酶受体结合,使其活力增强,促使细胞内环磷酸腺苷(cAMP)含量增加,进而使肠黏膜分泌细胞向肠腔内分泌的电解质和水增加而发生腹泻。此外,心功能不全、肝硬化等疾病导致肠道静脉压升高,可阻碍肠道内水分的吸收、增加水的分泌而发生腹泻。

2. 渗透性腹泻(osmotic diarrhea)　由于肠腔内渗透压增加,阻碍肠内水与电解质的吸收而引起的腹泻。见于各种原因引起的消化吸收不良,致使肠腔内水溶性物质增加而引起。如胃大部切除、胃空肠吻合术后、胰腺炎、胆道梗阻等。此外,服用不易吸收的药物,如硫酸镁、甘露醇等引起的腹泻也属于渗透性腹泻。

3. 渗出性腹泻　是因胃肠道炎症、溃疡或肿瘤浸润,使病变处的血管、淋巴管、黏膜受到损害,局部血管通透性增加而致血浆渗出及黏液分泌增加而引起的腹泻。如细菌性痢疾、肠炎、溃疡性结肠炎、结肠癌等。

4. 肠蠕动增强性腹泻　因各种原因所致肠蠕动增快,致使应在肠道内吸收的物质不能充分吸收而引起腹泻。常见于神经症、甲状腺功能亢进、肠易激综合征等。

5. 吸收不良性腹泻　肠黏膜吸收面积减少

或吸收障碍引起,如小肠大部切除、吸收不良综合征等。

三、临床表现

急性腹泻起病急,病程短。慢性腹泻起病缓慢、病程较长。

由于病因及发生机制不同,粪便的量及性状等也有所不同。渗出性腹泻因肠道炎症、溃疡或肿瘤引起,粪便除含水量增加外,还可有脓血或黏液,且多伴有腹痛及发热。渗透性腹泻者,粪便常有不消化食物、泡沫及恶臭,多不伴腹痛,禁食后腹泻可在 24~48 小时后缓解。分泌性腹泻多为水样便,排便量每日大于 1000ml,甚至可达数千毫升,粪便无脓血及黏液,与进食无关,伴或不伴有腹痛。肠蠕动增强性腹泻,多不伴有腹痛,粪便较稀,亦无脓血及黏液。

(1) 排便情况与粪便性状:急性腹泻排便多达 10 次/日以上,慢性腹泻每日排便 3 次以上;排便的性质和状况提示与疾病部位相关,详见表 3-3-14。

表 3-3-14 不同原因腹泻的特点

不同原因的腹泻	排便形状和特点
小肠疾病腹泻	排便次数不多而量多,粪便稀薄、黏液少,含油质和不消化的食物,很臭
结肠疾病腹泻	排便次数多而量少,粪便黏液多或带脓血
胰腺疾病腹泻	粪便量多,呈糊状,灰色且有油光色彩,又称脂肪泻
肠易激综合征所致腹泻	多在清晨起床或早餐后发生腹泻,粪便含有大量黏液

(2) 腹泻与腹痛的关系:小肠疾病腹泻,疼痛常在脐周,便后腹痛多不缓解;结肠疾病腹泻则疼痛多在下腹,且便后疼痛可缓解或减轻;霍乱腹泻常无腹痛,且腹泻量大。

(3) 年龄、性别和居住地:肠结核多见于青壮年;结肠癌多见于中老年人;肠易激综合征、甲状腺功能亢进多见于女性;血吸虫病多见于流行区农民。

(4) 腹泻常见的伴随状况:有发热、里急后重、腹部包块等,伴随症状常提示与疾病的关系,详见表 3-3-15。

表 3-3-15 腹泻伴随症状与疾病关系

腹泻伴随症状	提 示 疾 病
伴发热	多见于急性细菌性痢疾、肠结核、肠道恶性肿瘤等
伴里急后重	多见于结肠直肠病变,如急性菌痢、直肠炎症和肿瘤等
伴显著消瘦或(和)营养不良	多见于消化道恶性肿瘤、甲状腺功能亢进 各种原因所致的消化吸收不良等
伴腹部包块	多见于胃肠恶性肿瘤、肠结核、血吸虫性肉芽肿等
伴重度脱水	多见于霍乱、细菌性食物中毒或尿毒症等

急性腹泻常有腹痛,尤以感染性腹泻为明显。小肠疾病的腹泻疼痛常在脐周,便后腹痛缓解不明显,而结肠疾病则疼痛多在下腹,且便后疼痛常可缓解或减轻。急性大量腹泻可引起脱水、电解质紊乱、代谢性酸中毒,甚至出现周围循环衰竭,危及病人生命;长期慢性腹泻可致营养缺乏、维生素缺乏、贫血、体重下降,甚至发生营养不良性水肿。另外,由于排便频繁和粪便刺激,可致肛周皮肤糜烂、破损。

四、护理评估要点

1. 患病、治疗及护理经过 有无与腹泻相关的疾病,有无不洁饮食、用药史等诱因,有无服用硫酸镁等药物史。有无饮食不当、进食不洁或刺激性食物、受凉、过劳、情绪紧张等诱发或加重因素。有无同食者群集发病历史;了解病人是否已经做粪便检查及其结果,已采用了哪些护理措施及其效果。

2. 腹泻程度,大便的性状及气味 观察记录排便次数、性状和量。根据排便次数、性状和量的变化判断是否有腹泻发生。应注意这种变化是与病人平时的排便习惯相比较而言的。观察粪便的含水量,有无黏液、脓、血或未消化食物以及特殊气味等。

3. 了解腹泻伴随症状。

4. 腹泻对病人的影响 主要为有无脱水、消瘦、肛周皮肤糜烂、破损等状况;有无睡眠与休息型态的改变;是否缺乏预防腹泻的知识等。

五、相关护理诊断

1. 腹泻　与肠道感染有关；与结肠癌有关；与胃大部切除有关等。

2. 体液不足/有体液不足的危险　与腹泻所致体液丢失过多有关。

3. 营养失调：低于机体需要量　与长期慢性腹泻有关。

4. 有皮肤完整性受损的危险　与排便次数增多及排泄物刺激有关。

5. 焦虑　与慢性腹泻迁延不愈有关。

第十三节　便　秘

便秘(constipation)是指排便次数减少，一般每周少于3次，排便困难，粪便干结。是临床常见的消化系统症状。

一、病　因

1. 功能性便秘　一般是由饮食不当、排便习惯改变、长期滥用泻药、腹肌张力不足等引起。

(1) 进食量太少或食物缺乏纤维素：由于肠内容物过少而不足以对肠道产生有效刺激，导致肠蠕动减弱而产生便秘。

(2) 年老体弱、长期卧床，可使结肠平滑肌张力减弱。

(3) 腹肌及盆肌的张力不足致使排便动力不足，如多次妊娠等；腹部手术，因麻醉或手术创伤致肠蠕动暂时抑制而发生便秘。

(4) 某些药物如吗啡、抗胆碱能药物，使结肠肌松弛而引起便秘。长期滥用泻药造成对药物的依赖。

(5) 结肠冗长，粪团内水分被过多吸收。

(6) 因生活无规律、工作时间变化、环境变化或精神紧张等忽视或抑制便意。

(7) 肠易激综合征致使肠道运动功能紊乱。

2. 器质性便秘　往往是由肠道器质性疾病引起。

(1) 直肠或肛门病变，如痔疮、肛裂、肛瘘或肛门周围脓肿等，除可因排便疼痛而惧怕排便外，亦可引起肛门括约肌痉挛而导致便秘的发生。

(2) 结肠良性或恶性肿瘤、各种原因引起的肠梗阻、肠粘连及Crohn病等致结肠梗阻或痉挛。

(3) 腹腔或盆腔内肿瘤的压迫，如子宫肌瘤。

(4) 全身性疾病致肠肌松弛，排便无力。如甲状腺功能低下、糖尿病、尿毒症等。此外，铅中毒引起肠肌痉挛也可引起便秘。

二、发生机制

食物在消化道内经消化与吸收后，剩余的食糜残渣从小肠运至结肠。结肠吸收其中的大部分水分和电解质，同时，食物残渣经过结肠内细菌的发酵和腐败作用，最后在降结肠形成粪便。

正常人的直肠在通常状态下呈空虚状态，当降结肠及乙状结肠将贮存的粪便推入直肠时，刺激直肠壁内的感受器，冲动沿传入神经传至脊髓低级排便中枢，同时继续上传至大脑皮质，使人感到便意而引起排便反射。排便中枢发出的冲动，通过传出神经作用于相应效应器，引起一系列肌肉活动：降结肠、乙状结肠和直肠平滑肌收缩；肛门内、外括约肌松弛；腹肌与膈肌收缩使腹内压升高；最后将粪便从肛门排出体外。

正常排便需具备以下条件：①有足够引起正常肠蠕动的肠内容物，即食物中含有适量的纤维素和足够的水分；②肠道肌肉张力及蠕动功能正常；③有正常的排便反射；④参与排便的肌肉功能正常。其中任何一项条件不能满足，即可发生便秘。

三、临床表现

病人排便次数减少，粪便干硬，排便困难。由于粪便不能及时排出体外，病人可有腹胀，部分病人可有头痛、头晕、食欲不振、疲乏等。排便时，可有左腹部痉挛性疼痛与下坠感，常可在左下腹触及长条状块物。若粪便过于坚硬，用力排便时可出现肛周疼痛，甚至引起肛裂或痔疮出血。由于用力排便及粪便在直肠停留过久等，致直肠、肛门过度充血，可促发或加重痔疮。

不同病因引起者可有不同的伴随症状和体征。因机械性肠梗阻引起的便秘常伴急性腹痛、腹胀、呕吐、腹部包块或肠型、肠鸣音亢进等症状和体征；便秘伴便血及肛门周围疼痛者多因肛裂、痔疮等直肠或肛门疾病所致；若便秘与腹泻交替出现多见于肠结核、结肠肿瘤及溃疡性结肠炎等；若粪便变细且伴有便血、消瘦等，应考虑结肠癌或直肠癌的可能。

慢性习惯性便秘多发生于中老年人,尤其是经产妇,可能与肠肌、腹肌与盆底肌的张力减低有关。

四、护理评估要点

1. 患病、治疗及护理经过　有无与便秘相关的疾病史、用药史,有无诱因的存在,注意询问以下内容:①饮食习惯,包括饮食种类及饮水量等,注意是否存在食物中缺乏适量的纤维素及饮水量不足等;②是否存在食欲下降、吞咽困难等表现及相关病因;③有无影响排便习惯的因素存在,如生活环境改变、情绪不稳或工作过度紧张、长期滥用泻药及灌肠等;④有无长期卧床、腹部手术及妊娠等;⑤有无各种可引起便秘的肠道病变,如肠梗阻、肠麻痹、肿瘤、痔疮等,并仔细了解病人采用了哪些促进排便的措施及其效果。

根据伴随症状和体征有助于寻找便秘的病因。应注意评估病人有无发热、食欲下降、贫血、体重减轻;有无恶心、呕吐、腹胀、腹痛、腹泻、排便疼痛及便血等;有无腹部膨隆、肠型和(或)蠕动波、腹部包块、肠鸣音亢进、减弱或消失等,特别是肛门指检应注意有无肛门狭窄、痔疮、直肠肿物等。既往排便有无规律,每日排便的时间、次数,粪便的性状及软硬度,有无排便困难等。

2. 便秘的表现及持续时间　应注意便秘病程的长短,排便的频次、粪便的性状及干硬程度、表面是否带血等。便秘为近期突然出现的、偶尔发生的、还是长期持续存在。

3. 便秘对病人的影响　主要为有无肛周疼痛、有无肛裂、痔疮等引起的营养与代谢型态的改变;有无紧张、焦虑等心理压力。

五、相关护理诊断

1. 便秘　与麻痹性肠梗阻有关;与长期卧床有关;与结肠癌或直肠癌有关。
2. 疼痛　与排便困难所致肠平滑肌痉挛有关。
3. 组织完整性受损/有组织完整性受损的危险　与便秘所致肛周组织损伤有关。
4. 知识缺乏　缺乏保持定时排便及预防便秘的有关知识。

(琚新梅)

第十四节　黄　疸

黄疸(jaundice)是由于血清中胆红素浓度增高导致皮肤、黏膜和巩膜发黄的症状和体征。正常血清胆红素为 17.1μmol/L,胆红素超过 34.2μmol/L 时即可出现黄疸,胆红素在 17.1～34.2μmol/L,临床不易察觉,称为隐性黄疸。

1. 各型黄疸特点,详见表 3-3-16。

表 3-3-16　黄疸的分型和特点

黄疸分型	各型特点
溶血性黄疸一般为轻度,呈浅柠檬色	急性溶血时有发热、寒战、头痛、呕吐及腰背痛,并有不同程度的贫血和血红蛋白尿(尿呈酱油色或浓茶色),严重者有急性肾衰竭 慢性溶血多为遗传性或家族性,除贫血外还有脾大
肝细胞性黄疸	皮肤、黏膜浅黄至深黄色不等,有轻度皮肤瘙痒,及一些原发肝病表现,如疲乏、食欲减退,严重者有出血倾向
胆汁淤积性黄疸	黄疸较重,皮肤呈暗黄色;完全阻塞者,呈黄绿色或绿褐色,常伴有皮肤瘙痒及心动过缓,尿色深,粪便颜色变浅或呈白陶土色

2. 黄疸伴随状况与疾病关系,详见表 3-3-17。

表 3-3-17　黄疸伴随症状与疾病关系

黄疸伴随症状	提示疾病
黄疸伴有发热	多见于急性胆管炎、败血症、疟疾及各种原因所致急性溶血
伴肝大	多见于病毒性肝炎、肝癌、肝硬化等
伴胆囊肿大	多见于胰头癌、胆总管癌等
伴脾大	多见于肝硬化、疟疾、溶血性贫血等
伴腹水	多见于肝硬化失代偿期、肝癌等

一、病因和发生机制

血清胆红素的主要来源是血红蛋白。正常情况下,人体血液中衰老的红细胞在单核-巨噬细胞

(网状内皮)系统被破坏,分解为胆红素、铁和珠蛋白三种成分。这种胆红素为游离胆红素,即非结合胆红素,它与血浆清蛋白紧密结合而输送。因非结合胆红素不溶于水,故尿中不出现非结合胆红素(unconjugated bilirubin,UCB)。当非结合胆红素经血液循环至肝脏时,被肝细胞摄取,在葡萄糖醛酸转移酶的作用下,与葡萄糖醛酸结合,形成结合胆红素(conjugated bilirubin,CB)。结合胆红素为水溶性,可通过肾小球排出。结合胆红素随胆汁排泄入肠之后被肠内细菌分解成为无色的尿胆原,其中大部分氧化为尿胆素从粪便排出,称粪胆素,一部分尿胆原在肠内被吸收,经门静脉进入肝脏,回肝的大部分尿胆原再变为结合胆红素,并随胆汁排入肠内,形成"胆红素的肠肝循环"。被吸收回肝的小部分尿胆原,则经体循环由肾脏排出。胆红素正常代谢示意图见图3-3-3。正常情况下,胆红素进入和离开血液循环的速度保持动态平衡,所以正常人体中的胆红素是恒定的,黄疸形成的过程与人体血液中红细胞的破坏、肝脏的正常功能及胆道畅通因素直接相关,三者中任何一个环节发生病变或障碍时,胆红素就会大量反流或存留在血中,血清胆红素量随之升高,当胆红素>34.2μmol/L时,即可出现黄疸。

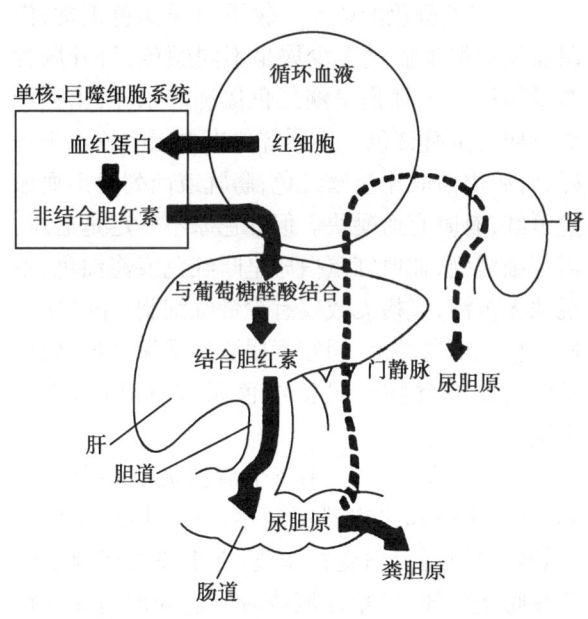

图3-3-3 胆红素正常代谢示意图

溶血性黄疸是由于:①大量红细胞被破坏,网状内皮系统形成大量非结合胆红素,超过正常肝脏处理的能力,潴留在血液中形成黄疸;②大量红细胞被破坏所致的贫血、缺氧和红细胞破坏产物的毒性作用,可减弱正常肝细胞的胆红素代谢功能,致黄疸加重,并导致粪中粪胆素及尿中尿胆素排量增加。因此,在溶血性黄疸时,血清胆红素定性试验呈间接反应,尿中无胆红素,而尿胆素排量增加。

按发生机制将黄疸分四类:①溶血性黄疸,由大量红细胞破坏入血生成非结合胆红素,且超出肝脏分解代谢所致。见于各种原因引起的溶血性疾病,如遗传性球形红细胞增多症、异型输血后溶血等。②肝细胞性黄疸,由各种原因导致肝细胞广泛性损害,对胆红素摄取、结合及排泄功能下降,使结合胆红素增加所致,见于病毒性肝炎、肝硬化、中毒性肝炎等。③胆汁淤积性黄疸(阻塞性黄疸),见于各种原因所致的肝内、肝外胆管阻塞,前者见于肝内泥沙样结石、原发性胆汁性肝硬化、药物性胆汁淤积等;后者见于肝外胆管、胆总管的炎症水肿、结石、肿瘤及蛔虫等。④先天性非溶血性黄疸,由于肝细胞对胆红素摄取、结合及排泄先天缺陷,大多有家族遗传性,如Gilbert综合征、Crigler-Najjar综合征等。

二、临床表现

1. 溶血性黄疸 一般黄疸为轻度,皮肤呈浅柠檬色,不伴皮肤瘙痒,粪便颜色加深。急性溶血时可有高热、寒战、头痛及腰背痛,并有明显的贫血和血红蛋白尿;慢性溶血以贫血、黄疸和脾大为主要表现。其他症状主要为原发病的表现。

2. 肝细胞性黄疸 皮肤、黏膜浅黄至深黄色,可常伴有轻度皮肤瘙痒,可有乏力、恶心、腹胀、肝区胀痛等原发肝病表现,重者可有出血倾向。

3. 胆汁淤积性黄疸 黄疸较深,皮肤呈暗黄色,胆道完全阻塞者皮肤呈黄绿色,出现皮肤瘙痒、心动过缓、尿色深、粪便颜色变浅或呈陶土色等表现。

三、护理评估要点

1. 患病、治疗及护理经过 仔细询问有无与病毒性肝炎病人接触史,询问病人近半年是否输血、血液制品等;了解病人近期服药史,相关接触药物史情况,有利于对止痛剂、镇静剂、精神抑制剂、避孕药等药物引起的黄疸的判断。经常大量饮酒者出现黄疸应考虑与酒精性肝病有关;有胆石症、胆道蛔虫或胆道手术史,出现黄疸应考虑与胆道阻塞或胆道狭窄有关。

2. 黄疸的特点　注意皮肤、黏膜和巩膜黄染的色泽深浅，粪尿颜色的变化，了解黄疸时皮肤、黏膜、尿液和粪便颜色的改变，结合有关的实验室检查结果，确定其黄疸的特征，以及与病情轻重、演变及预后的关系。溶血性黄疸皮肤黄染多为轻度，浅柠檬黄色，急性溶血时尿液呈酱油色或浓茶色（血红蛋白尿）；肝细胞性黄疸皮肤、黏膜多为金黄色或土黄色，尿液呈深黄色；阻塞性黄疸皮肤、黏膜多为暗黄色至黄绿色，大便颜色变浅；完全性梗阻时，大便呈灰白色，尿液呈深褐色，同时伴有皮肤瘙痒。

3. 伴随症状　伴有发热见于感染或肝细胞坏死，也可见于急性溶血；黄疸伴有右上腹剧痛或绞痛者可考虑胆道结石、胆道蛔虫；持续性右上腹痛，可见于肝癌、肝脓肿。轻度腹痛见于病毒性肝炎或中毒性肝炎；黄疸伴有腹水者见于肝硬化。

4. 黄疸对病人的影响　主要包括有无皮肤瘙痒、有无焦虑及恐惧等心理压力、有无失眠等休息与睡眠型态的改变。

四、相关护理诊断

1. 舒适度减弱：皮肤瘙痒　与胆红素排泄障碍，血中胆盐增高有关。

2. 有皮肤完整性受损的危险　与皮肤瘙痒有关。

3. 体像紊乱　与黄疸所致皮肤、黏膜和巩膜发黄有关。

4. 焦虑　与病因不明有关；与疾病久治不愈有关等。

第十五节　血　尿

血尿（hematuria）包括镜下血尿和肉眼血尿，前者是指尿色正常，须经显微镜检查方能确定，通常离心沉淀后的尿液镜检每高倍视野有红细胞3个以上；后者是指尿呈洗肉水色或血色，肉眼可见即为肉眼血尿。

一、病　因

血尿是泌尿系统疾病最常见的症状之一，引起血尿的常见病因有以下几种。

1. 泌尿系统疾病　临床上绝大多数血尿见于此类，包括肾小球肾炎、肾盂肾炎、膀胱炎、尿道炎、肾结核、膀胱结核、肾结石、输尿管结石、膀胱结石、肾肿瘤、膀胱肿瘤、多囊肾、肾血管瘤等，以及化学药物引起的肾损害，均可出现血尿。

2. 尿路邻近组织疾病　急性阑尾炎、急性输卵管炎、结肠憩室炎或邻近器官的肿瘤等，亦可引起血尿，以镜下血尿多见。

3. 全身性疾病　①血液病：见于血小板减少性紫癜、过敏性紫癜、再生障碍性贫血、白血病、血友病等；②感染性疾病：见于流行性脑膜炎、猩红热、流行性出血热、丝虫病等；③心血管疾病：见于充血性心力衰竭、高血压肾病等心血管疾病引起的肾梗死；④自身免疫性疾病：见于皮肌炎、结节性多动脉炎、系统性红斑狼疮等结缔组织病以及变态反应等。

4. 化学物品或药品对尿路的损害　如磺胺药、吲哚美辛、甘露醇以及汞、铅等重金属对肾小管的损害；环磷酰胺引起的出血性膀胱炎；抗凝剂如肝素过量也可出现血尿。

5. 功能性血尿　平时运动量小的健康人，突然加大运动量可出现运动性血尿。

二、临床表现

1. 尿液颜色的改变　镜下血尿颜色正常；肉眼血尿根据出血量多少尿呈不同颜色，每升尿含血量超过1ml，尿便呈淡红色像洗肉水样，出血严重时尿可呈鲜红色。不同部位出血尿颜色也不一样，肾脏出血时尿呈暗红色；膀胱或前列腺出血尿色鲜红，有时有血凝块。但红色尿不一定是血尿，需仔细辨别，如血红蛋白尿呈暗红色或酱油色，不混浊无沉淀，镜检无或仅有少量红细胞；卟啉尿呈棕红色或葡萄酒色，胆红素尿液可呈深红色，服用某些药物或食物也可排红色尿，但镜检均无红细胞。

2. 分段尿异常　用三个清洁玻璃杯分别留起始段、中段和终末段尿观察（尿三杯试验），如起始段血尿提示病变在尿道；终末段血尿提示病变在膀胱颈部、三角区域或后尿道的前列腺和精囊腺；三段尿均呈红色即全程血尿，提示血尿来于肾脏或输尿管。

3. 症状性血尿　血尿的同时病人伴有全身或局部症状，而以泌尿系统症状为主。

4. 无症状性血尿　部分病人血尿既不伴有泌尿道症状也无全身症状，见于某些疾病的早期，如肾结核、肾癌或膀胱癌早期。

三、护理评估要点

1. 患病、治疗及护理经过　仔细询问病人病史,判断是否存在有剧烈运动、女性病人是否在月经期,是否服用可能使尿液变红食物,评估目前服用的药物,是否有导致膀胱炎、凝血功能障碍的相关药物。

2. 血尿的特点　评估尿液的颜色,鲜红色血尿以膀胱癌和尿道损伤可能性大,淡红色血尿常为急性肾炎,褐红色血尿往往出现于溶血性疾病和严重烧伤病人;儿童血尿多考虑肾小球肾炎,青年人血尿应考虑泌尿系感染及结核;40岁以上成人血尿应考虑泌尿系统肿瘤,60岁以上男性血尿多为前列腺增生,女性血尿则泌尿系感染的可能居多;倘若在剧烈运动后发现有血尿一般为运动性血尿;在活动、行走后出现血尿,休息后即可消失,可能为肾下垂;泌尿系外伤也会出现血尿。

3. 伴随症状　有无发热、腰酸背痛、体重减轻、食欲不振等情形。

4. 血尿对病人的影响　主要包括病人血尿的频率、排尿时有无不适,有无尿频、尿急、排尿困难等排泄型态改变,有无失眠的改变,有无焦虑、恐惧等。

四、相关护理诊断

1. 排尿异常:血尿　与泌尿系统疾病有关。
2. 排尿困难或疼痛　与尿路结石或感染有关。
3. 焦虑　与担心疾病预后有关。

第十六节　尿失禁

尿失禁(incontinence of urine)是指由于各种原因使膀胱逼尿肌异常收缩或膀胱过度充盈致膀胱内压力升高,超过正常尿道括约肌的张力,或尿道括约肌因各种原因麻痹、松弛导致尿道阻力过低,从而发生自主排尿能力丧失,尿液失去控制从尿道流出的现象。尿液大量流出或点滴而出均为尿失禁。尿失禁可以是暂时的,也可以是持续的。

一、病　因

1. 泌尿系统先天性畸形　如尿道上裂、膀胱外翻、输尿管口异位等。

2. 泌尿系统盆底肌肉损伤　包括盆腔、直肠、前列腺手术或分娩引起的尿道括约肌和盆底肌肉损伤、松弛等。

3. 膀胱炎症　严重的膀胱炎症或其他病变。

4. 下尿路梗阻　如前列腺增生症、尿道狭窄等。

5. 神经系统病变　包括神经系统本身的病变如血栓形成、炎症以及糖尿病并发症等。

6. 药物　如使用利尿剂、抗胆碱能药物后病人不能及时排尿。

二、尿失禁的类型

1. 压力性尿失禁　当腹压增加时(如咳嗽、打喷嚏、上楼梯或跑步时)即有尿液自尿道流出。

2. 急迫性尿失禁　指有强烈的尿意时立即出现的不自主排尿状态。

3. 反射性尿失禁　是由于上运动神经元病变引起排尿完全依靠脊髓反射,病人不自主地间歇排尿(间歇性尿失禁),排尿没有感觉。

4. 充溢性尿失禁　是由于下尿路有较严重的机械性(如前列腺增生)或功能性梗阻引起尿潴留,当膀胱内压上升到一定程度并超过尿道阻力时,尿液不断地自尿道中滴出。

5. 功能性尿失禁　指因身体功能或认知功能异常导致不自主排尿状态。功能性尿失禁者其泌尿器官并无器质性损害,尿失禁主要是由于不能及时排尿引起。

三、发病机制

1. 括约肌功能障碍　正常男性的尿液控制依靠尿道近侧尿道括约肌和远侧尿道括约肌,前者包括膀胱颈部及精阜以上的前列腺部尿道,后者分为两部分,精阜以下的后尿道和尿道外括约肌。不论男性或女性,膀胱颈部(交感神经所控制的尿道平滑肌)是制止尿液外流的主要力量。在男性,近侧尿道括约肌功能完全丧失(如前列腺增生手术后)而远侧尿道括约肌完好者,仍能控制排尿如常。如远侧尿道括约肌功能同时受到损害,则依损害的轻重可引起不同程度的尿失禁。受到体神经(阴部神经)控制的尿道外括约肌功能完全丧失时,在男性如尿道平滑肌功能正常,不会引起尿失禁,在女性可引起压力性尿失禁,且女性当膀胱颈部功能完全丧失时也会引起压力性尿失禁。

2. 逼尿肌无反射　逼尿肌收缩力及尿道闭合压力(即尿道阻力)都有不同程度的降低,逼尿肌不能完全主动地将尿液排出,排尿须依靠增加腹压。当残余尿量很多,尿道阻力很低时可有压力性尿失禁;尿潴留时可发生充溢性尿失禁。

3. 逼尿肌反射亢进　逼尿肌反射亢进有时可发生三种不同类型的尿失禁:①完全的上运动神经元病变可出现反射性尿失禁;②不完全的上运动神经元病变有部分病人可出现急迫性尿失禁,这些病人常伴严重的尿频、尿急症状。③有些病人在咳嗽时可激发逼尿肌的无抑制性收缩而引起尿液外流,症状类似压力性尿失禁。

4. 逼尿肌、括约肌功能协同失调　有时可发生两种不同类型的尿失禁。一类是在逼尿肌收缩过程中外括约肌出现持续性痉挛而导致尿潴留,随后引起充溢性尿失禁;另一类是由上运动神经元病变引起的尿道外括约肌突然发生无抑制性松弛(伴或不伴逼尿肌的收缩)而引起尿失禁,这类尿失禁病人常无残余尿。

四、临床表现

尿失禁的临床表现因不同类型表现不一,压力性尿失禁的特点主要在打喷嚏、咳嗽、大笑、举重物等腹压增高时,出现尿液不自主由尿道口溢出;急迫性尿失禁者尿意紧急,多来不及入厕,出现尿液不自主流出,常伴有尿频、尿急;反射性尿失禁病人排尿前可出现出汗、颜面部潮红、恶心等交感反应,但感觉不到尿意时,突然出现间歇性排尿;充溢性尿失禁者溢出的尿量少,但常持续滴漏,致使漏出的总量较大;功能性尿失禁者虽能感到有膀胱充盈,但由于身体移动障碍、环境因素、精神障碍等原因不能及时排尿而出现失禁。

尿失禁者由于不能控制排尿常需要他人帮助而感到不安,有的因为失禁及身体有异味而远离社交场所,因此,出现自卑、孤独、抑郁、性生活障碍等心理问题;因害怕失禁不敢多饮水,易诱发尿路感染;尿液刺激皮肤可引起皮炎,骶尾部因尿渍浸润、受压易致皮肤损害或压疮形成。

五、护理评估要点

1. 患病、治疗及护理经过　评估有无与尿失禁相关的疾病史或诱因,了解病人有无先天性尿路畸形;有无泌尿系统感染、结石、肿瘤、前列腺增生症,外伤或手术史;有无中枢神经系统损伤或病变史,如脊髓外伤、感染或肿瘤、脑血管意外、脑外伤等病史;注意评估与排尿有关的条件,如每日液体入量、气温、排尿环境等情况;询问病人是否接受过药物或手术治疗,有无施行过康复训练等。

2. 尿失禁的特点　询问病人有无排尿次数增多、排尿时疼痛、排尿不尽感、不能控制排尿等症状。着重了解尿频次数、尿频持续时间与每次尿量的关系,出现症状的时间(白天、夜间或无规律),询问病人是否有尿意就迫不及待地排尿、尿痛性状与程度、尿痛与排尿的关系等。

3. 伴随症状　询问病人有无血尿、尿液混浊、发热、消瘦、乏力、盗汗等伴随症状。

4. 尿失禁对病人的影响　主要评估尿失禁对日常生活的影响,特别是对活动、休息与睡眠的影响,以及有无焦虑、恐惧等压力。

六、相关护理诊断

1. 排尿型态改变:尿失禁　与上、下尿路病变或神经元病变有关。

2. 睡眠紊乱　与排尿改变有关。

3. 情境性低自尊　与不能自主控制排尿有关。

4. 有皮肤完整性受损的危险　与尿液浸湿并刺激皮肤有关。

5. 有跌倒的危险　与尿急有关。

第十七节　排尿困难

排尿困难(difficulty of urination)指尿液不能通畅地排出,多由膀胱以下尿路梗阻引起。

一、病　因

1. 机械性梗阻　包括膀胱颈梗阻和尿道梗阻,前者最常见的是前列腺病变、膀胱内结石、有蒂肿瘤、血块或异物以及邻近器官病变如子宫肌瘤、妊娠子宫嵌顿在盆腔等;后者最常见的是炎症或损伤后的尿道狭窄,尿道结石、异物、结核、肿瘤等也可以引起尿道梗阻。

2. 动力性梗阻　常见因素有脊髓损伤、手术、神经系统病变、先天性畸形、麻醉、药物、精神因素等。

二、发病机制

1. 梗阻性排尿困难　参与排尿的神经、肌肉功能良好，而膀胱颈至尿道外口的某一部位存在梗阻性病变，梗阻的存在使尿道阻力增高。在早期阶段，由于逼尿肌加强收缩，增加排尿时膀胱内压以克服尿道阻力，排尿困难症状可不明显。当病情进一步发展，逼尿肌有代偿性肥大以排空膀胱，但已经开始出现尿频及不同程度的排尿困难症状。梗阻继续加重，逼尿肌不能排尽膀胱内的全部尿液，出现残余尿，使膀胱经常处在部分充盈的状态，有效容量减少，尿频更加严重。最终过多的残余尿使膀胱失去收缩能力，发展为尿潴留。另外，由于膀胱过度膨胀也可有少量尿液从尿道口溢出，称为充溢性尿失禁。

2. 非梗阻性排尿困难　控制排尿的中枢神经或周围神经受损所引起膀胱功能障碍。

三、临床表现

表现为排尿延迟、射程短、费力、尿线无力、变细等。

四、护理评估要点

1. 患病、治疗及护理经过　评估有无与排尿困难相关的疾病史或诱因，应注意追问下腹、会阴区绞痛史，以便了解结石存在与否；了解排尿困难发生速度和病程，前列腺疾患起病缓慢、病程长；而后尿道出血、脓肿则速度快及病程短；了解月经和妊娠情况，以便确定妇科和产科情况引起排尿困难；评估糖尿病史、脊柱外伤史、神经精神疾病史等。

2. 排尿困难对病人的影响　有无因排尿困难导致休息与睡眠改变，以及有无焦虑、恐惧等心理反应。

五、相关护理诊断

1. 排尿型态改变：尿潴留　与尿路梗阻性病变或控制排尿的神经受损有关。
2. 睡眠紊乱　与排尿改变有关。
3. 疼痛　与尿路结石、感染有关。
4. 焦虑　与排尿不畅有关。

第十八节　抽搐与惊厥

抽搐（tic）与惊厥（convulsion）是神经科常见的临床症状之一，均属于不随意运动。抽搐是指全身或局部骨骼肌群非自主的抽动或强烈收缩，常可引起关节的运动和强直。当肌群收缩表现为强直性和阵挛性时，称为惊厥。惊厥表现的抽搐一般为全身性、对称性，伴有或不伴有意识丧失。

一、病因和发病机制

发生机制尚未完全明了，可能是由于大脑运动神经元的异常放电所致。

常见病因有：

1. 脑部疾病　①感染：如脑膜炎、脑炎、脑脓肿及脑结核病等；②外伤：如产伤、颅脑外伤等；③脑血管疾病：如脑出血、蛛网膜下腔出血、脑栓塞及脑缺氧等；④肿瘤：原发性脑肿瘤、脑转移瘤等；⑤寄生虫病：脑囊虫病、脑型疟疾、脑血吸虫病等。

2. 全身性疾病　①感染：急性中毒型菌痢、败血症、破伤风、狂犬病等，小儿高热惊厥主要由急性感染所致；②心血管疾病：高血压脑病、阿-斯综合征（Adams-Stokes syndrome）等；③中毒：如乙醇、苯、铅、汞、白果、阿托品及有机磷农药等中毒；④代谢障碍：如低血糖状态、低钙及低镁血症等；⑤风湿病：如系统性红斑狼疮、风湿热等；⑥其他：突然撤停安眠药、抗癫痫药，肝性脑病、尿毒症、热射病、窒息、触电等。

3. 神经症　如癔症性抽搐和惊厥。

二、临床表现

惊厥发作的典型表现为病人突然意识模糊或丧失，全身肌肉强直，呼吸暂停，继而四肢发生阵挛性抽搐，呼吸不规则，大、小便失控，发绀，每次发作约半分钟自行停止，也有反复发作或呈持续状态。发作可致跌伤、舌咬伤，短期频繁发作可致高热，发作时可因呕吐物吸入、呼吸道分泌物或舌后坠堵塞呼吸道而导致窒息。发作停止后不久意识恢复。由破伤风引起者为持续性强直性痉挛，伴肌肉剧烈疼痛。

三、护理评估要点

1. 患病、治疗及护理经过　评估有无与惊厥发作相关的疾病史或诱因、先兆症状，发作是否与高热、缺氧、疲劳、情绪波动或噪声及强光等外界刺激有关；小儿惊厥多与高热有关；疲劳可诱发癫痫发作；癔症性惊厥常由情绪波动引起；光、声刺激可使破伤风病人发生强烈痉挛。部分病人在惊厥发作前可有烦躁、口角抽搐、肢体紧张等先兆症状。

2. 抽搐惊厥的特点　抽搐、惊厥发作的频率、持续时间、间隔时间、是全身性还是局部性、强制性还是阵挛性以及意识状态等。

3. 伴随症状　伴发热多见于小儿急性感染，也可见于重度失水等，但须注意，惊厥也可引起发热；伴血压增高者见于高血压、肾炎、子痫等；伴瞳孔扩大与舌咬伤者见于癫痫大发作；伴脑膜刺激征者见于脑膜炎、蛛网膜下腔出血等。

4. 惊厥抽搐对病人的影响　主要包括有无窒息、外伤等，有无大小便失禁以及有无焦虑、恐惧等心理压力。

四、相关护理诊断

1. 有外伤的危险　与惊厥发作致跌伤或舌咬伤有关。

2. 排尿障碍/排便失禁　与抽搐、惊厥发作致短暂意识丧失有关。

3. 有窒息的危险　与惊厥发作所致呼吸道分泌物堵塞或误吸有关；与惊厥发作致舌后坠堵塞呼吸道有关。

4. 体温过高　与短时间内惊厥频繁发作有关。

5. 照顾者角色紧张　与病人的健康不稳定性及照顾情景的不可预测性有关。

第十九节　意识障碍

意识障碍(disturbance of consciousness)是指病人对周围环境及自身状态的识别和觉察能力出现障碍的精神状态。

一、病　因

1. 重症急性感染　败血症、中毒性菌痢、重症肺炎、伤寒。

2. 颅脑疾病　①脑血管疾病，如脑缺血、脑出血、蛛网膜下腔出血、脑梗死、脑血栓形成、高血压脑病、颅内感染等；②颅内占位性病变；③颅脑外伤：脑震荡、脑挫裂伤、颅骨骨折等；④癫痫。

3. 心血管疾病　如心肌缺血、心律失常引起的阿-斯综合征等。

4. 内分泌与代谢障碍　甲状腺危象、甲状腺功能减退、糖尿病性昏迷、低血糖、肝性脑病、尿毒症、肺性脑病等。

5. 中毒　安眠药、有机磷农药、乙醇、一氧化碳及氰化物等中毒。

6. 物理损伤　如高温中暑、触电、淹溺等。

二、发病机制

人的意识活动由意识内容及其"开关"系统两部分组成。意识内容即大脑皮质功能活动，包括记忆、思维、定向力和情感以及通过视、听、语言和复杂运动等与外界保持紧密联系的能力。意识状态的正常取决于大脑半球功能的完整性，急性广泛性大脑半球损害或半球向下移位压迫丘脑或中脑时，则可引起不同程度的意识障碍。意识的"开关"系统包括经典的感觉传导路经(特异性上行投射系统)及脑干网状结构(非特异性上行投射系统)。意识"开关"系统可激活大脑皮质并使之维持一定水平的兴奋性，使机体处于觉醒状态，从而在此基础上产生意识内容。"开关"系统不同部位与不同程度的损害，可发生不同程度的意识障碍。

三、临床表现

意识障碍可有下列不同程度的表现：

1. 嗜睡(somnolence)　是一种病理性倦睡，病人陷入持续的睡眠状态，可被轻刺激唤醒，并能正确回答和做出各种反应，但反应迟钝。当刺激除去后很快又再入睡。嗜睡是意识障碍程度最轻的一种。

2. 意识模糊(confusion)　是意识水平轻度下降，较嗜睡为深的一种意识障碍。病人能保持简单的精神活动，但对时间、地点、人物的定向能力发生障碍，思维和语言不连贯，可有错觉、幻觉等。

3. 昏睡(stupor)　是较严重的意识障碍。病人处于深睡状态，不易唤醒，经压眶、摇动身体等强烈刺激可被唤醒，但很快又入睡，醒时答话含糊或答非所问。

4. 昏迷(coma)　是最严重的意识障碍。病人意识完全丧失，不能唤醒，无自主运动。按其程度可分为三个阶段：

(1) 轻度昏迷：意识大部丧失，无自主运动，对声、光刺激无反应，对疼痛刺激尚可出现痛苦的表情或肢体退缩等防御反应。角膜反射、瞳孔对光反射、吞咽反射等可存在,血压、脉搏、呼吸无变化。

(2) 中度昏迷:对周围事物及各种刺激均无反应,对于剧烈刺激可有防御反射,角膜反射、瞳孔对光反射等均减弱或迟钝,眼球无转动。

(3) 深度昏迷:意识完全丧失,全身肌肉松弛,对各种刺激全无反应。深、浅反射均消失,血压、脉搏、呼吸常有改变。

5. 谵妄(delirium) 是以兴奋性增高为特征的急性脑功能失调状态,在意识模糊的同时伴有明显的精神运动兴奋,如躁动不安、喃喃自语、抗拒喊叫等,有丰富的视幻觉和错觉,夜间较重,多持续数日,见于急性感染的发热期、代谢障碍(如肝性脑病)、中枢神经系统疾患、某些药物中毒(如颠茄类药物中毒、急性乙醇中毒)等。

四、护理评估要点

1. 患病、治疗及护理经过 评估有无与意识障碍相关的疾病史或诱因,有无发热、头痛、呕吐、腹泻或皮肤黏膜出血或黄染;有无高血压、糖尿病、肝肾疾病、颅脑外伤及心律失常等病史;有无毒物或药物接触史等;评估已采用的治疗、护理措施以及效果。

2. 意识障碍程度及其进展 评估病人意识障碍的方法有多种:①与病人交谈:通过交谈了解病人的思维、反应、情感活动、定向力等;②检查神经反射:包括痛觉、角膜反射、瞳孔对光反射等,判断意识障碍程度;③昏迷评分量表:采用格拉斯哥昏迷评分表(Glasgow coma scale, GCS)对意识障碍程度进行评定(表3-3-18)。GCS评分项目包括睁眼反应、运动反应和语言反应,通过3个项目的评分结果可得到意识障碍的程度。GCS总分为3~15分,那些对语言指令没有反应或不能睁眼且GCS总分为8分或更低的情况被定义为昏迷。评估中应注意运动反应的刺激部位应以上肢为主,以最佳反应记分。

3. 意识障碍对病人的影响 包括有无角膜炎、结膜炎、口腔炎、压疮;有无肌肉萎缩、关节僵硬;有无肺部感染、尿路感染;有无排便障碍及失禁;有无头痛、呕吐等提示危重急症的伴随症状;

有无营养不良等。

表3-3-18 Glasgow昏迷评分表

评分项目	反应	得分
睁眼反应	自发性睁眼	4
	言语呼唤时睁眼	3
	疼痛刺激时睁眼	2
	任何刺激无睁眼反应	1
运动反应	按指令动作	6
	对疼痛刺激能定位	5
	对疼痛刺激有肢体退缩反应	4
	疼痛刺激时肢体过屈(去皮层强直)	3
	疼痛刺激时肢体过伸(去大脑强直)	2
	对疼痛刺激无反应	1
语言反应	能准确回答时间、地点、人物等定向问题	5
	能说话,但不能准确回答时间、地点、人物等定向问题	4
	对答不切题	3
	言语模糊不清,字意难辨	2
	对任何刺激无语言反应	1

五、相关护理诊断

1. 急性意识障碍 与脑出血有关;与肝性脑病有关等。

2. 清理呼吸道无效 与意识障碍所致咳嗽、吞咽反射减弱或消失有关。

3. 口腔黏膜受损 与意识障碍丧失自理能力及唾液分泌减少有关。

4. 排尿障碍/排便失禁 与意识障碍有关。

5. 营养失调:低于机体需要量 与意识障碍不能正常进食有关。

6. 有受伤的危险 与意识障碍所致躁动不安有关。

7. 有皮肤完整性有损的危险 与意识障碍所致自主运动消失有关。

8. 有感染的危险 与意识障碍所致咳嗽、吞咽反射减弱有关;与意识障碍所致排便、排尿失禁有关。

9. 照顾者角色紧张 与照顾者角色负荷过重有关。

(何 瑛)

第四章 身体评估

第一节 概述

身体评估是评估者运用自己的感官或借助简便的检查工具如体温表、听诊器、血压计、叩诊锤等(图3-4-1),对病人进行细致的观察和系统的检查,以了解和评估病人身体状况的一系列最基本的检查方法,许多疾病通过身体评估结果再结合病史就可以作出临床诊断。

身体评估的方法有五种:视诊、触诊、叩诊、听诊和嗅诊。身体评估的过程既是基本技能的训练过程,也是与病人交流、沟通、建立良好医患关系的过程,要熟练掌握和运用这些方法必须反复练习和实践,并与基础医学知识和其他相关的知识相结合,才能使收集的资料更精确、更有价值。

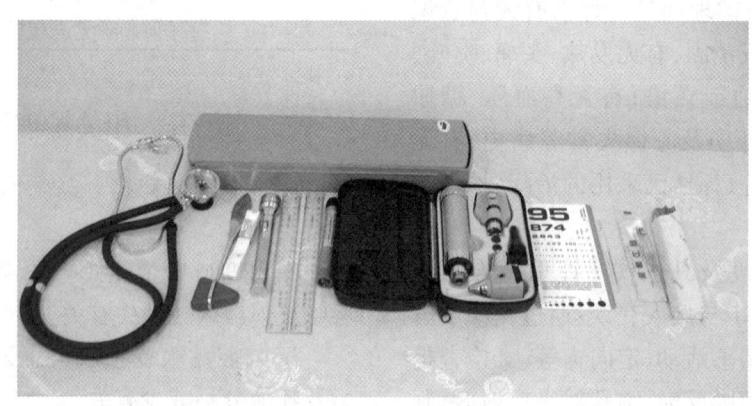

图3-4-1 身体评估器械

一、身体评估的医德要求

应以病人为中心,关心、体贴病人,要有高度的责任感和良好的医德修养。

评估者应仪表端庄、举止大方,检查前,应有礼貌地向病人作自我介绍,并说明身体评估的原因、目的和要求,以取得其密切合作;检查后,应对病人的协作与配合表示谢意。

评估环境应具有私密性,注意保护病人隐私;环境温度适宜、光线柔和、安静舒适。

评估者站在病人右侧,让病人充分暴露被检查部位,检查手法应规范、动作应轻柔。

检查前应洗手,避免医源性交叉感染。

评估应按照一定的顺序进行,避免遗漏和不必要的重复,避免反复翻动病人。通常首先进行生命体征和一般状况评估,然后按头、颈、胸、腹、脊柱、四肢和神经系统的顺序进行评估,必要时进行生殖器、肛门和直肠检查评估。

根据病人病情轻重适当调整评估顺序,利于抢救和处理病人;同时,避免影响检查结果。

应根据病人病情变化随时复查,以及时发现新的体征,不断补充和修正评估结果,调整和完善护理措施。

二、身体评估基本方法

(一) 视诊

视诊(inspection)是评估者用视觉观察病人全身及局部状态的评估方法,是身体评估的第一步。全身一般状态和许多体征可通过视诊来了解,如:反映全身状态的年龄、发育、营养、面容、表情、体位、步态等;局部状态如:皮肤、黏膜、眼、耳、鼻、口、舌、头颈、胸廓、腹形、肌肉、骨骼、关节外形等。视诊是一项简单易行、适应范围广泛的评估方法,常能提供重要的诊断资料和线索,甚至有时仅用视诊就可明确一些诊断;但视诊也是一项容易被忽略的评估方法,如果没有扎实的医学知识和丰富的临床经验就可能出现"视而不见"的现象。因此,只有将视诊和其他检查方法紧密结合,并反复进行临床实践,将局部征象与全身表现结合起来,深入、细致的观察,才能发现有重要意义的临床征象。

(二) 触诊

触诊(palpation)是评估者通过手的触觉来感知被检查部位有无异常的评估方法(图3-4-2)。通过触诊可进一步验证视诊所发现的异常状况或视诊所不能明确的异常体征,如皮肤的温度、湿度、震颤、波动感、摩擦感以及包块的部位、大小、轮廓、移动度、硬度、压痛等。值得注意的是:手的不同部位有不同的触觉敏感性,如手指指腹触觉较为敏感、掌指关节部掌面皮肤对震动较为敏感、手背皮肤对温度较为敏感等,因此,常合理利用这些部位进行相应的触诊。触诊的应用范围非常广泛,尤以腹部检查最为重要。

1. 触诊方法 触诊时由于目的不同而施加的压力有轻有重,因此,可分为浅部触诊法和深部触诊法。

(1) 浅部触诊法(light palpation):评估者将一手放在被检查部位,利用掌指关节和腕关节的协同动作以旋转或滑动方式轻压触摸,触诊深度为1~2cm。浅部触诊一般不引起病人痛苦以及肌肉紧张,因此,有利于检查腹部有无压痛、抵抗感、搏动、包块和某些肿大的脏器等。浅部触诊也常在深部触诊前进行,有利于病人做好接受深部触诊检查的心理准备。

(2) 深部触诊法(deep palpation):评估者用单手或双手重叠,由浅入深逐渐加压以达深部触诊的目的,触及深度多在2cm以上,可达4~5cm,主要用于检查和评估腹腔病变和脏器情况。根据评估目的和检查手法不同可分为以下几种。

1) 深部滑行触诊法(deep slipping palpation):评估者用右手并拢的二、三、四指平放在腹壁上,以手指末端逐渐触向腹腔的脏器和包块,在被触及的包块上做上下左右滑动触摸。该方法主要用于腹腔深部包块和胃肠病变的检查。检查时注意嘱病人做深呼吸,或与病人交谈以转移病人的注意力,尽量使腹壁松弛。

2) 双手触诊法(bimanual palpation):将左手掌置于被检查脏器和包块的背后部,并向右手托起,使被检查的脏器和包块位于双手之间,并更接近体表,有利于右手触诊检查。该法主要用于肝、脾、肾和腹腔肿块的检查。

3) 深压触诊法(deep press palpation):用一个和两个并拢的手指逐渐深压腹壁被检查的部位,用于探测腹腔深在病变的部位和确定腹腔压痛点,如阑尾压痛点、胆囊压痛点、输尿管压痛点

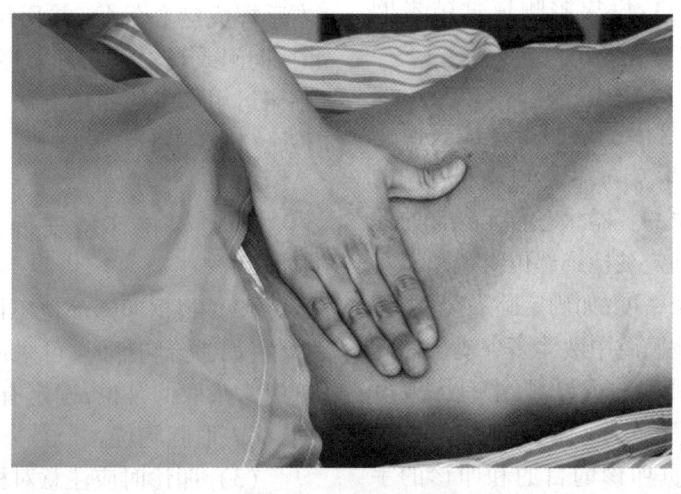

图 3-4-2 触诊示意图

等。检查反跳痛时,在手指深压的基础上迅速将手抬起,并询问病人是否感觉疼痛加重或查看面部是否出现痛苦表情。

4) 冲击触诊法(ballottement):又称沉浮触诊法,用右手并拢的示、中、无名三个手指取70°~90°角,放置于腹壁相应部位,做数次急速而有力的冲击动作,此时,指端会有腹腔脏器和包块浮沉的感觉。此法一般只用于大量腹水时肝、脾及腹腔包块难以触及者。冲击触诊会使病人感到不适,操作时应避免用力过猛(图3-4-3)。

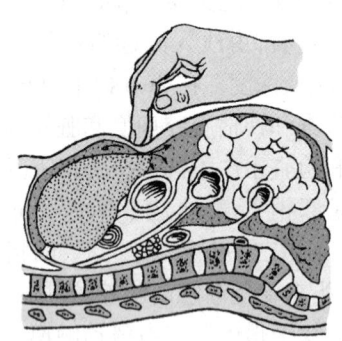

图3-4-3 冲击触诊法

2. 触诊主要事项

(1) 检查前评估者应向病人说明检查的目的,以消除病人的紧张情绪,取得病人的合作。

(2) 评估者手应温暖,手法应轻柔,以免引起病人肌肉紧张,影响检查结果;在检查过程中应随时注意病人的感受或观察病人的表情。

(3) 病人体位要适当,如腹部检查时通常取仰卧位,双手置于体侧,双腿弯曲,腹肌充分放松;有时检查肝、脾、肾时也可嘱病人取侧卧位。

(4) 检查下腹部时,应嘱病人先排空膀胱,有时甚至排便后再进行,以免影响检查结果的判断。

(三) 叩诊

叩诊(percussion)是用手指叩击身体表面某一部位,使之震动而产生音响,根据震动和音响的特点来判断被检查部位的脏器状态有无异常的评估方法。叩诊多用于确定被检查部位组织和器官的位置、大小、形状以及密度,如确定肺尖宽度、肺下缘位置、胸膜病变、胸膜腔中液体多少或气体有无、心界大小与形状、肝脾的边界、腹水有无或多少;子宫、卵巢、膀胱有无肿大等情况。

1. 叩诊方法　根据叩诊的目的和叩诊的手法不同又分为直接叩诊法和间接叩诊法两种。

(1) 直接叩诊法(direct percussion):是评估者将右手中间三个手指并拢,利用手指掌面直接拍击被检查部位,借助拍击的反响和指下的震动来判断病变情况的方法。此法适用于胸部和腹部范围较广泛的病变,如胸膜粘连或增厚、大量胸水或腹水及气胸等;用拳或叩诊锤直接叩击被检查部位,观察有无疼痛反应也属于直接叩诊(图3-4-4)。

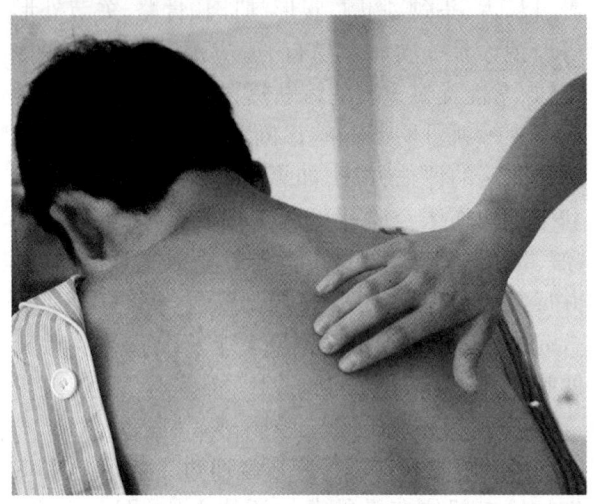

图3-4-4 直接叩诊法

(2) 间接叩诊法(indirect percussion):评估者将左手中指第二指节紧贴于被检查部位,其他手指稍微抬起,勿与体表接触,右手指自然弯曲,用中指指端叩击左手中指第二指节前端,在同一部位连续叩击2~3下,若未获得明确印象,可再连续叩诊2~3下。叩诊时利用腕关节与掌指关节的活动灵活、短促、富有弹性地叩击,叩击方向与叩诊部位的体表垂直;评估病人肝区或肾区有无叩击痛时,一般用左手手掌平置于被检查部位,右手握成空心拳状,并用尺侧叩击左手手背,同时,询问或观察病人有无疼痛感。间接叩诊法是临床运用最多的叩诊方法,常用于胸部和腹部的检查(图3-4-5)。

2. 叩诊注意事项

(1) 保持环境安静,以免影响叩诊音的判断。

(2) 根据叩诊部位不同,病人应采取相应的体位,如叩诊胸部时,可采取坐位或卧位;叩诊腹部时常采取仰卧位;确定有无腹水或腹水量很少时,病人取膝胸位。

(3) 叩诊时应注意对称部位的比较与鉴别。

(4) 叩诊时不仅要注意叩诊音响的变化,还

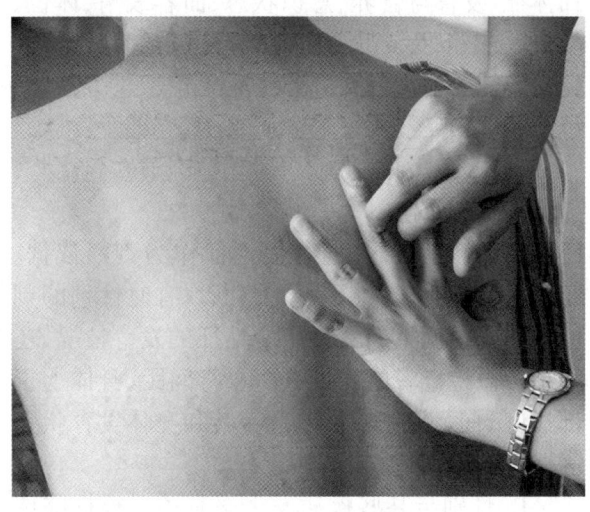

图 3-4-5　间接叩诊法

应注意不同部位病灶的震动感差异,两者应相互配合。

（5）叩诊时应操作规范、用力适度,一般叩诊可达的深度约 5~7cm,叩诊力量应视不同的检查部位、病变组织性质、范围大小或位置深度等情况而定。病灶或检查部位范围小或位置浅,宜采用轻或弱叩诊法,如确定心、肝相对浊音界及叩诊脾界时;检查部位范围比较大或位置比较深,宜采用中度力量叩诊,如确定心、肝绝对浊音界;如疑有深部的病灶,病灶位置距离体表约达 7cm 左右,宜采用重或强叩诊法。

3. 叩诊音（percussion sound）　叩诊时被叩击部位产生的音响称为叩诊音。由于被叩诊部位的组织、器官的致密度、弹性、含气量及与体表的距离不同,叩击时产生的音响强弱、音调高低及持续时间也不相同,据此,临床上将叩诊音分为清音、浊音、实音、鼓音和过清音五种。

（1）清音（resonance）:是一种音调较低、音响较强、振动时间较长的叩诊音。为正常肺部的叩诊音,提示肺组织的弹性、含气量、致密度正常。

（2）浊音（dullness）:是一种音调较高、强度较弱、振动持续时间较短的叩诊音。正常情况下,产生于叩击被少量含气组织覆盖的实质脏器,如心脏和肝脏的相对浊音区;病理情况下可见于肺部炎症所致肺组织含气量减少时。

（3）实音（flatness）:是一种音调较浊音更高、强度更弱、振动持续时间更短的叩诊音。正常情况下,见于叩击无肺组织覆盖区域的心脏和肝脏;病理情况下可见于大量胸水或肺实变等。

（4）鼓音（tympany）:是一种音响较清音更强、振动持续时间亦较长的叩诊音,如同击鼓,在叩诊含有大量气体的空腔脏器时出现。正常情况下见于胃泡区及腹部;病理情况下可见于肺内空洞、气胸、气腹等。

（5）过清音（hyperresonance）:是一种介于鼓音与清音之间、属于鼓音范围的变音,音调较清音低,音响较清音强。正常儿童可叩出相对过清音,但正常成人不会出现这种病态叩击音。临床上主要见于肺组织含气量增多、弹性减弱时,如肺气肿。

（四）听诊

听诊（auscultation）是评估者以听觉听取发自身体各部的声音,判断其正常与否的检查方法。听诊是身体检查的重要手段,在心、肺检查中尤为重要,常用以听取正常与异常呼吸音、心音、心脏杂音、心律等。

1. 听诊方法　听诊可分为直接听诊和间接听诊两种方法。

（1）直接听诊法（direct auscultation）:是评估者用耳直接贴于受检查部位体表进行听诊的方法。这种方法听得的体内声音很弱,目前也很少应用,仅于某些特殊情况或紧急情况下采用。

（2）间接听诊法（indirect auscultation）:为借助听诊器进行听诊的方法。因听诊器对听诊部位的声音有放大作用,且能阻隔环境中的噪声,所以听诊效果好。此法应用范围广泛,除用于心、肺、腹部听诊外,还可听取身体其他部位的血管音、皮下气肿音、关节活动音、骨折面摩擦音等。见图 3-4-6。

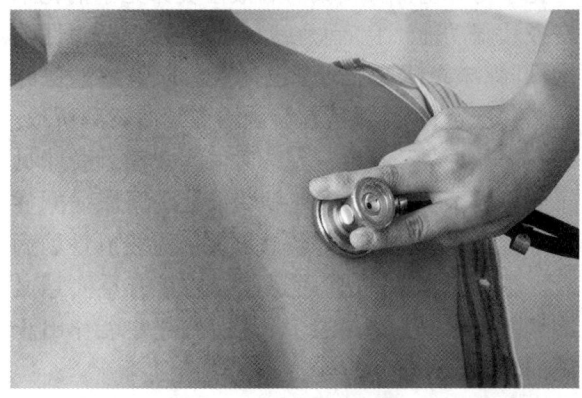

图 3-4-6　间接听诊法

2. 听诊注意事项

（1）听诊时要求环境安静,避免干扰,室温应适宜,避免寒冷刺激致肌肉震颤产生附加音。

（2）根据检查的需要，病人应采取适当的体位。

（3）要正确使用听诊器。听诊器（stethoscope）通常由耳件、体件和软管三部分组成，体件有钟型和膜型两种类型。听诊前应检查听诊器耳件弯曲方向是否正确、软管和硬管管腔是否通畅。钟型体件对低频声音敏感，适用于听取低调声音，如二尖瓣狭窄的隆隆样舒张期杂音，使用时应轻置于被检查部位的皮肤，避免体件与皮肤摩擦产生附加音；膜型体件对高频声音敏感，适用于听取高调声音，如主动脉瓣关闭不全的杂音及呼吸音、肠鸣音等，使用时应紧贴被检查部位的皮肤。

（4）听诊时注意力要集中，听诊肺部时要摒除心音的干扰；听诊心脏时要摒除呼吸音的干扰。必要时应嘱病人控制呼吸配合听诊。

（五）嗅诊

嗅诊（smelling）是通过嗅觉来判断发自病人的异常气味与疾病之间关系的一种方法。来自病人皮肤、黏膜、呼吸道、胃肠道、呕吐物、排泄物、分泌物、脓液和血液等的气味，根据疾病的不同，其特点和性质也不一样。正常汗液无特殊强烈刺激气味；酸性汗液见于发热性疾病或长期服用水杨酸、阿司匹林等解热镇痛药物的病人；特殊的狐臭味见于腋臭等病人。正常痰液无特殊气味；若呈恶臭味，提示厌氧菌感染，见于支气管扩张症或肺脓肿；痰液有血腥味见于大量咯血的病人。呕吐物出现粪便样味可见于长期剧烈呕吐或肠梗阻病人；呕吐物夹杂有脓液并有令人恶心的烂苹果味，可见于胃坏疽。粪便具有腐败性臭味见于消化不良或胰腺功能不良者；腥臭味粪便见于细菌性痢疾；肝腥味粪便见于阿米巴痢疾。尿呈浓烈氨味见于膀胱炎，由于尿液在膀胱内被细菌发酵所致。恶臭的脓液见于气性坏疽。呼吸呈刺激性蒜味见于有机磷杀虫药中毒；烂苹果味见于糖尿病酮症酸中毒者；氨味见于尿毒症；肝腥味见于肝性脑病者。临床工作中，嗅诊可迅速提供具有重要意义的诊断线索，但必须要结合其他检查才能作出正确的判断。

第二节 一般状态评估

一般状态的评估是指对被检查者全身状态作一个概括性评估。其主要内容包括性别、年龄、生命体征、发育与营养、意识状态、面容表情、体位、姿势、步态以及皮肤等，评估方法以视诊为主，部分内容需要触诊。

一、全身状态评估

（一）性别

评估性别（sex）通常以性征作为判断依据。正常人性征明显，性别不难判断。有时性别的判断不仅要根据生殖器和第二性征的发育情况，还要结合被检查者的身高、体重、指间距、身体上下部比例、有无其他畸形以及年龄和身体发育状态等综合作出判断。

1. 性别与某些疾病发生率有关 根据临床统计，某些疾病的发生率与性别有关，如甲状腺疾病和系统性红斑狼疮多发生于女性；胃癌、食管癌、痛风等多发生于男性；甲型血友病多见于男性，偶发于女性。

2. 某些疾病对性征的影响 肾上腺皮质肿瘤或长期应用肾上腺皮质激素，可导致女性病人发生男性化；肾上腺皮质肿瘤也可使男性乳房女性化，以及其他第二性征改变，如皮肤、毛发、脂肪分布、声音改变等；肝硬化可引起睾丸功能损害。

3. 性染色体异常对性别和性征的影响 性染色体的数目、结构异常均可影响性发育和性征，导致两性畸形。

（二）年龄

人的生长发育状态可随年龄（age）的增长而变化，疾病的发生、发展和预后也与年龄有密切关系。例如，佝偻病、麻疹、白喉多见于幼儿和儿童；结核病、风湿热多见于少年与青年；高血压、冠心病多见于中老年人。年龄大小一般通过问诊即可得知，但在某些情况下，如昏迷、死亡或隐瞒真实年龄时则需通过观察和检查进行估计。其方法是通过观察被检查者的皮肤弹性、肌肉的情况、毛发的颜色、面部皱纹以及牙齿状态等做出估计。但由于被检查者所处环境和保健意识不同，年龄的外观也会有较大的个体差异。不能准确判断年龄的原因是：环境因素导致发育的速度和衰老程度的差异，以及疾病对机体状态的影响。

（三）生命体征

生命体征（vital sign）是评价生命活动质量的重要征象，是身体评估的必检项目之一，包括体温、呼吸、脉搏、血压等四项指标。这些指标反映个体的代谢情况、心脏活动状况、氧合功能状况及循环供应状况,与生命直接相关。具体的检查方法详见"护理技术"。

1. 体温(temperature) 体温测量对于观察和了解病情变化非常重要,应予重视。

（1）体温测量与正常范围:测量体温方法要规范,结果应正确。常用的方法有三种:

1）口测法:测量前10分钟内禁饮热、开水和冰水。将消毒过的体温计汞柱端置于舌下,紧闭口唇,用鼻呼吸,以免冷空气进入口腔影响口腔内温度,放置5分钟后取出并读数,正常值为36.3～37.2℃。口测法温度虽较可靠,但对婴幼儿及神志不清者不能使用。

2）肛测法:被检查者取侧卧位,将汞柱端涂以润滑剂的肛门体温计,徐徐插入肛门,达体温计长度的一半为止,放置5分钟后取出并读数。正常值为36.5～37.7℃。肛测法温度一般较口测法高0.3～0.5℃,多用于小儿、神志不清及某些特殊情况者。

3）腋测法:将腋窝擦干,检查并清除影响体温测试的各种因素。把体温计汞柱端放在一侧腋窝中央顶部,用上臂将其夹紧,放置10分钟后取出并读数。正常值为36～37℃,腋窝体温较口温约低0.2～0.4℃。本法安全、方便,又不易发生交叉感染,应用较多。

体温高于正常称为发热;体温低于正常称为体温过低,见于休克、慢性消耗性疾病、严重营养不良、甲状腺功能低下以及低温环境下暴露过久等。

（2）体温的记录:按一定间隔时间进行的体温检测结果记录到体温记录单上,并连接成线即为体温曲线。许多发热性疾病,体温曲线的形状可有一定规律性,称为热型。某些热型与发热性疾病的诊断与鉴别有重要意义。见第三篇第三章第一节。

（3）体温检测结果出现误差的常见原因:临床工作中若发现体温检测结果与被检查者全身状态不符,应注意分析并寻找原因。发生误差的常见原因有:

1）检查前体温计汞柱未能甩到36℃以下,使检测结果高于病人的实际体温。

2）应用腋测法检测时,由于被检查者未能将体温计夹紧如消瘦、病情严重、意识障碍以及检测方法不规范等,可使检测结果低于病人的实际体温。

3）未能避免或消除影响体温检测的其他因素,如体温计附近有影响局部体温的冷热源存在;检测前饮用冷热水或用其漱口以及用冷热毛巾擦拭腋部等。应用规范的检测方法一般可以避免误差。

2. 呼吸 正常成人静息状态下,呼吸频率为16～20次/分,呼吸与脉搏比例为1:4。新生儿呼吸约44次/分,随着年龄的增长逐渐减慢。

（1）呼吸过速(tachypnea):呼吸频率超过24次/分称为呼吸过速,见于发热、疼痛、贫血、甲状腺功能亢进及心力衰竭等。一般体温升高1℃,呼吸大约增加4次/分。

（2）呼吸过缓(bradypnea):呼吸频率低于12次/分称为呼吸过缓,见于颅内压增高、麻醉剂或镇静剂过量等。

3. 脉搏 正常成人脉率在安静、清醒的情况下为60～100次/分,老年人偏慢,女性稍快,儿童较快,<3岁的儿童多在100次/分以上。各种生理、病理情况或药物影响也可使脉率增快或减慢。

4. 血压 血压通常指动脉血压或体循环血压(blood pressure,BP),是重要的生命体征。在未用抗高血压药情况下,血压水平高于140/90mmHg即为高血压;病人收缩压与舒张压属不同级别时,应按两者中较高的级别分类;病人既往有高血压史,目前正服抗高血压药,血压虽已低于140/90mmHg,仍然诊断为高血压。凡血压低于90/60mmHg时称低血压。

（四）发育与体型

1. 发育 发育(development)的正常与否通常以年龄、智力和身高、体重及第二性征之间的关系进行综合评价。发育正常者,其年龄、智力与体格的成长状态处于均衡一致。成年之前,随年龄的增长,体格不断成长,在青春期,尚可出现一段生长速度加快的青春期急速成长期,属于正常发育状态。

成人发育正常的指标包括:①头部的长度为身高的1/7～1/8;②胸围等于身高的1/2;③双上肢展开后,左右指端的距离约等于身高;④坐高等于下肢的长度。

异常发育的主要原因是内分泌功能失调。腺垂体功能亢进时,生长激素分泌增多,可使体格异常高大,称为巨人症;垂体功能减退时,体格异常矮小,称为垂体性侏儒;小儿甲状腺功能低下时,体格矮小且智力低下,称为呆小症;性腺功能低下时,男性表现为毛发稀少、皮下脂肪丰满、外生殖器发育不良、发音呈女声;女性表现为乳房发育不良、闭经、体格男性化、多毛、发音呈男声。幼年时期营养不良也可影响发育,如维生素D缺乏可导致佝偻病;锌、硒微量元素缺乏均可引起生长发育迟缓。

2. 体型　体型(habitus)是身体发育的外观表现,与骨骼、肌肉的形态及脂肪的分布有关。临床上将成年人的体型分为3种。

（1）无力型（瘦长型）:表现为体高肌瘦、颈细肩窄、胸廓扁平、腹上角小于90°。

（2）正力型（匀称型）:表现为身体各部分结构匀称适中,一般正常人多为此型。

（3）超力型（矮胖型）:表现为体格粗大、颈粗肩宽、胸围大、腹上角大于90°。

（五）营养状况

营养状态(state of nutrition)取决于机体对营养物质摄取和利用的能力,与食物的摄入、消化、吸收及代谢等因素有关,并受到心理、社会、文化和经济等因素的影响,评估营养状态有助于了解机体的健康状况。

1. 评估方法

（1）视诊:可观察与营养有关的个体表现。如消瘦、软弱、皮肤毛发的改变等。

（2）触诊:借助触诊可检查皮肤弹性、皮下脂肪的厚度、肌肉的大小和强度等。了解与营养代谢有关的脏器情况,如甲状腺、肝脏等。

（3）人体测量:包括身高、体重和皮脂厚度的测量。测量身高和体重并评估两者是否匹配,可以了解个体的营养状况。目前常用的标准体重估计公式为:体重(kg)=身高(cm)-105。实际体重在标准体重的±10%以内者为正常,实际体重低于标准体重10%为消瘦;体重超过标准体重10%为超重,超过20%为肥胖。当个体发生脱水或水肿时,测量结果会受到干扰,评估时应予以考虑。皮脂厚度测量能够直接反映个体脂肪储存的情况,是评估营养常用的方法,测量部位有脐旁、肩胛下和肱三头肌处。

2. 营养分级　临床上将营养状态分为3个等级。

（1）营养良好:皮肤黏膜红润、光泽、弹性好,皮下脂肪丰满,毛发指甲光滑、润泽,肌肉丰满结实。

（2）营养不良:皮肤黏膜干燥、弹性减低,毛发稀疏,指甲粗糙无光泽,皮下脂肪菲薄,肌肉松弛无力。

（3）营养中等:介于两者之间。

营养不良多见于摄食不足、消化功能障碍、慢性消耗疾病,如神经性厌食、慢性肠胃道疾患、肝肾疾病,以及长期活动性结核病、恶性肿瘤、代谢性疾病,如糖尿病、甲状腺功能亢进等疾病,引起体重减轻消瘦、极度消瘦者称恶病质。

肥胖是体内中性脂肪过多积聚的表现,肥胖与摄食过多、内分泌疾病、家族遗传等有关。包括单纯性肥胖和继发性肥胖,全身脂肪分布均匀,无异常疾病者称单纯性肥胖,常有家族遗传倾向。继发性肥胖多由内分泌疾病引起,如肾上腺皮质功能亢进所致的向心性肥胖、甲状腺功能低下所致的黏液性水肿等。

（六）意识状态

意识(consciousness)是大脑高级神经中枢功能活动的综合表现,即对环境的知觉状态。正常人意识清晰,思维活动正常,语言流畅、准确、表达能力良好。意识障碍是指人体对外界环境刺激缺乏反应的一种精神状态,表现为人体对自身及外界的认知、记忆、思维、定向、情感等精神活动出现异常。评估方法多采用问诊,通过交谈了解病人的思维、反应、情感、计算及定向力等方面的情况。较为严重时可进行神经系统检查以判断意识障碍的程度。

（七）面容与表情

面容(facial features)是指面部呈现的状态;表情(expression)是思想感情在面部或姿态上的表现。健康人表情自然,神态安怡。疾病可使人的面容与表情发生变化,通常表现为痛苦、忧虑或疲惫等。某些疾病可出现特征性的面容与表情。常见的几种典型面容如下。

1. 急性病容　面色潮红,兴奋不安,呼吸急促,鼻翼扇动,口唇疱疹,表情痛苦,见于急性热病如大叶性肺炎、流行性脑脊髓膜炎病人等。

2. 慢性病容　面容憔悴,面色苍白,目光暗淡。见于慢性消耗性疾病如恶性肿瘤、严重结核病病人等。

3. 贫血病容　面色苍白,唇舌色淡,表情疲惫。见于各种原因所致的贫血。

4. 肝病面容　面颊瘦削,面色灰褐,面部可有褐色色素沉着,有时可见蜘蛛痣。见于慢性肝病病人。

5. 肾病面容　面色苍白,睑部水肿,舌质色淡,有时舌缘可见齿痕。见于慢性肾脏疾病。

6. 甲状腺功能亢进面容　面容惊愕,眼球突出,目光闪烁,兴奋不安,烦躁易怒(图3-4-7)。

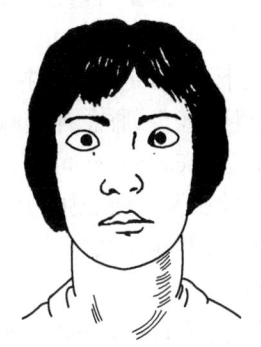

图3-4-7　甲状腺功能亢进面容

7. 黏液性水肿面容　面色苍白,颜面水肿,目光呆滞,眉毛、头发稀疏,舌色淡、肥大,见于甲状腺功能减退症病人(图3-4-8)。

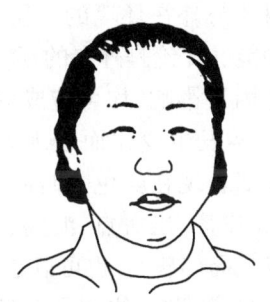

图3-4-8　水肿面容

8. 二尖瓣面容　面色晦暗,双颊紫红,口唇轻度发绀,见于风湿性心脏病二尖瓣狭窄(图3-4-9)。

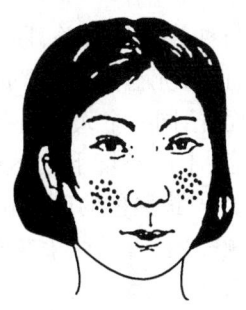

图3-4-9　二尖瓣面容

9. 肢端肥大症面容　头颅增大,面部变长,下颌增大,眉弓及颧部隆起,唇舌肥厚,耳鼻增大(图3-4-10)。

10. 伤寒面容　表情淡漠,反应迟钝呈无欲

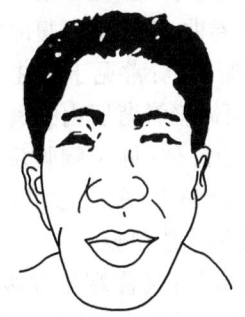

图3-4-10　肢端肥大症面容

状态。见于肠伤寒、脑脊髓膜炎、脑炎等高热衰竭病人。

11. 苦笑面容　牙关紧闭,面肌痉挛,呈苦笑状。见于破伤风。

12. 满月面容　面如满月,皮肤发红,常伴痤疮和胡须生长。见于库欣综合征及长期应用肾上腺皮质激素的病人(图3-4-11)。

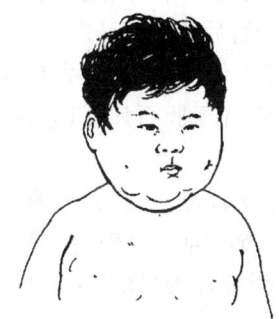

图3-4-11　满月面容

13. 病危面容　面色枯槁,表情淡漠,目光晦暗,眼眶凹陷,鼻骨峭耸,见于大出血、严重休克、急性腹膜炎等。

14. 面具面容　面部呆板、无表情,似面具样。见于震颤麻痹、脑炎等。

(八) 体位

体位(position)是指病人身体所处的位置及其活动状态。体位的改变对某些疾病的诊断具有一定的参考意义。常见体位如下。

1. 自动体位(active position)　身体活动不受限制,见于疾病早期或病情较轻时。

2. 被动体位(passive position)　病人不能自己调整或变换肢体的位置,见于极度衰弱或意识丧失的病人。

3. 强迫体位(compulsive position)　病人为了减轻疾病痛苦而被迫采取的某种体位。临床常见的强迫体位有以下几种。

(1) 强迫仰卧位：多见于急性腹膜炎病人。病人仰卧，双腿卷曲，借以减轻腹部肌肉的紧张。

(2) 强迫俯卧位：常见于脊柱疾病病人。病人采取俯卧位可减轻脊背肌肉的紧张程度。

(3) 强迫侧卧位：见于胸膜疾患（如胸膜炎或大量胸腔积液）病人，多向患侧卧位，以减轻疼痛，并有利于健侧代偿呼吸。

(4) 强迫坐位：又称端坐呼吸（orthopnea），见于心肺功能不全的病人，病人坐于床沿上，两手置于膝盖或扶持床边，以利于呼吸肌的运动，肺换气量增加，还可使下肢回心血量减少，以减轻心脏负荷。

(5) 强迫蹲位：见于发绀型先天性心脏病病人，往往发生在短距离行走或其他活动过程中，由于感到呼吸困难和心悸而采取蹲踞体位或膝胸位以缓解症状。

(6) 强迫停立位：心绞痛病人在步行时因突发心前区疼痛而被迫即刻站立，并以右手安抚心前部位，待稍缓解后才能离开原位。

(7) 辗转体位：腹痛症状发作时，病人辗转反侧，坐卧不安，见于胆石症、胆道蛔虫、肠绞痛病人等。

(8) 角弓反张位：病人颈及脊背肌肉强直，以致头向后仰，胸腹前凸，背过伸，躯干呈弓型，见于破伤风及小儿脑膜炎（图3-4-12）。

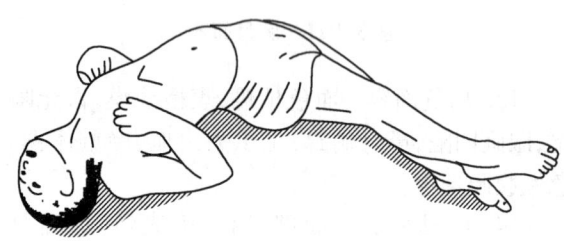

图3-4-12 角弓反张位

(九) 步态

步态（gait）是指被检查者走动时所表现的姿态。某些疾病可使步态发生一些特征性改变。

1. 蹒跚步态（waddling gait） 走路时身体左右摇摆似鸭状步态。见于佝偻病、大骨节病、进行性肌营养不良及双侧先天性髋关节脱位等病人。

2. 醉酒步态（drinken gait） 行走时躯干重心不稳，步态紊乱呈醉酒状。常见于小脑疾患、乙醇中毒者。

3. 共济失调步态（ataxic gait） 走路不稳，双目向下注视，两脚间距很宽。起步时一脚高抬，骤然垂落，闭目时不能保持平衡，暗处走路困难，见于脊髓病变。

4. 慌张步态（festination gait） 全身肌张力增高，起步动作慢，但行走时越走越快，身体前倾，难以立即止步。见于震颤性麻痹病人。

5. 跨阈步态（steppage gait） 由于踝部肌腱、肌肉弛缓，患足下垂，行走时必须抬高下肢才能起步。见于多发性神经炎、腓总神经麻痹病人。

6. 剪刀步态（scissors gait） 由于双下肢肌张力增高，尤以伸肌及内收肌张力增高明显，移步时，下肢内收过度，两腿交叉呈剪刀状。见于脑性瘫痪及截瘫病人。

7. 间歇性跛行（intermittent claudication） 病人行走过程中，因下肢突发性酸痛，软弱无力，被迫停止行进，需稍休息后方能继续行进。见于高血压、动脉硬化病人。

二、皮肤评估

皮肤是身体与外在环境的一层屏障，它具有重要的生理功能。无论是外在的环境改变或是体内疾病或其他因素影响，均可造成皮肤生理功能或（和）组织结构发生变化而表现为皮肤病变和反应。皮肤病变表现在颜色、弹性、温度、湿度的改变，以及有无皮疹、出血点、溃疡、瘢痕等方面。皮肤病变可以是局部病变，也可以是全身性病变。既反映皮肤本身疾病，又往往是全身各系统疾病表现的一部分。检查皮肤应在自然光线下进行，除检查外露皮肤，还应检查躯干皮肤和口腔黏膜，不仅要视诊，还应配合触诊，方能得到正确的诊断。

(一) 颜色

皮肤颜色与种族遗传有关，同一种族也可因毛细血管分布、血液充盈度、色素量多少、皮下脂肪厚薄的不同而异，同一个人不同身体部位、不同生理与疾病状态、不同环境下也不相同。肤色深的人（包括黑人）皮肤颜色的改变较难评估，应结合巩膜、结膜、颊黏膜、舌、唇、手掌和脚掌等处的检查和比较来确定。

1. 苍白（pallor） 皮肤黏膜苍白可由贫血或末梢毛细血管痉挛或充盈不足所致，如寒冷、惊恐、休克、虚脱及主动脉瓣关闭不全等。检查时，应观察甲床、掌纹、结膜、口腔黏膜及舌质颜色为宜。若仅出现肢端苍白，可能与肢体动脉痉挛或阻塞有关，如雷诺病、血栓闭塞性脉管炎等。

2. 发红(redness) 皮肤发红是由于毛细血管扩张充血、血流加速以及红细胞量多所致。见于发热性疾病如肺炎球菌肺炎、猩红热等及某些中毒(如阿托品、一氧化碳中毒)等。生理情况下可见于饮酒。皮肤持久性发红可见于库欣(Cushing)综合征、长期服用糖皮质激素的病人及真性红细胞增多症。

3. 发绀(cyanosis) 皮肤黏膜呈青紫色为发绀,常发生的部位是舌、唇、耳垂、面颊、肢端等,是单位容积血液中还原血红蛋白量增高所致。可见于心、肺疾病,亚硝酸盐中毒等(文末彩图3-4-13)。

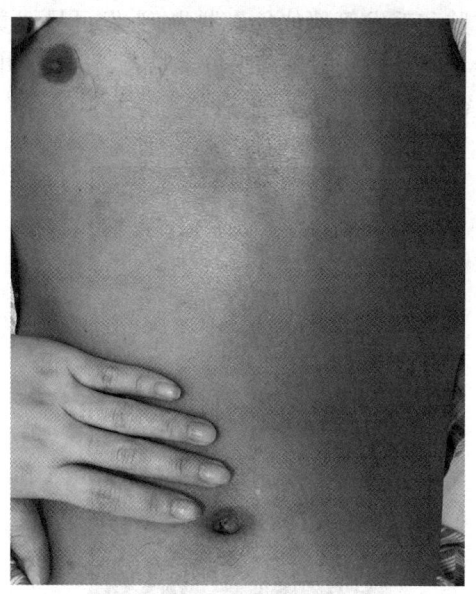

图3-4-14 黄疸

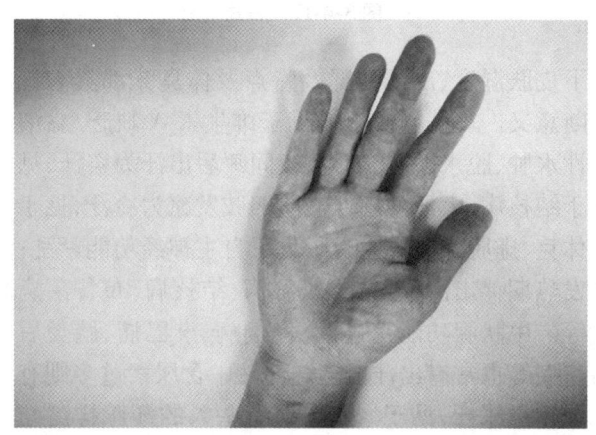

图3-4-13 发绀

4. 黄染(stained yellow) 皮肤黏膜发黄称为黄染。常见的原因有:

(1) 黄疸(jaundice):黄疸引起皮肤黏膜黄染的特点是:①黄疸首先出现于巩膜、硬腭后部及软腭黏膜上,随着血中胆红素浓度的继续增高黏膜黄染更明显时,才会出现皮肤黄染;②巩膜黄染是连续的,近角巩膜缘处黄染轻、黄色淡,远角巩膜缘处黄染重、黄色深(文末彩图3-4-14)。

(2) 胡萝卜素(carotene)增高:过多食用胡萝卜、南瓜、橘子、橘子汁等可引起血中胡萝卜素增高,当超过2.5g/L时,也可使皮肤黄染。其特点是:①黄染首先出现于手掌、足底、前额及鼻部皮肤;②一般不出现巩膜和口腔黏膜黄染;③血中胆红素不高;④停止食用富含胡萝卜素的蔬菜或果汁后,皮肤黄染逐渐消退。

(3) 长期服用含有黄色素的药物:如米帕林(阿的平)、呋喃类等药物也可引起皮肤黄染。其特点是:①黄染首先出现于皮肤,严重者也可出现于巩膜。②巩膜黄染的特点是角巩膜缘处黄染重,黄色深;离角巩膜缘越远,黄染越轻,黄色越淡,这一点是与黄疸的重要区别。

5. 色素沉着(pigmentation) 由于表皮基底层黑色素(melanin)增多,引起部分或全身皮肤色泽加深称为色素沉着。身体的外露部位、乳头、乳晕、腋窝、关节、肛门周围及外阴部位皮肤颜色较深,掌跖部位的皮肤颜色最浅。全身皮肤色素加深,口腔黏膜出现色素沉着时,常见于肾上腺皮质功能减退,这是由于肾上腺皮质激素抑制黑色素细胞激素的作用减弱,使皮肤黑色素增加所致;肝硬化、肝癌、肢端肥大症、黑热病、疟疾及应用某些药物如砷剂、抗肿瘤药物等也可引起皮肤色素沉着;妇女妊娠期不仅使乳头、乳晕、外生殖器及身体皱褶部位皮肤色素加深,而且在面部、额部可出现棕褐色对称性色素斑,称为妊娠斑;老年人面部也可出现散在的色素斑片,称为老年斑;反复大量输血所致的继发性血色病者皮肤可出现褐色或青铜色色素沉着,这可能与含铁血黄素的沉积及其所致肾上腺皮质功能减退有关;青春期以后妇女出现月经不调等内分泌紊乱者,有时在额部、面部及口周等出现界限清楚、对称分布的褐色色素沉着;长期服用某些避孕药的妇女,有时面部也会出现黄褐斑或黑斑。

6. 色素脱失 正常皮肤均含有一定量的色素,当缺乏酪氨酸酶致体内酪氨酸不能转化为多巴而形成黑色素时,即可发生色素脱失。临床上常见的色素脱失有白癜、白斑及白化病。

(1) 白化病(albinismus):为遗传性疾病,是由于先天性酪氨酸酶合成障碍所致。特点为全身性皮肤和毛发等部位色素脱失,头发可呈浅黄色或金黄色。由于眼葡萄膜色素脱失,病人羞明、怕光(图3-4-15)。

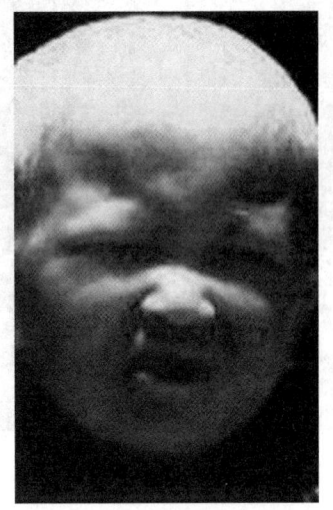

图3-4-15　白化病病人

(2) 白癜(vitiligo):又称白癜风,在身体易外露部位如面颈部、手背、腋窝、眼、鼻、口周等的皮肤出现形态不一、大小不等、边缘不规则、进展缓慢、没有自觉症状的局限性色素脱失(图3-4-16)。

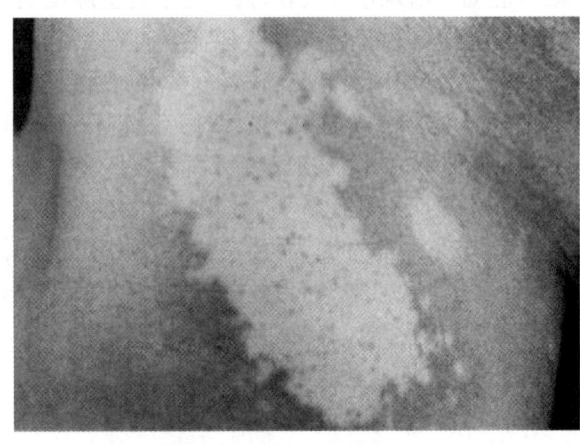

图3-4-16　白癜

(3) 白斑(leukoplakia):常发生于口腔黏膜和女性外阴部位的圆形或椭圆形、面积不大的色素脱失斑,可能为癌前病变,应当重视(文末彩图3-4-17)。

(二) 湿度

皮肤湿度(moisture)与皮肤的排泌功能有关。排泌功能是由汗腺和皮脂腺完成的。在正常情况下自主神经功能、气温、湿度、精神、药物、饮食等是调节和影响腺体排泌功能的因素。在疾病状态

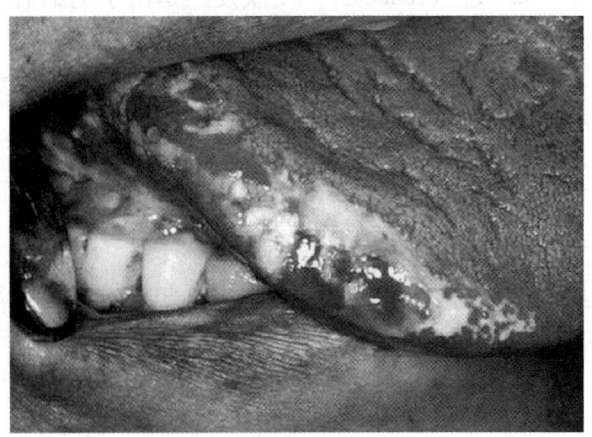

图3-4-17　白斑

下皮肤湿度、出汗情况及特点及体臭味都具有诊断意义。皮肤异常干燥见于维生素A缺乏、黏液性水肿、脱水、硬皮病等;夜间睡后出汗为盗汗,见于结核病;大汗淋漓伴皮肤四肢发凉为冷汗,见于休克、虚脱;阵发性出汗,见于自主神经功能紊乱;发热期伴出汗,多见于风湿病、结核病、布鲁菌病等。甲状腺功能亢进症、佝偻病、淋巴瘤、脑炎后遗症等也常有出汗增多。汗液中含尿素过多则有尿味称尿汗,见于尿毒症。有些人的汗腺排泌物中具有某种颜色,可为黄色、黄褐色、绿色等称为色汗症,常由产生某种色素的细菌或应用某些药物所致;含有血液者称血汗症,偶见于出血性疾病病人。

(三) 温度

皮肤温度取决于皮肤下面血流分布的情况,也取决于皮肤附近的传热情况,因此其温度在不同位置、不同时间、不同条件下是不同的,变化较大。

1. 皮肤温度增高　是体温升高,皮肤血管扩张,血流加快的结果。全身性皮温增高,提示发热;局部性皮温增高,提示局部炎症。

2. 皮肤温度下降　提示休克、贫血或大失血。

3. 皮肤温度不均　提示皮肤血液循环不良;皮肤温度不均,伴有冷汗淋漓,末梢发凉,表明病情严重,常见于休克、虚脱、心衰、内脏破裂。

(四) 弹性

皮肤弹性(elasticity)与年龄、营养状态、皮下脂肪及组织间隙所含液体量多少有关。正常情况下,小孩及青年皮肤紧张富有弹性好;中年以后皮肤逐渐松弛,弹性减弱;老年人皮肤组织萎缩,皮下脂肪减少,弹性减退。

1. 皮肤弹性评估方法 常选择手背或上臂内侧部位,检查者以左手握住病人右腕,将其上臂轻度外展。右手拇指与示指捏起病人上臂内侧肘上 3~4cm 处皮肤,1~2 秒后松开,观察皮肤皱褶平复的情况。正常人松手后皮肤皱褶迅速平复,称为皮肤弹性良好,如皱褶平复缓慢,则称为皮肤弹性减弱。

2. 皮肤弹性增加 可见于发热时血液循环加速,周围血管充盈。

3. 皮肤弹性减弱 见于长期消耗性疾病、营养不良和严重脱水病。

（五）水肿

水肿(edema)是指皮下组织的细胞内及组织间隙内液体积聚过多,为临床常见症状之一。皮下水肿的评估应以视诊和触诊相结合,仅凭视诊虽可诊断明显水肿,但对于轻度水肿仅凭视诊不易发现。

1. 水肿的分类

（1）根据水肿的性质可将水肿分为三种：

1）凹陷性水肿(pitting edema)：水肿部位的皮肤张力大且有光泽,检查时用手指按压被检查部位皮肤(通常是胫骨前内侧皮肤)3~5 秒,若受压部位皮肤出现凹陷则称为凹陷性水肿。

2）黏液性水肿：颜面、锁骨上、胫骨前内侧及手足背皮肤水肿,伴有皮肤苍白或略带黄色,皮肤干燥、粗糙,但指压后无组织凹陷,则为黏液性水肿,多见于甲状腺功能减退症。

3）象皮肿：下肢出现不对称的皮肤增厚、粗糙、毛孔增大,有时出现皮肤皱褶,用手指按压病变部位无凹陷,也可累及阴囊、大阴唇及上肢等,见于丝虫病等。

（2）水肿按分布范围可分为全身性水肿和局部性水肿。

1）全身性水肿：是液体在体内组织间隙中呈弥漫性分布,主要见于心源性水肿如充血性心力衰竭、心包炎等；肾源性水肿如肾小球肾炎、肾盂肾炎、肾病综合征等；肝源性水肿如病毒性肝炎、肝硬化等；营养不良性水肿如低蛋白血症、维生素 B_1 缺乏症等；结缔组织病所致的水肿如系统性红斑狼疮、硬皮病、皮肌炎等；变态反应性水肿如血清病等；内分泌性水肿如甲状腺功能减退症、库欣综合征等；以及特发性水肿。

2）局限性水肿：是液体积聚在局部组织间隙中,主要见于静脉梗阻性水肿如血栓性静脉炎、下肢静脉曲张等；淋巴梗阻性水肿如丝虫病等；炎症性水肿如丹毒、疖肿、蜂窝织炎等；变态反应性水肿如血管神经性水肿,接触性皮炎等。此外,水肿也可按发生部位命名,如脑水肿、肺水肿、皮下水肿等。

2. 水肿的分度 根据水肿的轻重,临床上习惯将水肿分为轻、中、重三度。

（1）轻度：仅见于眼睑、眼眶软组织、胫骨前、踝部皮下组织,指压后可见组织轻度凹陷,平复较快。有时早期水肿,仅有体重迅速增加而无水肿征象出现。

（2）中度：全身疏松组织均见明显水肿,指压后组织可出现明显的或较深的组织下陷,平复缓慢。

（3）重度：全身组织严重水肿,身体低垂部位皮肤紧张发亮,甚至有液体渗出。可伴有胸腔、腹腔、鞘膜腔积液,外阴部亦可见严重水肿。

（六）皮疹

皮疹(skin rash)是在一些疾病的发生发展过程中,由于体表皮肤细胞或微血管内皮细胞的病变而出现的皮肤损害,多为全身性疾病的表现之一,是临床上诊断疾病的重要依据。皮疹的种类很多,常见于传染病、皮肤病、药物或其他物质所致的过敏反应等。其出现规律和形态具有一定的特异性。发现皮疹时应注意观察和记录发生时间与发展顺序、分布部位、形态大小、颜色、排列,压之是否褪色,平坦或隆起,有无瘙痒及脱屑等。临床上常见皮疹有：

1. 斑疹(maculae) 表现为局部皮肤发红,既不高起于皮肤也无凹陷的一种皮肤损害。见于斑疹伤寒、丹毒、风湿性多形红斑等。

2. 丘疹(papules) 是一种较小的实质性的伴有局部颜色改变、病灶突出皮肤表面的皮肤损害。见于药物疹、麻疹及湿疹等。

3. 斑丘疹(maculopapulae) 在丘疹周围有皮肤发红的底盘称为斑丘疹。见于药物、风疹及猩红热等。

4. 荨麻疹(urticaria) 又称风团,是局部皮肤暂时性的水肿性隆起,大小不等,形态不一,皮肤表面颜色苍白色或红色,消褪后不留痕迹,为速发性皮肤变态反应所致。见于药物、异性蛋白性食物或其他物质过敏、虫咬伤等各种过敏反应。

5. 玫瑰疹(roseola) 是一种常见于胸腹部的鲜红色圆形斑疹,直径 2~3mm,为病灶周围血管扩张所致。评估时拉紧附近皮肤或以手指按压可使皮疹消退,松开时又复出现。这是对伤寒和副伤寒具有重要诊断价值的特征性皮疹。

6. 疱疹(bleb) 为局限性高起皮面的腔性皮损,颜色可因腔内所含液体不同而异。

(1) 水疱与大疱:一般直径小于1cm且腔内液体为血清、淋巴液者为水疱(vesicle),常见的如水痘、单纯疱疹、带状疱疹,多为病毒感染所致。水疱直径大于1cm成大疱,常见的如天疱疮、类天疱疮,属自身免疫性疾病;遗传性大疱性表皮松解症与遗传有关;有些糖尿病病人足部和手部可出现烫伤样水疱或大疱,可能与糖代谢障碍有关。

(2) 脓疱(pustule):腔内液体为脓性称为脓疱,脓疱可以为原发性也可以由水疱或丘疹演变而来。

(七) 皮下出血

皮下出血(subcutaneous bleeding)的特点是局部皮肤深红或紫红色,随时间褪成绿、黄及棕色而淡化,压之不褪色,除血肿外一般不高起皮面。根据其直径大小及伴随情况分为以下几种。

1. 瘀点(petechia) 出血斑点的直径小于2mm者,称为瘀点。

2. 紫癜(purpura) 直径为3~5mm者,称为紫癜。

3. 瘀斑(ecchymosis) 直径大于5mm者,称为瘀斑。

4. 血肿(hematoma) 片状出血并伴有皮肤显著隆起者,称为血肿。

评估时,较大面积的皮下出血易于诊断,对于较小的斑点应注意与红色的皮疹或小红痣进行鉴别。充血性皮疹尽管不高起皮面,但加压时褪色或消失;小红痣尽管加压时不褪色,但触诊时感到稍高于皮肤表面,且表面光亮。这些特点再结合仔细观察颜色的不同,可正确地将三者区别开来。皮下出血是因自体止血或凝血功能障碍所引起,通常以全身性或局限性皮肤黏膜自发性出血或损伤后难以止血为临床特征。常见于造血系统疾病、重症感染、某些血管损害性疾病以及毒物或药物中毒等。皮下出血既是一种症状也是一种体征。

(八) 蜘蛛痣与肝掌

皮肤小动脉末端分支性扩张所形成的血管病,形似蜘蛛,称为蜘蛛痣(spider angioma)(图3-4-18)。多出现在上腔静脉分布的区域内,如面、颈、手背、上臂、前胸和肩部等处。蜘蛛痣的大小不等,直径可由针头大小到数厘米以上。评估时用棉签或火柴杆压迫蜘蛛痣的中心(即中央小动脉主干部),其辐射状小血管网立即褪色或消失,去除压力后则又出现。但有的病人并不形成蜘蛛痣,仅仅表现为毛细血管扩张。

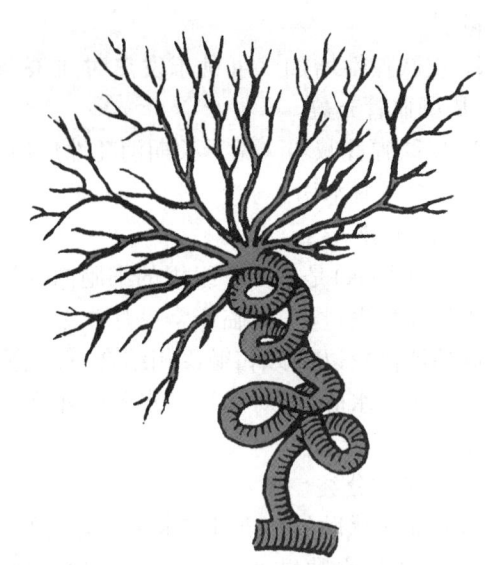

图3-4-18 蜘蛛痣

慢性肝病病人手掌大、小鱼际处常发红,加压后褪色,称为肝掌(liver palms)。一般认为蜘蛛痣与肝掌的出现与肝脏对雌激素的灭活作用减弱有关。常见于急、慢型肝炎或肝硬化的病人。

(九) 溃疡与糜烂

1. 溃疡(ulcer) 溃疡是真皮或真皮以下的局限性皮肤缺损,其表面常覆盖由脓液、坏死组织或痂皮,预后亦有瘢痕,可由感染、外伤、结节或肿瘤的破溃等所致,其大小、形状、深浅、发展过程等也不一致。在对其进行评估时应注意大小、颜色、边缘、基底、分泌物及发展过程等。

(1) 下肢溃疡:常位于内踝上方等部位,多见于静脉周围炎、血栓闭塞性脉管炎、淋巴阻塞以及神经性疾病等;下肢慢性溃疡主要由周围血管疾病所致。它可大致分为以下两类:一为瘀血性溃疡,即静脉性溃疡,主因下肢静脉血液淤积而致;另一类为缺血性溃疡,也称为动脉性溃疡,主因四肢动脉供血不足所致,血栓闭塞性脉管炎导致的溃疡也归于此类。以上两类溃疡也可相互夹杂、同时并见。这种溃疡可为一个或多个,基底肉芽组织丰富,可有水肿,表面覆以浆液或腐物,常伴有下肢水肿,有时在溃疡周围因毛细血管增生、淋巴阻滞、真皮乳头延长可致息肉样肥厚。

（2）溃疡性皮肤结核：溃疡性皮肤结核是由结核杆菌直接侵犯皮肤，或其他脏器结核病灶内的结核杆菌经血行或淋巴系统传播到皮肤组织引起的皮肤损害。发生于口腔、外生殖器及肛门等部位的皮损初期，为红色水肿性小结节，很快破溃成圆形或不规则形、基底为苍白色肉芽组织，边缘呈潜行性的溃疡（图3-4-19）。常见黄色颗粒状突起，分泌物或苔膜中可查见结核杆菌。常见于活动性结核伴抵抗力明显低下者。

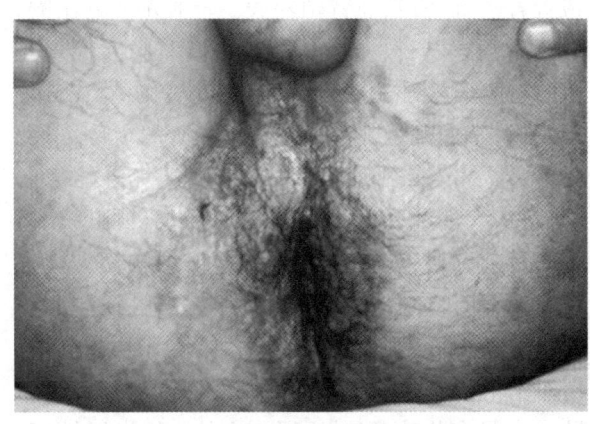

图 3-4-19　肛周溃疡性皮肤结核病人的皮损
肛门周围及会阴部为大片浸润性红斑，周围可见散在红色斑丘疹极不规则糜烂面

2. 糜烂（erosion）　表皮因病变而脱落或破损，且呈现潮湿面的皮肤损害称为糜烂（erosion），预后不留瘢痕。见于湿疹、尿布性皮炎、接触性皮炎等。

三、淋巴结评估

淋巴结分布于全身，一般身体评估仅能检查身体各部表浅的淋巴结。淋巴结的变化与许多疾病的发生、发展、诊断及治疗密切相关，尤其是对于肿瘤的诊断、转移、发展变化及预后等的观察起着非常重要的作用。

（一）正常浅表淋巴结及其分布部位

1. 正常浅表淋巴结表现　正常情况下，淋巴结较小，直径多在0.2～0.5cm之间，质地柔软，表面光滑，与毗邻组织无粘连，常呈链状与组群分布，不易触及，无压痛。

2. 浅表淋巴结分布部位

（1）头颈部：见图3-4-20。

1）耳前淋巴结：位于耳屏前方。

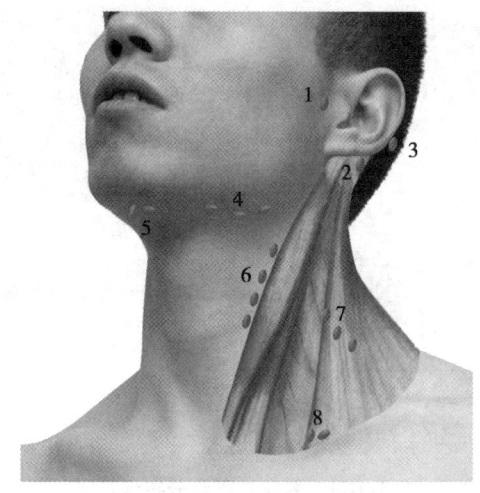

图 3-4-20　颈部淋巴结群
1. 耳前淋巴结；2. 耳后淋巴结；3. 枕淋巴结；4. 颌下淋巴结；5. 颏下淋巴结；6. 颈前淋巴结；7. 颈后淋巴结；8. 锁骨上淋巴结

2）耳后淋巴结：位于耳后乳突表面、胸锁乳突肌止点处，亦称为乳突淋巴结。

3）枕后淋巴结：位于枕后皮下，斜方肌起点与胸锁乳突肌止点之间。

4）颌下淋巴结：位于颌下腺的浅层，在下颌角与颏部之中间部位。

5）颏下淋巴结：位于颏下三角内，下颌舌骨肌表面，两侧下颌骨前端中点后方。

6）颈前淋巴结：位于胸锁乳突肌表面及下颌角处。

7）颈后淋巴结：位于斜方肌前缘。

8）锁骨上淋巴结：位于锁骨与胸锁乳突肌所形成的夹角处。

（2）上肢

1）腋窝淋巴结：是上肢最大的淋巴结组群，可分为五群：①外侧淋巴结群：位于腋窝外侧壁；②胸肌淋巴结群：位于胸大肌下缘深部；③肩胛下淋巴结群：位于腋窝后皱襞深部；④中央淋巴结群：位于腋窝内侧壁近肋骨及前锯肌处；⑤腋尖淋巴结群：位于腋窝顶部（图3-4-21）。

2）滑车上淋巴结：位于上臂内侧，内上髁上方3～5cm处，肱二头肌与肱三头肌之间的间沟内。

（3）下肢

1）腹股沟淋巴结：位于腹股沟韧带下方股三角内，它又分为上、下两群：①上群：位于腹股沟韧带下方，与韧带平行排列，故又称为腹股沟韧带横组或水平组；②下群：位于大隐静脉上端，沿静

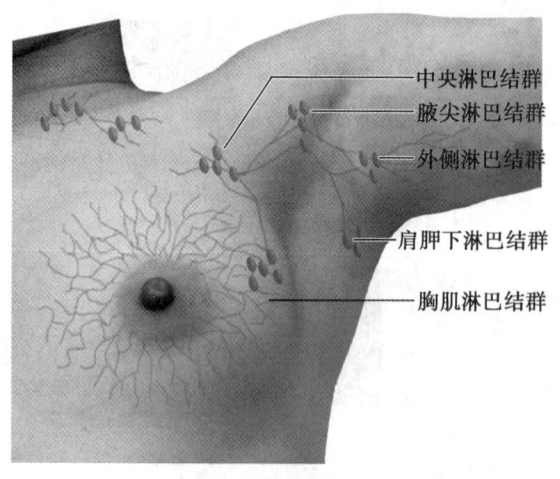

图 3-4-21 腋窝淋巴结分布示意图

脉走向排列,故又称为腹股沟淋巴结纵组或垂直组(图 3-4-22)。

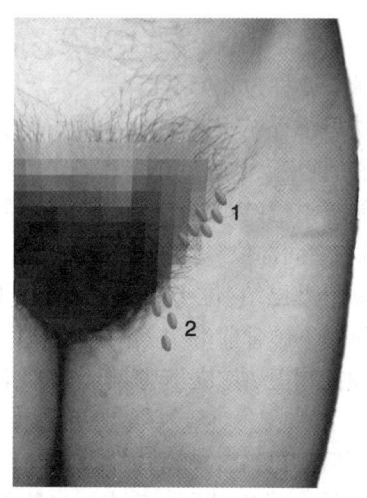

图 3-4-22 腹股沟淋巴结分布示意图

2) 腘窝淋巴结:位于小隐静脉和腘静脉的汇合处。

(二) 淋巴结的评估方法

1. 检查顺序 全身状态评估时,淋巴结的评估应在相应身体部位检查过程中进行,为了避免遗漏需特别注意淋巴结的检查顺序。头颈部淋巴结的检查顺序是:耳前、耳后、枕部、颌下、颏下、颈前、颈后、锁骨上淋巴结。上肢淋巴结的检查顺序是:腋窝淋巴结、滑车上淋巴结。腋窝淋巴结需按尖群、中央群、胸肌群、肩胛下群和外侧群的顺序进行。下肢淋巴结的检查顺序是:腹股沟上群、下群淋巴结、腘窝淋巴结。

2. 检查方法 评估淋巴结的方法是视诊和触诊,触诊是评估淋巴结的主要方法。检查者将示、中、环三指并拢,其指腹平放于被检查部位的皮肤上,连同皮肤一起进行滑动触诊,滑动的方式应取相互垂直的多个方向或转动式滑动,此法有助于淋巴结与肌肉和血管结节的区别。

检查颈部淋巴结时,可站在被检查者背后,手指紧贴检查部位,由浅及深进行滑动触诊。告之被检查者头稍低,或偏向检查侧,放松肌肉,有利触诊。检查时,检查者左手触病人右侧,右手触病人左侧,由浅部逐渐触摸至锁骨后深部。告之被检查者取坐位或站立位,头部稍向前屈(图 3-4-23 和图 3-4-24)。检查腋窝淋巴结时被检查者采取坐位或仰卧位,检查者面对被检查者,一手握住被检查者手腕,将其前臂稍外展。一般先检查左侧,后查右侧。以右手查左腋,左手查右腋。检查左腋时检查者左手握住病人左腕外展约 45°,右手指并拢,掌面贴近胸壁向上逐渐达腋窝顶部,滑动触诊,然后依次触诊腋窝后、内、前壁,再翻掌向外,将病人外展之上臂下垂,触诊腋窝外侧壁。检查腋窝前壁时,应在胸大肌深面仔细触摸。检查腋窝后壁时,应在腋窝后壁肌群深面触摸。触诊时由浅及深至腋窝顶部,检查腋窝 5 组淋巴结。滑车上淋巴结是指位于肱骨滑车以上肱二头肌与肱三头肌沟肱动、静脉下段周围的一组淋巴结,正常人一般触不到,在某些疾病时则可肿大。检查右侧滑车上淋巴结时,检查者右手握住病人右手腕抬至胸前,左手掌向上,小指抵在肱骨内上髁(epitrochlear),无名指、中指、示指并拢在肱二头肌与肱三头肌沟中纵行、横行滑动触摸,以发现肿大之滑车上淋巴结。检查方法为:检查者左(右)手握住被检查者左(右)腕,用右(左)手四指从其

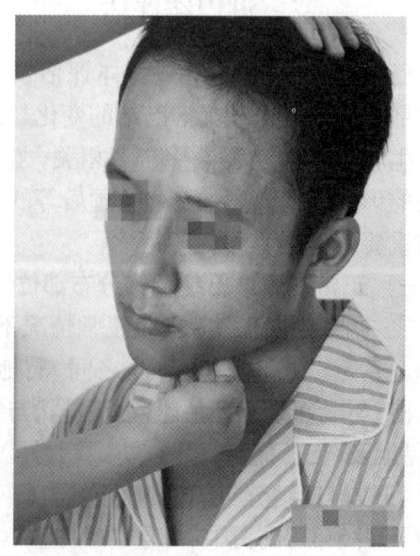

图 3-4-23 触诊颌下淋巴结

上臂外侧伸至肱二头肌内侧,于肱骨内上髁上3～4cm上下滑动触摸滑车上淋巴结。见图3-4-25。

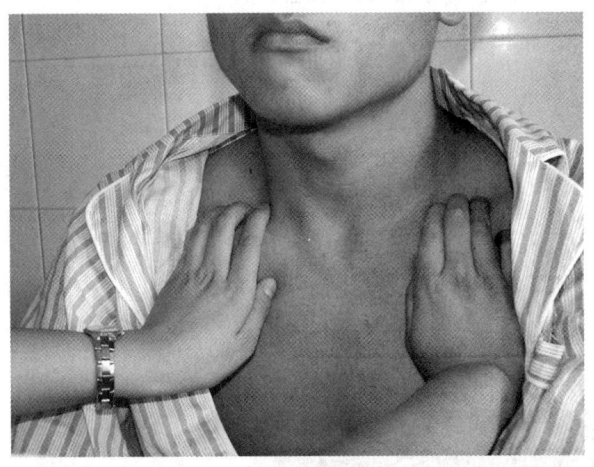

图3-4-24　触诊锁骨上淋巴结

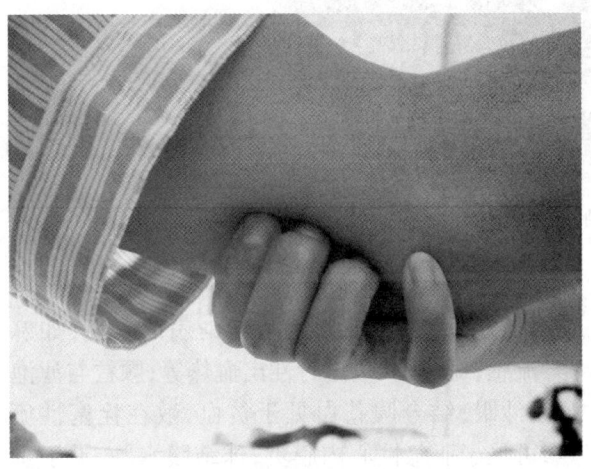

图3-4-25　触诊滑车上淋巴结

（三）淋巴结检查的内容

检查淋巴结应注意部位、大小与形状、数目与排列、表面特性、质地,有无压痛,活动度,界限是否清楚及局部皮肤是否隆起,颜色有无改变,是否红肿,有无皮疹、瘢痕及瘘管。

（王秀华）

第三节　头部评估

头部评估以视诊、触诊为主。评估内容包括头发、头皮、头颅和颜面部器官。

一、头发与头皮

（一）头发

评估时注意头发颜色、疏密度,有无脱发及其特点。

脱发（alopecia）,常见于伤寒、甲状腺功能减退、头皮脂溢性皮炎、发癣、脱斑等疾病,或放射治疗和肿瘤化学治疗后。

（二）头皮

评估时需拨开头发观察头皮颜色,有无头皮屑、头癣、疖痈、外伤、血肿及瘢痕等。

二、头　颅

头颅（skull）的评估应注意大小、形状、有无运动异常和小儿的前囟情况。触诊头颅的每一个部位,了解其外形、有无压痛和异常隆起。头颅的大小以头围（head circumference）来衡量,测量方法是以软尺自眉间绕到颅后通过枕骨粗隆,头围在正常发育阶段的变化为:新生儿约34cm,出生后前半年增加8cm,后半年增加3cm,到18岁可以达53cm或以上,以后无变化。矢状缝和其他颅缝大都在生后6个月内骨化,骨化过早会影响颅骨的发育。

1. 头颅外形异常　大脑发育不全的小儿头颅较小;脑积水小儿呈大头畸形（图3-4-26）;方形头多见于小儿佝偻病;尖颅则因矢状缝和冠状缝过早闭合所致,见于先天性疾患;尖颅（图3-4-27）并指（趾）畸形（aerocephalocend-actylis）即Apert综合征。

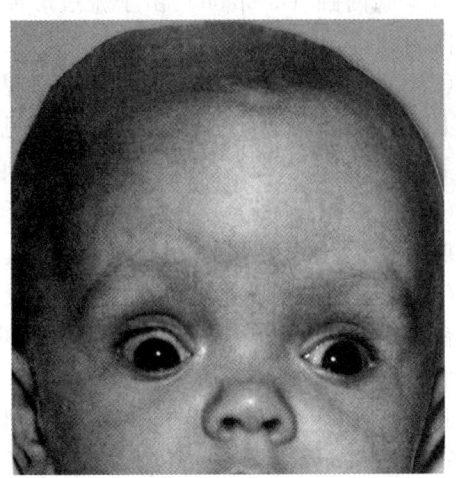

图3-4-26　脑积水

前囟一般在一岁半内完成闭合。囟门早闭见于小头畸形;囟门晚闭见于佝偻病、脑积水及克汀病;前囟凹陷见于脱水;膨隆则为颅内高压之表现,见于脑炎、脑膜炎等。

2. 头部的运动异常　如头部运动受限,见于颈椎疾病；头部不随意地颤动，见于震颤麻痹（Parkinson病）；与颈动脉搏一致的点头运动，见于严重主动脉瓣关闭不全。

三、颜 面 部

（一）眼

眼的外部结构见图3-4-28。

1. 眼眉（eyebrow） 正常人眉毛为黑色，疏密不完全相同，一般内侧与中间部分比较浓密，外侧部分较稀，且不易脱落。

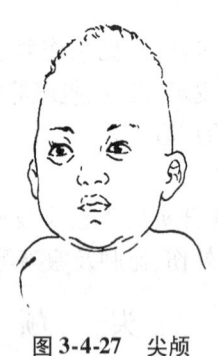

图 3-4-27　尖颅

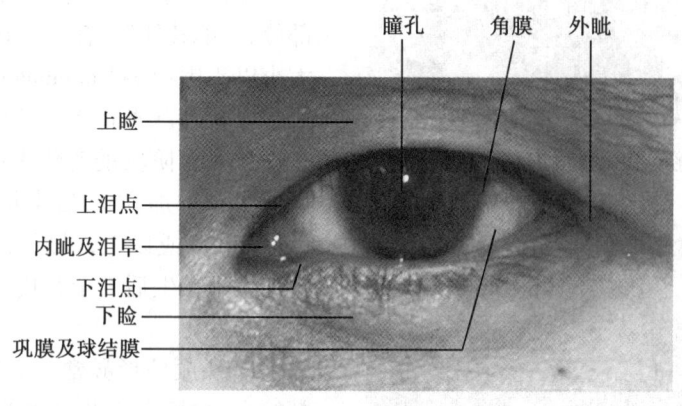

图 3-4-28　眼的外部结构

外1/3眉毛过于稀疏或脱落，见于黏液性水肿、垂体前叶功能减退症（希恩综合征）、麻风病等。

2. 眼睑（eyelids）

（1）睑内翻（entropion）：由于瘢痕形成使眼睑缘向内翻转，见于沙眼。

（2）上睑下垂（ptosis）：双侧眼睑下垂见于先天性上睑下垂、重症肌无力；单侧上睑下垂见于蛛网膜下腔出血、脑炎、外伤等引起的动眼神经麻痹。

（3）眼睑闭合障碍：单侧闭合障碍见于面神经麻痹，两侧闭合障碍见于甲状腺功能亢进。

（4）眼睑水肿：眼睑组织疏松，轻度或初发水肿皆可在眼睑表现出来，见于急、慢性肾炎、重症贫血及营养不良、血管神经性水肿等。

此外，还应注意眼睑有无包块、压痛、倒睫等。

3. 结膜（conjunctiva） 正常结膜为透明有光泽的薄膜，分睑结膜、穹隆部结膜与球结膜三部分。检查上眼睑时需翻转眼睑才能进行，其方法为用示指和拇指捏住上睑中部的边缘，嘱被检查者向下看，此时轻轻向前下方牵拉，然后示指向下压迫睑板上缘，并与拇指配合将睑缘向上捻转即可将眼睑翻开。翻眼睑时动作要轻巧、柔和，以免引起被检查者的痛苦和流泪。

结膜如出现充血及红肿时，除为其本身的急慢性炎症外，亦可见于某些传染病的早期，如麻疹、流感、斑疹伤寒、流行性出血热等；颗粒与滤泡见于沙眼；结合膜苍白见于贫血；散在栓塞性瘀点，可见于亚急性心内膜炎；球结膜水肿，见于重症水肿、颅内压增高等。

4. 巩膜（sclera） 巩膜不透明，又因血管极少，故为瓷白色。

在结膜发生黄染时，巩膜部最为明显。巩膜黄染主要见于黄疸。中年以后在内眦部可出现黄色斑块，为脂肪沉着所形成，这种斑块呈不均匀性分布应与黄疸鉴别。血液中其他黄色色素成分增多时（如胡萝卜素、阿的平等），一般黄染只出现于角膜周围。

5. 角膜（cornea） 角膜表面有丰富的感觉神经末梢，因此角膜的感觉十分灵敏。评估时应注意透明度，有无混浊、白斑、云翳、软化、溃疡及新生血管等。云翳与白斑如发生在角膜的瞳孔部位可引起不同程度的视力障碍；角膜周围血管增生可为严重沙眼所造成。

维生素A缺乏、角膜炎及外伤时可发生角膜软化、溃疡或混浊。老年人的角膜周围可出现灰白色混浊环,称为老年环(arcus senilis),是类脂沉着所致,不影响视力。角膜边缘若出现黄色或棕褐色的色素环,环的外缘较清晰,内缘较模糊,称为Kayser-Fleischer环(图3-4-29),是铜代谢障碍的结果,见于肝豆状核变性(Wilson病)。

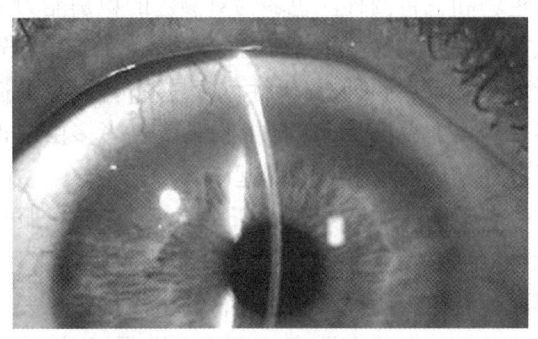

图3-4-29　Kayser-Fleischer环

角膜反射:用棉花纤维轻触角膜边缘时,立即引起眼睑闭合,为直接角膜反射。正常人角膜反射存在且迅速;单侧角膜反射迟钝或消失,表示同侧三叉神经第一支有病变;双侧角膜反射迟钝或消失,见于脑干损伤及昏迷。

6. 虹膜(iris)　虹膜属眼球葡萄膜的最前部分,中央有圆形孔洞即瞳孔,虹膜内有括约肌和扩大肌,能调节瞳孔的大小。正常虹膜纹理呈放射性排列,纹理模糊或消失见于炎症、水肿;虹膜形态异常或有裂孔,见于虹膜前粘连、外伤、先天性虹膜缺损等。

7. 眼球(eyeball)　评估时注意眼球的外形与运动(图3-4-30)。

(1) 眼球突出(exophthalmos):双侧眼球突出见于甲状腺功能亢进。病人除突眼外还有以下眼征:①Graefe征:眼球下转时上睑不能相应下垂;②Stellwag征:瞬目减少;③Mobius征:辐辏运动减弱,单侧眼球突出,多由于局部炎症或眶内占位性疾病所致;④Joffroy征:上视时无额纹出现,单侧眼球突出,多由于局部炎症或眶内占位性病变所致,偶见于颅内病变。

(2) 眼球下陷(enophthalmos):双侧下陷见于严重脱水;单侧下陷见于Horner综合征。

(3) 眼球运动:评估方法为检查者置目标物(棉签或手指)于被检查者眼前30~40cm处,嘱被检查者头部不动,眼球随目标方向移动,一般按左→左上→左下,右→右上→右下6个方向的顺序进行,眼球运动受动眼、滑车、外展3对脑神经支配,这些神经麻痹时就会出现眼球运动障碍,并伴有复视(diplopia)。由支配眼肌运动的神经麻痹所产生的斜视,称为麻痹性斜视(paralytic squint),多由脑炎、脑膜炎、脑脓肿、脑血管病变所引起。

双侧眼球可发生一系列有规律的快速往返运动,称为眼球震颤(nystagmus)。运动的速度起始时缓慢,称为慢相;复原时迅速,称为快相。运动方向以水平方向为常见,垂直和旋转方向较少见。评估方法:嘱被检查者眼球随检查者手指所示方向(水平或垂直)运动数次,观察是否出现震颤。自发的眼球震颤见于耳源性眩晕、小脑疾病等。

(4) 眼球压力减低(指压法张力减弱):双眼球凹陷,见于眼球萎缩或脱水;单侧眼球凹陷见于Horner综合征。

(5) 眼球压力增高(指压法张力增强):见于眼压增高性疾病,如青光眼。

8. 瞳孔(pupil)　瞳孔是虹膜中央的孔洞,正常直径为3~4mm。瞳孔缩小(瞳孔括约肌收缩),是由动眼神经的副交感神经纤维支配;瞳孔扩大(瞳孔扩大肌收缩),是由交感神经支配。

对瞳孔的评估应注意瞳孔形状、大小、双侧是否等圆、等大,对光反射及调节反射等。

(1) 瞳孔的形状:正常为圆形,两侧等大。青光眼或眼内肿瘤时可呈椭圆形,虹膜粘连时形状可不规则。引起瞳孔大小改变的因素很多,生理情况下,婴幼儿和老年人瞳孔较小,在光亮处瞳孔较小;青少年瞳孔较大,精神兴奋或在暗处瞳孔可见扩大。病理情况下,瞳孔缩小见于虹膜炎症、中毒(有机磷类农药、毒蕈中毒)、药物反应(毛果芸香碱、吗啡、氯丙嗪)等;瞳孔扩大见于外伤、颈交感神经刺激、青光眼绝对期、视神经萎缩、药物影响(阿托品、可卡因);双侧瞳孔散大并伴有对光反射消失为濒死状态的表现。

(2) 瞳孔大小不等:常提示有颅内病变,如

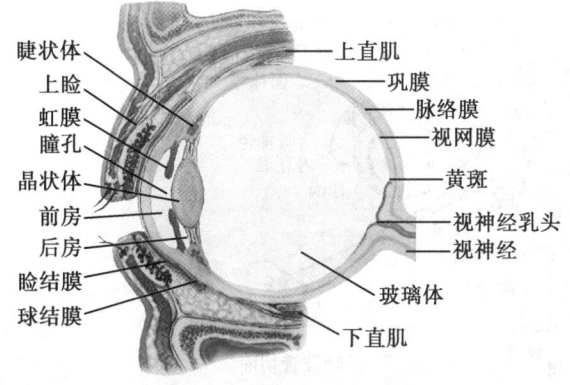

图3-4-30　眼球解剖图

脑外伤、脑肿瘤、中枢神经梅毒、脑疝等。双侧瞳孔不等大，且变化不定，可能为中枢神经和虹膜的神经支配障碍；如瞳孔不等且伴有光反射减弱或消失以及神志不清，往往为中脑功能损害的表现。

（3）对光反射：是评估瞳孔的功能活动的测验。正常人当眼受到光线刺激后双侧瞳孔立即缩小，移开光源后瞳孔迅速复原。检查方法有直接及间接两种：检查时，先使病人向远方平视，用电筒对准瞳孔，突然打开电门照射，观察瞳孔的收缩，此为直接对光反射。再用左手隔开两眼，用右手持电筒照射一侧瞳孔，同时观察另一侧瞳孔的收缩，此为间接对光反射。瞳孔反应迟钝或消失，见于昏迷病人。

（4）调节与辐辏反射：嘱病人注视 1 米以上的目标（手指），然后将目标迅速移近眼球（距眼球约为 20cm 处），正常人此时瞳孔逐渐缩小，称为调节反射（accommodation reflex）；如同时双侧眼球向内聚合，称为辐辏反射（convergence reflex）。动眼神经功能损害时（虹膜麻痹），调节反射和辐辏反射均消失。

9. 眼的功能的检查

（1）视力（vision）：即视敏度。视力分中心视力与周边视力两种。中心视力是检查眼底黄斑中心窝的功能，周边视力是黄斑中心窝以外的视网膜功能。

中心视力的检测通用国际标准视力表进行。通常使用的有两种：

远距离视力表：在距视力表 5m 处，能看清"1.0"行视标者为正常视力。

近距离视力表：在距视力表 33cm 处，能看清"1.0"行视标者为正常视力。

近视力检查能了解眼的调节能力，再与远视力检查配合则可初步诊断是否有屈光不正，如散光、近视、远视以及老视和眼底病变等。

（2）色觉（color sensation）：色觉的异常可分为色弱和色盲两种。色弱为对颜色的识别能力减低；色盲为对颜色的识别能力丧失。色盲又分先天性与后天性两种，先天性色盲是遗传性疾病，遗传基因由女性携带，显于男性；后天性者多由视神经萎缩和球后视神经炎引起。

色觉障碍的病人不适于从事交通运输、服兵役（包括警察）、美术、印染、医疗、化验等项工作，因而色觉检查已经被列为体检的常规项目之一。

色觉检查要在适宜的光线下进行，让被检查者在半米距离处读出色盲表上的数字或图像，如 5~10 秒内不能读出表上的彩色数字或图像，则可按色盲表的说明判断为某种色盲或色弱。

10. 眼底评估　眼底需借助检眼镜才能看到，许多全身性疾病可以引起眼底的改变。评估眼底重点观察的项目为视神经乳头、视网膜血管、黄斑区、视网膜等处，以及各种疾病的特征性异常改变。

（二）耳

耳是听觉和平衡器官，分外耳、中耳、内耳三个部分（图 3-4-31）。

1. 外耳

（1）耳郭（auricle）：评估时注意是否有发育畸形、耳前瘘管、小耳、低耳垂、外伤瘢痕、血肿等；观察是否有结节，痛风病人可在耳郭上触及痛性小节，为尿酸钠沉着的结果。耳郭红肿并有局部

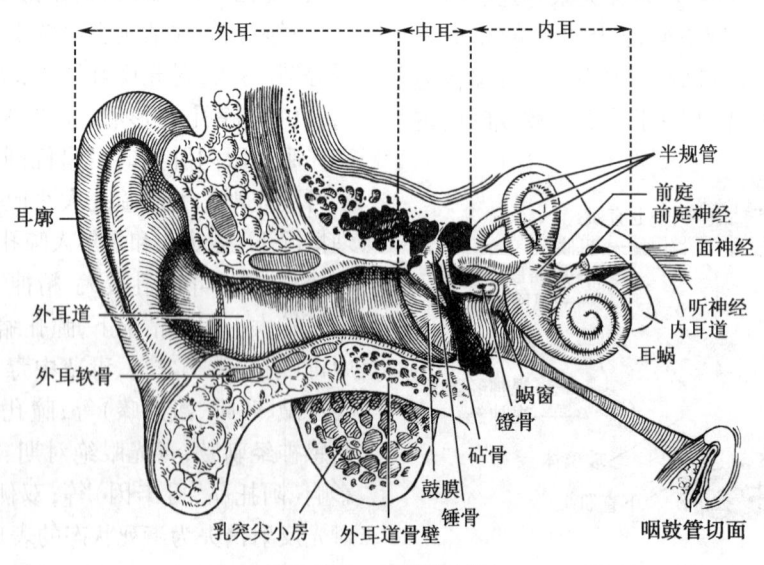

图 3-4-31　耳部解剖图

发热和疼痛,见于感染。

(2) 外耳道(external auditory canal):注意皮肤是否正常,有无溢液。如有黄色液体流出并有痒痛者为外耳道炎,外耳道内有局部红肿疼痛,并有耳郭牵拉痛则为疖肿;有脓液流出并有全身症状则应考虑急性中耳炎;有血液或脑脊液流出则应考虑颅底骨折;出现耳闷或耳鸣则应注意是否存在外耳道瘢痕狭窄、耵聍或异物堵塞。

(3) 鼓膜(ear drum):先将耳郭拉向上后,再插入耳镜进行观察,正常鼓膜平坦,颜色灰白,呈圆形。注意是否有内陷、外凸、颜色改变、穿孔溢脓等。

2. 中耳 观察鼓膜是否穿孔,注意穿孔位置,如有溢脓并有恶臭,可能为胆脂瘤。

3. 乳突(mastoid) 外壳由骨密质组成,内腔为大小不等的骨松质小房,乳突内腔与中耳道相连,患化脓性中耳炎引流不畅时可蔓延为乳突炎,检查时可发现耳郭后方皮肤有红肿,乳突有明显压痛,有时可见瘘管和瘢痕等。严重时可继发耳源性脑脓肿或脑膜炎。

4. 听力(audition) 身体评估时可用粗略的方法了解被检查者的听力,粗测方法为:在静室内嘱被检查者闭目坐于椅子上,并用手指堵塞一侧耳道,检查者位于其后持手表或以拇指和示指互相磨擦,自1m以外逐渐移近被检查者耳部,直到被检查者听到声音为止,测量距离,与正常人对照,听力正常时一般在1m处即可听到机械表与捻指声。精测方法为:使用规定频率的音叉或电测听器设备进行的一系列较精确的测试方法,对明确诊断更有价值。

听力减退见于耳道有耵聍或异物,局部或全身血管硬化,听神经损害,耳硬化等。经粗测发现被检查者有听力减退应进行专科检查。

(三) 鼻

1. 鼻的外形 评估时注意鼻部皮肤颜色和鼻形的改变。如鼻梁皮肤出现黑褐色斑点或斑片为日晒后或其他原因所致的色素沉着,如黑热病、肝脏疾病等;如鼻梁部皮肤出现红色斑块,病损处高起皮面并向两侧面颊部扩展,见于系统性红斑狼疮;如发红的皮肤损害主要在鼻尖和鼻翼,并有毛细血管扩张和组织肥厚,见于酒渣鼻(rosacea)(文末彩图3-4-32)。

鼻腔完全堵塞、外鼻变形、鼻梁宽平如蛙状,称蛙状鼻,见于肥大的鼻息肉病人;鞍鼻(saddle nose)由于鼻骨破坏、鼻梁塌陷,见于鼻骨骨折及鼻骨发育不良或先天性梅毒。

2. 鼻翼扇动(nasal ala flap) 吸气时鼻孔开

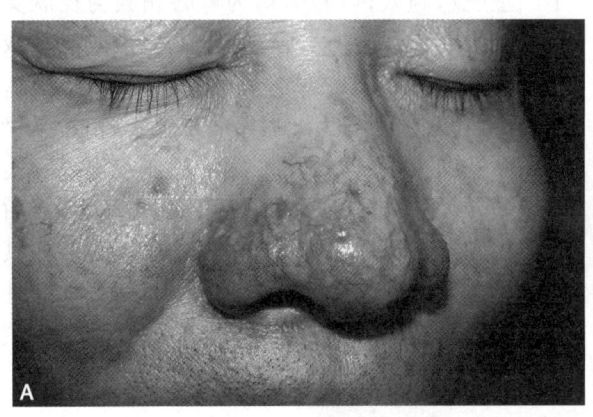
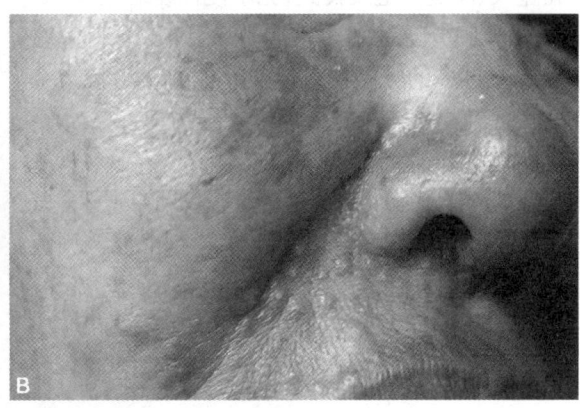
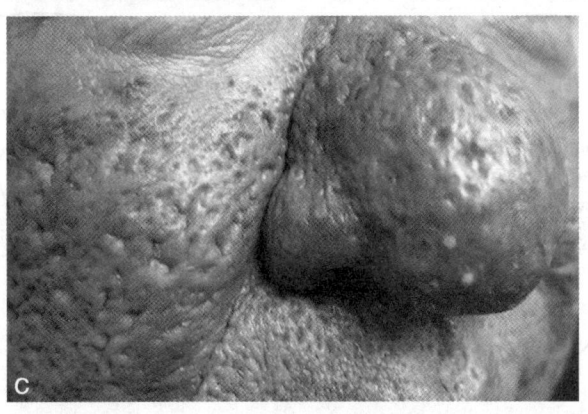

图3-4-32 酒渣鼻

大,呼气时鼻孔回缩,见于伴有呼吸困难的高热性疾病(如大叶性肺炎)、支气管哮喘和心源性哮喘发作时。

3. 鼻中隔 正常成人的鼻中隔很少完全正中,多数稍有偏曲,如有明显的偏曲,并产生呼吸障碍,称为鼻中隔偏曲。严重的高位偏曲可压迫鼻甲,引起神经性头痛,也可因偏曲部骨质刺激黏膜而引起出血。鼻中隔出现孔洞称为鼻中隔穿孔,病人可听到鼻腔中有哨声,检查时用小型手电筒照射一侧鼻孔,则对侧有亮光透入,穿孔多为鼻腔慢性炎症、外伤等引起。

4. 鼻衄(epistaxis) 鼻衄即鼻出血,多为单侧,见于外伤、鼻腔感染、局部血管损伤、鼻腔肿瘤(鼻咽癌)、鼻中隔偏曲等。双侧出血则多由全身性疾病引起,如某些发热性传染病(流行性出血热、伤寒等)、血液系统疾病(血小板减少性紫癜、再生障碍性贫血、白血病、血友病)、高血压、肝脾疾患、维生素 C 或 K 缺乏等;妇女如发生周期性鼻出血则应考虑到子宫内膜异位症。

5. 鼻腔黏膜 急性鼻黏膜肿胀多为炎症充血所致,伴有鼻塞和流涕,见于急性鼻炎。慢性鼻黏膜肿胀多为黏膜组织肥厚,见于各种因素引起的慢性鼻炎。鼻黏膜萎缩、鼻腔分泌物减少、鼻甲缩小、鼻腔宽大、嗅觉减退或丧失,见于慢性萎缩性鼻炎。

6. 鼻腔分泌物 鼻腔黏膜受到各种刺激时即会产生过多的分泌物。清稀无色的分泌物为卡他性炎症,黏稠发黄或发绿的分泌物为鼻或鼻窦的化脓性炎症所致。

7. 鼻窦(nasal sanus) 鼻窦为鼻腔周围含气的骨质空腔,共四对,皆有窦口与鼻腔相通,当引流不畅时易发生炎症。鼻窦炎时可出现鼻塞、流涕、头痛及鼻窦压痛。各鼻窦区压痛检查方法如下:

(1)上颌窦:检查者双手固定于被检查者的两侧耳后,将拇指分别置于左右颧部向后按压,询问被检查者两侧是否有压痛、两侧压痛有无区别。也可用右手中指指腹叩击颧部,并询问有无叩击痛。

(2)额窦:一手扶持被检查者枕部,用另一拇指或示指置于眼眶上缘内侧用力向后向上按压,或以双手固定头部,双手拇指置于眼眶上缘内侧向后向上按压,询问有无压痛,两侧有无差别;也可用中指叩击该区,询问有无叩击痛。

(3)筛窦:双手固定被检查者两侧耳后,双侧拇指分别置于鼻根部与眼内眦之间向后方按压,询问有无压痛。

(4)蝶窦:因解剖部位较深,不能进行体表检查。各鼻窦体表位置(图 3-4-33)。

(四)口

口的评估包括口唇、口腔内器官和组织以及口腔气味等。

1. 口唇 口唇的毛细血管十分丰富,因此健康人口唇红润光泽。当毛细血管充盈不足或血红蛋白含量减低,口唇即呈苍白,见于虚脱、主动脉瓣关闭不全和贫血;口唇颜色深红为血液循环加速、毛细血管过度充盈所致,见于急性发热性疾病;口唇发绀为血液中还原血红蛋白增加所致,见于心力衰竭和呼吸衰竭等;口唇干燥并有皲裂,见于严重脱水病人;口唇疱疹为口唇黏膜与皮肤交界处发生的成簇的小水疱,半透明,初发时有痒或刺激感,后立即出现疼痛,1周左右即结棕色痂,愈后不留瘢痕,多为单纯疱疹病毒感染所致,常见于大叶性肺炎、感冒、流行性脑脊髓膜炎、疟疾等。唇裂为先天性发育畸形;口唇有红色斑片,加压后即褪色为遗传性毛细血管扩张症,除口唇外在其他部位也可出现;口唇突然发生非炎症性、无痛性肿胀,见于血管神经性水肿。口角糜烂见于核黄素缺乏。口唇肥厚增大见于克汀病(cretinism)、

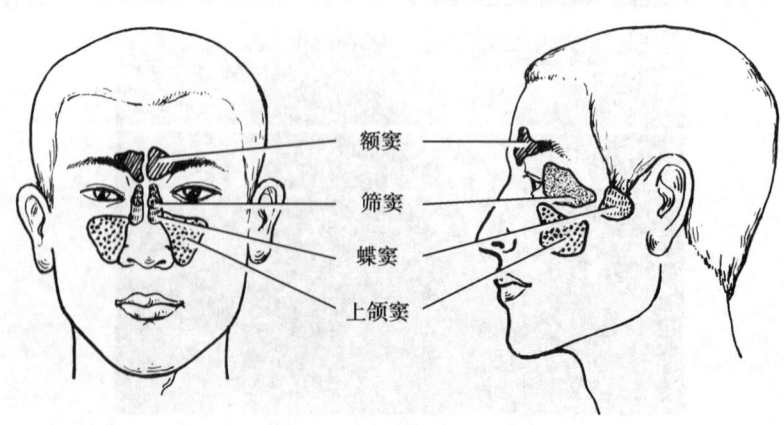

图 3-4-33 鼻窦体表位置

黏液性水肿（myxedema）以及肢端肥大症（acromegaly）等。

2. 口腔黏膜　口腔黏膜的评估应在充分的自然光线下进行，也可使用手电筒照明，正常口腔黏膜光洁呈粉红色。如出现蓝黑色色素沉着斑片多为肾上腺皮质功能减退（Addison 病）；如见大小不等的黏膜下出血点或瘀斑，则可能为各种出血性疾病或维生素 C 缺乏所致；若在相当于第二磨牙的颊黏膜处出现帽针头大小白色斑点，称为麻疹黏膜斑（Koplik 斑），为麻疹的早期特征。此外，黏膜充血、肿胀并伴有小出血点，称为黏膜疹（enanthem），多为对称性，见于猩红热、风疹和某些药物中毒。黏膜溃疡可见于慢性复发性口疮，雪口病（鹅口疮）为白色念珠菌感染，多见于衰弱的病儿或老年病人，也可出现于长期使用广谱抗生素和抗癌药之后。

3. 牙齿　对牙齿的检查应注意有无龋齿、残根、缺牙和义齿等，并记录其名称及部位。记录牙齿部位的方法按下列格式。以"+"符号将上下牙弓分为四区。符号的水平线用以区分上下，垂直线用以区分左右；或以 A、B、C、D 分别代表各区，A 代表右上区，B 代表左上区，C 代表右下区，D 代表左下区。恒牙用阿拉伯数字 1、2、3、4、5、6、7、8 代表，乳牙用罗马数字 Ⅰ、Ⅱ、Ⅲ、Ⅳ、Ⅴ 代表，恒牙名称及代号见（图 3-4-34 和图 3-4-35），例如：

恒牙名称	代号
右上颌第一磨牙	6A
左上颌第一磨牙	6B
右下颌乳侧切牙	ⅡC
左下颌乳侧切牙	ⅡD

牙齿的色泽与形状也具有临床诊断意义，如牙齿呈黄褐色称为斑釉牙，为长期饮用含氟量过高的水所引起；如发现中切牙边缘呈月牙形凹陷且牙间隙分离过宽，称为 Hutchinson 牙，为先天性梅毒的重要体征之一，单纯牙间隙过宽见于肢端肥大症。

4. 牙龈（gums）　正常牙龈为粉红色，质坚韧且与牙颈部紧密贴合，检查时经压迫无出血及溢脓。牙龈水肿见于慢性牙周炎，牙龈缘出血常为口腔内局部因素引起，如牙石等，也可由全身性疾病所致，如维生素 C 缺乏症（坏血病）、血液系统疾病或出血性疾病等。牙龈经挤压后有脓液溢出见于慢性牙周炎、牙龈瘘管等。牙龈的游离缘出现蓝灰色点线称为铅线，是铅中毒的特征。在铋、

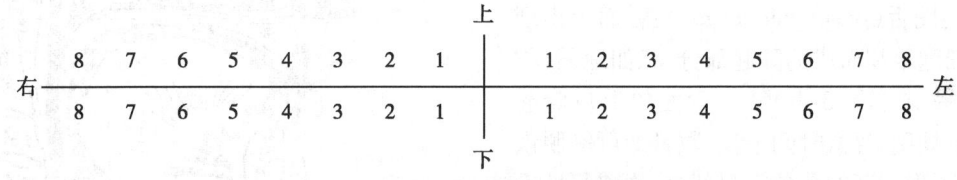

图 3-4-34　恒牙名称及代号
1. 中切牙；2. 侧切牙；3. 尖牙；4. 第一前磨牙；5. 第二前磨牙；6. 第一磨牙；7. 第二磨牙；8. 第三磨牙

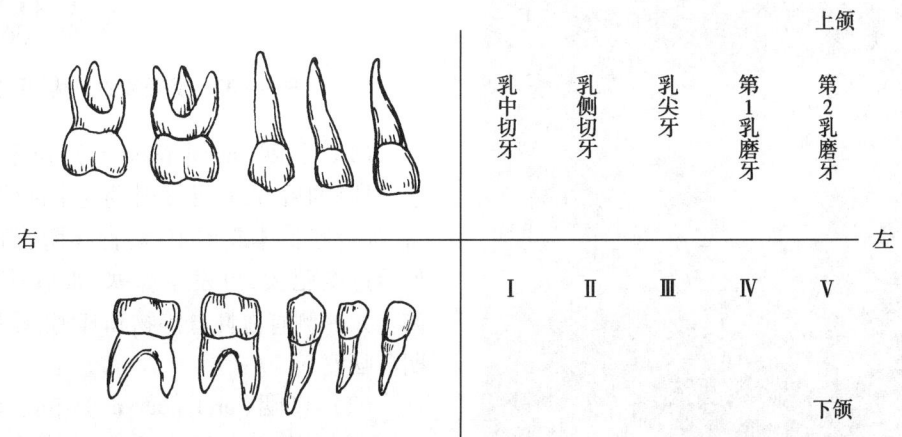

图 3-4-35　乳牙名称及代号

汞等重金属中毒时也可出现类似的黑褐色点线状色素沉着,应结合病史注意鉴别。

5. 舌(tongue) 许多局部或全身疾病可使舌的感觉、运动与形态发生变化,这些变化往往为身体评估提供重要依据。

(1) 渴感(thirst):发生机制不甚明确。如突然发生或渴感严重时应考虑为脱水、大出血、外伤性休克前期、尿崩症、糖尿病性多尿等。

(2) 舌痛(sore tongue):局部因素可为舌刺伤(鱼刺等锐物)、舌系带外伤、溃疡(结核)等因素引起;也可能为全身性疾病引起,如糙皮病(pellagra)、核黄素缺乏症、坏血病、巨幼红细胞性贫血、重金属中毒、苯妥英钠中毒、尿毒症、抗生素过敏等。

(3) 干燥舌(dry tongue):轻度干燥外形无改变,明显时见于鼻部疾患(可伴有张口呼吸、唾液缺乏)、大量吸烟、阿托品作用、放射治疗后等;严重的干燥舌可见舌体缩小,并有纵沟,见于严重脱水(成人约3kg以上),可同时伴有皮肤弹性减退。

(4) 舌体增大(enlarged tongue):暂时性肿大见于舌炎、口腔炎、舌的蜂窝织炎、脓肿、血肿、血管神经性水肿等。长时间的增大见于克汀病(cretinism)、黏液性水肿和先天愚型(Down 病)、舌肿瘤等。

(5) 地图舌(geographic tongue):舌面上出现黄色上皮细胞堆积而成的隆起部分,状如地图,称为地图舌(文末彩图 3-4-36)。舌面的上皮隆起部分边缘不规则,存留时间不长,数日即可剥脱恢复正常,如再形成新的黄色隆起部分,称移行性舌炎(migratory glossitis),这种舌炎多不伴随其他病变,发生原因尚不明确,也可由核黄素缺乏引起。

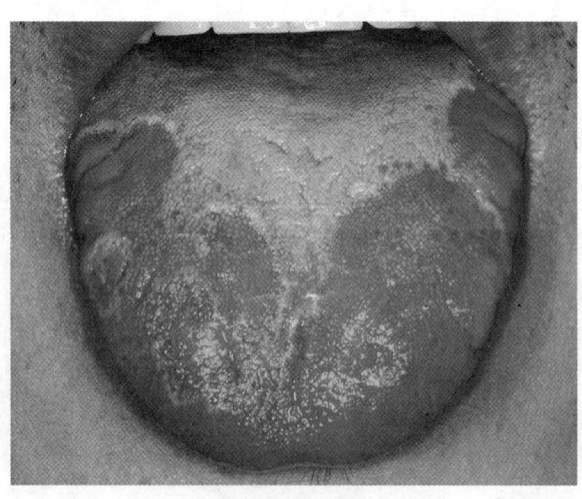

图 3-4-36 地图舌

(6) 裂纹舌(wrinkled tongue):舌面上出现横向裂纹,见于 Down 病与核黄素缺乏,后者有舌痛,纵向裂纹见于梅毒性舌炎。

(7) 草莓舌(strawberry tongue):舌乳头肿胀、发红类似草莓称草莓舌,见于猩红热或长期发热病人。

(8) 牛肉舌(beefy tongue):舌面绛红如生牛肉状,见于糙皮病。

(9) 镜面舌(smooth tongue):亦称光滑舌。舌头萎缩,舌体较小,舌面光滑呈粉红色或红色。见于缺铁性贫血、恶性贫血和慢性萎缩性胃炎。

(10) 毛舌(hairy tongue):也称黑舌。舌面敷有黑色或黄褐色毛,故称毛舌,此为丝状乳头缠绕了真菌丝以及其上皮细胞角化形成。见于久病衰竭或长期使用抗生素(真菌生长)的病人。

(11) 舌的运动异常:震颤见于甲状腺功能亢进;偏斜见于舌下神经麻痹。

6. 咽部及扁桃体 咽部可分三个部分(图 3-4-37)。

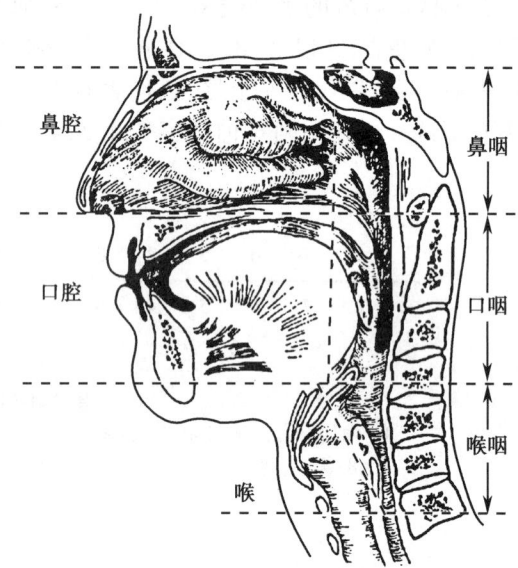

图 3-4-37 鼻咽喉的矢状切面图

(1) 鼻咽(nasal pharynx):位于软腭平面之上、鼻腔的后方,在儿童时期这个部位淋巴组织丰富,称为腺状体或增殖体,青春期前后逐渐萎缩。如果过度肥大,可发生鼻塞、张口呼吸和语音单调。如一侧有血性分泌物和耳鸣、耳聋,应考虑早期鼻咽癌。

(2) 口咽(oral pharynx):位于软腭平面之上、会厌上缘的上方,前方直对口腔、软腭向下延续,形成前后两层黏膜皱襞,前称舌腭弓,后称咽

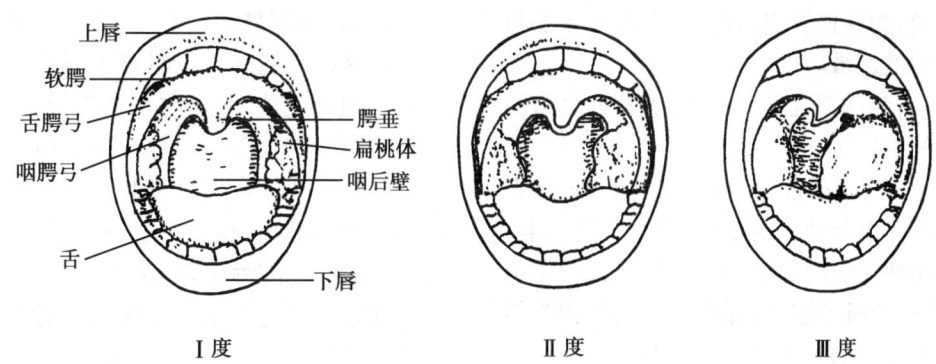

图 3-4-38　扁桃体位置及其大小分度示意图

腭弓。扁桃体位于舌腭弓和咽腭弓之间的扁桃体窝中。咽腭弓的后方称咽后壁，一般咽部检查即指这个范围。

咽部评估方法：被检查者坐于椅上，头略后仰，口张大并发"a"音，此时检查者用压舌板压舌的前2/3与后1/3交界处迅速下压，此时软腭上抬，在照明的配合下即可见软腭、腭垂、软腭弓、扁桃体及咽后壁的情况。

检查时若发现咽部黏膜充血、红肿、黏膜腺分泌增多，多见于急性咽炎。若咽部黏膜充血、表面粗糙，并可见淋巴滤泡呈簇状增殖，见于慢性咽炎。扁桃体发炎时，腺体红肿、增大，在扁桃体隐窝内有黄白色分泌物，或渗出物形成的苔片状假膜，很易剥离，这点与咽白喉在扁桃体上形成的假膜不同，白喉假膜不易剥离，若强行剥离容易引起出血。扁桃体增大一般分为三度：不超过咽腭弓者为Ⅰ度；超过咽腭弓者为Ⅱ度；达到或超过咽后壁中线者为Ⅲ度（图3-4-38）。一般检查未见扁桃体增大时可用压舌板刺激咽部，引起恶心反射，如看到扁桃体突出为包埋式扁桃体，同时有隐窝及脓栓时常构成反复发热的隐性病灶。

（3）喉咽（laryngeal pharynx）：位于口咽之下也称下咽部，其前方通喉腔，下端通食管，此部分的检查需用直接或间接喉镜才能进行。

7. 口腔气味　健康人口腔无特殊气味，饮酒、吸烟的人可有烟酒味，如有特殊气味称为口臭，可由口腔局部或全身性疾病引起。

局部原因有：如牙龈炎、龋齿、牙周炎可产生臭味；牙槽脓肿为腥臭味；牙龈出血为血腥味。

其他疾病引起的口臭见于：糖尿病酮症酸中毒病人可发出烂苹果味，尿毒症病人可发出尿味，肝坏死病人口腔中有肝臭味，肝脓肿病人呼吸时可发出组织坏死的臭味，有机磷中毒病人的口腔中能闻到大蒜味。

（五）腮腺（parotid gland）

腮腺位于耳屏、下颌角、颧弓所构成的三角区内，正常腮腺体薄而软，不易触及。腮腺肿大时可见到以耳垂为中心的隆起，并可触及边缘不明显的包块。腮腺导管位于颧骨1.5cm处，横过嚼肌表面，开口相当于上颌第二磨牙对面的颊黏膜上。评估时应注意导管口有无分泌物。

腮腺肿大见于：

1. 急性流行性腮腺炎　腮腺迅速胀大，先为单侧，继而可累及对侧，检查时有压痛，急性期可累及胰腺、睾丸或卵巢。腮腺导管结石时，腮腺肿大，进食时肿胀和疼痛加重。

2. 急性化脓性腮腺炎　发生于抵抗力低下的重症病人，多为单侧性，检查时在导管口处加压后有脓性分泌物流出，多见于胃肠道术后及口腔卫生不良者。

3. 腮腺肿瘤　以腮腺混合瘤多见，质韧呈结节状，边界清楚，可有移动性；恶性肿瘤质硬、有痛感，发展迅速，和周围组织有粘连，可伴有面瘫。

第四节　颈部评估

颈部的评估应在平静、自然的状态下进行，让被检查者取舒适坐位，解开内衣，暴露颈部和肩部。检查时手法应轻柔，当怀疑颈椎有疾患时更应注意。

一、颈部外形及运动

正常人颈部直立，两侧对称，矮胖者较粗短，瘦长者较细长，男性甲状软骨比较突出，女性则平坦不显著，转头时可见胸锁乳突肌突起。颈部血管正常人在静坐时不暴露。

为标记颈部病变的部位，根据解剖结构，颈部每侧各分为两个大三角区域，即：

颈前三角：为胸锁乳突肌内缘、下颌骨下缘与前正中线之间的区域。

颈后三角：为胸锁乳突肌后缘，锁骨上缘与斜方肌前缘之间的区域。

正常人坐位时颈部直立，伸屈、转动自如，检查时应注意颈部静态与动态的改变：如头不能抬起，见于严重消耗性疾病的晚期、重症肌无力、脊髓前角细胞炎、进行性肌萎缩；头部向一侧偏斜称为斜颈（torticollis），见于颈肌外伤、瘢痕收缩、先天性颈肌挛缩或斜颈。先天性斜颈者病侧的胸锁乳突肌粗短，如两侧胸锁乳突肌差别不明显时，可嘱病人把头位复正，此时病侧胸锁乳突肌的胸骨端会立即隆起，为本病的特征性表现。颈部运动受限并伴有疼痛，可见于软组织炎症、颈肌扭伤、肥大性脊椎炎、颈椎结核或肿瘤等。颈部强直，为脑膜受刺激的特征，见于各种脑膜炎、蛛网膜下腔出血等。

二、颈部血管

（一）颈动脉

正常人颈部动脉的搏动，只在剧烈活动后心搏出量增加时可见，且很微弱，安静时不易看到，如在安静状态下出现颈动脉搏动明显，则多见于主动脉瓣关闭不全、高血压、甲状腺功能亢进及严重贫血等。

（二）颈静脉

正常人立位或坐位时颈外静脉常不显露，平卧时可稍见充盈，充盈的水平仅限于锁骨上缘至下颌角距离的下2/3以内。若取30°~45°的半卧位时静脉充盈度超过正常水平，称为颈静脉怒张，提示静脉压增高，见于右心衰竭、缩窄性心包炎、心包积液或上腔静脉阻塞综合征。

在正常情况下不会出现颈静脉搏动，只有在三尖瓣关闭不全颈静脉怒张时才可看到。因动脉和静脉都会发生搏动，而且部位相近，故应鉴别。一般静脉搏动者搏动柔和，范围弥散，触诊时无搏动感；动脉搏动比较强劲，为膨胀性，搏动感明显。

颈部大血管区若听到血管性杂音，应考虑颈动脉或椎动脉狭窄，这种杂音音量可大可小，一般收缩期明显，多由大动脉炎或动脉硬化所引起。若在胸锁乳突肌上窝处听到杂音，则可能为锁骨下动脉狭窄；若在右锁骨上窝听到连续性静脉"嗡鸣"（venous hum），则可能为颈静脉流入上腔静脉口径较宽的球部所产生，属生理性，用手指压迫颈静脉后即可消失。颈部血管分布见图3-4-39。

三、甲状腺（thyroid）

甲状腺位于甲状软骨下方，正常约15~25g，表面光滑，柔软不易触及（图3-4-40）。在做吞咽

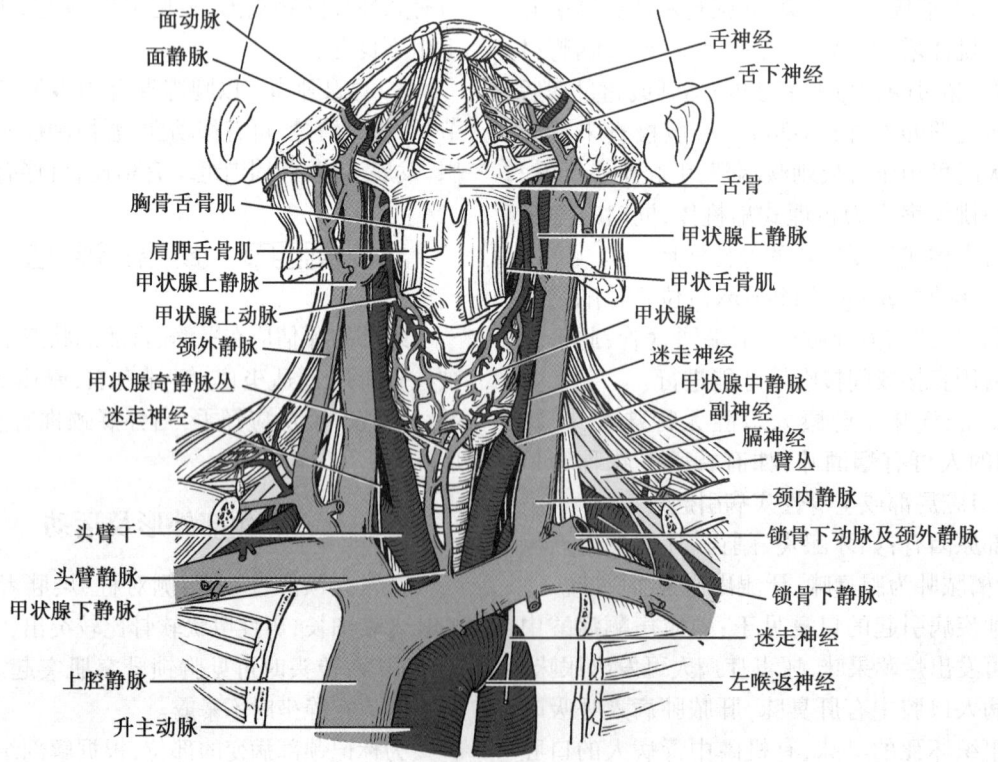

图3-4-39 颈部血管及甲状腺位置图

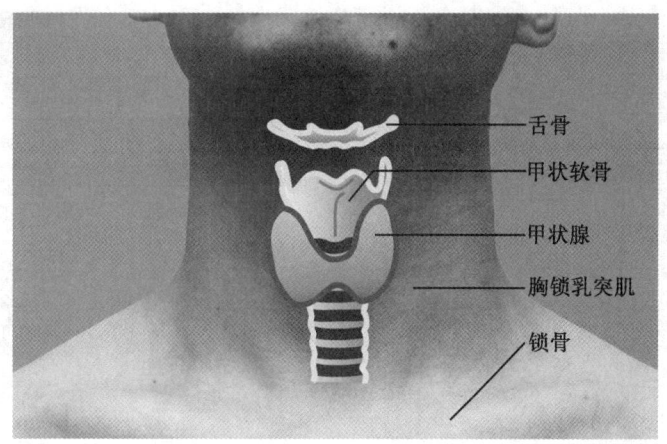

图 3-4-40　甲状腺的位置图

动作时可随吞咽向上移动,以此可与颈前其他包块鉴别。

(一) 视诊

观察甲状腺的大小和对称性。正常人甲状腺外观不突出,女性在青春发育期可略增大,检查时嘱被检查者做吞咽动作,可见甲状腺随吞咽动作而上下移动,如不易辨认时,再嘱被检查者两手放于枕后,头向后仰,再进行观察即较明显。

(二) 触诊

当视诊不能明确甲状腺的轮廓及性质时,可用触诊协助。触诊可用双手或单手两种方法进行(图3-4-41)。

1. 双手触诊法　检查者可位于病人背面,触诊时嘱病人配合吞咽动作,随吞咽而上下移动者即为甲状腺。检查左叶时,右手示指及中指在甲状软骨下气管右侧向左轻推甲状腺右叶,左手示、中、环三指触摸甲状腺的轮廓大小和表面情况、有无压痛和震颤。用同法检查右侧。双手检查法也可在病人前面进行,检查者以左手拇指置于甲状软骨下气管右侧向左轻推右叶,右手三指触摸甲状腺左叶。换手检查右叶。

2. 单手触诊法　检查者右手拇指置于环状软骨下气管右侧,将甲状腺轻推向左侧,其余示、中、环三指触摸甲状腺左叶的轮廓大小和表面情况。也可用左手检查甲状腺右叶。

(三) 听诊

当触到甲状腺肿大时,用钟型听诊器直接放到肿大的甲状腺上,可听到低调的连续性静脉"嗡鸣"音,对诊断部分甲状腺功能亢进很有帮助。另外,在弥漫性甲状腺肿伴功能亢进者还可听到收缩期动脉杂音。

甲状腺肿大可分为三度:不能看出肿大但能触及者为Ⅰ度;能看到肿大又能触及,但在胸锁乳突肌以内者为Ⅱ度;超过胸锁乳突肌外缘者为Ⅲ度。

四、气　管

正常人气管位于颈前正中部。检查时让病人取舒适坐位或仰卧位,使颈部处于自然直立状态,检查者将示指与环指分别置于两侧胸锁关节上,然后将中指置于气管之上,观察中指是否在示指与环指中间(图3-4-42)。若两侧距离不等则表示有气管移位。根据气管的偏移方向可以判断病变的位置。如大量胸腔积液、积气、纵隔肿瘤以及单侧甲状腺肿大可将气管推向健侧,而肺不张、肺硬化、胸膜粘连可将气管拉向患侧。

此外,主动脉弓动脉瘤时,由于心脏收缩时瘤

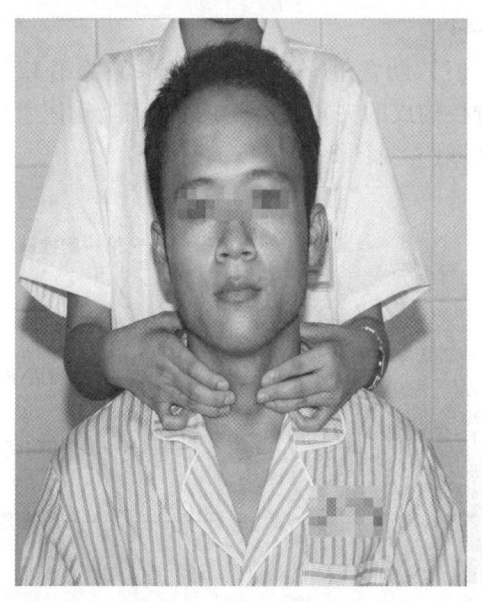

图 3-4-41　甲状腺检查法

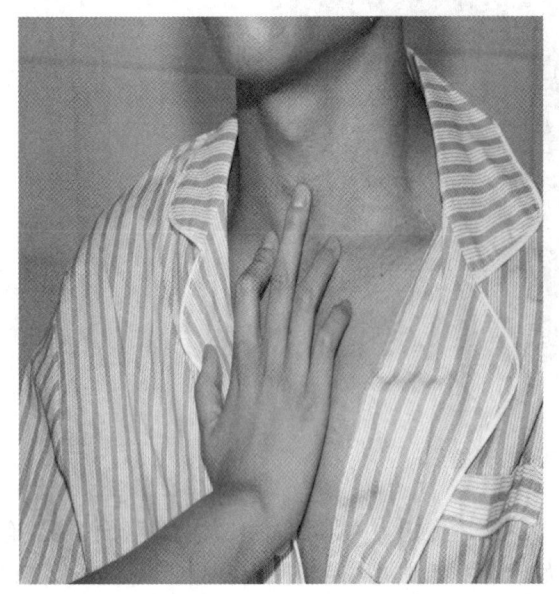

图 3-4-42 气管位置触诊法

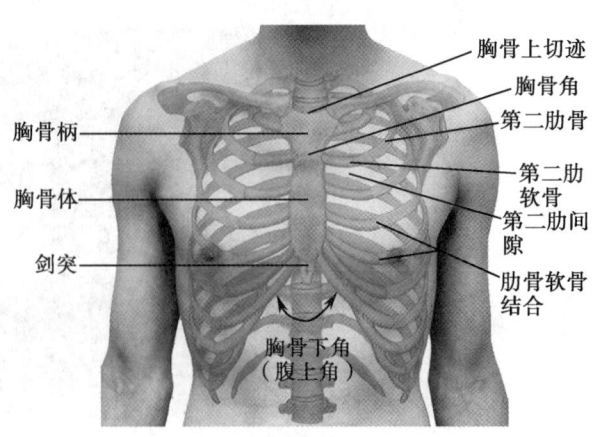

图 3-4-43 前胸壁的骨骼标志

体膨大,将气管压向后下,因此每随心脏搏动可以触到气管向下曳动,称为 Oliver 征。

(宋 妍)

第五节 胸部评估

胸部指颈部以下和腹部以上的躯干部分。胸部评估的内容很多,重点是肺、胸膜、心脏及血管的检查。检查时注意环境应温暖、光线应充足;根据病情和检查需要,被检查者可以采取坐位、卧位或其他特殊体位,尽量暴露整个胸廓。检查应从前胸部开始,然后再从两侧胸部到背部,全面系统地按视诊、触诊、叩诊和听诊的顺序进行。

一、胸部体表标志及分区

胸部评估时注意病人取坐位或卧位,尽可能暴露整个胸廓;评估过程中尽量减少病人体位的变动,以减轻痛苦和劳累。

胸部的体表标志包括骨骼标志、自然陷窝、人工划线和分区,可用来标记胸部脏器的位置和轮廓,也可用于描述体征的位置和范围,还可用于标记胸部穿刺的部位等。

1. 骨骼标志

(1) 胸骨角(sternal angle):又称 Louis 角,为胸骨柄和胸骨体的连接处稍向前突起,其两侧分别与左右第 2 肋软骨相连结,为前胸壁计数肋骨的重要标志(图 3-4-43)。

(2) 剑突(xiphoid process):位于胸骨体下端,呈三角形,其底部与胸骨体相连(参见图 3-4-43)。

(3) 腹上角(epigastric angle):为左右肋弓在胸骨下端会合处所形成的夹角,正常为 70°~110°,体形瘦长者较小,矮胖者较大。其后为肝脏左叶、胃和胰腺所在区域(参见图 3-4-43)。

(4) 肋间隙(intercostal space):为两个肋骨之间的空隙,以某一肋骨下面的间隙为某肋间隙,如:第 1 肋骨下面的间隙为第 1 肋间隙,第 2 肋骨下面的间隙为第 2 肋间隙,如此类推(参见图 3-4-43)。

(5) 脊柱棘突(spinous process):为后正中线的标志。以第 7 颈椎棘突最为突出,其下为第 1 胸椎,常以此作为计数胸椎的标志(图 3-4-44)。

(6) 肩胛骨(scapula):位于后胸壁脊柱两侧第 2~8 肋骨间。肩胛骨的下端为肩胛下角,两上肢自然下垂时肩胛下角一般平第 7 后肋水平或第 7 肋间隙,为后胸壁计数肋骨的重要标志(参见图 3-4-44)。

(7) 肋脊角(costospinal angle):为第 12 肋骨与脊柱构成的夹角,其前方为肾和上输尿管所在的区域(参见图 3-4-44)。

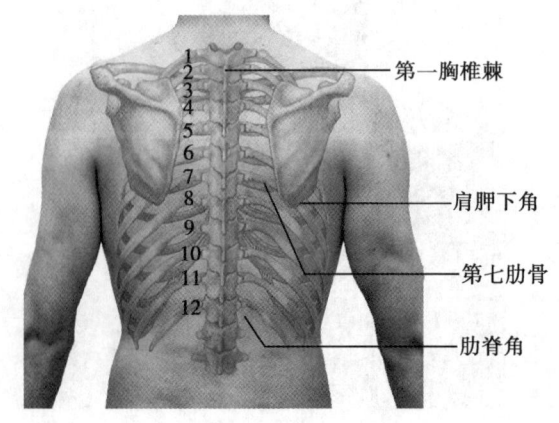

图 3-4-44 后胸壁的骨骼标志

2. 自然陷窝

（1）胸骨上窝（suprasternal fossa）：为胸骨柄上方的凹陷部，气管位于其后（图3-4-45）。

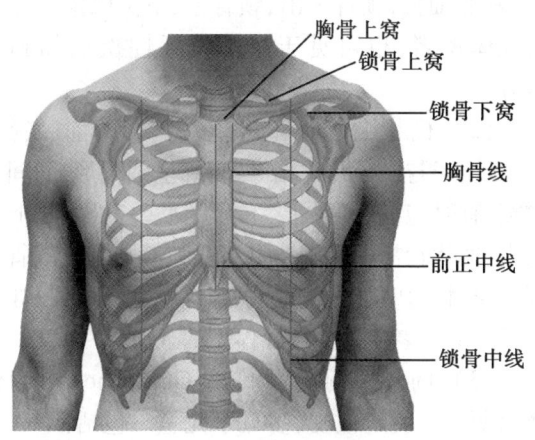

图3-4-45 前胸壁的自然陷窝和人工划线

（2）锁骨上窝（supraclavicular fossa）（左、右）：为左、右锁骨上方的凹陷，相当于两肺尖的上部（参见图3-4-45）。

（3）锁骨下窝（infraclavicular fossa）（左、右）：为左、右锁骨下方的凹陷，相当于两肺尖的下部（参见图3-4-45）。

（4）腋窝（axillary fossa）（左、右）：为左、右上肢内侧与胸壁相连的凹陷（图3-4-46）。

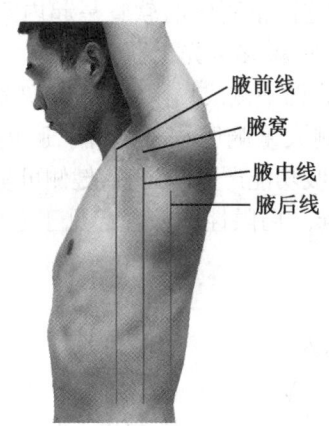

图3-4-46 侧胸壁的自然陷窝和人工划线

（5）肩胛上区（suprascapular region）（左、右）：为左、右肩胛冈以上的区域，其外上界为斜方肌的上缘，相当于上叶肺尖的下部（图3-4-47）。

（6）肩胛下区（infrascapular region）（左、右）：为两肩胛下角连线与第12胸椎水平线之间的区域。后正中线将此区分为左、右两部分（参见图3-4-47）。

（7）肩胛间区（interscapular region）（左、右）：为两肩胛骨内缘之间的区域。后正中线将此区分为左右两部分（参见图3-4-47）。

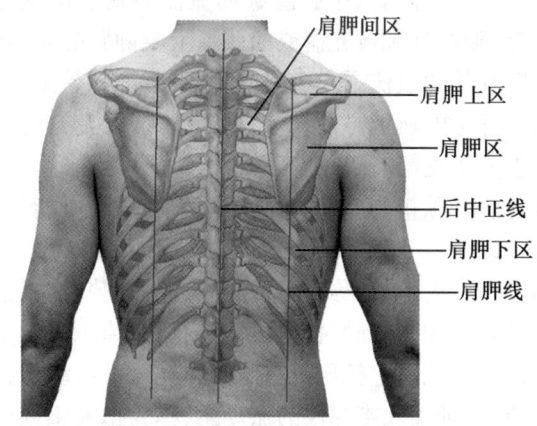

图3-4-47 后胸壁的自然陷窝和人工划线

3. 人工划线

（1）前正中线（anterior midline）：为通过胸骨中央的垂直线（参见图3-4-45）。

（2）胸骨线（sternal line）（左、右）：为沿胸骨左右边缘与前正中线平行的垂直线（参见图3-4-45）。

（3）锁骨中线（midclavicular line）（左、右）：为通过锁骨胸骨端与锁骨肩峰端的中点所引的垂直线。成年男性和儿童，此线一般通过乳头（参见图3-4-45）。

（4）腋前线（anterior axillary line）（左、右）：为通过左右腋窝前皱襞沿前侧胸壁向下的垂直线（参见图3-4-46）。

（5）腋后线（posterior axillary line）（左、右）：为通过左右腋窝后皱襞沿后侧胸壁向下的垂直线（参见图3-4-46）。

（6）腋中线（midaxillary line）（左、右）：为自腋窝顶端于腋前线与腋后线之间中点向下的垂直线（参见图3-4-46）。

（7）肩胛线（scapular line）（左、右）：为上肢自然下垂时，通过左右肩胛下角的垂直线（参见图3-4-47）。

（8）后正中线（posterior midline）：为通过脊椎棘突或沿脊柱正中下行的垂直线（参见图3-4-47）。

二、胸壁、胸廓和乳房

（一）胸壁

胸壁（chest wall）评估主要通过视诊和触诊来完成，除了注意皮肤颜色、营养状态、肿胀以及淋巴结等情况外，还应注意下列各征象：

1. 静脉（vein） 正常胸壁静脉多无明显显露。但女性在哺乳期，乳房附近的皮下静脉可较明显；上腔静脉或下腔静脉回流受阻建立侧支循环时，胸壁静脉可充盈或曲张。上腔静脉受阻时，胸壁静脉的血流方向自上向下；下腔静脉受阻时，胸壁静脉的血流方向自下向上（静脉血流方向的检查方法见第三篇第四章第七节腹部评估）。单侧乳房静脉扩张，应注意乳腺恶性肿瘤的可能。

2. 皮下气肿（subcutaneous emphysema） 气体存积于皮下时，称皮下气肿。皮下气肿时，视诊可见肿胀如同水肿，指压可凹陷，但去掉压力后则迅速恢复原形。按压时引起气体在皮下组织内移动，有一种柔软带弹性的振动感，称为捻发感或握雪感。用听诊器胸件按压皮下气肿部位时，可听到多个微小的"喳喳"样的声音，类似用手指搓捻头发的声音，称为皮下气肿捻发音。胸部皮下气肿是由肺、气管、胸膜受伤或病变后，气体逸出并存积于胸部皮下所致，也偶见于产气杆菌感染或气胸穿刺引流时。

3. 胸壁压痛 用手指轻压或轻叩胸壁，正常人无疼痛感觉。胸壁炎症、肋软骨炎、肋间神经痛、肿瘤浸润、带状疱疹、肋骨骨折等，可有局部压痛；骨髓异常增生时，常有胸骨压痛或叩击痛，见于白血病病人。

(二) 胸廓

1. 正常胸廓 正常胸廓两侧大致对称，呈椭圆形，双肩基本在同一水平上，锁骨稍突出，锁骨上下稍凹陷。成年人胸廓前后径较横径（左右径）短，二者之比约为1:1.5，小儿和老年人前后径略小于或等于横径。

2. 异常胸廓

（1）扁平胸（flat chest）：胸廓扁平，前后径常不到横径的一半；肋骨的倾斜度增加，腹上角呈锐角；颈部细长，锁骨突出，锁骨上、下窝凹陷。见于瘦长体型者，也可见于慢性消耗性疾病如肺结核等。

（2）桶状胸（barrel chest）：胸廓的前后径增大，以至于与横径几乎相等，胸廓呈圆桶形；肋间隙增宽，有时饱满；锁骨上、下窝展平或突出；腹上角增大。桶状胸常见于慢性阻塞性肺气肿及支气管哮喘发作时，由两肺过度充气、肺体积增大所致；亦可见于一部分老年人及矮胖体型的人（图3-4-48）。

（3）佝偻病胸（鸡胸）（rachitic chest）：为佝偻病所致的胸廓改变，多见于儿童。包括：

1）鸡胸（pigeon chest）：胸廓前后径增大而横径缩小，两侧肋骨凹陷，胸骨向前突出，形如鸡的胸廓。

2）佝偻病串珠（rachitic rosary）：肋骨与肋软骨交接处增厚隆起呈圆珠状，在胸骨两侧排列成串珠状，称为佝偻病串珠。

3）肋膈沟（Harrison's groove）：前胸下部膈肌附着处因肋骨质软，长期受膈肌牵拉而向内凹陷，而下部肋缘则外翻形成一水平状深沟，称肋膈沟。

（4）漏斗胸（funnel chest）：胸骨下端剑突处内陷，有时连同依附的肋软骨一起内陷而形似漏斗，称为漏斗胸，多为先天性。

（5）胸廓一侧或局限性变形：胸廓一侧膨隆可见于一侧大量胸腔积液、气胸、胸内巨大肿物等；病侧呼吸功能严重障碍者，健侧可呈代偿性肺气肿而隆起。局限性胸壁隆起见于心脏肥大、大

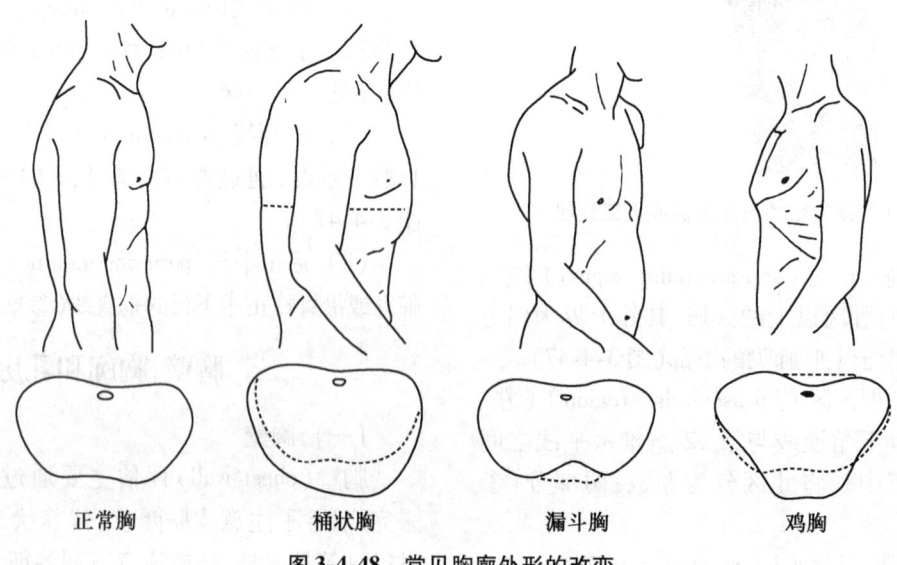

正常胸　　　桶状胸　　　漏斗胸　　　鸡胸

图3-4-48　常见胸廓外形的改变

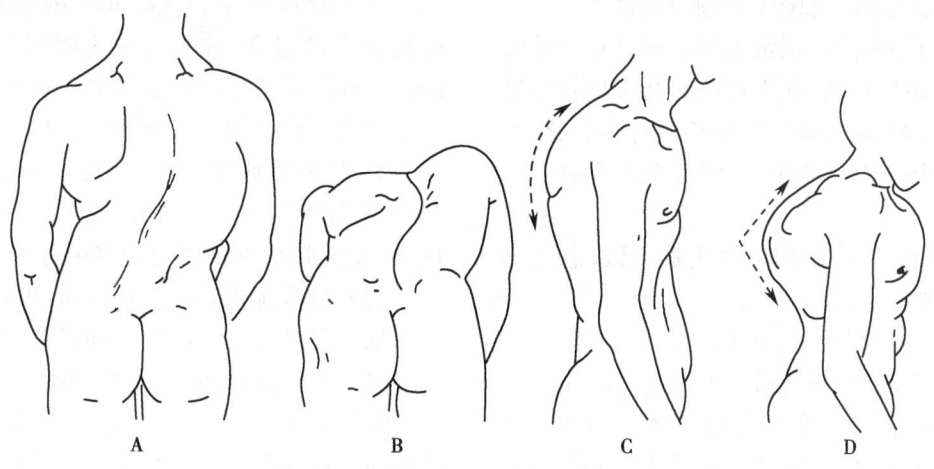

图 3-4-49 脊柱畸形
脊柱侧凸:A、B;脊柱后凸:C、D

量心包积液、主动脉瘤、胸壁肿瘤、胸内病变、胸壁炎症、皮下气肿等。一侧或局限性胸廓凹陷多见于肺不张、肺萎缩、肺纤维化、广泛性胸膜增厚或粘连、肺叶切除术后等。

(6) 脊柱畸形:为脊柱前凸、后凸或侧凸,导致两侧胸廓不对称。可见于先天性畸形、脊柱外伤和结核(图3-4-49)。

(三)乳房

正常情况下,儿童及成年男性的乳房(breast)多不明显;女性乳房在青春期逐渐长大呈半球形,乳头也逐渐长大成圆柱状;成年女性乳房位于第2肋骨至第6肋骨之间,内侧至胸骨线旁,外侧可达腋中线,乳头在乳房前中央突起,平第4肋间隙或第5肋骨水平;孕妇及哺乳期妇女的乳房增大,向前突出或下垂,乳晕扩大,色素加深,乳房浅表静脉可扩张;老年妇女乳房多下垂呈袋状。乳房检查先视诊后触诊。为便于记录病变部位,常以乳头为中心分别作一条水平线和垂直线,将乳房分为外上、外下、内上、内下4个象限(图3-4-50)。检查时光线应充足,前胸充分暴露,被检查者取坐位或仰卧位,必要时取前倾位。

1. 视诊 注意两侧乳房的大小、对称性、外表、乳头状态及有无溢液等。

(1)对称性和大小:正常女性坐位时,两侧乳房基本对称,但大小可略有差别,两乳头一般在同一水平。一侧乳房明显增大可能为先天畸形、炎症、囊肿、肿瘤;一侧乳房明显缩小多因发育不全所致。

(2)皮肤:乳房皮肤发红、肿胀并伴疼痛、发热者,见于急性乳腺炎;乳房皮肤表皮水肿隆起、毛

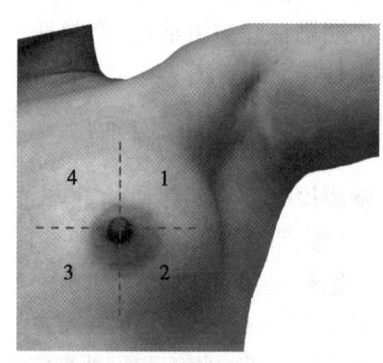

图 3-4-50 乳房的划线和分区
1.外上象限;2.外下象限;3.内下象限;4.内上象限

囊及毛囊孔明显下陷,皮肤呈"橘皮样变",多为乳癌堵塞浅表淋巴管所致;局部皮肤下陷,可能为乳腺癌早期体征,嘱病人两臂高举过头,乳头内陷可更加明显;乳房溃疡和瘘管见于乳腺炎、结核或脓肿。此外,还应注意乳房有无瘢痕或色素沉着。

(3)乳头:注意乳头位置、大小、两侧是否对称、有无回缩与分泌物。正常乳头两侧大小相等,颜色相似。乳头回缩如系自幼发生,为发育异常;近期发生的乳头内陷或位置偏移,可能为癌变;乳头有血性分泌物见于乳管内乳头状瘤、乳腺癌;有黄色或黄绿色分泌物常是慢性囊性乳腺炎的表现。

2. 触诊 病人取坐位或仰卧位。若取坐位,应两臂下垂,必要时双手高举过头或双手叉腰;仰卧位时,应在受检侧肩下垫一小枕,并嘱受检者将手臂置于枕后。检查者示指、中指和无名指并拢,用指腹进行触诊。乳房较小或下垂时,可用双手进行触诊,即一手托住乳房,另一手进行触诊。触诊先检查健侧乳房,再检查患侧。触诊由外上象限开始,左侧按顺时针方向、右侧按逆时针方向,

由浅入深进行触诊。触诊时注意下列征象：

(1) 质地和弹性：正常乳房触诊时有一种细软的弹力感和颗粒感，青年女性的乳房较软并呈均一性，一般无压痛，随年龄增长而有结节感；如乳房变为较坚实而无弹性提示皮下组织受肿瘤或炎症浸润。

(2) 压痛：乳房压痛多系炎症所致，恶性病变一般无压痛。

(3) 包块：触及乳房包块时，应注意其部位、大小、外形、质地、压痛及活动度。乳房肿块见于乳腺癌、纤维瘤、囊性增生、结核、慢性脓肿等。良性肿块一般较小、形状规则、表面光滑、边界清楚、质不坚硬、无粘连而活动度大；恶性肿瘤以乳腺癌最常见，形状不规则、表面凹凸不平、边界不清、质地坚硬。早期恶性肿瘤可活动，但晚期可与皮肤及深部组织粘连而固定。

三、肺和胸膜

肺和胸膜检查是胸部评估的重点之一，一般包括视诊、触诊、叩诊、听诊四个部分。

(一) 视诊

1. 呼吸运动(respiratory movement) 呼吸运动通过膈肌和肋间肌的收缩和松弛来完成。正常人吸气时，肋间肌和膈肌收缩、使横膈下降、胸廓扩张、胸壁外隆；呼气时膈肌和肋间肌松弛而还原。以胸廓(肋间肌)运动为主的呼吸，称为胸式呼吸(thoracic respiration)；以腹部(膈肌)运动为主的呼吸，称为腹式呼吸(diaphragmatic respiration)，通常两种呼吸不同程度同时存在。一般说来，成年女性以胸式呼吸为主，儿童及成年男性以腹式呼吸为主。

肺炎、重症肺结核、胸膜炎、肋骨骨折、肋间肌麻痹等胸部疾患时，可使胸式呼吸减弱而腹式呼吸增强，即胸式呼吸变为腹式呼吸；腹膜炎、腹水、巨大卵巢囊肿、肝脾极度肿大、胃肠胀气等腹部疾病及妊娠晚期，因膈肌向下运动受限可使腹式呼吸减弱而胸式呼吸增强，即腹式呼吸变为胸式呼吸；若部分胸壁吸气时内陷、呼气时外凸，为反常性胸壁呼吸运动，见于多发性肋骨、肋软骨骨折或胸骨骨折。

2. 呼吸频率、深度及节律 平静状态下，健康人进行有节律的、深度适中的呼吸运动，成人呼吸频率为16~20次/分，呼吸与脉搏之比为1:4，新生儿较快，可达44次/分，随年龄增长而逐渐减慢。

(1) 呼吸频率(respiratory frequency)：成人呼吸频率超过24次/分，称为呼吸过速(tachypnea)，可见于强体力活动、发热、疼痛、贫血、甲状腺功能亢进症、呼吸功能障碍、心功能不全、肺炎、胸膜炎、精神紧张等；成人呼吸频率低于12次/分，称为呼吸过缓(bradypnea)，见于深睡、颅内高压、黏液性水肿、吗啡及巴比妥中毒等。

(2) 呼吸深度(respiratory depth)：呼吸幅度加深见于突然发生的情绪激动或紧张时；严重代谢性酸中毒时，病人可以出现节律匀齐、呼吸深而大(吸气慢而深、呼气短促)，称为库斯莫尔(Kussmaul)呼吸，又称酸中毒大呼吸，见于尿毒症、糖尿病酮症酸中毒等疾病；呼吸浅快可见于肺气肿、胸膜炎、胸腔积液、气胸、呼吸肌麻痹、大量腹水、麻醉剂或镇静剂过量等。

(3) 呼吸节律(respiratory rhythm)：正常人静息状态下呼吸节律整齐而均匀；病理状态下，可出现呼吸节律异常改变。

1) 潮式呼吸(tidal breathing)：又称Cheyne-Stokes呼吸。其特点为呼吸由浅慢逐渐变为深快，再由深快逐渐变为浅慢，之后出现一段呼吸暂停，如此周而复始，形成如潮水涨落的节律，故称为潮式呼吸。每个潮式呼吸的周期约为30~120秒，暂停约5~30秒。出现此种呼吸大多是病情危重，预后不良的表现。可见于中枢神经系统疾病，如脑炎、脑膜炎、脑梗死、脑出血、脑肿瘤、脑外伤等；也可见于尿毒症、糖尿病酮症酸中毒等。有些老年人在深睡时也可出现潮式呼吸，可能是脑动脉硬化、脑供血不足的表现。

2) 间停呼吸(Biots respiration)：又称Biots呼吸，表现为有规律的均匀呼吸几次之后，突然停止呼吸，间隔一个短时间后又开始均匀呼吸，如此周而复始。其发生原理与潮式呼吸相同，但更严重，多在呼吸完全停止前出现。

3) 叹息样呼吸(sighing breath)：一段正常呼吸中插入一次深大呼吸，并常伴有叹息声，称为叹息样呼吸。转移其注意力时则呼吸正常，多为功能性改变，见于神经衰弱、精神紧张或忧郁症。

3. 胸廓两侧呼吸运动 检查时，通过观察对比两侧前胸和锁骨下区随呼吸而起伏的幅度来判定。被检查者可取平卧位或坐位。正常时，两侧呼吸运动对称。

(1) 呼吸运动减弱或消失：局限性呼吸运动减弱或消失常见于大叶性肺炎、肺结核、肺脓肿、肺不张、肺肿瘤、少量胸腔积液、局限性胸膜增厚或粘连等；一侧呼吸运动减弱或消失常见于大量胸腔积液、气胸、显著胸膜增厚及粘连、一侧肺不张、一侧膈神经麻痹等；两侧呼吸运动减弱或消失最常见于慢性阻塞性肺气肿，也见于双侧肺纤维化、气胸、胸腔积液、胸膜增厚及粘连、呼吸肌瘫痪。

（2）呼吸运动增强：局部或一侧呼吸运动增强见于健侧的代偿性肺气肿；双侧呼吸运动增强见于酸中毒大呼吸（深长呼吸）、剧烈运动等。

（二）触诊

1. 胸廓扩张度（thoracic expansion） 即呼吸时胸廓的活动度。一般在前胸下部检查，被检查者取坐位或仰卧位，检查者两手手掌和伸展的手指置于两侧前胸下部，两手拇指分别沿两侧肋缘指向剑突，拇指尖在正中线两侧对称部位，指间距离约2cm，检查后胸廓扩张度时，将两手平置于被检查者背部，约在第10肋骨水平，拇指与中线平行，并将两侧皮肤向中线轻推。嘱被检查者做深呼吸，观察和比较两手的动度是否一致，并感觉胸廓呼吸运动的范围及两侧呼吸运动是否对称（图3-4-51）。一侧胸廓扩张度增强见于对侧肺扩张受限，如对侧膈肌麻痹、肺不张、肋骨骨折；一侧胸廓扩张减弱见于该侧大量胸腔积液、气胸、胸膜增厚或肺不张、肋骨或胸壁软组织病变等状况。

2. 语音震颤（vocal fremitus） 又称触觉震颤（tactile fremitus）是由于发音时声带震动所产生的声波，沿气管、支气管及肺泡传到胸壁，引起胸壁震动而被检查者感觉到（图3-4-52）。根据震动的强弱，可判断胸内病变的性质。

检查上胸部时，嘱被检查者取坐位，检查者立于其背后，两手从其肩部按在上胸部触诊；检查前胸部时，以仰卧位比较合适，也可取坐位；检查背部时，嘱被检查者取坐位，检查者立于其背后触诊较方便。检查者将两手掌或手掌尺侧缘平贴于被检查者胸壁两侧对称部位，让其用低音调拉长说"衣——"字音，这时检查者手掌感觉到震动。检查时，检查者的手掌应轻轻平放在胸壁上，自上而下、从内侧到外侧，比较两侧相应部位的语颤是否相同（图3-4-53）。

正常情况下，因为支气管、肺的特定位置、肺组织的多少以及胸壁结构不同等原因，所以，在胸部的不同区域，语颤的强弱有所不同。例如，前胸上部的语颤较下部强；后胸下部较上部强；右上胸较左上胸强。另外，一般男性的语颤较女性强；成人较儿童强；瘦者因胸壁薄而强于胖者。病理情况下，语颤可以增强或减弱。

语颤增强常见于：①肺泡内有炎性浸润，使肺组织实变，传导声波的能力增强。见于大叶性肺炎实变期、大片肺梗死等；②靠近胸壁的大空腔以及周边有炎性浸润，如空洞型肺结核、肺脓肿等。

语颤减弱或消失主要见于：①肺泡内含气量增多，如肺气肿及支气管哮喘发作时；②支气管阻塞，如阻塞性肺不张；③胸壁距肺组织距离加大，如胸腔积液、气胸、胸膜高度增厚及粘连、胸壁水肿或高度肥厚、胸壁皮下气肿等。

3. 胸膜摩擦感（pleural friction fremitus） 胸膜有炎症时，壁层和脏层胸膜因有纤维蛋白沉着

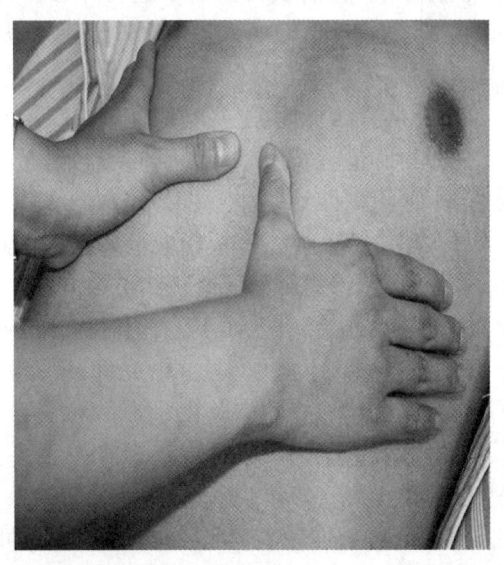 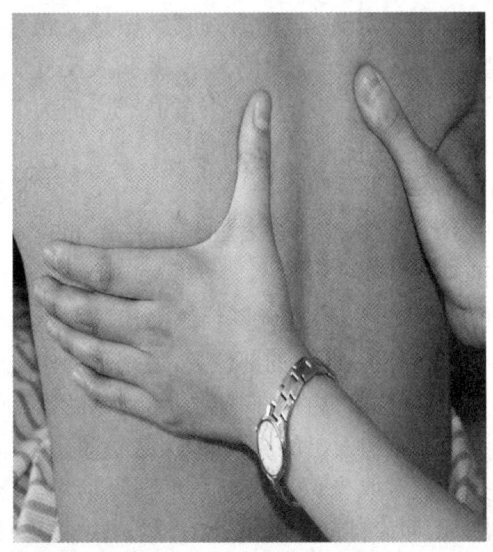

图3-4-51　胸廓扩张度

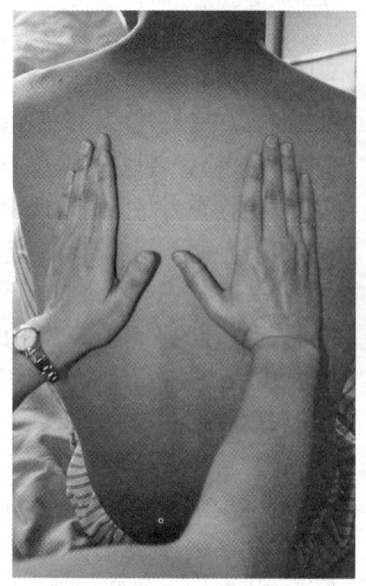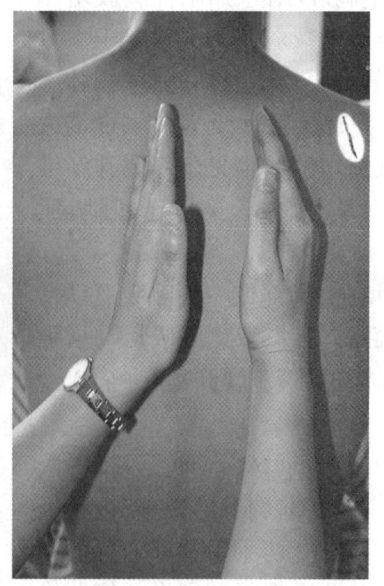

图 3-4-52　语音震颤

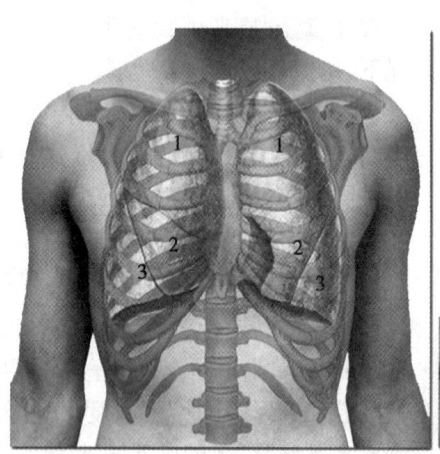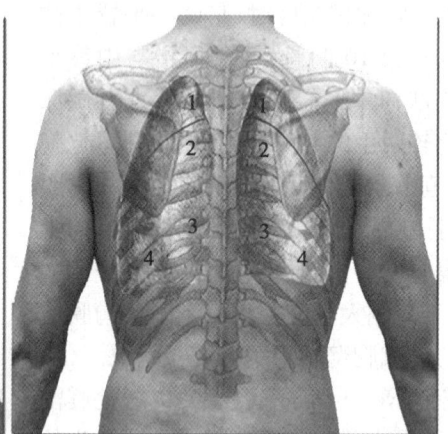

图 3-4-53　语音震颤检查部位以及顺序

而变得粗糙,呼吸时两层胸膜相互摩擦产生震动,可由检查者的手感觉到,故称为胸膜摩擦感。触诊时,检查者用手掌贴于下前侧胸壁,嘱病人反复做深呼吸,此时若有皮革相互摩擦样的感觉,即为胸膜摩擦感,屏住呼吸时摩擦感消失。

（三）叩诊

1. 叩诊方法　胸部叩诊有间接叩诊法和直接叩诊法两种。

（1）间接叩诊法：检查者一手的中指第 2 指节作为叩诊板,置于欲叩诊的部位上,另一手的中指指端作为叩诊锤,以垂直方向叩击扳指,判断由胸壁及其下面的结构发出的声音,此法普遍应用。

被检查者通常取坐位,放松肌肉,呼吸均匀。先检查前胸部,叩诊自锁骨上窝开始,然后由第 1 肋间隙从上至下逐一肋间隙进行叩诊;用同法沿锁骨中线、腋前线自上而下进行叩诊。再检查侧胸部。检查时,让病人将上臂置于头顶,从腋窝开始,沿腋中线、腋后线向下叩至肋缘。最后检查背部,让病人头低垂,上身略向前倾,双手交叉抱肘。先叩得肺上界宽度,然后从肺尖开始,逐一肋间隙向下叩诊。叩诊时注意：①叩击力量要轻重适宜,每次叩击 2~3 次；②板指应平贴在肋间隙并与肋骨平行,叩诊肩胛间区时板指可与脊柱平行；③叩诊自肺尖开始,自上而下,两侧对称部位要对比叩诊；④当病人不能取坐位时,先仰卧位检查前胸,然后侧卧位检查侧胸及背部。

（2）直接叩诊法：检查者将一手手指并拢,以手指指腹直接对胸壁进行拍击。

2. 胸部叩诊音类型　胸部叩诊音可分为清音、过清音、鼓音、浊音和实音,在强度、音调、时限和性质方面具有不同的特点,见表3-4-1。

表3-4-1 胸部叩诊音的类型和特点

类型	强度	音调	时限	性质
清音	响亮	低	长	空洞
过清音	极响亮	极低	较长	回响
鼓音	响亮	高	中等	鼓响样
浊音	中等	中~高	中等	重击声样
实音	弱	高	短	极钝

3. 正常胸部叩诊音 前胸壁上,可以叩出清音、浊音、实音和鼓音。正常肺部含有适量空气,肺泡壁又有一定的弹性,叩诊呈清音;在肺与肝或心交界的重叠区域,叩诊时为浊音;叩诊未被肺遮盖的心脏或肝脏时为实音;前胸左下方为胃泡区,叩诊呈鼓音;背部从肩胛上区到第9~11肋下缘,除脊柱部位外,叩诊都呈清音(图3-4-54)。

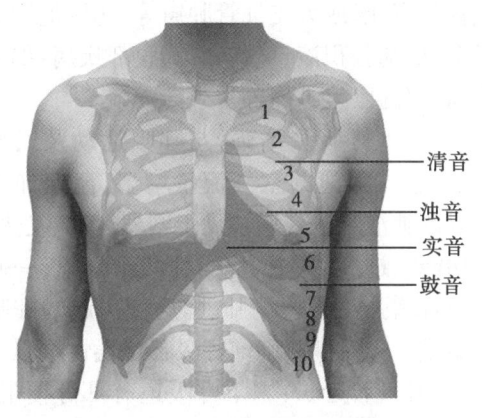

图3-4-54 正常前胸部叩诊音

正常肺部的叩诊音虽为清音,但可有生理性变异,其音响强弱、音调高低与肺含气量的多少、胸壁厚薄以及邻近器官的影响有关。前胸上部较下部稍浊;右肺上叶较左肺上叶稍浊;右叶下部因受肝脏影响叩诊较浊;背部较前胸稍浊;胸壁较厚者如胸肌发达、肥胖、乳房部位,叩诊稍浊。

4. 肺界叩诊

(1) 肺上界:即肺尖的上界。叩诊时,被检查者取坐位,检查者在背侧,自斜方肌前缘中央开始叩诊,此时为清音,逐渐向外侧叩诊,当清音变为浊音时,即为肺上界的外侧终点;然后再由上述中央部转向内侧叩诊,直到清音转为浊音时为止,即为肺上界的内侧终点,此清音带的宽度可认为是肺尖的宽度,正常为4~6cm。右肺尖位置较低且右肩部肌肉较厚,故右侧的宽度较左侧稍窄。肺上界变窄或叩诊浊音,常见于肺结核所致的肺尖浸润、纤维变性及萎缩;肺上界变宽,叩诊稍呈过清音,常见于肺气肿的病人。

(2) 肺下界:通常在两侧锁骨中线、腋中线、肩胛线上叩诊。嘱病人平静呼吸,从肺野的清音区(一般前胸从第2或第3肋间隙,后胸从肩胛线第8肋间隙)开始叩诊,向下叩至浊音。正常人平静呼吸时肺下界在锁骨中线、腋中线、肩胛线上分别为第6、第8、第10肋间隙。正常人两侧肺下界大致相同,但可因体型、发育情况不同而有所差异,如矮胖体型或妊娠时,肺下界可上移1肋;消瘦体型者,可下移1肋。病理情况下,肺下界下移见于肺气肿、腹腔内脏下垂等;肺下界上移见于肺不张、肺萎缩、腹水、肝脾肿大、腹腔肿瘤、膈肌麻痹等;下叶肺实变、胸腔积液、胸膜增厚时,肺下界不易叩出。

(3) 肺下界移动范围:相当于深呼吸时横膈移动范围。肺下界移动范围一般叩肩胛线处,叩诊时先叩出平静呼吸时肺下界,然后嘱病人深吸气后屏住呼吸,同时向下叩诊,由清音转为浊音处作一标记;待受检者恢复平静呼吸后嘱其再作深呼气后屏住呼吸,从上而下叩出肺下界,并作标记,两个标记之间的距离即为肺下界移动范围。正常人,两侧肺下界移动范围为6~8cm。移动范围变小见于①肺组织弹性消失:如肺气肿;②肺组织萎缩:如肺不张、肺纤维化;③肺组织炎症和水肿;④大量胸腔积液、气胸、胸膜肥厚时也可使肺下界移动范围减少。

5. 胸部异常叩诊音 正常肺部清音区范围内出现清音以外的其他叩诊音时,即为异常叩诊音,提示肺、胸膜、膈或胸壁有病理改变存在。异常叩诊音的性质及范围取决于病变的性质、大小及部位的深浅。一般距离胸部表面5cm以上、直径<3cm的病灶或少量胸腔积液,常不能发现叩诊音的改变。

(1) 浊音或实音:见于①肺组织含气量减少或消失:如肺炎、肺结核、肺梗死、肺不张、肺水肿、肺硬化等;②肺内不含气的病变:如肺部广泛纤维化、肺肿瘤、肺包囊虫病等;③胸膜病变:如胸腔积液、胸膜增厚等;④胸壁疾病:如胸壁水肿、肿瘤等。

(2) 鼓音:见于肺内空腔性病变,空腔直径大于3~4cm,且靠近胸壁时,如空洞型肺结核、液化破溃了的肺脓肿、肺肿瘤。张力性气胸时,叩诊呈鼓音,而且具有金属性回响,称为空瓮音。

(3) 过清音:见于肺内含气量增加且肺泡弹性减退者,如肺气肿、支气管哮喘发作时。

(四) 听诊

肺部听诊包括正常呼吸音、异常呼吸音和附加音如啰音和胸膜摩擦音。听诊肺部时,被检查者取坐位或卧位;听诊顺序一般由肺尖开始,自上而下,由前胸到侧胸再到背部;听诊时要注意上下对比、左右对称部位对比,嘱被检查者微张口作均匀呼吸,必要时可作较深的呼吸或咳嗽几声后立即听诊。

1. 正常呼吸音

(1) 支气管呼吸音(bronchial breath sound):是由呼吸道吸入或呼出的气流在声门及气管、支气管内形成的湍流和摩擦所产生的声音,颇似将舌抬高后张口呼吸时所发出的"ha——"音。支气管呼吸音音强、调高,吸气时弱而短、呼气时强而长。正常人在喉部、胸骨上窝、背部第6颈椎至第2胸椎附近,均可闻及,越靠近气管的区域音响越强。

(2) 肺泡呼吸音(vesicular breath sound):是由于空气在细支气管和肺泡内进出移动而形成的。吸气时,气流由气管经支气管进入肺泡,冲击肺泡壁,肺泡壁由弛缓变为紧张;呼气时,肺泡壁则由紧张变为弛缓。一般认为,肺泡壁的弹性变化和气流的振动是肺泡呼吸音的产生机制。肺泡呼吸音的声音很像上齿咬下唇呼气时发出的"fu——"音,声音柔和而有吹风性质。肺泡呼吸音的吸气音较呼气音强,且音调更高、时限更长;相反,呼气音较弱,且音调较低、时限较短,听诊时,其呼气音在呼气终止前声音即消失。正常人除了支气管呼吸音的部位和支气管肺泡呼吸音的部位外,其余肺部都可听到肺泡呼吸音。

肺泡呼吸音的强弱与呼吸运动的深浅、肺组织的弹性、胸壁厚薄、年龄及性别等因素有关。呼吸运动愈深愈快,呼吸音愈强;老年人肺泡弹性差,故呼吸音较弱且呼气时间较长;年龄愈小、胸壁愈薄、肺组织弹性愈好,则呼吸音愈清晰;男性因呼吸运动的力量较强且胸壁皮下脂肪较少,故肺泡呼吸音较女性强;消瘦者较肥胖者强。乳房下部、肩胛下区、腋窝下部,因胸壁肌肉较薄且肺组织较多故肺泡呼吸音较强;相反,肺尖及肺下缘则较弱。

(3) 支气管肺泡呼吸音(bronchovesicular breath sound):亦称混合呼吸音,是支气管呼吸音与肺泡呼吸音的混合音。支气管肺泡呼吸音的吸气音与肺泡呼吸音相似,但音调较高且较响亮,其呼气音与支气管呼吸音相似,但强度较弱、音调较低、时间较短。正常人在胸骨两侧第1、2肋间、肩胛间区的第3、4胸椎水平及右肺尖可以听到支气管肺泡呼吸音。

2. 异常呼吸音

(1) 异常肺泡呼吸音:由于病理变化引起肺泡呼吸音的强度、性质或时间的改变,称为异常肺泡呼吸音。

1) 肺泡呼吸音减弱或消失:可为双侧、单侧或局部的肺泡呼吸音减弱或消失,由进入肺泡内的空气量减少、气流速度减慢或声音传导障碍引起。常见于①胸廓活动受限:如胸痛、肋间神经痛、肋骨骨折、肋骨切除等;②呼吸肌疾病:如重症肌无力、膈肌麻痹、膈肌痉挛等;③呼吸道阻塞:如支气管狭窄、喉或大支气管肿瘤等;④压迫性肺膨胀不全:如胸腔积液、气胸等;⑤腹部疾病:如大量腹水、腹部内巨大肿瘤等。

2) 肺泡呼吸音增强:与呼吸运动及通气功能增强、进入肺泡的空气流量增多、流速加快有关。双侧肺泡呼吸音增强见于剧烈运动、发热、甲状腺功能亢进症、贫血、代谢性酸中毒等;一侧肺泡呼吸音增强见于一侧肺、胸病变引起的呼吸功能减弱或丧失时健侧肺泡呼吸音代偿性增强。

3) 呼气音延长:因下呼吸道有部分梗阻、痉挛或狭窄导致呼气的阻力增加,如支气管炎、支气管哮喘等;或由于肺组织弹性减退,使呼气的驱动力减弱等均可引起呼气音延长,如慢性阻塞性肺气肿等。

4) 断续性呼吸音:肺内局部性炎症或支气管狭窄,使空气不能均匀地进入肺泡,可引起断续性呼吸音。因伴短促的不规则间歇,又称齿轮性呼吸音。断续性呼吸音见于肺炎、肺结核、支气管肺癌等。

5) 粗糙性呼吸音:为支气管黏膜因轻度水肿或炎性浸润造成不光滑或狭窄,使气流进出不畅所形成的粗糙性呼吸音。常见于支气管炎或肺炎早期。

(2) 异常支气管呼吸音:在正常肺泡呼吸音分布的区域内听到了支气管呼吸音,即为异常支气管呼吸音,亦称管呼吸音。常由下列因素引起:

1) 肺组织实变：肺组织炎症实变时，支气管呼吸音通过较致密的肺组织传导声音的能力增强，在胸壁表面易于听到，常见于大叶性肺炎实变期。实变部位范围越大、越表浅，则支气管呼吸音越强；反之，则较弱。

2) 肺内大空洞：当肺内大空洞与支气管相通，气流进入空洞产生漩涡振动或支气管呼吸音的音响在空腔内产生共鸣而增强，空腔周围实变的肺组织有利于声波传导，因此，可以听到支气管呼吸音。常见于空洞型肺结核、肺脓肿病人。

3) 压迫性肺不张：胸腔积液时，压迫肺脏，发生压迫性肺不张，致密的肺组织有利于支气管音的传导，可在积液上方闻及较弱的支气管呼吸音。

(3) 异常支气管肺泡呼吸音：在正常肺泡呼吸音分布的区域内听到支气管肺泡呼吸音，称为异常支气管肺泡呼吸音。常见于肺实变区域较小且与正常肺组织混合存在，或肺实变部位较深并被正常肺组织所遮盖，使支气管呼吸音和正常肺组织的肺泡呼吸音均可听到。常见于支气管肺炎、肺结核、大叶性肺炎初期或胸腔积液上方肺膨胀不全的区域。

3. 啰音 (rales)　是呼吸音以外的附加音。正常人一般并无啰音存在。按声音性质不同分为干啰音和湿啰音。

(1) 干啰音 (rhonchi)：是由气流通过狭窄或部分阻塞的气道发生漩涡而产生的声音。其病理基础有①炎症引起的黏膜充血和分泌物增加；②支气管平滑肌痉挛；③管腔内肿瘤或异物阻塞；④管腔被管外肿大的淋巴结或纵隔肿瘤压迫引起的管腔狭窄等。

1) 听诊特点：①吸气和呼气都可听到，常在呼气时更加清楚；②音调较高，每个音响持续时间较长；③强度和性质多变且部位变换不定；④几种不同性质的干啰音可同时存在；⑤发生于主支气管以上的干啰音，有时不用听诊器都可听到，称为喘鸣。

2) 分类：根据音调的高低分为高调和低调两种。高调干啰音又称哮鸣音，音调类似于飞箭、鸟鸣或哨笛音，多起源于较小的支气管或细支气管；低调干啰音又称鼾音，为一种粗糙的、音调较低的、类似熟睡时的鼾声的干啰音。

3) 临床意义：发生于两侧肺部的干啰音常见于慢性支气管炎、支气管哮喘、心源性哮喘等；局限性干啰音是由于局部支气管狭窄所致，常见于支气管内膜结核、肿瘤、支气管异物等。

(2) 湿啰音 (moist rale)：由于吸气时气体通过呼吸道内的稀薄分泌物如渗出液、痰液、血液、黏液或脓液等，形成水泡破裂所产生的声音，宛如小管插入水中吹气时所产生的水泡破裂音故又称水泡音 (bubble sound)；或认为由于小支气管壁因分泌物粘着而陷闭，当吸气时突然张开重新充气所产生的爆破音。

1) 听诊特点：①吸气和呼气都可听到，以吸气终末时多而清楚；②一次常连续多个出现；③部位较恒定，性质不易改变；④大、中、小湿啰音可同时存在；⑤咳嗽后湿啰音可减少或消失。

2) 分类：按呼吸道腔径大小和腔内渗出液的多少分为粗、中、细湿啰音和捻发音。①粗湿啰音又称大水泡音，产生于气管、大支气管或空洞内，多出现在吸气早期，见于支气管扩张、肺结核空洞、肺水肿等，昏迷或濒死的病人，因无力将气管内的分泌物咳出，呼吸时可出现粗湿啰音，有时不用听诊器都能听到，称为痰鸣音；②中湿啰音又称中水泡音，产生于中等大小的支气管内，多出现于吸气的中期，见于支气管肺炎、支气管炎等；③细湿啰音发生在小支气管内，多于吸气后出现，常见于细支气管炎、支气管肺炎、肺淤血等；④捻发音是一种极细而均匀一致的湿啰音，多出现在吸气末，如同用手指在耳旁搓捻头发所发出的声音，常见于细支气管和肺泡炎症或充血，如肺淤血、肺炎早期、肺泡炎等。但正常老年人或长期卧床者，于肺底亦可听到捻发音，一般无临床意义。

3) 临床意义：湿啰音出现于局部，见于局部病变，如肺炎、肺结核、支气管扩张症；两侧肺底湿啰音，多见于心力衰竭所致的肺淤血和支气管肺炎等；两肺野布满湿啰音，则多见于急性肺水肿或严重支气管炎。

4. 语音共震 (vocal resonance)　又称听觉语音，其发生机制及临床意义均与语音震颤相同，但更敏感。检查时嘱被检查者按平时说话的音调发"yi"的长音，喉部发音产生的振动经气管、支气管、肺泡传导胸壁，用听诊器在胸壁上便可听到柔和而模糊的声音。正常时，听到的语音共振言词并非响亮清晰，音节亦含糊难辩。语音共振增强、减弱或消失，其临床意义同语音震颤。

5. 胸膜摩擦音 (pleural friction rub)　胸膜发生炎症时，胸膜表面由于纤维素渗出而变得粗糙，呼吸时脏、壁两层相互摩擦,检查者用听诊器在胸部可听到摩擦的声音。胸膜摩擦音在吸气和呼气时皆可听到,一般以吸气末或呼气开始时较为明显;屏住呼吸时胸膜摩擦音消失,可借此与心包摩擦音区别;深呼吸或在听诊器胸件上加压时胸膜摩擦音常更清楚;胸膜摩擦音可在短期内消失或重新出现,亦可持续存在数日或更久;胸膜摩擦音可发生于胸膜的任何部位,但最常见于脏层胸膜与壁层胸膜发生位置改变最大的部位——胸廓前下侧胸壁。因胸膜摩擦音更易被发现,所以,听到胸膜摩擦音不一定能触到胸膜摩擦感,但触到胸膜摩擦感一定能听到胸膜摩擦音。

出现胸膜摩擦音应考虑①胸膜炎症:如结核性胸膜炎、化脓性胸膜炎以及其他原因引起的胸膜炎症;②原发性或继发性胸膜肿瘤;③肺部病变累及胸膜:如肺炎、肺梗死等;④胸膜高度干燥:如严重脱水等;⑤其他:如尿毒症等。

(五) 呼吸系统常见病变的主要体征

1. 肺实变(consolidation of lung) 是指任何原因引起的以肺泡腔内积聚浆液、纤维蛋白和细胞成分等,从而使肺泡含气量减少、肺质地致密化的一种病变。肺实变主要由炎症(如细菌性肺炎、病毒性肺炎、肺炎球菌性肺炎、肺结核、肺脓肿)引起,也可见于肺梗死、肺肿瘤等。其主要体征:

视诊:两侧胸廓对称,病侧呼吸运动减弱或消失。

触诊:气管居中,病侧语音震颤增强。

叩诊:呈浊音,高度大块肺实变可呈实音。

听诊:病变部位可闻及支气管呼吸音和响亮的湿啰音,语音共振增强,累及胸膜时可闻及胸膜摩擦音。

2. 肺气肿(pulmonary emphysema) 是指呼吸性细支气管远端(包括肺泡管、肺泡囊和肺泡)过度膨胀、过度充气和容积增大的一种病理状态,成为肺气肿。往往不伴有明显纤维化。根据病因分为阻塞性肺气肿和非阻塞性肺气肿。阻塞性肺气肿由慢性支气管炎、支气管哮喘等所致的细支气管逐渐狭窄发展而来,常为慢性支气管炎的并发症。其主要体征:

视诊:胸廓呈桶状,肋间隙增宽,呼吸运动减弱。

触诊:气管居中,双侧语音震颤减弱。

叩诊:双肺部呈过清音,心脏浊音界缩小或叩不出,肝浊音界和肺下界下移,肺下界移动度减小。

听诊:肺泡呼吸音普遍减弱且呼气延长,语音共振减弱,心音遥远。

3. 气胸(pneumothorax) 胸膜腔内有气体存在时,称为气胸。气胸的主要原因是肺结核、肺气肿时脏层胸膜破裂所致,也可见于胸部外伤、胸腔穿刺、人工气胸或自发性气胸等。少量胸腔积气可无明显的体征或仅有呼吸音减弱;积气量多时出现明显的气胸体征。

视诊:患侧胸廓饱满、肋间隙增宽、呼吸运动减弱或消失。

触诊:气管、心脏被推向健侧,语音震颤减弱或消失。

叩诊:患侧为鼓音,右侧气胸时肝浊音界下移,左侧气胸时心浊音界叩不出。

听诊:患侧呼吸音减弱或消失、语音共振减弱或消失。

4. 胸腔积液(pleural effusion) 胸膜腔的脏层和壁层之间有过多的液体积聚,称为胸腔积液。少量胸腔积液时可无明显体征,中等量或以上胸腔积液,可有以下典型体征。

视诊:患侧胸廓饱满、肋间隙增宽、呼吸运动减弱,心尖搏动向健侧移位。

触诊:气管被推向健侧,患侧呼吸运动减弱、语音震颤减弱或消失。

叩诊:积液区为浊音,大量积液或脓性积液伴胸膜增厚时叩诊呈实音,左侧胸腔积液时心界叩不出,右侧胸腔积液时心界向左侧移位。

听诊:积液区呼吸音减弱或消失,语音共振减弱或消失,积液上方听到减弱的支气管呼吸音。

四、心脏评估

心脏评估对于初步判定有无心脏病,了解其病因、性质、部位、程度等都有很大帮助,甚至一些心脏病依据视、触、叩、听所获得的结果便可诊断,因此,必须熟练掌握。

心脏评估注意事项:①被检查者一般采取仰卧位或坐位;②环境应安静,对于杂音的听诊尤为重要;③受检者应充分坦露胸部,绝不可隔着衣服听诊;④听诊器应具备钟型和膜型两种体件,适用于听取不同音频的声音;⑤检查时应全神贯注,按视、触、叩、听顺序,以规范的检查手法进行系统、全面、细致的检查,并认真作好记录,以便全面分析。

(一) 视诊

心脏视诊时,被检者取仰卧位或坐位,充分暴露胸部,光线最好来源于左侧。检查者站在病人右侧,视诊心尖搏动和心前区异常隆起时还需弯腰或蹲下,两眼与胸廓平齐,双眼视线应与心前区呈切线方向(图3-4-55)。视诊的内容包括心前区隆起与凹陷、心尖搏动及心前区异常搏动。

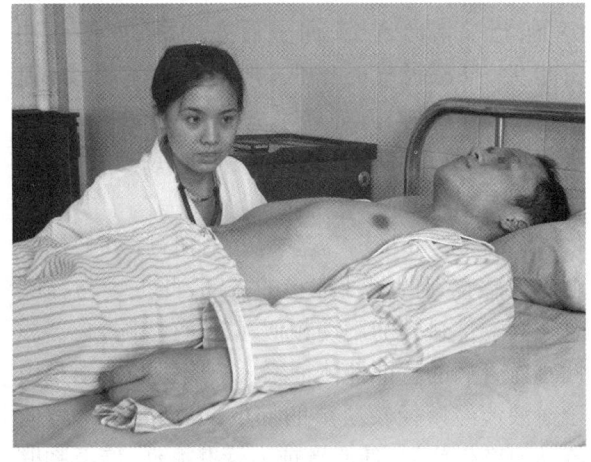

图 3-4-55 心脏视诊

1. 心前区外形 正常人心前区外形与右侧相应部位对称,无异常隆起或凹陷。心前区局部隆起往往见于某些先天性心脏病,儿童时期心脏显著增大时,由于胸部骨骼尚在发育中,可使前胸壁受压而向外隆起;鸡胸(keeled chest)和漏斗胸(funnel ster-num)畸形伴有心前区隆起者,提示可能合并先天性心脏病;大量心包积液时,心前区外观显得饱满;凹陷胸是指胸骨向后移位,可见于马方综合征及部分二尖瓣脱垂病人。

2. 心尖搏动(apical impulse) 心脏收缩时,心尖撞击心前区胸壁,使相应部位肋间组织向外搏动,称为心尖搏动。

(1) 正常心尖搏动:坐位时,心尖搏动一般位于第5肋间左锁骨中线内0.5~1.0cm处,距正中线约7.0~9.0cm,搏动范围直径约2.0~2.5cm。体胖者或女性乳房垂悬时不易看见。

(2) 位置的变化:影响心尖搏动位置变化的因素既有生理性的也有病理性的,而且,除了心脏本身的原因外,某些心外因素也可使心尖搏动的位置发生变化。

1) 影响心尖搏动移位的生理因素:①体型:超力型者心脏呈横位,心尖搏动可向外上方移至第4肋间;无力型者心脏呈垂悬位,心尖搏动可向内下方移至第6肋间;②年龄:婴儿及儿童的心脏体积与胸廓容积之比较成年人大,心脏呈横位,因此心尖搏动的位置可在第4肋间左锁骨中线偏外处;③体位:卧位时膈的位置较坐位稍高,心尖搏动的位置亦可稍高;右侧卧位时,心尖搏动可向右移1.0~2.5cm;左侧卧位时,心尖搏动则左移2~3cm;④呼吸:深吸气时膈下降,心尖搏动可下移至第6肋间;深呼气时膈上升,心尖搏动则上移;⑤妊娠:妊娠时膈升高,心脏呈横位,心尖搏动向上移位。

2) 影响心尖搏动位置的病理因素:①心脏疾病:左心室增大,心尖搏动向左下移位,甚至可达腋中线;右心室增大时,心尖搏动向左移位,甚至可稍向上,但不向下移位;全心增大时,心尖搏动向左下移位,并可伴有心界向两侧扩大;先天性右位心者心尖搏动位于右侧与正常心尖搏动相对应的部位。②胸部疾病:能引起纵隔及气管移位的胸腔内或肺部疾患,均可使心尖搏动移位。一侧胸腔积液或气胸,可将纵隔推向健侧,心尖搏动亦稍向健侧移位;一侧肺不张或胸膜粘连,纵隔向患侧移位,心尖搏动则稍向患侧移位;胸廓或脊柱畸形时,胸腔内脏器的位置发生变化,心尖搏动亦相应移动。③腹部疾病:大量腹水、腹腔内巨大肿瘤等可使腹腔内压增高,膈位置升高,从而使心尖搏动位置上移。

(3) 心尖搏动强度及范围的变化:

1) 生理条件下的变化:心尖搏动的强弱与胸壁厚度有关。体胖或肋间变窄时心尖搏动较弱,范围也较小;体瘦、儿童或肋间增宽时,心尖搏动较强,范围也较大;剧烈活动、情绪激动、兴奋时,心脏活动加强,心尖搏动亦增强。

2) 病理条件下的变化:

心脏疾病:①左心室肥大时心搏有力,心尖搏动明显增强,可呈抬举性,心尖搏动范围也较大;②心肌病变如急性心肌梗死、扩张型心肌病等可使心肌收缩乏力,心尖搏动减弱;③心室腔扩大时,心尖搏动减弱,心尖搏动范围明显增大(搏动弥散);④心包积液时,心脏与前胸壁距离增加,心尖搏动可减弱,甚或消失;⑤心脏收缩时心尖反向内陷,称为负性心尖搏动(inward impulse),见于粘连性心包炎与周围组织有广泛粘连时以及右心室明显肥大。

肺部或其他疾病:①甲状腺功能亢进症、发热、严重贫血时,心搏增强且范围较大;②左侧胸腔大量积气或积液、肺气肿时,心尖搏动减弱或消失。

3. 心前区异常搏动　胸骨左缘第 2 肋间搏动,见于肺动脉高压或肺动脉扩张时,有时也可见于正常青年人;胸骨右缘第 2 肋间及胸骨上窝搏动,见于升主动脉瘤及主动脉弓瘤;胸骨左缘第 3、4 肋间搏动,可见于右心室肥大或瘦弱者;剑突下搏动,可为右心室肥大或腹主动脉瘤。

(二) 触诊

心脏触诊不仅可进一步确定视诊检查的心尖搏动和心前区异常搏动,此外,尚可发现心脏病特有的震颤及心包摩擦感。触诊方法是:检查者用右手全手掌开始检查,置于心前区,注意心尖搏动的位置和有无震颤;然后用并拢的示指和中指指腹进行触诊,以确定心尖搏动的准确位置、范围以及有无抬举性搏动(图 3-4-56);用手掌在心底部和胸骨左缘第 3、4 肋间触诊,注意有无震颤及心包摩擦感。必要时用手掌尺侧(小鱼际)确定震颤的具体位置,判定是收缩期还是舒张期。注意触诊时按压在胸壁上的力量不宜过大,以致降低手掌触觉感受器的敏感度而触不到震颤或心包摩擦感。

1. 心尖搏动及心前区搏动　触诊能更准确地判断心尖搏动或心前区异常搏动的位置、强弱和范围,尤其是视诊不能发现或看不清楚的心尖搏动及心前区搏动,触诊检查则可能确定。触诊时,心尖搏动冲击胸壁的时间标志着心室收缩期的开始,这有助于确定第一心音、震颤或杂音为收缩期还是舒张期。当用手指触诊时,手指可被强有力的心尖搏动抬起,这种较大范围的外向运动称为抬举性搏动(heaving apex impulse),为左室肥大的可靠体征。

心尖搏动位置、强度及范围的变化以及心前区异常搏动的临床意义同视诊所述。视诊时发现剑突下搏动,须鉴别其为右心室肥大还是腹主动脉搏动所致。具体方法:将手指平放在剑突下,指端指向剑突,向上后方加压,如搏动冲击指尖,且深吸气时增强,则为右心室搏动,提示有右心室肥大。如搏动冲击手指掌面,且深吸气时减弱,则为腹主动脉搏动,或提示为腹主动脉瘤。

2. 震颤(thrill)　震颤是指心脏跳动时,用手触诊而感觉到的一种细小的振动,此振动与猫喘时在其喉部触到的震动相似,故又称猫喘,是器质性心血管病的特征性体征之一。震颤的发生是由于血液流经口径较狭窄的部位,或循异常的方向流动而产生旋涡,使心壁或血管壁振动,传至胸壁而被触及。一般情况下,震颤的强弱与血流的速度、病变狭窄的程度及两侧的压力阶差密切相关。但是,如果狭窄口过小,通过血流过少时则无震颤。震颤常见于某些先天性心脏病和心脏瓣膜狭窄时,而瓣膜关闭不全时震颤很少见,仅房室瓣中度关闭不全时可扪及收缩期震颤。发现震颤时,应注意其部位及出现时间。心前区震颤的临床意义见表 3-4-2。

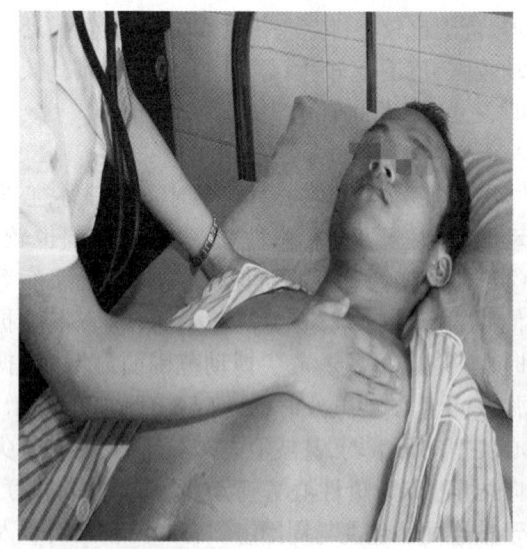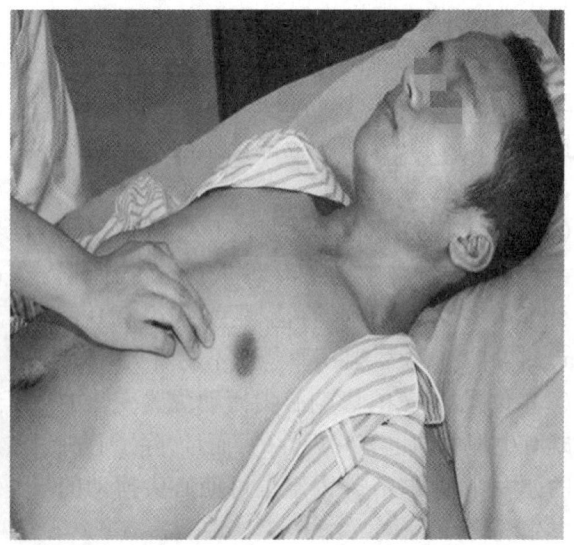

图 3-4-56　心脏触诊

表 3-4-2　心前区震颤的临床意义

时期	部位	常见疾病
收缩期	胸骨右缘第 2 肋间	主动脉瓣狭窄
	胸骨左缘第 2 肋间	肺动脉瓣狭窄
	胸骨左缘第 3~4 肋间	室间隔缺损
舒张期	心尖部	二尖瓣狭窄
连续期	胸骨左缘第 2 肋间	动脉导管未闭

3. 心包摩擦感（Pericardium friction rub）　心包膜发生急性炎性变化时，心包膜纤维蛋白渗出使其表面变得粗糙，当心脏跳动时，心包脏层和壁层间的摩擦引起振动，以至在胸壁触诊时可感觉到。其感觉与胸膜摩擦感相似，但胸膜摩擦感在胸廓两侧呼吸动度最大的部位触诊最清楚，而且，可在屏住呼吸时消失；而心包摩擦感通常在胸骨左缘第 4 肋间处较易触及，这是因为该处心脏表面无肺组织覆盖，在收缩期心脏更接近胸壁，则较易触及。当心包渗出液增多，使脏层和壁层分离，则心包摩擦感消失。

（三）叩诊

心脏叩诊用于确定心界，判定心脏大小、形状及其在胸廓内的位置。心脏不含气，其不被肺掩盖的部分叩诊呈绝对浊音（实音），其边界为绝对浊音界；心脏两侧被肺遮盖的部分叩诊呈相对浊音。叩诊心界是指心脏相对浊音界，反映心脏的实际大小（图 3-4-57）。

1. 叩诊方法和顺序　检查时，如病人取仰卧位，检查者则立于病人右侧，左手叩诊板指与心缘垂直（与肋间平行，见图 3-4-58）。病人取坐位时，宜保持上半身直立姿势，平稳呼吸，检查者面对病人而坐，左手叩诊板指一般与心缘平行（与

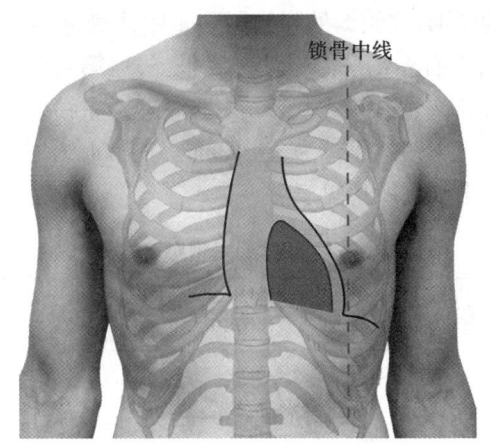

图 3-4-57　心脏绝对浊音界和相对浊音界

肋骨垂直），但对消瘦者等也可采取左手叩诊板指与心缘垂直的手法。采取轻（弱）叩诊法，用力要求均匀，以听到声音由清变浊来确定心浊音界。叩诊顺序应先叩左界，从心尖搏动最强点外 2~3cm 处（一般为第 5 肋间左锁骨中线稍外）开始，沿肋间由外向内，叩诊音由清变浊时表示已达心脏边界，翻转板指，在相应的胸壁处用标记笔作一标记，如此逐一肋间自下而上，叩至第 2 肋间，分别标记；然后叩右界，先沿右锁骨中线自上而下，叩诊音由清变浊时为肝上界，于其上一肋间（一般为第 4 肋间）由外向内叩出浊音界，作一标记，然后逐渐上移一个肋间，分别由外向内叩出浊音界，直到第 2 肋间，并作标记。再标出前正中线，用直尺测量左右相对浊音界各标记点距前正中线的垂直距离，并测量前正中线至左锁骨中线的距离，以记录心脏相对浊音界的位置。

2. 正常心浊音界（normal cardiac dullness border）　正常人心脏左界在第 2 肋间几乎与胸骨左缘一致，第 3 肋间以下心界逐渐形成一个向外凸

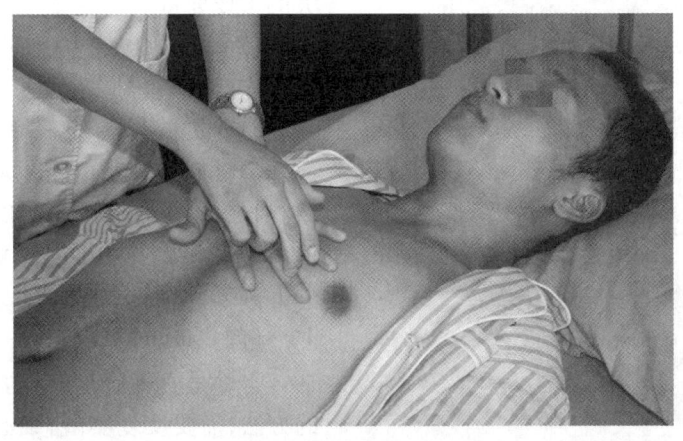

图 3-4-58　心脏叩诊

起的弧形,在第5肋间处距前正中线最远,约7~9cm;心右界几乎与胸骨右缘平齐,但第4肋间处稍偏离胸骨右缘1~2cm。正常成人左锁骨中线至前正中线的距离为8~10cm。正常成人心界与前正中线的距离见表3-4-3。

表3-4-3　正常心脏相对浊音界

右(cm)	肋间	左(cm)
2~3	Ⅱ	2~3
2~3	Ⅲ	3.5~4.5
3~4	Ⅳ	5~6
	Ⅴ	7~9

注:左锁骨中线至前正中线的距离为8~10cm

3. 心浊音界各部的组成　心脏左界第2肋间处相当于肺动脉段,第3肋间为左心耳,第4、5肋间为左心室,其中主动脉与左心室交接处向内凹陷,称为心腰。右界第2肋间相当于升主动脉和上腔静脉,第3肋间以下为右心房。心上界相当于第3肋骨前端下缘水平,心下界由右心室及左心室心尖部组成。

4. 心浊音界改变及其临床意义　心浊音界大小、形态和位置的变化可因心脏本身病变和心外因素的影响而发生变化。

(1) 心脏本身病变

1) 左心室增大:心左界向左下扩大,心腰加深接近直角,使心脏浊音区呈靴形,或称"主动脉型",此情况常见于主动脉瓣关闭不全、高血压性心脏病等(图3-4-59)。

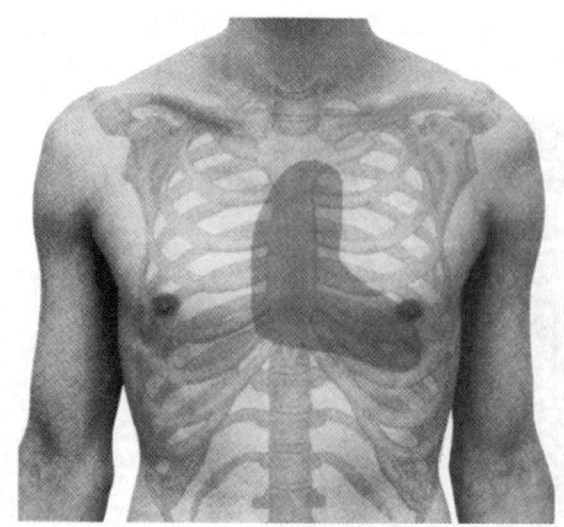

图3-4-59　"主动脉型"靴形心

2) 右心室增大:轻度增大时仅心脏绝对浊音界增大,相对浊音界增大不明显;显著增大时,相对浊音界向两侧扩大,以向左增大较显著。常见于肺源性心脏病等。

3) 左、右心室增大:心浊音界向两侧扩大,且左界向左下扩大,称为普大型。常见于扩张型心肌病、重症心肌炎、全心衰竭。

4) 左心房增大:左心房显著增大时,胸骨左缘第3肋间心浊音界向外扩大,使心腰部消失甚或膨出。二尖瓣狭窄时,左心房及肺动脉均扩大,心腰部更为饱满或膨出,心脏浊音界的外形成为梨形,或称"二尖瓣型"(图3-4-60)。

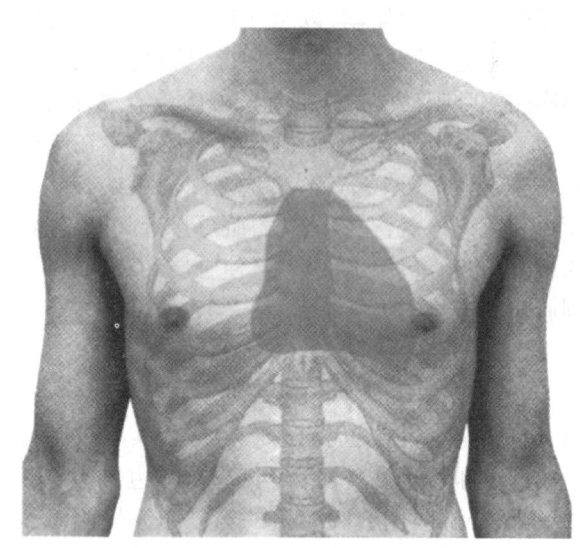

图3-4-60　"二尖瓣型"梨形心

5) 心包积液:心包积液达一定量时,心脏浊音界向两侧扩大,其相对浊音区与绝对浊音区几乎相同,坐位时呈三角烧瓶形,但病人取仰卧位时心底部浊音区明显增宽,这种心脏浊音界随体位改变而变化的特点,是鉴别心包积液还是全心扩大的重要要点。

(2) 心外因素:胸壁较厚或肺气肿时,心浊音界变小,重度肺气肿时可能叩不出心浊音界;一侧胸腔大量积液、积气时心界叩不出,健侧心浊音界外移;大量腹腔积液或腹腔巨大肿瘤可使膈抬高,心脏呈横位,叩诊时心界向左扩大;胃内含气量增多时,可影响心脏左界下部叩诊的准确性。

(四) 听诊

听诊是心脏检查的重要方法,也是较难掌握的方法,需要反复实践,细心体验,才能逐步掌握这项较难的临床基本功。听诊时环境应安静,检查者应高度集中注意力，仔细而认真地听诊。病人可采取坐位或仰卧位，必要时可使病人改变体位，或嘱病人在深呼气末屏住呼吸，或作适当的运动，以便听清和辨别心音或杂音。

1. 心脏瓣膜听诊区（auscultatory valve area） 将听诊器的体件置于心前区，即可听到心脏跳动的声音。心脏各瓣膜开闭时产生的声音沿血流方向传导至胸壁不同部位，于体表听诊最清楚处即为该瓣膜听诊区。瓣膜听诊区与其解剖部位并不完全一致，传统的心脏瓣膜听诊区为4个瓣膜5个听诊区（图3-4-61）。

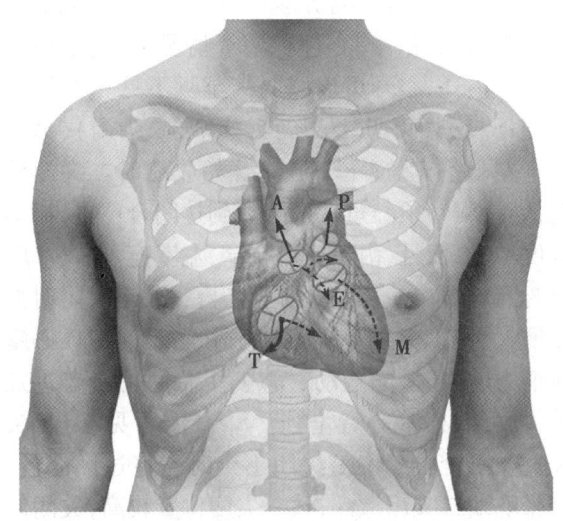

图 3-4-61 心脏瓣膜听诊区

（1）二尖瓣区（mitral valve area）：位于心尖搏动最强点。心脏大小正常时，多位于第5肋间左锁骨中线稍内侧；当心脏增大时，听诊部位随心尖位置向左或左下移位。

（2）肺动脉瓣区（pulmonary valve area）：胸骨左缘第2肋间。

（3）主动脉瓣区（aortic valve area）：胸骨右缘第2肋间。

（4）主动脉瓣第二听诊区（the second aortic valve area）：胸骨左缘第3、4肋间。

（5）三尖瓣区（tricuspid valve area）：胸骨体下端左缘或右缘。

2. 听诊顺序 心脏听诊顺序通常按下列逆时针方向依次听诊：从二尖瓣区（心尖部）开始→肺动脉瓣区→主动脉瓣区→主动脉瓣第二听诊区→三尖瓣区。

3. 听诊内容 听诊内容包括心率、心律、心音、额外心音、心脏杂音和心包摩擦音。

（1）心率（heart rate）：指每分钟心跳的次数。一般在心尖部听取第一心音，计数1分钟。正常成人心率范围为60～100次/分，多数为70～80次/分，女性稍快，儿童偏快（3岁以下儿童的心率多在100次/分以上），老年人多偏慢。成年人心率超过100次/分，婴幼儿心率超过150次/分，称为心动过速（tachycardia）。运动、兴奋、激动等生理情况下心率增快，可达100～150次/分。如心率突然增快至160～240次/分，持续一段时间后突然终止，宜考虑为阵发性室上性心动过速。在心脏病病人中，冠状动脉粥样硬化性心脏病和风湿性心脏病病人较易发生，发作持续时间较长则可诱发心功能不全。心率低于60次/分，称为心动过缓（bradycardia），迷走神经张力过高、颅内压增高、阻塞性黄疸、甲状腺功能低下、病态窦房结综合征、二度或三度房室传导阻滞，或服用某些药物（普萘洛尔、美托洛尔等）均可使心率减慢。但也有不少健康者，尤其是运动员、长期从事体力劳动的人，安静时心率可低于60次/分。

（2）心律（cardiac rhythm）：指心脏跳动的节律。正常成人心律规整，心率稍慢者及儿童的心律稍有不齐，呼吸也可引起心律稍有不齐，即吸气时心率增快，呼气时心率减慢，称为窦性心律不齐，一般无临床意义。听诊时可发现的心律失常主要有期前收缩和心房颤动。

1）期前收缩（premature contraction）：在规整心跳的基础上提前出现一次心跳，为期前收缩。听诊特点为：①规则的节律中提前出现的心音，其后有一个较长的间歇；②提前出现的心跳第一心音增强，第二心音减弱；③长间歇后出现的第一个心跳其第一心音减弱。期前收缩可偶发或频发，如每一次正常心搏后出现一次期前收缩称为二联律（bigeminal beats）；每两次窦性搏动后出现一次期前收缩称为三联律（trigeminal beats），以此类推。精神刺激、过度疲劳、过量饮酒或浓茶，以及某些药物等可诱发期前收缩，二联律和三联律多为病理性。

2）心房颤动（atrial fibrillation）：简称房颤，是由心房内异位节律点发出冲动产生的多个折返所致。房颤时心房肌失去正常的、有节律而有力的收缩，取而代之为极为迅速、微弱而不规则的颤动（400～600次/分）。听诊特点为：①心律绝对不齐；②第一心音强弱不等；③脉率低于心率，这种脉搏脱漏现象称为脉搏短绌（miosphygmia）或短绌脉(pulse deficit)。房颤可以是发作性的,但慢性持续性房颤更为多见,绝大多数为器质性心脏病所致,常见于二尖瓣狭窄、冠状动脉粥样硬化性心脏病、甲状腺功能亢进症等。

(3) 心音(cardiac sound):正常情况下心音图可记录到每一心动周期有4个心音,按其出现的先后顺序分别称为第一心音、第二心音、第三心音和第四心音。正常情况下只能听到第一和第二心音;第三心音可在部分青少年中闻及;第四心音一般听不到,如能听到则多为病理性。第一心音和第二心音是听诊心音的首要环节,只有正确区分第一和第二心音之后,才能判定心室收缩期和舒张期、确定异常心音或杂音出现的时期以及与第一和第二心音的时间关系,因此,辨别第一心音和第二心音具有重要的临床意义。

1) 正常心音:①第一心音(first heart sound,S_1):第一心音的产生主要是因二尖瓣和三尖瓣关闭,瓣叶突然紧张引起振动所致。第一心音标志着心室收缩(收缩期)的开始。第一心音听诊特点:音调较低,声音较响,性质较钝,占时较长(持续约0.1秒),与心尖搏动同时出现,心尖部听诊最清楚;②第二心音(second heart sound,S_2):出现于第一心音之后,主要是由于主动脉瓣和肺动脉瓣的关闭引起瓣膜振动而产生,第二心音的出现标志着心室舒张的开始。第二心音听诊特点:音调较高,强度较低,性质较清脆,占时较短(持续约0.08秒),在心尖搏动后出现,心底部听诊最清楚。

第一心音和第二心音的辨别要点有:①第一心音较长而音调较低,第二心音则较短而音调较高;②第一心音与第二心音的间距较短,而第二心音与第一心音间的时间较长,即舒张期较收缩期长;③第一心音与心尖搏动同时出现,与颈动脉搏动几乎同时出现;④第一心音在心尖部较强,而第二心音在心底部明显较强。一般情况下第一心音和第二心音的辨别并不困难,但在某些病理情况下,如心率加快、心脏的舒张期缩短,则心音间的间隔差别不明显,同时,音调也不易区别,需利用心尖搏动或颈动脉搏动帮助辨别。如仍有困难,心底部尤其是肺动脉瓣区清晰的第二心音则有助于区分第二心音和第一心音,并进而确定收缩期和舒张期。

2) 第三心音(third heart sound,S_3):通常只是在部分儿童和青少年中听到,出现在心室舒张早期、第二心音后0.12~0.18秒。第三心音的产生可能系心室舒张早期血流自心房突然冲入心室,使心室壁、乳头肌和腱索紧张、振动所致。第四心音(fourth heart sound,S_4)不易闻及,因为,正常人心房收缩产生的低频振动人耳听不到。

(4) 心音的变化及其临床意义:心音的变化包括心音强度和心音性质的改变。

1) 心音强度改变:影响心音强度的主要原因有心室充盈程度、瓣膜位置、瓣膜的完整性和活动性、心肌收缩力等。此外,胸壁厚度、胸壁与心脏间的距离也可影响听诊时心音的强度,如肥胖、肺气肿、胸腔积液、心包积液等情况下,由于声音传导的损耗,心音可以减弱甚至听不见。①S_1的改变:S_1增强可见于二尖瓣狭窄,二尖瓣狭窄时由于左心室充盈减少,心室开始收缩时二尖瓣位置低垂,瓣叶须经过较长距离到达闭合位置,振动幅度增大;而且,由于瓣口狭窄,左室充盈减少,收缩时间缩短,左室内压迅速上升,二尖瓣关闭时振动增大,使第一心音增强。另外,心动过速或心室收缩力增强时,如运动、发热、甲状腺功能亢进症等,均可致第一心音增强。S_1减弱可见于:二尖瓣关闭不全。二尖瓣关闭不全时左室过度充盈,舒张晚期二尖瓣漂浮,致二尖瓣位置较高,关闭时活动幅度小,致心音减弱;另外,还有其他情况如主动脉瓣关闭不全致心室过度充盈以及心肌炎、心肌病、心肌梗死、左心衰竭等均可致心肌收缩力下降,使第一心音减弱。S_1强弱不等主要见于:心房颤动和频发性室性期前收缩。②S_2的改变:S_2的变化与大血管(主动脉或肺动脉)内的压力及半月瓣的完整性、弹性有关。S_2有两个主要成分,即主动脉瓣和肺动脉瓣成分。通常主动脉瓣第二心音(A_2)在主动脉瓣区最清楚,肺动脉瓣第二心音(P_2)在肺动脉瓣区最清晰。A_2增强主要因主动脉内压增高所致,如高血压、主动脉粥样硬化,除A_2增强或亢进外,常伴有高调金属撞击音,亢进的A_2可向心尖及肺动脉瓣区传导;A_2减弱见于主动脉内压力降低或有主动脉瓣疾病病人,如主动脉瓣狭窄、主动脉瓣关闭不全、主动脉瓣粘连或钙化。P_2增强主要因肺动脉内压力增高所致,主要见于肺心病、二尖瓣狭窄伴肺动脉高压、左向右分流的先天性心脏病(如房间隔缺损、室间隔缺损、动脉导管未闭)等,亢进的P_2亦可向主动脉瓣区和胸骨左缘第3肋间传导,但不向心尖传导;P_2减弱为肺动脉内压力降低及其瓣膜受损所致,主要见于肺动脉瓣狭窄、肺动脉瓣关闭不全等。③S_1、S_2同时增强多见于运动、情绪激动、贫血、甲状腺功能亢进症等使心脏活动增强时。④S_1、S_2同时减弱多见于心肌严重受损(如心肌梗死、心包积液、左侧胸腔大量积液、肺气肿或休克等循环衰竭时)。

2) 心音性质改变:心肌严重受损时,心尖部第一心音失去原有的特征,转而与第二心音相似,形成"单音律"。心率加快,收缩期与舒张期时限几乎相等时,心音酷似钟摆之"di-da"声,称为钟摆律,又称胎心律或胎心样心音。可见于大面积急性心肌梗死、重症心肌炎等,为心肌严重受损的重要体征之一。

(5) 额外心音(extra cardiac sound):指在原有的第一、第二心音外,额外出现的病理性附加心音。多数情况下出现一个额外心音,构成三音律;少数为两个额外心音,构成四音律。额外心音大部分出现在第二心音后第一心音前,即舒张期,也可以出现在收缩期,其中以舒张早期额外心音最多见,临床意义也较大。主要有奔马律、开瓣音和心包叩击音。

1) 奔马律(gallop rhythm):为出现在第一、二心音之外的附加心音,与原有的第一、第二心音组合而成的韵律酷似马奔跑时马蹄触地发出的声音,故称奔马律。因其产生于舒张期,故称其为舒张期奔马律。根据出现时间的不同,奔马律又可分为3种。①舒张早期奔马律(protodiastolic gallop)是最常见的一种。其发生是由于心室舒张期负荷过重,心肌张力减低,顺应性减退,以致心室舒张时,血液充盈引起室壁振动所致。舒张早期奔马律的听诊特点:音调较低,强度较弱,额外心音出现在舒张早期即第二心音后,奔马律多起源于左心室,听诊最清晰的部位在心尖部。舒张早期奔马律的出现具有重要的临床意义,是心肌严重受损的重要体征之一,常见于心力衰竭、急性心肌梗死、重症心肌炎、扩张性心肌病等严重器质性心脏病。心功能经治疗后好转,奔马律可消失,因此,临床上可作为病情好转的标志之一。②舒张晚期奔马律(late diastolic gallop)发生较晚,出现在收缩期开始之前即第一心音前0.1秒,故也称为收缩期前奔马律(presystolic gallop)。该奔马律的发生与心房收缩有关,是由于心室舒张末期压力增高或顺应性减退,以致心房为克服心室的充盈阻力而加强收缩所产生的异常心房音。听诊特点:音调较低,强度弱,额外心音距第二心音较远、距第一心音近,心尖部稍内侧听诊最清楚。舒张晚期奔马律多见于后负荷过重引起心室肥厚的心脏病,如高血压性心脏病、肥厚型心肌病、主动脉瓣狭窄、肺动脉瓣狭窄等。

2) 开瓣音(opening snap):又称二尖瓣开放拍击音。当二尖瓣狭窄而瓣膜尚柔软时,在第二心音后(0.07秒)可出现一个音调较高而清脆的额外心音。其产生机制是舒张早期血流自左房快速流入左室,弹性尚好的二尖瓣迅速开放又突然停止,引起瓣叶张帆性振动,产生拍击样声音。开瓣音常提示二尖瓣轻、中度狭窄,瓣膜弹性和活动性较好,常用来作为二尖瓣分离术适应证的参考条件。

3) 心包叩击音(pericardial knock):缩窄性心包炎时,可在第二心音后约0.1秒处出现一个较响、短促的额外心音。这是由于心包增厚阻碍心室舒张,以致在心室快速充盈时被迫骤然停止,使室壁振动产生此声音。

(6) 心脏杂音(cardiac murmurs):是指除心音和额外心音之外的异常声音。其特点为持续时间较长、性质特异,可与心音完全分开,亦可与心音相连,亦或完全掩盖心音。

1) 杂音产生的机制:在血流加快、管壁异常、心腔内漂浮物存在的情况下,血流则由层流变为湍流,进而形成漩涡,撞击心壁、瓣膜、腱索或大血管壁产生振动,听诊时可在相应部位发现杂音。具体的机制有以下6种(图3-4-62):①血流加速:血流速度越快,越容易产生漩涡,杂音也越响。即使没有瓣膜病变或狭窄的情况下,如正常人剧烈运动后、发热、严重贫血、甲状腺功能亢进症时,血流速度加快也可出现杂音或使原有的杂音增强。②狭窄:瓣膜口或大血管有狭窄处,或由于心脏扩大或大血管扩张所产生的瓣膜口相对狭窄,血流通过时可产生漩涡而出现杂音。③瓣膜关闭不全:瓣膜关闭不全,或由于大血管或心脏扩大使瓣膜口扩大形成相对性关闭不全,血液反流形成漩涡,产生杂音。④异常血流通道:在心脏内或大血管间有不正常的通路,如室间隔缺损、动脉导管未闭、动静脉瘘等,血流可经异常通道而分流,形成漩涡,产生杂音。⑤心腔内漂浮物或异常结构:心室内假腱索或乳头肌、腱索断裂的残端在心腔内摆动、漂游,血流被干扰而产生漩涡,出现杂音。

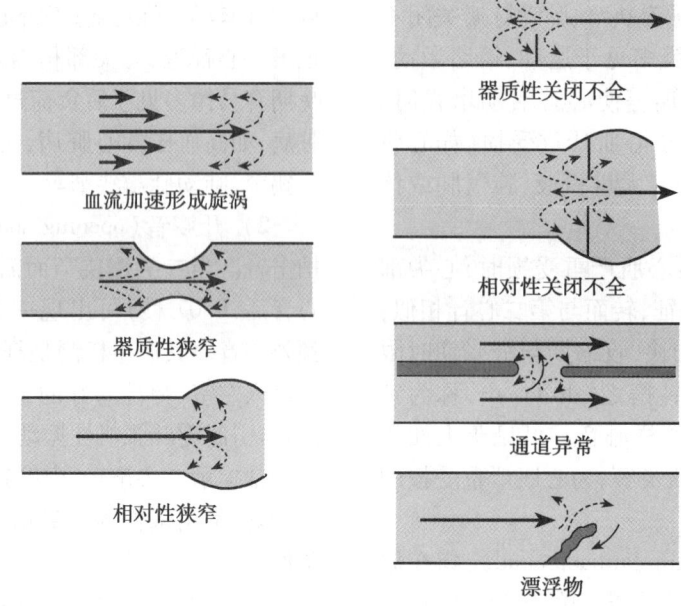

图 3-4-62 杂音产生的机制示意图

⑥动脉瘤：动脉壁由于病变或外伤发生局限性扩张，形成动脉瘤，血流自正常的动脉管腔流经扩张的部位时，可产生漩涡而引起杂音。

2）杂音听诊要点：杂音的听诊难度较大，必须仔细、专心、全面地听诊，才能正确地识别杂音。如果听到杂音，应根据杂音出现的时期、最响部位、杂音的性质、强度、传导方向以及与身体呼吸和运动的关系来判断其临床意义。

杂音出现的时期：按心动周期可分为3种，发生在第一心音与第二心音之间的杂音称收缩期杂音（systolic murmur, SM）；发生在第二心音与下一心动周期第一心音之间的杂音称舒张期杂音（diastolic murmur, DM）；连续出现在收缩期和舒张期的杂音称连续性杂音（continuous murmur）。区分杂音出现的时期对判断病变有重要的诊断意义，一般认为，舒张期和连续性杂音均为病理性器质性杂音，而收缩期杂音则有器质性和功能性两种可能性，应注意区别。

杂音最响部位：由于杂音产生的部位及通过病变部位的血流方向不同，杂音最响的部位也不同。一般杂音在某瓣膜听诊区最响，提示病变部位位于该区相应瓣膜，如杂音在心尖部最响，提示为二尖瓣病变；在主动脉瓣区的则为主动脉瓣病变。除瓣膜病变外，心脏其他病变或心脏附近大血管的病变所产生的杂音，亦因病变部位的不同而有不同的听诊部位，例如：室间隔缺损的收缩期杂音在胸骨左缘第3、4肋间处最强。

杂音的性质：杂音由于其振动的频率不同而表现为不同的性质。临床上常以生活中类似的声音来描述，如吹风样、隆隆样、叹气样、机器声样、乐音样等。此外，根据音调高低可分为柔和与粗糙两种，一般功能性杂音较柔和，器质性杂音较粗糙。临床上常常依据听诊的杂音性质，推断不同的病变。如心尖部舒张期低调隆隆样杂音是二尖瓣狭窄的特征；心尖部粗糙的收缩期吹风样杂音常提示二尖瓣关闭不全；乐音样杂音为高调具有音乐性质的杂音，多由于瓣膜穿孔、乳头肌或腱索断裂所致，见于感染性心内膜炎、梅毒性心脏病等；而心尖部高音调柔和的吹风样杂音则常为功能性杂音。

杂音的强度：即杂音的响度，与多种因素有关。如①狭窄程度：一般狭窄越重，杂音越强，但严重狭窄以致能通过的血流量极少时，杂音反而减弱或消失；②血流速度：流速增加时杂音增强；③压力阶差：狭窄口或异常通道两侧的压力阶差越大，则杂音越强，但如果室间隔缺损面积大，左右室之间压力阶差反而小，则杂音减弱甚至消失；④心肌收缩力：推动血流的力量越大则杂音越强，反之亦然，如心力衰竭时，心肌收缩力减弱，杂音可减弱；当心功能改善后，收缩力增强，血流加速，杂音亦随之增强。

收缩期杂音的强度通常采用Levine 6级分级法（表3-4-4）。记录方法为：杂音的级别为分子，

6为分母。例如杂音的强度为3级,则记录为3/6级杂音,一般认为1/6和2/6级收缩期杂音多为功能性的,无病理意义;3/6和3/6级以上杂音则多为器质性,具有病理意义,但应结合杂音的性质、粗糙程度、是否传导等情况综合判断。舒张期杂音一般不分级是因为绝大多数为器质性的杂音。如能触及震颤往往提示杂音在3/6级以上,震颤越明显,杂音也越响亮。

表3-4-4 杂音强度分级

级别	响度	听诊特点	震颤
1	很轻	很弱,易被初学者或缺少心脏听诊经验者忽视	无
2	轻度	能被初学者或缺少心脏听诊经验者听到	无
3	中度	明显的杂音	无
4	中度	明显的杂音	有
5	响亮	杂音很响	明显
6	响亮	杂音很响,即使听诊器稍离开胸壁也能听到	明显

杂音的传导:杂音可循产生杂音的血流方向传导,有一定的规律。了解杂音的传导方向有助于判断杂音的来源及其病理性质。二尖瓣器质性关闭不全的收缩期杂音向左腋下或左肩胛下区传导;二尖瓣狭窄的舒张期隆隆样杂音则局限于心尖部;主动脉瓣狭窄的收缩期杂音向颈部、胸骨上窝传导;主动脉瓣关闭不全的舒张期杂音主要沿胸骨左缘下传并可到达心尖部;肺动脉瓣狭窄的收缩期杂音虽可向周围传导,但范围较局限,且不能上达颈部;而肺动脉瓣关闭不全的舒张期杂音向下传导的距离较短,仅及第3、4肋间处。三尖瓣关闭不全时的收缩期杂音可传至心尖部。应该注意的是:在心前区任何部位或听诊区听到杂音应考虑是否由他处传导而来。一般杂音传导得越远,则其声音变得越弱,但性质仍保持不变,应加以鉴别。

杂音与体位、呼吸和运动的关系:改变体位、呼吸的深浅情况或活动后听诊,可使某些杂音的强度发生变化,有助于病变部位和性质的判定和鉴别。二尖瓣疾患的杂音左侧卧位时更明显;主动脉瓣关闭不全的舒张期杂音在前倾坐位时更清楚;肺动脉瓣关闭不全时的舒张期杂音,则在卧位时较清楚。迅速改变体位,使血液分布和回心血量发生变化,也会影响杂音。如由卧位或下蹲位迅速改变为站立位,瞬时回心血量减少,从而使二尖瓣或三尖瓣关闭不全、肺动脉瓣狭窄和关闭不全、主动脉瓣关闭不全的杂音均减弱;相反,由站立位或坐位迅速平卧并抬高下肢,可使回心血量增加,上述减弱的杂音可增强。深吸气时,胸腔负压增加,回心血量增多和右心室排血量增加,从而可使与右心相关的杂音(三尖瓣关闭不全或狭窄、肺动脉瓣关闭不全或狭窄)增强;深呼气时,可使与左心相关的杂音(二尖瓣狭窄或关闭不全、主动脉瓣狭窄或关闭不全)听得更清楚。吸气后紧闭声门,用力做呼气动作时,胸腔压力增高,回心血量减少,经瓣膜产生的杂音一般都减轻,而梗阻性肥厚型心肌病的杂音增强。心功能良好的病人做运动时,心率加快,可使原有的器质性杂音增强,如轻度的二尖瓣狭窄时,杂音短促而不易判定,可用运动使其增强,以助诊断。

3)杂音的临床意义:杂音对判断心血管疾病有重要的意义,但有杂音不一定有心脏病,同样,有心脏病也可以无杂音。如:健康人在某些条件下如运动、发热、妊娠等可出现杂音;而有些心脏病如冠状动脉粥样硬化性心脏病、高血压性心脏病等可没有杂音。在分析杂音的临床意义时,须注意区分功能性和器质性杂音。功能性杂音(functional murmur)通常是指产生杂音的部位没有器质性病变,包括生理性杂音和相对性杂音;器质性杂音(organic murmur)是指病变部位的器质性损害所产生的杂音。将杂音产生的时期和临床意义分述如下。

【收缩期杂音】

二尖瓣区:①功能性:常见于发热、贫血、甲状腺功能亢进症、妊娠、剧烈运动时,也可见于部分健康人。听诊特点为吹风样,性质柔和,短而弱,一般为1/6或2/6级,多局限在收缩中期,不向他处传导,运动后或去除原因后可能消失。②相对性:由于左室扩大,引起二尖瓣相对性关闭不全所致,见于扩张型心肌病、贫血性心脏病、高血压性心脏病等。听诊特点为杂音呈吹风样,性质柔和,左心室腔缩小后杂音可减弱。③器质性:多见,主要见于风湿性心脏病二尖瓣关闭不全、二尖瓣脱垂等。听诊特点为全收缩期吹风样杂音,性质粗糙、高调,可遮盖第一心音,强度常在3/6级或以上,向左腋下或左肩胛下区传导,吸气时减弱,呼气时加强,左侧卧位更明显。

主动脉瓣区:①器质性:主要见于主动脉瓣狭窄。听诊特点为喷射性或吹风样杂音,不遮盖第一心音,性质粗糙,杂音向颈部传导,常伴有震颤及主动脉瓣区第二心音减弱。②相对性：主要见于主动脉粥样硬化、主动脉扩张、高血压等。听诊特点是较柔和的、吹风样杂音，常伴有主动脉瓣区第二心音亢进。

肺动脉瓣区：①生理性：多见，常见于健康儿童和青少年，听诊特点为柔和而较弱、音调低的吹风样杂音，不传导，常为2/6级以下，卧位时明显，坐位时减弱或消失。②器质性：少见，可见于先天性肺动脉瓣狭窄。杂音呈喷射性，粗糙而响亮，强度在3/6级或3/6级以上，向四周及背部传导。

三尖瓣区：①相对性：多见，听诊特点为吹风样，较柔和，吸气时增强，呼气末减弱，可向心尖区传导。②器质性：很少见，杂音特点与二尖瓣关闭不全类同。

其他部位：室间隔缺损时，在胸骨左缘第3、4肋间可闻及粗糙而响亮的收缩期杂音，强度常在3/6级以上，并可传导至心前区其他部位，常伴有震颤。

【舒张期杂音】

二尖瓣区：①器质性：主要见于风湿性心脏病二尖瓣狭窄。听诊特点为舒张中晚期隆隆样杂音，音调较低，局限于心尖部，左侧卧位较清楚，常伴有舒张期震颤及第一心音增强或开瓣音。②相对性：见于主动脉瓣关闭不全引起的相对性二尖瓣狭窄，在心尖部可听到舒张期隆隆样杂音，称为 Austin Flint 杂音。其听诊特点为柔和、舒张早、中期隆隆样杂音，不伴有震颤和第一心音增强或开瓣音。

主动脉瓣区：主要见于风湿性心脏病、主动脉瓣关闭不全等器质性心脏病变。听诊特点是舒张早期叹气样杂音，在胸骨左缘第3、4肋间（主动脉瓣第二听诊区）最清楚，坐位及呼气末屏住呼吸可使其更明显。该杂音沿胸骨左缘下传，可达心尖部。

肺动脉瓣区：器质性病变少见，多由肺动脉扩张引起肺动脉瓣相对性关闭不全，产生舒张期杂音，常见于二尖瓣狭窄、肺源性心脏病、房间隔缺损、原发性肺动脉高压等。听诊特点为吹风样或叹气样舒张期杂音，在胸骨左缘第2肋间最清楚，向第3肋间传导，平卧或吸气时增强。如伴有右心室扩大及心脏顺钟向转位，该杂音有时亦可传至心尖部。

连续性杂音：最常见于动脉导管未闭，在胸骨左缘第2肋间稍外侧处最响。听诊特点为：在第一心音后不久开始，持续整个收缩期和舒张期，性质粗糙、响亮而嘈杂，类似旧式机器转动时的噪声，故又称机器样杂音（Gibson murmur），向上胸部和肩胛间区传导，常伴有连续性震颤。

(7) 心包摩擦音（pericardial friction sound）：指心包脏层和壁层由于生物性或理化性因素致纤维蛋白沉积而粗糙，以致在心脏搏动时产生摩擦而发出声音。听诊特点为性质粗糙，音调高，呈搔抓样音，类似纸张摩擦的声音。摩擦音与心跳一致，与呼吸无关，屏气时心包摩擦音仍存在，以此可与胸膜摩擦音相鉴别。心包摩擦音可在整个心前区听到，但以胸骨左缘第3、4肋间最响，坐位前倾时更明显。听诊器体件向胸壁加压时，心包摩擦音可加强，而皮肤摩擦音则消失，这有助于鉴别。心包摩擦音常见于感染性心包炎，也可见于非感染性心包炎，如尿毒症性、肿瘤性、创伤性、放射损伤性、风湿性心包炎和急性心肌梗死等。

第六节　周围血管评估

一、脉　　搏

脉搏检查部位一般常用桡动脉，若不能检查桡动脉时，也可检查其他动脉，如颞动脉、颈动脉、股动脉、足背动脉等。检查的方法：病人手掌平置向上自然放置，检查者用示指、中指、无名指指腹，按于桡动脉近手腕处进行触诊（图3-4-63）。注意两侧脉搏情况的对比，生理情况下，两侧差异很小；某些病理情况，可有明显的差异，如血栓性闭塞性脉管炎。检查脉搏时，应注意脉搏的脉率、节律、紧张度、强弱、脉搏的形态及动脉壁的情况。

（一）脉率

影响脉率的因素类似于心率，各种生理、病理情况以及药物影响可使脉率增快或减慢。一般情况下，脉率与心率一致，但在期前收缩、心房纤维颤动时，由于心搏排出量有时过少，使周围血管不能出现脉搏，则脉率少于心率，称为脉搏短绌（绌脉）。

（二）脉律

正常脉搏的脉律是规整的，但正常小儿、青年和一部分成人可出现呼吸性窦性心律不齐，表现为吸气时脉搏增快，呼气时减慢。各种心律失常，如在心律上出现过快、过慢或不规则时，在脉搏上也都可反映出来，如期前收缩是二联律或三联律时，可出现有一定规律的不整脉；二度房室传导阻滞时可出现脉搏脱漏，心脏听诊可同时有漏跳现象出现，此点可与脉搏短绌区别。

（三）紧张度与动脉壁状态

脉搏的紧张度与动脉的收缩压有关，可依据手指按压桡动脉所施加的压力和血管壁弹性的感知

第四章 身体评估

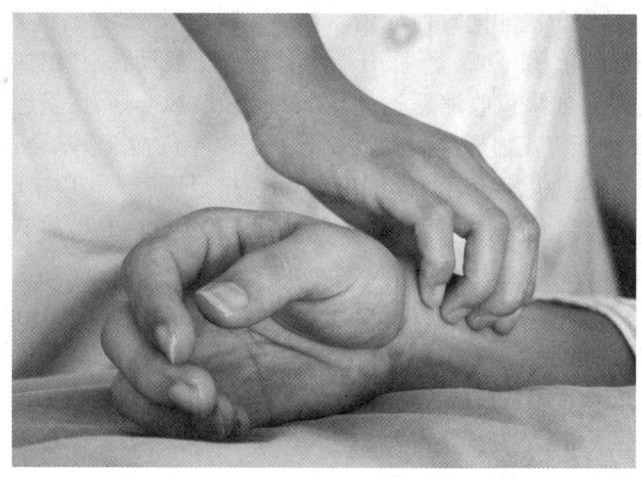

图 3-4-63 脉搏检查示意图

来估计。检查时用触诊手指置于桡动脉上,用近心端手指压迫阻断血流,如需较大力量按压时方可使远端手指触不到脉搏,显示脉搏的紧张度较大。正常人动脉壁光滑、柔软,并有一定的弹性;动脉硬化时,可触知动脉壁弹性消失,呈条索状;动脉硬化严重时,动脉壁不仅硬,且有迂曲,呈结节状。

(四) 强弱

脉搏的强弱与心搏量、脉压和周围血管的阻力大小有关。心搏量增加、脉压增大、周围动脉阻力减低时,脉搏增强而振幅大,称为洪脉(bounding pulse),见于发热、甲状腺功能亢进、主动脉瓣关闭不全、严重贫血等疾病;心搏量减少、脉压小、周围动脉阻力增大时,脉搏减弱且振幅小,称为细脉(small pulse),见于心力衰竭、主动脉狭窄、休克等。

(五) 脉搏波形

脉搏波形是用无创性脉搏描记仪描记的血液流经动脉时动脉内压上升和下降的曲线。也可在手指触诊脉搏时,根据动脉内压力上升和下降情况做大略的估计。常见异常脉搏波形有水冲脉、交替脉、奇脉和脉搏消失等。

1. 水冲脉(water-hammer pulse) 脉搏骤起骤降,急促而有力,如潮水冲涌。检查时,检查者左手指掌侧紧握被检者右手腕桡动脉处,将其前臂抬高过头,感觉桡动脉的搏动,判断有无水冲脉。水冲脉是由于脉压增大所致,主要见于主动脉瓣关闭不全,也可见于甲状腺功能亢进、动脉导管未闭、严重贫血者。

2. 交替脉(pulsus alternans) 为节律正常而强弱交替出现的脉搏。可能系心肌收缩力强弱交替所致,为左室心力衰竭的重要体征之一。常见

于高血压性心脏病、急性心肌梗死和主动脉瓣关闭不全等。

3. 奇脉(paradoxical pulse) 指平静吸气时脉搏明显减弱或消失的现象。其产生与左心室搏血量减少有关,见于大量心包积液、缩窄性心包炎等。

4. 无脉(pulseless) 即脉搏消失,可见于严重休克及多发性大动脉炎或肢体动脉栓塞。

二、血 压

(一) 血压的标准

1. 血压的测量方法和注意事项 见第二篇第一章第七节。

2. 血压标准 正常成人血压标准的测定主要依据大规模流行病学资料分析获得,目前血压标准依然是根据中国高血压防治指南(2005 年修订版)的规定,见表 3-4-5。

表 3-4-5 血压水平的定义和分类

类型	收缩压 (mmHg)	舒张压 (mmHg)
正常血压	<120	<80
正常高值	120~139	80~89
高血压		
1 级高血压(轻度)	140~159	90~99
2 级高血压(中度)	160~179	100~109
3 级高血压(重度)	≥180	≥110
单纯收缩期高血压	≥140	<90

注:若病人的收缩压与舒张压分属不同级别时,则以较高的分级为准;单纯收缩期高血压也可按照收缩压水平分为 1、2、3 级

(二) 血压变动的临床意义

1. 高血压(hypertension) 在安静、清醒的条

件下采用标准测量方法,至少3次非同日血压值达到或超过收缩压140mmHg和(或)舒张压90mmHg,即可认为有高血压,如果仅收缩压达到标准则称为单纯收缩期高血压。高血压绝大多数是原发性高血压,继发于其他疾病,称为继发性高血压或症状性高血压,如肾性高血压等。

2. 低血压(hypotension) 凡血压低于90/60mmHg时称为低血压。低血压可有体质的原因,有的人一贯血压偏低,一般无症状;如果平卧5分钟以上后站立1和5分钟,其收缩压下降20mmHg以上,并伴有头晕或晕厥,为直立性低血压;持续的低血压状态多见于严重病症,如休克、心肌梗死等。

3. 双上肢血压差别显著 正常双上肢血压可有差别,但一般在5~10mmHg之内,若超过此范围则属异常,主要见于多发性大动脉炎、先天性动脉畸形、血栓闭塞性脉管炎等。

4. 上下肢血压差异常 正常人下肢血压较上肢高20~40mmHg,若下肢血压等于或低于上肢血压应考虑主动脉缩窄,或胸腹主动脉型大动脉炎等。

5. 脉压改变 脉压明显增大,多见于主动脉关闭不全、动脉导管未闭、动脉硬化等;脉压减小,见于主动脉狭窄、心包积液、严重心力衰竭病人。

(三)动态血压监测(ambulatory blood pressure monitoring,ABPM)

使用符合国际标准(BHS 和 AAMI)的动态血压监测仪对血压进行连续 24 小时监测,通过定时血压测量并记录测量值,可靠地反映了血压昼夜节律变化、血压波动和日常活动状态下的情况。ABPM 比传统的血压测量更准确,对于疑有单纯性诊所高血压(白大褂高血压)、隐蔽性高血压、顽固性高血压、发作性高血压或低血压、血压波动大的病人,均可考虑作动态血压监测。中国高血压指南推荐使用符合国际标准(BHS 和 AAMI)的监测仪,ABPM 的正常参考标准为:24 小时血压平均值<130/80mmHg,白昼血压平均值<135/80mmHg,夜间血压平均值<125/75mmHg。正常情况下夜间血压值比白昼血压均值低10%~20%。

三、周围血管征

1. 枪击音(pistol shot sound) 在外周较大动脉表面(常选择股动脉)轻放听诊器膜型体件时可闻及与心跳一致短促如射枪的声音。

2. 杜氏双重杂音(Duroziez sign) 将听诊器体件置于股动脉上,稍加压力,在收缩期与舒张期皆闻及吹风样杂音,呈连续性。

3. 毛细血管搏动征(capillary pulsation sign) 用手指轻压病人指甲末端或以清洁玻片轻压口唇黏膜,若见红白交替的节律性微血管搏动现象,称为毛细血管搏动征。

凡体检发现上述体征以及水冲脉可统称为周围血管征阳性,主要见于脉压增大的疾病,如动脉瓣关闭不全、甲状腺功能亢进症、严重贫血、动脉导管未闭。

(王秀华)

第七节 腹部评估

腹部的范围上起横膈,下至骨盆,前面及侧面为腹壁,后面为脊柱及腰肌。在此范围内包含腹壁、腹膜腔和腹腔脏器等。腹部评估必须首先熟悉腹部脏器的部位及其在体表的投影。为了准确描述和记录脏器及病变的位置,常需要借助一些体表标志,并将腹部做适当的分区。

一、腹部的体表标志及分区

(一)体表标志

常用下列体表标志(图3-4-64)。

1. 肋弓下缘(costal margin) 肋弓是由第8~10肋软骨构成,其下缘为体表腹部上界,常用于腹部分区及肝脾测量。

2. 腹上角(upper abdominal angle) 为两侧肋弓至剑突根部的交角,用于判断体型及肝测量

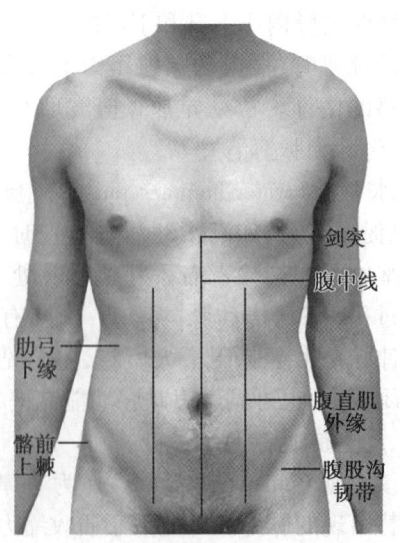

图3-4-64 腹部前面体表标志示意图

的定位。

3. 脐（umbilicus） 为腹部中心,位于 3~4 腰椎之间,为腹部四区分法的标志及阑尾压痛点的定位。

4. 髂前上棘（anterior superior iliac spine） 髂嵴前方突出点,为九区分法标志及常用骨髓穿刺部位。

5. 腹直肌外缘（lateral border of rectus muscles） 相当于锁骨中线的延续,常用做手术切口位置,右侧腹直肌外缘与肋弓下缘交界处为胆囊点。

6. 腹中线（midabdominal line） 即解剖上的腹白线,自前正中线延伸至耻骨联合,为四区分法的垂直线,此处易有白线疝。

7. 腹股沟韧带（inguinal ligament） 两侧腹股沟韧带与耻骨联合上缘共同构成腹部体表的下界,此处为寻找股动、静脉标志,并为腹股沟疝的通过部位（腹股沟管或腹股沟三角）。

8. 耻骨联合（pubic symphysis） 是耻骨间的纤维软骨连接,为腹中线最下部的骨性标志。

9. 肋脊角（costovertebral angle） 背部两侧第 12 肋骨与脊柱所形成的夹角,为检查肾区叩痛的部位。

（二）腹部分区

借助腹部的天然体表标志及若干人为画线将腹部划分成不同区域,对判断疾病起很大作用。临床常用的分法有九区法和四区法。

1. 九区法 井字型分区,用两条水平线和两条垂直线将腹部分成九个区,上水平线为两侧肋弓下缘连线,下水平线为两侧髂前上棘的连线,左、右两条垂直线为通过左右髂前上棘至腹中线连线的中点。四线相交将腹部分成九个区（图 3-4-65）,即左右上腹部、左右侧腹部、左右下腹部、上腹部、中腹部和下腹部,各区的脏器分布情况如下。

（1）左上腹部（左季肋部）：胃、脾、结肠脾曲、胰尾、左肾、左肾上腺。

（2）左侧腹部（左腰部）：降结肠、空肠或回肠、左肾下极。

（3）左下腹部（左髂部）：乙状结肠、女性的左侧卵巢及输卵管、男性的左侧精索、淋巴结。

（4）右上腹部（右季肋部）：肝右叶、胆囊、结肠右曲、右肾、右肾上腺等。

（5）右侧腹部（右腰部）：升结肠、部分空肠、右肾下极。

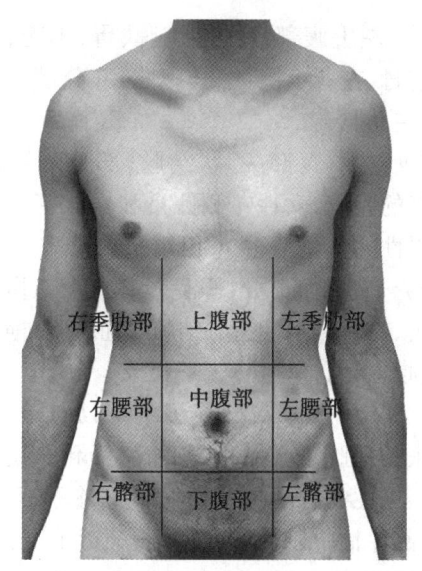

图 3-4-65 腹部体表分区示意图（九区分法）

（6）右下腹部（右髂部）：盲肠、阑尾、回肠下端、淋巴结、女性的右侧卵巢及输卵管、男性的右侧精索。

（7）上腹部：胃、肝左叶、十二指肠、胰头和胰体、横结肠、大网膜、腹主动脉。

（8）中腹部（脐部）：十二指肠下部、空肠及回肠、下垂的胃或横结肠、腹主动脉、输尿管、大网膜、肠系膜及其淋巴结等。

（9）下腹部：回肠、乙状结肠、输尿管、胀大的膀胱、女性增大的子宫。

2. 四区法 十字型分区,以脐为中心划一水平线和一垂直线,两线相交,把腹部分成四区（图 3-4-66）,即左上腹部、左下腹部、右上腹部、右下腹部。各区所包含的主要脏器如下。

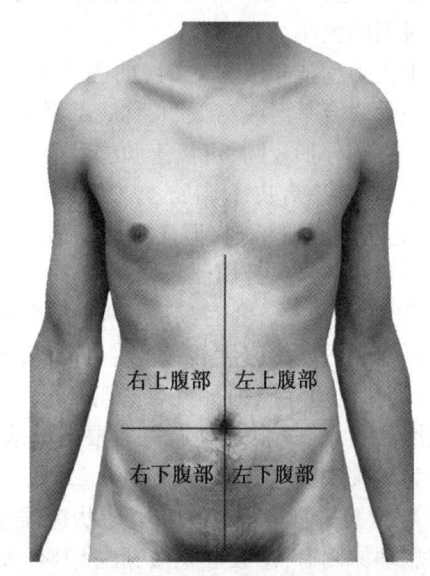

图 3-4-66 腹部体表分区示意图（四区分法）

（1）左上腹部：肝左叶、脾、胃、小肠、胰体、胰尾、左肾、左肾上腺、结肠脾曲、部分横结肠、大网膜腹主动脉。

（2）左下腹部：乙状结肠、部分降结肠、小肠、膨胀的膀胱、女性左侧卵巢和输卵管、增大的子宫、男性的左侧精索、淋巴结左输尿管。

（3）右上腹部：肝、胆囊、幽门、十二指肠、小肠、胰头、右肾、右肾上腺、结肠肝曲、部分横结肠、大网膜腹主动脉。

（4）右下腹部：盲肠、阑尾、部分升结肠、小肠、膨胀的膀胱、女性的右侧输卵管和卵巢、增大的子宫、男性的右侧精索、淋巴结右输尿管。

腹部评估中以触诊为主，而触诊中又以脏器触诊为最重要。由于触诊和叩诊会影响胃肠蠕动，从而干扰听诊的结果，因此评估腹部时，一般按视、听、叩、触的顺序进行。

二、视　诊

腹部视诊时，室内需温暖，最好采取自然光线，光线宜充足而柔和，被检查者排光膀胱后取仰卧位，充分暴露全腹，检查者站在被检者的右边，按一定的顺序作全面的观察，为了有利于观察腹部细微的变化，有时需保持视线与被检查者的腹部在同一平面上。

腹部视诊的主要内容有腹部外形、呼吸运动、腹壁静脉、腹壁皮肤胃肠型及蠕动波和腹部的皮肤、疝等。

（一）腹部外形

观察腹部外形时应注意腹部是否对称，有无局部肿胀、隆起或凹陷，有腹水或腹部包块时，还应测量腹围的大小。

健康正力型成年人平卧时，前腹面大致处于肋缘至耻骨联合平面或略低凹，称腹部平坦；肥胖者及小儿腹部外形较圆，可高于肋缘及耻骨平面，称腹部饱满；消瘦者皮下脂肪少，腹部下凹，称腹部低平；老年人腹肌松弛，但皮下脂肪较多，腹形略大或呈宽扁。这些都属于正常范围。

1. 腹部膨隆　平卧时前腹壁明显高于肋缘至耻骨联合的平面，称腹部膨隆（abdominal distension）。有生理性原因如妊娠、肥胖等；也有病理性原因如腹水、气腹及肿瘤等。根据其表现不同可分为全腹膨隆和局部膨隆。

（1）全腹膨隆：腹外形可呈球状或扁圆形，常见的病理原因有：①腹腔积液：腹腔内有大量积液，称腹水（ascites）。当腹腔内有大量腹水时，平卧位腹壁松弛，液体因重力作用而下沉于腹腔两侧，使腹部呈宽扁状，称为蛙腹（frog belly）；坐位时则腹水积于下腹部。常见于肝硬化门静脉高压、心力衰竭、缩窄性心包炎、腹膜转移癌、肾病综合征和结核性腹膜炎等。腹膜炎时，因炎症致腹肌紧张，故腹部常呈尖凸型，称为尖腹（apical belly）。②腹腔积气：腹内积气多在胃肠道内，大量积气可引起全腹膨隆，呈球形，两侧腰部膨出不明显，外形不随体位变化，多见于肠梗阻、肠麻痹等；积气在胃肠道外腹腔内者称为气腹（pneumoperitoneum），见于胃肠穿孔等。③腹内巨大包块：如巨大卵巢囊肿、畸胎瘤等。

当全腹膨隆时，为了动态观察膨隆的程度和变化，应定期测量腹围大小。方法是让被检查者在排尿后平卧，用软尺经脐环绕其腹部一周，测得的周长即为腹围，还可以测其腹部最大周长，同时记录。每次测量腹围均须在同样条件下进行。

（2）局部膨隆：常见于腹内有肿大的脏器、炎性包块、肿瘤、局部积液或积气，以及腹壁上的肿物和疝等。视诊时应注意局部膨隆的部位、外形、有无搏动、是否随体位而改变，或随呼吸运动而移位等。

左上腹膨隆多见于脾脏肿大或巨结肠；上腹中部膨隆见于肝左叶肿大、胃扩张、胃癌和胰腺肿瘤或囊肿等；右上腹膨隆见于肝大、胆囊肿大或结肠肝曲肿瘤等；腰部膨隆见于患侧多囊肾、巨大肾上腺瘤、巨大肾盂积水或积脓；脐部膨隆常见于脐疝、腹部炎症性包块；左下腹膨隆见于降结肠或乙状结肠肿瘤或干结粪块；下腹部膨隆多见于子宫肌瘤或膀胱胀大，后者排尿后膨隆可消失；右下腹膨隆见于阑尾周围脓肿、回盲部结核或肿瘤等。

为了鉴别局部肿块是位于腹壁上还是腹腔内，可嘱病人仰卧抬头，使腹壁肌肉紧张，如果肿块更明显，说明肿块是在腹壁上；反之，如肿块变得不明显或消失，则说明肿块是在腹腔内，被收缩变硬的腹肌所掩盖。

2. 腹部凹陷　仰卧位前腹壁明显低于肋缘至耻骨联合的水平面，称腹部凹陷（abdominal concavity）。根据其表现分为全腹凹陷和局部凹陷，以前者的意义更为重要。

（1）全腹凹陷：常见于消瘦和脱水者。严重者前腹壁凹陷几乎贴近脊柱，肋弓、髂嵴和耻骨联合显露，腹外形如舟状，称为舟状腹（scaphoid abdomen）。见于恶性肿瘤、结核等慢性消耗性疾病所致的恶病质，亦可见于糖尿病、晚期甲状腺功能亢进、垂体前叶功能减退（Sheehan 病）及神经性厌食等。

（2）局部凹陷：较少见，多由手术后腹壁瘢痕收缩所致，病人立位或加大腹压时，凹陷可更明显。白线疝，切口疝于卧位时也可见凹陷，但立位或加大腹压时，局部反而膨出。

（二）呼吸运动

正常人呼吸时可见其腹壁上下起伏，称为腹式呼吸。成年男性和小儿以腹式呼吸为主，而女性则以胸式呼吸为主，腹壁起伏不明显。

1. 腹式呼吸减弱或消失　腹式呼吸减弱见于腹膜炎症、大量腹水、急性腹痛、腹腔内巨大肿块或妊娠；腹式呼吸消失见于消化性溃疡穿孔所致急性腹膜炎或膈肌麻痹等。

2. 腹式呼吸增强　不多见，常因胸腔疾病或癔症性呼吸而加快。

（三）腹壁静脉

正常人腹壁静脉一般不显露，较瘦和肤色较白者腹壁静脉隐约可见，腹壁皮肤薄而松弛的老年人，其静脉多易看出，常为较直条纹，不迂曲怒张，无病理意义。

异常情况：腹壁静脉曲张（或扩张）常见于门静脉高压致循环障碍或上、下腔静脉回流受阻而有侧支循环形成时，此时腹壁静脉明显可见或迂曲变粗，称腹壁静脉曲张（abdominal wall varicosis）。

为了辨别腹壁静脉曲张的原因，首先需要检查血流方向：选择一段没有分支的曲张的腹壁静脉，检查者用示指和中指并拢压在该段静脉上，然后一手指紧压静脉并向外移动，挤出该段静脉内血液，至一定距离放松该手指，另一手指紧压不动，观察静脉是否快速充盈，再用同法放松另一手

指，即可看出血流方向（图 3-4-67）。

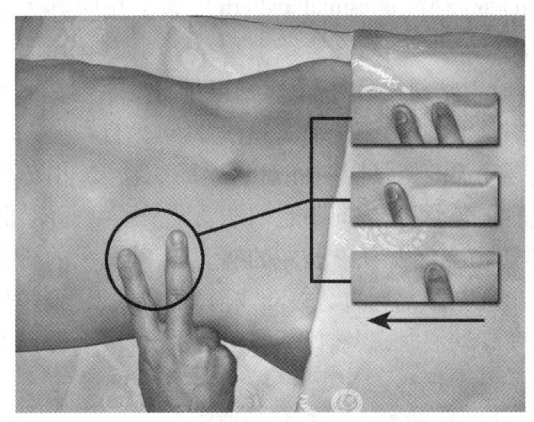

图 3-4-67　判断腹壁浅静脉血流方向示意图

正常时，脐水平线以上的腹壁静脉自下向上经胸壁静脉和腋静脉而进入上腔静脉回流入心脏；脐水平线以下的腹壁静脉自上向下经大隐静脉流入下腔静脉回流入心脏。门静脉高压形成侧支循环时，曲张的静脉以脐为中心向四周伸展，称水母头（caput medusae），血流方向以脐为中心呈放射状（图 3-4-68a）；上腔静脉阻塞时，脐部上、下腹壁静脉血流方向均为由上而下，上腹壁或胸壁的浅静脉曲张（图 3-4-68b）；下腔静脉阻塞时，曲张的静脉大部分布在腹壁两侧，有时在臀部及股部的外侧，脐部上、下的腹壁静脉血流方向均为自下而上（图 3-4-68c）。

（四）胃肠型和蠕动波

除了腹壁菲薄或松弛的老年人或极度消瘦者外，正常人腹部一般看不到胃和肠的轮廓及蠕动波。

当胃肠道梗阻时，梗阻近端的胃或肠道饱满

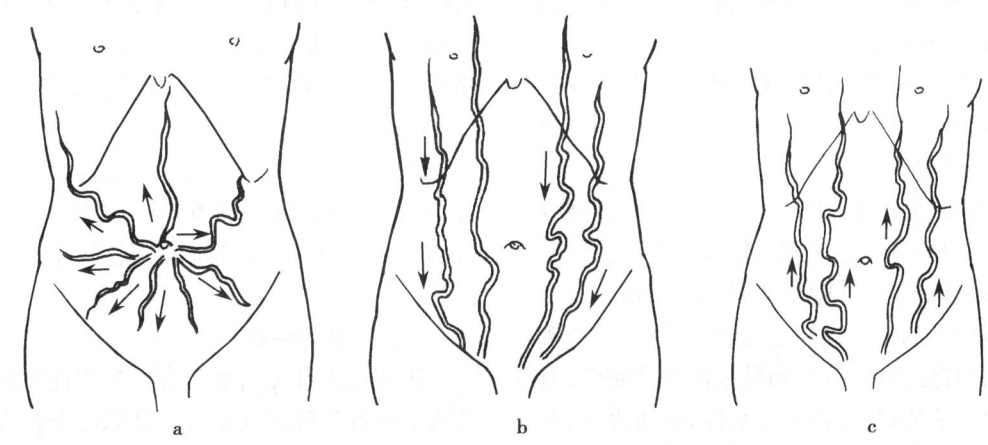

图 3-4-68　腹壁静脉曲张血流分布和方向示意图
a. 门静脉高压时腹壁浅静脉血液分布和方向；b. 上腔静脉梗阻时腹壁浅静脉血液分布和方向；
c. 下腔静脉梗阻时腹壁浅静脉血液分布和方向

而隆起,显出各自的轮廓,称为胃型(gastral pattern)或肠型(intestinal pattern),为了克服其远端梗阻蠕动增强,可在腹壁上看到蠕动波(peristalsis wave)。幽门梗阻时,上腹部可见有从左至右下的胃蠕动波,此为正蠕动波;有时尚可见自右向左的逆蠕动波。肠梗阻时亦可看到肠蠕动波,小肠梗阻时,脐周可见方向不定的蠕动波及肠型;降结肠有梗阻时,可见从右至左的蠕动波,其宽大的肠型多出现在腹部周边。蠕动波消失,多见于肠麻痹。观察蠕动波时,需选择适当角度,也可用手轻拍腹壁诱发后观察。

(五) 腹壁皮肤及其他情况

1. 腹壁皮肤　注意观察皮肤的颜色、有无皮疹、腹纹及瘢痕。

(1) 色素:正常腹壁皮肤颜色较暴露位稍淡。腹部和腰部出现不规则的斑片状色素沉着,见于多发性神经纤维瘤;脐周围或下腹发蓝为腹腔内大出血的现象(Cullen征),见于急性出血坏死性胰腺炎或宫外孕破裂;腰部、季肋部和腹部皮肤呈蓝紫色(Grey-Turner征),见于急性出血坏死性胰腺炎;皮肤皱褶处(如腹股沟)有褐色色素沉着,可见于肾上腺皮质功能减退(Addison disease)。

(2) 皮疹:充血性或出血性皮疹见于发疹性高热疾病,药物过敏或某些传染性疾病,如伤寒的玫瑰疹。一侧腹部或腰部的疱疹(沿脊神经走行分布)则提示带状疱疹。

(3) 腹纹:多分布于下腹部。白纹为腹壁真皮裂开呈银白色条纹,可见于肥胖者;紫纹是皮质醇增多症的常见现象,出现部位除下腹部和臀部外,还可见于股外侧和肩背部;妊娠纹出现于下腹部和髂部,在妊娠期呈淡蓝色或粉红色,产后则转为白色而长期存在。

(4) 瘢痕:腹部的瘢痕多为外伤、手术或皮肤感染的遗迹。如右下腹McBurney切口瘢痕提示有阑尾手术史。

2. 腹壁其他情况　除了上述各项外,在视诊时还应注意腹部是否有疝气,腹部疝为腹腔内容物经腹壁或骨盆壁的间隙或薄弱部分向体表突而形成,如脐疝、股疝、白线疝、腹股沟疝等。注意观察脐部是否有分泌物,分泌物呈浆液性或脓性,有臭味,多为炎症所致;分泌物呈水样,有尿臊味,为脐尿管未闭;脐部溃疡坚硬、固定而突出,多为癌性。另外还应观察上腹部搏动,上腹部搏动大多由腹主动脉搏动传导所致,可见于正常较瘦者;腹主动脉瘤和肝血管瘤时,上腹部搏动现明显;右心室肥大病人在吸气时可见明显搏动。

三、听　诊

腹部听诊时应全面听诊腹部各区,尤其注意上腹部和脐部。腹部听诊的内容主要有肠鸣音、振水音、血管杂音和摩擦音。

(一) 肠鸣音

当肠蠕动时,肠管内气体和液体随之流动,产生一种断断续续的咕噜声或气过水声,称肠鸣音(bowel sound)。正常情况下,肠鸣音一般每分钟约4~5次,其声响和音调变异较大,以脐部最清楚。为了准确评估肠鸣音的次数和性质,应在固定部位至少听诊1分钟。根据其频率和音调的不同,可将异常的肠鸣音分为以下几种。

1. 肠鸣音活跃(active bowel sound)　肠蠕动增加时,肠鸣音每分钟在10次以上,但音调不特别高亢,见于急性胃肠炎、胃大出血时或服泻药后。

2. 肠鸣音亢进(hyperactive bowel sound)　肠鸣音次数增多且响亮、高亢,甚至呈叮当声或金属音,常见于机械性肠梗阻。

3. 肠鸣音减弱(hypoactive bowel sound)　肠鸣音明显少于正常,或数分钟才听到1次,见于腹膜炎、低钾血症、便秘及胃肠动力低下等。

4. 肠鸣音消失　持续听诊3~5分钟仍未听到肠鸣音,且用手指轻叩或搔弹腹部仍无肠鸣音,见于急性腹膜炎或麻痹性肠梗阻等。

(二) 振水音

被检查者取仰卧位,检查者将听诊器放于其上腹部,同时用稍弯曲的手指在被检查者的上腹部做连续迅速的冲击动作,胃内气体与液体相撞击而发出"咣啷"声,称振水音(succussion splash)。

正常人在餐后或进食多量液体后可出现振水音,但若在空腹或餐后6~8小时以上仍有振水音,则表示胃内有液体潴留,见于幽门梗阻或胃扩张。

(三) 血管杂音

正常人腹部无血管杂音。病理性血管杂音可分为动脉性和静脉性杂音。动脉性杂音常在中腹部或腹部一侧,中腹部的收缩期吹风样血管杂音见于腹主动脉瘤或腹主动脉狭窄;在左右上腹部,见于肾动脉狭窄;在下腹两侧则见于髂动脉狭窄。

静脉性杂音为连续的嗡鸣声,无收缩期与舒张期性质,常出现在脐周和上腹部,见于门脉高压有侧支循环形成。

(四)摩擦音

当病人做深呼吸时,在肝、脾区听到类似胸膜摩擦音的声音,此因肝、脾包膜因纤维素渗出与腹膜摩擦所致,见于脾梗死、脾周围炎、肝周围炎或胆囊炎累及局部腹膜等,重时触诊亦有摩擦感。

四、叩 诊

腹部叩诊目的主要是了解某些脏器的大小、有无叩痛,胃与膀胱的扩大程度,空腔脏器的充气情况以及腹腔内有无积气、积液等。叩诊的方法有直接叩诊和间接叩诊,一般多采用间接叩诊法。

(一)腹部叩诊音

正常腹部叩诊,大部分为鼓音,除肝脏、脾脏、增大的膀胱和子宫占据的部位,以及两侧腹部近腰肌处呈浊音或实音外。

当胃肠高度胀气、人工气腹和胃肠穿孔时,腹部鼓音明显、范围增大。当实质脏器极度肿大、腹腔内肿物或大量腹水时,病变部可出现浊音或实音,鼓音范围缩小,借叩诊可协助鉴别腹部病变的性质。

(二)移动性浊音

是确定腹腔有无积液的重要方法。检查时,先让病人取仰卧位,因重力关系,液体积于腹部两侧,故该处叩诊呈浊音,腹部中间因肠管内有气体而浮在液面上,故叩诊呈鼓音。当病人侧卧位时,因腹水积于下部而肠管上浮,故下部叩诊为浊音,上部呈鼓音(图3-4-69)。此种因体位不同而出现浊音区变动的现象,称移动性浊音(shifting dullness)。腹腔内有游离腹水超过1000ml 以上时,即可查出移动性浊音。

(三)肝脏与胆囊叩诊

1. 肝上界和肝下界　肝脏是不含气体的实质性脏器,叩诊呈实音。叩诊肝脏上、下界时,一般沿右侧锁骨中线,由肺区向下叩向腹部,叩指用力要适当,勿过轻或过重。当由清音转为浊音时,即为肝上界,相当于肺遮盖的肝顶部,故又称为肝脏相对浊音界;继续向下叩诊由浊音转为实音处,即为肝脏绝对浊音界,亦为肺下界。定肝下界时,最好由腹部鼓音区沿右锁骨中线向上叩诊,由鼓音转为浊音处即是。肝下界因与胃、结肠等重叠,很难叩准,故多结合触诊确定。一般叩得的肝下界比触得的肝下缘约高1~2cm,若肝缘明显增厚,则叩诊与触诊结果较为接近。正常肝上界在右锁骨中线上第5肋间,下界位于右肋缘下。两者之间的距离为肝上下径,约为9~11cm。瘦长体型者肝上、下界均可低一个肋间,矮胖体型者则可高一个肋间。

肝浊音界扩大见于肝脓肿、肝癌、肝包虫、肝淤血等;肝浊音界缩小见于暴发性肝炎、肝硬化及胃肠胀气等;肝浊音界消失代之以鼓音,主要见于急性胃肠穿孔、人工气腹;肝浊音界向上移位,见于右肺纤维化、右肺不张、鼓肠等;肝浊音界向下移位,见于慢性肺气肿、右侧张力性气胸等。膈下脓肿时,由于肝脏下移和膈升高,所以肝浊音区也扩大,但肝脏本身并无增大。

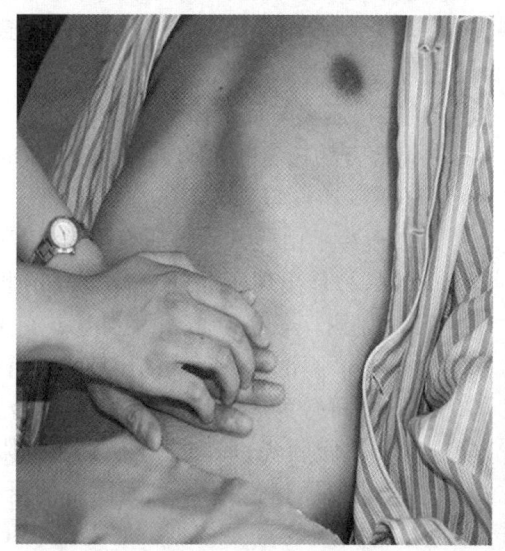 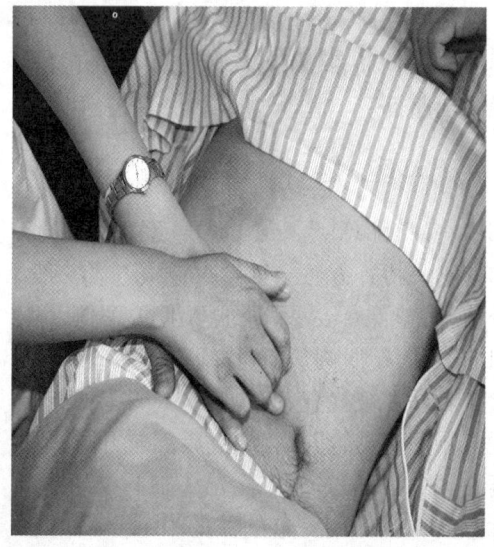

图3-4-69　移动性浊音叩诊示意图

2. 肝区叩击痛 检查者左手掌平放于被检查者的肝区，右手握拳用由轻到中等的力度叩击左手背。正常人肝区无叩痛，肝区叩击痛见于肝炎、肝脓肿。

3. 胆囊叩击痛 胆囊位于深处，且被肝遮盖，临床上不能用叩诊检查其大小，仅能检查胆囊区有无叩击痛，胆囊区叩击痛为胆囊炎的重要体征。

（四）脾脏叩诊

脾脏一般不使用叩诊，只有在脾脏触诊不满意或在左肋下触到很小的脾缘时，宜用叩诊进一步检查脾脏大小。采用轻叩法，被检查者取仰卧或右侧卧位，在左腋中线上进行叩诊。正常脾浊音区在左第9～11肋之间，长度约为4～7cm，前方不超过腋前线。脾浊音区缩小或消失见于左侧气胸、胃扩张、鼓肠等；脾浊音区明显扩大，见于各种原因所致脾大。

（五）肾脏叩诊

被检查者取坐位或侧卧位，检查者将左手掌平放于被检查者肋脊角处，右手握拳用由轻到中等的力度叩击左手背。正常时肋脊角处无叩痛，当有肾炎、肾盂肾炎、肾结石、肾结核及肾周围炎时，肾区有不同程度的叩痛。

（六）膀胱叩诊

膀胱的叩诊主要是为了判断膀胱充盈的程度。叩诊在耻骨联合上方进行。膀胱空虚时，因耻骨联合上方有肠管存在，叩诊呈鼓音，叩不出膀胱的轮廓；当其被尿液充盈时，耻骨上方叩诊呈圆形浊音区。妊娠的子宫、子宫肌瘤或卵巢囊肿，在该区也呈浊音，应予鉴别，排尿后浊音区消失，则为膀胱。腹水时，耻骨上叩诊也可有浊音，但浊音区的弧形上缘凹向脐部，而胀大膀胱的浊音区的弧形上缘凸向脐部。

五、触 诊

腹部检查以触诊最为重要，需要反复实践，才能正确掌握这一检查方法。触诊时被检查者一般采用仰卧位，头垫低枕，两手平放于躯干两侧，两腿并拢屈曲，使腹壁肌肉放松，作缓慢的腹式呼吸运动。检查者站在被检查者右侧，检查时，动作应轻柔。检查顺序应结合问诊，从健康部位开始，逐渐移向病变区域，一般常规体检先从左下腹开始，循逆时针方向，由下而上，先左后右，由浅入深，将腹部各区仔细进行触诊，并注意比较病变区与健康部位。

触诊的方法包括浅部触诊和深部触诊。浅部触诊是指用手指的掌面轻触腹壁，不用滑动，主要用于检查腹壁紧张度、抵抗感、表浅的压痛、搏动和腹壁上的肿块；深部触诊包括深压触诊、滑动触诊、冲击触诊和双手触诊，主要检查有无压痛和反跳痛、腹内脏器情况及腹部包块等。

（一）腹壁紧张度

正常人腹壁柔软，有一定的张力，但较易压陷。在某些病理情况可使全腹或局部紧张度增加、减弱或消失。

1. 腹壁紧张度增加 按压腹壁时，阻力较大，有明显抵抗感。多为腹腔内有急性炎症，刺激腹膜引起反射性腹肌痉挛，使腹壁变硬，称腹肌紧张。

（1）全腹紧张度增加：①急性胃肠道穿孔或实质脏器破裂所致的急性弥漫性腹膜炎，其特点为腹壁明显紧张，强直硬如木板，称板状腹（board-like rigidity）；②结核性腹膜炎或癌性腹膜炎，因慢性炎症刺激，腹膜增厚，并与肠管、肠系膜粘连，故形成腹壁柔韧而具抵抗力，触诊有时如揉面团一样，称揉面感（dough kneading sensation）或柔韧感。

（2）局部腹壁紧张度增加：因腹内脏器炎症波及腹膜所致，如急性阑尾炎可见右下腹壁紧张，急性胆囊炎可见右上腹紧张。

2. 腹壁紧张度减低或消失 按压腹壁时，感到腹壁松软无力，多为腹肌张力降低或消失所致。全腹紧张度减低，见于慢性消耗性疾病或刚放出大量腹水者，也可见于身体瘦弱的老年人和经产妇。全腹紧张度消失，见于脊髓损伤所致腹肌瘫痪和重症肌无力等。

（二）压痛与反跳痛

正常腹部触压时不引起疼痛，重压时仅有一种压迫感。

1. 压痛 由浅入深按压发生疼痛，称为压痛（tenderness）。出现压痛的部位多表示此区内脏器官或腹膜有病变存在，如炎症、结核、结石、淤血、肿瘤等。腹部常见疾病的压痛点位置（图3-4-70）。压痛可分为广泛性和局限性。广泛性压痛见于弥漫性腹膜炎；局限性压痛见于局限性腹膜炎或局部脏器的病变。明确而固定的压痛点，是诊断某些疾病的重要依据。如麦氏（McBurney）点（右髂前上棘与脐连线中外1/3交界处）压痛多考虑阑尾炎(图 3-4-71);胆囊点(右腹直肌外缘与肋弓交界处)压痛考虑胆囊病变。此外胸部病变如下叶肺炎、胸膜炎等也可在上腹部或肋下出现压痛;盆腔疾病如膀胱、子宫及附件的疾病可出现下腹部压痛。

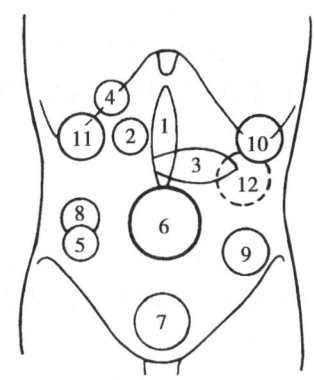

图 3-4-70　腹部常见疾病的压痛点
1. 胃炎或溃疡;2. 十二指肠溃疡;3. 胰腺炎或肿瘤;4. 胆囊炎或结石;5. 阑尾炎;6. 小肠疾病;7. 膀胱或子宫病变;8. 回盲部炎症;9. 乙状结肠病变;10. 脾或结肠脾曲病变;11. 肝或结肠肝区病变;12. 胰腺炎的腰部压痛点

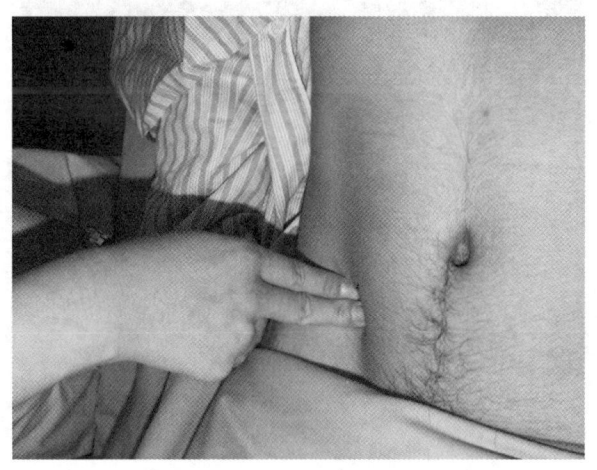

图 3-4-71　阑尾点压痛与反跳痛检查示意图

2. 反跳痛　检查者用手触诊腹部出现压痛后,手指于原处稍停片刻,使压痛感觉趋于稳定,然后迅速将手抬起,如此时病人感觉疼痛骤然加剧,并有痛苦表情,称为反跳痛(rebound tenderness)。反跳痛提示炎症已波及腹膜壁层。

临床上把腹肌紧张、压痛及反跳统并存,称为腹膜刺激征(peritoneal irritation sign)。

(三) 肝脏触诊

肝脏触诊的目的主要是了解肝脏有无肿大、质地、表面、边缘等。触诊可用单手或双手触诊法。触诊时,被检查者取仰卧位,两膝关节屈曲,使腹壁放松,并做腹式呼吸使肝脏上下移动。

1. 触诊的方法

(1) 单手触诊法:较为常用,检查者将右手4指并拢,掌指关节伸直,示指与中指的指端指向肋缘或示指前端的桡侧与肋缘平行,在右锁骨中线的延长线上,自脐水平以下开始,逐步向上移动右手。触诊时嘱被检查者作均匀而较深的腹式呼吸,触诊的手法应与呼吸运动密切配合。呼气时,腹壁松弛下陷,右手随之压向深部,吸气时,腹壁隆起,右手随腹壁缓慢被动抬起,手指向上迎触下移的肝缘,若未触及,则可逐渐向上移动,直到触到肝缘或肋缘为止(图 3-4-72)。同样的方法在前正中线上触诊肝左叶。如触及肝缘,测量其与肋缘或剑突根部的距离,以厘米(cm)表示。

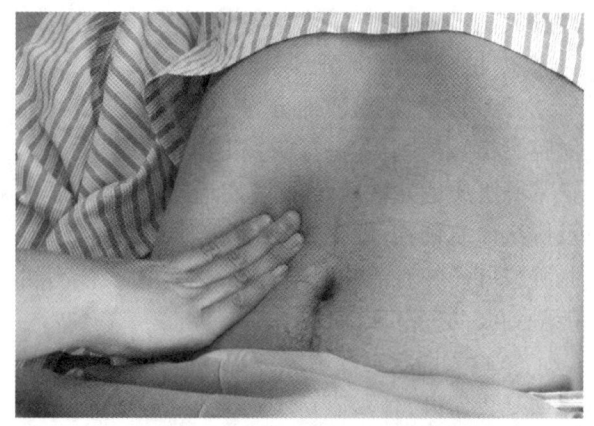

图 3-4-72　肝脏的触诊(单手触诊)

(2) 双手触诊法:检查者右手位置同单手触诊法,左手平托起被检查者的右腰部,拇指置于季肋部,触诊时,左手向上推,使肝下缘紧贴前腹壁下移,并限制右下胸扩张,以增加膈下移的幅度,这样吸气时下移的肝脏就更易触到右手指,可提高触诊效果(图 3-4-73)。

2. 触诊的内容　触及肝脏时,应详细描述下列内容:

(1) 大小:正常成人的肝脏一般触不到,但腹壁松软或体瘦的人,当深吸气时可在右肋缘下可触及肝脏,约 1cm 以内,剑突下多在 3cm 以内,质软,表面光滑,无压痛。肝下缘超过上述标准,可能是肝大,也可能是肝下移,要结合肝上界的位置,如肝上界正常或升高,则提示肝大,若肝上界相应降低,则为肝下移。

肝下移见于肺气肿、右侧胸腔积液及腹壁松弛、内脏下垂等。肝大可分为弥漫性或局限性,弥

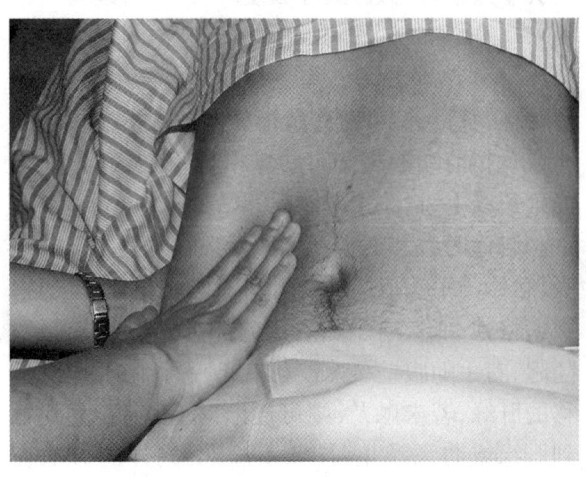

图 3-4-73　肝脏的触诊（双手触诊）

弥漫性肝大常见于肝炎、肝淤血、血吸虫病等；局限性肝大见于肝脓肿、肝肿瘤、肝囊肿等。肝脏缩小见于急性或亚急性坏死，晚期肝硬化。

（2）质地：肝脏质地分为三个等级：质软（如触嘴唇样）、质韧（如触鼻尖）和质硬（如触额部）。正常肝脏质地柔软；急性肝炎质地较软；慢性肝炎及肝淤血质韧；肝硬化质硬，肝癌质地最坚硬；肝脓肿或肝囊肿有液体时呈囊性感，大而表浅者可能触到波动感（fluctuation）。

（3）表面状态及边缘：触及肝时应注意肝的表面是否光滑、有无结节，边缘的厚薄，是否整齐。正常肝脏表现光滑，边缘整齐，且厚薄一致。肝硬化时表面可略不平，有时可触及小结节，边缘锐利；肝癌时肝表面高低不平，有结节样隆起，边缘不规则；若肝表面呈大块状隆起，见于巨块型肝癌、肝脓肿、肝包虫病；充血性肝大表面光滑但边缘圆钝。

（4）压痛：正常肝脏无压痛，当肝包膜有炎症反应或肝大使肝包膜张力增加，则肝区有压痛。轻度弥漫性压痛见于急性肝炎、肝淤血，局限性明显压痛见于较表浅的肝脓肿、肝肿瘤。

（5）搏动：正常肝脏或因炎症、肿瘤等原因导致的肝大均无搏动。当三尖瓣关闭不全或罕见的肝动脉瘤时，肝脏表面可触及扩张性搏动；当较大的腹主动脉瘤时，肝脏可有传导性搏动。前者搏动会向四周扩散，而后者只向一个方向传导。

当右心衰竭引起肝淤血肿大时，用力压迫肝脏可使颈静脉怒张更明显，称为肝颈静脉回流征阳性。

（6）摩擦感：检查者将右手掌面轻贴于被检查者右上腹，嘱其做腹式呼吸。正常情况下掌下无摩擦感。肝周围炎时，肝表面和局部腹膜因有纤维渗出而变得粗糙，两者摩擦产生振动，可用手触之，称为肝区摩擦感。

（四）脾脏触诊

脾位于左季肋区，相当于第9~11肋的深面，正常情况下脾不能触及。内脏下垂或左侧胸腔积液、积气时膈下降，可使脾向下移位，除此之外能触到脾则提示脾大。

1. 触诊方法及内容　脾脏明显肿大且位置又较表浅时，用单手触诊即可以触到；若脾脏位置较深或腹壁较厚，则用双手触诊法。被检查者取仰卧位，双腿稍屈曲，检查者站在被检查者的右侧，检查者左手掌放于被检查者左腰部第7~10肋处，将脾脏从后向前托起，右手掌平放于左侧腹部，与肋弓大致成垂直方向，自下而上随病人的腹式呼吸进行触诊检查（图3-4-74）。脾脏轻度肿大而仰卧位不易触到时，可嘱病人改用右侧卧位，右下肢伸直，左下肢屈曲，此体位更易触到。

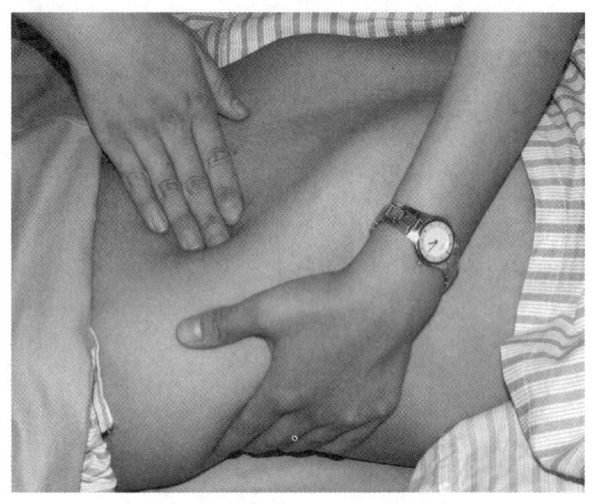

图 3-4-74　脾脏双手触诊示意图

触诊脾脏时，除了注意脾脏的大小外，还要注意它的质地、表面情况和边缘、有无压痛及摩擦感等。

2. 脾大的测量方法　脾脏轻度肿大时只作第Ⅰ线测量，脾明显肿大可用三线记录法（图3-4-75）。

（1）第Ⅰ线测（又称甲乙线）：指左锁骨中线与左肋弓交叉点至脾下缘的距离，以厘米（cm）表示（下同）。

（2）第Ⅱ线测（又称甲丙线）：指左锁骨中线与左肋弓交叉点至脾最远点的距离。

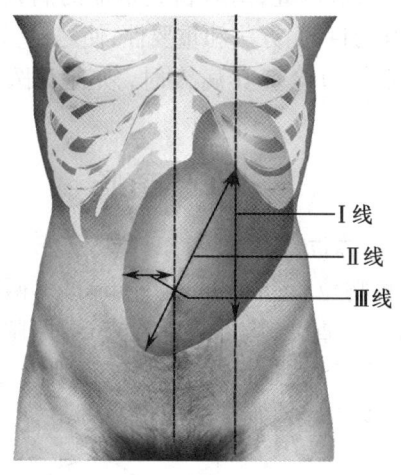

图 3-4-75 脾大测量法示意图

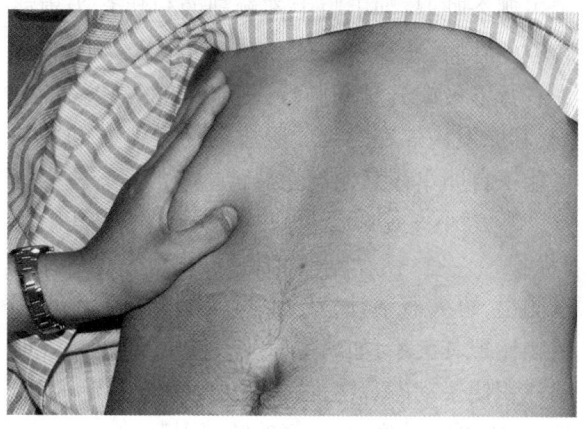

图 3-4-76 胆囊触诊示意图

（3）第Ⅲ线测（又称丁戊线）：脾右缘到前正中线的垂直的距离，超过前正中线以"+"号表示，未超过则以"-"号表示。

3. 脾大的分度　临床上常将肿大的脾脏分为轻度、中度和高度。深吸气时，脾脏在肋下不超过 3cm 者为轻度肿大，见于急慢性肝炎、伤寒、粟粒结核、亚急性感染性心内膜炎、败血症及急性疟疾等。脾大超过 3cm 至脐水平线以上者为中度肿大，见于肝硬化、疟疾后遗症、慢性粒细胞白血病、慢性溶血性黄疸、淋巴瘤、系统性红斑狼疮等。脾大超过脐水平线或前正中线则为高度肿大，见于慢性粒细胞白血病、黑热病、慢性疟疾和骨髓纤维化症等。

（五）胆囊触诊

胆囊触诊可用单手滑行触诊法或钩指触诊法。正常胆囊隐藏于肝脏之下，不能被触及。胆囊肿大时，在右肋弓与腹直外缘交界处可触到一梨形或卵圆形，张力较高的随呼吸上下移动的肿块，质地视病变性质而定。若肿大的胆囊有囊性感且压痛明显，见于急性胆囊炎；有囊性感而无压痛者，见于壶腹周围癌；有实性感，见于胆囊结石或胆囊癌。

钩指触诊法：将左手掌平放在病人的右肋下部，用拇指指腹勾压于右肋下胆囊点处，然后嘱病人缓慢深吸气，吸气过程中发炎的胆囊随膈肌下降，碰到正在加压的拇指，引起疼痛，称胆囊触痛。如果在吸气过程中病人因疼痛剧烈而突然屏气，则称 Murphy 征阳性（图3-4-76）。

（六）膀胱触诊

膀胱触诊用单手滑行触诊法。正常膀胱空虚时隐于盆腔内，不易触到。当膀胱积尿充盈时，在下腹中部可触到圆形、表面光滑的囊状物，排尿后包块消失，此点可与腹部其他包块相鉴别。膀胱胀大常见于多种原因所致的尿潴留，如尿道梗阻、脊髓病、昏迷、腰椎或骶椎麻醉及手术后病人，导尿后肿块即可消失。膀胱内有结石或癌肿时，在腹壁薄软的条件下，有时行双手触诊法（左手示指戴手套插入直肠内）能在腹腔的深处耻骨联合的后方触到。

（七）腹部包块

除以上脏器外，腹部还可能触及一些包块。在正常腹部可触到的包块有：腹直肌肌腹及腱划、腰椎椎体及骶骨岬、乙状结肠粪块、横结肠、盲肠、右肾下极和腹主动脉（图3-4-77），应注意将这些正常脏器和病理性包块区别开来。

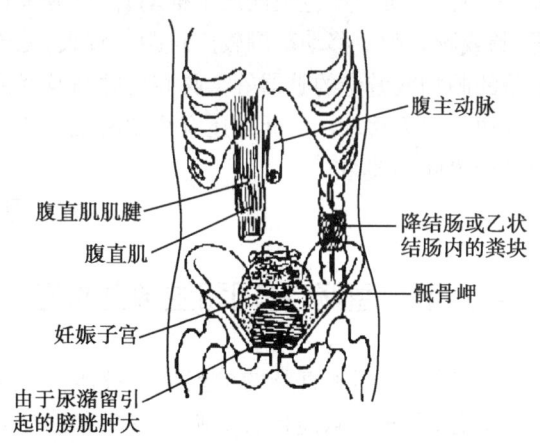

图 3-4-77 正常腹部可触到的包块示意图

如在腹部触到上述内容以外的包块，则应视为异常，多有病理意义，因此，触诊腹部包块时必须注意下列各点：

1. 位置　可根据腹部分区推测包块可能来

源于哪个脏器,如上腹中部触到的包块常为胃或胰腺的肿瘤、囊肿或结石。右腰部触及包块,考虑为右肾下极或升结肠肿块,但也可能为转移性肿瘤,其原发病灶在远处。腹股沟韧带上方的肿块可能来自卵巢或其他盆腔器官。

2. 大小　凡触及包块均要用尺测量其上下(纵长)、左右(横径)和前后径(深厚),前后径难以测出,可大概估计,其大小以厘米记载,也可用实物比拟其大小,如鸡蛋、拳头、核桃、黄豆等。明确体积便于动态观察,如包块大小变异不定,甚至消失,则可能是痉挛、充气的肠袢引起。

3. 形态　要摸清包块的形状如何,轮廓是否清楚,表面是否光滑,有无结节,边缘是否规则,是否有切迹等。如触及表面光滑的圆形包块,多提示为膨胀的空腔脏器或良性肿物;触及形态不规则,且表面呈结节形状或凸凹不平,多考虑恶性肿瘤、炎性肿物或结核包块;条索状或管状肿物,且在短时间内形态多变者,多为蛔虫团或肠套叠;肿大的脾脏内侧可有明显的切迹。

4. 质地　可区别肿块是囊性或实质性。若为囊性包块,其质地柔软,见于囊肿、脓肿,如卵巢囊肿、多囊肾等。实质性包块,其质地可柔韧、中等硬或坚硬,见于肿瘤、炎性或结核浸润块,如肝癌、胃癌或回盲部结核等。

5. 压痛　炎症性包块有明显压痛,与脏器有关的肿瘤压痛反而轻微或不明显。

6. 移动度　如包块随着呼吸上下移动,多为肝、脾、肾、胆等。如包块能用手推动者,可能来自胃、肠或肠系膜。移动范围较广且距离较大,见于带蒂的肿物或游走的脏器等。腹腔后肿瘤及炎症性肿块一般无移动性。此外还应注意所触包块与腹壁和皮肤的关系。

（刘　丹）

第八节　直肠、肛门和生殖器检查

生殖器、肛门和直肠的检查是全身体格检查的一部分,全面正确地检查对临床诊断和治疗具有重要意义。因此,对有检查指征的病人应对其说明检查的目的、方法和重要性,使之接受并配合检查。男医师检查女病人时,须有女医务人员在场。

一、肛门与直肠

（一）体位

1. 膝胸位（genucubital position）　两肘关节屈曲,置于检查台,胸部靠近检查台,两膝关节屈曲成直角跪于检查台,臀部抬高。常用于前列腺、精囊及直肠内镜检查。见图 3-4-78。

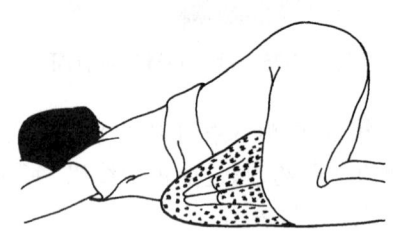

图 3-4-78　膝胸位

2. 左侧卧位（left recumbent position）　左侧卧位,右腿向腹部屈曲,左腿伸直,臀部靠近检查台右边。适用于病重、年老体弱或女性病人。见图 3-4-79。

3. 仰卧位或截石位（lithotomy position）　病人仰卧于检查台,臀部垫高,两腿屈曲抬高并外展。适用于重症体弱病人或膀胱直肠窝的检查。

4. 蹲位（kneeling squatting position）　病人下蹲成排便姿势,屏气向下用力。适用于检查直肠脱出、内痔、直肠息肉等。

（二）检查方法

肛门与直肠的检查方法以视诊触诊为主,辅以内镜检查。肛门与直肠检查发现的病变应按时钟方向进行记录,并注明检查时病人体位。肘膝位时肛门后正中点为 12 点钟位,前正中点为 6 点钟位,仰卧时则相反。

1. 视诊　分开病人臀部,观察肛门及其周围皮肤颜色与皱褶,肛周有无脓血、黏液;有无肛裂、外痔、瘘管口或脓肿。

异常发现:

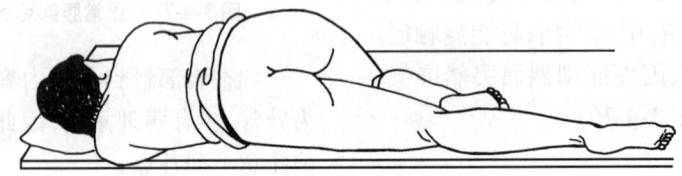

图 3-4-79　左侧卧位

（1）肛门闭锁与狭窄：肛门闭锁是先天性的，多在出生后几日内发现。肛门狭窄见于手术后。

（2）肛门瘢痕与红肿：肛门瘢痕多见于外伤或手术。肛门周围有红肿及压痛，见于肛门周围脓肿。

（3）肛裂（anal split）：是肛管下段（齿状线以下）深达皮肤全层的纵行及梭形裂口或感染性溃疡。病人自觉排便时疼痛，粪便上可附有少量鲜血。检查时肛门常可见裂口，触诊时有明显触压痛。

（4）痔（hemorrhoid）：是直肠下端黏膜下或肛管边缘皮下的内痔静脉丛或外痔静脉丛扩大和曲张所致的静脉团。症状：大便带血、痔块脱出、疼痛、瘙痒等。

（5）肛门直肠瘘（anorectal fistula）：多为肛管或直肠周围脓肿和结核所致，检查时可见肛门周围皮肤有瘘管开口，有时有脓性分泌物流出，在直肠或肛管内可见瘘管的内口或伴有硬结。

（6）直肠脱垂（rectal prolapse）：指肛管、直肠或乙状结肠下端的肠壁部分或全层向外翻而脱出于肛门外。取蹲位观察肛门外有无突出物，如无突出物，让病人屏气作排便动作，可见肛门外可见紫红色球状突出物，此为直肠部分脱垂，停止排便时突出物常可回复至肛门内。若突出物呈椭圆形块状物，表面有环形皱襞，为直肠完全脱垂，停止排便时不易回复。

2. 触诊　直肠或肛门的触诊称肛门指诊或直肠指检。检查者右手戴手套或示指戴指套，涂适量润滑剂，示指先在肛门口轻轻按摩，待括约肌松弛后将探查的示指缓慢插入直肠（图3-4-80）。检查内容：肛门及括约肌的紧张度、肛管直肠内壁有无压痛、黏膜是否光滑，有无肿块及搏动感。肛门指诊除了检查肛门和直肠的病变，男性还可触诊前列腺和精囊，女性可触诊宫颈、子宫和输卵管。

异常发现：

（1）直肠剧烈触痛：肛裂或感染引起。

（2）触痛伴波动感：见于肛门直肠周围脓肿。

（3）触及柔软有弹性包块：多为直肠息肉。

（4）触及坚硬凹凸不平的包块，应考虑直肠癌。

（5）指诊后指套带有黏液、脓液或血液，提示有炎症，应涂片镜检或做细菌学检查；如直肠病变病因不明，应进一步做内镜检查。

二、男性生殖器检查

男性生殖器包括阴茎、阴囊、前列腺和精囊等。阴囊内有睾丸、附睾及精索等。检查时应让病人充分暴露下身，双下肢取外展位，先检查外生殖器阴茎及阴囊，后检查内生殖器前列腺及精囊。

（一）阴茎

阴茎（penis）为前端膨大的圆柱体，分头、体、根三部分。其检查顺序如下。

1. 包皮　阴茎的皮肤在阴茎颈前向内翻转覆盖于阴茎表面称为包皮（prepuce）。成年人包皮不应掩盖尿道口。翻起包皮后应露出阴茎头。

异常发现：

（1）包茎　翻起后仍不能露出尿道外口或阴茎头者称为包茎（phimosis）。见于先天性包皮口狭窄或炎症、外伤后粘连。

（2）包皮过长　包皮长度超过阴茎头，但翻起后能露出尿道口或阴茎头，称包皮过长

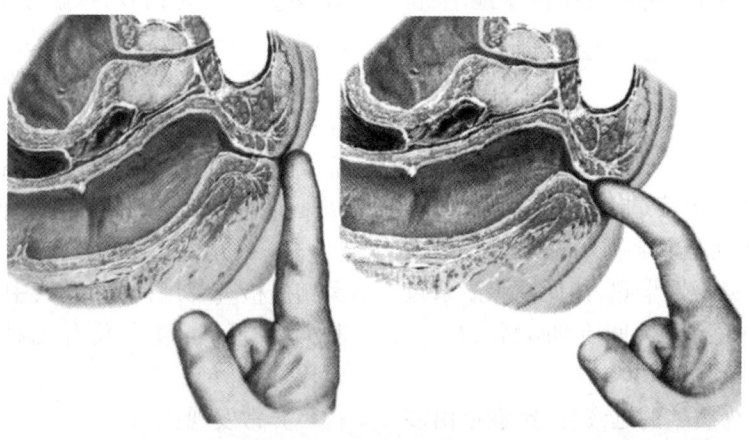

图3-4-80　直肠指诊示意图

(prepuce redundant)。包皮过长或包茎易引起尿道外口或阴茎头感染、嵌顿;易引起污垢在阴茎颈部残留,常被视为阴茎癌的重要致病因素之一。

2. 阴茎头与阴茎颈　阴茎前端膨大部分称为阴茎头,俗称龟头。在阴茎头、颈交界部位有一环形浅沟,称为阴茎颈或阴茎头冠。检查时应将包皮上翻暴露全部阴茎头及阴茎颈,观察其表面的色泽、有无充血、水肿、分泌物及结节等。正常阴茎头红润、光滑。

异常发现:如有硬结并伴有暗红色溃疡、易出血或融合成菜花状,应考虑阴茎癌的可能性。阴茎颈处发现单个椭圆形质硬溃疡称为下疳(chancre),愈后留有瘢痕,此征对诊断梅毒有重要价值。阴茎部如出现淡红色小丘疹融合成蕈样,乳突状突起,应考虑为尖锐湿疣。

3. 尿道口　检查尿道口时检查者将示指置于龟头上拇指于龟头下,轻轻挤压龟头使尿道张开,观察尿道口有无红肿、分泌物及溃疡(图3-4-81)。淋球菌或其他病原体感染所致的尿道炎常可见以上改变。观察尿道口是否狭窄,先天性畸形或炎症粘连常可出现尿道口狭窄。

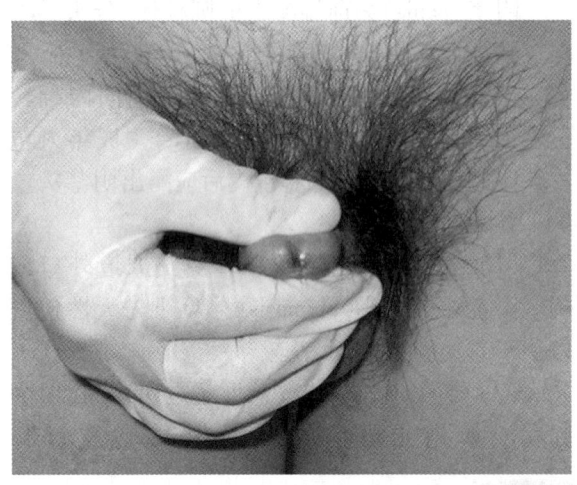

图3-4-81　尿道口检查

4. 阴茎大小与形态　正常成年人阴茎长7～10cm。

异常发现:成年人阴茎过小,呈婴儿型阴茎,见于垂体功能或性腺功能不全病人;在儿童期阴茎过大呈成人型阴茎,见于性早熟,如促性腺激素过早分泌。假性性早熟见于睾丸间质细胞瘤病人。

(二) 阴囊

阴囊(scrotum)为腹壁的延续部分,囊壁由多层组织构成。阴囊内中间有一隔膜将其分为左右两个囊腔,每囊内含有精索、睾丸及附睾。检查时病人取立位或仰卧位,两腿稍分开。先观察阴囊皮肤及外形,后进行阴囊触诊,检查者将双手的拇指置于病人阴囊前面,其余四指放在阴囊后面,双手同时触诊。阴囊检查按以下顺序进行。

1. 阴囊皮肤及外形　正常阴囊皮肤深暗色,多皱褶。视诊时注意观察阴囊皮肤有无皮疹、脱屑等损害,观察阴囊外形有无肿胀肿块。

异常发现:

(1) 阴囊湿疹:阴囊皮肤增厚呈苔藓样,并有小片鳞屑;或皮肤呈暗红色、糜烂,有大量浆液渗出,有时形成软痂,伴有顽固性奇痒。

(2) 阴囊水肿:阴囊皮肤常因水肿而紧绷,可为全身性水肿的一部分,如肾病综合征。也可为局部因素所致,如局部炎症或过敏反应、静脉血或淋巴液回流受阻等。

(3) 阴囊象皮肿:阴囊皮肤水肿粗糙、增厚如橡皮样,多为血丝虫病引起的淋巴管炎或淋巴管阻塞所致。

(4) 阴囊疝:是肠管或肠系膜经腹股沟管下降至阴囊内所形成,表现为一侧或双侧阴囊肿大,触之有囊样感,有时可推回腹腔。但病人用力咳嗽使腹腔内压增高时可再降入阴囊。

(5) 鞘膜积液:阴囊肿大触之有水囊样感,鞘膜积液时透光试验显示阴囊呈橙红色均质的半透明状,而阴囊疝或睾丸肿瘤则不透光。透光试验方法简便易行,可用不透明的纸片卷成圆筒,一端置于肿大的阴囊部位,对侧阴囊以手电筒照射,从纸筒另一端观察阴囊透光情况。也可把房间关暗,用电筒照射阴囊后观察。

2. 精索　精索为柔软的条索状圆柱形结构,在左、右阴囊腔内各有一条,位于附睾上方,检查时检查者用拇指和示指触诊精索,从附睾摸到腹股沟环。正常精索呈柔软的索条状,无压痛。

异常发现:若呈串珠样肿胀,见于输精管结核;若有挤压痛且局部皮肤红肿多为精索急性炎症;靠近附睾的精索及硬结,常由血丝虫病所致;精索有蚯蚓团样感多为精索静脉曲张所致。

3. 睾丸　睾丸左、右各一,椭圆形,表面光滑柔韧。检查者用拇指和示、中指触及睾丸。注意其大小、形状、硬度及有无触压痛等,并作两侧对比。

异常发现:

(1) 睾丸急性肿痛,压痛明显者,见于急性睾丸炎，常继发于流行性腮腺炎、淋病等。睾丸慢性肿痛多由结核引起。

（2）一侧睾丸肿大、质硬并有结节，应考虑睾丸肿瘤或白血病细胞浸润。

（3）睾丸过小常为先天性或内分泌异常引起，如肥胖性生殖无能症等。

（4）阴囊触诊未触及睾丸，应触诊腹股沟管内或阴茎根部、会阴部等处，或做超声检查腹腔。如睾丸隐藏在以上部位，称为隐睾症（cryptorchism）。隐睾以一侧多见，也可双侧。

（5）无睾丸常见于性染色体数目异常所致的先天性无睾症。可为单侧或双侧。双侧无睾症病人生殖器官及第二性征均发育不良。

4. 附睾　附睾是贮存精子和促进精子成熟的器官，位于睾丸后外侧，上端膨大为附睾头，下端细小如囊锥状为附睾尾。检查时检查者用拇指和示、中指触诊。触诊时应注意附睾大小，有无结节和压痛。

异常发现：

（1）急性炎症时肿痛明显，且常伴有睾丸肿大，附睾与睾丸分界不清。

（2）慢性附睾炎则附睾肿大而压痛轻。

（3）附睾肿胀而无压痛。质硬并有结节感，伴有输精管增粗且呈串珠状，可能为附睾结核。结核病灶可与阴囊皮肤粘连，破溃后易形成瘘管。

（三）前列腺

前列腺（prostate）位于膀胱下方、耻骨联合后约2cm处，形状像前后稍扁的栗子，其上端宽大，下端窄小，后面较平坦。检查时病人取膝胸卧位，跪卧于检查台上，也可采用右侧卧位或站立弯腰位。检查者右手示指戴指套（或手套），指端涂以润滑剂，徐徐插入肛门，向腹侧触诊。前列腺触诊时可同时做前列腺按摩留取前列腺液做化验检查。正常前列腺，质韧而有弹性，左、右两叶之间可触及正中沟。

异常发现：

（1）良性前列腺肥大时正中沟消失，表面光滑、韧，无压痛及粘连，多见于老年人。

（2）前列腺肿大且有明显压痛，多见于急性前列腺炎。

（3）前列腺肿大、质硬、无压痛，表面有硬结节者多为前列腺癌。

（四）精囊

精囊（seminal vesicle）位于前列腺外上方，为菱锥形囊状非成对的附属性腺，其排泄管与输精管末端汇合成射精管。正常时，直肠指诊一般不易触及精囊。

异常发现：精囊呈索条状肿胀并有触压痛多为炎症所致；精囊表面呈结节状多因结核引起，质硬肿大应考虑癌变。精囊病变常继发于前列腺，如炎症波及，结核扩散和前列腺癌的侵犯。

第九节　脊柱与四肢检查

一、脊　柱

脊柱（spine）是支撑体重、维持躯体各种姿势的重要支柱，并作为躯体活动的枢纽，同时起着保护脊髓的重要作用。由7个颈椎、12个胸椎、5个腰椎、5个骶椎、4个尾椎组成。脊柱的病变主要表现为疼痛、姿势或形态异常以及活动度受限等。脊柱检查时病人可处站立位和坐位，以视诊为主，结合触诊和叩诊。

（一）脊柱弯曲度

正常人直立时，脊柱从侧面观察有四个生理弯曲，即颈段稍向前凸，胸段稍向后凸，腰椎明显向前凸，骶椎则明显向后凸，类似"S形"，称为生理性弯曲。让被检查者取站立位或坐位，从后面观察脊柱有无侧弯，或用手指沿脊椎的棘突尖以适当的压力往下划压，划压后皮肤出现一条红色充血痕，以此痕为标准，观察脊柱有无侧弯。正常人脊柱无侧弯。除以上方法检查外还应侧面观察脊柱各部形态，了解有无前后突出畸形。

异常发现：

1. 颈椎变形　颈部检查可通过自然姿势有无异常，如病人立位时有无侧偏、前屈、过度后伸和僵硬感。颈侧偏见于先天性斜颈，病人头向一侧倾斜，患侧胸锁乳突肌隆起。

2. 脊柱后凸　脊柱过度后弯称为脊柱后凸（kyphosis），也称为驼背（gibbus），多发生于胸段脊柱。脊柱后凸时前胸凹陷，头颈部前倾。脊柱胸段后凸的原因甚多，表现也不完全相同，常见病因如下。

（1）佝偻病：多在儿童期发病，坐位时胸段呈明显均匀性向后弯曲，仰卧位时弯曲可消失。

（2）结核病：多在青少年时期发病，病变常在胸椎下段及腰段。由于椎体被破坏、压缩，棘突明显向后凸出,形成特征性的成角畸形。常伴有全身其他脏器的结核病变如肺结核等。

(3) 强直性脊柱炎:多见于成年人,脊柱胸段成弧形(或弓形)后凸,常有脊柱强直性固定,仰卧位时亦不能伸直。

(4) 脊椎退行性变:多见于老年人,椎间盘退行性萎缩,骨质退行性变,胸腰椎后凸曲线增大,造成胸椎明显后凸,形成驼背。

(5) 其他:如外伤所致脊椎压缩性骨折,造成脊柱后凸,可发生于任何年龄。

3. 脊柱前凸　脊柱过度向前凸出性弯曲,称为脊柱前凸(lordosis)。多发生在腰椎部位,病人腹部明显向前突出,臀部明显向后突出,多由于晚期妊娠、大量腹水、腹腔巨大肿瘤、第5腰椎向前滑脱、水平骶椎(腰骶角>34°)、病人髋关节结核及先天性髋关节后脱位等所致。

4. 脊柱侧凸　脊柱离开后正中线向左或右偏曲称为脊柱侧凸(scoliosis)。根据侧凸发生部位不同,分为胸段侧凸、腰段侧凸及胸腰段联合侧凸;亦可根据侧凸的性状分为姿势性和器质性两种。

(1) 姿势性侧凸(posture scoliosis):无脊柱结构的异常,可随体位改变使侧凸得以纠正,如平卧位或向前弯腰时脊柱侧突可消失。姿势性侧凸的原因有:①儿童发育期坐、立姿势不良;②代偿性侧凸可因一侧下肢明显短于另一侧所致;③坐骨神经性侧突,多因椎间盘突出,病人改变体位,放松对神经根压迫的一种保护性措施,突出的椎间盘位于神经根外侧,腰椎突向患侧;位于神经根内侧,腰椎突向健侧;④脊髓灰质炎后遗症等。

(2) 器质性侧凸(organic scoliosis):脊柱器质性侧凸的特点是改变体位不能使侧凸得到纠正。其病因有先天性脊柱发育不全,肌肉麻痹,营养不良,慢性胸膜肥厚、胸膜粘连及肩部或胸廓的畸形等。

(二) 脊柱活动度

1. 正常活动度　正常人脊柱有一定活动度,但各部位活动范围明显不同。颈椎段和腰椎段的活动范围最大;胸椎段活动范围最小;骶椎和尾椎已融合成骨块状,几乎无活动性。

检查脊柱的活动度时,应让病人作前屈、后伸、侧弯、旋转等动作,以观察脊柱的活动情况及有无变形。已有脊柱外伤可疑骨折或关节脱位时,应避免脊柱活动,以防止损伤脊髓。正常人直立、骨盆固定的条件下,颈段、胸段、腰段的活动范围参考值见表3-4-6,图3-4-82。

表3-4-6　颈、胸、腰椎及全脊椎活动范围

	前屈	后伸	左右侧弯	旋转度(一侧)
颈椎	35°~45°	35°~45°	45°	60°~80°
胸椎	30°	20°	20°	35°
腰椎	75°	30°	35°	8°
全脊柱	128°	125°	73.5°	115°

2. 活动受限　检查脊柱颈段活动度时,检查者固定病人肩部,嘱病人做前屈、后仰、侧弯及左右旋转。颈及软组织有病变时,活动常不能达以上范围,否则有疼痛感,严重时出现僵直。脊柱颈椎段活动受限常见于:①颈部肌纤维织炎及韧带受损;②颈椎病;③结核或肿瘤浸润;④颈椎外伤、骨折或关节脱位。

脊柱腰椎段活动受限常见于:①腰部肌纤维织炎及韧带受损;②腰椎椎管狭窄;③椎间盘突出;④腰椎结核或肿瘤;⑤腰椎骨折或脱位。

(三) 脊柱压痛与叩击痛

1. 压痛　脊柱压痛的检查方法是嘱病人取端坐位,身体稍向前倾。检查者以右手拇指从枕骨粗隆开始自上而下逐个按压脊椎棘突及椎旁肌肉,正常每个棘突及椎旁肌肉均无压痛。如有压痛,提示压痛部位可能有病变,并以第7颈椎棘突骨性标志计数病变椎体的位置。除颈椎外,颈旁组织的压痛也提示相应病变。胸腰椎病变如结核、椎间盘突出及外伤或骨折,均在相应脊椎棘突有压痛,若椎旁肌肉有压痛,常为腰背肌纤维炎或劳损。

2. 叩击痛　常用的脊柱叩击方法有两种。

(1) 直接叩击法:即用中指或叩诊锤垂直叩击各椎体的棘突,多用于检查胸椎与腰椎。颈椎疾病,特别是颈椎骨关节损伤时,一般不用此法检查。

(2) 间接叩击法:嘱病人取坐位,检查者将左手掌置于其头部,右手半握拳以小鱼际肌部位叩击左手背,了解病人脊柱各部位有无疼痛。

叩击痛阳性见于脊柱结核、脊椎骨折及椎间盘突出等。叩击痛的部位多为病变部位。如有颈椎病或颈椎间盘脱出症,间接叩诊时可出现上肢的放射性疼痛。

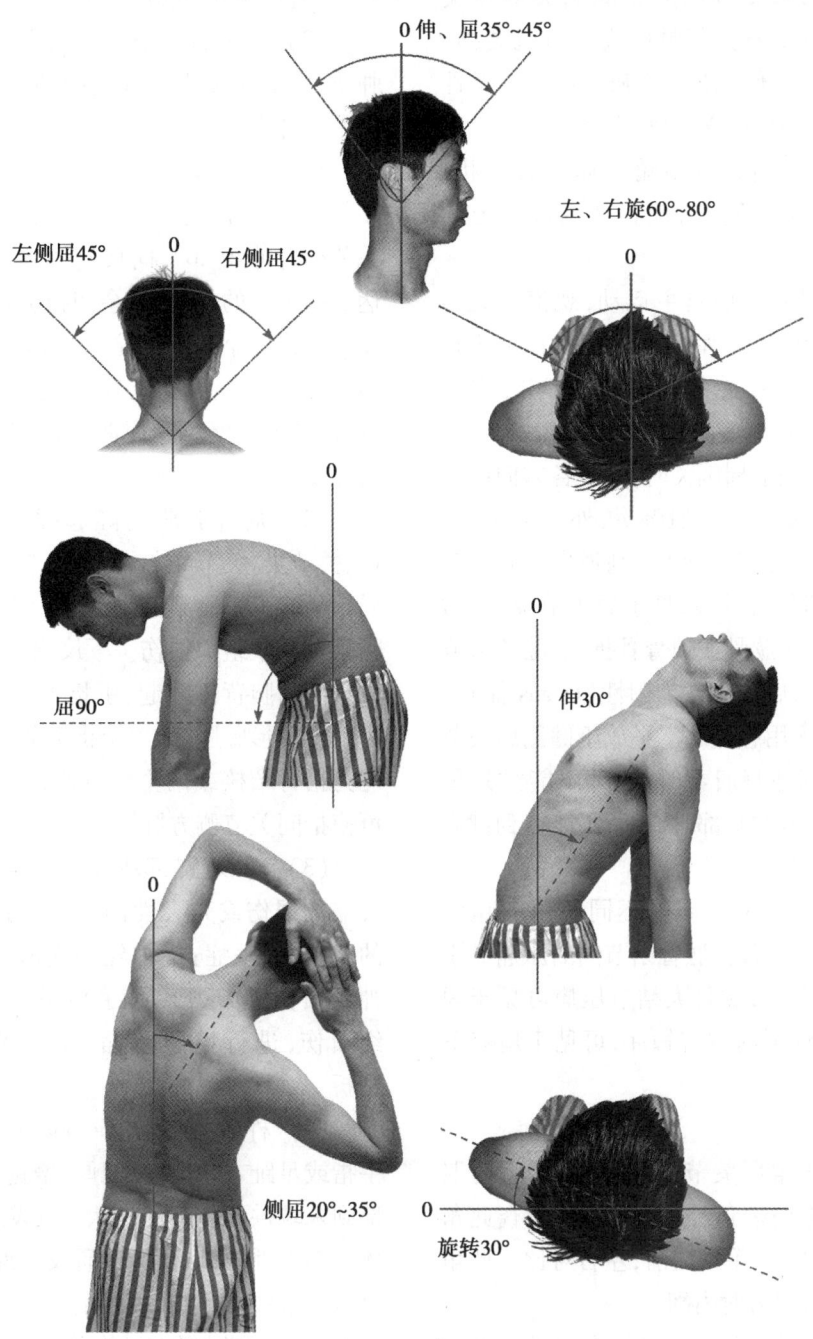

图 3-4-82 颈、腰椎及全脊椎活动范围

二、四肢与关节

四肢(four limbs)及其关节(articulus)的检查通常运用视诊与触诊,两者相互配合,特殊情况下采用叩诊和听诊。四肢检查除大体形态和长度外,应以关节检查为主。

(一) 上肢

1. 长度 双上肢长度可用目测,嘱被检者双上肢向前并拢比较,也可用带尺测量肩峰至桡骨茎突或中指指尖的距离。上臂长度则从肩峰至尺骨鹰嘴的距离。前臂长度测量是从鹰嘴突至尺骨茎突的距离。双上肢长度正常情况下等长。

异常发现:长度不一见于先天性短肢畸形,骨折重叠和关节脱位等,如肩关节脱位时,患侧上臂长于健侧,肱骨颈骨折患侧短于健侧。

2. 肩关节

(1) 外形:嘱被检者脱去上衣,取坐位,在良好的照明情况下,观察双肩姿势外形有无倾斜。正常双肩对称,双肩呈弧形。

异常发现:如肩关节弧形轮廓消失肩峰突出,呈"方肩",见于肩关节脱位或三角肌萎缩。两侧肩关节一高一低,颈短耸肩,见于先天性肩胛高耸症及脊柱侧弯。锁骨骨折,远端下垂,使该侧肩下垂,肩部突出畸形如带肩章状,见于外伤性肩锁关节脱位,锁骨外端过度上翘所致。

(2) 运动:嘱病人做自主运动,观察有无活动受限,或检查者固定肩胛骨,另一手持前臂进行多个方向的活动。肩关节外展可达 90°,内收 45°,前屈 90°,后伸 35°旋转 45°。

异常发现:肩关节周围炎时,关节各方向的活动均受限,称冻结肩。冈上肌腱炎,外展达 60°~120°范围时感疼痛,超过 120°时则消失。肩关节外展开始即痛,但仍可外展,见于肩关节炎;轻微外展即感疼痛,见于肱骨或锁骨骨折;肩肱关节或肩锁骨关节脱位搭肩试验常为阳性(Dugas 征)阳性。做法是嘱病人用患侧手掌平放于健侧肩关节前方,当手掌搭到健侧肩部时,肘部不能贴近胸壁,或者患侧肘部紧贴胸部时,手掌不能搭到健肩提示肩关节脱位。

(3) 压痛点:肩关节周围不同部位的压痛点,对鉴别诊断很有帮助,肱骨结节间的压痛见于肱二头肌长头腱鞘炎,肱骨大结节压痛可见于冈上肌腱损伤。肩峰下内方有触痛,可见于肩峰下滑囊炎。

3. 肘关节

(1) 形态:正常肘关节双侧对称、伸直时肘关节轻度外翻,称携物角,约 5°~15°,检查此角时嘱病人伸直两上肢,手掌向前,左右对比。此角>15°为肘外翻,<15°为肘内翻。

异常发现:肘部骨折、脱位可引起肘关节外形改变,如髁上骨折时,可见肘窝上方突出,为肱骨下端向前移位所致;桡骨头脱位时,肘窝外下方向桡侧突出;肘关节后脱位时,鹰嘴向肘后方突出,Hüter 线,及 Hüter 三角(肘关节伸时肱骨内外上髁及尺骨鹰嘴形成的连线,和屈肘时形成的三角)解剖关系改变。检查肘关节时应注意双侧及肘窝部是否饱满、肿胀。肘关节积液和滑膜增生常出现肿胀。

(2) 运动:肘关节活动正常时屈 135°~150°,伸 10°,旋前(手背向上转动)80°~90°,旋后(手背向下转动)80°~90°。

(3) 触诊:注意肘关节周围皮肤温度,有无肿块,肱动脉搏动,桡骨小头是否压痛,滑车淋巴结是否肿大。

4. 腕关节及手

(1) 外形:于自然休息姿势呈半握拳状,腕关节稍背伸约 20°,向尺侧倾斜约 10°,拇指尖靠达示指关节的桡侧,其余四指呈半屈曲状,屈曲程度由示指向小指逐渐增大,且各指尖均指向舟骨结节处。手的功能位置为腕背伸 30°并稍偏尺侧,拇指于外展时掌屈曲位,其余各指屈曲,呈握茶杯姿势。

(2) 局部肿胀与隆起:腕关节肿胀可因外伤、关节炎、关节结核而肿胀,腕关节背侧或旁侧局部隆起见于腱鞘囊肿,腕背侧肿胀见于腕肌腱腱鞘炎或软组织损伤。下尺桡关节半脱位可使尺骨小头向腕背侧隆起,手指关节可因类风湿关节炎出现梭形肿胀,如单个指关节出现梭形肿胀,可能为指骨结核或内生软骨瘤,手指侧副韧带损伤可使指间关节侧方肿胀。

(3) 畸形:腕部手掌的神经、血管、肌腱及骨骼的损伤或先天性因素,均可引起畸形,常见的有:①腕垂症:桡神经损伤所致;②猿掌:正中神经损伤;③爪形手:手指呈鸟爪样,见于尺神经损伤,进行性肌萎缩;④餐叉样畸形:Colles 骨折。

(4) 杵状指(趾)(acropachy,drumstick toe):手指或足趾末端增生、肥厚、增宽、增厚,指甲从根部到末端拱形隆起呈杵状。其发生机制可能与肢体末端慢性缺氧、代谢障碍及中毒性损害有关,缺氧时末端肢体毛细血管增生扩张,因血流丰富软组织增生,末端膨大。杵状指(趾)常见于:①呼吸系统疾病,如慢性肺脓肿、支气管扩张和支气管肺癌;②某些心血管疾病,如发绀型先天性心脏病、亚急性感染性心内膜炎;③营养障碍性疾病,如肝硬化。

(5) 匙状甲(koilonychia):又称反甲,特点为指甲中央凹陷,边缘翘起,指甲变薄,表面粗糙有条纹。常见于缺铁性贫血和高原疾病,偶见于风湿热及甲癣。

(6) 运动:腕关节及指关节运动范围见表 3-4-7。

表 3-4-7 腕关节及指关节运动范围

关 节	背 伸	掌 屈	内收(桡侧)	外展(尺侧)
腕关节	30°~60°	50°~60°	25°~30°	30°~40°
掌指	伸0°	屈60°~90°		
近端指间	0°	90°		
远端指间	0°	60°~90°		
拇指、掌拇关节		20°~50°	可并拢桡侧示指	40°
指间关节		90°	可横越手掌	

(二) 下肢

1. 髋关节

【视诊】

(1) 步态:由髋关节疾患引起的异常步态主要有:①疼痛性跛行:髋关节疼痛不敢负重行走,患肢膝部微屈,轻轻落下,足尖着地,然后迅速改换健肢负重,步态短促不稳,见于髋关节结核,暂时性滑膜炎,股骨头无菌性坏死等。②短肢跛行:以足尖落地或健侧下肢屈膝跳跃状行走,一侧下肢缩短3cm以上则可出现跛行,见于小儿麻痹症后遗症。③鸭步:走路时两腿分开的距离宽,左右摇摆,如鸭子行走,见于先天性双侧髋关节脱位,髋内翻和小儿麻痹症所致的双侧臀中、小肌麻痹。④呆步:步行时下肢向前甩出,并转动躯干,步态呆板,见于髋关节强直,化脓性髋关节炎。

(2) 畸形:病人取仰卧位,双下肢伸直,使病侧髂前上棘连线与躯干正中线保持垂直,腰部放松,腰椎放平贴于床面观察关节有无下列畸形,如果有多位髋关节脱位,股骨干及股骨头骨折错位。

内收畸形:正常时双下肢可伸直并拢,如一侧下肢超越躯干中线向对侧偏移,而且不能外展,为内收畸形。

外展畸形:下肢离开中线,向外侧偏移,不能内收,称外展畸形。

旋转畸形:仰卧位时,正常髌骨及拇趾指向上方,若向内外侧偏斜,为髋关节内外旋畸形。

(3) 肿胀及皮肤皱褶:腹股沟异常饱满,示髋关节肿胀;臀肌是否丰满,如髋关节病变时臀肌萎缩;臀部皱褶不对称,示一侧髋关节脱位。

(4) 肿块、窦道瘢痕:注意髋关节周围皮肤有无肿块、窦道及瘢痕,髋关节结核时常有以上改变。

【触诊】

(1) 压痛:髋关节位置深,只能触及其体表位置,腹股沟韧带中点后下1cm,再向外1cm,触及此处有无压痛及波动感,髋关节有积液时有波动感,如此处硬韧饱满时,可能为髋关节前脱位,若该处空虚,可能为后脱位。

(2) 活动度:髋关节检查方法及活动范围见表3-4-8。

表 3-4-8 髋关节检查方法及活动范围

检查内容	检 查 方 法	活动度
屈曲	病人仰卧,医师一手按压髂嵴,另一手将屈曲膝关节推向前胸	130°~140°
后伸	病人俯卧,医师一手按压臀部,另一手握小腿下端,屈膝90°后上提	15°~30°
内收	仰卧,双下肢伸直,固定骨盆,一侧下肢自中立位向对称下肢前面交叉内收	20°~30°
外展	病人仰卧,双下肢伸直,固定骨盆,使一侧下肢自中立位外展	30°~45°
旋转	病人仰卧,下肢伸直,髌骨及足尖向上,医师双手放于病人大腿下部和膝部旋转45°大腿,也可让病人屈髋屈膝90°,医师一手扶病人臀部,另一手握踝部,向相反方向运动,小腿做外展、内收动作时,髋关节则为外旋、内旋	45°

【叩诊】

病人下肢伸直,检查者以拳叩击足跟,如髋部疼痛,则示髋关节炎或骨折。

【听诊】

令病人做屈髋和伸髋动作,可闻及大粗隆上方有明显的"咯噔"声,是紧张肥厚的阔筋膜张肌与股骨大粗隆摩擦声。

2. 膝关节

【视诊】

(1) 膝外翻(genua varum):令病人暴露双膝关节,处站立位及平卧位进行检查,直立时双腿并拢,两股骨内髁及两胫骨内踝可同时接触,如两踝距离增宽,小腿向外偏斜,双下肢呈"X"状,称"X形腿",见于佝偻病(图 3-4-83)。

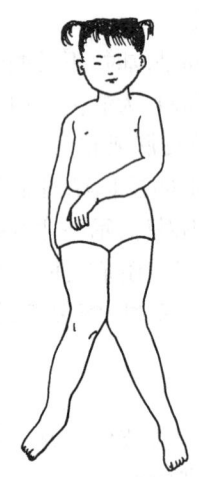

图 3-4-83　膝外翻

(2) 膝内翻(genua valgum):直立时,病人双股骨内髁间距增大,小腿向内偏斜,膝关节向内形成角度,双下肢形成"O"状,称"O形腿",见于小儿佝偻病(图 3-4-84)。

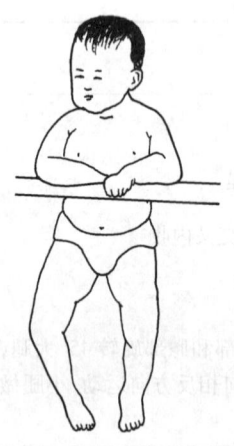

图 3-4-84　膝内翻

(3) 膝反张:膝关节过度后伸形成向前的反屈状,称膝反屈畸形,见于小儿麻痹后遗症,膝关节结核(图 3-4-85)。

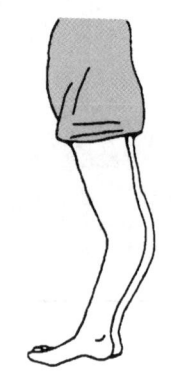

图 3-4-85　膝反张

(4) 肿胀:膝关节均称性胀大,双侧膝眼消失并突出,见于膝关节积液。髌骨上方明显隆起见于髌上囊内积液;髌骨前面明显隆起见于髌前滑囊炎;膝关节呈梭形膨大,见于膝关节结核;关节间隙附近有突出物常为半月板囊肿。检查关节肿胀的同时应注意关节周围皮肤有无发绀,灼热及窦道形成。

(5) 肌萎缩:膝关节病变时,因疼痛影响步行,常导致相关肌肉的失用性萎缩,常见为股四头肌及内侧肌明显。

【触诊】

(1) 压痛:膝关节发炎时,双膝眼处压痛;髌骨软骨炎时髌骨两侧有压痛;膝关节间隙压痛提示半月板损伤;侧副韧带损伤,压痛点多在韧带上下两端的附着处,胫骨结节骨骺炎时,压痛点位于髌韧带在胫骨的止点。

(2) 肿块:对膝关节周围的肿块,应注意大小、硬度、活动度,有无压痛及波动感。髌骨前方肿块,并可触及囊性感,见于髌前滑囊炎,膝关节间隙处可触及肿块,且伸膝时明显,屈膝后消失,见于半月板囊肿;胫前上端或股骨下端有局限性隆起,无压痛,多为骨软骨瘤;腘窝处出现肿块,有囊状感,多为腘窝囊肿,如伴有与动脉同步的搏动,见于动脉瘤。

(3) 摩擦感:医师一手置于患膝前方,另一手握住病人小腿做膝关节的伸屈动作,如膝部有摩擦感,提示膝关节面不光滑,见于炎症后遗症及创伤性关节炎。推动髌骨做上下左右活动,如有摩擦感,提示髌骨表面不光滑,见于炎症及创伤后遗留的病变。

(4)活动度:膝关节屈曲可达120°~150°,伸5°~10°,内旋10°,外旋20°。

(5)特殊试验:①浮髌试验:病人取平卧位,被检者下肢伸直放松,医师一手虎口卡于患膝髌骨上极,并加压压迫髌上囊,使关节液集中于髌骨低面,另一手示指垂直按压髌骨并迅速抬起,按压时髌骨与关节面有碰触感,松手时髌骨浮起,即为浮髌试验阳性,提示有中等量以上关节积液(50ml)(图3-4-86)。②拇指指甲滑动试验:以拇指指甲背面沿髌骨表面自上而下滑动,如有明显疼痛,可疑为髌骨骨折。③侧方加压试验:病人取仰卧位,膝关节伸直,医师一手握住踝关节向外侧推抬,另一手置于膝关节外上方向内侧推压,使内侧副韧带紧张度增加,如膝关节内侧疼痛为阳性,提示内侧副韧带损伤,如向相反方向加压,外侧膝关节疼痛,提示外侧副韧带损伤。

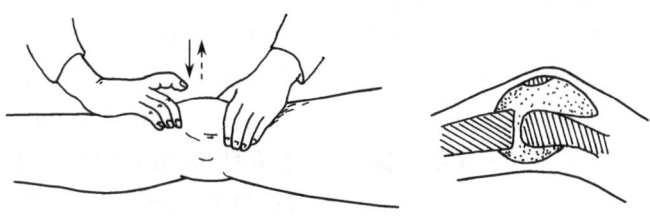

图3-4-86 浮髌试验

3.踝关节与足

【视诊】

踝关节与足部检查一般让病人取站立或坐位进行,有时需病人步行,从步态观察正常与否。

(1)肿胀:①均称性肿胀:正常踝关节两侧可见内外踝轮廓,跟腱两侧各有一凹陷区,踝关节背伸时,可见伸肌腱在皮下走行,踝关节肿胀时以上结构消失,见于踝关节扭伤、结核、化脓性关节炎及类风湿关节炎。②局限性肿胀:足背或内、外踝下方局限肿胀见于腱鞘炎或腱鞘囊肿;跟骨结节处肿胀见于跟腱周围炎,第二、三跖趾关节背侧或跖骨干局限性肿胀,可能为跖骨头无菌性坏死或骨折引起。

(2)局限性隆起:足背部骨性隆起可见于外伤,骨质增生或先天性异常,内外踝明显突出,见于胫腓关节分离,内外踝骨折;踝关节前方隆起,见于距骨头骨质增生。

(3)畸形:足部常见畸形有如下几种(图3-4-87):①扁平足(flatfoot):足纵弓塌陷,足跟外翻,前半足外展,形成足旋前畸形,横弓塌陷,前足增宽,足底前部形成胼胝。②高弓足:足纵弓高起,横弓下陷,足背隆起,足趾分开。③马蹄足:踝关节跖屈,前半足着地,常因跟腱挛缩或腓总神经麻痹引起。④跟足畸形:小腿三头肌麻痹,足不能跖屈,伸肌牵拉使踝关节背伸,形成跟足畸形,行走和站立时足跟着地。⑤足内翻:跟骨内旋,前足内收,足纵弓高度增加,站立时足不能踏平,外侧着地,常见于小儿麻痹后遗症。⑥足外翻:跟骨外旋,前足外展,足纵弓塌陷,舟骨突出,扁平状,跟腱延长线落在跟骨内侧,见于胫前胫后肌麻痹。

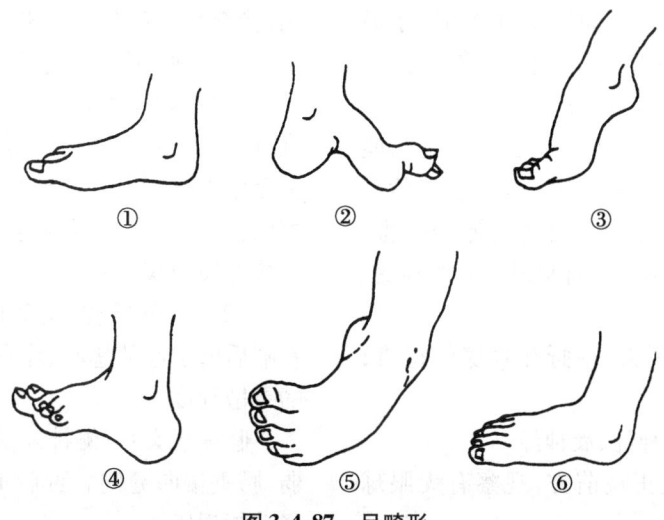

图3-4-87 足畸形

【触诊】

(1) 压痛点:内外踝骨折,跟骨骨折,韧带损伤局部均可出现压痛,第二、三跖骨头处压痛,见于跖骨头无菌性坏死;第二、三跖骨干压痛,见于疲劳骨折;跟腱压痛,见于跟腱腱鞘炎;足跟内侧压痛,见于跟骨骨刺或跖筋膜炎。

(2) 其他:跟腱张力,足底内侧跖筋膜有无挛缩,足背动脉搏动有无减弱。

(3) 活动度:踝关节背伸 20°~30°,跖屈可达 40°~50°;跟距关节内外翻各 30°;跗骨间关节内收 25°,外展 15°;跖趾关节跖屈 30°~40°,背伸 45°。

(毛 婷)

第十节 神经系统检查

神经系统检查目的是判断神经系统有无损害及损害的部位和程度,即解决病变的"定位"诊断。神经系统检查是全身体格检查的一部分。检查内容包括五个方面:脑神经、运动功能、感觉功能、神经反射、自主神经功能。完成神经系统检查需具备的检查工具有:叩诊锤、棉签、大头针、音叉、手电筒、检眼镜等。

一、脑神经检查

脑神经(cranial nerves)共 12 对,检查脑神经对颅脑病变的定位诊断十分重要,检查时应按顺序进行,避免遗漏,并注意两侧对比。

1. 嗅神经 检查前先确定鼻道是否通畅,有无鼻黏膜病变。嘱病人闭目,依次检查双侧鼻孔嗅觉。先压住一侧鼻孔,选用生活中熟悉的醋、酒或香烟、茶叶、肥皂等 3 种不同气味的物品置于另一鼻孔前,要求病人辨别嗅到的气味。然后换一侧鼻孔进行检查,注意双侧比较。

临床意义:病人无法嗅到气味为嗅觉缺失;能嗅到气味但无法辨别为嗅觉不良。嗅觉功能障碍如能排除鼻黏膜病变,常见于同侧嗅神经损害。嗅神经损害可见于颅脑损伤、前颅凹占位性病变、脑膜结核等。

2. 视神经 包括视力、视野和眼底的检查,详见本章第三节。

3. 动眼神经、滑车神经、展神经

(1) 斜视:嘱病人正视前方,观察有无眼球偏斜。

(2) 眼球运动和复视:嘱病人双眼随医生手指向各方向移动,观察有无眼球活动受限及其程度,并询问有无复视。

(3) 同向偏斜和同向运动麻痹:双眼不同时向一侧注视(侧视麻痹)或向上方、下方注视(垂直运动麻痹)。

(4) 辐辏反射:嘱病人注视前方自远而近的医生手指,观察有无双眼内收障碍。

4. 三叉神经 三叉神经为混合性神经,其感觉纤维分布于面部皮肤、眼、鼻、口腔黏膜,运动纤维支配咀嚼肌、颞肌和翼状内外肌。

(1) 面部感觉:嘱病人闭眼,根据三叉神经分布范围,分别用棉签自上而下,由内向外轻触前额、鼻部两侧及下颌,注意两侧对比,随时询问病人有无感觉减退、消失或过敏。

(2) 运动功能:检查者双手置于病人两侧下颌角,嘱病人做咀嚼动作,比较两侧肌力是否相等;嘱病人做张口运动,观察张口时下颌有无偏斜。

临床意义:一侧三叉神经运动纤维受损时,病侧咀嚼肌肌力减弱或出现萎缩,张口时翼状肌瘫痪下颌偏向病侧。

5. 面神经 观察双侧额纹、眼裂、鼻唇沟、口角是否对称,嘱病人做皱额、闭眼、露齿、微笑、鼓腮和吹哨动作,观察左右两侧是否对称。

临床意义:面神经受损可分为周围性和中枢性两种。一侧面神经周围性损害时,患侧额纹减少,眼裂增大,鼻唇沟变浅,不能皱额、闭眼。

6. 听神经

(1) 听力:用机械表或音叉(256Hz)测定。

(2) 前庭功能:询问病人有无眩晕、平衡失调,检查有无自发性眼球震颤。

7. 舌咽神经、迷走神经

(1) 腭咽喉运动:了解并观察有无吞咽困难,饮水呛咳或反流,发音嘶哑或鼻音,观察腭垂是否居中,软腭有无下垂。嘱病人发"啊"声,观察软腭能否上举,两侧是否等高。声带运动可用间接喉镜观察。

(2) 咽壁反射:观察和比较用压舌板轻触左右咽后壁引起的恶心、作呕反应情况,并了解感觉的灵敏程度。

临床意义:一侧神经受损时,该侧软腭上提减弱,腭垂偏向健侧。舌后 1/3 味觉减退为舌咽神经功能损害。

8. 副神经　检查者将一手置于病人腮部,嘱病人对抗阻力转颈,测试胸锁乳突肌肌力;检查者将两手置于病人双肩向下压,嘱病人对抗阻力耸肩,测试斜方肌肌力。

临床意义:副神经损害时,可出现一侧肌力下降或肌肉萎缩。

9. 舌下神经　嘱张口,观察舌在口腔中位置;再嘱伸舌,看是否偏斜及舌肌有无萎缩或肌纤颤。

临床意义:单侧舌下神经麻痹,伸舌向单侧偏斜,见于脑血管病变。双侧舌下神经麻痹,伸舌不出,伴语言及吞咽困难。

二、运动功能

运动包括随意和不随意运动,前者由锥体束管理,后者由锥体外系和小脑管理。

(一)肌力

肌力(muscle power)是指肌肉运动收缩时的最大收缩力。检查时先观察自主活动时肢体动度,再用作对抗动作的方式测试上、下肢伸肌和屈肌的肌力,双手的握力和分指力等。注意两侧肢体对比,须排除因疼痛、关节强直或肌张力过高所致的活动受限。

肌力分为6级:

0级:肌力完全丧失;

1级:仅见肌肉轻微收缩,无肢体运动;

2级:肢体可水平移动,但不能抵抗自身重力,即不能抬离床面;

3级:肢体能抬离床面,但不能对抗阻力;

4级:能对抗阻力,但肌力有不同程度减弱;

5级:肌力正常。

临床意义:肌力减退或消失称瘫痪,肌力完全消失称完全性瘫痪,肌力减退称不完全性瘫痪。根据瘫痪的部位可分为:单瘫、偏瘫、截瘫、交叉瘫。

1. 单瘫(monoplegia)　为单一肢体瘫痪,多见于脊髓灰质炎。

2. 偏瘫(hemiplegia)　为一侧肢体瘫痪,伴有同侧脑神经损害,见于脑出血、脑栓塞、脑动脉血栓形成、脑肿瘤等。

3. 截瘫(paraplegia)　多为双侧下肢瘫痪,见于脊髓外伤、炎症所致的脊髓横贯性损伤。

4. 交叉瘫(crossed paralysis)　为一侧脑干损害导致同侧周围神经麻痹及对侧肢体瘫痪。

(二)肌张力

肌张力(muscular tone)指静息状态的肌肉紧张度。检查时触摸肌肉测试其硬度,并测试完全放松的肢体被动活动时的阻力大小。注意两侧对比。

临床意义:肌张力增高表现为做被动运动时阻力增加,见于锥体束或锥体外系损害;肌张力降低表现为伸屈肢体时阻力降低,关节运动范围扩大,关节过伸,见于周围神经炎、脊髓前角灰质炎、小脑病变等。

(三)去脑强直

去脑强直(decerebrate rigidity)表现为颈后伸,角弓反张,四肢强直性伸展、内收、内旋。病情好转可转化为去皮质强直(decorticate rigidity),表现为两侧肘关节在胸前屈曲。当中枢神经系统损害加重时,去皮质强直又可转化为去脑强直。

(四)不随意运动

不随意运动(abnormal movements)指在病人意识清楚的情况下,随意肌不自主收缩所产生一些的无目的的异常动作,多为锥体外系损害的表现。主要包括震颤、手足搐搦、舞蹈样动作。注意观察其形式、部位,包括速度、幅度、频率、节律等,并注意与自主运动、休息、睡眠和情绪改变的关系。

1. 震颤(tremor)　为两组拮抗肌交替收缩引起的不自主动作,有以下几种类型。

(1) 静止性震颤:静止时表现明显,动作时减轻,睡眠时消失,常伴肌张力增高,见于帕金森病。

(2) 姿势性震颤:身体保持某种姿势时出现,运动及休息时消失。包括甲亢所致的震颤及肝性脑病所致的扑翼样震颤。

(3) 动作性震颤:又称意向性震颤,休息时消失,动作时出现,愈近目的物愈明显,见于小脑疾病。

2. 手足搐搦(tetany)　发作时手足肌肉呈紧张性痉挛,上肢表现为腕部屈曲,手指伸展,指掌关节屈曲,拇指内收靠近掌心并与小指相对。下肢表现为踝关节与趾关节皆呈屈曲状。见于低钙血症和碱中毒。

3. 舞蹈样动作(choreic movement)　为面部肌肉及肢体的快速的、不规律的、不对称的、幅度不等的不自主动作。如突发的肢体伸展、挤眉、眨眼、伸舌、摆头等,睡眠时可减轻或消失,多见于儿童期脑风湿性病变。

(五) 共济运动

机体任一动作的完成均依赖于某组肌群协调一致的运动,这称为共济运动(coordination)。这种协调主要靠小脑的功能以协调肌肉活动,维持平衡和帮助控制姿势,也需要运动系统的正常肌力,前庭神经系统的平衡功能,眼睛、头、身体动作的协调,以及感觉系统对位置的感觉共同参与作用。这些部位任何一处的损伤均可出现共济失调。

1. 指鼻试验(finger-to-nose test) 嘱病人手臂外展伸直,以示指触自己的鼻尖,由慢到快,先睁眼后闭眼,重复进行。小脑半球病变时,同侧指鼻不准。如睁眼时指鼻准确,闭眼出现指鼻障碍则为感觉性共济失调。

2. 跟-膝-胫试验(heel-to-knee-to-skin test) 嘱病人仰卧,上抬一侧下肢,将足跟置于另一下肢膝盖下端,再沿胫骨前缘向下移动,先睁眼后闭眼,重复进行。小脑损害时,动作不稳。感觉性共济失调者则闭眼时出现动作障碍。

3. 轮替动作(alternating movement) 嘱病人伸直手掌,并以前臂作快速旋前旋后动作,共济失调者动作缓慢,不协调。

4. 闭目难立征(Romberg test) 嘱病人足跟并拢站立,闭目,双手向前平伸,若出现身体摇晃或倾斜为阳性,提示小脑病变。如睁眼时能站稳而闭眼时站立不稳,则为感觉性共济失调。

三、感觉功能

检查时,要求病人意识清楚、闭目。检查前向病人说明检查目的和方法,以取得合作。检查顺序:从感觉障碍区向正常部位移行,各关节上下和四肢内外侧面及远近端均要查到,注意两侧对比。

(一) 浅感觉

1. 痛觉 检查者用大头针针尖轻刺病人皮肤,注意两侧比较。记录感觉障碍类型(正常、过敏、减退、消失)与范围。痛觉障碍见于脊髓丘脑侧束病损。

2. 触觉 检查者用棉签轻触病人皮肤或黏膜。触觉障碍见于脊髓后索病损。

3. 温度觉 检查者用盛有冷水(5~10℃)、热水(40~50℃)的试管交替测试病人皮肤,温度觉障碍见于脊髓丘脑侧束损伤。

(二) 深感觉

1. 运动觉 检查者轻握足趾或手指加以活动,嘱说出运动方向。检查活动幅度应由小到大,以了解减退程度。运动觉损害见于后索损害。

2. 震动觉 用振动的音叉(128Hz)柄置骨突出处,询问有无震动感。震动觉障碍见于脊髓后索病损。

3. 位置觉 检查者将病人的肢体摆成某一姿势,请病人描述该姿势或对侧肢体模仿。位置觉障碍见于脊髓后索病损。

(三) 复合感觉(皮质感觉)

1. 皮肤定位觉 检查者以手指或棉签轻触病人体表某处皮肤,请病人指出被触部位。功能障碍见于皮质病变。

2. 两点辨别觉 以分开的钝脚分规轻轻刺激皮肤上的两点(注意不要造成疼痛),检查病人辨别两点的能力,再逐渐缩小双脚间距,直到病人感觉为一点,测量实际间距,两侧对比。触觉正常而两点辨别觉障碍见于额叶病变。

3. 实体觉 嘱病人单手触熟悉的物体,如钢笔、钥匙、硬币等,请病人说出物体的名称。功能障碍见于皮质病变。

4. 体表图形觉 病人闭目,在皮肤上画简单图形或写简单的字,观察其能否识别。功能障碍见于丘脑以上水平病变。

四、神经反射

神经反射是对感觉刺激的不随意运动反应,通过神经反射弧完成。反射由感受器、传入神经(感觉神经)、反射中枢(脑和脊髓)、传出神经(运动神经)和效应器(肌肉,腺体等)组成,并受大脑皮质的易化和抑制性控制,使反射活动维持一定的速度、强度(幅度)和持续时间。反射弧中任一环节有病变都可影响反射,使其减弱或消失。而锥体束以上病变可使反射活动失去抑制而出现反射亢进。根据刺激的部位,可将神经反射分为浅反射和深反射。

(一) 浅反射

浅反射是刺激皮肤或黏膜引起的反应。

1. 角膜反射(corneal reflex) 检查者将一手示指置于被检查者眼前约30cm处,引导其向内上方注视,另一手用细棉签纤维从外向内轻触其角膜。正常可见该侧眼睑迅速闭合(直接角膜反射);若对侧眼睑也闭合,称为间接角膜反射。

临床意义：直接反射消失，间接反射存在，见于该侧面神经瘫痪。直接、间接反射都消失见于三叉神经病变。

2. 腹壁反射（abdominal reflex） 嘱被检查者仰卧，下肢屈曲，用钝头竹签沿肋缘下（胸髓 7～8 节）、脐平（胸髓 9～10 节）及腹股沟上（胸髓 11～12 节）的方向，由外向内轻划腹壁皮肤，正常可见刺激部位皮肤肌肉收缩。

临床意义：一侧腹壁反射消失见于同侧锥体束病损，双侧上、中、下腹壁反射均消失见于昏迷或急腹症病人。肥胖、老年人及经产妇由于腹壁过于松弛也会出现腹壁反射减弱或消失。

3. 提睾反射（cremasteric reflex） 与检查腹壁反射相同，用竹签由下向上轻划股内侧上方皮肤，正常可见同侧提睾肌收缩，睾丸上提。

临床意义：双侧反射消失见于腰髓 1～2 节病损。一侧反射减弱或消失见于锥体束损害，局部病变如阴囊水肿、腹股沟疝也可影响该反射。

（二）深反射

深反射是刺激骨膜或肌腱引起的反射。检查时要求被检查者肢体放松，检查者叩击力量要均等，注意两侧对比。

深反射的活跃程度以"+"号表示，消失为"-"；正常为（++）；减弱为（+）；活跃为（+++）；亢进，出现非持续性阵挛为（++++）；明显亢进并伴有持续性的阵挛为（+++++）。

深反射减退或消失提示反射弧受损或中断，亦见于神经肌肉接头或肌肉本身疾病，如重症肌无力，周期性瘫痪等。深反射亢进多见于锥体束病变，昏迷或麻醉早期也可出现，亦见于手足搐搦、破伤风等肌肉兴奋性增高时。正常人深反射也可亢进，老年人跟腱反射可消失，故反射的不对称比增强或消失更有意义。

1. 肱二头肌反射（biceps reflex） 左手扶托被检查者屈曲的前臂，右手持叩诊锤叩击置于二头肌腱上的拇指，引起前臂屈曲，同时感到二头肌腱收缩。反射中枢在颈髓 5～6 节（图 3-4-88）。

2. 肱三头肌反射（triceps reflex） 被检查者外展上臂，半屈肘关节，检查者左手扶托其上臂，右手持叩诊锤直接叩击鹰嘴上方的肱三头肌肌腱，引起肱三头肌收缩，前臂伸展。反射中枢在颈髓 6～7 节（图 3-4-89）。

3. 膝反射（knee reflex） 坐位，两小腿自然

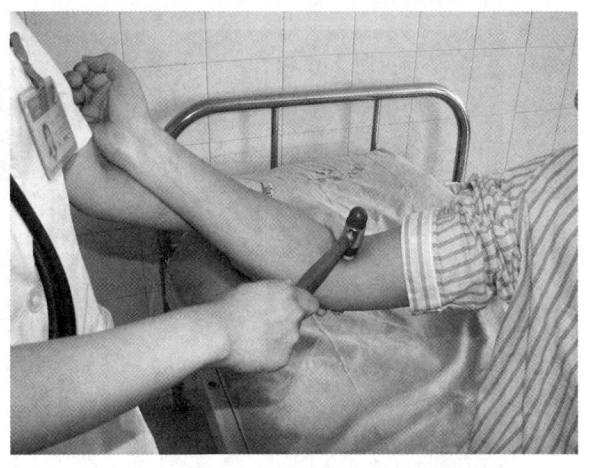

图 3-4-88 肱二头肌反射检查示意图

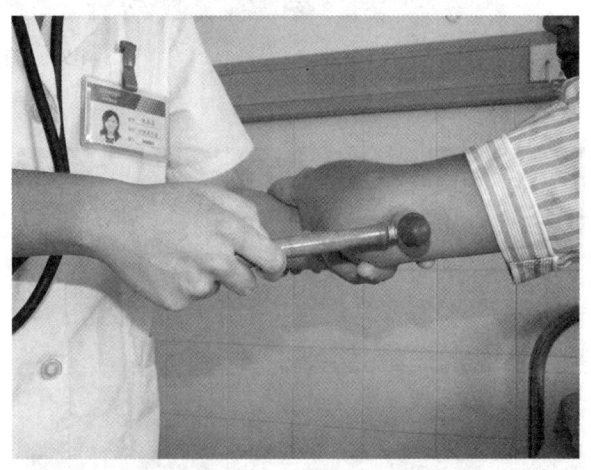

图 3-4-89 肱三头肌反射检查示意图

悬垂或足着地；或仰卧，膝稍屈，以手托腘窝，叩击髌骨下缘股四头肌肌腱，可引起小腿伸展。反射中枢在腰髓 2～4 节（图 3-4-90）。

4. 跟腱反射（achilles tendon reflex） 被检查者仰卧，髋及膝关节稍屈曲，下肢取外旋外展位，检查者左手托其足掌，使足呈过伸位，以叩诊锤直接叩击跟腱，引起腓肠肌收缩，足向跖面屈曲。反射中枢在骶髓 1～2 节（图 3-4-91）。

5. 阵挛（clonus） 当深反射高度亢进时，如突然牵拉引出该反射的肌腱不放手，使之持续紧张，则出现该牵拉部位的持续性、节律性收缩，称阵挛，主要见于锥体束以上病变。常见的有踝阵挛、髌阵挛。

6. Hoffmann 征 反射中枢为颈髓 7 节～胸髓 1 节。以往被列入病理反射，实际为牵张反射，是深反射亢进的表现，也可见于腱反射活跃的正常人。检查者左手握被检查者手腕，右手示、中指夹住其中指，将腕稍背屈，各指半屈放松，以拇指

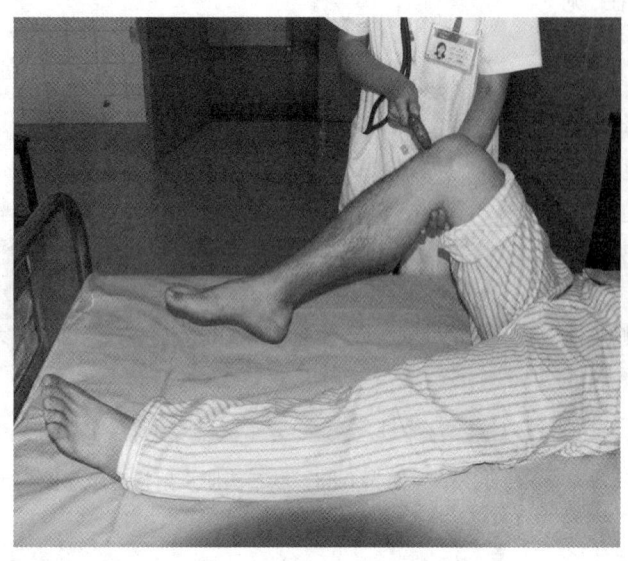
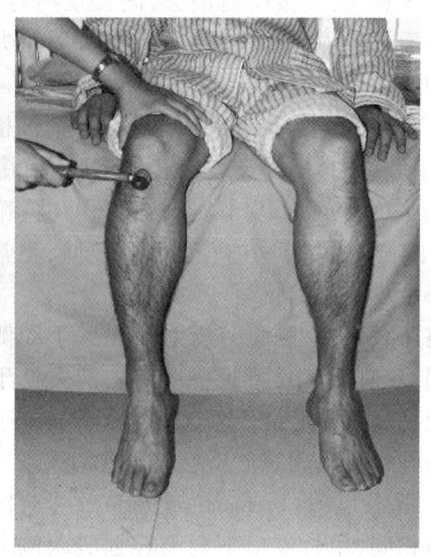

图 3-4-90　膝反射检查示意图

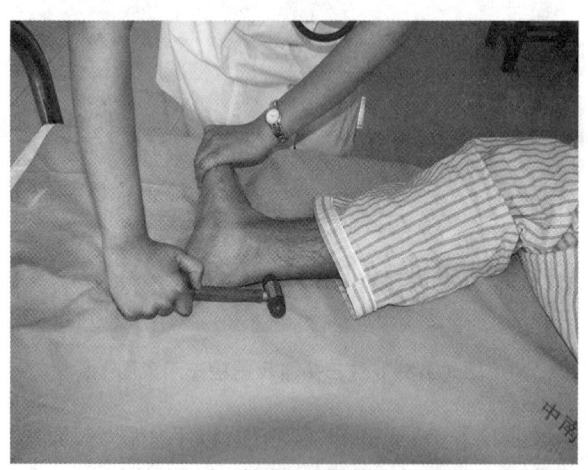

图 3-4-91　跟腱反射检查示意图

急速轻弹其中指指甲,引起拇指及其余各指屈曲者为阳性(图 3-4-92)。

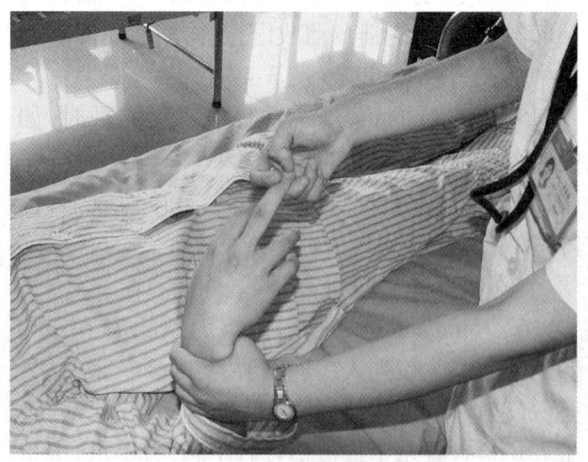

图 3-4-92　Hoffmann 征检查示意图

（三）病理反射

病理反射指锥体束病损时,如在休克、昏迷、麻醉时,大脑失去了对脑干和脊髓的抑制作用而出现的异常反射。一岁半以内的婴幼儿由于神经系统发育尚未完善,也可出现这种反射。

1. Babinski 征　用棉签杆沿足底外侧缘,由后向前划直到小趾根部再转向内侧,阳性者姆趾背屈,余各趾呈扇形分开。刺激过重或足底感觉过敏时亦可出现肢体回缩的假阳性反应。见图 3-4-93。

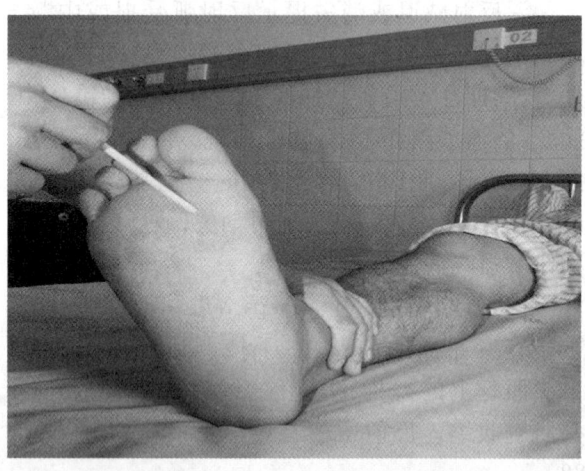

图 3-4-93　Babinski 征检查示意图

2. Oppenheim 征　以拇、示指沿胫骨自上向下划,直到踝关节上方。阳性反应同 Babinski 征。见图 3-4-94。

3. Chaddock 征　由后向前划足背外侧缘,阳性反应同 Babinski 征。

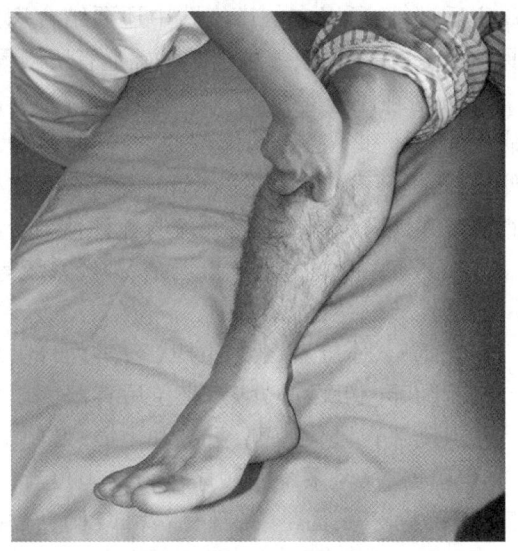

图 3-4-94　Oppenheim 征检查示意图

4. Gordon 征　用力挤压腓肠肌,阳性反应同 Babinski 征。

(四) 脑膜刺激征

脑膜刺激征为脑脊膜和神经根受刺激性损害时,因有关肌群反射性痉挛而产生的体征。见于各种脑膜炎、蛛网膜下腔出血、脑脊液压力增高等。

1. 颈强直　病人仰卧,检查者以一手扶托病人枕部,做被动屈颈动作。如感抵抗力增强即为颈强直。须排除颈椎或颈部肌肉局部病变(图3-4-95)。

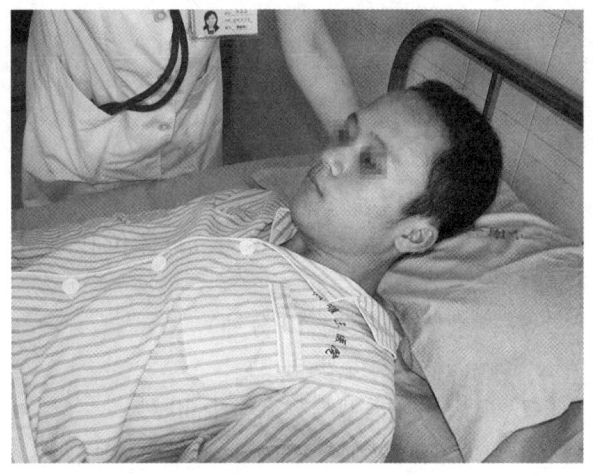

图 3-4-95　颈强直检查示意图

2. Kernig 征　病人仰卧,一侧膝髋关节屈曲呈直角,检查者将病人小腿抬高伸膝。正常人膝关节可伸达 135°以上。因屈肌痉挛使伸膝受限,小于 130°并有疼痛及阻力者为阳性。

3. Brudzinski 征　病人仰卧,下肢自然伸直,检查者一手置于病人胸前,另一手托枕部使头部前屈,引起双膝关节和髋关节同时屈曲者为阳性(图 3-4-96)。

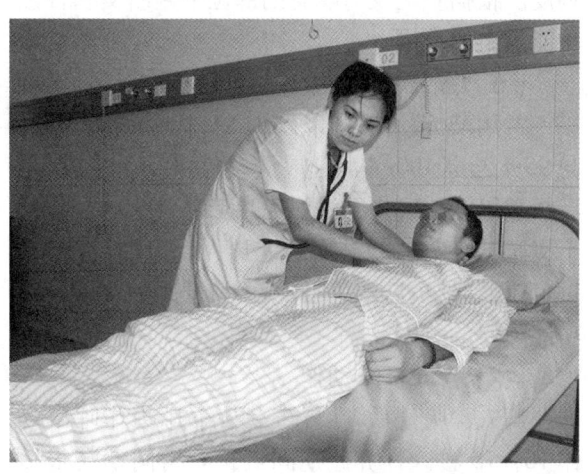

图 3-4-96　Brudzinski 征检查示意图

五、自主神经功能

自主神经可分为交感与副交感两个系统,主要功能是调节内脏、血管与腺体等活动。大部分内脏接受交感和副交感神经纤维的双重支配,在大脑皮质的调节下,协调整个机体内、外环境的平衡。临床常用检查方法有以下几种。

(一) 眼心反射

病人仰卧,双眼自然闭合,计数脉率。医师用左手中指、示指分别置于病人眼球两侧,逐渐加压,以病人不痛为限。加压 20～30 秒后计数脉率,正常可减少 10～12 次/分,超过 12 次/分提示副交感(迷走)神经功能增强,迷走神经麻痹则无反应。如压迫后脉率非但不减慢反而加速,则提示交感神经功能亢进。

(二) 卧立位试验

平卧位计数脉率,然后起立站直,再计数脉率。如由卧位到立位脉率增加超过 10～12 次/分为交感神经兴奋性增强。由立位到卧位,脉率减慢超过 10～12 次/分则为迷走神经兴奋性增强。

(三) 皮肤划痕试验

用钝头竹签在皮肤上适度加压划一条线,数秒后,皮肤先出现白色划痕(血管收缩)高出皮面,以后变红,属正常反应。如白色划痕持续较久,超过 5 分钟,提示交感神经兴奋性增高。如红色划痕迅速出现、持续时间较长、明显增宽甚至隆起,提示副交感神经兴奋性增高或交感神经麻痹。

(四) 竖毛反射

竖毛肌由交感神经支配。将冰块置于病人颈后或腋窝,数秒后可见竖毛肌收缩,毛囊处隆起如鸡皮。根据竖毛反射障碍的部位来判断交感神经功能障碍的范围。

(五) 发汗试验

常用碘淀粉法,即以碘1.5g,蓖麻油10.0ml,与95%乙醇100ml混合成淡碘酊涂布于皮肤,干后再敷以淀粉。皮下注射毛果芸香碱10mg,作用于交感神经节后纤维而引起出汗,出汗处淀粉变黄色,无汗处皮肤颜色不变,可协助判断交感神经功能障碍的范围。

(六) Valsalva 动作

病人深吸气后,在屏气状态下用力作呼气动作10~15秒。计算此期间最长心搏间期与最短心搏间期的比值,正常人大于或等于1.4,如小于1.4则提示压力感受器功能不灵敏或其反射弧的传入纤维或传出纤维损害。

(七) 其他

对括约肌功能的检查也是自主神经功能检查的重要内容。各种不同性质的排尿障碍,如尿急、排尿费力、尿潴留、充盈性尿失禁等的检查分析与鉴别等复杂内容,将于各有关专科中进一步阐述。

第十一节 全身状况评估

一、全身状况评估的基本要求

全身状况评估要求学生在学习各系统体格检查的基础上,融会贯通和综合应用已获得的知识和技能,对病人实施从头到脚的系统而有序的检查。具体要求如下。

1. 自我介绍 检查前护士先要向病人做简单的自我介绍,其内容包括姓名、职责,同时,向病人交代体格检查的目的,通过简短的交谈以消除病人的紧张情绪,融洽双方关系。

2. 预防医源性感染 护士在体格检查开始前必须洗净双手,有条件者最好当着病人的面洗手,检查后再次洗手。

3. 评估内容全面系统,重点突出 全身状况评估的内容一般来说应该包括身体各部分系统体检教学中要求的各项内容。由于身体评估通常于问诊之后进行,所以在临床实践中还要结合病人的具体情况,在全面系统评估的基础上有所侧重。

4. 评估顺序应是从头到脚分段进行 为减少病人的不适和不必要的体位变动,同时也为了方便操作,提高身体评估的效率和速度,全身体格检查应按人体部位分段将各系统身体评估结合起来。某些器官系统,如皮肤、淋巴结、神经系统等,统一记录。

5. 顺序 卧位者,按全身状态、头面部、颈部、前、侧胸部(胸廓、心、肺)、坐位后背部(肺、脊柱、肾区、骶部)、卧位腹部、上肢和下肢、肛门、直肠、外生殖器、神经系统的顺序进行。坐位者,按全身状态、上肢、头面部、颈部、后背部(肺、脊柱、肾区、骶部)、卧位前胸及侧胸部(胸廓、心、肺)、腹部、下肢、肛门、直肠、外生殖器、神经系统的顺序进行。

6. 检查动作要轻柔、规范和准确,注意与病人适当的交流。

7. 边查边想,正确评价 检查过程中应边检查边思考,将检查结果结合解剖、病理生理以及其他基础医学知识进行综合、分析和推理,以确认其是否异常及其可能的原因。

8. 把握检查的进度和时间 为避免检查给病人带来的不适或负担,一般应尽量在30~40分钟内完成,初学者可适当延长。

二、全身状况评估的基本项目

(一) 检查前准备

1. 准备和清点器械。
2. 自我介绍。
3. 洗手。

(二) 一般情况/生命体征

4. 观察发育、营养、面容、表情、体位和意识状态。
5. 测量体温(腋温,10分钟)。
6. 触诊桡动脉至少30秒。
7. 视诊呼吸类型与频率至少30秒。
8. 测量右上肢血压2次。

(三) 头颈部

9. 观察头部外形、毛发分布、异常运动等。
10. 触诊头颅。
11. 视诊双眼及眉。
12. 分别测左右眼近视力。
13. 检查下睑结膜、球结膜和巩膜。

14. 翻转上睑,检查上睑结膜、球结膜和巩膜。
15. 观察双侧瞳孔大小。
16. 检查瞳孔直接和间接对光反射。
17. 检查双眼角膜反射。
18. 视诊双侧外耳及耳后区。
19. 触诊双侧外耳及耳后区。
20. 摩擦手指或用手表检查双耳粗听力。
21. 视诊外鼻。
22. 观察鼻前庭、鼻中隔。
23. 分别检查左右鼻道通畅情况。
24. 检查双侧上颌窦、额窦、筛窦压痛点。
25. 观察口唇。
26. 借助压舌板检查颊黏膜、牙齿、牙龈、舌、软腭、腭垂、口咽部及扁桃体。
27. 暴露颈部。
28. 检查颈椎屈、伸、左右侧弯及旋转运动。
29. 视诊颈部外形和皮肤。
30. 视诊颈动脉、颈静脉。
31. 触诊双侧耳前、耳后、枕后、颌下、颏下、颈前、颈后、锁骨上淋巴结。
32. 配合吞咽动作,视、触诊甲状腺侧叶。
33. 触诊气管位置。
34. 检查颈强直。
35. 听诊颈部杂音(血管、甲状腺)。

(四) 前、侧胸部

36. 暴露胸部。
37. 观察胸部外形、对称性、皮肤和呼吸运动。
38. 视诊乳房。
39. 触诊左右乳房(4个象限及乳头)。
40. 触诊双侧腋窝淋巴结(5群)。
41. 检查双侧胸廓扩张度。
42. 触诊双侧肺部语音震颤(上、中、下,双侧对比)。
43. 检查有无胸膜摩擦感。
44. 直接叩诊双侧前胸和侧胸(上、中、下,双侧对比)。
45. 间接叩诊双侧前胸和侧胸(自上而下,由外向内,双侧对比)。
46. 听诊双侧前胸和侧胸(自上而下,由外向内,双侧对比)。
47. 听诊双侧语音共振(上、中、下,双侧对比)。
48. 切线方向视诊心尖、心前区搏动。
49. 两步法触诊心尖搏动。
50. 叩诊左侧心脏相对浊音界。
51. 叩诊右侧心脏相对浊音界。
52. 听诊二尖瓣区(频率、节律、心音、杂音、摩擦音)。
53. 听诊肺动脉瓣区、主动脉瓣区、主动脉瓣第二听诊区、三尖瓣区(心音、杂音、摩擦音)。

(五) 背部

54. 请病人坐起,充分暴露背部。
55. 视诊脊柱、胸廓外形及呼吸运动。
56. 触诊双侧肺部语音震颤(肩胛间区、肩胛下区)。
57. 病人双上肢交叉。
58. 直接叩诊双侧后胸部。
59. 间接叩诊双侧后胸部。
60. 肩胛线上叩诊双侧肺下界及肺下界移动度。
61. 听诊双侧后胸部。
62. 听诊双侧语音共振。
63. 触诊脊柱有无畸形、压痛。
64. 直接叩诊法检查脊柱叩击痛。
65. 间接叩诊法检查脊柱叩击痛。
66. 检查骶尾部有无水肿、压疮。
67. 检查双侧肋脊角有无压痛及叩击痛。

(六) 腹部

68. 正确暴露腹部,病人屈膝,双上肢置于躯干两侧,平静呼吸。
69. 视诊腹部外形、对称性、皮肤及腹式呼吸等。
70. 听诊肠鸣音至少1分钟。
71. 听诊腹部血管杂音。
72. 叩诊全腹。
73. 从耻骨联合上方开始叩诊膀胱。
74. 沿脐平面先左后右叩诊移动性浊音。
75. 检查肝脏有无叩击痛。
76. 自左下腹开始,逆时针至脐部浅触诊全腹。
77. 自左下腹开始,逆时针至脐部深触诊全腹。
78. 训练病人做加深的腹式呼吸2~3次。
79. 从脐水平开始,在右肋缘下、剑突下触诊肝脏。
80. 检查肝颈静脉反流征。

81. 检查胆囊点有无压痛。
82. 双手法触诊脾脏。
83. 如未触及脾脏,嘱病人右侧卧位,再触诊脾脏。
84. 双手法触诊肾脏。
85. 检查腹壁反射。
86. 触诊腹股沟淋巴结,检查有无肿块、疝等。

(七) 上肢

87. 正确暴露上肢。
88. 视诊上肢皮肤、关节指甲等。
89. 检查指间关节、掌指关节、腕关节、肘关节、肩关节运动。
90. 检查上肢肌张力。
91. 检查屈肘、伸肘的肌力。
92. 检查肱二头肌反射。
93. 检查肱三头肌反射。
94. 检查 Hoffmann 征。

(八) 下肢

95. 正确暴露下肢。
96. 观察双下肢外形、皮肤、趾甲等。
97. 检查踝关节、膝关节、髋关节运动。
98. 检查下肢肌张力。
99. 检查曲膝、伸膝肌力。
100. 检查下肢有无水肿。
101. 触诊双侧足背动脉。
102. 检查膝腱反射。
103. 检查跟腱反射。
104. 检查 Babinski 征。
105. 检查 Oppenheim 征。
106. 检查 Kernig 征。
107. 检查 Brudzinski 征。
108. 检查 Lasegue 征。

(九) 步态与腰椎运动

109. 请病人站立。
110. 观察步态。
111. 检查腰椎屈、伸、左右侧弯及旋转运动。

(十) 结束

112. 整理用物。
113. 洗手。

三、重点身体评估

重点身体评估适用于急、重症病人,其评估顺序与全身身体评估基本一致,但首先应进行生命体征检查,包括体温、脉搏、呼吸和血压的测量,同时根据病人的体位和病情适当调整,尽量减少病人的不适,并较快地完成需要的有针对性的检查,对于重点系统的视、触、叩、听必须全面深入。

(王秀华)

第五章 心理评估

第一节 概述

一、心理评估的目的

1. 心理状况 评估病人的心理状况，识别其心理方面现存的或潜在的问题。
2. 个性心理特征 评估病人的个性心理特征，对其心理特征形成印象，为选择心理护理方法和护患沟通方式提供依据。
3. 压力情况 评估病人的压力源、压力反应及其应对方式，为制定有针对性的护理措施提供依据。

二、心理评估的内容

心理评估包括对个体信息的收集，对心理障碍及其影响因素的确定，对心理或行为问题的诊断，对个体行为的详细阐述、解释与评价等。人的心理现象非常复杂，表现形式多种多样，心理学上把它们分为心理过程和人格心理两大部分。心理过程是人脑对客观现实的反映过程，包括认知过程、情绪与情感过程、意志与行为过程。人格是指一个人整体的精神面貌，是具有一定倾向性和比较稳定的心理特征的综合，反映了一个人独特的心理品质。其中，自我概念作为人格结构的重要组成部分，是一个人自我存在的体验，与心理健康紧密相关。此外，人在与社会及其周围环境相互作用的过程中会感受到各种压力，并以不同的方式进行压力应对。因此，对个体的心理评估应涵盖人的认知水平、情感与应激、自我概念、健康行为、个性以及压力与应对。

三、心理评估的方法

心理评估包括交谈法、观察与医学检测法、作品分析法、心理测量学方法等。只有综合运用多种方法，才能收集到更为完整、可靠、全面的资料，使评估结果更具科学性、可信性，更好地为病人的健康服务。

（一）会谈法

会谈法是心理评估中最基本的方法，通过面对面的谈话方式进行，以了解病人的心理信息，同时观察其在会谈时的行为反应，以补充和验证所获得的资料。会谈法有正式与非正式两种类型。正式会谈提前通知对方，按照事先拟定的提纲有目的、有计划、有步骤的交谈；非正式会谈无固定的访谈主题，为日常生活或工作中两人间的自然交谈，鼓励病人发表自己的看法。会谈是一种互动的过程，会谈的效果取决于访谈问题的性质和评估者沟通的技巧。

（二）观察与医学检测法

1. 观察法 在心理评估中，离不开对病人的观察，观察是评估者获取信息的重要途径。根据评估者是否参与病人的活动，分为自然观察和控制观察两种形式。前者指在自然条件下，根据观察目的及评估者的经验对病人心理活动的外在表现进行观察，内容包括仪表、体型、人际交往风格、言谈举止、兴趣、爱好等；后者指在特殊的实验环境下观察个体对特定刺激的反应，需预先设计，并按既定程序进行，每位病人都接受同样的刺激。因此，所观察到的结果具有较强的可比性和科学性。但由于评估者控制实验条件、实验情景和程序，病人也意识到自己正在接受试验，这些就可能干扰实验结果的客观性。

2. 医学检测法 医学检测法包括对病人进

行体格检查和实验室检查。如体温、脉搏、呼吸、血压、血糖、肌张力和身体活动情况,皮肤的温度、湿度和完整性等情况。检测的结果可以为心理评估提供更加详实的资料,对主观结果进行进一步验证。

（三）作品分析法

作品分析法是研究心理活动的一种常用方法,通过对病人的各种作品,如笔记、作业、日记、文章、书法、绘画等进行分析研究,深入的了解病人的内心世界,从而客观准确地评估病人的心理状态。

（四）心理测量学方法

心理测量学方法是指依据一定的心理学理论,使用一定的操作程序,给人的能力、人格、心理健康等心理特性和行为确定出一种数量化的价值。它是心理评估常用的标准化手段之一,所得到的结果较为客观、科学。

1. 心理测验法　是指在标准化情形下,用统一的测量手段如器材等测试病人对测量项目所作出的反应。通过测量可了解病人的情绪、行为模式和人格特点。由于测量采用标准化、数量化的原则对病人心理现象的某些特定方面进行系统评定,得到的结果可与常模进行比较,在一定程度上避免了主观因素的影响,评估结果较为客观。常用的心理测验包括能力测验、成就测验、人格测验。

2. 量表评定法　由评估者用评定量表对病人进行评估的方法。其目的主要指用一套预先已标准化的测试项目（量表）来测量某种心理品质。按测试项目的编排方式可将量表分为二择一量表、数字等级量表、描述评定量表、Likert 评定量表、检核表、语义量表和视觉类似物量表等七种。量表的表现形式包括自评量表和他评量表。自评量表是病人根据量表的题目和内容自行选择答案做出判断,可较真实地反映病人内心的主观体验;他评量表是评估者根据对病人行为观察或交谈所进行的客观评定。常用的心理量表评定包括症状自评量表、青少年自评量表、应对方式和社会支持量表等。

四、心理评估的注意事项

1. 重视心理评估在健康评估中的意义　正确的心理评估,对了解病人的心理特征状况,制定心理干预措施,评价干预措施效果具有重要的意义。如评估病人的认知水平有助于选择合适的健康教育方式;评估病人的情绪与情感有助于明确选择合适的健康教育时机。因此,心理评估必须及时、全面、准确,切勿因过分强调身体评估而被忽略。

2. 注意应用人际沟通的技巧　在护理工作中,与病人进行良好的沟通,是建立各种工作关系,获得病人全面、准确健康信息的重要途径。为此,护士可通过倾听、目光接触、触摸、面部表情等护患沟通技巧与病人建立相互信任的护患关系。

3. 注重病人目前的心理状态,可与生理评估同时进行　在心理评估过程中,应着重评估病人目前的心理状况。然而,心理评估不应与生理评估截然分开,应同时收集主、客观资料进行比较,以提高健康评估的效率,推论病人的心理特质。

4. 避免评估者的态度、观念、偏见等对评估结果的影响　心理评估具有较强的主观性,由于个体的差异性,知识构成、文化背景等的不同,所以评估易受评估者态度、观念、偏见等的影响。因此,在评估过程中,应注意所选评估手段的有效性和针对性,尽可能避免评估者的价值系统对评估结果的影响。

第二节　自我概念评估

一、自我概念的定义

自我概念指个体通过对自己的内在与外在特征,以及对他人反应的感知与体验所形成的自我认识和评价,是个体在与其心理社会环境相互作用过程中形成的动态的、评价性的身心社会"自我肖像"。自我概念在个体的人格结构中处于核心地位,是其心理健康的重要标志,可极大地影响个体维持健康的能力和病人的康复能力。

二、自我概念的组成与分类

（一）自我概念的组成

Kim 和 Moritz 认为,护理专业中的自我概念包括人的体像、社会认同、自我认同和自尊。

1. 体像　是自我概念的主要组成部分之一,是人们对自己身体外形以及身体功能的认识与评价。体像又分为客观体像和主观体像。前者是人们直接从照片或镜子里看到的自我形象;后者是人们通过分析和判断别人对自己的反应而感知到的自我形象。体像是自我概念中最不稳定的部分,较易受疾病、手术或外伤的影响。

2. 社会认同　是个体对自己的社会人口特征如年龄、性别、职业、社会团体成员资格,以及社会名誉、地位的认识与感受。

3. 自我认同　是个体对自己智力、能力、性情、道德水平等的认识与判断。自我认同是精神的产物,是最高层次的自我,是个体渴望自由、永恒,追求真善美的内心体验。

4. 自尊　是个体具有积极意义的品质,是个体尊重自己、维护自己的尊严和人格,不容他人任意歧视、侮辱的一种心理意识和情感体验。自尊源于对体像、社会认同、自我认同的正确认识,对自我价值、能力和成就的恰当估价。任何对自我的负性认识和评价都会影响个体的自尊。同时,自尊还与期望自我密切相关,是个体有意无意地将自我的估计与理想的自我进行比较而形成的。当自我估计与自我期望一致时,自尊得以提高,反之,则下降。

(二) 自我概念的分类

自我概念的分类方法较多,国内外较为认可的是 Rosenberg 分类法。具体分类如下。

1. 真实自我　是自我概念的核心,是人们对其自身内外在特征及社会状况的真实感知与评价,包括社会认同、自我认同、体像等方面。

2. 期望自我　又称理想自我,为人们对"我成为一个怎样的人"的感知,既包括个体期望得到的外表和生理方面的特征,也包括个体希望具备的个性特征、心理素质以及人际交往与社会方面的属性,是人们获取成就、达到个人目标的内在动力。期望自我含有真实与不真实的成分。真实成分含量越高,与真实自我越接近,个体的自我概念越好,否则可产生自我概念紊乱和自尊低下。

3. 表现自我　是自我概念最富于变化的部分,指个体对真实自我的展示与暴露。由于不同的人、不同的社会团体对他人自我印象的认可标准不一样,人们在不同场合自我暴露的方式与程度也不一致。评估表现自我较困难,其结果取决于暴露自我与真实自我的相关程度。

三、自我概念紊乱的表现

自我概念紊乱可有生理、心理、行为等方面的表现。

1. 生理方面　生理方面可有心悸、食欲不振、睡眠质量降低、反应缓慢及其他生理功能的减退。

2. 心理方面　心理方面可有注意力无法集中、容易暴躁、肌肉紧张、神经质动作、神志恍惚等焦虑的表现;或有情绪低落、心境悲观、自我感觉低沉、感觉生活枯燥无味、伤感等抑郁的表现。

3. 行为方面　行为方面可通过个体的语言和非语言行为表现出来。语言行为可有"我很没用""看来我是没有希望了"等;非语言行为可有不愿见人、不愿与人交往、不愿照镜子、不愿看到身体外形改变部位等。

四、相关护理诊断

1. 体像紊乱　与疾病或创伤所致体表改变,特殊治疗需要使外表改变等有关。

2. 自尊紊乱　与疾病或创伤所致体表改变,疾病导致人生无价值感、病人角色转换障碍,生活能力下降等有关。

3. 自我认同紊乱　与疾病困扰、离退休、空巢或丧偶等有关。

第三节　认知评估

一、认知的定义

认知是人们推测和判断客观事物的心理过程,是在过去的经验及对有关线索进行分析的基础上形成的对信息的理解、分类、归纳、演绎以及计算,是一种对信息进行加工的过程。认知活动包括感觉、知觉、记忆、思维、注意、语言和定向等。护理心理评估主要是对思维、语言和定向力的评估。

1. 思维　是人脑对客观现实的间接的、概括的反映,是认识的高级形式。通过感觉、知觉和记忆,个体获得感性认识,在大脑中经过分析与综合、比较与分类、抽象与概括等一系列思维活动,进行判断和推理,从而进一步获得事物的本质属性,认识事物与事物之间的本质联系与规律性。反映思维水平的主要指标是抽象思维、洞察力和判断力。

(1) 抽象思维:又称逻辑思维,是以注意、记忆、理解、概念、判断、推理的形式反映事物的本质特征与内部联系的过程。一般认为，抽象思维能力是思维的核心品质。

（2）洞察力：是指人们识别和理解客观事物真实性的能力，与精确的自我感知有关。

（3）判断力：是指人们比较和评价客观事物及其相互关系并做出结论的能力。

2. 语言 是个体进行思维的工具与手段，是思维的物质外壳。思维和语言是一个密切相关的统一体，共同反映人的认知水平。语言可分接受性语言和表达性语言两种类型。前者指理解语句的能力，包括倾听、阅读等感受过程；后者指传递思想、观点、情感的能力，包括说话、书写等表达过程。护理评估要充分利用语言的职能，把语言当做评估病人、治疗病人、护理病人的重要手段。

3. 定向力 是人们对现实的感觉，对过去、现在、将来的察觉以及对自我存在的意识，包括时间定向、空间定向、地点定向以及人物定向等。某些精神障碍的病人和精神分裂症的病人就表现出定向力障碍。

二、认知的评估

认知的评估主要包括思维能力、语言能力、定向力的评估。

（一）思维的评估

思维能力的评估可通过抽象思维功能、洞察力和判断力三方面进行评估。

1. 抽象思维功能 个体的记忆、注意、概念、理解和推理能力，应逐项评估。

（1）记忆：是过去经验在人脑中的反映，分为短时记忆和长时记忆。可通过让病人重复一句话或一组由4~8个数字组成的数字串，评估病人的短时记忆；让病人说出小学学校的名称或孩童时代的事件，评估病人的长时记忆。

（2）注意：是心理活动对一定对象的指向和集中，分为有意注意和无意注意。可通过指派一些任务给病人，如以前的治疗经过，同时观察其执行任务时的专心程度，评估病人的有意注意能力；可通过观察病人对周围环境的变化，如病房进行治疗的护士，对开、关灯的反应，评估病人的无意注意能力。

2. 洞察力 是深入事物或问题的能力，通俗地讲，洞察力就是透过现象看本质。可通过让病人描述其对病房环境的观察，再与实际情形比较有无差异来评估洞察力。对更深一层洞察力的评估可让病人解释格言、谚语或比喻。

3. 判断力 是指人们比较和评价客观事物及其相互关系并作出结论的思想形式。可通过让病人说出展示实物的属性，或评价病人对将来打算的现实性与可行性来对判断力进行评估。

（二）语言的评估

语言能力的评估可通过提问、复述、自发性语言、命名、阅读、书写六个方面进行评估。

1. 提问 护士可通过提出一些由简单到复杂，由具体到抽象的问题让病人回答进行评估。

2. 复述 护士可通过让病人重复自己说出的一些简单词句进行评估。

3. 自发性语言 可通过观察病人能否恰当、流利地陈述病史进行评估。

4. 命名 可通过观察病人能否说出随身携带的一些物品名称或用途进行评估。

5. 阅读 可通过让病人诵读单个或数个词、短句或一段文字或默读一段短文或一个简单的故事，然后说出其大意来评估病人读音及阅读理解的程度。

6. 书写 包括自发性书写、默写和书写。可通过让病人写出随身携带物品的名称、家人的名字或短句评估自发性书写能力；通过让病人写出护士口述的字句评估默写能力；通过让病人抄写一段简单的文字评估书写能力。

（三）定向力的评估

定向力评估包括时间、地点、空间、人物的定向力。通过询问病人"现在是几点钟、今天是几号、今天是星期几、今年是哪一年"等问题评估病人的时间定向力；通过询问病人"现在所在的地点"评估病人的地点定向力；通过询问病人"输液架的位置、卫生间是在病房门的左侧还是右侧"等问题评估病人的空间定向力；通过询问病人"自己的名字、知道我是谁吗"等问题评估病人的人物定向力。

三、相关护理诊断

1. 记忆功能障碍 与病人脑部器质性病变、药物滥用，患病后远离社会群体活动，产生隔离感等有关。

2. 思维过程改变 与病人脑部器质性病变、药物滥用、不同程度的认知改变等有关。

3. 语言沟通障碍　与记忆障碍、思维障碍等有关。

第四节　情绪与情感评估

一、情绪与情感的定义

情绪与情感是个体对客观事物的体验,是个体的需求是否获得满足的反映。当个体的需求获得满足时就会产生积极的情绪和情感,如满意、高兴、愉快等;反之则会产生消极的情绪和情感,如忧愁、愤恨、哀叹等。

情绪与情感作为个体对客观世界的特殊反映形式,对人的心理活动和社会实践有着重要的作用,如促进个体更好地适应环境的变化、调节个体的行为动机等,最终影响个体的工作效率、人际关系和身心健康。

二、情绪与情感的评估

可通过会谈法、观察与医学检测法、量表评定法评估病人的情绪与情感。

1. 会谈法　通过询问病人"您近来心情如何、您如何描述此时的情绪、有什么事使您感到高兴、忧虑或沮丧"等问题,收集病人情绪、情感的主观资料。

2. 观察与医学检测法　通过观察病人的面部表情、身体表情、言语表情评估病人情绪与情感的外部表现,如面部表情是眉开眼笑、双眉紧锁还是怒目而视、目瞪口呆;身体表情是否在高兴时手舞足蹈、着急和懊恼时捶胸顿足、哭泣时用手掩面;言语表情中说话的声调、节奏、音质、音量等;通过测量病人呼吸系统、循环系统、内分泌系统、脑电波、皮肤电反应等的变化,如呼吸的频率、节律、深度、心率、血压、血糖、肾上腺激素等的变化,评估病人情绪与情感的生理表现,以获得更加翔实的客观资料,对主观资料进行进一步验证。

3. 量表评定法　是评估情绪与情感较为客观的方法。常用的有 Avillo 的情绪与情感形容词量表(表 3-5-1)、Zung 的焦虑自评量表(SAS)(表 3-5-2)和 Zung 的自评抑郁量表(SDS)(表 3-5-3)。

表 3-5-1　Avillo 情绪情感形容词量表

	1	2	3	4	5	6	7	
变化的								稳定的
举棋不定的								自信的
沮丧的								高兴的
孤立的								合群的
混乱的								有条理的
漠不关心的								关切的
冷淡的								热情的
被动的								主动的
淡漠的								有兴趣的
孤僻的								友好的
不适的								舒适的
神经质的								冷静的

使用指南:该表共有 12 对意思相反的形容词,让被评估者从每一组形容词中选出符合其目前情绪与情感的词,并给予相应得分。总分在 84 分以上,提示情绪情感积极,否则,提示情绪情感消极。该表特别适合于不能用语言表达自己情绪情感或对自己的情绪情感定位不明者

表 3-5-2　焦虑自评量表(SAS)

	偶尔 1	有时 2	经常 3	持续 4
1. 我觉得比平常容易紧张或着急				
2. 我无缘无故地感到害怕				
3. 我容易心里烦乱或觉得惊慌				
4. 我觉得我可能将要发疯				
5. 我觉得一切都很好,也不会发生什么不幸				
6. 我手脚发抖打颤				
7. 我因为头痛、头颈痛和背痛而苦恼				
8. 我觉得容易衰弱和疲乏				
9. 我得心平气和,并且容易安静坐着				
10. 我觉得心跳得很快				
11. 我因为一阵阵头晕而苦恼				
12. 我有过晕厥或觉得要晕倒似的				
13. 我吸气呼气都感到很容易				

	偶尔 1	有时 2	经常 3	持续 4
14. 我的手脚麻木和刺痛				
15. 我因为胃痛和消化不良而苦恼				
16. 我常常要小便				
17. 我的手脚常常是干燥温暖的				
18. 我脸红发热				
19. 我容易入睡并且一夜睡得很好				
20. 我做噩梦				

使用指南:请被评估者仔细阅读每一个项目,将意思理解后根据最近一周的实际情况在适当的地方打勾。如被评估者看不懂问题内容,可由评估者逐项念给被评估者听,然后由被评估者自己做出决定。每一项目按1、2、3、4 四级评分。评定完后将20项评分相加,得总分,然后乘以1.25,取其整数部分,即得到标准总分。正常总分值为50分以下。50～59分,轻度焦虑;60～69分,中度焦虑;70～79分,重度焦虑

表3-5-3 焦虑自评量表(SAS)

	偶尔 1	有时 2	经常 3	持续 4
1. 我感到情绪沮丧、郁闷				
*2. 我感到早晨心情最好				
3. 我要哭或想哭				
4. 我夜间睡眠不好				
*5. 我吃饭像平时一样多				
*6. 我的性功能正常				
7. 我感到体重减轻				
8. 我为便秘烦恼				
9. 我的心跳比平时快				
10. 我无故感到疲劳				
*11. 我的头脑像往常一样清楚				
*12. 我做事情像平时一样不感到困难				
13. 我坐卧不安,难以保持平静				
*14. 我对未来感到有希望				
15. 我比平时更容易激怒				
*16. 我觉得决定什么事很容易				
*17. 我感到自己是有用的和不可或缺的人				

	偶尔 1	有时 2	经常 3	持续 4
*18. 我的生活很有意义				
19. 假若我死了别人会过得更好				
*20. 我仍旧喜欢自己平时喜爱的东西				

注:前注 * 者为反序记分
使用指南:同焦虑状态自评量表。正常标准总分值50分以下。50～59分,轻度焦虑;60～69分,中度焦虑;70～79分,重度焦虑

三、常见情绪

人类的情绪复杂多样,目前尚无统一分类。人们根据人与需要的关系,将快乐、悲哀、愤怒、恐惧作为最基本的情绪形式。根据情绪发生的强度和持续时间,将情绪分为心境、激情、应激三种状态。

1. 基本的情绪形式

(1) 快乐:是指愿望得以实现时的情绪体验。快乐的程度可以从满意、愉快到欢乐、大喜、狂喜。

(2) 悲哀:与失去所盼望、追求的东西有关。悲哀的程度与所失去的事物的价值有关,从遗憾、失望到难过、悲伤、哀痛。

(3) 愤怒:是指由于目的和愿望不能达到,一再受挫,内心的紧张逐渐积累而产生的情绪体验。

(4) 恐惧:是指面临或预感危险而又缺乏应付能力时所产生的情绪体验。

2. 情绪状态

(1) 心境:是一种比较持久而微弱的具有渲染性的一种情绪状态。心境具有弥散性、强度小、时间长的特点。影响心境的原因多种多样,如事业的成败、机体的健康状况等都可对心境产生影响。

(2) 激情:是短时间猛烈爆发的情绪状态。激情具有强度大,时间短的特点,通常由生活中的重大事件、对立意向冲突、过度的兴奋或抑制等因素引起。

(3) 应激:是由意外的紧张情况所引起的紧张情绪状态。应激具有意外性、强度大的特点。现实生活中一些突如其来、意想不到的危险事情都可导致应激。

3. 常见的异常情绪 主要有焦虑、抑郁、恐

惧、情感高涨、易激惹和情绪不稳定等。然而在护理工作中,焦虑和抑郁是最常见也是最需要进行护理干预的情绪状态。

(1) 焦虑:是个体对环境中一些即将面临的、可能会造成危险和威胁的重大事件,或者预示着要在做出重大努力的情况中进行适应时,心理上出现紧张、焦急、忧虑、担心和恐惧等不愉快的情绪反应。焦虑是个体最普遍的情绪体验,如生存需求得不到保证,自我表现与发展受到干扰,家庭和社会责任无法履行,爱的需要受挫折等情境因素均可使个体感到焦虑。

焦虑可表现为生理和心理方面的变化。生理方面主要有心悸、呼吸困难、食欲下降、胃痛、睡眠障碍等;心理方面主要有烦躁、易激惹、注意力不集中、认知范围缩小、快语、无法平静等。适度的焦虑能够提高个体的应激水平,然而过度的、无端的焦虑则可导致行为异常,引起生理和心理障碍。

(2) 抑郁:是一组以情绪低落为特征的情绪状态,是个体失去某种其重视或追求的东西时产生的情绪体验。处于抑郁状态的个体可有情感、认知、动机及生理等表面的改变,承受着精神甚至躯体的极大痛苦,影响其角色功能。个体一旦出现抑郁方面的表现,需引起病人与家人的重视,及时到精神卫生机构进行专业诊断和治疗。情感表面可表现为情绪低落、心境悲观、自我感觉低沉、生活枯燥无味、哭泣、无助感;认知方面可表现为注意力不集中、思维缓慢、不能作出决定;动机方面可表现为过分依赖、生活懒散、逃避现实甚至想自杀;生理方面可表现为易疲劳、食欲减退、体重下降、睡眠障碍。

四、相关护理诊断

1. 焦虑　与健康状况改变、社交障碍、经济负担重、不适应环境等有关。

2. 恐惧　与健康状况恶化、疾病晚期、环境因素、恐惧症等有关。

3. 有自杀的危险　与情绪抑郁、无价值感、沮丧等有关。

第五节　压力与压力应对评估

一、压力的定义

目前普遍认为,压力是个体对作用于自身的内外环境刺激做出认知评价后引起的一系列非特异性的生理及心理紧张性反应状态的过程。压力是现代社会人们最普遍的心理和情绪上的体验。适度的压力有利于提高机体的适应能力,是一切生命生存和发展必不可少的。但是机体长期处于较强的压力之中,可因适应不良而导致身心疾病如胃炎、神经症等。

二、压力源

压力源又称应激源或紧张源,指任何能使个体产生压力反应的内外环境中的刺激。压力源存在于生活的各个方面,刺激因素能否引起压力反应,不仅与刺激因素的强度、类型和本身特性有关,还与个体对刺激因素的认知评价有关。心理学家在研究中对造成压力的各种生活事件进行分析,把压力源概括为以下几种。

1. 躯体性压力源　是指通过对人的躯体直接发生刺激作用而造成身心紧张状态的刺激物,包括物理的、化学的、生物的、生理的刺激物,如冷、热、噪声、放射线物质、过强或过暗的光线、药物、空气污染、水源污染、病原微生物感染、饥饿、疲劳、外伤等。

2. 心理性压力源　是指导致个体产生焦虑、恐惧和抑郁等情绪反应的各种心理冲突和心理挫折。心理冲突是一种心理困境,因个人有两种动机无法同时获得满足而引起。心理挫折是指个体在从事有目的的活动过程中,遇到无法克服的障碍或干扰,致使个人动机不能实现,个人需要不能满足的情绪状态。如就业的需要与个人发展的需要、学习成绩不理想、工作难以胜任或其他持续的失败打击等。

3. 社会性压力源　主要指造成个体生活方式上的变化,并要求个体对其作出调整和适应的情境与事件。包括全球性的、国家性的、地区性的、团体性及个人性的各种社会现象或人际关系,如战争动乱、台风、地震、失恋、人际关系不和谐等。社会性压力源是人类生活中最为普遍的压力源,它与人类的许多疾病有着密切联系。

文化性压力源是指因文化环境改变而产生的刺激,最常见的是文化性迁移,即从一种文化环境进入到另外一种新的文化环境后,由于陌生的生活环境、风俗习惯,不同生活方式、语言、宗教信仰等而产生的压力。文化性压力源对个体的影响持久而深刻。

三、压力反应

压力反应是指压力源作用于机体引起非特异性适应反应，包括生理反应、认知反应、情绪反应、行为反应。这些反应在一定程度上是机体主动适应环境变化的需要，增强机体的抵抗力。但是过于强烈或者持久的反应，就有可能导致生理、心理等功能的紊乱。

1. 生理反应　加拿大心理学家薛利在20世纪50年代以白鼠为研究对象从事多项压力的实验研究，指出在压力状态下机体反应分为三个阶段：第一阶段是警觉反应，这一阶段中，由于刺激的突然出现而产生情绪的紧张和注意力的提高，体温和血压下降，肾上腺素分泌增加，进入应激状态。如果压力持续存在，机体就进入第二个阶段，即阻抗阶段，此时机体内出现复杂的神经生理变化，机体分泌大量的激素，以试图对机体任何受损的部分加以维护复原。如果压力存在太久，机体会因长期抵抗而资源耗竭，进入衰竭阶段，此时机体各功能突然缓慢下来，适应能力丧失，导致机体因损伤而患病，甚至死亡。

2. 认知反应　压力引起的认知反应包括积极和消极两种。面对轻、中度压力时，机体的警觉水平增高，注意力集中，记忆效果更佳，判断力、洞察力增强，因而解决问题的能力也会更强。然而面对中度以上的压力时，机体长时间处于高应激状态，可出现感知混乱、判断失误、思维迟钝麻木、非现实性想象、行为失控、自我评价丧失等一系列消极的认知反应。

3. 情绪反应　情绪是个体的一种内心体验，具有被动性，且差别多样。主要的情绪反应包括焦虑、恐惧、抑郁、愤怒、敌意、自恋等。生活中有些事件不以人的意志而转移，但是个体可以通过自己的努力加以控制，尽可能地减少负面情绪对生活的影响。比如本科生就业，就必须参加招聘单位组织的统一考试，面对来自全国考生的竞争，就会产生一定的压力反应，从而有助于学习效率的提高。但是如果有的考生压力反应过大，就会变得非常焦虑和恐惧，还可能出现抑郁、愤怒、敌意、无助感等。

4. 行为反应　在压力作用下，由于认知能力的降低及强烈的情绪反应，个体对行为的控制力降低或丧失，可出现无目的性动作、行为混乱、无次序，行为方式与当时的时间、地点及人物不符等。常见的行为反应有逃避与回避、退化与依赖、敌对与攻击、无助与自怜、物质滥用等。这些行为可影响个体的社会适应性。

四、压力应对

为了有效地应对压力，个体应该了解面对压力时解决问题的过程、策略与方法，用一些方法与技巧去处理，以最大限度地减低压力带来的消极影响。

(一) 应对的定义

应对是指个体面对压力时所采用的认知和行为方式，是压力过程的另一中间变量，对身心健康起着重要的作用。比如病人为减轻住院的紧张、焦虑，采用看电视、与病友或者家人聊天等方式转移思想和注意力，就是应对的方式之一。

(二) 应对的资源

个体在应对压力情形时可利用的资源有：①健康和精力；②精神信仰；③解决问题的能力；④社会性技能，如沟通、表达等以有效促进问题解决；⑤物质资源，如利用金钱、物资、设备等增加应对能力，减少对压力的焦虑与恐惧；⑥家庭和社会支持。

(三) 应对方式

应对方式作为压力源与压力反应的中间变量，可以影响个体对压力的感受，进而影响身心健康。人们常用的应对方式可归纳为情感应对和问题式应对两类(表3-5-4)。其中，情感式应对方式常用于处理由压力所致的情感问题，问题式应对方式则多用于处理导致压力的情境本身。

(四) 有效应对

不管采用什么应对方式，包括健康或不健康的、有意识或无意识的，只要能提高机体对压力的适应水平和耐受性，就可以说是有效应对。有效应对的判断标准包括：①压力反应维持在可控制的限度内；②希望和勇气被激发；③自我价值感得到维持；④人际、社会以及经济处境改善；⑤生理功能得以促进。

个体对压力的应对方式因人而异，但是还受多种因素的影响，包括生活事件、认知评价、社会

表 3-5-4　应对方式表

情感式应对方式	问题式应对方式
希望事情会变好	努力控制局面
进食,吸烟,嚼口香糖	进一步分析研究所面临的问题
祈祷	寻求处理问题的其他方法
紧张	客观地看待问题
担心	尝试并寻找解决问题的最好方法
向朋友或家人寻求安慰和帮助	回想以往解决问题的办法
独处	试图从情景中发现新的意义
一笑了之	将问题化解
置之不理	设立解决问题的具体目标
幻想	接受现实
做最坏的打算	和相同处境的人商议解决问题的方法
疯狂,大喊大叫	努力改变当前情形
睡一觉,认为第二天事情就会变好	能做什么就做些什么
不担心,任何事到头来终会有好结果	让他人来处理这件事
回避	
干些体力活	
将注意力转移至他人或他处	
饮酒	
认为事情已经无望而听之任之	
认为自己命该如此而顺从	
埋怨他人	
沉思	
用药	

支持、个性特征、应激反应等各种应激有关因素以及性别、年龄、文化、职业、身体素质等。个体遇到不同的生活事件,通常会采用多种应对策略。一般而言,面临的压力源越多、压力源越强、持续时间越长,所产生的压力反应就越难应对。有成功应对经验、意志顽强、良好家庭、社会和经济资源的人能更好地适应并正确处理压力。

五、压力与压力应对的评估

可通过会谈法、观察与医学检测法、量表评定法评估病人的压力及压力应对。

1. 会谈法　可通过询问病人,了解目前感到有压力或紧张焦虑的事情、近来生活的改变、是否为所处的环境紧张不安或烦恼、是否感到工作压力很大、经济状况及与家人的关系如何、是否有能力应付、通常采取哪些措施减轻压力,措施是否有效等问题了解病人面临的压力源、压力感知、压力应对方式以及压力缓解情况。

2. 观察与医学检测法　可通过观察病人有无失眠、多食、胃痛、疲乏、头痛、睡眠过多等生理反应;有无注意力分散、思维混乱、解决问题能力下降等应激所致的认知反应;有无焦虑、恐惧、抑郁等情绪反应;有无行为退化或敌对、自杀或暴力倾向等行为反应;检测病人的体温、脉搏、呼吸、血压、皮肤的温湿度与完整性、肠鸣音、肌张力与身体活动情况等对压力与压力应对进行评估。

3. 量表评定法　压力评定量表以定量和定性的方法来测量压力对个体健康的影响。常用的量表有社会再适应评定量表(表 3-5-5)和住院病人压力评定量表(表 3-5-6)。社会再适应评定量表用于测评近一年来不同类型的生活事件对个体的影响,预测个体出现健康问题的可能性。住院病人压力评定量表用于测评病人住院期间可能经历的压力。这两个量表主要用于压力源评估,累积分越高,压力越大。

应对方式评定量表用于评估个体采取的应对方式的类型。常用的有 Jaloviee 应对方式量表(表 3-5-7)、医学应对方式问卷(表 3-5-8)、简易应对方式问卷等。前二者适合测评普通人群面对挫折或压力时所采取的应对方式,而医学应对问卷适合测评病人面对疾病的应对方式。

表 3-5-5 社会再适应评定量表

	生活事件	生活单位		生活事件	生活单位
1	配偶死亡	100	23	子女离家	29
2	离婚	73	24	司法纠纷	29
3	夫妻分居	65	25	个人突出成就	29
4	拘禁	63	26	妻子开始工作或离职	26
5	家庭成员死亡	63	27	上学或转业	26
6	外伤或生病	53	28	生活条件变化	25
7	结婚	50	29	个人习惯改变	24
8	解雇	47	30	与上级矛盾	23
9	复婚	45	31	工作时间或条件改变	20
10	退休	45	32	搬家	20
11	家庭成员患病	44	33	转学	20
12	怀孕	40	34	娱乐改变	19
13	性生活问题	39	35	宗教活动改变	19
14	家庭添员	39	36	社交活动改变	18
15	调换工作	39	37	小量借贷	17
16	经济状况改变	38	38	睡眠习惯改变	16
17	好友死亡	37	39	家庭成员数量改变	15
18	工作性质改变	36	40	饮食习惯改变	15
19	夫妻不和	35	41	休假	13
20	中量借贷	31	42	过节	12
21	归还借贷	30	43	轻微的违法行为	11
22	职别改变	29			

评价标准:生活事件单位总和超过300分者,80%可能患病;生活事件单位总和为150~300分者,50%可能患病;生活事件单位总和小于150分者,30%可能患病

表 3-5-6 住院病人压力评定量表

	事件	权重		事件	权重
1	和陌生人同住一室	13.9	14	同室病人不友好	21.6
2	不得不改变饮食习惯	15.4	15	没有亲友探视	21.7
3	不得不睡在陌生床上	15.9	16	病房色彩太鲜艳、太刺眼	21.7
4	不得不穿病人服	16.0	17	想到外貌会改变	22.7
5	四周有陌生机器	16.8	18	节日或家庭纪念日住院	22.3
6	夜里被护士叫醒	16.9	19	想到手术或其他治疗可能带来的痛苦	22.4
7	生活上不得不依赖别人帮助	17.0	20	担心配偶疏远	22.7
8	不能在需要时读报、看电视、听收音机	17.7	21	只能吃不对胃口的食物	23.1
9	同室病友探访者太多	18.1	22	不能与家人、朋友联系	23.4
10	四周气味难闻	19.1	23	对医生护士不熟悉	23.4
11	不得不整天睡在床上	19.4	24	因事故住院	23.6
12	同室病友病情严重	21.4	25	不知接受治疗护理的时间	24.2
13	排便排尿需他人帮助	21.5	26	担心给医护人员增添负担	24.5

事件		权重	事件		权重
27	想到住院后收入会减少	25.9	39	靠鼻饲进食	29.2
28	对药物不能耐受	26.0	40	用止痛药无效	31.2
29	听不懂医护人员的话	26.4	41	不清楚治疗的目的和效果	31.9
30	想到将长期服药	26.4	42	疼痛时未用止痛药	32.4
31	家人没来探视	26.5	43	对疾病缺乏认识	34.0
32	不得不手术	26.9	44	不清楚自己的诊断	34.1
33	因住院不得不离开家	27.1	45	想到自己可能再也不能说话	34.5
34	毫无预测而突然住院	27.2	46	想到可能失去听力	34.5
35	按呼叫器无人应答	27.3	47	想到自己患了严重疾病	34.6
36	不能支付医疗费用	27.4	48	想到会失去肾脏或其他器官	39.2
37	有问题得不到解答	27.6	49	想到自己可能得了癌症	39.2
38	思念家人	28.4	50	想到自己可能失去视力	40.6

表 3-5-7　Jaloviee 应对方式评定量表

应对方法	从不	偶尔	有时	经常	总是
1. 担心					
2. 哭泣					
3. 干体力活					
4. 相信事情会变好					
5. 一笑了之					
6. 寻求其他解决问题的办法					
7. 从事情中学会更多东西					
8. 祈祷					
9. 努力控制局面					
10. 紧张、有些神经质					
11. 客观、全面地看待问题					
12. 寻找解决问题的最佳办法					
13. 向家人、朋友寻求安慰或帮助					
14. 独处					
15. 回想以往解决问题的办法并分析是否仍用					
16. 吃食物,如瓜子、口香糖					
17. 努力从事情中发现新的含义					
18. 将问题暂时放在一边					
19. 将问题化解					
20. 幻想					
21. 设立解决问题的具体目标					
22. 做最坏的打算					
23. 接受事实					
24. 疯狂、大喊大叫					
25. 与相同处境的人商讨解决问题的办法					

续表

应 对 方 法	从不	偶尔	有时	经常	总是
26. 睡一觉,相信第二天事情就会变好					
27. 不担心,凡事终会有好结果					
28. 主动寻求改变处境的方式					
29. 回避					
30. 能做什么就做些什么,即使并无效果					
31. 让其他人来处理这件事					
32. 将注意力转移至他人或他处					
33. 饮酒					
34. 认为事情无望而听之任之					
35. 认为自己命该如此而顺从					
36. 埋怨他人使你陷入此困境					
37. 静思					
38. 服用药物					
39. 绝望、放弃					
40. 将注意力转移到其他想做的事情上					
41. 吸烟					

表 3-5-8　医学应对问卷(MCMQ)

问　　题	答　　案
*1. 你在多大程度上希望自己参与做出各种治疗决定?	(1)非常希望　(2)中等希望　(3)有点希望　(4)不希望
2. 你是否经常想与你的亲戚朋友谈论你的疾病?	(1)不想　(2)有时想　(3)经常想　(4)总是想
3. 在讨论你的疾病的时候,你是否经常发现自己却在考虑别的事情?	(1)从不这样　(2)有时这样　(3)经常这样　(4)总是这样
*4. 你是否经常觉得自己要完全恢复健康是没有指望的?	(1)总是这样　(2)经常这样　(3)有时这样　(4)从不这样
5. 几月来,你从医生、护士等懂行的人那里得到多少有关疾病的知识?	(1)极少　(2)一些　(3)较多　(4)很多
6. 你是否经常觉得,因为疾病,自己对今后各方面的事不关心了?	(1)从不这样　(2)有时这样　(3)经常这样　(4)总是这样
7. 你在多大程度上愿意与亲友谈别的事,因为你没有必要老去考虑病情?	(1)极低程度　(2)一定程度　(3)相当程度　(4)很大程度
8. 在多大程度上你的疾病使你以更积极的态度去考虑生活中的一些事?	(1)极低程度　(2)一定程度　(3)相当程度　(4)很大程度
*9. 当想到自己的疾病时,你是否会做些别的事情来分散自己的注意力?	(1)总是这样　(2)经常这样　(3)有时这样　(4)从不这样
*10. 你是否经常向医生询问,对于你的疾病你该如何去做?	(1)总是这样　(2)经常这样　(3)有时这样　(4)从不这样
11. 当亲戚朋友与你谈起你的疾病时,你是否试图经常转换话题?	(1)总是这样　(2)经常这样　(3)有时这样　(4)从不这样

问　　题	答　　案
*12. 近几个月,你从书本、杂志、报纸上了解多少有关你的疾病的信息?	(1)很多　(2)较多　(3)一些　(4)极少
*13. 你是否经常觉得自己要向疾病屈服了?	(1)总是这样　(2)经常这样　(3)有时这样　(4)从不这样
14. 在多大程度上你想忘掉你的疾病?	(1)极低程度　(2)一定程度　(3)相当程度　(4)很大程度
15. 关于疾病,你向医生问了多少问题?	(1)没有　(2)一些　(3)较多　(4)很多
16. 遇到患有同样疾病的人,通常你会与他谈论多少有关疾病的细节?	(1)极少　(2)一些　(3)较多　(4)很多
17. 你是否经常以看电影、电视等方式来分散自己对疾病的注意?	(1)从不这样　(2)有时这样　(3)经常这样　(4)总是这样
*18. 你是否经常觉得自己对疾病无能力?	(1)总是这样　(2)经常这样　(3)有时这样　(4)从不这样
*19. 亲朋好友向你询问病情时,你是否经常与他谈论许多病情细节?	(1)总是这样　(2)经常这样　(3)有时这样　(4)从不这样
20. 对于你的疾病,你是否经常感到自己只能听天由命?	(1)从不这样　(2)有时这样　(3)经常这样　(4)总是这样

使用指南:各条目按 1~4 级计分,其中标 * 的条目须反评分。"面对"应对分由 1、2、5、10、12、15、16、19 各条目分累计;"回避"应对分由 3、7、8、9、11、14、17 各条目分累计;"屈服"应对分由 4、6、13、18、20 各条目分累计。得分越高,表示使用此应对方式越多

六、相关护理诊断

1. 个人应对无效　与缺乏自信、无助感等有关。

2. 精神困扰　与感觉超负荷、认识障碍、支持系统等不足有关。

3. 创伤反应　与重大创伤或事故有关。

(张彩虹)

第六章 社会评估

第一节 概　述

一、社会评估的目的

1. 角色功能　评估病人的角色与角色适应情况,了解其有无角色功能紊乱,角色适应不良,尤其是病人角色不良,为制定有效的干预措施提供依据,以帮助其适应角色变化。

2. 文化背景　评估病人的文化背景,了解其文化特征,理解其健康行为,以便提供符合病人文化需求的多元化护理,避免在护理过程中发生文化强加或文化照顾阙如,甚至文化休克。

3. 家庭　评估病人的家庭,有助于护士从家庭整体出发判断病人的健康,找出影响其健康的家庭因素,制定有针对性的家庭护理计划。

4. 环境　评估病人的环境,既包括环境污染、建筑风格等自然环境因素,也包括人际关系、群体气氛、家庭结构、城市化等社会环境因素,明确环境中现存的或潜在的影响健康的危险因素,指导制定环境干预措施。

二、社会评估的内容

社会是人们以共同物质生产活动为基础,按照一定的行为规范相互联系而结成的有机总体。社会的基本要素是自然环境、人口和文化。而文化则是社会政治、经济及与之相适应的教育发展的产物,多以语言、风俗、习惯和价值观等形式体现。人作为社会的主体,要融入社会、成为社会的人,就必须不断学习该社会群体的知识、规范、价值观和生活技能,并将其内化为自己的一套信念、习惯和行为规范。人类的活动涉及生态、政治、经济、文化等领域,因而会受到这些自然、社会因素的影响。因此,对病人社会属性的评估应该包括其社会角色、文化、所属家庭以及所处的环境等内容。

三、社会评估的方法

社会评估的方法较多,有医学检查方法,也有心理测量学技术以及社会学等学科的手段。如心理评估中的会谈、观察和量表评定等方法均可用于社会评估。此外,环境评估,尤其是物理环境的评估,还可进行实地考察和抽样调查,以判断有无现存的或潜在的环境危险因素。综合多种方法,可使收集的资料更为全面,结果更具有科学性。

四、社会评估的注意事项

1. 提供适宜的环境　护士对病人进行社会评估时,需要整洁、安全、舒适、安静的环境,注意保护病人的隐私。

2. 安排充分的时间　护士应根据病人的具体情况,分次进行健康评估,让其有充足的时间回忆过去发生的事件,以获得详尽的健康资料。

3. 选择适当的方法　护士应根据评估的要求,选择适当的方法,如需对病人生活的环境进行评估,就需要选择适当的评估方法。

4. 运用人际沟通的技巧　病人因患病导致某些功能障碍,或因其本身的生活经历等背景不同,可能导致交谈时产生沟通障碍。为了有效沟通,护士可运用语言性沟通和非语言性沟通技巧,如交谈时采用关心、体贴的语气提出问题,语速减慢,语音清晰,使用通俗易懂的语言,适时注意停顿和重复,运用面部表情、目光接触、触摸等非语言沟通技巧。

第二节 角色与角色适应的评估

一、角色的定义

角色又称身份,是个体在特定的社会关系中的身份,以及社会期待的、在相应社会关系位置上的行为规范与行为模式的综合。社会要求一个人按照自己的角色行事,护士角色必须符合护士的要求,教师角色也必须符合教师的标准。现实生活中,人们承担的角色是不同的,如医生、病人、教师、观众等。人的一生也常常需要先后或同时承担多种角色,如一个护士,在家庭里,对丈夫而言是妻子,对儿子而言是母亲,对客人而言又扮演着女主人的角色。角色可以是暂时的,也可以是长期的,如病人的角色可以是暂时的,父亲的角色可以是长期的。

二、角色的形成与分类

1. 角色的形成 是一个由认知到成熟的过程,经历了角色认知和角色表现两个阶段。角色认知是个体认识自己和他人身份、地位以及各种社会角色的区别与联系的过程。模仿是角色认知的基础,先对角色产生总体印象,然后深入角色的各个部分认识角色的权利和义务。角色表现是个体行为达到自己所认识的角色要求而采取行动的过程,也是角色成熟的过程。

2. 角色的分类 任何个体在社会活动中的角色不是孤立存在的,是与更多的社会角色相互联系的。以"生长发育理论"为基础,可将角色分为基本角色、一般角色、独立角色三大类。①第一角色:也称基本角色,它决定个体的主体行为,是由每个人的年龄、性别所赋予的角色,如儿童、妇女、老人等;②第二角色:又称一般角色,是个体所必须承担的、由所处的社会情形和职业所规定的角色,如母亲角色、护士角色、军人角色等;③第三角色:也称独立角色,是为完成某些暂时性发展任务而临时承担的角色,如护理学会会员,病人角色。角色的分类是相对的,可在不同情况下相互转化,如一位教师因患病住院,则其社会角色暂时转化为病人角色;当疾病痊愈出院后,其角色身份也随之转换为原来的教师角色(第二角色)。

三、病人的角色

个体患病后便无可选择地进入了病人角色,原有的社会角色全部或部分被病人角色所替代,并要以病人的行为、要求来约束自己。合理承担病人角色对恢复健康有着积极的意义。

(一)病人角色的特征

1. 脱离或部分脱离日常生活中的其他角色,免除平日所承担的社会责任与义务。其免除的程度取决于病人疾病的严重程度、病人的责任心及其支持系统所给予的帮助。

2. 患病既不是病人的意志所能控制的事情,也不是病人的过错,并且病人对疾病状态是无能为力的。因此,病人对自己的病情无直接责任,处于一种需要照顾的状态。

3. 社会要求每一个人患病后都要主动恢复健康并承担相应的社会责任。因此,病人有积极配合治疗、护理、恢复自身健康的义务。

4. 病人有享受健康服务、知情同意、寻求健康保健信息和要求保密的权利。

(二)病人角色适应不良的类型与表现

由于病人角色具有不可选择性,个体在进入或脱离病人角色过程中,常发生角色适应不良,具体表现如下。

1. 病人角色冲突 是由于角色期望与角色表现差距太大,使个体难以适应而发生心理冲突与行为矛盾。个体原有社会角色的心理定势、行为习惯强烈干扰其对病人角色的选择与认同,多见于承担较多社会或家庭责任,而且事业心、责任心较强的人。

2. 病人角色阙如 个体在疾病被确诊后尚未进入病人角色,不能正视、承认患病的现实,或对病人角色感到厌倦。病人角色阙如是一种心理防御的表现,通过否认来缓冲患病事实对个体的压力刺激,多见于年轻人、初诊为癌症或其他预后不良疾病的病人。

3. 病人角色消退 病人进入病人角色后,由于家庭、工作环境等的变化对其提出新的角色要求,使其已有的病人角色行为退化,甚至消失。如家属突发急病,工作单位发生事故等均可导致病人角色消退。

4. 病人角色强化 与角色消退相反,病人表现为进入病人角色并接受一定治疗后,过分认同疾病状态,出现行为固执,对康复后要承担的其他社会角色感到恐惧不安。主要表现为对所患疾病过分关心,过度依赖医院环境,不愿承认病情好转或治愈,不愿脱离医护人员的帮助等。

5. 病人角色行为异常　病人角色可能因对所患疾病认识不足,或因病痛的折磨感到悲观失望,而出现较严重的抑郁,恐惧,产生轻生念头和自杀行为。如癌症病人就较常见有自杀行为。有一些人求医并不是为了诊疗疾病,而是为了摆脱某种社会责任或获得某种利益而诈病,或在诊疗过程中病态固执,举止异常,不遵医嘱,均属病人行为角色异常之列。

（三）病人角色适应不良的影响因素

不同的个体对病人角色的适应程度和适应反应不同,适应与否和疾病的性质与严重程度、年龄、性别、家庭背景、经济状况、文化程度等因素有关。恶性肿瘤病人、慢性病、疾病较重的病人容易发生角色强化;年轻人对病人角色相对淡漠,而老年人由于体力衰退容易发生角色强化;女性病人相对容易发生角色强化、消退、冲突等角色适应不良反应;家庭支持系统强的病人较容易适应病人角色;经济状况差的病人容易产生角色消退或阙如。另外,病人角色适应还与环境、人际关系、病室氛围等有关。和谐的护患关系、优美的病房环境、融洽的病房气氛有利于病人的角色适应。

四、角色与角色适应的评估

主要通过交谈、观察的方法,判断个体对角色的感知、对承担的角色是否满意及有无角色适应不良等。

（一）交谈法

通过询问、交谈,着重了解病人所承担的角色数量、角色感知和满意度、角色紧张等相关信息。

1. 角色数量与任务　通过询问病人从事何种职业,担任何种职务,目前在家里、单位、社会承担的角色与任务有哪些等问题,评估病人的角色数量与任务。

2. 角色感知　通过询问病人是否清楚所承担角色的权利与义务,觉得自己所承担的角色数量与责任是否合适等问题,评估病人的角色感知。

3. 角色满意度　通过询问病人对自己的角色行为是否满意、与自己的角色期望是否相符等问题,评估病人的角色满意度。

4. 角色紧张　通过询问病人有无角色紧张的生理和心理表现,如头痛、头晕、疲乏、睡眠障碍、紧张、易激惹、抑郁等,评估病人是否患有角色紧张。

（二）观察法

通过直接或间接观察,评估病人有无角色适应不良的表现,如焦虑、抑郁、恐惧、疲乏、头痛、心悸、缺乏对治疗、护理的依从性等身心行为反应。

五、相关的护理诊断

1. 无效性角色行为　与疾病导致角色的认识发生改变有关。

2. 照顾者角色障碍　与照顾者在承担家庭护理的角色感到困难有关。

3. 父母角色冲突　与疾病导致父母与子女分开有关。

第三节　文化评估

一、文化的定义

文化是在某一特定群体或社会生活中形成的,是一个社会及其成员所特有的物质和精神财富的总和,即特定人群为适应社会环境和物质环境而共有的行为和价值模式,包括价值观、语言、知识、信仰、艺术、法律、风俗习惯、风尚、生活态度及行为准则,以及相应的物质表现形式。

文化是一种思考和行动的范型,它贯穿于某一民族的活动中,并使得这一民族与其他民族区别开来。广义的文化是指人类在社会历史发展过程中所创造的物质财富和精神财富的总和,它既包括世界观、人生观、价值观等具有意识形态性质的部分,也包括自然科学和技术、语言和文字等非意识形态的部分。狭义的文化是指人们普遍的社会习惯,如衣食住行、风俗习惯、生活方式、行为规范等。

二、文化的特征

文化是一个内涵丰富、外延广泛的复杂概念,具有以下特征。

1. 民族性　不同民族有不同的民族文化,文化总是植根于民族之中,与民族的发展相伴相生。在长期历史发展过程中,各民族衍生、创造和发展了其具有本民族特色的文化,民族文化成为其民族的表现形式之一。

2. 继承性与发展性　继承性是文化的基础,如果没有继承性,也就没有文化可言。人类生息繁衍,向前发展,文化业连绵不断,世代相传。在文化的历史发展进程中,人类文化由低级向高级、由简单到复杂的不断进化、不断发展变化。没有文化的发展,也就没有现代社会和现代文明。

3. 获得性　文化不是通过遗传天生具有的,而是人们学而知之,后天学习获得的。如语言、习惯、风俗、道德,以及科学知识、技术等都是后天学习得到的。

4. 共享性　文化是共有的,是人类共同创造的社会性产物,即必须为一个社会或群体的全体成员共同接受、共同享有的,才能成为文化。纯属个人私有的东西,如个人的怪癖等,不为社会成员理解和接受,则不是文化。

5. 整合性　文化必须实现某些共同的功能,其基本范畴是相似的。文化的共同部分包括交流形式、亲属关系、教育、饮食、宗教、艺术、政治、经济和健康,它们相互关联、密不可分,作为一个整体起作用,这一现象称为文化整合。

6. 双重性　文化既含有理想的成分,又含有现实的成分。文化的理想成分为社会大多数成员认可的在某一特定情况下个体应恪守的行为规范,但现实中却总是存在着一些不被公众接受的不规范行为。

三、病人文化休克

(一) 文化休克的定义

文化休克,又称为文化震撼、文化震惊。由美国人类学家奥博格(Kalvero Oberg)在1958年提出,特指生活在某一种文化环境中的人初次进入另一种不熟悉的文化环境,因失去自己熟悉的社会交流的符号与手段所产生的思想混乱与心理上的精神紧张综合征。

产生文化休克的原因有:沟通障碍、日常生活规律差异、孤独、风俗习惯、信仰和态度等的差异。

(二) 文化休克的分期与表现

1. 兴奋期　也成为"蜜月期",指人们初到一个新的环境,由于有新鲜感,心理上兴奋,情绪上亢奋,处于乐观的、兴奋的"蜜月"阶段。此阶段一般持续几个星期到半年的时间。例如人们来到异国文化环境中后,对一切事物都会感到新奇,渴望了解当地的风土人情,学习当地的语言和生活习惯等。

2. 清醒期　如果个体要在新的环境长期生活,欣喜、好奇心一般不会持续太长,在这个时候进入"清醒期"。个体在新的环境调整适应的过程中会遇到许多困难,如生活方式、生活习惯的差异等问题,由此可能会产生敌意或回避的表现。此期是文化休克综合征中最难过的阶段,一般持续数周、数月甚至更长时间。若能从中摆脱出来,将会继续新的生活,否则会由于心理压力过大而返回自己的家乡。

3. 开始转变期　随着时间的推移,个体不断的努力学习适应新环境的行为模式,开始了解、熟悉环境,交朋友,尽可能参加新环境的日常生活活动、当地庆祝节日活动,虽然有困难,但却采取"这是我的问题,我得忍着点"的态度,逐渐地适应新的文化环境。

4. 工作期　此阶段随着文化冲突问题的解决,个体能够完全适应新的文化环境,能够融入当地的风俗习惯,建立起符合新文化环境要求的价值观念、审美意识、行为习惯等。一旦要离开这个已熟悉的环境,会依依不舍,即使回到曾经熟悉的环境,又会重新经历一次新的文化休克。

四、文化的评估

主要通过会谈、观察的方法,评估病人人生观、价值观、健康信念与信仰、文化程度、宗教、民俗习惯等文化要素。

(一) 会谈法

1. 价值观　通过询问病人属于哪一个民族,所在民族的主要价值观,病人本人的人生观,遇到困难时,是如何看待、如何应对的,一般从何处寻求力量与帮助,病人的健康观念及对所患疾病的看法等,评估病人的价值观。

2. 健康信念　通过询问病人健康指什么,不健康又指什么,健康是否重要,是否进行常规体检,通常什么情况下认为自己有病并就医,认为导致健康问题的原因是什么,对身心造成哪些影响,希望达到哪些治疗效果,是否会坚持治疗等问题,评估病人的健康信念。

3. 宗教信仰　通过询问病人有无宗教信仰及类型,平时参加哪些宗教活动,宗教信仰对住院、检查、治疗、饮食等方面有无特殊限制等问题,评估病人的宗教信仰情况。

4. 习俗　通过询问病人喜欢的称呼,有何语言禁忌,认为哪些食物对健康有益,哪些食物对健康有害,哪些情况下会刺激或降低食欲等问题,评估病人语言沟通文化和饮食习俗。

(二) 观察法

通过观察病人与他人交流时的表情、眼神、手势、坐姿等，对其非语言沟通文化进行评估。也可通过观察是否偏食、定时定量进餐；有无暴饮暴食、嗜烟酒和辛辣食物，以及一些饮食卫生习惯，如是否饭前、便后洗手；是否饭后漱口和散步；餐具是否清洁干净等行为评估其饮食习俗。还可观察病人的外表、服饰，有无宗教信仰活动及其宗教信仰的改变，来获取病人有关宗教信仰的信息。

五、相关护理诊断

1. 精神困扰　与语言沟通障碍、社会交往障碍、知识缺乏等有关。
2. 环境改变应激综合征　与医院文化环境和背景文化差异有关。
3. 社交孤立　与社交环境改变有关。

第四节　家庭评估

一、家庭的定义与特征

1. 家庭的定义　家庭是最小的社会活动组织形式，也是个人与社会联系的基本单位。传统意义上的家庭是指一夫一妻制的个人家庭，家庭成员包括父母、子女和其他共同生活的亲属。随着社会政治、经济、文化的发展，家庭的形式结构开始多样化。家庭的形式，可以是血缘家庭、亚血缘家庭或非血缘家庭。1997 年 Murray 和 Zentner 提出了现代家庭的定义：家庭是指通过血缘、婚姻、收养关系联系在一起的，或通过相互的协定而生活在一起的两个或更多人组成的一个社会系统，家庭成员通常共同分享义务、职责、种族繁衍、友爱及归属感。

2. 家庭的特征
(1) 家庭是一个群体，至少应包括两个或两个以上的成员。
(2) 婚姻是家庭的基础，是建立家庭的依据。
(3) 组成家庭的成员应共同生活，有较密切的经济、情感交往。

二、家庭结构

家庭结构包括家庭人口结构、权利结构、角色结构、沟通过程和价值观。

1. 家庭人口结构　家庭人口结构即家庭类型，指家庭的人口组成。家庭人口构成影响着家庭功能的正常发挥。每一个家庭都有相应的人口特征，可通过询问获知。按照家庭的规模和人口特征可分为 7 类（表 3-6-1）。

表 3-6-1　家庭人口结构类型

类　型	人　口　特　征
核心家庭	夫妻及其婚生或领养子女
主干家庭（扩展家庭）	核心家庭成员加上夫妻任一方的直系亲属，如祖父母、外祖父母、叔姑姨舅
单亲家庭	夫妻任何一方及其婚生或领养子女
重组家庭	再婚夫妻与前夫和(或)前妻的子女以及其婚生或领养子女
无子女家庭	仅夫妻两人
同居家庭	无婚姻关系而长期居住在一起的夫妻及其婚生或领养子女
老年家庭	仅老年夫妇

2. 家庭权力结构　指家庭中夫妻间、父母与子女间在影响力、控制权和支配权方面的相互关系。关键在于谁是家庭的主要决策者。家庭权力结构的基本类型有：①传统权威型：指由传统习俗继承而来的权威，如母系社会，母亲被视为家庭的主要权威人物；②工具权威型：指由养家能力、经济权利决定成员的权威；③分享权威型：指家庭成员彼此协商，根据各自能力和兴趣分享权力；④感情权威性：指由感情生活中起决定作用的一方决定。

3. 家庭角色结构　家庭角色结构指家庭对每个占有特定位置的家庭成员所期待的行为和规定的家庭权利、责任和义务。如父母有抚养未成年子女的义务，也有要求成年子女赡养的权利。良好的家庭角色结构应具有以下特征：①每个家庭成员都能认同和适应自己的角色范围；②家庭成员的角色期望一致，并符合社会规范；③角色期待能满足家庭成员的心身社会发展需要；④家庭角色有一定的弹性，能适应角色的变化。

家庭角色可分为公开性角色和非公开性角色两类。公开性角色又称正式角色，是大多数家庭都具备的维持家庭正常功能所必需的角色,如性别角色、照顾者角色等。非公开性角色又称非正式角色,是家庭以外成员不易了解的角色,如家庭统治者角色、受虐者角色等。其中有些角色不利于维持家庭的正常功能,并有损家庭成员的健康。

4. 家庭沟通过程 指家庭成员之间传递信息的过程,其形式最能反映家庭成员间的相互作用与关系。家庭沟通是家庭成员间交换信息、沟通感情和行为调控的有效手段,也是家庭和睦和家庭功能正常的保证。家庭内部沟通良好的特征为:①家庭成员对家庭沟通充满自信,能进行广泛的情感交流;②沟通过程中尊重对方的感受与信念;③家庭成员能坦诚地讨论个人与社会问题;④不宜沟通的领域极少;⑤家庭根据成员的生长发育水平和需求合理分配权力。家庭内部沟通障碍的特征为:①家庭成员自卑;②家庭成员以自我为中心,不能理解他人的需求;③家庭成员在交流时采用间接的或掩饰的方式;④家庭内信息的传递是含糊的、不直接的、有矛盾的或防御性的。

5. 家庭价值观 家庭价值观指家庭成员对家庭活动的行为准则与生活目标所持有的共同态度和基本信念。家庭价值观决定着每个家庭成员的行为方式和对外界干预的感受与反应,并可影响家庭的权力结构、角色结构和沟通方式。

三、家庭生活周期

家庭生活周期指从家庭单位产生、发展到解体的整个过程。根据 Duvall 模式,家庭生活周期分为八个阶段(表 3-6-2),每个阶段都有特定的任务需要家庭成员协同完成,否则会对家庭成员的健康产生不良影响。

四、家庭功能

家庭的主要功能表现在保持家庭的完整性,满足家庭及其成员的需要,实现社会对家庭的期望等方面。家庭功能健全与否与个体的身心健康密切相关,为家庭评估中最重要的部分。家庭功能具体包括生育、经济、情感、社会化、健康照顾等方面的功能。即生儿育女使家族得以延续、社会持续存在;满足家庭成员衣、食、住、行、育、乐等方面的基本生活需求;建立家庭关爱气氛;培养家庭成员的社会责任感,社会交往意识与技能,促进健全人格发展;维持家庭成员的安全与健康,为健康状态不佳的成员提供良好的支持与照顾。

表 3-6-2 Duvall 家庭生活周期表

周期	定义	主要任务
新婚	男女结合	沟通与彼此适应,性生活协调及计划生育
有婴幼儿	最大孩子 0~30 个月	适应父母角色,应对经济及照顾初生孩子的压力
有学龄前儿童	最大孩子 30 个月至 6 岁	孩子入托、上幼儿园、上小学等;培育孩子有效的社会化技能
有学龄儿童	最大孩子 6~13 岁	儿童身心发展,孩子上学及教育问题
有青少年	最大孩子 13~20 岁	与青少年沟通,青少年责任与义务、性、与异性交往等方面的教育
有孩子离家创业	最大孩子离家至最小孩子离家	接纳和适应孩子离家,发展夫妻共同兴趣,继续给孩子提供支持
空巢期	父母独处至退休	适应仅夫妻俩的生活,巩固婚姻关系,保持与新家庭成员如孙辈的接触
老年期	退休至死亡	正确对待和适应退休、衰老、丧偶、孤独、生病、死亡等

五、家庭危机

家庭危机指当家庭压力超过家庭资源,导致家庭功能失衡的状态。家庭内的主要压力源有:①家庭经济收入低下或减少,如失业、破产等;②家庭成员关系的改变与终结,如离婚、分居、丧偶;③家庭成员角色的改变,如初为人夫、人父,收养子女,退休;④家庭成员的行为违背家庭期望或损害家庭荣誉,如酗酒、赌博、吸毒、乱伦等;⑤家庭成员生病、残障等。

六、家庭的评估

主要通过会谈法、观察法、量表法评估病人的家庭。

(一) 会谈法

通过询问病人家庭的人口及人口组成;家里大事小事由谁做主;家庭是否和睦、快乐;家庭最主要的日常生活规范;是否主张预防为主,患病及时就医;是否对孩子培养与成长满意;家庭成员之间能否彼此照应,尤其对患病的家庭成员等问题,评估病人的家庭人口、角色、权力结构以及沟通过程、家庭价值观、家庭功能情况。

(二) 观察法

观察的内容包括家庭居住条件,家庭成员衣着、饮食、家庭氛围,家庭成员间的亲密程度,家庭权力结构、沟通过程等。同时要注意观察家庭功能不良的现象,如:家庭成员间频繁出现敌对性或伤害性语言;所有问题是否均有一个家庭成员回答;是否有家庭成员被忽视;家庭是否缺乏民族气氛,家规是否过于严格;家庭成员间是否缺乏平等与关爱。

表 3-6-3 Smilkstein 的家庭功能量表

	经常	有时	很少
1. 当我遇到困难时,可从家人得到满意帮助			
补充说明:			
2. 我很满意家人与我讨论与分担问题的方式			
补充说明:			
3. 当我从事新活动或希望发展时,家人能接受并给我支持			
补充说明:			
4. 我很满意家人对我表达感情的方式以及对我情绪(如愤怒、悲伤、爱)的反应			
补充说明:			
5. 我很满意家人与我共度时光的方式			
补充说明:			

评分方法:经常=3分,有时=2分,很少=1分。评价标准:总分在7~10分,表示家庭功能良好;4~6分表示家庭功能中度障碍;0~3分表示家庭功能严重障碍

(三) 量表测评法

以 Smilkstein 的家庭功能量(表 3-6-3)以及 Procidano 和 Heller 的家庭支持量表较常用(表 3-6-4),还有家庭环境量表、家庭功能评定量表、家庭亲密度和适应性量表、领悟社会支持量表等。

表 3-6-4 Procidano 和 Heller 的家庭支持量表

	是	否
1. 我的家人给予我所需的精神支持		
2. 遇到棘手的事时,我的家人帮我出主意		
3. 我的家人愿意倾听我的想法		
4. 我的家人给予我情感支持		
5. 我和我的家人能开诚布公地交谈		
6. 我的家人分享我的爱好与兴趣		
7. 我的家人能时时察觉到我的需求		
8. 我的家人善于帮助我解决问题		
9. 我和我的家人感情很深		

评分方法:是=1分,否=0分。总得分越高,家庭支持度越高

七、相关护理诊断

1. 有照顾者角色障碍的危险　与照顾者在承担家庭护理角色时感到困难有关。

2. 父母角色冲突　与由于慢性疾病致使父母与子女分离,或有创伤或约束性的护理方式引起父母的恐惧有关。

3. 家庭功能紊乱　与家庭情况改变或家庭危机有关。

(李　领)

第七章

心电图检查

第一节 心电图学基本知识

心脏是血液循环的动力泵,也是能自行发生电激动的器官。心脏在机械性收缩之前,首先产生电激动。心肌细胞的电激动过程是心脏收缩反应的始动因素。心房和心室的电激动可经人体组织传到体表,使体表不同部位产生不同的电位。如果在体表放置两个电极,分别用导线连接到心电图机(即精密的电流计)的两端,它会按照心脏激动的时间顺序,将体表两点间的电位差记录下来,形成一条连续的曲线,这就是心电图(electro-cardiogram,ECG)。

一、心电图产生的原理

心脏本身的生物电变化通过心脏周围的导电组织和体液,反应到身体表面,心电图就反映了整个心脏电激动的综合过程,此过程分为极化、除极和复极3个阶段。心肌细胞在静息状态时,膜外排列阳离子带正电荷,膜内排列同等比例阴离子带负电荷,保持平衡的极化状态,不产生电位变化,此时,若在心肌细胞的两端连接导线至电流计,则描记出一条水平的等电位线。当细胞膜的一端受到刺激(阈刺激)时,细胞膜对离子的通透性发生改变,大量 Na^+ 内流,而 K^+ 通道关闭,细胞内外正、负离子的分布发生逆转,使膜内的电位迅速上升转为正电位,细胞膜出现除极化,已除极部位的细胞膜外带负电荷,而其前面尚未除极的细胞膜外仍带正电荷,从而形成一对电偶(dipole),电源(正电荷)在前,电穴(负电荷)在后,除极的方向就是电荷移动的方向。整个心肌细胞除极完毕后,心肌细胞膜内均带正电荷,膜外带均负电荷,此时,膜外无电位差。此后,由于细胞的新陈代谢作用,细胞膜依靠 K^+-Na^+ 泵的作用,重新调整对 K^+、Na^+ 的通透性,使细胞膜又逐渐复原到极化状态,这种恢复过程称为复极(repolarization)过程,复极与除极先后程序一致,但复极的电偶是电穴在前,电源在后,并较缓慢向前推进,直至整个心肌细胞全部复极为止(图3-7-1)。

单个细胞在除极时,探测电极对向电源(即面对除极方向)描记到向上的波形;背向电源(即背离除极方向),则描记到向下的波形;在细胞中部则描记出双向波形。复极过程与除极过程方向相同,但因复极化过程的电偶是电穴在前,电源在后,因此,记录的复极波方向与除极相反(图3-7-2)。

需要注意的是,在正常的心电图中,记录到的复极波方向常与除极主波方向一致,而与单个心肌细胞则不同。这是因为正常人心室的除极是从心内膜开始,向心外膜方向推进;而复极则从心外

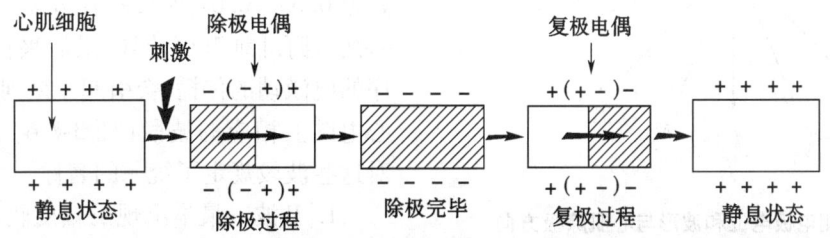

图 3-7-1 单个心肌细胞的除极和复极过程以及所产生的电偶变化

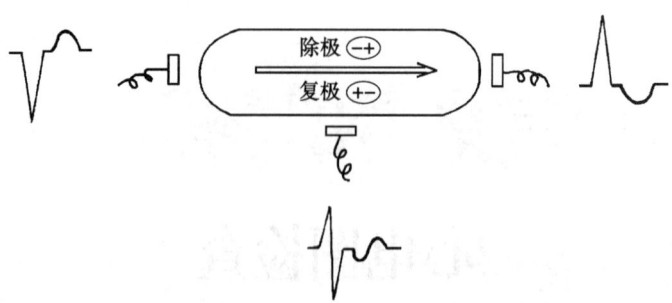

图 3-7-2 单个心肌细胞检测电极方位与除极、复极波形方向的关系（箭头示除极与复极的方向）变化

膜开始,向心内膜方向推进,其机制尚不清楚,可能是因心外膜下心肌的温度较心内膜下高,心室收缩,心外膜承受的压力又比心内膜小,故心外膜处心肌复极过程发生较早。

将测量电极放置在人体表面的一定部位记录出来的心脏电变化曲线,就是目前临床上常规记录的心电图。由体表所采集到的心脏电位强度与下列因素有关:①与心肌细胞数量(心肌厚度)呈正比关系;②与探查电极位置和心肌细胞之间的距离呈反比关系;③与探查电极的方位和心肌除极的方向所构成的角度有关,夹角愈大,心电位在导联上的投影愈小,电位愈弱(图3-7-3)。心肌细胞在除极和复极的过程中形成电偶,电偶既有数量大小,又有方向性,称为电偶向量。电偶向量可以看作单个心肌细胞的心电"向量",它的数量大小就是电偶的电动势,取决于电偶两极电荷聚集的数目,数目越多,电动势就越大,反之,则越小。心电向量的方向就是电偶的方向。通常用箭头表示其方向,而其长度表示其电位强度。心脏的电激动过程中产生许多心电向量。一片心肌是由多个心肌细胞所组成,除极与复极时会产生很多个电偶向量,把它们叠加在一起成为一个电偶向量,这就是"心电综合向量"(resultant vector):同一轴两个心电向量的方向相同者,其幅度相加;方向相反者则相减。两个心电向量的方向构成一定角度者,则可应用"合力"原理将二者按其角度及幅度构成一个平行四边形,其对角线则为综合心电向量(图 3-7-4)。可以认为,由体表测得的心电变化,乃是全部参与电活动的心肌细胞所产生的电位变化按上述原理所综合的结果。

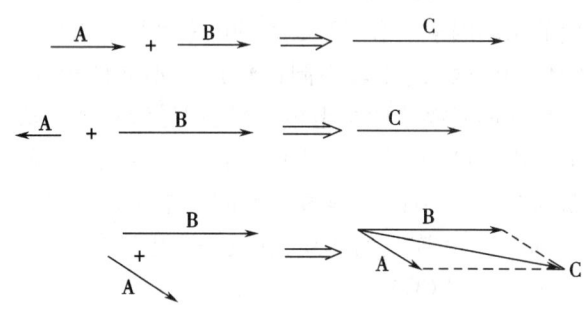

图 3-7-4 综合向量的形成原则

二、心电图各波段的组成和命名

窦房结、结间束(分为前、中、后结间束)、房间束(起自前结间束,称 Bachmann 束)、房室结、希氏束(His bundle)、束支(分为左、右束支,左束支又分为前分支和后分支)以及浦肯野纤维(Pukinje fiber)共同构成了心脏的特殊传导系统。心脏的传导系统与每一心动周期顺序出现的心电变化是密切相关的(图 3-7-5)。

窦房结是心脏正常冲动的起源,兴奋心房的同时经结间束传导至房室结(激动传导在此处约延迟 0.05~0.07 秒),然后循希氏束→左、右束支→浦肯野纤维顺序传导,最后兴奋心室。这种有序的电激动的传播,会引起一系列电位改变,形成心电图上相应的波段(图 3-7-6),临床心电图学对这些波段规定了统一的名称。

1. P 波　最早出现的幅度较小的波,反映心房除极过程的电位变化。

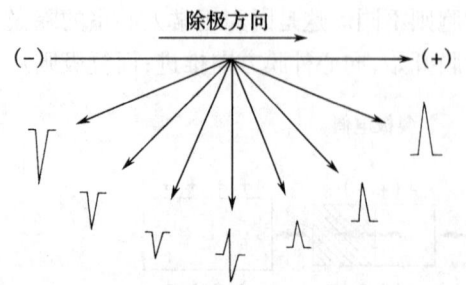

图 3-7-3 检测电极电位和波形与心肌除极方向的关系

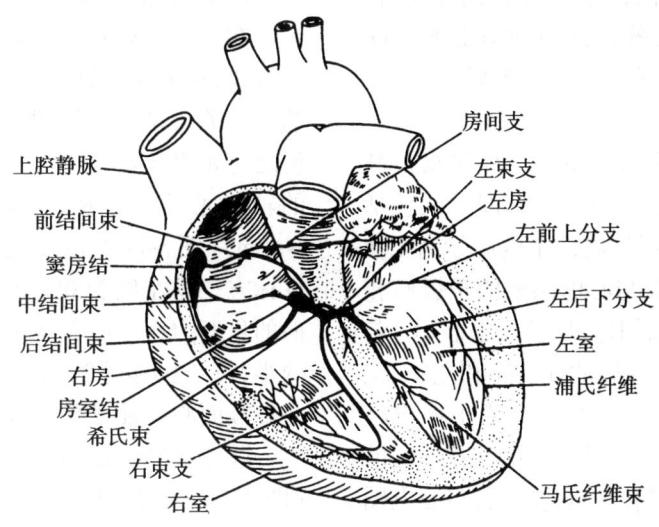

图 3-7-5 心脏特殊传导系统示意图

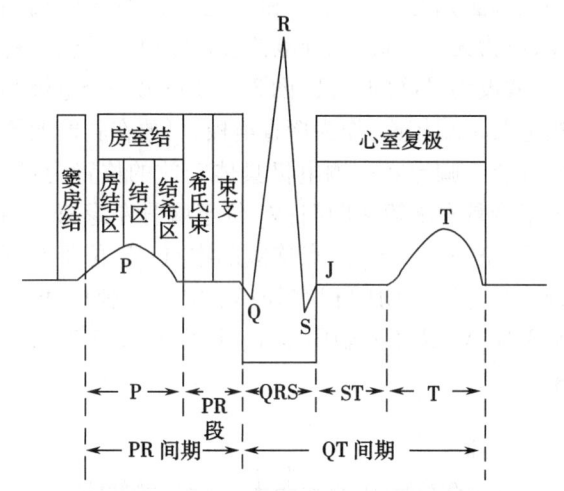

图 3-7-6 心脏除极、复极与心电图各波段的关系示意图

者 q、R 或者 r、S 或者 s 表示，根据其幅度大小而定，若波幅≥0.5mV 者，常用 Q、R、S 表示；若波幅<0.5mV 者，常用 q、r、s 表示；同一导联中，若波幅小于最高波幅的 1/2，也用小写英文字母表示（图 3-7-7）。

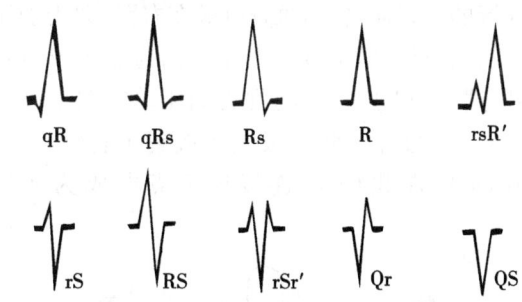

图 3-7-7 QRS 波群命名示意图

2. P-R 段　自 P 波终点至 QRS 波群起点间的距离，实为 P-Q 段，反映心房复极过程及房室结、希氏束、束支的电活动。

3. P-R 期间　自 P 波起点至 QRS 波群起点间的线段，包括了 P 波和 P-R 段，反映心房开始除极至心室开始除极的时间。

4. QRS 波群　为幅度最大的波，反映心室除极全过程的电位变化。QRS 波群可因探测电极的位置不同而呈多种形态，已统一命名如下：首先出现的位于参考水平线以上的正向波称为 R 波；R 波之前的负向波称为 Q 波；R 波之后第一个负向波是 S 波；R′波是继 S 波之后的正向波；R′波后再出现负向波称为 S′波；如 QRSR′波。只有负向波，则称为 QS 波。至于采用 Q 或

5. J 点　QRS 波与 ST 段的交点，用于 ST 段偏移的测量。

6. ST 段　自 QRS 波群终点至 T 波起点间的线段，反映心室缓慢复极过程的电位变化。

7. T 波　为 ST 段后一个圆钝而较大的波，反映心室快速复极过程的电位变化。

8. Q-T 期间　自 QRS 波群起点至 T 波终点的水平距离，反映心室开始除极至心室复极完毕全过程的时间。

9. U 波　为 T 波之后出现的振幅很小的波，反映心室后继电位，其产生机制尚不清楚。

三、心电图导联体系

将电极板放置在人体表面任何两点，并用导线分别与心电图机相连，所构成的电路称为导联。

电极位置和连接方法不同,可组成不同的导联,目前,临床检查心电图时,普遍采用的是由Einthoven创立的国际通用导联体系——常规12导联体系。

1. 标准导联(standard leads) 又称双极肢体导联,反映两肢体间的电位差。标准导联包括Ⅰ、Ⅱ、Ⅲ导联3个。Ⅰ导联将两个电极分别放在右臂和左臂,左上肢电极与心电图机的正极端相连,右上肢电极与负极端相连,反映左上肢(L)与右上肢(R)的电位差;Ⅱ导联放在右臂和左腿,左下肢电极与心电图机的正极端相连,右上肢电极与负极端相连,反映左下肢(F)与右上肢(R)的电位差;Ⅲ导联放在左臂和左腿,左下肢与心电图机的正极端相连,左上肢电极与负极端相联,反映左下肢(F)与左上肢(L)的电位差。

2. 加压单级肢体导联(limb leads) 将探查电极放在标准导联的任一肢体上,而将其余二肢体上的引导电极分别与5kΩ电阻串联在一起作为无关电极,这种导联记录出的心电图电压比单极肢体导联的电压增加50%左右。根据探查电极放置的位置命名,如探查电极在右臂,即为加压单极右上肢导联(aVR),在左臂则为加压单极左上肢导联(aVL),在左腿则为加压单极左下肢导联(aVF)。肢体导联电极主要放置于右臂(R)、左臂(L)、左腿(F),连接这三点即成为所谓Einthoven三角(图3-7-8A、B)。

在每一个标准导联正负极间均可画出一假想的直线,称为导联轴。为便于表明六个导联轴间的方向关系,将Ⅰ、Ⅱ、Ⅲ导联的导联轴平等移动,使之与aVR、aVL、aVF的导联轴一并通过坐标图的轴中心点,构成了额面六轴系统(hexaxial system)(图3-7-8C)。此坐标系统采用±180°的角度标志。以左侧为0°,顺钟向的角度为正,逆钟向的角度为负。每个导联轴从中心点被分为正负两半,每个相邻导联间的夹角为30°。此对测定心脏额面心电轴很有作用。

肢体各导联的电极位置和正负极连接方式(图3-7-9和图3-7-10)。

3. 胸导联(chest leads) 属单极导联,包括$V_1 \sim V_6$导联。将一个测量电极固定为零电位(中心电端法),把中心电端和心电描记器的负端相连,成为无关电极,该处电位接近零电位且较为稳定,故设为导联的负极(图3-7-11);另一个电极和描记器正端相连,作为探查电极,可放在胸壁的不同部位。胸导联探测电极具体安放的位置为:V_1位于胸骨右缘第4肋间;V_2位于胸骨左缘第4肋间;V_3位于V_2、V_4两点连线的中点;V_4位于左锁骨中线与第5肋间相交处;V_5位于左腋前线V_4水平处;V_6位于左腋中线V_4水平处(图3-7-12A、B)。

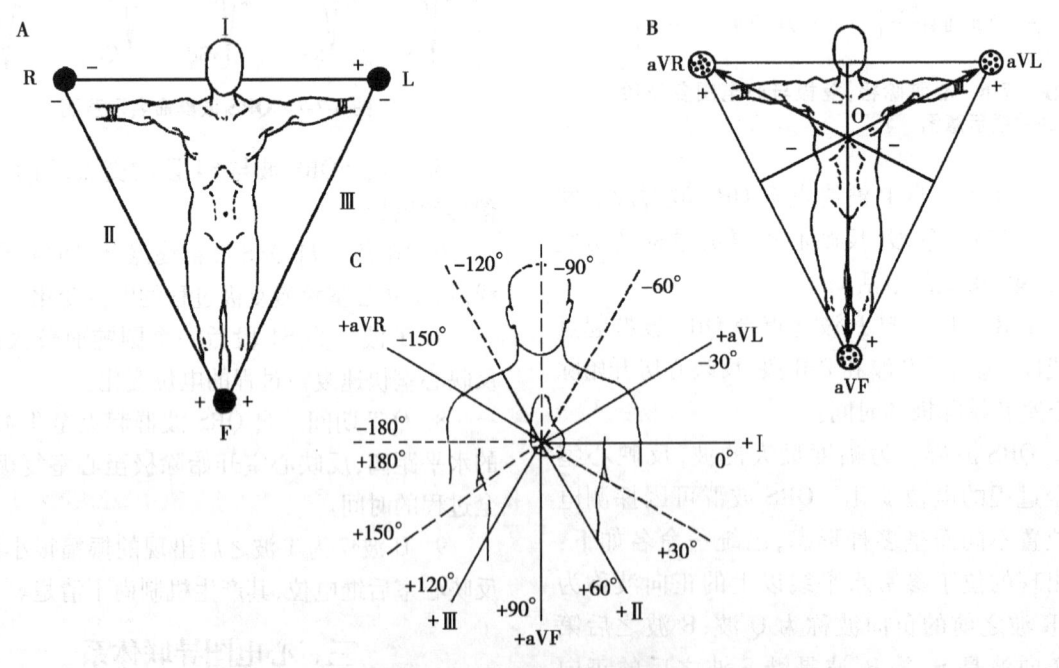

图3-7-8 肢体导联的导联轴
A. 标准导联的导联轴;B. 加压单极肢体导联的导联轴;C. 肢体导联额面六轴系统

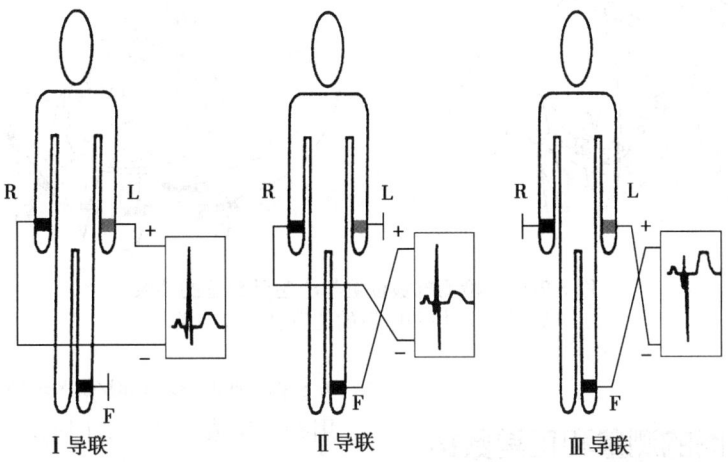

图 3-7-9　标准双极导联的电极位置及正负极连接方式
Ⅰ导联:左臂(正极)右臂(负极);Ⅱ导联:左腿(正极)右腿(负极);
Ⅲ导联:左腿(正极)右臂(负极)

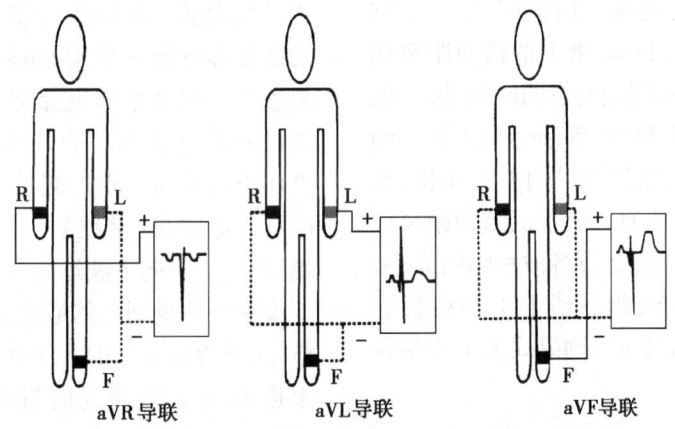

图 3-7-10　加压单极肢体导联的电极位置及电极连接方式
实线表示 aVR、aVL、aVF 导联探测电极与正极连接,虚线表示其余二肢体电极同时与负极连接构成中心电端

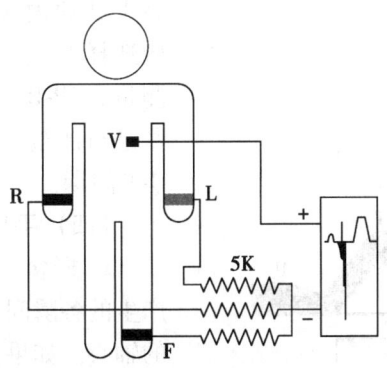

图 3-7-11　胸导联电极的连接方式

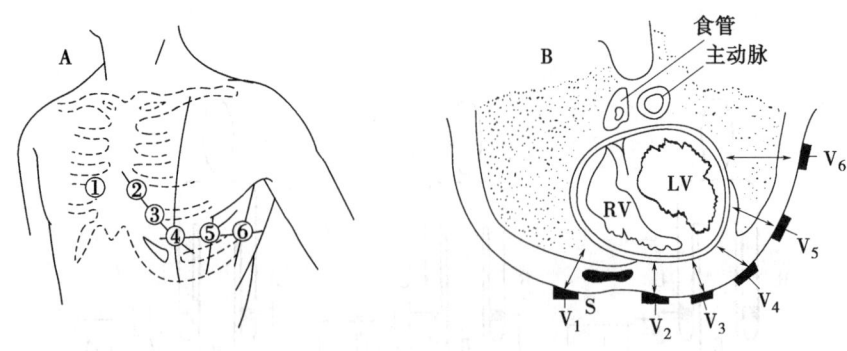

图 3-7-12 检测电极位置与心室壁部位的关系
A. 胸导联检测电极的位置；B. 胸导联

第二节 心电图的测量和正常数据

一、心电图的测量

心电图是直接描记在特殊的、印有许多纵线和横线交织而成的小方格纸上（图3-7-13），小方格的各边细线间隔均为1mm，纸上的横向距离代表时间，用以计算各波和间期所占的时间，因心电图纸移动的速度一般为每秒25mm，所以每1mm（一小格）代表0.04秒；粗线间隔内有5小格，故每两条粗线之间代表0.2秒。纸上的纵向距离代表电压，其高度或深度用以计算各波振幅的大小，当输入定准电压为1mV，则纵线上1小格代表0.1mV，若定准电压为1/2mV，则纵线上1小格代表0.2mV。

（一）心率的测量

测量心率时，只需测量一个R-R（或P-P）间期的秒数，然后用60除以这个秒数即可求出，即心率=60/P-P或R-R间期(s)，例如R-R间距为0.8秒，则心率为60/0.8=75次/分。另外还可采用查表法或者使用专门的心率尺直接读出相应的心率数。当心律明显不齐时，一般采取若干个心动周期的平均值作为最后的心率数。

（二）各波段振幅的测量

测量P波振幅的参考水平应以P波起始前的水平线为准。测QRS波群、J点、ST段、T波和U波的振幅时统一采用QRS起始部水平线作为参考水平。如果QRS起始部为一斜段（例如受心房复极波影响、预激综合征等情况），应以QRS波起点作为测量参考点。测量一个向上波形的高度，应从等电位线（基线）的上缘垂直地量到波的顶端；测量一个向下波形的深度时，应从等电位线的下缘垂直地量到波的最低处。测量一个双向的P波，应将等电位线的上缘垂直地量到波的顶点，加上自等线下缘垂直地量到波的最低处振幅算术和。

（三）各波段时间的测量

各波段时间的测量应选择波形比较清晰的导联，从该波起始部的内缘水平地测量至该波终末部的内缘。注意：①P波及QRS波群时间应选择12个导联中最宽的P波及QRS波进行测量；②P-R间期应选择P波宽大且有Q波的导联进行测量；③Q-T间期测量应取导联中最长的Q-T间期。

（四）平均心电轴的测量

1. 概念　心房、心室在除极、复极过程中所产生的各瞬间综合向量称为心电轴，即心电向量的轴心。如果把心房、心室除极和复极过程中无数个方向、大小不断变化的瞬间向量综合成一个向量来说明P、QRS波群、T向量在一个总的时间内的平均方向和强度，称为P波、QRS波群、T波

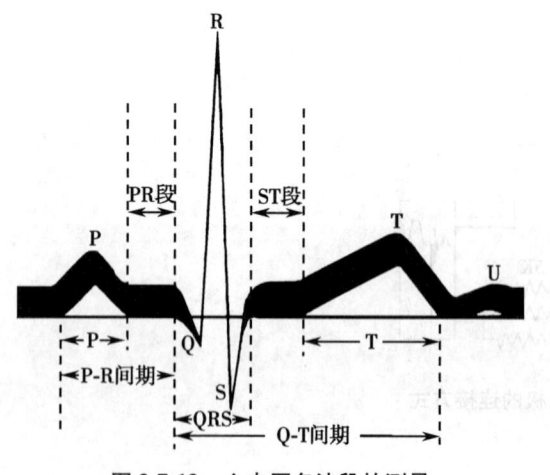

图 3-7-13 心电图各波段的测量

的平均心电轴。由于心电轴是空间性的,具有上下、左右、前后三个方向,测量起来极不方便,因此,临床上通常所指的平均心电轴实际上就是额面平均心电轴,它代表了心房、心室除极(或复极)向量在额面的方向(角度)和大小(长度)。由于P波和T波平均心电轴的测量不如QRS波群的平均心电轴重要,因此,临床上只测量QRS波群的平均心电轴。

2. 测定方法　一般的测定方法有目测法、面积计算法、作图法、三角系统法、六轴系统法和查表法。其中最简单的是目测法,观察Ⅰ、Ⅲ导联QRS波群的主波方向,估测电轴是否偏移。若Ⅰ、Ⅲ导联QRS波群主波均为正向波,表示电轴不偏;若Ⅰ导联出现较深的负向波,Ⅲ导联主波为正向波,则属电轴右偏;若Ⅲ导联出现较深的负向波,Ⅰ导联主波为正向波,则属电轴左偏(图3-7-14)。但是最准确的方法通常是作图法,即采用分别测算Ⅰ、Ⅲ导联的QRS波群振幅的代数和,然后将这两个数值分别在Ⅰ导联及Ⅲ导联上画出垂直线,求得两垂直线的交叉点。电偶中心O点与该交叉点相连即为心电轴,该轴与Ⅰ导联正侧的夹角即心电轴的角度(图3-7-15)。也可将测算的Ⅰ、Ⅲ导联QRS振幅代数和值直接查表求得心电轴。

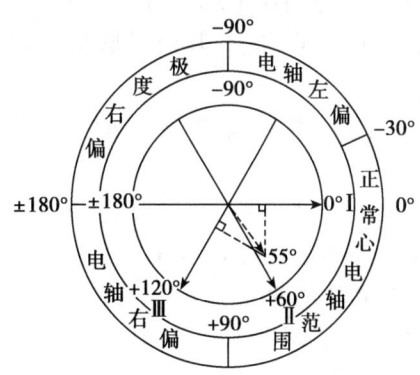

图3-7-15　正常心电轴及其偏移

素影响,心电轴轻、中度左偏或右偏不一定是病态。左心室肥大、左前分支传导阻滞、大量腹水、肥胖、妊娠等,可使心电轴左偏;右心室肥大、左后分支传导阻滞、肺气肿、正常婴儿等,可使心电轴右偏。

（五）钟向转位

自心尖方向观察,可以设想心脏循其本身长轴(纵轴)作顺钟向或逆钟向转位(rotation)。"顺钟向转位"时,因右心室转向前、向左,左心室被推向左后,正常应在V_3或V_4导联出现的波形转向左心室方向,出现在V_5、V_6导联上,见于右心室肥厚。"逆钟向转位"时,因左心室转向前、向右,正常V_3或V_4导联出现的波形转向右心室方向,即出现在V_1、V_2导联上,多见于左心室肥大。需要注意:心电图上的这种转位图形在正常人身上也常常可以见到,提示这种图形改变有时是心电位的变化,并非都是心脏在解剖上转位的结果(图3-7-16)。

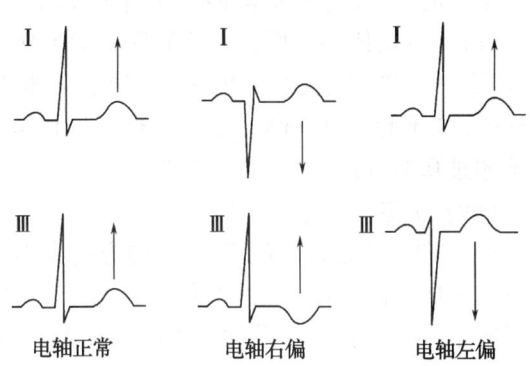

图3-7-14　平均QRS电轴简单目测法(箭头示QRS波群主波方向)

3. 临床意义　正常心电轴的范围为-30°~+90°之间。电轴从+90°顺钟向转动+180°范围为电轴右偏;从-30°逆钟向转动至-90°范围为心电轴左偏。-90°~-180°之间为电轴极度右偏或称为"不确定电轴"(indeterminate axis)(参见图3-7-15)。心电轴的偏移,一般受心脏在胸腔内的解剖位置、两侧心室的质量比例、心室内传导系统的功能、激动在室内传导状态以及年龄、体型等因

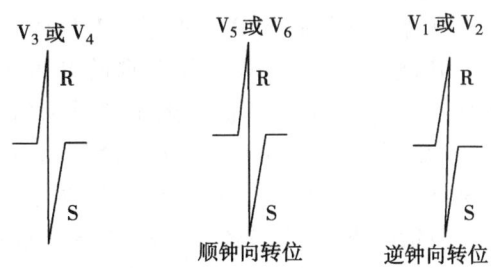

图3-7-16　心电图图形转位判断方法示意图

二、正常心电图波形特点和正常值

（一）P波

1. 形态　正常P波在多数导联呈钝圆形,有时可有轻微切迹,但切迹双峰之间的距离<0.04秒。因心房除极的综合向量指向左、前、

下,所以,P 波方向在 Ⅰ、Ⅱ、aVF、$V_4 \sim V_6$ 导联中均向上,aVR 导联向下,其余导联呈双向、倒置或低平。

2. 时间　正常人 P 波时间一般不超过 0.11 秒。

3. 振幅　P 波振幅在肢体导联不超过 0.25mV,胸导联不超过 0.2mV。

(二) P-R 间期

一般成人心率在正常范围时,P-R 间期约为 0.12~0.20 秒,小儿稍短;在幼儿及心动过速的情况下,P-R 间期相应缩短;在老年人及心动过缓的情况下,P-R 间期可略延长,但≤0.22 秒。

(三) QRS 波群

1. 形态　正常情况下,肢体导联中,Ⅰ、Ⅱ、aVF 的 QRS 波群主波向上,aVL 与 aVF 的 QRS 波群可呈 qR、Rs 或 R 型,也可呈 rS 型。aVR 的 QRS 波群主波向下,可呈 QS、rS、rSr′或 Qr 型,aVR 的 R 波一般≤0.5mV。心前区导联中,V_1、V_2 导联多呈 rS 型,V_1 的 R 波一般≤1.0mV;V_5、V_6 导联可呈 qR、qRs、Rs 或 R 型,R 波振幅≤2.5mV。在 V_3、V_4 导联,R 波和 S 波的振幅大体相等,正常人的胸导联 R 波自 V_1 至 V_6 逐渐增高,S 波逐渐变小,V_1 的 R/S 小于 1,V_5 的 R/S>1。

2. 时间　正常成人为 0.06~0.10 秒,最宽不超过 0.11 秒。

室壁激动时间:指 QRS 起点至 R 波顶端垂直线的间距。如有 R′波,则应测量至 R′峰;如 R 峰呈切迹,应测量至切迹第二峰。正常成人 R 峰时间在 V_1 导联不超过 0.03 秒,在 V_5 导联不超过 0.05 秒(图 3-7-17)。

3. 振幅　Ⅰ导联的 R 波不超过 1.5mV,aVL 导联的 R 波不超过 1.2mV,aVF 导联的 R 波不超过 2.0mV。V_1 导联的 R 波一般不超过 1.0mV,$Rv_1+Sv_5≤1.2mV$,V_5 导联的 R 波不超过 2.5mV,$Rv_5+Sv_1≤4.0mV$(男性),或 3.5mV(女性)。

一般情况下,六个肢体导联的 QRS 波群正、负向波振幅的绝对值相加不应都低于 0.5mV,六个胸导联的 QRS 波群正、负向波振幅的绝对值相加不应都低于 0.8mV,否则称为低电压。

4. Q 波　除 aVR 导联外,正常的 Q 波振幅应小于导联中 R 波的 1/4,时间应<0.04 秒。$V_1 \sim V_2$ 导联中不应有 q 波,但偶可呈 QS 型。

(四) J 点

QRS 波群的终末部分与 ST 段起始之交接

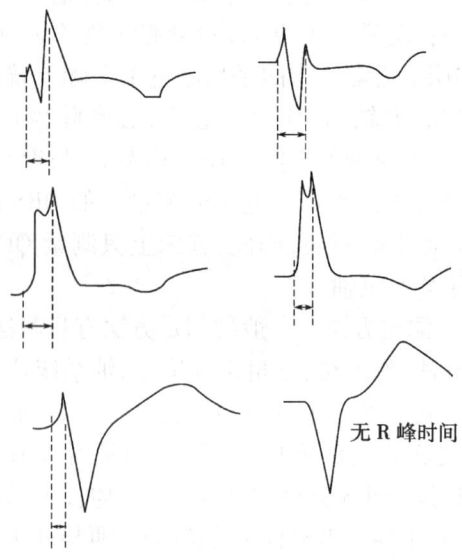

图 3-7-17　各种波形的 R 峰时间测量方法

点,称为 J 点,通常随 ST 段的偏移而发生移位。J 点上下偏移通常不超过 1mm,大多在等电位线上,有时可因心室除极尚未完全结束,部分心肌已开始复极致使 J 点上移。还可由于心动过速等原因,使心室除极与心房复极并存,导致心房复极波(Ta 波)重叠于 QRS 波群的后段,从而发生 J 点下移。

(五) ST 段

正常的 ST 段为一等电位线,可有轻度向上或向下偏移,但在任一导联,ST 段下移一般不应超过 0.05mV;ST 段上抬在 $V_1 \sim V_2$ 导联不超过 0.3mV,V_3 不超过 0.5mV,$V_4 \sim V_6$ 导联与肢体导联不超过 0.1mV。

(六) T 波

1. 方向　在正常情况下,T 波的方向大多和 QRS 主波的方向一致。T 波方向在 Ⅰ、Ⅱ、$V_4 \sim V_6$ 导联向上,aVR 导联向下,Ⅲ、aVL、aVF、$V_1 \sim V_3$ 导联可以向上、双向或向下。若 V_1 的 T 波向上,则 $V_2 \sim V_6$ 导联就不应再向下。

2. 振幅　正常情况下,除 Ⅲ、aVL、aVF、$V_1 \sim V_3$ 导联外,T 波的振幅一般不应低于同导联 R 波的 1/10。T 波在胸导联有时可高达 1.2~1.5mV 属于正常。

(七) Q-T 间期

Q-T 间期长短与心率的快慢密切相关,心率越快,Q-T 间期越短,反之则越长。心率在 60~100 次/分,Q-T 间期的正常范围应在 0.32~0.44 秒。由于 Q-T 间期受心率的影响很大,所以常用校正的Q-T间期,通常采用Bazett公式计算:Q-Tc=Q-T/R-R。Q-Tc就是R-R间期为1秒(心率60次/分)时的Q-T间期。Q-Tc的正常上限值为0.44秒,超过此时限即属延长。

(八) u 波

u波方向一般与T波一致,振幅很小,一般在胸导联(尤其在V_3)较清楚,可达0.2~0.3mV。正常情况下u波不应高于同导联T波的1/2。u波明显增高常见于血钾过低,而u波倒置可见于高血钾、冠心病、心肌缺血、主动脉瓣关闭不全或二尖瓣关闭不全等。

三、小儿心电图的特点

由于儿童生长发育迅速,生理解剖与成年人有明显不同,其心电图与成人也有明显差别,心电图变化也较大。总的趋势可概括为自起初的右室占优势逐步转变为左室占优势的过程,具体特点可归纳如下。

1. 心率　小儿心率比成人的快,至10岁以后才大致保持成人的心率水平(60~100次/分)。P-R间期也比成人的短,7岁以后趋于恒定(0.10~0.17秒),小儿的Q-Tc间期也比成人的长。

2. P波　小儿的P波时限比成人的稍短,婴儿短于0.09秒,儿童短于0.10秒,P波振幅比新生儿高,可能由于儿童肺动脉压较高引起的。以后P波比成年人低。

3. QRS波群　婴幼儿的QRS波群呈右室占优势的特征。Ⅰ导联有深S波;V_1、V_{3R}导联多呈高R波,V_5、V_6导联出现深S波;小儿Q波较成人为深,多见于Ⅱ、Ⅲ、aVF导联;心电轴常>+90°,以后与成人大致相同。

4. T波　T波的变异较大,新生儿期右胸导联及肢体导联常出现T波低平、倒置(图3-7-18)。

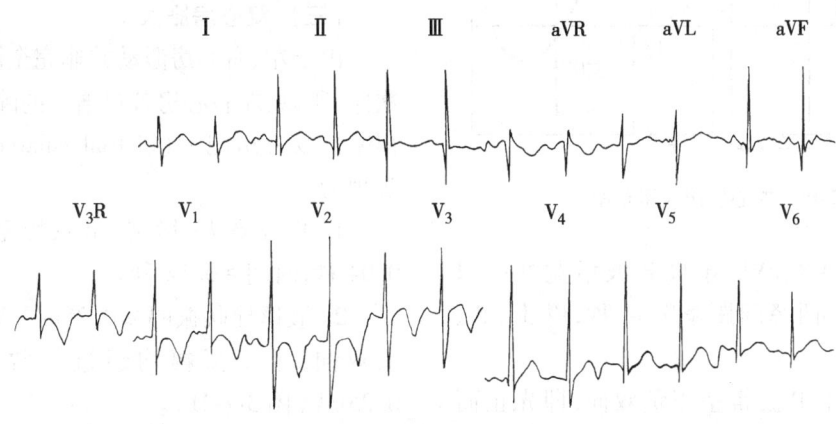

图 3-7-18　小儿心电图

(王秀华)

第三节　心房、心室肥大

心房、心室肥大系由心房、心室腔内压力增高,负荷过重引起,常是器质性心脏病的体征之一,心脏房室肥大至一定程度时可表现出心电图的改变,其心电图的改变与下列因素有关:心肌纤维肥大和增粗、除极面积增大,向量也发生变化、截面积增大,导致心肌除极时所产生的电压增高;心室壁增厚、心腔扩大以及由心肌细胞变性所致传导功能低下,使心肌激动的总时程延长;心肌肥厚、劳损以及相对性血液供应不足致使心肌复极顺序发生改变。

上述心电图变化固然对器质性心脏病及有关因素的诊断提供重要依据。但在实际应用中心电图也存在一定的局限性,不能仅凭某一项指标作出肯定或否定的结论,如来自左、右心室肌相反方向的心电向量进行综合时,有可能互相抵消而失去两者各自的心电图特征,以致难于作出肯定诊断。除心房、心室肥大外,同样类型的心电图改变尚可由其他因素所引起,因此,在做诊断结论时,必须结合临床资料及其他检查结果,通过全面系统分析才能得到正确的结论。

一、心房肥大

心房肥大包括心房肥厚和扩张,大多由于心房压力增高、血容量增加和异常的血液分流等原因引起。当一侧心房肥大,该心房除极向量扩大,使整个心房除极的综合向量发生相应的改变。

（一）左房肥大

窦房结发出的激动首先引起右心房除极，产生P波的前半部分，随后，激动沿房间束传导至左心房，产生P波的后半部分，P波中间则是左右心房共同除极产生的电位变化。由于左房是继右房后除极，心房综合心电向量偏左后方，当左房肥大时，其除极向量增大，时间延长（图3-7-19），左房肥大（left atrial enlargement）心电图表现为：

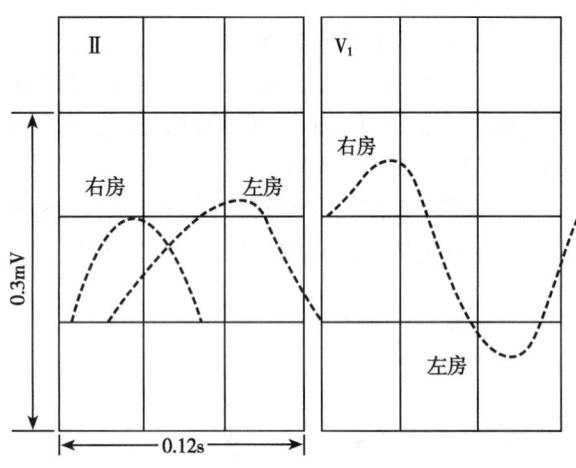

图3-7-19　左心房肥大示意图

1. Ⅰ、Ⅱ、aVR、aVL导联P波增宽≥0.12秒，常呈双峰型，两峰间距≥0.04秒，以Ⅰ、Ⅱ、aVL导联明显。

2. V_1导联上P波常呈正负双向，即先正而后出现深宽的负向波，将V_1负向P波时间乘以负向波振幅，称为P波终末电势（Ptf）。左房肥大时，V_1导联Ptf≤-0.04mm·s。

左心房肥大最多见于风湿性心脏病，尤其是二尖瓣狭窄，故又称"二尖瓣型P波"，也可见于扩张性心肌病、高血压、慢性左心衰竭等引起的左心房增大。

（二）右房肥大

正常情况下右心房除极早于左心房，右心房肥大扩张时，其除极向量增大，P波电轴偏向右前、下，与稍后的左心房除极重叠，因此，整个P向量环的时间并未延长，主要表现为心房除极波振幅增高（图3-7-20）。右房肥大（right atrial enlargement）心电图表现为：

1. P在Ⅱ、Ⅲ、aVF导联及V_1导联高耸，其振幅≥0.25mV，时间正常，<0.12秒。

2. V_1导联P波直立时，振幅≥0.15mV，如P波呈双向时，其振幅的算术和≥0.20mV。

右心房肥大常见于慢性肺源性心脏病，故又称为"肺型P波"，但并不是仅见于肺心病，也可见于房间隔缺损、肺动脉高压等。

（三）双心房肥大

由于左、右心房激动并非完全同时，而有先后次序，所以，左右心房各自增大的除极向量都表现出来。双心房肥大（biatrial enlarge-ment）心电图表现为：

1. P波高大、增宽，呈双峰型，峰间距离≥0.04秒，时间≥0.12秒。

2. 肢体导联振幅≥0.25mV，V_1导联P波高大双向，上下振幅均超过正常范围，振幅≥0.25mV（图3-7-21）。

需要注意的是：上述所谓"肺型P波"和"二尖瓣型P波"，并非慢性肺心病及二尖瓣疾病特有的，所以，不能成为具有特异性病因学诊断意义的心电图改变。

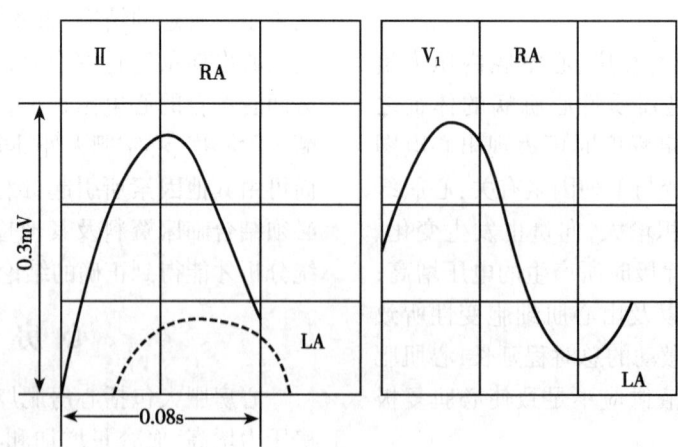

图3-7-20　右心房肥大示意图

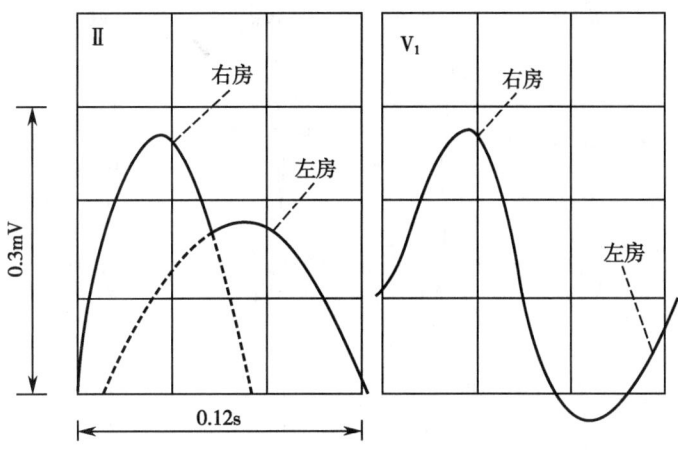

图 3-7-21　左右双侧心房肥大示意图

二、心室肥大

正常人左、右心室壁心肌厚度明显不同,左心室为右心室的3倍。左心室肌激动时所产生的心电向量要明显大于右心室,所以,当左心室肥大时,可使左心室已经占优势的情况更加突出,心电图有明显的变化;而右心室有轻度肥大时,左心室的除极电位仍然占优势,综合向量改变不明显,心电图上没有异常表现。只有当右心室肥厚相当严重,甚至超过了左心室时,才会显著地影响心电综合向量。值得指出的是:心电图诊断心室肥厚的敏感性比较低,临床实用价值不高,但由于其操作简便、费用低,临床上仍为一项心室肥大的辅助检查方法。

（一）左心室肥大（left ventricular hypertrophy）

正常左心室的位置位于心脏的左后方,左心室肥大时,心室的综合心电向量明显表现出左心室占优势。其心电图可出现如下改变。

1. QRS波群电压增高　肢体导联中,Ⅰ导联的R波>1.5mV 或Ⅰ导联的R波+Ⅲ联的S波>2.5mV。aVL导联的R波>1.2mV 或aVF导联的R波>2.0mV。胸导联V_5或V_6导联的R波>2.5mV,或V_5的R波+V_1的S波>4.0mV(男性)或>3.5mV(女性)。

2. 额面心电轴　左偏,但一般不超过-30°。

3. QRS波群　时间延长到0.10~0.11秒,但一般<0.12秒。V_5、V_6的室壁激动时间>0.05秒。

4. ST-T改变,以R波为主的导联中,T波低平、双向或倒置,其ST段可呈下斜型压低达0.05mV以上。在以S波为主的导联中(如V_1导联)则反而可见直立的T波。当QRS波群电压增高并伴有ST-T改变者,称为左室肥大伴劳损(图3-7-22)。

上述诸多改变中,以QRS波群电压增高意义最大。但是仅有电压升高不一定属于器质性病变。符合上述条件越多,超过正常值越大者,诊断的可靠性越大。如仅有QRS波群电压增高,而无其他任何阳性指标者,诊断左心室肥大应慎重。左心室肥大多见于高血压性心脏病、冠状动脉粥样硬化性心脏病、肥厚性心脏病、二尖瓣关闭不全、主动脉狭窄或关闭不全、动脉导管未闭等。

（二）右心室肥大（right ventricular hypertrophy）

右心室轻度肥大时,其除极向量受左心室综合向量的影响,不能引起明显的心电图改变,当右心室肥大到一定程度时,QRS波群综合心电向量偏向右前方,使正常时左心室电活动占优势的特征转为右心室占优势,右心室肥大可具有如下心电图表现。

1. V_1或V_3R导联中R/S≥1,V_5、V_6导联R/S≤1或S波比正常加深。$R_{V_1}+S_{V_5}>1.05mV$(重症者>1.2mV)。aVR导联的R/q或R/S>1,R波>0.5mV。少数病例可见V_1导联呈qR型或QS型(除外心肌梗死)。

2. 心电轴右偏≥+90°(重症>+110°)。

3. QRS波群时限多正常。

4. ST-T改变,右胸导联(V_1、V_2)T波双相、倒置,ST段压低,称右室肥大伴劳损(图3-7-23)。例如慢性肺心病这种右室肥大的病例,主要表现为右室流出道肥厚,心电图可表现为:①V_1~V_6

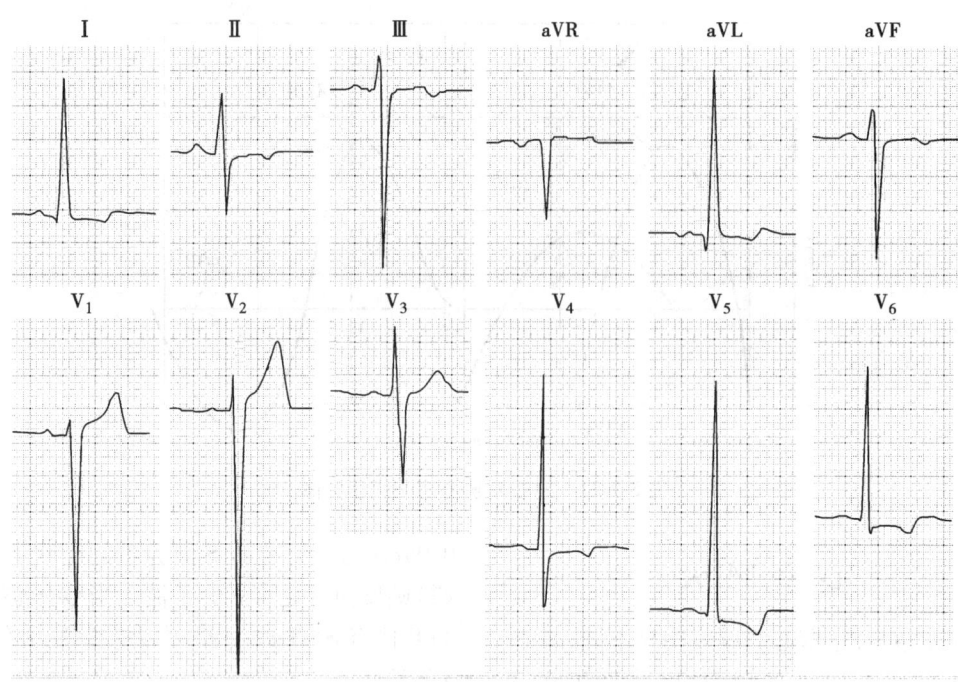

图 3-7-22 左心室肥大

导联均呈 rS 型（R/S<1），即极度顺钟向转位；②Ⅰ导联 QRS 波群电压<0.5mV，心电轴右偏常≥+90°。此类心电图改变应结合临床资料具体分析。

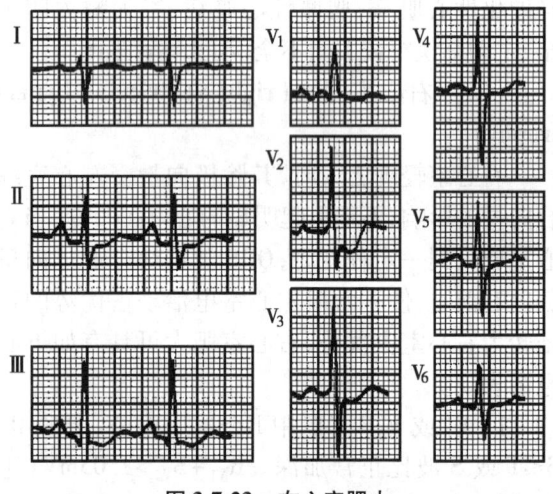

图 3-7-23 右心室肥大

右心室肥大多见于慢性肺源性心脏病、二尖瓣狭窄、法洛四联症、原发性肺动脉高压、房间隔缺损、室间隔缺损、肺动脉瓣狭窄或关闭不全等。

诊断右心室肥大，有时依据 V_1 导联 QRS 形态及电轴右偏等的定性诊断比定量诊断更有价值。一般来说，阳性指标愈多诊断的可靠性也就越高。虽然心电图对诊断明显的右心室肥大准确性较高，但敏感性较低。

（三）双侧心室肥大（biventricular hypertrophy）

双侧心室肥大心电图表现为：

1. 大致正常心电图 这是因为两心室增大的综合向量互相抵消所致。

2. 单侧心室肥大心电图 此种情况以单表现左心室肥大居多，有右心室肥大往往被掩盖。因为左心室原就比右心室厚，故双侧心室均增大而仅反映出左心室肥大。

3. 双侧心室肥大心电图见图 3-7-24。

这类图形很少见，心电图表现为：左、右胸导联分别出现左、右心室肥大的心电图表现；出现右心室肥大的心电图特征，如 V_1 导联 R 波为主，电轴右偏等；又存在左心室肥大的某些征象，如 V_5 导联 R/S>1，R 波振幅增高等；显著的顺钟向转位。双心室肥大多见于各种心脏疾病晚期。

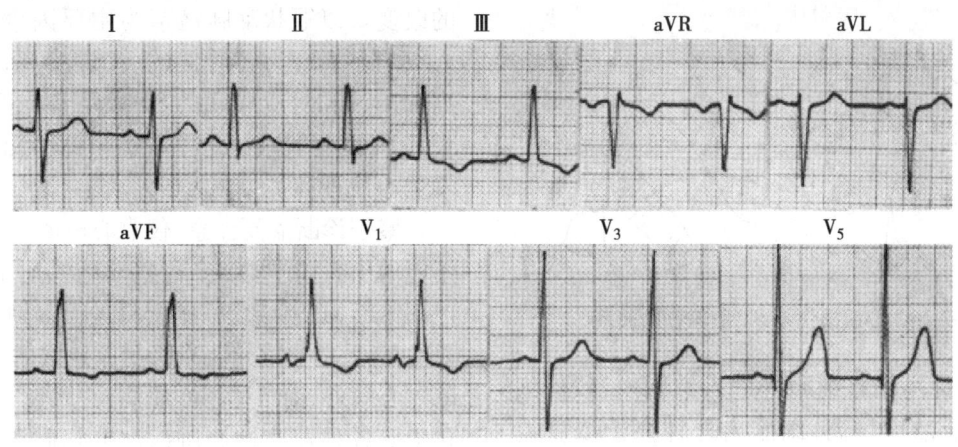

图 3-7-24 双侧心室肥大

第四节 心 肌 缺 血

冠状动脉供血不足,主要发生在冠状动脉粥样硬化的基础上。当某一部分心肌发生缺血时,心室肌的复极就不能正常进行,从而导致 ST-T 向量也会发生异常改变。心肌缺血的心电图改变类型取决于缺血的严重程度、持续时间和缺血发生部位。

一、心肌缺血(myocardial ischemia)的心电图类型

1. 缺血型心电图改变　在正常情况下,心室的复极过程是由心外膜开始向心内膜方向进行的。当发生心肌缺血时,心电图出现 T 波变化,根据心室壁受累的层次,可大致出现两种类型的心电图改变。

(1) 心内膜心肌缺血:这部分心肌复极时间较正常时更加延迟,以至于原来存在的与心外膜复极向量相抗衡的心内膜复极向量减小或消失,使 T 波向量增加,产生与 QRS 主波方向一致的高大 T 波(图 3-7-25A)。例如下壁心内膜心肌缺血时,在 Ⅱ、Ⅲ、aVF 导联上可出现高大的正向 T 波;同理,前壁心内膜心肌缺血时,在胸导联 V_2 导联上可出现高大的正向 T 波。

(2) 心外膜心肌缺血(包括透壁性心肌缺血):可引起心肌复极顺序发生逆转,即心内膜复极在先,心外膜复极在后,于是出现了与正常方向相反的 T 向量,心电图表现为面对缺血区的导联上出现与 QRS 主波方向相反的 T 波(图 3-7-25B)。例如下壁心外膜心肌缺血时,在 Ⅱ、Ⅲ、aVF 导联中可出现深而倒置的 T 波;前壁心外膜心肌缺血,胸导联可出现 T 波倒置。倒置深尖、双支对称的 T 波多出现于冠状动脉供血不足时,故又称为"冠状 T"。

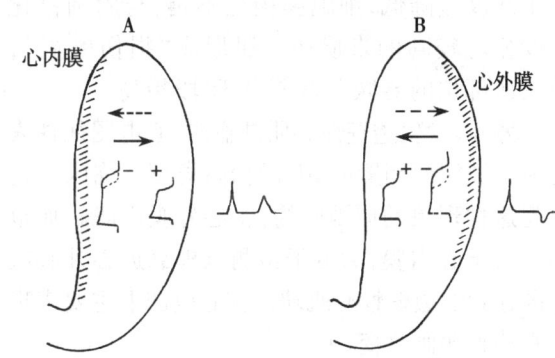

图 3-7-25　心肌缺血与 T 波变化的关系

2. 损伤型心电图改变　心肌缺血除了可引起 T 波改变外,还可引起损伤型 ST 段的改变,并且在心肌缺血时,ST 段移位的临床意义更大些。损伤型 ST 段偏移可表现为 S-T 段压低和 ST 段抬高两种类型:①心肌损伤(myocardial injury)时,S-T 向量从正常心肌指向损伤心肌。心内膜心肌损伤时,S-T 向量背离心外膜面指向心内膜,使位于心外膜面的导联出现 S-T 段压低≥0.05mV(图 3-7-26A);②心外膜心肌损伤时(包括透壁性心肌缺血),S-T 向量指向心外膜面导联,引起 S-T 段抬高≥0.1~0.3mV(图 3-7-26B)。发生损伤型 S-T 改变时,对侧部位的导联常可记录到相反的 S-T 改变。

近年来的研究表明:心绞痛发作时,心电图上不同的 S-T 段表现与心肌损伤的程度有关,并且所发生的机制不同。如稳定型心绞痛的心肌

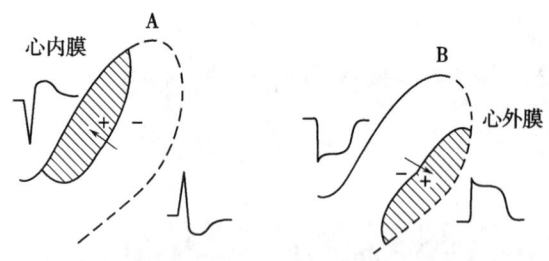

图 3-7-26 心肌损伤与 ST 段偏移的关系

缺血,大量钾离子自细胞外进入细胞内,致使细胞内钾离子浓度增高,细胞内外钾离子浓度差异值升高,这样就导致细胞膜出现"过度极化"状态,与周围极化程度相对较低的未损伤心肌形成"损伤电流",使缺血部位的导联上表现出 ST 段压低;变异型心绞痛心肌缺血时,部分细胞膜丧失维持细胞内外钾离子浓度差的能力,使缺血细胞钾离子外溢,这样就导致细胞内外钾离子浓度差降低,细胞膜极化不足,与周围极化程度相对较高的未损伤心肌形成"损伤电流",使缺血部位的导联上表现出 ST 段抬高。

另外,发生透壁性心肌缺血时,心电图往往表现为 T 波深而倒置或 ST 段抬高类型。临床上把引起这种现象的原因归为:①心外膜心肌缺血范围常大于心内膜;②由于检测电极靠近心外膜缺血区,因此,透壁性心肌缺血在心电图上主要表现为心外膜缺血改变。

二、心肌缺血的临床意义

心肌缺血的心电图可只表现为 ST 段改变或者 T 波改变,也可同时出现 ST-T 改变。临床上发现大部分冠心病病人在心绞痛未发作时,心电图是正常的,只是在心绞痛发作时可以记录到 ST-T 波改变。约 10% 的冠心病病人在心绞痛发作时心电图可以正常或仅有轻度 ST-T 变化。

典型心绞痛发作时,缺血部位的导联常显示缺血型 ST 段压低(水平型或下斜型下移≥0.1mV)或 T 波倒置。慢性冠状动脉供血不足可以引发持续和较恒定的缺血型 ST-T 改变(水平型或下斜型下移≥0.05mV)和(或)T 波低平、正负双向和倒置。冠心病病人心电图上出现倒置深尖、双肢对称的冠状 T 波,反映心外膜心肌缺血或有透壁性心肌缺血。心内膜心肌梗死或透壁性心肌梗死的病人也可见到这种 T 波

的改变。以冠状动脉痉挛为主要因素的变异型心绞痛多表现为暂时性的 ST 段抬高,并常伴有高耸 T 波和对应导联的 ST 段下移,这是急性严重心肌缺血表现,如果持续 ST 段抬高,将可能发生心肌梗死。

鉴别诊断需要注意,仅靠心电图上 ST-T 改变不能做出心肌缺血或"冠状动脉供血不足"的心电图诊断,必须结合临床资料进行鉴别诊断。ST-T 改变,只是非特异性心肌复极异常的共同表现,除冠心病外,尚可见于心肌病、心肌炎、瓣膜病、心包炎等各种器质性心脏病。电解质紊乱(低钾、高钾)、药物(洋地黄、奎尼丁等)影响以及自主神经调节障碍也可引起 ST-T 改变。此外,心室肥大、束支传导阻滞、预激综合征等可引起继发性 ST-T 改变。

第五节 心 肌 梗 死

绝大多数心肌梗死(myocardial infarction, MI)系由冠状动脉粥样硬化所引起,是冠心病的严重类型。由于冠状动脉急性闭塞,血流中断,引起严重而持久的缺血性心肌坏死,除了临床表现外,心电图的特征性改变及其演变规律是明确心肌梗死诊断和判断病情的主要依据。

一、基本图形及机制

发生心肌梗死后,心电图上可先后出现缺血型 T 波、损伤型 ST 段和坏死型 Q 波三种类型的图形。一个区域发生梗死时,从中心到边缘缺血的程度是不同的,也可在不同部位同时出现上述三种图形改变。各部分心肌接受不同冠状动脉分支的血液供应,因此,图形改变常有明显的区域特点。心电图显示的电位变化是梗死后心肌多种心电变化综合的结果,包括心内膜面心肌与心外膜面心肌,面对除极的心肌与背向除极的心肌等。此外,除极的顺序及传导功能的改变对图形变化也会产生很大影响。

1. 缺血型 T 波 心肌缺血使心肌复极时间延长,特别是 3 位相延缓,Q-T 间期延长,T 波向量背离缺血区,并呈现对称性 T 波。若缺血发生于心内膜面,T 波高而直立(与 QRS 波群主波方向一致);若发生于心外膜面,使外膜面复极延迟晚于内膜面,T 波由直立变为倒置(与 QRS 波群主波方向相反)。若电极置于前壁,而缺

血发生于对侧（即后壁），则其图形变化类似前壁内膜面缺血，即出现对称性高而直立的T波。

2. 损伤型ST段　改变随着缺血时间延长，缺血程度进一步加重，就会出现"损伤型"图形改变，即ST段"弓背向上"抬高超过正常或呈"单向曲线"。对此，目前有两种解释：①损伤电流学说：认为心肌发生严重损害时，引起该处细胞膜的极化不足，使细胞膜外正电荷分布较少而呈相对负电位，而正常心肌由于充分极化使细胞膜外正电荷分布较多而呈相对正电位，二者之间因有电位差而产生损伤电流。将电极放于损伤区，即描记出低电位的基线。当全部心肌除极完毕时，此区完全处于负电位而不产生电位差，于是等电位的ST段就高于除极前低电位的基线，形成ST段"相对"抬高（图3-7-27），ST段明显抬高可形成单向曲线（mono-phasic curve）。一般来说损伤不会持久，要么恢复，要么进一步发生坏死。②除极受阻学说：当部分心肌受损时，产生保护性除极受阻，即大部分正常心肌除极后呈负电位时，损伤心肌部位不除极，仍为正电位，出现电位差，产生从正常心肌指向损伤心肌的S-T向量（图3-7-28），使面向损伤区的导联出现ST段抬高。

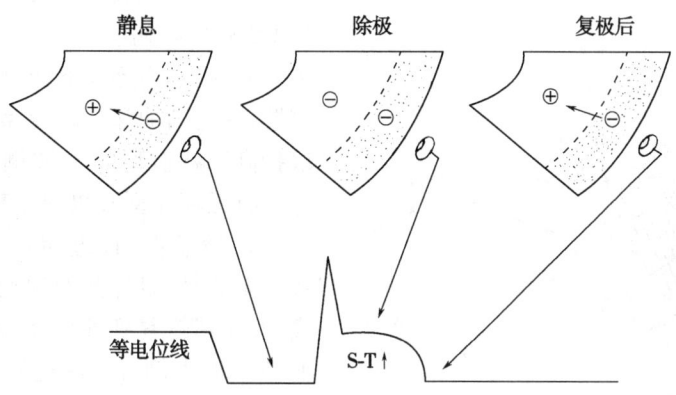

图3-2-27　损伤电流引起ST段抬高

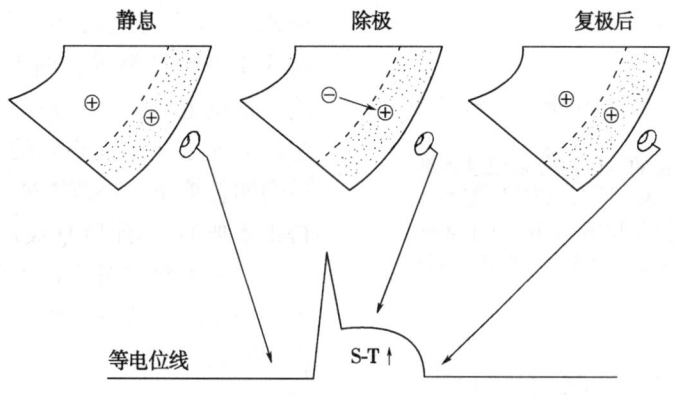

图3-7-28　除极受阻引起ST段抬高

3. 坏死型Q波　更进一步的缺血导致细胞变性、坏死。由于坏死的心肌细胞丧失了电活动，该部位心肌不再产生心电向量，但正常健康的心肌仍照常除极，致使产生一个与梗死部位相反的综合向量（图3-7-29）。由于心肌梗死主要发生于室间隔及心内膜下心肌，致使0.03~0.04秒除极向量背离坏死区，所以，"坏死型"图形改变主要表现为面向坏死区的导联出现异常Q波（Q波时间≥0.04秒，Q波电压>同导联R波的1/4）或者呈QS波。

在临床上心肌缺血、损伤和坏死的图形改变可同时被坏死区的导联所记录（图3-7-30）。在这三种心电图改变中，缺血性型T波改变较为常见，对心肌梗死的诊断特异性较差；特异性较强的是损伤型ST段改变；心肌梗死较可靠的诊断依据是典型的坏死波。若上述三种改变同时存在，则心肌梗死的诊断基本确立。

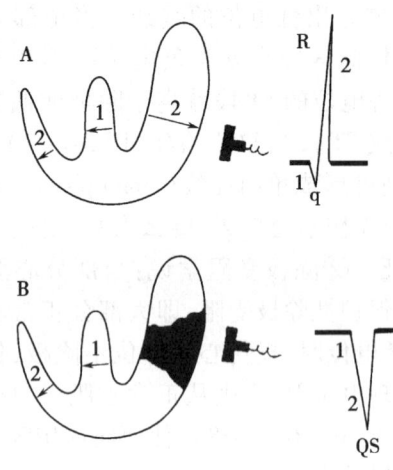

图 3-7-29　坏死型 Q 波或 QS 波发生机制

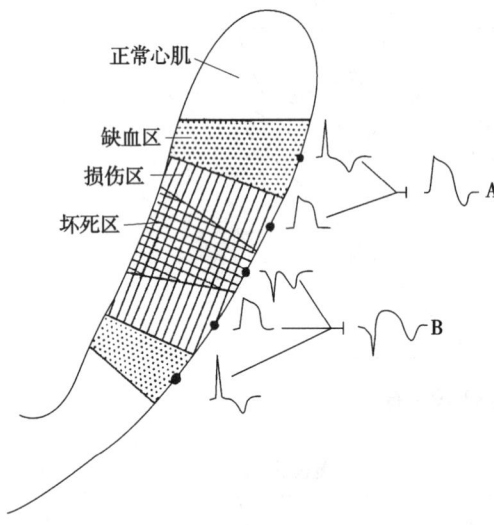

图 3-7-30　急性心肌梗死后心电图上产生的特征性改变

"●"点直接置于心外膜的电极可分别记录到缺血、损伤、坏死型图形。A. 位于坏死区周围的体表电极记录到缺血和损伤型图形；B. 位于坏死区中心的体表电极同时记录到缺血、损伤、坏死型特征的图形

二、心肌梗死的图形演变及分期

心肌梗死的心电图除了具有特征性改变外，图形演变对诊断也具有重要意义。发生急性心肌梗死时，仔细观察可以看到早期（超急性期）、急性期、近期（亚急性期）和陈旧期（愈合期）的典型演变过程（图 3-7-31）。

1. 早期（超急性期）　急性心肌梗死持续数分钟后，会出现短暂的心内膜心肌缺血，心电图上产生巨大高耸 T 波，以后迅速出现 ST 段抬高，ST-T 也可连成单向曲线，与高耸直立 T 波相连。由于急性损伤性阻滞，可见 QRS 振幅增高，并有轻度增宽，但无坏死型 Q 波。此期通常持续数小时，这个时期如果治疗及时得当，有可能避免发展为心肌梗死或者使已经发生梗死的范围缩小。

2. 急性期　这个时期是开始于梗死后数小时或者数日，并且可以持续数周的一个演变过程。在高耸 T 波开始降低后即可出现坏死型 Q 波（包括 QS 波）；损伤型 ST 段抬高，抬高显著者可形成单向曲线，继而逐渐下降；直立的缺血型 T 波开始倒置，并逐渐加深。坏死型的 Q 波、损伤型的 ST 段抬高和缺血型的 T 波倒置在此期内可同时并存。有无坏死型 Q 波是早期与急性期的区别点。

3. 亚急性期（近期）　此期为出现梗死后的数周至数月，以坏死及缺血图形为主要特征。抬高的 ST 段恢复到基线，坏死型 Q 波持续存在，缺血型 T 波由倒置较深逐渐变浅。ST 段是否回到基线是急性期与亚急性期的区别点。

4. 陈旧期（愈合期）　此期出现在急性心肌梗死 3~6 个月之后，ST 段和倒置的 T 波恢复正常或 T 波持续倒置长期无变化，遗留有坏死型 Q 波。理论上坏死型 Q 波会持续存在，但随着瘢痕组织的缩小和周围心肌的代偿性肥大，其在数年后会明显缩小。小范围梗死的图形改变有可能变得很不典型，坏死型 Q 波消失。

随着近年来医疗技术的提高，对急性心肌梗死实施了溶栓或介入性治疗后，已显著缩短了病程，并可改变急性心肌梗死的心电图表现，可以不呈现上述典型的演变过程。

三、心肌梗死的定位诊断

心电图上心肌梗死部位的诊断一般是根据异

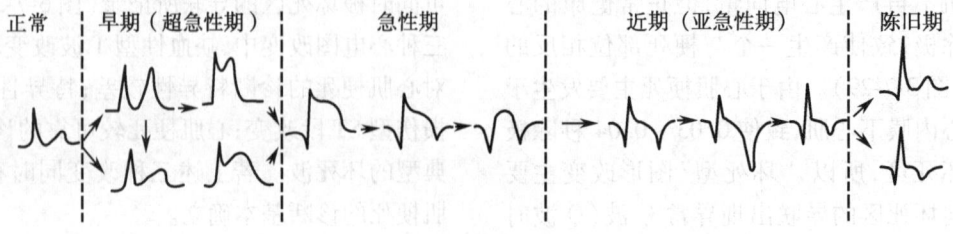

图 3-7-31　急性心肌梗死的图形演变与分期

常 Q 波或 QS 波出现在哪些导联而做出定位的判断。发生心肌梗死的部位多与冠状动脉分支的供血区域相关,故心电图的定位基本上与病理一致,如异常 Q 波或 QS 波在 $V_1 \sim V_3$ 导联,显示前间壁心肌梗死;出现在 Ⅱ、Ⅲ、aVF 导联,显示下壁心肌梗死(表3-7-1)。

表 3-7-1　常见心肌梗死定位诊断

导联	前间隔	局限前壁	前侧壁	广泛前壁	下壁	下间壁	下侧壁	高侧壁	正后壁
V_1	+			+		+			
V_2	+			+		+			
V_3	+	+		+					
V_4		+		+					
V_5		+	+	+			+		
V_6			+				+		
V_7			+				+		+
V_8									+
aVR									
aVL		±	+	±				+	
aVF					+	+	+		
Ⅰ		±	+	±				+	
Ⅱ					+	+	+		
Ⅲ					+	+	+		

第六节　心律失常

心脏的激动起源于窦房结,之后沿心脏的特殊传导系统进行传导,最后传至心室肌使之除极。所谓心律失常是指由于各种原因使心脏激动的起源或/和传导出现异常引起的心脏节律改变。心律失常按发生机制分为激动起源异常、激动传导异常和激动起源与传导双重异常 3 类。激动起源异常又分为窦性心律失常和异位心律。异位心律是指心脏激动部分或全部起源于窦房结以外的部位,分为主动性异位心律和被动性异位心律。心脏传导异常最多见的是传导阻滞,包括传导延缓或传导中断;其次为传导途径异常,如折返激动。激动起源和传导双重异常,可引起复杂的心律失常表现。心律失常分类如下。

一、窦性心律及窦性心律失常

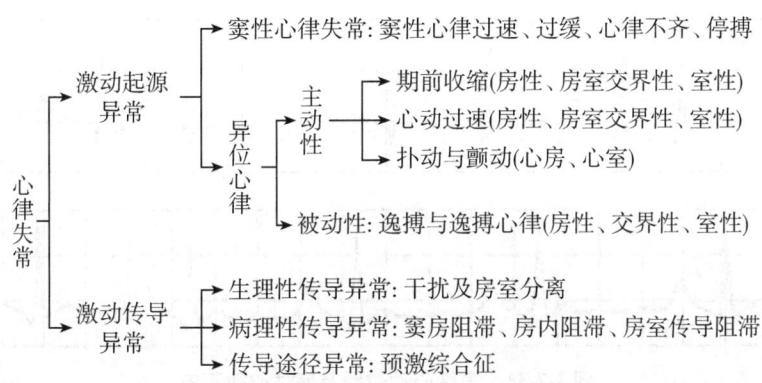

起源于窦房结的激动,控制心脏搏动的节律,称为窦性心律(sinus rhythm),属正常节律。当窦性心律发生变化时,就会产生窦性心律失常,包括窦性心动过速、窦性心动过缓、窦性心律不齐。

1. 窦性心律的心电图特征 窦性心律一般以窦性激动发出后引起的心房激动波P波特点来推测窦房结的活动。窦性心律的心电图特点为:P波规则出现,形态呈圆钝形,P波在Ⅰ、Ⅱ、aVF、$V_4 \sim V_6$导联直立,在aVR导联倒置;P-R间期大于0.12秒;P-P间期可稍有差异,但相差不超过0.12秒;正常窦性心律的频率一般为60~100次/分(图3-7-32)。

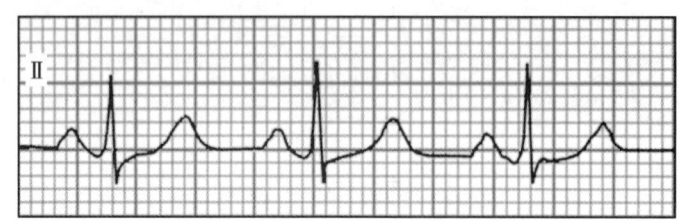

图3-7-32 正常窦性心律

2. 窦性心动过速(sinus tachycardia) 心电图特点为:①具有窦性心律特征;②正常成人心率>100次/分,心率范围100~150次/分;③窦性心动过速时,P-R间期,QRS及Q-T时限都相应缩短,有时伴有继发性ST段轻度压低和T波振幅偏低。主要是由于交感神经兴奋性增高或迷走神经张力降低所致。窦性心动过速常见于某些生理状况,如运动、情绪激动、吸烟或饮酒、喝咖啡等生理情况;也可以见于某些心内外疾患,如发热、甲亢、急性心肌炎和充血性心力衰竭等;此外还可以由某些药物所引起,如异丙肾上腺素和阿托品等。

3. 窦性心动过缓(sinus bradycardia) 心电图特点为:①具有窦性心律特征;②正常成人心率低于60次/分,一般为40~50次/分;③常伴有窦性心律不齐。窦性心动过缓常见于某些生理状况,如运动员、体力劳动者或睡眠时等;也可以见于某些心内外疾患,如各种病因引起的颅内压增高、黄疸、黏液性水肿、冠心病、病态窦房结综合征等。有时还可以由某些药物引起,如利血平、洋地黄等。

4. 窦性心律不齐(sinus arrhythmia) 窦房结不规则地发出激动所引起的心房及心室的节律改变,称之为窦性心律不齐。心电图特点为:①具有窦性心律特征;②在同一导联上P-P间期(或R-R间距)不等,相差>0.12秒(图3-7-33)。窦性心律不齐可见于正常情况,较常见的一类称呼吸性窦性心律不齐,与呼吸周期有关,多见于青少年,无临床意义;与心室收缩排血有关的(室相性)窦性心律不齐以及窦房结内游走性心律不齐等是比较少见的窦性心律不齐,与呼吸无关。

5. 窦性停搏(sinus arrest) 指窦房结在一定的时间内丧失自律性、不能产生冲动而引起的心律失常,又称窦性静止。心电图特点:①具有窦性心律特征;②P-P间距中突然出现P波脱落,形成长P-P间距,且长P-P间距与正常P-P间距不成倍数关系(图3-7-34);③窦性停搏后常出现逸搏或逸搏心律。窦性停搏可由冠心病、窦房结变性和颅内压增高等病变所致,亦可由各种原因引起的迷走神经张力增高和某些药物,如洋地黄、抗快速性心律失常药物、钾盐、乙酰胆碱等所致。

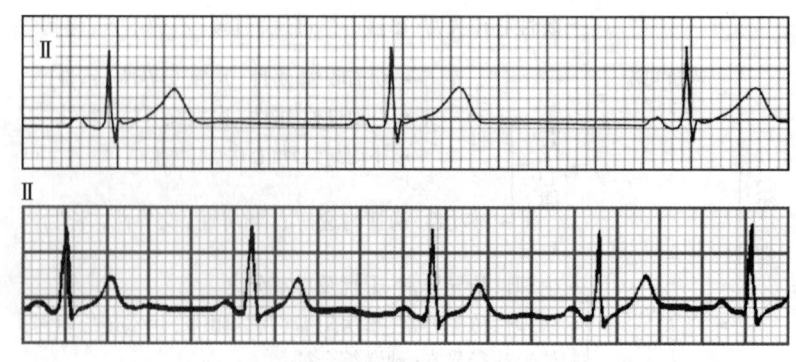

图3-7-33 窦性心动过缓及窦性心律不齐

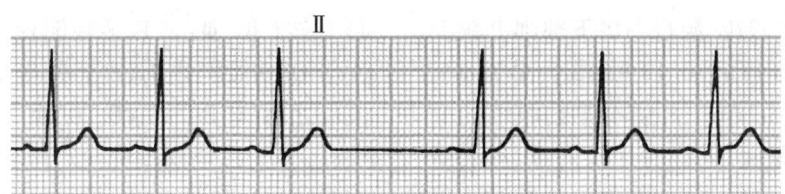

图 3-7-34　窦性停搏

6. 病态窦房结综合征（sick sinus syndrome，SSS）　心电图特点：①持续的窦性心动过缓，心率<50次/分，且不易用阿托品等药物纠正；②窦性停搏或窦房阻滞；③在显著的窦性心动过缓基础上，常出现室上性快速心律失常（房速、房扑、房颤等），又称为慢-快综合征；④如病变同时累及房室交界区，则发生窦性停搏时，可长时间不出现交界性逸搏，或伴有房室传导障碍，此即称为双结病变（图3-7-35）。病态窦房结综合征主要由于起搏、传导系统器质性性病变以及冠心病、心肌炎（尤其是病毒性心肌炎）、心肌病等疾患所致，可引起头昏、黑蒙、晕厥等临床表现。

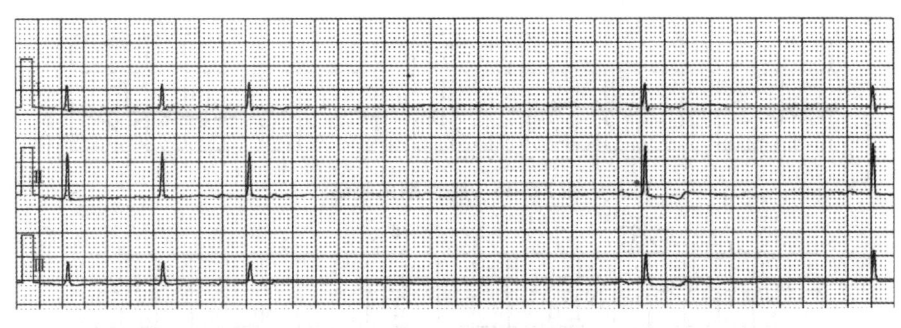

图 3-7-35　病态窦房结综合征

二、期前收缩

窦房结以下某一异位起搏点的自律性增高，不待窦房结传下来的激动达到该部而抢先发出激动所引起的一次心脏搏动，称为期前收缩，又称过早搏动或早搏，是临床上最常见的心律失常。

期前收缩的产生机制包括：①异位起搏点的兴奋性增高；②触发活动；③折返激动。根据异位搏动发生的部位，可分为房性、交界性和室性期前收缩，其中室性期前收缩最常见，房性次之，交界性较少见。

期前收缩的心电图常用术语：①联律间期（coupling interval）：指期前收缩的开始点距离前一个窦性搏动开始点的间期，也称为配对间期。在同一病人期前收缩的联律间期常常是固定不变的，一般的联律间期有很小的变化，只要不大于0.08秒就可以认为是固定的。并行心律没有固定的联律间期。②代偿间歇（compensatory pause）：在整齐的窦性心律基础上，期前收缩后出现一段较长间歇期，以补偿由于期前收缩提早出现的时间，称为代偿间歇。随着心率的快慢及早搏发生迟早等因素的不同，代偿间歇可分为三种：完全性代偿间期：联律间期与代偿间歇之和恰好等于正常心动周期的两倍；不完全性代偿间期：联律间期与代偿间歇之和恰小于正常心动周期的两倍；无代偿间期。③偶发期前收缩：指期前收缩不超过5个/min。④频发期前收缩：指期前收缩≥5个/min。⑤单源性期前收缩：指期前收缩来自同一异位起搏点或有固定的折返径路，其形态、联律间期相同。⑥多源性期前收缩：指在同一导联中出现二种或二种以上形态及联律间期互不相同的异位搏动，提示存在多个异位节律点。若每次正常窦性心律之后出现一个期前收缩，称为期前收缩二联律；每两次正常窦性心律之后出现一个期前收缩，称为期前收缩三联律；连续发生两个期前收缩称为成对期前收缩。⑦插入性期前收缩：指插入在两个相邻的正常窦性搏动之间的期前收缩。

1. 房性期前收缩（premature atrial contraction）　心电图的表现：①提前出现的房性P'波，提前出现的P'波与窦性P波不同，可呈直立、双相、低平或倒置。P'波形态及方向决定于异位激动的位置。一般来说，源自高位P'波直立；源自心房中部P'波多呈双相,源自心房下部则P'波呈逆行型;②P-R间期通常>0.12秒;③大多为不完全性代偿间歇(图3-7-36);④部分期前收缩的P'波后无QRS波群跟随,但亦有代偿间歇,称传导受阻型房性期前收缩。⑤房性期前收缩的QRS波群一般正常,如呈宽大畸形者表示伴有室内差异性传导;⑥房性期前收缩可呈偶发性、多发性或呈二联律、三联律频发,也可与室性期前收缩、房室交界性期前收缩同时存在。

2. 交界性期前收缩(premature junctional contraction) 心电图的表现:①有室上性的QRS波群过早出现,期前出现的QRS-T波,其前无窦性P波,QRS-T形态与窦性下传者基本相同;②出现逆行P'波(Ⅱ、Ⅲ、aVF导联倒置,aVR直立),可发生于QRS波群之前(P-R间期<0.12秒)或QRS波群之后(R-P'间期<0.20秒),或者与QRS相重叠;③多为代偿间期完全(图3-7-37)。④如果伴室内差异性传导,QRS波群可增宽畸形。⑤室性期前收缩可偶发或多发,可二次连发,亦可与主节律构成二、三、四联律。

3. 室性期前收缩(premature ventricular beats) 心电图的表现:①提前出现的QRS-T波前无P波或无相关的P波;②期前出现的QRS形态宽大畸形,时限通常>0.12秒;③T波方向多与QRS的主波方向相反;④一般为完全性代偿间歇(图3-7-38)。

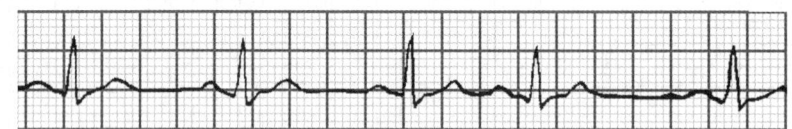

图3-7-36 房性期前收缩

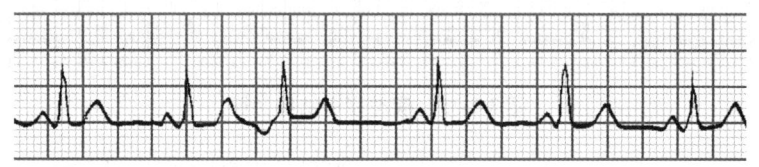

图3-7-37 交界性期前收缩

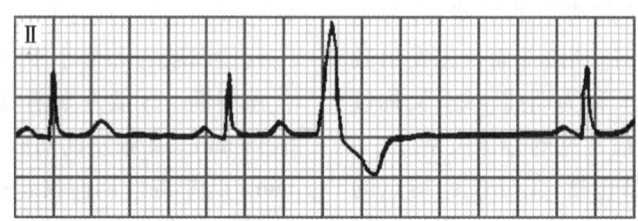

图3-7-38 室性期前收缩

期前收缩可见于情绪激动、激烈运动、过量饮酒、吸烟等生理状况;但多见于器质性心脏病,如冠心病、高血压、心肌病、风心病等;此外,也可见于甲状腺功能亢进、低钾血症以及儿茶酚胺、抗心律失常药物、三环类抗抑郁药、洋地黄等药物过量时。偶发的期前收缩多无临床意义;而频发、多源的期前收缩特别是室性期前收缩多见于病理情况;室性期前收缩R on T现象极易引起心室颤动。

三、异位性心动过速

异位性心动过速是短阵或持续发作的快速而基本规则的异位心律(期前收缩连续出现三次或三次以上),其发作与终止大多突然,又被称为阵发性心动过速(paroxysmal tachycardia)。发作时心率一般160~220次/分,但也有慢至130次/分或快达300次/分的。根据异位节律点发生的部位,可分为房性、交界性及室性心动过速。

1. 阵发性室上性心动过速(paroxysmal supraventricular tachycardia,简称PSVT) 因心动过速时P'波不易辨别,故将房性与交界性心动过速统称为室上性心动过速(图3-7-39)。阵发性室上性心动过速是一种快速而规则的异位心律,该类心动过速发作时有突发、突止的特点,频率一般在

160~250次/分,节律快而规则,QRS形态一般正常,伴有束支阻滞或室内差异传导时,可呈宽QRS波。临床上最常见的室上性心动过速类型为预激旁路引发的房室折返性心动过速(AVRT)以及房室结双径路引发的房室结折返性心动过速(AVNRT)。二者发生的机制见图3-7-40。房性心动过速包括自律性和房内折返性心动过速两种类型,多于器质性心脏病基础上发生。

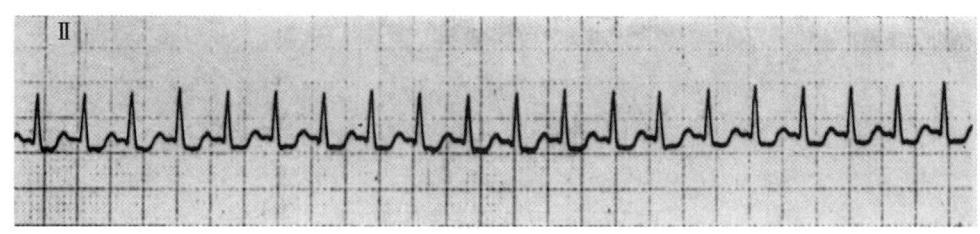

图3-7-39 阵发性室上性心动过速

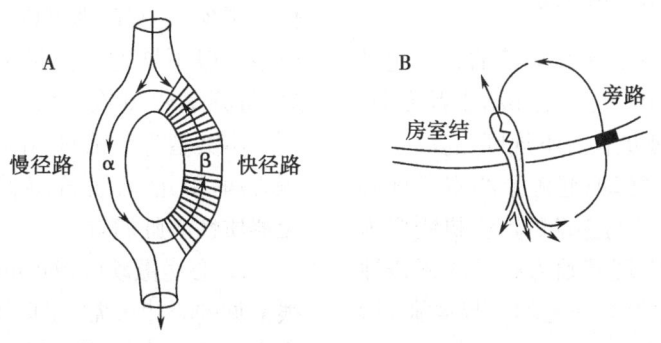

图3-7-40 房室结折返性心动过速和房室折返性心动过速发生机制示意图
A. 房室结折返性心动过速;B. 房室折返性心动过速

2. 室性心动过速(ventricular tachycardia) 室性心动过速属于宽QRS波心动过速类型,心电图的表现为:①频率多在140~200次/分,节律可稍不齐;②QRS波群宽大畸形,时限>0.12秒;③如能发现P波,且P波频率慢于QRS频率,P-R无固定关系(房室分离),则可明确诊断;④偶尔心房激动夺获心室或发生室性融合波,也支持室性心动过速的诊断(图3-7-41)。室性心动过速是较为严重的心律失常,病死率较高,多见于器质性心脏病病人。

3. 非阵发性心动过速(nonparoxysmal tachycardia) 非阵发性心动过速亦称加速的自主心律。是由于某些因素引起心房、房室交界区或心室内异位节律点自律性增高,当其频率超过窦性频率时发生。常见的有非阵发性房性、房室交界性及室性心动过速。心电图特征表现为:①频率比逸搏心律快,但比阵发性心动过速慢,交界性心律频率多为70~130次/分,室性频率多在60~100次/分左右,发作及终止呈渐起渐止的特点。②室上性的QRS波群形态正常;室性的QRS波群宽大畸形,时限大于0.11秒。③不伴有窦性竞争性,如果窦性停搏并伴有非阵发性室性心动过速,则无窦性P波可见,仅有以上①、②条的表现。④伴有窦性竞争现象时,由于心动过速频率与窦性心律频率相近,常发生干扰性房室脱节,当窦性心律加快时即夺获并控制心室,但如果窦律减慢时心室又被加速的室性心律控制,故常见有室性融合波及心室被夺获现象。此种类型的心律失常多见于器质性心脏病。

4. 扭转型室性心动过速(torsade de pointes, TDP) 是一种严重的室性心律失常。发作时可见一系列增宽变形的QRS波群以每3~10个心

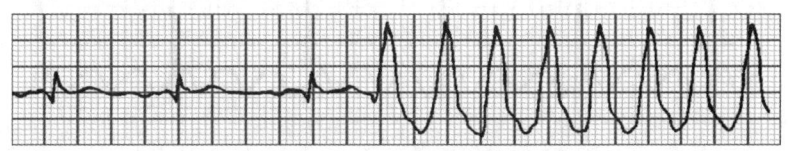

图3-7-41 阵发性室性心动过速

搏围绕基线不断扭转其主波的正负方向,每次发作持续数秒到数十秒并自行终止,极易复发或转为心室颤动(图3-7-42)。临床上表现为反复发作心源性休克,即阿-斯综合征。扭转型室性心动过速可由不同病因引起,临床上常见的原因有:①先天性长Q-T间期综合征;②严重的房室传导阻滞;③低钾、低镁有异常T波及U波;④某些药物所致,特别是奎尼丁、胺碘酮等。

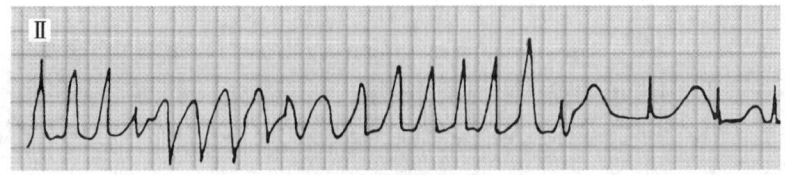

图3-7-42　扭转型室性心动过速

四、扑动与颤动

当心房与心室的自主性异位心律的频率超过了阵发性心动过速的范围,便形成扑动或者颤动。扑动波快而规则,颤动波更快且不规则,起源于心房者称心房扑动及心房颤动;起源于心室者称心室扑动及心室颤动。扑动与颤动的产生机制多为折返激动,其主要的电生理基础为心肌的兴奋性增高,不应期缩短,同时伴有一定的传导障碍,形成环形激动及多发微折返。

1. 心房扑动(atrial flutter)　典型心房扑动的发生机制很明了,属于房内大折返环路激动(图3-7-43)。心房扑动常为阵发性,也可以是持续性,心房扑动不稳定,可转变为心房颤动,也可转为窦性心律。

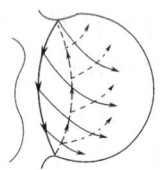

图3-7-43　心房扑动发生机制示意图

心电图特点:P波消失,代之以连续的大锯齿状扑动波(F波),F波多数在Ⅱ、Ⅲ、aVF导联上明显;F波频率为250～350次/分,以固定比例下传,如房室比例为2∶1或4∶1,故心室律规则(图3-7-44)。如果房室传导比例不恒定或伴有文氏传导现象,心室律则可以不规则。房扑时QRS波时限一般不增宽。如果F波的大小和间距有差异,且频率>350次/分,称不纯性心房扑动。

本类型为常见的心律失常,多发生于风心病、冠心病、甲亢、心肌病、高血压等病人,也可发生于无器质性心脏病者。

2. 心房颤动(atrial fibrillation)　心房颤动是很常见的心律失常,呈阵发性或持续性。一般认为房颤是多个小折返激动所致(图3-7-45)。其心电图表现:①P波消失,出现不规则的f波,其形态、间距及振幅均不相等,频率在350～600次/分;②QRS波群一般不增宽,伴有室内差异性传导时QRS波群宽大畸形;③心室律绝对不规则,如果出现心室律绝对规则,且心室率缓慢,常提示发生完全性房室传导阻滞;④若是前一个R-R间距偏长而与下一个QRS波相距较近时,易出现一个增宽变形的QRS波,酷似室性期前收缩,此可能是房颤伴有室内差异传导,应注意进行鉴别(图3-7-46)。心房颤动时,整个心房失去协调一致的收缩,心排血量降低,易形成附壁血栓。

3. 心室扑动与心室颤动　心室内产生快速而不规则的自发性异位激动,心室肌呈蠕动样收缩,无力排出血液,对循环的影响无异于心室停顿。出现心室扑动需要具备两个条件:①心肌明显受损,缺氧或代谢失常;②异位激动落在易颤

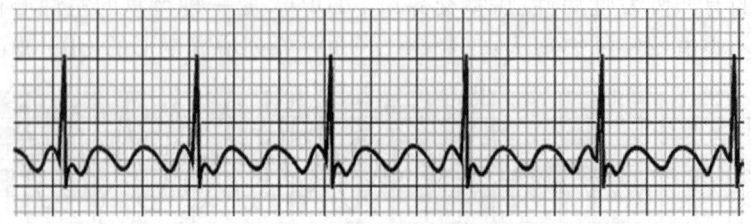

图3-7-44　心房扑动(呈2∶1传导)

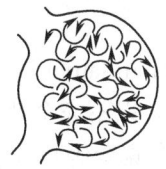

图 3-7-45 心房颤动发生机制示意图

期。心室扑动和心室颤动均是极严重的致死性心律失常(图 3-7-47)。心室扑动的心电图表现:①QRS-T 波消失;②出现匀齐、连续、波幅相等的正弦曲线样波形;③频率快于 250 次/分。心室颤动的心电图表现:①QRS-T 波完全消失。②出现形态不同、大小各异、极不均匀的颤动波;③频率在 250~500 次/分。

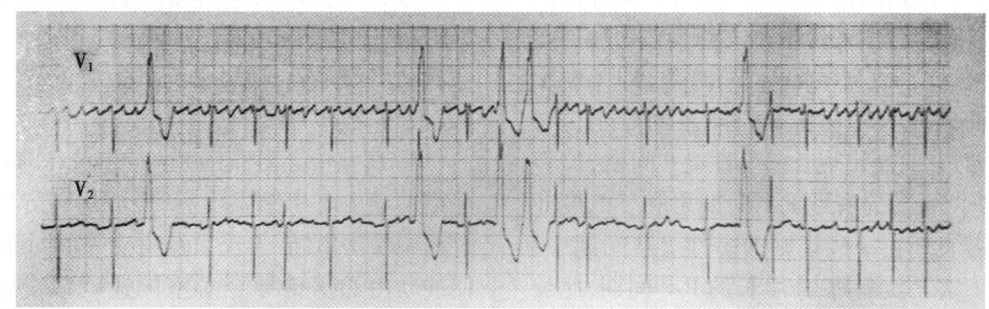

图 3-7-46 心房颤动伴室内差异传导

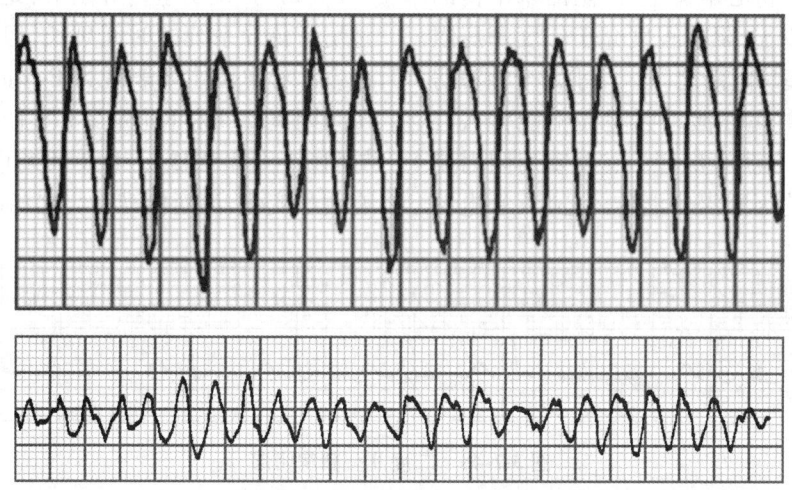

图 3-7-47 心室扑动与心室颤动

五、传 导 异 常

心脏传导异常主要表现为不同程度的心脏传导阻滞,即传导功能减弱。当激动传导的顺序或到达时间发生异常时称传导障碍。当心脏的某一部分对激动不能正常传导时称传导阻滞。传导障碍又可分为病理性传导阻滞与生理性干扰脱节。

(一)心脏传导阻滞

心脏传导阻滞(heart block)即冲动在心脏传导系统的任何部位传导时发生受阻的情形。其病因可以是传导系统的器质性损害,也可能是迷走神经张力增高引起的功能性抑制或是药物作用及位相性影响。心脏传导阻滞按其传导的部位可分为四种类型:即窦房阻滞、房内阻滞、房室阻滞及室内阻滞。其中以房室阻滞及室内阻滞最常见。心脏传导阻滞按其阻滞的程度可分为三度:即一度传导阻滞、二度传导阻滞、三度传导阻滞。一、二度传导阻滞合称为不完全性传导阻滞。一度是指仅有传导时间延长,但激动均能通过阻滞部位;个别激动被阻滞,使激动不能全部通过阻滞部位为二度;连续两个以上的激动被阻滞,称为高度传导阻滞;若只有个别激动通过阻滞部位,称为几乎完全性传导阻滞。若所有的激动都不能下传则称为三度传导阻滞,又称为完全性传导阻滞。

1. 窦房阻滞(sinoatrial block) 是指窦房结产生的激动在窦房交界区发生阻滞性传导延缓或阻滞性传导中断,称为窦房阻滞。按其阻滞程度不同分一度窦房阻滞、二度窦房阻滞、高度窦房阻滞、几乎完全性窦房阻滞和三度窦房阻滞。一度窦房阻滞是指窦房传导时间延长,每次窦性激动均能传导至心房,产生 P-QRS-T 波群,窦房传导时间在体表心电图上不能直接显示出来,因此,单纯一度窦房阻滞的诊断在体表心电图上是困难的。二度窦房阻滞能从心电图上作出诊断。二度窦房阻滞的心电图表现为 P 波之间出现长间歇,且是基本 P-P 间期的倍数(图 3-7-48)。窦性停搏则没有这样的倍数关系,可据此进行鉴别诊断。有些病例可见文氏(Wenckebach)现象,即二度Ⅰ型窦房阻滞表现为窦房传导时间逐渐延长,P-P 间期逐渐缩短,直至出现长的窦性 P-P 间歇,长 P-P 间期小于两个短的窦性 P-P 间期之和。二度Ⅱ型窦房阻滞表现在一些规则的窦性 P-P 间期中,突然出现 1 次 P 波漏搏,产生长的 P-P 间期,此长间歇恰好等于两个窦律周期之和。高度窦房阻滞是指在记录的同一份心电图上,因阻滞未下传的窦性激动占半数以上,阻滞程度介于二度窦房阻滞与几乎完全性窦房阻滞之间。几乎完全性窦房阻滞是指绝大多数窦性激动因阻滞不能传入心房,偶有窦性激动夺获心房者。三度窦房阻滞是指全部窦性激动均因阻滞未能传入心房,心电图上 P 波消失,代之以房性节律、交界性节律或心室节律。

2. 房内阻滞(intra-atrial block) 房内阻滞一般不产生心律不齐,以不完全性房内阻滞多见,心电图表现出 P 波增宽≥0.12 秒,出现双峰,峰距≥0.04 秒,V_1 导联 Ptf 负值增大,要结合临床资料注意同左房肥大相鉴别。完全性房内传导阻滞少见,其产生原因是局部心房肌周围形成传入、传出阻滞,引起心房分离。心电图表现为:在正常窦性激动 P 波之外,还可见与其无关的异位的 P′或 F、f 波,自成节律。

3. 房室传导阻滞(atrioventricular block,AVB) 是指冲动由窦房结发出后,经心房传导到心室的过程中被房室结、希氏束及束支等不同部位阻滞,使冲动由心房传导至心室的速度减慢或完全停止。按阻滞程度可分三度:

(1) 一度房室传导阻滞:是指室上性冲动通过房室传导系统的时间延长,但均能传入并激动心室。心电图主要表现为 P-R 间期延长,成人 P-R 间期≥0.21 秒(儿童≥1.8 秒),为一度房室传导阻滞(图 3-7-49)。P-R 间期可随年龄、心率而有明显变化,诊断标准需与之相适应。

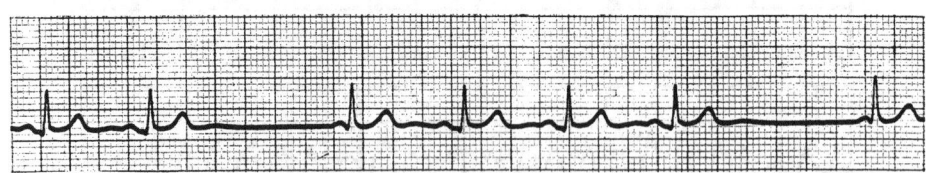

图 3-7-48 二度Ⅱ型窦房阻滞

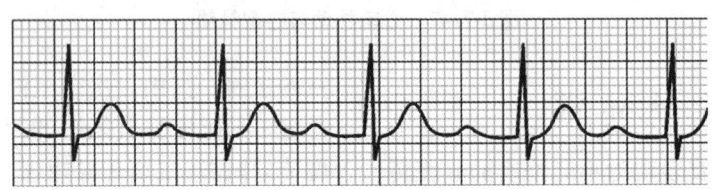

图 3-7-49 一度房室传导阻滞

(2) 二度房室传导阻滞:是指一部分室上性激动因阻滞不能下传而发生 QRS 波群漏搏。根据其阻滞的程度分为四型:①二度Ⅰ型房室传导阻滞,又称文氏现象或莫氏Ⅰ型(图3-7-50),其心电图的特征为,P-R 间期逐渐延长,直到 P 波后脱落一个 QRS 波;脱落后的第一个 R-R 间距较其前的 R-R 间距为长;每出现一次 QRS 波脱落为一个文氏周期,脱落后 P-R 间期又缩短,然后再逐渐延长,周而复始;②二度Ⅱ型房室传导阻滞,又称莫氏Ⅱ型房室传导阻滞(图 3-7-51),此型房室传导系统绝对不应期明显延长,而相对不应期基本正常。其心电图特征为,P 波规则出现,P-R 间期固定,可正常或延长;激动在房室结呈比例的下传,如 5:4、4:3、3:2 及 2:1 等;③高度房室传导阻滞,是指房室间传导比例达到 3:1 以上,很容易发展为三度房室传导阻滞。其心电图的特点为,P 波规则地出现,P-R 间期固定,可延长或正常;激动在房室结

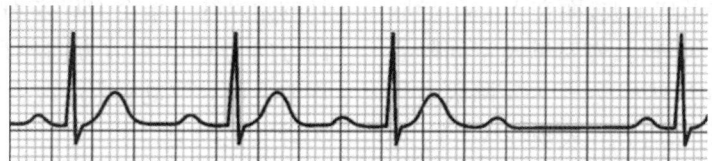

图 3-7-50　二度 I 型房室传导阻滞

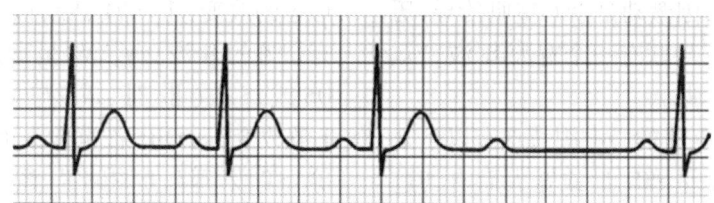

图 3-7-51　二度 II 型房室传导阻滞

呈 3 : 1 或 3 : 1 以上的比例传导;④几乎完全性房室传导阻滞,是指心房绝大部分激动不能传至心室,呈现阻滞性传导中断,偶有少数激动可传入心室。其心电图的特点为,P 波有规律地出现,但绝大多数不能下传,仅偶有可以下传到心室者,P-R 间期正常或延长。

(3) 三度房室传导阻滞:又称完全性房室传导阻滞,是指所有心房激动均受阻于房室之间而不能传入心室,控制心室的心律是交界性逸搏心律、心室自主心律或心室起搏心律。心电图上表现为:①P 波与 QRS 波无关,各自按自身的频率出现,P 波可能在 QRS 波之前或后,也可以与之重叠;②心房率大于心室率(图 3-7-52);③QRS 波形态可近似正常或宽大畸形。心房颤动时,如果出现心室律慢而绝对规则,则为心房颤动合并三度房室传导阻滞(图 3-7-53)。

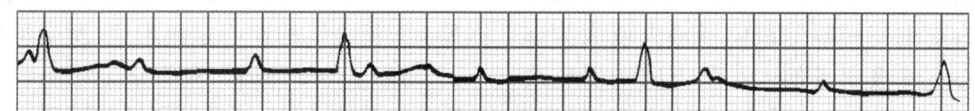

图 3-7-52　三度房室传导阻滞

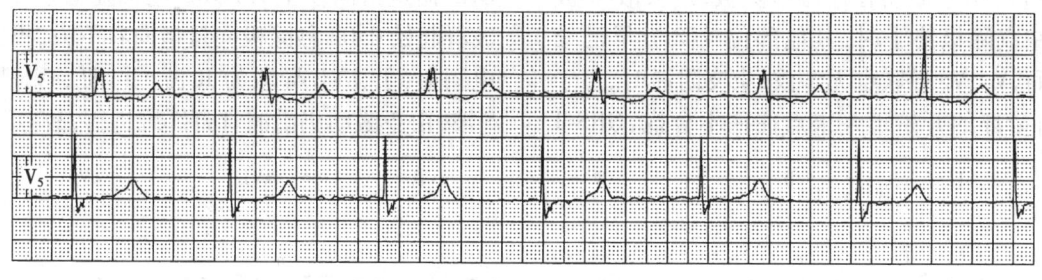

图 3-7-53　心房颤动合并三度房室传导阻滞

4. 室内传导阻滞　是指希氏束以下的室内传导系统或心室肌发生传导障碍,亦即在左、右束支,左束支分支(左前分支、左后分支)、浦肯野纤维及心室肌,发生的前向传导延缓或中断。根据心电图特点将室内阻滞分为束支阻滞、不定型室内阻滞和末梢纤维型阻滞,前者按其阻滞部位分为单支阻滞和多支阻滞。一侧束支阻滞时,激动就从健侧心室跨越室间隔后激动阻滞一侧的心室,在时间上可以延长 40~60 毫秒以上。根据 QRS 波群的时限是否≥0.12 秒可分为完全性与不完全性的束支阻滞。

(1) 右束支阻滞(right bundle branch block,RBBB):在正常情况下,心室间隔的除极,大部分依靠左束支下传激动,而右束支下传的激动只引起室间隔右侧面的小部分的除极。当右束支发生完全性传导阻滞,心室除极的程序是:①心室除极开始和正常一样先由室间隔左侧面的中 1/3 开始向右前进行,形成一个指向右前方的小向量,表现

在心电图 V_1、V_2 导联形成 r 波,而在 V_5、V_6 导联形成 q 波。②除极继续进行,左室壁及室间隔心肌除极,两者除极方向虽然相反,但左室除极占优势,最大除极向量指向左后方。表现在 V_1、V_2 导联上有较大 S 波,V_5、V_6 导联有较大 R 波。③除极最后是在右室壁及室间隔上部除极,形成指向右前上方的较大向量,因激动是沿心室肌传导,历时较长,表现在 V_1、V_2 导联有一个宽大 R′波,V_5、V_6 导联有一宽钝的 S 波。

完全右束支传导阻滞的心电图特点有以下几个方面:①V_1、V_2 导联呈 rSR′型或宽大而有切迹的 R 波。②V_5、V_6 导联呈 qRS 或 RS 型,S 波深宽。③Ⅰ、aVL 与 V5 相似,Ⅲ、aVF 与 V_1 相似。④QRS 时限大于 0.12 秒。⑤继发性 ST-T 改变,在 R 波的导联中 ST 段压低,T 波倒置。有宽大 S 波的导联 ST 段稍抬高,T 波直立(图 3-7-54)。

不完全性右束支传导阻滞时,心室的除极与完全性右束支传导阻滞基本一样,其心电图的图型与完全性相似,仅 QRS 波时限小于 0.12 秒。

(2)左束支阻滞(left bundle branch block, LBBB):左束支阻滞时,室上性激动沿右束支下传,使室间隔及右心室先除极,由于正常心室除极时自左向右前的室间隔除极向量消失或大为减弱,因此,心室除极向量的大小及方向均发生改变,起始 QRS 向量指向左后方,投影在 V_1 导联,即无 R 波或仅有极小 r 波,投影在 V_5、V_6 导联往往无 Q 波,由于激动在左心室除极缓慢,故 R 波宽钝,左室除极终了时,其他部位的除极早已结束,因而,V_5、V_6 导联也无 S 波,束支阻滞时,由于 QRS 向量环的开始于终末点往往不合拢,QRS-T 环的角度往往增至 180°左右,心电图表现为 ST-T 的方向与 QRS 主波方向相反。这种由于除极程序改变而导致复极程序改变出现的 ST-T 变化,称为继发性改变。

完全左束支传导阻滞的心电图特点有以下几点:①QRS 波群的时间≥0.12 秒。②QRS 波群的形态的改变:Ⅰ、aVL、V_5、V_6 导联呈宽大、平顶或有切迹的 R 波。V_1、V_2 呈宽大、较深的 S 波,呈现 QS 或 rS 波(Ⅱ、Ⅲ、aVF 与 V_1 相似)。③继发 ST-T 波改变,凡 QRS 波群向上的导联(如Ⅰ、aVL、V_5 等)ST 段下降,T 波倒置(图 3-7-55);在 QRS 波群主波向下的导联(如Ⅱ、aVR、V_1 等)ST 段抬高、T 波直立。心电轴常有左偏,但一般不超过-30°。

不完全性左束支传导阻滞心电图形成的原理与完全性左束支传导阻滞的心电图形成原理相同,二者心电图形相似,只是不完全性左束支传导阻滞 QRS 时间小于 0.12 秒。但要注意,不完全性左束支阻滞的心电图与左心室肥厚的图型相似,必须结合临床其他资料进行区别。

(3)左前分支阻滞(left anterior fascicular block, LAFB):左前分支细长,支配左室,由左前上方一条冠状动脉分支供血,另外,左前支主要分布于血流急促的左心室流出道,所受冲撞压力较大,易发生传导障碍。左前分支阻滞时,激动沿左后分支下传,再通过浦肯野纤维网激动左前分支支配的室间隔前半部、左室前壁及心尖部,最大 QRS 向量指向左上方,QRS 电轴显著左偏。QRS 波群起始 0.02 秒除极向量指向右下方,投影在心电图上,Ⅰ、aVL 导联为 R 波,Ⅱ、Ⅲ、aVF 导联为 S 波,由于激动仍沿浦肯野纤维进行,故 QRS 波群

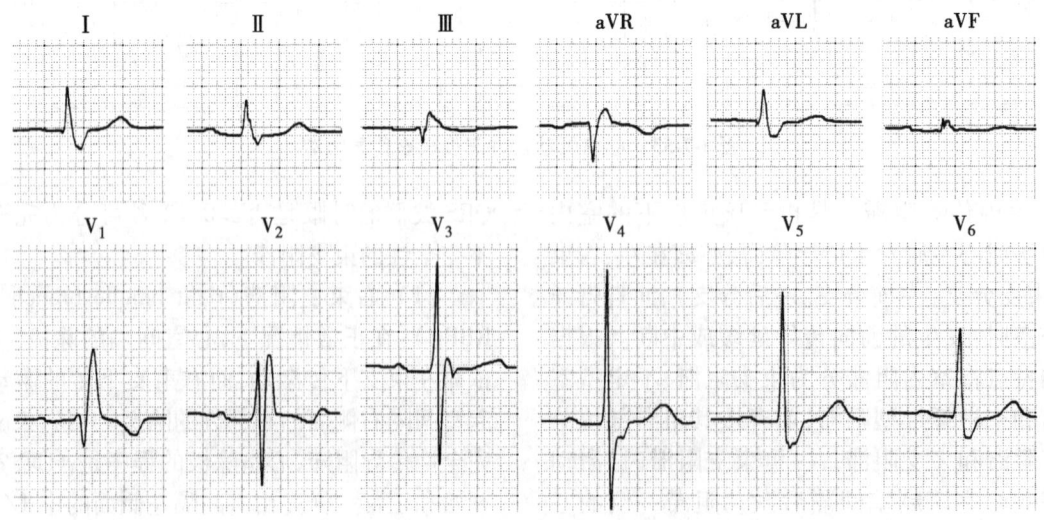

图 3-7-54 完全性右束支阻滞

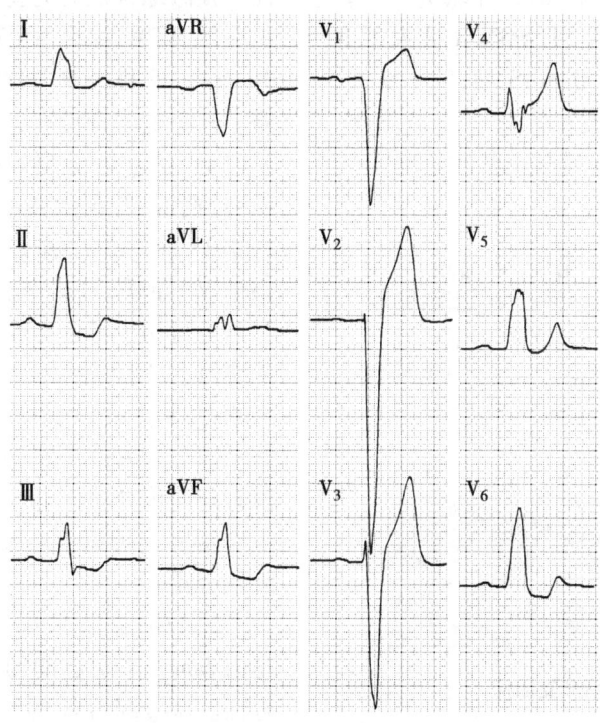

图 3-7-55 完全性左束支阻滞

不增宽或增宽不明显。

心电图表现：①电轴左偏，一般在-40°~-90°；②QRS 波形改变，Ⅱ、Ⅲ、aVF 导联 QRS 波呈 rS 型，Ⅲ导联 S 波大于Ⅱ导联 S 波，aVL 导联呈 qR 波型，aVL 导联的 R 波大于Ⅰ联的 R 波；③QRS 时限正常或稍延长，在 0.10~0.11 秒之间（图 3-7-56），aVL 的室壁激动时间可延长，大于 0.045 秒。

临床上，左前分支阻滞比较普遍，多见于冠心病、心肌病、高血压、风湿性心脏病以及部分先天性心脏病，也可以见于其他疾病，如糖尿病、电解质紊乱等。不伴有器质性心脏病的左前分支阻滞预后良好，左前分支阻滞常伴右束支传导阻滞。

（4）左后分支阻滞（left posterior fascicular block, LPFB）：左后分支粗，向下向后散开分布于左室的隔面，具有双重血液供应，故左后分支阻滞比较少见。左后分支阻滞，激动沿左前分支和中隔支传到左室，再通过浦肯野纤维传导到左后分支支配的左室下部。QRS 起始 0.02 秒向量指向左前上方，投影在Ⅰ、aVL 导联为 r 波，Ⅱ、Ⅲ、aVF 导联为 q 波，QRS 波群中、末向量指向右后下方，形成Ⅰ、aVL 导联的 S 波，Ⅱ、Ⅲ、aVF 导联的 R 波。

心电图表现：①平均电轴右偏，一般在+90°~

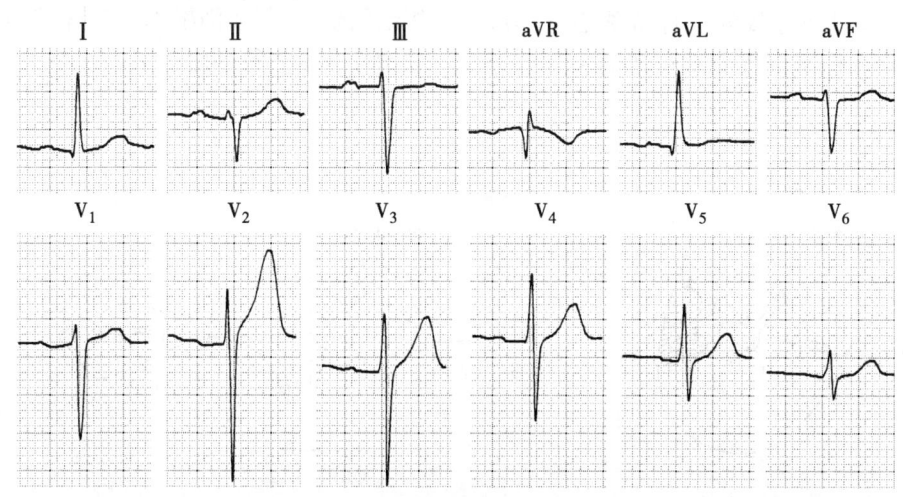

图 3-7-56 左前分支阻滞

+180°;②QRS 波形改变,Ⅰ、aVL 导联为 rS 型,Ⅱ、Ⅲ、aVF 导联呈 qR 波型,Ⅲ导联 R 波大于Ⅱ导联 R 波;V_1、V_2 可呈正常的 rS 型,S 波变浅,V_5、V_6 导联 Q 波消失,R 波振幅减小,S 波增深,呈顺钟向转位图形;③QRS 时限正常或稍增宽(<0.12 秒,见图 3-7-57)。

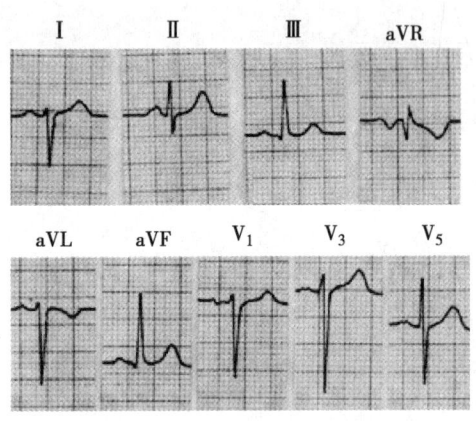

图 3-7-57　左后分支阻滞

左后分支传导阻滞的临床意义:孤立的左后分支阻滞少见,一旦发生表示有较广泛的心肌损害,常与不同程度的右束支和左前分支阻滞合并存在,易发展为完全性房室传导阻滞。左后分支传导阻滞的主要病因,仍以冠状动脉疾病所致的心肌纤维变性最常见。心肌炎、心肌病、高血压、下壁或广泛前壁心肌梗死也可以引起左后分支传导阻滞。

(二) 预激综合征

预激综合征(preexcitation syndrome)是指房间隔解剖上存在旁路,窦房结发出的激动在经正常房室传导系统下传的同时,也可经传导速度快的旁路以短道方式传导,使心房激动提前激动一部分或全部心室肌而导致的一种特殊心电学改变,并且伴有阵发性室上性心动过速的一种综合征。预激综合征的类型有:

1. WPW 综合征(Wolff-Parkinson-While syndrome)　又称经典型预激综合征,属显性房室旁路。其心电图特点有:①P-R 间期缩短至 0.10~0.12 秒;②QRS 波群>0.10 秒;③QRS 波起始部粗钝、挫折,有预激波(delta 波);④P-J 间期正常(<0.27 秒);⑤有继发性 ST-T 改变(图 3-7-58)。根据 V_1 导联 delta 波极性及 QRS 主波方向可对旁路进行初步定位。若 V_1 导联 delta 波正向且以 R 波为主,则可能为左侧旁路(图 3-7-59);若 V_1 导联 QRS 主波以负向波为主,则大多为右侧旁路。部分病人的房室旁路仅有逆向传导功能,而没有前向传导功能,窦性心律时的心电图正常,但可引发房室折返性心动过速(AVRT),称之为隐匿性旁路。

2. LGL 综合征(Lown-Ganong-Levine syndrome)是由 James 束引起的预激综合征,又称短 P-R 综合征。LGL 综合征的心电图特点:①P-R 间期<0.12 秒;②QRS 波群时间正常;③QRS 波群起始部无预激波。

3. Mahaim 型预激综合征　是由 Mahaim 束引起的预激综合征,其心电图上表现:①P-R 间期正常或延长;②QRS 时间正常或稍延长;③QRS 波起始部可见预激波;④可有继发性 ST-T 改变。

预激综合征多见于健康人,其主要危害是常可引发房室折返性心动过速。WPW 综合征如合并心房颤动,还可引起快速的心室率,甚至发生室颤;发生心房颤动或心房扑动时,心室率可快达 220~360 次/分,从而导致休克、心力衰竭、甚至猝死,属于一种严重的心律失常类型。近年来,采用电消融术,射频消融术,或外科手术治疗已可对预激综合征进行彻底根治。

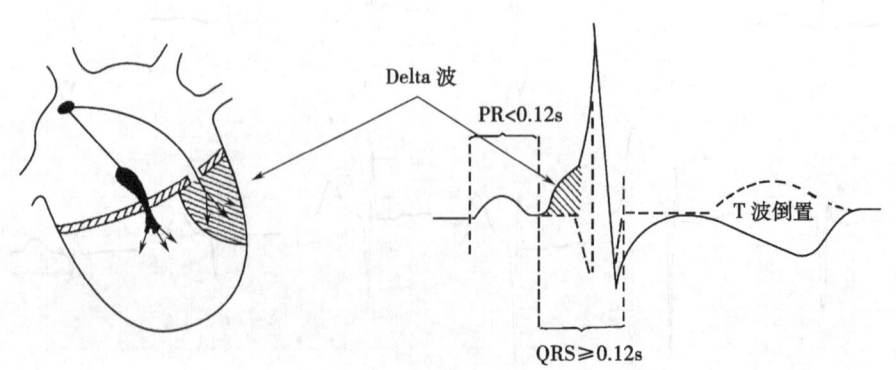

图 3-7-58　WPW 综合征特殊的心电图特征

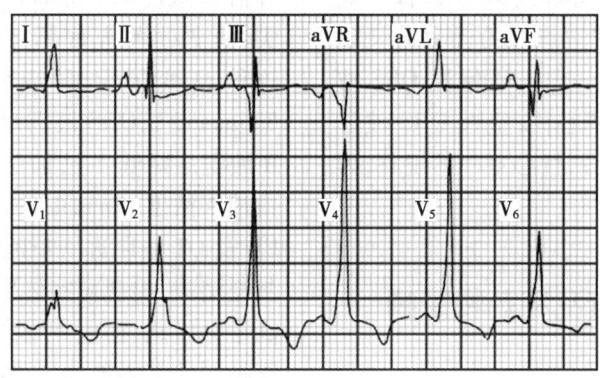

图 3-7-59　WPW 综合征(左侧旁路)

六、逸搏与逸搏心律

心脏基本节律(通常为窦房结)起搏点发放频率过缓(心动过缓)、激动形成障碍(停搏)或激动传导障碍(窦房传导阻滞与房室阻滞)时,低位起搏点被动性地发放 1 次或连续 2 次激动控制心脏的活动,称为逸搏,如连续发生 3 次以上则称为逸搏心律。逸搏是一种生理性代偿机制之一,表明心脏具有产生激动的后备能力。逸搏按发生的部位分为房性逸搏、房室交界性逸搏和室性逸搏。临床上以房室交界性逸搏最为多见,室性逸搏次之,房性逸搏较少见。

(一) **房性逸搏与房性逸搏心律**

1. **房性逸搏**　房性逸搏点被动性连续发放 1 次或连续 2 次激动称为房性逸搏。心房内的节律点频率在 50~60 次/分,略低于窦房结。心电图特点:①在一个长的间歇之后,出现一个与窦性 P 波形态不同的 P′波,P′波的形态可以相同(单源性),也可以不同(多源性)。如果激动起源于心房下部则 P′波呈逆行;②P′-R 间期大于 0.12 秒或略短于窦性 P-R 间期;③QRS-T 波群形态与窦性心搏相同;④逸搏的 P′波可与基本心律形成房性融合波。

2. **房性逸搏心律**　房性逸搏点被动性连续发放一系列激动,形成房性逸搏性心律。心电图特点:①连续 3 个或 3 个以上的房性逸搏;②频率:50~60 次/分,较同导联的窦性心律慢,但一般很规整,偶可出现房性心律不齐;③P′形态可呈单源性,外形相同,亦可呈多源性,外形各异,称为多源性房性逸搏心律。

(二) **交界性逸搏与交界性逸搏心律**

1. **交界性逸搏**　延缓出现的单个或成对的交界性搏动,称为交界性逸搏。在各种类型的逸搏中,交界性逸搏最常见。交界性逸搏往往于窦性停搏、窦性心动过缓、窦房传导阻滞、二度房室阻滞以及期前收缩、心动过速、房扑或房颤所致的心室长间歇后发生。心电图表现:①延迟出现的 QRS 波群,其形态与窦性心律的 QRS 波群相同或有轻度差异;②P 波为逆行性,即 P′波在 Ⅱ、Ⅲ、aVF 导联中倒置,aVF 导联中直立,P′波可在 QRS 波群之前、中或后;③有时 QRS 波群前后有被干扰的窦性 P 波,有时可出现房性融合波。

2. **交界性逸搏心律**　是最常见的逸搏心律,为连续 3 次或 3 次以上的交界性逸搏。心电图表现:①频率一般为 40~60 次/分,慢而规则;②节律大多规整;③QRS 波群形态正常或畸形(伴有室内差异性传导或束支阻滞);④QRS 波群之前、后可有逆行 P′波,或 P′波埋于 QRS 波群之中。

(三) **室性逸搏与室性逸搏心律**

1. **室性逸搏**　是指延迟出现的室性搏动,逸搏间期在 1.5~3.0 秒之间。当室上性激动频率慢于室性异位激动的频率时,室性逸搏便会发生,多数室性逸搏伴有房室结水平的缓慢性心律失常。心电图表现:①在一较基本心动周期为长的心室间歇之后出现 QRS 波群;②QRS 波群宽大畸形,时间≥0.12 秒,畸形程度和激动点的位置及室内传导快慢有关,位置高或室内传导良好则畸形不明显;③室性逸搏偶有逆传至心房者,此时畸形 QRS 波群后有逆行 P 波,R′-P′间期>0.20 秒。

2. **室性逸搏心律**　室性逸搏连续出现 3 次或 3 次以上者,称为室性逸搏心律。见于双结病变或发生在束支水平的Ⅲ度房室传导阻滞。室性逸搏心律心电图特征:①连续 3 个以上的室性逸搏,P 波与 QRS 波群无关;②心率缓慢,频率一般为20~40次/分,可以不十分规则;③QRS波群宽大畸形,时间≥0.12秒,起搏点在希氏束分叉以上则QRS-T波群形态接近正常。④室性QRS波群形态相同者,为单源逸搏心律,室性QRS波群形态呈两种以上固定图形者,且心室率不规整,为多源逸搏心律。

第七节 电解质紊乱和药物影响

一、电解质紊乱

电解质紊乱(electrolytes disturbance)是指血清电解质浓度的增高与降低,其浓度的增高或降低都会影响到心肌的除极与复极及激动的传导,并可反映在心电图上。需要强调的是,由于受其他因素的影响,心电图虽有助于电解质紊乱的诊断,但心电图改变与血清中电解质水平并不完全一致。如同时存在各种电解质紊乱时,电解质之间又可互相影响,会加重或抵消心电图改变,因此,在进行诊断时要结合病史和临床表现。

1. 高血钾 可引起室性心动过速、心室扑动或颤动,甚至心脏停搏。其心电图变化为:①细胞外血钾浓度>5.5mmol/L,Q-T间期缩短,T波高尖、两支对称,基底部狭窄,形成所谓帐篷状T波,这种改变最具有特异性;②血清钾浓度>6.5mmol/L,QRS波群增宽,PR及QT间期延长,R波电压降低、S波加深,可伴有ST段压低;③当血清钾浓度>7mmol/L时,QRS波群进一步增宽,PR及QT间期进一步延长。P波增宽,振幅减低,甚至消失,出现窦室传导,即由于心房肌对血钾增高十分敏感,当血钾增高到一定程度后,心房肌处于抑制状态不能应激,窦性激动只能通过结间束下传心室产生QRS波群;④高血钾的最后阶段,宽大的QRS波甚至与T波融合呈正弦波。高血钾时引起的心电图变化示意图见图3-7-60。

2. 低血钾 可引起房性心动过速、室性异位搏动及室性心动过速、室内传导阻滞以及房室传导阻滞等各种心律失常。其心电图表现为:①T波振幅降低,转为平坦或倒置;②u波振幅增高(u波>0.1mV),等于或大于同导联T波;③出现ST段的下移;④程度较重的低血钾,u波可显得异常高大,致使T-U融合或T-U-P融合(心率较快时),致使Q-T间期不易测量;⑤低血钾明显时,可使QRS波群时限延长,P波振幅增高。低血钾时引起的心电图变化示意图见图3-7-61。

图3-7-60 随血钾水平逐渐升高引起的心电图变化示意图

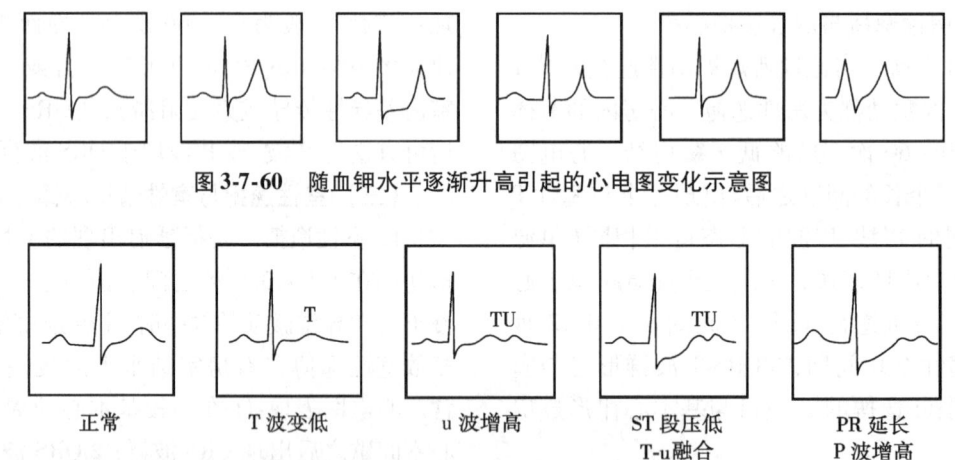

正常　　T波变低　　u波增高　　ST段压低　　PR延长
　　　　　　　　　　　　　　　T-u融合　　P波增高

图3-7-61 随血钾水平逐渐降低引起的心电图变化示意图

3. 高血钙和低血钙 可发生窦性静止、窦房阻滞、室性期前收缩、阵发性室性心动过速等,一般很少发生心律失常。高血钙症的心电图表现为:①ST段明显缩短或消失;②Q-T间期缩短;③严重时T波可呈现倒置或出现心律失常。低血钙症的心电图表现:①ST段平坦延长;②T波形态及方向保持正常;③Q-T间期延长;④在单纯性低血钙中,对心率、节律及P波和QRS波群多无明显的影响。

电解质紊乱通常可导致心血管急症,甚至可引起或造成心源性猝死,并且复苏效果不理想,因此,要警惕因电解质紊乱产生的临床情况。一些病例对威胁生命的电解质紊乱应在实验室结果未汇报前就采取积极措施予以纠正。

二、药物影响

1. 洋地黄　洋地黄是临床上治疗心力衰竭及某些心律失常的有效药物。所谓洋地黄效应（digitalis effect）是指在用治疗剂量的洋地黄后所引起的心电图上 Q-T 间期缩短和 ST-T 改变。心电图典型表现为：①开始 QRS 主波向上的导联 T 波降低或平坦，但方向仍直立；②以后出现 ST 段斜形下垂，略向下凸出，T 波转为先负后正的双向，ST 段与 T 波倒置部分连在一起，无法分清其界限；③最后 T 波倒置，终末部分留下一个略超过等电位线的终末直立 T 波，Q-T 间期缩短；④QRS 主波向上的导联 ST 段和 T 波便形成一个前肢稍长、斜形下垂、后肢稍短的"鱼钩样"，在 QRS 主波向下的导联 ST 段轻度向上抬高，T 波呈正负双向。出现这些改变仅仅是应用洋地黄的标志，即所谓洋地黄效应（图 3-7-62），并不意味着过量或中毒，如无其他指征，一般无须停药。

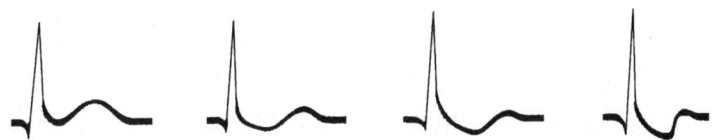

图 3-7-62　洋地黄引起 ST-T 变化，逐渐形成特征性的 ST-T 改变（鱼钩样）

洋地黄中毒（digitalis toxicity）：洋地黄中毒病人可以有胃肠道症状、视觉改变和神经系统症状，但心律失常是洋地黄中毒的主要表现。常见的心律失常有：多源性室性期前收缩呈二联律，特别是发生在心房颤动基础上，心房颤动伴完全性房室传导阻滞与房室结性心律，心房颤动伴加速的交界处性自主心律呈干扰性房室分离，心房颤动频发交界区性逸搏或短阵交界区性心律，室上性心动过速伴房室传导阻滞，双向性交界区性或室性心动过速和双重性心动过速。洋地黄引起的不同程度的窦房和房室传导阻滞也颇常见。服用洋地黄过程中，心律突然转变，是诊断洋地黄中毒的重要依据。

2. 奎尼丁　奎尼丁属 IA 类抗心律失常药物，它能减低异位起搏点的自律性，且可使浦肯野细胞和心房肌细胞及心室肌细胞的动作电位 0 位相上升速度减慢，从而减慢激动的传导，同时能延长动作电位间期和有效不应期，从而消除折返激动。它影响心脏特殊组织的自律性、兴奋性和传导性，可引起一系列心电图改变，严重者可诱发致命的心律失常。

奎尼丁治疗剂量时的心电图表现：①Q-T 间期延长；②T 波低平或倒置；③u 波增高；④P 波稍宽可有切迹，P-R 稍延长。

奎尼丁中毒时的心电图表现：①Q-T 间期明显延长；②QRS 时限明显延长，在用药过程中，QRS 时限不应超过原来的 25%，如达到 50% 则应立即停药；③各种程度的房室传导阻滞，以及窦性心动过缓、窦性静止或窦房阻滞；④各种室性心律失常，严重时发生短阵性室性心动过速、尖端扭转型室性心动过速或心室颤动，甚至导致心搏出量锐减，脑缺血、缺氧，出现突然的晕厥或死亡。

3. 其他药物　如索他洛尔、普萘洛尔及胺碘酮等也可使心电图 Q-T 间期延长。

第八节　起搏心电图

从 1958 年心脏起搏器问世以来，起搏治疗已成为心律失常，特别是缓慢性心律失常的首选治疗方法。心脏起搏器已经得到了世界的公认与肯定，除了传统的起搏治疗外，植入性心律转复除颤器及心脏再同步治疗也收到广泛重视。

一、起搏系统的组成

电起搏是通过人工心脏起搏器发放的脉冲电流刺激心脏，代替心脏的起搏点，引起心脏搏动的一种治疗和诊断方法，主要用于治疗致命性心动过缓。近年来，也用于药物治疗无效、超速起搏治疗有效的异位性快速心律失常。

心脏起搏器由脉冲发生器、电源、电极及其导线 3 部分组成。脉冲发生器是起搏器的主体，故又将脉冲发生器单独称为起搏器，而将所有 3 个组成部分合成为人工心脏起搏系统（附：起搏器代码）。

1. 脉冲发生器　脉冲发生器的作用是形成和发放脉冲，并感知心电活动或其他生理反应，根据病人需要自动调整起搏功能。该部分由电子元件和电路组成。早期起搏器的电路采用分裂元件,占有空间大,功能也简单。现在由于采用集成电路和微电脑技术,将全部元件融合在一块硅片上。约 4mm^2 的晶片上,晶体管可多达 40 000 个。这不仅缩小了起搏器的体积,而且也为起搏器从简单的刺激仪转变成智能型的治疗仪提供了可能。现在的起搏器实现了小型化、程控化和多功能化。临床应用范围也逐渐扩大,脉冲发生器的类型也不断增加。

2. 电源 主要用体积小、容量大、自放电少和电流稳定而耐用的化学能电池。近年研制的固态锂电池应用较广,几乎取代了其他所有的电池。使用寿命 10~20 年;也有应用其他类型的电源,如可充电电池、核能电池等;脉冲发生器和电池一起密封在金属外套内,外形呈长方形或椭圆形,边缘圆钝,重量 18~135g 不等。

3. 电极和导线 电极和导线使脉冲发生器的起搏脉冲传到心肌,同时又将心腔内心电图信号从心脏传递到起搏器。电极和导线与体液接触,且随心脏的搏动而不断摆动,要求有高度的耐腐蚀性、生物相容性和耐曲折性。目前电极多用铂、铂铱合金或者爱尔近合金及极化性能较优的热解碳制成。导线的金属材料要求电阻率小、强度高,选用的材料有不锈钢丝和银丝、镍合金丝和银丝拧合以及碳。导线的外绝缘材料多用硅橡胶。

根据手术途径和要求的不同,电极可分为心外膜电极、心肌电极和心内膜电极 3 类。目前多用心内膜电极。心内膜电极又分单极和双极两种。双极一般用于临时心脏起搏,单极用于永久性心脏起搏。近年来,为了减少电极移位及术后阈值升高并发症的发生,制成了多种特殊结构的心内膜电极,如倒叉状、螺旋状、伞状、多孔型的电极,碳电极,以及类固醇激素洗涤电极。此外,用于心房内膜起搏的"J"形电极,以便使电极易放置在右心耳内。

附:起搏器代码

1987 年北美起搏和电生理协会(NASPE)和英国起搏电生理(BPEG)正式建议用下列 5 位代码,称为 NBG 起搏器代码(表 3-7-2)。

表 3-7-2 NBG 起搏器五位代码命名

位置	Ⅰ	Ⅱ	Ⅲ	Ⅳ	Ⅴ
功能	起搏心腔	感知心腔	反应方式	可程控功能	抗心动过速和除颤功能
代码字母	O=无	O=无	O=无	O=无	O=无
	A=心房	A=心房	T=触发型	P=可程控心率(或)输出	P=抗快速心律失常功能
	V=心室	V=心室	I=抑制型	M=多功能可程控	B=猝发快速起搏
	D=心房和心室	D=心房和心室	D=触发和抑制型	C=遥测功能	N=正常频率竞争
				R=频率自适应	E=期前收缩

二、常用起搏方式

(一)单腔起搏

1. 心房按需起搏(AAI/AAT 起搏) 是一种常用的简单有效的生理性起搏方式。AAI 起搏可在心电图中记录到心房起搏脉冲及其后产生的心房除极波(起搏 P 波)。若房室传导正常,每个起搏 P 波经房室传导系统下传心室,产生相应的心室除极波的正常 QRS 波群。当有自身心房波时,心房电极能正确感知自身的心房波而暂停发放心房起搏脉冲。AAI 起搏最适用于病态窦房结综合征病人。而 AAT 起搏器是感知自身心房 P 波电讯号后立即发放脉冲,使脉冲讯号融入 P 波之中,并重新安排下一次脉冲,所以,该刺激脉冲在 P 波的绝对不应期,不引起心房激动,是一次无效的电刺激。

2. 心室按需起搏(VVI/VVT 起搏) 是目前临床上应用最多、简单易行的一种常用非生理性起搏方式。起搏电极植入右心室心尖部,适用于完全性房室传导阻滞或经济条件不容许装 DDD 生理性起搏的病人。VVI/VVT 起搏具有感知、触发功能,起搏器在感知自身心搏后抑制其发放电脉冲,并重新安排下一次脉冲周期者,称为抑制型(VVI);而触发型(VVT)是感知自身心搏的QRS电讯号后立即发放脉冲,使脉冲讯号融入QRS波群之中,并重新安排下一次脉冲,所以,该刺激脉冲在QRS波群之中的绝对不应期,不引起心室激动,是一次无效的电刺激,见图3-7-63。

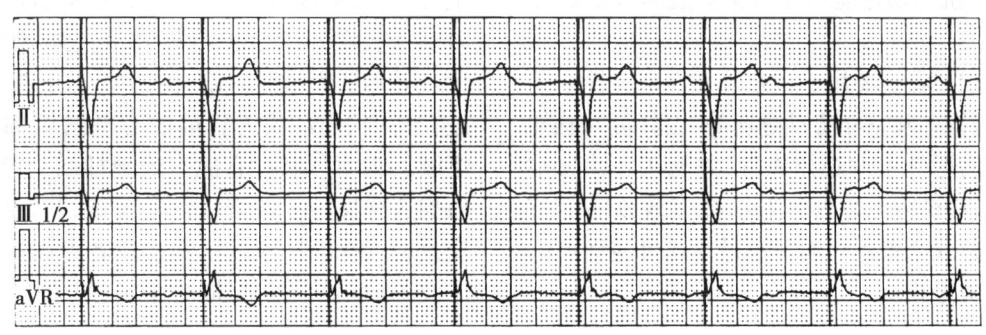

图3-7-63 右室心尖部起搏心电图

(二) 双腔起搏

目前临床使用的几乎均为全自动双腔起搏器,即DDD起搏器,功能复杂,可程控的参数较多,它可以模拟正常心脏工作方式工作,保持房室同步收缩顺序。因心房、心室电极均具有感知和起搏功能,起搏器可根据自身心律及P-R间期的变化,在体内自动调整起搏方式,有四种工作方式可自动转换,即心房起搏-心室感知(AP/VS)、心房感知-心室起搏(AS/VP)、心房感知-心室感知(AS/VS),见图3-7-64。

(三) 三腔起搏器

1. 左心房+右心房+右心室的三腔起搏 用于治疗和预防心房颤动。

2. 右心房+右心室+左心室的三腔起搏 用于治疗顽固性心力衰竭。

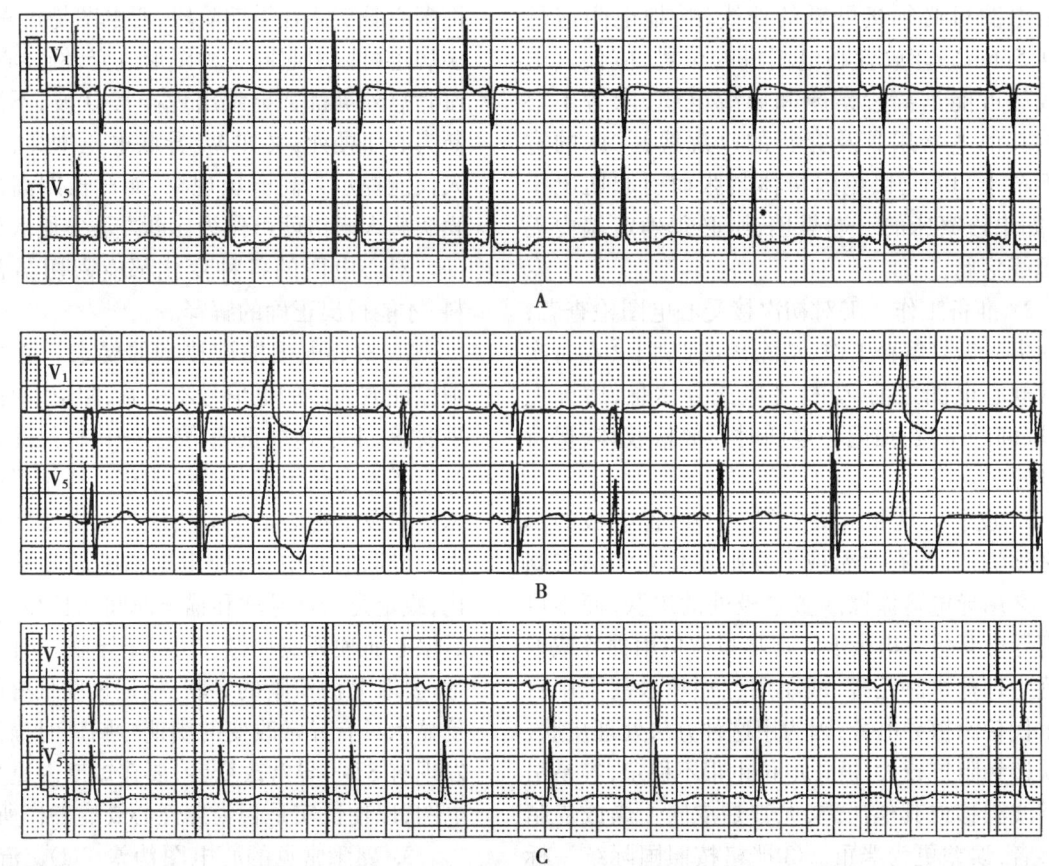

图3-7-64 DDD起搏呈AS/VS工作方式心电图

(四) 四腔起搏器

双心房+双心室起搏。用于治疗心力衰竭伴阵发性心房颤动。

(五) 抗心动过速和植入型心脏转复除颤器 (ICD)

这类起搏器主要用于治疗阵发性室上性心动过速、心房扑动和室性心动过速等,因其可以感知危及生命的恶性室性心律失常,并能在心律失常发生 10～20 秒内电除颤,因此,能有效预防因室性心动过速或心室颤动而非一过性或可逆性原因导致的心搏停止。

第九节 心电图的描记、分析和临床应用

一、常规心电图操作标准

质量合格的心电图,除了心电图机性能必须合格外,还要求周围环境符合条件,受检者的配合和正确的操作方法。

1. 环境的要求 ①室内保持温度≥18℃,以免因寒冷而引起肌电干扰;②使用交流电源的心电图机必须接可靠的地线(接地电阻应低于 0.5ohm);③放置心电图机的位置,应使其电源线尽可能远离诊察床和导线电缆,床旁不要摆放其他电器用具及穿行的电源线;④床的宽度不窄于 80cm,以免因机体紧张而引起肌电干扰,如果诊察床的一端靠墙,则必须确定墙内无电源线穿行。

2. 准备工作 ①对初次接受心电图检查者,必须事先做好解释工作,消除紧张心理;②在每次做常规心电图之前,受检者应充分休息,解开上衣,取仰卧位,在描记心电图时要放松肢体,保持平静呼吸。

3. 皮肤处理和电极安置 ①放置电极的部位必须清洁,若有污垢或毛发则要预先清洁或剃毛。②用导电膏涂擦放置电极处的皮肤,而不可只把导电膏涂在电极上。应尽量避免用棉签或毛笔蘸生理盐水和乙醇,或单用生理盐水甚至用自来水代替涂擦导电膏,因为用这种方法处理皮肤,皮肤接触阻抗较大,极化电位也很不稳定,容易引起基线漂移或其他伪差,尤其是皮肤干燥或皮脂较多者,误差更为严重。③严格按照国际统一标准,安放常规十二导联心电图电极,必要时应加做其他胸壁导联。女性乳房下垂者,应将乳房托起,将 V_3、V_4、V_5 电极安置在乳房下缘胸壁上。④描记 V_7、V_8、V_9 导联心电图时,不能在侧卧位时描记心电图,必须取仰卧位。故背部的电极最好临时贴一次性心电监护电极并接上连接导线来替代。⑤不要为了图方便,将接左、右下肢的电极都放在一侧下肢,因为目前的心电图机都装有"右下肢反驱动"电路,它能有效地抑制交流电干扰,假如这样做等于取消了此项功能,从而降低了抗交流电干扰的性能。虽然操作者可以用"交流电滤波"来减轻干扰,但同时会使心电图波形失真。

二、心电图的分析方法与步骤

心电图是临床上重要的客观资料,当对一份心电图作出诊断时,业务水平不同可能会作出不同的判断。因此,熟练掌握心电图分析的方法和技巧,并善于把心电图的各种变化与具体病例的临床情况密切结合起来,才可能对心电图作出正确的诊断和解释。

1. 结合临床资料的重要性 心电图记录的是心肌激动的电学活动,由于心电图检测技术本身还不成熟,仍然受到个体差异等方面的影响。许多心脏疾病在早期阶段,心电图是正常的;多种疾病也可以引起同一种图形改变,例如心肌病、脑血管意外等都会导致出现异常 Q 波,不能轻易诊断为心肌梗死;又如 V_5 导联电压增高,正常青年人仅能提示为高电压现象,而对长期高血压或瓣膜病病人来讲就可作为诊断左心室肥大的依据之一。对心电图的各种变化都应密切结合临床资料,才能得出正确的解释。

2. 对心电图描记技术的要求 心电图机必须保证放大后的电信号不失真,阻尼、时间常数合乎要求,走纸速度正确稳定,毫伏标尺无误。描记时应尽量避免干扰和基线漂移。描记者应了解临床资料及掌握心电图分析法。心电图常规是描记十二导联的心电图,应根据临床需要及心电图变化,决定是否加导联和描记时间的长短。例如,疑后壁心肌梗死应加做 V_7～V_9 导联。对于心律失常,要取 P 波清晰的导联,描记长度最好能达到重复显示具有异常改变的周期。胸痛时描记心电图发现有 ST-T 异常改变者,要在短期内重复描记心电图,以便证实是否为急性心绞痛发作所致。

3. 熟悉常见的心电图伪差 ①交流电干扰:在心电图上出现 50 次/秒规则而纤细的锯齿状波

形,应将附近可能发生交流电干扰的电源关闭,如电扇、电灯等;②肌肉震颤干扰:由于情绪紧张,寒冷或震颤性麻痹等,在心电图上出现杂乱不整的小波,有时很像心房颤动的 f 波;③基线不稳:心电图基线不在水平线上,而是上下摆动。影响对心电图各波,尤其是 ST 段的判断;④导联有无连接错,常见于左右手互换,可使I导联 P-QRS-T 波均呈倒置;⑤定标电压是否标准,阻尼是否适当,如阻尼适当,标准电压的方形波四角锐利,如阻尼不足、方形波的上升及降落开始处均有小的曲折,如阻尼过度,波形圆钝,阻尼不足或过度均可造成心电图的失真;⑥导线松脱或断线,表现图形中突然消失一个 QRS-T 波群,注意勿误诊为窦性停搏。

4. 心电图的定性和定量　定性分析是基础,先将各导联大致看一遍,注意 P、QRS、T 各波的有无及其相互之间的关系,平均电轴的大概方位,波形的大小,有无增宽变形,以及 ST-T 的形态等。若心中已经有数,则对大部分较单纯的变化即能做出正确判断。对可疑部分或界限不明确的地方,可有目的地去做一些必要的测量,以获得较准确的参数帮助判断。定量分析,常用的有 P-P 间期,P-R 间期,QRS 时限 Q-T 间期以及 P 和 QRS 波群的振幅等。为了不致遗漏,分析心电图至少从四个方面考虑:心律问题、传导问题、房室肥大问题和心肌方面的问题。分析心律问题应首先抓住基础心律是什么,有无规律 P 波,从窦房结开始,逐层下推,对较复杂的心律失常,常要借助梯形图。对最后结果,还要反过来看与临床是否有明显不符合的地方,并提出适当的解释,原则上能用一种道理解释的不要设想过多的可能性;应首先考虑多见的诊断,从临床角度出发,诊断要顾及治疗和病人安全。

5. 梯形图　梯形图是用以分析复杂心电图,尤其是复杂心律失常的常用方法。可在心电图的下方划上数条横线分别代表窦房结(S)、心房(A)、房室交界区(A-V)和心室(V),另配以适当的符号,例如:加黑圆点表示激动的起源,直线表示激动传导,"⊥"表示传导受阻等梯形图常用来分析各波群之间的关系和互相影响,简明易懂(图 3-7-65)。

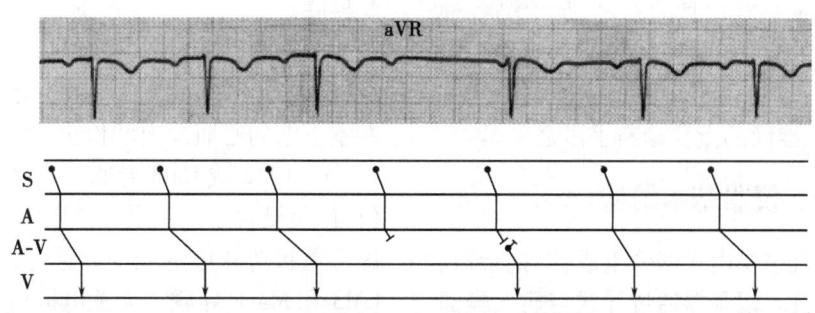

图 3-7-65　梯形图(二度Ⅰ型房室传导阻滞)

三、心电图的临床应用

心电图是心脏兴奋的发生、传播及恢复过程的客观指标,主要反映心脏激动的电学活动,因此,对各种心律失常和传导障碍的诊断分析具有肯定价值,到目前为止尚没有任何其他方法能替代心电图在这方面的作用。心电图特征性的改变和演变是诊断心肌梗死可靠而实用的方法。对于瓣膜活动、心音变化、心肌功能状态等,心电图不能提供直接判断,但作为心动周期的时相标记,又是其他检查的重要辅助手段。心电图已随着医学的发展而发展,为顺应人类的遗传学、优生学发展趋势,心电图已能将胎儿心脏活动时产生的生物电流描绘成图谱,记录胎儿瞬间变化,通过观察胎儿心电图,可动态监测围产期胎儿发育情况和在宫内生长情况,对及早诊断、及时治疗胎儿疾患,提高围产儿优生优育,具有重要的临床意义及社会价值。

除了处理循环系统疾病以外,心电图还被广泛应用于各种危重病人的抢救、手术麻醉、用药观察、航天、登山运动的心电监测等。

(王秀华)

第八章

其他常用心电学检查

第一节 动态心电图

动态心电图（ambulatory electrocardiography，AECG）是采用多导联、同步、连续、长时间记录分析所得到的动态心电活动资料，系美国物理系博士、实验物理学家诺曼·J·赫尔特（Norman·J·Holter）于1957年首先研制，故人们习惯将其称为Holter心电图。动态心电图弥补了静态心电图仅能做短时静态记录心电信息的不足，是检测各种心律失常最有效的方法，尤其对判断无痛性心肌缺血有独到之处，成为目前心血管病领域中具有实用、高效、无创、准确的重要诊断手段之一。

一、仪器基本结构

动态心电图机主要由3部分组成，即记录器、分析单元和打印机。记录器通过导线与病人胸部的电极相连，能记录受检查者的心电信号，记录器有固态式和磁带式之分。固态式记录器是利用大规模集成电路制成的，将图形信息存储在一个不大的芯片上，待记录结束后将所获得信息输入分析单元分析、编辑、诊断和打印报告。有的记录器本身就带有分析功能，这样可以节省分析单元的工作时间；另一种记录器是磁带式，它很像一个小型录音机，但又不尽相同，一是它只记录心电信号，二是它的走带速度极慢，只有普通录音机的1/50，24小时的心电信号只记录在一盘普通的录音带上，而且不需换盘，记录结束后再放到分析单元进行分析、编辑和打印报告。新型仪器可进行人机对话，对分析仪的误判可以修改更正。

二、导联选择

由于病人在各种状况下活动，只能将电极固定在躯体胸部，目前多采用双极导联，导联可以根据需要选择，常用导联及电极放置部位如下。

1. CM5导联　正极置于左腋前线、平第5肋间处（即 V_5 位置），负极置于胸骨柄右侧。该导联对缺血性ST段下降最为敏感，且记录的QRS波振幅高，是常规使用的导联。

2. CM1导联　正极置于胸骨右缘第4～6肋间（即 V_1 位置）或胸骨上，负极置于左锁骨下外1/3处。该导联P波清楚，分析心律失常时常用此导联。

3. MavF导联　正极置于左腋前线9～10肋缘，负极置于左锁骨下外1/3处。该导联有利于左室下壁的心肌缺血的检出。

4. CM2或CM3导联　正极置于 V_2 或 V_3 的位置，负极置于右锁骨下窝中1/3处。怀疑病人患有冠状动脉痉挛或变异性心绞痛，宜联合选用CM3和MavF导联。无关电极可置胸部的任何部位，一般置于右腋前线第5肋间或胸骨下段中部。

三、临床应用范围

动态心电图可以获得受检者日常生活状态下连续24小时甚至更长时间的心电图资料。它能充分反映受检查者在活动、睡眠状态下心脏出现的症状和变化。适用于检查一过性心律失常和心肌缺血，对心律失常能定性、定量诊断并能了解心脏储备能力。但由于报告较迟，不能用于心脏急诊。其临床应用范围如下。

1. 评价心悸、气促、头昏、晕厥、胸痛等各种症状可能与心脏有关的性质的判断。

2. 对心律失常进行定性和定量诊断。

3. 心肌缺血的诊断和评价，尤其是发现无症状心肌缺血的重要手段。

4. 抗心肌缺血及抗心律失常药物治疗的

评价。

5. 心脏病病人预后的评价,通过观察复杂心律失常等指标,判断心肌梗死后病人及其他心脏病病人的预后。

6. 选择安装起搏器的适应证,评定起搏器的功能,检测与起搏器有关的心律失常。

7. 医学科学研究和流行病学调查,如正常人心率的生理变动范围,宇航员、潜水员、驾驶员心脏功能的研究等。

四、分析注意事项

要求病人在配带记录器检测过程中做好日志,记录其活动状态和有关症状。如病人不能自己填写,应由医务人员或家属代写。有无症状都要认真填写记录。一份完整的生活日志对于正确分析动态心电图资料具有重要参考价值。

动态心电图虽然应用广泛,但不能解决所有的问题。一是因为它的记录导联有限,不能反映整个心脏的情况;二是因为病人处于活动状态,多少都会给心电图的记录质量带来影响。不如普通心电图记录的图形质量高,因此,动态心电图是普通心电图的补充,二者缺一不可,不能互相代替,何时需要做哪种检查,要由医生确定。

动态心电图常受监测过程中病人体位、活动、情绪、睡眠等因素的影响,有时在生理与病理之间难以划出明确的分界线。因此,对动态心电图检测到的某些结果,尤其是 ST-T 改变,还应结合病史、症状及其他临床资料综合分析以作出正确的诊断。

第二节 心电图运动负荷试验

一、运动试验的原理

心电图运动负荷试验(ECG exercise testing)是发现早期冠心病的一种检测方法,虽然与冠状动脉造影结果对比有一定比例的假阳性与假阴性,但由于其方法简便实用、无创伤、安全,一直被公认为是一项重要的临床心血管疾病检查手段。

冠心病或隐匿型冠心病病人,尽管冠状动脉扩张的最大储备能力已下降,但通常静息时冠状动脉血流量尚可维持正常,无心肌缺血现象,心电图可以完全正常。当让他们进行一定的运动,以增加心脏负担,则出现心率加快,需氧量增加,缺血性心电图表现,从而辅助临床医生对心肌缺血做出诊断。在临床上,一般以心率或心率与收缩期血压的乘积来反映心肌耗氧量情况。

二、运动负荷的确定

运动负荷量分为极量与亚极量两个挡。心率达到自己的生理极限的负荷量为极量。这种极限运动量一般多采用统计所得的各年龄组的预计最大心率为指标。最大心率粗略计算法为:220-年龄数=最大心率;亚极量是指心率达到 85%~90% 最大心率的负荷量,在临床上大多采用亚极量运动试验。例如 40 岁的受检者最大心率为 220-40=180 次/分,亚极量运动试验要求其心率应为 180×85%=153 次/分。

三、心电图运动试验方法

目前常用的运动试验方法有踏车运动试验(bicycle ergometer test)和平板运动试验(treadmill test),由于运动量较大,有一定危险性,因此,测试时应准备好心肺复苏的抢救药品和设备(电除颤器及心内注射器等),并有熟练掌握心肺复苏技术的医务人员在场,以防发生意外。

(一) 踏车运动试验(bicycle ergometer test)

让受试者在特制的装有功率计的自行车上以等量递增负荷进行踏车,以 1 级开始至 8 级,每级运动 2~3 分钟,可做极量或次极量分级运动试验,运动前、运动中及运动后多次进行心电图记录,逐次分析作出判断。这种方法的主要优点是根据受试者个人情况,达到各自的亚极量负荷,符合运动试验的原理和要求,结果比较可靠。

(二) 平板运动试验(treadmill test)

让受试者在带有能自动调节坡度和转速的活动平板仪上行走,按预先设计的运动方案,规定在一定的时间提高的坡度和速度,是所有目前常用的器械运动中引起心脏氧耗量最高的运动方式。即根据受试者的情况(即年龄、心率),做次极量和极量分级运动试验。运动中连续心电图监护,间断记录心电图和测血压,以确保安全。

为使试验结果更加准确,有几点需要注意:①在试验前遵医嘱最好停用影响心脏功能及心电图的药物 2~3 天,或遵医嘱服药;②试验前一晚受试者应充分休息,当日最好空腹或在餐后 2 小时进行运动试验;③试验前一餐应清淡,不食油腻、咖啡、茶和酒类;④受试者本身没有任何急性和严重的症状;⑤因该试验有一定的风险,运动开始前向受试者详细讲解注意事项,告知受试者运动中将变化及时通知医师,以确保试验安全;⑥穿着合适的衣裤,舒适的平底鞋。

近年的研究表明:运动试验达到最大耗氧值的最佳运动时间为 8～12 分钟,运动方案的选择应根据不同受试者的具体情况而定。运动中通过监视器对心率、心律及 ST-T 改变进行监测,并按预定的方案一段时间记录心电图和测量血压一次。在达到预期亚极量负荷后,使预期最大心率保持 1～2 分钟再终止运动。运动终止后,还要每 2 分钟记录 1 次心电图,至少记录 3 次。如果 3 次之后 ST 段缺血性改变仍未恢复到运动前图形,应继续观察至恢复。

四、运动试验的适应证和禁忌证

1. 适应证 ①诊断冠心病,并对无症状者筛选有无隐匿型冠心病;②测定冠心病病人心脏功能和运动耐量,以便客观地安排病人的活动范围和劳动强度;③估计冠状动脉病变的严重程度,并筛选高危病人以进行手术治疗;④观察冠心病病人对治疗(药物、手术或运动锻炼)的效果;⑤对心肌梗死病人预后进行判断估计,以便指导和安排以后的日常生活与体育锻炼。

2. 禁忌证 ①有休息时发作的不稳定性冠心病;②有心肌梗死合并室壁瘤者;③心力衰竭;④中、重度瓣膜病或先天性心脏病;⑤急性或严重慢性疾病;⑥严重高血压病人;⑦急性心包炎或心肌炎;⑧肺栓塞;⑨严重主动脉狭窄。

进行运动试验时,鼓励受试者坚持运动达到适宜的试验终点,即受试者心率达到亚极量水平。但在运动过程中,虽尚未达到适宜的试验终点,而出现下列情况之一时应终止试验:①出现心率或血压降低者;②出现室性心动过速或进行性传导阻滞者;③出现眩晕、视力模糊、面色苍白或发绀者;④出现典型的心绞痛或心电图出现缺血型 ST 段下降>0.2mV 者。

五、运动试验结果的判断

目前国内外较公认的判断踏车或平板运动试验的阳性标准为:

1. 运动中出现典型心绞痛。

2. 运动中或后即刻心电图出现 ST 段水平或下斜型下降≥0.1mV,或原有 ST 段下降者,运动后在原有基础上再下降 0.1mV,并持续 2 分钟以上方逐渐恢复正常(图 3-8-1)。

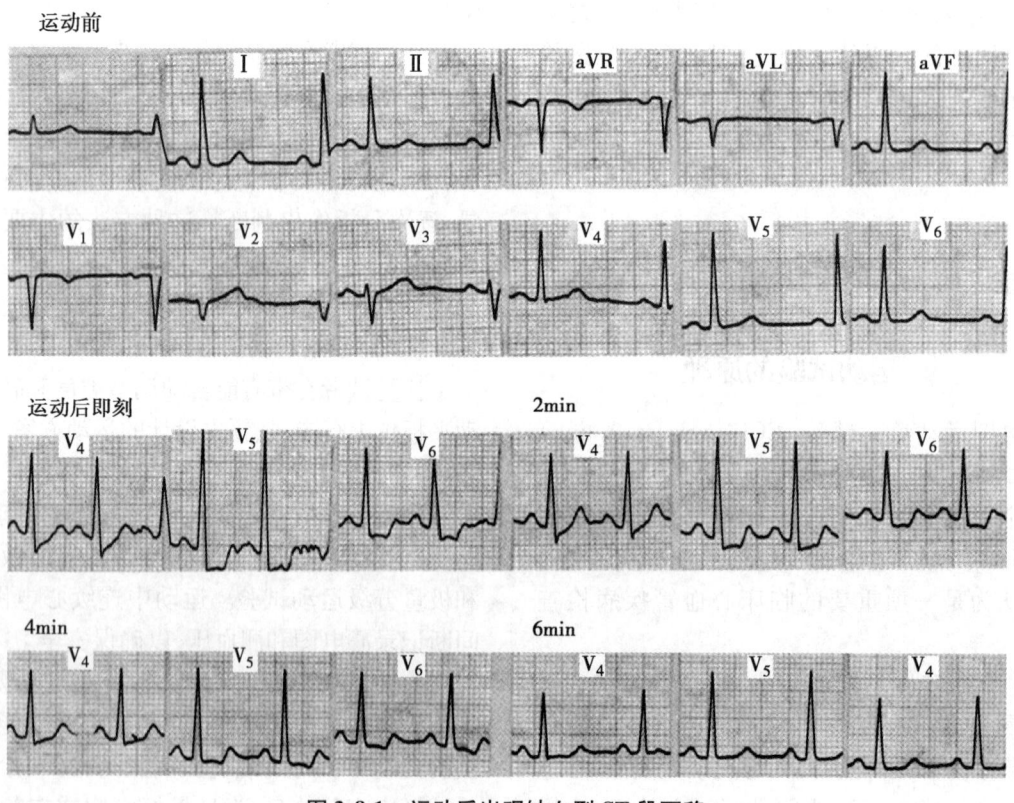

图 3-8-1 运动后出现缺血型 ST 段下移

少数受试者运动试验中出现 ST 段抬高＞0.1mV,如果运动前心电图有病理性 Q 波者,此 ST 段抬高主要为室壁运动异常所致;如果运动前受试者心电图正常,运动中出现 ST 段抬高常提示有透壁性心肌缺血,多为某一冠状动脉主干或近端严重狭窄所致。

总之,活动平板运动试验对冠心病的诊断、病变程度判断和预后有重要意义,但运动试验有一定假阳性及假阴性比例,应结合受试者性别、年龄、冠心病危险因素及其他合并症综合分析。如需进一步明确诊断和选择治疗方案,若可以结合药物负荷试验或超声心动图、核素心肌灌注显像等技术,则能更大程度地提高其评估的准确性和预测能力。

（王秀华）

第九章

护理诊断的思维方法和步骤

护理诊断(nursing diagnosis)是护士针对护理对象(包括个体、家庭、社区、群体等)的现存或潜在的健康问题或生命过程的反应所做出的临床判断。护理诊断一词1953年首次在Virginia Fry的论著中出现。1973年美国护士协会正式将护理诊断纳入护理程序。北美护理诊断协会(North American Nursing Diagnosis Association, NANDA)一直致力于护理诊断的确定、修订、发展和分类工作。NANDA于1998年召开了第13次护理诊断会议,在原有128个护理诊断的基础上删除"结肠性便秘"的护理诊断,同时增加21个新的护理诊断,2001—2002年NANDA又提出7个护理诊断,目前被NANDA正式通过的护理诊断数目已达155个。我国1995年由卫生部护理中心召开全国第一次护理诊断研讨会,建议在我国医院中使用被NANDA认可的护理诊断名称。

一、护理诊断的思维方法

确立护理诊断的思维方法,是正确进行护理诊断的关键。护理人员在进行护理诊断时,应从护理的宗旨出发,先了解病人的需要,再结合评估结果间的内在逻辑关系,判断个体有无功能和需要的矛盾,提出护理诊断。

护理诊断的本质,是对病人的现存的和潜在的功能和需要的不平衡所做的一种专业描述。对于护士来讲,面对一位病人时,首先应运用护理专业思维模式收集、分析、整理资料,将病人所患疾病作为刺激因素来看待,关注个体在遭受疾病刺激后的健康状态,即哪个方面的功能出现了什么样的变化,是否能满足自身各种基本需要,是否能适应变化了的内外环境;如若不能,会表现出何种症状、体征、不适应的行为等(诊断依据);然后将这些资料进行归类整理。第二步是具体分析发生了何种功能与需要之间的矛盾,在相应的类别中找到相符合的护理专业性描述,即护理诊断;再根据所学知识和经验进一步收集资料进行分析判断,找出导致出现该问题的可能原因(相关因素),从而正确地提出完整的护理诊断。例如,一位患风湿性心脏瓣膜病的病人主诉经常在日常活动后出现心慌、胸闷,护士观察到病人呼吸急促,下肢水肿明显,神情紧张,表情痛苦,情绪烦躁等。将这些资料按照NANDA护理诊断分类法Ⅱ分类,属于活动/休息、营养、应对/应激耐受性等范畴有健康问题,然后重点评估病人日常活动后心慌、气促、胸闷,并观察到病人的相应体征,初步认为是活动/休息范畴出现问题,说明病人有心功能低下,不能满足日常活动的需要,处于"活动无耐力"的状态;进一步收集病历资料,得知病人处于心功能Ⅲ级。根据所学专业基础知识进行分析,病人由于疾病导致心脏供血功能下降,不能满足日常活动时机体组织氧及能量的需要,此时可提出护理诊断:活动无耐力与心肌氧的供需失调有关。

二、护理诊断的步骤

护理诊断的过程是一个对经健康评估所获得的资料进行整理、分析、综合、推理、判断,最终得出符合逻辑的结论的过程。这一过程一般包括3个步骤:收集资料;整理资料和分析、综合资料,形成假设;做出正确的护理诊断。

(一) 收集资料

收集资料是做出护理诊断的基础,判断任何事物都不能凭空臆想,同样提出护理诊断也不能凭借想象,要实事求是,以收集到的资料为基础。护理人员收集到的资料是否全面、正确,将直接影响到护理诊断的准确性。

(二) 分析、综合资料,形成假设

1. 资料的核实 为了保证所收集的资料是真实、准确的,需要对资料进行核实,尤其要注意

核实主观资料,澄清含糊的资料。

2. **资料的分类** 收集到的健康评估资料涉及各个方面,内容庞杂,需要采用适当的方法进行分类,以便护士顺利地从中发现问题,并且有助于判断资料是否全面,有无遗漏。常用的分类方法有:

(1) 按 Maslow 的人类基本需要层次论分类:将收集的资料按照 Maslow 的 5 个需要层次进行分类整理,分为生理需要、安全需要、爱与归属的需要、自尊的需要、自我实现的需要。

(2) 按 Gordon 的 11 个功能性健康型态分类法分类:功能性健康型态分类法是由 Gordon 提出的一种护理诊断的分类法,把人类对健康问题/生命过程的反应分为 11 个功能性健康型态,不仅可以用来指导评估资料的收集,还可以用来指导护理诊断的确立、护理计划的制订与实施。当护士用这个框架做健康评估时,由评估的结果做出护理诊断,然后根据护理诊断制订护理计划及措施。功能性健康型态渗透到护理程序的每一个阶段。将健康评估资料按此种方法分类易于理解,比较实用。

(3) 按人类反应型态分类法分类:人类反应型态分类法又称分类法Ⅰ,于 1986 年被 NANDA 认可。它是在分析和归纳护理诊断的基础上,概括了 9 个反应型态作为护理诊断分类系统的概念框架。这 9 个反应型态分别为:交换,沟通,关系,价值,选择,移动,感知,认识,感觉。在给这 9 个型态进行标号的过程中,没有现成固定的顺序。这种标号系统是为了促进分类的计算机化。

(4) 按 NANDA 护理诊断分类法Ⅱ分类:NANDA 将所有的护理诊断按健康促进、营养、排泄、活动/休息、感知/认知、自我感知、角色/关系、性、应对/应激耐受性、生活准则、安全/防御、舒适、成长/发展分为 13 类,收集的资料也可以按照此种方法进行分类,可以迅速找到问题所在,从某种型态有异常的资料直接导出护理诊断,其优点是显而易见的。此种分类方法虽然好,但临床上将资料按此 13 个领域分类还在逐步完善过程中,没有功能性健康型态分类法成熟。按 NANDA 护理诊断分类法Ⅱ分类的 155 项护理诊断一览表见表 3-9-1。

表 3-9-1 155 项护理诊断(按 NANDA 护理诊断分类法Ⅱ分类)

领域	护理诊断	领域	护理诊断
1. 健康促进	执行治疗方案有效 执行治疗方案无效 家庭执行治疗方案无效 社区执行治疗方案无效 寻求健康行为 保持健康无效 持家能力受损		有便秘的危险 感知性便秘 气体交换受损
		4. 活动/休息	睡眠型态紊乱 睡眠剥夺 有失用综合征的危险 身体活动障碍 床上活动障碍 借助轮椅活动障碍 转移能力障碍 行走障碍 娱乐活动缺乏 漫游状态 穿衣/修饰自理缺陷 沐浴/卫生自理缺陷 进食自理缺陷 如厕自理缺陷 手术后恢复延迟 能量场紊乱 疲乏 心输出量减少 自主呼吸受损 低效性呼吸型态 活动无耐力 有活动无耐力的危险 功能障碍性撤离呼吸机反应 组织灌注无效(特定类型:肾、脑、心、肺、胃肠道、外周)
2. 营养	无效性婴幼儿喂养型态 吞咽障碍 营养失调:低于机体需要量 营养失调:高于机体需要量 有营养失调的危险:高于机体需要量 体液不足 有体液不足的危险 体液过多 有体液失衡的危险		
3. 排泄	排尿异常 尿潴留 完全性尿失禁 功能性尿失禁 压力性尿失禁 急迫性尿失禁 反射性尿失禁 有急迫性尿失禁的危险 排便失禁 腹泻 便秘		

续表

领 域	护理诊断	领 域	护理诊断
5. 感知/认知	单侧性忽视 认知环境障碍综合征 感知觉异常(特定的:视觉、味觉、嗅觉、听觉、运动觉) 知识缺乏(特定的) 急性意识模糊 慢性意识模糊 记忆受损 思维过程异常 语言沟通障碍		家庭无能力应对 家庭妥协性应对 防卫性应对 社区应对无效 家庭有增强应对的愿望 社区有增强应对的愿望 自主性反射失调 有自主性反射失调的危险 婴幼儿行为紊乱 婴幼儿有行为紊乱的危险 有增强调节婴幼儿行为的愿望 颅内适应能力下降
6. 自我感知	自我认同障碍 无能为力感 有无能为力感的危险 绝望 有孤独的危险 长期低自尊 情景性低自尊 有情景性低自尊的危险 身体意象紊乱	10. 生活准则	有增进精神健康的愿望 精神困扰 有精神困扰的危险 决策冲突(特定的) 不依从(特定的)
7. 角色/关系	照顾者角色紧张 有照顾者角色紧张的危险 父母不称职 有父母不称职的危险 家庭运行中断 家庭运行功能不全:酗酒 有亲子依恋受损的危险 母乳喂养有效 母乳喂养无效 母乳喂养中断 无效性角色行为 父母角色冲突 社交障碍	11. 安全/防御	有感染的危险 口腔黏膜受损 有受伤的危险 有围术期体位性受伤的危险 有摔倒的危险 有外伤的危险 皮肤完整性受损 有皮肤完整性受损的危险 组织完整性受损 牙齿受损 有误吸的危险 有窒息的危险 清理呼吸道无效 有外周血管神经功能障碍的危险 防护无效 有自伤的危险 自我伤害 有对他人施行暴力的危险 有自我暴力行为的危险 有自杀的危险 有中毒的危险 乳胶过敏反应 有乳胶过敏反应的危险 有体温平衡失调的危险 体温调节无效 体温过低 体温过高
8. 性	性功能障碍 无效性性生活型态		
9. 应对/应激耐受性	迁居压力综合征 有迁居压力综合征的危险 强暴创伤综合征 强暴创伤综合征:沉默 强暴创伤综合征:复合性反应 创伤后综合征 有创伤后综合征的危险 恐惧 焦虑 死亡性焦虑 长期悲伤 无效性否认 预期性悲哀 功能障碍性悲哀 调节障碍 应对无效	12. 舒适	急性疼痛 慢性疼痛 恶心 社交孤立
		13. 成长/发展	生长发展迟缓 成人丧失活力 有不成比例生长的危险 有发展迟缓的危险

3. 形成假设　经问诊、体格检查、辅助检查等所得资料进行汇总分析后,将有临床意义的发现按以上分类法进行分类组合,并进一步寻找相关因素或危险因素,形成一个或多个诊断性假设。

（三）做出正确的护理诊断

认识的过程是连续性的,并非一次能够完成。初步护理诊断形成后,应将之应用于临床实践以验证其正确性。护士在工作中应客观细致地观察病情变化、查找文献、寻找证据并对新出现的情况及检查结果不断进行反思,判断是进一步支持原诊断还是修订原诊断,甚至是否定原诊断。如此不断验证和修订,直至做出最终的护理诊断。值得注意的是,护理对象对健康问题的反应会随其健康状况的变化而改变,因此要不断地重复评估,以维持护理诊断的有效性。

1. 护理诊断的组成　护理诊断由名称、定义、诊断依据和相关因素四部分组成。

（1）名称:护理诊断的名称是对护理对象健康问题的概括性描述。一般常用改变（altered）、受损或损伤（impaired）、增加（increased）、减少或降低（decreased）、无效或低效（ineffective）、缺陷（deficit）、紊乱（disturbed）、功能障碍（dysfunctional）等来表述。护理诊断名称可分为:①现存的护理诊断,是对个人、家庭、社区目前正在经历的健康状况或生命过程的人类反应的描述,如"清理呼吸道无效"。现存的护理诊断由名称、定义、诊断依据和相关因素组成;②有危险的护理诊断,是对某些存在的危险因素,若不加以预防处理,护理对象较其他人更容易出现健康问题的临床判断。对于有危险的健康问题,观察和预防是护理干预的重点,如"有窒息的危险"等都属于这一类诊断。有危险的护理诊断由名称、定义和危险因素组成;③健康的护理诊断,是对个人、家庭或社区从特定健康水平向更高的健康水平发展所做的临床判断,而这个人、家庭或社区具有促进其追求更高层次健康水平的潜能,如"母乳喂养有效"。健康的护理诊断仅包含名称部分而无相关因素。

（2）定义:护理诊断的定义是对护理诊断名称内涵的清晰、正确的描述和解释。NANDA用定义的方式确定每一个护理诊断的特征,并以此与其他护理诊断相鉴别。如"家庭应对无效:无能性"的定义是:重要人物（家庭成员或其他主要人员）的行为使他（她）自己的能力以及被照顾者必须有效完成适应健康挑战任务的能力受损。"家庭应对无效:妥协性"的定义是:当被照顾者处理和控制健康挑战需要帮助时,通常最主要提供支持的人物（如家庭成员或挚友）所提供的支持、安慰、协助或是不足的、无效的,或是妥协的。可看出两者虽然都是家庭应对无效,但造成的原因不同,前者多是"不为",后者是"为",但力度和强度不足。

（3）诊断依据:诊断依据是做出该护理诊断的判断标准。诊断依据是护理对象被诊断时必须存在的相应症状、体征以及有关的病史资料。NANDA按诊断依据重要性将其分为主要依据和次要依据。主要依据是指形成某一特定护理诊断时必须出现的症状和体征,为护理诊断成立的必要条件;而次要依据是指在形成护理诊断时,大多数情况下会出现的症状和体征,但不是每个人都一定会有的经历,对形成护理诊断起支持作用,为护理诊断成立的辅助条件。例如护理诊断"体温过高"的主要诊断依据是体温高于正常范围,次要依据是皮肤发红、触之有热感,呼吸频率增快,心动过速,痉挛或惊厥。

（4）相关因素:护理诊断的相关因素是指影响个体健康状况,导致健康问题的直接因素、促发因素或危险因素。现存的护理诊断有相关因素,而有危险的护理诊断其相关因素常相同于危险因素（即导致病人对这种危险的易感性增加的因素）。一个护理诊断可以有多个相关因素,明确护理诊断的相关因素对有针对性地制定解决问题的措施十分必要。常见的相关因素可来自于病理生理方面、治疗方面（如药物的不良反应）、心理方面、情境方面等。如"体温过高"这一护理诊断的病理生理因素可能是各种感染性疾病或非感染性致热疾病,治疗因素可能为药物或麻醉影响散热过程,导致体温升高;情境因素可能是在高温环境下暴露时间过长或剧烈运动等。

2. 护理诊断的陈述　护理诊断主要有以下三种陈述方式。

（1）PSE公式陈述法:具有P、S、E三个部分,多用于陈述现存的护理诊断。

P:问题（problem）,即护理诊断的名称。

S:症状和体征（symptoms and signs）,也包括实验室检查及其他检查结果。

E:病因（etiology）,即相关因素,一般用"与……有关"来陈述。

例：营养失调：低于机体需要量(P)：消瘦(S)与代谢率增高导致代谢需求大于摄入有关(E)。

（2）PE 公式陈述法：只有护理诊断名称和相关因素，而没有临床表现。多用于有危险的护理诊断，因为危险目前尚未发生，因此没有症状和体征，只有 P、E。例：有组织完整性受损的危险(P) 与浸润性突眼有关(E)。

（3）问题(P)陈述法：这种陈述方式用于健康的护理诊断。

3. 合作性问题：潜在并发症 在临床护理工作中，护士常遇到某些无法用 NANDA 制订的护理诊断所涵盖的问题，而这些问题需要护士提供干预或护理措施。针对这一问题，Lynda Juall Carpenito 于 1983 年提出了合作性问题(collaborative problems)的概念。她把需要护士提供护理干预的问题分为两大类，一类是通过护士提供护理措施就可以解决的问题，属于护理诊断；另一类是需要护士提供监测，需运用医疗手段和护理措施共同处理才能解决的问题，属于合作性问题。合作性问题有其固定的陈述方式，即"潜在并发症(potential complication, PC)：……"或简写为"PC：……"。例："潜在并发症：大咯血"或"PC：大咯血"。

关于合作性问题，需要护士与其他健康保健人员尤其是医生共同处理才能解决，护理工作的重点在于监测，及时发现护理对象并发症的发生和病情变化情况。但并非所有的潜在并发症都属于合作性问题，对于那些可以通过护理措施预防或处理的并发症，应属于有危险的护理诊断，那些护士不能通过护理措施预防和独立处理的并发症才是合作性问题。

4. 护理诊断与医疗诊断的区别 见第一篇第七章第二节。

5. 书写护理诊断时的注意事项

（1）使用统一的护理诊断名称：应尽量使用 NANDA 认可的护理诊断名称，这样有利于护理人员之间的交流与探讨，有利于与国际接轨，有利于护理教学的规范。如果在现有的 NANDA 认可的护理诊断中确实无法找到与之对应的护理诊断，可以以护理问题的方式提出。

（2）贯彻整体护理观念：病人的护理诊断应包括生理、心理、社会各方面。在考虑病人存在问题时应全面。

（3）明确找出护理诊断的相关因素：相关因素往往是造成问题的直接原因，也是护理计划中制订护理措施的关键。对于相关因素的陈述，应使用"与……有关"的陈述方式。

（4）在护理诊断的陈述中避免临床表现与相关因素混淆：如"睡眠型态紊乱 与易醒和多梦有关"，易醒或多梦是睡眠型态紊乱的表现形式之一，不是相关因素。

（5）避免使用可能引起法律纠纷的语句：如将一个长期卧床病人的护理诊断书写为"皮肤完整性受损 与护士未及时给病人翻身有关"，"有受伤的危险 与病房照明不足有关"，可能会引起法律纠纷，对护理人员造成伤害。

（6）避免价值判断：如"卫生不良 与懒惰有关"，"社交障碍 与缺乏道德有关"之类的文字不应使用。

（四）护理诊断排序

见第一篇第七章第二节。

（刘　宇）

第四篇

护理研究

第一章 概述

护理学作为一门独立学科,其知识体系不是一成不变的。它随着科学技术的发展不断丰富、更新。护理科研是护理学科发展的重要基础,是扩展学科理论知识、促进学科发展的原动力,也是培养和造就学科人才的重要源泉。护理学研究与其他学科研究有共同之处,也有其专业独特性。本章将阐述护理学研究的基本概念、基本程序及科研中的伦理原则。

第一节 护理学研究基本概念

一、基本概念

科学(science)是建立在经验和逻辑基础之上,是关于自然界各种现象及其相互关系的普遍性和精确性所构成的有组织的知识,是人类逐步积累起来的、可接受的、可验证的、系统的分科知识体系。

科学研究(scientific research)是用科学的方法,反复地探索未知的认识活动,是通过系统地、有控制地收集资料,客观地解释各种自然现象、社会现象和解决问题的活动。作为一种认识活动,科学研究通过实践、观察获得感性经验,再通过理性思维上升为理论认识,揭示未知事物的本质和规律。科学研究是人类认识现象、获得知识的最先进的方法。

护理学研究(nursing research)是运用科学方法,对护理学领域的未知事物进行反复地探索、系统地观察、有目的地收集资料、严谨地科学分析的一种认识活动。简单地说,护理科研是用科学的方法反复地探索、回答和解决护理领域的未知问题,直接或间接地指导护理实践的过程。护理学研究的最终目的是丰富和扩充护理学知识和理论,提高护理实践的科学性、有效性和安全性。

二、护理学研究范围

护理学研究包括基础性研究和应用性研究,常涉及以下领域。

1. 基础护理研究 是对护理学的基本理论、基本知识和基本技能进行的研究。基础护理研究的内容比较广泛,例如发热、疼痛护理的研究、新护理技术的探索、护患关系的探索等。

2. 专科护理研究 是对各专科的护理理论和技术的研究,如伤口护理技术、手术室护理、急危重症护理技术、临床心理护理理论与技术等,对改进护理实践有重要意义。

3. 护理管理的研究 是对有关护理行政管理、领导方式、护理人才流动和人力安排、工作考核和护理质量控制等方面问题开展的研究,以提高护理工作效率、提高护理质量及安全性。

4. 护理教育的研究 是对护理教学的课程设置、师资培养、教学内容、教学方法、护理实践教学、教学评价、护士在职教育及继续教育等开展的研究。

5. 护理理论研究 研究和探索有关的护理哲理和各种护理理论方面的内容。随着西方护理理论的引进,有关护理理论的研究日益增多,但仍需探索护理新的护理理论与模式,以适应我国护理发展的需要。

三、护理研究的重要性

1. 提高护理实践水平 护理学是一门新兴学科,存在许多需要解决的问题,通过较系统地研究护理问题,改进护理工作,可提高护理质量。同时开展护理科研工作有助于培养护士的科研意识,能及时发现临床医疗护理中存在的问题,并提高分析问题和处理问题的能力,从而提高护理实践水平。

2. 推动学科发展　护理学研究是推动护理学科发展的动力,任何一个学科都不能离开科学研究,没有科学研究的学科是没有生命力的。科学研究可以扩展和完善本学科知识体系,有利于本学科的建设和发展。

3. 造就护理专业学术人才　护理科学致力于培养护理工作者的评判性思维能力,提高其发现问题、解决问题的能力,进而为护理事业培养学术人才。

四、护理学研究的特点

(一) 护理研究对象的复杂性

护理学研究的对象主要是护理服务对象——人。人是最复杂的生物体,既有其生物属性又有其社会属性,除了一般的生理活动外,还具有其他生物无法比拟的丰富心理、情感和精神活动,同时一些先天和后天因素的存在导致个体差异存在,这与其他学科研究对象的一致性很不相同。

(二) 测量指标的不稳定性

由于人体在生理、心理、社会、环境等多方面存在差异,测量指标的结果变异性大,离散度大,特别是有些指标不能直接获得资料,需采用间接的方法,则更增加误差。如涉及人的社会属性问题,就很难用仪器设备来衡量。护理研究不能把研究对象(人)与其他学科的实验那样任意施加处理因素和控制措施,也无法找到人的动物模型来进行实验性的护理干预,特别是涉及心理活动及社会因素方面的研究,无法进行准确客观地测量、模拟和重复,使得护理研究测量方法比其他学科更困难。

第二节　护理研究基本程序

护理学研究是一个有系统、有计划、有控制的过程,需遵循一定的程序。护理科研的程序和计划能够正确地指导研究工作的顺利进行,使护理学研究活动符合科学规律,获得准确和科学的结论。护理学研究基本步骤可分为5个阶段,如图4-1-1所示。

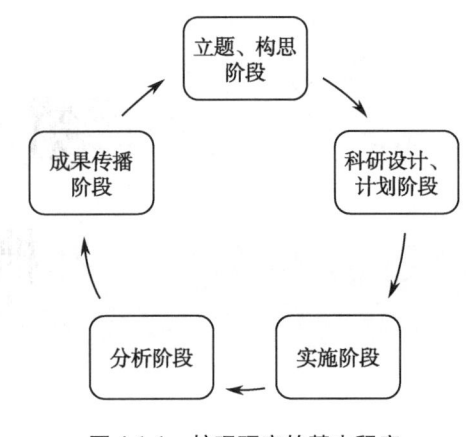

图4-1-1　护理研究的基本程序

一、立题、构思阶段

(一) 选题

选题即提出研究问题和确立研究问题,是科研工作的第一步骤,也是科研工作中最关键的步骤。选题的质量在一定程度上决定了科学研究水平和研究成果的价值,也决定了论文的最后水平。在这一阶段,研究人员需要充分利用科学、创新思维,做好充分的调研,查阅相关文献,了解研究问题的背景和现状。

(二) 查阅文献

科研工作是在已有的相关知识基础上进行的创新活动。在一项新的研究工作开始之前必须全面、系统地检索、查阅相关的文献,分析有关课题的国内外研究现状、水平,找到充分的立题依据。同时也为设计研究方案打下基础。

(三) 确定研究变量

变量是指研究对象所具备的特性或者属性,是研究所要解释、探讨或检验的因素,也称为研究因素。研究者需要对所提出的研究问题进行分析,列出具体的研究变量。对于探讨变量间关系的研究,还需区分自变量、因变量和外变量。

(四) 构建理论框架

在护理研究中,特别是有关护理现象的研究,一般需要理论框架作为指导。在研究中理论框架的应用是很重要的,它影响着假设的形成、研究设计和结果分析,根据理论引导进行研究,所得结果也必然纳入理论框架中。理论是解释观察事物现象的依据,也起着指导研究方向的作用,使研究结果更具深度。能将科学研究与已有的理论基础联系起来,也将使研究结果更为可靠。

（五）形成科研假设

科研假设是实施研究活动前对要研究的问题提出的预期目的。研究者可根据假设确定研究对象、方法和观察指标等。通过获得的试验结果来验证或否定假设，并对提出的问题进行解释和回答。假设是科学性和假定性的统一，常由理论推测而得，所以假设能提供研究方向、指导研究设计。当然并不是所有的研究都需要提出明确的假设，描述性研究就不一定要有假设形成，质性研究一般不设研究假设。

二、科研设计和计划阶段

（一）选择研究设计的类型

1. 质性研究（qualitative research） 又称定性研究，是通过系统、主观的方法描述生活体验并赋予其含义的研究方法。质性研究侧重于探讨现象的本质，或发现新理论框架或模式。在护理学中，质性研究也可以从另一角度为护理科研提供研究某些特殊群体的需求、问题或现象的方法，进一步提供相应的护理措施。

2. 量性研究（quantitative research） 又称定量研究，多先规定收集资料的方法，通过数字资料来研究现象的因果关系。该研究方法认为获得数字的研究可达到测量精确，并能较客观地描述问题和现象，用统计学方法分析资料和设对照组可以避免研究中的偏差。目前医学和护理学领域的研究，其采用的方法大多是量性研究。

（二）研究设计的主要内容

质性研究的科研设计是灵活的，可以根据需要进行调整。而量性研究设计要求很严格，需要事先规划，其内容主要包括以下几方面。

1. 研究对象　根据研究目的确定的目标人群，具有严格规定的纳入标准和排除标准。研究对象必须按规定的条件严格进行选择。

2. 随机分组和对照设计　随机分组就是按照概率原则进行分组，使得选取后的研究对象有均等的机会进入实验组或者对照组。目的是为排除干扰因素，使所有干扰因素能均分到实验组和对照组内，避免研究结果受研究者主观因素或其他误差的影响。设对照组的目的是为排除与研究无关的外变量因素的影响，突出实验效应。对照组和实验组能在尽可能相同的条件下进行观察，使结果具有可比性。

3. 观察指标　在研究中是用来反映研究目的的测量标志，也是确定收集数据的途径。通过观察指标所取得的各项资料，可以从中分析出研究结果，如用身高、体重作为反映儿童发育状况的指标。观察指标的选择必须具备相关性、客观性、准确性、灵敏性。

（三）预试验

预试验（pilot study）指在正式开始研究工作前，为保证科研工作能按照设计内容顺利进行，先做的一些小规模的试验。目的是为熟悉和摸清研究条件，检查课题设计是否符合需要，有无需要修正的地方，及核实样本的估计是否合适等。在预试验中，对采用的资料收集工具或者测量方法需初步试用、检测和操作，以便及时修改，使之能获得更佳的数据资料，如采用自设调查表可通过预试验进行信度和效度的测定。预试验还可以对参加研究的工作者进行培训，统一资料收集方法，减少误差。预试验样本量可为科研设计总样本量的 10%~20%。

三、实　施　阶　段

此阶段是根据研究设计和计划实施研究活动，包括纳入研究对象，实施研究活动，收集原始资料。研究人员通过测量、观察、调查等方法获得的科研资料为原始资料，其记录必须准确、完整、可靠，并妥善保管。

四、分　析　阶　段

科研的目的在于认识客观规律，研究活动是通过对样本信息的掌握去推断总体特征。在分析阶段中，科研人员对收集的原始资料进行整理和分析。数据的整理包括对原始数据的审核，用数据库对原始资料进行录入和整理。对整理好的数据库，应用统计软件如 SPSS、SAS 等，选用正确的统计方法对数据进行统计分析，包括描述性分析和推论性分析，得出结果以回答研究问题或者验证研究假设。

五、成果传播阶段

（一）研究结果的总结

对研究结果、结论和观点必须用恰当的形式表现出来，通常通过撰写调查报告、科研论文、会议交流、口头科研报告等。撰写科研论文为最常用的总结形式，是将研究活动中的感性资料通过思维加工、推理、总结到理论的过程。科研论文的撰写要求规范、准确,它不仅是科研成果的重要总结形式,也是同行间学术交流的重要方式。

(二) 研究结果的交流和应用

任何科研成果只有转化为实践应用并得到推广,才会产生社会效益,体现其价值。护理研究的最终目标是提高护理实践,因此对研究结果的应用需有足够的重视。护理研究人员可通过将论文发表在期刊上,或者通过会议交流,开展培训等将创新的方法让同行了解,以推广研究成果。同时,研究人员需对科研成果的具体实践应用提出建议,或者设计实践应用的项目,促进研究成果的应用。

第三节 护理研究中的伦理原则

护理研究多以人为研究对象,包括病人和健康的人。当以人作为研究对象时,在实施研究活动过程中,需要严格遵循科研伦理原则,充分尊重研究对象的权利,保障其合法权益。

一、有关人体试验的伦理规范

1. 纽伦堡伦理法典 第二次世界大战以后,在德国纽伦堡组织了国际军事法庭审判纳粹战犯强迫战俘接受非人道人体试验的罪行。《纽伦堡法典》(Nuremberg Code)是1946年审判纳粹战争罪犯的纽伦堡军事法庭决议的一部分,它牵涉到人体试验的十点声明,规定了人体试验的条件。

2. 赫尔辛基宣言 1964年在芬兰赫尔辛基召开第18届世界医学会时,以纽伦堡伦理规范为基础,大会通过《赫尔辛基宣言》(Declaration of Helsinki),并于1975年对其进行了修改。该伦理规范将治疗性和非治疗性研究进行了区分。

3. 1978年美国生物医学和行为科学研究会制订并通过了贝尔蒙报告(Belmont Report)。在此报告中保护人类受试对象的3条基本的伦理学原则,即有益的原则(beneficence)、尊重人的原则(respect for human dignity)和公正的原则(justice)。

二、护理研究中的伦理原则

(一) 有益的原则

有益的原则指的是研究人员有义务和责任使研究对象免于遭受不舒适或伤害,或者将伤害降至最低,获得最大的益处。研究对象可能受到的伤害包括身体、心理、社会和经济等方面。研究的风险可以是低危的,也可以是高危的,可以是现存的,也可以是潜在的。研究人员实验前应谨慎评估研究的利益和风险,并尽最大可能将风险减少到最低水平。如果研究风险大于收益,应修改研究设计。研究人员不能将不成熟、不安全的干预措施直接用在人体上。如果研究活动可能给研究对象带来永久的伤害,该研究是不能在人体上实施的。

(二) 尊重人的尊严原则

1. 尊重研究对象的自主决定权 在研究中受试对象应被看作自主个体。受试对象有权利拒绝参与或中断参与研究活动,且不会受到治疗或护理上的任何惩罚或歧视。研究人员不应利用强制、隐蔽性方式收集资料,或用欺骗等手段来让受试对象参加研究。特别是在临床护理研究中,病人作为研究对象,有时不愿意参加研究活动,有时因顾忌医务人员的压力而参加活动。研究人员有双重身份时更应该充分尊重病人的自主决定权。

2. 尊重研究对象的隐私权 多数护理研究收集资料会收集一些个人信息,如联系电话、住址、家庭信息,以及一些个人的隐私如行为、信仰、医疗记录等。研究人员有责任保护这些个人隐私信息,不能将这些信息泄露给他人。当未经本人允许或违背本人意愿而将其私人信息告之他人时,即造成对隐私权的侵犯。

3. 尊重研究对象的保密权 在隐私权的基础上,研究对象有权要求所收集资料被保密。保密权指没有研究对象同意,不得向他人公开研究对象任何个人信息。在护理研究中明确要求:没有研究对象同意,任何人包括医务人员、家庭成员、亲密的朋友等都无权得到研究对象的原始资料。在研究报告或者其他公开交流研究信息时,不能有识别研究对象的个人信息出现(如姓名、地址等)。

(三) 公正的原则

公正的原则指研究对象得到公平治疗的权利,其内容主要包括两方面,即公平选择研究对象和公平对待研究对象。

(1) 公平选择研究对象:研究对象的选择应基于公平的原则,利益和风险公平分配。研究对象的选择应决定于研究问题本身,而不应该根据研究对象的性别、种族、地位、是否容易得到或易受操纵等。

(2) 公平对待研究对象：研究者许诺给研究对象的事情应努力做到，对不同性别、年龄、职业、种族、地位、经济水平的研究对象应一视同仁，不应给予额外的优待或歧视。公平对待研究对象还包括不管研究对象在哪一组（实验组或者对照组）或者中途退出研究，研究者需公平对待并履行所做的承诺。

（四）知情同意

知情同意（informed consent）是指研究对象被充分告知有关研究的信息，并且也能充分理解相关的信息，具有自由选择参与或退出研究的权利。包括知情与同意两个方面。

知情同意要求研究对象在行使同意权时具备一定的理解力和判断力，以及法律上的行为能力和责任能力。在特殊情况下，如精神障碍者、神志不清者、临终病人、小孩等无行为能力者或限制行为能力者（如犯人），其同意权须由法定监护人或代理人行使。

在护理研究中如果研究是属于最小风险的，如护理学生的职业防护知识与态度调查分析，可以采用口头知情同意的形式。如果是干预性质的研究一定要签署书面知情同意书。

知情同意书的内容应该包括：研究介绍、风险描述、利益描述、保密描述、补偿描述、关于退出实验的说明、研究者的联系方式等，并让研究对象签字，如"附：护理研究知情同意书范例"所示。

附：护理研究知情同意书范例

知情同意书

项目题目：家庭访视对艾滋病病人生存质量影响的研究

课题负责人：×××教授，×××护理学院×××，×××护理学院在读研究生

尊敬的参与者，我们邀请您参加本研究。

研究目的：（1）了解人免疫缺陷病毒（HIV）阳性人群及其家属的生活质量；

（2）评估家庭访视能否帮助 HIV 阳性人群提高其生活质量；

（3）通过本研究想提高护士的家庭访视能力，充分发挥医务人员在社区艾滋病综合防治中的积极作用。

简介：这项研究将持续 6 个月，在您来门诊时，研究人员会问您一些问题，如果您可以参加这次研究，您将会被分组，有可能接受 6 个月的家庭访视，如果您不愿意接受家庭访视，那您不能参加本研究。

如果您愿意参加本研究：

1. 填写调查问卷，参与此项研究是完全自愿的，绝对不会影响到您的日常生活或者工作，参与采用匿名式进行，所有问卷将按编号进行记录并通过设置密码存入电脑加密保存，您的答案将被匿名记录在案，对于让您感到不舒服的问题，您可以选择不答。

2. 您将会参与分组，进入家访组或普通组，我们现在还不清楚家访是否能够提高人们的生活质量。我们会采用随机分组，您自己是不能选择进入家访组或者普通组，只有您接受我们的随机分组，并且考虑可能会接受家访，您才能选择参加我们的研究。

3. 如果您在普通组，您将接受由门诊护士和医生与其他病人一样的健康教育活动和咨询。若果您在家访组，除了门诊医生和护士提供的健康教育和咨询外，一个护士和一个同伴宣传员将对您进行家访，共家访 6 个月，前 1 个月每两周一次，后 5 个月每月一次。在家访过程中，他们会跟您谈话，谈论有关您的目前生活状况，看能否帮助您找到改善目前您生活状况的方法和技巧，每次家访持续约 30 分钟到 1 个小时。时间安排主要是根据您的方便而定。

利益：

参加本研究不会给您带来直接的利益，但是参加本研究可以让您更加注意自己的生活质量，从而采取一定的措施来改善您的生活质量，因此，无论您被分到家访组还是普通组，你可能多少都会收益。

风险：

参加本研究不会给您带来任何身体上的伤害。当然，这么频繁的家访可能会给您带来一定的压力。如果您在家访组的话，您可能会感觉到家访会对您的隐私不利。但是，若果您的信息被研究人员以外的人知晓，那么您参与本研究的保密性就有一些风险，当然，我们要求我们的所有研究人员对您的信息绝对保密，所以，泄露您的信息的风险是很低的。

补偿：

为了感谢您在回答问卷上所花费的时间，您将得到一定的补偿，如果你在家访组每次家访您

都会得到一些食物,如水果、牛奶等。

其他可供选择的医疗服务:

如果您不愿意参加本项目,但是又想提高自己的生活质量,您可以向门诊的医务人员寻求帮助,获得相应的资源支持。

保密性:

您参加本项目的所有资料将会被严格保密。问卷是匿名填写的,每个人将有一个项目编号,所有的材料中都不会出现您的名字或者有关您的任何信息,而且所有的资料将会被锁在抽屉里或者加密保存在电子文档中,只有项目组的成员才可以查看。

自愿原则:

参与本研究完全是自愿的,您可以拒绝参与,可以因为任何原因随时终止参与,还可以随时拒绝任何您不想回答的问题,您不会因此而受到任何处罚,如果您在研究中途退出本研究,这也不会影响您在当地治疗点享受任何医疗服务。

疑问:

如果关于此项目您有任何不清楚的地方,请直接询问访视人员,如果以后有疑问时,您可以拨打电话:××××××××××,与项目负责人联系。

研究者的权利:

我已经阅读或者他们给我阅读了以上所有内容,项目研究人员已经解释并回答了我的所有疑问。我了解了参与此项研究可能的风险和可能的益处,我也了解了可能的其他选择。

我明白我可以不参加此项研究,并且这也不影响我在治疗点的各种医疗服务,我也可以中途退出该研究。

我明白作为研究对象应有的权利,我自愿参加该研究项目。我理解研究的目的、方法和过程,我将填写知情同意书。

----------------------   ----------------------
研究对象签名   日　期
----------------------   ----------------------
研究人员签名   日　期

三、护理研究中伦理问题的监督机制

(一) 伦理审查委员会(Institutional Review Board, IRB)

在涉及人的生物医学研究和临床试验的研究机构和大学均会设置伦理审查委员会。它是为以人为研究对象的研究提供伦理审查的批准和监督机构,其职责是审查临床试验方案是否符合伦理学的要求,确保研究对象的安全、健康和权益得到保护。它的组成应该是多学科、多元化的,其成员在研究领域或者研究方法方面有广泛的专业背景,其中需要有伦理学背景的成员、医学专业人员、法律专业人员及非医务人员组成,要有一人来自本单位所服务的社区。

(二) 伦理审查委员会审查内容

1. 研究的科学性　一个符合伦理原则的研究设计必须是科学的,这样才不会浪费研究对象的付出。研究设计应严格遵循普遍认可的科学原理、试验方法和分析方法。

2. 伦理学审查　研究设计和方法是否严格遵循研究伦理学的基本原则,如知情同意书是否完备、保密的措施、研究中不良事件的应对等。通过审查,伦理审查委员会可以决定研究项目是否可以进行。在研究期间,研究方案的任何修改均应得到伦理审查委员会的批准后才能执行。研究中发生的任何不良事件,也必须向伦理审查委员会报告。

(王红红)

第二章
确立研究问题

选题是研究工作的第一步,研究人员从提出初步的问题,到确立研究题目、研究目标,需要研究人员发挥创新思维,在充分掌握研究现状的基础上,提出具有科学性、创新性、可行性的研究题目。爱因斯坦说过"提出一个问题往往比解决问题更困难",研究选题时需要研究人员花费时间和精力做好充分调研,提出切实、可行的题目。

第一节 提出和确立研究问题

一、选题来源

(一) 护理实践

护理选题主要来源于护理实践。护士工作在临床第一线,发现一些问题,探索是否可以通过研究来解释或者解决问题,必须通过科学的实验设计,用科研的手段获得可信结果,才能为大家认可。科研成果上升为理论可反过来指导实践。在护理实践中,护士需要细心观察、勤于思考,就会发现日常护理工作中有不少的问题值得我们去研究。如有研究人员探讨剖宫产术后产妇留置导尿管的时间,随机分成对照组和实验组,观察术后分别留置导尿管 6 和 24 小时,拔管后一次排尿成功率和膀胱刺激征的发生率。

(二) 理论

许多研究问题就是研究者按照某一理论提出某种假设,推测按照某一理论应该解决某一问题。研究问题的提出可以基于成熟的理论,也可以为尚有争议的学说。研究者可以将健康信念模式(health belief model)用在高血压病人的干预研究中,对高血压病人进行了干预前后知识、信念、行为的差异比较。

(三) 文献

护理科研选题也可从文献中来。研究者在阅读文献时随时注意空白点,经检索无类似研究,且有实用价值的方面即可作为选题的方向。因此研究者需阅读课题方向最近 5~10 年相关文献,了解某一研究领域的现状与发展趋势,刺激产生新的思路,从而确定自己要研究的方向和范围。

(四) 他人的经验

科研选题也可借他山之石,"洋"为"中"用。通过参观学习和对外交流,将别人先进的技术、管理模式、实践经验引进。如专科护理技术、循证护理、临床护理路径等的引进。

二、选题基本过程

(一) 找出问题,确定研究方向

研究者在选题过程中要思考:我对什么领域感兴趣?我对什么问题感兴趣?写下所思考的问题,这些资料将成为将来的研究课题的雏形。

1. 审慎评价这些问题的以下几方面。
(1) 问题重要性如何?
(2) 为何值得研究?
(3) 研究结果将对护理实践造成何种影响?

2. 可研究的问题的一般特征 能实施研究的问题包含以下特征:①问题应是精确、具体,包含了可测量的变量;②问题应是现实的;③问题范围不应过大;④问题应是清晰的;⑤应避免与不同价值观念和价值判断相关的问题;⑥问题应包含可直接观察到的特征和行为。

可研究的问题,在定量研究中,研究问题必须包含可精确界定和测量的变量,例如研究者希望确定早期出院对病人健康状况的影响,健康状况是一个范围较大的变量,较难准确测量,所以应制订一定的标准,使健康状况这一变量可观察、可测量。如果要探讨的是一个全新的概念,例如研究护生职业价值观,一般很难对它进行精确的定义,则可先通过质性研究的方法,以深入访谈或深入

观察的方式收集资料。

（二）缩小范围

一般情况下，最初确立的研究问题往往较大，需要进一步缩小范围，使题目研究更具可行性。例如老年病人压疮问题的探讨，则范围过大，涉及内容包括压疮的原因、临床表现、严重程度评定、预防、处理等等，若将题目的范围缩小为骨科老年病人翻身次数和压疮发生率的相关性研究，则在研究对象、研究范围、研究变量等方面都比较具体和明确，使研究可行性和实用性提高。

（三）全面查询相关文献

确立研究问题过程中非常重要的步骤是通过文献查询对研究问题进行进一步论证和提炼。首先找到相应的数据库，例如中国生物医学文献数据库（CBMDisc）、Medline、CINAHL、Ovid、PubMed、万方数据资源系统、中国期刊全文数据库等，然后设计适合的关键词，进行深入全面的查询文献。查阅使最初的选题更精练、更具研究价值。

三、陈述研究问题和目标

（一）陈述研究问题

研究问题的陈述主要包括研究问题的范围、研究的必要性和意义，需要解决的问题和价值，并根据当前研究的进展提出目前尚未解决的问题。

如在"参与式培训降低医学生对 HIV 感染者的歧视"一文中研究问题简要陈述如下：在全球共同努力下，艾滋病的流行虽在一定程度上得到了控制，但 HIV 携带者总数仍在增长。医务工作者对 HIV 感染者的歧视态度，可影响 HIV 感染者的就医倾向及治疗效果，甚至可能导致感染者心理失衡。医学生作为未来的医务工作者，提高其艾滋病相关知识、态度及医疗服务意愿，是保证其在未来的工作中为 HIV 感染者创造良好的医疗环境、促进艾滋病防治工作有效进行的重要措施。有研究表明，虽然医学生对艾滋病有较高的认知水平，但其仍对 HIV 感染者存在歧视，应加强对医学生进行艾滋病反歧视教育。（摘自中华护理杂志 2011 年 8 月第 46 卷第 8 期 794 页）

（二）陈述研究目的

可通过陈述句的形式表述研究目的（研究目标），要求既简洁、具体，又满足以下要求：①研究对象明确；②变量明确；③用词恰当：研究目的应以行为动词开头，运用具体、可测量的行为动词陈述研究目的。

例如：

1. 观察用 10% 葡萄糖喂养治疗早产儿羊水呕吐的效果。
2. 比较肛温和颌下温度两种方式测量新生儿体温效果。
3. 描述监护室护士心理健康状况。

四、评价选题

（一）创新性

研究的课题可在已有的理论基础上，提出新问题，解决新问题。在技术研究上，要求运用新原理，发明新技术、新方法，因此研究内容避免重复别人的工作，研究的意义在于解决问题，也就是说很多问题应用常规的方法无法解决，要用新的方法、新的观点、新的理论才能解决，这样才能破旧立新。选题的创新性可体现在以下几个方面。

1. 前人未涉足的领域或新创立、新发展起来的学科分支，新理论等。
2. 前人已有研究，但本人提出新的资料和结果，对原有的结果提出补充或修改。
3. 国外已有报道，尚需结合我国情况进行研究验证以引进新理论，填补空白。

（二）实用性原则

论题的实用价值实质上就是论文的实用价值，即为护理学理论和实践密切相关的亟待解决的问题。若能运用自己所学的理论知识和实践经验对其进行研究和探讨，提出自己的观点或见解，并指出解决问题的方法及效果，是很有价值的。只要达到以下方面之一，即可认为选题有实用性：研究的预期结果要能指导和应用到实际护理工作中（实用性）；对病人、护士、其他医务人员有意义；对护理实践或制订护理措施和护理政策有帮助。选题优先选择影响较大，病人或护理人员最关心的问题。

（三）科学性

选题的科学性指选题要有一定的理论或客观事实为依据，同时在阅读大量文献的基础上进行思考，提出研究问题。

（四）可行性

选题时还需要考虑研究能否实施，包括协作关系、仪器设备、时间和可行性、研究对象、其他合作者、伦理问题、研究资源、政策和制度。

第二节　确认研究变量

变量（variable）也称研究因素，是指研究对象所具备的特性和属性,是研究所要解释、探讨、描述或检验的指标,不同个体间具有变异性,如焦虑、生活质量、体重、血糖等。研究工作中所遇到的各种因素都是一些变量,大都是可以观察到或测量的因素。确认变量可以帮助完善科研设计。

一、分 类

(一) 根据其在研究中的作用分类

在研究中,根据其作用和性质不同,将变量分为自变量、依变量和外变量。

1. 自变量 指能够影响研究目的的主要因素,自变量不受结果的影响,却可导致结果的产生或影响结果。

2. 依变量(因变量) 指科研目的,它随自变量的改变而改变,也可受其他因素的影响。在研究中因变量正是我们想要观察的结果或反应。

3. 外变量(控制变量,干扰变量,干扰因素) 指某些能干扰研究结果的因素,应在科研设计中尽量排除。设立对照组能达到排除外变量的作用。

总地来说,自变量是研究问题的"因",而依变量是"果",大多数科研都可事先确认研究变量,再通过研究结果来解释变量间的因果关系。而外变量的存在会干扰自变量与因变量的关系,在研究设计中需要进行控制。

例如在"机械通气病人肠内营养同时行胃肠减压对呼吸机相关性肺炎的影响"课题中,是否行胃肠减压为自变量,呼吸机相关肺炎的发生率为依变量,病人的病情、病程等为外变量。

(二) 根据变量的取值不同分类

1. 连续变量(continuous variable) 指取值连续的变量,变量在某一范围内可以取不同的值,不同的取值可以构成一个连续体。如体温、体重、生活质量(用量表测得)等。

2. 不连续变量(discrete variable) 指取值不连续的变量,又称离散性变量或等级变量,即变量在某两点之间的取值是有限的。例如:孩子的数目,可以取值0,1,2,3或更多。这种取值是不连续的,因为类似1.5或2.3的数值是没有意义的。在1和3之间可能的取值是2,而不是无数个值。

3. 类别变量(categorical variable) 按类别取值且其值并不代表数量的特点,如性别,只有两个值(男或女)。类别变量又分两分类变量和多类变量。两分类变量只有两个值,例如:妊娠试验结果(阴性或阳性),是否患病(是或否);多类变量则可以有多个值,但每个值之间没有数量的判别。

例如:血型类别(A型,B型,AB型或O型);婚姻状况(已婚,未婚,离婚,丧偶或其他)。

二、选择和确定变量的方法

研究变量是抽象程度不同的概念,有的概念非常具体,如体温、血压、体重等,有的概念比较抽象,如社会支持、移情等,这些概念就是研究变量,也称为研究概念。研究中的变量应能反映理论框架中的概念。根据研究目的选择研究变量和概念,根据理论框架对其进行定义。

某些量性研究的目的就是要揭示因果关系,反映在变量上就是要了解自变量对因变量的影响。其中自变量(independent variable)就是实验者控制和操作的变量,因变量(dependent variable)就是随自变量而变化的变量。比如要研究教学方法对学生成绩的影响,那么就首先要对学生按照教学方法分组。比如A组采用一种新式的教学方法,称为实验组;另一组采用传统/普通的教学方法,称为对照组。教学方法就是自变量,学生的成绩就是因变量。

三、变量的界定和测量

(一) 定义变量

在研究中,对研究变量作出明确定义有两种方式:一是概念性定义(conceptual definition),指对研究变量或指标本质的概括,以揭示其内涵,并将其与其他变量或指标区别开来;二是操作性定义(operational definition),指用可感知、度量的事物、事件、现象和方法对变量或指标作出具体的界定、说明。操作性定义的最大特征就是它的可测量性,作出操作性定义的过程就是将变量或指标的抽象陈述转化为具体的操作陈述的过程。

设计操作性定义常见的方法有:①方法与程序描述法,即通过特定的方法或操作程序给变量或指标下定义的一种方法,如"疲劳"可定义为连续工作8小时后个体存在的状态;②静态特征描述法,即通过描述客体或事物所具有的静态特征给变量下定义的一种方法,如"聪明"可定义为学识渊博、语言词汇量大、思维敏捷;③动态特征描述法,即通过描述客体或事物所具有的动态特征给变量下定义的一种方法,如"糖尿病用药知识"可定义为糖尿病病人能够说出自己所服用药物的名称、剂量及常见的副作用。

(二) 变量的测量

1. 测量指标的选择 在研究中对变量的测量一般是用某种或多种指标来反映的。测量指标

直接反映研究的结果,具有决定性意义。选定测量指标需考虑下列要求:

(1) 指标的关联性:选用测量指标必须与研究的目的具有本质联系,且能确切反映被试因素的效应,这就是指标关联性的体现。如反映心脏收缩力的指标应该选用心排血量或心脏指数而不是心电图。

(2) 指标的客观性:反映变量的指标根据其来源分为客观指标和主观指标。客观指标是数据资料通过测量仪器和设备所指示的,如血糖、血脂等。主观指标是通过研究对象或研究者的主观判断进行测量,如病人满意度、焦虑等。选用客观指标收集资料容易达到客观性的要求,因此尽可能选用客观指标,但护理研究以人为研究对象,许多课题还离不开主观指标。采用主观指标时,应采用严格制定的、标准化的资料收集手段,观察时采取多人观察、盲法判定等,消除主观因素的干扰,增加其客观性。

(3) 可行性:测量所选指标时所需的技术水平、仪器设备、经费等是否可行,也是需要考虑的。

2. 测量指标的分类

(1) 定性指标:按某种特性分类来衡量变量的变化,且不同类别间不能进行量的比较,仅为性质或类别的不同。用这些指标收集来的资料属于计数资料,如性别、人种、婚姻状况、职业等。将这些数据输入计算机时常常用数字代替其不同的类别,如输入性别时,1=男,2=女,这些数字只是一个代码,不能做算术运算。制定定性指标的分类时考虑其完整性和排他性。例如:ABO血型系统中血型分A型、B型、AB型、O型,这些分类包含了所有人的血型类别(完整性),且一个人的血型只能是其中的一种(排他性)。

(2) 等级指标:指测量可以按照某种逻辑顺序进行排列的指标。例如:烧伤的深度(Ⅰ度、Ⅱ度、Ⅲ度)、病情严重程度(轻、中、重)、婚姻满意度(非常满意、满意、一般、不满意、非常不满意)等。指标的分级除了具有完整性、排他性外,还能反映某种特性的程度的变化,但级别之间的距离是未知的,不能反映具体的量的变化。用等级指标收集的资料属于等级资料。

(3) 间隔指标:除了具备等级指标的特性外,还能准确地反映某种特性程度的量变化,通常通过使用仪器测量获得,如温度、智商、焦虑等。这类指标所用的单位是相同的,即在任何两组相邻值之间的距离是相等的。例如:50℃和60℃之间的差值与70℃和80℃之间的差值是相等的,但间隔指标量的变化不完全等同于实际的效应且缺乏实际意义的零值。我们不能说100℃的水比50℃的水热2倍,0℃并不表示没有温度。用间隔指标收集的资料属于计量资料。

(4) 比例指标:除了具备以上3种指标的特点外,还具有实际意义的零值。例如:质量、长度、体积的变化,通常用比例指标来测量。这些指标具有实际意义的零值,长度为0,表示没有长度,而且量的变化真正反映了实际的效应。例如:体重70kg的人就是比35kg的人重两倍。这类指标属于相对指标或比例指标。用比例指标收集的资料属于计量资料。

选择不同级别的指标是根据研究的目的和研究条件而确定的。有时为了便于数据的整理和统计,可将上述指标进行互相转换,比例指标和间隔指标可以转换为等级指标或者定性指标,反之却不行。如成人年龄项收集资料时按实际的大小填写,分析时可以分为:≤44岁、45~59岁、≥60岁。在变量测量时尽量采用间隔或者比例指标,得到的计量资料便于统计分析。

四、选择、确定研究变量的方法

研究变量的选择和确定是在分析研究目的的基础上,结合实际研究条件而确定的。在选择变量时应考虑以下几方面。

1. 分析、确定研究变量的性质和特点　通过分析,确定研究变量之间是因果关系还是相关关系,是直接测量变量还是间接测量变量等。

2. 确定研究变量的数目　不同的教育科学研究所含的变量数目是不同的,一般来说,问卷法、观察法、访谈法所探讨的变量数目比实验研究的多,但是,即使在实验研究中,也包含了多种变量和有关的因素。选择研究变量时,需要根据研究目标和研究条件,客观地确定研究变量的数目,并列出研究变量表。

3. 考虑变量的测量水平　研究变量的测量可在不同水平进行。对于不同的研究变量,其测量水平可能是不同的。有的在多级水平上进行测量,有的却只能在某一水平上进行测量。考虑研究变量的测量水平,应该将研究变量的性质、可以选用的测量工具的性质、拟采用的分析数据的统计方法等结合作整体的考虑。

4. 辨明外变量　辨明外变量是研究设计中重要而复杂的过程。对于可能影响研究结果的外变量,要认真分析,考虑哪些外变量可能对研究结果无影响,哪些可能有影响,而且对那些有影响的,还需要考虑如何在研究过程中通过随机、分层等设计加以控制。

第三节 建立科研假设

科研假设(research hypothesis)指对已确立的研究问题提出预期目的或暂时的答案,或者说是对研究变量间关系的预测。研究假设将研究问题和研究目的转换为研究的预期结果,为以后的科研设计和研究活动提供重要的导向作用。建立科研假设是立题阶段的重要步骤。

一、建立科研假设的作用

1. 将科研问题转换为预期结果 例如:对孕妇的产前健康指导会减少产后抑郁的发生吗?科研者对于此科研问题可做出科研假设,即接受产前健康指导的产妇比没有接受指导的产妇产后抑郁症的发生率低。

2. 验证理论 科研假设有时是来源于理论。理论的有效性往往不能直接检验,但理论的价值可通过产生科研假设在实际中进行验证。例如:强化理论认为通过学习或重复可使行为或活动得到正向强化。此理论太抽象不能直接测试,但由强化理论演绎出的假设则可测试,如在护理操作中给予奖励(零食、看电视或玩具等)的儿科病人比没有得到奖励的病儿更配合护理操作。

3. 为科研活动提供方向 对变量间关系的预测一经提出,以后的科研活动就是为了验证或否认假设而进行。科研假设不但对科研设计提供了目标与思路,还为数据的分析和解释提供了方向。

二、形成科研假设的来源

科研假设不能凭科研者主观想象而产生,形成假设必须有充分的依据。依据主要的来源有3个方面:

1. 在实践中对护理问题和现象的观察 许多假设是研究者通过大量的实际观察归纳产生的。临床护士观察到抱怨疼痛多的病人使用止痛药多些,通过归纳法可以形成这样的假设:住院病人主诉疼痛越频繁,止痛药物的使用越多。

2. 分析理论 许多研究假设是从理论推断出来的。研究者从理论中推理形成假设并在实践中去验证它。例如:健康信念理论认为个体采取某一健康行为的可能性与他(她)对某种疾病威胁性的感知和对该行为的价值感知有关,从而理论可以形成这样的假设:中年妇女对乳腺癌的威胁感知越高和对乳腺自查行动的价值认知越好,越有可能采取和坚持乳腺自查的行为。

3. 查阅文献 假设也可以从文献中来,研究者可以重新陈述其他研究者已经测试过的假设,并有所创新。如研究者在文献中看到假设:接受手术进展信息的手术病人家属比没有接受此干预的家属焦虑水平低,由此可以形成新的假设:接受手术进展信息的手术病人家属比没有接受此干预的家属对服务的满意度高。研究者也可以重复其他研究者的研究,对他人的研究假设进行验证。

三、可用的科研假设的特点

1. 科学性 科研假设的提出应以一定的事实为依据,不能主观凭空想象。这些事实依据可以是从个人的实践中得来,也可以是从查阅他人的资料中得来。假说的建立不仅有事实依据,还必须有理论基础,应符合现有的基本理论。即使是以新假设取代旧理论,也应当继承旧理论的合理部分。事实依据和理论基础是假设建立的两个支撑点,缺一不可。

2. 假设性 尽管假设提出的来源必须基于现有科学依据,但它是科研者利用科学的思维方法做出的推测性的设想,涉及一个未知的领域,并不是对现有科学理论的完全重复,因而带有一定的假设性。只有具备假设性才能体现科研立题的创新和价值所在。

3. 可测试性 一个好的科研假设应该是可以测试的,不可验证的假设不能作为科研假设。科研假设的可测试性体现在两个方面:①研究假设必须描述和推断变量间的关系,否则科研假设是不可测试的。②如果研究变量不具体,不能观察或测量,研究假设也不能测试。

四、科研假设的类型

(一) 相关假设与因果假设

1. 相关假设(associated hypothesis) 陈述变量间有相关关系,即当一个变量发生变化时,另外的变量也随之发生变化。相关假设陈述的方式有:①在某一人群中变量 x 与变量 y 相关(预测相关关系)。②y 变量增加时 x 变量也增加(预测正相关关系)。③当 y 变量增加(减少)时 x 变量减少(增加)(预测负相关关系)。例如:中年妇女食物纤维摄入量与胃肠道症状发生的频率呈负相关关系。

2. 因果假设(causal hypothesis) 指出两个或两个以上自变量与依变量间的因果关系。研究者所实施的处理因素为原因，处理因素所带来的效应为结果。例如：在研究化学治疗(简称化疗)前病人准备教育效果的课题中可以形成以下假设：接受化疗前准备教育的癌症病人，比接受常规信息指导的病人接受化疗时的焦虑水平低、满意度高。在此假设中，接受化疗的病人是研究对象，化疗前病人准备教育是自变量，也就是假设中的原因，化疗时的焦虑水平和满意度就是依变量，即为假设中的结果。

（二）单一假设与复合假设

单一假设(simple hypothesis)陈述一个自变量和一个依变量之间的关系。例如：糖尿病病人的自理能力影响其生活质量。通常单个自变量不足以解释依变量的变化，需要多个自变量才能使研究更加完善，或者有时一个自变量的变化可以引起一个以上的反应（多个依变量），这样需要复合假设(complex hypothesis)。复合假设是指陈述总数多于两个的自变量与依变量之间的关系，可以是一对二、二对一、二对二或多个变量之间的关系。例如：对支气管哮喘病人实施放松训练干预可减少哮喘发作次数、减轻病人焦虑水平、改善其肺功能。

（三）无方向性假设与方向性假设

1. 无方向性假设(non-directional hypothesis)指出变量间有一定的关系但不能预测关系的性质。如果没有理论依据或在文献资料或实践观察中没有证据来推测变量间关系的性质，研究者则只能形成无方向性的假设。例如：老人自我评价的自理能力与性别、社会文化背景、健康状况、家庭影响有关。此假设只预测了变量间的关系，并未指出变量间关系的性质。

2. 方向性假设(directional hypothesis) 预测了两个或两个以上变量间的关系及关系的性质。方向性假设是研究者从理论依据、相关研究的结果或临床实践找到依据能够推理变量间关系的性质而形成的。陈述方向性假设时常用"小于""大于""增加""减少"等表示变量间关系的方向性。例如：学龄儿童的低社会交往能力、多发的行为问题与母亲高的抑郁分值有关。形成方向性假设有3个好处：①表示研究者对研究现象有谨慎、周密的思考。②呈现清楚的研究架构。③统计测试假设时敏感度更高。

（四）科研假设与统计假设

科研假设(research hypothesis)用于陈述事物或现象间的预期关系，而统计假设(statistical hypothesis)则是用于假设性检验和推论统计结果，分无效假设和有效假设。在研究立题和设计时，研究者关注的是科研假设，而在统计分析时，才使用统计假设。

五、科研假设的陈述

一个可以被具体操作的假设，应该提出变量间关系的预测。好的假设陈述应该使用简明、清楚的语言。陈述假设时常会包含一些有比较意义的词，如："与……有关"，"比……高"或"比……低"，"与……不同"，"比……多"或"比……少"，"比……差"或"比……好"等。例如："接受系统化术前教育的开胸手术病人比接受常规指导的病人术后恢复速度快，并发症少"；"产后妇女的体重与活动量有关"。

六、科研假设的验证

假设是否正确需要通过实践来验证。一般需要下列程序：①科研设计。②采用观察、实验或调查法收集资料和记录。③资料的整理和统计分析。④得出结论。

验证的结果可以是支持假设或否认假设。要证实一个假设，就应该全面进行研究，观察在哪些条件下结果是符合假设的，哪些条件下是不符合的，从而找出它的适用范围与局限性，并反复深入地研究其本质，找出规律，将证实的假说上升为理论。当然，单凭一次研究结果很难下结论，需要对相同的研究进行多次的重复才能得出较肯定的结论。科学不断在发展，事物总是在改变。现在证实的结论可能经过一段时间后需要进行修改或补充，因此验证假设的结果不能绝对化。

验证假设忌讳的是研究者持主观偏见。结果是根据客观事实得来的，因此每位科研人员应树立求实的科学精神，养成尊重事实的思想作风和实事求是的工作态度。当遇到观察或实验结果与假设不符时，应对科研的每个步骤进行检查，找出可能出问题的环节，对于错误的假设就应该考虑放弃。

科研假设的提出对整个科研活动起着重要的指导作用，但不是所有的研究都有假设。质性研究、描述性研究可以没有科研假设，但若要探讨变量间的关系时，就会有潜在的假设存在。

（李　强）

第三章

文献的查询及利用

科学研究是在继承和借鉴他人研究成果的基础上进行新的探索的过程。查阅文献贯穿整个科研过程，从选题到最后论文的撰写都离不开文献的支持。学习查阅文献方法，积累资料，掌握护理技术、新知识和动态，是培养科研能力的基本条件之一。

第一节 文献检索的概述

一、文献检索的基本概念

（一）信息

信息（information）是物质存在的一种方式、形态或运动状态，是事物的一种普遍属性。信息分客观物质世界的信息、主观精神世界的信息、概念世界的信息；信息不是事物的本身，但反映了事物的特征和特性。

（二）知识

知识（knowledge）是人们在改造世界的实践中所获得认识和经验的总和，是人脑通过思维重新组合的系统化信息的集合。知识是经过选择、综合、分析、加工等处理的系统化信息。人类获得知识的主要途径是学习前人积累的知识、自身实践积累和探索未知的活动（如科学研究）。

（三）文献

文献（literature）是记录知识和信息的一切载体。知识和信息是文献的实质内容，载体是文献的外部形态。文献有两种特征：①外表特征，包括著者姓名、题名、刊名、会议名称、特种书刊名和文字类型；②内容特征，包括学科分类、主题词、关键词等。

（四）文献检索

文献检索（literature retrieval）是指将文献根据其外表特征或内容特征，按照一定的方式编排并储存在一定的载体上，通过一定的方法，从检索系统中查出特定文献的过程。

二、文献检索的目的

（一）了解研究现状，避免重复，减少盲目性

护理科研选题、立项必须通过医学护理文献信息检索（或称查新、预查新）掌握国内外同类研究的动态、进展。如发现同类研究已有报道，则应中止、调整该项研究重点或重新确定起点。事实证明，科研重复率高和论著步他人后尘的数量日趋增多，关键是对医学文献检索不够重视或检索质量欠佳。

（二）启发思路，借鉴方法

当研究人员对某种现象或实践问题产生了一些初步想法时，需要通过查证文献，使立题的思路更清晰，研究范围更具体。在确立选题后，就需要设计具体的研究方法，包括确定研究对象、抽样设计、观察指标、测量工具、控制混杂因素的方法、统计方法等，这些方法都可以通过查阅相关文献得到启发。

（三）获得立题和撰写论文的理论依据

在撰写论文分析结果时，作者须对研究结果与文献资料做历史、横向的比较，分析相同和不同之处，同时作者需要借用他人的研究结果和论点作为依据来支持自己的观点，使观点有科学依据，更令人信服。

三、文 献 类 型

（一）按文献载体类型划分

1. 印刷型　以纸张为载体，记录方式为铅印、油印、胶印等，便于阅读和传递，但体积大、笨重、识别保管难。

2. 缩微型 以感光材料为载体,存储密度高、体积小、成本低、保存期长,但必须借助阅读机阅读,保存条件要求也高。

3. 视听型 以磁性材料或感光材料为载体,可以闻其声、见其形,给人直观真切的感受,但需一定设备,投资较大。

4. 电子数字型 是伴随计算机技术和网络技术发展而产生的,以计算机处理技术为核心记录信息的一种文献形式。这种文献存贮容量大,检索速度快捷、灵活,使用方便。

(二) 按文献加工程度划分

1. 一次文献 公开发表的原始论著、期刊上刊登的论文、学位论文、研究报告、专利说明书等。

2. 二次文献 将大量无序的一次文献进行收集整理,著录其特征,并按一定的顺序加以编排,供读者检索所形成的文献。

3. 三次文献 利用二次文献广泛收集一次文献,经分析、综合、整理而成的文献。

4. 零次文献 未经发表或进入社会交流、未经系统加工整理的最原始的文献。

(三) 按出版形态划分

1. 图书 是一种成熟定型的出版物,是指系统论述某一个专题的比较成熟、定型、带总结性的文献,都有封面、书名页、目次、正文、出版发行项、封底等部分,可分为教科书、专著、论文集、丛书以及工具书等。图书是图书馆的主要藏书之一。

2. 期刊 汇集科技成果的重要文献,定期或不定期连续出版、有固定刊名、有连续的卷期号,每期发表多篇文献,出版周期短,通报速度快,信息量大。是科技人员获得科技信息的主要来源,也是图书馆馆藏除图书以外的又一重点收藏。

3. 专刊文献 指专利局公布或归档的与专利有关的文献,包括专利说明书、专利公报、专利分类表以及专利从申请到结束全过程中的文件和资料。专利说明书是专利发明人向国家专利主管部门递交的一项发明创造的书面申请材料。

4. 会议文献 指各种会议上宣读或提交讨论、交流的论文、报告、会议纪要及会前通知、会议日程安排等和会议相关的文献。

5. 学位论文 指博、硕士研究生为获得学位所撰写的论文,是对某特定问题的研究总结,有新论点、新依据、数据充分,是图书馆馆藏的一种。

6. 科技报告 指科研部门、厂矿企业以及大学的合同科研单位,对某项科研项目的调查、实验、研究所提出的正式报告或进展情况的报告。

四、检索工具

文献检索工具是按一定学科、一定主题进行收集、整理相关文献后,给文献以检索标识的二次文献,具有存储、检索和报道信息的功能。按照其编著方式不同,可分为以下4类:①目录:对图书或单独成册的出版物外表特征的著录。目录包括分类目录、书名目录、著者目录、主题目录;②题录:以独立的文章为单位,对文献的外部特征进行著录;③索引:将书刊资料所刊登的文章的题目、作者、出处及所论及的主题,按一定的原则和方法编排而成,如主题词索引、著者索引等;④文摘:在索引的基础上对原始文献用简明、扼要、准确的文字所做的摘录,让读者了解文献的基本内容,分指示性摘要和报道性摘要。

五、文献检索的途径和方法

(一) 文献检索途径

文献特征主要有二:一是外表特征,即著者姓名、书名、刊名、会议录名;二是内容特征,即学科分类和文献主题等。检索途径可分为利用文献外表特征的检索途径和利用文献内容的检索途径。

1. 通过文献外表特征进行检索的途径

(1) 著者途径:许多检索系统备有著者索引、机构(机构著者或著者所在机构)索引,专利文献检索系统有专利权人索引,利用这些索引从著者、编者、译者、专利权人的姓名或机关团体名称笔顺进行检索的途径统称为著者途径。

(2) 题名途径:包括书名、刊名、篇名等途径,利用图书、期刊、资料等的名称进行文献查找,是查找文献最方便的途径。

(3) 引文途径:文献所附参考文献或引用文献,是文献的外表特征之一。利用这种引文而编制的索引系统,称为引文索引系统,它提供从被引论文去检索引用论文的一种途径,称为引文途径。

(4) 序号途径:有些文献有特定的序号,如专利号、报告号、合同号、标准号、国际标准书号和刊号等。文献序号对于识别一定的文献,具有明确、简短、唯一性特点。依此编成的各种序号索引可以提供按序号自身顺序检索文献信息的途径。

2. 通过文献内容特征进行检索的途径

（1）主题途径：通过反映文献资料内容的主题词来检索文献。由于主题法能集中反映一个主题的各方面文献资料，因而便于读者对某一问题、某一事物和对象做全面系统的专题性研究。我们通过主题目录或索引，即可查到同一主题的各方面文献资料。

（2）分类途径：按学科分类体系来检索文献。这一途径是以知识体系为中心分类排列的，因此，比较能体现学科系统性，反映学科与事物的隶属、派生与平行的关系，便于我们从学科所属范围来查找文献资料，并且可以起到"触类旁通"的作用。从分类途经检索文献资料，主要是利用分类目录和分类索引。

（3）分类主题途径：将分类途径与主题途径进行结合，取长补短。通过此途径检索的文献比单纯的分类途径要细致和具体，同时又可以克服单纯的主题途径难以熟悉和掌握的不足。

（4）关键词途径：此途径检索的最大优点是词语不必规范化，用户可根据自己的需要，选择熟悉的词语进行检索，不用特意记忆或事先查找词汇，比较方便。其缺点是容易漏检，因而使用这种途径进行检索时，必须同时考虑多个同义词、近义词，以减少漏检。

(二) 文献检索的方法

1. 常用法　又可分为下列3种方法：①顺查法：是以检索课题的起始年代为起点，按时间顺序由远及近的查找方法，直到查得的文献可以满足要求为止，这种方法系统、全面、可靠。适用于查阅理论与学术性内容的文献检索；②倒查法：适用于新开课题，以便掌握最近一段时间该课题达到的水平和动向；③抽查法：是针对学科发展特点，抽出其发展迅速、发表文献较多的一段时期，逐年进行检索的一种方法，能以较少的时间获得较多的文献。

2. 追溯法　是利用已有文献后面的参考文献进行追溯查找的方法。一般科研人员在没有检索工具或检索工具不全的情况下会使用这种方法。

3. 分段法　这是将常用法与追溯法交替使用的一种方法，既利用工具书检索文献又利用文献后边的参考文献进行追溯，两种方法交替使用，直到满足文献需要为止。

六、文献检索的策略与步骤

(一) 文献检索策略

文献检索策略是指处理文献检索提问的逻辑与查找步骤的计划。手工检索和计算机检索两者相比之下，计算机检索特别是联机检索中，检索策略的制定显得尤为重要。它包括以下几个内容。

1. 检索系统的确定　根据课题选择合适的检索系统，它必须包括检索者检索需求的学科范围和熟悉的检索途径。在计算机检索中还需要确定检索所需要的文档名称或代码。

2. 检索途径的确定　各检索系统一般都具有许多索引体系(即检索途径)，应根据课题需要选择自己熟悉的检索途径。可多途径配合使用。

3. 检索词的选定　各种检索途径均须有相应检索词(亦称入口词)方可进行检索。如分类途径以分类号作为检索词，主题途径以标题词、关键词等作为检索词等等。计算机检索还须选定检索词编制布尔逻辑提问式。

4. 检索过程中的方案调整　根据检索过程中出现的各种问题及时调整方案，扩大或缩小检索范围。

(二) 检索步骤

检索者因需求和资源的不同，检索方法和途径也多不同，但检索的基本步骤却是一样的。一般包括：①分析研究检索课题，明确文献检索要求；②编制检索策略；③使用检索工具，查找文献线索；④了解馆藏情况，索取原始文献，满足课题需要。

第二节　医学文献检索工具、数据库及网络检索

一、医学文献数据库

利用数据库进行文献检索具有快捷、方便和全面的特点，已经成为信息检索的主要途径。与护理学相关的数据库主要包括：中文生物医学期刊数据库(MMCC)、中国生物医学文献数据库

(CBM)、中文科技期刊数据库(CNKI)、万方数据库、MEDMINE 数据库等。

(一) 中国生物医学文献数据库

《中国生物医学文献数据库》(CBM),是中国医学科学院医学信息研究所开发研制的综合性医学文献数据库。学科覆盖范围涉及基础医学、临床医学、预防医学、药学、中医学及中药学等生物医学的各个领域,收录1978以来1600余种中国生物医学期刊,500余万篇汇编、会议论文的文献。CBM 年增文献40余万篇,每月更新。CBM 是检索国内生物医学文献最重要的数据库,检索系统原理和方法与 Medline 光盘检索类同。

系统有主题词、分类表、期刊表、索引词表等多种词表辅助检索功能,可从主题词、关键词、分类、著者、刊名等多种途径进行检索,还可进行截词检索、通配符检索及各种逻辑组配检索。

《中国生物医学文献数据库》网络版本可通过登录:http://www.sinomed.ac.cn/zh/,进行查询(图4-3-1)。读者可以点击"用户指南",查阅使用说明。

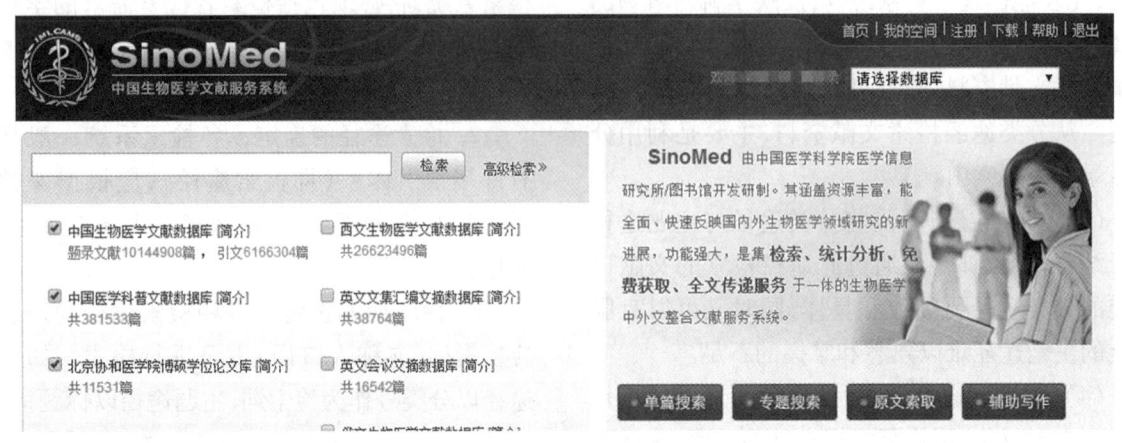

图4-3-1 《中国生物医学文献数据库》界面

(二) 万方数据库

万方数据库系统是由中国科技信息研究所万方数据公司于1997年创办,是一个收集科技信息为主,涵盖经济、文化、教育等综合性信息服务系统,该系统包括三个子系统,即科技信息子系统、商务信息子系统和数字化期刊子系统。其中科技信息子系统汇集科技文献类、科技动态类、标准及法规类、成果与专利类、机构和名人类以及工具书类数据库近百种,信息总量达1100多万条;商务信息子系统包括工商资讯、经贸信息、成果专利、咨询服务等内容,其主要产品《中国企业、公司及产品数据库》收录96个行业近20万家企业的详细信息;数字化期刊子系统收纳了理、工、农、医、人文等五大学科70余个类目的2500种期刊。

数字化期刊检索系统分简单检索和高级检索。简单检索只要输入关键词,并在选择框内选择在论文、引文还是期刊名称中查询。利用高级检索,可用不同组合进行查询,同时在选择框内时间、分类等条件,缩小查询范围,如图4-3-2所示。

(三) 中国期刊全文数据库

目前世界上最大的连续动态更新的中国期刊全文数据库,收录中国国内9100多种综合期刊与专业特色期刊的全文,以学术、技术、政策指导、高等科普及教育类为主,同时收录部分基础教育、大众科普、大众文化和文艺作品类刊物,内容覆盖自然科学、工程技术、农业、哲学、医学、人文社会科学等各个领域,全文文献总量3200多万篇。分为十大专辑:理工 A、理工 B、理工 C、农业、医药卫生、文史哲、政治军事与法律、教育与社会科学综合、电子技术与信息科学、经济与管理。专辑下分为168个专题和近3600个子栏目。收录年限1994年至今。

(四) Medline 数据库

MEDLINE(MEDLARS on Line)由美国国立医学图书馆(NLM)编辑出版,是世界上最权威的医学数据库,收录1966以来70多个国家,40多个语种,约3800多种生物医学期刊上的文献,共有记录800多万条,年增记录40万条,75%以上的记录有文摘,按月更新,见表4-3-1。

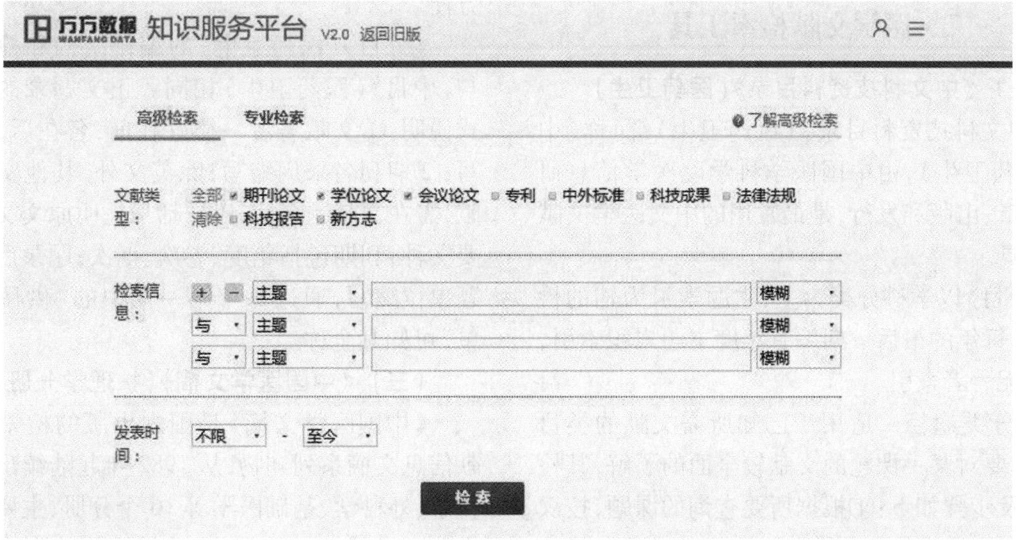

图 4-3-2　万方数据库数字化期刊高级检索页面

表 4-3-1　MEDLINE 数据库可检索字段名称及含义

字段名称	全称	含义
AB	Abstract	摘要
AD	Address of Author	著者地址
AI	Abstract Indicator	文摘识别
AN	Accession Number	登录流水号
AU	Author(s)	著者
CM	Comments	评论
CN	Contract or Grant Numbers	合同或基金号
CP	Country of Publication	出版国
GS	Gene Symbol	基因符号
ISSN	International Standard Serial Number	国际标准期刊号
LA	Language	语种
MESH	MESH	主题词
MIME	Minor MESH	次要主题词
MJME	Major MeSH	主要主题词
NM	Name of Substance	物质名称
PS	Personal Name as Subject	人名主题词
PT	Publication Type	出版类型
PY	Publication Year	出版年份
RN	CAS Registry or EC Number	化学物质登记号或酶命名号
SB	Subset	子文档
SI	Secondary Source Identifier	第二来源标志符
SO	Source	文献来源
TG	Checktags	特征词
TI	Title	篇名
OT	Original Title	原文题名
UC	Update Code	更新代码

二、医学文献检索工具

(一)《中文科技资料目录》(医药卫生)

《中文科技资料目录》(医药卫生),简称《中目》(医药卫生),由中国医学科学院医学信息研究所编辑、出版和发行,是最常用的中文医学文献检索工具。

《中目》以学科分类为主,主题索引为辅的检索工具,每年的最后一期编有年度主题累积索引,缺点是无著者索引。

1. 分类途径 适用于已知所需文献的类目关系,需要对某一课题的文献较全面的了解,其检索方法及步骤如下:①根据所要查询的课题,按汉语拼音音序在"本期学科分类类名索引"中找出该课题的类目名和类目号;②根据类目号在"分类目次"中找到该类目所在页码;③根据所指引的页码在正文中查找所需文献题录;④根据题录出处索取原始文献;⑤当所需文献涉及两个或两个以上主题时,按主要主题进行分类,并在次要主题中做参考。

2. 主题途径 检索方法及步骤如下:①对所需文献进行主题分析,找出此类文献所体现的主题词和副主题词。用多个主题词以及主题词与副主题词相互配合,可增强检索文献的专指性,提高检索效率;②在"主题索引首字字顺目次表"中找到主题词首字所在页码,根据该页码在"主题索引"中找到主题词和副主题词,记录其下的题录顺序号;③如所需文献涉及多个主题词,则分别查出与每个主题词有关的题录号,然后找出各个主题词共有的题录号,即为所需的文献题录号;④根据得到的题录号到正文中查找所需文献题录;⑤根据题录出处索取原始文献。

(二)《国外科技资料目录》

《国外科技资料目录》(简称《外目》)是我国出版的检索国外科技信息的题录式系列刊物。按学科分为 39 个分册,《外目》(医药卫生)是其中一个分册。创刊于 1959 年,月刊,由中国医科院医学信息研究所编辑、出版和发行。本刊主要收录了英、法、德、日、俄文医学期刊 500 余种,包括 WHO 推荐的核心医学期刊 200 种,WHO 出版物 10 种,还有美国《医学索引》未收录的期刊 64 种(日文、俄文),以及少量特种文献,每年收录文献题录约 6 万条。本刊将文献题名译成了中文,为我国医疗科研人员查找国外医学文献提供了方便。

《外目》(医药卫生)的编排结构和检索方法与《中目》(医药卫生)相同。正文题录的编排格式说明:①文献著者一律姓在前,名在后,名用缩写;②期刊名采用缩写;除英文外,其他文种的文献,需在文献题名后,以方括号注明原文文种及摘要文种;刊期包括年度、卷次、期次;题录后提供译题单位缩写,通过每年第一期中的"供稿单位名单"可知其全称。

(三)《中国医学文摘》(护理学分册)

《中国医学文摘》是国内出版的检索医学文献信息文摘系列刊物,从 1982 年起陆续出版了内科学、外科学、基础医学等 16 个分册,主要收录国内公开发行的医学刊物、学报及相关刊物上的文献,以文摘、简介、题录的形式进行报道。

《中国医学文摘》(护理学分册)为双月刊。使用文摘检索文献,首先要确定文献的学科范围,选择相应分册,再按以下检索途径检索。

1. 分类途径 《中国医学文摘》的分类目次按《中国图书资料分类法》的分类体系排列。其正文按分类目次的类目顺序排列。

2. 主题途径 《中国医学文摘》每年的最后一期均附有全年主题索引,其索引按主题词首字汉语拼音字顺排列,通过主题词、副主题词后面的文摘号,可查到所需要的文摘。

3. 著者途径 有少数分册每年最后一期附有全年著者索引,按著者姓名的汉语拼音的音序排列,通过著者后面的文摘号可查到该著者的文献。

(四) 美国医学索引

美国医学索引(Index Medicus IM)是目前世界上最常用的,也是最权威的一种医学文献检索工具。它收录了世界各国主要的生物医学及相关学科的期刊 3300 余种,年文献报道量约为 40 万条,它是以题录的形式来提示文献。

IM 为月刊,每年一卷,每卷随第一期出 *Medical Subject Headings*(MESH),即《医学主题词表》和 *List of Journal Indexed*(《收录期进目录》)。IM 题录正文是按主题词编排,后附有著者索引。IM 的主题词是有严格的规定,必须依据 *MESH* 中的主题词。IM 设 82 个副主题词,每篇题录依其主题内容归入相应的主题词及主题词/副主题词下。IM 的检索途径有两种:

1. 主题途径 首先确定拟查课题的主题词,

如不能确定,查 MESH。然后确定相应的副主题词,其下所列的文献就是相关文献。

2. 著者途径 著者索引是将每一个著者的顺序进行排列,著者是姓前名后,名用首字母缩写形式。著者索引只对每一著者进行著录。

三、医学护理信息网络检索

通过 Internet 进行信息检索可以通过医学专业搜索引擎(表 4-3-2)和进入专业资源网站(表 4-3-3),获得专业相关信息。

表 4-3-2 医学专业网上搜索引擎

名　　称	主　　办	网　　址
PubMed	美国国立医学图书馆	http://www.ncbi.nlm.nih.gov/pubmed/
Medscape	Medicing Mattendingrix	http://www.medscape.com
HealthWeb	美国中西部地区医学图书馆	http://www.healthweb.org
Medweb	Emory 大学的卫生科学中心图书馆	http://www.medweb.emory.edu/MedWeb
Health A to Z	美国 Medical Network 公司	http://www.healthatoz.com
Medical Matrix	美国医学信息学会	http://www.medmatrix.org
中国中医药文献检索中心	中国中医研究院信息中心	http://www.cintcm.ac.cn
中国医药信息网	国家食品药品监督管理局信息中心	http://www.cpi.gov.cn

表 4-3-3 网络护理资源网站

名　　称	网　　址
中华护理学会	http://www.cna-cast.org.cn
医学护理网	http://www.huliw.com
美国护理学会	http://www.nursingworld.org
美国危重护理学会	http://www.aacn.org
加拿大护理学会	http://www.can-nurses.ca
国际新生儿护理学会	http://www.intellimatic.com/iann
Lippincott 护理中心网页	http://www.nursingcenter.com

(王红红)

第四章

护理科研常用的设计类型

第一节 护理研究设计概述

在护理研究问题确立后,研究者如何使抽象的研究目的具体化?如何按研究的预期目的选择研究对象、设计方法、资料收集方法?如何进行质量控制以及对时间进度和经费规划?这些问题都是护理科研设计所涵盖的内容。

一、科研设计的概念

科研设计即使抽象的研究目的具体化,形成研究方案,指导研究工作者有计划地收集资料,归纳和分析资料,最后完成研究目的。设计过程要排除干扰因素,使研究结果的误差降到最低限度,并以最经济、方便和恰当的人力、物力及时间收集资料,保证研究质量。

二、常见护理科研设计的类型

科研设计因研究目的的不同,所选择的研究方法不同,因此设计方案的具体内容差异也会很大。按照设计内容不同可分为实验性研究、类实验性研究和非实验性研究;根据研究的时间顺序可以分为回顾性研究和前瞻性研究;根据研究的性质以及研究设计的哲学理念的不同,又可分为量性研究和质性研究。

(一)实验性研究、类实验性研究和非实验性研究

1. 实验性研究(experiment study) 实验性研究的设计必须具备:①干预(操纵):研究者对研究对象有人为的施加因素,即研究设计中加有护理(或试验)的干预部分,研究者有目的地对研究对象施加某些护理措施。②设对照组(控制):目的是排除干扰因素、控制外变量(干扰因素)的影响。③随机取样和随机分组:目的是使实验组和对照组能在均衡条件下进行比较,使样本更具代表性。

实验性研究能准确地解释自变量和因变量之间的因果关系,反映研究的科学性和客观性较高。

2. 类实验性研究 与实验性研究方法基本相似,不同之处是设计内容缺少按随机原则分组或没有按随机原则取样,但设计中一定有对研究对象的护理干预内容(操纵)。

3. 非实验性研究 指研究设计内容对研究对象不施加任何护理干预和处理的研究方法。这类研究常在完全自然状态下进行,较简便易行,适用于对所研究问题了解不多或该研究问题情况较复杂时选用。

(二)回顾性研究和前瞻性研究

1. 回顾性研究 运用临床现有的资料(如病历)进行分析和总结的一种方法。这种研究不需要预先进行设计和随机分组,资料都是从随访调查或查阅病历中得到。其研究结果除可总结经验外,还可发现问题或为进一步深入研究提供线索。优点是较省时、省钱、省人力,易为医护人员采用,也是进行深入研究的基础。缺点是偏差大,粗糙,常因记录不全而不够准确,使误差增大,且主观因素多。因此只能用作试探性研究,其结果不能得到科学的结论。

2. 前瞻性研究 又称预期性研究,多采用随机对照方法进行研究,如比较性研究中的定群研究属于前瞻性研究,它是观察已存在差异的两组或两组以上的研究对象,在自然状态下持续若干时间后,两组情况变化的比较研究。前瞻性研究是一种科学的、合理的研究方法。它有严谨的研究设计、设对照组、有可比性、并有明确的研究指标,一般研究人员也是相对固定。因此,研究结果

是可信的,可作出科学的结论。

(三) 量性研究和质性研究

1. **量性研究** 又称定量研究,是在实证主义哲学观下的研究流派,主要特征是强调客观、精确,认为事物是可以寻求规律的,真理具有唯一性,常常用统计的方法对数据进行分析,将研究结果量化。

量性研究有明确的技术路线、研究对象入选和分组程序、研究指标和测量工具、资料收集流程和分析程序,并需要采用统计学方法对数据进行处理。要求对研究进行精确的控制,避免研究中的误差和偏倚,验证研究变量之间的因果关系等。

上述分类中的实验性研究设计、类实验性研究设计、回顾性研究和前瞻性研究,以及流行病学的研究设计都属于量性研究设计(图 4-4-1)。

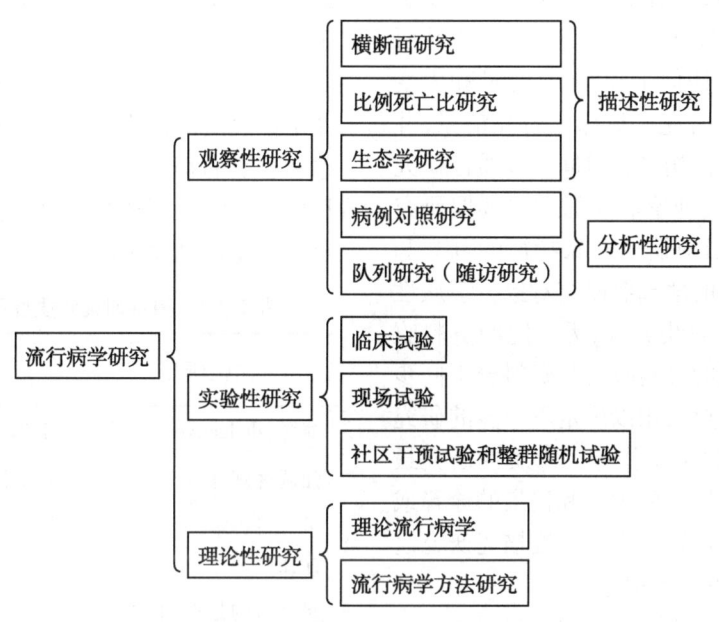

图 4-4-1 流行病学研究方法分类

2. **质性研究** 又称定性研究,以研究者本人作为研究工具,在自然情境下采用多种资料收集方法对社会现象进行整体性探究,使用归纳法分析资料和形成理论,通过与研究对象互动对其行为和意义建构获得解释性理解的一种活动。

质性研究与量性研究本质的区别是建立在不同的哲学基础上的(表4-4-1)。质性研究是在诠释主义、社会批判主义、建构主义哲学观指导下的研究流派,强调情景的多元化和主观体验,主张用语言进行描述以反映丰富的人类心理过程和社会互动过程。它主要的哲学观包括:①整体性的世界观(Holistic world review);②任何真实都不是唯一的,不是一成不变的;每个人的感知不同,他对真实的表述也不同;真实随时间推移而有改变;③对事物的认识只有在特定的情形中才有意义。因此质性研究的推理方法是将片段整合、归纳,以整体观分析事物。

表 4-4-1 质性研究的选择性范式

哲学范式	本体论	认识论	方法论
后实证主义	客观实体存在;但真实性不可能被穷尽	了解的真实只是客观实体的一部分,用严谨的方法逐步接近真实	自然主义:在实际生活情景中收集资料
批判主义	客观实体存在;(实证主义)	"现实"是历史的产物;研究者的价值观影响被研究者	使用辩证对话的方式;通过两者间平等的交流与对话
建构主义	相对主义;事实是多元的,因历史、地域、文化、情景等的不同而不同	人类生活现象是由个人主观意念建构的产物	辩证式对话,诠释人类的经验和行为是如何被建构的

质性研究的特征包括：①质性研究的设计具有灵活性，可在资料收集过程中随时调整，而定量研究的研究场所往往是固定不变的，并控制研究条件的一致性。②质性研究一般综合多种资料收集的方法，如访谈法、观察法、档案资料收集法等等。③质性研究具有整体性，深入探索事物的内涵和实质，而不只截取某一个片段。④质性研究为非干预性研究，质性研究关注特定的现象和社会情景，其目的是深入了解事物或现象的本质和真实状况，但不对此作预测和改变。因此质性研究不对研究对象施加任何干预，无自变量和因变量。⑤质性研究要求研究人员深入研究情景，并在此情景中生活或工作相当长时间。⑥质性研究往往采用立意取样，或理论取样的方法选取研究对象，即根据研究人员对研究对象特征的判断和相关理论的应用有目的地选取研究对象。⑦质性研究一般不设计资料收集方式，无特定的资料收集工具。⑧质性研究的资料收集与资料分析同步进行，是一个连续的过程，用以确定下一步的研究策略、何时完成资料收集工作等。⑨质性研究最终形成的是适合于所研究的现象和情景的诠释或理论。⑩研究人员往往以主观的态度描述研究过程、自己的角色以及可能的偏差。

质性研究主要包括现象学研究法（phenomenology research）、扎根理论研究法（grounded theory research）、人种学研究法（ethnographic research）、历史研究法（historical research）、个案分析法（case study）、社会批评理论研究法（critical social theory research）等类别。尽管各自在方法上侧重点不同，但其共同的目的都是探索事物的实质和意义。

质性研究在护理领域的研究应用源于20世纪70年代。由于护理长期受到医学生物模式的影响，护理的理论、护士的工作时间往往缺乏自主性和独立性。护理学者们一直在思考这样的问题："什么是护理？""什么是照护？""护患之间互动关系的实质是什么？"，进而采用了质性研究的方法不断地探索，从而建构了护理自己的知识体系、专业标准，并逐渐发展了护理专业的相关理论，为护理学科成为与临床医学平行的一级学科的发展做出了大量贡献。

在护理领域，有许多现象可以用质性研究方法探讨，例如：①人们对应激状态和适应过程的体验，如化疗的癌症病人在住院期间的体验；②护理决策过程，如病人出院过程中护士的行为；③护士与病人之间的互动关系，如护士与病人之间沟通方式的研究；④影响护理实践的环境因素，如某种文化型态与护理行为。近几年来，护理学者们也越来越多地将质性研究和量性研究相结合对护理现象和护理干预实践进行研究，这种混合性的研究设计，相互汲取了量性和质性研究的优点而弥足了两种设计的不足之处，更能为循证实践提供最佳的证据。例如研究病人的焦虑和恐惧，质性研究通过会谈、观察、深入病人的生活情景等方式了解病人对焦虑和恐惧的体验；而定量方法则用评定量表测试病人是否存在焦虑和恐惧，以及焦虑和恐惧的程度。质性研究法具有主观性，而定量研究法资料更加客观化。有关量性研究和质性研究的比较见表4-4-2。

表4-4-2 量性研究和质性研究的方法学比较

量性研究	质性研究
演绎（deductive）	归纳（inductive）
强调客观性	注重主观性
承认只有一个真实存在	承认有多个真实存在
研究目的是控制、预测	研究目的是发现、描述、理解
研究方法为测量	研究方法为诠释
研究过程是预先设计和机械性的	研究过程是变化、交叉重叠、有机的
认为部分等于总体	认为总体大于部分的总和
研究者与研究对象分离	研究者是研究过程的一部分
所研究的人群称研究对象	所研究的人群称参与者
排除一切情景因素，封闭系统	依赖于情景，是个开放系统
结果依靠统计分析	结果报告以丰富的文字描述

三、科研设计的相关概念

（一）量性研究设计的相关概念

1. 确定研究对象　研究对象的选择要服从于研究目的，按设计规定的条件严格进行取样，因为科研资料来自研究对象。研究工作中的研究对象称为样本，它是总体的代表，需从样本的研究结果推论总体。在研究设计中选择样本的注意事项:①严格规定总体的条件;②按随机原则选取样本,并应注意具有代表性;③每项研究课题都应规定有足够的样本数,例数过少则无代表性,而样本数过大对试验条件不易做到严格控制,则易产生较大误差。故应根据不同的课题内容,合理计算所需要的样本例数。

2. 设对照组　有对照才有比较,通过实验组和对照组结果的比较,才能看出干预的效应,得出的结论更有说服力。不是每个研究课题都要设对照组,但绝大多数研究需要设对照组,特别在临床护理科研设计中,研究对象的个体差异如性别、年龄、病情程度、病种、心理社会因素,环境、气候等都可能影响研究结果,采用同期对照方法就可以消除或减少这些因素的影响。因此设对照组目的是为排除与研究无关的干扰因素的影响,突出干预因素的效应,凡与试验无关的因素,两组应保持基本一致,即对照组和实验组尽可能在均衡的条件下进行观察,以减少误差,提高研究的精确度,使结果更具有可比性。合理的对照是科研设计的重要原则之一。

3. 随机抽样和随机分组　即指按随机方法对研究对象进行抽样和分组,使每个受试对象都有同等机会被抽取进入实验组和对照组,目的是排除主观因素的干扰,使所有干扰因素尽可能客观地均衡地分到实验组和对照组内,这样可使研究结果不受研究者主观因素和其他方面误差的影响,保证研究结果的准确可靠,并使所抽取样本能够代表总体。

4. 观察指标　指标(观察项目)是在研究中用来反映或说明研究目的的一种现象标志,也是确定研究数据的观察项目。通过指标所取得的各项资料,可归纳出研究结果。

观察项目的特征需具备:①客观性:客观指标多采用仪器或化验等方法测量数据,用客观指标会使重现性较好。而主观指标如疼痛、烦闷等,是通过研究者和受试者自己判断结果,易受主观因素影响;②合理性:指所选指标能准确反映研究的内容,且具有特异性。如判断泌尿系感染,用体温和血液白细胞计数增高说明有无感染,这些指标是非特异性指标,而采用尿常规、尿培养、膀胱刺激症状(尿频、尿急;尿痛)等作指标,就具有特异性,可提高合理性;③灵敏性:所选择的指标其灵敏度应能明确反映出指标真正的效果;④可行性,即应考虑所选定的指标能否真正获得科学数据,当所确定的指标达不到要求或不可行而受阻时,应重新考虑修改内容或观察项目;⑤其他特征,如关联性、稳定性和准确性。

研究指标选择主要取决于假设(研究的预期目的)和相关的专业知识,同时也要注意结合统计学的要求。通常每项科研设计很少采用单一指标,选指标目的是使最后获得充分资料用于分析和作出更合理的判断。选择指标的多少应根据研究目的和内容而定,不是指标愈多愈好,应选择恰当数目的指标来综合分析问题,着重提高论点的说服力。

5. 确认变量　变量是研究工作中所遇到的各种因素,世界上任何事物和个体不会是绝对相同的,变异是普遍存在的,也是生物的特性。变量是可以观察到或测量出来的。研究工作中所遇到的各种因素都是一些变量,大都是可以观察到或测量的因素如体重等,确认变量可以帮助完善科研设计。在研究中常见的变量主要可分为自变量、依变量和外变量等。

(1) 自变量:指能够影响研究目的的主要因素,自变量不受结果的影响,却可导致结果的产生或影响结果。

(2) 依变量(因变量):指科研目的,它随自变量的改变而改变,也可受其他因素的影响。在研究中因变量正是我们想要观察的结果或反应。

(3) 外变量(控制变量,干扰变量,干扰因素):指某些能干扰研究结果的因素,应在科研设计中尽量排除。设立对照组能达到排除外变量的作用。

总地来说,自变量是研究问题的"因",而依变量是"果",大多数科研都可事先确认研究变量,再通过研究结果来解释变量间的因果关系。

(二) 质性研究设计的主要内容

1. 选择研究方法　当研究问题确立后,决定需要开展质性研究,此时应首先明确应用哪一种质性研究的方法。护理领域常用的质性研究方法主要有三种:现象学研究法、扎根理论研究法和人种学研究法。每种质性研究方法的哲学范式有所不同,故对资料的收集方式和分析方法也会不同。值得注意的是,研究问题是前提,研究问题决定着是选择量性研究还是质性研究,决定着是选择哪种哲学范式和质性研究方法,此研究思路不可逆转。

2. 确定研究对象　在质性研究中,抽样不仅包括被研究者,即人,而且包括时间、地点、事件和研究者收集的原始资料。因此,在研究设计的阶段,我们就应该问自己:"我希望到什么地方、在什么时间、向什么人收集什么资料?我为什么要选择这个地方、这个时间和这些人?这些对象可以为我提供什么信息?这些信息可以如何回答我的研究问题?"抽样的对象被确定了以后,我们需要决定采取什么样的抽样方式进行抽样。与量性研究不同的是,质性研究不可能(也不需要)进行随机抽样。质性研究的目的是就某一个研究问题进行比较深入的探讨,探讨意义和揭示多元现实,而非推广到目标人群。样本的选择是趋于概念化的需要而非为了代表性;研究对象不是预定的,他们的选择是自然出现的。因此样本一般比较小(一般少于50人),采取的是"目的性抽样"的原则,即抽取那些能够为本研究问题提供最大信息量的人或事。

质性研究常用的选样方法:

(1) 方便抽样(convenient sampling):指的是由于受当时当地的实际情况的限制,抽样只能随研究者的方便进行。往往用于研究的初期。

(2) 滚雪球或链锁式抽样(snowball sampling):即由被研究者介绍其他的研究对象。该抽样方法比方便抽样更具有成本效益和实用性;通过介绍人的引荐,研究者更容易获得下一位研究对象的信任,研究者更易指定他们希望的下一个研究对象应具备的特征。在一些隐秘人群如性工作者、同性恋、吸毒人群中较为常用。

(3) 目的抽样(purposive sampling):又称立意抽样,即选择最有利于研究开展的案例。目的抽样的策略有几十种,最常见的有以下几种:①极端或偏差型个案抽样:在这种抽样方式中,研究者通常选择非常极端的、被一般人视为不正常的情况进行调查。②强度抽样:指的是抽取较高信息密度和强度的个案进行研究。③最大差异抽样:指的是被抽中的样本所产生的研究结果将最大限度地覆盖研究现象中各种不同情况。④同质型抽样:指的是选择一组内部成分比较相似的个案进行研究。⑤典型个案抽样:指的是选择研究现象中那些具有一定代表性的个案进行研究。⑥分层目的抽样:指的是研究者首先将研究现象按一定标准进行分层,然后在不同层面上进行目的性抽样。⑦关键个案抽样:指的是选择那些对事情产生决定性影响的个案进行研究。⑧效标抽样:指的是事先为抽样设定一个标准或一些基本条件,然后选择符合这个标准或这些条件个案进行研究。⑨证实和证伪个案抽样:在这种抽样方式中,研究者已经在研究结果的基础上建立了一个初步的结论,希望通过抽样来证实或证伪它。

(4) 理论抽样(theoretical sampling):常用于扎根理论研究,后者是在资料收集的过程中产生理论。研究者通过资料收集、编码、分析,产生初步的概念或理论,这些概念和理论指导下一步收集什么样的资料,因此,理论抽样是为了促进理论的形成。理论抽样不同于目的抽样,其旨在发现类别或概念以及它们之间的关系。

(5) 综合式抽样(mixed sampling strategy):根据研究的实际情况结合使用上面不同的抽样策略选择研究对象。

3. 探讨研究关系　研究关系涉及两个方面问题:一是讨论研究者的个人因素对研究的影响,一是讨论研究者与被研究者的关系对研究的影响。

(1) 研究者的个人因素对研究的影响:研究者的个人因素包括研究者的个人身份、个人倾向和个人经历三个方面。研究者的个人身份对研究的影响有:①性别:性别不仅仅指人的生理特征,而且更主要的是指由这些生理特征而带来的心理倾向和性别角色意识。包括已经内化的价值观念和外显的行为规范。性别影响研究者如何选题;性别对研究的具体操作也有一定的影响;从研究者与被研究者的互动关系来看,双方性别方面的异同也会对研究产生一定的影响。②年龄:年龄不仅仅指人的生理发育程度,而且包括与年龄有关的人生阅历和生活经验、社会上一般人对年龄的看法以及年龄带给人的象征意义。从选题来看,研究者的年龄是影响选题的一个重要因素;研究者的年龄也会对研究的实施和结果产生一定的影响;在实际操作中,研究者与被研究者之间的年龄差异也可能会影响访谈的质量。③文化背景和种族:研究者的文化背景和种族的不同,会给研究者理解研究对象的某些行为和表述带来困难。④社会地位与受教育程度:社会地位差异较大,则很难建立研究者和研究对象之间的信任关系;受教育的程度差别太大,则直接影响双方的沟通交流。⑤性格特点与形象整饰:这是研究者和研究对象之间的信任关系建立的重要影响因素。

研究者的个人倾向对研究的影响有:①研究

者的角色意识:研究者的角色意识是指研究者在研究中对自我形象和功能的设计和塑造。②研究者看问题的视角:研究者看问题的视角是指研究者看待问题的角度以及对研究问题的看法。③研究者的前设:不仅会促成自己对某一类课题情有独钟,而且还会对自己的研究设计产生影响。④研究者个人对研究问题的价值判断:有可能影响到自己与被研究者的关系以及对被研究者的态度。⑤在研究结果阐释方面,研究者个人的观念和想法,也经常留下一些明显的痕迹。

研究者的个人经历对研究的影响有:①研究者的个人经历不仅影响到他们对特定研究课题的选择,而且影响到他们对自己的职业乃至终身研究方向的选择。②研究者的个人经历还会对研究的具体实施和结果产生一定影响。③研究者在研究过程中的个人经历也会影响到研究的进行以及对研究结果的阐释和评价。

(2) 研究者与被研究者的关系对研究的影响:质性研究所说研究关系主要是指研究者与被研究者之间的相互角色以及双方在研究过程中的互动方式。可以从隶属关系(局内人与局外人)、亲疏关系(熟人与生人)、公开与否(公开者与隐蔽者)、参与程度(完全的参与者与完全的观察者)等维度进行分析。局内人是指那些与研究对象同属于一个文化群体的人。局外人是指那些处于某一个文化群体之外的人。在大多数情况下,研究者由于受到内外条件的限制,自己没有办法选择做局内人还是局外人。研究者的局内人或局外人的角色不是固定不变的。从一定意义上讲真正的局内人是不存在的。

质性研究认为对研究关系反省至关重要。因为任何研究不可能在一个客观的真空环境中进行,研究者在从事某项研究时必定与研究对象之间存在着一定的关系。这种关系的定位与变化不仅决定双方如何看待对方,而且还会影响到双方如何看待自己以及如何看待研究本身。

4. 选择资料收集、转录、分析方法 质性研究的资料收集与分析是同时进行的。在质性研究的资料收集过程中,研究人员将深入研究现场,采用非结构式或半结构式观察、访谈、录音、录像、记录等方法。与定量研究不同的是,研究人员不同程度地参与到所研究的活动中。资料收集过程中除通过现场笔记或录音进行记录外,还应有现场研究的备忘录,有时某种感受会突然出现,以便及时记录下来。

资料的分析以文字而非数字作为基础。研究人员对资料进行整理分析的过程是一个分类、推理、解释的过程(在这一过程中应充分意识到自我的存在)。在资料分析过程中,推理过程(reasoning process)始终指导资料的缩减、分类、理解和诠释。该过程包括以下方面。

(1) 将录音资料转化为书面文字资料:如果通过录音的方式记录,则应将录音转化为书面文字,其方法为:①记录重要的会谈内容;②谈话中的停顿用破折号表示;③用省略号表示两段话之间略去的部分;④记录会谈中的感叹词和情感变化(如大笑、哭泣等),放在括号内;⑤不同谈话对象应分行记录;⑥在记录的左右边界留出空挡,左边界处一般用于编码、记录对会谈方式的评价,右边界一般记录对会谈内容的评价;⑦研究对象一般以编号或代码表示;⑧注意会谈中的语调、语气,这些信息有助于资料的分析。一般1小时的会谈录音要花3~5小时才能转化为文字。

(2) 资料的整理:包括对所形成的文字资料的反复阅读、回忆观察情形、反复听取录音、反复观看录像,直到真正深入到资料中。

(3) 设计分类纲要:整理定性资料首先要设计对资料进行分类索引的方法,并以此为据对资料进行分类、编码。对所确定的类别应进行命名,以便记忆、分析、思索。应特别指出的是,扎根理论研究法要求其分类纲要要抽象化和概念化。研究人员要对资料分块分析,然后不断对各块与以前的资料比较,以确定所反映的现象和意义,称为持续比较法。

(4) 编码:在分类纲要设计好后,可进行资料的分类、编码。编码是分类的手段,可用词语或句子代表一个编码,例如:在疼痛管理的质性研究中,"疼痛过程描述""疼痛的缓解"是其中的编码。一般研究料中可进行编码的事物包括:①反复出现的事物;②现象或事物的形式;③现象或事物的变异性。往往最初的分类纲要是不完整的,所以最初的编码涉及面广,随着资料的深入、不断与原始资料进行对照、修订而逐渐缩小范围。

编码建立在对原始文字资料的反复阅读基础上,可用颜色记号笔进行分类,然后通过计算机的文字处理系统帮助归类。在编码过程中,一般先对前1~3份研究对象的文字资料进行编码,然后将该编码用于其余的资料中,适时比较、修改。最后形成一份编码手册,其中包括每类编码的特征和范例。

由于计算机的普遍应用,目前计算机技术也广泛用在定性资料的整理分析过程中,但不同于对定量资料的统计分析,在质性研究中计算机用于文字的记录、录音资料或现场笔记的整理、资料的存储、资料的分类、排序,但资料分析过程中的思考、回顾、推理、归纳过程仍必须由研究人员完成。

(5) 提炼主题:随着分析的深入,各类别、研究对象、行为、事件之间的相互关系逐渐出现,这时可提炼出主题或命题。

5. 考虑质性研究的可信度和真实度 质性研究法往往被定量研究派批评为"缺乏严谨的研究设计,资料收集和分析具有主观性,因而缺乏可信度",对结果的真实性产生质疑,同时结果的普遍性不够,即研究结果只适于研究的情形而不能推广到其他情形。应该看到,由于两者哲学基础和关注点不同,"严谨"的内涵是不同的。在传统的定量研究中,严谨的设计指样本的代表性、结果的客观性、研究的简洁性、结果的可推广性,并严格按照科研设计方案收集和分析资料,用精确的统计结果表明其科学性;而质性研究中,设计的严谨表现在对其哲学基础深刻的理解、深入的资料收集、进入研究现场的程度和持续时间,以及在资料分析过程中对资料的整体考虑和推理过程的逻辑性。由此可见,质性研究用文字而非数字说明问题,定量研究的标准并不适合于质性研究。质性研究是情景相关性研究,带有深刻的背景性,而现实本身是多维的,所以不应将质性研究的结果普遍化。

同时,质性研究也在不断完善其研究过程,通过以下方法提高研究的可信度:

(1) 检查研究对象的代表性:在选样过程中,可有目的地选取有代表性的研究对象(典型代表),提高研究对象的代表性。

(2) 减少霍桑效应:即研究人员的介入和参与对研究结果带来的影响。资料收集的时间长是质性研究的特点,一般通过深入研究现场、主动参与、延长现场工作时间等方法减少研究人员带来的影响。

(3) 在研究过程中采用合众法,包括资料合众法(指在不同的时间点收集资料、不同的场所收集资料、针对不同特征的研究对象)、研究人员合众法(2名研究人员分析同一份资料)、收集资料方法的合众法(多种资料收集法结合,如会谈、观察、资料回顾等)、分析资料的合众法(连续的、反复的资料分析,并将结果与原资料不断比较对照)等方式提高资料的效度和分析解释的合理性、逻辑性,从而提高资料的可信程度。

(4) 将整理后的资料返回研究对象处,核对资料的真实性。

(5) 通过研究人员之间的讨论检查资料的可信度。

(6) 清晰、明确的报告研究过程:质性研究的报告一般是叙述性的,并可通过相当的篇幅报告研究过程。

第二节 常用的量性研究设计

一、实验性研究

实验性研究又称干预性研究,是研究者采用随机分组、设立对照及控制或干预某些因素的研究方法。实验性研究对象可以是社区人群,如预防措施的干预性效果评价,也可以是对医院病人进行的临床试验(clinical trial)。

(一) 实验性研究的基本要素

为确保研究结果真实可靠,免受若干已知或未知干扰因素的影响,实验性研究必须具备以下三个特点。

1. 干预(intervention) 亦称操纵(manipulation),指研究者对研究对象确定有人为的处理因素,研究设计中加有护理(或实验)的干预部分,即研究者有目的地对研究对象施加某些护理措施。而这些施加因素多是作为研究的自变量来观察,其引起的结果则是研究的因变量。干预是实验性研究和非实验性研究的根本区别。

2. 设立对照(control) "对照"是指将条件相同、诊断方法一致的研究对象分为两组,一组是对照组,另一组为实验组,接受某种与对照组不一样的试验措施,最后将结果进行比较,目的是控制实验中干扰变量(非干预因素或混杂因素)的影响,以突出干预措施对两组(或多组)间观察结果的差异及其程度的影响。设立对照组的多少依照研究目的和需要控制因素的多少而定。任何一个实验性研究根据其施加因素的数目至少设立一个对照组。

在护理研究中,选择对照组时应该使对照组和实验组的基本条件一致或均衡,实验组和对照组对某些研究特征的易感性或机会要有可比性,两组的检查方法、诊断标准应该一致,并且两组在研究中应受到同等的重视。这样才能尽可能地控制干扰因素,以降低干扰因素对研究结果(自变量和因变量的关系)的影响,提高研究的科学性和客观性。

对照的类型很多,根据研究的设计方案分类,护理研究中常用的对照类型有以下几种。

(1) 组间对照:将研究对象分为实验组和对照组,实验组采用新的干预措施或在常规基础上加新方法,而对照组只采用常规方法,最后将两组结果进行比较,相比较的两组数据来自两组不同的受试者。组间对照有两种类型。一种是同期随机对照,即研究对象在同时间、同地点选择的,用随机分配的方式分为实验组和对照组。同期随机对照除了与实验组的干预措施不同外,其余条件要求基本一致。此种对照组较好地保证了各组间的均衡性,可比性强,避免了选择性偏倚,使结果更具说服力。但是该对照设计需要的样本量较大。在护理研究中常用的设计模式有实验前后对照设计、单纯实验后设计、随机临床实验研究设计等。另一种是非随机同期对照,即研究对象是同时间、同地点通过非随机分配的方法分为实验组和对照组。例如在护理研究中按不同病房进行分组,一间病房作为对照组,另一间病房作为实验组。这种设计对照的方法虽然简便易行,易被研究者及研究对象接受。但是由于非随机分配,二者缺乏可比性,致使结论产生偏倚。

(2) 自身对照:将研究对象分为前后两个阶段,施以干预措施后,比较两个阶段的差异,主要用于病程长且病情变化不大的慢性反复发作性疾病的干预研究。由于对照组和实验组的数据来自同一组样本,故可消除研究对象自身各种内环境因素的影响,而且节省样本量,但难以保证两个阶段的病情完全一致,可能存在处理先后对结果的影响。

(3) 历史性对照:将目前的干预措施的结果与过去的同类研究作比较,这是一种非随机、非同期的对照研究。此类型对照的资料可来自文献和医院病历资料。这种设置对照的方法易被病人接受,也不会违背医德,而且节省经费和时间。但是不少文献资料缺乏研究对象的有关特征记载,有的医院病历资料残缺不全,难以判断两组研究对象是否有可比性;而且由于科学的进展,诊断手段的改进,再加上护理技术的进步,会影响两组的研究结果,而不能真正反映干预措施的差异。

(4) 交叉设计对照:将整个设计分为两个阶段,先将研究对象随机分为实验组(A组)和对照组(B组)。实验的第一阶段实验组接受干预措施,对照组只有常规措施,观察两组的结果。此阶段结束后,两组病人均需经过一段时间进行。之后再进入实验的第二阶段,将两组接受的治疗措施对调,A组改为对照组,B组改为实验组接受干预措施。这种设计不仅有实验组和对照组的组间对照,而且有同一研究组的自身前后对照,从而降低了两组的变异度,从理论上讲受到各种干扰因素和偏倚作用的影响很小,可以提高评价疗效的效率,同时也可用较少的样本完成实验。但采用交叉设计必须有一个严格的前提,即进入第二阶段起点时,两组研究对象的病情和一般状况均应该与进入第一阶段起点时相同。

(5) 配对对照:以可能对研究结果产生影响的混杂因素(如年龄、性别、病情等)为配比条件,为每一个研究对象选配一个以上的对照,通常采用1∶1或1∶2配对。配对对照的优点是可以保证比较组之间在这些主要影响因素上的均衡性,避免已知的混杂因素对结果的影响。

此外,按照对照组的处理措施,可以将对照分为3种类型:①标准对照:以目前公认的有效的处理方法(如某病的护理常规、有效的护理治疗方法)施加给对照组,然后与实验组的干预措施(新护理方法)的效果比较。这类研究通常采用随机双盲设计,是临床研究中常用的对照方法。标准对照施加给对照组的处理措施效果稳定,较少引起科研伦理方法的问题。②空白对照:对照组在试验期不给予任何处理,仅对他们进行观察、记录结果,并将其与实验组的结果比较。空白对照仅适用于病情轻且稳定的病人,即使不给予任何处理也不会引起科研伦理方面的问题。③安慰剂对照:又称"假药对照"。所谓安慰剂是外形、颜色、大小均与试药相近,但不含任何有效成分的制剂。使用安慰剂主要解决试验新药时疾病自愈和安慰剂效应问题,排除试药以外因素的干扰,它常与盲法结合使用,便于保密。安慰剂只在研究的疾病尚无有效药物治疗或使用安慰剂后对病情、临床经过、预后影响较小时使用。安慰剂对照设计本质上也是一种空白对照,但其可以产生安慰剂的效应,消除主观因素的影响。

3. 随机化(randomization) 随机化的涵义包括两个方面:①随机抽样,从目标人群中选取研究对象时,要符合随机的原则,使研究对象总体中符合条件的每一个体都有同等机会被抽取作为研究对象,即研究样本,用样本所得的结果代表总体的状况,不得随意改变、任意取舍。②随机分组,在随机抽样基础上使研究对象有相等的几率被分到实验组或对照组的分组方法,目的是使每一个研究对象都有同等的机会被分到实验组或对照组中去。随机化是护理研究设计的重要研究方法和基本的原则之一。在护理研究中,由于受到各种因素的影响,应采取随机化的方法对研究对象进行选择和分组,以保证研究结果的准确性。如果违背了随机化的原则,将会人为地夸大或缩小组间差别,使研究结果出现偏差。

护理研究常用的随机化方法如下。

(1) 单纯随机法(simple randomization):一般地,设一个总体含有 N 个个体,从中逐个不放回地抽取 n 个个体作为样本($\leq N$),如果每次抽取使总体内的各个个体被抽到的机会都相等,就把这种抽样方法叫做单纯随机抽样。目前多用计算机进行,尤其为大样本研究常用。

(2) 分层随机法(stratified randomization):在抽样时,将总体分成互不交叉的层,然后按照一定的比例,从各层独立地抽取一定数量的个体,将各层取出的个体合在一起作为样本,这种抽样方法就是分层抽样。

(3) 整群抽样(cluster sampling):整群抽样又称聚类抽样。是将总体中各单位归并成若干个互不交叉、互不重复的集合,称之为群;然后以群为抽样单位抽取样本的一种抽样方式。应用整群抽样时,要求各群有较好的代表性,即群内各单位的差异要大,群间差异要小。整群抽样的优点是实施方便、节省经费。整群抽样的缺点是往往由于不同群之间的差异较大,由此而引起的抽样误差往往大于简单随机抽样。

(4) 系统抽样(systematic sampling):先将总体的观察单位按某种与调查指标无关的特征(如入院先后顺序、住院号、门牌号)顺序编号。再根据抽样比例将其分为若干部分,先从第一部分随机抽取第一个观察单位,然后按照一固定间隔在第二、第三等各部分抽取观察单位组成样本。

(5) 区组随机分组法(blocked randomization):是将研究对象按照某一特种进行分组,然后在对每一区组内的研究对象用单纯随机法进行分配,这种方法保证各组人数相等,并便于逐渐累积临床病例。

(二) 常用的实验性研究设计

1. 实验前后对照设计

(1) 设计要点:将研究对象随机分为实验组和对照组,实验组给予干预性措施,对照组不给予干预性措施,比较和分析两组测量结果的差别,得出自变量对因变量的影响(图4-4-2)。

```
R  E  O₁  X  O₂      R=随机分组   E=实验组
R  C  O₁     O₂      C=对照组
                     X=施加干预或处理因素
                     Oₙ=第n次观察或测量
```

图 4-4-2 实验前后对照设计

在常用的研究方法中,实验前后对照设计是目前公认的标准研究方法,其论证强度大,偏倚性少,容易获得正确的结论。但由于该设计方案有一半的研究对象作为对照组,得不到新方法的治疗或护理,在临床实施中有一定的困难,加之工作过程较复杂,因此实验前后对照设计的应用推广受到一定的限制。

(2) 适用范围:①用于临床护理或预防性研究,探讨和比较某种新的护理措施对疾病的康复和预防的效果。②当所研究的因素被证明对人体确实没有危险性,但又不能排除与疾病的发生有关时,该研究方法可用于病因的研究。

2. 单纯实验后对照设计(图4-4-3)

```
R  E  X  O₁          R=随机分组
                     E=实验组
R  C     O₁          C=对照组
                     X=施加干预或处理因素
                     O₁=观察或测量
```

图 4-4-3 单纯试验后对照设计

(1) 设计要点:将研究对象随机分为实验组和对照组,只有实验组给予干预或处理因素,然后观察或测量所研究的因变量,比较两组结果的不同。

(2) 适用范围:该研究减少了因霍桑效应所导致的结果偏倚,适用于一些无法进行前后比较的护理研究。

3. 随机临床实验研究设计

（1）设计要点：将研究对象随机分为实验组或对照组，观察或测量所研究的因变量，然后向各组施加不同的干预或处理因素，再观察或测量所研究的因变量，比较两组结果的变化（图 4-4-4）。

R	E	O_1	X_1	O_2
R	C	O_1	X_2	O_2

R=随机分组
E=实验组
C=对照组
X_1=施加一种干预因素
X_2=施加另一种干预因素
O_1=第一次观察或测量
O_2=第二次观察或测量

图 4-4-4　随机临床实验研究设计

（2）适用范围：该设计适用于临床护理或预防性研究，探讨和比较某一新的护理措施对疾病的康复和预防的效果。当所研究的因素被证明对人体确实没有危险性，但又不能排除与疾病的发生有关时也可用于病因的研究。该设计研究对象明确，由于使用了随机分配使得已知或未知的干扰因素在组间保持均衡，可有效地控制偏倚。而且随机分配的样本，使两组或多组的基本状况相对一致，有较好的可比性。但是较费人力、物力和时间。

4. 索罗门四组设计

（1）设计要点：索罗门四组设计实际上是为避免霍桑效应及其他因素的影响，将实验前后对照设计和单纯实验后设计结合起来的一种研究方法（图 4-4-5）。

R	E_1	O_1	X	O_2
R	C_1	O_1		O_2
R	E_2		X	O_1
R	C_2			O_1

R=随机分组
E_1=实验组1；E_2=实验组2
C_1=对照组1；C_2=对照组2
X=施加干预或处理因素
O_1=第一次观察或测量
O_2=第二次观察或测量

图 4-4-5　索罗门四组设计

（2）适用范围：该设计适用于实验前测量本身可能会对实验结果有影响的情况下，特别是涉及情感、态度等方面的研究。

（三）实验性研究的优点和局限性

实验性研究能准确地解释自变量与因变量之间的因果关系，反映研究的科学性和客观性较高。但是同其他研究方法一样，实验性研究也存在自身的局限性。

1. 优点　实验性研究是检验因果假设最有说服力的一种研究设计。由于这种设计通过设立对照组最大限度地控制了对人为施加处理因素的干扰，比较准确地解释了处理因素与结果即自变量和因变量之间的因果关系，反映研究的科学性和客观性较高。

2. 局限性　实验性研究在护理问题的研究中尚应用不多，应用的普遍性差。①实验性研究需要严格地控制干扰变量，但是由于大多护理问题的研究对象是人，较难有效地控制干扰变量，因此降低了在护理研究领域应用实验性研究的普遍性。②由于伦理方面的考虑，很难做到完全应用随机的方法分组。③在实际工作中，由于种种原因，难以找到完全相等的对照组而使实验性研究的应用受到限制。

二、类实验性研究设计

类实验性研究亦称半实验研究，与实验性研究的区别是设计内容缺少按随机原则分组或没有设对照组，或两个条件都不具备，但一定有对研究对象的护理干预内容（操纵）。类实验性研究结果虽对因果关系论述较弱，不如实验性研究可信度高，但类实验性研究结果也能说明一定问题，在护理研究中比较实用。由于在实际对人的研究中，很难进行完全的实验性研究，特别要达到随机分组比较困难，故选择类实验性研究的可行性较高。

（一）常用的类实验性设计

1. 不对等对照组设计（nonequivalent control group design）　根据标准选择合格的、愿意参加的研究对象，按随机或非随机的方法将研究对象分为实验组和对照组，施加不同的干预措施，然后观察比较其结果（图 4-4-6）。

E	O_1	X	O_2
C	O_1		O_2

E=实验组
C=对照组
X=施加干预或处理因素
O_1=第一次观察或测量
O_2=第二次观察或测量

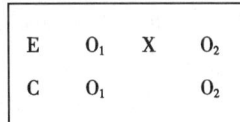

图 4-4-6　不对等对照设计

非随机分配对象是指研究对象的分组不能完全按照随机分配的原则进行，往往是一种自然存在的状态。如研究某项护理措施对某种疾病的效果时，可以将一个医院的住院病人作为对照组，另一个医院的住院病人作为实验组来进行研究。在这种情况下，对照组病人并不是随机分配的。该方法简单，易于掌握，可操作性强，实施方便。短时间内可获得较大的样本,尤其是当某一医院合格的病例数较少或对某一疾病不同医院实施不同疗法时,本设计方法较为适用。但是若分组不随机,实验组与对照组可比性较差,从而影响结论可信度和说服力。若病人源于不同医院时,则医院间的医疗水平、诊断方法、病人病情等都可能存在不可比的情况。

2. 自身实验前后对照设计（one-group pre-test post-test design） 同一研究对象接受前后两个阶段、两种不同的处理措施,然后对其效果进行比较。因为是同一个体,故前后两个阶段不需再分层,但第一阶段同第二阶段的观察期必须相等（图4-4-7）。

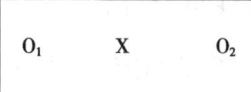
X=施加干预或处理因素
O_1=第一次观察或测量
O_2=第二次观察或测量

图4-4-7　自身前后对照设计

本研究方法的研究方向是前瞻性的,属从"因"到"果"的研究。主要适用于慢性复发性疾病的护理试验,因为慢性复发性疾病,才有机会使每个研究对象接受前后两种措施。如在第一阶段已治愈的疾病,则不可能也不需要作第二阶段的护理措施,受试者在使用第二阶段护理措施之前,必然是已使用过第一阶段的护理措施,不论其是否有效,在病情未见好转或病情复发时,均应使用第二阶段的护理措施。

自身实验前后对照设计通过受试者自身前、后两阶段疗效比较,可以排除个体差异而不需要分层,所需的样本量小,统计学效率较高,代表性好,结果可信;而且每一病人在研究过程中均有接受新护理措施或新疗法的机会,符合伦理原则。但是若两阶段观察期过长,可能使两阶段开始前的病情不一致,则可比性差;而且研究分为两个处理阶段,两个阶段间需有一个"洗脱期",目的是尽可能地避免第一阶段措施的影响,对洗脱期的长短应有一适当估计,估计的原则是保证第二阶段开始时,研究对象的一些重要指征（如病情等）应同第一阶段开始时相同或尽可能相似。

3. 时间连续性设计　其实是自身实验前后对照设计的一种改进。当自身变量的稳定性无法确定时,可以应用时间连续性设计（图4-4-8）。

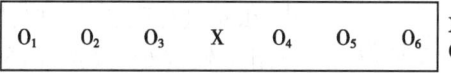
X=施加干预或处理因素
O_n=第n次观察或测量

图4-4-8　时间连续性设计

（二）类实验性研究的优点和局限性

1. 优点　类实验性研究在实际人群中进行人为干预因素研究的可行性高,同实验性研究相比更为实用。特别是在护理实践中当无法严格控制干扰变量而不能采用实验性研究来回答因果关系时,类实验性研究是较好的研究方法。

2. 局限性　由于类实验性研究无法随机,已知的和未知的干扰因素就无法向随机实验那样均衡分布在各组中,特别是对于无对照组的类实验,效果的判断更是很难完全归因于干预措施,故结果不如实验性研究的可信度高。

三、非实验研究

非实验性研究指研究设计内容对研究对象不施加任何护理干预和处理的研究方法。这类研究常在完全自然状态下进行,故较简便易行。适用于对所研究问题了解不多或该研究问题情况较复杂时选用。其研究结果可用来描述和比较各变量的状况,如描述性研究、相关性研究、比较性研究等都属非实验性研究,其结果虽不能解释因果关系,但却是实验性研究的重要基础,许多实验性研究都是先由非实验性研究提供线索,再由实验性研究予以验证的。

（一）设计类型

1. 描述性研究　描述性研究是利用已有的资料或特殊调查的资料进行整理归纳,对疾病或健康状态在人群中的分布情况加以描述,并通过初步分析,提出关于致病因素的假设和进一步研究方向的设计类型。

描述性研究是目前护理领域应用最多的一种研究方法,当对某个事物、某组人群、某种行为或某些现象的现状尚不清楚的时候,为了观察、记录和描述其状态、程度,以便从中发现规律,或确定可能的影响因素,用以回答"是什么"和"什么样"的问题的时候,多从描述性研究着手。

描述性研究可能事先不设计预期目的。也可

不确定自变量和因变量(因为常常还不知道),但是在研究开始前,需要确定观察内容和变量,以便做到有系统有目的和比较客观地描述。在护理研究课题中如现况调查,相关因素和影响因素的调查,需求的调查等属于描述性研究的范畴。

描述性研究设计包括现况调查和纵向研究等方法。

(1) 现况调查:根据事先设计的要求,在某一特定人群中,用普查或抽样调查方法,在特定时间内收集某种疾病的患病情况,分析疾病患病率以及疾病与某些因素之间的关系,是护理描述性研究中最常用的一种方法。

调查用途:①描述疾病或健康状况在特定时间内,在某地区人群中分布情况;②描述某些因素或特征与疾病之间的关系,寻找病因及流行因素线索,以逐步建立病因假设;③研究医疗卫生与护理措施效果;④了解人群的健康水平,找出卫生防疫和保健方面应该开展的工作,为卫生保健工作的计划和决策提供依据;⑤监测高危人群,在人群中筛查病人,达到早期发现病人、早期诊断和早期治疗的目的;⑥进行疾病监测,研究某些疾病的分布规律和长期变化趋势。

现况调查适用于病程较长而发病率较高的疾病(如慢性疾病),对于病程较短的疾病多不采用,因为调查时许多人可能已逐渐痊愈。

现况调查的类型:分为普查和抽查两类。

普查:是根据一定目的,在特定时间内对特定范围内所有对象进行调查或检查。主要用于:①在人群中早期发现病人;②了解疾病的基本分布情况;③了解人群健康水平,建立生理标准等。

普查优点在于通过普查能发现人群中的全部病例,使其能及早得到治疗,而且可以普及医学知识,通过对普查的资料制成相应的图、表,可较全面地描述和了解疾病的分布与特征,有时还可揭示明显的规律性,为病因分析提供线索。但是普查亦存在一些缺点,如当普查工作量大时工作不易细致,难免遗漏造成偏倚;由于工作量大仪器不够用而影响检查的速度与精确度;另外,普查方法不适用于患病率很低且无简单易行诊断手段的疾病。

抽样调查:从研究人群的全体对象中抽取一部分进行调查,根据调查结果估计出该人群的患病率或某种特征的情况,是一种以局部估计总体的调查方法。在实际工作中,如果不是为了查出人群中全部病人,而是为了揭示某种疾病的分布规律或流行水平,就不需要采用普查的方法,而可以从该人群中有计划地抽出一定数量的人进行调查,这就称为抽样调查。抽样调查比普查花费少、速度快、覆盖面大且正确性高。由于抽样调查范围远远小于普查范围,容易集中人力、物力,并有较充足的时间,因而具有精确细致等优点,一般较为常用。抽样调查的缺点是不适用于患病率低的疾病,不适用于个体间变异过大的资料,并且设计、实施和资料的分析均较复杂。

(2) 纵向研究:也称随访研究,是对一特定人群进行定期随访,观察疾病或某种特征在该人群及个体中的动态变化,即在不同时间对这一人群进行多次现况调查的综合研究。通过纵向研究,可全面了解某病的发展趋向和结局,认识其影响因素和疾病的自然发展史。例如对超体重者进行随访观察,同时了解其饮食习惯、体力活动等情况,观察其发展为糖尿病、冠心病的可能性有多大。

随访的间隔和方式可根据研究内容有所不同,可短到每周甚至每天,也可长至一年甚至十几年。纵向研究观察的对象常常影响结论的适应范围,除了环境因素外,病人个体特征也影响疾病转归,如病人年龄、性别、文化程度、社会阶层等。因此,纵向研究时尽量考虑观察对象的代表性。纵向研究是无对照研究,所以在下结论时要慎重。

2. 相关性研究　是探索各个变量之间的关系或探索是否存在关系的研究。同描述性研究的相同点是没有任何人为的施加因素。差异是相关性研究要有比较明确的几个观察变量,以便回答所观察的变量间是否有关系,比描述性研究有更多的"探索"原因的作用,可为进一步的研究提供研究思路。如了解结核病人的信息支持水平和自护能力之间的相关性研究,通过相关性研究初步确定变量之间的关系,可以为进一步形成实验性研究提出研究思路。

3. 分析性研究　分析性研究是在自然状态下,对两种或两种以上不同的事物、现象、行为或人群的异同进行比较的研究方法。分析性研究同描述性研究的区别在于描述性研究是对一种现象的描述,而分析性研究是针对已经存在差异的至少两种不同的事、人或现象进行分析比较的研究。根据其研究的目的,可以将分析性研究分为队列研究和病例对照研究两种。

(1) 病例对照研究：是将现已确诊患有某疾病的一组病人作为病例组，不患有该病但具有可比性的另一组个体作为对照组。通过调查回顾两组过去的各种可能存在的危险因素（研究因素）。测量并比较病例组与对照组存在各因素的比例差异。病例对照研究方法，从不同的角度分析不同的特征。从获得有关因素的方向来看是回顾性的，且有关危险因素的资料是通过回顾调查得到的；从因果关系的时间顺序来看是从果查因的研究方法，也就是从已患病的病例出发，去寻找过去可能与疾病有关的因素。

病例对照研究适合于罕见疾病和潜伏期长的疾病的病因研究。例如对已经确诊为糖尿病2型3年已经出现并发症的和未出现并发症的两组病人进行比较，了解在确诊以来两组病人预防并发症发生的自护行为，例如是否严格遵循医疗方案、随诊频率、自我保健意识和行为等，以找出造成目前两组病人病情差异的原因。现在这种研究方法已普遍地被应用，特别在病因学研究方面发挥了独特的作用。

该研究方法省时、省人力、省物力，能充分利用资料信息，而且只需少量的研究对象即可进行，一次研究可探索多种可疑因素。但是该研究中选择性偏倚和回忆性偏倚控制的难度大，而且对照组的选择较困难，难以完全控制外部变量。

(2) 队列研究：属于前瞻性的研究，是观察目前存在差异的两组或两组以上研究对象在自然状态下持续若干时间后分析比较两组情况。

研究方法是从一个人群样本中选择和确定两个群组，一个群组暴露于某一可疑的致病因素（如接触X线、联苯胺、口服避孕药等）或者具有某种特征（某种生活习惯或生理学特征，如高胆固醇血症），这些特征被怀疑与所研究疾病的发生有关。这一群组称为暴露群组；另一个群组则不暴露于该可疑因素或不具有该特征，称为非暴露群组或对照群组。两个群组除暴露因素有差别外，其他方面的条件应基本相同。这两个群组的所有观察对象都被同样地追踪一个时期，观察并记录在这个期间内研究疾病的发生或死亡情况，即观察结局，然后分别计算两个群组在观察期间该疾病的发病率或病死率，并进行比较，如果两组的发病率或病死率确有差别，则可以认为该因素（或特征）与疾病之间存在着联系。

队列研究有如下的特点：①群组的划分是根据暴露因素的有无来确定的；②暴露因素是客观存在的，并不是人为给予的；③研究方向是纵向的、前瞻性的，即由因到果的研究方向，也就是说在研究开始时有"因"存在，并无"果"（结局）发生，在"因"的作用下，直接观察"果"的发生；④可直接计算发病率，并借此评价暴露因素与疾病的联系。

队列研究与病例对照研究相比，队列研究能够直接获得两组的发病率或病死率，以及反映疾病危险关联的指标，可以充分而直接地分析病因的作用。由于病因发生在前，疾病发生在后，并且因素的作用可分等级，故其检验病因假说的说服力比病例对照研究强，并且队列研究可以同时调查多种疾病与一种暴露的关联。但是队列研究耗费的人力、财力大，花费的时间长，而且不适用于少见病的病因研究，因研究少见病时，需要调查的对象人数众多，而在实际中难以达到。

(二) 非实验性研究的优点和局限性

1. 优点　非实验性研究是在完全自然的状态下进行研究，因此是最简便、易行的一种研究方法。同时，非实验性研究可以同时收集较多的信息，特别适用于对研究问题知之不多或研究问题比较复杂的情况，用来描述、比较各种变量的现状。另外，非实验性研究可以为实验性研究打下基础，是护理研究中最常用的一种研究方法。

2. 局限性　非实验性研究没有人为的施加因素，也无法控制其他变量的影响，因此一般情况下无法解释因果关系。

以上介绍的实验性研究、类实验性研究及非实验性研究三种研究方法的设计内容不同，并不能完全说明研究水平高低，而只有根据题目选用恰当的研究方法，所得研究结果才能真正说明问题和水平。

第三节　常用的质性研究设计

一、现象学研究法

现象学研究法(phenomenological approach)是一种观察特定的现象，分析该现象中的内在成分和外在成分，把其中的重要要素(essence)提炼出来，并探讨各要素之间及各要素与周围情景之间的关系的一种质性研究方法。现象学研究法最初由 Husserl & Heidegger 提出，多用于探讨人们的生活经历(life experience)。由于人类是有意识的,对存在的现象是有感知的,因此人类的任何经历和体验都是有深远意义的。在现象学研究法的各流派中,以 Hidegerian 的现象学研究法最具代表性。

现象学研究的问题是"研究对象所经历的这些现象的本质是什么",研究者相信事实基于人们的生活经历,生活经历赋予了每个人对特定现象的感知。现象学研究者对人们生活经历的四个方面感兴趣:生活的空间、生活的人、生活的时间、生活中的人与人之间的关系。当某一现象很少被界定或定义时,非常适合用现象学研究进行探索,如压力的意义、丧亲经历、某种病患的生活体验等。

深入会谈法(in depth interview)是现象学研究法收集资料常用的手段,即研究者与被研究者面对面有目的的交谈。研究对象一般在 10 人左右,但也可根据研究规模扩大研究对象的数量。通过深入会谈,研究人员请研究对象描述某方面的生活经历,但不主导会谈的内容和方向,研究人员应努力体察研究对象的世界,除深入会谈外,现象学研究法还通过参与、观察、档案资料查询以及反思等方法诠释研究对象的经历。

二、扎根理论研究法

(一) 概念

扎根理论研究法(ground theory approach)在 60 年代由社会学家 Glaser 和 Strauss 提出,该方法以社会学中的符号关联理论(symbolic interaction theory)为基础,研究社会过程(social process)和社会结构(social structure),以及社会发展和演化过程。其主要目的是对现实中的现象进行深入解释,并产生理论。扎根理论研究法寻找研究问题的影响因素和相关因素,资料一般从事实中来,理论从资料中形成,故称为扎根理论。该方法重视事物的过程而不只单看事物的静态情况。研究者必须系统地收集资料、分类资料,找出核心类别,重复上述过程,直至发展出理论。因此扎根理论研究是一个循环的过程。

扎根理论研究法采用持续比较法(constant comparative method)发展和提炼理论的相关概念,这一特征是其资料分析方法的独特之处。持续比较法将实际观察到的行为单元反复相互比较,发掘和归纳出共同的性质从而得到"类别",再将提炼出来的类别不断与以往的资料中的事件、现象进行比较、对照,以找出同一性和变异性,并据此不断收集新资料,不断对照,渐渐澄清类别的范畴、定义,明确类别之间的关系,直至呈现出概念和理论。持续比较法可探求新类别的结构、时间特征、原因、发生情景、范围、与其他类别的关系,这些是产生严谨的、有实际涵义的理论的基础。因此该方法属于归纳方式,由特定的社会现象归纳发展出一般性的理论。

扎根理论研究方法的基本特征为:①扎根理论的概念框架来自于资料而不是先前的研究;②研究者努力去发现社会情境中的主要进展而不是描述调查单位;③研究者将所有的资料与其他所有的资料相比较;④研究者可以根据先前的理论对资料收集进行调整;⑤资料一旦获得,研究者就立刻进行整理、编码、分类、概念化并写有关研究报告的最初感想,这个过程与资料收集循环进行。

(二) 研究对象的选择和资料收集

扎根理论研究法常采用理论选样的方法获取研究对象,首先采用目的抽样或便利抽样选择最初的研究对象,然后采用最大差异法选择各种特征的研究对象,在这一过程中研究者根据所形成的概念化的程度调整选样重点,即研究者在收集资料、编码、分析资料、形成理论的同时进一步选择适当的研究对象,直到出现样本的饱和。一般情况下,扎根理论研究法的研究对象在 20~30 名左右。

扎根理论研究法采用参与式观察法收集资料,重点观察现象的社会关联性。研究人员一般深入研究现场,和研究对象共同生活,在其社会环境中观察、了解、叙述他们的社会结构和行为方式,然后形成假设。记录现场笔记是扎根理论研究法积累原始资料的重要途径。随时记录是扎根理论研究法的重要技巧。

(三) 资料分析方法

对资料采用持续比较的方法,以发现事物之间的相同点和不同点,将片段资料组合成有功能的整体框架,具体步骤包括:①设计分类系统和分类标准,对资料进行编码;②连接各类别;③寻找额外分类;④缩减分类类别;⑤寻找类别的排除指征;⑥出现核心变量;⑦文献查询;⑧对概念进行修正和整合。

三、人种学研究法

人种学研究法（ethnographic research）起源于人类学研究，是对人们在某种文化形态下的行为的描述和解释；文化是一组特定的社会人群中普遍接受的获得性的行为、价值观、信仰、常模、知识、习俗的总称。人种学研究法通过实际参与人们自然情形下的生活、深入观察、深度访谈并在档案或文史资料中查寻资料，探讨一定时间内人们的生活方式或体验。人种学研究法所研究的文化特征包括：文化行为、文化产品和工具、文化语言等等。人种学研究法的目的是从所研究的文化群体中学习，以理解他们的价值观念、行为特征、习俗等。

根据研究规模，人种学研究法可为小型的人种学研究和大型人种学研究，前者重点放在特定的小范围收集资料。人种学研究包括对文化内的研究（emic）和文化外的研究（etic），前者研究文化内涵，后者比较相似文化的异同。在健康保健领域，人种学研究法最适合于探讨不同文化环境中人们的健康信念、健康行为、照护方式等。

人种护理学研究法（ethno nursing）最早是由 Leininger 在 1985 年提出，着重对人们习以为常的生活方式或某种特定文化进行系统的观察、描述、记录、分析，以研究文化对护理行为及其中的观点、信念、方法的影响，探索护理本身的文化特性、临床过程以及护患关系。护理人种学家 Leininger（1970）将文化定义为："特定人群的生活方式指导这群人的思想、行为、情感等，是这群人解决问题的方式，表现在其语言、衣着、饮食、习俗上"。人种护理学研究的目的在于发掘护理知识。

人种学研究的特点包括：①适于研究人类全然无知的现象；②适于研究整体的生活方式；③适于探讨隐含于周围情形中的涵义，因为它不是只收集独立片段的资料，而是收集整体性资料；④适于护理现象及相关的人类文化；⑤可以收集到别的方法无法得到的详细深入的文化相关情景资料。

第五章

护理科研资料收集方法

第一节 科研资料收集的准备及计划

一个科学的研究需具备至少2个关键因素：一是研究问题具有切实的社会意义或重要的理论贡献；二是研究方案严谨可行，能够回答研究问题。在研究方案设计中，资料的收集是最具有挑战性的环节之一，也是经过周密设计后通过不同的方法从研究对象处获取资料的过程。真实、准确和完整的资料是研究结果具备科学性、真实性，并具有说服力的基础。

（一）科研资料的涵义

从广义上讲，资料指科学研究中的全部资料，包括反映课题研究的全部资料，如课题申请书、专家论证材料等；资料还包括研究过程中产生的资料，如采集的数据、访谈记录等；资料还包括课题结束时的总结性的资料，如结题报告、发表的文章成果等。

从狭义上讲，科研资料指根据研究目的用系统的方式所收集的、存储和处理的信息，它最终用于回答研究问题，是研究产生的过程性资料。

（二）资料的分类

根据资料的属性，资料可分为量性资料和质性资料。量性资料通常可量化为数字形式，可借助统计学进行计算。统计学中常用的计量资料、计数资料和等级资料都是量性资料。质性资料可为文字、图像、声音或录音等。

根据资料的来源可以分为一手资料和二手资料。绝大多数的资料都是指研究者根据研究目的和研究计划，采用不同的资料收集方法而获得的一手资料，包括对研究对象的直接调查、访问、观察等方式获得的资料。如果研究者在其他课题资料基础上进行二次分析，则其资料属于二手资料，包括原始的数据库、期刊论文、档案、会议资料以及各种疾病信息记录库等。二手资料具有省时、省人力、经济的特点，但是研究者本身未参与资料收集设计和实施过程，因此存在对资料可能有的信息不确定或不准确的风险。因此，使用二手资料前，应对资料的准确性、时效性和可靠性进行评估。

（三）常用的资料收集方法

护理研究中常用的资料收集方法包括问卷法、访谈法、观察法、生物医学测量法、Delphi 法等。其中，问卷法和访谈法又称为自陈法（self-report）。自陈法与观察法又可分为结构式、半结构式和非结构式。结构式资料收集在研究工具选择上具有严格的要求，必须具有较好的信度和效度，一般用于量性研究，如使用结构式问卷法（量表）和观察法，以及生物医学测量法。非结构式资料收集一般用于质性研究，如非结构式或半结构式访谈法、观察法、日记法、档案查询法等。质性研究和量性研究在资料收集方法上可以有交叉，如问卷法、观察法、Delphi 法既可以作为量性研究的资料收集方法，也可以作为质性研究的资料收集方法。在目前流行的混合研究（质性研究和量性研究相结合的研究）中，更是体现了多种资料收集方法的综合使用。

（四）资料收集的计划和准备

1. **明确研究目的** 研究目的决定着所需资料的性质。如果研究目的是开展某类人群的调查、进行理论或假设验证，则需要客观的定量资料；如果是探讨某种现象、经历或是体验，则需要开展非结构的资料收集方法而获得质性的资料。

2. **了解研究对象的特点** 研究对象的受教育程度、语言能力、听力、视力及体力，是否弱势群体、文化背景等都会影响资料收集方案的制订。例如，研究对象为老年人群，则问卷的长度不宜太长,字体不宜太小,且老年人往往更倾向于面对面的交流,故访谈法则比问卷法会更有优势。另外,要了解研究对象使用的语言,如对同性恋人群的访谈,则提前需要知道 MB(男性性工作者)、"肛交"等概念。

3. 研究工具的准备　对于量性研究来说,选择一个信效度较高的测量工具非常重要,如为生物学测量法收集资料,则要求各台仪器的精密度要高,试剂要一致;如为问卷法或是量表法,则其信度和效度都必须有可靠的指标(详见本章第四节)。

对于质性研究而言,研究者本身即为研究工具,则要求研究者必须具备的特征有:①弹性和开放性:即研究者具有开放性的观念,在调研中具有随机应变的能力;②适当性:包括研究者身份的适当性及语言应用的适当性;③真实性:研究者应实事求是地对待对象的描述和观察到的现象;④直觉性和敏感性:研究者应对研究对象话语中的潜台词敏感,以便于进一步挖掘信息,对出现的概念和类别有一定的敏感和直觉;⑤接受性:研究者应持不批判的态度,对研究对象的任何表述都能接受,保持中立的态度;⑥互惠性:研究者不是一味的获取研究对象的信息,在访谈过程中,研究对象也能从研究者处得到一定的益处,如帮助研究对象释放内心的压力、使研究对象深入地思考自己的观点、解答研究对象的疑惑等,因此访谈的过程是个互惠的过程。另外,如为半结构式访谈,则需要提前准备好访谈提纲。

4. 明晰资料的具体收集计划　如怎样找到研究人群,需要多少研究对象,每个研究对象需要多长时间的参与,参与几次,资料收集共持续多久,收集的资料将如何保管和储存,等等,均在资料收集前加以讨论确定。

5. 获得资料收集所必需的资源　如是否有充足的研究成本,包括人力、物力和财力。在人力上,研究组成员是否具备资料收集所需要的知识和技能,是否需要相关培训,怎样获得培训;在物力上,是否有可及的研究场所,如质性研究所需要的封闭的访谈空间,以及录音笔,量性研究所需要的设备和材料等。财力上包括是否有足够的资金支持研究的开支。

6. 考虑资料收集的质量,降低霍桑效应　如果研究对象意识到他们正在参与研究,则可能或多或少地改变自己的行为和反应状态,称为霍桑效应。这种现象会影响资料的有效性。减少这一现象发生的关键是对研究人员进行培训,尤其是资料收集的方法和技巧的训练;另外,研究人员要以不加评判的态度进行资料的收集。

第二节　量性研究设计的资料收集方法

一、问　卷　法

(一) 问卷法的概念及特点

问卷法(questionnaire)也称问卷调查法(questionnaire survey),它是调查者运用统一设计的问卷向被选取的调查对象了解情况或征询意见的调查方法。所谓问卷,是社会调查中用来收集资料的一种工具。它的形式是一份精心设计好的问题表格,它的用途在于测量人们的知识、行为、态度和特征。问卷法所使用的研究工具包括成熟的量表(scale)和自行设计的问卷(self-developed questionnaire)。问卷法主要用于量性研究,非结构式问卷也可用于质性研究。

问卷法的优点:①问卷法省时、省钱、省力。②问卷法所得到的资料便于定量处理和分析。③问卷法可以避免主观偏见,减少误差。④问卷法具有很好的匿名性。⑤可以突破空间限制,大范围内对众多调查对象同时进行调查。

问卷法的缺点:①问卷法要求回答者有一定的文化水平。②问卷的质量、回收率往往难以保证。③只能获得有限的书面信息。

(二) 问卷的类型

在问卷法的分类中,通常根据问卷题目的类型分为结构型(封闭式)、无结构型(非封闭式)问卷以及混合型问卷。

1. 结构型问卷　结构型问卷又称为封闭式问卷,是对所有被测者应用一样的题目,对回答有一定结构限制的问卷类型。即在研究者事先规定的各种答案中,填答者选择符合自己当时意见、态度的一个或几个答案。题目可以分为单选题、多选题、判断题、排序或赋值题、分叉题、配对题等。

结构型问卷比较便于调查对象回答和研究者进行统计分析,但它对问题的答案进行了限制,没有给填答者留下发挥其创造性或自我表达的机会,也可能会使对问题没有看法或者没有适合自己答案的填答者随便乱答或者不答。所以,研究者在题目的设计上应该尽可能做到深思熟虑。

2. 无结构型问卷　无结构型问卷也叫做非封闭式问卷。指的是研究者在问卷中只提出问题,不提供答案,由被调查者自由回答。例如向学生调查:"你希望将来从事什么职业？为什么？";"你获取信息或支持的来源有哪些"等等。由于回答问题不受限制,被调查者可以根据自己的意愿来回答,能充分发挥主动性和创造性,调查往往会收到一些意想不到、富有极高价值的信息。

无结构型问卷制作容易,问题简单、直接,易于做定性分析。但它也有一点的局限性,例如需要花费填答者大量的时间和精力;填答者的文化修养直接影响对所回答问题的表述。同时填答者的价值取向也影响对所回答问题的表述。

（三）问卷发放的方法

1. 现场问卷法　指把部分研究对象组织起来,或在研究现场一对一的介绍研究的目的、填写要求,由研究对象独立填写后（自填式）,当场收回问卷。也可由调查员逐一读出问卷题目和选项（不可做多余的解释）,由调查对象做选择,调查员协助填写在问卷上或直接填写在计算机的数据库中（他填式）。这种方法效率高,花费时间短,回收率相对较高,但因时间的限制,资料的深度受到一定影响。

2. 邮寄问卷法　是调查者通过邮局向被选定的调查对象寄发问卷,并要求被调查者按照规定时间和要求填答问卷（自填式）,然后寄回。标准的邮寄问卷应包括首页、问卷正文、写明回邮地址并贴有邮票的信封三部分组成。此种方法资料收集的范围较广,但是回收率低,常需要重复邮寄。一般回收率应该在60%以上。

3. 电话问卷法　是通过电话的方式一对一收集资料（他填式）。相对于邮寄问卷,电话问卷有一定的互动,可以增加问卷的应答率和准确率,有利于被调查者对某些敏感问题作出诚实回答。但电话访谈对调查者的语言要求较高,而且时间不能太长,容易中断,而且访谈的深入不如面对面访谈法。

4. 网络问卷法　又称在线调查,指通过互联网及其调查系统把传统的调查、分析方法在线化、智能化,研究对象利用网络平台填写问卷（自填式）。网络调查省时省力,但是对研究对象的网络信息应用能力要求较高。

（四）问卷法的一般步骤

1. 明确调查目的　根据研究目的确定调查对象和调查内容。在把一个题目放进问卷之前,应该先确定将来如何使用或者如何进行结果统计。如果不能预先确定就不要出现无用的题目。

2. 确定问卷的类型。

3. 选择成熟的问卷或是量表,或进行问卷的编制（见下一个内容）。

4. 问卷的试用和修改　问卷试用的对象应与将来正式问卷要调查的对象性质相同,以便了解问题是否全面、清楚,问卷内容和形式是否正确,填答是否完整,是否能满足调查的需要等等。也可以将设计好的问卷（10份左右）,分别送给相关的专家、科研指导人员以及典型的调查对象,请他们检查和分析问卷,并根据他们的经验和认识对问卷进行评价,提出存在的问题和解决办法。根据试用的情况,或者相关专家、研究人员的评价及提出的修改意见,求出问卷的信度和效度,并对问卷进行修订。

5. 问卷的发放与回收　一般来说,回收率在30%时,问卷结果只能做作为参考;50%以上时,可以采纳建议;70%～75%时,才可以作为研究结论的依据。

6. 问卷结果的整理和分析　挑出不合乎要求的问卷,例如问卷填写不全,理解错误等问题。对于无结构型问卷,按照回答者的答案划分到不同的类别中去。

（五）问卷的编制

1. 问卷的基本结构

（1）封面信:即一封致被调查者的短信。以二、三百字为最好。言简意赅地向被调查者介绍和说明调查者的身份、调查的内容、调查的目的和意义,以及调查对象选取方法和对调查结果的保密措施、感谢被调查者的合作与帮助、署名、日期等。目的是赢得信任,争取合作。

（2）指导语:用来指导被调查者填写问卷的一则说明,也称"填表说明"。它是对填表的方法、要求、注意事项等作一个总的说明,语言要简明易懂,还应考虑到回答者可能从未填写过问卷。

（3）问题和答案:问卷的主要组成部分。问卷中的问题在形式上可分为开放形式和封闭形式两大类;在内容上又可分为有关事实的、有关态度的和有关个人背景资料的三大类（详见本节"问题及答案的设计"）。

（4）编码及其他资料:除了上述内容外,问卷还包括一些有关资料,如问卷的名称、编号、问卷发放及回收日期、调查员、审核员姓名、结束语、被调查者住址等等。

2. 问卷设计的基本原则

（1）适合性原则:问题的数目及难易程度应为被调查者接受和理解;问卷的内容也应适合被

调查者。

(2) 目的性原则:问卷的问题必须围绕研究课题和研究假设进行设计,凡是对于研究课题及其理论假设来说是多余的问题,都必须删去,可有可无的问题,一律不列入问卷。

(3) 针对性原则:问卷调查需要被调查者的密切合作,因此,设计的问题必须符合被调查者回答问题的能力和意愿,凡是被调查者不可能了解、不可能理解、不愿意回答的问题都不应提出。

(4) 简明性原则:一目了然了解、理解问题。

3. 问卷编制的步骤

(1) 明确问卷编制框架:列出研究目的和主要研究概念,明确研究概念的操作性定义,明确所需要设计的问卷主题。

(2) 发展条目池:可以应用已成型的条目,如通过查找文献,运用成熟问卷中的相关概念的测量条目,或经原作者同意的情况下修订整个问卷或是部分条目;也可以编写新条目,一般通过查阅相关文献、回顾以往经验、参考专家建议、访谈部分相关的目标人群、参考相关调查表等方式完成。条目池要尽可能得多,一般为最终量表条目的3~4倍。条目的编写也遵循特定的原则(详见"问卷编写注意事项部分")。

(3) 设计答案的形式:(详见本节"问题及答案的设计")。

(4) 编制指导语。

(5) 专家效度评定:请该领域的资深专家,一般5名左右,对问卷初稿进行内容效度评定。发展的条目池经过1~2轮的专家评定、修改后可获得较好的效度。

(6) 问卷预试,测评信度:问卷在正式调查前,需要在小范围研究对象中预实验,对条目的清晰度、问卷测评时长等进行评价。之后通过大样本的测试,进行项目分析、因素分析等评价其信度和结构效度。

4. 问题及答案的设计

(1) 问题的形式:①从形式上可划分为封闭式与开放式问题:封闭式问题是指在给出问题的同时,还给出若干个固定的答案,让被调查者根据自己的实际情况选择答案。开放式问题,即不为回答者提供具体答案,只需提出问题,而由回答者自由填答。②从内容上可划分为特征问题、态度问题、行为问题:特征问题指那些用来测量被调查者基本情况的问题,是反映个人的社会特征的资料,也叫静态资料,这是问卷中不可缺少的部分,如被调查者的性别、年龄、民族、文化程度、婚姻情况、职业、行业、职务或职称、收入、宗教信仰、党派团体等。行为问题指那些用来测量被调查者过去发生的和现在正在进行的某些实际行为和有关事件的问题,也叫动态资料。态度问题指那些测量被调查者对某一事物的看法、意愿、态度、情感、认识等主观因素的问题。

(2) 问题形式的设计

1) 填空式

例如:1. 您的民族:_____族
       2. 您的文化程度?_____

2) 两分制问题

例如:1. 您是否在进行抗病毒治疗? A. 是 B. 否
       2. 调查对象性别 A. 男 B. 女

3) 选择式:包括多项单选式和多项限选式,如:

1. 您的婚姻状况是(   )
   A. 未婚 B. 已婚 C. 离婚 D. 丧偶 E. 其他
2. 您最喜欢看哪些电视节目?(请从下列答案中选择三项并在选项上打√)
   A. 新闻节目 B. 电视剧 C. 体育节目 D. 广告节目 E. 教育节目 F. 歌舞节目 G. 少儿节目 H. 其他节目(请写明)_____

4) 编序式:要求研究对象对所列的选项按某种程度排序,常见的有重要程度、偏向程度、难易程度等。如:

请将下列事件按照艾滋病传播的风险排序,风险最大的列为1,依次列出。
(   )与感染者接吻;
(   )男性与男性感染者发生肛交;
(   )女性与男性感染者发生阴道交;
(   )与感染者共进晚餐;
(   )输入了感染了HIV的血液。

5) 等级评分式:可分为数字评分(如1~10评分)或Likert条目。数字评分如:

你对开展护理研究的兴趣:0表示非常不感兴趣,10表示非常感兴趣,请您按照您的实际了解情况在相应的数字上打"√"。
0 1 2 3 4 5 6 7 8 9 10

Likert条目的选项是对事物或事件的双向、对称评价,包括同意、评价和频率方面的评定。

Likert 条目组成的量表称为 Likert 量表,一般由 10~20 个条目组成,答案的选项可有 4 个、5 个、7 个,以五个选项多见。当选项为奇数时,中间有不表明态度的选项。如:

症状自评量表(SCL-90)

指导语:以下列出了有些人可能会有的问题,请仔细地阅读每一条,然后根据最近一星期以内下述情况影响您的实际感觉,在每个问题后标明该题的程度得分。其中,"没有"选1,"很轻"选2,"中等"选3,"偏重"选4,"严重"选5。

题目	1 没有	2 很轻	3 中等	4 偏重	5 严重
1. 头痛	1	2	3	4	5
2. 神经过敏,心中不踏实	1	2	3	4	5
3. 头脑中有不必要的想法或字句盘旋	1	2	3	4	5

(3) 视觉模拟量表(visual analogue scale):用于测量人们对某种经历的感受,如疼痛、乏力、恶心、呼吸困难等。具体做法是:在纸上面划一条10cm的横线,横线的两端表示某种程度的极限,让病人根据自我感觉在横线上划一记号。或使用脸谱图法、阶梯等用形象图形表示的形式。

不同于 Likert 量表分类式选项,视觉模拟量表描述的是连续性的范围。如下两例所示。

指导语:下列线条表示您过去30天按医生要求服药的情况。0%表示没有服药,100%表示按医生要求服了所有的药量。请您在下列线段上最能反映能服药量的地方划一个"×"。

0%　　　　　　　　　　　　100%
没有服药　　　　　　　　服了所有的药

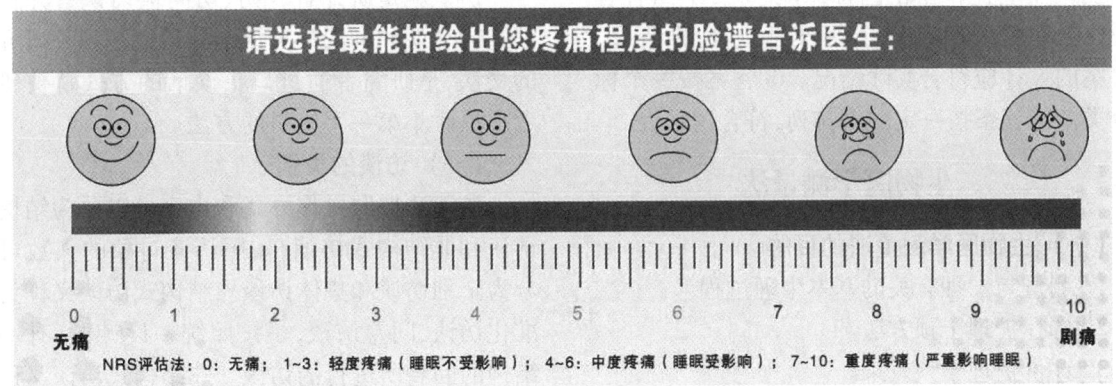

(4) 开放性问题:没有对答案进行预先设计。常用于质性研究,在量性研究中,往往在问卷的最后设计1~2个开放性问题,以获得更加全面的信息。

5. 编制问卷的注意事项

(1) 问题设计时的要求:①问题围绕假设进行设计,简短、准确、具体;②避免双重提问(复合性问题);如"你喜不喜欢坐火车和汽车旅行?";③提问避免带有倾向性和诱导性;例如,"……好还是不好?"、"……喜欢还是讨厌?"等,"好""不好""喜欢"或"讨厌"带有一定的评价标准,这样就不会得到有价值的信息;④不要直接提敏感性或威胁性的问题,可使问题适度模糊化,或采用假定法,或在问题题干中先表明研究者的态度,再提问,如"每个人可能与异性发生性关系,也可能与同性发生,这很正常。请问您的性伴的性别是什么";⑤所提问题不得超出回答者的能力,包括识别文字和理解问题的能力、知识范围和水平等;⑥问题中不要用抽象、专业性概念。

(2) 问题的数目:一份问卷中所包含的问题

数目,一般应限制在被调查者20分钟以内能顺利完成为宜,最多不超过30分钟。

(3) 问题的顺序:①时间顺序:应按照一定的时间发生的顺序进行提问,至于先问时间近的,再问时间远的还是反过来问,则不必限制,以有利于调查即可。②内容顺序:一般来说,一般或通识性的题目放在问卷前面,特殊或专项的题目放在后面;容易回答的放在前面,难于回答的放在后面;被调查者可能熟悉的题目放在前面,陌生的放在后面。这样可以使被调查者由浅入深,由简到难,不至于一开始产生畏惧感。③类别顺序:一般情况下,事实问题(如性别、年龄、收入等基本资料)和行为问题(如每天体育锻炼时数等)便于回答,放在前面;态度问题(涉及情感、动机、价值观等性质的问题)需要被调查者认真思考,放在后面为宜。需要注意的是,研究者有时为了避免被调查者随意选择问题答案,从而影响问卷的信度,常常将某些问题的顺序打乱。这种方式多用于学生智力测验、人格测验等同一类问题的问卷中。

(4) 答案的设计:①答案要具有穷尽性和互斥性。穷尽性是指所列答案能够包括所有可能的回答,不能有遗漏,否则,就会使一些被调查者在回答时找不到合适的答案;互斥性则是指答案之间不能相互重叠和互相包含,对于每一个回答者来说,他最多只能有一个答案适合他的情况。②答案的设计应符合实际情况。③答案按一个标准分类。④答案按一定顺序排列,符合逻辑性。

二、生物医学测量法

（一）生物医学测量法的目的

1. 测量与护理有关的基本生理过程。
2. 选择护理干预方法。
3. 评价护理干预效果。
4. 改进标本采集方法。
5. 测量病人的生理功能。

（二）生物医学测量法的种类

1. 机体指标的测量　通过体检、生理指标的测量直接从生物体测得结果,如脉搏、血压、心电图的测量、指尖血氧饱和度测定等。机体指标测量时所需要的工具一般包括刺激源、受刺激的本体、感受器、信号处理器、显示器、资料收录和转化器六个部分。

2. 实验室指标的测量　不是从生物体体内直接测得结果,而是抽取标本后通过实验室检验测得结果,包括化学测量法、微生物测量法、组织细胞学测量法。一般须通过专门的检验技术人员完成。

（三）生物医学测量法的特点及应用

生物医学测量法所获得的结果客观、精确、可信度高,但受仪器功能和精确度的影响。生物医学测量法在护理研究中常常与自陈法或观察法同时应用,以收集到全面的资料。

三、Q-分类法

Q-分类法由编序量表改良而来,测量个体对某组行为的主观感受。由1组卡片组成,一般40~100张,为一些单词、词组、句子,分类组成7~10叠,希望参与者按规定的规则分类,例如说明同意或不同意,或排列重要或不重要。

该法较客观、可信,但比较耗时,统计上也比较烦琐。

第三节　质性研究设计的资料收集方法

一、访　谈　法

访谈就是研究者寻访、访问被访谈者并且与其进行交谈和询问一种活动。访谈是一种研究性的交谈,是研究者通过口头谈话的方式从被研究者那里收集第一手资料的方法。

（一）访谈的类别

访谈法按照操作方式和内容可以分为结构式访谈和非结构式访谈;按照访谈对象的人数可以分为个别访谈和集体访谈。结构式访谈又称为标准化访谈、问卷访谈,是按照统一设计的、有一定结构的问卷所进行的访谈。非结构式访谈又称为非标准化访谈、深入访谈、自由访谈,是一种无控制或半控制的访谈,常见的有个人深入访谈和小组焦点访谈法。

1. 个人深入访谈法(individual in-depth interview)　是研究者与被研究者通过一对一的访谈而收集资料的方法。访谈可以是非结构式的,即研究者事先没有准备具体的问题,因为研究刚开始时研究者还不知道从哪里开始问以及问什么,这种方法常用于现象学研究、扎根理论和人种学研究;也可以是半结构式的访谈,即研究者事先制定了访谈的提纲,但是访谈提纲也可以随着研究的进行而进行修订,这种访谈往往适合于初学者。个人深入访谈可以获得研究对象较深入的想法,尤其可获得有关敏感问题的丰富信息。

2. 小组焦点访谈法(focus group interview)是研究者对多位被研究者同时进行交流而收集资料的方法。访谈者又称为主持人(moderator),根据事先准备好的问题或主题引导讨论。该方法可以在较短的时间内获得丰富的信息,但易受个别人主导,易形成思维和谈话定式。小组访谈一般参与者为5～12个同质的研究对象,如相似的年龄、职业、经历等。最好选择研究者与参与者都是陌生人,可增强参与者的平等感和自由感。应注意:小组访谈中访谈者不是提问者,而是中介人或是主持人,引导大家聚焦讨论,使每个人都有发言的机会,而不是有个别几个人主导讨论。

(二) 访谈计划的制订

1. 确定访谈的目的;
2. 确定访谈的题目和内容;
3. 确定访谈的方式;
4. 编写提问的措词及其说明;
5. 确定必要的备用方案;
6. 规定对调查对象作所回答的记录和分类方法;
7. 确定访谈工作的进程时间表。

(三) 访谈的步骤及技巧

访谈的步骤一般包括:问候、解释、提问、专注、鼓励、重复/澄清/探究、结束语。质性研究的时间一般比较长,往往1～2个小时,除了问候和结束语外,其他的步骤,包括整合访谈的技巧是一个循环往复的过程。访谈的技巧很多,以下几种可供参考。

1. 提问的技巧　①敏感问题迂回谨慎;②内向的被访者多问细节;③第一句话问候语可以是国家大事、衣服、个人兴趣、最近的健康情况等;④多用开放型问题,少用封闭型问题;⑤一句话问一个问题,避免双重提问;⑥问题要具体,避免过于抽象,如"你的世界观是什么样的?";⑦适时运用追问(probing)的技巧,如"你当时的反应是什么?""可以举个例子吗?"以帮助更全面地理解某个现象或概念,但是不要在刚开始就频繁进行;⑧不要带着自己先入为主的一些观念或概念进行提问(keep a blank mind);⑨不要隐瞒自己的无知。

2. 听的技巧

(1) 行为层面的听:包括三种:表面的听(似乎在听,但是访谈者可能正在关注被访谈者的衣着,或是想其他的事情)、消极层面的听(访谈者虽然听到了被访谈者的话语,但是并没有理解其深层次的意义)、积极层面的听(访谈者将自己的全部注意力都集中到谈话中,能够理解对方的情绪、话语的意义,并能做出恰当的回应)。积极层面的听是研究者应该掌握的。

(2) 认知层面的听:包括三种:强加的听(用自己的意义体系理解对方的谈话,对谈话的内容作自己的价值判断)、接受的听(主动捕捉信息、注意本土概念、探询语言背后的含义)、建构的听(在反省自己的"先见或假设"的同时与对方进行平等的交流);质性研究者应掌握"接受性的听",并逐渐发展"建构性的听"。

(3) 情感层面的听:包括三种:无感情的听(访谈者在听的同时没有自己的感情表露,对被访谈者的感情表露也无动于衷)、有感情的听(访谈者对对方的谈话有情感表露,能够接纳对方的情绪反应)、共情的听(访谈者与被访谈者在情感上达到了共振,双方一同欢喜,共同悲伤);质性研究者访谈中应做到有感情的听,或是共情的听。

3. 回应的技巧

(1) 认可:是访谈者对受访者的话表示已经听见了,希望继续说下去,表示认可的方式通常包括2类,一是语言行为,如"嗯""对""是的""是吗""很好,""真棒"等;二是非语言性的行为,如点头、微笑、目光的鼓励等。

(2) 重复、重组或总结:重复对方所说的话(重复)、或是将对方的话换一个方式表述出来(重组)或用一两句概括出来(总结),以达到澄清细节、核实、情感共鸣等目的。

(3) 自我暴露:指访谈者就被访谈者所谈的内容对自己有关的经历或经验做出回应。此技巧可以使被访谈者相信访谈者有一定的能力可以理解自己,因其也有类似的经历,并且可以起到"去权威"的作用,使被访谈者感觉到对方也是一个普普通通的人,而不是什么"专家"或"权威"。

(4) 鼓励对方:访谈中聊到很敏感的话题或是很私人的问题的时候,被访谈者可能会很犹豫,此时访谈者可使用一定的回应方式安抚对方,表示自己并不要求对方这么做,对方可以选择不谈这个话题。这是一种迂回鼓励的方式。

二、观察法

(一) 概念和特点

观察法也叫实地观察法,是观察者有目的、有计划地运用自己的感觉器官和辅助工具,能动地了解处于自然状态下的社会客观现象的方法。它的主要作用就在于收集到真实可靠的资料,并通过对资料的科学分析得出正确的结论。它通常用于在实地调查中收集社会初级信息或原始资料,而且通常结合其他调查方法共同使用。

观察法的特点:它以人的感觉器官为主要调查工具;它是有目的、有计划的自觉活动;它是在一定理论指导下的观察;它观察的是保持自然状态的客观事物。

(二) 观察法的基本原则

在运用观察法时,应遵循以下基本原则:客观性原则;全方位原则;求真务本原则;法律和道德伦理原则。

(三) 观察法的类型

观察法从不同的角度可以有不同的分类。根据观察程序的不同,观察法可分为结构式观察和非结构式观察两大类;根据观察场所的不同,观察法可分为实验室观察和实地观察两大类;根据观察者的角色不同,观察法可分为非参与式观察和参与观察式两大类;根据观察对象的不同,观察法可分为直接观察和间接观察两大类。参与式观察是最重要的实地观察之一;根据参与程度不同可以分为完全参与式观察和不完全式参与观察。在实际观察过程中,各种观察类型是互相联系、兼容和交叉的。

(四) 观察法的实施

各种类型观察法的实施都包括三个阶段,即准备阶段、实施阶段和整理分析观察记录阶段。

1. 准备阶段　主要任务是制定观察计划和进行必要的物质准备。

2. 正式实施　观察首先要保证能够顺利进入观察现场。观察现场的确定应主要考虑三个条件:符合调查研究收集资料的要求;具备必要的人、财、物等条件;当地部门和观察对象不反对。在进入观察现场时,要注意选择恰当的方式,主要方式有隐蔽和公开两大类。观察者顺利进入观察现场之后,即可根据特定角色和观察方式的要求进行观察。对于非参与式观察来说,完成观察任务的关键是不能惊扰观察对象。而在参与式观察中,完成观察任务的关键是与观察对象建立良好的关系。为此,观察者应当注意解决好如下问题:消除观察对象的种种顾虑;深入到观察对象的生活之中;遵从观察对象的生活习惯和生活方式;重视个别交往;热情帮助观察对象。

观察的内容包括:场所、物体、人物、活动、时间、目标、情感等。在观察的实施过程中,除了要与观察对象建立良好关系和遵守观察的一般原则之外,还要注意两个具体问题:观察要先从大处着眼;注意转换观察视角。

观察记录是对所观察到的现象的文字描述。观察记录的过程是观察者对观察现象思考、分类和筛选的过程,也是一个澄清事实、提炼观点的过程。观察记录包括两方面工作:一是正确和详细地进行记录;二是科学地整理与分析记录。观察记录的方式主要有两种:一种是当场记录,一种是事后追记。当场记录是最常用的一种记录方式,事后追记是一种补救性的记录方式。

任何观察都会有一定的误差,而观察误差的大小会对调查结果产生很大影响。观察误差来自观察主体和观察客体两个方面。针对造成观察误差的原因,可以采取相应的解决措施。通过这种努力,尽管仍然不可能完全消除观察误差,但是却可以将其减少到最低程度,观察结果也可以做到基本准确。

三、文献/档案回顾法

文献回顾法(literature review)常用于研究的初始阶段以及研究的分析和撰写研究报告阶段。研究者在研究初始可以通过查阅文献先了解即将研究的领域的概况,但是在进入研究现场时,应将这些"先入为主"的概念或观点"悬置",保持一个"空白"的头脑进入研究现场。在分析阶段,可再次查看这些文献,与量性研究不同的是,在质性研究中某些文献也是可以作为资料进行分析的。

档案回顾法(document review)是对一些特定的现场或是事件的追溯,其常见的资料来源有:医院、学校、行政管理部门等机构的有关记录和档案资料,如病史、医嘱、护理计划等。在"论点分析性研究"中则广泛从报纸、信件等公开或未公开的资料中获取资料。

该方法的优缺点:①经济、无须对象合作,无应答偏差;②但有选择性,资料可能不够完整;③涉及伦理问题:无论档案资料的来源如何,例如无论是门诊病史记录还是住院病史记录,无论是公开的还是非公开的,资料的收集者都必须遵守职业道德,注意保密,以保护当事人的利益。

四、投 射 法

投射法是以研究对象最少的合作获得期望得到的测量结果的一种测量方法。可让研究对象进行自由的幻想、想象,以反映其态度、期望、个性特征等。投射法包括以下类别。

1. 图片法 用图画、卡通图片刺激对方描述发生了什么,需要做什么。

2. 词汇法 以词汇激发研究对象以获取资料。

3. 表达法 运用图画、角色扮演等方法获取资料。

一般采用投射法时,研究人员必须经过专门的培训才能对资料进行解释。

第四节 Delphi 法

德尔菲(Delphi)法,又称专家咨询法,是一种采用通讯方式分别将所需解决的问题单独发送到各个专家手中,征询意见,然后回收汇总全部专家的意见,并整理出综合意见。随后将该综合意见和预测问题再分别反馈给专家,再次征询意见,各专家依据综合意见修改自己原有的意见,然后再汇总。这样多次反复,逐步取得比较一致的预测结果的决策方法。Delphi 的名称来源于古希腊的一则神话。Delphi 是古希腊的一个地名。Delphi 法是在 20 世纪 40 年代由 O. 赫尔姆和 N. 达尔克首创,经过 T. J. 戈尔登和兰德公司进一步发展而成的。

Delphi 法是量性研究和质性研究设计资料收集方法的融合,目前在护理研究中的应用主要有两个方面,一是确定优先研究方向,以确定短、中、长期优先资助的研究方向,二是就某些议题达成一致意见。Delphi 法达成的一致意见没有对错或是绝对正确的答案,只是有效的专家意见。

(一) Delphi 的特征

1. 匿名性 从事预测的专家彼此互不知道其他有哪些人参加预测,他们是在完全匿名的情况下交流思想的。Delphi 法采取匿名发函调查的形式,它克服了专家会议调查法易受权威影响、易受会议、气氛影响和其他人心理影响的缺点。专家们可以不受任何干扰地独立对调查表所提问题发表自己的意见,而且有充分的时间思考和进行调查研究、查阅资料。匿名性保证了专家意见的充分性和可靠性。

2. 反馈性 由于 Delphi 法采用匿名形式,专家之间互不接触,仅靠一轮调查,专家意见往往比较分散,不易作出结论,为了使受邀的专家们能够了解每一轮咨询的汇总情况和其他专家的意见,组织者要对每一轮咨询的结果进行整理、分析、综合,并在下一轮咨询中反馈给每个受邀专家,以便专家们根据新的调查表进一步地发表意见。因此,Delphi 法对专家的选择非常重要,要选择那些知识渊博、对某一问题有独到见解、能够对此研究保持积极性和热情的专家。专家数目的多少和多样性取决于研究目的、设计及时间,常需要设定入选标准界定范围。

3. 统计性 在应用 Delphi 法进行信息分析与预测研究时,对研究课题的评价或预测既不是由信息分析研究人员做出的,也不是由个别专家给出的,而是由一批有关的专家给出的,并对诸多专家的回答必须进行统计学处理。所以,应用 Delphi 法所得的结果带有统计学的特征,往往以概率的形式出现,它既反映了专家意见的集中程度,又可以反映专家意见的离散程度。

(二) Delphi 法的过程

传统 Delphi 法是将问卷邮寄给专家,经过两轮或是多轮反馈而整合资料。目前改良的 Delphi 法也可在第一轮调查时采用面对面的访谈或是小组讨论形式,传统的邮寄问卷的形式也逐渐变成电子邮件形式,或是网络问卷形式。第一轮问卷往往是以开放性问题的形式咨询专家就某一议题的观点,是一个质性的过程。除了问卷,研究者需附寄介绍信、问卷完成指导、期望完成时间以及寄还信封。可以通过界定条目或是优先领域数目,如最少五个,最多七个的方式,既可以保证信息量,又不至于给专家过多的压力而影响问卷回收率。Delphi 法第一轮收到的资料需进行内容分析,将专家提供答案分类、整理、归纳,以更有结构性的陈述或是问题返还专家。

第二轮的问题较多使用 Likert 量表形式,由专家对整理出来的陈述进行评定。这次通过对反馈的结果使用问卷分析方法。在第三轮问卷中可以将达成一致意见的条目省略,以减轻专家的负担,也可以保留所有的条目。这样的过程反复进行,直到达成一致意见。

第五节 研究工具性能的测定

一、信 度

评价一项研究工作的科学性,应包括对其所使用的研究工具的性能进行评价。信度和效度是反映研究工具性能好坏的两个主要指标。

(一)概念

信度(reliability)是指使用某研究工具所获得结果的一致程度或准确程度。稳定性、内在一致性和等同性是信度的三个主要特征。当使用统一研究工具重复测量某一研究对象时所得结果的一致程度越高,则该工具的信度就越高。同时,越能准确反映研究对象真实情况的工具,其信度也就越高。

(二)信度的计算方法

1. 重测信度(test-retest reliability) 表示研究工具的稳定性的大小,即是指用同一工具两次或多次测定同一研究对象,所得结果的一致程度。一致程度越高,研究工具的稳定性越好,重测信度也就越高。

重测信度用重测相关系数来表示,相关系数越接近1,则重测信度越高。具体做法是使用研究工具对研究对象进行第一次测试,隔一段时间以后对同一研究对象再使用同一研究工具进行测量,然后计算两次测量结果的相关系数,这个系数反映了研究工具重测信度的高低。对重测信度的计算也可以使用计算机软件进行,如目前较为流行的 SPSS 统计分析软件,将两次重测数值输入计算机后,即可通过计算机运算求得重测相关系数。

使用重测信度时,需注意以下几个问题。

(1) 两次测量之间的间隔时间:总的原则是时间的间隔要长到使第一次的测量对第二次的测量结果不会产生影响,但是也不能太长以至于客观情况已有了转变。有的研究在对研究对象进行第一次测量后紧接着就可进行第二次测量,有的研究则需相隔一段时间后再测量第二次。这就需要研究者根据具体情况确定间隔时间。

(2) 研究工具所测量的变量的性质:由于重测信度的计算需要间隔一段时间进行再次测量,因此当研究工具用于评估性质相对稳定的问题,如个性、价值观、自尊、生活质量、成人身高等,可用重测信度评估研究工具的稳定性。如测量态度、行为、情感、知识等性质不稳定变量的工具,则不宜使用重测信度来反映其稳定性的高低。

(3) 测量环境的一致:重测时,应尽量保证第二次测量的环境与第一次测量环境相同,以减少外变量的干扰。如相同的测试者、相同的测量程序、相同的测量时间及相似的周围环境。

2. 折半信度、Cronbach's α 系数与 KR-20 值 此三种方法都用来反映研究工具的内在一致性这一特征。内在一致性(internal consistency):是指组成研究工具的各项目之间的同质性或内在相关性,内在相关性越大或同质性越好,说明组成研究工具的各项目都在一致地测量同一个问题或指标,也就是说明工具的内在一致性越好,信度越高。内在一致性的测量是信度测量中应用最多的,因为它与重测信度相比,不仅经济,而且更适合于心理社会方面的研究工具的评定。

(1) 折半信度(split-half reliability):将组成研究工具的各项目(如组成一份问卷中的各个题目)分成两部分,分别加以计分,对这两个部分的数值进行相关分析,然后采用 Spearman-Brow 公式计算信度。折半方法常用的有前后折半法、奇偶折半法。目前常用折半方法为奇偶折半法,而非前后折半,目的是为避免顺序效应。

折半信度的缺点是不同的折半方法会导致不同的结果。

(2) Cronbach'α 系数与 KR-20 值(Kuder-Richardson formula 20):这两个指标是计算所有项目间的平均相关程度,避免了折半信度计算的缺点。KR-20 是 Cronbach'α 的特殊形式,适用于二分制的研究工具。计算时用 SPSS 统计分析软件计算。

3. 评定者间信度和复本信度 评定者间信度(inter-rater reliability)和复本信度(alternate forms reliability)均用来表示研究工具的等同性这一特征。研究工具的等同性(equivalence)常在以下两种情况下考虑。

(1) 不同评定者使用相同的工具,同时测量相同对象时,需计算评定者间一致程度。一致程度越高则该测量工具等同性越好,信度越高。

(2) 两个大致相同的研究工具同时被用于研究对象,需计算复本信度。在护理研究中少见,除了进行某些方法学研究或有关教育方面的研究。

综上所述,研究工具信度通常用相关系数表示。一般认为相关系数高于0.7时工具的信度才可以被接受。介绍研究工具的信度时,最重要的是要报告出工具的信度数值,并说明它是怎么计算的,以便于其他研究者判断该工具的适当性并根据自己的具体情况使用。

二、效　度

效度(validity)是指某一研究工具能真正反映它所期望研究的概念的程度。反映期望研究的概念的程度越高,效度越好。可以用表面效度、内容效度、结构效度、效标关联效度等来反映一个研究工具的效度。但是效度的好坏并不像信度那样易于评价,一些测量效度的方法并没有数字的依据。

(一) 表面效度

表面效度(face validity)是由评估人根据自己对所要测量的概念的理解,尽其判断能力之所及来断定工具是否适当。因为表面效度是一种直觉判断,它对研究工具的效度的评价是用"有或无"来反映的,而未体现效度在程度上的高低问题,因此一般不能作为工具质量的有力证据。

(二) 内容效度

内容效度(content validity)是根据理论基础及实际经验来对工具是否反映了所要测量的变量、是否包括足够的项目而且有恰当的内容分配比例所作出的判断。内容效度需建立在大量文献查阅、工作经验以及综合分析、判断的基础之上,多由有关专家委员会进行评议。专家人数最少不少于3人,最多不超过10人,5人较为合适。专家的选择应与研究工具所涉及的领域有关。专家们对研究工具中的各项目是否与所要测量的概念有关作出评价。然后研究者必须依照专家意见对研究工具进行修改,修改后邀请这些专家再次给予评议。但两次评议时间最好间隔10～14天,以免由于时间过近,专家们的第一次评议结果尚有印象,而影响第二次评议结果。

(三) 效标关联效度

效标关联效度(criterion-related validity)侧重反映的是研究工具与其他测量标准之间的相关关系,而未体现研究工具与其所测量概念的相符程度。相关系数越高,表示研究工具的效度越好。效标关联效度分同时效度(concurrent validity)和预测效度(predictive validity)两种。同时效度是指研究工具与现有标准之间的相关。预测效度是指测量工具作为未来情况预测指标的有效程度。同时效度和预测效度的主要区别是时间上的差异。

(四) 结构效度

结构效度(construct validity)重点是了解工具的内在属性,而不是关心使用工具后所测得的结果。它反映的是工具与其所依据的理论或概念框架的相结合程度,概念越抽象就越难建立结构效度,同时也越不适宜使用效标关联效度进行评价。结构效度的建立最为复杂,目前有关结构效度的数字计算,应用最多的是因子分析。

总之,一个研究工具的信度和效度并不是截然孤立的,二者存在一定的关系。信度低的工具效度肯定不高,但信度高的工具也仅能说明有效度高的可能性。

三、国外量表的翻译和应用过程中的性能测定

研究中如需引进国外的量表,则必须对量表进行汉化,并进行信效度和文化适应性评定后方可在中国人群中应用,引进国外量表通常包括翻译、回译、检测等同性三个步骤。

(一) 翻译

首先在征得国外原量表作者同意的基础上,将国外量表翻译成中文。最好选择两个或多个有经验的翻译者,彼此独立地将外国语言的量表翻译成汉语。要求翻译者既熟悉原量表语言及其文化背景,又要求汉语功底好,能够准确地用通俗的词语表达原量表想要表达的意。然后对翻译出来的版本进行讨论,最后形成一个大家共识的中文版本量表。在翻译过程中,由于语言表达方式上的文化差异会直接影响译文的可读性和可理解性,因此主张直译和意译相结合,以使翻译后的量表适合中国文化习俗。

(二) 回译

回译(back-translation)就是请语言功底好、对原量表不知情的一位或多位翻译者将翻译成中文的量表再翻译回去。请双语专家对原量表与回译后的"原量表"进行细致比较、分析,找出表面上看来不同的部分,对中文版本中的对应内容进行相应的修改。反复使用回译技术,直到两个原量表在内容、语义、格式和应用上相一致。此时,应请有关专家对修改后的中文版量表的表面效度进

行评判。

（三）检测原量表与中文版量表之间的等同性

寻找一定数量的双语样本（既懂中文又懂原语言的样本）对两种语言版本的量表进行做答，随后比较原量表与中文版量表所得总分之间的相关性以及各项目得分的相关性。相关程度越高，两版本量表的等同性越好。如果选取双语样本有困难，也可以选只懂中文的研究样本进行预试验，以检测量表的内部一致性。同时，通过预实验，也可理解中文版量表的文字是否通俗易懂，是否符合中国人的表达习惯等。

（李现红）

第六章

科研资料的整理与分析

统计分析是科研过程中不可缺少的一步,而科研资料只有通过统计学方法来进行分析才能找出规律性的答案,从而得出可靠的结论。因此,在收集完原始资料与数据之后,要对资料进行整理与归纳,然后根据资料的特点选择恰当的统计学方法对资料进行数据分析,从而得出相应结果。

第一节 概 述

一、统计学相关的基本概念

1. 概率 概率(probability)是描述某随机事件发生可能性大小的一个度量,统计学上用符号 P 表示,也称作几率。P 值的大小在 0~1 之间,0 表示某随机事件不可能发生,1 表示某随机事件必然发生,越接近 1 表示某事件发生的可能性越大;越接近 0,表示某事件发生的可能性越小。$P \leq 0.05$ 和 $P \leq 0.01$ 在统计学上常被称为小概率事件,表示在一次研究中某事件发生的可能性小于或等于 5% 和 1%,通常若小概率事件出现,我们认为不发生。另外,统计学中根据概率的原理将 $P \leq 0.05$ 和 $P \leq 0.01$ 看作事物差别有统计学意义和高度统计学意义的界限。

2. 抽样误差 指样本指标与总体指标之间的差异。抽样时,由于总体中个体间存在差异,因此,从总体中随机抽样所得的样本指标与总体指标往往存在一定的差异。在实际抽样研究中这种误差是不可避免的,只要有抽样,就必然存在抽样误差。抽样误差虽然不能被消除,但可以控制。研究者应根据研究的目的和研究条件,尽可能地降低抽样误差,从而使研究更具有代表性。具体控制方法有:①尽量选用概率抽样的方法,使样本更具有代表性;②根据研究具体情况,选择变异程度小的研究指标,以减少抽样误差;③根据研究条件,尽量扩大样本含量。

3. 假设检验 假设检验也称作显著性检验,是应用统计学原理由样本之间的差异去推断样本所代表的总体之间是否存在本质区别的一种推断方法。如在实际抽样研究中,当两个抽样群体所计算出的某指标的均数发生差异时,要明确这种差异是由于抽样误差所致还是由于两者之间存在本质差异,即两者是来自于同一总体,还是两个不同的总体,就需要通过假设检验来回答。

假设检验的基本步骤包括:①建立假设:建立两种假设,一种是"无效假设",用 H_0 表示,另一种是"备择假设",用 H_1 表示;②确定显著性水平:显著性水平(常用 α 表示),用来判断小概率事件发生的标准,通常取 α 为 0.05 或 0.01;③计算统计量;④确定概率的 P 值;⑤作出推断结论。

例如,某农业研究为试验所研制的一种新的化肥,随机选择了 10 块试验田不施肥,其平均产量为 194kg/亩;另选 8 块试验田施肥,其平均产量为 228kg/亩,试检验施肥与不施肥的平均亩产量有无显著差异。

从样本的平均亩产量来看,施肥田平均亩产量明显高于不施肥田。但单凭样本均数并不能直接推出"施肥田平均亩产量高于不施肥田"的结论,因样本均数的差异可能是由于抽样误差造成,即该样本所代表的总体本身存在差异。要正确回答这个问题,需要进行假设检验。

首先应建立无效假设,①H_0:零假设,即施肥田与不施肥田的平均亩产量不存在差异;②备择假设:即施肥田与不施肥田的平均亩产量存在差异。然后再确定显著性水平(α),通常取 0.05 或 0.01,再根据研究资料的类型,选择适当的公式,计算检验统计量,查询表格确定 P 值。最后,做出统计推断。若 $P>\alpha$,我们认为发生 H_0 建设的可能性较大,差别无统计学意义,即施肥田与不施肥田的平均亩产量无差异。若 $P<\alpha$,我们认为发生 H_1 建设的可能性较大,此时拒绝 H_0,接受 H_1,差异有统计学意义,即施肥田与不施肥田的平均亩产量存在差异。

二、科研资料的类型

不同类型的统计资料,应采用不同的统计分析方法。医学统计学按其性质一般可以分为计量资料与计数资料两大类。另外,还有介于二者之间的等级资料。

1. **计量资料** 又称为定量资料,指用测量方法获得数据,对各观察单位用定量方法测定某项指标量的大小,此种类型的资料一般有度量衡单位,其变量值一般是连续的。如血压(mmHg)、体重(kg)、尿量(ml)、身高(cm)、脉搏(次/分)等。

2. **计数资料** 又称为定性资料,是将观察单位按照某种属性或类别分组,分别汇总计算各组观察单位数得到的资料。计数资料一般没有度量衡单位,且为整数,数据之间无逻辑顺序。如性别、血型、满意与不满意的人数等。

3. **等级资料** 又称为半定量资料,是介于计量资料与计数资料之间的一种资料。是指将全体观察单位按照某种性质的不同程度分成若干组,再分别清点各组中观察单位的个数。此种资料的特点为,每一个观察单位没有确切值,各组之间有性质上的差别或程度上的不同。如临床上腹痛程度用轻、中、重三个等级表示;治疗效果用治愈、好转、稳定及恶化四个等级表示。

在医学实践中,根据研究的目的,不同的资料之间可以相互转化。例如血压本来是计量资料,但如果将一组 20~40 岁成年人的血压分为正常血压与异常血压,再清点各组人数,此时血压资料就转化为计数资料了。再如,将这组血压按照低血压、正常血压、轻中度高血压、重度高血压的等级顺序分组,再清点各组人数,此时得到的资料又转化成等级资料了。在统计分析中,由于计量资料可以得到较多的信息,所以凡是能计量的,尽量采用计量资料进行分析。

三、常用的统计分析方法

医学统计学中最基本的统计分析方法包括描述性分析与推断性分析。在对所获取的资料进行统计分析时,一定要先明确资料的类型,然后根据资料的类型和研究的目的选用相应的统计学方法。

(一) 描述性分析

描述性分析是指用统计指标、统计表、统计图等方法,对资料的数量特征及其分布规律进行测定和描述,不涉及样本推论总体的问题。如均数、标准差、中位数、率及构成比等。

(二) 推论性分析

推论性分析是由样本信息推断总体特征,常用 t 检验、方差分析、χ^2 检验、秩和检验等比较组间有无差异,以及相关分析、回归分析等探讨变量之间的关联性。统计学分析方法的选择取决于研究目的、科研设计类型以及数据资料的类型。

第二节 计量资料的统计学分析方法

一、描述性统计分析方法

根据数据资料的分布形态(集中趋势和离散趋势),所用的描述性统计指标有所不同。

(一) 集中趋势

集中趋势是反映一组数据平均水平或一个分布的中心位置。常用的指标有均数和中位数,均数又包括算术均数和几何均数。

1. **算数均数** 用来反映计量资料的集中趋势,表示一组性质相同的变量值的集中位置或平均水平,适用于正态分布资料。用 $\bar{X}$ 表示,计算公式为:

$$\bar{X} = \frac{(X_1 + X_2 + X_3 + \cdots X_n)}{n} = \frac{\sum x}{n}$$

2. **中位数** 当数据呈偏态分布时,可将数据从小到大排列,位置居于中间的那个数就是中位数,反映数据的资料的集中趋势,用 M 表示。当数据为正态分布资料时,中位数等于均数。适用于偏态分布资料。其计算公式为:

若 n 为奇数时,中位数为位次居中的那个数,即 $M = X_{(\frac{n+1}{2})}$;

若 n 为偶数时,中位数为位次居中的那两个数的平均数,即

$$M = \frac{X_{\frac{n}{2}} + X_{(\frac{n+1}{2})}}{2}$$

3. 几何均数　等比资料及经对数化后可转化为正态分布的偏态资料宜以几何均数表示集中性,用 G 表示。其计算公式为:

$$G = \sqrt[n]{X_1 \cdot X_2 \cdot X_3 \cdots X_n}$$
$$= (X_1 \cdot X_2 \cdot X_3 \cdots X_n)^{\frac{1}{n}}$$

或 $G = \log^{-1}[(\sum \log X)/n]$

由于几何均数计算公式可知,若一个数据为0,全部数据的乘积必为0,并且0与负数不可能取对数。所以,应用几何均数时不仅要求资料属于偏态,而且全部数据必须大于零。

总之,算数均数适用于正态分布资料,偏态资料可用中位数或几何均数来描述。

(二) 离散趋势

一组计量资料中各数据之间的参差程度叫做离散度或变异度,而变异是生物学数据最显著的特征。因此,要全面描述一组数据的分布特征,除了集中趋势的描述外,还需要依据反映数据离散情况的指标对数据进行描述,常用指标有全距、四分位数间距、标准差、标准误、变异系数等。

1. 全距　亦称极差,即一组观察值中最大值与最小值之间的差数,用 R 表示。$R = X_{max} - X_{min}$。

2. 四分位数间距　把全部数据分为四部分的百分位数称为四分位数,即第1四分位数(P_{25}),第2四分位数(P_{50},即中位数 M),第3四分位数(P_{75})。四分位数间距用 Q 表示,$Q = P_{75} - P_{25}$。一般用中位数和四分位数间距一起来描述偏态资料的分布特征。

3. 标准差　是描述正态分布资料离散性较理想的指标。反映一组数据的平均离散水平,用 S 表示。它是离均差平方和与自由度比值的平方根,即

$$S = \sqrt{\frac{\sum(X-\bar{X})^2}{n-1}} = \sqrt{\frac{\sum X^2 - (\sum X)^2/n}{n-1}}$$

式中 $\sum(X-\bar{X})^2$ 为离均差平方和,n 为样本例数,(n-1) 为自由度。自由度是指几个变量值允许自由变动的个数。一般用均数±标准差来描述正态分布资料的分布特征。标准差越大,表明数据越离散,意味着个体间的变异越大。

4. 标准误　是样本均数的标准差,反映抽样误差的大小,常用 S 表示,标准误越小越好,标准误越小表示实验精密度越高。其计算公式为:$S_{\bar{X}} = S\sqrt{n}$

5. 变异系数　它是同一组观察组的标准差(S)与均数(X)的百分比,多用于观察指标单位不同或均数相差较大时的变异程度的比较,用 CV 表示,即 $CV = (S/\bar{X}) \times 100\%$。

CV 是一种相对离散度,它能反映实验数据的离散程度。CV 越小,表明数据的离散性越小。

二、常用的假设检验方法

计数资料的假设检验方法很多,研究者可根据所收集资料的特征选择恰当的方法,见表4-6-1。

表4-6-1　计量资料常用的假设检验方法

分析方法	分析目的	应用条件
参数估计	估计总体均数的大小	样本必须来源于总体
t 检验		
单样本 t 检验	样本均数与总体均数的比较	样本量小,样本随机取自正态总体,两样本比较时
两独立样本 t 检验	两样本均数的比较	同上
配对 t 检验	配对样本均数与总体均数的比较	要求方差齐性
μ 检验	样本均数与总体均数的比较	资料呈正态分布,总体标准差已知时,或样本含量较大
	两样本均数的比较	同上
F 检验	两个以上的样本均数比较	各样本是相互独立的随机样本,服从正态分布,且具有方差齐性
q 检验	两个以上样本的两两比较	各样本是相互独立的随机样本,服从正态分布,且具有方差齐性
秩和检验	两个或以上样本秩和的比较	总体分布类型不确定或为非正态分布
	配对样本秩和的比较	同上

第三节 计数资料的统计学分析方法

一、描述性统计分析方法

(一) 常用的描述性指标

计数资料中常用相对数指标进行描述,是两个有关联事物数据之比,包括率、构成比、相对比等。

1. 率 又称频率指标,表示在一定条件下,某种现象实际发生的例数与可能发生这种现象的总数之比,用以说明某种现象发生的频率,常以百分率(%)、千分率(‰)、万分率(1/万)、十万分率(1/10万)等表示。率的一般计算公式为:

$$率 = \frac{某现象实际发生的例数}{可能发生某现象的例数} \times 100\%$$

计算率指标时应注意以下几点:①率的分母是由性质不同的几部分观察单位组成,分子和分母的单位可相同或不同。②率的分子与分母的确定与该率的定义有关。

2. 构成比 表示某一事物内部各个组成部分在总和中所占的比重,常用百分比(%)表示。构成比的一般计算公式为:

$$某组成部分的构成比 = \frac{某一组成部分的例数}{同一事物各个部分组成部分的总例数} \times 100\%$$

计算构成比时要注意:①构成比中的分子是分母中的一部分,但分母为性质相同、类别不同的观察总例数,构成比并不能反映各类的频率或严重程度。②构成比之和一定为100%。

3. 相对比 又称比,表示两个有关指标之比,用以说明两指标间的比例关系。两指标可以性质相同,如不同时期某疾病的发病数之比;两指标也可以性质不同,如医院护士人数与医生人数之比。相对比的一般计算公式为:

$$相对比 = \frac{A 指标}{B 指标} \times 100\%$$

式中两指标可以是绝对数、相对数或平均数。

(二) 应用相对数指标时的注意事项

1. 计算相对数时分母不宜过小 分母过小时,计算出的相对数可靠性差。一般来说,只有观察例数足够多时,计算的相对数指标才较稳定,这样才能正确反映事物实际发生的频率。

2. 不能以构成比代替率 以构成比代替率是实际工作中经常发生的错误。构成比只能说明事物各组成部分的比重或分布,并不能说明发生的频率。率表示事物发生的频率,在例数较多时,频率可作为事件发生概率的估计值,对工作和决策有指导意义。

3. 平均率的计算 观察例数不等的几个率,不能直接将几个率相加求平均率。

4. 样本率的比较问题 对样本率的比较应遵循随机抽样,然后进行假设检验。由于样本率和构成比也有抽样误差,所以不能单凭数字表面相差的大小作结论,应做显著性检验后,再做出高低的结论。

5. 率和构成比相互比较时,注意有无可比性:①研究对象是否同质,如研究方法、时间、种族、地区及环境等。②其他影响因素在各组内部构成之间是否相同,如年龄、性别等。③同一地区不同时间资料的对比,应注意客观条件是否一致。

二、常用的假设检验方法

计算资料较常用的显著性检验方法是 χ^2 检验,包括两个或两个以上样本率(或构成比)之间的比较、配对设计的率的比较等,详见表4-6-2。

表4-6-2 计数资料常用的假设检验方法

	分析方法	分析目的	应用条件
χ^2 检验	四格表 χ^2 检验	两个样本率的比较	n≥40,理论频数≥5
	行×列表 χ^2 检验	多个样本率或构成比的比较	行×列各格理论频数 T≥1,T<5 的格子数必须小于总格子数的1/5
	配对 χ^2 检验	配对样本率的比较	
u 检验		样本率与总体率的比较 两个样本率的比较	样本含量大(n>50)

第四节 等级资料的统计学分析方法

等级资料一般用率或构成比进行描述。统计方法通常采用秩和检验,属于非参数统计方法,详见表4-6-3。

表4-6-3 等级资料的常用统计分析方法

分析类型	分析方法	分析目的
描述性分析	构成比	反映各等级所占比重
	相对比	反映某一等级的数量是其余等级数量的多少倍或百分之几
推论性分析	行×列表 χ^2 检验	比较单向等级资料的内部构成有无差别
	两样本比较的秩和检验	等级资料的两样本比较
	多样本比较的秩和检验	等级资料的多个样本比较

第五节 统计表和统计图

统计表和统计图在护理研究论文中应用普遍。统计表和统计图能代替冗长的文字叙述。统计表不仅便于阅读,而且便于比较分析;统计图可使数字更加形象化,给人以清晰和直观的印象。

一、统 计 表

1. 统计表的结构与种类 统计表是由文字、数字和线条等组成,是科研资料的一种表达形式,用表格的方式将被研究对象的特征、内部构成及研究项目各组之间的数量关系表达出来。表格编制要求结构简单,文字简明,层次清楚,线条尽量少,列出的线条要准确且易于比较,一个表格最好只表达一个中心内容。

表格的结构包括表号和表题,需写在表格上面;表格内的文字为标目,包括横标目和纵标目,横、纵标目交叉的右下方的数字占表格的绝大部分;表线目前统一规定为三横线,即顶线、底线及分界线,表内不应出现竖线和斜线。具体例子详见表4-6-4。

统计表分为简单表和组合表两种。简单表是按一种特征分类的统计表,如表4-6-5。组合表是将2种或2种以上的特征结合起来作为分组的统计表,如表4-6-6。

2. 统计表的绘制要求 统计表主要由表题、标目、数字、线条、备注等几部分组成。统计表在绘制过程中也有一定要求,总的原则是以最少的篇幅,显示最多的信息。每一个表格说明一个中心问题,避免包罗万象,具体要求如下。

(1) 表号和表题:每个表格均有相应的表号和表题,写在表格的上方中央,且表题应简要说明表格的主要内容。

表4-6-4 ICU护士对病人家属关怀的影响因素

因素	人次	百分率(%)
病人是唯一的护理对象	18	30.0
时间不允许	60	100.0
在工作范畴之外	22	36.7
与病人的康复无关	4	6.7
嫌家属烦,不愿关怀	6	10.0
家属本人不需要护士关怀	4	6.7
缺乏相关制度制约	3	5.0
家属干预护理工作	38	63.3

表4-6-5 两组新生儿第一天抚触时反应情况

组别	哭闹不安	安静	合计
观察组	9	11	20
对照组	19	1	20
合计	28	12	40

表 4-6-6 PICC 病人干预前后两组病人各部分得分组内比较

项目	对照组		P 值	实验组		P 值
	干预前	干预后		干预前	干预后	
带管相关知识	84.59±9.06	88.66±9.49	0.003	84.35±9.60	107.23±7.10	0.000
维护依从性	78.28±9.72	78.40±9.72	0.927	78.38±9.63	95.75±7.32	0.000
带管舒适度	42.43±6.58	43.26±6.79	0.851	42.37±7.00	48.90±2.54	0.000
带管满意度	37.21±7.63	37.72±7.94	0.662	36.63±8.04	49.42±1.82	0.000

（2）标目：包括横标目和纵标目，无论横标目还是纵标目，凡内容有计量单位者均应注明，同时要注意法定计量单位的正确使用。标目应循顺序排列。横标目的内容一般自上而下、从小到大排列，如年龄组。纵标目的内容一般从左向右、由小到大排列。

（3）数字：表格中数字一律用阿拉伯数字表示，同一列的数字位数应一致，位次对齐。表格中不应有空格，暂无记录或未记录用"……"表示，无数据用"—"表示，这两种情况都不能填"0"，表中数值为"0"则记为"0"。

（4）线条：统计表中只有横线，无竖线和斜线。简单表一般是三线表，而组合表在总标目和各纵标目之间，以及最后一行数字和合计之间，应该有一条横线。

（5）备注：特殊情况需要对表中某些文字或数据进行解释或说明时，可用"＊"等符号进行备注，备注不列入表内，写在表格的左下方。

二、统　计　图

1. 统计图的结构与种类

统计图是利用图形将统计结果形象化，利用线条的高低、面积大小或直线长短等多种方式，代表资料数量或变化动态的一种形式，较统计表更便于理解和比较。统计图的种类很多，一般根据资料的性质和研究目的，可以分为以下几种。

（1）百分条图和圆图：用于描述百分比（构成比）的资料，以颜色或各种图形将不同比例表达出来。圆图以圆总面积为100%，代表观察事物的总合，圆内各扇形面积为各部分所占的百分比。百分条图绘制简单，只要绘制一个标尺，尺度分成10分，每格代表10%，总尺度为100%；绘制的直条代表事物，直条长度等于标尺长度，宽度不作要求。

（2）条图：又称为直条图，以直条的长短表示数值的大小，常用于相互独立、性质相似的间断资料的比较，有两维或多维，图例位列于右上方分为单式直条图和复式直条图两种。注意绘制复式直条图时，同一组直条间不留空隙。

（3）线图：用线条的升降表示事物的发展变化趋势或某现象随另一现象变迁的情况，适用于连续性资料。绘制时注意相邻的点用直线连接，不要用平滑的曲线连接，且直线不能任意外延。

（4）直方图：由一些紧密相连的直条组成，主要用于连续变量的频率分布，不是以条的高度而是以各矩形的面积代表各组段的频数和数量的大小。

（5）散点图：用点的密集程度和趋势表示两变量之间的相互关系，如反映身高和体重的关系，血压与年龄的关系。主要适用于描述两个变量之间的相互关系。

2. 统计图的绘制要求　统计图主要包括图号和图题、横轴和纵轴及图例等几部分，其绘制也有一定要求。

（1）根据资料的类型选择恰当的图形。

（2）每个统计图均有图号与图题，写在图的下面，图题应简要说明图的内容。

（3）横轴下方和纵轴外侧必须用文字表明各轴所代表的含义，如有单位需注明。

（4）横轴与纵轴的刻度均应等距，并表明数值。

（5）横轴尺度自左至右，纵轴尺度自上而下，数值一般由小到大。纵轴尺度除对数图与点图之外，均必须从0点开始。

（6）图中横纵比例一般为7∶5或5∶7。

（7）图中不同颜色或色调代表不同事物时，需附上图例进行说明。

（阮　叶）

第七章

护理科研论文的撰写

护理科研论文的撰写是广大护理工作者随时面临而又必须圆满解决的一项重要工作。然而，一些作者往往忽视了这一工作的重要性，对待护理科研论文的撰写态度不够严肃，方法不够严密，学风不够严谨，致使论文的质量较差、水平不高。护理科研论文的撰写需要作者具有较系统的全面的现代护理理论知识，并不断学习和实践，对感兴趣的课题广泛收集资料，认真选题，紧密结合科学实践，通过整合、综合、分析、判断、推理等过程，反复修改并不断完善，才能完成较高学术价值的护理科研论文的写作。

第一节 护理科研论文的撰写

一、护理科研论文的概念

护理科研论文是护理学科领域中的学术论文，是将护理学科中新的理论、科技成果和经验等以严谨的科学态度、准确的语言文字，加以介绍和表达的专业性、论述性文章。

护理科研论文是指对护理某一问题进行讨论或对某一问题进行研究的文章，研究工作的书面总结，也是护理科研成果的一种表达形式。要求内容丰富、科学性强、新颖，又要富有理论性和实践性。护理科研论文的撰写是护理科学研究和实践过程的重要阶段和最后阶段，它是通过文字载体记录护理研究的最新信息，以利于护理界的学术、情感交流，对护理科研技术的发展起着明显的推动作用。

护理科研论文不仅为当代人所利用，也将作为后人借鉴和参考的资料。其数量和质量更是衡量专业水平的依据：每一项发明、发现或对某一问题的新见解，只有通过论文的发表，才能被认定。发表论文的质与量反映了护理学科的发展水平与护理人员的研究水平，是现代护理事业的重要标志。

二、撰写护理科研论文的基本原则

护理科研论文的撰写是护理科研的一个重要环节，要求作者必须坚持下列原则：

（一）创新性

创新是所有论文的灵魂，是护理科研论文的重要特点，是护理论文质量高低的主要标准之一。因此作者要有自己独创之处，忌步人后尘，主要表现在内容见解独到新颖，善于发现医学领域中他人没有发现的新现象、新问题，探索新规律，发挥创造力。论文价值的高低，很大程度上取决于它的创新性。有创新性的论文，刊登出来才有价值，因为创新性才能促进护理事业的发展。

（二）科学性

科学性是护理论文的核心，是一切学术论文所追求的书写境界。科研论文要求科学性，才能经得起实践的检验，才有说服力，才能指导实践。科学研究必须从客观实际出发，取材可靠，设计严谨，方法正确，符合科学性地进行严密系统的论述。

（三）实用性

实用性是护理科研的目的。护理学科是一门实践性很强的学科，因此护理科研论文一定要具有解决护理问题，指导临床、教学等实践的作用。要求内容真实、言之有物。要切合病人需求、医院需求和社会需求，促进人类健康、提高护理技能和发展护理事业。

（四）规范性

规范性是护理科研论文写作的基本原则之一。护理科研论文具有一定的格式和统一的规范,反映了护理论文的表达方式。撰写护理科研论文必须做到结构规范、层次分明、概括力强,而且还必须符合逻辑、语言得体。论文撰写应符合期刊的具体要求,使用语言、标点符号、计量单位应规范。护理论文统一格式,有利于护理科研成果及护理经验的传递、交流。

三、撰写护理科研论文的意义

护理科研论文不仅总结了护理科研的成果,交流了护理信息,传播了护理新知识、新理论,反映了护理专业水平,对促进人类健康,提高护理水平具有重要的意义。

(一) 传播护理科研成果,促进护理学术交流

护理科研成果的推广多数以学术论文形式实现,没有刊载在学术期刊或书籍上是得不到正式承认的。护理论文的书写和发表,在医疗护理界起着互通情报、交流信息、传播技能、探讨经验、推广成果的作用,从而达到"知识共识、共有"之目的。

(二) 为护理学理论的发展积累宝贵资料

护理人员通过实践和护理科研活动不断积累的成功和失败的教训,进行科学的整理、综合和分析,形成了某种学术思想,以论文的形式记载,从而促进护理学理论的发展。

(三) 促进护理事业的创新与发展

护理论文的书写内容是相当广泛与丰富多彩的,而它的主题内容在于对基础护理、专科护理、新知识、新技术的研究和探讨,并通过临床实践的检验与论证,从而不断形成新的理论。因而,护理论文的书写与发表,无疑对促进护理事业的创新和发展起着非常重要的作用。

(四) 提高护理专业人员的知识与技能

护理论文写作是护理专业人员在不同护理服务角色实践活动中的经验总结或护理科学实验成果的文字表述。在撰写护理科研论文的过程中,护士的创新思维和评判性思维能力得到提高,促使护士掌握查阅资料、利用资料、统计分析、判断与总结的方法,从而使学习专业知识的能力和自身的能力得到提高。

(五) 满足读者求知的心理欲望

护理论文撰写和发表的目的之一是供读者阅读和借鉴,而读者阅读护理论文通常是以筛选和提取具有实际应用价值的信息为目的,或者收集对自己撰文有用的资料,或吸取护理服务过程中具有创新的见解和观点,或感受论文中的人物形象和生动情感。因此,作者要有一个了解读者心理需要的过程。护理论文撰写可以满足读者求知的种种心理需要。

四、护理科研论文的书写格式

护理科研论文是护理论文的重要类型之一。护理科研论文的格式有统一的要求,护理人员应写作规范化,根据国际上沿用的习惯,在《生物医学期刊投稿统一要求》中规定,论文格式应由文题、作者署名和单位、摘要、关键词、正文和参考文献等几部分组成。

(一) 文题

文题,又称论文题目、标题或题名,居于全文之首,是论文的"眼睛",是论文最重要和最先看到的部分,是论文的主要内容和中心思想的高度概括。一个好的论文题目应能吸引读者,并使读者一看就能对全文的中心内容有一个明确的概念。文题的好坏对论文能否被刊用具有举足轻重的作用。"良好的开端是成功的一半",论文题目十分重要,必须用心斟酌选定。

1. 要求 对论文题目的具体要求是:确切、简练、新颖、具体。

(1) 确切:这是论文题目最基本的要求。用词要准确贴切,即要求论文题目符合医学词语规范,恰如其分地反映所研究的范围和达到的深度。要能够揭示论题范围或论点,使人看了标题便知晓文章的大体轮廓、所论述的主要内容以及作者的写作意图,而不能似是而非、藏头露尾,与读者捉迷藏。

(2) 简练:即力求题目的字数要少,用词需要精选,重点突出。一般以不超过20个汉字为宜,一般不加标点符号。英文不超过10个实词,切忌冗长繁杂。所用词语应除了能准确反映文章特定内容外,还要有助于关键词的选定;应避免使用非公知公用的缩写词、字符、代号,尽量不出现数学式和化学式以及外语词语或相关符号等。

(3) 新颖:题目一定要有特色和新意,不落俗套,避免与已有文献的题目雷同,使读者觉得此文有阅读的必要,亦能引起编辑和读者的注意。只有生动地表达论文的特定内容,醒目地反映研究的范围和深度,这样的题目才是有特色、不落俗套的好题目。

(4) 具体:一般地说,要想准确无误地反映文章的主要观点,题目离不开四大支撑骨架,即题目的四大要素:研究对象、研究目的、研究范围、研究方法。论文题目要求表达出完整的意思和论文的主题内容,与主题无关或关系不大的内容不应涉及。

2. 存在的常见问题

(1) 文题不符:有的文题过大;有的文题过小。

(2) 范围过大:是指文题反映的内容超过了论文的实际内容。例如"肺癌的护理",该文题显得过于标题庞大、笼统,令人摸不到边际。

(3) 字数过多,逻辑混乱:论题过长就会使逻辑关系变得复杂,很容易引发读者的理解障碍。

(4) 词不达意:例如:"高压氧治疗一氧化碳中毒致周围神经损伤一例",题目中的"周围神经损伤"究竟是高压氧治疗引起还是一氧化碳中毒引起?令人不明。观其全文,知是作者采用高压氧治疗一氧化碳中毒引起的周围神经损伤。因此,将文题改为"一氧化碳中毒致周围神经损伤一例的高压氧治疗"或"采用高压氧治疗一氧化碳中毒引起的周围神经损伤一例"。

(5) 不新颖:很多文章习惯使用"初探""试析""浅析"等谦词,或使用"研究""探索""思考""分析"等常用词,这些词用得过多过滥,给人千篇一律的感觉,题目中的亮点也常常被掩盖。

(二) 单位和作者署名

署名是护理论文必要组成部分。文章作者署名可以是个人或集体,但应是参加有效工作,且对文章内容负责者。题目下面要写上作者姓名和工作单位,以便于编辑、读者与作者联系或咨询,也是对文章内容负责的表现。

1. 单位署名 单位一般指作者从事本文工作时的单位。单位署名应标明所在省全称及所在市名称,便于编辑、读者与作者进行联系。单位署名的数量一般不超 3 个,应居文题之下,作者署名之前;居中书写,并与作者署名之间留空一格。单位名称前还应标明邮政编码。

2. 作者署名

(1) 每篇文章作者署名数量一般不超过 6 个人,并以参加主要工作者为主。

(2) 作者署名顺序,视其在工作中贡献的大小而定。通常第一作者应是研究工作的主要设计、执行及论文的主要撰写人。署名时不应搞无劳挂名或照顾关系。当作者署名顺序有异议时,应征得主要作者的同意方可改动。指导者一般列于最后。在文末标注"致谢"时需征得本人同意;集体的研究成果可署集体名,如×××协作组。

(3) 在论文发表之前,参加研究者如已调往其他单位(如进修人员等),可在署名末尾右上角加注符号,并在同页脚注中说明。

(4) 署名必须用真名。不得用化名、笔名和假名。

(三) 摘要

摘要又称提要或内容提要,摘要一般置于正文之前,是论文的高度浓缩,主要作用是用最简要的语言,提供信息,揭示要点,便于读者在最短的时间内对论文内容做大致的了解,以决定有无必要阅读全文,同时也便于检索。要求高度概括,简明扼要,表达规范,重点突出创新之处。要求字数大约 200~300 字为宜,不宜少于 100 字或多于 500 字。书写时"摘要"二字顶格写,空两格后接摘要内容。第三人称的过去式描述,尽量不用"我科""本人"等字样。摘要不应列表、附图或引用文献,也不分段落,内容能独立成章。

摘要从目的、方法、结果、结论四方面来概括叙述:

1. 目的　简要说明研究的目的及重要性。要求简明扼要,一般用 1~2 句话说明即可,切记言词冗长。

2. 方法　简述研究对象、研究方法、干预措施、主要评价指标。

3. 结果　简要描述最重要的研究结果,将主要数据列出。

4. 结论　提出由研究结果得出的主要论点及理论或实用价值。一般要求重点突出作者研究的创新性结果。

摘要示例:

【例】 2 型糖尿病病人运动护理干预效果分析

【摘要】 目的:观察 2 型糖尿病病人运动疗法实施护理干预的效果。方法:对曾在内分泌科住院的 50 例糖尿病病人进行回顾性分析,其中对 25 例糖尿病病人的运动方式、强度、时间等进行护理干预。结果:两组病人 6 个月后血糖、甲状腺球蛋白激素(TG)、促甲状腺激素释放激素(TCH)、低密度脂蛋白(LDL)、高密度脂蛋白(HDL)指标有显著差异($P<0.05$),有统计学意义。干预组的疗效优于对照组。结论:运动疗法

是糖尿病综合治疗方法之一,也是康复治疗的重要内容,进行运动干预是控制糖尿病的有效措施,运动可以促进机体对葡萄糖的利用,使胰岛素消耗减少,从而提高疗效,对2型糖尿病病人运动疗法实施护理干预,效果显著。

引自:郭艳丽,辽宁中医药大学学报,2013,15(1):205

(四) 关键词

关键词是最能反映文章主要内容的单词、词组或短语,其主要作用是便于了解文章的主题,帮助人们在检索中能通过关键词组迅速查到文献。如《艾滋病患者抗病毒治疗依从性现状及其生命质量影响因素的回归分析》[闫存玲,等.中国社会医学杂志,2012,29(6):408]一文的关键词是:HIV感染者/AIDS病人;服药依从性;生命质量。基本上能够反映该文的主要内容。

1. 可选3~5个关键词,可从文题、摘要、正文中特别是文中小标题中选择,也可参考"医学主题词注解字顺表"和中国科技情报所及北京图书馆主编的"汉语主题词表"等也可作为参考。

2. 要写原形词,而不用缩写词;关键词按字母顺序排列,各词之间不用标点符号而采用空一格书写,也可以用分号隔开,最后一个词末不加标点。

3. 关键词应置于摘要之下,顶格写"关键词"三个黑体字后加冒号。各关键词之间应用分号隔开,最后一词不加标点。

(五) 论文正文的书写格式

科研论文正文包括:前言、研究对象与方法、结果、讨论与分析等几部分。

1. 前言 前言又称引言、序言、导言、引子,是正文的起始部分,起着引导作用,前言的撰写用最精练的语言,阐明文章的立题依据和研究目的,即介绍研究的现状、目前存在的问题等,以阐明为什么要做这项研究工作,从而引出本研究要解决的具体问题及其意义,点明该研究的重要性。如果涉及一些新概念或术语,应在前言部分加以界定。要求开门见山,短小简练。字数一般限制在200~300字左右。

前言的写作在包括上述内容的同时要注意以下事项。

(1) 不要过多叙述历史、罗列文献。回顾作者以往的工作只是为了交待此次写作的基础和动机,而不是写总结。回顾历史择其要点,背景动态只要概括几句即可,引用参考文献对此,可以用相对较委婉的说法表达,如"就所查文献,未见报道"等。评价论文的价值要恰如其分,实事求是,慎用"首创""首次发现""达到国际一流水平""填补了国内空白"等提法。因为首创必须有确切的资料。

(2) 不要重复教科书或众所周知的内容。

(3) 前言只起引导作用,可以说明研究的设计,但不要涉及本研究的数据、结果和结论,少与摘要和正文重复。结果是通过实验或临床观察所得,而结论是在结果的基础上逻辑推理提升的见解。在引言中即对结论加以肯定或否定是不合逻辑的。

(4) 不要使用过多的客套话。

2. 材料与方法 也可称"资料与方法"或用"对象与方法"(研究对象为病人时),主要阐明用什么对象、做什么、如何做和如何获得研究结果的问题,即介绍研究的设计方案。它是阐述论点、论据,进行论证并获得研究结果和论点依据的重要步骤。这一部分应写得客观、全面、具体,不能过于简单,以便使他人能够重复该实验并能得出与作者一样的结果。

该部分一般无固定格式,可分为几个小标题阐明下列内容:

(1) 材料或研究对象:介绍样本的来源、抽样方法、入选标准及方法、样本量、分组情况等,以表明该研究样本有代表性、样本量足够。对于随机取样或随机分组者应描述具体的随机方法。

(2) 研究方法:即施加因素。主要介绍研究步骤、资料的收集方法、选用的研究工具、用于评价的指标、对照组的设立情况;若未设对照组,可略过。干预措施:应具体描述对各组采取的措施和处理方法,若未进行干预可略过。

(3) 评价指标及其选用的评定工具和方法:包括各指标的评定标准、问卷或量表的全称、来源、主要项目、评分方法、信效度指标,所用仪器的来源、型号、测试方法。

(4) 收集资料的方法:包括由谁、在何时、何地、以何种方式、何种程序发放或收集资料,共发放问卷××份,回收有效问卷××份,有效回收率x.xx%。

(5) 统计学方法:介绍研究中的数据录入方法,采用的统计学指标和统计学分析方法。

3. 结果 结果是护理科研论文的核心部分,是作者的主要劳动成果,是进行讨论的关键部分。

它反映了课题水平的高低和价值。用文字、统计表、统计图，将经过归纳和统计学分析的数据和资料，准确、客观、具体地报告出来。结果一般是护理研究中的关键性数据和资料，因此描述时应注意层次清晰、重点突出，要具有真实性、科学性和客观性。恰当运用统计表(一般用三线表)。结果的具体内容取决于文章的主体。结果的内容包括记录实验或临床观察的客观事实、测定的数据、导出的公式、典型病例、取得的图像等等。注意：①文字、图、表三者不能重复；②对研究的新发现、新进展应重点介绍；③阳性与阴性结果应客观介绍，要适当说明，不能随意篡改数据或只描述对论点有利的阳性结果；应实事求是地报告出来。④评价结果的标准或疗效的好坏，一定要用国家或国际公认的标准，并注明出处。让读者了解本次研究的客观结果。

4. 讨论 讨论是论文的精华部分，是依据研究结果，分析和解释其原因、意义，作出推理和评价，并提出对护理工作的启示和建议。讨论水平的高低取决于作者的理论水平、学术素养以及专业知识的深度和广度。讨论的内容大致包括以下几个方面：①简要的概述国内外对本课题的研究近况，以及本研究的结论和结果与国际、国内先进水平相比居于什么地位。②根据研究的目的阐明本研究结果的理论意义和实践意义。③着重说明本文创新点所在，以及本研究结果从哪些方面支持创新点。④对本研究的限度、缺点、疑点等加以分析和解释，说明偶然性和必然性。⑤研究过程中的经验、教训和体会。

并不是每篇论文都必须包括以上内容，应从论文的研究目的出发，最主要的突出新发现、新发明，立论严谨，紧扣主题，不作空谈的讨论和超越限度的引申。

编写讨论时注意：

（1）论据充分，通过应用文献的结果、观点增加文章的说服力和科学性。

（2）下结论要慎重，避免使用过于肯定或绝对化的语言；应用一分为二的观点，正确地分析和评价自己可能存在的不足之处和教训，可提出本研究的局限性，并引出今后要解决的问题和进一步研究的方向。

（3）讨论最后部分一般应有结论，与前言呼应，一般200～300个字。论文较短时，也可不写结论，将这部分内容与讨论结合写。

（4）分层次撰写，每一层应集中围绕一个论点，提出论据，加以论证，并冠以序码。

（5）避免重复实验结果，切忌写成文献综述。

（6）措词要严谨，尽量不用"大概""或许""可能"等不确定含义的词语。

5. 参考文献 参考文献是撰写论文时引用的有关期刊、书籍等资料，是护理论文一个必要的组成部分，是读者获取信息的重要途径之一。用以表明论文的理论依据与历史背景，显示出作者对本课题的了解程度，在一定程度上反映出论文的水平和质量，反映出作者尊重他人成果的科学态度。可帮助读者查阅相关文献，了解内容，评价论文的学术水平，节省论文的篇幅。参考文献在文中引用处予以标明，并在文末列出具体的参考文献，说明其出处。

参考文献的要求：

（1）文献引用准确，尽量避免间接引用。

（2）文献尽可能全、新、必要，以3～5年以内的为主。

（3）文献一定要少而精，条目不宜过多，一般论文在10条以内，综述不超过25～30条。

（4）只著录公开发表的文献，主要是正式发表的原著。未经发表或非公开的论文、个人通信、内部刊物、内部资料和网上的文章一般不列入参考文献。

（5）正确标引参考文献，多次引用同一著者的同一文献，只需编1个首次引用时的序号，若每次引文的页码不相同时，将页码置于"[ ]"外(当"[ ]"在行文中时，则页码置于"[ ]"的上角标处)，但在最后"参考文献"中不用再标注页码范围。

（6）著录必须准确，著录格式应按国家标准（GB7714-87《文后参考文献著录规则》）书写。

1）期刊格式：序号.作者名(3位以上的作者，只写3个人的名字，后加"，等").文章题目.期刊名称,年,卷(期):起止页码.

例：李晓宁.护理本科生临床专业实践行为评价问卷的编制.中华护理杂志,2012,47(12):1110.

2）书籍格式：序号.主编姓名(3位以上的作者，只写3个人的名字，后加"，等").书名[M].版次(第1版可省略).出版地:出版社,年:起止页码.

例：胡雁．主编．护理研究．第4版．北京：

人民卫生出版社,2012:210-212.

3)报纸格式:序号. 作者. 文题. 报名. 年月日(版次).

例:治糖病,功夫在"糖外". 医药养生保健报,2012-12-13(003).

(六)论文实例

以"王红红,周俊,黄玲等. 艾滋病患者高效抗逆转录病毒治疗依从性及生活质量分析[J]. 中华护理杂志,2008,43(9):776-779"为例。

【摘要】 目的:探讨艾滋病病人高效抗逆转录病毒治疗依从性、生活质量特点及相关因素。方法:在湖南、湖北、安徽3省采用整群抽样方法,对308名接受免费高效抗逆转录病毒治疗的病人进行现场调查。采用美国社区艾滋病临床研究抗逆转录病毒用药自陈式问卷(CPCRA)和SF-36生活质量问卷,通过面对面访谈收集资料。结果:本组病人的抗病毒治疗服药平均依从程度为94.0%,有20.5%的病人属于服药依从性差。SF-36生活质量各领域得分均显著低于常模($P<0.05$),服药依从程度好的病人在生理功能、躯体疼痛、一般健康状况、社会功能、情感职能领域得分优于依从程度差的病人($P<0.05$)。吸毒、治疗时间、药物不良反应、机会性感染影响生活质量。结论:接受抗病毒治疗的艾滋病病人生活质量偏低。为达到治疗目标,需通过综合干预提高病人服药依从性,同时应管理病人吸毒行为、机会性感染及药物不良反应,以改善病人生活质量。

【关键词】 获得性免疫缺陷综合征;抗逆转录病毒治疗,高效;病人依从;生活质量

高效抗逆转录病毒治疗(highly active antiretroviral therapy,HAART)是联合应用多种作用于HIV不同复制阶段的药物组合,能最大限度地抑制HIV的复制[1],是目前治疗艾滋病的重要手段。虽然HAART不能彻底治愈艾滋病,但能够使病人免疫重建,延长生命,改善其生活质量。我国自2003年开始推广此疗法,至2007年10月底已经有39 298名艾滋病病人接受国家免费HAART[2]。然而HAART是一项终生治疗措施,而且需要病人近乎完善的服药依从性(90%以上)才能达到治疗目标。Williams[3]认为依从性(adherence)是指病人遵从医疗忠告及按医生嘱咐服药的程度,强调病人在维持一种治疗方案中的持续性和参与性。生活质量作为一项综合健康评价指标,已经广泛应用于临床治疗效果的评价[4]。学者们认为表现病人主观感受的生活质量比传统的客观指标如$CD4^+T$淋巴细胞计数、病毒载量、病死率更能全面评价艾滋病的治疗效果[5]。经文献查证,国内文献关于艾滋病病人HAART服药依从程度及生活质量报道不多。本研究旨在探讨病人服药依从性与生活质量的现状及相关性,为开展艾滋病病人的社区和家庭护理提供依据。

1 对象及方法

1.1 对象及研究现场

本研究的目标人群为接受国家免费抗逆转录病毒治疗的HIV感染者或艾滋病病人。研究对象有HIV抗体阳性的确认报告,年龄满18岁或以上,接受抗逆转录病毒治疗1个月或以上。对于病情严重,不能接受访谈,或者智力、听力、表达力方面有欠缺,不能理解或回答问题者则排除在本研究外。本课题确定了我国中部地区湖南、湖北、安徽3省作为研究的省份。采取单纯随机和整群抽样相结合的方法,在每个省随机抽取了国家免费抗病毒治疗点作为研究现场。在3省被调查的治疗点共调查了308例。

1.2 调查内容及方法

本研究采用横断面现场调查法,调查的内容及资料收集方法包括以下几方面。

1.2.1 HAART服药依从性采用美国社区艾滋病临床研究抗逆转录病毒用药自陈式问卷(community programs for clinical research on AIDS antiretroviral medication self-report,CPCRA),简称为CPCRA用药依从性自陈式问卷,来评估病人HAART用药依从性[6]。此工具采用全球标准的7d回忆法,即要病人回忆在过去的7d中服药的量占处方药量的比例(100%,80%,50%,20%,0%)。同时询问病人在过去7d中漏服药物的次数和量。用病人在过去1周实际服药量与处方药量之比,计算病人的用药依从程度。病人用药依从程度>90%者为依从性良好,依从程度≤90%以下者,为依从性差或不依从。这种对依从程度的划分已经在文献中报道证实其特异性和敏感性[7-9]。翻译、修订后的中文问卷内容效度为0.84,在预调查中测试重测信度0.91。

1.2.2 健康相关生活质量

采用中文版SF-36简明健康调查问卷进行调查,此问卷已经在四川省和杭州市进行一般人群

常模的测试,具有较好的信度和效度[10-11]。SF-36是一份由36个条目组成的结构式问卷。问卷包括8个领域,测定与健康相关的8个维度:躯体功能,生理职能,躯体疼痛,总体健康,活力,社会功能,情感职能,精神健康。将每个领域原始得分进行转换后,得分范围为0～100,分数越高,表示此领域质量越好。

1.2.3 一般资料

通过询问病人和查阅相关医疗档案收集病人的一般人口学资料、疾病、治疗特点,包括年龄、性别、感染途径、HIV感染确诊时间、机会性感染、HAART治疗时间、治疗方案等。

1.3 资料收集过程

研究对象在知情同意的基础上,自愿参与本研究。资料收集采用面对面访谈法。资料收集时间为2006年3月至2007年1月。研究者及经培训过的2名研究生在艾滋病治疗点,利用研究对象来治疗点取药、咨询医生或抽血做实验室检查的时机对他们进行调查。同时在治疗点或当地疾病预防控制部门查阅病人相关病例资料,获得病人一般信息资料、实验室检查数据以及机会性感染的情况。采取保密的原则对待所有从研究对象获得的信息。

1.4 统计学分析方法

应用EpiData 3.0建立数据库,用SPSS 13.0进行统计分析。根据资料的特点,采用率、均数、标准差进行资料描述,用单样本t检验和独立样本t检验进行推论性分析。

2 结果(节选)

2.1 一般资料 共访谈308例HIV感染者或艾滋病病人,平均年龄为41岁(18～73岁)。79.2%的病人居住在农村,有68.2%病人已婚,42.8%教育水平在初中或以上教育程度。收入很低,家庭人均年收入为861元。城区病人,仅有25例是有固定工作或退休的,其余均为失业人员。感染途径最多的是通过卖血浆,占53.6%,其次为性途径感染22.4%,通过静脉吸毒感染者占13.6%。本组病人接受HAART的平均时间为17.7个月。46.4%的病人$CD4^+T$淋巴细胞低于$200/mm^3$。所有的病人均接受3种药物联合方案治疗。

2.2 HAART服药依从性

CPCRA依从性问卷测得值显示:用药依从性为100%的病人243例,占78.9%;有65例在过去7d中至少漏服1次或以上的药物。根据1周实际服药量计算,平均服药依从程度为94.0%,308例研究对象中有63例属于服药依从性差(20.5%)。病人未服药物的前4位原因依次是外出、忘记吃药、太忙了、药物不良反应。

2.3 生活质量现状

308例病人SF-36各领域得分见表1。将本组样本资料与李宁秀等[10]报道的正常农村和城市居民SF-36常模比较,艾滋病病人SF-36各领域均低于正常人群,生理职能方面差别最大,比常模低75.1%,其次是社会功能和总体健康,比常模分别低49.3%和47.9%。

3 讨论

3.1 HAART服药依从程度现状 本次研究结果表明中国中部地区部分艾滋病病人HAART依从程度与世界其他地区人群是比较接近的。308例病人HAART依从程度的平均水平为94%,与Gao等[12]、Deschamps等[13]、Melbourne等[14]的报道及在非洲的一项调查结果[15]类似。尽管我国"四免一关怀"政策是2003年开始实施,对病人的HAART疗法经验不是很丰富。但政府非常重视对贫困病人提供免费治疗的承诺,并通过大众媒体宣传减少对病人的歧视[16],同时开展了抗病毒治疗同伴宣传教育,对提高HAART服药依从性有很大帮助。但本组研究对象中仍有20%的病人HAART服药量的依从程度≤90%,属于依从性差。此结果与中国香港地区的报道结果相似[17]。令人担心的是此部分病人因服药依从性达不到要求,不能维持恒定的有效血浆药浓度,不能达到治疗目的,而且有产生抗药性和交叉抗药性的危险[18]。我国现阶段蛋白酶抑制剂等二线HAART药物正在试点阶段,没有包含在国家免费范畴。因而,依从性差的病人不仅达不到治疗效果,而且会失去治疗的机会[19]。因此,对于依从性差的病人通过干预,改善服药依从性是非常必要的。外出、忘记、太忙是病人漏服药物的主要原因,指导病人采取一些方法,如使用闹铃、让家人或朋友提醒服药等可提高服药依从性。

3.2 接受HAART疗法的病人生活质量现状 研究结果表明尽管本组病人接受了HAART,平均治疗时间为17.7个月,其生活质量仍普遍偏低。与常模比较,病人在生活质量的各维度均显著低于健康人群,特别是在生理职能、社会功能和总体健康方面。这与艾滋病对病人生理、心理、社会方面健康均有很大影响有关。谢婧等[20]对64名河南省艾滋病病人生活质量进行评价,结果显示病人在生理、心理、独立性、社会关系4个方面均低于全国常模。社会歧视和严重的心理压力也阻碍病人重返社会,使他们不能像非HIV感染者那样正常地工作和社会交往,发挥正常的社会功能。另外,在本组研究对象中部分病人的治疗时间还比较短,疗效还没有充分显示。HAART治疗虽然能改善病人的生活质量,但治疗的不利方面也可以影响病人的生活质量。HAART对生活质量的负面影响包括药物的不良反应、服药的负担、医务人员的压力、服药时怕暴露HIV诊断等[21]。

3.3 服药依从性与生活质量关系

本研究表明HAART依从程度好的病人在生理功能、躯体疼痛、一般健康状况、社会功能、情感职能领域得分显著优于依从程度差者。良好的HAART服药依从性可以使病人在接受治疗一段时间后,HIV复制得到有效抑制,免疫状态逐渐修复,生理功能和一般精神状况会得到改善。Mannheimer等[22]对HIV/AIDS病人1年中进行4次依从性和生活质量调查,发现4次调查中,有3次或4次依从性为100%的病人12个月后生活质量提高得最显著,稳定的HAART高依从性是提高生活质量的重要因素。法国的一项大样本研究也证实了在HAART治疗后的1年病人的生活质量与服药依从性显著相关[23]。依从性差的病人生活质量改善不显著,有的还会变差。

3.4 生活质量其他相关因素

因吸毒感染的艾滋病病人在生活质量的6个领域得分显著低于血源和性途径感染者。此结果与王冬梅等[24]的报道结果类似。由于毒品和疾病的影响使他们的器官功能、日常生活能力、工作能力、活力均变差;海洛因成瘾者人格特征往往偏离常模,心理症状如抑郁、孤独、缺乏责任感等广泛存在;吸毒人员长期使用毒品,很少能得到家庭、朋友的支持,感染HIV使他们遭受双重社会歧视,导致社会功能低下[24]。治疗时间可影响生活质量,治疗时间大于6个月的病人在生理健康方面显著优于治疗时间在6个月以内者。一方面由于治疗3个月内药物短期不良反应对病人的健康还会造成一定的影响;另外,HAART发挥作用需要一定的时间,一般需要数周至数月不等,随着治疗时间的延长,病人 $CD4^+T$ 淋巴细胞逐渐升高,机会性感染发生减少,体力增强,生活质量得到提高[25]。但生活质量的提高并不是随着HAART时间的延长而直线上升。Liu等[26]纵向研究表明,HAART对病人生活质量的影响随着时间的延长呈现2阶段特点。在治疗后6~12个月,生理健康总分和心理健康总分显著上升,但长期的纵向观察显示生活质量趋于平稳状态。本研究还显示机会性感染和HAART药物不良反应影响病人生活质量。艾滋病病人出现机会性感染时会出现一些症状,如发烧、腹泻、皮肤病变、呼吸道症状等,这些会影响病人的生理健康,也影响病人的社会功能。HAART药物的不良反应包括近期不良反应(如呕吐、腹泻、头痛、皮疹等)和长期不良反应(如周围神经病变和脂肪代谢紊乱),会影响病人的生活质量,有的病人甚至在服药后感觉身体更差[21]。Protopopescu等[27]大样本研究显示HAART药物不良反应与生活质量、生理健康和精神健康总分呈负相关。本研究还存在一些不足之处,一方面是服药依从性的评价只用了自陈式问卷,缺乏更客观的测量方法如血浆药物浓度测量、电子药盖监控仪测量等;另一方面就是本研究属于横断面研究,对病人HAART服药依从性研究需要纵向观察才能更准确地反映其特点。

参考文献(略)

第二节 护理综述论文的撰写

一、护理综述概述

护理综述论文是护理论文的一种特殊载体,是对护理文献资料的综合评述,指作者在阅读大量原始文献后,对文献中提出的或探讨的某些护理问题的进展情况,经过将各种资料归纳、总结、对比、分析和评价,即把多篇相关文献综合加工,加上自己的观点而写成的一种专题性的学术论文。所谓在"综"可以理解为以某一护理专题为主题,对其已发表的大量原始护理资料进行归纳整理,去粗取精、去伪存真,并着重地介绍本专题的相关论点;"述"是对前人的资料进行系统化、条理化,并进行总结、分析,加入个人的知识、论点和评价。

一篇好的护理综述应该充分体现出专题性、综合性、评论性和超前性。既能为护理科研选题提供理论依据,又能提供选题的线索。帮助读者在较短时间内了解该专题的情况、最新进展、当前急需解决的问题等。综述还是科研选题和立题的基础,开题报告前常需借助综述提供科学的信息资料。因此文献综述的撰写非常重要。

二、护理综述论文的写作

护理综述论文写作步骤分为选题、收集资料、整理资料、提纲拟定,篇幅一般4000~5000字。

(一) 选题

综述的选题与科研的选题的要求是一样的,文献综述选题是否恰当至关重要。原则上应结合实际需要,选自己实践经验较丰富的课题,避免重复他人已发表的文献综述。

1. 选题应有明确目的性,一般综述选题来源有:

(1) 可从实际工作或科研工作中发现某方面问题需要归纳。

(2) 某护理问题的研究近年来发展较快,需要综合评价。

(3) 从掌握的大量文献中选择本学科的新理论、新技术或新动向的题目。

(4) 与自己科研内容和方向有关的题目。

2. 选题应具有新颖性和独创性,即要新颖的文题,反映新颖的内容。同时应选择近年来护理研究有进展,并且护理人员关注的题目。

3. 选题题目大小要适度,不宜太大,因为综述具有内容丰富的特点,选题过大,涉及面广,容易导致文章重点不突出,从而失去综述的价值。越具体的题目越容易收集文献,写作目的性也越明确,容易深入。综述文章的题目要注意能概括全文的中心内容,能反映综述的主要观点和问题。一篇好的综述,应当是观点突出、引证可靠、立题新颖的好文章。

4. 根据自己现有的知识和能力选题,要结合自己的工作,只有在自己熟悉的工作范围内才能写出切合实际的文章。

(二) 收集资料

文献资料是撰写综述的基础,围绕中心内容的文献越多越好。应注重选权威的、具有代表性的典型的资料,最好是新的资料,必要时,也可选用年代较远的。

(三) 整理资料

整理资料是指通过精读与综述论题相关、可靠的文献资料,进而分析综合、分类和归纳。综述不是众多资料的堆积,作者需要对获得的文献进行整理分类。在论文撰写过程中,一定要遵循去伪存真、去粗取精的原则,进行科学、合理、恰当的取舍,做到有的放矢,恰如其分地选择文献资料和井然有序地整理资料。

(四) 提纲拟定

提纲是一篇综述的整体框架,可以表达作者的写作思路,区分详略内容。在拟定提纲时,应对综述的每一部分标题和内容加以明确。如引言部分的概要,中心部分的主要内容和小标题,小结的内容和结尾。大体设计出综述的框架,以保证在写作之前做到心中有数。

三、综述写作格式和内容

护理综述论文的书写格式大致与护理一般性论文相同。通常综述分为前置部分和正文部分。前置部分包括文题、作者署名和第一作者所在的工作单位、摘要(有的期刊可以省去)、关键词,正文部分由前言、主体、总结和参考文献组成。

(一) 前言

前言是综述的开场白,是最能吸引读者兴趣的地方,应短小简练,一般200~300字左右,重点突出,开门见山,主要说明本文立题依据和综述目的,介绍综述有关概念或定义、资料来源、讨论的范围,并介绍综述有关护理问题的现状、背景、存在的问题、争论的焦点和发展趋势等。

(二) 主体

主体是护理综述论文的主体部分。这部分内容包括提出问题、分析问题和解决问题的过程,通过将具有代表性、创造性、权威性的文献综合,比较各专家学者的论据,结合作者自己的研究成果、经验和观点,从不同角度来阐明有关护理问题的历史背景、现状、争论焦点或存在问题、发展方向和解决办法等。主体部分无固定的写作格式,一般以能够充分表达出综述的中心内容为原则。换句话说,综述的主体部分要求能够阐明有关问题的历史背景、现状、发展趋势。一般由作者在列出的写作提纲中确定几个要论述的问题,分段叙述。论述问题要明确,对不同观点一般将肯定的意见写在前面,否定的见解写在后面。作者结合自己的工作或经验发表自己的观点。内容要紧扣主题,切记避免主观臆断。

(三) 总结

小结部分要对本文的主要内容扼要概括地作出归纳、总结,应与前言部分相呼应。对有关论述的问题、存在的问题和今后研究方向，作者应提出自己的观点和见解，明确赞成什么，提倡什么或不同意什么，注意对有争议的学术观点，小结时用词要恰如其分和留有余地。小结能够为读者提供新的护理科研选题思路。综述总结部分要求文字简明精练，具有高度的概括性；并能确切回答前言中所需解决的问题。

（四）参考文献

撰写综述的前提是阅读大量的参考文献，所以，参考文献是综述的必不可少的组成部分。罗列参考文献可知道该综述的资料来源，体现综述的可信度，有利于读者追根溯源查阅文献，同时作者的版权也受到了保护和尊重。综述列出的文献量要比一般护理科研论文多，一般杂志要求综述文献列出15～30篇左右，未公开发表的文章一般不引用。护理综述论文的参考文献除了必须达到一定的数量之外，更重要的是文献的质量，要求是作者亲自阅读的时间较新的、较有价值的、内容新颖的参考文献。

四、综述实例

以"吴小花，李现红. 艾滋病相关羞辱和歧视干预研究进展[J]. 护理学报，2012，19（9）：18-20"为例。

艾滋病相关羞辱和歧视干预研究进展

自1981年美国发现首例艾滋病（acquired immune deficiency syndrome，AIDS）病人起，这种传染病就以迅猛之势向各地蔓延。联合国艾滋病规划署2011年报告显示，截止2010年底，全球有3400万艾滋病病毒感染者和艾滋病病人[1]。目前，虽然我国正处于低流行阶段，但艾滋病开始从高危人群向普通人群蔓延，艾滋病的防治形势仍然很严峻[2]。近2年[3]累计报告的艾滋病病人只有（22～32）万，尚有40多万的艾滋病病人未进行检测和治疗，最重要的原因是由于艾滋病相关羞辱和歧视（HIV/AIDS-related stigma and discrimination）的存在。艾滋病相关的羞辱和歧视使艾滋病病人转入隐秘阶段，阻碍人们对艾滋病的认知，不愿主动咨询和进行相关艾滋病检测，严重阻碍了艾滋病的防治工作。笔者阐述了艾滋病相关羞辱和歧视的概念、产生的影响，及其干预研究，提出今后的发展方向，为干预研究提供参考依据。报道如下。

1 艾滋病相关羞辱和歧视的概念及表现形式

1963年，Goffman将"stigma"定义为一种使人深深感到羞辱的特征或属性。这些特征可分为3类：一是身体上的缺陷，如各类残疾；二是个人品质上的污点，如情绪异常、叛逆等；三是种族、宗教、民族的不被认同[4]。有学者认为，歧视（discrimination）是建立在stigma的基础上，而直接针对具有某种属性或特征的人或人群采取的行动，表现为各种各样的排斥、抛弃和限制等[5]。Stigma侧重于态度和心理方面，同时也包含了行为的实施，其概念范畴远大于歧视的概念。艾滋病相关羞辱和歧视是指对艾滋病病人从个体和群体水平上的偏见、排斥、羞辱和不公平对待等[6]。联合国艾滋病规划署《识别HIV/AIDS相关歧视草案》（2000）中将"HIV/AIDS相关的歧视"定义为"根据确定或可疑的HIV血清学或健康状况，在同样的情况下给予不公平的区别对待"。这种社会歧视使他们在健康保险、医疗卫生服务、就业等方面不能享有同他人平等的待遇[7]。

2 艾滋病相关羞辱和歧视产生的影响

这种羞辱和歧视不仅对艾滋病病毒感染者和艾滋病病人带来了生理、心理和社会生活等方面的负面影响，也成为整个社会艾滋病防治的重大障碍。文献显示，来自于家庭和社会各方面的羞辱和歧视，使艾滋病病毒感染者和艾滋病病人失去了经济和情感支持，被拒绝医疗卫生服务，被迫失业等[8-9]；他们变得焦虑、抑郁，有内疚或负罪感[10]，其自杀倾向和自杀病死率明显高于一般人群[11]。由于害怕受到羞辱和歧视，艾滋病高危人群不愿意接受咨询与检测[12-13]，使得整个HIV的流行不透明化，对HIV的认知变得更加困难[14]。来自社会等各方面的歧视使艾滋病高危行为的发生率增加[15-16]。更有甚者，因不能正视自己的过错，产生报复社会的行为，从而增加了艾滋病防治的难度。中国1项调查显示：因感染HIV而受到歧视和不公正待遇时，40.11%的人有过报复的想法，其中11.13%的人表示已有明确的打算[17]。

据2009年全国甲乙类传染病疫情统计分析：艾滋病的病死率为49.66%，居全国甲乙类传染病病死率的第3位；病死率为0.5/10万，居第1位[18]。从某种程度上来说，羞辱和歧视对他们的伤害不亚于疾病本身[19]。艾滋病相关羞辱和歧视也是影响高效抗逆转录病毒治疗依从性的重要障碍[20-21]，而依从性差是导致HIV耐药发生的主要原因。据报道,中国新感染病人HIV耐药株的发生率正探索逐年增高,2005年为3.8%[22]。侮辱和歧视的研究相对较成熟,目前主要集中于如何降低艾滋病病人感知到的羞辱和歧视。20世纪80年代,国外开始艾滋病相关羞辱和歧视的研究。当时的研究主要侧重于探讨艾滋病受歧视的原因、表现形式,以及社会大众对艾滋病病人的偏见态度和歧视行为[23]。直到21世纪初期,艾滋病相关羞辱和歧视的干预措施仍集中在通过大众传媒、各种形式的教育培训等方式,以提高人们的艾滋病知识,增加对艾滋病病人的可接受程度,提高医护人员的治疗护理意愿[24]。这些干预措施在短时期内起到了一定的效果,但是研究发现,单纯的宣传教育并不能完全改善人们对艾滋病病人的歧视态度对艾滋病病人生活质量的影响也很小[25]。Ibrahim等[26]在印度尼西亚万隆采用质性研究的方法进行研究,结果显示以家庭为基础的护理对于艾滋病病人人群来说,特别是需要姑息疗法和获取医疗服务有障碍的艾滋病病人人群是十分必需的。卫生服务人员和管理人员应通过培训和传授艾滋病病人人群护理知识,发挥家庭的重要角色。

3.1.2 国内开展的干预形式

在我国,由于受中国传统文化的影响,我国艾滋病相关羞辱和歧视的状况较为严重,鉴于此,艾滋病相关羞辱和歧视的研究也结合了中国的文化特点。自21世纪初,我国分别从政策、立法、媒体、学术研究等领域开展了艾滋病反歧视活动。如2004年实施了"四免一关怀"政策;2006年颁布了《艾滋病防治条例》,其中明确规定了艾滋病人免受社会歧视。文献显示,人们对艾滋病病人的歧视主要与无知和害怕感染有关[16]。因此,各种形式的宣传教育、自愿检测咨询逐渐展开,大众对艾滋病相关的知识也逐渐提高[27]。但是,与国外的研究结果相似,单纯提高艾滋病知识并不能完全改变人们对艾滋病病人的歧视态度[27]。于是,强调感染者积极参与的培训项目,取得了一定效果。如在湖南省和云南省开展的"参与式培训",提高了医学生以及医护工作者的艾滋病相关知识以及对艾滋病病人的服务意愿[28]。综合国内外的反歧视干预研究发现,目前的研究侧重于开展各种形式的培训、宣传教育等形式,提高大众人群的艾滋病相关知识水平,从而减少艾滋病相关羞辱和歧视。

3.2 艾滋病相关羞辱和歧视测量工具的发展

香港1项针对艾滋病病人人群开展的认知行为干预项目提高了艾滋病病人的应对技能,但并没有以艾滋病相关羞辱和歧视为观测指标[29]。这可能与当时尚未有适合我国文化特征的艾滋病羞辱和歧视测评工具有关。缺乏统一的和文化适应性强的艾滋病相关羞辱和歧视测量标准,也是导致结果不一的原因之一[30]。

3.2.1 国外测量工具的现况

Berger等[31]在美国白人中发展的艾滋病歧视羞辱量表(HIV Stigma Scale),在318名HIV感染者中进行测试,最终形成40个条目、4个维度,分别为感知的羞辱(perceived stigma)、担心公开(disclosure concerns)、负性自我形象(negative self-image)、关注社会大众对艾滋病的态度(concern with public attitudes about people with HIV)。总量表的内部一致性系数为0.96,各维度及总量表的重测信度均大于0.90,具有较好的信度和效度。此量表在临床应用中较为广泛。Holzemer等[32]研制了针对HIV感染者感知的羞辱测量工具(HIV/AIDS stigma instrument-PLWA,HASI-P),该量表在质性访谈的基础上,通过1477名HIV感染者的大样本测试,共33个条目、6个维度,内部一致性系数为0.75~0.90。MacPherson等[33]在226名成年人中应用艾滋病羞辱量表调查艾滋病相关的羞辱状况,该量表共15个条目,内部一致性信度系数为0.69。关于艾滋病相关羞辱和歧视的量表还包括:Fife[34]的社会影响,Sayles等[35]研发的艾滋病自我羞辱和歧视量表,Steward等[36]研发的艾滋病羞辱和歧视量表,Varas-Díaz等[37]研发的用于评价医务工作者对艾滋病相关的羞辱与歧视状况的艾滋病羞辱量表,Visser等[38]研制的可用于同一社区和文化背景下不同人群对艾滋病羞辱和歧视的测量的平行量表,Phillips等[39]研发的自我感知的艾滋病羞辱测量工具(the Internalized Stigma of AIDS Tool, ISAT)等。

3.2.2 国内测量工具的发展现况

目前,国内关于此方面的研究测量工具不多,也不统一,大多借鉴国外发展的量表,作进一步的发展、汉化。Stein等[40]研发了1个多维度的,专用于评价医务工作者对HIV感染者的羞辱和歧视的量表,并在1101名医务工作者中进行发展和测试。该量表共17个条目、5个维度,包括工作中的歧视(discrimination intent at work)、偏见态度(prejudiced attitudes)、为HIV感染者提供医疗服务的观点(opinion about health care for HIV/AIDS patients)、感知到的歧视(internalized shame)、对HIV感染者的恐惧(fear of PLWHA)。Zhao等[41]汉化和发展了1个专用于评价儿童感知到的羞辱和歧视的测量工具(ftigma against children affected by AIDS,SACAA),并在755例艾滋病患儿,466例易感儿童以及404名正常儿童中进行测试,总量表内部一致性信度系数为0.88。李用红等[42]采用访谈法,发展了1个适合我国文化特征的艾滋病相关羞辱和歧视量表,并在307例HIV感染者中进行了测试。该量表共34个条目、5个维度,总量表内部一致性系数为0.898,重测信度为0.880,这为在我国进行艾滋病羞辱和歧视干预提供了评价工具。Sengupta等[43]发现,在国内外的反歧视干预的19份研究中,没有使用统一的测量标准来评价干预前后的效果。国内外关于艾滋病相关羞辱和歧视的评价工具的发展,具有多样性,缺乏统一性,文化适宜性差,导致研究结果不一致。

3.3 反歧视干预群体的转换

随着研究者对艾滋病相关羞辱和歧视的概念框架逐渐确立,依据其研究人群的不同将其分为不同的类别:一类是从社会大众,即未感染者的角度探讨,一类是从感染者的角度探讨;后者又分为实际经历的歧视、感知到的歧视以及自我歧视[30]。其中,感知到的歧视要远远大于实际受到的歧视,它对艾滋病病人健康的影响也更关键;而自我歧视则主要影响艾滋病病人的心理健康和应对策略[19]。Wu等[28]在中国云南对138名医务工作者进行反歧视干预研究,其中干预措施包括小组讨论活动、角色扮演等形式,观察3个月、6个月后,降低了医务工作者对艾滋病相关的羞辱和歧视程度。Li等[44]在福州开展的基于社区干预模式的区域领导者培训模式(C-POL,community popular opinion leaders),在社区中选取具有影响力的区域领导者进行培训,区域领导者在大众人群中进行宣传教育,随访观察干预后12和24个月,结果显示这种模式降低了与HIV有关的羞辱和歧视水平。Li等[45]采用质性访谈法,对30例HIV感染者和其中15例HIV感染者家庭成员进行了研究,发现艾滋病相关的羞辱和歧视影响到其家庭地位和关系。目前,艾滋病相关羞辱和歧视的干预人群从之前的艾滋病相关人群则逐渐转向了对艾滋病病人人群的干预。

4 展望

艾滋病相关的羞辱和歧视已成为全球艾滋病防治的重大障碍,已引起了全社会的广泛重视。目前,针对HIV感染者开展降低歧视的随机对照研究很少,也有采用质性访谈的方法发展相关量表以及开展反歧视干预的研究,有少部分的类实验研究取得了一定的效果,如以"认知-行为"理论和"社会-认知"理论为指导的在感染者个体水平上进行的干预[46]。但是这些研究往往缺乏以健康相关的生物学指标作为评价标准,仅Vanable通过研究发现,艾滋病羞辱和歧视与病毒载量无统计学意义,而与艾滋病相关症状相关[21]。有专家认为,今后的艾滋病相关羞辱和歧视的干预研究应重点针对HIV感染者群体,包括HIV感染者及其家庭,并从个体和社区水平上进行探讨,干预评价标准应有适合文化特征的测量工具,并以健康相关的生物学和心理学特征为观察指标[25,30,46]。在HIV感染初期,由于知识的缺乏,感染者会受到一定的家庭排斥,但是中国的"家文化"理念可以使家庭成员最终团结起来,共渡难关[45]。目前有相关专家即通过家庭综合干预,包括定期家庭访视、电话随访等措施,提高了HIV感染者抗病毒治疗的依从性[47]。可见,在中国进行艾滋病相关羞辱和歧视的干预可考虑从家庭层面和社区层面进行研究,开展临床随机对照试验,应用相关的生物学和心理学观察指标,长期追踪观察干预效果,这是今后研究的主要方向。此外,随着高效抗逆转录病毒治疗的有效实施,艾滋病已经成为一种慢性病,必将和糖尿病、高血压等其他慢性病一样纳入社区护士的家访内容,实现艾滋病零歧视是艾滋病防治工作的重中之重。

参考文献(略)

第三节 护理经验论文及个案护理论文的撰写

一、护理经验论文的书写格式

(一) 概念

护理经验论文是指把护士工作的经验进行总结论述。这也是很重要的一类护理论文题材。护理经验论文是产生新理论、新方法、新技术的基础。护理经验论文的资料来源于长期医疗护理实践中日常资料的累积,以及来自日常临床护理工作的经验和体会。护理学本身就是一门应用性学科,非常重视实践经验,因此通过总结临床工作经验,可以推动和提高学科专业的发展,并能为进一步深入地探讨某一方面的临床护理问题提供参考和线索。但是应当避免将护理工作经验介绍写成工作汇报形式,则会降低论文的学术性。

(二) 护理经验论文的书写格式

护理经验论文写作格式与科研论文的格式大致相同,也是按照四段式书写思路,主要内容包括前言、护理经验和具体护理方法(操作过程)、护理效果及讨论分析等四段,最后列出参考文献。与科研论文不同之处,第二段护理经验论文需要把所获得的工作经验和体会的具体做法给予详细介绍,以便读者明确具体的操作步骤,便于经验的推广。另外书写结果部分时应着重报告护理经验的意义和价值。

书写讨论分析时主要评价效果,分析和解释产生护理效果的原因和理论依据,并能总结出新的认识和论点。

(三) 护理经验论文实例

以"李黎,蒋冬梅,李金叶,等.集束电极射频热凝治疗肝癌的护理128例.中国实用护理杂志,2004,20(1):18-19"为例。

肝癌是最常见的恶性肿瘤之一,年病死率位居恶性肿瘤的第2位[1],目前手术切除仍是肝癌的主要治疗方法。但多数肝癌病人,当确诊时,限于肿瘤的位置、大小、多病灶及其肝功能储备、全身情况无法耐受手术等原因,根治性切除已不可能进行,射频热凝技术被认为是目前治疗无法手术切除肝癌的较好的方法。2000年8月—2003年6月,我科采用集束电极射频热凝技术治疗不宜手术切除的原发性及转移性肝癌128例,近期疗效良好,现将其治疗与护理总结如下。

1 临床资料

1.1 一般资料

128例中,男100例,女28例,年龄24~76岁。原发性肝癌96例,转移性肝癌32例。肝功能Child分级为A级78例,B级42例,C级8例。肿块直径1.5~9.5cm,平均5.6cm,肿块直径≤5cm者55例,>5cm者73例。行超声引导经皮肝穿刺射频治疗(PRFA)者97例;开腹术中射频治疗(IRFA)31例,其中16例为在1个肝叶上进行肿瘤切除术,同时在另1个肝叶上进行IRFA。行PRFA的肿瘤平均直径为3.5cm,行IRFA的肿瘤平均直径7.2 cm。行单次射频者102例,2次者18例,3次者8例,所有病例均经病理确诊。

1.2 治疗仪器及方法

使用RF-2000™肿瘤射频治疗系统(美国Radio Therapeutics公司生产),3.5cm/15G的10向Leveen电极针。其工作原理是一种高频交变电流产生90~100℃的高温,从而使肿瘤组织凝固性坏死。可分2种方法:①PRFA:该治疗只需局部麻醉,在病室专用/射频治疗室0进行。②IRFA。该治疗在全麻下进行,适用于开腹手术的病人。

2 护理

2.1 术前护理

2.1.1 术前准备。详细了解病史,完善术前常规检查,复查肝脏B超及CT检查,确定肿瘤大小、位置、是否多病灶。评估肝脏功能Child级别,纠正低蛋白血症及凝血功能障碍。

2.1.2 心理护理。病人良好的心理状态是保证手术成功的重要前提。本组病人均存在不同程度的紧张、焦虑、恐惧、担心术后的疗效等复杂心理,针对上述情况做好健康教育,向病人及家属介绍该治疗的必要性、安全性、基本方法及步骤、术中及术后注意事项,并通过介绍成功病例来增加病人的信心,本组所有病人都以良好的心态接受了手术治疗。

2.1.3 皮肤及胃肠道准备。按外科手术进行常规皮肤准备。PRFA治疗前禁饮食4~6小时;IRFA治疗前禁饮食10~12小时,且术前当晚应清洁洗肠,清除宿便,以促进术后肠道功能的早日恢复,亦有利于预防术后肝性脑病的发生。

2.1.4 术前用药。为防止PRFA术中出现副交感神经反射亢进的表现,如心慌、胸闷、心率减慢(<60次/分)、血压降低(<90/60mmHg)等,术前15min予阿托品0.5mg肌内注射;PRFA治疗前10min予派替啶50~100mg肌内注射,可明显缓解术中的疼痛。IRFA治疗前30 min予阿托品0.5mg、苯巴比妥钠0.1g肌内注射。

2.2 PRFA的术中护理

2.2.1 生命体征的监测。常规予吸氧、心电监护,持续监测其血压、脉搏、呼吸、心率(3~

5min/次)、SpO_2。术中如心率<60次/min应静脉注射阿托品0.5~0.50mg(可重复用药)。本组病例行PRFA治疗过程中有55例出现心率35~50次/分,经静脉注射阿托品后均能及时缓解。治疗过程中病人常大汗淋漓,应及时擦干汗液,头部冰敷(干冰),可以降低因手术而导致的头部及肝区的灼热感。如血压>140/90mmHg时,予尼群地平10mg舌下含服,血压<90/60mmHg时,可加快输液速度,一般不主张使用升压药物,以防穿刺点渗血。

2.2.2 保证术中合理的治疗体位。PRFA治疗系在局麻下进行。常采用左侧卧位或者平卧位,要求病人术中不能随意改变体位或者左右摆动,呼吸幅度勿过深、过快。一般于左侧上肢或下肢建立静脉通道;B超医师位于病人右侧,手术医师则位于病人左侧。

2.3 术后护理

2.3.1 一般护理。PRFA治疗完毕,穿刺点用创可贴盖住,多头布腹带加压包扎穿刺部位12~24小时,可预防穿刺部位出血;绝对卧床休息(平卧或半卧位)12小时;术后禁食6小时,6小时后如无明显腹痛、呕吐者,可予半流饮食;常规吸氧24~48小时,术后12小时后即可下床活动。IRFA术后按全麻术后常规护理。

2.3.2 生命体征的监测。PRFA治疗术后当天应严密监测血压、脉搏、呼吸、心率的变化(1~2小时1次),12小时后无异常情况可停止监测。IRFA术后按全麻术后护理常规进行监测。

2.3.3 并发症的观察和处理。①出血。术前凝血机制障碍未得到纠正或肝功能不良者,穿刺中局部可有自限性腹膜腔内出血,对有出血倾向者,术中可予血凝酶(立止血)针肌内注射或静脉注射,术后予维生素K_1 40mg静脉滴注,1次/d,连续2~3d。严格卧床休息,加压包扎穿刺点12~24小时,严密观察生命体征,发现异常及时处理。本组病例经预防性用药未出现明显出血倾向。②发热。术后体温升高者84例(65.6%),多于治疗后第2天出现,一般为37.3~38.0℃,最高达39.5℃,持续1~9d,平均4.84d。为肿瘤坏死后吸收热。经冰敷、温水擦浴或药物降温等处理,一般于3~5d恢复正常。肝癌病人高热不宜乙醇擦浴[2],术后常规使用抗生素3~7d。③肝功能异常。术后转氨酶及胆红素升高者63例,经护肝治疗后逐渐缓解。术后,特别是IRFA治疗者应注意观察有无肝性脑病前兆,本组有6例病人出现血氨浓度明显升高,病人有多语、烦躁不安、易激动等神志变化,经及时用药治疗后痊愈。④肠穿孔、胆汁漏。如癌肿紧邻十二指肠、横结肠,射频治疗过程中有可能损伤肠管致肠穿孔,如射频术后特别是PRFA术后,出现腹痛、腹胀、压痛、反跳痛、腹肌紧张等症状时应高度警惕本并发症的发生。本组病例未发生此并发症。⑤梗阻性黄疸。对肝门区的肿瘤治疗时应避免伤及较大的胆管,因胆汁流速慢不能很快将热量带走,射频产生的高温可损伤胆管,导致其狭窄而出现梗阻性黄疸。本组出现1例,因肿瘤紧邻第1肝门,行PRFA后出现进行性加深的黄疸,经剖腹探查发现肝门部胆管狭窄,予以T型管支撑引流,15d后痊愈出院,至今仍存活。

2.4 出院指导

指导病人按时复查,1次/月做彩色B超及复查血清肿瘤标志物(如AFP);3~6个月CT检查1次;按医嘱定期回医院化疗;口服肝复乐等护肝药物;进食高蛋白、高维生素、高碳水化合物、低脂肪的食物;注意休息,情绪稳定。

3 讨论

射频治疗是近几年国际上新开展的一种高科技治疗手段,属高温热疗,被认为是目前最先进的间质治疗手段之一,具有创伤小、并发症少、安全、近期疗效确切等优点。对于直径<3cm的小肝癌不用开腹手术,即可达到根治目的[3]。对于术后复发的肝癌;转移性肝癌可采用PRFA,如可行肝动脉化疗栓塞(TACE)的病人,应先行TACE,因其可以阻断肿瘤血供,减少热量损失,扩大射频热凝范围,从而提高治疗效果。术中、术后应严密监测生命体征的变化,特别在PRFA治疗过程中,应密切注意心率的波动,备好阿托品等急救药物。PRFA治疗时,病人出汗多,要及时擦干汗液,注意更换负极板及粘贴部位,以防灼伤;注意输液速度的合理调节,防止虚脱的发生。肿瘤靠近肝包膜者,在接受PRFA治疗时常疼痛较剧烈,应根据情况及时使用止痛、镇静药物,使病人处于安静状态接受治疗,以免导致其他脏器的损伤。术后密切观察腹痛的性质、程度及穿刺点的出血情况,及时判断有无胆囊、肠管的损伤及腹腔出血。术后3d内应4~6小时测量1次体温,高热者应及时降温处理,此类病人不宜乙醇擦浴,以免因乙醇通过皮肤吸收而加重肝组织的损害。PRFA不需开

刀、微创,病人痛苦轻、费用低,易于接受;IRFA 术后应特别注意有无肝功能衰竭、肝性脑病的先兆。术前完善的准备、术中娴熟紧密的医护配合、术后并发症的早期发现、及时处理是射频治疗成功的保障。

参考文献(略)

二、个案护理论文的书写格式

(一) 概念

个案研究是针对个案护理的资料进行研究,了解资料的内涵,探讨未知领域或对新措施、新理论进行深入分析,写出论文的过程,个案研究属于质性研究的一种。其目的在于通过对特殊事件的观察或对反常规事件的研究,发现事物的内在规律和本质,重新认识原有的理论,并提出新的观点和见解,以便为以后临床护理工作提供宝贵的经验或教训。

个案研究是指有系统地针对个人、家庭、社区及各专科住院病人等护理工作进行总结和深入探讨分析。属于临床护理论文,也是学术论文的一种形式,必须按护理程序思路写文章,并要侧重写护士自己的资料。按护理程序进行个案研究,是符合当前世界着重程序的目标护理趋势。由于个案研究侧重对少量样本进行深入分析和解释,所以收集资料要求丰富和全面。

随着"以疾病为中心"的传统护理模式转变为"以病人为中心"的个体化整体护理模式,因此,个案护理研究应该是指各个专科护理对象过程中运用系统化整体护理所取得的经验总结。它是依据护理程序所撰写的一类护理论文形式,符合当前新型护理模式法规法则,护理个案研究论文也就成为目前各类护理期刊上较为常见的一种论文形式。

(二) 个案研究的过程

1. 选定研究对象 首先要在护理过程中选定一位病人作为护理个案研究的对象,并且是研究者至少每天都可以观察到的病人。研究者应该是该病例的责任护士,以便连续观察,掌握第一手资料,才能撰写出亲身体验过的、富有护理实践经验的护理个案论文。

2. 找出个案的健康问题或有关的护理诊断 以文献资料和有关护理理论或概念框架为依据,从健康问题中确定研究问题和目的。

3. 针对研究问题制定相应的护理计划和护理措施 护理计划是针对护理对象现存的或潜在的健康问题,通过循证途径,所制定的一系列的预防、减轻或消除这些问题的护理措施和方法。在护理计划的实施过程中,应密切观察和详细记录个案的变化。

4. 整理结果或护理效果 护理计划的执行过程是以护理人员为主,医护合作、护患协作及其家属共同参与的具体护理活动过程。研究者要密切观察和详细记录护理对象的生理、心理、社会、文化、精神等各个方面的变化。

5. 作出评价 结合护理理论或概念框架,评价护理效果,引出新的观点和认识。

(三) 书写格式和内容

1. 序言 序言部分包括提出本文研究问题的依据和写论文的目的,及所选定病人的病例简介。切忌将原始病历照搬,避免非客观性、怀疑性语言。应详细描述有特殊意义的症状、体征、检查结果等,突出重点。

2. 对病人健康评估,提出护理问题 第二段扼要描述护理检查和病人的临床症状,提出要研究的护理问题,作出护理诊断、护理计划与措施,针对确定的护理问题,定出相应的护理计划,并提出具体目标,对护理措施的完成时间和内容都应有具体介绍。

3. 护理效果 通过列表或文字叙述报告护理效果,叙述要真实,有依据和比较。

4. 评价效果 最后一段对研究中护理计划的实施结果,需要结合相关护理理论进行评价,在护理计划和实际结果之间进行比较。

5. 参考文献 在论文的最后把主要的参考文献列出,便于读者查阅。

(四) 个案护理论文实例

以"王文丽,谭晓菊,赵兴娥,等.1 例腰大肌脓肿合并多种严重并发症的护理.中华护理杂志,2013,48(12):1123-1124"为例。

【摘要】 报告 1 例腰大肌脓肿合并多种严重并发症的护理。对病人出现的右下肢深静脉血栓、双肺动脉栓塞、低蛋白血症、低钾血症等多种严重并发症及术后的引流管进行了针对性的护理,同时加强病人及家属的心理护理,经过 20d 的治疗和精心护理,病人各种并发症明显好转后转院治疗。

【关键词】 腰肌脓肿;护理

腰大肌脓肿是指脓肿积聚于腰大肌腔隙内的

一种慢性感染性疾病[1]，常由感染性脊椎炎或椎间盘炎引起[2]。临床表现多不典型，常表现为高热、腰痛、腹痛、跛行、体重减轻等[3]。若病人机体抵抗力强或致病菌侵袭力弱，腰大肌脓肿发病常隐匿，症状较轻，但若治疗不及时，常可引起脓毒血症，导致多种并发症的发生，危及病人的生命安全。我科2012年12月收治了1例因腰大肌脓肿并发右下肢深静脉血栓、双肺动脉栓塞、低蛋白血症、低钾血症等多种严重并发症的病人。针对病人病情危重、凶险的问题，我们进行了有效的治疗及护理，促进了病人病情的好转。现将护理工作报告如下。

1 临床资料

病人男，60岁，因无明显诱因出现右腹部疼痛不适半个月，于2012年12月25日平车入院。入院时，病人体温36.7℃，脉搏62次/分，呼吸22次/分，血压130/70mmHg，意识清楚，急性面容，全身皮肤黏膜中度黄染，精神、饮食及睡眠差，右下肢肿胀明显。影像学检查示：L～S2椎体右侧椎旁腰大肌脓肿，右下肢深静脉血栓广泛形成，双肺动脉栓塞，右肾轻度积水并右输尿管上段扩张。实验室检查示：血红蛋白77g/L，血小板计数403×10^9/L，中性粒细胞比例91.1%，C反应蛋白145mg/L，血沉95mm/h，D二聚体定量7.37μg/ml。病人于2012年12月28日在局部麻醉下行左侧腹股沟下腔静脉滤器植入术，术后予护胃、抗凝、消炎、抗感染、增强全身营养等处理。于2013年1月4日在局部麻醉、CT引导下行经皮脓肿穿刺抽液引流术并留置引流管，行脓液细菌培养，示粪肠球菌感染，术后根据药敏结果调整抗生素治疗方案，继续营养支持等治疗及护理，并加强引流管的护理。

2 护理

2.1 并发症的护理

2.1.1 下肢深静脉血栓形成及肺动脉栓塞的护理

下肢深静脉血栓形成及肺动脉栓塞是同一疾病的两个不同阶段。肺动脉栓塞是下肢深静脉血栓形成后的严重并发症之一，具有较高的病死率[4-5]。血液黏滞、血流缓慢、血管内皮损伤是深静脉血栓形成的3个重要因素。腰大肌脓肿病人静脉血栓形成的原因是由于脓肿炎症波及静脉管壁引起内膜炎，造成血管内皮损伤，胶原纤维裸露，因此启动体内凝血系统，同时下肢静脉血流缓慢，为血小板不断黏集在损伤内皮表面提供了有利条件[6]。既往也曾有因腰大肌脓肿引发深静脉血栓的报道[7-8]。本例病人入院时右下肢肿胀明显，怀疑下肢深静脉血栓形成，即按血栓形成护理常规[9]进行护理，指导病人绝对卧床休息，患肢制动并抬高至高于心脏水平20～30cm，加强患肢保暖，禁忌在患肢输液、按摩和热敷，以防血栓脱落。入院后第2天，血管彩超确诊右下肢深静脉血栓广泛形成，肺部增强CT结果显示双肺动脉栓塞。除继续上述深静脉血栓形成的护理外，遵医嘱予吸氧、心电监护等处理，严密观察病人生命体征变化。若病人突然出现呼吸困难、胸痛等症状，应警惕肺动脉栓塞的再次发生。严格遵医嘱使用低分子肝素钠4100U，每12小时皮下注射进行抗血栓治疗，抗血栓治疗期间加强病人凝血功能监测，使凝血酶时间、优球蛋白溶解时间等主要指标控制在正常值的2.0～2.5倍；了解有无齿龈异常出血、血尿、黑便等；观察并记录患肢温度、皮肤颜色及肿胀疼痛程度，以了解血栓治疗效果；告知家属病人病情的严重性及下一步的治疗护理计划，让家属积极面对疾病的同时，也要有病人随时可能出现生命危险的心理准备。下腔静脉滤器是预防致死性肺动脉栓塞的有效方法[10]。为了预防下肢深静脉血栓脱落带来的再次肺栓塞，病人入院后第3天，在局部麻醉CT引导下行左侧腹股沟滤器植入术。术后病人股静脉穿刺处局部加压包扎24小时，保持左下肢抬高20°～30°，绝对制动24小时。严密观察穿刺局部有无渗出、血肿、远端动脉搏动情况及皮肤温度、颜色等；嘱病人进食清淡易消化饮食，保持排便通畅。

2.1.2 低蛋白血症的护理

低蛋白血症是指血浆白蛋白低于35g/L的一种病理状态。低蛋白血症不仅会引起病人血液黏度增高，促进血栓形成，还会使机体免疫力下降，感染机会增加，严重影响病人的预后。病人由于全身感染消耗严重，入院时机体已处于低蛋白状态，白蛋白30.1g/L。入院后，遵医嘱间断输注血浆及20%人血白蛋白等，改善病人低蛋白状态；加强饮食干预，指导病人增加食物摄入量，进食高蛋白食物，如牛奶、鸡蛋、鱼肉等；调整输液顺序，在输注蛋白类营养制剂前，先输注葡萄糖或者氨基酸类营养物；定期复查血常规；加强皮肤护理，病情许可后，应用气垫床并按时翻身，以预防压疮的发生。通过上述措施，病人住院期间未发生压疮,低蛋白状态得以明显改善,出院时白蛋白恢复正常。

2.1.3 低钾血症的护理

低钾血症是指血钾低于 3.5mmol/L 时的一种临床常见电解质紊乱状态。若观察治疗不及时,容易产生室性心动过速、软瘫、呼吸困难等严重症状,危及病人生命[11]。病人由于食欲较差,进食较少,加之疾病本身的消耗,住院期间共发生了 4 次低钾血症,血钾最低时为 2.5mmol/L,出现了腹胀、全身无力等表现。遵医嘱静脉补钾,并加强补钾液泵注速度、心律及每小时尿量等的观察;口服补钾时指导病人餐后服用,避免对胃黏膜产生刺激导致病人出现恶心、呕吐等不适症状;加强饮食指导,鼓励病人进食香蕉、橘子、西瓜、菠萝等含钾丰富的食物;关注病人血液生化结果,了解病人补钾后的治疗效果。除此之外,及时告知病人腹胀及全身无力是因血钾低造成,待血钾恢复正常后,症状会明显缓解。

2.2 控制感染及引流管的管理

合理应用抗生素及脓肿穿刺抽液引流术是目前治疗腰大肌脓肿主要的治疗方法[12]。术前病人主要采用头孢替安及左氧氟沙星静脉输注控制感染。行经皮脓肿穿刺抽液引流术后,脓液细菌培养示粪肠球菌感染。经药剂科会诊后使用青霉素钠及阿米卡星静脉输注,进行抗感染治疗。术后遵医嘱应用负压引流器充分引流脓液,并予甲硝唑氯化钠注射液 100ml 每天冲洗伤口 1 次。留置引流管期间,严密观察并记录引流液的性状、量及颜色等;保持引流管通畅,防止引流管打折、脱落等;及时更换负压引流器,保持有效负压,更换时严格无菌操作,防止逆行感染;注意观察伤口敷料情况,及时更换。

2.3 心理护理

病人全身感染症状明显,且并发了多种严重并发症,随时可能因右下肢深静脉血栓的再次脱落出现致命性肺栓塞危及生命。除此之外,病人来自偏远山区,家庭经济困难。疾病本身及疾病带来的经济负担导致病人及家属出现恐惧、焦虑等情绪,病人不愿配合治疗,白天沉默不语,夜间入睡困难,家属出现焦躁不安、哭泣等反应。这些不良情绪严重影响了病人的治疗及康复。针对上述问题,我们采取了如下措施:①耐心解释疾病的治疗方法、注意事项,以及下一步的治疗计划。在与家属沟通病情时,尽量回避在病人面前进行讨论,并嘱家属尽量以积极乐观的态度面对病人疾病,陪伴病人时尽量不要流露出悲观失望的表情。②鼓励病人通过看电视、听音乐等转移注意力,减轻疾病所带来的各种不适及不良情绪。③增加查房次数,采用语言及非语言性方式关心鼓励病人及家属。经过有效的沟通交流,提供心理支持,病人和家属的不良情绪均有所减轻,愿意积极面对疾病。

2.4 出院指导

病人病情明显好转后,带伤口引流管及腔静脉滤网转当地医院治疗。出院时告知病人仍需继续加强营养支持,禁烟酒,进食清淡饮食;仍需抗感染治疗 1~2 个月,并根据抗炎治疗效果、冲洗液清亮程度及细菌培养结果等具体情况调整或停用抗感染药物及确定拔除引流管时间;定期复查腔静脉滤器的位置,持续服用华法林半年以上,每 3~4 日复查凝血功能,保持国际标准化比值(International Normalized Ratio,INR)2.0~3.0,并根据该值调整华法林的用量,如发现有色素沉着或患肢的红、肿、热、痛等现象时,及时就诊;活动时坚持穿着医用弹力袜,适度进行功能锻炼,避免过度活动造成疲劳而影响下肢静脉的血液供应;卧床时注意适度抬高患肢,并主动进行屈伸运动以加速血液回流。

3 小结

腰大肌脓肿是一种慢性感染性疾病,由于疾病的原因,常易并发各种并发症。疾病确诊后,应预见性地尽早对病人饮食及床上功能锻炼等进行指导及干预,关注病人血液生化、血常规、凝血功能等检查结果,观察双下肢等是否有异常,以有效预防并早期发现各种并发症的发生。若已经发生了各种并发症,应积极配合医生,加强病人病情的观察,做好并发症的护理、引流管护理、心理护理、用药观察及出院指导等,以促进病人早日康复。

参考文献(略)

第八章

护理科研项目申请书的撰写

护理研究人员申报护理科研项目首先要填写申请书,申请书是专家评议、计划部门审批的主要依据。因此,护理科研项目申请书的填写非常重要,申请书内容的填写也是申请者知识和理论水平及其研究能力的体现。撰写好护理科研项目申请书,是搞好护理项目研究的第一步,也是护理研究者必须掌握和运用的研究工具。通过对护理科研项目申请书评价的学习,可使护理研究者更加理解护理科研项目申请书的撰写意义,及如何写出高质量护理科研项目申请书的评价。

第一节 概 述

一、概 念

护理科研项目申请书,可简称"标书",是护理研究者将护理研究项目的计划或正在研究的项目计划以书面形式呈报主管或资助部门,以获得其在经济、设备和管理等方面支持的申请。

撰写护理科研项目申请书是申请各类科研基金、获得科研经费资助的必不可少的程序,一份好的项目申请书能全面反映申请者的学术素养、研究能力和科研水平,从而通过科技管理部门评审获取研究立项和经费支持。

二、作 用

1. **获得通过和支持** 申请者通过申请书向有关主管部门陈述申请研究理由和需求事项,以此获得评审通过并取得支持。

2. **检查和监督** 申请者在完成研究的过程中,作为有关主管部门指导检查、督促和鉴定工作的基本依据之一就是项目申请书。

3. **计划** 申请者在开展研究的每个阶段,项目申请书可作为申请者布置和完成各个环节的任务书。

三、特 点

1. **价值性** 价值性是指研究项目应具备的最基本理由。护理学本身是一门应用性的学科,护理项目申请书必须能够指导护理实践,解决护理实践中存在的问题,能充分论证其研究项目的应用价值,包括理论价值、学术价值。项目所研究的成果能够直接应用于实践,护理教育或科学理论的发展,从而推动护理学科的发展。

2. **计划性** 计划性是指项目申请者对研究项目的研究进度和项目经费的预算做出的具体安排和措施。计划的内容包括:①研究人员安排:研究项目的主要负责人以及参加人员情况;研究人员的具体工作分配和协作情况。②项目研究过程的预先安排,研究分为几个阶段,每个阶段的预计完成时间,如何提交阶段成果以及最终成果。③研究项目经费总额及计划支配情况。在撰写计划时必须有循序渐进的思想,条理清楚,阶段分明,使人一目了然。

3. **可行性** 可行性指研究项目所依据的理论和事实根据是科学和客观的;研究方法是可行的;拟采用的技术路线是合适的;研究经费的分配是合理的;有充分论证表明研究者对其研究项目的实验条件和研究能力都是基本成熟的。

第二节 护理科研项目申请书撰写内容

护理科研项目申请书的质量直接关系到申请

的成败。科研项目申请书的撰写,是申请科研项目中最重要的一项工作。尽管不同类型的项目申请书有不同的撰写形式和要求,但其基本内容大致类同,一般由信息简表部分和正文报告部分两个部分组成。

项目申请人应当按照项目申请书撰写提纲撰写申请书,申请的项目需有重要的科学和研究价值,理论依据充分,学术思想新颖,研究目标明确,内容详实、重点突出,引人入胜。

一、简 表 部 分

简表是对整个项目申请书主要内容和特征的概括表达。简表的填写比较简单,但非常重要,填写时一定要认真详实。申请书的信息简表部分主要包括:申请项目信息、申请人及项目组成员信息和申请项目的经费预算信息等(见下文所附:项目申请简表)。

(一) 申请项目信息

一般来说,申请项目信息主要包括项目名称、项目研究类型、项目资助类别、所属学科、研究起止年月、申请金额、其他经费来源、研究内容摘要等。

1. 项目名称　项目名称是科研设计的总纲或指导中心。一个好的题目能使人对该项目的研究要素一目了然,不仅知其目的、内容和主要方法,而且能够看出其假说的科学性。项目名称应确切反映研究内容和范围,中心内容明确、直接、新颖先进,而且简洁、具体。

2. 项目研究类型　项目研究类型分为基础研究、应用基础研究、应用(开发)研究和试验发展等。基础研究是指为获得关于现象和可观察事实的基本原理及规律而进行的实验性和理论性工作,它不以任何专门或特定的应用或使用为目的;应用研究是指为获得新知识而进行的创造性的研究,它主要针对某特定的实际目的或目标;试验发展是指利用从基础研究、应用研究和实际经验所获得的现有知识,为产生新的产品、材料和装置,建立新的工艺、系统和服务,以及对已产生和建立的上述各项实质性的改进而进行的系统性工作。

3. 项目资助类别　我国有基础研究、研究与开发、高新技术研究与开发、成果推广项目和软科学研究等不同性质的科研项目,各地方、政府部门也有不同类型项目。因此,申请者在撰写项目申请书时要了解基金所资助项目的性质和资助特点,并根据自己的研究基础选择合适的基金来申报。准确填写项目资助类别,有利于寻找合适的评议专家,以及专家掌握相应的评审标准。

4. 项目所属学科　所属学科,是指项目所属的最基础的学科,是申请项目的研究领域,如涉及多个学科,可填写两个学科,主要学科填写在前面。学科名称和学科代码要按照《中华人民共和国国家标准学科分类与代码表》填写,学科名称和学科代码要与申请项目内容相一致,贴近申请的主题,这样有利于在通讯评议中寻找到合适的相关学科的同行评议专家。研究内容摘要一般要求在200~400字之内简单明了地说明该申请项目的研究对象、拟采用的方法、拟解决的关键科学问题等。

(二) 项目申请人及项目组成员信息

项目申请人及项目组成员信息主要包括:申请人及项目组成员的姓名、性别、年龄、学历、职称、工作单位、联系方式、从事专业、主要研究方向及其在本申请项目中的具体分工等。填写这些信息时,要力求简单明了,并将申请人及组员的突出特点表现出来。

1. 申请者　含负责人姓名、技术职务、所在单位。

2. 项目组成员　除申请者以外的主要研究成员和参加单位数。

(三) 申请项目经费预算

科研经费是科研活动的重要保障条件之一,是科研活动中物化劳动和"活劳动"投入的资金。填写科研项目经费预算务必合理,实事求是,切不可漫天要价。要根据主管部门对批准此类项目资助的强度来逐项填写。科研经费一般包括科研业务费、实验材料费、仪器设备费、实验室改装费、协作费、管理费等项。其中又分为主项和次项。在安排经费时,要按主次项来填写。例如,实验材料费是主项,该项的经费一般占申请经费总额的50%,管理费是次项,其经费不超过申请总额5%,同时注意硬件设施一般都不予太多资助。但有的申请者在做经费预算时则不按主次项分配,结果是该安排经费多的主项则预算经费偏少。

附：

项目申请简表

项目基本信息	名称	中文					
		英文					
	类型	A. 一般项目 B. 青年基金 C. 重点项目 D. 青年人才培养重点联合基金 E. 青年人才培养一般联合基金			青年基金	所属学科	医学
	申报学科	学科名称1		学科代码1		A. 基础研究	
		学科名称2		学科代码2		B. 应用基础	
	申请金额			起止年限			

申请人信息	姓名		性别	A. 男 B. 女	身份证号（军官证号）		民族	
	专业技术职务		学位	A. 博士 B. 硕士 C. 学士	博士学位授予国别或地区		A. 博士生导师 B. 博士后	
	联系电话				E-mail			
	依托单位信息	名称			系（所）			
		性质	A. 高等院校 B. 科研机构 C. 其他		单位代码 科技处电话		邮政编码	
	合作单位信息	名称			负责人		电话	
		名称			负责人		电话	

项目组	总人数		高级		中级		初级		博士后		博士生		硕士生		参加单位数	
	主要成员（不含申请人）	姓名	身份证号	学历	技术职称	工作单位	现从事专业	项目中分工	签字							

二、正文报告部分

护理科研申请项目的正文报告部分,可称为项目建议书或可行性研究报告,是申请书的核心部分。主要包括:立项依据与研究方案、研究基础与工作条件等。撰写正文报告时,要求选题准确,具有创新性、内容丰富、重点突出,层次分明、易于阅读。

（一）立论依据

立论依据是国内外研究现状述评,是申请科研项目的重要依据,也是决定申请项目有无研究价值的重要基石,其目的是让专家对项目的创新性、先进性进行判断,故应该在广泛查阅文献的基础上,寻找有研究价值的选题。立论依据中应概括介绍所申请项目的科学意义或应用价值,特别是与国民经济有密切联系的方面。简要说明本研究的重要性或关注程度,以及研究的发展趋势。

立项依据是要求申请者回答"为什么要开展本项目研究"。选定这一研究项目的出发点以及条件是什么,选题的独创性、完成的可能性及其意义如何,应该做到立之有据,言之有理,充分论证项目研究的必要性和可行性。申请者必须进行详细的文献检索和调研,掌握本研究领域的信息和发展动态,文献关键在于"全"和"新"两字。

1. 项目的研究意义　验证该项目的成功预见会带来什么样的社会效益,对社会、对人类带来什么样的好处;是否提高工作效益、降低成本、减轻病人的负担、创造经济效益等;对护理实践、护理管理、教育和科研有何积极的指导作用;对护理专业知识和理论体系的充实和发展有何促进作用等。

2. 国内外研究现状分析　所谓研究现状是指同类研究所涉及的范围、程度,即国外、国内有没有同类或类似研究,如果有,是什么时间开始此类工作的,研究的进展如何,存在哪些问题有待进一步从不同的角度、深度和层面进行研究,以便使这一领域的研究更全面,更深刻、清楚。而这些存在的问题恰恰就是所申请的课题将要解决的或部分解决的问题,亦是本课题立项的依据。

3. 主要参考文献及出处　在撰写立论依据时,申请者通过文献查阅了大量资料,并且要详细阅读,认真组织重要文献,吸收有关最新研究成果,以帮助了解本研究课题在国际科学发展中所具有的意义和应用价值,本处要求写出查阅文献中对形成研究课题立论依据有主要影响的文献,注意引用最新的文献。这对同行专家判定研究的创新性具有重要作用。申请书参考文献引用要规范,在论述关键立论依据时要标注文献出处。

（二）研究方案

项目的研究方案,即怎么样去做这项研究,做法与别人不同之处,有何风险,预计效益如何以及完成这项研究的时间安排等。研究方案是项目申请书中非常关键的一部分内容,这一部分撰写的好坏,将直接影响申请项目的成败。研究方案主要包括以下几个方面,以一份湖南省自然科学基金项目申请书为例,介绍护理科研项目申请书的撰写,见附:湖南省自然科学基金项目申请书。

1. 研究目标、研究内容和拟解决的关键问题　这部分是项目的核心,即阐述研究宗旨。包括本课题准备从哪些方面进行研究,预期达到什么样的目标,应着重介绍研究哪些内容,以什么手段或方法进行研究。

（1）研究目标:就是科研项目最终要解决什么问题,达到何种效果,也就是获得项目完成后高度综合的理论和实践结果。因此,研究目标应明确,而且这一研究目的在现有条件下要能达到。

（2）研究内容:应与研究目的相配合,围绕实现目标需要进行的工作来设计,也就是说研究内容是研究目的的具体化。一般来说,主要的内容可能有理论工作、实验工作和应用工作三个方面。根据自己的目的来安排研究的内容,使之完成后就能实现相应的研究目的。要求内容完整,重点突出,真正解决难点问题。

（3）拟解决的关键问题:拟解决的关键问题一般提出一到两个即可。这种关键问题一般是要达到研究目的所要解决的技术难点和理论难点,也就是研究工作中的硬骨头。关键问题太多表明你没有抓住其难点,或者进一步说可能是项目难度太大。如果申请者有一定的前期工作,就应知道自己工作的难点。

2. 拟采取的研究方法、技术路线、实验方案及可行性分析　这是整个研究的重要手段和主要依据。明确了"做什么",就要确定"怎么做",这就是我们所说的研究方法和技术路线。

（1）研究方法:研究方法就是实施项目的方法,包括理论分析、实验方法、工作步骤等一整套计划安排,要周密、完善、科学、可行。一般需要标准化、分组随机化、经过对照双盲分析,且注意样本能够反映总体,以保证研究结果的正确性。

（2）技术路线:是描述所申请项目的研究方案和技术手段。由于是尚未实施的计划书,因此只要条理过程清晰,关键技术环节无误,连续性好即可。要尽量采用现代的、先进的、可行的技术,这样才能使评审专家对你完成项目的能力产生信任。需强调的是虽然鼓励研究方法创新,但根本原则在于实用,不是将新方法进行罗列,罗列再多的新方法也不是创新,关键在于科学、合理获得实效。

（3）实验方案:是研究项目的具体理论和实验方法。在写实验方案时,能够详细时一定要写得详细一些,可以显示申请者对方法的熟练掌握,从而得到专家的好评。当然,关键的秘密和技术细节应该采取一些必须的保密措施。

（4）可行性分析:是自我对研究项目实施过

程的评价。显然,一个完全没有可行性的项目,也就没有立项的必要。

3. 本项目的特色和创新之处　项目特色是申请者总结前人研究和设计自己项目时所表现出来的一些与他人不同的地方。即所申请的课题与目前国内外同类研究的现状作比较,着重从哪些角度或深度或层面进行研究,从哪些方面有别于以往的课题。①如本课题研究的问题是前人没有研究和涉及的,即填补某一领域空白;或者国外虽然有文献报道,但在国内尚无人问津此研究,此课题在借鉴国外同类研究的基础上,结合我国具体的国情提出新的研究内容或方法或模仿国外新技术,并在其基础上进行创新,填补国内空白。②如前人对此问题虽然有研究,但本人提出了新的方法,或从不同的侧面或深度进行研究,补充、发展或更新了原有的研究,逆向思维,突破了传统观念的束缚。知识是前人经验的总结,受其当时环境、技术及作者本人的认识等多方面的局限,随着科学技术的发展,新技术的广泛应用,护理知识必须不断更新、完善和发展。我们要在继承前人知识的基础上,不断开拓、创新、发展,而开拓、创新、发展正是我们所选科研项目的立论依据和特色。

4. 年度研究计划及预期进展　主要包括项目总进度和年度计划进度,说明研究的进度和完成期限。年度研究计划要合理安排,一般根据自己的需要来安排,不要随意来做出。

5. 预期研究成果　即本研究项目完成以后,预计取得哪些方面的成果或可能实现的目标。

(三) 研究基础与工作条件

主要反映组建了结构合理、分工恰当的研究队伍,课题负责人及主要研究人员的学术水平、研究经历、学历等,已具备完成课题的技术水平。

(1) 研究基础:是指申请者和项目组主要成员与本项目有关的研究工作积累以及已取得的研究工作成绩。工作基础是申请获得立项的一个重要内容,主要包括已有的相关成果、具备的研究条件和研究队伍。要说明申请者和项目组主要成员的学历和研究工作简历、近期已发表与本项有关的主要论著目录、获得学术奖励情况及在本项目中承担的任务;前期研究工作中取得的初步成果和新发现的值得深入研究的问题等。研究队伍要稳定、结构合理、人员精干。

(2) 工作条件:包括已具备的实验条件。主要仪器设备,尚缺少的实验条件和拟解决的途径。

附:湖南省自然科学基金项目申请书

家庭访视反歧视干预对 HIV/AIDS 病人健康结局的综合评价(摘录)

一、内容摘要(不超过400字)

艾滋病相关的羞辱和歧视是目前全球艾滋病防治的重大障碍,它不仅严重地影响了感染者咨询和检测的主动性、服药的依从性,以及心理健康状况,而且也严重影响了艾滋病的流行控制,以及社会的稳定。因此,探讨降低艾滋病相关羞辱和歧视的干预策略是全球艾滋病防治刻不容缓的任务。本项目将以弗莱雷的教育理论为指导,通过护士和同伴教育员运用"对话式"访谈技能,并结合中国的文化特点,即联合家庭支持,降低 HIV 感染者和 AIDS 病人感知到的羞辱和歧视,激发他们积极主动地解决现存问题的能力,提高对疾病的应对技能,并最终改善病人的生活质量。本项目将以随机对照试验设计,验证护士和同伴教育员通过家庭访视降低艾滋病相关羞辱和歧视的有效性和可行性,为进一步在社区水平开展艾滋病相关羞辱和歧视的干预研究和实践奠定基础。

二、立项依据

研究意义、国内外研究现状及发展动态分析,需结合科学研究发展趋势来论述科学意义;或结合国民经济和社会发展中迫切需要解决的关键科技问题来论述其应用前景。附主要参考文献目录。

1. 项目的研究意义

自1981年美国发现首例艾滋病(AIDS)病人起,这种传染病就以迅猛之势向各地蔓延。联合国艾滋病规划署2008年报告显示,截止2007年底,全球有3300万艾滋病病毒感染者和艾滋病病人(PLWHA),每日以7500例新发艾滋病病毒(HIV)感染者的速度增加[1];2009年的最新数据显示,全球已有6000万人感染了 HIV,2500万人死于 AIDS 相关疾病[2]。我国1985年报告第一例 HIV 感染者,之后1995年至2000年的报告显示,PLWHA 每年以30%的速度递增,2001年增加了58%,2003年增加了122%[3-4]。根据近两年卫生部《中国艾滋病疫情与防治工作进展报告》[2,5]评估资料,我国估计的 PLWHA 在70万~74万,虽然增长速度有所减缓,但艾滋病防治形势仍很严峻。其中,近两年累计报告的 PLWHA 只有22万—32万,尚有40多万的 PLWHA 未进行检测和治疗,最重要的原因是由于艾滋病相关羞辱和歧视（HIV/AIDS-related stigma and discrimination）的存在。

艾滋病相关羞辱和歧视是指对 PLWHA 从个体和群体水平上的偏见、排斥、羞辱和不公平对待等。这种羞辱和歧视不仅对 PLWHA 带来了生理、心理和社会生活等方面的负面影响，也成为整个社会艾滋病防治的重大障碍。文献显示，来自于家庭和社会各方面的羞辱和歧视使 PLWHA 失去了经济和情感支持，被拒绝医疗卫生服务，被迫失业等[6-7]；他们变得焦虑、抑郁，有内疚或负罪感[8]，自杀倾向和自杀死亡率明显高于一般人群[9]。由于害怕受到羞辱和歧视，艾滋病高危人群不愿意接受咨询与检测[10-11]，从而延误了治疗时机，导致疾病的恶化、迅速死亡。据 2006 年全国传染病疫情统计分析：艾滋病的病死率为 20.0%，居全国乙类传染病病死率的第三位，病死率为 0.1/10 万，居第四位[5]。从某种程度上来说，羞辱和歧视对他们的伤害不亚于疾病本身[12]。艾滋病相关羞辱和歧视也是影响高效抗逆转录病毒治疗（HAART）依从性的重要障碍[13-14]，而依从性差是导致 HIV 耐药发生的主要原因。据报道，中国新感染病人 HIV 耐药株的发生率正逐年增高，2005 年为 3.8%[15]。

另一方面，艾滋病相关的羞辱和歧视使艾滋病高危行为的发生率增加[16-17]，更有甚者，因不能正视自己的过错，发生报复社会的行为，从而增加了艾滋病防治的难度。中国一项调查显示：因感染 HIV 而受到歧视和不公正待遇时，40.11% 的人有过报复的想法，其中 11.13% 的人表示已有明确的打算[18]。

综上所述，HIV/AIDS 相关的羞辱与歧视不仅给感染者带来灾难性的后果，还加剧了全球艾滋病的流行。早在 2000 年，联合国 HIV/AIDS 项目（UNAIDS）的负责人 Peter Piot 曾提出：全世界目前面临的五个亟待解决的问题之一就是要消除羞辱与歧视，这是全球应对艾滋病防治成功的重要保障。

2. 国内外研究现状分析

国外对艾滋病相关羞辱和歧视的研究相对较成熟，目前主要集中于探索如何降低 PLWHA 感知到的羞辱和歧视。国外最早于 20 世纪 80 年代开始艾滋病相关羞辱和歧视的研究。当时的研究主要侧重于探讨艾滋病受歧视的原因、表现形式，以及社会大众对 PLWHA 的偏见态度和歧视行为[19]。直到 21 世纪初期，艾滋病相关羞辱和歧视的干预措施仍集中在通过大众传媒、各种形式的教育培训等提高人们的艾滋病知识，增加对 PLWHA 的可接受程度，提高医护人员的治疗护理意愿[20]。这些干预措施在短时期内起到了一定的效果，但是研究发现，单纯的宣传教育并不能完全改善人们对 PLWHA 的歧视态度，对 PLWHA 生活质量的影响也很小[21]。另外，缺乏统一的和文化适应性强的艾滋病相关羞辱和歧视测量标准也是导致结果不一的原因之一[22]。与此同时，研究者对艾滋病相关羞辱和歧视的概念框架逐渐确立，依据其研究人群的不同将其分为不同的类别：一类是从社会大众，即未感染者的角度探讨，一类是从感染者的角度探讨；后者又分为实际经历的歧视、感知到的歧视以及自我歧视[22]。其中，感知到的歧视要远远大于实际受到的歧视，它对 PLWHA 健康的影响也更关键；而自我歧视则主要影响 PLWHA 的心理健康和应对策略[12]。于是，艾滋病相关羞辱和歧视的干预策略则逐渐转向了对 PLWHA 人群的干预。目前，针对 PLWHA 开展降低歧视的随机对照研究很少，有少部分的类实验研究取得了一定的效果，如以"认知-行为"理论和"社会-认知"理论为指导的在感染者个体水平上进行的干预[23]。但是这些研究往往缺乏以健康相关的生物学指标作为评价标准，仅 Vanable 通过研究发现，艾滋病羞辱和歧视与病毒载量无统计学意义，而与艾滋病相关症状相关[14]。鉴于此，国外专家认为，今后的艾滋病相关羞辱和歧视的干预研究应重点针对 PLWHA 群体，并从个体和社区水平上进行探讨，干预评价标准应有适合文化特征的测量工具，并以健康相关的生物学和心理学特征为观察指标[21-23]。

由于受中国传统文化的影响，我国艾滋病相关羞辱和歧视的状况较为严重，鉴于此，艾滋病相关羞辱和歧视的研究也结合了中国的文化特点。自 21 世纪初，我国分别从政策、立法、媒体、学术研究等领域开展了艾滋病反歧视活动。如 2004 年实施了"四免一关怀"政策；2006 年颁布了《艾滋病防治条例》，其中明确规定了 PLWHA 免受社会歧视。文献显示，人们对 PLWHA 的歧视主要与无知和害怕感染有关[24]，因此，各种形式的宣传教育、自愿检测咨询逐渐展开，大众对艾滋病相关的知识也逐渐提高[25]。但是同国外的研究结果相似，单纯提高艾滋病知识并不能完全改变人们对 PLWHA 的歧视态度[25]。于是,强调感染者积极参与的培训项目,取得了一定效果。如在湖南省和云南省开展的"参与式培训"提高了医学生以及医护工作者的艾滋病相关知识以及对 PLWHA 人群的服务意愿[26],部分结果发表在 2006 年的《Journal of Advanced Nursing》杂志上。但是,针对 PLWHA 人群开展的干预研究较少,香港一项认知行为干预项目提高了 PLWHA 的应对技能,但并没有以艾滋病相关羞辱和歧视为观测指标[27]。这可能与当时尚未有适合我国文化特征的艾滋病羞辱和歧视测评工具有关。2010 年,我国学者发展了一个适合我国文化特征的艾滋病相关羞辱和歧视量表,充分体现了在我国以家庭为导向的文化背景下,艾滋病相关羞辱和歧视的表现形式,这就为在我国进行艾滋病羞辱和歧视干预提供了评价工具,此研究结果发表在 2010 年《中华护理杂志》。此外,相关专家认为,艾滋病不仅影响到感染者个体,还影响了整个家庭,在感染初期,由于知识的缺乏,感染者会受到一定的家庭排斥,但是中国的"家文化"理念可以使家庭成员最终团结起来,共渡难关[28]。近期艾滋病相关专家即通过家庭综合干预提高了 PLWHA 抗病毒治疗的依从性,实证结果已于 2010 年发表于《Journal of Clinical Nursing》。可见,在中国进行艾滋病相关羞辱和歧视的干预可考虑从家庭层面进行研究。

3. 上述研究的不足及本项研究的突破

综上所述,艾滋病相关的羞辱和歧视是全球艾滋病防治的重大障碍,已引起了全社会的广泛重视。尽管国内外对艾滋病相关羞辱和歧视有较多报道,但研究仍存在如下不足之处。

(1) 现有的研究主要侧重从 HIV 非感染者的角度探讨艾滋病相关的羞辱和歧视,从艾滋病感染者的角度研究艾滋病相关羞辱和歧视的报道较少,针对感染者家庭或社区水平的研究更少。

(2) 当前研究通常以访谈或问卷调查的形式进行,较少有临床随机对照试验或类试验研究。然而,无论是访谈法还是问卷法,最大的限制就是可能受到社会称许性的影响,而且由于没有对照组的比较,使得结论的推广受到一定限制。

针对这种状况,本项研究将从 HIV 感染者的角度开展临床随机对照试验,通过护士对艾滋病相关的羞辱和歧视进行家庭干预,并依靠 HIV 感染者同伴教育员的积极参与,提高个体和家庭的应对技能,改善个体的生理和心理健康状况。

随着 HAART 的有效实施,艾滋病已经成为一种慢性病,必将和糖尿病、高血压等其他慢性病一样纳入社区护士的家访内容。而同伴教育作为一种有效的社会支持来源,也将在艾滋病反歧视干预中发挥重要作用。因此,本项研究的结果将为进一步在社区水平降低艾滋病相关羞辱和歧视的研究和实践奠定基础。

参考文献(略)

三、研究方案

1 研究内容、研究目标以及拟解决的关键科学问题

1.1 研究目标

(1) 降低 PLWHA 人群感知到的艾滋病相关羞辱和歧视,提高其应对技能和生活质量,使其重返社会。

(2) 建立以家庭为基础的艾滋病反歧视干预模式,为进一步开展社区艾滋病反歧视干预活动提供研究基础。

(3) 提高同伴教育的外展干预能力,进一步发挥同伴教育员在社区艾滋病反歧视干预中的积极作用。

1.2 研究内容

(1) 以弗莱雷(Paulo Freire)的教育理论为指导,探讨护士和同伴教育员通过"对话式"访谈技能对提高 PLWHA 的应对技能、降低感知到的羞辱和歧视的有效性。

(2) 以与疾病相关的生物学和心理学指征为观察指标,研究感知到的艾滋病相关的羞辱和歧视与感染者生活质量、治疗依从性、CD4 计数、病毒载量(Viral Load,VL)、HIV 耐药性,以及心理状况等的相关性。

(3) 在中国"家文化"的底蕴下,降低家庭成员对感染者个体的歧视,尝试激发家庭成员对感染者的支持,进而降低艾滋病相关的羞辱和歧视,建立我国以家庭为基础的艾滋病反歧视干预模式,为在社区水平上开展艾滋病反歧视干预提供理论依据。

(4) 加强艾滋病同伴教育员的外展能力,通过与护士的合作,以及"对话式"访谈技能的培训,提高其家庭干预技巧,进一步发挥他们在社区外展中降低艾滋病相关羞辱和歧视的积极作用。

1.3 拟解决的关键问题

掌握以弗莱雷的教育理论为指导的"对话

式"访谈技能为本项目的关键所在。本项目将邀请已经成功应用该访谈技能提高HAART治疗依从性的美国专家对本项目中的护士和同伴教育员进行"参与式"培训,并在项目实施中进行指导和监控。

2 拟采取的研究方法、技术路线、实验方案及可行性分析

2.1 研究方法

本研究将采用"参与式"培训方法进行弗莱雷"对话式"访谈技能培训;应用随机对照试验(RCT)进行家庭干预;运用"盲法"进行资料的收集。

2.2 技术路线及实验方案

从技术路线来说,本项目将主要包含以下几个阶段。

(1) 查阅资料阶段

查阅国内外关于艾滋病研究领域,尤其是艾滋病相关羞辱和歧视研究的文献资料,对资料进行系统分析和评价,发现研究问题,提出研究假设。

(2) 参与式培训阶段

通过国际合作,请有成功应用经验的美国相关专家对本项目护士和同伴教育员进行弗莱雷"对话式"访谈技能培训。该"对话式"访谈强调参与对象的主观能动作用,访谈者通过"倾听"和"参与式对话"帮助访谈对象认识到问题的症结,以"赋权"的形式,激发他们主动分析和解决问题的能力,由被动的"承受者",转换为主动地"改变者"。

(3) 招募研究对象并随机分组

在湖南省艾滋病治疗点招募即将开始HAART治疗的HIV感染者,在符合一定的纳入标准和排除标准后随机分为2组,即干预组和对照组。每组拟招募研究对象60名。

(4) 家庭干预阶段

干预组的成员除接受艾滋病治疗点的卫生服务外,还接受由一名护士和一名同伴教育员进行的家庭访视,为期6个月,前3个月每2周家访一次,后3个月每月家访一次,每位对象共9次家访。对照组不接受任何家访,但享有艾滋病治疗点的一切医疗卫生服务。

(5) 资料收集阶段

所有的研究对象均接受基线、第6个月和第12个月的问卷调查,以及三个观察点进行的血标本检测。问卷主要评价艾滋病相关羞辱和歧视、生活质量、社会支持、用药依从性、艾滋病相关症状、抑郁等指标;血标本检测CD4细胞计数、病毒载量和耐药情况。

(6) 论文撰写和学术交流阶段

在数据分析的基础上,将本项目的研究结果以学术论文的形式发表,并参加相关性国际学术会议,交流研究经验,实现项目成果的可持续性。

2.3 项目可行性分析

(1) 技术可行性:本项目组在艾滋病研究领域有着较好的国际学术交流与合作经验,可以确保本项目的关键技术的有效培训与实施。

(2) 家庭访视的可行性:在"家文化"的影响下,我国曾开展针对HIV感染者的家庭干预研究,并取得了较好效果,故本项目在湖南省HIV感染人群中开展家庭访视有着实践可行性。

(3) 研究现场的可行性:本项目组与湖南省相关艾滋病治疗点保持着密切联系和合作,可保证研究对象的顺利招募。

3. 本项目的特色与创新之处

本项目的特色之一,在于从PLWHA个体和家庭两个层面上,对艾滋病相关的羞辱和歧视进行干预,既弥补了既往多从个体层面进行研究的不足,又充分应用了中国家庭在个体发展中的积极作用,体现了中国艾滋病相关羞辱和歧视干预的特点。

本项目的特色之二,在于积极利用国际合作资源,借鉴国外成功应用的经验,但并不是完全照搬,而是将该经验,即弗莱雷的教育理论应用于艾滋病相关羞辱和歧视的干预研究,这在国内外尚未有报道。

本项目的特色之三,在于本研究将以生物学指标为观测指标之一。弥补了国内外艾滋病相关羞辱和歧视研究中缺乏生物学指标的不足。

本项目的特色之四,在于在国内较早地探讨通过护士和同伴教育员共同开展家庭访视的可行性,为在社区层面开展艾滋病相关羞辱和歧视的干预研究奠定基础。

4. 年度研究计划及预期进展

2011年1月—4月:资料收集、课题具体设计;

2011年4月—7月:参与式培训;

2011年8月—2012年3月:招募志愿者,并随机分组;

2011年8月—2013年3月:干预组进行家庭

干预;两组进行基线和中期资料收集,及随访一年后资料收集。

2013年3月—7月:数据整理与分析。

2013年8月—12月:论文撰写与学术交流。

5. 预期研究成果(能否形成自有知识产权成果)

(1) 在核心期刊发表科研论文3~5篇,其中SCI源收录2篇。

(2) 参加国际学术交流会议1~2次。

第三节 护理科研项目申请书的评价

护理科研项目申请书撰写质量的提高要靠申请者和科研管理人员的共同努力。首先项目申请者要自我把关、按照规定完成项目申请书的填写和材料的提供。单位科研管理部门从项目申请书的题目、内容、路线、结果、条件、经费等方面审核把关,评价项目申请书填写是否规范,手续是否完备,是否有创新点,方案是否合理。

一、护理科研项目申请程序

首先由招标部门进行形式审查,筛选和淘汰不符合招标指南要求的标书,然后由专家评审组对通过形式审查的标书进行评议审定,择优选出较好的标书送招标部门审批。

二、护理科研项目申请书评价的主要内容

应按照"科学、客观、综合、可比和可操作性强"的原则,以"科学性、先进性、可行性"三个基本条件为基础进行评价。

(一) 科学性

首先要看申请者立题的科学依据,评价课题申请者是否根据对国内外研究情况发展水平和发展趋势的掌握情况,提出本研究课题的立足点,科研课题的提出如缺乏科学性或者立题依据不充分,就失去了研究的意义,也更谈不到可行性的问题。

(二) 先进性

1. 起点水平 起点要高,学术思想力求新颖,与国内外同类工作比较具有先进性和创新性;评价课题在国内外所居的地位和水平,是否填补研究空白。

2. 指标与方法 是否可行,是否有保证的条件。

3. 学术思想 是否新颖及创新。

(三) 可行性

1. 研究条件和基础 是否有相应的研究基础支持目标的实现;经费预算是否合理;开支范围是否适当等。

2. 技术和方法 技术路线要清楚明了,研究方案要合理可行,研究方法力求先进;能否用先进、系统、可行的技术完成这一目标。

3. 研究人员科研能力 研究项目组人员结构要合理,技术要求齐全,科研工作时间有足够的保证,能满足本项研究工作的需要;申请者的学术水平、课题成员的知识层次、技术层次和年龄层次等,均能保证研究的有效实施。

(王红红)

第五篇

护理管理

第一章

绪 论

第一节 管理的基本理论与概念

一、管理的概念与基本特性

(一) 管理的概念

"管理"作为一种社会活动,普遍存在于各个领域的各项工作之中。单就字面上讲,管理是"管辖""处理"的意思;从更广义上来说,不同的管理理论学派对管理均有不同的定义,如"管理就是决策";"管理是人类的一种有意义的、有目的的行动";"管理就是计划、组织、指挥、协调和控制";"管理就是对整个系统运动、发展和变化的有目的、有意义的控制行为"等等。

国内外管理学术界目前对管理的涵义公认的观点是:管理是一个过程,也就是管理者让被管理者与自己共同去实现既定目标的活动过程,它是一切有组织活动的不可缺少的要素。

在管理过程中,管理者必须合理分配和利用组织资源,通过计划、组织、人员配备、指导与领导以及控制五项基本职能,发挥、提高组织管理功效,使组织为实现既定目标而努力。

(二) 管理的基本特性

1. 管理的普遍性　管理普遍存在于社会各个领域的各项工作之中,涉及人类社会每个角落,它与人们的社会活动、家庭活动以及各种组织活动等密切相关。

2. 管理的目的性　管理是人类一种有意义有目的的活动,任何一项管理活动都是为实现特定的管理目标而进行的。管理目标既是管理的出发点和归宿点,也是指导和评价管理的依据。

3. 管理的科学性和艺术性　管理有特殊的研究领域、特殊的客观规律,它的科学性表现在管理活动的过程可以通过管理活动的结果来衡量,同时它可通过应用行之有效的研究方法和研究步骤分析问题、解决问题。管理又是艺术,因管理工作中有一些是难以测量的,科学方法只能处理那些可以预测和可以衡量的内容,如果超越这个界限,则需要艺术。管理的艺术性表现在管理的实践上,通过实践积累经验,变换方法,在实践中发挥管理人员的创造性,并因地制宜地采取措施,为有效地进行管理创造条件。管理的科学性和艺术性相辅相成。

4. 管理的双重特性　管理具有自然属性和社会属性。管理的自然属性是指管理具有组织指挥和协调的特性。它是为组织共同劳动而产生的,反映了社会化大生产中协作劳动本身的要求,是一系列生活经验和科学方法的总结。管理的社会属性,是指管理所具有监督劳动,维护生产关系的特征。它反映了一定社会形态中生产资料占有者的意志,受一定的社会制度和生产关系的影响和制约,为一定的经济基础服务。

5. 管理或管理人员任务的共同性　管理和管理人员的基本职能是共同的,其基本职能包括计划、组织、人员配备、指导与领导以及控制。管理的主要任务就是设计和维持一种系统,使在这一系统中共同工作的人们,能用尽可能少的支出来实现他们的预定目标。虽然管理人员所处的层次不同,在执行这些职能时各有侧重,但他们都在为集体创造一种环境,完成他们共同的任务,实现预定的目标。

二、管理学的概念、研究对象、研究内容

(一) 管理学的概念

管理学是一门系统研究管理过程的普遍规

律、基本原理和一般方法的科学,它是在自然科学和社会科学基础之上的一门交叉科学。管理活动有一定的基本规律,包括一般原理、理论、方法和技术,构成了一般管理学。

(二) 管理学的研究对象

根据管理的二重性,可把管理学的研究对象从理论上概括为生产力、生产关系和上层建筑三方面。

1. 对生产力的研究　主要研究生产力诸要素相互间的关系,即如何合理组织生产力,如何合理分配人、财、物并使之相互协调,使其发挥作用;如何根据组织目标的要求和社会需求,合理的使用各种资源,以求得最佳的经济效益和社会效益。

2. 对生产关系的研究　研究如何处理组织中的人际关系,建立和完善组织结构以及各种管理体制,从而最大限度地调动各方面积极性和创造性来实现组织目标。

3. 对上层建筑的研究　主要研究如何使组织内部环境与组织外部环境相适应;研究如何使组织中各项规章制度、劳动纪律与社会的政治、经济、法律、道德等上层建筑保持一致,从而维持正常的生产关系,促进生产力的发展。

(三) 管理学研究的内容与范围

管理学研究的内容比较广泛。从管理要素来分,包括:管理手段的结构、方法和人三个要素;管理内容的人、财、物、信息和时间五个要素。从管理的职能来分,有计划、组织、人员配备、指导与领导和控制五项职能。管理学的研究内容如图5-1-1所示。

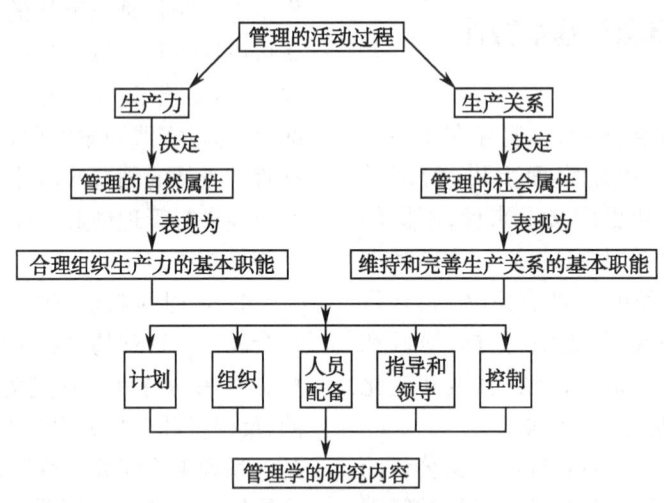

图5-1-1　管理学的研究内容和范围

三、管理思想和理论的形成与发展

(一) 中国管理思想的形成与发展

中国是有悠久历史的文明古国,中国的管理思想形成与发展经历了一个漫长的历史过程。中国管理思想从形成到发展至今,有专家认为大致可分为以下六个阶段。

1. 先秦时期的管理思想　自远古至公元前221年秦始皇统一中国的历史时期,主要是春秋战国诸子百家的管理思想,成为古代管理思想的初步形成和奠基阶段。本阶段是我国社会大变革时期,有代表性的如管仲、孔孟儒家、墨子、商韩法家、荀子以及范蠡、白圭等经济管理思想,内容十分丰富。当时已将"人本主义"作为管理科学的出发点和重要内容,提出了一些对人的管理原则,如"人为国本思想""人性思想""人和思想"等等。当时的管理思想与现代行为科学的理论和思想相类似。

2. 秦汉时期的管理思想　自公元前221年秦始皇统一中国,创造了历史上中央集权制的封建国家开始,至西汉和东汉王朝。此阶段是古代管理思想的发展时期,表现为管理模式多样化,管理思想实践化、理论化。

3. 魏晋南北朝隋唐五代时期的管理思想　从公元220年至960年,是政治经济发展繁荣时期,国家由分裂重新走向统一。加强对经济的统治思想并作为治国之本是此时期的管理思想的特点。当时主张用法制、经济、行政的手段加强国家的统治,提出在保证政府对经济控制权的条件下,调动经营管理的官吏以及商人、雇佣人员的积极性,重视工商业的发展。

4. 宋元明清时期的管理思想　自公元960

年至1840年,是封建社会发展繁荣昌盛逐渐转入衰落时期,出现了资本主义生产关系的萌芽。当时的管理模式基本是与封建集权相适应的高度集权型,后期有些政治家提出在集权型管理模式中吸取和渗透经济放任思想。

5. 近代管理思想　自1840年鸦片战争以来,从封建社会转变为半殖民地半封建社会,商品经济及民族资本主义开始发展,各种经济关系及社会矛盾复杂。当时主张用国家资本主义限制私人资本主义,对利用外资进行经济建设及人口管理方面提出了明确的管理原则,引进了西方科学管理理论和方法,讲究经营策略和重视人的因素,使西方的科学管理与传统的道德教育相结合,成为中国近代企业对"人"管理上的重要发展。

6. 社会主义管理思想　此时期分为四个发展阶段,即"国民经济恢复时期、社会主义改造和第一个五年计划时期、国民经济调整时期和开创社会主义现代化建设新局面时期"。社会主义的管理思想是在马列主义经济管理理论的基础上结合中国的管理实践不断发展起来的。主要有:关于计划管理、经济管理体制的改革问题、思想政治工作是一切经济工作的生命线、人口理论、国民经济综合平衡的基本方法、经济效益是社会主义建设的核心问题以及加快改革步伐、建立社会主义市场经济等理论。这些管理思想是随着社会主义建设的不断深入逐步加深和发展起来的。

(二) 外国管理思想和理论的形成与发展

外国管理思想和理论的形成与发展,大致分为四个阶段:萌芽阶段、科学管理阶段、行为科学管理阶段和现代管理阶段。

1. 萌芽阶段　从远古到19世纪末20世纪初。人类为了生存、发展,便分工协作,共同劳动,即开始有了管理工作。古代社会由于生产力水平低下,人们不可能将管理活动当作自觉的意识行为。但古巴比伦、古埃及、古希腊及古罗马等国家在许多方面有丰富的管理实践活动和管理思想。到中世纪,随着管理实践的发展,管理思想进一步深化,多包含在统治阶级思想家的政治思想主张之中。至19世纪末20世纪初,管理思想有了质的飞跃,系统的管理理论开始形成。

2. 科学管理阶段　19世纪末20世纪初20—30年代,随着生产力的发展、生产规模的扩大和科学技术的飞跃进步,管理理论开始蓬勃发展起来。以泰勒的科学管理理论、法约尔的管理过程理论以及韦伯的行政组织理论等为代表。

(1) 泰勒的科学管理理论:泰勒(Taylor F. W. 1856—1915),美国人,开始时他在钢铁厂当工人,后成为技工长与工程师。在工作中,他进行了"金属切削试验",研究每个金属切削工人工作日的合适工作量。1898年,泰勒在伯利恒钢铁公司担任咨询工作期间,又进行了著名的"铁锹试验",对铁锹的动作标准、铁锹负载、铁锹规格、铁锹工作环境进行了研究,出色提高了生产效率。1911年泰勒在出版的著作《科学管理原理》一书中阐述了他的管理原则:①制定科学的、系统的作业方法以完成任务;②使用刺激性差别工资制度增加产量;③精心选择人才,并根据岗位和能力培训人才;④培养工人与管理者的合作以协调集体活动。

(2) 法约尔的管理过程理论:法约尔(Henri Fayol,1841—1925),法国人,担任采矿冶金公司经理,他从更广泛的角度研究可普遍适用于较高层次管理工作原则,曾将濒临破产的公司改变为成功的企业。他提出在公司管理中有14项组织经营原则:①合理分工,有效使用劳动力;②权利和责任相一致;③严格纪律;④统一指挥;⑤统一领导;⑥个人利益服从集体利益;⑦个人报酬公平合理;⑧集权与分权相适用;⑨有等级制;⑩良好的工作秩序;⑪公平公正的领导方法;⑫人事稳定;⑬鼓励员工的创新精神;⑭保持团体合作和协作精神。

(3) 韦伯的行政组织理论:韦伯(Max Webber,1864—1920),德国社会学家,在管理理论上提出了"理想的行政组织体系理论",他认为行政组织是"对人群进行控制的、最理性的手段",只有高度结构的、正式的、理性化的理想行政组织体系,才是对员工进行强制性管理的最合理手段;行政组织是达到目标、提高劳动效率最有效的形式,且在精确性、稳定性、纪律性和可靠性等方面优于其他组织形式。"理想的行政体系"包括以下特点:①明确的职位分工;②自上而下的权力等级系统;③对雇员正式考评和教育;④严格遵守制度和纪律;⑤建立理性化的行动准则,工作中人与人之间只有职位关系,不受个人情感和喜好的影响;⑥建立管理人员职业化制度,使之具有固定的薪金和明文规定的晋升制度。

3. 行为科学管理阶段　行为科学管理阶段是自20世纪20—30年代开始。此阶段应用了心理学、社会学、人类学及其他相关学科,发现人类行为产生的原因及人的行为动机的发展规律,让管理者认识到:人不仅是"经济人",而且是"社会人"。行为科学理论着重组织中的人的行为规律,注重人的因素,研究改善组织中人与人的关系和激励人的积极性,以提高劳动生产率。

(1) 梅奥及人际关系学说:梅奥(George Elton Mayo,1880—1949),曾担任美国哈佛大学工商管理教研室副教授,领导了著名的"霍桑试验"。此实验经过了四个阶段,即照明实验阶段,继电器装备小组实验阶段,大规模访谈阶段,以及接线板工作室实验阶段。经过实验,梅奥等人认为决定工人工作效率最重要的不是工作条件和奖励性计件工资,而是职工在集体中的融洽性(人际关系)和安全感,得出了如下结论:①人不只是"经济的"人,而且是"社会的"人,是受社会和心理因素的影响;②生产效率主要取决于员工的积极性,取决于员工的家庭和社会生活,以及组织内部人与人之间的关系;③员工中存在着各种非正式的小团体,这种无形的组织具有它的感情倾向,左右其他成员的行为活动;④新型的有效领导,应该去提高员工的满足感,善于倾听和沟通员工的意见。

(2) 人类需要层次理论:亚伯拉罕·马斯洛(Abraham H. Maslow,1908—1970),提出了人有五种需要,按重要性和发生的先后次序排成五个层次:①生理的需要;②安全的需要;③社会交往(爱和所属)的需要;④自尊的需要;⑤自我实现的需要。马斯洛认为,人们一般按照这个层次来追求各项需求的满足,以此用来解释人类行为。但也有人认为,不同的人在不同的时期,其需要的层次不同。

在马斯洛的人类需要层次论的基础上,以后又产生了许多学说,如:奥尔德弗的《生存、关系、生长论》、赫茨伯格的《激励-保健双因素论》、麦克利兰的《成就需要论》、费鲁姆的《期望机率模式理论》等等。

(3) 人性管理理论:在行为科学范畴,许多科学家提出关于人的特性问题,代表理论为美国行为学家麦格雷戈(Douglass McGregor,1906—1964)在1960年提出的X-Y理论。他把传统的管理假设概括为"X"理论,把与X相对应的理论统称为"Y"理论。两种观点决定了领导者的领导行为和方式。"X"理论的内容是:①人们往往不愿工作;②人们的进取心少;③人们往往不愿负责任;④人们往往被动的,不愿动脑子,愿意接受别人的指挥;管理者应该严格指挥管制下属,并用报酬来刺激生产;⑤人们工作的主要原因是解决最基本的安全和生理需要。

麦格雷戈反对X理论而提出了Y理论,认为:①一般人喜欢工作,不是先天厌恶工作,都是勤奋的;②人们愿意负责任,在适当条件下,一般人不仅会接受某种职责,而且还会主动寻求职责;③人们在执行任务中能够自我指导和自我控制;所以控制和惩罚不是实现组织目标的唯一手段;④大多数人在解决组织问题时,都能发挥出较高的想象力、聪明才智以及创造力;⑤现代社会中,人们的潜力没有得到充分地发挥。

X理论和Y理论对人的特性的认识持不同的态度。X理论强调外部控制;Y理论则认为员工能自我激励,强调启发内因,强调主观能动性和自我表现控制,因此各自采取的领导和激励方式不同。

(4) 群体行为理论:库尔特·卢因(Kurt Lewin,1890—1947),德国心理学家,于1944年提出"群体力学"概念。重点研究组织中的群体行为。其主要观点:①群体是一种非正式组织,是由活动、相互影响以及情绪三个相互关联的要素组成;②群体的存在和发展有自己的目标;③群体的内聚力可能会高于正式组织的内聚力;④群体有自己的规范;⑤群体的结构包括群体领袖、正式成员、非正式成员以及孤立者;⑥群体领导方式有三种:专制式、民主式和自由放任式;⑦群体的规模一般较小,以利于内部沟通;⑧群体领导是自然形成并需要创造条件促使他人为群体出力;⑨群体中的行为包括团结、消除紧张、同意、提出建议、确定方向、征求意见、不同意、制造紧张、对立等行为。另外,卢因对群体内聚力的测定、影响团体内聚力的因素、内聚力与群体士气和生产率的关系等,都进行了有效的实验研究。

4. 现代管理阶段　现代西方管理理论学派较多,从不同角度,阐明现代管理的有关问题。

(1) 社会系统学派:此学派的管理思想核心是把群体关系及行为看成是人们在意见、力量、愿望和思想等方面广泛协作的社会系统,以此为基点论述组织内部平衡和对外界环境相适应的管理。广泛协作的社会系统的正式组织必须有协作的意愿、共同的目标和信息的联系三个要素。

(2) 权变理论管理学派:此学派提出的因地

制宜理论。权变理论的基本思想是在组织管理中,不存在一成不变普遍适用的最好的理论和管理方法。组织管理必须随着组织所处内外条件变化而随机应变。这一理论强调随机应变,灵活应用过去各派的特色,选择适当的管理方法。

(3) 行为科学管理学派:该学派以人与人之间的关系为中心来研究管理的问题,注重人性问题。其基本思想是认为管理经由他人达到组织目标,管理中最重要的因素是对人的管理,所以要研究人、尊重人、关心人、满足人的需要以调动人的积极性,并创造一种能使下级充分发挥潜力的工作环境,在此基础上指导他们的工作。

(4) 管理科学学派:管理科学学派又称数理学派,主张广泛应用计算机技术,依靠建立一套决策程序和数学模型以增加决策的科学性,强调管理的合理性,实现定量分析,准确衡量。

现代管理还有其他理论学派,如"决策理论学派""管理过程学派"等,近年来又产生了"七S管理分子图理论""组织文化理论""K理论""组织的生命周期理论""形势管理理论"等。

四、管理的基本原理和职能

(一) 现代管理的基本原理

管理的基本原理,是对管理工作的本质及基本规律的科学分析和概括。管理原则是根据对管理原理的认识和理解而引申出的管理活动中所必须遵循的行为规范。由于管理是一种动态的活动过程,管理的基本原理所包含的内容不是一成不变的,它随着管理思想和管理理论的发展而发展,随着管理环境的变化而变化。同时,管理的实践特性决定了管理原理和原则应以大量的管理实践为基础,其正确性必须接受管理实践的检验。研究管理的基本原理和原则,对于护理管理工作有着普遍的指导意义。现代管理的基本原理包括系统原理、人本原理、动态原理和效益原理,现分述如下。

1. 系统原理 系统原理就是运用系统论的基本思想和分析方法来指导管理实践活动,解决和处理管理的实际问题。系统是由两个或两个以上相互作用、相互依赖的要素所组合而成的,具有特定功能,并处于一定环境中的有机整体。系统性具有两个含义:一是指管理过程本身具有系统性,管理过程有统一的整体的目的,是由管理的各要素相互联系、相互作用构成的整体。它是一个大系统,而各要素则是它的子系统,并有信息的反馈系统。管理系统性的第二个含义是讲管理中应具有系统分析方法和观点,即一个组织就是一个系统,同时又是另一个更大系统中的子系统。为了达到最优化的管理,避免受局部的影响和防止片面性,必须从整体角度来认识问题。

系统具有整体性、相关性、层次性、动态平衡性、目的性和环境适应性等特征,系统思想强调整体性、统一性、有顺序性。系统原理是管理中的重要指导思想,所以,一般管理学也称为系统工程。

2. 人本原理 人本原理就是指管理活动要重视人的因素,一切管理均应以调动人的积极性,做好人的工作为本。人本原理要求管理者要将组织内人际关系的处理放在重要地位,把管理工作的重点放在激化被管理者的积极性和创造性上,要做好管理工作,管理好财、物、时间、信息,必须使全体人员明确整体目标,明确个人的职责,正确处理相互关系,能主动地积极地有创造性地完成自己的任务。

人本原理是把人的因素放在第一位。它的思想基础是人是具有多种需要的复杂的"社会人",是生产力发展最活跃的因素。人本原理要求在管理活动中个人与组织利益协调,适度分权和授权,责权对等,员工参与管理等等,综合应用了行为科学、社会学、心理学等多种学科。所以,人本原理是现代管理中重要的一个原理。

随着现代护理的发展和护理模式的转变,护理管理越来越强调发挥护理人员的积极性、自觉性和创造性,这是现代管理发展趋势的要求及护理工作的需要,护理人员的主观能动性发挥的程度越高,护理管理的效应越大。

3. 动态原理 管理的动态原理是指管理主体、管理对象、管理手段和方法处于动态的变化,同时,组织的目标以至管理的目标也是处于动态的变化之中,因此,有效的管理是一种随机应变,视情况而调整的管理。动态管理原理要求管理者应不断更新观念,避免僵化、一成不变的思想和方法,不能凭主观臆断行事。

随着现代护理模式的转变与发展,随着新的政策制订、管理制度的运作和新方法的应用,随着护理队伍的思想观念、行为方式、知识结构的不断变化,随着护理服务对象和范围的扩大,也随着医学的迅猛发展,都对护理工作不断提出新的要求,护理管理者必须适应以上变化,重视收集信息,及时反馈,对管理目标及管理方式随时进行调整,保持充分弹性,有效地进行动态管理,以实现整体目标。

4. 效益原理　管理的效益原理是指在管理中要讲究实际效益,以最小的消耗和代价,换取最佳的社会效益和经济效益。

管理工作的根本目的,在于创造更多更好的,有形可见的社会效益和经济效益。效益原理要求管理者不能做一个只讲动机不讲效果的"原则领导者"或忙忙碌碌的"事务工作者"。护理管理中各项任务的完成都要为实现更有效提供高质量的服务为最终目的,即以社会效益为最高准则,同时也要讲究经济效益。

(二) 管理的基本职能

管理的职能是管理或管理人员所应发挥的作用或承担的任务,是管理过程中各项活动的基本功能,又称为管理的要素。管理的职能是管理原则和管理方法的具体体现。管理职能的划分有许多学派,现代多数学者倾向于将管理职能分为五项:计划、组织、人员配备、指导与领导和控制。

1. 计划　计划是管理职能中最基本的一个职能,是为实现组织即定目标而对未来的行动进行规划和安排的工作过程。计划工作包括组织目标的选择和确立,实现组织目标方法的确定和抉择,计划原则的确立,计划的编制,以及计划的实施。计划是一项科学性极强的管理活动,也是其他管理职能的条件。

2. 组织　为了实现管理目标和计划。必须设计和维持合理的职务结构,在这个结构里,把为达到目标所必需的各种业务活动进行组合分类,把管理每一类业务活动所必需的职权授予主管这类工作的人员,并规定各种协调关系,为有效实现目标。还必须不断对这个结构进行调整的这一过程称之为组织。组织为管理工作提供了结构保证,它是进行人员配备、指导和领导、控制的前提。

3. 人员配备　人员配备是管理系统中的一个子系统,是对组织结构所规定的不同岗位的各种人员进行恰当而有效的选择、考评以及培养和使用,其目的是为了配备合适的人员去充实组织机构规定的各项职务,以保证组织活动的正常进行,而实现组织目标。人员配备与管理的其他四个职能有密切的关系,直接影响到组织目标能否实现。

4. 领导与指导　领导与指导就是对组织内全体成员进行引导和施加影响,使之自觉地和有信心地为实现组织目标而努力奋斗的过程。领导与指导涉及的是主管人员和下属之间的相互关系,这将与管理者的素质、领导的行为与艺术、人际关系与沟通技巧、激励与处理冲突等方面密切相关。领导与指导工作是一种行为活动,成为管理科学的一个新分支。

5. 控制　控制是管理者按规定的目标和规定的标准对各项活动进行监督检查;发现偏差,采取措施,使工作能按原定计划进行,或适当调整计划以达到预期目的。控制工作是一个延续不断的反复发生的过程,其目的在于保证组织实际的活动及其成果同预期目标相一致。

管理工作的各项职能是一个统一的有机整体,每个职能之间是相互联系的、相互影响的。它们能循序完成,并形成周而复始的循环往复过程。

第二节　护理管理的基本理论与概念

一、护理管理学的概念与任务

(一) 护理管理学的概念

护理管理学是管理科学在护理事业上的具体应用。世界卫生组织(WHO)认为护理管理是为了提高人们的健康水平,系统地利用护士的潜在能力和有关的其他人员的作用,或者运用设备、环境及社会活动的过程。美国护理管理专家Gillies认为,护理管理是使护理人员为病人提供照顾、关怀和舒适的工作过程。她指出护理管理的任务是通过计划、组织以及对人力、物力、财力资源进行指导和控制,以达到为病人提供最有效而经济的护理服务目的。护理管理服务过程如图5-1-2所示。

(二) 护理管理的任务

护理管理是研究护理工作的特点,找出其规律性,对护理工作的诸要素(人员、技术、信息及设备)进行科学的管理,以提高护理工作的效率和效果,提高护理工作的质量。护理质量的高低取决于护理管理的水平。因此,护理管理是提高护理工作质量的关键。目前我国护理管理学面临的任务有:①总结我国护理管理的经验;②研究现代护理管理的理论、经验和技能;③建立有中国特

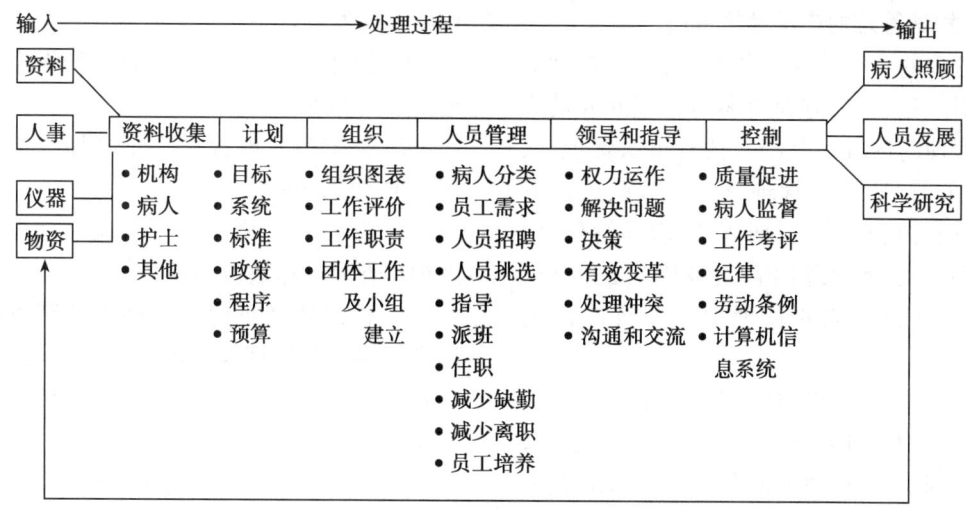

图 5-1-2 护理管理系统

色的护理学科。

二、护理管理的特点

（一）护理管理学要适应护理学科的特点

1. 护理管理学要适应护理学作为独立学科的要求　护理是"诊断和处理人类现存的或潜在的健康问题的反应"的一门独立的学科，它综合应用了自然科学、社会科学、人类科学方面的知识，帮助指导照顾人们保持或重新获得身体内外环境的相对平衡，以达到身心健康。护理专业的发展使得护理工作更具有独立性、规律性的特点，例如，在医院护理工作中如何协调完成好护理病人和辅助医生诊治的双重任务；护理管理体制和管理方法；如何适应整体实施的需要；如何培养和保持护士良好素质以适应护理工作的特殊要求；管理工作如何加强职能以保证护理工作科学性、连续性和服务性的统一等。

2. 要适应专业对护士素质修养的特殊要求　护理工作的服务对象是病人，由此对护士素质与修养提出了特殊的要求。培养和保持护士的良好素质修养是护理管理建设的重要内容之一。护士应具备的良好素质修养包括有：①安心本职，树立革命的人道主义精神；②要有高度的责任感和认真细致的工作作风；③业务技术上要精益求精，严格操作规程和严谨的科学态度；④仪表整洁举止大方，语言亲切行为得体，让病人感到信赖与安全。

3. 要适应护理工作的科学性和服务性的要求　现代护理理论和护理临床实践的发展，新知识新技术的引入，体现了护理工作的科学性。同时护理工作的对象是人，护理工作具有很强的服务性，所以护理管理要适应护理工作的科学性和服务性的要求。

4. 要适应护理人员人际沟通广泛性的要求　护理与相关部门联系广泛，如与医生、后勤人员、病人及家属、检验技术人员和社区人员等等，搞好与相关部门的协调工作也是护理管理工作的特点。

5. 要适应护理工作的连续性和性别的要求　护理工作是具有连续性强，夜班多，操作技术多，责任重大，工作紧张劳累，生活不规律，且护理人员中妇女占绝大多数等特点，决定了护理管理工作还应着眼于处理这些由于工作特性和职业特性带给护理人员的各种问题和困难，以保证她们能安心顺利地工作。

（二）护理管理综合性和实践性的特点

护理管理学是以管理学作为基础，还综合应用了多种学科的研究成果，如经济学、社会学、心理学、行为学、系统工程学、电子计算机等。在护理规律中，来自系统的内外的影响因素也是十分复杂多变的，如政策、法律、环境设备、技术水平、组织结构、目标、人员状况等，护理管理需要综合考虑多方面因素，综合利用各方面知识和理论。

护理管理的实践性就是指具有可行性。护理管理的理论能够运用于实践，才能真正发挥这一学科的作用。其可行性标准是通过社会效益和经济效益进行衡量的。因此，护理管理在研究、学习和实践中，应结合我国的经济和实际情况，建立符合我国国情的护理管理学。

(三) 护理管理的广泛性的特点

护理管理的广泛性涉及两方面,一是管理的内容和范围广泛,另一方面是参与管理的人员广泛。护理管理的内容和范围包括有组织管理、人员管理、业务管理、质量管理、病房管理、门诊管理、经济管理、物质管理、科研管理、教学管理、信息管理等等。由于管理内容与范围广泛,要求管理人员应具有相关的管理理论和较广泛的知识。

在护理工作中,参与护理管理的人员也广泛。医院内护理管理人员可分为几个层次。上层主管人员是护理副院长、护理部正副主任,其职责是建立全院性的护理工作目标、任务和有关标准,组织和指导全院性护理工作,控制护理服务质量等。中层主管人员是指科护士长,其主要职责是组织贯彻执行上级制定的政策,指导和管理本部门下层护理管理人员的工作。基层管理人员是指护士长或病室组长,主要是管理和指导护士工作。护士所担任的工作中也有参与管理病人、管理病房管理物品的职责,进行一定的管理活动。由于护理工作的以上特性,要求护理管理知识的普及性和广泛性。

三、护理管理的发展趋势和面临的挑战

(一) 护理管理的发展趋势

随着现代护理学和管理学的发展与进步,护理管理学的发展趋势为:

1. 管理人性化　护理管理注重以人为本的原理,充分发挥护士的自主权,调动其积极性和参与意识。

2. 经营管理企业化　护理管理中实行企业化的管理制度和独立核算制度,将成为护理管理发展的一种趋势。

3. 经济效益合理化　护理服务的成本效益计算和分配将向进一步合理化的方向发展。

4. 工作分工分权　随着护理专业分支的发展,护理工作的分工将进一步完善;同时,责任的承担向逐步分权的方向发展。

5. 工作成组化　护理工作的成组协作性已成为专业的一大特性,因此,护理管理也将向成组化的方向发展。

6. 决策科学化　科学的决策程序是现代管理的必要的保证。

7. 护理质量的提高　不断提高护理质量是现代护理管理的目标。

8. 办公自动化　通过实现办公自动化是提高护理管理工作效益的途径。

9. 信息传递迅速化　随着计算机技术的广泛应用和信息管理技术的发展,护理信息管理将朝着广泛的信息网、使信息获取和传递现代化的方向发展。

10. 人员专业化　随着护理专业分工的发展,护理管理人员也将成为一支专门的队伍,活跃在护理队伍第一线。

(二) 面临的挑战

1. 护理人才的开发与管理　随着社会的发展,人们健康意识的增强,社会对护理人力的需求也会增强,未来不仅在量的方面需要增加,质的提高也是大众所求。兼顾护理人力的质和量是我们未来的一大考虑和使命。另外,如何尽其所能,让每位护理人员在自己的岗位上发挥潜能,获得成就和满足,也是未来护理人才开发的重点。

2. 提高护理服务质量　要提高护理服务质量,首先要了解护理在做什么？护理能做什么？护理该做什么以及病人需要什么？目前所提供的护理服务,病人到底满意程度如何？要正确评估以上问题,准确判断病人的需求,和提供高质量的护理服务,培养高素质的护理专业人员十分重要,同时服务态度的训练与培养也是刻不容缓。因此,如何培养各领域的护理专业人才,塑造护理专业形象是提高护理服务质量的一大重点,是未来护理管理中面临的一大挑战。

3. 迈向电脑化、自动化的新纪元　随着医疗科技的发展,疾病的诊断和治疗技术的提高与进步,现代护理工作也随之发展。为了让护理专业与其他医疗科技同进,唯有依靠快速的、正确的电脑系统来协助。如何节省护理人力,如何快速获得病人医疗和护理信息,唯有依靠电脑化和自动化,但在现有的人力资源、计算机知识之下,如何尽早实现自动化,信息传递迅速化的理想将为护理管理中的另一挑战。

第二章 计 划

第一节 概 述

一、计划的基本概念与意义

(一) 计划的基本概念

计划从狭义上来说是指制订计划的活动过程,从广义上来说是指制订计划、实施计划以及检查评价计划三个阶段的工作过程。管理学家亨利·法约尔指出行动计划也就是预测未来,制定行动将遵循的路线、要经历的阶段和运用的方法。制订计划是科学性很强的一系列的决策过程。美国管理学家Gillies认为,组织的计划工作是由一系列步骤组成的行动过程,包括环境的调查评估,组织系统及主要子系统结构图的勾画,组织宗旨和任务的制定,组织目标的确定,组织资源和自身能力的评估,可能的选择方案的确定,各种方案的比较分析,最佳方案的确定,以及执行计划的合适人员的挑选等。计划工作的职能是根据需要解决的问题,经过科学的预测,权衡客观的需要和主观的可能,提出未来要达到的目标及实现目标的方法(或途径)。计划需要回答以下几个问题,即通常所说的"5W1H",预先决定做什么(What),论证为什么要这么做(Why),确定何时做(When),在哪里做(Where),何人做(Who),及如何做(How),其基本含义就是确定目标和实现目标的途径。

计划工作是一项创造性的管理活动,因为它是针对需要解决的问题和需要完成的新任务来进行的,另外,计划工作的核心问题是择优,即对未来活动的目标和通向目标的多种途径做出合理的抉择,因此,它是科学性很强的活动。

(二) 计划的意义

计划对组织的活动具有直接的指导作用,其重要意义包括有:

1. 有利于实现组织目标　护理工作的特点决定了护理管理工作的烦琐性和突发性。如果缺乏各种周密细致全面的计划,护理工作可能出现忙乱无序的现象。只有经过周密的计划,预定达到目标的步骤,明确护理工作的范围和期限,才有利于实现组织目标。

2. 有利于减少工作的失误　由于环境在解决问题过程经常不断地变化,计划工作就在于如何适应与正确解决变化的环境产生的问题,达到预定的组织目标。如在制定一项培训社区护士的计划时,要对人员环境条件进行评估,预测可能发生的各种变化对组织的冲击和影响,制定相应的补救措施和适应变化的最佳方案,就可能降低工作的失误。

3. 有利于合理使用资源,提高管理效益　计划用共同的目标,明确的方向来代替分散的不协调的活动,使人力、物力、财力合理分配与使用,减少重复及多余的投入,获得最佳的工作成效,使得经济效益提高,例如:科学合理的派班计划可使护理人员充分发挥各自的作用,使人力资源利用达到合理而有效,为病人提供优质护理服务;病房物资、被服、药品、仪器与设备等有计划的申请领取使用、保管与维护,可在降低成本的情况下完成工作任务。

4. 有利于管理过程奠定基础　计划是管理活动的首要职能,是基础,也是前提条件。

5. 有利于控制　控制是纠正脱离计划的偏差,促使活动保持既定方向。计划可为组织制定目标、指标、步骤、进度、预期成果,是管理者控制活动的标准和依据。所以,计划是控制的基础,计划有利于控制的开展而保证计划的实施。

二、计划的种类与形式

(一) 计划的种类

计划可按各种不同标准分为以下几类。

1. 按作用时间划分可分为长期计划、中期计划和短期计划。

(1) 长期计划:是指为实现组织长期目标而制定的具有战略性、综合性的发展规划,又称战略规划、远景规划,一般指 5 年以上的计划。

(2) 中期计划:是根据长期计划提出的战略目标和要求,并结合实际情况指定的计划。一般期限为 1 年以上,5 年以内。

(3) 短期计划:只对未来较短时间内的工作安排及一些段时期内需完成的具体工作部署,短期计划的时间通常为一年左右或更短,如医院年度计划等。

2. 按计划作用的范围来划分可分整体计划和专项计划。

(1) 整体计划:指一个组织和系统的一切工作的总体设计,如整个市卫生系统的年度发展计划。

(2) 专项计划:亦称局部计划,指为完成某个局部领域或某项具体工作而制定的计划,如某病房的年度护理计划。

3. 按计划的规模来划分有战略计划和战术计划。

(1) 战略计划(strategic plan):指制定整个组织的基本目标和方向的计划。这种计划一旦实施,则不易更改。战略性计划包括目标及达到目标的基本方法、人力资源的分配等,一般属于长期计划。

(2) 战术计划(tactical plan):指针对具体工作问题,在较小范围内和较短时间内实施计划。战术性计划往往是某些大型战略性计划的一部分,具有灵活性。

(二) 计划的形式

计划的表现形式分为宗旨、目的或任务、目标、策略、政策、程序、规则、规划以及预算等。

1. 宗旨(philosophy) 宗旨是组织或系统对其价值观和信仰的表达。宗旨将阐述一个组织是干什么的,该干什么。护理工作的宗旨一般包括有护士、病人和护理活动三个方面,其中"护士"包括对护士的权益、护士的专业发展、护士的职责、护士晋升标准等问题的认识和观点;"病人"包括对病人的权利、病人对家庭的认识和态度;"护理活动"包括对护理理论、护理实践、护理教育、护理科研、护理行政和管理以及护理在整个组织中的地位等问题的认识观点。

2. 目的或任务(purpose or task) 目的或任务是组织机构的作用,是社会赋予一个组织的任务,例如 WHO 规定护士的任务是:"保持健康、预防疾病、减轻痛苦、促进康复"。这是各国各级护理组织应遵循的,并根据以上的任务分别结合具体情况来制定目标。

3. 目标(objective) 目标是指在宗旨、任务的指导下,整个组织活动要达到的可测量的、具体的结果。例如,本年度护士技术操作合格率达 95%,二年内使 60% 的护士获大专学历。

4. 策略(strategy) 策略是为实现政治目标而采用的方案、工作部署和资源利用、分配的方法。策略是计划的一种形式,它同目标联系在一起并以确定问题和采取行动的重点来为政治提供一种有用的框架,如医院为发展优势学科所做的工作部署和资源重点分配的计划。

5. 政策(politics) 政策是计划的一种表现形式,它规定了组织成员行动的方向和界限,是组织为达到目标而制定的一种限定活动范围的计划。政策往往由组织最高管理层确定,是决策时的指南;政策允许在某些范围自由处理问题的决策权,为调动下级的积极性,促进目标实现,鼓励在职权范围内有意义的决策,例如医院的工资浮动、晋升政策等。

6. 程序(procedures) 程序是实施计划的顺序,是指导行动、执行任务的具体实施方法,具有严格的制定性。程序规定了处理问题的例行方法、步骤,如护理程序、各项护理操作规程等。

7. 规则(rules) 规则是根据具体情况采取或不采取某个特殊的或特定的行动,可作为要员工为实现计划而努力的行动规范。它容易与政策、程序相混淆。规则与政策的区别在于规则在应用中不具有自由处理权,例如护理技术操作常规。而规则与程序的区别在于规则不规定时间顺序,如在医院中张贴"禁止吸烟"的规则,则与程序无关。

8. 规划(plans) 规划是为实现既定方针所采取的目标、政策、策略、规程、规则及使用资源等要素的复合体。规划有大有小,一个大的规划可以派出许多小的规划,例如护理部制定的护理人员继续教育五年发展规划,包括各层次护理人员不同的培训计划,包括培训目标、相关政策、规定、培训方法、时间安排及经费保证等。

9. 预算(budgets) 预算是使组织和系统各项计划统一的重要手段,是用数字表示预期结果的一种数字化的计划。护理管理者常需要参与医院工作的预算的制定,例如:设备、仪器、人员教育经费等预算。

三、计划工作的原则

(一) 计划目标可考核性原则

在制订计划时,要求所提出的目标是具体的可测量的,这样便于计划的实施、检查评价。例如,本年度全院开展整体护理新模式的病室达50%,既有达到的时间,又有可衡量的指标。

(二) 计划的弹性原则

由于未来有一定的不确定性,计划在执行中常常会发生变化和出现不协调的情况,因此计划要留有余地,要有弹性。

(三) 计划工作领先的原则

管理者需要克服各种思想障碍,使计划职能先于其他职能,避免无计划的工作。把计划工作放在首位,使其计划的作用能得到充分的发挥。

(四) 计划先进合理、积极可靠的原则

计划要根据实际需要,与组织的自身状况、执行计划的资源条件相平衡。制订计划时要量力而行,因地制宜,使目标既合理,又先进,同时积极可靠。先进合理的计划是建立在科学预测和掌握可靠的信息基础上,积极可靠的计划可激励组织和工作人员。

(五) 计划的"三维思想"结构原则

三维思想是指"知识维""逻辑维""时间维"。"知识维"要求制订计划者不凭主观经验和意识,要有丰富的知识,包括科学、专业、管理学等知识以及方针政策,从而保证计划具有科学性。"逻辑维"要求在计划工作中,明确关键问题、计划指标设计、被选方案设计、选择最优方案、计划实施等思维阶段要符合逻辑。"时间维"要求从酝酿、制定、实施到完成计划工作过程,可分为准备阶段、拟定方案阶段、运筹阶段、下达落实阶段、运行阶段和更新阶段等。

四、影响计划的因素

(一) 影响因素

往往制定的计划,会因为客观的限制,而无法执行成功。影响计划成功执行的因素很多,归纳起来为以下几点。

1. 未能制定和执行正确的策略 在计划时,若考虑不够周全或提出的方案不能解决问题以达到预期质量。

2. 欠缺有意义的目标或目的 计划的目标必须清楚陈述,能实现且付诸于行动。若在计划时没有考虑到这些因素,会影响到计划的执行。

3. 低估计划前提的重要性 一个计划的可行性的大或小,必须在计划制定前考虑到。

4. 未能了解计划的范围 在制订计划时,若超出自己能力可及的范围,那么计划的可行性就太小了。例如,在制订提高护理服务质量的计划时,护士长只考虑到规划护理人员的人力,选择的方案是配备数名护理服务人员,护理质量就会提高,然而,如此的计划,已超出护士长的计划范围,其结果是影响到计划成功地执行而白忙一场。

5. 未能重视计划的必要性 在执行某一项工作时,没有做全面细致的计划而盲目行事,认为计划工作可有可无,甚至是多此一举,这样势必会影响到计划工作的开展。

6. 过度依赖经验 有不少的资源管理者会说:"想当年"或"从前是",因此,在计划时,缺乏客观的思考、认真地收集资料、分析与讨论,只凭自我经验,计划的成功率必不高。

7. 缺乏上级支持 未获得上级组织的支持,经费、物力及人力与支援就会减少,甚至没有,从而影响到计划成功的执行。

8. 缺乏明确的授权 在组织分工中,职责的划分及权责的区分是相当重要的。在执行计划中,主管领导没有明确的授权,将使得参与者感到角色混淆。在执行命令时就会事倍功半。

9. 缺乏适当的控制技术和资料 评估的方法、时间、监督执行的情形,均为控制的技术。若无足够的资料来帮助设计恰当的控制方法及规划进度表,则计划的失败率亦会提高。

10. 改革的阻力 任何一项改革,都有阻力。一个工作的模式存在的年代越久,改革的阻力就越大。

以上是影响到计划成功完成的因素。道格拉斯和贝维斯认为:计划的目标设定明确,客观环境调查正确,上级的支持,良好的沟通,充足的预算经费以及人力的配合,将有助于计划地有效执行。

（二）计划沟通遵循的原则

计划的任何一个环节,均需要上级、下属及同事之间的沟通,否则,信息的传导会发生障碍。在沟通的技巧中,最主要的就是开会。若管理者要使会议开展成功,需要遵循以下原则。

1. 在会议上,采用真正的民主方式。
2. 做好一位倾听者。
3. 除非必要的澄清,否则不要重复会员的谈话。
4. 尽可能用最简单的话沟通。
5. 控制回答问题,提供大家讨论。
6. 具备耐心与恒心。
7. 不要以专家自居。
8. 针对事而不对人。
9. 不要教训他人。

（三）制定有效计划的技巧

管理者主持会议时,其技巧是掌握讨论的主题及应付会议中难沟通的人物。要作一个有效的计划,雪利敦及渥克(1984)等的建议如下。

1. 知道自己立刻要完成的计划　将计划分类,以时间来区分急或缓。
2. 控制和管理好自己的时间　计划中,进度时刻表的制定,有利于计划参与者时刻控制自我时间。
3. 随时携带记事本　记事本最好有日期的对照,无论是何处,均可记录有关计划决策等事宜或是记载每日要完成的行政事务。
4. 要注意分权的优缺点　鼓励护理人员参与计划工作,以激励大家兴趣。
5. 授权　指派护理人员的参与,制定目标,施予权力与责任。

第二节　计划的步骤

计划的步骤一般可分为评估环境与形势,确立目标,考虑计划工作的前提,发展可选方案,选定方案,制定辅助计划和用预算的形式使计划数字化等八个阶段。

一、评估环境与形势

对系统或组织现存形势的评估和分析是计划工作的第一步,应对内外环境做出评估;对未来可能出现的机会做出探讨;明确本单位的长处、短处,以便扬长避短、发挥优势;尽可能了解服务对象的需要,明确不肯定因素,并展望预期成果。能否确定切实可行的目标取决于对形势的分析。

二、确定目标

目标是组织在限定时间内所要取得的效果。明确的目标应包括时间、空间、数量三方面的内涵。根据计划的范围和任务,需确定一项或一组目标。明确的目标应包括三个方面:①目标的优先次序;②达到目标的时间安排;③目标的结构清晰、精确、具体。

三、考虑计划工作的前提

前提是指计划工作的假设条件,即执行计划所需要的预期环境。如果护理管理者对所在部门的现有条件没有一个客观的了解,就不可能制定出切实可行的目标。因此,护理管理者应对组织的人力资源、设备物质资源、物理环境、人际关系、与相关部门的关系等等进行 SWOT 分析,其中 S(strengths)指组织内部的优势,W(weaknesses)指组织内部的劣势,O(opportunities)指来源于组织外部可能存在的机遇,T(threats)指来源于组织外部可能的威胁或不利影响。

四、发展可选方案

一个计划往往同时有几个可供选择的方案,应在分析的基础上,选择最有成功希望的几个方案,这样使得计划既有合理性又有灵活性。发展可选方案应考虑到:①方案与组织目标的相关程度;②可预测的投入与效益之比;③公众的接受程度;④下属的接受程度;⑤时间因素。

五、比较各种方案

在确定的可选方案中,根据前提条件和目标,将所有备选方案进行比较、分析、评价,按优先次序进行排列。排列优先次序应根据各方案:①所期望的社会效益,如在挽救生命、促进健康、预防疾病等活动方面所达到的社会效益;②是否符合卫生政策的规定;③公众的准备程度;④社会关系的有关因素;⑤时间安排的可行性。

六、选定方案

这是计划工作的关键步骤,对各种备选方案进行分析和评价后,选择出适当的方案,舍去不合理或不可行的方案。

七、制订辅助计划

选定基本方案后,一般要有派生计划来扶持基本计划,即要制订总计划下的分计划。如有关设备的添置计划;配备和培训人员的计划等等。

八、编制预算,使计划数字化

做出决策和确定计划后,还要将其转化为预算,预算是衡量计划工作进度和完成程度的重要标准。通常预算出各种费用的开支情况及预期成果的数量、质量。

第三节 目标管理

一、目　标

目标是指一个规划或方案所要达到的可测量的、具体的结果。

(一) 目标的意义

目标在管理中起主导作用,决定着管理活动的内容、管理方法的选择、人员的配备、组织的设置等;目标具有导向作用,是为组织确定方向;具有推动作用,确定的目标是管理者和被动管理者受到激励,转化为一种强烈的推动力,使其尽最大努力完成组织任务;目标还具有标准作用,是评价工作成效的衡量尺度。

(二) 目标的性质

1. 目标的层次性　组织的目标是多样的,是分层次、分等级的。有总目标和次级目标之分,次级目标配合总体目标的实现。

2. 目标的多样性　目标的多样性表现在目标按优先次序有主要目标和次要目标之分,按时间长短分有长期目标和短期目标,按目标的性质分有定性目标和定量目标。

3. 目标的网络性　目标和具体计划通常构成网络,即目标之间左右关联、上下贯通、彼此呼应,融汇成一个整体。组织的目标通常通过各种活动在网络的相互联系、相互促进来实现的。

(三) 目标的作用

1. 指向作用　目标的指向作用与管理效能直接相关,可用以下公式表达:目标×工作效率=管理效能。

2. 协调作用　明确而切实可行的目标,可以使上下左右思想和行动协调一致,从而提高工作效率。

3. 推动作用　目标反映社会、集体和个人对某种需要的愿望和要求,一个明确具体而切实可行的目标,可以激化动力,鼓舞士气,同时也提高自觉性和责任感。

4. 标准作用　目标可成为衡量工作成效的尺度,评价工作成绩和质量。

二、目 标 管 理

(一) 目标管理的含义

目标管理(management by objective,MBO)是一种思想,也是一种管理方法。目标管理将系统论的方法运用到人事管理中,使得工作的"输入"及"处理过程"与工作"输出"有机地联系起来。具体地说,目标管理就是在组织内管理人员与下属在具体和特定的目标上达成协议,并写成书面文件,定期(如每月、每半年、或每年)以共同制定的目标为依据来检查和评价目标达到情况的一种管理方法。因此,目标管理将组织整体目标转化成各部门各成员的特定目标。

(二) 目标管理的特点

1. 目标管理是参与管理的一种形式　目标管理中的目标的制定,不像传统的管理是由上级制定,而是由上下级共同制定目标及目标的衡量方法。每个部门根据组织的总目标制定部门的分目标,每名职工根据本部门的目标和个人职责制定个人目标,形成目标连锁。

2. 目标管理是自我管理的方法　在目标管理中,下级不是按上级硬性规定的程序和方法行动,而是进行自我管理和掌握控制,可提高员工的工作积极性和创造性。

3. 目标管理强调反馈　在开展目标管理的过程中,各层管理人员定期评价,通过检查、考核反馈信息,并在反馈中强调由员工自我检查,制定一系列的奖罚措施,以促进员工更好地发挥自身作用。

4. 目标管理具有整体性　目标管理是将总目标逐级分解,各分级目标均必须以总目标为依据,方向一致,每个部门、每个成员必须相互合作、共同努力、协调一致,方能完成总体目标。

(三) 目标管理的过程

目标管理过程可分三个阶段。

1. 制定目标

(1) 高阶层领导制定总体目标:上级组织根

据组织的长远规划和所处的客观环境,与下属充分讨论研究后制定总体目标。

(2) 重新审议组织结构和职责分工:目标管理要求每一个总体目标和分目标都要成为落实到个人的确切责任,因此在制定总体目标之后,需要重新审查现有组织的结构,做出改变,以明确职责分工。

(3) 下级和个人制定分目标:在总体目标的指导下,下级和个人制定分目标。制定目标的原则是:分目标的制定要保证总目标的实现;个人目标要与组织目标协调;目标要有重点,不宜过多;目标尽量具体化、定量化,便于测量;目标还要有挑战性,以鼓舞士气,但不能太高,以免挫伤信心。

(4) 上级和下级就实现每个目标所需要的条件及实现目标后的奖罚事宜达成协议,并授予下级相应的支配人、财、物及对外联络的权力。双方商妥后,由下级写成书面协议。

2. 组织实施　完成目标强调执行者自主、自治、自觉和自行解决完成目标的方法和手段,根据目标规范及权限范围组织实施。而上级管理是指导、协助、检查、督促、提出问题、提供情报以及创造良好的工作环境。

3. 结果评价　在达到一定的期限后,应及时检查和评价目标完成情况。可通过实施者自检、上级检查后与实施者商谈,通过预先制定评价和奖罚协议进行评价,如工资、职务的提升和降免、物质奖励等,并同时讨论下一轮的目标,开始新的循环。在此阶段上级组织要随时提供新资料、信息、资源给下属。如果目标没有完成,上级在评价中应主动承担必要的责任,并启发下级自检,以维护相互信任的气氛,为下一循环打好基础。

(四) 目标管理的优点

1. 目标管理促使管理者为实现最终目标来制定工作计划及实施计划的方式方法,有利于提高计划工作水平。

2. 上级与下属之间对目标进行具体化、操作性的协商和讨论后,可清楚地划分上、中、下层领导的职责范围和工作呈报关系。

3. 目标管理促使领导者适当地分权给下属,使下属相应获得锻炼其管理能力的机会和分担组织成败的责任心,也有助于改进组织结构和职责分工。

4. 目标管理提高组织各阶层计划工作的效率,由于上级与下属共同设定目标,使每名员工朝着组织的总目标努力。

5. 目标管理使下级成员目的明确,促其自动积极工作、执行、承担责任、减少等待依赖的被动工作,有利于调动下级的积极性和责任感,并利于下级自我成长和发掘人才。

6. 目标管理可以使考核目的明确,并作为管理者进行监督、控制的标准。反馈可促使目标完成,并对执行中的偏差及时发现和纠正,以达到有效的控制。

(五) 目标管理的局限性

1. 目标的制定有难度　由于某些目标难以具体化和定量化,或由于下级对总目标的关系尚未理清,或由于缺乏上级的指引,特别是由于组织在结构上、制度上以及职权上存在问题,使目标制定有一定的难度。

2. 目标管理限制管理者水平的发挥　目标管理过于注重短期问题的解决。在运用过程中,忽略了培养管理者对应急事件的应变能力和压力处理、组织间的协作。由于管理注重未来的结果,常会忽略常规工作的管理,则可导致工作秩序混乱。

3. 目标管理缺乏灵活性　目标管理在制定目标后,不宜过多更改,否则将导致目标前后不一致,造成连锁性的工作困难。

第四节　时间管理

一、时间管理的概念

(一) 时间的概念

对时间的认识自古以来有不同的阐述:有人认为时间是金钱,是生命,是力量,是速度,是知识,是财富等等。马克思主义时空观认为:时间是运动着的物质的存在形式。这说明时间不能脱离物质而独立存在,没有物质就没有时间。同时物质也不能脱离时间而存在,运动着的物体也只能在时间内才能运动。物质、运动、空间、时间上不可分割的,它们之间的关系是物质和它的根本属性与存在形式之间的相互依存。因此,时间是以物质在空间中的运动来测定的,时间和空间都是客观存在的,人们都在其中不断的运动着。

(二) 时间的特征

1. 客观性　时间是物质运动过程的持续性和顺序性,同物质一样是客观存在的,是永恒的。

人们可以认识和利用它的客观规律，从而较快地实现预定目标。

2. 无储存性　无论你是否使用时间，时间都照常消耗，无法储存。

3. 方向性　时间的流逝是有一定的顺序和无法改变的方向性的。时间不能失而复得，一旦失去则永远丧失。

（三）时间管理的概念

时间管理是指在同样的时间消耗情况下，为提高时间的利用率和有效性而进行的一系列的控制工作。对时间的管理，就是克服时间浪费，为时间的消耗设计一种系列程序，并选择一切可能利用的科学方法及手段，加以灵活运用，以达到实现预期目标的目的。因此，时间管理的真正涵义是指面对有限时间而进行的自我管理。

二、时间管理的目的与策略

（一）时间管理的目的

时间管理的目的在于提高时间的效率，克服时间的浪费，发展生产力，在有限的时间里生产出更多的财富和更好的体现自身价值。时间管理研究证明时间消耗的各种规律。认识时间的特征，并在实践中掌握科学安排和使用时间的有效方法，使自己真正控制时间而不被时间所支配。时间管理能使自己主宰工作，而不被工作所奴役。既保证最重要的事情得到解决，又有充分的时间应付紧急情况和处理常规工作，从而对时间资源进行科学明智的使用。

（二）时间管理的策略

1. 充分利用自己的最佳工作区　从生理角度，人的25～50岁是最佳工作年龄区；当领导者，一般35～55岁是效益最佳时区。根据人的生物钟学说，应掌握自己每天身体功能的周期性，何时处于低潮，何时精力最充沛，利用自己的最佳状态进行工作，以提高工作效率。每季度、每周、每日不同时间脑力、体力都不同，需总结摸索规律，掌握自己的生活周期变化，充分利用精力最佳时间干最重要的工作。

2. 消耗时间做到计划、标准和定量　做出合理的时间安排和达到目标的计划；对自己使用时间预分配，有标准，并按标准进行有效的控制。

3. 评价浪费的时间和分析影响的因素　浪费时间是指花费的时间对实现组织目标和个人目标毫无意义。评价浪费的时间是时间管理的反馈，以便有针对性地克服。浪费时间的原因有很多，主要可分为主观和客观两方面，见表5-2-1。

表 5-2-1　常见浪费时间的主要原因

客 观 因 素	主 观 因 素
1. 计划外的来访或电话；	1. 工作松懈拖拉；
2. 过多的社交活动；	2. 时间计划不周或无计划；
3. 会议过多；	3. 工作目标与方针制订欠缺；
4. 信息不足、不畅；	4. 授权不足；
5. 沟通不良、反复澄清误解；	5. 不善于拒绝非本职工作；
6. 协作者工作能力不强；	6. 无计划地随时接待来访；
7. 突发事件；	7. 处理问题犹豫不决；
8. 上级布置做与本职无关之事；	8. 文件、物品管理无序；
9. 政策、程序、要求不清；	9. 缺乏决策能力
10. 文书工作繁杂、手续过多	

4. 保持时间利用的相对连续性和弹性　根据心理学家研究，人们专心做一件事或思考一个问题时，最好能连续完成，不要间断。因此，处理关键工作时，要集中使用时间，排除各种干扰，而使精力集中。在计划时间时要留有余地，以防出现意外情况，并注意劳逸结合，以利工作的持久性。

三、时间管理的方法

（一）ABC时间管理法

美国企业管理家艾伦·莱金建议为了提高时间的利用率，每个人都需要定下三个阶段的工作目标，即今后五年内欲达到的目标，今后半年欲达到的目标，以及现阶段要达到的目标。人们应该将其各阶段的目标分为 ABC 三个等级, A 级为最优先目标, 必须完成的; B 级为较重要目标, 很想完成的; C 级为较不重要目标, 可暂时搁置。使用 ABC 目标管理法, 可以帮助管理者对紧急重要的事件立即做出判断, 提出处理措施, 提高工作效率。ABC 时间管理的步骤可分为:

1. 每天工作开始时对全天的工作日程列出清单。

2. 对清单上的工作进行归类, 并按程序办理。

3. 根据事件的特征、重要性以及紧急程度, 确定 ABC 顺序。

4. 按 ABC 类别分配工作项目、各项工作、预计的时间安排以及实际完成的时间记录, 并划出分类表。

5. 实施过程应首先全力投入 A 类工作, 直到完成, 取得效果再转入 B 类工作, 若有人催问 C 类工作时, 可将其纳入 B 类; 大胆减少 C 类工作, 以免浪费更多的时间。

6. 每日进行自我训练, 并不断总结评价。

(二) 制订时间进度表

管理者在时间控制上所遇到的重要困难, 是一些活动或任务的范围深度广度难以精确掌握。因此, 事先制订活动时间安排进度表, 是一个解决办法。时间进度表应力求详细, 尽可能地把将来发生的情况的时间安排到计划之中, 并留有余地, 以防出现意外事件时束手无策。

(三) 学会授权

管理者可通过适当授权来增加自己的工作时间。授权是指在不影响个人原来的工作责任的情形下, 将自己的某些责任改派给另一个人, 并给予执行过程中所需要的职务上的权力。

(四) 学会拒绝的艺术

为使时间得到有效地利用, 管理者应该学会拒绝的艺术。因为某些事情会干扰自身工作目标的实现。多数人难以拒绝一个同事的合理请求。为了避免内疚以及预防因拒绝同事的请求而人缘尽失的后果, 管理者一定要学会如何巧妙而果断地说"不"。最好不要解释为什么"不要", 因为对方会将这些解释当作条件性的拒绝, 而会想出理由来反驳。

(五) 学会避免"时间陷阱"

为了有效地运用时间, 管理者必须学会避免"时间陷阱", 另外, 对于护理的有关档案资料要进行分档处理, 按重要程度或使用频繁程度而分类放置, 并及时处理阅读, 抓住要领。

第三章 组 织

第一节 概 述

一、组织的基本概念

组织包含两种含义,即名词性组织和动词性组织。名词意义上的组织一般可解释为人群的集合体,即指两个或两个以上的个体以一定方式有意识联系在一起,为达到共同目标按一定规律从事活动的社会团体,是职、权、责、利四位一体的机构,如工厂、医院、学校等。动词意义上的组织是指一种工作过程,这种过程将实现目标所必须进行的业务工作加以分类,并以此为依据拟定组织内各种职务,建立部门机构,选用人员,配备财物,明确职权,以保持组织生存发展。管理职能的组织是动词概念上的组织。组织职能是对人力、物力、财力、信息、时间进行有效组合,为实现管理目标而进行的活动。

二、组织结构

组织结构是构成组织的各要素之间的相对稳定的关系模式,它是表现组织各个部分排列顺序、空间位置、聚集状态、联系方式以及各要素之间的相互关系的一种模式,是执行管理和经营任务的体制,是为组织提供一种实现工作目标的框架。组织能否顺利地达到目标,能否促进个人在实现目标过程中做出贡献,很大程度上取决于这种结构的完善程度。组织结构的基本形式主要有直线组织结构、直线职能与参谋组织结构、矩阵组织结构。

（一）直线组织结构

直线组织结构又称单线型组织,是最简单的一种组织类型。它有一个纵向的权力线,从最高领导逐步到基层一线管理者,从而构成直线结构,如图5-3-1。设立这种直线权力的主要目的是维持组织的正常运转,实现组织目标。这种结构的特点是组织的各层次管理的负责人行使该层次的全部管理工作。直线权力给管理人员提供了指挥他人、要求下属行为与组织目标保持一致的权力。直线组织结构使各级管理人员能明确知道他们在组织内向谁发布指令,同时应该执行谁的命令。直线组织结构的优点在于组织关系简明,各部门目标清晰,为评价各部门或个人对组织目标的贡献提供方便。直线组织结构的局限性在于组织结构较简单,不适用于较大规模、业务复杂的组织。另外,直线结构权力高度集中于最高领导人,有造

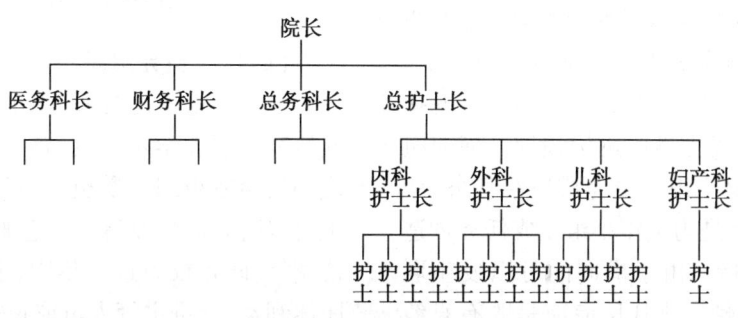

图5-3-1　直线组织结构

成掌权者主观专断、滥用权力的倾向。

(二) 直线职能与参谋组织结构

直线职能与参谋组织结构是在直线组织结构基础上发展形成的。其特点是为各层管理者配备了职能结构或人员，充当管理者的参谋和助手，分担一部分管理工作。随着组织规模的扩大，管理工作更加复杂化，处于直线位置上的管理人员无法把一切工作都承担下来，于是就设立了若干职能部门或配备一些专业人士充当助理（图5-3-2）。这种组织形式适合于大、中组织。直线职能与参谋组织结构的优点是职能机构和人员按管理业务的性质分工，分别从事专业管理。如医院的财务部门、护理部、医务部门、总务部门、科研部门等就是按照业务范围进行分工管理的。这样可发挥具有专门技术业务知识人才的特长，弥补了直线组织机构形成的不足，减轻了高层领导人管理负担。直线职能组织形式的不足是组织内各部门间信息沟通比较困难，管理者需花费较多的时间进行协调，直线部门和参谋部门之间易因目标不统一而产生矛盾，整个组织适应性较差。

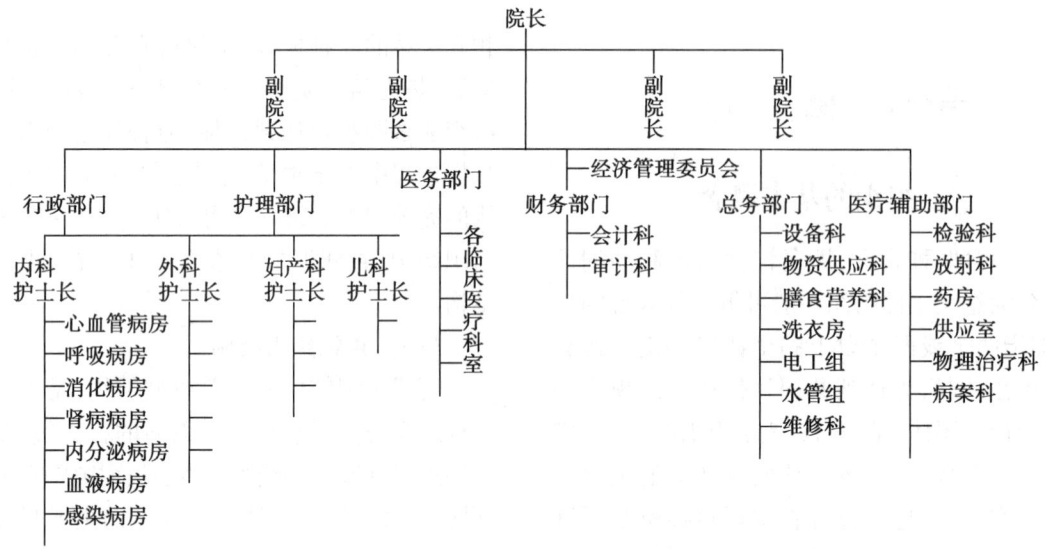

图 5-3-2　直线职能与参谋组织结构

(三) 矩阵组织结构

这种组织结构既保留了直线职能结构的形式，又设立了按项目划分的横向领导系统，其结构如图5-3-3。矩阵组织结构在职能机构方面按业务管理性质分设，横向沟通配合较为不易。为了完成组织目标，有时需要多部门专业合作，组织内成立项目小组就十分必要。如医院在一定时期内有中心工作，如创等级医院、开展器官移植、技术革新等，都要求多个职能部门通力协作才能完成，这时就需要设置临时性和常设性的机构。这些机构由各职能部门派出有关人员参加，由此形成矩阵组织结构。矩阵组织结构中的各小组人员既接受职能部门领导，又接受横向机构领导。横向机构领导的重点是组织小组成员完成所给任务，职能部门领导的重点则是为工作小组完成任务创造必要的条件给予支持。由于横向间可以发生联系，增加管理的灵活性。现代医院应是既有直线参谋，又有横向联系的矩阵组织结构。

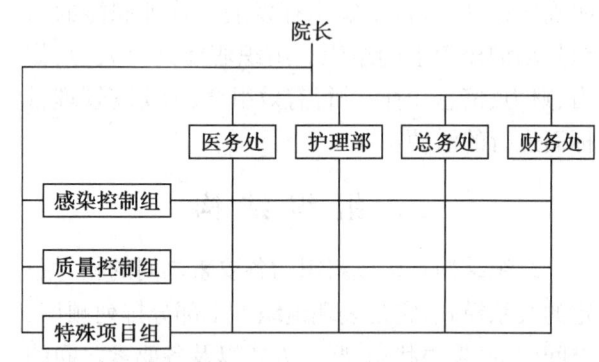

图 5-3-3　矩阵组织结构

(四) 委员会组织

委员会组织是指来自不同领域的人聚集在一起研究管理或学术问题，常与上述组织相结合形成委员会或组织。委员会可以是比较永久性的，也可以暂时需要而建立。它的优点是：集思广益，协调好，防止权力过分集中，下级参与管理，代表团体利益，促进主管人员成长等。它的缺点是：耗费时间和成本，妥协与犹豫不决，职责分离；一个人或少数人占支配地位。

三、组织的职能和作用

组织工作作为一项管理职能是指在组织目标已经确定的情况下,将实现组织目标所必须进行的各项业务活动加以分类组合,再分配成个人任务,并根据管理跨度原则划分出不同的管理层次和部门,确定各部门层次主管人员的职责和职权,规定各层次及组织结构,构成整体组织系统。一般组织的职能包括以下内容:①确定组织目标;②将必要的业务工作进行分组归类,并把工作分成各种具体职务,使组织中的每个成员充分认识自己的工作责任;③把各种职务组成部门,为组织成员提供工作环境,确定各部门机构的职责范围,赋予相应职权;④联系组织内上下左右各部门单位,明确各层次、单位之间分工协作关系,使组织成员了解自己在组织中的工作关系和所属关系;⑤建立组织内的信息沟通渠道;⑥与其他管理职能配合,保证组织内各项活动正常有效运转,实现组织高效率。

组织工作的作用是:避免工作中的混乱,排除组织中的成员在工作和职责方面的冲突,建立相互合作、发挥各自才能的良好环境,并有利于组织发展,使组织中的成员为实现组织目标而做出贡献。

组织工作有两个特点:首先组织工作是一个过程,这个过程包括组织设计、机构建设,并维持一种科学的、合理的组织结构,以成功实现组织目标;其次是组织工作是动态的,要随着组织内外环境的变化而随时做出适应性调整。

四、正式组织和非正式组织

(一) 正式组织

正式组织是通过设计而形成的职务或职位结构。一般有组织系统图、组织章程、职位及工作标准说明的文件。

正式组织的组织结构,成员的权利和义务均由上一级管理部门规定。正式组织成员的活动要服从所属机构的规章制度和组织纪律。正式组织一般具有以下特点:①有共同的目标;②明确的信息沟通系统;③协作的意愿,即人们在组织内积极协作,服从组织目标;④讲究效率;⑤分工专业化但强调协调配合;⑥建立职权,权力由组织赋予,下级必须服从上级;⑦不强调工作人员工作的独特性,组织成员的工作及职位可以相互替换。

(二) 非正式组织

非正式组织不是由管理部门规定,而是由地理上相邻、兴趣上相似,或者利益相同等而自发形成的组织,其主要功能在于满足个人的需要。非正式组织具有以下特点:①由成员间共同的思想和兴趣互相吸引而自发形成,不一定有明确的规章制度;②有较强的内聚力和行为一致性,成员间自觉进行互相帮助;③具有一定行为规范控制成员活动,有不成文的奖惩办法;④组织的领袖不一定具有较高的地位和权力,但一定具有较强的实际影响力。

非正式组织虽然不是管理部门正式规定组成的,但由于其组织特点,对组织内成员的工作行为有一定影响。在组织工作中,非正式组织可发挥积极作用,有利于正式组织目标的实现;也可起消极作用,干扰或破坏正式组织达到既定的目标。管理人员不应忽视非正式组织的作用,要尽可能使非正式组织同正式组织协调起来,互相补充;要诱导、支持和发挥非正式对组织的积极作用。

第二节 我国卫生组织系统和护理管理体制

一、我国卫生组织系统

(一) 卫生组织分类

按照性质和职能,我国的卫生组织大致可分为三类,即卫生行政组织、卫生事业组织和群众性卫生组织。

1. 卫生行政组织 卫生行政组织是贯彻执行党和政府的卫生工作方针政策,领导全国和地方卫生工作,制定卫生事业发展规划,制定医药卫生法规和督促检查的机构系统。从中央、省(自治区、直辖市)、行政署、省辖市、县(市、省辖市所辖区)直到乡(镇)各级人民政府均设有卫生行政机构。中央有卫生计生委,省市自治区设卫生厅(局),行政公署、省辖市设卫生局,市、县、区设卫生局(科),在乡或城市街道办事处设卫生专职干部,负责所辖地区的卫生工作。

各级卫生行政组织的主要任务是:调查了解实际情况,总结、推广、交流各地各单位好的经验,贯彻党和国家的方针、政策和各项规章制度,按照实际情况因地制宜地制定卫生事业发展规划,并监督检查。

2. 卫生事业组织　卫生事业组织是具体开展卫生业务工作的专业机构。按工作性质可以分为：医疗预防机构；卫生防疫机构；妇幼保健机构；有关药品、生物制品、卫生材料的生产、供销及管理、检定机构；医学教育机构和医学研究机构。

医疗预防机构：是以承担治疗疾病任务为主的业务组织，是分布最广、任务最重、卫生人员最多的卫生组织。包括综合医院、专科医院、医疗保健所、门诊部、疗养院、康复医院等。

卫生防疫机构：是承担预防疾病任务为主的业务组织，防治疾病，并对危害人群健康的影响因素进行监测、监督。包括各级卫生防疫站、寄生虫病、地方病、职业病防治机构及国家卫生检疫机构。

妇幼保健机构：承担保护妇女儿童健康任务。我国妇女儿童占人口的三分之二，所以这是很重要的机构。包括妇幼保健院（站、所）、产院、儿童医院等。计划生育专业机构，如计划生育门诊部、咨询站等亦属于妇幼保健机构。

有关药品、生物制品、卫生材料的生产、供销及管理、检定机构：包括药品检定所、生物制品研究所等。承担保证全国用药任务。

医学教育机构：由高等医学院校、中等卫生学校及卫生进修学院（校）等组成。是培养、输送各级、各类卫生人员，对在职人员进行专业培训的专业组织。

医学研究机构：这类组织的主要任务是推动医学科学和人民卫生事业的发展，为我国的医学科学的发展奠定基础。包括中国医学科学院、中国预防医学科学院等。此外，各省市自治区有医学科学院的分院及各种研究所。医学院校及其他卫生机构也有附属医学研究所（室）。

3. 群众性卫生组织　这类组织又可以分为以下三种。

由国家机关和人民团体的代表组成的，以协调有关方面的力量，推进卫生防病的群众性卫生组织。如爱国卫生运动委员会、血吸虫病或地方病防治委员会。这种组织由各级各种党政组织负责人参加，组织有关单位、部门，支持并共同做好工作。

由卫生专业人员组成的学术性团体。如中华医学会、中医学会、中华护理学会等。这类组织以组织会员学习，开展学术活动，提高医药卫生技术，交流工作经验为主要任务，对提高学术水平尤为重要。

由广大群众卫生积极分子组成的基层群众卫生组织，以发动群众开展卫生工作，宣传卫生知识，组织自救互救活动，开展社会服务活动和福利救济工作等为主要活动内容。在各级政府领导下，在中国红十字会统一指挥下，遍布全国城乡基层单位的红十字会，是人民群众团体，是国际性组织，对开展外交活动有积极作用。

（二）中华护理学会和卫生计生委护理中心

1. 中华护理学会　这个组织是全国护理技术工作者的学术性群众团体，是中国科学技术协会所属的一个专门学会。

中华护理学会创办于1909年，原名中华护士会，1920年改名为中华护士学会，出版《中华护士季报》。1922年参加国际护士会，成为该会第十个成员国。总会最初在上海，后曾迁至武汉、北京、南京。新中国成立后定址北京。

中华人民共和国成立之后，学会于1950年在北京召开第十七届全国会员代表大会，改选了理事会。1964年在北京召开第十八届全国会员代表大会，改名为"中华护理学会"，由卫生计生委和中国科协双重领导。

宗旨与任务：团结全国广大护理人员，为繁荣中国的护理科学事业，为促进护理战线出成果，出人才，为加速实现中国四个现代化做出贡献。

主要工作：积极开展国内外学术交流和技术培训，组织重点学术课题的探讨和科学考察；编辑出版《中华护理杂志》和其他护理学术资料；向广大群众普及卫生保健知识和护理知识；发动会员对国家重要的护理技术、政策和问题提供咨询。

2. 卫生部护理中心　卫生部护理中心经卫生部批准于1985年建立，它受卫生部领导，是卫生部领导全国护理工作的主要参谋和咨询机构之一。

主要任务：①负责我国护理教育，临床护理质量控制及技术的指导；②组织一定范围内的护理教学师资及在职护理骨干的培训工作；③收集国内外护理科技情报资料；④开展护理科学研究。

二、我国护理管理体制

（一）各级卫生行政组织中的护理管理机构

1. 卫生计生委护理管理机构　卫生计生委下设的医政司护理处是卫生计生委主管护理工作

的职能机构。其任务是为全国城乡医疗机构制定和组织实施有关护理工作的政策、法规、人员编制、规划、管理条例、工作制度、职责和技术质量标准等;配合教育、人事等部门对护理教育、人事等各项工作进行管理;并通过卫生计生委护理中心进行护理质量控制和技术的指导、专业骨干培训和国际合作交流。

2. 各省、自治区、直辖市及其下属各级卫生行政部门的护理管理机构　各省(市)、自治区卫生厅(局)均有一名厅(局)长分管医疗和护理工作。除个别省市外,地(市)以上卫生厅(局)普遍在医政处(科)配备一名主管护师(或主管护师以上技术职称)全面负责本地区的护理管理,并根据需要和条件,配备适当的助手。部分县卫生局也配备了专职护理管理干部,对加强护理管理工作发挥了重要作用。

为加强护理专业技术指导和质量控制,充分发挥专业技术人员的作用,各省、自治区、直辖市卫生厅(局)重视加强了各级护理学会的工作,支持他们积极开展学术活动。有的学会在卫生厅(局)领导下,吸收有专长和经验的护理骨干组成"护理专业技术管理委员会",协助卫生行政部门开展护理技术指导和质量控制。

各省、自治区、直辖市及其下属各级卫生行政组织中的护理管理机构与人员的职责和任务是:在各级主管护理工作管理者的领导下,根据实际情况,负责制定并组织贯彻护理工作的具体方针、政策、法规和护理技术标准,提出并实施发展规划和工作计划,检查执行情况;组织经验交流;负责听取护理工作汇报,研究解决存在的问题,并与中华护理学会各分会互相配合。

(二) 医院内护理组织系统

根据卫生计生委规定,医院护理组织及其指挥系统设置情况如下。

1. 护理部(或总护士长)　县和县以上医院设护理部,实行院长领导下的护理部主任(或总护士长)负责制。要求500床位以上的医院积极创造条件,配备专职的护理副院长,并兼任护理部主任,另设护理部副主任2名;300~500床位,或不足300床位,但医、教、研任务繁重的医院,设护理部主任1名,副主任1~2名;300床位以下的医院,设总护士长1名。

2. 科护士长　100床位或设有三个护理单元以上的科室,以及任务繁重的手术室、急诊科、门诊部设科护士长。科护士长在护理部主任的领导和科主任的业务指导下,全面负责本科的护理管理。

3. 护士长　护士长是医院病房和其他基层单位(如门诊、急诊、手术室、供应室、产房、婴儿室、重症监护室等)护理工作的管理者。病房护理管理实行护士长负责制。护士长在护理部主任(或总护士长)、科护士长领导和科主任业务指导下工作,护士长与主治医师(医师组长)共同配合负责病房全面管理工作。

根据管理范围原则,病房一般设有30~50张病床为宜。在其他独立的护理单元有5位以上护理人员时,应设护士长1名;护理任务重,人员多的护理单元,设副护士长1名。

目前我国医院均已实行护理部主任、科护士长、护士长三级管理或总护士长、护士长两级管理的护理指挥系统。

综合医院护理组织及指挥系统示意图见图5-3-4和图5-3-5。

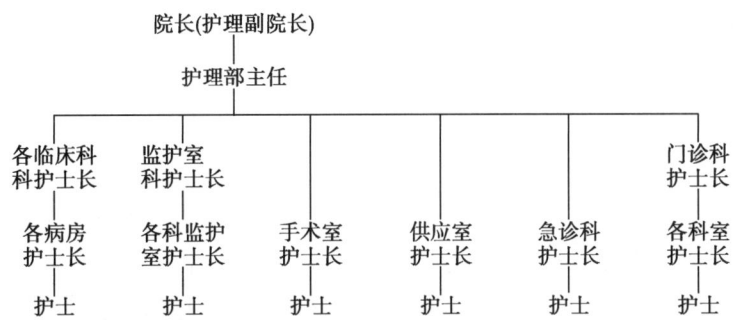

图5-3-4　综合医院(500床位)护理组织及指挥系统示意图

说明:1. 领导关系——指导关系……护理部与相应科室双重领导。
2. 手术室可由护理部直接领导,也可在外科科护士长领导下工作。
3. 各科门诊可根据特点及需要设治疗、换药、手术、内镜等室,其人员按具体情况配备。
4. 护理员由护士长领导,配膳员、卫生员分别由营养部和后勤部门领导,其在病房的业务由护士长管理和指导

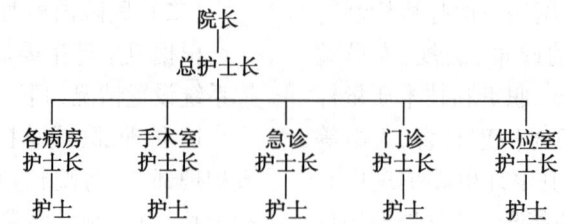

图 5-3-5 综合医院(300床位)护理组织及指挥系统示意图

第四章

人员管理

第一节 概 述

一、人员管理的意义

随着现代医学科学的发展及我国卫生制度的改革和医疗保险的实施,如何发挥人的作用,已受到高度重视。因为只有抓好人员的管理,才能充分调动每个人的积极性,提高效率,做到人尽其才,才尽其用。

医院在人员管理中,应注意医院服务模式和对各级人员的需求相一致的特点,在人才选用上,逐步提高对各类人员的智力、能力、专业知识和道德等要求;在服务过程中,强调规范效应,提供高质量的医疗服务,满足病人的身心需要,以保证医院工作的正常运转。

医院中护理人员服务质量,直接影响医院的医疗质量。加强对护理人员的管理,使之有效地使用,产生良好的工作效果显然是十分重要的。因此,如何保证合理的护士数,对病人提供所需的护理时数;通过培训提高护士的科学知识水平和技能,重视她们的知识结构和能力的提高,保证高质量的护理服务,满足社会需求,是护理管理者最重要的责任。

二、人员管理的内容和管理政策

护理人员管理是指采用某一特定的护理模式执行护理工作时,能提供足够合格的护理人员,使病人得到适当且安全的照顾,并确保护理工作能产生意义及令人满意的结果。其内容包括人员编制、分工方式、任用调配、培训教育、考核评价、奖惩升降等人事管理和人才资源管理。通过制订不同岗位职责,优化组合服务群体,运用多种护理服务模式,提供病人多元的护理服务,以达到高质量的护理服务效果。

人员管理政策包括:①公休;②假期;③病假;④连续上班的天数;⑤不同班别的轮换;⑥工作人员的互调;⑦人员的培训与教育;⑧人员的要求;⑨护理人员的特殊能力运用;⑩管理上的要求等,均应有明文规定。护理管理者在制定这些管理政策时,要结合医院及护理部的理念及目标,且能让临床护理人员参与,制定出合乎需要的政策。同时,还需定期审查及更新这些政策,使其能有效且经济的运作。

第二节 护理人员配备、分工与排班

一、护理人员配备的概念和基本原则

护理人员配备是对护理人员进行恰当而有效的选择、培训和考评。其目的是为了配备合适的人员去充实组织机构中所规定的各项职务,以保证组织活动的正常进行,实现组织的既定目标。护理人员配备的基本原则包括以下几个方面。

(一) 以满足病人的护理需要为原则

任何管理系统,其人员的配备,都以服务目标为基准。人员的数量、类别、技能等要求,都要有利于服务目标的实现,护理的工作目标是为病人提供最佳的整体护理,因此在护理人员编配上应结合医院情况和护理工作的科学性、社会性、持续性和女性个体生理特点等,以满足病人对护理服务的需求,进行全面安排。

(二) 以优化组合为原则

由于人员配备的目的是以合适的人员去承担

组织结构中所规定的各项任务,而护理工作又具有高度的科学性和严密性,因此在人员编制管理上需要进行人才组织结构优化、配置合理,使不同年龄段、不同个性智能素质特长的护理人员能充分发挥个人潜能,做到优势互补,以最少的投入达到最大效益,同时也发挥了人力资源的经济效能。

(三) 以合理结构为原则

我国医院分级管理标准规定,二、三级医院护理人员占卫生技术人员总数的50%,医师与护理人员之比为1∶2,病房床位与病房护理人员之比为1∶0.4等基本要求,其目的是保证护士群体的数量,能够有效地完成医院各部门的护理任务。

为适应社会的需要和护理专业的发展,合理编配护理人员结构比例,以提供高质量的护理服务。护理人员的结构比例包括分类比例和质量比例。从事行政管理、教学科研、临床护理人员数量中所占的比例为分类比例;护理人员所具有不同学历和专业职务所占有的比例为质量比例。如普通病房从事基本护理技术操作的以初级职务的青年护理人员比例较大;重症病人科室需要配备较高学历、有临床护理经验、实践能力较强和专科知识扎实的护理人员比例大一些。现代化医院的发展,要保持目前护理人员高、中、初级的学历、职务和老、中、青梯队的三角形向橄榄形结构比例发展,以保证护理服务质量护理对工作的满意度。

(四) 以动态调整为原则

在现代社会中,科学技术发展迅速,医疗和护理学科也不断进步,医疗护理技术项目不断增加。同时,在护理管理体制、制度、机构方面不断变革。因此,人员编制必须跟随时代的步伐加以动态调整。护理管理者要有预见能力,重视和落实在编人员的继续教育,在人事工作上发挥对护理人员的筛选、调配、选用、培养的权力;为配合医院总体发展,提供护理人员编配的决策性建议,发挥管理职能应有的作用。

(五) 以责、权、利相一致为原则

要实现护理临床、教学、科研的高质量目标,就要做到使各级人员,特别是各级管理者的责、权、利相一致。职责是各级护理人员的工作任务,也是他们的义务,在各自的岗位上必须尽职尽责。权力是给予一定程度的自主性,让他们在所管理的职责范围内有权做出决定。并根据各自完成任务的情况,与应该得到的报酬和待遇结合起来,从而充分调动人员的积极性,提高工作效率和质量。

二、护理人员编配依据和计算

(一) 护理人员编配依据

我国目前医院人员的编配方案,主要参照卫生部(1978)卫医字(6891)号文《关于县及县以上综合性医院组织编制原则(试行)草案》(以下简称《编制原则》)。因此,医院护理人员的编配,也必然要以《编制原则》为依据。同时也需要结合现代医学和护理科学发展的需要,合理制定护理人员编制方案。

(二) 护理人员编制计算方法

1. 按《编制原则》计算法

(1) 人员编制比例:综合医院病床与工作人员之比,根据各医院规模和所担负的任务分为三类:

300张床位以下的,按1∶1.30~1∶1.40计算。

300~450张床位的,按1∶1.40~1∶1.50计算。

450张床位以上的,按1∶1.60~1∶1.70计算。

(2) 各类人员的比例:行政管理和工勤人员占总编制的28%~30%,其中行政管理人员占总编制的8%~10%;卫技人员占70%~72%,其中各级医师占25%、护理人员占50%、其他卫技人员占25%。医院中卫技人员、行政管理人员、工勤人员的比例及卫技人员中的各类专业人员比例,见表5-4-1。

(3) 每名护理人员承担的病床工作量,见表5-4-2。

表5-4-1 医院各类人员比例

卫生技术人员	其中						行政管理人员	工勤人员
	医师	护理人员	药剂人员	检验人员	放射人员	其他医技		
70%~72%	25%	50%	8%	4.6%	4.4%	8%	8%~10%	18%~22%

表 5-4-2　每名护理人员承担病床数

科　别	每名护理人员担当病床数		
	日班	小夜班	大夜班
内、外科 妇产科 结核科 传染科	12~14	18~22	34~36
眼、耳鼻喉、口腔科 皮肤科 中医科	14~16	24~26	38~42
小儿科	8~10	14~16	24~26

（4）护理人员和助产士的配备：

1）护理人员包括护士（师）和护理员，护士和护理员之比3:1为宜。

2）病房护理人员所承担的护理工作量，不包括发药和治疗工作，因此，每40~50张床还需增设3~4名护士。

3）门诊护理人员与门诊医师之比为1:2。

4）住院处护理人员与病床之比为1:100~1.2:100。

5）急诊室护理人员与病床之比为1:100~1.5:100。

6）急诊观察室护理人员与观察床之比为1:2~1:3。

7）婴儿室护理人员与病床之比为1:3~1:6。

8）注射室护理人员与病床之比为2:100~2.5:100。

9）供应室护理人员与病床之比为2:100~2.5:100。

10）手术室护理人员与手术台之比为2:1~3:1。

11）助产士与产床之比为1:8~1:10。

12）以上各部门每6名护理人员（助产士）另增加替班1名。

近年来，国内各省市对医院人员编制管理理论和方法进行了研究，根据医院分级管理标准和对医院的需求，某些特种科室，如血液透析室、内镜室、高压氧舱、CT室、ICU、CCU等部门也配备了护理人员。

（5）护理管理人员配备：每个护理单元设护士长，病床多时可设副职。护理部正副主任（总护士长）及科护士长的配备见第五篇第三章第二节。

（6）护师以上专业技术职务的岗位设置及编配比例：1985年卫生部在试行专业技术职务聘任制中，对聘任护师以上的专业技术职务的岗位设置，作了如下规定。

1）一般病房：

护师:病床(张)为1:15~1:20。

主管护师:病床(张)为1:30~1:40。

正副主任护师：在医、教、研任务较重，护理专业技术要求较高，具有3种专业和床位在150张以上的大科，设1~2名。

2）手术室：

护师:手术台为1:2。

主管护师:手术台为1:6~1:8；适用在开展4种以上专科（普外、胸外、脑外、泌尿科、骨科、妇产科、五官科等）手术时。

3）特种病房（ICU、CCU、血液透析、烧伤等）。

护师:病床(张)为1:1~2:1。

主管护师:病床(张)为1:4。

副主任护师：重症监护中心设1名。

4）门诊各科：根据不同科别的护理任务确定。凡具有较复杂的护理、治疗技术、开展健康教育咨询和护理管理任务较重的科别，可设以下各级护师。

护师:门诊护士为1:3~1:4。

主管护师:门诊护师为1:3~1:4。

副主任护师:门诊主管护师为1:2~1:3。

5）供应室、营养科（室）：300张床以上的医院，任务繁重，设备复杂，开展多种消毒灭菌业务、卫生监测和营养技术工作,设护师或主管护师1~3名。

300张床以下的医院,仅完成一般消毒灭菌、供应和营养技术工作,设护师1~2名。

6）保健科：包括家庭病床、地段保健等。根据工作任务和所需护理专业技术水平,适当设置各级护师。

7）护理部：护理部管理人员：病床（张）之比为1:150~1:200,此数据为《上海市各级各类医院组织机构及人员编制标准暂行规定》。护理部管理人员中配置正副主任护师1~3名和主管护师若干名。

上述岗位及编配比例,系根据护理专业的实际工作需要和发展拟订。各级岗位聘任相应职务人选,还须通过培养提高逐步达到要求。

2. 按工作量和工时单位计算法 常用方法是工时测定法。科学合理地配置护理人员,主要是根据其所承担的工作量及完成这些工作量所需要消耗的时间。工时测定法就是研究工作量和消耗时间之间的内在联系方法。

（1）工时测定：是指对完成某项工作任务全过程的每一环节必须进行的程序和动作所耗费时间的测定。

（2）工时单位：是指完成某项工作任务所消耗的平均工时,通常以"分"计算,称工时单位。

（3）工时时单位值：是指每小时完成的工时单位。用工单位/每小时表示。它是分析人员劳动效率的单位值。日常工作中最理想的工时单位值为45工时单位/每小时,即每小时内最有效的劳动效率时间为45分钟。护理人员每天工作8小时,达到有效劳动6小时（45×8÷60）是较理想的劳动效率。

（4）工时测定方法和步骤：

1）确定被测定者：被测定者应选择能正确熟练地掌握测定项目的操作技术和方法,其技术水平具有代表性,不要选择最优或最差者。

2）列出所测项目的全部操作步骤和环节：如口腔护理,从准备到完成每个必需操作程序要列出。

3）测定工时：用秒表测定每一操作步骤所耗费时间,累计之和为该项目的总工时。

4）测定平均工时值：在不同环境、时间里反复测定,找出所测项误差的百分比,取得相对正确的工时测定值。如个体因情绪、技术水平等影响下造成测定误差,必要时采取权重处理。

5）被测定者抽样数量：要有一定的覆盖面,集体操作可取其平均值。

（5）按工作量计算护理人员编制：根据我国分级护理要求内容,计算每名病人在24小时内所需的直接护理和间接护理的平均时数,即"平均护理时数"为依据计算工作量。目前护理工时主要是利用国家规定的标准工时进行推算,大多数综合性医院,根据南京护理学会7所医院1980年的测定,一级护理病人,每日所需护理时数为4.5小时；二级护理为2.5小时,三级护理为0.5小时；间接护理40张床日均护理时间为13.3小时,利用已测定的平均工时表,间接推算劳动量,对每个具体单位和个人不一定完全一致,应结合本单位具体情况对比、校正。

根据《医院护理管理》（梅祖懿、林菊英主编）的分级护理及所需时数统计,见表5-4-3至表5-4-5。

根据分级护理所需时间,在不同类别的病房,其工作量不同,所需护理人员编制也不同,见表5-4-6。

表5-4-3 一日直接护理的内容及所需时间（以一名病人计算）

常规护理内容	一级护理所需时间（分）	二级护理所需时间（分）	三级护理所需时间（分）
洗脸、梳头	12	6	
床头交班（一日3次）	2×3=6	2×3=6	
晨间护理（包括皮肤、会阴护理）	30	20	
饭前洗手（一日3次）	2×3=6	2×3=6	
口腔护理	5×4=20	5×2=10	
开饭、喂饭	16×5=80	5×3=15	3

续表

常规护理内容	一级护理 所需时间(分)	二级护理 所需时间(分)	三级护理 所需时间(分)
送水	2×3=6	2×3=6	
输血、输液	10	10	
大小便护理	25	12	
肌内注射(每日2次)	2×2=4	4	4
送药、喂药	2×3=6	6	4
测量体温、脉搏、呼吸(4~6次)	3×5=15	3×2=6	4
接待新病人或术后病人	10	10	5
巡视病人	30	15	4
晚间护理	10	8	4
卫生宣教	–	10	2
总计	270分=4.5小时	150分=2.5小时	30分=0.5小时

说明:1. 一级护理每半小时巡视病人一次,每次2分钟,一昼夜96分钟。除治疗、护理接触病人时间外,尚需30分钟。
2. 一级护理的卫生宣教、精神护理等可利用晨、晚间护理和喂饭时间进行。
3. 本表所示数字,系根据1980年江苏省调查7个医院非传染病人成人病房的工作量求出的平均数。

表 5-4-4　一日直接护理(机动、抢救、特殊护理)的内容及所需时间

护 理 内 容	所需时间(分)
气管切开护理(一日4次)	10×4=40
导尿	10
膀胱冲洗(一日4次)	3×4=12
插胃管、鼻饲管	10
胃肠减压	3
观察各种引流(伤口引流、胸腔引流、T形管引流、脑室引流及留置导尿)	8×2=16
临时注射(包括皮试)	3
抽血化验	3
热湿敷	20
灌肠	10
备皮	20
标本收集	5
尸体料理	30
给氧	10
测量血压	5
总计	197分=3小时17分

说明:1. 本表所列虽属直接护理(机动、抢救及特殊护理)内容,但由于其中若干项目都有随机性,不易控制,因此未计算在病房直接护理时数之内。在计算护理工作量时,除每日常规直接护理所需时数外尚需考虑机动、抢救及特殊护理所需时数。
2. 应视病房具体情况如机动项目的多少,抢救人次及时间长短,另外增设护士。一般每一监护病人昼夜需3名护士

表 5-4-5　一日间接护理项目及所需时间

项目	时间(分)
晨会、口头交班	15
随同医生查房	60
护理查房(每周1次60分钟)	10(平均每天)
抄写及处理医嘱	75
核对、整理医嘱	45
取口服药、针剂并核对	30
输液前准备工作	120
肌注前的准备	30
体温单的绘制	60
书写护理记录单	15
书写交班报告(日班、小夜班、大夜班)	70
清点被服、敷料	15
健康教育	20
清领物品(外用药、医疗器材、用品,每周30分钟)	5(平均每天)
指导及带教工作(实习、进修)	60
病人拍片、检查或手术准备	40
护理病例讨论(2周一次)	5(平均每天)
联系工作(营养室、药房、检验、后勤等)	15
工休座谈会(2周一次)	5(平均每天)
检查维修医疗用品(每周一次)	10(平均每天)
记录24小时出入量	15
冲洗输血、输液皮管	15
消毒各种导管(包括气管切开的内套管)	10
查阅病史和病程记录	15
检查急救药、用品	15
消毒各种治疗用物	15
重点消毒、灭菌(每周一次)	10(平均每天)
总计	800(分)=13.3小时

说明:按每病房40张床位计算,平均每个病人约可得到20分钟的间接护理

表 5-4-6　按工作量制定人员编制分类表(每病房以40床位计算)

病房工作量的类别	一级护理人数占病房床位%(病人数)	二级护理人数占病房床位%(病人数)	三级护理人数占病房床位%(病人数)	所需护士人数(N)
一	10(4)	30(12)	60(24)	10.99(N_1)
二	15(6)	40(16)	45(18)	13.39(N_2)
三	30(12)	40(16)	30(12)	16.99(N_3)
四	35(14)	50(20)	15(6)	19.39(N_4)

说明:1. 根据分级护理工作量配备护士人数,统筹安排时应视病情轻重合理分配人力。
2. 护士数包括护理员在内,护士与护理员之比为3:1为宜

[计算编制方法]

公式1

$$应编护士数 = \frac{各级护理所需时间机动数}{每名护士每天工作时间}$$

按公式1计算表5-4-6中四种病房工作量的类别所需护士人数(机动数按20%计算)。

第一类工作量所需护士数

$$N_1 = \frac{4.5 \times 4 + 2.5 \times 12 + 0.5 \times 24 + 13.3}{8} \times (1+20\%)$$

$$= \frac{73.3}{8} \times 120\%$$

$$= 10.99$$

第二类工作量所需护士数

$$N_2 = \frac{4.5 \times 6 + 2.5 \times 16 + 0.5 \times 18 + 13.3}{8} \times (1+20\%)$$

$$= \frac{89.3}{8} \times 120\%$$

$$= 13.39$$

第三类工作量所需护士数

$$N_3 = \frac{4.5 \times 12 + 2.5 \times 16 + 0.5 \times 12 + 13.3}{8} \times (1+20\%)$$

$$= \frac{113.3}{8} \times 120\%$$

$$= 16.99$$

第四类工作量所需护士数

$$N_4 = \frac{4.5 \times 14 + 2.5 \times 20 + 0.5 \times 6 + 13.3}{8} \times (1+20\%)$$

$$= \frac{129.3}{8} \times 120\%$$

$$= 19.39$$

若由三级护理改为一级护理,增加4小时工作量,$(4.5-0.5) \div 8 \times 120\% = 0.6$,需增加0.6人。

若由二级护理改为一级护理,增加2小时工作量,$(4.5-2.5) \div 8 \times 120\% = 0.3$,需增加0.3人。

若新收一名一级护理病人,增加4.5小时工作量,$4.5 \div 8 \times 120\% = 0.67$,需增加0.7人。

公式2

$$应编护理人数 = \frac{病房床数 \times 床位使用率 \times 平均护理时数(分)}{每名护士每日工作时间(分)} \times (1+机动数)$$

公式2中①平均护理时数 = 各级病人护理时数的总和 ÷ 该病房病人总数

举例:

某医院外科病房病人总数为40人

一级护理10人,每人需4.5小时护理

二级护理20人,每人需2.5小时护理

三级护理10人,每人需0.5小时护理

间接护理平均800分钟 = 13.3小时

代入公式,

该病房平均护理时数 =

$$\frac{4.5 \times 10 + 2.5 \times 20 + 0.5 \times 10 + 13.3}{40} =$$

2.83小时 = 170分

②$床位使用率 = \frac{占用床位数}{开放床位数} \times 100\%$

卫生计生委规定的病床使用率是:一级医院≥60%;二级医院85%~90%;三级医院93%。

③每名护士平均每日工作的时间为8小时。

④机动数一般按17%~25%计算,这是对全年法定假日,护士的产假、病假等缺勤的补充。

举例:某医院外科病房50张病床,平均床位使用率为93%,每名病人平均护理时数为170分钟,该病房应编护士人数为:

$$应编护士人数 = \frac{50 \times 93\% \times 170(分)}{480(分)} \times (1+20\%)$$

$$= 19.76 人$$

(6)按工时单位计算护理人员编制:每名护理人员每日提供有效工时为360分钟(6小时)计算。机动数按25%计算。

[计算编制方法]

公式1

$$应编护理人员数 = \frac{床位数 \times 床位使用率 \times 每个病人日所需护理时数}{每名护理人员有效工时值} \times (1+机动数)$$

举例:

某三级医院内科病房共50张床位,每个病人日均所需护理时数为170分钟,求该病房应编护理人员数。

代入公式1,应编护理人员数 =

$$\frac{50 \times 93\% \times 170(分)}{360(分)} \times (1+25\%) = 27.45 人$$

公式2

$$应编护理人员数 = \frac{各级护理实际病人数 \times 床位使用率 \times 各级护理平均所需时数}{每名护理人员有效工时值} \times (1+机动数)$$

举例：

某三级医院，其外科病房共有40张床位，一级护理病人有6个，每人每天需要护理时数为4.5小时；二级护理病人有18个，每人每天需要护理时数为2.5小时；三级护理病人有10个，每人每天需要护理时数为0.5小时；求该外科病房应编护理人员数。

$$先求出各级护理平均所需时数 = \frac{4.5 \times 10 + 2.5 \times 25 + 0.5 \times 15 + 13.30}{34} = 2.66 小时(159.4 分)$$

$$应编护理人员数 = \frac{34 \times 93\% \times 159.4(分)}{360(分)} \times (1+25\%) = 17.5 人$$

近年来，国外在医院护理人员编配方面，用科学研究方法，按病人分类系统设计量表，并使用病人分类量表，量化病人所需护理等级和工作量，提供合理的人力分配、各班护理类别、动态监测病人类别及所需护理活动，计算在人力、费用等方面有关标准。虽然国内的评估标准与其不一，但随着护士在医院任务中的地位和对病人提供整体护理的一致性，也将以满足病人需求，加强科学管理，作进一步的研究。

三、护理人员的分工与排班

（一）护理人员的分工

常用的护理工作分工有按职务分工法和按工作任务分工法两种：

1. 按职务分工法　职务分工法包括行政管理职务和技术职务分工。行政管理职务包括专职护理副院长、护理部正、副主任（总护士长）、科护士长、护士长。技术职务包括正、副主任护师、主管护师、护师、护士；还设护理员。这两类职务分工的职责，在1982年卫生部颁布的《医院工作人员职责》中已有明确的规定。

2. 按工作任务分工法　工作任务分工法一般有工作内容和工作方式两种分工。工作内容分工法有病室护士、手术室护士、供应室护士、门诊护士、营养室护士等等；工作方式分工是随着医学发展和护理行政管理的变革，而出现的不同形态的护理方式。根据不同等级的医院要求和人员条件、经费等因素，采用的护理工作方式亦不完全相同。

（1）个案护理：也称之为"特别护理"或"专人护理"。它是指一名病人所需要的全部护理工作，由一名护理人员包干完成。用于大手术后或危重抢救病人，病情严重且复杂，护理需要量大，24小时离不开护士，当班护士需完成指定病人的全部护理内容。

（2）功能制护理：是以工作为中心的护理方法，由护士长分配给每个护理人员固定的工作，如主班、治疗班、护理班及大小夜班等，病人所需的全部护理是由各班护理人员相互配合共同完成。每班的岗位职责，根据不同等级医院而制订执行。

（3）小组护理：是将护理人员分成若干组，每组有一名业务技术组织能力较强的任组长，在组长的策划和小组成员的参与下，提供给一组病人的护理服务。小组成员有护师、护士和护理员。小组内相互合作，负责对本组病人制订护理计划，评估护理效果。小组人员约3~4名，负责10~20位病人的护理。

（4）责任制护理：是病人从入院到出院，由一名护士全面负责提供整体性连续的护理。护士通过病人对疾病所产生的生理、病理、心理变化，收集主客观资料做详细评估，做出护理诊断，制订护理计划和实施内容，最后评价效果。我国是在20世纪80年代初期逐步实施责任制护理的。

（5）整体护理，是以现代护理观作为指导，以护理程序作为框架，向病人提供生理、心理、全面的护理。整体护理的开展要求医院保证护士编制，护士职责到位和辅助系统工作到位，以确保护理人力最大限度地投入对病人直接护理工作。为病人处理健康问题，对护士的要求高。通过护理哲理、护士职责与评价、人员组织结构、标准护理计划和标准教育计划、临床护理表格的书写及护理质量的评价等，以确保整体护理的有效实施。

(二) 护理人员的排班

1. 排班的原则

(1) 以病人需要为中心：以达到护理服务目标为准则，并遵循护理工作24小时不间断的特性，合理安排人力衔接。

(2) 能力和人力安排合理：根据需要每班安排有能力的和足够人力的护理人员。

(3) 发挥每个人的积极性：用最少的人力完成最多的工作。应当避免护理人员不足而造成的超负荷工作，但更要防止任务少而工作人员太多，造成松散、工作效率低等弊端。

(4) 公平原则：对所有护理人员一视同仁，维持公平原则。特别是例假日休息的安排。

(5) 合理排班：激励护理人员的专业技能发挥和对工作时数感到满意，并使护理人员了解病人对护理所需的排班机动性。

(6) 照顾需要：在考虑病人需要的同时，尽可能照顾到护理人员的特殊需要。

(7) 护理质量与人员搭配：应依不同病人护理需要和人力情况，选择适宜的护理方式。既保证护理质量，又能使不同层次护理人员适当搭配，也利于传、帮、带。

2. 排班的类型　依排班权力的不同可分三种。

(1) 集权式排班法：排班者个人决定排班方案。其优点是管理者掌握着全部护理人力，可根据单位的需要灵活地配备合适的人员。但不会考虑到人员的个别需要，会降低满意度。

(2) 分权式排班法：排班者广泛征求护理人员意见。此为目前最常见的排班方式。优点是管理者能够充分了解人力需求状况，有效地进行安排。

(3) 自我排班法：由护理人员自我排班，以激励工作人员的自主性及提高其满意度。在采用自我排班法前应先拟定排班原则；排班方案经过集体讨论通过，试行后不断修改完善排班原则。

自我排班的优点：①护理人员自主性增高；②护士长节省排班时间；③工作人员调班减少；④促进护理人员与护士长的关系；⑤促进团体凝聚力。

3. 影响排班的因素　影响排班的因素主要有：

(1) 医院政策：排班与人力编制有密切关系。尽管卫生计生委在医院分级管理文件中规定各级人员编制的比例，但各医院的人力配置政策，没有按护理工作量和病人对护理需要考虑护理人员的编制人数，如有的医院为缩减开支以盈利为主，轻视护理工作，则可能压缩护理人员编制，有的医院重视专科分工，新技术、新业务的开展程度以及医院特色来安排人员编制。

(2) 护理分工方式：不同的护理分工方式、人力需求与安排方法不同。个案护理、责任制护理、整体护理需多用人，功能制护理节省人力。

(3) 护理人员的素质：护理人员的教育程度、工作能力、临床工作经验，心理生理状况及家庭状况等因素均会影响工作绩效和工作压力承受度。这些因素均是在排班时必须考虑的因素。

(4) 护理单元的特殊需求：在医院监护病房、手术室、门诊部及病房等不同的护理单元。各有其工作的特殊性，无论在排班的方法或人员编制要求方面，均有其差异性。

(5) 工作时段的特点：每日24小时的护理工作量，以白班工作负荷最重，小夜班、大夜班的工作负荷依次减轻，在人员安排上也是依次减少；周六、周日的护理工作量也比周一至周五的少，除有危重抢救病人，所需护理时数增加而在排班时要考虑在内。

(6) 排班方法：不同的排班方法在人力运作方面也有差异，如周班制，每日二班制，每日三班制或轮班制。

4. 排班的方法　病房护士长各自有排班的经验。各医院因机构、政策、人员配备、工作目标和管理方式不同而排班的方法不同，主要的排班方法有：

(1) 周期性排班法：将24小时内预定的各科班次上班时间做出规定，然后将各种班固定轮回，根据单位人力配置情况决定轮回周期为多长时间，见表5-4-7。此排班优点为：①达到有效的人力需求，提供连续性的病人照顾；②工作人员熟悉排班规律和休假时间，既能加强对工作默契配合，又便于个人安排；③减少排班时间，人员获得公平而预知的休假时间；④上班人力固定，班次与时间变化少。

(2) 每日三班制排班法：按照日班、小夜班、大夜班安排，每班8小时，当人员多时可增加白班力量，具体排班见表5-4-8。

(3) 每日两班制排班法：按照日班、夜班安排，每班8小时，见表5-4-9。

表 5-4-7 周期性排班法

日期\护士	星期一	二	三	四	五	六	日	一	二	三	四	五	六	日	一	二	三	四	五	六	日	一	二	三	四	五	六	日
1	-	-	⊕	-	-	⊕	⊕	-	-	-	⊕	-	-	⊕	-	-	-	⊕	-	⊕	-	-	-	-	⊕	-	-	-
2	-	-	-	-	⊕	-	-	-	⊕	-	-	⊕	-	-	-	-	-	⊕	-	-	-	-	-	⊕	-	-	⊕	⊕
3	-	⊕	-	⊕	-	-	-	-	⊕	-	⊕	-	-	-	⊕	-	⊕	-	-	-	-	⊕	-	-	-	-	-	-
4	-	⊕	-	-	-	-	-	⊕	-	-	-	-	⊕	-	-	-	-	-	⊕	-	-	-	-	-	-	-	-	-
5	-	⊕	-	-	-	-	-	⊕	-	-	-	-	-	-	-	⊕	-	-	-	-	-	-	⊕	-	-	-	-	-
6	-	⊕	-	-	-	-	-	⊕	-	-	-	-	-	-	⊕	-	-	-	-	-	-	-	-	-	-	⊕	-	-
7	⊕	-	-	⊕	-	-	-	⊕	-	-	-	-	-	-	-	-	-	-	⊕	-	-	-	⊕	-	-	-	-	-
8	-	-	⊕	-	-	-	-	-	⊕	-	-	-	-	-	⊕	-	-	-	-	-	-	⊕	-	-	-	-	⊕	-

注:⊕表示休假;最长上班的天数:4天;最长休假的天数:2天;最短上班的天数:2天

-表示上班;最短休假的天数:1天;每隔1星期周六日休假

表 5-4-8 每日三班制排班法

分 工	日班(h)	小夜班(h)	大夜班(h)
护士长	7~12　3~6		
主班	7~3		
治疗班	7~11　2~6		
临床护士(1)(2)	7~3		
临床护士(3)(4)	7~12　3~6		
小夜班		3~11	
大夜班			11~7
两头帮班		6~12	5~7
机动班(1)(2)	替休息		

表 5-4-9 每日两班制排班法

分 工	日班(h)	夜班(h)
护士长	7~12　3~6	
主班	7~3	
治疗(1)	7~3	
治疗(2)	7~11　3~7	
临床护士(1)(2)	7~3	
临床护士(3)(4)	7~12　3~6	
夜班(1)(2)		7~1　5~7
夜班(3)(4)		7~9　1~7
两头帮班		7~11　5~9
机动班(1)(2)(3)	替休息	
总务护士	7~12　3~6	

第三节 人力资源的管理

一、护理人才的培训

（一）医院护理人才的识别

人才从广义上解释为凡具有一定专业知识和技能，有一定的系统理论，有一定的能力和专长的人。护理是一门专业性很强的学科，护理人才则是指具有护理专业的科学知识技能的人，包括各层次护理技术职务的人。人才有显人才和潜人才之分。显人才，是指事业上取得成就，其创造性得到社会公认并在继续发展的人才。潜人才，是指尚未得到社会公认，而正在继续努力工作，或正在做出成绩有发展前途的人才。医院护理人才的管理主要是调动广大护理人员的积极性和创造性，并最大限度地发挥护理集体的群体效应。识别人才，并非简单的过程。所谓"千里马常有，而伯乐不常有"，就是这个意思。识别人才，主要靠在实践中发现，而人才的发现是人才培养、选拔和使用的前提。护理人才可以从两方面来识别。一是在本专业范围内的医学护理专业知识和智能的深度，以及运用知识的能力和专业技能要求；二是在本专业以外的有关知识如人文学、社会学等和个人的心理、伦理、道德、修养、体质与年龄。

作为领导者或护理管理者，要有求才之心，善于把握人才的本质特征，只有了解护理人才的特点，才能发现和识别人才。护理人才一般具有三大特点：

1. **自信信念** 工作主动、积极进取，充满自信。对服务对象充满同情与爱心，对护理工作具有很高的社会价值观。随时提供主动服务，用现代护理观作指导，向病人提供高质量的整体护理。

2. **艰辛信念** 为提高服务效果，能灵活运用专业知识和护理工作规律，认真勤恳、任劳任怨、一丝不苟地付出很大的脑力和体力劳动以及奉献精神。

3. **独创信念** 根据病人的不同需求，摸索不同的护理服务模式和方法，提供多元化护理服务，随时转变和延伸护理角色，进行思维判断，形成独创的见解，有利于病人的诊治和康复效果。例如护理人员对不同文化背景的病人（不同民族、不同宗教、信仰等），能针对其生理、心理、社会的需要，作好咨询者和协调者的角色，帮助解决病人的问题。

一个人的学历和资历，对成才起着重要作用，但重视培养和鼓励自学成才，在实践中考察其分析问题和解决问题的能力是管理者识才的根本。

（二）医院护理人才成长过程的特点

护理人才的成长和其他医学人才的成长相同，具有以下特点。

1. **实践性** 实践是护理人才成长的重要基础。刚从学校毕业的护理人员，所接受的学校教育只是一些医学、护理学方面的理论基础知识和短期的临床实践，仍需通过反复实践、刻苦学习，达到熟练掌握护理基本技能、护理专科技能、观察分析方法、抢救方法等，以提高发现问题、解决问题的能力，才能针对不同病人的需要，提供生理、心理、社会等方面的护理服务。

2. **晚熟性** 护理学是一门实践性、学术性很强的科学，需要掌握医学基础知识、护理学基础与技能知识以及人文、社会学等相关学科知识，同时还需经过较长时间的实践，将经验升华，发展成熟。因此，护理人才成长年龄大都相对后移，管理者不要急于求成，注意通过考核及早选拔培养，使之尽早成才。

3. **群体性** 护理人才的成长，除了个人的努力，也离不开群体环境，需要领导的支持和有关人员的帮助。医院护理人员向病人提供的服务模式、服务内容和服务质量，都需要护理群体的共同努力，因此管理者应实施对护理分期、按需培养，对护理管理人才系统、护理科技人才系统综合考虑，提高护理群体素质。

（三）医院护理人才培养教育内容

1. **职业道德教育** 包括现代护理学的特征，护士素质的要求，护理人员行为规范，护理道德，社会责任，护理伦理等护理人员应遵循的基本道德教育。

2. **基础理论、基本知识、基本技能的教育** 属于护士的基本功训练，也是专科护理的基础，是护理人才成长的重要阶段，是为进一步发展和深造奠定基础。

3. **专科护理理论及技术操作教育** 在具有扎实的基本功基础上，对护理人才进行专科定向培养，使其掌握护理专科理论知识和专科技能，以适应现代医院发展所拓展的新业务、新技术。

4. **管理、教学、科研能力的培养教育** 对思想作风好、专业基础扎实、心理素质好、身体健康的护理人员重点培养,使其掌握现代护理管理、教学和科研方面的知识与技能,能承担临床护理、教学和科研工作,成为其学科带头人。

5. 外语能力的培训　对护理人员进行外语的培训,提高护理人员的外语应用能力,有利于国际交往、学术交流、国外资料的引用等。

(四) 医院护理人才培养教育要求

1. 岗前教育　新毕业护士上岗前培训的目的是预防紧张心理,加快熟悉环境和工作。主要训练内容包括医院和护理部的理念、目标和组织机构、规章制度、考勤纪律、环境介绍、基本技能要求。

2. 在职教育

(1) 毕业后1～2年的护士:完成有计划轮转培训,目的是巩固在校所学的基础知识。培训内容应以基本功训练为主,要求能熟练掌握护理学基础技能和疾病护理常规及各项规章制度。

(2) 毕业后3～5年的护士:培养要求应以加强专科理论和专科技能,逐步掌握对重、危、急病人的抢救和处理问题能力,针对专科病人心理特点,掌握与病人沟通技巧,实施整体护理;并指导护生临床实习,进行个案护理;配合科研工作,撰写护理文章。

(3) 护师培养:除了达到高年资护士的专业要求外,应具有开展护理新技术、使用新设备以及掌握护理理论、急救护理的知识,能以护理程序的工作方式为病人服务。本科毕业护士,经过1～2年的轮转科室后,应具备护师的要求,并根据其个人特长,专科对口定向培养,逐步提高教学科研能力,培养为精通专科护理的高级人才。

(4) 主管护师以上人员:根据卫生计生委继续教育法规和规划,结合护理学科和中国护理队伍所制定的《继续教育暂行规定》《继续护理学教育学分授予试行办法》,对中级职称以上的护理人员进行继续教育,不断增新、补充拓展和提高新的知识和技能,完善知识结构,有利于发挥创造能力,成为临床护理的中坚力量。同时,获得提高护理教学和科研能力的学习机会,通过授予学分,激励他们建立新的护理观念和研究护理理论自成体系,促进护理学科发展。

(五) 医院护理人才培养教育方法

1. 医院科室轮转　护理部制订计划,对护理人员进行分期分批在内、外、妇、儿等主要科室轮转。通过实践,以扩大业务知识面,掌握各专科技能。

2. 个人自学　护理带教者指定内容,明确要求,示范辅导,通过个人自学,达到学习目标。

3. 工作实践培养　通过床边教学,护理查房,各种业务活动,病例讨论等方法,从实践工作中培养,提高用护理程序工作的方法和实际工作能力。

4. 学术讲座、读书报告会　通过学术讲座和读书报告会,了解护理新业务发展和新理论内容,并交流个人心得,达到护理群体素质的提高。

5. 各种培训班　针对某一专题,开展理论、操作于一体的各种短期培训班,如急救护理、整体护理、护士长管理学习班。还可根据医院任务的需求,参加半脱产或业余的学习班,提高外语水平,开展国际交往等工作。

6. 进修教育　包括国内外进修或参观、学术交流等,是中高级护理人员的继续教育的方法之一。

7. 学历教育　医院对护理人才应有计划的培养,让其通过成人高考、参加高等院校的学习或自学考试等,从而获得大专或本科学历。另外,允许本科护师攻读研究生,以培养临床护理专家,提高医院护理地位。

对护理人才的培养教育途径和方法很多,管理者应组织不同类别的护理人员接受教育。

二、动态管理与考核晋升

(一) 动态管理的意义

人员配备从开始起就意味着不会是静止不动的,因此要求对人才进行动态管理。动态管理有利于解决人才老化的问题,有利于人才的更新。随着时间的流逝,人员有一个自然减员的问题。护理队伍要求保持年龄结构合理,要有一定数量的中老年护士,作为科学技术的带头人,动态管理有利于保持护理队伍的合理结构,有利于护理管理目标的实现。

(二) 护理人员的考核

要做到人才合理使用,实行动态管理,保持护理队伍质量的稳定;并力求知识的不断更新,其有效的措施是考核。在考核过程中,应遵循考核的原则。其主要的考核原则包括:①全面;②公平;③标准化;④以工作实绩为主;⑤考核经常化;⑥考核后,反馈调整。

对医院护理人员的考核方法可采用:①自我

鉴定法；②考试考查法；③工作和职务标准法；④同行评议法；⑤臆断考核法；⑥评分法；⑦目标定量考核法。

（三）医院护理人才的任职和晋升

1986年根据中央职改领导小组（1986）第20号文件附件《卫生技术人员职务试行条例》的规定，目前医院实行专业技术职务聘任制，实行四级职务分类，见表5-4-10。各类各级卫生技术人员职务有明确的职责和任职条件。对护理专业技术职务的评审工作，包括评审标准、晋升办法、评审委员会的组成和评审细则等，由医院人事部门按国家有关评审程序规定组织实施，包括西医类、中医类、护理类、药剂类、医技类、卫生防疫类。

表5-4-10 卫生专业技术职务名称分级表

类别	职务分类	专业技术职务名称				
		高级		中级	初级	
		正高	副高		师	士
卫生技术人员	西医	主任医师	副主任医师	主治医师	医师	医士
	中医	主任中医师	副主任中医师	主治中医师	中医师	中医士
	护理	主任护师	副主任护师	主管护师	护师	护士
	药剂	主任药师	副主任药师	主管药师	药师	药剂士
	医技	主任技师	副主任技师	主管技师	技师	技士
	防疫	主任医师	副主任医师	主治医师	医师	医士

1. 各级护理专业技术职务聘任条件

（1）护士任职条件：

1）护理中专毕业、见习期满考核成绩合格、通过国家护士执业考试。

2）了解本专业基础理论，具有一定专业知识技能。

3）在上级护师指导下，能胜任基础护理工作和一般的技术操作。

（2）护师任职条件：

1）护理中专毕业，从事护士工作5~7年，考核符合要求者；大学专科毕业从事护士工作2年以上；大学本科毕业从事本专业工作满1年；取得硕士学位，经考核能胜任护理工作者。

2）熟悉本专业的基础理论，具有一定的专业知识技能。

3）能独立处理本专业常见的专业技术问题。具有开展以病人为中心的整体护理能力。

4）借助工具书，阅读一种外文专业书刊。

（3）主管护师任职条件：

1）护理大专毕业，从事护师工作5年以上；大学本科毕业从事护师工作4年以上；护理专业硕士毕业，担任护师工作2年以上；取得博士学位经考核能胜任主管护师者。

2）熟悉本专业的基础理论，具有较系统的专业技能，能处理较复杂的专业技术问题，能对下一级护理人员进行业务指导。

3）具有一定水平的科学论文书写能力。

4）能较顺利地应用一种外文阅读专业书刊。

（4）正副主任护师任职条件：

1）具有大学本科以上学历，主任护师须从事副主任护师工作5年以上，副主任护师须从事主管护师工作5年以上，博士学位从事主管护师2年以上。

2）熟悉医学基础理论，精通护理专业知识，掌握或了解护理专业国内外发展趋势及新技术信息。

3）能够处理本专业复杂疑难护理问题。具有组织重大临床抢救和特殊护理能力，并进行护理查房，指导下级护理人员运用护理程序进行工作，并根据病人需要决定护理服务方式。

4）主任护师具有独立开展护理课题研究能力，为本专业的学术、技术带头人。

5）能顺利阅读一种外文的专业书刊。

2. 各级护理行政职务任职条件　根据卫生计生委颁发的《综合医院管理标准（试行草案）》中护理管理标准规定，一、二、三级医院的护理行政职务任职条件。

(1) 一级医院护理行政职务

1）总护士长应具有一级医院护理业务水平和管理能力,具有护师以上技术职称,应选拔熟悉护理理论及技术、有一定临床护理经验和组织管理能力、德才兼备的护士长担任。

2）护士长应选拔具有一定的临床护理经验和熟悉掌握护理技术,有管理能力的护师或高年资护士担任。

(2) 二级医院护理行政职务

1）护理部主任(总护士长)应具有二级医院护理业务水平和管理能力,具有主管护师以上技术职称,应选拔熟悉护理理论及技术,有丰富的临床、管理教学经验和组织领导能力,勇于开拓创新,德才兼备,年富力强的科护士长或护士长担任。

2）科护士长应具有主管护师以上职称,应选拔具有相应专科护理理论及技术,有一定教学和组织管理能力的护士长担任。

3）护士长应选拔具有专科护理业务知识,护理技术熟练,有管理、教学能力的护师担任。

(3) 三级医院护理行政职务

1）护理部主任应具有三级医院护理业务水平和管理能力,具有副主任护师以上技术职称,应选拔精通护理专业理论和技术,有丰富的护理管理经验,德才兼备,年富力强的科护士长或护士长担任。

2）科护士长应具有主管护师以上技术职称,应选拔具有相应的专科护理理论和技术,有一定教学和组织管理能力的护士长担任。

3）护士长应选拔具备专科护理业务知识,护理技术熟练,有一定教学、管理能力,有临床护理经验的护师担任。

第五章

领 导

第一节 概 述

一、领导的概念和特征

(一) 领导的概念

领导是一种能力,能够影响个人或群体达到目标的一种互动程序。领导是一种指挥和引导下属的行为过程,是从管理中分化出来的高层次组织管理活动。美国著名管理学家孔茨强调领导的作用就是诱导、影响下属以最大的努力,自觉为实现组织目标做出贡献。领导职能就是领导者通过自己的指令和行为,使下属心甘情愿地为组织目标而奋斗。领导只产生于一定的组织,又服务于一定的组织。

领导是管理的组成部分,领导指导管理,管理保证领导。领导主要是对人和事领导,管理主要是对人、财、物的管理,领导与管理科学地分解和有机的结合,组成了一个组织或团体的优化运营系统。

领导是一种人与人之间的交往过程,领导者在引导下属为组织目标作贡献的同时,要注意满足下属自己的需求,并提供机会让下属施展自己潜在的能力,这也是有效领导的关键之一。

(二) 领导者特点

领导者是领导活动过程中的指导者、指挥者、组织者。领导者拥有法定的权利、责任和义务,因此,领导者是当权者、负责人和服务员。

1. 当权者 领导者的权力包括五个方面:①强制权;②法定权;③奖励权;④专长权;⑤个人影响权。

2. 负责人 一个组织或团体的领导者,肩负着一定的责任,是对领导行为的要求。领导者的责任包括:①政治责任;②工作责任;③法律责任。

3. 服务员 领导者应为被领导者的利益服务。

(三) 领导者与管理者的区别

通常一般人认为领导者就是管理者,其实不然。此二者无论在产生的方式、职权以及影响力等方面均有所不同。

1. 领导者的特点

(1) 职位是经上级任命或由群体内部自然产生的。

(2) 运用影响力、人际关系、领导才能与艺术,指导、帮助群众完成组织目标,并不需要以正式职位为基础。

(3) 在人群中非常突出,对冒险的事情会有兴趣,会在工作中寻求新方法,有创造力。

(4) 领导者的目标完成时才有成就感,感到被奖励。

2. 管理者的特点

(1) 有正式合法的官方指定之职位和地位。

(2) 拥有事实上的职权(影响力和权力),可依法行使规划管理、领导等事宜。

(3) 执行既定的政策、规定及条文等,以帮助完成任务。

(4) 在组织的任务或目标完成时,感到被奖励。

二、领导者的类型和不同的领导方式

领导者的类型按激励方式可分为奖励型和惩罚型;按权力运用方式可分为集权型、民主型和自由型;按工作作风可分为以工作为中心型和以部属为中心型。各种类型的领导者都有其特点和长处及不足,并都有其相应的领导方式。

领导方式是领导者运用他们的职权处理人与

人关系的方法或行为,是领导者个人内在的行为准则,即如何利用个人的影响力达到所要实现的目标。有管理学研究者们假定领导者的才能与被领导者的意愿都是以领导方式为基础的,且归纳出以下三种基本的领导方式。

(一) 权威型(命令型、专制型、独裁型或集权型)领导方式

这种领导方式就是权力掌握在领导者个人手中,领导者偏重于运用权力去推行工作,不注意向下属宣传组织目标。这种方式具有以下特点:①领导者个人做决定;②只关心任务本身,而不关心完成任务的人;③制定严格的制度;④使用权威,通过强制性的力量,让下级做事。

这种方式的优点是:①责任明确,权力集中;②行动迅速,控制加强;③指挥灵活,效率很高;④减少人事矛盾冲突;⑤保密性好。

这种方式的不足是:①反馈信息差;②很少听取下面的意见;③一个人做决定,控制他人;④新思想接受少,不能做到集思广益;⑤大多数情况下,下级不喜欢此方式。

(二) 民主参与型领导方式

这种领导方式是权力定于群体,领导者善于把组织目标明确地传达给下属。组织成员在很大程度上能参与决策,领导者在其中加以启发、诱导。这种方式的特点是:①领导者与下属的交流多;②不仅关心任务是否完成,更多是关心人、接触人;③使用管理手段中奖励多于惩罚。

这种领导方式的优点是:①下级容易接受领导;②人际关系比较友好,愿意为实现组织目标而奋斗;③团体工作效率高;④组织成员自觉性高;⑤管理者信息通畅。这种方式的缺点是:可能浪费时间,处理紧急情况不适合。

(三) 自由放任型领导方式

采用这种方式的领导者极少运用他的权力。这种领导方式的特点是:①小组或个人做决定;②领导放任权力。这种方式的优点是:①能使个人想办法完成任务,产生新思想、新技术;②控制少,能充分发挥每个人的聪明才智。这种方式的主要缺点是:实际上没有领导的方式,只适于下级人员非常成熟、主动性强且愿意接受这种方式等情况。

不同的领导方式适用于不同的领导对象和客观环境,当下级人员的自觉性和纪律性不很强,或者当必须在限定时间内解决某一紧迫问题,可运用权威性领导。采用自由型领导方式更有利于发挥下属的积极性和创造性,如科研机构等。有效的领导应根据不同情况选用不同的方式,或将几种方式综合地应用。领导方式是可以通过学习获得的,也是可以改变的,成功的领导者要能够根据实际情况,采用不同的领导方式。

三、领导的理论

西方行为科学家和心理学家十分重视对领导的研究。从20世纪40年代起,研究学者开始从领导的特征研究着手,试图通过研究找出有效的途径。有关领导形态的理论,许多学者、专家有不同的领导管理理论。依照领导理论的历史演进,简要地按顺序说明。

(一) 特质理论

特质理论(trait theory)的基本理念是"领导者是天生的,非后天培养产生",因此重视天赋能力的领导特质。特质理论的学者从领导者的个性心理特征出发,试图通过观察调查等方法发现领导人同普通人在心理特质方面的区别,他们特别从历史中的领导人物的性格特征探讨,而挖掘出领导者通常可见的特质有:身材高大、精力旺盛、充满自信、较有远见、见多识广、颇具野心、责任感重、聪明能干、外交手腕强、表达能力佳、气宇轩昂等伟人特征,因而衍生出特质理论,诸如:凯撒大帝、亚历山大等。学者对欧洲国家的历史进行研究时发现,遇强势者领导时,国家强盛;若是懦弱者领导,则国家衰败。

(二) 行为理论

行为理论(behavioral theory)的研究是从领导者的行为举止和领导风格,把领导者的行为划分为不同的领导类型。在领导行为中可分为集权式(独裁式)、民主式和放任式三种。

(三) 情形理论

情形理论(situational theory)是应用较广的领导方式之一。该理论的特点是把研究重点放在领导者与领导方式之间的关系上。领导是通过被领导者而发挥作用的。情形领导理论认为,领导方式的选择,应视下属的成熟程度,依情况之需要,适时调整其领导方式。

(四) 情况理论

情况理论(contingent theory)为费德勒(Fielder)提倡,其理念是领导者与下属成员有良好的人际关系、群体工作的结构具备、领导者有其权威存在、组织任务明确。费德勒更指出最有效的领导

者是领导风格能与特定情况紧密配合,因具有最有利的情形可使领导者权力稳固,并与组织成员维持极佳的关系。

(五) X 理论与 Y 理论

麦克雷格(McGregor)在1960年提出每位管理者均有其自创、自选的一套管理哲学,他个人则取决于因人性不同行为看法,采用不同护理措施。其管理理念以 X 理论与 Y 理论对人性的假设比较,传统的称为 X 理论,人道的称为 Y 理论。

X 理论建立于一般人的本性都是好逸恶劳、缺乏雄心、逃避责任、宁愿被他人领导,只求生活安定。领导者必须运用强制、惩罚、威胁来指挥和控制所属成员,方能确保工作得以顺利进行;同时领导者必须制定明确指令、制度和条例,严格要求成员遵守。

Y 理论是以马斯洛的需要层次理论为依据:生理需要、安全需要、社会需要、自尊的需要及自我实现的需要。提倡一般人在适当鼓励下,不但有工作意愿,且热衷工作,支持组织完成目标。领导者是要让下属明白组织目标,下属将会全力以赴,领导者不必花心思严密监督下属工作。在良好的工作环境下,下属更能发挥想象力、创造力、生产力等。

(六) Z 理论

针对 X 理论和 Y 理论的缺点,日本学者马奇提出了 Z 理论。他主张采用民主及参与式的领导型态,重视成组工作及组织的价值系统,下属均能参与决策的制度。既不偏重以科学管理着重制度的 X 理论,也不偏重以人群关系着重人性的 Y 理论,领导者在了解下属不同的人格特性后,做适当的工作分配和调整,建立下属对组织的信任,以期努力完成组织目标。

(七) 途径——目标理论

豪斯在1970年提出途径——目标理论。领导者清楚地告诉下属达到组织目标的途径和增进群体的满意度。此理论主要在考虑不同的情形,如:任务范围、员工对任务的期望、员工的认知、领导者的经验。领导者的关怀、协助、奖赏均是影响的因素。

第二节 冲 突

一、冲突的一般概念

冲突指群体内部个体与个体之间、个体与群体之间存在的互不相容、互相排斥的一种矛盾的表现形式。正确认识和理解冲突,合理解决组织或小组内非建设性冲突,保持组织内一定水平的建设性冲突,提高管理的有效性,是组织管理人员的责任。一般来说,对冲突的态度有三种:

1. 传统观念认为所有的冲突都是有害的,具有破坏性,应当避免。

2. 人类关系学说认为冲突是所有组织中自然发生的现象,是不可避免的、合理的,应该接受冲突的存在。

3. 交互作用观点不仅接受冲突的存在,而且认为冲突对组织生存是有利的。一定水平的冲突能使组织保持团体活力、自我反省力和创造力。冲突使人们认识到改革变化的必要性,使毫无生气的组织充满活力。把冲突视为绝对有害和绝对有利的观点都是不恰当的。冲突对组织所起的作用,应根据其性质而定。

二、冲突的分类

(一) 按冲突的起因分类

冲突可分为个人内在的冲突和组织内的冲突。

1. 个人内在的冲突 个人内在的冲突在健康机构中普遍存在,如护理管理者当面临矛盾两难的情况无法抉择时,个人内在的冲突就发生。常见的冲突有:

(1) 工作上的资讯不足,有困难完成工作目标。

(2) 上级指标不明确,不知如何配合完成工作目标。

(3) 面临角色冲突,身兼多重角色,如为人妻、为人母、为人女、为医院管理者,时间上很难分配。

(4) 当期望超过个人能力,不知是继续努力或是承让机会给他人。

(5) 当工作负荷量过大,若在一定时间内完成,质量有可能不佳;但若推后,又可能延续而造成后患。

(6) 当有机会升迁,而机构不同,考虑去留。

(7) 面临决策,如考虑采取独自或团体决策,或独裁管理还是民主领导。

2. 组织内冲突 在医疗机构中,常见的组织内冲突分别发生在人与人之间、群体与群体之间。

（1）人与人之间的冲突：此种冲突常见于管理者与工作人员之间。护理管理者与下属发生冲突的原因有：

1）组织中所扮演角色不同，工作目标和成效的要求不同，需求价值观亦不同。如护理管理注重工作成效、工作推广改进、求好心切，下属在意的是上班时间、排班、工资、福利等。

2）意见不合，对事情的看法不一。如护理部主任要求施行整体护理，护理人员有感于人力或经验不足，无法配合，采取反对态度。

3）不遵守规定。如准时上下班、佩戴胸牌、制服统一，下属常会违反规定，又不服管理者纠正。

4）管理未将下属间的工作责任划分清楚，也会引发冲突。

5）沟通不够。

（2）群体与群体之间的冲突：在医疗机构中，病房与病房间常会因人员需求、设备资源、床位使用率以及其他物品不足而引发冲突。另一种常见的群体与群体之间的冲突是发生在单位与单位间。由于医疗群体工作是呈相依性合作关系，因此，若某单位耽误则会产生连锁反应迫使其他相关单位受到影响而产生冲突。

（二）按冲突产生的效应分类

按冲突产生的效应来分还可分为建设性冲突和非建设性冲突。对可以增进组织目标的实现，促进小组工作效绩，对组织工作有利的属建设性冲突，其性质是良性的。对破坏员工士气、妨碍小组工作效绩，对组织的整体性和有效性起破坏作用的冲突，属非建设性冲突。

1. 建设性冲突　建设性冲突是指一种支持组织实现工作目标，对组织工作效绩具有积极建设意义的冲突。建设性冲突的特点包括：①双方都关心实现共同目标和解决现有问题；②双方愿意了解彼此的观点，并以争论问题为中心；③双方争论是为了寻求较好的方法解决问题；④相互信息交流不断增加。

建设性冲突对组织有以下几方面的积极作用：①促使组织或小组内部发现存在的问题，采取措施及时纠正；②促进组织内部与小组公平竞争，提高组织效率；③防止思想僵化，提高组织和小组决策质量；④激发组织内员工的创造力，使组织适应不断变化的外界环境。值得提醒的是，一种可以起到健康和积极效果的冲突类型和水平在小组内的某一个时候是建设性，在同一小组的另一个时候可能就是非建设性的。

2. 非建设性冲突　非建设性冲突是指阻碍组织达到目标，对组织绩效具有破坏意义的冲突。非建设性冲突的特点：①双方极为关注自己的观点是否取胜；②双方不愿听取对方意见，而是千方百计陈述自己的理由，抢占上风；③以问题为中心的争论转为人身攻击的现象时常发生；④互相交换意见的情况不断减少，以至完全停止。

非建设性冲突对组织具有以下不利作用：①对组织的发展起消极破坏作用；②对组织内成员心理造成紧张、焦虑、导致人与人之间相互排斥、对立、削弱组织战斗力；③涣散士气，破坏组织的协调统一，阻碍组织目标实现。区别建设性和非建设性冲突的标准是组织的工作效绩。判断冲突性质的依据是冲突是否促进组织目标实现，尽管有时冲突对小组成员个人来说是非建设性的，但只要对组织实现工作有利，这种冲突就是建设性。

三、冲突的处理

（一）两维方式解决冲突

有管理学研究者认为，处理冲突一般从两方面的因素进行考虑权衡，以确定处理方法。一方面是合作性（cooperativeness），指冲突发生后一方愿意满足对方需要的程度。另一方面是坚持性（assertiveness），指冲突发生后某一方坚持满足自己需要的程度。根据冲突双方合作性和坚持性不同程度的表现可以产生五种处理方式：

1. 竞争（competition）　当冲突一方只顾强求自己目标，获取自己的利益，不在乎给对方造成的任何影响时，这种行为叫做竞争。在市场经济的影响下，为了组织和个人的生存，组织间或成员间的竞争常导致以自己的利益为最大出发点，用这种方式解决冲突，维持自己的生存和发展是第一位的，其他因素都是其次的。

2. 协作（collaboration）　当冲突双方都愿在满足自己利益的同时也满足对方的需要时，来协商寻求对双方都有利的解决方法。

3. 逃避（avoidance）　冲突发生时，采取漠不关心的态度或逃避双方的争执或对抗的行为，叫做逃避。有时冲突发生时，由于冲突一方或双方为了维护双方关系，采取一种保持距离的方法逃避与对方正面对抗。

4. 顺应(accommodation) 当一方在冲突发生时把对方利益置于自己利益之上，以求满足对方需要时，便是顺应。一般来说，此时做出顺应的一方把维持双方关系放在第一位，在处理冲突时，做出了一定程度的自我牺牲。

5. 折中(compromise) 冲突双方都必须放弃部分利益，以便在一定程度上满足双方的部分需要，便形成折中。此时谈不上谁赢谁输，双方都付出一定代价，也都得到部分利益。

(二) 谈判方式解决冲突

当冲突发生，且自己的利益和双方关系都很重要时，则需要通过谈判的方式来解决问题。因解决冲突的方法是谈判，其原则是尽量在维护自己利益的同时，将双方关系保持在最好水平。在用谈判方式解决问题时应注意：

1. 采取一种对大家都有利的解决办法，即赢-赢的结果，而不是一方赢，一方输的结果。

2. 谈判应以试图改善双方关系和增强双方合作能力为基本前提。使双方从建设的角度处理冲突，因为从长远观点看，在小组内，保持有效合作的工作关系比满足个人短期需要更重要。

3. 应视谈判对象而采用不同的谈判方式，如对家庭成员、自己的上下级、同事、陌生人就应针对其不同特点选用不同的谈判式。

(三) 处理冲突的策略

1. 领导者与下属之间解除冲突的策略

(1) 疏导：对于下属的矛盾焦点，既要广开言路，畅所欲言，又要循循善诱，说服教育，使其实事求是地分析和认识问题，引导到正确的方向上来。

(2) 发泄：下属怨气，允许采用适当方式发泄、出气，起到一种"安全阀效应"，然后选择适当的时机和方式，进行引导和教育。

(3) 升华：对于下属的某些需求可能是正当的、合理的，然而又是一时解决不了的，可以用一个新的、有一定的社会价值的目标代替原来的需要，而化解矛盾。

(4) 转移：当矛盾冲突已经发生，下属十分激动时，应设法转移下属的注意力，弱化乃至减轻矛盾。

(5) 自我控制：领导者必须善于控制自己的情绪、语言和行为，有效地遏制事态向冲突甚至恶化方面发展。

2. 下属之间解除冲突的策略

(1) 调查：通过了解事实，分析冲突的原因和双方应负的责任等，然后做出公正的、适当的处理决定。

(2) 劝导：领导对下属适当劝导，可以起到缓解矛盾，减轻压力和抗拒力的作用，劝导者要使双方增加信任感与真挚感，善于寻求"共同点"（如过去的友情、合作），打开交流融合和沟通的渠道，使双方接受劝导。

(3) 唤醒：在进行说服劝导的同时，恰当地警告唤醒矛盾的双方，讲清矛盾冲突会使双方利益损害，对工作造成损失，对个人前途造成影响等。

(4) 除上述的方法外，可根据不同情况采取安抚、妥协、强迫、隔离的方式来处理较棘手的冲突。如一方争执者固执己见，不愿接受协调方式，领导者可运用组织地位及权威能力，快速地消除争执者的对抗情绪。对一些无原则纠纷，可不必分清谁是谁非，待双方平静后，矛盾冲突自行缓和。有的冲突解决条件尚未成熟，可先维持现状，或经过一段时间，一方调整了工作，矛盾冲突自行消除。

3. 部门之间冲突的处理策略

(1) 协商解决：即由相互冲突的部门以面对面的方式，开成布公，提出各自的观点，阐明各自意见，把冲突的因素明朗化，寻求解决矛盾和冲突的途径。

(2) 仲裁解决：在协商无法解决冲突时，可要求具有一定权威、双方信任或社会和法律认可的第三者出面调节，进行仲裁，使冲突得到解决。

(3) 权威解决：由拥有权力的上级主管部门做出裁决，强迫冲突双方服从决定，这种方法只能改变双方表面行为，不能消除内在因素，在一般情况下，最好不采用。但在某些特殊或急迫情况下，可采用此法。

第三节 信息沟通

一、沟通的概念及功能

(一) 沟通的概念

沟通是人们进行思想或情况交流，以此取得彼此的了解、信任及良好的人际关系。也有人认为沟通是在两个或更多人之间进行的事实、思想、意见和情感等方面的交流。沟通是用语言、书信、信号、电讯进行的交往,是在组织成员之间取得共同的理解和认识的一种方法。

指导与领导职能中的沟通是人与人之间的(主管人员与下属、主管人员之间、下属之间)相互了解和信任,是信息的传递。在信息的传递中,所传递的信息必须能够使接受者一方理解。

最简单的沟通是将信息从一个人传向另一个人。发出信息的人被称为"信息的送出者",他将信息通过一定途径传递给另一个人。后者被称为"信息的接受者"。

在护理管理中,有大量的沟通活动,如护理查房、护理人员会议、交班会、护士长与护士个别谈话、交班报告等护理文件的书写等。

（二）沟通的功能

沟通的功能主要有:一是传达情报。在传达情报的过程中,传达者将其知识、经验、意见等告知接受者,企图影响接受者的知觉、思想及态度体系,进而改变其行为。例如护士长将护理部关于整体护理质量标准及本病室开展整体护理的总结传达给全体护士,并讲明整体护理的重要性,目的是使护理人员提高对整体护理的认识,促进护理人员从行动上加强对病人的整体护理。二是满足需求,其目的在于表达情绪状态,解除内心紧张,征得对方的同情、共鸣,确定对方的人际关系等。例如护士长有委屈情绪、牢骚等向护理部主任倾诉,其目的是为了表达情绪状态,解除内心紧张,并征得护理部主任的理解与同情。

（三）沟通的目的

在一个群体或组织中,沟通的主要目的是:

1. 收集资料 通过与组织外的信息沟通,可获得外部环境变化的信息,如护理专业的发展状况,医院的社会反应、政策的变化等。通过组织内部的信息沟通,来了解护理人员的需要,工作的士气、护理管理的效能、各部门的关系等,为制定决策提供参考。

2. 指导及改变行为 当组织需要推行一种政策,或开展某项工作,与护理人员之间意见沟通能改变他们原有的态度,而表现出合作的行为,起到控制、指导、激励的作用。

3. 建立和改善人际关系 沟通能使个人思想和情绪得以表达,增进彼此了解,而感到心情舒畅,并可减少人与人之间的冲突,建立良好的组织工作气氛,满足护理人员社会心理需求。

二、沟通的基本过程

沟通要有信息来源,也就是说,信息的发出者首先要产生沟通的想法,然后,要对这种想法进行编码、组织,以产生出具体的信息,便于信息的传递和接收。如医院领导有了改革的设想,他们首先要把这种设想变为具体的工作目标,再制定出配套的措施,这就是编码组织信息的过程,只有这样才谈得上沟通过程的进一步发展。编码过程受到信息发出者的态度、知识、社会文化背景和沟通技巧的影响,以至对沟通的有效性产生影响。对沟通的想法进行编码后,继而就是寻找沟通渠道。渠道是信息传递的媒介,它的作用就像桥梁一样将信息发出者和接收者连接起来。沟通渠道有正式和非正式之分。正式渠道是由组织按职权层次建立的。如医院护理部领导将改革方案和步骤在全院科护士长会上宣布,再由科护士长将护理部改革意图及具体操作步骤传达给全院各科护士,这种信息传递是通过正式渠道来完成的。沟通渠道也可是非正式的。非正式沟通一般来说都是私人间或社交性的沟通。沟通的目的是让人接收信息,其信息通过正式或非正式渠道传递到接收者。接收者对信息进行解码,将信息变为可以理解的内容,并理解接受。与编码过程一样,信息的解码过程也受到接收者个人、态度以及社会文化背景等方面的影响。最后,接收者常常对信息发出者作出反馈,使其了解沟通是否准确、达到目的,这样,沟通的使命才完成。概括地说沟通要素包括:信息来源、信息编码、沟通渠道、信息解码、接收信息、反馈,并由这六个要素构成完整的沟通过程,如图 5-5-1。

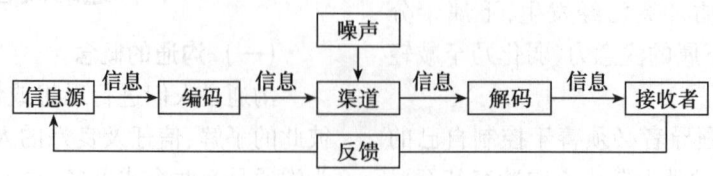

图 5-5-1 沟通要素与沟通过程

三、沟通的形式和方法

(一) 沟通的形式

沟通按方向、渠道和媒介等方向进行分类。

1. 按沟通的方法分类　可以分为垂直和横向两类。

(1) 垂直沟通是指团体或组织中在高、中、低各管理结构层次之间进行的信息传递。可分为上行和下行两个方向。下行沟通是指从团体或组织某个层次向其下属的层次进行的沟通,如护理部向下发出的指示。这是保证组织工作正常进行的重要沟通形式,通常用于控制、指导、激励和评价等目的。上行沟通是指下属向上级进行的信息传递过程。上行沟通的目的是汇报工作进展、反映工作中存在的困难或问题,反映职工的意见、情绪。应鼓励上行沟通,以利管理者了解全面情况。

(2) 横向沟通是指组织结构中同一层次的部门或人员之间所进行的信息传递和交流。横向沟通的目的是加强组织各部门之间彼此了解、协作,提高工作效率。如护理部与医务、后勤部门之间的沟通,内、外科护士长之间的沟通,以及同病区护士间的沟通均属于横向沟通。

2. 按沟通的渠道分类　依据沟通渠道不同,沟通可分为正式沟通与非正式沟通。

(1) 正式沟通:正式沟通是通过组织正式的渠道进行信息的传递和交流。常见的正式沟通形式有轮式、"Y"式、链式、环式、全通道式等五种,如图 5-5-2 所示。

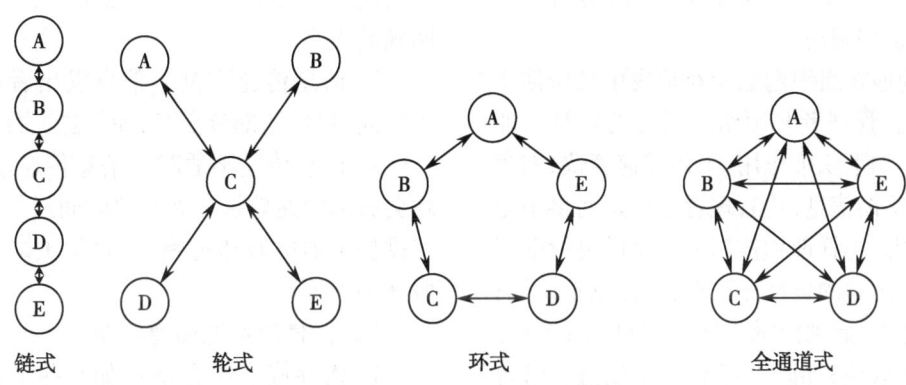

图 5-5-2　正式沟通图

轮式沟通中,A 是群体领导,轮式中成员间缺乏沟通,易导致成员满意度降低,适宜于完成复杂的任务。"Y"式与"轮式"很相似,沟通快,但成员满意度较低。链式使组织内成员与某些人沟通,谁是领导不明确,成员的满意感比轮式强,主要缺点是协同作用差,不像一个集体,领导权威弱,在完成较复杂或较简单的群体工作任务时,均属中等。环式与链式相似,在沟通时只是首尾相连,优缺点也与链式相似。在全通道式中,全体人员可以与其他人员沟通,领导的明确性较低,每一成员都有决策权。群体成员满意度高。完成复杂任务时绩效也高,这种沟通方式民主气氛浓,能满足成员的心理需要,提高士气。其不足是网络沟通渠道多,有时形成混乱,使得完成简单任务时,使用时间较长,绩效中等。

各种沟通网络各有其利弊,见表 5-5-1。在护理管理中应根据具体情况及需要来选择使用适当的沟通途径,以确保正常有效的沟通。

表 5-5-1　正常沟通网络比较

标准		轮式	"Y"式	链式	环式	全通道式
速度		快	较快	中等	中等	快
领导的明确性		高	高	中等	低	低
成员满意感		低	低	中等	中等	高
准确性		高	高	高	高	中等
工作	任务复杂时	低	低	低	中等	高
质量	任务简单时	高	高	中等	中等	中等

（2）非正式沟通：指正式沟通渠道以外的信息传递为非正式沟通，又称小道消息或传言，如会后交换意见，议论某人某事等。非正式沟通具有自发性、灵活性和不可靠性等特点，非正式沟通有四种方式：

集束式：是把消息有选择地传播给有关人员。

偶然式：是由于偶然的机会传播消息。

流言式：是某个人主动地将消息传播给其他人员。

单线式：传播方式是通过数名成员连续将消息传播给最终接收者。

非正式沟通即小道消息容易发生下列情况：①情况对人们具有重要性，如调整工资、晋升职称或职务；②现实情形令人焦虑，如面临破产的危险；③现实情形令人有不确定感，如机构精简合并，人员的调整和调动。

非正式沟通在组织沟通中经常发生且扮演十分重要的角色，管理者必须给予足够的重视。非正式沟通具有如下积极作用：①传递速度快，覆盖面大；②提供反馈信息，让管理者了解是何事情令职工关注、焦虑，为管理和控制工作提供决策前提条件。非正式沟通的负性作用有：①信息不确切；②由于信息有误，起到涣散士气，增加职工的猜测和焦虑的负面效应；③降低组织工作效益。管理者要充分认识小道消息是不可避免的，关键的一点是正确处理小道消息，避免或减少其带来的负性影响。

（二）沟通的方法

一个群体或组织对内、对外的沟通常用以下方法。

1. 发布指令　隐含有自上而下的直线指挥人员间的关系。指令的内容与实现组织目标密切相关。指令的含义一般带有强制性，可分为一般的或具体的；书面的或口头的等。

2. 交谈　领导者用正式或非正式的形式，在组织内与同级或下属交谈。交谈不受任何约束，能了解各自的思想动态，认清目标和体会各自的责任和义务，使双方都感到信任感和亲切感。

3. 会议　开会可提供交流的场所和机会。会议可集思广益，促使成员间的彼此合作，会议还可以对每位成员产生一种约束力，发现人们所未注意到的问题。

4. 其他形式　如汇报、报表、口头式书面调查访问等形式。

四、信息沟通障碍

在沟通过程中，如某个环节出现故障，就可引起信息歪曲、偏差、失误等后果，使沟通达不到预期目的，甚至带来不良后果。信息沟通障碍主要有以下几个方面。

（一）信息发出者的问题

作为沟通过程的起始，常常由于以下原因使沟通的有效性发生障碍。

1. 信息编码不准确　信息发出者措辞不当，使用信息接受不熟悉或难懂的语言或信息含义不明确的文字。

2. 信息传递不全　信息发出者有时为了缩短时间，只传达部分信息，使信息变得模糊不清。

3. 信息传递不适时　信息传递过早或过晚，均会影响沟通效果。如会议时间过早，容易忘记；安排护士加班通知过晚，以致护士缺乏准备而使服从困难等。

（二）信息沟通通道问题

1. 沟通媒介不合适　如有些重要的事情用口头传达，接受者可能不重视，影响效果。

2. 几种媒介互相冲突　例如有时口头传达的精神与文件不相符，造成矛盾与冲突。

3. 沟通渠道过长，中间环节多　信息在传递过程中有了改变，甚至颠倒。

（三）信息接受者的问题

1. 忽视信息　处在众多的信息和刺激之中，人们有时会忽视其中某些信息。

2. 信息译码不准确　思想差异、心理障碍或对信息发生的编码、语言不熟悉，有可能误解信息，甚至理解得截然相反。

3. 拒绝接受信息　有时接受者由于某种原因，对信息拒绝接受。例如有的护士对信息发出者缺乏信任，拒绝接受批评意见与建议。

在沟通中要提高有效性，必须消除和克服这些障碍。

第六章 控　制

第一节 概　述

一、控制的概念及重要性

（一）控制的概念

控制是"控制论"的一个重要概念。控制论是美国诺伯特·维纳（Norbret Wiener）于1948年创立的一门新的科学理论。它是研究各种系统控制和调节的一般规律的科学。它是"一种能应用于任何系统中的一般控制理论"。在控制论中，控制的定义是：为了"改善"或发展某个或某些受控对象的功能，通过信息反馈，加于该对象上的作用，就叫做控制，控制的基础是信息反馈，一切信息的收集传递都是为了控制，而任何控制都依赖信息反馈机制来实现。总之，控制就是指管理人员为保证下属的执行结果与计划一致，对执行中出现的偏差采取措施，以便实现预期目标和计划的管理活动。控制是指主管人员对下属工作成效进行测量、衡量和评价，并采取相应纠正措施的过程。

（二）控制工作的重要性

1. 在执行计划中起保障作用　计划是针对未来的，但环境条件总在变化。由于管理者受到本身素质、知识、技能、经验等限制，在制订计划时可能不完全准确、全面，制订出的计划在执行中也会发生变化，发生难以预料的情况。这时，通过控制工作修正计划、目标，或制定新的控制标准，以保障计划的执行与完成。

2. 在管理的各项职能中起关键作用　有效的管理具有五个基本职能，控制工作通过纠正偏差的行动与其他四个职能紧密结合，使管理过程形成一个相对封闭系统。控制工作贯穿于管理活动的全过程中，它不仅可以维持其他职能的正确活动，而且在必要时可以通过采取纠正偏差以改变其他职能的活动。因此，控制与其他管理职能紧密联系，具有重要的地位，起着关键作用。控制工作对于衡量计划的执行进度，揭示计划执行中的偏差以及指明纠正措施等均非常重要。

二、控制的基本过程

控制是管理活动中的一项重要职能，具有一定的程序。无论何组织，也无论何控制对象，其控制的过程是相同的。控制包括以下几个步骤。

（一）确立标准

确立控制标准是衡量实际工作绩效的依据和准绳。在确立控制标准前，应明确控制的对象，明确了对象才能有的放矢地制定标准。

计划是控制的依据，根据计划需要建立专门的标准。所谓标准即是一种作为模式或规范而建立起来的测量单位或具体的尺度。这些标准一般是针对完成计划目标具有重要意义的关键点。对照标准，管理人员可以判断绩效和成果。标准是控制的基础，离开标准对一个人的工作或一个制成品进行评价，是毫无意义的。各种工作和各种组织都有其特殊性，要结合各种工作特点制定专门的标准。

确立标准不仅要抓关键点，而且还要使标准便于考核，具有可操作性。尽量将标准量化，实在量化不了的或不宜于量化的，如对病人服务的态度、工作的热情、人员素质等，要提出易操作的定性标准。标准的类型很多，如有形和无形标准、实物和财务标准等等。护理系统常用的控制标准为：①时间标准；②程序标准；③质量标准；④消耗标准；⑤行为标准等。

（二）衡量成效

衡量成效是控制过程的信息收集，也可称为测量。衡量成效是用确定的标准衡量实际效果，了解下属的执行是否与上级指令、计划相一致的过程。通过衡量成效，获得信息，反映出计划执行的进度。对成效显著者予以激励，对已经发生和预期将要发生的偏差，及时采取纠正措施。

获取反馈信息通常可采用下列方式来进行：①建立工作汇报制度，要求下属及时准确地将执行上级指令的情况及遇到的问题反映上来，使上级部门及时了解下属执行情况以便控制；②建立监督检查机构，进行监督检查，了解下属执行情况；③管理者亲自监督检查，了解下属执行情况。有些重要决策的执行，关键任务的完成，或在执行中发生了一些重大事件，诸如此类，领导者要亲自监督检查，亲临现场指挥，这样才可以及时发现问题，及时解决问题。

（三）纠正偏差

要实现控制最终还要通过采取措施纠正偏差来实现。纠正偏差是控制的关键，使系统重新进入预先规定的轨道来实现组织目标。

管理人员对已获得的偏差信息进行分析，明确出现偏差的原因、责任机构和人员，采取措施纠正偏差。因为产生偏差的原因复杂，所以纠正偏差的方法是多样的，如调整计划、修改目标、调配人力、更新设备、改善指导和领导方法、加强培训和道德教育、加强管理、明确职权分工等。纠正偏差的措施一定要具有针对性，修改原计划中的缺点、错误，根据外界变化的情况适时调整原计划，以实现组织目标。

三、控制的原则

（一）与计划相一致的原则

控制技术和控制系统都应该反映计划所提出的要求。计划是实现控制工作的依据。主管人员需要掌握信息来了解计划进展的情况。控制过程的完成就是使实际活动与计划活动相一致。控制的目的是对实施计划活动进行衡量、测量和评价，并及时采取纠正措施，以确保计划实现。在设计控制系统，运用控制技术进行控制活动前，必须按不同的计划内容来拟定针对性明确的控制系统。控制标准如临床护理、护理教学、护理科研、社区保健等都应按各自的计划要求设计控制系统。

（二）组织机构健全的原则

控制是一种有强制性的管理活动，要实现有效的控制，必须有强有力的组织机构作保证，在控制工作中，被控制的组织要机构健全、责任明确，使控制工作有利于纠正偏离于计划的误差。当出现偏差时，应责任分明，责任与负责执行计划的岗位职务相适应。职责不明，组织机构不健全，控制工作难以进行。

（三）控制关键点的原则

在控制工作中，应着重于对计划的完成具有关键性的问题上，应集中于实现计划的主要影响因素之上，而不必去注意每一件事。关键点的选择是一种管理艺术。

（四）确立标准的原则

有效的控制要求有客观、准确、适当的标准。客观的标准可以是定量的，也可以是定性的，但标准应该是可以测量，可考核。标准不准确，不能客观测量，控制就会失效。

（五）例外情况原则

例外情况原则是管理者要格外对在执行中由于突发事件或环境的较大变化而引起的执行偏差进行控制。客观的外在环境是不断变化的，这些变化对计划的执行，目标的实现有一定的影响。对于一些突发性的事件，或较为巨大的变化是无法估计，因而管理者对例外情况必须加以关注，否则很可能错过极好的机会，或许因出现特别坏的情况造成更大的损失。因此，管理者只有注意例外情况的影响，及时调整控制标准和计划，控制工作才能收到好的效果。

（六）追求卓越的原则

要使所属人员有一种追求卓越精神，寻求发展。在发现问题，分析原因，纠正偏差时，也应有这种精神；在制订计划和控制标准时，也应具有一定的科学性、先进性，使组织和个人经过一定的努力方能达到，而不是随意轻取。

第二节 控制的基本方式

一、控制的分类

（一）按控制点的位置划分类型

根据控制活动的位置不同划分前馈控制、现场控制、结果控制和全面控制。

1. 前馈控制　又称为预先控制，是管理人员运用所得的最新信息,包括上一个控制循环中所获得的经验教训,反复认真地对可能出现的结果进行预测,然后将它同计划要求进行比较,从而在必要时调整计划或控制影响因素,以确保目标的实现。

预先控制的特点就是信息输入是在运行过程的输入端,它能在运行过程的输出结果受到影响之前就作出纠正,是防止发生问题的预防性控制。前馈控制的纠正措施作用在计划的执行过程输入环节上,工作重点是防止所使用的各种资源在质和量上产生偏差,是通过对人力、财力、物力和资源的控制来实现的,而不是控制行动结果。它可以防止组织使用不合要求的资源,保证组织的投入在数量上和质量上达到预定的标准,在整个活动开始之前能运用行动手段对可能发生的差错采取措施进行纠正。

2. 现场控制 又称过程控制或环节质量控制,是计划执行过程中进行的现场观察、检查及指导,以保证活动按规定的程序和方法进行。现场控制是执行计划过程中对环节质量的控制,发现不符合标准的偏差时立即采取措施予以纠正。

3. 结果控制 又称后馈控制、反馈控制等。此类控制是分析工作的执行结果,并与控制标准相比较,发现已经产生或即将出现的偏差,分析其原因和对未来的可能影响,及时拟定和实施相关措施,防止偏差继续发展或再度发生。结果控制的目的在于避免已发生的不良结果继续发展或杜绝危险因素,防止下一个循环中再度发生。此类控制工作是一个不断提高的过程,其重点是集中在执行结果上,并将它作为未来行为的基础。

4. 全面控制 又称综合控制。包含两种含义:一是指从计划过程的输入环节开始至输出结果为止,进行前馈、现场、结果的全过程控制;二是指全体工作人员均参加控制工作,实施全方位的综合性控制,使差错发生的次数达到最小范围,以确保目标的最佳实现。

(二) 按控制活动的性质划分类型

按控制活动的性质来分,控制可分为预防性控制和更正性控制。

1. 预防性控制 预防性控制是为了避免产生错误,在计划实施前采取预防措施。这要求管理人员对计划运行中可能出现的偏移因素及活动的关键点有深刻的理解,这样才能预见问题,采取预防性的控制措施。

2. 更正性控制 更正性控制的运用是由于管理人员没有预见问题,或者管理人员认为某些事情出现错误之后,使被管理人员的行为返回预先确定的标准,或实施的程序恢复到原来既定水平的措施。

(三) 按照控制源划分类型

按照控制来源可以将控制分为正式组织控制、群体控制和自我控制三种。

1. 正式组织控制 正式组织控制是通过由管理人员设计和建立起来的一些机构或规定来进行控制。组织可以通过规划指导组织成员活动,通过审计来检查各部门或每人是否按照计划进行活动并提出更正措施,通过预算来控制消耗。一般实行的正式组织控制的内容包括:

(1) 实施标准化。制订出标准的工作程序、操作流程等,管理人员以此监督执行。

(2) 保护组织的财产不受侵犯。

(3) 质量标准化。

(4) 防止滥用权力。

(5) 对职工的工作进行指导和测量。

2. 群体控制 又称非正式组织控制。非正式组织有一套自己的行为规范,是其群体成员的价值观念和行为准则。群体控制左右着职工的行为,人们往往有法不责众心理,大家都这么做,我也这么做,似乎这就是合理的传统做法,处理得好有利于达成组织目标,否则将会给组织带来很大危害。

3. 自我控制 自我控制是个人有意识地去按某一行为规范进行活动。自我控制能力取决于个人本身的素质。具有良好的修养的人一般自我控制能力较强,顾全大局的人比仅看重局部利益的人有较强的自我控制能力。自我控制在护理工作中占很重要地位,因为护士独立工作机会非常多,所以要求护理人员应有"慎独"精神,有自我控制的能力,严格自觉遵守各项规章制度,操作规范,才能保证整体护理质量,才能使病人得到良好的医疗和护理。

(四) 按控制手段划分类型

按所采用的手段可以把控制划分为直接控制和间接控制两类。

1. 直接控制 直接控制是指被管理者(被控对象)直接从管理者那里接受控制信息,或者说是管理者直接向被控对象发出控制信息,约束被控对象行为的控制方式,如护理管理活动中,护理部主任与护士长或护士长与护士间的控制关系属于直接控制。

直接控制具有两个特点：一是行政强制性，即以行政命令和行政措施作为主要控制手段，对被控对象具有强制性的约束力；二是直接性，即控制指令不经过任何中间转换环节，直接下达给被控对象，直接约束被控对象的行为。

2. 间接控制 间接控制是指被控对象不是直接从管理者那里接受控制指令，而是从管理者制定的制度、政策、责任制等"控制器"那里接受控制信息，进行自我调节、自我控制的一种控制形式。护理管理者和护士之间主要依靠这种控制方式，即各种规章制度、护理常规、操作流程及各种方针、政策等，约束护理人员的行为，所以护理管理以间接控制为主。

间接控制有利于提高控制效率，因为此类控制具有优良的信息沟通机制，能够排除直接控制下信息横向流动的障碍，拓宽信息流动空间，同时也能减少信息衰变以及信息变化过程中的迟滞。另外间接控制有利于管理者超脱大量琐碎事务集中精力研究全局性的问题，或者处理那些重大问题。

间接控制也存在一定的局限性，其有效性在较大程度上取决于控制机制是否完善，是否符合控制对象的行为规律及利益要求，在对直接下属进行行为控制时它显然不如直接控制简便灵活，也不如直接方式迅速有力。

二、实现控制应注意的方面

（一）控制工作应具有全局观念

在护理管理组织结构中，各个部门、科室等基层单位都是护理管理系统的子系统，虽然各部门都有自己的目标，并为自己的局部目标而活动着，但是他们必须注重系统的总目标，护理管理中，经常出现管理人员进行控制工作时，往往只注重本部门的局部目标，而忽视组织的目标。因此，必须加强对这些人员的全局意识教育，让他们从整体利益出发来实施控制，将各个局部目标与总目标协调一致。

（二）及时获取实时信息，提高控制时效

控制的效率关系到管理的效率。控制时效的提高取决于管理人员能否及时地得到下属执行计划情况的信息，尤其是实时信息。实时信息就是指事件一发生就被管理人员掌握的信息。

在护理管理中，有的管理人员为了本单位或个人的利益，不及时向上级主管部门汇报计划执行中出现的问题，甚至隐瞒，使上级部门和管理人员不能及时了解情况，实行有效控制。也有些管理人员素质低，管理意识不强，思想不敏锐，对执行中发生的问题视而不见，听而不闻，无动于衷，这两种情况都控制工作中应该避免的。管理人员应该及时掌握实时信息，迅速采取控制措施，尽可能把损失减少到最低限度。

（三）控制工作应面向未来

控制工作面向未来有两层含义：一层是指一个真正有效的控制系统应该能预测未来，预见计划执行中可能会出现的问题，针对可能出现的偏差，预先采取防范措施。另一层是指要有先进性、科学性；尤其在制订计划、控制标准和控制指标时不能停留在目前水平上，而应该面向未来，面向世界水平，寻求发展，不断提高。

第七章

护理业务技术管理

第一节 概 述

护理业务技术管理是医院管理的重要组成部分,也是护理管理的核心和衡量医院护理管理的重要标志。在现代护理管理以病人为中心,以护理人员为主要对象的管理中,护理业务技术管理水平的高低直接影响护理服务效率和效果。

一、护理业务技术管理的重要性

(一)护理业务技术管理是提高护理质量的根本保证

护理业务技术管理能发挥人的智能技术和设备的最大效能。在医院工作中,护理工作占有重要地位,护士在医院卫生技术人员中占50%。护理工作既有与医生及其他医务人员进行合作的一方,又有独立进行护理服务的一面,而且以后者为主。护理工作的完成,离不开知识的应用和技术操作,从门诊到病房,护理工作有其共同的特点,也有其不同专科的护理操作技术,只有加强护士的"三基"培训即基本理论、基本知识、基本技能,提高专科业务技术水平,使各科的业务技术合格,才能保证全院的医疗护理质量。在抢救危重病人的过程中,"时间就是生命",先进的医疗护理技术本身作用固然重要,而强有力的业务技术管理使各项技术操作标准化、规范化,这样使得每个人的技术得以充分发挥,病人才能得到及时、准确而有效的服务;另一方面,现代医疗仪器设备越来越精密,只有加强管理才能保证性能,减轻耗损,发挥其最大的效能,确保医疗护理质量。

(二)护理业务技术管理是医学科学管理发展的需要

随着医学科学的发展,高新医疗仪器设备应用于临床,各项新检查手术器官移植的开展以及许多先进医疗技术的不断引进,对护理技术协作的要求越来越高。而新的医学理论,如免疫遗传学、生物工程学、预防医学、行为医学等等对一些疾病的病因诊断和治疗提供了新方法,从而对护理专业提出了新的挑战。只有加强护理业务技术管理,才能保证护理人员在跨学科多部门的合作中准确无误和协调一致。

(三)护理业务技术管理是护理教育培养合格护理人才的重要保证

护理学作为一门综合性的应用学科,护理教育离不开临床实践。医院是护理实践的重要实习地。医院护理业务技术管理的好坏,直接影响护士和在职护理人员的业务素质和技术水平。

二、护理业务服务模式

随着医学模式的转变和护理专业的发展,护理服务模式也发生了不少变化,大体出现了个案护理、功能制护理、小组护理、责任制护理、整体护理等模式。目前正在推行的是以病人为中心及人的健康为中心的整体护理服务模式。

(一)个案护理

个案护理是护理服务最古老的模式,护士对单个病人从入院到出院实施一对一的病情观察及护理。这种模式大多应用于危重病人的护理和护理教学。对于接受个案护理的病人来说,待病人病情稳定后,则用其他服务方式来代替,病人仍然得不到连续的专人护理。它可以为病人提供一对一的服务,有助于提高病人满意度,增强护理人员主动性和责任心,充分发挥专业知识,但是这种模式的普及需要较多的人力、物力和要求较高的整体素质,才能保证护理服务。

（二）功能制护理

功能制护理是以护理人员的基本业务分工为基础，以单纯完成医嘱和生活护理为目标，病房护士长分配几名护士分别负责治疗发药及生活护理等，分别对病人实施"横向护理"。其优点是节省人力，能完成必要的治疗工作，单纯业务多次重复，有利于提高技术和效率。然而，其缺点是护士对病人缺乏主动性和身心护理整体性，被动地机械地执行医嘱，临床工作简单化；护士的专业知识难以发挥，各级护理人员的工作内容无法区别，护士只完成各自的工作任务，病人护理缺乏连续性、计划性、系统性。

（三）小组护理

把护理人员分成若干小组，分别由每小组护士负责一组病人的工作方式。小组内设组长负责组织和协调小组成员的工作，制订护理计划并分配病人。这样，对于护士来讲，缩小了接触病人的范围。但大多的小组护理实际上是缩小了的功能制护理，仍然没有规定的护士负责病人全面的整体护理。

（四）责任制护理

责任制护理于20世纪60年代在美国首先采用和推广，80年代初应用于我国。责任制护理是随着生物心理社会这一新的医学模式主导下的整体护理思想的产生，以生物心理社会护理为主体，而出现了护理程序的学说才开始的。其特点是病人从入院到出院，即由护士长指定一名责任护士，担任该病人的全部护理。它要求责任护士8小时在班，24小时负责病人护理，以护理程序为手段，对该病人身心及社会家庭背景等做全面的了解评估，给出恰当的护理诊断及制订护理计划，在她下班以后有其他的护士按其计划继续进行各项护理，并在交班时将病人在阶段内发生的病情变化及护理效果详细与责任护士反馈，以便评价护理效果。这样，一改过去病人被动接受护理服务为护士主动为病人服务；从护士只是被动执行医嘱，仅仅是医生的助手变为共同担负着帮助病人恢复健康的医护合作伙伴关系；护理管理制度措施从护理人员出发，强调整齐划一变为从病人出发，强调病人的个体差异性。护理质量的好与差的标准，不再单纯是技术操作的熟练程度。护理程序的应用，护理过程体现了护士与病人的共同参与，融洽了护患关系。但是，责任制护理强调一组病人的护理由一名责任护士负责，8小时上班，24小时负责，实际是难以做到的。另外，责任制护理是提出按护理程序进行工作，但未能从管理上落实护士的职责、质量评估、健康教育等，责任制护理只留于形式而忽视了对病人的整体护理。

（五）整体护理模式

整体护理是以病人为中心，以现代护理观为指导，以护理程序为框架，包括有护理宗旨，护士职责与行为评价，病人入院及住院评估，标准护理计划及教育计划，护理质量保证等。整体护理是一种以服务对象是开放性整体为问题思考框架的临床护理模式。它强调以"人"为中心，变"封闭式"的护理为"开放式"护理，强调人与环境的相互影响。

整体护理模式的特点：

1. 护理人员共同明确现代护理观、护理哲理，确定了护理人员行为的价值取向和专业信念，有利于职业道德建设和专业形象的培养。

2. 以护理程序为核心，做到环环相扣协调一致，保证了护理理论的建设与完善和提高了护理质量。

3. 体现了护理人员独立为病人服务所应履行的职责，也体现了各级护理管理人员有效的护理管理。

4. 为高学历高职称的护理人才提供施展才能的机会，有利于各层次护理人员的职能发挥。

5. 《标准护理计划》和《标准健康教育计划》一系列的规范表格，使护理工作更趋于规范化、科学化、标准化。

6. 有利护理教育的整体改革和推动护理科研的发展。

第二节 护理业务技术管理的内容

一、护理管理制度

护理管理制度的管理是管理工作中的一项重要内容。护理管理制度是长期护理工作实践经验的总结，是护理工作客观规律的反映，是处理各项工作的标准，是保护服务对象接受安全、有效的护理服务的重要保障，也是减少和防止差错事故发生的重要措施。

护理工作是医院工作的重要组成部分，其特点是工作细致复杂涉及面广，具有严格的时间性、连续性、衔接性和群众合作性。要做到24小时进行不间断治疗病情观察等护理服务，满足病人的需求，使各级护理人员有章可循，执行科学护理规章制度，建立正常的工作秩序，改善服务态度，保证医院工作的惯性运行，达到工作规范化、管理制度化、操作常规化，确保病人的安全，不断提高护理质量和工作效率。

（一）护理管理制度的分类

护理管理制度分为岗位责任制、一般护理管理制度及有关护理业务部门的工作制度。

1. 岗位责任制　岗位责任制是护理管理制度中重要制度之一。它明确各级护理人员的岗位职责和工作任务。其目的是人人有专责，事事有人管，把护理工作任务和职责落实到每个岗位和每一个人，使工作忙而不乱，既有分工，又有合作，既有利于提高工作效率和服务质量，又有利于各项护理工作的顺利开展。

护理工作按照个人的行政职务或业务技术职称制定有不同的岗位职责。主要包括护理副院长职责、护理部主任（总护士长）职责、科护士长职责、护士长职责、副护士长职责，及主任护师和副主任护师职责、主管护师职责、护师职责、护士职责、护理员职责等等。

2. 一般护理管理制度　指护理行政管理部门与各科室护理人员需共同贯彻执行的有关制度。医院可根据本院不同的等级及工作需要制订护理管理制度。它主要包括病人出入院制度、值班交接班制度、查对制度、执行医嘱制度、隔离消毒制度、差错事故管理制度、病人和探陪人员制度、护士长夜班总值班制度、护理部护士长管理登记制度、月报表制度、会议制度、饮食管理制度、护理业务查房制度、护理教学查房制度、物品药品器材管理制度、医疗文件管理制度以及分级护理制度等。

3. 护理业务部门的工作制度　指该部门各级护理人员需共同遵守和执行的有关工作制度。主要包括病房管理制度、门诊工作制度、急诊室工作制度、手术室工作制度、分娩室工作制度、新生儿室工作制度、供应室工作制度、治疗室工作制度、换药室工作制度、病人安全管理制度、烧伤病房工作制度和监护室工作制度。

（二）护理管理制度制订的原则

1. 明确目的和要求　建立任何护理管制度，首先应该围绕以病人为中心的指导思想，从病人的利益出发为原则，通过细致的调查研究，特别对新开展的业务技术项目，要了解该项工作的全过程和终末质量标准，本职岗位人员应具备的条件和职责，综合考虑，制订出切实可行的制度。

2. 文字精练、条理清楚　护理制度种类繁多，而各项制度均需各级人员掌握、遵照执行。为了易于记忆、理解掌握，文字力求简短，条例化，但内容完善、职责分明。

3. 共同制定、不断修订　护理管理制度是长期护理工作实践的经验总结，制定一项新的制度应该是管理者和执行者共同参与制订，反复思考讨论，拟定出草案，试用后请有关护理专家或有实践经验的人进一步修订，护理部认可后提交医院审批执行。

（三）护理管理制度实施的要求

1. 加强思想品德教育，提高执行各项规章制度的自觉性。

2. 加强护理人员的基本知识、基本理论、基本技术的训练，掌握护理学科及相关学科的新进展。

3. 保证必要的人力、物力等资源的提供，创造有利于病人治疗、康复的环境，以保证护理制度的贯彻落实。

4. 发挥行政管理者的检查、监督职能和护理人员的相互监督作用。

二、基础护理管理

（一）基础护理的概念

基础护理是临床护理必不可少的重要组成部分，是护理专业人员所需的最基本的理论，基本知识和操作技术，也是发展专科护理的基础和提高护理质量的重要保证。基础护理的质量是医院等级评审的内容之一，是衡量医院管理和护理质量的重要标志之一。

（二）基础护理管理的内容

1. 一般护理技术管理　一般技术管理包括：病人出、入院处置；各种床单位的准备；病人的清洁与卫生护理；体温、脉搏、呼吸血压的测量；三测单的绘制；各种注射的穿刺技术（如肌内注射技术和问题解答见表5-7-1）；无菌技术；消毒隔离技术；洗胃法；灌肠法；导尿术；各种标本采集；口服、吸入给药法；尸体料理；护理文件书写等管理。

2. 常用抢救技术管理　常用抢救技术管理主要包括给氧、吸痰、输血、洗胃、止血包扎法、骨折固定、心电监护、心内注射、胸外心脏按压、人工呼吸机使用等管理。

（三）基础护理管理的主要措施

1. 加强职业道德教育，树立以病人为中心的整体护理专业思想，强化护理人员重视基础护理的意识。基础护理是护理服务中的最基本的内容，也是护理管理的核心。基础护理质量的好坏，直接影响着护理质量以及整个医院的医疗质量的水平，要克服护理人员不愿做基础护理的思想，消除基础护理可有可无，对疾病的转归和医疗的提高无举足轻重的错误认识。

2. 以护理部为主，成立基础护理管理小组，负责科学地制订和修改各项基础护理操作常规，制订出技术操作的流程、质量要求和终末质量标准（举例见表5-7-1），结合临床实践和新经验的推广，修改各项标准，同时制订训练计划和考核措施。

表5-7-1　肌内注射技术操作质量要求与标准（规定操作时间8分钟）

项目	内容	标准分数
准备质量25分	1. 工作人员　①衣,1分;②帽,1分;③鞋,1分;④口罩,1分;⑤洗手,1分	5分
	2. 用物　①治疗盘内无菌注射器和针头,2分;②无菌持物钳,1分;③注射药物,1分;④必要时备急救药,0.5分;⑤沙轮,0.5分;⑥无菌纱布,1分;⑦无菌巾包,0.5分;⑧皮肤消毒剂,1分;⑨棉签,1分;⑩弯盘,0.5分;⑪注射单,1分	10分
	3. 包括　①口述肌内注射的目的,5分;②检查药品质量,3分;③对注射单,2分	10分
操作流程质量50分	1. 包括:①铺无菌盘,1分;②消毒药液,1分;③用无菌纱布包好打开安瓿,1分;④准备注射器,1分;⑤抽吸好药液针头套上安瓿放入无菌盘内,1分	5分
	2. 包括:①将用物带至床旁,1分;②对床号姓名,1分;③向病人做好解释取得合作,3分	5分
	3. 包括:①助病人正确姿势,2分;②注射部位,3分	5分
	4. 包括:①常规皮肤消毒,2分;②待干,1分;③排尽空气,2分	5分
	5. 包括:①左手错开并绷紧皮肤,2分;②右手持针如握笔姿势,2分;③垂直迅速刺入,3分;④进针约2.5~3mm（消瘦者及病儿酌减）,3分	10分
	6. 包括:①左手抽回血,2分;②右手固定针头,2分;③左手缓慢注入药液后,3分;④以干棉签按压针眼处,1分;⑤迅速拔针,2分	10分
	7. 包括:①整理病人床单位,3分;②清理用物,2分	5分
	8. 观察反应	5分
终末质量25分	1. 包括:①无菌观念强,5分;②坚持三查七对,5分	10分
	2. ①操作熟练,4分;②准确,3分;③能按无痛注射法进行操作,3分	10分
	3. 口述肌内注射的部位及定位方法*	5分
时间		
总记分		

*：问题及解答：
1. 肌内注射的目的
（1）需迅速达到药效及不能或不宜经口服给药者，注射刺激性较强或药量较大的药物；
（2）不宜或不能作静脉注射，要求比皮下注射更迅速发生疗效者。
2. 肌内注射的部位　一般选肌肉较厚离大神经大血管较远的部位。其中以臀大肌最为常用，其次为臀中肌、臀小肌股外侧肌及上臂三角肌。
3. 定位法　①十字法：从臀裂顶点向左或向右侧划一水平线，然后从髂嵴最高点划一垂直线，取外上象限1/4处，避开内角即为注射部位。②连线法：髂前上棘与尾骨连线的外上1/3处为注射部位

3. 定期开展基础护理的基本理论、基本知识和基本技术操作的训练。护理人员在临床实践中，除注意提高基础护理操作技能外，护理部应准备有进行基础技术操作的示教室和操练室，经常向在职护理人员及进修实习人员开放，有集中指导，以录像或亲自示范的方式向各级护理人员展示规范科学标准的技术操作。训练步骤可先易后难，由浅入深，先以病房护士长为骨干全面展开，有要点讲解和难点指导，使人人达标个个过关，坚持不懈地搞好基础护理这项工作。

4. 经常督促检查严格要求。基础护理是护理人员的一项日常工作，应当以认真负责科学的态度自觉地在临床实践中坚持规范化、标准化地操作。各级护理管理人员要经常深入临床第一线，检查督促各项基础护理按要求执行，且定期地组织科护士长、护士长进行基础护理质量检查，及时发现问题采取措施。要克服搞形式主义，在检查中做表面文章，没有上级来检查就松劲的情绪。做到月月有检查登记，有信息反馈，奖惩兑现，促进各项基础护理工作的落实。

三、专科护理管理

（一）专科护理的概念

专科护理是根据不同专科医疗护理需要而进行的护理工作。由于各专科的疾病不同，检查治疗方法各异，病人对护理的需求也不一样。专科护理是在基础护理的基础上，结合专科疾病的特点而形成特定的护理工作。近年来，由于医学的发展，专科分化越来越细，专科护理也相应地向纵深发展，如除传统的内、外、妇、儿等科外，内科又分为呼吸、心血管、血液、消化、内分泌、肾病、神经内科、血液透析、腹膜透析及冠心病监护等专科护理。

（二）专科护理管理的主要措施

1. 护士长应组织开展专科护理知识的学习，让专科护理人员充分熟悉专科疾病的主要诊断和治疗方法，掌握专科护理常规的内容和理论依据，掌握专科护理业务特点。

2. 护理部应组织科护士长、护士长以及专科护理人员，结合专科护理的经验，反复酝酿，制订好该专科各疾病的护理常规，内容合理、科学、切实可行。且根据专科医疗和护理技术的更新，不断修订和充实护理常规。

3. 搞好专科病房的医护协作。专科的检查、治疗和许多护理是由医护协作而完成的，例如：心导管检查、内镜检查等。特别是手术过程中要求手术医师、麻醉医师、洗手护士、巡回护士密切配合，缺一不可。护士长应经常参与医生查房，护理人员应经常参加有关专科医疗、护理新进展、新技术、新业务介绍的学习。另外，应鼓励护理人员参与专科科研活动，达到良好的医、护合作，以利于提高专科医疗、护理质量。

4. 护理管理者应组织专科技术训练，学习新仪器的使用和抢救技术操作，以利于病人得到及时、准确地治疗和护理。建立专科护理技术检查、考核制度。

5. 加强专科精密、贵重仪器的保养，应有专人负责、定点存放、定时检查和维修，如除颤器、监护仪、人工呼吸器等，建立必要的规章制度。护理人员要了解仪器的性能、使用方法、操作规程和注意事项，使设备保持良好的性能，以备应急使用。

6. 贯彻落实以病人为中心的思想。专科病人的疾病的特点与发病规律有其共同特点，护士应根据病人的具体情况，开展宣传教育和自我保健指导，以利病人早日康复，预防并发症的发生。

四、新业务、新技术护理管理

（一）新业务、新技术的概念

新业务、新技术是医学科学领域各学科发展的重要标志之一，是指应用于临床的一系列新的检查、诊断措施，治疗和护理新方法，以及新的医疗护理仪器设备的临床应用等。护理工作如何紧密适应各相关学科的发展，加强护理新理论、新知识、新技术的研究管理，是提高医疗质量的重要环节。

（二）新业务、新技术的管理措施

1. 新业务、新技术应当以病人为中心，从病人利益出发，有利于病人的治疗和康复。而不是单纯的方便医务人员，提高工作效率。

2. 护理部应成立护理新业务、新技术管理小组，由护理部主任负责，开展新业务、新技术较多的病室护士长、护士参加。

3. 建立新业务、新技术资料情报档案。对于新业务新技术的开展，应根据具体要求和质量标准，制订科学的操作规程和规章制度，严格执行，保证新业务、新技术的顺利开展。

4. 护理部应组织护理人员参加护理新业务、新技术的学习，并且鼓励各级护理人员参加与护理有关的新业务新技术的讲座学习，掌握新技术应用的理论基础。

5. 院内护理新业务开展、新技术应用之前，应经过护理部管理小组和院内外专家鉴定通过，方可推广。

6. 作好新业务、新技术应用效果评价。效果评价中，除有理论作为支持依据外，还应有科学数据说明，作好成果报告。

五、护理信息管理

人类社会正在进入信息时代。信息时代的到来是科学技术高度发展和进步的标志。信息无处不在，信息同每个护理人员都有密切的关系，护理系统内外的人际交流在很大程度上是信息的交流，护理人员的行为也受到信息的影响。护理管理者离不开与护士、医师、其他技术人员、病人、家属等进行交往，以便了解护理工作状态，病人的满意度，护理质量的高低，护理科研进展等信息。因此，护理管理离不开对护理信息管理。

（一）信息的一般概念和特点

1. 信息的定义　目前，关于信息尚无统一的定义。信息泛指情报、消息、指令、数据、信号等有关周围环境的知识，通常用声音、图像、文字、数据等方式传递。信息是由事物的差异和传递构成的。信息源于物质及其运动，具有物质的属性，但它并不是物质，信息是现代社会一种极其重要的资源。从广义上说，信息也是一种能量，它可以影响事物的变化，对人类社会产生巨大的创造力。一个系统的组织程度越高，它的信息量就越大。

2. 信息的特点　医院护理信息除具有一般信息所具有的可识别性、可传递性、可储存性、可浓缩性、可替代性、可分享性、可扩充性等特点外，尚有其本身的特点：①信息量大而复杂。护理信息种类繁多，数据信息、图像信息、声音信息、有形无形信息等。有护理系统内部信息如工作信息、病人病情信息、护理技术信息等；有护理系统外部信息如医生要求护士共同治疗病人，医院各医技部门、科室要求护理配合、参与等信息。这些信息往往互相交错、互相影响。②部分信息必须及时获取，准确判断，作出迅速的反应。医院护理信息的收集需要许多部门和人员的配合，加之护理人员分布广泛，给信息的收集和传递造成一定的困难。护理信息中一部分可以用客观数据表达，如病人出入院人数，护理人员出勤率，病人血压、脉搏的变化，病人的平均住院日等；而一部分则是来自主观的反映，如病情观察时病人神志、意识的变化，心理状态信息，直读性差，需要护理人员准确的观察，敏锐的判断和综合分析的处理能力。否则，在病人病情危重时，病情突变危及生命时，由于信息判断、处理失误，造成不可挽回的损失。

另外，护理信息主要是与人的健康和疾病有关的信息，由于健康和疾病是处于动态变化状态之中，护理信息从而具有流动性和连续性。

（二）护理信息的分类及其来源

护理信息可分为护理业务和护理管理信息。护理业务信息是大量而复杂的，相互之间有着密切联系。它包括院内和院外两部分。院内信息主要有护理业务活动信息及护理科学技术信息。院外部分有国内护理情报信息和国外情报信息。护理管理信息主要包括对人、对工作管理的信息，如人员编制、工作计划和总结、培训计划、考核标准、规章制度等。

（三）护理信息管理工作内容

1. 护理信息的收集　护理信息的收集是学习护理管理的基础。护理部作为医院信息管理的执行单位，有必要全方位了解全院护理信息工作动态。护理信息收集可以从院内采集，如各病室单元护理工作日报表、手术预定单、护理人员排班表、护理人员出勤表、危重病人情况报告、护士交班报告等，还可以从院内医务科、统计室、病案室等了解病人出院动态、门诊病人总数等。另外，护理信息可以从院外收集，如国内各种护理学情报杂志、专业书刊、各种学术交流会议、参观访问学习和国外情报信息等等。采用口头询问、书面记录、电脑输入等方式收集信息。

2. 护理信息的处理　在收集的基础上，通过对信息的处理来实现信息的管理。护理信息经过初步收集往往是项目繁多、零散、复杂，难以从中总结规律，发现问题，作出判断，难以给管理者、决策者提供有效的参考信息。护理信息的处理常常是借助于人或计算机对原始信息进行加工、整理、分析、归纳、概括、提炼和浓缩。做到对信息的去粗取精，去伪存真，从而有利于信息的传递、储存和利用。

（四）护理信息管理的主要措施

1. 护理部应组织护理人员学习护理信息管理的有关知识和护理信息管理制度，加强对护理信息管理的重要性认识，自觉地参与护理信息管理。

2. 护理部应健全垂直护理信息管理体系，做到分级管理,实行护士-护士长-科护士长-护理部主任负责制。保证信息的完整和真实,减少信息传递中不必要的环节,保证信息传递渠道畅通,逐级上报。并建立切实可行的护理信息管理制度。

3. 加强护理人员的专业知识,新业务、新技术的学习。在有条件的医院组织对护理人员进行计算机应用的培训,提高对信息的收集、分析、判断和紧急处理能力。如工作中遇到一危重病人有心跳骤停的可能,护士一旦发现与心跳骤停有关信息,准确识别,马上汇报医生,作出迅速处理,不得有任何延误。例如颅脑严重外伤病人,往往病情变化很快,对于任何病情信息的变化要有预测能力。

4. 各级护理管理人员对信息应及时传递、反馈,经常检查和督促信息管理工作。对于违反信息管理制度如漏报或迟报信息而影响抢救,造成工作紊乱或经济损失者,应追究责任,作好思想教育。

第三节 护理业务技术管理方法

护理业务技术管理是护理管理工作的重要部分,落实分级管理制度,实施目标管理、技术循环管理,可以为提高护理业务技术提供可靠保证。

一、分级管理制度

分级管理就是明确规定各级领导和各级护理人员的业务技术管理职责和权限,做到职责分明,事事有人管,保证各项护理业务技术顺利开展。在医院内,护理管理人员可分为四个层次:护理副院长、护理部主任、科护士长、基层护士长。医院护理业务技术应在护理副院长统一领导下,由护理部主任负责,主要实施护理技术管理任务中的全院性重大技术决定,技术协调,统一制定技术常规、标准以及引进和开发重大新技术项目。科护士长、基层护士长一方面要管理本科室、本病区的业务技术管理工作,贯彻执行上级管理部门布置的工作任务;另一方面,还要对全科室护理人员进行具体的指导,负责解决本科室护理人员所不能解决的技术问题。

为了加强各级护理管理部门的业务技术管理,应建立健全以下各项制度。

(一) 岗位责任制

包括各级护理人员和各级职称护理人员职责。主要有护理副院长职责、护理部主任职责、科护士长职责、护士长职责以及主任护师、副主任护师、主管护师、护师、护士等职责,其中对各级人员的业务技术管理职责做了明确规定。落实岗位责任制,可以保证护理工作顺利进行,减少护理业务技术差错,杜绝护理技术事故发生。

(二) 护理业务学习、考核制度

护理部对全院护理人员业务学习培训有计划,考核有办法。护理人员业务学习,如每月一次学习报告或全院业务学习,考核每年两次等,督促提高护理人员整体业务、技术水平。

(三) 护士长查房制

对护士长查房作出具体规定,如科护士长每月两次,护士长每周一次。查房的形式可以单独组织,也可随同科室主任共同进行,落实查房制,可以及时发现护理工作中的问题,实施义务技术指导,解决疑难问题,提高护理质量。

(四) 主任护师查房制

由主任或副主任护师带领护士查房。同样解决技术关键问题。一般一周一次,由下级护理人员提出技术要点及难点,结合教学查房,以解决技术问题。

(五) 护理部业务技术信息交流会议制度

护理部对全院重大技术信息及重要技术项目的决定,每季度或每半年召开一次专题护士长会议,通报进展信息或开展技术讨论。对外出进修、学习、参观以及参加各种学术会议的护理人员规定返院有书面汇报和口头汇报,必要时以专科或病房为单位进行汇报和体会介绍,以提高护理业务技术水平。

二、目标管理在护理业务技术管理中应用

目标管理是以目标为中心的一种管理方法。护理业务技术管理中的目标管理,就是通过护理人员参与制定和实施整体的和具体的护理业务技术管理目标,在一定时间、空间内达到预期的结果。

护理业务技术管理目标要根据医院的等级和医院护理人员的业务技术水平来制定,目标应具体、实际、客观,在预定时期内,通过护理人员努力能实现。目标管理实施的基本程序是:①科护士长、护士长参与护理部护理业务技术管理总体目标制定;②将总体目标逐层分解,各病区护理人员

参与本科室、本病区的总目标制定;③护理人员根据上级目标,又明确个人目标;④执行目标,实行自我监督和控制,定期检查目标执行情况,朝着个人、集体共同目标努力;⑤根据最后实现目标的情况,又制订新的目标。这样,在护理业务技术管理中应用目标管理,体现了以目标为中心,全员参与管理,增强了参与者的责任心和压力感,保证总体目标的完成。而总体目标的制订体现了全院护理人员在一定时期内提高护理业务技术的努力方向。

三、技术循环管理在护理业务技术管理中的应用

技术循环管理是采用"PDCA"循环管理方法。循环管理中每一环包括四个阶段:P(Plan,计划)阶段,即对某项护理业务技术管理作出具体的计划包括措施、要求和方案;D(Do,实施)阶段,即按该项护理业务技术管理的计划执行;C(Check,检查)阶段,即对执行进程进行检查、监督;A(Action,处理)阶段,即对执行后最终结果进行综合分析、评价,是否每个计划都予以执行,达到预期的结果,计划未实现的需修改计划,重新制订计划、措施而进入下一个业务技术管理循环。

循环式技术管理,可分为定项循环管理、定位循环管理、按病种循环管理和按病例循环管理四类。

(一) 定项循环管理

把护理业务技术管理分为若干项目,逐项进行循环管理,这种循环管理适合于多层次、多部门护理人员参与的护理业务技术重点项目管理。其实施的程序是首先对将实施技术循环管理的项目进行调查研究,掌握必要的信息资料,经认真研究后,提出具体方案措施,专人负责监督执行情况,且发动所有参与人员主动参与管理,发现和提出问题,实施一定阶段后进行综合分析和总结,提出最终改进意见而进入下一个技术循环管理过程。定项循环管理举例表5-7-2。

表 5-7-2 护理技术定项循环管理举例

项目	管理目标	P	D	C	A
基础护理技术操作规程	提高护理质量	以2个月以上的调查为依据提出改进方案	分科分病区统一认识贯彻实施	护士长查房,护理人员自查	定期总结,作出进一步改进依据
护理病历书写要求	严格基础技术管理提高病案质量	抽查每科50~100份病历,提出统一书写规格和要求	分科认真实施	健全护理部主任、科护士长、病区护士长对病历抽查制度	每季度进行总结,提出改进措施

(二) 定位循环管理

就是按每一种具体的技术工作岗位进行循环式管理。以护理人员在岗一个班为一循环周期。由于病房护理工作连续性的特点,将每一班次的护理业务技术活动纳入每一个业务技术管理循环周期时,每个护理人员在进入自己的每一个业务技术管理周期。要求有一个具体的计划、实施措施、自我检查和结果评价,发现存在的问题,提出修改计划的建议作为下一班上岗人员修订计划的参考依据,从而有效提高工作质量。

(三) 按病种循环管理

各科室根据本科室接收病种的特点,对常见病、多发病的护理技术进行循环式管理。护理人员针对不同疾病种类分别计划不同的护理技术措施和方案,实施不同的护理。在实施护理活动中,执行者或上级管理者不断进行检查、评价,随时修订计划,以病人出院为一循环周期结果总结。科室根据长期、反复的实践,对某种疾病的护理技术进行总结,有利于制定出某疾病的标准护理计划等。

(四) 按病例循环管理

就是对每一个病人的护理过程按循环式管理方法有计划地实施护理措施,不断改进护理措施,使病人早日康复。按病例循环管理,其管理程序上大体与护理程序相似,每一个循环周期实际上是完成一个护理程序的过程。技术循环周期的开始,在了解病人护理问题的基础上制定护理技术方案,实施护理措施,最后进行护理效果评价和必要的护理计划的改进而进入另一个新的循环。

第八章

护理质量管理

第一节 概 述

一、护理质量管理的概念

(一) 质量概念

质量通常有两种含义,一是指物体的物理质量;另外一是指产品、工作或服务的优劣程度。现在讲护理质量用的是后者。从后者质量的定义可以看出质量不仅指产品的质量,也包括服务质量。服务包括企业性服务,也包括社会性服务。在医疗护理服务中,既有技术服务质量,也有社会服务质量。质量概念产生于人们的社会生产或社会服务中,质量具有以下特性。

1. 可比较性　可比较性是说明质量是可分析比较和区别鉴定的。同一服务项目有的深受用户满意,有的导致用户意见很大。同一规格、型号的产品有的加工精细,有的加工粗糙,有的使用寿命长,有的使用寿命短,这种差别是比较的结果。人们可运用比较与鉴别的方法来选择质量高的产品和服务。因而,对产品或服务质量有预定的标准,以便于人们对比、鉴定。有的产品或服务特性可以进行定量分析,有的产品或服务只能进行定性分析,我们由此分别称之为计量或计数质量管理。在医院管理中,对生化的质量控制、药品质量管理是计量质量管理,而大量的是定性分析和计数判定的质量管理。

2. 客观规定性　质量有它自身形成规律,人们是不能强加其上的。客观标准必须符合客观实际,离开客观实际需要的质量标准是无用的。质量受其客观因素制约。在经济和技术发达的国家或地区所生产的产品及服务质量要比经济技术不发达的国家或地区要好。同一经济技术水平的行业和部门,人员素质高,管理科学严格,其产品质量或服务质量较好,相反就差。由此可见质量的客观规定性。

(二) 护理质量管理

质量管理是对确定和达到质量所必需的全部职能和活动的管理。其中包括质量方针的制定,所有产品、服务方面的质量保证和质量控制的组织和实施。

所谓护理质量,是指护理工作为病人提供护理技术和生活服务的效果的程度,即护理效果的高低,质量的优劣。护理质量是护理工作"本性"的集中体现。护理质量是反映在护理服务的作用和效果方面。它是通过护理服务的设计和工作实施过程中的作用、效果的取得,经信息反馈形成的。它是衡量护理人员素质、护理领导管理水平、护理业务技术和工作效果的重要标志。有关专家认为,医院护理质量包括以下几个方面:①是否树立护理观念,从病人整体需要去认识病人的健康问题,独立主动地组织护理活动,满足病人的需要;②病人是否达到了接受检诊、治疗、手术和自我康复的最佳状态;③护理诊断是否全面、准确,并随时监护病情变化及心理状态的波动和变化;④能否及时、全面、正确地完成护理程序、基础护理和专科护理,且形成了完整的护理文件;⑤护理工作能否在诊断、治疗、手术、生活服务、环境管理及卫生学管理方面完成协同作业,并发挥协调作用。

护理质量管理按工作所处的阶段不同,一般可分为基础质量管理、环节质量管理和终末质量管理。

1. 基础质量管理　基础质量管理包括人员、医学技术、药品物质、仪器设备、时间的管理。

(1) 人员:人员素质及行为表现是影响医疗护理质量的决定因素。人员的思想状况、行为表现、业务水平等这些都会对医疗的基础质量产生重要影响,而医务人员业务水平和服务质量则起至关重要的作用。

(2) 医疗护理技术:包括医学和护理学理论、医学和护理学实践经验、操作方法和技巧。医、护、技、生物医学和后勤支持系统等高度分工和密切协作,各部门既要自成技术体系,又要互相支持配合,才能保障高水平的医疗护理质量。

(3) 物质:医院所需物质包括药品、医疗器械、消毒物品、试剂、消耗材料及生活物质等。

(4) 仪器设备:现代医院的仪器设备对提高医疗护理质量起着重要作用。包括直接影响质量的诊断检测仪器、治疗仪器、现代化的操作工具、监护设备等。

(5) 时间:时间就是生命。影响医疗护理质量,时间因素是十分重要的。它不仅要求各部门通力合作,更主要的是体现高效率,各部门都要争分夺秒,为病人提供及时的服务。

2. 环节质量管理　环节质量管理是保证医疗护理质量的主要措施之一,是各种质量要素通过组织管理所形成的各项工作能力,包括各种服务项目,工作程序或工序质量。

3. 终末质量管理　终末质量管理是对医疗护理质量形成后的最终评价,是指整个医院的总体质量。每一单项护理工作的最后质量,可以通过某种质量评价方法形成终末医疗质量的指标体系。终末质量虽然是对医疗质量形成后的评价,但它可将信息反馈于临床,对下一循环的医疗活动具有指导意义。

二、护理质量管理的意义

护理质量管理是护理工作必不可少的重要保证。护理工作质量的优劣直接关系到服务对象生命的安危,因此保证护理质量是护理工作开展的前提。提高护理工作质量是护理管理的核心问题,通过实施质量管理、质量控制,可以有效地保证和提高护理质量。另外,护理质量是医院综合质量的重要组成部分,实施护理质量管理是促进医疗护理专业发展,提高科学管理的有效举措。随着现代医学科学的发展,护理工作现代化也势在必行,现代医学模式要求护理工作能提供全面的、整体的、高质量的护理,以满足病人的身心各方面的需求,这就不仅要求护理人员要掌握全面的知识,提高专业水平,而且要有现代化的质量管理,建立质量管理体系是现代化管理的重要标志,所以,护理质量管理不仅对开展护理工作具有重要意义,而且对于促进护理学科的发展和提高人员的素质也具有深远意义。

三、护理质量管理的特点

护理质量管理的特点包括以下几个方面。

(一) 护理质量管理的广泛性和综合性

护理质量管理具有有效服务工作量、技术质量、心理护理质量、生活服务质量及环境管理、生活管理、协调管理等各类管理质量的综合性,其质量管理的范围是相当广泛的。因此,不应使护理质量管理局限在临床护理质量管理范围内,更不应该仅是执行医嘱的技术质量管理。这一特点,充分发映了护理质量管理在医院服务质量管理方面的主体地位。

(二) 护理质量管理的程序性与连续性

护理质量是医疗质量和整个医院工作质量中的一个大的环节质量。在这个大环节中,又有若干工作程序质量。例如,中心供应室的工作质量就是一道完整的工作程序质量,临床诊断、治疗等医嘱执行的技术质量,也是这些诊断、治疗工作质量的工作程序质量。工作程序质量的管理特点,就是在质量管理中承上启下,其基本要求就是为确保每一道工作程序的质量进行质量把关。不论护理部门各道工作程序之间或是护理部门与其他部门之间,都有工作程序质量的连续性,都必须加强连续的、全过程的质量管理。

(三) 护理质量管理的协同性与独立性

护理工作既与各级医师的诊断、治疗、手术、抢救等医疗工作密不可分,又与各医技科室、后勤服务部门的工作也有密切的联系。大量的护理质量问题,都要从它与其他部门的协调服务和协同操作中表现出来。因此,护理质量管理必须加强协同质量管理。另外护理质量不只是协同性的质量问题,而是有其相对独立性,护理质量必须形成一个独立的质量管理系统。

第二节　护理质量管理的基本方法

一、质量管理的基本工作

进行质量管理工作必须具备一些基本条件、

手段和制度,这是质量管理的基础。护理质量管理也不例外。

首先,要重视质量教育,使全体人员树立"质量第一"的思想。质量管理教育包括两个方面:一是技术培训,二是质量管理的普及宣传和思想教育。通过教育要达到以下目的:①克服对质量管理认识的片面性,进一步理解质量管理的意义,树立质量管理人人有责的思想;②使每个护理人员掌握有关质量标准和管理方法,质量管理的工具,如会看图表等;③使全体人员弄清质量管理的基本概念、方法及步骤。

除进行质量管理教育外,还要建立健全质量责任制,即将质量管理的责任明确落实到各项具体工作中,使每个护理人员都明白自己在质量管理中所负的责任、权力,并可与奖惩制度联系起来。

二、质量管理的工作循环

全面质量管理保证体系运转的基本方式是以计划-实施-检查-处理的科学程序进行管理循环的,简称 PDCA 循环。它是 20 世纪 50 年代由美国质量管理专家戴明根据信息反馈原理提出的全面质量管理方法,故又称戴明循环。

(一) PDCA 循环步骤

PDCA 循环包括质量保证系统活动必须经历的四个阶段、八个步骤,其主要内容是:

1. 计划阶段(plan) 计划阶段包括制定质量方针、目标、措施和管理项目等计划活动,在这阶段主要是明确计划的目的性、必要性。这一阶段分为四个步骤:①调查分析质量现状,找出存在的问题;②分析影响质量的各种因素,查出产生质量问题的原因;③找出影响质量的主要因素;④针对主要原因,拟定对策、计划和措施,包括实施方案、预计效果、时间进度、负责部门、执行者和完成方法等内容。

2. 执行阶段(do) 执行阶段是管理循环的第五个步骤。它是按照拟定的质量目标、计划、措施具体组织实施和执行,即脚踏实地按计划规定内容去执行的过程。

3. 检查阶段(check) 第三阶段即检查阶段,是管理循环的第六个步骤。它是把执行结果与预定的目标对比,检查拟定计划目标执行的情况。在检查阶段应对每一项阶段性实施结果进行全面检查、衡量和考查所取得的效果,并注意发现新的问题,总结成功的经验,找出失败的教训,并分析原因,以指导下阶段的工作。

4. 处理阶段(action) 处理阶段包括第七、八两个步骤。第七步为总结经验教训,将成功的经验加以肯定,形成标准,以便巩固和坚持;将失败的教训进行总结和整理,记录在案,以防再次发生类似事件。第八步是将不成功和遗留的问题转入下一循环中去解决。

PDCA 循环不停地运转,原有的质量问题解决了又会产生新的问题,问题不断产生,而又不断地解决,如此循环不止,这就是管理不断前进的过程。

(二) PDCA 循环特点

1. 大环套小环,互相促进。整个医院是一个大的 PDCA 循环,那么护理部就是一个中心 PDCA 循环,各护理单位如病房、门诊、急诊室、手术室等又是小的 PDCA 循环。大环套小环,直至把任务落实到每一个人。反过来小环保大环,从而推动质量管理不断提高。

2. 阶梯式的运行,每转动一周就提高一步。PDCA 四个阶段周而复始地运转,而每转一周都有新的内容与目标,并不是停留在一个水平上的简单重复,而是像阶梯式样上升。每循环一圈就要使质量水平和管理水平提高一步。PDCA 的循环关键在于"处理这个阶段",处理就是总结经验,肯定成绩,纠正失误,找出差距,避免在下一循环中重犯错误。

(三) 护理质量的循环管理

护理质量管理既是一个独立的质量管理系统,又是医院质量管理工作中的一个重要组成部分,因此,它可以在护理系统内进行不同层次的循环管理,也是医院管理大循环中的一个小循环。所以,护理质量循环管理应结合医院质量工作,使之能够纳入医院同步惯性运行的循环管理体系中。

我国大多数医院在护理管理中实施计划管理,即各层次管理部门有年计划、季计划、月安排、周重点,并对是否按计划达标有相对应的检查制度及制约措施。

各护理单元及部门按计划有目的地实施,护理各层管理人员按计划有目的地检查达标程度,所获结果经反馈后及时修订偏差,使护理活动按要求正向运转。具体实行时可分为几个阶段:①预查:以科室为单位按计划、按质量标准和项目对存在的问题进行检查,为总查房做好准备;②总查房:护理副院长、护理部主任对各科进行检查,现场评价,下达指令;③自查:总查房后,科室根据上级指令、目标与计划和上月质量管理情况逐项分析检查,找出主要影响因素,制定下月的对策、计划、措施;④科室质量计划实施,科室质量计划落实到组或个人,进行 PDCA 循环管理。这种动态的、循环的管理办法,就是全面管理在护理质量管理中的具体实施。对护理质量的保证起了重要的作用。

第三节　护理质量评价

一、评价的目的与原则

(一) 目的

1. 衡量工作计划是否完成,衡量工作进展的程度和达到的水平。

2. 检查工作是否按预定目的或方向进行。

3. 根据实际提供护理的数量、质量,评价出护理工作需要满足病人的程度,未满足的原因及其影响因素,为管理者提高护理质量提供参考。

4. 通过评价工作结果,肯定成绩,找出缺点和不足,并指出努力的方向。也可以通过比较,选择最佳方案来完成某项工作。

5. 可检查护理人员工作中实际缺少的知识和技能,为护士继续教育提供方向和内容。

6. 促进医疗护理的质量,以保障病人的权益。

7. 确保医疗设施的完善,强化医疗的行政管理。

(二) 原则

1. 实事求是的原则　评价应建立在事实的基础上,将实际执行情况与原定的标准和要求进行比较。这些标准必须是评价对象能够接受的,并在实际工作中可以测量的。

2. 可比性的原则　评价与对比要在双方的水平、等级相同的人员中进行,制定标准应适当,标准不可过高或过低。过高的标准不是每位护士都能达到的。

二、护理质量评价的内容

(一) 护理人员的评价

护士工作的任务和方式是多样化的,因此在评价中应从不同方面去进行。如护士的积极性和创造性,完成任务所具备的知识基础,与其他人一起工作的协作能力等。对护士经常地或定期地进行评价,考查护理工作绩效,为护理人员的培养、职称的评定、奖罚提供依据。一般从人员素质、护理服务的效果方面、护理活动过程的质量或将几项结合起来进行评价。

1. 素质评价　从政治素质、业务素质、职业素质三个方面来综合测定基本素质,从平时医德表现及业务行为看其政治素质及职业素质;从技能表现、技术考核成绩、理论测试等项目来考核业务素质。方法可用问卷测评方式或通过反馈来获得综合资料,了解其基本条件,包括人员的道德修养、积极性、坚定性、首创精神,技能表现,工作态度,学识能力,工作绩效等素质条件。

2. 结果评价　结果评价是对护理人员服务结果的评价。由于很多护理服务质量不容易确定具体目标,评价内容多为定性资料,不易确定具体数据化标准,所以结果评价较为困难。并且在评价后,只能告诉护理人员是否达到了目标,并不能告诉他以后怎样去达到目标,因此应采用综合方法进行评价以求获得较全面的护理人员服务质量评价结果。并通过信息反馈,指导护理人员明确完成护理任务的具体要求和正确做法。

3. 护理活动过程质量的评价　这类评价的标准注重护士实际工作做得如何,评价护理人员的各种护理活动,如表 5-8-1,某医院病室对主班护士的任务执行情况进行评价:

表 5-8-1　某医院病房对主班护士任务的执行情况评价表

评 价 项 目	评价等级			
	及格(1)	达到标准(2)	超过标准(3)	出色(4)
1. 执行医嘱情况				
2. 及时掌握和交流病人病情变化的情况				
3. 向护士长反映病人病情变化情况				
4. 记录有无失效的仪器设备,并采取修理措施				

这种评价的优点是给工作人员以具体的标准、指标,使评价对象知道如何做才是正确的和上级所期望的,有利于护理人员的素质和水平提高。不足之处是费时间,且内容限制在具体任务范围之内,比较狭窄,对人的责任评价范围小,只能评价护理人员在具体岗位上的工作情况。

4. 综合性评价　即用几方面的标准综合起来进行评价,凡与护理人员工作结果有关的活动都可结合在内。如对期望达到的目标、行为举止、素质、所期望的工作结果和工作的具体指标要求等进行全面的考核与评价。

（二）临床护理质量的评价

临床护理质量评价,就是衡量护理工作目标完成的程度,衡量病人得到的护理效果。临床护理质量评价内容有:

1. 基础质量评价　基础质量评价着重在评价执行护理工作的基本条件,包括组织机构、人员素质与配备、仪器、设备与资源等。这些内容是构成护理工作质量的基本要素。具体评价以下几个方面。

（1）环境:各护理单位是否安全、清洁、整齐、舒适。

（2）护理人员素质与配备:是否在人员配备上做出了合适的安排;人员构成是否适当,人员质量是否符合标准等等。

（3）仪器与设备:器械设备是否齐全,性能完好情况、急救物品完好率、备用无菌注射器的基数以及药品基数是否够等。

（4）护理单元布局与设施:病人床位的安排是否合适,加床是否适当,护士站离重病人距离有多远等。

（5）各种规章制度的制定及执行情况,有无各项工作质量标准及质量控制标准。

（6）护理质量控制组织结构。可根据医院规模,设置不同层次的质控组织,如护理部质控小组,科护长级质控小组、护士长级质量控制小组。

2. 环节质量评价　主要评价护理活动过程中各个环节是否达到质量要求。其中包括:

（1）是否应用护理程序组织临床护理活动,向病人提供身心整体护理。

（2）心理护理,健康教育开展的质量。

（3）执行医嘱的准确率以及是否按时。

（4）病情观察及治疗效果的观察。

（5）对病人管理如何,如病人的生活护理、医院内感染等。

（6）与后勤及医技部门的协调情况。

（7）护理报告和记录的情况。

此外,也可按三级护理标准来评价护理工作的质量。在环节质量的评价中,还常用定量评价指标来评价护理工作质量,其具体内容如下。

（1）基础护理合格率。

（2）特护、一级护理合格率。

（3）护理技术操作合格率。

（4）各种护理表格书写合格率。

（5）常规器械消毒灭菌合格率。

（6）护理管理制度落实率。

3. 终末质量评价　终末质量评价是评价护理活动的最终效果,是从病人角度评价所得到的护理效果与质量,是指每个病人最后的护理结果、或成批病人的护理结果质量评价。终末评价的选择和制订是比较困难的,因为影响的因素比较多,有些结果不一定说明是护理的效果。如伤口愈合率与治愈率的高低不一定完全是护理的结果。根据现代医学模式,护理结果的评价应当包括病人的生理、心理、社会、精神等各个方面。

将上述三个方面相结合来进行评价,即综合评价,能够全面说明护理服务的质量。评价结果所获信息经反馈纠正偏差,达到质量控制目的。

三、护理质量的评价方法

建立健全质量管理和评价组织。质量管理和评价要有组织保证,落实到人,并加强信息管理。信息是计划和决策的依据,是质量管理上重要基础。护理质量管理要靠正确与全面的信息,因此应注意获取和应用信息,对各种信息进行集中、比较、筛选、分析,从中找出影响质量的主要的和一般的、共性的和特性的因素,再从整体出发,结合客观条件作出指令,然后进行反馈管理。采用数理统计指标进行评价。建立反映护理工作数量、质量的统计指标体系,使质量评价更具有科学性。在运用统计方法时,应注意统计资料的真实性、完整性和准确性。注意统计数据的可比性和显著性。应按照统计学的原则,正确对统计资料进行逻辑处理。

常用的评价方式有同级间评价,上级评价、下级评价、服务对象评价（满意度）,随机抽样评价等。

评价的时间可以是定期的检查与评价,也可

以是不定期的检查与评价。定期检查可按月、季度、半年、或一年进行,由护理部统一组织全面检查评价。但要注意掌握重点问题、重点单位。不定期检查评价主要是各级护理管理人员,质量管理人员深入实际随时按质量管理标准要求进行检查评价。

四、临床护理服务评价程序

评价工作是复杂的活动过程,也是不断的循环。一般有如下步骤。

(一) 确定质量评价标准

1. 标准要求　理想的标准和指标应是详细说明所要求的行为或成果,将其存在的状况,程度和应存在的行动或成果的数量写明。制定指标的要求:①具体(数量、程度和状况);②条件适当,具有一定的先进性和约束力;③简单明了,易于掌握;④易于评价,可以测量;⑤反映病人需求与护理实践。

2. 制定标准时要明确　①建立标准的类型;②确定标准的水平是基本水平或是最高水平;③所属人员参与制定,共同确定评价要素及标准;④符合实际,可被接受。

标准是衡量事物的准则,是医疗护理实践与管理实践的经验总结,是经验与科学的结晶。只有将事实与标准比较之后,才能找出差距,评价才有说服力。

(二) 收集信息

收集信息可通过建立汇报统计制度和制订质量检查制度来进行。对护理工作数量质量的统计数字应及时准确,做好日累计、月统计工作。除统计汇报获得信息外,还可采用定期检查与抽查结合的方式,运用检查所收集到的信息与标准对照,获得反馈信息,计算达标程度。

(三) 分析评价

应反复分析评价的过程,如分析:①评价标准是否恰当、完整,被评价者是否明确;②收集资料方式是否正确、有效,收集的资料是否全面、是否能反映实际情况;③资料与标准的比较是否客观;④判断所采用的标准是否一致,等等。

(四) 纠正偏差

将执行结果与标准对照,分析评价过程后,找出差距,对评价结果进行分析,提出改进措施,以求提高护理工作数量与质量。

五、评价的组织工作

(一) 评价组织

我国医院内一般在护理部的组织下设立护理质量检查组,可作为常设机构或临时组成。由护理部主任(副主任)领导,各科、室护士长参加,分项(如护理技术操作、理论、临床护理、文件书写、管理质量等)或分片(如门诊、病区、手术室等)检查评价。多采用定期自查、互查互评或是上级检查方式进行。

院外评价,经常由上级卫生行政部门组成,并联合各医院评价组织对医院工作进行评价。其中护理评审组负责评审护理工作质量。

(二) 临床护理服务评价的注意事项

1. 标准恰当　制定的标准恰当,评价方法科学、适用。

2. 防止偏向　评价人员易产生宽容偏向,或对某些远期发生的错误易忽略,或对近期发生的错误比较重视,使评价结果发生偏向,应对此加以克服。

3. 提高能力　为增进评价的准确性,需提高评价人员的能力,必要时进行培训,以学习评价标准、方法、明确注意的问题,使其树立正确的评价动机,以确保评价结果的准确性与客观性。

4. 积累资料　积累完整、准确的记录以及有关资料,既能节省时间,便于查找,又是促进评价准确性的必要条件。

5. 重视反馈　评价会议前准备要充分,会议中应解决关键问题,注意效果,以达到评价目的。评价结果应及时,正确地反馈给被评价者。

6. 加强训练　按照标准加强对护理人员指导训练较为重要。做到平时按标准提供优质护理服务质量,检查与评价时才能获得优秀结果。

第四节　医院分级管理与护理标准类别

一、医院分级管理与医院评审的概念

(一) 医院分级管理

医院分级管理是根据医院的不同功能、不同任务、不同规模和不同的技术水平、设施条件、医疗服务质量及科学管理水平等,将医院分为不同

级别和等次，对不同级别和等次的医院实行标准有别、要求不同的标准化管理和目标管理。

（二）医院评审

根据医院分级管理标准，按照规定的程序和办法，对医院工作和医疗服务质量进行院外评审的制度。经过评审的医院，达标者由审批机关发合格证书，作为其执业的重要依据；对存在问题较多的医院令其限期改正并改期重新评审；对连续三年不申请评审或不符合基本标准的医院，一律列为"等外医院"，由卫生行政部门加强管理，并根据情况予以整顿乃至停业。

二、院分级管理和评审作用

医院分级管理和评审的作用有：
1. 促进医院医德医风建设。
2. 医院分级管理和评审制度具有宏观控制和行业管理的功能。
3. 促进医院基础质量的提高。
4. 争取改革的宽松环境，为逐步整顿医疗收费标准提供科学依据。
5. 有利于医院总体水平的提高。
6. 有利于调动各方面的积极性，共同发展和支持医疗事业，体现了大卫生观点。
7. 有利于三级医疗网的巩固和发展。
8. 有利于充分利用有限的卫生资源。
9. 有利于实施初级卫生保健和实现"2000年人人享有卫生保健"的目标。

三、医院分级管理办法

（一）医院分级与分等

我国医院分级是与国际上三级医院划分方法一致，由基层向上，逐级称为一级、二级、三级。直接为一定范围社区服务的医院是一级医院，如城市的街道医院、农村的乡中心卫生院；为多个社区服务的医院是二级医院，如农村的县医院、直辖市的区级医院；面向全省、全国服务的医院是三级医院，如省医院等。各级医院分为甲、乙、丙三等，三级医院增设特等，共三级十等。医院分等以后，可以通过竞争，促使医院综合水平提高而达到较好的等次，体现应有的价值。

（二）医院评审委员会

医院评审委员会是在同级卫生行政部门领导下，独立从事医院评审的专业性组织。可分为部级、省级、地（市）级三级评审会。

部级由卫生计生委组织、负责评审三级特等医院，制订与修订医院分级管理标准及实施方案，并对地方各级评审结果进行必要的抽查复核。

省级由省、自治区、直辖市卫生厅（局）组织，负责评审二、三级医院。

地（市）级由地（市）卫生局组织，负责评审一级医院。

评审委员会聘请有经验的医院管理、医学教育、临床、医技、护理和财务等有关方面专家若干人组成，要求其成员作风正派，清廉公道，不徇私情，身体健康，能亲自参加评审。

四、标准及标准化管理

（一）标准

标准是对需要协调统一的技术或其他事物所做的统一规定。标准是衡量事物的准则、共同遵守的原则或规范。标准是以科学技术和实践经验为基础，经有关方面协商同意，由公认的机构批准，以特定形式发布。因此，标准具有以下特点：①明确的目的性；②严格的科学性；③特定的对象和领域；④需运用科学的方法制定并组织实施。

（二）护理质量标准

护理质量标准是护理质量管理的基础，是护理实践的依据，是衡量整个工作或单位及个人的工作数量、质量的标尺和法码。护理质量标准应是以工作项目管理要求，或管理对象不同而分别确定的。

（三）标准化

标准化是以制定和贯彻执行标准的有组织的活动过程。这种过程不是一次完结，而是不断循环螺旋式上升的，每完成一项循环，标准化水平就提高一步。标准是标准化的核心。标准化的效果部分可在短期内或局部范围内体现；多数要在长期或整体范围才能体现，已确定的标准需要经常深化，经常扩张。

（四）标准化管理

标准化管理是一种管理手段或方法。即以标准化原理为指导，把标准化贯穿于管理全过程，以增进系统整体效能为宗旨，以提高工作质量与工作效率为根本目的的一种科学管理方法。标准化管理具有以下特征：①一切活动依据标准；②一切评价以事实为准绳。

五、综合医院分级管理标准及护理标准(卫生计生委试行草案)

(一) 综合医院分级管理标准

1. 范围 我国当前制定的综合医院分级管理标准(专科医院标准另订)的范围包括两方面:一是医疗质量,尤其是基础质量;二是医疗质量的保证体系。

"标准"涉及管理、卫生人员的资历与能力、病人与卫技人员的培训与教育、规章制度、医院感染的控制、监督与评价、建筑与基础设施、安全管理、医疗活动记录(病案、报告、会议记录)和统计指标等十个方面的内容。以上内容分别在各级医院基本条件和分等标准中做了明确规定。

2. 医院分级管理标准体系及其指标系列 医院分级管理标准体系由一、二、三级综合医院的基本标准和分等标准所构成。每部分既含定性标准,亦含定量标准。

(1) 基本标准:基本标准是评价医院级别的标准,是最基本的要求,达不到基本标准的医院,不予参加评定等次。基本标准与等次标准两者分别进行考核评定。基本标准系列由以下七个方面组成:医院规模;医院功能与任务;医院管理;医院质量;医院思想政治工作与医德医风建设;医院安全;医院环境。

(2) 分等标准:各级综合医院均划分为甲、乙、丙三等。三级医院增设特等的标准。评审委员会依据分等标准评定医院等次,同时也将会促进医院的发展建设。分等标准中,根据一级医院其特殊性,与二、三级医院评审范围有所不同。分等标准归类包括:各项管理标准;各类人员标准;物资设备标准;工作质量、效率标准;经济效果标准;卫生学管理标准;信息处理标准;生活服务标准;医德标准;技术标准。

在评审中,采取千分制计算方法评定。合格医院按所得总分评定等次。分等标准考核,甲等须达 900 分以上(含 900 分);乙等须达 750 分至 899 分(含 750 分);丙等在 749 分以下。三级特等医院除达到三级甲等医院的标准外,还须达到特等医院所必备的条件。

各级医院统计指标系列项目有所区别,一级医院共 39 项、二级医院共 41 项、三级医院 50 项。其中含反映护理方面的统计指标 7 至 10 项,例如五种护理表格书写合格率、护理技术操作合格率、基础护理合格率、特护和一级护理合格率、陪护率、急救物品完好率、常规器械消毒合格率、开展责任制护理百分率、一人一针一管执行率,以及昏迷和瘫痪病人压疮发生率等。

(二) 护理管理标准及评审办法

护理管理标准是评审各级医院护理工作的依据,是目前全国统一执行的护理评价标准。目前护理管理标准以加强护理队伍建设和提高基础护理质量为重点。

1. 护理管理标准体系 护理管理标准体系中的基本标准包括五部分内容。①护理管理体制:含组织领导体制、所配备的护理干部数量及资格、护理人员编制的结构及比例等。②规章制度:含贯彻执行 1982 年卫生部颁发的医院工作制度与医院工作人员职责有关护理工作的规定,结合医院实际,认真制定和严格执行相应的制度,包括护理人员职责;疾病护理常规和护理技术操作规程;各级护理人员继续教育制度等,并要求认真执行。③医德医风:即贯彻执行综合医院分级管理标准中相应级别医院医德医风建设的要求,结合护士素质,包括仪表端庄、言行规范;病人对护理工作、服务态度的满意度的百分率要求。④质量管理:包括设有护理质量管理人员;有明确的质量管理目标和切实可行的达标措施;有质量标准和质控办法,定期检查、考核和评价;严格执行消毒隔离及消毒灭菌效果监测制定;有安全管理制度及措施,防止护理差错、事故的发生。⑤护理单位管理:包括对病房、门诊(注射室、换药室)、急诊室、手术室、供应室等管理应达到布局合理,清洁与污染物品严格区分放置,基本设备齐全,适用;环境整洁、安静、舒适、安全,工作有序。

2. 分等标准 分等标准包括护理管理标准、护理技术水平及护理质量评价指标三部分。①护理管理标准:包括有护理管理目标、年计划达标率要求;有护理工作年计划、季安排、月重点及年工作总结;有护理人员培训、进修计划,年培训率达标要求;有护理人员考核制度和技术档案,年考核合格率要求;有护理质量考评制度,定期组织考评;有护理业务学习制度,条件具备的组织护理查房;有护理工作例会制度;有护理差错、事故登记报告制度,定期分析讨论;对护理资料进行登记、统计;三级医院要求对资料的动态分析与评价,并达到信息计算机管理。②技术水平:包括护理人员三基(基本知识、理论、技能)平均达标分数;掌握各科常见病、多发病的护理理论、护理常规、急救技术、抢救程序、抢救药品和抢救仪器的使用有不同要求；掌握消毒灭菌知识、消毒隔离原则及技术操作；不同级别医院分别承担初、中、高等护理专业的临床教学任务；二、三级医院分别承担下级医院的护理业务指导、护理人员的进修、培训和讲学任务；二、三级医院分别承担下级医院的护理业务指导、护理人员的进修、培训和讲学任务；开展护理科学研究工作、学术交流和发表论文、开展护理新业务、新技术的能力与数量要求，对不同级别医院均应达到相应标准；二、三级医院应能熟练掌握危、急、重症监护，达到与医疗水平相适应的护理专科技术水平。③护理质量评指标：参考以下护理质量指标及计算方法。

3. 护理质量指标及计算方法　医院分级管理中护理标准要求的质量指标共计十七项，各级医院质量标准原则相同，指标要求有所差别。例如五种护理表格书写合格率，一级医院≥85%，二级医院≥90%，三级医院≥95%。五种护理表格包括体温单、交班本、医嘱本、医嘱单、特护记录单，其标准是：①字迹端正、清晰、无错别字、眉栏填齐、卷面清洁、内容可靠、及时。②护理记录病情描述要点突出，简明通顺，层次分明，运用医学术语。③体温绘制点圆线直，不间断、不漏项。④医嘱抄写正确、及时，拉丁文或英文字书写规整，用药剂量、时间、途径准确，签全名。

十七项护质量标准中责任制护理开展病房数与陪护率对一级医院不设具体规定指标。

十七项护理质量指标及计算方法如下（摘自《医院分级管理文件汇编》）。见表5-8-2。

表5-8-2　护理质量指标及计算方法

序号	指标项目	计算方法	质量指标			备注
			一级医院	二级医院	三级医院	
1	护理工作和服务态度满意度		≥80%	≥80%	≥80%	达标按"医院基本标准"中医德医风建设标准的要求，列入全院综合指标
2	年计划达标率	达标项目数/年计划目标项目数×100%	≥85%	≥90%	≥95%	目标明确，措施可行，达标有依据
3	护理人员年培训率	已培训人数/护理人员总数×100%	≥5%	≥10	≥15	培训指进修、脱产学习、自学考试
4	护理人员年考核合格率	合格人数/被考核护理人数×100%	≥85%	≥90%	≥95%	考核按层次进行理论、技术操作考试和平时工作考核。被考核人数占总数的95%
5	护理人员三基平均达标		≥70分	≥75分	≥80分	三基内容以中等护理专业教材为基准
6	护理技术操作合格率	合格人数/被考核人数×100%	≥85%	≥90%	≥95%	随机抽查
7	基础护理合格率	合格病人数/被抽查病人数×100%	≥80%	≥85%	≥90%	抽查病房及重病人
8	特护、一级护理合格率	合格病人数/被抽查病人数×100%	≥80%	≥85%	≥90%	抽查特护、监护及一级护理病人
9	五种护理表格书写合格率	合格病历数/被抽查份数×100%	≥85%	≥90%	≥95%	抽查五种护理表格
10	责任制护理开展病房数	开展病房数/全院病房数×100%		≥10%	≥20%	一级重症病人有护理病历，执行护理计划，有效果评价和出院指导
11	急救物品完好率	合格件数/抽查件数×100%	100%	100%	100%	随机抽查若干件

续表

序号	指标项目	计算方法	质量指标 一级医院	质量指标 二级医院	质量指标 三级医院	备注
12	常规器械消毒灭菌合格率	合格件数/抽查件数×100%	100%	100%	100%	随机抽查若干件
13	年压疮发生次数		0	0	0	除特殊病情不允许翻身者除外
14	每日床年护理严重差错发生次数		≤1	≤0.5	≤0.5	在护理工作中,由于责任心不强,违反操作规程或查对不严,发生错误,给病人造成一定痛苦,但未造成功能障碍、伤残和死亡等严重不良后果者,应定为严重差错
15	年护理事故发生次数		0	0	0	
16	一人一针一管执行率	已执行科室数/应执行科室数×100%	100%	100%	100%	
17	陪护率	陪护人数/住院人数×100%		≤8%	≤5%	列入全院综合指标

注:指标项目所指标准分均为85分

4. 三级特等医院标准 三级特等医院其护理管理总体水平除达到三级甲等医院标准外,要求全院护理人员中取得大专以上学历或相当大专知识水平证书者≥15%;医院护理管理或重点专科护理在国内具有学科带头作用;有独立开展国际护理学术交流的能力。

5. 护理管理标准评审办法 评审中采取标准得分与分等标准得分分别计算方法,各按100分计算。两项得分之和除以2,计入医院总分。基本标准得分必须≥85分才可进入相应等次,<85分时在医院总分达到相应等次的基础上下降一等。

基本标准与分等标准内各项具体分值见表5-8-3。

评审方法:采取听介绍,检查各类护理资料和原始记录,与护理人员座谈,征询医院其他人员和病人意见,发调查表或座谈方式收集合同单位及社会各界反映,抽查病房、门诊、急诊各类病人护理质量,检查护理质量考核资料,抽查护理人员技术操作,面试或笔试护理人员基础知识、基本理论,检查护理人员考核成绩、技术档案,抽查病历表格、特护记录、责任制病历、物品、仪器管理及质控管理记录等。

表5-8-3 护理管理标准评分要求

项目	比重%	分值
一、基本标准		
(一)护理管理体系	25	25
(二)规章制度	20	20
(三)医德医风	20	20
(四)质量管理	15	15
(五)护理单位管理	20	20
小计	100	100
二、分等标准		
(一)管理标准	25	25
(二)技术水平	25	25
(三)护理质量评价指标	50	50
小计	100	100
合计	200%	200

注:摘自《医院分级管理文件汇编》

第九章

护士长管理

护士长是医院护理管理指挥系统中数量最多的管理人员,包括科护士长和病房护士长,病房护士长常简称护士长。科护士长是护理管理系统中的中层管理者,起着上下信息沟通的桥梁作用,协调科室内外关系,担负着科室以及所属病房管理和专科护理业务技术的直接指导任务,为提高医院整体护理水平起着重要作用。护士长是医院护理管理层最基层的管理者,是病房或护理单元工作的具体领导者和组织者,在完成病房管理和基础护理业务技术管理中起着主导作用,从管理学的角度来探讨护士长角色模式,了解护士长职责,熟悉其工作方法,对提高护士长管理能力及护理质量有着积极的作用。

第一节 护士长角色

一、护士长角色的概念

(一)角色概念

"角色"是社会学、社会心理学中的一专门术语,是描述一个人在某位置或状况下被他人期望的行为总和。"角色"也可以是社会结构中或社会制度中的一个特定的位置,每一个位置都有其特定的权利和义务。例如,老师和学生是两个不同的角色,都是学校人员结构中一些特定的位置,教师担负有教导学生的权利和义务;学生有向教师请教的权利和认真学习知识的义务。然而,每一种角色,并不能代表一个人的整体,只能反映一个人的一方面。一个人常常担负有多种角色,一种角色也可以有许多不同的社会个体来承担。例如,一个人既是医生,也是他妻子的丈夫,还是他儿子的父亲,又是他父母的儿子等。一个人可以充当多重角色,但在一定场合中,只能充当一种角色,否则,会发生角色冲突。

(二)护士长角色

护士长角色是医院护理管理中的一个特定位置,它被赋予护士长的权利和义务。护士长在医院护理管理中,主要是一个管理者,在病房要指导和带领护理人员共同完成护理任务,处理病房各种危机或突发事件,护士长又是具体的领导者和组织者。护士长在医院护理管理指挥系统中,上有护理部领导,下有护理人员期望,在信息沟通中承上启下,既是桥梁,又是纽带。在医护、护技以及护患关系中还是协调者。护士长常常会承担多重角色,在工作中应以管理者为主,良好地适应这一角色,满足护士长角色的期望。

护士长角色的期望主要有医院、科室、护理组织要求护士长严格执行各项规章制度和岗位责任制;满足病人的需要;树立良好的护理专业价值观;满足护士群体利益需要以及加强与护理相关部门、科室、人员的有效沟通与合作等。

二、护士长角色模式

根据护士长工作任务和特点,不同的专家对护士长的角色模式作了不同的探讨和分析。

行政管理学者明兹伯格(Mintzberg)将护士长的工作特点进行分析,归纳为10种角色、3大类型,即"三元"角色模式。他认为护士长主要承担有关人员关系、资讯以及决策三大方面的角色,即领导者、联系者、陪伴者、监督者、传播者、病人的代言人、企业家、资源调配者、调停者和协调者10种角色。

另外,霍尔(Holle)和布兰兹勒(Blatchley)提出了"胜任者"角色模式,认为护士长的角色模式正如英语单词COMPETENCE,即胜任的意思。下面就以首写字母组成的这一单词整体内容,说明如下。

C(Care-giver professional)专业的照顾提供者
O(Organizer)组织者
M(Manager of personal)人事管理者
P(Professional manager of care)病人照顾的专业管理者
E(Employee educator)员工的教育者
T(Team strategist)小组的策划者
E(Expert in human relation)人际关系的专家
N(Nurse-advocator)护理人员的拥护者
C(Change-agent)变革者
E(Executive and leader)行政主管和领导者

综上所述，结合护士长在基层护理管理实际工作中扮演多种角色，护士长的角色可以归纳为以下角色。

（一）领导者

护士长在病房8小时工作，24小时负责，指导并带领下属护理人员共同完成护理任务，主持各种病室会议，组织查房，考核下属的行为表现和工作成绩，管理病室教学和科研，负责排班等。工作中以身作则，为人表率，以良好的言行激励下属，满怀信心地实现护理目标。

（二）联络者

护士长工作中不断地与护理人员、上级领导、医师、其他医技人员、病人及家属、后勤人员等进行沟通，保证创造一个良好的工作场所和利于病人治疗康复的环境。

（三）代表者

在处理行政、业务工作中，护士长代表病房参加护理部及院方的各种会议，并接待来访，介绍环境和设施等。有人称护士长为"病房的象征"。

（四）监督者

护士长监督并审核病房的各项护理活动与资料。护士长经常巡视病房，收集病人病情信息，检查护理护理计划的实施情况，查对处理医嘱，检查每班护士的交班记录、技术操作、护理质量，听取医师、病人及家属反映，监督各项规章制度的落实，促进各项护理活动顺利进行。

（五）传达和宣传者

主持病室各种会议，将上级的文件、指令、命令和政策精神等传达给护理人员；宣传有关的方针、规定及有关护理知识等；同时收集病人、家属及护理人员的信息上传给上级管理部门。

（六）护、患代言人

护士长应维护下属护理人员群体利益，代表护理人员与其他医务人员协商业务工作，与行政及后勤部门协商争取护理人员的权益。同时，代表病人反映其要求，与相关人员联络沟通，以解决病人的问题，满足他们的健康要求。

（七）计划者

规划病房护理业务，制订年度、季和月工作计划，提出工作改进方案，以促进护理质量提高；协助护理人员制订修改病人护理计划，提出修改病房有关规章制度，护理人员岗位职责的意见和建议等。

（八）冲突处理者

在病房发现任何人员之间的冲突和矛盾，护士长帮助矛盾双方协商、劝告、相互理解、妥协，达成一致使矛盾化解，调停解决。

（九）资源调配者

护士长负责病房资源的分配。护士长排班时，选择一定数量具有适当工作能力的人承担适当的护理工作，充分发挥人力资源，负责各种医疗仪器、设备、文具用品、病室用物的计划、申请、领取、保管、维修和报废，使各项工作准备充分，调理合理，保证工作质量和工作效率。

（十）协商谈判者

护士长经常与有关部门人员进行正式、非正式的协商和谈判。如向上级申请调整护理人员，增添医疗仪器设备，改造病室环境、讨论护理人员的培训计划、福利待遇、医护协作等问题。

（十一）教育者

病房是实施病人健康教育最直接的场所。护士长巡视病房，召开病人会议，开展教育项目向病人及家属进行护理指导、健康教育。另外，护士长是护理人员、进修护士、护生的业务技术的指导和教育者。

（十二）变革者

护士长是医院临床第一线的管理者，有着丰富的基础护理管理经验，最能发现护理管理上的问题，对病房护理管理有一定的权威性。在病房护理的服务模式上有较大的自主权，可以大胆变革、创新，提高护理服务质量。

（十三）护理学科带头人

护士长除承担病房管理工作外，还承担专科护理、教学和科研发展任务、现代护理理论的学习、推广、应用，新业务、新技术的引进和开展，护理人员的业务训练与提高,护理科研的开展,护理疑难问题的解决等。

第二节 护士长工作方法

医院护理工作是一项有许多护理人员共同参与的群体性、连续性的工作。护士长是群体领导者,其主要功能有两个方面:一是领导群体成员采取一定的手段以实现组织目标;二是协调群体内各成员之间的关系,使各成员之间保持团结、和谐气氛。护士长主要是基层护理的管理者,护理质量的好坏,是护士长指挥效能的体现。所以,护士长除具有良好的思想品德、扎实的专业理论知识和精湛的操作技术以外,护士长如何成为一个被护理人员拥护的领导者和一个出色的管理者,首先应了解护士长基本的工作方法,掌握一定的管理技巧。

一、工 作 方 法

护士长的工作方法与其他管理者的工作方法也有很多相似之处,从大的范围上说有:目标管理方法、重点管理方法、行政方法、思想工作方法、信息方法、科学统计方法等。在护士长的具体实践工作中也经常运用调查研究、组织学习、说服教育、会议交流、计划总结、表彰批评等措施。下面就护士长工作实际需要,介绍目标管理与重点管理。

(一)目标管理

目标管理的概念和特点等在前面的章节已进行了详细的论述。护士长的目标管理是在护理人员能充分发挥的基础上,以工作目标为中心的管理。目标管理的目的是让护士长与下属护理人员,按护理部的总体目标要求,共同参与各层目标的制定,使护理人员既明确护理单元目标,又明确个人目标。目标的确定者就是目标的执行者,在工作中实现自我管理的控制,取代单纯的自上而下的命令和控制,增强护理人员的责任心和压力感,激励下属努力完成工作目标。

目标管理的实施方法及注意事项是:①科护士长、护士长应明确目标管理的方法、目的、优缺点,并对下属护理人员进行"目标管理"宣传教育,统一认识。②实行"参与管理"方式,上下结合制定目标。科护士长、病房护士长在制定一个科、一个护理单元的护理目标时,须根据护理部总体目标要求,上下一起确定共同目标。这样,下属护理人员对各层目标有比较清楚的了解和认识,而根据上级目标制定合适的个人目标。总目标逐级分解时,各分目标均以总目标为依据,形成上下方向一致、相互合作、共同努力、协调一致,完成目标。③目标内容清晰、明确、定量、定时、具体且实际。目标制定的高低要适当,目标制定过高下属完成困难,会失去信心或产生挫折感;目标过低不具有挑战性。④护理单元和个人目标得到认可后,应创造良好的工作环境。执行目标过程中,实现自我控制,充分发挥工作主动性,不过多干涉,给予充分的自主权。⑤定期检查、考核。在执行目标时,护理人员自我检查,或由科护士长、护士长共同对一些具体的、可衡量的工作效果共同商讨,发现问题及时解决,必要时修订目标。在完成目标预定期限达到后,进行考核评价,目标实施最终结果与成绩或不足结合进行评价,给以相应的奖罚,激励下属做出更好的成绩。⑥根据目标实现的情况,再次修订新的目标而进入目标管理的另一循环。一般的目标期限定半年或一年。

(二)重点管理法

护士长的工作往往是千头万绪,而要将自己的工作在繁杂的工作中解脱出来,做到忙而不乱,这就要求护士长抓住关键,以解决主要矛盾,保证重点,实施重点管理。管理者常应用ABC分析法来找出事情的重点,即把要做的事情分成ABC三类,按轻重缓急不同而实施重点管理。在护士长实际工作中,许多工作纷纭而至的时刻可以对应表格进行ABC分类处理。举例如表5-9-1。

在A类项目的事件中,既紧急又重要,护士长应当即刻处理。B类是重要的但不紧张,也要安排好,像病人的要求不满足而影响护理质量;被服不及时报废、补充,更换被服时,数量不够而成为紧迫工作。C类虽不紧迫,暂可放一放,但也需处理完重点后进行处理。表格的使用可以提醒护士长按轻重缓急处理工作,对做过的可以注明情况,便于小结;对未做过的可预定完成的日期。同时,经常使用这种分类法可以帮助护士长对紧急、重要事件即作出明确判断,提出处理措施,提高工作效率。

另外,在抓工作重点时,还可以参考"重要的少数与次要的多数"原理。意思是尽管是少数,但是很重要;虽然是多数,但都属次要。在护理管理中,这一原理的应用也十分广泛。比如,少数护理单元承担着大部分疑难危重病人护理任务,而多数护理单元承担的护理任务一般;少数护理人员成果多、论文多,而多数人成果和论文都很少;少数护理人员经常会发生护理差错,而多数人工作不出问题或很少出问题等等。护理管理中,就是在总体中寻找重要的、抓住重点进行重点管理。

表 5-9-1 ABC 事件分类特征及管理要点

类别	工作项目	特征	管理要点
A	1. 某病人病情危重需派特护 2. 病房厕所被堵 3. 后果影响大	1. 最重要 2. 最迫切	1. 重点管理 2. 必须马上解决好
B	1. 一病人约护士长谈话 2. 病人被服报废,补充	1. 重要 2. 一般迫切	1. 一般管理 2. 最好自己去做亦可授权他人办理暂可不必管理
C	1. 年度总结 2. 申请新的护理设备	1. 无关紧要 2. 影响小或无后果影响	

(三) 非权力性影响

护士长作为护理管理基层领导者,要带领下属护理人员齐心协力完成护理工作任务,单靠行使上级组织赋予的权力还不完善,往往还需要一定的非权力影响,如道德品行、人格、才能因素、知识因素、感情因素等使下属从心理上信服、尊敬、顺从和依赖,并改变其行为。

护士长在平时工作中,以良好的品格影响下属,如平等待人、平易近人、办事公正、宽宏大量、坦率诚实、言行一致;在自我才干表现方面,多投入临床实践活动,以成功的事实赢得下属敬佩;在知识方面,以渊博的知识、精湛的技艺获得下属的信赖;在感情方面,与下属建立亲切的相互关系,动之以情、晓之以理,以取得上下级之间良好的感情沟通,使全体护理人员自愿地朝着完成共同的工作任务而努力。

二、管理艺术

管理是科学,又是艺术。护士长管理同样是一门艺术。管理艺术是管理者在运用管理理论与管理方法实践中,所表现出的个人行为态度与行为方式的特点。一位具有管理艺术的管理者,善于用简练的言语表达自己的意图;善于做思想工作,抓住对方心理,即使批评对方也能接受,达到预期的效果;善于交往,能够与各种不同意见的人沟通思想;善于明察秋毫,辨明是非,具有敏捷的思维和准确的判断力,能及时发现问题,做出正确的决策,应付自如,工作效率高且成功率高等等。而一些缺乏管理艺术的领导者,讲话条理不清,生硬、死板、枯燥、乏味;下达任务不明确,不善言谈、交流与沟通困难,成不了群众的朋友;办事拘谨,工作中抓不到重点,整天忙忙碌碌,工作效率不高。至于那种专横、粗暴、"一言堂"的领导就更无艺术可谈了。护士长面对各种性格不一、社会背景不一的护理人员、服务对象等,实施适当的管理,这就需要一定的管理艺术。

护士长的主要管理艺术如下。

(一) 决策艺术

决策是科学管理的前提。决策艺术是管理艺术的核心。护士长作为基层决策者,科学决策的基本程序是:掌握准确信息,确立关键问题,确定明确目标,拟定多种方案评估作出正确决策。决策要集思广益和实事求是,讲民主,确立问题时要有多维思维。对于护士长个人能决断的问题,要果敢决断,凡是重大问题应集体研究。然而,护士长面对护理中的突发事件,则要求护士长具有一定创造力和判断力,根据实际情况作出及时非程序化决策。

(二) 指挥艺术

决策的实施有赖于管理的指挥。指挥是护士长依靠权威指使护理人员从事护理活动。护士长的指挥效能常体现在病房突发事件的处理,如危重病人的抢救,集体性的护理活动等,以适应客观情况变化的需要。

（三）交谈艺术

谈话是一种信息交流，是人与人之间的一种交往形式，具有很强的感情色彩。护士长经常进行一些正式性和非正式性谈话。交谈中要善于激发下属谈话的愿望，需注意自己谈话的态度、方式、语调等，并开诚布公，使下属愿意谈出自己的内心愿望。谈话中，应抓住重要问题，善于掌握谈话的分寸，言词缓和，结论意见表达宜谨慎、客观，让下级易采纳，谈话心平气和、不激怒。谈话中，还可用表情、姿势、插语鼓励等表示尊重下级，对谈话有兴趣，善于耐心倾听，同时给予适当的及时的反馈。

（四）激励艺术

激励是激发鼓励之意。激励是护士长调动和发挥护理人员的积极性的主要手段。激励的方法很多，主要有目标激励、领导行为激励、嘉奖激励和信息激励。护士长尽量满足护理人员的愿望，如合理的调班；采取宽容的态度耐心帮助受挫折者；公平、合理分配报酬；对于有突出成绩者，给予一定的物质奖励；对表现好者，经常以口头表扬、精神鼓励，满足尊重的需要；推荐护理人员参选先进工作者、优秀护士；在护士长工作权限范围内，指定小组长、负责护士等。

（五）协调人际关系的艺术

护士长在建立和改善护理系统内外人际关系中具有重要的责任，应平易近人，善于与各种人交往，如主动与病人、家属、护理人员及其他医务人员等，根据不同经历、不同文化程度，自觉地引导他人朝积极的人际关系发展。护士长工作中应鼓励大家分工协作，团结共事，利用八小时之外组织必要的文娱活动或参与其他有关社交活动，使感情融洽，加深理解、减少误会。另外，护士长管理中，应掌握好人际交往的主要原则：给予和索取要大致相等。注意人与人之间的关系是一种精神上的交往，双方公平合理。反对庸俗的"关系学"。工作中要善于听取下属的建议，代表护理人员及病人争取合法的权益，满足其特殊需求。同时，护士长应尊重下属及病人、家属的人格、决不要滥用职权，以势压人。

第三节　护士长职责

职责就是担当某种职务的人员所应该履行的责任。各级护理人员都有其相应的职责。护士长是医院护理系统中最基层的管理者，工作责任重大、涉及面广，既要承担带领本科室或本病区护理人员同心协力按要求完成护理工作任务而承担护理行政上的管理职责，又要承担指导下属护理人员的护理业务技术管理职责。因此，护士长职责包括护士长行政管理职责和业务技术管理职责。

一、护士长行政管理职责

护士长行政管理职责主要是对本病房护理人员给予指导、沟通，运用各种方式统一意见，充分发挥护理人员的工作积极性，从而保证各项护理活动的顺利进行。其具体职责如下。

1. 在护理副院长、护理部主任及科护士长的领导下进行工作。

2. 根据护理部和科内工作计划，制定本病区具体工作计划，并付诸实施。按期做好总结，取得经验，推动工作。

3. 负责本病室护理人员的政治思想工作，使他们热爱护理事业，加强责任心，改善服务态度，全心全意为人民服务。

4. 负责病室人员的分工和派班工作，合理安排人力。

5. 深入病房了解病人的思想情况，定期召开工作座谈会，以便改进工作。

二、护士长业务技术管理职责

护士长业务技术管理职责主要是督促本病室护理人员严格执行各级护理规章制度、技术操作规程和护理常规，组织和指导下属护理人员业务学习和技术训练，具体解决本病区护理技术上的疑难问题，做好病区护理新业务、新技术的引进和技术训练，积极开展护理科研活动，采取有效措施搞好病房管理，保证护理质量。其具体职责如下。

1. 在护理副院长、护理部主任及科护士长的指导下进行工作。

2. 根据护理部和科内业务技术管理要求，制定本病区业务技术管理具体计划，按计划实施，并定期评价，改进工作。

3. 负责检查护理质量。督促护理人员认真执行各项护理常规，严格执行各项规章制度和技术操作规程。密切观察病情，做好传、帮、带。

4. 组织病室护理查房和护理会诊，并积极开展新业务、新技术及护理科研。

5. 随同科主任和主治医师查房，参加会诊以及大手术或新手术前,疑难病例和死亡病例的讨论。

6. 清领和指定专人领取本病室的药品、仪器、设备、医疗器材、被服和办公用品等。并分别指定专人负责保管、保养和定期检查,遇有损坏或损失应查明原因,并提出处理意见。

7. 负责护生的见习、实习和护士进修工作,并指定有经验和教学能力的护师或有护师职称以上的人员担任带教工作。

(王曙红　王瑶)

第六篇

医院感染控制

第一章

院内感染的监测

第一节 院内感染监测的目的与任务

一、目的

医院感染监测是指系统地观察一定人群中的医院感染发生和分布及其各种影响因素;对监测资料进行分析,并向有关人员反馈,及时采取防治对策和措施;同时对其防治效果和效益进行评价,不断改进,以达到控制和降低医院感染的目的。

二、任务

1. 建立有效的院内感染监测系统。
2. 制定有关的感染管理制度。
3. 协助制定有关的感染管理手册。
4. 提供有关感染管理的在职教育及咨询。研究医院感染的现状和存在的主要问题,提出控制感染和改进工作的措施,开展医院感染的专题研究。
5. 定期对医院环境、消毒器械、一次性医疗用品的使用情况进行监测,调查、收集、整理、分析有关医院感染的各种监测资料,并按要求上报。

第二节 院内感染的种类、定义

医院感染(nosocomial infection,hospital infection 或 hospital acquired infection)是指病人在入院时既不存在、亦不处于潜伏期,而在医院内发生的感染,包括在医院获得而于出院后发病的感染。

一、院内感染的判定

（一）判定院内感染所依据的原则

1. 用以判定院内感染的存在及种类 主要来自临床上的发现,实验室的报告以及其他诊断性检查;例如:病历、检查报告、抗原或抗体试验及显微镜检查等。

2. 医师或手术者由手术中、内镜检查或其他诊断直接观察所测到的感染,以及由临床的判断认定是院内感染者。

（二）下列情况属于医院感染

1. 对于无明确潜伏期的感染,规定在入院48小时后发生的感染为医院感染;有明确潜伏期者则以自入院时起超过该平均(或常见)潜伏期的感染为医院感染。

2. 本次感染直接与上次住院有关。

3. 在原有感染基础上出现其他部位新的感染(除外脓毒血症迁徙灶),或在原感染已知病原体基础上又分离出新的病原体(排除污染和原来的混合感染)的感染。

4. 新生儿经产道时获得的感染。

5. 由于诊疗措施激活的潜在性感染,如疱疹病毒、结核杆菌等的感染。

6. 医务人员在医院工作期间获得的感染。

（三）下列情况不属于医院感染

1. 皮肤黏膜开放性伤口只有细菌定植而无症状及体征。

2. 由于创伤或非生物性因子刺激而产生的炎症反应。

3. 新生儿经胎盘获得(出生后48小时内发病)的感染,如单纯疱疹、弓形体病、水痘等。

4. 病人原有的慢性感染在医院内急性发作。

579

二、呼吸系统医院感染诊断标准

(一)上呼吸道感染

1. 临床诊断 鼻咽、鼻旁窦和扁桃体等上呼吸道急性炎症表现,发热≥38.0℃超过2天,并排除普通感冒和非感染性病因如过敏等。

2. 病原学诊断 分泌物涂片或培养可发现有意义的病原微生物。

(二)下呼吸道感染

1. 临床诊断

(1) 病人出现咳嗽、痰黏稠,出现肺部湿啰音,并有下列情况之一者:

1) 发热。

2) 白细胞总数及中性粒细胞比例增高。

3) X线显示肺部有炎性浸润病变,并排除非感染性原因如肺栓塞、心力衰竭、肺水肿、肺癌等。

(2) 病人处于稳定期的慢性气道疾患(慢性支气管炎伴或不伴阻塞性肺气肿、哮喘、支气管扩张症)出现急性恶化、咳嗽及痰量明显增加或痰液性状变脓性、或者X线胸片与入院时比较有明显改变或新病变,并排除非感染原因(同上述第3条)。

2. 病原学诊断 临床诊断基础上,符合下列情况之一者:

(1) 经筛选的痰液(涂片镜检鳞状上皮细胞<10个/低倍视野或白细胞>25个/低倍视野;免疫抑制和粒细胞缺乏病人见到柱状上皮细胞或锥状上皮细胞与白细胞同时存在,白细胞数量可以不严格限定),连续两次分离到相同病原体。

(2) 痰定量培养分离到病原菌计数≥10^6 cfu/ml。

(3) 血培养或并发胸腔积液者的胸液分离到病原体。

(4) 经纤维支气管镜或人工气道吸引采集的下呼吸道分泌物分离到菌浓度≥10^5 cfu/ml的病原菌、经支气管肺泡灌注(BAL)分离到浓度≥10^4 cfu/ml的病原菌,或经防污染样本毛刷(PSB)、防污染支气管肺泡灌洗(PBAL)采集的下呼吸道分泌物分离到病原菌(对于原有慢性阻塞性肺病包括支气管扩张者细菌浓度必须≥10^3 cfu/ml)。

(5) 痰或下呼吸道采样标本中分离到通常非呼吸道定植的细菌或其他特殊病原体。

(6) 免疫血清学、组织病理学的病原学诊断证据。

注:病变局限于气道者为医院内气管-支气管炎;出现肺实质炎症(X线显示)者为医院内肺炎(包括肺脓肿),报告时分别标明。

(三)胸膜腔感染

1. 临床诊断 发热、胸痛、胸水外观呈脓性或带臭味,常规检查白细胞计数≥1000×10^6/L。

2. 病原学诊断 临床诊断基础上,符合下列情况之一者:

(1) 胸水培养分离到病原菌(应强调厌氧菌培养)。

(2) 胸水普通培养无菌生长,但涂片见到细菌。

注:(1) 胸水发现病原菌,则不论胸水性状和常规检查结果如何,均可做出病原学诊断。

(2) 应强调胸水的厌氧菌培养。

(3) 邻近部位感染自然扩散而来的胸膜腔感染,如并发于肺炎、支气管胸膜瘘、肝脓肿者不列为医院胸膜腔感染;诊断操作促使扩散者则属医院感染。若肺炎系医院感染,如其并发脓胸按医院肺炎报告,另加注括号标明脓胸。

(4) 结核性胸膜炎自然演变成结核性脓胸不属于医院感染。

(5) 病人同时有上呼吸道和下呼吸道感染时,仅需报告下呼吸道感染。

三、泌尿系统医院感染诊断标准

(一)临床诊断

病人出现尿频、尿急、尿痛等尿路刺激症状,或有下腹触痛,肾区叩痛,伴或不伴发热,并具有下列情况之一者:

1. 尿检白细胞男性≥5个/高倍视野,女性≥10个/高倍视野,插导尿管病人应结合尿培养。

2. 临床医师诊断为泌尿道感染,或抗菌治疗有效而认定的泌尿道感染。

(二)病原学诊断

临床诊断基础上,并符合下列情况之一者:

1. 清洁中段尿或导尿留取尿液(非留置导尿)培养革兰阳性球菌浓度≥10^4 cfu/ml,革兰阴性杆菌浓度≥10^5 cfu/ml。

2. 耻骨联合上膀胱穿刺留取尿液培养细菌浓度≥10^3 cfu/ml。

3. 新鲜尿液标本经离心,应用相差显微镜检查(1×400),在30个视野中有半数视野见到细菌。

4. 无症状性菌尿症 病人虽然无症状,但在近期(1周)有内镜检查或留置导尿史,尿液培养革兰阳性球菌浓度≥10^4cfu/ml,革兰阴性杆菌浓度≥10^5cfu/ml,应视为泌尿系感染。

注:(1)非导尿或穿刺尿液标本细菌培养结果为2种或2种以上细菌,需考虑污染可能,建议重送。

(2)尿液标本应及时接种。若尿液标本在室温下放置超过2小时,即使其接种培养结果细菌浓度≥10^4cfu/ml或≥10^5cfu/ml,亦不应作为诊断依据,应予重送。

(3)影像学、手术、组织病理或其他方法证实的,可定位的泌尿系统(如肾、输尿管、膀胱、尿道、肾周围组织)感染,报告时应分别标明。

四、消化系统和腹部医院感染诊断标准

(一)感染性腹泻

1. 临床诊断 符合下述三条之一即可诊断:

(1)急性腹泻,粪便常规镜检白细胞≥10个/高倍视野。

(2)急性腹泻,或伴发热、恶心、呕吐、腹痛等。

(3)急性腹泻每天3次以上,连续2天,或1天水泻5次以上。

2. 病原学诊断 临床诊断基础上,符合下列情况之一者:

(1)粪便或肛拭子标本培养出肠道病原体。

(2)常规镜检或电镜直接检出肠道病原体。

(3)从血液或粪中检出病原体的抗原或抗体,达到诊断标准。

(4)从组织培养的细胞病理变化(如毒素测定)判定系肠道病原体所致。

注:(1)急性腹泻次数应≥3次/24小时。

(2)应排除慢性腹泻的急性发作及非感染性因素如诊断治疗原因、基础疾病、心理紧张等所致的腹泻。

(二)胃肠道(食管、胃、大小肠、直肠)感染

1. 临床诊断 病人出现发热(≥38℃)、恶心、呕吐和(或)腹痛、腹泻,而无其他原因可解释。

2. 病原学诊断 临床诊断基础上,符合下列情形之一者:

(1)从外科手术或内镜取得组织标本或外科引流液培养出病原体。

(2)上述标本革兰染色或氢氧化钾浮载片可见病原体,多核巨细胞。

(3)手术或内镜标本显示急性感染的病理学证据。

(三)抗生素相关性腹泻

1. 临床诊断 近期曾应用或正在应用抗菌药物,而出现腹泻(≥3次/24小时),可伴大便性状改变(水样便、血便、黏液脓血便或见斑块条索状伪膜),排除慢性肠炎急性发作或急性胃肠道感染及非感染性原因所致,可具有下列情况之一:

(1)发热≥38℃。

(2)腹痛或腹部压痛、反跳痛。

(3)周围血白细胞升高。

2. 病原学诊断 临床诊断基础上,符合下列情况之一者:

(1)大便涂片有菌群失调或培养发现有意义的优势菌群。

(2)如作纤维结肠镜检查见肠壁充血、水肿、出血、或见到2~20mm灰黄(白)色斑块伪膜。

(3)细菌毒素测定证实。

注:(1)急性腹泻次数应≥3次/24小时。

(2)应排除慢性腹泻的急性发作及非感染性因素如诊断治疗原因、基础疾病、心理紧张等所致的腹泻。

(四)病毒性肝炎

1. 临床诊断 有输血或血制品史、不洁食物史、肝炎接触史,出现下述症状或体征中的任何两项并有肝功能异常,而无其他原因可解释者:①发热;②厌食;③恶心、呕吐;④肝区疼痛;⑤黄疸。

2. 病原学诊断 在临床诊断基础上,血清甲、乙、丙、丁、戊、庚任何一种病毒肝炎活动性标志阳性。

注:非感染性病因(如α1-抗胰蛋白酶缺乏、乙醇、药物)和胆道疾病引起的肝炎或肝损害应注意排除。

(五)腹(盆)腔内组织感染

包括胆囊、胆道、肝、脾、胰、腹膜、膈下、盆腔、其他组织或腔隙的急性感染,含持续腹膜透析继发性腹膜炎。不包括原发性脏器穿孔所致感染和慢性感染的急性发作。

1. 临床诊断 具有下列症状体征中任何两项,而无其他原因可以解释,同时有影像学检查的

相应异常发现：①发热>38℃；②恶心、呕吐；③腹痛、腹部压痛或反跳痛或触及块状物伴触痛；④黄疸。

2. 病原学诊断　在临床诊断基础上，符合下列情形之一者：

（1）经手术切除、引流管、穿刺吸引或内镜获取的标本检出病原体。

（2）血培养阳性，且与局部感染菌相同或与临床相符。

注：（1）应排除非生物因子引起的炎症反应即慢性感染的急性发作。

（2）原发性脏器穿孔所致的感染不计为医院感染。

（六）腹水感染

1. 临床诊断　腹水原为漏出液，出现下列一项情况者可诊断：

（1）腹水性质为渗出液。

（2）腹水不易消除，出现腹痛、腹部压痛或反跳痛。

（3）腹水常规检查白细胞>$200×10^6$/L，中性粒细胞>25%。

2. 病原学诊断　临床诊断基础上，腹水细菌培养阳性。

五、手术部位医院感染诊断标准

（一）表浅手术切口感染

仅限于切口涉及的皮肤或皮下组织，感染发生于术后30天内。

1. 临床诊断　具有下列情况之一者：

（1）表浅切口有红、肿、热、痛或有脓性分泌物。

（2）临床医师诊断的表浅切口感染。

2. 病原学诊断　临床诊断基础上细菌培养阳性。

注：（1）创口包括外科手术切口或意外伤害所致伤口，为避免混乱，不用"创口感染"一词，与伤口有关感染参见皮肤软组织感染诊断标准。

（2）切口缝合针眼处有轻微炎症或少许分泌物不属切口感染。

（3）切口脂肪液化，液体清亮，不属切口感染。

（二）深部手术切口感染

无植入物手术后30天内，有植入物（如人工心脏瓣膜、人造血管、机械心脏、人工关节等）术后1年内发生的与手术有关，并涉及切口深部软组织（深筋膜和肌肉）的感染。

1. 临床诊断　符合上述界定，并具有下列情况之一者：

（1）从深部切口引流出或穿刺抽到脓液，感染性手术后引流液除外。

（2）自然裂开或由外科医师打开的切口，有脓性分泌物或有发热>38℃，局部有疼痛或压痛。

（3）再次手术探查，经组织病理学或影像学检查发现涉及深部切口脓肿或其他感染迹象。

（4）临床医师诊断的深部切口感染。

2. 病原学诊断　临床诊断基础上，细菌培养阳性。

（三）器官（或腔隙）感染

无植入物手术后30天，有植入物手术后1年内发生与手术有关（除皮肤、皮下、深筋膜和肌肉以外）的器官或腔隙感染。

1. 临床诊断　符合上述界定，并具有下列情形之一者：

（1）引流管或穿刺有脓液。

（2）再次手术探查，经组织病理学或影像学检查发现涉及器官（或腔隙）感染的迹象。

（3）由临床医师诊断的器官（或腔隙）感染。

2. 病原学诊断　临床诊断基础上，细菌培养阳性。

（1）临床和（或）有关检查显示典型的手术部位感染，即使细菌培养阴性，亦可以诊断。

（2）手术切口浅部或深部均有感染时，仅需报告深部感染。

（3）经切口引流所致器官（或腔隙）感染，不需再次手术者，应视为深部切口感染。

六、中枢神经系统医院感染诊断标准

（一）细菌性脑膜炎、脑室炎

1. 临床诊断　符合下列情形之一者：

（1）发热、颅高压症状（头痛、呕吐、婴儿前囟张力高、意识障碍）之一，脑膜刺激征（颈抵抗、布克征阳性、角弓反张）之一，加上脑脊液（CSF）化脓性改变（蛋白质升高、白细胞明显增多、糖减少）。

（2）发热、颅高压症状之一，脑膜刺激征之一，加上CSF白细胞轻至中度升高；经抗菌药物治疗后症状体征消失，CSF恢复正常。

(3) 在应用抗菌药物过程中,出现发热,不典型颅高压症状体征,CSF 白细胞轻度增多,加上以下任何一条:

1) CSF 中抗特异性病原体的 IgM 达诊断标准,或 IgG 呈 4 倍升高,或 CSF 涂片找到细菌。

2) 有颅脑操作(如颅脑手术、颅内穿刺、颅内置入物)史,或颅脑外伤或腰椎穿刺史。

3) 脑膜附近有感染灶(如头皮切口感染、颅骨骨髓炎、胆脂瘤中耳炎)或有脑脊液漏者。

4) 新生儿血培养阳性。

2. 病原学诊断　临床诊断基础上,符合下列情形之一者:

(1) CSF 中培养出病原菌。

(2) CSF 病原微生物抗原检测阳性。

(3) CSF 涂片找到病原菌。

注:(1) 一岁以内婴儿有发热(>38℃)或低体温(<36℃),出现意识障碍、呼吸暂停或抽搐,如无其他原因可解释,疑有脑膜炎并立即行 CSF 检查。

(2) 老年人反应性低,可仅有嗜睡、意识活动减退、定向困难表现,应及时行 CSF 检查。

(3) 细菌性脑膜炎与创伤性脑膜炎、脑瘤脑膜反应的区别要点是 CSF 糖量的降低,C-反应蛋白增高等。

(二) 颅内脓肿

包括脑脓肿、硬膜下和硬膜外脓肿。

1. 临床诊断　符合下列情况之一者:

(1) 发热、颅高压症状之一:颅内占位体征(功能区定位征),并具有以下影像学检查证据之一:CT、脑血管造影、磁共振、核素扫描。

(2) 外科手术证实。

2. 病原学诊断　临床诊断基础上,穿刺抽到脓液或组织活检找到病原体。

(三) 椎管内感染

如硬脊膜下脓肿或脊髓内脓肿。

1. 临床诊断

(1) 发热、有神经定位症状和体征或局限性腰背痛和脊柱运动受限,并具有下列情况之一:

1) 棘突及棘突旁有剧烈压痛及叩击痛。

2) 神经根痛。

3) 完全或不完全脊髓压迫征。

4) 检查证实:脊髓 CT、椎管内碘油造影、磁共振、X 线平片、脑脊液蛋白及白细胞增加且奎氏试验有部分或完全性椎管梗阻。

(2) 手术证实。

2. 病原学诊断　手术引流液培养找到病原菌。

注:(1) 合并有脑膜炎的椎管内感染,归入细菌性脑膜炎统计报告。

(2) 此类医院感染少见,多发生于败血症、脊柱邻近部位有炎症、脊柱外伤或手术有高位椎管麻醉史者。

(3) 应排除败血症的转移性病灶或脊柱及其邻近部位炎症的扩散所致。

七、血液系统医院感染诊断标准

(一) 血管相关性感染

1. 临床诊断　符合下列情形之一者:

(1) 静脉穿刺部位有脓液排出,或有弥散性红斑(蜂窝织炎的表现)。

(2) 沿导管的皮下走行部位出现疼痛性弥散性红斑(除外理化因素所致)。

(3) 经血管介入性操作,发热>38℃,局部有压痛,无其他原因解释。

2. 病原学诊断

(1) 导管管尖培养:其接种方法应取导管尖端5cm,在血平板表面往返滚动一次,细菌计数≥15cfu/ml 平板即为阳性。

(2) 从穿刺部位抽血定量培养,细菌计数≥100cfu/ml,或细菌菌数相当于对侧同时取血培养的 4~10 倍;或对侧同时取血培养出同种细菌。

(二) 败血症

1. 临床诊断　发热>38℃或低体温<36℃,可伴有寒战,并合并下列情况之一:

(1) 有入侵门户或迁徙病灶。

(2) 有全身中毒症状而无明显感染灶。

(3) 有皮疹或出血点、肝脾肿大、血液中性粒细胞增多伴核左移,且无其他原因可以解释。

(4) 收缩压低于 12kPa(90mmHg),或较原收缩压下降超过 5.3kPa(40mmHg)。

2. 病原学诊断　临床诊断学基础上,符合下列情形之一者:

(1) 血培养分离出病原微生物。

(2) 血液中测到病原体的抗原物质。

3. 说明

(1) 入院时有经血培养证实的败血症,入院后血培养又出现新的非污染菌;或医院败血症过程中又出现新的非污染菌,均属另一次医院败血症。

(2) 血培养分离出常见皮肤菌,如类白喉杆菌、肠杆菌、凝固酶阴性葡萄球菌、乳酸杆菌等,需不同时间采血有两次或多次培养阳性。

(3) 血液中发现有病原体抗原物质,如流感嗜血杆菌、肺炎链球菌、乙种溶血性链球菌,必须与症状、体征相符,且与其他感染部位无关。

(4) 血管相关败(菌)血症属于此条,导管相关动静脉炎计入心血管感染。

(5) 血培养有多种菌生长,在排除污染后可考虑复数菌败血症。

(三) 输血相关感染

可通过血液途径传播的病原体常见的有病毒性肝炎(乙、丙、丁、庚型)、艾滋病、巨细胞病毒感染、疟疾、弓形体病等。

1. 临床诊断 必须符合下列三种情况:

(1) 输血至发病或输血至血中发现病原血清免疫学标志的时间超过该感染的常见(或最短)潜伏期。

(2) 受血者受血前从未有过该种感染,血清免疫学标志阴性。

(3) 证实供血员血存在感染性物质,如血中查到病原体,血清免疫学标志阳性,病原 DNA 或 RNA 的阳性等。

2. 病原学诊断 临床诊断基础上,符合下列情况之一者:

(1) 血中找到病原体。

(2) 血特异性病原体抗原检测阳性,或其血清 IgM 抗体效价达到诊断水平,或双份血清 IgG 呈 4 倍升高。

(3) 组织或体液涂片找到包涵体。

(4) 病理活检证实。

3. 说明

(1) 病人可有症状体征,也可有血清学改变。

(2) 艾滋病潜伏期长,但受血者在受血后 6 个月内可出现抗-HIV 阳性,后者可作为初步诊断依据,需进一步行确证试验。

八、皮肤和软组织感染诊断标准

(一) 皮肤感染

皮肤感染是指皮肤出现炎症。

1. 临床诊断 符合下列情形之一者:

(1) 皮肤有脓性分泌物、脓疱、疖肿等。

(2) 病人有局部疼痛或压痛,局部红肿或发热,无其他原因解释者。

2. 病原学诊断 临床诊断基础上,符合下列情形之一者:

(1) 从感染部位的引流物或抽吸物中培养出病原体。

(2) 血或感染组织特异性病原体抗原检测阳性。

(二) 软组织感染

软组织感染包括坏死性筋膜炎、感染性坏疽、坏死性蜂窝织炎、感染性肌炎、淋巴结炎或淋巴管炎。

1. 临床诊断 符合下列情形之一者:

(1) 从感染部位引流出脓液。

(2) 外科手术或组织病理检查证实有感染。

(3) 病人有局部疼痛或压痛、局部红肿或发热,且无其他原因可以解释。

2. 病原学诊断 临床诊断基础上,符合下列情形之一者:

(1) 血特异性病原体抗原检测阳性,或血清 IgM 抗体效价达到诊断水平,或双份血清 IgG 呈 4 倍升高。

(2) 从感染部位的引流物或组织中培养出病原体。

(三) 压疮感染

压疮感染包括压疮表面和深部组织感染。

1. 临床诊断 压疮局部红、压痛或压疮边缘肿胀,并有脓性分泌物。

2. 病原学诊断 临床诊断基础上,分泌物培养阳性。

(四) 烧伤感染

1. 临床诊断 烧伤表面的形态或特点发生变化,如焦痂迅速分离或变成棕黑、黑或紫罗兰色或烧伤边缘水肿,同时具有下列情形之一者:

(1) 创面有脓性分泌物。

(2) 病人出现发热(T>38℃)或 T<36℃,合并低血压。

2. 病原学诊断 临床诊断基础上,符合下列情形之一者:

(1) 血培养阳性(除外有其他部位感染)。

(2) 烧伤组织活检显示微生物向附近组织浸润。

注:(1) 单纯发热不能诊断为感染,因为发热可能是组织损伤的结果或病人在其他部位有

感染。

(2) 移植的皮肤发生排斥反应并伴有感染临床证据（炎症或脓液），视为医院感染。

(3) 供皮区感染属烧伤感染。

（五）乳腺脓肿或乳腺炎

1. 临床诊断　符合下列情形之一者：

(1) 红、肿、热、痛等炎症表现或伴有发烧，排除哺乳妇女的乳汁淤积。

(2) 临床医生诊断为乳腺脓肿。

(3) 外科手术证实。

2. 病原学诊断　临床诊断基础上，通过切口引流或针吸的感染组织培养阳性。

（六）脐炎

1. 临床诊断　病人脐部有红肿或分泌物。

2. 病原学诊断　临床诊断基础上，符合下列情形之一者：

(1) 引流物或针吸液培养阳性。

(2) 血培养阳性，并排除其他部位感染。

注：与脐部插管有关的脐动静脉感染应归于心血管系统感染。

（七）婴儿脓疱病

1. 临床诊断　符合下列情况之一者：

(1) 皮肤出现脓疱。

(2) 临床医生诊断为脓疱病。

2. 病原学诊断　临床诊断基础上脓疱液培养阳性。

第三节　院内感染监测系统

一、医院感染监测系统组织

医院感染管理体系如图6-1-1所示。

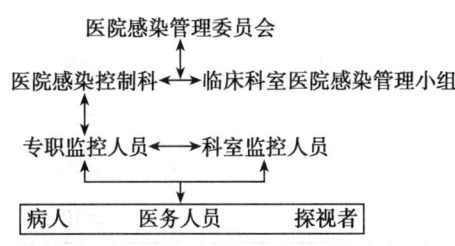

图6-1-1　医院感染管理体系

二、院内感染监测内容

通过医院感染发病率的监测，一、二、三级医院感染发病率应分别低于7%、8%、10%，漏报率不超过20%。各医院可开展下列有关院内感染的监测：①全院医院内感染发病率的监测；②医院感染各科室发病率监测；③医院感染部位发病率监测；④医院感染高危科室、高危人群的监测；⑤医院感染危险因素的监测；⑥漏报率的监测；⑦医院感染其他监测。

（一）资料收集

1. 发病率调查　对一定时期内医院感染的发生情况进行调查，是一个长期的、连续的过程，可采取前瞻性调查和回顾性调查两种方式。它可提供本院感染率以及所有感染部位和部门的资料。

2. 现患率调查　又称现状调查。利用普查或抽样调查方法，收集一个特定的时间内，即在某一较长或短时间内，调查院内感染现状（即处于医院感染状态的病例数）。

3. 感染部位监测　感染部位监测是指集中于指定感染部位的监测，如外科手术部位、下呼吸道、泌尿道等。

4. 部门监测　针对高危性的特殊单位或区域进行监测，如手术室、新生儿科、监护室等。

5. 暴发监测　针对于医院内感染暴发流行情况进行监测收集资料，及时采取有效措施控制感染流行。

（二）医院感染监测的主要计算指标

1. 医院感染发病率　医院感染发病率是指一定时间内在一定危险人群中新发医院感染病例所占的百分率。

$$医院感染发生率 = \frac{同期新发医院感染例数}{观察期间危险人群人数} \times 100\%$$

2. 上计算式中分母一般以同期出院病人数代替。在医院感染监测中，有些病人发生多次或多种感染，这时应计算医院感染例次发病率，因为例次感染发病率一般高于医院感染发病率，所以在医院感染的研究报告中应注明是哪种计算方式。

$$医院感染例次发生率 = \frac{同期内发生医院感染例次数}{观察期间危险人群人数} \times 100\%$$

例：调查发现某医院神经内科1998年10月有25人发生医院感染，其中2例发生2次医院感染，同期该院神经内科出院280人。

$$医院感染发生率 = \frac{25}{280} \times 100\% = 8.93\%$$

医院感染例次发生率 $=\dfrac{23+2\times 2}{280}\times 100\% = 9.64\%$

3. 在调查医院感染发病率时,漏报感染病例是难免的,因此应定期进行漏报调查,计算出漏报率,校正原先的发病率。

漏报率 $=\dfrac{漏报病例数}{漏报病例数+已报病例数}\times 100\%$

三、医院感染卫生学的监测

严格区分清洁区、半清洁区、污染区。医院建筑布局要合理,应符合卫生学标准,设施要有利于隔离消毒,医疗与生活区严格分开;门诊与病区相对隔离,传染病区与一般病区应有一定距离的绿化带,并应有单独出入路线。

住院病人应着住院服装,有指定范围内活动,禁止外出。工作人员工作时应按卫生计生委职业服装要求着装,定期更换。

医院重点部门的空气、物体表面、医护人员手的卫生学监测应在清洁后或消毒后,操作前进行,如遇有医院感染流行或疑似环境污染时,则需要立即进行监测。医院的卫生学监测项目如下。

(一) 消毒灭菌效果监测

1. 下排气压力蒸汽灭菌的监测

(1) 工艺监测:应每锅监测,并详细记录(锅号、压力、温度、时间、灭菌物品,灭菌操作者签名等项目)。

(2) 化学监测:应每包监测,每包内应放置化学指示卡。

(3) 生物监测:对新的包装容器、摆放方式、排气方式、特殊灭菌工艺应采用生物检测法确定其灭菌效果;新灭菌器效果测定;对日常使用的灭菌器应定期监测。

2. 预真空压力灭菌的监测　工艺监测、化学监测、生物监测同下排气蒸汽灭菌的生物监测。

3. 环氧乙烷气体灭菌的效果可采用化学和生物检测法确定。

4. 紫外线消毒效果监测

(1) 日常监测:对灯管应用时间、照射累计时间及物理化学监测结果记录并签名。

(2) 物理监测:用于紫外线灯管安置后及使用前,使用中的灯管照射强度监测,应每3~6个月监测1次。参考值:照射强度不低于 $70\mu w/cm^2$,新购进的灯管不低于 $100\mu w/cm^2$。

(3) 生物监测:消毒后,照射的物品或空气中的自然菌减少90%以上;人工染菌杀灭率应达到99.9%以上。

(二) 空气、物体表面及医务人员手的细菌学监测

监测时间可根据不同的部门,每1~3个月监测1次。当发生医院感染流行,高度怀疑或确定与空气、物体表面、医务人员手的污染有关时,可随时进行监测。

空气、物体表面的细菌学监测的参考值范围见表6-1-1。

表6-1-1　各类环境空气、物体表面细菌菌落总数卫生学标准

环境类别	标准		物体表面 (cfu/m²)
	空　气		
	(cfu/皿)	(cfu/m³)	
Ⅰ类　洁净手术部	符合 GB 50333 要求		
其他洁净场所	≤4	≤150	≤5
Ⅱ类	≤4	—	≤5
Ⅲ类	≤4	—	≤10
Ⅳ类	≤4	—	≤10

注:1. 以上不得检出致病性微生物,如乙型溶血性链球菌、金黄色葡萄球菌、沙门菌等。可疑污染情况下应进行相应指标的检测。
2. cfu/皿为平板暴露法,cfu/m³为空气采样器法

Ⅰ类环境为采用空气洁净技术的诊疗场所,分洁净手术部和其他洁净场所。Ⅱ类环境为非洁净手术部(室);产房;导管室;血液病病区、烧伤病区等保护性隔离病区;重症监护病区;新生儿室等。Ⅲ类环境为母婴同室;消毒供应中心的检查包装灭菌区和无菌物品存放区;血液透析中心

(室);其他普通住院病区等。Ⅳ类环境为普通门(急)诊及其检查、治疗(注射、换药等)室;感染性疾病科门诊和病区。

(三) 血液透析系统监测

1. 标本采集　采样点为透析液进口及出口,疑有透析液污染或严重感染病例时,应增加采样点,如:原水口,软化水出口,反渗水出口,透析液配液口。

2. 测定时间为每月 1 次　检查结果超过参考标准时,须再重复,怀疑或确定病人在治疗中有热原反应或菌血症时,应随时检测。

3. 参考值　透析用水进水口,细菌总数<200cfu/ml。

第二章

常用的控制院内感染方法

第一节 洗 手

在一系列的消毒隔离措施中,洗手是最重要的环节,医务人员的手既要进行无菌操作又要直接或间接地同污染物品或病人接触,因此,医务人员的手是医院感染最重要的传播媒介。

一、手部皮肤的带菌状况

手上所带的细菌可分为两大类:常驻菌和暂驻菌。常驻菌可在皮肤上生长繁殖,随气候、年龄、健康状况、个人卫生习惯、身体的部位不同而异。其中约有10%~20%长期寄生于皮肤的深层,生活在毛囊孔和皮脂腺开口处,不会被一般消毒方法所杀灭,常见的有葡萄球菌、棒状杆菌、白色念珠菌等非致病菌。暂住菌是在工作中临时污染的微生物,包括许多病原菌,如金黄色葡萄球菌、克雷伯杆菌、沙门菌及链球菌等。很少在皮肤上繁殖,附着不牢固,但与医院感染关系密切。暂住菌一般来源于环境,它的组成往往与所从事的工作有关。暂住菌大部分易于用机械(冲洗)或化学(消毒)方法洗涤。

二、洗手的目的和方法

(一) 目的

洗手的目的是为了消除或杀灭手上的微生物,切断通过手的传播感染途径。

在医院内非紧急情况下,医务人员在下列情况下均应认真洗手。

1. 进入和离开病房前。
2. 进行侵入性医疗操作之前。
3. 接触伤口前后。
4. 接触黏膜、血液、体液、分泌物之后。

5. 接触被微生物污染的物品之后。
6. 护理每例特殊高危病人,如严重免疫缺陷病人和新生儿前后。
7. 在高危病房接触不同病人前后。
8. 无菌操作前后及戴脱手套前后。

(二) 洗手设施

1. 流动水 最好装置肘部开关,脚踏式开关或其他自动开关。
2. 清洁剂 肥皂应保持干燥,盛有消毒剂的容器应保持密闭。
3. 毛巾 应保持清洁、干燥、每日消毒,最好用一次性纸巾。
4. 洗手刷 应一用一灭菌。

(三) 种类与方法

1. 普通洗手 使用肥皂或药皂认真揉搓双手及腕部,特别注意指尖、指缝、指关节等部位,整个搓揉时间不应少于15秒,然后用流动水冲净。可清除大部分的暂住菌。
2. 刷手 按外科手术要求进行。
3. 手的皮肤消毒 在进行介入操作前,或接触传染性的病人及其物品后,应注意手的清洗和消毒[常用的消毒剂有氯己定(洗必泰)、乙醇、碘伏或含氯消毒剂等]。

第二节 消毒与灭菌

一、概 述

(一) 定义

消毒指用物理或化学方法杀灭或去除病原微生物的过程。

灭菌指杀灭或去除所有微生物,包括细菌的繁殖体、芽胞、真菌及病毒的过程。

(二) 消毒方法

根据消毒作用水平,可将各种物理或化学消毒方法分为高效、中效、低效三大类型:

1. 高效消毒法 可以杀灭一切微生物,包括细菌繁殖体、结核杆菌、部分芽胞、真菌、亲水性及亲脂性病毒。一般消毒时间为30分钟。属于此类方法的有热力灭菌、电离辐射、微波等物理消毒法和醛类(甲醛、戊二醛)、环氧乙烷、过氧乙酸、过氧化氢、臭氧、二氧化氮等化学消毒剂。

2. 中效消毒法 可以杀灭除芽胞以外的各种微生物,包括紫外线、超声波等物理方法及碘类、醇类、酚类消毒剂及含氯消毒剂。

3. 低效消毒法 只能杀灭细菌繁殖体或亲脂病毒。属此类消毒剂为季胺盐类(新洁尔灭)或双胍类消毒剂(如洗必泰)等。

(三) 污染物品分类

根据物品污染后对人体的危害程度分为高危、中危、低危三类。可将此作为选择消毒程度的重要依据。

1. 高危物品 凡须进入血管系统或人体组织内的物品,与破损的组织、皮肤黏膜密切接触的器材和物品。如手术器械和用品,穿刺针、输液输血器材、导尿管、膀胱镜等。凡高危物品必须经高效消毒法灭菌。

2. 中危物品 指受微生物污染后可造成中等危害程度的诊疗器材及用品。该类物品仅与皮肤黏膜接触而不进入无菌组织内。如体温表、呼吸机、胃肠道内镜、气管镜、麻醉机、压舌板、餐具、便盆等。凡中危物品可选用中效或高效消毒法。

3. 低危物品 该类物品仅直接或间接与健康无损的皮肤接触。如血压计、听诊器及其他生活用品等。低危物品用一般消毒法,仅在特殊情况下才作特殊处理。

二、消毒灭菌方法

(一) 煮沸法

除部分芽胞外,微生物于100℃的水中煮沸10~15分钟,均可被杀死。

(二) 巴斯德消毒法

以75℃的热水消毒30分钟,使细菌细胞蛋白质凝固,而达到消毒目的。适用于乳汁的消毒。

(三) 高压蒸汽灭菌

1. 下排气式压力蒸汽灭菌 灭菌物品包装体积不得超过30cm×30cm×25cm,重量不超过5kg,待灭菌物品填装量不得超过柜室容积的80%;用有孔可透气的铝压盒盛装物品,市售无孔铝饭盒与搪瓷盒不得用于装放待灭菌物品。装放时,将难于灭菌的大包放上层,较易灭菌的小包放在下层。

2. 预真空压力蒸汽灭菌 灭菌物品包装体积不得超过30cm×30cm×40cm,待灭菌物品填装量不得超过柜室容积的90%。

(四) 紫外线消毒法

1. 紫外线消毒灯要求

(1) 紫外线消毒灯在电压为220V、相对湿度为60%、温度为20℃时,辐射的253.7nm紫外线强度(使用中的强度)应不低于$70\mu W/cm^2$。

(2) 应定期监测消毒紫外线的辐照强度,当辐照强度低到要求值以下时,应及时更换。

(3) 紫外线消毒灯的使用寿命,即由新灯的强度降低到$70\mu W/cm^2$的时间(功率≥30W),或降低到原来新灯强度的70%(功率<30W)的时间,应不低于1000小时。紫外线灯生产单位应提供实际使用寿命。

2. 使用方法

(1) 在室内无人状态下,采用紫外线灯悬吊式或移动式直接照射消毒。灯管吊装高度距离地面1.8~2.2m。安装紫外线灯的数量为平均≥$1.5W/m^3$,照射时间≥30分钟。

(2) 采用紫外线消毒器对空气及物体表面进行消毒。其消毒方法及注意事项应遵循生产厂家的使用说明。

(3) 消毒时对环境的要求:紫外线直接照射消毒空气时,关闭门窗,保持消毒空间内环境清洁、干燥。消毒空气的适宜温度20~40℃,相对湿度低于80%。

3. 注意事项

(1) 应保持紫外线灯表面清洁,每周用乙醇布巾擦拭一次,发现灯管表面有灰尘、油污等时,应随时擦拭。

(2) 用紫外线灯消毒室内空气时,房间内应保持清洁干燥。当温度低于20℃或高于40℃,相对湿度大于60%时,应适当延长照射时间。

(3) 采用紫外线消毒物体表面时,应使消毒物品表面充分暴露于紫外线。

(4) 采用紫外线消毒纸张、织物等粗糙表面时,应适当延长照射时间,且两面均应受到照射。

(5) 用紫外线杀灭被有机物保护的微生物

及空气中悬浮粒子多时,应加大照射剂量。

(6) 不应使紫外线光源直接照射到人。

(7) 不应在易燃、易爆的场所使用。

(8) 紫外线强度计每年至少标定一次。

(五) 化学消毒法

使用化学消毒剂的原则:①消毒剂对人体组织和病原微生物之间无选择作用,吸收后对人体可产生毒性,若使用具腐蚀性及刺激性的消毒剂时,应避免直接接触或吸入。②针对不同的病原体的特点选择不同的消毒剂;针对不同的消毒对象,选择不同的作用时间和有效消毒浓度。③应了解消毒剂的理化特性和有效使用期,对有挥发或易分解者宜新鲜配制,避光密封保存。④消毒物品表面的有机物可影响消毒剂的效能,物品于消毒前必须先清洗。

三、常用消毒剂

(一) 戊二醛(glutaraldehyde)

1. 作用机制 为快速高效消毒剂,其杀菌机制是对含硫微生物的蛋白质产生烷基化作用。2%的戊二醛加入碱性活化剂(0.3%重碳酸钠)、pH 7.5~8.5时杀菌作用最强,pH>9时,杀菌作用迅速消失。一般加入活化剂之后的有效期限为14~28天。

2. 使用方法 常用于医疗器械的消毒灭菌、尤适用于金属器械和耐湿忌热的精密仪器。用作内镜、麻醉装置及塑料管等浸泡消毒,用2%碱性戊二醛作用15分钟;而用于各种医疗器械的灭菌则需浸泡4小时以上。使用前,应用无菌水冲洗干净。喷雾熏蒸消毒:2%戊二醛喷雾或加热(30℃)蒸发,相对湿度应<80%,用量为3~6ml/m^3,作用时间为1小时。

3. 注意事项

(1) 金属医疗器械及内镜消毒灭菌时,必须加0.5%亚硝酸钠防锈剂。

(2) 对皮肤黏膜有刺激性。

(3) 因具刺激性,盛药碗必须加盖,以免气味散出。

(4) 若温度超过45℃,会破坏碱性活化剂而降低消毒效果。

(二) 环氧乙烷(氧化乙烯)

1. 杀菌作用 能与微生物的蛋白质、DNA和RNA发生非特异性烷基化作用,穿透力强。环氧乙烷气体杀菌力强,杀菌谱广,可以杀灭各种微生物,属高效灭菌剂。

2. 使用范围 适用于医院消毒灭菌,不损害消毒物品且穿透力强,大多数不宜用一般消毒方法的物品均可使用。如:电子仪器、光学仪器、医疗器械、人工心肺机、人工肾、气管镜、膀胱镜、胃镜、手术器械、一次性使用的医疗卫生用品等。

3. 使用方法 环氧乙烷灭菌器及其应用如下。

(1) 大型灭菌器:一般用于大量处理物品的灭菌,用药量为0.4kg/m^3,在室温(25℃)下作用12小时,或0.8kg/m^3,作用6小时。

(2) 中型灭菌器:一般用于一次性医疗卫生用品的灭菌。

(3) 小型灭菌器多用于消毒少量医疗器械和用品。为了安全,多采用环氧乙烷和二氧化碳或氟利昂混合气体。此种灭菌器自动化程度较高,可自动抽真空,自动加药,自动调节温度和相对湿度,也可自动控制灭菌时间,供医院供应室和手术室用。灭菌要求环氧乙烷气体为600~800mg/L,温度为35℃,相对湿度60%~80%,作用2~4小时;用于消毒时气体浓度为450mg/L。

(4) 塑料袋消毒法:适应于中小型物品,如医疗用具、手术包、敷料、衣被、书籍、人民币、实验室器材等。无论传染病疫源地物品,还是医院的医疗器械,生活用品消毒,均可采用。

4. 环氧乙烷消毒效果监测及评价

(1) 化学指示卡:用于灭菌器和灭菌工艺测试。测试时,将化学指示卡放在测试物品包的中央可了解灭菌过程中环氧乙烷穿透的情况及其分布的均匀性。化学指示卡根据镁盐与环氧乙烷作用,生成氢氧化镁,使pH增高的原理,利用颜色反应指示环氧乙烷作用剂量,故亦可间接说明是否达到灭菌要求。

(2) 生物指示剂法:用于测定灭菌效果。指示菌为枯草杆菌黑色变种芽胞(ATCC9732),每菌片染菌量为$5×10^5$~$5×10^6$cfu,在(54±2)℃与相对湿度为60%±10%的条件下,用(600±30)mg/L环氧乙烷作用,其D值应为2.6~5.8分钟,存活时间≥7.8分钟,死亡时间≤58分钟,检测时将此生物指示片置拟被灭菌物中,经环氧乙烷灭菌后,取出此指示菌片置营养肉汤中培养,无菌生长说明达到灭菌目的。

5. 注意事项

(1) 环氧乙烷易燃易爆,空气中含量达3%

时可燃烧,故应远离火源,操作者应遵守消毒安全守则。

(2) 对人体有害,吸入过量可引起中毒,皮肤接触时可致损伤。

(3) 消毒作用随温度升高而增强,湿度以30%～35%为宜,消毒后的器械和物品应通风1小时后才能使用。

(4) 橡胶、塑料、有机玻璃等防护用品与医疗器械消毒后,必须通风散气,一般敷料需通风1小时以上;橡胶手套需2小时以上;聚氯乙烯体外循环袋则需15～30天之久。

(三) 臭氧

1. 杀菌作用　臭氧主要依靠其强大的氧化作用而杀菌。它能氧化分解细菌的葡萄糖氧化酶,脱氢氧化酶,还可直接与细菌发生作用,为高效消毒剂,在水中杀菌速度比氯快。

2. 使用方法

(1) 饮水消毒:0.5～1.5mg/L,作用5～10分钟,若污染较严重的饮水,则用量可增至3～6mg/L。

(2) 污水处理:100～200mg/L,作用30分钟,作用时间愈长,效果愈好。

(3) 空气消毒:5～10mg/m^3,作用30分钟;30mg/m^3,作用15分钟。

3. 注意事项

(1) 空气中臭氧浓度为0.1ppm(0.2mg/m^3),若过高易引起中毒反应,如呼吸脉搏加快、胸闷、头痛、肺气肿、甚至死亡。所以臭氧消毒必须在人不在的条件下,消毒后30分钟才能进入。

(2) 对金属、布类腐蚀性强,稳定性差,常温下可自行分解为氧,温度低则效果好,含臭氧溶液在遇热时可爆炸。

(3) 臭氧熏蒸消毒时,相对温度高效果好,水溶液随pH升高消毒效果下降。

(四) 碘酊

1. 杀菌作用　为广谱杀菌剂,对大部分细菌、真菌、病毒、细菌芽胞均有杀灭作用。

2. 使用方法　主要用于皮肤消毒,2%擦拭1分钟后,用70%乙醇脱碘,以免刺激皮肤。还可用于体温计消毒,2%浸泡1～5分钟以后清水冲洗;饮水消毒2%,5～10滴/L。1%碘甘油用于牙龈炎、扁桃体炎、萎缩性咽炎等局部涂擦,每日2～3次。

(五) 碘伏

1. 杀菌作用　液体碘伏含有效碘0.5%～1.0%,固体碘伏含有效碘10%～20%,为中效广谱杀菌剂。

2. 使用方法　有浸泡、擦拭、冲洗等方法。

(1) 浸泡法:将消毒物品放入装有碘伏的容器中,加盖。对细菌繁殖体污染物品,用有效碘250ppm的消毒液浸泡30分钟;对卫生洗手消毒用含有效碘500ppm的消毒液浸泡2分钟,对外科洗手用含有效碘500ppm的消毒液浸泡3分钟。

(2) 擦拭法:对于手术部位及注射部位的皮肤消毒用含有效碘500ppm的消毒液擦拭2遍,作用2分钟;对口腔黏膜及创口黏膜用含有效碘500ppm消毒液,作用3～5分钟。

(3) 冲洗法:对阴道黏膜及伤口黏膜消毒用含有效碘250ppm的消毒液作用3～5分钟。

3. 注意事项

(1) 对金属有腐蚀性,对橡胶及部分塑料有损害。

(2) 有机物可降低碘伏的杀菌作用。

(3) 可引起皮肤、组织的过敏反应。

(六) 含氯消毒剂

属中效消毒剂,具有广谱、速效、低毒或无毒等特点,对金属和织物有腐蚀性和漂白作用,受有机物影响大,粉剂稳定而水溶液不稳定。常用含氯消毒剂有漂白粉、次氯酸钠。

1. 漂白粉　①杀菌作用:主要是通过加水产生次氯酸,氧化菌体蛋白质或破坏其磷酸脱氢酶,并能分解形成新生态氧和活化氯直接作用于菌体蛋白,起杀菌作用。属中效消毒剂中作用较强的消毒剂。漂白粉含有效氯为25%～32%。②使用方法:可用于布单、衣物、污染的桌面、地板等环境表面的消毒。0.03%～0.15%用于饮水消毒。对肝炎病毒有效,故常用来消毒血液透析器装置。10%漂白粉水用于被血液污染如乙型肝炎及AIDS病毒污染的消毒处理。③注意事项:稀释溶液不稳定,须在使用前才配制;对皮肤有刺激性,能使织物褪色,金属腐蚀生锈;杀菌作用随未分解的次氯酸浓度增高而增强,也随温度升高而增强,有机物的存在和pH的升高均会降低其杀菌效能,而与碘、溴同用时,能加强其杀菌效能。

2. "84"消毒液　①杀菌作用:主要成分是次氯酸,原液有效含氯量为5%～6%。对细菌芽胞、病毒均有很强的杀灭作用。为中效消毒剂。有效含氯量高时为高效。②使用方法:"84"消毒液使用方法见表6-2-1。③注意事项:本品为外用消毒液,高浓度对皮肤、金属器械和带色织物有腐蚀和脱色作用。配制的水溶液在常温下可连续使用4~8小时。

表6-2-1 "84"消毒液使用方法

消毒清洗对象	医疗器械	玻璃、橡胶、塑料制品	手指	便器痰盂痰杯	瓜果餐具蔬菜	家具地面物表	病人血及排泄物污染严重者
原液:清水	1:100~1:200	1:200	1:200	1:100	1:500	1:200	1:20~1:50
消毒时间(分)	30	30	1~2	30~60	5	30	30

(七) 乙醇

1. 杀菌作用 使菌体的细胞蛋白质凝固、变性,从而干扰细菌的新陈代谢而杀菌。其杀菌浓度为75%(按容量计)或70%(按重量计)时最强。属中效消毒剂。

2. 使用方法 皮肤消毒为75%,外科浸泡洗手为70%,浸泡器械为70%~75%,作用30分钟;体温表消毒为75%,消毒10分钟以上。对结核杆菌有效。

3. 注意事项 对一般物品无害,橡胶会吸收乙醇,故不适用。浓度过高或过低或有机物存在均会降低其杀菌效能。易挥发,应置有盖容器内保存,并及时更换。会使皮肤干燥及具有刺激感,会伤害黏膜。

(八) 新洁尔灭

1. 杀菌作用 属季胺盐类阳离子表面活性剂,能改变细菌细胞的渗透性,使菌体破裂,蛋白变性,而达到杀菌作用。对化脓性病原菌、肠道菌有良好的杀灭作用;对G^+菌的作用优于G^-菌,不能灭活乙型肝炎病毒、结核杆菌和细菌芽胞,属低效消毒剂。

2. 使用方法 皮肤消毒浓度为0.1%;黏膜消毒为0.01%~0.05%;外科术前洗手0.05%~0.1%,浸泡5分钟;眼科、妇产科、泌尿科黏膜冲洗为1:5000~1:10 000。

3. 注意事项 忌与肥皂、洗衣粉或其他季胺盐类消毒剂合用。

四、灭菌的质量控制

(一) 影响灭菌效果的因素

1. 灭菌前器材的处理、包装、装载。
2. 灭菌设备的操作。
3. 灭菌过程中,灭菌性能的变化。
4. 灭菌物品的保存。
5. 灭菌性能的维护及保养。

(二) 医疗器材灭菌前的准备

1. 医疗器材的洗涤

(1) 凡是需重复使用的器材灭菌前必须先清洗干净。

(2) 清洗、去污后应以蒸馏水冲洗。

(3) 所有器材洗涤后都应拭干或晾干。

2. 灭菌物品的包装

(1) 包装材料的选择。

1) 通透性良好的包装材料,使灭菌剂能充分透入包中。

2) 具有良好的释离力,使灭菌剂在灭菌完成后,能驱离灭菌物品,不致残留于灭菌包中。

3) 能将灭菌品完全地包住。

4) 自外表能很容易知道包内的东西是否已灭菌。

5) 能阻隔微生物,灰尘、湿气等。

6) 触摸、搬运中不易造成撕裂或破孔。

7) 不同压力及湿气下,仍能保持包装之完整。

8) 灭菌物品很容易取出,不致于污染。

9) 合乎经济原则。

(2) 灭菌包之大小不可超过30cm×30cm×50cm,重量不得超过5kg。

(3) 盆子、托盘及金属用品,不得混在包裹内灭菌,以免影响包布蒸汽的渗透及阻碍包布的干燥过程。

(4) 盆与盆之间,须以布巾隔开,以促使蒸汽能完全透过所有的表面。

(5) 凡属布类用物,其质料宜采用易吸水的细棉布,每次灭菌前都应洗涤干净,保持布质弹性,使蒸汽能完全的渗透,才能达到灭菌之效果。

(6) 如用纸袋包装应保证密闭性。

(三) 灭菌过程物品的装载

1. 物品的放置应保持适当间隔。
2. 物品的装载应避免与锅壁的上方及左右两侧接触。
3. 易于留住水分的物品，放在灭菌锅内之边缘，避免水分凝聚。

(四) 灭菌器的操作

1. 灭菌器操作人员应接受在职训练。
2. 控制操作按照厂商的说明，以确保正确操作灭菌设备。

(五) 灭菌效果的监测

1. 机械性测试法　灭菌器的装置中都有记录温度的图表、压力表、真空计等，可指示温度、时间、压力是否达到标准，但此种方法仅能指出设备本身的机械性状况，而不能显示灭菌效果。

2. 化学性测试法　是根据化学反应，在经过灭菌过程后呈现出颜色的变化，使肉眼立刻能区别是否经过灭菌，并能监测灭菌器整个灭菌过程是否正常。

(1) 包装外化学指示胶带：凡须灭菌之物品，包外贴上指示胶带，灭菌后以颜色的变化来区别，但它无法对是否达到灭菌的效果，提供可靠的指示。灭菌前蒸汽灭菌指示带为米色。气体指示带为绿色。灭菌后都有黑色斜条纹显现。

(2) 包装内化学作用指示剂：它用来检测灭菌之三大要素：温度、湿度及灭菌循环时间。常用内用指示剂：

1) 温度测试指示剂：每日第一锅（空锅）做测试，灭菌后观察温度指示剂颜色的变化，以测定灭菌包内温度及时间是否正确达到标准。

2) 真空灭菌器残余空气测试：蒸汽灭菌的功能，决定于所有灭菌物品表面是否完全与饱和蒸汽接触，为了检查灭菌器内是否还有空气的残存，必须在每天第一锅的情况下，做残余空气测试，以评估蒸汽灭菌器排除余气及蒸气接触的情形。

以上两种内用化学指示剂，都是测试蒸气灭菌用。

3. 生物性测试法

(1) 含细菌芽胞纸条：将含有细菌芽胞之纸条包装在纸袋内，经过灭菌完成，连同一份未经灭菌的含细菌芽胞纸条（作对照用），送至感染控制科，由专业人员来执行培养。

(2) 内含培养基的生物测试：与上述相同，但纸条装在一小塑料管中，塑料管内含有一装上培养基的玻璃瓶，灭菌后，使玻璃瓶碎裂，培养基与细菌芽胞的纸条接触，然后将塑料管放入专用的培养容器中，以固定的温度培养（蒸汽灭菌56℃，环氧乙烷灭菌37℃），经24小时至48小时，观察颜色的变化，来判定灭菌的效果，此法可以由灭菌操作人员自行测试，非常安全而方便。

(3) 抽样培养

1) 经过灭菌的物品：在灭菌装载架不同地点抽样，将灭菌包直接送感染控制科的检验室，由专业人员执行培养，以评估灭菌效果。

2) 凡是购入无菌的医疗用品：必须先做抽样的生物培养，确定灭菌效果良好，才可供各单位使用。

4. 执行灭菌性能测试注意事项

(1) 化学包内指示剂及生物指示剂必须放在测试包的最中央，或蒸汽不易渗透的地方。

(2) 测试包的大小为 30cm×30cm×50cm，重量应在 4.5~5.5kg 之间，包内必须使用纯棉的布巾，并经过洗净，使蒸汽易于穿透。

(3) 测试包应平行放置在灭菌器最难灭菌的地方。蒸汽灭菌器最难灭菌处是在灭菌器之前下方，靠近锅门排水管的上方。

(4) 每一蒸汽灭菌器每天须作化学包内测试，每周至少做一次生物培养测试。

(5) 灭菌器故障修理之后，评估灭菌效果，须以生物测试为依据。

(6) 选用各种测试剂应考虑其可靠性、安全性及经济性。

(7) 包内测试剂之判定人员，应接受充分的训练，完全了解整个测试系统，才能做正确的判定。

(8) 各种性能测试结果都应详细记录并保存。

(六) 灭菌物品的储存

1. 储存的环境　储存区应设在灭菌区旁，最好是单独、封闭的地区。温度应保持在 18~22℃ 之间，相对湿度应保持在 35%~75% 之间。无菌储存区应保持正气压。执行清洁工作应避免激起灰尘的飞扬。储存区内的储存架及运送车应保持干净。进入储存区的工作人员应更换规定的服装、口罩、鞋套、帽子。所有储存之物品应离地面

20cm,天花板46cm,墙5cm。

2. 储存的注意事项　物品的储存应避免挤压、扭曲或包装破损,否则须重新灭菌。物品须归类且标明物品名称;使用次数较多的物品,应放在易取之处。物品的放置应按灭菌有效日期先后次序排列,先灭菌者先使用,以免造成过期,而需重复灭菌。已灭菌的物品,切勿与未灭菌的物品混合放置。灭菌器内取出之物品若呈潮湿状态,则为非完全灭菌,不可进入无菌储存区内。

（七）灭菌储存有效期的认定

1. 灭菌物品储存时间的长短,因环境、包装材料及方法而异,决定安全储存有效期限的长短,必须以细菌培养结果为依据。灭菌物品的有效期认定如下。

（1）一般常用的灭菌物品,灭菌有效期定为一周,即灭菌日加7天。

（2）使用次数较少的器材,经灭菌后,用塑料袋予密封以防尘,此灭菌包有效期定为一个月。

（3）医用消毒纸袋密封的器材,灭菌有效期定为一年（一般为环氧乙烷灭菌后的物品）。

2. 每一灭菌包都应注明保存有效日期,在此期限内,可以安全使用。

3. 不常用的物品,可以用塑料袋做保护性包裹,注意已灭菌物品在封入塑料外包之前必须加以冷却及干燥。

（八）无菌物品的使用

1. 使用前的注意事项　使用前应检视灭菌有效日期,如过期不得使用。无菌包装在打开前必须彻底检查是否完整无缺,如怀疑污染则不得使用,视为已污染,须重新灭菌才可使用。无菌包装物品打开或使用后,不可再封起储存。

2. 使用时保持无菌的原则

（1）无菌物品不可接触到非无菌物品。

（2）无菌物品要完全保持干燥。

（3）手或未经消毒的物品不可跨越无菌区,且无菌区的边缘应视为污染区。

（4）无菌物应尽量少暴露于空气中。

（5）不可面对无菌物品咳嗽及交谈。

（6）无菌物品的放置一定要保持在规定的范围内（即腰部以上,肩以下）。

（7）工作时应面对无菌区,且不可在两个无菌区之间穿梭通过。

（8）无菌覆盖物放上后,不可再行移动。

（9）无菌包掉到地上应视为已污染。

（10）若怀疑物品的无菌性时,则需将物品重新灭菌。

第三节　合理使用抗生素

抗菌药物是我国目前临床应用最多、最广泛的药物。但是,抗菌药物的广泛使用,带来种种不利影响。其中最突出的问题是药物变态反应、毒性反应、二重感染、细菌耐药等。为了更合理地应用抗菌药物,有效地控制感染,防止药物毒副作用及避免耐药菌株的产生,必须合理应用抗生素。

一、使 用 原 则

1. 有效控制感染,争取最佳疗效。
2. 预防和减少抗生素的毒副作用。
3. 注意剂量、疗程给药方法,避免产生耐药菌株。
4. 密切注意病人体内正常菌群失调。
5. 根据药敏试验结果及药代动力学特性,严格选药和给药途径,防止浪费。

二、抗生素的管理

1. 各医院应结合本院情况制定抗生素使用规则。
2. 医生应掌握合理使用抗生素的各种知识,根据药物的适应证,药代动力学、药敏试验,合理选用。
3. 护士应了解各种抗生素的药理作用和配制要求,准确执行医嘱,并观察病人用药后的反应。
4. 药房应建立抗生素管理的规章制度,并具体落实;定期为临床医务人员提供有关抗生素的信息。
5. 定期公布临床标本分离的主要病原菌及其药敏试验,以供临床选药参考。

三、合理使用抗生素的几点建议

1. 病毒性感染一般不使用抗生素。
2. 对发热原因不明,且无细菌感染征象者,不宜使用抗生素。对病情严重或细菌性感染不能排除者,可针对性地选用抗生素。
3. 力争在使用抗生素前留取临床标本。

4. 联合使用抗生素,应严格掌握临床指征。

5. 严格掌握抗生素的局部用药。

6. 严格掌握抗生素的预防用药。

7. 强调综合用药,提高机体免疫能力,不要过分依赖抗菌药物。

第四节 留置导尿管感染的控制

一、留置导尿管的原则

1. 只有在绝对需要时才使用导尿管。

2. 插置导尿管要严格注意无菌操作,动作要轻柔,并避免损伤。

3. 使用一次性导尿管和集尿袋时,避免打开集尿袋引流装置,取尿标本时应在导尿管侧面以无菌方法针刺抽取尿液。

4. 集尿袋应置于膀胱水平以下,保持尿液从上往下的重力引流。

二、留置导尿管的注意事项

1. 病人病情许可时,导尿管应尽可能及早拔除。

2. 留置的导尿管应妥善固定。

3. 维持密闭的无菌引流系统。

4. 导尿管和引流管应避免扭转或压折。

5. 不建议常规使用抗生素及尿道口使用抗菌软膏。

6. 导尿管原则上不更换,原则上不冲洗导尿管。

7. 尿袋应每隔8小时或当尿量超过700ml时即排放。定期更换集尿袋。

第五节 动脉、静脉注射感染的控制

一、动、静脉注射的原则

1. 动脉、静脉注射应只在医疗及诊断上有需要时才使用。

2. 必须严格执行无菌技术操作。

3. 金属穿刺针适用于短期周围血管注射。塑料软针适用于血管压力监视、需长期留置静脉注射及使用全静脉营养等。

4. 注射部位成人以选择上肢动、静脉为宜,尽量避免选择下肢部位。

5. 留置针须固定在注射部位,并应使用无菌敷料覆盖。

6. 注射部位应每天检查,观察有无红、肿、热等炎性表现。

7. 输血时,注射导管应立刻更换。

8. 加药时,加药处应消毒。

9. 有感染或静脉炎发生时,整个注射系统应立即更换。

10. 当怀疑有动、静脉注射引起感染时,应作留置针及血液的细菌培养,注射部位如有脓性分泌物,亦应送细菌培养。

二、注意事项

(一) 动脉导管插管的注意事项

1. 操作时戴无菌手套。

2. 注射部位应使用络合碘消毒,使其充分留置在注射部位30秒,发挥消毒效果后,再使用75%乙醇擦拭。

3. 应每隔三至五天更换注射部位。

4. 每24~48小时更换注射导管、冲洗导管、转换接头及敷料。

5. 使用密闭式冲洗系统,以维持整个系统通畅。

6. 冲洗溶液应每隔24小时更换。冲洗速度须缓慢,冲洗溶液应使用生理盐水,不宜使用葡萄糖溶液。

7. 采取血液标本时应避免标本及其抽取部位被污染,并尽量减少操作的次数。

8. 注射部位发生感染时,应更换注射部位。

(二) 中心静脉插管的注意事项

1. 中心静脉插管及静脉切开时应加戴无菌手套。

2. 注射部位要严格消毒。

3. 中心静脉注射及静脉切开时,注射部位可使用抗生素药膏或消毒药膏局部涂抹。

4. 注射部位应每隔48~72小时查视及更换新的无菌敷料。

5. 应每隔48~72小时更换注射导管,使用全静脉溶液(TPN)注射时导管应每日更换。

6. 当病人病情不需要或怀疑由中心静脉注射引起的败血症时应拔除。

7. 由住院医师级以上的临床医师执行。

（三）周围静脉注射的注意事项

1. 注射导管及留置针应每隔 48～72 小时更换。
2. 注射部位应使用 75% 乙醇消毒，消毒剂应充分留置在注射部位不少于 30 秒，使其发挥消毒效果。

第六节 外科伤口感染的控制

一、手术前的控制

尽量缩短术前住院时间，是减少切口感染的一项重要措施。因此，能在门诊治疗的疾病尽量在门诊治愈或好转后住院手术，慢性感染性疾病尽量控制，营养不良者应予改善等。严格手术区的皮肤准备，消毒范围严格按外科学规定的范围，先消毒切口处，再向切口周围进行扩散；先消毒清洁处，再消毒污染处。目前用的消毒剂为 2% 的碘酒加 70% 乙醇或 0.5% 碘伏。选择性的使用预防性抗生素，预防应用抗生素的方法：手术前 30 分钟或麻醉同期使用一个剂量抗生素，手术时间过长时可在术中追加一次，以保证整个手术期间维持血药高峰浓度。必要时术后继续用药 2～3 天。在预防性用药的同时，既要严格控制用药时间，又要有针对性地选择有效抗生素，才能发挥预防术后感染的有效作用。

二、手术时的控制

1. 手术时应严格无菌技术 严格控制进出手术室的人员，进入手术室的人员要尽量减少不必要的走动和谈笑。
2. 熟练手术技巧 避免术中过多组织损伤，应用电刀和电凝能节约手术时间，出血少，不会增加切口感染。切开空腔脏器时要妥善保护好，以防污染扩散。一旦有内容物流出，立即用生理盐水冲洗干净。
3. 缩短手术时间 要尽可能缩短手术时间，减少污染的机会。
4. 正确放置引流 据报道，重力引流较负压引流好，负压引流及封闭式引流较开放引流好。
5. 处理污染处品 认真收集术中污染物品。保持术中手术室内的干燥、清洁，将污染物品置于不漏水的塑料袋内，进行处理。丢弃的缝针及刀片须放在特殊容器内，按规定处理。

三、手术后的控制

切口缝合后应用吸附能力好的敷料覆盖。敷料渗湿后应立即更换，以清除含菌敷料及渗液。头部、四肢的伤口可用绷带包扎，以减少组织间隙渗液，消灭无效腔。四肢损伤区和肢体远端应同时加压包扎，近端的压力应小于远端压力，并固定抬高伤肢。工作人员应以无菌技术执行"换药技术"。引流管周围皮肤要保持干燥，切勿受压。

第七节 呼吸道治疗感染的控制

一、呼吸治疗装置使用注意点

1. 呼吸治疗装置（管道、湿化瓶、喷雾器）储存时应保持干燥，包装完整，并保持密闭性及外层的清洁，避免被灰尘污染。
2. 湿化瓶及喷雾器在每次添加蒸馏水时，需先倒掉里面剩余的水。所使用的蒸馏水，一律采用经高压蒸汽灭菌之蒸馏水。无菌蒸馏水须注明第一次开瓶的时间（以 24 小时为限），并加以签名，以示负责。
3. 喷雾器及其容器每 24 小时应作消毒处理。
4. 吸氧治疗的鼻导管、气管切开及插管的接管尽量采用一次性的器材。
5. 喷雾器适用于解决支气管痉挛及呼吸道分泌物过多的病人，避免滥用。

二、呼吸治疗装置的清洁与消毒

（一）一般呼吸治疗装置消毒步骤

1. 管道要拆开用清洁剂清洗。
2. 巴斯德洗涤机处理 30 分钟。
3. 巴斯德热水消毒机 77℃，处理 30 分钟。
4. 烘干机烘干 4 小时以上。
5. 包装储存。

（二）传染性病人使用过的呼吸治疗装置的消毒步骤

1. 2% 戊二醛泡 10 分钟以上。
2. 清洁剂清洗。
3. 巴斯德洗涤机处理 30 分钟。

4. 巴斯德热水消毒机77℃,处理30分钟。
5. 烘干机烘干4小时以上。
6. 包装储存。
7. 呼吸道隔离或绝对隔离病人使用过的呼吸装置应采用环氯乙烷气体灭菌。
8. 传染性病人使用的呼吸器,在隔离期间应留在病人单位,不可与其他病人共同使用。
9. 对于呼吸科统一处理后的呼吸治疗装置,感染控制科应每3~4个月检查一次,评估其清洁消毒效果。

三、工作人员及环境要求

1. 操作呼吸治疗装置应遵守无菌观念。
2. 护理病人前后应洗手,为病人抽痰时应戴无菌手套。
3. 操作呼吸治疗装置的医务人员有皮肤的感染、腹泻、流行性感冒以及怀疑有B型溶血性链球菌咽炎者不可接触病人。
4. 呼吸治疗装置应存放于清洁、干燥处。

第八节 艾滋病的感染控制

一、病人的隔离

1. 确定或疑似艾滋病(AIDS)的病人,在确定诊断并非本病之前,须注意防范病毒可能感染医院工作人员,应通知医院感染科。
2. 病人最好置于单间。
3. 医护人员应穿隔离衣进入病室,防止体液污染衣服。
4. 原则上不用戴口罩,但病人有咳嗽或气管插管时,工作人员以戴口罩为宜。可能接触病人血液、体液、分泌物、排泄物、组织或沾污的器物时,应戴手套。
5. 操作尖锐器械或手部有伤口时,应特别小心,可戴双层手套。
6. 若眼睛可能溅到病人任何体液时,如内镜检查室,检验室,供应中心等,应加戴护目镜或眼罩。
7. 进出病室或脱掉隔离衣、手套后,应立即洗手。
8. 对病人应采取"血液和体液隔离",病历上应贴上隔离标志,病室门上应放置隔离卡。
9. 病人合并肺囊虫肺炎时,应加上"呼吸道隔离"。合并腹泻时应加"肠胃道隔离"。
10. 操作时避免针头扎到手,万一被扎应立刻向医院感染科报告,并定期抽血检查。
11. 病人去世时尸体上应有"血液和体液隔离"的标志,以提醒运送人员注意。

二、用物的处理及血液、排泄物处理

艾滋病病毒对高温十分敏感。研究显示病毒在60℃的潮湿环境下30分钟,便会丧失活动能力。医院常用的一般化学消毒剂亦能达到消毒效果,含氯量在1000ppm至10 000ppm之间的次氯酸钠溶液(即家用漂白水)亦同样有效。在消毒前将污染物品彻底清洗是一个重要步骤。加热是最有效的消毒方法。金属器具有可能被漂白水腐蚀,可浸于2%戊二醛内10分钟。

若发生血液或体液污染,应马上清理。具传染性的废弃物,应装入双层红色塑料袋内并焚毁。免洗餐具用后应装入红色双层塑料袋,以传染性废弃物处理。

为避免刺伤,针头用过后不再套回盖内,连同注射器应直接放入耐刺的坚固的容器内,以传染性废弃物销毁。

病室常规清洗,有血液、体液污染的墙壁、地板、桌椅可用0.6%新鲜泡制的漂白水擦洗。病人的分泌物,排泄物以10%漂白水处理。

怀孕人员不应直接照顾病人,以免感染巨细胞病毒,导致胎儿畸形。

三、实验室的感染控制

1. 检验人员应着隔离衣、手套,离开实验室时应脱去并放置于适当位置,且以消毒液洗手。操作时应戴手套。只准许授权的工作人员进入化验室。在化验室内不准饮食、吸烟和化妆等。
2. 应小心开启样本标本,以防溢溅。操作容易引起溅溢的血液作体液标本时,工作人员必须穿戴保护物,包括手套、面罩、保护眼罩,以防污染皮肤和黏膜。
3. 在化验室内处理任何体液时,均应用机械吸量管抽取,切勿用口吸管。
4. 由血液或血液制成品提取的化验和质量控制试剂,应视作有被污染的潜在危险。
5. 尽量使用塑料吸量管,避免给针咀、手术刀、玻璃片和其他利器或易碎的工具弄伤。
6. 实验室的工作区域每天用100ppm漂白水

清理;若倾倒了大量经培植或高传染性的物质时,应先用大量 10 000ppm 漂白水淹浸受污染范围,然后戴上手套,用可弃置的毛巾抹净。

7. 所有仪器在送往维修之前,应先进行消毒处理,用含氯消毒剂即可。

8. 储藏组织或血样标本时,应清楚标明"小心传染"一类字样;标签应牢固稳妥贴在样本上。

第三章

医院废物处理

由医院、诊所、医学检验部门、输血中心、核医学部门、药店、病理实验室、生物实验室等处所产生的任何废物,统称医院废物。医院废物既污染环境又传播疾病危害人体健康。

一、盛装废物的容器要求及贮放

医院废物的处理,首先应将不同类别的污物分开收集,感染性废物与其他废物必须分开。必须正确使用盛装废物的容器,建立严格的污物入袋制度,不同类别的污物分别用不同颜色或标记的污物袋分开收集;污物袋应结实,不透水;必要时应使用双层污物袋。锐器不应与其他废物混放,应放置于坚固、耐刺、不透水的容器里。当污物袋内废物达八分满时,使用单位及时将污物袋口捆扎,准备清除。污物袋置于污物桶内,采用有盖、脚踏开关的污物桶,放置地点应便于丢弃,且不影响美观。感染性废物存放地应有标志。有害的废物要求用密闭的容器存放。

二、医院废物的清运

医院废弃物应及时清运,严防污物在使用单位存放过久。收集与转运废弃物应正确使用污物袋或容器,并且要密封,避免废弃物扩散;运送垃圾时应遵循院方所规定的路线。

三、医院废物的处理

医院废物处理可参照表6-3-1。

表6-3-1 医院废物处理方法一览表

废物名称	具体种类	最佳处理方法
一般性废物	来自于家庭、办公室、生活区域等	
传染性废物	污染的手术单、手套、拭子及治疗区其他污染物、被病人血液、体液污染的敷料、衣服等	焚烧、消毒后填埋
药物性废物	过期药品、疫苗、血清、淘汰的需丢弃的药物	过期产品可归还供应商或焚化,小剂量固体、液体从下水道排出,其他物品选用安全容器装好掩埋
细胞毒性	过期的细胞毒药物,被细胞毒物质污染的物品	过期产品可归还给供应商或高温焚化,有毒性物品依据化学特点就地处理
尖锐废物	丢弃的注射器、针头、玻璃、锯片、手术刀片及其他可引起切伤或刺伤的锐利的器械	焚化,或灭菌后掩埋
放射性	放射性核素污染的固体、液体或气体废物	填埋,通过保存使之活性衰减,然后处理

医院废物的焚烧和记录,不同类型的污物分别处理,尽可能焚毁。医院设置焚烧炉需符合政府有关部门标准,严格选择焚烧地点;正确控制有害的污染气体,两室燃烧炉的第二燃烧室温度超过1000℃时,污染气体在其中停留1~2秒,能起到清洁烟气的作用。

医院废物从收集到最后焚化,均不得拆卸污物袋。全过程均应有记录,反馈给管理部门,确保废物的正确处理。

第 四 章

隔 离

任何一种传染的流行都有三个环节：即传染源、传播途径、易感人群。由于传染源及易感人群很难控制，故切断医院感染链、中止环节的联系是最主要手段。隔离即基于此原理。

隔离的主要目的：①防止病人之间的交叉感染；②防止工作人员和病人家属被感染，并预防他们从院外带入病原体传给病人造成继发或夹杂感染；③防止传染病扩散而造成周围人群中的流行。

第一节 概 述

一、清洁区、半污染区、污染区的划分

（一）清洁区

凡病人不进入、未被病原体污染的区域为清洁区，如配餐室、库房、值班室等工作人员使用的场所。

隔离要求：病人及病人接触过的物件不得进入清洁区，工作人员接触病人后需刷手、脱去隔离衣、鞋方能进入清洁区。

（二）半污染区

有被污染的可能的区域，如走廊、化验室等。

隔离要求：病人或穿了隔离衣的工作人员通过走廊时，不得接触墙面、家具等物。各类检验标本有一定的存放盘或架，检查完毕的标本及玻管、玻片等严格按照要求分别处理。

（三）污染区

病人直接或间接接触的区域为污染区，如病房、病人洗漱间。

隔离要求：污染区的物品未经消毒处理，不得带到他处；工作人员进入污染区时，务必穿隔离衣、戴口罩、帽子，必要时换隔离鞋；离开前脱隔离衣、鞋，消毒双手。

二、隔离原则

1. 根据隔离的种类，在病室或病床前挂隔离标志，并采取相应的隔离措施，如门口的消毒脚垫、门外的刷手池、消毒泡手用具及隔离衣悬挂架等。

2. 工作人员进入隔离室应按规定戴口罩、帽子、穿隔离衣，且只能在规定范围内活动。护士进入隔离室做治疗护理前，须备齐用物并周密计划集中护理操作，以减少穿脱隔离衣和刷手次数。

3. 凡病人接触过的物品或落地的物品应视为污染物，消毒后方可给他人使用。病人的衣物、稿件、钱币等经熏蒸消毒后方能交家属带回。病人的排泄物、分泌物、呕吐物须经消毒处理方可排入公共下水道。

4. 在严密执行隔离要求的同时，要对病人热情、关心，不使病人在心理上产生恐惧或因被隔离而孤独、自卑。向病人及家属解释隔离的重要性及暂时性以取得其信任与合作。

5. 传染性分泌物三次培养结果均为阴性或已渡过隔离期，经医嘱方可解除隔离。

6. 终末消毒：终末消毒是对出院、转科或死亡病人及其用物、所住病室和医疗器械进行的消毒处理。

（1）病人沐浴后换上清洁衣服才能迁入非隔离病房或出院。个人用物须经消毒后方能带离隔离病区。如病人死亡，用消毒液作尸体护理，填塞鼻、耳、阴道、肛门等孔道的棉花需浸透消毒液，用一次性尸单包裹尸体。

（2）病室单位的处理：被服放入污染袋，消毒后清洗；将棉絮抖开，床垫、枕心竖放，打开抽屉、柜门，紧闭门窗后用消毒液熏蒸消毒。熏蒸后

敞开门窗通气,用消毒液抹拭家具、墙面及地面。体温计用消毒液浸泡,血压计及听诊器送熏蒸箱消毒。如同病房有病人时,可将被、枕等送熏蒸消毒或烈日下暴晒6小时。

第二节 隔离种类及隔离技术的应用

一、隔离的种类

到目前为止,可供选用的隔离方式有三种,即以目的为特点的隔离系统(A系统)、以疾病为特点的隔离系统(B系统)和体内物质隔离系统。运用最广的方式为A系统隔离(表6-4-1)。

(一) A系统隔离

1. **严密隔离** 是为预防高度传染性及致命性强毒力病原体感染而设计的隔离,以防止经空气和接触等途径的传播。此类隔离适用于炭疽、霍乱、鼠疫等烈性传染病。隔离的主要措施:

(1) 设专用设备隔离室,室内用具力求简单,感染同一种病原菌的病可同居一室。随时关闭通向过道的门窗,病人不得离开该室。

表6-4-1 A系统——类目隔离法的预防措施

措施	严格隔离	接触隔离	呼吸道隔离	结核菌隔离	肠道隔离	引流/分泌物隔离	血液/体液隔离
隔离室	+	+	+	+	+C	−	+C
口罩	+	+D	+D	+D	−	−	−
手套	+	+B	−	−	+B	+B	+B
隔离衣	+	+A	+A	+A	+A	+A	+A
洗手	+	+	+	+	+	+	+
封闭污物	+	+	+	+	+	+	+
小心利器	+	−	−	−	−	−	+
标记	黄色	橙色	蓝色	灰色	棕色	绿色	红色

注:+表示需要;−表示不需要;+A表示处理污物时需要;+B表示接触感染材料时需要;+C表示卫生条件差时需要;+D表示对接近传染病人者需要

(2) 凡进室内者要穿隔离衣、戴口罩帽子和手套。

(3) 接触病人、污染敷料后或护理另一个病人前应刷手、洗手、消毒手。

(4) 污染敷料应在隔离室内立即袋装,全部操作完后,再装入隔离室外的另一袋中(双袋法),标记后焚烧。

(5) 室内每日消毒空气一次。

(6) 探视者必须进入隔离室时,应征得护士许可并采取相应隔离措施。

(7) 接触者尽可能注射疫苗或采取预防措施。

(8) 病人至其他科室检查前,应通知作好隔离安排。

(9) 采用黄色标记。

2. **接触隔离** 是为预防高度传染性并经接触途径(直接和间接飞沫)传播的感染而设计的隔离类型。其感染性微生物多集中于病人的分泌物、脓液及引流物中。采取这类隔离的疾病主要有:新生儿脓疱病、狂犬病、破伤风、气性坏疽、铜绿假单胞菌感染等。

(1) 设隔离室,同种病原菌感染者可同室床旁隔离,教育病人勿握手、交换书刊,避免互相接触。

(2) 接近病人时戴口罩、帽子、手套,穿隔离衣;接触病人或可能污染物品后,及护理另一病人前应洗手。

(3) 污染敷料应装袋标记后送焚烧处理,布类及器械需灭菌后再进行清洗。

(4) 探视者进入隔离室前应通知值班护士。

(5) 采用橙色标记。

3. **呼吸道隔离** 是为防止传染病经飞沫短距离传播而设计的隔离。属这类隔离的疾病有:肺结核、流脑、百日咳、流感等。隔离措施包括:

(1) 同一病原菌感染者可同住一隔离室,随时关闭通向过道的门窗,病人离开病房需戴口罩。

(2) 工作人员进入病室需戴口罩、帽子。

(3) 病人的口鼻分泌物需经消毒处理后才丢弃。

(4) 污染敷料应袋装、标记,送焚化处理。

(5) 探视者进入隔离室前应通知值班护士。

(6) 采用蓝色标记。

4. 结核菌隔离 是针对结核病人(痰涂片结核菌阳性或X线检查证实为活动性结核,包括喉结核)而设计的隔离。婴幼儿肺结核一般不要求此类隔离,因很少咳嗽,其支气管分泌物中所含抗酸杆菌也很少。主要隔离措施:

(1) 要有特别通风的隔离室,门要关闭,同种疾病可合居一室。

(2) 在密切接触病人时应戴口罩。

(3) 在防止工作服弄脏时才穿隔离衣。

(4) 接触病人或污染物后,或护理下一个病人前洗手。

(5) 用过的敷料袋装并标记送焚烧或洗消处理。

(6) 探视者入室内前应先通知值班护士。

(7) 采用灰色标记。

5. 肠道隔离 肠道隔离的目的是隔断粪-口传播途径,适于通过间接或直接接触感染性粪便而传播的疾病,如细菌性痢疾、伤寒、病毒性胃肠炎、传染性肝炎、传染性腹泻、脊髓灰质炎等。隔离的主要措施有:

(1) 同种病原体感染者同居一室,或床旁隔离,劝告病人相互间不传递书刊用物。

(2) 室内应保持无蝇、无蟑螂、无鼠。

(3) 接触不同病种病人需分别穿隔离衣;接触污物时戴手套。

(4) 不要求戴口罩。

(5) 病人的食具、便器需消毒处理,排泄物、呕吐物及吃剩的食物均应消毒后才能倒掉。

(6) 接触污物或病人后或护理下一个病人前必须严格洗手。

(7) 被粪便污染的物品要随时袋装,标记后送焚烧或消毒处理。

(8) 探视者进入隔离室应通知值班护士。

(9) 采用棕色标记。

6. 引流物-分泌物隔离预防 为防止通过直接或间接接触感染性脓液或分泌物的传染,包括轻型皮肤伤口及烧伤感染而设计的隔离。适用此类隔离的主要疾病有:轻型脓肿及烧伤感染、眼结膜炎、小面积感染性溃疡、皮肤及伤口感染等。隔离措施有:

(1) 可不设隔离室。

(2) 不要求戴口罩(换药或接触感染性物质时才戴)。

(3) 有可能污染工作服时才穿隔离衣。

(4) 接触病人或污染物后,以及护理下一个病人前要洗手。

(5) 接触污染物质时戴手套。

(6) 探视者接触病人前,应先通知值班护士。

(7) 采用绿色标记。

7. 血液、体液隔离 是为防止直接或间接接触传染性血液和体液而设计的隔离。适于病毒性肝炎、艾滋病、梅毒等。主要隔离措施为:

(1) 同种病原感染者可同室隔离。

(2) 血液、体液可能污染工作服时穿隔离衣;接触血液、体液时戴手套。

(3) 可不戴口罩,但在防止血溅污染时则应戴口罩及护目镜。

(4) 血液、体液污染的敷料应袋装标记后送消毒或焚烧。

(5) 防注射针头等利器刺伤;病人用过的针头应放入防水、防刺破并有标记的容器内,直接送焚烧处理。

(6) 被病人血液污染处要立即用消毒液清洗;探视者也应采取相应的隔离措施。

(7) 采用红色标记。

8. 昆虫隔离 凡以昆虫(蚊、蚤、螨)为媒介而传播的疾病应实施昆虫隔离。

(1) 疟疾及流行性乙型脑炎,系由蚊传染,故这类病人住院后,住房应有严密防蚊设施,如纱窗、蚊帐,并定期进行有效灭蚊措施。

(2) 斑疹伤寒及回归热是由蚤类传播,病人入院时必须彻底清洗、更衣、灭蚤,其衣物亦需灭蚤后交家属带回。

(3) 流行性出血热是由寄生在野鼠身上的螨作为中间宿主叮人后传播,病人入院处理与"(2)"同,病房严密防鼠。野外工作任务工作人员应在皮肤外露处涂擦防虫剂,勿在草堆上坐卧。

9. 保护性隔离 是为防止易感者受周围环境中微生物的感染而设计的隔离。适于抵抗力特别低下者,如大面积烧伤病人、早产儿、白血病病人、器官移植病人、免疫缺陷病人等。隔离措施为：

（1）设专用隔离室，病人住单间病室隔离。

（2）凡进室内应穿戴灭菌消毒后的隔离衣、帽子、口罩、手套、拖鞋。

（3）接触病人前后及护理下一个病人前要洗手。

（4）凡患呼吸道疾病或咽部带菌者，包括工作人员均应避免接触病人。

（5）探视者应采取相应措施。

（6）未经消毒处理的物件不可进入隔离区。

（7）病室每日用紫外线消毒并通风换气。

（二）体内物质隔离系统

体内物质隔离系统发展成为全面性屏障隔离又称普及预防。此种隔离的对象为"所有的病人"。对医护人员而言，不管对象是已知或未知的血液或体液感染的病人，都采用屏障隔离措施，这是该系统区别于A系统和B系统的根本所在。

1. 体内物质隔离的范围 体内物质隔离的体液范围主要指血液、精液、阴道分泌液、脑脊液、心包液、腹膜液、胸膜液、滑液和羊水，但不包括汗液、泪液、唾液、粪便、鼻分泌液、尿液、痰和呕吐物。

2. 保护屏障和预防措施

（1）当手可能接触病人的血液或体液、损伤的皮肤和黏膜组织时一概戴手套，接触两个病人之间换手套，取下手套后应洗手。

（2）塑料围裙：当工作服可能受到体内物质污染时应穿防水围裙。

（3）口罩/眼罩，当病人的体内物质可能溅到眼睛及黏膜组织时，应佩戴口罩及眼罩。

（4）经常严格地洗手，尤应特别注意手指附近及指甲缝、手指间的清洁卫生。

（5）避免针刺伤、解剖刀及其他锐器伤，尖锐物品使用后放入耐刺容器中运送、处理。

（6）废弃物应放入防渗透的污物袋中，并标记，送出焚烧或消毒处理。

（7）用过的针头或锐器的处理：医护人员必须注意，用过的注射器可能已被肝炎病毒、人类免疫缺陷病毒等微生物污染，为防止针头刺伤而造成感染，使用后的针头不可再套回原针帽内，针头、注射器和尖锐的物品用后应弃于指定的防水、防刺的容器内。针头不可折断或弯曲，以防止刺伤或血液溅到各处。最好使用一次性注射器，特别是针对明确有传染性疾病的病人。使用后的注射器应将其装在特定容器内或消毒液浸泡后送供应室统一清洗、灭菌。对一次性使用的注射器，一定要统一装入防刺、防水容器内回收，并经高压蒸汽灭菌或无害化处理后丢弃或焚烧。

（8）可能暴露于血液或体液的工作者，应注射乙型肝炎疫苗。

（9）标本：应以适当及安全的方法操作，保持容器清洁与干燥，盖子应盖紧，"血液隔离"或其他隔离标记不须贴在标本容器外面。因为任何标本均应视为有传染性，所以不需要标记。

（10）空气传染病的隔离预防，门口应有"请勿进入"的警告标志。门保持关闭。任何人在进入隔离室前必须先向护士站报告。

（11）物品安排：体内物质隔离可不使用隔离车。因此在安排计划时，需用物品的放置及布局是一件应考虑的重要事项。而且有些问题必须与流行病学及器材管理部门共同协商决定。

二、隔离技术操作法

（一）洗手、戴手套

1. 洗手 是防止感染扩散的重要手段之一。医护人员在下列情况下要经常洗手，甚至是戴了手套的手也要洗手。一般洗手方法是擦上肥皂后用力搓手，至少10秒，再用流水冲洗。如遇感染力强的病人或感染性物质，则需要用消毒剂泡手。下列情况需洗手：

（1）护理感染性疾病的病人，有流行病学意义的细菌定植（如多种耐药菌）。

（2）接触排泄物或分泌物后。

（3）施行侵入性操作，接触伤口或接触感染易感者之前。

（4）在监护病房及新生儿室中的医护人员接触每一例病人之前后都必须洗手。

（5）与污染的器材接触后，如接尿袋、引流瓶及收集分泌物的器皿。

2. 戴手套 戴手套的方法见有关护理技术的章节，其目的有：

（1）保护医护人员不受病原体感染。

（2）防止医护人员把自身手上的菌群传给病人。

（3）减少医护人员将其他病人或环境获得的病原体在病人之间传播的机会。

（二）口罩、帽子的使用

使用口罩、帽子既是防止工作人员鼻咽部的

带菌飞散传播，头发、头屑散落，以保护病人；也是防止带菌尘埃污染工作人员的呼吸道、头发，保护工作人员及家属。

（三）避污纸的使用

避污纸是备用的清洁纸片，用于暂时接触污染物，保护工作人员手的清洁，如查读病人专用体温计、回收药杯等；或将避污纸垫于已污染的手上接触清洁物品，如开关水龙头、开电灯。一般病室门口备避污纸，病室内备污物桶。

（四）穿、脱隔离衣

隔离衣可保护病人不受混合感染，也保护工作人员不被感染。

1. 一般隔离衣用于护理病人，防止污染工作人员的工作服。对不会造成污染的大多数病人不必要隔离衣，但应防止传染性排泄物及分泌物污染工作服。

2. 有些感染可在医院内散播开来导致严重后果，如水痘及播散性带状疱疹等。凡进入这些病房的人都应穿隔离衣。

3. 隔离衣只穿一次，脱下置于收集袋中，集中消毒后再用。最好使用一次性隔离衣。

4. 对大面积烧伤或创伤病人，换药时应穿隔离衣。

（五）用过的针头可能污染有 HBV 或 HIV 等微生物的处理

医护人员必须注意，用过的注射器可能已被肝炎病毒、人类免疫缺陷病毒等微生物污染，为防止针头刺伤而造成感染，使用后的针头不可再套回原针帽内，针头、注射器和尖锐的物品用后应弃于指定的防水、防刺的容器内。针头不可折断或弯曲，以防止刺伤或血液溅到各处。最好使用一次性注射器，特别是对明确有传染性疾病的病人来讲。使用后的注射器应将其装在特定容器内或消毒液浸泡后送供应室统一清洗、灭菌。对一次性使用的注射器，一定要统一装入防刺、防水容器内回收，并经压力蒸汽灭菌或无害化处理后丢弃或焚烧。

三、隔离室的设置

设置隔离室目的是将感染源与易感宿主从空间上分开，减少或去除任何途径的传播机会，同时也是提醒医务人员离开隔离室后去接触另一病人之前，必须洗手并认真执行隔离常规。

1. 适用隔离室的条件

（1）具有高度传染性疾病的病人。

（2）无法坚持个人卫生习惯的病人，如婴幼儿或智力低下者。

（3）细菌培养分离出流行性或感染有多重性耐药微生物的病人。

2. 隔离室必备的设施

（1）入口处必须设有小房间或放有隔离车，车上放置口罩、帽子、手套、隔离衣等必需用品。

（2）专用的洗手设备和单独的卫生沐浴设备。

（3）空调装置：有条件的医院应在易感宿主隔离室采用正压空调；而在已发生感染病人的隔离室采用负压空调，以防本室内污染空气扩散到室外环境。

（4）室内的空气交换次数应保持在每小时至少六次，以减低病原菌通过空气传播的可能性。

3. 隔离标志 隔离区的周边必须设有隔离标志（图案或文字，但应明确且能引起人警戒），以提醒工作人员、病人、来访者，必须遵守隔离的规章制度。隔离室所用的某些器具必要时也应有隔离标志，以防止不慎或混用而造成感染扩散。

第五章

控制院内感染管理措施

一、一般病房的管理措施

1. 工作人员患有急性感染性疾病必须离开工作岗位,直到保健科证实已康复才能恢复工作。

2. 工作人员进行治疗护理前后都应洗手,进行抽血等无菌操作需戴手套,遇有血液、体液污染时最好穿隔离衣。

3. 病房、治疗室、办公室的扫把、拖把、抹布应有标志,分别使用。

4. 扫床时刷子应加消毒湿毛巾,一床一用一巾,病人床头柜每天用消毒抹布擦洗,热水瓶塞每周高压消毒1次。

5. 病人使用的面盆、便盆、便壶用后泡消毒水内1小时,清洗放架子上备用,有条件的医院最好使用一次性的。

二、血液透析室的管理措施

(一) 医务人员

1. 工作人员不能在透析室吃、喝或抽烟,不与病人进餐。

2. 进入透析前或透析后,要用消毒剂严格洗手。在监护各个病人之间,应更换手套,接触每一位病人后应洗手。取分流器、插入套管针头、更换或卸设备、抽血、注射盐水或肝素、接触透析机旋钮调节流速及与病人或透析机及其附属物接触时应戴一次性手套。

3. 透析室医务人员备有专用工作服和鞋,进出本室应更换。有条件的医院,透析室备有专用门锁的男女职工衣柜。白大衣每天更换1次。工作服若被血液污染,则必须更换清洁服。

4. 为了避免被血液污染,必要时穿隔离衣,戴防护眼镜和外科型口罩。

5. 医务人员如发生乙型肝炎血清意外污染,可使用高效价抗乙型肝炎病毒免疫球蛋白立即注射500mg,1个月后再注射1次。

(二) 预防控制措施

1. 透析水经过严格的软化处理,整个消毒、制备、输入过程应在连续密闭系统内完成。

2. 透析机在每次透析完后用5%次酸钠或其他含氯消毒剂250~300ml抽吸并保存30分钟,再用37%~40%福尔马林产品50ml抽吸保留,下次用时用透析水冲洗。

3. 透析器、管路及穿刺针尽可能用一次性的,用后装入塑料袋内封口送焚烧。凡重复使用者必须在透析后下机前贴上注明病人姓名、使用日期及复用次数的标签,然后进行冲洗、灭菌处理。也可通过复用机自动清洗、消毒、灭菌系统处理。

4. 预防隔离

(1) 一般性感染的隔离

1) 对于因感染需要隔离的病人,可设单独房间或固定床位,进行血液透析治疗。

2) 加强监护室或冠心病监护室的感染性病人则在专门房间内透析。

3) 需要透析的移植病人,应有专用的透析机,以便与其他病人隔离。

(2) 乙型肝炎及丙型肝炎的隔离

1) 乙型肝炎、丙型肝炎病人或病毒携带者应在隔离室透析,无条件时应进行区域性隔离,使用专用透析机。

2) 每次透析末,全部用过的可处理用品,应置于防漏袋内,套上另外一个袋后才能拿出透析室。

3) 所有用过的针头和注射器应置于耐刺容器内。

4) 实验标本,用透明包装,便于看清其内容物而妥善装卸。袋上应有污染标志。

5) 室内污染物品应用1%~2%过氧乙酸消毒。重复用的器械应高压消毒,不能高压消毒者,用甲醛或环氧乙烷消毒。

5. 动-静脉分流的监护

(1) 用消毒剂洗手后,全部病人在安放瘘管针之前,需用碘伏涂擦插管区域皮肤数分钟,再用乙醇擦两次,待干后铺无菌巾。

(2) 每天必须用无菌技术清洁全部病人分流的出口部位。洗手和戴无菌手套后,用过氧化氢擦洗分流部位,生理盐水冲洗,然后用碘伏擦洗,最后涂上碘伏油膏,盖上敷料。

(3) 保持动静脉瘘血流通畅,定期冲洗瘘管,必要时,冲洗液中加入肝素和抗菌药物。如局部发生感染或血栓,应尽早拆除动静脉瘘管。

6. 定期进行透析水、环境、透析器材的监测

(1) 样本采集:单一透析系统的采样点为透析液进口及出口。疑有透析液污染或严重感染病例时,应增加采样点,如原水口、软化水出口、反渗水出口、透析液配液口、储水罐等。

(2) 测定时间:每月一次。检查结果超过参考标准时,须复查。怀疑或确定病人在治疗中有致热原反应和菌血症时应随时检测。

(3) 参考值:透析液进水口,细菌总数<200cfu/ml。热原法检测阴性。离开透析器的透析液,细菌数<2000cfu/ml。热原法检测阴性。

三、手术室的管理措施

(一) 医务人员

1. 患有上呼吸道感染及皮肤化脓感染者,禁止入内。

2. 进入手术室必须更换手术室专用鞋、衣裤、帽和口罩,参加手术人员必须严格执行无菌操作技术规则,非手术有关部门人员不得进入手术室。

3. 尽量减少手术间人员流动,严格控制参观人员,手术室工作人员因事外出,必须更换衣或穿外出衣。

(二) 隔离手术要求

1. 当传染病或感染性病人进行手术时应隔离,设置隔离手术间,手术间外应标有隔离标志。感染手术用品单独处理,用后进行双消毒。

2. 凡参加手术人员进入手术间后不得随意外出,巡回护士应设内外两名,如需从外面拿物品时,应由外巡回护士传递。

3. 手术间用物应尽量准备齐全,手术用过的器械、敷料和各种用物应及时消毒处理,并进行手术间地面和空气消毒。

(三) 消毒灭菌和卫生要求

1. 各类无菌容器中的消毒液,可根据其效能定期更换和检测。

2. 经常开启的无菌盒,每天更换灭菌;固定的器械或敷料包定期灭菌,注意更换标记。

3. 过期敷料或可疑污染物品应重新灭菌。

4. 高压(预真空)灭菌器必须定期测定灭菌效能。手术用器械尽量应用压力蒸汽灭菌,尽量不用化学消毒剂浸泡处理。用环氧乙烷消毒的物品,保存期为半年。

5. 无菌手术与污染手术要分室进行,如手术间有限,应先做无菌手术再做污染手术,两台手术之间应清洁地面和净化空气。

6. 每月应对手术室的无菌物品、消毒液、工作人员、物体表面等进行检测。

7. 应有定期清洁卫生制度,每日、每周、每月,定人、定点、定时做好清洁消毒工作,定期做空气培养。

四、监护病房的管理措施

(一) 医务人员

1. 医务人员就业前应接受体格检查,尤其是结核和肝炎的检查;就业后还应定期体检,并接受预防接种。

2. 当患有传染性或感染性疾病时应停止工作,经保健科同意方能恢复工作。

3. 应配备适当数目的医务人员担任监护工作,工作时穿规定的清洁工作服,进入重症监护病房应进行手的消毒及更衣、换鞋。

4. 进行损伤型操作之前及体查、治疗、护理每个病人前后均应清洁洗手,必要时戴一次性手套。

(二) 监控程序

1. 常规措施

(1) 限制人员出入,谢绝探视。

(2) 及时鉴别和确诊感染病例,以便及时隔离,各种侵袭性诊疗措施,按病情许可尽早撤除。

(3) 尽量使用一次性用品。用后进行消毒毁形等无害化处理。

(4) 对住院较久的病人,应定期进行尿、痰、

伤口分泌物及粪的细菌培养,当有感染流行时,应对ICU病人、接触者和环境进行流行病学调查,以便及时控制感染。

(5) 对空气、环境、地面、空调机,应定期清洁消毒和进行细菌学监测。

2. 静脉导管和动脉导管的置入

(1) 放置静脉、动脉内导管内监测系统时,医生应按照严格无菌技术置放。

(2) 所有导管和转流器开口均应用无菌塞子或无菌空针封闭,以保持无菌,在进入该系统之前,用乙醇棉球消毒管口。

(3) 锁骨下静脉、颈静脉、中心静脉和动脉导管等的皮肤穿刺部位,应每天以碘伏、乙醇消毒,可再涂上碘伏油膏后盖上无菌敷料,在敷料上注明更换日期、导管型号、插入导管日期和责任护士。

(4) 一旦出现静脉炎、皮肤发炎或化脓的早期征象,应立即报告医生。取得合适的细菌培养标本后,尽快停止使用该套设施。

3. 压力转换器

(1) 在设置和核准转换器以及正在使用操作时,应遵守无菌技术。

(2) 在拿取或操作监视系统任何部件之前应当洗手。

(3) 注意无菌静脉导管的无菌监护。

(4) 必须使用无菌肝素化的溶液连续冲洗,这样可减少有余导管末端被血块堵塞所需的操作。

(5) 导管和液体可隔4小时更换一次。

(6) 再次使用转换器前,应当清洗和消毒。应按下列程序进行:

1) 用灭菌剂洗涤消毒管道(2%戊二醛)。

2) 用肥皂水彻底清洗转移器。

3) 用无菌水冲洗上述二者。

4) 浸泡转换器于2%戊二醛溶液中20分钟或送到中心供应室用环氧乙烷气体消毒。

5) 从戊二醛溶液取出转换器时,要用无菌技术,并用无菌水彻底清洗。

6) 当拿取转换器时,使用无菌手套。

7) 用无菌棉球或海绵彻底擦干转换器的隔膜,并用无菌料理帽盖好。中心供应室将每只帽单独包装,再用气体消毒,然后送回监护室。

4. 脑室内监护

(1) 脑室内插管应视为外科手术,如有可能,应在手术室或特殊操作室内进行。

(2) 全部过程必须遵守严格的无菌技术。手术组人员应按外科刷手、穿手术衣、戴手套和口罩,还需盖消毒单。

(3) 用电剪和一次性安全刀片剃头。

(4) 将其0.5%碘伏溶液从中心向周围彻底涂擦手术部位,最少5分钟。

(5) 手术部位准备后,置入导管并将其固定,以防移动及避免污染手术部位。

(6) 用抗菌药物油膏涂在手术区并用敷料盖好。每小时检查敷料一次。需要时,可由住院医生用无菌技术加以更换。

(7) 当引流不畅或导管不能引流时,应立即报告医师。

(8) 每24小时更换引流管1次,并将近50 000U的杆菌肽注入引流物。

(9) 每24小时用无菌技术插入25号针头到引流管塞子内,抽取脑脊髓液作常规检查,该瓶塞只能穿刺1次,然后当天更换导管。

(10) 应当使用一次性处理的瓶塞和导管。

(11) 必须随时注意脑室内导管的无菌监护。

(12) 监护系统应当是密闭系统,不要开放抽吸脑脊液送检查或加入药物。

(13) 当医生要作检查时,要用0.9%生理盐水冲洗该系统中收集液体,因冲洗可减少对导管的操作机会。

(14) 监护系统在使用期间,应尽量少移动。

5. 主动脉内气囊泵

(1) 主动脉内气囊泵应视为外科手术,必要时,应在手术室或特殊操作室内进行。

(2) 如果操作是在外科加强监护室(SICU)或其他加强监护病室(ICU)内进行时,该病房应当关闭起来。

(3) 参加主动脉气囊泵工作的全部人员,应按外科刷手、穿无菌衣、戴无菌口罩和手套。

(4) 安置设备和接触病人的护士需戴口罩。

(5) 皮肤消毒和每天的局部皮肤护理同上述。

(6) 主动脉内气囊泵的拆除:

1) 主动脉内气囊泵的取出(拆除)步骤与其置入(安置)相同。

2) 收集特氟隆(teflon)移植物送培养,将其放入含硫基醋酸酯(thioglycollate)的瓶里,送细菌学检验。

3）关闭伤口前,先用杆菌肽溶液灌洗伤口。

4）用抗菌药物油膏涂于手术部位,并用无菌敷料覆盖;护士应在敷料外注明操作者姓名和日期。

6. 给药

（1）应使用单次剂量瓶装的无菌给药法。

（2）如用多次剂量瓶装给药时,应在标签上注明打开的日期和时间。已开封的药品不用时,应放至4℃的冰箱里。药品未用部分超过24小时后,应当丢弃或按药品的详细说明处理。

（3）每天打开药瓶时,应当用乙醇棉签擦洗橡皮塞。

7. 气管切开监护

（1）严格无菌技术操作：气管切开部位应保持清洁干燥,并根据局部分泌物多少及污染的程度,每天一次或数次进行换药处理。

（2）气管内套管的处理：应每日更换并进行煮沸消毒。若病人分泌物较多,应当每2~3小时更换1次,清洁处理。

（3）正确掌握吸痰技术：气管切开盘应每日消毒,并用无菌技术进行吸痰,操作时选用柔软、多孔、透明和无菌的吸痰管。吸引前先将导管尖端放入无菌盐水中试吸少许,以检查导管是否通畅,同时起到润滑导管的作用。吸痰时轻轻地在无负压的情况下插入吸引管,当达到议定的深度后将导管退出1~2cm,这样可以游离导管尖端,避免损伤黏膜,然后一边轻轻旋转,一边慢慢退出进行吸引。每次吸痰必须更换吸痰管。同一根导管不能反复插入,更切忌采用上下多次重复进行吸痰,以防损伤黏膜。

五、血库的管理措施

（一）医务人员

1. 定期检查乙型肝炎和丙型肝炎病毒抗原抗体水平,对乙、丙型肝炎者应进行隔离和治疗。乙型肝炎血清免疫学指标阴性者进行乙型肝炎疫苗预防注射。

2. 工作期间,工作人员必须穿工作服。

3. 一旦发生自身污染或实验室污染事故,要立即报告。

4. 如果工作人员的手有割破、擦伤或者手上有裂口,应戴手套。

5. 进行采血、贮血、制血、发血前后洗手或用消毒水毛巾擦手,不留长指甲。

6. 室内禁止吃、喝、吸烟、使用化妆品及存放食物及其他物品。

（二）消毒隔离

1. 根据血库的工作特点制定消毒隔离制度,责任到人。

2. 定期进行医护人员手、物品及空气等细菌监测（包括一次性物品）。

3. 建立严格的污物入袋制度。特别是被HIV、HBV、HCV等病原体污染的物品入袋后要扎口,再放入另一清洁污物袋内,并贴标签,送出焚烧。

4. 按国家环境保护规定进行三废处理。

（三）血液及血制品的贮存与领发

1. 血库的储血冰箱应专用,只储存血液及血制品,且按血型分类和采血日期先后储存,并有专人负责。每日均应记录其温度。做好冰箱维护,定期清洁冰箱卫生,防止污染。

2. 血液在保存期内,不得开启血容器的封口或针刺血容器,破坏其密封性。如遇特殊情况需用针吸出血液作标本时,必须采取严格无菌措施,并在穿刺后立即输用。

3. 发血人应严格执行"三查七对"制度,如有疑惑者,不得发出。

4. 凡血液已由冰箱取出发至使用单位后,不得再退回血库。

5. 当发生输血反应时,应进行登记,并进行输血反应原因调查,可将血送到实验室进行细菌培养或进行血清学检测。

六、供应室的管理措施

管理要求：

1. 严格区分污染物品、清洁物品和无菌物品。

2. 各种器械包、治疗包的包装应按规定操作。

3. 严格检查消毒包的有效期,一般有效期为1周。消毒包要烘干,便于保存并保证质量。

4. 灭菌物品每月抽样培养检查一次。

5. 高压蒸汽灭菌器每月以生物指示剂进行监测。

6. 操作室、无菌室每月作细菌培养（物品、空气）并有记录。

七、门诊的管理措施

（一）普通门诊

1. 医务人员

（1）医务人员必须定期体检，并进行必要的预防接种。发现有肝炎或其他活动性传染性疾病时，应隔离治疗。

（2）上班时间应穿上规定的服装，定期清洗更换，保持清洁整洁。严禁穿工作服进入商场、食堂等公共场所。

（3）接触病人前后用肥皂、流动水洗手。进行无菌操作前，接触病人的分泌物、排泄物、血液及污染器械后和接触可疑传染病人后应用消毒泡手。做侵入性诊断治疗或处理病人的分泌物、排泄物以及其他污染物品时应戴手套后进行。

2. 监控程序

（1）建立门诊感染监控组，在医院感染科指导下，由各科分诊护士及大厅导医台护士实施门诊感染监控。

（2）已知或者可疑的传染病人，应按相应隔离类别进行隔离，在规定时间内送疫情报告。

（3）每天用1∶200的"84"液擦抹各诊室、候诊室的桌、椅、水龙头一次。地面每天湿拖2次，传染科再用1∶200的"84"液拖一次。水池每天刷洗一次。每周末彻底打扫门、窗、墙壁、楼梯及厕所1次。治疗室、换药室等处用消毒灭菌灯或紫外线灯或电子灭菌灯每天照射30分钟。

（4）换药、注射、处置、治疗室内等应严格区分清洁区、污染区，无菌器械、敷料、各种消毒包放固定位置，应与用过或污染过的物品严格分开放置。

（5）换药应按清洁伤口和感染伤口分室进行。抽血实行一人一针一巾一带，病人使用的止血棉球或棉签要回收集中处理，防止病人带出医院或随地乱扔。抽血、注射应使用一次性注射器，用完后进行消毒、毁形等无害化处理。

（6）门诊化验单一律要经消毒后才能发给病人。

（7）检查床、治疗床的床套、枕套每周更换2次。遇有肝炎或其他传染病病人用过者，应立即更换，并进行消毒处理。

（8）门诊部应设有卫生处置室，凡入院病人必须通过门诊处置室洗澡换衣等处理方可住入病室。

（二）儿科门诊

1. 医务人员

（1）保持个人卫生清洁，着装整齐，不留长指甲，不带首饰。

（2）凡有上呼吸道感染、腹泻、皮肤感染及传染病者不可接触患儿。

（3）检查、治疗每个患儿前后要注意清洗双手。

（4）接触传染病患儿时，要严格遵守消毒隔离制度，事后注意清洁消毒。

（5）治疗室、注射室工作人员，要严格遵守无菌操作规程及核对制度和消毒隔离制度，防止差错事故和医院感染的发生。

2. 监控程序

（1）每天用1∶200的"84"液拖地面2次，擦抹用具、桌面、椅子、门窗1次。

（2）娱乐室玩具每周用1∶200的"84"液擦抹2次，用电子灭菌灯每天照射60分钟。

（3）用腋表测体温。体温表用后统一清洗浸泡消毒，浸泡液每周更换2次。

（4）治疗室、注射室每日电子灭菌灯照射。雾化吸入器一人一用一消毒。

（5）室内空气用甲醛液、高锰酸钾熏蒸消毒每周1次。

（6）检查床罩每周更换2次。工作人员洗手液每天更换2次。空气、工作人员手、物体表面等每月监测1次。

（三）传染科门诊

1. 医务人员

（1）到传染科门诊工作的医务人员必须进行体检，并进行预防接种。每年进行结核及肝炎的检查。

（2）当工作服可能有污染时应穿隔离衣。接触病人后要用肥皂、流动水或消毒水洗手。进入呼吸道传染病诊室必须戴口罩。

2. 监控程序

（1）严格执行医院感染监测制度、消毒隔离制度、疫情报告等制度。做到诊室和人员固定，诊疗器械、物品专用。发现新发病例或可疑病例，及时填写疫情报告。

（2）体温计一人一根。注射、抽血一人一针一巾一根止血带。注射器用1∶200的"84"液浸泡2小时，再送医院集中处理。

（3）血压计每天紫外线灯照射1次。袖带

隔离垫片采用一次性用品，用后定点烧毁。袖带每周用1∶200的"84"液浸泡2小时后清洗，有污迹则随时更换。

（4）每天下班用0.5%的过氧乙酸或1∶200的"84"液喷雾空气一次；用消毒灭菌器空气消毒1小时。每周用甲醛液、高锰酸钾熏蒸消毒1次。

（5）每天用1∶200的"84"液擦抹桌子、凳子1次；病人坐凳备隔离纸。用1∶200的"84"液拖地面2次。清洁卫生用具一室一具，扫把、拖把、抹布定位悬挂。

（6）每室备有1∶200的"84"泡手液，消毒液每班更换。每室备隔离衣，每天更换1次，如有潮湿或污染应立即更换。呼吸道诊室备一次性痰杯。

（7）每班用1∶200的"84"液擦抹门拉手，大门口、治疗室的门口置踏脚垫，每班用消毒液打湿。诊室床罩每日更换，凡接触过病人的布类需经消毒后再送洗衣房。

（8）每室备痰盂，痰盂内置1∶200的"84"液1000ml。专用厕所有明显标记。传染病人的排泄物、分泌物等用1∶50的"84"液等量混合，充分搅匀，加盖消毒2小时后再倒入厕所，也可直接倒入化粪池。病人用后的便器用1∶100的"84"液浸泡2小时，一用一消毒。

（9）每月空气培养一次；工作人员手、无菌物品、消毒液及治疗室内的物体表面每月培养一次；消毒液浓度每天测试2次。

（四）肠道门诊

1. 医务人员

（1）医务人员应定期接受健康检查，并应进行预防注射。如果接触流行性传染病病人时，应预防服药或预防接种。

（2）要有良好的个人卫生习惯，进入工作区穿好工作服，做完每项工作后用肥皂、流动水洗手。

（3）重视预防并积极开展卫生宣教工作，对病人及家属进行预防肠道传染病的卫生宣传。

2. 监控程序

（1）诊室、人员固定，器械、物品专用。使用过的物品要先消毒再清洗。

（2）所有来肠道门诊就医的病人，要立即做大便常规，待结果出来后，再做鉴别。在可能有霍乱的季节，要常规做大便悬滴检查和种入碱性蛋白胨水中送培养。

（3）其余同传染科门诊的处理。

（五）口腔科门诊

1. 医务人员

（1）上岗前及工作中定期体检及预防接种。

（2）在口腔诊疗过程中穿工作服、戴好口罩、帽子及清洁手套。必要时戴防护镜。

（3）诊疗每位病人后，要用消毒水洗手或用消毒巾擦手，再用清水冲洗干净。

2. 监控措施

（1）口腔诊治用器械尽量采用一次性用品，使用后先用1000~2000mg/L含氯消毒剂浸泡15~20分钟后毁形，禁止重复使用。非一次性用品或器材均需浸泡消毒，清洗，彻底清除黏着物，然后再根据器材性质进行灭菌处理。

1）耐高温受潮不易损坏的器材用高压蒸汽灭菌。

2）不易腐蚀的器材用0.3%过氧乙酸浸泡30分钟。一般金属器材用2%的戊二醛浸泡30分钟后用灭菌水冲洗。

3）牙钻手机可插入小型强力紫外线箱或微波快速消毒器内，消毒时间2~3分钟。

4）牙钻可用2%戊二醛、高强度紫外线、石英晶体消毒器或小型热空气消毒器消毒。

5）综合治疗固定的水枪、汽枪每日用2%戊二醛擦抹消毒。

（2）凡口腔颌面外科病人，均需做各种术前、术后口腔护理，清洗口腔、洁牙、药性漱口液漱口。

（3）各种消毒过的治疗盘，包括口镜、镊子、探针等，均只能使用一次，再次使用时，须经重新清洗消毒。

（4）使用过的棉球、纱布等污物用塑料污物袋装好送焚烧。

（5）治疗后用0.1%~0.2%过氧乙酸或含氯消毒剂擦洗工作台和拖地面。

（6）每日工作前及工作后用紫外线消毒30分钟。

（7）每周1次彻底进行诊室内环境卫生，用上述消毒液擦门窗、桌椅，用甲醛液熏蒸消毒空气。

（8）口腔科专用药液要注意保护，防止污染，用后要盖好瓶盖。用完后再加药液前，应消毒容器。

八、放射科的管理措施

(一) 医务人员

1. 每半年应该体格检查人员 1 次,包括结核、肝炎的检查,尤应做血常规、血小板等造血功能的检查(最好 3 个月做 1 次)。
2. 接触每个病人前后均应洗手,做任何无菌操作前应以消毒水洗手。

(二) 监控程序

1. 需隔离的病人进行检查时,应尽量安排在每天的最后时间。
2. 需隔离的病人进行检查时,不应在走廊上停留,以防接触其他病人及职工。
3. 隔离病人的主管医生应预先通知或标记有关病人隔离的种类及特殊预防措施。
4. 必要时可给病人穿隔离衣及戴口罩,并在担架上铺上隔离床单。
5. 如果手提式设备用于需隔离的病人,在做完操作离开隔离室时,应将手提式设备清洁消毒。
6. 感染或有传染病的病人做检查后,应按常规隔离要求作适当的消毒处理。

九、洗衣房的管理措施

1. 洗衣房要严格划分污染、清洁区域,污染物品不能进清洁区的清洁通道。
2. 处理传染病人或感染性物质所污染的被服时应戴手套,清点脏物尽量少挪动脏被服,也不要拌动,也防止对空气污染和工作人员发生感染。
3. 凡沾有血及体液的布类都应用大塑料单包好或装入不透水的塑料袋。未装袋者不能用车运走,更不能在病房内整理或冲洗。
4. 洗衣房收回的布类,要分类浸泡或煮沸;如用热水洗涤,水温至少要达 70℃,用洗涤剂洗涤 25 分钟。若<70℃应加入相应的低温消毒剂。
5. 传染病物质、污染的被服应装入有标记的密闭袋中,应用单机洗涤。也可先洗一般布类,后洗污染布类,最后洗传染病布类。最好分机洗涤。晒场、烘干、折叠、存放和收送要与一般布类分开。
6. 洗净后的布类要避免再污染。收送布类要分车装置,专人负责。
7. 对洗衣房的各种布类要定期或不定期的抽查,了解布类带菌情况及清洁度。
8. 用后机器须严格化学消毒或者升温至 90℃方可。
9. 接送衣服的车筐应分开使用或用后及时消毒处理。
10. 工作人员应定期体检,有传染病者应调离,有感染灶者应暂时停止工作。所有工作人员应具有卫生习惯,接触清洁布类前,应先洗手,最好戴手套。不允许在工作时吸烟、吃东西。
11. 储存的清洁布类应封盖,尽量减少掀动。其装载物如车、筐应每天消毒,未送的清洁布类应完善包装。
12. 熨烫衣服应在灰尘少的区域,保持熨斗的清洁。
13. 每天应做清洁卫生一次,清除垃圾;保持桌面及地面环境卫生;保持洗衣机的清洁,定期上油,爱护设备。

十、急诊室的管理措施

急诊病人中有外伤、突发疾病、慢性病急性发作等,病情复杂,且常混有某些传染病急诊,抢救过程中易造成器械和环境的污染,医务人员和病人之间易发生院内感染。增强预防知识,加强技术监制,保证消毒灭菌质量,是切断传播途径的有力措施。

(一) 医务人员

1. 就业前体检,包括结核菌素试验、乙型肝炎血清免疫学检查等,若为易感者,应定期复查及接种疫苗。
2. 患有急性感染性疾病者(如皮肤感染、呼吸道感染和腹泻等)应停止工作。
3. 当与流行性脑膜炎病人接触时,应按医嘱服药预防。
4. 接触每个病人及污染物后,应用肥皂水及流水洗手,必要时消毒水泡手。
5. 不留长指甲,不戴首饰物。
6. 加强上岗前教育,严格操作规程,进行无菌操作培训和侵入性操作训练。

(二) 监控程序

1. 隔离

(1) 发现传染病病人,迅速送传染科或传染病院并及时消毒处理。

(2) 对疑有传染病的病人应采取隔离,医务人员应戴口罩,必要时戴手套,穿隔离衣,当病人转科和转院时,应进行终末消毒。

(3) 对有外伤或须进行抢救的病人同时合并有传染病,注意隔离及器械的消毒处理。

（4）收治两个病人之间应更换床单，铺清洁床单前应以消毒水抹洗床架、床头柜。

（5）侵入性操作，均应戴无菌手套，严格消毒，铺无菌巾。

2. 药物 多次使用的注射液瓶，开瓶后标明日期和时间，再用者须加盖无菌瓶盖，4小时后废弃。

3. 环境

（1）人、物、流向合理分区，儿科单设。

（2）定时通风，特别在接待儿科经飞沫传播的疾病时（尤其是接诊咳嗽厉害的病人）用过的检查室，要彻底迅速通风。

（3）抢救室、清创室定时甲醛液和高锰酸钾熏蒸消毒。

（4）各诊室备消毒水及流水洗手装置。

4. 诊疗设施处理

（1）体温表每次使用后，以肥皂水和消毒水洗净放入装有75%乙醇容器内。每个诊断区均设有容器。一天结束时，收集所有体温表，进行消毒（1%过氧乙酸泡1次）。

（2）耳镜每次使用后，置于2%戊二醛消毒水中10分钟，经清水冲洗干净后，再放入治疗盘。

（3）喉镜在每次使用后，用肥皂水和清水抹擦去除污物，然后浸泡于2%戊二醛消毒水中30分钟，再以清水冲洗干净擦干。若病人有结核时，应煮沸消毒30分钟。

（4）抽吸器的使用注意事项：抽吸器导管和压舌板应一次性使用。橡皮导管每次使用后应消毒。抽吸瓶每天换一次，换下的抽吸瓶以0.2%过氧乙酸消毒水浸泡消毒清洁。每次用完抽吸器后，应用肥皂水或消毒水清洁外部。抽吸用鼻导管一次性使用。

（5）每次呼吸道治疗用的面罩应更换，消毒后的面罩应放入特别的塑料袋中。氧气鼻导管一次性使用。不同病人应更换氧气湿化瓶，且应定期消毒和更换湿化瓶内的水。

（6）验尿设备和尿比重计，在使用后应以消毒水浸泡。

（7）用过的注射器，应去掉针头，分别置于特定的容器内，以待0.2%过氧乙酸消毒浸泡。

（8）静脉治疗用的固定板、压脉带，使用后应消毒。

（9）冰箱使用。药物和实验标本应分开存放，并有专人定期清洁冰箱。

（10）担架和轮椅应定期用肥皂水、消毒水擦洗，并铺单使用。

（11）定期进行环境卫生学监测和消毒药效能监测。

十一、产房的管理措施

（一）医务人员

1. 只有经上级批准的专业医务人员才能进入分娩室，专业医护人员包括主治医生、住院医生、助产士和分配到儿科或产科的实习医生。另外经产科医生同意，认为对产妇分娩有帮助者可例外进入分娩室，并应按照医务人员要求着装。

2. 凡进入分娩室的工作人员必须在指定的地区更换衣裤及拖鞋，戴好帽子、口罩，口罩每次更换，必须罩住口鼻和胡须，头发必须用帽子完全罩好。

3. 接触每个病人前，所有医务人员必须用肥皂或消毒液彻底洗手。洗手前，要取下手上和手臂上的装饰物品。耳环、项链等其他装饰物必须覆盖好。

4. 接产前的洗手常规包括：

（1）首次用0.5%碘伏刷手5分钟。

（2）每次接生之前再以碘伏刷手5分钟。

（二）监控程序

1. 产妇入室除更换全部衣物外，也必须换好拖鞋。个人物品不准带入室内。

2. 当疑有或已患某种感染病的产妇临产时（如沙门菌感染、肝炎、单纯疱疹、肺结核、水痘、风疹、化脓性感染灶等病人），其隔离程序是：

（1）按照医院隔离条例规定，安排到有隔离措施的待产室或待产床。

（2）如果在待产室接产不合适，可以将产妇转移到隔离分娩室或分娩床。

（3）按照污染手术规定动作，剖宫产要安排在指定的手术间。

（4）根据感染的种类和医院隔离条例规定，进行产后的清洁和消毒。

（5）根据医院条件，产后将产妇转入原待产室或隔离病房，并采取适当的隔离措施。

（6）产妇的一切物品单独使用。分娩后，所有布类、器械均用消毒液浸泡单独处理后再分别送洗。

（7）产妇分娩离开产房后，用消毒液擦洗分娩室桌面、地面并通风。然后用过氧乙酸熏蒸。

排泄物用漂白粉处理。

（8）助产时按规定操作，胎儿娩出后，须更换手套再处理新生儿。新生儿用无菌巾保护直接送隔离婴儿室。

3. 新生儿

（1）可能需要观察或隔离的婴儿不要放入正常新生儿室，而从分娩室直接入新生儿隔离室。

（2）如条件允许，可放在单人房内母婴同室。

（3）院外出生的新生儿，通常收入新生儿监护病室观察。

4. 产后

（1）已患感染性疾病的产妇，在产科病室进行隔离或送传染病室隔离。

（2）患有其他流行性传染病，如麻疹、流行性腮腺炎和肝炎等，应单房隔离或在传染科隔离。母婴应隔离。

（3）发热待查的产妇，应酌情隔离。母婴不必隔离。

（4）由于尿道感染、静脉炎、子宫内膜炎等所致的发热，不需要隔离。

（5）如果产房没有单人房，必须将病人转出，最好转到妇科病房。

（6）在转科前，要将隔离类型预先通知接受病房，以便做好准备。

5. 阴道分娩者的阴道和会阴部位的准备工作

（1）先用消毒液清洗会阴，最后擦洗肛门周围，再用生理盐水冲洗会阴。

（2）在待产期间，要用肥皂水反复清洗会阴周围。

（3）阴道检查要戴无菌手套，手套涂以无菌润滑剂。

（4）消毒会阴部，使用一次性剃毛刀做好会阴准备，并按照护士手册规定完成腹部皮肤准备。

（5）对于监护设备的消毒措施，应根据包装说明书进行。

6. 分娩室消毒制度

（1）分娩室每日通风。每月空气培养1次，细菌计数应少于200cfu/ml。

（2）接生前按规定刷手。刷手物一次性使用，可重新煮沸或其他灭菌处理。

（3）接生使用后的臀垫，应用消毒剂浸泡后，再刷洗晾干，备用。

（4）接生后，所有物品送洗，更换产床被服及臀垫。

（5）必须在更换待产床上的全部被服后，才能接受新的待产者。

（6）产床每次使用后，应用消毒水抹洗，然后再重复使用。

（7）凡须隔离者，所用过的布类和物品均应在待产室和分娩室先经消毒处理后，方可送出清洗灭菌。

（8）各类物品包括体温表、输氧系统、剃毛刀、指甲剪等均应按常规进行清洁、消毒或灭菌处理。

（9）对镊子罐、器具盒、敷料罐、冲洗用品，每周进行1次灭菌处理。

（10）每周2次更换消毒器械的消毒液。

（11）对于浸泡消毒的手术器械，应有时间标记。

（12）一切无菌物品无灭菌日期及灭菌标志者不得使用。

（13）餐具每次使用后刷洗干净，经流通蒸汽消毒后才能使用。

（14）便器用后刷净，须经消毒处理后方可使用。

7. 产房保洁制度　产房要求无尘、环境清洁、空气新鲜。

（1）保持工作拖鞋清洁，每周至少彻底清洁卫生1次。

（2）卫生用具包括拖布、抹布等，按待产室、分娩室、隔离室等分区专用。

（3）每日用浸有消毒水的抹布擦拭全部家具上的灰尘。每班用浸有消毒水的墩布擦拭地板1~2次。

（4）对分娩室和待产室每周应进行1次大扫除。并对室内空气和所有家具彻底消毒1次。

十二、微生物实验室的管理措施

（一）医务人员

1. 定期体检，接受有关肝炎、结核的各项检查和免疫接种。

2. 换上工作服才能进入实验室。在工作前后和当手被污染后，要用0.2%过氧乙酸泡手。

3. 不能在实验室抽烟、进食。

（二）监控程序

1. 收集标本区

(1) 收集标本的人应该戴手套。

(2) 如果容器外面受污染,则用消毒水抹净,重新标签,将旧标签扔进污物桶。若标本本身已被污染,则要求重送标本。

(3) 试管必须直立在试管架上。

2. 工作台的标本

(1) 试管必须直立在试管架上。

(2) 工作时一定不能直接与已接种的培养基接触。

(3) 棉签应放进装有"84"消毒液的容器中,然后集中销毁。

(4) 每天工作完毕后消毒工作台。

3. 净化台或罩的使用

(1) 标本可能含有高度传染性的微生物,特别是可能通过呼吸传播的微生物,如炭疽杆菌、布鲁杆菌等,必须在净化台或安全罩中进行操作。

(2) 排气扇应该以最少每分钟 15~23m 的风速通风,要求风要通过整个工作台面,在整个操作过程中都要开动风扇。至少每个月检查一次风扇效能。

(3) 在操作过程中不要打开紫外线灯。工作完毕后,紫外线灯至少照射 1 小时。紫外线灯管至少每 2 周一次用乙醇擦去灰尘。至少每 3 个月检查一次紫外线的杀菌效能。

(4) 在进入工作区域之前标记检验号而后除去化验单。

(5) 在打开标本容器之前,要戴上手套和口罩,必要时穿隔离衣。

(6) 用消毒剂浸泡过的纱布垫盖在工作区域表面。所有用过的物品应放入盛有 1% 的过氧乙酸消毒剂的容器中。

4. 实验室操作要求

(1) 离心时应用密闭的试管。如果发生了试管破裂或溶液溢出,则应消毒离心机里面。

(2) 不用口对吸管吸液。

(3) 研磨操作应在安全柜中进行。

(4) 在净化台上操作时,接种环和接种针必须烧灼至红色。

5. 污物处理和卫生工作

(1) 定期消毒地面、工作台和仪器设备。

(2) 将研磨器放进装有消毒剂的盘中至少浸泡 12 小时,然后高压灭菌。

(3) 用过的器皿先消毒后洗涤,洗玻璃器皿时要戴手套,最后高压灭菌。

(4) 有菌生长的培养基和病人标本等,应收集在盘中进行高压灭菌,然后废弃。

十三、新生儿隔离室的感染管理措施

凡产妇患有感染性疾病,如痢疾、肠炎、性病等,其新生儿应送入新生儿隔离室进行观察护理。凡新生儿患有感染性疾病如柯萨奇病毒感染、沙门菌感染、痢疾杆菌感染、金黄色葡萄球菌感染、流行性感冒、开放性化脓性伤口等,均应予以隔离治疗。同时留取标本做细菌培养,以便查明原因,进一步采取相应措施。

1. 工作人员进入新生儿隔离室,必需穿戴隔离衣、帽子、口罩、鞋子,一切操作均应严格按隔离要求执行。

2. 新生儿隔离室的一切物品,必须固定专用,用后进行单独消毒、灭菌。消毒用的容器及清洁工具均应与其他容器及工具分开,专池洗涤,并有明显标记。

3. 用过的食具、治疗护理用物等,均应先用高效消毒剂浸泡 1 小时以上再清洗,而后经再次消毒灭菌后方可使用。

4. 用过的布类物品,以双袋法包扎,送洗衣房消毒后清洗,废弃物及时送焚化炉焚烧。

5. 新生儿离去后,以有效消毒液擦拭所有物体表面及地面,并用紫外线或其他消毒法消毒空气,经严格的终末消毒后再通风及清洁,并做细菌学检测,合格后方可重新启用。

十四、营养食堂的感染管理措施

(一) 工作人员

1. 认真做好工作人员就业前的卫生宣传教工作和体格检查,有感染性疾病人员不准在营养室工作。

2. 定期对工作人员进行健康检查,发现患传染病者,应暂时或永久调离工作。

3. 工作人员应养成严格的洗手、剪指甲习惯。进入工作间应穿戴好工作衣帽。

4. 每天更换清洁工作服。工作服不能穿出工作场所。

5. 开始工作前,用肥皂和流水洗手及前臂。工作过程中,手受污染时应及时清洗。

6. 工作人员吃饭时应用自己的碗筷。

(二) 消毒隔离的管理

1. 感染性疾病病人,不能到营养室进餐,应在病室进餐。

2. 定期抽查储存仪器的卫生质量。

3. 定期大扫除。

4. 已送至病室的食物,不能再回营养室。

5. 定期进行环境卫生学检测。

十五、药剂科的感染管理措施

（一）发药与配方

1. 所有药剂人员在配药前必须洗手。手上有化脓灶者,不得参与接触药品的工作。

2. 输液瓶若有裂缝,其内有颗粒或液体混浊及变色,均不得发出。

3. 口服配药用水应符合饮用水标准,应无致病菌生长。

4. 配药时应戴手套,手与药物不得直接接触。

（二）制剂生产

1. 生产静脉液体和瓶装药剂的人员必须经过严格操作训练。

2. 批量生产的非肠胃道使用的无菌产品,在未经热原和无菌检验合格之前,不得发出使用。

3. 注射器及针头用过后应立即放入特定容器,不再使用。

4. 灭菌产品包括高营养液的配制生产,应在层流洁净技术条件下,按无菌操作程序完成。

（三）药品的储存与保管

1. 药品应按生产先后标明日期,先使用出厂早的药品。

2. 本科重新包装的灭菌产品,应每月随机抽样进行一次细菌学检查。

3. 本科所有生产成品和包装好的药品,应有专人负责质量控制。

（四）设备管理

1. 在生产程序之前,应先用70%的乙醇处理进行药品包装的设备。

2. 层流空气洁净室或超净台

（1）首次使用前和每次使用之间,以70%的乙醇擦洗操作区。必要时用70%乙醇擦抹有机玻璃内面。

（2）过滤器每月换一次,铁丝网3个月清洁1次。

（3）每6个月检查设备的操作功能,合格方能使用。

（4）让洁净设备运转30分钟后,才能操作。

（5）工作人员操作前应彻底洗刷和消毒手和手臂,穿上洁净实验服,戴好口罩、帽子、换鞋,才能进行操作。

（五）环境卫生

1. 超净室的夹层顶板,应用消毒剂清洁。

2. 地板和室内其他平面应常规洗刷。

3. 药品和原料的存放架应干净和无尘。

（六）层流洁净室无菌检验

1. 每3个月做1次无菌检验。

2. 每次检查 血培养皿4~10个、沙氏培养皿4~10个。

3. 无菌检验若有菌生长,应及时检查设备是否有故障。

（王曙红　王婧）

第七篇

社区护理

第一章

绪 论

第一节 社区护理的基本概念

一、社区的定义

"社区"(community)一词是由拉丁文 Communitas 演化而来,原意是亲密的关系和共同的东西。所谓社区就是一定地域内具有某些共同特征的人群在社会生活中所形成的共同体。社会学家、人类学家、政治学家等各专业领域的学者,均曾就其专业角度为"社区"下过定义,目前已知者有不下百种。我国社会学家费孝通给社区下的定义为:社区是若干社会群众(家庭、氏族)或社会组织(机关、团体)聚集在某一地域里所形成的一个生活上相互关联的大集体。

作为一种地域性社会实体的社区,与一般的行政区既有联系,也有区别。有的行政区与社区在地域上可能是重合的,如某个城市、某个街道或某个镇,它既是行政区,又由于它的主要社会生活是同类型的,故又是社区。二者的区别在于:行政区是为了实施社会管理,依据政治、经济、历史文化等因素,人为划定的,一般它的边界是清楚的。而社区则是人们在长期共同的社会生产和生活中自然形成的,其边界则较模糊。同一社区可能被划入不同的行政区,而同一行政区内却可能包含着不同的社区。

二、社区卫生服务的定义

社区卫生服务(community health service)是以基层卫生机构为主体,全科医生为骨干,合理使用社区资源和适宜技术,以人的健康为中心、家庭为单位、社区为范围、需求为导向,以妇女、儿童、老年人、慢性病病人、残疾人为重点,以解决社区主要卫生问题、满足基本卫生服务需求为目的,融预防、保健、医疗、康复、健康教育和计划生育技术指导等服务为一体,为居民提供有效、经济、方便、综合、连续的基层卫生服务。社区卫生服务是政府保障基本公共卫生服务与基本医疗服务而提出的一项重要举措,是为了不断提高国民健康素质、促进社会公平、维持稳定、构建和谐社会的重要手段,是坚持与落实社区卫生服务公益性,落实国家保障基本医疗服务,维护健康权利的体现。发展社区卫生服务遵循低成本和高效益的卫生发展要求。

我国社区卫生服务,城市包括社区卫生中心及社区卫生服务站,农村则为乡(镇)卫生院和村卫生室。社区卫生服务中心以政府举办为主,原则上按每3万~10万人口或每个街道(镇)所辖范围规范设置一个社区卫生服务中心。每个中心下设数量不等的站,其设置标准是按照中心的地理位置,辖区内距中心较远而服务覆盖不到的地方根据需要下设社区卫生服务站。农村则以乡(镇)为单位,由政府举办一所乡(镇)卫生院,村卫生室根据需要设置。社区卫生服务由多种专业人员合作提供,包括全科医生、营养师、治疗师、康复医生、心理咨询及治疗师等,其中全科医生及社区护士是社区卫生服务的主要专业人员。社区卫生服务需要与当地医院、卫生防疫部门及各级政府部门相互联系、密切合作,形成社区卫生服务网络体系。

三、社区护理的定义

社区护理(community nursing)是由护理学和公共卫生学理论综合而成,用以促进和维护人群的健康。它的实践范畴不局限于某些特别的年龄群或各种疾病,而是提供连续性的、动态的全科性质的服务。它的主要职责是将人群和其生存的环境视作一个整体,使用健康促进、健康维护、健康教育、管理、协调和连续性照顾,直接对社区内个体、家庭、群体和环境进行护理,使全民达到健康。

美国公共卫生学会(American Public Health Association, APHA)将社区护理与公共卫生护理等同起来,我国目前尚无统一的定义,多引用美国护理协会的定义,即:社区护理是将公共卫生及护理学理论相结合,用以促进和维护社区人群健康的一门综合性学科。

第二节 社区护理的发展历程

社区护理的发生和发展是与当时的政治、经济文化、社会背景相联系的,回顾历史可以帮助我们认识它从过去到现在的发展过程,使我们从中吸取经验,并指出今后的方向。

一、世界公共卫生护理史

1. 公共卫生护理的先驱 公共卫生护理史上第一位访视护士为圣菲比,记载于新约罗马书中。

中世纪时,许多修道院照顾病人,有些人出于宗教信仰而照顾病人,在12~13世纪十字军东征时,瘟疫流行,许多人参加疾病及自然灾害的救治工作,这些是公共卫生护理的雏形,它满足了当时社会的需求。

文艺复兴时期,圣文森·保罗(1576—1660)和葛瑞侨出于宗教信仰,组织信徒为贫苦病人服务,他们挨门挨户对病人探视照顾,减轻其痛苦。

2. 正式地段访视护士 起源于英国利物浦的企业家威廉·勒斯朋,他的妻子患慢性疾病卧床在家,得到罗宾森夫人到其家中进行护理,减轻了病人的痛苦,他深感家庭护理的必要,于是他求助于罗宾森夫人在利物浦成立第一个地段访视护理机构(1859)。此机构将护理人员分到若干地段,访问与护理贫病者家庭。此项工作虽有社会非议,但仍坚持数年,并向南丁格尔请教得到她的支持,在利物浦设立护校,专门培训地段护士,课程中涉及到个人卫生、环境卫生与家庭访视和护理。

19世纪,医院护理工作由于南丁格尔的改革取得社会的重视,对贫困病者的照顾亦加强。1874年,伦敦成立了全国访问贫病护士协会,各地有分会,英国开展此项工作后,对美国亦有影响。美国先在纽约附近开始家庭访问护理,此后逐渐扩展,1890年美国访问护士机构已有21家。

3. 公共卫生护理的起源 公共卫生护理的名称是美国护士丽连沃德(1867—1940)提出的,她将南丁格尔以往使用的卫生护理前加上"公共"二字,使大家了解这是为人民大众服务的卫生事业。她本人早年致力于贫民社会的卫生工作,她和同事们调查贫民家庭,发现住房阴暗、拥挤不堪,居民缺医少药,肺结核、伤寒、脑膜炎等传染病给人民带来极大灾难。1895年在街道成立了办事处,组织护士走访贫病家庭,对传染病病人进行消毒隔离,护理慢性病病人。此后她又推动妇幼卫生与学校卫生工作。她的主要贡献有:

(1)深信公共卫生护士有独特的职能,他们可以独立工作,并主张公共卫生护士最好住在执行工作的地区附近,以充分了解本区的情况和变化。

(2)学校卫生是她的创举,她致力于学校环境卫生的改善和防治学生的传染病,使校方看到学校卫生的成果,而且使患传染病的学生不再流落在外,扩散疫源,这是学校卫生护理的开始。

(3)妇幼卫生。1900年以前,很少人注意妇幼健康。当时美国孕产妇和婴幼儿病死率很高,经过丽连沃德的努力及有关人士与团体的支持,成立了儿童局,并从事妇幼卫生研究,因发现美国妇幼病死率高于其他发达国家,才开始关注这些特殊人群的卫生问题。

(4)护理服务对象不再仅限于贫病者,而扩展到一般群众,同时采取收费和聘用公共卫生护士制度。无论公立、私立的卫生或社会机构均可聘请受过公卫护理训练的护士来负责社区内的家庭护理、妇幼卫生、学校卫生、预防保健、宣传示范等工作。1912年丽连沃德及其他公共卫生护士成立了公共卫生护理学会,制定公共卫生护理服务的原则和标准,并根据工作需要提出公共卫生护理教育的课程标准,逐步纳入大学教育中。

以后美国经历第一、二次世界大战,直到1935—1965年间,为了促进人民的健康、教育、住房环境等,美国政府制定了一些法令,在大学中设奖学金,使更多的人在公共卫生护理上有学习机会,掌握更高的知识与技能,工作范围也得到发展。1950年后,公共卫生护理的工作范围从个人家庭走向社区,并注意到环境卫生问题。

1970年露丝·依瑞曼开始引用社区护理一词,将公共卫生护理与社区护理作了一些区分,她认为社区护理是护理人员在各种不同形式的机构内进行多项的卫生工作,社区护士的服务重点是社区,她们的工作特点是:

(1) 不仅限于刚出院的病人或长期慢性病人,而是整个社区人群。

(2) 为了促进人民健康,护士的角色不仅是照顾病人,而且是健康教育者、咨询者、策划者、开业护士以及病人的代言人。

(3) 凡从事健康服务的人员均应合作,各类卫生组织均是促进社区健康的一个环节。

综上所述,从家庭访视到公共卫生护理,再到社区护理的发展过程可归纳为表7-1-1。

表7-1-1 社区护理的发展

名称	年代	对象	护理类型	服务项目	机构
地段访问护理	1860—1900	贫病	个体	治疗、注意预防	自愿团体、少数政府资助
公共卫生护理	1900—1970	有需要的群众	家庭	治疗、预防	政府资助、少数自愿团体
社区护理	1970—	整个社区	人群	促进健康、预防疾病	政府机构、自愿团体、独立开业团体、个人

二、我国社区护理的发展史

我国公共卫生护理起始于1925年,当时北京协和医院教授格兰特先生(Mr. Grant)在北京创办"第一所公共卫生事务所",培养公共卫生护理专业人员。1932年,政府设立"中央卫生实验处"培养公共卫生护士。1936年,创办包括公共卫生护士在内的"公共卫生人员培训班"。1945年,北京协和医学院成立了公共卫生护理系,王秀瑛任公共卫生护理系主任。课程包括公共卫生概论、健康教育、心理卫生、地区及家庭访视、护理技术指导(包括孕期护理、家庭接生、婴幼儿喂养和护理、学龄前儿童保健、传染病隔离)、学校卫生护理、工厂卫生护理等,使学员掌握在不同环境下家庭、学校、工厂和机关、城市和农村应如何开展预防保健及护理服务。

20世纪50年代,我国主要是通过城市和农村三级预防保健网来开展社区卫生工作。城市的保健工作通过市医院→区医院→地段或街道医院及门诊部、卫生所来完成;农村的保健工作通过县(医院)→乡(卫生院)→村(卫生室)三级网络来完成。其最大特点是防治结合、医护结合。

1996年5月,中华护理学会在北京举办了"全国首届社区护理学术会议",会议倡导要发展及完善我国的社区护理,重点是社区中的老年人护理、母婴护理、常见慢性病护理等。1997年卫生部《关于进一步加强护理管理工作的通知》强调大力发展社区护理,满足社会需要。一些大城市,如北京、天津、上海、广州、深圳等先后成立了社区卫生服务机构,主要从事老年人的疾病及康复护理,护理工作已从医院扩展到家庭和社区,社区护理工作在全国普遍展开。2006年以后,国家陆续出台了一系列社区卫生服务政策,一些大城市已初步建立了以社区为基础、以人群为对象、以服务为中心,融预防、医疗、保健、护理和健康教育为一体的连续、综合的社区卫生服务模式。

从教育角度来看,新中国成立初期,护士学校的课程设置中没有公共卫生或社区护理课。1983年起,我国恢复了高等护理教育,此后高等护理教育迅速发展,在其课程中注意到增强护士预防保健意识的训练,但大多数学校没有设立社区护理专科。1990年以后,各高等院校护理教育相继开设了社区护理理论课和实践课。1994年,由美国中华医学基金会资助,卫生部所属的8所高等医科大学与泰国清迈大学联合开办护理硕士班,课程中设置了社区护理和家庭护理课。1997年,首都医科大学设立了社区护理专业,并于同年开始招生。目前国内许多院校已经开始尝试开设社区护理专业。

第三节 社区护理常用模式

社区护理模式的基本作用就是作为社区护理实践的指南,提供评估方向,指导对社区健康问题的分析和诊断,帮助制定和实施社区护理计划,指导评价,为社区护理研究提供理论框架等。目前,护理模式已达20多种,每种护理模式通常代表着某种护理理论,如一般系统论、人的基本需要层次论、应激与适应理论以及沟通理论等。而且每种护理模式应用的重点也有所不同,有的用于概述整个护理程序的结构框架,有的用于收集资料,有的用于分析问题,有的则用于处理一些护理中的实际问题等。

虽然目前还没有哪一个社区护理模式能够回答或解决社区护理程序中每一个环节的所有问题,但任何一个模式都应该包括特定的社区护理内容。目前人们普遍认为人、环境、健康和护理四个基本概念既是构成护理模式的基本要素,同样也是社区护理模式的基本组成要素。

一、人际关系模式

该模式重点强调的是护士与护理服务对象的关系,并认为这种关系是护理过程的关键。作为社区护士,应在整个护理过程中不断加强和巩固这一关系。对于构成护理模式的四个基本要素,该模式认为:人是开放性的社会的人,与人发生相互作用的各种主要社会成员是环境的重要组成,由于这些成员的影响,使人的生理、心理和社会作用都处在流动状态。人的健康要求人的各种生理和人格的需要应得到满足,而社区护理的目标正在于指导和帮助人们怎样更好地去满足这些需要,因此社区护理是一种重要的、具有治疗意义的人际间过程。随着社区护士与护理对象之间这种良好人际关系的建立和不断发展,便为护理对象所遇到的冲突、困难和焦虑等问题的解决提供了必要条件。根据上述基本观点,该模式将建立这一关系的护理过程分为四个阶段。

1. 熟悉期 即社区护士对护理对象了解和熟悉的过程。在这一阶段,主要是人们产生了寻求专业性帮助的需求,但又不知如何得到满足,如妇女孕期的卫生保健,而社区护士的主要工作就是怎样去发现这些需求,即收集资料和明确问题。

2. 确定期 即社区护士对护理对象的主要问题进行明确和诊断的过程。在这一阶段护士应通过和护理对象的进一步接触与合作,观察他们对问题的表述和认识,了解他们对护士的期望,以判断自己对服务对象存在问题以及他们所具有的解决问题的能力的估计是否确切。

3. 开拓期 即护士与护理对象所建立的人际关系充分发挥作用的时期。在此期护理对象很容易出现依赖和独立的冲突,而且他们的需要也可能会很快发生改变,因此,护士应能适应护理对象的这种变化,并树立帮助护理对象达到逐渐脱离帮助的新目标。

4. 解决期 即帮助护理对象不断增强独立能力和自主解决问题能力的过程。该模式认为,即使护理对象具备这样的能力,也并不意味他与护士之间这种关系的结束,在心理上仍然对护士有所依赖而需要继续维持护士和护理对象之间的这种人际关系。同时,这种关系也为以后继续开展其他的社区护理工作奠定了基础。

二、适应模式

适应模式是围绕人的适应性行为,即人对环境的应激原进行适应的过程来说明护理程序的。对于构成护理模式的四个基本要素,适应模式认为:人是一个适应性系统,因为人生存在一个对机体内部与外部不断产生刺激的开放性环境中,处在对其所在环境不断发生互动的状态,因此能够良好的适应环境应激原的各种刺激,是人健康的基本体现。而环境是指围绕和作用于个人或群体的发展或行为的所有情况、事物和影响因素的总和。人的行为是一种输出性行为,可以分为适应性反应和无效性反应两类,前者可以促进人这一适应性系统的完整性,而后者则不能达到该目的。护理就是对作用于人的各种刺激加以控制,以促进人的适应性反应,减少人的无效性反应,扩展人的适应范围。根据这一观念,适应模式将执行护理的过程分为以下六个步骤。

1. 一级估计 是指收集与护理对象的生理功能(如营养、疾病、活动与休息以及其他生理指标等)、自我概念(如躯体自我、人格自我等)、角色功能(如角色充当、角色差距、角色冲突、角色失败等)、互相依赖(如与其他社会成员的相互关系)四个方面有关的输出性行为资料,确定护理对象已有的适应性行为和无效性行为。

2. 二级估计　收集环境中对人这一适应性系统产生各种刺激作用的资料。

3. 诊断　即根据所收集的资料进行分析并列出问题和作出护理诊断。

4. 制定目标　即确定护理对象最后应该达到的适应性行为和所能解决的问题。

5. 措施　是指制定和执行护理计划的具体措施。措施应着重于改变和控制作用于人的各种刺激,也可着重于扩大人的应对能力和适应范围。

6. 评价　即将护理对象的输出性行为与所制定的行为目标进行比较,并衡量其中的差距,然后根据评价的资料对护理措施作出进一步的调整。

三、保健系统模式

保健系统模式是纽曼(Neuman)在1972年首先提出的,因此也称为Neuman系统模式。它主要是说明应激对人的作用以及人在应激条件下所表现出的发展和维持健康的反应。对于构成护理模式的四个基本要素,系统模式认为人是由生理、心理、社会文化和发展等方面组成的一个整体,同时也是与环境相互作用的开放系统。环境是对该系统发生作用的所有内部与外部的应激原和因素。健康是各种需要得到满足,系统的各个组成部分相互和谐的状态,是个动态过程,如果某些需要被切断而使系统处在等待需要满足的时候即为疾病状态。护理则是运用有目的的护理措施和方式,协助个体、家庭、团体或社区获得和维持最佳的健康状态。

该模式的一个主要特点是提出要保持人的健康状态,需要通过三道防御线的共同作用,即正常防御线、应变防御线和抵抗防御线。正常防御线反映护理对象系统的变化发展状况,是各系统变量与环境压力之间高速反应的结果,其功能是对机体所受的各种压力做出适当调节,以维持机体健康的稳定状态,正常防御线的位置可以判断健康的程度;应变防御线位于正常防御线外,其功能是为正常防御线起缓冲和滤过作用,也叫弹性防御线;抵抗防御线位于正常防御线之内,当压力侵入正常防御线时,抵抗机制主动起作用,调动内外因素抵抗外来压力的刺激,努力维持基本结构的完整。纽曼认为人在环境中总在不断地受到应激原的影响,应激原是产生刺激的压力,它干扰正常防御线,应激原可以是体内、体外和人与人之间等三个方面的。对应激原的抵抗主要由应变防御线所担当,应变防御线由所有影响个体的变量(包括生理特点、社会文化背景、发展状态、认知技能、年龄、性别等),这些变量的关系决定个体对应激原的抵抗能力,如果应变防御线不能保护机体抵抗应激原,并且正常防御线也遭到破坏,机体将不能再保持健康状态。而抵抗防御线的功能又会影响到健康恢复的程度和疾病的预后。根据这三道防御线,纽曼提出了护理干预措施应通过三级预防来完成:①一级预防,也叫初级预防,主要目的是减少应激原的侵入,降低应激原的强度,加强应变防御线的抗病能力等。主要方法可通过对护理对象的评估,以及时发现和减少各种应激原。②二级预防,适用于应激原已经穿透正常防御线后,主要方法是早期诊断和对疾病的及时处理。③三级预防,即恢复平衡,使机体组织和结构返回到初级预防的状态。主要方法是临床上采取合理和适当的康复治疗措施,在社区中开展家庭护理和社会伤残服务。

四、社区为护理对象模式

社区为护理对象模式是以适应护理模式和系统护理模式为基础,进一步突出社区为护理对象的护理模式。该模式给构成护理模式的四个基本要素的概念赋予了公众健康和护理的涵义,它的基本内容包括了两个部分。

1. 社区评估轮　该模式认为社区组成的核心是人,但人的健康在很大程度上又取决于一个社区的功能,这些功能包括了社区居住环境质量、教育、安全和交通、政府、保健和社会服务系统、通讯、经济和娱乐等。因此,人、环境、健康三者构成一个轮状结构,轮的中心是人(包括个人、家庭和人群),社区护理评估的主要内容就是对这三者的基本情况和相互影响进行评估,故称为"社区评估轮"。除了评估之外,在整个社区护理程序中,每个环节都是围绕"社区评估轮"开展工作的(图7-1-1)。

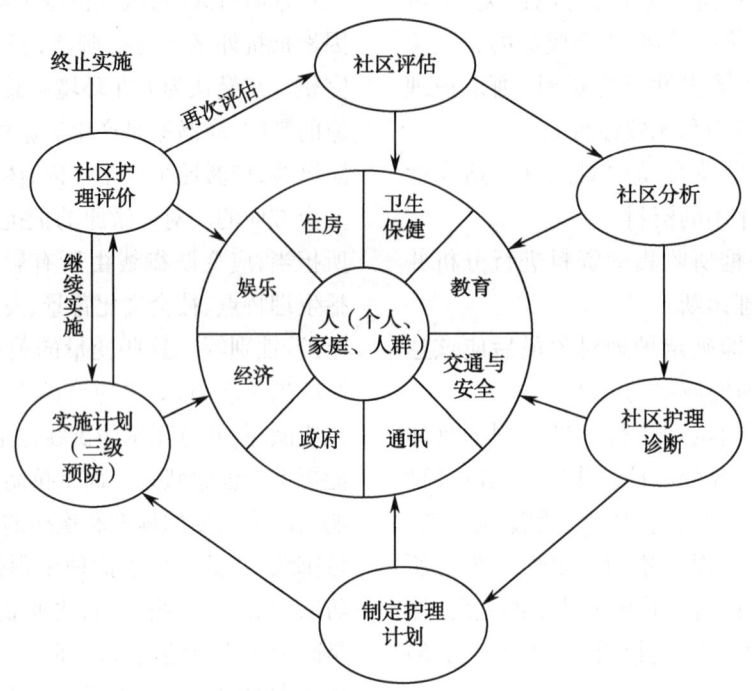

图 7-1-1 社区为护理对象模式

2. 社区护理程序 该模式认为,社区护理程序是社区护理活动的行动指南,社区护理目标是创建一个平衡健康的社区,社区护理对象是社区人群,包括家庭、组织和个人,社区护士的主要作用是协调和控制不利因素(应激原)对社区健康的影响,社区护理实施的重点是调整实际和潜在的社区系统的不平衡。通过三级预防,提高社区对不良因素的防御和抵抗能力,从而实现社区的健康。

第四节 社区护理的特征、功能、目标与执行方法

一、社区护理的特征

1. 社区护理的特性随着基层卫生服务机构设立的宗旨而有所不同,一般而言,基层卫生服务机构以防疫、传染病管防控、促进健康、维持健康及预防保健为主,医疗为辅,对辖区所有群众提供服务。
2. 它运用社区护理专业知识、技术、理论、方法及评价方式来开展工作。
3. 以"家庭"为基本的服务单位。
4. 服务对象为社区整体,包括健康与疾病、残障或临终的人、家庭、团体、各年龄层及各社会阶层的人群。
5. 提供具有就近性、连续性、方便性、主动性、政策性、综合性、独立性及初级医疗性服务。
6. 运用社区组织力量,如孕妇学校、社区事业促进委员会、家政班等,以及群众的参与来推动工作开展。

二、社区护理的功能

1. 控制传染病的发生及蔓延。
2. 发现个人以外,家庭、社区共同性健康问题,并有效解决健康问题。
3. 以最少的预算,达到最佳的效果,即以预防保健为主,医疗为辅,达四两拨千斤之效果。
4. 以健康教育的方式普及保健知识,提升群众自我照顾的能力。
5. 社区评估,以社区群众需求为导向,更切合社区群众的实际需要。运用流行病学的概念,及早发现疾病开始流行前的征兆,以抑制其扩大。

三、社区护理的目标

社区护理的立足之本是预防疾病,促进和维护健康,它的主要目标是培养社区群众解决健康问题的能力,进而能独立健康生活。

1. 启发及培养保健观念 社区护理工作步骤中以健康教育最为重要,而健康教育又以学校

为基础。世界卫生组织对学校健康教育主要强调保健教育普及，以及健康行为的养成。一般公共卫生护理人员在筛检或团体活动时所做的护理指导或保健教育，其效果远不及家庭访视这种一对一的、密集的、针对个案专门问题的服务来得大。在中老年病人服务中，年龄大的个案行为改变非常慢，若不经常家访，并改变家人的观念，其饮食及行为改变将更加困难。培养群众正确的保健观念，不仅可减少疾病发生率，更可使人们获得高度的健康状态。

2. 协助群众早期发现疾病、早期治疗　社区护理人员接触群众的次数多、时间久，如有基本身体评估技巧及高筛检率，对潜在罹患疾病的个案能及早发现，所获得早期治疗的效果最佳。平时妇女防癌抹片检查、乳房自我检查、量血压、验血糖及个案的一些早期表现（如蜘蛛痣为肝硬化的先兆）等，均为协助群众早期发现疾病并能早期治疗，以及早去除不健康行为，而减少许多疾病的发生及不幸。

3. 帮助群众建立健康的生活方式　生活习惯自幼即养成，父母教育及托儿所、幼儿园及其他就学期间培养健康行为较为容易。影响健康生活的因素甚多，重要是要辅导群众自助助人，成立志愿者团体或运用社区促进委员会、家政班、妇女会发挥力量，做到保健人人一起来，使社会更健康。

4. 促进全民健康　"全民健康"是世界卫生组织在1978年制定，期望人人享有卫生保健服务。我国也提出了"健康中国2020年"的发展规划，并通过有效的基层卫生服务，逐步达到"健康中国"的各项战略目标。

四、社区护理的实施方式

社区护理的执行方式可分为两大类：

（一）综合性的社区护理方式

综合性的公共卫生护理方式采取"社区管理"的不分科护理方式。此种护理方式即由社区护理人员负责该区域与健康有关的一切问题，包括社区的护理需要评估、诊断、计划、执行及评价；而其服务的对象则包括各年龄层、各社会阶层的人口群体，以及各种潜在或已存在的健康问题。

优点：

1. 护理人员容易与家庭建立专业性人际关系，并取得家庭的信任。

2. 由于对该社区有较深入的了解，因此社区护理人员较能发现群众的真正问题，而所提供的服务也较能满足群众的健康需求。

3. 可减少社区、家庭的干扰。

4. 可减少护理人力的浪费。

5. 社区护理人员较能以"家庭"整体为中心来考虑健康需求。

缺点：护理人员不可能样样专精，因此当其遇到无法解决的问题时，必须有能力去寻求社会资源，并转介服务。

（二）分科的社区护理方式

分科的社区护理方式依护理业务的特性来分配工作，每一个护理人员均负责某一特定的业务，例如：家庭计划、结核病防治等。

优点：由于护理人员容易对其所负责的业务专精而成为该方面的专家。

缺点：分科的社区护理方式的缺点即为无法达到综合性的社区护理方式的优点。

第五节　社区护理的工作范畴

社区卫生服务中心是直接提供群众社区护理的服务单位，而其护理人员亦是社区卫生团体中与群众接触最频繁的人员，以下就护理人员在社区卫生服务中心的业务，介绍如下。

随着社区护理的发展，其工作范畴也在不断发生着变化。现阶段，我国社区护理的工作范畴主要包括以下几个方面。

1. 社区预防保健服务　指向社区各类人群提供不同年龄阶段的预防保健服务，其重点人群为妇女、儿童、老年人。具体的服务内容主要有：①成人健康评估、健康筛查；②不同发育期的儿童青少年的生长发育监测；③免疫接种；④孕妇产前指导：如产前课程、松弛训练、角色适应等；⑤产妇产后指导：如产后锻炼、母乳喂养、育儿培训等；⑥计划生育技术指导和咨询等。根据领域及对象的不同，又可将此范畴的护理分为：社区妇幼护理、社区儿童护理、社区老年人护理、学校卫生护理等。

2. 社区慢性身心疾病病人的管理　指社区护士对社区所有慢性病病人、传染病病人及精神疾病病人提供他们所需要的护理及管理服务。

3. 社区中感染性疾病的预防和控制　社区护士的工作任务是落实预防措施，监测传染病的发生及控制传染病的流行，教育社区人群预防的方法和措施。同时，还应做好社区其他突发公共卫生事件的预防和救助。

4. 社区环境、职业健康与安全管理　社区护士应进行环境的监测和维护，以保护社区人群的安全。对自然环境的维护，主要是保护社区自然环境资源，限制环境的污染。而社会环境的维护，则是促进社区人与人之间的良好关系，认识并尊重服务对象的宗教、文化和政治信仰方面的差异，维护他们的尊严。对于社区的职业人群，社区护士需提供职业防护的信息与措施，如开展职业人群的健康检查及身心评估，针对有关职业或个人压力、恐惧与焦虑、人际关系的困扰等方面的问题提供咨询，实施职业安全教育、工作环境评估等。

5. 社区急、重症病人的双向转诊服务　双向转诊服务是指帮助在社区无法进行适当的护理或管理的急、重症病人转入适当的医疗机构，以得到及时、必要的救治。同时，接受从医院返回社区卫生服务中心或在家疗养的病人。为提高社区现场的急救能力及救护质量，社区护士需掌握急救的知识和技能。同时，要开展社区急救知识教育，提高社区居民的自救、互救能力及水平。

6. 社区家庭护理服务　家庭护理服务不仅能满足服务对象及亲属的需求，而且能维持家庭的完整性，是最容易被社区居民接受的一种服务方式。居家护理的服务对象为慢性病病人、手术后早期出院的病人、母子保健对象、康复期病人等，护理的内容主要包括各种基本护理操作，如静脉输液、手术伤口护理以及特殊的护理操作等。除此之外，还应引导、教育家庭的生活方式、卫生习惯、饮食营养等方面的具体健康行为。家庭健康护理主要注重家庭整体功能的健康，如家庭成员间是否有协调不当、家庭发展阶段是否存在危机等。

7. 社区健康教育　指以促进和维护居民健康为目标，向社区各类人群提供有计划、有组织、有评价的健康教育活动，从而提高居民对维护健康的意识，养成健康的生活方式及行为习惯，最终提高其健康水平。社区护士针对个体和群体的健康问题，拟定健康教育计划，明确目的与要求、内容与方法，并争取社区领导的协助、支持及有关部门的配合，根据不同的对象，采取适合有效的教育方式，同时要注意评价教育效果，以提高社区健康教育的质量。

8. 社区康复护理　指向社区老年人、残疾者提供的康复护理服务，以帮助他们改善健康状况，恢复功能。主要服务形式包括长期护理、短期护理、日间护理、老年福利中心的活动等。

9. 社区临终关怀　对失去治愈希望的晚期癌症及其他疾病临终病人，应从生理、心理、精神、感情及社会方面尽量满足病人的需要，减少病人的痛苦，提高他们临终阶段的生活质量。同时，也应给临终病人亲属提供心理、社会支持，指导亲属照顾病人，对亲属进行死亡教育，鼓励亲属表达感情，从而获得接受死亡事实的力量，坦然地面对死亡。

10. 卫生行政　各项资料搜集、统计、分析，并配合研究、流行病调查，开展各项活动，推行政府卫生政策。

第六节　社区护士的角色及能力要求

一、社区护士的角色

1. 照顾的角色　这是社区护士比较熟悉的角色，如到家庭中访问，对病人提供直接的护理，但现在社区护理工作范围正在扩大，从个人扩展到家庭和社区，因此，护士在访视一位慢性病老年病人时，也要注意到这个家庭中还有儿童需要营养指导，或者发现这个社区在供应清洁饮食中还存在问题，社区护士有向有关部门反映并协助解决问题的责任。

2. 教育和咨询的角色　健康教育是优质护理的一部分，更是社区护士的主要工作之一。健康教育在社区的重要性在于：①社区的居民不是在疾病的急性期，他们更愿意接受教育并执行。例如一些孕妇，没有显著的健康问题，但很关心营养与胎儿生长的关系，同时也希望了解如何运动才有利于生产过程，在她们知道后即主动锻炼。②社区居民比较关心自己的健康，因而愿意接受健康教育，如一位中年人因心脏病住院一阶段后出院，他十分关心如何防止复发，渴望学习有关知识，以便减轻压力，改变饮食以适应今后生活与工作。

3. 组织与管理者　社区卫生的组织机构各不相同，有的是门诊形式，有的是保健预防形式，不论是哪类，社区护士均可起到组织管理者的角色。有时她要负责人员、物资和各种活动的安排，有时要组织本社区有同类兴趣或问题的机构人员学习,如老人院中服务员的培训或餐馆人员消毒餐具的指导,这些都需要一定的组织管理技巧。

4. 协调与合作者　社区由许多家庭、卫生机构(如医院、门诊)、社会机构(如幼儿园、学校)及行政机构组成。社区护士要活动于这些集体与人员之中,她必须有较好的人际交流和协调工作的技巧。同时,社区卫生需要与很多部门相互配合,社区护士要从整体观念出发,在工作中采取主动,并虚心听取别人意见,才能团结一致,达到工作目标。

5. 观察者及研究者　在社区卫生组织中,社区护士做一名敏感的观察者是很需要的,医生也往往希望护士观察到由疾病所引起的早期症状,儿童的生长发育问题,病人对药物的反应等。由于社区护士与居民接触密切,还可以发现许多家庭和社区中的问题,如家庭或社会中的压力、环境的危险因素等,其中有一些需从社会方面或邻里的帮助解决。社区护士还是研究者的角色,可以自己领导一项专题研究,也可以同别人合作,或者参加流行病的调查工作,研究的内容可以是行为与健康的关系,疾病的致病因素或条件(环境)以及其他与健康有关的课题。

社区护士的角色有照顾、教育、咨询、组织、管理、协调、合作、观察、研究等多种,在不同的情况、不同的场合、不同的时间可以做到什么程度,起到什么效果则要靠社区护士的知识、技巧和灵活运用。

二、社区护士的能力要求

在快速变化的社会和医疗环境中,社区护士应具备什么样的能力才能承担相应的工作内容,充分发挥其角色功能,各国家都进行了相应的探讨。结合我国社区护理的工作范畴和角色要求,社区护士应具备以下专业能力。

1. 分析评估能力　通过收集、评价和分析资料、案例和数据,提出有价值的信息并加以利用的能力。包括8个方面:①掌握使用量性和质性数据的条件和方法;②分析评价资料和数据,鉴别其科学性;③从数据中找到与健康相关的因素;④明确并评价信息的来源;⑤将总结出来的有用信息应用于工作中;⑥从量性资料和质性资料中找到相关性;⑦向社区居民传达相关的风险和利益信息;⑧分析伦理、政治、科学、经济因素与公众健康的关系。

2. 人际沟通和协作能力　指社区护士与居民,医疗卫生各领域工作人员、媒体及政府机构交流时应具备的能力。包括7个方面:①具备良好的书面和口头表达能力;②向个人和机构、组织征求意见;③宣传卫生政策,倡导有利于居民健康的公共卫生计划和项目;④参与并帮助居民解决具体的健康问题;⑤利用各种媒体、先进技术和社会网络发布有用的信息;⑥向专业人员和社区居民解释各种统计资料;⑦谦虚的听取别人的见解和观点。

3. 决策和规划能力　指社区护士参与公共卫生计划的制订、实施和评价的能力。包括6个方面:①收集、汇总并分析具体健康问题的相关信息;②在具体问题上可以界定、解释和贯彻与公共健康相关的法律和政策;③可以陈述各种因素,例如卫生、行政、财政、法律对相关规章制度制定的影响;④根据相关的法律、法规,提出可行的卫生政策建议;⑤拟定可实施的健康项目,包括目标、结果、程序、步骤和评价体系;⑥参与编制和实施应急预案。

4. 社区实践能力　是社区工作内容之一。包括6个方面:①与社区居民建立并保持联系;②在社区团体中发挥领导能力,能应用各种技巧,例如:团队建设、谈判和解决冲突的技巧;③与社区中其他工作人员协作,促进人们的健康;④了解社区现有条件和可利用资源;⑤评估社区人口健康状况,制订、实施和评估社区公众健康计划;⑥公平合理的分配卫生资源。

5. 管理和财务规划能力　是社区护士管理人、财、物以及信息的能力。包括7个方面:①能使用各种管理技能,例如人际关系的组织管理、调动积极性和解决冲突的技能;②管理信息系统,利用收集和检索到的数据,指导决策;③协商和开发对社区居民有益的服务项目;④成本效率、成本效益和成本效应分析;⑤管理社区居民的健康;⑥分析影响社区服务的内部和外部因素;⑦预算分析,开发健康项目,引进外部资金。

6. 应对多元文化能力　社区护士面对不同文化背景人群时,能够良好交流和沟通的能力。包括5个方面:①与社会经济地位、教育背景、种族、民族、专业或生活方式各异的人群交流时,要灵活、恰当和专业;②在提供社区护理时,了解文化、社会和行为因素所起到的作用;③解决问题时,首先考虑文化差异;④理解文化是一种强大的力量;⑤认识多民族社区工作人员合作的重要性。

7. 领导能力　指自我能力建设,不断改善行为,创造良好的工作氛围。包括5个方面:①在组织和社区内创建以道德标准为规范的文化氛围;②确定可能会影响社区卫生服务的内部和外部问题,即战略规划;③促进社区内部和外部群体合作,确保利益相关者参与;④促进组织和团队学习;⑤发展和完善组织内的各项标准规范,应用组织建设的理论知识,促进专业的发展。

第七节　社区护理的发展趋势

一、世界社区护理的发展趋势

1. 社区护理管理的标准化、科学化、网络化　目前,一些发达国家及地区已经形成了完善的社区护理组织及管理体系,社区护理已成为整个国家或地区卫生保健的重要组成部分。社区护理基本覆盖所有社会人群,并制定了相应的护理法规、质量控制标准及管理要求,对社区护理服务费用制定了统一的收费标准及保险费用报销标准。这种完善的组织管理标准无疑对社区护理的组织、管理及协调起到了非常重要的作用,同时有利于控制及提高社区护理质量,使社区护士在有效的管理及组织下,能够团结一致,密切协作,互相交流以不断推广及完善社区护理工作。

2. 完善的社区护士培养及教育体系　社区护士的教育具有一定的要求。一般各大学护理系或护理学院都设有社区护理专业,社区护士的培养形成了本科、硕士及博士教育等系列完善的教育体系。从事社区护理的人员要具有社区护理专业毕业证或其他护理专业毕业后再经过社区护理的培训,且经过相关的考试才能从事社区护理工作。

3. 社区护士的专业化及角色分工越来越细　随着人们生活水平的不断提高,对健康的要求越来越高。因此,社区护士不仅需要在各种社区保健服务机构中从事护理服务,而且需要对社区居民进行各种类型的护理保健服务。社区护士的角色功能范围不断扩大,专业化分工越来越细。现在西方不仅有普通的社区护士,而且有单独开业的社区临床护理专家、家庭开业护士、社区开业护士、社区保健护士、高级妇幼保健护士、社区治疗护士等。这些高级社区护士主要从事社区护理管理、临床护理实践、社区护理咨询、社区健康教育及护理研究等工作。

二、我国社区护理发展与现状

(一) 我国社区护理的现状

近年来,我国的社区护理正在蓬勃发展,但与发达国家相比尚处于初级阶段。2002年1月,卫生部《社区护理管理的指导意见》规定:社区护士必须具有国家护士执业资格并经注册,还要通过地(市)以上卫生行政部门规定的社区护士岗位培训。独立从事家庭访视护理的护士,应具有在医疗机构从事临床护理5年以上的工作经历。有调查数据(2005年)显示:我国社区护士人数占社区卫生技术人员总数的31.2%,医护比例为1.6∶1。在岗的社区护士,以中专学历为主,占76.9%。这表明,我国社区护理人力资源还严重不足,不能满足社区护理工作发展的需求。

我国社区护理的服务对象既包括患病人群,也包括健康人群。护理服务内容主要有:建立居民健康档案,健康教育与咨询,免疫接种,对老年人、慢性病病人或伤残者的保健与护理,家庭访视,妇幼保健与护理,计划生育指导和咨询,临终护理等。同时,社区护士为所有不需要住院或出院后仍需继续治疗的病人,提供各种治疗及护理服务。我国社区护理服务虽然取得了较大的发展,但目前仍存在以下问题:社区护理服务普及率较低;社区居民对社区护理认识不足;社区护理服务范围局限;社区护理管理体制不健全,缺乏相应的质量控制标准和评价系统,社区护士服务能力和素质较低等问题。

(二) 我国社区护理的发展趋势

1. 社区护理不断推广、完善及发展　加强初级卫生保健及社区卫生服务已成为我国新时期卫生工作的重要内容之一。快捷、有效、方便、经济的社区卫生服务必然会受到社区居民的欢迎,而社区护理则成为社区卫生的一个重要组成部分。社区护理强调促进健康、预防疾病、自我保健及全社会的共同参与,并在此过程中不断地完善与发展。

2. 政府的宏观管理不断加强　2006年以来,国家已经将社区卫生服务逐步纳入整个卫生服务统筹计划中,政府将对社区卫生进行统一的规划、组织及管理,并制定相应的政策、法规及制度,同时给予一定的政策及财政支持。

3. 社区护理服务网络逐步发展　应用信息化手段建立健康档案,存储和编辑医学资料,利用医学信息网络进行文献检索、信息交流、专题讨论等为社区护理工作提供了极大的方便,社区护理网络实现家庭→社区→医院→社区→家庭的无缝式管理,护士能够及时得到或提供服务对象准确信息,使护理工作更加迅速而有效。同时,家庭远程医疗的实现提供了个人与医疗机构的信息通道,社区护士能够通过设备监测并评估病人,不需要到达现场就能实现与病人的面对面接触,并提供频繁、迅速的支持、护理指导。虽然远程护理不能代替家庭访视,但它能减少对需要长期护理病人的入户访视次数,而不中断对他们的护理,使全程护理成为可能。

4. 社区护理管理的科学化、规范化、标准化　社区护理管理将逐步走上正轨,相应的政策、法规及管理标准将逐步形成及完善。社区护理质量监督及控制将会采取统一的标准,并逐步建立健全社区护理质量管理及绩效考评制度。根据社区护理工作的特点,应充分考虑护理工作中的各种影响因素,加强社区护理工作量和工作效率的研究,综合确定适宜的质量评价标准,合理配置护理人力资源,建立切实可行的社区护士绩效考核评价制度。

5. 精神心理因素更加得到重视　知识经济时代生活节奏快,每个人都面临着巨大的生存竞争压力,心理负担加重。消除和减轻这些压力,密切关注人群的心理问题,大力开展诸如戒烟、戒酒、心理咨询等一系列健康服务活动,使人们不断壮大自己的防御系统以抵抗不良情绪的产生,将成为社区护理工作中的重要内容。

6. 家庭及老年人的护理不断发展、完善及提高　随着医疗保障制度改革的不断深化及完善,卫生资源的重新配置及调整,许多慢性病病人、经医院紧急救治后需要康复护理的病人将回到家中进行康复,同时,许多老年人的家庭护理也成为护理重点,使家庭护理得到不断地发展与完善。

7. 完善的社区护理教育体制　社区护士的培训及教育将采取多渠道、多形式、多层次的方式。一方面,对社区护士进行相应的系统培训,以适应目前社区护理发展的需要;另一方面,各护理院校将增设社区护理专业以系统地培养社区护士,专业设置中将注意硕士、本科及专科社区护士的比例问题,以培养社区所需要的不同层次的护士。全国从事社区护理人员将会有统一的认证资格考试。

第二章

社区护理与流行病学

第一节 流行病学概论

预防和控制疾病在人群中的发生和流行是社区护理的主要工作内容之一，要做好此项工作，必须首先弄清疾病的发生、流行和分布规律，才能提出疾病防控的有效办法。流行病学调查分析就是通过对人群的健康和疾病状态的观察和记录，研究分析健康和疾病发生、发展的原因和分布的规律，进而制定出防治疾病和促进健康的策略和措施。

一、流行病学的概念

流行病学（epidemiology）是在人类与疾病作斗争的实践中逐渐发展起来的一门既古老又年轻的学科。2000多年前即开始有流行病学思想的萌芽，但学科的真正形成和发展却才不过百余年。但它已经在人类防治疾病和促进健康方面发挥了巨大作用，目前已成为社区公共卫生服务的主要方法学科。

1. 流行病学定义　目前较为公认的流行病学定义是："流行病学是研究人群中的疾病与健康状况的分布及其影响因素，并研究如何防制疾病及促进健康的策略和措施的科学"。该定义强调了流行病学是从群体的角度，研究各种疾病和健康状况，研究是从疾病或健康状况的频率和分布出发，并研究影响分布的因素，从而提出如何预防和控制疾病及促进健康的具体策略和措施。

2. 流行病学的任务　流行病学的基本任务包括：①描述疾病与健康状况的分布；②探讨病因与流行因素；③用于临床诊断、治疗与估计预后；④用于疾病的预防与控制；⑤用于卫生决策和评价。因此，流行病学既是一门群体研究的方法学科，同时又是一门实用性很强的应用学科。

3. 流行病学的研究方法　科学研究方法主要有观察法（observational study）和实验法（experimental study）两大类。流行病学以研究人群中的疾病或健康状况的分布为基础，需到病例的家庭或疫情发生的现场进行实地观察，有时还需同时调查"非病例"和未发病的社区以此比较。因此，流行病学研究以观察法为主。与观察法相对应的是实验法，其优点是在控制了多种外部因子的条件下进行研究，因而提高了研究结果的真实性和可靠性。流行病学的观察法包括描述性研究和分析性研究两大类。描述性研究（descriptive study）是观察法中的重要方法，是流行病学研究的基础。流行病学研究首先要了解疾病和健康状况在人群中的分布，为建立病因假设提供线索，为疾病防治提出重点地区、时间和对象，也为卫生行政当局制定卫生决策时提供参考，这些都是描述流行病学研究的主要任务和目的。描述流行病学研究包括下列几种研究方法：①现况研究（prevalence study）：又称为现况调查；②纵向研究（longitudinal study）：如疾病监测；③生态学研究（ecological study）：又称相关性研究（corelational study），包括生态比较研究和生态趋势研究。分析性研究（analytical study）一般是选择一个特定的人群，对由描述性研究提出的病因或流行因素的假设进行分析检验。分析性研究有两种主要的方法：①病例对照研究（case-control study）；②队列研究（cohort study）。流行病学的实验法称为流行病学实验或实验流行病学（experimental epidemiology）。流行病学实验是在人群中进行的，其主要特征是研究对象分组的随机化和实验因素给予的人为化。流行病学实验主要有下列三类：①临床试验（clinical trial）；②现场试验（field trial）；③社区干预试验

(community intervention trial)。

4. 研究方法的发展　流行病学研究方法的发展主要表现下列特点：①从单因素研究向多因素研究发展；②从单学科研究向多学科研究发展；③从定性研究向定量研究发展；④遗传、生化和分子生物学技术的发展和广泛应用于流行病学研究，促进了流行病学向更精细的方向发展；⑤近代高速发展的计算机技术和多层次的统计分析方法对多因素的研究、定量的分析、数学流行病学的发展，将具有巨大推动作用。

5. 流行病学的基本特征　流行病学作为一门群体医学研究的方法学，较之其他学科有如下一些主要特点：①群体的特征；②对比的特征；③概率论和数理统计学的特征；④社会医学的特征；⑤预防为主的特征。

二、疾病的分布

疾病分布（distribution of disease）是疾病的群体表现，是指疾病在人群、时间和空间的存在方式。系统地描述疾病在不同人群、不同时间和不同地区的频率及其分布特征是流行病学研究的基础和起点。疾病的分布是一个连续的、不断变化的动态过程。

（一）疾病的人群分布

疾病与健康状态在不同层人群中有不同的分布，研究这些分布特征可为卫生决策、病因和流行因素的研究提供重要线索。人群分布所关注的特征主要有：①年龄；②性别；③民族和种族；④婚姻与家庭；⑤行为。

（二）疾病的时间分布

疾病的时间分布特征可归纳为短期波动、周期性、季节性和长期变异等四种形式。

1. 短期波动　短期波动（rapid fluctuation）亦称时点流行或爆发，一般是指在较大的人群范围内，短时间内出现大量的相同疾病病例的现象。

2. 周期性　周期性（periodicity）是指疾病频率按照一定的时间间隔，有规律的起伏波动的现象。传染病周期性流行的时间间隔长短取决于前一次流行后所遗留的易感人数的多少，新易感者补充累积的速度，病原体变异的规律以及人群免疫持续时间的长短等。

3. 季节性　疾病每年在一定季节内呈现发病率增高的现象称为季节性（seasonal variation）。季节性有季节性升高和严格的季节性两种形式。

4. 长期变异　长期变异（secular change）是指在一个比较长的时间内，通常为几年或几十年，疾病的临床特征、分布状态，以及流行强度等方面所发生的变化。

（三）疾病的地区分布

多数疾病都有一定的地区分布特征，造成疾病地区分布差异的原因可能包括不同地区的地理、地形、地貌、气温、风力、日照、雨量、植被、物产、微量元素等自然条件，以及政治、经济、文化、人口密度、生活习惯等社会因素。疾病的地区分布可根据资料信息来源的不同，采用行政区划法（political boundaries）或自然景观法（natural boundaries）对资料进行归纳和分析。

某些疾病无须从外地输入，经常存在于某一地区，或在某一地区的发病率稳定地高于其他地区，这种现象称为疾病的地方性（endemicity）。

有一类疾病被称为地方性疾病，其主要判断依据有：①疾病在当地各种常住居民中的发病率均高，并随年龄增长而上升；②其他地区相似人群中疾病的发病率均低，甚至不发病；③外来健康移民到达当地一定时间后开始发病，其发病率逐渐接近当地居民；④本地居民移居外地，疾病的发病率下降，病人症状减轻或呈自愈倾向；⑤当地的易感动物可能发生类似的疾病。

一些疾病的病原体不依靠人而能独立地在自然界的野生动物中绵延繁殖，只在一定条件下才可传染给人，这种特性称为自然疫源性，具有自然疫源性的疾病称为自然疫源性疾病（disease of natural focus）。如森林脑炎、狂犬病、流行性出血热等。

（四）疾病频率的测量指标

1. 发病率　发病率（incidence rate）表示一定时期内（一般为一年），特定人群中某病新病例出现的频率。

$$发病率 = \frac{某人群某年新发生的某病病例数}{该人群同期暴露人口数} \times K$$

发病率的分子是一定时期内发生某病新病例的例数，如果同一个人在观察期内多次发病，则应多次被计数为新病例。发病率的分母应为确定时间内可能发生该病的暴露人口。不同时间和不同地区的发病率的比较需要标准化。

2. 罹患率　罹患率（attack rate）是发病率的特殊形式，通常用于短期波动期间的发病频率的测量。罹患率可以月、旬、周、日等为时间单位,也可以是疾病的一个流行期。罹患率常用于食物中毒、职业中毒以及各种疾病流行或爆发疫情的病因探讨与调查分析。

$$罹患率 = \frac{观察期间新发生的某病病例数}{同期暴露人口数} \times K$$

3. **患病率** 患病率(prevalence rate)又称现患率或流行率,是指某特定时间内,一定人群中某病的现患(新旧)病例占总人口的比例。

$$患病率 = \frac{某人群某时间存在的某病新旧病例数}{该人群同期平均人口数} \times K$$

患病率的分子包括调查或检查期间人群中所有的新、旧病例数,分母为调查或检查的总人口或该人群的平均人口数。患病率反映某一时间断面疾病在一定范围人群中的流行规模和水平。

4. **感染率** 感染率(infection rate)是指在调查时受检查的人群中查出有感染的人数所占的比例,一般用百分率表示。

$$感染率 = \frac{观察期间新发生感染的病例数}{该人群同期平均人口数} \times K$$

5. **续发率** 续发率(secondary attack rate, SAR)是指在一个家庭或较小人群单位内发生初例某病病人后,在一定观察期内(该病的最短与最长潜伏期之间)发生的二代病例数占易感接触者总数的百分比。

$$续发率 = \frac{续发病例数}{易感接触者人数} \times K$$

6. **死亡率** 死亡率(mortality rate)是表示在一定人群,一定期间内(一年)的死亡频率。

$$死亡率 = \frac{某人群某年的死亡人数}{该人群同期平均人口数} \times K$$

死亡率是测量人群死亡概率的常用指标。全死因死亡率可用来测量人群因病伤死亡危险性的大小,同时也反映一个国家或地区的社会经济发展和医疗卫生水平。

7. **病死率** 病死率(fatality rate)表示一定时期内(一般为一年)患某病的全部病人中因该病死亡者的比例。

$$病死率 = \frac{一定时期内因某病死亡人数}{同期内该病的现患病例数} \times K$$

病死率可用来说明某病的严重程度和当地的医疗水平。

8. **生存率** 生存率(survival rate)又称存活率,是指患某种病的病人中,经n年随访后,尚存活的病人数所占的比例。生存率反映疾病对生命的威胁程度,也可用于评价对某些疾病治疗的远期疗效。

$$生存率 = \frac{随访满n年尚存活的病例数}{随访满n年的病例数} \times K$$

(五) 疾病流行强度的描述

在疾病分布的描述中,常需对不同人群、时间和地区的疾病的流行强度进行描述。常用的描述疾病流行强度的术语有散发、流行、暴发和大流行。

1. **散发** 散发(sporadic)是指某病在人群中散在发生,其流行强度维持在该地区历年来(最近3~5年)的一般发病水平,各病例之间没有明显的时、空联系。散发常用于范围较大地区或人群中疾病一般发病状态的描述。

2. **流行** 流行(epidemic)是指某地区某病的发病率显著超过历年的散发发病率水平。流行与散发是两个描述疾病流行强度的相对指标,流行时的疾病流行强度显著高于当地的散发发病水平(3~10倍),而且可观察到各病例之间显著的时、空联系特征。

3. **暴发** 暴发(outbreak)是指在一个局部地区或集体单位中,短时间内,出现大量具有相同症状与体征病人的现象。与流行相比,暴发病例多局限于某一具体单位或小范围人群当中,且绝大多数病例常常发生在该病的最短与最长潜伏期之内,有相同的传染源和传播途径。

4. **大流行** 大流行(pandemic)主要是针对疾病所波及的空间范围而言的,当疾病流行迅速蔓延,在短时间内越过省界、国界,甚至洲界,发病率超过一般的流行水平时,即可称为大流行。

第二节 流行病学在社区护理中的应用

一、流行病学的常用调查分析方法

(一) 病例调查

1. **概念** 病例调查也称为个例调查(case survey),是对个别发生的新病例(传染病、食物中毒病人或不明疾病病人）的发病情况进行的现场流行病学调查。其中对单个传染病病人进行的调查也称为疫源地调查。病例调查是流行病学调查分析最基本的内容之一，同时也是暴发调查的组成部分，对于病因不明的某些非传染性疾病来说，它往往又成为现况调查、病例对照调查和队列调查中收集资料和进行综合分析的基础。

2. 目的和应用　①及时明确诊断和处理疫点。主要是针对传染病，以更有效地控制疾病蔓延。②获取病因线索和查明发病原因。主要是针对原因不明性疾病或食物中毒，以便采取有针对性的防治措施。③进行临床研究。特别是一些病因不明的疾病，通过对临床特征的观察，以进一步明确诊断，探讨临床表现与发病机制的关系。④描述疾病分布。⑤进行疾病检测。

3. 调查内容　通常要设计专门的调查表，其内容根据病种的不同而异，但基本包括：①一般项目：如姓名、性别、年龄（或出身年月）、职业、住址、单位所在地、籍贯等。②临床资料：如发病、就诊及入院的时间和地点，主要症状、体征、检验结果、诊断与治疗经过等。③流行病学资料：如既往史、接触史、预防接种史、发病前后活动情况，可能受感染的时间、地点、方式，可能的传染源和传播途径，接触者登记。④防疫措施：如隔离时间和地点，疫源地消毒和杀虫情况，接触者处理。⑤调查结论：包括对传染源、传播途径和可能传播范围的推断。⑥调查者和调查日期。

4. 调查方法

（1）询问：通过与病人、家属或周围知情人进行交谈来获取资料是调查的基本方法，进行时一是要注意做好解释，取得被调查者的合作，二是要注意避免诱导和暗示。

（2）现场观察：应着重观察环境条件、饮食卫生、居住密度、人员往来等有关情况，发现可疑因素，可根据不同病种确定现场观察的主要内容。

（3）检测：对病人与接触者进行必要的临床体检，并对其以及环境采集标本进行病原学、污染物和血清学化验，追查传染源和传播途径。

5. 调查结果分析　对传染病必须是边调查、边分析并及时处理，不可拖延。分析的内容主要包括分布分析、临床分析和病因分析。在分析中注意重点解决下列问题：

（1）核实诊断：诊断的正确与否直接关系着能否采取正确的处理措施，主要应从临床、化验检查和流行病学等三个方面进行核实。

（2）确定传染源和传播途径：寻找传染源首先要判断病人的受感染日期，可根据病人的发病日期，向前推一个常见潜伏期或最长和最短潜伏期，围绕常见潜伏期前后或最长与最短潜伏期之间来寻找病人的可能受感染日期。然后再进一步了解病人在这段时间内的各种活动情况，来推断传染源和传播途径。确定传染源的依据主要有：①传染源是确诊的病人或病原携带者；②在接触时，传染源正处于该病的潜伏期；③从接触到发病的间隔时间正好在该病最短与最长潜伏期之间；④继发病例的病原分型与传染源的病原分型一致。确定了传染源后，可根据病人在受传染时间内与传染源接触的方式来判断传播途径。

（3）调查接触者：在病人处于传染期中，与其有过接触的人均应进行调查和登记，了解他们和病人的接触方式，同时对他们采取必要的措施如预防接种和随访甚至隔离。随访和隔离的日期应从与病人末次接触的时间算起，直至该病的最长潜伏期。

（4）确定疫源地范围：主要根据病人在传染期内的活动范围来确定。

（5）防疫措施的调查：主要调查有关传染源管理、接触者处理、易感人群的预防接种、疫源地消毒等方面的情况。

根据上述调查，对分析的结果作出调查结论，内容包括该病例的传染源、传播途径、临床过程、防疫措施及其效果、疫情的发展趋势等。

（二）暴发调查

暴发调查（outbreak investigation）是指对在一个局部地区或集体单位中，短时间内突然发生较多同类病例现象所进行的调查。暴发调查的基本目的就是尽快核实诊断，及时救治病人；查明暴发原因，采取紧急防疫措施；分析总结经验教训，防止类似事件再次发生。

1. 调查方法与步骤　在积极抢救和安置病人的同时，要边调查、边分析、边采取措施。其步骤是先进行初步调查，构成初步的病因假设和对事件的定性判断，并采取初步紧急防疫措施；再进行深入调查，收集、整理、分析资料，进一步采取防治措施；最后作出结论与总结报告。

（1）初步调查：刚到现场即对疫情进行的快速和粗略的调查。其内容主要包括：核实诊断，以决定调查方向和采取正确的治疗与控制措施；了解疫情,掌握发病的时间、地点和病人的人群特点及数量,确定是否属于暴发以及暴发的范围,必要时迅速作实验室检查,以确定病因学诊断,针对可能的病因、传播途径和有关因素提出假设,同时立即采取紧急防疫措施。

（2）深入调查:在上述基础上,对疫情进一步进行全面、系统和周密的再调查。其内容主要包括:病例调查,即详细了解病人的饮食史、接触史、活动范围和活动内容(尤其是第一例病人),漏诊和误诊病人,接触者,并核实实际病例发生数。对照调查,针对同一人群中未发病者,了解发病者与未发病者的区别等；现场勘查；实验室检查。

2. 资料分析与总结

（1）确定诊断:在初步调查提出诊断的基础上,根据临床症状、体征、实验室检验结果、流行学调查结论等进行确诊。

（2）确定暴露时间:已明确诊断的疾病可根据已知的平均潜伏期,利用发病的高峰时间去推算暴露时间；诊断不明的疾病,可根据中位数法或几何均数法计算潜伏期,也可按以下方法来推算平均潜伏期来确定暴露时间。

计算累计病例数,将第一例发病的时间作为发病起始时间,从该时间起到发生16%病例数的时间作为 m_1,到发生50%病例数的时间作为 m_0,到发生84%病例数的时间作为 m_2,则平均潜伏期为:

$$X = \frac{(m_2-m_0)(m_0-m_1)}{(m_2-m_0)(m_0-m_1)}$$

暴露时间为发病高峰时间向前推一个平均潜伏期。

（3）确定传播方式:传播的方式主要有共同媒介传播暴发和连续传播暴发,前者主要见于食物中毒,有时也可见于细菌性痢疾、伤寒、甲型肝炎等。后者多见于病原体在传染源与易感者之间通过直接或间接接触传播,或通过媒介节肢动物传播的传染病等。

（4）确定传染源:根据暴露时间、传播方式和现场流行病学调查,并结合疾病的分布特点判定传播因子,进而查明传播因子的污染来源,确定传染源以及传播因素和传播条件(具体可参见病例调查)。在确定致病因子时还可根据病例对照研究方法来进行。

（5）评价防疫措施效果:评价措施效果要注意采取措施的时间与发病率下降的关系,如果在采取措施后,发病率经一个最长潜伏期开始下降,说明措施有效。若在采取措施前发病率已开始下降,采取措施后仍继续下降,则不能说明是采取措施的效果,这可能是一次共同媒介传播暴发,暴发已自然终止。

调查总结也称为调查报告,其内容包括暴发发生的经过、临床表现、引起暴发的原因、处理措施及效果、经验教训、防止再次复发的对策等。

（三）现况调查

现况调查(prevalence survey)也叫横断面调查,它是指在某一时点或短时间内搜集一定人群的特征及有关疾病或健康状况的资料,进行描述性分析。适用于病程长的疾病调查,如慢性传染病、寄生虫病和某些慢性非传染病,不适合用于急性传染病和发病率很低的疾病。

1. 现况调查的目的和用途　现况调查主要用于描述疾病的三间分布,提供病因线索和建立病因假设,评价防治效果等,另外还可用于了解社区人群健康水平,进行疾病监测,为制定卫生策略和标准提供依据,普及医学科学知识,早期发现和普治病人等。

2. 现况调查的方法　主要包括有普查、抽样调查、筛查和典型调查等。

（1）普查:是指在特定时间内对特定范围的人群所进行的全面调查。普查主要用于早期发现和诊治病人;了解疾病分布的基本情况;了解人群的健康水平;制定某些生理指标的标准值等。应用普查时应注意:①要有周密完整的设计;②调查时间不可过长,并能获得足够的病例;③普查手段易于操作和普及,并且灵敏度高,特异性强;④尽可能保证普查率,一般不得低于80%;⑤做好调查人员的培训,做到统一测量方法和指标,统一诊断标准,统一调查时间和期限等;⑥大规模的普查应先作小范围的试点调查。

（2）抽样调查:是指从研究对象的总体中随机抽取部分观察单位进行调查的方法。抽样研究是一种用途十分广泛的科学研究方法,只要保证了样本的代表性,就可以用样本信息来推断总体情况。在流行病学分析中,抽样调查主要用于查明疾病的流行强度和分布情况以及疾病的流行与某些因素的关系,从而提出病因线索;也可用于评价疾病防治措施效果和检验卫生标准;还可衡量和反映国家或地方的卫生水平。抽样调查的方法主要有单纯随机抽样、系统抽样、分层抽样和整群抽样等，使用时可以采用某一种方法，也可将几种抽样方法结合使用。

1) 单纯随机抽样：该方法简单易行，平时用的较多，特别是当观察单位的数量不是太多，而且观察单位的个体变异也不很大时，可以通过抓阄或抽签的办法抽取样本。但更好的办法是用随机数字表（可从有关统计书中查找）抽取，比如从500人中抽取50人进行调查，首先将这500人从001到500进行编号，再从随机数字表中的任意某行某列某个数字开始，向任何一个方向按每3个数为一组摘录随机数字，遇到相同数字组时，将后一个弃去，直到抽足50组随机数字，如果随机数字大于500时则减去500保留差数，那么，这500个人的编号凡是与这些随机数字或差数相同者即为所抽取的样本观察单位。

2) 机械抽样：也叫系统抽样或等距抽样，是按照一定顺序，机械的每间隔一定数量的观察单位抽取一个单位进入样本。比如，准备在一个总体中按1/40抽取样本，首先给总体每个观察单位编号，然后从1~40中随机选一个数字，假定为26，并以此为起点，每间隔40抽取一个，得到26、66、106、146、186……等等数字，那么，凡编号与这些数字相同的观察单位即为样本观察单位。该方法也较简便，而且样本的代表性较好，但有时会出现系统误差。

3) 分层抽样：先将总体按不同特征（如年龄、性别、职业、经济收入、民族、居住地理特征等等）分层，然后在各层中按比例随机抽样，将抽出的观察单位组合为总体的一个样本。该方法最适用于从观察单位分布不均匀的总体中抽样，并且所抽样本的代表性最好，还可进行层间分析比较。

4) 整群抽样：即每次所抽出的单位不是个体，而是群体，如班级、学校、机关、工厂、连队、乡、村等等，被抽出的群体中的所有个体共同组合成一个样本。该方法最容易实施，抽样成本低，适合于大规模调查。

（3）筛查：筛查是指应用快速的试验、检查或其他方法，从表面无病的人群中查出可疑病人的调查，又称为筛检。如用试纸法检查尿糖筛检糖尿病，用测量眼压筛检可能患青光眼的人，用测量血压筛检高血压等。筛查主要用于慢性病和寄生虫病的检查，另外对某些明显处在危险因素下的人群可进行选择性筛查，通过筛查，及时发现和治疗某些疾病的早期病人，以取得最佳的临床治疗效果。

在筛查时应注意：①筛查不是诊断，不应将筛查结果当作诊断结果告诉筛查对象，对阳性者或可疑阳性者应当指定就医，作进一步诊断和必要的治疗；②筛查的方法要符合效率高、费用低的原则，无创伤和痛苦，简便易行；③筛检的疾病应当有确切的诊断和有效的治疗方法；④不适合用于发病率很低的疾病或罕见病。

（四）病例对照调查

1. 病例对照调查的概念与特点 病例对照调查（case-control survey）是指选定患有某病和未患该病的两组人群，分别调查其既往暴露于可能的危险因子的情况及程度，以判断暴露危险因子与某病有无关联及其关联强度大小的一种调查研究方法。该方法是从现在是否患有某种疾病出发，回顾过去可能的原因，因此在时间顺序上是逆向的，即从"果"推"因"，所以又称为回顾性调查。暴露因子是指被研究者接触的某种研究因素或具备的某种特征和行为。其中能影响人群发病率变动的内外环境因素称为危险因子。病例对照调查的特点：主要表现为无干预观察；设立对照组；由"果"查"因"；不能确证因果关系等。

2. 用途与种类

（1）用途：①为广泛探索疾病的可疑危险因素；②深入检验某个或某几个病因假设；③为队列研究或实验研究提供明确的病因线索等。总之，探索病因是病例对照调查的最主要用途。

（2）种类：①探索性病例对照调查。即事先没有形成明确的某种假设，只是广泛地寻求可能的危险因子。②验证性病例对照调查。即在设计之前已经明确提出一个或几个病因假设，通过对比调查，检验其是否成立。

3. 病例对照调查的对象选择要求

（1）病例选择：病例选择的来源主要有两种，一是医院的病例，这种选择方法最常用，即取某一医院或若干所医院在一定时期内诊断的全部病例或随机样本。优点是容易获得，成本低，缺点是易发生选择偏倚；二是社区的病例，即某社区在一特定时间内，经普查、抽样调查、疾病统计或所有医疗单位汇总得到的病例或其中的随机样本。优点是代表性好，缺点是较难进行。

病例选择要求：一是已经用统一标准作出了

明确的诊断,每个病例都有病理学或病原学诊断依据;二是尽可能选择新病例,以避免或减少回忆偏倚。

(2) 对照选择:对照选择的难度通常大于病例选择。

1) 选择的来源主要有:①其他病人对照:选自医院,这种对照最多用,但应注意病种不宜单一。②亲朋对照:选自病人的配偶、亲属、同学、邻居或同事。③社区人群对照:从病人所生活的社区人群中选择。

2) 对照选择要求:未患所研究的疾病;未患与研究因素有关的疾病;非研究因素与病例组保持均衡;具有代表性。

4. 病例对照调查的资料分析 一般来说,病例对照调查只能说明暴露因子与疾病发生有无联系以及联系的强度。

(1) 成组匹配资料分析:首先将每个暴露因素都列成下列形式的四格表(表7-2-1),然后对两组的暴露率进行 χ^2 检验,以判断暴露因子与疾病是否存在联系,如果有统计学意义,则进一步求比值比(odds ratio, OR)来估计其联系的强度。

表7-2-1 成组匹配病例对照调查资料整理表

组别	有暴露史	无暴露史	合计
病例组	a	b	$a+b=n_1$
对照组	c	d	$c+d=n_0$
合计	$a+c=m_1$	$b+d=m_0$	$a+b+c+d=N$

比值比是病例对照调查中用来描述联系强度的指标,它是病例组的暴露比值与对照组的暴露比值之比。即

$$OR = \frac{a/b}{c/d} = \frac{ad}{bc}$$

OR 的意义见表7-2-2。

表7-2-2 OR 和 RR 的数值与暴露因子的联系强度

OR 或 RR		联系强度
0.9~1.0	1.0~1.1	无
0.7~0.8	1.2~1.4	弱
0.4~0.6	1.5~2.9	中等
0.1~0.3	3.0~9.9	强
<0.1	10.0~	很强

$OR=1$,说明病例组和对照组的暴露频率相同,暴露因子与疾病无关;$OR>1$,说明病例组的暴露频率大于对照组,暴露因子具有致病危险性,此时 OR 越大,暴露因子的致病危险性越高;$OR<1$,说明病例组的暴露频率小于对照组,暴露因子具有保护作用。

(2) 1:1配对资料分析:又称为个体匹配资料。资料的整理形式见表7-2-3。

表7-2-3 个体匹配病例对照调查资料整理表

对照组	病例组		合计
	有暴露史	无暴露史	
有暴露史	a	b	a+b
无暴露史	c	d	c+d
合计	a+c	b+d	a+b+c+d

首先对两组进行配对计数资料的 χ^2 检验,以判断暴露因子与疾病是否存在联系,若检验结果表明病例组与对照组的暴露史差别有统计学意义,则进一步计算比值比(OR)。

$$OR = \frac{b}{c}$$

5. 病例对照调查的优缺点 优点是省时省力,调查容易组织实施,短时间即可获得结果;所需样本较少,成本低;特别适合于罕见病的病因研究;一次可以查多个因素。缺点是不适合研究人群中暴露率很低的因素;调查中容易产生偏倚(选择性偏倚、回忆偏倚等);不能确定暴露与疾病之间的因果关系,因为难以计算发病率、病死率等,故不能直接计算相对危险度;有时难以判断暴露与疾病的先后关系。

(五) 队列调查

1. 队列调查的概念与特点 队列调查是选定暴露和未暴露于某因素的两组人群,追踪其各自的发病结局,比较两组发病结局的差异,从而判定暴露因子与发病有无关联及关联大小的一种观察研究方法。又称为定群研究或前瞻性调查。其特点是无干预观察;设立对照组;由"因"推"果";能验证因果联系。

队列调查主要用于检验病因假设和验证病因,由于它是首先从接触暴露因子开始观察,能够较清楚地观察到暴露因子对机体的作用过程以及疾病发生发展的变化过程,因此所作出的病因推断结论比较可靠。另外还可用来评价人群的自发

预防效果和描述疾病自然史等。

2. 队列调查的对象选择

（1）暴露人群：①特殊暴露人群。一般常作为首选对象，如某一职业人群或某一高危人群。②社区一般暴露人群。

（2）对照人群：无论如何选择，其根本的原则是与暴露人群保持齐同性。①内对照：暴露和对照都来自同一个人群，此时的对照称为内对照，可比性好。②外对照：在另外一个社区或人群中选择对照。

如果以上两种对照都选用，则称为多重对照，这时偏倚最小。

3. 资料的分析　首先对两组进行率的差别比较（四格表χ^2检验），如果表明两组的发病率差异有统计学意义，则进行关联强度的分析，即计算相对危险度（relative risk，RR）。资料的整理形式见表7-2-4。

$$RR = \frac{暴露组发生率}{非暴露组发生率} = \frac{a/a+b}{c/c+b} = \frac{P}{P_0}$$

表7-2-4　队列研究资料整理表

组别	发病（死亡）数	未发病数	合计
暴露组	a	b	a+b
非暴露组	c	d	c+d
合计	a+c	b+d	a+b+c+d=N

RR的意义见表7-2-2。

4. 队列调查的优缺点　优点是结论可靠；可计算发病率或病死率以及相对危险度；能验证病因假设，证实因果关联；可了解自发预防效果以及疾病自然史等。缺点是费时、费力、成本高；所需样本含量大；不适合于罕见病研究；容易产生失访偏倚；计算暴露人时数较烦琐。

二、流行病学实验研究方法

（一）流行病学实验研究概述

1. 概念　流行病学实验研究是指将研究对象随机分为实验和对照两组，用研究者所控制的措施施加于实验组之后，随访并比较两组的结果，以判断干预措施效果的方法。现代流行病学实验是以人群为研究对象，因此它的实验过程主要在人群现场进行，同时也借助于血清学和分子生物学等实验方法和技术，有时还需要在实验室做一些动物实验来说明或解决流行病学中的某些特殊问题。

流行病学实验方法主要分为两大类，即人群试验和临床试验。人群试验也叫干预试验，是以社区人群为研究对象，主要用于观察某项防疫或预防措施的效果，还用于观察在消除环境中某些可疑致病因素后人群发病率的变化，以证实或确认可疑因素的致病作用，对恶性肿瘤、心脑血管疾病、地方病、职业病等慢性非传染性疾病和病因不明性疾病的病因研究具有很高的使用价值。临床试验是以患病人群为研究对象，主要用于研究和评价某种药物或治疗措施的临床效果。

2. 实验研究的基本原则　设置对照（即在实验组和对照组中均匀分配非研究因素，以排除非研究因素对实验结果的干扰）；随机分组（即将研究对象的每个观察单位随机的分配到实验组和对照组）；重复原则（即各实验组和对照组的例数与实验次数要有一定的数量，保证更能反映客观规律）；使用盲法。

3. 优缺点　最大的优点就是人为地控制了影响因素，大大降低了各种混杂因素、干扰因素的影响，所得到的结果可信度高，说服力强，可起到确证作用；但是，其设计、实施、对象选择等要求较高，故难度较大，另外有些实验的环境条件是人为设定的，与实际情况相差较大，影响结果外推。有时还有医德问题较难处理等。

（二）实验研究中的盲法应用

盲法因能有效地控制或防止受试者因心理作用而产生的暗示效应以及研究者的主观因素而产生的偏倚，在实验研究中广泛得到应用。盲法的种类主要有：

1. 单盲　即只有受试者不知道自己属于哪组或接受的何种处理。优点是研究者能更好地观察实验对象的变化，及时处理可能发生的意外情况，缺点是容易带来研究者的主观偏倚。

2. 双盲　即受试者和研究实施者都不知道如何分组和谁接受了何种处理。分组处理由第三者安排。此法在临床上主要用于药物实验。优点是可以避免资料收集者和受试者的主观偏倚，缺点是方法复杂，不能及时处理所发生的意外情况。

3. 三盲　不仅受试者和资料收集者不知分组情况，而且资料分析者也不了解分组情况，可以更好地避免来自各方面的偏倚，缺点同双盲法。

三、社区护理中流行病学方法的应用

流行病学方法在社区护理中的应用主要可以概括为以下四个方面。

（一）指导社区护理

1. 客观准确地进行社区护理评估和诊断 通过流行病学方法，可以帮助社区护士从各方面收集社区卫生和健康相关资料，并能对这些资料进行系统的整理、归类、统计和分析，使社区护士更加准确全面地掌握社区人群的基本健康状况和社区主要功能情况，发现社区的健康问题和影响社区健康的因素，确定社区护理的主要对象，只有在此基础上，才能提出真正符合社区健康需要的护理诊断，并对社区护理诊断进行合理排序。

2. 科学制定社区护理计划 有了客观全面的护理评估和正确的护理诊断，也就为制定社区护理计划打下了良好的基础，但在制订计划时，还需要借助流行病学研究设计和统计设计的基本思路和方法。根据流行病学的研究设计方式，社区护理计划的主要内容可以包括：①确定社区护理的目的和指标；②确定社区护理的人群范围和数量；③确定社区护理的主要实施内容和方法；④确定所需要的各种资源；⑤设计相关的资料收集表格；⑥确定资料的分析方法和护理效果的评价方法与指标；⑦制定保障社区护理计划顺利实施的组织措施等。

另外，在社区护理计划的实施过程中还可根据流行病学方法的原则和要求，进行质量控制，以避免或减少各种偏倚的发生。而且，通过计算一些流行病学和统计学指标，可以客观准确地评价社区护理的效果和评估社区护理计划的实施过程。

（二）应对社区突发公共卫生事件

1. 突发公共卫生事件概念 突发公共卫生事件是指突然发生，造成或者可能造成社会公众健康严重损害的重大传染病疫情、群体性不明原因疾病、重大食物中毒和职业中毒以及其他严重影响公众健康的事件。

2002年12月至2003年5月，一种新的传染病——非典型肺炎在我国大多数省、市、自治区（包括香港和台湾地区）发生了流行，而且世界上先后也有20多个国家报告了该病的流行。本次非典型肺炎的大流行给整个社会带来了沉痛的教训和深刻的反思。2003年5月12日，国务院正式向全社会颁布了中华人民共和国《突发公共卫生事件应急条例》（以下简称《条例》），并从颁布之日起开始实施。《条例》的颁布实施，不但对全国各级政府部门和机构如何预防和应对突发公共卫生事件做出了明确的规定，而且也意味着对从事医疗卫生保健的单位、组织和机构就如何进一步做好社区卫生保健，特别是在社区卫生工作中如何应对突发公共卫生事件提出了更高的要求。

2. 社区护士在突发公共卫生事件中的职责 社区护理作为社区卫生工作的一个主要组成部分，在预防和处理社区内可能或已发生的各种突发公共卫生事件中，社区护士必将担负起更加重大的职责和使命，而流行病学的调查分析方法和现场处理急性事件的手段，在这项工作中所发挥的作用将显得更加突出和无可替代。

从《条例》对医疗卫生机构的要求中可以看出，作为医护人员，社区护士的职责可以概括为：①对因突发事件致病的人员提供医疗救护和现场救援；②接诊和治疗就诊病人，并书写详细、完整的病历记录；③按规定将转诊病人及其病历记录的复印件转送至接诊或指定的医疗机构；④采取卫生防护措施，防止交叉感染和污染；⑤对传染病人的密切接触者采取医学观察措施；⑥对发现的传染病病人、疑似传染病病人，依法向当地疾病预防控制机构报告，做到对传染病早发现、早报告、早隔离、早治疗，切断传播途径，防止扩散；⑦对易感人群采取应急接种、预防性投药和群体等措施。另外，在处理突发公共卫生事件的过程中，社区护士作为专业人员，还应当配合当地卫生主管部门和突发事件的监测机构进行突发事件应急流行病学调查。因此，社区护士要履行好这些职责，就必须要能很好地应用流行病学的方法和技能。（注：关于社区中一些主要的突发公共卫生事件如传染病疫情、群体性食物中毒和职业中毒等的介绍，参见本教材第三章中有关内容）

（三）开展社区健康教育

社区护士通过对社区开展流行病学调查分析，一般能够比较准确地掌握社区中主要危害人群健康的因素及影响程度，掌握这些因素的分布和作用规律，评估社区人群的健康状况及生活质量，为社区健康教育计划，规划健康教育的内容、方法及手段提供科学依据。

另外，在进行社区的流行病学调查过程中，也是对人群开展健康教育的良好时机，社区护士可以随时解答群众所提出的各种有关健康的问题,进行健康知识的普及和宣传。同时社区护士还可以针对在调查中所发现的人群中与社区疾病有关的不良行为生活方式和习惯,及时开展健康教育,使得健康教育获得更好的效果。

(四)社区疾病的流行病学干预

疾病的发生和发展是一个动态过程,大多数疾病往往都有由轻到重,由潜在到明显,由微观变化到宏观表现的变化过程(图7-2-1)。

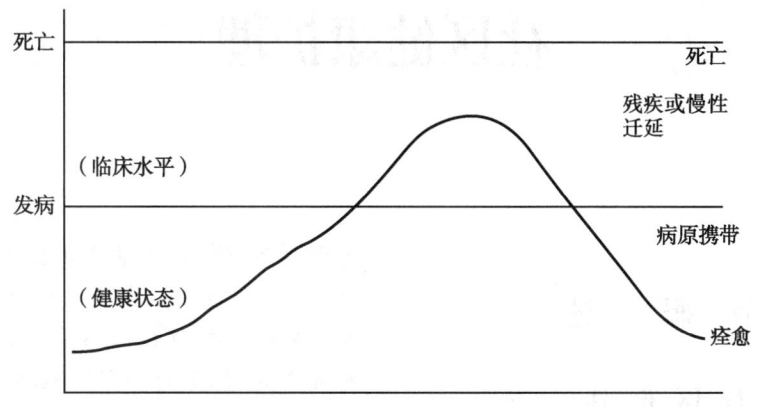

图 7-2-1　疾病自然史

社区护士通过应用流行病学方法,可以更清楚地观察到不同疾病的自然史,并针对疾病发展的不同阶段采取各种干预措施,以达到最大程度的减少疾病的发生,避免疾病的恶化、死亡和伤残。这些干预措施可以概括为疾病的三级预防措施。

1. 一级预防　也叫病因预防,主要针对发病前期,通过采用健康促进、健康教育、保护环境、消除污染、体育锻炼、合理营养、建立良好生活方式、预防接种、心理卫生、保护高危人群等多项措施来预防疾病的发生。

2. 二级预防　也叫临床早期预防,是指在疾病发生早期做到早发现、早诊断、早治疗;针对传染病则是指早发现、早报告、早隔离、早治疗,切断传播途径,防止扩散等。具体措施包括建立突发公共卫生事件预警机制,建立健全疾病监测系统,组织对社区居民和高危人群的定期医疗监护和体格检查,不断提高医护人员的诊断水平,发展微量和敏感的诊断方法和技术等。

3. 三级预防　也叫病残预防,是指在发病的临床时期进行合理和适当的康复治疗,预防发生并发症和继发性疾病,防止恶化和转移,使病人病而不残,残而不废。具体措施包括及时有效的治疗和护理、功能性康复、调整性康复以及心理康复指导等。另外还可通过建立社会康复组织,开展家庭护理、临终关怀和社会伤残服务等活动,做好发病后的临床期预防工作。

第三章

社区健康护理

第一节 概　述

一、社区健康

社区健康(community health)是在限定的区域内,以需求为导向,维持和促进群体和整个社区的健康。以需求为导向是指不断地对社区健康的需求做出反应,使社区健康服务的结构更加完善,社区健康促进计划得以实施并不断改进。具体内容包括:健康教育、家庭计划、意外事故的预防、环境卫生、计划免疫、营养、疾病的早期筛选和进一步检查、学校卫生、心理卫生、职业卫生和弱势人群的照顾等。国外提出了社区健康的6个要素,即健康促进、预防、治疗、康复、评价和研究,它们相互联系、相互结合,以规划和实现社区健康。社区健康的6个要素与我国社区卫生服务的"六位一体"功能,即预防、治疗、保健、康复、健康教育、计划生育技术指导既有相似又有区别。国外的6个要素在某些方面提得更高、更深,如把健康教育提到健康促进的高度,如强调评价和研究;我国的"六位一体"包含了适合中国国情的计划生育技术指导。

二、影响社区健康的因素

分析影响社区健康的因素,应从构成社区的基本要素入手,如社区的人口社会学特点、社区的生活空间特点、社区的生产和基本生活特点、社区的生活设施、地域文化和管理等都会影响社区的健康。主要可以归纳为以下几个方面。

1. 社区的自然环境状况　社区是居民生活的场所,社区自然环境与人群的健康有着非常密切的关系,可直接或间接地影响社区健康。自然环境包括社区所处的地理位置、地形、地貌特点、空气质量、噪声、生活用水是否安全、排污设施是否健全等。如我国的西北内陆地区和东部沿海地区,地理位置不同、自然环境的差异,使得社区健康基本状况、地方病的发病水平和种类都会有所不同。

2. 社区的人口学特征　包括社区人口的数量和结构,重点人群和高危人群特征等。

(1) 人口数量、性别结构、年龄结构:人是社会生活的主体,具有一定素质、数量、密度的人口是社会生活的必要前提,社区人口的密度可以影响社区的发展进程。如果社区人口数量太少、密度太低,或者人口太多、密度太高,往往不能为完成社区目标实现正常分工与协作,这将延缓社区的发展进程。社区人口的性别、年龄结构可以使社区所面临的主要健康问题不同。如老年人为主体的社区和年轻人为主体的社区,人们的需求不同,对社区的建设、服务的要求也就必然不同,当然也就影响着社区的健康水平。

(2) 居民的职业特点、民族构成、文化程度:辖区居民的民族、职业、教育背景、宗教信仰等都代表着社区人口的特征,人口特征间的差异将影响社区生活共同体的特点。因为,生活在社区中的人们的社会心理状态和生活方式不同,表现出的精神面貌也不相同;出现文化习俗不同的情况时,社区工作者要加以关注,妥善处理,才能获得稳定协调的社区局面。

(3) 重点人群和高危人群的特征:社区中人口的特点、职业、民族的构成、文化程度等都使得社区中重点服务人群和高危人群出现不同的特点,我们可以用年龄结构划分高危人群,如老年人、婴幼儿、孕产妇等;用自理能力划分自理能力高水平、自理能力中等水平和自理能力低水平;也可用面临的危险因素划分,如小区是一个以高强度、高风险的工厂职工为主要人口的社区,社区内的高危人群的特点就会区别于其他社区。高危人口的构成影响社区健康,因为社区某种疾病的发生率可能较高。

3. 社区的人文、社会环境状况　包括传统习俗、宗教、迷信、教育水平;管理机构、管理模式、社区管理者的观念、威信;社区的经济产业结构、主要经济来源、消费水平及意识,社区娱乐场所、家庭结构、婚姻状况、家庭功能、公共秩序等。

4. 社区健康状况　包括健康问题和健康危险因素。健康问题的分布及严重程度,如:①发病率、患病率、疾病构成、病死率、残疾发生率;②社区卫生服务中心(站)就诊病人健康问题构成及顺位;③社区卫生服务中心(站)的需求及利用率等,都可以显示社区健康问题的分布及严重程度。社区人群健康问题的构成影响社区健康的状况。社区面临的健康危险因素,如与社区居民健康行为相关的因素,包括不健康饮食、吸烟、酗酒、肥胖、高脂血症、药物成瘾、缺乏体育锻炼、缺乏定期健康检查、紧张的工作环境、生活事件、人际关系紧张、获得卫生服务障碍、不当求医行为等都会成为影响社区健康的因素。

5. 社区资源状况　主要包括社区的经济资源、机构资源和人力资源。当然还有不可忽略的社区可动员的潜力资源,即社区居民追求健康、长寿的潜在需求以及健康消费观念和社区健康意识等。其中最重要的是社区卫生保健机构,如社区医院、乡镇卫生院、社区卫生服务中心等,是卫生保健系统的基础,是维护社区健康的主要资源。社区卫生保健机构的可利用程度、可及性和有效性,对社区健康有显著影响。

三、社区健康护理

社区健康护理(community health nursing)是以社区为单位,以社会学、管理学、预防医学、人际沟通等知识为基础,运用护理程序的方法,对社区的自然环境和社会环境以及社区人群的健康进行管理的过程。在进行社区健康护理的过程中,应将社区作为一个整体,并将公共卫生学、预防医学、流行病学、社会医学、护理学等相关理论和概念相融合,以维持和促进社区的健康为目的,运用科学的方法,找到社区健康的问题及影响因素,制订社区健康计划,采用综合、协同的方式进行干预,以达到促进社区整体健康发展的目标。

第二节　社区健康与护理程序

社区健康护理具体可分为5个步骤:即进行社区健康评估、确定社区健康诊断(找出问题及问题的原因)、制订社区健康干预计划、实施社区健康干预计划、评价社区健康干预计划实施效果。

1. 进行社区健康评估　评估是系统地收集和分析社区健康状况的信息,发现社区中现存的和潜在的问题的过程。社区健康评估的目的是为下一步进行社区健康诊断和社区健康计划的制订奠定基础,保证社区健康计划能真正符合社区的需要,提高预防性社区健康计划的质量。社区健康评估是制定卫生政策、合理配置卫生资源、制定有效卫生服务计划的基础,也是提供以社区为基础的卫生服务的关键环节。

2. 确定社区健康诊断　在社区健康评估的基础上,分析发现社区存在的健康问题和影响社区健康的因素,提出社区诊断(问题),根据一定的原则,对其进行排序。排列社区健康问题的优先顺序依据的基本原则有:①普遍性:即该卫生问题在社区中普遍存在,通常以某种问题发生频率的高低来表示;②严重性:即该卫生问题对社区居民的健康状况影响很大,后果较为严重;③紧迫性:即该问题必须在近期内解决;④可干预性:即该问题能够通过某些特定的措施或活动加以解决或改善;⑤效益性:即在相对固定的资源条件下,解决该社区健康问题所取得的社会效益与经济效益均最佳(有较高的成本效益)。确定社区健康问题的优先顺序也可利用默克(Muecke)1984年提出的8个准则进行(表7-3-1)。

表7-3-1　默克的社区健康问题优先顺序判定

社区健康问题	对问题的了解	解决的动机	问题的严重性	可利用的资源	预防效果	解决问题能力	健康政策	迅速性持续性	合计
问题1									
问题2									
问题3									
……									

表7-3-1的横标目为发现的健康问题,纵标目为需要判断优先顺序的健康问题的8个维度,即:①社区对问题的了解;②社区解决问题的动机;③问题的严重程度;④可利用的资源;⑤预防效果;⑥解决问题的能力;⑦健康政策与目标;⑧解决问题的迅速性与持续的效果。每项采用0~4分或1~10分标准。综合得分越高,越是社区急需解决的健康问题。

3. 制订社区健康干预计划　包括确定干预策略重点,制定预期目标,并选择将要实施的措施等内容。制订干预计划时要充分了解社区各种资源的分布,在此基础上,考虑社区资源有效利用,衡量资源的可及性、可利用性以及可接受性。并注意开发社区资源,如人力资源、物力资源和财力资源;同时也需要开发小区的无形资源,如健康意识、文化规范、社会凝聚力等。一般干预计划(方案)包含前言、背景(现况分析)、目标、完成目标的策略、进度和预算等内容。

4. 实施社区健康干预计划　社区健康干预计划的实施是按照计划采取社区健康干预。计划实施阶段不仅包括社区护士的行为或护理干预,而且包括与社区服务对象和其他社区工作人员之间的合作。首先准备实施时间表,争取获得足够资金,必要时与其他组织合作,或者招募志愿者参与实施过程。社区护士在实施干预计划时需要做到:①具备扎实的知识与熟练的技能;②分工协作或授权执行;③了解措施实施中的障碍;④准备良好的实施环境;⑤对完成的各项护理工作及实施效果及时准确记录。

5. 评价社区健康干预效果　评价是总结经验、吸取教训、改进工作的系统化措施。若目标达到,说明通过护理措施解决了原来的护理问题;若目标未达到,则要对其原因进行分析,并重新进行评估、诊断、制订计划和实施新的措施。评价时可以询问:是否成功地执行措施?是否达到目标?社区问题是否解决?是否发现其他问题?成员是否彼此满意?新发现的问题是否解决?社区是否发展出解决问题的能力?评价包括结构评价、过程评价和结果评价。计划实施后的评价一方面对社区健康干预计划完成后所取得的效果作出了评价,而且为制订下一步的社区健康干预计划提供了有益的经验,为总体目标的实现奠定了基础。

第三节　社区居民健康档案的建立与管理

一、居民健康档案

居民健康档案(health records)是记录居民健康信息的系统化文件,是社区卫生服务工作中收集、记录社区居民健康信息的重要工具,也是评价社区健康的基础数据。居民健康档案以记录个人健康信息为核心,是居民自我保健不可缺少的医学资料,更是连续、综合、有效的医疗卫生服务的重要保证,同时居民健康档案还是开展全科医学和社区护理学教学与科研的重要资源,是评价社区卫生服务质量的重要依据,也是居民享有均等化公共卫生服务的重要体现。因此,建立居民健康档案就成为社区卫生服务的基础性工作,有效管理健康档案则是社区卫生服务的重要环节。

二、社区居民健康档案的内容

社区居民健康档案由居民个人健康档案、居民家庭健康档案和社区健康档案三部分组成。根据我国基本的公共卫生服务规范,社区居民健康档案以居民个人健康档案为主,并统一了居民个人健康档案的建档方式、内容和管理制度,且要求实施计算机网络化管理,以便需要时随时调出资料,进行辖区家庭和某群体健康状况分析和处理。因此可为家庭健康档案和部分社区健康档案提供数据。

(一)社区居民健康档案的构成

1. 居民个人健康档案　个人健康档案(personal health records)是记录个人从出生到死亡的整个过程中,其健康状况的发展变化情况以及所接受的各项卫生保健服务记录的总和,是完整的个人健康信息。个人健康档案在全科医疗或社区卫生服务中使用最频繁,其价值也是最高的。个人健康档案由两部分组成,一是居民的静态健康档案,主要是居民个人的健康背景,包括家族疾病遗传病史即家族史和自己的身体状况即疾病史和过敏史,以及生活行为方式等。二是居民的动态健康档案,主要记录随时间推移而接受的各种医疗卫生保健服务,包括针对容易得的疾病或者不正常的生理指标,如何进行干预,如何保持健康的生活方式,以及和自己有关的健康知识的更新等。

建立居民个人健康档案是我国基本公共卫生服务规范的内容之一,是目前我国建立社区健康档案的重点。

2. 居民家庭健康档案　家庭健康档案是以家庭为单位,记录家庭成员和家庭整体在医疗保健活动中的健康基本状况、疾病动态、预防保健服务利用情况等的信息资料。家庭健康档案在世界各国的建立和使用形式不一样,但所有国家的全科医疗实践都执行以家庭为单位的照护这一家庭医学服务原则。我国社区卫生服务的指导思想是"以健康为中心,家庭为单位,需求为导向,社区为范围",因此记录家庭的资料和健康信息也是必需的。我国卫生计生委明确指出:以家庭为单位统一建立居民个人健康档案,在建立居民个人健康档案的同时,获得家庭信息。

3. 社区健康档案　以社区为范围,记录和反映社区主要卫生特征、环境特征、资源与利用状况,以及在系统分析的基础上提出的社区健康问题(社区诊断)的信息资料。社区健康档案在国外全科医疗服务中没有更多的统一要求,而住院医生的培训则涵盖其中部分内容,用以考核医生对其所在社区的居民健康状况与社区资源状况的了解程度,考查全科医生在病人照顾中的群体观点。我国社区卫生服务要求收集并分析、利用辖区内居民的基本信息、健康状况及卫生服务相关信息,并做出社区卫生诊断,形成社区卫生诊断报告,其中要求包含针对居民主要健康问题及危险因素制订和实施的社区健康教育与健康促进计划。目前,我国的部分省市已将社区健康档案作为社区基本公共卫生服务考核内容之一,要求社区卫生服务机构必须进行社区诊断,形成社区健康档案。

(二)居民个人健康档案的内容

居民个人健康档案以生命过程为记录的时间顺序,依次记录个体的健康状况及其接受的医疗卫生保健服务。基于居民健康档案的内容和我国社区基层卫生服务的特点,国家制定了我国居民个人健康档案的服务规范,并纳入到《国家基本的公共卫生服务规范(2009、2011版)》。根据此规范,目前我国居民个人健康档案包括以下内容。

1. 个人基本信息　包括:①身份识别信息,即姓名、编号、性别、年龄、血型、身份证号、常住类型、本人电话;②社会特征信息,即民族、婚姻状况、家庭住址、联系人姓名、联系人电话、职业、文化程度、工作单位、医疗费用支付方式;③药物过敏史;④暴露史;⑤疾病、手术、外伤和输血既往史;⑥家族史和遗传病史;⑦残疾情况;⑧生活环境状况。

2. 健康体检记录　主要包括:①常见症状;②一般状况,即生命体征、体格指标、老年人健康状态和生活自理能力的自我评估、老年人认知功能和情感功能;③生活方式,包含体育锻炼、饮食习惯、吸烟和饮酒情况、职业病危害因素接触史五项内容;④脏器功能,主要有口腔、听力、视力和运动功能;⑤体格检查,涉及眼底、巩膜、皮肤、淋巴结、肺、心脏、腹部、下肢水肿、足背动脉搏动、肛门指检、乳腺和妇科检查等内容;⑥辅助检查,涉及血常规、尿常规、空腹血糖、心电图、尿微量蛋白、大便潜血、糖化血红蛋白、乙肝表面抗原、肝功能、肾功能、血脂、胸部X线片、B超、宫颈涂片等;⑦中医体质辨识;⑧现存主要健康问题,涉及脑血管疾病、肾脏疾病、心脏疾病、血管疾病、眼部疾病、神经系统疾病等;⑨住院治疗情况,含住院史和家庭病床史;⑩主要用药情况;⑪非免疫规划预防接种史;⑫健康评价;⑬健康指导;⑭危险因素控制。

3. 接诊记录表　接诊记录表主要包括就诊者的主观资料、客观资料、评估和处置计划等。

4. 重点人群健康管理

(1)0~6岁儿童的健康档案:主要包括预防接种卡、新生儿家庭访视记录表、1岁以内儿童健康检查记录表、1~2岁儿童健康检查记录表及3~6岁儿童健康检查记录表。

(2)孕产妇健康档案:主要包括第1次产前随访服务记录表、第2~5次产前随访服务记录表、产后访视记录表及产后42天健康检查记录表。

(3)慢性病病人的健康档案:主要包括高血压病人随访服务记录表、2型糖尿病病人随访服务记录表、重性精神疾病病人个人信息补充表和其随访服务记录表。

5. 其他卫生服务记录　主要包括会诊记录表、双向转诊单及居民健康档案信息卡。

在实际建设居民健康档案的过程中,部分地区根据其社区卫生服务发展情况,在国家公共卫生服务规范规定的居民个人健康档案内容的基础上有所增加,如有些地方增加了家庭基本信息表,有些地方增加了糖尿病和高血压病人管理卡或影响高血压病人预后的因素评估表等。

三、居民个人健康档案的建立与使用

(一) 居民个人健康档案的建立与使用流程

居民健康档案的建立和使用分七步进行：第一步服务对象分类，确认到社区卫生服务机构接受服务的居民是否为本社区常住居民和重点管理人群；第二步确认该服务对象是否需要建立个人健康档案和建档方式；第三步建立居民个人健康档案；第四步发放居民健康档案信息卡；第五步为居民提供服务时调取健康档案；第六步记录服务内容或更新健康信息；第七步健康档案保存（详细流程见2011国家基本公共卫生服务规范）。第一步到第四步是健康档案的初次建立，第五步到第七步是健康档案的动态维护，会在社区卫生服务中不断重复。

(二) 居民个人健康档案的建档对象与填写方法

1. 建档对象　居民个人健康档案的建档对象为社区辖区内常住居民，即在本社区居住半年以上的户籍居民及非户籍居民。其中0~6岁儿童、孕产妇、老年人、慢性病病人和重性精神病病人等是建立健康档案的重点人群，应首先为此部分社区居民建立档案。根据卫生计生委要求，2020年全国初步建立起覆盖城乡居民的，符合基层实际的统一、科学、规范的健康档案建立、使用和管理制度。到那时，我国居民每人都有自己的健康档案。

2. 健康档案的填写　目前我国居民个人健康档案的建立遵循"政策引导、居民自愿"的原则，即首先要向社区居民实施建立居民个人健康档案的政策宣传，让居民充分认识建立健康档案的目的和意义，促进其自愿参与建立健康档案工作。因此，在提供服务时，社区医护人员首先为自愿建档的居民建档。

(1) 填写居民健康档案封面：首先编制档案编号。根据《城乡居民健康档案管理服务规范》，居民健康档案采用统一的17位编码制，以国家统一的行政区划编码为基础，以村（居）委会为单位，编制居民健康档案的唯一编码，同时以建档居民的身份证号码作为身份识别码，以为在信息平台实现资源共享奠定基础。

17位的编码第一段为6位数字，代表县及县以上行政区划，统一使用《中华人民共和国行政区划代码》（GB2260）。第二段为3位数字，代表乡镇或街道行政区划，按照国家标准《县以下行政区划代码编码规则》（GB/T10114-2003）进行编号。第三段为3位数字，代表村或居民委员会等。第四段为5位数字，为居民个人序号。然后逐项填写封面各项内容。

(2) 居民个人基本信息表的填写：此表只在居民首次建档时填写。如果个人信息有变动，在后续服务的信息记录时，在原有条目处修改，并标注修改时间。

(3) 健康年检表的填写：所有的建档居民均需填写一般人群年检表。对于特定人群，在一般人群年检表的基础上，还需要填写特定的健康表格，如育龄期和更年期妇女的"妇女健康检查表和健康评价表"，如为精神分裂症病人，还需填写精神分裂症病人年检表等。健康年检表信息较多，需要通过问诊、查体、检查等方法才能获取，因此填写年检表时应严格遵循填表说明和要求真实地收集信息，部分信息可能在建档当天不能获得，应待结果出来后补充，避免弄虚作假。

(4) 服务记录表的填写：根据此次服务的目的，记录相关的服务内容。如果此次服务的目的是慢性病随访，填写随访记录表；如果此次服务的目的是诊治等暂时性健康问题，填写接诊记录；如需转诊要填写转诊记录。

(5) 制作和发放居民健康信息卡：居民健康信息卡是调用居民健康档案的依据，其相关信息应与健康档案完全相同。随着电子健康档案的建立，居民健康信息磁卡已在社区卫生服务机构广泛使用，居民接受服务是只需通过刷卡便可调出其电子档案。

(三) 居民个人健康档案的使用和维护

1. 居民健康档案的动态维护　在社区卫生服务过程中，调取已建立的居民健康档案记录服务内容就是对档案的动态维护。

(1) 门诊的日常复诊或随访：包括一般人群、慢性病管理对象、孕妇和儿童系统保健、老年人或妇女等的门诊复诊和随访等，此时居民出示健康信息卡，医护人员根据卡上信息调出其健康档案或刷卡直接调取电子档案。对于一般复诊居民，由接诊医生在接诊记录表中记录居民的复诊情况，如有其他服务需要，同时填写相应的记录表单，接诊完毕后进行归档和保存。对于重点管理人群，责任医护人员根据复诊或随访的目的，填写相应的接诊记录或随访表,处理完毕归档和保存。

(2) 年度复诊或周期性健康检查:根据不同重点人群的健康管理要求进行,如老年人健康管理要求每年为其提供一次管理服务,包括生活方式和健康状况评估、体格检查、辅助检查和健康指导。居民出示健康卡调取其个人健康档案,负责执行年度复诊或周期性健康检查的医护人员完成相应的检查项目,并填写年度健康管理表,最后归档保存。

(3) 入户服务或重点人群随访:此时须由入户的医护人员调取入户对象的健康档案,在服务过程中记录相关内容,并在当日工作结束前将档案归档保存。如果社区卫生服务机构已建立电子健康档案,还需将相关内容录入计算机。目前社区护理发达的国家护士在进行入户服务时,已经实现直接用掌上电脑(personal digital assistant)记录随访内容。

2. 居民健康档案的使用范围　居民个人的健康档案与住院病人的病历一样,属于居民个人的隐私,其使用应在一个安全和私有的环境下进行。它允许居民及其医疗保健团队共享,但只能用于医疗、卫生保健服务,以及相关的教学、科研工作和卫生行政部门的卫生决策,特殊情况可用于司法。除居民接受医疗卫生保健服务调取档案外,其他人员调用档案必须有严格的条件限制,确保档案使用符合规定的条件,使居民个人的健康信息限定在最小的知晓范围内。

四、居民个人健康档案的管理

(一) 居民健康档案的管理制度

根据《关于规范城乡居民健康档案管理的指导意见》,各地卫生行政部门对居民健康档案的建立和保管应有相应的人力、物力和财力支持,建立相应的监督管理制度,保证建立居民健康档案工作的顺利实施。

社区卫生服务机构必须建立和执行居民健康档案的管理制度,确保健康档案工作的顺利开展,完成卫生计生委制定的居民健康档案的工作目标。管理制度的内容涉及档案的建立和使用必须符合国家相关的法律法规、推进居民健康档案和保证重点人群建档工作的举措、社区卫生服务机构健康档案保管的具体措施和使用要求,以及居民健康档案的安全管理办法等。

(二) 居民健康档案的保存

1. 集中保存　已经建立的居民健康档案,应在社区卫生服务机构集中保存,并为社区居民终生保存。

2. 建立档案信息室　社区卫生服务机构应建立居民健康档案保存室,配置相应的档案保存设备,并按防盗、防晒、防高温、防火、防潮、防尘、防鼠和防虫等要求妥善保管。档案按编号顺序摆放,便于查找,并设专人保管。转诊、借用居民健康档案必须登记,用后及时收回归还原处。

3. 遵守安全管理制度　保存和使用不得造成健康档案的损毁、丢失,管理和使用人员无权擅自泄露居民的个人信息以及涉及居民健康的隐私信息;非卫生服务资料管理人员不得随意翻阅已经建档的各种资料。除法律规定必须出示或出于保护居民健康目的,居民健康档案不得转让、出卖给其他人员或机构,更不能用于商业目的。社区卫生服务机构因故发生变更时,应当将所建立的居民健康档案完整移交给县级卫生行政部门或承接延续其职能的机构管理。

(三) 居民健康档案的计算机管理

国家卫生计生委《关于规范城乡居民健康档案管理的指导意见》指出,各地区及其社区卫生服务机构应根据《健康档案基本架构与数据标准(试行)》(卫办发〔2009〕46号)、《基于健康档案的区域卫生信息平台建设指南(试行)》和相关服务规范的要求,逐步推进建立标准化电子健康档案,逐步实施居民健康档案计算机管理。

1. 使用统一的信息管理系统　以省或地级市为单位,开发和使用相同的居民健康档案电子化信息系统,并逐步实现新型农村合作医疗、城镇职工和居民基本医疗保险信息系统,以及传染病报告、免疫接种、妇幼保健和医院电子病历等信息系统互联互通,实现信息资源共享,建立起以居民健康档案为基础的区域卫生信息平台。

2. 医务人员培训　对社区医务人员进行电子健康档案系统使用培训,使每个医务人员明确自己在电子健康档案服务系统使用中的角色、权限,掌握使用方法,从而提高其信息化工作能力,使电子记录成为日常医疗卫生保健服务的内容之一,并维持系统的正常运转。

3. 信息录入和动态维护　及时将初次建档的必填项目,如封面各项内容、个人基本信息表各项内容,健康体检表中的一般状况、生活方式、脏器功能、查体、现存主要健康问题、主要用药情况等内容及时输入信息管理系统,且保证信息录入的完整性和准确性。或将已建立于其他信息系统中的档案信息导入统一的信息管理系统,并为居民制作电子健康卡(IC卡)。居民门诊复诊或随访时,通过在打卡机上刷卡,调出其健康档案并录入相关信息然后保存。上门服务的相关记录,应在医护人员回到机构后通过自己的使用权限进入系统及时录入。

4. 加强系统维护和管理 社区卫生服务机构应有专职或兼职人员对居民健康档案信息系统及其网络,以及与区域信息平台的连接和信息互通等进行管理和维护,保证系统和网络的正常运转,确保信息的安全。并定期对其中的信息进行整理和总结,并按卫生计生委要求每月对建立居民电子健康档案工作进展进行上报,报告内容包括社区居民累计建档人数,规范化电子建档人数和规范化电子档案建档率,该项内容已经纳入社区卫生服务机构绩效考核。

第四节　社区健康促进与健康教育

一、健康教育

(一) 健康教育的概念

1954年,WHO在健康教育专家委员会报告中提出"健康教育和一般教育一样关系到人们知识、态度和行为的改变。一般说来,它致力于引导人们养成有益于健康的行为,使之达到最佳的状态"。1981年WHO健康教育处主任慕沃勒菲(A. moarefi)博士提出的定义:"健康教育帮助并鼓励人们有达到健康状态的愿望;知道怎样做以达到这样的目的,每个人都尽力做好本身或集体应做的努力;并知道在必要时如何寻求适当的帮助。"1983年,第36届WHO大会重申了这个定义,其特点在于"着眼行为,强调自觉",并从新的健康观和医学模式出发,号召人们不仅要防止疾病侵害,而且要增进健康,获得完满的健康幸福生活,达到WHO提出的目标并推动健康教育由宣传型转向教育型。社区护理的核心是预防疾病,促进和维护社区人群的健康。社区护士所承担的角色更侧重于人群健康的沟通者、教育者和社区健康倡导者。

(二) 社区健康教育的原则

1. 科学性 健康教育要立足于科学,教学内容要有科学依据,健康教育的内容必须正确。科学发展日新月异,健康教育者不注重知识更新,就可能宣传过时的技术、观念和药物等。宣传内容要严谨、正确,引证有据。

2. 群众性 健康教育是以健康为中心,以社区人群为对象的全民性教育。健康教育的内容应能为社区人群所理解和掌握,教育内容要通俗易懂、深入浅出,符合社区人群对健康需求的知识补充。教育方法要能使社区群众喜闻乐见,易于接受。

3. 艺术性 为使健康教育取得较大社会效益,健康教育需具有一定的艺术感染力,根据不同对象的心理特点、兴趣爱好和自我保健要求,组织直观形象教育和视听电化教育等,通过艺术加工,提高群众接受教育的兴趣。

4. 针对性 健康教育的内容必须有针对性,针对主要疾病的危害及其有关行为。并针对不同年龄、性别、职业、文化程度、心理状态,对卫生保健需求的教育对象分别进行有针对性的健康教育。如学校健康教育以合理营养、良好卫生习惯养成、戒烟、预防意外伤害、青少年性发育与健康;孕妇则以围产期保健和科学育儿等教育为主;成年人以各种慢性疾病的致病因素教育为主。

5. 实用性 健康教育是一门应用科学,在其实施过程中要贯彻技术的实用性和可行性,发挥实际效益,依据社区需求评估,制定健康教育的目标,综合群众的经济水平,提出切实可行的措施。

(三) 社区健康教育的形式

社区健康教育应根据不同人群、时间地点、文化程度等选择不同的形式和方法,达到健康教育的目的。

1. 口头教育 口头教育是促进社区健康教育的最基本的形式,主要方法有演讲、专题讲座、座谈会、咨询、家访、广播等。

(1) 演讲、专题讲座:是由专业人员就某专题进行知识传授。是开展社区健康教育工作常用的一种传播形式,属公众传播范畴。如糖尿病病人的饮食治疗,消化性溃疡最常见健康问题与护理指导,心律失常病人家庭用药指导与护理,慢性支气管炎的自我保健等。专题知识讲授能较系统地将有关健康信息进行传递,帮助学习者对一般健康知识或有关疾病的防治措施有基本了解。优点是简便易行,受众面大,信息传递直接迅速,通过口头传播,影响人们的观念,激发人们的思想,从而形成一种严格的思维;而且,由于是有目的、有组织、有计划,经过认真准备而进行的传播,因此论证严密、条理清楚且具有较强的说服力。主讲者利于组织导向,热情的演说易于感染听众。局限性是演讲者须具备较广博的专业知识、娴熟的语言表达能力以及控制场面的能力等,而且听众一般较被动,使反馈受到限制。

(2) 座谈会:是针对学习对象有共同的学习需求,或存在相似的健康问题而组织的,以小组式群体沟通的形式进行有关健康信息的沟通。如孕妇学习班、婴幼儿的合理喂养、青少年的性教育等。由于受教育者置身于群体中,受群体意识、群体规范、群体压力、群体支持的影响,而更容易摒弃旧观念,接受新观念,形成良好的社会方式与行为。优点是为全体成员的参与提供了机会,可相互取长补短,互相学习,互相帮助,相互促进,最后达到共同提高、解决问题的目的。局限性在于较费时,有时不易控制局面,形成一言堂的局面。

(3) 个别交谈:是针对受教育者的具体情况,进行面对面的方式传播健康教育知识,针对病人或学习对象的特殊性、带个性的问题,发展其健康技能,说服其改变不健康的行为习惯。优点是准备时间少,交谈内容具有针对性、个体化和人性化,易于双向交流,局限性是要求支持交谈者必须具备有关的主题知识和交流技巧。

(4) 健康咨询:是一种个别指导方式,由健康教育或社区护士为人们解答生活中的各种健康问题,帮助个人避免或消除心理、生活、行为及社会各种非健康因素的影响,以促进身心健康。咨询方式可面对面解释,也可通过电话进行远距离交谈达到健康教育目的。优点是方便快捷。局限性是个别指导效率较低,咨询人员须具备较全面的健康知识和语言表达能力。

2. 文字宣传教育　文字教育是将健康知识通过阅读向社区人群宣传教育;促进卫生行为的养成和实行。主要方法有印刷资料和板报式宣传栏。

(1) 印刷资料:有卫生传单、卫生标语、卫生教育手册、卫生健康书籍、科普读物等,是将一般的健康教育内容用大众化语言进行陈述解释,并印刷成册的文字资料。优点是传播面广,内容详细,便于保持和反复阅读,作用持久。局限性是印资有限及学习效果反馈受到制约。

(2) 板报式宣传栏:是将较多的健康教育信息筛选浓缩成精练的科普短文公示于众便于阅读的一种健康知识教育形式。制作时要求文字简练、通俗易懂、重点突出、便于记忆。若图文并茂,则效果更好。优点是易于制作,更换方便,利于及时提供最新健康信息,费用不高。局限性在于文化程度太低不易于阅读。

3. 形象化教育　形象化教育是利用实物、标本、模型、美术图画、摄影照片等形象化教育方式,将生活现实中的卫生科学知识准确地表现出来。

(1) 实物、标本、照片、图画:为学习者提供静止的视觉感官刺激,与文字说明互为补充。优点是具有灵活性,可满足不同健康教育内容的具体需要,真实性强,感染力大,群众爱看。局限性是效果反馈不及时,对问题的分析不够深入和全面。

(2) 演示:是一种详细展示某一具体行为操作过程或操作步骤的教学方式,也是具体操作技能培训不可缺少的方式之一。如正确母乳喂养的姿势、医院外心肺复苏的基本步骤和方法,婴儿人工喂养代乳品的配置等。优点:学习者有较真实的感受和体会教学内容的内在联系,形象的演示更容易保持记忆与理解,演示具有灵活性,可重复演示。

4. 电化教育　电化教育是利用现代化设备器材的声、光、音乐、语言和文字等进行健康教育。主要方法有电影、电视、幻灯、录像、多媒体等。

(1) 电影、电视通过形象化的视听刺激进行信息和知识传递,为学习者提供活动的画面,生动有趣,贴近生活,使健康教育更加丰富多彩,便于学习者接受。

(2) 录像、网络推送等方式除具备以上特点外还可以作为远程教学的教学手段,将普及型健康信息向更广的区域传递,扩大健康教育对社会人群的影响。也可使专家的讲授普及化,对提高健康教育的社会效益和经济效益有积极的作用。优点:影响面大,传递健康教育信息效益较高。局限性:传递的信息难以达到个体化,初期制作需要较多经费投入。

5. 案例教育　案例教育是将具有特殊代表性的事例提供给学员,根据相关内容进行讨论,总结事例的健康问题所在,提出解决问题的办法和考虑问题及选择解决问题的方案的基本原则和方法,达到教育目的。优点是使学习者掌握主动分析和解决问题的能力。局限性是在案例的选择与适宜性方面有一定的难度。

(四) 社区健康教育的内容

社区健康教育内容的选择与健康教育目标的实现有着直接关系,选择的主要参考依据是社区现有可利用资源、健康教育的目标、教育对象的背景等。

1. 按其目的和任务分

(1) 根据教育对象不同:主要有按照城市居民、农村居民、在校学生、医疗机构服务对象(包括康复病人)、工矿企业职工、卫生和饮食行业(如饮食服务、食品加工)等不同类型的人群,所提供的符合其人群特征和职业特点健康教育内容。

(2) 根据教育目的不同:主要有疾病防治、妇幼保健、计划生育、劳动和职业卫生、安全教育、儿童和青少年卫生、中老年保健、心理卫生和精神文明等方面的健康教育内容。

(3) 根据健康教育工作任务的不同:健康教育并不只是传递健康信息,在实施健康教育的过程中,还包括行政管理、组织领导、活动方案的计划与评价、资料设计制作与供应、人员培训、非专业人员培养、调查研究、情报信息收集以及国内外交流等方面的工作内容。

2. 按教学内容分

(1) 一般性健康教育内容:帮助学习对象了解增强个人和人群健康的基本知识,内容包括住宅区域公共卫生的环境保护知识;个人卫生知识;营养卫生知识;疾病防治知识;家庭常用药品和健康保健物品的使用和管理;计划生育知识;精神卫生知识等。

(2) 特殊健康教育内容:针对社区特殊人群常见的健康问题进行教育,其中包括妇女健康保健知识、儿童保健知识、中老年人的健康保健知识和残疾人的自我功能保健知识等。

(3) 卫生管理法规的教育:帮助社区个人、家庭和人群学习和了解卫生政策和法规,促使社区居民树立良好的道德观念,自觉遵守卫生管理法规。

(五) 社区健康教育实施步骤

社区健康教育的目的是在社区人群中预防疾病、促进健康。与护理程序一样,社区健康教育有其科学合理的步骤,包括社区健康教育计划制定、实施、评价。

1. 制定社区健康教育的计划　制定健康教育计划是社区健康教育的基本措施之一。进行健康教育的目的是鼓励人们提高自信心,发展自助的技能。在制订计划时应考虑社区的参与,卫生工作者与社区护士的密切配合以及不同层次健康计划的协调和适宜技术的应用。主要步骤如下。

(1) 收集信息:良好的健康教育以事实为依据。制订计划首先要通过调查研究,收集信息,了解所要帮助的个人、家庭、社区在健康上的主要问题是什么;导致这些健康问题的生活方式及原因是什么;影响的范围和人数有多少;并了解该社区人们对有关健康问题的价值观、信念、教育水平及职业、年龄、住房和医疗保健服务、经济收入情况,了解哪些有益于健康的行为是可以接受的,当地对卫生工作有重要影响的人物等。收集当地的医疗记录、年度报告等有关资料,以这些具体的信息为依据,制定健康教育的计划。

(2) 分析问题:收集信息资料以后,将这些问题进行整理和分析,例如怎样才能改变这些不利于健康的行为,什么样的活动能作为支持和强化卫生习惯的计划,谁(重要的人物)能在改变不良的行为方面起作用,需要什么样的资源等。

(3) 确定优先的问题、目的和行动:确定优先需要解决的主要社区的问题,包括健康问题或行为问题。社区需要解决问题是多方面、多层次的,由于资源有限不可能全面解决。调查分析时,应选择群众最关心的健康问题,以及反映各种特殊人群的特殊健康问题。决定哪些是最重要的问题,而且以干预效果好、所费的人力和资金最少而效益最高为目标,并确定采取哪种行为。鼓励个人、家庭和社区共同参与讨论确定目标,接受指导。

(4) 确定适宜的资源:制订计划时要努力挖掘有利于解决问题的人力、物力、财力,例如尽可能利用社区内部及外部的传播资源包括大众媒介如报纸和广播,更可以利用当地人民喜闻乐见的民间艺术形式,如相声、歌曲、曲艺或放映幻灯等传播有关的健康信息。Green 等人 1983 年提出优先健康教育模式制定步骤的基本模式可分为 7 个阶段进行。

阶段 1:社会诊断——评估和分析影响社区人群生活质量的主要社会因素是什么,如人口数量、社会资源、社会福利、人群就业情况等。

阶段2：流行病学诊断——调查和评估社区的人口统计状况，包括出生、死亡、疾病、残疾情况的统计，以及发病率、患病率分布、密度、持续时间等，帮助确认社区具体的健康问题。

阶段3：行为诊断——确认与健康问题有关的具体行为性原因和非行为性原因。

阶段4~5：教育诊断——将健康问题及相关因素分类，主要分为主观因素、保证因素和强化因素。主观因素包括学习对象的知识、态度、价值、认知水平等；保证因素是实施社区健康教育的基本条件。如社区资源的可及性、社区人群的参与意愿和责任感、卫生技术力量等；强化因素是外界因素对社区人群建立健康行为的积极或消极的影响。如同事、父母、朋友、上司等对健康所持的态度和采取的行为对个人健康观的影响。

阶段6：健康教育管理诊断——决定须重点着手解决的问题；健康教育管理包括与社区人群进行直接沟通和间接沟通。直接沟通主要是确认教育目的，制定健康教育认知、情感和行为目标，设置教育内容，实施健康教育。间接沟通包括对有关人员进行培训，并对健康教育工作进行指导、咨询和信息反馈等。

阶段7：健康教育评价——包括对教育过程、教育影响和教育结果的评价。

2. 社区健康教育的实施　社区健康教育的实施是一个连续、动态的过程，贯穿在护理活动的始终。制定教育实施的程序，对计划不断地进行观察、检查，如发现问题，可对计划及细节做必要的修改，以保证计划顺利进行。

（1）时间表和任务分配：具体说明某项计划执行的日程、工作内容或任务、完成日期和责任人员。

（2）贯彻执行：包括确定行动开始的具体日期；确保每个人都明确自己的责任；与责任人员保持接触，帮助解决问题；定期核对、检查进度；及时解决拖延任务进度的原因。

（3）选择适宜的方法：在选择健康教育方法之前要考虑6个问题：①人们在多大程度上接受并且能够改变自己的行为；②这种改变将涉及的人数；③所使用的方法是否适宜于当地的文化；④能得到的资源；⑤可以用多种方法进行健康教育；⑥适于目标人群特点（年龄、性别、宗教等）的健康教育方法。

3. 评价结果　在健康教育计划项目实施过程中，对计划目标及其指标体系分阶段进行评价，以便及时修改计划，这是保证健康教育活动能顺利完成的基本措施之一。一般来讲，评价可分形成评价，过程评价和结果评价三大类。

所谓形成评价是为健康教育计划和发展提供信息的过程，包括为制定健康教育干预计划所做的需要评估及为计划设计和执行提供的基础资料。目的是使健康教育计划符合目标人群的实际情况，使计划更科学和完善。

所谓过程评价实质与健康教育项目监测的目标是一致的，它可以概括为两大部分：评价健康教育项目运作和修正项目计划。有时应用项目外部的专业人员对项目进行独立评价对项目实施的早期阶段和关键时期意义非常重大。它可以跳出项目实施者的惯性思维，而从专家的角度对项目进行方向的宏观指导和矫正。

结果评价也被称作效果评价，往往是在项目执行得到一定的结果时进行的评价。比较大的项目有时要做项目的中期评价和完成评价。健康教育的项目常用的评价指标有卫生知识的平均得分、卫生知识的合格率、卫生知识的正确知晓率、信念流行率、行为流行率以及行为改变率等。总结评价时往往难以简单地把人群健康状况、生活质量的变化归结于健康教育干预的结果，要精心设计，有效控制混杂因素才能下结论。

（六）社区护士的责任

健康教育是护理专业的基本职责之一。社区护士在许多情况下都承担了健康教育的角色，在健康教育中社区护士承担以下职责。

1. 提供健康教育和指导　社区护士应尽力推行健康教育，包括预防意外和疾病，提供营养学、家政事务等的指导，增进家庭成员的沟通和了解，协助家庭制定家庭计划等，传授有关疾病预防的知识和自我保健知识，使服务对象，提高自我照顾的能力，预防疾病的发生，促进和维持健康。

2. 维持健康的人文环境和自然环境　社区护士应促进人与人之间的环境和社会环境的健康，认识并尊重服务对象的宗教、文化和政治信仰方面的差异，维护他们的尊严。应加强自然环境管理，保护社区资源和限制环境的污染，保护人们免遭伤病的侵袭。

3. 及时提供健康信息需求与资源　社区护士适时对个人、家庭及社区进行评估，提出健康问题和提供相应的健康教育措施，通过健康教育达到预防疾病,促进健康,维护健康,恢复健康的目的。

4. 及时提供咨询　社区护士有责任向社区服务对象提供解决健康问题的方法和信息,同时也向其他医务人员提供有关病人的资料,社区护士职责是将健康教育融入护理实践中,目的是鼓励人群保持健康的生活方式和行为。健康教育不仅仅是信息的传播,更重要的是促进健康行为的建立和护理的决策过程。

5. 保证健康教育内容的思想性　社区健康教育的内容一定要符合国家政府的路线、方针和政策,有利于社会主义建设,有利于提高整个民族的健康水平、道德情操,促进文明的生活方式及健康的社会行为的形成。

二、健康促进

健康促进是指包括健康教育在内的促进人们行为改变和社会环境改变的组织、立法、政策和资源支持等各项策略和活动。在许多地区,不卫生行为是传统文化和生活习俗造成的,例如吸烟有害健康是人人皆知的常识,可如果没有强有力的管理和立法,不依靠全社会力量进行综合治理,要降低人群的吸烟率往往很难收到满意效果,但如果一方面通过健康教育普及关于吸烟危害健康的知识和指导吸烟者戒烟,另一方面通过制定地方法规和加强管理,实现公共场所全面禁烟,并大力开展创建无烟家庭、无烟单位和无烟社区等活动,而且将上述内容综合起来,在各级政府和部门的领导下有计划地进行,就一定能够收到明显的效果。

概括地说,社区健康促进是通过健康教育和环境支持改变个体和群体的行为、生活方式和社会影响,降低社区的发病率和病死率,提高社区居民的生活质量和文明素质。社区健康促进的两大构成要素是:健康教育和其他一切能促使行为与社区环境向有益于健康转变的支持系统。其显著特点是:①强调人们的主动参与意识和自我卫生保健,促进广大群众自觉、主动地追求健康,增加健康投资,提高生活质量;②强调自然和社会环境的综合治理,改善预防性卫生服务,促进人群的健康;③强调政府立法、行政干预,以及社会各方面的协调和共同努力。

我国健康教育的发展经历了卫生宣传、健康教育、健康促进三个阶段,因而在实际应用中,常见到有人将这三者搞混,实际上这三者既有区别,又有联系。三者的区别在于:卫生宣传＝知识普及＋宣传鼓动;健康教育＝知(知识)＋信(观念)＋行(行为);健康促进＝健康教育＋社会支持。三者的联系在于:前者支持和补充后者;后者包容前者,后者是前者的发展。卫生宣传着眼于卫生知识的普及和社会舆论,只是健康教育的手段之一;而健康促进是在组织、政策、经济、法律上为健康教育提供支持环境,要求全社会都能参与和多部门的合作。

第五节　社区环境健康

一、环境的要素

一般认为,环境(environment)是指围绕着人群的空间及其中可以直接、间接影响人类生活和发展的各种自然因素和社会因素的总和。环境涉及生活环境、生产环境和社会环境,其共同的要素可概括为生物的、化学的、物理的和社会心理的因素。

1. 生物因素　生物圈(biosphere)中各种生物在相互依存、相互制约之中生存,生物之间这种物质转换和能量传递的关系,常常是通过食物链的形式体现的。某些生物可以成为人类疾病的致病因素或传播媒介。在人类的历史上,病原微生物引起的霍乱、伤寒、鼠疫等传染病,曾经严重威胁着人类的健康。许多昆虫和动物在传播某些人类的传染病方面也有重要地位,有些生物可产生毒素,通过一定的方式和人类接触也能造成危害,如毒蛇、毒蜂咬伤,误食河豚,接触某些有毒植物等。

2. 化学因素　人类生存的环境中有天然的无机化学物质、人工合成的化学物质以及动植物体内、微生物内的化学组分。有些元素在生物体内含量很少,但不可缺少,称为微量元素,很多化学元素在正常接触和使用情况下对机体无害,过量或低剂量长时间接触时会产生有害作用。环境中常见的化学因素包括金属和类金属等无机化合物;煤、石油等能源在燃烧过程中产生的硫氧化合物、氮氧化合物、碳氧化合物、碳氢化合物、有机溶剂等;生产过程中的原料中间体或废弃物;农药;食品添加剂及以粉尘形态出现的无机和有机物质。

3. 物理因素 人们在日常生活和生产环境中接触到很多物理因素,如空气、水、土壤、气温、湿气、气压、振动、噪声、电离辐射、电磁辐射等。在自然状态下物理因素一般对人体无害,只有超过一定强度和(或)接触时间过长时,才会对机体的不同器官和(或)系统功能产生危害。随着科技进步和工业发展,人们从生活环境和生产环境中接触有害物理因素的机会将愈来愈多。

4. 社会心理因素 人类不能脱离社会而存在,受到社会的政治、经济、文化、教育、人口、风俗习惯等社会因素的影响。它影响人们的收入和开支、营养状况、居住条件、接受科学知识和受教育的机会等,社会因素还包括人们的年龄、性别、宗教信仰、职业和婚姻状况等。

心理因素是指特定的社会环境条件下,导致人们在社会行为方面乃至身体、器官功能状态产生变化的因素。心理紧张本是人适应环境的一种正常反应,但如果强度过大、时间过久都会使人的心理活动失去平衡,继而引起神经活动的功能失调,甚至导致情感性疾病、心身疾病的发生,严重者还可能造成各种精神性疾病。

二、环境因素与健康的关系

环境不仅为人类提供了最基本的生命维持系统,而且也因为存在着多种多样的危险因素而损害健康。所谓健康指的是身体、精神、社会适应能力完全都是健康的,而不仅只是无躯体疾病或不虚弱。健康代表躯体、精神对整个环境的完全适应的一种平衡关系;另一方面,"疾病"是对环境不能适应,是指人对外环境的危险因素或有害影响的一种不良反应,个体对这些环境影响的反应,受遗传或机体内环境的支配。机体对环境危害物的反应取决于它的性质(物理性、化学性、生物性)、剂量和作用时间,存在着明显的剂量-反应关系。当环境危害物的剂量或强度不大时,虽然引起生理学的改变,但尚属于正常范围,机体处于代偿状态,不显现临床症状;随着剂量增大,超越了机体适应范围,则出现疾病甚至死亡。

现代流行病学研究说明,人类的疾病70%~90%与环境有关。随着工业化的发展,环境污染的加重和人类社会生活习惯的改变,疾病的构成也在改变。突出的是传染病下降,与环境有关的疾病如肿瘤、心血管病、脑血管病增多,且死因顺位提前。这类疾病的病因虽然大部分尚未搞清,但与发病有关的危险因素是十分肯定的。在美国,与环境有关的疾病引起的病死率在美国已占总病死率的90%以上。据估计美国每年死于职业病者约10万人。当今的"环境病"如此广泛,可以说身体的各大系统几乎都发生了"环境病"。我国的疾病构成的改变也有类似的趋势。

与环境有关的疾病有两类,一类是公害病,另一类是生物地球化学性疾病。很早以前,人们就发现某些疾病有明显的地理分布,人们推测和证明产生这些疾病的原因,是由于岩石、土壤植物、水、大气等自然地理因素中,发生了地球化学异常的结果,因此,一般称这些疾病为地方病或生物地球化学性疾病。它们是由于地理环境中某些微量元素的缺乏或过剩而引起,具有明显的区域特征。如缺碘引起的地方性甲状腺肿和克汀病;缺氟和氟过剩引起的龋齿和氟骨症。许多资料表明,克山病和大骨节病与化学地理环境有密切关系。

现代社会环境污染越来越重,近二十多年的研究表明,对人类健康有害的环境问题越来越广,而且愈来愈严重。它们不仅是空气、水、土壤和食物受到污染的问题,更应包括与温室效应有关的气候变化,平流臭氧层耗减、土壤退化和表土层的流失,地下水耗竭、遗传和生态系统多样性的减少,以及水和土壤的酸化等。环境污染对人体的影响特点是多因子、多介质、低剂量长期作用。环境的健康效应是十分复杂的,环境中物理、化学、生物因素的改变,都可以对健康产生影响。

三、环境污染特点

1. 大气污染 大气污染物的种类很多,其中主要有 SO_2、氮氧化物、CO、光化学烟雾、颗粒物质、氯、铅等。

SO_2是大气中最常见的污染物,是一种无色、具有刺激性的气体,属中等毒性物质。它对人体健康的影响主要是刺激眼和鼻腔黏膜,它与水结合成亚硫酸,有腐蚀性。由于SO_2易溶于水,吸收后大部分被鼻腔和上呼吸道黏膜的富水性黏液所吸收,因而它主要作用于上呼吸道,在上呼吸道的平滑肌内有末梢神经感受器,受到SO_2的刺激后会引起平滑肌反射性收缩,使气管和支气管的管腔缩小,气道阻力增加。

氮氧化物是大气中常见污染物,通常是指NO和NO_2,氮氧化物能刺激呼吸器官,引起急性和慢性毒作用,影响和危害人体健康。

CO是由于碳物质不完全燃烧而产生的一种有毒气体。无色、无臭、无味、无刺激性。吸入时不为人们所察觉,是室内外空气中常见污染物。它对人的主要危害是引起组织缺氧导致急性和慢性中毒甚至死亡。

光化学烟雾是以汽油作为动力燃料后出现的一种新型大气污染。它是大气中存在的烃类和氮氧化物等污染物在强烈日光作用下,经过一系列的光化学反应而生成的二次污染物,蓄积于大气中而形成一种浅蓝色烟雾。烟雾具有特殊的气味,有强氧化性,易引起橡胶老化、树叶变黄,对眼睛和呼吸道具有强烈的刺激作用,大气能见度降低,这种光化学烟雾多发生在夏秋季晴天。

颗粒物质是大气中的主要污染物,颗粒物进入呼吸道后,由于粒径不同,故沉积部位不同。颗粒物本身含有多种有毒有害物质,又是其他污染物的载体,所以颗粒物对人的危害是多方面的,如雾霾。有的可呈全身中毒,有的仅出现局部刺激症状,颗粒物降落在皮肤上或眼内,可引起皮脂腺或汗腺阻塞,导致皮肤炎、结膜炎等发病率增加。

氯是工业上重要原料,用途广泛,氯气是一种黄绿色有毒气体,具有强烈的刺激性,可以引起局部平滑肌痉挛,加剧通气障碍,导致缺O_2而使心肌损害。氯气除对局部有刺激作用外,对全身亦有影响,可损害中枢神经系统,引起自主神经系统紊乱出现血压偏低、窦性心动过缓和心律不齐等。

随着交通事业发展,汽车车辆日益增多,铅对大气的污染日益严重,铅是一种具有生物毒性的重金属,它主要作用于制血系统、神经系统而引起急性和慢性中毒。

2. 水和土壤污染

(1) 水污染:随着经济的发展,人们生活水平的提高以及大城市和工矿区的不断形成与扩大,生活污水和工业废水的排放量正在与日俱增,而污水处理措施和手段又往往跟不上形势的发展,这就造成了愈来愈严重的水污染。水污染的来源主要有工业废水、生活污水、医院污水、农田水的径流和渗透、废物的堆放、淹埋和倾倒及船舶废水和油轮失事引起的大面积油污染。进入水体的污染物大致可分为物理性污染物、化学性污染物和生物性污染物。

物理性污染物有非溶解性悬浮物、热污染和放射性污染等。非溶解性悬浮物可增加介水传染病传播和流行的危险性,水中的病原体如细菌、病毒等可吸附在固体悬浮物的表面。当用此种水体作饮水水源时,如饮用水的净化措施欠佳,不能将它们去除,则将严重影响消毒效果,从而增加介水传染病传播和暴发流行的危险性。热污染主要来自蒸汽发电厂大量的冷却水排放,刚排出的冷却水的温度有时可高达40℃,可使鱼类大量死亡。水体中的放射物质可分为天然和人工两类。水体遭受了放射性物质污染后,对人体的危害是多种多样的。人体接触了含放射性物质的水可引起外照射,当放射性物质随饮水或食物进入人体后可产生内照射,其结果是引发一些相关的疾病并使人群肿瘤发生率增加。

随着现代科学技术的发展,各种化学物质已越来越多地进入了人们的生产和生活环境,据专家们测算,进入环境的化学品约10万种,其中有毒化学品约1万种、通过各种途径进入水体的化学物质在2200种以上。水体的化学性污染可分为有机性和无机性污染两种。

有机物污染主要来自化工、石化、造纸、食品和纺织等工业部门排放的高浓度有机废水以及大量未经处理的城市污水。两者约占水体有机性污染物来源的70%左右。另外,雨水还可将大气中的有机污染物,垃圾中的有机物带入水体。水中较为重要的有机污染物主要有酚类化合物、苯类化合物、卤烃类化合物以及各种油类。此外比较常见的还有苯并芘、丙烯酰胺等。酚是一种促癌剂。苯可引起慢性中毒,破坏骨髓造血功能,引起造血功能障碍,出现再生不良性贫血和血小板减少症。卤烃类化合物对人体具有直接和潜在的毒性、许多卤烃类物质都被确认为致突变和致癌物。各种油类由于比重比较小,不能与水混溶,所以受油污染的水体表面往往形成一层薄的油膜,阻止了空气中的氧气进入水体,水体中的鱼类等生物因缺氧而死亡。苯并芘等多环芳烃可引起急性中毒,长期接触导致肝肾损害。

无机性污染物,主要来源于工矿企业的废水和生活污水。水体中的微量金属还可来源于岩石的化学风化和土壤的沥滤。另外,在水的处理、运输过程中,也可人为地增加或降低原水中的一些金属物质的含量。水体中无机物的种类很多,主要有砷、硼、银、锡、钡、铜、氰化物、磷和氮等。砷广泛存在于自然界,可经消化道吸收。人体长期摄入被砷污染的饮水和食物后可以引起严重中毒,引起血管通透性增加,毛细血管麻痹,使组织细胞营养缺乏。水体中银污染的主要来源是照相废水、采矿及冶炼废水，人体长期摄入含银高的水可引起慢性中毒，表现为皮肤、黏膜及眼出现一种难看的蓝灰色色素沉着。称为"银质沉着症"，锡在工业上用途广泛，人体长期饮用含锡量高的水可经引起肝、肾、骨的慢性损害。此外锡还可影响肠、肝、脑等组织中钙的代谢。钡污染主要来自玻璃、油漆、橡胶、搪瓷、杀虫剂及灭鼠剂的生产和使用过程中，急性钡中毒时对肌肉有很强的刺激作用，其中包括心肌及胃肠道的膀胱的平滑肌。钡还可引起神经传导阻滞。铜对水源的污染主要来源于纺织业、基础化工、汽车及配件等生产部门排放的废水。铜是胃肠道刺激剂，具有较高的毒性。氰化物在工业上应用很广，是常见的水体污染之一，主要来自炼焦、电镀、选矿、染料、医药和塑料等工业废水。长期饮用含氰化物高的水，可出现头痛、头晕、心悸等神经细胞退行性变的症状。

天然水体遭受生物性污染的范围很广，水中病原体污染主要来自人畜粪便，其次为生活污水、医院以及屠宰、畜牧、制革、生物制品、制药、酿造和食品工业的废水。水中的病原体可分为致病细菌、致病病毒和寄生虫三大类。

（2）土壤污染：土壤受废弃物排放，污染水灌溉、废气沉降和农药施用的污染。有害物质长年盘踞在土壤中，不断地迁移到相邻环境介质中，通过空气、水和植物对人体健康产生危害。土壤污染的重要来源为工业污染，粪污染和农药残留。另外交通运输对土壤也产生污染。土壤污染物的种类主要有工业弃物、人畜粪便、农药及汽车尾气等。

工业废弃物往往造成严重的地区性土壤污染，其污染途径有工业废渣的排放的堆积、废水的灌溉和渗漏、废气中的颗粒物的沉降、砷及其产品的漏失等。随工业废弃物进入土壤的物质多种多样，主要有害物质为重金属、致癌物和一些有机化合物。

人畜粪便中含有大量的致病微生物和寄生虫卵，当人们与污染的土壤直接接触时，即可受到病原体的污染。若食用被病原体污染的蔬菜、瓜果等则间接地受到感染。当污染土壤经过雨水冲刷，又可能污染饮用水源。此外，土壤受到粪便污染后，有机物在土壤中腐败分解产生恶臭气体，同时招致苍蝇孳生，鼠类繁殖，严重地恶化了居民区的环境条件，为传染病的传播流行创造了有利条件。

在环境里土壤是富集农药数量最大的场所，并且从土壤迁移到相邻环境介质，参与生态系统的物质循环，对人体健康产生影响。危害较大的农药主要是有机磷农药和含铅、砷、汞等重金属制剂。有机磷不但对神经和实质性脏器有毒性，而且对酶系，内分泌系统和免疫反应均有影响。

随着以内燃机为动力的车辆运输越来越频繁，使交通干线两侧200～300m范围内的土壤受到铅和苯并芘的严重污染。

四、环境保护

我国作为一个人口众多、人均资源贫乏的大国，环境保护是我国的一项基本国策。除了在《宪法》中对环境保护问题做了明确规定外，还先后制定和实施了《环境保护法》《森林法》《海洋环境保护法》《大气污染防治法》《水污染防治法》《野生动物保护法》等一系列专门法律和法规。此外，还制订了经济建设、城乡建设、环境建设同步发展的战略方针和"以强化管理为主，以管促治""预防为主，防治结合""谁污染，谁治理"等一系列方针政策。

（一）制定环保措施

1. 加强环境保护知识教育，增强保护环境的意识。

2. 制定并完善与环境保护有关的配套的法规。

3. 规划措施、城镇乡村建设要有长远规划，把住宅区与工业区分开，对可能产生"三废"的工矿企业安排在主导风向下风侧和水源的下游，并与居住区保持一定距离。一切新建、扩建和改建的企业，防治污染的项目必须与主体工程同时设计、同时施工、同时投产。

4. 综合利用，化害为利，废物回收利用。

5. 改革工艺过程。可采用无污染或低污染的原材料和能源，采用闭路循环工艺流程，并防止"跑、冒、漏、滴"的发生等措施、以消除和减少污染物的排出。

6. 防止农药污染环境。合理使用农药，减少农药残留，就大力推广高效低毒的农药，限制使用某些毒性大，残留期长的农药，施用农药要严格按照规定，控制使用范围，执行一定间隔期，控制用量，以减少农药在作物上的残留量。对于有致癌的农药，则应绝对禁止使用。要提倡综合防治，即将化学农药、生物防治和物理防治方法等配合起来,联合或交替使用,既能减少化学农药的用量,又能更有效地防治病虫害。

7. 预防生活性污染。生活性污染物(主要是粪便、垃圾、污水)中含有丰富的肥效成分,是生产上的有机肥料,但其中含有大量的有机物、致病菌和寄生虫卵,如未加处理和管理会成为苍蝇等病媒昆虫的孳生地,并能造成肠道传染病和寄生虫病的流行,危害人民的健康。预防生活性污染要结合城乡爱国卫生运动,搞好两管(管水、管粪)五改(改良水井、厕所、畜圈、炉灶和环境)的工作。

8. 防止噪声污染。一般噪声级为 30~40dB 是比较安静的环境,超过 45~50dB 的噪声就会影响睡眠和休息。长期生活或工作在 85~90dB 以上的噪声环境中,会损伤听力,还可以诱发其他疾病(神经衰弱、高血压、消化性溃疡等),防止城市噪声的主要措施有几个方面。

(1) 控制和消除声源是降低噪声的根本措施。通过工艺效果,以无声、低声代替高声设备的工艺,机动车辆改用低音喇叭,规定在居民住宅区、医院、学校等地段禁止按喇叭。

(2) 采用吸声、消声、隔声和减振措施。

(3) 合理进行城市工厂规划和厂房设计与布局,减少噪声区(车间)与非噪声区的交叉、混杂,建立合理的防护地带。

(4) 贯彻执行城市区域环境噪声标准。各地区可根据本地环境现状和发展要求,制定该地区环境噪声标准。

(二) 发挥社区护士在环境保护中的作用

社区护士在环境保护中的作用有两个方面:一方面是评估社区中的各种环境因素,发现存在的问题;另一方面是在力所能及的范围内尽最大努力来改善环境,保护环境。社区护士对社区环境进行评估的内容应包括:

1. 社区内居民的环境知识的掌握状况和环境保护的意识。

2. 社区内居民的居住环境,有无工业"三废"和噪声的污染,生活垃圾的处理情况如何,有无堆积、臭味、异味。住宅的卫生和安全状况如何。

3. 社区居民的饮水是否达到卫生标准。

4. 社区内的工矿企业的"三废"的处理排放情况如何,是否有超标排放。

5. 社区内医院污水及垃圾的处理情况。

6. 社区内的文化娱乐的情况,是否存在非法的娱乐场,社会治安是否稳定等。

7. 社区内的街道状况,各地下管道、线路的铺设是否合理,路面的铺设状况是否良好,街道的绿化是否达标。

8. 社区内学校的环境,各项设施是否处于良好的状态。

9. 如果是农村则应评估该区域的土壤情况,是否达到土壤的卫生标准。

社区护士对环境的卫生状况进行评估后应分析该社区的各项环境因素是否符合卫生标准,如不符合则应分析原因,并与当地的环境保护机构取得联系,对环境因素造成的健康威胁采取预防措施,参加研究和提供措施,以早期预防各种有害于环境的因素,研究如何改善生活和工作条件,同时教育个人、家庭及社会集体对环境资源如何保护,对社区居民进行宣传教育,帮助居民提高环境保护知识,增强环境保护意识。环境保护已是全球性的问题,不是某个国家或个人能解决的,而是要提高全民的环境保护意识,人人参与、共同保护环境。

第四章

家庭健康护理

第一节 概 述

(一) 家庭的概念
家庭是以婚姻和血缘为纽带的社会生活组织形式,是社会的基本单位。从护理学观点来看,家庭是个开放、发展的社会系统。

(二) 家庭的特点
1. 两人或两人以上组成,一人不能称其为家。
2. 婚姻关系是家庭的基础。
3. 家庭关系比其他社会团体更强调感情联系。
4. 家庭成员有一定的权利和义务,受法律的保护。

(三) 家庭的分类
1. 核心家庭(nuclear family) 由父母及其未婚子女组成的家庭形式。只有夫妇而无孩子的家庭也属于此类型。特点是人口少,结构简单,关系较稳定。
2. 扩展型家庭(extended family) 由父母、已婚子女及第三代人组成的家庭形式。是我国传统的家庭形式。
3. 联合家庭(extended kin network) 由核心家庭及其较近的亲属组成,如叔叔、姨妈等。特点是关系复杂,人口多,问题多。
4. 其他类型 单亲家庭(single-parent family)由单身的父母及其子女组成的家庭形式;重组家庭指一方或双方有婚姻史,并且有一个或以上的来自前次婚姻的子女。特点:问题偏多,如经济困难、缺乏照顾、孤独等。

第二节 家庭生活周期

(一) 家庭生活周期的概念及模式
家庭也像个体一样,有其发生、发展和结束的过程。家庭生活周期(family life cycle)指家庭产生和发展的整个过程。理论家Duvall以核心家庭为代表将家庭生活周期分为8个阶段(如表7-4-1所示),他认为每个阶段家庭都有其特定的角色和责任,需要家庭妥善处理,否则可能成为家庭中发展危机,而影响家庭成员的健康。Duvall的理论为研究家庭生活周期提供一个周密、逻辑的方法。家庭护士可了解家庭的发展阶段,鉴别正常和异常的家庭发展状态,预测和识别在特定阶段可能出现或已出现的问题,及时提供健康教育或健康咨询,预防家庭危机的产生。此理论的缺点是不能完全代表所有的家庭,并非每个家庭都会经历这8个阶段。

表7-4-1 Duvall的家庭生活周期模式

阶段	发展任务
夫妇结合 (无孩子)	夫妇双方适应、沟通 性生活协调、计划生育
生育孩子 (第1个孩子介于0~30个月)	适应父母角色 有经济和照顾幼儿的压力
有学龄前儿童 (30个月~6岁)	抚育孩子,儿童心理发展
有学龄儿童 (6~13岁)	儿童身心发展,使孩子社会化
有青少年 (13~20岁)	青少年的教育与沟通 青少年与异性交往,性教育

续表

阶段	发展任务
年青人社会自立 (最大到最小的孩子离家)	家庭继续为孩子提供支持 父母逐渐感到孤独
中年父母(空巢期) (孩子离家至父母退休)	巩固婚姻关系 计划退休后生活
老年家庭成员 (退休至死亡)	经济及生活依赖性增加 面临衰老、疾病、丧偶、死亡

(二)家庭的结构

家庭结构(family structure)指家庭的组成及成员之间的相互关系,分外部结构和内部结构。家庭外部结构指家庭人口组成。家庭内部结构指家庭成员之间的互动关系,包括角色关系、价值系统、交流方式、权力结构,这四个方面密切相关,相互影响。

1. 角色关系 角色指个体在一定社会位置中所期盼的行为,具体说是一种职能,一种对每个处在这个位置的人所期待的、符合规范的行为模式。如母亲的角色是照顾小孩、教育孩子、做家务,如果因为其他原因没有做到,就会被认为是一个"不称职的母亲"。角色分正式角色和非正式角色,前者指家庭角色结构包含的角色,如丈夫(父亲)、妻子(母亲)等,后者指表面不明显,主要是为了满足个体成员感情需求或维持家庭功能而扮演的角色如领导者、鼓励者、娱乐者、协调者等。家庭存在的角色问题常有角色紧张、角色冲突等。

2. 价值系统 指家庭成员在共同文化背景下一起形成的意识或潜意识的对事物所持的思想、态度和信念。价值系统是家庭判断是非的标准、对事物的价值所持的态度,影响家庭对健康问题或其他压力源所采取的应对方式。如家庭重视健康在日常生活中就会采取预防保健措施,而不是只在出现急性问题后再寻找健康服务。

3. 交流方式 交流是家庭成员间相互交换意见、情感、思想的过程,是维持家庭系统稳定的必要手段。有效交流是指信息发出者想要发出的信息通过清楚的传递渠道,被信息接收者理解和接收。家庭有效交流的特点是交流清楚、表里一致、有感情交流、坦诚、开放,允许每个人表达自己的观点和感想。这样的交流有助于解决家庭问题,有利于成员之间建立亲密的联系,增加家庭的向心力。无效交流指信息不能很好地传递,被误解、或传递有障碍。家庭无效交流表现为自我为中心,不为别人着想,封闭式交流,强求一致,含蓄等。无效交流不利于家庭问题的解决,也不利于家庭成员的发展。

4. 权力结构 权力指家庭成员影响、控制、改变其他成员的现存和潜在的能力,包括影响、支配、决策三个方面。家庭权力结构影响家庭在经济、社会交往、孩子抚养等方面的决策。护士需了解家庭中有关卫生保健的决策者。Friedman 将家庭权力类型分为 5 类:混乱家庭指家庭中缺乏有效的决策者;权力共享和独自决策指家庭成员共同协商决策或独自决策;轻度、中度支配权;有支配或顺从的倾向,但多数决策是通过尊重和协商达成;高度支配权指家庭完全由一人支配,没有协商的余地。

第三节　家庭的功能与健康

一、家庭的功能

家庭的功能指家庭对人类的功用和效能,或者是家庭对人类生存和社会发展所起的作用。

(一)情感功能

情感功能(affective function):情感是形成和维持家庭的重要基础。家庭必须满足其成员的社会情感需求。个体的个性心理形成和发展,归属感的建立,爱的培植和表现,安全感等都离不开家庭。

(二)社会化功能

社会化功能(socialization function):社会化指个体通过社会交往和学习社会角色而产生改变和发展的过程。家庭是孩子最初社会化的场所,是家庭把孩子从单纯的生物体变成一个社会的人。幼儿园、学校及附近的社会环境也参与了社会化功能。孩子从亲近的人中学会语言、承担社会角色、社会道德标准。家庭向孩子灌输道德观和自我约束的观念。孩子在家庭影响下形成有关健康的概念、态度、行为,如母亲通常教孩子养成卫生行为、自我照顾的技巧。良好的父母行为是对孩子以鼓励为主,相反则以惩罚为主。

(三)生育功能

家庭是生育子女、繁衍后代的基本单位。通过家庭这一功能,人类种族和社会才能延续和生存。

（四）抚养和赡养功能

抚养指父母对未成年子女的供养，以及夫妻之间的相互供养和帮助。此功能也是延续人类社会所必须的。

（五）经济功能

家庭提供和分配物质资源以满足其成员对食物、衣服、住所、教育和卫生保健等的需要。

（六）卫生保健功能

指维护家庭成员健康的功能，特别是为年幼、年老、体弱、有病或残疾的个体成员提供照顾和支持。作为家庭护士需关注这一家庭的功能。内容包括：有关健康与疾病的信仰、态度、知识；对家庭成员健康状态及易感疾病的认知；家庭饮食习惯；睡眠、休息习惯；活动与娱乐；用药情况；家庭自我照顾能力；家庭环境卫生状况；基本的医疗预防措施；家庭健康史；利用卫生资源情况等。

二、家庭与健康

（一）健康家庭的特征

健康的家庭是家庭成员身心健康的重要条件，健康的家庭具有以下特征。

1. 有良好的交流氛围　家庭成员间能彼此分享感觉、理想，相互关心，能使用语言和非语言交流方式促进相互间的了解，并能化解冲突。

2. 能增进家庭成员的发展　家庭给各成员有足够的自由空间和情感支持，使成员有成长的机会。各成员能够随着家庭的改变调整角色和任务的分配。

3. 能积极地面对矛盾和解决问题　家庭成员对家庭负责任，并能积极解决问题，遇有家庭解决不了的问题，不回避矛盾并能寻求外界资源帮助。

4. 有健康的居住环境和生活方式　能认识到家庭的安全、营养、运动、娱乐等对每位成员的重要性，并能合理安排。

5. 与社区保持联系　家庭不脱离社会，充分利用社区网络和社区资源满足家庭成员的需要。

（二）家庭对健康的影响

1. 家庭结构的破坏就会影响健康，其中以丧偶、离婚对健康的损害最大。离婚者不仅影响离婚夫妻双方的健康，也严重影响子女的身心健康。离婚者的子女容易出现心理问题和人格缺陷。

2. 家庭功能失调既影响物质生活也影响精神生活。家庭社会化功能失调可产生青少年心理问题，甚至青少年犯罪。卫生保健功能失调与营养性疾病、心血管疾病、传染性疾病等有明显的关系。

3. 家庭关系失调　家庭是一个具有密切感情接触、以感情为纽带的团体，是家庭成员休息、娱乐、寻求感情安慰的场所。家庭成员之间关系不融洽，不能相互支持，家庭反而成为烦恼的来源，会给每个成员的健康带来不利的影响。特别对于病人来说需要家庭成员在物质和精神上的支持和帮助。

第四节　家庭健康护理

一、社区护士的职责

家庭健康护理（family health nursing）指为了促进家庭系统及其成员达到最佳水平的健康而进行的护理实践活动。家庭护理结合两种观点进行开展：一是把家庭作为护理服务对象，二是把家庭作为是个体成员的环境。社区护士在家庭护理中具备以下职责。

（一）提供直接护理

指在家庭访视中执行的实际护理活动，包括：评估服务对象的健康问题，如体查；执行护理操作，如伤口换药；健康教育等。

（二）协调、合作服务

协调其他专业、跨专业的与服务对象护理有关的服务。

（三）介绍其他资源

社区资源指社区中存在的任何可利用的机构、组织、项目或服务等。护士必须对社区资源非常熟悉，才能发掘、动员各种资源服务于家庭。

（四）健康教育

在家庭中开展健康教育，不仅是为家庭提供信息，而且是帮助家庭成员如何有效地应用保健知识，以维持和促进家庭健康，如提高家庭自理能力、父母角色技巧、促进家庭有效交流等。

二、家庭访视

家庭访视（home visit）指为了促进和维持个体和家庭的健康而在服务对象的家里进行的有目的的交往活动。

（一）分类

根据访视的目的，将家庭访视分为以下几类。

1. 预防性家访　目的是预防疾病和健康促进,主要用于妇幼保健性家访和计划免疫。

2. 评估性家访　对家庭和个体的健康状态进行评估。

3. 连续照顾性家访　目的是为病人在家里提供连续性的照顾(定期),适用于慢性病人、康复病人、临终病人等。

4. 急诊性家访　处理病人临时问题或紧急情况。

(二) 家庭访视的优点和缺点

1. 优点　很多病人愿意在家里接受照顾,比医院更为方便;可观察病人家庭环境因素,如经济条件、住房、人际关系等;病人在熟悉的环境中更容易接受信息;有利于其他家庭成员参与照顾病人;有利于减少住院次数、缩短住院时间减少医疗费用。

2. 缺点　工作效率低,路途需要花费时间;护士难以控制家庭中的一些不利因素;过于密切的家访可造成人们的抵制或恐惧情绪;需要考虑护士的安全。

(三) 家庭访视的步骤

1. 访视前阶段　准备阶段:

(1) 仔细阅读家庭健康档案,包括健康史、健康问题、治疗方案、护理计划,特别注意服务对象所需的特殊护理措施,确定家访的目的,做好计划。

(2) 与家庭联系,核实访视的时间、确切地址、路径,并简要了解服务对象的状态。

(3) 根据家访目的和服务对象的情况准备用物放入护理包,如产后1周访视应准备婴儿体查用物、预防接种、母乳喂养宣教资料等。

(4) 安排访视路线,一般的原则是:先病情重后病情轻,先非感染后感染,一般个案的访视可根据交通路线安排。

(5) 在工作单位存留家庭访视的安排。

2. 访视阶段　实施阶段:

(1) 运用交流技巧与家庭建立良好的关系。见面时先谈论些轻松的话题,使双方放松,然后交代本次访视的目的。

(2) 根据护理计划实施护理措施,如健康评估、健康教育、护理措施等,注意保持护理包的清洁,将医疗垃圾用塑料袋包好,不能留在被访家庭中。

(3) 简要记录访视情况。

(4) 整理设备、洗手。

(5) 与家庭预约下次访视时间。

3. 访视后阶段　详细记录家访情况,评价护理计划,并与其他工作人员交流情况,如服务对象出现新的问题,超出护士的职责和能力范围内,则需为服务对象做转诊安排。转诊是指导或护送服务对象获得治疗、帮助、信息,或做决定。如糖尿病病人出现视力下降,介绍他去看眼科专家。

三、护理程序在家庭护理中的应用

在护理实践中,家庭护士不仅需要与单个家庭成员进行工作,而且需要结合整个家庭进行护理。这就意味着家庭护士必须在两个级别上使用护理程序:个体,家庭和家庭子系统,护理评估、护理诊断、计划、实施、评价的内容就会更为广泛和复杂。

(一) 家庭评估

1. 个体需求的评估　评估内容根据个体健康状况而有所差异,主要包括全面生理健康和心理状态评估,对特殊健康问题重点评估,如高血压病人应详细评估心血管功能。

2. 家庭子系统评估　家庭子系统如夫妻、父母与子女、兄弟姐妹、婆媳之间的关系应予评估,了解子系统成员间的相互作用、相互影响,对理解家庭的功能和可得到的支持非常重要。

3. 家庭单位评估

(1) 家庭基本资料:包括家庭户主名称、地址、电话,家庭类型,家庭成员的基本资料(姓名、性别、教育程度、职业、一般健康状态等),宗教信仰,社会阶层,家庭娱乐和休闲活动等。其中家庭成员基本资料可列表说明。

(2) 家庭内部结构:①交流方式:评估家庭有效交流和无效交流的范围;感情信息表达方式和存在范围;家庭交流网络特点;亲密交流范围;家庭和外界语言对交流的影响;②角色功能:评估家庭成员所扮演的正式和非正式角色;是否存在角色问题;家庭角色模式等;③权力结构:家庭决策程序;家庭权力类型;谁是家庭的主要决策者;④价值观:家庭认为重要的事物及其在家庭中的影响;有无价值冲突存在;价值观对家庭健康的影响。

(3) 家庭功能:①感情功能:评估家庭满足其成员对感情和理解需求的能力;是否能促进家庭成员心理发展而形成健康的个性;②抚育和赡

养功能:评估家庭抚育孩子和赡养老人的情况;家庭对孩子的重视情况;③卫生保健功能:评估家庭疾病预防、自理能力、家庭用药、日常饮食等。

(4) 家庭发展阶段:确定家庭所处的发展阶段;现阶段家庭的发展课题(任务)是什么;发展课题完成情况;有无发展危机等。

(5) 家庭的适应与应对:家庭压力指家庭中所发生的重大生活改变,包括家庭突发事件(失业、住所迁移)、家庭成员角色的改变、家庭成员道德的颓废、有家人患急病或重病等。家庭压力存在需要家庭进行适应与应对。评估家庭当前主要的压力源(长期、短期);家庭对压力源正确估价及做出应对决策的能力;家庭采用的有效和无效的应对策略(现在/过去)。

(6) 家庭资源:指家庭为了维持基本功能、应对压力事件或危机状态所必需的物质和精神上的支持,分家庭内资源和家庭外资源。①家庭内资源(FAMLIS):经济支持(financial support,F)指家庭为成员提供金钱和财物上的支持;精神支持(advocacy,A)指家人的关怀、精神慰藉和支持;医疗处理(medical management M)指家庭提供和安排医疗照顾;爱(love,L):关心与爱是家庭资源的基石;信息与教育(information and education,I):提供卫生保健的信息和建议;结构的支持(structure support,S):家庭住所、设施或角色分配的改变,以适应患病成员的需要。②家庭外资源(SCREEEM):社会资源(social resources,S):家庭以外的社会群体如亲朋好友、社会团体能提供的支持;文化资源(culture resources,C):戏剧、音乐等艺术欣赏及图书馆的利用等;宗教资源(religious resources,R):宗教资源、社会团体的支持;经济资源(economic resources,E):来自家庭以外的收入和资助;教育资源(education resources,E):可获得的正式和非正式教育机构的教育,以提高家庭成员的教育水平;环境资源(environmental resources,E):居所的环境;医疗资源(medical resources,M):医疗保健机构和服务网络的可接近性、易获得性和可利用度。

4. 家庭环境的评估 评估家庭物理环境包括:住房条件、卫生条件,邻居和邻近地区的特点,有无环境的污染存在及意外灾害的可能性;家庭社会环境评估家庭与重要社区资源、人、机构的关系,了解家庭可利用的社区资源;家庭所在地区的社会稳定性等。

(二) 确认家庭的需求

家庭的需求涉及多个层次:个体成员的需求、家庭子系统的需求、家庭单位的需求,以及家庭环境的需求。

根据评估资料进行分析,个体成员的健康问题可用北美护理诊断协会(NANDA)的标准做出护理诊断。NANDA 的诊断标准中有关家庭的护理诊断有:家庭功能的改变,家庭应对无效。这些诊断不能充分反映家庭单位的需求,还可从以下方面考虑:①家庭应对正常的生长和发展,如生小孩、小孩上学等;②家庭应对疾病与丧失,如丧失亲人、丧失工作;③家庭应对外界压力;④家庭缺乏资源和支持;⑤家庭组织紊乱。对于家庭子系统即家庭人际关系的护理诊断,常用的有:母乳喂养无效,父母作用的改变,夫妻性生活障碍;社会交往障碍等。

家庭的环境问题主要是有关资源和物理环境存在的问题,如收入、住所卫生状况、住所、邻近环境等,每个方面可能有现存或潜在的问题,而有健康促进的机会。

当家庭健康问题确定,需要设立优先问题。通常对生命安全有威胁的事情就是最优先的,家庭认为最重点的问题也需优先考虑。一旦护士与家庭一致认定了家庭的需求时,护理计划就可制定了。

(三) 护理计划

1. 计划的内容 包括:①设立目标,分长期目标和短期目标;②寻找资源;③确定可运用的护理方法;④选择护理措施。

2. 制订护理计划的原则 ①相互性:护理计划需要有家庭的参与,在确定家庭的需求、目标的设立、护理措施的选择以及结果的评价都必须有护士-家庭的相互交往、共同参与;②独特性:护理计划根据不同家庭的结构、资源、对问题的认知不同而具有不同的特点。许多家庭尽管有相同的问题,但需要的护理干预不尽相同;③设立的目标要符合实际,由于时间、资源和家庭功能的限制,不可能把家庭所有的问题都解决;④结合家庭价值观和卫生保健信念,护理计划才有可能成功实施;⑤与其他卫生保健人员合作,护士必须与社区其他专业人员合作才能更好为家庭服务。

(四) 护理措施

1. 帮助家庭应对疾病与丧失 当家庭经受压力时,护士承担家庭支持者的角色,为他们提供感情的支持。在压力源最初出现时，帮助家庭正确认识危机是很有帮助的。如果家庭选用的应对方法没有效或对整个家庭的健康不利时，护士可帮助家庭发现或选用其他的方法。

2. 教育和指导家庭经受发展中的改变　当家庭遇到发展中的需求时，护士的角色主要是教育。为家庭提供有关正常生长、发展和适应的知识信息，能够预防潜在的健康问题，帮助家庭处理现存问题。为了有效地为家庭提供教育，护士需先评估家庭成员的有关知识水平，取得他们的合作。在教学时因人而异、因地制宜，选择合适的时间和方法，并在每个阶段应及时评价教学效果。

3. 帮助家庭认识影响健康的环境问题　环境中有许多因素威胁着健康。空气、水、食物、住所、学校、工作场所等的污染危害家庭成员的健康。社会环境中的犯罪、暴力、吸毒等也使家庭处于不安全的形势中。监督、检测和改变环境中的有害因素是帮助家庭维持健康的方法。护士可向家庭提供健康教育，帮助家庭意识到环境中的危害因素，学会应对它们的措施。护士还可通过提供有关信息资料来影响卫生保健决策和参与制定卫生政策的立法和执行过程。

4. 为家庭联系所需的资源　为缺乏必要资源的家庭发现和获得所需的资源是社区护士的职责之一。为家庭联系资源时，一是要弄清资源是否可靠，二是要求家庭对可提供的资源有切合实际的期盼。家庭资源可以是有形的和无形的，前者如钱财、设施，后者如情感支持等。护士在帮助家庭获得资源时需了解家庭可能所需的资源，然后发现一、两种最有帮助的资源。护士有时要善于发现可利用的家庭内部资源，例如家庭正着急寻找一位可照顾病人的人，却忽略了有一家庭成员可以做照顾工作。护士需鼓励家庭尝试使用内部资源的新方法。封闭式家庭通常喜欢依靠自己的力量处理问题，在帮助他们接受外在资源时需了解他们的特点，采取他们可接受的方法提供帮助。

（五）评价

1. 评价的方法　包括过程性评价和终末性评价。过程性评价指评价发生在护士-家庭交往过程中，可用于护理问题出现时指导有关目标、护理活动和重点需求的修改，有利于护士和家庭有效地修改护理计划，如每次家访结束时向家庭收集反馈信息。终末性评价指评价发生在护士-家庭关系的终末阶段，用于总结对家庭的护理干预效果，了解目标完成的程度和家庭是否存在继续干预的需求，如在护士-家庭关系结束时的总结会议。终末性评价也可使护士知道工作的有效性，并为将来与其他家庭开展工作提供经验和建议。

2. 评价的内容　评价时主要根据预期目标进行评价。在制订护理计划时预期目标如已清楚陈述并设立标准，那么判断目标是否达到就非常容易。目标有长期目标和短期目标，在长期目标未达到之前应对短期目标进行评价。评价的方面可包括：对家庭病人的护理效果检查、对家庭其他个体护理效果检查、对家庭子系统护理效果检查、家庭单位护理效果检查家庭环境干预效果检查以及护理工作检查。

3. 评价的结果　虽然评价是护理程序的最后一个步骤，但它在每一个步骤中都是必不可少的。评价可帮助护士修改护理计划，提高护理质量。评价有三个可能的结果：①修改，根据评价的结果对护理计划进行修改；②继续，评价显示制定和实施的计划有效或可能有效，需要继续实施；③问题解决，家庭需求得到满足，停止护理计划。

（冯　辉）

第五章

社区儿童及青少年保健与护理

第一节 概 述

一、社区儿童和青少年保健的重要性

儿童和青少年是世界的未来,母婴安全是社会发展水平的标志,并受到全人类的共同关注。儿童和青少年作为家庭和社会的核心组成部分,其健康水平和健康意识对整个国家的民族素质和卫生水平产生直接影响,因此,在19世纪末20世纪初,以关注妇女和儿童两个脆弱人群的母婴保健被纳入公共卫生的重要内容。首先,儿童和青少年是需要社会关照的特殊群体,儿童和青少年要经历新生儿期、婴幼儿期、学龄前期、学龄期及青春期的生长发育才能进入到成年阶段,由于妇女和儿童处于不同时期,从生理特点、健康状况到生存方式,都需要有与普通成人不同的健康需求,她们是一支脆弱的群体,需要社会特殊的关照。其次,儿童的健康则直接决定了一个国家未来的综合素质,因此,加强妇女儿童保健是对发展生产力最重要的投资,并关系到综合国力的提高。

二、社区妇女儿童保健的内涵及相关的政策与法规

社区儿童和青少年保健是针对儿童和青少年不同阶段的生理、心理特点及保健需求,以预防为主,以保健为中心,以维护儿童和青少年的身心健康和促进母婴安全为目标,以群体为对象,针对儿童和青少年在不同阶段存在的健康问题,提供良好的健康教育和健康服务,以提高儿童和青少年的健康水平。

我国的儿童和青少年保健法制建设得到了党和国家的一贯重视,1949年第一届政治协商会议通过的《共同纲领》第48条规定:"注意保护母亲、婴儿和儿童的健康"。1994年第八届全国人民代表大会常务委员会第十次会议通过了《中华人民共和国母婴保健法》,1995年正式实施。该法律的颁布旨在保障母亲和婴儿健康,提高出生人口素质,是我国贯彻《儿童权利公约》保护儿童权利的重大举措和后续行动。2001年国务院颁布了《中国儿童发展纲要(2001-2010)》,从儿童健康、教育、法律保护和环境四个领域提出了儿童发展的主要目标和策略措施。该纲要指出,坚持"儿童优先"原则,保障儿童生存、发展、受保护和参与的权利,提高儿童整体素质,促进儿童身心健康发展。儿童健康的主要指标达到发展中国家的先进水平,儿童教育在基本普及九年义务教育的基础上,大中城市和经济发达地区有步骤地普及高中阶段教育,逐步完善保护儿童的法律法规体系,依法保障儿童权益,优化儿童成长环境,使困境儿童受到特殊保护。该纲要的实施使我国儿童生存、保护、发展的环境和条件得到明显改善。而《中国儿童发展纲要(2011-2020)》除坚持"儿童优先"原则外,更强调保障儿童利益最大化、确保所有儿童享有平等的权利和机会,以及鼓励儿童参与家庭、文化和社会,为儿童创造更好的生存和发展环境。

第二节 社区儿童及青少年生长发育的特点和健康管理

一、新生儿期生长发育特点和健康管理

新生儿期是指从胎儿娩出脐带结扎至出生后28

天,是从完全依赖母体生活的宫内环境到宫外环境生活的过渡时期。新生儿各个系统器官尚未发育完善,对外界环境适应性差,免疫功能低下,易患各种疾病,且病情变化快,所以新生儿期是儿童发病率、病死率最高的时期。新生儿期死亡人数占婴儿期死亡总人数的60%~70%,而出生后7天内死亡者,又占新生儿期死亡总数的70%左右。因此,加强社区新生儿保健,定期进行家庭访视,具有重要意义。

(一) 新生儿期健康管理

1. 新生儿家庭访视　社区护士在新生儿出院后,根据"出生报告制"合理安排时间,及时进行家庭访视,并建立新生儿健康管理卡和预防接种卡。社区护士对新生儿进行3次家庭访视,在新生儿出院后3天内进行初次访视;第2次访视在新生儿出生后2周,第三次访视在出生后第4周。每次访视,要详细填写访视记录,评估新生儿的健康状况,并对家长进行健康指导。

2. 新生儿健康状况评估　了解围产期情况、新生儿出生情况、预防接种情况,在开展新生儿疾病筛查的地区了解新生儿疾病筛查情况等。观察家居环境,重点询问喂养、睡眠、大小便情况。观察精神、面色、呼吸、皮肤、五官、黄疸、脐部情况、外生殖器、臀部等。进行体格检查,为新生儿测量体温、身长、体重等。

3. 建立《0~6岁儿童保健手册》。

4. 异常新生儿的管理　对于低出生体重、早产、双多胎或有出生缺陷的新生儿根据实际情况增加访视次数。对体温超过38.5℃或物理降温4小时无效,或者体温低于35℃或不吃奶、呼吸频率过快(超过60次或出现呼吸暂停)、瞳孔发白、怀疑先天性白内障、眼睛分泌物过多、婴儿对声音无反应等要给予转诊。

(二) 新生儿满月健康管理

新生儿满28天后,指导家长利用乙肝疫苗第二针接种的时机,带新生儿在乡镇卫生院、社区卫生服务中心进行随访。重点询问和观察新生儿的喂养、睡眠、大小便、黄疸等情况,对其进行体重、身长测量、体格检查和发育评估。

(三) 新生儿期保健的指导

通过家庭访视,社区护士应全面评估新生儿生长发育及喂养情况,根据新生儿期的保健要求并结合新生儿的实际情况,为家长提供以下保健指导。

1. 喂养　新生儿期的食物以乳类为主,可以有三种喂养方式:母乳喂养、人工喂养和混合喂养。根据产妇和新生儿的实际情况,建议产妇选择合理的喂养方式。

(1) 母乳喂养:母乳是新生儿最理想的食品。母乳喂养是最自然、最合理的喂养方式,若母亲和婴儿无禁忌证,应鼓励母乳喂养。

(2) 人工喂养:母亲由于各种原因不能喂哺新生儿时,可选用动物乳如牛、羊乳或其他代乳品喂养,称为人工喂养。人工喂养虽不如母乳喂养优质、经济、方便、卫生,但如果能选择优质乳品,合理调配,注意消毒,也能满足新生儿的营养需求,保证新生儿正常的生长发育。目前常用的人工喂养方法有牛乳喂养、配方乳喂养和羊乳喂养。

人工喂养的注意事项:①一般人工喂养每3~4小时1次,在新生儿期每日喂6~8次,每次喂养的量从50ml逐渐增加到120ml。②人工喂养的乳品的量和浓度应根据小儿的月龄和体重计算,按小儿的食欲调整,避免过稀、过少或过浓、过多。③选择容易清洗的奶瓶,奶头软硬适中,奶头孔的大小根据小儿的吸吮能力而定。④调配好的奶可先滴一滴在手腕内侧,温度适宜再喂养新生儿。⑤喂奶时将奶瓶倾斜保持奶汁充满奶嘴,以免小儿吞入大量空气。⑥每次喂养完毕,及时清洗奶瓶和奶嘴,每天将用具煮沸5~10分钟进行消毒。

(3) 混合喂养:在母乳不足或各种原因不能全部以母乳喂养时,需用部分牛乳、配方乳、羊乳或其他代乳品喂养婴儿称为混合喂养。有两种添加方法:①补授法:因为母乳不足需要添加一定量的牛乳或代乳品以满足小儿需要。采用补授法时应先给予母乳喂养,再添加乳品或代乳品,避免吸吮刺激减少而使乳汁分泌骤减。②代授法:由于母亲各种原因不能给小儿母乳喂养,因此在一天内有数次完全以牛乳或代乳品代替母乳喂养。采用代授法的母亲在无法哺乳期间仍要将乳汁挤出,并保证母乳喂养次数每天不少于3次,以免乳汁分泌减少。

2. 日常保健指导

(1) 居住环境:社区护士通过评估新生儿的居住环境,指导家长使新生儿居住环境应保持适宜的温度,大约在22~24℃,湿度保持在50%左右。寒冷季节要注意保暖,使新生儿体温维持在36~37℃。并注意开窗通风,避免长时间使用空调。寒冷季节教会家长正确使用热水袋或其他保暖用品,防止烫伤。

(2) 衣着:新生儿的衣服应式样简单,采用柔软的棉布制作,不用纽扣。尽量宽松易于穿脱,并使新生儿有自由活动的空间。

(3) 臀部护理:新生儿由于小便次数较多,如果不注意及时更换和臀部护理,特别是一次性尿布的频繁使用,容易发生尿布疹。指导家长在白天尽量使用棉质尿布,并及时更换,大小便后及沐浴后,涂护臀膏。在保暖措施得当的条件下,让新生儿每天晒屁股1~2次,每次10分钟左右,以预防尿布疹的发生。

(4) 沐浴及抚触:指导家长婴儿沐浴的方法及注意事项,调节好室温和水温,浴室温度控制在25~28℃,水温控制在38~40℃,可以手腕内侧来测试温度。沐浴后可指导家长为新生儿进行抚触,不仅可以促进婴儿的生长发育,而且有利于增进母子感情。

二、婴幼儿期生长发育特点和健康管理

婴幼儿期是指出生后28天~3周岁,其中,婴儿期是从出生后28天~1周岁,幼儿期是从1~3周岁。婴幼儿期是个体生长发育的第一个高峰,是一生体格、情感的基础。该期儿童生长发育迅速,对营养需求高,开始添加辅食,但由于消化和吸收功能未发育完善,容易发生消化不良及营养紊乱;从母体获得的免疫力逐渐消失,而自身的免疫力低下,容易患感染性疾病。此外,此期儿童语言和动作能力明显发展,但缺乏自我保护意识,容易发生意外事故。因此,加强喂养指导,定期体格检查,加强生长发育监测,按计划预防接种,促进儿童感知觉发展,是该期的保健重点,对改善我国婴幼儿健康状况,降低婴儿病死率具有重要意义。

婴幼儿期的健康管理均应在乡镇卫生院、社区卫生服务中心进行,偏远地区可在村卫生室、社区卫生服务站进行,时间分别在3个月、6个月、8个月、1岁、1岁半、2岁、2岁半、3岁时,共8次。有条件的地区,建议结合儿童预防接种时间增加随访次数。

(一)婴幼儿健康状况评估

询问上次随访到本次随访之间的婴幼儿喂养、患病等情况,定期进行体格检查,测量身高、体重、胸围、头围等,以评估婴幼儿生长发育和心理行为发育状况。

(二)婴幼儿生长发育监测

1. 生长发育评价指标

(1) 体重:体重是衡量儿童营养状况和生长发育的重要指标。儿童的体重可根据以下公式粗略计算。

1~6个月婴儿的体重(kg)= 出生体重+月龄×0.7

7~12个月婴儿的体重(kg)= 6+月龄×0.25

2~12岁儿童的体重(kg)= 年龄×2+8

(2) 身高(身长):儿童出生时身长平均为50cm,出生后前半年平均每月增长2.5cm,后半年平均每月增长1.25cm,至6个月时身长平均65cm,1岁时身高平均75cm。2岁以后每年增长5~7cm。婴儿期身长的增长以躯干为主,幼儿期开始以下肢为主。至青春期,进入生长发育的第二个高峰,体格迅速增长。2~12岁儿童的身高可根据以下公式粗略计算。

身高(cm)= 年龄×7+70

(3) 头围:头围的大小反映了大脑和颅骨的发育。出生时头围为33~34cm,前半年每月大约增加1.5cm,后半年每月增加0.5cm。6个月时平均头围43cm,1岁时46cm,2岁时达48cm。

(4) 胸围:胸围反映了肺与胸廓的发育。出生时儿童的胸围为32cm,比头围小1~2cm,1岁时胸围约等于头围,以后胸围超过头围。

(5) 头颅:头颅由6块扁骨组成,骨与骨之间形成囟门。前囟是一菱形间隙,出生时大小约1.5~2cm(对边中点的连线长度),1岁半前闭合。后囟呈三角形间隙,在出生后6~8个月闭合。

(6) 牙齿:儿童在4~10个月开始出牙,1岁尚未出牙视为异常,2~2.5岁出齐,乳牙共20颗。6岁左右开始出第一恒牙,7~8岁开始乳牙按萌出顺序开始脱落代以恒牙。

2. 生长发育的评价

(1) 标准差法:又称均值离差法,是我国评价儿童体格生长状况最常用的方法。标准差法是用体格生长指标(按年龄)的均值为基准值,以标准差为离散度,划分评价等级,一般认为均值±两个标准差(包含95%的总体)范围内的被检儿童为正常儿。

(2) 百分位法:是世界各国常用的评估儿童体格生长的方法。百分位数法是以体格生长指标(按年龄)的中位数(即第50百分位P50)为基准值,一般认为第3~97百分位(包含95%的总体)范围内的被检儿童为正常儿。

(3) 曲线图法:即生长发育图法。根据儿童体格生长指标(按年龄)参考值得均值+2个标准差(或第3及第97百分位的数值),绘制两条标准生长曲线。将被检儿童的体格测量数值按年龄标识,并连成一条曲线,与标准生长曲线进行比较,以评价个体

儿童的生长发育状况及群体儿童的生长趋势。

（4）指数法：是对两项指标的相互比较，综合评价儿童的体格生长、营养状况和体型。儿童常用的指数是 Kaup 指数。Kaup 指数表示单位面积的体重数，<12 为营养不良，12～13.4 为偏瘦，13.5～18 为正常，19～20 为营养优良，>20 为肥胖。计算公式如下。

$$\text{Kaup 指数} = \frac{\text{体重}(kg)}{[\text{身长}(cm)]^2} \times 10^4$$

（三）进行贫血及听力筛查

在婴幼儿 6～8 个月、18 个月、30 个月时分别进行血常规检测。在 6 个月、1 岁、2 岁、3 岁时使用听性行为观察法进行听力筛查。

（四）定期预防接种

在每次进行预防接种前均要检查有无禁忌证，若无，体检结束后接受疫苗接种。我国免疫规划疫苗包括乙肝疫苗、卡介苗、脊髓灰质炎疫苗、百白疫苗、麻疹疫苗和白破疫苗等 6 种，2008 年卫生部发布了扩大免疫规划，在以上 6 中规划疫苗的基础上，将甲肝疫苗、流脑疫苗、乙脑疫苗及麻腮风疫苗也纳入国家免疫规划，要求对适龄儿童进行常规接种。儿童免疫规划程序见表 7-5-1。

表 7-5-1 儿童免疫规划程序

疫苗	接种月/年龄	接种剂次	接种部位	接种途径	接种剂量	注意事项
乙肝疫苗	0、1、6 月龄	3	上臂三角肌	肌内注射	5μg/0.5ml	出生 24 小时内接种第一剂，第 1、2 剂之间间隔≥28 天，第 3 剂在第 1 剂接种后 6 个月（5～8 月龄）接种，与第 2 剂间隔≥60 天
卡介苗（减毒活结核菌混悬液）	生后 24 小时至 2 个月内	1	左上臂三角肌上端	皮内注射	0.1ml	2 个月以上小儿接种前硬坐结核菌试验（1:2000），阴性方能接种
脊髓灰质炎减毒活疫苗糖丸	2、3、4 月龄，4 周岁	4	—	口服	每次 1 丸三型混合糖丸疫苗	第 1、2 剂次，第 2、3 剂次间隔均≥28 天冷开水送服或含服，服后 1 小时内禁用热开水
百日咳菌液、白喉类毒素、破伤风类毒素	3、4、5 月龄，18～24 月龄	4	上臂外侧三角肌	肌内注射	0.5ml	第 1、2 剂次，第 2、3 剂次间隔均≥28 天
白破疫苗	6 周岁	1	上臂三角肌	肌内注射	0.5ml	—
麻、风疫苗（麻疹疫苗）	8 月龄	1	上臂外侧三角肌下缘	皮下注射	0.5ml	儿童 8 个月接种 1 剂次麻风疫苗，麻风疫苗不足部分继续使用麻疹疫苗
麻腮风疫苗（麻腮疫苗、麻疹疫苗）	18～24 月龄	1	上臂外侧三角肌下缘	皮下注射	0.5ml	儿童 18～24 月龄接种 1 剂次麻腮风疫苗，麻腮风疫苗不足部分使用麻腮疫苗替代，麻腮疫苗不足部分继续使用麻疹疫苗
乙脑减毒活疫苗	8 月龄，2 周岁	2	上臂外侧三角肌下缘	皮下注射	0.5ml	—
乙脑灭活疫苗	8 月龄（2 剂次），2 周岁，6 周岁	4	上臂外侧三角肌下缘	皮下注射	0.5ml	第 1、2 剂次间隔 7～10 天
A 群流脑疫苗	6～18 月龄	2	上臂外侧三角肌附着处	皮下注射	30μg/0.5ml	第 1、2 剂次间隔≥3 个月
A+C 流脑疫苗	3 周岁，6 周岁	2	上臂外侧三角肌附着处	皮下注射	100μg/0.5ml	2 剂次间隔≥3 年；第 1 剂次与 A 群流脑疫苗第 2 剂次间隔≥12 个月
甲肝减毒活疫苗	18 月龄	1	上臂外侧三角肌附着处	皮下注射	1ml	—
甲肝灭活疫苗	18 月龄，24～30 月龄	2	上臂外侧三角肌附着处	肌内注射	0.5ml	2 剂次间隔≥6 个月

（五）婴幼儿期保健的指导

1. 合理喂养 婴儿期的食物仍然以奶及奶制品为主，继续鼓励母乳喂养，指导合理添加辅食和断奶，根据婴幼儿消化和吸收特点，合理安排断奶后的饮食，并从幼儿饮食逐渐过渡到普通饮食。

（1）继续鼓励母乳喂养：WHO倡导出生后4个月内坚持纯母乳喂养，4~6个月后所有的婴儿均开始添加辅食。随着婴儿的成长，对奶量需求的增多，可采取定时喂养，逐渐减少喂养次数，增加每次的奶量。4个月以内，3~4小时喂养一次，4个月后，适当减少喂养次数，增加每次的奶量。

（2）合理添加辅食：随着婴儿对营养需求的增多，仅乳类已不能满足婴儿生长发育的需要，而婴儿消化功能的逐渐成熟和乳牙的萌出，需要为婴儿增加食品的种类。添加辅食时应遵循由少到多、由稀到稠、由细到粗、由一种到多种的原则，辅食内不加盐和味精，不能以成人食物代替辅食。在患病期间，不添加新的辅食。在添加辅食的过程中，通过观察婴儿的大便情况，来判断添加的辅食是否得当。

（3）断奶：随着辅食的添加，训练儿童使用杯子喝水或汤匙进餐，为断奶做好准备。婴儿8~12月时，逐渐减少母乳喂养的次数，先停止夜间母乳喂养，逐步停止白天母乳喂养，整个过程不少于1个月。切忌通过在乳头涂辣椒、药水或与母亲隔离等方式，强迫断乳，以免对婴儿的心理健康造成不良影响。如果婴儿体弱多病或母亲乳汁充足，可适当延缓断乳时间。

（4）断奶后的饮食指导：断奶是指终止母乳喂养，但乳类（牛奶或配方奶）仍是婴儿期主要的食物，因为牛乳或配方乳仍是优质蛋白和钙的重要来源，所以断乳后，应添加牛乳或配方乳以满足婴儿的营养需求。此外，断乳后要安排好婴儿的辅食，一日三餐加上、下午点心，注意干湿搭配，食物的烹调宜碎、细、软、烂，平衡膳食。

2. 定期健康检查与生长发育监测 按照卫生计生委制定的《国家基本公共卫生服务规范》的要求，按期进行体格检查，了解儿童生长发育状况，及早发现影响生长发育的因素，及早处理。

3. 培养良好的生活习惯

（1）饮食习惯：从婴儿期就应培养良好的饮食习惯，每次喂养时间不要过长，避免养成边玩边进食的习惯。从4个月开始，训练用小匙喂养。鼓励幼儿自己使用餐具，独立进餐，饮食逐渐过渡到多样化，避免挑食、偏食，创造愉悦的进餐环境，细嚼慢咽，避免进餐时责骂孩子。

（2）排尿排便习惯：2~3个月开始训练排尿习惯，适当减少夜间的喂哺次数，以减少夜间的排尿次数，白天在小儿睡前、睡后或吃奶后给小儿把尿。9~12个月后，可以在早上醒来和晚上临睡前训练小儿坐便盆排便，时间不要过长，每次5分钟左右。1岁半训练不兜尿布，夜间按时将小儿叫醒排尿，避免尿床。应指导家长以鼓励和赞赏的方法来训练幼儿学习控制大小便。

（3）睡眠习惯：充足的睡眠是婴幼儿健康成长的保证。2个月婴儿每天睡眠需要16~18小时，12个月婴儿每天需要13~14小时，其中包括1~2小时午睡。从婴儿起，养成良好的睡眠习惯，创造安静舒适的环境，早睡早起，避免养成夜间醒来玩耍的习惯。

4. 鼓励自理能力的发展 幼儿具有较强的自主意识，喜欢独立完成一些事情。家长应鼓励、帮助其自主性的发展，培养幼儿的自理能力，如进食、洗手、整理自己的玩具等。避免家长过分溺爱或替孩子包办，剥夺幼儿学习生活自理的机会，也造成幼儿过分依赖他人的个性。

5. 促进运动发展，培养良好的性格特征 根据婴幼儿的发育情况，鼓励和训练儿童爬、站、走以促进其运动功能的发展。通过与婴儿的哺养、抚触、关爱、护理，促进婴儿对亲人及周围环境的安全感的建立，并促进其情感、感知觉的积极发展，培养婴儿良好的性格特征。

三、学龄前期生长发育特点和健康管理

学龄前期是指从3周岁至入小学前（6~7岁）的一段时期。此期大多数儿童进入学龄前教育，即幼儿园。学龄前期儿童智力发展快，自理能力和机体的抵抗力增强，是性格形成的关键时期。学龄前期儿童大部分进入幼儿园，幼儿园可以为儿童提供更合理的生活作息、更系统的学前教育及锻炼儿童的独立生活能力，为进入小学打好基础。但集体儿童的心理问题、传染病、食物中毒等发生率较散居儿童高。并且，此期儿童独立意识逐渐增强，与外界接触增多和活动范围扩大，因此容易发生各种意外。因此，继续监测儿童的生长发育、加强早期教育、预防意外伤害，对促进儿童的健康发展仍具有重要意义。

社区卫生机构为4~6岁儿童每年提供一次健康管理服务。散居儿童的健康管理服务应在乡镇卫生院、社区卫生服务中心进行,集体儿童可在托幼机构进行。

1. 学龄前期儿童健康状况评估　询问上次随访到本次随访之间的膳食、患病等情况,进行体格检查,测量身高体重等,进行血常规检测和视力筛查,评估儿童生长发育和心理行为发育状况。

2. 健康问题处理　对健康管理中发现的有营养不良、贫血、单纯性肥胖等情况的儿童应当分析其原因,给出指导或转诊的建议。对口腔发育异常(唇腭裂、高腭弓、诞生牙)、龋齿、视力低常或听力异常儿童应及时转诊。

3. 学龄前期保健的指导　此期儿童基本进入幼儿园,因此,社区护士应与家长、老师密切联系,并通过卫生监督、安全监督、营养监督等促进和确保幼儿园环境整洁、照明良好、锻炼安全、营养合理,为儿童提供安全、健康的生存环境。

(1) 入园体检及定期体检:儿童在入园前必须到当地医疗卫生机构的儿童保健门诊进行全身体格检查,凭健康检查表和预防接种证入园或托儿所,儿童离开园3个月以上,再入园则需要重新体检。患传染病儿童应该及时隔离,痊愈后入园前必须递交医疗单位的证明。对有传染病接触史的儿童,必须经过医学观察,观察期满且无症状再复查,正常者可入园。对学龄前期儿童定期进行体格检查,了解生长发育和健康状况,筛查近视、营养不良、贫血、寄生虫等常见病,及时进行治疗。

(2) 营养指导:随着儿童活动量增大,对营养的需求增多。此期儿童要保证热量和蛋白质的摄入,每天三餐加上下午点心,并培养健康的饮食习惯,不挑食、不偏食、少吃零食,要做到均衡饮食。此外,注意培养儿童良好的进餐礼仪,鼓励儿童参与餐桌的布置,并借机进行用餐卫生和防止烫伤的教育。

(3) 加强体格锻炼:此期儿童对各种活动及游戏有浓厚的兴趣,因此,开展安全、健康、积极的活动,特别是户外活动及游戏、体操、舞蹈,不仅能增强儿童体质,还可以寓教于乐,促进儿童智力的发育,陶冶情操。

(4) 培养独立生活能力及良好的个性:此期儿童的自理能力逐渐增强,因此,是培养孩子良好的饮食、睡眠及大小便习惯的关键时期。此外,逐渐培养儿童独立穿衣、刷牙、洗脸、进食、洗澡等自理能力。而良好的家庭氛围及教养方式可以培养儿童懂礼貌、爱劳动、团结友爱、尊老爱幼的优良品质及积极的个性。

四、学龄期儿童及青少年生长发育特点和健康管理

学龄期是指6~7岁至青春期,相当于小学阶段。青春期是由儿童发育到成年的一段过渡时期,从开始出现青春发育征象到生殖功能发育成熟的一段时期称为青春期。世界卫生组织将其范围定为10~20岁,一般男性较女性晚2年。学龄期儿童认知和心理发展非常迅速,同伴、学校和社会环境对其影响较大,是德、智、体全面发展的重要时期。进入青春期后,在激素作用下,个体进入生长发育的第二个高峰,性发育也逐渐成熟,并且在心理和社会方面都发生很大变化,是一生中体格、体质、心理和智力发展的关键时期。此期个体的认知、心理社会和行为发展日趋成熟,但由于神经内分泌尚不稳定,也会出现一些特殊的健康问题。因此,需要加强青春期生理和心理卫生教育,培养良好的品德。社区卫生机构为学龄期儿童及青少年每年提供一次健康管理服务,包括健康状况的评估、保健指导及健康问题处理。

1. 儿童及青少年健康状况评估　询问上次随访到本次随访之间的营养、患病等情况,进行体格检查,测量身高、体重等,进行血常规检测、口腔检查及视力筛查,评估儿童及青少年生长发育和心理行为发育状况。

2. 健康问题处理　对健康管理中发现的有骨骼畸形、贫血、单纯性肥胖、性发育异常、学习困难等情况的儿童及青少年应当分析其原因,给出指导或转诊的建议。

3. 学龄期及青春期保健指导　学龄期儿童进入学校教育阶段后,社区护士应密切联系家长、老师,重视儿童青少年德、智、体、美全面发展,共同促进其生理、心理、社会功能完善。

(1) 养成良好的生活习惯:在饮食上,培养儿童养成良好的饮食习惯,纠正偏食、喜欢吃零食、暴饮暴食的坏习惯。指导儿童要学会合理安排学习、睡眠、游戏和运动时间,寒暑假制订计划表,避免终日沉溺于看电视、玩游戏中。此期儿童仍是龋齿的好发人群,因此,口腔卫生仍是重要的保健内容。

(2) 定期体格检查及预防疾病和意外:至少

每年进行一次体格检查,监测生长发育情况,及时纠正营养性疾病和贫血,按时进行预防接种。车祸、运动伤是此期常见的意外伤害,应继续加强安全教育。

(3) 培养良好的学习态度,防止学校或家庭虐待:与学习及教育相关的矛盾是导致此期亲子关系和师生关系紧张的重要因素。过度的学习压力或体罚不仅使儿童产生逆反心理,恐惧或拒绝上学,还会在上学或考试前表现出焦虑、呕吐、腹痛、腹泻、头痛等症状。甚至导致儿童情感障碍、离家出走、自杀等严重后果。因此,应指导家长和老师树立正确的养育观念,激发儿童青少年的学习兴趣,培养良好的学习态度,防止家庭或学校虐待。

(4) 心理卫生及性教育:调动家长、老师一起来关心青少年的心理成长。通过健康教育来进行性生理、性心理、性道德、性美学等教育,使其了解生殖器官的解剖与生理、第二性征的发育、遗精、月经来潮现象,解除对性发育的神秘感和对遗精、月经来潮的恐惧,正确对待青春期的各种现象,建立对性问题的正确态度,增强对心理卫生和健康行为的正确引导和教育,明确自己的性别角色,培养自尊、自爱、自强、自信的优良品质。

第三节 社区常见儿童及青少年常见健康问题及保健

一、新生儿常见健康问题及保健

1. 新生儿肺炎 新生儿由于分泌型 IgA 的缺乏,呼吸道抵抗能力较差,发生上呼吸道感染时容易导致新生儿肺炎。因此,应指导家长寒冷季节及开窗通风时注意保暖;家人感冒时,应戴口罩后接触新生儿;减少亲友探视以避免交叉感染;新生儿沐浴时调节好浴室温度,沐浴时间不宜超过半个小时。

2. 脐部感染 新生儿脐带一般在出生后 7~10 天脱落。若新生儿沐浴后脐部处理不当、一次性尿布使用不当等易导致新生儿脐部发生感染,甚至败血症。所以社区护士应指导家长正确使用一次性尿布,并做好脐部护理:每次沐浴后,用棉签涂 75% 的乙醇于脐部,并保持脐部清洁、干燥。若发现新生儿脐部红肿或有分泌物时,应及时就诊。

3. 肠道感染 新生儿由于免疫功能的不完善,容易发生肠功能紊乱及肠道感染,特别是人工喂养的新生儿。因此,应指导家长在母乳喂养前应洗手,清洁乳头。人工喂养者正确调配牛奶的浓度,每次喂养后,用具应及时清洁,用开水冲洗,有条件者定期消毒。并指导家长正确判断母乳喂养及人工喂养新生儿的大便性状、次数。如果新生儿大便性状改变、次数增多时,应首先了解是否由于喂养不当,如牛奶浓度过浓或过早添加辅食。如果调整喂养仍未改善,并且伴新生儿哭闹、拒食或精神差等,应及时就诊。

4. 教会家长识别异常症状

(1) 发热:教会家长正确使用肛表,新生儿出现体温过高时,应首先检查衣服是否穿得过多,环境温度是否过高。如确为发热,应及时就诊,在医生指导下服用药物。

(2) 黄疸:新生儿由于肝脏功能尚不完善,出生后体内大量的红细胞被破坏,释放的胆红素在短时间内无法排出,所以新生儿出生后会出现生理性黄疸。而部分新生儿由于母乳喂养不当(新生儿吸吮次数少,摄入量少而使肠蠕动减慢,肠肝循环增加使新生儿血液中胆红素浓度升高)使黄疸时间延长。因此,教会家长正确识别生理性黄疸和病理性黄疸:①生理性黄疸:黄疸在新生儿出生后 2~3 天出现,黄疸仅限于面部。一般 10~14 天后逐渐消失。部分新生儿虽然黄疸时间较长,但停止母乳喂养后,黄疸很快消失。②病理性黄疸:如果黄疸颜色加深、范围扩大,应及时就诊。

二、婴幼儿期常见健康问题及保健

1. 意外损伤 婴儿尚无危险意识,因此,容易发生各种意外损伤,如烫伤、触电、高空坠落或从床上跌落、异物误入五官、误食药物等。因此,加强家长安全教育至关重要,做好居住环境及生活用品的安全管理,妥善看管孩子。

2. 婴幼儿肺炎 肺炎在寒冷季节及气候骤变时好发,多见于 3 岁以下的婴幼儿。常见的病原体为细菌和病毒,感染的途径大多经呼吸道入侵。由于婴幼儿的呼吸道抵抗力差,在上呼吸道感染时,极容易导致肺炎。人工喂养小儿及体质较差如营养不良、贫血、佝偻病等小儿容易发生肺炎。预防措施主要包括:增加户外活动,增强抗病能力;尽量避免到人多的公共场所,减少感染的机会;季节变换时注意增减衣服,防止感冒;指导家长识别上呼吸道感染的早期症状及常用药物的名称、剂量、用法,使疾病在早期得到有效控制;积极治疗原发疾病如贫血、佝偻病、先天性心脏病等。

3. 婴幼儿腹泻　腹泻是儿童时期的常见病,多见于5岁以下的儿童,是导致儿童营养不良、影响儿童生长发育的重要原因之一。病原体感染、人工喂养不当(如用具不清洁、牛乳温度过低等)及辅食添加不合理均可导致腹泻。预防措施包括:加强环境卫生及饮食卫生宣教;辅食添加要由少到多,循序渐进;人工喂养用具及时清洁,定期消毒,牛乳温度适宜,喂养完毕剩余牛乳不要反复放入冰箱饮用。

4. 营养不良　营养不良是由于热量和蛋白质摄入不足引起的一种慢性营养缺乏症,多发生于3岁以下的婴幼儿。造成营养不良的主要原因有喂养不当、疾病、先天不足等因素。营养不良不仅影响着儿童生理和智力的发育,而且就全世界范围而言,是造成5岁以下儿童死亡的主要的原因之一。因此,应指导家长积极预防营养不良:合理喂养,支持母乳喂养,合理添加辅食;在经济条件差的地区,若辅食以淀粉为主,指导家长在食物内添加植物油或动物油提高热能摄入,或增加豆类和蛋类以增加蛋白质的摄入;及时治疗胃肠道疾病;定时进行体重监测,及早发现营养不良,制定合理的治疗方案。

5. 单纯性肥胖　肥胖是由于长期热量的摄入大于热量的消耗,造成体内脂肪积聚过多的一种疾病。表现为体重异常增加,诊断标准:(实测体重-标准体重)/标准体重,>10%为超重;>20%为肥胖。近年来,物质生活水平提高使肥胖的发生呈上升趋势。不合理的喂养方式、运动过少、遗传因素、社会经济因素等是导致肥胖发生的原因。肥胖儿童容易发生心肺功能障碍,降低了儿童的运动能力,并对其心理发展也产生不良影响。此外,儿童时期的肥胖与成年后心血管疾病和糖尿病的发生密切相关。肥胖的预防措施包括:使家长意识到儿童肥胖的危害性,为儿童制定合理的食谱,适当限制高脂肪、含糖量高的食物,保证优质蛋白质的摄入量,增加蔬菜、水果的摄入;避免养成吃零食的习惯;增加体育锻炼是预防肥胖较好的方法;定期体格检测,及早发现超重,及时采取预防措施。

6. 维生素D缺乏性佝偻病　佝偻病是由于体内维生素D不足引起钙磷代谢失调,导致骨髓改变为主要特征的一种慢性营养性疾病,多发生于3岁以内的婴幼儿。佝偻病的发生与钙缺乏及日照时间少密切相关。佝偻病不仅影响小儿的神经、肌肉、造血及免疫等系统器官的功能,而且使机体抵抗力下降容易诱发多种感染性疾病。预防佝偻病的保健指导内容包括:增加户外活动,让婴幼儿多接受日光照射;提倡母乳喂养,因母乳中钙、磷比例适宜为2∶1,易于吸收;人工喂养的婴儿可选择强化维生素D的配方乳;及时添加辅食,特别是含钙丰富的食物;小儿生后2周开始,每日口服预防剂量维生素D 400~800IU。

7. 贫血　营养性缺铁性贫血是儿童期的常见病,多发生于6个月~3岁的婴幼儿。据统计,我国6个月~6周岁儿童缺铁性贫血的患病率为20%~40%。造成缺铁性贫血的原因主要是体内铁储备不足、铁摄入不足、铁的需要量增加和胃肠道疾病导致铁的吸收减少等因素,其中最主要原因是食物中铁的摄入不足。贫血不仅影响小儿的生长发育,而且使机体的抵抗力下降,因此,社区护士应指导家长预防婴幼儿贫血:母乳喂养的母亲应多吃含铁丰富的食物;及时添加辅食,增加含铁丰富的食物,如蛋黄、肝泥、肉末、动物血等,同时添加果汁以促进铁的吸收;预防感染性疾病及胃肠道疾病;定时进行贫血监测,以便早发现早治疗。

三、学龄前期常见健康问题及保健

1. 龋齿　随着儿童龋齿发生率的升高,培养良好的口腔护理习惯是儿童时期重要的保健内容之一。指导家长选择安全、有效的牙膏及软毛牙刷,并教会儿童正确的刷牙方法,牙齿的三个面中尤其是咬合面要仔细清洁,养成每天早晚刷牙、饭后漱口的好习惯。减少零食及含糖量高的食物的摄入。定期进行口腔检查

2. 预防接种和传染病的控制　按免疫程序按时进行各种预防接种和加强免疫,通过晨间检查、卫生检查、消毒工作等加强传染病的管理,杜绝急慢性传染病的流行。

3. 意外伤害的预防　学龄前期儿童仍是意外事故的高发人群,因此,安全教育仍是此期的重要保健内容。此期儿童安全教育的内容主要是:遵守交通规则、不要在马路上玩耍、不要玩电器、不要到河边玩耍等。

4. 常见心理行为问题矫治 吮拇指、咬指甲、攻击性行为、破坏性行为、遗尿、手淫是此期儿童特别是托幼机构的儿童常见的心理行为问题。社区护士应指导家长和老师正确对待儿童的心理问题，帮助其寻找原因，对吮拇指、咬指甲的儿童给与更多的关爱、呵护和安全感；对有攻击性行为和破坏性行为的儿童应讲道理、帮助其反省；对遗尿和手淫的儿童应提供充足的游戏机会，帮助其树立自信心，避免责怪、讽刺，以免造成儿童心理障碍。

四、学龄期及青春期常见健康问题及保健

1. 青春期特殊行为问题 由于好奇、同伴劝诱或受电视网络影响，青少年吸烟、饮酒、吸毒等有增加趋势。而手淫也是青少年常见的问题。此外，早恋在中学生中日益普遍，且容易发生不正当的性行为，青少年妊娠和性病也影响青少年健康的健康。资料表明，我国青少年发生初次性行为的年龄在提前，带来诸多社会问题。因此，正确引导青少年的价值观及人生观的形成，培养广泛的兴趣和爱好，积极参加体育锻炼，进行安全性行为的教育，以减少不良行为对青少年的身心损害。

2. 近视的预防 此期是近视眼的高发时期，指导儿童青少年养成良好的用眼习惯。读书写字时眼睛要距离书本 30cm 以上，并保证良好的光线，避免躺着看书；看电视或用电脑时间不宜超过 1 小时，每隔 30 分钟应让眼睛休息一下；教会儿童一些简单有效的视力保健方法，如每天 2~3 次眼睛保健操；定期视力检查可及早发现弱视、斜视、近视，并及早纠正。

3. 青少年网络成瘾问题 青少年网络成瘾是伴随着网络技术的发展和个人电脑的普及而形成的一种阻碍青少年健康成长的问题。在我国，青少年网络成瘾问题正随着互联网的普及而日益严重。沉溺于网络给青少年个体带来的危害是多方面的，不仅会造成身体依赖症状，还会对学业、人际关系、经济、职业等造成严重的损害。国内研究报道，青少年网络成瘾的发生率在 10% 左右，其中，大学生为 4%~13%，中学生高达 15%。一般认为，目前存在六种类型的青少年网络成瘾问题，具体包括网络游戏成瘾、网络交友成瘾、网络色情成瘾、网上信息收集成瘾、计算机成瘾以及其他强迫行为。由于青少年网络成瘾问题有其内在的和深层次的心理原因，学者认为单纯的说教式方法并不能从根本上解决青少年网络成瘾问题。在应对青少年网络成瘾问题的实际操作中，我们应遵循心理学的规律，根据认知行为疗法的指导思想，针对每个青少年的个性特征及其网络成瘾产生的原因进行深入剖析，并制订出专业的干预计划，采用多种综合性的干预策略和个性化的治疗方案，通过心理辅导教育和认知训练，在家长的配合下，有针对性地解决他们存在的心理问题，帮助上网成瘾的青少年戒除网瘾。

第六章 社区妇女保健与护理

第一节 概 述

一、社区妇女保健的重要性

从19世纪末以来,关注妇女和儿童两个脆弱人群的母婴保健被纳入公共卫生的重要内容。妇幼卫生状况和水平是反映一个国家或地区发展程度最基本、最重要的指标。妇女是人类的母亲,妇女在历时30年左右的生育期中,要经历妊娠、分娩、产褥、哺乳及避孕等生理过程,由于妇女从生理特点、健康状况到生存方式,都需要有与普通成人不同的健康需求,她们是一个脆弱的群体,需要社会特殊的关照。妇女的健康水平是反映医疗卫生综合效果的重要指标,WHO将孕产妇病死率和婴儿病死率作为评价卫生系统绩效的指标,旨在强调大力发展社区卫生服务,促进母婴安全,提高妇女的健康水平。

二、社区妇女保健的内涵

社区妇女保健是针对妇女不同阶段的生理、心理特点及保健需求,以预防为主,以保健为中心,以维护妇女的身心健康和促进母婴安全为目标,以群体为对象,针对妇女在不同阶段存在的健康问题,提供良好的健康教育和健康服务,以提高妇女的健康水平。WHO在20世纪90年代提出了生殖健康的概念,指出生殖健康是指在生命所有阶段的生殖功能和生殖过程中,生理、心理和社会适应状态良好,没有疾病和虚弱。生殖健康的内涵是人们能够进行负责、满意和安全的性生活,不担心传染疾病和意外妊娠;能生育,并有权决定是否生育和生育的时间;能安全妊娠和分娩,保障婴儿存活并健康成长;能知情选择和获得安全、有效、可接受的节育措施。由此可见,生殖健康涵盖了母亲安全、计划生育、性健康、儿童生存与发展等多个方面,强调维护妇女儿童的合法权利和地位,重视男性在促进妇女儿童健康方面的责任和义务,赋予妇幼保健更深刻的含义和更广阔的范围。

三、与妇女保健相关的政策与法规

我国的妇幼保健法制建设得到了国家和党的一贯重视,1949年第一届政治协商会议通过的《共同纲领》第48条规定:"注意保护母亲、婴儿和儿童的健康"。在十一届三中全会后,妇幼保健法制建设更是得到了迅速发展,在政策的引导下,各地建立、健全了三级妇幼保健网,健全了分级分工和逐级转诊等制度,促进了我国妇幼保健事业的发展。

(一) 全国城市围产保健管理办法

1987年卫生部颁布了《全国城市围产保健管理办法(试行)》,旨在促进母婴的健康与安全,实现优生优育提高民族健康水平。该管理办法是在总结20世纪70—80年代城市围产保健工作经验的基础上制定的,管理办法中系统规定了围产保健的具体内容、保健机构分工及保健管理措施等,目的是为了进一步提高管理水平,明确各级医疗保健机构的职责,做到临床和保健相结合,以降低孕产妇病死率、围产儿病死率、残疾儿出生率和提高新生儿的健康素质。目前这一管理办法已于2011年6月23日废止。

(二) 农村孕产妇系统保健管理办法

1989年卫生部颁布了《农村孕产妇系统保健管理办法(试行)》,该管理办法是在总结农村开展孕产妇系统保健管理工作经验的基础上制定,对农村孕产妇从怀孕开始到产后42天进行系统的检查、监护和保健指导。通过建立健全村、乡、县三级医疗保健网,实行统一的管理,做到预防为主,防治结合,达到减少孕产期合并症、并发症和难产的发病率,降低孕产妇、围产儿病死率,提高出生人口素质的目的。该办法指出农村孕产妇系统保健应以提高产科质量为中心,筛选高危孕妇为重点,实行分级分工管理,提高保健质量。

（三）中华人民共和国母婴保健法

1994年第八届全国人民代表大会常务委员会第十次会议通过了《中华人民共和国母婴保健法》,1995年正式实施。该法律的颁布旨在保障母亲和婴儿健康,提高出生人口素质,是我国贯彻《儿童权利公约》保护儿童权利的重大举措和后续行动。《母婴保健法》贯彻以保健为中心、保健和临床相结合、面向群众、面向基层和预防为主的工作方针,系统规定了婚前保健服务、孕产期保健服务及新生儿期保健服务的具体内容,规定了各级医疗机构的职责,并对边远贫困地区妇女儿童的保健服务给予了法律的保证。《母婴保健法》的颁布标志着我国母婴保健工作由行政管理步入法制管理的轨道。

（四）中国妇女发展纲要

2001年,国务院颁布了《中国妇女发展纲要(2001—2010年)》,确定了妇女与经济、妇女参与决策和管理、妇女与教育、妇女与健康、妇女与法律、妇女与环境六个优先发展领域的主要目标和策略措施。纲要指出要保障妇女获得平等的就业机会和分享经济资源的权利,提高妇女的经济地位;保障妇女的各项政治权利,提高妇女参与国家和社会事务管理及决策的水平;保障妇女获得平等的受教育机会,普遍提高妇女受教育程度和终身教育水平;保障妇女享有基本的卫生保健服务,提高妇女的健康水平和预期寿命;保障妇女获得平等的法律保护,维护妇女的合法权益;优化妇女发展的社会环境和生态环境,提高妇女生活质量,促进妇女事业的持续发展。该纲要的实施使我国妇女在政治、经济、教育、健康等领域取得了全面进步。而《中国妇女发展纲要(2011—2020)》中,将妇女与健康作为最重要的发展领域,以保障妇女平等享有基本医疗卫生服务,提高妇女的生命质量和健康水平。

（五）中华人民共和国人口与计划生育法

2001年第九届全国人民代表大会常务委员会第二十五次会议通过了《中华人民共和国人口与计划生育法》,该法律的颁布旨在实现我国人口与经济、社会、资源、环境的协调发展,加强母婴保健,提高人口素质。该法律指出应当积极开展以人为本的计划生育优质服务,保障妇女享有计划生育权利,坚持实行计划生育基本国策,提倡晚婚晚育,依法保障女婴和女孩的生存发展权利。《人口与计划生育法》的颁布标志着国家以法律的形式确立了计划生育基本国策的法律地位。

（六）孕前保健服务工作规范

2007年卫生部发布了《孕前保健服务工作规范(试行)》,该工作规范发布的背景是2003年颁布的新的《婚姻登记条例》中,将婚前医学检查由强制性改为自愿性。该工作规范强调以提高出生人口素质,减少出生缺陷和先天残疾发生为宗旨,为准备怀孕的夫妇提供健康教育与咨询、健康状况评估、健康指导为主要内容的保健服务。孕前保健不但是婚前保健的延续,更是孕产期保健的前移。

第二节 社区妇女保健的评价指标

近年来,随着医学与科学技术的发展,社区妇幼保健在理论、技术和方法上取得了很大的进步,妇幼保健工作也取得了巨大成绩。但我国母婴安全工作发展不平衡,全国各地之间孕产妇病死率、婴儿病死率等有很大差异,社区妇幼保健工作在城乡、地区间差距悬殊。因此,需要定期对社区妇幼保健工作进行质量和效果评价,明确存在的问题,确定工作重点和采取适宜的应对策略,不断提高妇幼保健质量。

一、社区妇女保健工作统计指标

该指标用于衡量保健工作数量和质量,包括孕产期保健指标、儿童保健指标和妇科疾病普查普治指标等。

（1）孕产期保健指标

$$早孕建册率 = \frac{辖区内孕12周之前建册的人数}{该地该时间段内活产数} \times 100\%$$

$$孕妇健康管理率 = \frac{辖区内孕期接受5次产前随访服务的人数}{该地该时间段内活产数} \times 100\%$$

$$\text{孕产妇产前检查覆盖率} = \frac{\text{期内接受一次及以上产前检查的产妇数}}{\text{期内孕妇总数}} \times 100\%$$

$$\text{住院分娩率} = \frac{\text{期内住院分娩的产妇数}}{\text{期内分娩产妇数}} \times 100\%$$

$$\text{产后访视率} = \frac{\text{辖区内产后28天内接受产后访视的产妇数}}{\text{该地该时间内活产数}} \times 100\%$$

(2) 妇科疾病普查普治指标

$$\text{普查率} = \frac{\text{期内实查人数}}{\text{期内应查人数}} \times 100\%$$

$$\text{患病率} = \frac{\text{期内患妇科疾病人数}}{\text{期内受检查妇女数}} \times 10\,万/10\,万$$

$$\text{总治愈率} = \frac{\text{治愈妇科疾病例数}}{\text{患妇科疾病总例数}} \times 100\%$$

二、社区妇女保健质量指标

产后出血、产后感染及重度妊娠期高血压疾病是威胁产妇生命的三大主要并发症，儿童营养不良是影响儿童正常生长发育的重要并发症，加强这些并发症的防治，是社区妇幼保健的主要任务之一，也是衡量保健质量的重要指标。

(1) $\text{高危孕妇发生率} = \frac{\text{期内高危孕妇数}}{\text{期内孕（产）妇总人数}} \times 100\%$

(2) $\text{妊娠高血压疾病发生率} = \frac{\text{期内患病人数}}{\text{同期产妇总人数}} \times 100\%$

(3) $\text{产后出血率} = \frac{\text{期内产后出血人数}}{\text{同期产妇总人数}} \times 100\%$

(4) $\text{产褥感染率} = \frac{\text{期内产褥感染人数}}{\text{期内产妇总人数}} \times 100\%$

(5) 死产率 =
$$\frac{\text{某地某时期孕28周以上死产数}}{\text{该地同期28周以上死产数+活产数}} \times 100\%$$

三、社区妇女保健效果指标

孕产妇死亡率和妇女某病死亡率是衡量妇女保健工作的两个主要的效果指标，为了促进母婴安全，降低这两个率不仅是妇幼工作的主要指标，也是衡量各国卫生系统绩效的主要指标之一。

(1) 孕产妇死亡率：根据世界卫生组织的定义，孕产妇死亡是指妊娠开始至产后42天内，因各种原因引起的死亡，但意外死亡如车祸、自杀除外。计算公式如下。

$$\text{孕产妇死亡率} = \frac{\text{年内孕产妇死亡数}}{\text{年内孕产妇总数}} \times 10\,万/10\,万$$

(2) $\text{妇女某病死亡率} = \frac{\text{期内某病死亡人数}}{\text{同期平均妇女人数}} \times 10\,万/10\,万$

第三节 社区妇女不同生命阶段的健康管理

一、孕前健康管理

我国一直以来实行强制性的婚前医学检查政策，实施婚前检查政策能减少出生人口缺陷、提高人口素质。但是基于结婚与妊娠之间较长的时间间隔及婚前检查与产前检查的脱节等原因，婚前检查并未在真正意义上服务于孕期保健，并且该政策的实施使得人们更多关注围婚期保健，而忽视了孕前保健。因此，在2003年10月1日卫生部取消了强制性婚前检查制度，并于2007年2月6日发布《孕前保健服务工作规范（试行）》，以此规范孕前保健工作。社区卫生服务机构或医疗保健机构应为准备怀孕的夫妇提供健康教育与咨询、健康状况评估及健康指导等主要保健服务。

（一）健康教育与咨询

通过询问、讲座及健康资料的发放等，向计划怀孕的夫妇讲解孕前保健的重要性，介绍孕前保健服务内容及流程，提供健康教育服务。

（二）健康状况检查

通过询问既往疾病史、孕育史、家族史、营养、职业、生活方式、运动情况及社会心理等了解准备怀孕夫妇的一般情况；在知情选择的基础上进行孕前医学检查，主要包括体格检查，实验室检查如血尿常规、肝功能、阴道分泌物检查，以及辅助检查如心电图、B超等，必要时进行激素和精液检查。与此同时，对可能影响生育的疾病进行专项检查，包括严重的遗传性疾病如地中海贫血；可能引起胎儿感染的传染病及性传播疾病，如乙型肝炎、结核病、弓形体、风疹病毒、巨细胞病毒、单纯疱疹病毒、梅毒螺旋体及艾滋病病毒等；精神疾病；其他影响妊娠的疾病，如高血压和心脏病、糖尿病及甲状腺疾病等。

(三) 孕前保健的指导

孕前保健主要是在风险评估的基础上,通过信息采集、体格检查及实验室检查,对育龄夫妇进行遗传风险、生育、患病及用药、致畸物接触、不良行为和生活方式、营养状况、心理状况等方面进行全面评估,了解准备怀孕夫妇的健康状况,识别可能导致不良妊娠结局的危险因素,并判断其风险程度,为健康促进和医学干预提供依据。

1. **制定个性化生育保健计划** 建议育龄夫妇根据家庭生育计划,在有了生育计划后,制定适合自己的保健计划,包括孕前准备、孕早期最佳保健及孕期检查计划。孕前准备主要是妊娠前3个月的准备,促进育龄夫妇妊娠前保持良好的生理、心理状态,并选择适宜的妊娠时机和有计划的妊娠。

2. **避孕和受孕时机指导** 育龄夫妇暂无妊娠计划前,指导其做好避孕。选择合适的避孕方法,宜选择短效口服避孕药或外用避孕工具如安全套等避孕措施。为确保育龄夫妇在生理和生殖功能上发育成熟,女性适宜的生育年龄一般为24~30岁左右,男性最佳生育年龄为25~35岁。35岁以后卵巢功能逐渐衰退,卵子中染色体畸变的机会增多,畸胎、流产的几率增加。育龄夫妇应选择双方工作和学习都不紧张的时期,在生理、心理都处于最佳状态的时机受孕。维持健康的生活方式,加强体育锻炼,营养均衡,远离烟、酒。

3. **健康行为及生活方式指导** 合理营养,增补叶酸,强调合理均衡的营养及维持适宜的体重对妊娠的重要性。计划受孕前3~6个月,停止吸烟(包括暴露于二手烟环境)、酗酒、咖啡因、违法药物等,以及不良环境暴露对妊娠的影响,与育龄夫妇讨论这些危险因素,并提供相关信息,促进安全妊娠。怀孕前后所有药品的使用,都需要仔细阅读说明书并咨询医生的专业建议。

4. **预防感染指导** 提供怀孕前后预防感染的指导,为有需要的夫妇提供关于风疹、乙肝、水痘等疫苗的接种信息,至少在计划妊娠前3个月进行接种,特别是在流感季节,应为所有的妇女提供关于流感接种益处的信息。

5. **识别怀孕的指导** 指导妇女识别怀孕的早期征兆,但怀孕的症状因人而异,因此,一旦怀疑自己怀孕,应尽早去医院确诊。明确是否怀孕有助于帮助妇女避免暴露于不良环境造成的风险。

二、孕期健康管理

目前我国已建立了对孕产妇进行系统保健管理的三级网络,实行孕产期系统保健的三级管理。在城市,开展医院三级分工和妇幼保健机构三级分工,实行孕产妇划片分级管理,并健全转诊制度。在农村开展了由县医院和县妇幼保健站、乡卫生院、村妇幼保健人员组成的三级管理。通过分级管理,一级机构为孕产妇提供定期检查,一旦发现异常,及早将高危孕妇转诊至上级医院进行监护处理。产前保健是贯彻预防为主,及时发现危及孕妇和胎儿健康的危险因素,减少妊娠合并症、并发症,保障孕妇和胎儿健康,确保孕妇顺利度过妊娠期,维护孕妇健康和胎儿正常生长发育,促进母亲、围产期及新生儿良好结局的重要措施。因此,产前保健是围产期保健的核心内容,也是社区卫生服务重要组成部分,对提高出生人口素质也具有重要的意义。

(一) 孕早期健康管理

在孕12周前,到孕妇居住地的乡镇卫生院、社区卫生服务中心为孕妇建立《孕产妇保健手册》,并进行第1次产前检查。

1. **孕妇健康状况评估** 询问既往史、家族史和个人史等,观察体态、精神状况和面色等,并进行一般体检、妇科检查和血常规、尿常规、血型、肝功能、肾功能和乙型肝炎等检查,有条件的地区建议进行血糖、阴道分泌物、梅毒血清学试验、HIV抗体检测等实验室检查。

2. **开展孕早期保健指导** 在孕早期对个人卫生、心理和营养保健指导时,要特别强调避免致畸因素和疾病对胚胎的不良影响,同时进行产前筛查和产前诊断的宣传告知。

3. **高危孕妇筛查** 对孕妇进行高危因素筛查,对具有妊娠危险因素和可能有妊娠禁忌证或严重并发症的孕妇,及时转诊到上级医疗卫生机构,并在2周内随访转诊结果。

(二) 孕中期健康管理

在孕16~20周、21~24周各进行1次产前检查,对孕妇的健康状况和胎儿的生长发育情况进行评估和指导。

1. **孕妇健康状况评估** 通过询问、观察、一般体格检查、产科检查、实验室检查等,对孕妇健康和胎儿的生长发育状况进行评估,识别需要做产前诊断和需要转诊的高危孕妇。

2. 开展孕中期保健　进行孕期心理、运动及营养指导外,还应进行预防出生缺陷的产前筛查和产前诊断的宣传告知。

3. 高危孕妇筛查　对孕妇进行高危因素筛查,发现有异常的孕妇,要及时转至上级医疗卫生机构。出现危急征象的孕妇,要立即转上级医疗卫生机构。

(三) 孕晚期健康管理

在孕 28~36 周、37~40 周去有助产资质的医疗卫生机构各进行 1 次产前检查。

1. 孕妇健康状况评估　通过询问、观察、一般体格检查、产科检查、实验室检查等,对孕妇健康和胎儿的生长发育状况进行评估。

2. 开展孕晚期保健指导　对孕产妇进行自我监护、促进自然分娩、母乳喂养等方法以及孕期并发症和合并症防治等指导。

3. 高危孕妇筛查　对随访中发现的高危孕妇应根据就诊医疗卫生机构的建议督促其酌情增加随访次数。随访中若发现有意外情况,建议其及时转诊。

(四) 孕期保健指导

1. 健康的生活方式指导

(1) 合理均衡的膳食:妊娠早期由于早孕反应,所以膳食以清淡饮食为主,避免油腻,多食新鲜的蔬菜和水果。膳食摄入的原则是:以动物蛋白为主,鸡、鸭、鱼、瘦肉、牛奶、鸡蛋等都是动物蛋白的来源,同时增加植物蛋白,适当限制含脂肪、糖类较多的食物,多食新鲜的蔬菜、瓜果类等富含维生素的食物,适当限制食盐的摄入量。

(2) 适宜的活动与休息:指导孕妇每天应有 8~9 小时睡眠,午休 1~2 小时,睡眠时宜取左侧卧位,缓解增大的子宫对下腔静脉的压迫以促进血液循环;妊娠 28 周以前可坚持工作,28 周以后要适当减轻工作量。

(3) 衣着与个人卫生:妊娠期穿着应宽松、舒适、柔软为宜;保持良好的卫生习惯,包括口腔卫生、勤沐浴和保持会阴部清洁。

(4) 适度的性生活:妊娠前 3 个月及末 3 个月,均应避免性生活,以防流产、早产及感染。妊娠中期应节制性生活,采取合适的体位,并注意性生活的卫生。

(5) 居住和工作环境的安全:妊娠期避免长时间看电视或用电脑,家里避免饲养宠物,指导孕妇避免工作环境中的职业危害。

2. 孕期用药指导　多数药物可通过胎盘进入胎儿体内,怀孕早期是胚胎器官形成发育阶段,容易受某些药物的作用造成胚胎发育异常,因此,孕期用药应慎重,在医生指导下合理用药,包括保健品也避免盲目服用。

3. 孕期家庭监护指导　孕妇大部分时间是在家里度过的,因此,家庭自我监护对孕期保健具有重要意义。指导孕妇及家属进行自我监测,不仅可以了解胎儿的宫内情况,还可以促进孕妇和家庭成员之间的融洽。自我监测包括以下几方面。

(1) 胎动计数:胎动是胎儿宫内情况良好的表现。孕妇一般在妊娠 18~20 周开始自觉有胎动,妊娠晚期(妊娠 28 周后),胎动明显增加。正常情况下胎动每小时 3~5 次。指导孕妇自测胎动,取左侧卧位,每日早、中、晚各测 1 小时胎动,将 3 次的计数相加乘以 4 得 12 小时的胎动数,每小时胎动数不应少于 3 次,12 小时内胎动数不应少于 10 次。

(2) 测量体重:妊娠期孕妇体重逐渐增加,一般妊娠 20 周开始,平均每周增加 0.3~0.5kg。指导孕妇每天清晨起床后空腹测量体重,一般孕妇体重增长每周不超过 0.5kg,整个妊娠期约增加 10~12.5kg。

(3) 测量宫底高度及腹围:根据宫底高度了解胎儿在宫内生长情况,指导宫底高度与妊娠周数的关系。妊娠 20 周后,指导孕妇家属每周测量宫底高度及腹围,以了解胎儿生长发育情况,并记录。

(4) 听胎心:教会家庭成员妊娠 20 周后每天听胎心音并记录,正常胎儿心率为 120~160 次/分。胎心音是否正常可以判断胎儿宫内情况。指导孕妇取仰卧位,胎心听筒与孕妇腹壁接触不留缝隙,听者耳朵贴近听筒,听到胎心音后,持续听 1 分钟并记录。

(5) 测量血压:在整个妊娠期间,孕妇血压应维持在正常水平,不高于 140/90mmHg。指导孕妇每天在相对固定的时间,在安静状态下测量血压,并记录。

4. 乳房护理的指导　良好的乳房护理可以为产后成功母乳喂养做好准备。指导孕妇随着孕期乳房的增大,选择合适的全棉乳罩。保持乳房的清洁,指导孕妇每天淋浴时用软毛巾擦拭乳头,增加乳头对摩擦的耐受力,以免哺乳时乳头发生皲裂。每天按摩乳房5分钟以增强乳房的韧性，并指导孕妇正确的按摩方法：用手掌的侧面围绕乳头均匀、轻柔的按摩乳房壁。

5. **适宜的胎教指导** 胎教是有目的、有计划地为胎儿的生长发育实施的最佳措施。适宜的胎教可以促进胎儿宫内的良好发育，并增进母儿感情。胎教有很多种途径，可以倾听舒缓的音乐让胎儿安静、舒适；通过与胎儿的交谈和抚摸进行交流也是较好的方式，可以让胎儿体会到父母的关爱；另外丈夫对妻子的温柔呵护及孕妇保持轻松愉悦的心情，对胎儿的良好发育也是非常有利的。

6. **良好心理调适的指导** 怀孕是妇女一生中较为重要和富于挑战性的事情，会给妇女带来一定的压力。基于对初为人母的担心、是否有充足的社会支持、经济负担过重、对妊娠带来的负担无所适从、对胎儿健康的担忧、对分娩的恐惧等，妇女在妊娠过程中，会表现出不同程度的焦虑、情绪不稳定。指导孕妇在妊娠期保持良好的心态，不仅有利于胎儿的良好发育，也有利于产后亲子关系的建立，并促进孕妇母亲角色的转换。因此社区护士应评估孕妇的心理社会状况，为孕妇提供充分的关于妊娠期保健、育儿等方面的信息支持，鼓励孕妇表达自己对妊娠的感受，调动孕妇的家庭支持系统，为孕妇提供良好的情感支持，以促进孕妇对妊娠的良好心理适应。

7. **分娩的准备及临产的识别指导** 孕妇做好分娩前生理、心理和物品准备，并指导与分娩有关的知识，包括分娩的过程、合理应用放松技巧应对分娩时子宫收缩引起的疼痛和不适、合理运用腹压配合子宫收缩加快分娩的技巧等。指导孕妇识别临产先兆：在出现子宫不规律收缩、见红、胎儿下降感等临产先兆时，及时将产妇送往医院以确保母婴的安全。

三、产后健康管理

产后保健包括产后访视和产后42天健康检查，是围产保健的重要组成部分，直接关系到产妇康复、婴儿健康成长及母乳喂养的成功。产褥期对妇女、新生儿、家庭而言，是一个重要的转折时期，在这一时期，妇女会经历强烈的生理和情感体验，并需要适应新的角色和家庭模式的转变，因此，此期存在大量健康问题。良好的产后保健可以及早发现某些影响产妇和新生儿的健康问题，促进母亲的康复和新生儿的正常发育，促进产妇的心理调试和新的家庭运作模式的形成。

（一）产后家庭访视

乡镇卫生院、村卫生室和社区卫生服务中心（站）在收到分娩医院转来的产妇分娩信息后，应合理安排时间，分别在出院后3~7天、产后14天和28天进行三次家庭访视，有异常情况适当增加访视次数。通过家庭访视，进行产褥期健康管理，加强母乳喂养和新生儿护理指导。

1. **产妇健康状况评估** 通过观察、询问和检查，了解产妇一般情况，测量体温和血压，检查乳房、子宫、恶露、会阴及腹部伤口恢复等情况。

2. **产褥期保健指导** 对产妇进行个人卫生、心理、营养、运动、康复及新生儿照护等指导。

3. **异常情况的处理** 对母乳喂养困难、产后便秘、痔疮、会阴或腹部伤口等问题进行处理。发现有产褥感染、产后出血、子宫复旧不佳、妊娠合并症未恢复者以及产后抑郁等问题的产妇，应及时转至上级医疗卫生机构进一步检查、诊断和治疗。

（二）产后42天健康检查

在产后42~56天，乡镇卫生院、社区卫生服务中心为正常产妇做产后健康检查，异常产妇到原分娩医疗卫生机构检查。

1. **产妇健康状况评估** 通过询问、一般体检和妇科检查，必要时进行辅助检查对产妇恢复情况进行评估。

2. **进行产后保健指导** 对产妇应进行性保健、避孕、预防生殖道感染、纯母乳喂养六个月、婴幼营养等方面的指导。

（三）产后保健的指导

1. 健康的生活方式指导

（1）适宜的环境：保持居住环境适宜的温度和湿度，勤开窗有利于室内空气清新，这样不仅使产妇得到良好的休息，也有利于新生儿的成长。

（2）良好的卫生习惯：在尊重个人意愿的基础上保持良好的卫生习惯，勤擦身，勤换衣，用软毛牙刷刷牙，保持外阴清洁，产后四周内禁止盆浴。

（3）均衡的营养：产妇不仅自身机体需要恢复，而且还担负着哺育新生儿的责任，因此，合理营养对产妇非常重要。产妇应增加高蛋白食物和营养丰富的汤类，如鱼汤、骨头汤、鸡汤等，以利于乳汁分泌；适当摄入高质量的脂肪不仅有利于婴儿大脑的发育，也有利于脂溶性维生素（如维生素A、D、E、K）的吸收；新鲜的蔬菜水果也是不可少的,但应避免辛辣、刺激性饮食,禁止烈性酒类、咖啡,禁止吸烟。

(4) 适宜的运动:自然分娩者产后 24 小时可下床活动,行会阴切开术或剖宫产的产妇,可推迟至产后第 3 日起床适当活动。产后尽早活动,有助于子宫复旧、体力恢复、排尿及排便,避免或减少静脉栓塞的发生率,且能使骨盆底及腹肌张力恢复,避免腹壁皮肤过度松弛。但尽量避免重体力劳动或蹲位活动,以防子宫脱垂。此外,自然分娩 48 小时后、剖宫产拆线后可进行产后康复操,产后康复操应包括能增强腹肌张力的抬腿、仰卧起坐动作和能锻炼骨盆底肌及筋膜的缩肛动作。

2. 促进子宫复旧指导 产后哺乳、适宜的活动、产后康复操和良好的卫生习惯有利于子宫的良好复旧。指导产妇识别异常恶露,正常恶露有血腥味但无臭味,持续 4~6 周,产后 3 天内为血腥恶露,之后转为浆液性恶露,2 周后转为白色恶露。

3. 外阴及腹部伤口的护理 指导产妇每天用水清洗会阴两次,保持会阴清洁。指导会阴部有伤口的产妇休息时尽量向伤口对侧卧位,以免恶露浸润伤口。

4. 母乳喂养技巧指导 宣传母乳喂养的优点和增强母乳喂养的信心,社区护士应向母亲及家属宣传母乳喂养的优点,评估影响母乳喂养的因素,为产妇提供母乳喂养的信息,并调动其家庭支持系统,以增强母乳喂养的信心。指导产妇采取正确的哺乳方法。

5. 产后计划生育指导 产褥期内禁止性生活,产后 6 周后应指导产妇采取妥当的避孕措施。对哺乳的妇女,不宜用含雌激素的避孕药,以免影响乳汁的分泌。但外用避孕工具如避孕套是可供选择的方法之一,单纯孕激素避孕方法如皮下埋植避孕也是较好的避孕方法。

6. 良好的心理调适指导 社区护士应为产妇提供充足的母婴保健的信息支持,鼓励产妇表达自己的感受,并调动产妇的家庭支持系统,帮助其尽快进入独立期,完成心理调适的过程,并促进家庭尽快接受孩子诞生后的新的生活方式,建立和谐的家庭生活。

四、围绝经期健康管理

围绝经期是每一个妇女都经历的生理过渡时期,是指妇女从生育能力旺盛和性生活正常逐渐衰退到老年的一段过渡时期,即从卵巢功能开始衰退到完全停止的一段时期。此期间最突出的表现是绝经。绝经(menopause)是指月经完全停止 1 年以上。围绝经期是每个妇女都要经历的重要阶段,由于此期卵巢功能衰退,激素水平下降,同时此阶段的妇女也是家庭的主要角色,受内分泌变化及社会和心理因素的影响,围绝经期妇女的保健已成为公共社会问题。社区卫生服务机构应为本社区的围绝经期妇女建立健康档案,定期进行妇科疾病的普查,并针对围绝经期的生理和心理改变提供保健指导。

(一) 完善健康档案

建立围绝经期妇女健康档案,根据围绝经期妇女健康危险因素,设计定期体检表,为妇女提供定期体检,以及早发现妇女的健康问题,提出针对性的防治措施。

(二) 加强妇科疾病的普查

定期为围绝经期妇女提供妇科疾病的普查,每年一次宫颈细胞学检查、B 超检查、血、尿常规检查等。

(三) 围绝经期保健指导

1. 预测围绝经期的来临 女性围绝经期的早期表现比较明显,可通过以下指标判断是否进入围绝经期。

(1) 家族史:妇女围绝经期的年龄与遗传有一定关系,所以,祖母、母亲同胞姐姐进入围绝经期的年龄可以作为预测。

(2) 初潮年龄:妇女初潮年龄与进入围绝经期的年龄相关,初潮年龄越早,进入围绝经期年龄越晚。因此,可以根据初潮年龄预测围绝经期的到来。

(3) 月经紊乱现象:既往月经规律的妇女,在围绝经期年龄,如果出现月经紊乱,在排除器质性病变的情况下,应考虑是否进入围绝经期。

(4) 围绝经期征兆:妇女在进入围绝经期前会有一些症状出现,如既往正常的妇女,在月经前突然出现乳房胀痛、失眠多梦、肢体水肿等经前期紧张综合征,此外,精神状态和情绪方面也会发生一些改变,这些都提示着围绝经期的到来。

2. 健康的生活方式指导

(1) 体育锻炼:适宜的体育锻炼不仅可以降低血浆中胆固醇和三酰甘油的水平,还可以促进机体代谢和血液循环,防止衰老。指导围绝经期妇女根据实际情况采取适宜的运动强度和运动方式,如散步、慢跑、太极拳、爬山、跳舞、打网球等运动。

(2) 均衡的膳食:均衡的膳食结构是预防绝经后疾病的有效措施。均衡膳食的原则是:适当控制总热量,供给充足的优质蛋白,适当减少脂肪的摄入量,适量的碳水化合物,保证各种无机盐和维生素的充足供给,特别是钙质的摄入和吸收。

(3) 性生活指导:指导夫妇双方了解围绝经期的生理、心理变化,并使配偶了解到丈夫的理解、尊重、支持和良好的情感交流,对于围绝经期妇女的健康至关重要。并指导夫妇进行适度的性生活,维持家庭的和谐与幸福。

3. 开展妇科疾病普查　定期的妇女病普查能及早发现妇女的常见病和多发病,并通过健康教育提高妇女的自我保健意识,降低发病率,提高妇女的健康水平和生活质量。

(1) 乳腺癌检查:指导30岁以上妇女定期对乳房进行自我检查,一般40岁以上妇女每年做一次临床检查,50～59岁妇女每1～2年进行一次检查。对未哺乳、有乳腺癌家族史、乳腺小叶增生的妇女应增加检查次数。

(2) 宫颈癌检查:指导妇女从有性生活开始,每1年进行一次宫颈脱落细胞涂片检查,并及时治疗宫颈炎。

(3) 常规体检:每年的常规体检主要内容包括体重、血压,胸部X线检查。实验室检查主要包括血脂、血糖等。

4. 围绝经期的避孕指导　由于围绝经期卵巢功能逐渐衰退,阴道分泌物相对较少,有时月经紊乱,但仍有可能意外妊娠。因此,指导围绝经期妇女选择易溶解的避孕药,且不会影响其内分泌功能的避孕方法。

5. 促进良好心理调适的指导　围绝经期症状的发生除与卵巢功能衰退、激素水平下降有关外,还与个体的心理因素、文化水平、职业特征、社会支持系统等因素相关。所以,社区护士可以通过举办讲座、发放宣传资料、家庭访视等方式,对妇女进行有关围绝经期自我保健的健康教育,讲解围绝经期的生理、心理变化,使其意识到这些变化都是暂时的,绝经期是人生必经的正常阶段。同时,鼓励围绝经期妇女多参与社会活动,保持心胸宽阔,并调动其家庭支持系统,创造和睦的家庭氛围,以促进围绝经期良好的心理调适,健康度过围绝经期。

(谷　灿)

第七章

社区老年人保健与护理

第一节 概 述

一、老年人与人口老龄化

1. 老年人 发达国家65岁以上,发展中国家60岁以上的人称为老年人(the elderly)。人的老化受遗传、环境和社会生活诸方面影响而有较大的差异,从生理、心理、社会全方位确切定义老年人确实比较困难,一般来说,老年人的概念按大多数人的变化规律从生理年龄上来定义。联合国于1956年将65岁作为老年人的划分标准,与许多国家的退休年龄一致,但由于发展中国家人口结构比较年轻,也将60岁作为老年人的界限。

从60岁或65岁到死亡这段时间称为老年期。随着人类生活水平提高,平均寿命不断延长,老年期是一段较长的时期,而且老年期的不同阶段老年人的生理、心理方面亦有很大差别,因此,通常将老年期划分为不同阶段。联合国卫生组织把它划分为:60~74岁为年轻老年人,75~89岁为老老年人,90岁以上为长寿老年人。我国将老年期划分为:60~89岁为老年期,90岁以上为长寿期,而45~59岁为老年前期。

2. 老年人口系数 老年人口系数(coefficient of aged population)是指老年人口占总人口的比例,即:

$$老年人口系数 = \frac{老年人口数量}{人口总数} \times 100\%$$

老年人口系数是判断社会人口是否老龄化和老龄化程度的指标。就一个国家或地区而言,老年人口系数越大,则老龄化程度越深,老年人口越多,老龄问题就愈显重要。但就世界范围或各地区横向比较来说,由于人口的基数不同,各国老年人口系数与老年人口绝对数是不平衡的,我国有13亿多的庞大人口基数,虽然与其他发达国家相比,老年人口系数不大,但老年人数量是世界上最多的,面对的问题就更多。

3. 人口老龄化 社会人口中老年人口系数超过一定的水平,发达国家7%以上,发展中国家10%以上,称为人口老龄化(population aging)或人口老年化。社会中人口达到了老龄化的标准,这个社会称为老龄化社会或老年化社会。

据资料统计到2002年我国60岁及以上的老年人占人口总数的11.2%,已步入老年国家的行列。预测到2025年我国老年人口将上升到20.0%,可谓"超老年型国家"。因此,如何在全社会达成共识,依靠法律、政策、科技、教育、经济、医疗卫生等全社会的支持,应付这种快速的人口变迁,在现有的社会经济、福利、医疗保障制度上建立一个老有所养、老有所医、老有所乐、老有所为的氛围需要各级政府和社会的共同努力。

二、社区老年人保健与护理的目标

1. 增强老年人自我照顾能力 增强自我照顾能力是老年人护理始终贯彻的一个理念,是提高老年人生活质量的保证。社区护士通过社区健康教育和护理服务,提高老年人之间自护和互助的能力;老年人通过坚持正确的身体锻炼,合理的营养,延缓衰老,尽可能长地维持生活自理的能力;而伤残老人则通过适当的康复治疗,并提供适当的辅助设备,恢复自理能力。

2. 延缓恶化和衰退 老化使老年人器官功能退化,老年人多数患有慢性病,慢性病又促进器官功能老化。正确治疗、护理老年病人,预防并发症,尽量稳定病情,尽可能地延缓恶化和衰退。

3. 提高生活质量 协助老年人参与各种社

区活动,并提供必要的帮助,使老年人在娱乐、社交、心理及家庭各方面的需要获得满足,以提高老年人的生活质量。

4. 支持濒死老人并保持其舒适及尊严　对濒死老人以更多的身体、心理、社会支持,缓解疼痛,增加舒适度,让老人能安详而宁静地离开人世。

三、社区护士在社区老年保健与护理中的作用

社区护士是社区老年保健中的主要力量,负责组织并实施社区老年人健康教育计划、开展老年病人的护理服务、培训老年服务人员、参与社区老年保健的总体规划等工作。在不同的场合、不同的时间及不同的情况下,扮演着护理服务、咨询、教育、组织、管理、协作、研究等不同的角色,承担各种角色赋予的责任。

1. 社区老年人健康教育　社区护士与社区工作人员合作,了解社区老年人口组成特点、患病情况、社区经济、文化环境、生活习俗以及社区卫生资源等,确定优先干预的健康问题;制订健康教育计划;根据实际情况,通过各种途径如专题讲座、板报、图片、印刷资料、录像、示范、操作练习、个别指导、咨询、正反案例的现身教育等实施健康教育计划,向社区人群传播健康知识和技能;同时对健康教育过程和结果进行恰当的评价,不断反馈,提高健康教育的成效。通过健康教育,使老年人树立健康意识,获得健身防病及治疗康复知识,改变不良行为,减少行为危险因素,增进老年人健康。

2. 社区老年病人护理　护士在社区卫生服务机构、家庭或养老、托老机构中为老年人提供护理技术服务,如注射、换药、给氧、鼻饲、导尿、灌肠、压疮护理及各种专科护理。同时,在紧急情况下如老年人突然昏迷、骨折、脑血管意外等,社区护士还必须做好院前急救工作,这对维持病人生命、避免不应有的病情恶化以及对后续医院治疗、预后有着积极的意义。

3. 临终关怀　许多老人都希望能在自己熟悉的居住环境中,在亲人陪伴下度过生命最后的日子,良好的社区护理是满足老人临终需求的基础。社区护士开展社区死亡教育,为临终老人提供各种护理,控制疼痛,缓解症状,实施心理支持,尽最大可能使老人处于舒适状态,维护老人尊严,使老人安详而宁静地离开人世,并对家属哀伤心理提供心理支持。

4. 指导、培训工作　老年人有自身的生理、心理特点,老年人家属、保姆及为老年人服务的志愿者、养老护理员、社会工作者需要掌握有关老年知识及一般护理技能,社区护士承担相应的培训和指导工作。

5. 组织协调工作　社区老年保健工作需要协调多部门开展工作,如老年人之间,老年人与家庭之间、社区不同机构、不同组织之间以及为老年人服务的各种专业人员之间的协调。另外还需要卫生部门、民政部门等多部门的相互配合。社区护士在社区老年保健工作中扮演组织管理角色,协调各方关系,与社区工作人员合作,对老年保健工作中人员、物资及各种活动进行指导和安排。

6. 研究工作　社区护士需要有敏锐的观察力,以发现老年人疾病的早期表现、心理变化及社区中的环境问题、家庭问题、威胁健康的各种危险因素等,积极开展社区护理研究工作,研究老年人身体、心理健康及影响因素,研究社区老年人健康干预策略、干预实施和干预效果,研究社区老年保健制度建设和保障决策等问题。

第二节　社区老年人常见的健康问题

一、睡　眠　问　题

失眠是指睡眠不足。失眠是老年人最常见的睡眠问题,由于不仅影响其日常生活,还会影响情绪,甚至导致伤害的危险性增高。因此,老年人失眠涉及健康问题和社会问题。随着年龄的增长,正常老年人睡眠的实际时间比中青年人减少,而且缺乏深睡眠状态,夜间入睡潜伏期延长,且多次醒转,再入睡缓慢。疼痛、焦虑、忧郁、缺乏运动、环境改变(嘈杂环境、温度太高或太低)、日常应激、夜尿等都是造成老年人失眠的原因。社区护士应耐心听取护理对象的主诉,共同分析导致失眠的原因,了解其惯用的应对方式及效果。

护理措施包括:①努力协助减少或消除环境中造成心情烦乱和睡眠中断的因素,例如保持睡眠环境安静,拉好窗帘,拔掉电话插头,提供夜间照明,停止噪声干扰,睡眠期避免探访。②指导老年人适当限制夜间入睡前液体入量,并提醒其入

睡前如厕,以防夜尿影响睡眠。③向老年人宣传有规律锻炼对减少应激和促进睡眠的重要性,指导老年人坚持参加力所能及的日常活动,如步行、健身操、家务活及社会交往等。④与护理对象共同制定日常活动计划,适当增加白天的指定活动,充实活动内容,限制白昼睡眠时间,最多不超过1小时,同时注意缩短卧床时间,以保证夜间睡眠质量。⑤指导老年人养成良好的睡眠习惯,根据具体情况允许在保持老人既往睡眠习惯的基础上,逐渐调整作息制度。⑥临睡前避免饱餐和饮用咖啡、浓茶;睡前适当散步、热水泡脚、按摩足底,喝杯温牛奶等有促进睡眠作用。

二、排泄问题

由于机体的老化,消化功能、泌尿系统均可出现功能减退。所以便秘、小便失禁和腹泻是老年人常见的排泄问题。

1. 便秘　便秘是指大便在肠腔内滞留时间过久,水分被过量吸收,使粪便过于干燥硬结,造成排便困难。老年人便秘的发生率较高,它并不是一种疾病而是一种症状,尽管它与许多因素有关,但是适当的预防和护理是可以避免的。

造成老年人排便困难的因素,可因咀嚼困难,摄取蔬菜、水果等含纤维素性食物少;也与膈肌、腹肌、肛提肌等参与排便运动的肌肉收缩力下降有关;还与机体对排便反应的敏感性降低有关。

社区护士要与护理对象认真分析,寻找导致便秘的原因,采用有针对性的措施:①向护理对象讲解老年人便秘的原因,解除其心理压力,评估目前的状况及惯用的应对方法。②指导护理对象养成定时排便的良好习惯。③注意调整饮食结构,适当增加含纤维素多的食物,增加新鲜蔬菜、水果的摄入量。注意适当增加饮水量,如每日清晨饮一杯淡盐水,或一杯冷牛奶,均有助于促进肠蠕动,并保持肠道足量的水分,软化大便。同时,适当增加脂肪食物,如芝麻油、花生油等。④指导老年人在身体状况允许的前提下,进行适量的体育活动,促进肠蠕动。卧床老人应给予被动运动。⑤指导老人每天起床前和睡前用双手顺结肠方向蠕动,自右向左轻揉腹部数十次。⑥便秘严重者,按医嘱给予缓泻剂,必要时用开塞露塞肛、灌肠液润肠通便。或戴手套协助其抠出粪便,以缓解不适。

2. 腹泻　由于老年人肠黏膜的分泌与吸收功能障碍,有时肠蠕动过快,致使排便频率增加,粪便稀薄。腹泻易造成营养不良,水电解质紊乱等。导致老年人腹泻的相关因素有:消化功能减退,如牙齿的老化、消化腺的分泌减少;胃肠道疾病如结肠炎、痢疾和消化道的各种癌症;饮食不当如进食过于油腻的食物和进食胃肠道过敏的食物;精神心理过分紧张、焦虑、忧郁等。

社区护士应采取的保健措施有:①腹泻期间,鼓励护理对象卧床休息,减少热能消耗。②在评估发病原因的基础上,注意提醒家庭成员为其提供清淡流质饮食或短时间内禁食,腹泻停止后,进软食。并提醒其和家属应遵循的饮食原则是:摄取营养丰富、易消化吸收、少油少渣的食物。③出现腹泻症状后,应及时送检大便标本,尽早明确诊断。④注意皮肤护理,每次便后用温水清洗,皮肤皱褶处用软毛巾吸干,涂以5%鞣酸软膏或氧化锌软膏。⑤必要时局部灯烤(可利用室内台灯)并确保安全,每次20~30分钟,保持皮肤干燥。

3. 尿失禁　是指老年人不能自我控制排尿功能,尿液不由自主地流出。尿失禁可因神经性疾病、膀胱过胀、阻塞性损伤、泌尿系统感染、精神心理压力及环境因素所致;随年龄增加排尿功能减退、膀胱容积减少、盆腔支持组织松弛等原因也可引起尿失禁。

社区护士可采取的保健措施有:①应全面评估导致尿失禁的诱发因素,与护理对象共同探讨可采取的有效措施。②做好尿失禁预防的保健指导。在身体状况允许的情况下,坚持适当的运动,如收腹提肛动作,加强盆底肌肉紧张度。老人有尿意应及时排尿,不应憋尿,长时间外出,应事先排空尿液;到一新环境后,应先了解厕所的位置。③指导协助尿失禁者,保持局部皮肤干燥、清洁、防止尿液长时间刺激皮肤发生糜烂、压疮等。不能自理的老年人,排尿后及时用软纸或布类吸干局部尿液,每日用温水清洗会阴及肛门周围皮肤1~2次。④神志不清者,可选用合适尿具固定在男性阴茎上,女性会阴下接尿袋,或选用"尿不湿"类尿垫,注意及时更换,保持局部清洁。

三、安全问题

由于衰老,导致老年人意识模糊、失去方向感、判断力减弱、记忆力减退及应变能力降低,使老年人经常发生跌倒。跌倒多因身体无法保持平衡、身体失去控制、直立性低血压、视力或听力障碍、环境中有险情致滑倒或绊倒等。此外，老年人骨质疏松也会导致老年人跌倒发生率增加。美国每年约有30%的老年人意外跌倒，其中20%～30%发生骨折。

社区护士应仔细评估老年人生活起居的情况，识别不安全因素，与老人及其家庭成员共同计划，采取预防跌倒的安全保护措施：①指导老年人在变换体时动作不要过快。②穿着合适的鞋以维持走路的平衡。③浴室及起居室内要设置防滑垫，阶梯处应设有扶手，避免地板打蜡以防滑倒。④活动空间应有良好的光线和照明，电灯开关应设在活动区内有适当光线处，活动范围内不应有妨碍走动的电线及障碍物。⑤提醒老人避免爬高取物，抬举重物等有危险性的活动。家居环境应尽量布局合理，设施要符合老年人的习惯，家具摆设应相对固定，有助于加深老人的记忆。⑥提倡老人外出最好有陪伴，外出活动应避开上下班高峰，要鼓励老人穿戴鲜艳的衣帽，鲜艳的色彩有助于提醒车辆驾驶员，减少受冲撞的危险。⑦提倡老人采用坐式淋浴，水温不宜过高，洗澡时间不要太长，入厕或入浴时不宜锁门，以防万一出现意外，难以入室救助。

第三节 社区老年人健康状况的评价

老年人的健康状况受到多种因素的影响，因此，在对老年人的健康状况评价时需采用多个指标综合反映，从个体和群体两个水平进行评价。

一、社区老年人群健康水平的指标

反映社区老年人健康水平的指标主要包括社区老年人人口比例、各阶段老人的病死率、死因顺位、预期寿命、患病率、疾病构成比等；对卫生服务的利用、健康行为；以及经济、文化、教育、婚姻、宗教信仰等。

二、老年人健康状况的评价

老年人的生理、心理和社会因素相互作用、相互影响，共同决定了老年人身体的功能状态。因此，对老年人健康状况的评价常需从生理、心理和社会及功能等多方面综合考虑。也就是说，不仅要评价其躯体和精神健康，还要评价其功能状况、社会性资源及经济状况等，其中功能状况是评估老年人健康状况的重点。

（一）评价的基本内容

1. 社会性资源及经济状况　社会性资源是一个综合性概念，指个体人际关系的数量和质量，以及社会参与的程度；需要时有谁能提供照顾；是否参加社会性团体或宗教团体等。老年人的经济状况对其物质生活、精神生活等有着广泛的影响。评价一般通过个人收入能否满足其个人需要，是否需要另外支持来衡量。

2. 精神健康　包括认知能力、有无精神症状以及精神健康的主观评价等内容。认知能力是决定一个老人个体能否独立生活的重要因素之一。精神健康的主观评价反映个体在情感层次上对生活幸福的感受。包括心理和生理两方面的健康，以及对过去经历的感受。

3. 躯体健康　一般采用健康自我评价、医学症状、慢性疾病的患病情况、活动受限和卧床休息的情况、医疗服务的利用等来反映。

4. 功能状况　指老年人从事日常生活活动的能力。日常生活指为了达到独立生活而每天重复进行的最基本、最具有共性的活动。老年人日常生活功能反映其独立生活能力的高低，是老年人健康评价的最重要领域。主要包括健康状况的自评、日常生活活动功能、智能能动性和社会功能。

（二）评价的方法及指标

老年人健康状况常通过询问病史、体格检查、实验室检查及功能评估来评价。

1. 病史　病史的收集应从其社会史、过去病史和身体各系统状况等方面来了解。社会史的收集对了解老年人的综合情况至关重要，老年人的社会性资源如人际关系、社会活动参与情况及宗教信仰、社会经济状况、居住环境、对社会服务的需要、谁提供照料等对护理老人有十分重要的作用。

了解过去的病史，对解释病人目前出现的健康问题和疾病的发展变化很重要。过去病史应收集外科手术史、主要疾病与患病史、药物治疗史、药物过敏史、对使用药物的知识、服药依从性、药物疗效及不良反应等。

通过回顾各系统的关键症状来了解身体各系统的功能，例如，呼吸系统的呼吸困难、顽固咳嗽；心血管系统的端坐呼吸、水肿、心绞痛、心悸、昏倒；消化系统的咀嚼困难、吞咽困难、腹痛、大便习惯的改变；泌尿系统的尿频、尿急、夜尿、血尿、小便失禁；神经系统的视力障碍、进行性听力丧失、走路不稳或跌倒、短暂性的局部症状；精神系统的抑郁、焦虑或烦躁不安、偏执、健忘症或精神错乱等；骨骼肌肉系统的局部或大范围的出现疼痛或肌无力等关键症状。

2. 老年人体格检查 在老年人体格检查时要考虑衰老的变化，必须认识正常衰老的生理变化与病理变化的差别，否则会作出错误的检查结论。需特别注意的检查项目有生命体征，包括血压、脉搏、呼吸、心率。其他内容有外貌和行为；皮肤完整性及松弛状况；视听功能；口腔牙健康和牙缺失；胸廓形状及肺部杂音；四肢、关节活动；心血管功能，包括心跳频率及节律、杂音等；精神神经状态有无异常等。

3. 实验室检查 根据老年人机体健康状况确定实验室检查项目。在阅读有关检查结果时，同样要考虑老年人因为老化的原因常会出现不正常的改变。因此，在评估实验室检查结果时既要考虑到疾病的变化，也要想到衰老的变化。否则，可能导致误诊和错误的治疗护理。例如，老年人血沉轻度增高可能是衰老的改变；老年人的葡萄糖耐量试验常减低；肌酐高于正常或轻度升高都与肾功能减退有关；老年人平均白蛋白值下降；正常老年人可出现碱性磷酸酶轻度升高，但中度以上升高应考虑病理状态；血清铁及铁结合力降低与年龄无关；老年人心电图出现S-T段和T波改变、房性或室性心律不齐、传导阻滞，如无症状，不需进行特殊的评估和护理。

4. 功能评估 老年人的病史收集、体格检查和实验室检查的各种发现对制订老年护理计划是必要的。但对老年人来说，更为重要的是对其功能状态的评估。功能状态的评估是多维的，常用的评价领域和评价量表有如下方面。

（1）对健康状况的自我评估和幸福度测量：健康自评表有很多，其量化方法可用分级法（一般分为五级）或图表法。老年人幸福度的测量，多采用纽芬兰大学的老年幸福度量表。

（2）日常生活功能评价：日常生活功能包括基本日常生活功能和工具性日常生活功能。前者包括进食、穿衣、洗澡、上厕所、移动和大小便控制等基本生活能力，后者则指一些较为复杂的日常生活功能，如外出、购物、管理钱财、做饭、洗衣等。

（3）智能评价：随着年龄的增长，到老年期，各种脏器都有不同程度的萎缩，造成老年人记忆力下降，甚至出现智能障碍。许多慢性病也会造成病人的智能缺陷，而智能是影响老年人生活质量的重要因素。对于老年人，常用简便智能状态量表或长谷川智能量表进行评价。

（4）社会功能评价：主要评价社交能力，如视听、理解、交谈能力等；社会资源及支持，如从亲戚、朋友等社会资源中得到支持的可及性和可得性。用于评价的量表较多，日常社交能力丧失程度表是其中之一。

第四节 社区老年人护理

老年人是社区中的弱势群体，由于年龄和生理特点，健康问题较为普遍。据统计，大约80%的老年人患有至少一种慢性病，他们对社区护理的需求量大，而为老年人提供其所需要的护理服务这正是社区护理的重要工作之一。但由于老年人生理功能的衰退程度存在很大的个体差异，表现为其患病情况、生命力、生活自理能力的差异较大。因此，通过对社区内老年人进行健康检查，按其生活自理能力、年龄、患病情况等方面的差异，将社区内老人划分为不同类型，分别给予不同的医疗保健管理，进行有针对性护理服务。这样可以合理利用社区资源，同时也发挥老年人的健康潜能，维持老年人的独立生活能力，预防老年疾病，促进老年健康服务。

一、健康状况良好老人的社区护理

对于健康状况良好的老年人，照料护理的目的是强化自我照顾、促进老人健康、辅助再就业，从而提高老年人的生活质量，延长寿命。

（一）成立老年协会、老年之家或休闲活动中心

为安排退休后突然增多的休闲时间，应帮助老人培养个人爱好和兴趣，使其能充分利用退休后的空闲时间。在城市社区一般都成立了老年协会、老人之家或老年人休闲活动中心，这些休闲娱乐活动为老年人社交提供了机会。同时，通过与医疗卫生保健单位合作，为老人提供健康信息、保健咨询及体格检查等。这样既可满足老年人有适当活动的要求，还可达到定期健康保健的目的，为老人健康服务。但在农村社区老人除了与亲人朋友、邻居们有一些非正式的社交活动外，较少有其他休闲娱乐活动。无疑应加大农村社区老年福利设施的投入。

（二）辅助健康老人再就业

退休之后使老年人收入锐减，没有退休金的老人，无疑会面临经济压力，健康老年人可以再就业，应付经济困难，使其退而不休保持经济上的独立。如何有效发挥老人的余热，辅助健康老人再就业，这是在我国社会就业压力日益增加的形势下，社会各界应面对并着手解决的问题。

（三）推广义务工作制度

在美国、日本等经济发达国家的老年人生活中，义务工作扮演着举足轻重的角色。为数不少的老年人贡献自己的时间做义务工作，有的热衷于参加慈善机构的义务工作，有的帮助照顾高龄老人或残疾人，有的热心于宗教活动等。老年人用一部分时间从事义务工作，不但可以满足老人与人交往沟通的需要，打发多余时间、消除寂寞，更可以使老人感到其有用、被尊重和尊重自我。这种服务他人的满足感对提高老人的生存价值、生活质量，做到真正健康长寿有十分重要的作用。在我国，健康状况良好的老人有许多是在照顾儿孙们，从事义工的老年人较少，并且这种义务工作能否在没有经济顾虑、健康状况良好的退休老年人中推行，还有待研究。

二、虚弱老人的社区护理

虚弱老人是指患有慢性病而并无明显残障的老年人，如患心脑血管病、糖尿病、肾脏病的老人。对虚弱老人的社区护理重点是增强自我照顾能力、提高健康水平、预防疾病和损伤，减少病伤对老人健康的伤害。对虚弱老人的社区护理内容包括提供保健咨询，开展社区医疗门诊服务，进行食品卫生与营养指导，实施交通安全服务和家庭安全服务，进行心理疏导使其维持良好的情绪体验，联系社区支持，协助其独立生活和家务活动服务等。社区护士应鼓励和指导老人适当参加老年人娱乐的活动。此外，对老年人进行日常生活指导及运动锻炼指导，也有助于保持老人生活自理能力和减轻虚弱。社区门诊和保健服务能及时发现老人的患病情况并给予其适当的治疗护理。另外，家务活动服务对虚弱老人也很重要，是对他们的有力支持，可有效减少老人意外的发生。家务活动内容包括打扫清洁、整理房屋、洗衣购物、帮助做饭等。一般这种服务仅限于白天，服务需要量根据老人的具体情况也各不相同，有的一周需要1~2次，有的天天都需要。

三、功能受限老人的社区护理

老年人功能受限主要由慢性病、损伤和衰老所致，其功能受限的程度和普遍性随年龄的增大而增加。功能受限会使老年人生活自理能力降低或丧失，给家庭经济和家务带来负担，同时也会使老人产生无用感或无价值感等心理反应。多数功能受限的老人生活在家庭，少数生活在社区机构内，对其护理方式有多种。

（一）老人护理院或养老机构

在医院资源有限，又不可能长期接受住院照顾的情况下，如患有半身不遂、截肢、神经肌肉疾患、帕金森病的老人，老人护理院和其他养老机构起着重要作用。老人在护理院内有自己的卧室，护理院还设置有休息、文娱活动、餐厅、工艺室、花园等设施。这些设施应尽量弥补老人的功能受限。社区护士应每日指导老人按时服药，调理饮食、定期检查。另外，应定时安排各种活动，包括老人的康复训练、健康知识的传播。并允许家属或志愿者经常来探望。

（二）家庭访视护理

尽管家庭是功能受限老人的主要照顾者，但随着家庭结构的转变，核心家庭的增多，由于多方面的原因，家人一般不可能为照顾老人而辞职，因此，有些家庭常出现无人照顾老人的状况。经济状况好的家庭会将老人送往医院、敬老院或请专人在家看护；经济状况差的家庭则只好把老人留在家中，使其得不到应有的照顾。在美国、英国、日本等国为解决这一问题，很早就开展了家庭访视护理，并已形成了完善的服务体系。实践证明：家庭访视护理可以取代一部分住院治疗护理，缩短住院时间，减少治疗费用，是一种行之有效的解决功能受限老人护理的方法。值得在我国的城乡社区推广运用。理想的家庭访视护理服务范围应包括：护理服务、康复治疗护理、社会工作、营养咨询、医疗卫生器材的租用、搬运病人的服务等。但是，医疗保险制度和医疗费用制度的配套完善是保证家庭访视护理实行的关键。否则，将会造成大量老人长期滞留医院，影响医院对严重病人的救治。

（三）日间老人护理服务或白日托管服务

对于愿意留在家中但白天又无家人照顾的功

能受限老人,可考虑选择接受日间照顾服务。老人白天在家中得到社区护理机构的照顾,晚上由家庭提供照护。社区护理服务内容包括:接送老人服务、餐饮服务、娱乐活动、康复服务、巩固治疗、社会性治疗、医疗护理检查处置服务等。这种形式是由家庭和社会共同负担照顾老人的责任,它既可以使老年人享有住在家中的好处,也能避免因照顾老人带来的种种问题。一些国家已有成套的适合老年人日间护理需要的护理服务中心。由于我国的社会经济状况还不够发达,这种形式的社区护理服务有一定的市场需求,我们有必要在此方面结合国情,进行探索。

四、患病老人的护理

对于患有各种急性病或慢性病急性发作的老年人的社区护理方式,主要有上门服务或施行入院前急救护理,这尤其适用于因疾病发作或行动不便老年人;而社区门诊或医院的治疗护理,适用于需要治疗护理的患病老人;上级大医院的护理,则适用于需要专科治疗服务的严重病人,而这类病人常通过社区门诊或转诊到大医院接受专科诊治和护理,在疾病稳定好转后,又转回社区继续接受治疗护理。

五、临终老人的照顾

老人临终时的照顾包括对临终前老人和死者亲属的照顾,特别是对配偶的照顾。在国外,老人临终时有专门的临终关怀(hospice)医院、综合医院的临终关怀病房、家庭临终关怀病床等临终机构,为老年人及其家属提供生理、心理和社会的支持和照顾。目前,国内不少大城市如上海、北京、天津等地也相继出现了临终关怀医院。临终关怀服务可以在医院内和医院外临终关怀服务机构以及病人的家庭中开展。由于医院床位紧张,医疗费用高,一些老年临终病人大多呆在家里,因而在家庭开展临终关怀服务是非常重要的。家庭临终关怀可以使病人在自己熟悉的环境中及亲人的关注下离开人世。同时以家庭为关怀单位,可以安抚和鼓励家属,指导他们参与护理,给予感情支持,从而使死者安然,生者无憾。

家庭临终关怀主要是为那些希望在家里与家人共度最后时光的老人服务,根据病人情况每日或每周访视2~3次,或24小时服务,保证随叫随到,让病人和家人在一起,尽量满足临终老年人的需要。家庭临终关怀是由政府、团体、医务人员、社区工作者等参与。使老年人临终期感到安慰、温馨,既减少了痛苦,又有尊严地安然离去,为自己的一生划上一个完美的句号。

家庭临终护理主要服务范围包括:①病人疼痛和症状的控制;②提供心理咨询;③提供社会和精神支持;④为家属提供支持;⑤提供居丧服务。

照顾临终老人不可避免地要涉及办理丧事,社区护士如能继续参与,无论对死者或其家属都是有益的。因为老人去世的居丧期是家属非常悲痛的时期,是家属表达悲痛心情的过程。家人去世后,家属的悲痛情绪首先表现为失去感觉,随后出现哭泣、呜咽,然后为抑郁。通常最好让家属尽可能地表达其悲痛心情,不要试图去阻止表达悲痛的过程,除非他们悲伤过度。由于亲人尤其是配偶的丧亡所致的老年人抑郁症,常常不能自我控制而持续下去。因此,护理方面既要鼓励他们多与社会接触和交往,又要为其提供或寻求心理精神方面的治疗和护理。对家属今后生活的安排,也应等到悲痛完全消失之后再进行。

总之,社区护理人员在维护和促进老年人的健康,提高老年人的生活质量等方面都可以发挥着巨大的作用。目前,应建立有关的政策和制度,逐步完善和健全有关社区护理服务机构,培训社区护理服务人员,扩大其服务的项目和内容,探索出符合各地情况的老年人社区护理的道路。

第八章

社区慢性病的健康管理

第一节 概 述

现代医学模式的转变,使人们认识到疾病的发生不仅仅由单纯的生物病原体引起,还与许多社会环境因素、个人行为、生活方式等有关。慢性病即为多因素长期影响所致。人类疾病谱由传染病逐渐转向慢性病,是当代疾病发展的总趋势。慢性病的危害主要是造成脑、心、肾等重要脏器的损害,易造成伤残,影响劳动能力和生活质量,且医疗费用极其昂贵,增加了社会和家庭的经济负担。因此慢性病的防治显得尤为重要。

一、慢性病的概念及分类

(一)慢性病的概念

慢性病(chronic disease)是慢性非传染性疾病的简称,是对一类起病隐匿,病程长且病情迁延不愈,病因复杂,健康损害和社会危害严重疾病的概括性总称。美国慢性病委员会将慢性病定义为,具有以下一种或多种特征,即称为慢性病。这些特征包括:患病时间是长期的;会造成残疾;有不可逆转的病理变化;依病情需要进行不同的康复训练;需要长期的医疗指导。因慢性病的发生与人类不良的行为和生活方式,以及环境中存在的多种危险因素有关,也称为现代文明病或生活方式疾病。

(二)慢性病的分类

慢性病可依据其发病急缓、病程的分期以及疾病对病人的影响程度和造成的损伤等不同,将慢性病分成以下类型。

1. 依发病的急缓情况分为两类 ①急发型慢性病:是指起病急骤,临床症状突然出现,但病理改变已有相当长时间的一组慢性病,如心肌梗死、脑卒中等;②渐发型慢性病:是指发病缓慢,临床症状出现后需要经过一段时间才能确诊的一组慢性病,如风湿性心脏病等。

2. 依疾病的病程分为三类 ①进行期慢性病:指慢性病处于症状严重且不断加重的时期,如肺癌、急性白血病等;②稳定期慢性病:指慢性病经过治疗和护理后,身体状况比较稳定的时期,但此期仍有明显的功能缺陷,如瘫痪、认知障碍等;③复发期慢性病:指慢性病经过一段时间的稳定期后,病情突然发作或恶化,如支气管哮喘、多发性硬化症等。

3. 依慢性病对病人产生的影响程度分为三类 ①致命性慢性病:指病程进行性进展,并能够危及生命,如骨髓衰竭、恶性肿瘤等;②可能威胁生命的慢性病:指慢性病的结果难以预料,如糖尿病、肺气肿、血友病等;③非致命性慢性病:指病程进展缓慢,对机体无致命危险,如痛风、青光眼、消化性溃疡等。

4. 依疾病造成的损伤分为三类 ①认知障碍型慢性病:指慢性病造成记忆、判断、语言等能力的障碍,如阿尔茨海默病、脑卒中等;②感觉障碍型慢性病:指慢性病造成失明、耳聋等感觉障碍;③运动障碍型慢性病:指慢性病造成运动功能障碍,如脑卒中导致的瘫痪、帕金森病等。

二、慢性病的特征及危险因素

(一)慢性病的特征

慢性病没有明确的病因,早期没有明显症状,在目前的医疗条件下难以治愈,其主要有五项特征。

1. 发病隐匿缓慢、潜伏期长 大多数慢性病早期没有明显症状而易被忽视,慢性病在多种病因的长期作用下,器官和功能的损伤逐步积累,直至急性发作或症状较为严重时才被发现。

2. 病因复杂、病程长　慢性病的致病因素复杂,往往是由多种因素交互影响而逐渐形成的。慢性病形成后,持续时间较长,可达数年或几十年,甚至终生。

3. 发病初期的症状和体征不明显　慢性病的症状和体征在发病初期一般不明显,通常在定期健康体检时被发现,或者当病情反复迁延不愈并逐渐加重,病人去就医时才得以确诊。

4. 病理改变不可逆而不易治愈　慢性病的病理损害是不可逆的,且大多数慢性病的病因复杂或不明,在目前的医疗条件下不能根治。

5. 需要长期的治疗和护理　由于慢性病难以治愈,通常需要终身的治疗和护理,以控制或缓解症状,最大限度地预防并发症和伤残。

(二) 慢性病的危险因素

慢性病的主要危险因素可分为不健康的生活习惯、精神心理因素、环境因素和个体固有因素四大类,其中个体固有因素在目前的医疗条件下是不可控制的危险因素。

1. 不健康的生活习惯

(1) 不合理膳食:均衡饮食是机体健康的基石,而膳食不合理是慢性病的主要原因之一。不合理的膳食主要有高胆固醇、高盐和腌制食品等。

1) 高胆固醇、高动物脂肪饮食:机体血液中的胆固醇与动脉硬化的发生密切相关。喜食动物内脏、肉类、甜食及饮酒过量的人,其体内的胆固醇和脂肪会较高。当体内胆固醇的含量超过机体的需要量时,过量的胆固醇和中性脂肪在血管管壁中存积,使血管内膜增厚变窄,发生动脉粥样硬化。当血液黏滞性增加或血管痉挛时易于造成血液流动受阻,出现组织血液无法流通,可引起局部细胞死亡的现象,因而是冠心病、缺血性脑卒中等疾病的危险因素。

2) 高盐饮食:摄入过多食盐可引起高血压。食盐中的钠离子在体内贮积时,能聚集水分,造成水钠潴留;还能促进血管收缩,使血压升高。两者相互影响,血管不断呈现紧张状态,末梢动脉管壁的阻力增大,水钠潴留增加了全身的循环血量,结果进一步促使血压升高。我国居民食盐的摄入量远远超过WHO规定的每日低于6g的标准,尤以北方为甚。

3) 过量饮酒:乙醇可刺激胃黏膜导致胃溃疡。乙醇成瘾造成依赖,导致情感、思维、行为等方面的异常。1g 乙醇能产生 29.3kJ 的热量,过量饮酒能促使中性脂肪的合成作用旺盛,除引起肥胖、糖尿病和动脉硬化外,还会大量沉积于肝脏中,降低肝脏的解毒功能,甚至造成肝硬化。饮酒过度是高血压的重要危险因素,可致心肌梗死和猝死的发生。

4) 不良饮食习惯:长期食用烟熏和腌制的鱼肉、咸菜,因烟熏和腌制等不良的烹饪方法可致食物中含有较高的亚硝胺类致癌物质,易导致癌症的发生,尤其与胃癌和肝癌的发病关系密切;咖啡和茶中含有咖啡因,能刺激交感神经,使血液中游离脂肪酸增加,可致动脉硬化。长期大量饮浓茶或咖啡还可导致骨质疏松;每日进食时间无规律、暴饮暴食等,可破坏胃黏膜的保护屏障,导致胃炎、胃溃疡、胃癌的发生;少食粗粮、蔬菜和水果,食物过于精细,致膳食纤维及维生素的摄入量不足,是动脉粥样硬化导致的心脑血管病及肠道疾病如痔疮、结肠癌的危险因素。

(2) 吸烟:烟草中含有 3800 多种已知的化学物质,其中有致癌作用的 50 多种。与烟草相关的死亡目前已占全球死因构成的第一位,WHO 已将烟草流行作为全球最严重的公共卫生问题列入重点控制领域。多项研究证实,吸烟是高血压、冠心病、脑卒中、糖尿病、慢性阻塞性肺病、恶性肿瘤等慢性疾病的重要危险因素。吸烟量越大,吸烟起始年龄越小,吸烟史越长,对身体的损害越大;吸烟是导致人类早亡或致残的、最可预防的危险因素。

(3) 缺乏运动:运动可以加快血液循环,增加肺活量,促进机体新陈代谢;增强心肌收缩力,维持各器官的健康;促进脂肪代谢,降低体内胆固醇的含量;运动对提高综合体质、保持心理健康具有非常积极的作用。由于生活节奏快和交通工具便利,常常以车代步或骑电动自行车,上下楼梯改为乘坐电梯等,运动量不足,容易肥胖并促进体内的胆固醇和中性脂肪增加,易发生高血脂、高血压、冠心病、糖尿病、癌症等。最有效的运动是经常性、适当的有氧运动。

2. 精神心理因素　现代社会的生活和工作节奏加快,竞争日益激烈,人际关系复杂,人群承受着来自多方面的压力。长期持续的精神紧张,引起神经内分泌功能失调,可使血压升高、心率加快、胆固醇升高以及机体免疫力下降,从而导致各种慢性病的发生。

3. 环境因素 环境主要包含自然环境和社会环境：①自然环境：阳光、空气、水等，是人类赖以生存和发展的物质基础。环境污染破坏了生态平衡和人们正常的生活条件，如空气污染、噪声污染、水污染、土壤污染以及室内装修污染等，都与癌症或肺部疾病关系密切；②社会环境：社会经济制度、健全的社会组织、社会普及教育程度、政府的卫生政策、医疗保健资源的配置和利用程度、风俗习惯和价值观念等，都会影响人们的健康。

4. 个体固有因素 主要包括年龄、性别及遗传因素等。①年龄：慢性病可以发生于任何年龄，但随着年龄的增加，机体器官功能老化越明显，发生慢性病的几率也越大，如心脑血管病、恶性肿瘤等；②性别：与女性相比，男性患心血管病突发事件的可能性大而且早。除生殖器官肿瘤外，多数肿瘤的发病率也是男性高于女性。女性绝经后，心血管病的发病危险迅速上升，并逐渐赶上同年龄段的男性；③遗传：高血压、糖尿病、冠心病、脑卒中、肥胖和肿瘤等慢性病均为多基因遗传病。许多慢性病如高血压、糖尿病、乳腺癌、消化性溃疡、精神分裂症、动脉硬化性心脏病等都有家族倾向，可能与遗传因素或家庭相似的生活习惯共同作用有关。

第二节 社区慢性病病人健康管理的方法与内容

一、健康管理概念

健康管理（health management）是一种对个人及人群的健康危险因素进行全面监测、分析、评估、预测、预防、维护和发展个人技能的医学行为及过程。其实质是发现和排查个人和群体存在的健康危险因素，提出有针对性的个性化的个体或全体健康处方，帮助其保持或恢复健康。实践证明，开展社区健康管理有利于对社区慢性病重点人群的监控，利于开展慢性病的双向转诊服务，从而调整基层卫生服务模式，真正落实"三级预防"。

二、社区慢性病病人健康管理的方法

（一）筛检

1. 筛检的定义 筛检（screening）是运用快速简便的实验室检查方法或其他手段，主动的自表面健康的人群中发现无症状病人的措施。其目的主要包括：①发现某病的可疑病人，并进一步进行确诊，达到早期治疗的目的。以此延缓疾病的发展，改善预后，降低病死率；②确定高危人群，并从病因学的角度采取措施，延缓疾病的发生，实现一级预防；③了解疾病的自然史，开展疾病流行病学监测。

2. 筛检的分类

（1）按照筛检对象的范围：分为整群筛检和选择性筛检。整群筛检（mass screening）是指在疾病患病率很高的情况下，对一定范围内人群的全体对象进行普遍筛查，也称普查。选择性筛检（selective screening）是根据流行病学特征选择高危人群进行筛检，如对矿工进行矽肺筛检。

（2）按筛检项目的多少：分为单项筛检和多项筛检。单项筛检（single screening）即用一种筛检试验检查某一疾病，多项筛检（multiple screening）即同时使用多项筛检试验方法筛查多个疾病。

3. 筛检的实施原则 1968年，Wilse和Junger提出了实施筛检计划的10条标准。概括起来包含三个方面，即合适的疾病、合适的筛检试验与合适的筛检计划。具体如下：①所筛检疾病或状态应是该地区当前重大的公共卫生问题；②所筛检疾病或状态经确诊后有可行的治疗方法；③所筛检疾病或状态应有可识别的早期临床症状和体征；④对所筛检疾病的自然史，从潜伏期到临床期的全部过程有比较清楚的了解；⑤用于筛检的试验必须具备特异性和敏感性较高的特点；⑥所用筛检技术快速、经济、有效、完全或相对无痛，应易于被群众接受；⑦对筛检试验阳性者，保证能提供进一步的诊断和治疗；⑧对病人的治疗标准应有统一规定；⑨必须考虑整个筛检、诊断与治疗的成本与效益问题；⑩筛检计划是一连续过程，应定期进行。最基本的条件是适当的筛检方法、确诊方法和有效的治疗手段，三者缺一不可。

4. 筛检的伦理学问题 实施时，必须遵守个人意愿、有益无害、公正等一般伦理学原则：①尊重个人意愿原则：作为计划的受试者，有权利对将要参与计划所涉及的问题"知情"，并且研究人员也有义务向受试者提供足够的信息；②有益无害原则：如筛检试验必须安全可靠，无创伤性，易于被群众接受，不会给被检者带来肉体和精神上的伤害；③公正原则：要求公平、合理地对待每一个

社会成员。使利益分配更合理,更符合大多数人的利益。

(二) 随访评估

1. 随访的定义 随访(follow-up)是医院或社区卫生服务中心等医疗机构对曾在本机构就诊的病人在一定时间范围内的追踪观察,以便及时了解其病情的变化,合理调整治疗方案,提高社区慢性病病人的治疗依从性。

2. 随访的方式

(1) 门诊随访(outpatient follow-up):是病人在病情稳定出院后的规定时间内回到医院或社区卫生服务中心进行专科复查,以观察疾病愈后专项指标,通过定期的门诊复查,及时评估发现早期并发症,了解化验检查数据的变化,重新审视治疗方案是否合理。一旦发现问题可以及时处理,减少并发症的发生并将其导致的损害控制在最低限度。

(2) 远程随访(remote follow-up):是指医护人员以电话、信函、网络等方式与出院后的社区病人进行沟通,根据病人在其他医院做的检查结果在治疗方案及生活细节上给予指导,同时收集术后信息。这种方式适用于在外省市或省内偏远地区久居的病人。常用的远程随访方法有电话随访与信函调查,其他的方法还有入户随访、电子邮件等,但因各自的局限性只能作为前两种方法的补充。

3. 随访的步骤

(1) 建立随访卡:病人的基本信息如姓名、性别、年龄、出生日期、居住地址、联系方式、疾病诊断、诊断日期、诊断单位、诊断依据、诊断时分期、组织(细胞)学类型、入院日期、出院日期、治疗方案、死亡日期、死亡原因、随访结果日期等。

(2) 评估慢性病病人:①身体方面:包括专科生化指标、饮食情况、用药情况、疾病危险因素、日常生活自理能力、个人行为和生活方式等方面的评估;②心理方面:慢性病病人是否存在控制感消失、自尊心受伤害、负罪感等情况,是否有不良情绪反应(焦虑、抑郁、易怒等);③社会方面:疾病对病人家庭造成的影响,如经济负担;对照顾者的躯体影响,因照顾与被照顾关系而产生的情感矛盾;病人因病被迫休息或能力下降,参与工作和社会活动减少,对事业的影响等。

(3) 评估医疗服务可及性:包括本地医疗保险覆盖率,政府预算卫生费用等。

(4) 计算发病率或患病率:包括慢性病的患病率和知晓率等。

(5) 评估环境:包括空气质量达到二级以上的天数、生活饮用水抽样监测合格率、食品卫生抽样监测合格率、高等教育人口率及人均住房面积等。对于筛查出的慢性病病人,则根据病人的危险度,病人自我保健意识的强度,现有临床指标,实施分类干预。

(三) 分类干预

对于筛查出的慢性病病人,则依据病人的患病危险度,病人自我保健意识的强度,现有重要临床指标,进行分类干预,以确定随访接触的强度,掌握和综合分析病人的临床资料,测量疾病恶化的程度,分类干预具体措施包括用药、控烟、限酒、加强体育锻炼、合理膳食及保持适宜的体重、生活方式改进指导、随访转诊等,从而加强疾病的控制。

(四) 健康体检

1. 健康体检的定义 健康体检(physical examination)是在现有的检查手段下开展的对主动体检人群所做的系统全面检查,是社会的健康人群和亚健康人群采取个体预防措施的重要手段。健康体检是以人群的健康需求为基础,基于早发现、早干预的原则设计体检项目,并可根据个体年龄段、性别、工作特点、已存在和可能存在的健康问题而进行调整。其目的包括:①早期发现潜在的致病因子,及时有效的治疗;②观察身体各项功能反应,予以适时调整改善;③加强对自我身体功能的了解,改变不良的生活习惯。避免危险因子的产生,达到预防保健和养生的目的。

2. 健康体检的内容 主要包括一般状况、躯体症状、生活方式、脏器功能、查体、辅助检查、中医体质辨识、现存主要健康问题、住院治疗情况、主要用药情况、非免疫规划预防接种史、健康评价及健康指导等。

三、社区慢性病病人的自我管理

慢性病自我管理(chronic disease self-management)是指病人学会管理自身所患疾病必需的一些技能之后,在卫生专业人员的支持下,承担一些管理慢性病的医疗和预防性保健活动。慢性病自我管理的主要内容包括:①所患疾病的医疗和行为管理:如按时服药、加强锻炼、就诊、改变不良饮食习惯等;②角色管理:即病人应维持日常的角色,像正常人一样,要承担一些任务,如工作、做家务并进行一定的社会交往等;③情绪的管理,应如何控制自己的情绪等心理方面的护理。有效的自我管理,能够使慢性病病人积极主动地参与到自己的健康管理中,借助互动式的帮助使参与者成功地树立管理自我健康和保持主动及充满意义的生活能力的信心,在卫生保健专业人员的协助下,依靠自己解决慢性病给日常生活带来的各种躯体和情绪方面的问题,从而改善病人的生活质量和提高他们独立生活能力,以达到促进人群健康的目的。

(一) 社区慢性病病人的自我管理过程

在自我管理过程中,护士的责任是进行病人自我管理的指导,并监督病人自我管理过程中,对疾病的系统观察、反应的处理和疗效评价等。另外护理人员还应研究激发病人自我管理的动机和积极性。自我管理方法的实施者是病人,所涉及的有关知识和技能需要护士进行讲授、训练和反复强化。

1. 评估阶段

(1) 健康体检:定期健康体检可以全面了解各器官功能,为早期健康行为干预提供科学依据。体检的次数和项目根据个人的身体状况和医疗条件决定。自我管理要求慢性病病人通过阅读体检报告知道自己哪项检查正常,哪项检查处于边缘状态,哪项检查不正常,通过与社区卫生服务人员沟通,了解自己的患病情况,目前存在的危险因素有哪些等。此外,应指导慢性病病人对自身所患疾病的自我监测方法,如糖尿病病人的自测血糖、高血压病人自我监测血压等,以提高病人对自我健康管理的信心。

(2) 健康危险因素:评估自身存在哪些慢性病危险因素,包括不健康的生活习惯、环境因素、精神心理因素和个体固有因素等。

2. 制订计划阶段

(1) 制订计划的方法:社区护士应指导慢性病病人通过健康评估,了解自己的身体状况,根据其严重程度,明确哪些问题是最先需要解决的,哪些问题是最容易解决的,哪些问题是需要观察的。然后按照主次的优先次序进行排序。如果护士发现病人对自己的能力持怀疑态度,应指导其将最容易解决的问题放在前面,通过对问题的解决过程来提高自我管理的信心;如果发现其自我管理能力较强,就将最迫切需要解决的问题放在首位。然后,可将健康问题分类,如营养、运动、心理等,找出生活中需要改变的不利于健康的行为,根据掌握的预防保健知识,结合个人的饮食习惯、生活方式和健康意愿,制订出适合病人的自我管理计划。

(2) 制订计划的原则

1) 切合实际的原则:在制订计划时,社区护士要指导病人结合自身情况,制订出通过努力可以实现的目标,避免制订脱离实际、无法做到的计划。如让每天吸一盒烟的病人突然完全戒烟,多数人很难做到,其戒烟计划应该是每天吸烟量逐渐减少,直到彻底戒除。

2) 循序渐进的原则:改变多年的不良生活习惯不是一蹴而就的。如果平时不喜欢运动的病人,应逐渐增加运动量,以达到应有的主动运动标准。

3) 持之以恒的原则:开始自我管理慢性病时会遇到一些困难,社区护士应帮助病人认识到,为了改善其健康状况,实施健康计划是贯穿一生的行为,只有坚持下去形成习惯,才能达到促进健康和提高生活质量的目的。

4) 相互支持的原则:社区护士指导慢性病人的家庭成员,在病人改变不良生活习惯的过程中,应及时给予支持和鼓励,切忌责怪抱怨。对正在戒烟的病人不能责备"你怎么还吸烟?",而应鼓励病人"你这阶段吸烟量减少了,下一步的计划一定能顺利完成"。有了家庭的支持和帮助,自我管理计划才能圆满完成。

3. 实施阶段

(1) 社区动员:与街道有关领导、社区卫生服务中心领导面谈及会议讨论,以获得社区领导、社区卫生部门的参与和支持。可聘请有关专家分别对社区卫生干部和社区医务工作者培训有关"慢性病自我管理"的内容。使他们对这部分工作内容深入了解,并能积极参与和支持病人的自我管理活动。动员活动包括人际之间的口头宣传,社区居委卫生干部对慢性病病人的动员,以及发放慢性病自我管理宣传单等。

(2) 开展培训和指导:对社区慢性病病人进行慢性病自我管理知识和技能的培训和指导,授课内容包括:学习如何进行慢性病自我管理,指导慢性病病人完成自我管理的任务,照顾好自己所患的疾病(按时服药、加强锻炼、就诊、改变饮食习惯);完成自己的日常活动(做家务、工作、社会交往等);管理自己因患病所致的情绪变化等。

4. **效果评价阶段**　自我管理是一个漫长的过程,社区护士应指导慢性病病人通过写日记的方式,把自己日常生活中已经改变的行为,有待改变的行为分别记录下来,以督促自己按计划完成。每次查体后进行小结,重新修订其自我管理计划。对目前的自我管理效果评价。国内外研究将效果评价分成病人疾病控制和医疗服务利用两大方面,评价因疾病不同往往采用其中一种或多种指标。

(1) 疾病控制的评价指标:包括临床和实验室评价(如糖化血红蛋白,肺功能测定等)、自觉症状评价(如疼痛、气短等)、自我功能评价(如健康评估和日常活动能力评估等)、心理状态评价(如抑郁、焦虑、生活质量中有关心理方面的内容)、生活质量和行为评价(如锻炼、饮食、预防措施等)。

(2) 医疗服务利用的评价指标:主要指是否减少卫生资源的利用,如病人急诊就诊次数减少、住院时间缩短、住院次数减少等。

(3) 生活质量的评价指标:健康调查简表(SF-36,)广泛用于评价慢性病病人与健康相关的生活质量改善情况,包括总分和9个项目分,分别是躯体功能、身体状况、躯体疼痛、总体健康、生命活力、社会功能、情绪状况、心理健康和自述健康状况。总分越高表明健康状况越好。SF-36用于评定与多种慢性疾病相关的生活质量,具备较好的信度及效度。大量研究表明,慢性病病人由于病症对躯体和心理的长期影响,与健康相关的生活质量受到相应影响和降低,加之活动减少、心理抑郁、治疗和控制疾病等诸多生活限制等,加重病人日常生活的负担和内容,扰乱病人的生活秩序。

四、社区慢性病病人疾病自我监测与就医指导

慢性病的治疗是一个长期、连续和动态的过程。为了提高慢性病病人的自我管理能力,社区护士应指导他们主动与医务人员配合做好自身所患疾病的监测,合理安排日常生活,并依病情变化及时就诊。

(一) **慢性病病人的疾病自我监测**

1. **用药的监测**　慢性病病人通常需要长期服用某些药物,社区护士应指导病人将用药的时间、药名、剂量、效果等情况记录下来。因为病人即使是严格"遵医嘱服药",由于长期服药后体内产生的耐药性或抗药性各自差异很大,如果病人能够通过自己长期而细心地监测,把服药的情况提供给医务人员,就能达到安全用药和提高疗效的目的。

2. **病情监测**　指导病人监测慢性病的临床表现,如糖尿病的"三多一少"、全身乏力、低血糖症状等。因为许多慢性病的体征都会在生理的各方面得到表现,它是医师对症治疗的重要依据。在家庭环境中,病人自己可以监测的生理项目,如心率、体温、排便与排尿等。有些项目需要通过医院的技术与设备才能获得监测结果,如定期到医院做心电图,肝功能、血常规、尿常规等检查。这些资料积累起来,就是非常详细的有依据的病史,正确地向医生提供病情变化对医师的诊断和治疗有很大帮助。

3. **生活方式的监测**　指导病人每天记录饮食、营养量、工作量、活动量等。对一些反常气候造成的身体不舒服,也应予以记录在案。饮食起居、生活方式往往是反映疾病的一面镜子。病人通过对生活内容的监测,可以及时判断自己的身体状况和病情,以便医师采取相应的治疗措施。

(二) **慢性病病人的就医指导**

1. 慢性病病人就诊时的注意事项

(1) 要备用一份当地各大医院相关科室、专家门诊时间表、预约挂号电话以及相关网上信息等,以了解各大医院专家出诊的时间,有目的性地进行咨询、电话预约及网上预约等。

(2) 慢性病病人一般病情比较稳定,可以自主选择就诊时间,避开门诊上午以及每周一、二的高峰时间,可选择周三下午的时间看病;而且没有必要非得选择专家门诊,除非病情出现大的变化。

(3) 既然慢性病病人初诊已在大医院诊断明确,可以选择社区医院继续诊治、检查、复查,带上在大医院专家诊治的病历。

(4) 在平日诊疗过程中,向医师汇报自己的健康情况,如疾病的诊断、药物剂量、效果、饮食习惯等,使医师加深了对自己病因、病情的了解,还能得到他们及时、正确的指导和帮助。

2. **慢性病人急诊就医指征**　慢性病在某些因素的影响下,可以出现一些急诊指征,护士指导病人一旦发现应及时去医院急诊就医。

(1) 糖尿病病人:当病人发生感染、手术、心

肌梗死、脑血管意外（脑卒中）、暴饮暴食、中断或突减胰岛素等降糖药治疗时，均可诱发病情危重的酮症酸中毒，需要及时抢救。指导病人认识酮症酸中毒的特征：①软弱无力，精神极差，表情淡漠、嗜睡；②病情突然加重，多饮、多尿；③原来食欲较好，突然食欲下降，并有轻度恶心、呕吐；④病人出现高热；⑤少数病人腹痛剧烈，酷似急腹症。

（2）高血压病人：病人在情绪波动、酒后、饱餐、劳累、寒冷刺激等影响下，可能会出现高血压危象，需要及时抢救。指导病人认识高血压危象的特征：①明显头晕，剧烈头痛；②鼻出血、视物模糊；③短暂意识不清；④一侧肢体麻木，活动障碍；⑤语言混乱；⑥恶心、呕吐等。

（3）冠心病病人：指导病人认识下列冠心病危急情况的特征：①睡眠中突然呼吸困难；②不能平卧，坐起症状稍缓解；③喘息伴咳嗽；④咳泡沫样痰或粉红色泡沫样痰（左心衰）；⑤持续性胸前区绞痛、压榨感，伴呼吸困难、出冷汗、脉律不齐（急性心肌梗死）等。当出现上述症状之一时，及时去医院急诊就医。

（4）慢性肾炎病人：指导病人认识下列慢性肾炎危急情况的特征：①头痛剧烈，血压明显升高；②水肿加重，尤其是全身水肿明显，伴呼吸困难，多为心力衰竭；③病人高烧，呼吸急促；④消化道症状加重，频繁恶心、呕吐、厌食、呃逆；⑤尿量显著减少，每日尿量400ml以下；⑥皮肤出现瘀斑、鼻出血、牙龈出血等；⑦精神极差，神志朦胧或不清。当出现上述症状之一时，及时去医院急诊就医。

（5）慢性阻塞性肺疾病病人：指导病人认识下列慢性阻塞性肺疾病危急情况的特征：①发热；②咳嗽加剧，咳脓样痰；③气促加重；④下肢水肿；⑤精神极差，嗜睡等。当出现上述症状时，及时去医院急诊就医。

五、社区慢性病病人的用药指导

社区护士在指导慢性病病人进行服药自我管理时，重点要帮助病人理解服药的种类越多其副作用和危险性越大，病人切记按医嘱服药，不能擅自服药。服药时要记住自己服用药物的名称，包括商品名称和化学名称，了解服用药物的机制和副作用，正确进行自我服药的管理。

（一）慢性病病人服药特点

慢性病病人往往服用多种药物，而且服药的时间较长，所以容易产生药物的副作用及药物中毒等不良反应，因而病人难以坚持连续服药，或忘服、漏服以及不能按要求时间服药等现象。此外，由于药物种类复杂，含有同种成分的药物较多，如果自行购买药物服用，不注意药物成分，很有可能导致重复用药，使累加用药量增大，这样会产生更大的副作用，严重时甚至会威胁病人的生命。总之，社区护士要评估慢性病病人服药存在的问题，帮助病人认识这些问题，以提高病人用药的依从性和安全性。

（二）慢性病病人服药的注意事项

1. 服药与饮水　任何口服药物无论是片剂、胶囊、丸剂等，都要溶解于水中才易于吸收产生药效。特别是长期卧床的病人和老年人，应指导在服药时和服药后多饮水（不少于100ml），以防止药物在胃内形成高浓度药液而刺激胃黏膜。有的病人行动不便，服药干吞或喝水很少，如入睡前或深夜采用这种方法服药就更危险，因为药物会黏附在食管壁上或滞留在食管的生理狭窄处，而食管内的黏液可使药物部分溶解，导致药物在某一局部的浓度过高，有些药物在高浓度时对黏膜有很大的刺激和腐蚀作用。慢性病病人常用的药物，如阿司匹林、维生素C、碳酸氢钠等，如黏附于食管壁的时间过长，轻者刺激黏膜，重者可导致局部溃疡。

2. 抗酸药物与某些药物的相互作用　胃酸分泌过多者常服用的抗酸类药物，如复方氢氧化铝片、碳酸氢钠等，不能与氨基糖苷类抗生素、四环素族、多酶片、乳酶生、泼尼松、地高辛、普萘洛尔（心得安）、维生素C、地西泮（安定）、铁剂等合用，因为合用后有的可使药物疗效降低甚至丧失药效，有的会增强药物的毒性作用。

3. 服药间隔　服药时间间隔不合理也会对疗效产生不良影响，要做到延长药效，保证药物在体内维持时间的连续性和有效的血药浓度，必须注意合理的用药间隔时间。尤其是抗生素类药物，如口服每日3次或4次，应安排为全天24小时均匀分开，以8小时给药1次为例，可将用药时间定在早7时，下午3时及晚上11时（或睡前）。

4. 口服药物与食物的关系　一般服用西药不用忌口，但有的食物中的某些成分能与药物发生反应，会影响药物的吸收和利用，应给予指导。如补充钙剂时不宜同时吃菠菜，因菠菜中含有大量草酸，后者与钙剂结合成草酸钙影响钙的吸收，而使药物疗效降低。更不能单纯依赖药物,忽视生活调节。

六、社区慢性病病人的运动指导

生命在于运动。规律的运动可增强心肺功能,抑制血栓的形成,促进骨骼的健康,加快脂肪代谢,缓解紧张、焦虑和抑郁等不良情绪,以及增强机体的抵抗力。国内外多项研究表明,积极的运动对健康具有诸多益处,包括减少过早死亡的危险,降低各类慢性病的患病风险,如心血管疾病、脑卒中、2型糖尿病、高血压、癌症(如结肠癌、乳腺癌)、骨质疏松和关节炎、肥胖、抑郁等。因此,加强体育锻炼,提高人群健康水平,也是慢性病病人自我健康管理的重要内容。

(一) 慢性病病人运动的种类及特点

慢性病病人运动锻炼选择有氧运动,主要分为三种类型,其一是侧重于身体柔软性的运动锻炼,身体柔软性是指关节和肌肉在正常活动领域内灵活运动的能力。这种运动锻炼常见的有体操、舞蹈、太极拳、五禽戏等。其二是侧重于增强肌力的运动锻炼,如果坚持锻炼,低下的肌力能逐渐恢复。常见的运动锻炼有举杠铃、仰卧起坐、腰背肌练习等。其三是增强机体耐力的运动锻炼,这种锻炼可通过增加肺活量,来维持活动的能力。常见的运动锻炼有慢跑、快步行走、骑车、游泳等。

(二) 慢性病病人运动的指导

1. 选择适合慢性病病人的运动项目　社区护士应指导慢性病病人依据自己的年龄、身体状况、爱好、经济文化背景等选择适宜的有氧运动项目,如步行、慢跑、爬楼梯、骑自行车、游泳、健身操、打太极拳、跳交谊舞、扭秧歌等。下面介绍几种常见的运动项目:

(1) 步行:步行是一种既简便易行又非常有效的有氧运动。步行可在上下班或工作之余进行,步行的动作柔和,不易受伤,非常适合慢性病病人,一般速度应控制在80~100m/min。

(2) 慢跑:有运动基础者,可以参加慢跑锻炼。一般慢跑的速度为100m/min比较适宜,锻炼时步幅要小,要放松,尽量采用使全身肌肉及皮下组织放松的方式跑步,不主张做紧张剧烈的快跑。运动时间在30分钟以上,跑步和走路可以交替进行。

(3) 爬楼梯:每天爬楼梯不但能增强心肺功能,而且能增强肌肉与关节的力量,还能提高髋、膝、踝关节的灵活性。这是由于爬楼梯时加强了心肌的收缩,加快了血液循环,促进了身体的新陈代谢。另外,静脉血液回流的加快,可以有效防止心肌疲劳和静脉曲张。以正常的速度爬楼梯,其热量消耗是静坐的10多倍,比散步多3倍,因此,爬楼梯也是值得推荐的运动方式。

(4) 太极拳:是一种合乎生理规律轻松柔和的健身运动。练习太极拳除全身各个肌肉群和关节需要活动外,还要配合均匀的呼吸,以及横膈运动。在打太极拳时还要求尽量做到心静,精力集中,这样可对中枢神经系统起到积极的放松作用,同时由于有些动作比较复杂,需要有良好的支配和平衡能力,从而提高了大脑和神经的调节功能。慢性病病人可依据自身的具体情况选择拳术动作的快慢和重心的高低。

2. 慢性病病人参加体育锻炼应掌握的原则

(1) 在参加体育锻炼前,要进行体格检查,以了解身体发育和健康情况,尤其是心血管系统和呼吸系统功能状况和疾病的组织器官情况。

(2) 在制订体育锻炼计划时,要根据自己的年龄、性别、身体健康状况、兴趣爱好、体格检查结果、锻炼基础以及气候条件等选择运动的种类,适当安排运动方式和运动量,有条件时请专业人员帮助设计。

(3) 必须遵守循序渐进的原则,体育锻炼的运动量要由小到大,动作由易到难,使身体逐渐适应。运动量应在自己的承受能力之内,运动结束后,有轻松爽快的感觉。如果突然做大运动量的活动,容易损害病人的身体功能,甚至加重病情。

(4) 坚持锻炼,持之以恒。长期坚持,规律进行,建立良好的锻炼习惯,才能使疗效逐渐积累,以恢复和提高自理能力。

(5) 慢性病病人应当按照运动处方锻炼或在医务人员的监督指导下进行锻炼;在锻炼时要特别注意自身疾病征象的变化,发现不良反应,应立即停止运动并及时咨询医务人员改变锻炼方法或调整运动量;还要接受定期检查,以了解和评定治疗效果。

3. 慢性病病人运动锻炼的要求

(1) 自由选择有氧运动,有效而简便易行的运动方式有步行、慢跑、爬楼梯、骑自行车、打太极拳等。身体活动量的调整应循序渐进,逐渐增加活动量,如每两周增加一定的活动量。定期检查身体,以观察锻炼的效果或是否有不良影响。

（2）运动场地要平坦，运动环境中要保持一定的空气对流，一般选择在空气新鲜的室外。避免在过冷或过热环境中运动，注意补充水分。一般选择在进餐后30~60分钟进行运动，避开饥饿或饱餐后的运动。

（3）运动前热身，做5~10分钟的准备活动。运动结束时至少有5~10分钟的放松运动，做舒展动作如散步等。在运动时要注意穿松颈、宽袖、宽身和棉织物等有利于散热的衣裤，选择适合于步行、慢跑的运动鞋。

（4）运动持续时间可自10分钟开始，逐步延长至30~40分钟。运动频率和时间为每周至少150分钟，如1周运动5天，每次30分钟。运动强度为110~130步/分，心率110~130次/分。运动过程中如果身体感到不适，应立即停止运动。参与某项运动时，遵守该项运动的基本规则，掌握运动的基本技术，如出现运动损伤时，及时处理。

七、社区慢性病病人的饮食指导

合理的膳食和营养是预防和治疗慢性病的重要手段之一。社区护士应指导慢性病病人科学地调配饮食，帮助他们依个人的疾病情况、饮食习惯、经济状况等制订合理的膳食计划。

（一）甲状腺功能亢进病人的饮食指导

1. 高热量和高蛋白饮食　结合临床治疗需要和病人进食情况而定，一般总热量约为12 550kJ/d，蛋白质供给量为1.5~2.0g/(kg·d)。

2. 少食多餐、饮食搭配合理　注意补充B族维生素和维生素C，钾、镁、钙等矿物质；适当控制高纤维素食物，尤其腹泻时。补充充足的水分，每日饮水量2500ml左右。忌暴饮暴食，忌烟酒、咖啡、浓茶、辛辣食物等。

3. 禁食含碘高的食物　禁食海带、紫菜、海鱼、海蜇皮、海参、虾等海产品。对于含碘食盐，由于碘在空气中或受热后极易挥发，故只需将碘盐放在空气中或稍加热即可食用。

（二）高血压病人的饮食指导

1. 限制钠盐摄入量　流行病学证明钠盐摄入量和血压水平显著相关，研究表明，每人每天钠盐摄入量减少4.6g可使收缩压降低4.8mmHg、舒张压降低2.5mmHg；世界卫生组织建议每人每日钠盐的摄入量应在6g以下，但从我国居民的饮食习惯考虑，达到此目标较困难。因此建议摄入量应努力控制在10g以下。限制钠盐摄入的方法有：尽量少吃较咸的食品，如咸鱼、香肠、腌菜、咸鸭蛋等；改变烹调方法，减少烹调用盐和少用含盐的调料；以改变饮食习惯：吃面条时，面汤中含盐量很高（5~6g/大碗），如只吃面，将面汤剩下，可大幅度降低食盐的摄入量；此外，培养喝茶、喝粥的习惯，减少喝咸汤的次数。

2. 增加新鲜蔬菜、瓜果的摄入，补充钾、镁离子　有报道表明，素食者的血压通常比一般人低。最近美国的大规模随机对照试验（DASH试验）也表明，富含蔬菜和水果的饮食有明显的降压作用（8周收缩压降低7mmHg）。新鲜蔬菜、瓜果富含钾、镁离子，在限制钠盐的同时，适量增加钾和镁的摄入量，能促进肾脏排钠，减少钠水在体内潴留，起到预防和降低血压的作用。钾离子的降压作用还与其交感神经抑制作用、血管扩张作用有关。此外，蔬菜水果摄入的增加，还可以增加食物纤维与植物性蛋白的摄取，这也是有益健康的。但是，对于高血压伴肾功能障碍者，大量摄入蔬菜水果可能引起高钾血症，应予注意。

3. 限制饮酒及戒酒　饮酒量和血压的关系比较复杂，适度的饮酒可降低高血压和心脑血管疾病的发生，但当摄入乙醇量超过40ml/d或30g/d时，饮酒量和血压间呈正相关，大量饮酒者高血压的发病率是非饮酒者的5~7倍，而且，大量饮酒还可减弱降压药的降压效果。此外，长期大量饮酒还是脑卒中的大量独立危险因素。因此，避免长期大量饮酒是预防高血压的有效措施，而且如果已经患有高血压，减少病人的饮酒量，还可减缓高血压心脏病和脑血管病变的发生和发展，一般建议将摄入乙醇控制在30ml/d，大约相当于大瓶啤酒一瓶或40°的白酒2两。

（三）痛风病人的饮食指导

1. 限制嘌呤类食物的摄取　禁用高嘌呤食物，每100g食物含嘌呤100~1000mg的高嘌呤食物有，肝、肾、心、脑、胰腺等动物内脏。肉馅、肉汤；鲤鱼、鲭鱼、鱼卵、小虾、蚝、沙丁鱼等；限用含嘌呤中等量的食物，每100g食物含嘌呤90~100mg中等量嘌呤的食物有牛肉、猪肉、绵羊肉、菠菜、豌豆、蘑菇、扁豆、芦笋、花生、豆制品等。

2. 鼓励摄入碱性食物　增加碱性食品摄取，可以降低血清尿酸的浓度，甚至使尿液呈碱性，从而增加尿酸在尿中的可溶性，促进尿酸的排出。应鼓励病人多摄入蔬菜和水果等碱性食物，既能促进排出尿酸又能供给丰富的维生素和无机盐，以利于痛风的恢复。

3. **避免烟酒及刺激性食物** 乙醇可刺激嘌呤合成增加,升高血清和尿液中的尿酸水平。辣椒、咖喱、胡椒、芥末、生姜等食品调料,浓茶、咖啡等饮料均能兴奋自主神经,诱使痛风急性发作,应尽量避免应用。

4. **摄入充足水分,保持足够尿量** 如病人心肺功能正常,应维持尿量每天2000ml左右,以促进尿酸排泄。伴肾结石者最好能达到每天尿量3000ml,痛风性肾病致肾功能不全时应适当控制水分。因此,一般病人每日液体摄入总量应达2000~3000ml。液体应以普通开水、茶水、矿泉水、汽水和果汁为宜。

(四) 慢性肾脏病病人的饮食指导

1. **控制蛋白质的摄入** 慢性肾脏病应根据肾功能减退程度决定蛋白质的摄入量及性质。肾功能正常时,蛋白质一般不宜超过1g/(kg·d);轻度肾功能减退,蛋白质0.8g/(kg·d);中重度肾功能减退,蛋白质摄入严格限制,0.4~0.6g/(kg·d)左右。在低蛋白饮食中约50%蛋白质应为优质蛋白,如鸡蛋、牛奶、鱼及精肉。低蛋白饮食时,可适当增加碳水化合物的摄入,以满足机体能量需要。低蛋白饮食是慢性肾脏病治疗的重要手段,低蛋白饮食可以改变慢性肾脏病的病程,延缓慢性肾脏病的进展速度,减少并发症。

2. **限制盐和脂肪的摄入** 摄入盐过多会使血压增高,而高血压是慢性肾脏病及肾功能不全进展的主要原因。有高血压或水肿的病人应限制盐的摄入,建议低于3g/d,特别注意食物中含盐的调味品,少食盐腌食品及各类咸菜。高脂血症是促进肾脏病变加重的独立危险因素,慢性肾脏病易出现脂质代谢紊乱,因此应限制脂肪摄入,尤其应限制含有大量饱和脂肪酸的肥肉、脑、蛋黄等。

3. **适当补充维生素及叶酸** 补充维生素尤其是B族维生素、维生素C以及叶酸等,每日饮食中摄入足够的新鲜蔬菜和水果等。

(五) 骨质疏松症病人的饮食指导

1. **补充钙质** 指导病人从膳食中补充钙,每日摄取钙不少于850mg,以满足机体骨骼中钙的正常代谢。含钙丰富的食物有牛奶、酸奶及其他奶制品,饮用牛奶不但钙含量丰富、吸收率高,而且还可提供蛋白质、磷等营养成分,是一种良好的补钙方法。牛奶最好饮用脱脂奶或低脂肪奶,因为饮食中热量和脂肪过量会干扰钙的吸收。其次,排骨、脆骨、豆类、虾米、芝麻酱、海藻类、深绿色蔬菜也是钙的良好来源。

2. **饮食结构合理** 应荤素搭配、低盐为准。蛋白质是组成骨基质的原料,可增加钙的吸收和贮存,应摄入足够的蛋白质如肉、蛋、乳及豆类等。多食碱性食物,如蔬菜、水果,保持人体弱碱性环境可预防和控制骨质疏松症。不吸烟、不饮酒,少饮咖啡、浓茶,不随意用药,均可避免影响机体对钙的吸收。

3. **补充维生素D** 维生素D能促进食物中钙磷的吸收,促进骨骼的钙化。含维生素D较高的食物有鱼肝油、海鱼、动物肝脏、蛋黄、奶油等。

八、社区慢性病病人压力应对的指导

由于社会竞争的日趋激烈,生活节奏的不断加快,人们受到的心理、社会因素的挑战也明显增加,各种类型压力在慢性病的发生、发展及控制过程中具有重要的影响。压力一方面引起慢性病病人的心理痛苦,另一方面通过影响神经内分泌的调节和免疫系统的功能等,使机体产生器官结构改变和功能障碍。社区护士应帮助慢性病病人认识压力并有效应对压力,以维护和促进其心理健康。

(一) 慢性病病人常见的压力源种类

一切使机体产生压力反应的因素均称为压力源,包括生理、心理、环境和社会文化因素等多方面。慢性病病人常见的压力源有三类,其一是与生活环境改变相关的压力源,如患病打乱了家庭正常的生活节奏、患病不得不改变的饮食习惯等;其二是与医护行为相关的压力源,如不清楚治疗的目的和效果而对预后的担心、侵入性操作带来的恐惧以及对医务人员过高的期待等;其三是与疾病相关的压力源,如长期用药、需要经常监测病情、医疗费用使家庭支出增加、不清楚疾病的预后、疾病致自我概念变化与紊乱等。

(二) 压力对慢性病病人的影响

1. **生理影响** 由于压力源的影响,慢性病病人机体产生一系列的生理变化,肾上腺释放大量的肾上腺素进入血液,表现为心跳加快、血压升高、呼吸加快、血糖增加、胃肠蠕动减慢、肌张力增加、敏感性增强等。如机体持久或重复地面临压力源,又不能很好地适应,导致器官功能更加紊乱,机体抵抗力进一步下降,加重原有疾病或产生新的不适或疾病。

2. 心理影响　压力对心理的影响,由于个体的遗传、个性特征、年龄、文化、健康和情绪的不同,其对压力产生的心理反应和应对也不同,大致可分为两类:有的病人具有坚定的意志品质能够面对现实,采取适当对策,改变对压力的认识,稳定自己的情绪,从而较快适应病人角色,并积极配合治疗。而有的病人出现消极的心理反应,表现为焦虑、震惊、否认、怀疑、依赖、自卑、孤独、羞辱、恐惧、愤怒等,常采取无效的应付行动。由于神经-体液调节的作用,生理反应必然影响到情绪,而人的情绪又影响生理反应,生理反应所引起的躯体症状,反过来又加重情绪的恶化,两者互为因果并形成恶性循环,导致疾病更加复杂。

(三) 帮助慢性病病人正确应对压力的指导策略

应对是人们持续地通过意识和行为的努力去应付某些来自内部和(或)外部的、超过了个人原有储备能力的特殊需求的过程,是处理问题或缓解由问题带来的情绪反应的过程。当人们面对某种压力时,总要采用各种方式来缓解自身的压力感。社区护士要首先评估慢性病病人所承受压力的程度、持续时间、过去所承受压力的经验以及可以得到的社会支持等,协助其找出具体的压力源,然后指导其采取有效的应对措施。

1. 协助适应病人角色　社区护士不仅自身做到也要指导其家属对病人表现出接纳、尊重、关心和爱护。病人通常容易对自身所患疾病有很多顾虑和担忧、害怕和不安,或将疾病看得过于严重,看不到希望。社区护士要向病人详细介绍病情,要设法了解病人的真实感受,倾听他们的诉说,并给予适当的解释、诱导和安慰。通过心理疏导,启发病人接受现实,找出对自己有利的方面,劝导病人以积极的态度和行为面对疾病,还可以介绍成功战胜疾病的真实案例,以促进其积极主动地进行自我健康管理。当病人理解并积极去做时,其焦虑程度会减轻、自信心也会逐渐提升,并由依赖向独立转变。同时,还应鼓励病人自立,对过度安于"病人角色"者,社区护士要启发其对生活与工作的兴趣,逐渐放松保护,使病人感受到医务人员及家人对他的信任和鼓励。

2. 协助病人保持良好的自我形象　慢性病病人经常处于不舒适的状态,其穿着、饮食、活动等受到一定限制,由于疾病影响不能自我照料时,更会使病人感到失去自我而自卑。社区护士应尊重病人,主动真诚地与病人交谈,了解他们的需求,帮助病人改善自我形象。如协助病人保持整洁的外表,适当照顾病人原来的生活习惯和爱好,使病人身心得到一定的满足,从而使病人获得某种自尊和自信。

3. 尊重病人的选择　慢性病病人在患病过程中,总会面临各种问题和困境,在不断应对各种压力因素的活动中,每个人都有自己的经验和教训。当病人再次面临疾病所带来的压力时,他们仍然会针对自己的身心状态和环境条件作出选择。社区护士有责任评估病人采取措施的有效性,并尊重病人的选择。还应帮助病人认识到人生中的压力是不可避免的,促使病人坚定而自信地采取行动,在成功地应对压力的过程中积累经验,进而增强自身的压力管理能力。

4. 指导病人采用积极的应对方式　病人所采取的措施有积极和消极两种,乐观、积极面对、寻求支持、依赖自我等都是积极的应对方式,而逃避、听天由命、掩饰等都是消极的应对方式。研究表明,积极的应对方式更有利于身心健康。因此,社区护士应指导和帮助病人充分认识自身的状况,提供治疗、护理、疾病预后等方面的相关信息,增强病人的自我控制感。同时,帮助病人保持乐观的心态,采取积极的应对方式,以获得更大的应对有效性。

九、社区慢性病病人健康管理的考核

对社区居民进行健康管理,其宗旨是进行三级预防,对一般人群,通过监控教育和监控维护,进行危险因素的控制,促进身体健康而不发生慢性病;对于高危人群,通过体检等早期发现、早期诊断和早期治疗,并进行治疗性生活方式干预等阻止或延缓慢性病的发生;对于已患慢性病的病人,应进行规范化管理和疾病综合治疗,阻止慢性病的恶化或急性发作和维持和最大限度发挥其残存功能。

(一) 社区慢性病病人患病率

社区慢性病病人患病率:慢性病病人患病率=某时期的慢性病人数/同时期平均人数(患病包

括新旧病例,常通过调查获得)。

(二) 社区慢性病病人健康管理率

社区慢性病病人健康管理率:慢性病病人健康管理率=年内已管理慢性病病人人数/年内辖区内慢性病病人总人数×100%。

注:辖区慢性病病人患病总人数估算:辖区常住成年人口总数×慢性病病人患病率(通过当地流行病学调查、社区卫生诊断获得或是选用本省(区、市)或全国近期该慢性病病人患病率指标)。

(三) 社区慢性病病人规范管理率

社区慢性病病人规范管理率:慢性病病人规范管理率=按照规范要求进行慢性病病人管理的人数/年内管理慢性病病人人数×100%。

第九章

社区残疾人与精神障碍者的康复护理

第一节 概 述

一、社 区 康 复

社区康复(community based rehabilitation, CBR)是指在社区的层次上对所有功能障碍对象采取综合康复服务。它是一种面向基层的康复服务方式,其目的是尽量减少因病、伤、残带来的后果,最大限度恢复病、伤、残者的功能和能力,以便回归社会;同时指导社区成员正确对待病人(残疾人),使他们具有平等的机会和达到社会一体化。

医学科学的发展和社会的进步给社区康复事业的发展提供了契机。1976年,世界卫生组织(WHO)已提出了以社区为基础的康复服务,要求通过社区为残疾人提供基本的服务和训练。我国卫生部门从1986年起也开始了社区康复的试点工作,同时我国还建立起了有利于社区康复工作开展的法律和法规。1991年5月,我国颁布了《中华人民共和国残疾人保障法》。在我国卫生部、民政部和残疾人联合会共同推动下,到1994年底,全国已经建立了社区康复站6000多个,这些康复站在对伤残人员普查、康复功能训练和建立康复档案等方面发挥了一定的作用,同时也摸索出了一些符合我国国情的康复工作模式,如城市三级医疗机构系统,社区残疾人康复中心等。

由于社区康复是在社区层次上,依靠社区的人力、物力、财力开展工作,因此便于散居在城乡基层的病、伤、残者就地恢复其功能和能力;也便于出院回家的病人在社区巩固康复治疗,主动参与康复计划的制订和实施计划,且费用低廉,可节约开支;同时,与周围人群接触,有利于建立良好的人际关系,改变人们歧视残疾人的观念,以达到最终能够参与社会生活的目的;也有利于把医学康复、教育康复、职业康复、心理康复和社会康复结合起来,使获得综合康复的效果。

二、社区康复护理

(一)社区康复护理内涵

社区康复护理(community based rehabilitation nursing)是指在社区康复过程中,根据康复治疗计划,围绕全面康复目标,密切配合其他康复工作者对病、伤、残者和慢性采取的一系列康复护理措施。包括用专门护理技术对病、伤、残者进行残存功能的有效训练,预防因缺乏锻炼引起的并发症及长期少动等不利影响,生活护理、心理护理并重,结合功能训练及心理指导,为预防继发性残疾,恢复功能创造良好条件。

(二)社区康复护理目标与任务

社区康复护理应遵循全面康复的原则,根据康复对象的不同康复需求,利用康复护理技术,对康复对象进行躯体、精神、教育、职业、社会生活等方面进行全面的、整体的康复护理。同时,充分利用社区的资源,积极开展残疾的三级预防工作。为此,社区护士在社区康复中的主要工作任务包括:

1. 社区残疾的普查 对社区康复状况及康复对象进行全面评估。开展社区状况调查及社区残疾人普查,了解残疾的类别、人数、程度及致残因素等,并进行统计分析,为制订社区残疾预防和康复计划提供资料。

2. 残疾的预防 在社区康复护理中,残疾预防工作是一个重要组成部分,社区护士应结合社区卫生服务工作任务,积极开展残疾的三级预防工作。第一级预防即预防各种致残性疾病、损伤、发育畸形、精神创伤的发生,采取的措施主要包括:预防接种、做好优生优育的工作和围生期保健、纠正营养不良、预防意外事故的发生等;第二级预防是在已发生伤病后,及早发现、早期治疗,以减少残疾的发生或预防残疾程度的加重,措施主要包括:残疾早期检查、定期健康检查、控制疾病发展与恶化、预防并发症、早期康复治疗;第三级预防是当残疾出现后,采取措施预防病损和失能发展为残障,主要措施是开展康复治疗、应用康复工程、开展职业康复、教育康复和社会康复,帮助残疾人全面康复。

3. 康复训练 恢复或改善康复对象的功能障碍。依靠社区力量,以基层康复站和家庭为基地,采用各种康复护理技术,最大限度地恢复康复对象的生活自理能力,使康复对象的器官功能或肢体功能恢复或改善,防止继发性残疾。如生活自理训练、步行训练、家务活动训练、儿童游戏活动训练、简单的语言沟通训练等。对疑难的、复杂的病例需要转诊到区、县、市以上的医院、康复中心等有关的专业机构进行康复诊断和治疗。

4. 心理康复 残障病人心理上基本要经历五个时期:休克期、认知期、防卫性退怯期、承受期、适应期。为协助病人顺利渡过五个心理期,社区护士首先须接受病人的残障,并了解病人对残障的心理反应,以坦诚的态度来接受、关心、支持病人,使他感受到被别人接纳和理解。同时,通过心理指导与治疗,使其面对现实,以积极的态度,配合康复治疗。对心理异常者,可采用精神支持疗法、暗示疗法、催眠疗法等以减轻或消除病人的症状,恢复正常的心理调适功能,以利康复训练计划的顺利进行。

5. 教育康复 建立和完善各种特殊教育系统,组织残疾儿童接受义务教育和特殊教育,对不同的康复护理对象,根据其需求,开展康复知识的宣传教育活动,提高他们的康复保健意识,以促进康复目标的实现。

6. 职业康复 对社区内有一定劳动能力的、有就业潜力的青壮年残疾人,提供就业咨询和辅导,或把他们介绍到区、县、市的职业辅导和培训中心进行就业前的评估和训练。对个别残疾人,指导自谋生计的本领和方法。社区内残疾人的就业,如有可能,尽量安排在社区开办的工厂、车间、商店、公司等单位。

7. 社会康复 依靠社区的力量,组织残疾人与非残疾人在一起的文娱体育和社会活动,以及组织残疾人自己的文体活动;帮助残疾人解决医疗、住房、交通、参加社会生活等方面的困难和问题;对社区的群众、残疾人及其家属进行宣传教育,使他们能够正确地看待残疾和正确地对待残疾人,确保对残疾人进行照顾;建立完善支持系统,为残疾人提供安全、舒适的康复环境,并为残疾人重返社会创造条件。

(三) 社区康复护理对象

社区康复护理的对象十分广泛,其中主要有以下四种人群。

1. 各类残疾人 包括疾病、意外伤害、发育缺陷等各种原因所致的人体解剖结构、生理功能异常或丧失,如肢体残疾、语言残疾、听力残疾、视力残疾、精神残疾等各种残疾人,使得部分或全部失去从事正常个人或社会生活能力的人。包括外伤致残者、疾病致残者和先天发育缺陷致残者。我国残疾人数量有逐年增加的趋势,2002年,根据中国残疾人联合会报道,我国有6000万残疾人,其中听力语言残疾2057万人,智力残疾1182万人,肢体残疾877万人,视力残疾877万人,精神残疾225万人,多重残疾及其他残疾782万人。事实证明,通过康复手段,创造条件,给予残疾人与健全人同等的机会和权利,残疾人的功能水平可以得到改善,其生活能力、学习能力、工作能力和参与社会活动能力将明显提高。因此,残疾人是康复护理的重点对象。

2. 年老体弱者 老人经历着身心功能逐渐衰退的过程,从而出现视力和听力减退、行动不便、痴呆等;另外,机体的老化常伴随着种种慢性疾病,特别是冠心病、高血压、慢性骨关节疾病引起的功能障碍而致残疾。因此老年人,特别是老年残疾人,在生活自理、参与家庭和社会生活等方面存在着不同程度的康复需求。

3. 各种慢性病病人 许多心血管、呼吸系统、代谢系统的慢性病病人,病程进展缓慢或反复发作,使相应的脏器与器官出现功能障碍,由于长期处于迁延性的病理状态,身体各系统生理功能均受到不同程度的影响和限制;同时疾病和环境都可造成病人心理创伤,进而导致心理障碍。由于慢性病所表现出的各种各样的障碍,在社区中,对康复护理的需求更为明显。

4. 急性病、创伤及手术后病人 急性病伤后及手术后病人无论早期、还是恢复期和后遗症期,只要存在功能障碍,就是康复护理的对象。其中早期康复主要在专科或综合性医院住院期间进行。恢复期和后遗症期康复则主要是出院以后在康复中心或以社区康复方式进行。

(四) 社区康复护理服务机构和工作方式

1. 社区康复机构内的服务 康复机构内服务有完善的康复设备和较强的专业技术力量,但费用较高。

2. 疗养院型服务 提供疗养院型服务的机构有福利院、养老院、护理之家等,为功能障碍者或残疾的老人提供基本护理和简单康复治疗。这种类型的机构常作为残疾人从医疗机构回归社区和家庭的过渡性单位。

3. 上门康复服务 是指具有一定专业水平康复人员到病、伤、残者家庭或社区提供上门康复服务,但服务内容有一定局限性。

4. 社会化综合康复服务 在专业人员指导下,依靠社区的人、财、物、技术资源,为本社区病、伤、残者就地提供服务。强调发动社区、家庭和残疾人主动参与,以全面康复为目标,并致力于残疾人生活质量的提高和回归社会。不足之处是社区康复专业人员少,社区资源需要协调和整合。

(五) 社区康复护理特点

社区康复护理是以社区和家庭为场所,向社区内的病伤残者提供康复护理服务。主要特点包括:

1. 以病伤残者的家庭住所、老人院、社区卫生服务中心或社区卫生服务站为主要服务场所。

2. 配合全科医生对康复服务对象实施心理健康康复护理,克服心理障碍,树立信心,鼓起生活勇气,主动配合医疗、体疗和自我锻炼。

3. 对病伤残者进行基础护理的同时,协助进行康复治疗训练,以及健康、功能恢复的教育和康复技术指导。强调"自我护理"和"协同护理"。

4. 以社区护士为骨干,密切与全科医生合作,充分调动病伤残者及其家属的积极性和主动性。

第二节 社区康复护理评定

社区康复护理评定(community based rehabilitation nursing evaluation)是用客观的方法有效和准确地评估残疾人的功能障碍种类、性质、部位、严重程度和预后的方法。社区康复护理评定是社区康复护理的重要组成部分,它贯穿于康复护理的始终,是社区康复护理的基础,是制订康复计划的前提,也是评估康复结果的客观指标。

世界卫生组织根据不同疾病的功能障碍程度,将障碍分为功能形态障碍(impairment)、能力障碍(disability)和社会因素障碍(handicap),康复评定就是在这三个层面上进行的。通常功能形态障碍评定包括关节活动度、肌张力、肌力、身体形态的测量、运动发育与运动控制、平衡与运动协调性、上下肢功能、感觉、认知、呼吸以及循环系统的评定等;能力障碍评定包括作业活动能力评定等;社会因素障碍评定包括职业评定、各种自然环境和社会人文环境的评定等。通过评定,可以了解和掌握病人全身状态和心理状态,以判断障碍的程度、残存的功能、妨碍恢复的因素和恢复的潜力,为制订和修正康复医疗护理措施提供依据。具体康复评定方法,见第十六篇第二章第一节。

第三节 社区内常用的康复护理技术

一、康复护理环境

理想的环境有利于实现康复目标,康复护士应当重视环境的创造和选择。

(一) 居室环境

房间需光线充足且通风情况良好,无障碍设施;房门需足够宽以便步行器或轮椅顺利通过,门的设计应便于开关,使用长型门把,可用折叠门或推拉门,不设门槛;地面要求防滑地板(不允许打蜡)或塑胶地;床、椅的高度60cm左右,墙面距地面1m高处安装水平扶手杆;门廊至户外阶梯约3~4阶为宜,或修成无阶斜坡;厨房要有足够空间供轮椅或助行器转向,厨具放置要利于取用;浴室安装长把水龙头开关,坐式便器,坐式淋浴,防滑地面。总之,一切生活设施以安全、自由空间大、功能齐全为准则。

(二) 社区环境

社区街道标明车道、人行道、过街道及过街指示灯;街道旁设休息椅,过街处人行道与车道小斜坡连接;公共楼房应设斜坡楼梯和平台,以便轮椅通行,阶梯式楼道应有扶手;公共厕所应设坐式便器。总之,环境应利于有功能障碍者。

二、体位的摆放及变换方法

体位一般指人的身体位置,在康复中,体位指防止或对抗痉挛姿势的出现,也叫良肢位。保持正确体位,有助于预防或减轻痉挛的出现或加重,定时变换体位也有助于预防并发症。

(一)卧位

脑卒中病人在疾病的早期尤为重要。

1. 仰卧位护理　头下置枕,不宜过高,患侧后垫一个比躯体略高的枕头,将伸展的上肢置于枕上,防止肩胛骨后缩。前臂旋后,掌心向上,手指伸展。在患侧臀部及大腿外侧垫枕,防止患侧骨盆后缩,防止髋关节外展、外旋。膝关节呈轻度屈曲位,不应在足底放任何东西,因会增加不必要的伸肌模式的反射活动(图7-9-1)。

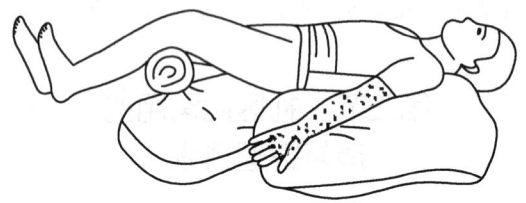

图7-9-1　仰卧位

2. 患侧卧位护理　患侧卧位时,患侧在下,患侧上肢前伸,使肩部向前,肘关节伸展,手指张开,掌心向上;健侧上肢可放在躯干上;由于患侧卧位强化患侧伸肌优势,能减少痉挛,同时患侧关节韧带等受到一定压力,促进本体感觉的传入,有利于功能恢复;此外,健手能自由活动(图7-9-2)。

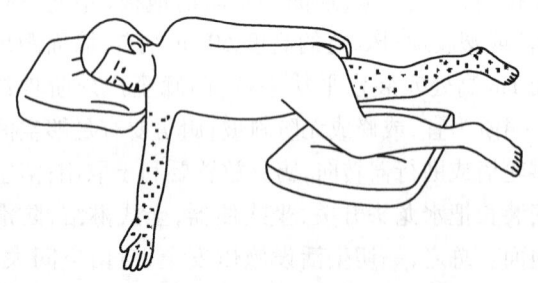

图7-9-2　患侧卧位

3. 健侧卧位护理　健侧在下,患侧上肢下垫一个枕头,使患侧肩部前伸,肘关节伸展,前臂旋前,腕关节背伸。患侧下肢向前屈髋屈膝呈半屈曲位,健侧下肢平放在床上,轻度伸髋屈膝(图7-9-3)。

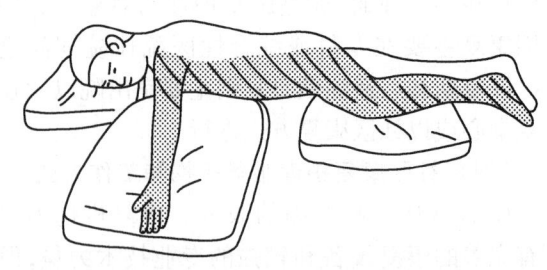

图7-9-3　健侧卧位

(二)坐位

根据病情变换坐位。如从抬高床头—半坐位—坐位—轮椅训练等。抬高床头约30°,坐位耐受1.5小时,病人如能耐受可每天适当抬高床头50°,逐步过渡到坐位与轮椅上。

对颈椎损伤病人可采取腰围、腹带。下肢用弹力绷带或长筒袜以预防直立性低血压。病人如出现不适可迅速降低床头。如病人坐在轮椅上要立即将轮椅向后倾斜,待病人呼吸症状缓解后,缓慢将轮椅恢复原位。

(三)站立和步行

对偏瘫病人进行站立训练时,护士一定要给予必要的协助,站在病人的侧面或对面,保护病人,防止摔伤;初期步行训练,最好嘱病人在平行杆内进行,不仅安全还可增强体力。病人站立训练前先进行患侧下肢负重训练;患侧扶持行走,护士要站在偏瘫侧,一手握住病人患手,掌心向前,另一手从患侧腋下穿出置于胸前,手背靠在胸前处,与病人一起缓缓向前步行。如病人身体不稳,不可牵拉患侧肢体,以避免骨折和脱臼。

(四)体位护理的注意事项

1. 在体位变换前,应向病人说明目的和要求,以取得配合,并对全身的皮肤进行检查。

2. 在体位变换中,动作要轻柔,不可暴力拉、拽,并尽可能发挥残存的能力进行体位变换,同时给予必要的协助和指导。病人体位变换时要密切观察有无低血压症状,如头晕、面色苍白、虚弱、视力模糊等。

3. 在体位变换后,一定要保持病人的体位舒适及正确的良肢位。不要在足底放置任何坚硬的物体或坚硬物体压在足底部,这样可增加不必要的伸肌模式的放射活动,以致肌张力增高。

三、放松训练

放松训练可使病人肌肉放松,消除紧张,减轻焦虑,处于休息、轻松的状态。常用的放松训练包括全身放松训练和腹式呼吸训练等。此外,促进放松的措施还包括听音乐或放松指导语,数数字,热疗、光疗、热水浴等。

(一) 全身放松训练

1. 可采用坐姿、站姿、卧姿等,要求自头部向脚部放松,头部放松,两肩放松,垂肩坠肘,胸部放松内含,腹部放松回收,腰部放松挺直,全身无紧张,精神放松。

2. 美国的霍夫曼(Hoffmann)在1977年提出,各种松弛肌肉的方法确实能降低耗氧量,降低血压,减慢呼吸速度,减少心率和肌肉紧张。具体训练方法如下。

(1) 选择一个清静的环境,采取轻松自然的姿势,使全身肌肉放松;

(2) 闭上双目,做1次深呼吸;

(3) 头脑里想着一幅宁静的景色,每次呼气时重复说一个对自己有特殊意义的字或词,如"安静";

(4) 当进行上述活动中,循序放松全身肌肉,自足部开始,直至头部;

(5) 反复进行15~20分钟;

(6) 静坐数分钟,感受全身轻松。

(二) 腹式呼吸训练

1. 按自己觉得最舒适的位置坐好,双手随意放置于膝部;

2. 放松腹肌,进行腹式呼吸;

3. 同时尽量扩大胸廓;

4. 抬高锁骨,但不要耸肩。

按上述要求,平静地完成一次吸气,然后缓慢呼气,在进行腹式呼吸的同时,依次放松全身肌肉,自足部肌肉开始,直到头部肌肉。

(三) 放松训练的注意事项

1. 训练前须向病人介绍训练的目的,以及怎么才能使肌肉放松。

2. 进行放松训练前应选择安静的环境和轻松气氛。

3. 协助病人取最易放松的体位。

四、呼 吸 训 练

呼吸训练的目的是建立适应病人日常生活的有效呼吸,提高生活活动能力。呼吸训练的方法很多,应结合病人的病情选择合适的呼吸训练方法。常用的方法有慢而深的缩唇呼吸和腹式呼吸、吹烛训练。

(一) 腹式呼吸

膈肌是用力呼吸时的最重要的肌肉。腹式呼吸能提高肺的伸缩性。此外,膈肌上下活动1cm,可增加250~300ml的肺通气量,有利于气体交换,提高动脉血氧饱和度。具体训练方法见放松训练。

(二) 缩唇呼吸

用鼻吸气口呼气,呼气时口唇缩成吹哨样,使气体缓慢地通过狭窄的口形徐徐呼出,吸气短呼气长。

(三) 吹烛训练(或吹纸条训练)

病人采取坐位,嘴与桌上烛火高度一致,相距20cm,缩唇缓慢呼气,使火苗向对侧摆动,每次练习距离逐步增加10cm,直至90cm为止。

五、排痰护理方法

促进排痰的目的是保持和改善呼吸道通畅,促进肺膨胀,增加肺活量,预防肺部并发症。

(一) 体位排痰

体位排痰是常用的康复护理方法,常通过体位的摆放应使感染的肺段尽可能与地面垂直,或病变部位放置高处,引流支气管的开口于低处,利用重力作用使痰液易于流出,同时配合有效的咳嗽将痰排出。可通过改变床的倾斜度,垫以枕头或木架等完成。体位引流过程中要注意病人的生命体征,有高血压、心血管疾病、脑外伤等病人,禁忌应用体位引流排痰法。

(二) 辅助排痰

1. 震动、叩击病人胸部、背部,松解黏附在气管壁上肺内分泌物。叩击动作要在病人最大限度呼气的时间内连续进行,沿支气管走向自下而上叩拍,终止振动、叩击动作时要施加一定的压力。同时鼓励病人有意识的咳嗽、咳痰,使肺部支气管内积有的分泌物流入大气管而排出体外。具体手法(图7-9-4)。

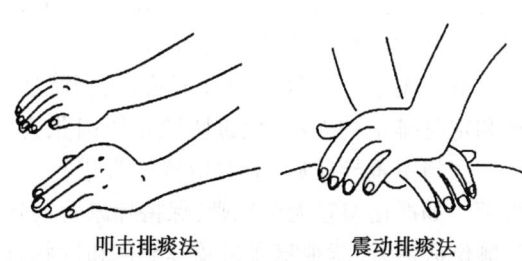

叩击排痰法　　　震动排痰法

图 7-9-4　排痰法

2. 利用加入解痉化痰的药物雾化吸入,促进痰液的排出。另外还有蒸汽吸入等方法促使排痰。

六、吞咽训练

吞咽训练的目的是改善病人摄食吞咽的功能,保证机体营养摄入,同时有利于其他障碍的康复,减少和防止并发症,增强病人的康复信心。

(一) 基础训练

鼓励病人每日进行鼓腮、伸舌训练、颈部活动以及双侧面部按摩,目的是改善口、面、舌、下颌的运动功能,促进主动收缩功能恢复。

(二) 吞咽训练

多采用咽部冷刺激、冰块刺激的方法。咽部冷刺激用棉棒蘸少许冰水,轻轻刺激病人软腭、舌根及咽后壁,然后嘱病人做吞咽动作,反复多次,能有效强化吞咽反射。冰块刺激是用较小的冰块刺激口腔两侧黏膜-舌根-咽部,然后咽下,每日2~3次,刺激咽反射产生。训练时病人采用头部30°~60°前屈仰卧体位。采用以上方法后,病人一旦出现吞咽功能,即可开始进食训练。

(三) 进食训练

训练前应创造一个良好的进食环境。每次进食前先用冰块刺激和诱发吞咽动作,确定有吞咽功能后才开始进食。训练要考虑食物形态、黏性、流动性、需咀嚼程度、营养成分等。先选择易在口腔内移动、密度均匀又不易出现误咽的食物,如果冻、香蕉,然后逐步过渡到糊状食物和普食。食具开始选择小而浅的勺,从健侧喂食,尽量把食物放在舌根以利于吞咽。训练过程中应根据病人的情况采取坐位或半坐位进食,以利于食物向舌根运送,还可以减少鼻腔逆流及误咽的危险。开始训练时防止急躁和疲劳,必要时护士协助完成。

七、排泄训练

(一) 膀胱功能训练

目的是维持膀胱的正常收缩和舒张功能,重新训练反射性膀胱,预防泌尿系统并发症。

1. 留置导管 定期开放导尿管,用膀胱适当充盈和定时排空的方法,促进膀胱壁肌肉张力的恢复。实施留置导尿后,应对留置尿管进行严格的管理。如严格遵守无菌原则,保持导尿管通畅,及时倾倒尿液,注意观察尿量及其颜色和性状,尿道口每日清洗消毒2次,尿管每周更换1次,集尿袋每日更换1次。

2. 间歇导尿 每4~6小时导尿1次,每次导尿时膀胱内尿量不能超过500ml。以后逐渐根据膀胱功能的恢复程度,延长导尿间隔时间。此法导致尿道感染率较低,并发症少,尤其适合女性病人。

3. 膀胱训练 神经性膀胱功能失调分为不同类型,如压力性尿失禁、急迫性尿失禁、反射性尿失禁、功能性尿失禁和尿潴留等。每一种类型的膀胱因其表现形式不同,所以训练方法也不尽相同。常用的训练方法包括盆底肌肉训练、尿意习惯训练、Valsalva屏气法等。训练时要注意观察因膀胱压力过高而引起的自主神经反射亢进的临床表现,如突发性血压升高、皮肤潮红、出汗、头痛等反应,如出现应当迅速排空膀胱缓解症状。

(二) 肠道排便训练

目的是帮助病人建立排便规律,预防因便秘、腹泻与大便失禁导致的并发症,从而提高病人的生活质量。最初训练病人排便的习惯,鼓励病人自行排便;排便困难者,指导病人正确运用腹压或腹部按摩的方法,也可给予缓泻剂、开塞露或采用肛门指检的方法促进排便。

八、使用轮椅的训练方法

(一) 床-轮椅之间的转移

床与轮椅之间的转移是一种复杂的转移动作,也是病人进行移动活动的第一步。进行此项训练要求病人能耐受轮椅坐位、没有不稳定的骨折、直立性低血压等不安全因素的影响;如果病人要进行独立的转移,还必须有一定的躯干、肢体控制能力。偏瘫和截瘫者转移方法不同。依据病人的活动能力,又可以分为双人帮助的床-轮椅转移、单人帮助的床-轮椅转移和独立的床-轮椅转移,无论何种方式的转移训练,都应遵循安全、快捷、实用的原则。

偏瘫病人的轮椅训练方法:从床到轮椅的移动顺序(图7-9-5),将轮椅靠近健侧的床边,呈20°~30°角,打开踏板,挂上车闸(图7-9-5a);病人用健手握持轮椅扶手,此时病人双足尽量靠近轮椅下方,躯干前倾,然后健侧手和双足用力支撑躯干,站立起来(图7-9-5b);站立时,令健侧手移向对侧轮椅扶手,可在协助下,以健足为轴,旋转90°(图7-9-5c);然后弯腰坐在轮椅座上。从轮椅到床的转移顺序与前述移动顺序相反,病人健侧靠近床,轮椅与床呈20°~30°角,挂上车闸;病人坐在轮椅上,臀部向前移动1/3,双足踏在地上。双足略向后方,身体前屈,健侧手可握住扶手,站立起来,或者助力者用膝支撑患侧膝,同时握持病人髂嵴使其立起来;健侧手撑在床上,以健足为轴向床上移动腰部;健手支撑身体同时,缓慢地坐在床上。

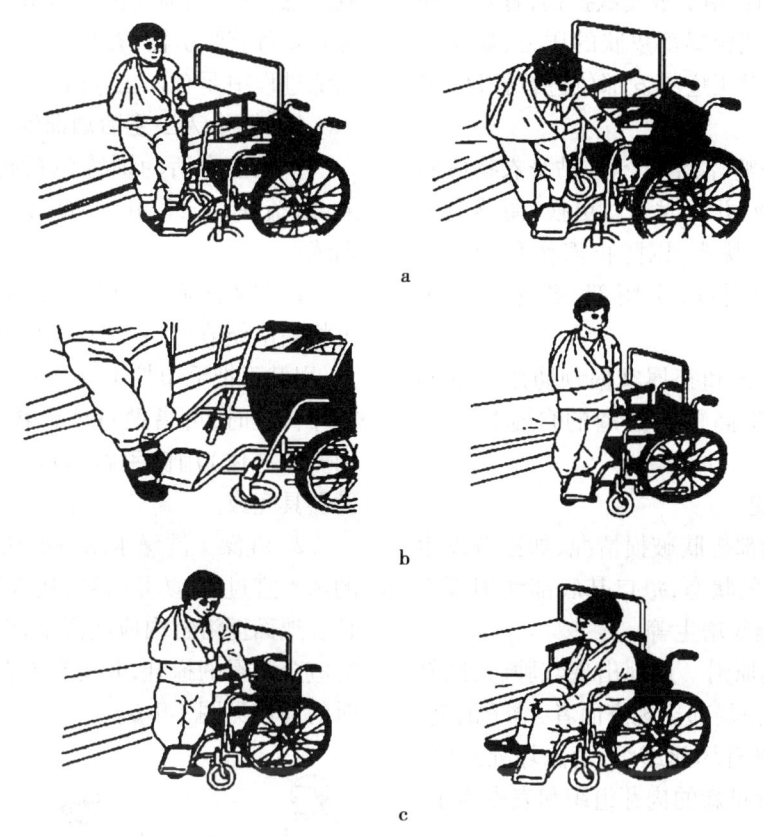

图7-9-5　从床到轮椅的移动训练

(二) 轮椅的驱动训练

轮椅行走技术主要是大轮平衡技术,如行坡路驱动时躯干向前方屈曲,双手放在两侧环轮顶点稍后方,屈肘和肩关节,内收上肢向前推动轮,使轮椅向上坡移动;下坡时,伸展头和肩部,双手向环轮稍前方伸展,一松一紧地控制手闸,即可依靠重力缓慢下行。上台阶时,将轮椅正对台阶,身体向后方用力,使轮椅重心向后轮上倾斜,将小脚轮搭在台阶上方,向前移动轮椅,缓慢落下脚轮;下台阶时,将轮椅背对台阶,躯干前倾,依次向后方驱动大轮,分别落下大轮到台阶下方,再将脚轮落下台阶。训练时要指导病人熟练掌握闸的使用,以确保安全。

(三) 乘轮椅入厕训练

入厕训练前病人应能保持身体的稳定。厕所的构造应无障碍,地面防滑,宽度能进出轮椅,安置坐便器,两旁有扶手及呼叫装置。训练方法:病人的轮椅靠近坐便器→关好刹掣→旋开脚踏板,身体移向轮椅坐前沿,健侧靠近扶手,站起转向将两腿靠到坐便器的前缘→站稳后解开裤子→再坐到便器上→便后清洁擦拭后→用手拉裤子后站起整理。再按上述相反的动作坐到轮椅上返回。训练入厕动作时旁边必须有人进行保护,注意病人安全。

九、皮肤护理方法

压疮多发生于长期卧床而生活又不能自理的病人,或长期乘坐轮椅而不能站立者。压疮的发生将严重影响病人的康复训练,并妨碍病人回归家庭和社会。因此,维持病人皮肤完整性是康复护理工作的重要内容。

(一) 预防措施

1. 认真了解导致压疮发生的潜在危险因素,如病人的精神状态、大小便控制能力、营养状况以及皮肤的外观、张力和皮肤感觉是否正常等。对高危病人及时提供特殊护理,根据病人情况制定康复护理计划。

2. 减轻局部皮肤的压力,保持皮肤清洁干燥是压疮预防的关键环节。因此,定时帮助病人改变体位,每隔2小时翻身1次,肥胖或消瘦者每隔1小时翻身1次,翻身时动作要轻柔,不可在床上拖拉病人,防止剪力作用造成皮肤损伤;骨隆突处可以使用辅助用具减轻局部皮肤的压力,如轮椅坐垫、减压床垫等;对压疮易发部位进行按摩,促进血液循环。

3. 保持床单平整、清洁、干燥,贴身衣物应质地柔软合体、无皱褶,并及时予以更换;便器应用时,骶腰部垫柔软的枕头,以防止擦伤和刮伤皮肤。随时清洗肛门周围、会阴部,并保持干爽舒适。

4. 积极培训病人和家属掌握预防压疮的知识和技能,并使之提高预防压疮的自觉性和主动性。

(二) 护理措施

1. 密切观察局部皮肤破损情况,如压疮发生的部位、程度,疮面的状态,疮口基底部和周围有无坏死组织、肉芽组织增生等。

2. 压疮处理的原则 局部出现红肿者,减轻受压、促进血液循环;局部出现疮面者,给予消炎、预防感染治疗;局部有坏死组织,消除坏死组织,配合预防治疗,以促进新的肉芽组织和表皮增生。防止交叉感染。

3. 注意全身状况的改善,提供足够的营养、维生素和水分,促进伤口的愈合。

十、日常生活活动能力训练指导

日常生活活动能力(ADL)训练的目的就是要帮助康复对象维持、促进和恢复自理能力,改善健康状况,提高生活质量。并使其由依赖他人帮助到最终承担自我护理的责任。ADL训练指导包括更衣、进食、个人卫生等多项内容。

(一) 进食指导

进食时病人取半坐位或半卧位,卧床病人则取健侧在下面的侧卧位。根据病人口腔状态、视力情况、呼吸的控制状态、吸力、上肢功能等情况选择适当的勺、碗、筷、吸管等进食用具。具体方法:①食物及用具放在便于使用的位置上;②帮助病人用健手把食物放在患手中,再由患手将食物放于口中,以训练患、健手功能的转换;③视空间失认、全盲的情况下,食物要按顺时针方向摆放,并告知病人所摆放的食品;④偏盲病人用餐时将食物放在健侧;⑤有吞咽障碍的病人必须先做吞咽动作的训练后再进行进食训练,要先用流质类或半固体类的食品,每次量不宜过多,并尽量放在舌后部,进食速度要慢,饮水时要用吸管。进食时应注意:有吞咽障碍的病人和老年病人在进食训练时要备有吸引器;餐具要在餐桌上固定住;整个训练过程中要有人在旁监护。

(二) 个人卫生活动训练

个人卫生活动训练包括指导协助或指导洗漱,如梳头、拧毛巾、剃胡子、剪指甲及洗澡等训练。

1. 洗脸、洗手、刷牙 如用健手洗脸、洗手后可将毛巾绕在水龙头上或将毛巾绕在患侧前臂上,用健手把毛巾拧干,再擦去脸上、手上的残水;旋牙膏盖时,可借助身体将物体固定的方法(如用两膝夹住)用健手将盖旋开;较大困难者可借助器具完成。

2. 洗澡 洗澡水温一般在38~42℃,浴盆内的水不宜过满,防止呛咳,病人洗澡的时间不宜过长。地面至浴缸内应铺浴巾,以防滑倒,出入浴室时应穿防滑的拖鞋,并要有人在旁保护,病人入盆时的动作见图7-9-6。

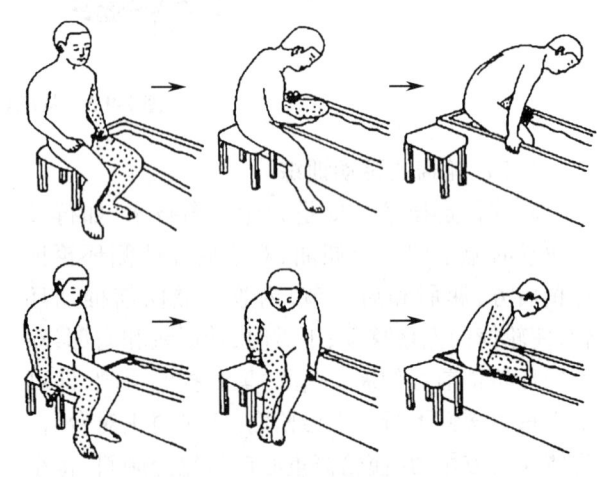

图7-9-6 病人入盆时的动作

(三) 更衣指导

包括穿脱衣裤、鞋袜、扣纽扣、系鞋带、系围巾等。衣服以宽松为宜,穿脱方便。纽扣应用尼龙搭扣或大的按扣,裤带可选用松紧带,使病人操作方便;袜子和鞋应放在身边容易拿到的地方,并且位置要固定;鞋子大小要合适,鞋带要改成尼龙搭扣或是带环的扣带。对有困难者教其使用工具更衣,如拉衣钩、纽扣器、穿袜器等。

1. 穿、脱开衫上衣 穿衣时,患手先伸入袖内

→将衣领拉到肩上→健手转到身后将另一侧衣袖拉到健侧斜上方→健侧伸入袖内→系好扣子。脱上衣时应将患侧脱至肩以下→拉健侧衣领到肩上→两侧自然下滑甩出健手→再脱患手(图7-9-7)。

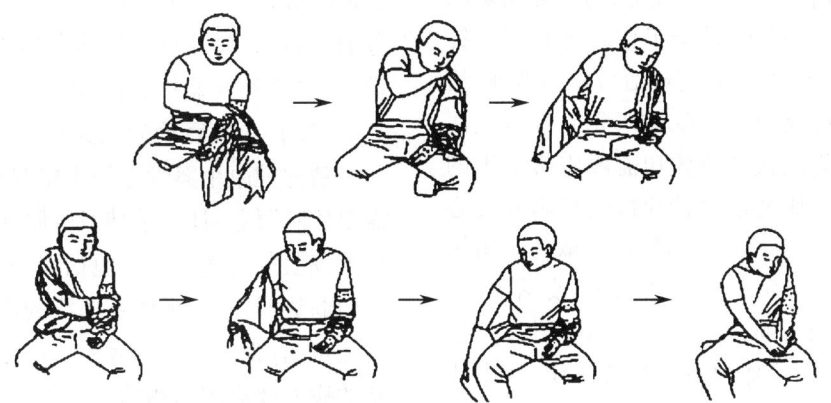

图7-9-7　病人穿脱开衫

2. 穿、脱套头上衣　患手穿好袖子,拉到肘以上→再穿健手侧的袖子→最后套头。脱时先将衣身脱至胸部以上→再用健手将衣服拉住→在背部从头脱出→脱出健手→最后脱患手(图7-9-8)。

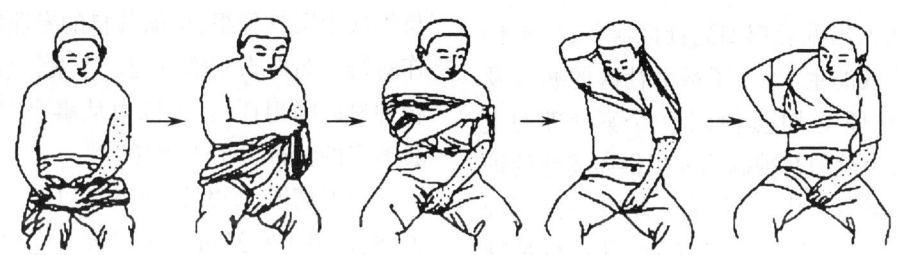

图7-9-8　病人穿套头衫

3. 穿、脱裤子　穿裤时,患腿屈膝、屈髋放在健腿上→套上裤腿→拉至膝以上→放下患腿→健腿穿裤腿;脱裤时与上面动作相反,先脱健侧,再脱患侧(图7-9-9)。

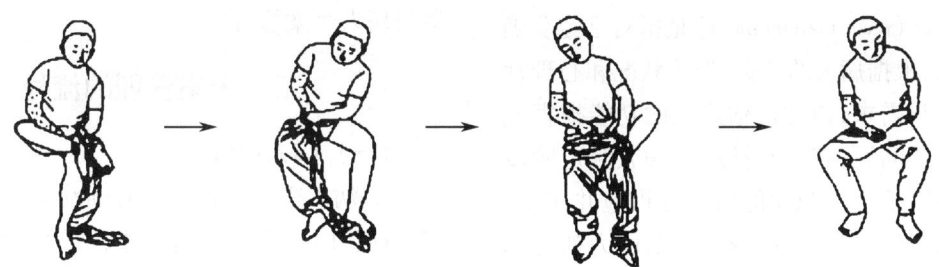

图7-9-9　病人穿裤子

4. 穿、脱袜子和鞋　穿袜子和鞋时病人双手交叉将患侧腿抬起置于健侧腿上→用健手为患足穿袜子或鞋→放下患侧脚,全脚掌着地→将健侧下肢放在患侧下肢上→穿好健侧的袜子或鞋。脱袜子和鞋顺序相反。

日常生活活动能力训练要遵循先易后难,循序渐进的原则,给病人足够的时间完成。对病人取得的微小进步都要给予肯定和鼓励,帮助病人增加康复的信心。康复护士要特别注意对病人的保护,防止意外伤害的发生。

十一、心理护理

对于残疾人和慢性康复期病人,由于功能障碍制约着病人的各种行为,带来生活、社会交往的不便,给病人心理健康也造成极大的负面影响,病人常有自卑、寂寞、孤独、忧郁、无所作为或被社会遗弃的心理,甚至产生轻生念头。因此,心理护理是康复护理工作的一个重要组成部分。社区护士应注意观察、评估病人的心理反应,与康复团队的治疗师、医师、病人家属、社会工作者等共同来针对病人的不同心理问题,制定矫治目标和措施,给予支持性、启发性及诱导性心理护理,帮助病人渡过心理危机期,坦然接受身体功能障碍所带来的变化,积极地配合康复治疗;同时,应与病人交心做朋友,及时随访指导家庭护理者;争取社区组织的配合,组织和引导病人参与健康的社交活动,促进互相关心、互相帮助、互相鼓励的好风气,并推荐有条件的残疾人参加力所能及的工作,从中认识自我存在的价值,增强生活的信心。

第四节 社区精神障碍病人的个案管理

精神病病人出院后都回到社区居住,但他们却很难融入社区的生活,为了帮助社区的病人及其家属,个案管理模式应运而生。个案管理的主要目的就是为出院的精神病病人提供连续性的护理服务。在个案管理中,每位病人均有一位管理者,负责评估病人的需要,提出方案,并进行护理计划等工作。

一、个案管理概述

(一) 个案管理的定义

个案管理(case management)是指对已经明确诊断的病人,根据病人的社会、经济状况和心理社会功能特点与需求,通过评估病人的功能损害或者面临的主要问题,有针对性地为病人制定阶段性治疗方案以及生活职业能力康复措施并实施,以使病人的疾病得到持续治疗,生活能力和劳动能力得到恢复,实现帮助病人重返社会生活的目的。例如,某个案管理者可陪同一位病人去一所福利机构。如果病人错过一次复诊,个案管理者可上门家访,或者针对病人的服务召集一次不同机构人员参加的会议,共同制定一项有精神科医师参与的完整的治疗方案。因此,个案管理在社区精神卫生中起着重要的作用,它使得社区精神卫生服务更具连续性、协调性和高效性。

个案管理的特点是根据每个病人和家属的需求制订治疗、护理、康复计划,并在实际运作过程中不断调整。具体包括以下的连续过程:识别个案对象;评估服务需求,包括治疗和护理需求、康复训练等;设计个案管理服务方案;协调与监控服务的内容和质量;再评估服务方案实施质量和效益;修改服务方案并重复运行。

(二) 个案管理的服务对象

精神健康个案管理的主要服务对象包括经常需要住院服务、社区精神卫生服务、急诊服务及危机处理服务的病人。还包括那些患有严重精神疾病的弱势群体,如无固定住所的病人、高危性家庭及儿童、有犯罪记录的病人、有超过一种精神病症状的病人及滥用药物的病人等。

(三) 个案管理的人员组成

实施病人个案管理的人员应以精神科医师和精神科护士为主,可以吸收经过相关培训并通过考试的社会工作者、心理卫生人员参加。所有人员组成个案管理组,根据各自的专业特长,分工合作对每一名病人实施管理。个案管理组长一般由精神科医师担任,也可以由从事个案管理工作经验丰富的精神科护士担任。

根据情况,个案管理组可以吸收社区卫生服务站、村卫生室经过相关培训并通过考试的执业或助理医师、乡村医师、注册护士参加。经当地街道办事处、乡镇政府同意,可以吸收基层民政、公安、残联等单位和组织的民政干事、民警、助残员等相关人员以及居民委员会、村民委员会的人员参与病人个案管理。

二、个案管理的流程

(一) 病人评估

1. 病人需要的评估 在对病人进行评估时,需要社区医务人员密切合作,同时需要病人自愿而主动地参与。全面评估病人各方面的需要,包括心理、情绪、经济、医疗、教育、工作、社区及居住等。

2. 病人危险性评估 个案管理员对新进入个案管理的病人,首先应开展危险性评估。个案管理员在每次随访时,都应进行危险性评估,或根据需要随时进行。一旦发现病人出现危害行为(危险性评估在1级和2级)或者出现严重药物不良反应等需要紧急处置的情况,应及时请精神科执业医师会诊,同时向个案管理组长报告,增加随访频度,至少1次/周。发现病人危险性评估在3级以上,应及时请精神科执业医师会诊,同时向个案管理组长报告,实施紧急住院治疗。

3. 个案管理病人的分级 个案管理的病人分为四级,评估其个案所在级别,为个案管理提供依据。

(1) 一级管理:危险性评估为1~5级,符合其中之一者,如6个月内出现过口头威胁、喊叫,但没有打砸行为;6个月内出现过自杀行为或明显自杀企图者;6个月内有影响社会或家庭的行为者,指冲动、伤人、毁物行为或倾向、违犯《中华人民共和国治安管理处罚法》的其他行为;6个月内有明显幻觉、妄想、行为紊乱者。

(2) 二级管理:危险性评估为0级,符合其中之一者,如经治疗后,精神病性症状基本得到控制,时间持续6个月以上、2年以内,基本能按照医嘱维持治疗;曾有轻度自伤行为或企图,或有轻度冲动行为但对社会、家庭影响极小,但目前无实施的可能性者;病情基本稳定,时间持续6个月以上、3年以内,虽不能或基本不能按照医嘱维持治疗,但无自杀、无自伤行为或企图、无影响社会或家庭的行为者;治疗或者个人生活料理需要别人协助者。

(3) 三级管理:危险性评估为0级,符合其中之一者,如病情稳定或基本稳定时间在2年以上、5年以内,按照医嘱维持治疗者;病情稳定或基本稳定时间在3年以上、5年以内,虽不能或基本不能按照医嘱维持治疗者,但无自杀、无自伤行为或企图、无影响社会或家庭的行为者。

(4) 四级管理:危险性评估为0级,病情稳定或基本稳定时间在5年以上,同时无自杀、无自伤行为或企图、无影响社会或家庭的行为者。

(二) 制定个案管理计划

在评估的基础上,根据病人的需要和管理级别制订有效的综合性服务计划。综合性服务计划指导所有个案管理活动,其目标是帮助精神病人成功地投入社区生活。在精神科执业医师指导下,个案管理组负责制订病人个案管理计划,其中用药方案由精神科执业医师制订。

个案管理计划分医疗计划和生活职业能力康复计划两个部分。医疗计划主要包括病史采集,病人精神、躯体状况、危险性、服药依从性和药物不良反应检查评估,制订用药方案。生活职业能力康复计划主要包括病人个人日常生活、家务劳动、家庭关系、社会人际交往、社区适应、职业与学习状况、康复依从性与主动性检查评估,提出康复措施等。制订和实施病人个案管理计划首先应当从医疗计划开始。有条件的地方,逐步增加生活职业能力康复计划。

(三) 实施个案管理计划

由个案管理员负责指导、督促和帮助病人及家属执行个案管理计划。

1. 随访时间 ①一级管理病人:要求基层医疗卫生机构进行对症治疗后建议转诊到上级医院,2周内随访转诊情况。②二级管理、三级管理病人:若无其他异常,基层医疗卫生机构的医师可在现用药物基础上,在规定剂量范围内调整剂量,必要时与病人原主管精神科执业医师取得联系。调整过一次剂量后,可连续观察4~6周,若病人症状稳定或比上次已有好转,可维持目前治疗方案,3个月时随访。若仍无效果,转诊到上级医院,2周内随访转诊结果。若同时伴有躯体症状恶化或药物不良反应,要查找原因对症治疗,2周时随访,观察治疗效果。若有必要,转诊到上级医院,2周内随访转诊情况。③四级管理病人:若无其他异常,基层医疗卫生机构继续执行上级医院制定的治疗方案,3个月时随访。

2. 随访内容 包括执行病人基础管理的随访内容和要求;评估病人危险性和各项心理社会功能,提出个案管理计划更改建议;提出管理等级更改建议;如发现病人病情变化或者有发生危险性行为的可能,随时向组长报告,必要时向精神科执业医师报告。

3. 专科医师的指导 精神科执业医师每季度到社区卫生服务中心和乡镇卫生院开展工作。内容包括:检查社区或乡镇管理的疑难病人精神状况和躯体状况,制定或更改治疗用药方案;指导个案管理组制定或更改个案管理计划;帮助解决基层人员在工作中遇到的疑难问题,指导个案管理计划实施。

(四) 监督与评价

个案管理的监督及评价有两个功能:①确保计划达到目标;②提供有用的信息,不断修订服务计划。个案管理者需定期随访以了解各服务机构对病人服务的进展,接触各机构以获得各种有效的资料,从而全面地监督服务计划的实施情况。个案管理组成员每3个月对"病情基本稳定者"进行监督评估,内容包括:根据评估结果,修订个案管理计划;调整病人管理类别;解决诊疗工作中的其他问题;如遇特殊情况,个案管理组要随时会诊讨论,必要时邀请精神科执业医师参加。

第十章

学校卫生与健康

学校是一个由特定年龄层的人群所组成的团体机构,每个人在其一生的成长过程中几乎都曾历经在学校当学生的阶段,因学生一天内大部分时间是在学校度过的,父母无法完全照顾到他们子女的健康,所以必须将部分的责任托付给学校。学校卫生则是学校教育工作中一个重要环节,要执行学校卫生计划保护和促进全校师生员工的健康从社区卫生的观点来看,学校一定要培养学生正确的卫生观念使之建立良好的健康习惯,同时还要加强传染病的防治和意外灾害的防范。

第一节 学习环境对学生健康的影响

学习环境的好坏直接影响学生的身心健康,1990年6月4日,国家教育委员会及卫生部联合颁发了经国务院批准的《学校卫生工作条例》,青少年卫生保健工作是以学校为主体来实现。卫生部门要给予技术指导并进行卫生监督。社区医护人员应以医院为后盾,在医疗及预防的技术措施上、在健康教育的具体内容上,协助学校做好学生的卫生保健。

一、教室设施及卫生要求

教室的采光照明是学生学习重要环境,直接影响学生的视力。室内采光状况如何,课桌面上是否有足够的亮度,取决于自然采光和人工照明两个环节。

(一)自然采光

教室自然采光和卫生要求是,课桌面和黑板面上有足够的照度,照度分布比较均匀避免发生较强的眩光作用,造成愉快、舒适的学习环境。为了提高室内照度,教室的采光窗应适当地加大,窗的上缘尽可能高些。窗的透光面积与地面积之比(玻地面积比)不应低于1:6。光线应来自左侧,以免造成手部阴影。为减少眩光,设置黑板的前墙不应设窗。除北向窗外,均应备有半透明窗帘。为防止黑板的反射眩光,黑板表面应采用耐磨和无光泽材料。

窗下缘过高时,靠窗墙侧的桌面上光线不足。故窗下缘高度(窗台高)不宜高于1cm,不宜低于0.8cm。窗间墙宽宜不大于窗宽的1/2。当然最好是设计成带形窗。

教室外面的建筑物、墙壁或高大树木等遮挡物体,对室内采光影响很大。为使离窗最远的课桌上获得较好的光线,要求最小开角[即课桌面的测定点到对面遮挡物(如建筑物等)顶点的连线同该测定点到教室窗上缘连线之间的夹角]不小于4°~5°,对面遮挡物至教室之间的距离(即建筑物间距)最好不小于该建筑物高的2倍(指北京地区,此时南向房间冬至这一天满窗日照时间可达2~3小时)。

窗玻璃的清洁程度、墙壁、天棚以及室内设备的色调,对室内照明也有很大影响,如普通玻璃遮光率为10%左右,而被尘埃污染的玻璃遮光率可达20%~30%或更多些。

为改善教室的采光照明条件,房间各表面应采用浅色的装修。有资料表明,桌椅为黑色的教室照度比绿色的照度低12%。要经常保持门窗玻璃的整洁。天棚和墙壁要定期清扫和粉刷。采光窗外如有建筑物遮挡,该遮挡物也应刷成浅色。《中小学校教室采光照明卫生标准》规定,房间各表面的反射系数值如表7-10-1所示。

表 7-10-1　教室各表面的反射系数值

表面名称	反射系数(%)	表面名称	反射系数(%)
顶棚	70~80	侧墙、后墙	70~80
前墙	50~60	课桌面	35~50
地面	20~30	黑板	15~20

计算其光的量和单位有如下几种。

1. 光通量　表示光源向四周空间发射的光能总量,单位是流明(lumen,lm)。

2. 发光强度　不同光源发出的光通量在空间的分布是不同的。即使是同一光源,其光通量在空间各个方向的分布也不一样。如在加上灯罩之后,分布情况又有所变化。故必须了解光通量在空间的分布即光通量在空间的密度。表示光通量在空间的密度的量称为发光强度。发光强度的单位是坎[德拉](cd),它是光源在给定方向上的发光强度。如40瓦的荧光灯管,若安装在1个6cm宽刷白漆的木板上,则灯管中央向下方的发光强度为300cd。

3. 光照度　表示被光照射平面上的光通量密度,即被照平面上单位面积所接受的光通量数值。其公式为:

$$E = \frac{F}{S}$$

式中:E——照度,F——光通量(单位:lm),S——面积(单位:m^2)

照度的单位是勒克斯(lx,原称米烛光)。1勒克斯等于1流明的光通量均匀分布在1平方米的被照表面上所产生的照度。某表面的照度与光源在该方向的发光强度和入射角的余弦成正比,与光源至该表面的距离平方成反比,以公式表示如下。

$$E = \frac{I_a \cos a}{d^2}$$

式中:E——照度,Ia——光源在该方向的发光强度,α——灯的下方的垂直线与灯至照度测量点之间的夹角,d——距离(单位:m)。

上述公式称为平方反比定律。

4. 光亮度　表示发光表面明亮度的量。光亮度的单位是坎德拉/平方米(cd/m^2)。

一个漫反射表面的亮度可大体用下式求得:

$$E = \frac{\rho E}{\pi}$$

式中:B——亮度(单位:cd/m^2),ρ——该表面的反射系数,E——照度(单位:lx)。

常见的白炽灯丝亮度约为 $300×10^4 \sim 500×10^4 cd/m^2$,荧光灯表面亮度仅为 $800\sim900cd/m^2$。

(二) 人工照明

采光条件较好的教室,白天一般不需要人工照明,但在冬季以及在阴雨天或者在校进行早、晚自习,特别是教室采光窗前有遮挡的情况下,必须开照明灯。《中小学校教室采光照明标准》规定,"凡教室均应装设人工照明"。教室人工照明的主要卫生要求与自然采光的卫生要求基本上是一致的,即保证课桌面和黑板面上有足够的照度;照度分布均匀,不产生或少产生阴影;没有或尽量减少眩光作用;安全和有良好的空气条件(不因人工照明而使室内气温过度增高或使空气受到污染等),造成具有舒适感的学习环境。

教室的灯光布置应满足人工照明的主要卫生要求。教室课桌面上照度的大小取决于灯和灯具的种类、功率、数量以及墙壁、天棚面等的颜色。照度的均匀度与灯的数量、灯具形式、布置方式特别是与灯的悬挂高度有关。一般来说,均匀度是随悬挂高度的升高而加大的(表7-10-2)。

表 7-10-2　课桌面照度与灯悬挂高度的关系(普通白炽灯 6×100W)

灯与桌面距离(m)	课桌面照度(lx)			照度均匀度(最低/平均)
	最高	最低	平均	
0.5	280	19	67.4	0.3
1.0	140	27	58.7	0.5
1.5	90	24	52.4	0.5
2.0	65	36	50.8	0.8

注:教室面积为53.4m^2(8.7m×6.14m)

(三) 教室的通风

通风的目的是通过空气的流动,排出室内的污浊空气,送进室外的新鲜空气。在卫生要求上,除需供给一定量的新鲜空气外,还要保证有适宜于儿童少年身体健康的微小气候(气温、气湿和气流)。在炎热的天气,室内需要流速较大的、温度较低的空气;在寒冷的天气则需要流速较小的、温度较高的空气。室内微小气候的调节是与通风的形式和设置有密切关系的。

通风的形式可以分自然和人工通风两种。一般学校大多采用自然通风形式。根据测定,在室内外温差为1℃时,经1小时,$1m^2$的墙壁仅能通过$0.25m^3$的空气,只靠此远远不够,故必须规定教室的换气次数。换气次数取决于每名学生每小时的必要换气量和每名学生占教室容积(气积)。根据计算,每名学生每小时必要换气量:小学生不应低于$11m^3$,初中生不应低于$14m^3$,高中生不应低于$17m^3$(中学生平均每小时必要换气量为$15.5m^3$),《中小学校建筑设计规范》规定,每名学生占教室面积:小学为$1.1m^2$,中学为$1.12m^2$,教室净高:小学为3.1m,中学为3.4m,则每名小学生占容积$3.41m^3$,每名中学生占容积$3.8m^3$。因此要求小学教室每小时换气次数不应小于3次,中学教室最好不小于4次。

(四)教室的采暖

在冬季尤其在北方地区的寒冷季节里,若维持室内有一定的气温,同时又要使空气保持一定的清洁度,必须从两方面解决。即在实行通风换气的同时,还要保证有合理的采暖方式。学校的采暖方式可分为集中式和局部式采暖两种。

集中式采暖有蒸气式采暖和热水式采暖。蒸气式采暖时散热片的表面温度较高,容易引起儿童的烫伤以及使有机尘埃燃烧而造成臭味。此外,在停止供汽时,散热片很快冷却,使室温有较大的波动。热水式采暖,经锅炉加热后水温不高于95℃,散热片表面温度不高于70℃。当停止供热水时,散热片中的热水逐渐冷却,室内温度波动不大,所以,在教室内以集中的热水式采暖为宜。

平铺辐射式采暖也是集中的热水式采暖的一种。即将室内散热片改为迂回式导管,平铺在室内地板内、内墙或天棚内。此种采暖方式的优点是容易调节室内气温,使室内各处气温比较均匀,节省室内面积,并可防止儿童的外伤。较好的采暖方式是空气调节,但造价高管理也比较困难,在学校不易推广。

在规模较小的中小学校里,往往采用局部采暖方式。如在我国北方采用火炉、火墙或地炕等。其中以地炕和火墙形式较好(室内温度较均匀)。烧炕时应避免烟和灰尘进入室内。用火炉采暖时一定要安装烟筒,以便排烟。为尽量使室内气温均匀,应在室内前后各设一炉,炉周围应安放隔热铁板或栏杆。要注意防止CO中毒、烫伤、火灾和烟尘飞扬等。

(五)课桌椅

课桌椅是培养学生良好坐位姿势的重要外界环境,它与脊柱弯曲异常及近视眼的发生有一定的关系,也是影响学习作业能力及身体功能状态的一个因素。

对课桌椅的基本要求是:①课桌椅要满足教育上的需要,如写字、看书和听课等。②在满足教育需要的基础上,提出卫生学要求:课桌椅要适合就座儿童的身材,可提供良好的坐姿,少产生疲劳,不妨碍儿童的正常生长发育,保护视力。③坚固、安全、美观、造价低廉,不妨碍教室的彻底清扫。

一般而言,椅高为身长的2/7或小腿长度,桌子高度为身长的3/7或坐高的1/3+小腿长度。课桌椅最好选用可随意调整高度者;同时为避免反光,宜选用无光泽且色深的油漆。

(六)厕所

为保证建筑物的清洁及学生入厕方便,在教学楼内最好设置水冲厕所。中小学校建筑设计规范规定:小学教学楼学生厕所,女生应按每20人设一个大便器(或1m长大便槽)计算;男生应按每40人设一个大便器(或1m长大便槽)和1m长小便槽计算。中学、中师、幼师教学楼学生厕所,女生应按每25人设一个大便器(或1.1m长大便槽)计算;男生应按每50人设一个大便器(或1.1m长大便槽)和1m长小便槽计算。此外,教学楼内厕所,应按每90人设一个洗手盆(或0.6m长盥洗槽)计算。要求厕所内均应设污水池和地漏。室内厕所应设在楼的一端,并向外开窗,不应对向教室、教师办公室。

室外厕所应设在游戏或运动场所的边角处,但也不宜距教室过远。同时要考虑设置在通风和光照条件良好,在教室、宿舍的下风向的地方。厕所要经常进行消毒和清扫并有防蝇设备。

二、学校作息制度

作息制度一般是指一日生活制度,即对一昼夜内的学习、劳动、课外活动、进餐、休息和睡眠等,合理规定其时间分配和交替顺序。学校作息制度还包括学年和学周的安排。

（一）作息制度的基本原则

1. 区别对待　为不同年龄阶段和不同健康状况的青少年分别制订作息制度。

2. 合理安排活动与休息　按照大脑皮层的功能特征和脑力工作能力变化规律，合理安排活动和休息的交替。

3. 全面发展　既满足规定的学习任务，又能保证身心健康，德、智、体、美、劳全面发展。

4. 学校与家庭的作息制度相互协调统一。

5. 作息制度一经确定，不要轻易改变。

遵守合理的作息制度能保证劳逸结合，生理生活需要获得满足，起到促进生长发育，加强身体抵抗力和预防疲劳的重要作用。同时，由于各种活动是按一定顺序有规律地进行的，便于动力定型形成，能显著节省神经细胞的功能损耗，也使神经过程变得更加均衡和灵活，从而大大提高学习能力和学习效率。

（二）学年安排

学年安排的重心是合理安排一年中的学习、劳动和假期。根据教育上的统一安排实行学期和假期轮换，使学生在连续几个月的紧张学习后有一段较长时间的休息以恢复学习能力。

小学生发育尚不成熟，持久工作能力较差，所以他们的学期要短些，假期应长些。寒暑假的起止日期应视各地气候特点，在充分考虑气候对生理功能和学习能力影响的基础上，作出适应规定。我国国家教育委员会颁布的《全日制中小学校工作条例》明确规定，寒暑假中学应有两个月，小学两个半月；劳动时间中学每年最多一个月，小学四年级以上每年最多半个月。农村学校可根据当地农事季节安排假期，增放农忙假，但包括寒暑假在全年假期安排不得超过三次；应保证农村学生每年至少一个月的休息时间。

教学大纲规定的教学任务须在学期内完成。假期不应用来补课，可组织些诸如郊游、科技夏令营、文艺欣赏等有益于身心健康的活动，但同样不能过多地占用学生的自由活动和休息。

学年内学习任务的分配应充分考虑学生在学年中的工作能力变化规律。例如，每学期的教学内容应从学期初逐步加重，教学进度要循序渐进，学年末应少安排新课多安排复习等。

学年开始时的准备和组织工作很重要。开学初步可带领学生熟悉学校环境，组织师生座谈，了解学习任务和作息制度，说明学生守则，安排座位等。还可通过家访，沟通学校与家长联系，培养师生感情。这些做法能使学生对学习生活和学校环境尽快建立条件联系，带着良好情绪进入新学年。还应特别注意对一年级新生的照顾。因为他们生活自理能力较差，活动方式刚从游戏转为学习，对课业负担、课堂纪律一时尚不能适应。对他们的要求应逐步提高、顺利完成对环境的适应。

（三）学周安排和课程表编制

根据学生一周内的脑力工作能力变化规律，星期一的学习任务不宜过重；星期六应安排较轻的学习。如果能把劳动课、社会实践活动等安排在星期四，常可显著提高学生下半周的工作能力。周末布置作业不要太多，以免影响星期天休息。

课程表编制是把上述学周安排付诸实施的主要手段，同时还应充分考虑学生在学习中的脑活动规律。最难的课一般应排在上午第二、三节，最容易的排在上午第四节和下午末节。早晨第一节课前安排短时间早读，可帮助学生适应大脑皮层的始动调节。课程的难易程度大多视抽象逻辑思维等的难度而定，但也不绝对。通常认为数学、物理和化学等最难，其次是外语、作文、语文、生物、历史和地理等；比较容易的是音乐、体育、图画和手工等。

课程表编制还应充分考虑大脑皮层镶嵌式活动的特点。除作文、实验等特殊需要外，一般不要连排两节相同课程。对小学生尤其应注意这一点。否则，同样的教学内容，同一教师的形象、语言和动作很容易形成单一刺激。这种单一刺激是使学生提前出现疲劳、学习效率降低的重要原因。相反，如果在文化课间插入体育、手工、图画等课程能提高学习效率。

（四）一日生活制度

一日生活制度安排是教育过程卫生的重要因素。评价某学校的生活保健制度是否合乎卫生要求，往往需从调查一日生活制度入手。

1. 课业学习　课业学习负担主要取决于上课和自习时数。因课业负担过重导致一日作息制度破坏，睡眠和户外活动不足，是造成儿童身心发育不良的重要因素之一。儿童年龄愈小，大脑皮层的兴奋过程愈占优势,兴奋和抑制过程也都愈容易扩散而致疲劳,因此学习时间应该愈短。我国现行教育制度明确规定,学生每日学习时间(包括自习和课外活动),小学不应超过6小时,中学不应超过7小时。中学生每日早读40分钟,上课6学时(上午4节、下午2节,包括自习)。

2. 课外与校外活动　课外与校外活动包括体育锻炼、文艺、科技、社团活动和社会公益劳动等。这些活动既可促进身心发育,提高社会适应能力,又能起到使大脑皮层的不同区域按镶嵌式轮换工作的作用。但活动过多过频,也会造成体力、脑力负荷过重。

3. 睡眠　正常睡眠是大脑皮层抑制过程广泛扩散的结果。睡眠时间应随年龄和健康状况而异。小学生每天应睡足10小时,中学生9小时,大学生8小时。体质虚弱、大病初愈的低年龄儿童则至少应保证10~11小时。除要求足够时间外,睡眠还要保证深度。为此,应尽量创造良好的睡眠环境,养成定时睡眠和起床的习惯,睡前避免各种精神刺激。

4. 休息　休息是消除疲劳的重要措施,休息也决不能用睡眠取代。例如,课间休息应采用活动性休息方式,到室外呼吸新鲜空气、散步、闲谈、游戏或远眺等,既消除脑力疲劳,又能放松眼的调节,松弛因维持坐姿而造成的肌肉静止性紧张。

午休对消除上午的学习疲劳、保持下午和晚上的学习效率有重要意义。午休应以静息性休息为主,炎热季节应保证有短时间的午睡。

5. 自由活动　学生应每日有一定的自由支配时间,从事个人爱好的活动、生活自理和帮助做家务。小学四年级以下每日应有1~1.5小时,四年级以上到高中应有1.5~2.5小时,但每日看电视时间不应超过1小时,以免干扰其他作息。

6. 进餐　进餐应在合理膳食制度(即科学合理地安排每日进餐次数、时间及热量分配)下定时定量、使胃肠负担均衡适宜;并使进餐时间成为条件刺激,形成动力定型,即进餐时正当食物中枢兴奋,引起良好食欲,保证食物充分吸收利用。

三、阅读和书写

（一）阅读

看书是与视觉活动有密切联系的脑力活动。书籍上的文字、插图、符号等都是视觉的刺激,而对每个文字感觉时间又是非常短暂的。书籍的印刷质量不仅影响到学习效果,而且对保护学生视力具有重要意义。因此,书籍必须符合以下几方面卫生学要求。

1. 书籍上的文字及插图、符号等要清晰够大,文字的排版要考虑全球阅读。

2. 质地结实、装订合理,文字与质地间要有明显的对比。

3. 防止传播某些传染病,过分破旧的书籍应废止使用。

（二）书写

在中小学校,主要是黑板和文具,它们与视觉卫生联系密切,应该给予重视。

1. 黑板　教室的黑板应书写流畅,无眩光,易擦拭,书写时不产生噪声。为此,黑板表面为耐磨材料制成。如磨砂玻璃黑板经磨砂处理后,长期维持表面磨砂状态而不产生眩光现象。常用的黑绿色磨砂玻璃黑板及木制树脂涂面黑板使用效果较好。普通木制黑板易膨胀造成表面凸凹,易脱色、字迹不清楚,书写不流畅;水泥或白灰加工制作的黑板,油漆或脱落、脱色,书写困难,字迹不清楚,学生难辨认;白色涂漆的铁皮书写板产生眩光,难擦拭等。后面这几种都有明显缺点,不符合卫生要求,不宜采用。此外,书写时要尽量少用颜色粉笔,因颜色粉笔多含有毒物。用湿布擦黑板,黑板下缘有小槽,可以防尘。吸粉尘的黑板擦值得推荐。

2. 文具　用钢笔写字的作业本,所用纸张应致密,不被墨水浸透,从纸的背面不应看到正面所写的字。作业本的页数不宜太多,以免使用日久破旧污染。

学生用的蜡笔、绘画颜料、墨水以及新出现的儿童作业纸张都不应含有毒色素或其他有毒物质。小学低年级不宜使用圆珠笔。铅笔是学生的主要文具。铅笔杆上所涂颜料的上面应有不脱落、不溶于唾液的透明漆膜。按国家卫生标准规定,铅笔涂漆层中总铅的含量不应超过2500mg/kg(25 000ppm),可溶性铅的最高允许含量不应超过250mg/kg(250ppm)。本标准限定的数量达到国际一般水平。笔杆直径约为0.8cm。铅笔以中等硬度(HB)为宜,学龄儿童不要使用太硬的铅笔,不要写太小的字。

第二节 学校健康管理

学校健康管理是通过学校健康促进、健康监测和常见疾病预防,教学过程和健康教育为一体的管理,积极动员学校、家长和学校所属社区内所有成员的共同努力,给学生提供完整的、积极的经验和知识结构,包括设置正式和非正式的健康教育课程,创造安全健康的学习环境,提供合适的健康服务,让家庭和更广泛的社区参与,共同促进学生健康。

一、生长发育健康管理

完整的生长发育应包括身、心两个方面,两者相辅相成、相互影响。身体发育由形态、生理功能、运动素质共同构成;心理发育既涵盖认知、记忆、思维、想象力和创造性等智力因素,也包括气质、个性、性格、情绪、行为等非智力因素。通过对生长发育一般规律、特点和影响因素的研究,提出有针对性的干预建议。生长发育遗传影响的研究已深入到细胞、分子生物学水平。环境因素方面,除营养、疾病、体育锻炼、生活制度、环境污染等生物性因素外,家庭生活质量、学校人际环境、亲子情感联结和社会变革的影响作用也越来越受重视。

管理内容包括身体测量、人体诊察、体力测试、心理社会测验、问卷调查、生理生化功能的检测等;生长发育调查资料的收集、整理和分析,以及针对个体和群体的生长发育评价。

二、疾病防治管理

1. 以卫生部和教育部 1992 年联合颁布的《学生常见病综合防治规划》确定的沙眼、肠道蠕虫感染、视力不良和近视、龋齿和牙齿疾病、缺铁性贫血、营养不良和肥胖等为重点,开展常见病、多发病的筛查、诊断和防治,是学校卫生的常规工作。

2. 在多数传染病被消灭和控制的同时,仍应高度重视对新发生传染病的防治工作。针对学校特点,研究各种急慢性传染病和集体食物中毒的发生、消长规律;从建立应急反应机制、预防传染源、切断传播途径和保护易感人群着手采取切实预防措施。

3. 根据儿童少年疾病谱的变化(意外事故和伤害取代疾病,成为主要死因),以青春期少年为重点,开展对诸如吸烟、酗酒、滥用药物,意外事故、暴力伤害、自杀、不良生活方式、网络成瘾、不良性行为等健康危险行为的预防和监测。

4. 根据一些成年期疾病在儿童期即有先兆表现的特点,从定期检测、健康知识宣教和培养良好生活习惯角度,开展对高血压、糖尿病、高脂血症等成年疾病的早期预防。

三、心理卫生健康管理

首先,应针对儿童少年各种常见心理、情绪和行为问题,研究其发生、发展与个体心理素质、自然人文环境、社会变革因素间的相互关系。健康管理的重点是:

1. 针对儿童开展行为指导,针对青春期少年开展心理咨询。

2. 以心理支持和行为治疗为主,配合药物、教育、改善环境等措施,治疗各种心因性紧张、神经官能性疾病和变态性行为等。

3. 开展学校心理教育,结合生活技能训练,提供有关改进学习能力和社会交往、情绪宣泄以及消费、择业、休闲活动等方面的心理指导,提高少年儿童的自我保健能力,保障心理健康发展。

四、教育过程健康管理

围绕儿童少年在接受课程、体育和劳动教育过程中可能出现的各种问题进行管理,提出具体的卫生措施。管理重点:学习中脑力工作能力的变化规律和影响因素;怎样根据功能素质的发育特点,合理组织体育课和课外体育活动,进行科学锻炼;预防和处理运动性创伤;从工种选择,劳动负荷和劳动制度等角度,合理安排劳动教育等。科学运用大脑皮层的功能活动特性,掌握对学习负荷和各种疲劳的测定方法,学习对生活作息制度的正确评价,并将这些技能用于学校卫生实际工作,对提高少年儿童的学习能力、促进身心健康、改善和发展儿童少年对环境的适应能力,有重要的现实意义。

五、学校健康教育的管理

着重管理以下内容:健康教育规划的系统化、规范化,教育的实施方法和评价模式;通过学校生活技能教育,培养儿童少年良好的自我意识,促进社会适应能力提高;青春期健康教育,尤其青春期性教育和艾滋病、性病预防知识技能教育的密切结合,成为预防青少年健康危险行为的最有途径;与成年期疾病早期预防相关的专题教育等。近年来,我国少儿卫生领域引入WHO大力推进的健康促进学校工作,有力促进了学校与社区、家庭的密切合作,在为少年儿童营造良好的学习和身心发展环境,培养健康生活方式等方面,发挥着重要作用。

(冯　辉)

第十一章

灾害护理

第一节 灾害概述

灾害是一种自然的或人为的状况或事件。近年来，随着灾害的发生在世界范围内逐渐呈现大规模、长期化的趋势，包括各种自然灾害如地震、洪水、台风以及人为灾害如交通事故、工业污染、战争的发生，传染病的发病率也随之上升。人们的生命受到威胁，大量人员伤亡和严重的经济损失，破坏了生态环境，挑战着人类医疗救援、救治、防疫、灾后重建的能力和速度。美国的灾害护理在"9·11"恐怖事件之后得到了迅速的发展，致力灾害护理教育的"大规模灾害教育的国际护理联盟"(International Nursing Coalition for Mass Casualty Education, INCMCE) 随之诞生。有效的灾害预防、应对和修复，提供及时有效的医疗养救援服务，可以减少伤亡和提高人们的生活质量。

一、灾害的定义

对于灾害(disaster)的定义，目前没有统一的认识。具有共性的是，认为灾害具有突发性、破坏性，其规模和强度超出灾害地区的自救能力或承受能力。世界卫生组织(WHO)对"灾害"的定义：任何能引起设施破坏，经济严重损失、人员伤亡、人的健康状况及社会卫生服务条件恶化的事件，当其破坏力超过了所发生地区所能承受的程度而不得不向该地区以外的地区求援时，就可以认为灾难(或"灾害")发生了。国际减灾委员会对灾害的定义：灾害是一种超过受影响地区现有资源承受能力的人类生态环境的破坏。其定义包括两个因素：①灾难必须是一种自然或人为的破坏事件，大多数具有突发性；②灾难的规模和强度应超出受灾地区的自救或承受能力。

二、灾害的分类

灾害按其发生的原因、反应规模、发展速度和发生地区可分为不同的类型，目前最多见的分类方法是按原因进行的分类方法，可分为自然灾害和人为灾害(又称技术性灾害)。

1. 自然灾害(natural disaster) 大致可分为与地球物理有关的灾害(geophysical disaster)和与气候有关的灾害(weather-related disaster)。包括水旱灾害、气象灾害、地震灾害、地质灾害、海洋灾害、生物灾害和森林草原火灾等。如地震、洪水、台风、涝灾等。

2. 人为灾害(man-made disaster) 人为灾害则种类繁多，目前人们比较关注的有战争、车祸和各类与生产和公共活动有关的安全事故。包括恐怖袭击事件、经济安全事件和涉外突发事件等。如大型交通事故(飞机、列车、汽车和沉船事故)、传染病的传播(非典、禽流感等)、煤气爆炸、战争、建筑物的倒塌、停电、恐怖活动等。

三、灾难的救护特点

无论造成灾害的原因如何，灾难救护都有其自身的特点。

1. 突发性 灾难事件事发突然，不可预测，通常在瞬间发生，救护时要在最短时间内迅速做出积极反应。

2. 任务重 集体群伤时，受伤人员多，且伤情复杂，现场救护力量往往不足，造成救护人员的任务艰巨而繁重。可根据伤情，对受伤人员进行初步紧急鉴别分类，实行分级救护、运送医疗、紧急疏散。

3. 条件差 事发现场，水、电、建筑物等公共设施的破坏，造成通讯不畅、救护用品欠缺、交通不便、缺电、少水,食物、药品不足,工作环境十分艰苦。医护人员要有充分的思想准备,克服种种困难,在现场积极开展救治工作。

4. 涉及面广　灾难救护不同于一般的救护工作。灾难后的现场控制、伤员搜寻、通讯联络、转送与救护等,需多方协作,密切配合,有组织、有步骤的完成各项工作,体现出灾难救护的系统工程特性。

第二节　灾害护理

灾害护理,又称灾难护理,是研究在各种自然灾害和人为事故所造成的灾难性损害条件下,如何实施紧急医学救援护理、疾病防治和卫生保健的一门科学。灾害护理是需要灵活应用与灾害相关的特殊技能和知识的护理体系,在更广范围内推广这种护理,可以有效地让灾害引起的健康危害和生命危险最小化。灾害护理包括该范围内所有的护理活动,即从灾难预防、灾难发生初期、灾难中期以及灾难后期的护理活动。

一、灾害现场救援

人类灾害现场救援的活动,可以追溯到远古时期,但当时救援活动还仅局限于本地或本国内。灾害护理中,最早尝试研究灾害现场救援的是佛罗伦斯·南丁格尔。克里米亚战争期间南丁格尔认识到,伤病员死亡的最主要原因是极差的卫生状况造成的感染,因此她从改善疗养环境入手开展现场救援工作,此举大大降低了伤病员的病死率。

灾害现场救援是一项复杂的系统工程,需要卫生、军队、公安、交通、通讯多部门的联合行动。灾害现场紧急救援实施,具有政治性强、实效快、影响大的特点,可以有效减轻人员伤亡,防止灾情进一步扩大,迅速安定民心、稳定社会和重建家园。世界上经济发达国家已基本建成完善的紧急救援体系,日本于1998年创建日本灾害护理学会,拥有最完善的灾害救援系统。美国对"9·11"事件的紧急救援处置代表紧急救援管理的高水平,标志着灾害护理学作为一门专业学科出现在医学与护理学界。韩国在1990年中期首次引入"灾害护理"概念。2004年印度洋海啸,我国护理人员第一次参加国际灾害救援,我国灾害护理学才初具雏形。2008年汶川地震、2010年舟曲地震的现场救援工作中,护理人员发挥了不可低估的作用,灾害护理学得到快速成长。先进的灾害现场救援管理、强大的应急反应与处置能力,体现了政府管理的高效能、对于生命的高度重视,已成为社会文明进步的标志。当前灾害现场救援管理原则:预防灾害、减少伤员和急救人数、伤员救援、就地抢救、疏散、医疗救治、灾后重建。

二、灾害救援现场管理

灾害救援是涉及多部门、多系统的联合行动,建立有效的运行体制,是保证任务完成的必备条件。

根据任务需要,实施分等级救治。在灾害救援中,借鉴战时卫勤保障理论,按三个等级组织救治,第一级为现场急救,第二级为早期治疗,第三级为专科治疗。现场急救指在废墟上围绕营救幸存者展开的现场救治。这一级救治受现场环境因素影响大,需要救援队员要有灵活的应变能力。早期治疗指的是在距离灾害现场较近医院进行早期治疗(公路1小时可以到达的医院或野战医院)。这一级救治在必要时才独立展开,一般情况下,主要依托社会力量或参与社会力量救治。专科治疗是指在距离灾害现场相对较远的大型综合医院或专科医院,实施专科治疗。在这方面,救援队的主要任务是加强社会救治力量及转送伤员,搞好途中救治。在历次灾害救援中,救援队根据灾害性质、灾后任务时段等,及时转换任务重点。如汶川地震救援中,主要展开一级救治;印尼海啸救援第一批队伍在震后5天到达灾区,灾区医疗机构破坏殆尽,主要展开小型野战医院,实施二级救治。印尼海啸、巴基斯坦地震的第二批队伍均在震后15天到达,主要是从事当地医疗机构重建、实施专业救治伤员,即加强当地三级救治。正是由于遵循三级救治的基本原则,保证了救援针对性。通常情况下,灾害现场救援必须遵循如下原则。

1. 统一指挥,共同协调是其关键原则。

2. 检伤分类原则是将有限的急救服务优先给予急需救护的人,达到群体急救的最佳效果。

3. 就地抢救原则是指在灾害现场组织抢救,经初步处理待病情稳定后再有计划、有目的疏散及转院。

4. 实行谁救治谁负责的原则,减少因相互推诿影响现场救援效果。

第三节 灾害救援过程中的心理危机干预

一、概述

灾害引起的心理问题不容忽视。研究表明：一个人一生中暴露于突发性灾害事件的概率：男61%、女51%。突发性灾害事件（自然灾难、人为灾祸）除了给当事人带来身体上的伤害以外，更重要的是给其心理和精神上带来更大、更严重的伤害，以及由此造成的思维方式、情感表达、价值取向以及对生命价值看法等人格上远期的变化。严重者会表现出一些严重的精神卫生问题，如急性应激反应（acute stress disorders，ASD）和创伤后应激障碍（posttraumatic stress disorder，PTSD）。对已出现远期严重心理障碍的受害者进行心理治疗，可以减轻他们的痛苦，帮助他们适应社会和工作环境。近几年我国频频发生的各类灾害，给灾区人民及救援队伍都造成了不同程度的心理伤害。所以，在灾害性事件发生后，有组织、有计划地为受害人提供心理救援，开展心理救援服务、培训和演练，显得尤为重要。

因为事出突然，伤员没有任何心理准备，受伤后机体交感神经兴奋，而出现焦虑、恐惧、紧张不安，有时因惊吓，丧失基本的判断力，可能引发"群体恐惧心理"。因此，心理危机干预应贯穿于救援过程的始终，对轻伤伤员要通过各种方式了解其心理状态和心理需求，缓解因损伤带来的生理、心理压力，消除悲观、绝望心理，鼓励树立战胜疾病的信心，积极配合治疗。对重症伤员，要做好家属的安抚工作，客观、真实的交代病情。

二、常见应激反应

应激反应是指个体因应激源所致的各种生物、心理、社会、行为等方面变化，又称为应激的心身反应。

（一）急性应激反应

急性应激反应系由于突然而来、异乎寻常的强烈刺激导致的一种一过性的精神障碍，多在几小时或几天内消退。

1. 激发因素

（1）环境因素：遭受自然灾害、亲人亡故、寒冷、高温高热、饥饿、过度疲劳、长期缺乏睡眠、长时间激烈战斗、受伤以及遭到袭击等事件或生活处境改变。

（2）内部因素：单位缺乏凝聚力和集体精神、领导缺乏威信、人际关系欠和谐等，均可为急性应激障碍的激发因素。相反，高昂的士气和强大的凝聚力，则能防止急性应激反应的发生。

（3）个体因素：指先天的遗传因素和后天的心理素质，如某些先天性疾病、心理承受能力差、性格孤僻以及第一次亲眼目睹死亡等。与个体人格特点、智力水平、生活态度等个体易感性有关。

2. 临床表现 急性应激反应发生突然，遭受精神打击后立即发病，离开应激源（如激烈的战斗、恶劣的环境和自然灾害、事故）数小时到数日后，症状很快缓解或消失。

（1）意识障碍：严重程度不一，以意识朦胧状态较多。病人定向力障碍、对周围事物不能清晰的认知。

（2）精神运动性兴奋：躁动不安、高声惊叫，有的病人表现惊恐、紧张、惊慌，或伴幻觉，内容也多反映与发病有关的心理刺激因素，且多伴有强烈的情绪体验。

（3）精神运动性抑制：少言少动、问话不答，严重者可进入木僵状态（心因性木僵）。

（二）慢性应激反应

慢性应激反应（chronic stress disorders）指病人长时间（数周或数月）处于应激条件下，精神持续紧张，部分易感病人最终表现出异常的心理、生理和行为反应。

1. 激发因素 与急性应激障碍的激发因素大体一致。高伤死率、缺乏睡眠、长时间战斗等都可激发慢性应激反应的发生。

2. 临床表现

（1）低活度生理反应：食欲下降、体重减轻、睡眠障碍和便秘等。

（2）心理反应抑制：对周围事物失去兴趣，脱离周围的人群，不愿与人接触，孤僻，主动性减退，情绪低落，意志力薄弱，挫折耐受力降低，思维迟钝。

（3）行为退缩：熟悉的技能逐渐减退或丧失，行动迟缓，目光呆滞，过度饮酒、用药。

（三）创伤后应激障碍

创伤后应激障碍，是对创伤等严重应激因素的一种重度精神反应，也即对异乎寻常的威胁性、灾难性事件的延迟或持久的反应，又称延迟性心因性反应。

1. 激发因素　包括遗传、家族史、特定人格和应对方式、既往经历的创伤史、既往精神和行为问题史和遭受创伤的前一段时间内正经历生活事件的影响强度以及遭受创伤后的其他因素，诸如社会支持、对后续应激源的暴露等。可能由战争创伤引起，这种创伤包括自己身体受伤，或看到其他人受伤、死亡。

罹患 PTSD 多为直接或间接接触创伤事件的幸存者（受害者）、目击者与救援者。如果病人受到伤害后出现疼痛、发热或感冒，能够加剧生物和心理的体验。

2. 临床表现　包括失眠易怒、注意力不集中、警惕性极高、对惊吓反应过度。患有此病的人会在脑海中不断回放最初让他产生恐惧或无助感的事件。

（四）适应性障碍

适应性障碍（adjustment disorder），指由于应激性事件或明显生活改变后引起的主观痛苦感觉和情绪紊乱的状态，通常导致职业或社会功能的损害。其主要表现为，以出现情绪障碍为主，伴有适应不良的行为或生理功能障碍，从而影响病人的社会适应能力，使学习、工作、生活及人际交往等受到一定程度的损害。病程一般不超过 6 个月，是一种为时短暂的较为轻度的烦恼状态及情绪失调。

1. 激发因素

（1）环境因素：较大的生活事件或生活状况明显改变，如战争、丧偶、离异、更换环境、更换工作、移民、离退休、失业下岗等。

（2）个体因素：适应障碍的发生与病前性格有一定的关系。

2. 临床表现　在遭遇生活事件 3 个月内起病，多以情绪障碍为主要症状，如烦恼、不安、抑郁、惶惑或胆小恐惧等。同时伴有适应不良的行为，如对新工作不知所措，在新住处难以入眠等，也可伴有生理功能障碍，如有时心慌、手抖、脸色苍白等。

三、心理危机干预

当前，灾后心理重建是各国都十分关注的问题。伤残者仅仅面对一次灾难就足以终生难忘，再加上失去亲人的痛苦，他们不仅需要生理上的治疗，更需要心理上的安抚。2008 年发生在我国四川的汶川地震灾害，给人们带来的不仅仅是身体的不适，更重要的是难以抚平的心灵创伤。作为一线急救医护人员，必须在第一时间内给伤员带来生的希望，鼓励其面对现实，勇敢地活下去。灾害心理危机干预（crisis intervention），是全面推动为受灾人群提供心理学服务，帮助遇难、受害者家属和相关人员宣泄心中的悲伤，使他们度过心理危机，恢复生理、心理和社会功能平衡，开始新的生活。危机干预是短程和紧急心理治疗，本质上属于支持性心理治疗，是为解决或改善当事人的困境而发展起来的，以解决问题为主。

灾难的不可预知性、不可抗拒性及其所造成的后果，使个体直接面对突然的、可怕的、残酷的悲剧现场时，极易出现心理失衡、心灵创伤等问题，这种心理伤害不仅是构成灾害破坏的重要内容，而且还对灾后公共卫生管理带来阻碍。因此，与生命和财产救助相比，心理援助在对人们心理平衡的重建和应激行为的引导上发挥着难以估量的作用。重大灾害心理干预通常分 6 个步骤：①评估、明确焦点问题；②保证病人安全；③提供支持，尤其是情感支持；④开发应对资源；⑤寻找解决方法、制订计划；⑥获得病人承诺与合作。常见灾害的干预方法包括分享报告、个人和群体的认知行为治疗、游戏治疗、艺术治疗、心理质问、心理动力学治疗和药理学治疗，这些治疗都是针对有灾害心理创伤的受灾个体。分享报告是一种以讨论为主要形式的干预方法，多用于成年幸存者和灾难救援工作者，以帮助他们将自己有关灾难的经历，从感受上升到更高层次的理解，从而给这种经历划上句号。分享报告也起到教育的作用，告知工作者正常和异常的应激反应以及可运用的应付策略。认知行为疗法，包含许多治疗技术：暴露程序、压力管理和放松技巧、认知重建程序、焦虑管理程序、眼动脱敏等，经常用于创伤后应激障碍及灾难引发的焦虑、恐惧等心理症状的治疗。艺术疗法和游戏疗法常被用在对儿童和青少年的心理援助中。通过绘画、写作、音乐等方式，让孩子们"说出"灾难经历、表达情感、澄清问题和冲突，并强化问题解决能力。

（一）急性应激反应心理危机干预

以简短、及时、就近、集中、着眼全面恢复为治疗原则，治疗时注意促进病人面对、接受、加工、整合被压抑的和难以承受的情绪。

（1）药物治疗：急性起病、兴奋激动或偏执症状为主者,选用抗精神病药物治疗,同时消除紧张、焦虑、恐惧等情绪反应,保证睡眠。

(2) 回避应激源:离开应激源,帮助病人控制过度激起的生理状态,大多数人可自行缓解。

(3) 深呼吸:指导病人进行深呼吸。深吸一口气后慢慢呼出,吸气时间长于呼气时间。如此可缓解高碳酸血症造成的头昏和惊恐,缓解心动过速,放松自己。

(4) 支持与安慰:初期给予心理卫生方面的支持,以对抗疲劳。鼓励他们倾诉自己的感受,允许情感自由地表达和适度的悲伤,帮助他们正视现状,以缓解烦躁、焦虑和恐惧等负性情绪。

(5) 对病情严重者,后送医疗机构:注意应将急性应激反应的病人与其他病人分开,以免产生模仿学习效应,影响他人的心理;或再次受到其他不良因素的刺激,加重病情。

(二) 慢性应激反应心理危机干预

(1) 回避应激源:尽可能离开应激源,就近治疗,充分保证安全。避免频繁转移干扰治疗。

(2) 支持性心理治疗:解释、鼓励和安慰等,消除病人恐惧紧张心理。帮助病人寻找自身的优势,唤起希望,树立信心;尽量解决病人家庭和个人的具体困难,排除后顾之忧;为其寻求社会支持源,如朋友、领导和亲人的关怀,使其感受他人的关心,感到有所依靠。通过这些激发其勇气和战斗的欲望。

(3) 学会放松:通过与他人交流、讲笑话、听音乐、深呼吸、自我暗示以及渐进性肌肉放松,使自己在持续紧张的环境中尽可能得到放松和休息。

(4) 药物治疗:必要时根据不同病人的具体情况给予相应的药物,如抗抑郁、抗焦虑或调整睡眠的药物,以便能配合上述治疗,使病人早日康复。

慢性应激障碍与急性应激障碍相比,症状较顽固,但经上述治疗仍可能有50%的病人较快痊愈。如果症状严重,就近治疗症状未缓解者应送往专门医疗机构进一步治疗。

(三) 创伤后应激障碍心理危机干预

创伤后应激障碍的干预是系统工程,需要社会多方努力。

(1) 支持性心理治疗:根据不同伤员的个性特征、家庭背景、家族遗传史,以及受教育程度等,制定个体化的心理干预方案。主要通过家庭治疗、倾听治疗、游戏治疗、认知行为治疗、眼动脱敏与再处理等恢复心理平衡,避免期望过高或绝望这两个极端;同时要通过稳定情绪、解决问题、心理疏泄和想象回忆来减轻创伤应激反应。这些治疗都必须由专业心理治疗师或精神科医师施行。很多情况下,人际关系问题将会是主要话题。

(2) 药物治疗:应激反应严重的受害者可以适当辅助药物治疗:镇静、改善睡眠:可选用苯二氮䓬类(如阿普唑仑、米达唑仑等)药物;稳定情绪:可选用抗抑郁药与抗焦虑药(如帕罗西汀、舍曲林、阿米替林)等药物;对症处理:如小剂量抗精神病药(如奥氮平、利培酮等)控制行为紊乱等精神症状。

(3) 心理康复治疗:增加情感、心理与社会支持,培养更多的兴趣爱好及社会支持,重新调整和建立更有效的社会支持系统。鼓励伤员和家属直面现实,接受现实,考虑符合自己实际的生活和工作方式。

(四) 适应性障碍心理危机干预

以心理治疗为主,必要时辅以药物治疗。心理治疗可采用支持性心理治疗、行为治疗、认知疗法,也可用精神疏泄疗法等,必要时定期心理咨询。对抑郁、焦虑明显者可酌情使用抗抑郁药或抗焦虑药物。

第四节 灾后公共卫生管理

突发性灾害事件是一项重大的社会问题,直接影响社区公众健康、经济发展和社会安定,影响到社区人群整体健康水平和生活质量,是当今受到社会普遍关注的热点问题。突发性灾害事件的预防与管理应贯彻统一领导、分级负责、快速有效、减少损失、依靠科学、加强合作的原则,采取边调查、边处理、边抢救、边核实的方式,以有效应对措施,控制突发灾害事件事态的发展。

1. **启动突发公共卫生事件应急预案** 设立应急处理指挥部。

2. **应急报告制度与信息发布** 按照《突发公共卫生事件应急条例》,国务院卫生行政主管部门制订突发公共卫生事件应急报告规范,建立重大、紧急疫情信息报告系统。卫生计生委要求,发现突发公共卫生事件后,应以最快方式报告并在6小时内完成初次报告,任何单位和个人都有权利通过电话报告疫情。对突发公共卫生事件的信息举报制度和信息发布制度也作了相应的规定。

3. 突发公共卫生事件的常规监测　需广泛开展突发性公共卫生事件的监测，商店、街道、交警及社区所有公民都是监测的直接参与者和突发事件的报告者，都应掌握报告途径，以确保在第一时间积极开展救援和应急处理工作。

4. 控制突发公共卫生事件的扩散蔓延　包括：处置伤病员、公共卫生管理、稳定群众情绪。

5. 寻求援助与合作　当本地力量和技术有限时，积极争取周边地区和国家的援助。

6. 社区突发公共卫生事件平息后的工作　迅速恢复和重建遭受破坏的卫生设施，提供正常的卫生医疗服务；搞好受害人群躯体伤害的康复工作，预防和处理受害人群的心理疾患；各级医疗卫生单位、科研单位和高等院校联合进行科学研究，确定事件的成因和危险因素，制定有效的控制措施，为日后类似突发公共卫生事件的控制提供科学依据和技术保障。

第五节　灾害相关健康教育

人类是在灾难中生存和发展起来的，人们对突发性灾害事件的反应方式，既与个体特征有关，也与训练有关，平素加强对灾害事件的应对能力的训练，是非常有益的。健康教育和心理干预是预防和控制疾病的有效措施，应对突发性灾害事件工作中也离不开健康教育和心理干预。健康教育在提高群众自我防病、保护群体健康中发挥了积极的先导作用，包括加强对公众的"灾难教育"，普及自救防范知识，增强人们应对突发事件的心理承受能力和处置能力。

灾害高发地区的卫生计生行政部门，要将灾害健康教育工作作为常规健康教育工作的内容之一，广泛传播相关知识，做好准备工作。受灾地区各级卫生计生行政部门要将健康教育作为抗灾工作的重要组成部分，统一部署，层层落实，确保灾区健康教育工作全覆盖。根据当地灾情及健康教育需求，加强健康教育工作人员培训，做好传播材料应急储备和发放。协同有关部门，调动当地健康教育专业机构和医院、社区、学校、机关、企业的健康教育力量，深入广泛宣传灾害卫生防病知识及应对技能，提高灾区群众的防病意识和能力，维护灾区人民群众健康。健康教育内容涉及应对突发灾害事件的健康教育概论、预防控制重大传染病、食源性疾病、职业中毒、核与放射事故、重大灾害事故和恐怖事件的健康教育，以及应对突发公共卫生事件的心理干预。

一、个人对灾害的准备

近年来灾害的发生频率和破坏性逐年上升。而我国是世界上受灾害最严重的国家之一，近年来特大地震、冰灾、雪灾、旱灾、洪涝、泥石流等灾害的频繁发生，造成了严重的人员伤亡和经济损失。随着各类灾难的数字以及人员伤亡数目的增加，人们对各种灾难自救装备和知识的渴求也日益突出。我国在长期与灾害做斗争的过程中，积累了丰富的经验，新中国成立后提出的"预防为主，防抗结合"的方针，就是对这些经验纲领性的总结。为了减轻自然灾害的侵袭，每个人都必须为之做出贡献，把公众应变准备工作当作头等大事来抓，通过防灾演习学到知识，可以帮助所有人重点关注那些预先应该知晓的问题，使得每个人成为出现在灾害现场的第一应对者。对公众提供个体化教育有助于缓解可怕灾难对个人造成的影响，利用21世纪的技术备战21世纪的紧急状态，充分发挥个人技术在公众应急准备与反应中的作用，并让这种技术更好地服务于防灾策划。

二、家庭对灾害的准备

突发性灾害破坏性很强，往往使人措手不及，防不胜防。因此，家庭在平时应多了解可能发生的危险，学会为各种灾害做准备；了解所在社区最有可能发生何种类型的灾害、所在社区是否有公共预警系统；制定家庭预案，完成准备事项清单；维护家庭预案，灾害发生后如何照料家人，可能考虑到哪些特殊需要。每个家庭成员都要知道一般必须存放的物品，包括：基本食品、水、日常生活用品（衣物、手电筒、雨衣、剪刀、手套、卫生纸、火柴、打火机、口哨等）；冬天考虑御寒用的棉衣或毯子；急救药物：如抗炎药品、药膏、绷带、止血、止泻、感冒药及其他便药等，存放药品要定期更换。

三、社区应对灾害的准备

在社区，经常会遇到意想不到的急性事件，如中毒、意外伤害、误吸、溺水、猝死等。这些突如其来的灾害，在造成生态环境破坏的同时，使社区人群的健康、生命受到严重危害，财产面临重大损失。社区因此而产生的大量特殊需要，必须得到政府各机构、医疗各部门和社区医疗护理服务的支持，才能减轻其所受的破坏，并从灾害和特殊事件中得到恢复和重建。由此可见，社区突发公共卫生事件的预防与护理是社区卫生服务实践中的一个重要组成部分。

我国在经历了突如其来的"非典"、禽流感等抗击战役后，暴露出社区应对灾害的种种缺陷和问题；同时，也唤起了社会各界对社区公共卫生事业的关注。灾害事件的发生，在给我们带来严重损失的同时，也给我们带来深刻的启示普及防灾减灾知识、提升社区居民避险自救能力的机会。如何汲取教训，提高防灾减灾能力，已经成为摆在社区面前的紧迫问题。随着我国灾害的频繁爆发，社区护理在灾害应对各阶段中承担的角色和职责愈加重要。社区灾害应对能力是指社区护士在灾害发生的三个阶段，即预防准备期、应急处置期和恢复重建期发挥防灾、减灾、消灾作用中，需具备的特有的知识、技能和素质。它是以人员集中场所为重点，以城乡居民为主要对象，延伸到乡镇、街道、社区、村组、学校、医院、机关、宾馆饭店、企业等基层单位和其他社会群体，实现全民覆盖。加强"灾难教育"，包括：

1. 发挥社区机构作用　社区要根据当地灾害的发生发展情况及传染病流行情况，做好健康教育需求评估，适时向上级部门提出健康教育工作建议和风险沟通策略。同时借鉴美国等发达国家进行社区护士灾害相关知识和技能培训的方法和思路，提高社区护士认识和学习灾害护理相关知识和技能的意识，并利用各种资源有计划、有目的地对不同地区的社区居民进行有针对性的培训。灾害发生前重点做好健康教育人员培训、核心信息制定、传播渠道联络、传播材料储备和发放等工作。灾害发生时结合当地抗灾工作，重点做好避险自救及卫生应急的健康教育。针对饮用水卫生、食品卫生、环境卫生、个人卫生、传染病防治、避险自救、心理健康等卫生问题，适时在灾区群众中开展形式多样的健康教育活动，以弥补灾害救援工作中社区居民知识、技能等方面的不足。

2. 做好媒体传播和风险沟通　充分发挥电视、广播、报纸、网络等各类媒体的传播优势，普及饮水食品安全、环境卫生、病媒生物防控、个人防护等知识和技能，宣传灾区健康教育和防疫救灾工作进展和典型事迹，形成群防群控的社会氛围。结合当地灾情特点和防疫救灾工作进展，适时召开新闻发布会，确保政府部门、媒体、公众之间的信息互通。加强灾区灾情及卫生舆情监测，引导社会舆论，维护灾区社会稳定。

3. 应对突发事件的心理自救　人在遭遇突发事件时，若能保持良好的心理状态，及时采取自救行为或逃离现场，常能获救，甚至避免死亡。目前国内的安全预防教育相对匮乏，一些居民未掌握自救知识，没经过逃生演练，由于知识缺乏在灾害事件发生时造成不必要的恐慌。因此，平素应加强社区居民对突发事件的应付能力的训练，普及自救防范知识，使得居民在灾害发生时能够保持理智和清醒、正确判断果断决策、坚定信心开展自救，动员全身潜在的储备能力，有效应对困境。自救行为要一直进行到获救为止，等待生命的转机。

（关　青）

第八篇

内科护理

第八篇

内科护理

第一章

循环系统疾病病人的护理

循环系统是生物体的体液（包括血液、淋巴和组织液）及其借以循环流动的管道组成的系统,分为心脏和血管两大部分,又叫做心血管系统。循环系统是生物体内的运输系统,它将消化道吸收的营养物质和由鳃或肺吸进的氧输送到各组织器官并将各组织器官的代谢产物通过同样的途径输入血液,经肺、肾排出。它还输送热量到身体各部以保持体温,输送激素到靶器官以调节其功能。

第一节　心力衰竭

心力衰竭（heart failure,HF）,简称心衰,是指由各种不同原因的心血管疾病所致的心脏损害综合征,绝大多数情况下是指心肌收缩力下降使心排血量不能满足机体代谢的需要,器官、组织血液灌注不足,出现肺循环和（或）体循环淤血的表现。很少情况下心肌收缩力尚可使心排血量维持正常,但由于异常增高的左心室充盈压,使肺静脉回流受阻,而导致肺循环淤血。心力衰竭时通常伴有肺循环和（或）体循环的被动性充血故又称之为充血性心力衰竭（congestive heart failure,CHF）。心衰大多有器质性心血管疾病的基础,是临床极为常见的危重病症,是各种心脏病终末期的共同归宿。其基本病因从病理生理的角度来看,心肌舒缩功能障碍大致上可分为原发性心肌损害及由于心脏长期容量及（或）压力负荷过重,导致心肌功能由代偿最终发展为失代偿两大类。

1. 原发性心肌损害　冠心病心肌缺血、心肌梗死、心肌炎、心肌病是最常见的原因。

2. 心脏负荷过重　多见于高血压、主动脉瓣狭窄、肺动脉高压、肺动脉瓣狭窄、心脏瓣膜关闭不全、左右心或动静脉分流性先天性心血管病如间隔缺损、动脉导管未闭等。

当心脏病变致使心输出量降低时,机体可以通过心血管和神经体液的调节,利用三个主要的代偿机制使心输出量恢复正常或接近正常,维持机体所需。

1. Frank-Starling 机制　当回心血量增加或心输出量减少时,心室舒张末期容积增加,通过心室扩张,心肌纤维长度增加,心肌收缩力增强,从而起到代偿作用。心室舒张末期容积增加,压力也随之增高,但当心室扩张超过一定限度时,心房压、静脉压也增高出现肺淤血反而失去代偿意义。

2. 心肌肥厚　是一种缓慢发生的代偿调节机制。主要是由于心脏在长期压力负荷过重的情况下,收缩蛋白合成加速,心肌总量增加,收缩力加强,心输出量增加。但也有不利的一面,肥厚的心肌需氧增多而冠状动脉供血不足可造成心肌缺血,心肌的收缩力减弱。

3. 神经体液代偿机制　包括:①交感神经兴奋性增强:一方面心率增快,心肌收缩力增强,在一定范围内可提高心输出量,但交感神经兴奋也有不利的一面,心率加快会增加心肌耗氧量,心率过快（成人超过 180 次/分）时,由于心脏舒张期的缩短,可影响冠状动脉的血流量,更重要的是心率过快和心脏充盈不足,反而使心输出量减少。②肾素-血管紧张素（RAAS）系统激活:由于心排血量降低,肾血流随之减少,RAAS 被激活。一方面是心肌收缩力增强,周围血管收缩维持血压,调节血液的再分配,保证重要脏器的血液供应。同时促进醛固酮分泌,使水、钠潴留,增加体液总量及心脏前负荷,对心力衰竭起到代偿作用。

当以上三个代偿机制能够使心血管功能维持相对正常的状态,此时机体处于代偿状态,当心输出量的下降超过代偿的限度时,于是产生代偿失调的现象,出现心力衰竭的症状。

【护理评估】

(一) 健康史

1. 基本病因

(1) 原发性心肌损害

1) 节段性或弥漫性心肌损害:节段性心肌损害如心肌梗死、心肌缺血;弥漫性心肌损害如心肌炎、扩张型心肌病、肥厚型和限制型心肌病及结缔组织疾病的心肌损害。

2) 心肌原发或继发性代谢障碍:如维生素B_1缺乏,糖尿病性心肌病,心肌淀粉样变性等。

(2) 心脏负荷过重

1) 后负荷过重:见于高血压、主动脉瓣狭窄、肺动脉高压、肺动脉瓣狭窄等左右心室收缩期射血阻抗增高的情况。

2) 前负荷过重:主要有以下三种情况:①瓣膜反流性疾病:二尖瓣关闭不全、主动脉瓣关闭不全、三尖瓣关闭不全等;②心内外分流性疾病:房间隔缺损、室间隔缺损、动脉导管未闭等;③全身性血容量增多的情况:如甲亢、慢性贫血、动静脉瘘等。

2. 诱因 常见诱因有:①感染,如呼吸道感染、心内感染;②心律失常,特别是心房颤动和各种快速性心律失常;③水电解质紊乱,如摄入过多钠盐、输液过多过快;④体力过劳,精神压力过重,情绪激动;⑤气候的急剧变化;⑥心脏负荷过重,如妊娠、分娩等;⑦洋地黄用量不足或过量、利尿过度等。

(二) 身体评估

根据病变的心脏和淤血的部位,可分为左心衰、右心衰和全心衰。在慢性充血性心力衰竭的后期,主要为全心衰的表现,兼有左、右心衰的特点。临床上左心衰竭最为常见,单独的右心衰竭少见,而继发于左心衰的右心衰更为常见。左心衰导致肺淤血,长期的肺淤血造成肺动脉高压引起右心衰,此时常为全心衰。心力衰竭时,由于心输出量减少,动脉系统供血不足,静脉系统淤血,结果引起组织器官因缺氧、淤血和水肿而发生一系列的功能和代谢的紊乱。

1. 左心衰竭的表现

(1) 肺循环淤血的症状:①呼吸困难:较早出现和最常见的症状为劳力性呼吸困难;随着病情的进展,可出现夜间阵发性呼吸困难、心源性哮喘、端坐呼吸,甚至发作急性肺水肿。②咳嗽、咳痰、咯血:因肺泡和支气管黏膜淤血所致,支气管继发感染也是发生咳嗽、咳痰的常见原因。痰量不多,呈白色泡沫样,有时带血丝,当急性肺水肿发作时可咳粉红色泡沫样痰。

(2) 心排血量降低为主的症状:由于心排血量降低导致组织灌注不足而引起,有疲倦、乏力、头晕、心慌、尿少、发绀等。

2. 右心衰竭的表现 主要为体循环静脉淤血的症状和体征。

(1) 胃肠道症状:由于长期胃肠道淤血,可引起食欲不振,恶心呕吐,腹胀及上腹部疼痛。

(2) 肝脏肿大,压痛:肝脏内充满静脉血,故肝大,可触及。肝大使肝包膜紧张,牵拉神经引起肝区胀痛和压痛,如果心脏衰竭持续时间长,病人最终可发展为心源性肝硬化,出现脾大,腹水,低蛋白血症等。

(3) 水肿:为下垂性,凹陷性,发生在身体的下垂部位,起床活动者以脚、踝内侧和胫前部较明显。仰卧者则表现为骶部、腰背部、腿部水肿,严重者可发展为全身性水肿。

(4) 颈静脉充盈或怒张:于坐位或半坐卧位在锁骨上方可见到充盈的颈外静脉,在腹部肿大的肝脏加压可见颈静脉充盈加剧,称为肝-颈静脉回流征阳性。

(5) 胸腔积液:全心衰者还可出现胸腔积液,以右侧更为多见,主要与体静脉压升高及胸膜毛细血管通透性增加有关。胸腔积液可诱发或加重呼吸困难。

(6) 腹水:多发生在心衰晚期,常合并有心源性肝硬化,由于腹腔内体静脉压及门静脉压增高所引起。

(7) 发绀:见于长期右心衰竭者。

(8) 四肢冰凉:由于全身静脉充血,致使末梢血流量减少所致。

(9) 当右心室肥厚时,可见胸骨下部左缘有收缩期强有力的搏动,剑突下可见到明显的抬举性搏动,此外可闻及右室舒张期奔马律。

3. 全心衰竭的表现 同时存在左心衰与右心衰的表现,由于右心衰竭右心排血量减少可使左心衰所致的肺淤血的表现减轻或不明显。

(三) 辅助检查

1. X线检查 左心衰竭病人除原有心脏病引起的心脏外形改变外,主要是肺门阴影增大、肺纹理增加。右心衰竭常呈右心增大或心脏向两侧扩大。

2. 心电图检查 左心衰竭在心电图上有左心室肥大的表现,右心衰竭的心电图多显示右室肥大。

3. 超声心动图 常用 M 型、二维及多普勒超声技术计算左室射血分数(LVEF)等测定左室的收缩和舒张功能。

4. 血液检查 由于心输出量减少,导致肾功能减退时,血中的尿素氮、肌酐升高,右心衰竭导致肝功能减退时,血清白蛋白减少。

5. 尿液检查 肾淤血时,肾血流缓慢,肾动脉血流减少,故肾小球滤过率降低,表现为少尿,尿颜色较深。此外,肾淤血使肾小球毛细血管通透性增高,肾小管上皮细胞变性坏死,尿中可出现蛋白、管型。

6. 周围静脉压的测定 周围静脉压是指右心房水平上测得的静脉血压,正常值为 3~14.5cmH$_2$O。右心衰竭时,静脉压增高。

7. 中心静脉压(CVP) 正常值为 5~12cmH$_2$O。中心静脉压是指右心房或上腔静脉压力,反映右室充盈压的变化。影响因素有:血容量、静脉张力、静脉回心血量、右室功能、胸腔内压、心包腔压力等,所以它不是心排血量和循环血容量的绝对指标。一般来说,CVP 降低反映血容量不足,但在补液时也要考虑左心功能情况。

8. 漂浮导管(肺动脉导管) 肺毛细血管楔嵌压(PCWP)正常值:6~12mmHg。

临床上利用此特殊导管来间接测量左心室舒张末期压力,还可以利用热稀释法来计算心输出量。

(四) 心理-社会支持评估

心力衰竭往往是各种心血管病发展至晚期的表现。长期的疾病折磨和反复发作,体力活动愈发受限,重者不能从事任何体力活动,生活上依赖他人,令病人备感焦虑、绝望、负罪感甚至对死亡充满恐惧。家人因长期照顾病人,往往心情烦躁,忽视病人的心理感受。

【护理诊断/问题】

1. 心输出量减少 与心脏前后负荷加重、心肌缺血、损害、收缩力减弱及存在某些诱因(心律失常、寒冷、精神刺激等)有关。

2. 气体交换受损 与肺毛细血管压力升高、肺淤血、肺部感染有关。

3. 活动无耐力 与心输出量减少、循环时间延长、组织获氧减少、ATP 生成减少以及代谢产物排泄减慢等有关。

4. 体液过多 与右心衰体循环淤血、体静脉压升高,毛细血管通透性增加和肾血流量减少,钠、水潴留等有关。

5. 营养失调:低于机体需要量 与肝淤血或胃肠道血液灌注不足,吸收的营养物质减少,药物的副作用以及饮食限制有关。

6. 焦虑 与病程漫长、病情反复及担心预后有关。

7. 潜在并发症:洋地黄中毒、电解质紊乱。

【护理目标】

1. 病人心输出量增加,表现为血压、心率正常,脉搏有力,皮肤温暖,毛细血管充盈,尿量增多。

2. 呼吸困难明显改善,发绀消失,肺部啰音消失,血气分析结果正常。

3. 水肿、腹水减轻或消失。

4. 遵循活动计划,活动耐力增强。

5. 营养状态改善,食欲增加,体重稳定。

6. 焦虑减轻,治疗疾病的信心增强。

7. 无洋地黄中毒和电解质紊乱发生,或一旦发生得到及时发现和控制。

【护理措施】

(一) 减轻心脏负荷

1. 适当的休息与活动 休息是减轻心脏负荷的重要措施之一。包括限制体力和心理活动,保证病人充足的睡眠,合理安排治疗计划,避免晚上给利尿剂。需要时可予适量的镇静安眠药,病室要保持安静、舒适整齐、空气新鲜,冬天注意保暖。休息的时间取决于心功能不全的程度,心功能状态可根据病人临床表现分为四级:

Ⅰ级:体力活动不受限,日常活动不引起心功能不全的表现。

Ⅱ级:体力活动轻度受限,一般活动即可引起乏力、心悸、呼吸困难等症状。

Ⅲ级:体力活动明显受限,轻度活动即可引起上述症状。

Ⅳ级:体力活动重度受限,病人不能从事任何体力活动,即使休息时亦有症状。

对心功能Ⅱ级的病人,限制体力活动,尤其是较强的活动;心功能Ⅲ级者,一般体力活动严格限制,但日常生活可以自理;心功能Ⅳ级者,完全卧床休息,日常生活应有专人协助及护理。

一般待心功能不全基本控制后,按病情许可逐渐增加活动量,原则上以不出现症状为限,因为不必要的长期卧床会导致肌肉萎缩,静脉血栓形成以及消化功能减退等不良后果,所以对长期卧床的病人,应定期进行被动的下肢运动。

2. 卧位的选择 当病人出现呼吸困难、端坐呼吸等症状时,应采取半坐卧位或坐位,使呼吸困难减轻。也可使用床上桌,让病人的头、臂得到休息,床尾使用垂足板防止病人滑至床尾。对意识障碍的病人,应加床栏,防止发生意外。如病人坐在椅子上休息,须抬高下肢。

3. 饮食 应给予低盐、高蛋白、高维生素、适当热量、清淡易消化、避免产气的饮食,戒烟酒,禁刺激性食物。为避免胃过度充盈、减轻腹胀,宜少食多餐,每天热量控制在1200cal左右,肥胖者更要适当限制饮食,减轻体重,减轻心脏负荷。

4. 保持大便通畅 由于长期卧床,活动量减少,致使肠蠕动减慢,另外,胃肠道淤血使食欲减退,以及排便方式(床上使用便盆)改变常造成便秘,排便用力可增加心脏负荷,加重心衰,因此要注意病人的排便情况。可适当增加纤维素、新鲜水果、蔬菜的摄入量,每天顺肠蠕动方向按摩数次以促进排便。对不习惯床上排便的人,应向病人说明病情及床上排便的重要性。排便时,如果病情允许可以抬高床头,协助病人坐在便盆上排便,告诉病人排便时不要太用力,并用屏风遮挡,给予充裕的排便时间,不可在旁边催促。通常对便秘者可遵医嘱给予轻泻剂或大便软化剂,必要时灌肠。

5. 吸氧 一般采用持续吸氧,流量为2~4L/min。随时清除鼻腔分泌物,保持吸氧管通畅,注意观察病人的口唇及末梢发绀情况,及时调整氧流量。

(二) 控制过量的液体潴留,限制水分和钠盐的摄入

1. 限制水分 根据病人的具体情况限定饮水量,每天的饮水量通常一半量在用餐时摄取,另一半量在两餐之间摄取。严重心衰病人,24小时饮水量一般不超过600~800ml,应尽量安排在白天间歇饮用,避免大量饮水,以免增加心脏负担。

2. 限制钠盐的摄入 钠盐的摄入取决于心衰的严重程度和应用利尿剂控制水、钠潴留的难易度。向病人说明限制钠盐的重要性,一般限制在每日5g以下,中度心衰每日摄入量为3g,重度

者控制在1g以下。除了低盐饮食外,还要控制含钠量高的食品如腊制品、发酵的点心、味精、酱油、皮蛋、方便面、啤酒、汽水等。但病人用利尿剂时容易出现低钠低氯血症,此时不应限盐,有时还要适当补充。

3. 减轻焦虑 研究表明,减轻病人的焦虑,可起到利尿作用,应加强心理和生活护理,及时满足病人所需。

4. 详细记录出入水量,准确测量体重,精确记录饮水量、食物中的含水量、输液量、尿量等,每日测空腹体重,最好是晨起排尿后、早饭前同一时间,穿相同的衣服、用相同的磅秤测体重。

(三) 用药观察与护理

治疗充血性心力衰竭的常用药物包括洋地黄类及其他正性肌力药物、利尿剂、血管扩张剂等。护士在护理病人的过程中应加强病情观察,了解病人的主诉、自觉症状的好转、恶化及有无新的不适等,并注意病人的表情、情绪等,密切观察病人的脉搏、心率、心律、发绀、颈静脉怒张、肝大、水肿、尿量等变化,以及药物的疗效和不良反应。进一步完善护理计划,使病人得到连续全面的护理。根据病人的情况,及时与医生取得联系,备齐各种抢救器械、药物,并使各种器械随时保持完好状态,抢救药品定期检查、补充,以便对病人采取有效的抢救措施。

1. 洋地黄

(1) 洋地黄的作用:①通过抑制心肌细胞膜上的 Na^+-K^+-ATP 酶使心肌收缩力增强,有利于心室充盈和增加心排血量,但不增加心肌的耗氧量;②兴奋迷走神经,降低窦房结自律性、延长房室交界区的有效不应期、减缓过快的心室率;③利尿效应:由于心肌收缩力增强,心输出量增加,肾脏血流灌注得以改善,肾小球滤过率增加而使尿量增加。

洋地黄制剂种类多,但对心脏作用大致相似,临床上常用的制剂有:地高辛,毒毛旋花子苷 K,去乙酰毛花苷丙(西地兰)等。

(2) 洋地黄的治疗量与中毒量很接近,容易中毒,使用洋地黄制剂时,应测定血清浓度,有助于洋地黄中毒的诊断。但由于个体差异,而且中毒与非中毒之间有一些交叉,故不能单凭一次测定的数值作出中毒与否的结论,须结合临床表现进行分析。

1) 洋地黄中毒的诱因:低钾血症,低镁血

症,高钙血症,严重的肝、肾疾病,心肌严重损害(如急性心肌梗死,急性心肌炎),低氧血症,酸碱平衡失调,甲状腺功能低下等。

2)洋地黄中毒的表现:①胃肠道反应:食欲不振,恶心呕吐等,应与心功能不全引起者相鉴别,前者洋地黄过量,后者洋地黄不足,此外还须与其他药物引起的胃肠道反应区别。②心脏方面的表现:可引起各种心律失常,常见的是室早二联律、室上性心动过速伴发房室传导阻滞、心房颤动者心室率由绝对不规则变为绝对规则等。③神经系统的反应:头痛,忧郁,失眠,疲乏,视力模糊,出现黄视、绿视等。

3)洋地黄中毒的处理:①停药,测血钾。②根据血钾情况补充钾盐;对洋地黄中毒合并低钾血症者,钾盐是最有效的药物之一。③补镁:镁可激活 Na^+-K^+-ATP 酶,对抗洋地黄的毒性作用。④有心律失常者给予抗心律失常药物治疗。

4)洋地黄中毒的预防:①熟悉洋地黄药物各种制剂的名称、剂量、使用方法。②服用洋地黄药物前,测脉搏(不少于一分钟),注意节律,当脉搏低于 60 次/分,暂不给药,并通知医生。③教会病人出院后自己测脉搏,如有异常,及时就诊,嘱病人遵医嘱服药,勿自行加大剂量。

2. 其他正性肌力药物

(1)磷酸二酯酶抑制剂,具有正性肌力及扩血管作用,常用制剂有氨力农,米力农等,此类药物对重症心衰及难治性心衰有明显的短期血流动力学效应,可迅速缓解症状,提高心排血量。但维持效应时间短,长期应用有以下副作用:心律失常,诱发心肌缺血,加速心脏病变进展,增加病死率。护理人员应严密观察病情变化。

(2)儿茶酚胺类:兴奋心肌细胞膜上的 β 受体,使心脏收缩力增强,常用制剂有多巴胺、多巴酚丁胺等,静脉给药对伴低心排血量、高充盈压和低血压病人有明显疗效。但连续给药疗效降低,长期用于重度心衰者可增加病死率。

3. 利尿剂 利尿剂可使过多的液体排出,既可减轻周围组织和内脏的水肿,又可减少过多的血容量,减轻心脏前负荷,改善心功能。常用的利尿剂有:

(1)噻嗪类利尿剂:主要作用于远曲小管,抑制钠、氯的主动重吸收,增强排钾,适用于轻度心衰,如双氢克尿噻,常与保钾利尿剂合用。副作用有:低钾、低氯、低钠、低镁及低钾性碱中毒,高尿酸血症,高血糖症。

(2)袢利尿剂:如呋塞米、托拉塞米等可阻断亨利袢对钠、氯的重吸收,导致 Na^+、K^+、H^+ 的丢失,带出水分。利尿作用很快很强,用于急性,重度及难治性心衰。副作用有:①水、电解质紊乱,低钾、低钠、低氯,低钾性碱中毒,可引起脱水和直立性低血压。②听力障碍:耳鸣、耳胀。③消化道反应:恶心呕吐、腹胀。

(3)保钾利尿剂:作用于远曲小管,常用药物有螺内酯、氨苯蝶啶。副作用有高钾血症,加重氮质血症。当病人长期应用利尿剂时,可导致严重的水电解质、酸碱平衡失调和肾功能障碍,因此护士必须观察病人的症状,各种检验报告,仔细监测出入水量。

4. 血管扩张剂

(1)静脉血管扩张剂:常用药物有硝酸甘油,硝酸异山梨醇酯(消心痛),这些药物以扩张静脉为主,降低心脏前负荷。副作用:用药时可出现暂时头痛,头胀,心跳加快,恶心等表现,重者发生眩晕,晕厥,严重低血压等。

(2)动脉血管扩张剂:如酚妥拉明,以扩张小动脉为主,降低心脏后负荷。副作用:直立性低血压、心动过速、心律失常和心绞痛。

(3)动静脉血管扩张剂:常用药物有硝普钠,血管紧张素转换酶抑制剂(ACE 抑制剂)等,抑制血管紧张素转换酶活性,降低血管紧张素 Ⅱ 水平,舒张小动脉静脉,减轻心脏负荷,并可逆转心室和血管的重塑,降低死亡的危险度。硝普钠副作用是低血压,恶心呕吐,老年人易引起精神神经症状。血管紧张素转换酶抑制剂副作用是低血压,咳嗽,肾功能减退等。使用血管扩张剂的护理详见本章第二节。

5. β受体阻断药 能对抗肾素活性,减慢心率,减少心肌氧耗、降低心排血量。临床试验证明 β 受体阻断药治疗慢性心衰可明显降低病死率、住院率以及提高病人的运动耐量。但应注意,禁用于哮喘、心动过缓、二度以上 AVB。副作用是低血压,心功能恶化及缓慢心律失常等。

(四)急性肺水肿的护理

急性肺水肿是急性左心衰竭的严重表现,由于左心排血功能在短时间内急剧下降,甚至丧失排血功能,使肺静脉回流受阻,肺静脉和肺泡毛细血管压增高,使大量液体转移到肺泡内和肺组织中,从而引起极度的呼吸困难。

1. 临床表现 突然出现严重的呼吸困难,端坐呼吸,有窒息感,面色青灰,口唇发绀,大汗淋漓,烦躁不安,咳嗽,咳粉红色泡沫样痰,两肺满布湿啰音和哮鸣音,心率增快,可伴有休克。

2. 治疗措施

(1) 体位:取坐位或半卧位,双腿下垂,以减少静脉回流。必要时可轮流结扎四肢,以进一步减少静脉回流。

(2) 纠正缺氧:予高流量吸氧,6~8L/min,氧浓度为40%~60%,可给病人吸入通过20%~40%乙醇湿化的氧气,以降低肺内泡沫的表面张力,使泡沫破裂,改善通气功能。必要时可用面罩加压给氧或正压呼吸,但要注意调节,以免增加右心室的后负荷,导致心排血量减少和血压下降。

(3) 吗啡:3~5mg静脉注射,可减轻呼吸困难和烦躁不安并可扩张周围静脉,减少回心血量。但有呼吸抑制、昏迷、休克、颅内出血者等忌用。

(4) 快速利尿:静脉注射呋塞米(速尿)20~40mg,可大量快速利尿,减少血容量。但并发于急性心肌梗死的肺水肿者,由于血容量增多不明显应慎用,以免引起低血压。

(5) 正性肌力药物:根据病情和用药史,选用强心药物,一般用速效洋地黄制剂,如毛花苷丙(西地兰),首剂可给0.4~0.8mg,2小时候可酌情再给0.2~0.4mg。

(6) 血管扩张剂:硝酸甘油对各种原因引起的急性肺水肿均有明显疗效,严重病例可选用硝普钠。

(7) 氨茶碱:静脉给药可解除支气管痉挛,减轻呼吸困难。此外,还有强心,扩血管作用。

(8) 其他:静脉注射地塞米松,可降低周围血管阻力,减少回心血量和解除支气管痉挛。因大量快速输血或输液所致的肺水肿,或在无快速利尿、扩血管治疗的情况下,可考虑四肢轮扎以减少过多的血容量。

3. 急性肺水肿的护理 与充血性心力衰竭的护理相同。

(1) 病人由于出汗、水肿、长时间采用半坐卧位或坐位,以及年老体弱等原因容易发生压疮,因此,护理人员必须重视皮肤护理。保持皮肤清洁、干燥,及时擦干汗液,每日用温水擦洗皮肤。

(2) 保持床单位干燥、平整、清洁、无渣屑。

(3) 经常翻身避免局部组织长期受压,翻身时避免拖、拉、拽等动作,取放便盆时也不要使用推、拉动作,以免损伤皮肤。骨隆突部位可垫气圈或海绵垫,或睡气垫床。受压部位可用减压贴膜来减小局部皮肤压强。

(4) 衣着宽松质软,增进舒适感。

【护理评价】

1. 病人呼吸困难是否得到改善。

2. 病人的水肿是否减轻,皮肤是否保持完整。

3. 病人下肢水肿是否消失。

4. 病人能否叙述减轻心脏负荷的措施,活动耐力是否增强。

5. 病人是否能说出受限制的饮食种类,遵守饮食的限制。

6. 病人是否对自己病情有足够的了解,焦虑是否减轻。

7. 病人是否能维持体液、电解质,酸碱平衡,是否发生洋地黄中毒。

第二节 原发性高血压

高血压(hypertension)是以体循环动脉压增高为主要表现的临床综合征,是影响广、危害大、难控制的心血管疾病。可分为原发性和继发性两大类。在绝大多数病人中,高血压的病因不明,称之为原发性高血压(primary hypertension),占总高血压病人的95%以上;在不足5%的病人中,血压升高是某些疾病的一种临床表现,本身有明确而独立的病因,称为继发性高血压(secondary hypertension)。

我国高血压患病率在不断升高,到2003年为止,我国高血压病人已达1.6亿,已成为世界上高血压危害最严重的国家。有资料显示,我国的高血压有以下特点:①脑力劳动者高于体力劳动者;②北方地区高于南方;③城市多于农村;④家族史明显;⑤高盐饮食者较低盐饮食者高发;⑥有烟酒嗜好者较无烟酒嗜好者高发;⑦身体超重的发病率高于正常体重人;⑧长期从事精神紧张工作者较其他工作者高发。

高血压不仅患病率高,而且引起严重的心、脑、肾并发症,是脑卒中,冠心病的主要危险因素。

【诊断标准】

高血压定义为:未服用抗高血压药物者,收缩压≥140mmHg或/和舒张压≥90mmHg。高血压的分类方法很多,目前多采用血压水平或病因学分类,2010年中国高血压防治指南血压水平定义和分级(表8-1-1)主要根据舒张压或收缩压水平来进行高血压的分级或分期,该标准适用于未服用抗高血压药物和无急性疾病人。

表8-1-1 血压水平定义和分级
(中国高血压防治指南,2010)

分 类	收缩压(mmHg)	舒张压(mmHg)
正常血压	<120 和	<80
正常高值	120~130 和(或)	80~89
高血压:	≥140 和(或)	≥90
Ⅰ级高血压(轻度)	140~159 和(或)	90~99
Ⅱ级高血压(中度)	160~179 和(或)	100~109
Ⅲ级高血压	≥180 和(或)	≥110
单纯收缩期高血压	≥140 和	<90

注:以上标准适用于≥18岁成人,当收缩压和舒张压属于不同分级时,以较高的级别作为标准

以上诊断标准适用于男女两性任何年龄的成人。上述高血压的诊断必须以非药物状态下二次或二次以上非同日多次重复血压测定所得的平均值为依据,偶然测得一次血压增高不能诊断为高血压,必须重复和进一步观察。

【原发性高血压的分期】

WHO组织按靶器官损害程度将高血压的病情经过分为:

Ⅰ期:血压达确诊高血压水平,临床无靶器官损伤表现。

Ⅱ期:有高血压,并有下列一项者:心电图显示左心室肥厚或劳损,或X线、超声心动图有左室肥厚及(或)扩大征象;眼底视网膜动脉有普遍或局限性狭窄;出现蛋白尿或血肌酐轻度升高。

Ⅲ期:有明确高血压病史,并有下列四项中的一项者:左心衰竭,肾衰竭,颅内出血或脑血栓形成,视网膜出血,渗血或合并视乳头水肿。

【高血压心血管危险分层】

根据血压升高的水平、其他心血管危险因素、糖尿病、靶器官损害及并发症情况将高血压病人分为低危、中危、高危和极高危。具体分层标准见表8-1-2。治疗目标和预后判断也以此为基础。其他心血管危险因素:吸烟;年龄:男性>55岁,女性>65岁;高血脂症;早发心血管疾病家族史。靶器官损害:左心室肥厚、蛋白尿和(或)血肌酐轻度升高、有动脉粥样斑块、视网膜动脉狭窄。并发症:心脏疾病、脑血管疾病、肾脏疾病、血管疾病和视网膜病变。

表8-1-2 高血压心血管危险分层标准

其他危险因素和病史	血压水平(mmHg)		
	1级(收缩压140~159或舒张压90~99)	2级(收缩压160~179或舒张压100~109)	3级(收缩压≥180或舒张压≥110)
无其他危险因素	低危	中危	高危
1~2个危险因素	中危	中危	极高危
3个以上危险因素,或糖尿病,或靶器官损害者	高危	高危	极高危
有并发症	极高危	极高危	极高危

【临床类型】

(一)缓进型高血压

起病隐匿,病情发展缓慢,病程较长,可达数十年,多见于40岁以上的人,早期可无任何症状,偶尔在体检时发现血压升高。个别可突然发生脑出血,此时才发现高血压。但多数早期高血压病人,常表现头痛,头胀,失眠,健忘,耳鸣,眼花,记忆力减退,心悸,乏力等症状,这些症状部分由于高级神经功能失调所致,其轻重与高血压程度不一致。早期高血压往往是收缩压和舒张压均高,血压波动较大,易于精神紧张、情绪波动和劳累后增高,去除病因或休息后,血压能降至正常。高血压经休息后不能转至正常,需要服用降压药物治疗。收缩压明显升高时,表明合并有主动脉硬化。后期血压持续在较高水平,伴有心、脑、肾等器官的器质性损害和功能障碍。

(二)恶性高血压

发病机制尚不清楚,病理改变为细动脉纤维样坏死或增殖性硬化,以肾脏的改变最为突出。主要特点:发病较急骤,多见于中、青年;血压显著

升高,舒张压>130mmHg;眼底出血、渗出和视乳头水肿;肾功能不全;可有心脑功能障碍。如不及时治疗,预后不佳,可死于肾衰竭,脑卒中,心力衰竭。

(三) 高血压危急症

1. 高血压脑病 是指在血压突然或短期内的明显升高的同时,出现中枢神经功能障碍的征象,发生机制可能为过高的血压突破脑血管的自身调节机制,导致脑灌注过多,液体经血脑屏障漏出到血管周围脑组织造成脑水肿。临床特点:最先表现为头痛,随后可出现各种意识状态的改变,甚至昏迷。弥漫性脑水肿表现为剧烈头痛,呕吐,视力障碍,视乳头水肿,语言障碍,抽搐,全身及局部的神经症状等,严重的颅内高压和不适当的腰穿可诱发脑疝形成,导致病人突然死亡。

2. 高血压危象 是指血压在短期内急剧升高,出现头痛,烦躁,心悸,多汗,恶心呕吐,视力模糊等症状。血压以收缩压增高为主,可高达260mmHg,但舒张压可在120mmHg以上,高血压危象发生的机制是交感神经活性亢进和循环儿茶酚胺过多。

(四) 老年人高血压

随年龄增长,高血压患病率逐渐增加,60岁以上的老年人中40%~45%有高血压,其中一半是单纯收缩期高血压。老年人高血压有以下临床特征:血压波动较大;容易有直立性低血压,尤其在降压治疗过程中;容易发生心力衰竭:由于以收缩压增高为主,故可加重左心室后负荷和心脏做功,心肌肥厚以及心脏收缩与舒张功能受损比较明显,故易诱发心力衰竭。

【护理评估】

(一) 健康史

1. 年龄 一般40岁以后发病率明显增高。
2. 与职业、环境有关 凡需注意力高度集中,长期精神紧张而体力活动较少,对视觉或听觉过度刺激的工作环境均易导致血压升高。高血压的发生还与忧郁、恐惧、悲伤过度的精神应激等有关。
3. 钠盐摄入 食盐摄入量与高血压的发生密切相关,高钠摄入可使血压升高。
4. 家族史 一般高血压家族史明显者往往发病早,病情偏重,进展较快,治疗效果和预后较差。
5. 肥胖。
6. 吸烟,酗酒。
7. 肾素-血管紧张素-醛固酮系统活性增高。

(二) 身体评估

早期多无症状,常在体检时发现血压升高,随着病情进展,血压持久升高,可出现心、脑、肾等靶器官受损的表现。

1. 早期症状多属交感功能兴奋表现 如心悸,脉快,四肢颤动,也有的表现为副交感兴奋症状,如与苍白交替出现的皮肤潮红,易灼热,便秘,多汗,红斑等。
2. 头痛、头晕、头胀、颈项板紧,头痛常发生在早晨,白天。好发部位在颞侧、枕区、额面等。
3. 视力模糊 眼底有出血或渗出,可有视乳头水肿。
4. 心悸,气短,心绞痛。
5. 多尿,夜尿,水肿。
6. 其他 肩酸痛,全身乏力,紧张时出汗,某些部位出血如鼻出血,月经过多,结合膜下出血。
7. 血压测定 24小时动态血压监测更能反映血压升高程度和波动状况。

(三) 辅助检查

1. 心电图检查 左心室负荷过重表现,或左室肥厚、劳损。
2. 胸部线检查 左心室肥大。
3. 超声心动图 左心室和室间隔肥厚,左心房和左心室腔增大。
4. 眼底检查 眼底是全身唯一可直接观察小动脉的部位。详细检查眼底变化,对高血压的诊断、严重度、预后的判断很有价值。目前多采用Keith-Wagener眼底分级法。

Ⅰ级:视网膜动脉变细;
Ⅱ级:视网膜动脉狭窄,动脉交叉压迫;
Ⅲ级:眼底出血或棉絮状渗出;
Ⅳ级:上述基础上出现视乳头水肿。

5. 24小时动态血压监测 中、轻度高血压病人血压昼夜波动曲线与正常类似,但血压水平较高;伴有明显靶器官损害或严重高血压病人的血压昼夜节律可消失。
6. 尿液检查 以排除肾脏病、库欣综合征、嗜铬细胞瘤引起的高血压。收集标本作尿液分析,测定尿糖、尿蛋白、儿茶酚胺、17-羟类固醇、17-酮类固醇含量。
7. 肾功能测定 抽血查尿素氮、肌酐、尿酸及肾动脉造影,静脉肾盂造影等。

（四）心理-社会评估

了解病人个性特征、职业、生活方式、自我保健知识，还应了解家属对高血压的认识及对病人给予的理解和支持情况。

【护理诊断/问题】

1. 疼痛：头痛　与血压升高有关。
2. 有受伤的危险　与血压增高致头晕、视力模糊、或意识改变、或降压药物引起的直立性低血压反应有关。
3. 焦虑　与高血压引起身体不适以及血压控制不满意甚至已发生并发症等因素有关。
4. 知识缺乏：缺乏改善生活行为及服用降压药的有关知识，缺乏自我监控血压的知识。
5. 潜在并发症：高血压急症、脑血管病、心力衰竭和肾衰竭。

【护理目标】

1. 病人血压控制在合适的范围，头痛等不适减轻或消失。
2. 病人未发生跌倒。
3. 病人能自我调整情绪，焦虑减轻。
4. 病人能认识到与自身有关的高血压的危险因素、具有潜在危险的因素及有关的防护措施，愿意遵守为促进健康而制定的保健措施；了解药物的作用和副作用，坚持合理用药。
5. 无并发症的发生。

【护理措施】

（一）调节生活方式，去除血压升高的因素

1. 饮食

（1）限制食盐：食盐量以不超过6g/d为宜，并能长期坚持。下列含高钠的食物尽量少食：腌制品、腊制品、乳酪、花生酱、罐头食品、蜜饯、汽水等。

（2）改善膳食结构：维持足量饮食中的钾、钙和镁的摄入，多食蔬菜、水果、鱼类。

（3）减少脂肪摄入：如猪油、鱼子、动物内脏、蛋黄、牛油、猪脑等食物容易导致动脉硬化，应适当限制。

（4）蛋白质摄入适当：研究指出，鱼蛋白能明显改善高血压和脑卒中的发病率。但如为肾性高血压，则应限制蛋白质的摄入。

（5）避免大量饮水。

（6）限制饮酒，饮酒量每日不超过相当于50g乙醇的量。少饮刺激性饮料如咖啡、浓茶、可乐等。

（7）摄取低热量的平衡饮食：通过控制膳食总热量达到理想体重，可以减少或预防高血压发病。

2. 预防便秘，保持大便通畅

（1）养成每天定时大便的习惯，并有充足的排便时间。排便时放松心情，安排舒适无干扰的排便环境。

（2）适当增加蔬菜，水果，高纤维素食物的摄入量。

（3）在病人病情允许情况下，适当增加活动量。

（4）每天顺肠蠕动方向按摩腹部数次，增加肠蠕动，促进排便。

（5）根据病情适当增加液体入量。

（6）遵医嘱给予大便软化剂或缓泻剂，必要时灌肠。

3. 适当活动　体力活动是减肥的重要措施，常用以辅佐降压。高血压病人进行体育锻炼时应坚持以下原则：循序渐进，量力而行，不适宜剧烈且大运动量的锻炼，持之以恒，具体活动如行走、跑步、游泳、打太极拳等。

4. 去除促使血管收缩的因素

（1）戒烟。

（2）冬天注意保暖。

（3）避免热水浴、蒸气浴：以40℃的水温最安全。

5. 减少压力、应激，保持情绪稳定

（1）保持环境安静，避免不良刺激。

（2）减少应激，运用气功、生物反馈法、松弛等方法抑制应激反应。

（3）向病人解释所要做的检查和治疗措施，减轻病人的焦虑，不安。

（4）学习一些放松技巧，如听音乐、呼吸调节法，使活动与松弛之间保持平衡；

（5）必要时给予镇静剂。

（二）维持呼吸道通畅

当病人血压突然升高，导致高血压脑病，出现意识状态改变时，应注意将病人的头偏向一侧，保持呼吸道通畅。

（三）控制血压在正常范围

高血压治疗目的：使血压下降到正常或接近正常范围；防治和减少高血压病人心、脑血管疾病的发生率和病死率。治疗原则：原发性高血压诊断一旦确立，常需长期甚至终身治疗，包括非药物

(合理膳食、减轻体重、运动、气功等）和药物治疗。

1. 教会病人测量血压和记录的方法。
2. 指导病人用药 选择药物时要注意遵循个体化原则,有效控制血压并适宜长期治疗,并包括不引起明显副作用,不影响生活质量。

(1) 药物治疗原则:①自小剂量开始治疗,逐步递增剂量;②适宜的药物联合应用:发挥最大降压效应和最小副作用;③适时更换药物:一旦无效或耐受性差,宜换药;④推荐应用长效制剂;⑤当血压得到满意控制后可逐步减少降压药的剂量,但不可突然停药以免发生停药综合征。

(2) 降压药治疗对象:①高血压2级或以上者(≥160/100mmHg);②高血压合并糖尿病,或已有心、脑、肾靶器官损害和并发症者;③凡血压持续升高6个月以上,改善生活行为后血压仍未获得有效控制者。

(3) 血压控制目标值:原则上应将血压降到病人能最大耐受的水平,目前一般主张血压控制目标值<140/90mmHg。高血压合并糖尿病或肾病的病人,宜降至<130/85mmHg。老年收缩期性高血压的降压目标水平,收缩压(SBP)140~150mmHg,舒张压(DBP)<90mmHg但不低于65~70mmHg。

(4) 常用降血压药物:

1) 利尿剂:降压作用主要通过排钠,减少细胞外容量,降低外周血管阻力。降压作用缓和,适用于轻、中度高血压。

常用药物:①噻嗪类:氢氯噻嗪12.5mg 1~2次/日;②袢利尿剂:呋塞米20~40mg 1~2次/日;③保钾利尿剂:螺内酯20~40mg 1~2次/日;氨苯蝶啶50mg 1~2次/日;阿米洛利5~10mg 1次/日;④磺胺类:吲达帕胺1.25~2.5mg 1次/日。利尿剂的主要不利作用是低血钾,影响血糖、血脂、血尿酸代谢,可引起乏力、尿量增多。痛风病人禁用。保钾性利尿剂不宜与血管紧张素转换酶合用,以免引起高血钾,肾功能不全者禁用。

2) β受体阻断药:可通过抑制中枢和周围的RAAS,以及血流动力学自动调节机制起到降压作用。起效较迅速、强力,适于各种不同严重程度高血压,尤其是心率较快的中、青年病人或合并心绞痛病人,对老年人高血压疗效相对较差。

常用药物:①美托洛尔25~50mg 2次/日;②比索洛尔5~10mg 1次/日;③阿替洛尔50~100mg 1次/日;④阿罗洛尔10mg 2次/日;⑤拉贝洛尔100mg 2~3次/日;⑥卡维地洛12.5~25mg 1~2次/日;⑦普萘洛尔10~20mg 2~3次/日。主要的不良反应有心动过缓、乏力、四肢发冷。需要注意:糖尿病病人使用时可增加胰岛素抵抗,还可掩盖和延长降糖治疗过程中的低血糖症;较大剂量治疗时突然停药可导致撤药综合征;急性心力衰竭、支气管哮喘、病态窦房结综合征、房室传导阻滞和外周血管病禁用。

3) 钙通道阻滞剂(CCB):分为二氢吡啶类(以硝苯地平为代表)和非二氢吡啶类(和地尔硫䓬和维拉帕米)。降压作用通过阻滞细胞外钙离子经电压依赖L型通道进入血管平滑肌细胞内,减弱兴奋-收缩耦联,降低阻力血管的收缩反应,血管舒张。这类药还能减轻血管紧张素Ⅱ和$α_1$肾上腺素能受体的缩血管效应,减少肾小管对钠的重吸收。降压起效快而强,剂量与疗效呈正相关,个体差异性较小。适用于轻、中度高血压的治疗。

常用药物:①硝苯地平5~10mg 3次/日;②硝苯地平缓释片30~60mg 1次/日;③尼群地平10mg 2~3次/日;④非洛地平5~10mg 1次/日;⑤氨氯地平5~10mg 1次/日;⑥拉西地平4~6mg 1次/日;⑦地尔硫䓬缓释剂90~180mg 1次/日;⑧维拉帕米缓释剂240mg 1次/日。钙通道阻滞剂对血糖、血脂代谢无明显影响,高钠摄入不影响疗效,可用于合并糖尿病、冠心病、外周血管病病人;长期治疗时还有抗动脉粥样硬化作用。主要不良反应是开始治疗阶段反射性交感活性增强(尤其是短效制剂)引起心率增快、面部潮红、下肢水肿等。非二氢吡啶类抑制心肌收缩及自律性和传导性,不宜用于心力衰竭、窦房结功能低下或心脏传导阻滞病人。

4) 血管紧张素转换酶抑制剂(ACEI):降压作用主要通过抑制周围和组织的血管紧张素转换酶活性,使血管紧张素Ⅱ生成减少,同时抑制激肽酶使缓激肽降解减少,舒张小动脉。降压作用起效缓慢,逐渐增强,3~4周达最大作用,用于治疗各型高血压。ACEI具有改善胰岛素抵抗和减少尿蛋白作用,对肥胖、糖尿病和心脏、肾脏靶器官受损的高血压病人具有相对较好的疗效,特别适用于伴有心衰、心肌梗死后、糖耐量减退或糖尿病肾病的高血压病人。

常用药物：①卡托普利 12.5~25mg 2~3 次/日；②依那普利 10~20mg 2 次/日；③贝那普利 10~20mg 1 次/日；④福辛普利 10~20mg 1 次/日；⑤培哚普利 4~8mg 1 次/日；⑥雷米普利 2.5~5mg 1 次/日。血管紧张素转换酶抑制剂主要副作用：刺激性干咳、血管神经性水肿。高钾血症、妊娠期女性、双侧肾动脉狭窄禁用。

5）血管紧张素Ⅱ受体阻滞剂（ARB）：降压作用主要通过阻滞组织的血管紧张素Ⅱ受体亚型 AT_1，更充分有效地阻断血管紧张素Ⅱ的血管收缩、水钠潴留与组织重构作用。降压作用起效缓慢，但持久而平稳，一般需 6~8 周才达最大作用。用于治疗各型高血压。

常用药物：①氯沙坦 50~100mg 1 次/日；②缬沙坦 80~160mg 1 次/日；③厄贝沙坦 150mg 1 次/日；④替米沙坦 40~80mg 1 次/日；⑤坎地沙坦 8~16mg 1 次/日。血管紧张素Ⅱ受体阻滞剂不引起刺激性干咳，持续治疗的依从性高，禁忌证与 ACEI 相同。

6）α受体阻断药：通过阻断血管平滑肌 $α_1$ 受体和直接舒张血管平滑肌作用，使血管扩张，外周阻力降低，血压下降。

常用药物：特拉唑嗪、哌唑嗪、酚妥拉明等。副作用为直立性低血压、首剂现象，还有晕厥、乏力、心悸、头痛。其中哌唑嗪有较高的首剂低血压发生率，首剂应从小剂量开始，于就寝时给予，尤其是应用利尿剂或β受体阻断药的病人，以避免症状性低血压。

7）直接扩血管药物：通过对血管平滑肌的直接松弛作用降低动脉血压，可分别作用于动脉、静脉或同时作用于二者。①肼屈嗪（肼苯哒嗪）：动脉扩张剂。副作用为头痛、头晕、心悸、恶心、呕吐、腹泻，可诱发狼疮样综合征、类风湿关节炎等。因该药副作用较多，目前很少单独应用。②硝普钠：扩张小动脉和静脉。保存和使用时应避光，使用过程中须密切观察血压变化。副作用为低血压、恶心、呕吐、肌震及精神神经症状。

(5) 指导遵医嘱准时服药，不可自行改变剂量或增减药物。不可突然停药，以免造成血压突然升高。服药时出现不良反应，及时就诊。

(6) 注意防治直立性低血压。

(7) 定期复查。

3. 高血压脑病的治疗　治疗目标为迅速降低血压，减轻或减少脑水肿的发生，降压首选硝普钠。防治脑水肿，可静脉给予脱水剂（如甘露醇、山梨醇），快速利尿剂（如呋塞米）。

4. 高血压脑病的护理

(1) 绝对卧床休息，头稍抬高，尽量减少搬动病人。

(2) 保持病室安静，避免不良刺激。

(3) 持续吸氧，保持呼吸道通畅。

(4) 密切观察病人血压、瞳孔、意识变化，监测生命体征。

(5) 使用硝普钠须严密监测血压变化，防止直立性低血压反应。

(6) 静脉滴注甘露醇等脱水剂时，应快速滴入，同时防止药物外渗。

(7) 加床栏，防止病人坠床，对躁动病人进行保护性约束，必要时给镇静剂。

(8) 做好口腔、皮肤护理。

(9) 当病人抽搐时，注意保护舌头，防止咬伤。

5. 保证充足的休息和睡眠，消除身心紧张。尤其是餐后休息 1 小时左右，可使身心松弛。

6. 控制体重　肥胖是高血压的危险因子，控制体重是预防高血压的必备条件，降低每日热量的摄入，辅以适当的体育活动是控制体重的有效措施。

(四) 预防并发症

高血压对机体的影响主要表现在心、脑、肾等重要器官功能和结构的改变以及眼底血管的变化上。

1. 脑血管疾病　大脑是最易受高血压影响的靶器官，对大脑的影响是通过高血压对脑血管损害和压力本身作用造成的，常见疾病有：

(1) 高血压脑病：当血压突然升高超过一定范围时，脑血管自身调节机制就会失效，脑血流量突然增加，毛细血管压力升高，体液外渗，引起脑水肿。

(2) 脑出血：脑小动脉和微动脉在高压长期作用下发生机械性扩张，造成动脉瘤，动脉瘤破裂导致脑出血。

(3) 脑血栓形成：主要发生在较大的脑血管，不是高血压引起，但高血压可促进本病变的发生、发展。

2. 心力衰竭　是高血压常见的并发症，主要原因是压力负荷过度，心肌耗氧量增多，冠状动脉供血减少(因小动脉硬化和冠状动脉粥样硬化使管腔狭窄和阻塞),导致心肌缺血缺氧,能量利用障碍,另外心肌向心性肥大可引起心脏舒张充盈障碍。高血压所致的心力衰竭,多为慢性充血性心力衰竭。

3. 肾衰竭　持续高血压可引起肾小动脉和微动脉的硬化、纤维组织增生,从而使肾缺血、肾单位萎缩和纤维化,导致肾功能减退、肾衰竭。

4. 视网膜病变　高血压时视网膜血管出现不同程度的改变和损害,如血管痉挛、硬化、渗出和出血,还可发生视乳头水肿。

5. 并发症的预防　护理人员应密切观察血压、脉搏、心率、呼吸、尿量、瞳孔、肢体活动情况;注意头痛的性质、意识状态、语言能力及早发现病情变化,并采取有效的措施。指导病人遵医嘱服药,规则监测血压,选择适当的饮食,避免情绪紧张,保持排便通畅,保证充足的休息和睡眠,防止并发症的发生。

【评价】

1. 病人的血压是否维持在安全的范围,头痛是否缓解。

2. 是否有直立性低血压发生。

3. 病人是否有充足的休息和睡眠,焦虑是否缓解。

4. 病人是否知道与自身有关的高血压的危险因素并能避免,是否知道应立即就诊的情况。

5. 是否发生高血压脑病。

第三节　冠状动脉粥样硬化性心脏病

冠状动脉粥样硬化性心脏病(coronary atherosclerotic heart disease)指冠状动脉粥样硬化使血管腔狭窄或阻塞,或(和)冠状动脉功能性改变(痉挛)导致心肌缺血缺氧或坏死而引起的心脏病,统称冠状动脉性心脏病(coronary heart disease,CHD),简称冠心病,亦称缺血性心脏病(ischemic heart disease)。

冠心病是动脉粥样硬化导致器官病变的最常见类型,是严重危害人民健康的常见病。男性多于女性,脑力劳动者多见。近年来,冠心病在我国患病率呈逐步上升趋势,是中老年人群常见的一种心血管疾病,因而做好该病的防治工作具有重要意义。

【冠心病的危险因素】

(一) 主要的危险因素

1. 高胆固醇血症　血浆胆固醇水平升高是冠心病的主要独立危险因素,血浆中的胆固醇、甘油三酯与蛋白质,类脂结合形成脂蛋白,脂蛋白的种类多,其中高密度脂蛋白(HDL)具有对抗冠状动脉性心脏病的效果,而低密度脂蛋白(LDL)则会促进冠状动脉性心脏病的形成,已知沉积在动脉粥样斑块的脂质来源于血浆中的LDL。

2. 高血压　24小时平均血压≥140/90mmHg者,患冠心病危险性增加。长期高血压使血流动力学发生一系列变化,血流对动脉壁的侧压力加大,血中脂质易侵入动脉壁,血管张力增加,引起动脉内膜过度牵拉及弹力纤维断裂,造成内膜损伤,血栓形成,最终导致动脉粥样硬化。血压愈高,动脉粥样硬化程度愈重。

3. 吸烟　吸烟(主动或被动)是世界公认的冠心病危险因素之一,对冠心病的发生有明显促进作用。烟中的一氧化碳和尼古丁对心血管系统有损害作用。

4. 糖尿病　糖尿病是冠心病的独立危险因子,糖尿病病人不仅冠心病的发病率高,而且起病年龄越早,病情进展越快。女性多于男性,无痛性心肌缺血、梗死常见,可能与糖尿病所致的大血管病变有关。

5. 年龄,性别　男性≥45岁,女性≥55岁或提前绝经而未补充雌激素者患病率增高,60岁以后男女患病率无差别。

6. 遗传因素　在家族中,特别是双亲或直系亲属中男性55岁前,女性65岁前确诊为冠心病或猝死者,将来患冠状动脉性心脏病的可能性很高。

(二) 次要的危险因素

1. 肥胖　肥胖会增加心脏负荷,而且肥胖可能通过促进高血压、高血脂、糖尿病而间接影响动脉粥样硬化形成。

2. 久坐不动,缺少运动　不喜欢运动常与肥胖、血中HDL减少、肺活量降低、一活动就心跳加快有关,而经常锻炼者血脂常较低,较少发生动脉粥样硬化。

3. A型性格　所谓A型性格主要表现为:时间紧迫感,总是希望在短时间内做最多的事,有事业心,从不放松自己,对周围人怀有敌意,经常使自己处于一种紧张的状态。A型性格者血脂水平高,血小板凝聚力强,凝血时间短,这些因素具有促进冠心病发生的作用。

4. 服用避孕药　长期口服避孕药易导致体内内分泌紊乱,脂代谢异常,出现血脂增高。另外服用避孕药还可改变凝血机制,增加血液黏滞度,促进血栓形成,促使冠状动脉粥样硬化的发生和发展。因此,有家族史、抽烟、年龄超过37岁、原来患有高血压、糖尿病的妇女应在医生指导下,采取其他安全可靠的避孕措施。

【冠心病的分型】

1. 无症状性心肌缺血　亦称隐匿型冠心病,病人无症状,但静息、运动时或负荷试验心电图有心肌缺血的改变。

2. 心绞痛　典型者有发作性胸骨后疼痛,为一过性心肌供血不足引起。病理学检查心肌无明显组织形态改变或有纤维化改变。

3. 心肌梗死　由冠状动脉闭塞致心肌急性缺血性坏死所致,症状严重。

4. 缺血性心肌病　心肌因长期缺血导致纤维化,表现为心脏扩大、心力衰竭和心律失常,为长期心肌缺血或坏死导致心肌纤维化而引起。

5. 猝死　因原发性心脏骤停而猝然死亡,多因缺血心肌局部发生电生理紊乱,引起严重的室性心律失常所致。

本节将重点讨论"心绞痛"和"心肌梗死"两种类型。

一、心　绞　痛

心绞痛(angina pectoris)是冠状动脉供血不足、心肌急剧的、暂时的缺血与缺氧所引起的临床综合征。

【心绞痛的分型】

1. 稳定型心绞痛(stable angina pectoris)　由劳累、情绪激动、饱餐、受寒、急性循环衰竭或其他可以增加心肌耗氧量的情况所诱发,休息或舌下含服硝酸甘油后疼痛缓解。常发生于劳力负荷增加时,又称劳力性心绞痛。

2. 不稳定型心绞痛(unstable angina pectoris, UA)　是除劳力性心绞痛以外的缺血性胸痛的统称。是介于劳力性稳定型心绞痛与急性心肌梗死和猝死之间的临床表现。主要包括初发心绞痛、恶化劳力性心绞痛、静息心绞痛伴心电图缺血改变和心肌梗死后早期心绞痛。系冠状动脉内不稳定的粥样斑块继发病理改变,使局部心肌血流量明显下降,如斑块内出血、斑块纤维帽出现裂隙、表面上有血小板聚集及(或)刺激冠状动脉痉挛,导致缺血性心绞痛。疼痛程度较重,时间较长,卧床休息和含服硝酸酯类药物仅出现短暂或不完全性缓解。如果不能恰当及时地治疗,可能发展为急性心肌梗死。

【护理评估】

(一)健康史

1. 病因　心绞痛是暂时性心肌缺氧状态,任何原因引起的心肌血流供氧量与需氧量之间不平衡,均可导致心肌缺血缺氧。

(1) 冠状动脉粥样硬化,使冠状动脉管腔变窄,是心绞痛发作最常见的原因。

(2) 冠状动脉痉挛,伴或不伴有冠状动脉器质性狭窄,也是心绞痛发作的最常见的原因。

(3) 休克、快速心律失常等因突然发生循环血流量减少,心肌血液供应不足,可引起心绞痛。

(4) 严重贫血,血液黏滞度增高所致的血流缓慢及一氧化碳中毒,均可使心肌缺氧,诱发心绞痛。

(5) 心肌耗氧量增加:如交感神经过度兴奋、儿茶酚胺分泌过多、甲状腺功能亢进所致心肌代谢异常。

2. 诱因　劳累、情绪激动、饱餐等可使心脏和组织需氧量增加,诱发心绞痛。

(二)身体评估

1. 胸痛　部位在胸骨体中段或上段后方,可波及心前区,常放射到左肩、左臂内侧达无名指和小指,或至颈、咽、下颌部。胸痛性质常为压榨性、沉重性压迫感或紧束感,也可有烧灼感,但不像针刺或刀割样痛尖锐,重者呈窒息样濒死感。发作时病人常不自觉地停止正在进行的活动。胸痛一般持续3~5分钟,很少超过15分钟,超过30分钟者应考虑急性心肌梗死的可能。去除诱因,休息及舌下含服硝酸甘油等胸痛一般在几分钟内缓解。胸痛可数天或数周发作一次,也可一日内发作多次。

2. 胸痛发作时呼吸短促。

3. 心绞痛发作时伴有焦虑不安、面色苍白、大汗、血压升高、心率增快,有时出现第四或第三心音奔马律等体征。

(三)辅助检查

1. 发作期心电图　是发现心肌缺血、诊断心绞痛最常用的检查方法,以 R 波为主的导联 ST 段压低≥0.1mV,伴有或不伴有 T 波倒置。

2. 心电图运动试验 安静时心电图无改变者可做本试验,多采用平板运动试验或脚踏车试验。目的是增加心肌工作负荷,诱发心肌缺氧,产生胸痛或心电图的变化(ST 段压低或上抬,T 波倒置,或伴有室性心律失常等)。由于在运动试验过程中病人可能发生心肌梗死、严重的心律失常、心力衰竭甚至死亡,因此应慎重选择病人,根据情况适时终止测验。

3. Holter 监测(动态心电图) 通过 Holter 连续监测 24~48 小时,不仅可记录到病人日常活动、休息,睡眠期间胸痛发作时心电图的变化,而且还可记录到无症状性心肌缺血的心电图变化。

4. 放射性核素心肌灌注显像(ECT) 利用放射性核素显示心肌影像,判断心肌血流灌注情况。

5. 冠状动脉造影 是目前冠心病诊断的"金标准"。可以明确冠状动脉有无狭窄、狭窄的部位、程度、范围等,并可据此指导进一步治疗所应采取的措施。

6. X 线检查 缺血性心肌病者可见心影增大,肺充血等。

(四) 心理-社会评估

了解病人的行为类型、个性特征、工作社会环境、家庭支持及对疾病的认识和重视性。

【护理诊断/问题】

1. 疼痛:胸痛 与心肌缺血缺氧有关。
2. 低效性呼吸型态 与急性疼痛及心肌缺血时左室收缩力减弱导致肺淤血有关。
3. 焦虑 与病人对疾病缺乏认识及胸痛等不适有关。
4. 活动无耐力 与胸痛、焦虑、缺氧有关。
5. 知识缺乏:缺乏心绞痛的疾病过程、治疗和危险因素。
6. 潜在并发症:心律失常、急性心肌梗死。

【护理目标】

1. 病人胸痛缓解。
2. 病人生命体征恢复正常。
3. 病人焦虑减轻。
4. 活动耐力增加。
5. 病人对心绞痛知识有一定的了解。
6. 心肌梗死、心律失常未发生。

【护理措施】

(一) 减轻疼痛不适

胸痛发作时应停止所有的活动,卧床休息,立即舌下含服硝酸甘油 0.5~1mg,药物在 1~3 分钟内起效,迅速达到血药峰值浓度(4~5 分钟内),药效持续时间约 30 分钟左右。

使用硝酸甘油的注意事项:

(1) 随身携带药片:注意不要将药物放在贴身衣袋里,以免长期受体温影响而降低疗效。

(2) 硝酸甘油挥发性强,遇光不稳定,应放在避光、防潮的棕色玻璃瓶内保存。

(3) 国产硝酸甘油的有效期约半年到 1 年,要定期更换。若药疗够强,则含服后舌下有烧灼感,并很快出现头胀,头痛及颜面发热的感觉。

(4) 胸痛发作含服硝酸甘油后最好平躺,以预防低血压发生。

(5) 每隔 5 分钟含服等量的药物,直至疼痛缓解,如果疼痛在 15~30 分钟后仍未缓解(或连续含服 3 片药后),应立即报告医生,警惕急性心肌梗死的发生。

(6) 缓解胸痛还可根据病情吸氧,遵医嘱使用其他抗心肌缺血的药物。

(二) 休息和体位

胸痛发作一开始应立即停止任何可能加重胸痛的活动,取半坐卧位,保持环境安静,避免不良刺激。

(三) 观察生命体征变化

心绞痛发作时密切监测血压、心率、心律、脉搏、体温、心电图变化,注意有无心律失常、急性心肌梗死等并发症发生,观察硝酸酯类、β 受体阻断药、钙离子拮抗剂等药物疗效及副作用。

(四) 心理护理

心绞痛病人,常会感到焦虑不安,而焦虑能增加交感神经的兴奋性,增加心肌需氧量,因此护理人员在病人面前应保持冷静和耐心,适时给予心理上的支持,经常巡视病房,帮助病人解决问题。心绞痛发作时专人守护,增加病人安全感,对特别紧张的病人,可遵医嘱服用镇静剂。

(五) 协助生活护理

当病人胸痛发作时,须停止所有的活动,卧床休息,因此护理人员应协助进食、大小便、个人卫生等以满足病人的生活需要。

(六) 健康教育

适度活动与休息对心绞痛病人很重要,休息可减轻心脏负荷,降低心肌需氧量,而适度的活动可以减轻体重,降低体内甘油三酯,还可以促进冠脉循环,加强心血管的适应能力。

1. 合理安排活动与休息

(1) 平时最好的活动是散步、上下楼梯、打太极拳、做缓和的健身操等,应避免剧烈活动及竞赛性运动,在两次活动之间给予充足的休息时间。

(2) 若病人在活动后出现脉搏增快、呼吸困难、胸痛等不适,应立即停止活动,并以此作为限制最大活动量的指征。

(3) 按心绞痛发作的规律,在必要的体力活动前含服硝酸甘油片预防发作。

(4) 活动量需逐渐增加,以不引起症状为原则。

(5) 避免重体力劳动、精神过度紧张的工作或过长的工作时间。

(6) 鼓励病人多进行室外活动,指导病人避免体位的突然改变。

(7) 鼓励 A 型性格的人减轻压力,放松身心,安排充足的休闲生活。

2. 饮食指导

(1) 避免高胆固醇食物如蛋黄、动物内脏、甲壳类食物。

(2) 减少饱和脂肪酸的摄入:脂肪摄入过多,热能供过于求,在体内转变为甘油三酯、胆固醇、引起血脂增高,因此应减少猪油、肥肉、牛肉等的摄取,而以不饱和脂肪酸,如豆油、茶油等植物油代替。

(3) 多食纤维素食物:多食纤维素食物可增加大便量,促进胆汁酸的排泄,促进胆固醇的代谢。

3. 戒烟 彻底戒烟对防止脂质代谢紊乱、动脉粥样硬化、预防冠心病的发生大有益处,戒烟年龄愈早,对冠心病预防效果愈好。当病人因戒烟出现焦虑不安、紧张时应及时给予支持和鼓励。

4. 指导病人正确使用药物

(1) 硝酸酯类:主要药品有硝酸甘油,可含服、静脉滴注或制成喷雾剂、软膏贴剂。常用的硝酸酯类还有二硝酸异山梨醇酯、单硝酸异山梨醇酯等。这类药物可预防和终止心绞痛的发作,但易产生耐药性,合理使用宜间歇用药,使血中有一个无硝酸酯期,连续含服最好 3~4 天后停用一天,静滴不宜连续超过 48 小时。

药物副作用:头痛,血压下降偶伴晕厥。头痛这一副作用常在治疗过程中自行缓解或消失,部分病人需加用镇痛药;血压下降是静脉滴注硝酸甘油或采用二硝酸异山梨醇酯治疗病人最严重的副作用,多见于首剂治疗,严重的低血压偶尔可导致晕厥,因此在治疗过程中须密切观察血压、心律、心率、呼吸变化,掌握好用药浓度和输液速度,防止低血压发生。

(2) β 受体阻断药:其抗心肌缺血的机制有:通过阻滞心脏的 β 受体使心率减慢、血压降低、心肌收缩力减弱、心肌代谢降低,从而使心肌需氧量降低,此外还具有抗动脉粥样硬化和增加心肌缺血区供血的作用。长期应用此类药物不宜骤停,以防引起"反跳",加剧胸痛。常用药物有:美托洛尔、比索洛尔、阿替洛尔等。

(3) 钙离子拮抗剂:本药防治心绞痛疗效肯定,特别是冠状动脉痉挛引起的心肌缺血,首选钙离子拮抗剂,本类药物可扩张冠状动脉,直接增加冠脉血流。常用药物有维拉帕米、地尔硫䓬、硝苯地平、氨氯地平等。

5. 防止再发作

(1) 避免诱发因素:如剧烈运动、强烈的情感变化、各种压力、暴露于寒冷或过热、潮湿的环境。

(2) 减少危险因素:①戒烟;②保持低饱和脂肪酸、低胆固醇、高纤维素的饮食,少食多餐,防止过饱;③适度的活动和休息;④维持理想的体重;⑤控制高血压,调节血脂,治疗糖尿病。

【护理评价】

1. 心绞痛发作时,病人是否能采取适当的措施缓解心绞痛。

2. 病人是否保持呼吸平稳。

3. 病人是否保持良好的心态。

4. 病人是否知道抗心绞痛药物的使用及保存方法,是否能避免心绞痛的危险因素。

5. 是否有并发症发生。

二、急性心肌梗死

急性心肌梗死(acute myocardial infarction,AMI)是指在冠状动脉病变的基础上,发生冠状动脉血供急剧减少或中断,使相应的心肌严重而持久地缺血性坏死。临床表现为持续而剧烈的胸痛、特征性心电图动态演变、血清心肌坏死标志物增高,可发生心律失常、心力衰竭或心源性休克,属冠心病的严重类型。

【护理评估】

(一) 健康史

1. 病因

(1) 基本病因:冠状动脉粥样硬化或(和)动

力性冠状动脉痉挛,绝大多数急性心肌梗死病人是由于冠状动脉粥样硬化斑块破裂、出血或血栓形成,伴或不伴有冠状动脉痉挛所致。

(2) 主动脉缩窄、甲状腺功能亢进症病人,由于心肌需氧量显著增加,可成为急性心肌梗死的病因。

(3) 严重贫血,一氧化碳中毒:由于冠状动脉血氧含量急剧减少,心肌氧需求量严重不足,可导致急性心肌梗死的发生。

(4) 许多非冠状动脉硬化的因素:如先天性冠状动脉异常、动脉炎等,也可成为急性心肌梗死的病因。

2. 诱因

(1) 出血、休克、严重的心律失常、外科手术,可致心输出量骤降,冠状动脉灌流量锐减,诱发急性心肌梗死。

(2) 重体力劳动、情绪激动、用力排便、血压剧升,可致心肌需氧量骤增。

(3) 晨起6时至12时交感神经活动增加,机体应激反应性增强,心肌收缩力、心率、血压增高,冠状动脉张力增高,促使粥样斑块破裂出血形成血栓。

(4) 饱餐,特别是进食多量脂肪后,因餐后血脂增高,血液黏稠度增高,血小板黏附性增强,局部血流缓慢,血小板易于聚集导致血栓形成。

(二) 身体评估

1. 先兆症状 大部分病人在发病前数日至数周有乏力,胸部不适,活动时心悸、烦躁、心绞痛等前驱症状,其中最常见的有既往无心绞痛者新出现心绞痛,原有的稳定型心绞痛变为不稳定型,且发作频繁,程度较重,持续时间较长。硝酸甘油疗效较差,疼痛时伴心电图明显缺血性改变。及时处理先兆症状,可使部分病人避免发生心肌梗死。

2. 疼痛 常为最早出现而最突出的症状,其性质和部位与心绞痛相同,但程度更剧烈,常呈难以忍受的压榨、窒息或烧灼样性质,可放射至左肩、左上肢前内侧直至无名指和小指,疼痛持续时间较长,多在半小时以上,可达数小时或数天,休息和含服硝酸甘油多不能缓解。病人常烦躁不安、出汗、恐惧或有濒死感,但约有1/5的心肌梗死病人无疼痛症状或疼痛不剧烈,这种无痛性心肌梗死一般多见于老年人和患有糖尿病的病人。

部分病人疼痛部位不典型,如疼痛位于上腹部,易被误诊为急性胰腺炎、胃穿孔等急腹症。还有少数病人表现为颈部、下颌部、背部疼痛,甚至表现为牙痛、咽喉痛等。

3. 疼痛剧烈时常伴有频繁的恶心、呕吐、肠胀气、上腹部胀痛,重症者可发生呃逆。

4. 在疼痛发作后24～48小时出现程度不等的发热、心动过速、白细胞增高、血沉增快等,由坏死组织吸收引起,体温一般在38℃左右,很少超过39℃,约持续1周。

5. 心律失常 在发病后1～2周内,尤其在24小时内,75%～95%的病人出现各种心律失常,可伴有乏力、头晕、昏厥等症状。各种心律失常中以室性心律失常最多见,尤其是室性期前收缩。下壁心肌梗死易发生房室传导阻滞,前壁心肌梗死易发生室性心律失常。

6. 低血压和心源性休克 疼痛时常有血压下降,但未必是休克。部分病人在疼痛缓解后收缩压仍低于80mmHg,有烦躁不安、面色苍白、皮肤湿冷、脉快而细、大汗淋漓、尿少、神志迟钝甚至晕厥者,则为休克表现。

7. 充血性心力衰竭 心力衰竭的发生与梗死范围和部位有关,为梗死后心肌收缩力减弱或不协调所致。病人可出现急性左心衰,表现为呼吸困难、咳嗽、发绀、烦躁等症状,重者可发生急性肺水肿。随后可发生颈静脉怒张、肝大、水肿等右心衰竭表现,右心室心肌梗死者可一开始即出现右心衰竭表现。

(三) 辅助检查

1. 心电图检查 对于急性心肌梗死或疑为急性心梗的病人进行心电图动态观察是十分重要的,因为此类病人心电图呈动态性改变。

(1) 起病数小时内可无异常或出现异常高大的T波。

(2) 数小时后ST段明显抬高,弓背向上,与高尖的T波融合形成单向曲线,1～2天内出现病理性Q波,同时R波减低,此为急性期改变,Q波在3～4天内稳定不变,以后70%～80%永久存在。

(3) ST段抬高持续数日,逐渐恢复到等电位线,T波则变为平坦或倒置,大约半年后,T波逐渐变浅,进而直立,少数可呈恒定的倒置T波。

(4) 急性心内膜下梗死:无病理性Q波,有普遍性ST段显著降低,但avR导联(有时还有V_1

导联)ST段抬高,或有对称性T波倒置。

2. 血清心肌坏死标志物增高　急性心肌梗死发生后,心肌细胞缺血、损伤,最后坏死,细胞内酶和心肌结构蛋白被释放到组织液后进入血液,并在血清中的含量升高,而且各种坏死标志物和血清酶的升高、达到高峰及恢复,都有其特征性的时间变化。

（1）肌红蛋白:起病后2小时内升高,12小时内达高峰,24~48小时内恢复正常。在AMI后出现最早,也十分敏感,但特异性不强。

（2）肌钙蛋白I(cTnI)或T((cTnT):在起病3~4小时后升高,cTnI于11~24小时达高峰,7~10天恢复正常;cTnT于24~48小时达高峰,10~14天恢复正常。在AMI后出现稍延迟,但特异性高,在症状出现后6小时内测定为阴性则应6小时后再复查。

（3）肌酸激酶同工酶(CK-MB):在起病后4小时内升高,16~24小时达高峰,3~4天恢复正常,CK-MB主要存在于心肌,对诊断急性心肌梗死具有高度的特异性和敏感性,其升高的程度能较准确地反映梗死的范围,其峰值出现时间是否提前有助于判断溶栓治疗是否成功。对AMI的早期(<4小时)诊断有较重要价值。

以往沿用多年的AMI血清心肌酶测定,包括①肌酸激酶(CK):起病后3~12小时开始上升,12~24小时达高峰,3~4天恢复正常。②乳酸脱氢酶(LDH):起病后6~10小时开始上升,2~3天达高峰,持续1~2周内恢复正常。③天门冬酸氨基转氨酶(AST):在起病6~10小时后升高,24~48小时达高峰,3~6天降至正常。CK、LDH、AST对AMI的诊断仍有一定参考价值,但特异性和敏感性远不如心肌坏死标志物。

3. 血常规　起病24~48小时白细胞增至$(10~20)\times10^9/L$,中性粒细胞增多,嗜酸性粒细胞减少或消失,红细胞沉降率增快,均可持续1~3周。

4. 超声心动图　有助于了解心室壁的运动、室壁瘤和左心室功能。

5. 冠状动脉造影术　可发现各支动脉狭窄性病变并估计其程度。

6. 血流动力学监测　心脏指数、肺毛细血管楔压等。

7. 放射性核素检查　显示心肌梗死的部位和范围。放射核素心腔造影,可观察心室壁的运动和左心室的射血分数,有助于判断心室功能,诊断梗死后造成的室壁运动失调和室壁瘤。

（四）心理-社会评估

与心绞痛大致相同,发病时病人可有濒死感、恐惧感。

【护理诊断】

1. 疼痛:胸痛　与心肌缺血缺氧坏死有关。

2. 自理缺陷　与疼痛不适、心律失常及需要绝对卧床休息等有关。

3. 活动无耐力　与氧的供需失调有关。

4. 心输出量减少　与心肌缺血、损伤、心肌收缩力减弱或心律失常有关。

5. 恐惧　与剧烈疼痛产生濒死感、处于监护室的陌生环境有关。

6. 知识缺乏　与缺乏对疾病、治疗、危险因素的正确认识及缺乏指导有关。

7. 有便秘的危险　与长期卧床、活动减少、日常生活规律改变有关。

8. 潜在并发症:心力衰竭、心源性休克、猝死。

【护理目标】

1. 疼痛减轻或消失。

2. 卧床期间生活需要得到满足,自理能力逐步增强。

3. 病人活动耐力逐渐增加。

4. 病人的生命体征在正常范围。

5. 恐惧减轻。

6. 病人对疾病、治疗、危险因素有正确的认识,医护依从性良好。

7. 病人排便通畅,不因排便用力而加重病情。

8. 上述并发症未发生。

【护理措施】

心肌梗死的治疗原则是保护和维持心脏功能,尽快恢复心肌的血液灌注以挽救濒死的心肌、防止梗死扩大或缩小心肌缺血范围,及时处理严重心律失常、泵衰竭和各种并发症,防止猝死,使病人平安度过急性期,并做好康复期的指导。护理措施与治疗密切配合。

（一）一般护理

1. 休息和活动　急性期应绝对卧床休息1~3天,减少探视。护理人员协助病人洗漱,进食、大小便,个人卫生等生活护理,第3~6天,鼓励病人每小时深呼吸和屈伸两足数次,还可做些轻缓的四肢主动与被动活动,对病情严重有并发症者卧床休息时间需延长,病情稳定后逐渐增加活动量,详见健康教育。病人的体位一般采取平卧位或半坐卧位,尽量为病人提供安静、舒适的环境,有计划地护理病人,减少不必要的干扰,以保证病人充足的休息和睡眠。

2. 饮食指导　疼痛剧烈时应禁食,疼痛缓解后可进食流质,随后用半流、软食,饮食宜低盐、低脂、易消化,不过饱。

3. 吸氧　一般采用鼻导管法或鼻塞法,氧流量和氧浓度根据血氧饱和度监测结果调整。

4. 保持大便通畅　遵医嘱使用缓泻剂预防便秘。

（二）病情观察

病人入住冠心病监护病房(CCU),严密监测心电、呼吸、血压、血氧饱和度、体温、神志、出入水量、末梢循环及血流动力学改变,及时发现心律失常、休克、心力衰竭等并发症的早期症状。备好各种急救药品和设备如除颤器、呼吸机等。

（三）疼痛护理

急性心肌梗死病人多以胸骨后或心前区剧痛为主要症状,疼痛是由于损伤的心肌持续缺血所致,而疼痛可使交感神经兴奋,心肌缺氧加重,促使梗死范围扩大,易发生休克和严重的心律失常,因此迅速止痛极为重要。

1. 吗啡是解除急性心肌梗死疼痛最有效的药物,5～10mg 皮下注射,或 2～5mg 静脉注射,必要时 15～30 分钟重复,但吗啡有一定的副作用,应用时应小心谨慎,用药后注意观察血压、呼吸、脉搏。

（1）吗啡的扩张血管的作用可引起低血压,须监测血压变化。

（2）吗啡抑制呼吸,有慢性阻塞性肺病者慎用,如发生呼吸抑制用纳洛酮对抗。

（3）吗啡兴奋迷走神经导致心动过缓,此副作用可通过减少用量及应用阿托品而减轻。

（4）应用吗啡后加床栏,防止发生坠床等意外。

2. 吸氧可提高血氧张力,减轻呼吸困难、胸痛和发绀,而且有利于梗死边缘区缺血心肌的氧供,防止梗死面积的扩大,对减轻焦虑、恐惧也有效。多采用鼻导管吸氧,氧流量和浓度根据血氧监测调整。

3. 杜冷丁也有止痛、镇静作用。副作用有呕吐和心动过速,可用阿托品对抗。

4. 静脉滴注硝酸甘油,可通过扩张冠状动脉及降低心肌耗氧量达到止痛的目的,应用过程中注意血压变化。

5. 指导病人采用放松技术,如深呼吸、全身肌肉放松等。

6. 病人体位一般采取半坐卧位、平卧位,尽量为病人提供安静舒适的环境,减少探视,有计划地护理病人,减少不必要的干扰,以保证病人充足的休息和睡眠。

7. 疼痛顽固不能缓解者,可用人工冬眠疗法。溶栓疗法和急诊 PTCA 是解除疼痛最根本的方法。

（四）溶栓的治疗和护理

溶栓治疗即使用纤溶酶激活剂溶解冠状动脉内血栓,使堵塞的血管再通,能显著降低急性心肌梗死的病死率,原则上应在胸痛发作 3～6 小时最多在 12 小时内,尽早恢复闭塞的冠状动脉血流,使梗死相关血管达到充分而持续的再灌注,抢救大部分濒死缺血心肌,缩小梗死范围,降低病死率。

（1）常用溶栓药物有尿激酶、链激酶、组织型纤溶酶原激活剂。使用链激酶前应先做皮肤过敏试验,并宜于治疗前半小时给予激素或抗过敏药物。溶栓药物的共同副作用为组织或器官出血,使用前应详细询问病人有无出血病史及近期有无出血倾向或潜在的出血危险,并检查血常规、血小板、出凝血时间和血型,必要时备血。

（2）常用的溶栓方法有静脉内溶栓和冠状动脉内溶栓。静脉溶栓治疗简便易行,费用低,易于推广,在急诊室或基层医院即可进行,常作为急性心梗再灌注治疗的首选措施,目前主张"大量,早期,短时间"的静脉溶栓方案。冠状动脉内溶栓疗效更好,但需冠状动脉造影。

（3）判断静脉溶栓治疗是否有效的指标:①心电图抬高的 ST 段于 2 小时内回降＞50%;②胸痛 2 小时内基本消失;③2 小时内出现再灌注性心律失常;④血清 CK-MB 酶峰值提前出现(14 小时内)。冠状动脉内溶栓效果可根据冠脉造影直接判断。

（4）溶栓治疗的并发症:出血、再灌注心律失常、过敏反应等。出血多发生在穿刺部位,偶见颅内、消化道、泌尿道出血等。

（5）溶栓后继续抗凝治疗 48～72 小时,可用肝素钠静脉滴注或低分子肝素皮下注射。

（五）介入治疗（PCI）护理

见本章 第六节 心血管疾病介入治疗。

（六）其他用药护理

1. 抗心肌缺血药

（1）硝酸甘油：能通过减轻心脏前后负荷、改善侧支循环、增加局部冠脉灌注而缩小梗死面积，缓解疼痛，降低与心肌梗死相关的并发症和病死率，一般采用静脉滴注，注意观察血压变化。

（2）β受体阻断药：可显著降低心肌氧的需求量，改善心肌血流的分布，限制和缩小梗死面积，降低再梗死率和病死率。常用药物有：美托洛尔、比索洛尔等。

（3）钙离子拮抗剂：能减慢心率，抑制心肌收缩力，减轻心脏工作负荷，降低心肌耗氧量，扩张冠状动脉及侧支循环血管。常用药物有：地尔硫䓬、维拉帕米等。

（4）血管紧张素转换酶抑制剂或血管紧张素Ⅱ受体阻滞剂：在起病早期应用，有助于改善恢复期心肌的重塑，降低心衰的发生率，从而降低死亡率。不能耐受血管紧张素转换酶抑制剂者可选用血管紧张素Ⅱ受体阻滞剂。常用药物有：ACEI 如卡托普利、依那普利，ARB 如氯沙坦、缬沙坦等。

2. 促进心肌能量代谢药物的治疗

（1）极化液（GIK）或镁极化液（Mg-GIK）：因心肌细胞缺血坏死，使细胞内明显失钾，心肌细胞低钾常伴有低镁，故应用镁离子后可激活细胞膜上的 Na^+-K^+-ATP 酶，使钾离子进入细胞内，恢复细胞膜的极化状态及细胞的电生理，减少心律失常，并促使心电图上抬高的 ST 段回到等电位线。此外，GIK 或 Mg-GIK 还可以促进心肌摄取或代谢葡萄糖，降低血清游离脂肪酸，促进心肌能量代谢，改善心功能。

（2）辅酶 Q_{10}（C_oQ_{10}）：可纠正心肌细胞 C_oQ_{10} 的缺乏状态，促进心肌氧化磷酸化，此外还具有缩小梗死面积和抑制缺血后心肌酶学升高的作用。

（3）1,6 二磷酸果糖（FDP）：能增加细胞内 ATP 浓度，促进钾离子进入细胞内，恢复细胞膜的极化状态；还有益于心肌能量代谢。

3. 抗凝治疗 因为急性心肌梗死后存在高凝状态，目前主张应及早进行抗凝治疗，防止梗死早期扩展，阻止冠状动脉内血栓向近端延伸，预防再梗死，降低病死率；防止外周深静脉血栓形成，减少肺动脉栓塞等。常用药物有肝素、华法林等，注意监测凝血时间，凝血酶原时间。

4. 抗血小板药物 目前已证实抗血小板药物能降低急性心肌梗死的再梗死率及病死率。常用药物有阿司匹林、氯吡格雷等。

5. 抗心律失常药物

（1）室性期前收缩或室性心动过速首选利多卡因 50～100mg 静脉注射，5～10 分钟可重复应用，控制后继以 1～4mg/min 的速度静脉滴注维持，稳定后改用美西律或普罗帕酮口服；如室性心律失常反复者可用胺碘酮。

（2）缓慢性心律失常使用阿托品 0.5～1mg 肌肉或静脉注射。

6. 抗休克药物

（1）补充血容量：估计有血容量不足者，或中心静脉压和肺动脉楔压低者，用右旋糖酐或 5%～10% 葡萄糖静脉滴注。右心室梗死者，补充血容量尤为重要。

（2）应用升压药：补充血容量后血压仍不升，而肺小动脉楔压和心排血量正常时，可用多巴胺或间羟胺加入 5%～10% 葡萄糖液中静脉滴注。

（3）血管扩张剂的应用：经补充血容量、应用升压药处理后血压仍不升，而 PCWP 增高，心排血量低或周围血管显著收缩以致四肢厥冷并有发绀时，可用硝酸甘油或酚妥拉明静脉滴注。

7. 治疗心衰药物 主要是治疗急性左心衰竭，应用吗啡、利尿剂为主，也可用血管扩张剂减轻左心室负荷，应注意：①伴右心室梗死者慎用利尿剂；②急性心肌梗死 24 小时内尽量避免使用洋地黄制剂，以免引起室性心律失常。

（七）心理护理

急性心肌梗死病人通常有焦虑、恐惧、抑郁、发怒等表现，护理人员应及时了解病人的心理状况，鼓励其表达自己的感受；当病人提出问题时，耐心倾听，给予清楚的解释，并告之病情的正向变化；多关心询问病人的自觉症状，以周到的生活护理和亲切的态度安慰病人；对病人进行冠心病知识教育，解释监护仪的使用及其治疗情况；并与家属取得联系，给予情感支持；必要时遵医嘱使用镇静剂。

（八）排便护理

保持大小便通畅，对于老年男性伴有前列腺

肥大者,尽可能让其站或坐在床边解小便,尽量避免插导尿管。由于卧床休息、进食减少、使用吗啡等药物均易引起便秘,而排便用力易诱发心力衰竭、肺梗死甚至心脏骤停,因此急性心肌梗死病人必须加强排便护理。护理人员应了解病人日常的排便习惯、活动及用药情况,并记录排便的形态,适当增加病人饮食中纤维素的食量;每日顺肠蠕动的方向按摩腹部数次,增加肠蠕动,促进排便。排便时尽量为病人提供隐蔽的条件,给予充足的时间,嘱病人排便不要太用力,可遵医嘱使用大便软化剂或缓泻剂,必要时灌肠。

（九）健康教育

1. 活动与休息

（1）心肌梗死后的活动:急性心肌梗死后第1～3天需绝对卧床休息,无并发症者第3天后可在床上坐起,一天数次,每次10～15分钟,并可在床旁使用便盆,1周后可在床边走动,以不出现症状为限。指导过程中向病人说明疾病康复过程,卧床休息可以减轻心脏负荷、防止并发症的发生,但不允许病人延长卧床休息时间,因为长期限制活动,病人对立位不能耐受使心肌功能受到抑制,并有促进肺不张和发生血栓栓塞的危险;而适当活动能有效促进冠状动脉侧支循环建立,促进心肌梗死的康复。但对病情严重有并发症者应延长卧床时间,直至并发症得到控制,病情稳定7天后,再按上述原则逐步增加活动量。

一般说来,无并发症的急性心肌梗死病人平均住院14～28天出院,有并发症者住院时间适当延长,而恢复正常生活至少需要3个月时间。

（2）急性心肌梗死康复后锻炼:重点是掌握运动强度进行合适的锻炼。

1）运动时注意事项:①遵循循序渐进,持之以恒的原则;②运动前要有心理和体力上的适应准备阶段,避免情绪激动;饱餐和饭后不宜立即运动,最好的运动时间是餐后2小时,运动前避免食用刺激性食物;③运动后不要马上洗热水澡,因为广泛的血管扩张,使心肌供血相对减少,易诱发心绞痛或急性心肌梗死。

2）当出现下列情况时应减缓或停止活动:①胸痛、胸闷;②呼吸困难;③头昏、心慌、大汗、面色苍白、血压下降;④身心疲劳,虚弱。

（3）心肌梗死后性生活:心肌梗死康复后可以过性生活,但应节制,尤其是大面积心梗伴有心功能不全的病人,要在有充分准备的基础上缓慢进行,指导病人进行性生活前含服硝酸甘油,向病人及其配偶介绍病情,鼓励夫妻之间全面感情交流,说明性生活的限度及可能的后果,性交时,若发生胸闷、头晕、心悸、精神恍惚等症状时,应立即停止性生活。如有下列情况者应禁止性生活:①近半年内发生心肌梗死者;②近日来频发心绞痛者;③在太热、太冷及陌生的环境里,应避免性生活;④在过饱、焦虑、疲劳时应避免性生活。

2. 饮食指导

（1）最初几天采用低热量饮食,进食流质,减轻心脏负担,后改为半流质,选择清淡、易消化的食物,少食多餐,防止过饱。

（2）禁烟,少饮酒。

（3）膳食宜平衡,注意补充蛋白质。

（4）低盐饮食。

（5）避免过冷、过热、过量和刺激性食物,不饮咖啡、浓茶。

（6）有高脂血症,糖尿病病人摄取低脂、低胆固醇、低糖饮食。

3. 服药指导　向病人说明遵医嘱服药的重要性,让病人理解用药的目的及注意事项,达到药物治疗的最大效应。

4. 预防心肌梗死复发

（1）积极治疗梗死后心绞痛、高血压、糖尿病、高脂血症。

（2）进低脂肪、低胆固醇、低热量、高纤维素饮食,防止过饱。

（3）戒烟,避免大量饮酒。

（4）减肥,维持理想体重。

（5）适度而有规则的运动,避免剧烈活动,防止疲劳过度。节制性生活。

（6）保持情绪稳定,避免紧张。

（7）天气骤冷时避免外出。

（8）保持大便通畅。

（9）按时服药,定期复查。

（10）胸痛不易缓解时,及时就诊。

（十）防治并发症

1. 出血　与溶栓、抗凝治疗有关。轻度出血一般不予处理,重度出血停用纤溶剂、肝素及阿司匹林,如肝素过量,可用鱼精蛋白对抗,必要时输新鲜血浆,补充凝血因子。

2. 心律失常　因冠状动脉完全阻塞所致的严重心肌缺血引起,应对病人持续心电监测,及时发现心律失常。

常见的心律失常及处理如下。

（1）频发室性期前收缩：静脉注射利多卡因。

（2）室性心动过速：可使用利多卡因、胺碘酮、普罗帕酮、同步直流电复律。

（3）心室颤动：非同步直流电复律。

3. 充血性心力衰竭 因心肌梗死后心肌收缩力显著减弱或不协调引起，症状为呼吸困难、发绀、烦躁，严重者可出现肺水肿。

防治：卧床休息，低盐饮食，限制液体入量，给予利尿剂。

4. 心源性休克 因心肌梗死、心排血量急剧下降及剧烈疼痛引起。

临床症状有：血压下降、皮肤苍白、湿冷、出汗、脉快等。

防治：补充液体，迅速止痛，吸氧，选用正性肌力药物如多巴胺、多巴酚丁胺。

5. 乳头肌功能不全或断裂 二尖瓣乳头肌因缺血使收缩功能发生障碍，乳头肌断裂是由于乳头肌坏死后所致，二者均可造成二尖瓣脱垂及关闭不全。治疗原则同急性心肌梗死。

6. 心室室壁瘤 主要见于左心室，发生率约5%~20%，体检有心脏扩大、心脏搏动广泛，X线或超声心动图，可见局部反常搏动，心电图示 ST 段持续升高。当内科治疗无效时采取手术切除。

7. 心脏破裂 少见，常发生在起病1周内，多为心室游离壁的破裂，易造成心包积血、心包填塞而猝死。可行外科手术修补。

【护理评价】

1. 病人的疼痛是否缓解。
2. 卧床休息期间病人的生活需要是否得到满足。
3. 病人的生命体征是否稳定。
4. 病人是否能保持排便通畅。
5. 病人恐惧是否减轻。
6. 病人能否进行循序渐进的运动。
7. 病人是否对冠心病的治疗、护理有明确的认识。
8. 是否发生并发症。

第四节 心脏瓣膜病

心脏瓣膜病（valvular heart disease）是由于炎症、黏液样变性、退行性改变、先天性畸形、缺血性坏死、创伤等原因引起的单个或多个瓣膜结构（包括瓣叶、瓣环、腱索或乳头肌）的功能或结构异常，导致瓣口狭窄及（或）关闭不全。

风湿性心脏病简称风心病，是风湿性炎症过程所导致的瓣膜损害，主要累及40岁以下人群，是我国常见的心脏病之一，其患病率已有所下降，但瓣膜黏液样变性和老年人的瓣膜钙化在我国日渐增多。

【护理评估】

（一）健康史

1. 年龄 风湿性心瓣膜狭窄或关闭不全多在风湿热发作后 10~40 年出现临床症状和体征，临床上多见于 24~40 岁的人群。老年人心瓣膜病常见于退行性钙化。

2. 风湿性心脏病多有反复链球菌扁桃体炎或咽峡炎史。先天性心脏瓣膜发育畸形、遗传性结缔组织病如 Marfan 综合征、感染性心内膜炎等也是心脏瓣膜病的原因。

（二）身体评估

在心瓣膜病中，以二尖瓣最常受累见，其次为主动脉瓣。二尖瓣病变可单独存在，主动脉瓣病变则常与二尖瓣病变同时存在。瓣膜发生病变后，关闭不全与狭窄多同时存在，但以其中之一较显著；单纯的狭窄或关闭不全亦可发生。

1. 二尖瓣狭窄 最常见病因为风湿热，急性风湿热后至少需两年形成明显二尖瓣狭窄，多为女性。

（1）症状

1）呼吸困难：是最为常见的症状。最先为劳力性呼吸困难，随着狭窄加重，即使休息时也出现呼吸困难，端坐呼吸和夜间阵发性呼吸困难，甚至反复发生急性肺水肿。

2）咳嗽：常见，特别在冬季明显。多为干咳。

3）咯血：可表现为①咳血性痰或痰中带血丝；②突然咯出大量鲜血；③急性肺水肿时咳出大量粉红色泡沫状痰；④肺梗死时较大量的咯血。

4）其他少见症状：声嘶和吞咽困难。

（2）体征：

1）二尖瓣面容：双颧呈紫红色，口唇发绀，二尖瓣重度狭窄时常有。

2）心脏体征：①心尖搏动正常或不明显；②心尖部扪及舒张期震颤；③心界向左扩大；④心尖区可闻及舒张中晚期隆隆样杂音，第一心音亢进和开瓣音表示前叶活动柔顺,若第一心音减弱和(或)开瓣音消失则提示瓣叶钙化僵硬;肺动脉瓣区第二音亢进、分裂,当合并肺动脉高压时,闻及肺动脉瓣收缩期喷射性杂音及相对性肺动脉瓣关闭不全的舒张期早期吹风样杂音,右室扩大伴三尖瓣关闭不全时,在三尖瓣区有收缩期吹风性杂音吸气时增强。

2. 二尖瓣关闭不全 主要由于瓣叶在急性风湿性炎症后,因纤维瘢痕收缩以及腱索、乳头肌受累后粘连、缩短、牵拉瓣膜或分瓣膜间有粘连而影响二尖瓣闭合,造成关闭不全。以男性病人多见。除风湿热是主要原因外,其他如先天性因素所致的二尖瓣脱垂、冠心病所致乳头肌功能失常、感染性心内膜炎致瓣叶挛缩畸形等也可引起。

在二尖瓣关闭不全时,当左室收缩时,血液大部分进入主动脉,还有部分通过关闭不全的二尖瓣再流入左房,使左房血容量增加而扩大。由于有相当量的血液反流至左房,使得左室心排量降低,同时左室舒张时由于左室除正常肺循环回流的血液外,还须容纳上次收缩期反流回到左房的血液,左室因舒张期容量负荷过重而发生扩大,甚至出现左心功能不全。左室功能不全使左室舒张末压增高,进一步使左房压力增高,导致肺静脉血液凝滞、肺淤血和肺动脉高压,最后也引起右心功能不全。

(1) 症状:主要症状为因心排量降低而疲倦、无力,肺淤血时可有呼吸困难、气急等。发生急性肺水肿和咯血的情况较二尖瓣狭窄者少。

(2) 心脏体征:①严重者呈抬举样心尖搏动;②扪及收缩期震颤;③心界向左下扩大;④心尖部第一心音减弱伴有全收缩期吹风样杂音向左腋下传导,心尖部闻及第三心音为严重反流所致。

3. 主动脉瓣狭窄 风湿性主动脉瓣狭窄大多合并关闭不全和二尖瓣损害,以男性多见。主动脉瓣的风湿性炎症过程导致交界性融合,瓣口纤维化、僵硬、钙化和挛缩畸形,瓣口因此而狭窄。

正常主动脉瓣口面积≥3cm^2,当其减小1/2时,收缩期无明显跨瓣压差;当≤1cm^{2}时,左心室收缩期血液排入主动脉明显受阻而心排量降低,收缩期末室内含血量增加,舒张末期容量也增大。为克服增加的前、后负荷,心肌通过肥大代偿来维持正常的心排量,长期代偿的结果是左心室壁肥厚而顺应性降低,病情进一步发展,左房也增大,房内压增高,导致肺淤血及右心衰。

(1) 症状:主动脉瓣轻度狭窄多无临床症状,明显狭窄因心排血量下降而出现疲乏、活动后气促;严重狭窄晚期,出现典型的主动脉瓣狭窄的三联征,即呼吸困难、心绞痛和晕厥。

1) 呼吸困难:绝大部分病人有劳力性呼吸困难,为晚期的常见首发症状,进一步发展为端坐呼吸、阵发性夜间呼吸困难和急性肺水肿。

2) 心绞痛:大部分病人常因运动而诱发心绞痛,休息则缓解。

3) 晕厥:约1/3的病人常在直立、运动中或运动后(少数在休息时)发生晕厥。

(2) 心脏体征:①心尖搏动相对局限、持续和有力;②胸骨右缘第二肋间扪及收缩期震颤;③心界向左下移位;④胸骨右缘第2或左缘第3肋间隙闻及响亮粗糙的吹风样收缩期杂音,向同侧颈部传导。

4. 主动脉瓣关闭不全 主动脉瓣关闭不全多见于男性,多由风湿热所致,也可由感染性心内膜炎、梅毒性主动脉炎或先天性畸形等引起。

主动脉瓣发生风湿性病变后,瓣膜增厚、硬化、缩短和畸形,影响舒张期瓣叶边缘对合而关闭不全。左心室舒张时除接受左心房注入的血液外,还接受主动脉内通过关闭不全的主动脉瓣反流而来的血液,左室舒张末期容量增加,心搏量较正常增加。由于左室做功增加,产生左室肥大和心腔扩张,肥大的心肌重量增加致氧耗增多,加上主动脉内血液反流而舒张压低使冠脉血流减少,这两个因素引起心肌缺血,左心室收缩功能逐渐降低至左心衰竭。

(1) 症状:由于左心室代偿功能较强,病人可多年无症状甚至耐受运动。可因心搏量增加而感心悸、心前区不适、心脏搏动感等。晚期出现左心衰竭表现。心肌缺血产生心绞痛。常有体位性头晕。

(2) 主要体征:心尖搏动向左下移位,弥散而有力;胸骨左缘3、4肋间听诊有舒张期高调哈气样杂音,向心尖部传导,取坐位并前倾和深呼气时更明显。心底部可闻及收缩期喷射音。显著的主动脉瓣关闭不全时有周围血管征,包括:颈动脉搏动明显、随心脏搏动的点头征、脉压增宽、水冲脉、毛细血管搏动征和股动脉枪击音等。

5. 三尖瓣狭窄 三尖瓣狭窄极少见,主要发生在女性,常伴关闭不全、二尖瓣和主动脉瓣损害。风湿热是主要病因,感染使瓣膜小叶增厚并融合,腱索缩短且增厚,心脏舒张时血液回流受阻,右房压升高导致体循环静脉压显著升高和淤血,出现颈静脉怒张、肝大、腹水和水肿及心排出量减少而致的软弱乏力、疲倦等症状。

6. 三尖瓣关闭不全　三尖瓣关闭不全罕见于器质性损害,常见于功能性的关闭不全,如风湿性二尖瓣病、先天性心脏病(肺动脉狭窄等)。由于右室收缩压增高或肺动脉高压,使右室扩张致瓣环扩大引起收缩时瓣叶不能接合,血液由右心室返流到右心房,使右房负荷增加、体循环高压;而左房血流减少导致心输出量减少,病人出现疲乏、腹胀和水肿等症状。在胸骨左下缘或剑突区听到高调、吹风性全收缩期杂音,吸气时增强。

7. 肺动脉瓣疾病,成人极为少见,在此不予讨论。

(三) 辅助检查

包括:胸部 X 线检查、心电图、超声心动图及心导管检查,各种瓣膜性心脏病的检查发现见表 8-1-3。

表 8-1-3　瓣膜性心脏病的检查发现

疾病种类	胸部 X 线	心电图	超声心动图	心导管检查
二尖瓣狭窄	左心房增大为典型观,其他表现包括:右室增大、主动脉结缩小、肺动脉扩大、肺淤血、间质水肿	二尖瓣型 P 波心房颤动波,右室肥厚征	二尖瓣瓣叶增厚,瓣口面积减小左房增大	跨瓣压差增加,左房压力升高,肺毛细血管嵌楔压(PCWP)增高,右心压力增高,心输出量减少
二尖瓣关闭不全	左房增大,左室增大	左房增大,左室肥大,心房颤动	左房内探及收缩期高速射流,二尖瓣的形态和运动异常,左室增大	二尖瓣反流,心房压力升高 PCWP 升高,心输出量减少
主动脉瓣狭窄	左室增大,主动脉瓣钙化,左房、升主动脉根部可能扩张,晚期可有肺淤血	左室肥厚伴 ST-T 继发性改变和左房增大	主动脉瓣增厚、钙化、瓣膜小叶运动异常,左室壁增厚	跨瓣压力差增加,左室舒张末期压力(LVEDP)升高
主动脉瓣关闭不全	左室增大	左室肥厚伴劳损,窦性心动过速、房性和室性期前收缩	左室增大,二尖瓣前叶或空间隔纤细扑动;多普勒血流显像于主动脉瓣心室侧探及全舒张期高速射流	主动脉瓣反流 LVEDP 升高,舒张压下降
三尖瓣狭窄	心影明显增大,右房和上腔静脉突出	Ⅱ和 V_1 导联 P 波高尖示右房肥大	瓣膜小叶增厚,彩色多普勒血流显像三尖瓣口右室侧高速"火焰形"射流	跨瓣压力差增加,心房压力升高,心排出量减少
三尖瓣关闭不全	右房明显增大、右室和上腔静脉和奇静脉扩大	右房增大,不完全性右束支传导阻滞、心房颤动	三尖瓣脱垂,右房增大	心房压力升高三尖瓣反流,心输出量减少

1. 胸部 X 线检查　检查心脏各腔室的大小和形状及心肌、心包膜、各瓣膜和大血管有无钙化征象。

2. 心电图　检查各房、室有无肥大,是否有心律不齐。

3. 超声心动图　显示各瓣膜的形态特征和活动度,测绘各瓣口面积,提供各房室大小、室壁厚度和运动、心室功能、大动脉压和先天性畸形等信息。

4. 心导管检查　①测量心脏各房室及大血管内压力。②测量心脏各房室及内血管内氧饱和度。③测量跨瓣压力差及瓣口面积。④测量心排出量及反流血量。⑤以心导管注射显影剂,以确定病变位置及血流状态。

(四) 心理-社会评估

了解病人出现并发症,影响活动、休息及睡眠,是否产生焦虑、烦躁、悲观、厌世心理,了解其家人对疾病治疗的支持程度。

【护理诊断/问题】

1. 气体交换受损　与慢性肺淤血和肺部感染有关。

2. 活动无耐力　与氧的供需失衡、久病体虚有关。

3. 知识缺乏:缺乏疾病的治疗及后续护理的知识。

4. 潜在并发症:感染;心力衰竭。

【护理目标】

1. 病人缺氧症状得到改善。

2. 病人活动耐力逐渐增加,生活能够自理。

3. 病人能讲述本病的病因、症状、治疗、用药及如何减轻心脏负担、预防病情加重的保健知识。

4. 降低感染和心力衰竭发生的危险因素,病人不发生感染和心衰。

【护理措施】

心瓣膜病病人的护理包括内科和外科治疗的护理,胸外科实施瓣膜手术的护理,请参阅外科相应章节。在此,主要讨论内科治疗的护理。

(一) 呼吸困难的护理

1. 协助病人取半坐卧位,以减轻呼吸困难。

2. 给予氧气吸入,轻度缺氧 2~3L/min,中度缺氧 3~4L/min,重度缺氧 4~6L/min,观察缺氧改善情况。

3. 观察病人咳嗽、咳痰情况,指导病人有效咳嗽、咳痰方法。

4. 保持呼吸道通畅　定时协助病人改变体位并拍打背部,促进痰液排出;给予化痰药物及雾化吸入,使痰液稀释易于咳出,备好吸痰器,必要时给予负压抽吸。

5. 观察病人的呼吸频率、节律及伴随症状,当病人出现严重呼吸困难、大汗、发绀、剧烈地咳嗽、咯出粉红色泡沫样痰,即为急性肺水肿,应立即报告医生并积极抢救。

6. 观察病人精神状态,神志有无改变,有无低氧血症。

7. 监测血气分析及血氧饱和度,了解肺功能。

(二) 疲乏无力的护理

1. 当病人处于风湿活动期或有心力衰竭时,需卧床休息,待病情稳定后,可逐渐增加活动量。

2. 向病人和家属讲解适当活动的重要性,并与之共同制定活动计划,每日督促病人执行。

3. 根据心功能决定病人的活动量,指导病人适度活动和自理。在活动之间安排休息时间。

4. 辨别每日有哪些活动会使病人感到疲倦,给予适当的协助。

5. 提供疾病好转信息,强调正面效果,消除病人活动的顾虑,增加病人自我照顾的能力和信心。

(三) 相关医疗、保健知识宣教

1. 告诉病人本病的病因、症状、治疗、用药、危险因素等,必要时提供适合病人所需学习的资料。

2. 饮食指导

(1) 进食营养丰富食物,摄取动物性蛋白质,可增加病人抵抗力,有心衰时,应限制食盐量在每日 2~4g。

(2) 少食多餐,避免过饱。

(3) 多食蔬菜、水果和高纤维的食物,预防便秘。

3. 活动与休息指导。

(1) 在活动之间安排休息的时间,避免过度疲劳。

(2) 活动适度,以心脏能够耐受为度。

(3) 有充足的睡眠,以促进体力的恢复。

4. 用药指导

(1) 长期使用洋地黄制剂者,需注意中毒反应,如出现恶心、呕吐、黄视、绿视、脉搏少于 60 次/分、脉律不齐,应停止用药并报告医生。

(2) 使用呋塞米、双氢克尿噻等排钾性利尿剂时,应注意补钾,可多食橘子、韭菜、香菇等含钾丰富的食物。

(3) 长期服用阿司匹林、双嘧达莫(潘生丁)或华法林等抗血小板或抗凝药者,应注意有无牙龈出血、皮下瘀斑等出血倾向。

5. 健康指导

(1) 防寒防湿,防止受凉,注意保暖。

(2) 室内空气流通,阳光充足。

(3) 适度体育锻炼,增强体质。

(4) 少出入公共场所,避免再受链球菌感染,冬春季节尤要注意。

(5) 如有呼吸道感染,要及时、有效地使用抗生素治疗。

(6) 保持口腔清洁,预防口腔感染。

(7) 保持适当体重,避免过重而加重心脏负担。

(8) 保持心情愉快,避免过度情绪激动。

(9) 育龄妇女应避孕,以免加重病情。

(四) 预防并发症的护理

1. 预防感染

(1) 保持病房空气清新,每日定时开窗通风,必要时进行空气消毒。

(2) 进食高蛋白、高热能、高维生素、低盐饮食,增加机体抵抗力。

(3) 每天刷牙至少2次,进食后漱口,保持口腔清洁,预防口腔感染。

(4) 避免与链球菌感染病人及带菌者接触。

(5) 积极防寒、防凉、防止感冒。

(6) 适当活动,以增加抵抗力。

(7) 卧床病人,每天定时翻身拍背,防止肺部感染。

(8) 风湿活动期禁止拔牙、导尿等侵入性操作。

(9) 观察病人生命体征、心脏杂音变化,及时发现感染迹象。

(10) 预防性使用抗生素,防止感染。一旦发生感染,遵医嘱使用抗生素积极有效地治疗。

2. 减轻心脏负荷,防治心力衰竭

(1) 注意日常保健,避免增加心脏负担的因素。

(2) 协助病人采取舒适的半坐卧位或高枕卧位,可减轻呼吸困难,减少静脉回流血量,减轻心脏负荷。

(3) 保证睡眠,避免劳累。

(4) 有风湿活动、并发症发生时,应卧床休息,做好口腔、皮肤护理,预防压疮形成。

(5) 根据病情给予氧气吸入。

(6) 遵医嘱使用强心、利尿、扩血管药物,并观察药物疗效及副作用。

(7) 记录24小时出入水量,严格控制输液总量和输液速度。

【护理评价】

1. 病人缺氧症状是否得到改善,呼吸困难是否减轻。

2. 病人活动耐力程度是否增加,活动后有无不适。

3. 病人是否能述说心瓣膜病的用药、饮食、活动及自我保健知识。

4. 病人是否发生感染与心力衰竭。

第五节 心律失常

正常心脏以一定范围的频率产生有规律的收缩,收缩冲动起源于窦房结,并按一定顺序沿心脏的传导系统至心房与心室,形成正常的窦性心律。心律失常(cardiac arrhythmia)是指心脏冲动的频率、节律、起源部位、传导速度与激动次序的异常。

【心脏传导系统的解剖和心肌的电生理特性】

(一) 心脏的传导系统

由负责正常心电冲动形成与传导的特殊心肌组成,包括窦房结、结间束、房室结、希氏束、左右束支以及浦肯野纤维网等几个部分(图8-1-1)。

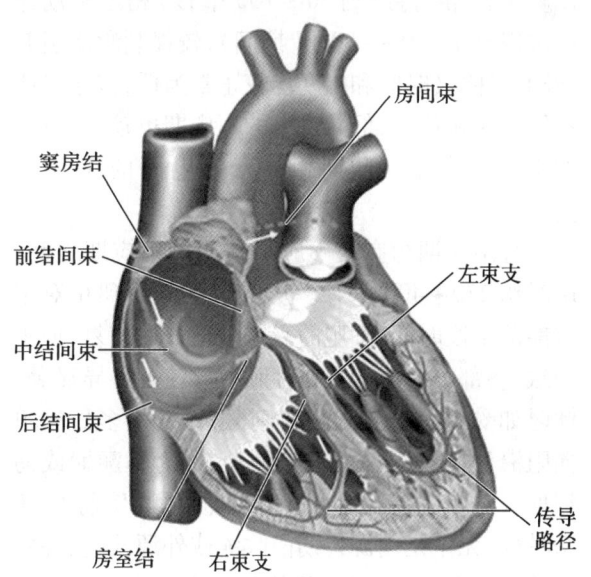

图8-1-1 心脏传导系统示意图

(二) 心肌细胞的特性

心肌细胞具有自律性、兴奋性、传导性和收缩性,前三者与心律失常密切相关。

1. 自律性 也称自动节律性,指心肌在不受外界刺激影响下能自动地、节律地产生兴奋及发放冲动的特性。其产生的原理是自律心肌细胞在静息状态下能自动发生缓慢除极,达到阈电位水平后激活离子通道,产生一个新的动作电位。起搏细胞常成簇存在,构成起搏点。自律性以窦房结最高,正常约为60~100次/分;房室交界区次之,为40~60次/分,房室结以下更低,仅25~40次/分。快速频率时低于它的节律点有抑制作用(称超速抑制),因此,窦房结为心脏正常窦性心律的起搏点。心房肌和心室肌的工作细胞一般不具有起搏功能。

2. 兴奋性　心肌细胞受到刺激作出应答性反应的能力称为兴奋性或应激性,这种反应通常表现为细胞膜通透性改变,产生动作电位,并以一定速度向周围扩布。心肌细胞兴奋性的最大特点是在一次兴奋之后有较长的不应期,随时间的长短而不应期的状态也不相同。

(1) 绝对不应期和有效不应期:心肌开始除极后在一段时间内无论给予多大的刺激也不能引起反应,称为绝对不应期(历时约200毫秒)。在其后的一段时间(约10毫秒),强刺激可产生局部兴奋,但因除极速度极慢,振幅低小而不能扩布到邻近细胞,两者合起来称为有效不应期。

(2) 相对不应期:在此期间兴奋性由低逐渐恢复至正常(持续约50~100毫秒)相当于动作电位恢复至-60~-80mV期间),较强刺激能引起激动,且除极时间和幅度均较正常为低,传导慢或易发生递减传导,但新产生的不应期也较短,故易发生心律失常。此期相当于心电图的T波降支处。

总不应期为有效不应期与相对不应期之和,历时约250~400毫秒。从绝对不应期到相对不应期前半段时间,细胞的兴奋性已开始恢复,但不一致,各部分心肌的兴奋性和传导速度差异显著,此时如受到一适当强度的刺激,可发生多处的单向阻滞和折返激动而引起颤动,称为易颤期或易损期。心室的易颤期相当于T波顶峰偏前约30毫秒处,无论是内源性期前收缩或外源性电刺激,如落在此期(R on T),往往可能发生室性心动过速或室颤。心房的易颤期相当于R波的降支和S波的时间。

(3) 超常期:在相对不应期之后,相当于以-80mV到复极完毕的一段时间,跨膜电位小于正常,用稍低于阈值的刺激也能激发动作电位的产生,以后就进入正常兴奋状态。心室兴奋的超常期相当于T波与U波的连接处。

3. 传导性　一处心肌激动时能自动地向周围扩布称为心肌的传导性。心脏传导系统中以浦肯野纤维传导速度最快(4000mm/s),房室结最慢(20~200mm/s)。影响传导性的主要因素是动作电位的幅度和0位相的除极速度,以及心肌接受刺激产生兴奋的能力。一般处于不应期的组织不能传导或传导慢。

心肌传导功能异常有以下几种表现形式:完全性传导阻滞、单向阻滞、隐匿性传导、传导延迟以及折返激动等,均与心律失常有关。

心脏传导系统接受副交感神经和交感神经支配。迷走神经兴奋性增高,能抑制窦房结的自律性与传导性,延长窦房结与周围组织的不应期,减慢房室结的传导并延长其不应期。交感神经则发挥与副交感神经相反的作用。

【心律失常的分类】

按心律失常发生原理,分为冲动形成异常和冲动传导异常两大类。

一、冲动形成异常

(一) 窦性心律失常

1. 窦性心动过速;
2. 窦性心动过缓;
3. 窦性心律不齐;
4. 窦性停搏。

(二) 异位节律

1. 被动性异位心律
(1) 逸搏(房性、房室交界性、室性);
(2) 逸搏心律(房性、房室交界性、室性)。
2. 主动性异位心律
(1) 期前收缩(房性、房室交界性、室性);
(2) 阵发性心动过速(房性、房室交界性、室性);
(3) 心房扑动、心房颤动;
(4) 心室扑动、心室颤动;

二、冲动传导异常

包括生理性、病理性和房室间传导途径异常。

(一) 生理性

干扰与房室分离。

(二) 病理性

1. 窦房传导阻滞;
2. 房内传导阻滞;
3. 房室传导阻滞;
4. 室内传导阻滞(左、右束支及左束支分支传导阻滞)。

(三) 房室间传导途径异常

预激综合征。

按照心律失常发生时心率的快慢,可将其分为快速性心律失常(期前收缩、心动过速、扑动和颤动等)和缓慢性心律失常(窦性心动过缓、房室传导阻滞等)两大类。

【常见的心律失常类型】

一、窦性心律失常

(一) 窦性心动过速

正常窦性心律的冲动起源于窦房结,频率为60~100次/分。窦性心律的频率因年龄、性别、体力活动等的不同而有显著差异。窦性心动过速(sinus tachycardia)是指窦房结节律由于兴奋、运动、药物的刺激,使心率加速的现象。

1. 心电图检查 成人窦性心律的频率>100次/分,大多在100~180次/分之间,P波正常(Ⅰ、Ⅱ、AVF导联直立,AVR导联倒置)每个P波后有一个QRS波,PR间隔正常,QRS波正常(图8-1-2)。

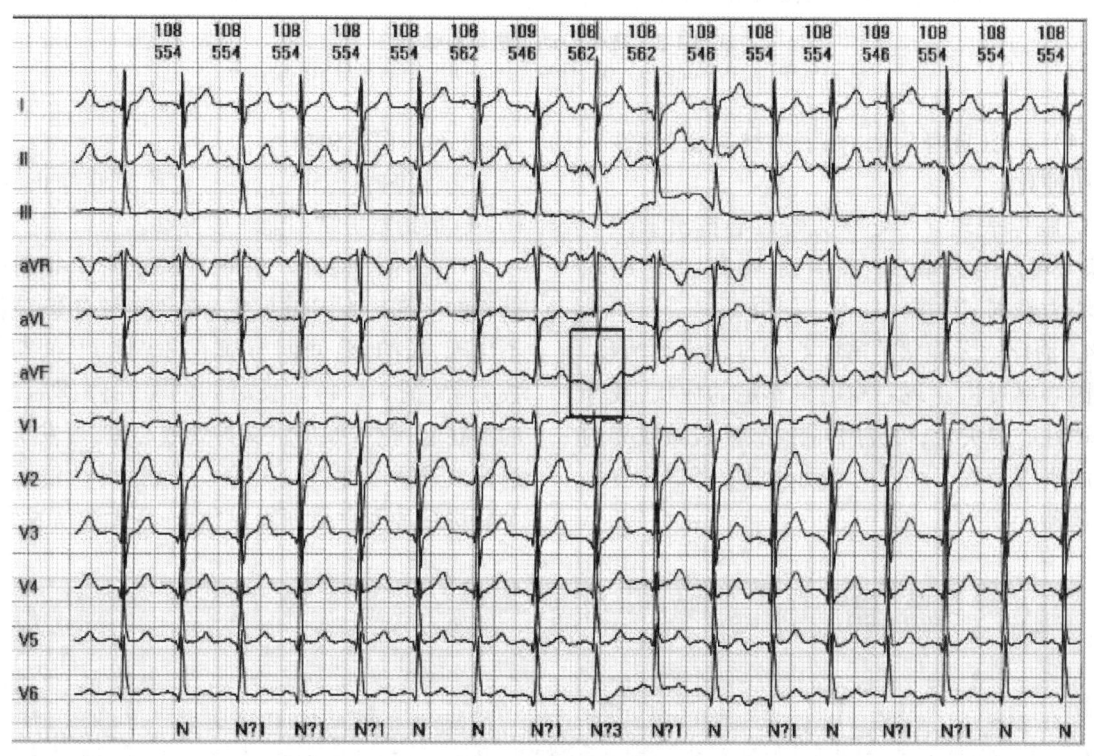

图 8-1-2 窦性心动过速
窦性P波规律出现,P-P间隔<0.6S,频率为110次/分

2. 临床意义 窦性心动过速常见于下列情况。

(1) 健康人在吸烟,饮茶、咖啡、酒,体力活动与情绪激动等均可发生。

(2) 某些病理状态,如发热、甲状腺功能亢进、贫血、休克、心肌缺血、充血性心力衰竭等常引起窦性心动过速。

(3) 药物的作用,如肾上腺素、阿托品、异丙肾上腺素等。

3. 临床表现 可没有症状或主诉心悸。

4. 治疗 窦性心动过速一般不必治疗。治疗应针对原发病,去除诱发因素。必要时使用β受体阻断药如美托洛尔、普萘洛尔可减慢心率。

(二) 窦性心动过缓

窦性心动过缓(Sinus bradycardia)指窦房结发出的冲动较正常速率慢,低于60次/分。

1. 心电图检查 窦性心律,频率40~60次/分同时伴随发生窦性心律不齐(即不同PP间期之间的差异大于0.12秒)。(图8-1-3)

2. 临床意义

(1) 窦性心动过缓常见于健康的青年人、运动员及睡眠状态。

(2) 颅内疾患、严重缺氧、低温、甲状腺功能减退、阻塞性黄疸等情况可发生窦性心动过缓。

(3) 药物作用,如拟副交感药物、胺碘酮、β受体阻断药、普罗帕酮、钙通道阻滞剂及洋地黄等药物应用后,可发生窦性心动过缓。

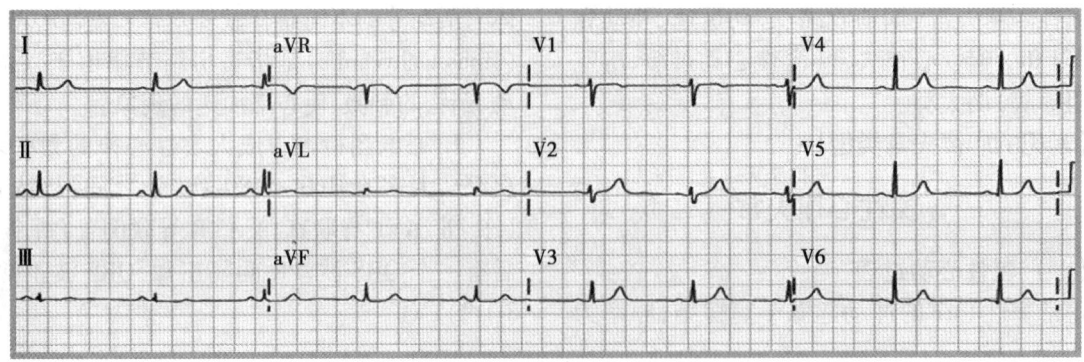

图 8-1-3 窦性心动过缓伴心律不齐
窦性 P 波,P-P 间隔>1.0S,伴有 PP 间期之间的差异>0.12s

(4) 心脏自身病变,如窦房结病变、急性下壁心肌梗死。

3. **临床表现** 当心率太慢致心排出量减少时,病人可发生头晕、眼花、黑蒙、胸痛,严重时晕厥及心力衰竭。

4. **治疗** 无症状的窦性心动过缓无须治疗。如果因心率过慢出现心输出量不足的症状,或伴有快速性心律失常,可应用阿托品、麻黄碱或异丙肾上腺素等药物。顽固的心动过缓应考虑安置心脏起搏器。

(三) 窦性停搏

窦性停搏(Sinus pause)也称窦性静止(sinus arrest)是指窦房结不能产生冲动。

1. **心电图检查** 表现在较正常 P-P 间期显著长的间期内无 P 波发生,或 P 波与 QRS 波群均不出现,长的 PP 间期与基本的窦性 PP 间期无倍数关系(图 8-1-4)。长时间的窦性停搏后,下位的潜在起搏点,如房室交界处或心室,可发出单个逸搏或逸搏心律控制心室。有时,窦性停搏后直至窦房结冲动自行恢复发放,一直无逸搏发生。

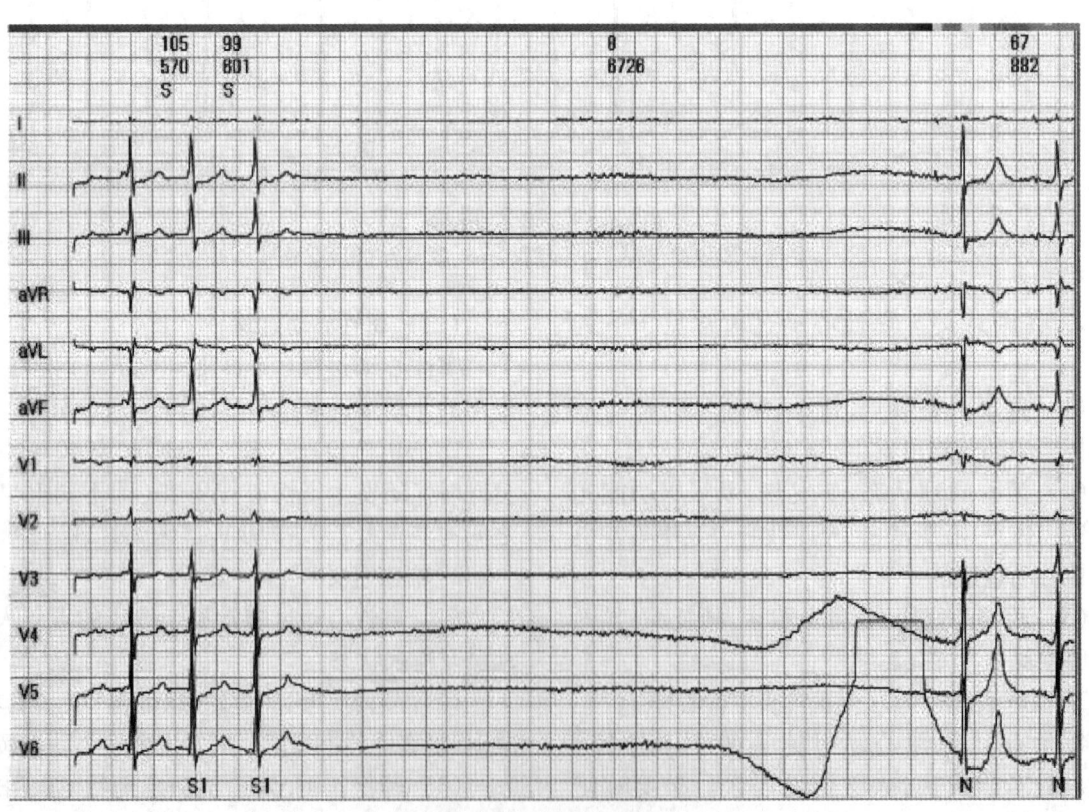

图 8-1-4 窦性停搏
在规律的窦性 P-P 中,突然有一长间隙无 P 波(时间>2.0 秒),长的 P-P 与短的 P-P 不成倍数关系

2. 临床意义

(1) 迷走神经张力增高或颈动脉窦过敏:可发生窦性停搏。

(2) 急性心肌梗死、窦房结变性与纤维化、脑血管意外等病变均可引起窦性停搏。

(3) 药物作用,如洋地黄、奎尼丁、钾盐、乙酰胆碱等药物也可引起窦性停搏。

3. 临床表现　过长时间的窦性停搏可使病人出现晕眩,黑蒙或短暂意识障碍,严重时可发生抽搐。

4. 治疗　窦性停搏有晕厥史的病人,需植入永久性心脏起搏器治疗。

（四）窦房阻滞

窦房阻滞(sinoatrial block)指窦房结冲动传导至心房时发生延缓或阻滞。

1. 心电图检查　窦房阻滞分为三度,其中一度窦房阻滞在心电图上无法显示,三度窦房阻滞与窦性停搏鉴别困难,尤其伴有窦律不齐时。二度窦房阻滞分为两型:①莫氏Ⅰ型(即文氏)阻滞表现为PP间期进行性缩短,直至出现一次短于基本PP间期两倍的长PP间期。②莫氏Ⅱ型阻滞时,长PP间期为基本PP间期的整倍数。窦房阻滞后可出现下位起搏点逸搏或逸搏心律。

2. 临床意义　迷走神经张力增高和颈动脉窦过敏、急性下壁心肌梗死、心肌病、洋地黄或奎尼丁中毒、高血钾等均可发生窦性停搏。

3. 临床表现　病人可出现头晕、晕厥。

4. 治疗　使用阿托品、异丙肾上腺素药物治疗,或安置心脏起搏器。

（五）病态窦房结综合征

病态窦房结综合征(Sick Sinus syndrome)是由窦房结病变导致功能障碍,产生多种心律失常的综合表现。病人常同时伴发自律性异常和房室传导阻滞。

1. 心电图检查　主要表现包括:①持续而显著的窦性心动过缓,心率小于50次/分;②窦性停搏(>2秒)与窦房阻滞;③窦房阻滞与房室传导阻滞并存;④快-慢综合征,即心动过缓与房性快速性心律失常交替发作,后者通常为心房扑动、心房颤动或房性心动过速(图8-1-5)。

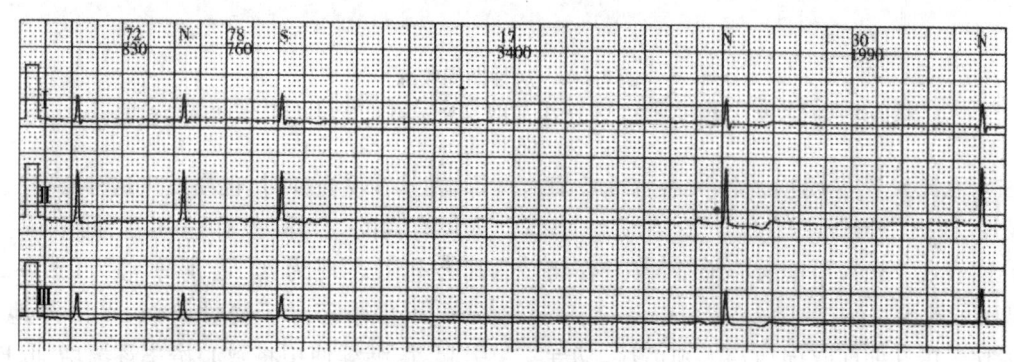

图 8-1-5　病态窦房结综合征

2. 临床意义　下列情况均可发生窦房结功能障碍:

(1) 凡损害窦房结、使窦房结与心房的联系中断的病变,如淀粉样变性、甲状腺功能减退、某些感染等。

(2) 窦房结周围神经或心房肌的病变,窦房结动脉供血减少。

(3) 迷走神经张力增高及某些抗心律失常药物抑制窦房结功能等。

3. 临床表现

(1) 由于心动过缓出现心、脑等器官供血不足的症状,如发作性晕眩、黑蒙、乏力等,严重时可发生晕厥。

(2) 当心动过速发作时,出现心悸、心绞痛等症状。

4. 治疗

(1) 病人无心动过缓的有关症状,不必接受治疗,但要定期随诊观察。

(2) 病人有心动过缓的症状,应安置心脏起搏器。

(3) 快-慢综合征的病人发作心动过速时,应谨慎使用抗心律失常药物,以免加重心动过缓,宜安置心脏起搏器后应用抗快速心律失常药物。

二、房性心律失常

（一）房性期前收缩

房性期前收缩(atril premature beats)简称房早,指冲动起源于窦房结以外心房任何部位的一种主动性异位心律。相当部分的正常成人可有房早,无临床意义,而器质性心脏病病人发生房早,经常是发生快速性房性心律失常的先兆。

1. 心电图检查 P波提前出现,形态与窦性P波不同,PR间期大于0.12秒,QRS波群形态通常正常,多见不完全性代偿间歇(图8-1-6)。房早如发生在舒张早期,而房室结尚处于前次搏动的不应期中,冲动不能传至心室,异位 P′波后无QRS波群出现,称为阻滞的或未下传的房早。房早下传时部分心室内传导组织尚处于相对不应期而显示不同程度的心室内差异性传导可出现宽阔畸形的QRS波群(称室内差异性传导)。

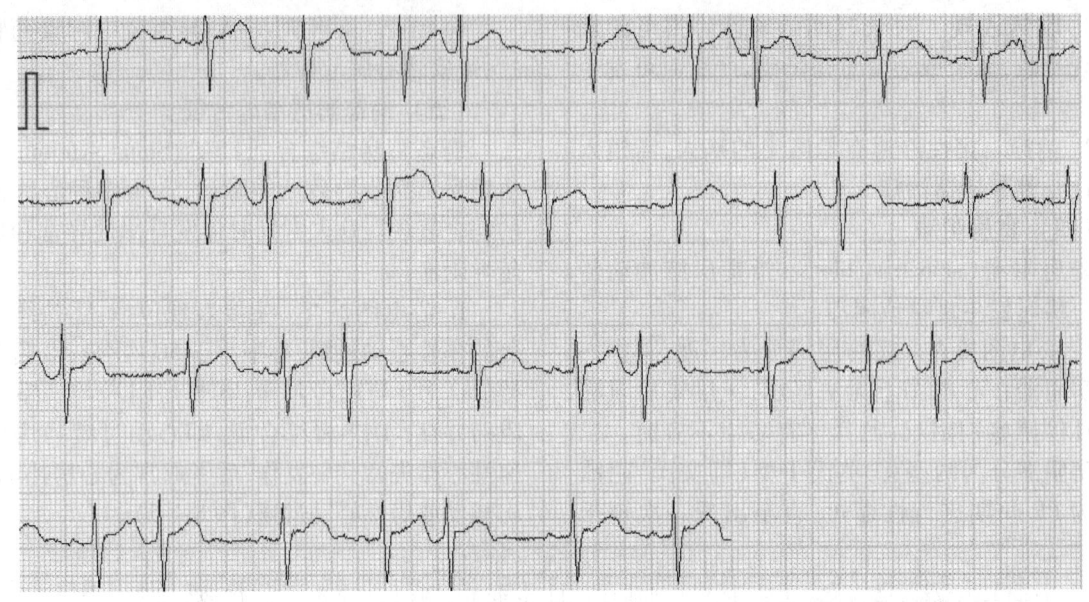

图 8-1-6 房性期间收缩
提前出现的 P 波;P-R 间期>0.12 秒;P 后的 QRS 波群正常;其后代偿间歇不完全

2. 临床意义 二尖瓣损害各种器质性心脏病可因吸烟、饮酒、咖啡而诱发房早。

3. 临床表现 病人可能有心悸,经常发作将导致心排出量减少。

4. 治疗 房性期前收缩通常无须治疗,劝导病人戒烟、戒酒、停喝咖啡即可抑制心房的异位点。当病人症状明显或因房早并发室上性心动过速时,可给予镇静剂、β受体阻断药或洋地黄、维拉帕米、乙胺碘肤酮等抗心律失常药物。

(二) 房性心动过速

房性心动过速(atrial tachycardia)简称房速,是由于心房某一异位节律点突然快速地发出一连串冲动所致。根据发生机制与心电图表现的不同,可分为自律性、折返性与紊乱性房性心动过速三种。自律性与折返性房性心动过速常合并房室传导阻滞。

1. 自律性房性心动过速

(1)心电图检查:大多数阵发性房性心动过速合并房室阻滞,心肌梗死、慢性肺部疾病、大量饮酒以及各种代谢障碍均为致病原因,洋地黄中毒,尤其在低血钾时,也易发生这种心律失常。病人可有胸闷、心悸,发作呈短暂、间歇或持续性。其心电图表现为:①心房率常为150~200次/分;②P波形态异于窦性P波;③因洋地黄过量引起者,继续使用将致心房率逐渐增加,PR间期逐渐延长,出现二度Ⅰ型或Ⅱ型房室阻滞,常见2:1房室阻滞;④刺激迷走神经不能终止发作而加重房室阻滞;⑤发作开始后心率逐渐加快(图8-1-7)。

(2)治疗:房性心动过速合并房室阻滞时,心室率通常较慢,无须紧急处理,但患严重器质性心脏病和洋地黄中毒病人发作房速且心室率达140次/分以上,或有严重充血性心力衰竭或休克征象时,应紧急治疗,处理方法如下。

1)由洋地黄引起者立即停用洋地黄,持续心电监测、急查血钾,若血钾高,选用普萘洛尔、苯妥英钠、普鲁卡因胺与奎尼丁;若血钾不高,采取口服或静脉滴注氯化钾,补钾时注意心电图T波,若T波高尖则为高血钾表现。

2)非洋地黄引起者,采用口服或静脉注射

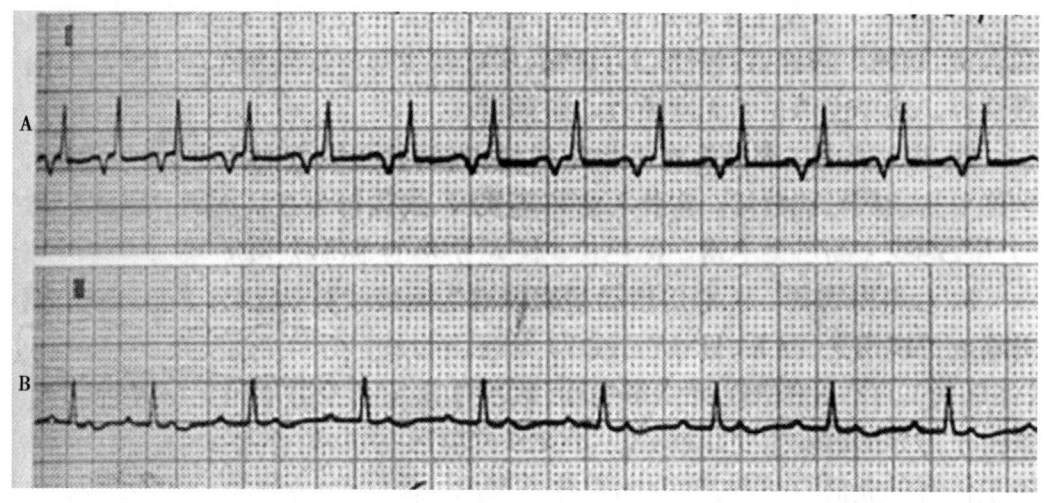

图 8-1-7　自律性房性心动过速
发作前或发作结束后可见窦性 P 波；提早出现的 P 波连续 3 次以上；P-P 不等，部分未下传

洋地黄转复律，若无效，可应用奎尼丁、丙吡胺、普鲁卡因胺、普罗帕酮或胺碘酮。

2. 折返性房性心动过速　本型心电图显示 P 波形态与窦性 P 波不同，PR 间期延长。常发生在器质性心脏病病人，临床上较为少见，处理与阵发性室上性心动过速基本相同。

3. 紊乱性房性心动过速　又称为多源性房性心动过速，常发生于患慢性阻塞性肺部病变与充血性心力衰竭的老年人及洋地黄中毒与低血钾病人。

（1）心电图表现：有 3 种或 3 种以上形态各异的 P 波，PR 间期各不相同；心房率 100~130 次/分；心室率不规则，最终可发展为心房颤动（图 8-1-8）。

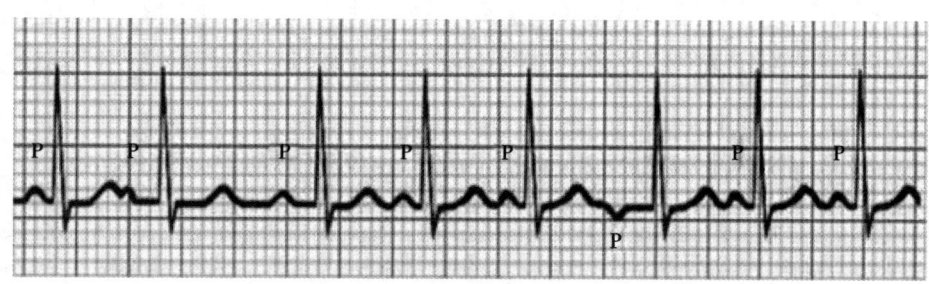

图 8-1-8　紊乱性房性心动过速
同一导联有多种形态各异的 P 波，PP 间期、PR 间期均不一致

（2）治疗：针对原发病治疗，肺部疾病者给予氧气吸入，控制感染，停用氨茶碱、去甲肾上腺素、异丙肾上腺素、麻黄碱等药物，洋地黄中毒者给予钾盐。临床上常补充钾、镁制剂或使用维拉帕米、胺碘酮抑制心动过速发作。

（三）心房扑动

心房扑动（atrial flutter）简称房扑。

1. 心电图检查　①心房率通常为 250~350 次/分，心房活动呈现规律的锯齿状波形，称为 F 波或扑动波。②心室率规则或不规则，当房室传导比率恒定为 2∶1 时，若心房率 300 次/分，心室率通常 150 次/分。③QRS 波群形态正常，当出现室内差异传导或原有束支传导阻滞时，QRS 波群增宽、形态异常（图 8-1-9）。

2. 病因

（1）阵发性房扑，无器质性心脏病者可能发生。

（2）持续性房扑常伴有心脏病，病因包括：①风湿性心脏病、冠心病、高血压性心脏、心肌病等。②导致心房扩大的病变，如肺栓塞、慢性充血性心力衰竭、非风湿性二尖瓣狭窄与反流等。

（3）其他病因，如甲状腺功能亢进、乙醇中毒、心包炎等。

3. 临床表现　房扑的心室率不快时，病人无

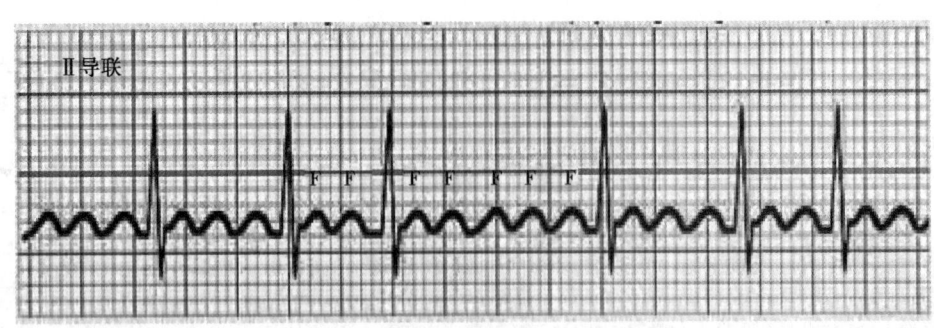

图 8-1-9 心房扑动

P 波消失,代之以大小间隔相等的 F 波,频率为 250～350 次/分;房室传导比例为 2:1～4:1,心室律不整齐

感觉。若房扑伴有极快的心室率时,病人出现心绞痛、充血性心力衰竭的表现。

4. 治疗　终止房扑最有效的方法是直流电复律,用小于 50J 的低电能即能迅速转复房扑为窦性心律。维拉帕米或地尔硫䓬、洋地黄制剂等均可有效地减慢房扑的心室率并转复为窦性心律。

(四) 心房颤动

心房颤动(atrial fibrillation)简称房颤,是由心房多个异位节律点各以不同的速率发放冲动所引起。心房颤动是仅次于期前收缩的常见心律失常,远比心房扑动多见。

1. 心电图检查　P 波消失,呈现小而不规则的颤动波,称之为 f 波,频率约 350～600 次/分,心室节律绝对不整齐,QRS 波群形态一般正常,但当心室率过快,伴有室内差异传导时,QRS 波群增宽变形(图 8-1-10)。

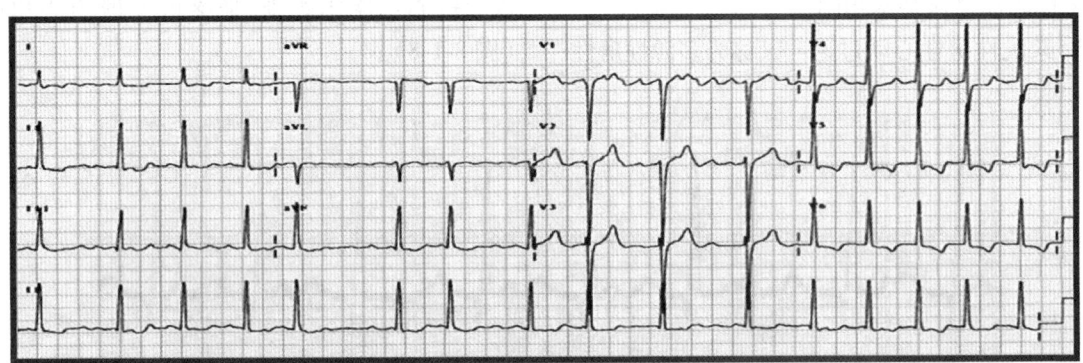

图 8-1-10 心房颤动

(P 波消失,代之以大小不一,形态不同,间隔不等的 f 波,频率为 350～600 次/分;R—R 间期绝对不等)

2. 病因

(1) 阵发性房颤可见于:情绪激动、手术后、运动或急性乙醇中毒者。

(2) 非心脏疾病病人,如甲状腺功能亢进、肺动脉栓塞等,若病人发生急性缺氧、高碳酸血症、代谢或血流动力学紊乱时亦可出现房颤。

(3) 持续性房颤发生于原有心血管疾病病人,如风湿性心脏病、冠心病、高血压性心脏病、心肌病、缩窄性心包炎等。

3. 临床表现　房颤时,若心室率慢,病人可无不适感觉;若心室率超过 150 次/分,病人可发生心绞痛与充血性心力衰竭,脉搏短绌。房颤容易形成血栓而有发生体循环栓塞的危险。

4. 治疗

(1) 急性心房颤动:对于新发病例,心室率很快,若心血管功能尚好,应用洋地黄、β 受体阻断药或维拉帕米减慢心室率;若已出现心力衰竭症状与体征时,应首选电击复律。与此同时,应努力寻找原发疾病和诱发因素,给予相应的处理。

(2) 慢性心房颤动:对于心室率较慢的病人,通常无病态窦房结综合征所引起的房颤,复律治疗后反会导致严重的室上性与室性快速性心律失常或心搏停顿的危险。对于心室率快的房颤,可洋地黄或与普萘洛尔、维拉帕米合用控制心室率。

预防房颤的复发,可选用奎尼丁、普罗帕酮或胺碘酮等药物。

发作频繁、心室率很快、药物治疗无效的病人,可施行房室结阻断消融术并同时安置心脏起搏器。

预防栓塞并发症:慢性房颤病人,若既往有栓塞病史、瓣膜病、高血压、糖尿病、左心房扩大、冠心病等或是老年病人,则具有较高的栓塞发生率,均应接受长期抗凝治疗。口服华法林,使凝血酶原时间国际标准化比值(INR)维持在2.0~3.0之间。不适宜使用华法林的病人,可改用阿司匹林。

三、房室交界性心律失常

房室交界性心律失常包括有:房室交界性期前收缩、房室交界性逸搏与心律、非阵发性房室交界性心动过速、阵发性室上性心动过速,预激综合征等。其中房室交界性期前收缩通常无须治疗,房室交界性逸搏或心律一般也无须治疗,非阵发性房室交界性心动过速常见于洋地黄中毒,停药后通常能自行消失,这几种心律失常,在此不作介绍。

(一)阵发性室上性心动过速

阵发性室上性心动过速简称室上速,包含着窦房结、房室结、心房与房室共同参与形成大折返回路的房室折返性心动过速这样一大类的心动过速,其中,以房室结内折返性心动过速与隐匿性房室旁路通道的房室折返性心动过速占全部室上速病例的90%以上,这当中又以前种最常见。以下将主要讨论房室结折返性心动过速。

1. 心电图检查 心率150~250次/分,节律整齐;QRS波群形态与时限正常,若有室内差异性传导或原有束支传导阻滞时,QRS波群可宽大;P波为逆行P波,常掩藏于QRS波群内或位于其终末部分,P波与QRS波群关系恒定;起始突然,通常由一个房性期前收缩触发,其下传的PR间期显著延长,随之引起心动过速发作(图8-1-11)。

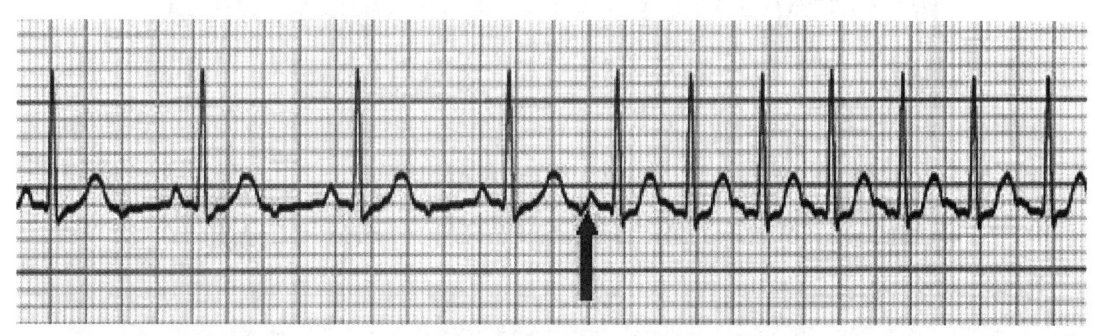

图8-1-11 阵发性室上性心动过速
连续快速规则的QRS波群,其形态和时限均正常,频率150~250次/分,P波为逆行

2. 病因 病人通常无器质性心脏病表现,不同年龄与性别均可发生。

3. 临床表现 室上速呈现发作突然、终止亦突然,持续时间不定。有心悸、焦虑不安、晕眩、晕厥、心绞痛,甚至发生心力衰竭与休克症状,体检心律绝对规则。

4. 治疗 包括急性发作期的处理和预防复发。急性发作期可行:①刺激迷走神经,如颈动脉窦按摩、Valsalva动作、刺激舌根诱导恶心等。②使用间羟胺或其他升压药,通过升高血压,压力感受器兴奋,反射性地兴奋迷走神经,终止心动过速。但老年病人、甲状腺功能亢进、高血压或器质性心脏病病人不宜采用。③静脉注射洋地黄或抗心律失常药,如去乙酰毛花苷丙、维拉帕米、普罗帕酮、美托洛尔、胺碘酮等,选择其中一种在心电监测下缓慢静推。④当病人出现严重的心绞痛、心肌缺血、低血压与充血性心力衰竭时,应立即电复律治疗。

预防复发的首选药为洋地黄、长效钙通道阻滞剂(维拉帕米缓释片)或β受体阻断剂(美托洛尔缓释片),单独或联合应用。

目前临床上已广泛开展射频消融治疗,能安全、迅速、有效地根治阵发性室上性心动过速。

(二)预激综合征

预激综合征是指心房冲动提前激动心室的一

部分或全体。发生预激的解剖学基础是在房室特殊传导组织以外,还存在一些由普通工作心肌组成的肌束。连接心房与心室之间者,称为房室旁路或 Kent 束。当病人出现预激的心电图表现,有心动过速发作时,可称之为 Wolff-parkinson-white 综合征(WPW 综合征)。

1. 心电图检查 典型的预激表现为:①窦性心搏的 PR 间期短于 0.12 秒;②QRS 波群的起始部分粗钝(称 delta 波),终末部分正常;某些导联的 QRS 波群超过 0.12 秒;③ST-T 波呈继发性改变,与 QRS 波群主波方向相反。临床上把预激综合征分为 A、B 两型,A 型预激发生在左室或右室后底部,QRS 波群在胸导联向上(图 8-1-12A);B 型预激发生在右室前侧壁,QRS 波群在 V_1 导联向下,在 V_5、V_6 导联向上(图 8-1-12B)。

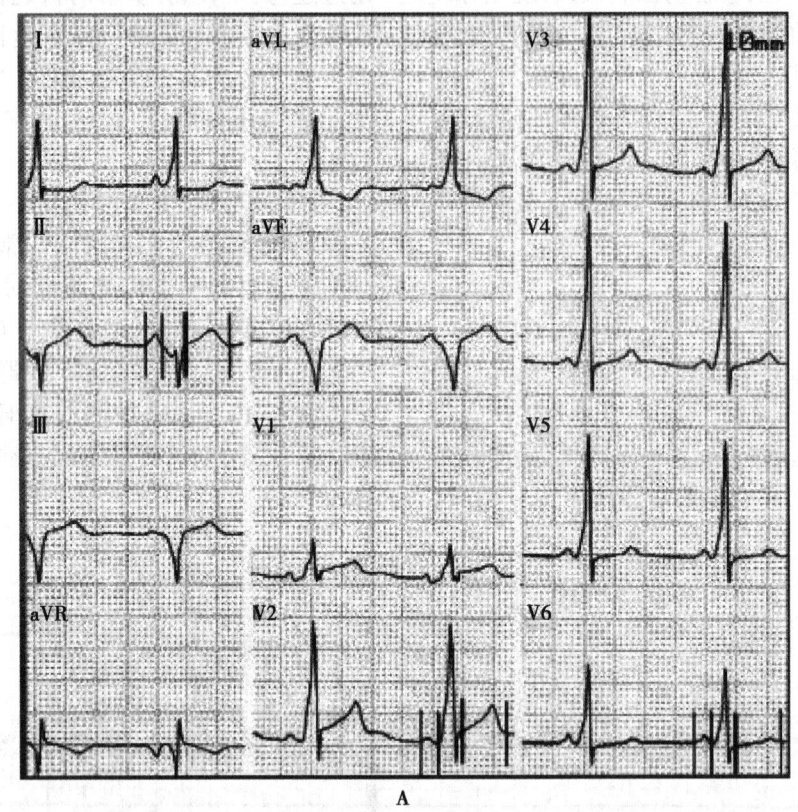

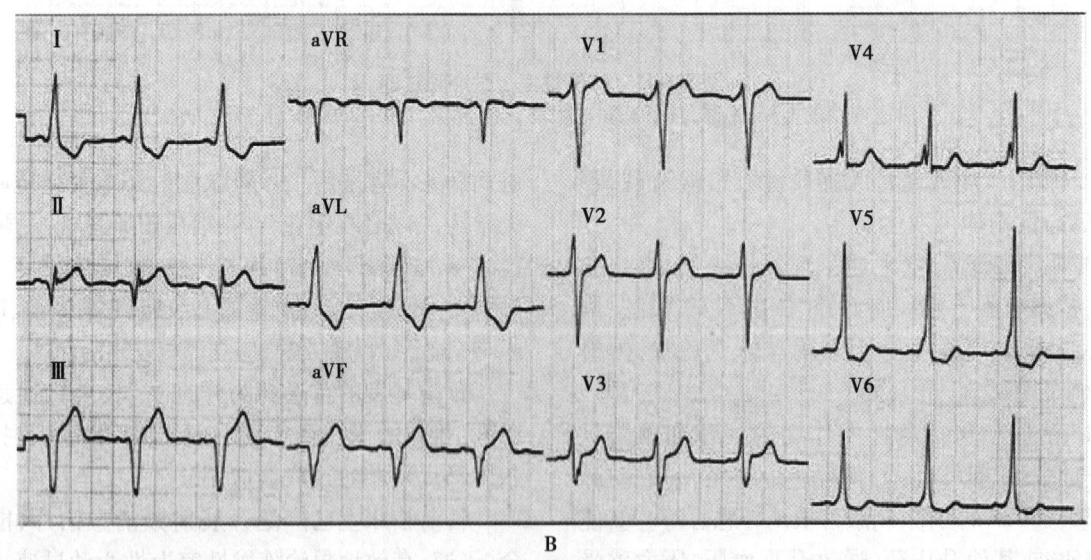

图 8-1-12
A 型预激综合征;B 型预激综合征

2. 病因 预激综合征可发生于任何年龄,以男性居多,常常无其他心脏异常征象,先天性三尖瓣下移畸形,二尖瓣脱垂与心肌病等心脏病可并发预激综合征。

3. 临床表现 预激本身并不引起症状,具有预激心电图表现者,约1.8%发生心动过速,频率过于快速的心动过速,特别是房颤持续发作,可导致充血性心力衰竭、低血压甚至死亡。

4. 治疗

(1) 没有心动过速发作史、或偶有发作但症状轻微者,无须治疗。

(2) 心动过速发作频繁伴有明显症状者,可采用药物、射频消融术治疗。

1) 预激综合征病人正向房室折返性心动过速发作时,处理与房室结折返性心动过速基本一样。如刺激迷走神经无效,或静脉注射维拉帕米,仍不能终止发作时改用普萘洛尔或美托洛尔。

2) 预激综合征病人合并房颤与房扑时,如发生晕厥或低血压,应立即施行电复律。如病情尚稳定且无电复律条件时,亦可在血压、心电监视下静脉缓慢注射普罗帕酮、胺碘酮,应当禁止静注利多卡因和维拉帕米,以免加速预激综合征并房颤病人的心室率或使心室率已很快的房颤病人诱发心室颤动。

3) 预激综合征的下列情况宜射频消融治疗:①心动过速发作频繁,药物不能充分控制;②心房颤动或扑动经旁路通道快速传导,心室率极快;③药物治疗不能显著减慢心动过速时的心室率;④心电生理检查显示房颤发作时,旁路通道的前向传导不应期短于250毫秒,药物治疗常常无效,应施行射频消融治疗。

射频消融不需全身麻醉,可根据临床要求控制消融能量水平,勿需与R波同步放电、致心律失常很低等优点,目前已在国内外迅速推广,应用于预激综合征合并心动过速与室性心动过等治疗并已取得极大的成功。

4) 当尚无条件行消融治疗者,为了有效地预防心动过速的复发,可选用β受体阻滞剂与维拉帕米。胺碘酮或普罗帕酮也可获得较好效果。

四、室性心律失常

(一) 室性期前收缩

室性期前收缩(premature ventricular beats)又称为室性早搏,简称室早,来自左室或右室的异位冲动在预期的下一个由窦房结发出的冲动之前形成,引起心脏不正常的跳动,是最常见的心律失常。

1. 心电图检查

(1) 没有P波,QRS波群提前发生,时限常超过0.12秒,宽大畸形,ST段与T波的方向与QRS波群主波方向相反。

(2) 室早与其前面的窦性搏动的间期恒定。

(3) 室早后代偿间歇完全。

(4) 室早可孤立(图8-1-13A)或规律出现。每个窦性搏动后跟随一个室早,称为二联律(图8-1-13B);每两个正常搏动后出现一个室早,称三联律;如此类推。连续发生两个室早称成对室早(图8-1-13C);连续三个或三个以上室早称室性心动过速。同一导联内,室早形态不同者称多形或多源性室早(图8-1-13D)。

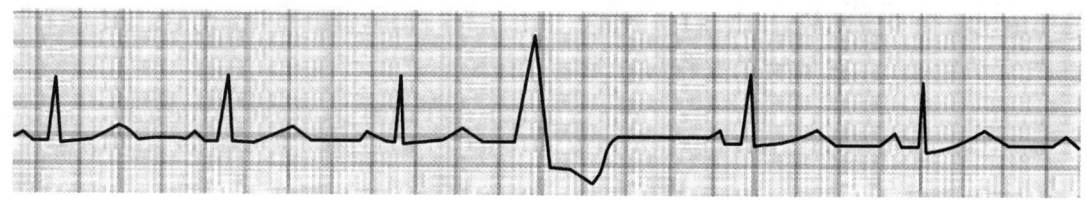

图8-1-13A 偶发室早

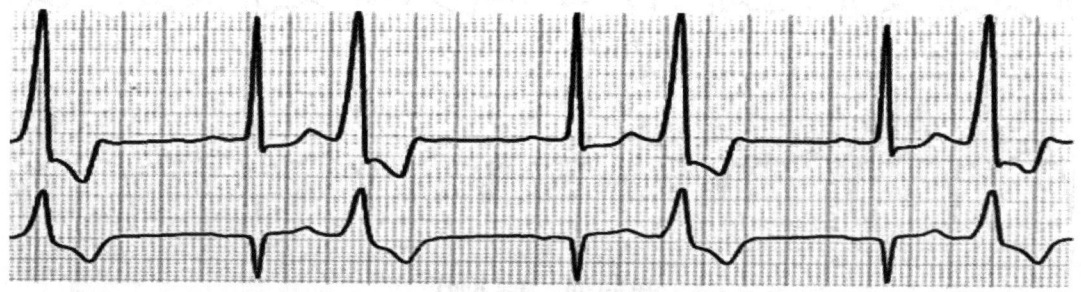

图8-1-13B 室早二联律

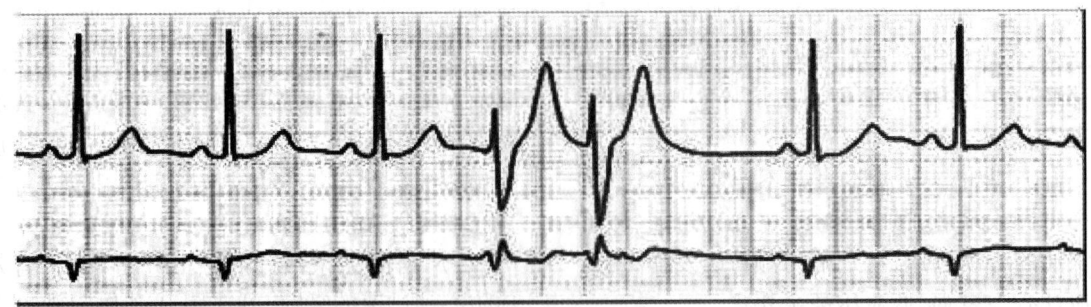

图 8-1-13C　成对室早

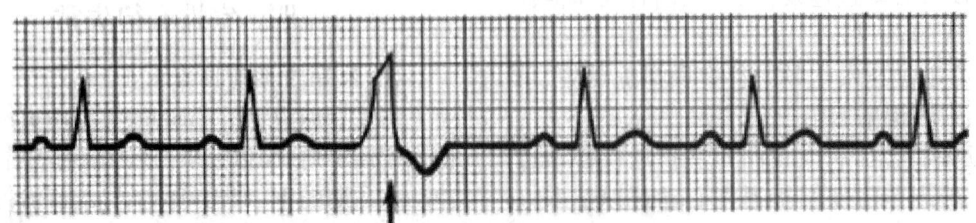

图 8-1-13D　多源性室性期前收缩

2. 病因

（1）正常人可发生室早并随年龄的增长而增加。

（2）精神紧张、过量吸烟、饮酒、咖啡。

（3）心肌受到机械、电、化学性刺激,如心肌炎、缺血、缺氧、麻醉、手术和左室假腱索等。

（4）某些药物中毒,如洋地黄、奎尼丁、三环抗抑郁药。

（5）电解质紊乱,如低血钾。

（6）各种心脏病,如冠心病、心肌病、风湿性心脏病、二尖瓣脱垂等病人。

3. 临床表现　病人可感到心悸不适。当室早发作频繁或呈二联律或发作持续时间过长,可引起心输出量减少致心绞痛、低血压。若病人已有左室功能减退,室早频繁发作可引起晕厥。

4. 治疗　对于没有器质性心脏病者,若无明显症状,不必药物治疗；若病人症状明显,应指导病人避免吸烟、咖啡、应激等诱发因素,适当使用抗心律失常药物,宜选用β受体阻断药、美西律、普罗帕酮、莫雷西嗪等。

对于有缺血性心脏病的病人,特别是出现下列情况时,必须进行治疗:频发性室早[超过5次/分；多源（形）性室早；成对或连续出现的室早；室早落在前一个心搏的T波上（RonT）（图8-1-14）]。首选药物为利多卡因静脉注射并持续滴注,无效时改用胺碘酮。在急性心肌梗死发病前24小时内若发生窦性心动过速与室性期前收缩,主张早期应用β受体阻断药可能减少心室颤动的危险。

由于洋地黄中毒引起的室早,使用苯妥英钠有效。

由酸中毒、电解质紊乱引起的室早,补充碳酸氢钠、钾制剂以纠正酸中毒及低血钾状况。

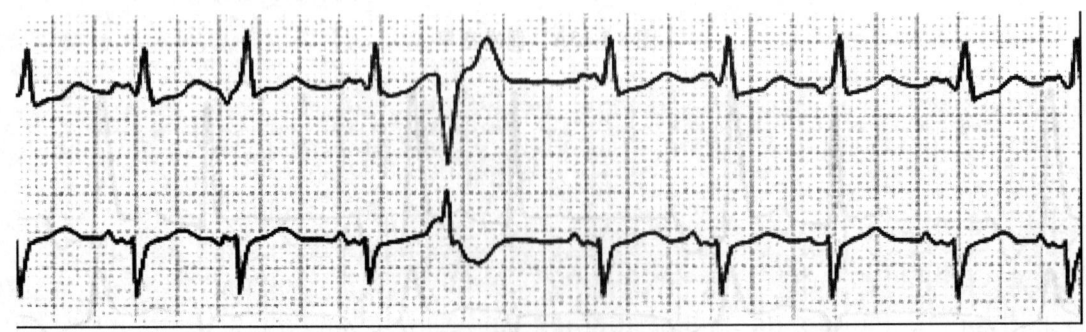

图 8-1-14　室早 RonT

室早落在前一个心搏的T波上

（二）室性心动过速

室性心动过速（ventricular tachycardia）简称室速，指连续出现3个或3个以上的室性早搏，期间没有正常的搏动。室速可发展成为心室颤动，是一种十分危险的心律失常。

1. 心电图检查

（1）3个或以上的室早连续出现。

（2）QRS波群宽大畸形，时限超过0.12秒，T波与QRS波群主波方向相反。

（3）心室率一般为100~250次/分。

（4）心律一般规则。

（5）房室分离，即心房活动与QRS波群无固定关系。

（6）心室夺获与室性融合波，室速发作时少数室上性冲动可下传心室，产生心室夺获，表现为P波之后，提前发生一次正常的QRS波群。室性融合波的QRS波群形态介于窦性与异位心室搏动之间，其意义为部分夺获心室（图8-1-15）。

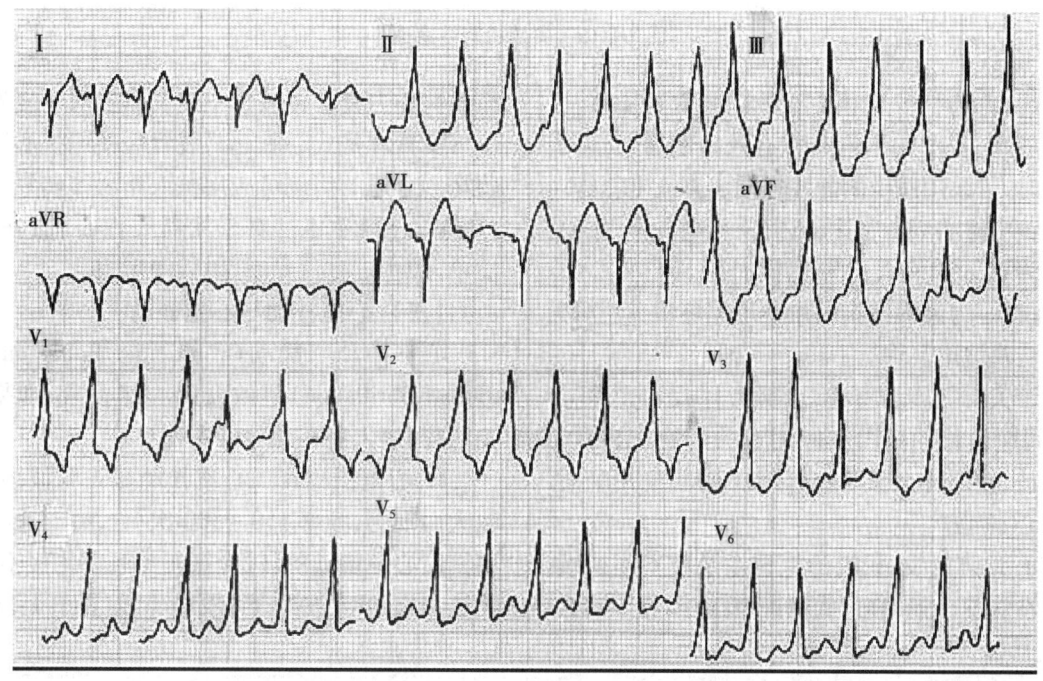

图8-1-15 室性心动过速

尖端扭转型室速是多形性室性心动过速的一个特殊类型，发作时QRS波的尖端围绕基线扭转，典型者多伴有QT间期超过0.5秒。其发生机制与折返有关，因心肌细胞传导缓慢、心室复极不一致引起。常反复发作，易致昏厥，可发展为室颤致死。常见病因为各种原因所致的QT间期延长综合征、严重的心肌缺血或其他心肌病变、使用延长心肌复极药物（如奎尼丁、普鲁卡因胺、胺碘酮等）以及电解质紊乱（如低钾、低镁）。其心电图特点是：基础心律时QT间期延长、T波宽大、U波明显。室速常由长间歇后舒张早期室早（RonT）诱发。室速发作时心室率多在200~250次/分，宽大畸形、振幅不一的QRS波群围绕基线不断扭转其主波的正负方向，每约连续出现3~10个同类的波之后就会发生扭转，反向对侧（图8-1-16）。

2. 病因

（1）各种器质性心脏病均可发生室速，其中以冠心病，特别是曾患心肌梗死病人最常见。

（2）缺氧、低血钾、洋地黄中毒，QT间期延长综合征等也可引起室速。

（3）偶尔室速可发生在无器质性心脏病者。

3. 临床表现

（1）非持续性室速，即发作持续时间短于30秒，能自行终止的室速，病人通常无症状。

（2）持续性室速，即发作持续时间超过30秒，需药物或电复律始能终止，病人有低血压、少尿、晕厥、气促、心绞痛等症状。

4. 治疗 总的原则是：非持续性室速若无器质性心脏病、无症状及晕厥发作，无须治疗，若有器质性心脏病应考虑治疗；持续性室速发作，无论有无器质性心脏病，均应当治疗。

（1）终止室速发作：病人如无显著的血流动

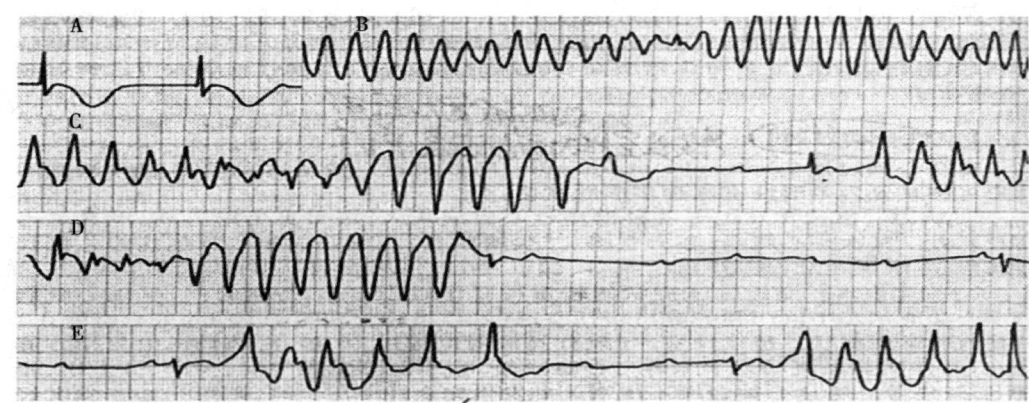

图 8-1-16 尖端扭转性室速

力学障碍,首选利多卡因或普鲁卡因胺,静脉推注后持续静滴,普罗帕酮也非常有效。使用上述药物无效时,可改用胺碘酮静注或同步直流电复律。但洋地黄中毒引起的室速,不宜使用电复律,宜给予药物治疗。若病人已发生低血压、休克、心绞痛、充血性心力衰竭或脑供血不足等症状,应立即实施同步直流电复律。

对于尖端扭转型室速,应努力寻找和去除导致 QT 间期延长的病因和停用有关药物,治疗可试用镁盐、异丙肾上腺素或阿托品,亦可使用临时心房或心室起搏。

(2)预防复发:积极治疗诱发及使室速持续的可逆性病变。如缺血、低血钾、低血压等。治疗充血性心力衰竭可减少室速发作。对于复发性室速可安置埋藏式心脏起搏装置后使用抗心律失常药物。合适的病例可应用植入型心律转复除颤器(ICD)、外科手术。对于无器质性心脏病的特发性单元性室速可行导管射频消融根除。

(三)心室扑动与心室颤动

心室扑动与颤动(ventricular flutter and ventricular fibrillation)是致命的心律失常,如果不立刻治疗,病人将在几分钟内死亡。

1. 心电图检查 心室扑动呈正弦波图形,波幅大而规则,频率 150~300 次/分,有时难与室速鉴别。心室颤动的波形、振幅与频率均极不规则,无法识别 QRS 波群、ST 段与 T 波(图 8-1-17)。

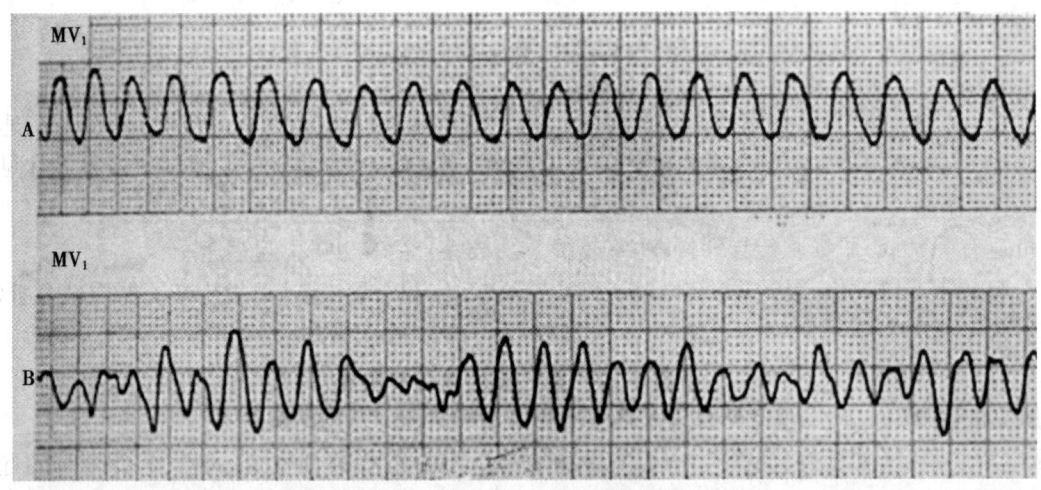

图 8-1-17 心室扑动与颤动

2. 病因 心室扑动与颤动常见于缺血性心肌病。引起 QT 间期延长与尖端扭转的抗心律失常药物及严重缺氧、触电、溺水、预激综合征合并快速心室率的房颤等,也可引起室扑与室颤。

3. 临床表现 病人意识丧失、抽搐、血压测不到,脉搏消失,心音听不到,呼吸停止甚至死亡。

4. 治疗 中止室颤最有效的方法是电除颤,应立即用 200~300J 能量进行非同步直流电除颤,如无效,改用 360J 能量。如果复律不成功,可重复采用电除颤并给予胸外心脏按压、人工呼吸,建立静脉通道、气管插管、纠正酸中毒等进行心肺复苏。

五、心脏传导阻滞

冲动在心脏传导系统的任何部位传导时都可发生被阻断的情形。如发生在窦房结与心房之间，称窦房阻滞。在心房与心室之间，称房室传导阻滞。位于心房内，称房内阻滞。位于心室内，称室内阻滞。

按照传导阻滞的严重程度，通常分为三度。一度传导阻滞时，传导时间延长，所有冲动仍能传导。二度传导阻滞分为两型：莫氏Ⅰ型（又称文氏阻滞）和Ⅱ型。Ⅰ型阻滞表现为传导时间进行性延长，直至一次冲动不能传导，Ⅱ型阻滞表现为间歇出现的传导阻滞，所有传导冲动的传导时间恒定不变，三度又称完全性传导阻滞，全部冲动都不能被传导。

（一）房室传导阻滞

房室传导阻滞（atrioventricular block）简称为AVB，是指冲动由窦房结发出后，经心房传导到心室的过程中被房室结、希氏束及束支等不同部位阻滞，使冲动由心房传导至心室的速度减慢或完全停止。

1. 心电图表现

（1）一度房室传导阻滞：P波正常，每个P波后均有正常的QRS波群，PR间期超过0.20秒（图8-1-18）。

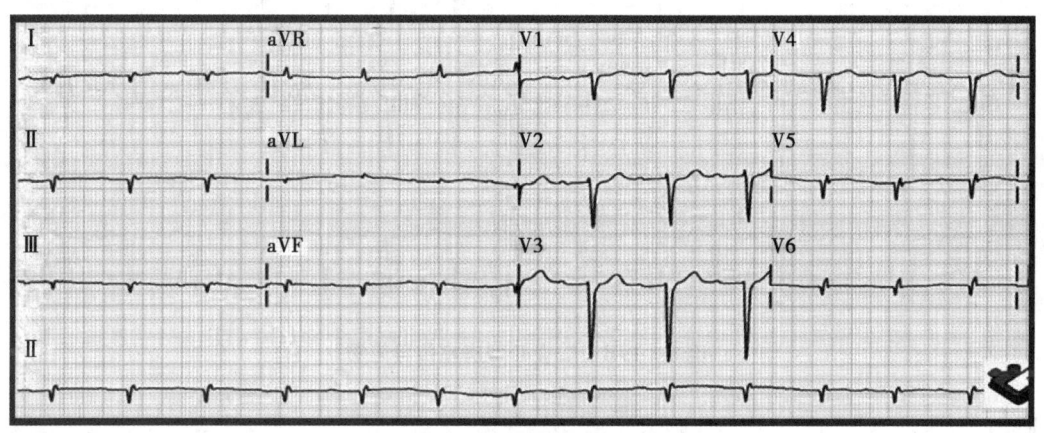

图8-1-18　一度房室传导阻滞
P-R间期超过正常最高值，一般大于0.20秒

（2）二度房室传导阻滞：通常分为Ⅰ型和Ⅱ型。Ⅰ型又称文氏阻滞。

1）二度Ⅰ型房室传导阻滞：PR间期逐渐延长直至一个P波不能下传心室而脱落QRS波群，而后周而复始地进行。相邻RR间期进行性缩短，包含受阻P波在内的RR间期小于正常窦性PP间期的两倍，房室传导比率常常为3∶2或5∶4，阻滞多发生在房室结，很少发展为三度房室传导阻滞（图8-1-19A）。

2）二度Ⅱ型房室传导阻滞：心房冲动传导

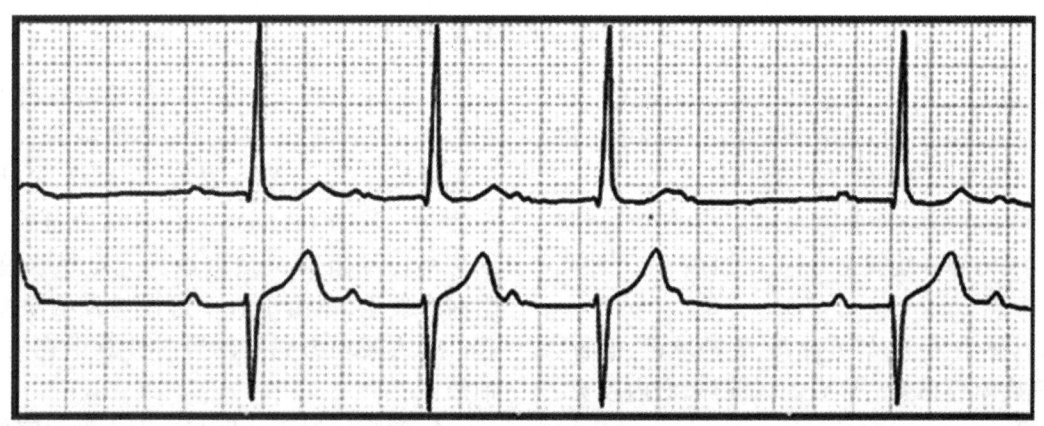

图8-1-19A　二度Ⅰ型房室传导阻滞

突然阻滞,PR间期恒定不变,QRS波群突然脱落,下传的PR间期大多正常(图8-1-19B)。当QRS波群增宽,形态异常时,阻滞位于希氏束-浦肯野系统;若QRS波群正常,阻滞可能位于房室结内,容易转为三度房室阻滞。

(3) 三度(完全性)房室传导阻滞:从心房来的冲动完全不能传导至心室,P波与QRS波群各自独立无关;心房率快于心室率;若心室起搏点位于希氏束及其近邻,心室率约40~60次/分,QRS波群正常,心律较稳定。若位于室内传导系统的远端,心室率可低于40次/分以下,QRS波群增宽,心室律亦常不稳定。(图8-1-20)

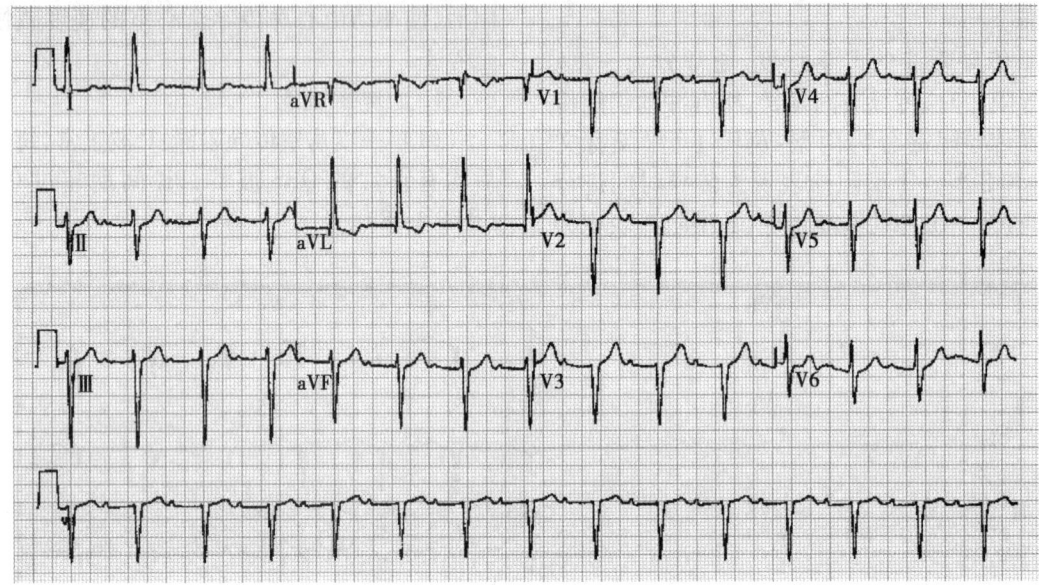

图8-1-19B 二度Ⅱ型房室传导阻滞

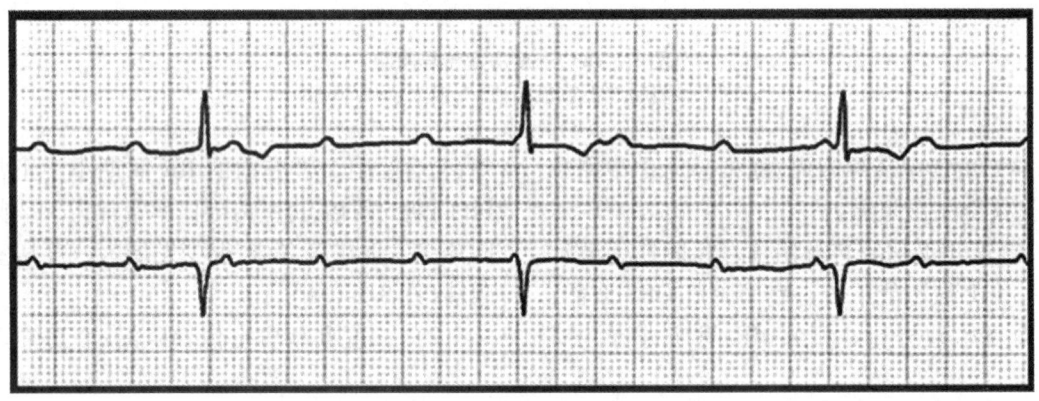

图8-1-20 三度房室传导阻滞

2. 病因 正常人或运动员可发生莫氏Ⅰ型房室阻滞,与迷走神经张力增高有关,常发生于夜间。下列病变可引起房室传导阻滞:

(1) 心血管方面的原因,如心肌梗死、冠状动脉痉挛、传导系统硬化变性、心肌病、先天性心脏病等。

(2) 感染因素,如链球菌、葡萄球菌、病毒、原虫、螺旋体等感染后所致的风湿热、心内膜炎、心肌炎等。

(3) 药物中毒,如洋地黄制剂中毒。

3. 临床表现 一度房室传导阻滞病人通常无症状。二度可引起心悸与心搏脱漏。三度可出现疲倦、乏力、晕眩、晕厥、心绞痛、心力衰竭等症状。阿-斯(Adams-Stokes)综合征在一、二度房室传导阻滞突然进展为完全性房室传导阻滞时发生,系由于心率过慢导致脑缺血所引起。病人表现为突发的暂时性意识丧失,甚至抽搐。

4. 治疗 对于一度与二度Ⅰ型房室传导阻滞心室率不过慢者,无须治疗;二度Ⅱ型与三度房室传导阻滞,心室率过慢,应适当治疗,药物有阿托品、异丙肾上腺素,尽早给予临时性或永久性心脏起搏治疗更妥当。

(二) 室内传导阻滞

室内传导阻滞(intraventricular block)是指左或右束支发生冲动传导受阻现象。正常情况下,左、右两心室同时产生去极化,如果某一束支发生传导阻滞,该侧心室的去极化过程就比较迟,会产生两个合并的QRS复合波。

1. 心电图检查

(1) 右束支传导阻滞(right bundle branch blok,RBBB):QRS时限达0.12秒或以上,V_1导联呈RSR′,R′粗钝。V_5、V_6导联呈RS,S波宽阔,T波与QRS主波方向相反(图8-1-21)。

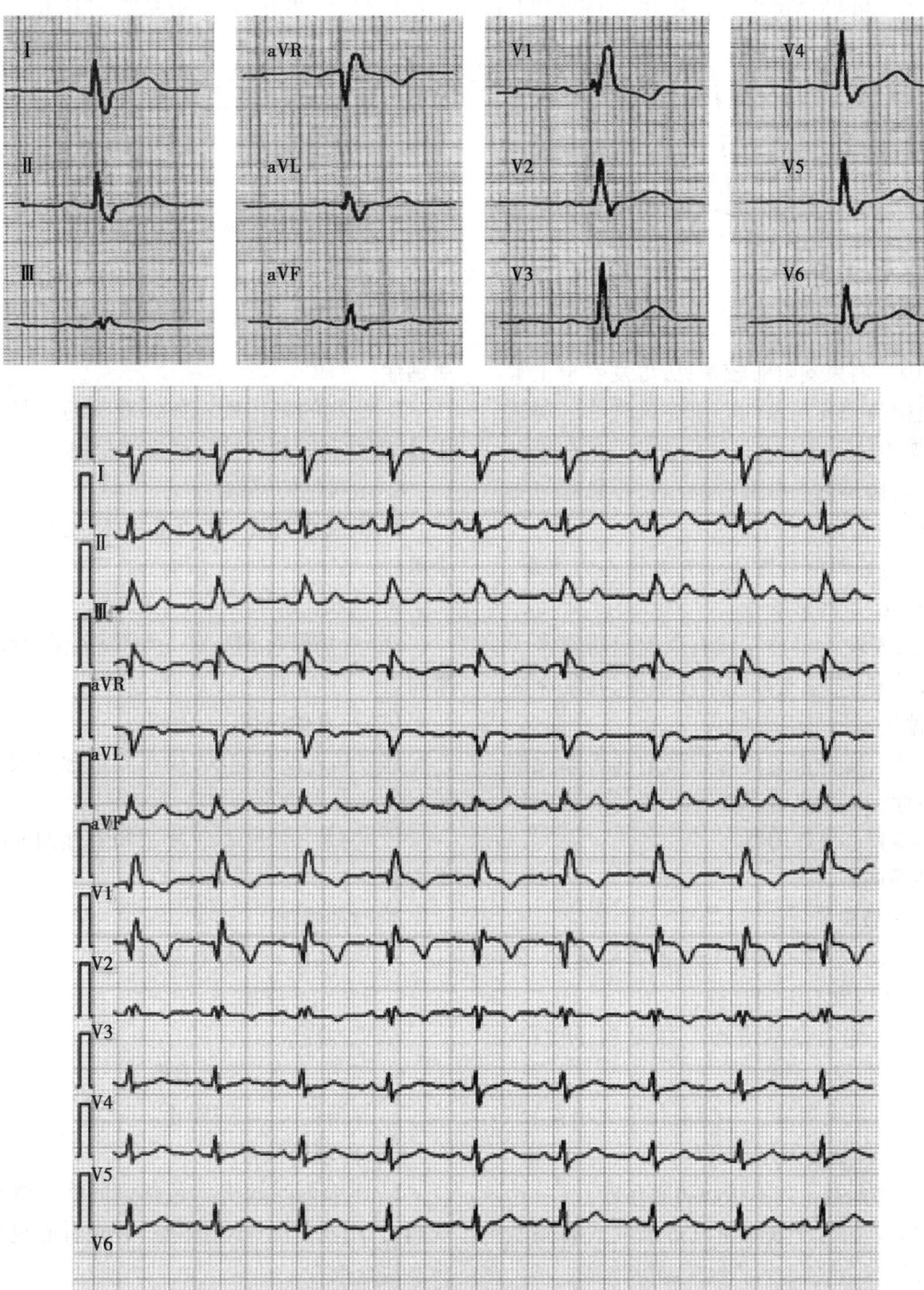

图 8-1-21 右束支传导阻滞
QRS时限达0.12s或以上,V_1导联呈RSR′,R′粗钝

（2）左束支传导阻滞（Left Bundle Branch Block，LBBB）：QRS 时限达 0.12 秒或以上，V_5、V_6 导联 R 波宽大，顶部有切迹或粗钝，其前方无 q 波。V_1、V_2 导联呈宽阔的 QS 波或 rS 波型。V_{5-6} T 波与 QRS 主波方向相反（图 8-1-22）。

不完全性左或右束支传导阻滞的图形除 QRS 时间小于 0.12 秒外，余与上述相应的束支阻滞相似。

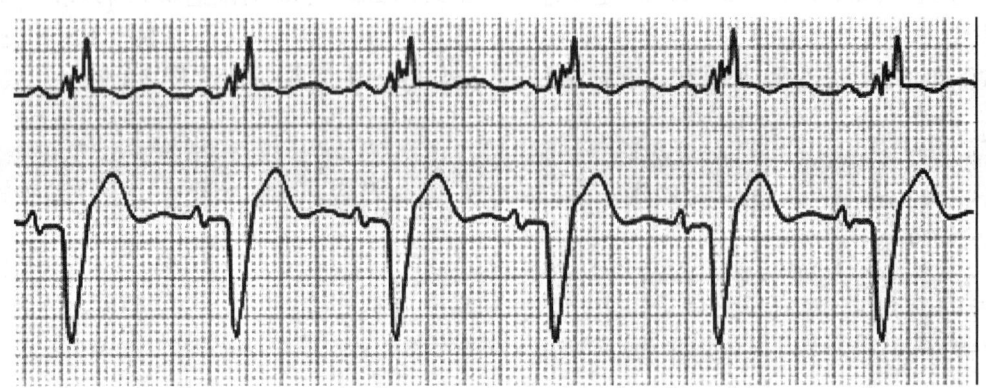

图 8-1-22　左束支传导阻滞
V_5、V_6 导联 R 波宽大，顶部有切迹或粗钝

2. 原因　右束支阻滞较常见，可发生于正常人，当大面积肺梗死与急性心肌梗死时可出现暂时性右束支传导阻滞。永久性病变常发生在风湿性心脏病、高血压性心脏病、冠心病、心肌病与先天性心脏病。

左束支传导阻滞常发生于充血性心力衰竭、急性心肌梗死、急性感染等。

3. 临床表现　单独左或右束支阻滞通常无临床症状，若左、右束支都完全性阻滞，其临床表现与完全性房室传导阻滞相同。

4. 治疗　慢性束支传导阻滞的病人如无症状，无须治疗。双束支阻滞伴有阿-斯综合征发作者，应尽早安置心脏起搏器。

【护理评估】

（一）健康史

评估病人的心律失常是什么因素引起的，诱发心律失常的因素有下列几种：

1. 新陈代谢需要量增加　如发热、剧烈运动、情绪激动及喝酒、饮咖啡。

2. 循环血量突然减少　如消化道大出血、感染性休克时毛细血管网过多开放。

3. 内分泌紊乱　如甲状腺功能亢进。

4. 骤然发生的严重的血氧过低症或高碳酸血症，致使窦房结缺氧，如急性肺动脉栓塞。

5. 心脏本身的疾病　如冠心病、风湿性心脏病等。

6. 电解质平衡紊乱　如血钾过低或过高，高血钙症。

7. 药物的副作用　如洋地黄的心脏毒性作用，排钾性利尿剂和抗心律失常药物。

8. 全身性的感染。

9. 机械性刺激　如开心手术、心导管检查或手术。

10. 触电、溺水。

11. 肿瘤转移到心脏　如肺癌、淋巴瘤、黑色素瘤。

（二）身体评估

部分病人没有症状，仅在测量脉搏或听诊心脏时发现有心律不齐。

1. 心悸　窦性心动过速和室性期前收缩大多有心悸。

2. 脉搏短绌。

3. 头晕、眼花、晕厥、晕倒。

4. 胸痛、心绞痛。

5. 低血压。

6. 乏力、气促、呼吸困难。

7. 脉搏消失、心跳停止。

（三）辅助检查

1. 详细询问病史　包括询问病人既往史与现病史、用药情况、不适感觉，并查看心电图与实验室检查报告。

2. 身体检查　首要注意的是病人的循环状况，认真测量心跳与脉搏的速率、节律，测量脉搏时要同时听心音、注意血压、意识状态、皮肤颜色、尿量等。

心脏听诊,若心律绝对不整齐,表示房颤;若心音忽强忽弱,表示房室传导完全阻滞;若第一与第二心音分离,有奔马律,同时强度和时间有变化,表示室性心动过速。

进行身体检查时,发现下列情况则表示有心律失常:①心率低于 40 次/分或超过 140 次/分;②心跳节律非常不规则;③运动后或屏住呼吸时,心率不加快;④第一心音强度改变;⑤出现充血性心力衰竭、休克、心绞痛、晕厥等症状,或有明显的心脏杂音。

3. 心电图是诊断心律失常的最重要的工具,必须牢记住各波段的正常值与形态,并注意节律是否规则,P 波与 QRS 波群的关系等。

(四)心理-社会评估

了解病人是否恐惧、焦虑心理及家庭支持情况。

【护理诊断/问题】

1. 活动无耐力　与心律失常导致心排量减少有关。

2. 焦虑、恐惧　与心律失常反复发作、治疗效果不满意有关。

3. 知识缺乏:缺乏疾病的护理及预防相关信息。

4. 有受伤的危险　与心律失常引起的晕厥有关。

5. 潜在并发症:猝死。

【护理目标】

1. 病人活动耐力增加。

2. 病人焦虑、恐惧的程度减轻,积极配合治疗。

3. 向病人进行相关知识宣教,使病人了解所患心律失常的病因、药物或介入治疗的作用,以避免诱发因素。

4. 了解晕厥发作的应对措施,未受伤。

5. 心律失常的危险征兆被及时发现,未发生猝死。

【护理措施】

(一)辨别心律失常的类型

防止向严重的心律失常转化,其措施包括:

1. 心律失常病人入院后应当进行心电监护,连续监测其心率变化和心律失常的类型,争取早期发现危急征兆。

2. 认真观察病人的生命体征,如测量脉搏时听心音。

3. 查明心律失常的诱因和引起心律失常的原发病,去除诱因(发热、疼痛、吸烟、饮酒、药物、寒冷、精神兴奋等)。

4. 根据病人性格进行心理安慰,减轻其心理压力,让其保持安静。

5. 注意电解质的平衡,尤其是血钾的测定。

6. 根据心律失常类型,准备药物和抢救仪器并每日清点一次。

(1)房性、房室交界性心律失常,备好洋地黄、β 受体阻断药。

(2)室性心动过速,备好利多卡因、除颤器。

(3)出现室颤、室扑时立即进行电除颤和心肺复苏。

(4)心动过缓,备好阿托品、异丙肾上腺素。

(5)心率少于 45 次/分,药物治疗效果不佳,需准备安置心脏起搏器。

7. 发现下列情况时应立即报告医生

(1)室性期前收缩"Ron T"型,呈联律、多发、多源性室性期前收缩。

(2)室性心动过速。

(3)心动过缓(45 次/分以下)。

(4)二度以上的房室传导阻滞。

(二)增加病人对心律失常相关知识的认知

1. 告诉病人心律失常的常用药物名称、剂量、用法、副作用,必要时提供书面材料。

(1)普罗帕酮:广谱抗心律失常药,室上性、室性心律失常均有效,为预激综合征并发室上性心动过速及房颤的首选药。用法:静脉注射或口服。副作用为血压短暂下降、头晕、恶心、呕吐、口干、舌麻、房室传导阻滞。

(2)奎尼丁:适用于房颤、室上性或室性心动过速及期前收缩。用法为口服。副作用为头晕、耳鸣、腹泻、恶心、呕吐、奎尼丁晕厥、心电图改变。

(3)普鲁卡因胺:适用于室性心动过速、室早、房颤、房扑、室上性心动过速。用法为静脉注射和口服。副作用为恶心、呕吐、厌食、皮疹、发热、白细胞减少;心电图改变。

(4)利多卡因:适用于室性期前收缩、室性心动过速。用法为静脉注射、静脉滴注。副作用为乏困、烦躁不安、痉挛,偶尔出现窦性停搏、传导阻滞、血压下降。

(5)苯妥英钠:对洋地黄中毒引起的室上

性、室性心律失常及其他原因引起的室性异位节律有效。用法为静脉注射与口服。副作用为过敏反应(皮疹、白细胞减少)、震颤、共济失调。

（6）美西律：适应于室性期前收缩、室速。用法为口服和静脉注射。副作用为头晕、眼花、震颤、共济失调、嗜睡甚至昏迷、恶心、呕吐，静脉用药可致低血压、心动过缓和传导阻滞。

（7）普萘洛尔：适用于顽固性的窦性心动过速，尤其是与交感神经兴奋有关的心律失常。用法为口服和静脉注射。副作用为窦性心动过缓、房室传导阻滞、低血压、可诱发支气管哮喘等。

（8）阿替洛尔、美托洛尔、比索洛尔：适用于室上性心动过速。有预防心脏骤停、降低心脏猝死率的作用。用法为口服和静脉注射。副作用除无明显诱发支气管哮喘作用外，余同普萘洛尔。

（9）胺碘酮：适用于室上性或室性心动过速、室早、房扑和房颤。用法为口服和静脉注射。副作用为恶心、呕吐、便秘、房室传导阻滞、窦性心动过缓。长期服用副作用大，不作为第一线抗心律失常药。

（10）维拉帕米：室上性心动过速的首选药。用法为静脉注射和口服。副作用：恶心、呕吐、便秘、肌肉痉挛、皮疹。

（11）洋地黄制剂（去乙酰毛花苷丙与地高辛）：适用于室上性心动过速，房颤心室率快且伴心功能不全首选。用法为去乙酰毛花苷丙静脉注射，地高辛口服。副作用为恶心、呕吐、腹痛、腹泻、失眠、烦躁不安、各种心律失常如室性期前收缩、室早二联律等。

（12）异丙肾上腺素：适用于房室传导阻滞、窦性心动过缓、窦性停搏等。用法为静脉滴注。副作用为过早搏动、心动过速、头痛、出汗、颜面潮红、神经过敏等。

（13）硫酸镁：静脉滴注，用于各种快速型心律失常，尤其是室性心动过速。与钾合用有预防心脏骤停作用。副作用为血镁过高可引起血压下降、呼吸受抑制甚至停止。

所有抗心律失常药物，使用剂量均按医嘱。

2. 为病人讲解诱发心律失常的常见因素，如情绪紧张、过度劳累、急性感染、寒冷刺激、不良生活习惯(吸烟、饮酒、饮浓茶和咖啡)。

3. 告诉病人自测脉搏的方法 每天早晚和出现心悸等不适时测量脉搏并记录。

4. 告诉病人及家属心律失常发作时采取适当的应对措施。

5. 指导病人家属学习徒手心肺复苏的方法。

6. 告诉病人和家属需要就诊的情形：

（1）脉搏过慢，少于60次/分，并有头晕、目眩或黑蒙感。

（2）脉搏过快，超过100次/分，休息及放松后仍不减慢。

（3）脉搏节律不齐，出现漏搏、过早搏动，超过5次/分。

（4）原本整齐的脉搏出现脉搏忽强忽弱，忽快忽慢现象。

（5）应用抗心律失常药物后，出现副作用。

（三）心理护理

1. 鼓励病人表达自己的感受。

2. 向病人和家属介绍心律失常治疗的新方法、新技术。

3. 将病人安置于舒适的环境中，避免不良刺激，使病人心情愉快。

4. 病人心律失常发作时，及时采取有效措施中止发作，使病人产生安全感。

5. 针对病人及家属顾虑，做好耐心解释，既保持适当警惕又勿过度紧张，坚持治疗，预防复发。

（四）心导管消融治疗和安置永久性心脏起搏器的护理与卫生宣教

见第六节 心血管疾病介入治疗。

【护理评价】

1. 病人活动耐力是否增强，能否采取适当措施减缓心排出量减少所造成的不适。

2. 病人焦虑是否缓解，恐惧是否减轻。

3. 病人能否按医嘱正确服药，能否避免诱发心律失常的因素，是否了解需马上就诊的现象和重要性，能否按期到医院行追踪检查。

4. 病人是否受伤。

5. 生命体征是否稳定，发生猝死。

第六节　心血管疾病介入治疗

心血管疾病介入治疗是指以血管为途径，在透视下从外周血管较小的创口介入，用带有各种诊疗功能的导管进入心脏或血管内直接操作进行疾病治疗的方法。从20世纪80年代开始，随着世界医学及科学技术的进步，介入治疗技术已成为20世纪医学科学发展的重要标志和象征,并且和内科、外科并列成为"21世纪三大基础医疗技术"。心血管疾病介入治疗技术在适应证和技术完善的条件下,已取代了一部分外科手术治疗法,具有微创、速效、无痛、安全及效果明显的特点。

目前临床上正在广泛开展的心血管疾病介入治疗方法有:人工心脏起搏、心导管射频消融术、经皮冠状动脉腔内成形术及冠状动脉内支架植入术、经皮球囊二尖瓣扩张术、先天性心脏病介入治疗等。介入性诊断方法有:心导管检查术、外周动脉或静脉造影、冠状动脉造影、心内电生理检查等。本节主要讨论心血管疾病介入治疗。

一、人工心脏起搏

心脏起搏技术是心律失常介入治疗的重要方法之一。心脏起搏器是一种医用电子仪器,它通过发放电子脉冲信号,刺激心脏使之激动-收缩,即模拟心脏电活动的发生和传导等的功能,治疗某些心律失常所引起的心脏功能障碍。心脏起搏器简称起搏器(pacemaker),由脉冲发生器和起搏电极、导线组成。

【起搏器类型】

根据起搏电极所在心腔位置的不同,可分为单心腔起搏和双心腔起搏,单心腔起搏又分为心房起搏和心室起搏两类。

临床上使用的起搏器基本类型有单腔、双腔、三腔和四腔几种。

1. 单腔起搏器 只用1根电极导管放在一个心腔(右心室或右心房)(图8-1-23)。

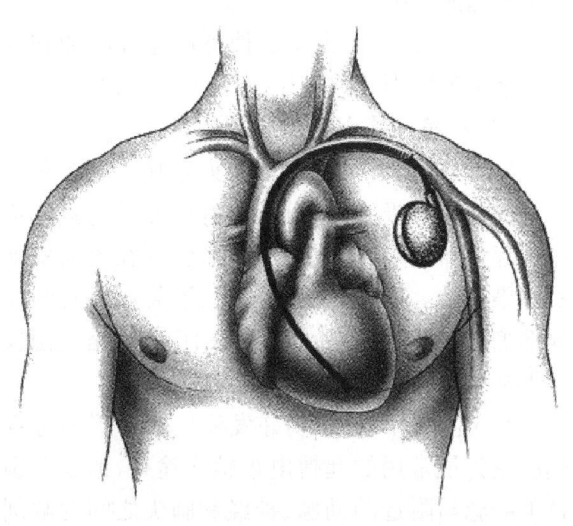

图8-1-23 单腔起搏器

2. 双腔起搏器 需要2根电极导管,右心房和右心室各放置1根电极导管(图8-1-24)。

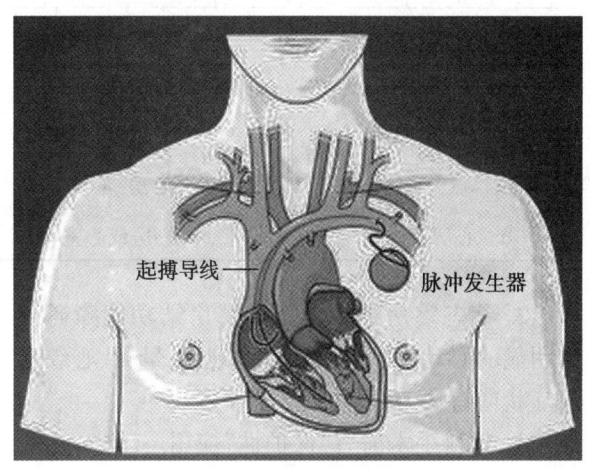

图8-1-24 双腔起搏器

3. 三腔起搏器 3根电极导管,主要分为双房+右室三腔起搏器或右房+双室三腔起搏器。

4. 四腔起搏器 电极导管4根,分别放置于右心房、右心室及通过冠状静脉窦放置于冠状静脉窦中段(相当于左心房)及冠状静脉后支或侧后支(相当于左心室)。

根据心脏起搏器的应用方式分为:临时起搏器和植入式心脏起搏器。

【起搏器功能及代码】

随着起搏器工作方式或类型的不断增加,其各种功能日趋复杂。目前通用1987年有北美心脏起搏电生理学会与英国心脏起搏电生理学组专家委员会指定的起搏代码,即NBG起搏器代码(表8-1-4)。

了解起搏器代码的含义十分重要,例如VVI起搏器代表起搏心室,感知自身心室信号,自身心室信号被感知后抑制起搏器发放一次脉冲。DDD起搏器代表起搏心房和心室,感知自身心房及心室信号,自身心房及心室信号被感知后抑制或触发起搏器在不应期内发放一次脉冲。AAIR起搏器代表起搏心房,感知自身心房信号,自身心房信号被感知后抑制起搏器发放一次脉冲,并且起搏频率可根据病人的需要进行调整(R表示频率适应性起搏功能)。

【适应证】

1. 心脏房室传导阻滞 完全性房室传导阻滞、二度Ⅱ型房室传导阻滞,双分支或三支阻滞伴有症状性心动过缓尤其有阿-斯综合征或心力衰竭者。

表 8-1-4　NBG 起搏器代码

第一位起搏心腔	第二位感知心腔	第三位反应方式	第四位程控功能
	O　无	O　无	O　无
A　心房	A　心房	T　触发	P　简单程控
V　心室	V　心室	I　抑制	M　多项程控
D　心房+心室	D　心房+心室	D　双重(I+T)	C　遥测
S　心房或心室	S　心房或心室		R　频率调整

2. 病态窦房结综合征　窦房结功能障碍伴有明显的心动过缓。引起心力衰竭、晕厥、心绞痛等症状或有快-慢综合征者。

3. 外科手术前后"保护性"应用。

4. 其他方面应用　如充血性心力衰竭伴有心室内传导阻滞者可考虑三腔双心室起搏治疗。

【禁忌证】

1. 临时起搏器一般用于抢救,故无绝对禁忌证。若不在抢救时使用,则尚未控制感染的病人禁忌使用。

2. 植入式起搏器的禁忌证主要包括:

(1) 尚未控制的周身感染。

(2) 起搏器切口部位的皮肤破溃、局部化脓或比较严重的毛囊炎。

(3) 严重的肝肾功能不全及心功能不全。

(4) 电解质紊乱及酸碱平衡失调尚未被纠正。

(5) 出血性疾病及有出血倾向者。

【手术过程】

1. 永久起搏器植入过程

(1) 局麻下经皮行头静脉切开或锁骨下静脉穿刺。

(2) 在 X 线透视下将心室电极前端嵌入右心室肌小梁,心房电极嵌入右心耳,测试阈电压、阈电流、阻抗、能量、R/P 振幅、斜率等参数良好后固定电极导线。

(3) 根据起搏器大小制作合适的囊袋,将电极导管与起搏器连接好,并放入囊袋内,逐层缝合皮下组织及皮肤。

2. 临时起搏器植入过程

(1) 局麻下将双极电极导管经外周静脉(常用股静脉)穿刺送入右心室心尖部。

(2) 使电极接触到心内膜并固定,进行起搏器参数测定。

(3) 连接置于体外的临时起搏器。

【并发症及处理】

(一) 临时心脏起搏

1. 下肢深静脉血栓　若采用股静脉穿刺,病人卧床以防止临时起搏电极脱位。卧床后血液流动的速度相对缓慢,尤其是老年病人血液黏稠度高,易出现下肢深静脉血栓。

2. 血胸、气胸、气栓及神经损伤。

3. 感染　属于有创性操作,并且电极直接植入心脏,有些需要较长时间的保留,容易引起感染。一般放置时间不应超过一周,若发生感染应立即拔除,如果不能脱离临时起搏器,应从其他静脉途径重新植入。

4. 电极脱位　因临时起搏器电极放在右室心尖或右房中部,若病人翻身或坐起易导致电极脱位。

5. 心肌穿孔　与放置时张力过大有关。

6. 电极折断或电极与起搏器连接处松脱　有时由于临时起搏器的来回挪动、牵拉或由于安装时没有拧紧,可出现导线被折断、电极松脱而导致不能正常起搏治疗。

7. 心律失常　由于起搏器的感知功能和起搏功能的异常而导致室速、室颤及心室停搏。

(二) 植入式心脏起搏

1. 血肿形成　无论是经头静脉还是经锁骨下静脉放置电极导线,血液均有可能经连接隧道流入起搏器囊袋,形成血肿。血肿存在大大增加了感染机会。处理时,首先延长沙袋压迫时间或局部加压包扎,如血肿仍不消失,应在严格无菌操作下穿刺抽吸,绝不可以开放引流。

2. 锁骨下静脉穿刺并发症　锁骨下静脉穿刺已成为最常用的起搏电极植入途径,但由于锁骨下静脉与附近的动脉、神经和肺尖之间的解剖关系,若操作不当容易发生以下并发症。

(1) 气胸：锁骨下静脉穿刺刺破肺尖进入胸膜腔，病人表现为血压下降、胸痛、呼吸窘迫、肺压缩>30%。应进行胸腔穿刺抽吸气体或胸腔引流。

(2) 血胸或血气胸：由于穿刺时穿破锁骨下血管和胸膜造成。明确诊断后，需立即进行外科手术治疗。

(3) 静脉空气栓塞：病人表现为急性呼吸困难、低血压和晕厥，明显的发绀和低氧血症，严重时导致心脏骤停。立即将病人置于垂头仰卧位，给予纯氧吸入和辅助通气，必要时进行心肺复苏。

(4) 皮下气肿：皮下气肿是一种可能伴发于锁骨下静脉穿刺的并发症，若皮下气肿延展至囊袋可导致起搏器的功能障碍。可以轻柔地按压起搏器植入部位，排出空气。

3. 电极导致心脏穿孔 病人表现为心前区疼痛、肋间肌肉和膈肌刺激症状，丧失心室夺获和感知或间歇性心室不起搏。有时可闻及心包摩擦音，可出现心包积液或心包压塞症状，应立即进行心包穿刺和引流。

4. 疼痛 术后早期起搏器植入部位疼痛不适是必然的，可以给予缓和的止痛剂一般不需要特殊处理，但要严密观察。

5. 感染 早期感染发生在术后3日至2周内，多为金黄色葡萄球菌所致的囊袋感染，应及早处理以免引起血液感染。晚期感染多发生在手术后1个月，多数由白色葡萄球菌引起，可无全身症状，囊袋局部化脓、破溃。必要时取出起搏器重新在另一侧植入起搏器并给予抗感染治疗。

6. 电极导线断裂或绝缘层失效 应及时更换电极导线。

7. 电池提前耗竭 临床上判定起搏器电池耗竭的主要指标是：起搏频率减慢10%，脉宽增大、工作方式自行改变，频率反应性消失，需及时更换起搏器。

8. 静脉血栓 作为长期置留血液中的异物，电极导线常诱发血栓形成，可发生于电极导线植入后任何时期。临床表现为面部、颈部和上肢水肿，疼痛、颈静脉充盈。抗凝剂、溶栓疗法或外科血栓摘除术治疗，均有很好的疗效。

9. 起搏器综合征 伴发于房室由同步转为非同步收缩时的乏力或晕厥，持续性室房逆传导致心排血量不足；病人能感觉到每个心跳间心脏收缩顺序的改变。通过心房起搏或AV延迟适当的双腔起搏来重建房室同步收缩，从而消除起搏器综合征。

【护理措施】

（一）术前护理

1. 向病人进行耐心细致的卫生宣教 简单介绍手术过程、方法及注意事项，麻醉方法。以减轻病人对手术不必要的紧张与恐惧心理，争取在手术中与医生积极配合。

2. 常规清洁备皮，备皮范围 左或右侧颈、胸部。备皮后，病人需清洁沐浴，病情不允许者应用温水擦洗手术区域，并乙醇消毒。

3. 做青霉素皮试，为术后应用抗生素预防感染治疗做准备。

4. 嘱病人练习平卧床上排便，以免术后不习惯卧位排便而引起尿潴留和便秘。

5. 为减轻病人对手术的恐惧紧张心理，遵医嘱手术前晚或术前应用地西泮。

6. 手术前6小时禁食水。需服药者可少量饮水。

7. 术前左下肢建立静脉通道，以保证手术中用药。

（二）术中护理

1. 配合术者准备好抢救药品及仪器，严密监测心律、心率、呼吸及血压的变化，发现异常立即通知医生。

2. 关注病人的感受，了解病人术中疼痛情况及其他不适主诉，并做好安慰解释工作，帮助其顺利配合手术。

（三）术后护理

1. 术后平车返回病房，将病人平移至床上，并保持上身不动。

2. 立即通知医生做全套心电图。进行心电监测48~72小时，了解病人所植入起搏器的类型和起搏频率，观察心率和心律的变化，注意有无电极移位。

3. 为了防止渗血，伤口加沙袋压迫8小时。术后24小时换药一次，注意观察局部有无渗血、淤血及血肿。对胶布过敏的病人，要注意皮肤护理，防止皮肤感染。

4. 术后卧床24小时，取平卧或左侧卧位，如病人对平卧极度不适应，可抬高床头30°~60°，双下肢可以随意活动。24小时后病人可下床活动，但要避免高举、伸拉手臂。卧床期间应尽量避免进产气类食物,如牛奶、豆类、冰冷食品及饮料以免加剧卧床所致的腹胀、腹痛。

5. 术后应用抗生素3~5天,预防感染,测体温、脉搏,4次/日,连续3天。

6. 术后第7日拆线。

(四) 出院指导

1. 病人出院后需每天自测脉搏,特别是在安静时和早上醒来未起床时,并作记录。

2. 保持安装起搏器囊袋处皮肤清洁,观察有无红肿破溃,如有上述症状应立即就诊。

3. 如有心慌、心悸、头晕、心率低于出院时起搏器设定的频率时,应立即到就近医院描记全套心电图。

4. 安装起搏器后,禁止磁共振检查,禁用电手术刀,勿使用强磁场的电浴盆。如强磁场对起搏器有干扰时请立即离开现场。

5. 为了防止移动电话对起搏器的干扰,在使用和携带时应与起搏器保持距离在15cm以上。

6. 术后1~3个月需要复查一次,此后每半年至一年随诊一次,接近电池预计寿命前,需增加随访次数或每月一次。

7. 当固定起搏率比原来频率减少10%,需要更换起搏器。

二、心导管射频消融治疗

导管射频消融治疗是消除快速性心律失常的一种介入性治疗方法,经血管进入心脏通过导管前端的电极释放射频电流,使特定部位的心肌细胞脱水、变性、坏死,自律性和传导性能都发生改变,从而心律失常得以根治。其创伤范围小,因而并发症少,安全有效。

【适应证】

1. 预激综合征合并阵发性房颤和快速心室律。

2. 房室折返性心动过速、房室结折返性心动过速、房性心动过速和无器质性心脏病证据的室性心动过速(特发性室速)呈反复发作性。或合并有心动过速心肌病,或血流动力学不稳定者。

3. 发作频繁、心室率不易控制的典型和非典型房扑。

4. 不适当的窦性心动过速合并心动过速心肌病。

5. 发作频繁和(或)症状重、药物预防发作效果差的心肌梗死后室速。

【禁忌证】

1. 急性心肌梗死发生三周内。

2. 心腔内有附壁血栓。

【方法】

1. 心内电生理检查明确诊断、确定准确的消融靶点。

2. 根据不同的靶点位置,经股静脉或股动脉置入消融导管。

3. 到达靶点后放电消融,能量5~30W,时间持续或间断10~60秒。

4. 检测是否已达到消融成功标准,如原有心律失常用各种方法不能再诱发。

【并发症及处理】

1. 心包压塞 射频消融术心包压塞发生率为0.2%~0.6%,为严重并发症之一。其产生原因为:冠状静脉窦破裂、心脏穿孔。在手术过程中,一旦病人出现胸闷、心搏减弱、血压下降、心影扩大,则应高度怀疑为心包压塞。有条件立即进行超声波检查明确诊断。若无急诊超声条件应根据病人临床症状综合分析判断,必要时应立即做心包穿刺引流。若已用肝素,应予鱼精蛋白对抗治疗同时快速补充液体并准备输血。经上述处理病情仍不缓解者应行外科手术治疗。

2. 三度房室传导阻滞 术中如果出现短暂三度房室传导阻滞应该立即停止手术,并给予静脉推注地塞米松,多数病人的房室阻滞可恢复正常。个别误伤希式束的病人则需安装永久性起搏器。

3. 瓣膜损伤 其表现为主动脉瓣反流引起左心室功能不全,严重者须外科手术修补或瓣膜置换。

4. 急性冠状动脉缺血及急性心肌梗死,一旦病人手术过程中,出现胸痛和心电图缺血性改变立即停止手术。

5. 心室颤动应立即非同步体外除颤。

6. 血管并发症 主动脉血栓形成和栓塞。术后严密观察足背动脉搏动情况,发现血栓形成或栓塞征兆应及早处理。早期可采取拉网法取出血栓,效果满意。对发现较晚者采取血管内溶栓治疗也行之有效。动-静脉瘘发生主要是穿刺股静脉时进入股动脉、术后压迫止血不当,处理为听诊明确杂音性质、床旁超声明确诊断后行外科修补术。

7. 气胸、血气胸　锁骨下静脉颈内静脉均可发生，病人表现呼吸困难及气管移位，如症状不严重可不做特殊处理，若肺压缩超出 30%，病人有呼吸急促则需要胸腔穿刺抽吸气体，必要时做胸穿引流。

【护理措施】

（一）术前护理

1. 向病人及家属讲解手术目的、益处和可能的风险。向病人简单介绍射频消融术的基本原理，大致手术过程、麻醉方法、穿刺部位，以减轻病人对手术不必要的紧张及恐惧心理。

2. 抽血查出凝血时间、肝肾功能，行超声心动图等检查。

3. 术前 1 日常规备皮、沐浴，注意防止感冒。

4. 术前 3 天应停用各种抗心律失常药物，停用药物在体内代谢的 5 个半衰期以上。

5. 手术当日晨加测体温，体温高者及时通知医生，应择期手术。

6. 术前最后一餐进食少量易消化饮食，术前 6 小时禁食、禁饮水。

7. 练习床上排尿，入导管室前排空尿液。

8. 入导管室前为病人建立静脉通路。

（二）术后护理

1. 术后返回病房，将病人由平车转移至床上，身体需保持平直。

2. 术后卧床休息，穿刺静脉者平卧 3～4 小时，卧床 4～6 小时；穿刺动脉者穿刺点局部沙袋压迫 6～8 小时，平卧 8～12 小时，卧床 12～24 小时，沙袋重量为 1000g。卧床期间保持大腿伸直、勿曲腿，可使用约束带约束。协助病人饮食及床上排便。

3. 术后复查心电图，术后可能由于心肌细胞的应激反应，出现窦性心动过速、一过性或永久性房室传导阻滞等。应密切观察心率、心律变化，及早发现及时处理。

4. 观察下肢皮肤温度、颜色、足背动脉搏动情况；穿刺局部有无渗血、淤血及血肿，听诊有无杂音。

5. 观察病人脉搏、血压、呼吸频率的变化，发现病人有心悸、气促、恶心、胸痛等症状及时通知医生，以便及时发现心脏压塞、房室传导阻滞、血栓形成等并发症。

（三）出院指导

1. 术后 2～3 天无并发症者可以出院，但不要负重或剧烈运动。休息 1～2 周后可进行相对正常的生活和工作。1～2 个月可恢复完全正常工作和生活。

2. 恢复期间应自行观察心率及心律变化，有异常及时在就近的医疗机构做十二导联心电图，随后与医生联系。

三、经皮冠状动脉腔内成形术及冠状动脉内支架置入术

经皮腔内冠状动脉成形术（percutaneous transluminal coronary angioplasty，PTCA）是经外周动脉穿刺、插管，送入球囊导管，扩张狭窄的冠状动脉，达到血流通畅的目的。冠状动脉内支架置入术（intracoronary stenting）是在 PTCA 基础上发展而来的，即通过导丝将装有支架的球囊导管送入病变部位，缓慢撤出球囊导管，支架被留在原位并支撑于血管壁上，用于预防球囊扩张后急性闭塞和后期再狭窄，保持血流通畅。PTCA 及支架置入术与冠状动脉内旋切术、旋磨术和激光成形术统称为经皮冠状动脉介入治疗（percutaneous coronary intervention，PCI）。其中 PTCA 及支架置入术是目前治疗冠心病的重要手段。

【适应证】

（一）**PTCA 的适应**

1. 冠状动脉不完全狭窄，狭窄程度在 75% 以上。

2. 冠状动脉单支或多支孤立、向心性、局限性、长度 <15mm 的无钙化病变。

3. 不稳定性心绞痛、急性心肌梗死。

4. 有临床症状的 PTCA 术后再狭窄、冠状动脉旁路移植术后移植血管狭窄。

（二）**冠状动脉内支架置入术的适应证**

1. 冠状动脉分支起始或近端病变。

2. PTCA 并发冠状动脉急性闭塞或频临闭塞、血管内膜撕裂和弹性回缩。

3. 血管直径 ≥3.0mm。

【禁忌证】

（一）**PTCA 的禁忌证**

1. 严重心肾功能不全，出血性疾病病人。

2. 冠状动脉僵硬或钙化性、偏心性狭窄。

3. 慢性完全阻塞性者伴严重钙化的病变。

4. 多支广泛性弥漫性病变。

5. 无侧支循环保护的左主干病变。

6. 冠状动脉狭窄病变程度≤50%或仅有痉挛者。

（二）冠状动脉内支架置入术的禁忌证

无绝对禁忌证。但有出血倾向、不能应用抗凝剂、血管直径≤2.0mm,血管严重迂曲的病变以及血管远端血流明显减慢者不宜选用。

【方法】

1. 选择穿刺置管位置,常选用股动脉、肱动脉或桡动脉。

2. 局麻下行动脉穿刺置入所选用的带止血活瓣的导管鞘管,注入肝素7500～10 000IU。

3. 在X线透视下插入合适的指引导管,至左或右冠状动脉开口处进行造影,显示病变位置及病变特征。

4. 进导丝（图8-1-25）,沿引导钢丝将球囊导管送至病变部位,用1:1稀释的造影剂充盈球囊行扩张,压力先低后渐增高,直至造影剂显示病变造成的压迹消失为止。

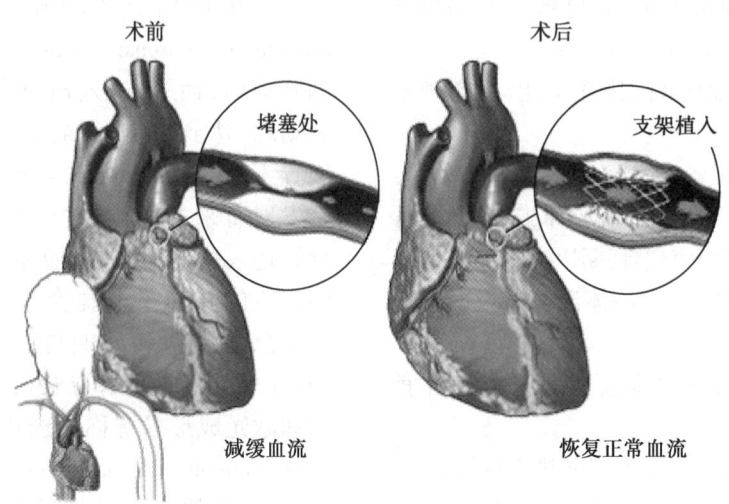

图8-1-25 进导丝

5. 扩张成功,撤出球囊导管,送入携带支架的球囊导管,支架中心位于病变段中心。

6. 注射造影剂显影确定支架放置部位准确无误后,加压扩张球囊（图8-1-26）。选用支架球囊与血管直径之比为1:1～1.1:1,扩张压力11～13大气压,持续20秒左右,将球囊吸瘪。

7. 再次行冠状动脉造影,明确支架位置及膨胀情况并判定疗效（图8-1-27）,如结果满意,缓慢撤出球囊导管。

8. 酌情保留动脉内鞘管。压迫已撤出鞘管的穿刺部位,止血后加压包扎。

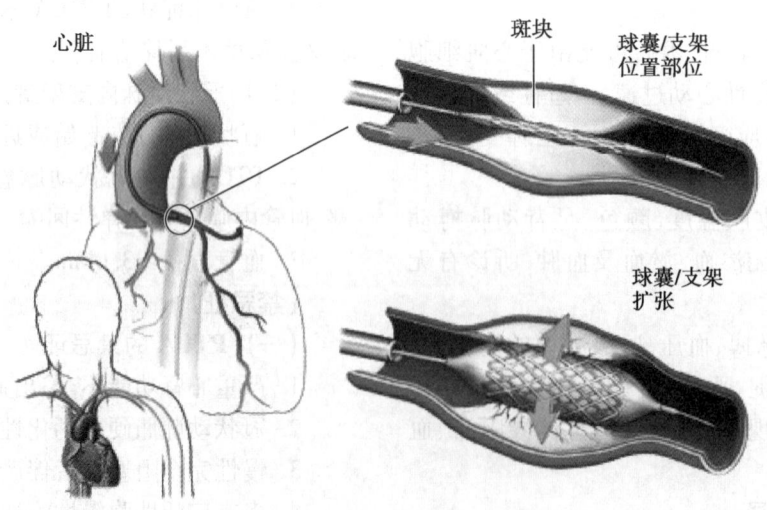

图8-1-26 球囊扩开及支架置入

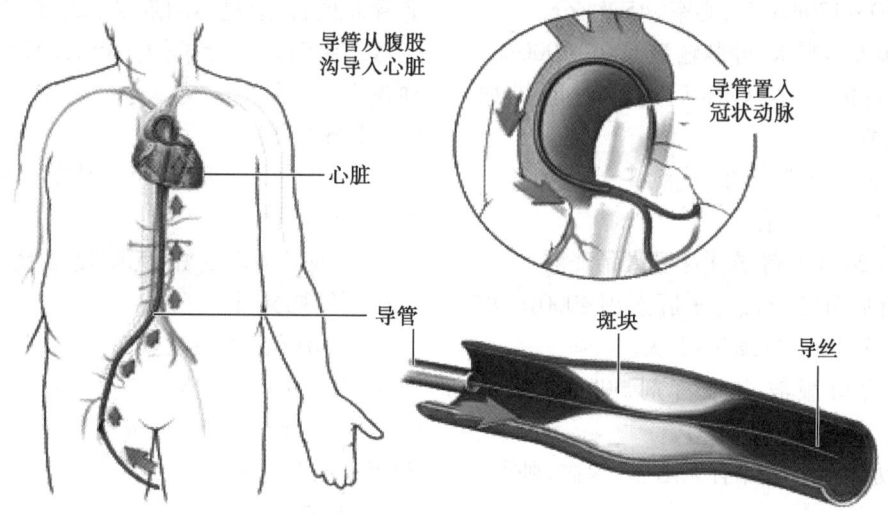

图 8-1-27　支架植入前后血流比较

【并发症及处理】

1. 血栓　发生在直径较小的血管内置入支架和置入支架后有充盈缺损或残余夹层者。故支架置入后应以非顺应性球囊在支架内以较高压力扩张。一旦发生应立即送入导管室,以球囊扩张血管闭塞处,并于冠状动脉内注入尿激酶。

2. 出血　术后强力抗凝治疗导致出血。严密监测出凝血时间,注意观察有无出血倾向,如伤口渗血、皮下瘀斑、牙龈出血等,使用抗凝药物剂量适当。

3. 冠状动脉穿孔、破裂　由于导管机械性损伤、球囊破裂或球囊过大引起。表现为胸痛、血压下降、心率加速和心肌缺血的心电图表现,严重者出现心包压塞、心肌梗死甚至死亡。因此导管插入时必须在导丝引导下进行。选用球囊直径应避免过大。处理时应以鱼精蛋白中和肝素,用灌注球囊导管持续加压扩张,阻塞破裂或穿孔部位,若无效,需进行急诊冠状动脉旁路移植术并修复破裂血管。

4. 心绞痛　因导管刺激冠状动脉使之水肿、痉挛。给予含硝酸甘油或硝苯吡啶舌下含服、吸氧,若未缓解者,硝酸甘油 5~10mg 加入 5% 葡萄糖注射液 100ml 中静脉滴注。

【护理措施】

（一）术前护理

1. 向病人介绍 PTCA 的目的、方法及注意事项,减轻其疑虑、恐惧心理。

2. 完成术前常规检查,如血、尿常规、肝肾功能、电解质、出凝血时间、凝血酶原时间、心电图、超声心动图检查。

3. 术前 5 天停用口服抗凝剂。术前晚饭后服氯吡格雷 75mg 或肠溶阿司匹林 300mg。

4. 做抗生素、碘过敏试验。

5. 训练床上排尿及连续咳嗽动作。

6. 行桡动脉穿刺者做 Allen 试验,判断能否行桡动脉穿刺及插管。

7. 术前 10 小时禁食,术前半小时应用镇静剂。

（二）术中护理

1. 协助病人仰卧于导管床上,静脉输液、心电监护。

2. 协助调试临时起搏器,使之处于待用状态。

3. 当引导导管插至冠状动脉开口处时,嘱病人舌下含服硝酸甘油 1 片,静脉内注入低分子右旋糖酐 40ml。

4. 支架置入前自冠状动脉注入硝酸甘油 0.2mg,持续静脉滴注 10μg/min,预防冠状动脉痉挛。

5. 密观察血压,注意观察心电监护有无异常。

（三）术后护理

1. 病人住入 CCU 病房,持续心电监护 24~72 小时,观察有无 ST 段下移、抬高或 T 波倒置。心电监测时应注意观察扩张病变的导联,如右冠状动脉:Ⅱ 及 V_1 导联;左前降支:V_3 导联;左回旋支:V_2 及 V_3 导联。

2. 持续吸氧 6~8 小时。

3. 遵医嘱定时测量血压、脉搏,动脉收缩压应保持在≥110~120mmHg,心率>45次/分。

4. 鼓励病人多喝水,静脉输液500~1000ml,以促进造影剂排泄,最好术后4小时能排尿800ml,之后正常饮水。

5. 应用抗生素预防感染,连续3天。

6. 抗凝、抗血小板治疗

（1）术后24小时静脉滴注肝素稀释液。

（2）拔管后可给予低分子肝素钙4000IU皮下注射,1次/12小时,持续3~5天。

（3）术后口服波立维首剂300mg,继而75mg,1次/日,持续9~12个月。

7. 观察动脉穿刺局部有无出血、渗血、肿胀,并预防出血

（1）穿刺股动脉施术者：平卧位休息,床上排便。在撤出鞘管前,该侧肢体平伸,防止折损鞘管。停用肝素4~6小时后可拔除导管鞘管,局部压迫止血15~20分钟,如无出血加压包扎,再用沙袋压迫6~12小时,此期间,术肢平伸,24小时后方可下床活动。

（2）穿刺桡动脉施术者：术后立即拔除导管鞘管,局部加压包扎,术肢稍抬高、勿负重。活动不受明显限制,术后24小时最好卧床休息。

8. 出院指导

（1）出院后一个月内避免剧烈运动,经股动脉施术者避免频繁下蹲、久蹲、抬腿等挤压穿刺部位的动作；经桡动脉施术者避免上肢过度弯曲、提重物等。

（2）按医嘱坚持服用抗凝、抗血小板药物,防止术后再狭窄；定期检测出凝血时间、凝血酶原时间、白细胞及血小板等,用软毛牙刷刷牙。如出现牙龈出血、皮肤或胃肠道出血、疲乏无力等症状,尽快就诊。

（3）冠状动脉介入治疗只是治疗冠心病的方法之一,经此方法治疗后并不代表病情就已痊愈,要从根本上预防和治疗冠心病,应继续长期服用改善冠脉供血、降血压、降血糖、降血脂等药物。

（4）低胆固醇饮食,停止吸烟；避免情绪激动,预防感冒。

（5）心前区如发生胸闷、胸痛等症状应及时就诊,半年后复查冠状动脉造影。

四、经皮球囊二尖瓣成形术

经皮球囊二尖瓣成形术(PBMV)是缓解单纯二尖瓣狭窄的一种非外科手术方法。系经外周静脉穿刺插管,通过房间隔穿刺跨越二尖瓣,将球囊送入二尖瓣口进行扩张,达到减轻或解除左心房血流阻力的目的。

【适应证】

1. 单纯二尖瓣中、重度狭窄,症状明显,且心律为窦性心律。

2. 瓣叶活动度好、无明显变形、无严重钙化、无瓣下结构异常。

3. 超声心动图检查：左房内无血栓、瓣口面积小于1.5cm^2。

4. 心导管检查：左房平均压>11mmHg,二尖瓣跨瓣压差>8mmHg。

【禁忌证】

1. 风湿活动,体循环栓塞及严重心律失常。

2. 瓣叶明显变形,瓣下结构严重异常。

3. 中度以上二尖瓣及主动脉瓣反流。

【操作步骤】

1. 局麻下经皮股静脉穿刺插管。

2. 穿刺房间隔、测左房压。

3. 送扩张管扩房间隔。

4. 撤出扩张管更换球囊导管于左房内、将球囊置于二尖瓣口。

5. 用稀释造影剂快速充盈球囊、分离瓣膜交界处的粘连融合而扩大二尖瓣(图8-1-28)。

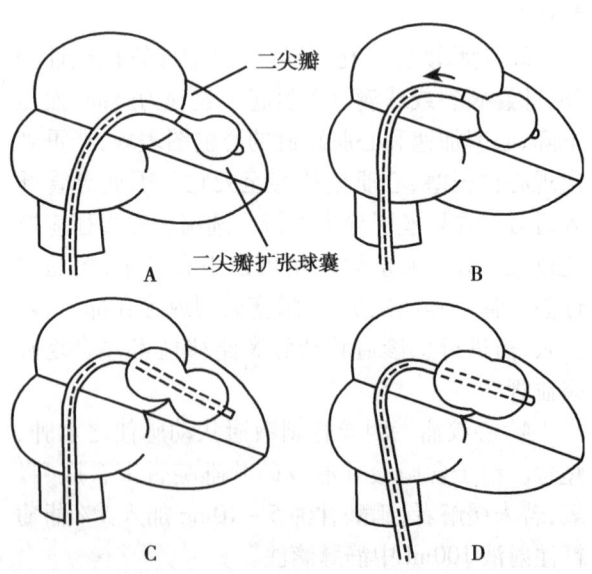

图8-1-28 球囊扩张二尖瓣口

6. 扩张完毕,将球囊吸瘪,撤出导管。

7. 穿刺部位压迫止血,加压包扎。

【并发症及处理】

1. 心脏穿孔 房间隔穿刺部位过高、过低、

偏右或误穿心房游离壁、主动脉、冠状静脉窦或房间隔撕裂引起。随着出血量的增加病人表现为面色苍白、胸闷气短、呼吸急促、烦躁不安,用扩张管扩张穿刺口时出现胸痛。因此术者技术熟练,穿刺前认真定位尤为重要。一旦发生,紧急心包穿刺减压,开胸缝合心壁破裂口、闭式二尖瓣分离术及心包引流。因而术前应做好心包穿刺和切开引流的器械准备,术中密切观察病人血压及心电图变化并配合抢救。

2. 心律失常　当行房间隔穿刺时,由于心房壁受导管顶端的机械性刺激引起房性心律失常,当球囊跨越二尖瓣口进入左心室时易引起室性心律失常。表现为心房颤动、室性期前收缩、短阵室速,可将导管顶端退离心房壁。

3. 动脉栓塞　因房间隔上黏附的血栓脱落或导管腔内血栓形成且被注入血管内所致。动脉穿刺后及时给予血液肝素化。

4. 损伤性二尖瓣反流　可因瓣膜钙化、球囊直径偏大、扩张时损伤二尖瓣环引起。表现为左房压力增高,左房压力曲线的 V 波增高,心率加快。选择合适直径的球囊导管,可减轻二尖瓣反流。术前应准备不同直径的球囊导管供术中选择和调换。

【护理措施】

(一) 术前护理

1. 向病人介绍经皮球囊二尖瓣成形术目的、方法及注意事项,消除疑虑心理。

2. 抽血化验血常规、肝肾功能、电解质、血型、备同型血,行超声心动图、X 线胸片、心电图等检查。

3. 术前应详细询问有无过敏史,并做碘过敏试验。

4. 术前禁食、禁饮 4 小时。

5. 术前日晚应用镇静剂,保证病人良好睡眠。术前 0.5 小时应用镇静剂。

(二) 术中护理

1. 做好病人的心理安慰,减少恐惧心理。

2. 静脉输液,速度控制在每分钟 30 滴左右,切忌短时间内输入大量液体,加重病人心脏负荷。

3. 严密观察病人的反应,如发现异常情况,应立即报告术者及时处理。

4. 行心电监护,注意心率、节律的变化,准确记录扩张前、后的左房、右室、肺动脉及主动脉压力曲线。掌握压力图形变化,监测动脉血压。

(三) 术后护理

1. 病人绝对卧床 24 小时,穿刺侧肢体平伸、穿刺部位沙袋压迫 10 小时。

2. 观察足背动脉搏动、四肢活动及穿刺部位有无渗血、血肿等。

3. 遵医嘱定时测量血压、脉搏。

4. 术后使用抗生素 3 天。

5. 出院指导　①注意保暖,减少感冒;②遵医嘱服用抗凝药物;③定期复查。

五、先天性心脏病介入治疗

(一) 未闭动脉导管封堵术

先天性动脉导管未闭(PDA)为最常见的先天性心脏病之一,占先心病的 20%。

介入封堵治疗微创、无痛苦、无瘢痕、手术成功率高(98%)已成为 PDA 首选治疗。

未闭动脉导管封堵术系经右股静脉穿刺插管,通过输送器置入封堵器送至 PDA 处,堵塞左向右分流(图 8-1-29)。

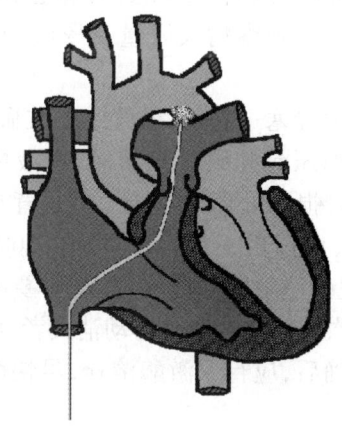

图 8-1-29　未闭动脉导管封堵

【适应证】

1. 单纯动脉导管未闭,PDA 内径 2~15mm,体重>3kg。

2. 动脉导管结扎术后再通。

【禁忌证】

1. 新生儿不宜采用本方法。

2. 动脉导管未闭已形成右向左分流者。

3. 合并复杂的先天性心脏病。

【方法】

1. 局麻下行股静脉、股动脉穿刺并插入鞘管。

2. 经股静脉送入端孔导管行右心导管检查。经股动脉鞘管内送入猪尾导管,行主动脉弓降部造影并录像,确定 PDA 的位置、形态大小。

3. 将输送器导管自肺动脉侧经未闭动脉导管送入降主动脉。选择比所测 PDA 最窄直径>2~4mm 的 Amplatzer 封堵器,安装于传送导丝顶端,经输送鞘管将封堵器送至降主动脉。

4. 待封堵器固定盘完全张开后,将输送鞘管、传送导丝回撤至 PDA 的主动脉侧,使腰部完全卡于未闭动脉导管内。

5. 10 分钟后重复主动脉弓部造影,观察封堵效果。

6. 术中肝素化(0.5~1mg/kg)。

7. 撤出导管、鞘管。压迫穿刺部位,止血后加压包扎。

【并发症及处理】

1. 溶血 封堵器过小或移位造成残余分流,高压喷射引起红细胞的机械性破坏。故封堵 PDA 尽量完善。用碳酸氢钠和激素治疗,碱化尿液、保护肾功能。必要时输血或外科手术。术后严密观察病人尿量及尿液颜色,观察体温。

2. 血栓栓塞 穿刺、插管致下肢血管痉挛,穿刺部位加压包扎致血流缓慢,血液内纤维素易在血管受损伤处形成血栓。对足背动脉搏动较对侧弱、皮温较对侧低者,肝素 5000U 加入 0.9% 氯化钠注射液中静注注入,必要时 6 小时后重复 1 次。对足背动脉搏动消失者,股动脉栓塞诊断明确后,应行尿激酶溶栓,尽快解除下肢缺血情况。

【护理措施】

1. 术前护理

(1) 向病人及家属介绍腔内动脉导管闭塞术的目的、方法及注意事项,消除焦虑心理。

(2) 抽血化验血常规、肝肾功能、肝炎全套、电解质、凝血时间和凝血酶原时间、血型、备同型血,行心电图、X 线胸片、超声心动图等检查。

(3) 做抗生素、碘过敏试验。

(4) 请心外科、麻醉科及手术室做协助准备。

(5) 术前 4 小时禁食,术前 0.5 小时注射镇静剂。

2. 术中护理

(1) 心电监护,静脉输液。

(2) 严密观察病人有无不适反应,及时发现并发症。协助医生准确记录好封堵后主动脉、肺动脉压力图形。

3. 术后护理

(1) 术后保证绝对卧床 24 小时,穿刺部位沙袋加压 8 小时。

(2) 观察穿刺侧肢体远端动脉搏动情况及皮肤颜色、温度、感觉等情况的变化。

(3) 应用抗生素 5~7 天,预防术后感染。

(二) 房间隔缺损封闭术

房间隔缺损(ASD)是较常见的先天性心脏病,房间隔缺损封闭术是一种成熟的心脏介入性治疗技术,与外科开胸手术修补比较具有微创、痛苦少、并发症低、恢复快、住院时间短等特点。

房间隔缺损封闭术是经股动脉穿刺插管,置入输送器,经输送器置入封堵器至房间隔缺损处,达到闭合房间隔缺损的目的(图 8-1-30)。

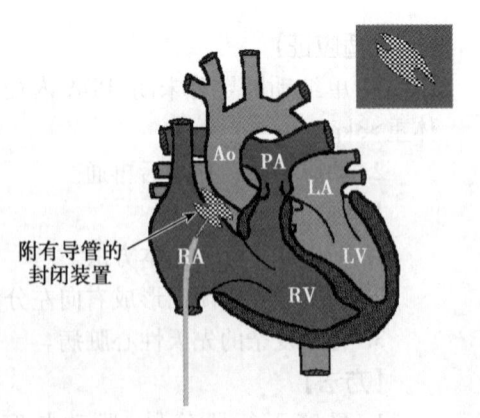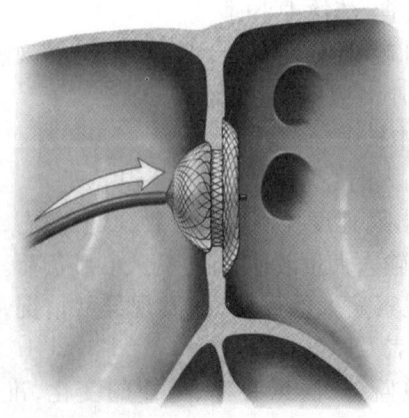

图 8-1-30　房间隔缺损封闭

【适应证】

1. 房间隔缺损最大伸展直径<30mm。
2. 缺损边缘至冠状静脉窦、房室瓣及右上肺静脉的距离>4mm。
3. 房间隔的整体直径应大于拟使用的补片直径。
4. 外科手术后有残余分流的 ASD。

【禁忌证】

1. 已有右向左分流者。
2. 多发性房间隔缺损。
3. 房间隔缺损合并其他先天性心血管畸形必须手术者。
4. 下腔静脉血栓形成盆腔静脉血栓形成导致完全梗阻。
5. 年龄<1岁婴儿。

【并发症及处理】

1. 残余分流 因关闭器位置不正引起。送出远端关闭器并贴于房间隔后,应在彩色超声心动图帮助下调整关闭器位置。小量残余分流且临床无症状和体征者,待术后1~2个月内,血小板、纤维素沉着,内皮细胞、肉芽组织形成,逐渐将分流缝隙覆盖。中度以上单一处的残余分流,可在术后半年~1年之间再次行分流处的关闭术。

2. 封堵器移位、变形或脱落 因操作不当,封堵器过小或过大引起。术者操作技术应熟练;封堵器选择要适当,放置位置要准确。一旦发生用异物钳取出或外科手术。

3. 气体栓塞 因关闭器内气体未排净引起。关闭器应完全浸湿后装入放送导管;反复冲洗放送导管排尽气体。如发现气体进入体内,立即使病人取头低左侧卧位,防止气体随血流流入脑血管。术中严密观察病人有无异常症状,及时发现并发症。

4. 感染性心内膜炎 因消毒不严格或术中污染引起。严格消毒、灭菌制度,强调术中无菌操作,尤其操作交换导丝时动作不可过大,以防超出无菌区范围造成污染。

5. 机械性溶血 同 PDA 溶血并发症。

【护理措施】

1. 术前护理 同 PDA 术前护理。
2. 术中护理

(1) 术中做好食管超声的护理,协助病人及时清理口腔内分泌物。

(2) 做好必要的抢救准备,包括药品及器械。与外科手术室保持联系,以便发生意外时行急诊外科手术。

(3) 严密监护心电图、心率及心律、呼吸、血压等。如有异常及时报告术者立即处理。

3. 术后护理

(1) 同 PDA 术后护理。

(2) 术后24小时内肝素化(100U/kg),24小时后口服阿司匹林。

(3) 术后第2日,拍胸片、查心电图及彩色超声心动图,观察关闭器位置及有无残余分流。

(4) 出院指导:①按医嘱服用阿司匹林6个月。②定期复查。

(三) 室间隔缺损封闭术

室间隔缺损(VSD)非手术封闭治疗,其封闭处理原则与 ASD 相似,但难度较大,首先经股动脉和经股静脉分别穿刺插管,通过未闭的室间隔缺损在左右心室之间建立轨道,再经静脉导管置入输送器,经输送器置入封堵器至室间隔缺损处,达到闭合室间隔缺损的目的(图8-1-31)。

【适应证】

1. 肌部或部分膜部 VSD 者。
2. 缺损口直径<14mm(最大封堵器直径为16mm)。
3. 缺损口重点距主动脉瓣的距离大于缺损直径2倍以上。膜部 VSD 离主动脉瓣≥2mm,离三尖瓣>3mm。
4. 年龄>3岁,体重>5kg。
5. 有膜部瘤时,封堵术后瘤体不影响 RVOT。
6. 轻至中度肺高压,无右室向左室分流。
7. VSD 外科手术后残留缺损,对血流动力学有影响。

【禁忌证】

1. 绝对禁忌证为已由右向左分流。
2. 相对禁忌证为不符合上述条件的单纯 VSD。

【并发症及处理】

与 ASD 介入封闭术相同。

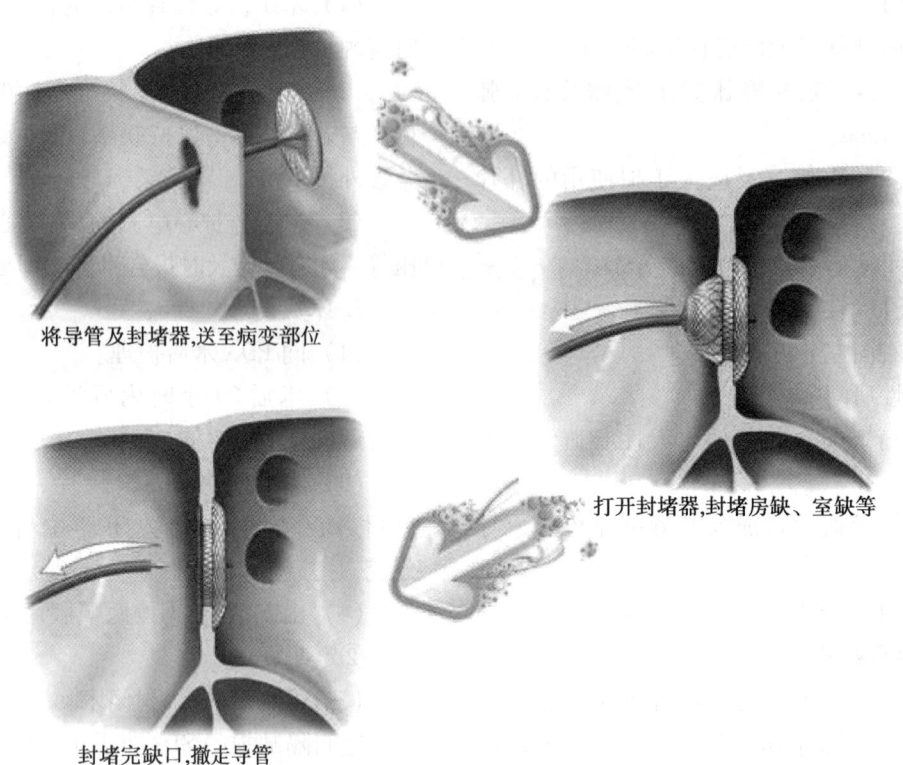

图 8-1-31　室间隔缺损封闭

（赖　娟）

第二章

呼吸系统疾病病人的护理

呼吸系统疾病是我国常见的一大类疾病。由于大气污染、吸烟、工业经济发展导致的理化因子、生物因子吸入以及人口年龄老化等因素，近年来呼吸系统疾病如肺癌、支气管哮喘的发病率明显增加，慢性阻塞性肺疾病居高不下，肺结核发病率虽有所控制，但近年又有增高趋势。呼吸系统疾病（不包括肺癌）在城市的死亡病因中占第四位（13.36%），在农村则占第一位（22.46%，不包括肺结核的1.24%），居我国总人口死亡病因的第一位。因此做好呼吸系统疾病病人的预防、诊治、护理，维护和恢复病人的呼吸功能对提高人们生活质量、延年益寿非常重要。

第一节 肺 炎

肺炎（pneumonia）是指终末气道、肺泡和肺间质的炎症，可由病原微生物、理化因素、免疫损伤、过敏和药物等引起。细菌性肺炎是最常见的肺炎，近年来尽管新的强力抗生素不断投入临床，但其发病率和病死率仍很高，且有所上升。其原因可能与社会人口老龄化、吸烟、伴有基础性疾病和免疫功能低下有关，如慢性阻塞性肺疾病、心力衰竭、肿瘤、糖尿病、尿毒症、艾滋病、应用免疫抑制剂、器官移植等。还与病原体变迁、病原学诊断困难、医院获得性肺炎发病率增加、不合理使用抗菌药物导致细菌耐药性增加等有关。

肺炎是一种感染性疾病，可发生于任何季节，但冬季及早春常见，任何年龄的人均有可能被感染，由于婴儿的免疫系统未成熟，而老年人的免疫系统渐退化，这两个年龄群的人较易感染肺炎。

肺炎按病因学分类可分为：细菌性、病毒性、支原体性、立克次体性、毒菌性、化学性、放射性和过敏性肺炎。

按病变的解剖分布分为：大叶性肺炎、小叶性（支气管）肺炎、间质性肺炎。

按病情程度可分为：轻型、普通型、中毒型和休克型肺炎。病毒性和细菌性肺炎是呼吸系统感染疾病死亡的主要原因。

目前多按肺炎的获得环境分为两类。

（1）社区获得性肺炎（community acquired pneumonia, CAP）：是指在医院外罹患的感染性肺炎，包括有明确潜伏期的病原体感染而在入院后平均潜伏期内发病的肺炎。CAP的致病菌中肺炎球菌比例虽然在下降，但仍为主要的病原体，非典型病原体所占比例在增加。

（2）医院获得性肺炎（hospital acquired pneumonia, HAP）：又称医院内肺炎，是指病人入院时既不存在、也不处于潜伏期，而是在入院48小时后在医院内发生的感染，还包括呼吸机相关性肺炎和卫生保健相关性肺炎。常见病原体为肺炎球菌、流感嗜血杆菌、金黄色葡萄球菌、铜绿假单胞菌、大肠杆菌、肺炎克雷伯杆菌。

【护理评估】

（一）健康史

1. 询问有无着凉、淋雨、劳累等诱因；是否使用过抗生素、激素、免疫抑制剂等；有无精神刺激、酗酒。

2. 有无上呼吸道感染史；有无COPD、糖尿病等慢性病史；是否吸烟，吸烟量多少。

（二）身体评估

肺炎的表现多种多样，它取决于感染的程度、病程、致病菌类型。常见肺炎的症状和体征见表8-2-1。

（1）一般表现：细菌性肺炎一般发病突然，常伴有寒战、高热，体温可高达40.5℃。高热者可出现胸部疼痛、软弱、头痛及全身无力。护士评估

表8-2-1 常见肺炎的症状和体征

病原体	病史、症状和体征
肺炎链球菌	起病急、寒战、高热、咳铁锈色痰、胸痛、肺实变体征
金黄色葡萄球菌	起病急、寒战、高热、脓血痰、气急、毒血症状、休克
肺炎克雷伯杆菌	起病急、寒战、高热、全身衰竭、咳砖红色胶冻状痰
铜绿假单胞菌	毒血症症状明显,脓痰,可呈蓝绿色
大肠埃希菌	原有慢性病,发热、脓痰、呼吸困难
流感嗜血杆菌	高热、呼吸困难、衰竭
厌氧菌	吸入病史,高热、腥臭痰、毒血症状明显
军团菌	高热、肌痛、相对缓脉
支原体	起病缓,可小流行、乏力、肌痛头痛
念珠菌	慢性病史、畏寒、高热、黏痰
曲霉菌	免疫力严重低下,发热、干咳或黄色痰、胸痛、咯血、喘息

时应注意病人生命体征有无异常,如血压下降、体温升高或下降;意识是否清楚,有无意识障碍;有无急性病容、鼻翼扇动;有无面颊绯红、口唇发绀、皮肤黏膜出血、浅表淋巴结肿大。

（2）呼吸系统:可出现胸痛咳嗽,痰少,可带血丝或呈铁锈色（葡萄球菌肺炎吐脓痰）;呼吸增快并且呼吸困难、发绀;肺部听诊感染部位呼吸音减弱,可闻及湿啰音及支气管呼吸音。护士评估时应注意病人有无呼吸频率、节律异常;有无三凹征;有无胸部压痛、叩诊音异常;有无肺泡呼吸音减弱或消失、异常支气管呼吸音、干湿啰音、胸膜摩擦音等。

（三）辅助检查

1. 胸部X线检查 细菌性肺炎病灶侵犯肺一叶或多叶。病毒性肺炎侵犯整个肺,出现斑点状阴影。肺炎支原体肺炎肺部呈多种形态浸润影,呈节段性分布。

2. 痰液培养 有无致病菌生长。

3. 血常规检查 细菌性肺炎白细胞升高,中性粒细胞比例增加;病毒性肺炎白细胞不高。

4. 血气分析可示低氧血症。

【护理诊断/问题】

1. 体温过高 与肺部感染有关。

2. 清理呼吸道无效 与痰液增多、黏稠及无力咳出有关。

3. 气体交换受损 与肺部感染、气道内黏液的堆积致肺通气和肺换气障碍有关。

4. 焦虑 与病人对疾病的过程及病情变化不了解有关。

5. 潜在并发症:感染性休克。

【护理目标】

1. 使病人的体温维持在正常范围内。

2. 保持呼吸道通畅。病人能有效地咳出分泌物。

3. 供给机体足够的营养和体液,保持水、电解质平衡。

4. 减轻病人的焦虑。

5. 感染性休克未发生或能及时被发现。

【护理措施】

（一）体温过高的护理

1. 高热病人降温大量出汗时,应及时更换衣服、床单,防止受凉,保持皮肤清洁干燥。

2. 当有口腔干燥、黏膜损伤、感染、口唇疱疹等,做好口腔护理,提高病人食欲。

3. 高热大量出汗时,除静脉补给液体外,应鼓励病人饮水,每日摄入量应3000~4000ml,注意水、盐平衡,保持尿比重<1.020。鼓励病人进高热量、高蛋白、高维生素,易消化的饮食。

（二）保持呼吸道通畅

1. 指导并鼓励病人有效地咳嗽、排痰,并指导病人正确留取痰标本,以确定病原菌,指导治疗用药。

2. 运用正确的体位引流姿势促进痰液的排出（详见第二篇第二章第一节）,对年老体弱者应用叩击法辅助排痰。

（三）心理护理

应与病人交流沟通,鼓励详细说出其不安的想法和感觉,使其能采取有效的方法应付焦虑而尽快熟悉环境,进入角色,安心养病,确保病人身心都得到休息。

（四）用药护理

遵医嘱及时使用抗生素,观察疗效和不良反应。应用头孢唑啉钠可出现发热、皮疹、胃肠道不适等不良反应,偶见白细胞减少和丙氨酸氨基转移酶增高;喹诺酮类药物（氧氟沙星、环丙沙星）偶见皮疹、恶心等;氨基糖苷类抗生素有肾、耳毒性,肾功能减退或老年人应注意观察有无耳鸣、头昏及唇舌发麻等不良反应的出现。

（五）感染性休克的护理

1. 病情监测　①生命体征：有无心率加快、脉搏细速、血压下降、脉压变小、体温不升或过高、呼吸困难等；②精神和意识状态：有无精神萎靡、表情淡漠、烦躁不安、神志模糊等；③皮肤、黏膜：有无发绀、肢端湿冷；④出入水量：有无尿量减少、比重增高；⑤实验室检查：注意血液分析指标变化，有无低氧血症等。

2. 感染性休克抢救配合　一旦发现休克征象立即通知医师，并备好物品，配合抢救。

（1）体位：病人取仰卧中凹位，抬高头胸部20°、抬高下肢30°，有利于呼吸和静脉血回流。

（2）吸氧：高流量吸氧，维持 $PaO_2>60mmHg$。

（3）补充血容量：迅速建立两条静脉通路，遵医嘱给予右旋糖酐或平衡液以维持有效血容量，及时纠正酸中毒，如需使用5%碳酸氢钠，宜单独静脉输入。监测中心静脉压，作为调整补液速度的指标，中心静脉压<$5cmH_2O$ 时可放心补液，达到 $10cmH_2O$ 时要慎重，输液不宜过快，以免诱发急性心力衰竭。

3. 用药护理　遵医嘱用多巴胺、间羟胺等血管活性药物，根据血压调整滴速，维持收缩压在90~100mmHg，输液时注意防止药液外漏，以免引起局部组织坏死和影响疗效。

（六）健康指导

1. 出院前病人不要过度疲劳，出院后定期门诊追踪。

2. 在恢复期根据胸片结果来判断肺炎吸收情况，以确定出院。

3. 指导病人和家属如何保持充分营养、休息及锻炼，以增加机体对感染的抵抗力。

4. 指导易感病人避免与上呼吸道感染病人接触。指导病人如何预防再发呼吸道感染及早治疗的重要性。对老年人及慢性病人尤应避免感冒，天冷时注意增减衣服，避免着凉。

【护理评价】

1. 病人是否能有效进行深呼吸运动，能否熟练有效地咳痰，能否保持呼吸道通畅。

2. 病人是否能采取有效的方法应付焦虑，保持身心愉快，配合治疗护理。

3. 病人是否获得足够的营养和水分来保证机体的正常需要。

4. 病人是否了解预防呼吸道感染的方法。

5. 病人生命体征是否稳定，有无休克表现。

第二节　肺结核

肺结核（pulmonary tuberculosis）是由结核分枝杆菌引起的慢性肺部传染病。结核病是全球流行的严重危害人类健康的主要传染病之一，是全球关注的公共卫生和社会问题，也是我国重点控制的主要疾病。据 WHO 报道，全球约有1/3的人（约20亿）曾受到结核杆菌感染。现有结核病人2000万，每年新发现病人800万~1000万，每年死于结核病约300万。全国约有5.5亿人曾受结核感染。2000年统计结果显示，活动性肺结核、痰涂片阳性及（或）痰培养阳性病人约500万、150万和200万，每年因结核病死亡的人数约13万，是我国十大死亡病因之一。

结核病理特点是结核结节、干酪样坏死和空洞形成。临床上呈慢性过程，但少数可急起发病，常有低热、乏力、咳嗽、咯血等表现。

结核病的传染源主要是继发性肺结核的病人，尤其是痰涂片阳性、未经治疗的病人。结核分枝杆菌传播途径主要是通过咳嗽、喷嚏、大笑、大声谈话等方式把含有结核分枝杆菌的微滴排到空气中而传播。飞沫传播是肺结核最重要的传播途径。婴幼儿细胞免疫系统不完善，老年人、HIV 感染者、免疫抑制剂使用者、慢性疾病病人等免疫力低下，都是结核病的易感人群。山区及农村居民结核分枝杆菌自然感染率低，移居到城市生活后也成为结核病的易感人群。

【护理评估】

（一）健康史

起病缓急，既往有无结核病史，有无和结核病人密切接触，是否注射过结核疫苗。

（二）身体评估

1. 全身症状　午后低热、乏力、食欲减退、消瘦、盗汗等；女性病人注意询问月经史，有无月经失调或闭经；体温，面容，营养状态。

2. 呼吸系统局部症状　咳嗽、咳痰，痰液的性质、量，有无咯血、胸壁刺痛、呼吸困难、发绀；是否有胸廓下陷、肋间隙变窄，呼吸运动度有无减弱，语颤是否增强，叩诊音有无改变，有无呼吸音减弱、肺尖部细湿啰音。

（三）辅助检查

1. 结核菌检查　痰直接涂片找结核杆菌，痰中找到结核杆菌是肺结核+确诊的主要依据,并说明病灶是有传染性的。

2. PPD 试验　0.1ml 含 5TU(结素单位)皮内注射,经 48~72 小时测量皮肤硬结直径,如<5mm 为阴性,5~9mm 为弱阳性,10~19mm 为阳性,≥20mm 或者局部有水疱、坏死为强阳性。

3. 胸部 X 线检查　可早期发现肺结核,对病灶部位范围,性质发展情况和治疗效果作出判断,对决定治疗方案很有帮助。

4. 其他检查　活动性肺结核,可有血沉增快;纤维支气管镜检查及取活组织做病理检查,有重要诊断价值。

(四) 心理、社会资料

肺结核为呼吸系统传染病,患病后需进行呼吸道隔离,同时需要早期、足量、联合用药,因被隔离活动后,与社会交往疏远,病人易产生焦虑、情绪不稳定心理。家庭成员也可能发生恐惧感,怕传染肺结核。

【护理诊断/问题】

1. 体温过高　与结核杆菌感染有关。
2. 有窒息的危险　与血管损伤、空洞内血管破裂有中等量咯血;空洞壁上大血管破裂引起大咯血引流不畅有关。
3. 营养失调:低于机体需要量　与机体消耗增加、食欲减退有关。
4. 焦虑　与不了解疾病的治疗效果和预后有关。
5. 知识缺乏　缺乏结核病的治疗及预防的知识。

【护理目标】

1. 使病人的体温维持在正常范围内。
2. 保持呼吸道通畅。
3. 给予足够的营养,保证机体修复的需要。
4. 焦虑减轻,与医护人员配合
5. 了解预防传染的知识,能获得有关结核病的治疗知识,理解长期用药的原因并遵循治疗方案服药等。

【护理措施】

(一) 心理护理

1. 结核病病程长,鼓励病人树立战胜疾病的信心,能正确对待疾病。
2. 消除病人恐惧、焦虑、情绪不稳定心理,解除心理负担。
3. 因病人住院时间长,长期受疾病困扰,养成了依赖医院的心理,应指导其克服被动依赖心理,学会照顾自己,培养自我护理的生活能力。

(二) 保持呼吸道通畅

1. 指导病人深呼吸,将痰咳出。多采用患侧卧位,减少患侧肺活动,有利于病灶愈合。分泌物多时,可采用体位引流。

2. 咯血的护理

(1) 绝对卧床休息,精神紧张者可给小剂量镇静剂,如地西泮,禁用吗啡,因可引起呼吸抑制。

(2) 大咯血时,应采取紧急措施,保持呼吸道通畅,迅速清除口腔内血块,防止血块引起窒息。

(3) 可在患侧胸部以冰囊冰敷或用沙袋压迫止血,并注意观察出血量及生命体征变化。

(4) 吸入高浓度氧。

(5) 迅速给予有效的止血药物,如垂体后叶素的应用。

(三) 保持皮肤口腔清洁,预防并发症

1. 保持口腔清洁　鼓励病人将痰液咳出,每日咳痰后,用生理盐水漱口,以去除口腔内血腥味。

2. 保持皮肤清洁舒适　衣服、被褥汗湿后,及时更换,避免再次受凉,加重病情。

3. 高热时,除给少量退热药物外,还可进行物理降温,如温水擦浴、醇浴。

4. 长期卧床,病人床单应保持平整舒适,应予翻身、预防压疮。

5. 病人生活环境应空气流通、阳光充足、尘埃少。

6. 充分休息,有规律生活,避免疲劳。

(四) 补充高营养,增强抵抗力

1. 肺结核是一种慢性消耗性疾病,应给予高热量、高蛋白饮食,以增强抵抗力,促进机体修复能力,使病灶愈合。

2. 饮食以适合口味,清淡为原则。

3. 食物的种类应富有变化,并供给平常所喜欢的食物,才能促进食欲。

4. 选择清凉、水分多,易入口的新鲜蔬菜、水果。

5. 避免烟、酒摄入,避免食用生冷、油炸、过辣等刺激性食物和高盐、高脂、易产气食物。

6. 退热时大量出汗,应多饮水,及时补充丢失的水分。

7. 如有大咯血应禁食,咯血停止后,可给半流饮食。

(五) 用药知识指导

对活动性肺结核的治疗必须坚持早期、规律、联合用药、适量、全程的原则。

1. 常用的杀菌药物有异烟肼、利福平、吡嗪酰胺、链霉素。

2. 常用的抑菌药物有乙胺丁醇,对氨基水杨酸钠。

3. 治疗方法

(1) 强化治疗,一般为三个月常选用两种杀菌药加一种抑菌药。

(2) 巩固治疗一般为 9~15 个月,可选用一种杀菌药加一种抑菌药。

(3) 短程化疗全程为 6~9 个月,联用 2 个以上高效抗结核药物。

4. 坚持长期抗结核治疗,在足量、早期用药,联合用药的治疗原则上,指导病人有关服药的知识与方法并注意观察药物的副反应,定期来院复查肝功能、胸片。

(六) 健康教育

1. 协助医师治疗,使开放性肺结核转为非开放性,以减少传染性。可向病人解释药物的作用及坚持长期服药的重要性,并督促病人按时服药。

2. 向病人及家属宣传有关结核病的防治知识,灌输正确的观念,使病人家属免于恐惧或做好必要的隔离。

3. 向病人及家属宣传有关的消毒隔离注意事项,尽可能与家人分室居住、分床就寝。

4. 开放性肺结核病人,要进行必要的消毒隔离工作,禁止随地吐痰,痰液可吐在纸盒内焚烧。

5. 合理安排生活,实行分餐制,做好餐具消毒,对餐具、用物定期消毒,可放到阳光下暴晒,如衣物、书籍。

6. 不饮未消毒的牛奶。

7. 限制探视,如有探视者时,应保持适当距离,防止飞沫传染。

8. 有计划接种卡介苗,使机体对结核菌产生免疫力,对预防结核病有重要意义。

9. 定期进行 X 线胸部透视检查,以便早期发现病人,及时治疗。

10. 注意营养和休息,避免操劳过度,加强体育锻炼、增强体质。

【护理评价】

1. 病人是否能有效地将痰液咳出,保持呼吸道通畅。

2. 病人咯血时能否及时清除血块。

3. 病人是否能获得足够的营养,得到充分的休息。

4. 病人是否听从医务人员的卫生宣教,并有效地掌握防病治病知识及预防传染方法。

5. 病人是否能在医务人员指导下,按时按量坚持服药。

第三节 慢性阻塞性肺部疾病

慢性阻塞性肺疾病(chronic obstructive pulmonary disease,COPD)是一组以气流受限为特征的肺部疾病,气流受限不完全可逆,呈进行性发展,但是可以预防和治疗。COPD 主要累及肺部,但也可以引起肺外各器官的损害。

COPD 是呼吸系统疾病中的常见病和多发病,患病率和病死率均居高不下。近年来对我国 7 个地区 20 245 名成年人进行调查,COPD 的患病率占 40 岁以上人群的 8.2%。因为肺功能进行性减退,严重影响病人的劳动力和生活质量,COPD 造成巨大的社会和经济负担。

目前确切的病因不清楚。但认为与肺部对香烟烟雾等有害气体或有害颗粒的异常炎症反应有关。这些反应存在个体易感因素和环境因素的相互作用。吸烟为本病重要的发病因素。其他因素还有职业粉尘和化学物质的接触、空气污染、感染因素、蛋白酶-抗蛋白酶失衡、氧化应激、炎症反应、遗传因素、自主神经功能失调、营养不良、气温变化等。

【护理评估】

(一) 健康史

1. 病因 是否吸烟,吸烟的时间和量,是否存在被动吸烟;所生活的地方是否存在大气污染;工作性质,是否接触职业性粉尘;既往有无反复肺部感染发生;有无过敏因素。

2. 诱因 发病前是否存在气温变化;有无营养不良发生。

(二) 身体评估

1. 咳嗽、咳痰 咳嗽频繁,晨间明显,咳白色黏液痰,甚至常年不断,伴感染时可为黏液性脓痰、咳嗽剧烈时可痰中带血。由于缺氧,呼吸困难,皮肤、黏膜可出现发绀。

2. 活动后呼吸困难 早期仅在爬楼梯或登

山时有气促,后逐渐加重,在日常活动时,甚至在静息时也感觉气促。

3. 胸部体征　视诊可见桶状胸;触诊语颤减弱,叩诊过清音;听诊双侧呼吸音减弱,呼气延长,有大量分泌物时,则出现湿啰音。

(三) 辅助检查

1. 肺功能检查　是判断气流受限的主要客观指标,对COPD的诊断、严重程度评价、疾病进展、预后及治疗反应等有重要意义。第一秒用力呼气容积占用力肺活量百分比(FEV_1/FVC)是评价气流受限的一项敏感指标。第一秒用力呼气容积占预计值百分比($FEV_1\%$预计值),是评估COPD严重程度的良好指标,其变异性小,易于操作。吸入支气管舒张药后$FEV_1/FVC<70\%$及$FEV_1<80\%$预计值者,可确定为不能完全可逆的气流受限。其他指标如肺总量、功能残气量等具有参考价值。

2. 胸部X线检查　胸廓前后径增大,肋间隙增宽,肋骨平行,膈肌下降且变平,两肺野的透亮度增加,有时可见局限性透亮度增高,表现为局限性肺气肿或肺大疱。肺血管纹理外带纤细、稀疏和变直,而内带的血管纹理可增粗和紊乱。

3. 动脉血气分析　对确定发生低氧血症、高碳酸血症、酸碱平衡失调以及判断呼吸衰竭的类型有重要价值。

4. 其他　COPD合并细菌感染时,外周血白细胞增高,核左移。痰培养可能查出病原菌。

(四) 心理、社会资料

疾病对病人日常生活和工作及家庭的影响,是否焦虑、悲观情绪,病人及家属对疾病的认知程度,病人的社会支持水平。

【护理诊断/问题】

1. 气体交换受损　与气道阻塞、通气不足、呼吸肌疲劳、分泌物过多和肺泡面积减少有关。

2. 清理呼吸道无效　与痰多黏稠和无效咳嗽有关。

3. 活动无耐力　与疲劳、气促、氧供与氧耗失衡有关。

4. 营养失调:低于机体需要量　与能量消耗增加、腹胀、食欲减退有关。

5. 焦虑　与健康状况改变、病情重、经济状况差有关。

【护理目标】

1. 病人能有效地进行呼吸肌功能锻炼,呼吸功能改善。

2. 病人能进行有效咳嗽、排痰,呼吸道通畅。

3. 病人能进行有效的休息和活动,活动耐力逐渐提高。

4. 病人能了解基本的营养知识,遵循饮食计划,营养状况改善。

5. 病人的焦虑与抑郁减轻。

【护理措施】

(一) 保持呼吸道通畅

1. 指导病人进行有效的呼吸技巧,如呼气时要慢且放松,逐渐延长呼气时间,吸与呼的比为1:3,即吸气为1,呼气为3,以减少二氧化碳潴留。

2. 遵医嘱持续低流量给氧,氧流量以1~2L/min为宜。采取持续低流量给氧,可缓解病人呼吸困难,降低肺动脉高压、改善心功能,避免夜间突发低氧血症,有利于改善病人生活质量,树立生活信心,提高生存质量。

3. 及时清除呼吸道内的痰液,避免堵塞呼吸道。

(1) 雾化吸入:稀释痰液,解痉止喘,消除支气管黏膜炎症、水肿。

(2) 电动吸痰:痰液多而黏稠、病人无力咳嗽时,可用多孔导管经鼻吸净痰液,并能刺激咳嗽,改善通气。

(3) 重症二氧化碳潴留,痰多且黏稠,当病人有肺性脑病发生时,宜气管切开或插管来解除呼吸道梗阻。

4. 合理应用抗生素　应根据痰培养结果及药物敏感试验,结合病情,应用有效抗生素,以利及时控制感染。

(二) 保持身体各部位的清洁,防止并发症的发生

1. 病人吸氧时,每日口腔护理两次,保持口腔清洁,增进食欲。

2. 病人长期卧床时,应鼓励病人翻身,更换姿势,并做好皮肤护理,预防压疮。

3. 及时更换衣服、床单、保持床单干燥、整洁、舒适。

(三) 进行活动指导,促进疾病的康复

1. 病人极度疲乏和虚弱时,应保证充足的睡眠。

2. 与病人共同制定活动计划,根据病人的耐受力进行活动。如可先在床上活动四肢,病情允许时下床在床边活动,可逐渐增加活动量,但不可

过度劳累。如出现胸闷、气促、发绀时,应立即停止活动,并卧床休息、吸氧。

3. 指导病人尽量白天坐着休息,以保证晚上睡眠充足。

4. 卧床期间鼓励病人采取缓慢的重复性活动,保持肌肉的张力。如上、下肢的循环运动、腓肠肌的收缩和放松。

(四) 供给足够的营养,保证机体的需要

1. 给予高蛋白、高热量、高维生素易消化的低盐饮食。

2. 避免摄取含钠高的方便食品,如罐头食物及冷冻食物。

3. 进食前清理呼吸道,增进食欲。如吸净痰液,做好口腔护理。

4. 少食多餐,避免进易食产气的食物,如红薯、土豆、豆类、啤酒等。

5. 不能经口进食时(如气管插管、气管切开时),应静脉补充营养,以保证机体的需要。

6. 在不限制液体摄入的情况下,鼓励病人多饮水,每天至少饮水10杯,以补充水分的消耗。

(五) 心理护理

1. COPD病人因长期患病,经济条件差,易产生焦虑、抑郁心理;因经济原因还可造成病人治疗依从性低,只有在病情加重时才使用药物。护士应关心病人及家属,了解其对疾病的态度,耐心向病人解释病情,消除紧张和焦虑。焦虑严重的病人,指导家属分散病人的注意力,如听音乐、和家人一起散步谈心等。

2. 护士应与他们共同制订和实施有效的康复计划,包括戒烟、氧疗、药物治疗、呼吸功能锻炼、有氧运动等。引导病人以积极的心态面对疾病,告知病人坚持实施康复计划可延缓疾病的进展,增强病人战胜疾病的信心。

3. 护理人员在处理病人的急性发作情况时,应保持镇静、动作熟练,以减轻病人的顾虑。

(六) 健康教育

1. 定期门诊复查,有呼吸道感染症状,如黄色脓痰、胸痛与呼吸困难突然加重等症状时,应立即来院就医,以免发生呼吸衰竭而危及生命。

2. 避免诱发因素 戒烟;避免室内充满烟雾,避免去人群拥挤或通风不良的地方,避免与有呼吸道感染者接触。气候变化时及时增减衣物,防止感冒。

3. 加强体育锻炼,增强体质;流感疫苗、肺炎链球菌疫苗、卡介菌多糖核酸等对防止COPD病人反复感染可能有益。

4. 进行腹式呼吸和缩唇呼气训练,通过腹肌的舒张与收缩来加强膈肌运动,以提高通气量,减少氧耗量,从而减轻呼吸困难,提高活动耐力。

5. 遵医嘱用药,如支气管扩张剂的应用,祛痰剂、抗生素等药物的应用并注意药物的副作用。

6. 经济条件允许的情况下提倡家庭氧疗,应告知病人及家属氧疗的目的、必要性及用氧注意事项,氧疗装置应定期更换、清洁、消毒。常用的氧疗系统有压缩氧气瓶、液态氧系统和氧浓缩器。

【护理评价】

1. 病人经呼吸肌功能锻炼,配合休息、药物治疗后,呼吸困难是否减轻。

2. 病人感染是否已被控制,咳嗽、咳痰减少。

3. 病人是否休息好,活动耐力是否逐渐提高。

4. 病人能否描述合理的饮食结构,按计划进食,营养状况是否改善。

5. 病人焦虑、抑郁是否减轻。

第四节 支气管哮喘

支气管哮喘(bronchial asthma,简称哮喘)是由多种细胞包括肥大细胞、嗜酸性粒细胞、T细胞、中性粒细胞、气道上皮细胞等以及细胞组分参与的慢性气道炎症性疾病。在敏感人群中,这种炎症可引起广泛的可逆性气道狭窄、通气受阻,引起反复发作性的喘息、呼气性呼吸困难、胸闷、咳嗽、咳痰等症状,常在夜间或清晨发作、加剧,多数病人可自行缓解或经治疗后缓解。如果支气管哮喘得不到及时诊治,随病程的进展可产生气道不可逆性狭窄和气道重塑。

全球约有1.6亿哮喘病人。各国患病率不等,国际儿童哮喘和变应性疾病研究显示13~14岁儿童的患病率为0~30%,我国同龄儿童患病率为3%~5%。成人男女患病率大致相同,发达国家高于发展中国家,城市高于农村。约40%病人有家族史。

【护理评估】

(一) 健康史

1. 是否接触了各种激发因素,如特异性和非特异性吸入物,如粉尘、花粉、油烟、清洁剂、杀虫剂、动物的皮毛,食物(如鱼、虾),药物;冷空气刺激,运动,妊娠,精神因素,上呼吸道感染等。

2. 有无哮喘病的家族史等。

（二）身体评估

1. 本次哮喘发作的主要症状,如呼吸困难、喘息、胸闷、咳嗽;主要症状出现时间、持续时间、程度,有无其他伴随症状,有无先兆症状。哮喘的特性是突发性,多在夜间猝然发作,呈呼气性呼吸困难,伴有哮鸣音,或发作性胸闷和咳嗽,严重者被迫采取坐位或呈端坐呼吸,干咳或咳大量白色泡沫痰,甚至出现发绀等。哮喘症状可在数分钟内发作,经数小时至数天,用支气管舒张药或自行缓解。

2. 既往有无哮喘发作经历,是否熟悉每次发作的先兆症状及正确处理方法;能否正确用药及对药物知识的掌握程度,对医嘱的依从性。

3. 病人的意识是否模糊,有无失眠,端坐呼吸,皮肤有无发绀,体温、脉搏、呼吸、血压有无异常。发作时胸部呈过度充气状态,有辅助呼吸肌收缩及三凹征,有广泛哮鸣音,呼气音延长。病人可有口唇发绀、窦性心动过速及节律改变、严重时出现奇脉。

（三）辅助检查

1. 痰液检查 可见较多嗜酸性粒细胞。

2. 动脉血气分析 哮喘发作时,如有缺氧,可见 PaO_2 降低,由于过度通气可使 $PaCO_2$ 下降,pH 上升,表现为呼吸性碱中毒。重症哮喘,气管阻塞严重,可使二氧化碳潴留,$PaCO_2$ 上升,表现为呼吸性酸中毒;如缺氧明显,可合并代谢性酸中毒。

3. 胸部 X 线检查 早期发作时可见两肺透亮度增加,呈过度充气状态,如并发呼吸道感染,则肺纹理增加及炎性浸润阴影;在缓解期多无明显异常。合并肺不张、气胸或纵隔气肿等并发症时可出现相应的 X 线改变。

4. 呼吸功能检查 第1秒用力呼气容积（FEV_1）、最大通气量（MVV）、呼气峰值流速（PEF）最大呼气中期流速（MMEF）均降低。气道阻力（Raw）明显升高,且与 FEV_1 的下降呈一定程度的负相关。残气容积（RV）、功能性残气量（FRC）及 RV 占肺总量的比值（RV/TLC%）均增大。

5. 过敏原检测 用过敏原作皮肤划痕试验或皮内试验,呈阳性反应,提示病人对该抗原过敏,但不能作为确诊依据。另外,哮喘病人的血清特异性 IgE 可较正常人明显升高。支气管激发试验是通过吸入某种过敏原,验证其吸入引起的哮喘发作,但此试验可诱发哮喘发作,有一定的危险性,不作常规应用。

（四）心理、社会资料

疾病对病人日常生活和工作的影响程度,是否有害怕、焦虑、痛苦情绪等。

【护理诊断/问题】

1. 气体交换受损 与支气管痉挛,平滑肌水肿有关。

2. 清理呼吸道无效 与支气管痉挛和疲乏有关。

3. 焦虑 与急性哮喘发作时症状未缓解或重症哮喘发作有关。

4. 知识缺乏:缺乏疾病自我管理知识。

【护理目标】

1. 病人呼吸平稳,无气促、发绀等。

2. 病人能正确运用有效咳嗽、深呼吸、胸部叩击等方法排出痰液,痰量减少或消失。

3. 病人自诉焦虑减轻。

4. 病人掌握了疾病相关知识。

【护理措施】

（一）病情观察

监测病人呼吸系统和心血管系统的症状和体征 肺部呼吸音的听诊;监测脉搏、呼吸、血压;监测动脉血气、FEV_1 等;观察是否有脱水症状;观察病人对治疗的反应以及护理干预的效果。

（二）保持呼吸道通畅

1. 卧床休息,协助病人抬高床头使病人半坐或坐卧位,有利呼吸。

2. 病情不允许活动的卧床病人,在床上鼓励他们做慢而深的呼吸,如呼-呼将肺内气体吐尽,吸-吸使新鲜空气进入肺内,这样才是有效呼吸,可使全身获得丰富的氧气。

3. 教会病人咳嗽技巧,鼓励病人做有效的咳嗽排痰。

4. 氧疗 哮喘或重症哮喘发作病人,大多数有缺氧现象,给氧浓度为 24%～28%,流量为 2～5L/min,使 PaO_2 提高到 70～90mmHg,在氧疗法中,需根据动脉血气分析的结果评价疗效,同时可用漏斗状纸袋回收呼出的 CO_2 的方法,可使呼吸速率减慢。

5. 支气管扩张剂应用 在治疗哮喘急性发

作时,常用氨茶碱控制哮喘发作,用药过程中注意药物注射的速度不可过快、过量(速度不可超过25mg/min),以免引起恶心、心律不齐、心动过速等。

（三）生活护理

1. 保持环境温暖舒适,避免空气寒冷、过分潮湿或干燥以及空气污染。限制会客,避免病人体力负担及精神刺激。

2. 保持床单位干燥,及时更换汗湿的衣、被,保持皮肤的干燥与清洁。

3. 保持口腔清洁,咳痰后协助做口腔护理或用漱口液漱口。

（四）心理护理

1. 哮喘发作时,陪伴病人使其平静,以减轻精神紧张,病人要精神愉快,避免精神紧张和生气,因情绪激动是诱发哮喘的重要因素。

2. 要关心病人,及时了解病人心理活动,发现情绪激动和紧张时,做好劝导工作,以解除因条件反射或心理失衡等因素导致发病。

3. 当病人由于呼吸困难气喘严重,有窒息感时,病人极度紧张,烦躁不安,疲倦不能休息,此时除不能用抑制呼吸的镇静剂外,必要时可遵医嘱给予少量镇静剂,要安慰病人,耐心地满足病人的合理要求,减轻紧张情绪。

（五）健康教育

制定病人及其家庭教育指南,应包括以下内容。

1. 哮喘的疾病相关知识,什么是哮喘控制良好,病人能正确识别哮喘发作的先兆症状并知道如何终止哮喘发作。

2. 环境中激发因子的控制　识别可能的激发因子,寻找如何预防的措施;避免与变应原和其他激发因子的接触,如改变居住环境,避免接触有污染的空气(如在房内吸烟、花粉、冷空气刺激等)、地毯、家具、皮毛等,注意食物和某些药物造成的致病原因(如鱼、虾等)。

3. 寻找哮喘治疗和控制的障碍　与病人及其家庭讨论可能的障碍如:不重视发作的间歇期,病人角色的否认,对哮喘严重性的认识不足等。

4. 药物治疗指导

（1）告之病人药物的种类、各种药物的作用、副作用、用药的剂量及用法。

（2）为病人制定用药一览表。哮喘病人通常要用数种药物,运用不同的用药途径,并需长期用药,因此必须让病人学会药物自我管理的策略。

（3）观察药物治疗的反应、药物的副作用以及病人的活动水平,这些信息对医生调整用药很有价值。

（4）病人必须理解坚持用药的重要性即使症状消失;知道当症状恶化或出现严重副作用时应及时就诊。

5. 正确使用气雾剂　为防止气喘发作,应携带含有支气管扩张剂的小型喷雾器并教给正确的使用方法。气雾剂的使用方法如下。

（1）打开喷口的盖,手拿着气雾剂(喷口朝下)并用力摇匀药液。

（2）轻轻地呼气,直到不再有空气可以从肺内呼出。

（3）立即将喷口放在口内,并合上嘴唇含住喷口缓慢吸气后马上按下药罐将药物挤出,并继续深吸气。

（4）屏息10秒,或在没有不适的感觉下尽量屏息久些,然后才缓慢呼气。若需要多吸一剂,应等待至少1分钟后再重做第2~4步,用后将药盖套在喷口上。

6. 指导病人呼吸功能锻炼如腹式呼吸,缩唇呼吸运动;教会病人放松技巧如气功、深呼吸等。

7. 指导病人学会在家中自行监测病情变化,并自行评定,重点掌握峰流速仪的使用方法,有条件的记录哮喘日记。哮喘的治疗峰流速仪的正确使用如下。

（1）将指针拨向计尺上零的位置,用手拿着峰流速仪时,不要让手指妨碍指针的活动。

（2）张开口,用力吸一口气。

（3）含着口管用力尽快将气吹出,嘴唇要紧含着管,防止空气从口管旁漏走。

（4）记下指针读数,然后将指针拨回零的位置。

（5）连续做3次测计,记录最好的成绩。

8. 与病人及其家人共同制定哮喘管理计划,病人的家属应该知道在哮喘发作时应如何帮助病人,如气雾剂、口服药物放在何处,急救电话号码;他们应该被指导如何减轻病人发作时的焦虑情绪;同时也应知道何时应将病人送往医院救治。

【护理评价】

1. 病人呼吸是否平稳,有无气促、发绀。

2. 病人是否能正确运用有效咳嗽、深呼吸、胸部叩击等方法排出痰液,痰量是否减少或消失。

3. 病人焦虑是否减轻。

4. 病人是否获得足够的哮喘的管理知识,是否能进行自我管理。

第五节 慢性肺源性心脏病

慢性肺源性心脏病(chronic pulmonary heart disease),简称慢性肺心病,是由肺组织、肺血管或胸廓的慢性病变引起肺组织结构和(或)功能异常,产生肺血管阻力增加,肺动脉压力增高,使右心室扩张或(和)肥厚,伴或不伴右心功能衰竭的心脏病,并排除先天性心脏病和左心病变引起者。

慢性肺心病是我国呼吸系统的一种常见病。1992年在北京、湖北、辽宁农村调查102 230例居民的慢性肺心病患病率为4.4‰,其中≥15岁人群的患病率为6.7‰。冬、春季节和气候骤然变化时,易出现急性发作。主要因慢性阻塞性肺疾病、胸廓运动障碍性疾病和肺血管疾病引起肺动脉高压,发展成慢性肺心病。本病发展缓慢,临床上除原有肺、胸疾病的各种症状和体征外,主要是逐步出现肺、心功能衰竭以及其他器官损害的征象。按其功能可分为代偿期与失代偿期。

【护理评估】

(一) 健康史

既往基础疾病的询问:是否患慢性支气管炎、支气管扩张、重症肺结核、肺血管疾病;有无严重的脊柱后凸、脊柱结核或胸膜粘连、睡眠呼吸暂停综合征等。

(二) 身体评估

1. 患病的起始情况和时间,有无咳嗽、咳痰、活动后心悸、呼吸困难、乏力和劳动耐力下降;是否有头痛、失眠、食欲下降、白天嗜睡,甚至出现表情淡漠、神志恍惚、谵妄等肺性脑病的表现,是否有皮肤潮红或发绀,有无食欲不振、腹胀、恶心、下肢水肿等右心衰竭的表现。检查、治疗经过,是否遵医嘱治疗,目前用药情况,有无家庭氧疗。

2. 体检侧重于检查病人神志是否清楚,生命体征是否平稳;有无肺气肿体征,听诊有无干、湿性啰音;有无心率增快,心律失常,有无剑突下触及心脏搏动,闻及收缩期杂音;有无肝大且有压痛,有无颈静脉充盈和肝颈静脉回流征阳性,有无下肢水肿。

(三) 辅助检查

1. X线检查 除原有肺、胸基础疾病及急性肺部感染的特征外,尚有肺动脉高压征,如右下肺动脉干扩张,其横径≥15mm;横径与气管横径比值≥1.07;肺动脉段明显突出或其高度≥3mm;中央动脉扩张,外周血管纤细,形成"残根"征;右心室增大等,皆为诊断慢性肺心病的主要依据。

2. 心电图检查 主要表现有右心室肥大改变,如电轴右偏、额面平均电轴≥+90°、重度顺钟向转位、$RV_1+SV_5≥1.05mV$及肺型P波。可作为诊断慢性肺心病的参考条件。

3. 超声心动图检查 通过测定右心室流出道内径(≥30mm)、右心室内径(≥20mm)、右心室前壁的厚度、左右心室内径比值(<2)、右肺动脉内径或肺动脉干及右心房增大等指标,可诊断慢性肺心病。

4. 血气分析 慢性肺心病肺功能失代偿期可出现低氧血症或合并高碳酸血症,PaO_2<60mmHg、$PaCO_2$>50mmHg时,表示有呼吸衰竭。

5. 血液检查 红细胞及血红蛋白可升高。全血黏度及血浆黏度可增加。合并感染时白细胞总数增高,中性粒细胞增加。部分病人血清学检查可有肾功能或肝功能改变;血清钾、钠、氯、钙、镁均可有变化。

6. 其他 肺功能检查对早期或缓解期慢性肺心病病人有意义。痰细菌学检查对急性加重期慢性肺心病可以指导抗生素的选用。

(四) 心理社会评估

病人对疾病的性质、过程、预后及防治知识的了解程度,疾病是否影响病人的工作甚至日常生活自理能力,病人的家庭、社会支持程度。

【护理诊断/问题】

1. 气体交换受损 与肺泡毛细血管床减少,弥散面积下降,通气血流比例失调有关。

2. 清理呼吸道无效 与支气管黏膜充血、水肿,防御功能下降有关。

3. 潜在并发症:肺性脑病。

4. 活动无耐力 与心、肺功能减退引起的慢性缺氧有关。

5. 体液过多 与心输出量减少、肾血流灌注量减少有关。

6. 有皮肤完整性受损的危险 与全身水肿、长期卧床有关。

【护理目标】

1. 病人呼吸困难程度减轻,能有效地进行呼吸肌功能锻炼。
2. 病人能保持呼吸道通畅,减少呼吸道分泌物潴留。
3. 肺性脑病未发生或发生后能及时发现。
4. 病人缺氧情况有所改善,能进行基本活动。
5. 病人水肿减轻。
6. 病人能保持皮肤完整。

【护理措施】

(一)病情观察

观察呼吸的频率、节律、幅度;观察病人有无发绀,是否烦躁、失眠甚至出现定向障碍;监测血气分析,尤其是 PaO_2 和 $PaCO_2$;监测血压、心率、尿量,必要时记录 24 小时出入水量。

(二)休息、活动与安全

采用舒适体位卧床休息,减轻呼吸困难。在病人耐受的情况下,鼓励卧床病人做缓慢的肌肉舒缩运动,定时翻身、更换姿势。病情允许可动员病人下床适当活动,注意搀扶,保证病人活动安全。一般应使用床栏,对烦躁不安、精神失常或出现昏迷者,可约束肢体,嘱家属加强陪护。

(三)保持呼吸道通畅

1. 吸氧 根据缺氧和二氧化碳潴留的程度不同,合理用氧。一般予持续、低流量、低浓度吸氧,氧流量 1~2L/min,氧浓度 25%~29%。监测氧疗效果。
2. 神志清醒病人鼓励其深呼吸和有效咳嗽,体弱、长期患病者应定时更换体位,护士或家属应帮助叩击背部。神志不清者应予机械吸痰。

(四)饮食护理

予高纤维素、易消化清淡饮食,避免含糖高的食物,防止便秘和加重心脏负担。若病人有明显水肿、腹水或少尿,应限制钠水摄入,钠盐<3g/d,水<1500ml/d。增加蛋白质的摄入,控制碳水化合物占总热量的 60% 以下。尽量少食多餐,腹胀者可遵医嘱静脉补充营养。输液时应根据病情控制输液量和速度。

(五)用药护理

注意观察药物疗效和不良反应。

1. 对二氧化碳潴留严重、呼吸道分泌物多的病人慎用镇静剂、麻醉药,如必须使用,用后应注意观察是否有抑制呼吸和咳嗽反射的情况。
2. 肺心病病人对洋地黄类药物耐受性低,易出现中毒反应,用药前应注意纠正缺氧,防治低钾血症。低氧血症、感染等均可使心率增快,故不宜以心率作为衡量洋地黄类药物的应用和疗效考核指征。
3. 利尿药应用后可出现低钾、低氯性碱中毒,痰液黏稠不易排痰和血液浓缩,应注意预防。使用排钾利尿剂时应遵医嘱补钾。利尿剂尽可能安排白天给药,避免因频繁排尿影响病人睡眠。
4. 使用抗生素时,注意观察感染是否控制,有无继发感染。
5. 对肺性脑病病人可遵医嘱使用呼吸兴奋剂,应注意保持气道通畅,适当增加吸入氧浓度,用药过程中如出现恶心、呕吐或肢体抽搐、惊厥,提示药物过量,应立即通知医生。

(六)呼吸功能锻炼

恢复期病人应进行呼吸功能锻炼。详见第三节护理措施中保持呼吸道通畅部分。

(七)健康教育

1. 改善环境卫生,劝导病人戒烟,避免烟雾、粉尘和刺激性气体对呼吸道的影响,注意保暖,避免受凉,预防感冒发生。
2. 加强营养,给高蛋白、高维生素膳食,保持口腔卫生。
3. 缓解期应根据肺、心功能状况及体力适当进行体育锻炼,如散步、气功、太极拳、耐寒锻炼等,以提高机体的免疫能力和心、肺的贮备能力。
4. 指导病人采取正确的姿势,以利于气体交换和节省能量。如站立时,背靠墙,使膈肌和胸廓松弛,全身放松;坐位时凳高合适,两足平放在地,身体稍向前倾,两手放在双腿上或趴在小桌上,桌上放软枕,使病人胸椎与腰椎尽可能在一条直线上;卧位时抬高床头,稍抬高床尾,使下肢关节轻度屈曲。
5. 避免劳累,注意休息,定期门诊随访。如病人感到呼吸困难加重、咳嗽剧烈、咳痰不畅、水肿、尿少或家属发现病人神志淡漠、嗜睡或兴奋躁动、口唇发绀加重等,均提示病情加重或变化,应立即就诊。

【护理评价】

1. 病人有无发绀,呼吸频率、深度和节律是否趋于正常。
2. 病人是否能够进行有效咳嗽,是否保持呼吸道通畅。
3. 肺性脑病是否发生或发生后能否及时发现。
4. 病人是否能进行基本的活动。
5. 病人水肿是否减轻。
6. 病人皮肤是否完整,有无发生压疮。

第六节 原发性支气管肺癌

原发性支气管肺癌(primary bronchogenic carcinoma)简称肺癌(lung cancer),为起源于支气管黏膜或腺体的恶性肿瘤,早期常有刺激性咳嗽、痰中带血丝等呼吸道症状,病情进展速度与细胞的生物特性有关,常有区域性淋巴结核血行转移。

肺癌是严重危害人类健康的疾病,根据世界卫生组织(WHO)2003年公布资料显示,肺癌的发病率(120万/年)和病死率(110万/年)均居全球癌症第一位。在我国,肺癌发病人数和死亡人数增速很快。肺癌发病率为男性肿瘤的首位,而且由于难以早期发现致使预后差。

肺癌的最重要的危险因素是吸烟,其他因素还有职业性致癌因子、空气污染、电离辐射等。根据解剖学部位,肺癌可分为中央型肺癌和周围型肺癌。按组织病理学分为非小细胞肺癌(鳞状上皮细胞癌、大细胞癌、腺癌)和小细胞肺癌。

【护理评估】

(一)健康史

1. 有慢性支气管炎或其他慢性呼吸系统疾病史。
2. 年龄在40岁以上,且有吸烟多年或吸烟量大者。
3. 有在刺激性的污染环境中工作史,如:铀矿、煤烟、焦油、石棉或石油中的多环芳烃、烟草的加热产物。
4. 有其他因素 病毒感染,食物中的苯并芘、亚硝酸胺等也有一定的综合作用。
5. 家族遗传因素等。

(二)身心状况评估

1. 咳嗽 呈刺激性干咳。
2. 咯血 可反复出现持续性血痰。
3. 胸痛 肿瘤累及胸膜引起剧烈胸痛。
4. 气促 病变广泛,大量胸腔积液、气管、支气管受压迫、阻塞时可引起吸气性呼吸困难。
5. 发热 当肿瘤引起阻塞性肺炎或肺脓肿时,常有发热,并有中毒症状。
6. 出现局限性吸气性喘鸣音、咳嗽后不消失。
7. 体重下降、消瘦、乏力。晚期有营养不良、呈恶病质面容。
8. 当肿瘤肿大或淋巴结肿大时常引起压迫症状和转移表现。如声音嘶哑、咽下障碍、膈肌麻痹、上腔静脉阻塞综合征、心包积液、头痛、呕吐、共济失调等神经精神症状等。

(三)辅助检查

1. 胸部X线检查 是一种发现肺癌的重要检查方法。CT、MRI、支气管和血管造影等检查,可明确肿块的形态、部位范围与心脏大血管的关系,了解肺的淋巴结肿大和支气管阻塞或转移病灶,以提供诊断依据。
2. 痰细胞学检查 中央型肺癌阳性率高,可达到80%,周围型肺癌可达50%。
3. 纤维支气管镜检查 利用纤维支气管镜直视下取组织细胞或呼吸道分泌物做细胞学检查。
4. 淋巴结活检肺组织及胸膜活检进行细胞学检查。

(四)心理社会因素

病人在心理未完全调适之前,对首次被诊断为肺癌时,其自然反应是否认;当病人逐渐接受诊断时,心理压力难以承受,易愁容满面、悲观失望,亲友的探视访问,甚至治疗均被拒绝。

【护理诊断/问题】

1. 气体交换受损 与肿瘤使肺组织破坏而不能进行有效地呼吸,或继发胸腔积液导致气体交换面积减少而引起呼吸困难有关。
2. 胸痛 与癌细胞浸润胸膜或肿瘤压迫神经、胸部或肋骨、胸膜有关。
3. 营养失调:低于机体需要量 与慢性消耗性疾病,加之治疗时药物的副作用(如化疗药物)等引起食欲下降有关。
4. 恐惧 与对突如其来的肺癌诊断无法接

受有关。

【护理目标】

1. 病人呼吸困难缓解,能保持呼吸道通畅。

2. 在医护人员的指导下,病人疼痛不适减轻。

3. 病人能进食足够的营养、补充机体的消耗。

4. 病人能正确对待疾病,恐惧减轻。

【护理措施】

(一)指导病人掌握呼吸技巧,保持呼吸道通畅

1. 给予舒适的体位,抬高床头,半坐卧位。

2. 指导病人有意识的控制呼吸的技巧,改善呼吸。

(1)监督指导进行缓慢的腹式呼吸。

(2)指导病人采用放松技术,以改善呼吸型态。

(3)鼓励病人适当下床活动,以增加肺活量。

(4)遵医嘱给予鼻导管吸氧,保持鼻导管通畅。

3. 必要时协助医生抽胸水,以改善呼吸困难。

(二)给予合理的充足的营养,维持机体的需要

1. 病人对饮食无兴趣时,可根据病人平时的口味配制病人喜爱的食物,少量多餐,以维持体力。

2. 选择饮食多样化,并增加食物的色、香、味、美,刺激病人的食欲。

3. 病人食欲好时,鼓励多进食、食欲不振时,向病人讲解补充足够营养对机体恢复的重要意义。

4. 为病人提供营养丰富,易消化的饮食。

5. 在进行放疗、化疗时如病人有恶心呕吐时,不可勉强进食或采取禁食办法,以免加重厌食。

6. 补充足够的水分,防止电解质紊乱。

(三)给予心理支持,提高病人生存质量

1. 医护人员应以真诚的态度,给病人亲切的关怀和精神支持。

2. 注意观察病人的心理反应和心理状态,如鼓励病人坚强面对疾病,重新鼓起生活的勇气。

3. 帮助病人和家属应对癌症的挑战,让病人了解肺癌以及将接受的治疗,切实安排好每天生活注意衣着和修饰,保持良好的形象。

4. 鼓励和指导病人/家属参与疾病治疗和护理计划的决策,制定过程,并督促执行。

5. 当病人/家属悲痛时,医护人员应理解、同情,并尊重其文化、宗教信仰、种族和价值观。同时给他们精神上的支持,协助他们渡过这一时期。

6. 为病人/家属提供一个单独的、安全的、放心的环境,能让病人宣泄自己的情绪。

7. 在肺癌病人的不同时期,给予心理支持增强病人抗病信心,提高生活质量。

8. 护士应熟悉化疗药物的作用机制、给药方法、剂量、毒副作用,用药前向病人做好解释工作,同时严密观察病人用药反应并及时处理。

(四)为病人提供安静的环境,保证病人能得到充足的休息,并同时使其疼痛减轻

1. 指导病人交替使用减轻疼痛的方法。如:

(1)分散病人注意力,可用听音乐、广播或看书报的方法。

(2)每天计划进行一种活动,如力所能及的,最好是户外活动。

(3)利用毛毯、枕头支持疼痛的部位以减轻肌肉的张力来减少疼痛。

(4)用擦背、按摩或温水浴来促进松弛,减轻疼痛。

(5)放慢呼吸节律或深呼吸——握紧拳头——打呵欠的松弛法来减轻疼痛,合理使用止痛药物,最大程度解除病人痛苦,帮助病人使用镇痛剂以达到满意的止痛效果。

2. 给予精神支持、减少用药的心理需要。

3. 尊重病人的权益,允许并鼓励病人表达他的痛苦感受,并对他能较好地对忍受疼痛加以肯定,可提出表扬。

4. 当病人疼痛减轻时,为他提供休息的条件,如保证病人在夜间睡眠不受干扰。夜间休息好,可消除疲劳,亦能减轻疼痛。

5. 给予肺癌晚期病人极大的关心和爱护,协助病人与家属彼此沟通,并尽量设法使病人舒适。让其在安逸状态下度过濒死期。

6. 做好皮肤护理,预防感染及外伤。

(五)治疗知识指导

1. 一般采用综合治疗,早期肺癌可考虑手术切除。

2. 小细胞未分化癌应首先考虑化疗和放疗。

可同时使用免疫治疗和中药治疗以提高化疗耐受性。

3. 化疗多采用COPP方案,如每周第1、2天静注环磷酰胺(CTX)400～600mg,第3天静注长春新碱(VCR)1～2mg,同时口服甲基苄肼50mg和泼尼松5～10mg,每日3次,连用2周,休息1周,3～4个周期为一个疗程,有效率达82%。

4. 化疗期要做好必要的保护性消毒隔离。

(六) 出院指导及健康教育

1. 宣传不吸烟和戒烟。
2. 治理环境污染,改善工作居住条件。
3. 定期到医院复查。
4. 给予丰富的蛋白质和维生素饮食,有吞咽困难时,应给予牛奶、肉汁、进食要慢,取半坐卧位以防发生吸入性肺炎和窒息,必要时鼻饲。
5. 长期卧床和自理能力缺陷,家庭休养时,要定期翻身,以防止压疮和肺部感染。

【护理评价】

1. 病人呼吸困难是否缓解。
2. 病人是否能掌握控制疼痛的方法和技巧,使疼痛减轻或感到疼痛的次数减少和比较舒适。
3. 病人能摄入足够的营养,保证支持机体的需要。
4. 病人能得到家属的支持与理解,尤其是在家属与医护人员的心理支持下使晚期癌症病人活得更有尊严。

第七节 胸腔积液

胸膜(pleura)系起源于中胚层的浆膜,是一层薄的透明膜。被覆于肺表面和肺叶间裂的部分称之为脏层胸膜,贴附于胸壁内面、膈上面和纵隔表面的部分称为壁层胸膜。脏层胸膜与壁层胸膜在肺根处相互移行,在脏层胸膜与壁层胸膜之间形成封闭的、左右独立的潜在性腔,即胸膜腔(pleural cavity)。正常情况下脏层胸膜和壁层胸膜表面上有一层很薄的液体,在呼吸运动时起润滑作用,但胸膜腔中的液体量并非固定不变,而是处于液体形成与吸收的动态平衡状态。若任何因素破坏了此种动态平衡,导致胸膜腔内液体形成过快或吸收过缓,即产生胸腔积液(pleural effusions),简称胸水。

胸腔积液分为漏出性和渗出性,前者是因微血管压力增高或渗透压减低引起,后者是因胸膜炎症引起胸膜表面对蛋白性液体的通透性增加引起,淋巴阻塞也可造成胸水聚积。肺、胸膜和肺外疾病均可引起胸腔积液。临床上常见的病因有:胸膜炎症(肺结核、肺炎)、胸腔肿瘤(恶性肿瘤转移、间皮瘤)、肺梗死、膈下炎症、充血性心力衰竭、缩窄性心包炎、肝硬化、肝脓肿、胸部损伤等。

【护理评估】

(一) 健康史

基础疾病的询问:既往是否患肺结核、肺炎,有无低蛋白血症、肝硬化、肝脓肿、肾病,是否进行消化内镜检查和治疗。

(二) 身体评估

1. 主要症状 是否有胸痛和呼吸困难,胸痛的性质、和呼吸及咳嗽的关系,是否伴随咳嗽、心悸。一般情况下,胸水逐渐增多后,疼痛缓解,大量胸水表现为胸闷及呼吸困难,可伴有胀痛。

2. 原发病的症状 炎性积液常伴有发热、咳嗽、咳痰;结核性积液多见于青年人,常有午后低热、咳嗽、痰中带血丝、盗汗、消瘦等结核中毒症状;恶性积液多见于中老年病人,多无发热,胸部隐痛,常有消瘦以及原发部位肿瘤的症状;心力衰竭所致胸腔积液多有心功能不全的表现;肝脓肿所伴右侧胸腔积液可为反应性胸膜炎,亦可为脓胸,多有发热和肝区疼痛。

3. 体征 少量积液时可无明显体征,或可触及胸膜摩擦感、闻及胸膜摩擦音。随着积液量的增加,中至大量积液时,体检可见患侧胸廓饱满,气管、纵隔向健侧移位,呼吸动度减弱,触觉语颤减弱,叩诊胸部呈浊音或实音,听诊呼吸音减弱或消失。肺外疾病如胰腺炎和类风湿关节炎等,引起的胸腔积液多有原发病的体征。

(三) 辅助检查

1. 胸水检查 对明确积液性质和病因诊断均至关重要(表8-2-2)。
2. 血常规 白细胞总数可增高或正常,分类计数中性粒细胞升高。
3. 血沉增速。
4. 结核菌素试验为阳性。
5. X线检查 小量积液时,可见肋膈角变钝,中等量积液时,可见外高内低的弧形积液线。大量积液时,可占满病变胸腔、呈普遍性密度增高影,并可见纵隔被推向健侧。

表 8-2-2 渗出液和漏出液的区别

	漏出液	渗出液
外观	清澈透时、不凝固	透明或混浊或血性,可自行凝固
比重	<1.018	≥1.018
蛋白质	<30g/L	≥30g/L
细胞数	<100×10⁶/L	≥500×10⁶/L
胸腔积液/血清蛋白	<0.5	>0.5
胸腔积液/血清 LDH	<0.6	>0.6
LDH(乳酸脱氢酶)	<200U/L 或小于血清正常值高限的 2/3	>200U/L 或大于血清正常值高限的 2/3

6. 超声检查 可鉴别胸腔积液、胸膜增厚、液气胸等,对包裹性积液可提供较准确的定位诊断,有助胸腔穿刺抽液。

7. 胸膜活检 经皮闭式胸膜活检对胸腔积液的病因诊断具有重要的意义,如果上述检查不能确定胸腔积液的病因,则需进行胸膜活检。

【护理诊断/问题】

1. 气体交换受损 与大量胸腔积液压迫使肺不能充分复张,气体交换面积减少有关。
2. 疼痛:胸痛与胸膜摩擦或胸腔穿刺术有关。
3. 焦虑 与病因诊断不明担心疾病预后有关。

【护理目标】

1. 病人气促缓解。
2. 病人疼痛减轻。
3. 病人了解疾病的治疗及预后,焦虑程度减轻。

【护理措施】

(一)一般护理

1. 休息与运动 大量胸腔积液致呼吸困难、发热应卧床休息,给予舒适的体位,抬高床头,半卧或健侧卧位,以利呼吸。体温恢复正常及胸液吸收或胸腔抽液后,逐渐下床活动,增加肺活量,以防肺功能丧失。胸腔积液吸收后 2~3 个月内注意不可参加重体力劳动,以防止疲劳。

2. 遵医嘱给氧 2~4L/min,氧浓度 35%~40%,并保持输氧装置通畅。

3. 病情观察 观察胸痛及呼吸困难的程度、体温的变化;监测血氧饱和度、动脉血气分析值的改变;对胸腔穿刺抽液的病人,应密切观察其生命体征的变化、穿刺部位有无渗血或渗液。

(二)对症护理

1. 呼吸困难的护理

(1)鼓励病人积极排痰,保持呼吸道通畅,以利呼吸。指导病人有意识地使用控制呼吸的技巧,如进行缓慢的腹式呼吸,并每天监督指导病人于餐前及睡前进行有效的咳嗽运动,每次 15~30 分钟。

(2)协助医生行胸腔穿刺术,抽取胸水,减轻其肺组织受压的程度,同时做好其术前、术后护理。监测动脉血气分析值的改变。

(3)行胸腔闭式引流者,注意观察病人的呼吸音、胸廓的运动、动脉血气分析等了解肺的扩张状况和呼吸状态,并注意引流切口周围有无皮下气肿的发生;观察引流管的固定状态是否良好,是否有效引流;观察引流液的量、性质。

2. 胸痛的护理 观察胸痛的程度,了解病人产生胸痛的原因及疼痛的性质。了解病人对胸部疼痛的控制能力,疲劳程度和应激水平。鼓励病人说出疼痛的部位、范围以及疼痛的程度。与病人共同寻找减轻疼痛的方法:分散病人的注意力,如听音乐、收音机、看书、读报,并指导病人交替使用减轻疼痛的方法。有咳嗽症状和(或)剧烈胸痛的病人,遵医嘱使用镇咳药。

(三)心理护理

1. 加强与病人沟通,主动向病人及家属介绍负责医生、护士及其住院环境,建立信任感。

2. 鼓励病人说出焦虑的感受,了解病人焦虑的程度。提供安全舒适的环境,使病人感到安全。谈话时语速要缓慢,态度要和蔼,尽量解答病人提出的各种问题。尊重病人,允许他保留自己的意见。

3. 耐心向病人解释病情,消除其悲观情绪,确保其配合治疗。病人进行手术、检查及各种治疗护理前,做好解释,消除其焦虑不安情绪。

4. 指导病人使用放松技巧,如仰视、控制呼吸、垂肩、冷静地思考、改变说话的语音、搓脸、自我发泄等。必要时遵医嘱使用抗焦虑药,并仔细观察其药物疗效和不良反应。

(四) 健康教育

根据病人的病情,从以下方面进行健康教育。

1. 胸腔积液介入治疗的方法,药物剂量、用法和不良反应。

2. 遵从治疗、定期复查的重要性。尤其对结核性胸膜炎病人要特别强调坚持用药的重要性。

3. 合理安排休养与运动。

4. 合理调配饮食。

【护理评价】

1. 病人是否能实施有效的深呼吸及咳嗽排痰法,保持呼吸道通畅。

2. 病人能否使用给予指导的方法,减轻疼痛。

3. 病人能否在护士指导下消除焦虑与紧张情绪,保持心情愉快。

第八节 机 械 通 气

机械通气(mechanical ventilation)是在病人自然通气和(或)氧合功能出现障碍时,运用器械(主要是呼吸机)使病人恢复有效通气并改善氧合的技术方法。机械通气已成为治疗呼吸衰竭、多器官功能障碍综合征的重要手段之一。

【呼吸机的种类】

呼吸机按其吸气向呼气切换的方式分为定容、定压、定时和微电脑控制呼吸机。

1. 定容型呼吸机(volume-cycled ventilator) 呼吸机以预设通气容量来管理通气,即呼吸机送气达预设容量后停止送气,依靠肺、胸廓的弹性回缩力被动呼气,能保持稳定的潮气量。缺点是在通气量恒定时,由于气道阻力与胸廓和肺顺应性呈负相关,而当肺顺应性下降时,气道压力升高,易产生气压伤。

2. 定压型呼吸机(pressure-cycled ventilator) 机器按照预定的气道压力进行呼与吸的切换。优点是机械通气时气道压力恒定,不易产生气压伤。缺点是潮气量不稳定。

3. 定时型呼吸机(time-cycled ventilator) 机器按照预定时间进行呼与吸切换。优点是通气时可根据呼吸道的阻力、肺顺应性情况设定吸与呼的时间,既能满足通气量又可避免气道高压,但调控较复杂。

4. 微电脑控制呼吸机(microprocessor ventilator) 包含定压、定容和定时成分,可持续监测通气功能、报警情况和病人状况。对于有严重肺损伤、要求呼吸机按需适应其需要的病人更为适用。

【机械通气的目的、适应证和禁忌证】

(一) 目的

1. 支持肺泡通气 使肺泡通气量达到正常水平,将动脉二氧化碳分压和 pH 水平维持在基本正常的范围内。

2. 改善或维持动脉血氧合 在吸入适当氧浓度的条件下,使动脉血氧饱和度>90%(相当于动脉血氧分压>60mmHg)。

3. 维持或增加肺容积 通过提供吸气末压以增加吸气末肺容积,可预防和治疗肺不张,改善氧合。通过应用呼气末正压以维持或增加功能残气量,可用于治疗术后低氧血症和急性呼吸窘迫综合征等。

4. 减少呼吸功 机械通气做功可减少病人呼吸肌群做功的负荷,降低呼吸肌氧耗,有利于改善缺氧,同时也可减轻心脏的负荷。

(二) 适应证

1. 通气功能障碍为主的疾病 如 COPD 急性加重、哮喘急性发作、胸部外伤或胸廓手术后、重症肌无力等所致的外周呼吸泵衰竭;脑炎、脑血管意外、外伤、药物中毒等引起的呼吸中枢衰竭。

2. 换气功能障碍为主的疾病 如重症肺炎、间质性肺疾病、严重的心源性肺水肿、肺栓塞等。

3. 心肺复苏 任何原因引起的心跳、呼吸骤停进行心肺复苏时。

4. 需强化气道管理者 如各种外科手术常规麻醉和术后管理的需要、使用某些呼吸抑制药物时等。

5. 预防性使用 如心胸外科手术短期保留机械通气以帮助病人减轻因手术创伤而加重的呼吸负担,减轻心肺和体力上的负担,促进术后恢复。

(三) 使用指征

1. 严重呼吸衰竭和 ARDS 病人经积极治疗后病情仍继续恶化者。

2. 呼吸形态严重异常:成人呼吸频率>35~40次/分或<6~8次/分,或呼吸不规则、自主呼吸微弱或消失。

3. 意识障碍。

4. 血气分析提示严重通气和氧合障碍：严重低氧血症，PaO_2<50mmHg，尤其是充分氧疗后仍<50mmHg。

5. $PaCO_2$进行性升高，pH值进行性下降。

（四）禁忌证

机械通气治疗无绝对禁忌证。正压通气相对禁忌证为：伴有肺大疱和肺囊肿的呼吸衰竭；未经引流的气胸和纵隔气肿；严重肺出血、气管食管瘘等；急性心肌梗死；低血容量性休克未补足血容量者。

【机械通气的操作】

（一）呼吸机与病人连接

连接方式包括无创通气连接（呼吸机主要通过鼻、面罩与病人相连接）和有创通气连接（呼吸机通过气管插管、气管切开与病人相连接）。

1. 面罩 适用于神志清晰、合作、短时间使用呼吸机者；不宜用于昏迷、吞咽障碍、气道分泌物多且伴清除障碍或伴多器官功能损害者。优点是方便、无创。缺点：①容易漏气，耗氧量大；②压迫面部产生不适；③不利于口腔护理和吸痰；④舌后坠时可造成通气量不足；⑤可能存在面罩内CO_2重复呼吸的问题；⑥增加机械无效腔；⑦人机配合欠佳或通气量过大致使吞入过多气体，导致腹胀。

2. 气管插管 分为经口和经鼻插管两种途径。经口插管和经鼻插管优缺点比较见表8-2-3。

表8-2-3 经口插管与经鼻插管优缺点的比较

经口插管	经鼻插管
优点：	优点：
①易于插入，适于急救	①易于耐受，易于固定，留置时间长
②管腔大，易于吸痰	②便于口腔护理，病人可经口进食
缺点：	缺点：
①容易移位、脱出	①管腔小，吸痰不方便
②不宜长期使用	②不适于急救
③可引起口腔、牙龈出血	③易发生鼻骨折、出血
④不便于口腔护理	④可有鼻窦、中耳炎等合并症

3. 气管切开

（1）适应证：①预期或需要较长时间机械通气治疗；②上呼吸道梗阻所致呼吸困难，如双侧声带麻痹、有颈部手术史、颈部放疗史；③反复误吸或下呼吸道分泌物较多，病人气道清除能力差；④因喉部疾病致狭窄或阻塞无法气管插管；⑤头颈部大手术或严重创伤需行预防性气管切开，以保证呼吸道通畅；⑥高位颈椎损伤。

（2）缺点：①气管切开创伤较大，可发生切口出血或感染。②操作复杂，不适用于紧急抢救。③对护理要求较高。

（二）选择通气模式

应用机械通气时，临床上可使用许多不同的方法处理病人与呼吸机之间的关系，这些技术称为机械通气的模式。通气模式的选择取决于病人的病理生理状态。

1. 控制通气（controlled ventilation, CV） 病人通气量和通气方式完全由呼吸机决定，与自主呼吸无关，包括容积控制和压力控制两种。

（1）容积控制通气（volume controlled ventilation, VCV）：潮气量、呼吸频率、吸/呼比完全由呼吸机控制，能保证潮气量和分钟通气量，有利于呼吸肌休息，适用于中枢或外周驱动能力很差或无自主呼吸的病人。此模式不利于呼吸肌锻炼，不能感知病人的自主呼吸，易造成人机对抗，不宜单独使用。现多加用吸气末正压，多为时间切换和容量切换。

（2）压力控制通气（pressure controlled ventilation, PCV）：传统意义上的压力转换需预设压力控制水平和吸气时间，吸气开始后，呼吸机提供的气流很快使气道压达到预设水平，此时送气速度减慢以维持预设压力到预设呼吸时间结束，转向呼气。特点是吸气压力恒定；病人目前多用时间转换式，已逐渐取代传统意义上的压力转换。

2. 辅助通气（assisted ventilation, AV） 依靠病人的吸气努力触发呼吸机吸气活瓣实现通气，当存在自主呼吸时，根据气道内压力降低（压力触发）或气流的变化（流速触发）触发呼吸机送气，按预设的参数输送气体，呼吸功由病人和呼吸机共同完成。适用于呼吸中枢驱动正常的病人，通气时可减少或避免应用镇静剂，保留自主呼吸以减轻呼吸肌萎缩，改善机械通气对血流动力学的影响，利于撤机过程。缺点是当病人呼吸频率增加时，由于呼吸机仍然以固定的预设潮气量和压力送气，易造成过度通气。

3. 辅助/控制通气（assisted/controlled ventila-

tion,A/CV) 是辅助通气和控制通气两种模式的结合,作为机械通气首选模式,是目前常用的模式。当病人自主呼吸频率低于预置频率或病人吸气努力不能触发呼吸机送气时,呼吸机即以预置VT及通气频率进行正压通气,即 CV,当病人的吸气能触发呼吸机时,以高于预置频率进行通气,即AV。A/CV又分为压力/辅助控制通气和容量辅助/控制通气。

4. 间歇指令通气(intermittent mandatory ventilation,IMV)/同步间歇指令通气(synchronized intermittent mandatory ventilation,SIMV) IMV 是指呼吸机按预设的呼吸频率给予间歇正压通气,除此以外,也允许病人进行自主呼吸,但由于呼吸机以固定频率进行呼吸,因此可以影响病人的自主呼吸,出现人机对抗。SIMV弥补了这一缺陷,即呼吸机预设的呼吸频率由病人触发,若病人在预设的时间内没有出现吸气动作,则呼吸机按预设参数送气,增加了人机协调,在呼吸机提供的每次指令性通气之间允许病人进行自主呼吸,以达到锻炼呼吸肌的目的。

5. 压力支持通气(pressure support ventilation,PSV) 属部分通气支持模式,是由病人触发通气,决定呼吸频率、VT及吸/呼比的模式,当气道压力达预设的压力支持水平且吸气流速降低至某一阈值水平以下时,由吸气切换到呼气。是目前常用的模式,适用于要撤机的病人,有一定自主呼吸能力、呼吸中枢驱动稳定的病人。

6. 呼气末正压(positive end expiratory pressure,PEEP)和持续气道正压(continuous positive airway pressure,CPAP) PEEP和CPAP是用于辅助自主呼吸的正压模式,可与IMV/SIMV联合使用。PEEP是借助呼气管路中的阻力阀等装置使呼气末气道压力仍高于大气压,从而改善通气、提高氧合。主要用于ARDS病人。CPAP是在自主呼吸条件下,整个呼吸周期内(吸气及呼气期间)气道保持正压,病人完成全部的呼吸功,是 PEEP 在自主呼吸条件下的特殊技术,可以防止肺与气道萎缩,改善肺顺应性,减少吸气阻力。

7. 双相气道正压通气(biphasic positive airway pressure,BiPAP):属于定压型通气模式,指给予两种不同水平的气道正压,为高水平压力和低水平压力之间定时切换,且其高压时间、低压时间、高压、低压各自可调,从高压转换至低压时,增加呼出气量,改善肺泡通气。该模式允许病人在两种水平上呼吸,可与PSV合用,以减轻病人呼吸功。

(三) 调节通气参数

呼吸机最主要的通气参数设置如下。

1. 供氧浓度 在保证氧合的前提下吸入较低浓度的氧气,一般以40%~50%为宜,在吸痰前后或应用呼吸机早期可短时间吸入较高浓度氧气,最高可达100%,但要求控制时间在30分钟至1小时。氧浓度大于50%时,应警惕氧中毒。

2. 潮气量(tidal volume,VT) 设置原则:避免气道平台压超过 $30 \sim 35 cmH_2O$,以免气压伤发生,目前倾向于选择较小的VT,一般8~10ml/kg,需与呼吸频率配合,并结合呼吸系统的顺应性和阻力进行调整,最终应根据动脉血气分析进行调整,以保证一定的分钟通气量。

3. 呼吸频率(RR) 频率选择根据分钟通气量及目标动脉氧分压(PaO_2)水平,成人通常设定为12~20次/分。急、慢性限制性肺疾病时也可根据分钟通气量和目标PaO_2水平超过20次/分,准确调整呼吸频率应依据动脉血气分析的变化综合调整VT与支持频率(f)。

4. 吸/呼时间比(I/E) 基于病人的自主呼吸水平、氧合状态及血流动力学,适当的设置能保持良好的人机同步性。根据病情在1:1.5~1:2范围内选择、调节。心功能不全、血压不稳定者以1:3为宜。

5. 呼气末正压(PEEP) 原则是使肺顺应性和氧运输达到最大、FiO_2达到最低、对循环无不良影响的最小 PEEP 值。一般在 $5 \sim 10 cmH_2O$ 左右,若$PEEP \geq 15 \sim 20 cmH_2O$,可使胸腔内压上升而致回心血量减少,心输出量下降。

6. 吸气峰流速 对于有自主呼吸的病人,吸气峰流速应与自主呼吸相匹配。理想的峰流速应能满足病人吸气峰流速的需要,成人常用的流速设置为40~60L/min,根据分钟通气量和呼吸系统的阻力和顺应性进行调整。

7. 吸气末停顿时间 指呼吸机送气结束到呼气开始的一段时间,此时,无气体从呼吸机送入病人气道,其肺内保持正压状态。一般设置在不超过呼吸周期的20%。

8. 触发灵敏度(trigger sensitivity) 是指吸气开始到呼吸机开始送气之间的时间差。当呼吸机的启动由病人的自主呼吸触发时需设置触发灵敏度。病人压力触发常为$-0.5 \sim -1.5 cmH_2O$,流速触发常为 2～5L/min,合适的触发敏感度设置将使病人更加舒适,促进人机协调。流速触发较压力触发能明显减低病人的呼吸功,若触发敏感度过高,会引起与病人吸气努力无关的误触发;若设置触发敏感度过低,呼吸肌无力时难以触发机械通气,增加病人的呼吸肌疲劳。

9. 报警参数设置　设置报警参数可以保证呼吸机使用的安全,常用的报警参数包括:①无呼吸报警:当过了预设时间(通常为 10～20 秒)而呼吸机未感知到呼吸时,无呼吸报警即启动,可能的情况有呼吸机管路脱开、气道或管道阻塞、病人无呼吸努力等。②高呼吸频率报警:当病人自主呼吸过快时,需及时处理,防止过度通气。③低容量报警:当呼出气体量少于预设水平时报警。④压力限制报警:此参数既作为报警参数,又可确保预防两肺压力过高。病人的吸气峰压一般为 15～20cmH$_2$O,有时可达到 30cmH$_2$O,吸气峰压过高容易造成肺的气压伤,并对循环产生不良影响,因此需设置压力上限报警,通常设置高于病人的吸气峰压 5～10cmH$_2$O。

(四) 并发症

1. 肺损伤　以气压伤最常见。是指机械通气时由于肺泡内压明显升高,导致肺泡壁和脏层胸膜破裂而出现的肺间质气肿、纵隔气肿、皮下气肿和气胸等。其原因可能系吸气峰压过高、流速过快、吸气时间过长、PEEP 值过大等;病人患肺大疱、肺气肿、肺部顺应性差等。另有研究表明肺损伤与高容量通气有关,控制潮气量可以预防气压伤的发生,故倾向于选用接近正常自主呼吸的潮气量(6～8ml/kg)。

2. 氧中毒　长时间吸入高浓度氧,使体内氧自由基产生过多,导致组织细胞损伤和功能障碍称为氧中毒。病人主要表现为咳嗽、胸闷、进行性呼吸困难,PaO$_2$ 持续下降,X 线胸片可出现斑片状模糊浸润影。FiO$_2$ 越高,肺损伤越重。目前认为 FiO$_2$ 为 0.50 是安全的。当病情严重必须吸入高浓度氧时,应避免长时间吸入,尽量使 FiO$_2$ 不超过 0.60。

3. 呼吸性碱中毒　当辅助通气水平过高,或采用辅助控制通气模式的病人自主呼吸频率过快时可导致过度通气,出现呼吸性碱中毒。

4. 呼吸系统感染　是最常见的医院内感染,成为机械通气失败的主要原因。致病菌以革兰阴性杆菌(尤以铜绿假单胞菌)最为常见。表现为痰液增多,黄脓痰;肺部可闻及干湿啰音、痰鸣音;体温升高;血象高,痰培养有条件致病菌和致病菌;X 线胸片可显示两肺有散在片状或融合片状阴影。严重者可导致败血症。

5. 呼吸机故障所致的并发症　包括因黏痰、痰痂、呕吐物导致的人工气道堵塞;因积水、扭曲、连接不当或单向活瓣方向装反导致的呼吸机管道堵塞;气管插管脱出和管道脱开;气管插管滑入右主支气管等。

(五) 机械通气的撤离

机械通气的撤离简称撤机,是指由机械通气状态恢复到完全自主呼吸的过渡过程。在尝试脱机前,需具备下列临床参数:

1. 肺活量＞10～15ml/kg,最大吸气压达到 15cmH$_2$O。

2. 氧合指标　在吸氧浓度＜40% 时,PEEP＜5cmH$_2$O、PaO$_2$≥60mmHg、PaO$_2$/FiO$_2$≥200。

3. 呼吸衰竭的诱因或呼吸机通气的原因已解决或改善;停用镇静药和神经肌肉阻滞药;呼吸道通畅;恢复自主呼吸并有效;咳嗽功能良好;已纠正电解质、酸碱平衡紊乱;稳定的心血管状态;神志恢复正常;睡眠适当;无脓毒血症和发热。

【护理评估】

1. 机械通气的目的、适应证、相对禁忌证。

2. 病人的意识状态、自主呼吸状态、疾病的严重程度、进行机械通气的有效性和安全性、对机械通气的耐受状况、肢体活动情况。

3. 病人的心理状态。

【护理诊断/问题】

1. 并发症　氧中毒、肺损伤、呼吸性碱中毒、呼吸系统感染。

2. 语言沟通障碍　与气管插管影响病人说话有关。

3. 有清理呼吸道无效的危险　与气管造口术、导管刺激致分泌物增加有关。

4. 有感染的危险　与插管有关。

5. 有撤离呼吸机后功能障碍性反应的危险　与撤离呼吸机时机不成熟有关。

【护理目标】

1. 病人无机械通气并发症发生。

2. 病人使用机械通气过程中安全、有效。

3. 病人使用机械通气过程中无不适。

4. 病人未发生感染。

5. 病人恢复有效自主呼吸,咳嗽功能良好。

【护理措施】

(一) 气管插管和机械通气前的准备

1. 确保氧供　帮助病人采取合适体位,保持气道通畅。如一般氧疗不能使病人的 PaO_2 或 SaO_2 达到维持生命的水平,需用面罩和简易呼吸器(manual resuscitation bag)接100%的纯氧进行手动通气,以维持病人基本生理需要,确保生命安全。

2. 物品准备　床边备齐气管插管用品、呼吸机、呼吸机用供氧、供气设备、抢救车、吸引器,确保用物完整、功能良好。按规程连接呼吸机导管,并接模拟肺,开机检查呼吸机功能完好后,按病情需要和医嘱设置通气参数。

3. 病人准备

(1) 心理准备:用简单易懂的语言向病人、家属解释气管插管和机械通气的重要性;指导病人如何配合及如何以非言语方式表达其需要。

(2) 体位准备:病人取平卧位,去枕后仰,必要时肩下垫小垫枕,使口、咽和喉轴线尽量呈一直线。

(二) 气管插管时配合

1. 监测病人的生命体征、缺氧状况,注意病人误吸、心律失常的发生。

2. 确保通气和氧供　如果插管时间超过30秒未成功,则需提醒插管医生暂停插管,并使用简易呼吸器和面罩进行人工通气、给氧,防止因严重低氧血症导致心跳呼吸骤停。

3. 吸痰　插管过程中如分泌物多影响插管和通气时,应及时协助吸引。

4. 判断气管插管位置　气管插管插入后,需立即检查气管插管位置是否正确、恰当。最常用方法是听诊法,可用简易呼吸器加压送气,听诊胃部是否有气过水声,若有说明导管误插入食管;若无气过水声,再听诊双肺有无呼吸音、是否对称。判断气管插管位置最准确的方法是监测呼出气二氧化碳波形的改变。

5. 固定和连机　确定气管插管位置正确后,放入牙垫,妥善固定插管,清除气道内分泌物,接上呼吸机开始机械通气。测量插管末端到牙齿的距离,并记录。

6. X线胸片证实插管位置　病人的通气和供氧得到保障后,通知放射科行床边拍摄胸片,确认插管位置是否在隆突上1~2cm处。

(三) 机械通气时病人的护理

护理包括监测和评价病人对呼吸机的反应、机械通气系统安全管理、预防并发症、满足病人的基本需要等方面。

1. 呼吸系统监护

(1) 监测有无自主呼吸,自主呼吸与呼吸机是否同步,呼吸的频率、节律、幅度、类型及两侧呼吸运动的对称性。开始应每隔30~60分钟听诊肺部,注意两侧呼吸音性质,有无啰音。如一侧胸廓起伏减弱、呼吸音消失,可能为气管插管过深造成单侧肺通气(常为右侧),也可能为并发气胸。

(2) 监测血氧饱和度以了解机械通气的效果。

(3) 仔细观察呼吸道分泌物的色、质、量和黏稠度,为气道护理和肺部感染的治疗提供依据。

(4) 血气分析:是监测机械通气治疗效果最重要的指标之一,有助于判断血液氧合状态和机体酸碱平衡情况,结合呼吸状态监测可判断肺内气体交换情况,指导呼吸机参数的合理调节。使用呼吸机30分钟后做血气分析。

(5) 呼气末 CO_2 浓度:通过在呼气管道中连接一个红外线传感器装置可持续监测呼气末 CO_2 浓度,用于评价通气效果。呼出气 CO_2 浓度在呼气末最高,接近肺泡气水平。如呼气末 CO_2 浓度为4.5%~5%,表示通气恰当;<4.5%为通气过度;>5%则通气不足。

(6) 床旁胸部X线检查:能及时发现气压伤、肺部感染、肺不张等机械通气引起的并发症,亦可了解气管插管的位置。

2. 循环系统监护　应注意监测心率、心律和血压的变化。其原因是:①正压通气使肺泡容积增加,肺扩张可反射性引起副交感神经兴奋,使心率和血压下降。②肺容积增加挤压心包腔及正压通气使胸内压增高均可使回心血量减少,心输出量下降,导致血压下降。③通气量过大时 CO_2 迅速排出,使 CO_2 对心血管运动中枢和交感神经的兴奋作用突然消失,周围血管张力骤降,使血压明显下降伴心率加快。

3. 观察病情变化,了解机械通气的效果。

(1) 观察意识变化:判断缺氧和(或) CO_2 潴留是否纠正。机械通气后病人意识障碍程度减轻,表明通气状况改善;若有烦躁不安、自主呼吸与呼吸机不同步,多为通气不足;如病人病情一度好转后突然出现兴奋、多语、甚至抽搐应警惕呼吸性碱中毒。

(2) 观察体温变化：了解有无并发感染。机械通气的病人因感染机会增加，常可并发感染，使体温升高。由于发热又可增加氧耗和 CO_2 的产生，故应根据体温升高的程度酌情调节通气参数，并适当降低湿化器的温度以增加呼吸道的散热作用。

(3) 观察人机协调情况。

(4) 液体出入量：尿量反映肾脏血液灌注，间接反映心排血量的变化，如尿量增多，水肿逐渐消退，说明机械通气后低氧血症和高碳酸血症缓解，肾功能改善。若尿量减少或无尿，要考虑体液不足、低血压和肾功能不全等原因。

(5) 皮肤、黏膜：观察气管插管或气管切开周围皮肤、黏膜的颜色、局部引流情况，及时发现并处理口腔溃疡、继发性真菌感染或伤口感染。注意皮肤的色泽、弹性及温度，了解缺氧和 CO_2 潴留改善情况，若皮肤潮红、多汗、浅表静脉充盈，提示仍有 CO_2 潴留；观察有无皮下气肿，常与气胸、气管切开有关。

(6) 腹部情况：观察有无腹部胀气和肠鸣音减弱。采用面罩机械通气的病人，若人机配合欠佳，或通气量过大，使病人吞入过多气体；气管插管或气管切开套管气囊漏气，气体反流入胃内；长时间卧床不动、使用镇静剂或低钾血症等造成肠蠕动减慢，肠鸣音减弱，出现腹胀。腹胀严重需遵医嘱给予胃肠减压。若呕吐咖啡色胃内容物或出现黑便，要警惕应激性溃疡引起上消化道出血。

4. 呼吸机参数及功能的监测

(1) 通气参数：检查呼吸机各项通气参数与医嘱要求相一致，至少每班检查 1 次，并做好记录。

(2) 报警参数：每班检查报警器是否处于开启状态，报警参数设置是否恰当。报警时，及时分析原因并进行及时有效处理。如气道压力过低报警多与气体管道衔接不紧、气囊漏气或充盈不足有关；气道压力突然升高常见于咳嗽、痰液过多或黏稠阻塞气道，或输入气体管道扭曲、受压等。

5. 气道管理

(1) 加温和湿化吸入气体：吸入气体的温度设定在 32~36℃、相对湿度 100% 为宜。湿化罐内水量要恰当，每日更换。注意防止湿化罐内水蒸干；湿化罐内只能加无菌蒸馏水，禁用生理盐水或加药物，因为溶质不蒸发，将在罐内形成沉淀。

(2) 吸痰：吸引频率应根据分泌物量决定。每次吸痰前后给予高浓度氧（$FiO_2 > 70\%$）吸入 2 分钟，1 次吸痰时间不超过 15 秒，吸引时应注意无菌操作，方法正确，防止肺部感染、支气管黏膜损伤以及支气管痉挛等不良后果产生。

(3) 气囊充、放气：如气管插管不使用低压气囊，需定时放气，防止气囊压迫气管黏膜过久，影响血液循环，造成黏膜损伤，甚至坏死。一般每 6~8 小时放气 1 次，放气时，先抽吸气道内分泌物，再缓慢抽吸囊内气体，尽量减轻套囊压力，每次放气 5~10 分钟后再充气。气囊充气要恰当，应用最小压力充气，既不让导管四周漏气，又使气管黏膜表面所承受的压力最小。气囊压力应低于气管黏膜毛细血管静脉端压力（18mmHg），一般不宜超过 15mmHg。在进行充放气操作时，应注意防止插管脱出，充气完成后需测量末端到牙齿的距离，并与原来的数据比较，确保固定良好。

(4) 药物治疗与护理：雾化吸入常用药物有 β_2 受体激动剂和糖皮质激素等，以扩张支气管。气管内滴入生理盐水或蒸馏水，以稀释痰液。每次注入液体量不超过 3~5ml，每 30~60 分钟 1 次。

(5) 气管切开护理：每天更换气管切开处敷料和清洁气管内套管 1~2 次，防止感染。

(6) 防止意外：气管插管或气管切开套管要固定牢固，防止移位、脱出，每天测量和记录气管插管外露的长度。及时倾倒呼吸机管道中的积水，防止误吸入气管内引起呛咳和肺部感染。

6. 生活护理 机械通气的病人完全失去生活自理能力，需随时评估并帮助病人满足各项生理需要，如采用鼻饲供给足够的热量，非限水病人需补充足够的水分，做好口腔护理、皮肤护理和排泄护理，定期翻身叩背，促进痰液引流，预防肺部并发症发生。

7. 心理社会支持 机械通气病人常会产生无助感、焦虑、恐惧，甚至绝望等心理反应；对机械通气耐受性降低，易发生人机对抗。因此无论病人意识是否清醒，均应做到尊重与关心。对意识清醒的病人，应主动亲近病人，与其交流，帮助病人学会应用手势、写字等非言语沟通方式表达其需求，以缓解焦虑和无助感，增加人机协调。

(四) 撤机护理

是指从准备停机开始，直到完全停机、拔除气管插管(气管切开除外)后的一段时间的护理,做好本阶段的护理可帮助病人安全地撤离呼吸机。

1. 帮助病人树立信心,做好停机准备　长期接受呼吸机治疗的病人,对呼吸机产生依赖心理,故非常担心停用呼吸机后病情会反复,出现精神紧张、焦虑。为此,撤机前要向病人解释撤机的重要性和必要性;告知停机的步骤、停机过程中可能产生的感觉(如轻度气促等),取得病人及家属的配合。

2. 撤离呼吸机的方法

（1）直接停机:对于病情较轻、机械通气时间较短的病人,可试验性停机0.5～1小时,观察给予低流量吸氧或吸空气时的血气变化,若无异常可直接停机。

（2）T管法(主要用于气管切开病人):是一种机械通气辅助呼吸与脱离呼吸机使用T形管接湿化的氧气进行自主呼吸交替的方法,然后在逐渐增加病人使用T形管自主呼吸的时间,直至完全脱离呼吸机。

（3）拔管:停用呼吸机后,可继续通过气管插管或气管切开套管让病人吸入含有一定浓度氧气的湿化、加温的气体,同时观察病人有无缺氧表现以及血气分析结果,证实病人不再需要机械通气治疗,即可拔管。

3. 按步骤有序撤机

（1）调整呼吸机参数:如逐渐减少进气量、进气压力及FiO_2。

（2）间断使用呼吸机或调节呼吸机模式:如可选用SIMV、PSV等,锻炼呼吸肌,帮助病人恢复呼吸功能,要特别注意循序渐进,不可操之过急。

（3）撤机:当病人具备完全撤离呼吸机的能力后,需按以下4个步骤进行:撤离呼吸机→气囊放气→拔管(气管切开除外)→吸氧。

（4）停机的时机选择应在病人睡眠良好的情况下;停机时协助病人取坐位或半坐位;同时进行心电、血压、血氧饱和度监测。

4. 停机后护理　密切观察病情变化,出现下列情况考虑恢复机械通气:自主呼吸频率增加>10次/分;心律增快或降低>20次/分;潮气量<250ml,出现胸腹矛盾呼吸或明显辅助呼吸肌参与呼吸的现象;病人自觉明显气促,表情痛苦、出汗、意识模糊等。

5. 呼吸机的终末消毒与保养　呼吸机使用后要按要求进行拆卸,彻底清洁和消毒,然后再按原结构重新安装调试备用。

（张静平　毛婷）

第三章

消化系统疾病病人护理

消化系统疾病是临床上十分常见的一类疾病,它指的是食管、胃、肠、肝、胆囊、胰腺、腹膜、肠系膜、网膜等器官的实质性或功能性疾病。

第一节 消化性溃疡

消化性溃疡(peptic ulcer,PU),主要是指发生在胃和十二指肠球部的慢性溃疡,因溃疡的形成与胃酸/胃蛋白酶的消化作用有关而名。胃和十二指肠溃疡是呈世界性分布的人类常见病,约有10%人一生中患过此病,发作有季节性,以秋冬和冬春之交常见。其病因尚未完全明了,上腹痛是其主要症状,并发症有出血、穿孔、幽门梗阻和癌变。治疗以消除病因,控制症状,促进溃疡愈合,预防复发和避免并发症为原则。

消化性溃疡的发病机制复杂,但可概括为黏膜自身的防御力与损伤黏膜的侵袭力之间的抗衡。黏膜的防卫力包括黏膜屏障,黏液-HCO_3^-屏障、前列腺素的细胞保护、细胞更换、表皮生长因子和黏膜血流量等;侵袭力则指胃酸/胃蛋白酶的消化作用、药物、乙醇等刺激性物质。当侵袭力过强、防卫力过低或侵袭力超过防卫力时,就会产生溃疡。

【护理评估】

(一)健康史

1. 幽门螺杆菌感染,有胃炎或十二指肠炎。
2. 长期用阿司匹林等非甾体抗炎药。
3. 胃酸分泌过多。
4. 其他因素

(1)遗传因素,如血型为O型者,家族中有患消化性溃疡者。

(2)应激和心理因素:身体发生严重创伤、休克、烧伤等事件或遭受亲人去世、家庭变故等事件。自我期望值高,工作、生活压力大。

(3)有吸烟、饮酒、浓茶、咖啡,食刺激性食物之好。

(4)饮食不规律,暴饮暴食。

(二)身体评估

1. 主要症状 上腹痛为主要症状,可为钝痛、灼痛、胀痛或剧痛,也有仅表现为饥饿样不适感。胃与十二指肠溃疡疼痛呈现各自的规律性(表8-3-1)。

2. 伴随症状 上腹饱胀、呃逆、嗳气、反酸、恶心等胃肠症状。

表8-3-1 胃溃疡与十二指肠溃疡疼痛的比较

消化性溃疡	胃溃疡(GU)	十二指肠溃疡(DU)
疼痛时间	餐前自行消失,午夜痛较DU少餐后1/2~1h出现,下次进餐	餐后1~3h开始,持续到下次进餐才缓解,多有午夜痛,常被痛醒
疼痛部位	腹中线左侧	腹中线右侧或脐与剑突之间
疼痛性质	烧灼或痉挛感	咬蚀性、烧灼性或饥饿样不适感
持续时间	1/4~1h	2~4h
一般规律	进食→疼痛→缓解,常称饱餐痛	进食→缓解→疼痛,常称空腹痛

3. 主要体征 全身状况,如是否消瘦,皮肤弹性等,表情是否痛苦,血压、脉搏等是否正常,腹部有无固定压痛点,有无胃型、肠型及蠕动波,有无压痛、反跳痛,有无肌紧张,肠鸣音是否存在等。

(三) 辅助检查

1. X线钡餐检查 胃或十二指肠壁上见到溃疡龛影,也可见到龛影周围辐射状黏膜皱襞。

2. 胃镜检查 当鉴别溃疡属良、恶性有困难时,或X线检查阴性而临床上仍疑有胃病时,或消化不良久治不愈时,都要行纤维胃镜检查,必要时做活检。

胃镜下溃疡多呈圆形或椭圆形,偶也呈线状,边缘光整,底部充满灰黄色或白色渗出物,周围黏膜可有肿胀充血。与X线钡餐检查比较,胃镜发现胃后壁溃疡和十二指肠巨大溃疡更可靠。胃镜检查对消化性溃疡有确诊价值。

3. 胃液分析

(1) 胃溃疡者,胃酸分泌正常或稍低于正常。

(2) 十二指肠溃疡者,胃酸分泌过高;刺激后最大排酸量(MAO)增高。

(3) 胃癌者MAO缺乏。

(4) 慢性胃炎者,MAO降低。

(5) 胃泌素瘤则基础胃酸(BAO)、MAO均增高。

4. 血清胃泌素测定 消化性溃疡时血清胃泌素较正常人稍高,诊断意义不大。但如果疑为胃泌素瘤时,应作此项测定,胃泌素瘤者,胃酸和胃泌素同时增高。

5. 幽门螺杆菌检查 由于消化性溃疡绝大多数与其感染有关,故为常规检查,所有活检标本先做快速尿素酶试验(阳性者标本在含酚红和尿素试液中呈红色),再作微氧环境下培养。标本也可做Giemsa染色或特殊染色寻找此菌。结果阳性者,应做灭菌治疗。

6. 大便隐血试验 活动性胃或十二指肠溃疡常有少量渗血,使大便隐血试验阳性,经治疗1~2周内转阴。胃溃疡病人持续阳性,应疑有癌变可能。为避免假阳性结果,留取标本前应告诉病人注意如下几点:

(1) 勿食含铁制剂及食物,如肝脏等。

(2) 勿食大量动物肉类。

(3) 若有牙龈出血、鼻出血,要告诉医生。

(4) 若食入溴化物、碘化物及大量的维生素C也会使结果呈假阳性。

(四) 心理社会资料

病人因疾病反复发作,易产生焦虑、抑郁;也可因上消化道出血等并发症产生紧张、恐惧心理,这些不良情绪又使本病复发或症状加重。

【护理诊断/问题】

1. 知识缺乏:缺乏有关消化性溃疡的病因、预防及用药的相关知识。

2. 疼痛:剑突下疼痛 与溃疡面黏膜对胃酸刺激敏感有关。

3. 潜在并发症:出血、穿孔、幽门梗阻、癌变。

4. 活动无耐力 与疼痛出血、身体虚弱有关。

5. 有体液不足的危险 与出血、禁食、液体入量不足有关。

6. 焦虑 与疼痛、出血、将要做胃镜检查有关。

【护理目标】

1. 病人对疾病有正确的认识,能够遵循健康指导,正确进食和用药等知识。

2. 病人能描述引起疼痛的因素;能应用使疼痛缓解和消失的技巧。

3. 病人无并发症出现,如出现能及早发现并配合处理。

4. 病人能和合理安排活动与休息的时间。

5. 病人能按机体需要摄取液体及营养物质。

6. 病人焦虑减轻或消失。

【护理措施】

(一) 饮食、用药、相关检查知识的指导

1. 饮食指导

(1) 定时进食,营养均衡。以易消化、高营养、无刺激性食物为宜。正餐之间加饮牛奶可中和胃酸。

(2) 不暴饮暴食,少吃粗糙、油炸、辛辣、过冷过热食物及浓茶、咖啡等饮料。

(3) 尽量戒除烟、酒。

(4) 出血量少又无呕吐者,可进食少量流质饮食。

(5) 溃疡大出血时,禁食24~48小时后,如出血停止,可给温和流质。

2. 用药指导 消化性溃疡治疗的目的在于消除病因、控制症状、促进溃疡愈合、预防复发和避免并发症。每位病人除进行一般治疗外,还需给予药物治疗,临床上用来治疗消化性溃疡的药物有降低对黏膜侵袭力的 H_2 受体拮抗剂、质子泵阻滞剂、制酸剂与增强黏膜防御力的胶体次枸橼酸铋、硫糖铝、前列腺素，以及杀灭幽门螺杆菌的抗菌药物。

(1) H_2 受体拮抗剂常用西咪替丁、雷尼替丁、法莫替丁、尼扎替丁，用药目的为阻止组胺与 H_2 受体结合使胃酸分泌减少，用药 1~2 周能控制症状，用药时间为早晨与睡前顿服；副反应有头晕、乏力、嗜睡、腹泻；男性病人不宜长期使用西咪替丁。本类制剂长期大量使用不宜突然停服，以免反弹作用使胃酸分泌突然增加。严重肝、肾功能不全者宜减少用量。吸烟将削弱药物的作用，要求病人戒烟。

(2) 质子泵阻滞剂：临床最常用的是奥美拉唑，用药目的为阻滞 H^+-K^+-ATP 酶，抑制胃酸分泌。用药 2~3 天就能控制症状，并能使溃疡很快愈合，对幽门螺杆菌也有抑制作用，副反应少，吸烟不降低疗效。

(3) 制酸剂能中和胃酸，过去常用的小苏打、碳酸钙等水溶性碱剂已被淘汰，现在临床上仅用不溶性制酸剂如氢氧化铝凝胶，餐间服用可中和胃酸达 3~4 小时。常见副作用为便秘、食欲不振。老年人长期使用可导致骨质疏松，应谨慎使用。

(4) 胶体次枸橼酸铋：在胃内形成一层保护膜覆盖溃疡并促进上皮重建、加强黏膜的黏液-HCO_3^- 屏障作用，还能杀灭幽门螺杆菌。这些作用使其为治疗消化性溃疡的有效药物，但服药时，可使大便变黑色，为避免蓄积中毒，不可长期服用。

(5) 硫糖铝：在胃内形成覆盖溃疡的保护膜，除不能杀灭幽门螺杆菌外，其抗溃疡作用与胶体次枸橼酸铋相仿。副作用为便秘。肾功能不全者不宜长期服用。

(6) 前列腺素有加强胃黏膜屏障或抑制胃酸分泌的作用，特别适用于由非甾体抗炎药引起的胃溃疡，但约 1/3 病人服用后发生腹绞痛和腹泻。需注意的是，孕妇忌用前列腺素。

(7) 杀灭幽门螺杆菌的抗生素，临床常用羟氨苄青霉素或甲硝唑，抗菌措施的采用，显著降低了溃疡复发率，提高了根治率。

3. 检查知识指导（见本病相关实验室及诊断检查之病人准备）。

(二) 观察病情变化，防治并发症

消化性溃疡的四大并发症是：出血、穿孔、幽门梗阻与癌变。

1. 出血　密切观察出血征象，如面色苍白、出冷汗、四肢发凉、脉搏细速、呼吸费力、昏厥、解黑便或呕出血块。

当病人发生出血并发症时护理措施为：

(1) 让病人卧床休息。

(2) 严密观察病情变化，按时测血压、脉搏、呼吸及尿量。

(3) 安慰病人，稳定家属情绪，必要时遵医嘱使用镇静剂，以减轻病人的恐惧与焦虑。

(4) 立即抽血定血型、交叉合血，按医嘱输液、输血。

(5) 按医嘱给予止血剂。

(6) 观察呕血、便血的次数、颜色、性状和量以及时间，记录出入水量。

(7) 随时清理干净呕吐物，以免对病人产生不良刺激而加重紧张、恐惧的心理。

(8) 给予口腔护理。

(9) 出血停止，病情稳定后，可给予流质饮食。

2. 穿孔

(1) 早期识别胃穿孔症状：上腹突发剧痛、持续而加剧，逐步延及满腹，腹壁僵硬呈板状，有压痛和反跳痛，X 线有气腹症，部分出现休克状态。

(2) 详细记录病人症状和体征，并及时报告医师。

(3) 若医师决定实施紧急手术，则立即备皮、备血、麻醉前给药等。

3. 幽门梗阻

(1) 主要临床表现为：恶心、呕吐出发酵酸性宿食，大量呕吐后使上腹胀满不适及疼痛减轻。

(2) 病人发生幽门梗阻后，需禁食，插入胃管行胃肠减压。

(3) 遵医嘱输液，以防脱水和电解质失衡。

(4) 若症状无缓解，需手术治疗。

4. 癌变

(1) 考虑癌变的临床表现：长期慢性胃溃疡病史，年龄 45 岁以上，症状顽固而经严格的 8 周内科治疗无效，大便隐血持续阳性。

(2) 行进一步检查，如胃镜加组织病理切片检查。

【护理评价】

1. 病人是否具备与消化性溃疡相关的知识。

2. 病人是否具备应对疼痛的技巧。

3. 病人能否纠正不良的饮食习惯摄取均衡的营养。

4. 病人能否合理安排作息时间,保持体力。

5. 病人是否知道溃疡复发和并发症的症状,是否懂得出现相应症状要及时就诊。

6. 病人的焦虑是否减轻或消失

第二节 胃 癌

胃癌(gastric cancer)是最常见的消化道肿瘤。发病情况因人种、地区或同一地区不同时期有明显差异。发病年龄以中老年居多,男性病人居多,男女之比约为2∶1~3∶1。其病因尚未明了,据调查显示与环境、饮食、遗传等因素及化学物质亚硝胺类有关。胃癌早期症状不明显,难以诊断出来,随着癌的进展或转移可出现吞咽困难、幽门梗阻、呕血或黑便和发生营养障碍、恶病质,预后不良。手术切除是目前最佳的手段,术后可辅以化学治疗及营养疗法。

【护理评估】

(一)健康史

1. 长期吃高浓度硝酸盐的食物,如烟熏、腌制鱼肉、咸菜等。

2. 饮食中缺乏新鲜蔬菜、水果、乳品和蛋白质,而多食霉粮、霉制食品,以及摄入过多食盐。

3. 幽门螺杆菌感染。

4. 患有慢性萎缩性胃炎。

5. 胃部分切除术后残胃炎。

6. 胃息肉腺瘤型,广基腺瘤型息肉>2cm 者易癌变。

7. 恶性贫血胃体有显著萎缩者。

8. 遗传素质 同卵双胞胎中,一人患有胃癌,则另一人患病几率较他人高。

(二)身体评估

1. 上腹痛,是胃癌最早出现的症状,开始上腹饱胀不适,餐后更甚,继之有腹隐痛,最后持续疼痛不能缓解。

2. 食欲不振。

3. 体重减轻。

4. 恶心、呕吐,呕吐物呈咖啡色。

5. 贫血,大便潜血试验阳性。

6. 胃体肿瘤时在右上腹可触及坚实可移动的结节状肿块,肿瘤在贲门则不能扪及。

(三)辅助检查

1. 血常规检查 约50%病人有缺铁性贫血。

2. 大便隐血试验 持续阳性,有辅助诊断意义。

3. X 线钡餐检查 早期胃癌见局限性浅淡的充盈缺损或黏膜有灶性积钡,胃小区模糊不清。进展期胃癌X线诊断率可达90%以上,可见较大而不规则的充盈缺损。溃疡型:龛影位于胃轮廓内,龛影直径常>2.5cm,边缘不整,可示半月征。浸润型:胃壁僵硬失去蠕动能力。

4. 胃镜检查和切片 早期胃癌仅现局部黏膜变色,局部黏膜可呈颗粒状粗糙不平或轻度隆起或凹陷,或不柔软有僵直感。进展期胃癌见肿瘤表面凹凸不平、渗血、溃烂、污秽;或见溃疡较大不规则,底部被秽苔覆盖,边缘结节状隆起,无聚合皱襞,可见渗血。

(四)心理社会资料

长期的疾病折磨和手术、化疗等带来的身心痛苦;体力活动受限,生活上依赖他人等,病人会出现焦虑、抑郁、恐惧、绝望等负性情绪。家人也会因长期照顾病人或感觉到病人治愈无望而烦躁、悲伤。

【护理诊断/问题】

1. 营养失调:低于机体需要量 与疾病慢性消耗,食欲差、幽门梗阻或化疗致恶心、呕吐有关。

2. 疼痛:上腹隐痛不适 与肿瘤浸润性或膨胀生长有关。

3. 活动无耐力 与疼痛、纳差、慢性失血有关。

4. 预感性悲哀 与疾病已至晚期有关。

5. 潜在并发症:出血。

【护理目标】

1. 病人能摄入机体需要的营养物质。

2. 病人疼痛能降低至最低限度。

3. 病人能保证足够的休息并适量活动。

4. 家属予以心理支持,病人情绪稳定。

5. 不发生消化道出血。

【护理措施】

(一)观察病情

密切观察疼痛的特点、性质、部位,有无伴随恶心、呕吐、消化道出血,有无吞咽困难、急性穿孔等表现,如有突发腹部剧痛及腹膜刺激征,应及时发现并协助医生做好相关检查或手术。

（二）止痛治疗的护理

1. 药物止痛 目前常用的有非麻醉性镇痛药（阿司匹林、吲哚美辛、对乙酰氨基酚等），弱麻醉性镇痛药（可待因等），强麻醉性镇痛药（吗啡、哌替啶等），辅助性镇痛药（地西泮、氯硝西泮、氯丙嗪等）。使用这些麻醉药物时应遵循WHO推荐的三阶梯疗法，从弱到强选择麻醉药，先用非麻醉药，无效时再加用弱麻醉性药、强麻醉性药物，并辅以其他药物，以达到好的镇痛效果，提高生存质量。现阶段临床提倡癌性疼痛按需给药原则，以有效控制疼痛。

2. 病人自控镇痛（patient control analgesia, PCA） 是用计算机化的注射泵，经皮下、静脉、椎管内注入药物，可以连续性输注止痛药，并且病人可自行间歇性给药。根据病人需要，提供准确的止痛药物剂量、间歇时间，从而做到个体化给药，克服了病人用药的不及时性，控制了病人的突发疼痛。

（三）饮食护理

对能进食者，让其进食易消化、营养丰富的食物，以提高机体的耐受性和抗病力。对有吞咽困难者及不能进食的中、晚期病人，遵医嘱静脉输注高营养物质，如氨基酸、白蛋白、血浆等，以维持机体的基本代谢。幽门梗阻时，行胃肠减压，静脉补充机体所需的液体、能量。

（四）使用化疗药物的护理

1. 遵照医嘱使用化疗药物。某些化疗药物，如阿霉素、丝裂霉素等对机体组织刺激很大，常可引起静脉周围组织炎症，注射血管周围出现条索状红斑，有硬结或压痛，炎症消退后血管因内膜增生而狭窄，偶有闭塞。注射时药物如渗漏，会引起局部组织坏死，影响药物输入及今后的抢救。

2. 化疗时应注意 ①合理使用静脉血管，先远端后近端，逐步向上移行，交替使用四肢静脉，避免使用无弹性静脉。如药物量大、刺激性强时，宜选择大血管注射。强调熟练的静脉穿刺技术。②穿刺成功后先用生理盐水输注，以确定针头在静脉内后才能注药，药物输注完后再用生理盐水输注后拔针，以减轻药物对局部组织的刺激。③输注时若发生外渗，立即停止注入，不要拔针，由原部位抽取3～5ml血液以除去部分药液，局部滴入生理盐水或8.4% $NaHCO_3$ 5ml后拔针。局部冷敷以后，再用25% $MgSO_4$ 湿敷或中药"六合丹"外敷。发生静脉炎症的处理与药液外渗时相同。伴有全身发热或静脉条索状红线蔓延时，可采用治疗紫外线灯照射，每日一次，每次30分钟。

3. 化疗药物可引起恶心、呕吐、纳差等，带给病人最大的损害是体能消耗、明显消瘦、机体抵抗力下降。故化疗期间应避免不良刺激，给予清淡而富营养饮食，少量多餐，避免产气、辛辣和高脂食物。必要时在治疗前1～2小时给予止吐药，每6～8小时给药一次，维持24小时血药浓度，可有效减轻恶心、呕吐反应。用化疗药物时要缓慢滴注，低于每分钟40滴。注意观察病人面色、心率，以病人无心悸为宜。为减轻脱发，可在注射前10分钟戴冰帽，至药物注射完毕后30～40分钟脱下，使头皮血管收缩，减少头皮血流灌注，有效控制药物对毛囊的作用。

（五）健康教育

1. 提倡多食富含维生素C的新鲜蔬菜、水果，多食肉类、鱼、豆制品、乳制品，少食高盐食物，少进咸菜、烟熏制品，不食霉变食物。

2. 定期健康检查，保持情绪乐观、稳定，以积极的心态面对疾病。保证充足睡眠及适应的锻炼，以增强抗病能力，防止继发感染。

3. 指导病人合理使用止痛药，发挥自身积极的应对能力，提高控制疼痛的效果。

4. 定期复查，监测病情变化，根据病情改变，调整治疗方案。教会病人及家属如何早期识别并发症，并及时就诊。

5. 告知疾病预后 胃癌的预后直接与诊断时的分期有关。迄今为止，手术仍是胃癌的最主要的治疗手段。大部分胃癌确诊时已是中、晚期，5年存活率约为7%～34%。进展期胃癌不治疗，存活时间约1年。胃癌如仅侵及黏膜层，根治术后5年生存率约95%，如侵及黏膜下层，术后5年生存率为80%，如侵及肌层或浆膜层，预后不佳。

【护理评价】

1. 病人能否摄入机体需要的营养物质。

2. 病人疼痛是否得当，处理后已降至最低限度。

3. 病人能否保证足够的休息及适量活动。

4. 病人情绪是否稳定，能否积极配合治疗与护理。

5. 病人是否发生消化道出血。

第三节 肝 硬 化

肝硬化（hepatic cirrhosis）是一种常见的慢

性、进行性、弥漫性肝病,由一种或几种病因长期或反复作用引起。发病高峰年龄在35~48岁,男女比例约为3.6:1~8:1。临床上常有多系统受累,以肝功能损害和门脉高压为主要表现,晚期常出现消化道出血、肝性脑病、继发感染等严重并发症。本病无特殊治疗,关键在于早期诊断,针对病因加强一般治疗,改善肝功能和抢救并发症。

【护理评估】

(一) 病因

引起肝硬化的原因很多,在我国以病毒性肝炎所致的肝硬化为主,国外以乙醇中毒多见。询问病人有无乙肝病史,有无输血史,是否长期大量饮酒,是否有血吸虫疫水接触史,有无长期接触四氯化碳、磷、砷等或服用双醋酚丁、甲基多巴、四环素等,有无慢性炎症性肠病、食物中长期缺乏蛋白质、维生素、抗脂肪肝物质。

(二) 身体评估

大多数的肝硬化起病隐匿,病程发展缓慢,可经历多年或10年以上才出现肝功能障碍等表现,临床上将肝硬化分为肝功能代偿期和失代偿期。

1. 代偿期:病人易疲乏,食欲不振,性欲降低,可伴有腹胀、恶心、上腹隐痛、轻微腹泻等,也有不少人无症状。

2. 失代偿期:症状显著,表现肝功能减退、门脉高压和全身多系统症状。

(1) 肝功能减退的临床表现:全身症状:面色灰暗,精神不振,消瘦乏力,皮肤干燥、低热、水肿;消化道症状:上腹饱胀不适、恶心、呕吐、腹泻、腹胀、黄疸等;出血倾向和贫血:常鼻出血、牙龈出血、皮肤紫癜、胃肠出血倾向及程度不同的贫血;内分泌紊乱:男性病人性欲减退、睾丸萎缩、毛发脱落及乳房发育;女性病人月经失调、闭经、不孕。病人面、颈、上胸、背肩处出现蜘蛛痣;肝掌。

(2) 门脉高压症:腹水是肝硬化最突出的临床表现;侧支循环建立和开放:食管静脉曲张易致上消化道大出血,腹壁静脉曲张,在脐周和腹壁见迂曲的静脉,痔静脉曲张易形成痔核;脾大:晚期脾功能亢进而呈全血细胞减少。

(三) 辅助检查

1. 血、尿常规 在失代偿期有轻重不等的贫血,脾亢时血细胞计数全部减少。黄疸时尿中有胆红素,尿胆原增加。

2. 肝功能试验 失代偿期病人肝功能多有全面损害。

(1) 转氨酶:轻、中度增高,以丙氨酸氨基转移酶(ALT/GPT)显著,但肝细胞严重坏死时 AST(GOT)活力大于 GPT。

(2) 血清蛋白、总蛋白正常或有变化,但白蛋白降低而球蛋白却增高,A/G 比值降低甚至倒置。

(3) 凝血酶原时间:不同程度的延长。

(4) 肝储备功能试验:如磺溴酞钠(BSP)试验、靛氰绿(ICG)试验,明显异常。

(5) 血清蛋白电泳:γ-球蛋白增加。

3. 免疫功能检查 肝硬化时出现免疫功能改变。

(1) 细胞免疫:T 淋巴细胞 CD3、CD4 和 CD8 减少。

(2) 体液免疫:免疫球蛋白 IgG、IgA、IgM 增高,以 IgG 最明显。

(3) 自身抗体:部分病人检出抗核抗体、抗平滑肌抗体、抗线粒体抗体等。

(4) 病毒性肝炎病人血清乙、丙、丁型肝炎病毒标记呈阳性。

4. 肝脏超声显像 可提示肝的形状、大小、有无肿胀等,门脉高压症时见门静脉直径增宽,检查前禁食6~8小时。

5. 食管吞钡 X 线检查 食管静脉曲张时,X 线下示虫蚀样或蚯蚓状充盈缺损;胃底静脉曲张时呈菊花样充盈缺损。

6. 胃镜检查 纤维胃镜检查直接看见静脉曲张及其部位和程度,在并发上消化道出血时能查清出血部位和病因,同时可行食管静脉结扎等止血治疗。病人准备及注意事项见本章第三节所述。

7. 放射性核素检查 显示肝脏大小、形状、密度、用以探查肝脏是否有病变或肿瘤。肝硬化者整个扫描相粗糙,肝右叶萎缩,左叶肥大,整个肝内吸收核素少,脾脏有核素浓集。

8. 肝穿刺活组织检查 有假小叶形成,可确诊为肝硬化。

9. 腹腔镜检查 直接观察肝脏外形、表面、色泽、边缘及腹腔内其他脏器,直视下对病变明显处做穿刺活组织检查,对诊断和鉴别诊断有帮助。

(四) 心理社会资料

肝硬化病人多为青、壮年,是家中的重要劳动力,受疾病的长期折磨,常出现焦虑、抑郁、悲观等情绪,本病无特殊治疗,病人及家属对疾病的认识程度和态度,以及家庭经济情况与病人能否积极配合治疗密切相关。

【护理诊断/问题】

1. 营养失调:低于机体需要量　与肝功能减退、胆汁分泌不足有关。

2. 体液过多　与门静脉压力增高、血浆白蛋白低等因素有关。

3. 有体液不足的危险　与利尿、大量放腹水,主动摄水量不足等有关。

4. 有皮肤完整受损的危险　与皮肤瘙痒与营养不良、低蛋白血症引起全身水肿以及黄疸和长期卧床等有关。

5. 气体交换受损　与大量腹水、肺部感染有关。

6. 潜在并发症:消化道出血、肝性脑病。

【护理目标】

1. 病人能维持适当营养。

2. 病人腹水得到控制。

3. 液体摄入充足,水和电解质保持平衡。

4. 皮肤保持完整。

5. 呼吸困难减轻。

6. 保持病人意识清楚,定向力正常,未发生消化道出血、肝性脑病。

【护理措施】

（一）饮食护理

1. 提供清洁、整齐、舒适的进食环境。

2. 当病人食欲不振、恶心、呕吐时,进餐前给予口腔护理,以增进食欲。

3. 一般给予高蛋白、高热能、高维生素、脂肪适量少粗纤维的易消化饮食,每日进食蛋白质宜在100g左右。若病人有肝性脑病先兆征象,应限制蛋白质摄入。

4. 根据病人情况适当补充维生素,尤其是脂溶性维生素。

5. 当病人进食少时,遵医嘱静脉补充葡萄糖、氨基酸等营养物质。

（二）减轻腹水及其护理

1. 嘱病人卧床休息,使肾血流量增加以利尿。腹水严重时,采取半坐卧位。

2. 限制水分和食盐摄入量,饮水（包括食物中水分）控制在每日1000ml以下,食盐2~4g。

3. 改善低蛋白血症,按医嘱静脉滴注入血白蛋白等。

4. 按医嘱使用利尿剂,记录尿量,注意电解质平衡与紊乱的观察。

5. 当腹水造成循环、呼吸障碍时,遵医嘱放腹水,每次放2000~3000ml。放腹水后注意有无冷汗,血压急剧下降等情况发生。

6. 每天早餐前在同一部位（在腹前、后侧面作标记）,同一体位测量腹围,以了解腹水的消长情况。

7. 协助生活自理能力下降病人的生活护理。

（三）皮肤护理

1. 注意皮肤、黏膜的保护,如穿着柔软内衣,避免衣着过紧,口唇干燥者涂液状石蜡,做好口腔护理,保持口腔清洁,勿用力刷牙,使用软牙刷刷牙或含漱,保持会阴部皮肤清洁、男病人阴囊水肿明显时用纱布托起,长期卧床病人保持床单、衣服整洁并按时翻身按摩或使用按摩气垫床。

2. 对严重瘙痒的病人,按医嘱使用止痒水、薄荷油外擦、醋酸铅清洁等。

3. 修剪病人的指甲,以免抓伤皮肤。

4. 遵医嘱补充白蛋白,促进水肿消退。

5. 大量腹水使腹壁张力增高,皮肤抵抗力降低,放腹水后注意保持穿刺点的无菌并以纱布加压固定,以免腹水漏出而感染。

（四）观察神志变化,防治肝性脑病

1. 评估病人意识状态,是否有轻度性格改变、行为失常、定向力障碍、嗜睡等。

2. 对精神错乱、行为失常的病人要有专人陪伴,做好安全防范工作。

3. 病人若出现肝性脑病先兆症状,需配合医师进行处理。

（1）消除可诱发和加重肝性脑病的因素:禁止使用麻醉、止痛、镇静、安眠药;及时控制感染和上消化道出血;避免快速和大量的排钾利尿和放腹水;纠正水、电解质和酸碱平衡失调。

（2）减少肠内毒物的生成和吸收:饮食以碳水化合物为主,供给足量维生素,禁食蛋白质,神志清楚后逐渐增加蛋白质至每天40~60g。昏迷期病人经胃管灌食,以保证能量和营养供给。使用床栏,以防病人坠床。遵医嘱使用导泻剂或用稀醋酸溶液灌肠,禁用碱性皂液灌肠。遵医嘱给予肠道抗生素及降低血氨药物。

（3）监测血氨水平。

（五）三腔二囊管的护理

经口或鼻插入三腔双气囊管,进入胃腔后向胃囊充气,向外牵引以压迫胃底的曲张静脉;再向食管囊充气(按血压计维持压力 30~40mmHg)以压迫食管的曲张静脉,通过压迫可起到满意的止血效果。

1. 插管前护理　向病人做好解释工作,使其了解使用三腔二囊管的目的、意义、如何配合以及不适;仔细检查气囊,分别向胃囊和食管囊内注气,确认无漏气后,抽尽囊内气体,做好标记,用液状石蜡润滑管及囊外部,备用。

2. 插管护理

(1) 协助医生为病人作鼻腔和咽喉部的局部麻醉。当胃管插入约 15cm 时,嘱病人做吞咽动作,减少咽喉部的摩擦和黏膜损伤,保证胃管顺利进入食管。

(2) 插管至 50~65cm 时,抽取胃液,检查管端在胃内,并抽出胃内积血。

(3) 先向胃囊注气 150~200ml,囊内压力约 50~70mmHg(6.7~9.3kPa),封闭管腔口,缓慢向外牵拉,使胃囊压迫胃底扩张的静脉。如果单用胃囊压迫已止血,则食管囊不必充气。如果未能止血,继续向食管囊注气约 100ml,压力约 40mmHg(5.3kPa),封闭管口,使气囊压迫食管扩张的静脉。

(4) 管的外端用绷带连接 0.5kg 的重物,放于病人床尾端的牵引架上做持续牵引。牵引绷带和水平面呈 30°角,防止压迫鼻腔,牵引重物距地面 5~10cm,若滑脱,气囊向上移位时,重物即至地上而减轻了牵拉压力。

3. 气囊压迫护理

(1) 初次压迫可持续 6~12 小时,以后每 4~6 小时放气半小时后再注气,避免受压黏膜发生缺血和坏死。

(2) 定期抽吸胃腔内的引流液,详细观察和记录颜色、量和性状,评估出血是否停止;经胃管可用冰水或冰盐水洗胃,消除积血,减少有毒物质在肠道的吸收,防止诱发肝性脑病。

(3) 气囊压迫一般 3~4 天,继续出血者可适当延长。

(4) 定时做好鼻腔、口腔清洁护理。

(5) 床边放置抢救物品,以备拔管、换管和抢救用。

(6) 留置气囊管给病人带来不适感,易出现紧张、焦虑、恐惧等心理反应,故应多与病人沟通,给病人安慰和鼓励,以取得病人的配合。

4. 拔管护理　出血停止 24 小时后,在气囊放气情况下,继续置管 24 小时,如未再出血,即可拔管。拔管前嘱病人口服液状石蜡 20~30ml,润滑黏膜和气囊管外壁,轻柔、缓慢地拔管。拔管后 24 小时内仍需严密观察,如发现出血征象,仍可用三腔二囊管止血。

【护理评价】

1. 病人营养状况是否良好。

2. 病人腹水是否减少,腹围是否缩小,水肿是否减轻。

3. 病人是否发生水、电解质紊乱。

4. 病人皮肤能否保持完整,是否发生破溃和压疮。

5. 病人呼吸困难能否改善。

6. 病人是否意识清楚,定向力无障碍,或发生肝性脑病后经恰当的护理神志转清;病人能否积极配合治疗和护理、注意饮食,是否发生出血,出血能否被及时发现和积极处理。

第四节　原发性肝癌

原发性肝癌(primary carcinoma of the liver)是指原发于肝细胞或肝内胆管细胞的癌肿。本病可发生于任何年龄,以 40~49 岁为最多,男女之比为 2:1~5:1。其病因和发病机制尚未完全确定,可能与多种因素的综合作用有关。由于起病隐匿,早期缺乏典型症状,中晚期常有肝区疼痛、食欲减退、乏力、消瘦和肝大等症状。治疗方法有手术、放射、化学抗癌药物、生物和免疫及中医治疗。

【护理评估】

(一) 健康史

1. 病毒性肝炎　流行病学调查提示乙型肝炎病毒与肝癌高发有关,丙型肝炎病毒感染也与肝癌的发病密切相关。

2. 肝硬化　原发性肝癌合并肝硬化者占 50%~90%。

3. 黄曲霉毒素　流行病学调查发现在粮油、食品受黄曲霉毒素 B_1 污染严重的地区,肝癌发病率也较高。动物实验也证明,黄曲霉毒素 B_1 有强烈的致畸作用。

4. 饮用水被六氯苯、苯并芘、多氯联苯、氯仿等有机致癌物污染。

5. 亚硝胺类、偶氮芥类、乙醇、有机氯等均是可疑的致癌物质。

（二）身体评估

1. **肝大** 肝脏呈进行性肿大，质地坚硬，表面凸凹不平，常有大小不等的结节或巨块，边缘钝而不整齐，常有不同程度的压痛。肝癌突出于右肋弓下或剑突下时，上腹可呈现局部隆起或饱满，如癌肿位于横膈面，则主要表现为膈肌抬高而肝下缘不下移。

2. **黄疸** 一般在晚期出现，可因肝细胞损害而引起，或由于癌肿压迫或侵犯肝门附近的胆管，或癌组织和血块脱落引起胆道梗阻所致。

3. **肝硬化征象** 肝癌伴有肝硬化门静脉高压者可有脾大、腹水、静脉侧支循环形成等表现。原有腹水者表现为腹水迅速增多，一般为漏出液。血性腹水多因癌肿侵犯肝包膜或向腹腔内破溃而引起。

4. 原发性肝癌病人早期缺乏典型症状，中晚期的主要症状如下。

（1）肝区疼痛呈持续性胀痛或钝痛，当肝表面的癌结节破裂后，可突然引起剧痛，并产生急腹症的表现。

（2）恶性肿瘤的全身性表现：进行性消瘦、乏力、发热、食欲不振、营养不良和恶病质等，少数病人有特殊的全身表现，如低血糖症、红细胞增多症、高血钙、高血脂、类癌等。

（3）转移灶症状：胸腔转移有胸水征；骨骼或脊柱转移有局部压痛或神经受压症状；颅内转移可有神经定位体征。

（三）辅助检查

1. **肿瘤标志物的检测** 肿瘤标志物是癌细胞产生释放的某种物质，常以抗原、酶、激素、代谢产物的形式存在于肿瘤细胞内或宿主体液中，根据其生化或免疫特性可以识别或诊断肿瘤。

（1）甲胎蛋白（AFP）：是肝癌特异性最强的标志物，是诊断肝癌的主要指标。用于肝细胞癌的普查、诊断，判断治疗结果、预测复发。AFP浓度常与肝癌大小呈正相关。在排除妊娠和生殖腺胚胎瘤的基础上，AFP检查诊断肝细胞癌的标准为：①AFP>500µg/L持续4周；②AFP由低浓度逐渐升高不降；③AFP在200µg/L以上的中等水平持续8周。

（2）γ-谷氨酰转肽酶同工酶Ⅱ（GGT2）在原发性和转移性肝癌的阳性率90%，特异性97.1%。

（3）异常凝血酶原（AP）又称γ-羧基凝血酶原，对亚临床肝癌有早期诊断价值。用放射免疫法测定，>300µg/L为阳性。

（4）α-L-岩藻糖苷酶超过110nKat/L应考虑为肝细胞癌。

（5）碱性磷酸酶同工酶Ⅰ（ACP-1）几乎仅见于肝细胞癌，特异性强，但阳性率低。

2. **B型超声波显像** 显示直径为2cm以上的肿瘤，癌瘤呈实质性暗光或光团，对早期定位诊断有较大价值。

3. **电子计算机X线体层摄影（CT）** 可显示直径2cm以上的肿瘤，肝肿瘤表现为局灶性周界，较清楚的密度减低区，也可呈现边缘模糊、大小不等的多发阴影，阳性率>90%。结合肝动脉造影（CTA）或注射碘油的肝动脉造影对1cm以下肿瘤检出率可达80%以上。

4. **X线肝血管造影** 数字减影肝动脉造影（DSA）可清楚显示1.5cm直径的小肝癌。

5. **放射核素肝显像** 应用趋肿瘤的放射性核素或核素标记的特异性抗体，有助于肿瘤性质的鉴别。用^{99m}Tc作肝血池显影助于肝囊肿、肝脓肿、血管瘤等良性占位性病变的鉴别。^{99m}Tc-吡哆醛-5甲基色氨酸（^{99}Tc-PMT）是肝胆显像剂，对肝肿瘤有重要的诊断和鉴别诊断价值。

6. **磁共振显像** 能清楚显示肝细胞癌内部结构特征，对显示子瘤和瘤栓有价值。

7. **肝穿刺活检** 在超声或CT引导下用细针穿刺癌结节，组织切片检查，对肝癌的诊断确立性帮助。

8. **剖腹探查** 疑有肝癌的病例，经相关检查不能确定，在病人情况许可条件下，可行剖腹探查以早诊断和手术治疗。

（四）心理社会资料

一般癌症病人均面临否认、愤怒、协商、抑郁、接受几个心理阶段，心态复杂。大多数病人希望知道自己病情真相，想了解治疗方法和新的治疗手段，以便从绝望中看到一线光明，延续有限的生命。有的病人因病痛折磨，疗效不显著而万念俱灰，情绪极度低落，甚至想自杀。

【护理诊断】

1. **疼痛：肝区持续性胀痛或钝痛** 与肿瘤生长迅速，肝包膜被牵拉和坏死组织及血液流入腹腔有关。

2. **营养失调：低于机体需要量** 与进食少、肝功能减退而消化吸收不良、肿瘤消耗有关。

3. 体液过多 与血浆白蛋白减少,门脉压增高,肝内压力增高、水钠潴留有关。

4. 预感性悲哀 与疾病晚期治疗效果差有关。

5. 潜在并发症:肝性脑病、上消化道出血、肝癌结节破裂出血。

【护理目标】

1. 病人疼痛减轻。
2. 病人能维持适当营养和水、电解质平衡。
3. 病人腹水减少,水肿减轻或消除。
4. 病人焦虑和悲哀减轻,积极配合治疗和护理。
5. 上述并发症未发生。

【护理措施】

(一) 一般护理

1. 饮食护理 向病人解释进食的意义,鼓励病人进食。饮食以高蛋白、适当热量、高维生素为宜。如有肝性脑病征兆,应减少蛋白质摄入。

2. 休息与活动 保持生活规律,注意劳逸结合,避免劳累和情绪剧烈波动。

(二) 病情观察

监测病人的疼痛及感染征象,注意评估病人疼痛的强度、性质、部位及伴随症状,发现异常情况应及时处理。密切观察病人体温、脉搏、呼吸及血象变化,询问病人有无咽痛、咳嗽、尿痛等不适,发现感染迹象应协助医师进行处理。

(三) 协助病人减轻疼痛

教会病人一些放松和转移注意力的方法和技巧,如做深呼吸、听音乐、交谈等,有利缓解疼痛,尊重病人,认真倾听病人述说疼痛的感受,应做出适当的回应,以减轻病人的孤独无助感和焦虑,使其保持稳定的情绪,有助于减轻疼痛。

(四) 肝动脉栓塞化疗病人的护理

1. 术前护理 ①向病人及家属解释有关治疗的目的、方法和效果,减轻病人对手术的疑虑,积极配合手术治疗。②做好相关检查,如血常规、出凝血时间、肝肾功能、心电图等。③术前一日做碘过敏试验和普鲁卡因过敏试验。④术前6小时禁食禁水;术前半小时遵医嘱给予镇静剂并测量血压。

2. 术中配合

(1) 准备好各种抢救物品和药物。

(2) 在术者注射造影剂时应密切观察病人有无恶心、心慌、胸闷、皮疹等过敏症状,并监测血压的变化。

(3) 注射化疗药物后应注意观察病人有无恶心、呕吐,一旦出现应帮助病人头偏向一侧,口边垫污物盘,指导病人做深呼吸。

3. 术后护理 术后由于肝动脉血供突然减少,可产生栓塞后综合征而出现腹痛、发热、恶心、呕吐,血清白蛋白降低、肝功能异常等改变,需作好相应护理:

(1) 术后禁食2~3天,逐渐过渡到流质饮食,应少量多餐,以减轻恶心、呕吐。

(2) 穿刺部位压迫止血15分钟再加压包扎,沙袋压迫6小时,保持穿刺侧肢体伸直24小时,并密切观察穿刺部位有无血肿及渗血。

(3) 密切观察病情变化,多数病人于术后4~8小时体温升高,持续1周左右,是机体对坏死肿瘤组织重吸收的反应。高热者采取降温措施,避免机体消耗。

(4) 栓塞术1周后,常因肝缺血影响肝糖原储存和蛋白质的合成,根据医嘱静脉输注清蛋白,补充适量的葡萄糖液。准确记录出入量。

(五) 心理护理

给予正确的心理疏导,使病人面对疾病诊断的事实,并配合治疗与护理。建立良好的护患关系,多与病人交谈,了解其内心活动,鼓励病人说出其内心感受,并给予适当的安慰。及时对病人的恐惧心理的程度进行正确评估,以确定对病人心理辅导的程度。

【护理评价】

1. 病人能否通过护理人员协助而疼痛减轻。
2. 病人能否得到适当的营养补充。
3. 病人腹水、水肿是否减轻。
4. 病人能否通过护理人员的帮助,心理状态平衡、情绪稳定,积极配合治疗和护理。
5. 病人是否发生意识障碍,出血等并发症,发生肝性脑病、出血、癌肿破裂后能否得到及时处理。

第五节 肝性脑病

肝性脑病(hepatic encephalopathy, HE)也称肝昏迷,是由严重肝病引起的、以代谢紊乱为基础、中枢神经系统功能失调的综合征,其主要临床表现是意识障碍、行为失常和昏迷。门体分流性脑病强调门静脉高压,肝门静脉与腔静脉间有侧支循环存在,从而使大量门静脉血绕过肝脏流入体循环,是脑病发生的主要机制。临床表现为高级神经中枢的功能紊乱如性格改变、行为失常等以及运动和反射异常如扑翼样震颤、病理反射等。治疗措施主要是去除HE发病的诱因、护肝治疗、治疗氨中毒等。

【护理评估】

(一) 健康史

1. 病因评估　肝性脑病的病因很多,可为各型肝硬化(以病毒性肝硬化最常见)、重症肝炎、暴发性肝功能衰竭、原发性肝癌、严重胆道感染及妊娠期急性脂肪肝。

2. 诱因评估

(1) 上消化道大出血、高蛋白饮食、感染、便秘、低钾,这些因素能增加氨的产生、吸收及进入大脑。

(2) 大量排钾利尿、腹泻、呕吐、出血、大量放胸腹水导致低血容量、肾前性氮质血症,使血氨增高。

(3) 手术或自然分流:肠源性氨进入体循环。

(4) 门静脉血栓、肝静脉血栓等血管阻塞:肠源性氨进入体循环。

(二) 身体评估

肝性脑病临床上主要表现为高级神经中枢的功能紊乱(如性格改变、智力下降、行为失常、意识障碍等)及运动和反射异常(如扑翼样震颤、肌阵挛、深反射亢进和病理反射等)。根据意识障碍程度、神经系统的表现和脑电图改变,将肝性脑病临床过程分为四期:

(1) 一期(前驱期):轻度性格改变和行为异常,如焦虑、欣快激动、淡漠不语、睡眠倒错、健忘等轻度精神异常,可有扑翼样震颤。此期临床表现不明显,易被忽略。

(2) 二期(昏迷前期):嗜睡、行为异常(如衣冠不整或随地大小便)、言语不清、书写障碍及定向障碍。有腱反射亢进、肌张力增高、踝阵挛及Babinski征阳性等神经体征,有扑翼样震颤。

(3) 三期(昏睡期):昏睡,但可唤醒,各种神经体征持续或加重,有扑翼样震颤,肌张力高,腱反射亢进,锥体束征常阳性。

(4) 四期(昏迷期):昏迷,不能唤醒。由于病人不能合作,扑翼样震颤无法引出。浅昏迷时,腱反射仍亢进,肌张力仍增高;深昏迷时,各种条件反射消失,肌张力降低。脑电图明显异常。

(三) 辅助检查

1. 血氨　慢性肝性脑病尤其是门体分流性脑病病人多有血氨升高,急性肝性脑病病人血氨可以正常。

2. 脑电图　肝性脑病病人的脑电图表现为节律变慢。脑电图的改变特异性不强,尿毒症、呼吸衰竭、低血糖也可有类似改变。此外脑电图对亚临床肝性脑病和Ⅰ期肝性脑病的诊断价值较小。

3. 诱发电位　可用于轻微肝性脑病的诊断和研究。

4. 心理智能测验　一般将木块图试验、数字连接试验及数字符号试验联合应用,适合于肝性脑病的诊断和轻型肝性脑病的筛选。这些方法简单,无须特殊器材,但受年龄、教育程度的影响。

5. 影像学检查　急性肝性脑病病人进行头部CT或MRI检查时可发现脑水肿。慢性肝性脑病病人则可发现有不同程度的脑萎缩。磁共振波谱分析(MRS)检测慢性肝性脑病病人可发现某些有机渗透物质的含量变化。

6. 临界视觉闪烁频率　辅助诊断HE,用于检测轻微肝性脑病。

(四) 心理社会资料

随着病情的发展,病人会逐渐丧失工作和自理能力,长期的治疗也给家庭带来沉重的经济压力,使病人和家属出现各种心理问题,应密切关注病人的心理状态,尤其应鉴别病人的异常表现是疾病导致的心理问题所致还是精神障碍的表现。

【护理诊断】

1. 意识障碍　与血氨增高、大脑处于抑制状态等有关。

2. 知识缺乏:缺乏预防肝性脑病再发的知识。

3. 营养失调:低于机体需要量　与肝功能衰竭致低代谢紊乱、限制蛋白质摄入有关。

4. 活动无耐力　与肝功能减退营养摄入不足有关。

5. 有受伤的危险　与意识障碍、行为异常等有关。

【护理目标】

1. 病人意识恢复正常。

2. 病人及家属能说出预防肝性脑病再发的相关知识。

3. 合理饮食搭配,维持机体能量需要,保持水和电解质平衡。

4. 活动耐力逐步增强。

5. 保证病人安全。

【护理措施】

(一) 一般护理

安置病人于重症监护室,专人护理,保持室内空气新鲜,环境安静,限制探视。

(二) 饮食护理

1. 根据意识障碍的程度,减少饮食中蛋白质的供给量,保证足够的热量和维生素(不用维生素 B_6),以糖类为主,给予蜂蜜、葡萄糖、果汁、面条、稀饭等。

2. 昏迷病人给鼻饲25%葡萄糖液供给热量,神志清晰后,逐步增加蛋白质饮食,每日20g,以后每3~5日增加10g,短期内不能超过40~50g,以植物蛋白为宜。

(三) 病情观察

1. 尽早发现肝性脑病的征象,如病人有无冷漠或欣快,行为异常,理解力和记忆力的减退,以及扑翼样震颤。

2. 观察病人思维及认知的改变,评估病人意识障碍的程度。

3. 检测并记录病人生命体征及瞳孔变化。

4. 定期复查血氨、肝、肾功能、电解质。

(四) 对症护理

1. 昏迷 安置病人取仰卧位头偏向一侧,保持呼吸道的通畅,预防感染;气管切开病人做好排痰护理,保证氧气供给。

2. 兴奋或躁动不安病人 注意病人安全保护,取出病人义齿,加床栏,必要时使用约束带,防止坠床及撞伤。

3. 脑水肿 用冰帽降低颅内温度,以减少能量消耗、保护脑细胞功能;遵医嘱给予静脉滴注葡萄糖、甘露醇等脱水剂,严格控制滴速,并观察尿量。

(五) 用药护理

用谷氨酸钾和谷氨酸钠时,谷氨酸钾、钠比例应根据血清钾、钠浓度和病情而定。病人尿少时少用钾剂,腹水和水肿明显时慎用钠剂。用精氨酸时,滴注速度不宜过快,否则可出现流涎、呕吐、面色潮红等反应。因精氨酸呈酸性,含氯离子,不宜与碱性溶液配伍使用。乳果糖在肠内产气较多,可引起腹胀、腹绞痛、恶心、呕吐及电解质紊乱

等,使用时应从小剂量开始。长期服用新霉素者可能出现听力或肾损害,服用新霉素不宜超过1个月,用药期间监测听力和肾功能。大量输注葡萄糖的过程中,应警惕低钾血症、心力衰竭和脑水肿。

(六) 心理护理

随着病情的发展,病人逐渐丧失工作和自理能力。长期治疗给家庭带来沉重的经济负担,使病人及家属出现各种心理问题,应密切注意其心理状态,尤其应鉴别病人是因疾病产生心理问题还是出现精神障碍的表现。此外,应重视病人家属的心理护理,与家属建立良好的关系,给予情感上的支持,并一起讨论病人的护理,让其了解本病的特点,做好充分的心理准备。制定切实可行的照顾计划,将各种需要照顾的内容和方法对照顾者进行讲解和示范。

(七) 健康教育

1. 向病人及家属讲解本病的发生、发展及治疗、预后等相关知识,使其意识到疾病的严重性及自我保健的重要性。

2. 向病人及家属介绍合理的饮食原则,避免使用诱发本病的药物等常识。

3. 教会病人家属识别肝性脑病的早期征象,做到早发现,早治疗。

4. 指导病人遵医嘱服药,定期随访复查。

【护理评价】

1. 经恰当的护理,病人能否神志转清。

2. 病人及家属能否获得与疾病相关的知识,能否积极配合治疗。

3. 病人是否获得适当营养,是否发生水、电解质紊乱。

4. 病人能否在床旁进行日常活动。

5. 病人是否发生坠床、撞伤等意外伤害。

第六节 上消化道大出血

上消化道出血(upper gastrointestinal hemorrhage)指屈氏韧带以上的消化道出血,包括食管、胃、十二指肠、胰腺、胆道等病变引起的出血,以及胃、空肠吻合术后的空肠病变所致的出血。上消化道大出血指短时间内失血量超过1000ml或循环血容量的20%,临床表现以呕血、黑便为主,由于血容量的急剧减少,可导致急性周围循环衰竭、休克、死亡。治疗应以抗休克、迅速补充血容量为

首要原则。

【护理评估】

(一) 健康史

上消化道疾病及全身性疾病均可引起上消化道出血。临床上常见的病因有消化性溃疡、食管胃底静脉曲张破裂、应激引起急性糜烂性出血性胃炎和胃癌。

(二) 身体评估

上消化道出血的临床表现主要取决于出血量及出血速度。

(1) 呕血和黑便：是上消化道出血的特征性表现。上消化道大量出血后，均有黑便，出血部位在幽门以上者常有呕血。若出血量较少，速度较慢，亦可无呕血。若幽门以下出血，出血量大，速度快，可因血液反流入胃内引起呕血。

(2) 失血性周围循环衰竭：急性大量失血可导致有效血容量迅速减少而出现周围循环衰竭的症状，临床上常表现为头晕、心悸、乏力、出汗、口渴、肢体冷感或晕厥等。严重者可出现精神萎靡、烦躁不安、反应迟钝、意识模糊、脉搏细数（120次/分以上）。收缩压低于80mmHg，甚至出现休克。

(3) 发热：上消化道大量出血后，多数病人在24小时内出现低热，持续3~5天后恢复正常。发热可能与周围循环衰竭导致体温调节中枢功能障碍等因素有关。

(三) 辅助检查

1. 贫血和血象改变 急性大量出血后均有急性贫血，在出血后3~4小时，病人有正细胞、正色素性贫血。出血2~5小时后，白细胞计数轻至中度升高，出血停止后2~3天才恢复正常。出血24小时候内网织红细胞有升高，出血停止后逐渐恢复正常。

2. 氮质血症 上消化道大量出血后，大量血液蛋白质的消化产物在肠道被吸收，血中尿素氮浓度增高，称为肠源性氮质血症。通常在出血后数小时开始上升，约24~48小时达到高峰，大多不超过14.3mmol/L（40mg/dl），3~4日后降至正常。

3. 大便隐血 上消化道出血的病人大便隐血实验阳性。

4. 胃镜检查 是目前诊断上消化道出血病因的首选检查方法，多主张在出血24~48小时内进行检查。

5. X线钡餐检查 目前在临床上已多为胃镜检查所取代，故主要适用于有胃镜检查禁忌证或不愿进行胃镜检查者，但对经胃镜检查出血原因未明，怀疑病变在十二指肠降段以下小肠段，则有特殊诊断价值。

6. 其他检查 选择性腹腔动脉造影、放射性核素扫描、胶囊内镜及小肠镜检查等主要用于不明原因消化道出血。

(四) 心理社会反应

上消化道大出血病人会因大量失血而出现恐惧，焦虑等不良情绪，多次出血病人会担心疾病预后。应注意评估病人的心理反应，对疾病的认识程度，有无对治疗失去信心和不合作现象，了解病人家庭经济状况和社会支持情况，有无医疗保障等。

【护理诊断】

1. 体液不足 与消化道大量出血、液体摄入不足等有关。

2. 有窒息的危险 与血液及呕吐物反流入气管有关。

3. 恐惧 与大量出血有关。

4. 有受伤的危险 与失血导致头晕、乏力等有关。

5. 潜在并发症：失血性休克。

【护理目标】

1. 病人无继续出血征象，生命体征维持正常，水电解质平衡。

2. 病人未发生窒息。

3. 病人恐惧感缓解或消除，情绪稳定。

4. 病人未发生摔倒。

5. 病人呕血、便血停止，未发生休克。

【护理措施】

(一) 一般护理

伴有周围循环衰竭病人应绝对卧床休息，保持呼吸道通畅；指导病人漱口，做好口腔护理。协助病人用温水擦洗肛门，做好皮肤护理。保持环境安静，清洁，衣被床单的整洁。

(二) 饮食护理

1. 急性大量出血病人应禁食。

2. 确认已止血无呕吐时，可给予少量温流质饮食。

3. 肝硬化致胃底、食管静脉曲张破裂出血，在止血后2~3日可给予高热量、低钠、低蛋白流质饮食。

4. 消化性溃疡出血病人,出血停止后 12~24 小时即可进食流质饮食。

（三）病情观察

1. 生命体征监测　监测病人有无脉搏细弱、心率加快、心律失常、血压降低、呼吸困难、体温异常等,必要时进行心电监护。
2. 观察意识状态　观察病人有无精神疲倦、烦躁、意识不清甚至昏迷等。
3. 准确记录出入液量,尤其是疑休克病人的尿量。
4. 观察呕吐物、大便的颜色、性质和量,并做好记录,以准确判断出血量。
5. 定期复查血常规、肝、肾功能、电解质。

（四）对症护理

1. 大量呕血时,病人取仰卧位或侧卧位,头偏向一侧,避免呕吐物的回吸而窒息,保持病人身体的清洁。
2. 迅速建立静脉通路,做好交叉配血及输血护理。
3. 需行三腔二囊管压迫止血者,护理措施见第三节中"三腔二囊管的护理"。

（五）用药护理

1. 抑制胃酸分泌药　质子泵抑制剂、H_2受体拮抗剂对消化性溃疡引起的出血效果较好,急性出血期应静脉给药,出血停止后改为口服。
2. 血管加压素　适用于食管、胃底静脉曲张破裂大出血的病人,但其不良反应较大,滴注速度应缓慢,剂量应准确,并严密观察止血效果及不良反应,同时防止药物外渗。可以同时使用硝酸甘油,以减少血管加压素引起的不良反应。

（六）心理护理

因大量出血而出现紧张、恐惧等心理反应的病人,护士要解释安静休息有利于止血。抢救工作应迅速而不忙乱,陪伴病人,使其有安全感。及时清理血迹和污物,以减少对病人的不良刺激。

（七）健康教育

1. 针对原发病的教育　向病人及家属讲解上消化道出血的病因,帮助其掌握与病人消化道出血有关的原发疾病的知识,减少再度出血的危险。
2. 提高自我护理能力　向病人及家属介绍合理的饮食原则,有规律的生活起居,劳逸结合,指导病人遵医嘱服药,定期随访复查。
3. 指导病人识别出血及处理,使其能早期识别出血征象及应急措施。

【护理评价】

1. 病人是否继续出血,生命体征是否平稳。
2. 病人是否发生窒息。
3. 病人是否情绪稳定,有无负性情绪。
4. 病人是否安全。
5. 失血性休克是否发生。

（孙　玫）

第四章

泌尿系统疾病病人的护理

泌尿系统主管机体尿液的生成和排泄功能，由肾脏、输尿管、膀胱、尿道及有关的血管、神经等组成。其中肾不仅是人体主要的排泄器官，也是一个重要的内分泌器官，对维持机体内环境的相对稳定起到重要作用。

第一节 肾小球肾炎

肾小球肾炎依其不同的病理变化分为急性、急进性、慢性和隐匿性肾小球肾炎。

急性肾小球肾炎是以急性肾炎综合征为主要临床表现的一组疾病。其特点为急性起病，以血尿、蛋白尿、水肿和高血压为主要表现，并可有一过性氮质血症的一组疾病。多见于链球菌感染后，其他细菌、病毒及寄生虫感染也可能引起。最常发生于3～10岁的小孩，90%的患儿和50%的成人病人1～2年内可以完全康复，2%的病人可能导致肾衰竭。合并症有心力衰竭、脑病及尿毒症。急性肾小球肾炎最常见的原因为β-溶血性链球菌的感染，此种感染一般起源于上呼吸道，即咽、喉、扁桃体的感染以及皮肤或伤口的链球菌感染。其他病因有病毒感染、药物或异物引起过敏、系统性红斑狼疮。

慢性肾小球肾炎简称慢性肾炎，指以水肿、高血压、蛋白尿、血尿及肾功能损害为基本表现，是病情迁延、病变缓慢进展、最终将发展成慢性肾衰竭的一组肾小球疾病。由于病理类型及病期不同，它们的主要表现可相异，疾病表现多样化。慢性肾小球肾炎原因不明，起始因素多为免疫介导炎症，少数系由急性肾小球肾炎发展所致。

【护理评估】

(一) 健康史

1. **急性肾小球肾炎** 询问病人发病前2周左右有无上呼吸道和皮肤感染史，有无药物过敏史。

2. **慢性肾小球肾炎** 病人有无急性肾小球肾炎及其他肾病史；是否就诊过，曾用过哪些治疗方法；家族中有无类似疾病病人。

(二) 身体评估

1. 急性肾小球肾炎

(1) 尿液异常：几乎全部病人均有肾小球性血尿，30%病人有肉眼血尿，常为起病的首发症状和就诊原因。可伴有轻、中度蛋白尿，少数病人(<20%病人)可呈肾病综合征范围的大量蛋白尿。尿沉渣除红细胞外，早期可见白细胞、颗粒管型和红细胞管型。

(2) 全身性水肿：是起病的初期表现，发生率约80%，典型表现为晨起眼睑水肿或伴有下肢凹陷性水肿，少数严重者可波及全身。

(3) 约80%病人出现一过性轻、中度高血压，常与钠水潴留有关，利尿后血压可逐渐恢复正常。少数病人出现严重高血压，甚至高血压脑病。

(4) 肾功能异常：病人起病早期可因肾小球滤过下降、钠水潴留而导致尿量减少(常在400～700ml/d)，少数病人出现少尿(<400ml/d)。肾功能可有一过性受损，表现为轻度氮质血症。多于1～2周后尿量渐增，肾功能利尿后数日可逐渐恢复正常。

(5) 充血性心力衰竭：常发生在急性肾炎综合征期，水钠严重潴留和高血压为重要的诱发因素。病人可有颈静脉怒张，奔马律和肺水肿症状，常需紧急处理。老年发生率较高，儿童病人少见。

2. 慢性肾小球肾炎

(1) 早期症状：疲倦无力、体重减轻、腰部疼痛、纳差、水肿可有可无，一般不严重。

(2) 蛋白尿：是慢性肾炎必有的表现，病人排尿时泡沫明显增多,并且不易消失,尿蛋白越多,泡沫也越多。

(3) 血尿:多为镜下血尿,也有肉眼血尿。

(4) 高血压:可正常、轻度升高甚至持续中等以上程度升高。病人可有眼底出血、渗血、甚至视乳头水肿,病人主诉眼前有黑点及闪光,视力模糊及短暂的失明。

(5) 其他:病人可有贫血、电解质紊乱,当出现感染、劳累等应激状况时呈急性发作,类似急性肾炎的表现。

(三) 辅助检查

1. 尿液检查

(1) 急性肾小球肾炎:尿少且带血色,肉眼血尿,尿呈洗肉水样或褐色。尿比重比正常微增或剧增,约1.020~1.025。尿沉渣中可有白细胞、管型(颗粒管型、红细胞管型)。20%的病人可见大量蛋白尿。

(2) 慢性肾小球肾炎:尿比重<1.020,尿渗透压低于550mOsm/kg,尿蛋白含量一般在1~3g/d,亦可>3.5g/d,尿沉渣可见颗粒管型及红细胞、白细胞。

2. 血液检查

(1) 急性肾小球肾炎:尿素氮及肌酐升高;抗链"O"效价上升。

(2) 慢性肾小球肾炎:非蛋白氮(NPN)上升;白蛋白减少。

3. 肾功能试验

(1) 急性肾小球肾炎:肌酐清除率降低。

(2) 慢性肾小球肾炎:肾功能逐渐减退。

4. 眼底检查 慢性肾小球肾炎发现眼底出血及血管的改变,视乳突水肿。

(四) 社会心理资料

1. 急性肾小球肾炎 由于病人年龄大多偏小,对疾病后果往往不能理解,因而不予重视,不按医嘱休息。家属可能会过分约束病人,使病人产生不愉快的心情。年龄较大病人由于需要休学、长期休息等原因,也会产生焦急、悲观等情绪。护理人员应评估病人及家属对疾病病因、注意事项及预后的认识、目前的心理状态及对护理的要求。

2. 慢性肾小球肾炎 慢性肾炎病人多数表现为时轻时重,迁延不愈,治疗上较为困难,病人经常会出现各种不利于疾病恢复的不良情绪,尤其是病情尚未控制、反复发作、预后较差的病人。

护士应了解病人有无紧张、焦虑、恐惧、抑郁、绝望的不良情绪及其程度,有无坚持长期用药的心理准备,社会支持系统和应对能力。

【护理诊断/问题】

1. 体液过多 与肾小球滤过率减低,液体向组织间质转移;血浆蛋白的减少及心脏衰竭而出现水钠潴留有关。

2. 活动无耐力 与水肿、低盐饮食和并发症有关。

3. 营养失调:低于机体需要量 与摄入量不足及肠道吸收障碍有关。

4. 焦虑 与疾病的复发和预后较差有关。

5. 有感染的危险 与抵抗力下降有关。

6. 有皮肤完整性受损的危险 与病人低蛋白血症,组织水肿,晚期肾病引起的末梢神经改变有关。

【护理目标】

1. 促进病人身心的休息与舒适。
2. 病人水肿消退。
3. 病人能摄取合宜的饮食。
4. 病人情绪稳定。
5. 控制感染,促进肾功能恢复。
6. 能保持病人皮肤完整性。

【护理措施】

(一) 促进身心的休息

1. 急性期时必须卧床休息,直到临床症状消失为止,一般约需6周至2个月。

2. 保持安静的环境,室内空气新鲜,可增加肾血流量,并减轻心脏负担以及水肿的发生。

3. 加强心理护理,由于病人卧床时间长,会面临工作、经济、家庭等问题。同时也担心疾病的进一步恶化,精神负担重,医护人员应找病人谈心,协助病人解决问题,关心、体贴安慰病人,使焦虑减轻,获得心理上的休息。

4. 长期卧床时,应提供适当的娱乐活动,保持心情的愉快,安心地接受治疗。

(二) 控制感染

1. 链球菌感染后的肾小球肾炎,应给予抗生素治疗,连续使用1~2周。

2. 限制探视,避免与上呼吸道感染者接触,保持口腔及皮肤的清洁。

3. 注意保暖,预防感冒,若有喉痛、鼻塞等症状,应卧床休息,及时治疗。

4. 严格执行无菌技术。

（三）安排适宜的休息与活动

1. 急性肾小球肾炎病人，卧床休息6周至2个月，ESR（血沉）及血压恢复正常，水肿减轻，且尿液检查只出现蛋白尿或显微镜下血尿时，即可安排渐进性离床活动。
2. 每星期检查尿蛋白、血尿，若离床活动使蛋白尿和血尿增加时，督促病人再卧床休息。
3. 注意血压的变化，若血压升高，应嘱病人卧床休息，以防肾小球肾炎再度恶化。
4. 恢复期时，应避免过度疲劳，每天应有适度的活动，充分的休息与睡眠。
5. 当病人心脏衰竭或病情急性加重且出现血尿或并发感染时，需限制活动。

（四）维持液体的平衡

1. 每天正确地记录出入水量。
2. 每天测量体重，检查水肿的消长情况。
3. 监测液体过度负荷的征象。
4. 液体的摄入量，依据前天的尿量，加上500ml，作为当天水分的供给量。
5. 指导病人以口含硬糖果或啜少量的水，以减少口渴的现象。
6. 限制盐分的摄取量，每天约1~3g，以减轻水分的滞留。
7. 建议病人坐着时，抬高双脚，以减轻肢体末端水肿。
8. 使用利尿剂以除去体内水分的过度负荷和肺水肿。

（五）协助病人摄取适当的饮食

1. 给予高碳水化合物、低蛋白饮食。
2. 蛋白质的摄取量，根据尿中的丧失量，及病人的个别需要而定。急性期一般限制在每天0.5~0.8g/kg。恢复期即不需再限制蛋白质的摄取。
3. 当病人水肿，少尿或心衰时，必须限制钠的摄取在每天1~3g，给予含钠较低的食物。
4. 血压下降、利尿情形良好，及水肿减轻，可逐渐增加蛋白质及钠的摄取量。
5. 慢性肾小球肾炎，当血中非蛋白氮不增加时，蛋白质的摄取量可增至每天>80g，以补充尿中所丢失的蛋白质，避免产生低蛋白血症而导致水肿形成。
6. 若肾功能已严重受损，且伴有高血压，并进展至尿毒症倾向时，应限制钠每天3~5g，蛋白质每天30~40g的摄入量，给予高碳水化合物的食物，以减轻肾脏的负担。
7. 由疾病引起的食欲不振，恶心以及呕吐，会阻碍病人摄取足够的热量，而导致蛋白质的异化作用，必须给予病人所喜爱的饮食。

（六）保持身体清洁，增进病人的舒适

1. 保持皮肤的清洁，维持良好的卫生。
2. 当病人限制水分摄取，给予口腔护理有助于缓解口渴，及预防腮腺炎的发生。
3. 经常改变体位，按摩，预防压疮的发生。
4. 施行主动或被动运动，以促进静脉及淋巴液的回流，可减轻水肿。
5. 当病人有水肿时，指导病人穿宽松的衣服，紧身衣服会增加皮肤破损的危险。

（七）协助医师处理并发症

1. 高血压需限制钠及液体摄取，给予利血平和肼屈嗪。
2. 心脏代偿不全　其处理与高血压同，并需给予利尿剂（速尿）以减少液体负荷。另外给予洋地黄增进心脏功能。如果伴有肺水肿需给予氧气和吗啡。
3. 高血压脑病，需立即降压治疗。
4. 急性肾衰竭　限制液体、蛋白质、钠和钾的摄取，且矫正代谢性酸中毒，以及使用透析治疗。

（八）出院前的指导

1. 当尿蛋白在50~60mg，尿中红细胞在5~10个左右时，即可做出院的准备。
2. 保持愉快的心情，强调合理的生活起居，保持充足的休息和睡眠，适当进行体能锻炼，避免剧烈运动。
3. 避免各种肾损因素　例如妊娠、创伤、使用对肾脏有害的药物。
4. 出院带药的用法、剂量及副作用，告诉病人及家属掌握，不可随意中断。
5. 养成规律生活，适当参加劳动避免过度劳累。平时注意保暖，防止受凉。
6. 强调必须经常测量血压，定期到门诊做尿液及尿素氮检查。
7. 若有尿量减少，尿液混浊、水肿、感冒等症状时，应立即就医。
8. 指导女性病人，怀孕时对妊娠毒血症和自发性流产的易感性高，如果血压和尿素氮正常，则可安全怀孕，但需与医师保持密切的联系。

【护理评价】

1. 病人每天的尿量是否正常，是否出现水分

滞留而引起心肺过度负荷的情况。

2. 病人是否保持心情舒畅,获得适当的身心休息。

3. 病人是否能适当地限制水分和蛋白质的摄取量。

4. 病人焦虑情绪是否缓解。

5. 病人是否出现继发性感染现象,皮肤是否完好无损。

6. 病人是否能叙述预防病情恶化的知识。

第二节 肾病综合征

肾病综合征(nephrotic syndrome,NS)简称肾综,是由于各种肾脏疾病导致的以尿蛋白超过3.5g/d、血浆白蛋白低于30g/L、水肿和高脂血症为临床表现的一组综合征。NS可分为原发性及继发性两大类,由多种不同病理类型的肾小球病所引起。原发性NS的发病机制为免疫介导性炎症所致的肾脏损害。

【护理评估】

(一) 健康史

1. 病因评估

(1) 全身性疾病:系统性红斑狼疮肾炎、糖尿病肾病、淀粉样变性。

(2) 肾脏病方面:急性肾小球性肾炎、慢性肾小球性肾炎、肾血管栓塞。

(3) 过敏性疾病:过敏性紫癜肾炎。

(4) 其他:乙型肝炎相关性肾小球肾炎、肿瘤性肾病、感染性疾病等。

2. 诱因评估 发病前有无感冒、受凉、劳累,上呼吸道感染等。

(二) 身体评估

1. 主要症状

(1) 尿液变化:尿液有白色混浊现象,且起泡沫状,少尿。

(2) 水肿:是最常见的症状,呈凹陷性,颜面水肿,尤其在眼睑,晨起时更加明显。腹部及下肢水肿,可出现腹水、胸膜积液甚至心包积液,病人可有胸闷、气短或呼吸困难。如有视网膜水肿,病人可有视力模糊。

(3) 高血压:通常血压在正常范围或轻、中度增高。部分病人随水肿消退血压可降为正常。

2. 并发症

(1) 感染:多与蛋白质营养不良、免疫功能紊乱及应用糖皮质激素治疗有关。常见感染部位顺序为呼吸道、泌尿道、皮肤。感染是NS的常见并发症,因糖皮质激素的应用,感染的临床征象常不明显,但感染仍是引起NS复发和疗效不佳的主要原因之一,甚至造成死亡。

(2) 血栓、栓塞:由于血液浓缩、高脂血症造成血液黏稠度增加及机体凝血、抗凝和纤溶系统失衡等,NS容易发生血栓、栓塞并发症,其中以肾静脉血栓最为常见(发生率约10%~50%,其中3/4病例临床并无症状);而肺血管、下肢静脉、冠状血管血栓和脑血管血栓也不少见。

(3) 急性肾衰竭:NS病人可因有效血容量不足而致肾血流量下降,诱发肾前性氮质血症,经扩容、利尿后可得到改善。少数病例可出现急性肾衰竭,表现为少尿甚至无尿,扩容利尿无效。

(4) 蛋白质及脂肪代谢紊乱:长期低蛋白血症可导致营养不良、小儿生长发育迟缓;免疫球蛋白降低造成机体免疫力低下、易致感染;金属结合蛋白丢失可使微量元素缺乏;内分泌素结合蛋白不足可诱发内分泌功能紊乱;高脂血症增加血液黏稠度,促使血栓、栓塞并发症的发生,还将增加心血管系统并发症,促进肾小球硬化和肾小管-间质病变的发生,导致肾脏病变的慢性进展。

3. 体征评估 体温、脉搏、呼吸、血压和体重有无异常;病人的精神状态,有无慢性病容,有无营养不良,有无水肿,水肿的范围、特点及有无体腔积液;肾区有无叩击痛。

(三) 辅助检查

1. 尿液检查 尿蛋白定性一般为+++~++++,24小时尿蛋白定量>3.5g。尿中可有红细胞、颗粒管型等。

2. 血液检查 血浆清蛋白<30g/L,血中胆固醇、甘油三酯、低密度及极低密度脂蛋白均可增高,血中补体C3可正常或降低,血IgG可降低。

3. 肾功能检查 内生肌酐清除率正常或降低,血肌酐、尿素氮可正常或升高。

4. 肾B超检查 发病早期双肾正常,晚期双肾缩小。

5. 肾活检 可明确原发性肾小球病变的病理类型,指导治疗及判断预后。为必要检查。

(四) 心理社会资料

评估疾病对病人日常生活和学习、工作的影响程度,是否有担心、害怕、紧张、焦虑情绪等;病人的社会支持状况,如家庭成员的关心程度、医疗费用的来源是否充足等。

【常见护理诊断/问题】

1. 体液过多　与低蛋白血症致血浆胶体渗透压下降有关。

2. 营养失调：低于机体需要量　与蛋白丢失，食欲下降及饮食的限制有关。

3. 有皮肤完整性受损的危险　与组织水肿、营养不良、长期受压有关。

4. 焦虑　与病情变化所带来的不适及外观上的改变及害怕死亡有关。

5. 有感染的危险　与使用免疫抑制剂和某些细胞毒性药物治疗，贫血，低蛋白血症致机体抵抗力下降有关。

6. 潜在并发症：血栓形成、急性肾衰竭。

【护理目标】

1. 病人水肿减轻或消失。

2. 病人的营养状况逐渐改善。

3. 病人能保持皮肤完整。

4. 病人自诉焦虑减轻。

5. 病人体温正常，未发生感染。

6. 并发症不发生。

【护理措施】

（一）促进适当的休息与活动

发病后，最初数天应卧床休息，但不必长期卧床。除非水肿严重，否则不必强迫或限制病人的活动。冬天应注意保暖，避免受凉感冒。

（二）维持液体和电解质的平衡，并减轻水肿

1. 维持水、电解质的平衡，并减轻水肿

（1）每日测量体重、腹围、脚围，记录24小时出入水量，以了解病人的液体是否平衡。除非病人有低钠血症，通常不限制液体的摄取量。

（2）当须限制液体时，可指导病人口含冰块或饮少量的水，以减少口渴现象。

（3）长期使用利尿剂时，极易造成钾的丢失，应补充氯化钾或含钾的食物。

2. 减轻水肿

（1）当病情危急、水肿严重时，静脉滴注白蛋白25~50g，以提高血浆胶体渗透压，达到利尿效果，而减轻水肿。

（2）使用利尿剂：适当使用呋塞米与利尿酸钠，或给予双氢克尿噻，可使水肿减轻。

（3）适当使用类固醇，以消除蛋白尿，减少蛋白尿与水肿的恶性循环。

（4）时常变更体位，以预防肺水肿发生或恶化，当呼吸困难时，应采取半坐卧位。

（三）协助病人摄入适当的饮食

1. 蛋白质　除非病人有尿毒症，应给予正常量 0.8~1.0g/(kg·d) 的优质蛋白（富含必需氨基酸的动物蛋白）。

2. 热量　应摄入足够的热量，每天约为 30~35cal/kg。

3. 水肿及高血压者应给予低盐（<3g/d）饮食，增进病人的营养状况。若体内积留太多水分与盐类，则应严格限制其摄入量。

（四）皮肤的护理

1. 保持皮肤清洁，预防水肿的皮肤受摩擦或损伤。

2. 免皮肤长期受压，常更换体位，及时适当支托。床上保持平整干燥、无渣屑。

3. 修剪指（趾）甲，避免用手抓伤皮肤。

4. 穿柔软的棉质衣物。

（五）预防感染

保持口腔清洁，注意口腔黏膜、眼睑结膜及会阴部等的清洁，以防感染发生。避免感冒及与上呼吸道感染者接触。

（六）密切观察血压、水肿、尿量变化

一旦血压下降，尿量减少时，应警惕循环衰竭或急性肾衰竭。

（七）给予心理护理

由于水肿所带来外观的改变及不适，再加上虚弱无力、食欲不振及医疗上的种种限制。常使病人及家属感到厌烦及焦虑，故医护人员应给予病人关怀与倾听，并能予适当的解释与教导和安慰，以解决其心理的问题。

（八）出院前健康指导

1. 教导正确的服药及有关副作用应该注意的事项。

2. 指导高蛋白、高热量、低盐饮食。

3. 指导测试尿蛋白的方法。

4. 鼓励正常的活动。注意休息，以免过度劳累。

5. 强调预防感染的重要性。

6. 防寒保暖，因寒冷可使肾血流量减少，易致肾功能不全。

【护理评价】

1. 病人水肿是否减轻或消退。

2. 病人饮食结构是否合理，营养状况改善。

3. 病人皮肤有无损伤，是否完整。

4. 病人自诉焦虑是否减轻,是否接受自己外观上的改变。

5. 病人能否积极采取预防感染的措施,是否发生感染。

6. 病人是否发生血栓、急性肾衰竭等并发症。

第三节 尿路感染

尿路感染(urinary tract infection,UTI),简称尿感,是由各种病原微生物在尿路中生长、繁殖而导致的尿路感染性疾病。多见于育龄期妇女、免疫力低下、老年人及尿路畸形者。本节主要叙述由细菌感染所引起的尿路感染。

根据感染发生部位可分为上尿路感染(主要是肾盂肾炎)和下尿路感染(主要是膀胱炎)。肾盂肾炎、膀胱炎又分急性和慢性。根据有无尿路功能或结构的异常,又分为复杂性、非复杂性尿感。复杂性尿感是指伴有尿路引流不畅、畸形、结石、膀胱输尿管反流等功能或结构的异常,或在慢性肾实质性疾病基础上发生的尿路感染。不伴有上述情况者称为非复杂性尿感。

【护理评估】

(一) 健康史

1. 病因评估

(1) 尿路感染多由细菌感染所致,革兰阴性杆菌为尿路感染最常见致病菌,其中以大肠埃希菌最为常见,约占所有尿路感染的80%~90%,其次为变形杆菌、克雷伯杆菌。约5%~10%的尿路感染由革兰阳性细菌引起,此外,结核分枝杆菌、衣原体、真菌等也可导致尿路感染。

(2) 感染途径多为上行感染,病原菌经尿道上行至膀胱及输尿管、甚至肾盂引起的感染称为上行感染,约占尿路感染的95%。另外,血行感染和直接感染也可导致尿路感染的发生。

2. 易感因素评估

(1) 尿流不畅和尿路梗阻:如尿路结石、肿瘤、异物、狭窄等。

(2) 尿路畸形或功能缺陷。

(3) 机体免疫功能低下:如糖尿病、贫血、慢性肝病、慢性肾病、肿瘤及长期应用免疫抑制剂者。

(4) 性别和性活动:女性尿道短而宽,距离肛门较近,是女性容易发生尿感的重要因素。性生活时可将尿道口周围的细菌挤压入膀胱引起尿感。前列腺增生导致的尿路梗阻是中老年男性尿感的一个重要原因。而包茎、包皮过长是男性尿感的诱因。

(5) 其他因素:如尿道内或尿道口附近有感染性病变,导尿和尿路器械检查也易促发尿路感染。

(二) 身体评估

1. 膀胱炎:约占尿路感染的60%以上。病人主要表现为尿频、尿急、尿痛、排尿不适等症状,部分病人迅速出现排尿困难。约30%可出现血尿,尿液常浑浊,有异味。一般无全身感染症状,少数病人出现腰痛、发热,但体温常不超过38.0℃。

2. 肾盂肾炎

1) 急性肾盂肾炎:可发生于各年龄段,育龄女性最常见。病人起病较急,临床表现与感染程度有关。全身症状有寒战、发热、头痛、全身酸痛、恶心、呕吐等;泌尿系症状有尿频、尿急、尿痛、排尿困难、腰痛、下腹部疼痛等。部分病人下尿路症状不典型或阙如。

2) 慢性肾盂肾炎:临床表现复杂,全身及泌尿系统局部表现均可不典型。50%以上病人可有急性肾盂肾炎病史,后出现程度不同的低热、间歇性尿频、腰部酸痛、排尿不适及肾小管功能受损表现,如夜尿增多、尿比重低等。

(三) 辅助检查

1. 尿液检查

(1) 常规检查:尿中白细胞显著增多,当出现白细胞管型时提示肾盂肾炎;部分尿感病人有镜下血尿,极少数急性膀胱炎病人可出现肉眼血尿;蛋白尿多为阴性或微量。

(2) 白细胞排泄率:正常人白细胞计数$<2\times10^5$/h,白细胞计数$>3\times10^5$/h 为阳性,介于$(2\sim3)\times10^5$/h 为可疑。

(3) 细菌学检查:涂片细菌检查检出率达80%~90%,为及时选择有效抗生素有重要参考价值。中段尿细菌定量培养$\geq10^5$/ml,为真性菌尿,可确诊尿感;尿细菌定量培养$10^4\sim10^5$/ml,为可疑阳性,需复查;如$<10^4$/ml,可能为污染。

2. 血常规 急性肾盂肾炎时血白细胞常增多,以中性粒细胞增多为主。血沉可增快。

3. 肾功能 当肾功能受损时可出现肾小球滤过率下降,血肌酐升高等。

4. 影像学检查 影像学检查如B超、X线腹平片、静脉肾盂造影/逆行性肾盂造影、排尿期膀胱输尿管反流造影等,可发现有无尿路结石、梗阻、畸形、反流等导致尿感反复发作的因素。

(四) 心理社会资料

病人疾病知识的掌握情况,是否熟悉发病时的正确处理方法;能否正确用药及对有无知识的掌握程度,对医嘱的依从性。评估疾病对病人日常生活和工作的影响程度,是否有焦虑、痛苦情绪、害怕、担心等。

【护理诊断/问题】

1. 排尿异常 尿频、尿急、尿痛 与泌尿系统感染有关。
2. 体温升高 与急性肾盂肾炎有关。
3. 疼痛 与急性肾盂肾炎有关。
4. 焦虑 与尿感反复发作有关。
5. 知识缺乏:缺乏疾病自我管理知识。
6. 潜在并发症:肾乳头坏死、肾周脓肿等。

【护理目标】

1. 病人排尿正常,无尿频、尿急、尿痛。
2. 病人体温降至正常范围。
3. 病人无疼痛感,并自诉焦虑减轻。
4. 病人焦虑程度减轻。
5. 病人对疾病知识有一定了解。
6. 上述并发症不发生。

【护理措施】

(一) 发病时的护理

1. 监测病人泌尿系统和全身的症状和体征包括腰部或肾区的检查,体温、脉搏、血压的检查,尿液的细菌学检查等。
2. 休息与睡眠 急性期,应卧床休息,症状减轻后,再下床活动。为病人提供一个安静、舒适的环境,尽量避免噪声;治疗与护理操作尽量集中进行,不影响病人的睡眠;对疼痛难忍,无法入睡者,可按医嘱配合应用止痛药。
3. 饮食护理 给予清淡、营养丰富、易消化的饮食,并嘱病人多饮水,每天至少3000ml;对高热者注意口腔护理。
4. 用药的护理

(1) 遵医嘱使用抗生素,并注意监测肾功能的变化,了解药物对肾是否产生毒性。

(2) 抗生素停用后一周,应再做一次尿液培养,且于感染后一年内定期追踪检查。

(3) 服用磺胺类药物时,应同服碳酸氢钠,碱化尿液避免尿路结晶形成。用药过程中注意尿液的监测,了解药物疗效。

(4) 鼓励病人经常排空膀胱,白天至少每2~3小时小便一次,夜晚则1~2次。

(二) 健康教育

制定病人及其家庭教育指南,应包括以下内容。

1. 什么是尿感 包括泌尿道的解剖及生理,常见尿感的易感菌、感染途径及机体的易感性,不同的感染途径与症状的关系。

2. 寻找尿感治疗和控制的障碍 与病人及其家属讨论可能的障碍,如不重视个人和性生活的生理卫生,对尿感的认识不足,有无不遵医嘱的行为。积极防治全身性疾病,如糖尿病、重症肝病、慢性肾病、晚期肿瘤等;解除尿路梗阻,如尿道结石、肿瘤、尿路狭窄、前列腺肥大等易感因素。

3. 药物治疗指导

(1) 告知病人药物的种类、各种药物的作用、副作用、用药的剂量及用法。

(2) 观察药物治疗的反应、药物副作用对机体的影响,这些信息对医生调整用药很有价值。

(3) 告知病人用药的重要性,知道症状的加重或者尿液检查结果异常时及时就诊。

4. 日常生活指导

(1) 告知病人保持生活规律的重要性,坚持体育运动,避免劳累,增加机体免疫力。

(2) 多饮水、勤排尿是预防尿感最有效的措施,每天补充足够的水分,保证尿量在1500ml以上。

(3) 注意个人卫生,尤其是会阴部及肛周皮肤的清洁,在月经期、妊娠期、产褥期特别注意。

(4) 对与性生活有关的反复发作者,注意性生活后立即排尿,并服抗生素预防。

【护理评价】

1. 病人排尿是否正常,有无尿频、尿急、尿痛。
2. 病人体温是否降至正常范围。
3. 病人有无疼痛感,焦虑是否减轻。
4. 病人焦虑程度是否有所减轻。
5. 病人是否能较好地进行自我管理。
6. 病人是否发生肾乳头坏死、肾周脓肿。

第四节 急性肾衰竭

急性肾衰竭(acute renal failure,ARF)是由各种原因引起的肾功能在短时间内(几小时至几周)突然下降而出现的氮质废物滞留和尿量减少综合征。肾功能下降可发生在慢性肾脏病(chronic kidney disease,CKD)病人,也可发生在原来无肾脏病的病人。ARF 主要表现为氮质废物血肌酐(Cr)和尿素氮(BUN)升高,水、电解质和酸碱平衡失调,以及全身各系统的并发症。常伴有少尿(<400ml/d),但少数病人无少尿表现。

急性肾衰竭分广义和狭义二类,广义的急性肾衰竭可以分为肾前性、肾性、肾后性三类。狭义的急性肾衰竭是指急性肾小管坏死(ATN)。

【护理评估】

(一) 健康史

1. 肾前性衰竭常见原因

(1) 血容量不足:主要为细胞外液丢失,如大出血、休克、利尿剂服用过量。

(2) 心排血量减少:如严重心力衰竭或低心输出量综合征,或全身血管扩张等。

(3) 高分解代谢状态:如烧伤、革兰阴性菌败血症。

(4) 急性胰腺炎:使循环血量降低及发生肾缺血。

2. 肾后性衰竭常见原因

(1) 两侧输尿管阻塞:①髂或腰淋巴癌之转移,如子宫颈癌或前列腺癌的转移,致两侧输尿管阻塞;②两侧输尿管结石;③妇科手术或腹部会阴切除直肠时,不慎伤及输尿管或错误结扎。

(2) 膀胱肿瘤致膀胱出口受阻。

(3) 严重前列腺肥大,压迫尿道,使尿排出受阻。

(4) 两侧肾盂积液。

3. 肾实质性衰竭常见原因

(1) 急性肾间质病变:①过敏性:主要为药物引起,常见有甲氧苯青霉素、安乃近、吲哚美辛、苯妥因钠、磺胺类、利福平等;②感染性:金黄色葡萄球菌,革兰阴性杆菌、真菌、病毒等直接侵犯肾实质,细胞毒素如白喉杆菌毒素亦可引起肾间质炎症、肾乳头坏死;③代谢性:如尿酸肾病,高钙血症或高尿钙引起钙质沉积于肾间质;④肿瘤:多发性骨髓瘤、淋巴瘤和白血病细胞浸润等引起急性肾间质性肾病。

(2) 肾小球和肾小血管疾病:①各种原因引起急性肾小球肾炎、急进性肾炎、IgA 肾病,以及膜性肾病等引起肾病综合征;②血管炎:使肾血管失去血液灌流;③恶性小动脉性肾硬化症;④肾皮质坏死。

(3) 急性肾小管坏死是最常见的急性肾衰竭类型,约占75%～80%,其中大多数为可逆性。

(二) 身体评估

1. 急性期(少尿期或无尿期)

(1) 肾前及肾实质性衰竭者,尿量骤减或逐渐减少,每日尿量持续少于400ml 以下者称为少尿,少于100ml 者称为无尿。肾后性衰竭者其肾脏或膀胱虽有尿液,但无法排出,会造成肾水肿。

(2) 消化系统症状:恶心、呕吐、口渴、体重增加及食欲不振等。

(3) 心血管系统症状:血压下降,当血钾过高时会发生心律不齐。

(4) 呼吸系统症状:呼吸窘迫、哮喘。

(5) 神经系统症状:焦虑、嗜睡、头痛、抽搐以及意识障碍等。

(6) 血液学发现:贫血、白细胞增加、出血倾向。

(7) 皮肤症状:苍白、尿毒霜、瘙痒、干燥、无弹性。

2. 多尿期

(1) 尿量急骤增加,可能导致液体和电解质流失过多。

(2) 全身症状逐渐改善。

(3) 意识状态逐渐恢复正常。

(4) 抵抗力低,容易感染。

3. 恢复期 自我感觉良好,血尿素氮和肌酐接近正常,尿量逐渐恢复正常。

(三) 辅助检查

1. 血液检查

(1) 肾前性衰竭:血中尿素氮(BUN)中等升高,肌酐(Cr)稳定,血钾过高。

(2) 肾实质性衰竭:血中尿素氮在71.4mmol/L 左右,肌酐在 884～1326μmol/L 或更高,血钾大于 5.5mmol/L。

(3) 肾后性衰竭:血中尿素氮及肌酐皆中度升高。

2. 尿液检查

(1) 肾前性衰竭:尿比重大于1.020 以上。尿中钠含量在20mmol/L 以下。

(2) 肾后性衰竭:尿比重固定不变。尿中钠含量轻度升高。

(3) 肾实质性衰竭:尿比重小于 1.015 以下。尿中钠含量在 40mmol/L 以上。

3. X线检查　肾实质性衰竭,可发现肾脏大小改变,泌尿道结石以及阻塞等情形。

【护理诊断/问题】

1. 营养失调:低于机体需要量　与病人食欲下降、限制蛋白质摄入、透析和原发疾病等有关。

2. 有感染的危险　与机体防御能力降低及透析有关。

3. 体液过多　与肾小球滤过率降低所致尿量减少,水钠潴留有关。

4. 有皮肤完整性受损的危险　与体液过多、抵抗力下降有关。

5. 潜在并发症:水、电解质和酸碱平衡失调、高血压脑病、多脏器功能衰竭、急性左心衰竭。

【护理目标】

1. 病人体重平稳,营养状态良好。

2. 病人体温正常,未发生感染。

3. 病人了解控制水钠摄入的必要性和重要性,水肿减轻。

4. 病人皮肤完整,未发生压疮。

5. 病人生命体征平稳,未发生严重并发症。

【护理措施】

1. 监测病人的生命体征和体重,详细记录病人24小时的出入量,特别是尿量变化。中、重度水肿者应严格控制水的摄入,饮水量为前一日尿量+500ml,并给予低盐饮食。

2. 严密观察病人有无体液过多的表现①有无水肿;②每天体重有无增加,如果1天体重增加0.5kg以上,提示输液过多;③血钠浓度降低,又无失盐,提示液体潴留;④正常中心静脉压为$6\sim10cmH_2O(0.59\sim0.98kPa)$,若高于$12cmH_2O$($1.17kPa$),提示液体过多;⑤胸部X片有肺充血征象提示体液潴留;⑥若无感染征象,而有心率快、呼吸加速和血压升高,应疑有液体过多。

3. 饮食护理

（1）急性肾衰竭病人每天所需的热量为$147kJ/kg$($35kcal/kg$),主要包括碳水化合物和脂肪。

（2）蛋白质的摄入量应限制为$0.8g/(kg \cdot d)$,应给予优质蛋白,对有高分解代谢或营养不良以及接受透析的病人蛋白质摄入量可放宽。

（3）减少钠、钾、氯的摄入。

（4）定期监测反映病人营养状况的指标,如血清白蛋白等。

4. 预防感染　密切观察有无感染征象,如发热、肺部感染症状等。

5. 用药的护理　在治疗急性肾衰竭的高钾血症时,常用10%葡萄糖酸钙治疗,用药过程中静注不能过快(不少于5分钟),并防止药液渗漏到皮下组织,引起局部组织坏死。

6. 透析疗法的护理　参见本章第六节腹膜透析、第七节血液透析。

7. 健康教育

（1）告知病人及其家属疾病知识:包括肾的解剖和生理,急性肾衰竭的病理改变与症状的关系,肾功能检查和B超检查。

（2）寻找急性肾衰竭治疗的障碍:与病人及其家属讨论可能的障碍,如病人角色的否认,对急性肾衰竭严重性认识不足等。

（3）药物治疗指导

1）告知病人药物的种类、各种药物的作用、副作用、用药的剂量及用法。

2）为病人制定用药一览表。急性肾衰竭病人通常用数种药物,不同的药物给药时间不同,因此必须让病人学会药物自我管理的策略。

3）观察药物治疗的反应、药物的副作用以及病人肾功能的状态,这些信息对医生调整用药很有价值。

4）对老年人、糖尿病、原有慢性肾脏病及危重病病人,尤应注意避免肾毒性药物、造影剂、肾血管收缩的药物的应用及避免肾缺血和血容量缺失。

（4）休息与运动:急性肾衰竭的肾功能恢复需要1~2年,因此病人要注意休息与运动,避免过度劳累。

（5）指导病人自行监测病情变化,重点掌握监测肾小管功能的变化。

【护理评价】

1. 病人营养状态是否良好,体重有无下降。

2. 病人体温是否正常,有无发生感染。

3. 病人了是否能控制水钠摄入,水肿程度是否减轻。

4. 病人皮肤是否完整,有无发生压疮。

5. 病人生命体征是否平稳,有无发生严重并发症。

第五节　慢性肾衰竭

慢性肾衰竭(chronic renal failure,CRF)是指

各种慢性肾脏病引起的肾小球滤过率(GFR)下降及与此相关的代谢紊乱和临床症状组成的综合征,简称慢性肾衰,是各种肾脏疾病持续发展的共同转归。慢性肾衰的患病率为7.6%。目前慢性肾衰在人类主要死亡原因中占第5至第9位,是人类生存的重要威胁之一。

慢性肾衰竭可分为以下四个阶段:①肾功能代偿期:肌酐清除率(Ccr)为50~80ml/min,血肌酐(Scr)为133~177μmol/L或1.6~2.0mg/dl;②肾功能失代偿期:Ccr为25~50ml/min,Scr为186~442μmol/L或2.1~5.0mg/dl;③肾衰竭期:Ccr为10~25ml/min,Scr为451~707μmol/L或5.1~7.9mg/dl;④尿毒症期:Ccr为<10ml/min,Scr为≥707μmol/L或≥8.0mg/dl。

慢性肾衰竭的病因主要有原发性与继发性肾小球肾炎、糖尿病肾病、高血压肾小动脉硬化、肾小管间质病变(慢性肾盂肾炎、梗阻性肾病、慢性尿酸性肾病、药物性肾病等)、肾血管病变、遗传性肾病(如多囊肾、遗传性肾炎)等。在发达国家,糖尿病肾病、高血压肾小动脉硬化成为慢性肾衰竭的主要病因;包括中国在内的发展中国家,原发性肾小球肾炎仍是慢性肾衰竭各种病因中的首位。

【护理评估】

(一)健康史

慢性肾衰竭可由各种疾病发展而成,应询问病人既往是否患过下列疾病:

1. 慢性肾小球肾炎:肾小球被破坏后,滤过率降低,导致废物存留体内不易排出。

2. 慢性肾盂肾炎,肾硬化及先天性肾发育不全。

3. 高血压肾小动脉硬化症、糖尿病肾病、多囊肾、系统性红斑狼疮性肾病。

4. 急性肾衰竭未适当治疗,演变成慢性肾衰竭。

5. 严重感染和药物中毒对肾脏造成不良影响。

(二)身体评估

病人在肾功能不全代偿期和失代偿早期,可以无任何症状,或仅有腰酸、乏力、夜尿增多等轻度不适;少数病人可有食欲减退、代谢性酸中毒及轻度贫血。慢性肾衰竭中期以后,上述症状日趋明显。当疾病进行到肾衰竭期,则会出现下列症状,又称尿毒症候群:

1. 水、电解质和酸碱平衡失调 可出现脱水或水肿、高钠或低钠血症、高钾或低钾血症、低钙血症、高磷血症、高镁血症、代谢性酸中毒等。

2. 糖、脂肪、蛋白质代谢障碍 可表现为糖耐量降低、高甘油三酯血症、高胆固醇血症、蛋白质营养不良和血浆清蛋白水平降低。

3. 心血管系统表现

(1)高血压和左心室肥大:多数病人存在不同程度的高血压,主要由水钠潴留引起。高血压可引起左心室肥厚、心力衰竭、动脉硬化及加重肾损害。

(2)心包炎:主要与尿毒素血症、水电解质紊乱、感染、出血等有关,可分为尿毒症性心包炎和透析相关性心包炎。轻者可以无症状,典型者表现为胸痛,在卧位、深呼吸时加重,有心包积液体征,严重时可发生心包压塞。

(3)心力衰竭:是慢性肾衰竭常见的死亡原因之一,其发生与高血压、贫血、代谢性酸中毒、电解质紊乱、心肌病变有关。

(4)动脉粥样硬化:本病动脉粥样硬化进展迅速,是主要死亡原因之一。

4. 消化系统表现 食欲不振是本病最早期和最常见症状,还可表现为恶心与呕吐,上腹部饱胀,腹痛或腹泻、舌和口腔溃疡、牙龈出血、上消化道出血,晚期病人呼出气体有异味。

5. 肌肉神经系统表现 注意力不集中、焦虑不安以及失眠是肾衰早期常有的精神症状。后期会出现性格的改变。尿毒症时常有精神异常、谵妄、幻觉、昏迷等。晚期肾衰时常有周围神经病变,感觉神经较运动神经显著,尤以下肢远端为甚,最常见为肢端袜套样分布的感觉丧失。

6. 血液系统表现

(1)贫血:几乎所有病人均有轻至中度的贫血,且多为正细胞、正色素性贫血,主要因肾脏促红细胞生成素生成减少所致。

(2)出血倾向:皮下出血、鼻出血、月经过多或外伤后严重出血。

7. 皮肤表现 皮肤瘙痒是最常见症状之一,皮肤干燥伴有脱屑。慢性肾衰竭病人因贫血出现面色苍白或色素沉着异常呈黄褐色,为其特征性面容。

8. 呼吸系统表现 酸中毒时呼吸深而长。尿毒症毒素可致尿毒症性肺炎、支气管炎、胸膜炎。体液过多可引起肺水肿。

9. 肾性骨营养不良症　有纤维性骨炎,尿毒症骨软化症,骨质疏松症和骨硬化症。

10. 泌尿生殖系统症状

（1）早期为多尿,夜尿增多、水肿,晚期少尿,甚至无尿。

（2）女性有月经量减少或闭经,不孕。

（3）男性有阳痿和性欲减低现象,生殖力减弱。

11. 感染　尿毒症病人易并发严重感染,为主要死因之一。常见肺部感染、尿路感染和皮肤感染。

（三）辅助检查

1. 血常规　红细胞数目降低,血红蛋白含量下降,白细胞可升高或降低。

2. 尿液检查　夜尿增多,尿渗透压下降。尿沉渣中可有红细胞、白细胞、颗粒管型、蜡样管型等。

3. 肾功能及电解质的检查　内生肌酐清除率下降,血肌酐升高,血清电解质升高或降低,有代谢性酸中毒等。

4. B超或X线平片　提示双肾缩小。

【护理诊断/问题】

1. 体液过多　与尿量明显减少,水钠潴留有关。

2. 营养失调:低于机体需要量　与透析、摄入量减少及肠道吸收障碍有关。

3. 活动无耐力　与贫血、心脏病变、水电解质紊乱及代谢性酸中毒有关。

4. 有皮肤完整性受损的危险　与水肿、皮肤改变及末梢神经病变有关。

5. 有感染的危险　与透析、机体抵抗力下降有关。

【护理目标】

1. 病人水肿减轻或消退,皮肤完整。

2. 病人能保持足够的营养物质的摄入,身体营养状况有所改善。

3. 病人自诉活动耐力增强,活动时呼吸、心率正常。

4. 病人住院期间不发生感染。

5. 病人保持机体水、电解质、酸碱平衡。

【护理措施】

（一）维持体液及电解质平衡

1. 保持体液平衡

（1）准确记录24小时出入水量,定期测量体重,每天应在同一时间,穿同样数量的衣服,排空膀胱后,使用同一体重计测量体重。

（2）让病人了解限水的重要性,指导病人限制水钠摄入。

（3）严密观察病情变化,加强对生命体征的监测。

（4）必要时透析脱水。

2. 协助血钾过高的处理（见第四节　急性肾衰竭部分）。

3. 协助钙磷失调的治疗

（1）定期检查血清钙、磷的浓度及钙磷乘积。

（2）矫正钙的不平衡:口服钙制剂,和活化的维生素D。

（3）降低血中磷浓度:口服氢氧化铝胶,这是一种磷结合剂,可以降低血磷浓度。这些胶可以结合肠中的磷,而与大便一起排出体外。

（二）预防感染的发生

1. 增加营养,透析病人进食优质高蛋白饮食,摄入蛋白质量为 $1.2 \sim 1.4 g/(kg \cdot d)$,优质蛋白占50%以上。摄取足够的热量。

2. 增强机体抵抗力,可进行适当的锻炼。

3. 透析及各种有创性检查治疗时严格无菌操作。

4. 接受血液透析病人要进行乙肝疫苗接种。尽量减少血液制品的输入。

（三）饮食护理

饮食治疗在慢性肾衰竭的治疗中非常重要,因为合理的营养膳食不仅能减少体内氮代谢产物的积聚及体内蛋白质的分解,维持氮平衡,而且还能维持营养,增强机体抵抗力,延缓病情进展,延长生命,提高生存质量等方面发挥独特的作用。

（1）蛋白质:CRF病人蛋白摄入量一般为 $0.6 \sim 0.8 g/(kg \cdot d)$,以满足其基本生理需要。病人饮食中动物蛋白与植物蛋白的比例应合理,一般各占一半左右;对蛋白摄入量限制较严格 $[0.4 \sim 0.6 g/(kg \cdot d)]$ 的病人,动物蛋白占50%~60%,以增加必需氨基酸的摄入比例。饮食中的蛋白质至少有50%应是优质蛋白,如鸡蛋、牛奶、瘦肉等。

（2）热量:无论应用何种饮食治疗方案,病人必须摄入足够热量,一般为 $125.6 \sim 146.5 kJ/kg$ $[30 \sim 35 kcal/(kg \cdot d)]$,每日至少给予热量 $125.6 kJ/kg(30 kcal/kg)$,使低蛋白饮食的氮得到

充分利用,减少蛋白分解和体内蛋白库的消耗。

(3) 低磷饮食的护理:病人磷摄入量一般为<600~800mg/d;对严重高磷血症病人,给予磷结合剂。注意监测血磷、血钙的变化,尽量不进含磷高的食物如:向日葵籽、热奶油、啤酒、巧克力等。具体用法见前述。

(4) 必需氨基酸疗法的护理:如有条件,病人在低蛋白饮食 0.4~0.6g/(kg·d)的基础上,可同时补充适量[0.1~0.2g/(kg·d)]的必需氨基酸或 α-酮酸,α-酮酸能与氨基生成必需氨基酸,有利于尿素氮的再利用和改善蛋白营养状况;同时 α-酮酸制剂中含有钙盐,对纠正钙磷代谢紊乱、减轻继发性甲旁亢也有一定疗效。对静脉用药者应注意输入的速度,避免引起恶心、呕吐。同时不能在氨基酸内加入其他药物,以免引起不良反应。

(5) 改善病人食欲:根据病人的病情,适当增加活动量,并提供色、香、味俱佳的食物,少量多餐,刺激病人的食欲;注意进食的环境要清洁、舒适;注意口腔护理。

(6) 监测病人的营养状况:定期监测病人血清白蛋白和血红蛋白等,了解其营养状况。

(四) 保护病人安全

1. 尿毒症末期,已出现视力模糊的病人,应将物品放在固定位置,以使取用方便。平时也应移开障碍物,以防跌跤。对于完全看不见的病人,则应给予行动上的协助。

2. 对意识不清的病人,应使用床栏,以防跌落。

3. 对贫血或长期卧床病人,在离床活动时医护人员应在床旁协助支持。

4. 在施行腹透或血透治疗时,应详细向病人交待和解释,预防病人私自拔除透析导管而发生治疗中断或大量血液流失,若病人意识不清,应有专人在旁陪伴。

(五) 保持病人皮肤黏膜的完整

1. 每天以温水洗澡,以除去皮肤上的尿毒霜。避免使用肥皂,以免皮肤更干燥。若病人皮肤瘙痒不适,可以涂擦炉甘石洗剂。对长期卧床病人,应常协助其翻身,以防局部持续受压而发生压疮。

2. 若为女病人,为避免发生阴部瘙痒,应以温水洗涤阴部,并保持局部干燥。

3. 若病人口腔唾液中含有大量的尿素,会经由细菌的分解而产生氨,除有口臭现象外,也会发生口腔溃疡及腮腺炎,应注意口腔护理,保持口腔清洁湿润,预防溃疡或感染发生。

(六) 加强心理护理

1. 首先要了解病人的问题是什么,当病人正处于疲倦和沮丧情境下,而又非选择治疗方法不可时,应略作说明,协助他说出其感受,提供病人最希望得到的协助与支持。

2. 病人会出现不正常的情绪反应或对抗行为,我们应以同情心接触病人,参与病人及家属的活动,以协助他渡过难关。

3. 应鼓励家属接受病人,平时应以温暖、关切、安慰去接近病人,使病人在漫长的透析生活中,都能获得足够的支持。

(七) 健康教育

1. 疾病的相关知识 包括肾的解剖和生理,CRF 的发病机制与其进展和尿毒症症状的关系,肾功能检查结果与病情的关系。

2. 寻找慢性肾衰竭治疗和控制的障碍 与病人及其家属讨论可能的障碍:长期治疗的费用缺乏,病人的心理负担过重,病人角色的否认,对 CRF 的严重性认识不足等。

3. 促使病情进展因素的控制 如有效控制高血压、高血糖及蛋白尿等,注意饮食治疗的重要性,纠正贫血,预防感冒,避免应用有肾脏毒性的药物(如氨基苷类抗生素、利福平、异烟肼等)。

4. 药物治疗指导

(1) 告之病人药物的种类、各种药物的作用、副作用、用药的剂量及用法。

(2) 为病人制定用药一览表。CRF 病人通常要用数种药物,运用不同的给药途径,并需长期用药,因此必须让病人学会药物自我管理的策略。

(3) 观察药物治疗的反应、药物的副作用及病人的活动情况,为医生调整用药提供依据。

(4) 病人必须理解坚持用药的重要性即使蛋白尿及症状消失;知道当症状恶化或出现严重副作用时应及时就诊。

5. 腹膜透析护理指导 更换腹透液时应严格无菌操作;严密监测腹透过程中病人的生命体征;观察腹透液的颜色、性质有无异常;并详细记录腹透液进出腹腔的时间、量;观察腹膜透析的并发症如出血、腹痛、腹膜炎等,如有异常应报告医生及时处理。

6. 与病人及其家属共同制定 CRF 的管理计

划 病人的家属应该了解饮食治疗的重要性,监督病人不要进食含钾量高的食物如香蕉、柑橘等;严格控制水钠的摄入,特别是冬季少吃火锅;并交代病人出现高钾血症和急性左心衰竭的临床表现,如有异常立即就诊。

【护理评价】

1. 病人是否能维持体液及电解质平衡。

2. 病人的皮肤是否保持完整,有无感染发生。

3. 病人能否配合病情而做适当的饮食控制,营养摄入量是否足够。

4. 病人自诉活动耐力增强。

5. 病人是否能较好地对自己的病情进行管理。

第六节 腹 膜 透 析

腹膜透析(peritoneal dialysis,PD)简称腹透,是向病人腹腔内输入透析液,利用腹膜为透析膜,使体内水、电解质与代谢废物经渗透超滤和弥散作用进入腹腔,而透析液中的某些物质经毛细血管进入血液循环,补充机体需要,达到清除体内代谢产物和多余水分的目的。腹膜具有分泌、吸收、防御、调整及渗透、弥散功能。渗透和弥散功能使腹膜成为天然生物半透膜,从而具有透析功能。

腹膜透析具有操作简单,不需特殊设备、血管通路及抗凝剂,可持续24小时,平稳、缓慢、温和地清除毒素和水分,对心血管系统的干扰较少,大大改善病人的预后,因此,其应用前景较好。

【腹膜透析原理】

1. 弥散作用 腹膜是一种半透膜,腹膜两侧的浓度差使溶质从浓度高的一侧跨膜移动到浓度低的一侧,最终达到膜两侧浓度的平衡。

2. 渗透超滤 由于腹透液具有高渗透性,与血液间形成渗透梯度,水分从血液移向腹膜透析液中,达到清除水分的目的。

3. 吸收作用 腹膜和腹膜中的淋巴管能直接和间接地从腹腔中吸收水分和溶质,而参与了腹腔液体和溶质的清除。

【适应证】

1. 重症监护中需要有肾替代治疗时的常见问题 高钾血症;高血容量;尿毒症;代谢性酸中毒。

2. 特殊情况 儿童和婴儿;血管通路失败;心血管功能减退。

3. 其他透析方式无法实施。

4. 禁用抗凝剂。

5. 体温过低。

6. 急诊透析指征同血液透析。

【禁忌证】

1. 绝对禁忌证

(1) 腹腔感染或肿瘤所致腹膜广泛粘连。

(2) 腹壁广泛感染或严重烧伤无法插管者。

2. 相对禁忌证

(1) 腹部手术三天内,腹部有外科内流管。

(2) 腹腔内有局限性炎症病灶,腹透可使炎症扩散。

(3) 肠梗阻、腹部巨大疝、椎间盘疾病等。

(4) 腹腔内血管疾病,腹膜透析效果差。如多发性血管炎、严重动脉硬化、硬皮病等。

(5) 晚期妊娠和腹内巨大肿瘤,多囊肾等。

(6) 严重呼吸功能不全,腹膜透析使膈肌抬高影响肺通气,并可继发肺部感染。

(7) 长期蛋白质和热量摄入不足者,因腹膜透析每日丧失蛋白>6g。

【腹膜透析方式】

1. 间歇性腹膜透析(IPD) 适用于急、慢性肾衰竭做持续性不卧床腹膜透析(CAPD)初始的3~10天阶段,由于毒素水平高、水钠潴留严重而急需清除毒素,纠正酸中毒及电解质紊乱和超滤脱水者,每次腹腔保留透析液1小时,每天交换10~20次,每周透析时间不少于36~42小时。

2. 持续性不卧床腹膜透析(CAPD) 适用于慢性肾衰竭需长期透析者,每天4次,每次2L,由于CAPD为24小时持续性低流量透析,故符合生理要求,透析过程中病情稳定,脱水量稳定,血压稳定,BUN、Cr等生化指标稳步下降,是最广泛用于临床的一种腹膜透析方法。

CAPD优越性:①透析效率较高,对中分子物质清除好。②对机体内环境影响小。③对残存肾功能保持比血透好。④适用范围广,无须进行体外循环,心血管稳定性好,凡有严重的心脑血管疾病、糖尿病及老年人,宜首选腹透,由于腹透饮食限制少,病人的营养状况好,对儿童生长发育影响小,且无反复穿刺的痛苦,又特别适用于儿童病人。⑤生活质量高,对病人生活、工作影响较其他透析方法小。⑥治疗费用低。

3. 持续性环式腹膜透析(CCPD) 适用于需

人帮助的腹透病人(如儿童、盲人、老人)或需白日工作者,病人夜晚入睡时由机器操作,4~6次不等,至次日晨,最后一次灌入2000ml高渗透析液留腹,但每天只需装卸两次,故感染机会减少,由于需依赖透析机,价格贵,故国内应用者少。

4. 夜间间歇性腹膜透析(NIPD) 每晚10小时内交换8~10次,每周透析7晚,同CCPD,不同之处是白天不留腹,封管,NIPD每次透析周期短,对小分子溶质清除效果好,但对中、大分子毒物清除较CAPD差,但由于NIPD一夜交换8~10次,故总的大中分子清除与CAPD相近。

NIPD适用于:①适用于做CCPD时透析液白天留腹时间长,糖吸收多,血液与透析液渗透梯度降低及淋巴回流使超滤减少,NIPD因夜间交换次数多,糖回收少,淋巴回流少故超滤效果好。②做CCPD出现腰、背痛不能耐受者。③有疝气或腹透管周围漏水者。

优点:腹膜炎发生率极低。

5. 潮式腹膜透析(IPD) 将NIPD均在白天进行,属高流量交换,对小分子溶质及水清除效果好,对大分子清除效果差。方法:第一次病人往腹腔内注入最大耐受量腹透液约3L,放出时只放半量1.5L,其余1.5L留腹,以后每次注入1.5L,放1.5L,交换周期20分钟,停留时间为4~6分钟,一般8~10小时需用透析液26~30L,至透析10小时将透析液放空,夜里封管。

【材料与物品】

1. 腹膜透析管 理想的腹膜透析管能使腹膜透析液快速出入而没有感染和渗漏。目前常用的是Tenckhoff管,由硅胶制成,表面光滑,全长32~40cm,内径0.24cm,外径0.46cm,两端各有一涤纶扣套,将管分为三段,即腹外段(长约10cm)、皮下隧道段(长约7cm)、腹内段(长约15cm)。腹内段置于腹膜内,并由内涤纶扣套固定于腹膜外,外涤纶扣套固定于皮下隧道,距皮肤开口出约2~3cm,当纤维组织长于涤纶套中,封闭隧道。这就形成两个屏障,防止感染和渗漏,并能起到良好的固定作用。腹膜透析管根据置管方法不同分两种:①临时腹膜透析置管,多采用穿刺法,主要用于急危重病人短时间腹膜透析;②永久腹膜透析管安置,此方法置管成功率高,腹膜炎发生率低,保留时间长,目前以Tenckhoff管为代表,多采用永久腹膜透析管安置术。

2. 连接系统和消毒装置

(1) 连接系统:指腹膜透析液与腹膜透析管相连接的管理,即体外的可拆卸系统,它是交换透析液时的连接导管,提供透析液进出通道。具体连接方法有:①直接连接法,目前已淘汰;②Y形连接法;③O形连接法;④一次性Y形管,比O形连接法更简单已操作,但价格较贵,未能普及。

(2) 消毒系统:有紫外线消毒、光化学反应器、细菌过滤器等多种消毒装置。

3. 透析液 腹膜透析液的配方较多,但腹膜透析液的基本配方原则是:①电解质成分浓度与血浆内浓度相似;②渗透压稍高于血浆;③高压消毒后无致热原、细菌及内毒素;④配方可根据需要调整,同时可根据病情适当加入药物,如肝素、氯化钾、胰岛素、抗生素等。

【护理评估】

(一) 身体评估

依接受腹膜透析病人的疾病种类(例如药物中毒、急性肾衰竭、慢性肾衰竭、顽固性水肿、肝性昏迷黄疸及牛皮癣、急性出血性胰腺炎、广泛化脓性腹膜炎等),评估其身心状况。

另外,评估体重亦是相当重要的,若为急慢性肾衰竭或顽固性水肿,则测量体重,根据体重增加情况,选择合适的透析液。

(二) 辅助检查

1. 急慢性肾衰竭病人应检查尿素氮、肌酐、尿酸、K^+、Na^+、Cl^-、Ca^{2+}等。

2. 药物中毒,应检查药物浓度。

3. 肝性昏迷者,则应检查血氨浓度。

【护理诊断/问题】

1. 体液过多 与肾功能不全,腹膜对葡萄糖、水、蛋白质的渗透性增加有关。

2. 潜在并发症 腹膜炎,出血,剧烈腹痛,脱水,高渗透性高血糖昏迷。

3. 恐惧 与腹透带来的痛苦及担心腹透的副作用有关。

【护理目标】

1. 病人能维持体液及电解质平衡。

2. 病人不发生腹透并发症。

3. 病人能表达自己的痛苦与担心,恐惧的情绪减轻。

【护理措施】

1. 腹膜透析前的准备

(1) 用物准备。

(2) 向病人说明腹透的目的、配合、步骤、治疗所需的时间,以减少其恐惧不安。

(3) 做青霉素及普鲁卡因皮试。

(4) 准备腹部皮肤、洗澡、更换清洁衣服。

(5) 测量体重、体温、脉搏、呼吸、血压,并记录。

(6) 遵医嘱插管前半小时给予镇静剂。

(7) 排空膀胱。将透析液加温至37℃。

2. 穿刺部位　耻骨联合与肚脐间连线的上1/3处。

3. 透析后的护理

(1) 透析结束后,即可拔除连接管,并以无菌碘伏帽盖住导管开口,伤口周围应以无菌敷料包裹,严密观察伤口有无渗出液或出血现象。如果以后不再透析,即可将腹透导管拔除,并以外科技术缝合伤口。

(2) 测量体重、血压和脉搏,并与透析前比较。

(3) 衣服宜宽大,内衣要选择柔软无刺激性的衣料,避免外管被牵拉和打折,防止外管脱出或断裂。

(4) 记录透析情况,并继续观察病人。

(5) 采用CAPD的病人不透析时,拔除连接管,用无菌碘伏帽盖住导管开口,并用无菌纱布固定好。当插管处的切口愈合后,可行淋浴,淋浴前将透析管用保鲜纸包好,淋浴后要将残留的肥皂冲洗干净,并用软质清洁毛巾将透析管及周围皮肤轻轻拭干,用络合碘消毒液消毒透析管及周围皮肤。

(6) 若插管伤口出现红、肿、热、痛及渗血、渗液等,及时报告医务人员给予处理。

4. 并发症的预防与护理

(1) 腹膜炎

1) 当有腹膜炎先兆时,应灌入抗生素,并缩短透析液在腹腔内停留时间。

2) 采用CAPD病人,当腹膜炎发生时,应灌入含抗生素的透析液,灌入后立即放出,再换新液灌入,如此反复进行,并将每次灌入量改为1000ml,改用1.5%葡萄糖透析液(内加用抗生素和肝素500μ/L)。当连续灌洗1~2天后,若流出的透析液变清澈,连续2次细菌培养为(-),即可恢复原来每天4~5次换液的透析治疗。

(2) 出血:透析中应密切观察切口部位是否有渗血现象。翻身时也应避免引流管牵拉。

(3) 剧烈腹痛

1) 如果病人灌透析液之后,即出现剧烈腹痛,应考虑减少每次的灌入量。

2) 如果腹痛为温度不合适引起,则应注意透析液加温。

3) 若腹痛为感染引起,应依腹膜炎处理法处理。

(4) 脱水与高渗透性高血糖昏迷:在透析过程中,若使用高浓度的透析液时,除了应特别注意血压的变化,以及灌入、流出量之外,也应定时进行血糖和尿糖试验,若血糖太高,则应给予胰岛素治疗,以防发生脱水及高渗透性高血糖昏迷。

5. 协助病人适应长期透析生活

(1) 应在事前给予详细说明。尤其对于将来必须自己执行透析者,教会透析方法及注意事项。也应经常给予精神支持,生活上关心照顾。并鼓励家属多关心安慰病人,分享彼此的感觉,正向态度讨论及解决问题。

(2) 安排适应良好的病人,现身说法,引导病人,减少病人摸索的困惑,使其能更快适应CAPD的治疗。

(3) 指导摄取适当的饮食和维生素:

1) 蛋白质:CAPD每天丢失蛋白8~10g,氨基酸2~5g。如果病人的营养状况良好,蛋白质的摄取量只要1.2g/(kg·d)即可。如果营养状况不好,则应1.4~1.6g/(kg·d)。提供优质蛋白质,如肉类、蛋和牛奶。

2) 热量:每天所需要的热量约为35kcal/kg,若并发腹膜炎,则增为50~60kcal/kg。热量主要来自食物中的糖类、脂肪与蛋白质。透析液中的葡萄糖约有70%被吸收,若病人使用1.5%透析液,每天用4袋,则每天由透析液中得到的葡萄糖约为84g,可提供336kcal热量,因此,在设计饮食中,应将总热量先扣除336kcal,再行设计。

3) 糖和脂肪:应限制病人摄取纯糖类食物(例如蔗糖、葡萄糖),由糖类供给的热量最好占总热量的45%以下,并以多糖类(例如淀粉、纤维质等)供应。

此外,必须低脂、低胆固醇饮食,免油炸食物,以植物油代替动物油。

4) 水分与钠:CAPD病人因随时在透析中,因此水分和钠不严格限制,但不宜过量。如果病人甘油三酯偏高,应少吃腌制食物,以免摄入过量的钠。

5) 钾:会有部分流失,但因透析液中有适当的补充,除非钾低于正常范围,通常不需特别吃高钾食物。

6) 磷:CAPD疗法无法去除磷,所以要限制磷的摄取量,每天约800~1200mg。在食物烹调之前,先以大量开水烫过,可以去除部分磷。如果病人的血磷太高,遵医嘱给予降磷药治疗。

7) 维生素:水溶性维生素会随透析液流失,尤其是维生素C、叶酸及维生素B_6,因此,每天应补充维生素C 100mg,叶酸1mg,维生素B_6 10mg。

【护理评价】

1. 病人通过腹膜透析,是否能维持体内水分和电解质在平衡状态。

2. 病人在透析中或透析后,是否发生并发症。

3. 病人是否心理适应良好,家属和亲友是否提供了最大的精神支持和协助。

第七节 血 液 透 析

血液透析(hemodialysis,HD)简称血透,是最常用的血液净化方法之一。它是指利用体外循环的血泵将病人的血液从体内引出通过人工肾(透析器)半透膜清除血液中的小分子代谢废物(如尿素氮、肌酐)和水分,再输入体内的方法。

【血液透析发展史】

1. 1938年塞尔海默(Thahimer)首先应用醋酸纤维膜制成人工肾,肝素抗凝做动物试验获得成功。

2. 1944年,考尔夫(Kolff)第一次将转筒式人工肾应用于临床,由于每次透析要切断动脉、静脉各一根,致使血液透析不能持久进行。

3. 1960年奎顿(Quimton)与斯克里布纳(Scribner)用聚氟乙稀硅胶管创用体外动静脉短路(外瘘)。

4. 1965年Brescia-Cimino用血管吻合法建立永久性动、静脉内瘘。

5. 1966年以后,Stewas研制成空心纤维型透析器。Cole Eschbach等人进一步完善了血液透析机的监护系统,并使其自动化,血液透析更加安全、可靠。

【血液透析的原理】

血液透析是根据Gibbs-Donnan膜平衡原理,半透膜两侧溶液的溶质和水(溶剂)按浓度梯度和渗透压梯度作跨膜移动,达到动态平衡。将病人血液和透析液同时引入透析器内,分别流经透析膜两侧时,两侧可通过透析膜的溶质和水作跨膜移动,进行物质交换。

血液中代谢积累的尿素、肌酐、胍类、中分子物质、酸根和过多的电解质等废物从透析液中排出。而透析液中的碳酸氢根、醋酸盐、葡萄糖、电解质等机体所需物质被补充到血液中,从而达到清除体内代谢废物,纠正水、电解质和酸碱失衡的治疗目的。

【透析设备与物品】

包括供水系统、透析机、透析器、透析液等。

1. **供水系统** 主要是水处理系统。目前最好的透析用水是反渗水,无离子、无有机物、无细菌,用于稀释浓缩透析液,并能减少透析病人的远期并发症。自来水必须通过过滤、药用炭吸附、反渗机及消毒装置等处理,才能成为透析用水。

2. **透析机** 是保证透析正常运行的关键之一。理想的透析机应保证病人的安全,同时便于医务人员监控和操作。因此,透析机必须具备如下功能:①能按一定比例稀释浓缩的透析液;②具有对透析液进行加温及控制温度变化的功能;③具有对透析液流量控制的装置;④具有按透析液负压实现预定脱水量的功能或容量超滤控制装置;⑤具有维持体外循环的血泵及肝素泵;⑥具有对上述功能的参数进行监护的功能,如监测透析液的浓度、温度、流量和压力,监测血流量、血液通路内的压力及空气、透析膜有无破损等。

3. **透析器** 又称"人工肾",是血液透析溶质交换的场所,由半透膜和支撑材料构成。目前最常用的透析器为空心纤维型,透析液与血液由空心纤维的管壁隔开,血液从空心纤维的管内通过,透析液在管外流动,管壁为人工合成的半透膜。透析膜是透析器的关键部分,它与膜的面积、厚度、孔径大小及血流量和透析液流量等影响透析的疗效。

目前常用的透析膜有醋酸纤维膜、血仿膜、聚砜膜、聚丙烯腈膜等。透析膜孔径大小在一定范围内,使膜两侧溶液中的小分子溶质和水分子可自由通过,而大分子(蛋白质、血细胞、细菌、多肽等)不能通过。血液透析时,血液中的尿素氮、肌酐、K^+、H^+、磷酸盐等弥散到透析液中,而碳酸氢根、醋酸氢根、Na^+、Ca^{2+}及葡萄糖等从透析液弥散到血液中,补充病人所需的物质。因此,通过透析能迅速纠正肾衰竭产生的高尿素氮血症、高钾血症、高肌酐血症、高血磷、低血钙及酸中毒等代谢紊乱；又能通过透析膜两侧的跨膜压达到超滤脱水的目的，纠正肾衰竭引起的体液过多，从而达到"人工肾"的功效。

4. 透析液　透析液含 Na^+、K^+、Cl^-、Ca^{2+}、Mg^{2+}、碱基及葡萄糖等，其渗透压与细胞外液相似。根据其含碱基的不同，透析液分醋酸盐透析液和碳酸氢盐透析液，因醋酸盐透析液对病人的心血管耐受性较差，目前临床很少使用，现多用碳酸氢盐透析液，其成分包括：①钠：是细胞外液的作用阳离子，对维持血浆渗透压和血容量起重要作用，透析液的钠浓度一般为 130～140mmol/L。②钾：透析液中的钾浓度一般为 0～4mmol/L。③钙：透析液钙的含量略高于血液中的游离钙浓度，一般为 1.5～12.0mmol/L。④镁：透析液中镁的浓度为 0.6～1mmol/L，略低于正常血清镁浓度。⑤碳酸氢盐或醋酸盐：透析液中其浓度为 32～38mmol/L。⑥葡萄糖：可提高透析液的渗透压，用于常规透析的一般病人或机体营养较差者，但目前更主张采用无糖透析液，特别是糖尿病合并肾衰者。

5. 相关物品与药物　血管通路、穿刺针、穿刺用的无菌包、透析液配制装置、肝素、50% 葡萄糖、5% 碳酸氢钠、生理盐水、10% 葡萄糖酸钙等。

【适应证】

1. 急性肾衰竭　无尿或少尿时间>48 小时，伴高血压、水中毒、肺水肿、脑水肿之一者；BUN>35mmol/L 或每日升高>7mmol/L；Cr≥530.4μmol/L；血 K^+≥6.5mmol/L；CO_2 结合力≤15mmol/L，纠正无效。以上情况者，应立即施行紧急透析。

2. 慢性肾衰竭　针对病因、诱因及症状进行治疗，肾功能无改善，应作血液透析。

3. 急性药物或毒物中毒　进行紧急血透的指征：毒物分子量较小，不与蛋白结合，在体内分布均匀能通过透析膜；中毒后经常规处理后，病情恶化，出现昏迷，反射迟钝或消失，呼吸暂停，低血压等症状；已进入体内的毒物或测得血液中的毒物已达到致死量；毒物或原发病引起有关脏器损害出现明显功能减退。能通过透析膜的主要药物有：安眠、镇静药（巴比妥类、地西泮、水合氯醛等）、抗癫痫、抗抑郁药、解热镇痛药、抗生素、抗肿瘤药、心血管药物（洋地黄类、奎尼丁等）、有机类毒物（四氯化碳、来苏、乙醇）、无机类毒物（砷、汞、重酪酸钾、氯）、造影剂、鱼胆及内源性毒素。

4. 其他疾病顽固性心衰，严重的水、电解质紊乱及酸碱失衡，肝性脑病，常规治疗难以纠正者。

【相对禁忌证】

血透无绝对禁忌证，其相对禁忌证有：休克或严重的低血压、心肌梗死、心律失常、心力衰竭、严重出血或感染、晚期恶性肿瘤、极度衰竭病人，以及精神病不合作者。

【血液通路】

又称血管通路，指血液从人体内引出经透析器透析后再返回到体内的通路。是保证透析充分进行的关键性技术措施，常被病人和透析工作者称为"生命线"。血管通路分临时性和永久性两类。临时性血管通路有：中心静脉留置导管（最常用）、动-静脉外瘘（较少用）、直接穿刺（较常用）。永久性血管通路主要是动静脉内瘘，而动-静脉外瘘既可作为临时性血管通路，又可作为永久性血管通路，但目前作为永久性血管通路在临床应用较小。

1. 动-静脉外瘘　动-静脉外瘘是将两条硅胶管分别插入表浅毗邻的动、静脉，常用桡动脉和头静脉，经皮下隧道穿出皮肤，在皮肤外将两者用接管连接成"U"字形，固定于皮肤，形成动静脉体外分流。外瘘的优点是手术简单，术后可马上应用，不需穿刺，血流量大而稳定。其主要缺点是外瘘导管易滑脱、出血、血栓形成，长期留置易发生感染。

2. 动-静脉内瘘　是维持性血透病人最常用的血管通路。经外科手术将表浅毗邻的动静脉远端结扎，近心端直接吻合，使静脉血管血流量增加、管壁动脉化，形成皮下动静脉内瘘。常用的血管有桡动脉与头静脉、肱动脉与肘静脉、足背动脉与大隐静脉等。内瘘需手术后 3～4 周，静脉管壁动脉化后才能使用。内瘘的优点是病人活动不受限制，无外瘘导管的滑脱、出血危险，感染及血栓的发生率较少，可长期使用。其缺点是手术后不能立即使用，每次透析需穿刺血管，因反复穿刺易导致皮下血肿、血管栓塞，也可并发感染、动脉瘤和假性动脉瘤，以及加重心脏负担和瘘管远端肢体缺血，晚期可发生内瘘功能不全和闭塞。

内瘘护理及注意事项：①早期加强内瘘的功能锻炼，促进内瘘成熟。方法：用止血带在吻合口上方约 10cm 处加压，同时嘱病人握拳与松拳交替进行，止血带加压时间为 40 秒左右，松开止血带片刻,再用止血带加压,反复练习20分钟,每天重复练习3~4次。②透析结束时,内瘘穿刺处压迫止血压力适当,过重易引起内瘘堵塞,过轻易引起局部出血。③内瘘侧肢体不能持重、抽血、测血压及穿刺输液。④穿刺技术要求娴熟,避免血肿形成。⑤夜间睡眠时尽量不要压迫内瘘肢体,并适当抬高肢体,促进血液循环。⑥日常活动时注意避免内瘘肢体受损。⑦教会病人自行监测内瘘是否通畅的方法,如在内瘘吻合口的静脉端触摸有无震颤,或用听诊器在内瘘吻合口听诊有无颤音。

【血透的抗凝方法】

目前没有非常理想的抗凝药物,肝素仍作为血透治疗中的常用抗凝剂,其在体内外均能延长凝血时间。其不良反应有过敏性反应、骨质疏松、白细胞减少、血小板减少及脂类代谢异常等。透析时常常使用以下几种抗凝方法。

(一) 全身肝素化

1. 常规剂量肝素化 适用于无出血倾向和无心包炎的病人。首次肝素剂量约为15~20mg(具体根据病人体重而定,肝素首量一般为0.5~1.0mg/kg),于透析前10分钟从内瘘静脉端注入。透析过程中,用肝素泵持续注入5~10mg/h,同时监测凝血时间,调整肝素用量。透析结束前60分钟停用肝素。

2. 低总剂量肝素化 适用于有出血风险的病人。肝素总量减半或减1/3。根据凝血时间调整肝素剂量,透析结束前30分钟停用肝素。

3. 小剂量肝素化 适用于有出血风险的病人或缺乏床边监测手段者。方法为开始透析时静脉注射肝素8~10mg,继以4~5mg/h维持。透析结束前30分钟停用肝素。

(二) 局部肝素化

适用于出血或有出血风险的病人。方法是在透析器的动脉端持续注射肝素,同时在静脉端持续注入硫酸鱼精蛋白以中和肝素。因肝素注射速度难以控制,加上可能出现肝素反弹,故目前已很少采用。

(三) 低分子量肝素

适用于有出血风险或有轻度出血危险的病人。因其抗凝作用强,出血发生率低,并发症少,临床应用有了很大的发展。

(四) 无肝素透析

适用于有明显出血的病人。透析前先用肝素盐水(200ml生理盐水+肝素50mg)预冲透析器及管路20分钟,后用生理盐水冲洗管路。透析时血流量>250ml,并每隔15~30分钟用生理盐水100~200ml冲洗透析器及管路。

【护理评估】

(一) 身体评估

评估病人的尿毒症症状是否改善或恶化。根据病人所增加的体重,计算所需要的脱水量。然后再根据需要的脱水量、透析时间、透析器系数和病人的静脉压,计算出透析液压力,如此即可脱除增加的体重。

(二) 辅助检查

在透析前,抽血检查BUN、Cr、尿酸(uric acid,UA)、K^+、Ca^{2+}、Na^+、Cl^-等的浓度并与透析后比较。

【护理诊断/问题】

1. 有感染的危险 与有动静脉插管,反复穿刺,病人免疫功能低下,血透中氨基酸和水溶性维生素大量流失,导致蛋白质耗竭和维生素缺乏,易引起感染有关。

2. 潜在并发症 急性出血;低血压与休克;不平衡症候群;重要的营养流失。

3. 恐惧 与对透析不了解,害怕发生意外,对生命产生无望感和害怕死亡有关。

【护理目标】

1. 维持病人身心在最佳状况。
2. 透析并发症不发生。
3. 感染不发生。

【护理措施】

(一) 透析前护理

透析治疗是一非生理性状态,病人在此阶段会发生心理不平衡,一是认为病情恶化,二是对血透本身的恐惧,对预后会失去信心,应鼓励病人战胜心理的不安和痛楚,向病人及家属充分解释血透治疗的原理和效果,解除病人焦虑恐惧的心理。

护士必须熟悉每位病人的特点,制定不同的护理计划。病人的饮食,透析方案及用药,形成一个相关的整体。如当饮食变动时,透析方案也相应变动,每次透前测体重、脉搏、血压、体温、呼吸。抽血查K^+、Na^+、Ca^{2+}、Cl^-、BUN、Cr、CO_2结合力、凝血酶原活动度、血红蛋白等,以了解心、肺、肝、肾功能状态及贫血、感染、出凝血情况。如病人血红蛋白<50g/L应输血,血压偏低应静脉滴注右旋糖酐或输血,纠正低血压后,再行血透。透析前应

检查透析器各部件的运转是否正常。

(二) 透析中的护理

1. 建立血液透析的血管通路,并适当固定

(1) 紧急透析者,采用股静脉穿刺插管法进行透析。

(2) 短期透析者,大多采用锁骨下静脉导管插入法进行透析。

(3) 长期透析者,采用体内动静脉瘘管穿刺进行透析。

2. 调节机器控制系统

(1) 血液流速:200~300ml/min。

(2) 透析液流速:500ml/min。

(3) 透析液压:-150~-450mmHg。

(4) 膜上压:膜上压=静脉压+透析液压。

(5) 超过滤率=脱水系数×膜上压。

(6) 透析液温度:37~39℃。

3. 透析中使用肝素以预防血液凝固

(1) 全身性肝素化法:全身肝素化又称体内肝素化,是指血液在体内、体外都呈肝素化状态,绝大多数血透者都采用此种方法。优点是简单,缺点是有发生出血的可能,有出血倾向者不宜应用。给药方法如下。

1) 首次剂量:透析开始前按每千克体重1mg肝素计算,稀释成2~3mg/ml浓度静脉注射。

2) 维持剂量:每小时追加8~12mg肝素,追加量可由肝素泵连续均匀的泵入;也可以每隔半小时从动脉血路推入4~6mg肝素。

3) 透析结束前半小时停止追加肝素。透析结束时,有出血倾向病人,可静脉缓慢注射鱼精蛋白50mg,有明显出血倾向可加大到100mg,无出血倾向,也可不用鱼精蛋白。

(2) 边缘肝素化:边缘肝素化也就是小剂量全身肝素化。根据病人贫血、出血倾向的程度,精确计算肝素用量,使血液在透析器的凝血时间保持在30分钟左右。此法适用于慢性肾衰竭或有出血倾向的病人。给药的方法同全身肝素化。

1) 首次剂量:按每千克体重0.5mg计算。

2) 维持剂量:每小时6~10mg。

3) 结束前20~30分钟停止追加肝素。结束时一般不用鱼精蛋白,如有出血,可静脉缓慢注射鱼精蛋白50mg。

(3) 局部肝素化:局部肝素化又称体外肝素化,是指血液只在体外循环内保持肝素化状态。一般是在体外循环的动脉端用肝素泵连续泵入肝素,在静脉端连续泵入鱼精蛋白,使肝素回到体内时肝素已灭活。此法适用于当病人有出血倾向、颅内出血、肠胃道出血、手术伤口、意外以及妇女正值月经来潮时而需血液透析者,给药方法如下。

1) 测定肝素和鱼精蛋白中和比例。

2) 体外循环动脉端血路由肝素泵均匀泵入肝素量为30mg/h。静脉端血路由肝素泵均匀泵入等比例鱼精蛋白为27mg/h,使透析器内凝血维持在30分钟左右。

3) 透析结束前10分钟停用肝素和鱼精蛋白,透析结束后有出血倾向,可静脉缓慢注射鱼精蛋白50mg左右。

4) 透析后,继续监测体内的凝血时间,以防发生肝素回跳现象。肝素回跳现象是指肝素与鱼精蛋白中和失去了抗凝作用后,再次出现抗凝现象。回跳一般发生在透析后8小时以内,个别可发生在透析后10小时。发生回跳原因可能是肝素鱼精蛋白复合物在网状内皮系统内分解成肝素所致。

4. 安排好舒适的体位 可以平卧、半坐卧位,如果病人血压稳定,应鼓励或协助病人翻身。在透析中可根据病人脱水量,适度饮水或喝一些病人喜欢的饮料,通常在每次透析中,可以给予300~500ml水分。

5. 观察病情变化

(1) 每隔30~60分钟记录生命体征一次,危重病人每隔15~30分钟记录一次。同时按记录结果及时调整透析方案。在透析中可发生出血、心悸、心衰、呼吸骤停、心肌梗死等严重并发症。做好心肺复苏的一切准备工作。

(2) 观察血流量、静脉压、有无血液分层,血液及透析液颜色,如发生分层、凝血,提示肝素用量不足,一般加大肝素剂量即可。透析液颜色变红说明发生了破膜应立即停止透析并更换装置。

(三) 透析后护理

1. 透析后测生命体征、体重,抽血查 Cr、BUN、K^+、Na^+、Ca^{2+}、CO_2结合力,必要时查血 Ca^{2+}、P^{3-},以检查透析效果,有无电解质紊乱,并做相应调整,同时为下一次制定透析方案做准备。

2. 在两次透析间隔期准确记录液体的出入量是极其重要的,据此可使病人有适当的液体摄入而又不致于过度增加液体负荷而发生充血性心力衰竭。

3. 当病人进入规律性透析时应考虑到其肾

功能状况,透析次数及间隔时间的长短和透析液的组成等来制定适合病人状况的食谱。予以低盐低钾高维生素适量蛋白和充足热量的饮食。规定血透病人给予蛋白质1g/(kg·d)左右,其中优质蛋白质占50%以上,热量35kcal/kg才能满足机体活动和治疗的需要,蔬菜及水果应有一定限量以免摄入过多钾,但应补充维生素B_1、维生素B_6、叶酸等。对于无尿病人一般规定每日入量约1000ml。病人应在每24小时内体重增加不超过0.5kg,体重增加过多提示饮水过多或体内有过多液体潴留。

4. 注意观察病人意识状态及其他体征的,做好脑病的防护工作,必要时加床栏、约束带等。做好生活及心理护理。避免使用肾毒性药物。

5. 预防感染,在透析中严格执行无菌操作,做好透析前、后机器、器械及透析器的消毒;保持内、外瘘局部清洁、干燥;非透析人员接送病人应戴好口罩和帽子。

6. 动静脉瘘护理

（1）向病人讲明瘘管的位置、重要性、可能出现的并发症和如何保护,出现问题及时告知医护人员。

（2）保持局部清洁,各种活动均应小心,衣着勿过紧,外瘘管勿扭曲、受压、脱开。注意瘘管处有无渗血、出血。检查硅胶管和连接部松紧情况,不合作者用夹板固定,防止接管脱落而引起大出血。有渗血时及时更换敷料,如脱落用无菌止血钳夹住滑出端或上止血带并加压包扎。勿在瘘管所在肢体上液、测血压等,以防阻塞。

（3）经常听诊血管杂音,观察硅胶管的色泽。若颜色深浅不一、血清分离、波动消失、体温低均提示外瘘阻塞。应立即用肝素加生理盐水冲管或用尿激酶1000U溶解于10ml生理盐水缓慢注入瘘管内,反复抽吸,每次注入量≤30ml。静脉端阻塞处理时应十分慎重,以防栓子从静脉端进入体内发生栓塞。

（4）保持造瘘口局部清洁干净。如有脓性分泌物或局部红、肿应及时处理,定时消毒、换药,积极控制感染扩散,防发生败血症,同时做血培养。内瘘管每次透析均需穿刺,两穿刺点相距离应在10mm左右,每次穿刺时应避开明显瘢痕,可选择靠近前一次穿刺点的部位,拔针后应压迫穿刺点20分钟以上,以免出血。

7. 并发症护理

（1）热原反应:内毒素进入体内所致,常始于透析后50~75分钟,表现为畏寒不适、体温升高、头晕、头痛、恶心、呕吐等。预防:严格执行透析管道、透析器的消毒、清洗程序,透析液避免污染。处理:发生后可肌注异丙嗪25mg,静注地塞米松2~5mg,并注意保暖。

（2）透析失衡综合征:可发生在透析结束前或透析后。主要症状为头痛、烦躁不安、恶心、呕吐、血压升高,严重者可出现视力模糊、震颤,甚至抽搐、昏迷导致死亡。首先应安慰病人使之平静,卧床休息;其次建立静脉通路,静脉滴入葡萄糖,右旋糖酐,输新鲜血液,降颅内压等处理。

（3）心血管并发症:主要是心律失常、心包炎、心包压塞、心力衰竭、高血压、脑出血等。病人还可以出现透析相关性低血压,可补充生理盐水、白蛋白、血浆等。

【护理评价】

1. 病人的身心状况是否维持在最佳状态。
2. 病人是否发生合并症。
3. 病人在透析期间是否发生感染。

(毛　婷)

第 五 章

血液及造血系统疾病病人的护理

血液系统由血液和造血器官组成。血液由血浆及悬浮在其中的血细胞（红细胞、白细胞及血小板）组成。造血器官出生后主要是骨髓、胸腺、脾和淋巴结。血液病指原发于和主要累及造血系统的疾病。血液病病种较多，但有许多共同临床表现，主要是骨髓、脾、淋巴结等器官的病理损害，周围血细胞成分质和量的改变以及出凝血机制的障碍。

第一节 贫 血

贫血（anaemia）是指外周血中单位容积内血红蛋白浓度、红细胞计数和（或）血细胞比容低于同年龄、性别和地区的正常标准，其中血红蛋白浓度降低最为重要。我国成人血红蛋白测定：男性 <120g/L、女性<110g/L、妊娠时<100g/L；可诊断为贫血。贫血不是一种独立的疾病，而是由多种原因或疾病引起的一种综合征，其根本原因是红细胞携带氧的能力降低，因而全身各组织缺氧。贫血的临床表现源于肌体对缺氧的反应。

【分类】

（一）根据贫血的机制可分为三大类

1. 红细胞生成减少

（1）造血物质缺乏所致，如缺铁性贫血，巨幼红细胞性贫血等。

（2）骨髓造血功能障碍所致，如再生障碍性贫血。

（3）白血病浸润骨髓所致的贫血。

2. 红细胞破坏过多

（1）红细胞本身的异常，如遗传性球性细胞增多症、阵发性睡眠性血红蛋白尿、海洋性贫血。

（2）外来因素所致的红细胞破坏过多，如免疫性溶血、理化因素所致的贫血。

3. 失血 急慢性失血后贫血，如急性外伤大出血、痔疮出血、胃溃疡出血，月经过多等。

（二）根据红细胞形态特点分类

1. 大细胞性贫血 主要有叶酸或维生素 B_{12} 缺乏引起的巨幼细胞性贫血、溶血性贫血网织红细胞大量增多时、肝病及甲状腺功能减退症的贫血。

2. 正常细胞性贫血 此类贫血大多数为正常色素性，少数可有低色素性。属于此类贫血的主要为再生障碍性贫血、溶血性贫血、铁粒幼细胞贫血及急性失血性贫血。

3. 小细胞低色素性贫血 属于此类贫血的有缺铁性贫血、珠蛋白生成障碍性贫血、铁粒幼细胞贫血及某些慢性病贫血。

【护理评估】

（一）健康史

1. 缺铁性贫血 是造血物质铁缺乏所致，常见原因是慢性失血如溃疡病出血、痔疮出血、月经过多及胃肠道术后铁的吸收不良。主要评估内容有：饮食习惯，偏食者导致食物中铁的来源不足；既往有无胃肠道手术史等影响铁吸收的因素。

2. 巨幼红细胞性贫血 是造血物质维生素 B_{12} 及叶酸缺乏所致红细胞核合成障碍，而胞质合成不受影响，因而红细胞体积大，核发育幼稚。主要评估内容有：饮食习惯，偏食及烹调过程中叶酸被破坏；既往胃肠道慢性疾病史如慢性萎缩性胃炎、胃大部切除术后影响叶酸及 B_{12} 的吸收；用药史，某些药物如甲氨蝶呤、苯妥英钠及乙醇影响叶酸的利用。

3. 再生障碍性贫血 是由多种因素所致骨髓造血功能障碍，因而表现为全血细胞减少的一类贫血。主要评估内容有：用药史，某些药物如氯霉素能抑制骨髓造血功能;化学物质及放射线接触史。

4. 溶血性贫血　其机制是红细胞寿命缩短,破坏过多,骨髓造血功能不足以代偿形成的一类贫血。其原因很多,大致可归纳为两大类:一类是红细胞膜本身的缺陷,如遗传性球形细胞增多症,另一类是红细胞外来因素所致的溶血如免疫性溶血、大面积烧伤等。主要评估内容有:遗传因素,家族成员中是否有相似的疾病;用药史及饮食因素,如果红细胞膜本身有缺陷,某些药物、食物及感染可诱发溶血。

(二) 身体评估

1. 主要症状　贫血症状的轻重与贫血发生的速度成正比,慢性失血时机体能逐渐代偿适应,轻度贫血可无任何症状,急性贫血则症状较为突出。

(1) 循环系统:心悸,轻微活动后心跳加速,严重时有心脏杂音,这些表现随贫血的轻重缓急而异,也可发生在休息时。

(2) 呼吸系统:轻微活动后呼吸困难。

(3) 神经系统:记忆力减退,容易疲乏,活动耐力下降,头痛头晕,偶有耳鸣。

(4) 消化系统:因缺氧同样可导致消化液分泌减少及胃肠功能紊乱,表现为恶心、呕吐、纳差、腹泻、便秘、腹胀、舌炎等。

(5) 泌尿生殖系统:慢性缺氧可影响肾脏功能,出现多尿、蛋白尿、性功能减退,女性病人有月经失调。

(6) 皮肤黏膜:皮肤弹性降低,苍白、干燥,可有轻度水肿,溶血性贫血病人有皮肤黏膜黄染。

2. 主要体征

(1) 生命体征及意识状态:贫血病人常有脉搏、呼吸增快。急性失血性贫血者可出现周围循环衰竭。

(2) 营养状况:观察体重、皮肤色泽和弹性、毛发光泽度及分布有无异常。慢性再生障碍性贫血病人用雄激素治疗常出现水钠潴留、体重增加。贫血病人常出现皮肤干燥、弹性下降、毛发干枯易脱落、指甲薄脆易裂或反甲等。

(3) 皮肤和黏膜:睑结膜、甲床、口唇及皮肤有无苍白;溶血性贫血病人可有巩膜、皮肤黄染;再生障碍性贫血病人可伴出血和感染,应观察全身皮肤有无出血点及其分布范围,牙龈、鼻腔有无渗血,有无皮肤疖肿,口腔黏膜有无溃烂,扁桃体有无肿大、表面有无分泌物等。评估时需注意光线不能太暗或太强。

(4) 其他:注意心率和心律的变化,有无杂音,有无心衰表现;有无不同类型贫血的特殊体征和原发病的体征,如肝脾、淋巴结肿大等;神经系统有无感觉异常。

(三) 辅助检查

1. 血常规　用于检查血细胞数量。

2. 外周血涂片　观察血细胞的形态,为找病因提供线索。

3. 血清铁　了解体内储藏铁的情况。

4. 骨髓铁染色　测定骨髓中含铁血黄素的量,缺铁性贫血时减少或消失。

5. 血清铁蛋白的测定　主要反应体内储藏铁的情况。

6. 血清叶酸和维生素 B_{12} 含量测定。

7. 网织红细胞计数　网织红细胞是晚幼红细胞与完全成熟红细胞之间的过渡型细胞,其数量增减反映骨髓造血功能的盛衰。

8. 红细胞脆性试验　反映红细胞膜的功能,脆性增加表示红细胞容易被破坏而发生溶血,如遗传性球形细胞增多症。

9. 酸溶血试验(Ham 试验)　在弱酸性的条件下,病态的红细胞对补体的溶血效应敏感而出现溶血现象。

10. 蔗糖水试验　主要反映红细胞膜对补体的敏感度。

11. 尿含铁血黄素检查(Rous 试验)　血管内溶血后,游离的血红蛋白部分在肾小管上皮细胞内分解为含铁血黄素和蛋白质,前者不溶于水,正常人尿检为阴性,阳性反应说明有慢性血管内溶血。

12. 抗人球蛋白试验(Coombs 试验)　自身免疫性溶血时病人的红细胞被自身抗体致敏,当加入抗人球蛋白抗体时则发生凝集反应而呈阳性。

13. 血红蛋白电泳　用来测定是否有异常血红蛋白。

14. 骨髓细胞学检查　通过对骨髓细胞形态学观察诊断与造血功能障碍有关的疾病。

(四) 心理社会资料

评估病人及家属的心理反应,如程度轻,病人及家属易产生对疾病不够重视的心理反应。如程度重,又有不易根治的血液系统疾病如再生障碍性贫血,病人及家属易产生焦虑、恐惧、悲观失望、甚至绝望心理。评估家庭主要成员及亲朋好友对疾病的认识、对病人的态度。询问家庭经济状况、经济来源如何,有无医疗保险等。

【护理诊断/问题】

1. 活动无耐力　与组织缺氧有关。

2. 营养失调:低于机体需要量　与营养物质来源不足、吸收不良,需要量增多或丢失过多有关。

3. 口腔黏膜改变　与上皮细胞萎缩、神经营养不良有关。

4. 有感染的危险　与组织缺氧、巨幼红细胞贫血时伴随的白细胞数减少、营养状态不佳等有关。

5. 有受伤的危险　与脑缺氧、组织缺氧或卧床过久、躯体平衡失调有关。

6. 知识缺乏:缺乏疾病的治疗、护理知识。

7. 潜在并发症:充血性心力衰竭;心律失常。

【护理目标】

1. 病人的贫血症状缓解或消失,活动耐力增强。

2. 病人能改善不良饮食习惯,维持营养平衡。

3. 病人口腔炎、舌炎改善,进食不受影响。

4. 病人能自我监测生命体征,不发生感染。

5. 病人贫血改善,生活自理能力恢复,不发生跌倒。

6. 病人知道如何配合治疗,能较好地进行自我护理。

7. 心衰和心律失常不发生。

【护理措施】

(一) 病情观察

通过观察病情了解病人的病情进展,医疗护理手段的效果,为措施的更新提供依据。观察的内容包括:贫血症状改善与否,如头晕、乏力、活动无耐力等,药物及其他治疗措施的效果、副作用、病人的反应,有无并发症如感染。

(二) 缺氧症状的护理

症状严重时给予吸氧;嘱病人活动与休息交替,以不出现头晕、心悸、胸痛、极度疲劳为活动限度指标,必要时给予帮助,待情况好转后鼓励适度活动;遵医嘱给予输浓缩红细胞。

(三) 营养失调的护理

1. 贫血病人常因舌炎、口腔炎、消化不良、纳差以及营养知识的不足而有某种营养物质低于机体需要量的问题,护士应向病人讲述有关营养的知识,如鼓励采用平衡膳食,依贫血类型不同采用不同的营养物质。

2. 缺铁:动物内脏、杏仁、绿叶蔬菜;叶酸缺乏:新鲜水果蔬菜、绿叶菜、坚果;维生素 B_{12} 缺乏:瘦肉、牛奶、蛋类。

3. 遵医嘱行替补疗法,并说明服药注意事项,如服用铁剂前后一小时内忌茶、抗酸药、牛奶等,以利于铁的吸收,服用叶酸时忌大量饮酒。

4. 保证营养物质的足量摄入,针对腹胀、纳差采取的措施有:嘱病人少量多餐,充分咀嚼食物,进餐前后半小时内忌大量饮入饮料,进餐后抬高床头休息半小时,鼓励家属准备病人喜欢的饭菜以刺激食欲。针对口腔炎采取的措施有:饭前饭后及时漱口,保持口腔清洁,嘱病人避免选用酸辣等刺激性食物。

5. 创造良好的就餐环境:保持空气新鲜,避免异味刺激。

6. 必要时采用肠外补充营养物质的方法。

(四) 并发症的预防

1. 感染的预防

(1) 保持病室及床单位的清洁,定时开窗通风,减少人员流动;保持皮肤黏膜清洁:餐后漱口,勤洗澡更衣,女病人每日会阴清洗一次。

(2) 搞好饮食卫生,避免进食不洁饮食。

(3) 严格执行无菌技术,预防因侵入性操作导致感染。

(4) 监测感染征兆,如发热、咳嗽、尿频、尿急等。

2. 受伤的预防

(1) 头晕、乏力明显时绝对卧床休息,护士协助完成生活护理,使用护栏防坠床。

(2) 预防体位性晕厥,避免久蹲后突然站立,必要时护士陪同入厕、散步等活动。

(3) 避免穿高跟鞋、滑底鞋。

(五) 心理护理

初次诊断入院者因对诊疗项目、疾病知识不了解,以及环境不熟悉而产生焦虑及恐惧心理,护士应善于沟通以便发现病人的需要,热情主动地介绍病室环境及医务人员,讲明各种诊疗项目的目的、意义、方法、药物治疗的作用、用法等,取得病人的合作,减轻恐惧心理。

【护理评价】

1. 病人是否面色红润,活动耐力是否得到改善。

2. 病人营养状况是否得到改善。
3. 病人是否保持口腔黏膜正常。
4. 病人体温是否正常。
5. 病人是否发生晕倒或跌倒。
6. 病人能否说出疾病的自我护理知识。
7. 病人是否发生严重并发症。

第二节 出血性疾病

人体血管受到损伤时,血液可从血管内外流或渗出。此时,机体将通过一系列生理性反应使出血停止,即止血。止血过程中有多种因素参与,并包含一系列复杂的生理、生化反应。由于正常的止血功能发生障碍而引起的以自发性出血或轻微血管损伤后出血不止为特征的一组疾病,称为出血性疾病。其发病机制有三个方面因素:微血管的异常;血小板质或量的改变;凝血功能的障碍。

【出血性疾病分类】

按病因及发病机制,可分为以下一些主要类型。

(一) 血管壁异常

1. 遗传性或先天性 ①遗传性出血性毛细血管扩张症;②先天性结缔组织病(血管及其支持组织异常);③家族性单纯性紫癜。
2. 获得性 ①重症感染:如败血症;②过敏:如过敏性紫癜;③化学物质和药物:如药物性紫癜;④营养缺乏:如维生素C及PP缺乏症;⑤代谢及内分泌障碍:如糖尿病、Cushing病;⑥血管病变:如动脉硬化;⑦其他:如结缔组织病、机械性紫癜、体位性紫癜等。

(二) 血小板异常

1. 血小板数量异常

(1) 血小板减少:①血小板生成减少:如白血病、再生障碍性贫血、放疗及化疗后的骨髓被抑制;②血小板消耗过多:如弥散性血管内凝血(DIC);③血小板破坏过多:其发病多与免疫反应等有关,如特发性血小板减少性紫癜(ITP);④血小板分布异常:如脾功能亢进等。

(2) 血小板增多:①原发性:如原发性出血性血小板增多症(简称ET);②继发性:如脾切除术后、慢性白血病、感染、创伤等。

2. 血小板质量异常

(1) 遗传性:血小板无力症,巨大血小板综合征,血小板颗粒性疾病。

(2) 继发性:由抗血小板药物、感染、尿毒症、肝病、异常球蛋白血症等引起。获得性血小板质量异常比较多见,但未引起临床上重视。

(三) 凝血异常

1. 遗传性或先天性

(1) 各型血友病:如血友病A、血友病B及遗传性FⅪ缺乏症。

(2) 遗传性凝血酶原、FⅤ、FⅦ、FⅩ缺乏症,遗传性FⅧ缺乏及减少症、遗传性纤维蛋白原缺乏及减少症。

2. 获得性 ①严重肝病致凝血障碍;②维生素K缺乏症;③尿毒症性凝血异常;④抗因子Ⅷ、Ⅸ抗体形成等。

(四) 抗凝及纤维蛋白溶解异常

主要为获得性疾病:①肝素使用过量;②香豆素类药物过量;③免疫相关性抗凝物增多;④蛇咬伤、水蛭咬伤;⑤溶栓药物过量;⑥敌鼠钠中毒。

(五) 复合性止血机制异常

1. 遗传性或先天性 血管性血友病(vWD)。
2. 获得性 弥散性血管内凝血(DIC)。

【常见出血性疾病特点】

1. 血小板减少性紫癜 血小板由骨髓巨核细胞产生,各种原因所致的血小板生成减少、破坏过多、分布异常均使血液循环中的血小板减少,正常的血凝过程受到影响。常见的有特发性血小板减少性紫癜(ITP),目前考虑本病与免疫反应有关,以全身皮肤黏膜出血为主要表现。

2. 血友病(hemophilia)是一组遗传性凝血因子缺乏引起的出血性疾病。临床表现为自幼出血倾向,出血部位以四肢关节腔为多见。

3. 播散性血管内凝血(DIC)是多种疾病发展过程中的一种病理状态。诱发DIC的因素有感染、组织损伤、病理产科、恶性肿瘤扩散等。以上这些因素使正常的凝血与纤溶失衡,首先是凝血功能亢进,血液处于高凝状态,此时凝血物质被消耗,继之出现消耗性低凝状态,最后进入继发性纤溶亢进期,临床表现为出血、微循环障碍、栓塞、溶血。

【护理评估】

(一) 健康史

1. 病因 评估家庭中是否有其他成员具有的相同病史,工作环境,是否伴随其他疾病如严重肝病及其他消化系统疾病、肾病、糖尿病及其他代谢性疾病、免疫性疾病以及某些特殊感染等。

2. 诱因　评估出血是否为自发性，出血是否与手术、创伤接触或使用药物有关系，近期有无上呼吸道感染病史，服药情况。

（二）身体评估

1. 临床表现　出血性疾病以出血为主要表现，病人对出血的反应与出血的量、速度、部位有关，同时是否伴有其他疾病以及病人的年龄也影响症状的轻重。轻者无特殊改变，重者可致休克、死亡，其中颅内出血为主要致死原因，急性大出血休克也是致死原因之一。

（1）皮肤黏膜：皮肤瘀点瘀斑、牙龈、鼻腔黏膜出血，急性大出血时皮肤苍白，有休克时皮肤湿冷、发绀。

（2）深部出血：消化道出血表现为呕血、便血、腹痛及肠鸣音亢进；泌尿道出血可有血尿；呼吸道出血可有咯血；颅内出血时有头痛、视物模糊、失语、昏迷、瘫痪等，重者呼吸不规则，瞳孔不等大乃致呼吸心跳停止；关节腔为血友病的常见出血部位，其次为深部肌肉，病人表现为关节及肌肉疼痛，肢体肿胀，活动受限。

2. 体征评估

（1）一般体征：如心率、呼吸、血压、末梢循环状况与意识状态，对主诉头痛的病人，要注意检查瞳孔和脑膜刺激征等。

（2）原发疾病体征：贫血，肝、脾、淋巴结肿大，黄疸，蜘蛛痣，腹水，水肿等。关节畸形、皮肤表面显现的异常扩张的毛细血管团等。

（3）出血体征：检查出血部位、范围，如皮肤黏膜瘀点、瘀斑的数目、大小及分布是否对称；有无鼻腔黏膜与牙龈出血；有无伤口渗血；关节有无肿胀、压痛、畸形及其功能障碍，有无血肿等深部出血情况等。

身体评估对出血性疾病的诊断意义见表 8-5-1。

表 8-5-1　常见出血性疾病的临床鉴别

项目	血管性疾病	血小板疾病	凝血障碍性疾病
性别	女性多见	女性多见	80%~90%发生于男性
阳性家族史	较少见	罕见	多见
出生后脐带出血	罕见	罕见	常见
皮肤紫癜	常见	多见	罕见
皮肤大块瘀斑	罕见	多见	可见
血肿	罕见	可见	常见
关节腔出血	罕见	罕见	多见
内脏出血	偶见	常见	常见
眼底出血	罕见	常见	少见
月经过多	少见	多见	少见
手术或外伤后渗血不止	少见	可见	多见

（三）辅助检查

1. 血常规　了解血小板及其他血细胞的数量。

2. 出凝血时间　血小板数量减少或质的改变主要影响出血时间；凝血时间的改变主要受凝血因子的影响。

3. 凝血因子活性测定　主要用于血友病分型。

4. 血浆硫酸鱼精蛋白副凝固试验，简称 3P 试验。

5. 骨髓细胞学检查　了解骨髓造血功能是否完好。

（四）心理-社会资料

如出血量大或内脏出血，往往使病人及家属出现情绪过度紧张、恐惧心理。血友病或 ITP 常常反复发作，不能根治。病人可能失望、绝望、悲观，家庭生活受到影响，经济困难。另外活动受限导致社交障碍。

【护理诊断/问题】

1. 有损伤的危险:出血　与血小板计数减少或功能异常、凝血因子缺乏或功能异常、血管壁功能异常有关。
2. 恐惧　与出血量大、出血部位特殊及反复出血有关。
3. 疼痛　与血肿压迫组织有关。
4. 焦虑　与病程长,病情反复;长期反复住院后经济困难;初次住院时环境陌生;对有关疾病知识不了解有关。
5. 潜在并发症:颅内出血。

【护理目标】

1. 病人生命体征平稳,出血症状消失,日常生活能自理。
2. 病人知道出血的原因,能口述预防受伤和出血的方法,对诊疗护理措施表示理解,配合良好。
3. 血肿消失,疼痛缓解。
4. 病人对疾病有一定了解,焦虑缓解。
5. 不发生颅内出血或发生时及时发现和治疗。

【护理措施】

(一) 病情观察

1. 观察病人皮肤、黏膜有无损伤,有无内脏或颅内出血的症状和体征,如呕血、便血、阴道出血、血尿、头晕、头痛、血压下降、脉率增加以及呕吐、意识模糊、视力变化等。
2. 皮肤、黏膜受损出血时,应注意出血的部位、出血量和时间。
3. 了解化验结果,如血红蛋白、血小板数、出凝血时间、凝血因子情况、束臂试验。
4. 监测心率、血压、意识状态等。

(二) 休息与活动

血小板低于 $50×10^9/L$ 时应减少活动,增加卧床休息时间,防止身体受伤如跌倒、碰伤,保证充足睡眠,避免情绪激动。在病人发热、寒战、神志不清和虚弱时更应注意防护。严重出血者应绝对卧床休息。

(三) 出血的预防与护理

1. 饮食护理　进食营养丰富、清洁易消化的软食或半流质软食,禁食过硬、粗糙的食物,以防消化道出血。保持大便通畅,大便时不可用力过大,必要时用开塞露帮助排便,避免腹内压增高引起出血。消化道小量出血者,可进食温凉的流质饮食;大量出血应禁食,并建立静脉输液通道,作好配血和输血的准备,以保证液体和血液的输入。

2. 鼻出血的预防及护理　指导病人勿用手挖鼻孔和用力擤鼻,鼻腔干燥时,可用棉签蘸少许液状石蜡或抗生素软膏轻轻涂抹,防止干裂出血;少量出血时,可用棉球或明胶海绵填塞,无效可用 1:1000 肾上腺素棉球填塞,局部冷敷;出血严重时,尤其是后鼻腔出血可用凡士林油纱布做后鼻孔填塞术,术后定时用无菌液状石蜡滴入,以保持黏膜湿润,术后 3 天可轻轻取出油纱条;若仍出血,需更换油纱条再填塞;病人鼻腔填塞后,被迫张口呼吸,因此应加强口腔护理,保持口腔湿润,增加病人舒适感,同时可避免感染发生;对血友病病人鼻出血,可用吸引器将血吸出,并做好气管插管或气管切开的急救护理。

3. 口腔、牙龈出血的预防及护理　指导病人用软毛牙刷刷牙,忌用牙签剔牙,以防止牙龈损伤;保持口腔清洁,定时用氯己定(洗必泰)或生理盐水漱口。牙龈渗血时,可用肾上腺素棉球或明胶海绵片贴敷牙龈,及时用生理盐水或 1% 过氧化氢清除口腔内陈旧血块,以避免口腔异味而影响病人的食欲和心情,鼓励病人进餐前后用该液体漱口。此外血液是细菌最好的培养基,加强口腔护理,对预防感染有着重要的意义;鼓励病人进食清淡、少渣软食,以防口腔黏膜擦伤。

4. 关节腔出血或深部组织血肿的预防及护理　减少活动量,避免过度负重和创伤性运动。一旦出血,立即停止活动,卧床休息,抬高患肢、固定于功能位,给予冰袋冷敷或采取绷带压迫止血,测量血肿范围及带血敷料重量,以估计出血量。

5. 眼底及颅内出血的护理　眼底出血时,应减少活动,尽量让病人卧床休息,嘱病人不要揉擦眼睛,以免引起再出血。若病人突然视力模糊、头晕、头痛、呼吸急促、喷射性呕吐、甚至昏迷,提示颅内出血的可能,应及时与医生联系,并协助处理:立即去枕平卧、头偏向一侧;及时吸出呕吐物或口腔分泌物,保持呼吸道通畅;吸氧;按医嘱快速静脉滴注或推注 20% 甘露醇、50% 葡萄糖液、地塞米松等,以降低颅内压力;观察并记录病人的生命体征、意识状态及瞳孔大小。

【护理评价】

1. 病人生命体征是否平稳,出血症状是否消失,日常生活能否自理。
2. 病人是否能口述发生出血后的自我急救

措施,是否对诊疗护理措施表示理解和配合。

3. 病人疼痛是否缓解。

4. 病人是否对疾病有一定了解,焦虑是否缓解。

5. 颅内出血是否发生。

第三节 白 血 病

白血病(leukemia)是起源于造血干细胞的克隆性恶性疾病。因白血病细胞自我更新增快、增殖失控、分化障碍、凋亡受阻,停滞在细胞发育的不同阶段,在骨髓和其他造血组织中白血病细胞大量增生积聚,并浸润全身各组织器官,正常造血功能受抑制。临床症状主要包括贫血、出血、感染、各组织器官浸润的表现。我国白血病的发病率约为2.76/10万,在恶性肿瘤所致的病死率中,白血病居第六位(男)和第八位(女)。儿童及35岁以下成年人中,则居第一位。其中成人急性髓细胞白血病最多见,儿童以急性淋巴细胞白血病最多见。

【分类】

根据白血病细胞成熟程度和自然病程,可分为急性和慢性两大类。急性白血病(AL)的细胞分化停滞在较早阶段,多为原始细胞及早幼细胞,病情发展迅速,自然病程仅数月。慢性白血病(CL)的细胞分化较好,多为成熟或较成熟的细胞,病情发展慢,自然病程可为数年。

根据主要受累的细胞系列,可将急性白血病分为急性淋巴细胞白血病(简称急淋白血病或急淋,ALL)和急性髓细胞白血病(简称急粒白血病或急粒,AML)。慢性白血病分为慢性髓细胞白血病(简称慢粒白血病或慢粒,CML)和慢性淋巴细胞白血病(简称慢淋白血病或慢淋,CLL)及少见的多毛细胞白血病(HCL)、幼淋巴细胞白血病(PLL)。

【护理评估】

(一) 健康史

询问病人职业、居住环境,有无一次大剂量或长时间接触放射线;是否使用某些化学毒物和药物如苯、氯霉素、保泰松、长期服用烷化剂药物;家族中有无类似疾病者。

(二) 身体评估

1. 贫血 白血病细胞使骨髓正常造血功能被抑制,贫血往往是首起表现,呈进行性发展,表现为乏力、皮肤黏膜苍白。

2. 发热 半数病人以发热为早期表现。可低热,亦可高热不退,较高热往往提示有继发感染,感染可为全身各部位,口腔炎、牙龈炎、咽峡炎最常见,可发生溃疡或坏死;肺部感染肛周炎、肛旁脓肿亦常见,严重时可致败血症。

3. 出血 出血为常见症状,也可为首发症状,以鼻出血、牙龈出血、皮下出血点、月经过多常见,晚期颅内出血为致死原因之一。

4. 各组织器官浸润的表现 全身疼痛、肝脾及淋巴结肿大、齿龈肿胀且容易出血、皮肤呈现紫红色硬块及硬结,中枢神经系统受累则有脑炎、脑膜炎的症状。男性阴茎睾丸也可受累,表现为包块或阴茎勃起。

(三) 辅助检查

1. 血象 病人多数白细胞增多,超过$10×10^9/L$以上者,称白细胞增多性白血病。也有白细胞计数正常或减少,低于$1.0×10^9/L$称为白细胞不增多性白血病。血涂片分类检查可见数量不等的原始和幼稚细胞,白细胞不增多性病例血片上很难找到原始细胞。病人常有不同程度的正常细胞性贫血,晚期血小板往往极度减少。

2. 骨髓象 是诊断急性白血病的主要依据和必做检查。FAB协作组提出原始细胞≥骨髓有核细胞的30%为AL的诊断标准,WHO分类将骨髓原始细胞≥20%定为AL的诊断标准。主要表现为骨髓象有核细胞显著增生,以原始细胞为主,较成熟中间阶段细胞阙如,并残存少量成熟粒细胞,形成"裂孔"现象。少数骨髓增生低下但原始细胞仍占30%以上者称为低增生性AL。

3. 细胞化学染色 主要用于协助形态鉴别各类白血病。常用方法有过氧化物酶染色、糖原染色、非特异性酯酶染色等。

4. 免疫学检查 根据白血病细胞表达的系列相关抗原,确定其系列来源、分化程度及功能状态。可用于急淋与急非淋及其各自亚型的鉴别。

5. 染色体和基因检查 白血病常伴有特异的染色体和基因改变。如90%的M3有t(15;17)(q22;q21),该易位使15号染色体上的PML(早幼粒细胞白血病基因)与17号染色体上RARα(维A酸受体基因)形成PML/RARα融合基因。某些白血病有癌基因突变和抑癌基因失活。

6. 血液生化改变 血清尿酸浓度增高,特别在化疗期间。尿酸排泄增加,甚至出现尿酸结晶。

这是由于大量细胞被破坏所致。中枢神经系统白血病时,脑脊液压力增高,白细胞数增加,蛋白质增多,糖定量减少。涂片可找到白血病细胞。

(四) 心理-社会评估

评估疾病对病人日常生活和工作的影响程度,是否有情绪、心理的改变。特别是在确诊白血病后评估病人心理承受力,慎重选择是否告诉病人病情真实情况。评估病人家庭支持系统包括家庭人员对病人的态度、家庭经济情况等。

【护理诊断/问题】

1. 活动无耐力　与组织缺氧、大量、长期的持续化疗、白血病引起的代谢增高有关。

2. 有损伤的危险:出血　与血小板减少、白血病细胞浸润有关。

3. 有感染的危险　与正常粒细胞少、放化疗使免疫力降低有关。

4. 疼痛:关节、骨骼疼痛　与白血病细胞浸润骨髓有关。

5. 潜在并发症　化疗药物的副作用。

6. 预感性悲哀　与白血病预后不良有关。

【护理目标】

1. 病人能认识到营养对化疗的重要性,体重保持稳定,体力得到恢复。

2. 病人能采取正确有效的预防措施,减少或预防出血。

3. 病人理解预防感染的重要性,增强保护,减少或避免感染的发生。

4. 病人疼痛减轻或消失。

5. 病人了解化疗药物的副作用,并能积极应对。

6. 病人能乐观应对疾病,不良情绪减轻或消失。

【护理措施】

(一) 休息

保证充足的休息与睡眠,一般不需绝对卧床,如血小板过低则应多卧床休息。长期卧床者,应常更换体位、预防压疮。

(二) 预防感染

1. 保护性隔离　当成熟粒细胞绝对值≤0.5×10^9/L 时,最好进行保护性隔离。白血病病人应与其他病种病人分室居住。有条件者置单人病室,空气层流室或单人无菌层流床,以免交叉感染。普通病室或单人病室需定期进行紫外光照射、戊二醛熏蒸。限制探视者的人数及次数,工作人员及探视者在接触病人之前要认真洗手。

2. 注意个人卫生　保持口腔清洁,进食前后用温开水、淡的生理盐水或复方硼砂溶液(朵贝尔液)漱口。口唇干裂可涂润滑油。口腔溃疡可涂甲紫、冰硼散或锡类散。宜用软毛牙刷,以免损伤口腔黏膜引起出血和继发感染。如有黏膜真菌感染可用氟康唑或依曲康唑涂擦患处。卧床病人会阴部每日冲洗一次,勤换内裤、尽量不用盆浴;避免不必要的导尿和泌尿器械检查。女性病人经期加强局部卫生,预防泌尿系统感染。每日沐浴有利于汗液排泄,减少发生毛囊炎和皮肤疖肿。保持大便通畅,便后用温水或盐水清洁肛门,以防止肛周脓肿形成。

3. 观察感染的早期表现　每天检查口腔及咽喉部,有无牙龈肿胀,咽红、吞咽疼痛感,皮肤有无破损、红肿,外阴、肛周有无异常改变等,若生命体征显示有感染,协助医生做血液、咽部、尿液、粪便和伤口分泌物的培养。发现感染先兆及时处理。对合并感染者遵医嘱用强有力的抗生素,常用头孢第三代药物。

4. 严格执行无菌操作技术　进行任何穿刺前,必须严格消毒。各种管道或伤口敷料应定时更换,以免细菌生长。

(三) 化疗药物使用的护理

1. 局部血管反应的护理　某些化疗药物,如柔红霉素、氮介、阿霉素、长春新碱等对组织刺激性大,多次注射或药液渗漏会引起静脉周围组织炎症或坏死,故注意:

(1) 合理使用静脉血管,遵循先远端后近端、四肢静脉交替使用,避免选择无弹性的血管。药物刺激性强,剂量大时,应选择大血管穿刺。加强静脉穿刺技术,做到一针见血。拔针后按压血管时间延长,避免外渗。

(2) 静脉穿刺时先用生理盐水,静滴证实针头在静脉内方能注入药物,药物输完后再用生理盐水 10~20ml 冲洗后拔针,以减轻药物对局部组织的刺激。

(3) 输注时疑有或发生外渗,立即停止注入,不要拔针,由原部位抽取 3~5ml 血液,以除去一部分药液,局部滴入生理盐水以稀释药液,拔针,局部冷敷后再用 25% $MgSO_4$ 湿敷,亦可用普鲁卡因局部封闭。发生静脉炎症处理同药液外渗,伴有全身发热或条索状红线迅速蔓延时,可采用治疗紫外线灯照射,每日 1 次,每次 30 分钟。

2. 骨髓抑制的护理 许多化疗药物有严重的骨髓抑制,多数药物抑制骨髓至最低点在用药后7~14天,恢复时间为之后的5~10天。因此从化疗开始到停止化疗后2周内应定期查血象,每次疗程结束要复查骨髓象。化疗期间注意预防感染和出血:尽量避免肌内、皮下注射,必须注射时,应选择较细的针头,注射后局部冷敷5分钟,并观察注射部位的渗血情况;静脉注射后,延长压迫注射部位时间。

3. 消化道反应的护理 大多数化疗药物有恶心、呕吐、纳差等副作用,消化道反应出现的时间和反应程度除与化疗药物种类有关外,还与个体差异有关。一般第一次用药反应重,以后逐渐减轻。消化道反应带给病人最大的损害是体能消耗,化疗后出现明显体重下降,机体抵抗力下降。因此要重视消化道反应的防护。

(1) 提供安静、舒适、通风良好的休息环境,避免不良刺激。

(2) 饮食要清淡、可口,以半流质食物为主。少量多餐,避免产气、辛辣和高脂食物。必要时根据医嘱给予助消化药物。

(3) 为补充维生素可榨取新鲜水果、蔬菜汁液饮用,如鲜橙汁、胡萝卜汁等。

(4) 当病人恶心、呕吐时暂进食,及时清除呕吐物,保持口腔清洁。

(5) 必要时遵医嘱在治疗前1~2小时给予止吐药物,6~8小时给药一次。

4. 肝肾功能损害的护理

(1) 巯嘌呤、甲氨蝶呤、门冬酰胺酶对肝功能有损害作用,用药期间应观察病人有无黄疸,并定期监测肝功能。

(2) 环磷酰胺可引起血尿,输注期间应保证输液量,鼓励病人多饮水,观察尿量及颜色,出现血尿,应停止使用,同时检查肾功能。

5. 其他副作用的防护

(1) 长春新碱可引起末梢神经炎而出现手足麻木感,停药后逐渐消失。

(2) 柔红霉素、阿霉素、三尖杉酯碱类药物可引起心肌及心脏传导损害,用药前、后要监测病人心率、心律及血压,药物要缓慢静滴,速度<40滴/min,注意观察病人面色和心率,以病人无心悸为宜。

(3) 某些化疗药物可引起脱发,如环磷酰胺、顺铂等,应加强心理护理。为减轻脱发,可在注射药物前10分钟戴冰帽,至药物注射完毕后30~40分钟脱下,以使头皮血管收缩,减少头皮血流灌注,有效控制药物对毛囊的作用。也可通过修饰物矫正外观形象,如合适的假发、帽子、围巾等。

6. 鞘内注射化疗药物的护理 推注药物宜慢,注射完毕去枕平卧4~6小时,注意观察有无头痛、发热等反应。

7. 尿酸性肾病的预防 鼓励病人多饮水,最好24小时持续静脉补液,使每小时尿量>150ml/m^{2}并保持碱性尿。同时服用别嘌醇,每日3次,每次100mg,以抑制尿酸合成。应注意少数病人对别嘌醇会出现严重皮肤过敏现象。当出现少尿和无尿时,按急性肾衰竭处理。

(四) 心理护理

白血病病人一旦确诊,多数病人会背上不治之症的沉重包袱,由此产生强烈的恐惧、焦虑、忧虑、悲观失望等负性情绪,甚至企图轻生;随着治疗的进行,病人感觉好转,但由于病情反复,病人情绪不稳,常出现不同的心理需要。

1. 目前已公认白血病不再被认为是致死性疾病。阐述化学药物治疗是治疗白血病的重要手段。让病人及家属了解所用的化疗药物、剂量、副作用及可能出现的不良反应(如合并感染、出血、血尿、脱发等)。了解定期化验(血象、骨髓、肝、肾功能、脑脊液等)的必要性,以及病人所处的治疗阶段。使病人能积极接受治疗,使治疗方案有效进行。

2. 同情病人,与病人共情,站在病人角度考虑问题,多倾听病人心理感受,表示理解和接纳、认同病人。定期召开家属座谈会,让病人家属交流与护理、治疗配合的经验,讲述不坚持治疗带来的危害。

3. 建立良好的病人间的支持中心,提供机会让病员之间交流。让初治者看到已治愈者的健康状况,从而增加治愈的信心。

4. 与病人讨论白血病新进展、新观点,对癌症病人目前更主张延长带瘤生存期。正确理解疾病与生存的关系。转变过去的化疗剂量过大导致副作用太强,而死于化疗药物。

5. 亲友及同事探视可减轻病人孤独感,护理病人让其感到有尊严,如有探视家属或同事来时,帮病人整理床单位及梳洗打扮。

6. 特殊时期陪伴病人,帮助度过适应期,克服恐惧心理。

（五）健康教育

1. 告知病人及家属白血病的相关知识，包括白血病的病因及早期表现，白血病是否为不治之症。

2. 告知病人如何预防感染，包括急性白血病为什么容易引起发热，如何预防泌尿系感染、呼吸道、消化道感染等。

3. 白血病病人出现鼻出血如何处理，口腔黏膜出血如何处理，如何预防外伤。

4. 急性白血病化疗中出现脱发是否会长出来，出现恶心、呕吐应如何处理。

5. 白血病病人为什么必须做骨髓检查。

6. 白血病病人免疫力比正常人明显降低，结合病人爱好帮助选择合适的气功锻炼方法，主张选择以练静功、内养为主。

【护理评价】

1. 病人能否认识到营养对化疗的重要性，体重是否保持稳定，体力是否得到恢复。

2. 病人能否采取正确有效的预防措施，减少或预防出血。

3. 病人能否理解预防感染的重要性，增强保护，减少或避免感染的发生。

4. 病人疼痛是否减轻或消失。

5. 病人能否了解化疗药物的副作用，能否积极应对。

6. 病人能否乐观应对疾病，不良情绪是否减轻或消失。

第四节　造血干细胞移植及并发症护理

造血干细胞移植（hematopoietic stem cell transplantation,HSCT）是通过大剂量放化疗预处理，清除受者体内的肿瘤或异常细胞，再将自体或异体造血干细胞移植给受者，使受者重建正常造血及免疫系统。目前广泛应用于恶性血液病、非恶性难治性血液病、遗传性疾病和某些实体瘤治疗，并获得了较好的疗效。

造血干细胞移植主要包括骨髓移植、外周血干细胞移植、脐血干细胞移植。

【分类】

1. 按照采集造血干细胞的来源不同，分为骨髓移植（BMT）、脐血移植（CBT）、外周血造血干细胞移植（PBSCT）等。

2. 按照供体与受体的关系，分为自体骨髓移植/脐血移植/外周血造血干细胞移植、异体骨髓移植/脐血移植/外周血造血干细胞移植。异体移植又称异基因移植，当供者是同卵双生供者时，又称同基因移植。

3. 根据供者与受者人白细胞抗原（HLA）配型相合程度，异体造血干细胞移植分为HLA全相合移植、不全相合移植、单倍体相合移植。

4. 根据供者与受者的血缘关系，分为血缘相关移植、非血缘移植即骨髓库来源供者。

5. 根据移植前的预处理方案强度，可分为清髓性造血干细胞移植和非清髓性造血干细胞移植（减低预处理剂量的造血干细胞移植）。

近年来随着骨髓库及脐血库的建立、健全及扩大，以非血缘关系供者进行异基因造血干细胞移植日见增多。但目前绝大多数仍采用HLA配型完全相合的同胞兄弟姐妹作为供者。

【适应证】

异基因造血干细胞移植（Allo-HSCT）的适应证分两大类，恶性肿瘤性疾病及非恶性肿瘤性疾病。

（一）恶性肿瘤性疾病

1. 急性髓细胞白血病、急性淋巴细胞白血病处于第一次完全缓解期的病人。

2. 慢性髓细胞白血病　45岁以下的、在诊断后慢性期一年内进行最理想。

3. 恶性淋巴瘤　属高度恶性的淋巴母细胞型非霍奇金淋巴瘤处于第一次完全缓解期的病人，以及复发或难治的病人。

4. 多发性骨髓瘤　经过一线药物治疗后的55岁以下病人，无论有无疗效，均可有限考虑Allo-HSCT。

5. 骨髓增生异常综合征（MDS）　在MDS的各阶段均考虑进行Allo-HSCT。

（二）非恶性肿瘤性疾病

重症再生障碍性贫血（SAA）:45岁以下的获得性SAA为Allo-HSCT的适应证。

【护理】

（一）造血干细胞移植前准备及护理

1. 供者的准备　供者身体健康，年龄在8～60岁，无严重心、肺、肾及骨髓疾病，无活动性乙肝、丙肝及巨细胞病毒感染。供、受者抽血做人白细胞抗原（HLA）配型，混合淋巴细胞培养，选择

HLA 相合者。为确保供者的安全,移植前 2 周对供者进行自体循环采血 400～800ml,供采髓时回输给供者,可避免各种血源传染病的发生,另外循环采血可刺激骨髓造血干细胞的生长。外周血造血干细胞移植时,常应用粒细胞集落刺激因子作为动员剂,使外周血中造血干细胞的数量增加。

2. 受者的准备

(1) 心理护理:造血干细胞移植病人大多了解自己的病情,对移植治疗心理很复杂,希望治愈的心情以及恐惧操作时的痛苦等,心理处于兴奋、焦虑、紧张、担忧和恐惧状态。初进层流室病人突然与外界隔离,易产生孤独感及焦虑情绪。从预处理开始到造血干细胞植入前,病人出现恶心、呕吐、全身不适等症状,在骨髓空虚期出现了高热、口腔溃疡、出血、腹泻、乏力等不良反应,病人进入恐惧与猜疑期,甚至因担心移植失败,预后差,移植后生活质量下降,表现为烦躁不安、茫然、悲伤,病人对自我能力表示怀疑,产生退缩和依赖心理。

(2) 全面身体检查:特别要注意检查有无感染灶,发现感染或者带菌情况应该积极治疗,彻底清除慢性和潜在的感染病灶。

(3) 体表准备:入室前修剪指(趾)甲、理发。入室当天清洁灌肠。沐浴后经 1:2000 氯己定液药浴 30 分钟,更换无菌衣裤、鞋、帽,戴无菌口罩,然后进入 100 级空气层流病室,入室后不得擅自走出超净区。

(4) 静脉置管:移植前 1 天行锁骨下静脉置管术,以保证化疗、输骨髓、输液及静脉营养。

3. 空气层流病房的准备　入住前的全面消毒液擦拭室内天花板、墙壁、地面、家具,每立方米用高锰酸钾 5mg+40% 甲醛 10ml,密闭熏蒸 24 小时,通风 24 小时,并进行空气细菌培养以监测消毒效果。

(二) 术中的护理

1. 骨髓液的采集　采集点一般为两侧髂后上棘和髂前上棘,采集方法遵循一个部位多方向、多层面的穿刺原则。

2. 骨髓输注　骨髓血均有外周静脉或中心静脉输入,所用输血器中不应有过滤网。异基因骨髓应尽量在采集后 6 小时内输完,冻存的自体骨髓应在 40℃ 水浴快速解冻后尽快输注。由于骨髓中的脂肪可能引起肺栓塞,所以每袋的最后 10ml 应留在输液袋内弃去。用肝素抗凝的骨髓输注时要输以相当量的鱼精蛋白,每 100 单位肝素需 1mg 鱼精蛋白。

(三) 移植后并发症护理

临床上对 Allo-HSCT 并发症的观察及处理分为以下几个主要时期,随不同时期重点有所侧重。在进行预处理时期重点在于处理预处理相关的一些急性毒副反应,在回输后的 1～2 周内重点在于出血性膀胱炎及肝静脉闭塞病,在回输后的 2～4 周重点在于骨髓抑制时的出血及感染,在回输后 3～4 周外周血 WBC 数有上升趋势,特别是达到 $2.0×10^9$/L 以上时,重点注意移植物抗宿主病(GVHD)及巨细胞病毒的感染。

1. 感染的护理与预防　病人在接受造血干细胞移植的预处理阶段经历了全身致死量的放疗、化疗,免疫功能受到抑制,是发生感染的主要原因,感染机会明显增加,既存在与正常人一样的普通感染,同时又有机会性感染的危险。若合并移植物抗宿主病(GVHD),则免疫抑制进一步加深,病人将面临各种感染。

(1) 环境的护理

1) 对病人实施保护性隔离措施,严格遵守各项无菌操作规程。

2) 进入二室、三室、四室均应更换拖鞋,并用洛本清或 1:2000 氯己定液消毒双手。

3) 每日紫外线照射三室房间 1 小时。

4) 用 1% 过氧乙酸喷雾各室,进行终末消毒,密闭 12 小时。

(2) 口腔护理和口腔溃疡的防治

1) 指导病人养成良好的卫生习惯,保持口腔清洁。每日评估病人口腔黏膜的一般情况:颜色、完整性、特征。评估导致病人口腔溃疡的危险因素:放疗、化疗、免疫抑制剂甲氨蝶呤的应用,病毒、真菌感染。

2) 每日三餐后做口腔护理,三餐之间使用 5% 碳酸氢钠溶液、复方氯己定含漱液交替漱口数次,并将漱口液含 1～2 分钟,方可吐出。

3) 给予病人高蛋白和高维生素饮食,促进组织愈合。教会病人掌握进食温度,避免食物过热损伤黏膜,忌食辛辣刺激性饮食,少量多餐。

4) 教育病人不用牙签剔牙,勿食带刺的食物,以免刺伤口腔黏膜。

5) 为病人口腔护理时动作轻柔,用棉球将止血钳前端包裹,以免触痛溃疡处。

6) 如有口腔溃疡,给予 1% 碘甘油涂抹,局部紫外线照射治疗,若疼痛影响进食时,餐前可给予普鲁卡因漱口。

7）向病人讲解应用免疫抑制剂甲氨蝶呤在移植中的作用,指导病人正确的漱口方法,甲酰四氢叶酸钙漱口液的量必须保证每日500ml。

8）给病人分析出现口腔溃疡的因素,鼓励病人进食、进水、按时服药。

(3) 眼、鼻、肛周、会阴、皮肤护理

1）每日观察中心静脉导管插管处皮肤的变化,并给予0.5%碘伏消毒三遍皮肤。

2）向病人讲解保护好中心静脉导管的重要性,切莫用手触摸伤口表面,以免造成感染。

3）中心静脉导管局部皮肤红肿、有脓性分泌物,伴皮温高及体温变化者,遵医嘱拔除中心静脉导管,并做导管管端病原体培养。

4）协助、指导病人每次便后用0.5%碘伏冲洗肛周,并用碘仿软膏做局部涂抹。协助、指导病人每日碘伏坐浴30分钟,女病人月经期不坐浴。

5）为病人用碘伏冲洗外阴,每日二次,女病人月经期冲洗两次。

6）用1:2000氯己定溶液为病人于床上擦浴一次,病人应穿着清洁、柔软内衣并及时更换。

7）指导病人每日观察粪便性状,保持排便通畅,腹泻、便秘时及时通知医生。

8）给病人按时服用肠道消毒药。

2. 移植物抗宿主病的护理与预防　移植物抗宿主病(GVHD)因是异基因造血干细胞移植后的一个常见并且重要的并发症,是因供体、受体之间存在着免疫遗传学差异,植入的免疫活性细胞(主要是T细胞)被受体抗原致敏而增殖分化,直接或间接地攻击受体细胞;使受体产生的一种全身性疾病,是异基因造血干细胞移植的主要并发症和造成死亡的一个重要原因。GVHD通常是在移植后造血恢复时突然发生。根据发生的时间可分为急性和慢性两种,一般GVHD发生在移植后100天之内为急性移植物抗宿主病,主要表现为皮疹、腹泻、黄疸;GVHD发生在移植100天之后为慢性移植物抗宿主病;在移植后10天之内发生的急性GVHD称为超急性GVHD或暴发性GVHD,病情凶险。其主要表现是皮肤损害、肠道损害和肝脏损害。

(1) 皮肤的护理

1）观察皮疹颜色和皮疹出现的时间、面积;皮肤瘙痒不适时,叮嘱病人不要抓破皮肤以免造成感染,并保护好原有及新生的皮肤。

2）皮肤破损时,不要用手撕拉皮肤,应用无菌剪刀剪去脱落、坏死的皮肤。

3）皮肤水疱处,用无菌注射器抽吸疱内液体,并用甲紫药水涂抹。

4）皮肤破溃时,给予纳米银敷料覆盖,无菌操作,根据皮肤破溃面积准备银离子敷料。使用前,将银离子敷料浸湿于灭菌注射用水再覆盖于患处,用纱布绷带固定。有渗液时用溃疡粉涂敷。

5）尽量使用透气脱敏胶布,预防皮肤过敏。

6）换药时不要用手或其他用物撕扯敷于患处的原敷料,如敷料有卷边、翘起,需用无菌剪刀修剪;未有卷边、翘起的原敷料不动,直接在上方继续敷银离子敷料。

7）解除病人焦虑,提供清洁、舒适的环境,及时清理床铺上剥脱的皮屑,更换床单。

8）每日观察皮肤情况,详细记录皮肤创面的面积及愈合情况。

9）在专家指导下选用适合的油膏、软膏保护破损的皮肤。

(2) 肝脏GVHD的预防与护理

1）根据病人情况限制水、钠的摄入;限制蛋白摄入量。

2）观察全身皮肤、巩膜黄染的程度,监测血转氨酶、胆红素指标。

3）遵医嘱,静脉输注白蛋白,维持血浆渗透压;遵医嘱给予利尿剂,减少腹水维持肾脏灌注。

4）输注对肝脏有损害的药物时,速度不宜过快,不能低于2小时。

(3) 肠道GVHD的预防与护理

1）遵医嘱给予止泻、解痉、止痛药。

2）遵医嘱留取粪便标本,水样粪做潜血检查。

3）观察并准确记录腹痛性质、腹泻次数及粪便的性状、量和颜色。

4）每次腹泻后用碘伏溶液冲洗肛周,保持肛周皮肤清洁,并注意保暖。

5）加强饮食管理,对所能进入的食物进行高压消毒,并根据病情轻重给予流质或禁食。

6）准确记录24小时出入量,为治疗提供动态信息。

7）遵医嘱给予肠外营养,并遵医嘱调整输注速度,保护病人心功能。

3. 间质性肺炎的护理　间质性肺炎(interstitial pneumonia,IP)为非细菌性、非真菌性肺部炎症,病理上主要包括单个核细胞的非间质浸润和液体潴留,肺泡空间相对减少,分为感染性与原发性两组。感染性 IP 由巨细胞病毒引起,其他致病原有单纯疱疹病毒、带状疱疹病毒、腺病毒或肺孢子虫。原发性 IP 主要致病因素为移植预处理的放疗和化疗。

(1) 保持病室内空气新鲜,定时通风,每天 2 次,每次 15~30 分钟,并注意保暖。接受移植的病人夏季开空调室温不可太低,以防感冒。

(2) 观察病人生命体征、神志及发绀、呼吸困难、咳嗽的变化,给予其舒适体位。

(3) 给予病人鼻导管或面罩吸氧,根据血气分析调节氧浓度及氧流量。

(4) 耐心细致开导病人,减轻病人烦躁,减少耗氧量,集中进行治疗与护理,保证病人有充足的时间休息。

(5) 病情允许时,鼓励病人下床活动,以增加肺活量;指导病人活动要循序渐进,并制定休息时间表,避免过度劳累。

(6) 指导病人进行正确的深呼吸,实施有效咳嗽。如痰液较多且黏稠不易咳出时,遵医嘱给予超声雾化吸入。

(7) 合理、正确使用抗真菌药物,仔细阅读说明书,遵守化疗药物操作流程。

(8) 指导病人病情好转后,外出不去人口密集的地方,以减少交叉感染。指导病人寒冷季节或气候骤然变化时,注意保暖,外出戴口罩。

4. 出血性膀胱炎的护理　　出血性膀胱炎(hemorrhagic cystitis,HC)是造血干细胞移植后一种常见并发症,早期(30 天内)多由药物或其代谢产物损害膀胱黏膜所致,如环磷酰胺代谢产物丙烯醛对膀胱黏膜产生了毒性作用,与膀胱黏膜上皮结合,引起泌尿系统上皮细胞的损害。全身照射(TBI)、白消安均可损害膀胱。黏膜导致 HC。晚期(30 天后)HC 与 GVHD、腺病毒感染有关。

(1) 化疗药物所致 HC

1) 观察病人尿量、尿色、尿 pH 的变化,准确记录 24 小时出入量。

2) 输注环磷酰胺时,严格遵医嘱按时给予呋塞米和美司钠,以达到匀速利尿和减少毒物吸收的作用。

3) 鼓励病人多饮水,每天 2000~3000ml,促进膀胱内毒素排出。

4) 在病人化疗期间,应 24 小时匀速输入液体,不可在日间液体输入过快,夜间过慢,以致泌尿系统上皮细胞不能充分水化,引起泌尿系统的损伤。

5) 按照一定的时间间隔准确输注碳酸氢钠,以达到充分碱化尿液,保护膀胱黏膜的目的。

(2) 腺病毒感染所致 HC

1) 病室房间门口内外放置脚垫,脚垫上洒 0.2% 含氯消毒液,3 次/天,分别为上午 7 点、中午 12 点、下午 5 点。

2) 同屋(层流室)其他房间门口内外同样也要放置脚垫,脚垫上洒 0.2% 含氯消毒液,3 次/天。

3) 出血性膀胱炎病人房间内更换出的所有物品一律放置在一干净大单上,包括工作人员的隔离衣、手套、腿套,病人床上物品、包布、口腔护理盒、便器等均要用 0.2% 含氯消毒液浸泡后方可按常规处理。

4) 在进行治疗、护理时,先护理非出血性膀胱炎病人,再护理出血性膀胱炎病人,并与责任制护士一起监督卫生员操作。

5) 进入出血性膀胱炎病人房间双腿各套一个腿套,离开房间时脱在房间内的专用污物袋中。

6) 输注静脉用药时,前列腺素 E 需与其他液体匀速持续输入,尽量维持 24 小时。

7) 进行出血性膀胱炎病人终末消毒时,房间内的物品需经1%过氧乙酸喷雾消毒后再进行浸泡、擦拭和高压灭菌。

8) 向病人及家属讲解出血性膀胱炎病程较长,建立他们治愈疾病的信心,让病人多饮水,多排尿,适当下地活动,促进血块排出。

(3) 尿管的护理

1) 排尿不畅、排尿困难时,遵医嘱留置导尿。

2) 做好尿管护理,每日用 0.5% 碘伏消毒尿管、尿道口,更换尿袋。

3) 每日观察尿管是否通畅,有无扭曲或受压。

4) 在病人臀部下方垫一次性看护垫并每日更换,保持局部清洁。

5) 遵医嘱给予病人持续匀速膀胱冲洗,观察冲洗液颜色,评估出入量的平衡,准确记录尿量。

6) 嘱卧床病人适当变换体位,保证冲洗液彻底冲洗膀胱壁。

7）多鼓励病人，解除病人焦虑心情，让病人多听音乐、看电视，分散尿管的插入引起的不适感。

5. 肝静脉阻塞综合征的护理　肝静脉闭塞病（hepatic veno occlusive disease，HVOD）是造血干细胞移植后一种严重的肝脏并发症，由于大剂量放疗、化疗，使肝内小静脉阻塞，伴小叶中心及窦状隙肝细胞损伤，或发生不同程度的坏死，引起黄疸、腹水、肝大等。HVOD的发生与肝脏损伤密切相关，移植前放疗和化疗、抗生素治疗及预处理方案、合并症等可诱发HVOD的发生。

（1）观察病人的生命体征、神志及黄疸的变化。

（2）监测转氨酶及胆红素的变化。

（3）对血氨偏高或有脑病的病人应限制蛋白质入量或禁食蛋白质。

（4）每日清晨早餐前定时测量体重和腹围，准确记录24小时液体出入量。

（5）对HVOD伴腹水的病人加强局部保护，防止皮肤擦伤、破裂；下肢和阴囊水肿时，可用气圈和棉垫将其托起，减少患处受压。

（6）对HVOD伴脑病的病人，应监测血氨值，加用床拦，防止坠床。

（7）遵医嘱给予利尿剂，减少腹水，维持适宜的肾脏灌注。

（8）与病人进行语言和非语言沟通，为病人提供舒适的体位。

（黄苇萍）

第六章

内分泌及代谢性疾病病人的护理

第一节 甲状腺功能亢进症

甲状腺功能亢进症（hyperthyroidism，简称甲亢）是指甲状腺腺体本身产生甲状腺激素过多而引起的甲状腺毒症。甲状腺毒症（thyrotoxicosis）是指血液循环中甲状腺激素过多，引起以神经、循环、消化等系统兴奋性增高和代谢亢进为主要表现的一组临床综合征。在各种病因所致甲亢中，以Graves病（Graves disease，GD）最多见，约占全部甲状腺功能亢进的80%~85%，临床主要表现为甲状腺毒症、弥漫性甲状腺肿、眼征及胫前黏液性水肿，下面重点阐述。

【护理评估】

（一）健康史

目前本病病因尚未完全阐明，但公认本病的发生与自身免疫有关，属于器官特异性自身免疫病。

1. 遗传因素 GD有显著的遗传倾向，目前发现它与组织相容性复合体（MHC）基因相关。亚洲人种与HLA-Bw46相关。

2. 免疫因素 本病为一自身免疫性疾病，GD病人的血清中存在甲状腺细胞TSH受体的特异性自身抗体，即TSH受体刺激性抗体TSAb和TSH受体刺激阻断性抗体TSBAb。此外，50%~90%的GD病人还存在针对甲状腺的其他自身抗体。

3. 环境因素 如细菌感染、性激素、应激等可能参与GD的发生。

（二）身体评估

1. 甲状腺毒症表现

（1）高代谢综合征：甲状腺激素分泌增多导致交感神经兴奋性增高和新陈代谢加速，病人常有疲乏无力、怕热多汗、多食善饥、消瘦等。可有低热，发生危象时可出现高热。

（2）精神神经系统：易激动、多猜疑、多言好动、焦虑易怒、失眠紧张、注意力不集中、记忆力减退，手和眼睑震颤，腱反射活跃，反射时间短等。

（3）心血管系统：心悸气短、心动过速、第一心音亢进，心律失常、心脏增大和心力衰竭等，心律失常以心房颤动多见。收缩压升高、舒张压降低，脉压增大可出现周围血管征。

（4）消化系统：食欲亢进、多食消瘦，排便次数增多、稀便。重者可以有肝大、肝功能异常。

（5）肌肉骨骼系统：主要是甲状腺毒血症性周期性瘫痪（thyrotoxic periodic paralysis，TPP）。TPP好发于青年男性，常在剧烈运动、高碳水化合物饮食、注射胰岛素等情况下诱发，主要累及下肢，有低钾血症。TPP病程呈自限性，甲亢控制后可以自愈。部分病人有甲亢性肌病，肩胛和骨盆带肌群无力，也可伴发重症肌无力。

（6）造血系统：可有外周血白细胞总数减低，淋巴细胞比例增加，单核细胞数增多。可以伴发血小板减少性紫癜。

（7）生殖系统：女性月经减少或闭经。男性阳痿，偶有乳腺发育。

2. 甲状腺肿 多数病人有程度不同的甲状腺肿大，常为弥漫性、对称性，质地不等，无压痛，随吞咽动作上下移动，肿大程度与甲亢病情不呈正相关。甲状腺上下极可触及震颤，闻及血管杂音，为本病重要的体征。

3. 眼征 部分病人伴有眼征，其中突眼为特异的体征之一。按病变程度可分为两类：一类为单纯性突眼，另一类为浸润性眼征。

（1）单纯性眼征：①轻度突眼：突眼度不超过18mm；②Stellwag征：瞬目减少，炯炯发亮；

③上睑挛缩,睑裂增宽;④von Graefe 征:双眼向下看时,由于上眼睑不能随眼球下落,显现白色巩膜;⑤Joffroy 征:眼球向上看时,前额皮肤不能皱起;⑥Mobius 征:双眼看近物时,眼球辐辏不良。

(2) 浸润性眼征:较少见,但症状较重。除上述眼征外,常有眼睑肿胀肥厚,结膜充血水肿。眼球突出显著,活动受限。病人诉视力下降及视野缩小、眼内异物感、畏光、复视、斜视、眼部胀痛、刺痛、流泪。严重者眼球固定,眼睑闭合不全,角膜外露可形成溃疡或全眼球炎,甚至失明。

4. 特殊表现

(1) 甲状腺危象(thyroid crisis):也称甲状腺功能亢进危象,是甲状腺毒症恶化的严重表现,病死率在20%以上。常见诱因有感染、手术、创伤、精神刺激等。临床表现为:原有甲状腺毒症症状加重,并出现高热(体温>39℃)、大汗、心动过速(心率>140次/分)、恶心、呕吐、腹泻、烦躁、焦虑不安、谵妄、心衰、休克及昏迷等。

(2) 甲状腺毒症性心脏病(thyrotoxic heart disease):表现为心脏增大、心律失常或心力衰竭。

(3) 淡漠型甲亢(apathetic hyperthyroidism):多见于老年病人。表现为神志淡漠、乏力、嗜睡、反应迟钝、消瘦明显等,常被误诊或漏诊。

(4) T_3型甲状腺毒症(T_3 toxicosis):约占甲亢病例的5%~10%。临床表现多较轻,实验室检查 TT_4、FT_4 正常,TT_3、FT_3 升高,TSH 减低,甲状腺^{131}I 摄取率增加。

(5) 亚临床甲亢(subclinical hyperthyroidism):临床表现轻,不伴或伴有轻微的甲亢症状,血清 T_3、T_4 在正常范围,仅有 TSH 水平低于正常。

(6) 妊娠期甲状腺功能亢进症:妊娠期由于绒毛膜促性腺激素(hCG)升高,它与 TSH 有相同的 α 亚单位、相似的 β 亚单位和受体亚单位,大量的 hCG 刺激 TSH 受体出现甲状腺功能亢进。

(7) 胫前黏液性水肿:又称浸润性皮肤病变,属于自身免疫病,约5%的甲亢病人伴发。多发生于胫骨前下1/3部位,早期皮肤增厚,变粗,有广泛大小不等的棕红色或红褐色或暗紫色突起不平的斑块或结节,边界清楚。大小不等,伴感觉过敏或减退、痒;后期皮肤粗厚,如橘皮或树皮样,下肢粗大似象皮腿。

(8) Graves 眼病(GO):本病男性多见,病人有眼内异物感、胀痛、畏光、流泪、复视、斜视、视力下降等症状。本症可发生于甲状腺功能亢进症前、同时或之后。

(三) 辅助检查

1. 血清游离三碘甲状腺原氨酸(FT_3)和游离甲状腺素(FT_4) 它是诊断临床甲亢的首选指标。GD 时血中 FT_4、FT_3 均升高。RIA 法正常值 FT_3 为 3~9pmol/L,FT_4 为 9~25pmol/L。

2. 血清总三碘甲状腺原氨酸(TT_3)和总甲状腺素(TT_4) TT_3 为诊断甲亢较敏感的指标,TT_4 是判断甲状腺功能最基本的筛选指标,GD 时 TT_3、TT_4 增高。

3. 促甲状腺激素测定 血清 TSH 是反映下丘脑-垂体-甲状腺轴功能最敏感的指标。目前采用敏感 TSH(s-TSH)和超敏 TSH 测定方法,成人正常参考值为 0.3~4.8mU/L。GD 时 TSH 通常小于 0.1mU/L。

4. TSH 受体抗体(TRAb) 是鉴别甲亢病因、诊断 GD 的指标之一。TRAb 包括刺激性(TSAb)和抑制性(TSBAb)两种抗体。未治疗的 GD 病人血中 TRAb 阳性检出率达 75%~96%,TSAb 阳性检出率达 85%~100%。TRAb 检测还可作为 GD 临床治疗停药的重要指标。

5. 甲状腺^{131}I 摄取率 ^{131}I 摄取率是诊断甲亢的传统方法,目前已经被 s-TSH 测定技术所代替。

6. 影像学检查 彩色 B 超、放射性核素扫描、CT、MRI 等影像学检查,有助于甲状腺肿、异位甲状腺、自主高功能腺瘤和突眼病因的判断。

(四) 心理社会资料

甲状腺功能亢进症是内分泌系统的一种多发病、常见症,由于病程长,服药时间长,再加上病人有突眼、脖子增粗等外貌的改变,易出现紧张、焦虑、易怒、恐惧、多疑等不良心理反应,甚至对治疗失去信心。

【护理诊断/问题】

1. 营养失调:低于机体需要量 与机体高代谢率和消化吸收不良有关。

2. 自我形象紊乱 与甲状腺素分泌异常所致突眼、甲状腺肿大等形体改变有关。

3. 活动无耐力 与蛋白质分解增加、甲亢性心脏病、肌无力等有关。

4. 组织完整性受损 与浸润性突眼、黏液性水肿有关。

5. 睡眠型态紊乱 与甲状腺激素过多导致交感神经兴奋性增高有关。

6. 潜在并发症：甲状腺危象。

【护理目标】

1. 病人摄取的营养能够满足机体需要，体重增加。

2. 病人能正确认识自我，注意修饰，保持良好的形象，正常进行人际交往。

3. 病人能逐步增加活动量，活动时无明显不适。

4. 病人能正确采用保护眼睛的方法。

5. 病人能正常入睡，睡眠质量好。

6. 病人无甲状腺危象发生，或一旦发生得到及时发现和控制。

【护理措施】

（一）补充营养与休息

1. 为病人创造一个安静、舒适、和谐、卫生的休息环境，根据病情指导病人合理的活动与休息，使病人充分休息、避免劳累，以降低机体代谢率，防止病情加重。病情严重者应卧床休息。

2. 给予高蛋白、高热量、富含维生素饮食，补充足量的水分。少量多餐，并多摄取蔬菜和水果。避免进食含碘丰富的食物，如海带、紫菜等。避免进食刺激性的食物和饮料，如浓茶、咖啡、调味品多的食物等。减少粗纤维的摄入，以减少排便次数。

（二）避免刺激，稳定情绪

1. 关心体贴病人，有耐心，态度和蔼，避免刺激性语言，建立良好的护患关系，解除病人焦虑和紧张心理，增强战胜疾病的信心。并鼓励病人表达自己的感受。

2. 指导病人自我调节，采取自我催眠、放松训练、自我暗示等方法来缓解紧张的心理，鼓励病人观赏轻松的电视节目或听轻音乐，使其心境平和。

3. 鼓励病人进行修饰。

4. 随时注意病人的情绪变化，避免过度激动。

5. 请病人家属配合，控制各种可能对病人造成不良刺激的信息，帮助病人建立舒畅愉快的生活氛围。

（三）眼睛的保护

1. 给予低盐饮食。

2. 配戴有色眼镜，以防光线刺激和灰尘、异物的侵害，复视者戴单侧眼罩。

3. 经常以眼药水湿润眼睛，避免过度干燥，睡前涂抗生素眼膏，眼睑不能闭合病人，睡时戴眼罩。

4. 睡觉或休息时，抬高头部，使眶内液回流减少，减轻球后水肿。

5. 指导病人在眼睛有异物感、刺痛或流泪时，勿用手直接揉眼睛。

6. 发生角膜溃疡或全眼球炎时，应按医嘱给予治疗和护理。

（四）治疗护理

1. 抗甲状腺药物治疗护理　药物治疗是基础治疗措施，需告知病人坚持长期服药，定期门诊复诊，即时调整药物剂量，不能随便中断治疗或自行增减药物剂量。并注意有无出现白细胞减少、药物性皮疹、皮肤瘙痒等药物毒副作用，一旦发生应及时就诊，以免发生严重不良后果。

2. ^{131}I 治疗护理　①^{131}I 治疗前应停用抗甲状腺药物1周。②服 ^{131}I 后避免用手按压甲状腺。③服药后2小时内不吃固体食物，以免引起呕吐而造成 ^{131}I 的丢失；服药后24小时内避免咳嗽、咳痰以减少 ^{131}I 的丢失；服药后2～3日要鼓励病人多饮水，每日2000～3000ml，以增加排尿。④病人的排泄物、衣服、被褥、用具等须单独存放，待放射作用消失后再做清洁处理，以免污染环境。在处理病人的物品及排泄物时戴手套，以免造成自身伤害。⑤密切观察病情，如有发热、心动过速、大量出汗、神经过度兴奋等，需考虑有发生甲状腺危象的可能，及时与医生联系，并做好抢救准备。

3. 手术治疗护理　按医嘱做好术前准备，主动安慰病人，消除手术的紧张情绪。术后密切观察有无局部出血、伤口感染、喉上或喉返神经损伤，甲状旁腺受损出现低钙性抽搐或甲状腺危象等。

（五）密切观察病情，防治甲状腺危象

1. 监测病人的生命体征变化，注意体温、脉搏、血压改变。

2. 评估病人意识状态，如谵妄、休克、昏迷等症状。

3. 评估有无呕吐、腹泻、大汗等症状。

4. 监测电解质及甲状腺素水平。

5. 评估病人的出入水量的平衡，观察皮肤弹性及黏膜干燥程度。

6. 甲状腺危象护理要点　①绝对卧床休息。②烦躁不安者，按医嘱给适量镇静剂。③吸氧，物理降温，必要时采用人工冬眠。④建立静脉通路，按医嘱及时准确使用药物。⑤给予高热量、高蛋白、高维生素饮食和足够的液体入量。昏迷者给予鼻饲。注意水电解质平衡。⑥使用床栏防止坠床;昏迷者加强皮肤、口腔护理,定时翻身,防止压疮、肺炎的发生。⑦严密观察病情变化,记录24小时出入量,注意重要器官功能有无异常。

【护理评价】

1. 病人高代谢状态有无缓解,摄取的营养能否满足机体的需要,体重是否恢复至正常范围并保持稳定。

2. 病人能否对身体外观改变有正确的认识,能否掌握修饰技巧,人际交往有无心理障碍。

3. 病人活动耐力有无增加,能否耐受日常生活活动和逐步增加活动量,活动时有无不适感。

4. 病人能否正确采取各项保护眼睛的措施。

5. 病人睡眠型态是否正常,睡眠质量是否提高。

6. 病人是否发生甲状腺危象,一旦发生是否得到及时发现和控制。

第二节 甲状腺功能减退症

甲状腺功能减退症(hypothyroidism,简称甲减)是由各种原因导致的低甲状腺激素血症或甲状腺激素抵抗而引起的全身性低代谢综合征,其病理特征是黏多糖在组织和皮肤堆积,表现为黏液性水肿。我国甲减患病率约1%,发病率约2.9/1000。起病于胎儿或新生儿者,称为先天性甲减,又称呆小病或克汀病;起病于儿童者,称幼年型甲减;成年发病者称为成人甲减。前两型常伴智力障碍。成年型甲减以中老年妇女多见,多数起病隐袭,发展缓慢,有时长达10余年后始有典型表现。

【护理评估】

(一)健康史

1. 原发性甲减(primary hypothyroidism) 由于甲状腺腺体本身病变引起的甲减,占全部甲减的95%以上。①自身免疫损伤:最常见的原因是自身免疫性甲状腺炎,包括桥本甲状腺炎、萎缩性甲状腺炎、产后甲状腺炎等。②甲状腺破坏:包括甲状腺次全切除手术和^{131}I治疗,破坏甲状腺使甲状腺激素合成减少。③碘过量:碘过量可引起具有潜在性甲状腺疾病者发生甲减,也可诱发和加重自身免疫性甲状腺炎。④抗甲状腺药物:如锂盐、硫脲类、咪唑类等可抑制甲状腺激素合成。

2. 中枢性甲减(central hypothyroidism) 由下丘脑、垂体病变引起促甲状腺激素释放激素(TRH)或促甲状腺激素(TSH)产生和分泌减少所致的甲减。常见原因有肿瘤、手术、放疗及产后大出血垂体缺血性坏死等。

3. 甲状腺激素抵抗综合征 由于甲状腺激素在外周组织发挥生物效应障碍所引起的综合征。主要原因有血中存在TH结合抗体、TH受体数目减少,导致组织对TH的敏感性降低。

(二)身体评估

1. 一般表现 易疲劳、怕冷、体重增加、食欲减退、腹胀、便秘。体检可见表情淡漠,面色苍白,皮肤干燥发凉,粗糙脱屑,颜面、眼睑和手皮肤水肿,声音嘶哑,毛发稀疏,眉毛外1/3脱落。由于高胡萝卜素血症,手脚皮肤呈姜黄色。少数病人指甲厚而脆裂。

2. 精神神经系统 头晕,头痛,耳鸣,耳聋,理解力和记忆力减退,智力低下,反应迟钝,嗜睡,精神抑郁、多虑。严重者精神分裂。后期多痴呆,木僵,甚至昏睡。因黏蛋白沉积可致小脑功能障碍,出现眼球震颤,共济失调等。

3. 心血管系统 心动过缓,心输出量减少,血压低,心音低钝,心脏扩大,常伴心包积液和胸腔积液。久病易并发动脉粥样硬化及冠心病,发生心绞痛和心律不齐。

4. 消化系统 厌食、腹胀、便秘。严重者出现麻痹性肠梗阻或黏液水肿性巨结肠。半数病人有胃酸缺乏。

5. 运动系统 肌肉软弱无力、疼痛、强直,嚼肌、胸锁乳突肌、股四头肌和手部肌肉可有进行性肌萎缩。关节疼痛,腱反射迟缓,跟腱反射时间延长。

6. 内分泌系统 女性月经过多或闭经。男性阳痿,性欲减退。继发性垂体增大。部分病人血清泌乳素(PRL)水平增高,出现溢乳现象。

7. 血液系统 由于甲状腺激素缺乏抑制造血功能,红细胞生成素减少,血红蛋白合成障碍;胃酸缺乏使肠道吸收铁和维生素B_{12}障碍,加上月经过多以致2/3病人出现轻、中度正常色素或低色素小红细胞型贫血,少数病人可出现恶性贫血。

8. 黏液性水肿昏迷 见于病情严重者。表现为嗜睡、低体温(体温<35℃)、呼吸减慢、心动过缓、血压下降、四肢肌肉松弛、反射减弱或消失,

甚至昏迷、休克、心肾功能不全而危及生命。

（三）辅助检查

1. 血红蛋白及生化检查　多为轻、中度正细胞正色素性贫血。血清甘油三酯、总胆固醇、LDL-C 增高，HDL-C 降低，同型半胱氨酸（homocysteine，Hcy）增高，血清 CK、LDH 增高。

2. 甲状腺功能检查　血清 TSH 增高、TT_4、FT_4 降低是诊断本病的必备指标。亚临床甲减仅有血清 TSH 增高，而血清 T_4、T_3 正常。严重病例血清 TT_3 和 FT_3 亦减低。

3. TRH 兴奋试验　主要用于原发性甲减与继发性甲减的鉴别。静脉注射 TRH 后，血清 TSH 无增高反应提示为垂体性甲减；增高反应延迟者提示为下丘脑性甲减；血清 TSH 在增高的基值上进一步增高，提示原发性甲减。血清 T3、T4 增高，血清 TSH 基值或对 TRH 兴奋试验反应正常或增高，临床无甲状腺功能亢进表现者提示为外周 TH 受体抵抗性甲减。

4. 其他检查　自身免疫性甲状腺炎引起者，甲状腺微粒体抗体和甲状腺球蛋白抗体阳性。CT、MRI、X 线、心电图、脑电图等检查有助于确定病变部位及甲减程度的评估。

（四）心理社会资料

病人有外观及性格改变，加上所有类型的甲减，均需用 TH 替代，永久性甲减者需要终身服用，病人易产生悲观、恐惧、失望等不良心理反应。家人因长期照顾病人，往往心情烦躁，忽视病人的心理感受。

【护理诊断/问题】

1. 活动无耐力　与甲状腺激素合成分泌不足有关。

2. 便秘　与代谢率降低及机体活动减少引起的肠蠕动减慢有关。

3. 体温过低　与机体基础代谢率降低有关。

4. 有皮肤完整性受损的危险　与皮肤组织营养障碍有关。

5. 社交障碍　与甲状腺功能低下致精神情绪改变有关。

6. 潜在并发症：黏液性水肿、昏迷。

【护理目标】

1. 病人能逐步增加活动量，活动时无明显不适。

2. 病人便秘减轻或消失。

3. 维持体温在正常范围。

4. 营养状态改善，无皮肤受损。

5. 病人能正确认识自我，正常进行人际交往。

6. 无黏液性水肿、昏迷发生，或一旦发生得到及时发现和控制。

【护理措施】

（一）合理饮食营养与休息

1. 给予高蛋白、高维生素，低钠、低脂肪饮食，细嚼慢咽、少量多餐，食物注重色、香、味，以增加病人食欲，鼓励病人摄取足够水分，多食新鲜蔬菜、水果，以保证足够的营养，防止脱水。

2. 注意保暖，调节室温在 22～23℃ 之间，适当加穿衣服，睡眠时加盖被或用热水袋等使病人体温逐渐升高，并保持在正常范围，以防体温过低。

（二）给予心理疏导及支持

1. 与病人谈心，交流病人感兴趣的话题。

2. 鼓励病人家属多与病人沟通，关心病人，使病人感到温暖和关怀，以增强自信心。

3. 鼓励病人学会自我照顾，参与社交活动，多结交朋友，减轻其孤独感。

（三）皮肤护理

1. 每日观察皮肤弹性与水肿情况，观察皮肤有无发红、发绀、起水泡或破损等。

2. 皮肤干燥、粗糙、可局部涂抹乳液和润肤油，避免使用肥皂。

3. 协助病人按摩受压部位，经常翻身或下床活动，避免血液循环不良而造成压疮。

（四）便秘护理

1. 多食粗纤维食物，如蔬菜、水果或全麦制品，促进胃肠蠕动，摄入足够的水分，以保证大便通畅。

2. 鼓励病人多活动，适当按摩腹部或按摩肛门四周，促进排便。

3. 指导病人每日定时排便，养成规律排便的习惯。

4. 必要时根据医嘱给缓泻剂。

（五）用药护理

1. 甲减的治疗均以 TH 替代为主，永久性甲减者需要终身服用。指导病人遵医嘱的剂量准确用药，不可任意减量或增量。观察治疗过程中有无心动过速、心律失常、血压升高、多食消瘦、多汗、情绪激动等，发现异常应立即报告医师，调整用药剂量。

2. 慎用安眠、镇静、止痛、麻醉等药物,以免加重病情。

(六) 密切观察病情,预防黏液性水肿昏迷

1. 黏液性水肿昏迷是甲减的严重并发症,常见诱因有寒冷、感染、创伤、麻醉或镇静剂的使用等。

2. 密切观察病人神志、生命体征的变化,全身黏液性水肿情况。若出现口唇发绀、呼吸深长、喉头水肿等症状,或出现体温低于35℃、呼吸浅慢、心律不齐、心动过缓、血压降低、嗜睡等表现,可能为黏液性水肿的先兆,应及时报告医生并配合处理。

3. 一旦发生黏液性水肿昏迷应注意保暖,但不宜做加温处理;给氧,保持呼吸道通畅;保持输液通畅,遵医嘱给予甲状腺激素及糖皮质激素,掌握输液速度,以免诱发心衰;密切观察血压、心率、尿量的变化,记录24小时出入液量,监测电解质、酸碱平衡等。

【护理评价】

1. 病人能否耐受日常生活活动和逐步增加活动量,活动时有无不适感。

2. 病人便秘是否减轻或消失。

3. 病人体温是否维持在正常范围。

4. 病人营养状态是否改善,有无皮肤受损。

5. 病人能否正确认识自我,能否正常进行人际交往。

6. 病人是否发生黏液性水肿昏迷,一旦发生是否得到及时发现和控制。

第三节 库欣综合征

库欣综合征(Cushing综合征,Cushing syndrome)是多种病因造成肾上腺皮质分泌过多的糖皮质激素所致病症的总称。最多见者为腺垂体促肾上腺皮质激素(ACTH)分泌亢进所引起的临床类型,称为库欣病(Cushing病,Cushing's disease)。典型病例主要临床表现有向心性肥胖、满月脸、多血质面容、紫纹等。

【护理评估】

(一) 健康史

1. 依赖ACTH的Cushing综合征包括:

(1) Cushing病:最多见,约占Cushing综合征的70%,成年女性多见。由于垂体分泌ACTH过多,伴肾上腺皮质增生。垂体多有微腺瘤,少数为大腺瘤。少数为恶性肿瘤,伴远处转移。少数病人垂体无腺瘤,而ACTH细胞增生。

(2) 异位ACTH综合征:是由垂体以外的肿瘤分泌大量ACTH,伴肾上腺皮质增生,分泌过量的皮质醇。临床见于肺癌、胸腺癌、胰腺癌、甲状腺髓样癌等。

2. 不依赖ACTH的Cushing综合征包括:

(1) 原发性肾上腺皮质肿瘤:肾上腺皮质腺瘤,约占Cushing综合征的15%~20%,成年男性较多见。约5%为肾上腺皮质癌,病情重,进展快,晚期可有淋巴结、肝、肺等转移。

(2) 不依赖ACTH的双侧肾上腺小结节性增生或大结节性增生。

(3) 医源性皮质醇增多症。

(二) 身体评估

1. 脂肪代谢障碍　表现为红润多脂的满月脸、颈背部脂肪堆积似水牛背、腹大如球形、四肢相对细瘦的特征性体态,形成典型的"向心性肥胖"。

2. 蛋白质代谢障碍　大量皮质醇促进蛋白分解,抑制蛋白质合成,使机体处于负氮平衡状态。由于蛋白质的过度消耗,表现出皮肤菲薄,毛细血管脆性增加,轻微损伤即可出现淤斑。在臀部外侧、下腹部、大腿内外侧等处因脂肪沉积,皮肤弹力纤维变细和断裂,而表现出红色或紫色的紫纹;肌肉萎缩无力,腰酸背痛;骨质疏松,易发生自发病理性骨折。

3. 糖代谢障碍　大量皮质醇抑制糖的利用,促进糖异生或拮抗胰岛素作用而致血糖升高,出现糖尿病症状,称为类固醇性糖尿病。

4. 电解质紊乱　低血钾可加重乏力,并引起肾脏浓缩功能障碍;高血钠可引起轻度水肿。

5. 心血管病变　高血压常见,长期高血压病人可并发左心室肥大,甚至发生心力衰竭和脑血管意外。

6. 性功能障碍　由于雄激素增多,女病人出现月经减少,不规则或闭经,并有轻度多毛,如少量胡须、痤疮及男性化表现如喉结,出现阴蒂肥大。男性病人则表现出性欲减退、阳痿等改变。

7. 神经精神症状　情绪不稳定,烦躁、失眠,严重者精神变态或可发生偏执狂。

8. 皮肤色素沉着　异位ACTH综合征病人皮肤色素明显加深。

9. 感染　由于皮质醇分泌增多,可使机体免疫功能减弱,单核细胞减少,巨噬细胞吞噬、杀菌能力减弱,病人常出现皮肤真菌感染,化脓性感染、蜂窝织炎、菌血症、败血症。感染后因炎症反应不显著,易漏诊或造成严重后果。

(三)辅助检查

1. 糖皮质激素分泌异常的检查

(1)血浆皮质醇增高且皮质醇分泌失去昼夜分泌节律,早晨血浆皮质醇浓度高于正常,而晚上不明显低于清晨。

(2)24小时尿17-羟皮质类固醇增多。

(3)小剂量地塞米松抑制试验:尿17-羟皮质类固醇不能被抑制到对照值的50%以下。

2. 病因诊断检查

(1)大剂量地塞米松试验:能被抑制到对照值的50%以下者,病变大多为垂体性;不能被抑制者,可能为原发性肾上腺皮质肿瘤或异位ACTH综合征。

(2)ACTH试验:垂体性Cushing病和异位ACTH综合征者有反应,高于正常;原发性肾上腺皮质肿瘤则大多数无反应。

3. 影像学检查 包括肾上腺超声检查、蝶鞍区断层摄片、CT、MRI等,可显示病变部位的影像学改变。

(四)心理社会资料

由于病人出现身体外观及性功能改变等,常表现出缺乏自信、抑郁寡欢,易对外观产生敏感、悲观、敌对的情绪,甚至漠视他人等人格的改变。

【护理诊断/问题】

1. 自我形象紊乱 与Cushing综合征引起身体外观改变有关。

2. 体液过多 与糖皮质激素过多引起水钠潴留有关。

3. 有感染的危险 与皮质醇增多致机体免疫功能下降有关。

4. 有受伤的危险 与代谢异常致骨质疏松有关。

5. 潜在并发症:心力衰竭、脑血管意外、类固醇性糖尿病。

【护理目标】

1. 病人能正确认识身体外形改变与疾病的关系,能积极配合治疗和护理。

2. 病人水肿减轻或消失。

3. 病人认识到引起感染的危险因素,并有效预防;出现感染时能被及时发现和处理。

4. 病人能采取正确、有效的预防措施,不发生人为因素所致的受伤。

5. 病人无心力衰竭、脑血管意外、类固醇性糖尿病发生,或一旦发生得到及时发现和控制。

【护理措施】

(一)一般护理

1. 休息 提供安全、舒适的环境,保证病人的睡眠。取平卧位,抬高双下肢,以利于静脉回流;病情严重时卧床休息。

2. 活动 鼓励病人根据个人能力逐步增加活动量,防止肌肉萎缩,改善骨质疏松,并可消耗多余脂肪。有骨质疏松时,限制活动范围与运动量,做好安全防护,防止摔伤和骨折。

3. 饮食 给予高蛋白、高钾、高钙、低钠、低热量、低碳水化合物饮食,鼓励病人食用柑橘、枇杷、杏仁、苹果、香蕉、粟子、甜玉米、巧克力、葡萄、石榴、柠檬汁、橘子、木瓜、桃子、梨子、西瓜、南瓜、马铃薯等高钾低钠食物。并发糖尿病者,给予糖尿病饮食。避免刺激性食物,禁烟酒。指导病人根据病情适当减少液体摄入量。

4. 心理安慰与指导 指导病人改善个体形象的方法,注意衣着等修饰。鼓励病人表达自己的感受,了解病人对接受治疗及预后的真实想法。做好保护性医疗,避免在病人面前谈论病情,伤害病人的自尊。鼓励病人敢于面对现实,树立配合治疗的信心,提高精神上的自尊。注意病人的行为举止,预防自杀行为发生。

(二)预防感染和外伤

1. 预防感染 保持病室环境及床单位整洁,室内温湿度适宜,减少感染源;对病人及家属进行日常卫生指导,如保持皮肤、阴部、衣着、用具等清洁,减少感染机会;医护人员严格无菌操作,以避免交叉感染,并尽量减少侵入性操作;指导病人少去公共场所或人多杂乱的地方。观察体温变化,定期检查血常规,注意早期发现感染灶,如咽部扁桃体感染、皮肤疖、痈、口腔念珠菌及泌尿道真菌感染等。一旦发生感染应按医嘱及早治疗,以免扩散。

2. 预防外伤 减少安全隐患,对有广泛骨质疏松和骨痛的病人,应嘱注意休息,避免过度劳累。移除环境中不必要的家具或摆设,浴室应铺上防滑脚垫,防止因碰撞或跌倒引起外伤或骨折。避免剧烈运动,严防摔伤,变换体位时动作轻柔,防止发生人为性骨折。给病人进行药物注射和护理操作时,动作应轻稳,避免碰击或擦伤皮肤,引起广泛性皮下出血。

(三) 用药护理

应用肾上腺皮质激素合成阻滞药治疗时,应注意观察疗效和副作用。如食欲不振、恶心、呕吐、嗜睡、共济失调等,偶有皮疹和发热反应。

(四) 病情观察

1. 注意观察血压、心律、心率变化,以早期发现高血压对心脏的影响。对血压明显升高,伴有左心室肥大的病人,一旦发现有左心衰竭的表现,应立即给予半卧位,氧气吸入,按医嘱进行抗心衰处理。

2. 观察有无低钾血症的表现,如出现恶心、呕吐、腹胀、乏力、心律失常等表现,应及时测血钾和描记心电图,并与医师联系和配合处理。

3. 注意观察病人进食量和有无糖尿病表现,必要时及早做糖耐量试验或检测血糖,以明确诊断。

4. 观察病人水肿情况,每天测体重变化,记录24小时液体出入量。

【护理评价】

1. 病人能否正确认识并适应身体外形的改变,积极配合治疗和护理。

2. 病人水肿是否减轻或消失。

3. 病人是否认识到引起感染的危险因素,并有效预防;出现感染时是否能被及时发现和处理。

4. 病人能否采取正确、有效的预防措施,是否发生人为因素所致的受伤。

5. 病人是否发生心力衰竭、脑血管意外、类固醇性糖尿病,或一旦发生是否得到及时发现和控制。

第四节 糖 尿 病

糖尿病(diabetes mellitus,DM)是一组由于胰岛素分泌和(或)作用缺陷所引起的以慢性血葡萄糖水平增高为特征的代谢性疾病。长期糖类以及脂肪、蛋白质代谢紊乱可引起多系统损害,导致心脏、肾、眼、神经、血管等组织器官的慢性进行性病变、功能缺陷及衰竭。病情严重或应激时可发生酮症酸中毒、高渗性昏迷等急性严重代谢紊乱。

目前国际上通用WHO糖尿病专家委员会发布的病因学分类标准(1999),将糖尿病分为以下四类。

1. 1型糖尿病 由于胰岛β细胞破坏导致胰岛素绝对缺乏所引起的糖尿病,不包括已阐明病因的β细胞破坏所致的糖尿病。T1DM又分为自身免疫性和特发性两类。自身免疫性糖尿病指存在自身免疫机制参与发病的糖尿病。尚有很少一部分T1DM无自身免疫参与证据,其胰岛β细胞自身抗体检查始终为阴性,称特发性糖尿病。

2. 2型糖尿病 从以胰岛素抵抗为主伴胰岛素相对不足到以胰岛素分泌不足为主伴胰岛素抵抗所致的各种原因的糖尿病。

3. 其他特殊类型糖尿病

(1) 胰岛β细胞功能基因变异:①青年发病的成年型糖尿病;②线粒体基因突变糖尿病;③其他。

(2) 胰岛素作用基因异常:①A型胰岛素抵抗;②妖精貌综合征;③Rabson-Mendenhall综合征,亦称为C型胰岛素抵抗;④脂肪萎缩性糖尿病。

(3) 胰腺外分泌疾病:胰腺炎、创伤/胰腺切除术、肿瘤、囊性纤维化病、血色病、纤维钙化性胰腺病等。

(4) 内分泌疾病:如肢端肥大症、库欣综合征、胰升糖素瘤、嗜铬细胞瘤、甲状腺功能亢进症、生长抑素瘤、醛固酮瘤等均可引发糖尿病,称为继发性糖尿病。

(5) 药物或化学品所致糖尿病:很多药物可致胰岛素分泌功能受损,如吡甲硝苯脲、喷他脒、烟酸、糖皮质激素、甲状腺激素、二氮嗪、β肾上腺素受体激动剂、噻嗪类利尿药、苯妥英钠、干扰素等。吡甲硝苯脲和静脉应用喷他脒可永久性破坏β细胞。

(6) 感染:先天性风疹、巨细胞病毒感染等。某些病毒感染在有遗传易感基因的个体可致胰岛β细胞破坏而发生糖尿病。

(7) 不常见的免疫介导糖尿病:僵人综合征、抗胰岛素受体抗体(B型胰岛素抵抗)、胰岛素自身免疫综合征等。

(8) 其他:可能与糖尿病相关的遗传性综合征。

4. 妊娠糖尿病(gestational diabetes mellitus,GDM) 妊娠过程中初次发现的任何程度的糖耐量异常,均可认为是GDM,已知有糖尿病又合并妊娠者不包括在内。

【护理评估】

(一) 健康史(病因和诱因)

糖尿病的病因和发病机制较为复杂,至今尚未完全阐明。不同类型糖尿病的病因和发病机制各异,即使在同一类型中也不尽相同。

1. 1型糖尿病

(1) 遗传因素:遗传在1型糖尿病的发病中有一定作用。对1型糖尿病同卵双胎长期追踪,发生糖尿病的双生一致率可达50%。然而,从父母到子女的垂直传递率却很低,如双亲中一人患1型糖尿病,其子女患病的风险仅为2%~5%。遗传学研究显示1型糖尿病是多基因、多因素共同相互作用的结果。

(2) 环境因素:①病毒感染是最主要的环境因素。②化学因素。③饮食因素:据报道牛奶喂养的婴儿以后发生1型糖尿病的风险性高。

(3) 免疫因素:有遗传易感性的个体,当环境因素作用于机体,通过的介素-1(IL-1)等介导,操作胰岛β细胞。

2. 2型糖尿病

(1) 遗传易感性:2型糖尿病是一种多基因突变病,存在着遗传异质性(即不同患病因素出现高血糖)单卵双胎发病率一致可达90%。

(2) 环境因素:高热量饮食、体力活动不足、肥胖(尤其是中央型肥胖)以及人口老龄化、现代生活方式等。

(3) 胰岛素抵抗和β细胞功能缺陷:胰岛素抵抗指胰岛素作用的靶器官对胰岛素敏感性降低,同时出现代偿性高胰岛素血症,但血糖水平仍持续增高。β细胞功能缺陷主要表现为:①胰岛素分泌量的缺陷;②胰岛素分泌模式异常。

(4) 葡萄糖毒性和脂毒性:高血糖和脂代谢紊乱可降低胰岛素敏感性和损伤胰岛β细胞功能。

3. 急性并发症常见诱因

(1) 糖尿病酮症酸中毒(diabetic ketoacidosis, DKA):常见诱因是感染,饮食不当、胰岛素中断或不足,外伤、手术、妊娠、分娩、心肌梗死、严重精神刺激等。

(2) 高渗性非酮症糖尿病昏迷(hyperosmolar nonketotic diabetic coma,简称高渗性昏迷):常见诱因有感染、不合理限水及利尿剂的使用、口服某些药物如糖皮质激素、免疫抑制剂、噻嗪类利尿剂等,合并其他严重疾病如脑血管意外、严重肾疾患、血液和腹膜透析、急性胰腺炎、严重呕吐、腹泻等。有时在病程早期因误诊而输入葡萄糖,口服大量饮料、糖水等而诱发或促使病情恶化。

(二) 身体评估

1. 代谢紊乱综合征的症状 高血糖致高渗性利尿,使尿量增多、口渴多饮,血糖不能利用,尿糖排泄增多,导致饥饿食欲亢进。血糖不能利用,供能减少,耗能增多,蛋白质分解增强,形成负氮平衡,常伴消瘦乏力等表现。此为糖尿病的典型"三多一少"症状,即多尿、多饮、多食和体重减轻。

2. 常见类型糖尿病病人临床特点(表8-6-1)

表8-6-1 1型、2型糖尿病病人临床特点

	1型	2型
年龄	多<25岁	多>40岁
起病	急	缓慢
体型	瘦	肥胖或正常
血浆胰岛素	水平低	稍低于正常或高
血浆自身抗体	多(+)	多(-)
酮症倾向	明显	少
治疗	依赖胰岛素	不依赖胰岛素

3. 急性并发症 是指糖尿病急性代谢紊乱(酮症酸中毒、高渗性昏迷)以及在糖尿病降糖治疗中出现的乳酸酸中毒,低血糖症。

(1) 糖尿病酮症酸中毒:早期代偿阶段的临床表现为多尿、口渴、多饮、乏力、疲劳等原有糖尿病症状加重或首次出现。当酸中毒发展至失代偿后,病情迅速恶化,出现食欲减退、恶心、呕吐或有腹痛(易误诊为急腹症)、极度口渴、尿量显著增多等症状,常伴有头痛、烦躁、嗜睡、呼吸深快有烂苹果味(呼气中含有丙酮)、面颊潮红、口唇樱红。后期病人呈严重失水、尿量减少、皮肤黏膜干燥、弹性差、眼球松软下陷、眼压降低、声音嘶哑、脉搏细速、血压下降、四肢厥冷,并发休克或心、肾功能不全。当病情发展至晚期,各种反射迟钝甚至消失,终至昏迷。

(2) 高渗性非酮症糖尿病昏迷:起病早期常先有多尿、多饮,但多食不明显,以后逐渐出现神经精神症状,如迟钝、嗜睡、谵妄、抽搐,重者昏迷。

(3) 乳酸酸中毒昏迷:是各种不同原因引起的血乳酸持久性增高在5mmol/L以上,而pH<

7.35所致的临床综合征。临床少见,其预后严重,病死率高。

(4) 低血糖症:低血糖症状出现时静脉血浆葡萄糖浓度常低于2.8mmol/L,可出现一系列交感神经兴奋和中枢神经系统功能紊乱的症状,如虚弱、多汗、心悸、震颤、饥饿感、注意力不集中、视力障碍、意识模糊,甚至抽搐、昏迷。持续性严重低血糖将导致不可逆性脑损害,甚至致死。

4. 慢性并发症 糖尿病的慢性并发症可遍及全身各重要器官,各种并发症可单独出现或以不同组合出现,有些病人因并发症作为线索而发现糖尿病。

(1) 大血管病变

1) 糖尿病性心脏病:包括糖尿病心肌病、心脏自主神经病变及冠状动脉粥样硬化心脏。①心绞痛:可呈典型或不典型的发作,心电图呈明显心肌缺血性改变。②心肌梗死:无痛性心肌梗死、心肌梗死、心力衰竭、休克、心律失常等较常见。病死率较非糖尿病心肌梗死病人明显增高。③心脏自主神经受累:在静息时心率增快,活动时心率变化少,发生室颤致猝死,死前临床上无心律失常的表现。

2) 脑血管病变:缺血性脑血管病变如脑梗死或腔隙性脑梗死多见。

3) 糖尿病伴高血压:高血压常见,较非糖尿病人患病率明显增高。

(2) 微血管病变

1) 糖尿病性视网膜病变:是各类眼病致盲的重要原因之一,最常见的是晶体受累,形成白内障。视网膜病变是糖尿病眼病的重要表现,分为六期、两类。Ⅰ期:微血管瘤、小出血点;Ⅱ期:出现硬性渗出或伴有出血斑;Ⅲ期:出现棉絮状软性渗出或伴有出血斑;Ⅰ~Ⅲ期为单纯或背景性病变。Ⅳ期:新生血管形成、玻璃体出血;Ⅴ期:纤维血管增殖、玻璃体机化;Ⅵ期:牵拉性视网膜脱离、失明,Ⅳ~Ⅵ期为增殖型病变。此外,还有虹膜睫状体病变、黄斑病变以及青光眼等。

2) 糖尿病肾病:又称肾小球硬化症,因肾血管硬化所致,特征性改变是肾微血管病变所引起的肾小球硬化症,早期尿蛋白增高且逐渐增多,出现水肿、高血压,晚期有氮质血症,最终发生肾衰竭。

(3) 糖尿病神经病变

1) 周围神经病变:常见症状为肢端感觉异常(麻木、针刺感、灼热及或踏棉垫感等),呈手套或短袜状分布,有时痛觉过敏,随后出现肢痛,呈隐痛、刺痛或烧灼样痛,夜间及寒冷季节加重,音叉震动感减弱或消失,触觉和温度觉有不同程度减弱。后期可累及运动神经,出现肌力减弱以至肌萎缩和瘫痪。

2) 自主神经病变:临床表现为瞳孔改变(缩小且不规则、光反射消失、调节反射存在),排汗异常(无汗、少汗或多汗),胃排空延迟(胃轻瘫)、腹泻或便秘、直立性低血压、持续心动过速以及残尿量增加、尿失禁、尿潴留、阳痿等。

(4) 糖尿病足:是指由于下肢远端神经病变、不同程度周围血管病变等因素引起的足部(踝关节或踝关节以下)溃疡、感染和(或)深层组织破坏。轻者表现为足部畸形、皮肤干燥和发凉、胼胝(高危足);重者可出现足部溃疡、坏疽。常见的诱因有搔抓、烫伤、碰撞伤、修脚损伤及新鞋磨破伤。糖尿病足是截肢、致残的主要原因。

(5) 感染:糖尿病病人常发生疖、痈等皮肤化脓性感染,易反复发生,有时可引起败血症和脓毒血症。皮肤真菌感染(体癣、足癣、甲癣)很常见。真菌性阴道炎和巴氏腺炎是女病人常见的合并症,多为白色念珠菌感染,血糖控制不佳时易反复发生。膀胱炎和肾盂肾炎常见于女性病人。糖尿病合并肺结核的发病率高于非糖尿病人群。

(三) 辅助检查

1. 尿糖测定 尿糖阴性不能排除糖尿病可能。尿糖是发现和诊断糖尿病的重要线索。

2. 血糖测定 血糖升高是诊断糖尿病的主要依据,也是判断糖尿病病情和评价糖尿病控制状况的主要指标。

3. 口服葡萄糖耐量试验(OGTT) 当血糖高于正常范围而又未达到诊断糖尿病标准时,须进行OGTT。做OGTT前三天每天进碳水化合物不能少于150g,试验前禁食至少10小时,试验日清晨,空腹抽静脉血后,成人口服75g无水葡萄糖(WHO建议),溶于250~300ml水中,5分钟内饮完,饮葡萄糖水后1小时、2小时测静脉血浆葡萄糖。

4. 糖化血红蛋白(GHbA1) 可反映近2~3个月的血糖总的水平及血糖控制的程度。

5. 胰岛β细胞功能检查 胰岛素释放试验和C肽释放试验,反映基础和葡萄糖介导的胰岛素释放功能,有助于了解β细胞功能(包括储备功能)和指导治疗。前者测定受血清中胰岛素抗体和外源性胰岛素干扰。后者不受干扰。

6. 脂代谢紊乱和并发症检查 糖尿病时常伴脂代谢紊乱,血浆总胆固醇、低密度脂蛋白胆固醇、高密度脂蛋白胆固醇和甘油三酯应列为常规检测项目。有条件时,尿微量白蛋白排泄率也应列为常规,以便能早期发现糖尿病肾病。急性严重代谢紊乱时要做酮体、电解质、酸碱平衡检查。定期进行心、肝、肾、脑、眼科以及神经系统的各项辅助检查,以便早期发现并发症倾向。

7. 其他检查 自身抗体测定,胰岛素敏感性检查,基因分析等。

(四) 心理社会资料

由于糖尿病是一种终身需药物治疗性疾病,不仅因糖尿病急性并发症导致生命危险,更重要的是由于各种慢性并发症,导致糖尿病病人的生活质量的下降。另外昂贵的医疗费用也给家庭、社会带来了沉重的负担。

【护理诊断/问题】

1. 营养失调:高于机体需要量或低于机体需要量 与胰岛素分泌绝对或相对不足,导致糖、脂肪、蛋质代谢紊乱有关。

2. 有感染的危险 与营养不良及微循环障碍有关。

3. 焦虑 与血糖控制不佳及长期治疗加重经济负担有关。

4. 知识缺乏 缺乏糖尿病的相关知识。

5. 潜在并发症:低血糖反应,糖尿病酮症酸中毒,高渗性非酮症糖尿病昏迷。

【护理目标】

1. 病人血糖、体重达到或接近正常水平。

2. 病人掌握感染的诱发因素,能积极采取合适的方法预防感染。

3. 病人能正确地对待自己的健康状况,有效地控制焦虑。

4. 病人能获取糖尿病有关知识,自我护理能力增强。

5. 病人未发生糖尿病急性并发症或发生时能及时发现和处理。

【护理措施】

(一) 心理护理

糖尿病是一种心身疾病,稳定病人的思想情绪,对治疗效果至关重要。使病人明确糖尿病虽是终身性疾病,但又是能控制好的疾病,只要做到医患长期密切合作,血糖会得到控制,并发症的产生会延缓或减少,从而达到正常的生活质量。参加有益的活动,多与人交往,如糖尿病知识讲座,糖尿病病友联谊会。通过参加活动,多了解防病治病知识,学会科学地对待疾病、轻松愉快地生活。

(二) 饮食护理

1. 计算每日所需总热量 按病人的性别、年龄、身高查表或用简易公式计算理想体重,理想体重(kg)=身高(cm)-105。参照理想体重和活动强度计算每日所需总热量(表8-6-2)。儿童、孕妇、乳母、营养不良或消耗性疾病者应酌情增加,使病人体重恢复至理想体重的±5%左右。

表8-6-2 糖尿病病人每日每千克体重所需热量(kcal)

体型	卧床	轻体力劳动	中体力劳动	重体力劳动
肥胖	15	20~25	30	35
正常	15~20	30	35	40
消瘦	20~25	35	40	40~45

2. 营养素的热量分配 碳水化合物占总热量的50%~60%,提倡食用粗制米、面和适量杂粮,忌食蔗糖、葡萄糖、蜜糖及其制品,如各种糖果、甜糕点、冰淇淋及含糖软饮料等。脂肪占总热量的20%~25%。尽量食用含不饱和脂肪酸的植物油,如橄榄油、苦茶油等,忌食或少食含饱和脂肪酸的动物油,少食煎、炸食品。宜多采用炖、烤、烧、清蒸、水煮、凉拌等方式烹调食物。蛋白质占总热量的15%~20%,美国糖尿病学会建议糖尿病病人每日蛋白质摄入量应限制在每千克体重0.8g以内为宜。糖尿病肾病时,早期即应减少蛋白质的摄入量,血尿素氮升高者,应限制摄入量。生长发育期青少年、妊娠或哺乳、营养不良和伴消耗疾病时,蛋白质摄入量可适当增加。每克碳水

化合物和蛋白质分别产热16.8kJ,每克脂肪产热37.8KJ。

3. 制定食谱 每日总热量及营养素组成确定后,可按每日三餐分配为1/5、2/5、2/5或1/3、1/3、1/3;也可按4餐分配为1/7、2/7、2/7、2/7。提倡少食多餐,减轻餐后胰岛负担,也可避免餐后高血糖及药物高峰时出现低血糖。

4. 其他 饮食中应增加纤维含量,每日的饮食所提供的纤维素不低于40g。高纤维素食品如粗粮、蔬菜、水果、魔芋等。糖尿病病人每日的食盐摄入量不应超过6g,有高血压者应<3g。糖尿病病人应忌酒,大量饮酒可诱发酮症酸中毒,长期饮酒可引起乙醇性肝硬化、胰腺炎等。

(三) 运动护理

1. 运动方式 提倡"有氧运动",如快走、慢跑、骑自行车、打乒乓球、健身操、太极拳、游泳、跳交谊舞、爬楼梯、登山等。

2. 运动时间和运动量 以早餐或晚餐后0.5~1小时后为运动最佳时间,运动时间自30分钟左右,逐步延长至1小时或更久。衡量运动强度最简要的方法是在运动时能否自然交谈,周身发热、出汗,但不是大汗淋漓,气喘吁吁。通常用测量心率的方法来衡量运动量,一般认为运动中的心率保持在(220-年龄)×(60%~85%)的范围之内为宜。

3. 运动注意事项 ①运动前后应有准备活动和整理活动,以免因血管调节功能障碍而发生晕厥。②血糖>14mmol/L、血酮增高、有应激情况、较重的心脑血管病变、眼底和肾脏病变及1型糖尿病病人,应避免运动或减少运动量。③若运动中出现胸闷、胸痛、视力模糊等,应立即停止并及时处理。④运动时要随身携带糖果,当出现低血糖症状时及时服用。⑤运动要避开恶劣天气;要随身携带糖尿病卡。

(四) 用药护理

1. 口服降糖药的护理

(1) 磺脲类:应在餐前半小时服用。主要副作用是低血糖反应,与药物剂量过大、饮食不妥、体力活动过度、饮含乙醇饮料、使用长效制剂(如格列本脲和格列美脲)或同时应用增强磺脲类降糖作用药物等有关。其他副作用有消化道症状(恶心、呕吐、消化不良等,偶见肝功能损害、胆汁淤滞性黄疸);血液系统症状(白细胞减少、粒细胞缺乏、再生障碍性贫血、溶血性贫血、血小板减少)、皮肤过敏反应(皮肤瘙痒、皮疹和光敏性皮炎等),这些副作用少见,一旦出现,应立即停药。

(2) 双胍类:常见副作用是胃肠道反应,表现为口干苦和金属味、厌食、恶心、呕吐、腹泻等,进食中服药及由小剂量开始可减轻。偶有过敏反应,表现为皮肤红斑、荨麻疹等。双胍类药物最严重的副作用是可能诱发乳酸性酸中毒,但少见。准备作静脉注射碘造影剂检查的病人应事先暂停服用双胍类药物。

(3) 葡萄糖苷酶抑制剂:应在进食第一口食物时嚼服,主要副作用是腹胀、腹泻、肠鸣音亢进等。

(4) 噻唑烷二酮类:一般在餐前30分钟服用,服药要按时、按量,不得随意增减。常见副作用有头痛、头晕、乏力、恶心、腹泻,少见有轻至中度贫血、水肿、体重增加和高胆固醇血症等。部分病人可出现肝功能异常,少数可发生肝损害。

2. 胰岛素治疗的护理

(1) 给药途径:胰岛素最常用的给药途径为皮下注射,也可以通过静脉给药,唯一可经静脉注射的胰岛素是普通胰岛素。近来,人们研发了胰岛素吸入剂:有经肺、口腔黏膜和鼻腔黏膜吸收3种方式,目前已开始上市。胰岛素皮下注射的常用部位有上臂、腹壁、臀部及大腿前外侧。通常腹壁注射吸收最快,其次分别为上臂、大腿和臀部。皮下给药的注射器有胰岛素专用注射器、胰岛素笔和胰岛素泵3种。

(2) 胰岛素制剂的保存:胰岛素不能冰冻保存,应避免温度过高、过低(不宜>30℃或<2℃)及剧烈晃动。已开封者只需保存于室内阴凉处即可,通常保存在低于25℃室温内1个月,效价不会受到影响。

(3) 胰岛素的混合:某些病人需要混合使用短、长效胰岛素,混合时,应先抽吸短效胰岛素,再抽吸长效胰岛素,然后混匀,不可相反,以免将长效胰岛素混入短效胰岛素而影响其速效性。

(4) 胰岛素疗效的观察:定期监测空腹、早、中、晚和(或)夜间血糖、观察血糖控制情况。

(5) 胰岛素的副作用

1) 低血糖反应:是主要副作用,与剂量过大和(或)饮食不调有关。

2) 脂肪营养不良:为注射部位皮下脂肪萎缩或增生,停止在该部位注射后可缓慢自然恢复。

3) 胰岛素过敏反应:通常表现为注射部位

瘙痒,继而出现荨麻疹样皮疹,全身性荨麻疹少见,可伴恶心、呕吐、腹泻等胃肠症状,罕见严重过敏反应(如血清病、过敏性休克)。处理措施包括更换胰岛素制剂,使用抗组胺药、糖皮质激素以及脱敏疗法等。严重者停用或暂时中断胰岛素治疗。

4)其他:胰岛素治疗初期可因钠潴留而发生水肿,可自行缓解而无须特殊处理。部分病人胰岛素治疗后可出现视力模糊,为晶体屈光改变,多于数周内逐渐恢复。

(五)并发症的护理

1. 感染　糖尿病病人免疫力差,抵抗力降低,易并发各种感染,因此,预防感染十分重要。①要注意个人卫生,保持全身和局部清洁,做到勤擦洗、勤更衣;因尿糖的刺激,会阴部常有瘙痒,尤其是女病人,要经常清洗外阴并保持干燥;保持口腔卫生,预防上呼吸道感染。②如有因自主神经功能紊乱而造成的尿潴留,尽量采取热敷、按摩等方法排尿,避免导尿,必须导尿时要严格执行无菌操作。③饮食控制合理而不过分,保证足够的热量和蛋白供给,以增强机体抵抗力。④各项操作均应严格无菌要求实施消毒;发现有感染的表现及时报告医生处理。

2. 糖尿病足　①每天检查足部,了解足部有无感觉减退、麻木、刺痛;观察皮肤颜色、温度及足背动脉搏动情况;注意检查趾甲、趾间、足底部有无胼胝、鸡眼、甲沟炎、甲癣,是否发生红肿、青紫、水疱、溃疡、坏死等损伤。定期做足部感觉的测试。②保持足部清洁:每天用温水洗脚,水温宜控制在≤40℃,洗脚时间为15分钟。③预防外伤:不能赤脚走路,以防刺伤;不可穿拖鞋外出,以免踢伤;每天检查确保鞋内无异物和里衬平整,鞋袜平软、宽松、清洁,以棉袜为佳;有视力障碍的病人,应由他人帮助修剪指甲,指甲要与脚趾平齐,避免修剪太短;有鸡眼或胼胝时,要找皮肤科医师诊治;冬天使用热水袋、电热毯或烤灯时谨防烫伤,同时应注意预防冻伤。④每天适时进行踢腿运动,促进肢体血液循环。⑤有破溃、感染及时处理。

3. 低血糖反应的护理　指导病人学会识别低血糖反应的临床表现及处理措施,急救措施:应尽快给予糖分补充,可给予糖果、饼干,严重者立即静脉注射50%葡萄糖。指导病人加强防范,外出要携带一定量的糖类食物,使用胰岛素者要随身携带急救卡,卡上记录急救的有关知识和病人的有关信息,如姓名、家庭住址、单位及电话号码等,以便于联系,获得必要的帮助。

4. 酮症酸中毒、高渗性非酮症糖尿病昏迷　①告知病人及家属糖尿病酮症酸中毒和高渗性昏迷发生的诱因和早期征兆,以避免其发生和及早发现。②严密观察和记录病人生命体征、神志、24小时出入水量,观察病人有无酮症酸中毒、高渗性昏迷的先兆征象。③急救处理:准确执行医嘱,立即建立静脉通路,确保液体和胰岛素的输入;病人绝对卧床休息,吸氧,预防继发感染;加强生活护理,特别是皮肤护理和口腔护理;昏迷者按昏迷常规护理。

【护理评价】

1. 病人血糖是否控制良好,体重是否达到或接近正常水平。

2. 病人是否掌握感染的诱发因素,能否积极采取合适的方法预防感染。

3. 病人能否正确地对待自己的健康状况。

4. 病人是否已获取糖尿病有关知识,具有一定的自我护理能力。

5. 病人是否发生糖尿病急性并发症或发生时能否及时发现和处理。

第五节　痛　风

痛风(gout)为嘌呤代谢紊乱和(或)尿酸排泄障碍所致血尿酸增高的一组异质性疾病。高尿酸血症(hyperuricemia)、反复发作的痛风性关节炎、痛风石、关节畸形及功能障碍、慢性间质性肾炎和尿酸性尿路结石为本病的临床特点。根据其病因可分为原发性和继发性两大类。其中以原发性痛风占绝大多数。

【护理评估】

(一)健康史

1. 原发性痛风　多由先天性嘌呤代谢异常所致,属遗传性疾病,且与肥胖、原发性高血压、血脂异常、冠心病、糖尿病、胰岛素抵抗关系密切。

2. 继发性痛风　可由肾病、血液病、药物及高嘌呤食物等多种原因引起。

(二)身体评估

1. 无症状期　仅有血尿酸的持续或波动性增高。从尿酸增高至症状出现,时间可长达数年至10年,有些终身可不出现症状。但随着年龄的增长痛风的患病率增加,其症状出现与高尿酸血症的水平和持续时间有关。

2. 急性关节炎期　急性关节炎是痛风的首发症状,为尿酸盐结晶、沉积引起的炎症反应。常在午夜或清晨突然起病,多呈剧痛,数小时内出现受累关节的红、肿、热、痛和功能障碍,以单侧踇趾及第一跖趾关节最常见,其次为踝、膝、腕、指、肘关节。可有关节腔积液,伴发热、白细胞增多等全身症状。初次发作常呈自限性,一般 1~2 天或数周自行缓解,此时受累关节局部出现脱屑和瘙痒,为本病特有的表现。缓解期可达数月、数年甚至终生。急性关节炎多于春秋发病,酗酒、过度劳累、关节受伤、手术、感染、寒冷、摄入高蛋白和高嘌呤饮食为发病的常见诱因。

3. 痛风石及慢性关节炎期　痛风石(tophi)是痛风的一种特征性损害,是尿酸盐沉积所致。痛风石常见于耳轮、跖趾、指间和掌指关节,呈黄白色大小不一的隆起,小如芝麻,大如鸡蛋,初期质软,随纤维增多逐渐变硬如石。常为多关节受累,以远端多见,受累关节可表现为以骨质缺损为中心的关节肿胀、僵硬、畸形及周围组织的纤维化和变性。严重时患处皮肤发亮、菲薄,破溃排出白色尿酸盐结晶,瘘管不易愈合。

4. 肾病变　是特征性病理变化之一。尿酸盐结晶沉积可引起慢性间质性肾炎,进一步累及肾小球血管床,而出现蛋白尿、夜尿增多、血尿和等渗尿,进一步发展可发生高血压、氮质血症等肾功能不全表现。最终可因肾衰竭或并发心血管病而死亡。约 10%~25% 的病人有肾尿酸结石,呈泥沙样,无症状,较大者可发生肾绞痛、血尿,易并发感染。当结石引起梗阻时导致肾积水、肾盂肾炎、肾积脓或肾周围炎,感染的情况下会加速结石的增长和肾实质的损害。

5. 代谢综合征　高尿酸血症常伴有肥胖、原发性高血压、高脂血症、2 型糖尿病、高凝血症、高胰岛素血症为特征的代谢综合征。

(三) 辅助检查

1. 血、尿酸测定　血尿酸男性>7.0mg/dl,女性>6.0mg/dl 则可确定为高尿酸血症。限制嘌呤饮食 5 日后,每日尿中尿酸的排出量>600mg,提示尿酸增多。

2. 滑囊液或痛风石内容物检查。

3. 其他检查　X 线检查、CT、MRI、关节镜检查等。

(四) 心理社会资料

由于反复发作的痛风性关节炎、病情迁延不愈、关节畸形等,病人常表现悲观、失望等不良心理反应。

【护理诊断/问题】

1. 疼痛　与尿酸盐结晶、沉积于关节引起炎症反应有关。

2. 躯体活动障碍　与关节受累、关节畸形有关。

3. 知识缺乏　缺乏与痛风相关的饮食知识。

4. 有皮肤完整性受损的危险　与痛风石可能引起皮肤破溃、瘘管形成有关。

5. 焦虑　与关节疼痛反复发作、病情迁延不愈有关。

【护理目标】

1. 病人疼痛减轻。

2. 增进病人自我照顾的能力。

3. 病人对疾病知识的认知增加。

4. 病人认识到引起皮肤完整性受损的危险因素,并有效预防感染和促进伤口愈合。

5. 病人能正确地对待自己的健康状况,有效地控制焦虑。

【护理措施】

(一) 一般护理

1. 休息与体位　急性痛风性关节炎期,病人有关节红、肿、热、痛和功能障碍外,常伴有发热,应绝对卧床休息,抬高患肢制动,避免关节负重。可在床上安放支架支托被盖,减少患部受压。关节疼痛缓解 72 小时后可恢复活动。

2. 局部护理　手、腕或肘关节受累时,为减轻疼痛,可用夹板固定制动,也可在受累关节予以冰敷或 25% 硫酸镁湿敷,消除关节的肿胀和疼痛。痛风石严重时,可导致局部皮肤破溃,因此要注意保持局部清洁,防止感染发生。

3. 减轻病人的焦虑情绪　①为病人提供安静的环境,减少由于疼痛影响进食和睡眠;②当疼痛减轻时,护士应尽可能向病人讲解痛风的有关知识,让病人理解饮食与疾病的关系,为病人提供恰当的饮食治疗计划。

4. 饮食护理　①肥胖病人应限制总热量摄入;②避免进食动物内脏、鱼虾类、蛤蟹、肉类、菠菜、蘑菇、黄豆、扁豆、豌豆、浓茶等嘌呤含量高的食物;③饮食宜清淡、宜消化,忌辛辣和刺激性食物;④严禁饮酒,指导病人进食碱性食物,如牛奶、鸡蛋、马铃薯、蔬菜、柑橘类水果;⑤多饮水,每天在2000ml以上,增加尿酸的排泄。

(二) 用药护理

1. 排尿酸药物 此类药物主要抑制近端肾小管对尿酸的重吸收,从而增加尿酸的排泄,降低尿酸水平,适合肾功能良好者;当内生肌酐清除率<30ml/min时无效;已有尿酸盐结石形成,或每日尿排出尿酸盐>3.57mmol(600mg)时不宜使用。常用药物:①苯溴马隆(benzbromarone);②丙磺舒(probenecid,羧苯磺胺)。使用苯溴马隆、丙磺舒等可以出现皮疹、发热、胃肠道反应,在使用期间嘱病人多饮水、口服碳酸氢钠等碱性药物。

2. 抑制尿酸生成药物 通过抑制黄嘌呤氧化酶,使尿酸的生成减少,适用于尿酸生成过多或不适合使用排酸药物者。常用药物:别嘌醇(allopurinol)。

3. 碱性药物 常用药物为碳酸氢钠,该药可碱化尿液,使尿酸不易在尿中积聚形成结晶。长期大量服用可致代谢性碱中毒,并且因钠负荷过高引起水肿。

4. 急性痛风性关节炎期的治疗 其药物包括秋水仙碱、非甾体类抗炎药、糖皮质激素。

(1) 秋水仙碱(colchicine):是治疗急性痛风性关节炎的特效药,用药过程中注意观察有无胃肠道反应。若一开始口服即出现恶心、呕吐、厌食、腹胀和水样腹泻等反应,可采取静脉用药。在静脉用药时应缓慢推注(5~10分钟),且在推注时切勿漏出血管外,以免造成组织坏死。

(2) 非甾体类抗炎药:通过抑制花生四烯酸代谢中的环氧化酶活性,进而抑制前列腺素的合成而达到消炎镇痛。常用药物:①吲哚美辛;②双氯绿芬酸;③布洛芬;④罗非昔布。

(3) 糖皮质激素:上述药物治疗无效,或不能使用秋水仙碱和非甾体类抗炎药物时,可考虑使用糖皮质激素或ACTH短程治疗。应观察有无活动性消化性溃疡和消化道出血。

【护理评价】

1. 病人疼痛是否减轻。
2. 病人自我照顾的能力是否提高。
3. 病人对疾病知识的认识是否增加。
4. 病人是否认识到引起皮肤完整性受损的危险因素,并有效预防感染和促进伤口愈合。
5. 病人是否能正确地对待自己的健康状况,有效地控制焦虑。

(蒋岳霞)

第七章

风湿性疾病病人的护理

风湿性疾病(rheumatic diseases,简称风湿病)是泛指病变累及骨、关节及其周围软组织,如肌肉、肌腱、滑膜、韧带、神经等的一组疾病。临床以骨、关节、肌肉疼痛为主要表现,病程迁延,发作与缓解交替出现,部分病人可引起脏器功能损害,严重者可导致功能衰竭。风湿性疾病病种繁多、病因复杂,主要与感染、免疫、代谢、内分泌、退行性、环境、遗传、肿瘤等多种因素有关。

第一节 系统性红斑狼疮

系统性红斑狼疮(systemic lupus erythematosus,SLE)是一种表现有多系统损害的慢性系统性自身免疫病。病人血清具有以抗核抗体为代表的多种自身抗体。本病病程迁延,病情呈缓解和急性发作相交替。

SLE 广泛分布于世界各地,以女性多见,尤其是 20~40 岁的育龄女性,育龄年龄男女之比约为 1:8~1:9,老年人与幼儿的男女之比约为 1:2~1:3。本病病因未明,大量研究提示遗传、性激素、环境等与本病的发病有关。性激素、环境因素作用于带有易感基因的人体,使其免疫功能失调,产生大量自身抗体引起第 Ⅱ 及第 Ⅲ 型免疫反应,导致多器官、组织损伤。主要病理变化为炎症反应和血管异常。

由于诊断和治疗方法不断进步,许多病人能得到早期诊断、合理治疗、精心护理,预后大为改观,10 年生存率已达 90% 以上。目前对 SLE 的治疗原则为纠正免疫功能失调和抑制炎症反应,以保持病人临床缓解。对仅有皮疹、发热或关节症状,而无明显内脏损害的轻症病例,可用非甾体类抗炎药;如症状严重或有内脏损害者,需及时给予糖皮质激素,常用泼尼松口服,效果不佳时,可以用免疫抑制剂如硫唑嘌呤、环磷酰胺等,必要时可用血浆置换疗法。

【护理评估】

(一)健康史

询问有无遗传因素、感染、日光暴晒或紫外线照射下可诱发 SLE 或使原有症状激化,是否服用某些药物如苯妥英钠、肼屈嗪(肼苯哒嗪)、普鲁卡因胺、异烟肼等。

(二)身体评估

SLE 不同病人的症状严重程度很不相同。起病可暴发性、急性或隐匿性,多数病人有乏力、发热、关节痛、皮疹及某一脏器受累的相应症状。

1. **发热** 为常见症状,90% 病人在病程初期及病程中有反复发热。病起时可有乏力,低热或长期不规则发热、弛张热或稽留热等不同热型,热前无明显畏寒及寒战。

2. **关节肌肉表现** 90% 以上病例累及关节。关节疼痛往往为首发症状,关节肿痛常为对称性,多见于手的近端指间关节,足、膝、腕、踝关节,一般无骨质异常,关节痛肿消退后不留后遗症。如长期服用激素可致股骨头无菌性坏死。约 50% 病人伴有肌肉疼和压痛,有时伴肌腱炎或腱鞘炎。

3. **皮肤黏膜损害** 80% 病例有皮肤损害。最常见于颜面、四肢暴露部位出现对称性皮疹,典型者面颊及鼻梁部位出现不规则、水肿性鲜红或紫红色蝶形红斑,少数呈盘形红斑。红斑上毛细血管明显扩张、有鳞屑,去掉鳞屑可见毛囊口扩大,缓解时红斑可消退,留下棕黑色色素沉着。晚期可出现皮肤萎缩、瘢痕及皮肤色素消失。也可在手掌大小鱼际肌部位的皮肤、指端及甲周,出现红斑、紫癜、网状瘀斑。口腔黏膜可有反复发作无痛性溃疡。约 1/4 病人有脱发,15%~20% 病人表现为遇冷后对称性指(趾)端苍白,发绀和潮红等肢端小动脉痉挛,称雷诺现象。在日光暴晒下或紫外线照射下常使病情加重或复发,称光敏感。

4. **肾脏损害** 50%～70% SLE 病例出现肾脏病变发生狼疮性肾炎。表现为镜下血尿、蛋白尿、血尿、管型尿、下肢水肿、高血压及肾病综合征。早期肾功能可正常,晚期可发展成尿毒症,是 SLE 死亡的常见原因。

5. **浆膜炎** 1/3 病人有单侧或双侧胸膜炎,30% 病人有心包炎,少数病人有腹膜炎。各部位的浆膜炎可伴少量或中等量渗出液。

6. **心脏损害** 可有心包炎、心肌炎及心内膜炎。心肌炎病人易发生心力衰竭。

7. **呼吸系统** 10% 病人可有狼疮性肺炎,5% 可出现间质纤维化。

8. **消化系统** 可有恶心、呕吐、纳差、腹泻、痉挛性腹痛。

9. **精神神经系统表现** 20% 病人可累及中枢神经系统出现精神及神经系统症状。精神症状可有激动不安、抑郁、幻觉、强迫观念、偏执狂等;神经系统常见表现有头痛、癫痫、偏瘫或截瘫、失语等。

10. **血液系统** 6%～15% 可有自身免疫性溶血性贫血,少数病人可有血小板、白细胞减少。

11. **淋巴结** 可出现无痛性、轻或中度淋巴结肿大,多见于颈部、双腋下。

(三) 辅助检查

1. **血液检查** 多数病人有轻至中度贫血,半数病人血白细胞总数在 $(2～4.5)×10^9/L$。1/3 病人有血小板减少,血沉常增快。

2. **免疫学检查**

(1) 抗核抗体(ANA):阳性率达 95%,但特异性差。

(2) 抗 Sm 抗体:是 SLE 的标志抗体,对 SLE 的特异性高,但敏感性差。

(3) 抗双链 DNA 抗体:特异性高,阳性率约为 60%。

(4) 蛋白质与补体:大多数病人 $α_2$ 及 γ 球蛋白增高,IgG 升高,总补体(CH50)下降,补体 3(C3)降低常提示狼疮活动。

(5) 细胞免疫功能:SLE 细胞免疫功能紊乱显著,如淋巴细胞粒化、花环形成均有减低;TH、TS 明显减少,TH、TS 比值显著下降,NK 细胞活性减低等,病情缓解时,可有一定恢复。

【护理诊断】

1. 皮肤黏膜完整性受损 与自身免疫性疾病、血管痉挛、药物(激素、免疫抑制剂)副作用有关。

2. 疼痛 与关节的免疫性炎症、内脏损害有关。

3. 体温过高 与免疫性炎症有关。

4. 体液过多 与肾损害、心脏损害心输出量减少有关。

5. 潜在并发症:肾功能损害/神经系统损害。

6. 焦虑 与容貌改变、多器官损害、自理能力下降、治疗效果欠佳有关。

7. 知识缺乏 病人不了解疾病的过程,治疗及自我保健知识。

【护理目标】

1. 保持病人皮肤黏膜完整,无皮疹及皮肤破损,脱发减少,指(趾)颜色正常。

2. 病人关节疼痛减轻或消失。

3. 维持病人体温正常。

4. 维持病人水、电解质平衡,表现为水肿减退、血钠、血钾水平正常。

5. 无肾、神经系统损害并发症发生。

6. 病人焦虑症状减轻或消失。

7. 病人学会预防疾病复发及自我保健知识。

【护理措施】

(一) 病情观察

观察病情变化:①高热、关节和肌肉疼痛。②皮肤、黏膜方面:皮疹、溃疡、红斑等。③肾脏方面:水肿、尿液检查结果、24 小时出入量、血清电解质、肾功能等。④血液系统:血红蛋白、出血倾向等。⑤神经系统:头痛、意识障碍、精神错乱等。⑥胃肠道:恶心、呕吐、腹痛、腹泻、腹水、便血等。⑦心、肺方面:浆膜腔积液、心力衰竭等。

(二) 保持皮肤黏膜完整

1. **指导病人避免接触紫外线** 将病人安置在背阳的病室中,并挂窗帘,避免阳光直接照射和寒冷刺激,病室不用紫外线消毒。病人在太阳下应使用保护性太阳遮蔽屏,戴宽沿帽或打伞,戴上保护性眼罩,禁日光浴。

2. **皮损的护理** 皮损处可用清水冲洗,用 30℃ 左右温水湿敷红斑处,每日三次,每次 30 分钟,可促进血液循环,有利于鳞屑脱落。局部忌用碱性肥皂、化妆品或其他化学药品,可外用皮质类固醇激素霜剂涂擦。

3. 口腔溃疡的护理 避免食用刺激性食物；晨起、睡前及每次进食后用消毒液（双氧水或4%苏打水）漱口或擦洗口腔，以防感染；有感染者可用1∶5000呋喃西林液漱口，局部涂碘甘油、中药冰硼散、锡类散或利福平口腔药膜；如有真菌感染可口含制霉菌素50万U每日3次或1%～4%克霉唑液漱口每日3～4次。

4. 脱发的护理 每周温水洗头两次，边洗边按摩，也可用梅花针轻刺头皮，每天2次，每次15分钟，刺激头发生长。指导病人避免引起脱发的因素如染发、烫发、卷发等，建议病人剪成短发，鼓励病人采取一定的方法掩盖脱发（如头巾、帽子、戴假发）以维护自尊。

5. 雷诺现象的护理 指导病人避免在寒冷空气中暴露过长的时间，在寒冷环境里要多穿衣服，使用保暖的袜子、手套保持肢体末梢温暖，尽量避免使用收缩血管的药物，告诉病人避免饮咖啡和吸烟，以免加重血管收缩；必要时遵医嘱使用血管扩张剂。

6. 血象（三系）下降时，嘱病人注意个人卫生，必要时进行保护性隔离。当血小板低于$20\times10^9/L$时，嘱病人绝对卧床，防止外伤，严密观察有无自发性出血。

（三）减轻疼痛

1. 指导病人保持舒适的体位缓解疼痛。

2. 遵医嘱给予非甾体类抗炎药：阿司匹林1克每日3次或吲哚美辛25～30mg，每日2次。此类药可引起胃肠道反应，影响肾血流灌注，宜饭后服药，有肾损害者慎用。

3. 根据病情选用理疗如热敷、热水浴、红外线、超短波等减轻疼痛。

4. 指导病人使用放松术、分散注意力方法缓解疼痛。

5. 必要时遵医嘱使用非麻醉性止痛药。

（四）维持体液平衡

1. 给予高蛋白、高维生素、低盐饮食，但有严重心、肾衰竭，明显水肿者给低盐低蛋白饮食。

2. 每天测体重、记录24小时出入水量、监测血钠、血钾变化。

3. 因病情需要而必须输血浆或液体时，一定要注意输液速度，防止发生急性肺水肿。

4. 对发热病人鼓励多饮水，给予物理降温措施，但避免醇浴，遵医嘱给予退热剂、非甾体类抗炎药。

（五）肾损害的护理

1. 遵医嘱给予糖皮质激素及免疫抑制剂。常用泼尼松10～20mg，每日3～4次，一般治疗4～6周，病情明显好转后开始减量，每1～2周减5mg，最后减至5～10mg/d维持，采用每日1次或隔日服用的方法减少副作用，病情完全缓解后停药。护士应了解治疗方案，指导病人规律用药，观察不良反应，药物减量时宜慢，如减量过快可引起病情"反跳"。症状重或用激素治疗无效者，可加用免疫抑制药环磷酰胺50mg，每日3次口服，病情好转后减半，连用2～3个月。本类药物可抑制骨髓，故应定期检查血象。

2. 有明显肾功能不全、氮质血症甚至尿毒症者按慢性肾衰竭常规护理。

（六）神经系统损害的护理

1. 注意观察病人精神状态及神经系统活动，及早发现精神障碍及神经系统受损的表现，及时通知医生处理。

2. 当病人出现精神障碍、神经损害时由专人护理，移走室内潜在危险物品，减少环境刺激，为病人提供安全、良好的环境和护理。

3. 遵医嘱给予糖皮质激素、免疫抑制剂。

（七）心理护理

1. 鼓励病人表达自己的感受，对病人表现的焦虑、消极情绪表示理解。

2. 耐心向病人解释病情，告诉病人由于诊断水平的提高，治愈率及生存率大有改观，大部分病人能长期生存，以增强病人对治疗的信心，消除心理紧张和顾虑。

3. 了解病人的需要并尽力满足，使病人有安全、信赖感。

4. 进行检查、治疗、护理操作时应耐心解释，消除病人恐惧感。

5. 指导病人使用放松术如深呼吸、听音乐等，分散病人注意力，减轻焦虑症状。

（八）健康教育

向病人介绍疾病的表现、治疗及自我保健知识。

1. 本病是慢性病，缓解与发作交替进行，病人及家属应作长期治疗的思想准备，定期复查，若症状复发需及早就医。

2. 避免一切使病变复发或加重的因素如日晒、感染、过度疲劳、妊娠、精神刺激等，禁用诱发本病的药物如苯妥英钠、磺脲类、肼屈嗪（肼苯哒嗪)、异烟肼等。

3. 坚持按医嘱服药,不可自行减量或停药,注意观察药物的副作用。

4. 在日常饮食中应指导病人注意以下几点:

(1) 不食用或少食具有增强光敏感作用的食物,如无花果、蘑菇、烟熏食物等,如食用后应避免阳光照射。不吃腐败变质或生冷的食物。

(2) 高蛋白饮食:SLE 病人常有大量蛋白质从尿中丢失,引起低蛋白血症,必须补充足够的优质蛋白,可多饮牛奶,多吃豆制品、鸡蛋、瘦肉、鱼类等富含蛋白质的食物,但出现肾衰者应限制蛋白质的摄入。

(3) 低脂饮食:病人活动少,消化功能差,宜吃清淡易消化的食物。

(4) 低糖饮食:因病人长期服用糖皮质激素,易引起类固醇性糖尿病及库欣综合征,应适当控制饭量,少吃含糖量高的食物。

(5) 低盐饮食:应用皮质激素或有肾脏损害的病人易导致水、钠潴留,引起水肿,应低盐饮食。

(6) 补充钙质,防止糖皮质激素造成的骨质疏松,多食富含维生素的蔬菜和水果。

5. 皮肤护理指导 注意个人卫生,切忌挤压皮肤斑丘疹,不用化妆品,可用中性乳液润滑皮肤。指甲不要剪得过短,防止损伤指甲周围皮肤,预防皮损处感染。

【护理评价】

1. 病人是否较好地维护皮肤黏膜完整性。
2. 病人疼痛是否消失,体温是否正常。
3. 病人有无水、电解质紊乱。
4. 病人有无心、脑、肾等损害。
5. 病人能否保持情绪稳定。
6. 病人是否能了解和说出本病的主要特点,是否学会预防疾病复发及自我保健知识;是否表现出有信心战胜疾病,争取早日康复。

第二节　类风湿关节炎

类风湿关节炎(rheumatoid arthritis, RA)是以对称性多关节炎为主要临床表现的异质性、系统性、自身免疫性疾病。异质性指病人遗传背景不同,病因及发病机制不尽相同。本病呈慢性、进行性发展,早期表现为关节肿痛,晚期可出现关节畸形和功能障碍。本病好发于青壮年,女性多于男性,男:女约1:3,是引起人类丧失劳动力和致残的主要疾病之一。

本病病因尚不明,一般认为是感染后引起的自身免疫反应。70%病人血清中有类风湿因子,它是一种自身免疫反应。70%病人血清中有类风湿因子,它是一种自身抗体,属 IgM,能与体内变性的 IgG 起免疫反应,形成抗原-抗体复合物。这种免疫复合物,经补体激活后可以诱发炎症,引起关节滑膜炎症。滑膜充血水肿,继而肉芽组织向关节腔内生长,关节腔破坏,相对面融合,发生纤维化、强直、错位甚至骨化。关节附近的肌肉和皮肤可有萎缩、骨骼有脱钙和骨质疏松。

目前对类风湿关节炎尚无特异治疗方法,治疗原则为消除炎症、缓解疼痛,控制病情进展,保持关节功能和防止畸形。常用药物有:非甾体类抗炎药如阿司匹林、布洛芬等;缓解病情药:包括柳氮磺胺吡啶、金合剂、羟氯喹、青霉胺、雷公藤、免疫抑制剂;糖皮质激素不作首选药。

【护理评估】

(一) 健康史

1. 病因评估 本病病因不明。某些细菌、支原体、病毒感染、内分泌因素、遗传因素均为重要病因。

2. 诱因评估 寒冷、潮湿、疲劳、营养不良、精神刺激常为本病的诱因。

(二) 身体评估

类风湿关节炎多缓慢起病。症状出现前可有乏力、低热、全身不适、纳差等症状。其临床表现见图8-7-1。

1. 关节表现 大多数呈对称性多发性小关节受累。受累的关节以双手小关节、腕、足为最常见。大关节亦常受累。晨起关节疼痛和僵硬最为显著,此后可随日间关节的轻度活动而逐渐好转,称晨僵。急性发作期,由于滑液增加和关节外软组织肿胀,使关节明显肿胀,特别是近端指间关节呈梭形肿胀。疾病后期,可造成关节畸形,如手指、腕关节被固定的屈位,手指在掌指关节处偏向尺侧或有关节半脱位,而形成特征性的尺侧偏斜畸形即天鹅颈样手指的典型改变。晚期关节附近的肌肉萎缩,关节畸形以至强直、膝、肘、腕固定在屈位,严重影响病人的正常活动,甚至致残。

2. 关节外表现

(1) 类风湿结节:约15%～30%病人的关节隆突部及经常受压处出现皮下类风湿结节。为本病特征之一。这种小结节坚硬如橡皮,直径自数

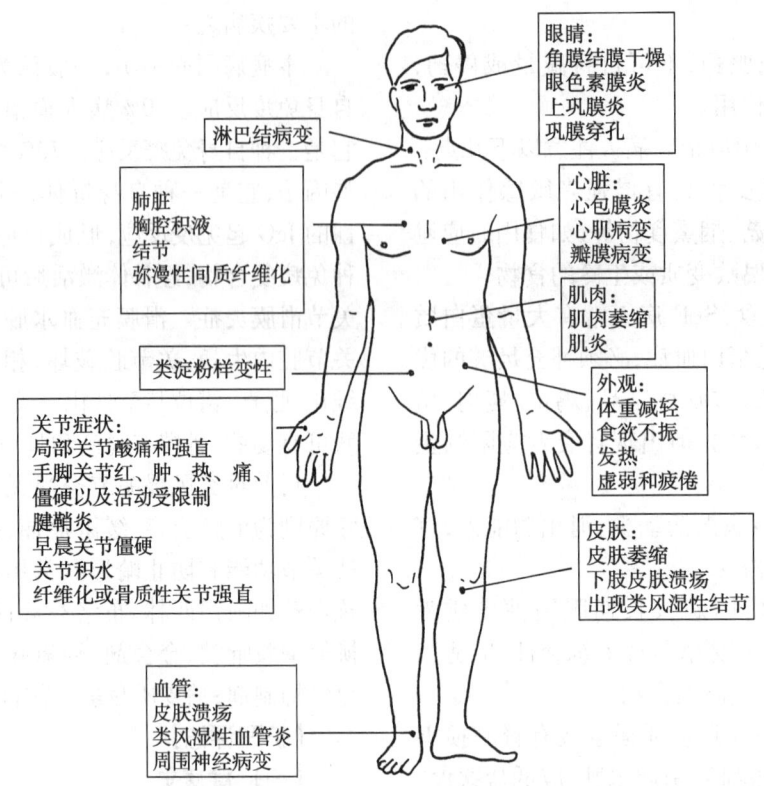

图 8-7-1 类风湿关节炎临床表现

毫米至 3～4cm 不等,可黏附于骨膜、肌腱、略有压痛,不易消散吸收。结节的出现常反映病情有活动性。

(2) 类风湿血管炎:可呈甲床裂片样出血(末端动脉炎)、下肢皮肤慢性溃疡、周围神经炎、无菌性坏死等。血管炎多发生于病情较重的病人。

(3) 心、肺:可出现心肌炎、胸膜炎、胸腔积液等。

(三) 辅助检查

1. 活动期血沉(ESR)增快,轻、中度贫血。早期血浆蛋白电泳见 α2 球蛋白增高,随病情进展呈慢性化,γ 球蛋白增高。

2. 反应性蛋白升高。

3. 类风湿因子 80% 病人呈阳性。

4. 免疫球蛋白 IgG、IgA 和 IgM 值上升。

5. X 线检查 早期仅见关节周围软组织肿胀,关节附近骨质疏松;稍后见关节腔变窄,晚期可有关节半脱位或骨性强直。

(四) 心理社会资料

本病病程长,关节炎症反复发作,顽固的关节疼痛、关节僵直畸形致丧失劳动力,生活自理困难,给病人及家属带来巨大的心理压力,病人常有抑郁、自卑感。

(五) 类风湿关节炎的临床诊断

见表 8-7-1。

表 8-7-1 类风湿关节炎的临床诊断

	轻度	中度	重度
晨僵(小时)	0	1.5	>5
疼痛关节数	<2	12	>34
肿胀关节数	0	7	>23
握力(mmHg)	男>250	140	<55
	女>180	100	<45
50 英尺步行时间(秒)	<9	13	27
血沉(mm/hr)	<11	41	>92

注:50 英尺=15.24m

【护理诊断】

1. 疼痛：关节痛　与关节风湿性炎症有关。
2. 躯体移动障碍　与关节僵硬、疼痛、功能改变、肌无力有关。
3. 自理缺陷　与关节僵硬、疼痛、功能改变、肌无力有关。
4. 焦虑　与关节功能丧失、治疗无效、无法自我照顾有关。
5. 知识缺乏　缺乏自己所患疾病有关知识。

【护理目标】

1. 病人关节疼痛缓解或消失。
2. 病人躯体及关节活动能力增强。
3. 病人能参与自理活动。
4. 病人悲观失望情绪减轻，心理上逐步适应慢性病生活。
5. 病人了解疾病治疗及自我保健知识。

【护理措施】

（一）减轻疼痛

1. 评估病人关节炎有无红、肿、热、痛、活动受限，评估疼痛对病人日常生活的影响；病人过去使用的缓解疼痛的措施及效果。

2. 遵医嘱使用抗炎药

（1）非甾体类抗炎药：此类药可减轻关节肿痛，但不能控制免疫反应和疾病的进展。可用：①阿司匹林，4~6g/d，分3~4次口服，宜饭后或睡前服。如有严重胃肠反应、精神神经症状及出血倾向等副作用时，应立即停药。有溃疡病史应禁用；②吲哚美辛，75~150mg/d 分3次服，胃肠道反应重，进食时服药有助于减轻胃肠不适症状；③布洛芬，1.2~3.2g/d，分3~4次服；④萘普生，0.8~1.0g/d，分2次口服；⑤吡罗昔康 20mg，每日一次。

（2）慢反应抗风湿药：①雷公藤，60mg/d，分3次服用。②金制剂，金诺芬 6mg/d 分2次口服；硫代苹果酸金钠，初2~3周每周注射1次，15~25mg/次，以后改为每周注射 50mg，起效后减量或延长间隔时间。该药服用过量可导致肝肾损害、剥脱性皮炎和黏膜病变、过度流涎、恶心、呕吐、腹泻或眼部刺激症状。若出现以上症状应停药。③青霉胺，最初剂量 12.5mg，每日2次，1个月后加倍剂量，再1个月后如仍无明显效果，剂量增至 250mg，每日3次，待症状改善后减量。不良反应有胃肠道反应、骨髓抑制、皮疹、口异味、肝肾损害等。④免疫抑制剂：硫唑嘌呤，每日口服 100mg，病情稳定后改为 50mg 维持；环磷酰胺 100mg，每日一次或 200mg 隔日一次，服药期间需监测血象及肝肾功能。

（3）肾上腺皮质激素：病情重时可用，不作首选药。泼尼松 30~40mg/d，症状控制后递减，以每日 10mg 维持。副作用多，需注意观察。

3. 休息

（1）嘱病人卧床休息，帮助病人采取舒适体位，膝下放一小平枕，并使膝关节处于伸展位，减轻疼痛。

（2）使用床上支架避免盖被压迫患肢。

（3）对受损关节正确使用夹板。

4. 局部可用理疗如热敷、热水浴、红外线、超短波等减轻疼痛。指导病人使用放松术、分散注意力方法缓解疼痛。

（二）指导锻炼、保持活动能力

1. 观察病人的行走能力和关节活动范围有无受限。

2. 急性期，指导病人保持关节在功能位，防止关节畸形：平躺硬床，不要枕高枕或不枕，膝下放一小平枕，使关节处于伸展位，不用摇床或枕头支起膝部，以免屈曲姿势造成关节挛缩而致残。足底放护足板避免足下垂。

3. 缓解期，指导病人进行功能锻炼

1）告知病人坚持功能锻炼的重要性。

2）指导病人每天定期做全身和局部相结合的主动活动如转颈、挺胸、攥拳、伸腰、摆腿、摇动关节等动作及打太极拳等医疗体育活动，避免肌肉萎缩，关节强硬废用。

3）指导病人自我按摩，根据不同情况选择理疗方法，以促进局部血液循环。

4）作业疗法：室内作业如编织、家务等，室外作业如种植花草及田间劳动等。

5）指导病人在坐、立、行或卧位时保持正确体位或姿势。

6）必要时协助病人行走，根据需要提供适当的辅助工具（如手杖、扶车）。

（三）增强生活自理能力

1. 评估病人进行个人卫生、穿衣、如厕、吃饭等日常生活能力及自理缺陷对病人生活方式的影响；病人在自理活动中是否需要使用合适的辅助工具。

2. 鼓励病人自理，只在必需时给予帮助。

3. 将病人经常使用的物品放在易拿取的地方，以减少病人寻找东西时的体力消耗。

4. 教会病人自理技巧,进行日常生活活动训练如穿衣、清洁卫生、进食、如厕、行走等,尤其对已发生肢体残障者更为重要。

(四) **心理护理**

1. 鼓励口头表达自己的感受,对病人表现的焦虑、消极情绪表示理解。

2. 向病人解释本病是一种慢性反复发作的疾病,现已有一些有效的治疗方法,严重关节畸形,丧失活动能力已少见,应树立与疾病作斗争的信心。

3. 关心、体贴病人,了解病人的需要,并尽力满足,从语言、举止上使其感到温暖、亲切,使病人有安全、信赖感。

4. 激发病人对家庭、子女、社会的责任感,鼓励自强、消除依赖抑郁和自卑。

5. 指导病人使用放松术、分散注意力方法减轻焦虑症状。

(五) **健康教育**

1. 帮助病人了解疾病的性质、病程、治疗方案,自我保健措施,积极配合治疗,进行自我保健。

2. 避免各种诱因如寒冷、潮湿、过度疲劳、精神刺激、感染等。

3. 强调休息与治疗性锻炼的重要性,指导日常生活活动锻炼、肌肉力量锻炼、疼痛管理、关节保护及适当体育活动。

4. 指导服药方法和注意事项,坚持服药。

5. 定期复查。

【护理评价】

1. 病人关节肿胀、疼痛是否消失。

2. 病人关节强硬症状是否缓解,能否定期进行关节锻炼活动。

3. 病人自理能力是否增强。

4. 病人是否能保持情绪稳定。

5. 病人是否了解疾病的性质和目前采取的治疗方案,是否积极、愉快地接受治疗和护理。

(毛 婷)

第八章

神经系统疾病病人的护理

神经系统是人体最精细的系统,它包括中枢神经系统(脑、脊髓)和周围神经系统(脑神经、脊神经)两部分,前者主管分析综合体内外环境传来的信息;后者主管传递神经冲动。神经系统疾病是指神经系统和骨骼肌由于感染、血管病变、外伤、中毒、肿瘤、免疫障碍、遗传、变性、先天发育异常、营养缺陷、代谢障碍等引起的疾病。

检查者行神经系统评估时,详细的病史询问和正确的体格检查、必要的实验室检查、影像学检查、神经肌肉活组织检查、脑电图以及脑脊液等检查均至关重要;另外,检查者须运用解剖生理等基本知识来分析和解释有关临床资料,并能根据神经系统疾病出现的临床表现和各种检查结果,确定病人的护理问题,提供科学合理的护理措施。

第一节 脑血管疾病

脑血管疾病(cerebral vascular disease,CVD)是由各种原因导致的急慢性脑血管病变。脑卒中(stroke)是急性脑循环障碍导致局限性或弥漫性脑功能缺损综合征或称急性脑血管病事件。脑血管疾病包括出血性的脑出血和蛛网膜下腔出血、缺血性的脑血栓形成、脑栓塞、腔隙性脑梗死及脑分水岭梗死。表现为局灶性神经功能缺失,甚至伴发有意识障碍,且发病持续24小时或以上。

CVD是一组高病死率、高致残率的常见病、多发病。它与心脏病、恶性肿瘤构成人类的三大致死病因。在我国北方的一些城市,脑血管意外更是高居患病率首位。幸存者中约3/4不同程度丧失劳动能力,重度致残者占40%以上。

【病因】

从病因上看,大多数与全身血管病变和血液系统疾病有关,仅少数为脑局部病变,如先天畸形、创伤或肿瘤等。就造成脑血管病损的直接致病作用而言,脑血管疾病的病因主要有如下几种。

1. 血管壁病变 最常见的为动脉硬化,包括动脉粥样硬化及高血压动脉硬化两种。此外,还有动脉炎(结核、风湿、梅毒等)、发育异常(动脉瘤、血管畸形等)、血管损伤(颅脑损伤、手术、插入导管、穿刺等)、肿瘤等。

2. 心脏及血流动力学改变 如高血压、低血压、各种心脏疾病致心功能障碍(如心力衰竭、传导阻滞、心房颤动)等。

3. 血液成分改变及血液流变学异常 ①血液黏稠度增高:如高脂血症、高血糖症、脱水、白血病、严重贫血等;②凝血机制异常:如血小板减少性紫癜、应用抗凝剂、血友病等。此外,妊娠、产后、手术后及服用避孕药等都可造成高凝状态。

4. 其他 ①血管外因素的影响:主要是大血管附近的病变如颈椎病、肿瘤压迫致脑供血不足;②颅外形成的各种栓子,如脂肪、空气栓子等。

5. 脑血管意外的危险因素 近代流行病学调查研究证明,一些因素对脑血管意外的发病密切相关,称为危险因素,其中包括:①年龄:脑血管意外的发病率、患病率和病死率均随年龄的增长而增高,尤其是55~75岁更明显;②脑血管病家族史:有研究资料显示父母患脑卒中的病人比对照组高4倍;③高血压或低血压;④心脏病;⑤糖尿病;⑥高脂血症;⑦吸烟与酗酒;⑧肥胖;⑨饮食因素:主要是过多食用盐、肉类和含饱和脂肪酸的动物油;⑩其他:包括口服避孕药、眼底动脉硬化等。这些因素有些是无法干预的,如年龄、家族史等,有些是可以干预的,特别是高血压、糖尿病、心脏病和饮食习惯等,如积极进行干预可减少脑血管意外的发生。

【发病机制】

脑神经元的代谢需求远较其他组织高,而能源的储备却极为有限,需靠不间断的血液循环随时供应氧和能量,以及清除代谢产物如二氧化碳、乳酸。发生脑血管意外的最本质原因是神经元的代谢需求与局部血液循环所提供的氧及其他营养物(主要是葡萄糖)供不应求而随之引起的代谢产物的堆积所致。

局部血液循环的紊乱可能来自供应血管的破裂出血,更为常见的则是血管的狭窄、闭塞而使血流中断。出血点如位于脑内,则形成或大或小的血肿即脑出血,如位于蛛网膜下腔或脑室内,则血液与脑脊液混合流散,形成蛛网膜下腔出血或脑室内出血。出血性脑卒中的发病机制是在原有高血压或脑血管病变的基础上,血压进一步骤升致脑内动脉、静脉或毛细血管坏死、破裂引起血液外溢至周围脑组织、脑室或蛛网膜下腔。因血管闭塞致供应区缺血超过一定时限后,即发生脑梗死,其病灶中央部神经元坏死,周边部存在一层尚可恢复的神经元和水肿带(半暗带,penumbra)。梗死灶的大小和可逆程度,取决于闭塞动脉口径的大小和侧支循环建立的有效性。动脉闭塞的病理基础可能是较大动脉的粥样硬化和血栓形成;来自心脏的或大血管栓子的栓塞;或是小动脉的退行性病变。

【脑血管疾病的分类】

脑血管疾病可分为缺血性脑卒中和出血性脑卒中。下表为不同类型的脑卒中的特征(表8-8-1)。

表8-8-1 缺血性脑卒中和出血性脑卒中的特点

	缺血性脑卒中		出血性脑卒中	
	脑血栓形成	脑栓塞	脑出血	蛛网膜下腔出血
发病年龄	多在60岁以上	青壮年多	50~60岁多见	中老年多见
常见病因	高血压动脉粥样硬化	风湿性心脏病	高血压及动脉硬化	动脉瘤、血管畸形、高血压动脉硬化
起病时状况	常在安静状态下发病	不定,常在静态到动态时	常在体力劳动或情绪激动时	同左
起病缓急	较缓(时、日)	最急(秒、分)	急(分、时)	急骤(分)
病情进展	多逐渐进展,或呈阶段性进展	进展迅速,常为完全性中风	病情进展迅速	同左
意识障碍	常无或较轻	少、短暂	常有、持续较重	少、短暂较浅
头痛	多无	少有	常有	剧烈
呕吐	少	少	多	最多
血压	正常或增高	多正常	明显增高	增高或正常
瞳孔	多正常	多正常	患侧有时增大	多正常
眼底	动脉硬化	可见动脉栓塞	动脉硬化,可见视网膜出血	可见玻璃体膜下出血
偏瘫	多见	多见	多见	无
颈强直	无	无	可有	明显
脑脊液	多正常	多正常	压力常增高,含血	压力增高,血性
CT检查	脑内低密度灶	脑内低密度灶	脑内高密度灶	蛛网膜下腔高密度影

一、缺血性脑卒中

是指脑部血液供应障碍,缺血、缺氧引起的脑组织坏死软化而言。是脑卒中最常见者。临床上分为脑血栓形成、脑栓塞、脑分水岭梗死及脑腔隙性梗死。

(一)脑血栓形成

1. 脑血栓形成是缺血性脑血管病中常见的类型。是供应脑部的动脉系统中的粥样硬化和血栓形成使动脉管腔狭窄、闭塞,导致急性脑供血不足所引起的局部脑组织坏死,出现常见的神经系统症状,常有偏瘫、失语。

2. 最常见的病因为动脉粥样硬化,且常伴有高血压。由于动脉粥样硬化好发于大血管的分叉处及弯曲处,故脑血栓的好发部位为供应头颅部动脉的主动脉弓起始部、锁骨下动脉的椎动脉起始部、椎动脉各段特别是在枕骨大孔区进入颅内的部分、基底动脉的起始段和分叉处及分支、颈动脉窦、颈内动脉虹吸部、脑底动脉环、大脑前、中、后动脉起始段等。由于脑动脉有丰富的侧支循环,管腔狭窄需达80%以上才能影响脑血流量。

3. 逐渐发生的硬化斑块一般不出现症状,如病变逐渐发展,则内膜分裂、内膜下出血和形成内膜溃疡后,血小板及纤维素等血中有形成分粘连、聚集、沉着形成血栓,使管腔进一步变窄或闭塞;硬化斑块内容物或血栓的碎屑可脱落进入血流形成栓子,阻塞远端动脉,或血压下降、血流缓慢、脱水等使血液黏度增加,致供血减少或促进血栓形成的情况下,即出现急性脑缺血症状。脑动脉形成血栓最常见的部位依次为大脑中动脉、颈内动脉、大脑后动脉和大脑前动脉。

（二）脑栓塞

1. 脑栓塞系指各种栓子(血液中异常的固体、液体、气体)随血液循环进入脑动脉或供应脑的颈部动脉,引起相应供血区脑组织缺血坏死出现脑功能障碍。

2. 心源性栓子是脑栓塞最常见的原因。风湿性心脏病、亚急性细菌性心内膜、心肌梗死及人工心脏瓣膜等均可引起栓子形成,脱落随血流进入脑部。另外,主动脉弓及其发出的大血管动脉粥样硬化斑块和附着物脱落也是脑栓塞的重要原因。少见的有败血症、肺部感染引起的感染性脓栓,长骨骨折的脂肪栓塞,癌细胞栓塞,各种原因的空气栓塞以及异物栓塞等。

3. 脑栓塞多见于颈内动脉系统,特别是大脑中动脉。由于栓子突然堵塞动脉不但引起供血区的急性缺血,而且常引起血管痉挛使缺血范围更大。但血管痉挛减轻、栓子移向动脉远端,以及侧支循环建立,缺血范围缩小,症状减轻。脑梗死的特点为发病急骤,在数秒或数分钟之内症状即可达高峰,且可多发,当栓子来源未消除时,还可反复发生,同时伴有出血性梗死的可能性更大。

（三）腔隙性脑梗死

1. 腔隙性脑梗死是高血压小动脉引起的一种特殊类型的微梗死。病变血管直径多为100~400μm的深穿支。故多见于壳核、尾状核、内囊、丘脑基底部和辐射冠等。梗死灶直径一般为0.2~15mm,当坏死软化组织被吞噬移出后可残留小囊腔。本病可反复发作出现多个腔隙称腔隙状态。

2. 腔隙性脑梗死的症状决定于病变的部位。相当一部分人不出现临床症状。出现症状也较轻,持续时间多较短,发作后常在2周内恢复,但可反复发作。

（四）脑分水岭梗死

1. 脑分水岭梗死是指脑内相邻的较大血管供应区之间即边缘带局限性缺血,出现相应的神经功能障碍。

2. 最常见原因是体循环低血压及低血容量。由于脑分水岭区距心脏最远,又是动脉的末梢部分,最易受体循环血压及有效循环血量的影响。最常见的是大脑中动脉与后动脉位于枕顶部的分水岭区,其次为大脑前、中动脉之间者,也可见于大脑前、中、后动脉之间者。该病为急性发作,意识障碍者少见。

二、出血性脑卒中

出血性脑卒中分为脑出血和蛛网膜下腔出血两种。

（一）脑出血

1. 脑出血是指非外伤性脑实质出血,约占全部脑卒中的20%~30%,病死率高。脑出血80%发生于大脑半球,主要在基底节附近(大脑中动脉深穿支破裂),其次是各脑叶的皮质下白质,其余发生于小脑和脑干。

2. 脑出血绝大多数由高血压合并动脉硬化所致。目前认为持续的高血压可使脑内小动脉硬化、玻璃样变,形成微动脉瘤,当血压骤然升高时破裂出血。此外,高血压引起的脑小动脉痉挛可能造成其远端脑组织缺氧、坏死,发生点状出血和脑水肿。这一过程若持久而严重,坏死、出血区融合扩大即成大片出血。脑内动脉的外膜和中层在结构上远较其他器官的动脉薄弱,可能是脑出血明显多于其他内脏出血的原因。

3. 脑出血主要症状的产生主要由于脑组织局部出血,血肿形成所引起的脑水肿,脑组织受压、推移、软化、坏死等。

(二) 蛛网膜下腔出血

1. 蛛网膜下腔出血是指各种原因出血,血液流入蛛网膜下腔的统称。临床上通常将蛛网膜下腔出血分为自发性与外伤性两类,自发性分为原发性和继发性两种。由各种原因引起软脑膜血管破裂血液流入蛛网膜下腔者称原发性蛛网膜下腔出血;因脑实质内出血血液穿破脑组织而进入蛛网膜下腔者称继发性蛛网膜下腔出血。在此仅讨论自发性蛛网膜下腔出血。

2. 自发性蛛网膜下腔出血最常见的原因是先天性动脉瘤,其次为脑血管畸形和高血压动脉硬化。还可见血液病、各种感染引起的动脉炎、肿瘤破坏血管、抗凝治疗的并发症、颅内静脉的血栓形成等。脑动脉瘤好发于动脉交叉处,最常见于脑底动脉环前部,特别是颈内动脉与后交通动脉、大脑前动脉与前交通动脉分叉处。由于动脉分叉部内弹力层和肌层先天缺失,在血流涡流的冲击下渐向外突出形成动脉瘤。脑血管畸形多为动静脉畸形,常位于大脑中动脉和大脑前动脉供血区的脑表面。脑底动脉粥样硬化可形成梭形动脉破裂出血流入蛛网膜下腔。该病发病突然,常有情绪激动、用力、排便、咳嗽等诱因。

【护理评估】

(一) 健康史

1. 病因评估　了解病人的年龄、性别,有无颈动脉狭窄、高血压、糖尿病、高脂血症,询问有无一过性脑缺血发作史及其频率与表现形式,是否进行过正规、系统的治疗,如是否遵医嘱正确服用降压、降糖、降脂、抗凝及抗血小板聚集药物,目前用药情况等;注意有否饮食营养摄入不合理和缺乏体育锻炼,如是否长期摄入高盐、高动物脂肪饮食,有无烟酒嗜好,有无家族脑卒中史。

2. 诱因评估　起病前有无头晕、头痛、肢体麻木和口齿不利;是否在情绪激动、兴奋、活动过程、疲劳、用力排便等情况下发病。

(二) 身体评估

护士需对病人做全面神经系统检查,以了解病人意识状况、认知感知、感觉、运动等方面的改变。脑的局灶损害症状主要根据受累血管分布而定(表8-8-2)。

表8-8-2　不同血管受累的脑卒中症候群

颈动脉系统	失语(优势半球受累)
颈内动脉	失用、失认、体象障碍(非优势半球)
对侧偏瘫(上肢和面部明显)	大脑后动脉
对侧感觉减退	浅表支病变
对侧同向偏盲、单眼视力模糊或失明	对侧同向偏盲
失语(优势半球受损)	持续症
失认、失用、单侧忽略征(非优势半球受损)	失写、失读、失认
颈动脉杂音	深穿支病变
大脑前动脉	对侧半身感觉减退
对侧肢体瘫痪(下肢明显)	丘脑性疼痛
对侧肢体感觉障碍(下肢明显)	动眼神经麻痹
小便失禁	小脑共济失调
个性和行为改变(动作缓慢、注意力减退、对周围环境漠不关心)	偏身舞蹈症
步态异常	眼球震颤
健忘征	椎-基底动脉系统
大脑中动脉	椎动脉
对侧偏瘫(上肢明显)	延髓外侧综合征(Wallenberg's syndrome)
对侧感觉障碍(上肢明显)	眩晕
对侧同向偏盲	眼球震颤

续表

吞咽困难	病侧面部感觉障碍
构音障碍	病侧面部 Horner 征
脸部、鼻子或眼疼痛	对侧面部以下躯干和肢体疼痛
同侧面部麻木无力	对侧温觉减退或缺失
共济失调、蹒跚步态	**小脑下后动脉(延髓外侧综合征)**
基底动脉	恶心、呕吐
四肢瘫痪	吞咽困难、构音障碍
可有闭锁综合征	眼球水平震颤
颜面部、舌、咽部肌肉无力	病侧 Horner 征
小脑下前动脉	眩晕、小脑性共济失调
眩晕、耳鸣、听力障碍、眼球震颤	病侧软腭声带瘫痪
向病侧凝视障碍	病侧面部和对侧肢体痛觉减退或消失

1. **认知感知的改变** 应了解病人有无意识障碍以及意识障碍的程度。其次,应评估病人有无空间、感觉或本体感觉障碍,记忆力、判断力、注意力有无改变。因大脑左、右两半球的功能不同,右半球与视觉、空间感及对时间、地点、人物的定向力有关。而左脑半球与语言、算数和逻辑分析有关,故左、右半球受损后的临床表现常不同。表8-8-3列出左、右两半球受损后的功能障碍的比较。

表 8-8-3 大脑左、右大脑半球卒中后的比较

左半球	右半球
表达性失语	空间感觉障碍
感受性失语	忽略征:忽略一侧空间、一侧躯体或疾病
混合性失语	注意力减退
智力受损	判断力差
行为缓慢、谨慎	行为冲动
抑郁、灰心丧气	欣快
右侧视野受损	左侧视野受损
右侧肢体偏瘫	左侧肢体偏瘫

2. **运动功能的改变** 应评估病人肌力、肌张力、本体感觉、躯体平衡、协调、姿势与步态。右侧偏瘫或乏力提示脑卒中部位在左侧,而左侧偏瘫或乏力提示脑卒中部位在右侧。

3. **感觉功能改变** 需检查病人对触觉和痛觉刺激的反应。了解病人是否存在对动作和事物认识方面的综合障碍,即失用和失认。另外,应评估病人视觉功能,了解有无复视、视野受损、偏盲、瞳孔异常、结膜苍白或瘀斑存在。

4. **脑神经检查** 应全面评估12对脑神经,特别应注意Ⅴ、Ⅶ、Ⅸ、Ⅹ和Ⅻ对脑神经功能是否异常。这些脑神经受损可引起咀嚼困难(Ⅴ)、面部肌肉瘫痪或无力(Ⅶ)、吞咽困难(Ⅸ、Ⅹ)、张口反射消失(Ⅸ),以及舌肌运动障碍(Ⅻ)。如病人出现上述脑神经受损,不但有咀嚼和吞咽困难,还有吸入性肺炎的危险和营养不良的可能。

(三) **辅助检查**

1. **实验室检查** 常规检查尿常规、尿糖定性、血常规、血沉。通常还需进行血液生化检查,包括血糖、血脂、肝肾功能等。对出血、凝血时间不正常者加做有关的凝血因子和其他血液学、血液流变学检查。疑为蛛网膜下腔出血者,无明显的颅内压增高迹象及后颅窝肿瘤时,可考虑腰椎穿刺。

2. **神经系统影像学检查** 随着 CT、MRI 的发明和逐渐推广,神经系统影像学检查已成为脑卒中病人最有效、安全而精确的特殊检查方法。对颅内的出血、梗死病灶能直接、精确地显示其部位、范围、数量。

3. **血管检查** 目前最常用的血管超声检查是颈部大动脉的多普勒超声检查和经颅多普勒超声检查。前者可显示颈内动脉和椎动脉管壁的形态和病变,后者可直接测定 Willis 颅底动脉环各个分支的血流的流速、流量和流向。对颅内动脉分支的血管痉挛和侧支循环状态的检测提供无损伤性的血管检查法。近代数字减影血管造影更能精确地显示血管本身的病变如阻塞、动脉瘤、动静脉畸形等。

（四）心理社会资料

了解病人对疾病的反应，特别应注意病人自我形象、自我概念以及日常生活能力的改变。其次应评估病人情绪反应，大脑左半球受损的病人有可能存在焦虑、抑郁、灰心丧气、犯罪等心理反应；而大脑右半球受损的病人常伴有欣快感，否认自己疾病的存在，高估自己的能力。大脑额叶受损的病人往往表现为喜怒哭笑无常。最后，护士需评估病人家庭经济状况，了解病人及家属对疾病和其他压力的应对方式。

【治疗要点】

（一）急性缺血性脑卒中的治疗原则

调整血压，防治并发症，改善脑循环，减轻脑水肿，减少梗死面积。

1. 脑卒中病人的治疗首先应注意水、电解质平衡及心肾功能，保证营养的供应。在急性期的血压应维持在发病前平时所测的或病人年龄应有的稍高水平，除非血压超过200mmHg，一般不使用降血压药，以免减少脑血流灌注量加重梗死。可先采用小剂量（100～125ml）甘露醇和（或）呋塞米降颅压，若通过降颅压药物治疗后血压仍得不到改善，可用温和的降压药。若血压偏低，可考虑升血压药物治疗。

2. 根据病人具体病情和病期，可使用血小板抑制剂、溶栓、抗凝、血液稀释法、钙离子拮抗剂、清除自由基、增强或保护脑代谢等。而脑栓塞的治疗除治疗脑部病变外，要同时治疗引起脑栓塞的原发病。

（二）急性脑出血治疗原则

保持安静，防止继续出血；积极抗脑水肿，降低颅压；调整血压，改善循环；加强护理防治并发症。

1. 发病后，尽可能就近治疗，不宜长途搬运。如需搬运，亦应尽量保持平稳，减少颠簸，以免加重出血，一般头平卧，昏迷病人将头歪向一侧，及时吸出呼吸道分泌物，必要时行气管切开，保持呼吸道通畅。根据病情需要可吸氧。密切观察生命体征的变化。积极防治肺炎和尿路感染，防止压疮，保证营养的供应。

2. 脑出血降血压原则基本与缺血性脑卒中的降血压原则相同。降低颅内压是治疗脑出血的重要措施。应立即快速使用脱水剂，如20%甘露醇，50%甘油等。

3. 外科手术治疗　为消除血肿，降低颅内压，使受压而未破坏的神经元恢复功能，可采用血肿清除术或血肿抽吸术。对重症原发性脑室出血或脑出血破入脑室者，可行脑室外引流术。

（三）蛛网膜下腔出血的治疗原则

制止继续出血，防止继发性脑血管痉挛，去除出血的原因和防止复发。

1. 病人应严格卧床至少4周，大小便也不可起床。除非有明确的手术指征，绝不搬动病人和进行非急需的检查。避免一切可能引起血压或颅压增高的原因，如用力排便、咳嗽、喷嚏、情绪激动、劳累等。及时处理便秘和尿潴留。病房应安静、舒适，光线柔和。应用足量的止痛和镇静剂，保证病人安静休息。有脑水肿可给予脱水剂，有抽搐发作应及时给予抗痉药物，血压高者应予以降血压。

2. 主张较大剂量使用抗纤维蛋白溶解剂，防止动脉瘤周围的血块溶解引起再次出血，此类药还有减轻脑血管痉挛的作用。常用药物有氨甲苯酸、6-氨基己酸、氨甲环酸。也可用肾上腺色腙（安络血）、酚磺乙胺（止血敏）等药物，但效果不肯定。早期可使用钙离子拮抗剂如尼莫地平，可防治继发性脑血管痉挛。

3. 外科手术治疗　防止或减少动脉瘤或血管畸形再次出血的机会，保证正常的脑供血液循环，动脉瘤病人在身体允许下应争取早期手术治疗，而脑血管畸形应力争手术全切除。

【护理诊断/问题】

1. 组织灌注量改变（脑）　与脑缺血、脑水肿或颅高压有关。

2. 清理呼吸道无效　与意识障碍或咳嗽反射无效有关。

3. 有误吸的危险　与吞咽受损或意识障碍有关。

4. 感觉/感知改变（运动觉、触觉、视觉）　与意识改变、忽略症、感觉及视觉受损有关。

5. 语言沟通障碍　与大脑受损/意识改变有关。

6. 躯体移动障碍和自理缺陷　与偏瘫、意识改变或认知功能障碍有关。

7. 排尿异常：尿失禁或尿潴留　与膀胱神经营养的改变或意识障碍有关。

8. 有损伤的危险　与忽略症、视觉障碍以及肢体瘫痪或无力有关。

9. 排便异常：便秘　与液体摄入量过少或/和活动量减少有关。

【护理目标】

1. 病人神经症状与体征有所改善，生命体征平稳。

2. 保持呼吸道通畅，分泌物稀少且能咳出。

3. 无误吸和吸入性肺炎的发生。

4. 病人能适应感觉与感知的改变，学会和运用代偿性技巧。

5. 病人与家属及医务人员能建立其他有效的交流方式。

6. 病人最大限度地恢复日常生活能力，且无失用性综合征的发生。

7. 病人能控制小便。

8. 病人未受伤。

9. 病人大便通畅。

【护理措施】

(一) 组织灌注量改变（脑）的护理

1. 密切注意生命体征的变化，按病情的轻重缓急，定时观察意识、瞳孔、体温、脉搏、呼吸和血压。有条件可做颅内压的监测，注意有无颅压增高的迹象，意识障碍是否进一步加深，神经系统体征是否恶化等。

2. 取平卧位或根据医嘱取头高于床30°的体位，并注意摆好头部位置，翻身时应注意头保持与躯体一致平行运动，避免头部扭曲，这些措施有利于脑部静脉引流。

3. 避免一切可能引起血压或颅压增高的原因，如用力排便、咳嗽、喷嚏、情绪激动、劳累。保持安静，起病初期应尽可能避免搬动，特别是出血性脑卒中病人，尽量减少颠簸转运。

4. 保持营养和水电解质平衡。对昏迷、重症病人可禁食1至数天，适当补充液体。鼻饲或静脉补液，不宜过多过快，以流质饮食鼻饲保持入水量、热量和电解质较为稳妥，每日入量不宜超过2500ml。应用脱水、利尿药时另作计算。

5. 昏迷病人头偏向一侧，便于口腔黏液或呕吐物流出。每2小时翻身拍背一次，如分泌物不能自行咳出，应及时给予抽吸，必要时进行气管切开吸痰。教病人有效咳嗽和深呼吸的方法，促进分泌物的排出，增强肺功能。必要时吸氧，并注意氧气的湿化。条件许可，可作胸部物理治疗。

(二) 有误吸的危险的护理

1. 病人进食前应做吞咽试验以评估其吞咽功能。如确认病人能自行进食，可采取一定的措施预防误吸的发生，如病情许可嘱病人取坐位或半坐位，头稍向前倾；置食物于口腔健侧，吞咽后检查是否有食物遗留口内；备吸引器于床边以防误吸。

2. 饮食护理　因流质饮食比固体食物更能引起呛咳，一般吞咽功能稍受损的病人宜给予糊状半流质饮食。进食困难的病人应给予鼻饲流质。保证营养的供应，注意水、电解质平衡，每周测量体重2次，并记录出入水量。

(三) 感觉或感知改变的护理

1. 做好日常生活护理　脑卒中病人可出现视觉-空间感觉障碍、偏盲、复视等改变，表现为对深度、距离感消失，不能区分左右、上下，不能看到患侧物体。因此，他们在日常生活中遇到很多困难，如穿衣时分不清正、反面与左右侧，行走时左右不分，吃东西时仅吃健侧食物。护士应帮助他们逐渐适应这种感知的改变，利用人体代偿性机制，如通过语言的交流或触觉刺激使病人弥补这些缺陷。视觉障碍的病人首先让他知道自己视觉障碍的存在，可经常左右摆动头部，利用健侧眼睛扫视患侧以弥补患侧视野缺陷。复视病人可将患眼遮住。确保周围环境的安全性，随时注意病人的人身安全。

2. 对于触觉、痛温觉丧失的病人，可经常使用粗糙的布类刺激或用手按摩患肢，加强患肢的被动运动，鼓励病人多做主动运动。注意环境的安全性，避免皮肤烫伤。

(四) 语言沟通障碍的护理

1. 言语训练是根据失语具体情况制定的教育锻炼方法，有步骤、有计划地进行，需要有双方的耐心和毅力。首先是练习发音，要病人注意训练者发音示范时的唇舌动作，平时可面对镜子进行练习；接着是当病人看到日常环境生活中的用具时，教以物体的名称与发音；然后将先与图画后与文字联系起来进行训练。坚持口语训练，家庭和社会的积极参与是取得进步的重要条件。

2. 构音障碍的病人可进行面部、舌、软腭等说话有关的肌肉的运动练习和放松肌肉的练习。

3. 语言训练时注意事项

(1) 把病人当作正常成人看待,不要用对待孩子的口气进行交流,避免大声说话,除非病人有听力障碍。

(2) 让病人了解语言功能的恢复是一个缓慢、长期的过程,需要坚持不懈的训练。

(3) 训练时保持环境安静,减少注意力的分散。

(4) 联合使用多种方法进行训练,如显示图片、相册,使用手势、眼神与口语训练相结合。

(5) 使用简单的单词、短语或句子和熟悉的术语。

(6) 创造主动、自然交流的机会,鼓励家庭成员和朋友积极参与。

(7) 随时注意病人心理反应,如出现灰心丧气、抑郁、退缩、社会孤独症等精神心理问题,应及时处理并通知其他有关的医务人员。

(8) 不断评估病人语言功能恢复情况,如有进步,应当即给予鼓励。

(五) 躯体移动障碍和自理缺陷的护理

1. 瘫痪或卧床不起的病人应每2小时翻身一次,定时检查皮肤,特别是骨隆突处有无皮肤破损。卧位或坐位时,用枕头支撑身体以维持躯体正常姿势和体形,同时置枕头于肢体关节部位以保持肢体的功能位置。

2. 加强对患肢的被动运动,鼓励病人积极做主动运动,每日4次,每次15～30分钟。病情许可情况下,帮助病人下床后先做床椅转移锻炼,平衡锻炼,然后下床活动,逐渐增加活动量。

3. 全面评估病人日常生活能力,如吃饭、穿衣、整洁修饰、沐浴、如厕等。根据病人周围环境和家庭状况,指导病人生活自理的技巧和方法,鼓励其积极参与日常生活。同时应注意病人人身安全,防止跌倒。

(六) 排尿异常的护理

1. 病人神志清楚,无泌尿系感染,且病情稳定的情况下,根据病人过去小便习惯制订膀胱训练计划。按病人过去小便的同一时间为其准备便盆或便桶,随时观测小便的颜色、量、性状等。

2. 在病情许可下,鼓励病人多饮水,每日入水量在2000ml或以上,并多摄入粗纤维食物。在膀胱训练的早期,为排空膀胱和检测余尿量,可给病人间断导尿,因间断导尿比留置导尿管引起泌尿系感染的机会明显减少。必须留置导尿管的尿潴留病人,应尽快拔除导尿管并给予膀胱训练。

(七) 出院指导

大多数病人出院后可遗留不同程度的生理、精神心理、认知或社会适应障碍,回家后仍需家庭成员或他人在日常生活中给予支持和帮助,并需要得到进一步的康复治疗,以最大限度地获得日常生活能力。

1. 护士应了解病人的家庭环境,确保其安全性和对病人的便利性,如家具应摆放整齐;过道上无门槛、无杂物堆放;浴室与厕所装备有扶手、防滑垫。置坐便桶或自制的带孔的椅子于厕所内等。

2. 病人及家属的健康教育,应从病人入院到出院,贯穿护理的各个环节,包括治疗方案、运动锻炼的方法、生活自理的技巧以及预防复发的知识。

(1) 告诉病人和家属药名、药物剂量、服用时间和可能的并发症,让病人和家属懂得服何种药、怎样服药可防止再次脑卒中和控制高血压。

(2) 让病人及家属了解脑卒中的先兆症状,使他们能在疾病复发时能及时就诊,并告其下次复诊时间。

(3) 建议病人改善饮食结构,保持清淡、多蔬菜水果、勿过饱等良好习惯,规劝其戒烟酒。

(4) 体力活动过少者鼓励其适当增加体力活动,以从事力所能及的轻微劳动或锻炼为宜。

(5) 注意保持心情愉快,切忌激动、暴怒,防治便秘,避免过度劳累、突然用力、负重,脱水等卒中的诱发因素。

【护理评价】

1. 病人生命体征是否平稳,神经系统的症状和体征是否有所改善。

2. 病人能否有效清除痰液。

3. 是否发生误吸和吸入性肺炎。

4. 病人能否运用健侧代偿功能适应感觉和感知的改变。

5. 病人能否运用其他替代性的方法与他人进行交流。

6. 病人日常生活能力是否有所提高,是否有失用性综合征等并发症的发生。

7. 病人能否控制小便。

8. 有无坠床等意外发生。

9. 病人排便是否通畅。

第二节 帕 金 森 病

帕金森病(Parkinson's disease,PD)又名震颤麻痹,是易发于中老年的锥体外系变性疾病。主要病变在黑质和纹状体。60岁以上人群中患病率高达1%,并随年龄增长患病率增高,男性稍高于女性。该病起病缓慢,临床上以静止性震颤、运动迟缓、肌强直和姿势步态异常为主要特征。

帕金森病的病理改变主要位于黑质、苍白球、纹状体(壳核和尾核)和蓝斑内。脑部有数个多巴胺能神经通路,最主要的是黑质-纹状体系统。纹状体的多巴胺主要贮存在黑质-纹状体通路的神经末梢的囊泡内。病人因黑质严重破坏,而致此通路的神经纤维发生变性,导致居于纹状体上的神经末梢处黑质多巴胺(DA)不足。DA为纹状体抑制性调节递质,而乙酰胆碱(Acetylcholine, ACh)则为纹状体的兴奋性调节递质。在正常人的纹状体,这两种神经递质是处于动态的平衡状态。帕金森病病人纹状体中DA含量虽减少,而乙酰胆碱含量却无改变,使纹状体抑制作用减退,乙酰胆碱的兴奋作用就相对增强,这一对递质的平衡一经破坏,就可出现震颤麻痹的症状。

【护理评估】

(一)健康史

帕金森病的病因至今不明。遗传因素所起的作用仍不能肯定。正常人多巴胺(DA)生成可随年龄的增大而减少,这提示年龄增长是增加易患震颤性麻痹的一个因素。脑炎,颅脑损伤,动脉硬化,一氧化碳、二硫化碳、锰、汞、氰化物、利血平、吩噻嗪类和丁酰苯类药物及某些抗抑郁剂等中毒均可产生震颤性麻痹综合征。

(二)身体评估

帕金森病起病多缓慢,逐渐加剧。应仔细询问病人早期的症状和体征,如乏力、轻微震颤、手的灵活性轻微下降等。老年人常认为这些轻微的改变是老年化的表现,极易被忽视。详细探问病人有无步态的改变,如行走困难,行走的姿势异常等。了解震颤的进展过程,观察震颤出现时肢体是处于静止状态还是作随意运动,情绪激动时还是入睡中。同时还要评估病人有无语言、吞咽、大小便障碍。常见症状评估:

1. **震颤** 震颤是肢体的促动肌和拮抗肌接连发生节律性收缩与松弛而引起。最早出现于一侧肢体的远端,然后逐渐可波及四肢、下颌、口唇、舌、颈部。上肢震颤较明显,可形成所谓的"搓丸样动作"。在本病早期,震颤仅于肢体处于静止状态时出现,作随意运动时可减轻或暂时停止,至晚期时在随意动作中也无明显减轻。情绪激动时可使震颤加剧,在睡眠或麻醉中则完全停止。部分病人全无震颤,尤其是发病年龄在70岁以上者。

2. **肌强直** 强直是指锥体外系性肌张力增高,促动肌和拮抗肌的肌张力均有增高。强直多自一侧上肢的近端开始,逐渐蔓延至远端、对侧及全身。在关节做被动运动时,增高的肌张力始终保持一致,而感到有均匀的阻力,称为铅管样强直。如病人合并有震颤,则在被动运动时可感有均匀的阻力上出现断续的停顿,如同齿轮在转动一样,称为齿轮样强直。面肌强直形成面具脸,表现为面部无表情,不眨眼,双目凝视等。四肢、躯干和颈部肌肉强直使病人形成特殊姿态,头部前倾,躯干俯屈,上肢的肘关节屈曲,腕关节伸直,前臂内收,下肢之髋与膝关节均略微弯曲。

3. **运动减少** 病人随意动作减少,包括始动困难和动作缓慢。做重复动作时,幅度和速度均渐衰减。书写字弯弯曲曲,越写越小,尤其是在行末时写得特别小,称为写字过小症。日常生活不能自理,坐下时不能站立,卧床时不能自行翻身,穿脱鞋袜或裤子、系鞋带与纽扣、洗脸及刷牙等动作均可有困难。

4. **体位不稳** 在本病早期,表现走路时下肢拖曳,随病情进展,步伐逐渐变小变慢,起步困难,但一迈步后,即以碎步向前冲去,越走越快,不能即时停步或转弯,称为慌张步态。晚期步态障碍更为明显,容易倾跌。

5. **其他症状** 由于口、舌、腭、咽部等肌肉运动障碍,病人可表现为大量流涎。自主神经功能的损害,病人常出现大小便排泄困难,直立性低血压,唾液和皮脂分泌增加,汗腺分泌增多或减少。食管、胃、小肠的运动障碍引起吞咽障碍,食管及胃痉挛以及胃食管倒流等。声带、口及面部肌肉强直可致言语障碍,表现为语音变低,发音呈爆破音,咬音不准。

(三)辅助检查

1. **生化检测** 采用高效液相色谱(HPLC)可检测到脑脊液和尿中多巴胺的代谢产物高香草酸(HVA)含量降低,脑脊液中5-HT的代谢产物5-

羟吲哚乙酸(5-HIAA)的含量降低。

2. 基因检测　DNA印迹技术、PCR、DNA序列分析等在少数家族性PD病人可能会发现基因突变。

3. 功能显像检测　采用PET或SPECT与特定的放射性核素检测,可发现PD病人脑内多巴胺转运载体功能显著降低,且疾病早期即可发现。有辅助诊断价值。

（四）心理社会资料

帕金森病人因行动迟缓、动作笨拙、表情淡漠、语言断续、生活自理能力下降、甚至完全丧失劳动力,易产生自卑、忧郁心理,对社交活动持排斥心理,心理封闭,对生活恐惧、绝望。

【护理诊断/问题】

1. 躯体移动障碍　与肌强直、体位不稳有关。

2. 语言沟通障碍　与构音障碍有关。

3. 自我形象紊乱　与运动迟缓、强直和面部无表情有关。

4. 营养失调:低于机体需要量　与咀嚼和吞咽困难有关。

5. 自理缺陷　与肌强直和震颤有关。

6. 知识缺乏:缺乏治疗和康复有关知识。

【护理目标】

1. 病人能维持躯体移动功能的相对最佳状态,有一定的自理能力。

2. 病人能维持有效的口语交流。

3. 病人能维持良好的自尊心,适应自我形象的改变。

4. 病人能维持良好的营养状态。

5. 病人肌强直缓解,有一定的生活自理能力。

6. 病人及家属能知晓如何进行康复锻炼和日常护理。

【护理措施】

（一）日常生活护理

1. 鼓励病人自我护理,做自己力所能及的事情,增加独立性,避免过分依赖别人,如进食、穿衣、活动等。给病人足够的时间去完成日常活动（如说话、写字、吃饭等）。鼓励病人活动各关节2~3次,加强主动运动。

2. 对于病人完成不好时,还要协助病人完成,如洗漱、进食、沐浴、大小便料理和做好安全防护。对于出汗多、皮脂腺分泌亢进的病人,要指导其穿柔软、宽松的棉布衣服,经常清洁皮肤,勤换被褥衣服,勤洗澡。对震颤、动作笨拙者应谨防进餐时烧伤、烫伤,如端碗持筷困难者要尽量选用不易打碎的不锈钢餐具,避免玻璃和陶瓷制品,可用柄把较长的勺子,或多提供适合用手拿取的食物。对于行动不便、起坐困难者,应配备高位坐厕、高脚椅、手杖、床铺护栏、室内或走道扶手等必要的辅助设施,选用高度适宜的床,传呼器置于病人床边,日常生活用品固定放置于病人伸手可及处等。在进行起居、饮食和排泄护理时,提供必要的隐蔽环境。

3. 能活动的病人指导保持着装整洁和自我形象的尽量完美;卧床病人应训练其学会配合和使用便器,协助病人床上大小便,定时翻身拍背,帮助饭后漱口和每日温水擦浴,并注意做好骨隆突处保护和皮肤护理以防压疮。

4. 家庭环境要求避免室内楼梯、上下有一定落差的门槛,移开环境中障碍物,指导并协助病人移动,克服胆怯心理。行走时起动和终止应给予协助,防止跌倒。

（二）运动护理

PD病人运动锻炼的目的在于防止和延迟关节强直与肢体挛缩,应与病人和家属共同制定切实可行的运动锻炼计划。早期尽量鼓励病人参与各种形式的活动如散步、打太极拳、体操、下棋等。对于已出现某些功能障碍或起坐感到困难的动作,要有计划有目的地锻炼,告诉病人知难而退或家人包办只会加速其功能衰退。如在起步困难和步行时突然僵住不能动时,要学会放松,尽量跨大步伐;向前走时脚要抬高、双臂要摆动、目视前方,不要注视地面;转弯时,不要碎步移动,否则会失去平衡;护士或家人在协助病人步行时,不要强行拉着病人走;当病人感到脚粘在地上不能动时,告诉病人先向后退一步再往前走,这样会比直接向前容易得多;如感到从椅子上起立或坐下有困难,应每天做完一般运动后,反复练习起坐动作。晚期病人出现显著的运动障碍,要帮助病人活动关节,按摩四肢肌肉,注意动作轻柔,勿造成病人疼痛。鼓励指导病人进行面肌功能训练,如鼓腮、撅嘴、龇牙、伸舌、吹吸等训练,以改善面部表情和吞咽困难现象,协调发音,保持呼吸平稳流畅。

（三）用药护理

告诉病人本病需要长期或终生服药治疗,指导病人正确服药,介绍常用的药物种类、用法、服药注意事项、疗效和不良反应的观察与处理。许多药物的应用都需要从小剂量开始,逐渐增加到最适的治疗剂量。

1. 疗效观察 服药过程中要仔细观察震颤与肌强直有无减轻,了解病人的起坐、步行及姿势改善的程度、快慢,讲话的音调与流利程度,写字与手的操作能力等,以确定药物疗效。

2. 药物不良反应及其处理方法

(1) 抗胆碱能药物:常见不良反应为口干、眼花(瞳孔扩大)、少汗、便秘、排尿困难等,青光眼及前列腺肥大者忌用。

(2) 金刚烷胺:副作用有口渴、失眠、食欲不振、头晕、脚踝水肿、视力障碍、心悸、精神症状等,有严重肾病者禁用。

(3) 左旋多巴与复方左旋多巴制剂:①用药时机:年轻病人可适当推迟使用,早期尽量使用其他抗 PD 药物。年老病人可考虑早期选用 L-Dopa,因为发生运动并发症的机会相对较少,且对合并用药的耐受性差。②副作用:有周围性和中枢性两类,前者为恶心、呕吐、低血压、心律失常,一般选择进食时或减小服药剂量症状会消失,避免与维生素 B_6、氯氮䓬(利眠宁)、利血平、氯丙嗪、奋乃静等药物同服,以防发生直立性低血压;后者有症状波动、运动障碍和精神症状等。当出现幻觉、妄想等精神症状时,应报告医生积极处理。窄角型青光眼、精神病病人禁用,活动性消化道溃疡者慎用。症状波动和运动障碍是常见的远期并发症。症状波动有两种形式:剂末恶化和"开-关"现象。剂末恶化,又称疗效减退,指每次服药后药物的作用时间逐渐缩短,血浆药物浓度不稳定,常出现剂末运动不能和双向运动障碍,表现为症状有规律性地波动,与有效血药浓度有关,可以预知,故增加每天总剂量并分开多次服用可以预防。"开-关"现象,即突发性僵直和运动不能,持续数分后又突然可以运动,每天多次突然波动于严重运动减少和缓解两种状态之间,多见于病情严重者,一般与服药剂量和时间无关,不可预料,减少每次剂量,增加服药次数而每天总药量不变或适当加用多巴胺受体激动剂,减少左旋多巴用量,可以减少或防止发生。运动障碍又称异动症,常表现为口、舌、面、颈部的异常运动,呈舞蹈样或手足徐动样运动障碍,或肌阵挛性运动异常,可累及全身。异动症与纹状体的超敏感有关,减少用药剂量或给予 DA 受体阻滞剂盐酸硫必利

(泰必利)治疗有效。出现症状波动和运动障碍时,应观察和记录"开-关"现象等发生的次数与持续时间,以便为调整药物提供依据。

(4) 多巴胺受体激动剂:有恶心、呕吐、头晕、乏力、皮肤瘙痒、便秘等不良反应,剂量过大时,还可出现精神症状、直立性低血压等,应从小剂量开始服用,逐步缓慢加量直至有效维持。

(四) 饮食护理

给予高热量、高维生素、低盐、低脂、适量优质蛋白质的易消化饮食,并根据病情变化及时调整和补充各种营养素。鼓励病人多食新鲜蔬菜、水果、蜂蜜,及时补充水分,以利保持大便通畅,减轻腹胀和便秘;由于高蛋白饮食会降低左旋多巴类药物的疗效,故不宜盲目给予过多的蛋白饮食;同时还要避免刺激性食物,戒烟酒、槟榔(富含拟胆碱,降低抗胆碱药物疗效)。进食或饮水时保持坐位或半卧位,集中注意力,并给予病人充足的时间缓慢用餐。对于流涎过多的病人可使用吸管吸食流质;对于咀嚼能力和消化功能减退的病人应给予易消化、易咀嚼、细软、无刺激性的软食或半流质,少量多餐;对于咀嚼和吞咽功能障碍者应选用稀粥、面片、蒸蛋等精细制作的小块食物或黏稠不宜反流的食物,并指导病人少量分次吞咽;对于进食困难、饮水反呛的病人要防止经口进食引起的误吸、窒息或吸入性肺炎,遵医嘱及时给予鼻饲和静脉营养,并做好相应护理。

(五) 心理护理

帕金森病病人因迟钝笨拙、表情淡漠、语言断续、流涎、甚至丧失劳动能力、生活自理能力下降等,产生自卑、忧郁心理,回避人际交往,拒绝社交活动,整日沉默寡言、闷闷不乐,甚至恐惧绝望。护理人员应鼓励病人及家属正确面对病情变化与形象改变,讲解本病的相关知识,消除其心理障碍,同时对病人的用药、治疗应做好解释与说明以取得其合作。同时,鼓励病人尽量维持过去的兴趣和爱好,帮助培养和寻找新的简单易做的爱好;为其创造良好的亲情和人际关系氛围,减轻他们的心理压力;告诉病人本病病程长、进展缓慢,治疗周期长,而疗效的好坏常与病人精神情绪有关,鼓励他们保持良好心态。

(六) 健康教育

PD 为慢性进行性加重的疾病,后期常死于压疮、肺炎、外伤等并发症,应帮助病人及家属掌握疾病相关知识和自我护理方法。

1. **康复训练** 鼓励病人维持和培养兴趣爱好,坚持适当的运动和体育锻炼,做力所能及的家务劳动等,可以延缓身体功能障碍的发生和发展,从而延长寿命,提高生活质量。病人应树立信心,坚持康复锻炼;加强日常生活动作训练,进食、洗漱、穿脱衣服等应尽量自理;卧床病人协助被动活动关节和按摩肢体,预防关节僵硬和肢体挛缩。

2. **皮肤护理** 病人因震颤、不自主运动、汗腺分泌亢进致出汗多,易造成皮肤刺激和不舒适感,易导致皮肤破损和皮肤感染。应告知病人及家属要做好皮肤护理,勤洗勤换,保持皮肤清洁干燥;中晚期病人因运动障碍而卧床不起,应勤翻身、勤擦洗、勤按摩,防止局部皮肤受压和改善全身血液循环,预防压疮。

3. **安全护理** 不要单独外出,防止跌倒损伤;外出时需有人陪伴,尤其是精神智能障碍者其衣服口袋内要放置写有病人姓名、住址和联系电话的"安全卡片",或佩戴手腕识别牌,以防走失。指导病人避免登高,不要单独使用煤气、热水器及锐利器械,防止受伤等意外;避免使用易碎的器皿。

4. **就诊指导** 按医嘱服药,定期门诊复查肝肾功能、血常规、监测血压动态变化(服用左旋多巴时可定时测血压)。当病人出现发热、外伤、骨折或运动障碍、精神智能障碍加重时及时就诊。

5. **心理护理** 保持心态平和和有规律的生活,避免情绪紧张、波动。

【护理评价】
1. 病人运动障碍的程度是否有所减轻,自理能力是否改善。
2. 病人能否进行有效的口语交流。
3. 病人的心理或精神状态能否恢复正常,与人正常交往。
4. 病人是否能维持正常体重。
5. 病人是否恢复基本的生活自理能力。
6. 病人及家属是否获得足够的健康指导。

第三节 重症肌无力

重症肌无力(myasthenia gravis,MG)是一种神经-肌肉接头部位因乙酰胆碱受体减少而出现传递障碍的自身免疫性疾病。临床主要特征是局部或全身横纹肌于活动时易于疲劳无力,经休息或用抗胆碱酯酶药物后可以缓解,有晨轻暮重等特点。

【护理评估】
(一)健康史
1. **病因评估** 重症肌无力免疫学的病因尚无定论,自身免疫性疾病多发生在遗传的基础上,遗传可能为其内因,少数病人有家族史;在外因中,多数人认为与胸腺的慢性病毒感染有关。

2. **诱因评估** 感染、创伤、妊娠、分娩、过劳、精神刺激为常见诱因,甚至可诱发重症肌无力危象。

(二)身体评估
该病起病隐袭,主要表现为骨骼肌异常,易于疲劳,往往晨起时肌力较好,到下午或傍晚症状加重,症状的暂时减轻、缓解、复发及恶化常交替出现而构成本病的重要特征。胆碱酶抑制剂治疗有效是MG的另一个重要临床特征。

常见九大症状:

1. **眼睑下垂** 又称耷拉眼皮。以眼睑下垂为首发症状者高达73%。可见于任何年龄,尤以儿童多见。早期多为一侧,晚期多为两侧,还有病人可出现左右交替睑下垂现象。

2. **复视** 即视物重影。幼儿对复视不会描述,常常代偿性地歪头、斜颈,以便使复视消失而看得清楚,严重者还可表现为斜视。

3. **全身无力** 病人常感到严重的全身无力,肩不能抬,手不能提,蹲下去站不起来,甚至连洗脸和梳头都要靠别人帮忙。

4. **咀嚼困难**。

5. **吞咽困难** 喝水进食时易呛咳,严重的吞咽困难必须依靠鼻饲管进食。

6. **面肌无力** 由于整个面部的表情肌无力,病人睡眠时常常闭不上眼。平时表情淡漠,笑起来很不自然,就像哭一样,又称哭笑面容。

7. **说话鼻音、声音嘶哑** 这是由于咽喉肌的无力所致。

8. **呼吸困难** 这是重症肌无力最严重的一个症状,是致死的主要原因,故又称其为重症肌无力危象。这是由于呼吸肌严重无力所致。

9. **颈肌无力** 严重的颈肌无力表现比较突出,病人坐位时有垂头现象,病人仰卧时不能屈颈抬头。

(三)辅助检查
1. 血、尿、脑脊液检查正常。常规肌电图检查基本正常。神经传导速度正常。

2. 重复神经电刺激　是常用且具有确诊价值的检查方法。方法为分别用低频(2Hz和5Hz)和高频(10Hz以上)重复刺激尺神经、正中神经或副神经,如出现动作电位波幅第5波比第1波在低频刺激时递减10%以上或高频刺激时递减30%以上为阳性。约90%重症肌无力病人于低频刺激时出现阳性反应。应在停用新斯的明17小时后检查,否则可出现假阴性。

3. 单纤维肌电图　通过特殊的单纤维针电极测量并判断同一运动单位内的肌纤维产生动作电位的时间是否延长来反映神经-肌肉接头处的功能,间隔时间延长为此病表现。

4. AChR-Ab滴度测定　对MG的诊断具有特征性意义。85%以上全身型MG病人AChR-Ab滴度升高,但眼肌型升高可不明显,且抗体滴度的高低与临床症状的严重程度并不完全一致。

5. 胸腺影像学检查　胸部X线摄片或胸腺CT、MRI检查,有胸腺增生和肥大。

6. 其他检查　5%MG病人有甲状腺功能亢进,表现为T_3、T_4升高。部分病人抗核抗体和甲状腺抗体阳性。

（四）心理社会反应

MG病人因病程长、病情严重其反复发作,易产生恐惧、焦虑、抑郁或自卑情绪。

【护理诊断/问题】

1. 生活自理缺陷　与眼外肌麻痹、眼睑下垂或运动障碍有关。

2. 语言沟通障碍　与构音障碍有关。

3. 恐惧　与呼吸肌无力、呼吸麻痹、濒死感有关。

4. 营养失调:低于机体需要量　与咀嚼和吞咽困难有关。

5. 清理呼吸道无效　与咳嗽无力及气管分泌物增多有关。

6. 社会隔离　与自我形象改变有关。

7. 潜在并发症:重症肌无力危象、呼吸衰竭、吸入性肺炎。

【护理目标】

1. 病人能维持相对的最佳生活自理能力。

2. 病人能维持有效的口语交流。

3. 病人恐惧缓解。

4. 病人能维持良好的营养状态。

5. 病人排痰顺畅,无痰液潴留或痰块堵塞。

6. 病人能维持良好的自尊心,适应自我形象的改变。

7. 不发生并发症,一旦发生可以积极配合医生进行处理。

【护理措施】

（一）活动与生活护理

指导病人正确休息与活动,避免疲劳。宜选择清晨、休息后或肌无力症状较轻时进行适度活动。本病病人常有垂足,很轻的垂足都会导致绊倒。因此,最好早期戴上足支架。在上肢由于手及前臂先受累,可以在腕部设置支架使手处于最便于用力的位置。可以专人帮助病人保持适当的运动以避免发生挛缩。但剧烈的运动、用力会促使病情加重。对于早期病人应尽可能坚持工作及日常活动。肌无力症状明显时,应协助病人洗漱、进食、清洁卫生,保持口腔清洁、防止外伤和感染等并发症。

（二）心理护理

MG病人因病程长、病情严重且反复发作,易产生恐惧、焦虑、抑郁或自卑情绪。因此,医务人员应多与病人沟通,耐心解释疾病相关知识;告知病人稳定情绪有利于疾病治疗和避免复发。

（三）有效沟通

重症肌无力病人由于咽喉、软腭及舌肌受累或气管切开导致构音障碍,无法正常交流,此时医护人员应采用肢体语言进行有效沟通,如通过打手势进行交流。或在早期最好采用语言疗法,对不能书写、但能用手指示的病人准备一块有日常生活图形的指示板或图书,以便病人在需要时指点用。

（四）饮食护理

1. 护士应仔细评估病人咀嚼吞咽功能,及其摄食能力。

2. 由于病人吞咽固体食物困难,流质又易流入气管引起呛咳,应予病人高蛋白、高热量、高维生素、富含钾、钙的软食或半流质饮食为宜,或把固体食物泡软后食用。完全不能进食的病人可采用留置胃管。

3. 指导病人在进餐前充分休息,或在服药后15~20分钟产生药效时进餐。进食时特别注意缓慢少量食入,以防止发生呼吸道阻塞引起窒息。在病人完全不能进食的情况下可采用留置胃管。

4. 重症肌无力病人脾胃虚损,宜多食甘温补益之品,能起到补益、和中、缓急的作用,少食寒凉食物。

(五) 用药护理

1. 指导病人抗胆碱酯酶类药物宜自小剂量开始服用，不宜大剂量和长期服用，如出现胆碱能危象的症状时，应及时告知医生采取停药或抢救措施。

2. 对于肾上腺糖皮质激素类药物，护士应严密监测病情变化，指导病人不可自行改变药量，应严格按医嘱逐渐加量或减量。高度警惕激素药物副作用的发生。

(六) 危象预防及护理

1. 轻者应避免过度劳累、受凉、感染、外伤和激怒等，不宜在烈日下过久，以防肌无力危象发生。

2. 禁止使用可影响神经-肌肉接头传递功能的药物如麻醉剂、镇静止痛剂、肌肉松弛剂、抗心律失常药及某些抗生素等。

3. 肌无力危象发作时，应卧床休息，保持镇静和安静，保持室内空气流通和新鲜，及时清除鼻腔及口腔内分泌物，保持呼吸道通畅。遵医嘱给予吸氧。常规准备气管切开包、气管插管和呼吸机。

4. 遵医嘱根据危象类型给予药物抢救，若给药后不见好转，病人出现发绀甚至已发生窒息时，应立即采取以下急救措施。

（1）果断、迅速地行气管插管或气管切开，及时吸痰，确保呼吸道通畅最为重要，对呼吸微弱的病人必须给予正压人工呼吸，以保持足够的通气量，纠正缺氧状态。呼吸困难改善后拔管不应太早，待吞咽和咳嗽反射恢复，而且经完全堵管24～48小时试验无不良反应时方可拔管。拔管过早有多次切开的危险。

（2）控制感染：肺部感染或上呼吸道感染常常是肌无力危象的诱因或合并症，若不控制感染则危象难以解除。根据药敏试验结果，选择有效广谱抗生素，而至今尚未发现能加重MG的抗生素有：青霉素、氯霉素、红霉素、竹桃霉素、螺旋霉素、万古霉素、头孢类抗生素（如先锋霉素等）。

（3）物理降温：发热可缩短突触后膜去极化时间和增加抗胆碱酯酶活力而使神经肌肉传导障碍加重。短暂性的体温升高本身对危象的诱发和对危象的持续时间均起重要作用。因此，在对病因治疗基础上，应迅速采用冰袋、40%乙醇擦浴、冰盐水洗胃和冰毯等物理降温措施。

（4）遵医嘱给予大剂量糖皮质激素疗法或大剂量免疫球蛋白疗法或血浆置换疗法等。

(七) 健康教育

1. 生活指导　规律生活按时起居，劳逸结合，注意保暖，预防感冒。进食富含蛋白的新鲜食物，忌生、冷、辛、辣食物以及烟酒刺激。

2. 从运动锻炼、合理用药、病情观察等方面对重症肌无力病人和家属进行健康教育。重症肌无力病人不能运动过量，应根据自身情况选择合适的运动；药名、药物剂量、服用时间、药物的副作用及如何处理药物的副作用；重症肌无力危象症状及应对的知识告知病人和家属。

【护理评价】

1. 病人运动障碍是否有所缓解，基本的生活自理能力是否恢复。
2. 病人能否进行有效的沟通交流。
3. 病人是否情绪稳定，能否积极应对疾病。
4. 病人体重是否下降，营养状况是否良好。
5. 病人排痰是否顺畅，有无痰鸣音及啰音。
6. 病人能否适应自我形象的改变。
7. 病人是否发生并发症。

第四节　高压氧舱治疗

高压氧舱治疗（HBO）是指病人置身于高气压的密闭舱内，呼吸高浓度氧气，以增加血氧含量，提高血氧张力，增加血氧弥散，提高组织氧储量，促进侧支循环的生成，消除体内气泡栓塞，抑制厌氧菌，从而达到治疗疾病和促进机体康复的方法。

【适应证】

HBO治疗的适应证比较多，疗效比较好的疾病有：

1. 各种中毒，如CO中毒、二氧化碳中毒、硫化氢中毒、氢化物中毒、氨气中毒、光气中毒、农药中毒、化学药物中毒等。

2. 溺水、自缢、电击伤、麻醉意外以及其他原因引起的脑缺氧、脑水肿、减压病等。

3. 心血管系统　冠心病、心绞痛、心肌梗死、心源性休克。

4. 消化系统　胃、十二指肠溃疡、术后溃疡。

5. 感染　气性坏疽、破伤风及其他厌氧菌感染，病毒性脑炎等。

6. 空气栓塞。

7. 脑血栓形成、脑栓塞、脑萎缩、脑供血不全、脑挫伤、脑外伤后综合征、骨髓炎、截瘫、周围神经损伤、多发性神经炎。

8. 皮肤移植、断肢（指）再植术、脉管炎、顽固性溃疡、骨筋膜间隔区综合征、术后伤口不愈、动脉栓塞、骨愈合不良、放射性骨髓炎、挤压伤。

9. 新生儿窒息、3岁之前的脑瘫等。

10. 中心性视网膜脉络膜炎、视网膜动脉栓塞、突发性耳聋、牙周炎、口腔溃疡。

11. 皮肤科疾病　玫瑰糠疹、寻常痤疮、结节性红斑、硬皮病、神经性或糖尿病皮炎等等。

【禁忌证】

1. 未经处理的气胸和活动性出血。

2. 血压过高　一般认为血压超过21.33/14.67kPa不能接受治疗。

3. 严重肺气肿疑有肺大疱者。

4. 上呼吸道感染时，有引起中耳气压伤和鼻旁窦气压伤的危险。

5. 患有流感、肺结核、肝炎等传染病的病人应与其他病人隔离。

6. 妊娠。

【护理】

（一）开舱前的护理

开舱前必须做好对病人及陪护人员的宣传解释工作：

1. 不能携带易燃、易爆等物品进舱如打火机、火柴、乙醇及电动玩具等，不能穿化纤衣物进舱，以免发生火灾，应及时更换全棉衣物进舱。

2. 嘱进舱人员在进舱前半小时用餐完毕，吃不易产气的食物，以免在加压时出现呕吐和引起肠胀气，进舱前应排空大小便。

3. 教会病人及陪舱人员在升压过程中正确开启咽鼓管，即捏鼻鼓气或做吞咽动作，或吃水果或饮水以免咽鼓管通气不畅，引起耳痛等不良反应。

4. 嘱病人或陪护人员进舱前排空大小便，必要时可带便盆入舱，但应封口。

5. 教会病人怎样正确戴面罩吸氧，使吸氧过程顺利进行。

（二）加压阶段的护理

升压时必须缓慢均匀，不可忽快忽慢，随时与舱内人员通话，询问咽鼓管通畅情况，如有异常，及时解决，确保加压顺利进行。稳压后，面罩吸纯氧。应注意：

1. 保持病人呼吸道通畅。

2. 密切观察神志、生命体征的变化。

3. 保持病人输液通畅，随时调整输液速度。使用普通输液瓶时，加压时宜将墨菲滴管内液平面调到最低位，减压时，应插入长血浆分离针头到瓶内液平面以上的空气层，保证排气，提倡使用纯软包装的输液袋，因为输液速度不受气压变化影响。

4. 预防气压伤，调压人员应随时询问舱内人员的感觉并予以指导，进行捏鼻鼓气、讲话或者行咀嚼糖果等吞咽动作，保持咽鼓管开放。如无效，可用麻黄碱滴鼻剂滴鼻以减轻不适感。

5. 每次吸氧的时间不宜过长，一般控制在60～90分钟，要采取间接吸氧，避免氧中毒。

（三）减压阶段的护理

高压下吸氧结束，即开始减压。减压前先告诉病人摘下吸氧面罩，作好减压准备。打开排气阀进行减压，在减压过程中嘱病人不要屏气，注意保暖。如病人有不适感，应立即停止减压。减压时减压速度要均匀。

（孙玫　毛婷）

中英文名词对照索引

LGL 综合征	Lown-Ganong-Levine syndrome	406
WPW 综合征	Wolff-Parkinson-While syndrome	406

A

凹陷性水肿	pitting edema	293

B

白斑	leukoplakia	292
白癜	vitiligo	292
白化病	albinismus	291
白血病	leukemia	843
斑丘疹	maculopapulae	293
斑疹	maculae	293
板状腹	board-like rigidity	336
包茎	phimosis	341
包皮过长	prepuce redundant	341
被动体位	passive position	289
奔马律	gallop rhythm	325
鼻窦	nasal sanus	302
鼻衄	epistaxis	302
闭目难立征	Romberg test	352
扁平胸	flat chest	310
便秘	constipation	273
便血	hematochezia	270
标准导联	standard leads	382
表面效度	face validity	469
病人自控镇痛	patient control analgesia, PCA	807
病态窦房结综合征	sick sinus syndrome, SSS	397, 753
波状热	undulant fever	252
不对等对照组设计	nonequivalent control group design	453
不规则热	irregular fever	252
不连续变量	discrete variable	433
不随意运动	abnormal movements	351
部分补偿系统	partly compensatory system	25

C

操作性定义	operational definition	433
肠鸣音	bowel sound	334
肠鸣音活跃	active bowel sound	334
肠鸣音减弱	hypoactive bowel sound	334
肠鸣音亢进	hyperactive bowel sound	334

潮式呼吸	tidal breathing	312
陈-施呼吸	Cheyne-Stokes respiration	263
弛张热	remittent fever	252
持续气道正压	continuous positive airway pressure, CPAP	177
匙状甲	koilonychia	346
冲击触诊法	ballottement	284
抽搐	tic	279
初级卫生保健	primary health care, PHC	36
杵状指（趾）	acropachy, drumstick toe	346
触诊	palpation	283
次优问题	low-priority problem	86

D

代偿间歇	compensatory pause	397
单一假设	simple hypothesis	436
档案回顾法	document review	466
第二心音	second heart sound, S_2	324
第三心音	third heart sound, S_3	324
第一心音	first heart sound, S_1	324
动态心电图	ambulatory electrocardiography, AECG	414
动态血压监测	ambulatory blood pressure monitoring, ABPM	330
窦房阻滞	sinoatrial block	401, 753
窦性停搏	sinus arrest	396, 752
窦性心动过缓	sinus bradycardia	396, 751
窦性心动过速	sinus tachycardia	396, 751
窦性心律	sinus rhythm	396
窦性心律不齐	sinus arrhythmia	396
杜氏双重杂音	Duroziez sign	330

E

额面六轴系统	hexaxial system	382
额外心音	extra cardiac sound	325
二尖瓣区	mitral valve area	323
二联律	bigeminal beats	323

F

发绀	cyanosis	263
发展的自理需要	developmental self-care requisites	24
反射性呕吐	reflex vomiting	266
反跳痛	rebound tenderness	337
方向性假设	directional hypothesis	436
房内阻滞	intra-atrial block	402
房室传导阻滞	atrioventricular block	763
房室传导阻滞	atrioventricular block, AVB	402
房性期前收缩	atril premature beats	753
房性期前收缩	premature atrial contraction	397
房性心动过速	atrial tachycardia	754
非结合胆红素	unconjugated bilirubin, UCB	275
非阵发性心动过速	nonparoxysmal tachycardia	399

肺动脉瓣区	pulmonary valve area	323
肺结核	pulmonary tuberculosis	783
肺泡呼吸音	vesicular breath sound	316
肺气肿	pulmonary emphysema	318
肺实变	consolidation of lung	318
肺炎	pneumonia	781
分泌性腹泻	secretory diarrhea	271
风湿性疾病	rheumatic diseases	866
辐辏反射	convergence reflex	300
辅助检查	assistant examination	243
复本信度	alternate forms reliability	468
复合假设	complex hypothesis	436
复极	repolarization	379
腹壁反射	abdominal reflex	353
腹壁静脉曲张	abdominal wall varicosis	333
腹部凹陷	abdominal concavity	332
腹部膨隆	abdominal distension	332
腹膜刺激征	peritoneal irritation sign	337
腹膜透析	peritoneal dialysis, PD	829
腹式呼吸	diaphragmatic respiration	312
腹痛	abdominal pain	254
腹泻	diarrhea	271

G

概念性定义	conceptual definition	433
干啰音	rhonchi	317
肝性脑病	hepatic encephalopathy, HE	812
肝硬化	hepatic cirrhosis	807
肝掌	liver palms	294
肛裂	anal split	341
肛门直肠瘘	anorectal fistula	341
高渗性非酮症糖尿病昏迷	hyperosmolar nonketotic diabetic coma	859
高血压	hypertension	730
个案管理	case management	706
个人深入访谈法	individual in-depth interview	464
跟腱反射	achilles tendon reflex	353
跟-膝-胫试验	heel-to-knee-to-skin test	352
功能性杂音	functional murmur	327
肱二头肌反射	biceps reflex	353
肱三头肌反射	triceps reflex	353
共济运动	coordination	352
共情	empathy	53
佝偻病胸(鸡胸)	rachitic chest	310
冠状动脉粥样硬化性心脏病	coronary atherosclerotic heart disease	736

H

呼气性呼吸困难	expiratory dyspnea	262
呼吸节律	respiratory rhythm	312
呼吸困难	dyspnea	261

呼吸频率	respiratory frequency	312
呼吸深度	respiratory depth	312
呼吸运动	respiratory movement	312
护理	nursing	3
护理程序	nursing process	81
护理概念模式	conceptual model of nursing	19
护理计划	nursing planning	86
护理评估	nursing assessment	82
护理评价	nursing evaluation	89
护理实施	nursing implementation	88
护理系统理论	the theory of nursing systems	25
护理诊断	nursing diagnosis	84
黄疸	jaundice	274
回归热	recurrent fever	252
昏迷	coma	280
昏睡	stupor	280
混合性呼吸困难	mixed dyspnea	262

J

机械通气	mechanical ventilation	796
肌内注射	intramuscular injection, IM	142
肌张力	muscular tone	351
稽留热	continued fever	252
急性肾衰竭	acute renal failure, ARF	823
急性心肌梗死	acute myocardial infarction, AMI	739
脊柱侧凸	scoliosis	344
脊柱后凸	kyphosis	343
脊柱前凸	lordosis	344
继发性高血压	secondary hypertension	730
加压单极肢体导联	limb leads	382
甲状腺功能减退症	hypothyroidism	854
甲状腺功能亢进症	hyperthyroidism	851
尖腹	apical belly	332
间接叩诊法	indirect percussion	284
间接听诊法	indirect auscultation	285
间停呼吸	Biots respiration	263,312
间歇热	intermittent fever	252
健康不佳时的自理需要	health deviation self-care requisites	24
健康管理	health management	687
健康评估	health assessment	239
交界性期前收缩	premature junctional contraction	398
交替脉	pulsus alternans	329
角膜反射	corneal reflex	352
结构效度	construct validity	469
结合胆红素	conjugated bilirubin, CB	275
截石位	lithotomy position	340
经皮冠状动脉介入治疗	percutaneous coronary intervention, PCI	773
经皮腔内冠状动脉成形术	percutaneous transluminal coronary angioplasty, PTCA	773
惊厥	convulsion	279

| 精囊 | seminal vesicle | 343 |
| 局部适应综合征 | local adaptation syndrome, LAS | 72 |

K

咯血	hemoptysis	259
开瓣音	opening snap	325
科研假设	research hypothesis	435
客观资料	object data	239
叩诊	percussion	284
叩诊音	percussion sound	285
库欣综合征	Cushing syndrome	856

L

类别变量	categorical variable	433
类风湿关节炎	rheumatoid arthritis, RA	869
连续变量	continuous variable	433
联律间期	coupling interval	397
量性研究	quantitative research	427
轮替动作	alternating movement	352

M

脉搏短绌	miosphygmia	323
慢性肺源性心脏病	chronic pulmonary heart disease	790
慢性肾衰竭	chronic renal failure, CRF	825
慢性阻塞性肺疾病	chronic obstructive pulmonary disease, COPD	785
毛细血管搏动征	capillary pulsation sign	330
玫瑰疹	roseola	293
目标管理	management by objective, MBO	517

N

脑血管疾病	cerebral vascular disease, CVD	873
内容效度	content validity	469
内在一致性	internal consistency	468
尿路感染	urinary tract infection, UTI	822
尿失禁	incontinence of urine	277
扭转型室性心动过速	torsade de pointes, TDP	399

O

| 呕血 | hematemesis | 267 |

P

帕金森病	Parkinson's disease, PD	881
排尿困难	difficulty of urination	278
疱疹	bleb	294
皮下出血	subcutaneous bleeding	294
皮下气肿	subcutaneous emphysema	310
皮下注射法	hypodemic infection, HD	140
皮疹	skin rash	293
贫血	anaemia	837

| 平板运动试验 | treadmill test | 415 |
| 评定者间信度 | inter-rater reliability | 468 |

Q

期前收缩	premature contraction	323
奇脉	paradoxical pulse	329
气腹	pneumoperitoneum	332
气胸	pneumothorax	318
器质性侧凸	organic scoliosis	344
前列腺	prostate	343
浅部触诊法	light palpation	283
枪击音	pistol shot sound	330
强迫体位	compulsive position	289
丘疹	papules	293
全身适应综合征	general adaptation syndrome, GAS	72

R

人种学研究法	ethnographic research	458
揉面感	dough kneading sensation	336
蠕动波	peristalsis wave	334

S

三尖瓣区	tricuspid valve area	323
三联律	trigeminal beats	323
上消化道出血	upper gastrointestinal hemorrhage	814
社区获得性肺炎	community acquired pneumonia, CAP	781
社区健康	community health	640
社区康复	community based rehabilitation, CBR	697
深部触诊法	deep palpation	283
深部滑行触诊法	deep slipping palpation	283
深压触诊法	deep press palpation	283
神经语言程序	neuro linguistic programming, NLP	51
肾病综合征	nephrotic syndrome, NS	820
渗透性腹泻	osmotic diarrhea	271
生命体征	vital sign	286
湿啰音	moist rale	317
实验性研究	experiment study	444
视诊	inspection	283
室内传导阻滞	intraventricular block	765
室性期前收缩	premature ventricular beats	398,759
室性心动过速	ventricular tachycardia	399,761
嗜睡	somnolence	280
首优问题	high-priority problem	86
双侧心室肥大	biventricular hypertrophy	390
双手触诊法	bimanual palpation	283
水冲脉	water-hammer pulse	329
水肿	edema	256,293
酸中毒深大呼吸	Kussmaul respiration in acidosis	263

T

踏车运动试验	bicycle ergometer test	415
抬举性搏动	heaving apex impulse	320
叹息样呼吸	sighing breath	312
糖尿病	diabetes mellitus, DM	858
糖尿病酮症酸中毒	diabetic ketoacidosis, DKA	859
提睾反射	cremasteric reflex	353
体格检查	physical examination	243
调节反射	accommodation reflex	300
听诊	auscultation	285
同时效度	concurrent validity	469
桶状胸	barrel chest	310

W

蛙腹	frog belly	332
完全补偿系统	wholly compensatory system	25
胃癌	gastric cancer	806
文化感受性	cultural sensitivity	36
文化休克	cultural shock	61
文献回顾法	literature review	466
问诊	interview	243
无方向性假设	non-directional hypothesis	436
无脉	pulseless	329

X

吸气性呼吸困难	inspiratory dyspnea	262
膝反射	knee reflex	353
膝胸位	genucubital position	340
系统性红斑狼疮	systemic lupus erythematosus, SLE	866
现象学研究法	phenomenological approach	456
相关假设	associated hypothesis	435
消化性溃疡	peptic ulcer, PU	803
小组焦点访谈法	focus group interview	465
效标关联效度	criterion-related validity	469
效度	validity	469
心包叩击音	pericardial knock	325
心包摩擦感	Pericardium friction rub	321
心包摩擦音	pericardial friction sound	328
心电图	electrocardiogram, ECG	379
心电图运动负荷试验	ECG exercise testing	415
心动过缓	bradycardia	323
心动过速	tachycardia	323
心房颤动	atrial fibrillation	323, 400, 756
心房扑动	atrial flutter	400, 755
心肌梗死	myocardial infarction, MI	392
心肌缺血	myocardial ischemia	391
心肌损伤	myocardial injury	391
心悸	palpitation	265

中文	英文	页码
心尖搏动	apical impulse	319
心绞痛	angina pectoris	737
心理防御机制	psychological defense mechanism	74
心理-社会状况评估	psychosocial assessment	244
心力衰竭	heart failure, HF	725
心律失常	cardiac arrhythmia	749
心音	cardiac sound	324
心脏瓣膜病	valvular heart disease	745
心脏传导阻滞	heart block	401
心脏杂音	cardiac murmurs	325
胸导联	chest leads	382
胸廓扩张度	thoracic expansion	313
胸膜摩擦感	pleural friction fremitus	313
胸膜摩擦音	pleural friction rub	317
胸腔积液	pleural effusion	318, 794
胸式呼吸	thoracic respiration	312
胸痛	chest pain	254
嗅诊	smelling	286
血尿	hematuria	276
血液透析	hemodialysis, HD	832
血肿	hematoma	294
荨麻疹	urticaria	293

Y

中文	英文	页码
压力源	stressor	32
压痛	tenderness	336
洋地黄效应	digitalis effect	409
洋地黄中毒	digitalis toxicity	409
一般性自理需要	universal self-care requisites	24
医院获得性肺炎	hospital acquired pneumonia, HAP	781
移动性浊音	shifting dullness	335
意识模糊	confusion	280
意识障碍	disturbance of consciousness	280
因果假设	causal hypothesis	436
阴囊	scrotum	342
隐睾症	cryptorchism	343
右束支阻滞	right bundle branch block, RBBB	403
右心室肥大	right ventricular hypertrophy	389
瘀斑	ecchymosis	294
瘀点	petechia	294
语音共震	vocal resonance	317
语音震颤	vocal fremitus	313
预测效度	predictive validity	469
预激综合征	preexcitation syndrome	406
预试验	pilot study	427
原发性肝癌	primary carcinoma of the liver	810
原发性高血压	primary hypertension	730
原发性支气管肺癌	primary bronchogenic carcinoma	792

Z

中文	英文	页码
造血干细胞移植	hematopoietic stem cell transplantation, HSCT	846
扎根理论研究法	ground theory approach	457
谵妄	delirium	281
折半信度	split-half reliability	468
阵发性室上性心动过速	paroxysmal supraventricular tachycardia, 简称 PSVT	398
阵发性心动过速	paroxysmal tachycardia	398
阵挛	clonus	353
振水音	succussion splash	334
支持教育系统	supportive-educative system	25
支气管肺泡呼吸音	bronchovesicular breath sound	316
支气管呼吸音	bronchial breath sound	316
支气管哮喘	bronchial asthma	787
知情同意	informed consent	429
蜘蛛痣	spider angioma	294
直肠脱垂	rectal prolapse	341
直接叩诊法	direct percussion	284
直接听诊法	direct auscultation	285
指鼻试验	finger-to-nose test	352
质性研究	qualitative research	427
治疗性沟通	therapeutic communication	53
痔	hemorrhoid	341
中枢性呕吐	cerebral vomiting	266
中优问题	medium-priority problem	86
重症肌无力	myasthenia gravis, MG	884
舟状腹	scaphoid abdomen	332
主动脉瓣第二听诊区	the second aortic valve area	323
主动脉瓣区	aortic valve area	323
主观资料	subject data	239
主诉	chief complaints	248
姿势性侧凸	posture scoliosis	344
紫癜	purpura	294
自动体位	active position	289
自理	self-care	24
自理理论	the theory of self-care	24
自理能力	self-care agency	24
自理缺陷理论	the theory of self-care deficit	25
自理主体	self-care agent	24
自理总需要	self-care requisites	24
自身实验前后对照设计	one-group pre-test post-test design	454
自我暴露	self-disclosure	50
自我决策	self-determinism	36
左侧卧位	left recumbent position	340
左后分支阻滞	left posterior fascicular block, LPFB	405
左前分支阻滞	left anterior fascicular block, LAFB	404
左束支阻滞	left bundle branch block, LBBB	404
左心室肥大	left ventricular hypertrophy	389

参考文献

[1] 陈明瑶.护理学导论[M].北京:科学出版社,2010.

[2] 崔立平.我国卫生保健公平性的主要问题及政策建议[J].中国初级卫生保健,2009,23(8):8-9.

[3] 方立珍.临床路径——全新的临床服务模式[M].长沙:湖南科学技术出版社,2002.

[4] 高小玲,李青,熊正南.社区护理中潜在的法律问题与防范[J].护理研究,2005,19(3):558-559.

[5] 葛向煜,丁红.Pender健康促进模式在护理中的应用[J].中华行为医学科学,2004,13(5):587-588.

[6] 姜安丽.护理理论[M].北京:人民卫生出版社,2009.

[7] 姜安丽.新编护理学基础[M].北京:人民卫生出版社,2012.

[8] 蒋康为.农村卫生工作面临的主要问题及发展对策[J].中国初级卫生保健,2000,14(7):13-14.

[9] 蒋菊芳,费静霞,姚敏红.临床护理路径在精神分裂症患者标准化管理中的应用[J].中华护理杂志,2011,46(10):970-971.

[10] 蒋小剑.现代护理导论[M].北京:中国医药科技出版社,2009.

[11] 江会,李武平.我国系统化整体护理发展状况十年回顾[J].护理研究,2004,18(6):952-953.

[12] 靳雪征.健康信念理论的建立和发展[J].中国健康教育,2007,23(12):945-946.

[13] 李娟,周崇明,付金凤,等.PROCEDE-PROCEED模式在现代儿科的护理教育[J].医学理论与实践,2012,25(5):605-606.

[14] 李萍,赖红梅,程薇.应用临床护理路径对骨科住院患者进行健康教育[J].中华护理杂志,2001,36(11):832-833.

[15] 李小妹.护理学导论[M].北京:人民卫生出版社,2012.

[16] 李小珍,陈凤平,徐高阳,等.运用护理程序对高血压病患者进行服药指导的效果观察[J].护理与康复,2012(11):590-591.

[17] 刘喜文.护理学导论[M].北京:人民军医出版社,2007.

[18] 彭荣翠.健康教育中健康信念模式的应用[J].中国护理管理,2007,1(12):77-78.

[19] 陶莉,宋博,叶玲.护理学基础[M].北京:北京大学医学出版社,2011.

[20] 王翠琴.试论护士在初级卫生保健中的作用[J].铜陵职业技术学院学报,2008(3):58-59.

[21] 王益锵.中国护理发展史[M].北京:中国医药科技出版社,2009.

[22] 王红红,陈嘉.护理学导论[M].长沙:中南大学出版社,2014.

[23] 徐佰友.卫生监督体制改革中值得探讨的几个主要问题[J].中国初级卫生保健,2001,15(7):10-11.

[24] 许虹,彭美慈,汪国成,等.护理本科生评判性思维能力特征及相关因素的分析[J].中华护理杂志,2006,41(2):155-156.

[25] 易虹.法律概论[M].南昌:江西人民出版社,2001.

[26] 赵秀玲,赵军.社区卫生服务存在的主要问题和对策[J].中国初级卫生保健,2010,24(1):37-39.

[27] 中华护理学会.中华护理学会百年史话[M].北京:人民卫生出版社,2009.

[28] 周庆华.护理学导论[M].上海:第二军医大学出版社,2010.

[29] 邹恂.现代护理新概念与相关理论[M].北京大学医学出版社,2004.

[30] Giger JN,Davidhizar R. Giger and Davidhizar transcultural assessment model. J Transcult Nurs,2002,13(3):185-188.

[31] 葛均波,徐永健.内科学[M].8版.北京:人民卫生出版社,2013.

[32] 李小寒,尚少梅.基础护理学[M].5版.北京:人民卫生出版社,2014.

[33] 卫生部.临床护理实践指南[S].北京:人民卫生出版社,2011.

[34] 吕探云,孙玉梅.健康评估[M].3版.北京:人民卫生出版社,2012.

[35] 张雅丽,陈淑英,郭荣珍.新编健康评估[M].上海:复旦大学出版社,2010.

[36] 张静平.健康评估[M].长沙:中南大学出版社,2010.

[37] 谢玉琳.健康评估[M].北京:中国医药科技出版社,2007.

[38] 王红宇.临床监护心电图学[M].北京:中国医药科技出版社,2011.

[39] 钟杭美,张开滋,黄岚,等.临床12导联同步静态心电图[M].北京:中国医药科技出版社,2013.

[40] 陈文斌,潘祥林.诊断学[M].北京:人民卫生出版社,2008.

[41] 吕探云,孙玉梅.健康评估[M].北京:人民卫生出版社,2012.

[42] 何国平,王秀华.健康评估[M].长沙:中南大学出版社,2011.

[43] 欧阳钦.临床诊断学[M].北京:人民卫生出版社,2005.

[44] 徐淑秀.健康评估与护理诊断[M].南京:东南大学出版社,2005.

[45] 丘祥兴,孙福川.医学伦理学[M].3版.北京:人民卫生出版社,2008.

[46] 张立力.健康评估[M].北京:科学出版社,2008.

[47] 张银玲.护理心理学[M].北京:人民卫生出版社,2009.

[48] 殷磊,刘明.中华护理学辞典[M].北京:人民卫生出版社,2011.

[49] 袁剑云,李庆功.护理诊断与护理实务分类系统最新进展和趋势[J].中华护理杂志,2000,35(7):432-434.

[50] 胡雁.护理研究[M].北京:人民卫生出版社,2012.

[51] 陈向明.质的研究方法与社会科学研究[M].北京:教育科学出版社,2000.

[52] 刘明.护理质性研究[M].北京:人民卫生出版社,2008.

[53] 颜巧元.护理论文写作大全[M].2版.北京:人民军医出版社,2011.

[54] 韩世范,程金莲.护理科学研究[M].北京:人民卫生出版社,2010.

[55] 石祥云.护理专业论文写作[M].北京:科学技术文献出版社,2009.

[56] 肖顺贞.护理研究[M].3版.北京:人民卫生出版社,2011.

[57] 葛均波.内科学[M].8版.北京:人民卫生出版社,2013.

[58] 叶任高.内科学[M].7版.北京:人民卫生出版社,2008.

[59] 陈灏珠.实用内科学[M].13版.北京:人民卫生出版社,2009.

[60] 尤黎明.内科护理学[M].4版.北京:人民卫生出版社,2006.

[61] 刘绍辉.实用护理专科丛书心血管分册[M].长沙:湖南科学技术出版社,2004.

[62] 张静平,李秀敏.内科护理学[M].北京:人民卫生出版社,2011.

[63] 黄金,姜冬九.新编临床护理常规[M].北京:人民卫生出版社,2008.

[64] 廖二元,莫朝晖.内分泌学[M].2版.北京:人民卫生出版社,2007.

[65] 叶任高,陆再英.内科学[M].6版.北京:人民卫生出版社,2004.

[66] Thomas E Andreoli. Cecil Essential of Medicine[M]. 7th Edition. Beijing: Elsevier Medicine,2008.

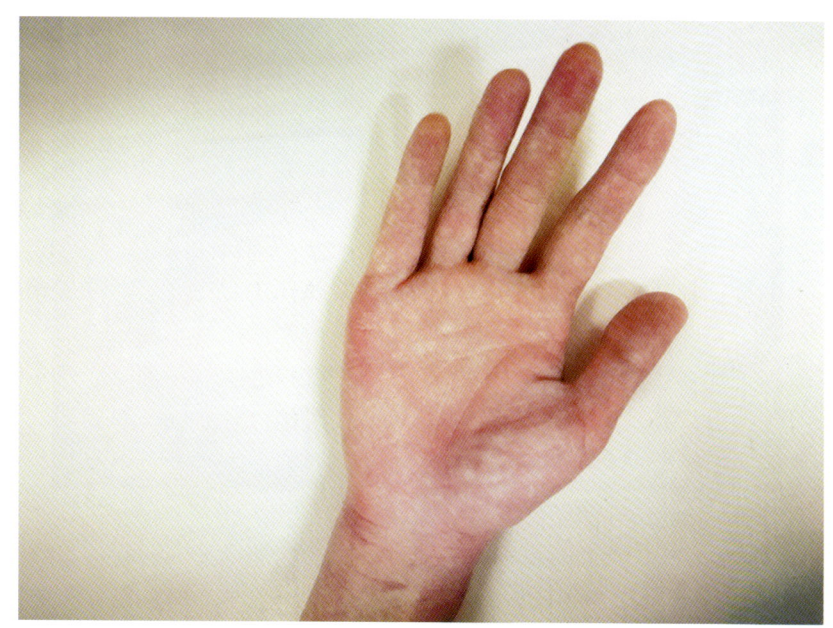

彩图 3-4-13　发绀

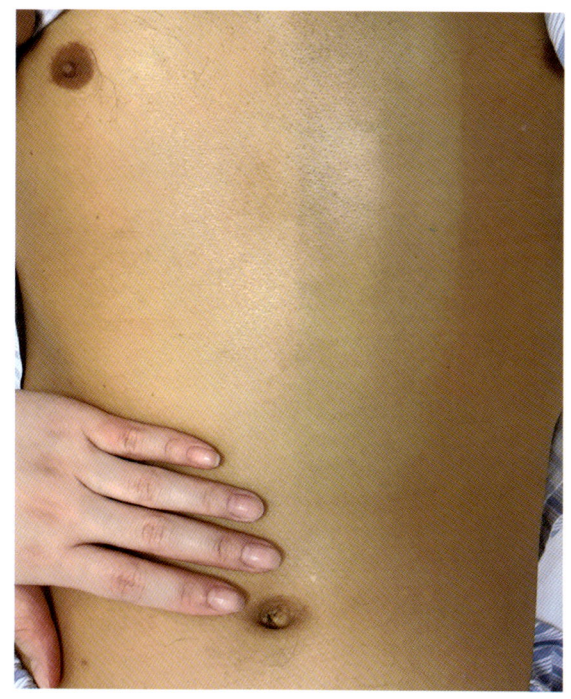

彩图 3-4-14　黄疸

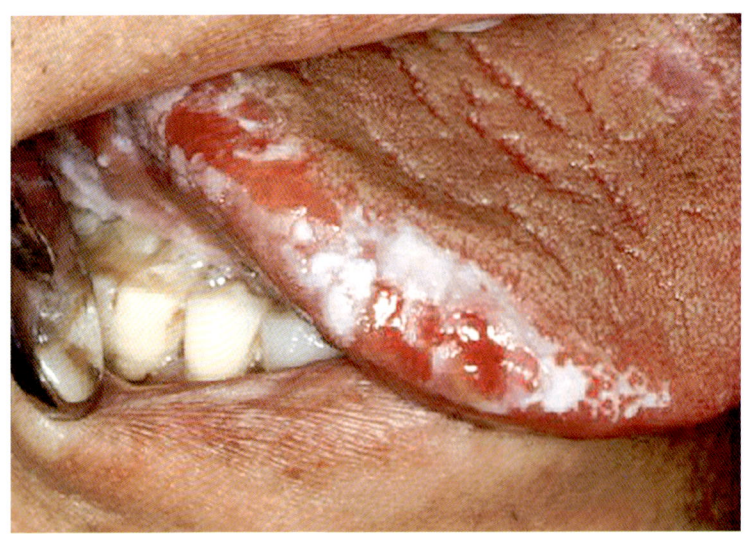

彩图 3-4-17　白斑

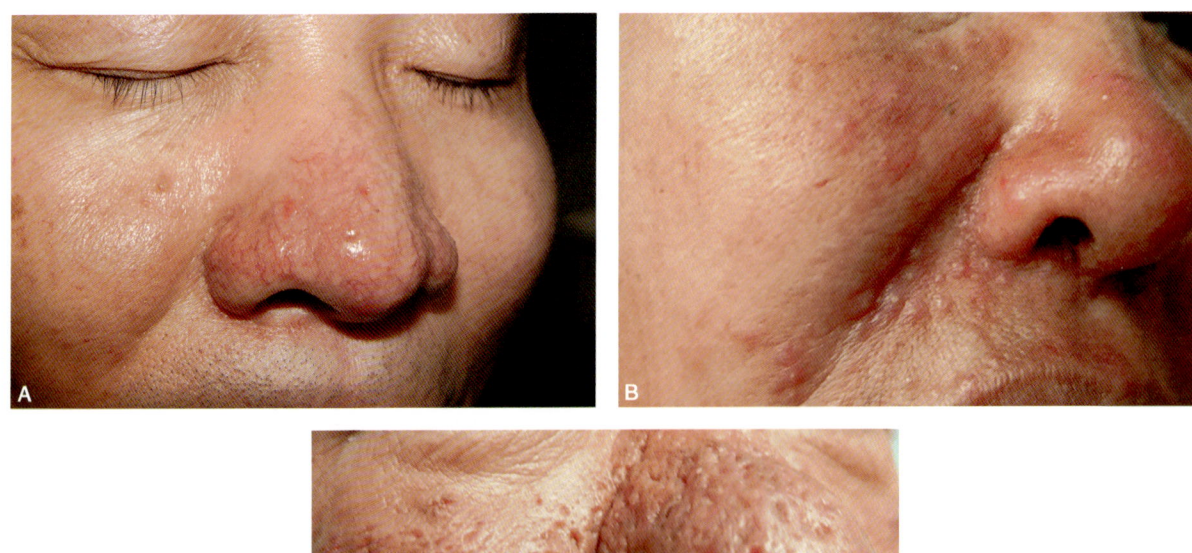

彩图 3-4-32　酒渣鼻

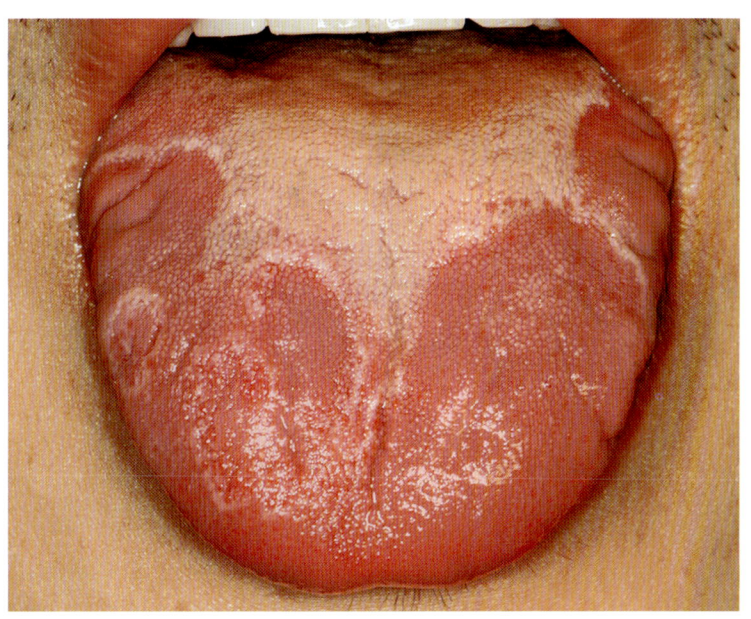

彩图 3-4-36　地图舌

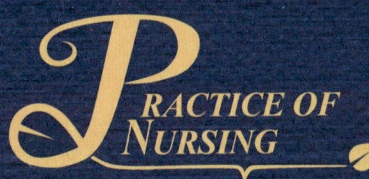

Practice of Nursing
2nd Edition

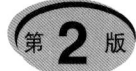

"十三五"国家重点图书出版规划项目

实用护理学

下 册

第2版

主审 姜小鹰

主编 何国平 王红红

人民卫生出版社

Practice of Nursing
2nd Edition

"十三五"国家重点图书出版规划项目

实用护理学

下　册

第 2 版

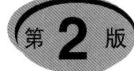

主　审　姜小鹰
主　编　何国平　王红红
副主编　李现红　王秀华　曾　慧　张静平　刘立芳
编　委（以姓氏笔画为序）
　　　　丁四清　万晶晶　王秀华　王曙红　冯　辉　刘立芳
　　　　李　丽　李乐之　李现红　李映兰　杨　敏　张静平
　　　　陈　嘉　罗　阳　周乐山　赵丽萍　姚菊琴　郭　佳
　　　　唐四元　曾　慧　雷　俊　廖淑梅

人民卫生出版社

图书在版编目(CIP)数据

实用护理学(全2册)/何国平,王红红主编.—2版.
—北京:人民卫生出版社,2018
ISBN 978-7-117-22654-7

Ⅰ.①实… Ⅱ.①何…②王… Ⅲ.①护理学
Ⅳ.①R47

中国版本图书馆CIP数据核字(2017)第027331号

| 人卫智网 | www.ipmph.com | 医学教育、学术、考试、健康,购书智慧智能综合服务平台 |
| 人卫官网 | www.pmph.com | 人卫官方资讯发布平台 |

版权所有,侵权必究!

ISBN 978-7-117-22654-7

实用护理学
上、下册
第 2 版

主　　编:何国平　王红红
出版发行:人民卫生出版社(中继线 010-59780011)
地　　址:北京市朝阳区潘家园南里19号
邮　　编:100021
E - mail:pmph @ pmph.com
购书热线:010-59787592　010-59787584　010-65264830
印　　刷:三河市宏达印刷有限公司(胜利)
经　　销:新华书店

开　　本:889×1194　1/16　　总印张:115　　插页:4
总 字 数:3400 千字
版　　次:2002 年 11 月第 1 版　2018 年 9 月第 2 版
　　　　　2018 年 9 月第 2 版第 1 次印刷(总第 4 次印刷)
标准书号:ISBN 978-7-117-22654-7
定价(上、下册):315.00 元

打击盗版举报电话:010-59787491　E - mail:WQ @ pmph.com
(凡属印装质量问题请与本社市场营销中心联系退换)

编 者

（以姓氏笔画为序）

丁四清	万晶晶	王 婧	王 瑶	王红红	王秀华	王曙红
毛 婷	卢静梅	冯 辉	伍美容	刘 丹	刘 宇	刘 芳
刘 苗	刘立芳	刘立珍	刘哲宁	刘晓黎	刘翔宇	关 青
阮 叶	孙 玫	严 谨	李 宁	李 丽	李 领	李 强
李乐之	李旭英	李名花	李现红	李映兰	杨 敏	肖江龙
肖惠敏	吴小花	邱会利	何 瑛	何国平	谷 灿	汪惠才
宋 妍	宋丽淑	张伏元	张彩虹	张静平	陈 嘉	易 媚
罗 阳	周 俊	周 霞	周乐山	周钰娟	封艳辉	赵丽萍
钟 平	姚菊琴	贺连香	徐德保	高红梅	郭 佳	唐四元
黄 金	黄 玲	黄苇萍	黄美华	曹晓霞	康佳迅	琚新梅
蒋岳霞	曾 慧	谢 霞	赖 娟	雷 俊	廖淑梅	熊 杨

主审简介

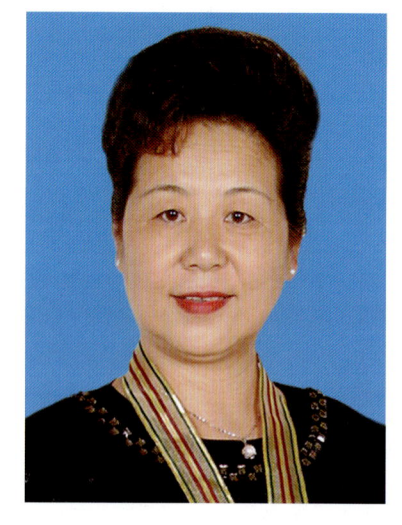

姜小鹰,二级教授,博士生导师,国务院政府特殊津贴专家,中华护理杂志社社长、全国高等护理教育学会副理事长、教育部高等学校护理学专业教学指导委员会副主任委员、福建省护理学会理事长、福建省女科技工作者协会副会长、国家科技奖励专家库评审专家、全国高等学校护理学专业教材评审委员会委员。先后主持国家教育部、省厅级科研项目30多项,在国内外核心期刊发表学术论文210多篇,其中SCI收录6篇。获得国家及省、厅级各类科研成果奖共26项。先后兼任国家级刊物《中华护理杂志》《中华护理教育杂志》《中国实用护理杂志》副主编以及《中国护理管理》等十余家杂志的编委。主编、参编全国护理本科、专科及研究生规划教材30部。从事临床护理及高等护理教育工作30多年,曾先后获得第43届国际南丁格尔奖章、全国优秀科技工作者、第三届全国"教书育人"十大楷模、全国"三八"红旗手、全国妇女"创先争优"先进个人、福建省优秀教师、福建省优秀人才、第三届福建省杰出人民教师、福建省优秀科技工作者、福建省巾帼建功标兵、福建省"五一"劳动奖章、2012年践行"福建精神"特别荣誉奖、福建省"精神文明"先进个人等多项荣誉。

主编简介

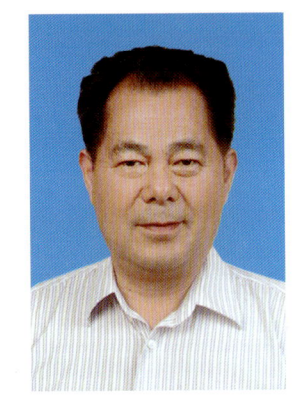

何国平,教授,中南大学湘雅护理学院第一任院长,我国首批护理学博士生、博士后导师、护理学学科带头人,教育部护理专业教学委员会首届专家组成员之一,教育部国家学位办专家库评审专家,教育部高等学校护理学类专业教学指导委员会专家顾问,国家科技部信息中心专家库评审专家,第三届全国高等教育护理学教材评审委员会委员,高等护理教育研究会副理事长,中国职教医护专业委员会主任委员,湖南省老年颐养与保健指导专业委员会主任委员,湖南医学科技学会护理教育专业委员会主任委员,中国管理科学研究院终身研究员,《中华护理教育》杂志第三届副总编辑,《护理研究》杂志、《中华现代护理》杂志等审稿专家。几十年来一直从事高等医学教育、科研与管理工作,主要研究方向为社区护理、老年护理、慢性病的预防与护理、护理管理,多次赴国外进行学术交流与合作。近年来共承担省部级和国际协作课题 10 余项,获得 5 项省级和 9 项校级教学奖励;主编《实用护理学》第 1 版、《实用社区护理学》《社区护理理论与实践》等本科和研究生教材;获国家实用新型专利授权 20 余项;发表科研论文 100 余篇,其中 SCI 期刊收录 33 篇,CSCD 期刊收录 100 余篇。2007 年被评为中南大学优秀研究生德育导师和第三届师德先进个人,2009 年被评为中南大学第五届教学名师奖、中国素质教育先进工作者,2010 年被评为中南大学第二届师德标兵,培养博士研究生 33 人,硕士研究生 68 人。

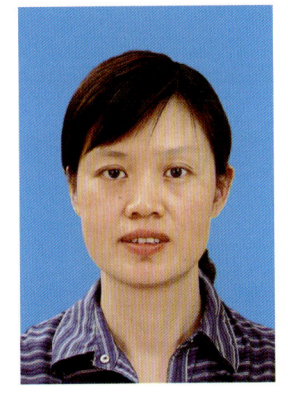

王红红,博士,中南大学湘雅护理学院教授、博士研究生导师、湖南省护理学会理事,艾滋病照护护士协会杂志国际审稿专家、《中华护理杂志》英文版编委。主要研究方向为艾滋病综合防治策略,其中包括医学生艾滋病反歧视教育、艾滋病感染者服药依从性家庭访视及护理干预、艾滋病感染者家庭内歧视综合干预、艾滋病服药依从性同伴宣传员培训等多个层次,曾先后获得雅礼协和公共卫生贾氏学者、ICOHRTA 项目资助,多次赴美国耶鲁大学访问学习;承担护理学本科、研究生及自考教学工作,主要负责基础护理学、护理研究授课,教学效果良好,多次获得中南大学本科教学和研究生教学质量优胜奖。主编《护理研究》,副主编《护理英语》,参编《护理研究理论与实践》等多本教材,近年来承担科研课题 6 项,其中美国 NIH 课题 2 项,国家级课题 4 项,SCI 收录学术论文 10 篇,其他核心期刊论文 30 余篇,2009 年获湖南省科技成果奖三等奖 1 项,2010 年获湖南省医学科技成果奖二等奖 1 项。

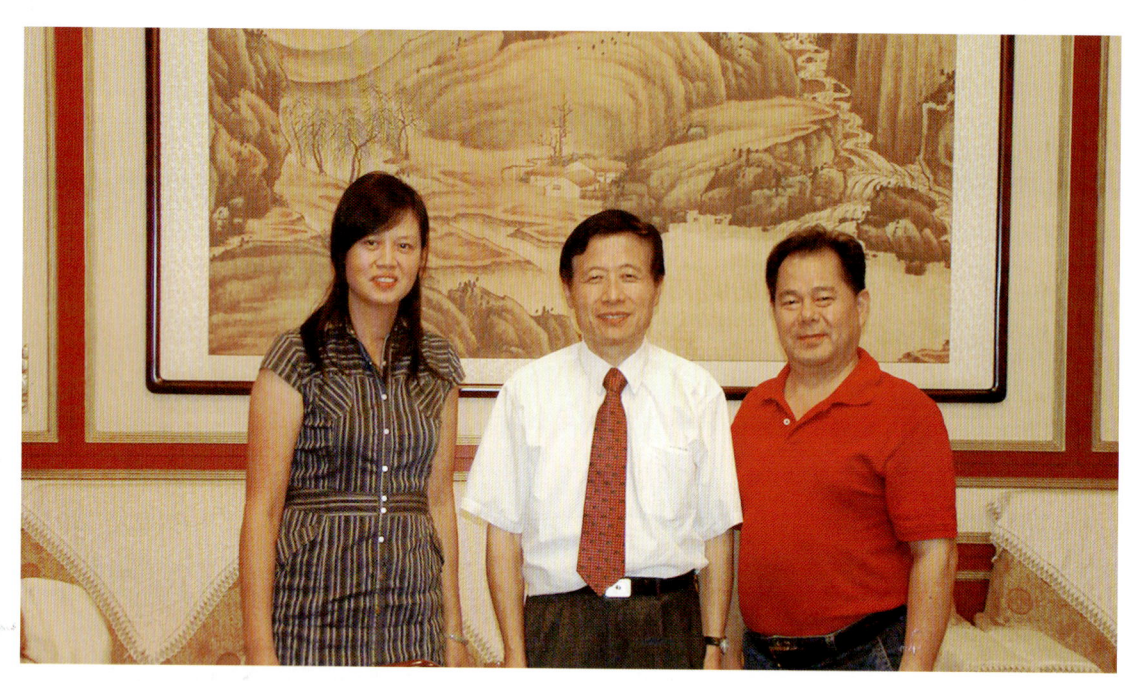

图为刘德培院士与主编何国平教授(右一)、王红红教授(左一)合影

序

护理学是一门实用性和实践性均强的综合性学科,与临床医学相辅相成,是医学类学科中的重要组成部分。

医学的历史十分悠久,不同时期的人类社会有着相同的医学主题:与疾病做斗争,以保护和增进自身健康、延长寿命。所以,自从有了人类,就有了人类与疾病的抗争。医学是一门古老的学科,公元前5世纪,被誉为"医学之父"的希腊医学家希波克拉底撰写了许多医学书籍,创立了医学理论和实践,奠定了现代医学的基础。随着社会的进步与发展,医学理念不断更新,实践不断改进,如今的医学已经发展成"环境-社会-心理-工程-生物"的综合模式,依靠众多学科共同作用、全社会共同参与来为全人类的健康服务的综合性学科范畴。

临床医学与护理是研究疾病病因、预防、诊断、治疗和康复,提高临床治疗水平,促进人体健康的科学,并越来越专科化,如今已有至少包括50余种学科、专业,为全人类健康事业做出了卓越的贡献。

我国护理学科起点低、发展晚,曾长期属于临床医学的二级学科。虽然临床医学和护理学都是为了人的健康服务,但二者分工各有不同:临床医学的宗旨是解决病人的诊断治疗问题,应用生物科学来服务人类健康;护理学主要任务是帮助病人调整身心状态处于治疗或康复的最佳状态。近代护理学创始人南丁格尔提出:"人是各种各样的,由于社会、职业、地位、民族、信仰、生活习惯、文化程度的不同,所得疾病的病情轻重也不同,要使千差万别的人都能达到治疗和健康所需要的最佳身心状态,本身就是一项最精细的艺术。"为了更好地服务于全人类的健康,除了立足于医学知识外,护理学还必须与多元文化相结合,与社会学、伦理学、心理学、美学等学科融为一体。临床医学和护理学不能互相替代或者从属。2011年国务院学位委员会将护理学新增为一级学科,为护理学科的发展提供了更大的发展空间。独立的学科平台更彰显护理学专业实用性和综合性的特色。

由中南大学湘雅护理学院主持编写的《实用护理学》第2版是在第1版的基础上增加了新理念、新知识、新技能、新方法,是一部指导临床护理人员及护理师生将理论知识与临床实践融为一体,缩短从理论到实践差距的专业教材。该书总结了湘雅百年护理教育的历史经验,突出学科专业特色,注重护理实践技能,符合当前护理学科不断发展向前的趋势,为全面提高护理人员专业素质奠定了良好的基础。

是为序。

中国工程院院士
中国医学科学院原院长
北京协和医学院原院长

刘德培

2017年12月

前 言

护理学是以自然科学和社会科学理论为基础的综合性应用学科,主要研究维护、促进、恢复人类健康的理论与方法。随着传统的生物医学模式向"环境-社会-心理-工程-生物"的综合模式转变,护理学科内涵和范畴也发生了巨大的变化。2011年,国务院学位办将护理学新增为医学类一级学科,为我国护理学科发展树立了一座新的里程碑。《实用护理学》初版于2002年,先后三次印刷,发行后得到国内护理同仁的认可和好评,2005年获评全国临床"实用系列"权威著作。随着护士队伍迅速壮大,我国现有护理从业人员380多万人,与2002年相比人数增长了1倍;由于学科发展,许多新知识、新技术和新方法相继面世,我们组织国内十多所高校和三级甲等医院的护理教学科研专家和临床护理专家,将《实用护理学》再版,在参考国内外最新护理动态,结合我国临床护理实践的基础上,增加了最新护理知识、技术和方法。

全书分为上、下册,包含了护理基本知识与理论、护理学技术、健康评估、护理研究、护理管理、医院感染控制、社区护理、内科护理、外科护理、妇产科护理、儿科护理、传染科护理、老年护理、急诊护理、精神科护理、康复护理和重点专科护理共17篇。再版后的《实用护理学》,结合护理专业人才培养目标,围绕护理工作岗位需要,重点强调护理基本知识、技能的实用性,方便临床护理工作者及学生的学习和老师的教学。

在第2版交稿的前夕,我们有幸邀请到了北京协和医学院原院校长、著名医学家、教育学家、中国工程院院士刘德培教授为此书作序,给予了护理界同仁极大的鼓舞和支持!

本书由教育部高等学校护理学专业教学指导委员会副主任、中华护理学会副理事长、南丁格尔奖获得者、博士生导师姜小鹰教授主审,对第2版《实用护理学》的编写内容提出了宝贵意见。在第2版的编写过程中,所有参编人员均付出了辛勤的劳动,肖江龙老师和刘晓黎学者为全书的收集整理和制图做了大量的工作。在此,向所有在本书编写过程中无私奉献的专家和同仁表示衷心的感谢!

由于时间和编者水平有限,缺点和错误在所难免,希望同仁及广大读者在阅读和使用过程中多提宝贵意见,以便不断地更新和完善。

主编:

2017年12月

目 录

上 册

第一篇 护理基本知识与理论

第一章　绪论……………………………… 3
　第一节　护理学概论……………………… 3
　第二节　护理学发展简史………………… 9

第二章　护理理论………………………… 18
　第一节　概述……………………………… 18
　第二节　南丁格尔的现代护理…………… 19
　第三节　金的达标理论…………………… 21
　第四节　奥瑞姆的自理模式……………… 23
　第五节　罗伊的适应模式………………… 27
　第六节　纽曼的系统模式………………… 30

第三章　护士与保健……………………… 34
　第一节　保健概论………………………… 34
　第二节　健康、疾病与保健……………… 38
　第三节　护士在保健中的作用…………… 42

第四章　护理工作中的人际沟通………… 44
　第一节　人际沟通概述…………………… 44
　第二节　人际沟通的基本方式及技巧…… 46

　第三节　护士与病人的沟通……………… 51
　第四节　护士与医院其他人员的人际
　　　　　沟通……………………………… 55

第五章　多元文化与护理………………… 57
　第一节　多元文化护理的理论基础……… 57
　第二节　文化背景………………………… 60
　第三节　文化休克………………………… 61
　第四节　提供满足服务对象文化需要的
　　　　　护理……………………………… 64

第六章　压力与适应……………………… 68
　第一节　压力与适应的相关概念………… 68
　第二节　住院服务对象的压力调节……… 76
　第三节　护理人员工作中的压力与
　　　　　适应……………………………… 79

第七章　护理程序………………………… 81
　第一节　概述……………………………… 81
　第二节　护理程序的步骤………………… 82

第二篇 护理学技术

第一章　基础护理学技术………………… 93
　第一节　铺床法…………………………… 93
　第二节　卧位及保护具的应用…………… 100
　第三节　特殊口腔护理…………………… 108
　第四节　床上擦浴………………………… 110
　第五节　无菌技术………………………… 111
　第六节　穿脱隔离衣……………………… 114
　第七节　生命体征的评估………………… 116
　第八节　鼻饲法…………………………… 119
　第九节　导尿术…………………………… 127
　第十节　灌肠法…………………………… 133

　第十一节　皮内注射法…………………… 137
　第十二节　皮下注射法…………………… 140
　第十三节　肌内注射法…………………… 142
　第十四节　静脉输液法…………………… 144
　第十五节　输液泵的使用方法…………… 149
　第十六节　经外周静脉置入中心静脉
　　　　　　导管……………………………… 152
　第十七节　雾化吸入法…………………… 155
　第十八节　输血…………………………… 160
　第十九节　吸痰法………………………… 162
　第二十节　给氧法………………………… 165

第二十一节　标本采集 …………… 172

第二章　内外科护理学技术 …………… 174
　　第一节　体位引流 …………………… 174
　　第二节　叩击及震颤排痰 …………… 176
　　第三节　呼吸机的使用 ……………… 177
　　第四节　三腔二囊管止血 …………… 180
　　第五节　腹膜透析换液 ……………… 182
　　第六节　血液透析 …………………… 183
　　第七节　血糖监测 …………………… 186
　　第八节　胰岛素笔注射 ……………… 188
　　第九节　皮肤准备 …………………… 191
　　第十节　手术区消毒与铺巾 ………… 194
　　第十一节　胸腔闭式引流 …………… 195
　　第十二节　T形管引流 ……………… 197
　　第十三节　结肠造口的护理 ………… 199
　　第十四节　膀胱冲洗的护理 ………… 201
　　第十五节　轴线翻身 ………………… 203
　　第十六节　乳腺术后皮瓣的护理 …… 204

第三章　儿科护理技术 ………………… 207
　　第一节　婴儿沐浴 …………………… 207

　　第二节　新生儿臀部护理 …………… 208
　　第三节　小儿头皮静脉输液 ………… 209
　　第四节　小儿股静脉采血 …………… 211
　　第五节　早产儿暖箱的应用 ………… 212
　　第六节　小儿窒息的紧急处理 ……… 214
　　第七节　经外周静脉置入中心静脉导管
　　　　　　维护 ………………………… 216

第四章　妇产科护理技术 ……………… 218
　　第一节　会阴擦洗/冲洗 …………… 218
　　第二节　阴道灌洗 …………………… 219
　　第三节　会阴湿热敷 ………………… 220
　　第四节　阴道或宫颈上药 …………… 221
　　第五节　坐浴 ………………………… 223

第五章　急危重症抢救相关护理技术 … 224
　　第一节　止血包扎术 ………………… 224
　　第二节　非同步电除颤 ……………… 226
　　第三节　心肺复苏术 ………………… 227
　　第四节　心电监测技术 ……………… 230
　　第五节　呼吸机的使用 ……………… 232
　　第六节　气管切开的护理技术 ……… 235

第三篇　健康评估

第一章　绪论 …………………………… 239
　　第一节　健康评估的概念 …………… 239
　　第二节　健康评估的过程 …………… 239
　　第三节　健康评估的内容 …………… 243
　　第四节　健康评估的能力要求 ……… 244

第二章　问诊 …………………………… 246
　　第一节　问诊的概念 ………………… 246
　　第二节　问诊的目的 ………………… 246
　　第三节　问诊的方法与技巧 ………… 246
　　第四节　问诊的内容 ………………… 248

第三章　常见症状评估 ………………… 251
　　第一节　发热 ………………………… 251
　　第二节　疼痛 ………………………… 253
　　第三节　水肿 ………………………… 256
　　第四节　咳嗽与咳痰 ………………… 257
　　第五节　咯血 ………………………… 259
　　第六节　呼吸困难 …………………… 261
　　第七节　发绀 ………………………… 263

　　第八节　心悸 ………………………… 265
　　第九节　恶心与呕吐 ………………… 266
　　第十节　呕血 ………………………… 267
　　第十一节　便血 ……………………… 270
　　第十二节　腹泻 ……………………… 271
　　第十三节　便秘 ……………………… 273
　　第十四节　黄疸 ……………………… 274
　　第十五节　血尿 ……………………… 276
　　第十六节　尿失禁 …………………… 277
　　第十七节　排尿困难 ………………… 278
　　第十八节　抽搐与惊厥 ……………… 279
　　第十九节　意识障碍 ………………… 280

第四章　身体评估 ……………………… 282
　　第一节　概述 ………………………… 282
　　第二节　一般状态评估 ……………… 286
　　第三节　头部评估 …………………… 297
　　第四节　颈部评估 …………………… 305
　　第五节　胸部评估 …………………… 308
　　第六节　周围血管评估 ……………… 328

第七节　腹部评估 330
　　第八节　直肠、肛门和生殖器检查 340
　　第九节　脊柱与四肢检查 343
　　第十节　神经系统检查 350
　　第十一节　全身状况评估 356

第五章　心理评估 359
　　第一节　概述 359
　　第二节　自我概念评估 360
　　第三节　认知评估 361
　　第四节　情绪与情感评估 363
　　第五节　压力与压力应对评估 365

第六章　社会评估 372
　　第一节　概述 372
　　第二节　角色与角色适应的评估 373
　　第三节　文化评估 374
　　第四节　家庭评估 376

第七章　心电图检查 379
　　第一节　心电图学基本知识 379
　　第二节　心电图的测量和正常数据 384
　　第三节　心房、心室肥大 387
　　第四节　心肌缺血 391
　　第五节　心肌梗死 392
　　第六节　心律失常 395
　　第七节　电解质紊乱和药物影响 408
　　第八节　起搏心电图 409
　　第九节　心电图的描记、分析和临床应用 412

第八章　其他常用心电学检查 414
　　第一节　动态心电图 414
　　第二节　心电图运动负荷试验 415

第九章　护理诊断的思维方法和步骤 418

第四篇　护理研究

第一章　概述 425
　　第一节　护理学研究基本概念 425
　　第二节　护理研究基本程序 426
　　第三节　护理研究中的伦理原则 428

第二章　确立研究问题 431
　　第一节　提出和确立研究问题 431
　　第二节　确认研究变量 432
　　第三节　建立科研假设 435

第三章　文献的查询及利用 437
　　第一节　文献检索的概述 437
　　第二节　医学文献检索工具、数据库及网络检索 439

第四章　护理科研常用的设计类型 444
　　第一节　护理研究设计概述 444
　　第二节　常用的量性研究设计 450
　　第三节　常用的质性研究设计 456

第五章　护理科研资料收集方法 459
　　第一节　科研资料收集的准备及计划 459
　　第二节　量性研究设计的资料收集方法 460
　　第三节　质性研究设计的资料收集方法 464
　　第四节　Delphi法 467
　　第五节　研究工具性能的测定 468

第六章　科研资料的整理与分析 471
　　第一节　概述 471
　　第二节　计量资料的统计学分析方法 472
　　第三节　计数资料的统计学分析方法 474
　　第四节　等级资料的统计学分析方法 475
　　第五节　统计表和统计图 475

第七章　护理科研论文的撰写 477
　　第一节　护理科研论文的撰写 477
　　第二节　护理综述论文的撰写 484
　　第三节　护理经验论文及个案护理论文的撰写 488

第八章　护理科研项目申请书的撰写 494
　　第一节　概述 494
　　第二节　护理科研项目申请书撰写内容 494
　　第三节　护理科研项目申请书的评价 502

第五篇　护理管理

第一章　绪论 ... 505
- 第一节　管理的基本理论与概念 ... 505
- 第二节　护理管理的基本理论与概念 ... 510

第二章　计划 ... 513
- 第一节　概述 ... 513
- 第二节　计划的步骤 ... 516
- 第三节　目标管理 ... 517
- 第四节　时间管理 ... 518

第三章　组织 ... 521
- 第一节　概述 ... 521
- 第二节　我国卫生组织系统和护理管理体制 ... 523

第四章　人员管理 ... 527
- 第一节　概述 ... 527
- 第二节　护理人员配备、分工与排班 ... 527
- 第三节　人力资源的管理 ... 537

第五章　领导 ... 541
- 第一节　概述 ... 541
- 第二节　冲突 ... 543
- 第三节　信息沟通 ... 545

第六章　控制 ... 549
- 第一节　概述 ... 549
- 第二节　控制的基本方式 ... 550

第七章　护理业务技术管理 ... 553
- 第一节　概述 ... 553
- 第二节　护理业务技术管理的内容 ... 554
- 第三节　护理业务技术管理方法 ... 559

第八章　护理质量管理 ... 561
- 第一节　概述 ... 561
- 第二节　护理质量管理的基本方法 ... 562
- 第三节　护理质量评价 ... 564
- 第四节　医院分级管理与护理标准类别 ... 566

第九章　护士长管理 ... 571
- 第一节　护士长角色 ... 571
- 第二节　护士长工作方法 ... 573
- 第三节　护士长职责 ... 575

第六篇　医院感染控制

第一章　院内感染的监测 ... 579
- 第一节　院内感染监测的目的与任务 ... 579
- 第二节　院内感染的种类、定义 ... 579
- 第三节　院内感染监测系统 ... 585

第二章　常用的控制院内感染方法 ... 588
- 第一节　洗手 ... 588
- 第二节　消毒与灭菌 ... 588
- 第三节　合理使用抗生素 ... 594
- 第四节　留置导尿管感染的控制 ... 595
- 第五节　动脉、静脉注射感染的控制 ... 595
- 第六节　外科伤口感染的控制 ... 596
- 第七节　呼吸道治疗感染的控制 ... 596
- 第八节　艾滋病的感染控制 ... 597

第三章　医院废物处理 ... 599

第四章　隔离 ... 601
- 第一节　概述 ... 601
- 第二节　隔离种类及隔离技术的应用 ... 602

第五章　控制院内感染管理措施 ... 606

第七篇　社区护理

第一章　绪论 ... 619
- 第一节　社区护理的基本概念 ... 619
- 第二节　社区护理的发展历程 ... 620
- 第三节　社区护理常用模式 ... 622
- 第四节　社区护理的特征、功能、目标与执行方法 ... 624
- 第五节　社区护理的工作范畴 ... 625
- 第六节　社区护士的角色及能力要求 ... 626

第七节　社区护理的发展趋势……………628
　　　　　　管理………………………………672

第二章　社区护理与流行病学………………630
　　第一节　流行病学概论……………………630
　　第二节　流行病学在社区护理中的
　　　　　　应用………………………………632

第七章　社区老年人保健与护理……………678
　　第一节　概述………………………………678
　　第二节　社区老年人常见的健康问题……679
　　第三节　社区老年人健康状况的评价……681
　　第四节　社区老年人护理…………………682

第三章　社区健康护理………………………640
　　第一节　概述………………………………640
　　第二节　社区健康与护理程序……………641
　　第三节　社区居民健康档案的建立与
　　　　　　管理………………………………642
　　第四节　社区健康促进与健康教育………646
　　第五节　社区环境健康……………………650

第八章　社区慢性病的健康管理……………685
　　第一节　概述………………………………685
　　第二节　社区慢性病病人健康管理的方法
　　　　　　与内容……………………………687

第九章　社区残疾人与精神障碍者的康复
　　　　护理………………………………697
　　第一节　概述………………………………697
　　第二节　社区康复护理评定………………699
　　第三节　社区内常用的康复护理技术……699
　　第四节　社区精神障碍病人的个案
　　　　　　管理………………………………706

第四章　家庭健康护理………………………655
　　第一节　概述………………………………655
　　第二节　家庭生活周期……………………655
　　第三节　家庭的功能与健康………………656
　　第四节　家庭健康护理……………………657

第五章　社区儿童及青少年保健与护理……661
　　第一节　概述………………………………661
　　第二节　社区儿童及青少年生长发育的
　　　　　　特点和健康管理…………………661
　　第三节　社区常见儿童及青少年常见健康
　　　　　　问题及保健………………………667

第十章　学校卫生与健康……………………709
　　第一节　学习环境对学生健康的影响……709
　　第二节　学校健康管理……………………714

第十一章　灾害护理…………………………716
　　第一节　灾害概述…………………………716
　　第二节　灾害护理…………………………717
　　第三节　灾害救援过程中的心理危机
　　　　　　干预………………………………718
　　第四节　灾后公共卫生管理………………720
　　第五节　灾害相关健康教育………………721

第六章　社区妇女保健与护理………………670
　　第一节　概述………………………………670
　　第二节　社区妇女保健的评价指标………671
　　第三节　社区妇女不同生命阶段的健康

第八篇　内　科　护　理

第一章　循环系统疾病病人的护理…………725
　　第一节　心力衰竭…………………………725
　　第二节　原发性高血压……………………730
　　第三节　冠状动脉粥样硬化性心脏病……736
　　第四节　心脏瓣膜病………………………745
　　第五节　心律失常…………………………749
　　第六节　心血管疾病介入治疗……………768

第二章　呼吸系统疾病病人的护理…………781
　　第一节　肺炎………………………………781

　　第二节　肺结核……………………………783
　　第三节　慢性阻塞性肺部疾病……………785
　　第四节　支气管哮喘………………………787
　　第五节　慢性肺源性心脏病………………790
　　第六节　原发性支气管肺癌………………792
　　第七节　胸腔积液…………………………794
　　第八节　机械通气…………………………796

第三章　消化系统疾病病人护理……………803
　　第一节　消化性溃疡………………………803

第二节　胃癌 …………………… 806
　　第三节　肝硬化 ………………… 807
　　第四节　原发性肝癌 …………… 810
　　第五节　肝性脑病 ……………… 812
　　第六节　上消化道大出血 ……… 814

第四章　泌尿系统疾病病人的护理 …… 817
　　第一节　肾小球肾炎 …………… 817
　　第二节　肾病综合征 …………… 820
　　第三节　尿路感染 ……………… 822
　　第四节　急性肾衰竭 …………… 823
　　第五节　慢性肾衰竭 …………… 825
　　第六节　腹膜透析 ……………… 829
　　第七节　血液透析 ……………… 832

第五章　血液及造血系统疾病病人的
　　　　　护理 …………………………… 837
　　第一节　贫血 …………………… 837
　　第二节　出血性疾病 …………… 840
　　第三节　白血病 ………………… 843

　　第四节　造血干细胞移植及并发症
　　　　　　护理 …………………… 846

第六章　内分泌及代谢性疾病病人的
　　　　　护理 …………………………… 851
　　第一节　甲状腺功能亢进症 …… 851
　　第二节　甲状腺功能减退症 …… 854
　　第三节　库欣综合征 …………… 856
　　第四节　糖尿病 ………………… 858
　　第五节　痛风 …………………… 863

第七章　风湿性疾病病人的护理 ……… 866
　　第一节　系统性红斑狼疮 ……… 866
　　第二节　类风湿关节炎 ………… 869

第八章　神经系统疾病病人的护理 …… 873
　　第一节　脑血管疾病 …………… 873
　　第二节　帕金森病 ……………… 881
　　第三节　重症肌无力 …………… 884
　　第四节　高压氧舱治疗 ………… 886

中英文名词对照索引 ……………………………………………………………………… 888

参考文献 …………………………………………………………………………………… 897

下册

第九篇　外科护理

第一章　手术病人的一般护理 ………… 901
　　第一节　术前护理 ……………… 901
　　第二节　手术中病人的护理 …… 908
　　第三节　手术后病人的护理 …… 918

第二章　胃肠系统功能失调病人的护理 …… 925
　　第一节　胃肠系统解剖生理 …… 925
　　第二节　胃肠系统特殊检查及其护理 …… 928
　　第三节　阑尾炎 ………………… 931
　　第四节　腹部疝气 ……………… 932
　　第五节　肠梗阻 ………………… 934
　　第六节　胃癌 …………………… 936
　　第七节　结肠癌 ………………… 940
　　第八节　痔疮 …………………… 943
　　第九节　胆囊炎 ………………… 944
　　第十节　胆石症 ………………… 946

第三章　呼吸功能失调病人的护理 …… 951
　　第一节　胸部外伤 ……………… 951
　　第二节　胸腔手术 ……………… 955

第四章　心脏血管系统功能失调病人的
　　　　　护理 …………………………… 961
　　第一节　风湿性心脏病 ………… 961
　　第二节　心导管检查 …………… 968
　　第三节　静脉曲张 ……………… 970
　　第四节　休克 …………………… 973

第五章　泌尿系统功能失调病人的
　　　　　护理 …………………………… 980
　　第一节　肾结石 ………………… 980
　　第二节　前列腺肥大 …………… 982
　　第三节　膀胱癌 ………………… 984

第六章 内分泌功能失调病人的护理……… 987
　第一节 甲状腺解剖生理…………… 987
　第二节 甲状腺功能亢进…………… 988
　第三节 肾上腺皮质功能亢进……… 991

第七章 肌肉骨骼功能失调病人的护理… 995
　第一节 肌肉骨骼系统的解剖生理… 995
　第二节 肌肉骨骼损伤……………… 997
　第三节 化脓性骨髓炎……………… 1006
　第四节 截肢………………………… 1009

第八章 神经功能失调病人的护理…… 1014
　第一节 颅脑损伤…………………… 1014
　第二节 颅内肿瘤…………………… 1018
　第三节 脊髓损伤…………………… 1021
　第四节 腰椎间盘突出症…………… 1024
　第五节 颅脑手术病人护理………… 1027

第九章 皮肤功能失调病人的护理…… 1031
　第一节 皮肤的解剖生理…………… 1031
　第二节 皮肤病病人的一般护理…… 1034
　第三节 皮炎与湿疹………………… 1045
　第四节 药疹………………………… 1047
　第五节 真菌性皮肤病……………… 1050
　第六节 乳癌………………………… 1052
　第七节 烧伤………………………… 1057

第十篇　妇产科护理

第一章 总论…………………………… 1065
　第一节 妇产科护理人员的职责及应
　　　　 具备的素质………………… 1066
　第二节 妇产科护理的法律、伦理及社会
　　　　 问题………………………… 1067
　第三节 妇产科病人的整体护理…… 1068

第二章 女性生殖系统解剖与生理…… 1072
　第一节 女性生殖系统解剖………… 1072
　第二节 女性生殖系统生理………… 1076

第三章 妇科常见感染性疾病的护理… 1080
　第一节 阴道炎……………………… 1080
　第二节 子宫颈炎及子宫内膜炎…… 1081
　第三节 性传播性疾病……………… 1082

第四章 常见生殖内分泌疾病护理…… 1086
　第一节 常见异常子宫出血………… 1086
　第二节 经前期综合征……………… 1087
　第三节 围绝经期综合征…………… 1088
　第四节 多囊卵巢综合征…………… 1089

第五章 常见生殖器肿瘤病人护理…… 1091
　第一节 常见良性肿瘤……………… 1091
　第二节 常见恶性肿瘤……………… 1095

第六章 不孕症护理…………………… 1103
　第一节 概述………………………… 1103
　第二节 不孕症……………………… 1104
　第三节 辅助生育技术……………… 1105

第七章 其他常见妇科疾病护理……… 1107
　第一节 子宫内膜异位症…………… 1107
　第二节 盆腔脏器脱垂……………… 1108
　第三节 生殖道瘘…………………… 1109

第八章 妇科常见治疗护理…………… 1110
　第一节 药物治疗…………………… 1110
　第二节 物理治疗…………………… 1110
　第三节 妇科手术…………………… 1111
　第四节 化学治疗…………………… 1113
　第五节 放射线治疗………………… 1115

第九章 妊娠期妇女的护理…………… 1118
　第一节 妊娠期常见症状…………… 1118
　第二节 妊娠期妇女的营养………… 1120
　第三节 分娩准备…………………… 1122
　第四节 产前运动…………………… 1124

第十章 分娩期妇女的护理…………… 1128
　第一节 分娩的影响因素…………… 1128
　第二节 子宫收缩与特点…………… 1131
　第三节 母体对分娩的反应………… 1132
　第四节 胎儿对分娩的反应………… 1133
　第五节 分娩的征象………………… 1134
　第六节 分娩阶段…………………… 1135

第十一章 待产及分娩的护理评估…… 1138

第一节 待产妇护理 …………………… 1138	第一节 生殖道细胞学检查 …………… 1227
第二节 胎儿评估 ……………………… 1141	第二节 子宫颈活体组织检查 ………… 1227
第三节 产程护理 ……………………… 1143	第三节 基础体温测定 ………………… 1228
	第四节 诊断性刮宫 …………………… 1228
第十二章 产后护理 ……………………… 1147	第五节 子宫内膜活体组织检查 ……… 1228
第一节 产后生理变化 ………………… 1147	第六节 输卵管通畅检查 ……………… 1229
第二节 产后心理调适 ………………… 1149	第七节 经阴道后穹隆穿刺检查 ……… 1229
第三节 产后护理 ……………………… 1149	第八节 阴道分泌物悬滴检查 ………… 1230
第四节 乳房护理 ……………………… 1154	第九节 内镜检查 ……………………… 1230
	第十节 超声波检查 …………………… 1231
第十三章 高危孕妇护理 ………………… 1156	
第一节 常见高危妊娠因素 …………… 1156	第十七章 妇产科常用护理技术 ………… 1232
第二节 高危孕妇的护理 ……………… 1156	第一节 会阴擦洗/冲洗 ………………… 1232
	第二节 阴道灌洗 ……………………… 1232
第十四章 分娩期异常的护理 …………… 1188	第三节 会阴湿热敷 …………………… 1233
第一节 常见的异常分娩 ……………… 1188	第四节 阴道或宫颈上药 ……………… 1234
第二节 分娩异常的护理 ……………… 1188	第五节 坐浴 …………………………… 1235
第十五章 产褥期异常护理 ……………… 1219	第十八章 常见产科手术护理 …………… 1236
第一节 产后出血 ……………………… 1219	第一节 剖宫产术 ……………………… 1236
第二节 产褥感染 ……………………… 1221	第二节 会阴切开术 …………………… 1237
第三节 产后泌尿道感染 ……………… 1223	第三节 胎头吸引术 …………………… 1238
第四节 产后抑郁症 …………………… 1225	第四节 产钳术 ………………………… 1238
	第五节 人工剥离胎盘术 ……………… 1239
第十六章 妇产科常用检查技术护理 …… 1227	

第十一篇 儿科护理

第一章 儿童生长发育 …………………… 1243	第三节 体格锻炼 ……………………… 1279
第一节 儿童年龄分期 ………………… 1243	第四节 意外伤害预防 ………………… 1281
第二节 生长发育规律及影响因素 …… 1244	第五节 儿童计划免疫 ………………… 1281
第三节 儿童体格生长及评价 ………… 1245	
第四节 儿童神经心理行为发育评价 … 1251	第四章 住院儿童护理 …………………… 1284
第五节 儿童心理活动发展及评价 …… 1255	第一节 儿童用药特点及护理 ………… 1284
第六节 儿童心理发展理论 …………… 1257	第二节 儿童体液平衡特点和液体
第七节 儿童生长发育中的特殊问题 … 1260	疗法 …………………………… 1286
	第三节 儿科健康评估特点 …………… 1291
第二章 儿童营养和喂养 ………………… 1262	
第一节 儿童能量与营养素的需要 …… 1262	第五章 新生儿及新生儿疾病护理 ……… 1294
第二节 儿童喂养与膳食安排 ………… 1265	第一节 概述 …………………………… 1294
第三节 儿童营养状况评估 …………… 1269	第二节 正常足月儿的特点及护理 …… 1295
	第三节 早产儿的特点和护理 ………… 1297
第三章 儿童保健 ………………………… 1271	第四节 新生儿重症监护 ……………… 1299
第一节 各年龄期儿童特点及保健 …… 1271	第五节 新生儿窒息 …………………… 1301
第二节 社区、集体机构儿童保健 …… 1276	第六节 新生儿颅内出血 ……………… 1303

第七节　新生儿肺透明膜病 …………… 1304
第八节　新生儿感染性肺炎 …………… 1305
第九节　新生儿高胆红素血症 ………… 1306
第十节　新生儿败血症 ………………… 1309
第十一节　新生儿寒冷损伤综合征 …… 1310

第六章　营养障碍性疾病患儿的护理 …… 1312
第一节　蛋白质-热能营养不良 ……… 1312
第二节　儿童肥胖症 …………………… 1314
第三节　维生素营养障碍 ……………… 1315
第四节　维生素 A 缺乏症 ……………… 1319
第五节　锌缺乏症 ……………………… 1320

第七章　呼吸系统疾病患儿的护理 ……… 1322
第一节　儿童呼吸系统解剖生理特点 … 1322
第二节　儿童呼吸系统常用检查及
　　　　治疗 …………………………… 1323
第三节　急性上呼吸道感染患儿的
　　　　护理 …………………………… 1324
第四节　肺炎患儿的护理 ……………… 1325
第五节　支气管哮喘患儿的护理 ……… 1326

第八章　消化系统疾病患儿的护理 ……… 1329
第一节　儿童消化系统解剖生理特点 … 1329
第二节　婴幼儿腹泻 …………………… 1330

第九章　循环系统疾病患儿的护理 ……… 1333
第一节　儿童循环系统解剖生理特点 … 1333
第二节　儿童循环系统常用检查 ……… 1334
第三节　先天性心脏病 ………………… 1336

第四节　病毒性心肌炎 ………………… 1338

第十章　泌尿系统疾病患儿的护理 ……… 1341
第一节　儿童泌尿系统解剖生理特点 … 1341
第二节　急性肾小球肾炎 ……………… 1342
第三节　肾病综合征 …………………… 1344
第四节　泌尿道感染 …………………… 1346

第十一章　血液系统疾病患儿的护理 …… 1348
第一节　儿童造血和血液特点 ………… 1348
第二节　儿童贫血 ……………………… 1349
第三节　出血性疾病 …………………… 1353

第十二章　神经系统疾病患儿的护理 …… 1356
第一节　儿童神经系统解剖生理特点
　　　　及检查方法 …………………… 1356
第二节　化脓性脑膜炎 ………………… 1362
第三节　病毒性脑膜炎和脑炎 ………… 1364
第四节　癫痫发作和癫痫 ……………… 1365

第十三章　免疫系统疾病患儿的护理 …… 1368
第一节　儿童免疫系统发育特点 ……… 1368
第二节　风湿热 ………………………… 1369
第三节　过敏性紫癜 …………………… 1370
第四节　皮肤黏膜淋巴结综合征 ……… 1372

第十四章　儿童结核 ……………………… 1375
第一节　概述 …………………………… 1375
第二节　原发性肺结核 ………………… 1376
第三节　结核性脑膜炎 ………………… 1378

第十二篇　传染科护理

第一章　概述 ……………………………… 1383
第一节　传染科护理的基本概念 ……… 1383
第二节　传染病的治疗与预防 ………… 1386
第三节　传染病病人的护理 …………… 1388
第四节　传染病病人常用诊疗技术与护理
　　　　配合 …………………………… 1391

第二章　病毒感染性疾病病人的护理 …… 1396
第一节　病毒性肝炎 …………………… 1396
第二节　流行性乙型脑炎病人的护理 … 1401
第三节　脊髓灰质炎 …………………… 1404
第四节　病毒感染性腹泻 ……………… 1405

第五节　麻疹 …………………………… 1409
第六节　水痘 …………………………… 1411
第七节　流行性腮腺炎 ………………… 1412
第八节　狂犬病病人的护理 …………… 1414
第九节　肾综合征出血热 ……………… 1416
第十节　艾滋病 ………………………… 1420
第十一节　登革热 ……………………… 1423
第十二节　传染性单核细胞增多症 …… 1425

第三章　细菌感染病人的护理 …………… 1428
第一节　伤寒与副伤寒 ………………… 1428
第二节　细菌性痢疾 …………………… 1431

第三节 霍乱 ………………………… 1435
第四节 猩红热 ………………………… 1437
第五节 流行性脑脊髓膜炎 …………… 1439
第六节 败血症 ………………………… 1441

第四章 钩端螺旋体病人的护理 …………… 1444

第五章 原虫感染病人的护理 ……………… 1447
第一节 阿米巴痢疾 …………………… 1447
第二节 疟疾 …………………………… 1449

第六章 蠕虫感染病人的护理 ……………… 1451
第一节 日本血吸虫 …………………… 1451
第二节 钩虫病 ………………………… 1453
第三节 蛔虫病 ………………………… 1454

第四节 蛲虫病 ………………………… 1455
第五节 囊尾蚴病 ……………………… 1456

第七章 立克次体感染病人的护理 ………… 1458
第一节 流行性斑疹伤寒 ……………… 1458
第二节 地方性斑疹伤寒 ……………… 1459
第三节 恙虫病 ………………………… 1460

第八章 新型传染病病人的护理 …………… 1462
第一节 传染性非典型肺炎 …………… 1462
第二节 手足口病 ……………………… 1463
第三节 甲型H_1N_1流感 …………… 1465
第四节 H_7N_9型禽流感 …………… 1467

第十三篇 老年护理

第一章 绪论 ………………………………… 1473
第一节 人口老龄化 …………………… 1473
第二节 老年护理学概述 ……………… 1477

第二章 老年护理相关理论及新概念 ……… 1481
第一节 生物学理论 …………………… 1481
第二节 心理发展理论 ………………… 1482
第三节 社会发展理论 ………………… 1484
第四节 衰弱学说与护理 ……………… 1486

第三章 老化改变 …………………………… 1488
第一节 老年人生理变化及特点 ……… 1488
第二节 老年人心理及社会变化特点 … 1495

第四章 老年人的健康评估 ………………… 1500
第一节 老年人躯体健康的评估 ……… 1500
第二节 老年人心理状况的评估 ……… 1505
第三节 老年人社会状况的评估 ……… 1511

第五章 老年人的健康保健与养老照顾 …… 1515
第一节 概述 …………………………… 1515
第二节 老年保健的发展 ……………… 1517
第三节 老年保健的基本原则、任务和策略 ………………………………… 1519
第四节 养老与照顾 …………………… 1522

第六章 老年人的日常生活护理 …………… 1525
第一节 沟通 …………………………… 1525

第二节 饮食与营养 …………………… 1528
第三节 休息与活动 …………………… 1531
第四节 皮肤清洁与衣着卫生 ………… 1535
第五节 性需求与性生活卫生 ………… 1536

第七章 老年人的安全用药与护理 ………… 1540
第一节 概述 …………………………… 1540
第二节 老年人的用药原则 …………… 1543
第三节 老年人常见药物不良反应及预防护理措施 ………………………… 1544

第八章 老年人常见健康问题与护理 ……… 1548
第一节 老年人跌倒的护理 …………… 1548
第二节 老年人活动受限的护理 ……… 1550
第三节 老年人噎呛的护理 …………… 1551
第四节 老年人疼痛的护理 …………… 1553
第五节 老年人排泄障碍的护理 ……… 1555
第六节 老年人听力障碍的护理 ……… 1560
第七节 老年人视觉障碍的护理 ……… 1562
第八节 老年人皮肤瘙痒的护理 ……… 1563

第九章 老年人常见心理、精神障碍及护理 ………………………………… 1565
第一节 离退休综合征及护理 ………… 1565
第二节 空巢综合征及护理 …………… 1566
第三节 老年期痴呆病人的护理 ……… 1567
第四节 老年期抑郁症病人的护理 …… 1571
第五节 老年期谵妄病人的护理 ……… 1574

第十章　老年常见疾病病人的护理 …… 1577
　　第一节　老年骨质疏松症病人的护理 … 1577
　　第二节　老年退行性骨关节病病人的护理 …… 1579
　　第三节　老年高血压病人的护理 …… 1581
　　第四节　老年冠心病病人的护理 …… 1583
　　第五节　老年脑卒中病人的护理 …… 1587
　　第六节　老年肺炎病人的护理 …… 1590
　　第七节　老年慢性阻塞性肺部疾病病人的护理 …… 1592
　　第八节　老年胃食管反流病病人的护理 …… 1593
　　第九节　老年糖尿病病人的护理 …… 1595

第十一章　老年临终关怀 …… 1597
　　第一节　概述 …… 1597
　　第二节　老年人临终护理 …… 1598

第十四篇　急诊护理

第一章　急救基本技术 …… 1603
　　第一节　急诊临床护理思维 …… 1603
　　第二节　急诊分区分级就诊 …… 1605
　　第三节　心肺脑复苏术 …… 1607
　　第四节　外伤急救基本技术 …… 1614
　　第五节　心脏电复律 …… 1619
　　第六节　机械通气 …… 1620
　　第七节　紧抱急救法 …… 1623
　　第八节　洗胃术 …… 1623

第二章　常见临床危象的急救 …… 1626
　　第一节　高血压危象 …… 1626
　　第二节　颅内压增高危象 …… 1627
　　第三节　腺垂体功能减退危象 …… 1629
　　第四节　重症肌无力危象 …… 1631
　　第五节　甲状腺功能亢进危象 …… 1632
　　第六节　超高热危象 …… 1633
　　第七节　高血糖危象 …… 1635
　　第八节　低血糖危象 …… 1637

第三章　急性中毒的护理 …… 1640
　　第一节　概论 …… 1640
　　第二节　急性一氧化碳中毒 …… 1644
　　第三节　急性农药中毒 …… 1645
　　第四节　百草枯中毒 …… 1646
　　第五节　急性灭鼠剂中毒 …… 1647
　　第六节　毒品中毒 …… 1649
　　第七节　镇静催眠药中毒 …… 1650
　　第八节　毒蕈中毒 …… 1651
　　第九节　急性乙醇中毒 …… 1652

第四章　事故急救处理 …… 1654
　　第一节　电击伤 …… 1654
　　第二节　淹溺 …… 1655
　　第三节　中暑 …… 1657
　　第四节　毒蛇咬伤 …… 1658

第五章　灾难急救 …… 1660
　　第一节　灾难的定义 …… 1660
　　第二节　灾难的原因与分类 …… 1660
　　第三节　灾难医学救援应对能力建设 … 1660
　　第四节　灾难医学救援队伍建设 …… 1661
　　第五节　护士在灾难医学救援中的作用 …… 1662
　　第六节　灾难应对反应 …… 1662

第十五篇　精神科护理

第一章　精神疾病的基本知识 …… 1669
　　第一节　精神疾病的病因学 …… 1669
　　第二节　精神疾病的诊断分类学 …… 1670
　　第三节　精神疾病的症状学 …… 1672

第二章　精神科护理技能 …… 1681
　　第一节　精神疾病的护理观察与记录 … 1681
　　第二节　精神科病人的组织与管理 …… 1683
　　第三节　精神科专科监护技能 …… 1687

第三章　精神科治疗观察与护理 …… 1698
　　第一节　精神障碍的药物治疗与护理 … 1698
　　第二节　无抽搐电痉挛治疗与护理 …… 1704

第四章　常见精神疾病的护理 …… 1707
　　第一节　精神分裂症病人的护理 …… 1707

21

第二节　心境障碍病人的护理 ………… 1715

第十六篇　康复护理

第一章　康复医学与康复护理 ………… 1725
　　第一节　康复与康复医学 ………………… 1725
　　第二节　康复护理 ………………………… 1727

第二章　康复护理评定 ……………………… 1731
　　第一节　康复护理评定概述 ……………… 1731
　　第二节　运动功能评定 …………………… 1732
　　第三节　日常生活活动能力评定 ………… 1734
　　第四节　心理功能评定 …………………… 1735
　　第五节　营养和压疮的评定 ……………… 1736
　　第六节　疼痛的评定 ……………………… 1737

第三章　常用的康复护理专业技术 ………… 1738
　　第一节　运动功能康复护理技术 ………… 1738
　　第二节　肺功能与吞咽功能康复护理技术 …………………………………… 1740
　　第三节　生活能力康复护理训练技术 …… 1741
　　第四节　轮椅使用的训练技术 …………… 1742

第四章　残疾与残疾人的心理康复护理 … 1744
　　第一节　残疾的评定 ……………………… 1744
　　第二节　残疾对个体的心理影响及调适 ………………………………… 1746

第五章　常见疾病的康复护理 ……………… 1750
　　第一节　脑卒中的康复护理 ……………… 1750
　　第二节　脊髓损伤的康复护理 …………… 1752
　　第三节　脑性瘫痪的康复护理 …………… 1754
　　第四节　颈椎病的康复护理 ……………… 1756
　　第五节　肩关节周围炎的康复护理 ……… 1757
　　第六节　腰椎间盘突出症的康复护理 …… 1759
　　第七节　老年痴呆症的康复护理 ………… 1760

第十七篇　重点专科护理

第一章　肿瘤病人的护理 …………………… 1765
　　第一节　肿瘤病人围术期的护理 ………… 1765
　　第二节　恶性肿瘤病人化学治疗的护理 ………………………………… 1768
　　第三节　恶性肿瘤病人放射治疗的护理 ………………………………… 1770

第二章　器官移植的护理 …………………… 1773
　　第一节　器官移植病人的术前护理 ……… 1773
　　第二节　肝脏移植 ………………………… 1774
　　第三节　肾脏移植 ………………………… 1778
　　第四节　心脏移植 ………………………… 1780
　　第五节　肺移植 …………………………… 1782
　　第六节　胰腺移植 ………………………… 1789
　　第七节　小肠移植 ………………………… 1793

第三章　手术室护理 ………………………… 1798
　　第一节　普外科手术护理 ………………… 1798
　　第二节　心胸外科手术护理 ……………… 1799
　　第三节　骨科手术护理 …………………… 1800
　　第四节　妇科手术护理 …………………… 1801
　　第五节　泌尿外科手术护理 ……………… 1802
　　第六节　五官科手术护理 ………………… 1803
　　第七节　神经外科手术护理 ……………… 1804

中英文名词对照索引 ……………………………………………………………………… 1806

参考文献 …………………………………………………………………………………… 1809

第九篇

外科护理

第六篇

中华苏维埃

第一章

手术病人的一般护理

第一节 术前护理

手术是治疗外科疾病的主要方法,其过程是侵入性的。手术的创伤和麻醉的风险不仅加重了病人的生理负担,导致一系列的并发症和后遗症,还可能因经济、社会等因素的影响,加重病人及家属的心理负担。提供良好的术前护理有助于尽可能避免麻醉意外,降低手术风险,减少病人痛苦、恐惧和焦虑。

【护理评估】

(一) 健康史

主要收集影响病人手术耐受力及预后的相关资料。

1. 一般资料 年龄、职业、文化程度、出生地、民族、宗教信仰等。

2. 现病史 病情的发生、发展及演变的全过程。

3. 既往史 既往健康状况和过去曾患疾病,尤其是与现患疾病有密切关系的,另外还有手术史、创伤史等。

4. 个人史 起居与卫生习惯,饮食的规律与质量,烟酒的嗜好与摄入量,业余爱好,工作环境等。

5. 婚育史 结婚的年龄,配偶、小孩的健康状况及夫妻关系。

6. 月经史 主要是末次月经时间。

7. 家族史 病人的直系亲属是否患同种疾病,有无与遗传有关的疾病,如血友病等。

8. 用药史及药物过敏史

(1) 有无吸服麻醉毒品及长期服用安眠药史。

(2) 了解治疗用药情况及药物所致的与手术有关的不良反应,如:①抗凝药:可导致手术中出血。②抗生素:与麻醉药一起使用,会增加肾脏负担,影响肌松药的作用等。③精神安定剂:易致低血压而致休克。④利尿药:可致钾离子不平衡。⑤类固醇:可致围术期应激反应异常,如血压偏低、心肌梗死或出血。

(二) 身体状况

1. 病人所属手术的基本情况

(1) 损伤:由暴力或其他致伤因素引起的人体组织破坏。例如肝或脾破裂、骨折、烧伤等。

(2) 感染:致病微生物或寄生虫侵袭人体,导致组织器官损害、坏死和脓肿,如坏疽性阑尾炎、肝脓肿等。

(3) 肿瘤:多数肿瘤需手术处理,良性肿瘤手术切除有良好疗效;恶性肿瘤手术能达到根治、延长生存时间或缓解症状的效果。

(4) 畸形:先天畸形,如唇腭裂、先天性心脏病、肛管直肠闭锁等均需手术治疗恢复功能和改善外观。

(5) 梗阻、梗死:常见的器官梗阻有肠梗阻、尿路梗阻、胆管结石等所造成的梗阻;梗死见于冠状动脉、大脑动脉的梗死等。

(6) 血液循环障碍:如下肢静脉曲张、门静脉高压症等。

(7) 内分泌功能失常:如甲亢、糖尿病等。

2. 主要器官及系统功能状况

(1) 心血管系统:①常规收集的资料:脉搏速率、节律和强度;血压的高低;四肢循环状况,皮肤颜色、温度,有无水肿;体表血管情况,如颈静脉和四肢浅静脉。②增加手术危险性的因素:高血压累及其他功能器官,冠心病、贫血和低血容量现象,近期有充血性心衰(小于2个月)及心肌梗死(小于6个月)。

(2) 呼吸系统：①常规收集的资料：胸廓形状、呼吸频率、深度、形式（胸式、腹式）；呼吸运动是否对称，有无呼吸困难、咳嗽、咳痰、胸痛、哮喘、发绀等；有无上呼吸道感染征象；有无吸烟史；有条件时收集 SaO_2 数据。②增加手术危险性的因素：肺炎、肺结核、支气管扩张、哮喘及慢性梗阻性肺部疾患等。

(3) 泌尿系统：①常规收集的资料：排尿情况，有无排尿困难、遗尿、尿频、尿失禁；尿液情况，包括尿液浊度、颜色、尿量及尿比重。②增加手术危险性的因素，如肾功能不全、前列腺肥大、急性肾炎等。

(4) 神经系统：①常规收集的资料：头晕、头痛、眩晕、耳鸣、瞳孔不对称、步态不平稳等病史。②增加手术危险性的因素：颅内高压、昏迷。

(5) 血液系统：①常规收集的资料：是否有牙龈出血、皮下紫癜、外伤后出血不止。②增加手术危险性的因素：出血倾向的病史；出、凝血时间不正常，血小板减少；术前使用过抗凝剂。

(6) 其他增加手术危险性的因素：①肝脏疾病；②内分泌系统疾病，如甲亢、糖尿病、肾上腺皮质功能不全；③胃肠疾患致营养不良或电解质失调等。

（三）心理状态

病人大多数对手术、麻醉和术后疼痛、呕吐及预后感到恐惧和焦虑。过度恐惧和焦虑、严重抑郁等不良情绪可削弱其对手术和麻醉的耐受力。具体表现有：①睡眠型态紊乱：失眠、睡眠倒置等；②小便次数增加；③语言、行为改变：反复诉说不停，改变话题或避免谈及与手术有关的话题或沉默不语，来回走动；④生活方面表现为食欲下降、自我修饰程度下降；⑤生理状态改变：呼吸和脉搏加快、手心出汗等。

（四）社会支持状况

病人支持系统包括亲属的看法、支持是否有力、关心程度及经济承受能力。

（五）诊断检查

手术前必须详细检查，了解病人生理状态，以获得基准值的资料作为术中术后的比较，手术前的常规检查（表9-1-1）还可以检查出目前的疾病，它们可能导致术中的危险和影响术后的恢复。

表 9-1-1 术前常规检查及所反映疾病

分类	检查项目	内容	疾病或情况
三大常规	血常规	RBC、Hb、RBC压积	贫血
		WBC及分类	感染、血液系统疾病
	尿常规	比重、pH	水电解质代谢情况、酸碱平衡
		尿糖、酮体	糖尿病
		蛋白质	肾实质病变
		RBC、WBC、管型、细菌	尿路感染、肿瘤
	粪常规	颜色、性状、RBC、WBC、寄生虫、隐血试验	消化道炎症、出血、寄生虫、致病菌
血液检查	肝功能	ALT、AST、AKP、CHOL、TP、A/G 等	肝脏疾病
	输血前检查	HBsAg、HBsAb、HCV-Ab、HIV、TP\ABO血型、Rh血型	乙肝、丙肝、艾滋病、梅毒备输血
	肾功能	血清肌酐、BUN、NPN	肾脏疾病
	凝血功能	凝血酶原时间、活化部分凝血酶时间	肝脏疾病或血液病
	E_6A	K^+、Na^+、Cl^-、Ca^{2+}、AG	电解质不平衡
其他	心电图		心律不齐、心肌损伤
	影像学检查	胸片、B超、CT、MRI、内镜检查、腹平片	肺部疾病、其他内脏疾病

（六）手术治疗的种类

手术种类可根据目的、范围、部位和缓急来分。

1. 根据目的分类（表9-1-2） 可分为诊断性、治疗性、修复性等。

表 9-1-2 手术的目的

手术目的	实行理由	举例
诊断性	确定症状原因	剖腹探查
治疗性	切除病变组织	阑尾切除
修复性	增强衰弱区、矫正畸形	疝修补、腭裂修复术
姑息性	减轻症状、没有治愈疾病	胃癌晚期,胃空肠吻合
美容性	改善外观	整形手术

2. 根据范围分类 可分为大手术、小手术。

(1) 大手术:病人通常需要用全麻、椎管内麻醉和神经丛阻滞麻醉,时间长,手术危险性及引起合并症机会大。

(2) 小手术:简单、时间不长,不易引起严重并发症,病人面临危险性小,如淋巴结活检等。

3. 根据部位分类 如颅脑手术、胃肠道手术。

4. 根据缓急分类 可分为择期手术和限期手术、急症手术。

(1) 择期手术:手术时间没有期限的限制,可充分完善术前准备后再施行手术,如包皮环切术、美容手术等。

(2) 限期手术:手术时间可选择,但有一定限度,不宜过分延迟,应该在一定时间内尽可能做好准备,及时手术,如各种恶性肿瘤的根治术。

(3) 急症手术:病情危急,需要在最短时间内迅速手术,同时根据病情重点,进行必要准备,如内脏破裂修补术等。

(七) 麻醉种类

选择麻醉方法时要综合考虑病人的病情、麻醉方法本身的优缺点、技术力量和设备情况、手术的性质和要求以及手术病人自己的意愿。麻醉种类主要分为两种,即全身麻醉和局部麻醉,麻醉种类的比较见表9-1-3。

表 9-1-3 麻醉种类的比较

种类	麻醉方式	麻醉效应	优点	缺点
全身麻醉	吸入麻醉 静脉麻醉 静吸复合麻醉	中枢神经系统抑制,意识和感觉丧失	1. 变通性:全麻可用于任何形式的手术及依手术需要修改 2. 无论时间长短均适宜,病人无不良感觉 3. 易于控制,对非常焦虑的病人,全麻下状态下较清醒时更好控制呼吸循环	抑制呼吸和循环系统是导致麻醉死亡的主要原因
局部麻醉	椎管内麻醉 区域阻滞 神经阻滞 局部浸润麻醉 表面麻醉	机体某一部位的感觉被阻断,痛觉消失,意识不消失	1. 简单、易行 2. 安全、并发症少 3. 对病人生理功能影响小 4. 可用于全身情况差或伴有其他病变不宜其他麻醉者	整个手术过程中清醒,不利于解除焦虑和恐惧,对儿童及神志不清者难以使用,有过敏现象

1. 全身麻醉

(1) 吸入麻醉:是全麻的主要方法,指病人通过面罩或气管内插管吸入气体或挥发性麻醉剂,产生中枢神经系统抑制,使病人意识消失、肌肉松弛、周身不感疼痛。

优点:可控性好、麻醉强度大。

缺点:对心血管系统和呼吸系统有抑制作用,使颅压增高,有的易燃易炸(如乙醚)。

常用药:N_2O(氧化亚氮)、异氟醚、七氟烷、地氟烷。

(2) 静脉麻醉:药物经静脉注射,通过血液循环作用于中枢神经系统产生全身麻醉,常用于吸入麻醉的诱导和静吸复合麻醉。

优点:诱导迅速,对呼吸道无刺激,病人舒适无污染,操作方便。

缺点:麻药不易排出,麻醉深度不易控制,单独使用难以完全满足手术的需要。

常用药:硫喷妥钠、氯胺酮、芬太尼、γ-羟丁酸、右美托咪定、依托咪酯、异丙酚。

（3）肌松药:是全麻中常用的辅助药,它能减少全身麻醉药用量,产生适当的肌松效果。

常用药:维库溴铵、阿曲库铵、琥珀胆碱。

2. 局部麻醉 麻醉药中常加入1:20万～1:40万的肾上腺素,其优点有:收缩血管,延缓局麻药的吸收,延长阻滞时间,减少局麻药的毒性反应,消除局麻药引起的血管扩张,减少创面渗血。但末梢动脉部位,气管内表麻,老年病人及高血压、甲状腺功能亢进、糖尿病病人局麻药中不加肾上腺素。

（1）表面麻醉:将麻醉药喷或涂于黏膜表面以阻滞神经末梢,产生无痛状态,如口、鼻腔、阴道、尿道黏膜麻醉。

常用药:4%～10%可卡因、1%～2%丁卡因、1%～2%利多卡因。

（2）局部浸润麻醉:将麻醉药注射到要切割部位的皮肤和皮下组织中。

常用药:0.5%～1%普鲁卡因、0.25%～0.5%的利多卡因。

（3）区域阻滞:围绕手术区四周和底部注射局麻药,以阻滞进入手术区的神经干和神经末梢。

常用药:同局部浸润麻醉。

（4）神经阻滞麻醉:将局麻药注入到神经干旁,暂时阻断神经冲动传导达到无痛的方法。

常用药:普鲁卡因、丁卡因、利多卡因、布比卡因。

（5）椎管内麻醉:将局麻药注入椎管内的不同腔隙,阻滞脊神经根,从而使其支配的相应区域产生麻醉作用。可分为腰麻(即蛛网膜下腔阻滞)和硬膜外腔阻滞。其优点是:①经济、简便;②能产生较好的肌松效果;③不会混乱病人的意识和降低其敏捷度。缺点是:易引起呼吸和心血管方面问题,如低血压、恶心、呕吐、头痛、呼吸麻痹等。

3. 复合麻醉 是合并或配合使用不同药物或(和)方法施行麻醉的方法。如静吸复合麻醉、全麻与非全麻复合麻醉等。

【护理诊断/问题】

（一）焦虑、恐惧

与以下因素有关:对自身疾病不了解,担心预后;对麻醉不了解,担心麻醉意外的发生;对手术不了解,过去有与手术有关的不良经历,担心手术不彻底、不仔细;担心术后伤口疼痛、失血过多、手术致残、并发症的发生或失去有意义的器官;对家庭信任不足,担心给家庭经济带来负担,担心被家人或亲人抛弃。

（二）营养失调:低于机体需要量

与以下因素有关:机体摄入营养障碍,如老人(缺齿)、婴幼儿唇或腭裂;机体摄入食物困难,如食管癌等;机体代谢率增加,如高热、感染、烧伤、癌症、甲状腺功能亢进等;与治疗有关的因素,如化疗病人食欲下降、术后恶心呕吐等食欲下降等;缺乏正确的营养知识,不了解所需的营养成分及量或不当的饮食习惯;缺乏合理的营养食物,如经济情况不佳或交通不便利导致;与病人情绪有关的因素,如术前紧张、抑郁等。

（三）睡眠状态紊乱

相关因素:疾病的不适,术前的恐惧和焦虑。

（四）体液不足

与以下因素有关:正常途径失水过多,如腹泻、呕吐、烧伤、渗出、高热;异常途径失水过多,如失血、肠瘘等;摄入过少;与用药有关,如应用利尿药、泻药等。

（五）知识缺乏

相关因素:从未患过此病;从未经历过此类手术;未接受过这方面的教育。

【护理目标】

病人能够积极面对疾病,主动配合做好各项术前准备,以最佳的身心状态接受手术。

【护理措施】

（一）手术前病人的准备

1. 减轻病人的恐惧焦虑 术前了解病人及亲属心理活动,从而采取针对性的护理措施,使病人以最佳心理状态接受手术,争取病人术前、术中、术后的主动配合,以保证手术顺利进行。

（1）以热情和蔼的态度关心病人,并热情地接待病人和家属。

（2）采用给予宣传手册或集体上课、听录音、看录像等方式提供术前常规教育,向病人及家属介绍术前、术后护理常规,介绍环境、手术当日的护理活动及术后情况。

（3）向病人介绍术前处置的程序和意义。

（4）酌情介绍手术治疗的目的、手术程序、可能发生的不适等,以恰当的语言给病人作具体的解释,但应注意保护性医疗。

（5）介绍可能留置引流管、氧气管、导尿管的目的及意义。

（6）介绍麻醉方式、麻醉后反应及注意事项，告之伤口疼痛是必然的、暂时的。

（7）介绍病人结识同类手术康复者，通过"现身"说法，减轻病人焦虑。

（8）与病人沟通，鼓励病人表达自己的想法及期望了解的信息，了解病人恐惧、焦虑的原因，并尽量满足病人的合理要求。

（9）以认真细致的工作态度、娴熟的技术获得病人的信任，取得病人的配合。

（10）安排娱乐活动，帮助病人分散注意力及减轻恐惧和孤独感。

（11）指导病人运用合适的放松方法减轻焦虑。如：放松疗法，具体步骤为：引导病人做慢而深的呼吸，让病人渐进性放松，病人取坐位或平卧位，闭目，护士用缓和的声音，指导病人每次有意识地肌肉收缩5秒，而后放松5秒，放松顺序为脚趾→脚→小腿→臀部→背部→双手→前臂→上臂→肩→颈部→面部，全部结束后，安静15分钟。

（12）手术室护理人员术前探望病人，以减轻其恐惧焦虑，使病人轻松接受手术。

（13）针对手术的儿童：在手术前，可组织儿童进行一个一周左右的活动。把具有相同问题的孩子集中在一组。鼓励家长、患儿一同参加活动，提高患儿安全感。运用玩具和游戏的方式示范。如穿手术衣和取血样，找个儿童示范量血压、体温、脉搏和呼吸。可由手术室护士来解释和说明：穿手术衣的理由，麻醉机、麻醉的情况以及术后恢复室，并可在玩具或孩子身上示范。告诉患儿，在他手术时，家长在什么地方等待。提高教育效果和促进安全措施：①与患儿一起讨论。②不要强迫孩子做任何事情。③假如患儿有抵触情绪，可让家长来完成该项活动，并鼓励患儿协助，允许孩子使用辅助用具。④说明麻醉不会影响智力。如果患儿不能参加这些活动，可以提供有关知识，让父母协助患儿理解。

（14）针对手术的老年人：由于老年人生活单调、枯燥，子女不在身边或工作繁忙而感到孤独，当疾病折磨时，易产生疑虑、悲观等心理障碍，表现为烦躁、易怒，对医护人员的诊疗计划不能理解，甚至发生偏见，不能配合，而延误术前的准备，给治疗护理带来很大困难，术后并发症发生率也必然增高。为此，对老年病人的心理护理特别应注意：

1）热情接待，并作细致的入院介绍，交谈时语调要轻柔、语速要慢，以消除病人疑虑、不安和孤独感。

2）根据病人的文化素质、家庭环境、社会背景、宗教信仰、生活习惯及兴趣爱好，采用合适的针对性护理。

3）老年人记忆力差，对将要实施的护理计划、措施及目的、意义事先告诉病人和家属，并耐心解释。对重要的、关键性的问题，应反复强调、讲解，以消除疑虑，获得家属和病人的主动配合。

4）护理全过程中，对病人要有同情心，细心地关照病人。

5）要耐心地听取病人的意见和看法，不要轻易打断他的谈话，表示出不愿听和不耐烦的情绪。谈到疾病时，要注意用保护性医疗语言。

（15）必要时解释医院的其他规定：探视时间，手术时等候的地点，术者如何向他们交代病情等。

在进行以上工作时，护士应评估病人和家属对达到事先共同制订好的学习目标的能力，以及是否需要进一步的教育和支持。

2. 补充营养　手术是一种创伤性治疗，手术后伤口的愈合需要足够的营养，对营养不良的病人给予合理的营养支持，可改善机体代谢、增加病人对手术的耐受力，降低手术危险性，促使机体早日康复。

（1）饮食知识指导，告知病人所需的热量、蛋白质、维生素等在疾病康复过程中的重要意义及营养缺乏导致的危害性。

（2）观察病人进食、吞咽和咀嚼能力，尽可能找出引起进食困难和恶心、呕吐的原因和缓解办法。

（3）为病人提供良好的进餐环境，不要在病人餐前进行护理操作。

（4）准确记录营养摄入量和出入水量。

（5）监测血清白蛋白、血红蛋白水平及体重情况。

（6）当病人不能由口进食或吸收不良时，可遵医嘱执行肠外营养支持，如静脉补充液体、白蛋白、血浆、全血等。

3. 纠正水电解质失衡　病人有脱水情况时，可由静脉补液重建体液和电解质平衡。正确记录出入水量；监测 K^+、Na^+、Cl^-、Ca^{2+} 等电解质情况。

4. 皮肤准备　目的是减少病人皮肤上的细菌至最少程度，以免术后伤口感染或愈合不良。

(1) 一般皮肤准备的范围(参见图2-2-16)，各部位皮肤准备范围。

1) 乳腺手术应包括同侧上臂上1/3及腋窝部皮肤，剃去腋毛。

2) 胸侧壁手术切口，前后胸壁皮肤应超过中线5cm以上。

3) 腹部手术，以切口为中心周围15~20cm。下腹部及腹股沟部手术包括大腿上1/3前内侧及会阴部皮肤，并剃去阴毛。

4) 会阴部及肛周手术，应剃去阴毛。

5) 四肢手术，以切口为中心，上下20cm以上，一般都准备患侧整个肢体。

(2) 特殊手术部位的皮肤准备

1) 颅脑手术：术前3日应剪短头发，并每日洗头1次(急症除外)，手术前2小时剃头发，剃后用肥皂洗头，并戴干净帽子。

2) 阴囊、阴茎部手术：病人入院后，每日用温水浸泡，用肥皂洗净，术前1日备皮，范围同会阴部手术，剃去阴毛。

3) 颜面部手术：尽量保留眉毛，不予剃除。

4) 口腔内手术：入院后经常保持口腔清洁卫生，术前用复方硼酸溶液漱口。

5) 骨、关节、肌腱手术：术前3日开始准备皮肤，在第1、2日先用肥皂水洗干净并用70%乙醇溶液消毒，再用无菌巾包裹，第3日先用肥皂水洗干净并用70%酒精消毒，再用无菌巾包扎手术野，待手术日晨重新消毒后用无菌巾包裹。

(3) 皮肤准备的方法

1) 准备用物：托盘内放剃毛刀、弯盘、橡胶单及专用巾、毛巾、汽油、棉签、手电及温热肥皂水及温热清水、软毛刷、70%酒精、无菌巾、绷带。

2) 向病人做好解释工作，安排合适的姿势，暴露备皮部位。必要时，遮挡屏风，注意保暖。

3) 以软毛刷蘸肥皂水涂局部，一手以纱布绷紧皮肤，另一手持剃毛刀，剃除手术区毛发，以清洁毛巾拭干，并用手电筒检查是否干净。腹部手术，以汽油清洁脐部污垢。

4) 病灶在四肢的病人，入院后指导病人浸泡手脚，每日浸20分钟，并用肥皂水刷洗，剪去指(趾)甲。

5) 备皮后，指导病人沐浴、洗头，更换清洁衣裤，体弱病人须协助床上擦浴，并注意保暖。

6) 注意事项：①不要刮伤皮肤，因皮肤割伤时，提供细菌进入的入口，并在破损组织内滋生。②备皮一般在术前1日，如手术因故推迟，应重新备皮。

5. 口腔卫生准备　目的是减少麻醉后上呼吸道的细菌进入下呼吸道的机会，以免肺部感染发生。

措施：嘱病人住院后即早晚刷牙，饭后漱口。有松动的龋齿或牙周炎者，需经口腔科诊治。填写手术同意书，不论大小，任何手术均需获得病人或家属同意。此同意书可防止病人接受不必要的手术，也可以保护医护人员。

在签同意书之前，必须向病人或家属解释手术的高危因素、必要性、手术方式、并发症及术后恢复过程和预后也要交代清楚。同意书由家属签署，有的手术须由病人本人同意。

6. 术前指导

(1) 指导病人作适应手术后变化的锻炼，以减少术后并发症的产生。

1) 多数病人不习惯在床上大小便，手术前应练习。

2) 指导病人学会正确的深呼吸、咳嗽、咳痰、翻身及肢体运动的方法并训练。如有效咳痰的方法：即在排痰前应先轻轻咳几次，使痰液松动后再深吸一口气后用力咳嗽，采用此法一般能将痰液顺利排出。

3) 有吸烟习惯的病人，术前2周应停止吸烟。

(2) 有特殊手术体位的病人术前应做适应性训练。如甲状腺手术的颈仰卧位。

(二) 手术前晚病人的准备

1. 手术前晚再全面检查准备工作，以排除病人感冒、发烧、月经来潮、手术区疖肿等。

2. 胃肠道准备　可防止因术中呕吐而引起窒息或吸入性肺炎，也可预防小肠或大肠手术时粪便的污染。

(1) 禁食：除局麻手术外，成人择期手术一般在术前8~12小时开始禁食，禁饮4小时。小儿术前禁食、禁饮至少8小时，婴儿术前4小时可喂一次葡萄糖水。

(2) 灌肠：依手术部位及病人情况而定，肠道手术则必须施行，一般术前晚应做清洁灌肠。

(3) 胃管：手术日晨插入，食管癌和胃癌的病人在插管的过程如遇阻碍，不可强行插入。

3. 促进休息和睡眠　手术前晚协助病人放松，使病人感到舒适，必要时予以镇静。

（三）手术日病人的准备

1. 一般事项　追踪各种检查报告单。如合血单,输尿管结石病人的术前照片结果。测量体温、脉搏、呼吸、血压,如有发烧,应通知医生是否延期手术。除去病人身上饰物、发夹、眼镜、手表及义齿和其他贵重物品,嘱病人拭去指甲油、口红等化妆品。排空膀胱或留置导尿管。更换手术衣,长发应梳理成辫子。准备好手术需要的病历、X线片、CT片、MRI片、引流瓶及药品等。协助执行特殊医嘱,如术前给抗菌药等。

2. 手术前用药　术前用药可使病人情绪安定而合作,减少恐惧害怕,缓解术前疼痛,减少呼吸道分泌物,减少麻药用量,使麻醉过程平稳,术前用药大多在麻醉诱导前1小时左右使用。常用药有以下几种:

（1）镇静催眠药:如地西泮、苯巴比妥。

（2）类阿片镇痛药:如哌替啶。

（3）神经安定药:如氟哌利多、异丙嗪。

（4）抗胆碱能药:如阿托品、东莨菪碱。

（5）H_2受体拮抗药:如西咪替丁。

3. 送病人至手术室　使用床或平车送病人入手术室,并覆盖床单或毛毯,护士陪伴并密切观察,送至手术室与手术室护士或麻醉师交接。

（四）特殊准备

1. 营养不良　血清蛋白（ALB）在30～35g/L以下、血清转铁蛋白（TRF）低于1.5mg/L,或是预后营养指数（PNI）>30%等会影响病人伤口的愈合。择期手术最好在术前1周通过口服或胃肠外营养给予纠正。

2. 贫血　术前可以通过输血进行治疗,一般Hb<70g/L,考虑输血。

3. 高血压　血压在160/100mmHg以下,可以不做特殊准备。服用利血平等通过使儿茶酚胺类神经递质存储耗竭而达到抗高血压作用的药物病人,术前2周停用,避免术后出现顽固性低血压,改用其他合适的降压药物。高血压病人无须将血压降至正常水平才手术。

4. 心脏病

（1）长期低盐饮食和使用利尿药物,已有水电解质失衡的病人,术前需纠正。

（2）心律失常:偶发室性期前收缩一般不需特殊处理;房颤伴室性心率增快达100次/分以上者,遵医嘱给予普萘洛尔10mg,3次/日,或毛花苷丙0.4mg加入25%葡萄糖溶液20ml静推。

（3）老年冠心病病人,如出现心动过缓,心室率<50次/分,术前可用阿托品,必要时放置心脏起搏器。

（4）急性心梗的病人发病后6个月内不做择期手术,6个月以上无心绞痛发作者才能接受手术。

（5）心衰病人要在心衰控制3～4周后才能实施手术。

5. 呼吸功能障碍

（1）戒烟2周,鼓励病人多练习深呼吸和咳嗽。

（2）急性呼吸道感染者,择期手术要推迟1～2周,急诊手术则需要使用抗生素并避免吸入麻醉。

（3）经常发作哮喘的病人,可口服地塞米松减轻黏膜水肿。

（4）阻塞性肺功能不全的病人,可用麻黄碱、氨茶碱等支气管扩张剂及异丙肾上腺素等雾化吸入增加肺活量。

（5）痰液黏稠的病人,可雾化吸入或使用化痰药物,便于痰液的咳出;有脓痰的病人,术前3～5日使用抗生素,并指导病人体位引流,促进脓痰排出。

6. 肝脏疾病　有明显营养不良、腹水、黄疸,或是急性肝炎病人,除了急症手术,多不宜施行手术。术前可静脉滴注10%葡萄糖1000ml+胰岛素20U+10%氯化钾20ml混合液以增加肝糖原储备。必要时可输入人血白蛋白等以改善全身情况。

7. 肾脏疾病　依据24小时内肌酐清除率和血尿素氮测定值可将肾功能损害分为轻、中、重三度（表9-1-4）。经过适当的对症处理,一般可以较好耐受手术。

表9-1-4　肾功能损害程度

测　定　法	肾功能损害程度		
	轻	中	重
24小时内肌酐清除率（ml/min）	51～80	21～50	<20
血尿素氮（mmol/L）	7.5～14.3	14.6～25.0	25.3～35.7

8. 糖尿病　实施大手术前,糖尿病病人血糖以控制在轻度升高状态(5.6~11.2mmol/L)较为适宜,此时尿糖+~++,这样既不至于因胰岛素过多而发生低血糖,也不会因胰岛素过少而发生酸中毒。使用长效胰岛素或口服降糖药物的病人,术前均要改为普通胰岛素皮下注射,使血糖和尿糖控制于上述水平。

9. 免疫功能缺陷　术前除了加强营养、纠正贫血等对症支持疗法外,可针对性选用抗生素,还可应用丙种球蛋白、高效价免疫球蛋白、胸腺肽、转移因子、干扰素等增加机体免疫功能。

【护理评价】

1. 病人是否同意手术,并积极主动配合。
2. 病人手术前是否获得充分的相关信息,对手术的焦虑是否已减轻。
3. 手术前病人营养状况是否适当,水电解质是否平衡,如不适当是否已得到改善。
4. 手术前是否已获得有关术后必须施行锻炼的指导。
5. 手术前晚病人是否获得充分的休息和睡眠。
6. 手术当日术前准备是否已完善。

第二节　手术中病人的护理

病人由病室送到手术室时,护理病人的责任即转到手术小组人员的身上,此时是病人最紧张的时刻,手术室护士需协助病人缓解因面对手术的威胁和在陌生环境中所产生的恐惧,以使病人有安全感。手术进行期的护理功能是提供整个手术过程的安全。为保护病人免受感染,必须严格遵守无菌原则。

一、手术室护理的基本概念

(一) 手术期护理

手术期包括三个阶段,即手术前、手术中及手术后,每一个阶段都有各自不同的护理活动。

1. 手术前期　从病人决定施行手术,到病人送至手术台为止。此期护理活动范围包含很广,可从病人在门诊的手术前会谈开始评估,也可局限于外科病房进行术前评估。

2. 手术进行期　从病人送到手术台到病人送入恢复室或外科病房为止。此期护理活动是提供整个手术过程的安全。

3. 手术后期　从病人送到恢复室或外科病房至病人出院或继续追踪。此期的护理活动包括评估病人对麻醉药的反应,手术后对身体外观改变的冲击,以及家人对手术的接受程度,也可能只限于与病人沟通其在恢复期中对手术的感受。

(二) 手术小组

手术组成员一般分为两大组,即刷手人员和非刷手人员。

1. 刷手小组　包括手术医师、器械护士。
2. 非刷手小组　包括麻醉医师、巡回护士、手术需要的其他人员如X线技术员、监测心肺机的操作员等。

(三) 手术室护士一般职责

1. 维持手术室高洁净度。
2. 严格无菌操作。
3. 准备各种器械、布类等用物灭菌备用。
4. 明白手术步骤及对病人的影响。
5. 与医疗小组人员合作,以利手术进行。
6. 指导实习护士和进修护士,监督其他人员。
7. 管理、检查、保养器械及其他物品。
8. 担任器械护士和巡回护士。

(四) 手术室的环境

1. 设置　为了提供最佳的手术环境,保持空气洁净,手术室必须避免污秽物品、灰尘、污染源和放射线,一般位于低层建筑的中上层或顶层,高层建筑则尽可能避免设在首层或顶层。手术室与需要手术治疗的科室、放射科、中心化验室、血库、病理科邻近。手术室内走廊宽度应大于2.5米,便于平车运转。手术间采用感应自动门,一般为封闭式无窗手术间,关闭应严密,地面应坚硬、光滑无隙,微小倾斜度,不设下水地漏,墙壁和天花板也应坚实无隙、光滑、耐湿耐热,墙角呈弧形,便于清洁。

现代手术室,有中心供氧、中心吸引、中心压缩空气等装备,还应有X线、显微外科、心电监护及闭路电视等设备;参观台或电视录像装置以供教学、参观之用;为减少地面杂乱,所有管道、水源、电源及电线、各种挂钩均应在墙内或天花板上;墙上有足够的插座(距地面≥1m),有双电源,有防火设备。

手术室除有手术间外,还有附属工作间,如器械清洗间、包扎间、灭菌间、洗手间、麻醉预备间等。

2. 手术间　手术间的环境要求如下:

(1) 手术间的数目应根据手术科室的床位而定,一般比例为1:20~1:25。

(2) 手术间的面积是根据综合手术室或专科手术室而定,一般为 20~60m²。

(3) 手术间根据手术无菌要求的高低分为三类:即无菌手术间(如疝修补手术时用),相对无菌手术间(供胃肠道等手术用),有菌手术间(供感染隔离手术用)。

(4) 手术间布置应力求简洁,家具应用坚固耐湿的材料制成,以便清洁及消毒。各种物品应有固定的放置地点,术中准备用物,各间应统一固定放置于壁柜内。手术间的基本配备有:万能手术床、大小器械桌、升降台、转凳、麻醉桌、吊式无影灯、立地聚光灯、药品柜、敷料柜、读片灯、吸引器和供氧装置、麻醉机、输液架、垫脚凳、污物桶、挂钟等。各种扶托固定病人的物品,如头架、肩档、臂架、固定带等。

(5) 手术间之间还应有隔音装置及净化装置,以防互相干扰,保持空气洁净。

3. 清洁　清洁是防止伤口感染的重要手段,应尽可能清除环境中的细菌。

(1) 每日早晨手术开始前半小时做平面卫生,用 1:200 的"84"消毒液拭擦操作台、器械台、手术床、无影灯及各种术中将使用的仪器,墙壁及窗台也应用消毒水湿抹,每周彻底大扫除一次。

(2) 每次手术完毕,手术间内各种用品、地板均应处理,保持清洁干净。特殊感染手术后使用 500mg/L 有效氯消毒液擦拭地面及房间用物。肝炎病毒、艾滋病毒、梅毒阳性等病人手术后用 1000mg/L 有效氯消毒液消毒后再清洁。

(3) 手术器械或设备应彻底清洁灭菌,能拆的部分要拆开清洁。

(4) 所有工作人员的身体及衣着要清洁,鞋子应经常换洗。

4. 采光

(1) 手术间的采光应朝向北面,因北侧光线稳定。窗户要大,利于采光。

(2) 手术间的光线要均匀,不耀眼,近于自然光。

(3) 手术灯要求安装稳固、安全,易于清洁,容易调节,应是能聚光的母子无影灯。普通照明灯应安装在墙壁或房顶。

(4) 应有应急的照明装置。

5. 通风

(1) 手术室温度应保持在 20~24℃ 之间,相对湿度为 50%~60%。

(2) 手术室应有通风过滤除菌装置。常用的有两种:

1) 湍流式通风:空气由一侧进风口送入,由同侧出风口排出,因而在室内形成明显的湍流。一般要求风量相当于每小时换气 6~20 次。

2) 层流式通风:将空气由一侧全面地以均匀速度流至另一侧,使污染空气平推而出。通风时,气流在室内按整个横切面平推前进,故称层流式通风,最多可相当于每小时换气 600~700 次,通风时使用过滤器面积大,气流通过过滤器时,流速较慢,使空气滤过除菌效果更为理想。

3) 亦可用垂直通风:即空气由手术间上方送入,由两侧墙壁下方推出,可保证污染空气不上升。

每日手术前 1 小时开启净化空调系统,术中持续净化运行,至当日手术结束后净化空调系统继续运行,直至手术室恢复该手术间的洁净级别。

6. 通行　手术室的进出往来必须严格控制,与外界的污染隔离开。病人和工作人员有分开通道。工作人员进入手术室须首先换鞋,更换手术室衣裤、戴口罩帽子,进入限制区应戴口罩。手术室内的衣服不可穿出室外。接病人处,在核对无误后,使病人换乘手术室的平车,以防车轮从外部带入细菌,污染手术室环境。

手术室的分区可分为三个区域。

(1) 非洁净区:设在最外,包括接收病人区、更衣室、休息室、贮藏室。

(2) 准洁净区:在中间,指办公室及附属工作间。如器械间、包扎间、通向限制区的走廊等。

(3) 洁净区:在内侧,包括手术间、刷手间、无菌间等。

(五) 安置手术病人的姿势-手术体位

手术体位根据手术部位而定,安置时既要满足手术操作的需要,又不能妨碍生理功能。

1. 安置手术体位的注意事项　用简单、通俗易懂的语言向病人解释安置体位的原因。要维持舒适安全,手术床垫应柔软,床单应清洁、干燥、平整。保持呼吸道通畅,勿使颈部太紧或过度弯曲,勿使胸部受压。确保循环正常,肌肉、神经不受损。

(1) 不要使身体任何部位受压,神经、肌肉、骨突处应垫棉片加以保护。

(2) 使用约束带时,不要过紧,且应在约束带下加棉片。

(3) 固定时肢体应注意不要过度外展及其他不当压力,不能悬空,须托垫稳妥。

(4) 操作过程务必轻柔缓慢,协调一致。
(5) 保护病人隐私,维护病人尊严,避免不必要的暴露。

2. 常用手术体位(图9-1-1)。

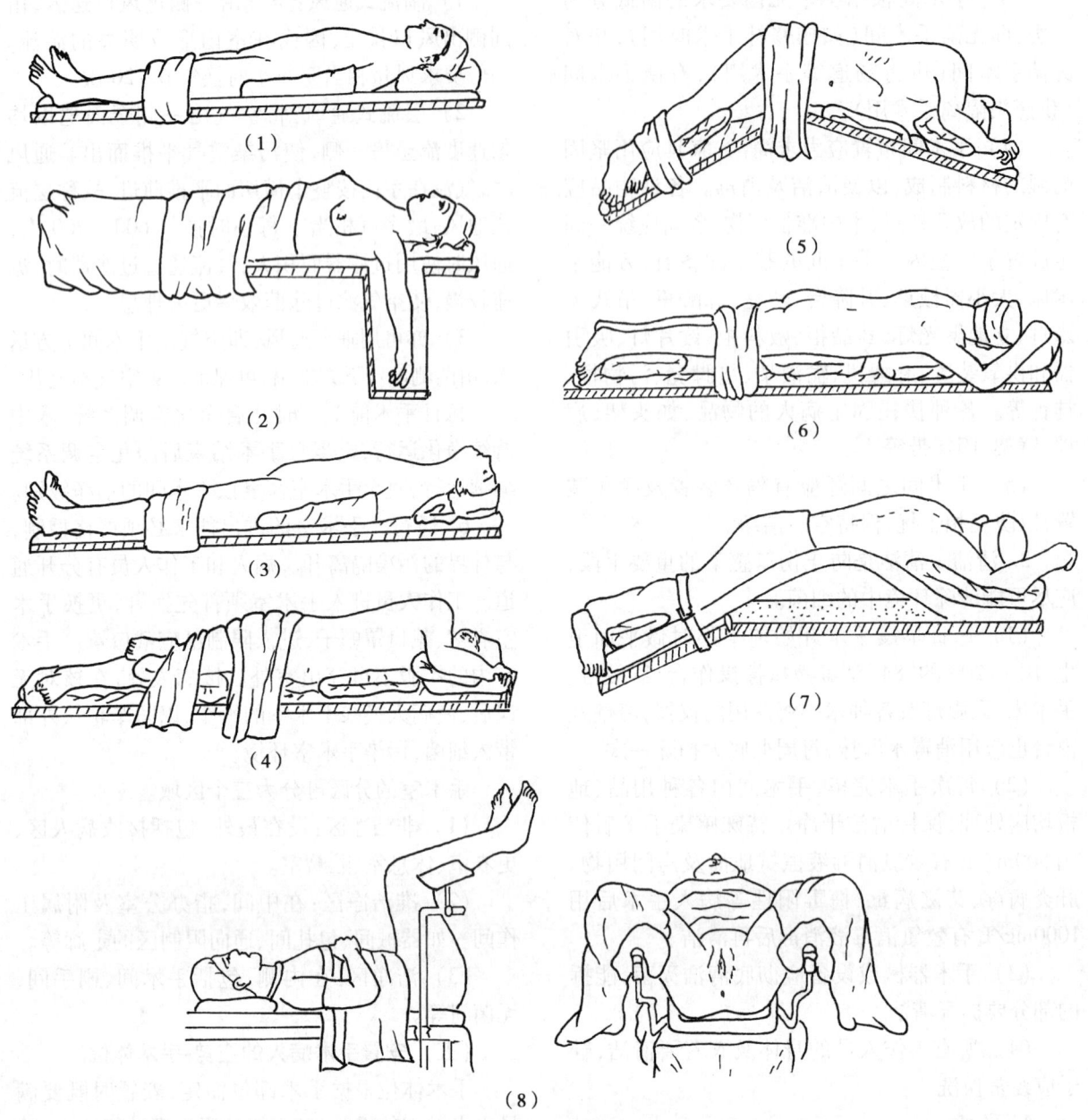

图9-1-1 常见手术体位
(1)水平仰卧位;(2)乳房手术平卧位;(3)颈仰卧位;(4)胸部手术侧卧位;(5)肾手术侧卧位;(6)俯卧位;(7)腰椎手术俯卧位;(8)膀胱截石位

(1) 仰卧位:为最常见体位,适用于腹部、颌面部、颈部等手术。手术台平置,病人仰卧在手术床上,两臂用事先置于床上的中单固定在体侧;头垫软枕,膝部用宽固定带固定,且膝下放一软枕,使膝部放松,以利腹肌松弛;足跟部用软垫保护,且不覆盖重被褥。手术床的头端放置麻醉架或升降器械台,注意病人口鼻部要外露,以利呼吸和病情观察。足端入升降台离病人身体约20cm。

乳腺手术,病人仰卧位,术侧靠近台边,肩胛下垫以卷折的中单。上臂外展,置于臂托上。对侧上肢用中单固定于体侧,其余与上述同。

颈前部手术,如甲状腺、气管切开术,仰卧,手术台上部抬高10°~20°,颈后垫以卷枕,使头颈向后仰或转向健侧,并用沙袋固定头部。

(2) 侧卧式:适用于胸部、腰部及肾手术。

胸部手术,病人侧卧90°,背部、胸部、肋下各垫一橡皮软枕,使手术野暴露明显,又可减轻背部压迫,两手伸直固定在托手架上,上面一腿屈曲90°,下面一腿伸直,两腿间用软枕垫平,髋部及膝部以固定带固定。

肾手术,病人侧卧90°,肾区对准手术台腰桥架,两手臂伸展,固定在托手架上,腰部垫软枕,将手术台架摇起,将头尾部适当摇低,使腰部抬高,手术野暴露明显。臀部及腘窝处用固定带约束。

(3)俯卧式:用于脊柱及其他背部大手术。按病人身长,在手术台上端斜行放置两只适宜长度的软枕,耻骨下横放一软枕,使呈三角形,病人俯卧在三角形软枕上,或在锁骨、耻骨下及髂嵴上各放大小适宜的软枕,使病人腹部不接触床面,保持腹肌及膈肌正常活动。如为颈椎部手术,病人头面部应搁置在头架上,使颈椎部充分暴露。如为胸背部手术,病人的头面部可侧向一边放置在头圈上。病人双臂半屈,置于头旁。小腿、足背垫一软枕,腘窝部用固定带固定。手术床的头足端均摇低,使胸椎间隙拉开,充分暴露术野。

(4)膀胱截石卧式:适用于会阴部、尿道、肛门部手术。病人做仰卧式,臀部位于手术床尾部摆折处,用橡皮单及中单置于手术床下部,必要时在臀下放一枕,以便手术操作。病人换上袜套,两腿分放在两侧搁脚架上,腘窝部垫以软垫,外用扎脚带固定。

(5)半坐卧式:适用于鼻及咽部手术,如鼻中隔矫正术、鼻息肉摘除及扁桃体手术等。可减少出血,防止血液流入气管。把手术床头端摇高75°,床尾摇低45°,两腿半屈,头与躯干依靠在摇高的手术床上,整个手术床后仰15°,两手在身旁,用中单固定。

安置手术体位最常发生的问题可能是血液积聚在下垂部位,当病人由手术的体位恢复到仰卧位时,造成血液突然移位而使血压下降。因此,病人由手术的姿势翻回仰卧位时需慢慢进行,尤其是有心血管病的病人和老年人,需密切注意。

(六)手术室的无菌技术

正确掌握手术室的无菌技术是预防切口感染、保证病人安全的关键。

1. 手术室无菌原则　在手术前、手术中、手术后都要遵守。

(1)手术前:用于手术的布类、器械或其他物品,应作严密的消毒和灭菌,灭菌后保持在无菌有效期内。有呼吸道感染的手术室工作人员,不得入内,更不能参加手术。进入手术室的工作人员保持身体清洁,更换鞋、衣裤、口罩、帽子。①更鞋:更鞋室设在手术室入口处,室内分为污染区和清洁区。手术人员换上清洁的室内鞋,进入非限制区的更衣室更衣。②更衣:内、外衣尽可能都换下,不换者,避免衣领、袖外露。洗手衣下端放在裤腰里,防止衣着宽大影响消毒隔离。③戴上口罩、帽子,帽子要把头发全部遮住,口罩应罩住口、鼻。参与手术的所有人员均需进行刷手灭菌、穿手术衣、戴无菌手套。病人手术区皮肤消毒、铺无菌单。除手术区外,将病人身体以无菌单覆盖。手术区周围要求有4~6层无菌巾,外周最少2层。

(2)手术中:所有无菌物品都需放在无菌区内,如有污染,立即更换。有下列情况不能在无菌区内使用:①在非限制区的灭菌敷料;②无菌包破损或潮湿;③无菌包坠落在地上;④灭菌有效时间及效果不能肯定;⑤怀疑无菌物被污染。无菌手术衣的无菌范围仅限于前身肩平面以下,腰平面以上及两袖子。手术人员穿上手术衣后,必须停留在手术台旁,不能来回走动或走出手术间,如因手术需要换位,应采用背对背原则。从无菌包或无菌容器内取无菌物品不能接触其边缘,无菌包开包4小时后视为有菌,须重新消毒。无菌液体开瓶后,应一次用完,倒液时,应冲洗瓶口,且只有瓶口可进入无菌区。未经消毒灭菌的衣袖、手或其他物品,不能跨越无菌区,巡回护士提供无菌物品要用无菌持物钳夹取,且应与无菌物、无菌区保持约30cm的距离。无菌桌和手术台平面以上是无菌的,此平面以下视为有菌,无菌单被打湿,应更换或加盖另外的无菌单。手术人员的汗液不能滴在手术台上,应请巡回护士擦拭,且头应转向一侧,手术衣被汗湿应更换。手术衣被污染或手套破损,应立即更换。尽量减少手术间内人员走动,保持肃静,避免不必要的谈话,咳嗽、打喷嚏应将头转离无菌区。参观人员不可太靠近手术人员或站得太高。进行胃、呼吸道、宫颈等污染手术时,被污染的器械应放在指定的盘内,实行隔离。传染性病人手术后,用物进行相应处理。接台手术:前台手术结束,手术人员须重新洗手、换无菌衣及无菌手套;手术间地面及用物用消毒液擦拭,并用紫外线照射20分钟。

2. 刷手法　刷手的目的是去除手术人员手

和手臂皮肤上的暂居菌和部分居留菌,以防病人伤口感染。常用刷手方法有肥皂刷洗手臂法,灭菌王等高效消毒剂刷手法,碘伏涂擦法。目前刷手法临床上较少使用。

(1) 刷手前准备:换好清洁手术衣,戴好口罩、帽子。取下手表或其他饰物。修剪指甲,并排除手部皮肤破损。用肥皂水洗擦双手及前臂至肘上10cm,并用清水冲洗干净。

(2) 灭菌王刷手法:用无菌毛刷蘸灭菌王3~5ml刷手和前臂至肘上10cm,约3分钟。流水冲净,用无菌纱布擦干。再取吸足灭菌王的纱布球涂擦手及前臂。皮肤干后穿无菌手术衣和戴无菌手套。

(3) 碘伏涂擦法:①用肥皂作一般性清洗后,用无菌持物钳夹蘸有0.5%的碘伏的纱布擦双手及前臂至肘上10cm,时间3分钟,勿冲洗。②用手直接取0.5%的碘伏纱布再擦一遍,时间3分钟。③取无菌小毛巾擦干双手及前臂至肘上。④穿无菌手术衣、戴无菌手套。

3. 外科洗手法 包括洗手和消毒2个步骤。

(1) 洗手:①流水冲洗双手臂。②取洗手液4~5ml。③七步洗手法:手掌相对→手掌对手背→双手十字交叉→双手互握→搓揉拇指→指尖→手臂至上臂下1/3,两侧在同一平面交替上升,不得回搓。重复2次,共5分钟。洗手过程要保持双手位于胸前并高于肘部,双前臂保持拱手姿势。④取无菌毛巾擦干手和手臂。

(2) 消毒:取消毒剂8~10ml,按洗手法揉搓双手、前臂至肘上6cm,至消毒液干燥。手臂不应下垂,也不可触摸未经消毒灭菌的物品,否则,必须重新洗手消毒。接着穿无菌手术衣、戴无菌手套。

4. 穿手术衣及戴手套

(1) 传统穿衣法:见图9-1-2。

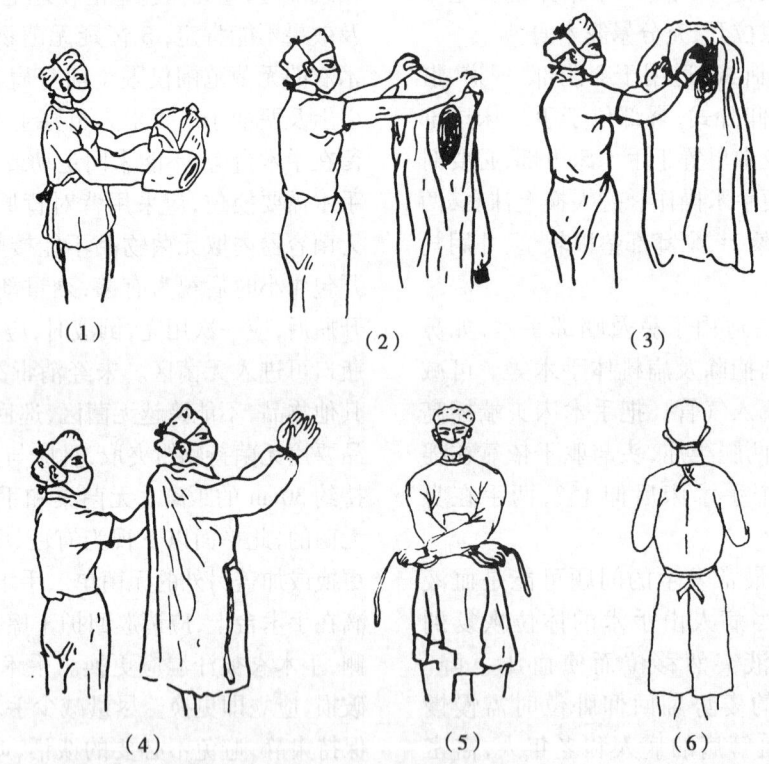

图9-1-2 传统穿手术衣法

1) 双手消毒后取消毒后无菌衣一件,在手术间内较宽的空间,提起衣领抖开无菌手术衣。

2) 将手术衣向空间抛开,双手迅速插入衣袖内。

3) 双手向前伸并伸出袖口外,巡回护士从身后协助提拉,并系好领带及背部的系带。

4) 术者双手交叉,身体稍向前倾,提起腰带,由巡回护士在术者身后接带并系好。

(2) 穿全遮盖式手术衣(图9-1-3)及戴手套法:目前,许多大医院已使用全遮盖式手术衣,它领口一对系带,左页背部与右页内侧腋下,各一系带组成一对。右页宽大,能包裹术者背部,其上一

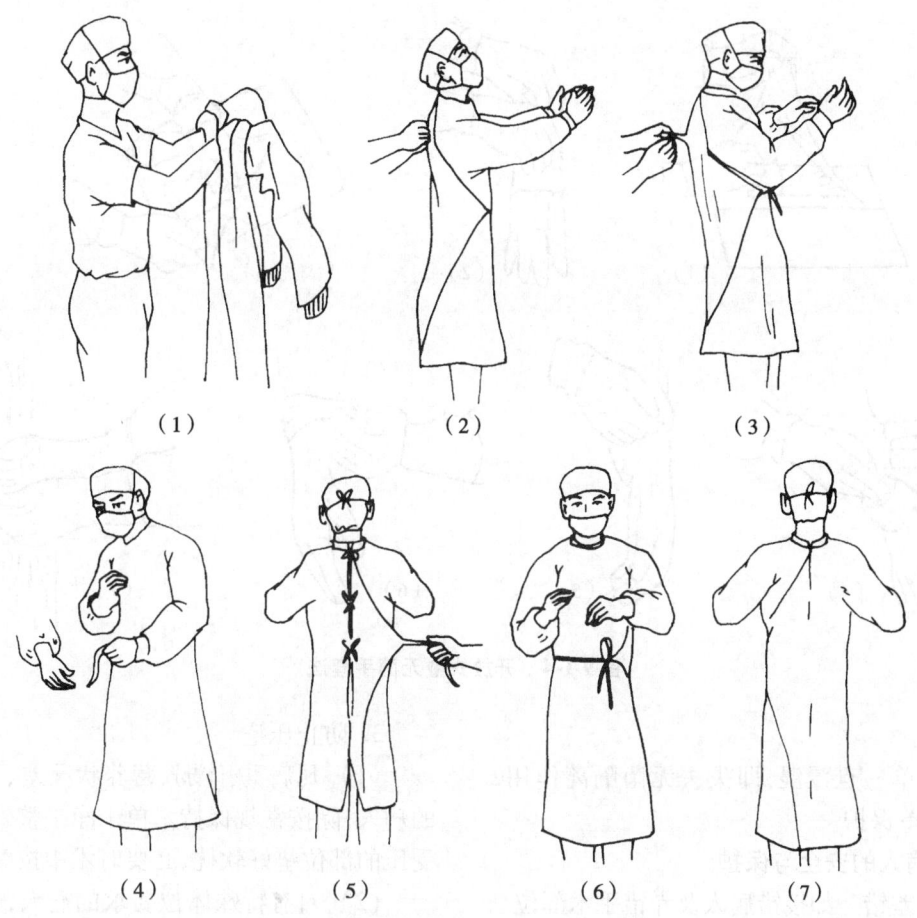

图 9-1-3 全遮盖式手术衣穿法

系带与左腰部前方腰带组成一对。

穿法：

1）同传统无菌手术衣1）、2）步。

2）双手向前伸并伸出袖口外，巡回护士协助提拉并系好领口的一对系带及左页背部与右腋下的一对系带。

3）术者按常规戴好无菌手套。

4）解开腰间活结（由左腰带与右包围页上的带子结成）。

5）由手术护士直接或巡回护士用持物钳夹取右页上的带子由术者后面绕到前面，交术者与左腰带一起系结于左腰部前。

（3）开放式戴无菌手套法（图9-1-4）。

1）左手捏住手套的反折处（手套内面），右手对准手套内5指，插入戴上。

2）用套上手套的右手，插入左手套的翻转处（手套的外面），左手对准手套内5指插入。

3）将戴好手套的反折部分翻向上盖住无菌手术衣的袖口。

（4）闭合式戴无菌手套法

1）穿无菌手术衣时，双手不要伸出袖口，在袖筒内将无菌手套包装打开平放在无菌台面上。

2）左手隔着衣袖将左手套的大拇指与袖筒内的左手大拇指对正，右手隔着衣袖将手套边反翻向左手背，左手五指张开伸进手套，调整袖口。同法戴右手套。

5. 铺无菌单 铺无菌布单的目的是避免和减少术中污染，保持手术区无菌。

（1）铺无菌单时，手或已灭菌的部分不能与有菌部分接触，打开的单子下缘保持在腰平面以上。

（2）铺单时，须对准切口位置，准确铺单，已铺下的无菌单只能由手术区向外拉，不可向内移动。

（3）尽量使用较大的单子，数目越少越好，避免单子小而多，较易分散，露出有菌部位。

（4）戴手套铺无菌单时，应将布单向上卷折保护手套再展开。

（5）手术区周围一般要求铺单4~6层，外

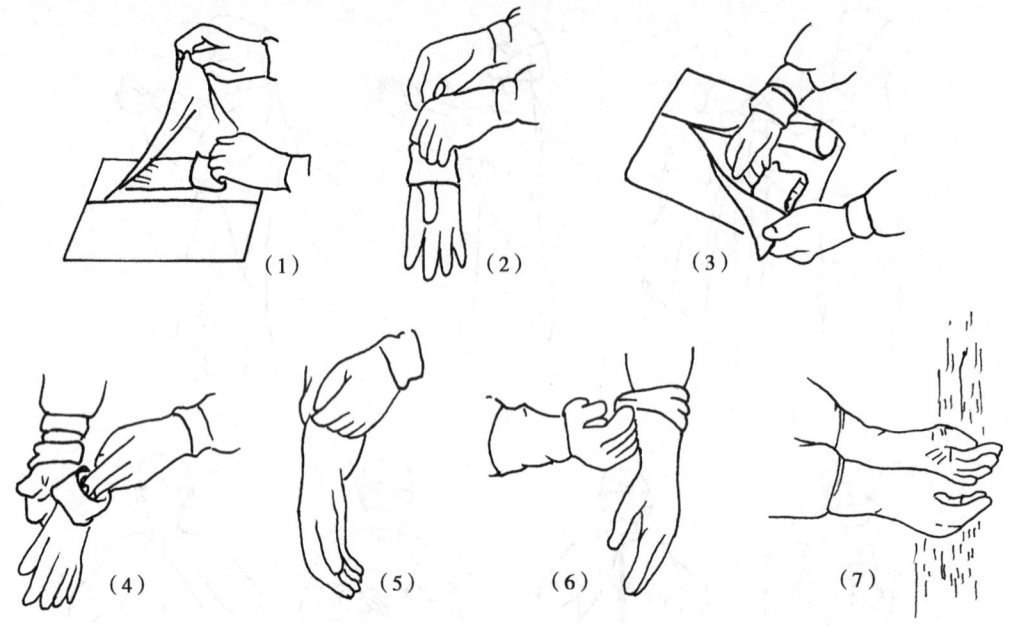

图 9-1-4　开放式戴无菌手套法

周最少 2 层。

（6）布单一旦浸湿，即失去无菌隔离作用，应另加无菌单保护。

（七）病人的安全与保护

1. 防止差错　如接错病人及弄错手术部位。

（1）病人送到手术室后，手术室护士对照手术通知单核对病人姓名、性别、年龄、病室、床号、住院号、手术名称、手术部位、术前用药、手术同意书、血型及交叉合血单、X线片及片号、手术间，携带病历。

（2）检查术前皮肤准备情况及病人卫生情况，排空小便。

（3）病人个人用物如发夹、耳环、指环等饰物及义齿等，不得带入手术室。

（4）当病人接到手术间后，请麻醉师和第一助手再次核对。

2. 防止病人受伤　如摔伤和压伤。

（1）定期检查平车车轮及其他部件，确保安全运转。接病人时，病人肢体与平车平行，防止进出门时撞伤病人，移动病人至手术台时，须有人协助固定车身，防止滚动及摔伤病人。

（2）对神志不清者或儿童，全麻诱导期或苏醒期应有人在旁护理，必要时用约束带，防止病人坠落。

（3）升降台的调节螺丝要拧紧扣牢。

（4）固定手术体位时，不要使肢体及神经过度受压。

3. 防止压疮

（1）凡病重、体弱、营养状况差、手术时间长的病人，除按常规保持术单干净平整外，还应在易受压的部位垫好软枕，必要时术中按摩。

（2）对有特殊体位要求的病人，也应尽量保护好可能受压的部位。

4. 防止病人灼伤　使用高频电刀时，电极板放置平整，使电极板与病人肌肉丰满处皮肤全面接触，并注意勿与心电监护仪插在同一电插板上，防止电极烧伤病人。

5. 防止器械不足或性能不良影响手术　术前准备器械包时，认真检查器械的性能。重大手术或新开展的手术，术者或第一助手应在术前一日亲自检查器械准备情况。常规备抢救用器械（如气管切开包、胸内心脏挤压包）及快速灭菌锅等。术中需用的特殊仪器，如电钻、电锯、电凝、显微镜等术前应检查调试。

6. 防止用错药或药物过敏　外用药、注射药应标志清楚，定位放置。两人核对术中用药药名、浓度、剂量、有效期及药品的质量、用法等。紧急情况下，可执行口头医嘱，执行前须要复诵一遍。使用有可能导致过敏的药物前，应核对病历，明确病人是否有过敏。用过的各种药物安瓿应保留在指定位置，待手术后处理。

7. 防止输错血　具体的预防方法有：

（1）取血时须认真核对配血单上病人的病室、床号、姓名、住院号。

(2) 输血前,巡回护士和麻醉师一起核对,共同签字。

(3) 密切观察输血过程中病人的反应,如有特殊,及时与血库联系。

(4) 输血用的储血袋应暂保留,随病人带回病房。

8. 防止弄错或丢失标本 洗手护士将取下的标本用盐水纱布包好,用钳子夹好,妥善放入器械台指定角上。术毕亲自将标本交给术者,装入准备好的容器内,用固定液固定,并在容器上贴好标签纸,写明病人姓名、病室及床号、标本名称。术者填写好病检单,并填写好送检登记本,由手术室专人送至病理科,交接清楚后双方签字。术中需做冷冻快速切片时,将标本或病检单一同由专人送到病理科并签字。检验结果可用电话通知或远程多媒体传送。

9. 防止异物存留伤口或体腔 手术开始前,洗手和巡回护士应认真清点器械、纱布、纱垫、缝针数目。手术过程中保持手术野整洁。胸腹腔手术尽量用较大的纱布垫,用钳子夹住。术中如缝针折断或脱落,应将缝针或断端及时找到。术中需增减器械、缝针等用物时,必须反复核对清楚并记录。关闭切口前,应核对纱布、纱垫、器械及缝针数目。

10. 防止院内感染 无菌手术间与感染手术间应严格分开。特异性感染的病人使用过的用物,应经双消毒处理。行感染手术时,严格执行隔离技术。

11. 其他 如正确地使用止血带;无菌状态的维持;水、电、气(如氧气)设施完好并安全使用;手术室建筑及内部设施的定期检修都将为病人手术的安全提供保障。

(八) 手术室用物种类及处理

1. 器械

(1) 一般器械:指手术用的基本器械,按功能可分为五类。

1) 切割与解剖器械:有手术刀、手术剪、手术镊、剥离器及各种大小刮匙。

2) 挟持及钳制器械:有各种大、小的直弯止血钳及各种形状、大小不同的钳子,常有长弯钳、鼠齿钳、肠钳、可可钳及持针钳等。

3) 牵开器及拉钩:如胸、腹牵开器,各种大小拉钩、皮肤拉钩等,用于暴露手术野,便于操作。

4) 探查及扩张器:胆道探子、尿道探子及各种探针,用于空腔或窦道的探查及扩大腔洞的直径。

5) 取拿异物钳:如胆石钳、气管异物钳等,可取拿各解剖部位的异物,各种活体、组织钳,供取活体组织用。

(2) 特殊器械:如胃及支气管缝合器,食管、直肠吻合器,取皮机,各种内腔镜手术器械等。

2. 器械的准备 常用的器械按一定的基数打成固定包,经高压消毒后,置无菌柜待用。手术要求的特殊器械可根据制作材料选用不同的灭菌方法,较好的方法是环氧乙烷灭菌。

3. 器械的处理

(1) 普通器械的处理:手术后,先用洗涤剂溶液浸泡擦洗,去除器械上的血渍、油垢,再用流水冲净。对有关节、齿槽和缝隙的器械和物品,应尽量张开或拆卸,以进行彻底洗刷。放烤箱内烘干,上液状石蜡后,尽快包好备高压消毒或收藏,以免再遭污染。

(2) 污染手术后器械的处理:一般感染如化脓性感染、结核杆菌感染等术后,将手术器械浸泡于消毒液中进行处理,如在500ppm有效氯的化学消毒剂中浸泡30分钟或1/1000的苯扎溴铵中浸泡1~2小时后,再按普通器械处理方法处理。对乙肝抗原阳性术后器械处理:用0.2%的过氧乙酸或2%的戊二醛,或1/100的"84"消毒液浸泡1小时后,再按普通器械处理。对特异性感染术后器械处理,如破伤风、气性坏疽等,用0.2%的过氧乙酸或3%的过氧化氢或2000~5000mg/L的含氯消毒液浸泡30~60分钟后,然后按普通器械处理。

4. 器械的管理 任何金属器械都不能投掷、互相撞碰。术中使用器械,当用则用,避免误用。术后器械处理应干净、彻底、干燥并上油。锐利、精细器械应特别注意刃利部位的保护,处理时与一般器械分开进行。收存器械前,应检查其性能是否良好,否则应修复或更换。较少用的器械,需有常规的保养检查。

5. 缝线类 手术室所用的缝线大部分已经包装与灭菌,无须手术室自行消毒。各种缝线的粗细以号码(1~10号)来表明,号码越大线越粗。丝线则以零表示,零数越多线越细。理想的缝线是抗张力强度大、组织反应小、结扎不易滑脱、灭菌方便、对人体无害且价格低廉。

(1) 使用缝线的目的:结扎、缝合血管,预防出血，使组织或器官接合。

（2）缝线的种类：分为可吸收性及不可吸收性两类。

1）可吸收性缝线：此种缝线在伤口愈合过程中，由体内酶消化而被吸收，它包括天然及合成两种。天然线有肠线和胶原线；合成线有聚乳酸羟基乙酸线（XLG）、聚醋酸维尼仑线（PVA）、聚羟基乙酸线（Dexon）及聚二氧杂环己酮线（PDS）等。①肠线：分普通肠线和铬制肠线两种。普通肠线由羊肠或牛肠黏膜下层组织制成，一般6~12日可被吸收，常用于胃、肠、胆、膀胱、输尿管等黏膜肌层缝合。铬制肠线10~20日逐渐被吸收，常用于肌肉或会阴部组织的缝合，因此需较长时间的支持。②合成可吸收缝线：如Dexon等，对体液中的酶素有一定的抵抗力，可维持到组织愈合后才被吸收。

2）不可吸收性缝线：由各种不同的质料制成，不会被酶所消化，故不被吸收。①丝线：一般用黑色丝线，是手术时广泛使用的缝线，其特点是组织反应小、质软、不滑、打结牢、价格低，常用于缝合伤口各层组织和结扎血管等。②尼龙线：为人造纤维制成，抗张力及韧性强于丝线，组织反应小，常用于血管吻合与修补。③聚丙烯缝线：由丙烯合成，打结比尼龙线容易，抗拉强度高，多用于吻合血管、神经等。④不锈钢缝线：是最不引起组织反应的缝线，但不容易打结。主要用于需要强拉力缝合时，如矫形外科的肌腱修补、接合骨折等。

（3）选择缝线的原则：依伤口组织能达到最大的愈合强度来选择缝线。①皮肤、肌膜、肌腱组织采用不可吸收性缝线。②胃、肠、膀胱等采用可吸收性缝线。疑有污染情形：可能由于缝线的存在而转变或真正的感染时，采用可吸收性缝线。

考虑美容效果：①使用最细的无刺激的单丝不吸收性缝线，如Prolene线。②尽量利用皮下缝合，避免皮肤表面缝合。

选择线的粗细：应选用与组织自然强度匹配的最细缝线。缝线易成为结石形成的病灶，因此，泌尿道及胆道应使用吸收快速的缝线。

6. 缝针 常用有三角针和圆针两类：三角针用以缝合皮肤或韧带，圆针用以缝合血管、神经、脏器等，两类缝针均有直、弯两种，大小粗细各异。

缝针的准备与管理：①应根据手术部位选择各类缝针，并注意持针钳的搭配。②洗手护士必须正确地计数所有缝针，并统一放在针盒内，单独的缝针应与持针钳成套夹好。③为了防止缝针断裂，持针钳必须夹在靠针眼端的三分之一处。④缝针刺破了手术人员的手套时，应视为污染并丢弃。⑤如果缝针要继续使用，应彻底清洁检查针尖与针体是否合适及平稳，并照一般器械消毒灭菌。

7. 敷料 有一般敷料和特殊敷料。

（1）一般敷料：包括纱布类和棉花类。手术所用的纱布和棉花应为富于吸水的脱脂纱布和棉花，常用于手术止血、拭血及压迫包扎等。

1）纱布类：①纱布垫：干纱布垫用于术中遮盖伤口两旁的皮肤，盐水纱布用于保护术中显露的内脏，防止损伤和干燥，利于充分显露术野。②纱布块：供各种手术擦血用。③纱布球及纱布条：用于手术止血、填塞伤口、引流等。

2）棉花类：有棉花垫、带线棉片、棉花球及棉签。棉花垫用于各种手术后做外层敷料；带线棉片用于颅脑手术吸血及保护脑组织和骨科脊椎手术止血；棉花球用于洗涤伤口，涂拭药物；棉签为采集培养标本及涂擦安瓿等。

（2）特殊敷料：需特别制作的敷料，如碘仿纱条及脑用棉片。碘仿纱条是用碘仿（g）、无菌甘油（ml）、95%酒精（ml），按1:2:3的比例浸制而成，制成后置无菌、密封、避光容器内保存。因其具有杀菌作用，用于消毒止血。

（3）敷料的准备与管理：①敷料准备可按不同手术，将不同类型、数量的纱布直接放入手术包内，也可另备小包敷料或放敷料缸中。②用于手术中的敷料一定要注意不能遗留在体腔或组织内（除填塞、引流外）。

8. 引流物 引流物的种类很多，常用的有橡皮片引流、管状引流、双套管及纱条引流。根据手术部位深浅情况使用不同的引流物。引流管可以高压消毒，也可煮沸消毒后放甲醛熏箱中维持无菌备用。

9. 其他 如布类、手套等手术常用品。手术室布类较多，用于铺盖手术野或建立无菌区。手术布类应为质地细柔、厚实的纯棉制品，包括手术衣及各类手术巾单。各类布单根据手术需要包成包，高压消毒后置无菌柜内备用。目前，布类已有一次性无纺布代替棉制品，手套大多已采用一次性用品。每次术后在尚未脱手套前，应在冷水中洗净血渍及残留物，丢入消毒液中消毒后处理。

二、洗手护士职责

洗手护士直接参与手术,配合医师共同完成手术全过程,其活动范围只限于无菌区内,如传递器械、敷料和各种用物等。

1. 主要任务　准备手术器械,按手术程序向术者、助手直接传递器械,密切配合术者共同完成手术。

2. 手术配合　具体要求是:

(1) 手术开始前15~20分钟洗手,穿手术衣、戴手套,铺好无菌器械桌,检查各种器械、敷料及其他用物是否齐全,并将手术器械分类按使用次序排列好。与巡回护士详细核对器械、纱布、纱垫、缝针等。

(2) 协助铺好无菌巾、单。

(3) 手术开始后,按常规及术中情况,向术者传递器械、敷料、缝线等,做到主动、敏捷、准确。

当皮肤切开后,应立即将切过皮肤的刀与拭过皮下血迹的纱布垫回收,不再使用,换以清洁的刀片及湿纱布垫。

吸引器头每次使用后需用盐水吸洗,以免血液凝固堵塞管腔。

手术所需各种缝针应事先穿好1~2口,缝线用无菌巾保护好。传递针线时,应事先将线头拉出6~9cm,防止线脱出。随时清理线残端,防止带入伤口。

(4) 保持手术野、器械托盘及器械桌的整洁干燥。器械使用后,迅速取回,擦净血迹,并按次序排列整齐。用于不洁部位的器械要区分放开,浸入消毒液中或交台下巡回护士,防止污染扩散。

(5) 随时注意手术进展情况,若发现大血管出血、心搏骤停等意外时,应沉着、果断,并及时与巡回护士联系,尽早准备抢救器械和物品。

(6) 保留切下的任何组织,不可遗落,术后当面交手术者;需送检查,或术中取培养,应及时交巡回护士,将医生事先填好的申请单或化验单一并送出。

(7) 缝合体腔及皮下深部组织前,与巡回护士详细核对器械、敷料、缝针等,并将结果告诉术者,严防异物遗留。

(8) 术毕,协助擦净伤口及引流管周围血迹,包扎伤口及固定好引流物。

(9) 处理术后器械及其他用物。精密、锐利手术器械分开处理,切勿损坏及遗失零件。协助巡回护士整理手术间。

三、巡回护士职责

巡回护士虽不直接参与手术操作的配合,但是被指派在固定的手术间内与洗手护士、术者及麻醉医师配合,共同完成手术任务。其工作范围在无菌区以外,在病人、手术人员、麻醉师及其他人员之间巡回。

1. 主要任务和要求　主要任务:做好有关的手术准备,全面负责病人出入手术室的安全;与手术组、麻醉人员密切配合,共同完成手术任务。要求做到以下几点:

(1) 为病人创造最好的手术环境及条件,做好护理计划,认真护理病人。

(2) 确保病人舒适、安全,使病人以平静的心态接受手术,防止意外发生。

(3) 坚持无菌概念,做无菌技术的"监护人",谨防违反无菌操作行为,及时给予纠正。

(4) 掌握病情,手术名称、术式,做到心中有数,有计划、有步骤地主动配合手术组及麻醉人员的工作。

(5) 熟悉各种手术前病人的准备,术中体位及器械等用物的使用。

2. 手术配合

(1) 检查手术间内各种药物是否齐全,室内固定设备(电源、无影灯、吸引器、中心供氧等)是否完善、安全、适用,根据手术需要,落实、补充及完善一切用品。维持室内清洁,调节室温及光线。

(2) 术前应了解病人情况及所施手术。病人进入手术室后,要热情接待,根据不同情况给予介绍和安慰,以消除病人恐惧和紧张心理,并按通知单核对病人姓名、年龄、性别、病室、床号、住院号、手术部位、手术名称、麻醉方式、术前用药、禁食禁饮情况;详细清点病房送来的物品(病历、X线片、药物等)是否齐全。验证病人血型及交叉合血单。

(3) 检查病人术前准备工作,如皮肤清洁,剃毛是否合乎要求,义齿、饰物、发夹及贵重物品是否取下。给病人戴好帽子,送进手术间。

(4) 根据麻醉要求安置体位,全麻、神志不清或儿童,应有专人看护,必要时用约束带。根据手术要求固定体位,病人意识清楚时,应给予解释其体位的目的及重要性,以取得病人合作。给病人舒适,安全护理,防止压伤、跌伤,使用电烙时,电极板应装在肌肉丰满的部位。

(5) 负责输液和输血,输液时注意速度,保持通畅勿外漏,输血时须仔细核对血型及交叉合血结果,并请麻醉医生复核。暴露手术区,协助术者消毒。

(6) 帮助手术人员穿手术衣,安排各类人员到位,随时调节灯光,供应洗手护士所需一切用品。

(7) 详细清点,登记手术台上的器械、敷料、缝针等物品数目,分别在手术前、关闭体腔及深部组织前及手术结束前,与洗手护士或术者进行清点、核对,共3次。防止遗留在体腔或组织内。

(8) 坚守岗位,不可擅自离开手术间。了解手术进行情况,密切观察病情变化,随时准备配合抢救。确有需要(如与病理科或放射科等联系)离开手术间,应尽快返回。

(9) 保持手术间清洁、整齐,注意参观人员或其他人员,不可直接接触手术者或手术台,以防污染。

(10) 手术完毕,协助术者包扎伤口,护送病人回病房(或恢复室),并向病房(或恢复室)护士详细交代病情及清点病人携带物品。

(11) 整理手术间,补充室内各用物,进行空气消毒,关闭电源。

(12) 手术中途调换巡回护士时,须到现场详细交班,包括病情、医嘱执行情况、输液、输血、用药情况等,在交班登记本上共同签字,必要时告知手术者。

第三节 手术后病人的护理

手术完成,伤口盖上敷料后即进入手术后期的护理。手术室护士为病人穿好衣裤,由手术台移到推车上,动作宜慢而轻柔,防止牵扯伤口或引流管,避免引起低血压;注意保暖,覆盖毛毯;拉起推车护栏,必要时以约束带固定病人肘、膝关节,防止病人麻醉清醒时发生坠落。根据病人的病情可将其送至麻醉复苏室(postanesthesia care unit, PACU)复苏,或直接送至重症监护室(intensive care unit, ICU)。在 PACU 的病人需等麻醉效果消失,即病人血压稳定,呼吸通畅,意识清楚,再送回病房。没有设置麻醉复苏室的医院,病人麻醉恢复过程在手术间内完成,其间护理工作由手术室护士承担。

麻醉复苏室(PACU)是对手术麻醉后病人进行严密观察和监测,继续治疗直至病人的生命体征恢复稳定的场所。麻醉复苏室应紧靠于手术室,既要便于麻醉及手术医师及时到达,必要时又可迅速将病人送回手术室的抢救场地。麻醉复苏室内设有中心供氧、吸引装置、心电监测仪,直接动、静脉测压装置,血氧饱和仪、咽喉镜、气管导管、呼吸机、除颤器、起搏器及其他急救用物、器械和药物。麻醉复苏室人员的数量根据各医院手术量的多少而定,可参考匹配数是麻醉师与麻醉护士的比为1:6。

【护理评估】

(一) 麻醉恢复情况

1. 当病人送达麻醉复苏室后,PACU 的麻醉护士与麻醉医师一起评估病人,麻醉护士应了解下列有关情况。

(1) 病人的一般情况、年龄、性别及生命体征。

(2) 手术的性质和简单过程,所置各种引流。

(3) 麻醉方法,麻醉药物的使用情况,手术过程中有无发生影响手术恢复的问题及合并症,输血、输液量及其他特殊装置。

(4) 有无传染病(如乙肝、艾滋、梅毒、开放性肺结核)。

(5) 需要观察的特殊症状。

(6) 需要立即执行的医嘱,如吸氧、吸痰等。

病人到达 PACU 后,应密切注意病人的呼吸道,病人应保持头部偏向一侧,且颈部向前伸展。这样,可使病人的舌头向前垂,使黏液及呕吐物引流出来或易被吸引出来。另外,还应做好常规的入室记录,详见表9-1-5。

2. 病人在恢复室期间,护士完成下列评估,以确定病人恢复情况及是否适合转回病房。

(1) 呼吸的性质和速率:若病人有呼吸道窘迫或受抑制的现象时,需立即通知麻醉师。

(2) 肢体活动情形:肢体活动是自然移动,或依命令移动。

(3) 生命体征:每隔15分钟测量一次,直至情况稳定。体温每隔2~4小时测量一次。

(4) 意识状态:评估病人对光有无反应;当呼唤病人姓名或指示简单命令时是否能执行。

(5) 皮肤的颜色:有湿冷、苍白等变化应通知医师。

表9-1-5 麻醉恢复室入室记录卡

生命体征	体温____	血压____	脉搏____	呼吸____
麻醉	局部麻醉	全麻	其他部位麻醉	感觉神经阻滞平面
意识	无反应	昏睡	清醒	
通气道	口咽	鼻咽	无气管插管	气管造口

签名：_____

（6）观察伤口敷料和引流情况，以及静脉输液的量、速度及通畅性。

3. 通过对病人状况的评估，Steward 苏醒评分达到4分者可离开 PACU。详见表9-1-6。

表9-1-6 Steward 苏醒评分表

病人状况	分值
1. 清醒程度	
完全清醒	2
对刺激有反应	1
对刺激无反应	0
2. 呼吸通畅程度	
可按医师吩咐咳嗽	2
可自主维持呼吸通畅	1
呼吸道予以支持	0
3. 肢体活动程度	
肢体能做有意识的活动	2
肢体无意识活动	1
肢体无活动	0

（二）身体各器官的功能

1. 呼吸系统 麻醉后立即引起肺部换气不足的主要原因有上呼吸道梗阻和低肺泡通气。

（1）呼吸道是否通畅：呼吸道梗阻通常是由于麻醉后病人意识丧失导致舌后坠；其次是喉痉挛，喉痉挛大多是由于呼吸道口咽内分泌物过多刺激所致。尚未清醒的病人，一般采用经口放通气道、抽吸呼吸道分泌物等方法来保持呼吸道通畅。病人的姿势常为平卧，头偏向一侧或侧卧。

（2）换气是否足够：手术后换气不足可能是麻醉药、镇痛药、肌松药等使呼吸抑制或慢性肺部疾患引起，或是伤口疼痛、肥胖，或胸带、腹带的束缚使横膈活动受限的结果。

（3）经常评估病人呼吸速率、深度及性质，浅、慢的呼吸可能是呼吸困难早期。

2. 循环系统 评估心血管系统的变化，可监测病人休克和出血的症状。主要指标有：病人的外观、呼吸、血压、体温、中心静脉压及血液气体分析。术后失血，血容量补充不及时，麻药的扩血管作用，均可导致低血压。疼痛和低血容量可致快速性心律失常。体温下降或低氧可致窦性心动过缓。因此，应仔细评估病人血压变化，脉搏的速度、强弱及规则性，以及呼吸的速率和性质。

肢体手术后，手术侧远端的周围脉搏要加以评估，并与健侧对比有无强弱。

3. 泌尿系统 主要监测以下内容：

（1）监测小便排出量，直到排出量与摄取量相符。

（2）如果病人不能排出小便，特别是术后6~8小时未排尿，耻骨上膀胱区可摸到膀胱胀满，可评估病人有尿潴留存在。

（3）如果病人主诉有尿频、尿痛等情形时，可能表示有尿路感染，应立即测量体温，并通知医师。

4. 消化系统 腹部或盆腔手术后，肠蠕动大约在24小时逐渐恢复；消化道手术，如胃肠道手术，一般第3~4日肠道功能恢复，肛门排气。

（1）每天评估肠蠕动恢复情形，可用听诊器听肠鸣音，或询问病人是否腹胀或有无肛门排气。腹胀而没有肠鸣音，可能是腹膜炎或肠麻痹；腹胀伴有腹痛、肠鸣音亢进，可能是肠道梗阻。

（2）检查大便的量和性状，大便量少且干硬表示有便秘的情形。

（3）评估是否存在潜在便秘的情形：麻醉药、镇痛药的使用，缺少活动，摄入液体每日少于2000ml，以前有便秘史均可致术后便秘等。

5. 其他 需要观察下列情况：

（1）体温变化：麻醉清醒期的低体温；术后24小时内发热，变化幅度在0.5~1.0℃，属正常范围;术后3~6日发热,可能是感染。

(2) 椎管内麻醉后,要检查下肢运动功能及感觉恢复情况,以及是否有头痛。

(3) 全麻病人应评估其意识恢复情况。

(三) 伤口、引流物的情形

定期查看敷料,以观察是否有出血及不正常分泌物。敷料渗湿时,注意其颜色、种类及估计渗出物的量。

手术后常放置引流管,引流管种类繁多,一般是置于体腔(如胸、腹腔引流管)和空腔脏器(如胃肠减压管、导尿管)内,经常检查有无堵塞、扭曲和脱出,并注意观察引流物的量和颜色变化。大量和鲜红色的引流液需通知医师及时处理。

(四) 情绪反应

病人从手术室出来无论手术大小,都如释重负,但又显得非常疲乏和软弱。术后出现伤口疼痛、膀胱满胀、小便不畅或排尿困难、恶心、呕吐、腹胀等不适,加上伤口的渗出,各种引流管的安置,将使病人出现紧张、恐惧和焦虑不安等心理障碍。对失去身体部分(如截肢、乳房切除等)或造成外观改变(如结肠造瘘),病人可能表现出悲观情绪。

【护理诊断/问题】

1. 有窒息的危险 与气道阻塞、气管水肿、颈部手术后血肿等压迫气管有关。

2. 有误吸的危险 与麻醉、昏迷后咳嗽反射减弱及咳嗽、呕吐时体位不当等因素有关。

3. 清理呼吸道无效 与镇静剂或麻醉剂致咳嗽反射减弱或抑制及病人未掌握有效的排痰方法等因素有关。

4. 潜在并发症:休克。

5. 潜在并发症:出血。

6. 潜在并发症:水、电解质紊乱。

7. 疼痛 与手术部位组织受损、缺血、痉挛、不适当的体位及活动、局部受压,如术后扎绷带、石膏固定等因素有关。

8. 尿潴留 与疼痛、害怕、紧张、排尿环境和姿势改变或术后不习惯床上使用便器,麻醉药、止痛药使膀胱的感觉和排尿能力减低,盆腔手术使膀胱肌肉的神经支配受干扰及局部水肿等因素有关。

【护理目标】

1. 病人各器官的生理功能正常。

2. 病人身心状态良好。

3. 病人具有适当的营养与排出。

4. 病人水、电解质平衡。

5. 病人伤口早期愈合。

6. 未发生相关术后并发症。

【护理措施】

(一) 监测并维持呼吸、循环、泌尿、消化等系统的最佳功能

1. 维持适当的呼吸功能

(1) 密切观察术后病人的呼吸情况,大型手术可能发生呼吸不稳定者,手术当日应每15~30分钟测量1次,至稳定后改为1~2小时测1次,中手术1~2小时测1次,一般病人每4小时测1次,并注意观察是否术后切口包扎限制呼吸。

(2) 对麻醉尚未清醒的病人必须保持床呈水平,在可能的情况下,任何时候都使病人侧卧,背部垫一枕头,下颏伸直,且膝弯曲。这种姿势可防舌后倒堵塞呼吸道。清醒后,可采用抬高床头30°,使膈肌下降有利于呼吸。

(3) 病人呕吐时,头偏向一侧,并及时清除呕吐物。

(4) 病人清醒后应即鼓励病人做深呼吸运动,手术后第一日至少每小时鼓励病人做深呼吸10次,以促进肺扩张和换气。在整个术后期间均需鼓励病人每2小时做深呼吸及有效咳嗽。

(5) 鼓励病人早期下床活动,不能下床的病人应鼓励或协助其翻身,2~3小时一次,并给病人拍打背部,以利痰液排出。

(6) 对痰液黏稠者,嘱病人每日摄入充足的水量(2~3L),还可予抗生素、糜蛋白酶,雾化吸入,每日2~3次,以利排痰或抽吸出来。

(7) 若咳嗽时伤口疼痛,要给病人以情感上的支持,咳嗽时陪伴病人,向病人说明咳嗽的重要性,并告诉病人放心,缝线是牢固的,指导病人用手或枕头固定伤口,使咳嗽引起的疼痛减至最轻。

(8) 对咳嗽无力的病人可用手指在胸骨切迹上方刺激气管,促使病人咳嗽。

(9) 让病人打呵欠,施行腹式呼吸。

(10) 帮助病人使用具有刺激性的肺量计:清醒时每小时刺激10次,晚上每2小时刺激10次。

2. 维持适当的心血管功能及组织灌注

（1）病人手术后应密切监测并记录生命体征，每4小时1次，如果生命体征有异常改变，应15~30分钟测1次，直至平稳。

（2）病人出现体液不足、失血性休克时，脉搏变快、弱，脉压变小，血压下降。若出现脉搏快，呼吸急促，可能是心脏衰竭的表现，应及时报告医师。

（3）观察手术区敷料情况，手术结束后即每小时1次，连续24小时，然后改为每4小时1次，并记录引流物、渗出物的颜色和量，观察手术区有无血肿或肿胀。

（4）准确记录24小时出入水量，尤其是尿量、尿颜色及比重，若每小时尿量小于50ml，应通知医师。

（5）注意调节室温，保暖，促进末梢血运。

（6）遵医嘱开放静脉通路。

（7）鼓励病人深呼吸，既可促进肺扩张，也可使静脉血回流和心排出量增加。

（8）依病人能力及医嘱，鼓励病人早期活动，执行床上翻身、深呼吸以及咳嗽。摄取足量液体，以利于维持心排出量及组织灌流。

3. 维持泌尿功能

（1）手术后病人，除留置导尿管外，一般6~8小时内排尿。

（2）若6~8小时未排尿，触摸耻骨联合上缘，确认有无膀胱满胀而解不出来的情形，并排除膀胱器质性病变。

（3）一旦发现尿潴留，应积极鼓励、安慰病人，给病人增加自行排尿的信心，提供无损害性措施促进排尿，如正常的排尿姿势、放松、听流水声、热敷下腹部、温水洗会阴等。

（4）诱导无效时，再给予导尿，导尿每次放尿液不超过1000ml，如尿量达到1000ml，夹住尿管，待1小时后引流出膀胱中的残余尿。

（5）补充足够的水分，使病人每日尿量在1500ml以上，预防术后尿路感染。

（6）正确记录输入与排出量。

4. 维持消化功能，补充适当的营养

（1）观察术后恶心、呕吐及腹胀情况：一般术后恶心、呕吐为麻醉后反应，常可自行停止，但持续不止或反复恶心、呕吐、腹胀应通知医师，判断有无水电解质紊乱、颅内高压、肠梗阻等情况存在。

（2）术后鼓励病人翻身，做床上运动及早期下床活动，以促进肠蠕动。

（3）注意肠蠕动恢复的情形，当恶心、呕吐停止，肠蠕动恢复，可给予少量液体，逐渐增加食量和内容，可选择高蛋白和富含维生素C的食物，刺激消化液分泌和肠蠕动。

（4）非消化道手术，进食根据手术大小、麻醉方式及病人对麻醉的反应来决定。局麻、小手术一般术后即可进食；椎管内麻醉后6小时后可适当进食。全麻，待恶心、呕吐停止后先给流质饮食，后半流饮食或普食。

消化道手术一般术后24~72小时禁食，待肠道功能恢复，肛门排气后开始进流质饮食，后给半流质饮食，逐步过渡到普食。上消化道术后8~10日，下消化道术后4~5日可改为软食或普食。

（5）鼓励病人补足液体量。

（6）若病人术后3~4日肠蠕动未恢复，应通知医师，并作出相应处理，如腹部热敷、插肛管、灌肠、给予开塞露等。

（7）当病人不能进食时，应由静脉供给足够的水、电解质和营养。若禁食时间较长，可通过深静脉给予营养支持，以促进合成代谢。

（8）术后不能进食或需禁食的病人，应协助其做好口腔护理，保持口腔卫生，防止腮腺炎、颌下腺炎及口腔炎。

（二）增进病人的安全与舒适

手术后引起病人不舒适最常见的问题是恶心、呕吐、腹胀和疼痛，尤其病人自麻醉苏醒时，可能会躁动不安，要保护病人免于自我伤害。当病人不舒适的情况存在时会妨碍手术后期的休息和睡眠，下面是针对各种问题给予的护理活动。

1. 恶心、呕吐

（1）应关心、安慰病人，并告之术后呕吐常为麻醉反应，使用镇痛泵的病人可暂停使用镇痛泵。

（2）将病人头偏向一侧，以防误吸。

（3）呕吐时勿进食，待呕吐缓解后，可给予少量清淡流质食物。

（4）加强口腔护理。

（5）遵医嘱给予止吐剂。

2. 腹胀

（1）如胃内充满气体或液体可插鼻胃管减压。

（2）病情允许，鼓励病人早期下床活动。

（3）插肛管，每4小时放置20分钟，腹部热敷配合肛管效果更好。

（4）灌肠。

3. 疼痛　疼痛可影响病人休息和睡眠，重者可影响各器官的正常生理功能，甚至可导致一些与疼痛有关的并发症的发生，如因疼痛不能咳嗽可致肺不张、肺部感染等。

（1）仔细观察疼痛的时间、部位、性质及规律。

（2）鼓励病人表达疼痛的感受，为病人提供简单的解释。

（3）了解病人疼痛的原因，若因膀胱满胀所引起，则排空膀胱；因静脉淤积引起，则抬高患肢；情况允许，放松敷料，缓解组织缺血性疼痛。

（4）安置病人在一个能减轻疼痛的体位，移动或翻身时，应尽量保持缓慢、平稳。

（5）给予精神安慰，配合心理疏导，分散注意力，减轻病人对疼痛的敏感性。

（6）指导病人运用正确的非药物方法减轻疼痛，如按摩、针刺、放松等。

（7）必要时遵医嘱给予镇痛、镇静药。

（8）遵医嘱给予抗生素，以控制炎症，减轻疼痛。

（9）术后24~48小时的疼痛可给予麻醉性镇痛药。其具体装置是由PCA仪通过微导管连接至静脉套管针，此针亦可置于肌肉或皮下，也可将导管置入硬膜外腔。PCA仪是带有微机的注射泵，每次注射剂量和间隙时间都先编成程序后输入微机来控制。当病人感到疼痛需要镇痛时，即可启动按钮，注射泵自动注入一个剂量，如尚未达到规定时间，则无药物输出。这类装置由病人自行控制。

（三）促进伤口愈合

术后伤口愈合受诸多因素的影响，为促进伤口尽早愈合，应积极采取各种护理措施。

1. 鼓励病人摄取充足的营养，尤其是蛋白质和维生素C。

2. 维持伤口区良好的血液循环，如用热疗或抬高患肢。

3. 预防感染，伤口敷料渗湿或弄脏立即更换，换药时严格遵守无菌技术原则。

4. 保持伤口引流管通畅，防止引流管扭曲、打折。

5. 伤口内有血块、异物或其他污染物时应彻底冲洗干净。

6. 妥善固定保护好伤口，防止过度活动、牵拉。

7. 密切观察伤口周围情况，如有发红、引流量增加、体温升高，应通知医师。

8. 遵医嘱给予抗生素。

（四）维持良好的功能体位及协助病人早期下床活动

1. 体位　手术后病人的体位以能增加其舒适度、减轻疼痛、促进引流以及利于呼吸为原则。有时也根据手术需要保持特定的姿势。

2. 床上活动　当病人虚弱、病情危重或四肢关节手术及术后早期等不能下床时，鼓励病人做床上运动，如深呼吸、翻身等，以促进血液循环，防止挛缩或畸形发生。

3. 早期下床活动　为预防并发症的发生并促进病人机体康复，大部分病人在手术后24~48小时内下床。当病人有严重感染、血栓性静脉炎时，则应卧床休息。早期离床活动可增加肺通气量，有利于肺扩张和分泌物排出，预防肺部并发症；可促进血液循环，有利于伤口愈合，防止压疮和下肢静脉血栓形成，促进胃肠蠕动，增进食欲，防止腹胀和肠粘连；亦有利于膀胱功能的恢复，防止尿潴留发生。

下床活动前妥善固定各种导管，首次下床时应有人在旁协助，先扶床活动或缓慢行走，逐渐增加下床次数，增加活动范围或活动量，酌情到室外或户外散步，但每次活动不能太累，以病人满意舒适为宜。

（五）维持液体和电解质平衡

1. 加强观察病情变化　连续动态观察T、P、R、BP、CVP、尿量及尿比重、皮肤黏膜外观及弹性、呼吸频率及强度、神经肌肉应激性，感觉、意识障碍情况。

2. 准确记录出入水量　入量指静脉通道和消化道摄入量；出量包括尿量、消化道丧失量，引流量及出汗、发热等无形蒸发量，如有内在性丧失液，也应估算在内。

3. 关注各种实验室检查结果　如血细胞比容、血中电解质含量、$PaCO_2$、PaO_2及pH。如有异常，通知医师。

4. 制订并执行定量、定性、定时补液计划

（1）定量：包括日需量、已丧失量和继续丧

失量。

（2）定性：脱水类型及酸碱平衡类型。

（3）定时：每日补液量及补液速度决定于体液丧失量大小、速度及病人心、肾、肺、肝功能，一般采用先快后慢原则，第一个8小时补总液体量的50%，其中前2~3小时内补25%，其余的后16小时内补完。

5. 预防体液过多　应停止低渗液洗胃、灌肠等增加细胞外液水分的治疗和操作，采取静脉给予高渗液、应用利尿药等措施迅速排出体内过多水分。

6. 预防术后肺不张　应鼓励其做深呼吸及咳嗽，防止呼吸性酸中毒。

（六）心理护理

1. 及时发现并处理各种不适症状　病人术后常出现疼痛、呕吐、腹胀、尿潴留等不适症状，易引起病人及家属出现紧张、焦虑、烦躁等心理障碍，护士根据病人具体情况给予相应处理，并做好解释工作。

2. 操作时尽量减少病人痛苦或不适　各种操作应迅速、准确，尽量减少因输液和护理留置管道带来的不适和疼痛，以取得病人和家属的信任。

3. 创造安静、舒适的环境　尽量减少不必要的干扰，保证充分休息，以恢复体力并缓解不良心理反应。

4. 密切观察病人心理反应　加强医患沟通，尤其是手术后发生合并症者，应给予更多的心理支持，发现病人有不良情绪时，及早找出病因并予以处理。

（七）观察并护理术后并发症

必须了解术后并发症发生的临床特点，及时观察病情变化，做到早期诊断，早期处理，这对手术后并发症的防治有重要意义。

1. 术后出血　主要因术中止血不彻底、渗血未完全控制、原痉挛小动脉断端开放等引起。

（1）主要表现：敷料和引流管内有过多的血性物；出现血压下降、脉搏增快等生命体征变化；尿量减少。

（2）护理措施：立即通知医师；遵医嘱快速补液、补血、输氧；急送手术室彻底止血。

2. 切口感染　一般发生在术后3~5日。

（1）主要表现：病人诉伤口疼痛加重，出现红肿压痛和波动感或流液；体温升高。

（2）护理措施：感染早期给予理疗，如热疗及抗生素封闭；拆除局部缝线，敞开切口，放置引流；定期更换敷料。必要时取分泌物作细菌培养加药物敏感实验。

3. 切口裂开　多发生在术后1周左右，易发生于肥胖、营养不良、恶病质等病人。

（1）主要表现：病人在一次用力后突感切口疼痛和松开感；大量淡红色液体流出，浸湿敷料；肠管或系膜从切口脱出。

（2）护理措施：安慰病人不要紧张，卧床休息，并告之避免剧烈咳嗽、进食进饮；用无菌盐水纱布覆盖切口并用腹带包扎；如内脏脱出勿在床上还纳；立即通知医生，送手术室重新缝合。

4. 肺部并发症　术后常见肺部并发症有肺不张、肺炎，常发生在胸腹部大手术后，易见于长期吸烟和患有急、慢性呼吸道感染者。

（1）主要表现：呼吸、心跳加快；肺部有局限性啰音，呼吸音减弱或消失；体温升高。

（2）护理措施：鼓励病人深呼吸，有效咳嗽、排痰，协助病人翻身、叩背，将阻塞的痰栓排出，尽快解除支气管阻塞，使肺泡重新膨胀，具体参照本节中"维护适当的呼吸功能"中的相关内容。

5. 尿路感染　常发生于术后第5日和第8日，常继发于术后尿潴留。

（1）主要表现：尿频、尿急、尿痛、排尿困难。

（2）护理措施：嘱病人多饮水，使尿量保持在1500ml/d以上；残余尿量在500ml以上应放置导尿管作持续引流，每日用庆大霉素冲洗膀胱；放置导尿管和冲洗膀胱时，严格无菌操作；遵医嘱给予有效抗生素。

6. 静脉血栓　多发生在术后7~14日，常见于术后长期卧床、活动减少的老人或肥胖者，以下肢深静脉多见。

（1）主要表现：患肢有凹陷性水肿；沿深静脉可见皮肤发红、肿胀，局部有触痛；可扪及索状变硬静脉；常有体温升高。

（2）护理措施：一旦发生血栓性静脉炎，首先应停止患肢静脉输液；抬高患肢，制动，局部用50%的硫酸镁湿敷；遵医嘱全身用药，如低分子右旋糖酐、复方丹参液或蝮蛇抗栓酶等；局部严禁按摩，防止血栓脱落。

（八）出院指导

提供给病人及家属的出院指导应及早开始，在出院前几日，即需着手进行，依据病人情况提供

居家护理的各项知识,指导内容包括:

1. 返院复查时间及日期。

2. 出院后饮食及日常生活应注意的事项。

3. 活动与锻炼　活动量从小到大,一般出院后2~4周仅从事一般性工作和活动,为病人制订功能锻炼计划。

4. 如需继续服药,应说明服药方法及注意事项。

【护理评价】

1. 病人各器官功能是否维持在正常状况,有无呼吸道梗阻,血压是否维持在正常范围内,排尿情形是否正常,消化道功能是否恢复,有无胃、肠蠕动。

2. 病人是否获得足够营养,有无营养不足或摄入过多。

3. 病人是否获得良好的休息与睡眠,是否需提供必要的协助。

4. 病人的体液及电解质是否维持平衡,有无液体过量或不足。

5. 病人的排便排尿功能是否恢复,是否出现尿潴留和便秘情况。

6. 是否能维持正确姿势执行床上运动及下床活动,活动量多大。

7. 病人切口愈合是否良好,有无感染发生。

8. 病人与家属是否有机会表达其内心感受,是否已经提供了必要的协助。

9. 病人手术后是否出现了并发症,是否得到了适当的处理。

10. 病人是否获得了详细、全面的出院指导。

(赵丽萍)

第二章

胃肠系统功能失调病人的护理

第一节 胃肠系统解剖生理

消化系统由消化管与消化腺两部分构成。消化管包括口腔、咽、食管、胃、小肠（包括十二指肠、空肠、回肠）和大肠（包括盲肠、阑尾、结肠、直肠）及附属器官；消化腺有大消化腺和小消化腺之分，前者包括三对唾液腺（腮腺、下颌下腺、舌下腺）、肝脏和胰腺，后者为消化管壁上的小腺体。胃肠系统的功能主要有消化食物、摄取营养、排出残渣及防御、内分泌等功能。

一、胃

（一）胃的解剖

1. 胃的位置与形态　胃位于腹腔内左上方，有上下两口、前后两壁、大小两弯。胃与食管相连，其入口为贲门，离门齿约40cm。食管腹段与胃大弯的交角叫贲门切迹，该切迹的胃黏膜面有贲门皱襞，具有防止胃内容物向食管反流的作用。胃的出口为幽门，连接十二指肠。胃的上缘凹而短，称胃小弯；下缘凸而长，为胃大弯。在离幽门5~6cm处的胃小弯，有一凹陷，叫角切迹（亦称幽门窦切迹）。胃可分为三部分：①胃底：高出贲门水平的部分；②胃窦：位于角切迹右方；③胃体：介于胃底与胃窦之间（图9-2-1）。

2. 胃壁的结构　胃壁从外向内分为浆膜层、肌层、黏膜下层和黏膜层。胃的肌层在贲门和幽门处均增厚形成贲门和幽门括约肌。胃的黏膜层由黏膜上皮、固有膜和黏膜肌构成。胃腺分为贲门腺、胃底腺和幽门腺，均存在于固有膜内。

3. 胃的韧带　包括肝胃韧带、胃膈韧带、胃脾韧带、胃结肠韧带和胃胰韧带。

4. 胃的血管　胃的动脉来源于腹腔动脉

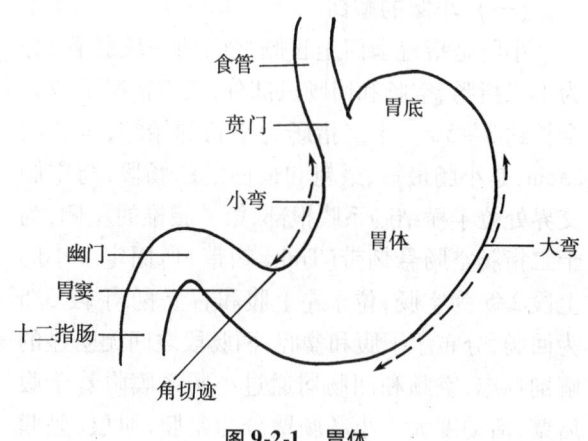

图9-2-1　胃体

干。胃的静脉与同名动脉伴行，最后汇集于门静脉。

5. 胃的神经　包括运动神经、感觉神经，以及由它们发出的神经纤维和神经细胞，共同构成肌间丛、黏膜下神经丛。

（二）胃的生理

胃具有运动和分泌两大功能。从生理观点出发，胃分为近端胃和远端胃，近端胃包括贲门、胃底部和胃体部，有接纳、储藏食物和分泌胃酸的功能；远端胃分泌碱性胃液，同时负责将所有食物磨碎，与胃液混合和搅拌，形成食糜，并分次将食糜自幽门排至十二指肠。

1. 胃的运动

（1）运动的形式：食物由胃进入十二指肠的过程称为胃排空。混合食物从胃完全排空约需4~6小时。胃在接纳、储藏食物的过程中，将消化酶与嚼碎的食物搅拌成食糜，通过蠕动的方式将食糜推入小肠。

（2）运动的神经支配：胃的运动神经包括交感神经与副交感神经，前者的作用是抑制胃的分泌和运动功能，后者是促进胃的分泌和运动功能。

2. **胃的分泌** 分泌胃液和消化酶。胃液由壁细胞成分和非壁细胞成分组成,消化酶如胃蛋白酶原。壁细胞分泌盐酸,而非壁细胞成分相当于细胞外液,主要是钠离子,呈碱性。而胃蛋白酶原在盐酸的作用下转变为胃蛋白酶,将食物中蛋白质水解成为蛋白胨、蛋白䏡,以及少量的多肽和氨基酸,为小肠的进一步消化和吸收作准备。

胃液中所含内因子对红细胞的正常成熟有重要作用,缺乏内因子可导致巨幼红细胞性贫血。

二、小 肠

(一) 小肠的解剖

小肠是指胃幽门至盲肠之间的一段肠管,分为十二指肠、空肠和回肠三部分,正常情况下成人全长约3~5m。十二指肠为小肠的始端,全长约25cm,是小肠最短、最粗和最固定的肠段,与空肠交界处位于横结肠系膜根部,第2腰椎的左侧,为十二指肠空肠悬韧带(Treitz韧带)所固定。小肠上段2/5为空肠,位于左上腹和右上腹,下段3/5为回肠,分布于下腹和盆腔,两肠段之间无明显的解剖标志,空肠和回肠均通过小肠系膜附着于腹后壁,活动度大。小肠肠壁分为浆膜、肌层、黏膜下层、黏膜等四层。

空肠和回肠血液供应来自肠系膜上动脉。小肠的静脉分布与动脉相似,最后集合成肠系膜上静脉,而与脾静脉汇合成为门静脉。

小肠接受交感和副交感神经支配。交感神经兴奋使小肠蠕动减弱,血管收缩,迷走神经兴奋使肠蠕动和肠腺分泌增加。

(二) 小肠的生理

1. **消化、吸收功能** 除了接收胰液和胆汁外,小肠黏膜腺体能分泌含有多种酶的碱性肠液,将食糜中不可直接吸收的复杂大分子化合物分解为可吸收的小分子化合物,如糖类分解为单糖,蛋白质分解为氨基酸,脂类分解为甘油及脂肪酸。

2. **吸收内源性物质** 其主要成分为水、电解质、各种维生素以及胃肠道分泌液和脱落的胃肠道上皮细胞。男性成人这些内源性物质的液体量估计每天达8000ml左右,因此,小肠疾病如肠梗阻或肠瘘发生时,可引起严重营养障碍和水电解质平衡紊乱。

3. **分泌多种胃肠激素** 如肠促胰泌素、肠高血糖素、生长抑制素、抑胃多肽、胃动素、缩胆囊素、血管活性肠多肽等。

三、大 肠

(一) 大肠的解剖

大肠起自盲肠,止于肛门,由结肠、直肠、肛管三部分组成。

结肠包括盲肠、升结肠、横结肠、降结肠和乙状结肠,下接直肠。成人大肠长约1.5m。在回肠末端进入盲肠处,有黏膜和环肌折叠形成的回盲瓣,可防止大肠内容物反流回小肠,并控制食糜残渣不会过快进入大肠,有利于小肠对食物的消化和吸收(图9-2-2)。

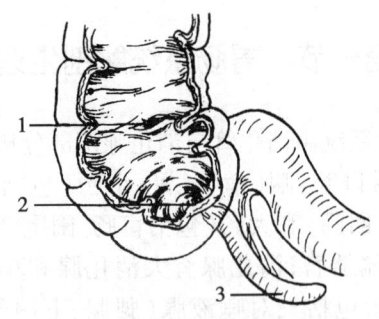

图 9-2-2 回盲瓣
1. 回盲瓣;2. 阑尾开口;3. 阑尾

结肠的肠壁分为四层,即浆膜层、肌层、黏膜下层和黏膜层。结肠的外层纵肌聚集成三条纵行的结肠带,结肠带之间的肠壁呈许多囊性状膨出,称"结肠袋",结肠带边缘有多个脂肪垂附着,这些是结肠的典型解剖标志。

直肠是大肠的末端,位于盆腔的后部,平第三骶椎处,上接乙状结肠,下与肛管相连,长约12~15cm,直肠上端大小似结肠,下端扩大成直肠壶腹,是粪便排出前暂存部位。直肠壶腹部黏膜有上、中、下三个横行的半月形皱襞,称为直肠瓣,有阻止粪便排出的作用,黏膜在近肛管处有8~10个隆起的纵行皱襞,为肛柱。肛柱内有直肠动脉终末支和由直肠上静脉丛形成的同名静脉,内痔即由此静脉丛曲张扩大而成。在直肠与肛管交界处,由肛瓣及肛柱下端组成呈锯齿状的线,称齿状线,是重要的解剖标志(图9-2-3)。

齿状线解剖及临床特点见表9-2-1。

肛管是消化道的末端,上自齿状线,下至肛缘,长约3~4cm。肛门为消化道远端的开口,是废物排出体外的必经门户,其内面由肠黏膜延续而成,其外部则由体表组成,包括皮肤。肛管被肛管内、外括约肌所环绕。外括约肌由皮下部、线部和深部三部分组成;内括约肌由外层纵肌和内层环肌组

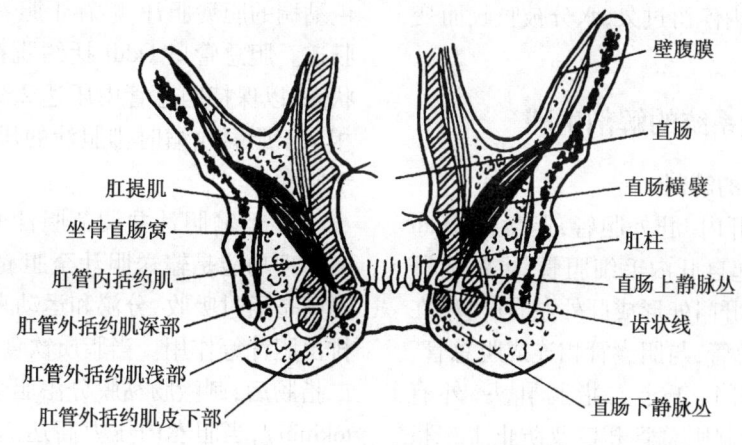

图 9-2-3 直肠肛管纵剖面图

表 9-2-1 齿状线解剖及临床特点

	齿状线以上	齿状线以下
结构	黏膜	皮肤
动脉血供	直肠上、下动脉	肛管动脉
静脉回流	直肠上静脉丛回流至门静脉	肛门静脉丛回流至下腔静脉
神经支配	受自主神经支配,无疼痛感	受脊神经支配,痛感敏锐
淋巴回流	腹主动脉周围或髂内淋巴结	腹股沟淋巴结或髂外淋巴结

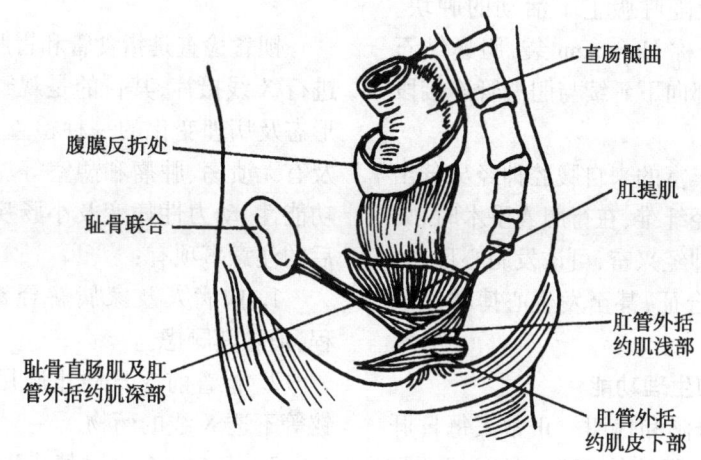

图 9-2-4 肛门括约肌

成。平时呈环状收缩封闭肛门(图 9-2-4)。

直肠肛管的血液供应来自直肠上动脉、直肠下动脉、肛门动脉和骶中动脉。直肠上动脉是直肠供应动脉中最主要的一支,它来自肠系膜下动脉。

直肠肛管静脉丛有两个:直肠上静脉丛,位于齿状线上,经肠系膜下静脉回流至门静脉;直肠下静脉丛,位于齿状线下,回流至下腔静脉。

(二)大肠的生理功能

大肠为消化道的下段,各部位的功能各不相同。

结肠的主要功能是吸收水分、电解质和葡萄糖,形成、储存和转运粪便,吸收少量水、无机盐和部分维生素;分泌碱性黏液,润滑结肠壁,利于粪便移动。

直肠、肛管的主要功能是排便。排便时通过结肠蠕动,粪便由乙状结肠送至直肠,产生便意,同时肛管外括约肌反射性松弛,粪便经肛门排出体外,排便后括约肌收缩,肛门紧闭。但若经常抑制便意,粪便在大肠内停留过久,水分被吸收而变干硬,易造成便秘。

四、胆道系统的解剖生理

(一) 胆道系统的解剖

胆道系统包括肝内、肝外胆管,胆囊及Oddi括约肌等部分。它起自肝内毛细胆管,再汇成肝内左右肝管,于第一肝门处形成肝外左右肝管,在肝门下方汇合成肝总管,与胆囊管相连成胆总管,再与主胰管汇合,开口于十二指肠乳头,外有Oddi括约肌围绕,控制胆总管开口及防止十二指肠液的反流,调节胆汁的流动。

肝总管由左、右肝管出肝后在肝门部汇合而成,肝总管直径约0.4~0.6cm,长约2~4cm,位于肝十二指肠韧带中,其下端与胆囊管汇合形成胆总管。胆总管长约7~9cm,直径0.6~0.8cm,分为十二指肠上段、后段、胰腺段及肠壁内段四部分;若直径超过1cm,则视为病理情况。

胆囊紧贴于肝脏脏面H形沟内的胆囊窝,相当于右锁骨中线与第9肋软骨相交处似梨状的薄壁囊状器官,可储存胆汁40~60ml,分为底、体、颈三部分。底部圆钝,壁薄,可在肝缘下部显露,当胆囊扩张时,可触及随呼吸上下活动的肿块。胆囊颈部呈囊状膨大,称Hartmann袋,胆囊结石常嵌顿于此。胆囊颈部向下延续与胆总管连接段为胆囊管。

胆道系统分布着丰富的来自腹腔神经丛分出的迷走神经和交感神经纤维,在行胆囊手术时,如过度牵拉胆囊致迷走神经兴奋,可诱发胆心反射,严重者可产生胆心综合征,甚至发生心搏骤停危及生命。

(二) 胆道系统的生理功能

1. 胆汁的生成、分泌和代谢　正常人每日肝细胞、胆管分泌黄绿色胆汁约800~1200ml。胆汁中97%是水,其他成分主要有胆汁酸与胆盐、胆色素、胆固醇、磷脂酰胆碱(卵磷脂)、脂肪酸、电解质和大量的肝代谢产物。胆汁呈中性或弱碱性,主要生理功能有:乳化脂肪;抑制肠内致病菌生长繁殖和内毒素形成的作用;刺激肠蠕动;中和胃酸等。

2. 浓缩和贮存胆汁　胆囊容积仅为40~60ml,但24小时内能接纳约500ml的胆汁,胆囊黏膜具有很强的选择性吸收水和电解质的功能,将淡黄色稀薄的肝胆汁浓缩5~10倍后转为棕黄色黏稠的胆囊胆汁,贮存于胆囊中,少量直接进入肠道。胆总管口Oddi括约肌在空腹时处于收缩状态,以保持胆总管内压达2.94kPa(30cmH$_2$O),相当于胆囊收缩时排胆汁的压力,使胆汁能贮存于胆囊中。

3. 运输胆汁并调节胆汁的排出　胆管的主要生理功能是输送胆汁至胆囊和十二指肠,而胆囊则是通过吸收、分泌和运动来发挥浓缩、储存和排出胆汁等作用。当脂质饮食及酸性胃液进入十二指肠后,刺激肠黏膜分泌胆囊收缩素(cholecystokinin),当胆囊内压力高达2.94kPa(30cmH$_2$O)时,Oddi括约肌与十二指肠松弛,胆道括约肌开放,贮存于胆囊中的大量胆汁排空入肠。当胆总管梗阻、炎症刺激时,管内压上升超过2.94kPa(30cmH$_2$O),可以抑制肝细胞分泌胆汁,又因排胆不畅,使胆汁淤滞,固体成分沉淀,为结石形成提供条件。

第二节　胃肠系统特殊检查及其护理

一、胃肠道钡餐造影检查

钡餐检查是指食管和胃肠道利用硫酸钡造影进行X线摄片,其目的是观察食管和胃肠道内腔形态及病理变化的一种检查方法,如胃肠的形状及有无溃疡、肿瘤和憩室等。常用于食管胃肠道功能性、动力性病变及小肠疾病等诊断。检查前后的注意事项有:

1. 向病人及家属解释钡餐检查的目的、过程,消除其顾虑。

2. 检查前3日停止服用含有金属如铁、钙、铋等不透X线的药物。

3. 检查前6小时禁止进一切饮食,钡剂灌肠者检查前1日晚服用轻泻剂或予以灌肠清洁肠道,做好肠道准备工作。

4. 检查完毕予以口腔清洁,若病人无不适,则可进食。

5. 鼓励病人多喝水,以利钡剂及时排出。钡餐后易致便秘,肠蠕动较慢或老年病人必要时服用液状石蜡等润肠剂促进排便。

6. 检查前或检查中,若病人有呼吸困难、休克、心脏衰竭或肠梗阻者,禁忌做此检查。

7. 肠梗阻、胃肠穿孔、大出血等病人禁忌该项检查。

二、胃镜检查

胃镜检查又称上消化道内视镜检查,是将一根前段装有内视镜的纤维软管,由口腔经食管插入病人的胃部,通过内视镜清楚地观察病人上消化道内各部位的情况,必要时,可由胃镜上的小洞伸入夹子做切片检查,协助对病人疾病的诊断,如炎症、溃疡或肿瘤等。检查前后的注意事项有:

1. 向病人解释行胃镜检查的目的、重要性和方法,并教会病人如何配合检查,如胃镜纤维探头插入喉部时,有恶心、呕吐感觉,做深呼吸可以缓解症状,并配合做吞咽动作,能促使纤维探头顺利进入胃内。

2. 检查前1日进食易消化的饮食,晚上9时后停止进食、饮水、吸烟,直至检查完毕。凡确诊有胃潴留者,检查前1日改吃流质,并于晚上洗胃。

3. 有义齿者检查前取下妥善保管。

4. 检查前排空小便。

5. 检查前30分钟,给予口服消泡剂5ml。

6. 检查前5~10分钟,用局麻喷雾麻醉法麻醉咽部。

7. 胃镜取出后,作口腔护理。

8. 检查后1.5~2小时方可喝水,如无反呛则进软食。凡做活检者,当日中餐进温凉流质饮食,晚餐进半流质。

9. 术后如有咽喉部不适,应尽量避免剧咳,以防损伤喉黏膜。

10. 术后休息1日,不要骑自行车或开车。

三、口服法胆囊造影

口服胆囊造影是通过口服碘番酸药物经小肠黏膜吸收后进入肝脏,并随胆汁排入胆囊,含有造影剂的胆汁浓缩后使胆囊在X线下显影,用于观察胆囊解剖形态和功能的一种检查方法。可动态观察胆囊的浓缩及收缩功能,有无结石、肿瘤及息肉等病变。检查前后的注意事项有:

1. 造影前2日可服用碳片或广木香3片,每日3次,减少气体产生。注意勿使用泻剂,以免影响造影剂的吸收。

2. 造影前1日,先做胆囊平片用于对照,中午进食高脂肪饮食(如油煎荷包蛋),以利胆汁排空,晚餐进食少油饮食,避免胆囊过分排空胆汁。

3. 造影前晚8时起口服碘番酸片,每5分钟1片,半小时内服完6片,减少胃的刺激,服药后饮少量开水,取右侧卧位休息。

4. 造影日禁食,排空大便,必要时清洁灌肠,以免大便阴影影响结果。

5. 服药后观察有无呕吐、腹泻等胃肠反应。如呕吐剧烈,可能药物吸收差,宜取消造影。

6. 连续2次口服法胆囊造影均不显影,可考虑选择静脉胆囊造影。

四、静脉法胆道造影

静脉法胆道造影是通过静脉缓慢注射60%胆影葡胺20ml造影剂,药物经肝脏排泄进入胆管,在胆汁内保持足够浓度,使肝管、胆道和胆囊显影,观察肝胆管及胆囊的解剖形态。静脉法胆道造影是一种排泄性造影,胆道显影常受肝功能状态的影响,肝功能受损或有明显黄疸者多不显影。少数病人对造影剂有过敏反应,甚至很严重。近几年来,其应用有减少的趋势。检查前后的注意事项有:

1. 检查前作碘过敏试验,可采用静脉注射法、皮内注射法、眼球结膜试验、口腔黏膜试验,其中以静脉注射法最为可靠。具体方法如下:

(1) 静脉注射法:缓慢注射同批量的30%的造影剂1ml,观察15分钟,如出现皮肤瘙痒、荨麻疹、喷嚏、咳嗽、心悸、呕吐等则为阳性。

(2) 皮内试验:用造影剂的10倍稀释液0.1ml作前臂皮内注射,5分钟若局部红晕超过2cm,且有伪足者为阳性。

(3) 眼球结膜试验:将造影剂1~2滴滴入一侧眼睑内,5分钟后对照观察双眼。若滴药侧结膜充血、红肿、流泪则为阳性。

(4) 口腔黏膜试验:滴2滴造影剂于舌下,5~10分钟若出现口唇麻木、流涎、恶心、呕吐及荨麻疹则为阳性。

2. 检查前2日进少渣少产气食物,如牛奶、糖、青菜等,口服药用炭0.9g,3次/天。

3. 造影前1日晚餐后禁食不禁水。

4. 缓慢注射胆道造影剂,如胆囊显影,给予高脂肪餐(胆囊切除者除外),过1小时后再摄片。

5. 造影日禁食,排空大便,必要时清洁灌肠,以免大便阴影影响结果。

五、经皮肝穿刺胆道造影和经皮肝穿刺置管引流

经皮肝穿刺胆道造影(percutaneous transhepatic cholangiography,PTC)是指在X线电视和B超引导下,操作者用套管穿刺针,自病人右腋中线第6~8肋间,经皮穿刺进入胆管,可清晰地显示肝内外胆管和梗阻部位,重度梗阻性黄疸施行PTC后,置肝胆管内引流减压,可防止PTC后漏胆汁导致腹膜炎的危险,缓解梗阻性黄疸,改善肝功能。PTC是一种损伤性检查,可合并胆汁漏、出血、感染,必须严格掌握适应证和禁忌证。

1. 适应证和禁忌证

(1) 适应证:梗阻性黄疸;胆管结石;胆道损伤后的狭窄或梗阻;口服或静脉胆道造影显影不良;胆道手术后黄疸;先天性胆道畸形;经内镜逆行胰胆管造影失败者;节段性硬化性胆管炎。

(2) 禁忌证:对碘过敏者,有明显出血倾向者,血小板计数低于 $4.0×10^9/L$ 者,凝血酶原时间明显延长者,慢性衰竭的危重病人,大量腹水或肝功能衰竭者禁用。

2. 术前准备 术前应用抗生素,做碘过敏试验,注射哌替啶(度冷丁)、地西泮镇静。检查中静脉补液和给止血药,病人取仰卧位或右侧抬高位,两臂置脑后。

3. 术后护理

(1) 穿刺造影后卧床休息24小时,禁食12小时,每小时测量血压、脉搏、呼吸至生命体征平稳。

(2) 局部用腹带均匀加压包扎,观察腹部情况,有无腹部刺激征,警惕胆汁漏、出血、感染等并发症的发生。

(3) 经皮肝穿刺置管引流病人应妥善固定引流管,接无菌引流袋,条件允许时使用一次性抗反流引流袋,防止逆行感染,观察引流液的量、色及性质。穿刺置管处使用皮肤消毒剂消毒,无菌纱布覆盖或使用一次性敷贴粘贴。

(4) 术后3日内嘱病人避免剧烈咳嗽和呕吐,以免导致引流管脱出,发生胆汁漏或出血。

(5) 如引流不畅,应及时查明原因,协助医生进一步处理。

(6) 造影后可抽出造影剂,减少刺激反应。

(7) 碘过敏者不能做PTC,但可在B超下行经皮肝穿刺置管引流。有明显出血倾向及肝、肾功能差伴大量腹水者应属禁忌。

六、经内镜逆行胰胆管造影

内镜逆行胰胆管造影(endoscopic retrograde cholangiopancreatography,ERCP)是将纤维胃十二指肠镜由口腔经食管插至十二指肠降部,再经乳头开口处插管至胆总管或胰管内,注入造影剂行逆行造影,以显示胰管、胆总管、胆囊的形态,协助诊断十二指肠、胰腺、胆道疾患,如结石、肿瘤、先天性胆道异常、胆道蛔虫等。检查前后的注意事项包括:

1. 造影前3日查血常规、肝功能、乙肝两对半等检查,了解乙肝感染情况,以及凝血功能正常与否。

2. 造影前1日行碘过敏试验。造影前日晚9时后禁食至检查完毕。

3. 备药 山莨菪碱(654-2)、地西泮、阿托品、复方达克罗宁、76%复方泛影葡胺40ml等。

4. 术后2小时可进食,如有腹痛或疑有穿孔、急性胰腺炎等并发症,加强观察,及时与医生联系。

七、术中和术后经T形管胆管造影

胆道手术中,可经胆囊管向胆总管插管注入造影剂,显示肝内胆管,决定是否探查胆总管,鉴别胆道系统是否有残留结石、蛔虫或其他病变。术后,在拔管前,再次直接胆管造影,了解胆管内病变。造影时应避免过冷的造影剂刺激胆管。先将T形管内气体抽出,再用极小压力缓慢注入造影剂。造影后应开放T形管引流2天,以免造成逆行性肝内胆管及胰管的炎症。胆道感染者禁用。

八、纤维胆道镜检查

适用于胆道探查,术中造影后的检查,取石,取虫,息肉或肿瘤组织活体检查,胆道出血定位,置管溶石等。注意事项包括:

1. 检查前做碘过敏试验,术晨禁食。

2. 器械准备 ①检查胆道镜及附件的功能,防止断裂后损伤胆管或残留胆管内;②灭菌消毒:硬性胆道镜、纤维镜用2%戊二醛溶液浸泡4~10小时即可用。

3. 严密观察术后有无并发症 如术后发热、

常提示胆管炎症;如出现腹痛,生命体征的改变,警惕术中可能并发瘘道、穿孔、出血等。

九、纤维结肠镜检查

纤维结肠镜经肛门插入肠道后,即可在电视直视下观察肠道黏膜表面的形态,发现肠壁肿瘤、息肉,并取标本做切片检查或在直视下将息肉摘除。

1. 术前向病人及家属解释检查的目的、方法,使其能理解、配合,消除不必要的顾虑。

2. 检查前一天进无渣饮食,如牛奶、蒸蛋、豆浆、菜汤、饮料等。

3. 检查前日晚按规定时间将甘露醇60g加入300ml开水中,冷却后一次服下,半小时内再饮糖盐开水1500~2000ml(上午检查者前一日晚上10时服药;下午检查者,当日上午10时服药)。服药后不再进食,检查前可进食适量糕点。

4. 行息肉摘除者,检查前须查出血、凝血时间及血小板。

5. 息肉摘除者肠道准备改用大黄20g、芒硝20g、甘草3g,开水1000~1500ml浸泡1个小时以上,半小时内服完,服药时间同上。

6. 在插管过程中,配合做深呼吸,可以缓解腹胀不适。

7. 检查完后病人若无不适现象,则可进食清淡饮食。

8. 对施行息肉切除的病人,应严密观察有无肠出血或穿孔等合并症发生。

第三节 阑 尾 炎

阑尾炎(appendicitis)是一种十分常见的外科疾病,有急性阑尾炎和慢性阑尾炎之分。急性阑尾炎又是最多见的外科急腹症,病人多为青少年,约85%年龄在10~40岁之间。

根据病理解剖学变化特点,急性阑尾炎可分为常见的四种病理类型:急性单纯性阑尾炎、急性化脓性阑尾炎、坏疽性及穿孔性阑尾炎和阑尾周围脓肿。

【护理评估】

(一)健康史

阑尾腔梗阻后并发感染是急性阑尾炎的基本病因。梗阻的原因有:

1. 胃肠道疾患 如急性肠炎、盲肠病变如结核、肿瘤侵犯阑尾基部,引起阑尾梗阻。

2. 饮食、生活形态 暴饮暴食,生活不规则。

(二)身心状况

1. 腹痛 阑尾疼痛开始多位于剑突下,脐周或全腹疼痛,数小时后转移并固定于右下腹。据统计70%~80%的病人有此转移性腹痛,这是急性阑尾炎的特征之一。部分病人一开始疼痛就固定于右下腹,并随阑尾解剖位置的不同而改变,但腹痛部位始终在一个固定的位置上。疼痛多为持续性,可阵发性加重,阑尾穿孔后,疼痛反而暂时性减轻,继而出现局部或全腹疼痛。

2. 胃肠道症状 多在早期出现,常有恶心、呕吐。阑尾穿孔并发腹膜炎导致麻痹性肠梗阻时,则出现腹胀、持续性呕吐和便秘等症状。

3. 全身性症状 体温多在37.5~38℃,很少超过38.5℃。如阑尾穿孔时,体温明显升高。

4. 右下腹压痛 腹部压痛多位于右下腹部,尤以麦氏点最为明显。压痛的程度和范围往往与炎症的严重程度一致。

5. 腹膜刺激征 反跳痛,肌紧张,肠鸣音减弱或消失,阑尾化脓可出现此体征,坏疽穿孔并发腹膜炎时腹肌紧张尤为显著。但小儿、老人、孕妇、肥胖、虚弱病人或盲肠后位阑尾炎时,腹膜刺激征可不明显。

(三)诊断检查

1. 结肠充气试验(Rovsing征) 病人仰卧位,用手按压下腹部降结肠处,另一手反复压迫近段结肠,结肠内气体可传至盲肠和阑尾,引起右下腹疼痛者为阳性。

2. 腰大肌试验 病人左侧卧位,右腿伸直,并向后过度伸展,引起右下腹疼痛者为阳性。

3. 闭孔内肌试验 病人平卧,右髋及右膝屈曲至90°,并向内旋转髋关节,引起右下腹疼痛者为阳性。

4. 直肠指检 当阑尾位于盆腔或炎症波及盆腔时,直肠指诊至直肠右前方时有触痛,如发生盆腔脓肿,可触及痛性肿块。

5. 血液检查 多数急性阑尾炎的病人白细胞计数及中性粒细胞比例增高。如炎症侵及腹腔时,白细胞计数常至$18×10^9/L$以上。

【护理诊断/问题】

1. 疼痛 系阑尾局部炎症反应,释放化学物质,刺激局部末梢神经所致。

2. 呕吐 与阑尾肿胀、牵拉,反射性引起胃肠痉挛有关。

3. 潜在并发症：切口感染和粘连性肠梗阻等。

【护理目标】

1. 病人疼痛减轻或缓解。
2. 病人呕吐停止或缓解。
3. 病人未发生并发症或并发症被及时发现并有效处理。

【护理措施】

（一）术前护理

1. 评估疼痛的性质与程度　收集病人的主客观资料，包括病人对疼痛的描述。如果疼痛阵发性加剧或突然缓解，提示有阑尾坏疽或穿孔的可能；如疼痛由固定压痛点扩散到全腹压痛，出现肌紧张、反跳痛提示阑尾已穿孔并发腹膜炎，必须紧急处理。

2. 严密观察生命体征　每小时测量体温、脉搏、血压和呼吸，体温一般低于38℃，高热则提示阑尾穿孔。

3. 减轻疼痛　病人可取右膝屈曲被动体位，屈曲使腹肌松弛。原则上在诊断未明确之前不得随意给予止痛药，以免掩盖症状。若呕吐、腹胀明显，则行胃肠减压。

4. 禁食并按医嘱予静脉输液，保持水电解质平衡。

5. 禁服泻药及灌肠，以免肠蠕动加快，肠内压升高，导致阑尾穿孔。

6. 减轻病人的焦虑和恐惧　详细解释阑尾炎治疗的方案，保守治疗与手术治疗的适应证，手术的过程，预后效果，消除病人不必要的紧张和担忧。

7. 严密观察腹痛的性质、持续的时间及腹部体征。根据实际情况，做好术前准备。

（二）术后护理

1. 观察生命体征　每小时测量体温、脉搏、血压和呼吸，直至平稳。

2. 舒适的体位　术后6~8小时病人神志清醒，血压平稳，可采用半坐卧位，减轻腹部张力，减轻疼痛，同时有利于腹腔引流，使炎症局限。

3. 减轻疼痛　评估病人术后疼痛程度，及时给予处理。如因咳嗽、活动引起的切口疼痛，指导病人用枕头支持伤口；如因管腔引流牵拉引起，妥善固定引流管；如为切口处疼痛，则观察切口是否有红、肿、热、痛征象，选择敏感抗生素预防感染，必要时给予适当的止痛药；如为腹腔内疼痛，警惕是否有腹腔感染，检查引流管是否通畅，观察引流液的量、色和性状；如为心理因素所致，给予心理疏导，听轻松愉快的音乐以分散注意力。

4. 饮食　评估病人肛门是否排气，如果病人肠蠕动恢复，已排气，则进流质饮食，进食后无不适，第3天可进半流饮食，第6天进普食。

5. 预防伤口感染　注意观察伤口敷料情况，伤口引流液多时，及时更换敷料，保持干燥。

6. 早起活动　术后第2天，督促病人早期离床活动，促进腹腔引流和肠蠕动的恢复，预防术后肠粘连。

【护理评价】

1. 病人疼痛是否逐渐减轻直到消失。
2. 病人肠蠕动是否恢复，是否感到腹胀、腹痛、便秘、排气障碍等不适。
3. 病人是否未发生并发症，或并发症得到及时发现和处理。

第四节　腹部疝气

腹部疝气（abdominal hernia）是指腹腔内的脏器或组织离开了原来的部位，通过人体先天或后天形成的薄弱点、缺损或孔隙进入了另一部位。疝多发于腹部，腹部疝分腹内疝与腹外疝，以后者多见。腹外疝包括易复性疝、难复性疝、嵌顿性疝和绞窄性疝等四种类型。根据腹外疝发生的部位又可分为以下几种。

1. 腹股沟疝　发生在前腹壁一个三角形区域的疝。可分为腹股沟斜疝和腹股沟直疝。斜疝经腹壁下动脉外侧的腹股沟管内环突出，经过腹股沟管的外环穿出而成，多见于儿童及青少年，疝内容物男性常为精索，女性多为圆韧带。直疝位于腹壁下动脉内侧的直疝三角区，直接由后向前突出而成，常见于老年人。腹股沟直疝与斜疝的鉴别见表9-2-2。

2. 股疝　疝囊经股环、股管向腹部卵圆窝突出而成，多见于中年以上妇女。

3. 脐疝　由于脐孔闭锁不全，腹腔内容物自脐孔突出而成。常发于婴儿及肥胖妇女。

4. 切口疝　发生于手术切口处的疝。

5. 食管裂孔疝　食管在近横膈开口处变大，胃部由此突向下胸部而成，国外常见。

表 9-2-2　腹股沟直疝与斜疝的鉴别

	直　疝	斜　疝
发病年龄	多见于老年人	多见于儿童、青壮年
突出途径	由直疝三角突出,不进入阴囊	经腹股沟管突出,进入阴囊
疝块外形	半球形,基底较宽	椭圆形或梨形,上部呈蒂柄状
回纳疝块后压住内环	疝块仍可突出	疝块不再突出
精索与疝囊的关系	精索在疝囊前外方	精索在疝囊后方
疝囊颈与腹壁下动脉的关系	疝囊颈在腹壁下动脉内侧	疝囊在腹壁下动脉外内侧
嵌顿机会	极少	较多

【护理评估】

（一）健康史

1. 询问病人有无增加腹内压的诱因如慢性咳嗽、排尿困难、便秘、腹水、妊娠、举重等诱因。

2. 检查腹壁有无薄弱或先天性缺损,了解腹部手术史。

（二）身心状况

1. 检查肿块的部位、大小、形态、质地,随体变化的情况,有无增大、压痛,是否可回纳入腹腔,有无反复发作史。

易复性斜疝的肿块在腹股沟区突出,偶有胀痛,呈带柄的梨形肿块,可降至阴囊或大阴唇。开始时仅在站立、行走、劳动或咳嗽时出现,平卧后,肿块可自行回纳或消失。检查时,用手按肿块,嘱病人咳嗽,可有膨胀性冲击感。用手指压住腹股沟内环,让病人站立咳嗽,疝块不再出现,一旦手指移去,疝块会再出现。如果疝块突然增大,胀痛触痛明显,肿块不能回纳,提示有嵌顿,当发展为绞窄性疝时,全身症状加重,可以有毒血症表现。

2. 了解病人对疾病的认识及其心理反应。

（三）诊断检查

透光试验:鞘膜积液多能透光,试验为阳性,而腹股沟斜疝疝块则不透光。

【护理诊断/问题】

1. 潜在并发症:局部血肿　与术后创面渗血有关。

2. 尿潴留　与麻醉手术刺激及排尿改变有关。

3. 术后疝复发　与知识缺乏有关。

【护理目标】

1. 病人术后未发生并发症或并发症被及时发现并有效处理。

2. 病人能自解小便,无排尿困难。

3. 病人能说出有关预防疝复发的措施。

【护理措施】

（一）术前护理

1. 消除或控制引起腹内压增高的诱因,如积极处理慢性咳嗽、便秘、排尿困难等。

2. 吸烟者术前两周开始戒烟直到术后创面愈合。

3. 严密观察腹部情况,如出现狭窄性或嵌顿性疝症状与体征时,及时与医生联系,做好手术准备。

4. 了解病人全身情况如心、肝、肾、肺等重要脏器的功能,评估病人是否能耐受手术。

5. 术前清洁灌肠,避免术后腹胀及大便污染切口。

6. 进手术室以前排空膀胱,避免术中误伤。

7. 了解病人心理特点,给予心理支持。

（二）术后护理

1. 体位　术后平卧,腘窝部垫小枕,髋关节微屈,以减轻伤口张力。术后 5～7 天可在床上活动如翻身。但年老体弱者、复发疝、绞窄性疝、巨大疝,术后卧床时间延至 10 天,避免增加腹内压而影响手术切口的愈合。

2. 饮食　病人术后 6～12 小时可进流质,第 2 天进饮食或普食。肠切除吻合术后病人,直到肠道功能恢复方可进食流质饮食。

3. 观察病人排尿及膀胱充盈情况,及时发现并处理尿潴留,如下腹按摩、听流水声诱导排尿,必要时导尿以免引起腹腔内压增高。

4. 密切观察阴囊及切口有无渗血或血肿形成　手术区用沙袋压迫并用丁字疝带托起阴囊,以减轻伤口渗血和阴囊水肿、积血。

5. 保持伤口敷料的清洁、干燥,避免小便污染伤口。

6. 密切观察伤口有无红、肿、热、痛及病人的体温、脉搏情况,防止切口感染。

7. 注意保暖,避免感冒,避免因咳嗽、打喷嚏引起伤口裂开或疝复发。

8. 多吃营养丰富、富含粗纤维的食物,保持大便通畅。便秘者及时给予通便药物,并告知病人不要用力排便,以免增高腹压,影响伤口愈合或疝复发。

9. 术后3个月内避免重体力劳动。

【护理评价】

1. 检查伤口有无出血、血肿形成。伤口有无红、肿、热、痛等感染征象,生命体征是否平稳。

2. 能否自解小便,有无膀胱充盈膨胀。

3. 能否说出预防疝术后复发的注意事项。

第五节 肠 梗 阻

肠梗阻(intestinal obstruction)是由于各种原因引起的肠内容物在肠管内运行障碍,为腹部外科常见的急腹症之一,仅次于急性阑尾炎及胆道疾患,居第三位。肠梗阻除引起肠壁形态学和功能的改变外,还可导致全身复杂的病理生理改变,临床表现往往不一致。目前临床上对肠梗阻的诊断和治疗虽有很大的进展,但绞窄性肠梗阻的病死率仍高达10%左右。

【护理评估】

(一)健康史

1. 机械性肠梗阻 最常见。肠腔内结石、寄生虫、粪块、异物等阻塞;粘连引起肠管扭曲、嵌顿疝,肠扭转,腹内肿瘤等自外压迫肠管(图9-2-5);

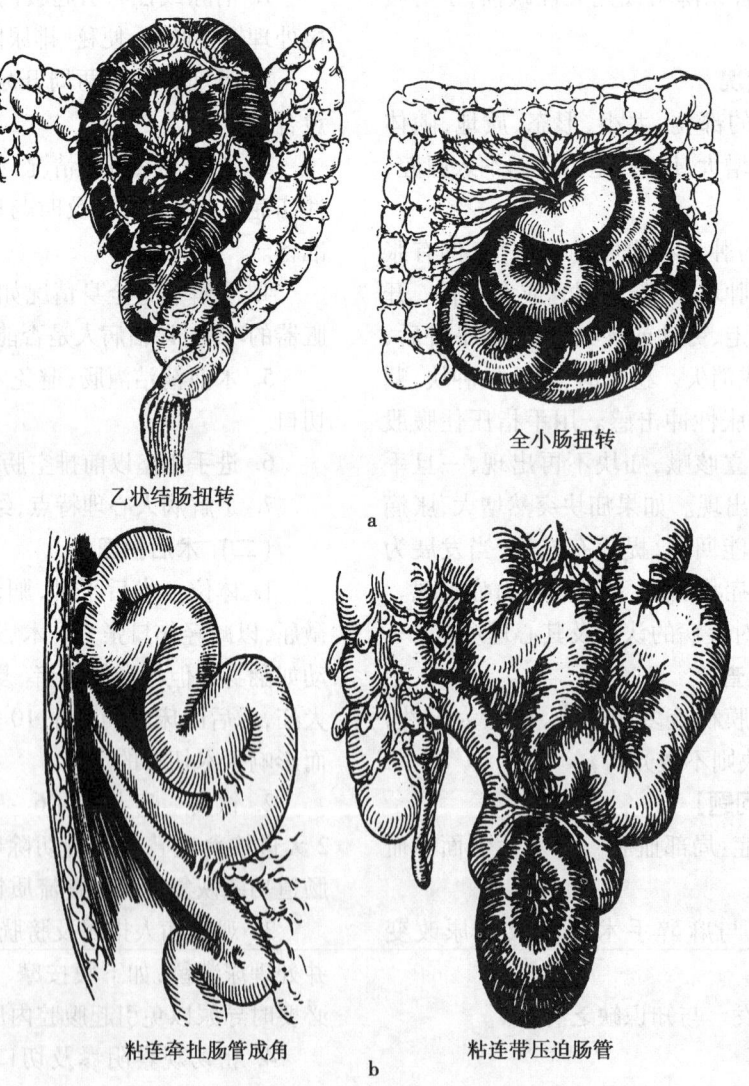

图9-2-5　肠扭转、肠外粘连带
a. 肠扭转;b. 肠粘连

肠壁炎症、狭窄、肿瘤,肠套叠和先天性闭锁等致管壁结构改变引起肠腔狭窄。

2. 动力性肠梗阻　腹膜炎症,腹膜后出血及腹部大手术,因神经反射或毒素刺激等影响肠管的蠕动而致肠内容物运动障碍;重金属如铅中毒导致肠壁肌肉过度收缩,管腔狭小。

3. 血运性肠梗阻　肠系膜血管内栓塞、血栓形成或血管受压,致肠壁供血不足而失去运动能力。

（二）身心状况

1. 各种类型的肠梗阻,其共同的临床表现为:

（1）腹痛:开始局限于脐周或病变部位,呈间歇性或持续性。如果间歇期逐渐缩短或持续性伴阵发加重,提示绞窄性肠梗阻可能。

（2）呕吐:高位肠梗阻呕吐出现早,频繁,呕吐物为胃、十二指肠内容物。低位性肠梗阻呕吐较晚,量少,呕吐物为胆汁性液体,晚期呕吐出粪水样物。

（3）腹胀:低位性肠梗阻和麻痹性肠梗阻可发生全腹胀,绞窄性肠梗阻时,可致局限性腹胀。腹部隆起不均匀对称是闭袢性肠梗阻的特点。

（4）停止排便排气:完全性梗阻时停止排气排便,绞窄性肠梗阻时可排出少量黏液血便或果酱样便。

2. 腹部体征　腹部是否有膨隆、压痛、反跳痛、肌紧张,肠鸣音是否亢进。机械性肠梗阻常可见肠型和蠕动波,肠鸣音亢进,有气过水声或金属声。肠扭转时腹胀多不对称。麻痹性肠梗阻则腹胀均匀,肠鸣音减弱或消失。单纯性肠梗阻肠管膨胀,可有轻压痛,但无腹膜刺激征。如有固定压痛和腹膜刺激征,提示有绞窄性肠梗阻的可能。

3. 病人及其家属对疾病的认识,经济情况,对手术的思想准备及心理反应。

4. 了解术中病人采取的麻醉、手术方式及术中输血、输液情况。

5. 术后伤口引流液及引流管情况。

6. 全身情况　病人生命体征、神志、小便、周围循环情况及其动态变化。

（三）诊断检查

1. X线　梗阻4～6小时后,可显示肠腔内气体及多个气液平面和胀气肠袢。

2. 血常规、血红蛋白值、血细胞比容、尿比重均增高,提示缺水、血液浓缩。血白细胞计数和中性粒细胞比例明显升高,多见于绞窄性肠梗阻。

3. E4A、BUN、Cr、血气分析　了解酸碱失衡、电解质紊乱和肾功能情况。

4. 呕吐物及粪便检查　有大量红细胞或潜血阳性,提示有血运障碍。

【护理诊断/问题】

1. 疼痛　与梗阻上部肠管肿胀、肠蠕动增强或肠壁缺血有关。

2. 体液不足　与肠壁吸收功能下降,腹腔及肠腔积液,呕吐引起肠液丢失有关。

3. 呕吐　与肠管近端肠内压增高有关。

4. 营养改变:低于机体需要　与禁食、呕吐及梗阻致肠吸收障碍有关。

5. 清理呼吸道低效　与伤口疼痛、腹胀、胃管、麻醉插管刺激有关。

6. 潜在并发症:肠瘘　与严重的营养不良、腹腔感染、饮食不当等因素有关。术后肠粘连、腹腔感染。

【护理目标】

1. 疼痛减轻或消失。

2. 维持有效的循环血容量　表现为平稳的生命体征,正常的静脉充盈,良好的皮肤弹性和湿度,尿量正常。

3. 呕吐减轻或停止。

4. 维持良好的营养状态　表现为体重、白蛋白、血红蛋白、尿素氮等值在正常范围之内。

5. 无呼吸道并发症发生　表现为能有效地咳嗽、排痰,呼吸平稳,肺部呼吸音清晰。

6. 伤口如期愈合,没有发生肠瘘等并发症。

【护理措施】

1. 减轻疼痛、腹胀,促进舒适

（1）评估疼痛的性质、部位和程度,如果疼痛间歇期缩短或持续性伴阵发加剧,局部压痛,隆起包块,警惕肠绞窄发生。

（2）评估腹胀的部位和程度。

（3）禁食,如梗阻缓解,腹痛、腹胀消失,排气排便,12小时后可进流质,如无不适,24小时后可进半流饮食,3日后可进软食。

（4）胃肠减压:持续低负压吸引吸出肠道内液体和气体,减轻腹胀,减少肠腔内细菌和毒素的吸收;改善肠壁血液循环,促进局部和全身情况的好转,促进舒适。

（5）适当的体位:低半坐卧位可减轻腹胀,

促进胸廓扩张,改善呼吸,使病人感到舒适。

（6）确定无肠绞窄后,可用山莨菪碱等解除胃肠道平滑肌痉挛,抑制胃肠道腺体分泌,缓解腹痛,但不能用吗啡类强止痛药,以免掩盖病情。

（7）腹部热敷、按摩或针刺疗法,促进肠蠕动,减轻腹胀。

（8）给予抗生素,防治感染,控制炎症,一般可选用氨基青霉素、甲硝唑等。

（9）给予心理支持,消除恐惧,减少焦虑。

2. 纠正水、电解质及酸碱失衡　评估病人水、电解质及酸碱失衡的症状与体征,如神态的改变,皮肤黏膜是否干燥,眼眶是否凹陷,小便是否减少。静脉补充液体和电解质以及肠外营养液。监测神志及生命体征的变化,据此调节输液速度。监测每小时尿量、尿比重及颜色。观察呕吐物、胃肠减压引流物的量、色及性状。准确记录24小时出入水量,据此调节补液量。观察皮肤黏膜的颜色,静脉充盈的速度及皮肤的弹性、温度,了解周围循环情况。及时采集生化标本,监测血中电解质及肾功能变化,指导输液,维持水电解质酸碱平衡。

3. 胃肠减压的护理　妥善固定胃管,保持胃管通畅及有效的负压状态,以利于持续性引流。观察引流液的量、色及性状并记录,出现血性引流液,提示绞窄性肠梗阻发生,应及时处理。保持口腔清洁卫生,每日做口腔护理两次,防止口腔感染。口腔黏膜干燥者,涂液状石蜡保持湿润。呕吐时坐起或头偏一侧,及时清除口腔内呕吐物,以免引起吸入性肺炎或窒息。

4. 严密观察病情变化　注意腹痛、腹胀等腹部体征和呕吐的变化,及时掌握绞窄性肠梗阻的手术指征。肠梗阻经保守治疗12～24小时,梗阻症状无好转或腹部透视有固定不变的液气面,并出现下列绞窄性肠梗阻指征时,应及时手术。①腹痛为持续性剧烈疼痛,或在阵发性加重之间仍有持续性疼痛。②呕吐出现早、频繁而剧烈,出现血性呕吐物。③有固定的腹部压痛点,肌紧张,腹膜刺激征。腹部不对称,局部隆起或触及固定压痛包块。④肛门未排气排便,或排出血性物。⑤体温上升,脉率增快,白细胞计数增加。⑥病情发展迅速,早期出现休克,经抗休克治疗改善不明显。⑦腹部X线检查可见孤立、突出胀大的肠袢,位置固定不变,或肠间隙增宽。

5. 术前护理　急诊手术者紧急做好一般的术前准备。慢性不完全性肠梗阻还应做肠道准备。

6. 术后护理　术后禁食,静脉补液,当肠蠕动恢复后,改进半量流质饮食,如无不适,3天后进半流质,10天后进软食。肠切除吻合术后,进食时间应稍推迟。注意观察胃管引流液的量、色和质,肠蠕动恢复后即停止胃肠减压。

术后生命体征平稳后,即采取半坐卧位。留有腹腔引流管者,注意保持引流管的通畅,观察引流液的量、色和质;保持伤口的清洁干燥。监测生命体征,尤注意腹痛、腹胀、呕吐及肛门排气排便情况。预防术后并发症。

鼓励病人术后早期活动,防止肠粘连。若出现阵发性腹痛、腹胀、呕吐等应积极采取措施。

【健康教育】

1. 饮食指导　宜进食高蛋白、高维生素、易消化吸收的食物,少刺激性食物,忌暴饮暴食。

2. 保持排便通畅　调整饮食、腹部按摩等保持大便通畅,可适当给予缓泻剂。

3. 自我监测　出现腹痛、腹胀、呕吐、停止排气排便等不适及时就诊。

【护理评价】

1. 病人神志及生命体征是否平稳。

2. 出入水量是否平衡,尿量是否正常。

3. 疼痛是否减轻,面部表情是否放松,是否自动体位。

4. 皮肤弹性、湿度及静脉充盈是否正常。

5. 体重是否维持不变或增加。

6. 口腔黏膜是否红润,无干裂。

7. 切口有无红、肿、热、痛等炎症表现。

8. 腹胀是否减轻或消失,是否排气排便,肠蠕动是否恢复正常。

9. 引流液的颜色、量、质是否正常,引流管是否通畅。

第六节　胃　癌

胃癌(gastric cancer)是最常见的消化道恶性肿瘤,其死亡率居于我国恶性肿瘤第2位,好发年龄在50岁以上,男女性别之比约为2∶1。胃癌的发病与饮食因素、环境因素、遗传因素以及幽门螺杆菌(Hp)感染、癌前病变等有关。胃癌多始发于胃窦,其次为贲门部,胃体很少见。胃癌就大体形态可分早期胃癌和进展期胃癌。早期胃癌指局限于黏膜或黏膜下层的胃癌,不论其有无淋巴转移;

进展期胃癌国际上采用 Borrmann 分型法分为四型（图9-2-6）：①Ⅰ型（息肉型）：边界清楚突入胃腔内的块状癌灶；②Ⅱ型（溃疡型）：边界清楚并略隆起的溃疡状癌灶；③Ⅲ型（溃疡浸润型）：为边界模糊不清的浸润性溃疡状癌灶；④Ⅳ型（弥漫浸润型）：癌肿沿胃壁各层全周性浸润生长导致边界不清。若全胃受累胃腔缩窄，胃壁僵硬，呈"革袋状"，恶性程度高，转移早。胃癌早期临床表现缺乏特异性，确诊率不到10%。疼痛和体重减轻是最常见的临床症状。目前早期胃癌有效的治疗方法是根治手术，原则上按癌肿的位置，切除整块胃或部分胃，以及大小网膜和局部淋巴结。

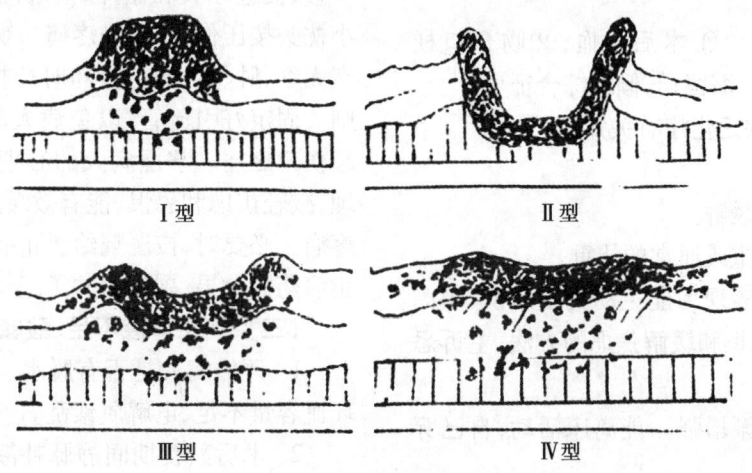

图9-2-6　进展期胃癌分型

【护理评估】

（一）健康史

1. 籍贯、性别、年龄、性格、职业、工作和生活环境、药物使用情况，特别是有无非甾体类抗炎药和皮质类固醇等药物服用史。

2. 生活习惯和饮食习惯，是否抽烟喝酒，喜吃腊制品、熏制食物。

3. 有否胃息肉、胃溃疡、慢性胃炎、萎缩性胃炎等病史。

4. 家族中有无消化道溃疡、胃癌的病人。

5. 病人及其家属对疾病的认识以及心理反应，经济情况，家庭成员之间的关系等。

（二）身心状况

1. 胃痛　早期表现为上腹不适、隐痛，晚期可为持续性疼痛。

2. 消化道症状　早期表现为捉摸不定的上腹不适、嗳气、反酸、食欲减退，类似胃十二指肠及胃炎等症状。晚期食欲不振。贲门胃底癌可有胸骨后疼痛和进行性哽噎感；胃幽门部晚期癌可引起幽门部分或完全梗阻而致呕吐，呕吐物多为宿食和胃液；癌肿破溃或侵袭血管可导致出血、呕血、黑便，甚至胃穿孔。

3. 进行性的消瘦、贫血、乏力、体重减轻，晚期表现为恶病质。

4. 查体　早期无特殊。晚期可扪及上腹部肿块，多呈结节状，质硬，略有压痛。肿块固定，则表示周围组织器官浸润或邻近淋巴结转移。

（三）诊断检查

1. X线钡餐检查　X线气钡双重造影可发现较小而浅表的病变。息肉型胃癌表现为突向腔内的充盈缺损；溃疡型胃癌主要显示胃壁内龛影，黏膜集中、中断、紊乱和局部蠕动波不能通过；浸润型胃癌可见胃壁僵硬、蠕动波消失。

2. 纤维胃镜　是诊断早期胃癌的最有效方法。胃镜下可见癌肿突出胃腔内，表面有大小不等结节，晚期可见糜烂，或者为不规则形态的溃疡，边缘不整，多呈锯齿状。溃疡底部凹凸不平、苍白，常糜烂，周围黏膜皱襞中断。

3. 细胞学检查　可以应用一般冲洗法。找到可疑病变时，采取纤维胃镜直接冲洗。

4. 胃液分析　游离胃酸减少或缺乏。

5. 大便隐血试验为阳性　血液检查表现为血红蛋白、红细胞计数均下降，血浆白蛋白减少，但早期胃癌并不明显。

【护理诊断/问题】

1. 疼痛　与癌肿侵及或压迫神经及手术创伤有关。

2. 营养改变：低于机体需要　与食欲减退、

恶心、呕吐、疼痛、术后禁食或限量进食、消化吸收不良等因素有关。

3. 恐惧　与死亡威胁、手术、化疗等治疗,以及住院和生活方式的改变等因素有关。

4. 体液不足　与呕吐、胃肠减压有关。

5. 活动耐力下降　与胃癌引起的高代谢和营养不良有关。

6. 潜在并发症　①术后出血;②吻合口梗阻;③吻合口瘘;④胃潴留;⑤倾倒综合征。

7. 缺乏知识:缺乏化疗有关知识。

【护理目标】

1. 疼痛减轻或缓解。

2. 维持理想体重或通常的体重。

3. 恐惧减轻　表现为能主动找出恐惧、焦虑的原因,知道减轻恐惧和缓解焦虑的方法,主诉恐惧、焦虑均减轻。

4. 活动耐力逐渐增强　能离床活动,自己穿衣、吃饭,生活自理。

5. 组织灌注良好　表现为循环血容量正常,皮肤黏膜颜色、弹性正常,生命体征平稳,尿量每小时大于30ml。

6. 未发生并发症　表现为无腹胀、腹痛、呕吐等现象,食欲渐进恢复。或并发症得到及时发现和处理。

7. 病人知道化疗的重要性和常见化疗的不良反应及处理方法,能遵照医嘱定期化疗。

【护理措施】

(一) 加强营养

1. 评估病人的营养状态,了解有无贫血、低蛋白血症。

2. 术前予高蛋白、高热量、高维生素、易消化的食物。注意少量多餐,供给色、香、味俱全的食物,促进食欲。如进食量少,有贫血、低蛋白血症者,术前应予静脉高营养,改善营养状态。

术后禁食,静脉输液补充足够的营养和水、电解质,必要时给予血浆、全血。术后胃肠功能恢复后,可拔除胃管,拔管当日给少量饮水,每次4~5汤匙,1~2小时1次。第2日进半量流质,每次50~80ml。第3日进全量流质,每次100~150ml。进食后如无不适,第4日进半流质,食物宜温、软、易于消化。术后10~14天可进软食。

3. 每周称体重一次,监测血浆白蛋白及血红蛋白、尿素氮等生化指标的变化,并记录。

(二) 解除疼痛不适

1. 评估疼痛的部位、性质、持续的时间。分析疼痛的原因是心理因素还是生理因素。

2. 针对疼痛的性质,给予相应的护理干预。安排舒适的体位,如术后病人神志清楚,血压平稳后给予半坐卧位,松弛腹肌,减轻疼痛,同时膈肌下移,促进呼吸和循环。告诉病人咳嗽时用手或小枕头按压伤口,减轻疼痛。观察伤口渗液情况,有无红、肿、热、痛。换药时严格执行无菌操作原则。固定好引流管,以免病人翻身活动时牵拉引起伤口疼痛。掌握病人的心理动态,做好心理护理,减轻焦虑和恐惧,能有效缓解心理因素引起的疼痛。必要时,按医嘱给予止痛药,同时注意观察止痛药的效果、副作用并予记录。

(三) 纠正体液不足、酸碱失衡

1. 评估病人是否有脱水、伤口出血引起的循环血容量不足、电解质紊乱。

2. 术后禁食期间静脉补液,根据出入水量及评估结果,决定输液的量和种类。

3. 严密观察生命体征、神志及皮肤、黏膜的情况并记录。

4. 观察伤口有无渗液、渗血;保持引流管通畅,避免扭曲、压迫;注意胃肠减压,保持持续的负压状态;观察引流物的量、色和性状是否正常,并记录。

5. 准确记录24小时出入水量,注意维持每小时尿量大于30ml。

6. 监测电解质的变化。

(四) 减轻恐惧与焦虑

1. 评估恐惧与焦虑的原因与程度。

2. 鼓励病人说出心理感受,了解其过去处理压力事件的方法,与病人及其家属共同探讨应对目前心理问题的有效途径。

3. 提供有关疾病的治疗和自我护理的知识,介绍癌症治疗的最新技术及其发展前景,增强病人自信心。

4. 加强与其支持系统如亲戚、朋友的联系,激发他们的责任感,多给病人生活上的照顾,心理上的支持。

5. 向病人介绍有关的抗癌组织、团体,如癌症病人活动中心、俱乐部,鼓励其积极参与社会活动,充分发挥病人自身的主观能动性,并充分利用同伴之间的相互影响力,促使病人尽快适应新的生活。

(五) 预防术后并发症的护理

1. 术后胃出血　严密观察神志、生命体征的变化，术后最初 3 小时应每半小时测量一次血压、脉搏、呼吸，以后改为每小时 1 次至术后 4~6 小时病情平稳。如果病人出现烦躁不安，脸色苍白、大汗淋漓，生命体征不平稳，提示休克的发生，须立即检查伤口有无渗血，查看胃管引流是否通畅，以及尿量情况，立即报告医生处理。观察伤口敷料情况及引流物的量、色及性状。术后 24 小时内因术中残留或缝合创面渗血，胃管内可引流出少量暗红色或咖啡色胃液，不超过 300ml。如果胃管内引流出鲜红色的胃液，甚至呕血或黑便持续不止，须警惕胃内大出血，做好紧急处理的准备。发现出血即予禁食，用止血药物，输液、输新鲜血，绝大多数能停止。若积极的药物处理未能止血，血压逐渐下降，应及时再次行手术止血。

2. 术后梗阻　向病人及其家属解释梗阻的原因及其临床表现。分析梗阻的部位。术后梗阻分为输入段、吻合口和输出段三大类梗阻。

（1）输入段梗阻：分为急性完全性和慢性不完全性输入段梗阻。急性完全性输入段梗阻表现为急性闭袢性梗阻症状：上腹部发作性剧烈疼痛，频繁呕吐，不含胆汁，量少，呕吐后症状不缓解。上腹偏右有压痛，甚至扪及包块。易发生肠绞窄，病情进展快，不久即出现烦躁、脉速、血压下降等休克症状，应紧急手术治疗。慢性不完全性输入段梗阻表现为进食后 15~30 分钟左右，上腹突感胀痛或绞窄，大量喷射性呕吐胆汁，而不含食物，呕吐后症状消失，如数周或数月内不能缓解者，亦需手术治疗。

（2）吻合口梗阻：①机械性梗阻表现为进食后上腹饱胀、呕吐，呕吐物为食物，不含胆汁。X 线吞钡检查可见钡剂完全停留在胃内，须再次手术解除梗阻。②胃吻合排空障碍：常发生在术后 7~10 天。病人由进食流质改为半流或不消化食物后突然发生呕吐。轻者经禁食 3~4 天自愈；严重者呕吐频繁，可持续 20~30 日，病人须禁食、胃肠减压、输液输血及应用皮质激素治疗，有时可肌内注射新斯的明，每次 0.5~1.0mg，每日 1~2 次，但绝对禁忌再次手术。

（3）输出段梗阻：表现为上腹饱胀，呕吐食物和胆汁，如不能自行缓解，应立即手术解除梗阻。

3. 胃潴留　注意观察术后 3~4 天肠蠕动恢复情况，拔除胃管后病人是否出现上腹不适、饱胀、钝痛、呕吐胆汁和食物。X 线吞钡检查可见胃扩张，无张力，大量潴留，无排气。处理方法上，症状出现后禁食，持续胃肠减压，输血、输液，营养支持。用温热高渗盐水每天多次洗胃。亦可用新斯的明 0.5~1mg，每日 1~2 次，皮下或肌内注射。

4. 倾倒综合征　根据进食后症状出现的时间分为早期和晚期两种。向病人及家属详细解释胃大部分切除术后引起倾倒综合征的机制。告知病人及其家属倾倒综合征的临床表现。早期倾倒综合征多发生在进食后半小时内，病人以循环系统症状和胃肠道症状为主要表现，心悸、心动过速、出汗、全身无力、面色苍白、头晕、腹部绞痛、恶心呕吐和腹泻等。指导病人术后早期应少量多餐，避免进食甜的、过热、过咸、过浓流质，宜进低碳水化合物、高蛋白饮食，进食后平卧 10~20 分钟，多数病人在半年到 1 年内逐渐自愈。晚期倾倒综合征表现为餐后 2~4 小时病人出现心慌、出冷汗、面色苍白、手颤、无力甚至虚脱等表现。出现症状时稍进食即可缓解。饮食中减少碳水化合物含量、增加蛋白质，少食多餐可防止其发生。

5. 化疗知识宣教

（1）向病人解释化疗的必要性。

（2）说明化疗不良反应有恶心、呕吐、白细胞下降、脱发等，以及处理这些不良反应的对策，使病人有心理准备。

（3）告诉病人胃癌联合化疗的基本方案，如 MF 方案：常用方法为严格控制滴速，为 MMC 8~10mg/m² 静脉注射，第 1 天；5-Fu 每天 500~750mg/m²，静脉滴注，连续 5 天，防渗出外漏，24 小时连续、均匀输入，每 3~4 周重复 1 次。

（4）腹腔内化疗时，嘱病人改变体位，使药液在腹腔内均匀分布，增加药液与腹膜的接触面。

（5）常规监测血象，如白细胞数低于 $4×10^9$/L 时，应及时处理。

（6）指导病人做好口腔护理，预防口腔炎等并发症发生。

（7）进食清淡易消化的食物。

【健康教育】

1. 胃癌的预防　积极治疗 Hp 感染和胃癌的癌前疾病如慢性萎缩性胃炎、胃息肉及胃溃疡；少食腌制、熏、烤食品，戒烟、酒。高危人群定期检查。

2. 适当活动　参加一定的活动或锻炼，注意劳逸结合。

3. 用药指导　告知药物的服用时间、方式、剂量，说明药物副作用。避免服用对胃黏膜有损害性的药物如阿司匹林、吲哚美辛、皮质类固醇等。

4. 定期复查 术后3年内每3~6个月复查1次,3~5年每半年复查1次,5年后每年1次。内镜检查每年1次,不适随诊。

【护理评价】

1. 病人是否感觉疼痛减轻或消失,是否知道缓解疼痛的方法。

2. 出入水量是否平衡。生命体征是否正常。尿量、色、质是否正常。

3. 能否维持原来的体重或体重增加。

4. 手术伤口是否愈合良好,有无红、肿、热、痛及不正常渗出物。

5. 病人的活动耐力是否渐进增强。

6. 病人能否主动说出自己心理不适,如恐惧、焦虑,是否知道应对不良心理反应的措施。是否表现为情绪稳定,积极配合治疗,主动参与自我护理。

第七节 结 肠 癌

结肠癌(colon cancer)是肠道中常见的恶性肿瘤,多发于41~65岁,其发病率在我国位于恶性肿瘤的第3位,绝大多数是腺癌。根据肿瘤的病理形态特征可分为肿块型、浸润型(图9-2-7)、溃疡型。结肠癌的治疗多是以根治性手术为主的综合治疗。根据肿瘤所在的位置有右半结肠切除术、横结肠切除术、左半结肠切除术。

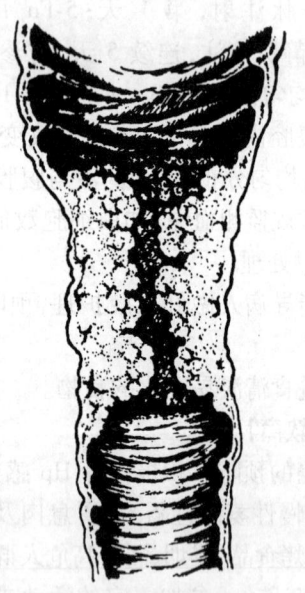

图 9-2-7 浸润型结肠癌

【护理评估】

(一)健康史

结肠癌的病因目前尚不完全清楚,但家族性息肉病已被公认为癌前病变;结肠腺瘤、溃疡性结肠炎、结肠血吸虫病肉芽肿以及饮食因素如高脂肪、高蛋白、低纤维素、缺乏适度的体力活动等与结肠癌的形成有较为密切的关系。还有些学者认为,肠道中的代谢产物和细菌的终产物有致癌性。便秘时,这些物质在肠道中滞留的时间延长,因而增加了患恶性肿瘤的可能性。

(二)身心状况

结肠癌的临床表现因肿瘤病理类型和位置不同而异。

1. 排便习惯与大便性状的改变 常为最早出现的症状,表现为大便次数渐进性增加,每日4~5次以上,甚至每小时1次。腹泻常见,便秘明显,二者交替出现。便中带血、脓和黏液,尤以便前便后为甚。

2. 腹痛 也是早期症状之一,常为定位不明确的持续性隐痛或仅为腹部不适或腹胀感,肠梗阻时腹痛加重或为阵发性绞痛。

3. 肠梗阻 恶心、呕吐、腹胀、便秘一般出现较晚,多表现为慢性低位性不完全性肠梗阻。左侧结肠癌有时可以急性完全性结肠梗阻为首发症状;右侧结肠的肠腔大,不易引起梗阻。当发生完全性梗阻时,呕吐物有粪渣。

4. 腹部肿块 多为瘤体本身,肿块大多坚硬,呈结节状,以右半结肠癌多见。如为横结肠和乙状结肠癌,可有一定的活动度,如癌肿穿透并发感染时,肿块固定且有明显的压痛。

5. 全身症状 可有食欲减退,体重明显下降,贫血、乏力、低热等。晚期可出现肝大、黄疸、水肿、腹水,直肠前陷凹可扪及肿块,锁骨上淋巴结肿大及恶病质等。一般来说,右侧结肠癌的全身症状以贫血、体重减轻、虚弱、乏力、腹部肿块为主;左侧结肠癌则以肠梗阻、便秘、腹泻、便血等症状突出。

(三)诊断检查

1. X线钡剂灌肠或气钡双重对比造影检查 是结肠癌重要的检查方法。可确定病变范围,若有恶性肿瘤显示出充填缺陷或狭窄。

2. 乙状结肠镜或纤维结肠镜检查 可在直视下观察到病灶的部位、大小、形态、肠腔狭窄的程度等,并可取活组织病检。活组织病理检查是诊断最有效、最常用的检查方法。

3. B超和CT检查 可了解腹部肿块、肿大淋巴结及肝内有无转移。

4. 血清癌胚抗原测定 对评估癌肿病人预

后、观察疗效和复发有一定意义。

【护理诊断/问题】

1. 焦虑　与结肠癌治疗效果,伤口疼痛及人工肛门等因素有关。

2. 营养改变:低于机体需要　与肿瘤引起的高代谢、腹泻、食欲减退、恶心、呕吐、胃肠减压、手术前后禁食等因素有关。

3. 腹泻　与肿瘤刺激肠蠕动增快、增强,肠内容物停留转运时间缩短有关。

4. 急性疼痛　与伤口组织完整性破坏有关。

5. 体液不足　与腹泻、胃肠减压、腹腔引流、结肠造瘘等因素有关。

6. 自我形象紊乱　与人工肛门有关。

7. 皮肤完整性受损的危险　与切口、造瘘口皮肤感染、溃疡有关。

8. 性生活改变　与人工肛门有关。

9. 知识缺陷　缺乏造瘘口的有关护理知识。

10. 潜在并发症:伤口出血、伤口感染、腹腔感染、造瘘口黏膜坏死、造瘘口梗阻坏死、肠粘连等。

【护理目标】

1. 焦虑减轻。

2. 维持适当体重。

3. 大便正常或改善。

4. 疼痛减轻或消失。

5. 维持水、电解质平衡。

6. 能正确认识自身的价值,言行表现出对外表改变的接受,积极参加讨论自我护理。

7. 切口、造瘘口如期愈合,未发生感染。

8. 维持正常的夫妻生活。

9. 未发生并发症或并发症被及时发现并有效处理。

10. 能正确进行结肠造瘘口的护理。

【护理措施】

(一) 术前护理

1. 解除病人的焦虑　鼓励病人及家属说出对疾病的感受,尤其是结肠造口可能带来的生理、心理、社会、家庭等方面的影响,有的放矢提供相关的知识和信息,如手术治疗的必要性、手术过程、结肠造口术的护理。可通过图片、模型、实物向病人及其家属介绍结肠造口的部位、功能及护理等。可请同样经历的病人现身说法,从而增强病人对手术治疗的信心,主动配合治疗。

2. 维持足够的营养　术前鼓励病人进食高热量、高蛋白、高维生素、易消化的少渣饮食。术前因腹泻、恶心、呕吐或肿瘤压迫肠道引起水、电解质及酸碱平衡失调和营养不良时,及时纠正。保证禁食期间足够的热量摄入,以提高病人对手术的耐受性,促进伤口的愈合。

3. 做好术前胃肠道准备　目的是促使排空肠内粪便,减少肠内细菌,减轻术中污染,预防术后腹腔和切口感染、吻合口瘘,增加手术的成功率。具体方法包括:①术前3日进少渣半流质,术前2日进流质,术前1天禁食。②术前1日以全肠道灌洗法清洁肠道,午餐后服泻剂,如甘露醇(60g)或番泻叶(30～40g);或芒硝、大黄、甘草(各15～20g)或复方聚乙二醇电解质散冲水或泡水喝,在半个小时内一次性服完,再服1500～2000ml温开水,促进肠道排空。甘露醇为高渗性药物,口服后可吸收肠道中的水分,促进肠蠕动,起到有效腹泻、清洁肠道的效果,临床上广为使用,但是甘露醇在肠道内被细菌酵解,可产生因术中使用电刀而易引发爆炸的气体,应予注意。对年老、体弱、心肾功能不全者,应慎用。③清洁灌肠:术前一日晚和术日晨各清洁灌肠1次,至无渣为止。但亦有学者主张术前不用清洁灌肠,以防癌细胞扩散。④口服肠道抗生素:多采用肠道不吸收药物如甲硝唑、新霉素、庆大霉素等。

(二) 术后护理

1. 一般护理　术后6小时后如病情平稳,可改为半坐卧位,以利腹腔引流,同时鼓励病人下床活动,促进肠蠕动的恢复,减少肠粘连。术后禁食3～4日,待肠蠕动恢复后即可进流质,1周后进软食,10日左右可进普食。

2. 术后并发症的观察与护理　严密监测生命体征变化。测血压、脉搏、呼吸、神志每半小时1次,血压平稳后可延长间歇期。观察腹部、会阴部创面敷料情况,保持腹腔引流管、骶前引流管通畅,观察并记录引流液的量、色、性状,有活动性出血时,及时处理。术后3日体温仍高于38℃,提示切口感染、腹腔脓肿及吻合口瘘等。观察腹部情况,疼痛是否逐日减轻,有无腹胀等肠梗阻现象发生。由于肿瘤病人免疫功能低下,抵抗力下降,创面大,暴露时间长,尽管术前经过肠道准备,术后仍有可能发生切口或结肠腹腔感染,为阻止感染,术后常用甲硝唑、庆大霉素或卡那霉素等抗生素。手术引流管的护理:①胃肠减压管一般维持48～72小时,至肛门排气或结肠造瘘口开口后拔除。注意观察引流液的量、色、性状并记录,保持引流管的通畅。②留置导尿管一般放置2~3日后拔除,拔管前要先夹管2~4小时或有尿意时放开1次,以训练膀胱肌张力。留置尿管期间,每班用0.1%的苯扎溴铵消毒尿道口和会阴部,每日用0.2%呋喃西林500ml分两次行膀胱冲洗。③骶前腹腔引流管,一般引流5~7日,如引流量少,色清,即可逐步往外拔管。

3. 结肠造口的护理 肠道瘘口通常用凡士林纱布外敷,术后返回病房或术后第2日即可开放,此时随着肠蠕动恢复,造瘘口有肠液、粪便流出,外层敷料湿润后,应及时更换,防止感染。造瘘口黏膜用盐水棉球轻轻擦拭,周围皮肤用温水、软毛巾擦拭干净,涂氧化锌软膏保护皮肤。密切观察瘘口的变化。正常造瘘口黏膜呈粉红色,类似口腔黏膜,如造口黏膜有变暗、发紫、发黑等改变,提示黏膜血供障碍,须立即处理。如果出现红肿、发热提示造口感染。造口狭窄、便秘、肠梗阻,亦可能出现,应予及时处理。加强对病人及其家属有关造瘘口自我护理的指导。具体做法是:

(1) 首先消除病人对造瘘口的恐惧感,积极参与造口的自我护理。接受结肠造口术的病人的心理反应分为四个不同的阶段,即震惊、防御性退缩、认知和适应。在最初两个阶段,病人表现出拒绝看造瘘口或表现出冷漠的态度,此阶段护理人员不宜急着去教病人去做,而是非常轻柔、细致、耐心地为病人做好瘘口护理,同时主动介绍瘘口的情况及其他病人造口术的心理变化过程。如病人关心造瘘口的护理,主动提出问题,应抓住契机,给予详细解释和指导,调动其主观能动性,增强病人自信心。

(2) 指导正确使用人工造口袋,如人工造口袋的安置、倾倒、清洁、消毒处理的过程及人工肛门袋的种类。常用的人工肛门袋有一件式及二件式之分,引流液填满造口袋一半或三分之二时应及时倾倒,防止溢出污染皮肤。结肠造口术后3~6个月,粪便变成固体,有意识定时倾倒,可促使形成规律的大便习惯。

(3) 注意饮食:进易消化熟食,以高热量、高蛋白、丰富维生素的少渣食物为主,避免太稀或粗的、纤维太多的食物;减少豆类、葱类、大蒜、牛奶、汽水等产气太多的食物;注意饮食卫生,不吃生、冷、硬的食物,多吃新鲜蔬菜、水果;适当运动,防止腹泻、便秘和消化不良。

(4) 预防瘘口狭窄:出院后每周扩张瘘口,持续2~3个月。简易可行的方法是教病人戴上手套,用自己的食、中、无名指并拢进行操作即可,每日1次,但注意修剪指甲。

(5) 便秘处理:进食后3~4日未解大便,或因粪块堵塞发生便秘可插入肛管(一般不超过10cm),用液状石蜡或肥皂水洗肠,但注意压力不能过大,以防肠穿孔。

(6) 结肠造口灌洗:清洁下肠道,排出大便,减轻胀气,减少大便次数,减少气味,促进形成规律的大便。具体实施方法如下:备灌肠筒、三通橡胶连通管、污水桶、清水或肥皂水500~2000ml(水温37℃)、治疗巾、橡皮中单、弯盆等,并按下列步骤操作:①病人向造瘘口一边侧卧,如病人情况允许,可采用半坐位。②橡皮单与治疗巾垫于造瘘口下,将弯盘放在瘘口下。③将灌肠筒置于离造口部位30~50cm高处。④将大小适当的肛管插入瘘口约5~7.5cm,打开管夹,让灌洗液缓慢流入。⑤观察病人反应,若有肠绞痛、痉挛痛则立即停止。⑥灌入300~500ml后,则停止灌入,抽出肛管,让粪便排至弯盆内。⑦确定肠内液体完全流出后,用肥皂水及清水清洁皮肤,拭干后,覆盖上纱布敷料或接上人工肛门袋。当病人恢复了自理能力时,可坐在马桶上自行冲洗。

4. 健康教育 使用化疗药物治疗者,按术后半年内每月定期化疗并应定期复查血白细胞总数及血小板计数。出院后3~6个月定期复查(包括肝、肺、结肠、直肠及CEA测定和血常规检查等)。指导病人生活要有规律,保持心情愉快。平时可进行正常人的生活和社交活动及适量的运动。发现造口狭窄,或排便困难应及时去医院检查处理。介绍人造肛门袋的有关信息,便于日后与之联系。

【健康教育】

1. 社区教育 建议定期进行结肠镜等检查,做到早诊断、早治疗;警惕家族性腺瘤性息肉病及遗传性非息肉病性结肠癌;积极预防和治疗结直肠的各种慢性炎症及癌前病变;注意饮食及个人卫生,预防和治疗血吸虫病;多进食蔬菜、水果等高纤维、高维生素食物。

2. 饮食调整 肠造口者需控制过多粗纤维食物及过稀、可致胀气的食物。

3. 活动 参加适当体育锻炼,生活规律,保持心情舒畅。

4. 指导病人正确进行结肠造口灌洗 洗出

肠内积气、粪便;养成定时排便习惯。

5. 复查 每3~6个月定期进行门诊复查,不适随诊。

【护理评价】

1. 病人焦虑是否减轻,睡眠是否良好,表情是否愉快,生命体征是否平稳,病人是否积极参与正常的社交活动。

2. 体重是否增加或维持正常,食欲是否增加,血清生化检查如BUN、蛋白是否正常。

3. 神志是否正常,皮肤、黏膜是否红润。

4. 能否正确评价自身的价值,言行是否表现出对外表改变的接受,能否积极参与讨论自我护理,参加社会活动,与家人、亲朋维持较好的关系。

5. 切口是否如期愈合,有无红、肿、热、痛、异常分泌物等感染征象出现。

6. 正视造口,与他人正常交往。能否陈述造瘘口皮肤护理的注意事项,能否正确进行造瘘口的护理。

第八节 痔 疮

痔是直肠下端黏膜和肛管皮肤下静脉丛曲张形成的静脉团,根据与齿状线的位置关系分为内痔、外痔和混合痔(图9-2-8)。①内痔:位于齿状线以上,由直肠上静脉丛及动静脉吻合支发生病理性改变或移位,其表面为直肠黏膜覆盖。②外痔:位于齿状线以下,是直肠下静脉丛扩大曲张或血栓形成,表面由皮肤覆盖。③混合痔:位于齿状线上下,上方为直肠黏膜覆盖,下方为肛管皮肤覆盖。痔疮的治疗包括注射治疗、枯痔钉疗法、胶圈套扎疗法、红外线照射疗法、肛管扩张疗法及手术疗法。

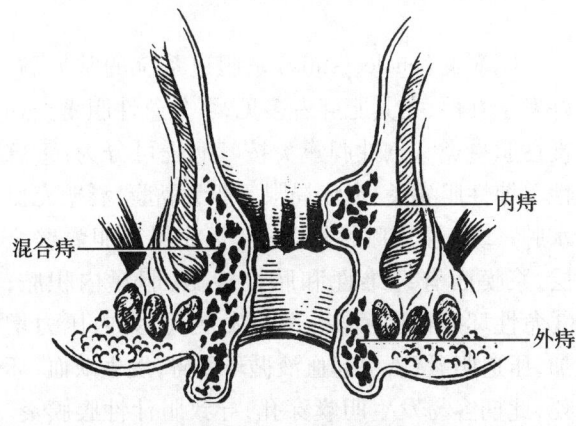

图9-2-8 痔的分类

【护理评估】

(一)健康史

1. 经常站立或坐着工作 如售货员、站岗警卫、办公室人员,因为直肠上静脉丛属门静脉系统,无静脉瓣,经常站立或坐着工作时,静脉回流困难,血液淤滞,易致静脉扩张。

2. 腹腔内压力增高 经常便秘、妊娠、前列腺肥大、腹水及盆腔内巨大肿瘤等造成腹压增高,阻碍了直肠静脉血液的回流,易发生痔。

3. 直肠和肛管慢性炎症 炎症使静脉壁组织纤维化,失去弹性,引起回流障碍,扩张形成痔。

4. 门静脉高压 肝硬化导致门静脉高压,影响上下痔静脉血液回流。

(二)身心状况

1. 内痔

(1)便血:常是最早期症状,为间歇性无痛性便后鲜血。轻者大便带血或便纸上带血,继而滴血;重者为喷射状出血,便血数日后自行止血。长期出血严重者可引起贫血。

(2)痔块脱垂:常在晚期出现。轻者只在大便时脱垂,便后可自行回纳;严重时,必须用手推回肛门内;更严重者,长期脱垂于肛门外。痔块由小变大,有嵌顿的可能。少数病人首发症状即为痔块脱垂。

(3)疼痛:当痔块嵌顿时,因水肿、感染、溃疡,加之肛内粪便及黏液刺激,可引起不同程度的疼痛。

(4)瘙痒:晚期肛内流出的黏液刺激肛周皮肤,引起皮肤湿疹、瘙痒。

2. 外痔 以血栓及结缔组织性外痔多见,主要表现为肛门不适、潮湿不洁,有时有瘙痒,如发生血栓形成及皮下血肿时有剧痛。

3. 混合痔 有内痔和外痔的症状。

(三)辅助检查

1. 视诊 肛门表面有暗红色肿块,似黄豆或胡桃大小。

2. 肛门指诊 了解有无其他病变,如直肠癌、直肠息肉等。

3. 肛门镜检 内痔在镜下可见局部黏膜呈暗红色隆起。

【护理诊断/问题】

1. 疼痛 与痔表面溃疡、痔块嵌顿或手术刺激末梢神经等有关。

2. 便秘 与大便时疼痛、恐惧、痔脱出有关。

3. 皮肤瘙痒 与痔表面皮肤溃疡有关。

4. 潜在并发症:尿潴留、贫血、肛门狭窄等。

5. 知识缺乏:缺乏痔疮护理及预防复发的知识。

【护理目标】

1. 疼痛减轻,表现为大便时无疼痛。

2. 便秘减轻或大便恢复正常规律。

3. 肛周皮肤正常。

4. 未出现贫血,无头痛、头晕,皮肤黏膜红润,血红蛋白在正常范围之内。

5. 病人能说出痔疮反复发作的原因及预防痔复发的方法。

【护理措施】

1. 合理饮食、保持大便通畅 进食高纤维食物如蔬菜、水果、谷类或全麦面包,多喝水,每日摄水 1500~2000ml,软化大便。保持适度运动,尤其是长期静坐者,以促进肠蠕动和促进血液回流,减轻直肠淤血。便秘者可口服液状石蜡、酚酞、硫代硫酸钠等促进排便。养成定时排便的习惯。

2. 减轻疼痛 评估疼痛的部位、性质和原因。遵医嘱给予适当的止痛药,指导病人采取侧卧位。术后 2~3 日开始热水坐浴,改善局部血液循环,减轻水肿,预防感染。不要穿过紧的内裤。

3. 纠正贫血 评估贫血的程度,询问病人是否有头昏、眼花、乏力等不适,大便表面是否带鲜血或便后滴血、喷血,观察便血的量、次数,检测血红蛋白等。术前输血以纠正贫血。贫血严重者应有人陪伴,注意防止病人在排便或坐浴时晕倒、受伤。

4. 做好术前肠道准备 术前 3 日进食少渣半流饮食。术前 1 日进流质,口服导泻剂。术前晚清洁灌肠,注意插肛管时动作轻柔,以防擦伤黏膜引起痔出血。术日晨禁食。

5. 预防感染 保持肛周皮肤及脱垂痔块的清洁干燥,及时更换污染、潮湿的敷料,并及时用温水清洁创面周围的皮肤,勤换内裤,并注意穿软的棉内裤,避免因粗糙产生摩擦,避免搔抓,以防损伤皮肤或黏膜引起感染。促进局部血液循环,预防创面感染。术后创面未愈合或换药之前,均应用 1:5000 的高锰酸钾温水坐浴,每日 2 次,每次 15~20 分钟,注意坐浴盆应大而深,能盛放 3000ml 溶液。每次便后也需坐浴。

6. 预防术后并发症

(1) 出血:术后 12 小时内,严密监测生命体征,观察伤口有无渗血。如有出血,应及时通知医生,并准备好凡士林纱布,以填塞肛门压迫止血,同时做好输血的准备。

(2) 尿潴留:术后 24 小时内严密观察有无腹胀、膀胱充盈与排尿困难。术后因肛门内敷料填塞过紧或手术后肛门疼痛,反射性引起膀胱括约肌痉挛,另外,麻醉作用抑制膀胱肌使其松弛而致尿潴留。先用热水袋或温毛巾热敷下腹部,按摩膀胱,听流水声,改变体位,针刺等方法诱导排尿,失败后立即导尿。疼痛引起的尿潴留,可予哌替啶止痛,促进排尿。

7. 出院指导 养成良好的每日排便的习惯,多吃蔬菜、水果,保持大便通畅,忌饮酒及辛辣食物。出院时,创面未完全愈合者,仍需每日温水坐浴,保持创面干净,促进愈合。预防术后肛门狭窄和肛门括约肌松弛:注意有无排便困难、大便变细或大便失禁等。术后 5~10 日可用示指扩肛,每日 1 次,并鼓励病人有便意时立即排便,防止肛门狭窄。肛门括约肌松弛者,指导病人术后 3 日做肛门收缩、舒张运动。如发现排便困难,应及时去医院检查,及时行肛门扩张。

【护理评价】

1. 病人是否主诉大便时疼痛。

2. 大便习惯是否正常,便秘是否减轻、大便是否有血。

3. 有无头昏、眼花的经历,血红蛋白是否正常。

4. 肛周皮肤是否完整,有无感染的征象。

5. 病人能否说出痔疮反复发作的原因和预防痔复发的方法。

第九节 胆 囊 炎

胆囊炎(cholecystitis)是胆道系统的常见病,好发于女性,尤其肥胖者多见,可分急性胆囊炎和慢性胆囊炎。急性胆囊炎按其病程可分为:①急性单纯性胆囊炎:炎症局限于胆囊黏膜,囊壁充血水肿;②急性化脓性胆囊炎:炎症侵及胆囊壁全层,浆膜面有纤维性和脓性渗出,胆囊内积脓;③急性坏疽性胆囊炎:炎症发展,胆囊内压力增加,压迫胆囊壁,引起血液循环障碍,发生缺血、坏死,此期容易发生胆囊穿孔,导致胆汁性腹膜炎。慢性胆囊炎病人胆囊壁反复炎症,纤维组织增生,黏膜萎缩,囊壁增厚,胆囊浓缩和排出胆汁功能下降。胆囊炎症病人90%~95%合并胆囊结石。

胆囊炎的手术治疗有传统的开腹胆囊切除和腹腔镜下胆囊切除术,后者近几年在临床广泛使用,以不剖腹、痛苦轻、恢复快而在全世界迅速普及,术后2~3日可出院,深得病人欢迎。

【护理评估】

(一) 健康史

胆囊炎与胆囊结石互为因果,下面几个方面的因素均可引起胆囊炎。

1. 胆囊梗阻　胆囊结石或胆囊颈结石或蛔虫等阻塞或嵌顿,造成胆汁滞留、浓缩,产生化学刺激损伤胆囊壁;同时,结石和蛔虫可直接引起机械性胆囊损伤。梗阻的胆囊内压力增高,引起胆囊壁黏膜缺血,又进一步加重胆囊壁的损伤。

2. 细菌感染　细菌大多数可通过胆道逆行侵入胆囊,也可自血液经门静脉入肝后随胆汁顺行入胆囊。致病菌以大肠杆菌多见,其次有葡萄球菌、伤寒杆菌、铜绿假单胞菌、克雷伯杆菌、梭状芽白色球菌等。

3. 其他　严重创伤或大手术后,胰腺炎时胰液反流入胆囊等亦可引起急、慢性胆囊炎。

(二) 身心状态

1. 腹痛　右上腹剧烈绞痛。常在进食油腻食物或饱餐后数小时发作。疼痛常常放射到右肩或后背部,持续性并阵发性加重。若炎症侵及浆膜,刺激腹膜,病人在深呼吸时疼痛加剧。

2. 恶心、呕吐　约85%~90%合并恶心,但呕吐一般不常见。如结石经胆囊管进入胆总管,压迫并刺激Oddi括约肌,胆总管突然扩张时,可出现频繁和严重的呕吐。

3. 寒战、发热　一般早期无寒战、发热。如合并有胆管炎或胆囊积脓,坏死穿孔,弥漫性腹膜炎时可出现。

4. 右上腹局部压痛和肌紧张　胆囊周围有炎性渗出或脓肿形成时,压痛范围增大。

5. Murphy征阳性　检查者以左手掌平放于病人右肋下部,以拇指指腹置于右肋下胆囊区,嘱病人缓慢深吸气,此时因肝下移可引起胆囊区触痛,病人会突然屏住呼吸。

(三) 诊断检查

1. 实验室检查

(1) 白细胞计数和中性粒细胞计数升高,急性化脓性或坏疽性胆囊炎白细胞计数可高达$(15~20)\times10^9/L$。

(2) SGOT、SGPT可升高,甚至达到正常值的2~4倍。

(3) 碱性磷酸酶和胆红素可有轻度升高,一般不超过$34\mu mol/L$($2mg/dl$),若$>85\mu mol/L$($5mg/dl$),考虑胆总管继发结石成Mirizzi综合征的可能。

2. 影像学检查

(1) B超检查:临床上首选检查,显示胆囊增大,囊壁增厚,甚至有双边征。如有结石,可见增强回声光团,并伴有声影。慢性炎症时,胆囊萎缩,囊壁增厚,排空功能障碍。

(2) 口服胆囊造影和静脉胆道造影可显示结石阴影及其大小、数量,胆囊浓缩及收缩功能,但受肝功能的影响。

(3) X线腹平片可显示10%~15%的阳性结石。

【护理诊断/问题】

1. 焦虑　与疼痛、手术、担心住院费用及环境陌生等有关。

2. 疼痛　与胆汁排空受阻致胆囊强烈收缩、手术损伤、胆瘘、胆囊炎症等有关。

3. 睡眠型态的改变　与疼痛、呕吐、焦虑、环境改变有关。

4. 有体液不足的危险　与呕吐、禁食、胃肠减压有关。

5. 潜在并发症:感染。

6. 知识缺乏:缺乏有关术后康复方面的知识。

【护理目标】

1. 焦虑减轻　表现为能主动说出焦虑的原因,解除焦虑的方法,自觉焦虑减轻,注意力集中。

2. 疼痛减轻　表现为表情放松,自动体位,感觉疼痛减轻或消失,生命体征平稳。

3. 睡眠改善或恢复正常　表现为有效睡眠时间延长或正常,精力充沛,眼眶无黑袋。

4. 体液平衡　表现为生命体征平稳,尿量正常,皮肤黏膜红润,毛细血管充盈时间正常。

5. 没有发生伤口感染　表现为伤口周围皮肤无红、肿、热、痛及异常分泌物或引流物;伤口如期愈合。

6. 病人能说出术后康复的有关知识如饮食、活动的原则。

【护理措施】

1. 减轻焦虑　评估焦虑的程度,确定焦虑的原因,护士主动、热情介绍病室环境,主管医生及护士、同室的病友,与其建立信任的护患关系。认真倾听病人的情况,了解其焦虑的原因,予以同情、安慰。针对引起焦虑的因素,有的放矢进行干预,如详细、准确地向病人解释疾病过程、治疗方案、手术和麻醉的方式,手术预后情况,消除病人对这些问题引起的焦虑和压力。给予适当的药物帮助病人解除或减轻身体不适,如呕吐、瘙痒等。多关心照顾病人,提供安静舒适的环境。

2. 减轻疼痛与促进舒适　严密观察生命体征、疼痛的变化。评估疼痛的部位、性质、持续时间,有无放射痛及其诱因,观察腹部体征。如果疼痛持续并阵发性加剧,腹膜刺激征明显,体温升高,脉搏增快,应警惕胆囊穿孔并做好紧急手术准备。按医嘱给予适当的止痛药,并观察和记录止痛药的疗效,但禁用吗啡进行止痛。阿托品可减轻Oddi括约肌收缩,减轻疼痛。指导病人减轻疼痛的方法,如翻身、移动或咳嗽时,用小枕头或手按压疼痛部位;术前采用膝胸卧位,术后采用半坐卧位,减轻腹肌张力,缓解疼痛;听音乐,与人交谈分散注意力等。给予心理支持,减轻焦虑,消除心因性疼痛。

3. 维持水电解质平衡　评估呕吐频率、量、性状并记录。评估胃肠减压、腹腔引流管引流液的量、颜色和性状并记录。严密观察生命体征的变化。记录24小时出入水量。输液,补充适量电解质,急性期病人须迅速建立静脉输液途径,适量补充液体和电解质,以保持体液平衡。给予维生素K等止血药,防止术后出血。

4. 预防感染　观察伤口敷料有无渗液,保持伤口皮肤的清洁、干燥,及时更换污染的敷料,严格无菌操作。保持腹腔引流管通畅,观察伤口引流物、分泌物的量、颜色和性状,并记录。加强营养,提高机体的抵抗力。术后胃肠功能恢复后,可予少量多餐,进低脂、高碳水化合物、高蛋白、易消化的饮食。适当使用抗生素。

5. 术后康复指导

(1) 运动:术前告诉病人及其家属术后早期离床活动的目的和意义,使其能理解并积极配合,并督促术后第2日下床活动,防止术后肠粘连。

(2) 咳嗽咳痰:向病人示范和讲解有效咳嗽排痰的方法,并指导其有意识地咳嗽,预防术后肺部感染。

(3) 减轻疼痛:向病人解释并示范减轻疼痛的方法与技巧。

(4) 饮食指导:术后应少量多餐,进食低脂、高碳水化合物、高蛋白饮食。对胆固醇结石病人尽量避免食用胆固醇含量高的食物,如蛋黄、鱼卵、家禽类及动物内脏。不吃油炸食品,避免食用花生、核仁类食物,减少食油用量。如胆汁引流过多,应增加含钾食物。

(5) 自我观察与护理:指导病人观察异常现象,胆囊切除术后常有大便次数增多现象,数周或数月后逐渐减少。若持续存在或有腹胀、恶心、呕吐、黄疸、白陶土样大便,出现茶色尿液,发生伤口红、肿、热、痛等应及时去医院检查。留置T形管出院者,按本章第十节胆结石T形管护理给予指导。

【护理评价】

1. 病人能否主动说出焦虑的感受、原因,以及是否掌握缓解焦虑的方法。精力是否集中,是否积极配合治疗和护理。

2. 病人有效睡眠时间是否延长,精力是否充沛。

3. 伤口皮肤颜色是否正常,有无肿胀、发热、疼痛,伤口有无异常分泌物和引流物。伤口是否如期愈合。

4. 能否说出术后饮食的原则、注意事项,伤口护理及T形管的自我护理。

5. 生命体征是否平稳,尿量是否正常,皮肤、黏膜是否红润。

6. 24小时出入水量是否平衡。

第十节　胆石症

胆石症(cholelithiasis)是胆道系统发生结石的疾病,包括胆囊和胆管结石。国内尸检发现胆石发生率为10%,随着生活水平的提高,饮食结构和卫生习惯的改变,胆石病的发生率呈逐年上升趋势,且多发于女性,女性比男性高出1倍多,尤其是40岁的肥胖女性。胆石症可分为:①胆固醇结石:主要成分为胆固醇,约占胆结石的50%,多发生于胆囊;②胆色素结石:以胆色素钙为主,多发于胆管内;③混合结石:由胆红素、胆固醇、钙盐等多种成分混合组成。若根据结石的部位来分,有胆囊结石、肝外胆管结石和肝内胆管结石(图9-2-9)。胆结石的治疗以手术为主,常见的手术方式有胆囊切除、胆总管切开取石,高位胆管切开取石加胆肠内引流术,肝叶、肝区段切除术。

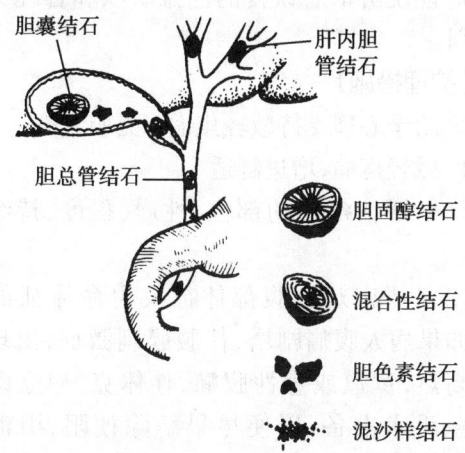

图 9-2-9 肝胆石的部位

【护理评估】

(一) 健康史

1. 胆囊结石 胆囊结石主要是胆固醇结石,正常情况下胆汁中胆固醇、胆盐及磷脂酰胆碱三种主要成分之间保持一定的浓度比例而呈稳定的微胶粒溶液。任何促使胆固醇浓度增高或胆盐成分减少以及胆汁瘀滞的因素,都可影响胆汁的微胶状态,促进胆汁中过饱和胆固醇沉淀析出而形成结石,如胆囊炎症、胆囊息肉、胆道蛔虫、胆囊梗阻、高脂肪饮食、长期肠外营养等。

2. 胆管结石

(1) 胆道感染:由于胆汁滞留,细菌或寄生虫入侵,继发细菌感染,胆汁内如大肠杆菌、脆弱杆菌等产生 β-葡萄糖醛酸酶,水解可溶性的结合性胆红素成为非水溶性的游离胆红素,与胆汁中的钙结合形成胆红素钙而沉淀形成结石。

(2) 胆道寄生虫:如胆道蛔虫等,易致胆道感染,胆汁淤滞,异物存留。

(3) 胆汁淤滞:与胆管狭窄使胆汁淤滞和产生涡流运动,为沉淀颗粒发展成结石提供了时间和停留场所及外加动能有关。

(4) 代谢异常:在高碳水化合物、低蛋白膳食的人群的胆汁中抑制 β-葡萄糖醛酸苷酶活性的葡萄糖二酸含量降低,容易形成胆色素结石。

(二) 身心状况

胆石症的临床表现取决于结石的位置、是否梗阻和感染。如结石在胆囊,阻塞了胆囊管,则急性胆囊炎症状较明显;如结石出现在胆总管,则会出现胆管炎典型的夏柯(Charcot)三联征:腹痛、寒战与高热、黄疸。

1. 胆囊结石 见胆囊炎。

2. 胆管结石

(1) 腹痛:右上腹和剑突下阵发性剧烈刀割样绞痛。由于胆管结石下移,嵌顿于胆总管下段引起胆管平滑肌痉挛所致。常因进食油腻食物或饱餐或体位改变、颠簸等诱发,可向右后背部放射,常伴恶心、呕吐。

(2) 寒战与高热:继胆绞痛后出现。由于细菌、毒素扩散,通过肝窦进入体循环引起的全身中毒症状。病人急性重病容,高热、大汗、恶心、呕吐。

(3) 黄疸:常于胆绞痛和高热后 1~2 日后出现,由于结石嵌顿于 Vater 壶腹不能松解所致。黄疸时常有尿色变深,粪色变浅。多数胆管结石病人胆绞痛和黄疸 1 周左右缓解,由于结石阻塞的胆管扩张,使嵌于壶腹部的结石漂浮上移或移至十二指肠所致。

(4) 剑突下和右上腹深压痛:如炎症严重,可有右侧腹直肌紧张,肝区叩击痛,胆囊常不能扪及。

(三) 诊断检查

1. 实验室检查 胆囊结石见胆囊炎;胆管结石:血白细胞 $20\times10^9/L$ 以上,急性梗阻性化脓性胆管炎时可高达 $(60~70)\times10^9/L$,中性粒细胞明显增高,出现中毒颗粒;肝细胞坏死时血清转氨酶增高;血清胆红素、尿胆红素增高,尿胆原消失,粪中尿胆原减少;血培养可呈阳性。

2. 影像学检查

(1) B 超检查:是胆道疾病中最常用的检查方法,检查方便,不受肝功能的好坏、有无黄疸等影响。B 超显示结石呈强回声光团,后方伴声影。

(2) 经皮肝穿刺胆道造影术(PTC):PTC 是一种直接的胆管造影术,其图像能显示肝内外胆管梗阻的部位和性质,结石部位、数量和大小等可靠信息。胆管扩张的造影成功率几乎100%,胆管不增粗者成功率约80%。在 B 超引导下,可提高 PTC 检查成功率,但有腹水、碘过敏、凝血机制障碍者均禁忌做 PTC。

（3）内镜逆行胆胰管造影术（ERCP）：ERCP 能清晰显示肝内胆管小分支以及结石部位及大小，且不受胆管是否扩张的影响，尤其适合肝内、外胆管无扩张的黄疸和胆囊切除术后仍有胆道症状的病人。

（4）CT：因其不受十二指肠气体遮盖的影响，对胆总管远段结石显示率较 B 超高。一般在有手术史影响超声或其他检查时或特别肥胖者选用。

（5）术中胆管造影和术中胆道镜造影检查。

【护理诊断/问题】

1. 焦虑　与诊断检查、手术及预后、自我护理能力下降、医疗费用高等因素有关。

2. 疼痛　与胆道炎症、阻塞、手术创伤、引流管的牵拉及焦虑等因素有关。

3. 营养失调：低于机体的需要量　与因恶心、消化不良、口服摄入量减少、饮食限制、疼痛、呕吐所致营养物质丢失，胆管阻塞、脂肪吸收障碍有关。

4. 清理呼吸道低效　与疼痛、咳嗽无力、手术麻醉插管刺激、留置胃管有关。

5. 有皮肤完整性受损的危险　与胆汁对切口皮肤的刺激，皮肤搔抓有关。

6. 潜在并发症：水、电解质紊乱，胆管阻塞和感染等。

7. 知识缺乏：缺乏有关 T 形引流管的护理、合理饮食等知识。

【护理目标】

1. 焦虑减轻　表现为自觉焦虑减轻，能说出焦虑的原因及减轻焦虑的方法。睡眠良好，面部表情放松，生命体征平稳，积极主动配合治疗和护理。

2. 疼痛减轻　表现为主诉疼痛减轻，能说出减轻疼痛的方法。自动体位，表情安详。

3. 维持良好的营养状态　表现为体重在正常范围或在原来基础上增加，血清白蛋白、尿素氮和血红蛋白值正常。

4. 皮肤无完整性无损　表现为伤口如期愈合。

5. T 形管引流通畅，未发生感染　表现为 T 形管引流液的量、色、质正常，切口无异常分泌物和引流物，切口皮肤无红肿热痛，生命体征平稳。

6. 水电解质维持平衡　表现为神志清楚，生命体征平稳，尿量正常，皮肤黏膜正常。

7. 能正确进行 T 形引流管的护理　表现为出院时能正确倾倒引流液，更换引流袋，进行引流管切口周围皮肤的护理，能说出避免引流管阻塞的方法。

8. 能说出术后饮食的注意事项和合理饮食的原则。

【护理措施】

1. 给予心理支持减轻焦虑　见胆囊炎。

2. 减轻疼痛，增进舒适

（1）评估疼痛的部位、性质、程度、持续的时间。

（2）严密观察腹部体征及生命体征的变化。如果病人腹痛剧增，伴腹膜刺激征，出现寒战与高热，黄疸或急性腹痛，伴休克，应立即做好紧急手术准备，以便尽早解除梗阻，引流胆道，抢救生命。

（3）禁食，胃肠减压。

（4）保持 T 形引流管通畅，避免牵拉、扭曲、脱出或阻塞。

（5）提供舒适体位：术前采用膝胸卧位，术后生命体征平稳后改为半坐卧位，降低腹部张力。

（6）必要时，按医嘱给予适当的止痛药，并注意观察药物的疗效。

（7）指导病人减轻疼痛的方法：如翻身、活动、咳嗽时，用手或小枕头按压伤口；看书报、听音乐，与同室病友交谈分散注意力；做深呼吸等放松体操。

（8）提供安静舒适的环境，减少外界的刺激。给予心理支持，减轻心因性疼痛。

3. 供给适当的营养　评估病人的营养状态，确定有无营养不良。计算病人当日所需要的热卡并提供足够热量的营养物质。重症胆道感染者，因高热消耗大手术创伤等应激的高分解代谢，需要较多热量和蛋白质的供应。一般成人男性病人需热量 836～1045kJ/d 左右，蛋白质 1～1.5g/(kg·d)。感染、高热和营养不良者另需酌情增加。不能进食或营养摄入不足者，给予静脉营养。减轻恶心、呕吐、疼痛等不适，做好口腔护理，每班 1 次。提供清洁、轻松、舒适的环境，增进食欲。病情允许时，提供病人喜爱的食物和口味。做好饮食指导，鼓励病人进食高蛋白、高碳水化合物、高维生素和丰富的矿物质及低脂饮食。定时监测体重、血清尿素氮及白蛋白等。

4. 发热的护理　给予物理和药物降温,观察降温的效果并及时记录。做好口腔护理,防止口腔黏膜干裂,可外涂液状石蜡保护。做好皮肤护理,保持皮肤的清洁、干燥,及时更换汗湿的衣服,避免受凉。

5. 黄疸的护理　黄疸病人因胆盐沉积,刺激引起皮肤瘙痒,可用温水或炉甘石洗剂擦拭局部。必要时,可用抗组胺药止痒。告诉病人尽量避免搔抓,以免引起皮肤破溃感染。

6. 观察术后出血情况　严密观察神志,监测生命体征。观察伤口有无渗血。注意观察并记录腹腔引流管及T形引流管引流液的颜色、量和性状,术后24小时内T形引流管内引流出300～500ml,色清亮,呈黄或黄绿色的胆汁或血性胆汁,腹腔引流管可引流出少量血性液体,正常情况下,引流液逐日减少。如果持续引流出大量鲜红色血液,需及时报告医生处理。观察大便的颜色、出血量少时仅表现为柏油样或大便隐血,出血量多时,可伴有生命体征的改变。

7. T形管引流的护理(图9-2-10)

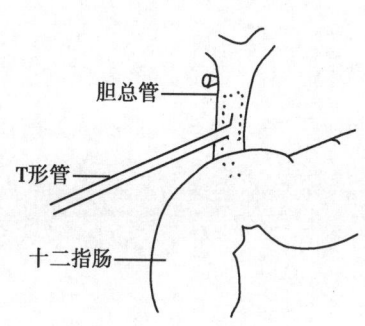

图9-2-10　T形管引流

(1) 解释T形管引流的目的和意义:T形管引流常用于预防胆道术后病人由于手术创面引起胆道水肿,缝合口胆汁外漏引起胆汁性腹膜炎、膈下脓肿等并发症;胆道支持如肿瘤或外伤造成胆道狭窄或需要置管溶石排石;术中证实胆囊管有结石,胆囊内有泥沙样结石,胆总管扩张、狭窄或有炎症,置T形管引流,防止胆管阻塞。

(2) 妥善固定T形管:T形管一般置于胆总管下段,一端通向肝管,另一端通向十二指肠,由戳口穿出后缝于腹壁。T形管长度适宜,不要固定在床上,以免翻身、起床活动、搬动时牵拉脱落。

(3) 维持有效引流:引流袋的位置在活动时应低于腹部切口高度,平卧时不能高于腋中线,防止胆汁反流逆行感染。但引流袋亦不宜太低,以免胆汁流失过度。保持T形管通畅,避免受压、折叠、扭曲,应经常挤捏T形管。如果T形管堵塞,术后5～7天内禁止加压冲洗引流管。因此时引流管与周围组织及腹壁间未形成粘连,冲洗可导致胆汁性腹膜炎,可用细硅胶管插入T形管内行负压吸引。

(4) 注意无菌操作:及时更换渗湿的敷料,保持切口周围皮肤清洁干燥,观察皮肤有无红、肿、热、痛。可用温开水擦洗切口周围,并外涂氧化锌软膏保护引流管周围皮肤。

(5) 按照要求更换消毒连接管与引流瓶(袋)。

(6) 观察引流液的量、色、质:术后24小时内T形管引出黄色或绿色胆汁约300～500ml,以后逐渐减少至每日200ml左右;若量多,则提示有胆道阻塞或损伤的可能;若量少,可据黄疸消退情况、大小便颜色、有无发热、严重腹痛来判断是否T形管阻塞。

(7) 适时拔管:术后10～14日,如体温正常、黄疸消失、胆汁减少至200～300ml/d,无结石残留,可考虑拔管。拔管前先在餐前、餐后各夹管1小时,观察有无饱胀、腹痛、发热、黄疸出现;1～2日后,全日夹管。术后10～14日行T形管逆行胆道造影,开放造影剂1～2日后拔管。局部伤口用凡士林纱布堵塞,1～2日后自行封闭。

(8) 健康指导:带管出院者,向病人解释,示范T形管的护理,并让病人及其家属操作,直到掌握为止,并强调带管者要避免提举重物或过度活动,防止T形管脱出,拉扯伤口。尽量穿宽松柔软的衣服,避免盆浴,淋浴时可用塑料薄膜覆盖置管处。若有异常或T形管脱出,突然无液体流出时,应及时就医。激励家属给予心理支持,促进病人身心恢复。

【护理评价】

1. 焦虑是否减轻　观察面部表情是否放松,生命体征是否平稳,能否主动与护士交谈说出焦虑的原因和缓解焦虑的方法。

2. 疼痛是否减轻　观察病人是否表现安详、自动体位,并能否说出缓解疼痛的方法。

3. 体重是否维持在正常范围内,血清尿素氮、白蛋白、血红蛋白是否正常。

4. 皮肤切口是否如期愈合,有无红、肿、热、痛征象。

5. T形管引流是否通畅,引流物量、色及性质是否正常。

6. 生命体征是否平稳,神志、小便及皮肤黏膜是否正常。

7. 病人能否说出T形管引流术后的有关护理。

8. 病人能否说出术后饮食的注意事项及合理营养的方法。

(贺连香)

第三章

呼吸功能失调病人的护理

第一节 胸部外伤

胸部由胸壁、胸膜和胸腔内器官三部分组成。胸部因暴露面积较大,常因来自外界的打击如车祸、挤压、锐器等导致损伤。范围从单纯性肋骨骨折到胸壁、胸骨、食管、气道、肺脏、心脏以及大血管的严重损伤。程度从软组织的挫伤到严重的压碎伤和开放性损伤。胸部外伤大约占全身创伤的1/4,危害程度大,一旦造成胸腔内重要器官损伤,将危及生命。

根据损伤是否造成胸膜腔与外界沟通,可分为闭合性和开放性两类。闭合性胸外伤指胸部损伤未造成胸膜腔与外界沟通,多因暴力挤压、冲撞或钝器碰击胸部所致。轻者仅有胸壁软组织挫伤和(或)单纯肋骨骨折;重者损伤胸腔内器官或血管,导致气胸、血胸,甚至心脏挫伤、裂伤、心包腔内出血。强烈的暴力挤压胸部,传导到静脉系统迫使静脉压骤然升高,可引起头、颈、肩部毛细血管破裂,导致创伤性窒息。开放性胸外伤指胸部损伤造成胸膜腔与外界相通,多因尖锐的穿刺物,如刀、剪、扁钻、子弹等穿破胸壁所致。伤及胸腔内器官或血管可致血胸、气胸,严重者可致呼吸、循环功能衰竭而死亡。

【护理评估】
(一)健康史
1. 肋骨骨折 多由暴力或胸廓受挤压而引起,恶性肿瘤发生肋骨转移或严重骨质疏松者常因咳嗽、打喷嚏或病灶处肋骨轻度受力等引起。
2. 连枷胸 多根多处肋骨骨折时,胸壁失去完整肋骨支撑,造成胸壁软化、反常呼吸者称连枷胸。
3. 气胸 因肺组织、气管、支气管、食管破裂或胸壁伤口穿破胸膜致使空气进入胸膜腔所致。常见原因有:胸腔手术、外伤、胸腔穿刺、呼吸机使用不当、肺气肿性肺泡破裂等。根据伤口大小和空气渗漏的速度,可产生以下3种情况。

(1)闭合性气胸:胸膜腔内积气压迫肺裂口使之封闭,不再继续漏气。胸膜腔内负压消失,伤侧肺部分萎陷。

(2)开放性气胸:由于锐器或子弹穿透胸壁形成一个吸吮性伤口,使空气在呼吸时经胸壁伤口自由进出胸膜腔,呼吸时能听到空气出入胸膜腔的响声。裂口小于气管口径时,空气出入量尚少,伤侧肺有部分呼吸功能;裂口大于气管口径时,空气出入量多,伤侧肺完全萎陷,丧失呼吸功能,甚至出现纵隔扑动(图9-3-1)。即吸气时纵隔向健侧移位,呼气时又移向患侧。这种纵隔随呼吸左右摆动的现象称为纵隔扑动。

(3)张力性气胸:外界经由气管、支气管或肺损伤裂口与胸膜腔相通,且形成活瓣,吸气时空气由裂口进入胸膜腔,呼气时活瓣关闭致气体不能排出。当胸膜腔内压力高于大气压时称为高压性气胸(图9-3-2)。

4. 血胸 系胸部损伤引起胸膜腔内积血。多由以下原因引起:①肺组织裂伤出血;②肋间血管或胸廓内血管破损出血;③心脏和大血管受损破裂出血。

5. 创伤性窒息 系钝性暴力作用于胸部所致的上半身广泛皮肤、黏膜的末梢毛细血管淤血及出血性损害。当胸部与上腹部受到暴力挤压时,受伤者声门突然紧闭,气道和肺内空气不能外溢,胸膜腔内压骤然剧增,右心房血液经无静脉瓣的上腔静脉系统逆流,造成末梢静脉及毛细血管过度充盈扩张并破裂出血。

6. 心脏挫伤 因前胸受撞击、减速、挤压、冲

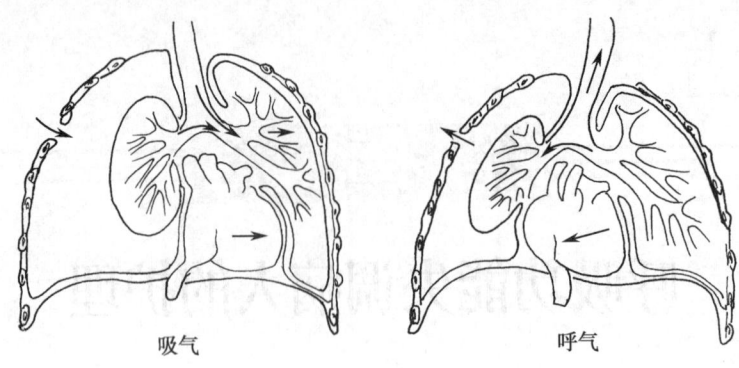

图 9-3-1　开放性气胸时的纵隔扑动

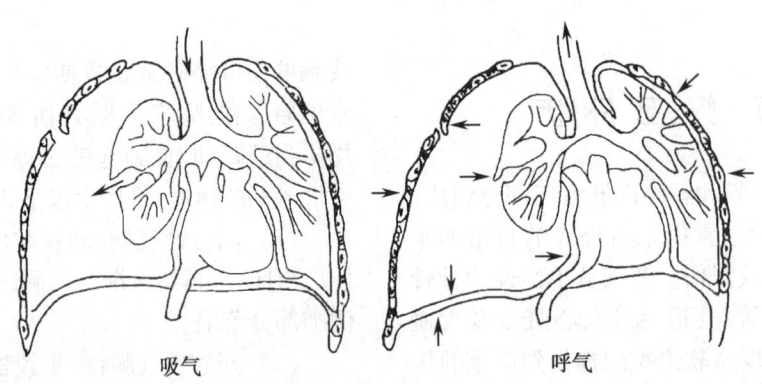

图 9-3-2　张力性气胸

击等暴力所致。常见原因有方向盘或重物撞击胸部、高处坠落等。右心室因紧贴胸骨,最易挫伤。

7. 心脏破裂　由锐器穿透胸壁伤及心脏所致。常见锐器如尖刀、子弹、弹片等。其好发的部位依次为右心室、左心室、右心房和左心房。

(二) 身心状况

1. 肋骨骨折　骨折处疼痛,在深呼吸、咳嗽或改变体位时加剧,常因限制咳嗽而造成肺不张。病人受伤处瘀血,骨折局部明显压痛,有骨擦音。病人呼吸变浅以减轻疼痛。

2. 连枷胸　剧烈胸痛且随呼吸加重,呼吸困难、发绀。伤侧胸壁可出现反常呼吸运动,即软化区胸壁在吸气时内陷,呼气时外突(图9-3-3)。若软化区范围较广,呼吸时两侧胸膜腔内压力不平衡,可致纵隔左右扑动,影响静脉血液回流,引起体内缺氧和二氧化碳潴留,严重时发生呼吸和循环衰竭。

3. 气胸

(1) 闭合性气胸:主要与胸膜腔积气量和肺萎陷程度有关。小量气胸,肺萎陷在30%以下者,对呼吸和循环功能影响小;大量气胸,肺萎陷在50%以上者,可使气管向健侧移位,出现明显的低氧血症症状。

(2) 开放性气胸:明显呼吸困难、口唇发绀,重者伴有休克症状。可见伤侧胸壁伤道,患侧听诊呼吸音减弱或消失,叩诊呈鼓音。

(3) 张力性气胸:严重或极度呼吸困难、烦躁、意识障碍、发绀、大汗淋漓、昏迷、休克,甚至窒息。患侧胸部饱满,纵隔、气管明显向健侧移位。

4. 血胸　症状与出血量有关。小量血胸(成人≤0.5L)无明显症状,中量血胸(0.5~1L)和大量血胸(≥1.0L),尤其是急性失血时,可有以下症状:①低血容量性休克症状:脉搏细速、血压下降、气促、四肢湿冷等;②胸膜腔积液征象:肋间隙饱满,气管、心界向健侧移位,伤侧胸壁叩诊呈浊音,呼吸音减弱或消失。

5. 创伤性窒息　面、颈、上胸部皮肤出现针尖大小的紫蓝色瘀斑,以面部与眼眶部为明显。口腔、球结膜、鼻腔黏膜瘀斑,甚至出血。视网膜或视神经出血可产生暂时性或永久性视力障碍。鼓膜破裂可致外耳道出血、耳鸣,甚至听力障碍。伤后多数病人有暂时性意识障碍、烦躁不安、头昏、谵妄,甚至四肢痉挛性抽搐,瞳孔可扩大或极度缩小。若有颅内静脉破裂,病人可昏迷或死亡。

6. 心脏挫伤　轻者无明显症状,中、重度挫

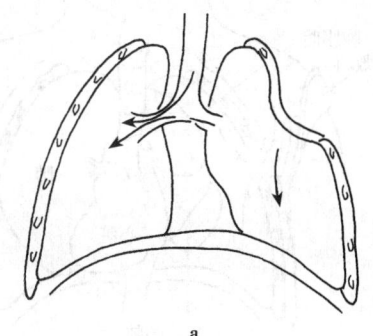 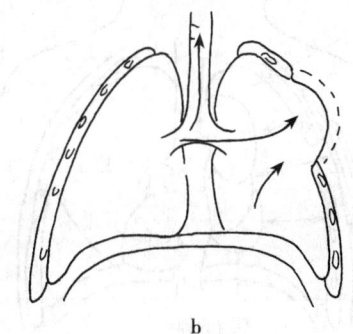

图 9-3-3 反常呼吸运动
a. 连枷胸吸气时；b. 连枷胸呼气时

伤可出现胸痛，伴心悸、气促、呼吸困难，甚至心绞痛等症状。严重心律失常或心力衰竭为严重心脏挫伤的主要致死原因。

7. 心脏破裂 可见胸壁伤口不断涌出鲜血，病人面色苍白、皮肤湿冷、呼吸浅快，短时间内即出现低血容量性休克，甚至死亡。

（三）诊断检查

1. 影像学检查 胸部 X 线检查可发现肋骨、胸骨骨折的部位，胸腔积气、积液情况，肺萎缩情况及纵隔有无偏移。

2. 实验室检查 血常规可显示血红蛋白和血细胞比容情况，以估计失血量；继发感染者，血白细胞计数增高；动脉血气分析可判断有无缺氧及酸碱中毒。

3. 诊断性穿刺 行胸膜腔或心包腔诊断性穿刺，以评估有无气胸、血胸及胸腔内器官损伤。

【护理诊断/问题】

1. 气体交换障碍 与胸腔内积液、积气致肺萎缩、反常呼吸运动致换气无效；胸廓稳定性丧失致咳痰无力、分泌物积聚等因素有关。

2. 外周组织灌注无效 与心脏破裂、心脏及胸腔内出血致血容量不足，心律失常或心力衰竭致心排出量不足等因素有关。

3. 急性疼痛 与组织损伤、呼吸时胸廓的扩张与收缩运动致骨折处疼痛、胸膜腔内压力突然增加刺激壁胸膜引起突发尖锐胸痛等因素有关。

4. 焦虑 与胸部外伤致急性疼痛、呼吸不畅、担心预后等因素有关。

【护理目标】

1. 病人维持正常的呼吸功能，呼吸平稳。

2. 病人出血能得到有效防治，维持有效循环血量。

3. 病人主诉疼痛减轻或消失。

4. 病人主诉焦虑减轻或消失。

【护理措施】

（一）维持有效的气体交换

1. 一般措施 ①取半坐卧位以利于呼吸；②氧气吸入；③及时清理呼吸道分泌物，每 1～2 小时协助病人咳嗽及深呼吸，听诊双肺呼吸音以判断有无分泌物阻塞气道，必要时行气管插管或切开、应用呼吸机辅助呼吸，同时加强呼吸道护理，如湿化气道、吸痰等。

2. 气胸的处理

（1）闭合性气胸：小量气胸无须特殊处理，中、大量气胸于锁骨中线与第 2 肋间连线处行胸膜腔穿刺抽气，必要时行胸膜腔闭式引流术，以促使肺扩张。

（2）开放性气胸：立即变开放性气胸为闭合性气胸。使用无菌敷料如纱布、棉垫或利用身边清洁物品如衣服、塑料袋等在病人深呼吸末时封盖胸壁伤口，加压包扎固定，并迅速转运至医院。封闭伤口后，观察病人有无张力性气胸的征象。若有呼吸困难，需要立即将敷料打开（图 9-3-4）或尽快行胸腔闭式引流。

（3）张力性气胸：需紧急抢救，迅速在伤侧锁骨中线与第 2 肋间连线处，用 12～18 号针头刺入胸膜腔排气减压，并外接单向活瓣装置，紧急情况时外接小口塑料袋或气球。安置胸腔闭式引流装置并外接调节恒定负压的吸引装置可加快气体排出，促使肺复张。

3. 血胸的处理 小量积血可自行吸收。中、大量血胸行胸膜腔穿刺，抽出积血或胸膜腔闭式引流。放置两根引流管，一根置于锁骨中线与第 2 肋间连线处引流气体，一根置于腋中线

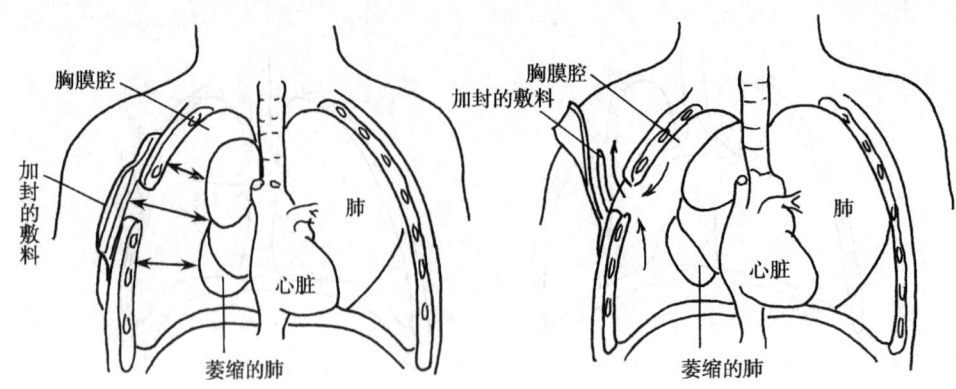

图 9-3-4 开放性气胸盖上敷料成为张力性气胸及补救方法

7~8肋间引流血液。进行性血胸者立即开胸探查、止血。

4. 连枷胸的处理 固定胸壁,在伤侧胸壁放置牵引支架或用厚棉垫加压包扎,以减轻或消除胸壁的反常呼吸运动,促进伤侧肺复张。近年来亦有经电视胸腔镜直视下导入钢丝固定连枷胸的方法。

5. 创伤性窒息 出血点及瘀斑一般于2~3周后自行吸收消退。病人一般需在严密观察下对症处理,有合并伤者应针对具体伤情给予积极治疗。少数病人在压力移除后可发生心跳、呼吸停止,应做好抢救准备。

6. 心脏挫伤 严密观察病情,持续心电监护,预防心律失常和心力衰竭,血流动力学不稳定者宜转入ICU治疗。

7. 心脏破裂 已有心脏压塞或失血性休克者,立即配合医师行心包腔穿刺减压术,并做好剖胸探查的术前准备。

(二)维持周围组织有效灌注

1. 补充血容量 迅速建立2条以上的静脉通路,在监测中心静脉压的前提下输血和补液并记录出入水量。

2. 密切观察病情变化 包括生命体征、神志、瞳孔、中心静脉压、末梢血氧饱和度、尿量等。

3. 术前准备 有心脏破裂、心脏及胸腔内出血者,积极做好开胸手术的术前准备,如做好血型、交叉配血及药物过敏试验,术区备皮。

(三)减轻疼痛不适

1. 固定胸壁以减少胸壁活动度

(1)肋骨骨折胸壁固定法

1)胶布固定(图9-3-5):取坐位,两臂向外伸展,于病人深呼气末将胶布贴于伤侧胸壁上。胶布的两端要超过身体中线粘贴于健侧胸壁。粘贴时自肋缘起,逐条向上粘贴并互相重叠,直到腋窝为止。一般固定3周。

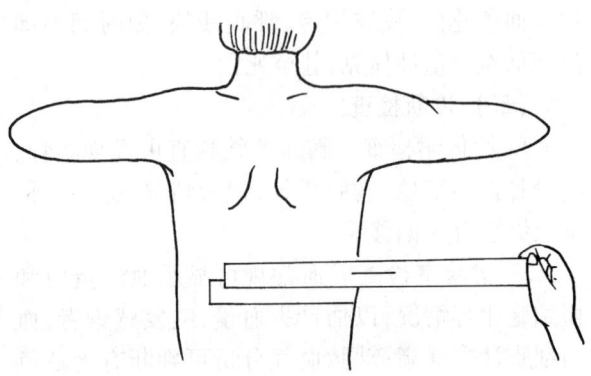

图 9-3-5 胶布固定胸壁法

2)弹性绷带固定或胸带固定。

(2)连枷胸壁固定法

1)外包扎固定法:适用于现场或较小范围的胸壁软化。用厚敷料压盖于胸壁软化区,再粘贴胶布固定或用胸带包扎。

2)牵引固定法:适用大块胸壁软化或外包扎固定无效者。方法:①消毒胸壁软化区后,用无菌巾钳经胸壁夹住中央处游离段肋骨,再用绳带吊起,通过滑轮作重力牵引,使浮动胸壁复位,牵引重量为2~3kg,固定时间为1~2周,此法多不利于病人活动。②在伤侧胸壁放置牵引支架,用巾钳固定在铁丝支架上,病人可起床活动。

3)内固定法:适用于错位较大,病情严重的病人。切开胸壁,在肋骨两断端分别钻洞,贯穿不锈钢丝固定。

2. 安排舒适且有利呼吸的体位。

3. 咳嗽或咳痰时,协助或指导病人固定伤侧胸壁。

4. 遵医嘱镇痛。

5. 给予精神鼓励,以转移其注意力。

（四）减轻焦虑

1. 关心体贴病人,动态观察其心理及情绪变化;

2. 鼓励病人表达自身不适及需求,及时解除引起不适症状的因素,尽量满足病人的合理需求;

3. 及时就治疗、预后等问题进行沟通,鼓励病人及家属积极面对意外伤害。

【护理评价】

1. 病人呼吸功能是否恢复正常,有无气促、呼吸困难或发绀等。

2. 病人周围组织灌注是否维持正常。

3. 病人疼痛是否减轻或消失。

4. 病人焦虑是否减轻或消失。

第二节 胸腔手术

一、手术前护理

【护理评估】

（一）健康史

1. 一般情况　评估病人的年龄、性别、婚姻、职业、居住地、饮食习惯、吸烟史等。

2. 疾病史　询问病人与本病有关的病因及诱因,了解起病的时间、病程及病情变化情况。

3. 既往史　评估病人既往所患疾病史及手术治疗史;有无传染病史;有无其他伴随疾病,如糖尿病、高血压、冠心病、慢性阻塞性肺疾病等。

4. 家族史　了解病人家族中有无相关疾病病人。

（二）身心状况

1. 局部　根据疾病种类及手术部位的不同评估病人的主要症状和体征,如评估病人的呼吸型态、胸痛、咳嗽、咳痰、咯血等情况,具体内容请参阅相关疾病章节。

2. 全身　评估病人的营养状况、心肺功能及其他重要器官的功能状态。

3. 心理-社会状况　了解病人对疾病的认知程度,评估病人的心理状态,对疾病及手术治疗有何担忧;家属对病人所患疾病的认知情况,对病人的关心和支持程度及家庭经济承受能力等。

（三）辅助检查

了解X线胸片、CT、呼吸功能、心电图及其他相关检查结果,以评估病人对手术的耐受能力。

【护理诊断/问题】

1. 气体交换障碍　与肺部疾患或心脏疾患,导致通气/血流比值失衡有关。

2. 应激障碍　与手术中肋间神经被切断造成手术部位疼痛、麻木与沉重感觉有关。

3. 营养失调:低于机体需要量　与营养素摄入不足、代谢增高、消耗增加有关。

4. 焦虑　与疾病危重、害怕手术,担心疾病预后有关。

【护理目标】

1. 训练有效的咳嗽排痰,保持最佳活动水平,学会预防感染以保护肺功能。

2. 病人营养状况得到改善。

3. 病人主诉焦虑减轻或消失。

【护理措施】

1. 改善肺泡通气与换气功能,预防手术后感染　①鼓励病人术前2周戒烟。②支气管分泌物较多者,应及时引流和排出;痰液黏稠不易咳出者,遵医嘱应用祛痰药物或雾化;观察痰液的量、颜色及性状。③注意口腔卫生,控制呼吸道感染,预防术后肺部并发症。④指导病人练习腹式呼吸、有效咳嗽及翻身。⑤指导病人使用深呼吸训练器以配合术后康复。

2. 改善营养状况　供给丰富热量、蛋白质及维生素的均衡饮食,满足机体的营养需求以耐受手术。保持口腔清洁以促进食欲。必要时遵医嘱给予肠内、外营养支持。

3. 减轻焦虑　主动关心病人,加强交流,鼓励病人将担心的问题提出来,根据病人的具体情况实施有针对性的心理疏导。争取家属在心理上、经济上的支持与配合。

4. 术前指导　指导病人床上使用便器,进行腿部运动以预防下肢深静脉血栓的形成;进行手术侧手臂与肩关节运动以促进术后关节功能恢复;介绍胸腔引流管的作用及注意事项。

【护理评价】

1. 病人能否正确执行手术前的指导。

2. 病人的营养及水分的摄取量能否维持在

适当的状况,有无体液不足。

3. 病人是否能充分表达其对手术的焦虑、不安。

二、手术后护理

【护理评估】

(一) 术中情况

了解病人的手术方式、手术名称、麻醉方式、病变组织切除情况及术后诊断等;了解术中出血、补液、输血、用药情况及术中有无特殊情况发生及处理情况。

(二) 身心状况

1. 评估病人麻醉是否清醒,生命体征是否平稳,呼吸型态如何,心肺功能是否正常;有无出现呼吸困难、发绀、收缩压降低、脉搏增快、烦躁不安等;评估病人有无并发症发生。

2. 了解病人及家属的心理状态,对术后康复知识的掌握程度,是否担心并发症及预后等。

(三) 伤口与各引流管情况

检查伤口敷料是否干燥,有无渗液、渗血,伤口有无感染;检查伤口附近的皮肤是否有皮下气肿的现象。各引流管的位置、种类、数量,标记是否清楚,是否妥善固定,引流是否通畅;观察引流液的量、颜色及性状。

【护理诊断/问题】

1. 气体交换障碍 与手术后疼痛、肺膨胀不全、呼吸道分泌物潴留、气体交换面积减少等因素有关。

2. 急性疼痛 与手术创伤、胸腔引流管的刺激,手术中肋间神经被切断造成手术部位疼痛、麻木与沉重感有关。

3. 潜在并发症:出血、感染、肺不张、肺水肿、心律失常、成人呼吸窘迫综合征、吻合口瘘等。

【护理目标】

1. 病人维持正常的呼吸功能,呼吸平稳。

2. 病人主诉疼痛减轻或消失。

3. 病人未发生并发症,或并发症得到及时发现和处理。

【护理措施】

1. 维持生命体征平稳 手术后 2~3 小时,每 15 分钟测量生命体征 1 次。脉搏和血压稳定后,改为 30 分钟至 1 小时测量 1 次。术后 24~48 小时内,血压常有波动,需密切注意血压变化,若血压持续下降可能与出血、疼痛、组织缺氧、循环血量不足及心功能不全有关。注意有无呼吸窘迫现象,如呼吸浅快、心率增快、烦躁不安、发绀等,如有异常,立即通知医师并协助处理。

2. 维持呼吸道通畅 ①密切观察呼吸型态、频率、节律及双侧胸廓运动是否对称。②常规吸氧 2~4L/min,可根据血气分析调查给氧浓度。手术后可能由于呼吸抑制、嗜睡及疼痛使病人的换气能力降低,吸氧可增加血氧含量,应密切观察血氧饱和度变化。③协助病人翻身、咳嗽,以清除呼吸道分泌物,防止呼吸道阻塞。教会其深呼吸和有效咳嗽的方法,麻醉清醒后开始,每 1~2 小时 1 次。协助病人固定胸背部及伤口的做法见图 9-3-6。

(1) 方法 1:护士站在健侧,手指并拢,双手环抱伤口部位,以支托固定胸部伤口。嘱病人深吸气,呼气时护士略施加压力将胸部按下,再嘱病

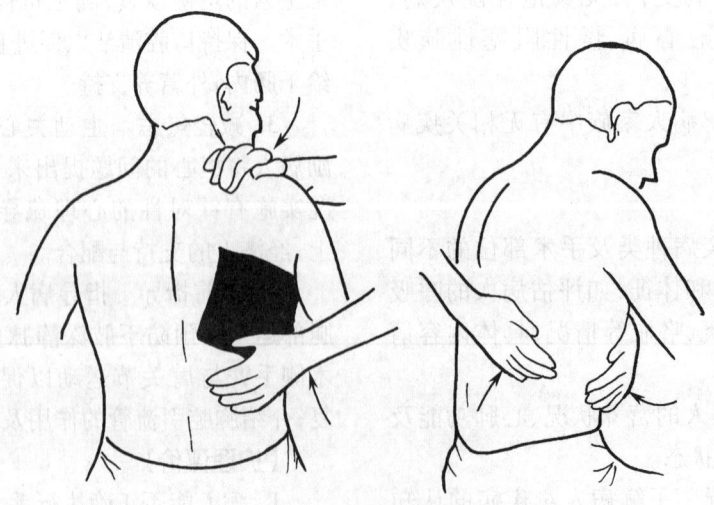

图 9-3-6 固定病人胸背部的正确姿势

人用力咳嗽。

（2）方法2：护士站在术侧，一手放在手术侧肩膀并向下压，另一手置于伤口下支托胸部，嘱病人深吸气数次后再咳嗽。

3. 安排合适体位

（1）一般体位：麻醉未清醒前取去枕平卧位，头偏向一侧。清醒且血压平稳者，取半坐卧位，床头抬高30°~45°。此体位既有利于胸腔引流，又可使膈肌下降，促进肺扩张。

（2）特殊体位：①一侧肺叶切除术者，如呼吸功能尚可，可取健侧卧位，以促进患侧肺组织膨胀；如呼吸功能较差，则取平卧位，避免健侧肺受压而限制肺的通气功能。②肺段切除术或楔形切除术者，尽量选择健侧卧位，以利患侧肺组织扩张。③肺全切除术者，取1/4侧卧位。避免过度侧卧，以防纵隔移位压迫健侧肺而致呼吸、循环功能衰竭。

4. 减轻疼痛，增进舒适 ①手术后48~72小时，适当给予止痛药，减轻病人疼痛以利深呼吸、有效咳嗽及其他活动。②止痛药的使用以不抑制呼吸及咳嗽反射，且能减轻疼痛为原则。③给予止痛药后要密切注意病人呼吸频率，观察是否有呼吸抑制的现象。④深呼吸及咳嗽时要用手固定胸部伤口，以减轻震动引起的疼痛，增加病人的安全感。⑤移动病人或更换体位时，应避免牵扯引流管造成疼痛。⑥安置合适的体位，在头部、膝部放软枕以增进舒适。

5. 维持体液平衡 定时测量中心静脉压，以评估病人的心肺和循环功能。记录尿量，测量尿比重。记录出入液量，维持体液平衡。输液或输血速度应予控制，以20~30滴/分为宜，输液太快可引起肺循环负荷过重而致肺水肿。

6. 补充营养 病人清醒后如无恶心、呕吐，拔出气管插管后即可少量饮水。肠蠕动恢复后，给予清淡流质、半流质饮食，逐渐过渡到普食。饮食宜含丰富热量、蛋白质、维生素、易消化，以保证营养，促进伤口愈合。注意口腔清洁卫生，以增进食欲。

7. 促进手臂和肩关节的运动 运动的目标是预防肺组织塌陷、肺扩张不全及肺换气不良；预防骨骼和肌肉的运动障碍；预防手术侧肩关节粘连、僵硬及手臂挛缩；维持关节的正常活动范围，以预防功能受限；维持身体正确的姿势。

（1）运动时的注意事项：①运动前根据病人的疼痛程度给予适量的止痛药。②运动前先清除呼吸道分泌物，使活动时达到更有效的氧合作用。③手术后病人生命体征平稳时即应鼓励其活动，当晚施行被动运动，手术后第2日开始做主动运动。④先躺着进行运动，然后改为坐姿、站姿。运动量由少渐多，当病人耐受力增加时再增加其运动量。⑤运动时护士要适当托住其手臂，并密切观察病人是否有气促、发绀和疲倦现象。⑥鼓励病人尽量利用手术侧的手执行日常生活活动。

（2）运动的方法：①抬高肩膀，将肩膀拉向前方，然后尽量拉向后方。②手臂伸直举向后上方，手臂由后上方→旁后方→慢慢放下到下旁后方。此运动可使手臂伸直与外展。③手臂高举，向左右伸展，使肩胛骨旋转。④双手叉腰，尽量将两肘和两肩靠拢，使肩胛骨上升和内收。⑤手术侧的手肘弯曲，手掌放在腹部，健侧手抓住手术侧手腕，抓离腹部划一个弧形，并上举超过头部，再恢复原来姿势。嘱病人抬高手臂时吸气，放下手臂时呼气（图9-3-7a）。⑥手臂向外伸直，掌心向

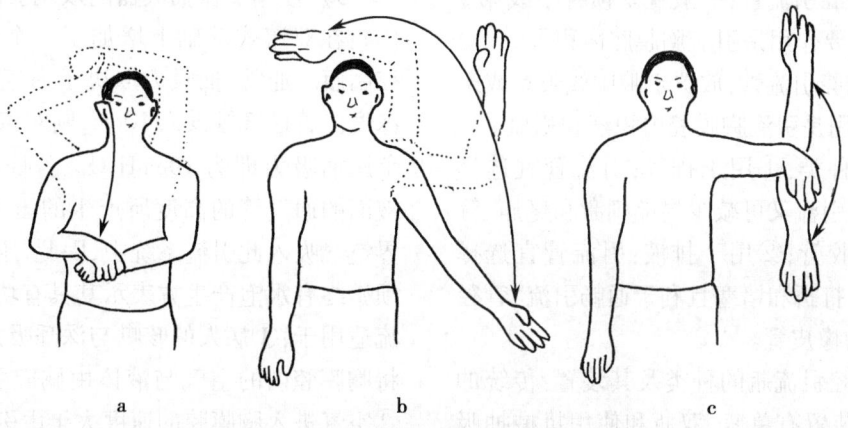

图9-3-7 胸腔手术后手臂与肩关节的运动

上,由旁往上划弧至头顶,然后恢复到原来姿势(图9-3-7b)。⑦手臂高举到肩膀的高度,手肘弯成90°,再旋转肩膀而将手臂向前、向后划弧,以使肩膀内、外旋转(图9-3-7c)。

8. 伤口的护理　定期检查伤口敷料是否干燥、有无渗血。若敷料渗湿,应通知医师及时更换。

9. 维持胸腔引流管的通畅　开胸手术后,由于胸膜腔内负压消失,使手术侧肺塌陷,因此必须置入胸腔引流管施行密闭式胸腔引流,以重建胸膜腔内负压。

（1）胸腔闭式引流的目的:①将胸膜腔的积气、积液和积血引流出体外。②重建胸膜腔内负压,使手术或损伤后的肺再扩张。③剖胸手术后引流。

（2）置管位置:术后一般放置两根引流管(图9-3-8)。

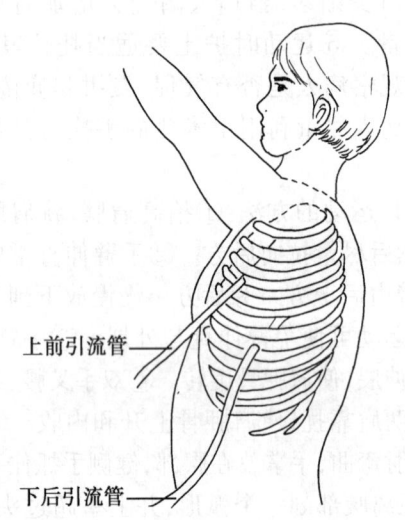

图9-3-8　上、下胸腔引流管放置的位置

1）上前胸腔引流管:一般置于锁骨中线第2或第3肋间,主要作用是引流胸膜腔内积气。

2）下后胸腔引流管:放置于腋中线第6或第7肋间,主要作用是引流胸膜腔内积液和积血。

（3）胸管种类:①用于排气:引流管宜选择质地较软,既能引流又可减少局部刺激和疼痛、管径为1cm的塑胶管;②用于排液:引流管宜选择质地较硬、不易打折和堵塞且利于通畅引流、管径为1.5~2cm的橡皮管。

（4）胸膜腔引流瓶的种类及其装置:传统的闭式胸腔引流装置有单瓶、双瓶和使用机械抽吸器的双瓶引流装置3种。目前临床广泛应用的是各种一次性使用的胸膜腔引流装置。

1）单瓶引流(图9-3-9):集液瓶的橡胶瓶塞上有两个孔,分别插入长、短玻璃管。瓶中盛约500ml无菌生理盐水,短管作为空气通路(由胸膜腔引流出的气体浮出水面后经短路排出),长管一端埋入水面下3~5cm,另一端与病人的胸腔引流管连接。单瓶水封闭式引流系统不会造成抽收力(suction),而是借助动力来引流。"水封"是指瓶内的水封绝了空气,空气不能穿透水面,因此只会将空气从胸膜腔内引出,而不会使空气由长管进入胸膜腔。当引流液逐渐增加时,埋在水下的管子愈来愈长,胸膜腔内的空气和液体的排出就要克服越来越大的阻力。

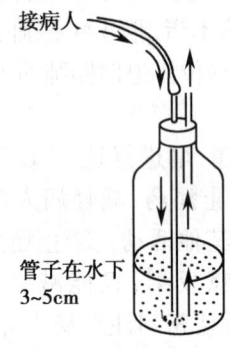

图9-3-9　单瓶引流

2）双瓶引流:一个空瓶子收集引流液,另一个瓶子是水封瓶(water seal bottle)。空引流瓶介于病人与水封瓶之间,瓶塞上有两条中空的短管,一根与病人的胸腔引流管相连,另一根通过短的橡皮管连接到水封瓶的长管上。双瓶式引流瓶较易观察胸腔引流液的量和性质,在引流液体时,水封下的密闭系统不会受到引流量的影响。

3）使用机械抽吸器的双瓶引流装置(图9-3-10):在双瓶式基础上增加了一个施加抽吸力的控制瓶。通常,抽吸力取决于通气管没入液面的深度。若通气管没入10cm,则对该病人所施加的负压抽吸力即为10cmH$_2$O。若抽吸力超过没入液面的通气管的高度所产生的压力时,就会将外界空气吸入此引流系统中,因此,压力控制瓶中必须始终有水泡产生方表示其具有功能。三瓶式引流适用于:①病人的咳嗽或深呼吸太弱,以致无法将胸膜腔内的空气与液体由胸腔引流管挤出时。②空气进入胸膜腔的速度大于由引流系统流出的速度时。

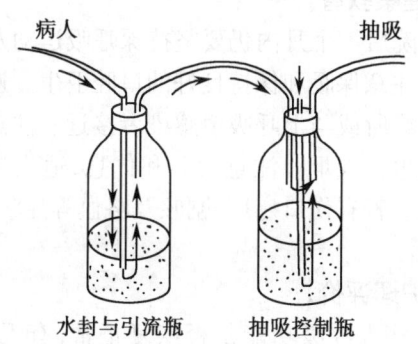

图9-3-10 使用机械抽吸器的双瓶引流装置

(5) 常见的影响胸腔引流的因素有以下几种。

1) 胸腔引流装置的位置:①引流瓶低于胸壁引流口平面60~100cm。②引流瓶要妥善安置,以防意外踢倒或牵扯。③更换引流瓶或搬动病人时,要用止血钳双向夹闭引流管,防止空气进入;松开止血钳时,先将引流瓶安置在低于胸壁引流口平面的位置。

2) 病人的体位:一般取半坐卧位,病人侧卧时,注意防止引流管脱出或受压。

3) 引流管的长度:以病人坐起、翻身不牵扯引流管为宜,一般为80cm左右,不宜垂下绕圈以免引流液积聚阻碍引流。

4) 引流管的通畅情况:①保持引流管通畅,防止引流管受压、扭曲或堵塞。②定时挤压引流管,引流液多时,每15~30分钟挤压引流管1次。挤压引流管的方法有两种:一是用一只手固定引流管(避免挤压时牵扯引流管),另一只手握紧引流管朝向引流瓶的方向滑动。二是用手握引流管,两手交替挤压,逐渐挤向引流瓶。③若引流管通畅,可以看到水封瓶长玻璃管中水柱随着呼吸上下波动,病人吸气时水柱上升,呼气时下降,且有气泡溢出。若波动停止,可能是引流管阻塞、受压或是肺已完全扩张。④咳嗽或呼气时有少量气泡溢出属正常情况,若出现持续性气泡冒出,即吸气和呼气时皆有气泡产生,表示有空气进入引流系统中。当引流管脱出或引流装置密封不严时,均可导致气体进入引流系统中。当出现大量气泡时,需立即通知医师。⑤一侧全肺切除术后的病人,由于两侧胸膜腔内压力不平衡,纵隔易向手术侧移位。因此,全肺切除术后的胸腔引流管一般呈钳闭状态,以保证术后患侧胸壁有一定的渗液,减轻或纠正纵隔移位。应随时观察病人的气管是否居中,有无呼吸或循环功能障碍。若气管明显向健侧移位,应立即听诊肺呼吸音,在排除肺不张后,可酌情放出适量的气体或引流液。每次放液量不宜超过100ml,速度宜慢,避免快速多量放液引起纵隔突然移位,导致心脏骤停。

(6) 胸腔引流期间的活动:病人生命体征平稳后,即可在床上或下床活动。下床活动时要防止引流管脱出。胸腔引流管留置期间,要鼓励病人咳嗽和深呼吸,以促进肺扩张,促使胸膜腔内液体与气体排出。

(7) 胸腔引流液的观察和记录:观察引流液的量、颜色和性状。当血性液量多(每小时100~200ml)、呈鲜红色、有血凝块,病人出现烦躁不安、血压下降、脉搏增快、尿少等血容量不足的表现时,应考虑有活动性出血,需立即通知医师并配合处理。若引流液突然减少,应考虑引流管是否堵塞或脱出胸腔。

(8) 胸腔引流管的拔除及注意事项:①拔管指征:一般置管48~72小时后,临床观察引流瓶中无气体溢出且引流液颜色变浅、24小时引流量<50ml、脓液<10ml,胸部X线摄片确定肺已完全扩张,病人无呼吸困难或气促,即可拔除胸腔引流管。②拔管:备齐用物,如无菌剪刀、凡士林纱布、无菌纱布及胶布条等。协助医师拔管,病人坐在床缘或躺向健侧,嘱病人深吸气后屏气,于吸气末迅速拔管,拔管后立即盖好凡士林纱布和厚敷料封闭胸部伤口,包扎固定。③观察:拔管后的最初4小时内,应注意伤口周围组织有无皮下气肿或呼吸窘迫现象。拔管后的第2日应复查胸部X线摄片,以观察肺扩张情况。

10. 预防胸腔手术并发症的发生 术后并发症包括:出血、呼吸衰竭、肺不张、肺炎、心律不齐、急性肺水肿、支气管胸膜瘘、脓胸、伤口感染等。要密切观察这些并发症的早期症状,及时发现并处理。

(1) 出血:密切观察病人的生命体征,定时检查伤口敷料及胸腔引流液的量、颜色及性状。发生活动性出血时,立即通知医师,在监测中心静脉压下加快输血、补液速度,遵医嘱予以止血药,同时保持胸腔引流的通畅,及时排除积血,必要时做好开胸探查止血的准备。

(2) 感染:密切观察病人体温、局部伤口及全身状况的变化;鼓励病人咳嗽、咳痰,保持呼吸道通畅;严格遵守无菌操作原则,保持胸腔引流通畅；保持病室环境清洁，空气流通；遵医嘱合理使用抗生素预防感染。

（3）肺不张：密切观察病人有无烦躁不安、不能平卧、体温升高、呼吸困难、发绀、心动过速等症状；监测动脉血气分析有无低氧、高碳酸血症。肺不张重在预防。应鼓励病人咳嗽、咳痰，必要时行鼻导管深部吸痰或支气管镜吸痰，病情严重时可行气管切开以确保呼吸道通畅。

（4）支气管胸膜瘘：观察病人有无发热、刺激性咳嗽、痰中带血或咯血痰、呼吸困难等症状，胸腔引流管是否持续引出大量气体。一旦发现，立即报告医师并协助处理。置病人患侧卧位，继续保持胸腔引流通畅，遵医嘱使用抗生素预防感染，必要时做好开胸修补的准备。

【健康教育】

出院后1个月内仍要坚持深呼吸运动及有效咳嗽。注意保暖和保持良好的口腔卫生。避免出入公共场所或与上呼吸道感染者接近。注意居住环境卫生。戒烟。注意营养和休息，适当进行身体锻炼。若有伤口疼痛、剧咳及咯血等症状，随时就诊。

【护理评价】

1. 病人呼吸功能是否恢复正常，有无气促、呼吸困难或发绀等；

2. 病人疼痛是否减轻或消失。

3. 病人是否发生并发症，或并发症是否得到及时发现和处理。

（李乐之）

第四章

心脏血管系统功能失调病人的护理

第一节 风湿性心脏病

风湿性心脏病是常见的心脏病之一,是指由风湿热活动,累及心脏瓣膜而造成的心脏病变。约占我国心脏外科疾病的30%。风湿性心脏病最常见于二尖瓣,其次为主动脉瓣,较少见于三尖瓣,肺动脉瓣则极为罕见。风湿性病变可单独累及一个瓣膜区,也可同时累及几个瓣膜区,以二尖瓣合并主动脉瓣病变比较多见。表现为二尖瓣、三尖瓣、主动脉瓣中有一个或几个瓣膜狭窄和(或)关闭不全。风湿性心脏炎反复发作后,瓣膜相互粘连、增厚、变硬,使瓣膜不能完全开放,以致瓣膜口径缩小,阻碍血流前进,形成瓣膜狭窄。若瓣膜增厚、缩短、畸形或同时有乳头肌、腱索的缩短,使瓣膜不能完全闭合,导致血液反流,则称为关闭不全。临床上瓣膜狭窄和关闭不全常同时存在,但多以一种为主。不论狭窄或关闭不全,均可造成血流动力学的改变。在一定时期内,通过代偿功能,心脏尚能维持其正常的功能状态,如果代偿功能失调,便出现心力衰竭的一系列临床表现。

【护理评估】

(一) 健康史

由于瓣膜病多在风湿病史8~10年以后才出现,需收集下列健康资料:

1. 既往有无反复感冒、咽喉炎、发热病史。
2. 有无多发性关节炎、关节痛、红斑狼疮、猩红热史。
3. 针对上述疾病的就医治疗情况。

(二) 身心状况

风湿性心脏病由于所累及的瓣膜不同,会导致不同的临床表现。

1. 二尖瓣狭窄 最常见,女性多于男性。心功能代偿期可无症状,为使血液通过狭窄的瓣膜开口,左心房变得肥大,以便能代偿。左心房内负荷过多的血液会导致肺动脉高压与肺充血,出现活动后气短、心悸,阵发性呼吸困难。严重时端坐呼吸、咯血等。晚期出现右心衰,可表现为两颧及口唇紫红的二尖瓣面容,心尖部触到舒张期震颤。

心房颤动是二尖瓣狭窄最常见的合并症,是由于压力增加造成心房壁结构改变所致。心房颤动加上心房内淤积的血液增加,致使血栓形成和动脉栓塞的机会增加。

2. 二尖瓣关闭不全 发病率次于二尖瓣狭窄,半数以上病例合并狭窄。风湿热是主要原因,但也可能是先天异常或继发于细菌性心内膜炎之后。瓣膜纤维化、钙化而变形,以致不能完全闭锁,使一些血液由左心室逆流回到左心房,左心房代偿性扩张和肥大。心功能代偿期可无症状。随着左心房、左心室的扩大,二尖瓣环也相应扩大,使二尖瓣关闭不全加重,左心室长时期负荷加重,终于产生左心衰,可出现心悸、活动后喘促、疲劳、乏力、咯血等左心功能不全症状,左心衰导致肺静脉淤血,肺循环压力升高最后导致右心衰竭,出现右心功能不全症状,如肝大、下肢水肿,体征明显。临床上一旦出现上述症状,病情可在短时间内恶化。

3. 主动脉瓣狭窄 占所有瓣膜心脏病的25%,80%病人是男性,风湿热累及主动脉瓣,导致瓣口狭窄,由左心室输送血液到主动脉受到阻碍,左心室负荷加重,左室肥大,心排出量降低。可出现头昏,甚者晕厥、左心室肥大时氧的需要量增加,冠状动脉灌流不足,可导致心绞痛、心律失常,甚至猝死。由于左心房不能正常排空,最后导致肺充血及右心衰竭。

4. 主动脉瓣关闭不全 风湿热是主要病因,

961

但也可能是先天异常。瓣膜纤维化、钙化或变形致使瓣膜在舒张期关闭不全，导致血液由主动脉逆流回左心室，左室代偿性肥大。轻度关闭不全的病例，心脏代偿较好可没有症状。早期症状为心悸、心前区不适、头部强烈搏动感。由于舒张压低，冠状动脉灌注减少和左心室的高度肥厚，氧耗量加大，可造成心肌供血不足导致心绞痛。随着病程进展，左心室功能失代偿，最后导致心排出量减少，左心衰及右心衰。

5. 三尖瓣狭窄 此病不常见，通常与二尖瓣狭窄或主动脉瓣狭窄同时发生。主要病因是风湿热。瓣膜小叶增生并且融合在一起，腱索也缩短与增厚，血液回流到心脏与肺脏受阻，结果导致静脉瘀血，上、下腔静脉瘀血与右心衰竭，出现体循环静脉高压的表现，如颈静脉怒张，肝脏肿大，腹水等。

6. 三尖瓣关闭不全 此病非常罕见，儿童比成人多，可能是先天性的，也可能与风湿热有关。炎症使瓣膜小叶变形，不能完全闭合，血液由右心室逆流到右心房，右心房代偿性肥大，使流入左心的血液减少，心排出量减少。右心房淤血，最后导致右心衰竭，出现体循环静脉高压的一系列临床表现。

(三) 诊断检查

1. 主观资料 ①疲倦，软弱无力，执行日常生活的能力（ADL）减退。②呼吸改变：气促、端坐呼吸、阵发性夜间呼吸困难。③心绞痛、心悸。④晕厥、头昏眼花。⑤四肢水肿。

2. 客观资料 ①风湿热病史。②呼吸的频率、节律、深浅度，皮肤颜色，指（趾）甲床颜色，出汗情况。③心脏听诊：心音强弱、节律、速率、心脏杂音、脉搏的性质。④四肢的温度，水肿的部位和程度。⑤体重有无改变。

3. 辅助检查

(1) 胸部 X 线片：可以看出心脏与各腔室的大小及形状、心肌、心包膜、瓣膜及大血管有无钙化。

(2) 心导管检查：提供心脏各腔室、瓣膜与血管的构造及功能。

(3) 心电图：可以判断有无心脏腔室肥大及心律异常。

(4) 心脏超声检查：检查主动脉瓣和二尖瓣有无异常，对诊断三尖瓣疾病也有帮助。

【护理诊断/问题】

1. 活动无耐力 与心排出量减少，导致组织缺氧；活动后心律异常，呼吸困难，心肌缺血等因素有关。

2. 心排出量减少 与心脏前、后负荷增加，心肌收缩乏力有关。

3. 体液过多-水肿 与心衰导致肾功能不全、低蛋白血症、肾灌注减少、排尿量减少、摄入过多的钠、过少的蛋白质有关。

4. 气体交换受损 与心衰引起肺淤血，肺水肿及肺部感染有关。

【护理目标】

1. 逐渐提高活动耐力。

2. 减轻心脏负担，维持足够的心排出量。

3. 减轻水肿，维持水电解质平衡。

4. 改善气体交换。

【护理措施】

(一) 内科治疗的护理

1. 减轻心脏负担

(1) 休息与活动：根据病人每天的日常活动情况，安排适当的活动，给予适当的协助，每日要有充足的睡眠，避免过度疲倦。

(2) 吸入氧气：有气促、呼吸困难时，给予氧气吸入，改善组织供氧。

(3) 采取半坐卧位：减少静脉回心血量，减轻心脏负荷。

(4) 保持精神愉快，避免情绪激动。

(5) 预防便秘：多吃蔬菜、水果和高纤维素食物，以防因用力排便，导致血压升高，加重心脏负担。

2. 减轻水肿，维持水电解质平衡

(1) 限制钠盐及脂肪饮食，多食动物性蛋白质，以少量多餐为原则。

(2) 给予利尿药时，要监测电解质情况，预防低钾、低钠、低氯血症。

3. 改善气体交换

(1) 给予氧气吸入。

(2) 改善心功能，减轻心脏负担和肺瘀血。

(二) 瓣膜手术的护理

瓣膜手术的基本方式有两种：瓣膜修补和瓣膜置换术。瓣膜修补适用于瓣叶无钙化、活动度好、心功能损害轻的病人。当瓣膜有钙化、纤维化或闭锁不全时，则应施行瓣膜置换术，此手术必须利用人工心肺机，在体外循环下手术。

1. 体外循环（ECC 或 CPB） 利用人工心肺机使血液不通过心脏和肺脏。开胸后通过右心房插入上、下腔静脉导管,利用真空泵将腔静脉的血汲入人工心肺机内,经氧合器氧合静脉血排除二氧化碳,然后将含氧血压缩到冷热交换器将血液冷却。冷却之后的血液再经过过滤器,排除气泡和栓子后,动脉血经由主动脉插管入主动脉流至机体各组织。当手术即将完成时,则调整冷热交换器,使血液重新加温,然后再流回体内(图9-4-1)。体外循环常与低温术一并使用。

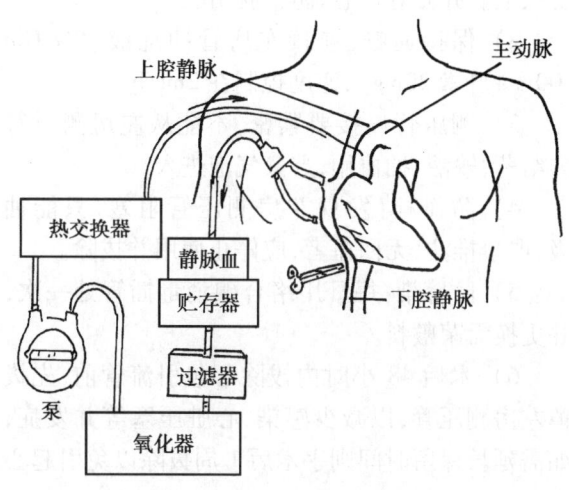

图 9-4-1 体外循环示意图

2. 低温术　低温可降低组织代谢,降低组织耗氧,在 31℃ 时氧气的消耗减至正常的 75%,25℃ 时减至正常的 50%,21℃ 时减至正常的 25%。在正常体温下,身体组织能耐受循环停止 2~3 分钟。体温降至 28℃ 时,身体组织能耐受循环停止 15~20 分钟,这段时间能完成一般的心脏手术,因此低温是使开心手术变成可能的一种特殊技术。

3. 手术前准备　护理目标是充分准备病人,使其在身心状况最佳的情况下接受手术。

(1) 完善术前检查:包括心电图、胸部 X 线片、超声波检查、心导管检查。血液常规检查、血型、出凝血时间、肝功能、肾功能、电解质、尿液常规等。

(2) 改善机体缺氧状态,术前 3 天予以氧气吸入,每日 3 次,每次 1 小时,严重缺氧者可持续低流量吸氧。

(3) 术前健康宣教:①深呼吸及有效咳嗽:指导病人深吸气后缓缓呼气,可将气道内的分泌物由下往上推,促进气道内分泌物排除,促使术后肺扩张,预防肺不张。②锻炼腹式呼吸:术后由于卧床和伤口疼痛,胸式呼吸减弱,若能运用腹式呼吸,可提高呼吸效率。③气管内插管留置期间的沟通方法:气管内插管使病人无法用语言表达需要和不适,术前应教导病人一些手势,以便与医护人员沟通,也可以通过笔谈方式沟通。④翻身和肢体活动:可以预防肺不张和压疮,促进胸腔引流和血液循环,由于术后身上插有引流管及监测用导线,因此术前应向病人交代翻身及活动的注意事项和重要性。⑤床上使用便盆。

(4) 术前心理准备:①介绍手术的基本方法及过程,手术的重要性。②介绍手术室及监护室的一般情况。③说明手术后的情况:如伤口的位置,身上有可能插有气管内插管、鼻胃管、尿管、胸腔引流管、输液管、CVP 导管及动脉测压管,心电监护仪、呼吸机、输液泵等有可能会发生的报警声,手术后在监护病房中护士会常常测量呼吸、血压、CVP 值、尿量,甚至需要负压吸痰,可能会使睡眠受干扰。

(5) 调整病人的全身状况:有上呼吸道感染时,用抗生素控制感染。有心律失常时,用药物控制。纠正低钾。矫正心衰:给予利尿药、洋地黄类药物及低盐饮食。

4. 手术后的监测和管理　心脏血管手术后监测管道与线路(图9-4-2)。

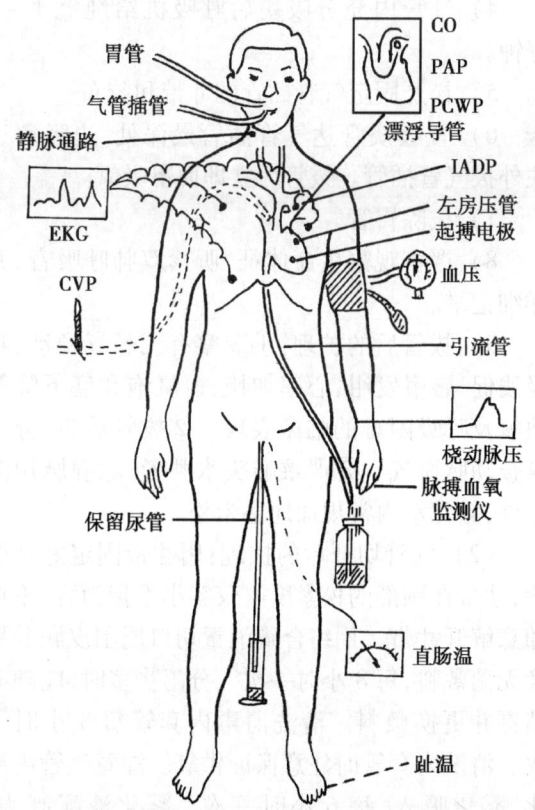

图 9-4-2 体外循环术后监测管道与线路

(1) 气管插管的护理：保持气管插管位置固定，用胶布和寸带双固定，避免移位或脱出。定时测量气管插管前端到门齿的深度，并做好标志。随时了解气管插管的位置。病人回 ICU 即刻及每日晨通过床旁 X 片检查了解气管插管的深度（正常应在第 3 胸椎下缘）。经常听诊双肺呼吸音，若一侧呼吸音消失（常为左侧），可能是气管插管滑入一侧支气管。若气管插管有移位可从插管前端到门齿的深度测出。保持气管插管的通畅，及时清除气管内分泌物，一般每 2 小时吸痰一次，双肺有痰鸣音时应随时吸痰。寸带固定气管插管不宜过紧，以防管腔变形。质地较软的插管，要用硬牙垫固定，防止扭曲、打折，防止病人咬闭插管，插管病人需进行约束，防止自行拔出插管。如病人生命体征平稳，血流动力学指标稳定，自主呼吸有力，呼吸道分泌物不多可逐渐降低呼吸机辅助频率进行呼吸锻炼，如病人可耐受，氧饱和度 >95% 可遵医嘱拔除气管插管。拔管程序：

1）向病人做好解释工作，减少病人的恐惧心理，取得配合。

2）备好吸氧面罩，雾化装置。

3）抽吸胃管，吸出胃内液体和气体，吸出口鼻腔内痰液，防止拔管时呕吐、误吸。

4）气管内充分吸痰后呼吸机给纯氧 1~2 分钟。

5）松开固定气管插管的寸带和胶布。

6）置吸痰管达气管插管最深处，边吸痰边往外拔气管插管。拔管后立即面罩吸氧。

7）拔除胃管。

8）严密观察生命体征，听诊双肺呼吸音，并详细记录。

9）拔管后的护理：①观察有无鼻翼扇动，呼吸浅促，唇甲发绀，心率加快，血氧饱和度下降等缺氧及呼吸困难的临床表现。②拔管后 30 分钟复查动脉血气。③严重喉头水肿者，除静脉用激素外，雾化水内常规加地塞米松。

(2) 气管切开后的护理：用寸带固定好外套管，寸带在颈部的松紧度以仅容小手指为宜，不可随意解开寸带。用络合碘消毒切口周围皮肤并更换无菌敷料，每 8 小时一次。分泌物多时，应随时消毒并更换敷料。清洗消毒内套管每 8 小时一次。清洗内套管时注意保证供氧。注意气管内湿化，雾化吸入，每 6 小时一次。雾化液配制为：20ml 无菌盐水+庆大霉素 8 万 U+地塞米松 5mg。

定时吸痰，一般每 2~4 小时一次，气管内分泌物多时，应随时吸出。每 2 小时给病人翻身、拍背、体疗一次，以利于呼吸道分泌物的排出，预防坠积性肺炎。翻动时注意防止气管套管脱出。每天活动肢体，进行肌肉按摩和各大关节功能锻炼两次。

(3) 左房测压管的护理：左房压（LAP）是反映二尖瓣功能及左室充盈压的灵敏指标。

1）左房测压管要用胶布牢固地固定在胸前皮肤上。并做好标志，防止脱出。

2）保持通畅，连接左房管冲洗液（5% Glu 500ml+肝素 20mg），速度控制在 2ml/h。

3）测压管连接要紧密，不能从左房测压管内给药、输液、抽血用，严禁气泡进入。

4）防血栓：发现左房测压管阻塞，只能抽吸，严禁推注，无回血者，应停止使用并拔除。

5）防感染：每日用络合碘消毒插管处一次，并更换无菌敷料。

6）术后 48 小时内拔除心包引流管前，先拔掉左房测压管，以减少感染、心脏压塞等并发症，如需延长保留时间则手术后 1 周拔除以免引起心内出血。

7）拔管后极少数病人可能发生大出血及心脏压塞，除做好开胸止血的准备外，还应严密监测血压、中心静脉压、心律、颈静脉充盈度等，以便及早诊断和处理。

(4) 中心静脉测压管的护理：中心静脉压（CVP）是反映右房压力、观察血流动力学的主要指标。（图 9-4-3）

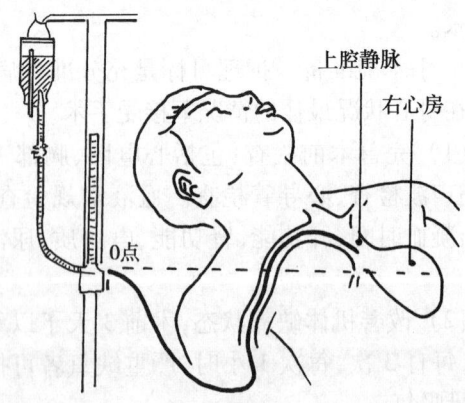

图 9-4-3 调节压力计的零点在右心房的高度

1）测压管经锁骨下静脉穿刺，尖端置于上腔静脉入右房处。管道通畅测定结果方能准确，通畅的标志是回血好、液面随呼吸有明显波动。

2）每次测压前均应调定零点：零点应对准

腋中线及腋前线之间与第四肋间交叉点。

3）每次测压前应先将玻璃管内水柱调至高于静脉压值水平，然后连通静脉，水柱逐渐下降至稳定时为中心静脉压值。

4）间隙正压辅助呼吸的病人，吸气压>25cmH$_2$O 时胸膜腔内压增高，影响静脉压值，测压时应脱开呼吸机。咳嗽、吸痰、呕吐、躁动、抽搐或用力均可影响 CVP 值，应待病人安静 10～15 分钟后再予测量。

5）利用测压通路输血时，在测压前用生理盐水将血液冲净再进行测压。测压后应将管壁附着血液冲净，保持通畅，必要时可用肝素液冲洗。

6）测压通路应尽量避免点滴升压药或其他急救药，以免测压时药物输入不均衡而引起病情波动。中心静脉压的动态变化比绝对值更有意义。一般每 30～60 分钟测定一次。

7）对于某些左心功能不全的病人，左房压已超出正常范围，中心静脉仍可正常或低于正常。而某些右心功能不全的病人。中心静脉压虽已超出正常范围而仍存在容量不足。ICU 护士应分析及摸索出与具体病人相适宜的静脉压值。

8）严格无菌操作，防止感染、血栓、气栓形成。

9）中心静脉压与血压及尿量的关系（表 9-4-1）。

表 9-4-1　中心静脉压与血压及尿量的关系

CVP↓血压↓尿量↓	血容量不足或血管扩张
CVP↑血压↓尿量↓	心肌收缩不良或循环血量相对过多或输入过量
CVP↓血压↑尿量↓	回心血量不足，周围血管收缩
CVP↑血压↑尿量↓	右心功能不全或肺循环阻力增加，血管收缩或肾功能不全
CVP 正常血压↓尿量↓	左心功能不全，血管收缩，心搏出量减少
CVP↑血压↑尿量↑	单纯血容量增加，组织间液回流量大

10）从中心静脉通路大量输血而血压不升时，应拍床旁 X 线片，了解血液是否输入胸腔。

（5）动脉测压管的护理：动脉内（桡动脉、股动脉）插管测压，是监测血压的最好方法，可以反映动脉压的动态变化，特别是低心排出量时，血压测不到，动脉测压表可以直接反映平均动脉压值，同时动脉测压管还是采取动脉血标本的理想途径。

1）动脉测压管与测压表或通过换能器与监测仪连接后，要调试好零点，连接紧密，防止脱开而发生大出血。

2）每小时用 2‰的肝素液 1～2ml 冲洗管通，以保持其通畅。冲洗时速度不能过快，防止局部缺血和疼痛。

3）压力曲线高低不均时，提示每搏输出量不等，此时血压高低不均，当曲线幅度低平时，可能管道部分阻塞，应及时抽出血块疏通。

4）测压、取血及调试零点操作过程中，均应严防气栓。

5）减少失血：取血标本时，用两个注射器，先将管道内的液体全部吸出后，再取两个 5ml 血，第二个 5ml 血做标本用，第一个 5ml 血再注入动脉内。

6）定时观察肢体的血运情况，如发生局部肿胀，皮肤颜色及肢体温度异常时，应及时拔除测压管。

7）拔针时注意根据不同进针方法决定局部压迫时间，如系穿刺针，局部压迫止血至少 5 分钟；如为动脉切开进针，局部至少压迫 10 分钟，然后用纱布球、宽胶布加压固定，防止出血。

（6）心包、纵隔外流管的护理：心包、纵隔或胸腔引流的目的是为了引流出潴留在心包或胸腔内的液体或气体，防止胸腔积液或心脏压塞影响呼吸、循环功能。通过对引流液的观察和分析，了解渗出液的性质和数量，以便及时补充，保持出入量平衡。根据引流液的性质、引流速度及引流液量判断有无继续出血或渗血现象。

1）每小时测量引流量，渗出液多（术后第 1 小时超过 150ml），应监测 ACT 值（激活全血凝固时间试验），参照 ACT 值，遵医嘱静脉给予鱼精蛋白。若引流液每小时 200ml 以上［或 3～5ml/(kg·h)以上］，连续 3 小时，而 ACT 值正常，则及时通知医生，做好再次开胸止血的准备。

2）每 15～30 分钟挤压引流管 1 次，尤其是在用鱼精蛋白后，更应注意挤压引流管，防止血块堵塞。

3）定时拍床旁 X 线片,了解存留在胸腔或纵隔内的渗出液量,以便准确判断并进行恰当的处理。

（7）胃管的护理:术后接受辅助呼吸的病人,常规保留胃管,持续开放重力引流。注意胃管有无脱出,盘折于鼻咽腔或胃部等情况,如有应及时调整位置。准确记录胃液量及颜色,胃液量多时应遵医嘱适当补充液体及氯化钠、氯化钾,以免引起代谢性碱中毒;血性胃液量多时,应分析原因,给予止血、输血等处理。胃胀气者,在鼻饲前应将气体吸出,再注入营养要素、菜汁、果汁、混合奶等食品。气管插管拔出后,即拔出胃管,拔胃管时边负压抽吸边往外拔。

5. 术后监护　持续监测病人的血压、心率、脉搏、呼吸,每 15～30 分钟一次;病情稳定后改为每小时一次,如果收缩压低于 90mmHg,应通知医生。

（1）持续监测中心静脉压(CVP)或肺动脉压(PAP)及左房压(LAP),若有改变应通知医生。

（2）评估病人意识状态,如术后 1 小时仍未清醒,应通知医生。

（3）测量瞳孔的大小、对光反应及对称性,若有异常应通知医生。

（4）持续监测心电图变化,若有异常波形,应通知医生。

（5）每小时测体温一次,如体温超过 38.5℃,应采取降温措施。

（6）使用呼吸机辅助呼吸者,若病情稳定,血气分析结果正常,应停用呼吸机,拔出气管内插管,改用高流量面罩给氧。

（7）每小时挤压心包、胸腔引流管一次,以排除血块,保持通畅,防止引流管折屈,每小时记录引流液的量和颜色。

（8）测量每小时尿量,如连续 2 小时尿量少于 0.5ml/(kg·h),应通知医生并查找少尿原因。注意观察尿液颜色,测量尿比重。

（9）病情稳定者,应抬高床头,以促进胸腔引流和肺扩张;拔除气管插管后,协助病人做深呼吸、有效咳嗽及关节运动。

（10）每日安排病人照胸部 X 线片。

（11）按医嘱输液、输血、给药及采集各种化验标本。

（12）维持循环功能的稳定:通过持续的血流动力学监测,观察心脏前、后负荷,心肌收缩力、心率、心律及舒张功能,保持有效的、能满足全身代谢需要的心排出量,保证全身重要器官的灌注。

血压:监测收缩压、舒张压及平均动脉压值。
维持血压在术前基准血压的±20mmHg 之间,维持平均动脉压在 70～90mmHg 之间。

脉搏:监测桡动脉搏动的节律、频率,脉搏增快提示有:血容量不足、心功能不全、发热或组织缺氧,脉率太慢则提示有传导阻滞、心肌乏力或严重缺氧。

中心静脉压:开心手术后 CVP 值一般维持在 8～15cmH$_2$O 左右,因为心脏手术后需要较高的充盈压来加强心肌收缩力,维持足够的心排出量,CVP 异常升高提示循环血量过多或心肌收缩不良。CVP 值降低常提示循环血量不足。

心电图:是循环功能监测的重要指标,通过对心电图的观察,可以了解心房和心室去极化和复极化过程中传导的波形、心率、心律及心肌应激性,观察有无传导阻滞、心房颤动、异位节律等术后常见心律失常。

尿量:是判断循环功能简便而有意义的指标。

体温:直肠温度和指(趾)温度之差是估计循环功能及心排出量的参考指标。肛温与指温相差 4℃以上是末梢循环衰竭的指征之一,也是低心排出量的指征之一。肛温<36℃应用热水袋复温,当体温>37.5℃应用冰袋降温,以免低温体外循环术后体温反跳而出现高热。

左房压(LAP):是反映左室充盈压及左室前负荷的客观指标,根据 Starling 定律,心排出量与左室充盈压及左室收缩能力相关,监测左房压有利于调节血容量达到适宜的心排出量。是左心功能不全或可能发生左心功能不全病人的重要监测项目。

（13）促进呼吸功能恢复,满足机体代谢对氧的需要。

观察呼吸状况:病人通常都使用呼吸机,应调整合适的呼吸频率,以保证足够的换气和氧容量。防止人机对抗,防止分泌物阻塞气道,防止支气管痉挛,拔除气管插管后应注意观察有无呼吸窘迫现象,如发现换气不足,应重新插管上呼吸机。预防分泌物存积,防止气体交换受损。应协助病人翻身、咳嗽、做深呼吸运动和进行胸背部叩打(图 9-4-4),及时清除呼吸道分泌物,血压稳定后应抬高床头 20°～30°。保持胸腔引流管通畅:保持引流管通畅,以利于肺复张,每日拍床旁X线片,当照片显示肺已完全扩张后则可拔除胸腔引流管。

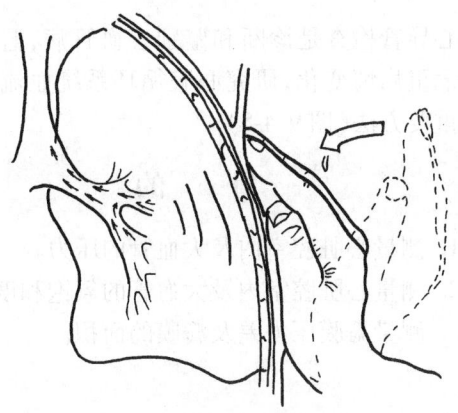

图9-4-4　胸背部叩打法

(14) 维持水电解质与营养的平衡:禁食期间,由静脉补充水分、电解质及胶体溶液,以维持足够的循环血量,胶体包括全血、浓缩红细胞、血浆及白蛋白等。心脏手术后病人常常要补钾,在防止低血钾的同时,要警惕高血钾的发生。拔除气管插管后2小时,若病人无恶心、呕吐情形,且意识完全清醒,可适当喝水,并逐渐改为流质、软食、普食。详细记录出入水量和血量,有条件者应每日测体重,以判断是否有液体潴留或脱水现象。

(15) 增进舒适与休息:术后48~72小时内,可适当给予止痛药,以减轻严重的疼痛,但注意防止抑制呼吸和咳嗽反射。病人行深呼吸和咳嗽运动时,用手捂住胸部伤口,以减轻疼痛。尽量采取集中治疗和护理方式,保持环境安静,以免妨碍休息与睡眠。做好口腔护理,保持床单位干洁,采取舒适的卧位。

(16) 促进手术后心理适应:引起意识混乱、幻觉和精神行为的原因有:隔离在ICU中,产生知觉剥削(sensory deprivation);缺乏休息和睡眠超过个人的忍受程度;恐惧和焦虑;ICU内灯光通明,没有昼夜之分;ICU内工作人员专注于监测仪上,致使病人有人格解体(depersonalization)现象。手术后抑郁的原因:手术后非常疲倦和衰竭;必须面对将来恢复健康后要负担的责任。预防心智混乱、恐惧、焦虑的方法有:

呼叫病人姓名,并介绍自己姓名。

放一份日历和时钟在床旁,让病人能够知道日期和时间。

主动关心病人,当你操作各种监测仪器时,不要忽视病人,应主动说明操作目的。

心脏监测仪应放在病人视野以外的地方,以减少病人因目睹自己的心跳活动而紧张。

鼓励病人谈论他们心中的感受、担心及害怕的事项。并给予适当的解释。

让家属对病人的知觉改变和行为改变有心理准备。

(17) 促进早期离床活动:手术后保持平卧,血压稳定后,改半坐卧位。如果病情稳定,每2~4小时翻身,并作背部体疗一次,同时做四肢关节的屈伸运动。离床时间表(表9-4-2):

表9-4-2　离床时间表

手术后第1天,病人坐在床缘摇摆下肢数分钟。
手术后第2天,病人下床坐在椅子上数分钟。
手术后第5天,病人开始在病房内和走廊上走动。
手术后完全恢复一般需要8~10周。
出院后要逐渐增加活动量,直到病人以中等速度爬楼梯不觉过度疲倦为止。
术后休息2~3个月后可恢复工作。

(18) 预防术后并发症:①手术后出血:大多由于体外循环时间长,以及术中使用肝素所致。手术结束时,可用鱼精蛋白中和肝素的作用。②心律不齐:手术后常见的心律不齐有心脏传导阻塞、室性期前收缩、房性期前收缩等,应监测心电图变化及电解质(尤其是钾)情况,按医嘱给予抗心律失常药。③心脏压塞:指心包腔内积聚的液体和血液压迫到心脏,影响了心脏的舒缩功能。要注意保持心包引流管通畅,同时评估是否有:烦躁、低血压、出汗、中心静脉压↑、尿量↓等征象。④体外循环综合征(post-perfusion syndrome):常在体外循环后3~7星期发生,可持续1~3个月,临床表现为:发热、倦怠、脾大、白细胞减少,有的病人会出现皮疹、肝大、溶血和黄疸。以阿司匹林和泼尼松治疗即可。⑤伤口感染:多由于葡萄球菌侵入伤口引起。⑥血栓栓塞:人工瓣膜置换病人,术后要服用抗凝剂,更换机械人工瓣膜者,终身抗凝,维持凝血酶原时间为术前的1.5~2倍,以预防血栓形成。

6. 出院宣教　每天散步,每周逐渐增加距离。病人出现疲倦、呼吸困难、疼痛等症状表示运动过度。按医嘱服药,定期复查凝血酶原时间,病人随身携带识别卡,注明服用抗凝剂的有关资料,避免受伤。摄取均衡饮食,戒烟戒酒。病人出现发热、呼吸困难、胸痛等症状应立即就诊。接受牙科治疗或各种侵袭性检查或治疗时,应事先告诉医生目前正在服用抗凝剂,并说明曾患有风湿性心脏病,要给予抗生素预防细菌性心内膜炎。

【护理评价】

1. 病人是否能通过服药,摄取适当饮食,适当的活动和充足的休息来减轻心脏负担。
2. 是否优于术前病人的身心状况。
3. 瓣膜手术后病人能否维持生命体征稳定,是否能预防手术后并发症。
4. 出院后是否能恢复正常的生活方式,是否能按医嘱正确服药,是否能按时来院复诊。

第二节 心导管检查

心导管检查是诊断和鉴别心血管病,监测术后及危重病情变化,研究心脏循环系统血流动力学的重要方法(图9-4-5)。

一、目 的

1. 测量心脏腔室内及大血管的压力。
2. 测量心脏腔室内及大血管的氧饱和度。
3. 测量瓣膜压力差及瓣膜的面积。

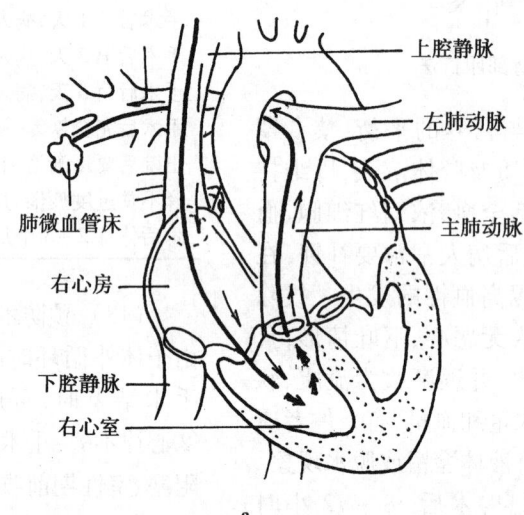

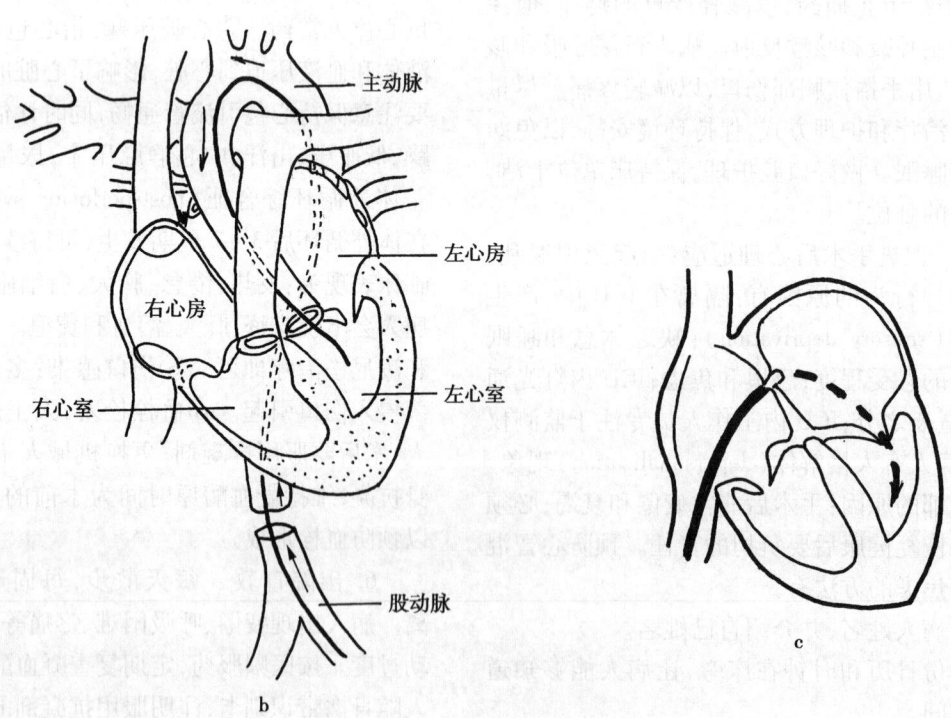

图9-4-5 心导管插入的路径
a. 右心导管;b. 逆行性左心导管;c. 心房中隔左心导管

4. 测量心排出量及分流血量。

5. 通过心导管注入造影剂,做血管造影术,可以确定病变位置及血流状态。

6. 心脏内心电图的检查。

7. 心内心音图检查。

二、适 应 证

1. 先天性心脏病病人,尤其是畸形复杂的先心病病人。

2. 确诊或可疑为心肌缺血、心脏瓣膜疾病者。

3. 需确诊冠状动脉病变的部位及程度者。

4. 需通过心导管检查确定是否需接受心脏手术者。

5. 用于心脏手术后,做心脏功能及解剖的评估。

6. 心脏移植术后发生排斥反应者。

三、禁 忌 证

1. 肝癌、白血病及其他出血倾向者。

2. 感染者,如急性或亚急性心内膜炎、风湿活动期、心肌炎、急慢性化脓性病灶。

3. 近期发生心肌梗死者。

4. 重度心力衰竭,频发心律失常者。

5. 对造影剂过敏者。

四、心导管的分类

1. **普通心导管** 普通心导管是最常用的心导管。距尖端 3~4cm 处弯成 45°~60°角,以利于进入心腔及大血管,开孔在管的尖端。这种导管常于右心插管时应用,部分左心逆行插管也使用这类导管。

2. **双腔心导管** 与普通心导管的构造基本相同,只是导管分为双腔通道,一腔开口于管的尖端,另一腔开口于管的旁侧距尖端孔约 10cm 处,用于同时测定邻近两心腔的压力及其他一些生理指标。

3. **微型心导管** 常用硅胶制成细小的导管,光可透过,从静脉送进血管后,可随血流漂至心腔及大血管,借助压力的监测,得知导管尖端的位置以进行血流动力学的研究。

4. **选择性心血管造影的心导管** ①心室造影导管;②选择性冠状动脉造影的导管。分为左冠状动脉导管及右冠状动脉导管。

五、心导管插入的路径

(一) 右心导管

上肢贵要静脉或下肢股静脉(大隐静脉)插管→上腔静脉或下腔静脉→右心房 $\xrightarrow{三尖瓣}$ 右心室 $\xrightarrow{肺动脉瓣}$ 肺动脉→肺毛细血管(图 9-4-5a)。

(二) 左心导管

1. **逆行性左心导管术** 肱(桡)动脉或股动脉插管→导管逆血流到主动脉 $\xrightarrow{主动脉瓣}$ 主动脉弓→升主动脉→左心室 $\xrightarrow{二尖瓣}$ 左心房(图 9-4-5b)。

2. **选择性冠脉造影导管术** 将特制的冠状动脉造影导管经动脉逆行插管达主动脉根部,并分别放置于左、右冠状动脉开口处,做左右冠状动脉造影。

3. **心房中隔左心导管术** 将一藏有针的导管经隐静脉或股静脉插入,经下腔静脉进入右心房,然后把针伸出,从心房中隔穿刺而进入左心房(图 9-4-5c)。

六、检查前准备

1. 向病人解释检查的目的及过程,以减轻病人的紧张和焦虑。

2. 填写手术同意书。

3. 检查前抽血查全血细胞计数、电解质、尿素氮、肌酐、凝血功能、心肌酶并做胸部 X 线摄片和心电图检查。

4. 做碘剂过敏试验。

5. **皮肤准备** 血管穿刺置管处备皮。

6. 术前 6~8 小时禁食,检查当日停用 β-受体阻滞药、洋地黄等药。

7. 检查前给予镇静剂如地西泮、苯巴比妥等,同时给予预防性抗生素。

8. 建立一条输液通路,一则可补充液体,再则可在检查过程中作为紧急静脉注射途径。

七、检查后护理

1. 检查后需卧床休息 24 小时,检查侧肢体关节不可任意屈曲,24 小时后如无出血才可屈曲肢体。

2. 静脉置管沙袋压迫伤口 4 小时,动脉置管压迫 6 小时,观察伤口是否有渗血、肿胀或血肿形成。如使用机械压迫装置或血管闭合器者可缩短沙袋压迫时间和制动时间。

3. 术毕回病房后测量血压、脉搏、呼吸每30分钟一次,持续3小时;以后改为每小时1次,持续2小时;然后改为2小时1次,测量24小时至稳定为止。

4. 如无恶心、呕吐,检查后2小时即可进食。

5. 嘱病人多喝水,促进造影剂排出。

6. 观察、比较两侧肢端的颜色、温度、感觉、微血管充盈情况以及肢体远端动脉搏动情况,一旦出现异常,应立即通知医生。若肢端动脉搏动消失,表示伤口有栓塞可能。

7. 按医嘱给予抗生素,保持静脉切开部位清洁无菌,5~7天拆除伤口缝线。

八、术后常见合并症

1. 心律不齐 导管插入心脏后可能会引起心室纤维颤动,室性期前收缩也常见。

2. 空气栓塞 由于未排尽导管内空气,注入心脏后引起空气栓塞,若气栓量大,可能会导致病人死亡。

3. 出血 左心导管术较易发生出血,检查后24小时内应避免弯曲检查侧肢体,伤口以沙袋加压,预防出血。

4. 发热 检查时注入的造影剂,可能会使病人有发热反应,此时忌用阿司匹林降温,以免引起出血倾向。

5. 脉搏消失 由于动脉痉挛或水肿,可导致脉搏减弱;有时因插管处血管有血栓形成,导致脉搏消失。

6. 心脏压塞、心壁穿孔。

7. 感染 可能是穿刺置管部位感染或全身感染,因此检查后需连续使用3天抗生素。

第三节 静脉曲张

静脉曲张(varicose veins)是因静脉壁薄弱、静脉瓣缺陷或浅静脉内压力升高所致,与遗传因素有关。常发生于食管、直肠(痔疮)及下肢,以下肢多见。本节主要讨论下肢静脉曲张。下肢静脉曲张指单纯涉及隐静脉和浅静脉伸长、迂曲呈曲张的状态。当隐、股静脉连接处的大隐静脉瓣膜受到破坏而关闭不全后,可影响远侧和交通静脉的瓣膜,甚至通过属支而影响小隐静脉,使下肢浅静脉系统处于伸长、蜿蜒而曲张状况(图9-4-

6)。有报道称在18~64岁的人群中约有1/3的发病率,目前外科手术是其主要的治疗手段。

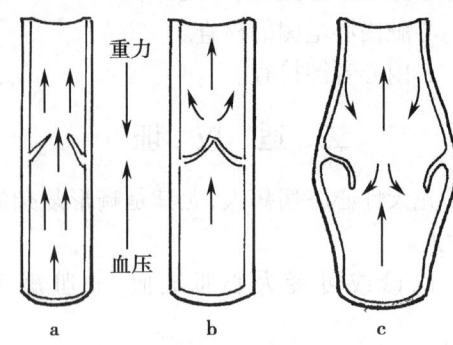

图9-4-6 正常瓣膜与不正常瓣膜的血流方向

【护理评估】

(一)健康史

发生静脉曲张的原因有:

1. 静脉损伤或感染造成血栓性静脉炎。

2. 先天性静脉瓣膜缺损或功能不全。

3. 长期站立,重体力劳动。

4. 腹内压及静脉压显著增加 如妊娠、慢性咳嗽、腹水、习惯性便秘、肿瘤压迫静脉等。

5. 肥胖及年老者血管弹性降低。

6. 慢性疾病,如心脏病、肝硬化(门脉高压)等妨碍血液回流。

(二)身心状况

1. 站立过久时感到下肢痉挛性疼痛及下肢沉重感。

2. 血管外观变粗、扭曲,颜色变深。

3. 皮肤痒,甚至有淤积性皮肤炎。

4. 容易疲倦,月经期间疼痛加剧。

5. 其他合并症,如下肢水肿、出血、皮肤溃疡、感染等。

(三)诊断检查

常做以下检查,以进一步了解浅静脉瓣膜功能、下肢深静脉回流和交通静脉瓣膜功能。

1. 大隐静脉瓣膜功能试验(trendelenburg test) 病人平卧,抬高下肢使静脉空虚,在大腿根部(大隐静脉上端)扎上止血带压迫大隐静脉,然后让病人站立,突然释放止血带,如出现自上而下的静脉逆向充盈,则提示瓣膜功能不全。如在未放开止血带前,就见止血带下方的静脉在30秒内迅速充盈,则表明有交通静脉瓣膜关闭不全(图9-4-7)。应用同样原理在腘窝部扎上止血带,可以检查小隐静脉瓣膜功能。

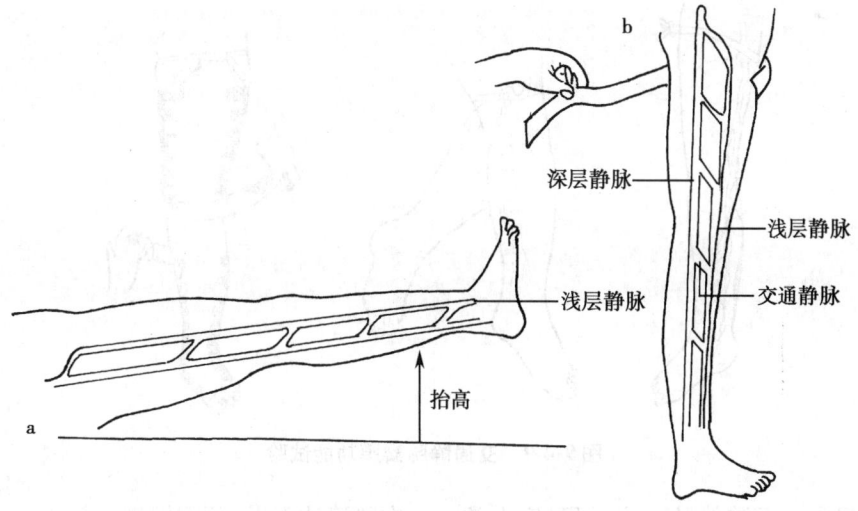

图 9-4-7 大隐静脉瓣膜功能测试

2. 深静脉通畅试验(perthes test) 病人站立,大腿上扎止血带,以阻断大腿浅静脉主干,嘱病人连续用力踢腿或下蹲运动 10 余次,由于下肢肌肉收缩,浅静脉血向深静脉回流,使曲张的浅静脉排空。如果运动后浅静脉曲张更明显,张力更高,甚至出现胀痛,则表示深静脉不通畅(图9-4-8)。

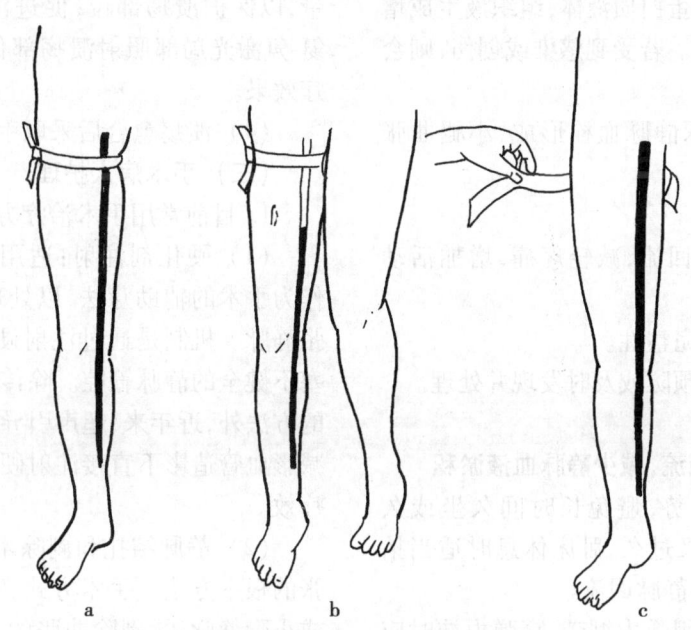

图 9-4-8 深静脉通畅试验

3. 交通静脉瓣膜功能试验(pratt test) 病人仰卧,抬高受检下肢,在大腿根部扎止血带,先从足趾向上至腘窝缚缠第一根弹力绷带,再自止血带处向下扎上第二根弹力绷带,让病人站立,一边向下解开第一根弹力绷带,一边向下继续缚缠第二根弹力绷带,如果在两根绷带之间的间隙内出现曲张静脉,即提示该处有功能不全的交通静脉(图9-4-9)。

4. 静脉造影术 静脉造影术(phlebogram)是将造影剂注入静脉,通过静脉显影来观察血液循环及瓣膜功能。

5. 血管超声检查 超声多普勒血流仪能观察静脉反流的部位和程度,超声多普勒显像仪可以观察瓣膜关闭活动及有无逆向血流。

6. 其他新型检查技术 数字X线下肢静脉造影术(DR)、螺旋CT。

【护理诊断/问题】

1. 皮肤完整性受损 与静脉血液回流受阻,毛细血管壁压力增高,皮肤微循环障碍,致皮肤缺血缺氧,色素沉着,纤维化甚至溃疡有关。

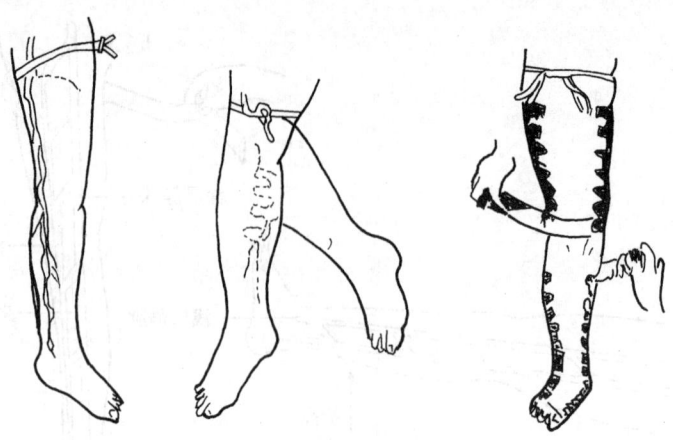

图 9-4-9 交通静脉瓣膜功能试验

2. 活动无耐力 下肢静脉血液淤积,病人常有沉重感,容易疲乏,无法长久站立工作。

3. 疼痛 与静脉瘀血,组织缺氧,释放组胺及乳酸堆积有关。

4. 体液过多 静脉回流障碍导致静脉压增加,毛细血管渗漏富含蛋白质液体,组织液生成增多,导致局部组织水肿。若受到感染或创伤,则会使皮肤完整性受损。

5. 潜在并发症:深静脉血栓形成、小腿曲张静脉破裂出血

【护理目标】

1. 促进静脉血液回流,减轻疼痛,增加活动耐力。

2. 维持皮肤组织完整性。

3. 并发症能得到预防或及时发现并处理。

【护理措施】

(一) 促进静脉回流,减少静脉血液淤积

1. 维持良好的姿势,避免长时间久坐或久立。坐着时双膝勿交叉过久,卧床休息时适当抬高患肢30°~40°,以利静脉回流。

2. 穿弹力袜或使用弹力绷带,穿弹力袜时应抬高患肢,注意弹力袜的厚度、压力及长短应符合病人的腿部情况。弹力绷带应自下而上包扎,不影响关节活动度,保持合适的松紧度,以能扪及足背动脉搏动和保持足部皮肤正常温度为宜。术后弹力绷带一般2周可以拆除。

3. 肥胖者应减肥。

4. 预防治疗便秘,避免腹内压上升,不要穿过紧的内裤。

(二) 协助处理静脉曲张溃疡,维持组织完整性

1. 保护皮肤,避免局部组织长期受压,保持皮肤清洁干燥,预防损伤。

2. 若溃疡已经发生,则施行下列处理

(1) 抬高患肢,减轻水肿。

(2) 遵医嘱应用抗生素治疗。

(3) 协助医生在溃疡肢体绑上明胶糊剂绷带,以保护溃疡部位,促进溃疡愈合。此外应用氦-氖激光局部照射溃疡部位也可取得较好的治疗效果。

(4) 溃疡愈合后采取手术治疗。

(三) 手术病人护理

1. 目前常用手术治疗方式

(1) 硬化剂注射:适用于单纯型病变,亦可作为手术的辅助疗法,以处理手术剥脱未尽的曲张静脉。机制是通过注射硬化剂产生血栓,以闭塞不健全的静脉管腔。除传统的直接注射硬化剂的方法外,近年来,超声引导下导管内注射及数字减影血管造影下直接注射硬化剂均取得了很好的疗效。

(2) 静脉结扎和剥除术:是处理下肢静脉曲张的根本方法。手术方式:①高位结扎大隐静脉或小隐静脉;②剥除曲张的大、小隐静脉;③结扎功能不全的交通静脉。对剥除不尽而残留的曲张静脉,辅以硬化剂注射。目前大隐静脉结扎联合腔内激光治疗是血管外科应用的新手术方式,此手术具有操作简便易行,创伤轻,安全性好,痛苦小,并发症少,对下肢美容效果较好,远期复发率低等优点。

(3) 大隐静脉曲张透光直视旋切术(TriVex):TriVex治疗曲张静脉团有其独特的优势,尤其适合面积广泛严重曲张静脉团、皮肤色素沉着和(或)皮肤溃疡、硬化剂注射后复发的静脉曲张。但有学者认为其治疗创伤较大,术后并发症较多。

(4) 新型微创手术:①钛激光治疗:治疗原理是利用激光发出的高热能使病变的静脉内壁灼伤,内膜粘连,最后闭塞病变的静脉干,消除静脉内血流反流。②射频治疗:原理同激光治疗。

2. 手术前护理 ①手术前1~2天嘱病人尽量下床活动,避免长久卧床,形成血栓。②向病人解释手术程序及麻醉方式,以消除其对手术的恐惧。③皮肤准备:整个腿部至下腹部,包括剃阴毛。④完善术前相关检查。

3. 手术后护理 ①疼痛护理:因弹力绷带加压包扎过紧而导致的下肢缺血性疼痛时,及时通知医生处理,若术后伤口疼痛剧烈,应适当给予止痛药。②抬高床尾或用枕头支托患肢,以促进血液循环。③病情观察:术后要密切观察切口敷料有无血性渗出,检查足背动脉搏动情况,观察足趾皮肤的温度、颜色、感觉和运动情况,如有异常及时通知医生给予处理。④鼓励病人术后24小时内下床活动。⑤术后康复指导:A. 运动锻炼指导:术后1周指导病人进行踝关节背伸、跖屈及伸屈足趾,特别是直腿抬高动作,要求病人平卧或坐位,膝关节完全伸直,使患肢徐徐抬起至30°左右稍停片刻,再徐徐放下,反复练习5~10次,以锻炼股四头肌、腓肠肌功能。B. 生活方式指导:嘱病人戒烟,并讲解戒烟的重要性;养成良好进食习惯,防止便秘,须坐式排便。为改善血液黏稠度,进食低盐、低脂清淡饮食。C. 根据病人足和下肢的直径选择合适的弹力袜,嘱病人每日清晨起床后穿袜,晚上睡觉时脱袜,坚持3~4个月。

第四节 休 克

休克(shock)是机体有效循环血量减少、组织灌注不足,细胞代谢紊乱和功能受损的病理过程,是一个由多种病因引起的综合征。任何能阻止细胞接受足够血液供应的因素,都可能干扰细胞的代谢,导致休克的发生。身体组织要维持足够的血液灌注,必须依赖下列三个因素共同作用,即充足的血容量、有效的心排出量和良好的周围血管张力。

【护理评估】

(一)病因与分类

根据导致休克的始动因素不同可以将休克分为低血容量性休克、心源性休克、心外阻塞性休克和分布性休克四种。

1. 低血容量性休克 是一种循环血量减少性休克,包括全血、血浆或细胞外液发生急速丧失,导致循环血量不足所引起。健康成人血液丧失量若超过1000~1500ml时,就会出现症状。通常失血量为全身血量的15%~20%时称为轻度休克,在40%以上称为严重休克,在45%以上时常会致死。

原因:

(1) 失血过多:外伤、手术、胃肠道出血,凝血功能障碍性疾病。

(2) 体液丧失:过度的利尿,如糖尿病性酮症酸中毒、尿崩症、使用大量利尿药;幽门梗阻或肠梗阻引起的严重呕吐;过度的腹泻;大面积烧伤时血管内血浆迅速转移到组织间隙,或由烧伤部位的表面丧失,导致血容量减少。

(3) 体液流入身体的其他腔室,如肠梗阻时有5~10L体液积在肠内。腹膜炎时,在24小时内会有4~6L的液体积在腹腔内。

2. 心源性休克 是心泵功能障碍,引起心排出量急剧减少,有效循环血量降低和微循环灌注不足导致的休克。

原因:

(1) 心肌梗死(最常见的原因)。

(2) 严重的心律失常。

(3) 严重的瓣膜性心脏病。

3. 心外阻塞性休克 是心外阻塞性疾病引起的心脏后负荷增加。

原因:

(1) 缩窄性心包炎,心脏压塞等。

(2) 肺动脉高压。

4. 分布性休克 由于血管扩张,血管床的容量增大,大量血液淤积在外周微血管中而使回心血量减少,心排出量减少,最后导致组织缺氧,细胞破坏。分布性休克包括下列几种类型。

(1) 神经源性休克:交感神经系统具有维持血管张力的作用,当交感神经受损干扰血管运动中枢时,血管张力降低,致使全身微血管扩张,机体正常的血液量无法充满增加的微血管容积,最终导致心排出量也因而减少。发病原因包括:①脊髓损伤;②深度的脊髓麻醉,全身麻醉;③脑损伤;④巴比妥类药物过量。

(2) 过敏性休克:过敏性休克起因于特异性的抗原、抗体反应,使身体的肥大细胞与嗜碱性粒细胞分泌组胺直接作用于微血管,使微血管大大地扩张,同时使血管内液体转移到组织间隙。发病原因包括:①输血反应;②毒蛇、毒蚁、毒蜂等咬伤;③食物过敏:牛奶、虾、芒果等;④药物过敏:常见的有青霉素过敏性休克;⑤血清制剂过敏:如破伤风抗毒素、白喉抗毒素。

(3) 感染性休克:由各种感染引起,包括各种细菌、病毒、真菌,最常引起感染性休克的是革兰氏阴性菌。当细菌进入血液后,被免疫系统破坏,释放内毒素进入血液循环中,与体内的补体、抗体或其他成分结合后,可刺激交感神经引起血管痉挛并损伤血管内皮细胞。同时,内毒素可促使组胺、激肽、前列腺素及溶酶体酶等炎症介质释放,引起全身性炎症反应,导致微循环障碍、代谢紊乱及器官功能不全等。诱发感染性休克的情况有:①使用免疫抑制剂及激素;②免疫系统的慢性疾病;③泌尿道或胃肠道手术;④婴幼儿或老年者。

(二) 临床表现

根据休克的病程演变,临床上通常将休克分为三期。

第一期:代偿期

当休克早期心排出量不足时,机体代偿性地交感-肾上腺轴兴奋,心肌收缩力增强,血管收缩,血流重新分布,皮肤与肾脏的血流会减少,脑和心肌的血流仍维持正常。此期病人表现为精神紧张、兴奋或烦躁不安;面色苍白,四肢湿冷;呼吸、脉搏增快,血压变化不大,但脉压缩小,尿量正常或减少。若处理及时休克可很快纠正。

第二期:进行期

此期机体的代偿已无法抗拒减少的心排出量,病人的循环血量及组织灌流均减少到了威胁生命的程度。此期病人表现为表情淡漠、反应迟钝;皮肤黏膜发绀或花斑,四肢冰冷;脉搏细速,呼吸浅快;血压进行性下降;尿量减少。

第三期:不可逆期

由于长时间广泛的微血管收缩,组织灌注不足,代谢紊乱,广泛的细胞损伤到不可恢复的状态。在休克的晚期,心肌抑制、动脉张力丧失、微循环瘀滞。此期病人表现为意识模糊或昏迷;全身皮肤、黏膜明显发绀,甚至出现瘀点、瘀斑,四肢厥冷;脉搏微弱,血压测不出,呼吸微弱或不规则,体温不升;无尿;并发DIC者可出现鼻腔、牙龈、内脏出血等。

休克的临床表现根据休克的原因而有些不同,但大多数的临床表征见表9-4-3。

表9-4-3 休克的临床体征

	初 期	晚 期
呼吸系统	过度换气:$PaCO_2$下降,PaO_2正常	呼吸表浅,$PaCO_2$升高,PaO_2下降
循环系统	血压正常或稍降低,舒张压升高,脉压下降,心排出量正常,心率增快,脉搏细弱,低容量性休克或心因性休克者血管轻度收缩	血压下降,心排出量减少,心率极快,周围血管收缩严重
泌尿系统	尿量正常或稍减少	尿量减少或完全无尿,血中代谢产物堆积
酸碱平衡	呼吸性酸中毒	代谢性酸中毒,呼吸性酸中毒
血管	体液由组织间隙移到血管中,口渴	体液由血管移到组织间隙和细胞内,组织水肿
皮肤	低血容量性或心因性休克者,皮肤正常和微冷;神经性、血管性、败血症休克者,皮肤温暖而潮红	皮肤湿冷,皮肤颜色不均
神经-精神系统	烦躁不安,神志模糊	瞌睡,木僵,昏迷不醒
消化系统	无明显改变	肠蠕动减弱

(三) 诊断检查

1. 血流动力学监测

(1) 脉搏:休克早期脉搏增快,当休克继续发展时,脉搏细速,甚至摸不清,也可能出现不规则脉。脉搏细速常出现在血压下降之前。有时血压虽然低,但脉搏清楚,手足温暖,往往表示休克趋于好转。休克指数[脉率/收缩压(mmHg)]可以帮助判断有无休克及程度。指数为0.5,一般表示无休克;超过1.0~1.5表示存在休克;在2.0以上,表示休克严重。

(2) 血压：休克初期由于代偿性血管收缩，血压可能正常或轻微升高。应定期测量血压并进行比较。血压逐渐下降，收缩压低于90mmHg，脉压低于20mmHg，是休克存在的证据。血压回升，脉压增大，表示休克有好转。当休克晚期时听诊法不易测得血压，可改用触诊法量收缩压，或用动脉内插管直接测压。

动脉内直接测压 由桡动脉、肱动脉或股动脉插入一条导管，连接换能器直接测量动脉血压（图9-4-10）。

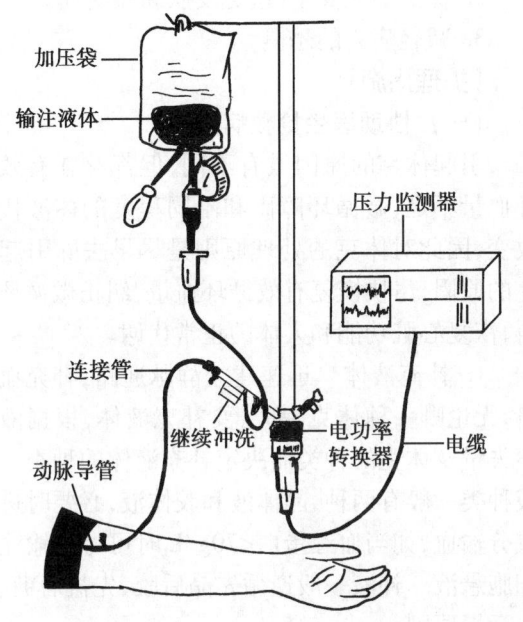

图9-4-10 动脉内直接测压的连接

(3) 中心静脉压（CVP）：CVP代表右心房或者胸腔段静脉内的压力，受血容量、静脉血管张力、右心室排血能力、胸腔或心包内压力、静脉回心血量诸因素的影响。CVP的正常值为0.49～0.98kPa（5～10cmH$_2$O），其变化一般比动脉压的变化为早。测量CVP有助于评估病人是否有血容量异常或右心功能异常。

(4) 肺动脉压（PAP）与肺微血管楔压（PCWP）：CVP不能直接反映肺静脉、左心房和左心室的压力。因此，在CVP升高前，左心压力可能已有升高，但不能从测得的CVP值反映。用Swan-Gans肺动脉漂浮导管，从周围静脉插入，经上、下腔静脉→右心房→右心室→肺动脉来测定肺动脉压与肺微血管楔压，可了解左心房、肺静脉和左室舒张末期的压力，以反映肺循环阻力情况。PAP的正常值为1.3～2.9kPa（10～22cmH$_2$O）；PCWP的正常值为0.8～2.0kPa（10～22cmH$_2$O），与左心房内压接近。

(5) 心排出量（CO）和心脏指数（CI）：CO是心率和每搏排出量的乘积，CI是单位体表面积上的心排出量。通过肺动脉导管可测出心排出量和算出心脏指数。利用温度稀释原理，把5ml或10ml冰生理盐水（0～5℃）注射到右心房，与血液混合后到达肺动脉时，微变温度计可以感觉到温度的改变，测算出心排出量和心脏指数。成人CO的正常值为4～6L/min，CI的正常值为2.5～3.5L/(min·m^2)。还可以按下列公式算出总外周血管阻力[正常值为100～130(kPa·S)/L]。

$$总外周血管阻力 = \frac{平均动脉压-右心房压力（中心静脉压）}{心排出量} \times 80$$

2. 呼吸监测

(1) 观察呼吸的频率和节律，口唇和甲床的颜色，可以了解肺部的状况。

(2) 听诊呼吸音：休克时肺组织灌注不足，可导致成人呼吸窘迫症候群（简称ARDS），此时肺部可听到干、湿啰音。

(3) 动脉血气分析（ABGs）：ARDS时，由于肺间质水肿，通气/血流比值失衡，PaO$_2$下降、PaCO$_2$升高。而在休克早期，由于常有过度通气，PaCO$_2$一般都较低或在正常范围内。动脉血气分析可以用来评估休克病人的酸碱平衡状态。

3. 水电解质监测

(1) 尿量：是反映肾血流灌注的指标，应观察每小时尿量。尿量每小时少于25ml[或小于0.5ml/(kg·h)]，比重增加，表示肾血管收缩或血容量不足；血压正常，但尿量仍少，比重低，则可能已发生急性肾衰竭。尿量稳定在30ml/h以上，则表示休克已纠正。

(2) 记录24小时出入量：准确记录24小时内的入液量和出液量，有条件者可测量体重，因体重变化常比记录输入量和输出量更能准确估计液体的平衡。

(3) 电解质：休克初期肾血流量减少，激活肾素-血管紧张素-醛固酮系统，使醛固酮分泌增加，使血钠增高，血钾降低。当休克继续进入细胞受损伤阶段时，释放出K$^+$，使血钾浓度升高；尿量减少时，K$^+$的排出减少，也会使血钾浓度升高。高钾、低钾均可导致严重的心律失常，甚至猝死。

4. 神经系统监测 意识评估和瞳孔变化的

观察。意识状态能反映脑组织灌流情况。病人神志清楚，反应良好，表示循环血量已足。神志淡漠，烦躁不安、混乱，表示可能有循环血量不足。到了休克末期，脑组织灌注不足，脑细胞缺血缺氧严重，导致脑水肿甚至脑疝，病人可出现意识障碍、昏迷甚至死亡。瞳孔的大小和反应异常是颅脑损伤的重要体征，瞳孔扩大是脑外伤后病情加重脑病形成的重要指征。

5. 血液监测

（1）血常规：红细胞计数、血红蛋白值降低可提示失血，反之则提示失液；血细胞比容降低提示血浆丢失；白细胞计数和中性粒细胞比例升高常提示感染。

（2）凝血功能：包括血小板、凝血因子、凝血酶原时间等。当血小板计数低于 $8\times10^9/L$，纤维蛋白原少于 1.5g/L，或呈进行性下降；凝血酶原时间延长，一般较正常延长3秒以上；鱼精蛋白副凝试验阳性，考虑弥散性血管内凝血（DIC）的发生。

6. 其他

（1）腹部评估：休克时由于肠道血流量减少，会导致肠蠕动减弱或麻痹性肠梗阻，听诊肠鸣音减弱或消失。此外，胃引流物或大便潜血试验可了解有无消化道出血。

（2）皮肤外观：由于组织灌注不足，皮肤苍白、湿冷。轻压指甲或口唇时颜色变苍白，在松压后恢复红润缓慢。若四肢转温、皮肤干燥，轻压指甲或口唇时，局部暂时缺血呈苍白，松压后迅速转红润，表明休克好转。

【护理诊断/问题】

1. 组织灌注量改变　与休克时组织的循环血量减少，导致组织细胞灌注量不足，组织缺氧，无氧代谢增加，酸性产物堆积有关。

2. 体液不足　与大量失血、失液有关。

3. 气体交换受损　与肺组织灌注不足导致ARDS，特别是外伤性或感染性休克时更易发生，与肺微血管通透性增加，液体流入肺泡内引起非心因性肺水肿、肺顺应性减退、组织缺氧等因素有关。

4. 意识障碍　与代偿能力衰竭、脑部血流灌注不足、代谢产物堆积影响脑细胞功能等因素有关。

5. 出血　与休克晚期微循环淤血，血液流动缓慢造成组织缺氧；无氧代谢增强乳酸增加，使血液处于高凝状态；弥散性血管内凝血（DIC）等因素有关。

6. 体温改变　与血流量减少、血管收缩、周围循环血流量不足造成末梢体温不升、末梢循环衰竭因素有关。

7. 皮肤完整性受损　与血流瘀滞、局部组织长期受压、局部皮肤黏膜缺血等因素有关。

8. 恐惧　与意外打击、全身不适有关。

【护理目标】

1. 改善组织器官灌注，维持各器官功能。
2. 保护病人安全，避免皮肤黏膜受损。
3. 减轻病人的恐惧。

【护理措施】

（一）协助医生抢救病人

引起休克的原因虽有不同，但都存在有效循环血量不足、微循环障碍和不同程度的体液代谢改变，因此对休克的处理原则是尽早去除引起休克的原因，尽快恢复有效循环血量，纠正微循环障碍，恢复心脏功能和人体的正常代谢。

1. 补充液体　迅速建立静脉通路，补充血容量，无论哪一种休克，都需要补充液体，根据液体丧失量及休克的种类而决定补充液体的种类。输液种类一般有两种，晶体液和胶体液，必要时进行成分输血，如当血红蛋白<70g/L时可考虑输注红细胞悬液。补液一般遵循先晶后胶、先盐后糖、先快后慢原则。

（1）晶体溶液：如5%葡萄糖液、生理盐水、乳酸林格液、5%葡萄糖盐水等，能尽快恢复循环血量，有助于恢复和维持尿量，纠正电解质紊乱。

（2）胶体溶液：如血浆、白蛋白等，可用于治疗血浆过度丧失的休克，如烧伤、急性胰腺炎、腹膜炎，在补充液体的同时恢复血管内胶体渗透压，有助于维持血管内液体容积。

输液期间应监测血压、尿量、中心静脉压、肺动脉楔压（PAWP）。当血压回升后，应及时减慢输液速度；若尿量超过 0.5ml/(kg·h)，则表示肾脏灌注充足；当 CVP 低于 $10cmH_2O$ 时，应继续输血或输液，当 CVP 超过 $15cmH_2O$ 时，应缓慢或停止输液，当 PAWP 超过 $12cmH_2O$ 时也应停止输液或减慢输液。

2. 药物治疗

（1）心血管活性药物：在充分容量复苏的前提下需应用血管活性药物，以维持脏器灌注压。理想的血管活性药物能迅速提高血压，改善心脏和脑血流灌注,又能改善肾和肠道等内脏器官血流灌注。常用的血管活性药物有三类:血管收缩药、血管扩张药和强心药。血管收缩药,如多巴胺、去甲肾上腺素和间羟胺等;血管扩张药,分α受体阻滞药,如酚妥拉明、酚苄明等;抗胆碱能药物,如阿托品、东莨菪碱、山莨菪碱等;强心药,包括兴奋α和β肾上腺能受体及有强心功能的药物,如多巴胺、多巴酚丁胺和去乙酰毛花苷等。休克早期,小动脉等一般都处于收缩状态,组织器官的血液灌注减少,组织缺氧,使用血管收缩药,虽可暂时使血压升高,但更会使组织缺氧加重,带来不良后果。在现代抗休克疗法中,已极少应用血管收缩药。血管扩张药的应用具有一定价值,它能解除小动脉和小静脉的痉挛,关闭动脉短路,疏通微循环,增加组织灌流量和回心血量,故一般用于治疗一些有脸色苍白、皮肤湿冷及瘀斑、青紫等周围循环不良表现的病人,或输液量已足够,中心静脉压高于正常,但血压脉搏仍无改善者。在使用血管扩张药的过程中,血管容积相对增加,可引起不同程度的血压下降,故在应用前须先补足血容量,以免血压骤降,造成死亡。为兼顾各重要脏器的灌注水平,常将血管收缩药与血管扩张药联合应用。

(2) 肾上腺皮质激素:其作用是:①阻断α-受体,使血管扩张,降低外周血管阻力,改善微循环;②保护细胞内溶酶体,防止溶酶体破裂;③增加心肌收缩力,增加心排出量;④增进线粒体功能和防止白细胞集聚;⑤促进糖原异生,使乳酸转化为葡萄糖,有利于酸中毒的减轻。因此具有改善全身血流,减少血流阻力,维持适当的血压及抗过敏作用。

(3) 肝素:对发生弥散性血管内凝血的病人给予肝素,可以减少凝血因子的消耗。使用过程中要经常评估有无出血的征象。

(4) 抗生素:一般给予广谱抗生素,若怀疑为菌血症性休克,应马上做细菌培养加药敏试验,同时也要作尿液、痰液、伤口引流液的培养。

(5) 其他药物:如营养支持和免疫调节药物。

3. 使用循环辅助器

(1) 主动脉内球囊反搏(intra-aortic balloon pump,IABP)(图9-4-11):通过动脉系统植入一根带气囊的导管至降主动脉内左锁骨下动脉开口远端,利用血流力学原理,当心脏收缩时,气囊泄气,以减少循环阻力,增加心排出量,降低心肌耗氧量。当心脏舒张时,气囊充气,以提高舒张压,使冠脉灌注压升高,而改善心肌供氧,对心源性休克疗效极佳。

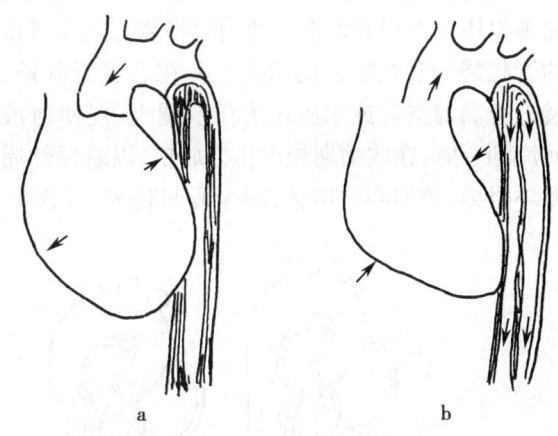

图 9-4-11 主动脉内球囊反搏
a. 心脏舒张期;b. 心脏收缩期

1) 休克病人使用 IABP 治疗的作用:①降低心脏的后负荷。②减少心肌氧耗。③提高舒张压,增加冠脉灌流。④改善心排出量,增加重要器官的血液灌流。⑤改善心肌的氧合作用,使心肌缺血的伤害得到恢复,并使心肌梗死的面积减到最低。

2) 并发症:①气囊破裂引起空气栓塞,少见。原因:插入气囊导管时,尖锐物擦划气囊。动脉粥样硬化斑块刺破气囊。表现为反搏波形消失。安全囊预充气消失。安全囊内有血液吸入。预防:应用前检查气囊无破裂;气囊不要接触尖锐、粗糙物品;选择较大的股动脉插入;用 CO_2 充气,因 CO_2 较易溶于血中。处理:更换气囊。②插入肢体的远端血供不足,多见。原因:血栓脱落,下肢动脉栓塞;气囊导管太粗阻塞动脉;气囊导管周围血栓形成。表现为缺血肢体疼痛,颜色苍白、变凉,动脉搏动消失。预防:选择较大且搏动较好的股动脉插管;适当应用肝素预防血栓;选择合适的气囊导管,以防导管太粗,阻塞动脉血流。注意肢端温度、颜色变化及肢端动脉搏动情况。处理:发现后应立即处理,否则有造成肢体缺血坏死的危险。③感染,较多见。原因:紧急情况下操作,消毒不彻底;机体抵抗力低;暴露时间太长。预防:注意无菌操作,全身及切口局部用抗生素。④主动脉受损,包括主动脉壁破裂,血管内膜的撕裂伤或血肿。预防:气囊导管放在降主动脉内;选择适当大小的气囊,使膨胀的气囊不会阻塞主动脉;限制病人活动,因屈腿会使主动脉内的气囊往上移动,可能会造成主动脉弓的破裂。处理:动脉撕裂时可修复,若破裂穿孔多致死亡。

（2）体外对抗搏动器(external counterpulsation device):使用原理与 IABP 相同,它是在病人的双腿施以压力而得到效果。使用时将装有空气或水的管状袋子套在病人的双腿上。在心脏舒张期,袋内充满的空气或水施压力于双腿上,促使血液回流到心脏;在收缩期袋内压力放松,以减轻外周循环阻力,增加心排出量,减少心肌耗氧。(图9-4-12)

（3）抗休克裤(military antishock trouser, MAST)(图9-4-13):抗休克裤常用于失血性休克的紧急处理,使用时放在病人臀部与腿部之间,从下肋骨缘包到足踝,会阴处不包扎。运用施加在病人腹部与腿部的压力,可压迫血液回流到心脏,此种蓄积血液的自动转移量为750ml,对大量失血性休克、大量失液性休克的治疗很有价值。心源性休克病人不可使用抗休克裤。

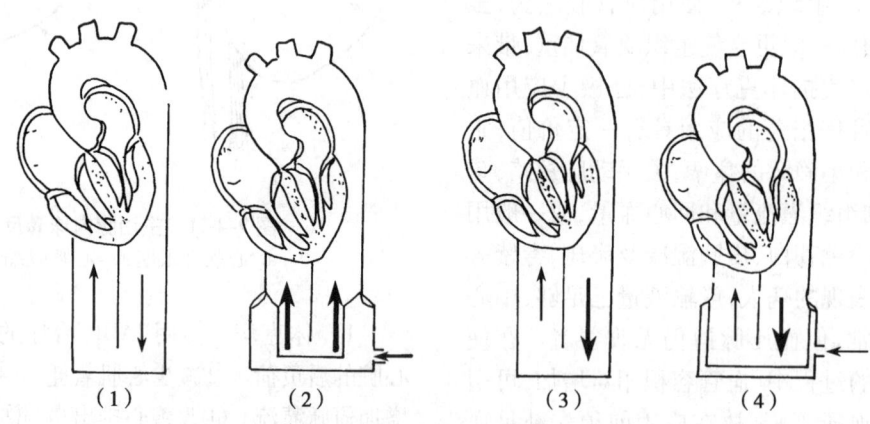

图 9-4-12　体外对抗搏动器

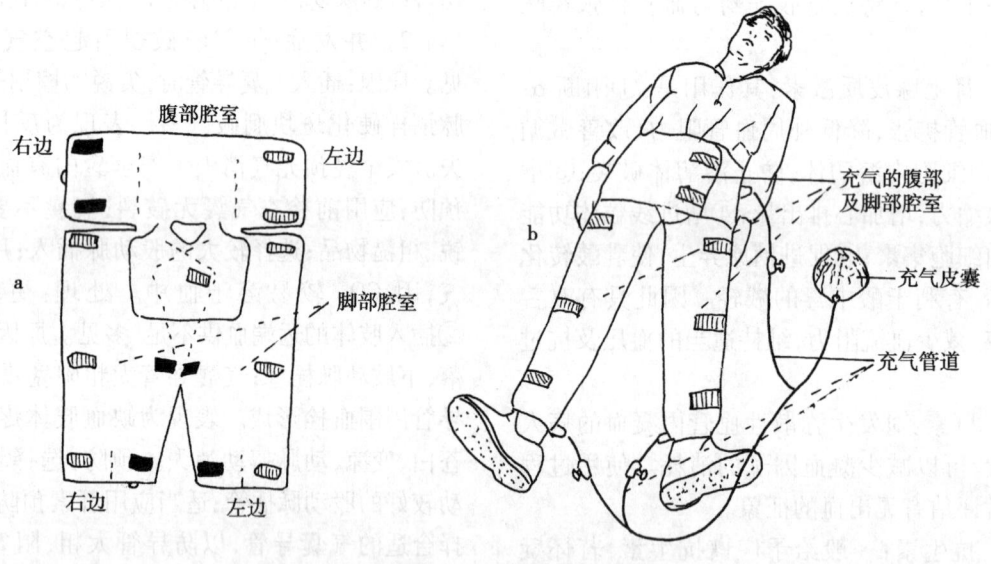

图 9-4-13　抗休克裤
a. 抗休克裤及其充气仪器；b. 抗休克裤的应用

使用抗休克裤几分钟后,应逐渐放气,一次放气5mmHg,在放气时要密切监测病人的血压,如果放气太快,会加重休克。长期使用抗休克裤子,要防止肢体血液循环不足。

4. 纠正酸碱平衡失调　根据病人动脉血气分析结果判断酸碱失衡情况。在休克时由于组织严重缺氧或继发感染,可产生大量酸性代谢产物,在补液时应加入适当的碳酸氢钠,以纠正酸中毒。

（二）继续病情评估

第一步评估是注意 ABC-呼吸道、呼吸和循环。一旦病人呼吸道通畅,气体交换适当,且有脉搏,则应进行从头到脚的全身评估。目标是确认主要问题与显著异常。

1. 非侵入性评估　意识状态、瞳孔大小及对光反应、皮肤黏膜的颜色和温度、颈静脉充盈度、脉搏的强弱和速率、呼吸的频率和节律、体温的变化、每小时尿量。

2. 侵入性评估 中心静脉压、动脉内血压、肺动脉压与肺毛细血管楔压、心排出量、动脉血气分析。

（三）呼吸功能的维持

1. 任何原因的休克,都需要给予氧气吸入,吸氧浓度为30%~40%,以减轻组织缺氧。

2. 维持呼吸道通畅,必要时可施行口对口人工呼吸,或运用呼吸机辅助呼吸,以改善肺通气和换气。适当增加肺换气次数可矫正轻度的代谢性酸中毒,通过 CO_2 的排出,使血液的pH值恢复正常。

出现成人呼吸窘迫综合征(ARDS)时,必须给予呼气末正压(positive end expiratory pressure, PEEP),以提高动脉氧分压,一般PEEP的量为 $5\sim15cmH_2O$。使用PEEP时,血压和心排出量会下降,因此应监测动脉血压的变化。

3. 鼓励病人深呼吸及有效咳嗽,给予肺部体疗,如叩击背部等,如果病人软弱无力不能有效咳痰,则应及时用吸痰器吸出呼吸道分泌物。

（四）体位（图9-4-14）

1. 一般采取下肢抬高30°~45°,膝盖伸直,躯干平躺,头部抬高15°~20°的体位,使胸部低于骨盆。这种体位可以促使下肢静脉回流增加,而不会影响脑部的血流,同时可以减轻呼吸负担。

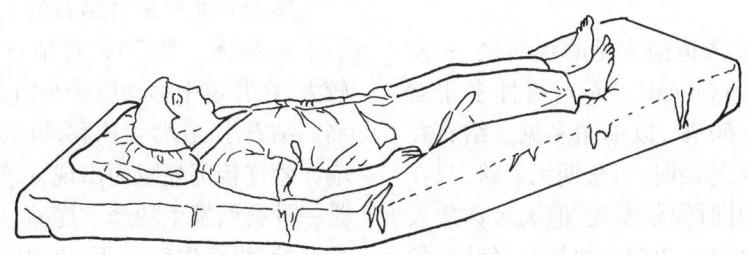

图9-4-14 休克病人体位

2. 病人组织灌流明显减少,有发生压疮的危险,因此要协助病人翻身及更换体位。由于病人循环功能欠稳定,翻身活动后要细致观察血压、心跳及中心静脉压的改变。

3. 休克病人避免头低仰卧位(trendelenburg position),其原因为:①腹部脏器移位,导致膈肌上抬,影响肺扩张,影响气体交换;②阻碍心脏排血;③刺激颈动脉窦及主动脉弓压力感受器,引起脑部血管收缩,致使头部血流减少。

（五）维持正常的体温

1. 注意保暖,但不宜体外加温。因为加温可使末梢血管扩张,而影响到休克最初的代偿机制——末梢血管收缩,影响重要器官血流灌注。同时加温会加速新陈代谢,增加氧耗,加重心脏负担。休克病人体温过低时,应以增加室温、增加衣服和被服来保温。如果病人神志清醒,可给予热饮料。

2. 感染性休克体温过高时,不可使用低温疗法。因为低温会增加血液黏度,加重微循环血流障碍,同时也抑制了身体的修复过程,应该以降低室温,减少衣服或被服来降低体温。

（六）保护病人安全,避免意外损伤

1. 休克时,病人往往烦躁不安,意识模糊,应给予适当的约束,以防病人坠床或拔出身上的仪器和管道。

2. 治疗时采取许多侵入性的措施:如插尿管、动脉导管、中心静脉测压管、肺动脉导管、气管内插管、静脉注射导管,这些都是感染的来源,必须严格遵守无菌原则,以预防感染。

3. 预防长期卧床的并发症:如肺不张、血栓、压疮等。

（七）给予心理支持

病人及家属都可能产生焦虑,护士要以精湛的技术、专业的知识、关爱的态度对待病人及其家属,详细解释病情及各种处理措施,随时留在病人身旁,给予适度的关心。

【护理评价】

1. 病人的生命体征是否维持稳定。

2. 通过补液和药物治疗,能否维持病人足够的心排出量,以维持各器官的正常功能。

3. 治疗期间是否采取了有效的护理措施来预防感染、伤害及其他长期卧床引起的合并症。

4. 是否减轻了病人及家属的恐惧和焦虑。

（谢 霞）

第五章

泌尿系统功能失调病人的护理

第一节 肾结石

尿路结石病是泌尿道最常见的疾病之一,发生于肾脏者称肾结石(renal stone),男性多于女性,好发年龄为20~50岁,以单侧多见。结石在肾盂中不活动而又无感染时,可长期无症状,只在腹部B超或X线照片时偶尔发现,但大多数病人有或轻或重的临床表现。疼痛和血尿是肾结石的主要症状。

肾结石的病理特点是易引起尿路梗阻,导致感染和肾功能不全,长期、慢性尿石刺激可诱发癌变。

【护理评估】

(一) 健康史

病因不明,可能与下列因素有关。

(1) 环境因素:有明显的地区性,热带、亚热带地区结石发病率高,我国南方高于北方。长期在高温环境下工作、饮水少的人群易发生尿石症。

(2) 个体因素:①遗传因素:遗传对尿石症的发生有一定作用,某些与遗传因素有关的疾病,如痛风、胱氨酸尿症、原发性肾小管性酸中毒,原发性高草酸尿症等均可引起尿石症。②代谢因素:高钙血症、甲状旁腺功能亢进、甲状腺功能亢进、长期卧床、肿瘤、血液病、维生素D过多等,均可导致尿中钙排出过多而形成尿石症。尿中草酸排出过多,也可引起尿石症。

(3) 尿液酸碱度变化:尿偏碱性易发生磷酸结石;尿为酸性者易发生尿酸结石、胱氨酸结石、黄嘌呤结石。

(4) 尿流动力改变:尿路梗阻性疾病如肾积水、输尿管或尿道狭窄、前列腺肥大、神经源性膀胱、巨大膀胱等都是结石的发病诱因,尿路阻塞时会引起尿液中形成的颗粒滞留,继续长大成结石。

(二) 身心状况

疼痛和血尿是肾结石的主要症状。

1. 疼痛 约75%肾结石病人有腰痛。结石较大,在肾盂中移动度较小时,疼痛多为钝痛或隐痛。结石小、在肾盂内移动度大时,容易引起肾盂输尿管连接部梗阻而出现肾绞痛。典型的肾绞痛是一种突然发生的严重疼痛,呈阵发性发作,从腰部开始,沿输尿管向下,女性放射至膀胱,男性放射至睾丸,一般持续数分钟,亦可长达数小时。当疼痛剧烈时,病人常伴有恶心、呕吐、面色苍白、大汗淋漓。

2. 血尿 肉眼血尿少见。

3. 尿路感染 部分病人无疼痛与血尿,仅有感染表现。

4. 尿潴留、排尿困难 结石阻塞膀胱和尿道间的开口所致。

5. 肾功能不全 若输尿管长期阻塞,可能导致肾功能不全。

6. 尿中偶有结石或小砂粒排出。

(三) 诊断检查

1. 尿液分析 ①尿常规检查:查有无血尿、脓尿、细菌、WBC;②24小时尿检查:测钙、磷、尿酸、草酸、胱氨酸、枸橼酸、镁、钠、氯化物、肌酐;③尿培养:有泌尿道感染时,尿培养阳性;④尿pH值及尿中有无结石及结晶物,如有,可留作分析。

2. 血清检查 可测钙、磷、尿酸、血浆蛋白、血CO_2结合力、钾、钠、氯、肌酐。

3. 影像学检查 ①X线检查可显示肾脏的大小、形状及位置,如有显影剂,可在X平片上显影含钙及胱氨酸的结石。②B超检查可发现X平片不能显示的小结石肾脏结构改变情况。

4. 静脉肾盂造影(IVP) 可发现透X线结

石,明确结石的大小和部位。

【护理诊断/问题】

1. 疼痛　与结石的机械刺激有关。
2. 肾组织灌注量改变。
3. 有感染的危险　与抵抗力下降、局部组织受损有关。
4. 潜在并发症:肾功能不全。
5. 排尿障碍　与结石梗阻、嵌顿引起尿路梗阻有关。
6. 焦虑。

【护理目标】

1. 促进病人身心舒适,减轻疼痛和焦虑。
2. 控制感染。
3. 保护肾脏,预防并发症及结石复发。

【护理措施】

(一) 疼痛的护理

1. 肾绞痛急性发作病人须卧床休息,遵医嘱给予解痉止痛药物,如阿托品、山莨菪碱(654-2)、哌替啶等。
2. 在局部配合应用热敷、针灸等。
3. 有恶心、呕吐者,对症支持治疗。
4. 取舒适卧位。

(二) 促进自行排石

1. 鼓励病人多饮水,使溶质处于稀释状态,保持大量的尿液形成,有利于结石排出。
2. 水分摄取量每日至少需 3000~4000ml,尤其天气炎热、发热等导致水分流失量增加时,需增加液体摄入量。
3. 在一天 24 小时之中适当均匀地摄取水分,注意夜间饮水。
4. 当病人出现呕吐、腹泻时,需由静脉输液。
5. 结石直径小于 0.5cm 可采用中药排石疗法,让其自行排出。

(三) 饮食护理

根据取出的结石或自行排出的结石及尿液分析结果,给予适当的饮食指导。

1. 吸收性高钙尿者　控制乳制品,减少动物蛋白和糖的摄取,多食粗粮,避免摄取含维生素 D 丰富的食物,如牛奶、豆制品、坚果等。
2. 草酸钙结石或尿草酸高者　禁食菠菜、浓茶、啤酒、大黄和巧克力,限制西红柿、豆类、柑橘类、苹果等的摄入。
3. 尿酸结石者　应吃低嘌呤饮食,限制动物蛋白,禁食动物内脏;可摄取碱性饮食,包括奶类、豆类、绿色蔬菜、水果(除橘子、李子、干梅外),以调节尿液 pH 值。
4. 胱氨酸结石者　应限制动物蛋白,摄取能碱化尿液的食物,如柑橘水等。
5. 磷酸镁铵、碳酸磷灰石等感染性结石者　应摄取能酸化尿液的食物,如蛋类、肉类、家禽类、鱼类、谷类及一些水果(葡萄、梅子、西红柿、南瓜等)。

(四) 适当活动

1. 长期卧床者骨组织易脱钙而导致高钙尿症,需经常给予翻身或做肢体被动运动,对四肢活动障碍者可以协助病人取坐位,避免尿液淤积。
2. 非卧床病人无疼痛或呕吐等症状时可以做跳绳、跑步、上下台阶等运动促进结石排出,以不感到疲劳为宜。

(五) 手术护理

1. 手术适应证　①结石直径>1cm;②非手术治疗无效者;③阻塞性结石引起进行性肾损伤者;④并发肾功能减退者。
2. 手术方式　依病人和结石具体情况而定,开放性手术有输尿管切开取石术、肾盂切开或肾窦内切开取石术、肾部分切开取石术、肾切除术等;非开放性手术有经皮肾镜取石或碎石术、腹腔镜输尿管取石术等。
3. 术前护理:

(1) 协助病人完成各种术前检查。术前 X 线摄片能明确结石位置,特别是对容易活动的结石更有必要。

(2) 合并感染者,应待感染控制后再行手术。

(3) 加强营养,维持良好的营养状况。

(4) 心理护理:对病人需做什么手术及预后情况给予解释,消除顾虑,保持良好的心理状态。

(5) 皮肤准备:根据手术部位而定,肾手术范围前至前正中线,后至后正中线,上至肋弓缘,下至髂骨嵴。

(6) 其他术前指导:如手术种类和时间、麻醉方法,指导病人做深呼吸及有效咳嗽,减轻疼痛的方法,女病人必要时给予会阴冲洗或阴道灌洗。

4. 术后护理:

(1) 指导病人深呼吸运动,进行有效咳嗽及翻身,保持呼吸道通畅。

(2) 协助病人取舒适体位。

(3) 观察病情变化,密切注意生命体征变化,注意观察尿液的颜色,术后12小时尿液大多带血色,若出现鲜红色血尿时,提示有出血征象;尿量应维持在50ml/h以上,观察尿量时应注意有无尿潴留。

(4) 保持伤口敷料干燥与无菌,有尿液外渗者应及时更换敷料,并注意保护伤口周围皮肤,可涂擦氧化锌软膏、鞣酸软膏等。

(5) 保持引流管通畅、无菌,避免滑落、扭曲,同时注意观察引流液的量、颜色、有无出血征象。护士应了解放置引流管的部位及目的、夹管指征、拔管时间。

肾盂造瘘管如引流不畅需冲洗时,冲洗液量每次≤5ml,低压力,以病人不觉腰部胀痛为宜,留置时间>10日,拔管应慎重。拔管前应夹管2~3日,无漏尿、腰痛、发热,或经造瘘管造影,证明肾盂至膀胱引流通畅时方可拔除。拔管后,嘱病人健侧卧位,以防漏尿。

(六) 体外冲击波碎石术(ESWL)的护理

原理是利用液电效应,通过高电压、大电容,在水中瞬间放电产生高温,使水气化膨胀产生冲击波,其能量经反射聚焦于第二焦点,即结石区,可增至300倍以上,局部压力值可达1000个大气压,结石因此波高能量的冲击而被粉碎。震波必须通过水传播,必须有精确定位才能完成治疗。该治疗具有疗效高、无创伤性、可反复进行等特点。

1. 适应证 最适宜结石直径小于2.5cm、结石以下输尿管通畅、肾功能良好、未发生感染的上尿路结石病人。

2. 禁忌证 结石以下有梗阻者、严重心脑血管疾病者、急性尿路感染者、出血性疾病者、妊娠者。

3. 副作用 ①血尿:所有病人均会出现,可自愈;②绞痛:一般较轻;③感染:由于结石碎片堵塞尿路引起或原有感染未控制;④心脏合并症:是严重的合并症,及时发现及时处理。

4. 治疗后的护理 嘱咐病人多饮水增加尿量,多活动,便于碎石排出。体位排石,下盏结石取头低足高位;马蹄肾合并结石则取俯卧位,为避免结石短时间内在输尿管积聚,可取患侧卧位以减慢排石速度,防止尿路堵塞。既往有明显感染史者,术后应注意观察体温变化。观察尿液中结石排出情况,并做分析。病人在排碎石过程中可能出现肾绞痛,应给予解释和心理支持,并给予对症处理。复查KUB,术后3日、7日拍片观察碎石排出情况。碎石排出体外约需4~6周,少部分病人需3个月才能将碎石完全排出。长期随诊,注意检查肾功能及血压变化情况。

(七) 预防并发症

1. 预防感染,因感染可增加肾脏负担,导致肾实质损伤。

2. 防止结石复发。

(八) 出院指导

目的是指导病人如何预防结石复发及让病人了解结石形成的原因。

1. 嘱病人多饮水,多运动,每日饮水量达3000~4000ml,避免脱水,鼓励病人夜间最好起床小便并饮水。

2. 预防尿路感染,告诉病人如有疼痛、排尿障碍等情况,可能是阻塞的早期征象,需及时就诊。

3. 指导病人调整饮食,并遵医嘱辅以药物治疗,防止结石复发。

4. 指导病人观察尿液性质及pH值变化,教会其使用数层4×8纱布过滤尿液,如有结石排出需保留并通知医生。

【护理评价】

1. 病人身心是否舒适,焦虑是否减轻。
2. 病人疼痛是否减轻或消除。
3. 感染是否控制。
4. 病人能否摄取足够的水分,是否能正确调整饮食。

第二节 前列腺肥大

前列腺(prostate)是一球形腺体,约有30~50个小腺体,正常成年男性,前列腺直径约5cm,重15g,大小如栗子,位于骨盆腔内(图9-5-1)。前列腺包围住位于膀胱底下方的尿道。它的底端位于膀胱颈处,直肠之前方,而尖端悬挂在泌尿生殖横膈。前列腺增生,俗称前列腺肥大,是老年男性常见疾病。实际是前列腺细胞增生导致泌尿系统梗阻而出现的一系列临床表现及病理生理改变。男性自35岁以后前列腺可有不同程度的增生,50岁以后出现临床症状。

【护理评估】

前列腺肥大是尿道周围腺体的增生。其发病率随年龄的增长而增高,50岁以上男子50%以上

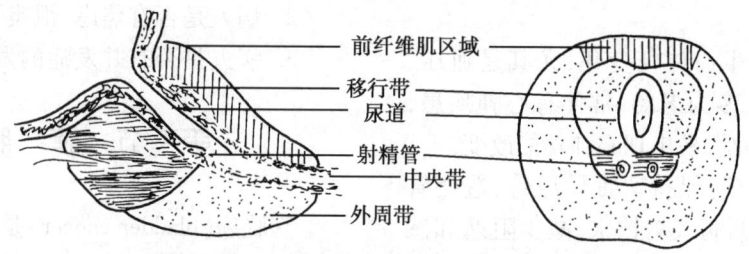

图 9-5-1　前列腺的相关位置图及其相关的构造

有前列腺肥大;年过 70 岁者,发病率增至 75%。其病程进展个体差异较大,并非都是进行性发展,很多病人不出现尿道阻塞的相关症状,多数病人无须手术治疗。

前列腺肥大以排尿困难为主要临床特征,其主要改变是引起膀胱出口梗阻,最终导致肾积水及肾功能损害。

（一）健康史

评估病人的发病原因:真正的原因未明,大多数学者认为与性激素平衡失调有关。前列腺肥大病人体内双氢睾酮浓度比正常增高 3~4 倍。

（二）身心状况

疾病早期,由于膀胱逼尿肌的代偿性肥厚,临床症状不明显。如出现梗阻、机体失代偿后,则可出现一系列临床症状,症状轻重与腺体增生程度不成比例。

1. 尿频　是前列腺肥大病人最早出现的症状,夜间更为明显。

2. 排尿困难　进行性排尿困难是前列腺肥大最主要的症状,表现为尿流变细,排尿费力,排尿乏力,排尿终末呈滴沥状,严重时发生急性尿潴留。

3. 血尿　前列腺增生时因局部充血可出现无痛性血尿。

4. 其他　由于尿液滞留于极度扩张的膀胱及由此而引起的憩室内,可并发膀胱炎、结石。由于长期腹压增加,可形成脱肛、疝、内痔。

（三）诊断检查

1. 直肠指诊　可了解前列腺的解剖界线、大小、质地,是最简易和必须进行的检查方法。

2. 影像学检查　B超检查可测量前列腺的形态、大小、内部组织结构,膀胱造影可了解膀胱充盈、缺损情况。

3. 膀胱镜检查　可明确前列腺肥大的情形、程度及位置等,了解膀胱病变。

4. 尿流动力学检查　可判断下尿路梗阻是否存在及其程度。

【护理诊断/问题】

1. 排尿障碍　与肥大的前列腺压迫尿道及膀胱出口有关。

2. 尿潴留　与梗阻、膀胱肌无力有关。

3. 焦虑　与病人长期排尿困难、尿潴留及担心手术有关。

4. 潜在并发症:尿路感染、术后出血等。

【护理目标】

1. 保持排尿通畅。

2. 使病人身心舒适。

3. 预防并发症。

【护理措施】

（一）一般护理

指导病人不要在短时间内大量饮水及避免有利尿作用的饮料,防止膀胱急剧扩张。嘱病人勿憋尿,对于急性尿路梗阻、尿潴留需留置导尿管或膀胱造瘘的病人,要保持引流管的通畅和无菌状态,并嘱病人多饮水。对病人给予必要的心理支持,消除焦虑。

（二）术前护理

1. 手术适应证及手术方式　梗阻症状严重的前列腺增生应考虑手术治疗,主要方式有:①经尿道前列腺切除术。②耻骨上经膀胱前列腺切除术。③耻骨后前列腺切除术。④会阴前列腺切除术。

2. 术前护理　因前列腺肥大病人均为高龄,应充分评估全身情况及手术耐受力。每日观察病人排尿情况,了解有无排尿困难、尿频、尿痛。术前带有造瘘管或留置导尿病人需要进行膀胱冲洗,冲洗时应掌握少量、低压、无菌、多次的原则,一般为每日 1 次,必要时每日 2 次,并注意观察体温变化,若出现寒战、发热等感染症状,应及时通知医生。行经尿道电切前列腺手术者,术前应协助医生探扩尿道,必要时需反复进行,要做好病人心理护理,解除其恐惧情绪。

3. 术后护理

(1) 观察病人生命体征变化,尤其是血压、脉搏、呼吸。因病人多为老龄,常伴有心肺疾患,加之麻醉、手术的刺激,易出现心肺功能改变。

(2) 引流管护理:保持留置导尿管、造瘘管的引流通畅、清洁,嘱病人多饮水,减少阻塞和感染的机会。前列腺手术后导尿管的留置非常重要,除能保持尿液引流通畅外,还可减轻伤口张力,促进伤口愈合,三通导尿管还可控制出血,施行膀胱冲洗。术后有效固定,防止病人坐起或肢体活动时气囊移位失去压迫膀胱颈口作用而导致出血。导尿管留置时间视病情及耐受情况而定,一般为3~7日,TUR冲洗1日,尿液变清后2~3日拔管。拔管时应先将气囊中的水或气放掉,避免强行拔除损伤尿道。拔管后嘱病人卧床休息,减少活动,勤解小便,避免咳嗽、便秘等造成腹压增高的因素,防止继发性出血。观察造瘘管周围皮肤情况,如有尿液漏出,要勤换敷料,注意保护造瘘管周围皮肤,并留置导尿管3~5日,待造瘘口愈合后再拔除。

(3) 膀胱冲洗护理:以生理盐水连续冲洗5~7日,防止血块阻塞。冲洗时需记录尿管的出、入水量,注意观察引流液的颜色变化,以此调整冲洗速度,引流液的颜色深则快冲,浅则慢冲。通常血尿颜色逐渐变浅,术后第四日变为洗肉水样,如逐渐加深则提示有活动性出血,应通知医生作相应处理。

(4) 预防感染:观察体温变化,预防感染的发生。会阴部切口注意防止大便污染,排便后及时清洗外阴。尿道口用苯扎溴铵擦拭,每日2次,及早使用抗生素,预防感染。

(5) 其他:术后5日内禁止灌肠或肛管排气,测肛温等。多食纤维素,预防便秘,以免前列腺窝出血。加强营养和生活护理,预防并发症,促进病人早日康复。

(三) 出院指导

1. 对于带管出院者,应教会病人护理的注意事项、出院拔管时间及指征。

2. 嘱病人3个月内避免增加腹压的各种因素,如咳嗽、便秘、久坐、提重,防止再次出血。

3. 教会病人做提肛运动,促进尿道括约肌功能的恢复。

4. 指导病人多饮水,保持尿道通畅。

【护理评价】

1. 病人尿路梗阻是否解除,小便是否通畅。

2. 病人是否有焦虑、沮丧等情绪异常。

3. 病人是否有并发症的发生。

第三节 膀 胱 癌

膀胱癌(bladder cancer)是泌尿系统最常见的肿瘤,多发生于50岁以上人群,男女比例(3~4):1,近年发病有增加的趋势。

【护理评估】

(一) 健康史

1. 病因 与化学性致癌物质有关。长期从事皮革染料业、金属加工、橡胶业等的人群膀胱癌发生危险性增加;膀胱癌的发生与内源性色氨酸代谢异常有关;另外吸烟者比不吸烟者发生率高,慢性炎症、结石刺激也可诱发癌变;遗传基因、消化性溃疡、激素水平、性别等因素也越来越受到学者的关注,药物非那西汀已经明确与膀胱癌有关。

2. 肿瘤部位及转移情况。

(1) 98%的膀胱癌来自上皮组织,其中移行上皮性肿瘤占95%,2%来自间叶组织。好发部位在膀胱侧、后壁,其次为膀胱顶及膀胱三角区。

(2) 淋巴转移是最常见的一种转移途径,血行转移见于晚期病人。肿瘤细胞分化不良者容易发生浸润和转移。

(二) 身心状况

1. 血尿 是最早的症状,多为无痛性血尿,少数为镜下血尿,早期血尿常间歇出现。血尿的程度与肿瘤的大小、恶性程度并不一致,乳头状肿瘤可有严重血尿,浸润性癌血尿反而可不严重。

2. 排尿困难、尿频、尿急、尿痛。

3. 晚期可出现下腹部、会阴部疼痛,下腹肿块,贫血,水肿。

4. 肿瘤压迫、阻塞输尿管口可引起肾积水。

(三) 诊断检查

1. 膀胱镜检查 为首要手段,可初步鉴别良、恶性肿瘤,可进行组织活检。其步骤和护理见附:膀胱镜检查与护理。

2. 泌尿系静脉造影 可同时了解上尿路有无肿瘤。

3. 影像学检查 B超、CT、MRI检查可观察到肿瘤的大小、位置等,可确定淋巴结的转移情况。

4. 脱落细胞检查 阳性率80%,同时可作细胞分级。

【护理诊断/问题】
1. 排尿异常　与肿瘤压迫尿道或感染有关。
2. 营养失调　与代谢异常增高有关。
3. 潜在并发症：出血、感染、尿瘘。

【护理目标】
1. 促进身心舒适，减轻疼痛。
2. 保持排尿正常或尿液引流通畅。
3. 预防并发症。
4. 教会病人自我护理。

【护理措施】
（一）术前护理
1. 观察尿液颜色、性状、尿量，有无排尿困难及尿潴留。
2. 观察血尿情况，是全程血尿还是间歇性血尿，血尿的量，有时病人可有大量血尿甚至出现休克。
3. 观察有无尿频、尿急、尿痛等膀胱刺激症状，这些症状提示肿瘤瘤体较大或数量较多，也可能是肿瘤晚期的征象。
4. 观察有无压迫症状，如肿瘤位于输尿管口周围，可引起该侧输尿管的梗阻及腰部疼痛，肾盂扩张或积水。
5. 观察有无转移症状，肿瘤转移至耻骨上或髂部时能触及肿块，常伴有疼痛和下肢肿胀。
6. 行膀胱全切双侧输尿管皮肤造瘘术者，选择光滑的皮肤处开口，并彻底清洁局部皮肤，预防感染。
7. 行膀胱全切回肠代膀胱术的病人，要常规做好肠道准备，术前进无渣饮食，清洁灌肠，遵医嘱给予服用抗生素。
8. 行膀胱部分切除术或膀胱造瘘术的病人，术前不排尿或夹闭导尿管，使膀胱充盈，便于术中识别。
9. 一般护理　对于疼痛、改道、造瘘病人应给予心理支持，增加病人对疾病及手术的耐受。加强营养，纠正贫血，给予高蛋白、易消化饮食或静脉营养。加强病人生活护理，预防并发症。

（二）术后护理
1. 密切观察生命体征，注意病情变化。
2. 观察尿液颜色及量的变化并记录。
3. 饮食护理　肛门排气前禁食禁饮，给予静脉营养。肛门排气后可逐渐给予流质、半流质或普食，鼓励病人多饮水，每日 2000～3000ml，达到冲洗尿道的作用。观察肠蠕动情况，避免进食产气食物，以防腹胀。
4. T_1 期原位癌多经尿道行电烙或切除，术后嘱病人平卧，防止压迫止血的气囊导尿管破裂；有的也可直接向膀胱内注入抗癌药物，注射后保留 2 小时，经常仰、俯、左右侧卧位更换，使药物充分与肿瘤接触。
5. 对于膀胱部分切除者间断或持续进行膀胱冲洗，保持导尿管引流通畅，防止血块阻塞；行膀胱全切回肠代膀胱者注意观察和记录双侧输尿管支架管及回肠代膀胱引流管引出的尿量，观察肾功能及回肠代膀胱的功能。若病人全身情况不好，可做输尿管皮肤造瘘口，应注意观察造瘘口处皮肤乳头的血运情况，观察有无颜色改变及回缩现象，若颜色变暗，出现回缩则表示出现血运障碍，应通知医生。
6. 预防感染的护理　尽早使用抗生素，观察体温变化，保持引流通畅。预防身体其他部位感染，加强生活护理，预防口腔、皮肤及肺部等感染。
7. 对于尿道改道的病人，做好病人心理护理，消除焦虑、沮丧情绪。
8. 需要配合化疗、放疗及免疫疗法时，注意定期检查血象。嘱病人定期随访，不适随诊。

【护理评价】
1. 病人及家属是否能正视疾病，心理上能否接受改道手术。
2. 病人术前术后是否能缓解或消除身体不适感受，保持身心舒适。
3. 病人能否配合各种治疗。
4. 病人有无感染等并发症。
5. 病人是否能保持尿液引流的密闭、通畅、无菌，是否能自己护理改造后的尿液引流。

附：膀胱镜检查与护理

一、检查目的
1. 观察膀胱内部及输尿管口有无病灶存在。
2. 切除组织做切片检查。
3. 取出输尿管结石或膀胱结石。
4. 施行逆行性肾盂造影术。

二、膀胱镜构造
膀胱镜由管鞘、闭孔器以及视镜系统组成。管鞘是一条坚实的金属管，闭孔器便置于其内，此管可通过尿道至膀胱内（图 9-5-2），而不会造成伤害。

三、检查前准备
1. 检查前需向病人解释检查步骤，以取得病

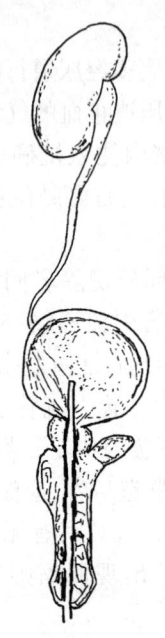

图 9-5-2 膀胱镜于膀胱内位置图

人合作,减轻焦虑、紧张。

2. 告诉病人检查过程中应保持安静,避免突然动作而造成泌尿道损伤。

3. 鼓励病人多喝水,以便检查时小便量多,以收集小便标本。

4. 给予缓泻剂或灌肠。

5. 病人若采用全身麻醉则需禁食 6~8 小时。

6. 依医嘱给予镇静药或麻醉性止痛药。

四、检查时应注意事项

1. 病人取截石卧位。

2. 当膀胱镜要插入时,指导病人深呼吸,以减轻膀胱镜插入时的不适。

3. 膀胱镜插入前,可先涂以 4% 普鲁卡因以达到局部麻醉。

4. 告之病人膀胱镜通过膀胱颈时,有想解小便之感,属正常现象。

5. 膀胱镜插入后即接上电源和水源,通常以无菌生理食盐水或蒸馏水将膀胱内冲洗干净后,再施行检查。

五、检查后的护理

1. 检查后让病人卧床休息,防止突然站立导致的眩晕和晕厥。

2. 检查后可能会有小便次数增加、小便痛、出血、膀胱或肾脏部位疼痛,以及发冷、发热等现象,应密切观察。可遵医嘱给予热水袋或止痛药止痛。

3. 检查后鼓励病人每小时喝热饮料、开水,以稀释尿液,可预防组织受到更多的刺激。

4. 检查后,病人主诉腹痛时,应立即通知医师。

(雷 俊)

第六章

内分泌功能失调病人的护理

第一节 甲状腺解剖生理

甲状腺(thyroid)位于颈前区甲状软骨下方、气管两旁,由左右两侧叶和中央峡部构成。成年人甲状腺重约30g,正常情况下不容易看到或触摸到。甲状腺由两层被膜包裹:内层甲状腺固有被膜和外层甲状腺外科被膜。由于甲状腺借外科被膜固定在气管和环状软骨上,并借左、右两叶上级内侧的甲状腺悬吊于环状软骨,故做吞咽动作时,腺体随之上下移动。甲状腺两叶的背面,在两层被膜之间的间隙内,附有若干对甲状旁腺,其功能主要是调节机体钙磷代谢。

甲状腺血流供应非常丰富,主要由两侧的甲状腺上动脉(颈外动脉的分支)和甲状腺下动脉(锁骨下动脉的分支)供应。甲状腺有三条主要静脉,即甲状腺上、中、下静脉。甲状腺上、中静脉血液流入颈内静脉,甲状腺下静脉血液注入无名静脉。甲状腺的淋巴液汇合流入沿颈内静脉排列的颈深淋巴结。

在气管和食管之间的沟内有喉返神经通过,它来自迷走神经,多在甲状腺下动脉的分支间穿过,支配声带的运动(图9-6-1)。喉返神经分内支和外支,内支(感觉支)分布在喉黏膜上,外支(运动支)与甲状腺上动脉贴近,支配环甲肌,使声带紧张。

甲状腺的主要功能是合成、贮存和分泌甲状腺素。甲状腺素分三碘甲状腺原氨酸(T_3)和四

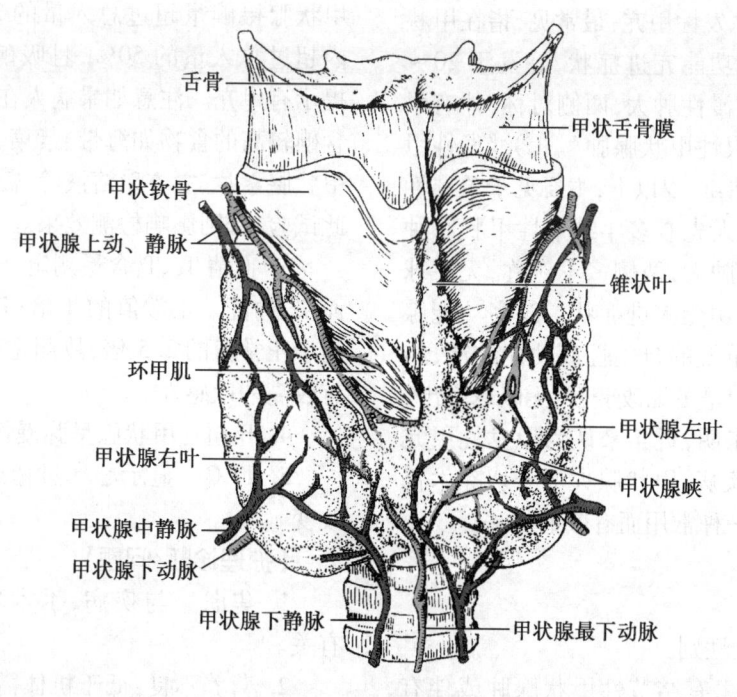

图9-6-1 甲状腺解剖

碘甲状腺原氨酸(T_4)两种。甲状腺素与甲状球蛋白结合,贮存于甲状腺滤泡中。释放入血的甲状腺素与血清蛋白结合,其中90%为T_4,10%为T_3。T_3的量远比T_4少,但T_3与蛋白结合较松,易于分离,且其活性较强而迅速,因此,其生理作用较T_4高4~5倍。甲状腺素的主要作用包括:①增加全身组织细胞的氧耗量及热量产生;②促进蛋白质、碳水化合物和脂肪的分解;③促进人体的生长发育和组织分化,此作用与机体的年龄有关,年龄越小,甲状腺缺乏的影响越大,胚胎期缺乏常影响脑及智力发育,可致痴呆,同样也对出生后脑和长骨的生长、发育影响较大。

TSH的分泌还受下丘脑促甲状腺激素释放激素(TRH)的直接刺激。而甲状腺素释放增多时除对垂体TSH释放有抑制作用外,也对下丘脑TRH的释放有对抗作用。此外,甲状腺本身对体内碘缺乏或过剩时存有改变甲状腺素产生和释放的适应性调节系统。甲状腺通过上述调节控制体系维持正常的生长、发育和代谢功能。

第二节 甲状腺功能亢进

甲状腺功能亢进症(hyperthyroidism)简称甲亢,是由各种原因导致正常甲状腺分泌的反馈控制机制丧失,引起循环中甲状腺素异常增多而出现以全身代谢亢进为主要特征的疾病总称。多见于妇女,可分为:①原发性甲亢:最常见,指在甲状腺肿大的同时,出现功能亢进症状,好发于20~40岁之间,腺体呈弥漫性肿大,两侧对称,伴有眼球突出,故又称"突眼性甲状腺肿"。②继发性甲亢:较少见,年龄多在40岁以上,主要见于单纯性甲状腺肿流行区,病人先有多年结节性甲状腺肿病史,腺体呈结节状肿大,两侧多不对称,无眼球突出,继之逐渐出现功能亢进症状。③高功能腺瘤:少见,腺体内有单发的自主性高功能结节,结节周围的甲状腺组织呈萎缩改变,常无眼球突出。

甲亢病因迄今未明,近年来认为原发性甲亢是一种自身免疫性疾病,甲状腺大部分切除术仍是目前治疗甲亢的一种常用而有效的方法。

【护理评估】

(一) 健康史

1. 病人的年龄、性别。

2. 病人是否曾患有结节性甲状腺肿或伴有其他自身免疫性疾病。

3. 病人有无甲状腺疾病的用药或手术史。

4. 病人近期有无感染、劳累、精神刺激或创伤等应激因素。

5. 病人有无家族史。

(二) 身心状况

1. 局部症状 评估病人局部有无:①甲状腺有无弥漫性或结节性肿大,甲状腺有无震颤或血管杂音。②有无眼征:突眼多与甲亢同时发生。典型者双侧眼球突出,睑裂增宽。

2. 全身症状 评估病人全身有无:①高代谢综合征:基础代谢率增高、怕热、多汗、全身皮肤温暖而湿润;②神经系统症状:神经过敏、易激动、烦躁多虑、多言多动和双手平伸时手指细颤;③心血管系统症状:心律失常、脉压增大、心动过速等;④消化系统症状:食欲亢进、消瘦和腹泻等;⑤其他:肌无力、月经失调等。

(三) 诊断检查

1. 基础代谢率测定(BMR) 常用计算公式为:BMR=脉率+脉压−111。BMR正常为±10%,增高至+20%~+30%为轻度甲亢,+30%~+60%为中度,+60%以上为重度。测定必须在清晨、空腹和静卧时进行。

2. 甲状腺摄^{131}I率测定 给受试者一定剂量的放射性^{131}I再探测甲状腺摄取^{131}I的程度,用来判断甲状腺的功能状态。正常甲状腺24小时内摄碘量为总入量的30%~40%,如果在2小时内甲状腺摄碘量超过总入量的25%,或在24小时内超过总入量的50%,且吸碘高峰提前出现,都提示有甲亢。注意如果病人在近期内2个月内吃含碘较高的食物如海带、紫菜,或含碘药物如服用甲状腺素片、复方碘溶液等,需停药2个月才能做此试验,否则影响检测效果。

3. 血清T_3、T_4含量测定 甲亢时T_3上升较早而快,约高于正常值的4倍;T_4上升则较迟缓,仅高于正常值的2.5倍,故测定T_3对甲亢的诊断具有较高的敏感性。

4. B超 甲状腺呈弥漫性或结节性肿大。

5. ECG 显示心率过速或房颤,P波和T波改变。

【护理诊断/问题】

1. 焦虑 与疾病、手术环境及预后等因素有关。

2. 营养不良:低于机体需要量 与甲亢引起的机体超高代谢有关。

3. **自我形象紊乱** 与突眼、甲状腺肿大所致脖子粗大有关。

4. **活动无耐力** 与能量消耗增加有关。

5. **疼痛** 与手术引起的组织损伤有关。

6. 潜在并发症。

(1) 呼吸困难和窒息：与手术切口出血、喉头水肿、气管塌陷、痰液阻塞、双侧喉返神经损伤有关。

(2) 喉返、喉上神经损伤：与术中切断、缝扎钳夹、牵拉或血肿压迫神经等因素有关。

(3) 甲状旁腺功能低下：与手术中甲状旁腺被误切、挫伤或其血液供应受阻等因素有关。

(4) 甲状腺危象：可能与手术应激有关。

【护理目标】

1. **焦虑减轻** 表现为病人能主动与护士交谈，说出焦虑的原因及缓解焦虑的方法，感觉焦虑减轻，积极配合治疗和护理，主动与亲朋、病友交谈，面部表情愉悦。

2. 体重维持在正常范围或体重低于正常者体重逐渐增加。

3. 活动耐力增强，疲倦乏力改善。表现为活动后不容易感到疲劳、乏力。

4. 自我形象改善。言行表现出对自我形象的接受，有正常的社交关系，自信心增强。

5. 疼痛减轻或消失（术后48小时）。

6. 未发生呼吸困难和窒息，未发生喉返神经或喉上神经损伤等并发症。

7. 未出现甲状旁腺功能低下症状。表现为血钙正常，指（趾）感觉正常，未发生抽搐。

8. 未出现甲状腺危象。表现为生命体征平稳，神志清楚，无震颤、恶心、呕吐。

【护理措施】

（一）给予心理支持，解除焦虑

1. **了解病人焦虑原因** 甲亢病人性情急躁，容易激动，极易受环境因素的影响，对手术顾虑较多，医护人员要体贴、关心病人，耐心倾听病人的主诉，给予同情安慰。

2. 多与病人及其家属交流、沟通，建立良好护患关系。鼓励病人说出心里的感受，对病人提出的疑问给予明确、有效的答复。向病人及其家属解释手术的安全性、效果，以及术前药物准备和相关检查的目的，术后护理注意事项等，消除其不必要的顾虑。

3. 指导病人放松心情，如听音乐、看书、与同室的病友交谈，尤其是与相同疾病的病人交流等。

4. 提供安静、舒适的环境。

5. 激励家庭成员多给病人心理支持。

（二）营养护理

1. 向病人及其家属解释营养的重要性和必要性。甲亢病人因脂肪、蛋白质、碳水化合物分解代谢旺盛，机体消耗大，需给予高蛋白、高热量、高碳水化合物及高维生素食物。

2. 限制调味较浓的食物和浓茶、咖啡、可乐等刺激性饮料。

3. 避免剧烈活动，减少体力消耗。

4. 每周测体重1次，并记录。

（三）调整自我形象紊乱

1. 向病人解释突眼形成的原因，突眼症状术后会逐渐消失，使病人能理解。

2. **注意突眼保护** 卧床睡觉时，头部垫高，减轻眼部肿胀。眼睑闭合不全时，可戴眼罩。睡眠时，可涂抗生素眼膏以避免干燥，预防感染。

3. 术后保持切口清洁、干燥，引流管引流通畅，防止切口感染，导致瘢痕增生，影响外貌。

4. 指导病人利用围巾、穿高领衣以及其他着装掩盖颈部。

5. 术后注意颈部功能锻炼，术后半年之内，睡觉时最好保持颈部后仰，防止瘢痕挛缩。

（四）术前药物准备

1. **解释用药目的** 降低基础代谢率，减轻甲状腺肿大及充血。

2. 介绍术前常用药物及方法。

(1) 硫氧嘧啶类药物加碘剂：即先用硫氧嘧啶类药物控制甲状腺症状后，改服1~2周的碘剂。常用碘剂是复方碘化钾溶液，每日3次；第1日，每次由3滴开始，逐日每次递增1滴，至每次16滴为止。然后维持此剂量至手术。

(2) 碘剂：开始即用碘剂2~3周后甲亢症状基本控制，脉率稳定在每分钟90次以下，BMR<+20%，便可进行手术。

(3) 普萘洛尔：对于不能耐受碘剂或合并应用硫脲类药物，或对两类药物无反应的病人主张与碘剂合用或单独使用普萘洛尔做术前准备，即每6小时给药1次，每次20~60mg，口服，一般使用4~7日，脉率降至正常即可手术。

3. 用药注意事项。

(1) 详细向病人解释碘剂一定要在饭后用冷开水稀释后服用，或在用餐时将碘剂滴在馒头或饼干上一同服用,切忌将浓碘剂直接滴入口腔,以免灼伤口腔黏膜,刺激口腔和胃黏膜引起恶心、呕吐、食欲不振等症状,且强调一定要按剂量服用。

(2) 碘剂不能单独治疗甲亢,仅用于术前准备。因为碘剂只能抑制甲状腺素的释放,而不能抑制其合成。因此,一旦停药,贮存于甲状腺滤泡内的甲状腺球蛋白分解,大量甲状腺素释放入血,使原有甲亢再现,甚或加重。

(3) 服用普萘洛尔时,由于普萘洛尔在体内的有效半衰期不到 8 个小时,所以最末一次口服普萘洛尔在术前 1~2 小时,术后继续口服 4~7 日,并注意术前不用阿托品,以免引起心率过速。

4. 每日监测基础代谢率,遵医嘱及时调整抗甲状腺素药及碘剂剂量,控制基础代谢率,降低能量消耗。

(五) 减轻疼痛,促进舒适

1. 评估病人疼痛部位、性质和程度。

2. 协助病人取舒适体位,术后神志清醒后改半坐卧位,颈部垫一沙袋或小枕头,支持颈部,降低颈部张力,减轻疼痛。

3. 翻身转变体位时,注意同时托起头颈部。

4. 教会病人放松疗法,如听音乐、与人交谈,想象一些美好的事情分散注意力,减轻疼痛,必要时,按医嘱给予止痛药。

5. 观察病人对止痛药的反应。

6. 避免咳嗽。痰液黏稠时,予以雾化吸入,稀释痰液,促进痰液排出。

7. 提供安静、舒适的环境,避免外界刺激,促进舒适。

(六) 术后并发症的护理

1. 呼吸困难和窒息。

(1) 评估病人是否有进行性呼吸困难症状,如呼吸费力、烦躁、发绀及气管内痰鸣音。

(2) 询问病人颈部是否有压迫感、紧缩感或梗阻感。

(3) 术后 24~48 小时,严密观察病情变化,予以心电监护仪监测病人呼吸、脉搏、血压及血氧饱和度。观察伤口敷料及引流管引流液情况,尤其注意颈部敷料渗血情况。

(4) 预防术后出血:适当加压包扎伤口敷料。予半坐卧位,颈部后垫一小枕或沙袋,支持颈部,减轻术后颈部切口张力。避免大声说话、剧烈咳嗽,以免伤口裂开出血。术后 6 小时开始进食温凉流质、半流质饮食,避免进食过热饮食以减少伤口部位充血。

(5) 保持呼吸道通畅:术前指导病人有效咳嗽排痰的方法,术后督促强化并示范,即先深吸一口气,然后用手按压切口处,快速用力将痰咳出,但避免剧烈咳嗽,以免伤口裂开。痰液黏稠不易排出时,给予雾化吸入,每日 2~3 次,并协助病人翻身拍背,促进痰液排出。

(6) 发现病人颈部紧缩感和压迫感、呼吸费力、烦躁不安、心率加速、发绀,应立即检查伤口。如果是血肿引起,立即就地松开敷料,剪开缝线,敞开切口,迅速除去血肿。如血肿清除后,病人呼吸仍无改善,则立即施行气管插管或气管切开,并给予吸氧;待病人情况好转后,再送手术室进一步进行止血和其他处理。

(7) 术前常规在床旁准备无菌气管切开包和消毒手套、氧气、吸引器等以便急用。

2. 喉返神经损伤 评估病人有无声音改变及有无失音和呼吸困难。如果症状出现,注意给予安慰和解释,减轻其恐惧和焦虑,使其积极配合治疗。同时,应用促进神经功能恢复的药物,结合理疗、针灸,促进声带功能的恢复。注意声带休息,避免不必要的谈话。在后期要多与病人交流,并要求病人尽量用简短的语言回答或点头,亦可使用写字板,鼓励病人自己说出来,提高其自信心,促进声带功能的恢复。

3. 手足抽搐 评估病人有无甲状旁腺功能低下症状和体征,如术后 1~3 日有面部、口唇周围及手、足针刺感和麻木感或强直感。重者可出现面肌和手足阵发性痛性痉挛,甚至喉、膈肌痉挛,出现呼吸困难和窒息。血清钙低于正常。

如果出现症状,主要护理措施包括:

(1) 限制含磷较高的食物如牛奶、瘦肉、蛋类、鱼类。

(2) 症状轻者,可口服葡萄糖酸钙 2~4g,每日 3 次,2~3 周后损伤的甲状旁腺代偿性增生,症状逐渐消失;症状较重者或长期不能恢复者,加服维生素 D_3,每日 5 万~10 万单位,促进钙在肠道中的吸收。口服二氢速固醇(AT_{10})油剂,有提高血清钙含量的特殊作用,从而降低神经肌肉的应激性,效果最好。

(3) 抽搐发作时,注意用压舌板或牙垫置于上下磨牙间,并静脉注射 10% 的葡萄糖酸钙或氯化钙 10~20ml。近几年来,用带血管胎儿甲状腺甲状旁腺移植至腹腔内或腹股沟区有良好疗效。

4. **甲状腺危象** 评估病人神志及生命体征有无改变。甲状腺危象表现为术后12～36小时内高热、脉快且弱（大于120次/分）、烦躁、谵妄，甚至昏迷，常伴恶心、呕吐。

如果症状出现，及时予如下处理：

（1）降温：物理或药物降温，必要时可用冬眠药，使其体温维持在37℃左右。

（2）吸氧：减轻组织缺氧。

（3）补液：静脉输入大量葡萄糖溶液，降低循环血液中甲状腺素水平。

（4）镇静：烦躁不安，谵妄者可使用镇静药，镇静剂常用苯巴比妥钠100mg，或冬眠合剂Ⅱ号半量，肌内注射，6～8小时1次。同时注意采取安全防范措施。

（5）应激处理：口服复方碘化钾溶液3～5ml或紧急时用10%碘化钠5～10ml加入10%葡萄糖溶液500ml中。静脉滴注氢化可的松，每日200～400mg，分次静脉滴注，拮抗应激。利血平1～2mg肌内注射，或普萘洛尔5mg加入10%葡萄糖溶液100ml中静脉滴注，以降低周围组织对儿茶酚胺的反应。

（6）护心：有心衰者，加用洋地黄制剂，如毛花苷丙。

（7）提供心理支持，减轻恐惧和焦虑状态，促进症状缓解。

5. **知识缺乏** 不能适应改变了的健康状态。

（1）加强术后健康指导，术前一日，指导病人练习手术时头颈过伸体位，以锻炼其耐受性。

（2）注意保暖，预防呼吸道感染，吸烟者，术前2周禁烟，预防术后并发症。

（3）加强自控，避免情绪激动。

（4）告诉病人甲亢复发、甲状腺及甲状旁腺功能低下的症状与体征。①甲亢复发的症状：失眠、怕热、腹泻、烦躁、不明原因的体重下降。②甲状腺功能低下表现：不明原因的体重增加，持续乏力、头昏、嗜睡、怕冷、便秘。③甲状旁腺功能低下表现：手足及口唇周围麻木，肌肉痉挛。

（5）拆线后，指导练习颈部活动，睡觉时保持后仰体位，防止瘢痕挛缩。

（6）术后按医嘱服用药物，并定期复诊。

【护理评价】

1. 病人是否出现甲状腺危象，或已发生的甲状腺危象是否得到及时发现和治疗。

2. 病人术后生命体征是否稳定，有无呼吸困难和窒息、喉返和喉上神经损伤、手足抽搐等并发症出现，防治措施是否恰当及时，术后恢复是否顺利。

3. 病人焦虑是否减轻，情绪是否平稳，能否安静休息，是否学会有效的应对方法。

4. 病人的营养要求是否得到满足，体重是否维持在标准体重(100±10)%。

5. 病人眼结膜是否发生溃疡或感染，是否得到有效防治。

6. 病人疼痛有无减轻，止痛措施是否有效，病人舒适程度是否增加。

第三节 肾上腺皮质功能亢进

肾上腺皮质是肾上腺被膜之下，髓质之外的大部分组织，占肾上腺的90%，在肾上腺的切面图上，可见皮质的外层呈黄色，内层呈红色。根据细胞的排列情况，肾上腺皮质可分为三层：由外向内分别为球状带、束状带、网状带。球状带紧贴于肾上腺上腺被膜，较薄，约占皮质的15%，主要分泌盐皮质激素，醛固酮是其中最多、最主要的一种；束状带居于球状带内缘，最厚，约占皮质的75%，主要分泌糖皮质激素；网状带位于最内层，与皮质相邻，约占皮质的10%，主要分泌性激素。肾上腺皮质功能亢进症主要是指下列三种疾病：皮质醇增多症，原发性醛固酮增多症，肾上腺性征异常症。皮质醇增多症，又称库欣综合征，是最常见的肾上腺皮质疾病，是由于肾上腺皮质长期分泌过量糖皮质激素引起的一系列临床征群。可发生于任何年龄，但以年轻人及生育期妇女多发，男女之比为1:3。原发性醛固酮增多症，简称原醛症(PA)，是因肾上腺球状带发生疾病后，分泌过量的醛固酮，使人体内分泌代谢产生一系列的紊乱现象，临床表现为特发性高血压和低血钾综合征。肾上腺性征异常症，是指肾上腺皮质增生或肿瘤，分泌过量性激素所引起的，以性征改变为主的疾病。临床上可分为先天性肾上腺性征异常和后天性肾上腺性征异常，前者为先天性肾上腺皮质增生引起，后者为肾上腺皮质增生或肿瘤引起。

【护理评估】

(一) 健康史

1. **皮质醇增多症的病因**

（1）肾上腺皮质腺瘤，是较为常见的病因。

(2) 肾上腺皮质腺癌。
(3) 肾上腺皮质增生。
(4) 医源性皮质醇增多症。

2. 原发性醛固酮增多症的病因

(1) 肾上腺皮质醛固酮症：此症是指病变发生在肾上腺皮质球状带，并有合成和分泌醛固酮功能的良性肿瘤，又称为肾上腺醛固酮症。

(2) 特发性肾上腺皮质增生。

3. 肾上腺性征异常症的病因

(1) 先天性肾上腺皮质增生症。
(2) 肾上腺白质营养不良。
(3) 女性化肾上腺肿瘤。
(4) 雄性化肾上腺肿瘤。

（二）身心状况

1. 皮质醇增多症的临床表现

(1) 向心性肥胖：肥胖是本病的主要症状，也是最早出现的症状，其特点是向心性的，头面部、后颈、锁骨上窝及腹部有大量脂肪堆积，但下肢消瘦。其原因是糖皮质激素分泌过量，引起糖原异生作用增强，胰岛素分泌增加，高胰岛素血症可促进脂肪堆积，使胰岛素敏感区域脂肪增加。

(2) 皮肤变化：头面部皮肤菲薄，潮红，可见皮下血管，躯干四肢可出现大片皮下瘀斑，其原因是本病引起雄激素增加，使红细胞生成增加，小血管增多。

(3) 高血压和低钾血症：因皮质醇有明显的潴钠排钾作用，因而表现为水肿、血压增高、左心扩大，以及腹胀、肌无力等症状。

(4) 骨质疏松与肌肉萎缩：皮质醇增多加快了糖的异生，抑制了脂肪合成，促进蛋白质分解，使机体长期处于负氮平衡。

(5) 生长发育障碍：少儿期病人皮质醇增多，会导致儿童生长停滞，青春期延迟。因为过量的皮质醇抑制了生长激素的分泌。

(6) 机体免疫功能低下：糖皮质激素具有破坏淋巴细胞和嗜酸性粒细胞的作用，使白细胞杀伤细菌能力减低，还可抑制机体免疫系统对外来异物、细菌、病毒等产生抗体的能力，使之容易发生感染性疾病。

(7) 性功能紊乱：因为皮质醇血症不仅直接影响性腺功能，还可抑制下丘脑促性腺激素释放激素的分泌。使女性病人月经不规则、闭经，男性阳痿或性功能障碍等。

(8) 精神症状：多数病人有不同程度的精神异常，其表现为失眠、注意力不能集中、记忆力减退、欣快、忧郁等症状。

2. 原发性醛固酮增多症的临床表现

(1) 高血压：高血压是原醛症最早的临床表现，主要是因为水钠潴留所致的血容量增加。

(2) 低血钾：因醛固酮有保钠、保水、排钾的作用，使大量钾从尿中排出，造成肌肉软弱无力、心律失常等低血钾症状，严重者可发生吞咽困难和呼吸困难。

(3) 代谢性碱中毒：因钾盐丢失，钠从细胞内排出效应降低，细胞内钠及 H^+ 增可，胞内 pH 值下降，导致细胞内酸中毒和细胞外碱中毒。

(4) 低血钙症：细胞外碱中毒时，使游离钙减少，因而出现肢端麻木、手足抽搐和痛性肌痉挛等低血钙症。

3. 肾上腺性征异常症的临床表现

(1) 女性男性化：表现为阴蒂肥大，多毛，声音变粗，肌肉增加，乳腺不发育，原发性闭经等症状。

(2) 男性性功能减退：表现为睾丸变小，输精管萎缩，精子生成减少、阳痿等症状。

(3) 女婴发育异常：表现为假半阴阳人，并有阴唇黏合等情况。

（三）诊断检查

1. 皮质醇增多症的诊断检查　皮质醇增多症的病人首先应结合病史、临床症状、体检进行筛选，对可疑者进行实验室检查才能提示诊断。

(1) 血浆皮质醇（PE）浓度测定：原理是 PE 的分泌具有昼夜节律，正常人测定血 PE，晨 8 时水平最高；下午 4 时水平仍较高，但比晨 8 时水平为低；午夜 0 时水平最低。如果肾上腺皮质有病时，则 PE 分泌的昼夜节律会改变。方法是晨 8 时、下午 4 时、午夜 0 时分别抽血查 PE 浓度。

(2) 地塞米松抑制试验：原理是地塞米松是一种人工合成的高效糖皮质激素，正常情况下能抑制下丘脑-垂体-肾上腺轴的功能，使人体皮质醇的分泌量减少。方法是给予受试者每六小时服用一次地塞米松（剂量 0.5～2mg），连服 8 次，测定服药前 1 日及第 2 日的尿 24 小时 UFC 和 17OHCS 水平。结果是正常反应为服药第 2 日 17OHCS 小于 4mg/24h 或 UFC 小于 20μg/24h，皮质醇增多症病人，则不被抑制。

(3) 血促肾上腺皮质激素(ACTH)测定：目的是测定 ACTH，对皮质醇增多症的病因诊断具有重要意义。原理是肾上腺皮质腺瘤或腺癌病人血 ACTH 明显低于正常，这是由于瘤体自主性分泌的大量皮质醇反馈性抑制了正常垂体 ACTH 的分泌。而在 ACTH 依赖性皮质醇增多症中，血 ACTH 综合水平的测定可高于或等于正常高限。异位 ACTH 综合征病人血浆 ACTH 浓度往往高于 100pg/ml。

(4) 促皮质激素释放激素(CRH)兴奋试验：原理是 CRH 是下丘脑分泌的促垂体激素释放激素之一，可使腺垂体的 ACTH 分泌量增加。目的是鉴别诊断 ACTH 依赖性与 ACTH 非依赖性皮质醇增多症。

(5) B超检查：B超是肾上腺皮质醇增多症病人的首选定位检查，肾上腺腺瘤体积直径一般大于 1.5cm，而肾上腺皮质癌体积更大，均在 B 超检出范围，此外，CT、磁共振成像、X 线片等对此能协作诊断。

2. 原发性醛固酮增多症的检查

(1) 血尿 K^+、血 Na^+、血尿醛固酮及血浆肾素活性测定。原理：醛固酮有保钠、保水、排钾作用。原醛症病人尿 K^+ 增高、血 K^+ 降低、血 Na^+ 增高，血尿醛固醇增高，醛固酮与肾素比值增高。

(2) 钠钾平衡试验：目的是排除各种不同饮食习惯对钠、钾代谢的干扰。方法是在普通饮食条件下控制病人每日钠、钾摄入量分别为 160mmol 和 60mmol，共 8 日，于第 5、6、7 日抽血查 Na^+、K^+ 并分别留 24 小时尿查 Na^+、K^+、pH 值，于第 8 日晨 8 点抽血查醛固酮及留 24 小时尿测醛固酮。结果是原醛症病人钠代谢呈正平衡，钾代谢呈负平衡。

(3) 醛固酮抑制试验(盐负荷试验)：方法是试验前留 24 小时尿测定醛固酮、K^+、Na^+、肌酐、皮质醇，同时抽血测血 K^+、醛固酮、皮质醇、肾素活性。试验开始，病人每人每餐增加氯化钠 2~3g，或每日进食氯化钠总量达 10~12g，共 3~5 日，最后一日清晨抽血及留 24 小时尿重复测定上述数据。结果是正常人尿醛固酮应在 38.8mmol/24h 以下，而原醛症病人血浆醛固酮大于 5.54mmol/L，尿醛固酮大于 38.8mmol/24h。

(4) 定位检查：肾上腺 B 超、CT、磁共振等均对诊断原醛症病人有帮助作用。

3. 肾上腺性征异常症的诊断检查

(1) 病史及临床症状对明确诊断有帮助。

(2) 需与某些疾病相鉴别：如特发性多发症、库欣综合征、卵巢男性细胞瘤等。

(3) 测出尿中雌激素如雌二醇、雌三醇等，可帮助诊断女性化肾上腺肿瘤。

(4) 对可疑男性化肾上腺肿瘤者可测定血中雄激素水平。

【护理诊断/问题】

1. 有感染的危险　与糖皮质激素能破坏淋巴细胞使白细胞杀伤细菌能力减低，机体易感性增加；皮质激素抑制延迟免疫反应，使机体抵抗力下降等因素有关。

2. 体液过多　与醛固酮有保钠、保水、排钾作用使血容量增加等因素有关。

3. 性功能障碍　与性激素分泌异常有关。

4. 活动无耐力　与能量代谢改变，出现负氮平衡；向心性肥胖、骨质疏松、肌肉无力、下肢消瘦等，使行动不便、不稳等因素有关。

5. 自我形象紊乱　与脂肪异常分布，出现身体外形改变；因雄激素增加，可使头面部的皮肤菲薄、潮红等因素有关。

6. 有受伤的危险　与肥胖、骨质疏松、高血压急性发作有关。

7. 个人生长与发育异常　与性激素的异常分泌，引起男女两性儿童性发育改变有关。

8. 疼痛　与多次反复诊断性检查如静脉抽血，外科手术后疼痛等因素有关。

9. 社交障碍　与心理因素、身体外形的改变、骨骼肌肉营养不良有关。

10. 知识缺乏：缺乏用药反应、健康行为等知识。

【护理目标】

1. 病人无焦虑、恐惧心态，能够正视现实，配合治疗。

2. 调整机体能量代谢、水盐代谢，减轻临床症状。

3. 做好术前准备，减轻伤口疼痛，预防伤口感染，促进其愈合。

4. 减轻或消除带给病人身心痛苦的各种症状。如性改变、外形改变及术后疼痛等。

5. 控制各种并发症的发生。

6. 病人及家属能了解与本病有关的病因、临床特征、治疗方法及效果。

7. 预防肾上腺危象发生。

【护理措施】

(一) 心理护理

肾上腺皮质功能亢进症病人,因为临床症状重,且影响病人体形、面容、活动及性生活,因此病人常会有较大的思想负担和顾虑,护理人员应注意病人的情绪变化,关心病人,耐心听取病人的主诉,开导安慰他们,并向他们解释手术的目的及过程,使之消除不良心理,配合医治。

(二) 维持水、电解质平衡

1. 准确记录24小时出入水量。观察水钠潴留的情况是否有所改善。

2. 遵医嘱给予静脉输液,有左心扩大者,注意静滴速度要慢。以避免左心衰,肺水肿发生。

3. 摄取高钾、低钠饮食,如杏仁、苹果、香蕉、桃子、西瓜、南瓜、甜玉米、巧克力、木瓜、葡萄等食品,以降低血压,提高血钾浓度。

(三) 术前准备及术后护理

1. 术前鼓励病人采取低热量、低糖、高蛋白、低盐、高钾饮食,一方面控制钠、水潴留情况,另一方面补充丢失的钾。

2. 维持病人较好的身心状态,鼓励病人好好休息与睡眠,提高手术的适应能力。

3. 内科治疗控制临床病状,如降血压、降血糖、护肾及抗生素的预防应用。

4. 术后密切观察生命体征的改变。准确按时测体温、脉搏、呼吸、血压及尿量。保持伤口引流管通畅,观察引流物的量、色、味等。如果发现异常,立即报告医生处理。

5. 保持呼吸道通畅,手术后卧床期间,避免着凉,鼓励病人咳嗽、排痰。防止坠积性肺炎发生。

6. 保持病房清洁,减少家属探望,保持伤口敷料的干燥,有渗血、渗液时要及时更换,防止伤口感染。

7. 伤口疼痛时,遵医嘱给予镇痛药物。

8. 遵医嘱给予皮质激素和胰岛素,防止术后代谢紊乱。

(四) 观察肾上腺危象的发生

肾上腺危象是急性肾上腺皮质激素缺少所引起的一系列临床症状。其表现为:①恶心呕吐;②肌肉软弱,疲乏;③高烧或低温;④血压下降,低血糖,低血钠,高血钾。出现上述情况时应立即配合医生,给予皮质激素、输液、吸氧等对症处理。

(五) 知识宣教

1. 激素替代疗法的注意事项　肾上腺肿瘤切除后,将出现一段时间的肾上腺皮质功能低下,因术前肾上腺肿瘤自主性分泌,使下丘脑-垂体-肾上腺轴处于严重的抑制状态。相当一段时间才能恢复,故术后须用糖皮质激素进行替代治疗。

使用激素具有很多的副作用,病人及家属必须了解并会处理。①出现满月脸、水肿、体重增加、青春痘、尿频、夜尿、失眠、头疼等情况时,不必停药,可给予相应的对症治疗。②如果在服药过程中,出现过敏反应,应立即停药。③出现高血压、青光眼等,可减量和症状治疗。④停药时应遵医嘱逐渐减量,以免发生反跳现象。

2. 保持良好的健康行为　正确摄食。吃低盐、高蛋白、高钾饮食。保持充分休息和睡眠。注意安全,防止外伤发生。讲究卫生,防止感染性疾病的发生、发展。

【护理评价】

1. 病人能否正视现实,保持良好的心态接受治疗。

2. 病人的临床症状是否有减轻或消除,如肥胖、高血压、低血钾等情况。

3. 病人是否有并发症发生,如感染、肾上腺危象等的发生。

4. 病人术后是否疼痛。

5. 病人及家属是否知道激素替代疗法的作用及相关处理。

6. 病人出院后是否能够自我保护。

第七章

肌肉骨骼功能失调病人的护理

第一节 肌肉骨骼系统的解剖生理

骨骼、关节和骨骼肌构成了人体的运动系统，约占人体重量的60%。全身各骨借关节相连组成了人体的骨骼系统，赋予人体的基本形态。骨骼肌均附着于骨，在神经系统支配下，通过收缩活动，牵引骨以关节为支点改变位置，从而产生运动。

肌肉骨骼系统由骨骼、关节、肌肉和肌肉的一些辅助部分组成，常分为三大系统：骨骼系统、关节系统、肌肉系统。

一、骨骼系统

（一）骨骼解剖

成人有206块骨，由关节连接构成了整个人体的骨性支架图（图9-7-1），它分为颅骨、躯干骨、四肢骨三部分。

躯干骨包括24块椎骨、1块骶骨、1块尾骨、1块胸骨和12对肋。四肢骨指上肢骨和下肢骨，颅骨包括脑颅骨和面颅骨。

1. 骨的形态分类

（1）长骨：呈长管状，分布于四肢，分一体两端，体又称骨干，内有空腔称髓腔，容纳骨髓，如股骨、胫骨、腓骨、肱骨、桡骨等。两端膨大称骺，有一光滑的关节面与相邻的关节面构成关节；骨干与骺相邻的部分称干骺端。

（2）短骨：形似立方体，多成群分布于连接牢固且较灵活的部位，如腕骨、跗骨。

（3）扁骨：呈板状，主要构成颅腔、胸腔和盆腔的壁，如颅盖骨和肋骨。

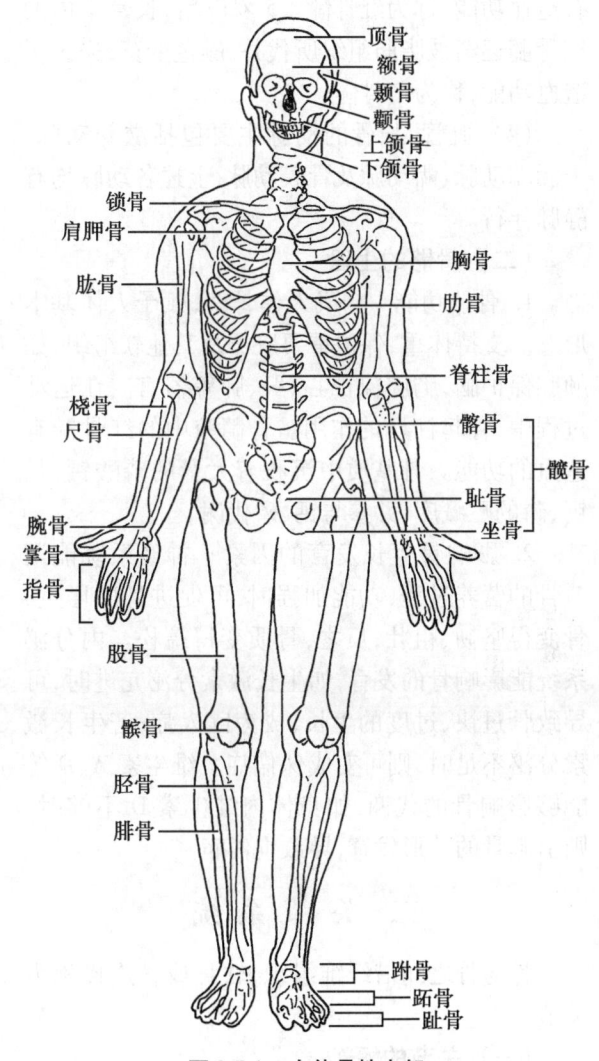

图9-7-1 人体骨性支架

（4）不规则骨：形状不规则，如椎骨、髋骨等。

2. 骨骼的构造 骨骼由骨质、骨膜、骨髓、神经和血管组成。

（1）骨质：骨质可分为骨密质和骨松质两种。骨密质质地致密，耐压性较大，分布于骨的表面。骨松质呈海绵状，由相互交织的骨小梁排列而成,分布于骨的内部。

(2) 骨膜:骨膜由纤维组织构成,可分为骨外膜和骨内膜。骨外膜包裹着除关节面以外的新鲜骨的外表面,又可分为内层和外层,外层致密,有许多胶原纤维束穿入骨质,内层疏松,含有成骨细胞和破骨细胞。骨内膜衬于骨髓腔内面和骨松质间隙中,是很薄的结缔组织,也含有成骨细胞和破骨细胞。

(3) 骨髓:骨髓充填于骨髓腔和骨松质间隙中,可分为红骨髓和黄骨髓两种。胎儿和幼儿的骨髓腔内含不同发育阶段的红细胞和白细胞,具有造血功能,称为红骨髓。5岁以后,长骨干内的红骨髓逐渐被脂肪组织所代替,颜色变黄,失去了造血功能,称为黄骨髓。

(4) 血管:长骨的动脉主要包括滋养动脉、干骺端动脉、骺动脉及骨膜动脉,上述各动脉均有静脉伴行。

(二) 骨骼的生理

1. 骨骼功能　构成人体骨架,赋予人体基本形态。支持体重,保护重要脏器及其他软组织,如颅腔保护脑,胸腔保护心、肝、肺等器官。在运动过程中,骨起杠杆的作用。骨髓腔中的红骨髓有造血的功能。骨基质中沉积着大量的磷酸钙,是钙、磷的贮藏库,并参与钙、磷代谢。

2. 影响骨生长发育的因素　神经系统能调节骨的营养过程,功能加强时,可促进骨质增生,骨变得坚韧、粗壮;反之,骨质变得疏松。内分泌系统能影响骨的发育,如生长激素分泌亢进时,可导致骨过快、过度的生长,成为巨人症;若生长激素分泌不足时,则可变成侏儒症。维生素A、D等能够影响骨的代谢,如身体内维生素D不够时,则引起骨的畸形发育,导致佝偻病。

二、关 节 系 统

骨与骨之间借纤维组织、软骨或骨连接称为关节。

(一) 关节的解剖

按骨连接的方式,关节可分为纤维连接(纤维关节)、软骨连接(软骨关节)、滑膜连接(滑膜关节)三大类,见图9-7-2。

1. 纤维连接　骨与骨之间借纤维组织相连,形成纤维关节,其间无间隙,连接牢固,不活动或仅有少许活动。

2. 软骨连接　骨与骨之间借软骨相连,形成

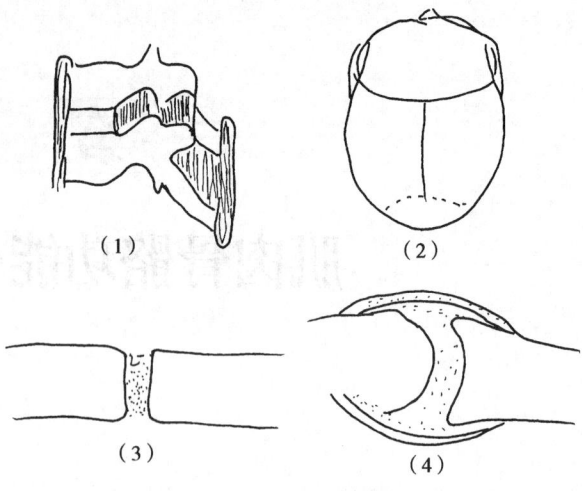

图9-7-2　关节类型

软骨关节,富有弹性和韧性。它有三种形式:透明软骨结合、纤维软骨结合、骨性结合。

3. 滑膜关节　滑膜关节简称为关节,是骨连接的最高分化形式,相对的骨面间有滑膜腔隙,充以滑液,因此有较大的活动性,两骨面相互分离,仅借其周围的结缔组织相连。此关节由关节面、关节囊、关节腔组成。

(二) 关节的生理功能

1. 纤维连接很牢固,起稳定作用。

2. 软骨连接有弹性和韧性,可缓冲震荡。

3. 滑膜关节活动性好且非常灵活,能够完成屈、伸、内收、外展、旋转、翻转等功能。

(1) 屈:屈曲是一种弯曲和折叠的运动。

(2) 伸:伸展是一种伸直的运动。

(3) 内收:内收是身体的某部分向身体中线接近之动作。

(4) 外展:外展与内收相反,指身体的一部分从身体的中线远离的动作。

(5) 旋转:指围绕某一轴心骨的转动。

(6) 翻转:如足部的内翻和外翻。

三、肌 肉 系 统

通常情况下运动系统所指的肌肉是骨骼肌,一般附着于骨骼,可随人的意志而收缩。骨骼肌在体内的分布很广,约占人体重量的40%。

(一) 肌肉解剖

1. 肌肉的形态结构　每块骨骼肌都是由中间的肌性部分和两端的腱性部分构成,肌性部分主要由肌纤维组成,色红、柔软,具有一定的收缩和舒张功能,腱性部分主要由致密的胶原纤维构

成,色白、强韧而无收缩功能,位于肌性部分的两端,借肌腱附着于骨骼。长肌的肌性部分呈梭形,称肌腹;腱性部分呈圆索状,称腱。阔肌的肌性部分和腱性部分都是薄片状,它的腱部称为腱膜。肌的形状多种多样,可分为长肌、短肌、阔肌、轮匝肌。

2. 肌的起止、分布　肌通常以两端附着于两块或两块以上的骨面上,中间跨过一个或多个关节(图9-7-3)。肌在关节周围的分布和多少与关节的活动类型有密切关系,能够屈、伸的关节,其前有屈肌,后有伸肌;能够屈、伸、内收、外旋的关节,如腕关节,除屈、伸肌外,还配有内收肌和外旋肌;在能够进行多种运动形式的关节周围,如肩关节周围,则有屈、伸肌,内收、外展肌和旋转肌。

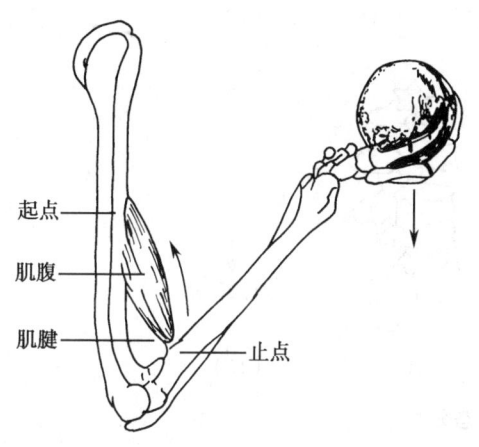

图9-7-3　肌的起点及肌的组成

3. 肌的辅助结构　肌肉具有辅助装置,如筋膜、滑膜囊、腱鞘等,其功能是保护肌的位置,辅助肌的运动,减少运动所产生的摩擦。筋膜遍布全身,可分为浅筋膜和深筋膜;滑膜囊为封闭的结缔组织小体,壁薄,内有滑液,多位于腱与骨面相接触处,以减少两者之间的摩擦;腱鞘是包围在肌腱外面的鞘管,存在于活动较大的部位,如腕、踝部,它使腱固定于一定的位置,并减少腱与骨面的摩擦。

(二) 肌的生理功能

1. 肌肉具有兴奋性和收缩性。肌肉在刺激下能够产生兴奋的特性称为兴奋性;能够收缩的特性,称为收缩性。

2. 肌肉的收缩受大脑皮质的神经冲动控制。

3. 维持人体的某种姿势或产生某种运动,都离不开肌肉的收缩活动。

第二节　肌肉骨骼损伤

肌肉骨骼损伤是相当常见的,其严重程度可以从轻微的软组织损伤到严重的粉碎性骨折。当肌肉骨骼系统的某个部位受损时,常会累及周围的软组织及其辅助结构,从而出现相应的临床症状。如脊柱骨折时,可引起脊髓损伤而致瘫痪;下肢骨折时,则下肢肌肉无法行使正常功能;腰肌劳损时,可导致脊柱活动障碍。

【护理评估】

(一) 健康史

1. 骨折

(1) 骨折的原因:见图9-7-4。

1) 直接暴力:暴力直接作用的部位发生骨折,如被车碾过小腿造成的胫腓骨骨折。

2) 间接暴力:暴力经过传导、杠杆或旋转作用后,使远离受伤的部位发生骨折。如从高楼摔下后,双足着地,但引起脊柱骨折;跌伤后双手着地而导致肱骨骨折。

3) 肌肉拉伤:某些肌肉剧烈收缩时,可拉断肌肉附着处的骨质。如骤然跪倒,股四头肌强烈收缩,引起髌骨横断性骨折。

4) 积累性损伤:长期、反复、轻微的直接暴力或间接暴力作用于某个部位所引起的骨折,称疲劳骨折。如长期行军后,第二、三跖骨容易骨折。

5) 骨骼疾病:化脓性骨髓炎或骨肿瘤病人,在轻度外力作用下或肌肉拉力下即容易发生骨折。临床上称此骨折为病理性骨折。

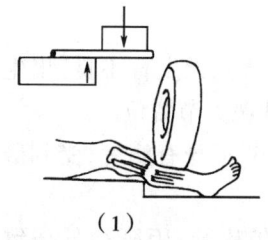 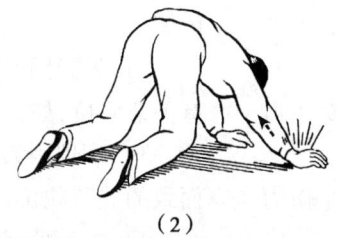 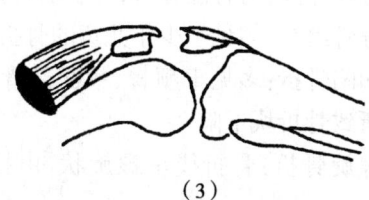

(1)　　　　　　(2)　　　　　　(3)

图9-7-4　直接暴力、间接暴力和肌拉力引起的骨折

（2）骨折的类型

1）根据骨折处是否与外界相通，可分为闭合性骨折和开放性骨折。前者骨折处有软组织覆盖，与外界不相通。后者骨折处皮肤黏膜破裂，骨折处与外界相通。

2）按骨折的程度可分为完全骨折和不完全骨折。前者骨的连续性和完整性全部中断，骨折线越过骨表面，骨周围的骨膜均被中断。后者骨质或骨膜没有中断，骨折线不穿过骨表面，骨仍保持一定的完整性和连续性。

3）根据骨折线的形态，骨折可分为12种，见图9-7-5。

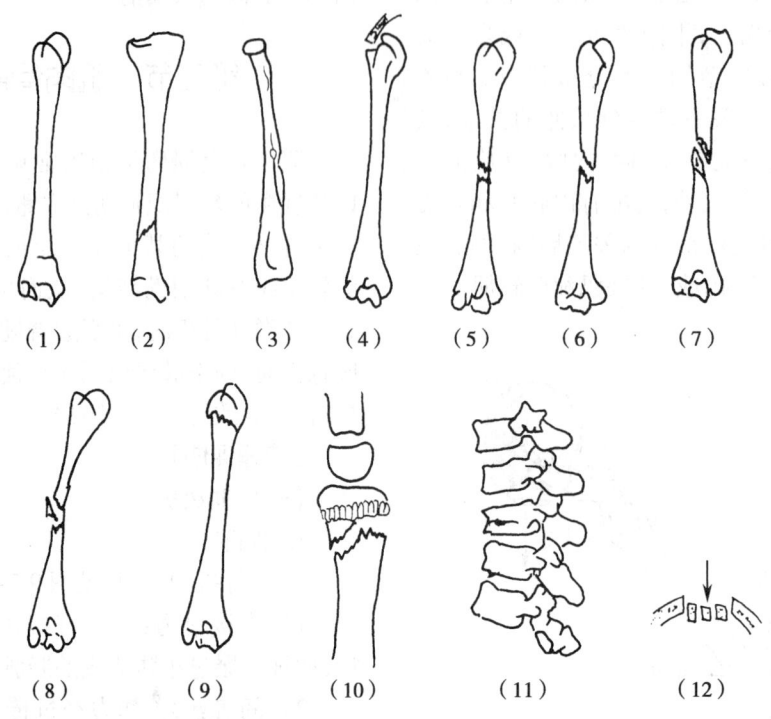

图9-7-5　按骨折线形态分类

裂缝骨折：多发生于颅骨或扁骨，骨折线如同裂缝。

骨膜下骨折：骨质无任何中断。

青枝骨折：骨折时，骨皮质出现劈裂，但很难断裂。

以上三种骨折属于不完全骨折。

横行骨折：骨折线与骨干轴接近垂直。

斜行骨折：骨折线与骨干轴呈一角度。

粉碎骨折：骨碎裂成3块以上。

嵌插骨折：骨折片相互嵌插，多发生于长骨干骺端，如股骨颈骨折、肱骨外髁颈骨折。

骨骺分离：为骨骺骨折，骨骺的骨折断面可带有部分骨组织，多见于少年儿童的骨折。

凹陷骨折：多见于颅骨、颜面部骨折，受压力打击所致骨折块下陷。

螺旋骨折：骨折线呈螺旋状，由扭转性伤力所致。

压缩性骨折：骨质因压缩而变形，多发生在松质骨，如椎骨。

（3）骨折愈合过程：骨折的愈合过程可分为三期。第一期是血肿炎症机化期，从伤后6～8小时开始到第二周基本完成。第二期是原始骨痂形成期，此期需要的时间因人而异，大约在伤后14～21日内结束。第三期是骨板形成塑形期，这一过程约需8～12周（图9-7-6）。

2. 关节脱位

（1）关节脱位的原因

1）外伤：外来暴力作用于关节，使其失去了正常的解剖关系，如外伤致肩关节脱位、寰椎半脱位等。

2）先天因素：关节先天发育不良，出生后即有关节脱位，如先天性髋关节脱位。

3）病理因素：关节本身有病变，受到破坏后而致的关节脱位。

4）关节囊或韧带松弛：因既往外伤致关节或韧带松弛，使关节失去稳定性，即使轻微的外力

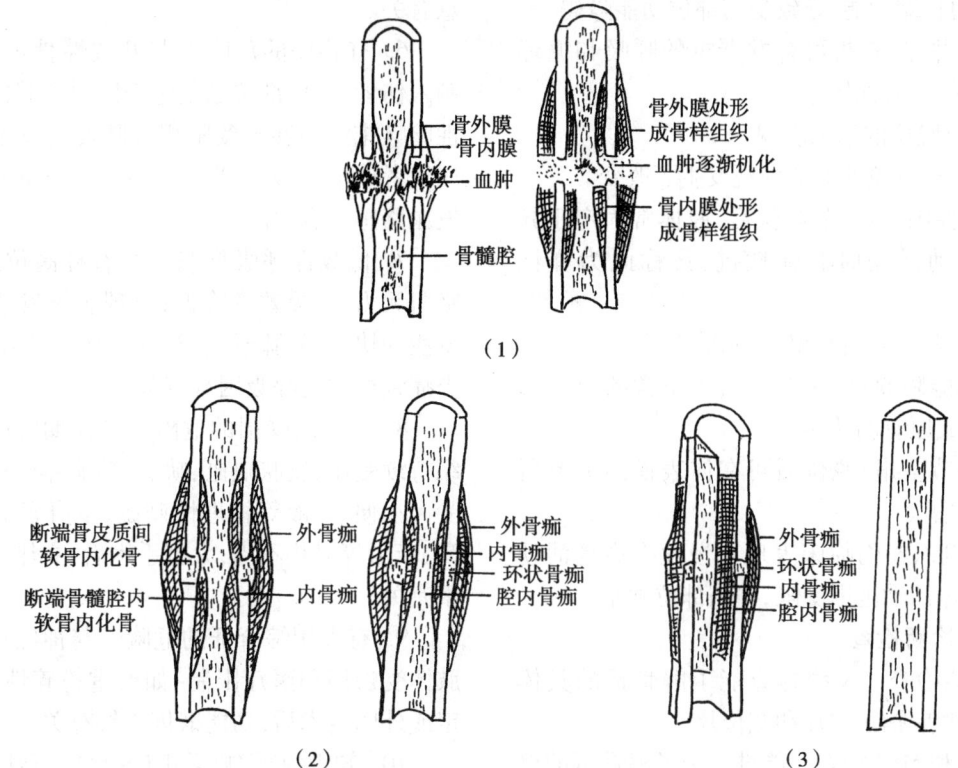

图 9-7-6 骨折的愈合过程
(1)骨骼愈合过程的血肿机化演进期;(2)骨骼愈合过程的原始骨痂形成期;(3)骨骼愈合过程的骨痂改造塑形期

也可引起关节失去其对合关系,如习惯性肩关节脱位和习惯性下颌关节脱位。

2. 关节脱位的类型

1)根据脱位时间可分为新鲜脱位和陈旧性脱位。前者脱位时间不超过3周,后者则超过3周。

2)根据脱位的原因可分为外伤性脱位、先天性脱位、病理性脱位和习惯性脱位。

3. 软组织损伤

(1)软组织损伤的原因

1)挫伤:由于钝物打击所致的皮肤、皮下组织损伤。重者可伤及筋膜、肌肉,甚至内脏。

2)扭伤:由于外力的作用使关节发生异常扭转,并超过其正常活动范围,造成关节、韧带损伤,以腰部、踝部扭伤多见。

3)挤压伤:重物对身体挤压后所引起的损伤。

4)撕裂伤:由于钝物打击身体后引起的皮下及肌肉组织撕裂。

5)切割伤:由于锐利器械所致的皮下及肌肉组织损伤。

6)拉伤:不同寻常的剧烈运动或过度使用肌肉而致的肌腱损伤。

(2)软组织损伤的类型

1)急性软组织损伤:如急性腰肌劳损、膝关节扭伤、踝关节扭伤等。

2)慢性软组织损伤:如腱鞘炎、肩周炎、韧带炎等。慢性软组织损伤具有如下特点:患处长时期疼痛,找不到外伤史;特定部位有压痛点和包块;疼痛处炎症不明显;有引起慢性损伤的工作史。

(二)身心状况

1. 骨折的临床表现

1)畸形:骨折后受伤的肢体形状发生了改变,缩短或形成了假关节。

2)反常活动:在身体没有关节的部位形成了类似关节的活动。

3)骨擦音或骨擦感:移动骨折的两端肢体,使之相互碰撞,能够感觉到骨在摩擦并能听到其声音。

4)疼痛与压痛:新鲜骨折压痛、疼痛相当明显。

5)瘀斑:由受伤部位血管破裂引起。

6)功能障碍:骨性支柱的断裂,使肌肉无法完成正常的收缩功能,导致受伤部位功能障碍。

7) 合并症:骨折可合并严重的呼吸和循环功能衰竭,如失血性休克等。

2. 关节脱位的临床表现

1) 畸形:脱位的关节外观发生了改变。

2) 弹性固定:关节脱位后,肢体常固定于异常位置,被动活动时有弹性抗力,称此为弹性固定。

3) 肿胀与疼痛:与出血、水肿有关。

4) 功能障碍:因关节失去了正常的对合关系,无法完成原有的功能。

5) 关节空虚:脱位后可在体表摸到关节所在的部位空虚。

3. 软组织损伤临床表现 慢性疼痛且活动时加剧;肢体活动范围受限;损伤部位肿胀。

(三) 诊断检查

1. X线检查 X线检查能了解骨折的具体情况,检查时应拍正位片和侧位片。

2. CT 和 MRI 检查 能进一步了解骨折的严重程度。

3. 实验室检查 怀疑有骨骼疾病时实验室检查很重要,如血常规、血糖、血沉、血清无机磷等,对诊断均有帮助。

4. 神经肌电图 可以了解神经、肌肉受损情况。

【护理诊断/问题】

1. 疼痛 与受伤部位的细胞释放出组胺,使痛觉感受器兴奋;创伤后出血、水肿压迫局部神经末梢;肌肉痉挛,或某些医疗限制,如石膏、牵引等外固定的衬垫不当引起疼痛等有关。

2. 营养改变:低于机体需要量 与心理因素或食欲不振导致进食过少;损伤的修复过程,机体的能量代谢率均高于正常;某些慢性消耗性疾病,如骨骼恶性肿瘤,骨折之前已经营养不良等因素有关。

3. 便秘 与长期卧床,肠胃蠕动较正常少;不习惯于床上排大便;进食粗纤维食物不够等因素有关。

4. 排尿异常 由于排尿的体位发生了改变;脊柱骨折后,合并脊髓损伤,导致神经功能性尿潴留;泌尿系统合并感染出现尿频、尿急、尿痛等异常情况有关。

5. 自理缺陷 与疼痛的刺激;某些医疗措施限制如牵引、石膏等外固定;病情需要绝对卧床休息有关。

6. 有感染的危险 与开放性骨折或软组织刺入伤者,受伤部位已是感染区;长期卧床及预防性咳嗽排痰不够导致坠积性肺炎的发生;留置导尿管者饮水不够,或当机体抵抗力下降时,容易并发尿路感染有关。

7. 低效性呼吸型态 与脊柱高位损伤致呼吸肌无力、呼吸效率降低;出现感染发热时,呼吸变浅变快,有效肺通气减少;气管痰液堵塞或肺部炎症致严重的呼吸困难有关。

8. 有皮肤受损的危险 与长期卧床,局部组织持续受压,皮肤缺血、缺氧、功能障碍;皮肤长期受大小便、汗液等物理性刺激;全身营养不良;石膏、牵引等衬垫不当;大型手术后;高热、水肿等因素有关。

9. 有失用综合征的危险 与神经功能障碍;肢体受疾病和医疗限制,如严重粉碎性骨折内固定或外固定术后;功能锻炼不够有关。

10. 知识缺乏:缺乏正确摄食、石膏与牵引护理、并发症预防、功能锻炼等知识。

11. 躯体活动障碍 与肢体骨折、石膏固定、牵引和疼痛等有关。

【护理目标】

1. 维持呼吸、循环功能的稳定。

2. 消除疼痛诱因,减轻疼痛症状。

3. 卧床期间满足病人的基本生活需求。

4. 增强营养,提高机体抵抗力,促进伤口愈合。

5. 预防潜在并发症发生。

6. 维持病人良好的心理状态。

7. 病人能够发挥其最佳自理水平。

8. 病人能够最大限度地恢复其生理功能。

9. 病人及家属能够了解与疾病有关的知识。

【护理措施】

(一) 急救措施

对于严重的肌肉骨骼损伤的病人现场急救很重要,它直接关系到病人的生命。骨折的临时固定与正确搬运,能够大大减少病人的痛苦,预防并发症发生。现场急救注意事项如下:

1. 止血 对骨折合并有明显出血者应先行止血后再固定,止血的方法常有 5 种,见图 9-7-7。

1) 加压指压法:适用于头面部、四肢的出血。

2) 填塞止血法:适用于肌肉深部的出血。

3) 加压包扎法:适用于静脉的出血。

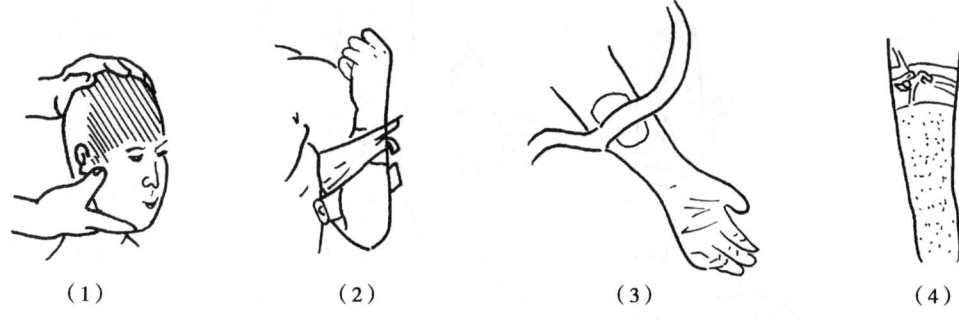

图 9-7-7 止血方法
(1)加压指压法;(2)加垫屈肢止血法;(3)加压包扎法;(4)止血带止血法

4)加垫屈肢止血法:适用于前臂和小腿的出血。

5)止血带止血法:适用于上臂和腿的止血。使用止血带时应特别注意以下几点:①正确选择制作止血带的材料,应该选用弹性好的橡皮管或宽布料做止血带,而不能选用铁丝或绳索。②上止血带前应抬高肢体,使血液回流,且止血带不能直接扎在肢体的皮肤上,松紧要适宜(图9-7-8)。扎止血带后每隔1~2小时要放松一次,放松时间为15分钟左右,以避免肢体持续缺血而导致缺血性坏死。③止血带要尽量靠近出血的伤口,以减少组织缺血的范围,上臂的止血带应避免扎在中下1/3的交界处,因此处有桡神经通过。大腿的止血带宜扎在上2/3处。前臂和小腿因是双骨骼部位,血管在两骨之间通过,扎止血带无效。④扎止血带后应标有红色的标记,并严格交接班,标记缚扎的时间、部位,防止因缺血时间过长而发生严重并发症。

2. 妥善包扎　包扎的目的是保护伤口、减少污染、固定敷料、帮助止血。常用材料是绷带或三角巾,包扎的松紧度应适宜,且牢固和舒适。绷带包扎的基本方式有六种,见图9-7-9。它们分别是蛇形包扎法、环形包扎法、螺纹形包扎法、"8"字形包扎法和回返包扎法。根据受伤的部位选择适用的方法,见图9-7-10。三角巾取材广泛,制作方便,包扎时操作简单,适用于全身各部位的包扎。

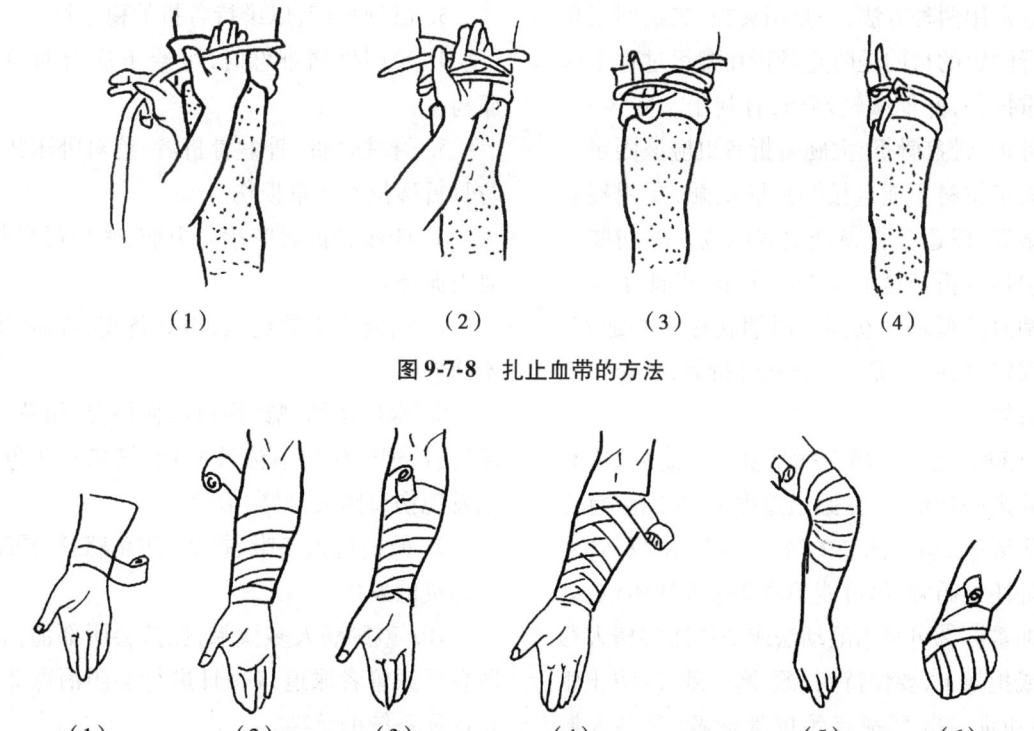

图 9-7-8　扎止血带的方法

图 9-7-9　六种基本绷扎法
(1)环形包扎法;(2)蛇形包扎法;(3)螺旋包扎法;(4)螺旋回返包扎法;(5)"8"字形包扎法;(6)回返包扎法

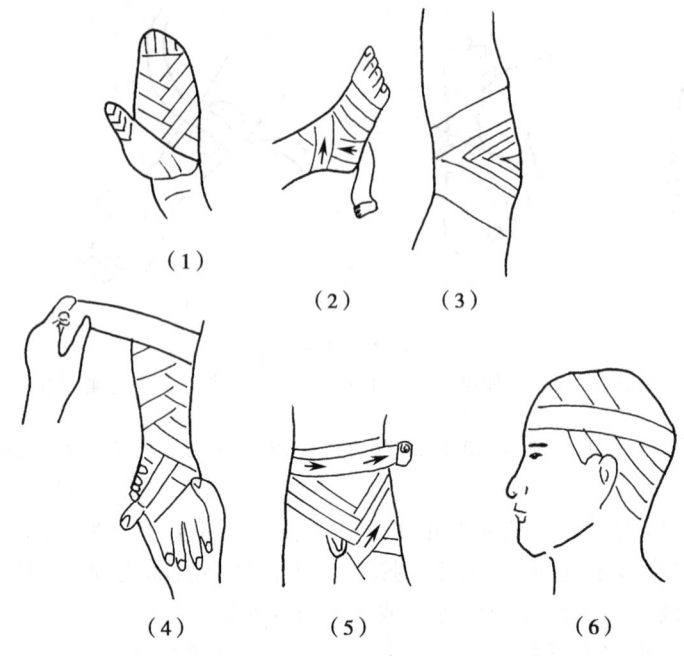

图 9-7-10　各部位包扎法

3. 妥善固定　病人在转运之前,应先行固定,以减轻损伤。固定的注意事项如下:①凡怀疑骨折的病人均按骨折处理,一切操作要谨慎、准确、轻巧。②对有闭合性骨折者,不必脱衣、裤,以免加重损伤。严重肿胀时,可剪开衣袖与裤管,给予夹板固定。③对明确有骨折者,应先复位后固定。固定常用两种方法,一是用夹板,二是用三角巾。进行固定的目的是防止骨折在搬运过程中移位而加重损伤,并能减轻疼痛,有利于预防休克。对脊柱骨折、骨盆骨折、大腿骨折者更应该固定牢靠。④固定材料不能直接与皮肤接触,要用轻软的衬垫垫好,以避免骨突处皮肤压疮。⑤伤肢的固定应包括骨折肢体上下两个关节,以便于观察肢端末梢血液循环。⑥固定时捆扎松紧要适宜,行单板固定时,固定带不可扎在骨折处,防止损伤神经和血管。

4. 正确转运　当病人病情基本稳定后,应转运到医院进一步治疗,在搬运过程中,必须注意正确的搬运姿势,参见图 2-2-24。①搬动时不管病人是仰卧还是俯卧,尽可能不改变病人的体位,以免损伤加重。②可采用滚动法或平托法将病人移至木板或担架上,要保持头、颈、胸一致,以防止躯干、四肢扭曲。③怀疑有颈椎骨折者,要多人搬运,并采用平托法,以避免加重延髓损伤,引起更严重的并发症。④骨盆骨折者要保护好臀部,防止震荡,减轻疼痛。

(二) 骨折病人的一般护理

1. 密切观察生命体征,监测体温、脉搏、呼吸、血压的变化。

2. 保持呼吸、循环功能的稳定,遵医嘱给予吸氧、止血、脱水等处理。

3. 卧硬板床,以维持骨折的稳定性。

4. 牵引疼痛难忍时,可给予适当的镇静、止痛药。

5. 脊柱骨折、骨盆骨折者,绝对卧床休息,以防骨折移位而加重损伤。

6. 四肢骨折者应抬高患肢,密切观察肢体的血液循环。

7. 需要手术的病人,做好备皮、合血、皮试等术前准备。

8. 术后密切观察伤口渗血情况,留置伤口引流管者,观察伤口引流液的量、气味及颜色,以早期发现伤口感染,早期治疗。

9. 鼓励病人咳嗽、排痰,防止感冒,预防坠积性肺炎的发生。

10. 鼓励病人多饮水,保持会阴部清洁卫生,留置导尿管者尿道口每日进行会阴消毒 2 次,防止泌尿系统的感染。

11. 鼓励病人吃高蛋白、高碳水化合物、高维生素饮食,以提高机体抵抗力,促进伤口愈合。

12. 鼓励病人多吃水果、蔬菜等富含粗纤维的食物,如香蕉、韭菜、芹菜,促进肠蠕动,以保持大便通畅。如果3日以上没解大便者,需给予导泻处理,如开塞露塞肛或口服酚酞片、大黄苏打片等。

13. 不能够自行翻身的病人,每2小时协助翻身一次,保持床单位清洁、平整、干燥,保持皮肤清洁,防止压疮的发生。

14. 指导病人正确进行功能锻炼,防止肌肉失用性萎缩和关节畸形。

(三) 牵引的护理

牵引是骨科的一种治疗手段,其目的是复位和固定。牵引可分为三大类,(图9-7-11),即:①骨牵引:包括颅骨牵引、尺骨牵引、股骨髁上牵引、胫骨结节牵引等。②皮肤牵引:包括皮牵引套牵引、海绵牵引、胶布牵引、小儿悬吊牵引等。③兜带牵引:包括骨盆牵引、颌枕带牵引。

牵引的护理应注意如下几点:①牵引前,清洁牵引区皮肤,并在骨突出处垫好衬垫。有伤口者必须先换药。②下肢牵引时抬高床尾20~30cm,颅骨或颌枕带牵引者,抬高床头20~30cm,以保持牵引力与体重的平衡。③保持正确的牵引效能,不能随意增减牵引重量。一般牵引重量是体重的1/10到1/7,皮牵引最大重量不超过5kg。若牵引重量太大可引起过度牵引,使骨折端发生分离移位。牵引力太小,则不能达到复位和固定的目的,使骨折畸形愈合。外出做检查或进手术室前,均不能放松牵引装置,可用手握住牵引绳代替牵引砝码的重量来维持牵引。被子不能压在牵引绳上,砝码盒不能接触地面或椅子,以防牵引重量发生改变。④观察牵引装置有无松散或滑脱情况并及时调整。⑤下肢皮牵引时要观察患肢足背动脉的搏动,踝部及骨突处有无压疮;骨牵引者牵引针孔要消毒,防止针眼孔发生感染。⑥抬高患肢,密切观察患肢的末梢血液循环,包括皮肤的色泽、温度,动脉的搏动、毛细血管的充盈度,手指(足趾)的活动情况,并观察有无疼痛或麻木。最有临床价值的早期症状是患肢疼痛、肿胀、肢端麻

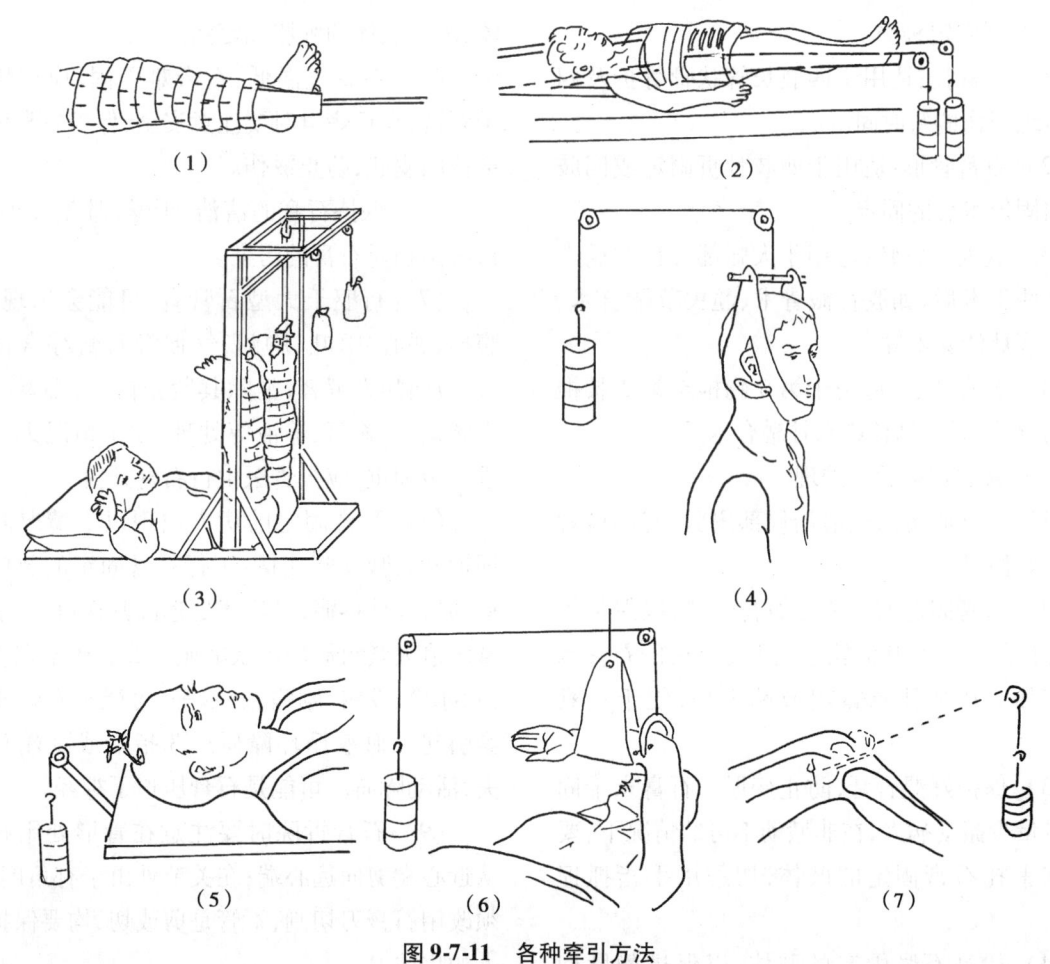

图 9-7-11　各种牵引方法

术,一旦出现上述情况,立即报告医生,必要时拆除牵引装置。

(四) 石膏固定前后的护理

石膏固定也是骨科的一种外固定手段,用于骨折、关节脱位、骨骼疾病、骨科大手术后、骨与关节急性炎症等,主要起固定和制动作用。生石膏加热脱水后成为熟石膏,当熟石膏遇到水分时,又可重新结晶而硬化。临床上利用石膏的这种吸水后能硬化的可塑性,根据病人不同的需要,塑形不同种类的石膏,见图9-7-12。

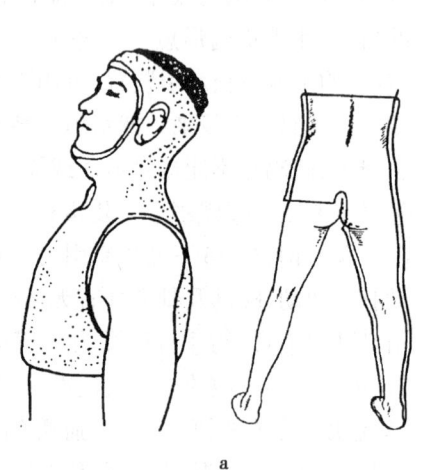
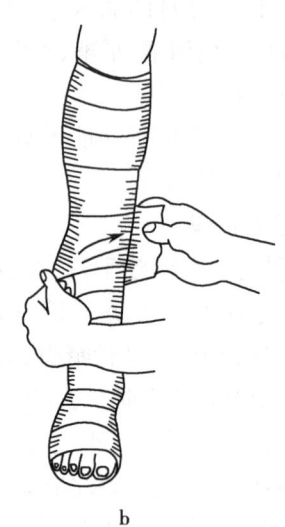

图 9-7-12　石膏包扎法
a. 躯干石膏;b. 石膏绷布"褶裥"法

1. 石膏固定种类

(1) 石膏托:适用于四肢长管状骨骨折及四肢软组织损伤的暂时固定。

(2) 石膏管形:适用于四肢骨折固定或四肢骨折内固定术后的固定。

(3) 髋人字石膏:适用于大腿部骨折的病人以及某些手术后,如股骨截骨术、髋关节融合术、髋关节病灶清除术等。

(4) 石膏背心:适用于第6胸椎至第3腰椎之间的脊柱损伤、结核或脊柱融合术后。

2. 石膏固定前后的护理

(1) 石膏固定前应清洁局部皮肤,有伤口者先处理好伤口。

(2) 石膏固定前应垫好石膏衬垫,以保护骨隆突部位的皮肤和其他软组织不受坚硬的石膏摩擦和挤压。还要注意露出肢端末梢,便于观察血运。

(3) 保护好湿石膏,防止变形。石膏未干固之前尽量少搬动病人,在非搬动不可的情况下,要用手掌平托石膏固定的肢体,切忌用手指抓捏石膏。

(4) 抬高石膏固定的肢体,以促进静脉回流,减轻肢体的肿胀和疼痛。

(5) 冬日气温低,石膏难干固,应用烤电烤干石膏,在行烤电时要注意安全,保护好身体暴露部位的皮肤,防止烫伤。

(6) 保持石膏的清洁、干燥,避免大小便、伤口渗出物对石膏的污染。

(7) 行躯干大型石膏者,可能会出现腹胀、腹痛、恶心、呕吐、胸闷、气促等石膏综合征的表现,应向病人解释,消除其紧张情绪,必要时可予胃肠减压、输氧、输液等处理,如果情况无改善或进一步加重,应报告医生行石膏开窗。

(8) 石膏固定的病人出现以下情况时应立即拆开石膏观察病情:①行石膏固定的肢体出现局部持续性疼痛,且疼痛处远离其伤口,可能是石膏压迫太紧致局部皮肤缺血。②肢体末端皮肤苍白、冰冷、发绀、剧痛、麻木等,可能是石膏压迫太紧引起了血液循环障碍。③指端或趾端感觉消失,活动障碍。可能是石膏压迫了神经。

(9) 石膏拆除时要注意在管形处用石膏剪从近心端剪向远心端;在关节处由于有角度限制,须改用石膏刀切割,不管是剪或切,均要保护好病人的皮肤。

(10) 拆除石膏后要指导病人进行正确的功能锻炼。

（五）关节脱位的护理

1. 关节脱位后以手法复位为主。复位最好在伤后3周内进行,时间越早,复位越容易,效果越好。脱位时间较长时,关节周围组织挛缩、粘连、血肿机化、空虚的关节被瘢痕组织充填,手法复位难以成功。

2. 复位以后将关节固定于稳定位置2~3周,使损伤的关节囊、韧带、肌肉软组织得以修复。

3. 在固定期间指导病人经常进行关节周围的肌肉锻炼以及患肢其他关节的主动活动,防止肌肉失用性萎缩。固定解除后逐步进行患肢的主动功能锻炼,并辅助以理疗,促进关节功能早日恢复。

（六）软组织损伤的护理

1. 软组织损伤多采用非手术治疗,损伤严重者可遵医嘱给予局部封闭,即局部注射氢化可的松加普鲁卡因,以控制炎症反应。操作过程中要注意无菌原则,注射后针眼孔用无菌纱布包裹,防止感染。

2. 局部制动以减轻疼痛,避免造成进一步损害。

3. 局部热敷或理疗可促进局部血液循环,减少局部组织炎症粘连,有利于损伤的修复。

4. 宣教卫生保健知识,避免软组织再损伤。

（七）知识宣教

1. 饮食指导 多食高蛋白、高热量、高维生素的清淡饮食,少食多餐,增加营养,提高机体抵抗力。高热、出汗较多时,嘱病人饮糖盐开水,以防虚脱。说服并鼓励病人多饮水,以加快毒素的排泄,但是如果病人并发有心肌炎时,要控制饮水量,行低盐饮食,以免加重心脏负担。全麻术前病人禁食12小时,禁水4小时,以防术中因麻醉呕吐导致窒息。行硬膜外麻醉手术者,术后禁食禁水6小时,全麻病人则在术后10~12小时,待麻醉完全清醒后从流质渐改为普食,普食之前可食用米粥、肉米粥、面条、蒸蛋等食物。嘱病人多食水果、韭菜、芹菜等富含粗纤维的饮食,以保持大便通畅。为了促进病人伤口的愈合,除吃高蛋白和高维生素饮食外,还要补充富含铜、锌、铁、钙的食物。

2. 功能锻炼指导 长期卧床病人,容易发生如下并发症:①肌肉失用性萎缩。②膝关节僵直、屈曲畸形。③足下垂。④肩关节内收畸形。⑤垂腕症。

功能锻炼的目的是恢复局部肢体功能和全身健康,预防并发症,使手术达到预期效果,原则如下：

（1）全身和局部兼顾：术后早期以休养为主,活动为次。待全身和局部情况好转后逐渐增加活动,减少休息。除患肢局部活动外,还要注意全身性的锻炼,如深呼吸、肛门括约肌收缩、健康肢体活动等。

（2）以恢复患肢的固有生理功能为主：上肢锻炼以恢复手指的抓、捏、握等功能为中心,同时注意肩、肘、腕关节的屈伸旋转功能锻炼。下肢锻炼应以围绕负重、站立、行走为中心。

（3）以主动活动为主：主动的肌肉收缩和关节活动可以改善和增加局部血液循环,增强肌肉力量,预防肌腱及关节囊的粘连和挛缩,软化瘢痕,恢复关节和肢体功能。肢体在牵引和外固定时,固定范围内的肌肉要做静态收缩,要在保护下及治疗允许范围内充分活动。未被固定的关节要尽量活动,并逐渐达到活动度,可用简单的器械或支具辅助锻炼。

（4）被动活动为辅：对于术后因疼痛或畏惧而对患肢活动产生恐惧感的病人,应向病人说明功能锻炼的重要性,指导并辅助其进行被动活动,使之树立信心,再逐渐进行主动锻炼。大型手术后、老年体弱、肢体瘫痪者要教会家属掌握为病人进行全身及肢体的被动锻炼的方法,以促进血液循环,维持关节活动,预防并发症。

（5）锻炼活动应循序渐进,以病人不感到疲劳和疼痛为度。

3. 出院指导 带外固定支具出院者,须经X线检查,显示骨愈合好后,才能去除外固定支具。继续功能锻炼,恢复患肢及全身最佳生理功能。定期复诊。避免肌肉软组织受损。①体育活动之前,除做好思想准备外,还要做身体方面的准备,要充分活动全身各个关节,放松肌肉,使之适应剧烈的收缩,让运动系统处于协调而灵活的工作状态。②注意正确的姿势,见图9-7-13。③不能超负荷工作。④防止意外的发生。⑤防止长期、反复、固定的、不正确的工作体位。

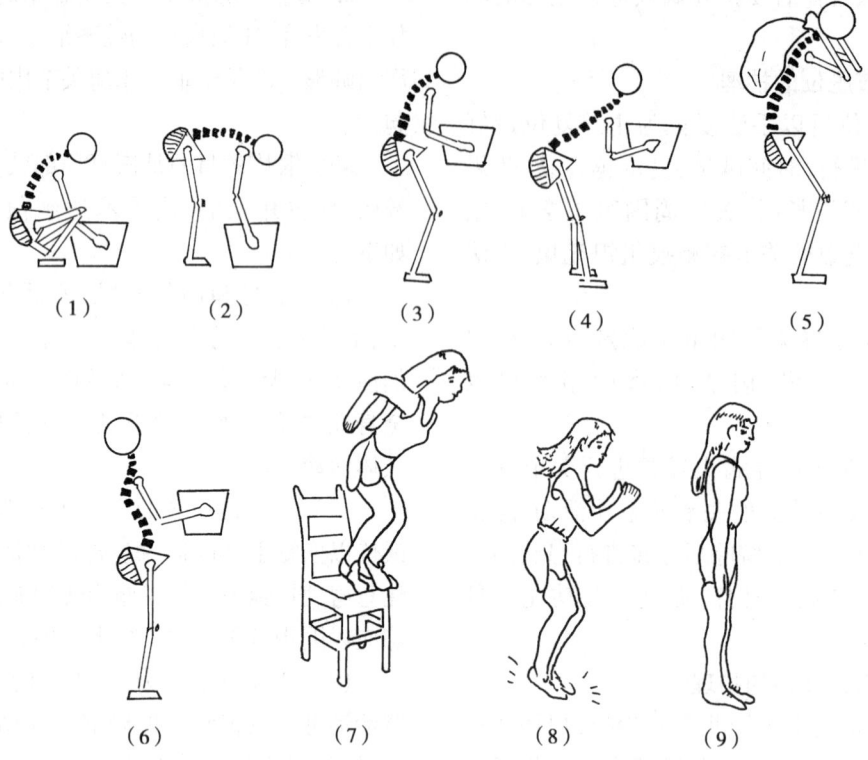

图 9-7-13 各种正确与不正确的运动姿势
(1)正确提取;(2)不正确提取;(3)正确搬运,重心平衡;(4)不正确搬运,重心失去平衡,易致腰部受伤;(5)正确背物姿势,重心平衡;(6)不正确的姿势,易致腰部损伤;(7)(8)(9)从高处向下跳时的正确姿势

第三节 化脓性骨髓炎

化脓性骨髓炎(suppurative osteomyelitis)是化脓性细菌感染,它涉及骨膜、骨密质、骨松质与骨髓组织,有急慢性之分。化脓性骨髓炎只是一个沿用的名称。

【护理评估】

(一) 健康史

化脓性骨髓炎最常见的致病菌是溶血性金黄色葡萄球菌,其次为乙型链球菌,本病常见于儿童骨生长最活跃时期,发病年龄为3~5岁,感染部位多为胫骨、股骨、肱骨、桡骨等。化脓性骨髓炎的感染途径:①身体创伤部位的化脓性病灶中的细菌经血液循环播散至骨骼,称血源性骨髓炎。②开放性骨折发生了感染,或骨折手术后出现了感染,称创伤后骨髓炎。③邻近软组织感染直接蔓延至骨髓,称外来性骨髓炎。化脓性骨髓炎与外伤有关,同时,全身性疾病、营养不良、卫生状况差等因素,也是本病的重要诱因。农村化脓性骨髓炎的发病率高于城市。

(二) 身心状况

化脓性骨髓炎的病理变化为骨质破坏、骨吸收与死骨形成,同时出现修复反应。化脓性骨髓炎早期以骨质破坏为主,晚期以修复性新生骨增生为主,其症状如下:

1. 急性化脓性骨髓炎的临床症状

(1) 寒战、高热、烦躁不安等全身中毒症状。

(2) 恶心、呕吐、惊厥。

(3) 患肢肌肉痉挛。

(4) 因病痛病人处于被动体位。

(5) 严重者可发生感染性休克。

(6) 患肢可发生病理性骨折。

2. 慢性化脓性骨髓炎的临床症状

(1) 患肢皮肤水肿,无光泽。

(2) 出现多处瘢痕或瘘道。

(3) 皮肤色素沉着、汗毛稀少。

(4) 瘘道分泌物有特殊臭味。

(5) 患肢变粗、变形。

(6) 全身状况差。

(三) 诊断检查

1. 血常规 白细胞计数增高,一般都在10×

$10^9/L$以上甚至高达$(20\sim40)\times10^9/L$,中性粒细胞可占90%以上。

2. 血培养　急性化脓性骨髓炎常表现为菌血症,血培养能获得致病菌,明确诊断。血培养注意事项:①抽血前向病人解释检查的目的和过程,取得病人的合作。②选择病人寒战高热期抽血,或在初诊后每隔2小时抽血一次,连抽三次以提高检查结果的阳性率。③培养致病菌后必须做药敏试验,以合理使用抗生素。

3. 局部脓肿分层穿刺　通过穿刺抽出炎症区的混浊液体或血性液体,通过培养或涂片找到细菌或脓细胞以明确诊断。穿刺注意事项:①向病人解释穿刺目的和过程,以取得合作。②用带芯的穿刺针。③选择压痛最明显处进行穿刺。④穿刺时,边穿刺边深入,不能一次性穿入骨内,以免将单纯软组织的炎症带入骨内。⑤任何性质的穿刺液都要做细菌培养和药敏试验。

4. X线　起病2周之内X线检查的异常改变不明显,用过抗生素的病人,X线改变可出现在1个月以后,早期常表现为锯状骨膜反应与干骺端骨质疏松。当死骨形成以后,X线可见高密度阴影,位于脓腔内,与周围骨组织分离。

5. CT　CT可以提前发现骨膜下脓肿,但脓肿太小时也难以显示。

6. 同位素骨扫描　由于病灶部位的血管扩张和增多,使99^M锝早期沉聚于干骺端的病变部位,一般于发病后48小时即有阳性结果。同位素骨扫描只能显示病变的部位,不能做定性诊断。

【护理诊断/问题】

1. 恐惧　与高热、疼痛等一系列的临床症状导致病人担心害怕;环境陌生;对疾病缺乏认识,如分层穿刺抽脓、切开排脓等因素有关。

2. 疼痛　与炎性物质刺激神经末梢,创伤性诊疗措施等有关。

3. 体温过高　与细菌毒素的吸收使体温上升、组织损伤的产物使体温调节中枢失控有关。

4. 自理缺陷　与受某些医疗限制,如牵引或伤口冲洗;身体虚弱,活动无耐力等因素有关。

5. 营养失调:低于机体需要量　与高热、恶心、呕吐等引起病人食欲下降,进食量减少;组织损伤时机体蛋白质、脂肪代谢率均高于正常因素有关。

6. 便秘　与长期卧床肠蠕动减少;进食粗纤维饮食不够;高热时身体水分丢失过多致便结等因素有关。

7. 有皮肤完整性受损的危险　与长期卧床局部受压时间过久,导致皮肤缺血、缺氧、坏死;皮肤受汗液、伤口引流物等物理刺激;机体抵抗力下降;牵引、石膏固定时衬垫使用不当有关。

8. 潜在并发症:失用综合征　与患肢因固定时间长;主动或被动功能锻炼不够有关。

9. 知识缺乏:缺乏摄食、牵引、功能锻炼、皮肤自护等知识。

【护理目标】

1. 消除病人恐惧心理。

2. 控制临床症状,如高热、疼痛、恶心、呕吐等。

3. 增加全身营养,提高机体抵抗力。

4. 满足病人的基本生活需求。

5. 控制潜在并发症,如皮肤损伤、失用综合征等的发生。

6. 病人及家属能够掌握与本病有关的知识。

7. 病人能最大限度地恢复其生理功能。

【护理措施】

(一) 高热的护理

1. 尽快明确致病菌　正确采集血培养标本,并做药物敏感试验。

2. 及时使用抗生素　注意药物的配伍禁忌,了解药物在血中的有效浓度和半衰期,合理安排给药顺序及时间,密切观察用药的毒副反应及用药效果。

3. 按时测量体温　体温高于37.5℃,每日测3次;高于38.5℃,每日测4次;超过39℃,每日测6次。

4. 卧床休息　不仅能消除疲劳,也可缓解精神紧张或身体的不适,还能降低生理代谢。

5. 体温高于39℃者,给予有效的物理降温和药物降温,以防止发生惊厥、谵妄等中枢神经系统紊乱症状。

(二) 疼痛的护理

1. 观察并记录疼痛的性质及程度,尽可能消除引起疼痛的诱因。

2. 用心理暗示疗法分散病人对疼痛的注意力,因为精神愉快、情绪稳定、思想轻松可提高疼痛的阈值。

3. 护理操作动作轻巧,以免加重病人的痛苦。

4. 抬高患肢,制动并固定于功能位置,以减轻肿胀和疼痛。

5. 病人疼痛无法忍受时,可遵医嘱给予镇静药和镇痛药,如索米痛片、吲哚美辛、曲马多等。

(三)石膏或牵引的护理

参见本章第二节。

(四)伤口冲洗的护理

行局部分层穿刺抽出脓液或炎性液体时,应做局部钻孔引流或开窗减压术,并在钻孔或开窗的骨洞内留置引流管连续冲洗与吸引,护理上应注意以下事项:

1. 冲洗液是含有抗生素的盐水,一般术后24小时内应快速灌洗,然后每2小时快速冲洗2~3分钟,再慢冲维持。

2. 保持冲洗、引流管的通畅,防止管道扭曲、受压,当有脓性分泌物或血凝块堵塞引流管时,应及时更换。

3. 妥善固定冲洗、引流装置,防止松动或脱出。

4. 冲洗液体瓶高于伤口60~70cm,引流瓶低于伤口50cm,引流管宜与一次性引流袋相连,以保证引流通畅,防止发生逆行感染。

5. 观察和记录引流液的质、量以及气味,有异常立即报告医生。

6. 当伤口敷料渗湿时,证明引流不畅,应及时查看并更换敷料。

7. 冲洗管一般留置2~3周或到体温正常以后。引流液连续3次培养阴性后才拔除。

(五)预防并发症

1. 维持水、电解质的平衡

(1)遵医嘱正确给予静脉输液。

(2)液体的补充量应以尿量维持在每日1000ml以上为原则。

(3)遵医嘱及时抽血做电解质检查。

(4)观察皮肤弹性以及口腔黏膜等是否过于干燥,从而判断有无脱水情况。

2. 防止皮肤受损

(1)保持床单位清洁、干燥、无渣屑,避免汗液、引流液、大小便等对皮肤的物理刺激。

(2)鼓励并协助病人每2小时翻身一次,以减少局部组织长期受压。

(3)卧气垫床,指导正确体位,减少各种剪切力的发生。

(4)使用便器或行其他护理操作时,动作要轻,防止擦伤皮肤。

(5)行皮牵引时,垫好衬垫,经常检查骨突处皮肤,防止压疮的发生。

3. 鼓励和协助病人进行功能锻炼

(1)下肢行皮牵引时,穿丁字鞋防止足下垂。

(2)牵引过程行肌肉等长收缩,以防肌肉失用性萎缩。

(3)加强全身健康关节的活动,防止各关节因长期卧床而畸形。

(六)一般护理

1. 心理护理　耐心倾听病人的主诉,理解、同情、关心病人,在进行各项有创操作之前,尽量向病人解释其过程和目的,使病人积极配合医治。

2. 饮食指导　鼓励病人进高蛋白、高热量、高维生素、粗纤维饮食以提高机体抵抗力,促进创伤的愈合。

3. 需要手术者,遵医嘱行备皮、合血、皮试等处理;术后密切观察病人的生命体征改变以及伤口渗血和引流的情况。

4. 知识宣教,以牵引、功能锻炼及皮肤自护知识为主。

5. 出院时给予正确的出院指导

(1)体温正常后,继续使用抗生素2周,以巩固疗效。

(2)伤口愈合以后,如再次出现伤口红、肿、热、痛应及时就诊。

(3)避免患肢过早负重,防止跌伤。

(4)继续加强营养及功能锻炼。

(5)定期复诊。

【护理评价】

1. 病人是否存在恐惧心理。

2. 病人的疼痛是否减轻或消除。

3. 病人高热是否及时得到控制。

4. 病人的生活需要是否能得到满足。

5. 病人是否发生压疮。

6. 病人的大便是否保持通畅。

7. 病人是否出现肌肉萎缩或关节僵直等情况。

8. 病人及家属是否能正确地叙述出饮食、牵引注意事项、锻炼方法、皮肤护理知识。

第四节 截 肢

截肢(amputation)是指通过手术切除已失去生存能力,没有生理功能,对人体产生危害的部分或全部肢体。但是截肢必然会给病人带来不同程度的身体残疾和缺陷,同时也会给病人造成严重的生理功能障碍和心理失衡反应,因此要严格掌握截肢的适应证,同时要重视截肢病人的护理。

【护理评估】

（一）健康史

创伤是导致截肢最常见的原因,其次是肢体的恶性肿瘤,尤其是恶性骨肿瘤。另外周围血管疾病,如血栓闭塞性脉管炎、动脉硬化、糖尿病等引起肢体的坏疽,也必须截肢。除此之外,气性坏疽、治疗无效的神经损伤、严重的冻伤、烧伤、先天畸形等也是截肢的原因。

行截肢时,应选择好截肢平面,在满足截肢的目的和要求后,应尽可能保留残肢的长度,便于今后安装假肢,见图 9-7-14。

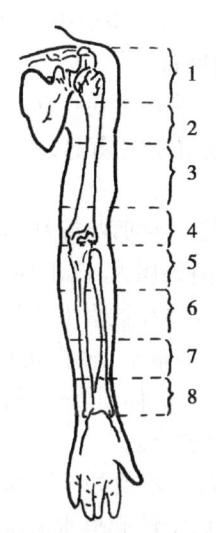
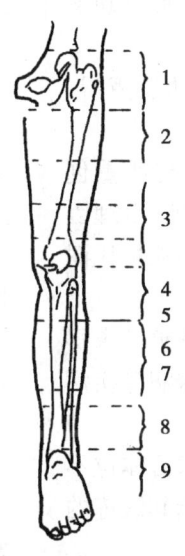
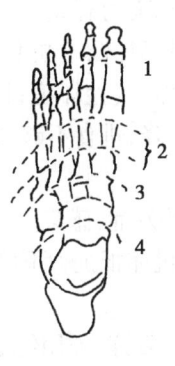

上肢截肢水平
1. 肩关节离断;
2. 上臂上段截肢;
3. 上臂中段截肢;
4. 肘关节离断;
5. 肘下前臂最高位截肢;
6. 前臂高位截肢;
7. 前臂中、下1/3截肢;
8. 腕关节离断和前臂低位截肢

下肢截肢水平
1. 髋关节离断和膝上最高位截肢;
2. 大腿上1/3截肢;
3. 大腿中段截肢;
4. 大腿下段截肢;
5. 股骨髁上截肢;
6. 小腿上段和膝关节离断截肢;
7. 小腿中段截肢;
8. 小腿下段截肢;
9. 赛胡截肢

足部截肢水平
1. 经趾骨截肢;
2. 经跖骨截肢;
3. 经跗跖关节截肢
4. Chopart 截肢

图 9-7-14 各部位截肢水平

1. 上肢的截肢平面

（1）手:尽可能保留长度并保证残端的感觉、握力、持物功能。

（2）前臂:选择前臂中下1/3交界处。

（3）上臂:可在肱骨上至肩峰下8cm范围内选择截肢平面。

2. 下肢的截肢平面

（1）足与踝部:足趾全部切除,对缓慢行走影响不大。

（2）小腿:理想截肢平面在小腿下1/3处。

（3）大腿:最好的平面应在股骨髁上,尽量保留残端的长度。

（二）身心状况

截肢是一种严重的破坏性手术,虽然是为了保全性命,但肢体的阙如,不但给病人造成了体形外观的改变、生理功能的障碍,而且还给病人的心灵造成了严重的打击,病人常常表现为心情沮丧,精神不振,有的甚至产生轻生念头。此外,如果感染未得到及时控制,截肢平面形成不完好时,还可造成截肢后残端的感染。因此截肢病人在手术前应保持较好的身心条件:①有心理准备,随时配合医务人员进行手术。②有较好的营养状况和机体抵抗力。

③截肢平面完全形成。④严重感染已基本控制。

(三) 诊断检查

1. 相关原发病检查　如骨恶性肿瘤者行X线、CT、活检等。糖尿病者做血糖检查,气性坏疽者做细菌学检查等。

2. 周围血管功能检查　如皮温测定、血管造影等试验。

3. 血常规检查。

【护理诊断/问题】

1. 疼痛　与肿瘤、炎症、严重创伤、截肢后残端疼痛、幻肢痛有关。

2. 自我形象紊乱　与肢体阙如、体形外观发生了改变,对自我缺乏信心有关。

3. 自理缺陷　与肢体阙如、生理功能障碍、体质虚弱、活动无力有关。

4. 营养失调:低于机体需要量　与严重创伤、骨恶性肿瘤、气性坏疽;因精神、心理、生理因素所致食欲下降,进食不够;创伤后机体能量代谢率增高有关。

5. 潜在并发症:感染　与术前严重感染未得到控制、术后机体抵抗力下降、合并糖尿病等疾病有关。

6. 潜在并发症:失用综合征　与术后体位不当、功能锻炼不够、伤口感染或疼痛影响其锻炼的进行有关。

7. 社交障碍　与心理障碍、生理功能缺失有关。

8. 知识缺乏:缺乏功能锻炼、用拐杖、安装假肢前后的注意事项等知识。

【护理目标】

1. 病人能正视现实,有充足的思想准备面对手术。

2. 病人的残端疼痛及幻肢痛减轻到最小程度。

3. 病人的营养状况能够改善。

4. 病人的生活需要能得到满足。

5. 术后无潜在并发症发生。

6. 病人能够说出进行功能锻炼的必要性,并能正确锻炼。

7. 病人会使用拐杖和假肢。

8. 病人能说出假肢安装前后的注意事项。

【护理措施】

(一) 心理护理

截肢病人因肢体的缺失,造成了身体外形的改变及生理功能的障碍,常伴有严重的缺失感,甚至可出现一些攻击行为如骂人、毁物等,情况严重者,还可产生轻生念头。对这种病人的护理,不可采取讨厌或反感态度,应加倍关心、理解、同情病人,做好耐心解释和安慰工作。告诉病人截肢是为了保全性命,严重创伤和感染若不行截肢,会因毒素吸收入血可致肾衰竭而危及生命。同时可向病人介绍一些有成就的伤残人员的事迹,让病人面对现实,树立战胜疾病的信心,配合医护人员做好术后的医治和康复训练。此外还要说服病人克服自卑情绪,不要认为自己伤残了就无权享受健康人的快乐。出院后,要以新的形象、新的信念面对人生,面对社会,在平凡的事业中干出出色的成就。

(二) 术前准备

1. 配合医生治疗潜在疾病　如贫血、严重感染、糖尿病、水电解质失衡等,待病情允许下才能进行手术。

2. 营养支持　对那些慢性消耗性疾病,如恶性肿瘤、严重感染等病人,已出现贫血或低蛋白血症等情况时,不仅要在饮食上增加营养,还必须通过静脉给予营养如输血,输白蛋白、脂肪乳剂等,这样才能改善病人的体质,增加机体抵抗力,促进术后伤口的早日愈合。

3. 皮肤准备　术前如果肢体皮肤完整者,则常规剃汗毛,并用中性肥皂水清洗;如果有慢性伤口、窦道等感染病灶,术前应给予加厚包扎,以防止其对周围组织的污染。

4. 术前给药　术前根据病人的病情遵医嘱给予对症的药物治疗。

(三) 术后一般护理

1. 营养支持　进食高蛋白、高碳水化合物、高维生素以及富含铜、铁、锌等元素的饮食。

2. 观察残端伤口　尤其是那些严重感染或严重创伤病人、小儿、老年病人,每班床头交接班,观察其伤口渗血、渗液及引流液的情况。

3. 抬高患肢　术后2日内应抬高患肢,以减轻残端肿胀,但两日以后应将肢体平放或固定于功能位置。

4. 固定敷料　防止伤口敷料松脱,尽可能使用弹性绷带固定,包扎时不可在残肢近端加压,以避免远端缺血致残肢水肿。

5. 保护皮肤　伤口愈合后要保护好残肢的皮肤,不能浸泡于水中,也不能涂擦刺激性药膏,以防皮肤干裂。

6. 基础护理 满足病人的生活需要,及时提供生活必需用品,协助病人便后清洁以及其他生活料理。

（四）疼痛的护理

截肢术后由于神经残端组织再生形成神经瘤或残端组织挤压、牵拉等因素均可引起残端疼痛。绝大多数截肢病人术后长时间内肢体仍然有幻觉疼痛,术前有长期疼痛病史者更容易发生,这种虚幻的肢体疼痛称为幻肢痛。幻肢痛的特点是持续性,夜间更明显,药物治疗效果差,常依赖于精神心理疗法。

1. 伤口疼痛的处理

（1）对于术后的伤口疼痛,必须给予药物止痛,遵医嘱口服索米痛片、曲马多等,更严重者可肌注哌替啶 50～100mg。

（2）如果是感染、血肿、骨质增生或死骨形成所导致的疼痛,必须用医疗手段进行清创或清除死骨。

（3）如果是神经引起的顽固性疼痛,可通过手术切除瘢痕组织和神经瘤,使神经断端回到正常的肌肉间隙中。

2. 幻肢痛的处理

（1）手术前向病人耐心做好解释安慰工作,让病人有充分的思想准备;术后可引导病人注视残端,真正接受已截肢的事实。

（2）病人诉说疼痛时,要耐心询问病人疼痛的感受,排除伤口疼痛后,可不用药物止痛,因幻肢痛依赖于心理治疗或理疗。

（3）对心理疗法无法减轻的顽固性幻肢痛,可遵医嘱行普鲁卡因封闭,也可行交感神经切除术。

（4）如果幻肢痛导致病人无法休息或睡眠时,应考虑给予病人镇静药。

（五）预防潜在并发症

1. 预防伤口感染 截肢术后,无论是伤口残端的感染还是合并化脓性骨髓炎,都将加重病情,造成伤口的延期愈合,给病人带来身心痛苦以及经济上的负担,因此预防感染很重要。

（1）术前清洁患肢皮肤,术中严格无菌操作,术后合理使用抗生素,是预防伤口感染的三个重要环节。

（2）原发性疾病的治疗。贫血、低蛋白血症、糖尿病等都是引起术后伤口感染的危险因素,择期手术者术前应给予治疗。

（3）术后正确包扎伤口（图9-7-15）,保持伤口引流管的通畅,观察并记录引流液的量、色、味。发现伤口敷料有渗湿时应立即更换。怀疑有感染时,应将伤口渗出液进行细菌培养和药敏试验,以

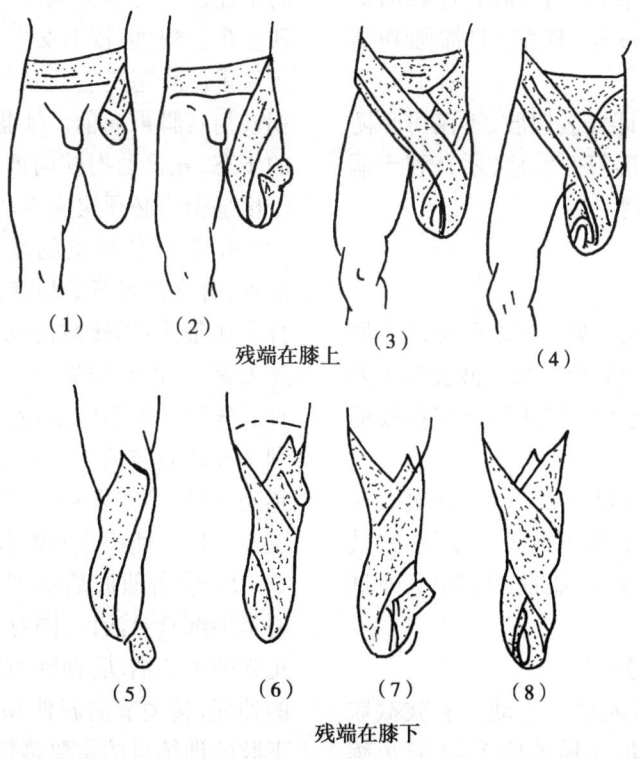

图 9-7-15 残端包扎法

便正确、合理使用抗生素。

（4）发现有局部感染时,可拆除部分缝线并完全打开伤口,联合应用抗生素,必要时采取更高位的截肢,以保手术的成功。

2. 防止失用综合征的发生　术后由于残端疼痛、感染、肌肉痉挛、患肢未固定于功能位或忽略了伸屈关节的功能锻炼,均可导致残肢上方的关节挛缩;手术截肢平面不齐,使残肢肌力不平衡也是导致畸形发生的原因;残端过短或假肢肢槽不合造成局部血液和淋巴循环障碍,残端水肿加剧等都有可能影响病人正常康复,给今后的生活带来很大影响。

（1）截肢术后,无论是上肢还是下肢,患肢的抬高不可超过2日,离断的上肢,术后第3日平放,下肢则从术后第3日开始保持伸直或固定于功能位。

（2）术后及时镇痛,如果残端感染或渗液增多时立即报告医生处理。

（3）采取正确体位,避免容易造成畸形的不正确姿势。

（4）病情稳定后鼓励病人尽早开始残肢的功能锻炼,为安装假肢做准备。

（5）对关节轻中度挛缩者应强化肌肉的运动,并增加关节的伸屈和平衡锻炼。

（6）残端过短或假肢槽不合体时,应及时更换合体的假肢,行局部按摩、理疗,并加强功能锻炼。

（7）术后在手术室即安装假肢,不仅可预防残端出血、水肿、关节畸形等并发症,还有利于病人的康复训练和功能重建。

（六）知识宣教

1. 术后正确的体位

（1）膝下截肢后,病人躺、坐时不要让下肢垂下床缘或长时间处于屈膝位。膝上截肢后不要将枕头放在两腿之间,更不要将残肢放在拐杖的手柄上。

（2）勤翻身,每日俯卧2次以上,每次大于30分钟。俯卧时腹部及大腿下放置一软枕,残肢用力向内挤压,以增强内收肌肌力,防止外展挛缩。

2. 正确的功能锻炼知识

（1）截肢后鼓励病人尽早运动。上肢截肢术后1~2日可离床活动;下肢术后2~3日可练习床上坐起,5~6日可开始拄拐离床活动。

（2）伤口拆线之前主要练习呼吸运动、健肢的运动及残肢近侧部分肌肉的运动,如上臂截肢后加强背部、肩部、胸部等肌肉锻炼,前臂截肢后则要加强上臂肌肉的运动,大腿截肢后则加强臀肌和腹肌的锻炼,小腿截肢后则加强股四头肌功能的锻炼。

（3）伤口愈合拆线后,立即开始主动锻炼残肢肌肉。上肢可做广播操,下肢的运动方法见图9-7-16。

（4）装假肢前,可穿一种带气囊的临时假肢先练习行走,每日至少步行2小时以上。不能操之过急,疲倦或不适时卧床休息。

3. 使用拐杖的知识

（1）拐杖的高度应当与使用者的身高相适应,具体标准是使用者站立时腋窝到地面的高度。

（2）使用过程中不能仅靠腋窝支撑身体,要上肢臂力与腋下拐顶端同时起作用。

（3）使用单拐时,应置于健侧,以促进患肢部分负重的训练。

（4）使用双拐时,可采用多种步态。①四点步态:是一种最简单的方法,随时有三点着地,当病人的下肢不能负重时可采用此法。行步的步态是左拐—右脚—右拐—左脚。②三点步态:两侧拐杖和患肢先行,然后健侧肢体再行走,应用于双脚不能或只能部分负重时。③二点步态:速度比四点步态快,但较不安全,因为同时只有两点在支撑体重。步态是右拐杖与左脚同时向前,然后左拐杖与右脚再向前。④摇摆步态:是一种不稳定的步态,先移动拐杖向前,再摇摆身体跟上,适用于横越街道必须快速走动的场合。

4. 装配假肢前的准备　术前病人要有思想准备,有吃苦耐劳的精神,有良好的体力。残肢符合下述条件:①残肢皮肤瘢痕与局部组织不能粘连太紧,有正常的痛、温、触觉。②残肢的长度适宜。残肢过短不能维持假肢的稳定性,过长则不利于安装假肢的关节系统。③残肢形态稳定,无感染、畸形等并发症。④残肢的关节和肌肉功能正常。病人使用临时假肢行走时,无特殊不适。

5. 装备假肢后的训练　上肢装备假肢后主要是训练其灵活性,同时还应加强残肢肌力,保护正常的关节活动,训练内容有穿脱假肢、假肢前臂的伸屈、腕关节的屈伸和回旋、肘关节的活动等。下肢的训练目的主要是负重及改善步态。训练内容有穿脱假肢、平衡站立、单侧支撑,练习地上平

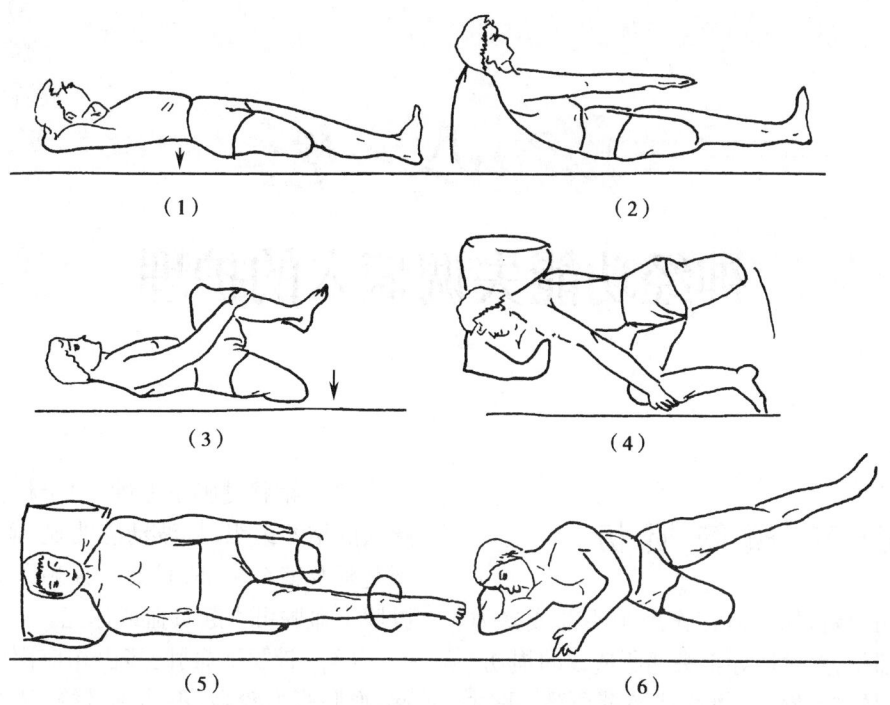

图 9-7-16　功能锻炼方法
(1)仰卧,腰部紧贴床面,然后放松;(2)腰部紧贴床面、颈、肩部抬起;(3)手抱屈曲的健肢抬腿,然后后伸;(4)侧卧,残肢在上,做后伸运动;(5)健肢,残肢做内、外旋运动;(6)侧卧,残肢在下,健肢足趾向上,做健肢外展运动

走、下台阶、上斜坡及地下拾物等。

6. 出院指导　树立新的形象、新的人生观,面对社会,步入社会。进一步继续功能锻炼。爱护残端皮肤。

【护理评价】
1. 截肢术后,病人是否有自卑情绪。
2. 病人是否有伤口疼痛或幻肢痛。
3. 病人的生活需求是否得到满足。
4. 残肢是否并发感染或畸形。
5. 病人是否会使用拐杖。
6. 病人能否说出功能锻炼的重要性。
7. 病人能否正确使用假肢。
8. 病人的自理能力是否已发挥到最佳水平。

（张伏元）

第八章

神经功能失调病人的护理

第一节 颅脑损伤

颅脑损伤,是指暴力直接作用于头部或暴力作用于其他部位,然后传导至头部所造成的损伤。颅脑损伤常因钝击、穿透、爆炸或坠落所致,平时及战时均常见,约占全身损伤的15%~20%,仅次于四肢损伤,但其死亡率和致残率为身体各部位损伤之首。

一、颅脑损伤的种类

依据颅脑损伤部位不同,颅脑损伤可分为头皮损伤、颅骨骨折和脑损伤,这三种损伤可单独发生,亦可合并存在。

(一)头皮损伤

头皮平均厚度为0.5~0.6cm,共分为五层,由外向内依次为皮肤、皮下组织、帽状腱膜、结缔组织、骨膜层。其中帽状腱膜坚韧、有张力,前起自额肌,后续于枕肌,两侧达颞肌腱膜;骨膜层紧贴颅骨外板。

头皮富含血管,由颈内、颈外动脉的分支供血,各分支间吻合广泛,血管破裂时则导致大量出血。虽然头皮的抗感染及愈合能力较强,但一旦处理不当造成感染,便可蔓延及深部,导致颅骨感染、颅内感染。依据头皮是否完整,头皮损伤可分为头皮血肿、头皮裂伤及头皮撕脱伤。

1. 头皮血肿 头皮血肿系直接暴力所致闭合性损伤,依血肿部位的深浅可分为皮下血肿、帽状腱膜下血肿及骨膜下血肿。

(1)皮下血肿:由于皮下的纤维束交织成网格,故血肿局限、张力高、无波动、压痛明显,其中心软边缘硬,易误认为颅骨凹陷骨折,但血肿经指压后可逐渐消失。

(2)帽状腱膜下血肿:由于腱膜下层为纤细疏松的结缔组织,故波动感明显,血肿范围大,甚至蔓延及整个头部,犹如一顶帽子。婴幼儿帽状腱膜下血肿可引起贫血或休克。

(3)骨膜下血肿:多由相应部位颅骨骨折引起,血肿张力较高,不超越骨缝,伴有颅骨骨折的骨膜下血肿不宜强力包扎,以免导致硬脑膜下血肿。

2. 头皮裂伤 头皮裂伤为直接暴力所致头皮开放性损伤。出血较多,应及时加压包扎,尽早进行清创缝合。如果头皮裂伤已经超过24小时,但无明显感染征象,仍可经彻底清创后行一期缝合。

3. 头皮撕脱伤 头皮撕脱伤是最严重的头皮损伤。多因发辫卷入转动的机器所致,大块头皮自帽状腱膜下层甚至连同骨膜层被撕脱,严重者整个头皮甚至额肌被撕脱。头皮撕脱伤导致剧烈疼痛、大量出血,现场急救应加压包扎止血,防止休克。未完全脱离且血供良好的撕脱伤应清创后原位缝合;完全撕脱的头皮应妥善置于隔水袋中,再置于放有冰块的容器内,随病人迅速送往医院,清创后行头皮再植。

(二)颅骨骨折

颅骨由颅盖与颅底两部分组成。颅盖外板较内板厚,颅底骨面厚薄不一、凹凸不平,由前至后分为颅前窝、颅中窝和颅后窝。颅骨骨折依骨折部位分为颅盖骨折和颅底骨折。

颅盖骨折可致局部头皮肿胀、压痛。颅盖骨折依骨折形状分为线形骨折、凹陷性骨折。单纯性线形骨折无须特殊处理,但当骨折线通过静脉窦或脑膜血管沟时有可能发生硬膜外血肿。位于脑的重要功能区、有脑受压表现、凹陷深度超过1cm、骨折片刺入脑内的凹陷性骨折,需手术治疗。

颅底骨折时,因硬脑膜与骨贴附紧密,常被撕裂而引起脑脊液耳漏、鼻漏。颅前窝骨折主要表现为鼻漏、"熊猫眼"征,可累及嗅神经、视神经;颅中窝骨折则表现为脑脊液耳漏,可累及视神经、动眼神经、滑车神经、三叉神经、展神经;颅后窝骨折可见乳突和枕下部皮下瘀斑(Battle征),可累及舌咽神经、迷走神经、副神经和舌下神经。

(三) 脑损伤

脑损伤是指脑膜、脑组织、脑血管及脑神经的损伤。根据脑损伤病理改变的先后发展,脑损伤可分为原发性和继发性脑损伤。脑震荡和脑挫裂伤为原发性损伤,脑水肿和颅内血肿为继发性损伤。

1. **脑震荡** 是最常见、最轻的脑损伤,表现为即刻发生的意识障碍和逆行性遗忘。传统观念认为脑震荡既无肉眼可见的脑组织变化,也无神经功能废损,但近年来的研究及临床资料证实脑震荡后脑组织有器质性损害。

2. **脑挫裂伤** 轻者有散在的点状或片状出血灶,当软脑膜裂伤时,多伴有脑组织和血管的破裂,故脑挫裂伤常有继发性脑水肿及血肿形成。脑挫裂伤最突出的表现是头痛、恶心、呕吐及意识障碍,严重者出现局灶症状和体征、颅内高压征象。外伤性脑水肿反应一般约3~7天,第3~4天为高峰期,轻度脑水肿在高峰期后可逐渐消退,较重脑水肿导致颅内压升高而引发脑疝。

3. **颅内血肿** 颅内血肿是最常见的、最严重的、致命的继发性病变。根据症状出现的时间分为:①急性血肿,伤后3天内出现症状。②亚急性血肿,伤后4天至21天内出现症状。③慢性血肿,伤后22日以上出现症状。根据血肿的部位又分为:①硬脑膜外血肿;②硬脑膜下血肿;③脑内血肿。

(1) 硬脑膜外血肿:多见于颅骨穹隆部线形骨折处,最多见于颞部、颞顶部、额顶部,出血主要来源于脑膜中动脉。

(2) 硬脑膜下血肿:多见于额极、颞极及其底面,出血多来自于脑皮质血管。

(3) 脑内血肿:出血来源为脑挫裂伤所致的脑血管破裂。

二、护理评估

(一) 健康史

当病人被送到急诊室或病室救治时,护理人员应迅速收集下列资料。

1. **受伤方式** 外力作用的部位和方向,以判断脑损伤的部位和性质。

2. **损伤类型及程度** 如损伤当时的意识状态、昏迷持续时间、有无中间清醒期、有无脑脊液耳漏或鼻漏。

3. **有重点的全身检查** 如意识状态、瞳孔大小及对光反射、生命体征、头面部有无外伤、耳鼻有无液体流出、有无其他部位骨折或内出血等。

4. **是否发生继发性病变** 如血肿、感染及并发症。

5. **受伤前健康状况** 如有无高血压史,以排除脑血管意外使病人意识丧失而跌倒造成头部外伤。

6. **是否采取了有效的支持治疗** 有效的支持治疗有利于脑功能的恢复以及预防和治疗并发症。

(二) 身心状况

损伤后的症状及体征与颅脑损伤的程度密切相关。如单纯的头皮裂伤或颅骨线形骨折者,不出现全身性反应;而脑挫裂伤、脑水肿或颅内血肿可出现颅内压增高征象。

1. **颅内压增高"三主征"**

(1) 头痛:常因颅内压增高使脑膜血管和神经受刺激与牵扯所致。多在额部及颞部,可从颈枕部向前放射至眼眶。其特点为早晨或晚间较重,用力、咳嗽、弯腰或低头活动时加重,以胀痛和撕裂痛多见,随颅内压的增高进行性加重。

(2) 呕吐:头痛剧烈者常伴有恶心和呕吐,呕吐呈喷射性,多与饮食无关,但餐后易发生,呕吐的原因常为迷走神经及延髓呕吐中枢受刺激所致,频繁剧烈呕吐可导致水、电解质紊乱。

(3) 视神经乳头水肿:是颅内压增高的重要体征之一。是视神经受压、眼底静脉回流受阻的表现。视神经乳头持续、长期水肿,可导致视神经继发性萎缩,甚至失明。

2. **意识状态** 意识是人体生命活动的外在表现,反映大脑皮质功能及脑损伤严重程度。评估意识时,应根据病情采用相同种类、相同程度的语言和痛刺激。

传统的分级方法将意识状态分为五级,即:清醒、模糊、浅昏迷、昏迷和深昏迷(表9-8-1)。

格拉斯哥昏迷评分(Glasgow coma scale,GCS)是一种颅脑损伤伤情分类法,作为判断伤情的依据。GCS分别对病人睁眼、言语、运动反应评分，再累计得分。其中13~15分为轻型脑损伤，9~12分为中型脑损伤，3~8分为重型脑损伤(表9-8-2)。

表9-8-1 意识状态的分级

意识	语言刺激反应	痛刺激反应	生理反应	大小便能否自理	配合检查
清醒	灵敏	灵敏	正常	能	能
模糊	迟钝	不灵敏	正常	有时不能	尚能
浅昏迷	无	迟钝	正常	不能	不能
昏迷	无	无防御	减弱	不能	不能
深昏迷	无	无	无	不能	不能

表9-8-2 GCS昏迷评分法

睁眼反应	语言反应	运动反应
自动睁眼 4	回答正确 5	遵命动作 6
呼唤睁眼 3	回答不当 4	定位反应 5
刺痛睁眼 2	吐词不清 3	肢体回缩 4
无反应 1	有音无语 2	四肢屈曲 3
	无反应 1	四肢直伸 2
		无反应 1

3. 瞳孔 观察瞳孔时应用拇指轻压上睑缘再向上推送上睑，必要时用棉签分开上下眼睑，主要观察瞳孔大小、形状及对光反射。不同眼征提示颅内相应部位的病变。①伴有中枢性高热、深昏迷病人双侧瞳孔缩小，对光反射迟钝，提示桥脑损伤。②双侧瞳孔散大，对光反射消失、眼球固定伴深昏迷或去大脑强直，提示原发性脑干损伤或病情垂危。③中脑损伤时双侧瞳孔大小、形状多变，对光反射消失伴随眼球分离或异位。④眼球震颤可见于小脑或脑干损伤。⑤展神经受损则眼球不能外展，主诉复视。⑥额中回后部损伤可出现双侧同向凝视。⑦外伤性散瞳常可在患侧眼部找到暴力痕迹。⑧同侧间接对光反射存在、视力下降是视神经损伤的表现。⑨动眼神经损伤时常伴有患侧眼外肌瘫痪。⑩继发性脑水肿或血肿则出现一侧瞳孔进行性散大的脑疝表现。另外，不同的药物可影响瞳孔的大小，如阿托品、麻黄碱使瞳孔散大；吗啡、氯丙嗪使瞳孔缩小。

4. 生命体征 伤后早期可出现发热，间脑或脑干受累时可表现为低体温或中枢性高热，视丘下部或脑干损伤后即有高热，而感染性发热常有肺部感染、颅内感染的相关表现；气道梗阻可引起呼吸困难；肢体强直可导致血压增高。而颅内血肿、脑水肿引起颅内压增高早期可出现代偿性生命体征改变(即血压增高、脉搏缓慢、呼吸深慢)；迟发性脾破裂、应激性溃疡出血等可导致休克。

5. 肢体活动 了解肢体的肌力、肌张力，有无感觉障碍及病理反射，同时应评估有无骨折、脱臼或软组织损伤。一侧大脑皮质运动区损伤可导致对侧肢体活动障碍；脑干损伤时表现为交叉性瘫痪，即一侧脑神经周围性瘫痪，对侧肢体中枢性偏瘫；伤后继发一侧肢体运动障碍且进行性加重，提示小脑幕切迹疝。

6. 局灶性表现 癫痫发作、偏瘫、失语、视力视野障碍、听力障碍、吞咽咳嗽障碍等。

(三) 诊断检查

1. X线 判断骨折的部位、性质，异物大小、数量等。

2. 头部CT 判断损伤部位、严重程度、有无继发出血或脑水肿、异物定位等。

【护理诊断/问题】

1. 意识障碍 与损伤严重程度、颅内压增高有关。

2. 清理呼吸道无效 与呕吐、意识障碍、气管切开有关。

3. 营养失调：低于机体需要量 与损伤后能量代谢增加、发热、组织修复、能量补充不足有关。

4. 有受伤的危险 与躁动、癫痫发作、感觉障碍、运动障碍有关。

5. 自理缺陷 与意识障碍、运动障碍有关。

6. 潜在并发症：脑疝、颅内感染、失用性肌萎缩。

【护理目标】

1. 未发生脑疝。

2. 病人的安全得到保障。

3. 合并症得以预防或早期发现。
4. 皮肤完整性未受损。
5. 病人的生活及治疗需要能够及时得到满足。
6. 病人或其家属掌握相关康复训练知识。

【护理措施】

(一) 急救护理

1. 防治窒息 侧卧位，尽快清除口腔和咽部呕吐物、血液及其他异物，立即吸氧，必要时放置口咽通气道，或协助行气管插管、气管切开，备吸引器及呼吸机于床旁。

2. 降低颅内压 当病人出脑疝早期征象时，立即遵医嘱快速静脉滴注20%甘露醇125～250ml，协助医师进行必要的诊断性检查，并尽快做好备皮、合血、皮试、禁食等手术前准备。

3. 处理伤口 单纯头皮出血者予以加压包扎止血；开放性颅脑损伤的伤口不冲洗、不用药，用纱布卷保护外露的脑组织后以纱布包扎；予抗感染及注射破伤风抗毒素。

4. 抗休克 评估并协助处理多发性骨折、内脏破裂等其他部位合并伤。出现休克征象时，立即置病人平卧位、保暖、补充血容量。

5. 记录病情 记录受伤经过、急救处理经过及意识、瞳孔、生命体征、肢体活动等病情变化。

(二) 手术前护理

1. 饮食与禁食 需急诊手术者即刻禁食禁饮，饱胃病人应行胃肠减压；无手术指征者，受伤24小时后指导并协助进食清淡、易消化的高热量、高蛋白流食或半流食。

2. 体位 低颅压休克病人取平卧位。颅内压增高、脑脊液漏者取头高位，昏迷病人取平卧且头偏向一侧或侧卧、俯卧位。

3. 监测病情 监测意识、瞳孔、生命体征、肢体活动，并动态分析病情。

4. 症状护理

(1) 颅内压增高：抬高床头15°～30°，遵医嘱使用20%甘露醇溶液，控制液体摄入量，成人每日补液量不超过2000ml，避免呼吸道梗阻、高热、剧痛、便秘、癫痫发作及情绪波动等引起颅内压增高的因素；禁用吗啡、哌替啶镇静或镇痛，以免抑制呼吸中枢。

(2) 躁动：①分析引起躁动不安的原因，如颅内血肿、脑水肿、呼吸道不畅、尿潴留、大便干结、呕吐物或大小便刺激以及冷、热、痛、痒、饥饿等因素均可引起躁动。②加床栏，必要时由专人守护，防止意外受伤。不过分约束，以免病人过度挣扎进一步增高颅内压。病人自安静转入躁动，或由躁动转为嗜睡时，应警惕是否存在颅内高压或呼吸道梗阻。给予镇静药时密切观察病情。

(3) 癫痫：立即遵医嘱给予地西泮10mg肌内注射或静脉注射，控制其癫痫发作；吸氧，头偏向一侧，松解病人衣扣和裤带，保持呼吸道通畅；防止舌咬伤；防止坠床、骨折或关节脱位；观察意识、瞳孔及生命体征变化。

(4) 脑脊液漏：严禁经鼻腔吸痰或安插胃管，禁止耳、鼻滴药、冲洗和填塞；清洁、消毒鼻前庭或外耳道；记录24小时漏出液量；遵医嘱使用抗生素、破伤风抗毒素(TAT)或破伤类毒素；抬高床头，维持特定体位至停止漏液后3日以上，以助于局部粘连愈合；防止低颅压综合征。

(5) 高热：及时降温，鼓励咳嗽咳痰，定时翻身拍背，加强生活护理；指导并协助多饮水，进食清淡、易消化的高热量、高蛋白流食或半流食。

(6) 昏迷：抬高床头15°～30°，防止舌后坠；预防头部、骶尾部、足跟等部位压疮，卧气垫床，及时翻动，保持皮肤清洁干燥；防止泌尿系统、肺部感染；落实生活护理，眼睑闭合不全者，防止暴露性角膜炎；肢体被动活动，防止肌肉萎缩、肢体挛缩畸形。

(三) 术后护理

1. 监测病情 密切观察意识、瞳孔和生命体征等病情变化，如出现头痛、呕吐、意识改变、瞳孔不等大、偏瘫等表现时警惕继发性血肿、脑水肿发生。

2. 保持呼吸道通畅 昏迷者备吸引器于床旁，定时翻身叩背，必要时行雾化吸入、辅助排痰治疗，气管切开者做好气管切开术后护理。

3. 体位 全麻未清醒时取头偏向一侧平卧位，意识清醒且血压平稳者床头抬高15°～30°，以利于颅内静脉回流；意识障碍、呕吐、咳嗽、吞咽障碍者应取头侧卧位，防止误吸和窒息。

4. 饮食 麻醉清醒4～6小时后吞咽功能良好、无呕吐者给予流质，并逐渐过渡到普食；昏迷者术后24～48小时鼻饲流质，并遵医嘱静脉补充营养。

5. 症状护理(参见手术前护理)。

6. 管道护理 应妥善固定各种管道，保持引流通畅并加强观察，防止意外拔管。

7. 预防与处理并发症

（1）脑疝：重型脑损伤或术后继发脑水肿、颅内血肿可导致脑疝。①手术后尤其术后24～48小时内应动态观察意识、瞳孔、生命体征、神经系统体征及头痛、呕吐或躁动不安等表现。使用颅内压监护仪者应连续监测和记录颅内压的动态变化。颅内压进行性增高，即由轻度增高(2.0～2.7kPa)到中度增高(2.7～5.3kPa)，甚至重度增高(5.3kPa以上)则提示可能继发血肿；颅内压持续在5.3kpa以上者提示预后较差。若发现继发性脑损伤征象时，应立即报告医师，并积极做好再次手术的准备。

（2）消化道出血：遵医嘱给予雷尼替丁、氢氧化铝凝胶等药物，预防出血。呕吐咖啡液体、腹胀、肠鸣音亢进、柏油样便等提示上消化道出血，严重者出现休克征象，应严密观察病情并及时处理。遵医嘱应用止血药和抑制胃酸分泌的药物，必要时行胃肠减压，并做好失血性休克的抢救准备。

（3）感染：监测体温，及时发现感染征象，保持伤口敷料干燥，如有渗湿、污染及时更换；正确放置引流袋，避免逆行感染；尽早拔除导尿管，不将留置导尿作为解决尿失禁的方法；加强日常生活护理。

（4）肺部并发症：及时清除口腔及呼吸道分泌物，保持呼吸道通畅，防止误吸；持续昏迷者及早行气管切开，并严格遵守气管切开术后护理规范；按时翻身、叩背、排痰。

（5）深静脉血栓：严密观察肢体皮肤温度、色泽、弹性及肢端动脉搏动情况；鼓励并协助病人早期下床活动，卧床病人定时行主动及被动运动；一旦出现局部皮肤发绀、肿胀等血栓征象，及时报告医师；发生深静脉血栓时制动、抬高下肢，禁止按摩，以免栓子脱落导致心、脑、肺等重要器官栓塞。遵医嘱使用尿激酶等抗凝剂。

8. 健康指导 指导并协助瘫痪、语言障碍病人制订康复训练计划，指导和鼓励病情较轻的病人尽早自理日常生活、行体能锻炼，注意劳逸结合。对有头痛、头晕、耳鸣、记忆力减退、注意力分散等自觉症状的病人，给予恰当的解释和宽慰；激发其主动参与社交活动的意识、树立康复信心。

指导颅骨缺损病人保护缺损部位，外出戴安全帽，3～6个月后行颅骨修补术。告知癫痫发作病人随身携带疾病卡，不单独外出、攀高、游泳、骑车，遵医嘱定时服药，教会家属紧急处理方法，指导复诊。

【护理评价】

1. 并发症是否得以预防、早期发现、及时处理。
2. 病人安全是否得到保障。
3. 皮肤是否保持完整。
4. 病人的生活及治疗需要是否得到及时满足。
5. 病人及其家属是否了解康复训练的重要性并循序渐进进行康复训练。

第二节 颅内肿瘤

【概述】

颅内肿瘤(intracranial tumor)有原发与继发之分，原发性的颅内肿瘤可起源于颅内的各种组织，半数为恶性肿瘤。常见颅内肿瘤有以下几种：

（一）来源于神经上皮组织的肿瘤

神经上皮组织肿瘤亦称胶质瘤，约占颅内肿瘤的40%～45%，为颅内最常见的恶性肿瘤。

1. 多形性胶质母细胞瘤 恶性程度极高，放疗、化疗均不敏感。
2. 髓母细胞瘤 恶性程度高，对放疗敏感。
3. 星形细胞瘤 恶性程度较低，生长缓慢，如能彻底切除，可根治。
4. 室管膜瘤 有良性、恶性之分，但良性手术术后常复发。

（二）来源于脑膜的肿瘤

脑膜瘤 约占颅内肿瘤的20%，良性居多，生长缓慢，手术全切除者预后较好。

（三）来源于腺垂体的肿瘤

垂体腺瘤 约占颅内肿瘤的10%，为良性肿瘤，生长缓慢。

（四）来源于神经鞘膜的肿瘤

听神经瘤 约占颅内肿瘤的10%，良性，直径小于3cm者可用γ刀照射治疗。

（五）先天性肿瘤

颅咽管瘤 约占颅内肿瘤的5%，良性，常为囊性，难以全切，容易复发。

（六）转移瘤

由全身其他脏器的原发性肿瘤转移至颅内，可单发亦可多发，有时脑部的症状出现而原发病灶却未能定位。

【护理评估】

（一）健康史

颅内肿瘤的病因尚无法确定，有资料报道电离辐射是诱发胶质瘤和脑膜瘤的危险因素，常见的高危因素有：

1. 年龄　髓母细胞瘤好发于2～10岁儿童，颅咽管瘤多见于儿童及少年，血管网状细胞瘤以20～40岁成人为多，脑膜瘤的高峰发病年龄为30～50岁。

2. 性别　患颅咽管瘤及血管网状细胞瘤者男性比女性多。

3. 患有肺癌或乳癌的病人，其癌细胞较易转移至脑部。

4. 其他　有报道颅脑损伤、摄入亚硝胺类食物、使用移动电话等可能增加患颅内肿瘤的危险。

（二）身心状况

颅内肿瘤引起的症状有两大类：颅内压增高的症状（参见本章第一节）及局灶性表现。局灶性表现与病变在颅内的位置、周围结构有密切关系。护士应评估病人的健康问题，为其提供生理、心理及社会适应等各个层面的整体护理。

常见的局灶性表现有以下几种：

1. 癫痫发作　癫痫大发作或局部运动性发作等。

2. 进行性感觉、运动障碍　眼球活动障碍、偏瘫、失语等。

3. 脑神经的功能障碍　视力视野障碍、听力障碍、吞咽咳嗽障碍等。

4. 小脑、脑干受压症状　生命体征异常、行走不稳等。

5. 其他　意识障碍、生长发育异常、视力视野异常等。

（三）诊断检查

1. 头部CT和MRI　其中MRI能确定颅内肿瘤的部位、性质、大小及与周围结构的关系。

2. 正电子反射断层扫描（PECT）　在肿瘤早期发现，恶性程度判断，了解原发、转移、复发及脑功能等各方面有价值。

3. 活检　采用立体定向和神经导航技术行组织学检查，诊断肿瘤的性质。

【护理诊断/问题】

1. 疼痛　与脑膜血管、神经受刺激及牵拉有关。

2. 躯体移动障碍　与意识障碍、运动功能障碍有关。

3. 语言沟通障碍　与意识障碍、构音障碍、声音嘶哑、舌肌运动障碍等有关。

4. 感知紊乱（视、听、嗅、味、触觉等）　与肿瘤压迫或侵犯脑神经组织有关。

5. 焦虑　与头痛、呕吐、局灶性表现所致不适以及对疾病转归的认识不足有关。

6. 有受伤的危险　与意识障碍、癫痫发作、感觉障碍、运动障碍有关。

7. 潜在并发症：脑疝。

【护理目标】

1. 病人的安全得到保障。
2. 减轻对死亡的焦虑。
3. 并发症得以预防或早期发现。
4. 颅内压增高引起的不适有所减轻。
5. 皮肤完整性未受损。
6. 病人的生活及治疗需要能够及时得到满足。
7. 未发生脑疝。

【护理措施】

（一）术前护理

1. 提高手术耐受力　①营养支持，指导病人摄取清淡、高蛋白、高能量、高维生素的食物，禁烟酒。②因颅内高压呕吐频繁者，预防并纠正水、电解质和酸碱失衡。

2. 防止意外伤害　①对于意识障碍或后组脑神经受损致吞咽困难者，须防止进食时食物误入气道，导致肺部感染或不慎咬伤舌头。②肢体无力或偏瘫者应防止压疮、坠床或跌碰伤。

3. 选择适当的沟通方式　语言障碍的类型不同，选择的沟通方式不同。如运动性失语的病人，能理解他人的语言，但却因不能用语言准确地表达，而显得烦躁不安，护士应耐心地忖度病人的需要，以询问方式了解病人欲表达的意愿；感觉性失语的病人，虽能对答如流却答非所问，无法理解别人的语意，护士应反复地用手势、简单的文字或最常用的短语与病人沟通；命名性失语病人，护士要避免使用名词性语句，应以物件的属性和用途进行问答。

4. 给予心理支持　颅内肿瘤的病人在得知其疾病的诊断后，往往心理冲击很大，加之进行性的颅内压增高所带来的不适以及对手术效果不确定等因素，均让病人产生无所适从、焦虑等心理反应。护士应给予个体化心理支持，使他们面对现实;提供有关疾病的信息,如现代科学对于诊断和治疗颅内肿瘤的最新有效方法,使他们平和、乐观地对待疾病。

5. 生活护理　指导并协助病人的日常生活,如面瘫病人的口颊清洁、经蝶窦手术的垂体腺瘤病人口鼻腔护理、肢体无力或偏瘫者的生活照料、保持大便通畅等。

(二) 手术前一日护理

1. 遵医嘱合血、行抗生素皮试、剃光头发、洗头。
2. 指导禁食禁饮、沐浴更衣。
3. 了解有无感冒、发热、头皮感染、女病人月经来潮、半月内服用影响血小板凝聚(如阿司匹林)的药物等手术禁忌证。
4. 指导并协助病人安静入睡。

(三) 手术日晨护理

1. 再次确认有无手术禁忌证。
2. 遵医嘱注射镇静、抑制腺体分泌的药物。
3. 清点并与手术室工作人员交接影像学资料、手术中用药,交接病人病情、管道等,填写手术病人交接卡。
4. 昏迷或已行气管切开的病人去手术室之前,应先吸痰,以防去手术室途中发生呼吸道堵塞。
5. 已行脑室外引流者,应暂夹闭引流管,进手术室后再开放引流管。

(四) 手术后护理

1. 搬运　手术后从手术台到推车、从推车到病床均需 2～3 人搬运病人,头部有专人、双手固定,以防头颈部扭曲或震动。
2. 监测病情　密切监测病人意识、瞳孔、血压、脉搏、呼吸、脉搏血氧饱和度、肢体活动情况。
3. 吸氧　持续吸氧,保持气道通畅,必要时动态监测电解质、血气分析,测定脑耗氧代谢率。
4. 体位　全麻未清醒前,病人取侧卧位;意识清醒、血压平稳后,抬高床头 15°～30°,以利颅内静脉回流;幕上开颅术后,取健侧卧位,以免手术切口受压;体积较大的肿瘤切除后 24 小时内保持手术区在高位,以免脑和脑干移位引起大脑上静脉撕裂、硬膜下出血或脑干功能衰竭;幕下开颅术后早期去枕侧卧或侧俯卧位;后组脑神经受损、吞咽功能障碍者取侧卧位,以免口咽分泌物误入气管。
5. 饮食与输液　术后清醒且病情平稳者,术后第一天即可进流质饮食,第二天以后可从半流质逐渐过渡到普通饮食。术后有消化功能紊乱者,可禁食 1～2 日,从静脉补充营养。术后中、重度吞咽困难者(如洼田饮水试验 Ⅲ 级及以上者,见表 9-8-3),严禁自行进食,应采用鼻饲和静脉途径供给营养。

表 9-8-3　洼田饮水试验

分级	吞咽功能
Ⅰ 级	能顺利地 1 次将水咽下
Ⅱ 级	分 2 次以上,能不呛咳地咽下
Ⅲ 级	能 1 次咽下,但有呛咳
Ⅳ 级	分 2 次以上咽下,但有呛咳
Ⅴ 级	频繁呛咳,不能全部咽下

评估方法:病人端坐,喝下 30ml 温开水,观察所需次数和呛咳情况。

6. 止痛　术后 24 小时内,常出现伤口疼痛,可给予一般止痛药。术后 2～4 日为脑水肿高峰期,此时头痛多为颅内压增高所致的搏动性头痛,应遵医嘱进行脱水、激素等治疗,以降低颅内压、缓解头痛。血性脑脊液刺激脑膜引起的头痛,需行腰椎穿刺引流血性脑脊液,当脑脊液逐渐转清时,头痛逐渐消失。禁止轻率地使用吗啡及哌替啶,以免抑制呼吸、使瞳孔缩小,影响气体交换及影响临床观察。

7. 预防与处理术后并发症

(1) 颅内压增高:颜面水肿者抬高床头;告知病人不可用力排便,必要时遵医嘱给予轻泻剂,禁止采用大量灌肠法通便;尿潴留予以导尿;躁动、不合作者,加床栏、专人守护,必要时约束,防止坠床、拔管,但不可因强行约束而导致颅内压增高。

(2) 脑脊液漏:枕上垫无菌治疗巾,病人取半坐卧位,随时更换渗湿的敷料,估计渗出液量,防止颅内感染。

(3) 压疮:每 2 小时翻身一次,保持病人全身皮肤清洁,保持床褥平整、干燥,防止骨隆突处受压;必要时使用气垫床、气垫、减压贴等辅助用具预防压疮。

(4) 吸入性肺炎:指导并鼓励病人深呼吸及有效咳嗽,恶心、呕吐者,遵医嘱给予止吐剂,病人呕吐时,采取抬高床头、头侧位并立即清理口腔和呼吸道,防止发生吸入性肺炎。

8. 健康教育　责任护士随时进行手术后相关知识宣教,对遗留功能残缺者,应进行心理安抚和必要的心理干预;病人病情稳定后即可指导康复训练,如言语训练、吞咽训练、肢体训练等,使其树立康复信心,最大限度地恢复生活及劳动能力,提高生存质量和生活质量。指导术后3个月复查。

【护理评价】

1. 病人安全是否得到保障。
2. 并发症是否得以预防、早期发现、及时处理。
3. 颅内压增高引起的不适是否有所减轻。
4. 皮肤是否保持完整。
5. 病人的生活及治疗需要是否及时得到满足。
6. 病人焦虑是否减轻。病人及其家属是否及时得到心理干预,能否积极面对事实。
7. 病人及其家属是否了解手术后康复训练的重要性并循序渐进进行康复训练。

(徐德保)

第三节　脊髓损伤

【概述】

脊髓损伤(spinal cord injury, SCI)是脊柱骨折的严重并发症,由于椎体的移位或碎骨片突出于椎管内,使脊髓或马尾神经产生不同程度的损伤。脊髓损伤常见的原因有:车祸、枪伤、刀伤、自高处跌落或被从高处坠落的重物击中脊柱等。胸腰段损伤使下肢的感觉与运动产生障碍,称为截瘫;颈段脊髓损伤后,双上肢也有神经功能障碍,为四肢瘫痪,简称"四瘫"。

按脊髓损伤的部位和程度,可分为:

1. 脊髓震荡　脊髓遭受强烈震荡后立即发生弛缓性瘫痪,损伤平面以下感觉、运动、反射及括约肌功能全部丧失。因在组织形态学上无病理变化发生,只是暂时性功能抑制,在数分钟或数小时内即可完全恢复。

2. 脊髓挫伤与出血　为脊髓实质性破坏,外观完整,但脊髓内部可有出血、水肿、神经细胞破坏和神经传导纤维束的中断。脊髓挫伤的程度有很大的区别,轻的为少量的水肿和点状出血,重者则有成片挫伤、出血,可有脊髓软化及瘢痕形成,因此预后极不相同。

3. 脊髓断裂　脊髓的连续性中断,可为完全性或不完全性,不完全性常伴有挫伤,又称挫裂伤。脊髓断裂后恢复无望,预后恶劣。

4. 脊髓受压　骨折移位,碎骨片与破碎的椎间盘挤入椎管内可以直接压迫脊髓,而皱褶的黄韧带与急速形成的血肿亦可以压迫脊髓,使脊髓产生一系列病理变化。及时去除压迫物后脊髓的功能可望部分或全部恢复;如果压迫时间过久,脊髓因血液循环障碍而发生软化、萎缩或瘢痕形成,则瘫痪难以恢复。

5. 马尾神经损伤　第二腰椎以下的骨折脱位可引起马尾损伤,表现为受伤平面以下的感觉、运动、反射消失,膀胱无张力。

脊髓损伤后常见的综合征有:

1. 脊髓前综合征(anterior cord syndrome)　颈脊髓前方受压严重,有时可引起脊髓前中央动脉闭塞,出现四瘫,下肢瘫痪重于上肢瘫痪,但下肢和会阴部仍保留位置觉和深感觉,有时甚至还保留有浅感觉。

2. 脊髓半切征(Brown-Sequard)　损伤平面以下同侧肢体的运动及深感觉消失,对侧肢体痛觉和温觉消失。

【护理评估】

(一)健康史

脊髓损伤的程度往往与损伤机制有关。护士收集资料时,应了解受伤的过程如受伤的时间,受伤的原因和部位,受伤的体位,急救的情况,以及受伤后病人搬运和送至医院的方式。此外,还应了解病人受伤前是否有结核史等。

(二)身心状况

1. 生命体征与意识　评估病人的呼吸、血压、脉搏、体温及意识情况。包括呼吸形态、节律、频率、深浅,呼吸道是否通畅,病人能否有效咳嗽和排出分泌物;有无心动过缓和低血压;有无出汗,皮肤颜色、温度;有无体温调节障碍。

2. 排尿和排便情况　了解病人有无尿潴留或充盈性尿失禁;尿液颜色、量和比重;有无便秘或大便失禁。

3. 受伤部位　评估受伤部位有无皮肤组织破损、局部肤色和温度、有无活动性出血及其他复合性损伤迹象。

4. 感觉和运动 病人的痛、温、触及位置觉的丧失平面及程度；肢体感觉、活动和肌力的变化，双侧有无差异。

5. 评估有无腹胀和麻痹性肠梗阻征象。

（三）诊断检查

1. X线有助于明确脊柱骨折的部位、类型和移位情况。

2. CT用于检查椎体的骨折情况，椎管内有无出血及碎骨片。

3. MRI有助于观察及确定脊髓损伤的程度和范围。

【护理诊断/问题】

1. 气体交换受损 与脊髓损伤、呼吸肌麻痹、清理呼吸道分泌物无效有关。

2. 躯体移动障碍 与脊髓损伤有关。

3. 体温失调 与脊髓损伤、自主神经系统功能紊乱有关。

4. 排尿异常 与膀胱括约肌功能丧失有关。

5. 有皮肤完整性受损的危险 与病人感觉及活动障碍有关。

6. 自我形象紊乱 与躯体移动障碍以及大小便失控有关。

7. 便秘 与脊髓神经损伤、液体摄入不足、饮食及活动障碍有关。

【护理目标】

1. 病人保持良好的心态，积极配合治疗与护理。

2. 保持呼吸道通畅，呼吸功能正常。

3. 病人恢复最佳的活动能力，能够在一定的范围内进行活动，无肌肉萎缩、足下垂。

4. 病人的体温控制在正常的范围。

5. 病人的泌尿道未出现感染，膀胱反射或自律性收缩功能经训练逐渐恢复到病人所能达到的最佳状态。

6. 病人皮肤无破损。

7. 病人能将因机体的功能障碍所产生的感受讲出来，并能掌握和运用正确的应对机制。

8. 病人能保持大便通畅。

【护理措施】

（一）脊髓损伤后的急救与转运

1. 急救 对怀疑有高位脊髓损伤的病人，应注意其呼吸道（airway，A）、呼吸（breathing，B）及循环（circulation，C）。第3、4颈椎平面的脊髓损伤可能会导致病人迅速死亡，第4、5颈椎平面的脊髓损伤会导致病人呼吸困难，因此对于上述两种情况均应保持气道通畅和有效通气，必要时做气管插管、气管切开或机械辅助呼吸。

2. 转运 采用担架或木板转运病人。将木板或担架放在病人一侧，三人用手将病人平托至担架上；或采用滚动法，使病人保持平直状态，呈一整体滚至木板上。搬动病人前，在其骨突处加衬垫，以防皮肤破损及局部受压。对怀疑有颈椎损伤的病人应将头部固定。

（二）床的选择及压疮的预防

1. 床的选择 脊髓损伤的病人卧硬板床，若无硬板床，可在一般的床上面加上硬板，硬板的长度要超过脊椎受损的范围。颈椎损伤的病人最好睡气垫床，以避免身体的重量集中压在某些局部。

2. 定时轴线翻身并给予合适的卧姿 脊髓损伤的病人至少每隔2小时翻身一次。给病人翻身或搬运病人时，应有专人支持头颈受损的部位，并要注意维持病人的体位，使脊椎呈一直线，若损伤部位在颈部，则应颈托制动两旁放置沙袋以利颈部的固定。如颈部有牵引，应调整好牵引的重量。

3. 保持身体清洁及皮肤的完整 ①仔细地检查全身皮肤状况，观察有无局部发红现象，如见异常应及时妥善地处理。②在脊髓损伤之初期，病人常常会大小便失禁，应妥善处理排泄物，保持会阴部及骶尾部等骨突处的干燥，保持床单位清洁、平整和干燥。③经常检查骶尾部、膝部、足跟等最易受压的部位，并给予轻柔的按摩，以促进皮肤的血液循环。④病人使用胸部的支架时，松紧应合适，过紧会影响胸部扩张或对皮肤造成压迫，过松则达不到预期效果。

4. 大小便失禁的处理及康复训练

（1）留置导尿管：受伤后病人往往无法自解小便，应留置导尿，持续引流膀胱内的尿液。

（2）麻痹性肠梗阻或腹胀：应插肛管、热敷、灌肠或使用缓泻药物。

（3）大小便的训练：是康复的一个重要项目。

对神经性痉挛膀胱的训练：定时喝定量的水，使膀胱蓄尿，定时松开导尿管夹引流膀胱内尿液。还可定期刺激膀胱收缩以排出尿液，如轻敲病人的下腹部、拉阴毛、用手刺激外生殖器或大腿内侧。另外,适当辅以药物治疗如丙胺太林(Pro-Banthine)以减轻膀胱的痉挛。

对神经性松弛膀胱的训练:教病人定期用力收缩未麻痹的腹肌及横膈或用双手握拳顺着输尿管方向压迫下腹部以压出小便。其次,可口服或皮下注射氯贝胆碱(Urecholine)以增加逼尿肌张力及收缩力。

对大便失禁的病人,应先确定病人以前的排便习惯,并维持适当的高纤维饮食与水分的摄取,依病人的习惯,选择一天中的某一餐前给病人使用轻泻塞剂,饭后当病人有便意时,教导病人用腹压来引发排便。如上述方法无效,则可带手套,用液状石蜡润滑,伸入病人肛门口刺激排便。每天固定时间训练,避免病人便秘。

(三)防治泌尿道感染和结石

病人因为膀胱括约肌功能丧失而致尿潴留,需长期留置导尿管,因而易发生泌尿道感染和结石。因此,对于此类病人的护理应做到以下几个方面:

1. 插导尿管及更换引流瓶或引流袋时要严格无菌操作。

2. 训练膀胱,每4~6小时开放一次导尿管,以防泌尿系感染和膀胱萎缩,便于训练膀胱的自律性收缩。

3. 鼓励病人多饮水,每天达到3000ml左右,以稀释尿液。

4. 一旦发生感染,应抬高床头,便于体位引流,增加饮水或输液量,将尿管持续开放引流,必要时使用抗生素。

(四)防治呼吸道感染

脊髓损伤48小时内应密切观察病人的呼吸型态的变化,是否有呼吸困难的发生,病人是否使用呼吸辅助肌。特别是胸1至胸4受损的病人,横膈及肋间肌的活动均丧失,且无法深呼吸及咳嗽,为维持生命,应立即做气管切开手术,并使用呼吸辅助器。

(五)观察循环功能

1. 观察病人是否因迷走神经兴奋而心动过缓。

2. 给病人翻身与吸痰后,应观察病人的心率、脉搏、血压的变化,是否有直立性低血压发生。

3. 因病人肢体瘫痪,致下肢静脉回流受阻,可穿弹性袜,以促进静脉回流。

(六)观察神经功能

在伤后24~36小时以内,每隔2小时检查病人四肢的活动、肌力、触痛觉等,发现异常,立即通知医师。

(七)体温失调的护理

颈脊髓损伤时,由于自主神经系统功能紊乱,对周围环境温度的变化丧失了调节和适应能力,病人常出现高热(40℃以上),或低温(35℃以下)。体温异常是病情危险的征兆,死亡率很高。此类高热药物降温无效,须采用物理降温,如冰敷、醇浴、冰水灌肠、调节室温等。

(八)功能锻炼

1. 早期进行被动或主动的关节运动,以防关节挛缩、肌力减退。

2. 根据脊髓损伤的部位,对未麻痹肌肉可进行物理治疗,以增加其肌力。

3. 训练日常生活能力,如病人自行穿脱衣服、进食、盥洗、大小便、沐浴及开关门窗、电灯、水龙头等,以增加病人的自我照顾能力。

4. 颈椎以下受伤的病人,可穿下肢简易支架扶双拐练习行走。如无法行走则仍可每天定时穿下肢简易支架站在床边,这样可使骨骼负重,减少钙离子的游离,从而可减少骨质疏松的发生。

5. 当病人第一次坐起时,应在起身之前,穿好弹性袜,以增加静脉回流。坐位的角度宜逐渐增加,以防直立性低血压的发生,如截瘫病人可坐到90°并能保持此坐位半小时后便可坐轮椅了。

6. 指导病人及家属如何让身体自床上移到轮椅上或床边的便器上。

(九)维护病人的心理平衡

1. 向病人简单地解释所有的治疗过程。

2. 预期并理解病人在开始接受治疗及适应其已改变的自我形象时,会产生爆发性的气愤、敌意,以及随之而来的抑郁。

3. 任何时候尽可能让病人独立,如让其参与训练治疗计划的制订,使其感到自己仍能控制环境。

4. 鼓励家属参加康复治疗活动。协助病人及家属制订切合实际的短期目标,并积极地朝目标迈进。

5. 协助病人及家属寻找社会资源。

6. 坦诚地与病人讨论性功能方面的问题。

7. 避免以同情心面对病人,应积极地去发现和强化病人的潜能。

(十) 健康教育

1. 向病人及家属宣传医学知识,介绍有关治疗、护理和康复的方法、意义及进展。

2. 评价病人的自理能力,在病人回归家庭和社会前,给予相应的康复指导。

3. 指导家属改变家中的设备或用具,如降低床的高度使之与轮椅的高度一致,病人上下床不必抬起身体。又如加宽卫生间的门,马桶周围的墙上装上拉手,便于病人便后能自行移动到轮椅上。

4. 帮助病人对社会、职业、复学、就业及心理各方面进行适应。

5. 告知病人及家属可能发生的并发症及预防措施。

6. 告知病人定期(1~3个月)复查。

【护理评价】

1. 病人的呼吸和循环功能是否维持在正常的状态。

2. 病人是否恢复了最佳的活动能力,能够在一定的范围内进行活动。是否有肌肉萎缩、足下垂。

3. 病人的体温是否被控制在正常的范围。

4. 病人的泌尿道是否出现感染,膀胱反射或自律性收缩功能经训练是否逐渐恢复到病人所能达到的最佳状态。

5. 病人是否摄入足够的液体及营养,保持理想体重。大便排泄功能是否得到必要的训练。

6. 病人有无因长期卧床而发生压疮。

7. 病人是否能接受已发生的事实,将因机体的功能障碍所产生的感受讲出来,并能掌握和运用正确的应对机制,达到新的心理平衡。

第四节 腰椎间盘突出症

腰椎间盘突出症(lumbar intervertebral disc herniation, LDH)是指椎间盘变性、纤维环破裂和髓核组织突出,刺激和压迫神经根、马尾神经所引起的一种综合征,是腰腿痛最常见的原因之一。

【护理评估】

(一) 健康史

由于脊柱后的韧带一般较弱,加上椎间盘变性,弹性降低,当过强的外力施于椎间盘时,即可能使髓核组织在瞬间发生突出。导致髓核突出的外力有:①以弯腰的姿势举起重物。②腰背部的直接创伤。③腰背部突然扭转动作。当椎间盘发生慢性退行性变,即使轻微的损伤或没有任何原因也可发生椎间盘突出症。与腰椎间盘突出症的发生有关的危险因素有:

1. 年龄 20~50岁为多发年龄。一般认为15岁少年已可发生椎间盘退行性变。随着年龄的增长,特别是30岁后,髓核水分减少,弹性降低,椎间盘结构松弛,软骨板囊性变,对外力的缓冲作用减少,当承受不当压力时,则会产生腰椎间盘突出。

2. 性别 男性多于女性。

3. 职业 长期从事人力搬运的工作者,常因用力不当,姿势不正确而发生腰椎间盘突出。

4. 部位 大约90%~96%的腰椎间盘突出症发生在$L_{4,5}$与L_5~S_1间隙。

5. 疾病 先天性椎间盘构造缺损或位置前倾者、先天性椎间盘薄弱及患风湿性关节炎等疾病的人,较易发生腰椎间盘突出症。

(二) 身心状况

常见的症状与体征有:

1. 腰痛 为腰椎间盘突出症最早期的症状,表现为急性剧痛或慢性隐痛,病人平躺时疼痛减轻,前屈时活动受限。

2. 坐骨神经痛 疼痛从下腰部放射至臀部、大腿后方、小腿外侧直至足背或足外侧,并可伴麻木感。可因打喷嚏、咳嗽、大便及弯腰时腹压增高,而使症状加剧。

3. 马尾神经受压 表现为鞍区感觉迟钝,大、小便功能障碍。

4. 压痛 在病变间隙的棘突间有压痛,旁侧1cm处有沿坐骨神经的放射痛。

5. 腰椎侧凸 是一种为减轻疼痛的姿势性代偿畸形。如髓核突出在神经根外侧,则上身向健侧弯曲,当突出髓核在神经根内侧时,上身向患侧弯曲。

6. 直腿抬高试验及加强试验阳性 病人仰卧,伸膝,被动抬高患肢。正常人神经根有4mm滑动度,下肢抬高到60°~70°始感腘窝不适。本症病人神经根受压或粘连使神经根滑动度减小或消失,抬高在60°以内即可出现坐骨神经痛,称为直腿抬高试验阳性。在直腿抬高试验阳性时,缓慢降低患肢高度,待放射痛消失后再被动背伸踝关节,如又出现放射痛称为加强试验阳性。

7. 感觉、肌力、腱反射改变 腰5神经根受累时,小腿前外侧及足内侧痛、触觉减退,蹞趾背伸力减弱。蹞趾背伸力可通过蹞趾试验(big toe test)测试,方法为:要求病人将蹞趾用力往上翘,检查者则用力往下压,若病人的蹞趾软弱无力,则表示同侧的神经根受压。

(三)诊断检查

1. X线平片 脊柱部位的X线平片可反映出脊椎之退行性变,以及有无结核、肿瘤等骨病,具有重要的鉴别诊断价值。

2. X线造影 可间接显示有无椎间盘突出及突出程度,准确性达到80%,但技术较复杂,存在较重的并发症,须严格掌握适应证,并在有经验者指导下进行。

3. CT和MRI 两者均可显示骨性椎管形态、黄韧带是否增厚及椎间盘突出的大小、方向等,对诊断该病人有较大的意义。MRI还可更清晰、全面地观察到突出髓核与脊髓、马尾神经、脊神经根之间的关系。

【护理诊断/问题】

1. 焦虑 与害怕自己瘫痪或残疾有关。

2. 疼痛 与神经根、马尾神经受到刺激或压迫,或者椎间盘切除术有关。

3. 有躯体移动障碍的危险 与腰腿疼痛、强迫卧床有关。

4. 知识缺乏:缺乏腰背部疼痛和治疗方面的知识。

5. 潜在并发症:脑脊液漏、尿潴留或感染。

【护理目标】

1. 病人能保持良好心态,积极配合治疗与护理。

2. 病人主诉疼痛减轻,舒适感增加。

3. 病人在疾病限制范围能独立地进行日常生活活动。

4. 病人及家属自诉对腰背部疼痛的原因有所了解,并能主动参与制订日常生活活动计划。

5. 病人未发生并发症或发生后得到及时处理和护理。

【护理措施】

(一)疼痛的护理

1. 卧硬板床 使脊椎呈一直线,以减少脊神经根受压的可能。

2. 绝对卧床休息 卧床3周后带腰围起床活动,3个月内不做弯腰持物动作。此法简单有效,可减轻椎间盘所承受的重力。

3. 使用抗痉挛及镇痛剂 遵医嘱给予止痛药或肌松剂,减轻病人的疼痛。

4. 使用低热度的热垫,以促进肌肉放松。

5. 指导病人采用合理的方法起床及卧床,以减轻不适感。①滚向一侧。②抬高床头。③将腿放于床的一侧。④用胳膊支撑身体坐起来。⑤腿部肌肉收缩使身体由坐位到站位。从站姿改为卧姿则将上述每步的顺序倒过来,即可躺回床上。

6. 指导病人拾物时避免弯腰,用髋、膝关节弯曲下蹲,而腰背仍保持伸直状态。

(二)牵引病人的护理

牵引的目的是为了增加两个邻近的椎骨间的距离,使突出的椎间盘复位,使病人持续卧床休息,且能保持身体良好的卧姿,从而减轻肌肉的痉挛。根据病人脊柱病变部位的不同,可采用骨盆牵引或颌枕带牵引。对于牵引病人的护理要注意以下几个方面:

1. 在做骨盆牵引之前,髂嵴的两侧应放一厚棉垫,再穿上大小适当的软性骨盆带,以使左右两边的拉力平衡。而做颌枕带牵引之前,则应在下颌与后枕部各放置一厚棉垫,再戴上一大小适合的头颈部软性牵引带。

2. 牵引的时间很长,因此宜注意预防枕部、脊柱或肩胛部压疮的发生。

3. 协助病人处理排泄物时,不可影响牵引的进行。

4. 加强巡视,将病人的日常用品以及呼叫器开关安置于病人触手能及的地方。

(三)椎间盘切除术病人的护理

1. 术前护理

(1)评估:如病人的疼痛与感觉异常的情形及部位,站立的姿势与步态等,以便与手术后病人的状况进行比较。

(2)解释手术的目的:对手术进行适当的解释,如告知手术中牵拉导致神经根水肿,术后肢体可能暂时仍有疼痛与麻木的感觉,以取得病人的理解。

(3)教导病人及家属掌握轴线翻身法要点。

(4)术前训练病人床上大小便,以免术后不习惯卧位解大小便。

(5) 肌内注射选健侧臀肌。若两侧臀肌均疼痛,则应选择三角肌作为注射部位。

2. 术后护理

(1) 搬运:术后由四个人来协助完成搬运病人的工作,沿着病人纵轴线将病人搬运至硬板床上。搬运时要特别注意保持病人脊柱的平直。

(2) 翻身:一般在手术2小时后可给予翻身,采用轴线翻身法,由两名护理人员协助进行。教导病人双手交叉于胸前,双腿间放一枕头,两名护士站在病人的同一侧,其中一名护士支持病人的肩部与背部,另一名护士则支持病人的臀部及腿部,两人合力将病人翻向一侧,此时支持肩部与背部的护士走至床的对侧,支持病人的肩部及臀部以保持脊椎位置的平直,留在原位的护士则在病人的头下、背、臀及胸前各置一个枕头,以支持病人的相应部位。

另外,也可事先在床上铺好翻身用床单,若需将病人翻至右侧卧位,则把左侧床单尽量卷至病人身旁,护士走到病人右侧,然后抓紧对侧近病人肩部及臀部旁已卷起的床单,将病人翻至右侧,最后在头下、肩部、背后及胸前各放置一个枕头。

(3) 病情观察:观察生命体征与伤口敷料有无渗血,髓核摘除术后观察引流管内渗血量及渗液情况,有无脑脊液漏出。此外,还需评估病人下肢的皮肤颜色、温度及感觉,并将观察结果与手术前进行比较。如果发现异常,如引流量多,或疼痛加剧,下肢感觉、运动障碍加重,及时报告医师,并协助处理。

(4) 疼痛的护理:手术会造成术区水肿,因此病人会有暂时性的疼痛与肌肉痉挛,可视病人的情况,根据医嘱给予止痛药。

(5) 休息:术后需严格卧床休息,卧床时间根据手术情况而决定。

(6) 功能锻炼:卧床期间要让病人坚持呼吸、四肢及腰背肌锻炼,以预防肌肉萎缩,增强脊柱的稳定性,逐步练习直腿抬高,以防神经根粘连。

(四) 健康教育

1. 运动 运动可以强壮腰背肌肉,减少腰腿疼痛。

(1) 半坐立运动:病人平躺于硬板床上,将膝部弯曲,双手指交叉紧握置于脑后或双手平伸至膝部,然后,将身体向前屈曲,努力使双手或肘部趋向膝部,维持这个姿势约5~10秒,然后再平卧。

(2) 膝胸运动:病人采取半坐立运动姿势,然后以手环抱一侧或双膝往胸部屈曲,维持此姿势约5~20秒,然后放松。

(3) 加强脊椎旁肌肉力量的运动:当伤口愈合,身体状况良好时,即可开始脊椎运动来加强下背部的肌肉力量。病人取俯卧,然后交替举起一侧腿,再同时举起双腿后放下,接着,仰起头部,再同时举起双腿。

2. 姿势 良好的体位可预防腰腿痛。

(1) 站姿:①当需长时间站立时,应让双腿轮流休息。②站立时,收下颌,头抬高,背部平直,双臀夹紧。③蹲下时,应弯曲髋关节与膝关节,避免弯曲腰部。

(2) 坐姿:①正确的坐姿,必须要有坚固和结构合理的椅背。椅背以平直为理想。②椅子的高度以使两腿能自然垂到地面,膝关节高于髋关节为宜。③长时间坐于椅子上,可交叉双膝以减轻紧张,并收缩腹肌以挺直背部,尽可能保持颈部与背部呈一直线。④开车时,车座椅的靠背勿离方向盘太远,开车时要系好安全带。

(3) 躺姿:①侧卧时,应弯曲膝关节。②卧时,用平整枕头支撑头部或颈部,膝部另置一枕头。③勿采用俯卧位。

3. 劳动、运动保护 腰部劳动强度大的工人,应佩戴有保护作用的宽腰带。移动重物时,最好以滚、推、拉的方式代替,如无法替代,则使髋膝弯曲下蹲,腰背伸直,重量尽量压在身体后,再用力抬起和迈步。参加剧烈运动前要注意运动前的准备活动和运动中的保护。

【护理评价】

1. 病人是否能描述其焦虑感受,并能采取有效应对方式减轻焦虑。

2. 病人是否主诉疼痛减轻,舒适感增加。

3. 病人的躯体活动能力是否得以改善或恢复以往的生活、活动能力。

4. 病人及家属是否对腰背部疼痛的原因有所了解,并能主动参与制订日常生活活动计划。

5. 病人有无并发症发生,或发生后得到及时有效的处理和护理。

(张伏元)

第五节 颅脑手术病人护理

颅脑损伤、颅内肿瘤及脑血管疾病的病人,经神经学及辅助诊断检查后,发现有手术适应证,即应把握时机给予手术处理,以降低颅内压、解除占位病变对脑组织的压迫。

【手术方式】

1. 开颅术 开颅术有以下几种类型:①开颅探查病变切除术,如颅内肿瘤、异物、血肿。②开颅探查动脉瘤夹闭术,如颅内单发或多发动脉瘤。③开颅探查微血管减压术,如三叉神经痛等。

2. 去骨瓣减压术 是指切除颅骨瓣,同时清除挫裂、糜烂的脑组织或肿瘤等,以降低颅内压。对于病情较重的广泛性脑挫裂伤或已有严重脑水肿存在者,可考虑行两侧骨瓣减压术,适用于重度脑挫裂伤合并严重脑水肿者。

3. 脑室引流术、脑室分流术 脑室引流术主要应用于急性脑疝、脑室内出血等。脑室分流术主要用于脑积水的治疗。

4. 脑血管手术

(1) 血管内栓塞术:适用于颅内动脉瘤、血管畸形。

(2) 颅外颅内动脉吻合术:适用于颅内的动脉狭窄或闭塞。如颞浅动脉-大脑中动脉分支吻合术,枕动脉与小脑后下动脉或枕动脉与大脑后动脉吻合术。

(3) 颅内动脉血栓内膜剥离术:此手术要求术者对颅内动脉血栓形成的部位了解得十分准确,操作轻巧精细。

(4) 颈动脉血栓内膜剥脱术:目的在扩大及疏通狭窄与闭塞的颈部大动脉,重建脑部的血供。适用于颅外的颈动脉狭窄或闭塞病例。

【护理评估】

(一) 协助病人完成诊断性检查

如 X 线、脑血管造影、CT、MRI 及放射性核素检查等,以了解病灶部位、大小、性质;心、肺、肾、肝等重要脏器功能及血液学检查。

(二) 评估病人手术前身心状况

1. 意识 观察意识状态、意识障碍的程度。

2. 瞳孔 测量瞳孔大小与对光反应。

3. 观察病人人格特征。

4. 测量生命体征。

5. 检查是否有脑脊液自鼻腔、口腔或耳道内流出。

6. 检查病人是否有抽搐、瘫痪、失语以及大小便失禁现象。

7. 检查神经系统功能,包括脑神经、肌力与肌张力、感觉功能、深浅反射及病理反射等。

8. 是否服用影响手术效果的药物。

9. 病人精神状况 对此手术有何顾虑,病人及病人家属对手术治疗方法、目的和结果有无充分的了解和心理准备。

10. 评估病人家庭及社会状况 如家庭经济状况、人际关系、社会支持系统等。

【护理诊断/问题】

1. 清理呼吸道无效 与意识障碍、无法自行咳嗽排痰有关。

2. 脑组织灌注量改变 与颅内出血、脑水肿致颅内压升高有关。

3. 有躯体移动障碍的危险 与意识障碍、偏瘫、医源性限制有关。

4. 语言沟通障碍 与神经系统功能障碍有关。

5. 有受伤的危险 与癫痫发作及肢体活动能力受损有关。

6. 知识缺乏:与不了解医疗护理方法、手术效果及功能重建有关。

7. 潜在并发症:出血、感染、体温调节功能紊乱、尿崩症、消化道出血、顽固性呃逆、癫痫发作。

【护理目标】

1. 呼吸道通畅。

2. 脑组织灌注良好,GCS 评分>13 分,无新生的神经系统障碍。

3. 最大限度恢复活动能力,无关节痉挛、肌肉萎缩。

4. 无意外损伤。

5. 潜在并发症得到有效的预防、处理。

6. 病人或家属了解恢复过程、康复时间及功能重建的方法。

【护理措施】

(一) 术前护理

1. 遵医嘱协助完成术前检查,以评估重要脏器的功能。

2. 完善术前准备 ①遵医嘱使用脱水药物,控制脑水肿。②评估病人是否有便秘或有便秘的危险,指导病人勿用力排便,必要时采取低压灌肠,以防颅内压升高。

3. 指导并鼓励病人及家属积极应对手术

（1）向病人及家属简要介绍手术程序。

（2）向病人及家属说明手术后可能发生的改变,如眼睑水肿、眼眶瘀血等暂时表现,也可能出现失语、意识不清或肢体麻木感等异常。

（3）倾听病人及家属对手术的担忧与期望。

4. 手术前一日、手术晨护理

参见本章第二节颅内肿瘤。

（二）术后护理

1. 搬运、病情监测、体位、止痛、脑脊液漏护理及预防压疮

参见本章第二节颅内肿瘤。

2. 镇静　为防止颅内压增高及颅内继发出血,应减少不必要的刺激,使病人安静休养。一旦病人躁动不安,排除颅内压增高、膀胱充盈等情况后遵医嘱使用氯丙嗪、异丙嗪、地西泮、10%水合氯醛等镇静剂,同时密切观察意识、瞳孔、生命体征变化。

3. 引流管的护理　颅脑手术后常见的引流有脑室引流、创腔引流、脓腔引流及硬脑膜下引流。

（1）脑室引流:是经颅骨钻孔侧脑室穿刺、放置引流管将脑脊液引流至体外。

目的:①抢救因脑脊液循环通路受阻所致的颅内高压危急状态,如颅高压危象、枕骨大孔疝。②脑室手术后放置引流管,引流血性液、炎性液、肿瘤液,以减轻脑膜刺激症状、蛛网膜粘连,术后早期控制颅内压。

护理要点:①病人回病室后,将引流袋悬挂于床头,引流管的开口高出侧脑室平面10~15cm,以维持正常的颅内压。②早期脑室引流切忌引流过速过多,以免骤然减压导致硬脑膜下、硬脑膜外血肿,脑室系统肿瘤内出血(瘤卒中)等意外。③每日引流量一般不超过500ml,因脑脊液由脑室内脉络丛分泌,每日分泌量约400~500ml。颅内感染者,脑脊液分泌增多,则引流量可相应增加,但应注意水、电解质平衡。④观察并记录引流液、脑脊液量、颜色、性状。正常脑脊液无色透明,无沉淀,术后1~2日脑脊液可略带血性,以后转为橙黄色。如果术后脑脊液中有大量鲜血,或术后血性脑脊液的颜色逐渐加深,提示脑室内出血,如大量出血则需紧急手术止血。脑脊液混浊,呈毛玻璃状或有絮状物提示颅内感染。⑤脑室引流时间一般不宜超过3~5天,以免发生颅内感染。⑥保持引流管通畅。应限制病人头部活动范围,防止引流管受压、扭曲、成角、折叠或意外拔管;翻身及护理操作时,避免牵拉引流管;引流管如无脑脊液流出,应查明原因。常见原因有:颅内压低于12~15cmH$_2$O,可将引流袋放低观察有无脑脊液流出。如确系低颅压所致,仍应将引流袋放在正常高度;引流管放入脑室过深过长,致引流管在脑室内盘曲成角,或管口吸附于脑室壁,可将引流管轻轻旋转,使管口离开脑室壁;如怀疑引流管被挫碎的脑组织或小血凝块所堵塞,切不可高压注入生理盐水冲管,而应用无菌注射器轻轻向外抽吸。⑦保持引流系统的密闭性,严格无菌操作,更换引流袋时夹闭引流管以免脑脊液逆流入脑室。⑧拔管前1日,试行抬高引流袋或夹闭引流管,以了解脑脊液循环是否通畅,颅内压是否再次升高。夹管后如病人出现头痛、呕吐等颅内压升高的症状,应立即开放夹闭的引流管,并告知医师。

（2）创腔引流:指去除颅内占位性病变后,在创腔内放置引流管。

目的:引流手术残腔的血性液体及气体,减少局部积液或假性囊肿形成的机会。

护理要点:①术后早期,引流袋放在与头部创腔同水平的位置(通常放在枕边)。②手术48小时后,将引流袋略为放低,以引流出创腔内残留的液体,使脑组织膨起,减少局部残腔。③密切观察引流液的量、颜色和性质,一般每日引流量不宜超过500ml。④保持引流通畅,防止受压、扭曲、成角、折叠或意外拔管。⑤术后3~4日拔除引流管。

（3）脓腔引流:对有包膜形成的脑脓肿,常施行颅骨钻孔脓肿穿刺引流术。

目的:引流脓腔内脓液,控制感染,促进脓腔闭合。

护理要点:①引流袋至少低于脓腔30cm,病人的卧位应适合体位引流的要求。②术后24小时方可进行囊内冲洗,因为此时创口周围已初步形成粘连,不致引起感染扩散。②冲洗时,缓慢注入冲洗液,再轻轻抽出,不可过分加压。②保持引流通畅,防止受压、扭曲、成角、折叠或意外拔管。⑤脓腔闭合后即可拔管。

(4) 硬脑膜下引流：对已形成完整包膜，包膜内血肿液化的硬脑膜下血肿或慢性硬脑膜下积液，临床上多采用颅骨钻孔、血肿冲洗引流术。

目的：安放引流管于包膜内，以继续引流残腔内液体。

护理要点：①头低脚高位患侧卧位，维持体位引流。②引流袋低于创腔。③术后不使用强力脱水剂，也不过分限制水分摄入，以免影响脑组织膨隆。④引流术后3天左右拔管。

4. 术后并发症的护理

(1) 出血：继发性颅内出血是颅脑手术后最危险的并发症。出血多发生在术后24~48小时内。病人表现为意识改变，如麻醉苏醒后又逐渐嗜睡、反应迟钝甚至昏迷；一侧瞳孔散大、对光反射迟钝或消失；颅内压增高表现。术后出血与病人呼吸道不通畅、二氧化碳积蓄、躁动不安等互为因果。应避免导致颅内压骤然增高的因素，严密观察病情，一旦发现病人有出血征象，立即通知医师，并做好再次手术止血的准备。

(2) 感染：常见有切口感染、脑膜脑炎及肺部感染。

1) 切口感染：多发生在术后3~5日，病人自诉切口处再次疼痛，局部有明显的水肿、皮下积液及压痛。

2) 颅内感染：常继发于开放性颅脑损伤，或由切口感染伴脑脊液外漏引起，其表现为外科热消退后，再次体温升高，同时伴有头痛、呕吐、意识障碍，甚至抽搐，脑膜刺激征。腰椎穿刺脑脊液检查白细胞增加。

3) 肺部感染：一般多在术后一周左右，意识障碍、全身情况较差、气管切开等病人发生率高，因高热及呼吸功能障碍可导致脑水肿加重，因此护理过程中应注意及时降温，保持呼吸道通畅，加强营养。

(3) 体温调节功能紊乱：系下丘脑、脑干及上颈髓病变或损害所引起，临床上以高热多见，中枢性高热多于术后48小时内出现，单纯物理降温往往效果不佳，需采用冬眠低温治疗。偶有表现为体温过低者，甚至低于32℃以下，常伴有意识障碍、瞳孔缩小、脉速、呼吸急促等自主神经功能紊乱表现。

(4) 尿崩症：术后尿崩症主要发生于鞍上手术之后，如垂体腺瘤、颅咽管瘤术后，表现为多饮、口渴，尿量多者可达10 000ml，尿密度低于1.005。应准确记录出入量，根据尿量的增减和血液电解质监测结果，调节用药及进食的量与成分（如低钠者需补充钠盐）。指导病人多饮水，避免进食高渗、含糖食物。

(5) 消化道出血：主要见于下丘脑、三脑室前份、四脑室和累及脑干的手术。其表现为呕吐咖啡色胃内容物，伴有呃逆、腹胀以及黑便等症状，出血量多时可发生休克。处理要点为：立即置胃管，抽净胃内容物、洗胃、从胃管注入云南白药，静脉途径使用止血剂，必要时予以输血治疗。

(6) 顽固性呃逆：常发生在三脑室、四脑室或脑干手术后。处理要点为：先检查上腹部，如有胃胀气或胃潴留，应胃管抽净胃内容物。因膈肌受激惹所致的呃逆，可给予压迫眼球、压眶上神经、捏鼻、刺激病人咳嗽等以遏制呃逆。上述方法效果不佳时可遵医嘱使用复方冬眠灵50mg肌内注射。

(7) 癫痫发作：多因术后脑水肿反应较重，或由脑组织缺氧及皮质运动区受激惹所致。当脑水肿消退、脑血液循环改善后，癫痫常自愈。处理要点：①预防性给药，对皮质运动区及其附近的手术，常规预防性给药。②指导病人卧床休息，保证充足的睡眠，避免情绪激动。③癫痫发作时，注意保护病人，防止发生舌咬伤、坠床等意外损伤，观察发作表现并记录；吸氧，遵医嘱给药。

5. 心理支持　手术治疗过程中病人及家属都有可能出现心理适应性危机，甚至会干扰正常的医疗护理活动，表现为愤怒、不满、失望、沮丧等。因此，在进行任何医疗、护理操作之前都应耐心地解释、宣教，以免因病人及其家属认知不足或误解而延误治疗。

6. 健康指导

(1) 指导和鼓励轻型病人尽早自理日常生活、体能锻炼，注意劳逸结合。对有头痛、头晕、耳鸣、记忆力减退、注意力分散等自觉症状的病人，给予恰当的解释和宽慰；激发其主动参与社交活动的意识，树立康复信心。

(2) 指导并协助瘫痪、语言障碍等病人制订康复训练计划，告知手术3个月后复诊。

【护理评价】

1. 呼吸道是否通畅。

2. 脑组织灌注是否良好，是否出现新的神经系统障碍。

3. 是否恢复最佳活动能力,有无关节痉挛,有无肌肉萎缩。

4. 清醒病人有无沟通障碍。

5. 是否得到安全保护。

6. 有无皮肤破损,日常生活护理是否落实。

7. 病人及其家属是否了解手术后康复训练的重要性并循序渐进进行康复训练。

8. 并发症是否得到有效的预防和处理。

(徐德保)

第九章

皮肤功能失调病人的护理

第一节 皮肤的解剖生理

皮肤被覆于体表,与人体所处的外界环境直接接触,在口、鼻、尿道口、阴道口、肛门等处与体内各种管腔表面的黏膜互相移行,对维持人体内环境稳定极其重要。

皮肤是人体最大的器官。其重量约占总体重量的16%。其总面积:成人约1.5m²,新生儿约为0.21m²。不包括皮下组织,皮肤的厚度约为0.5~4mm,存在较大的个体、年龄和部位差异,如儿童皮肤较成年人薄得多,四肢及躯干皮肤,伸侧比屈侧厚,枕后、项、臀及掌跖部位皮肤最厚,眼睑、外阴、乳房等部位最薄。

皮肤的颜色因种族、年龄、性别、营养状况及部位的不同而有所差异。

皮肤由表皮、真皮和皮下组织构成,其间除皮肤附属器(包括毛发与毛囊,指或趾甲、皮脂腺、小汗腺、顶泌汗腺外,还有丰富的血管、淋巴管、神经和肌肉(图9-9-1)。

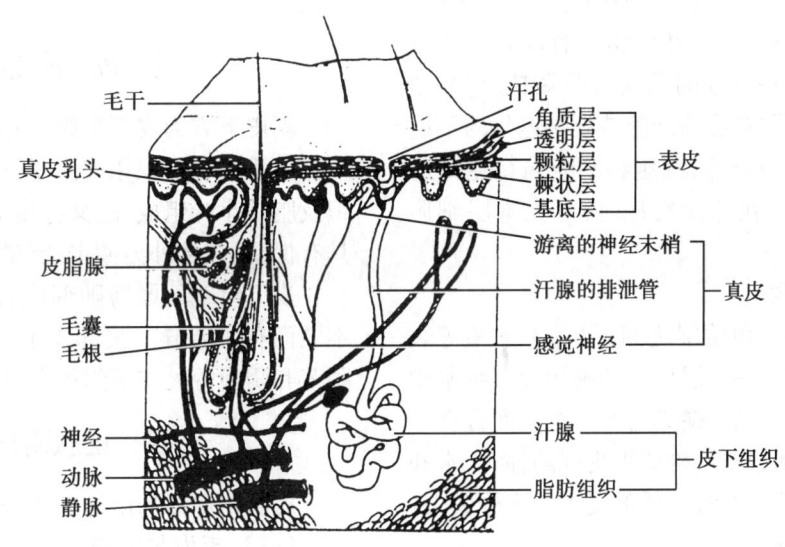

图9-9-1 皮肤组织模式图

一、表 皮

表皮(epidermis)是皮肤的最外层,属复层扁平上皮,主要由角质形成细胞、黑素细胞和朗格汉斯细胞等构成,表皮由内向外,依次分为基底层、棘层、颗粒层、透明层和角质层。

(一)基底层

位于表皮最下层,由一层立方形或圆柱状细胞构成,正常情况下,一部分基底细胞(约50%)可分裂增殖迅速向外推移,产生新的角质形成细胞及补偿角质细胞的脱落。

角质形成细胞(keratinocyte)是表皮的主要构成细胞,占80%以上。在其分化过程中形成具有保护作用的角蛋白,每当表皮破损时,这种细胞就会增生修复而不留瘢痕。故此层亦称"生发层"。此层有:

黑素细胞(melanocyte)约占基底层细胞的10%,其内含细微的色素颗粒,称为"黑素",可使皮肤着色。黑细胞在暴露部位如乳晕、腋窝、生殖器及会阴部等处多见。黑素的数量与部位、年龄有关,而与肤色、人种、性别等无关。黑素能遮挡和反射紫外线,借以保护真皮及深部组织。日光照射可促进黑素的生成。

(二)棘层

位于基底层上方,由4~8层多角形细胞构成,细胞轮廓渐趋扁平。

棘细胞层存有少量的朗格汉斯细胞。

朗格汉斯细胞(Langerhans cell)主要分布于基底层以上的表皮和毛囊上皮中,数量占表皮细胞总数的3%~5%,亦可见于口腔、扁桃体、咽部、食管、阴道、直肠的黏膜以及真皮、淋巴结、胸腺等处,其密度因部位、年龄和性别而异。

朗格汉斯细胞能摄取外界物质,并有吞噬及吞饮作用,具有抗原呈递(antigen presentation)和同种异基因刺激(allogenetic stimulation)作用,在接触性变态反应的发生上起作用。

(三)颗粒层

位于棘层上方,在角质层薄的部位由1~3层梭形或扁平细胞构成,这些细胞中有较多大小不等、形状不规则、嗜酸性的角质透明颗粒,它与角蛋白合成有关。颗粒层的细胞核处于退化的不同阶段。当细胞核被破坏,细胞将不能执行生命的代谢反应而死亡,在急性炎症时,可见本层细胞消失。

(四)透明层

位于颗粒层与角质层之间,仅见于掌跖等表皮较厚的部位,由2~3层扁平细胞构成。胞浆中有较多疏水的蛋白结合磷脂与张力细丝融合在一起,因此颗粒层和透明层构成表皮屏障,防止水和电解质通过,能防止有毒物质的侵入和水分丢失。

(五)角质层

是表皮的最外层,由5~20层已经死亡的扁平细胞构成,在掌跖部位可达40~50层厚,这些细胞不断从皮肤表面脱落与皮脂、汗液以及尘埃一起形成污垢,同时被角蛋白充填取代,此层为表皮的主要屏障,能耐受一定的物理性和机械性损害以及抵抗化学物质的渗透。

在表皮与真皮交界处有基膜带,它除使表皮与真皮紧密连接外,还具有渗透和屏障作用,表皮无血管分布,血液中营养物质就是通过基膜带才得以进入表皮,而表皮代谢产物也是通过基膜带方可进入真皮。一般情况下,基膜带限制分子量大于40 000的大分子通过,故当基膜带损伤时,炎症细胞、肿瘤细胞和一些大分子可通过此带进入表皮。

二、真 皮

真皮(dermis)由胶原纤维、网状纤维、细胞成分和基质构成,分为乳头层真皮和网状层真皮,两层间并无明确界限。

1. 乳头层 此层靠近表皮下部,较薄,其乳头向上与表皮突犬牙交错相连。此层内有丰富的毛细血管和毛细淋巴管并有对触觉敏感的游离神经末梢和迈斯纳(Meissner)小体。在指端、乳头和生殖器等处的真皮乳头数目多,因而感觉特别灵敏。

2. 网状层 位于乳头层下方,内含较大的血管、淋巴管、神经、皮肤附属器以及肌肉等结构,胶质纤维和弹性纤维在网状区的结合,使皮肤具有强度、伸展性和弹性。其结缔组织的走行因身体部位不同而有一定方向。手术切口应与此走向一致。

三、皮下组织

真皮下方为皮下组织,与真皮无明显界限,其下方与肌膜等组织相连。皮下组织由疏松结缔组织及脂肪小叶组成,故又称皮下脂肪层,皮下组织具有保温、缓冲外力冲击、能量贮存库的作用。

皮下组织的厚薄随部位、性别及营养状况的不同而有所差异。腹部皮下组织可厚达3cm,而阴茎和阴囊等处皮下组织薄且不含脂肪。

四、皮肤附属器

皮肤附属器均由外胚层分化而来,包括:

(一)毛发与毛囊

1. 毛发的种类及分布 分为长毛、短毛、毫毛、毳毛,分布于身体不同区域。

长毛:头发、胡须、阴毛及腋毛等。

短毛:眉毛、睫毛、鼻毛及外耳道的毛发。

毫毛:细软、色淡,分布于面、颈、躯干及四肢。

毳毛:胎儿体表白色柔软而纤细的毛发。

指(趾)屈面及其末节伸面、掌跖、乳头、唇红、龟头、包皮内侧、小阴唇、大阴唇内侧及阴蒂等外无毛。

2. 毛发及其有关构造

毛干:毛发位于皮肤以外的部分。

毛根:毛发位于皮肤以内的部分。

毛球:毛根末端膨大部分。

毛乳头:毛球下端的凹入部分,包含结缔组织、神经末梢及毛细血管,为毛球提供营养,是毛发及毛囊的生长层。

毛囊:由表皮下陷而成。

竖毛肌:多为平滑肌,位于毛囊的稍下段,由皮肤真皮延伸而成,受交感神经支配,精神紧张或寒冷可引起竖毛肌的收缩形成"鸡皮疙瘩"。

3. 毛发的颜色 主要由黑素所造成,毛发有黑色、棕色及黄色三种,各种不同颜色的毛发是由三种色素以不同量所组合而成。灰发一般认为是由于黑素细胞逐渐丧失创造合成黑色素所需的酪氨酸酶所致;白发则因空气在发干的髓质内所造成。

4. 毛发的作用 头发可防止头皮受伤和阳光照射。眉毛及睫毛可防止异物进入眼睛。鼻孔和外耳道的毛发可防止灰尘进入。

(二) 腺体

1. 皮脂腺 分布和存在于掌、跖和指(趾)屈侧以外的全身皮肤。头面、胸、背部皮脂腺较多。皮脂腺分泌的油脂称为皮脂,是脂肪、胆固醇、蛋白质及无机盐类的混合物。皮脂可防止毛发干燥和断裂并形成保护膜以防止水分由皮肤过度的蒸散而保持皮肤柔软。竖毛肌收缩可促进皮脂的排泄。

2. 汗腺 有小汗腺和大汗腺(又称顶泌汗腺)。小汗腺除唇红区、包皮内侧、龟头、小阴唇及阴蒂外遍布全身,以足跖、腋窝、颜面较多,背部较少。顶泌汗腺主要分布于腋窝、乳晕、脐窝、肛门及外阴处。外耳道的耵聍腺、眼睑的 Moll 腺和乳腺属变异的顶泌汗腺。汗是由汗腺所分泌的物质,是水、盐类、尿素、尿酸、氨基酸、氨、糖、乳酸及维生素 C 的混合物,其主要功能是调节体温和帮助废物的排出。

3. 指(趾)甲 指(趾)甲是覆盖在手指和脚趾末端背面的透明固体,由多层紧密的角化细胞构成。外露部分称为甲板。甲板之下的皮肤称为甲床。伸入近端皮肤的部分称为甲根,甲根之下和周围的上皮称为甲母,是甲的生长区。甲板近端的微白色半月形区称为甲半月。

指甲生长速度约为每 3 个月 1cm,趾甲生长速度为指甲的 $1/2 \sim 1/3$。因甲床内有丰富的血管组织,所以甲板呈粉红色。疾病、营养状况、环境及生活习惯的改变可使甲床发生凹沟、不平和颜色的变化。

五、皮肤的功能

皮肤一方面接受外界环境中的各种刺激,另一方面与体内各部密切联系,由神经和内分泌系统来调节,以维持机体和外界自然环境的对立统一。皮肤具有屏障、吸收、感觉、分泌和排泄、体温调节、物质代谢等多种功能,此外,皮肤还是一个重要的免疫器官。

(一) 皮肤的屏障功能

1. 物理性损伤的防护

(1) 表皮角质层既柔软又致密,能抵抗压力,经常摩擦和受压可使角质层增厚,从而对机械性刺激耐受力增强。

(2) 真皮内有胶原纤维、弹力纤维等结缔组织,因而能抵抗压力和拉力。

(3) 皮下脂肪作为脂肪垫能对外力冲击起缓冲作用。

(4) 皮肤的创伤可通过再生作用来修复。

2. 化学性刺激的防护

(1) 角质层的主要成分是角蛋白,是人体组织最稳定的化学物质。

(2) 角质层表面的一层脂膜既能防止皮肤水分过度蒸发,又能防止外界水分渗入皮肤。

(3) 皮肤对光线有吸收和反射作用,使机体免受光线的损坏。

(4) 正常皮肤表面偏酸性,对酸和碱有一定的缓冲能力,可防止一些弱酸性和弱碱性化学物质对机体的损害。但皮肤对化学物质的屏障不是绝对的。

3. 防御微生物的作用

(1) 角质形成细胞的不断脱落,可以排除一些微生物。

(2) 干燥的皮肤表面呈弱酸性环境,不利于微生物生长繁殖。

(3) 正常皮肤表面常驻菌对某些致病菌(如金黄色葡萄球菌,链球菌及白色念珠菌等)有一定的抑制作用。

(二) 皮肤的感觉功能

皮肤能感受刺激产生多种感觉,按性质可分为触觉、压觉、冷觉、热觉、痛觉和痒觉,也可形成复合感觉,如干、湿、光滑、粗糙、坚硬、柔软以及形体觉,两点辨别觉、定位觉、图形觉等。

这些感觉有的经过大脑皮质分析判断作出有益机体的反应,有的产生非意识的反应。如远离致痛源、触摸与致伤物的回缩反射等,从而保护机体免受进一步伤害。

瘙痒:皮肤、黏膜(如眼睑膜、阴道黏膜等)的一种引起搔抓欲望的不愉快的特殊感觉,是皮肤病最常见症状。

(三) 皮肤的体温调节功能

1. 通过交感神经调节皮肤血管的舒缩,从而改变皮肤中血流量及热量扩散,起恒温作用。寒冷环境下皮肤血管收缩,血流量减少,皮温降低,散热减少;高温环境下皮肤血管扩张,血流量增加,皮肤的温度上升,散热量增加。

2. 体表热量的扩散,主要通过皮肤表面的热辐射、汗液蒸发、皮肤周围空气对流和热传导进行。

3. 皮下脂肪组织有隔热作用,可减少体热散失。

(四) 皮肤的分泌和排泄功能

1. 汗液的分泌　出汗是一种反射,其作用:
（1）散热,调节体温。
（2）汗液排出后与皮脂混合,形成乳状脂膜对皮肤有一定的保护作用。
（3）汗液呈酸性,可抑制某些细菌的生长。
（4）汗液成分主要包括氯化钠、氯化钾、乳酸及尿素等,在排泄废物和保持水电解质平衡上起着重要作用。

2. 皮脂的排泄　皮脂腺分泌和排泄的产物称皮脂。
（1）皮脂具有润泽毛发、防止皮肤干裂的作用。
（2）皮脂在一定程度上可防止细菌及化学物质入侵。
（3）皮脂的分泌受雄激素的影响,青春期分泌量最大,故易发生痤疮。

(五) 皮肤的吸收功能

1. 吸收途径
（1）透过表皮角质层细胞本身。
（2）通过皮肤毛囊、皮脂腺和汗管。

2. 影响吸收功能的因素
（1）不同部位的皮肤吸收能力为:阴囊>前额>大腿屈侧>上臂屈侧>前臂>掌跖。

（2）婴儿吸收作用强于成人。
（3）不同物质其吸收能力有差异:水不被吸收;电解质吸收不显著;气体易于渗入皮肤;类脂质渗解物吸收迅速,故皮肤外用药的吸收受到药物剂型的影响。
（4）潮湿的皮肤角质层水合程度高,有充血、炎症及损伤时,皮肤的吸收能力增加,临床上为提高外用药效果而实行的封包疗法,以及沐浴后而对外用药吸收良好都是基于此理由。

(六) 皮肤的代谢功能

1. 皮肤中的糖类(糖原、葡萄糖)、脂类可为细胞提供能量。

2. 表皮内的7-脱氢胆固醇经紫外线照射后可合成维生素D,对防治软骨病有重要作用。

3. 皮肤内的水分代谢随全身水分代谢活动变化而变化。如机体脱水时,皮肤可以提供部分水分以补充血液循环容量。

4. 皮肤内含多种电解质,可维持酸碱平衡及渗透压。

(七) 皮肤的免疫功能

表皮内能呈递抗原的朗格汉斯细胞,可产生细胞因子的角质层细胞、表皮的T细胞以及局部淋巴细胞构成了具有免疫作用的独特功能单位,称为皮肤免疫系统(skin immune system)。

多种外来抗原通过皮肤进入机体,产生皮肤的免疫反应,这也能反映机体的免疫情况。

第二节　皮肤病病人的一般护理

大多数皮肤病症状明显,且反复发作,顽固的瘙痒不仅给病人带来烦恼,而且容貌受到影响,使病人精神上遭受痛苦;也有相当部分的皮肤病基本上不影响或不明显影响工作与日常生活,病人往往认为是"小毛病"而自行治疗,缺乏正确处理;某些皮肤病是可以预防的,为此护理人员了解皮肤病发病因素,熟练掌握皮肤科独特的护理方法(如皮损面处理技术),给予病人正确护理、保健指导,帮助他们寻求健康的生活方式等,显得尤为重要。

【护理评估】
（一）健康史
1. 一般资料
（1）年龄:很多皮肤病的发病与年龄有一定

关系,如新生儿期可发生新生儿硬皮病;婴儿期可发生婴儿湿疹;青春期易发生寻常性痤疮、脂溢性皮炎;老年人则易发生瘙痒症、大疱性类天疱疮、皮肤癌及带状疱疹。

(2) 性别:如黄褐斑、结节性红斑、泛发性硬皮病及系统性红斑狼疮以女性多见;痤疮、男性型秃发等以男性多见。

(3) 职业:不同生产条件和环境可以使工人皮肤接触不同的致病因素而产生皮肤病,如:化学工业工人易受化学物质刺激或对化学物质发生过敏反应;农民可发生尾蚴皮炎。

2. 变应原接触史 一般会引起皮肤病的变应原包括:花粉、食物、染料、染发剂、化工原料或制成品及家庭日用品,如化妆品、洗涤剂、香水、肥皂等可致接触性皮炎。

3. 药物接触史 皮损是否因为某种药物引起,如磺胺、青霉素、四环素等可引起药疹。

4. 个人卫生习惯和外界环境 讲究个人卫生可较少发生化脓菌、寄生虫及真菌感染,如脓疱病、疥疮、头脚癣等。过多用肥皂、热水擦洗者,冬季可发生皮肤干燥、瘙痒或皲裂。

5. 近期户外活动 昆虫咬伤可发生皮炎;过度暴晒可引起直接的光敏感反应。

6. 家族史 家族中有无类似疾病病人及传染性疾病病人,如疥疮往往与家人接触而相互传染。

(二) 身心状况

1. 局部病灶

(1) 皮损性质:是原发性损害还是继发性损害,是一种损害还是多种损害并存。

原发性损害特性:斑疹、水疱斑块(小水疱、大疱、疱疹)、风团脓疱、丘疹、结节、囊肿等。

继发性损害特性:鳞屑、抓痕、痂皮、皲裂、糜烂、溃疡、瘢痕、苔藓样变、萎缩及有关继发性感染等。

(2) 损害大小、数目和形状:大小可实际测量或用食物比喻,如点滴状、黄豆、鸡蛋或手掌大。数目是单发还是多发。形状:圆形、椭圆形、多角形、不规则形。

(3) 皮损的部位、分布及排列:皮损发生在暴露部位还是覆盖部位;是沿血管分布还是发生于一定的神经分布区;分布在伸侧、屈侧还是间擦部;是局限性,还是广泛性或是对称性。排列:是孤立还是群集;是无规律、线状、带状、环状,还是弧线状。

(4) 皮损的颜色:是正常颜色,还是红、黄、紫、黑褐、灰、白色等。

(5) 触诊情况:进行皮损触诊时要从以下几方面评估:

1) 质地是坚实还是柔软。
2) 深浅度。
3) 与皮下组织是否有粘连,活动度。
4) 局部渗液是增多还是减少。
5) 有无压痛、感觉过敏。
6) 有无棘刺松解征。
7) 附近淋巴结有无肿大、触痛或粘连。

(6) 曾用过的药物,疗效如何,有无副作用。

2. 全身情况

(1) 病人主诉:痒、痛、感觉异常及其程度。

(2) 体温是否升高。

(3) 有哪些伴随症状,如睡眠型态是否改变。

(4) 皮损是否与其他系统疾病有关,如糖尿病可引起瘙痒、念珠菌病及皮肤感染,内脏恶性肿瘤可伴发皮肌炎等。

3. 心理反应

(1) 由于面貌受影响,病人是否有害羞,不愿参加社交的表现。

(2) 由于皮肤病反复发作,病人对治疗缺乏信心。

(3) 害怕显露部位的皮肤遗留痕迹。

4. 临床检查

(1) 玻片压诊法:将玻片压在皮损上至少10~20秒,观察其反应。

1) 用于鉴别红斑与紫斑:红斑会在压力下消失;出血斑、色素沉着斑不消失。

2) 用于检查寻常狼疮结节:在玻片压迫后出现特有的苹果酱颜色。

(2) 皮肤划痕试验:用钝器以适当压力划过皮肤,会沿擦划痕迹出现三联反应(也称皮肤划痕症)。①划后3~15秒,出现红色线条,即毛细血管扩张。②划后15~45秒,出现红晕,即小动脉扩张。③划后1~3分钟,出现风团,即小血管扩张及渗透性增加,主要用于诊断荨麻疹。

(3) 滤过紫外线检查:通过高压汞灯发射出波长为320~400mm的光波,可用于色素异常性皮肤病、皮肤感染及卟啉病的辅助诊断,也可观察疗效。可见特殊颜色的荧光,如:白癣病发呈亮绿色;黄癣病发和痂呈暗紫色;鳞状细胞癌呈鲜红色;基底细胞上皮瘤则无荧光。

(4) 皮肤试验:常用的方法有:

1) 斑贴试验:用于检查接触变应原。试验应根据被试物质,选择适当的试剂浓度和溶剂。将试验物质置于1cm长的4层纱布上,敷于背部或前臂屈侧的正常皮肤上,其上用一稍大的透明玻璃纸覆盖后再固定边缘,同时做多个不同试验物时,每两个受试点之间距离应大于4cm,同时必须设阴性对照。24～48小时后观察结果,掀去斑贴布片,经30分钟判定结果。

(-)阴性:受试部位无反应。应注意假阴性的可能,阴性时应考虑试剂浓度是否达到有效浓度,是否能模拟实际发病情况。

(±)出现痒或轻度发红。

(+)弱阳性:单纯红斑、瘙痒。

(++)阳性:水肿性红斑、丘疹。

(+++)强阳性:显著红肿,伴丘疹或水疱。

(++++)极强阳性:红肿、水疱、破溃、糜烂。

2) 划痕试验:用于检查被试者对某种物质是否发生Ⅰ型变态反应。

方法:在前臂屈侧,消毒皮肤后,用针尖在皮肤上划0.5～1cm长的条痕,以不出血为度,将试验物(如青霉素液或某种抗原渗出物液),滴于划破处,5～10分钟后拭去试液,试验必须有对照。于试验20～30分钟后,观察结果。

(-)阴性:与对照物相同。

(±)可疑:有红斑风团但直径<0.5cm。

(+)弱阳性:风团直径=0.5cm,有红晕。

(++)阳性:风团直径0.5～1cm,有明显红晕,无伪足。

(+++)强阳性:风团直径>1cm,有明显红晕及伪足。

此试验对高敏者,可引起过敏性休克,故应慎重。

3) 皮内试验:用于检查被试者的Ⅰ型变态反应(如青霉素试验)或Ⅳ型变态反应(如麻风菌素试验)。

方法:在前臂内侧皮肤消毒后,用皮试注射器,皮内注射0.1ml适当浓度的皮试液(如青霉素500U/ml),试验时也必须有对照。结果判定如下:

即刻反应:通常于15～30分钟内出现反应,如再现风团及红晕且大于对照者,为阳性。

迟发反应:通常于12小时至24～48小时后才出现,如有浸润结节,即为阳性。

此试验比划痕试验更具有危险性,应做好急救准备。

(5) 实验室检查:如红斑狼疮细胞、抗核抗体、抗DNA抗体、病理检查、电镜检查、生化检查、免疫学检查、血清学检查、细菌和真菌子检查、寄生虫检查及血、尿、便检查等。

5. 促使皮损发展或加重的因素

(1) 过度搔抓:使皮损变厚,从而加重瘙痒,继发感染及造成皮损蔓延发展。

(2) 不正确的清洗方式:如热水烫、肥皂水洗。对急性湿疹和皮炎,热水烫后毛细血管更加扩张,糜烂渗出加重;肥皂洗后皮肤更为干燥,可加重瘙痒。

(3) 饮食不当:进食刺激性食物(如酒、辣椒、蒜、葱等)或异性蛋白性食物(如羊肉、牛肉、鱼、虾)。

(4) 用药不当:皮肤病急性期可因外用或内用刺激性过敏药物而变化。

(5) 强烈日晒:皮炎、湿疹、红斑狼疮等可因日晒而加重。

(6) 精神因素:可诱发斑秃、胆碱能性荨麻疹、慢性单纯性苔藓。

【护理诊断/问题】

1. 舒适的改变　与皮肤瘙痒、机械及电刺激、变态反应、炎症反应等有关。

2. 精神困扰　与皮损导致的容貌改变产生的心理障碍、瘙痒影响及经济负担等因素有关。

3. 有皮损面感染的危险　与微生物侵入、长期应用糖皮质激素使免疫能力下降等因素有关。

4. 知识缺乏:缺乏皮肤外用药应用知识、皮肤病预防和皮肤保健知识。

5. 自理能力降低　与病人生活能力降低或完全无法自理有关。

6. 潜在并发症:糖皮质激素的不良反应,如感染、糖尿病、血压升高、溃疡病加重或穿孔及消化道出血、骨质疏松、骨折、白内障、精神失常或躁狂、月经紊乱、低钾血症。此外还可引起满月脸、多毛和萎缩纹。小儿用药可影响发育。

【护理目标】

1. 病人获得精神支持,能参与治疗和病情照顾。

2. 病人学会并掌握减轻或控制"瘙痒"的方法。

3. 病人获得皮肤保健知识,能保持皮肤清洁。

4. 病人能理解皮损面感染的预防措施,并能参与实施。

5. 危重症病人的生活需要得到满足。

6. 病人能叙述和基本理解使用糖皮质激素的主要注意事项。

【护理措施】

（一）提供精神支持,帮助病人消除或减轻心理压力

1. 关注病人言行举止和要求,掌握其心理变化及其主要原因,耐心倾听病人诉述。

2. 对外观改变的病人,应针对其具体情况,给予相应的理解和心理支持,指导其适应新环境。

3. 设法消除疾病给病人家属带来的紧张心理,获得其家属的通力协作。

4. 对慢性皮肤病人,给予详细耐心的解释,使其了解目前治疗方法及疗效,有计划地指导病人皮肤保洁方法和用药方法,鼓励并要求其参与治疗和病情照顾。

5. 对病人积极行为给予及时肯定和鼓励。

（二）瘙痒的护理

1. 防止搔抓

（1）向病人说明搔抓可使皮损恶化、扩展,发生继发性感染,并加重瘙痒的严重性。

（2）患部瘙痒时不要抓,可轻轻拍打。

（3）嘱病人剪短指甲并保持清洁。

（4）夜间入睡,病人可有无意识搔抓,宜做以下处置。

1）给病人戴手套。

2）适当减少被褥与衣物。

3）小儿宜带手套或约束手臂,使手不能直接达到瘙痒部位。

2. 排除诱发瘙痒的因素

（1）调整病室环境：室内宜干燥、凉爽,冬季病室内不宜过暖。

（2）调整病人衣着

1）病人内衣最好采用具有吸湿性和耐洗的棉制品。

2）毛织品不宜直接接触皮肤。

3）化纤织品易引起皮肤过敏反应,不宜穿用。

4）新衣应先洗去糊浆后再穿用。

5）经常洗涤衣物,保持衣着清洁。

（3）避免诱发因素

1）避免过多地使用肥皂或频繁沐浴,防止皮肤干燥、瘙痒加重。

2）防止过多出汗。

3）必要时忌食醇类及香辣等刺激性食品。

3. 转移病人对痒的注意力

（1）可诱导其读书、观赏电视,女性病人可从事编织。

（2）不管病人陈述瘙痒的感受是轻是重,都应倾耳细听。

4. 遵医嘱使用止痒剂。

（三）生活护理

1. 沐浴

（1）遵医嘱进行沐浴。一般有湿润渗出明显的炎性症状不宜沐浴,而有肥厚苔藓化的慢性症状者,则一般可以沐浴。

（2）向病人说明沐浴的效果

1）可清除皮损的分泌物和附着于皮肤的痂皮以及陈旧的外用药。

2）清除皮损处产生的臭味。

3）预防继发感染。

4）增加外用药物的效果。

（3）向病人交代沐浴的注意事项

1）皮损部位不宜过度搓洗,而应轻泡（强力搓洗会洗脱脂膜,使皮肤干燥、抵抗力降低,症状亦会恶化）。

2）洗发时不可用指甲挠洗,可用洗发剂冲洗。

3）不宜用刺激性洗涤剂,而要选用中性洗涤剂。

4）沐浴的频度、时间及温度均依病人的病情及治疗需要而定。

5）勿过度用热水烫洗。

6）对年老或患有各种心血管疾病者,应严密巡视,预防意外。

2. 衣着

（1）向病人解释衣服质地的选择与临床症状的关系。

（2）宜选用通气性及吸湿性好的布料,内衣宜选用棉纤维制品,不宜使用尼龙制品（因为尼龙制品通气不良,妨碍汗液蒸发,除使皮疹恶化外还能加重瘙痒。

（3）宜着宽松、舒适、全棉材质衣物,避免化纤及丝毛内衣。

3. 饮食

(1) 瘙痒性皮肤病应避免辛辣刺激性食物。

(2) 有过敏反应者,禁食鱼、虾等食物,并劝告病人不要饮酒。

(3) 应用皮质类固醇治疗者,给予低盐、高蛋白饮食。

(4) 口腔黏膜疾病人,注意饮食的温度和硬度,避免刺激性食物。

4. 环境 有病的皮肤比健康皮肤对外界刺激的耐受性差,所以调整环境温、湿度,避免刺激至关重要。

(1) 指导病人防御外界环境的刺激。

1) 注意调整室温。

2) 患感染性皮炎者,避免日照和紫外线照射,甚至人工强光照射。日光和紫外线是光线过敏症的原因和诱因,应选择避开光线直接照射的住室或用窗帘遮光。

3) 告诉病人在日照强烈的时间应避免外出,外出时,要戴遮光帽、遮光镜、手套,穿长袖衣、撑伞,并且禁洗海水浴。

4) 对化妆品、药品过敏者应避免再度接触。

5) 病室不宜放花草、喷洒杀虫剂,以防引起过敏反应。

(2) 防御内部环境刺激

1) 避免暴饮、暴食,遵守生活规律。

2) 摄取容易消化的食物,防止便秘。

3) 有规律地、充分地休息和睡眠。

(3) 为皮肤提供舒适的环境

1) 皮损较轻、无渗液、外用药少的病人可每周更换1次被单、衣裤。

2) 皮损广泛、渗液多、外用药厚腻、油污显著的病人应酌情及时更换。

3) 病人夏季出汗多,加之皮疹的渗出液与痂皮等会发散异味,要注意病室的通风换气,经常更换被服衣着。

4) 避免各种刺激,如水温过高、肥皂等对皮肤有刺激性的清洁用品等。

(四) 正确使用药物和配合治疗

1. 皮肤科常用内用药物的护理 见表9-9-1。

表9-9-1 皮肤科内用药物护理指引

种类	药物名称	作用	适应证	副作用	护理要点
抗胺类	第一代 H_1 受体阻断药:氯苯那敏、赛庚啶、异丙嗪 第二代 H_1 受体阻断药:阿司咪唑、特非那定 H_2 受体阻断药:雷尼替丁、西咪替丁、特非那定	拮抗组胺引起的毛细血管扩张、血管通透性增加、血压下降、呼吸道分泌物增加 对抗组胺的血管扩张、血压下降、胃液分泌增多	湿疹、药疹、过敏性皮炎	第一代 H_1 受体阻断药有明显的抑制中枢神经系统作用,表现为乏力、嗜睡、头晕、黏膜干燥、粒细胞减少,少见的有肝肾功能损害 H_2 受体阻断药:长期大量使用可导致阳痿、精子减少,血压轻度上升,白细胞减少	1. 观察有无头晕、嗜睡、乏力现象 2. 注意复查肝肾功能及血象 3. 避免饮酒及同用巴比妥物 4. 驾驶员、高空工作者应慎用,青光眼病人禁用赛庚啶
糖皮质激素	氢化可的松、泼尼松、泼尼松龙、地塞米松、甲泼尼龙、吉炎松	1. 抗炎 2. 抗过敏、免疫抑制 3. 抗细胞粒分裂 4. 其他 抗毒、抗休克,提高中枢神经系统兴奋性,促进食欲与消化	重症药疹接触性皮炎、重症多形性红斑、非感染急性荨麻疹、过敏性休克、SLE、皮肌炎、天疱疮等	感染、诱发糖尿病、血压升高、消化道溃疡、骨质疏松、骨折、诱发精神病、低钾症、掩盖感染症状	1. 观察有无低钾、电解质紊乱及感染 2. 停药前逐渐减量 3. 对饥饿者调整饮食给予指导 4. 密切观察应激性溃疡先兆

续表

种类	药物名称	作用	适应证	副作用	护理要点
抗生素	青霉素类 头孢菌素类 氨基糖苷类 糖肽类 喹诺酮类 四环素类 大环内酯类 磺胺类 抗结核药 抗麻风药	抗链球菌、葡萄球菌、淋球菌、铜绿假单胞菌等所致皮肤感染	丹毒、类丹毒、梅毒、非淋菌尿道炎、痤疮等	青霉素及头孢主要为过敏反应,氨基糖苷类主要为肾毒性、耳毒性。四环素类常见四环素牙(儿童注意肝、肾损害,骨髓造血功能损害	1. 严格指征做皮试 2. 注意耳、肾毒性的监测 3. 注意复查肝、肾功能
抗病毒类	阿昔洛韦 干扰素 核苷类 利巴韦林 阿糖腺苷	抑制病毒的复制与合成	单纯疱疹、带状疱疹等病毒性皮肤病	阿昔洛韦:暂时性血肌酐升高。注射处静脉炎 利巴韦林:口渴、WBC↓ 干扰素:发热、肾损伤、暂时性转氨酶升高	1. 肾功能不全者慎用 2. 早孕期忌用利巴韦林 3. 使用干扰素应密切注意有无发热及其程度
抗真菌类	两性霉素B_1 灰黄霉素 制霉菌素 5-Fu、酮康唑、氟康唑类 多烯类	抑制真菌生长,干扰其DNA合成	白色念珠菌、新型隐球菌、酵母菌等所致皮肤真菌感染	1. 灰黄霉素、两性霉素B_1、制霉菌素,毒性强现少用 2. 5-Fu可有恶心食欲下降、WBC↓、Pt↓ 3. 唑类:可有胃肠道反应,白细胞减少,过敏反应等	1. 肾功能不良及孕妇禁用5-Fu 2. 注意消化道不良反应 3. 注意观察服药后有无皮疹等过敏反应和肝、肾功能异常的现象
免疫抑制剂	环磷酰胺 硫唑嘌呤 甲氨蝶呤 环孢素 他克莫司 霉酚酸酯	抑制细胞和体液免疫	天疱疮、红斑狼疮、皮肌炎、血管炎、坏疽性脓皮病、银屑病	胃肠反应,诱发感染和肿瘤,抑制骨髓功能,肝损害,不育和畸形	1. 定期复查血象,肝功能 2. 预防感染 3. 观察胃肠反应,向病人做好解释,指导调整饮食
免疫调节剂	卡介苗 干扰素 左旋咪唑 转移因子 胸腺素 免疫球蛋白	增强机体非特异性、特异性免疫反应,具双向调节作用,使免疫功能趋于正常	恶性黑色素瘤、带状疱疹、SLE、硬皮病等辅助性治疗	消化道反应、皮疹、粒细胞、血小板下降,干扰素可致发热及转氨酶升高	1. 注意支持治疗 2. 注意复查血象 3. 注意观察胃肠道反应、药物副作用、炎症发热等
其他	维生素类: VitA VitE VitC	抗氧化,维持毛细血管完整,改善周围循环、光屏障	皮肤科护理应用	长期服用应注意对肝脏损害	
	钙剂	Ca剂降低血管通透性、可消炎、抗过敏	急性湿疹、过敏性紫癜	氯喹:全身乏力、胃肠反应等	1. Ca剂静注应慢,注意脉搏 2. 禁与洋地黄同用
	硫代硫酸钠	抗过敏和解毒作用	多形、红斑、慢性等麻疹	注射过快导致血压下降	缓慢静脉注射
	普鲁卡因(封闭方法)	阻断神经传导的恶心刺激	银屑病		使用前询问有无普鲁卡因过敏史,做皮试

(1) 向病人解释和药物作用。

(2) 指导病人服药方法。

(3) 评估药物疗效及其副作用。

(4) 向病人交代用药过程中的注意事项。

2. 皮肤科常用外用药物的护理　外用药物疗法在皮肤病治疗中有着重要作用，局部用药是主要的给药方法，局部用药时皮损局部药物浓度高、系统吸收少，因而具有疗效高和不良反应少的特点。作为护士，特别是专科护士，有责任向病人提供用药指导。

(1) 皮肤清洁：指导和帮助病人做好皮肤的清洁处理。

1) 渗液性及糜烂性皮损的清洁处理：用各种溶液做湿敷、湿包、浸泡或清洗的方法以达到皮损清洁、消毒、杀菌的效果。无感染性皮损常用3%硼酸溶液、生理盐水或冷开水等；感染性皮损常用0.1%利凡诺尔溶液或0.5%呋喃西林溶液等。

2) 大疱性皮损的处理：先用2.5%碘酊及75%酒精消毒大疱处，用无菌注射器针头刺入大疱下缘抽吸净疱液，保护疱壁完整不脱落，最后用消毒纱布盖压包扎。

3) 疱皮和剥脱表皮的处理：干燥的疱皮和剥脱的表皮，用消毒剪刀轻轻剪除坏死及游离部分。

4) 皮损换药前的清洁：换药时应将陈旧的糊剂、油膏等外用药物用液状石蜡或植物油棉球软化，轻轻擦掉，再用干棉球和消毒绵纸擦掉液状石蜡或植物油；附着在皮肤上的分泌物和污物结成的硬厚痂不易脱落时，可涂上0.2～0.5cm厚的凡士林油或5%硼酸软膏或其他油类，包扎24～48小时，待浸透软化后轻轻剥离除去。若病情允许可采用淋浴或浸泡以清除皮损面的分泌物、陈旧外用药、鳞屑、痂变及污垢等。

5) 皮损周围清洁：皮损周围如有胶布粘贴的痕迹，用松节油棉签擦净。皮损面积大、污垢多、有腥臭味，且病人不发热，一般状态良好时可以淋浴或药浴。

6) 特殊部位皮损的清理：①口腔、眼睑、鼻孔周围的分泌物、痂皮，可用生理盐水或其他溶液浸湿的棉球或棉签轻轻擦掉。②外耳道分泌物用过氧化氢溶液或生理盐水棉签清洁。③会阴、肛门周围的皮损可用1:8000高锰酸钾溶液坐浴方法代替清洗。④头皮或毛发部位的皮损，在换药前应将头发或毛发剪短或剃除。如有干性硬痂时，用植物油或5%硼酸软膏包扎24小时，使皮损软化剥离脱落。

(2) 药物介绍：根据药物剂型，向病人介绍药物作用（表9-9-2）。

(3) 用药方法：根据药物剂型，向病人详细说明用药的具体方法，并具体操作示范（表9-9-3）。

1) 湿敷：皮肤病常用间歇开放性的冷湿敷。其作用为清洁、消炎、止痒、降温、收敛等。适用于急性湿疹、接触性皮炎、脂溢性湿疹等渗出性皮肤病，也适用于局部肿胀显著的皮肤病如日光性皮炎。湿敷方法是用6～8层纱布做成垫或用两层小毛巾，使其略大于皮损面积，浸泡于所选的溶液中，待湿透取出拧至不滴水为宜，平铺紧贴于皮损处，敷5～10分钟，取下放在药液中洗换一下，浸泡新的药液，反复进行，共敷0.5～1小时，每日2次，渗液多的可持续反复湿敷。湿敷的注意事项如下：①药液温度一般与室温（18～22℃）相当，夏季应略低于室温，冬季可稍高于室温。②湿敷部位下面要铺上塑料布及棉垫，避免浸湿或污染床单位。③皮损部位先清洁处理后，在周围涂以凡士林或其他油剂，保护正常皮肤不被浸渍。④躯干、双下肢湿敷时，应加支架，以便于操作及活动。⑤纱布垫或毛巾不要过大过湿，防止浸渍正常皮肤及浪费药液，面部湿敷时应分块操作，或在口、鼻、眼部位开孔，以利于呼吸、讲话及视物。⑥面部、阴部、足部，无感染与感染的湿敷用物要分开。⑦湿敷面积每次不得超过全身皮肤的1/3，皮损面积广泛者可分批做，同时注意保温，防止着凉。⑧湿敷垫要紧贴于皮损，必要时绷带轻扎。头皮及毛发部位应剪短或剃毛后再湿敷或用药水洗。⑨湿敷用物每次更换。

2) 湿包：是在湿敷后上药的一种方法，其作用有湿敷和防止干裂的作用，适用于渗液多和糜烂的皮损。湿包方法是取3～4层纱布做成与皮损同大的面积，浸入湿敷液中，湿透后取出拧干至不滴水为宜，贴敷在皮损上，稍加包扎固定，每日1次。湿包时不要用塑料布或橡皮布类包裹，以免影响蒸发。感染性皮损不宜做湿包。

(4) 用药原则：护士应掌握皮肤外用药使用的基本原则，并指导病人，见表9-9-2及表9-9-3。

表 9-9-2 皮肤病外用药物性能分类指引

性能分类	药　　物	主　要　作　用	使用注意要点
清洗剂	生理盐水 1:8000 高锰酸钾溶液 1:5000 呋喃西林溶液 2%～4% 硼酸溶液 液状石蜡	清除皮损上的渗出物鳞屑和痂、残留药物	1. 较厚的痂用凡士林涂包扎浸软后用植物油或水清洗 2. 鳞屑多或附有软膏或糊膏,用湿水或肥皂水法去除 3. 糊膏用植物油
保护剂	炉甘石、植物油 滑石粉、氧化锌	保护皮肤,防止外界刺激,减少摩擦	作用温和,本身无刺激性
止痒剂	0.5%～2% 薄荷脑 1% 苯酚 2% 樟脑 5% 水合氯醛液 如:3% 苯海拉明(抗组胺)	对感觉神经末梢有麻醉作用,或通过对皮肤表面清洁作用止痒	苯酚禁大量或大面积使用,同一部位不宜频繁使用,避免水溶液蒸发后浓度升高,经皮吸收引起中毒
抗生素类	1. 抗菌剂 如:1%～2% 甲紫,0.1%～0.5% 利凡诺,3% 硼酸 四环素、红霉素	抑制或杀灭体表病原微生物	根据不同类药物注意定量规范、疗程足够
	2. 抗真菌剂 如:3%～10% 水杨酸、5%～10% 硫黄、13% 克霉唑、2% 咪康唑 3. 抗病毒药 如:2%～3% 阿昔洛韦 0.5%～10% 碘苷等	杀灭和抑制真菌	
杀虫剂	5%～10% 硫黄、20%～30% 百部酊、2% 甲硝唑	杀灭体表疥螨、虱、蠕形螨等寄生虫	
收敛剂	0.2%～0.5% 醋酸铅 0.1%～0.3% 硝酸银 2% 明矾、5% 甲醛	凝固蛋白质减少渗出,促进炎症消退	注意其对皮肤的刺激性。指导并教会病人醋酸铝溶液的配制方法和浓度
腐蚀剂	30%～50% 三氯醋酸 硝酸银棒、纯苯酚	腐蚀作用,除去肉芽组织及赘生物	严格注意防止损伤正常组织
角质松解(剂)	5%～10% 水杨酸、10% 硫黄 5%～10% 乳酸、20%～40% 尿素、0.01%～0.1% 全反维A酸	促进过度角化的角层细胞松软解离	
外用糖皮质激素	1. 低效 氢化可的松(0.5%～2.5%),甲泼尼龙(0.25%) 2. 中效 倍他米松(0.05%) 曲安奈德(0.025%～0.1%) 氟轻松(0.01%) 3. 强效 倍氯米松(0.025%) 地塞米松(0.05%) 4. 超强效 卤米松(0.05%) 哈西奈德(0.1%)	抗炎症	1. 长期应用可致局部皮肤萎缩,毛细血管扩张,痤疮等 2. 面部、腋下、腹股沟、婴儿不宜长期外用 3. 避免长期大量使用引起全身副作用

表 9-9-3 皮肤外用药常用剂型用法指引

剂型	药物名称	作用	适应证	用药方法	注意事项
溶液型	醋酸铝（0.2%～0.5%） 高锰酸钾（1:8000） 0.2%依沙吖啶 25%硫酸镁 0.2%依沙吖啶 3%硼酸 0.1%硫酸铜	渗痂、去污、缓解炎症、止痒、解痛、降低皮表温度	急性皮炎、糜烂渗出性皮损	一般用于开放性冷湿敷，方法：将6～8层纱布浸泡在新鲜药液中，取出略挤压以不滴水为宜，敷在病人皮损面上，当药液逐渐蒸发后，再加入渗液更换湿敷垫，每日2～3次，每次30分钟	1. 为了补充被蒸发的药物，应按时往敷料上添注药液，保持敷料处于湿润状态 2. 注意保暖，室温保持恒定，防止受凉 3. 大面积皮肤损伤时宜分片逐次湿敷，避免感冒 4. 按照不同部位，采取适当方法，指（趾）部要用纱布把指（趾）间分开，以免发生粘连；面部可将纱布制成面具样；包皮、阴囊部可用托带
粉剂	滑石粉 氧化锌粉 炉甘石粉 痱子粉 脚气粉	消炎、干燥、散热、缓解摩擦	适用于没有渗出、糜烂的皮损和预防皮损	用粉扑式大棉球，将粉剂撒布在皮损表面，每日数次，尤其是腋窝乳房下、腹股沟、趾间皱褶处	皮损有分泌物时不宜使用
振荡剂	复方硫黄剂 炉甘石洗剂	止痒、散热、干燥、保护	炉甘石用于清洗红、肿、胀、瘙痒、无渗出的急性皮损，硫黄剂用于痤疮	用前必须摇荡均匀，用棉签涂抹	1. 皮肤有渗出、糜烂时不用 2. 有毛发部位不宜使用，以免结成团块
油剂	25%～40%氧化锌油 10%黑豆馏油	清洁、保护、润滑	适用于渗出不多的皮炎	用棉签将药物直接涂抹在皮肤上，任其自然干燥	干结在皮损上的油膏可用植物油去除
乳霜剂	地塞米松乳剂	乳剂渗透能力较好，有保护润泽皮肤之功能	用于亚急性慢性皮肤炎症	用棉签式压舌板涂在皮损上	
软膏		保护创面，防止干裂	适用于慢性湿疹、神经性皮炎	用压舌板取药涂到皮损上	使用后可使皮肤局部湿度增高，易于浸软而渗出增加，不适用于急性皮炎、湿疹
糊剂	氧化锌糊剂	滋润皮肤，缓和刺激与摩擦，有一定吸收水分和收敛、软化上皮细胞作用	用于急性皮炎消退期、亚急性皮炎及慢性肥厚性皮损	用棉签或压舌板取药涂抹于患处	1. 有毛发部位不宜使用 2. 患处渗液多而有发炎情况不应用糊剂，以免引流不畅 3. 天气热、皮损面大，不宜用糊剂

1）急性炎症：①急性皮炎仅有红斑、丘疹而无渗液时可选用粉剂或洗剂，炎症较重、糜烂、渗出较多时宜用溶液湿敷，有糜烂但渗出不多时则用糊剂；软膏、硬膏禁用于渗出较多的急性皮炎。②亚急性皮炎渗出不多者宜用糊剂或油剂，如无糜烂宜用乳剂或糊剂。③慢性皮炎可选用乳剂、软膏、硬膏、酊剂、涂膜剂等。④单纯瘙痒无皮损者可选用乳剂、酊剂等。

2）外用药浓度：浓度要适当，有刺激性的药物应先用低浓度，以后根据病人的耐受程度逐渐增加药物浓度。

3）刺激性强的药物：不宜用于婴幼儿、妇女及面部、口腔周围皮肤和黏膜、外阴。

4）寒冷季节做湿敷者：注意保暖，大面积湿敷者，溶液浓度宜低，湿敷面积不超过体表面积的三分之一，以免受凉和某些药物吸收中毒。

5）洗剂：是粉剂（30%～50%）与水的混合物，有止痒、散热、干燥及保护作用。使用前应充分振荡，洗剂和糊剂不宜用于毛发处。

6）乳剂、软膏：具有保护、润泽、防止干裂作用。可选用擦药棒（压舌板）或棉签持药涂于患处，对慢性过度角化皮损应适当用力涂药，以利药物渗入。

7）药物不良反应：如有刺激过敏或中毒现象，立即停药并报告医生作适当处理。

8）预防感染和交叉感染：传染性皮肤病如头癣、脓疱疮、疥疮、麻风等要做到消毒隔离，一般均应在换药室进行换药，首先换无感染者，后换有感染者。用过的敷料等要焚烧处理。

3. 皮肤病的物理治疗

（1）电烙法：是一种利用电热破坏组织的方法，常用于治疗各种疣、赘生物、化脓性肉芽肿和较小的良性肿瘤等。局麻后接通电源，将损害烙去，保持干燥清洁。

（2）冷冻疗法：利用制冷剂产生低温使病变组织坏死达到治疗的目的。机体组织在深低温和解冻的条件下细胞和细胞外形成冰晶，破坏细胞膜，使细胞坏死。目前最常用的是液氮，沸点为$-196℃$；二氧化碳雪，沸点为$-70℃$。用于治疗寻常疣、日光性角化、黏膜白斑、蜘蛛痣、化脓性肉芽、结节性痒疹、瘢痕疙瘩、表浅良性肿瘤等。不良反应有疼痛、继发感染、色素变化等。

（3）激光疗法：主要利用激光束引起的热效应，使病理组织发生凝固性坏死。特点是单色性、方向性好、相关性强和功率高。适用于皮肤局限性赘生物、恶性肿瘤、色素痣、太田痣、文身，去除皮肤皱纹和嫩肤等。治疗前局部常规消毒，治疗后局部保持干燥清洁或纱布包扎。

（4）紫外线疗法：紫外线有消炎、杀菌镇痛、促进血液循环及上皮新生等作用，多用于治疗玫瑰糠疹、银屑病、斑秃、慢性溃疡、痤疮、毛囊炎等。治疗方法分全身照射和局部照射。

（5）光化学疗法：利用长波紫外线配合光敏药物治疗皮肤疾病。可用于治疗银屑病、白癜风、斑秃等。有活动性肺结核、光敏感者、老年体弱者均不宜使用此疗法。

（五）危重症皮肤病病人的护理

1. 常见危重症皮肤疾病的种类有：

（1）中毒性表皮坏死松解症。

（2）金黄色葡萄球菌型烫伤样皮肤综合征。

（3）剥脱性皮炎。

（4）各类天疱疮出现大面积裸露面时期。

（5）系统性红斑狼疮、硬皮病、皮肌炎的危重期及衰竭期。

（6）皮肤恶性肿瘤衰竭期等。

2. 护理

（1）精神支持：尤其是大面积皮损时。

（2）环境：病人住单间或隔离病房，室内温度以21～25℃为宜，预防着凉或肺部感染等并发症；湿度适宜，保证良好通气状态，定时进行室内消毒和清洁。

（3）专人护理：设立专人护理及建立护理记录，密切观察病情，严密注意体温、脉搏、呼吸、血压，如有异常，立即通知医生，随时给氧、吸痰、开放静脉通路等，详细记录病情变化、抢救措施等。

（4）皮肤护理：①保持床单、被褥平坦无褶皱，以防皮肤因摩擦受损，随时协助病人翻身，变换体位，避免加重皮肤滑脱。②保持清洁，一般不淋浴，有污迹时可用植物油轻轻擦拭。③对手脚皮屑较厚的病人，应随时将皮游离缘剪平，以防深裂。④对于渗液多的大疱，可用无菌注射器，在疱壁下方抽取液体，不可剪去疱壁以免感染。⑤加强患部裸露面的护理，防止皮损面受机械损伤和感染，可采取四肢包扎或设罩架的方法。躺卧时，尽量避免摩擦和刺激，接触裸露面的被单、衣物需经高压消毒并及时更换。

（5）眼部、鼻腔的护理：密切观察有无结合膜粘连、角膜刺激征及炎症等，经常用生理盐水棉球擦洗眼部,及时清除分泌物,点眼药治疗;鼻腔有分泌物时,用生理盐水棉签清洗干净,保持清洁。

(6) 饮食:视病情给予高蛋白、高热量、高维生素的流食、半流食或随意饮食,口腔糜烂破溃、渗液多或昏迷者,用鼻饲法、静脉输液或必要时行锁骨下静脉穿刺给予高营养液。指导病人多饮水,以利于致敏药物毒素尽快排出体外,保护肝脏。

(7) 换药:每日在清理皮损换药时,操作要轻快,必要时2~3人合作进行,抽取疱液,保护疱皮;静脉输液或采血时,止血带不直接接触皮损,需垫无菌巾或纱布,固定输液管时用小绳捆,不用胶布粘,防止皮肤脱落及过敏。

(8) 预防感染及交叉感染:特别要预防铜绿假单胞菌和金黄色葡萄球菌的感染,应做到下列几点:

1) 被服:床上用品及衣服,要经高压灭菌后使用。

2) 换药:用物一律无菌。

3) 测血压:在袖带里面垫上无菌治疗巾或无菌纱布。

4) 室内消毒:每日用紫外线照射1~2次,消毒空气,用1:200清洗消毒剂洗泡医疗用具、擦抹桌椅及擦拖地面。

5) 保护性隔离:医护人员在治疗、护理操作时,应穿隔离衣、戴手套。

6) 口腔护理:饭前饭后必须用生理盐水、朵贝氏液漱口或擦洗口腔及创面,念珠菌感染时,用苏打水或1%克霉唑溶液漱口。

(9) 激素治疗:病人大量长期使用激素治疗时,应注意观察副作用,观察有无精神异常、血压变化,必要时查尿糖、大便潜血等。

(10) "三查七对":在治疗时严格执行"三查七对",切勿再用致敏药物及化学结构式相似的药物,并在病历及床尾用红笔注明致敏及禁用药物。

(11) 注意药疹及过敏:在治疗疾病过程中,观察到病人皮肤突然发痒、皮疹或不明原因发热时,要考虑药疹的可能性,及时报告医生或停止使用可疑致敏药物。使用易过敏的药物时要做过敏试验。

(六) 健康宣教

1. 皮肤保健知识

(1) 保持心情舒畅。

(2) 适宜的营养和锻炼:摄入适量的水、蛋白质、维生素及微量元素等可促进皮肤新陈代谢。冷水浴可促进皮肤血液循环和新陈代谢,提高适应环境的能力。适量的日光照射可预防日晒伤,促进皮脂及汗液分泌,防止皮肤干燥,增强抗病能力。

(3) 注意皮肤清洁卫生。

(4) 根据不同皮肤类型进行保养。

油性皮肤:以温水清洗为宜,选用中性肥皂,外用冷霜、雪花膏。

干性皮肤:减少洗涤次数,可用中性洗面皂或清水直接洗涤,外用香脂。

中性皮肤:可用中性肥皂洗面,大多数护肤品均可适用。

敏感型皮肤:尽量避免用化妆品,以软水及中性洗面皂洗脸,切忌用毛巾强猛擦洗,适用儿童护肤品。

(5) 面部按摩:可达到健美目的,按摩用品为按摩霜或冷霜,面部有急性炎症及化脓性皮肤病时应停止按摩。

(6) 头发的保养:应保持头发清洁卫生,但洗头不宜过勤,一般5~7天一次为宜。不要用纯碱水洗头,否则头发干枯易断。根据发质,选用不同的发乳、洗发剂和护发素。

2. 皮肤病的一般预防知识

(1) 感染性皮肤病:如性传播疾病、疥疮、真菌病、皮肤细菌感染等应做好宣教工作,教育群众讲究卫生,改正不良习惯;向病人宣教防治知识,做好消毒隔离。

(2) 瘙痒性皮肤病:向病人说明和解释诱发加重瘙痒的因素,提供积极的预防措施,减轻瘙痒。

(3) 变态反应性皮肤病:要与病人共同寻找致敏原,避免接触致敏物质。在日常生活及工作中避免可致敏的化学物质,如油漆;避免食用异性蛋白质,如:鱼、虾、蟹等;避免外用致敏性强的化妆品。药物过敏者,帮助病人寻找致敏药物,并交代病人及家属避免再用致敏药。

(4) 职业性皮肤病:指导病人做好个人劳动防护。

(5) 宣传皮肤肿瘤预防知识:如避免过度日光曝晒,不吸烟,避免使用致癌的化学物质。定期检查身体,以利早期发现和治疗。

【护理评价】

1. 病人是否能面对外观改变带来的冲击,所提供的精神支持措施是否有效。

2. 病人是否了解诱发和加重瘙痒的因素,是否运用避免这些因素的护理措施。

3. 病人的皮损面是否愈合,是否能正确涂抹外用药或服用内用药。

4. 病人的皮损面是否发生感染,预防感染的护理措施是否有效。

5. 危重病人的生活需要是否得到满足。

6. 病人是否理解使用糖皮质激素的主要注意事项。

7. 病人的自我皮肤护理是否科学,是否接受了正确的护理方法。

第三节 皮炎与湿疹

皮炎和湿疹是一组比较常见的多发性的皮肤病,除主要与变态反应有关外,有些还与非变态反应遗传因素有关。较常见类型有接触性皮炎、各种湿疹、遗传过敏性皮炎(异位性皮炎)、脂溢性皮炎、自身敏感性皮炎、神经性皮炎等。这类皮肤病病人最常出现的症状是:

1. 急性期 以丘疱疹为主,大小不等,可以成群,也可以分散,有渗出倾向,可转变为潮湿、结痂。

2. 慢性期 以表皮肥厚和苔藓样变为主。

3. 瘙痒显著,易于复发。

【护理评估】

(一)健康史

1. 评估各类型皮炎的引发原因

(1)接触性皮炎:病灶常出现在脸、颈、手、前壁和下肢较暴露部位,能引起接触性皮炎的物质很多,其来源分为:

1)动物性:动物的毒素、昆虫的毒毛,如斑蝥、毛虫等。

2)植物性:植物的种类较多,常见有漆树、银杏、除虫菊。

3)化学性:这是主要原因,皮炎发生部位与接触物有关(表9-9-4)。

表9-9-4 接触性皮炎发生部位与常见接触物

部位	主要接触物
头面颈腋	染发剂、头油、人造革帽沿内衬、眼镜架、化妆品、喷射杀虫剂、植物花粉、衣领或围巾中染料、项链、除臭剂、除汗剂、消毒剂、衣物洗涤剂、肥皂、金属吊带
躯干臀、阴部	漆便桶、染色裤、避孕用具
手、腕、脚	橡胶手套、肥皂、洗涤剂、手表带、手镯、生产中接触的物质染色袜、塑料鞋

(2)尿布皮炎:主要是因尿布更换不勤,由产氨的细菌分解尿液产生较多的氨刺激皮肤引起皮炎,也是接触性皮炎的一种。

(3)异位性皮炎:发病机制较为复杂,与遗传、免疫和对生理药理介质反应异常有关,环境因素在本病发生中起重要作用。病人大多会有婴儿型湿疹、哮喘、过敏性鼻炎等遗传过敏史。

1)敏感原:①食物:牛奶、蛋。②吸入物:羽毛、花粉或灰尘。③接触物:化学物质、羊毛、羽毛。④细菌病原体及寄生虫感染。

2)诱发因素:①气候变化,尤其是寒冷刺激。②身体过度疲劳。③情绪刺激。

(4)脂溢性皮炎:推测认为因皮脂分泌增多和化学成分的改变,使原存在于皮肤上的正常菌群(如卵圆形糠秕孢子菌)大量繁殖,原发或继发性侵犯皮肤所致。精神、饮食及其习惯、嗜酒等对本病的发生发展有一定的影响。

2. 湿疹 湿疹的原因和诱因常因个体因素和疾病的不同而异。诱因有外因和内因之分。

(1)外因:食入鱼、虾,吸入花粉、尘螨、羊毛等;体表化脓性球菌和浅表真菌感染;生活环境如日光、炎热、干燥;接触动物皮毛及各种化学物质,如化妆品、化纤物。

(2)内因:慢性感染病灶,如慢性毛囊炎、扁桃体炎、肠寄生虫;血液循环障碍(如小腿静脉曲张,诱发小腿湿疹),精神紧张和过度疲劳等。

(二)身心状况

1. 评估临床常见皮炎与湿疹类型,见表9-9-5。

2. 评估皮炎与湿疹的发展进程,即急性期、亚急性期、慢性期。

3. 评估病人自觉瘙痒程度及诱发和加重因素。

表9-9-5　常见皮炎与湿疹症状特征

类　型	好发部位	皮损特征
急性接触性皮炎	脸部、颈部、手背、前臂	边界清楚的红斑、丘疹、丘疱疹,若发生在眼睑、口唇、包皮、阴囊等组织疏松部位,则肿胀明显而无鲜明的边缘
尿布皮炎	会阴部及臀部	呈大片,潮红,亦可发生斑丘疹,丘疹边缘清楚,与尿布包扎方式一致
脂溢性皮炎	头皮、眉、耳、鼻唇沟、眼睑、胸背	毛囊周围的红色小丘疹融合成黄红色斑片,其上覆有油性鳞屑结痂
淤积性皮炎	小腿	出血性紫斑,暗褐色、色素沉着及点状斑、丘疹、丘疱疹、渗出、糜烂、结痂。慢性则干燥、肥厚、苔藓样变
婴儿湿疹	主要在头面部,尤以双侧面颊部和前颈部为甚	轻者:有轻度红斑及小丘疹,侧面颊部和前颈部为甚 重者:可发展为大片红斑、疱疹、明显渗出,小糜烂面

4. 评估病人有无伴随症状,如局部感染、发热等。

（三）诊断检查

斑贴试验:是诊断接触性皮炎最可靠、最简单的方法,对于致病因子不明确和短期内不愈的皮炎,应做此试验。

【护理诊断/问题】

1. 舒适的改变　与瘙痒、各种刺激有关。
2. 有皮损局部继发感染的危险　与皮损渗出和搔抓导致皮肤破损、微生物感染、机体抵抗力下降等因素有关。
3. 知识缺乏:缺乏预防诱发及预防加重瘙痒的相关知识。

【护理目标】

1. 保持皮肤清洁。
2. 提供减轻瘙痒的措施,使其瘙痒症状减至最低程度。
3. 病人皮损局部不发生继发性感染。
4. 病人能掌握湿敷和外用药的操作方法。
5. 病人获得心理支持。

【护理措施】

（一）一般护理

1. 按皮肤科一般护理常规。
2. 饮食宜清淡,禁止进食明确有过敏史的食物及刺激性食物。
3. 体位　下肢发生急性湿疹、皮炎时,卧床时应抬高下肢,并发静脉曲张者用弹力绷带,以改善下肢血液循环。

（二）减轻瘙痒的措施

1. 遵医嘱给予抗组胺类药物。
2. 勿用热水烫洗,避免搔抓,婴儿或儿童病人须约束双手,以防抓伤加重病情。
3. 指导病人穿宽松棉质的衣服,以减少对皮肤的摩擦。

（三）减轻局部炎性反应,预防继发感染

1. 内服药　目的是抗炎、止痒。常用药物是抗组胺药,镇静、安定药,急性期可适当用钙剂、维生素C、硫代硫酸钠注射及短期使用皮质类固醇及抗生素。
2. 外用药　根据皮炎类型和分期及皮疹特点,遵医嘱对症使用外用药,注意清洁、止痒、抗炎、抗菌、吸收及角质促成剂的使用。

（1）炎症急性期(红斑、肿胀、丘疹)可涂炉甘石洗剂。

（2）炎症渗出期:用湿敷,向病人说明湿敷的治疗意义,即清洁、止痒、消炎。应指导并教会病人进行湿敷。

1) 配湿敷液:配1:200醋酸铅溶液,告诉病人若配置浓度过高,可造成强吸收作用,使局部干裂。水温以能耐受的冷湿液为宜。

2) 嘱病人使用专用的清洁湿敷垫。

3) 参照本章第二节表9-9-3进行护理(外用药剂型中溶液的护理应用)。

4) 封包湿敷:当渗液多时,可1~2小时更换1次湿敷包,以免吸满分泌物的敷料过久停留,刺激创面和正常皮肤。

（3）当局部渗液已吸收或皮炎慢性期可涂氧化锌糊剂,或含有皮质类固醇的乳剂和糊剂,如地塞米松乳剂。

（四）保护皮肤

1. 皮损局部不涂擦化妆品。
2. 除肥厚增殖型慢性湿疹与神经性皮炎以

外,其他各种皮炎禁用热水、肥皂水及洗涤剂。

3. 指导病人修平指甲或戴手套,以免抓破皮肤。

4. 评估局部用药疗效,及时向医生反馈。

5. 评估皮损局部有无感染现象,一旦发生可取局部分泌物做细菌培养及药敏检测,为治疗提供依据。

(五) 宣教

1. 交代病人避免接触各种可能致敏物质。

2. 戒烟戒酒,避免进食海鲜和辛辣刺激的食物。不熬夜,养成良好的生活习惯。饮食清淡,不喝浓茶,不大量饮咖啡。

3. 平时注意保养皮肤,洗澡不要太勤,洗澡后涂润肤油。

4. 继续用药,逐渐减药,并注意皮损变化,如病情反复,要及时就医。

5. 根据不同类型皮炎与湿疹,提供相应护理指导。

(1) 脂溢性皮炎:限制脂肪摄入,勤洗患部。

(2) 瘀血性下肢皮炎:休息时抬高患肢;下床活动或外出时,穿弹力袜。

(3) 神经性皮炎:注意观察病人的情绪和心理反应,及时提供心理支持,95%的病人皮损在颈部,嘱病人穿低领或无领衣服,减少摩擦。

(4) 婴儿湿疹:指导患儿父母注意观察其对食物的反应,调整饮食;哺乳期母亲,要清淡饮食,合理避免过敏性食物。

6. 多鼓励病人,使其对疾病充满信心,对生活充满信心。

【护理评价】

护士除了应协助医生评估病人皮肤状况外,应针对皮炎类型,提供具体有效的护理措施,并加以评价,其内容如下:

1. 病人的局部病灶及炎症反应是否减轻。

2. 病人的瘙痒程度是否减轻。

3. 病人皮肤是否有抓伤现象。

4. 病人皮肤病灶有无继发感染情形。

5. 病人能否正确掌握和参与局部治疗,是否有治疗效果。

6. 病人是否了解保护皮肤、预防再发作及减轻瘙痒的护理措施。

第四节 药 疹

药疹亦称药物性皮炎,是药物通过内服、外用、注射或吸入等途径进入人体,在皮肤黏膜上引起的炎症反应,严重者可累及机体的其他系统。临床上可引起药疹的常见药物种类有:

1. 抗生素 以青霉素最多。

2. 磺胺类药物。

3. 解热镇痛类药物。

4. 催眠药、镇静药与抗癫痫药。

5. 异种血清制剂及疫苗等。

按发病机制,药疹分为免疫性反应和非免疫性反应两大类。免疫性反应(即变态反应)引起的药疹具有以下特点:

1. 发生于少数对药物过敏的服药者。

2. 皮疹与药物的药理作用无关,与服药量无一定相关性。

3. 有一定的潜伏期。

4. 皮疹形态各式各样,一种药物可在不同时期发生相同或不同表现的药疹。

5. 可发生交叉过敏。

6. 抗过敏药物治疗有效,如皮质类固醇激素。

药疹治疗原则:去除病因、加强排泄或延缓吸收。其护理要点:保护创面,预防感染。

【护理评估】

(一) 健康史

1. 用药史 此次用药与皮疹关系,此次所有药物(表9-9-6)及过去服药史。

用药至发疹时间,即潜伏期。药疹有一定潜伏期,初次用药一般需经约4~20天,多数经7~8天潜伏期后才发生药疹;已致敏者重复用药时,数分钟至24小时内即可发疹。

2. 过敏史 有无药疹史。以往是否用过与此次药物结构类似的药物(交叉过敏)。是否有多价过敏现象。病人是否有进食鱼、虾后出现风疹块的病因。病人在春季是否有过吸入某种花粉后而发生支气管哮喘的病史。以往发生药疹是否用过皮质类固醇或抗组胺类药物治疗,其效果如何。

(二) 身心状况

1. 评估皮疹特征及类型 同一药物在不同病人中可发生不同类型的药疹;同一类型的药疹又可由不同药物所引起。较常见的药疹类型有:

(1) 固定型药疹:皮疹具有固定性,在病人第一次发疹后,每次再服药时,常在原处复发皮疹,具有扩大和增多倾向。皮疹多发生于口唇、

表 9-9-6 常用药物引起的药疹类型

常用药物	药疹类型	固定性药疹	荨麻疹型药疹	麻疹样及猩红样热药疹	湿疹型药疹	多型红斑型药疹	紫癜型药疹	大疱表皮松解型药疹	剥脱性皮炎型药疹	痤疮样药疹	光感性药疹
抗感染类	青霉素		+	+	+			+	+		
	链霉素			+	+				+		
	新霉素										
	四环素										+
	磺胺类	+		+	+	+		+	+		+
	呋喃唑酮		+								
抗炎及解热	水杨酸类	+	+			+		+	+		
	保泰松							+	+		
	氨基比林	+				+	+				
镇静安定镇痛	巴比妥类	+		+		+	+	+	+		
	苯妥英钠								+		
	氯丙嗪										+
	异丙嗪										+
	甲丙氨酯					+					
生物制品	各类疫苗										
	抗毒素血清		+								
	碘剂									+	
其他	溴剂									+	
	氯喹										
	避孕药									+	
	异烟肼									+	

咽、阴茎等皮肤黏膜交界处,手足背及躯干也有发生。

皮疹为类圆形或椭圆形的水肿性紫红色斑,重者红斑上可发大疱,发生于皱襞黏膜处易糜烂,产生痛感。

(2) 荨麻疹型药疹:皮疹与荨麻疹相似,也可表现为慢性荨麻疹。

(3) 麻疹样与猩红热样药疹:麻疹样药疹为散在或密集,红色,为针尖至米粒大的斑疹或丘疹,对称分布、泛发全身,以躯干为多,严重时可伴发小出血点。

猩红热样药疹:初起为一片红斑,从面、颈、上肢、躯干向下发展,可遍布全身。

(4) 湿疹型药疹:其形态为粟粒大小丘疹及丘疱疹,常融合成片,泛发全身,可有糜烂渗液。

(5) 多型红斑型药疹:多为对称性分布于四肢伸侧、躯干、口腔及口唇,有痛痒感。重者可在口腔、鼻腔、眼部、肛门、外生殖器及全身泛发大疱及糜烂。

(6) 紫癜型药疹:轻者以小腿出现红色瘀点或瘀斑,散在或密集分布,有的可略隆起;重者可累及躯干、四肢,甚至黏膜出血。

(7) 大疱表皮松解型药疹:皮疹为弥漫性紫红色或暗红色斑片,起于腋和腹股沟,迅速漫及全身,红斑处起大小不等的松弛性水疱,稍搓拉即成糜烂面或大面积表皮坏死,黏膜处可糜烂、溃疡。

(8) 剥脱性皮炎型药疹:皮疹初期呈麻疹样或猩红热样,逐渐融合成全身弥漫性红肿,尤以面部和手足为重,可糜烂,呈疱疹或小疱。破溃后渗液结痂,手足部则呈手套或袜套样剥脱,头发、指甲可脱落。

(9) 痤疮样药疹:为痤疮样皮疹,多见于面部及胸背部。

(10) 光感性药疹:可分为两类:①光毒性红斑:皮疹与晒斑相似,局限于曝光部位(多发生于曝光后7~8小时)。②光变应性发疹:皮损为湿疹样,见于曝光部位及遮盖部。

2. 评估全身情况

(1) 感觉:局部多有痒感,重症有痛感。

(2) 病人可伴有畏寒、发热。

(3) 重症药疹伴随或继发肝、肾功能障碍,肝炎,电解质紊乱,感染及全身衰竭。

3. 评估病人心理反应及其产生的原因

(三) 诊断检查

目前尚没有理想的试验方法确定致敏药物。临床上可采用:

1. 皮肤试验 常用划破试验及皮内试验。通常用于预测青霉素、抗血清素、普鲁卡因过敏反应。阴性时不可绝对排除发生临床反应的可能性,对有高度药物敏感史者禁用,试验前应备好肾上腺素及氧气等抢救物品。

2. 激发试验 用于探查可疑药物。此试验仅适用于轻型药疹又必须使用该药物治疗者。一般在药疹消退后进行。内服试验剂量(一般为治疗量的1/8~1/4,甚至更小量),观察其反应。

【护理诊断/问题】

1. 焦虑 与痒感、发病突然、症状严重、换药痛苦、缺乏治疗信心等有关。

2. 生活自理缺陷 与皮损面大、疼痛和需减少碰撞而致进食、洗漱、排泄困难有关。

3. 有创面感染的危险 与皮损面广和表皮脱落有关。

4. 知识缺乏:缺乏药疹预防知识及病人对药物的认识。

【护理目标】

1. 病人能说出引起焦虑的原因。

2. 病人的焦虑心理得到缓解或排除。

3. 病人能积极配合治疗、护理。

4. 自理缺陷的病人生理需要得到满足。

5. 病人皮损面不发生继发感染或感染减低到最低限度。

6. 病人了解药物过敏知识,掌握药疹的预防知识。

【护理措施】

(一) 一般护理

1. 按皮肤科一般护理常规 ①休息与活动:病人皮损程度重或面积大时,应适当限制活动,以免增加感染机会。②饮食以高热量、高蛋白、丰富维生素的清淡流质或半流质为主,禁止进食引发病人过敏的食物,慎重进食可能致敏的食物。鼓励病人多饮水,促进药物的排出。

2. 观察生命体征,遵医嘱记录24小时出入水量。

3. 用药护理 ①醒目标注致敏药物,杜绝再次发生过敏。②遵医嘱用药,严防药物过敏或加重病情。用药前,详细询问过敏史,防止发生交叉过敏反应。给药后,及时观察药物过敏的前驱或早期症状。一旦出现过敏反应,立即报告医生,及时处理。

4. 皮损护理 处理皮损时,严格无菌操作。对大疱皮损,可行低位刺破引流或用空针抽出疱内液体,保护创面。表皮有感染时,可清创换药。

(二) 了解病人的心理反应,提供心理支持

1. 病人入院后,责任护士要耐心向病人讲解疾病及一般用药知识。向病人讲述药疹的发病原因、发展趋势及预后,从而提高病人对药物过敏的认识。

2. 鼓励病人以良好的心态、坚强的毅力积极配合治疗,从而达到最佳治疗效果。

3. 通过观察与交谈,了解病人焦虑的原因。根据病情做好心理安慰,耐心疏导病人,减轻病人的心理负担,并向病人解释大多数药疹是可以治愈的。

4. 向病人解释和介绍治疗效果。告诉病人皮肤一般不会出现永久性瘢痕,使病人树立信心,配合治疗护理。对病人的积极言行予以及时的肯定和鼓励。

5. 对病人提出的疑问给予明确、有效的答复。

6. 保持病室内空气清新,温度、湿度适宜。

(三) 促进致敏药物排泄,积极抗过敏

1. 立即停用致敏或可疑致敏药物。

2. 积极寻找致敏药物,遵医嘱慎重做好探查可疑药物的体内试验。

3. 鼓励病人多饮水,以加速致敏药物的排出。

4. 遵医嘱给予抗组胺剂、维生素及激素。

5. 使用药物要注意密切观察交叉过敏或多价过敏。

（四）加强皮损面护理，预防继发感染

1. 轻型药疹 局部一般可用粉剂，保持清洁干燥。固定型药疹有糜烂、渗出用湿敷。

2. 重症药疹（剥脱性皮炎、重症多形红斑、大疱性表皮松解型药疹）的创面护理

（1）尽量将病人安排在单间，注意室内温、湿度和清洁度。

（2）换药及护理应严格执行无菌操作。

（3）所有接触皮损面的敷料、器具、布类（衣、被单）必须经高压消毒。

（4）保持局部清洁干燥，夏天尽可能暴露；室温不高时，可利用支架支撑被褥，避免摩擦。

（5）大、小便后及时清洁局部。

（6）湿敷要分区逐片进行，避免受凉。

（7）观察局部治疗和愈合效果，及时反馈信息。

（8）发生局部感染迹象，如渗出增多，分泌物呈脓性，立即采取标本，送细菌培养及药敏，达到准确提供治疗依据、及时控制感染的目的。

（五）加强重症病人护理、预防并发症

1. 加强基础护理。

2. 对于高热及大面积皮肤剥脱渗出的病人，注意观察水电解质平衡状况，遵医嘱及时纠正水、电解质紊乱和低蛋白。

3. 鼓励病人进食蛋白质。向病人讲解合理饮食的重要性，饮食要清淡、富有营养。有异种蛋白过敏者忌食鱼类、虾类等海产品及辛辣刺激性食物。

4. 鼓励病人多饮水，加速有毒物质排出，多吃新鲜水果、蔬菜。

5. 加强眼部护理

（1）眼部分泌物多时可外用生理盐水冲洗眼部，如有角膜溃疡则禁用冲洗，可用棉签擦除分泌物每日2～3次，防止眼睑粘连。

（2）角膜、结膜受累时，注意做好眼部护理，嘱病人不宜终日紧闭双眼，应活动眼球，并用抗生素眼药水和抗病毒眼药水交替滴眼，每2小时1次。

（3）洗脸毛巾要保持清洁，勿让污水溅入眼内。

6. 预防并发症

（1）指导和协助病人，经常清洁口腔，有口腔糜烂的病人可用2%硼酸溶液漱口。酌情给予流质或半流饮食，必要时鼻饲或输液。

（2）注意防止压疮的发生。

（六）预防药疹知识宣教

药疹为医源性疾病，必须注意药疹知识的宣教。

1. 用药前要询问过敏史，避免使用已知过敏或与之结构相似的药物。

2. 应用青霉素、血清、抗生素、普鲁卡因等药物时按规定做皮试，阳性者不可使用；破伤风抗毒素皮试阳性时，应用脱敏治疗，并密切观察用药反应。

3. 对已确定的致敏药物，要在病人床头和病历上明显标记。

4. 做好病人出院指导

（1）告诉病人并在门诊病历上注明对何药物过敏，再次就诊时要告知医生，以免再次使用同类药物引起药疹。

（2）注意"警告性症状"，若在用药过程中出现皮肤瘙痒、原因不明的发热等反应，应立即停药来院就医以确诊或排除药疹的可能，切忌在出现变态反应症状后仍继续用药。

（3）明显家族史及个人变态反应性疾病的病人，应主动告知医生，以供在使用药物时，慎重选择，避免发生药疹。

【护理评价】

1. 病人药疹局部是否得到妥善处理。

2. 病人的心理负担是否得到减轻或消除。

3. 病人是否能积极配合治疗、护理。

4. 危重病人的生活要求是否到位。

5. 病人是否出现继发感染、其他并发症的迹象及是否得到及时控制。

6. 病人是否真正掌握了自身保护、避免药疹再发的预防保健知识。

第五节 真菌性皮肤病

真菌病是由真菌引起的感染性疾病，是一种常见和多发病，是因接触而被传染的皮肤病，在感染性皮肤病中是首位。真菌性喜温暖潮湿，不耐热，但在低温条件（-30℃）下可长期存活。紫外线和X线不能杀灭真菌，但2.5%～3%碘酊、甲醛、苯酚和过氧乙酸等化学消毒剂均能迅速杀灭真菌。

根据感染部位及菌种不同,真菌病分为头癣、体癣和股癣、手癣、足癣、花斑癣等。因皮肤癣菌的代谢产物所引起的皮肤病灶外的皮肤变态反应,称癣菌疹。

近年来,由于广谱抗生素、糖皮质激素、免疫抑制剂及抗肿瘤药物的使用,器官移植、导管诊疗技术的开展以及艾滋病感染者增多,真菌感染不断增加,同时还出现了新的致病菌种,所以真菌感染越来越受到医学界重视。

【护理评估】

(一)健康史

主要评估真菌病的传染源和传播途径。

1. 是否有皮肤癣的家族史。
2. 团体生活中,是否有同伴患皮肤癣。
3. 与病人有直接或间接接触,如:使用不洁的理发器具,穿用病人的鞋、袜、戴手套、帽子,共用公共浴池、浴巾、枕巾、梳子等。
4. 与患癣的猫、狗等家畜有接触史。
5. 自身感染 曾有过其他部位(如手、足癣)的皮肤癣。
6. 易感因素 长期使用广谱抗生素、糖皮质激素及免疫抑制剂。

(二)身心状况

1. 局部病灶

(1)头癣

1)黄癣:头皮炎性反应,有鳞片状脱屑、痂皮,久病者可毛发脱落。

2)白癣:灰白色鳞屑性斑片,呈圆形或椭圆形,脱屑斑,一般无炎性反应,病发残端留在毛囊口,呈黑点状。

3)黑点癣:头皮损害同白癣,常伴有不同程度炎性反应。

4)脓癣:隆起的炎性肿块,质地软,毛囊口处形成脓包并排脓,如同蜂窝状。

(2)体癣与股癣:体癣指发生在除头皮、毛发、掌跖和甲以外部位的皮肤癣菌感染。股癣是指在腹股沟、会阴、肛周和臀部的皮肤癣菌感染,属于发生在特殊部位的体癣。因二者本质上为皮肤癣菌病在不同部位的同一表现,且临床诊治视为等同,故已习惯统称为体股癣。

表现初起为红丘疹或小水疱,继之形成鳞屑,然后再向周围逐渐扩展为边缘隆起、界限清楚的圆形或环形皮损,在边缘不断外展的同时皮损中央趋于消退,伴有不同程度的瘙痒。股癣的下缘往往显著,上缘并不清晰,阴囊受累少见。

(3)足癣:发生于足趾间、足跟、足跖和足侧缘的皮肤癣菌感染。

水疱鳞屑型:针尖大小的丘疱疹及疱疹,疱干后脱屑。

浸渍糜烂型:角质层浸渍,发白,剥脱后露出红色糜烂面,有少许渗液。

角化过度型:多发生于足跟、足趾及侧缘,角质层增厚、粗糙、脱屑、干燥。

(4)手癣:皮肤癣菌侵犯指间、手掌、掌侧平滑皮肤引起的感染,病灶表现与足癣大致相同。

(5)甲癣:即皮肤癣菌所致的甲感染。表现为甲板变脆、增厚、凹凸不平、翘起、甲板与甲床分离。

2. 局部瘙痒

3. 局部感染 伴有感染时,出现脓疱、溃疡,并继发急性淋巴管炎、淋巴结炎、蜂窝织炎或丹毒,炎症反应明显时可引发癣菌疹。

(三)诊断检查

1. 真菌的直接镜检和培养。

2. 滤过紫外线(wood灯)检查 在暗室中用wood灯照射头皮病发部位,结果显示暗绿色荧光为黄癣,亮绿色荧光为白癣,黑点真菌病发无荧光。

【护理诊断/问题】

1. 舒适改变 与局部瘙痒、搔抓等刺激有关。

2. 有感染和自身感染的可能 与真菌感染有关。

3. 知识缺乏:缺乏对真菌病的认识。

【护理目标】

1. 减轻瘙痒。
2. 预防传播。
3. 预防局部继发感染。
4. 病人能正确应用外用药疗法。

【护理措施】

(一)减轻瘙痒程度,治愈皮损

1. 参照本章第二节"减轻瘙痒的护理措施"。
2. 正确指导病人进行局部治疗和护理

(1)头癣

1)每周理发一次,及时剪除病发,连续8周。

2)用硫黄皂或2%酮康唑洗剂洗头,每天1次,连续8周。

3)搽药:5%~10%硫黄软膏、2%碘酊等外用于头癣部位,每天2次,连续8周。

4) 煮沸消毒病人使用过的毛巾、帽子、枕套、床单、被套及梳子,以防再感染。

5) 服药:口服灰黄霉素、伊曲康唑或特比萘芬,治疗过程中定期检查肝功能,如肝酶异常应及时停药。

(2) 体癣、手足癣

1) 遵医嘱使用抗真菌制剂的外用药,如克霉唑霜、酮康唑霜等。每天2次,至皮损消退后,继续用药2周,以免复发。

2) 遵医嘱指导病人内服抗真菌药,如伊曲康唑、特比萘芬,疗程为1~2周。

3) 向病人解释坚持治疗的意义,防止复发。

4) 股癣及婴幼儿体癣,宜选用较温和的药物,不可随便提高药物浓度。

(3) 甲癣

1) 用消毒灭菌的器具、敷料接触局部皮损面。

2) 避免搔抓而造成传播。

3) 遵医嘱全身和局部使用抗生素。

向病人解释和说明经治疗皮损好转后,仍要坚持用药一段时间(主要指外用药)才能消灭残余病菌,以利不再复发。

(二) 帮助病人矫正不卫生行为,预防传染他人或自身感染

1. 治疗期间要勤洗澡、换衣服,必要时内衣宜煮沸消毒。

2. 注意个人卫生。有手、足癣者除积极治疗外,要按洗澡部位分开使用毛巾、脸盆,减少搔抓,接触病灶后,及时洗手。

3. 患头癣者所用帽子、头巾、枕头、梳子及理发工具,不可借给他人使用或与家人共用,以免感染。

(三) 宣教

1. 帮助病人认识皮肤真菌病是由接触传播而引起的传染性疾病,建立良好的个人卫生行为。不共用衣物、帽、鞋和洗澡用具。

2. 避免真菌诱发因素

(1) 避免经常穿胶鞋。由于胶鞋透气性差,脚部湿度、温度增多,有利于真菌生长繁殖。

(2) 多汗者皮肤容易潮湿,应及时擦干汗水,保持干燥。

(3) 避免手长时间浸泡在水中和使用肥皂刺激,以免破坏手部皮肤的天然保护性能。

3. 避免与患真菌病的狗、猫等家畜接触。

4. 对托儿所、幼儿园、学校、理发店、澡堂要加强卫生和管理。

5. 一旦发现真菌病人应及时治疗和进行接触隔离。

【护理评价】

1. 病人瘙痒不适的情形是否缓解或消失。

2. 病人是否认识到真菌病的传播途径。

3. 病人局部病灶有无抓伤,有无继发感染发生。

4. 病人能否正确使用抗菌外用药。

第六节 乳 癌

乳腺是由乳腺腺体、脂肪组织和纤维结缔组织所构成。乳腺腺体有15~20个腺叶,每一个腺叶有许多腺小叶,而腺小叶又由许多腺泡组成。

成年女性乳房位于第2~6肋前方,胸骨旁线与腋前线之间。但乳腺组织的实际范围更大,有时薄层的乳腺组织可以上达锁骨,内及胸骨中线,外侧到达背阔肌前缘。95%乳腺有一狭长部分突向腋窝,并和胸肌淋巴结相邻近。

乳房是制造、分泌乳汁的器官,具有哺乳作用;乳房的隆起、发育是女性的第二性征之一,具有健美功能;乳房是重要的内分泌器官,亦是性器官的一部分,参与性活动的全过程,具有性兴奋作用。

乳腺癌病人由于手术切除乳房,乳房的生理功能丧失,给病人造成了内心的创伤,情绪悲观失望;化疗的副作用,使病人身心痛苦;死亡的威胁让其感到恐惧焦虑。

【护理评估】

(一) 健康史

1. 乳腺癌的发病因素

(1) 病毒因素:有学者认为乳腺癌是由致癌病毒引起的疾病。

(2) 遗传因素:有乳腺癌家族史的人发生乳腺癌的危险性高。

(3) 内分泌平衡失调。

(4) 机体的正常免疫机制遭到破坏。

(5) 放射线与辐射因素。

(6) 精神因素的影响,如长期忧虑、烦恼、悲伤等。

(7) 高脂肪,高动物蛋白质,低纤维素膳食

2. 乳腺癌的高危人群
(1) 年龄40岁以上者。
(2) 其母亲或姊妹中有乳腺癌病史者。
(3) 一侧乳房曾患乳腺癌者。
(4) 曾有乳腺良性疾病史者。
(5) 初潮过早(12以下)或停经过晚(50岁以上)。
(6) 未曾生育、哺乳者。
(7) 营养过剩,中年明显肥胖者。

(二) 身心状况
1. 乳腺癌病人的心理变化
(1) 对癌症的恐惧。
(2) 悲观失望,对治疗丧失信心。
(3) 担心预后效果。
(4) 惧怕术后形体改变。
(5) 害怕影响夫妻性生活。

2. 乳腺癌病人的乳房变化
(1) 出现肿块。
(2) 畸形或拉高。
(3) 两侧乳头不对称或乳头固定、内缩。
(4) 乳头溢液。
(5) 皮肤凹陷,或呈现橘皮样状,还可有皮肤溃疡或肿块,周围出现卫星状结节。
(6) 疼痛。

3. 乳腺癌病人的其他方面变化
(1) 上肢淋巴性水肿。
(2) 腋窝淋巴结肿大、锁骨上淋巴结肿大。
(3) 其他远处转移的表现。

(三) 诊断检查
1. 乳房的检查
(1) 检查的时间:每月定期进行乳房自我检查。
1) 停经前妇女:每次月经后7~10天最为合适。
2) 停经后妇女:在每个月固定时间检查。
(2) 检查的对象:35岁以上的妇女,特别是伴有危险因素的40岁以上的妇女。
(3) 检查的方法:①将手掌平伸,四指并拢,从乳房外围组织开始以圆圈移行触摸方法,由外至内,直至乳头位置,通常需要三至四圈。②将乳房划分成四个象限,在每一个象限内,以合并的四指做移行触摸,直至接近乳头。③以合并的四指,先触摸内周一半,再触摸外围。
(4) 检查的范围包括全部的乳房组织、乳头、腋下至整个前胸。
(5) 检查的姿势应采取直立或仰卧位。
(6) 乳房自我检查的手法是用四指末端指腹轻轻触摸,滑动或大面积揉按。检查步骤如下:①坐或站在镜前,双手扶腰,细心观察乳房在形态和大小上有无变化,例如皮肤上有无点状凹陷,乳头有无分泌物等。然后高举双臂再观察乳房有无上述之改变,看看乳房和上次检查时有无不同之处。②淋浴时,在湿滑的皮肤上,用手指轻压乳房及其周围的每一部位,如图所示,检查范围、感觉范围内有无硬块。③仰卧床上,放一枕头于右肩下,右手置于头下,左手手指靠拢伸平,用指垫部位检查右侧乳房内有无硬块。接着检查腋窝内有无硬块。同法检查对侧。④检查应以打小圈的方法按下,感觉乳房内有无硬块。检查次序可用环绕乳房的方式,由外至内,直至乳头。通常需要三至四圈。⑤最后坐起来,触诊两侧乳房的乳晕部分,并检查及捏挤乳头,看是否有分泌物。

2. 乳腺的X线摄影
(1) 检查的方法:钼靶阳极软X线摄影、干板摄片、导管造影等。
(2) 检查的目的
1) 比较全面而正确地反映出整个乳房的大体解剖结构。
2) 观察各种生理因素(如月经周期、妊娠、哺乳等)对乳腺结构的影响,并可以做动态观察。
3) 比较可靠地鉴别出乳腺的良性病变和恶性肿瘤。
4) 比较早期地发现和诊断出乳腺癌及发现某些癌前期病变,并可以进行随访摄片观察。
(3) 检查的时期:乳房摄片宜在月经过后至排卵期前,由于X线检查有一定的放射损伤,所以乳房的定期X线检查不宜过频,其间隔时间一般情况下以1~2年左右为宜。
(4) 病人的准备:检查时将乳房稳定在X光的感觉板上。

3. 乳房的超声检查
(1) 检查的目的
1) 有助于分析病变的性质,区别囊性和实质性的病变。
2) 有利于细察因解剖原因致乳房钼靶X线摄影不能显示的病变。
3) 超声引导下细针穿刺细胞学检查是一种

快速准确的诊断方法,可直接获取细胞学资料。

4)用于触摸不到的乳房病变,行手术前的金属丝定位。

(2)病人的准备:一般仰卧,充分暴露乳房和腋部。

4. 乳房的活体组织切片检查

(1)检查的方法:针吸活检、切除活检和切取活检。

(2)检查的目的:确定乳房疾病的性质、病理学类型,乳房癌淋巴结转移的情况等。

(3)病人的准备:按检查种类做好准备。

1)针吸活检:在门诊执行,一般仰卧,充分暴露乳房。

2)冷冻切除:在手术室内施行,要配合完善各项术前准备,消除紧张心理。

【护理诊断/问题】

1. 恐惧　与环境陌生、对肿瘤的惧怕、死亡的威胁、预后效果、术后形体改变等因素有关。

2. 睡眠紊乱　与焦虑、恐惧、治疗的影响、环境改变等有关。

3. 清理呼吸道低效　与全麻术后、咳嗽反射减弱、术后伤口疼痛、呼吸道炎症引起黏稠分泌物增多、身体虚弱等因素有关。

4. 疼痛　与乳腺癌术后创面较大、局部加压包扎等因素有关。

5. 患肢活动能力减弱　与术后伤口疼痛、缺乏患肢功能锻炼及瘢痕组织形成等因素有关。

6. 有出血的危险　与术后剧烈咳嗽、体位变化及外力作用、术前化疗、激素的应用及凝血机制不良等因素有关。

7. 有发生皮下积液的危险　与术后创面出血、伤口感染、较大的淋巴管损伤、负压引流拔除过早等因素有关。

8. 有发生皮瓣坏死的危险　与伤口过分压迫、皮下积液、全身营养状况较差等因素有关。

9. 有发生患侧上肢水肿的危险　与腋下淋巴结摘除、淋巴管回流不畅、静脉回流障碍、局部放疗等因素有关。

10. 口腔黏膜改变　与化学治疗、放射治疗、白细胞数降低、抵抗力低下等因素有关。

【护理目标】

1. 协助病人消除恐惧心理。

2. 协助病人完善术前准备,积极配合治疗。

3. 协助病人和家属适应病人身体外观的改变。

4. 预防术后并发症。

5. 减少术后复发的可能。

6. 协助病人促进手术后患肢功能恢复。

【护理措施】

(一) 向病人说明乳腺癌的治疗方法及预后,树立战胜疾病的信心

1. 乳腺癌的治疗方法

(1)手术治疗:目前使用的手术方式有:

1)乳腺区段切除:象限切除,适应于某些较早期的乳腺癌,但一般均需同时行腋淋巴结清除术。

2)单纯乳房切除术:适用于早期乳腺癌、乳腺肉瘤、晚期乳腺癌姑息性治疗,具有行根治性乳房切除的指征,但因某种原因不能耐受手术创伤者;乳腺多发性或弥漫性病变者,具有某些恶性倾向的巨大良性肿瘤。

3)乳腺癌改良根治术:适用于Ⅰ期乳腺癌,包括切除乳房,保留胸大肌或保留胸大、小肌及腋下切开。

4)乳腺癌根治术:适用于Ⅰ、Ⅱ期乳腺癌,只要全身情况良好能施行手术者;部分Ⅲ期乳腺癌,尤其是 $T_{1-2}N_2$ 或 T_3N_{0-1} 的病人,经化疗或放疗后,原发病变及腋窝转移都明显缩小者,包括切除乳房、胸肌及全部的腋下淋巴结。其他依据转移范围,切除锁骨上淋巴结或内乳淋巴结。

(2)放射治疗

1)根治性放疗:适用于Ⅰ、Ⅱ期乳腺癌,放疗剂量为5~6周内给5000~6000Rad。

2)姑息性放疗:晚期乳腺癌的原发灶和(或)转移灶,给予限量放疗,放疗的剂量为3周内给2500~3000Rad。

(3)内分泌治疗

1)选择内分泌治疗的原则:内分泌疗法的选择,主要根据疗效和毒副作用,其次是病人的年龄和月经状况。①晚期乳腺癌内分泌治疗的试用顺序为:绝经前病人,TAM+卵巢切除→孕激素类→AG;绝经后病人,TAM→孕激素→AG→雌激素。②乳腺癌术后辅助治疗通常以 TAM 治疗或卵巢去势。③男性乳腺癌无法手术时,复发或转移时,可考虑切除睾丸。④检测雌激素受体(estrogen receptor,ER),研究结论较为一致地认为 ER 阳性的病人,其内分泌治疗的有效率在50%~60%,而 ER 阴性病人对内分泌治疗几乎无效。

2)内分泌手术治疗:①卵巢切除术:可阻断

雌激素的来源,适用于绝经前,月经正常及停经后2～4年内者,对 ER 阳性病人作为一线治疗手段应用。②肾上腺切除术:可阻断雌激素的来源,术后应每天补充泼尼松,以防发生肾上腺危象。③垂体切除术:因脑下垂体可分泌 ACTH,与雌激素有关,切除垂体可阻断雌激素的来源,术后应补充氢化可的松替代治疗。

3) 药物治疗:①性激素类药:雄激素、雌激素、孕激素。常用药物有:丙酸睾酮,己烯雌酚(DES),甲羟孕酮和甲地孕酮等。②抗雌激素药:常用药物为三苯氧胺(TAM)。目前认为 TAM 治疗的持续时间至少为 2 年,最好应用 5 年以上或持续应用至复发。③肾上腺功能抑制剂:常用药物为氨鲁米特(AG),应用时必须同时口服氢化可的松。

(4) 化学疗法:化疗是癌肿的全身治疗手段。目前最普遍采用的药物及其副作用见表9-9-7。为了增加疗效,减少化疗药物的毒副作用,常采用各种化学药物联合治疗的方案,见表9-9-8。

表 9-9-7　乳腺癌治疗最普遍采用的化学治疗剂

	药　名	给药途径	毒　性
烷化剂	环磷酰胺 cyclophosphamide(CTX)	口服、静注	抑制骨髓、秃发、膀胱炎
	氮芥 nitrogen mustard(HN2)	冲注	抑制骨髓、口腔炎
	塞替哌 thiotepum(TSPA)	冲注	抑制骨髓、口腔炎
抗代谢药	甲氨蝶呤 methotrexate(MTX)	口服、静注	损害胃肠道、肝脏、抑制骨髓
	氟尿嘧啶 fluorouracil(5-Fu)	口服、静滴	抑制骨髓、损害胃肠道、秃发
抗肿瘤抗生素	阿霉素 adriamycin(ADM)	静注	损害心脏、胃肠道 秃发、抑制骨髓
其他	长春新碱 vincristine(VCR)	静注	胃肠道及周围神经炎、脱发
	顺铂 cisplatin(DOP)	静注、静滴	损害肾脏及周围神经毒性
	紫杉醇 taxol	静滴	抑制骨髓、周围神经病变、秃发、过敏反应

表 9-9-8　乳腺癌联合用药的方案药物组成

方案	药物名称	方案	药物名称
CMF	cyclophosphamide methotrexate fluorouracil	CAF	cyclophosphamide adriamycim fluorouracil
AMF	adriamycim methotrexate fluorouracil	CA	cyclophosphamide adriamycim
CMFP	cyclophosphamide prednisone fluorouracil methotrexate	CMFVP	cyclophosphamide methotrexate prednisone vincristine fluorouracil

注:prednisone:泼尼松

(5) 乳腺癌的免疫疗法:免疫疗法是乳腺癌的辅助治疗,由于乳腺癌病人经手术、放疗、化疗或内分泌治疗,自体免疫力低,无法杀死残存的癌细胞,因此,施行免疫治疗可增强机体的抗癌功能。

1) 注入卡介苗(BCG):这是非特异性免疫疗法。在手术或放射线疗法后施行,将卡介苗直接注入乳房癌肿内,使用的卡介苗菌数为 2×10^7,

每周一次,一个月以后再逐渐延长间隔时间。

2) 使用癌细胞或其净制抗原进行特异性免疫疗法。

3) 使用转换因子产生的被动免疫疗法,其效果尚不确定。

2. 乳腺癌的预后　影响乳腺癌预后的因素有:原发癌的范围;腋窝淋巴结转移情况,激素受体情况,月经情况,肿瘤组织的病理特点及社会、心理因素等。改善预后,提高存活率的关键是早期发现,所以病人需定期自我检查,及时发现病灶并寻求治疗。

乳腺癌的综合治疗使一部分病人获得治愈,部分病人得到满意的症状缓解和不同程度的生命延长。因此,和其他癌症一样,任何一种单一治疗都不够完全,虽然手术切除为基本治疗方案,但应配合化疗、放疗等治疗。

(二) 术前的心理护理

对女性而言,乳腺癌具有双重的威胁性。不但因癌症带来的恐惧,还因乳房是女性化的象征,乳房切除不只带给病人疼痛,而且失去了女性象征。所以应积极做好术前病人的心理护理,给予精神上的支持,与病人讨论她所忧虑的事,消除恐惧心理,使她感觉有人关心她。乳房切除术前的心理护理要点包括:

1. 对病人的恐惧、忧虑表示理解　鼓励病人表达自己的感受,并耐心倾听病人诉说忧虑的原因。

2. 说明手术的安全性及必要性　使病人坚定地相信,为治愈疾病,乳房切除是最佳的治疗方案,消除心理上的幻想。

3. 通过已愈病人的现身说法,以及介绍有关术后形体修饰的方法,如乳房重建及佩戴特制的乳罩等,帮助病人增强信心。

4. 了解病人的家庭情况　鼓励病人与其配偶讨论,彼此对乳腺癌、乳房切除术后外观改变及性方面的担忧。做好家属的思想工作,使其主动参与护理,给病人以支持。

(三) 准备病人接受手术,并予适宜的手术后护理

1. 术前准备　与胸部手术相同。

2. 体位　病人术后返回病房,应取平卧位,头偏向一侧。待呼吸、血压平稳后(6小时),改半卧位。患侧手臂应放置在枕头上,适当抬高,并使用三角巾固定或穿弹性袖,以促进血液和淋巴的回流,减少肿胀造成的疼痛。

3. 保持呼吸道通畅

(1) 向病人及家属说明全麻术后有效咳嗽的必要性,指导并鼓励病人进行有效咳嗽排痰,防止术后肺部感染。

(2) 定时协助翻身、拍背,促进痰液排出。

(3) 病人如无力咳出痰液时,可用负压吸痰。

(4) 每天超声雾化吸入2次,每次30分钟。

(5) 指导病人进行有效咳嗽的训练,如取半卧位,进行深而慢的呼吸运动等。

4. 保持负压引流管通畅,维持低压引流的效果

(1) 维持负压状态:定期检查负压引流装置,防止漏气及负压过大或过小,每日更换引流瓶,防止堵管。

(2) 观察引流液的性质、量:正常情况下,术后24小时内引流液为血性,一般为150ml;24~28小时多为淡血性液,一般不超过40ml;72小时后,引流量更少。若发现异常情况,应及时报告医生,检查是否有活动性出血。

(3) 负压引流管拔管后,观察局部渗血情况。

5. 预防患侧上肢淋巴水肿

(1) 观察患侧上肢的血运,将其屈曲,用三角巾固定或穿弹性袖放于上腹部,制动。

(2) 避免在患肢做肌内注射和静脉注射,避免负重。

(3) 术后拔除皮下负压引流管后,鼓励病人做手臂运动,以促进侧支循环的发展。

6. 指导并协助病人实施患肢功能锻炼

(1) 术后的活动程序:第1~2天做伸指、握拳、屈腕动作;第3~4天做屈肘运动;第5~6天练习侧手掌挠双侧肩及同侧耳部;第7~8天做肩部活动;第9~12天可抬高患侧上肢,做手指爬墙运动;第13~14天练习将患侧手掌置于颈后,开始时低头位,逐渐达抬头挺胸位,然后继续练习上肢旋转,轻度扩胸运动。

(2) 鼓励病人自行进食、梳头和洗脸。

(3) 有腋下积液、积气,皮瓣尚未充分与胸壁、腋壁贴合者,皮瓣较大面积坏死者,术后第3天负压引流液较多者,应适当延迟和减少肩关节的活动。

(四) 预防手术后并发症的发生

1. 密切观察负压引流的性质、量,以防出血。
2. 术后局部伤口用胸带加压包扎,注意调整松紧度,观察伤口敷料渗湿情况。
3. 维持负压引流的效果,防止堵管。
4. 协助并鼓励病人深呼吸,进行有效咳嗽排痰。
5. 向病人介绍口腔卫生、保健知识,做好口腔护理,预防口腔黏膜病变。

(五) 给予病人出院指导

1. 协助病人适应身体外观的改变
   (1) 向病人介绍义乳的使用,协助病人重建正常的身体外观。
   (2) 与家属讨论术后性生活的恢复,改善病人的心境,增加自信。
   (3) 介绍乳房重建术的适应证。
2. 定期复查,减少术后复发的可能
   (1) 术后 2 年内,每 3 个月检查一次,以后几年间隔的时间可以稍长,术后 5 年内,至少每半年复查一次。
   (2) 定期自我检查健侧乳房,发现异常及时就诊。
3. 继续进行患肢功能锻炼。
4. 保持皮肤的清洁及完整,每次清洁后应拭干,避免刺激。
5. 向病人说明配合放射治疗、化学疗法的必要性及要求。

【护理评价】

1. 病人是否有恐惧心理。
2. 病人的术前准备是否完善。
3. 病人及家属是否适应身体外观的改变。
4. 病人术后是否发生并发症。
5. 病人乳腺癌术后是否复发。
6. 病人患肢功能是否恢复。

第七节 烧 伤

烧伤(burn)是一种始于皮肤,由表及里的一种损伤,可由各种热源、电流、激光、放射线、酸、碱等因素引起。

烧伤是一种常见损伤。据临床统计,易发人群为幼童、老年人及男性劳动者。只要加强预防,烧伤是可以避免的。我国对烧伤的治疗、护理已达国际先进水平。

【护理评估】

(一) 健康史

烧伤病人既往所患疾病及最近的健康状况对其预后均有影响,应收集下列资料:

1. 病人既往是否患有肾脏、呼吸系统、心血管系统疾病及糖尿病,若患有上述疾病,死亡率较高。
2. 病人是否有心理、精神异常,心理、精神异常者,由于无法自我照顾,将影响预后。

(二) 身心状况

1. 烧伤的严重程度　烧伤的严重程度与烧伤的体表面积、深度、部位、原因、年龄、体质以及是否合并有其他的损伤有关。

(1) 烧伤的体表面积(total body surface area, TBSA):我国统一使用的烧伤体表面积计算法有:

1) 手掌法:病人本人 5 指并拢的单侧手掌面积约为病人的总体表面积的 1%,5 指自然分开的手掌约为体表面积的 1.25%。

2) 中国新九分法:此法适用于较大面积烧伤的评估。成人及小儿体表面积具体计算方法,见表 9-9-9。

(2) 烧伤的深度(depth of burn):我国大多采用三度四分法,见图 9-9-2。

一度烧伤(first-degree burn)又称红斑烧伤,仅伤及表皮层。表现为:皮肤红、肿、热、痛,无水疱,疼痛在 24 小时后消失,3~7 天愈合,初期有色素加深,后渐消退,不留痕迹。

浅二度烧伤(shallow second-degree burn)伤及表皮及真皮浅层。表现为:较大水疱,疱皮较薄,疱皮下基底潮红,剧烈疼痛,水肿明显,2 周左右愈合,有色素沉着,但无瘢痕。

深二度烧伤(deep second-degree burn)伤及真皮深层。表现为:小水疱,疱壁较厚,疱皮下基底苍白、潮红相间,湿润,可见网状血管栓塞,痛觉迟钝,3~4 周愈合,会留瘢痕。

三度烧伤(third-degree burn)伤及皮肤全层,可深达皮下、肌肉、骨骼。表现为:创面无水疱,皮肤无弹性,干燥如皮革样,呈蜡白、焦黄,甚至炭化成焦痂,痂下水肿,痛觉消失。创面一般均需植皮才能愈合。

值得注意的是,烧伤深度可因病理演变或继发感染等因素不断改变,故烧伤创面深度的估计在首诊时仅作一般性评估,之后需反复动态评估。

表 9-9-9　成人体表面积计算法

部　位		占成人体表%	占儿童体表%
头颈	发部 面部 颈部	3 3　} 9×1 3	9+(12-年龄)
双上肢	双上臂 双前臂 双手	7 6　} 9×2 5	9×2
躯干	前躯干 后躯干 会阴	13 13　} 9×3 1	9×3
双下肢	双臀 双大腿 双小腿 双足	5 21　} 9×5+1 13 2	9×5+1-(12-年龄)

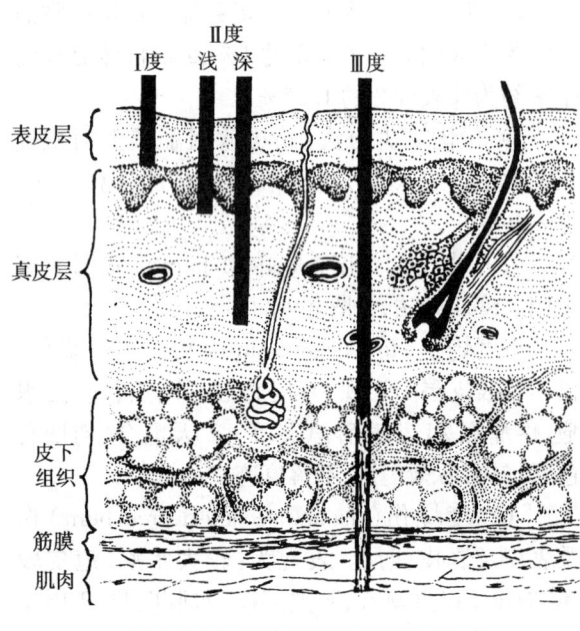

图 9-9-2　烧伤面积的三度四分法

（3）烧伤病人的年龄：5岁以下，65岁以上的病人耐受力较差，死亡率较高，而15～45岁者耐受力较佳。

（4）烧伤原因：烧伤的原因大致可分为以下几类：

1）热烧伤：分为两种。①干热烧伤：系指汽油、酒精、煤气以及热金属、热水袋、电弧等所引起的烧伤。②湿热烧伤：系指开水、蒸汽、热汤、热洗澡水等所造成的烧伤。

2）电击伤：系指电流通过人体所造成的组织损伤。

3）化学烧伤：①强酸烧伤，如硫酸、盐酸、硝酸、氢氟酸、石炭酸等所造成的烧伤。②强碱烧伤，如氢氧化钾、氢氧化钠、氨、石灰等所造成的烧伤。

4）辐射烧伤：①日光、医疗、工业上所用的紫外线，放射线过量，一般可造成一度烧伤。②原子弹、氢弹爆炸造成的烧伤，常造成全身各器官的损伤。

（5）其他损伤：①吸入性损伤：有毒和（或）高温气体吸入呼吸道，造成呼吸道损伤。②骨折、软组织损伤，颅内，胸、腹腔内脏器的损伤。病人合并有其他器官的损伤，将会加重烧伤的严重程度。

（6）烧伤严重度评估：对烧伤严重程度的评估最主要的相关因素是烧伤面积和烧伤深度。临床上常采用综合评估。我国多采用的分度法如下：

轻度：面积小于9%的二度烧伤。

中度：面积在10%～29%的二度烧伤或三度烧伤面积小于10%。

重度：烧伤面积在30%～49%，或三度烧伤面积在10%～19%，或烧伤面积不足其百分数，但并发休克，呼吸道烧伤或合并较重的复合伤。

特重：烧伤面积大于50%，或三度烧伤面积大于20%。

下列情况属于比较严重的烧伤：①烧伤部位影响呼吸的进行。②吸入大量有害或高温气体。③烧伤发生在较易畸形部位，如脸、手、足、生殖器或关节等处,即使面积不大,也应考虑其严重性。

2. 各系统器官的功能变化

(1) 神经系统:①意识:是否有改变,休克病人可出现烦躁不安、谵妄和昏迷,但应排除脑外伤和吸入性烧伤窒息。②疼痛的程度、部位。

(2) 皮肤:①烧伤的部位、面积、深度;特别要注意查看颈部、胸部及四肢是否有环状焦痂。②皮肤温度、颜色,是否出现四肢冰冷、脸色苍白。③鼻孔是否变黑,鼻毛是否烧焦,以了解呼吸道是否吸入浓烟、高温气体。

(3) 心肺:评估血压、心率、脉搏、中心静脉压,以了解体液是否正常。观察病人是否有呼吸困难、发绀、咳嗽、咳泡沫痰,听诊病人的肺部是否有湿啰音,以了解病人是否有吸入性损伤以及补液量、速度是否妥当。必要时进行血气分析、血红素和一氧化碳等测定。

(4) 肌肉骨骼:评估病人是否有骨折、脱位、撕脱伤,重点检查为逃离火灾现场从高楼跳下的病人。评估病人的关节部位是否烧伤。评估长期卧床的严重烧伤病人是否有骨质疏松、关节僵硬变形、骨肉软弱无力等情况。

(5) 泌尿系统:①出现少尿:大面积烧伤病人伤后48~72小时内,因大量血浆样液体渗出和丢失等因素,病人的有效循环血量会锐减,如不能及时补充液体,病人的尿量会减少,若情形严重则可能造成肾衰竭。②尿比重、颜色的异常:一般尿量减少时尿比重增大,颜色变深。

(6) 胃肠道:①如呕出咖啡色胃内容物,解出黑色大便,应高度怀疑病人出现了应激性溃疡。②评估病人是否有胃扩张,肠鸣音减少或消失,腹胀不适。铜绿假单胞菌败血症的病人可在较短时间内出现严重腹胀。

还要注意感染的征象:体温升高或不升;创面分泌物增加;依感染细菌的不同,分泌物可能会有绿染、化脓,有气味,如铜绿假单胞菌感染会有腥臭味,创面呈现绿色。

3. 情绪反应 烧伤的发生与治疗都不在病人的控制范围内,加之伤口愈合后有可能留下瘢痕,特别是头面颈部、会阴部、关节等部位的烧伤,因此病人会出现焦虑不安。严重烧伤病人,生理功能变化不稳定,加上医院的紧张气氛等,都可能会让病人感到死亡的威胁,出现对死亡的焦虑。

(三) 诊断检查

烧伤后皮肤组织的毛细血管通透性增加,血浆样液体渗出至细胞间隙或皮层间隙,形成水肿或水疱,或直接丢失于体表,使体液减少,水、电解质、酸碱失衡,血液浓缩,血容量不足,甚至休克。体液渗出速度,从伤后数分钟至数十分钟即开始,6~8小时达到最快,48小时后趋于稳定并开始回吸收。大面积烧伤者,除局部病理改变外,还可引起全身性烧伤反应,机体会释放出各种因子,如应激性激素、炎性介质、多种酶等。全身反应主要表现为血容量不足、红细胞丢失、免疫力减低、负氮平衡,从而诱发休克、肺部感染、高钾或低钾血症、高钠或低钠血症、急性呼吸衰竭、烧伤脓毒血症、急性肾衰竭、呼吸窘迫、应激性溃疡等并发症。因此,除了对病人的生命体征、CVP进行监测外,还要进行下列诊断检查,以便有效、及时地预防并发症的发生。

1. 血液检查 电解质、血气分析、血常规等检查。

2. 肾功能检查 尿素氮、尿常规等检查。在休克期尿量减少;烧伤初期有尿液浓缩现象,尿比重升高,但休克期过后,由于尿量增加,尿比重会大幅下降。

3. 各器官系统功能检查 尤其应注意心肺功能检查。

4. X线检查 如疑有其他的损伤(如骨折)或肺结核等,应安排放射线检查,以便及早进行针对性处理。

【护理诊断/问题】

1. 有窒息的危险 与吸入性损伤、颈部环状焦痂有关。

2. 体液不足 与烧伤后微血管通透性增加,体液大量渗出,但得不到及时补液有关。

3. 皮肤完整性受损 与烧伤有关。

4. 疼痛 与烧伤创面的深度及伤后情绪激动、焦虑不安有关。

5. 焦虑 与烧伤后生理功能变化不稳定、对创面愈后外观改变的猜测等有关。

6. 有感染的危险 与皮肤完整性受损及呼吸道黏膜、肺泡损伤有关。

7. 组织灌注量改变(特定型:胃肠道) 与烧伤后血容量不足及创面感染有关,表现为恶心、呕吐、胃肠道出血、腹胀和肠麻痹。

8. 营养改变:低于机体需要量 与伤后胃肠功能降低,营养摄取量不足、创面丢失,基础代谢率升高等有关。

9. 躯体移动障碍　与烧伤创面瘢痕愈合及挛缩畸形有关。

【护理目标】

1. 病人维持正常的体液量,表现为血压正常,尿常大于30ml/h,心率正常。

2. 病人的呼吸道保持通畅。

3. 病人的创面得到及时处理,未进一步受损,未烧伤的部位皮肤完整,没有破损。

4. 病人主诉疼痛减轻,或可忍受疼痛。

5. 病人能描述自己的焦虑,能应用有效应对方式来控制焦虑,心理和生理上的舒适感有所增加。

6. 病人未发生感染,表现为体温波动在正常范围,白细胞正常,创面新鲜且逐渐缩小、愈合。

7. 病人的胃肠功能正常,未出现并发症。

8. 病人维持足够的营养摄入,表现为体重稳定。

9. 病人知晓功能体位的摆放,能自觉执行康复计划。

【护理措施】

(一) 急症处理

1. 保持气道通畅　尽早给予氧气吸入,特别注意面部烧伤或有吸入性损伤的病人,必要时急症行气管切开术。

2. 监测尿量　重症烧伤应行CVP监测,尿量婴儿应维持在10ml/h,儿童20ml/h,成人30ml/h以上。老年人或有心血管疾病、吸入性损伤或合并颅脑创伤的病人,每小时尿量可维持在20ml/h左右。送尿样检验。

3. 创面评估　初步评估烧伤的面积和深度,以便决定输液的量、速度和为抢救做好准备。

4. 采集受伤史　询问病人或现场目击者,以了解受伤时间、烧伤原因及环境。询问既往史,评估病人的心理成熟度。了解病人的体重,便于计算补液量。

5. 快速建立静脉通道　对重度烧伤病人,应开放2条静脉通道。首先给予平衡液,然后按补液计划补给。输液时间应从烧伤之时计时,而不是从静脉输液开始计时。

6. 创面处理　小面积创面可用生理盐水、苯扎溴铵等清洗,大面积创面用盐水清洗后,清除松脱的组织,如破裂的水疱、皮肤及异物,酌情用烧伤药物涂布在创面上,然后采用暴露、半暴露或包扎疗法。在处理创面同时应取渗出液送细菌培养,以便根据药敏试验结果用药。

对于化学性烧伤,除用大量清水清洗创面外,可用特殊解毒剂或中和剂冲洗。磷烧伤急救时用水浸浴或持续冲淋,同时拭去磷颗粒。随后用硫酸铜液浸泡,使磷呈黑色,再用水及镊子将磷颗粒清除。氢氟酸烧伤时先用大量清水冲洗创面,随即用钙剂湿敷或浸泡。酸烧伤时,急救用大量清水冲洗伤处。碱烧伤时,用大量清水冲洗或浸浴较长时间,尽量洗出侵入组织的碱,但对生石灰和电石的烧伤,急救时须首先掸去伤处的颗粒、粉末,随即用大量清水浸浴或流动水冲淋。

7. 破伤风预防注射　注射前做皮试,如为阳性,则行脱敏注射。

(二) 严重烧伤病人的护理

1. 休克期护理

(1) 呼吸道护理:了解烧伤史及是否伴有胸部复合伤,既往呼吸道病史,对于有吸入性损伤的病人,要严密观察呼吸功能,保持呼吸道通畅,必要时气管插管或切开,紧急处理胸部复合伤。定时协助病人翻身,予以胸部理疗,鼓励深呼吸、咳痰,雾化吸入、给氧,必要时予以吸痰,气管切开者,应用湿纱布覆盖以湿润吸入空气。

(2) 输液监护:动态评估血容量,观察病人是否有意识障碍、口渴、血压下降和脉搏细弱、少尿的表现。伤后避免大量饮水,防止急性胃扩张和胃出血,对于口渴严重者,可在严密观察下,适量服用烧伤饮料。注意观察病人是否有恶心、呕吐、腹胀、腹痛等症状。液体疗法有效的评估标准是:病人神志清醒、收缩压大于11.0～13.3kPa（90～100mmHg）、脉率<100次/分、CVP<1.18kPa（12cmH$_2$O）、PAWP<18mmHg、尿量成人30～70ml/h、电解质在正常范围。

2. 创面护理

(1) 头面部护理:①眼部护理:检查角膜是否有损伤,定时抗生素眼药水或眼膏,对于有眼睑外翻的病人,应用油纱布覆盖其眼部以保护角膜。②避免耳郭受压,保持清洁。③鼻部护理:保持鼻腔清洁通畅。④口腔护理:保持口腔清洁,病情允许时,协助病人早晚刷牙。

(2) 防止皮肤受压过久:对于四肢烧伤的病人,至少每4小时翻身一次。对于大面积特别是有躯干背部创面的病人,应在休克期过后睡翻身床,首次俯卧时,应告知病人俯卧的感受,以免病人过度恐惧。另外,还要注意检查口、鼻腔或气管切开开口处是否被堵住,预防窒息的发生。一旦出现呼吸困难,应立即翻身取仰卧位。俯卧位的时间可根据病人适应的情况逐步延长至4小时。睡翻身床时保护病人的骨突处及预防足下垂。

(3) 植皮护理:做好植皮区肉芽创面及供区的皮肤准备。植皮后要注意预防感染和避免摩擦植皮处,以防皮片脱落。

(4) 浸浴疗法:有利于坏死组织的清除和肉芽生长,便于肢体功能锻炼,对大面积烧伤后有残余创面或部分感染创面的病人适用,分全身浸浴和局部浸浴两种。浸浴液可用温水加精盐和高锰酸钾配制。可进行局部浸浴的创面也可用苯扎溴胺(新洁尔灭)加温浸泡,水温宜维持在38℃左右,时间一般30分钟。浴后注意保温。

(5) 疼痛护理:①评估疼痛的程度、性质及发生的原因。②教导病人放松技巧,让病人精神放松、引导和转移注意力(听音乐、看电视等)。③实事求是地与病人沟通,让病人了解医疗护理过程中会引发的疼痛和不适,让病人对治疗与护理所带来的疼痛有正确的估计,以降低病人应激反应。④在换药前适量使用麻醉性止痛药,但对有吸入性烧伤和老年病人应慎用。

(6) 心理危机干预:在烧伤后2~8周,病人开始考虑皮肤被烧伤后可能造成的外观改变,此期病人认为最困扰的问题是"我会有什么改变"。但病人往往无法接受可能发生的改变,常会出现激动不安、反抗和不合作的行为。因此可采取下列护理措施:①耐心倾听病人诉说,鼓励说出对意外、损伤、手术及其他治疗的自我感觉。②不回避病人提问,在病人心里树起希望的旗帜,但也不可给予错误期望。③让病人随时了解治疗、护理及创面愈合的情况。④协助病人进行力所能及的活动,给予作出决断的机会,增强独立性和自理能力。⑤加强与病人的沟通,让病人了解和乐意接受烧伤护理,特别是换药、静脉穿刺等操作,了解病人对操作过程的感受,以便减轻病人的心理压力和取得病人的配合。

3. 感染期的护理 烧伤后创面如未能妥善处理,烧伤后的皮肤又失去了阻隔细菌的屏障作用,加之创面渗出液又是良好的细菌培养基,伤后16~24小时创面就会密布细菌,病菌可直接进入血液,引发败血症,因此,要特别注意对烧伤创面感染的动态评估。

另外,烧伤后胃肠道微循环灌注不足、低血钾、继发感染和败血症,均可引起肠麻痹。烧伤后,病人会出现生理与心理的应激反应,机体会释放出应激性激素,如儿茶酚胺、皮质激素、血管加压素等,这些又可引发应激性溃疡,表现为胃、十二指肠黏膜弥漫性糜烂、溃疡和出血。

(1) 创面感染的表现:创面恶化,如创面不新鲜,呈现褐色、绿色,有脓性分泌物和臭味,边缘皮肤被侵袭溶解等;意识障碍,可出现谵妄、定向力改变;寒战、高热或体温不升,金黄色葡萄球菌败血症多为高热,铜绿假单胞菌败血症为体温不升;脉搏、心率加快,血压逐渐下降;血培养阳性,菌种与创面培养相符合。值得注意的是,因病人一直在使用抗生素,血培养如为阴性,也不能排除败血症发生的可能;血象改变。

(2) 控制感染:严格隔离,强调救护全过程中创面的妥善处理,严格无菌技术,房间更换后进行终末消毒。TAT预防性注射。定期和随时进行创面和血培养,静脉留置针拔出后,应将近心端用无菌剪刀剪下送培养。合理选择静脉及创面局部用抗生素。加强病人的个人卫生处置。

4. 预防胃肠道并发症 早期置胃管行胃肠减压,以便排空胃残留物。纠正血容量不足。给予制酸药与组胺H_2拮抗药,如西咪替丁、多潘立酮等,维持胃液pH>5。及时发现病人的危重征象,如低血压、腹膜炎、黑便、呕吐咖啡色胃内容物、黄疸、败血症等。一旦发生胃出血,其处理方法为:冰盐水洗胃;给止血剂;胃内注入云南白药;输新鲜血。

5. 恢复期护理

(1) 营养护理:烧伤后由于水肿和大量输液,伤后3天内体重可能增加,但随着水肿消退、尿量增加,代谢增加、蛋白异化作用加强,即热量与蛋白的大量消耗,体重会渐渐减轻。大面积烧伤病人的代谢率一般比正常人高两倍以上。

1) 营养评估:称量体重是评估病人营养状况、水电解质平衡的简便方法。还可以进行血蛋白检验、测定氮平衡和测量皮肤及皮下脂肪厚度。

2) 对严重烧伤或经口摄入困难者,应早期施以TPN或管饲。待病人病情平稳后,应尽早改为经口进食或管饲。对于经口进食困难的病人,管饲是一种既简便、经济可行,又可以提供足够的热量和各种营养的方法。

3) 鼓励病人多进食,注意病人的饮食量。与营养师、病人及病人家属一起制订营养食谱,使食物既营养又符合病人的口味,以增进病人的食欲,提高生活质量。除每日一日三餐外,每餐之间及夜间加餐,可给高热量的饮料。

4)监控影响创面愈合的药物,如维生素 E 有抑制胶原蛋白合成作用,延迟愈合。加大促进组织愈合的营养物质的摄入,如维生素 B_1、维生素 C、蛋白质等,以加速组织的修复。维生素 C 参与占体内蛋白总量 1/3 的胶原蛋白合成的转化过程,若缺乏将影响伤口愈合。

(2)运动康复护理:大面积烧伤和特殊部位烧伤者创面终将以瘢痕愈合,由于瘢痕增生和挛缩,导致毁容、畸形和功能障碍,因此为了预防和减轻瘢痕挛缩,应在烧伤治疗早期开始运动康复。

1)维持功能体位。

2)鼓励病人尽早进行肢体及关节活动,包括床上活动和下床活动。

3)穿弹力肢套和弹力紧身衣,可减轻局部充血及抑制瘢痕的增生。

4)制订康复计划,采用体疗或理疗。

5)紫外线与红外线过多照射会促使瘢痕增生及色素沉着。

6)避免对瘢痕创面的机械刺激。新愈合的创面,由于皮肤较薄,应避免机械摩擦,以免溃破。

6. 健康教育

(1)防火、灭火及火灾现场自救知识教育。

(2)制订和实施长期康复计划,如必要的整形治疗。鼓励病人每天有计划地运动,并与病人一起拟定运动计划,以使病人每天都能达到最大的运动量。

(3)烧伤创面愈合后,常会出现干燥、瘙痒或绷紧不适感,应教病人注意下列事项:

1)每天涂擦润滑剂于愈合的伤口上。

2)使用中性肥皂洗澡。

3)注意环境的凉爽和舒适。

4)穿柔软的棉质内衣。

5)如有小残余创面未愈合,应继续局部用敷料包裹,保护新愈合的皮肤,预防创面受压。

6)伤口处出现异常现象,如挛缩、瘢痕形成等,及时就医。

(4)社会危机干预:社会危机往往发生于出院之时,约持续一年,在此期间,病人常为残障所带来的身体限制以及其他人对病人身体外观改变的反应而烦恼,病人常觉得前途渺茫,不知何去何从,不知如何适应社会。因此应协助病人及其家属应对危机,适应社会。

1)评估病人适应烧伤后身体外观或生活方式的改变的准备度。让病人表达其对改变的感受和思考。与病人谈话时,不回避问题,但又保持积极、乐观、真诚的态度,使病人能客观地认知所面临的危机。

2)尽量利用病人的支持系统,如病人家属、朋友、同事等来协助病人应对。

3)介绍病人与病情相似的,恢复较好的其他病人接触。

4)鼓励病人积极参与复健治疗,以达到最佳的康复。

5)病人出现严重的情绪反应时,建议看心理医生。

【护理评价】

1. 病人的血压是否正常,尿常 >30ml/h,心率在正常范围。

2. 病人的呼吸道是否保持通畅。

3. 病人的创面是否得到及时处理,未进一步受损,未烧伤的部位皮肤是否完整,没有破损。

4. 病人的疼痛是否减轻。

5. 病人能否描述自己的焦虑,应用有效应对方式来控制焦虑,并陈述在心理和生理上的舒适感有所增加。

6. 病人有否发生感染。

7. 病人的胃肠功能是否正常,未出现并发症。

8. 病人是否维持足够的营养摄入以稳定体重。

9. 病人是否知道功能体位的摆放并能自觉执行康复计划。

(赵丽萍)

第十篇

妇产科护理

第十章

臺灣的茶田

第一章

总　论

妇产科护理学是护理学中的一门专科护理，是一门诊断并处理妇女对现存的和潜在的健康问题的反应，为防治疾病和保护妇女身心健康的专门学科，是现代护理学的重要组成部分。妇产科护理的概念也从单纯的"疾病护理"发展为"以保障人类健康，以人为中心的整体护理"。护士的工作场所逐渐由医院扩大到社区和家庭；工作内容也从机械地、被动地执行医嘱，完成护理常规技术操作和对病人的身体护理，扩大到评估人的健康状态，发现其现存的或潜在的健康问题，作出护理诊断，确定预期目标，制订护理措施，实施护理，评价护理效果的"整体护理"。

妇产科护理学可分为产科护理学和妇科护理学。产科护理学主要是诊断和处理妇女在妊娠、分娩、产褥过程中现存的和潜在的健康问题的反应，为孕妇、产妇和胎儿的健康提供服务的学科。妇科护理学主要是诊断和处理妇女在非妊娠时现在的和潜在的健康问题的反应，为妇女健康提供服务的学科。

妇产科护理人员不仅要熟悉女性的生殖器官、疾病症状和体征以及盆腔手术前后的护理；更需要在"以病人为中心"及"整体护理"的前提下，充分认识生育、衰老对一个妇女的影响，以及妇科疾病对妇女行为与态度、事业与家庭、生理与心理的影响。

妇产科护理服务模式已由"以病人为中心"或"以孕产妇为中心"转变为"以人为中心，以健康为中心"和"以家庭为中心"。

一、妇 科 护 理

妇科病人可涉及从婴儿至老年各种不同年龄层次的妇女，由于年龄的不同，各年龄阶段的妇女所出现的健康问题也不相同，但绝大多数都与生殖功能和妇科异常现象有关，主要表现为阴道出血、白带异常、下腹疼痛、腹部包块。妇科护理过程改变了过去那种只重视疾病的过程，逐步转向注重引起妇女疾病的生理、心理、社会、文化和经济等诸方面的整体因素，重视妇女自我的感觉与评价，应用护理等程序对妇女进行护理评估，收集与病人有关的现存的和潜在的健康问题，病人的自我护理能力和整个妇女的健康改变趋势。找出病人现存的和潜在的健康问题，作出护理诊断，与病人共同制订预期目标和护理措施，护理人员协助病人执行护理计划，促进病人提高自我护理能力、适应和改变环境的能力。

当代妇科护理的目标主要是协助妇女关注自己的身心健康状态，维护其生理、心理和精神状态的平衡。同时教会妇女自我评估、检查自身的健康情况，发现自己生理、心理的异常状况，正确认识产生异常状况的压力，并能有效地运用防御机制和采取应对措施，以维持自己的健康与生活，增加自我满足感和自我护理、自我控制能力。

二、产 科 护 理

产科护理学既具有医学特征，还具有独立和日趋完善的理论体系，产科护理应以"健康"为导向，以"人"为中心，以"安全"为前提，护理人员应正确认识妇女妊娠、分娩是女性人生中的一件重大事件，对社会和家庭也是非常重要的。

产科护理的特点与其他科有很大的差异，①产科护理对象包括母体和胎儿两个方面；②孕、产过程复杂易变；③产科急症多、急诊多、夜诊多。妊娠期的妇女虽有明显的生理、心理变化，仍属于健康的状况,是正常的人生过渡期。在妊娠期的妇女一般不需要住院,只需要到妇产科门诊进行定期的产前检查和健康咨询,以维护母儿健康,通过产前检查发现异常的孕妇则需要住院进行监护、治疗和护理。对妇女妊娠期和分娩期的护理工作,应着重于健康教育与健康咨询,教导其了解妊娠和分娩期可能出现的反应和不适,育儿的知识和技能,产前、产后的保健与护理。

第一节 妇产科护理人员的职责及应具备的素质

一、妇产科护理的一般特点

1. 服务对象特殊 妇产科护理的对象既要面向病人,又要兼顾到现在或将来对胎儿、新生儿的影响,注射和发药等不但要考虑对母亲的治疗作用和不良反应,而且还要考虑到对胎儿和婴儿的利害关系。

2. 护理与咨询并重 对患病的妇女和病理产科情况,既要重视疾病诊治和护理,也要重视生理性的护理。在搞好日常护理工作时,还要和医生一起积极开展妇女的保健咨询工作,帮助妇女正确认识对待自身的生理性和病理性问题,对正常妇女、孕妇的护理主要是做好咨询和各期保健,使她们在月经期、更年期、老年期不诱发疾病,使正常孕妇在妊娠期不发生合并症,一旦发生病理情况能及时就医,得到恰当的诊治和护理。

3. 心理、躯体护理任务重 妇产科病人,因内分泌变化的影响,加之疾病、妊娠、手术等,会出现一些特有的心理变化。同时,妇产科的躯体护理观察项目繁多。

4. 隐私性较强 由于种种原因,妇产科很多病人都不愿让别人知道自己的病情。例如生殖器炎症、性病等,病人害怕自己的病与"淫乱,不贞洁"联系在一起,害怕被人嘲笑、鄙视等;不育症病人害怕被人看不起,害怕家庭歧视、解体等。因此,病人希望医护人员隐瞒病情。

二、妇产科护理人员的职责

1. 施护者 护理人员在妇女妊娠与分娩过程中提供适当的生活护理和心理护理,对妇科病人提供心理支持和精神、生活护理。

2. 决策者 妇产科护理人员在妇女妊娠和分娩或疾病过程中贯彻护理程序,对其存在的或潜在的健康问题作出护理诊断,制订护理计划,实施计划,为病人解决问题。

3. 教育者 对生育年龄的妇女进行健康教育和指导,使妇女认识到妊娠是妇女生命过程中一个特殊生理阶段,分娩是一种正常的生理现象,并指导父母育儿知识和技能;对其他妇女指导其自我照顾、自我检查的技巧,向广大妇女宣传青春期、妊娠期、产褥期、月经期、更年期、老年期的生理、心理变化和卫生保健常识。

4. 协调者 护理人员围绕孕、产妇和妇科病人的诊断、治疗、护理、生活需要、心理社会需要,在医生、医技、后勤人员和家属中起协调作用。

5. 病人权力维护者 母婴都有享有健康的权利。胎儿也有权利被健康地生下;母子有获得安全、优质服务的权利;母亲和家属有知情同意的权利;妇科病人在确定治疗方案或手术前有知情同意的权利。护士应维护其权利、尊严和自尊心,保护其隐私权。

6. 代言人 护理人员接触病人的时间最多,也是最了解病人情况的医务工作者,在护理过程中应向病人提供正确的、完整的及符合现实的相关信息,使病人、家属充分了解胎儿在宫内的情况,孕妇现在的情况及病人的身体功能情况,并对可选择方案的优点及危险性有整体性认识,以便作出正确的决策。

7. 研究者和作者 为提高妇产科护理质量而参与一定的科学研究工作,将自己的经验和研究成果写成论文,在报刊杂志上发表,以促进产科护理的发展。

三、妇产科护理人员应具备素质

妇产科护士除了具备一般护士素质之外,还应具备能适应妇产科工作特点的素质:

1. 有真挚的同情心,态度和蔼、热情、有礼。

2. 努力钻研业务,熟练掌握业务技术。

3. 工作认真,一丝不苟,严格遵守护理制度和操作规程。

4. 积极主动地宣传计划生育和妇女保健知识

5. 能按护理程序的要求进行护理,做好护理记录。

6. 良好的身体素质、健壮的体魄和开朗愉快的性格。

第二节　妇产科护理的法律、伦理及社会问题

随着社会的不断进步和医学科学的不断发展，越来越多的法律、伦理及社会问题呈现在医务人员面前，尤其是妇产科涉及两代人的问题，牵动着家庭和社会，是一个法律、伦理及社会问题相对复杂的科室。掌握妇产科病人的疾病特点、心理特点及社会相关因素，认清护理工作中存在的法律、伦理及社会问题并采取相应的对策，对于减少医疗纠纷、保护病人的合法权益尤为重要。

一、妇产科病人护理中的伦理要求

1. 尊重病人人格　不可否认，有些妇产科病人，如部分性病病人在感染性传播疾病前后，的确有直接或间接的不正当性行为，应受到社会的谴责。对这些人应比对其他病人更多一些关心、爱心，尊重其人格，避免伤害性言辞，多一些交流与沟通，清除其思想顾虑，取得病人的信任，这样也有利于疾病的诊治及护理。

2. 尊重病人的隐私权　很多妇产科病人，如未婚先孕、不孕症、性功能障碍、性传播疾病等病人都不愿让他人知道病情。作为护理人员，在与病人交流时应单独访谈，对病人提供的信息和身份要绝对保密，不得有意或无意地将其向外透露、散布或传播，不得冷嘲热讽、调侃戏谑，不得将病人的隐私当作笑料来谈，将病人从社会道德和舆论的桎梏中解脱出来，减轻其思想压力，使病人的工作、生活、家庭、荣誉等均不受到影响，亦有利于疾病康复。

3. 提高业务素质　妇产科护士必须系统地掌握妇产科疾病的特点、急、危、重症的特点及妇产科病人的心理特点，具有丰富的专业知识、心理学知识、伦理学知识及熟练的操作技能，有应急能力，能够准确处理棘手问题。

4. 增强"慎独"意识　护士的职业决定了护士应有很强的"慎独"意识。不图省事、不偷懒，严格执行操作规程。

二、法　律　问　题

妇产科是医疗纠纷的高风险科室，作为高风险的科室，妇产科护士必须增强法律意识，认真学习法律法规知识，熟知工作中潜在性的法律问题，更好地履行工作职责，保护病人和自身的合法权益。

1. 从法律的角度规范护理文书的书写　护理文书是具有法律效力的证明文件，它反映了病人住院期间的全过程，书写护理文书时应本着实事求是的态度，具有科学性、真实性、及时性、完整性，与医疗文件同步的原则。书写时字迹清楚、整齐、准确，与医生记录的内容相互统一，规范修改，杜绝主观臆造，禁止错记及漏记。每日按时严格查对并签名，护士长应每周检查各项护理文书并签名，严格把关，消除隐患。

2. 急救药品设备准备到位　妇产科属于外科系列，随时都会遇到需抢救的孕妇，所有抢救器材、急救物品及抢救药品一定要准备齐全到位，应采取专人管理的方法，严格执行交接班制度，每周护士长检查一次。检查如有缺项，应及时补充，使各项急救器材、物品及药品处于良好的应急状态。

3. 尊重妇科及产科病人的隐私权　妇产科护士应不断地提高法律意识，尊重妇科及产科病人的隐私权，为她们保密是我们的义务和责任，不擅自公开具有孕妇隐私的健康状况，如曾分娩过畸形儿、曾于婚前有过生育史等。在护理过程中尊重她们的意愿，不要鄙视她们，必要时进行心理疏导。操作时说明目的、方法、结果，应用正确的方法进行各项操作，使她们能尽快康复。

4. 注重告知，做好医患沟通　护理人员与病人接触最多，在与病人交往中，如果不注意自己的言行，态度冷漠，出现问题不主动与病人交流就易于出现护理质量缺陷而产生纠纷。在护理活动中实行充分的告知是每一位护理人员的职责，有些内容可口头告知，有些必须书面告知。在告知时注意告知的对象，以向病人本人告知为原则，注意告知时不得对病人产生不利的后果。

5. 遵守护理操作规范　妇产科病人从入院到出院的整个护理过程中，必须在每个护理环节中做到小心谨慎，严格遵守护理操作规范。

6. 加强法律知识培训及医疗安全教育　医

院要加强对医务人员的法律知识培训及医疗安全教育,努力提高自身的法律意识和医疗安全意识。认真落实各项工作职责及工作制度,树立以病人为中心的思想,改变服务意识,尊重病人的各种权利。在日常工作中防微杜渐,时刻注意医疗安全,利用法律手段保护自身的合法权益。

第三节　妇产科病人的整体护理

开展整体护理,树立以病人为中心的思想,创优质服务,是当前我国医院改革的主旋律。转变护理模式,对病人实施生理、心理、社会文化全方位的整体护理,既是病人的迫切需要,也是护理学科发展的需要;既是临床护理改革的奋斗目标,也是护理教育改革的目标。

开展"以家庭为中心的妇产科护理"是当代护理学中最具典型意义的整体护理,代表了妇产科护理的发展趋势。所谓以家庭为中心的妇产科护理,是指确定并针对个案、家庭、新生儿在生理、心理、社会等方面的需要,提供具有安全性和高质量的整体护理,尤其强调提供促进家庭成员间的凝聚力和维护母婴身心健康的护理。开展以家庭为中心的产科护理有着非常重要的意义:①有利于建立亲密的家庭关系,联结母子和父子感情,也有助于父母建立自信心,成功地扮演好父母角色。②有利于护理人员为护理对象的健康提供连续性服务,真正落实"以病人为中心"的服务宗旨,充分发挥护士的独立功能,使护理人员有成就感。

当前,一些国家为能提供"以家庭为中心的产科护理"方式,对产科护理进行了改革:①鼓励家庭成员,公婆、父母、配偶,甚至亲友积极参与孕妇的生育过程,包括自然分娩,甚至剖宫产的全过程。②设立类似家庭环境的待产、分娩单位。③提倡分娩自由体位。④强调产时父母及新生儿的早期接触和产后"母婴同室"的护理方式。⑤做好出院前指导,鼓励产妇尽早出院。护士应通过提供高质量的产科照顾的有效健康教育,使产妇及其家庭具备以下条件:①父母及责任护士间具有良好的相互信赖关系;②产妇无异常情况;③父母对护理新生儿具有自信心;④家庭中具有良好的相互信赖关系。

我国现代产科护理发展迅速,全国各医院均在创建"爱婴医院",开展"温馨等产",提倡"纯母乳喂养",实施"母婴同室",使产妇在分娩过程中能得到家庭的有力支持,减轻思想压力和心理负担,有利于母儿的身心健康与发育。

一、资　料　收　集

妇科资料收集是护理评估的重要一环,能否及时发现病人的健康问题,作出正确的护理诊断,取决于收集的资料是否全面、真实和准确。由于传统观念的影响,在收集与女性生殖系统的相关资料和检查这些器官时,会给病人造成较大的心理压力,使病人感到害羞与不适,因此,在收集资料的过程中要运用知识、技能和技巧,对病人态度和蔼、语言亲切,从关心体贴病人的疾苦出发,细致地观察,耐心地交谈,涉及病人隐私的问题,应向病人承诺保守秘密。力求使收集的资料完整、准确和真实。

(一) 资料的种类

1. 主观资料　主观资料是病人的感受,只能由病人自己描述,如下腹痛、腰酸、外阴瘙痒等。

2. 客观资料　客观资料是通过护士观察或借助医疗仪器检查出来的,如外阴白斑、盆腔肿块、阴道流血、白带增多且有臭味。

(二) 资料的内容

1. 一般资料　包括姓名、年龄、婚姻、民族、职业、家庭住址、文化水平等。

2. 现在健康问题　即病人就诊的主要问题,妇科病人常见的健康问题有:阴道流血、白带异常、月经失调、闭经、腹痛、腹部包块、不孕等。

3. 目前健康资料　围绕主要健康问题,要详细询问这些问题出现的时间、伴随的症状和病人对这些问题的反应。了解问题发生的相关因素,目前治疗、用药、护理指导的情况,新近进行的各种检查的结果。

4. 月经资料　询问初潮年龄、周期、经期、经量多少、有何不适及部位、程度和时间。末次月经时间,对月经异常者应询问再前一次行经日期,对绝经者需询问其绝经年龄。

5. 婚育资料　初婚年龄、男方健康情况,怀孕次数、生产次数(包括足月产次数、早产次数、流产次数、现存子女数),每次怀孕的结果(包括生产方式、怀孕周数、新生儿体重、性别等),有无合并症和并发症发生。是否使用避孕方法,使用何种避孕方法,对使用过的避孕法有无副反应等。

6. 性生活资料　询问性生活的频率、伴侣的性能力、有无接触性出血和性交疼痛。

7. 过去健康资料　曾患何种疾病,特别是妇科疾病、心血管疾病、肝炎、结核等疾病,同时要询问有无手术、药物过敏等情况。

8. 个人生活资料　个人的生活起居、饮食与排泄形态、习惯与嗜好、自理能力与程度等。

9. 家族健康情况　家庭成员的健康状态,有无遗传性疾病、恶性肿瘤、传染性疾病病史。

二、身 体 检 查

（一）全身体格检查

1. 测量体温、脉搏、呼吸、血压、身高、体重。

2. 观察一般状态　发育与营养、面容与表情、毛发的分布情况、步态与体位,皮肤、黏膜、淋巴结(特别是左锁骨上和腹股沟淋巴结)有无异常,头面部、颈、乳房、心肺、脊柱及四肢有无异常。

3. 观察意识状态与合作程度。

（二）腹部检查

腹部检查是妇科检查的重要组成部分,通常在盆腔检查前进行。通过望、触、叩、听进行检查。

1. 视诊　观察腹壁有无瘢痕、静脉曲张、妊娠纹、腹壁疝,腹部是否对称等。

2. 触诊　触腹壁的厚度,有无压痛、反跳痛或肌紧张;肝、脾、肾有无肿大及压痛;有无其他肿块,肿块的部位、大小、形状、质地、活动度、有无压痛。合并妊娠时,应按产科四步触诊方法检查宫底高度、胎位、胎动情况。

3. 叩诊　叩诊时注意鼓音和浊音的分布范围、有无移动性浊音的存在。

4. 听诊　合并妊娠时应听胎心音。

三、盆 腔 检 查

盆腔检查为妇科特有的检查,故又称为妇科检查。

（一）检查前的准备

1. 病人准备

（1）检查前24小时内不做阴道冲洗。

（2）检查前一律排空膀胱,必要时导尿。

（3）取膀胱截石位(尿漏者取膝胸卧位),臀部垫隔离垫单,并与检查床尾平齐。

（4）缓解紧张情绪,尽量放松,与检查者配合。

2. 检查者准备　首先评估病人的心身状态,了解病人对检查的担心和思想顾虑,有针对性地做好解释和安慰工作。准备环境:关门窗,调节室温,保持光线充足,创造一个安全舒适的检查环境。准备合适的器械:无菌手套、水溶性润滑剂、大小适当的阴道窥器、无菌长棉签、棉球、玻片、长镊子、95%的乙醇。

（二）检查的基本要求

1. 检查者的态度　热情和蔼,严肃认真,动作轻柔,检查仔细。在冬天,检查者的双手须经温暖后再检查,可减少病人的不适。

2. 检查者按要求指导病人做好检查前准备。

3. 消毒隔离制度　检查器械和隔离臀垫必须一人一套,用后消毒,防止医院感染。

4. 正常月经期不作阴道检查　但异常出血者必须接受检查时,检查前需作外阴消毒,检查时应用无菌手套和器械,以防感染。

5. 未婚女性仅作外阴视诊和肛-腹诊　禁作双合诊和使用窥阴器,如确需检查时应征得本人及家属同意后方可进行。

6. 检查时采集的标本,应及时送检。

（三）检查方法

1. 外阴检查　观察外阴的发育,皮肤色泽,阴毛多少及分布情况,有无畸形、水肿、炎症、溃疡、肿瘤,尿道口有无红肿,前庭大腺是否肿大,处女膜是否完整、有无瘢痕等。必要时嘱病人用力向下屏气,观察有无阴道前后壁膨出、子宫脱垂、尿失禁等。

2. 阴道窥器检查

（1）使用窥阴器的方法:将窥阴器两叶合拢,前端蘸润滑剂,左手分开小阴唇,暴露阴道口,右手持窥阴器斜行插入阴道口,沿阴道后壁缓慢插入阴道内,边旋转边向上向后推进,并将两叶转平、张开,直至完全暴露宫颈。

取出窥阴器时,应将两叶合拢后退出。

（2）检查内容:①观察阴道黏膜色泽,有无充血、溃疡、赘生物,观察分泌物的量、色及性状,有无气味。②观察子宫颈的大小、色泽、外口形状,有无糜烂、损伤、息肉、肿物和接触性出血。

3. 双合诊 指阴道和腹壁的联合检查。

（1）检查方法：检查者一手戴无菌手套，示指和中指蘸润滑剂后伸入阴道，先了解阴道的深度，有无畸形、瘢痕、肿块和宫颈、穹隆的情况；然后将两手指置子宫颈下方，并向上推顶，另一手手掌面向下按于下腹部，两手配合检查。

（2）检查内容：①检查子宫，了解其位置、形状、大小、硬度、活动度和有无压痛等。②检查附件和子宫旁组织，注意有无肿物、增厚、压痛。如有肿物应注意其位置、大小、硬度、表面光滑与活动度，有无压痛，与子宫和盆壁的关系。

4. 三合诊 指经阴道、肛门与腹壁的联合检查。一般在双合诊检查不清楚时进行。

（1）检查方法：检查者一手戴无菌手套，示指放入阴道，中指插入直肠，另一手在腹部配合检查。

（2）检查内容：同双合诊，但可比较清楚地了解盆腔后壁的情况，如后位子宫、子宫后壁肿块、直肠子宫窝、直肠阴道隔、骶骨前方及直肠内的病变。

5. 骨盆测量 妊娠妇女在进行产前检查时需要测量骨盆的径线，了解骨盆的大小。详见第十一章。

6. 四步触诊 妊娠妇女在妊娠中期通过产前的腹部四部触诊了解胎方位、胎产式。详见本篇第十一章。

（四）辅助检查

包括血、粪、尿三大常规检查，相应的物理学检查和相关的实验室检查等。

四、心理社会评估

评估是做好护理工作的第一步，在评估时，不但要了解病人的身体情况，还要关心病人的心理、社会、文化、经济等情况，才能作出全面的评估。进行心理、社会评估是为了确认病人心理社会方面的问题或未满足的需要，以便作出有关的护理诊断，制订护理计划。

（一）心理社会评估的特点

1. 有关心理、社会方面的资料多为主观资料，收集比较困难，进行分析和判断也比较困难，很难用"正常"和"异常"来划分。

2. 心理社会资料的真实程度受许多因素的影响

（1）病人对护士的信任程度。

（2）护士的态度。

（3）护士的语言技巧。

（4）护士的观察能力和知识水平。

（二）心理社会评估内容

1. 心理评估

（1）精神状态：①仪表和行为的观察：病人的姿势、面部表情、步态、动作是否协调，衣着是否适宜，对环境的熟悉和警觉程度。②语言交流能力的观察：其语音是否清晰，声调、速度是否连贯切题，反应是否恰当。感知情况的视、听、嗅、触、味是否正常，有无幻听、幻视等。③情绪状态：观察其表情，注意是否有生气或惊恐，沮丧或失望；注意病人对自己心情的描述与其表情是否一致。④认知能力：观察其对时间、地点、方向等的定向力、记忆力（包括远记忆和近记忆）以及判断能力、抽象思维能力和计算能力等是否正常。⑤思维能力：观察病人的思维过程，注意其有无怀疑、犹豫不决、强迫观念、妄想等情况。

（2）对疾病和健康的认识：了解病人是否知道自己主要的健康问题，为何住院，对自己疾病的性质和程度是否清楚，患病对自己的影响和住院后的感觉等。

（3）人格类型：在与病人交流的过程中可观察其人格类型是属于依赖还是独立、紧张还是松弛、主动还是被动，其表现是内向还是外向。

（4）应对能力与应对方式：涉及压力与适应的问题，即应付和对待压力和困难的能力和方式。与病人交谈过程中，可以询问：①当您遇到困难时是怎样对待的？②在您生活中，什么是最困难的时候，费了多少时间您才渡过难关？如患病、变换工作、搬家等，您的睡眠、食欲是否有变化。③当您处于紧张状态时，您将如何应付？④当您生活中遇到重大问题时，您是如何处理的？是自己决定还是与他人商量？在大多数情况下都会成功吗？以此来估计病人的应对能力，充分发挥个人的长处。

（5）价值观与信仰：价值观与信仰是力量和希望的源泉。在与病人的交流过程中可询问其是否参加了什么组织？了解其信念和信仰。询问"当您有困难时，一般从何处寻求力量和帮助？"

"什么对您是最重要的"等。了解了病人的价值观和信仰,有利于进一步理解他、帮助他。

2. 社会评估 社会评估是指个人生命中依赖于他人和受他人影响的部分。人都有爱与归属的需要,都必须生活在社会中,必须与周围的人建立各种关系来满足其需要。护士必须收集病人有关社会方面的资料,评估其由于社会因素导致的健康问题,尽量满足其基本需要。

(1) 社会关系方面:对家庭成员和其他主要成员,要了解病人在家庭中的角色和地位,了解家庭成员的相互依赖程度,了解谁与病人最亲密,谁能提供最大的帮助等。对社会组织(所属单位和社区)要了解单位的性质,可提供的条件和支持的程度。

(2) 生活方式:家庭的居住条件、环境,平日的娱乐活动、嗜好、习惯和生活规律等。

(3) 经济状况:病人的职业、工作性质、受教育的程度和经济状况。目前的健康状况对工作和经济的影响等。

第二章

女性生殖系统解剖与生理

第一节 女性生殖系统解剖

女性生殖系统包括内、外生殖器官及其相关组织与邻近器官。骨盆虽无生殖功能,但生殖器官位于骨盆腔内,且与分娩有密切关系。

一、骨 盆

骨盆(pelvis)是胎儿娩出时的通道,其大小、形态直接影响胎儿能否顺利娩出。

(一)骨盆的组成

1. 骨盆的骨骼　骨盆由骶骨、尾骨及左右两块髋骨组成。每块髋骨由髂骨、坐骨和耻骨融合而成;骶骨由5~6块骶椎融合而成,前面光滑有一定的弧度;尾骨由4~5块尾椎合成。

2. 骨盆的关节　有耻骨联合、骶髂关节和骶尾关节。两耻骨之间有纤维软骨,形成耻骨联合,位于骨盆的前方,其上方附有耻骨韧带。骶髂关节位于骶骨、髂骨之间,在骨盆后方。骶尾关节为骶骨与尾骨联合处。

3. 骨盆的韧带　骨盆各部之间的韧带,以骶、尾骨与坐骨结节之间的骶结节韧带和骶、尾骨与坐骨棘之间的骶棘韧带较为重要。骶结节韧带纤维呈扇形,起于骶、尾骨的侧缘,集中附于坐骨结节内侧缘。骶棘韧带较细,位于骶结节韧带的前方,起于坐骨棘,附于骶、尾骨的侧缘。

妊娠期受激素的影响,韧带较松弛,各关节的活动性亦稍有增加,有利于分娩时胎儿通过。

(二)骨盆的分界

以耻骨联合上缘,髂耻缘及骶岬上缘的连线(髂耻线)为界,将骨盆分为两部分,即假骨盆(false pelvis)和真骨盆(true pelvis)。假骨盆又称大骨盆,位于骨盆分界线以上,为腹腔的一部分,其前为腹壁下部,两侧为髂翼,其后为第5腰椎。假骨盆与产道无直接关系,但假骨盆某些径线的长短关系到真骨盆的大小。因此,测量假骨盆的这些径线可以作为了解真骨盆的参考。真骨盆又称小骨盆,位于骨盆分界线之下,是胎儿娩出的通道,故又称骨产道(bony birth canal)。真骨盆有上、下两口,即骨盆入口(pelvic inlet)与骨盆出口(pelvic outlet)。两口之间为前浅后深的骨盆腔(pelvic cavity)。骨盆腔的后壁是骶骨与尾骨,两侧为坐骨、坐骨棘、坐骨切迹及其韧带,前壁为耻骨联合。坐骨棘位于真骨盆的中部,为坐骨后缘中点突出的部分,可经肛诊或阴道诊触到。骶骨的前面凹陷形成骶窝,第一骶椎向前凸出形成骶岬,为骨盆内测量的重要据点。耻骨两降支的前部相连构成耻骨弓。真骨盆的大小是决定胎儿能否经阴道娩出的重要因素之一。骨盆的形态、大小有极大的个体差异,即使骨盆外测量的径线相同,其外形和肌肉发育并不完全相同。因此,没有两个绝对相同的骨盆。造成差异的因素有遗传、营养、生长发育、疾病等。通常女性骨盆较男性骨盆宽而浅,两侧髂骨翼较男性宽敞,耻骨弓的角度较男性大,骨盆腔呈桶状而男性近似漏斗形。上述女性骨盆的特点有利于胎儿娩出。

(三)骨盆平面

小骨盆腔在不同的断面上其前后径与左右横径长短不一。胎头又是不规则球形,为了便于理解分娩时胎儿通过骨产道的过程,将骨盆分为4个假想平面。

1. 入口平面　即真、假骨盆的交界面,呈横椭圆形,其前方为耻骨联合上缘,两侧为髂耻线,后方为骶岬。它的前后径稍短于横径。

2. 骨盆最大平面　即骨盆中上段平面,近似圆形。其前为耻骨联合后面的中点,两侧相当于髋臼中心,后为第2、3骶椎之间。此平面为骨盆腔内最宽大的部分,无产科临床重要性。

3. 中骨盆平面 即骨盆最小平面,呈前后径长的椭圆形。其前为耻骨联合下缘,两侧为坐骨棘,后为骶骨下端。此平面具有产科临床重要性,直接影响胎头入盆后的内旋转。

4. 骨盆出口平面 即骨盆腔的下口,近似菱形,由两个不在同一平面的三角形组成。前三角的顶端为耻骨联合下缘,两侧为耻骨降支;后三角的尖端是骶尾关节,两侧为骶结节韧带。

二、外生殖器

女性外生殖器指生殖器官的外露部分,又称外阴,包括耻骨联合至会阴及两股内侧之间的组织。

(一)阴阜

阴阜(mons pubis)即耻骨联合前面隆起的脂肪垫。青春期该部皮肤开始生长阴毛,分布呈尖端向下的三角形。阴毛为第二性征之一,其疏密、粗细、色泽可因人或种族而异。

(二)大阴唇

大阴唇(labium majus)为靠近两侧内侧的一对隆起的皮肤皱襞,起自阴阜,止于会阴。两侧大阴唇前端为子宫圆韧带的终点,后端在会阴体前相融合,各形成阴前、后连合。大阴唇外侧面与皮肤相同,皮层内有皮脂腺和汗腺,青春期长出阴毛;其内侧面皮肤湿润似黏膜。大阴唇有很厚的皮下脂肪层,内含丰富的血管、淋巴管和神经。当局部受伤时,发生出血易形成血肿。大阴唇由于分娩影响向两侧分开;绝经后的大阴唇呈萎缩状,阴毛也稀少。

(三)小阴唇

小阴唇(labium minus)是位于大阴唇内侧的一对较薄的皮肤皱襞。表面湿润、色褐、无毛、富含神经末梢,故极敏感。两侧小阴唇的前端相互融合,再分为两叶,包绕阴蒂,前叶形成阴蒂包皮,后叶形成阴蒂系带。小阴唇的后端与大阴唇的后端相会合,在正中线形成一条横皱襞,称为阴唇系带(frenulum labium pudendal),但在经产妇由于受分娩影响已不明显。

(四)阴蒂

阴蒂(clitoris)位于两侧小阴唇之间的顶端,为与男性阴茎海绵体相似的组织,有勃起性。分为三部分,前端为阴蒂头,中间为阴蒂体,后部分为两个阴蒂脚,附着于各侧的耻骨支上,仅阴蒂头露见。阴蒂头富含神经末梢,极为敏感。

(五)阴道前庭

阴道前庭(vaginal vestibule)是两小阴唇之间的菱形区。其前为阴蒂,后为阴唇系带。在此区域内,前方有尿道外口,后方有阴道口,阴道口与阴唇系带之间有一浅窝,称为舟状窝(fossa navicularis)。经产妇因受分娩影响,此窝不复见。此外尚有以下各部。

1. 前庭球(vestibular bulb) 位于前庭两侧,由有勃起性的组织构成。表面为球海绵体肌覆盖。

2. 前庭大腺(major vestibular glands) 又称巴氏腺(Bartholin glands),位于大阴唇后部,亦为球海绵体肌所覆盖,如黄豆大小,左右各一。腺管细长约1~2cm,开口于前庭后方小阴唇与处女膜之间的沟内。性兴奋时分泌黄白色黏液,起润滑作用。正常情况检查时不能触及此腺。若因感染,腺管口闭塞,形成脓肿或脓肿,则能看到或触及。

3. 尿道口(urethral orifice) 位于阴蒂头的后下方及前庭前部,为尿道的开口。其后壁上有一对并列的腺体,称尿道旁腺或斯氏腺(paraurethral or skene glands),其分泌物有润滑尿道口的作用,但此腺亦常为细菌潜伏所在。

4. 阴道口及处女膜(vaginal orifice and hymen) 阴道口位于尿道口后方,前庭的后部,为阴道的开口。处女膜为覆盖阴道口的较薄的一层黏膜,膜的两面均为鳞状上皮所覆盖,其间含结缔组织、血管与神经末梢,中间有一孔,为经血及阴道分泌物排出的通道,孔的形状、大小及膜的厚薄因人而异。处女膜多于初次性交时破裂,受分娩影响而进一步破损,经阴道分娩后残留数个小隆起状的处女膜痕。

三、内生殖器

女性内生殖器指生殖器的内藏部分,包括阴道、子宫、输卵管及卵巢,后二者常被称为子宫附件(uterine adnexa)。

(一)阴道

阴道(vagina)位于真骨盆下部的中央,为性交器官及经血排出与胎儿娩出的通道。前邻膀胱和尿道,后邻直肠。其壁由黏膜、肌层和纤维层构成。上端包围宫颈,下端开口于阴道前庭后部。

环绕宫颈周围的部分称为阴道穹隆(vaginal fornix),可分为前、后、左、右四部分。后穹隆较深,其顶端与直肠子宫陷凹贴近,后者为腹腔的最低部分,在临床上具有重要意义,是某些疾病诊断或手术的途径。阴道上端比下端宽,后壁长约10～12cm,前壁长约7～9cm。平时阴道前后壁互相贴近。阴道壁有很多横纹皱襞及外覆弹力纤维,故有较大的伸展性;又因富有静脉丛,故局部损伤易出血或形成血肿。阴道黏膜色淡红,为复层鳞状上皮细胞所覆盖,无腺体。

(二)子宫

子宫(uterus)为壁厚、腔小的肌性器官,是精子到达输卵管的通道,也是受精卵着床、生长、发育的部位。其位于骨盆腔中央,呈倒置的梨形,前面扁平,后面稍凸出,成年妇女的子宫重约50g,长约7～8cm,宽约4～5cm,厚约2～3cm;子宫腔容量约5ml。子宫上部较宽,称子宫体(uterine or corpus uteri),其上端隆突部分称子宫底(fundus uteri);子宫底部两侧为子宫角(cornua uteri),与输卵管相通。子宫下部较窄呈圆柱状,称宫颈(cervix uteri)。子宫体与宫颈的比例,婴儿期为1:2,成年妇女为2:1。

子宫腔(uterine cavity)为一上宽下窄的三角形。在子宫体与子宫颈之间形成最狭窄的部分称子宫峡部(isthmus uteri),在非孕期长约1cm,其下端与子宫颈内腔相连。子宫峡部的上端,因在解剖上较狭窄,又称解剖学内口;峡部的下端,因黏膜组织在此处由子宫腔内膜转变为子宫颈黏膜,又称组织学内口。宫腔内腔呈梭形,称子宫颈管,成年妇女长约3cm,其下部称为子宫颈外口,连接阴道顶端,故子宫颈以阴道附着部为界分为两部分,即阴道上部与阴道部。子宫颈黏膜为柱状上皮,宫颈阴道为鳞状上皮,在宫颈外口柱状上皮与鳞状上皮交界处是子宫颈癌的好发部位。未产妇的子宫颈外口呈圆形;已产妇的子宫颈外口受分娩的影响形成大小不等的横裂,分为前后两唇。

1. 组织结构 子宫体壁由三层组织构成,内层为黏膜层即子宫内膜,中间层为肌层,外层为浆膜层即脏腹膜。

(1)子宫内膜:为粉红色黏膜组织。从青春期开始,受卵巢激素影响,其表面2/3发生周期性变化,称为功能层;余下1/3即贴近子宫肌层的内膜,无周期性变化,称为基底层。

(2)子宫肌层:为子宫壁最厚的一层,由平滑肌束及弹力纤维所组成。肌束排列交错大致可分为三层:外层多纵行,内层环行,中层多各方交织。肌层中含血管,子宫收缩时,血管被压,故能有效地制止产后子宫出血。

(3)子宫浆膜层:为覆盖子宫体底部及前后的腹膜,腹膜与子宫壁结合较疏松,在子宫前面近子宫峡部处,腹膜向前反折以覆盖膀胱,形成膀胱子宫陷凹;在子宫后面,腹膜沿子宫壁向下至子宫颈后方及阴道后穹隆,再折向直肠,形成直肠子宫陷凹亦称道格拉斯陷凹。

2. 子宫韧带 子宫共有4对韧带,借以维持子宫于正常位置。

(1)圆韧带(round ligament):由平滑肌和结缔组织构成,呈圆索形,起于子宫双角的前面,输卵管子宫口的下方,然后向前下方伸展达两侧骨盆壁,再通过腹肌沟管终止于大阴唇前端。其作用是使子宫保持前倾位置。

(2)阔韧带(broad ligament):为一对翼形的腹膜皱襞。系子宫前后面的腹膜自子宫侧缘向两侧延伸达到骨盆壁。阔韧带分为前后两叶,其上缘游离,内2/3部包围输卵管,外1/3部由伞端下方向外侧延伸达骨盆壁,称为骨盆漏斗韧带,卵巢动静脉由此穿过。在输卵管以下,卵巢附着处以上的阔韧带称为输卵管系膜。卵巢内侧与子宫角之间的阔韧带增厚,称卵巢韧带。在子宫体两侧的阔韧带中有丰富的血管、神经、淋巴管及大量疏松结缔组织,称为子宫旁组织。子宫动脉和输卵管均从阔韧带基底部穿过。其作用可限制子宫向两侧移动。

(3)主韧带(cardinal ligament):在阔韧带的下部,横行于宫颈两侧和骨盆侧壁之间,为一对坚韧的平滑肌与结缔组织纤维束。它是固定子宫颈位置以维持子宫正常位置使之不致向下脱垂的重要组织。

(4)宫骶韧带(utero-sacral ligament):从宫颈后面的上侧方,向两侧绕过直肠到达第2、3骶椎前面的筋膜,内含平滑肌和结缔组织,外有腹膜遮盖,短厚有力,将宫颈向后向上牵引,间接地保持子宫于前倾位置。

除上述韧带外,盆底肌、筋膜以及子宫周围的结缔组织等对维持子宫的正常位置也起很大作用。

(三) 输卵管

输卵管 (fallopian tube) 是精子与卵子相遇，结合成受精卵的部位。外端游离于腹腔，内端与子宫角相连通，长约 8～14cm，外覆浆膜，中为平滑肌，内为黏膜层，由单层高柱状上皮组成，上皮细胞分为纤毛细胞、无纤毛细胞、楔状细胞及未分化细胞 4 种，纤毛细胞的纤毛可以摆动。输卵管黏膜受性激素的影响，也有周期性的组织学变化，但不如子宫内膜明显。根据输卵管的形态可分为四部分：①间质部：为通过子宫壁内的部分，长约 1cm。②峡部：为间质部外侧的一段，长约 2～3cm，输卵管最狭窄部位。③壶腹部：在峡部外侧，管腔较宽大，长约 5～8cm。④漏斗部或伞部：为输卵管的末端，呈漏斗状，长约 1～1.5cm，开口于腹腔，有"拾卵"作用。

(四) 卵巢

卵巢 (ovary) 为一对扁椭圆形的性腺，产生卵子及性激素。成年人的卵巢约 4cm×3cm×1cm 大，重约 5～6g，呈灰白色；绝经后卵巢萎缩变小变硬。

卵巢位于输卵管的后下方，以卵巢系膜连接于阔韧带后叶的部位称卵巢门，卵巢血管与神经经此出入卵巢。卵巢外侧以骨盆漏斗韧带连于骨盆壁，内侧以卵巢固有韧带与子宫连接。

卵巢表面无腹膜，由单层立方上皮覆盖，称生发上皮；其内有一层纤维组织，称白膜。再往内为卵巢组织，分为皮质与髓质。皮质在外，其中有数以万计的原始卵泡及致密结缔组织；髓质在卵巢的中心部分，含有疏松结缔组织及丰富的血管、神经、淋巴及少量与卵巢悬韧带相连续的平滑肌纤维。髓质内无卵泡。

四、邻近器官

(一) 尿道

尿道 (urethra) 长约 4cm。位于阴道前面、耻骨联合后方。由于女性尿道短而直，又接近阴道，故易发生泌尿系感染。

(二) 膀胱

膀胱 (urinary bladder) 为一空腔器官，位于耻骨联合之后、子宫之前。其大小形状可因其充盈及邻近器官的情况而变化。膀胱充盈时可凸向骨盆腔甚至腹腔。膀胱壁由浆膜、肌层及黏膜 3 层构成。膀胱底部两侧为输尿管口。由于充盈的膀胱术中易遭误伤，并妨碍盆腔检查，故妇科检查及手术前必须排空膀胱。

(三) 输尿管

输尿管 (ureter) 为一对肌性圆索状长管，起自肾盂，终于膀胱，各长约 30cm。输尿管在腹膜后，从肾盂开始沿腰大肌前面偏中线侧下降，在骶髂关节处，经过髂外动脉起点的前方进入骨盆腔继续下行，至阔韧带底部向前内方行，于宫颈旁约 2cm 处从子宫动脉下穿过。妇科手术时应高度警惕，以避免损伤输尿管。

(四) 直肠

直肠 (rectum) 上接乙状结肠，下连肛管，全长约 15～20cm。直肠前壁与阴道后壁相贴，因此阴道后壁损伤时可累及直肠，发生粪瘘。肛管长约 2～3cm，其周围有肛门内外括约肌及肛提肌，产时损伤累及肛门括约肌，可致会阴Ⅲ度裂伤。直肠中段腹膜折向前上方，覆盖宫颈与子宫后壁，形成直肠子宫陷凹，是腹腔中位置最低部位，小量出血、腹水最易在此发现，也常为肿瘤转移、异位的子宫内膜种植部位。

(五) 阑尾

阑尾 (appendix vermiformis) 上端连接盲肠，长约 7～9cm，通常位于右髂窝内。但其位置、长短、粗细变化很大，有的下端可达右侧输卵管及卵巢部位。妊娠期阑尾的位置可随妊娠月份的增大而逐渐向上外方移位。因此，妇女患阑尾炎时可累及子宫附件。

五、血管、淋巴及神经

(一) 血管

女性内外生殖器官的血液供应主要来自卵巢动脉、子宫动脉、阴道动脉及阴部内动脉。卵巢动脉自腹主动脉分出（左侧可来自左肾动脉，左卵巢静脉回流至左肾静脉），在腹膜后沿腰大肌前下行至骨盆腔，并跨过输尿管与髂总动脉下段，经骨盆漏斗韧带向内横行，再经卵巢系膜进入卵巢门；子宫动脉为髂内动脉前干的分支，在腹膜后沿骨盆侧壁向下向前行，经阔韧带基底部、宫旁组织到达子宫外侧，于约距宫颈内口水平 2cm 处横跨输尿管而达子宫侧缘，于阴道上宫颈部分分为上、下两支：上支较粗，沿子宫侧缘迂曲上行，分布于子宫体、子宫底、卵巢及输卵管，下支较细，分布于宫颈及阴道上部；阴道动脉为髂内动脉前干的分支，分布于阴道中下段前后面及膀胱顶、膀胱颈；阴部内动脉为髂内动脉前干的终支，经坐骨大孔的梨状肌下孔穿出骨盆腔,随即绕过坐骨棘背面,再经坐骨小孔到达会阴及肛门,并分出4支:①痔下动脉:供应直肠下段及肛门部。②会阴动脉:分布于会阴浅部。③阴唇动脉:分布于大、小阴唇。④阴蒂动脉:分布于阴蒂及前庭球。各部位的静脉均与同名动脉伴行,但在数量上较动脉多,并在相应器官及周围形成静脉丛,且互相吻合,故盆腔静脉感染易于蔓延。

（二）淋巴

女性生殖器官具有丰富的淋巴管及淋巴结,均伴随相应的血管而行,首先汇集进入沿髂动脉的各淋巴结,然后转入沿腹动脉周围的腰淋巴结,最后在第2腰椎部注入胸导管的乳糜池,女性生殖器官淋巴主要分为外生殖器淋巴与内生殖器淋巴两大组。当内、外生殖器官发生感染或癌瘤时,往往沿各该部回流的淋巴管传播,导致相应淋巴结肿大。

（三）神经

1. 外生殖器官的神经支配 支配外阴部的神经主要为阴部神经,系体干神经,由第2、3、4骶神经的分支组成,与阴部内动脉取相同途径,在坐骨结节内侧下方分成3支,即痔下神经、阴蒂背神经及会阴神经,分布于肛门、阴蒂、阴唇、会阴。

2. 内生殖器官的神经支配 主要由交感神经与副交感神经支配。交感神经纤维自腹主动脉前神经丛分出,下行入盆腔分为两部分,一为卵巢神经丛,经卵巢门进入卵巢,并有分支分布于输卵管,另一沿腹主动脉下降,形成骶前神经丛而进入盆腔,在直肠壶腹部后面分成左右两束腹下神经丛,除少数神经纤维分布于子宫外,大部分在阔韧带骶部的宫颈旁形成骨盆神经丛,分布于子宫体、宫颈及膀胱上部。骨盆神经丛中有来自第2、3、4骶神经的副交感神经纤维,并含有向心传导的感觉神经纤维。骨盆神经丛分出的神经支配子宫的肌肉活动,又从子宫传导向心的感觉冲动到中枢,从而引起子宫的反射性收缩,但子宫平滑肌有自律活动,完全切断其神经后,仍能有节律的收缩,还能完成分娩活动。临床上可见到下半身截瘫的产妇能顺利自然分娩。

六、骨 盆 底

骨盆底由多层肌肉和筋膜所组成,封闭骨盆出口,而尿道、阴道和直肠则经此贯穿而出;盆腔脏器赖以承载并保持正常位置。若骨盆底的结构和功能发生异常,可影响骨盆脏器的位置与功能,甚至引起分娩障碍,而分娩处理不当,亦可损伤骨盆底。骨盆底有三层组织:外层由球海绵体肌、坐骨海绵体肌、会阴浅横肌、肛门括约肌及会阴浅筋膜构成;中层即泌尿生殖膈,由上下两层坚韧的筋膜和会阴深横肌、尿道括约肌构成;内层即盆膈,为骨盆底最里面最坚韧的一层,由肛提肌及其筋膜组成。

会阴(perineum)有狭义和广义之分,狭义指阴道口与肛门之间的软组织,包括皮肤、肌肉及筋膜,也是骨盆底的一部分。会阴体(perineal body)厚约3~4cm,由外间内逐渐变窄呈楔状,表面为皮肤及皮下脂肪,内层为会阴中心腱(central tendon of perineum)。会阴的伸展性很大,妊娠后组织变松软,有利于分娩,但也对胎儿先露娩出形成障碍,若产力强,往往发生裂伤,故会阴保护或适时切开为助产的必要步骤之一。

第二节 女性生殖系统生理

一、月经及月经的临床表现

月经(menstruation)是指有规律的、周期性的子宫出血,是生殖功能成熟的外在标志之一。这种出血是卵巢内卵泡成熟、排卵和黄体形成,且子宫内膜由增生到分泌变化的结果。

月经第一次来潮称月经初潮(menarche)。月经初潮年龄多在13~15岁之间,但可能早至11~12岁,晚至17~18岁。月经初潮的迟早,受多种内外因素影响。体弱或营养不良者月经初潮可较迟,而体强及营养好者,月经初潮可提早。

两次月经第1日的间隔时间称为一个月经周期,一般为28~30日。提前或延后3日左右仍属正常范围,周期长短因人而异,但每个妇女的月经周期有自己的规律性。月经持续的天数称月经期,一般为3~7天。一次月经的出血量约为30~50ml,个别妇女的月经量可超过100ml,有人认为每次失血量多于80ml即为病理状态。一般月经第2~3日出血量最多,继而子宫内膜修复,经血也逐渐减少,内膜完全修复,血即止。月经血一般呈暗红色,除血液外,尚含有子宫内膜碎片、宫颈黏液及脱落的阴道上皮细胞。月经血的主要特点是不凝固,但在正常情况下偶尔亦有些小凝块。目前认为月经血刚离开血液循环后是凝固的,但因开始剥落的子宫内膜中含有一定量的激活剂（activator），能激活混入月经血中的纤溶酶，使已凝固的纤维蛋白裂解为流动的降解产物，以致月经血变成液体状态排出。

一般月经期无特殊症状，有些妇女可有下腹及腰骶部下坠感，个别可有膀胱刺激症状（如尿频），轻度神经系统不稳定症状（如头痛、失眠、精神忧郁、易于激动），胃肠道功能紊乱（恶心、呕吐、便秘或腹泻等）以及鼻黏膜出血等症状，但一般并不严重，不致影响妇女的正常工作和学习。

（一）护理诊断

1. 不舒适　与月经期出现的下腹及腰骶部坠胀、胃肠功能紊乱、尿频等有关。
2. 疼痛　与痛经有关。
3. 有感染的危险　与出血、经期卫生习惯不良有关。
4. 恐惧/焦虑　与缺乏月经知识、月经过频或过稀有关。

（二）护理措施

1. 减轻经期不适症状

（1）鼓励经期多食瘦肉、谷类、深绿叶蔬菜等含B族维生素丰富的食物，因B族维生素，特别是$VitB_6$可帮助减轻焦虑及忧郁情绪。

（2）鼓励多食麦角等含VitE丰富的食物。VitE能缓解经期疼痛及肿胀感以及肌肉痉挛现象。

（3）建议经期采用适当的运动，如慢跑、快步走、深呼吸等，可减轻经期不适，预防腹部绞痛，并缓解紧张情绪。

（4）下腹局部热敷或按摩可促进血液循环，有助于肌肉松弛，缓解肌肉痉挛，以减轻疼痛。

2. 加强经期卫生指导，保持局部清洁

（1）鼓励穿棉质、宽松的内裤，垫消毒卫生巾，并勤更换。

（2）经期禁做阴道冲洗、妇科检查等阴道操作。

（3）指导如厕后，由前往后擦拭外阴部，以避免感染。

3. 加强月经知识宣教　包括月经的产生，月经周期的生理变化，经血的色、质、量，异常状况等，以减轻恐惧、焦虑情绪。

二、月经的调节激素

女性生殖系统的生理特点之一是它的周期性变化，月经是这个周期性变化的重要标志。月经周期主要是通过下丘脑、垂体和卵巢的激素作用，称为下丘脑-垂体-卵巢轴。子宫内膜之所以有周期性变化，是受卵巢激素的影响。卵巢功能受垂体控制，而垂体的活动又受下丘脑的调节，下丘脑接受大脑皮质的支配。但卵巢所产生的激素还可以反过来影响下丘脑与垂体的功能。

（一）下丘脑性调节激素及其功能

1. 促性腺激素释放激素（gonadotropin releasing hormone，GnRH）　为下丘脑调节月经的主要激素。它主要促使垂体合成和释放促卵泡激素（follicle stimulating hormone，FSH）与黄体生成素（luteinizing hormone，LH）。

2. 催乳素抑制激素（prolactin inhibitory hormone，PIH）　下丘脑通过抑制作用来调节垂体催乳素的分泌和释放。

（二）垂体性调节激素及其功能

垂体接受GnRH的刺激，合成并释放以下激素。

1. 促卵泡激素　主要促进卵泡周围的间质分化成为卵泡膜细胞，又使卵泡的颗粒细胞增生及颗粒细胞内的芳香化酶系统活化。

2. 黄体生成素　主要作用于已分化的卵泡膜细胞，促进其合成性激素的功能。

（三）卵巢分泌的性激素及其功能

1. 雌激素　卵巢主要合成雌二醇（E_2）及雌酮（E_1）两种雌激素，但在血液循环内尚有雌三醇，雌三醇是雌二醇和雌酮的降解产物，其中E_2是妇女体内生物活性最强的雌激素。雌激素的合成主要在卵泡内膜细胞。在卵泡期，卵泡内膜细胞分泌雄激素转化为雌激素，颗粒细胞的芳香化酶受FSH活化，促使卵泡内膜细胞分泌的雄激素转化为雌激素。在黄体期，黄体内的卵泡膜细胞分泌雌激素，黄体颗粒细胞的LH受体量明显增加，在LH的作用下黄体素分泌更活跃。雌激素的主要功能：

（1）促使卵泡早期发育，协同FSH促进卵泡内膜细胞合成膜上LH受体，支持LH调节卵泡的分泌功能，促进卵泡发育。子宫平滑肌对催产素的敏感性，使子宫内膜增生。

（2）促进输卵管发育和蠕动，使上皮细胞分泌增加，纤毛生长，有利于受精卵运行。

（3）使宫颈口松弛，宫颈黏液分泌增加，质变稀薄，易拉成丝状。

（4）促进阴道上皮细胞增生、角化，使细胞内糖原增加。

（5）促进乳腺腺管增生。

（6）促进第二性征发育呈现女性特征。

（7）促进水钠的潴留；促进骨中钙的沉积。

（8）少量雌激素抑制丘脑下部 GnRH 分泌，从而使垂体分泌 FSH/LH 减少；在卵泡发育过程中，雌激素分泌量不断增加，达一定量约 200pg/ml 时，兴奋丘脑下部，使 GnRH 分泌增加，垂体 FSH/LH 呈峰式分泌而引起排卵。排卵后雌激素分泌出现第二次高峰，同时孕激素分泌显著增加，在两者协同作用下对丘脑下部和垂体起抑制使 GnRH 和 FSH/LH 的分泌减少。上述因雌激素引发丘脑下部兴奋，GnRH 分泌增加的作用称为反馈作用，而后者因雌、孕激素使丘脑下部和垂体抑制称作负反馈作用。

2. 孕激素 孕激素由黄体颗粒细胞合成，自然孕激素以孕酮、17α-羟孕酮为主。其主要功能：

（1）增加输卵管的收缩速度，抑制其收缩的振幅。

（2）使子宫肌松弛，降低妊娠子宫对催产素的敏感性，有利于受精卵在子宫腔内生长发育。使增生期子宫内膜转变为分泌期子宫内膜，为受精卵着床做好准备。

（3）使宫颈口闭合，黏液分泌减少、变稠，拉丝度减少。

（4）使阴道上皮细胞脱落加快。

（5）在已有雌激素基础上，促进乳腺腺泡发育。

（6）促进水与钠的排泄。

（7）孕激素通过中枢神经系统，有升温作用，正常妇女在排卵后基础体温可升高 0.3～0.5℃。

（8）抑制雌激素对垂体和丘脑下部的正反馈作用。一般孕激素和雌激素的协同作用是使垂体和丘脑下部受抑制。

3. 雄激素 卵巢能分泌少量雄激素，主要由卵巢门细胞产生，卵巢中的自然雄激素主要有睾酮和雄烯二酮。雄激素在女性体内的重要性仅于近年才被了解：它不仅是合成雌激素的前体，而且是维持女性正常生殖功能的重要激素，临床验证，垂体功能减退病人若单用雌激素治疗，往往不生长阴毛和腋毛，同时加用少量雄激素，则能促进阴毛和腋毛的生长。此外，少女在青春期生长迅速，也有雄激素的影响。

三、月经的周期性变化

（一）激素的周期性变化

1. FSH 的变化 在卵泡期的前半期维持较低水平，但至卵泡期未排卵前 24 小时左右，出现低值，随即迅速升高。24 小时后自最高值直线下降。在黄体期维持较低水平，月经来潮前达最低水平。月经开始略再上升。

2. LH 的变化 卵泡期的前半期，外周血内含量处于较低水平，以后逐渐上升，至排卵 24 小时左右与 FSH 同时出现较 FSH 更高的分泌陡峰，也于 24 小时左右自最高值骤降。在黄体期，LH 维持较 FSH 略高的水平，至黄体后期逐渐下降，至月经前达最低水平，月经来潮时处于低水平。

3. 雌激素的变化 在卵泡期，随着卵泡的发育，至排卵前达到高峰。峰式分泌较促性腺激素的分泌峰约早 24 小时，以后降低。在黄体发育过程中分泌量又增加，于排卵后 7～8 天黄体成熟时达第二高峰，以后逐渐减少，在月经前急剧降低至最低水平。

4. 孕激素的变化 在卵泡期，孕激素维持较低水平，排卵后随黄体的发育分泌量显著增加。排卵后 7～8 天，黄体成熟时达高峰，以后逐渐下降，至黄体后半期急剧下降，月经前达最低水平。

（二）子宫内膜的周期性变化

随着卵巢激素的周期性变化，生殖器官也发生相应的变化，其中子宫内膜的变化最为显著。

1. 增生期 月经第 5～14 日。行经时子宫内膜功能层剥落，随月经血排出，仅留下基底层，在雌激素作用下，内膜增厚，腺体增多，间质变密，间质内小动脉增生延长呈螺旋状卷曲，管腔增大。

2. 分泌期 月经第 15～24 日，占月经周期的后一半。排卵后，黄体形成，分泌雌激素和孕激素，在雌激素作用下，内膜继续增厚，腺体分泌糖原，为孕卵着床提供充足营养。至月经的第 25～28 日，如未发生妊娠，则黄体萎缩。由于雌、孕激素的减少，子宫内膜的腺体及腺细胞缩小、变性，内膜厚度减少 1/5～1/3，内膜螺旋小动脉受压更为屈曲、血流不畅。

3. 月经期 月经第 1～4 日。体内雌激素水平降低，已无孕激素存在，内膜螺旋小动脉开始节段性和阵发性收缩、痉挛，血管远端的管壁及血管所供应的组织缺血、缺氧，继而发生缺血性局灶性坏死,于是坏死的内膜组织剥落,月经来潮。

子宫内膜组织学变化的分期并不是截然分开的,实际上其变化是连续性的,在各期之间存在着相互交叉的关系。

(三)生殖器其他部位的周期性变化

1. 阴道黏膜的周期性变化　排卵前,阴道上皮在雌激素的作用下,底层细胞增生,逐渐演变为中层与表层细胞,使整个上皮的厚度增加;表层细胞出现角化,其程度在排卵期最明显。细胞内富含糖原,糖原被寄生在阴道内的阴道杆菌分解成乳酸,使阴道内保持一定酸度,可以抑制致病菌的繁殖。排卵后,在孕激素的作用下,阴道上皮细胞大量脱落,脱落的细胞多为中层细胞或角化前细胞。临床上常根据阴道脱落细胞的变化作为了解卵巢功能的依据。

2. 宫颈黏液的周期性变化　在排卵前,随着雌激素水平不断增高,宫颈黏液有较强的延展性,拉成细丝可长达10cm以上。若将黏液做涂片检查,干燥后可见羊齿状结晶,这种结晶于月经周期的6~7天即可出现,至排卵前最典型;排卵后,受孕激素影响,黏液分泌量逐渐减少,质地变黏稠而混浊,延展性差,易断裂。涂片检查时结晶模糊,可见成排的椭圆体。

3. 输卵管的周期性变化　输卵管的周期性变化包括形态和功能两方面。在卵巢周期中,在雌激素和孕激素的影响下,输卵管黏膜也发生周期性变化,但不如子宫内膜明显。此外卵子在输卵管内的输送过程也与卵巢周期密切相关。

第 三 章

妇科常见感染性疾病的护理

第一节 阴道炎

常见的阴道炎有滴虫阴道炎、念珠菌性阴道炎、老年性阴道炎。滴虫阴道炎是由具有鞭毛的原虫-阴道滴虫所引起,念珠菌性阴道炎是由念珠菌中的白色念珠菌感染所致,而老年性阴道炎是由于卵巢功能减退,雌激素水平降低,阴道上皮萎缩、黏膜变薄、上皮细胞内糖原含量减少,阴道的pH上升,局部抵抗力降低,致病菌容易入侵繁殖而引起炎症。

【护理评估】

（一）病史

询问出现白带增多、外阴瘙痒的时间及诱因,既往有无类似病史。月经周期与发病的关系等,并记录发病后接受治疗的过程及效果。了解个人卫生习惯,分析可能的感染途径。如滴虫性及念珠性阴道炎多由直接性交传播或间接由公共浴池、浴盆、游泳池、厕所、医疗器械或敷料等传播。老年及幼女卵巢功能低下时、妊娠时、月经前后期,阴道pH值升高,易感染阴道毛滴虫,而孕妇、糖尿病病人及大量接受雌激素治疗者,阴道中酸度增加,则易感染念珠菌,而老年性阴道炎多见于绝经后的妇女,常见阴道炎如治疗不及时、彻底,均易复发。

（二）身心状况

滴虫阴道炎最典型的症状为阴道分泌物增多,伴有外阴瘙痒、灼热、疼痛感。分泌物呈稀薄泡沫状,若有其他细菌混合感染则呈脓性有臭味。念珠菌性阴道炎主要表现为外阴瘙痒、灼痛,症状严重时坐卧不宁,还可伴有尿频、尿痛及性交痛,急性期白带增多,典型的白带为白色稠厚豆渣样。老年性阴道炎主要表现为分泌物增多,呈黄水状,严重者有血性或脓性分泌物,外阴伴有瘙痒或灼热。有些病人治疗不及时,易复发,确诊后心理有压力,可出现孤独、焦虑等。

（三）诊断检查

1. 妇科检查 滴虫阴道炎可见外阴充血、阴道黏膜有散在的红色斑点,后穹隆有多量液性泡沫状或脓性泡沫状分泌物。念珠性阴道炎可见外阴、阴道充血,分泌物呈稠厚豆渣样,重者小阴唇内侧及阴道黏膜覆盖一层白色片状或块状薄膜,易擦除,薄膜下黏膜红肿且有糜烂或浅溃疡。老年性阴道炎可发现阴道皱襞消失,上皮菲薄,阴道黏膜充血,有小的点状出血点或浅溃疡。

2. 实验室检查 可采用悬滴法或培养法,滴虫阴道炎或念珠菌阴道炎可分别在分泌物中找到滴虫或白色念珠菌。

【护理诊断/问题】

1. 组织完整性受损 与炎症分泌物刺激引起局部瘙痒有关。

2. 焦虑 与不理想的治疗效果有关。

3. 舒适改变 与外阴痒、灼热、白带增多有关。

4. 知识缺乏:不了解隔离知识、性卫生知识。

【护理措施】

（一）解除病人心理压力

为病人提供心理上、精神上的支持,帮助病人树立战胜疾病的信心,为其提供有助于保护隐私的环境,解除病人恐惧不安的情绪,鼓励病人接受系统、彻底的治疗,使疼痛等不适减低。

（二）指导病人进行自我护理

保持外阴部清洁、干燥,尽可能避免外阴部的抓搔和皮肤破损。治疗期间禁止性生活,勤换内裤。病人内裤、坐浴及洗涤用物应煮沸消毒5~10分钟,以避免交叉及重复感染的机会。

(三) 指导病人正确用药

向病人传授各种剂型的阴道用药方法,坚持按医嘱要求的正规疗程进行,治疗必须彻底。滴虫阴道炎最有效的药物是甲硝唑,可局部或全身用药。局部用药前先用酸性溶液(0.5%醋酸、1%乳酸)或1:5000高锰酸钾溶液等进行阴道冲洗,可提高疗效,而念珠菌阴道炎治疗时,先用2%~4%碳酸氢钠溶液坐浴或阴道冲洗,再局部应用抗真菌药物可提高疗效。

(四) 加强卫生宣传、健康教育

向病人讲解阴道感染的病因、诱发因素、传播方式、预防措施,指导妇女穿用棉制品内衣裤,以减少局部刺激。提高自我保护意识。

【护理评价】
1. 病人的症状、体征消失,实验室检查正常。
2. 病人能正确面对疾病,配合治疗。
3. 能陈述阴道感染的病因、传播方式及预防措施。

第二节 子宫颈炎及子宫内膜炎

子宫颈炎症(cervicitis)是生育年龄妇女常见病,有急性和慢性两种,临床上以慢性宫颈炎多见。子宫内膜炎是子宫内膜的感染,由于子宫内膜有规律的脱落,临床上以急性子宫内膜炎多见,而慢性子宫内膜炎常见于老年性阴道炎的上行感染及黏膜下肌瘤的表面感染。

【护理评估】

(一) 病史

询问婚育史,宫颈炎病人常有阴道分娩、妇科手术等损伤子宫颈的病史。急性宫颈炎如治疗不及时、不彻底常转为慢性宫颈炎。而子宫内膜炎病人常有感染性流产、入侵宫腔的诊疗器械消毒不严、经期性交、老年性阴道炎等病史。

(二) 身心状况

慢性宫颈炎的临床表现主要是白带增多,呈黏液或黄色脓性,少量不规则阴道流血、性交后出血等。如炎症沿宫骶韧带扩散至盆腔时,可有腰骶部疼痛、下腹坠胀感。因黏稠脓性白带不利于精子穿透可造成不孕,急性子宫内膜炎的症状主要是寒战、高热、头痛、下腹痛,阴道排出液混浊,有臭味。慢性子宫内膜炎常有不规则阴道流血及下腹痛等。

宫颈炎及子宫内膜炎病人常因急性转为慢性,用药效果不理想,甚至不孕,往往思想压力很大,严重者有接触性出血症状,病人及家属常感到焦虑和不安。

(三) 诊断检查

1. 妇科检查可见宫颈有糜烂、息肉、肥大、颈管炎的表现。宫颈糜烂根据糜烂的面积分为三度:糜烂面占整个宫颈面积的1/3以内为轻度,糜烂面占整个宫颈面积的1/3~2/3为中重,糜烂面积占整个宫颈面积的2/3以上为重度。子宫内膜炎病人检查时常有子宫增大、压痛。

2. 宫颈刮片细胞学检查及宫颈活组织检查有助于诊断宫颈炎并鉴别早期宫颈癌,诊断性刮宫有助于诊断子宫内膜炎。

【护理诊断/问题】
1. 皮肤完整性受损　与宫颈上皮糜烂有关。
2. 感染　与宫颈上皮受损后,阴道细菌侵入有关。
3. 潜在恶变　与宫颈糜烂易发生宫颈癌有关。
4. 体温过高　与感染有关。
5. 腹痛　与感染有关。

【护理目标】
1. 宫颈病变愈合,无继发感染,预防宫颈癌。
2. 子宫内膜炎病人体温正常,腹痛减轻。

【护理措施】
1. 宫颈糜烂轻度者给予药物治疗,中度及重度者给予物理治疗,治疗前常规行宫颈刮片细胞学检查,治疗后定期复查,以防癌变可能。

2. 治疗期间及治疗未愈前适当控制性生活,并保持会阴清洁,以免继发感染。

3. 子宫内膜炎病人遵医嘱给予有效的抗生素控制感染,采取坐位或平卧位以利分泌物引流通畅,预防积脓。维持水、电解质平衡,必要时给予物理降温或药物降温。

4. 向病人讲解子宫颈炎及子宫内膜炎的相关知识,耐心听取病人的倾诉,提供心理上支持,使其配合治疗。

【护理评价】

1. 宫颈糜烂逐渐愈合,无并发感染。
2. 定期复查,如有癌变,可早发现、早治疗。
3. 子宫内膜炎病人腹痛减轻,体温正常,实验室检查正常。

第三节 性传播性疾病

一、获得性免疫缺陷综合征

获得性免疫缺陷综合征(acquired immunodeficiency syndrome)简称艾滋病(AIDS),是由人类免疫缺陷病毒(HIV)引起的一种致命性慢性传染病。主要通过性接触和其他体液接触而传染。病毒感染后主要侵犯和破坏辅助性T淋巴细胞,造成机体的免疫功能严重受损,引起各种机会性感染和肿瘤发生。

对艾滋病的治疗暂无特效方法,也未发现预防艾滋病的疫苗。因此,主要是治愈与HIV相关的感染和恶性病变,阻止HIV的生长和复制,增加和保护病人的免疫系统功能,对慢性病变给予支持性治疗。

【护理评估】

1. 病史 收集资料包括年龄、性别、职业、病人认为住院的理由、疾病开始的时间、症状的严重程度、相关问题、治疗情况、过去病史、有无输血史、家族史、用药途径、过敏史和病人对艾滋病有关知识的认识。

2. 身心状况 艾滋病的临床症状非常广泛且涉及许多生命器官。最严重的是感染和恶性肿瘤及HIV直接对器官的影响,其疾病过程为一动态过程。

(1) 急性感染期:感染HIV后2~6周,部分病人会出现淋巴腺肿大,或发热、关节痛、肌肉压痛及疼痛、腹泻等,此时病人体内产生HIV抗体。

(2) 无症状感染期:机体感染病毒后一段时间并无临床症状,只有检验异常,有传染性。

(3) 持续性淋巴腺肿大:除HIV外无其他可确定的因素,而出现腹股沟、腋下、颈部等淋巴结肿大。

(4) 艾滋病相关复合征:病人出现各种病症,但未出现机会性感染或继发性癌症。

(5) 典型艾滋病:如果出现机会性感染和各种肿瘤,则艾滋病的诊断成立,机会性感染常侵犯人体肺、胃肠道、脑、生殖器官等。

病人一旦确诊,了解到预后差,且具有传染性,常感到失望、悲观、害怕传染给别人,而与社会隔离,其家人及社会也常有一些歧视和不理解。因此,病人常有焦虑、恐惧心理,对生活失去信心。

3. 检查 AIDS病人血清中可测到HIV抗体,AIDS病人淋巴细胞数目减少,T淋巴细胞减少,尤其是T4细胞,而致T4与T8的比例改变,IgG和IgA值上升,干扰素产生减少,白细胞和血小板数目减少。

【护理诊断/问题】

1. 呼吸功能破坏 与呼吸道感染所致的呼吸形态改变、痰多堵塞呼吸道有关。
2. 营养不足 与食欲不振、恶心、进食困难、腹泻等有关。
3. 皮肤完整性受损 与单纯性疱疹及长期卧床等有关。
4. 潜在感染 与免疫系统受抑制有关。
5. 焦虑 与治疗效果差及不被人理解有关。

【护理目标】

1. 维持适当的氧化和循环,并减缓病人的呼吸困难和身体不适。
2. 维持或增加体重,维持皮肤的完整性。
3. 维持病人的免疫功能,避免病人受到进一步感染。
4. 病人能接受自己,面对现实,配合治疗。

【护理措施】

1. 注意监测 呼吸情况和血气分析,观察病人意识状态和皮肤黏膜是否有发绀。
2. 卧位护理 采用坐位或半坐卧位,鼓励病人深呼吸和咳嗽,必要时吸痰,以维持呼吸道通畅。遵医嘱给病人输氧或使用呼吸机。
3. 饮食护理 给予符合病人习惯的具有合适热量和维生素的饮食,鼓励病人少食多餐,摄取足够液体。不能进食者提供高热量的静脉注射液,并监测病人的体重、出入量、摄取的热量。
4. 密切观察 如有无感染迹象,根据医嘱给予有效的抗菌药物,并观察药物的副作用。
5. 卧床病人的护理 保持皮肤清洁干燥,及时翻身、按摩,骨隆起处给予气垫圈,预防破损及感染。

6. 提供病人安全的环境　耐心听取他们的倾诉,给予心理支持,使病人正确对待疾病,配合治疗。

7. 向病人讲解有关艾滋病的知识　告之如何预防艾滋病的传染,但同时又让家人和社会来关心病人,理解病人。

【护理评价】

1. 保持适当的呼吸功能,维持体重。
2. 保持皮肤完整性,无进一步感染。
3. 能正确对待病人接受自己,配合治疗。

二、梅　毒

梅毒(Syphilis)是梅毒螺旋体感染引起的性传播疾病,潜伏期10~70天。梅毒是由性接触、亲密接触受感染的伤口、亲吻而传染或婴儿于出生时受母亲的传染。

【护理评估】

1. 病史　详细询问病人性生活史,与梅毒病人是否有亲密的接触,婴儿的母亲是否为梅毒病人。了解发病时间、过程及治疗情况。

2. 身心状况　梅毒可以破坏身体的许多组织,形成各种不同的症状。从早期梅毒到晚期梅毒可以持续4年。第一期梅毒是最具有感染性的时期,螺旋体侵入的部位可出现下疳,若不治疗,下疳6周左右消失,但致病螺旋体从血液循环传播到全身各器官。第二期梅毒是在发病后6周至6个月之间,螺旋体已由血液循环到全身而出现系统性疾病,如全身不适、低热、头痛、肌肉酸痛、喉咙痛、淋巴腺病变、关节痛、皮肤黏膜皮疹等,易误诊为感冒或皮肤病。第三期梅毒可持续4~20年,会发生慢性渐进性的各个系统的炎症反应,侵犯心脏、大血管、主动脉、肺动脉、升主动脉,导致主动脉炎和血管瘤。如侵犯神经系统,则产生神经系统的症状。亦可破坏皮肤、骨骼和内脏,而影响健康及生命。病人因有不正常的性接触史而出现临床症状后常感到害怕、害羞,不愿意就诊而致病情发展甚至全身扩散,常出现抑郁、焦虑心理。

3. 诊断检查　梅毒感染初期可在阴道或子宫颈处见到下疳。下疳为无痛的小丘疹,之后糜烂形成红色溃疡,溃疡面上覆以黄色渗出物,腹股沟淋巴结肿大。第二期梅毒可见全身皮肤黏膜皮疹。

实验室检查有梅毒血清检查法和荧光螺旋体抗体吸收检查法。

【护理诊断】

1. 皮肤黏膜受损　与下疳和溃疡有关。
2. 知识缺乏:缺乏有关梅毒预防的知识。
3. 疼痛　与梅毒螺旋体侵犯各系统有关。
4. 焦虑　与不知预后及自尊心受损有关。

【护理目标】

1. 减轻病人焦虑,配合治疗。
2. 病人了解预防复发的方法及传染病的传播。

【护理措施】

1. 根据医嘱给予抗生素治疗　告诉病人有关治疗、药物的作用和副作用,如不治疗可能产生的并发症和需要持续追踪的重要性,使病人按时服药、缓解疼痛。

2. 向病人讲解梅毒的病因、传染途径等知识,对性伴侣也要进行追踪检查。

3. 鼓励病人表达其感受　注意病人语言和非语言的反应,让病人自我情绪发泄后得到舒缓,鼓励病人参加心理治疗团体等有益的活动。给病人以心理上的支持,提高病人的自信心,配合治疗。

【护理评价】

1. 通过治疗护理后皮肤、黏膜完整,疼痛缓解。
2. 通过健康教育,病人了解预防梅毒复发的方法。

三、淋　病

淋病(gonorrhea)是由淋病双球菌感染引起的一种性传播疾病。以侵袭生殖、泌尿系统黏膜的柱状及移行上皮为特点,一般通过性交感染,幼女也可经过间接途径传播而感染外阴及阴道。临床好发部位为尿道旁腺、前庭大腺、宫颈管、输卵管等处。

【护理评估】

1. 病史　详细询问性病接触史及发病经过,有无急性尿道炎表现,白带是否增多,外阴有无烧灼感,病情严重者常有急、慢性盆腔炎的病史。

2. 身心状况　初期症状多于与受感染者发生性行为后 2~7 天出现尿频、尿急、尿痛等急性尿道炎的症状。白带增多呈黄色脓性,外阴红肿、烧灼样痛,继而出现前庭大腺炎、急性宫颈炎表现,最后淋菌沿黏膜侵入输卵管、卵巢及盆腔腹膜而导致急性盆腔炎的表现,若治疗不彻底则转为慢性淋病,表现为慢性尿道炎、慢性宫颈炎等,反复引起急性发作。

当病人有不正常的性接触史而出现淋病症状后,常产生恐惧心理,不愿及时就诊或去不正规的部门诊治,从而错过了早期诊断和及时治疗的机会,常使病程变为慢性,反复发作。病程的迁延又增加了病人的烦恼。久治不愈最终造成精神负担,严重威胁病人的身心健康。

3. 诊断检查

(1) 妇科检查:外阴、阴道、尿道口充血、红肿,压迫尿道及尿道旁腺有脓液,前庭大腺肿胀,宫颈也可有急性或慢性炎症的表现。

(2) 实验室检查:阴道或尿道旁腺分泌物做涂片或培养,可找到淋病双球菌。

【护理诊断】

1. 黏膜完整性受损　与致病菌侵袭引起黏膜的急、慢性炎症有关。

2. 舒适的改变　与炎性分泌物刺激引起红肿、烧灼样痛有关。

3. 知识缺乏:缺乏有关淋病的感染和预防措施的知识。

【护理目标】

1. 病人能积极配合治疗,症状得到缓解。
2. 病人了解淋病的传播方式及预防措施。

【护理措施】

1. 为病人提供心理支持　给予关心、安慰,解除病人求治的顾虑。强调急性期要及时彻底治疗,以防转为慢性,让病人了解药物治疗的目的和用药时间,以使药物治疗达最大的疗效,症状得到最大的缓解。

2. 加强健康教育　向病人讲解淋病的病因、传播方式及预防措施。

3. 急性期病人卧床休息　执行严密的隔离技术,严禁性交,病人所使用的物品均应先消毒、再清洗后方可使用。

【护理评价】

1. 病人能以正确的心态对待疾病,配合治疗。
2. 病人能表述淋病的病因、传播方式及预防措施。

四、性器官疱疹

性器官疱疹(genital herpes)是一种病毒感染,而导致子宫颈、阴道和外生殖器出现水疱。其致病原因,80% 是由第二型单纯疱疹病毒引起,20% 是由第一型单纯疱疹病毒引起。主要通过性行为接触而感染,也可能是自体交叉感染和接触唇疱疹后再触碰性器官。

性器疱疹目前没有根治的方法,而以症状治疗为主,并给予有效的护理,预防并发症。

【护理评估】

1. 病史　病人常有与性器官疱疹病人性行为接触史,对性器官疱疹孕妇而言,胎儿可在经阴道产出时受到感染。还应询问病人发病经过及治疗过程,有无诱发因素如系统性疾病、发热、晒伤、月经以及情绪危机等。

2. 身心状况　感染的部位常出现红肿、瘙痒和剧痛不适。会阴、阴道、子宫颈或肛门周围出现成群的小水疱,几天后小水疱自行破溃,形成表层溃疡而后再结痂。溃疡愈合后,病毒会潜伏在神经节,遇到诱发因素,引起再发感染。

性器疱疹病人常有很多顾虑,不愿就医或不愿叙述发病的真实情况,有些病人表现既紧张又为难,还常有恐惧感。

3. 诊断检查　会阴、阴道、子宫颈或肛门周围可发现水疱或溃疡。

【护理诊断】

1. 疼痛　与性器官病灶出现有关。
2. 高危险性感染　与再度感染或感染扩大有关。
3. 焦虑　与疾病出现感到困窘有关。
4. 知识缺乏:缺乏了解疾病过程和预防的方法。

【护理目标】

1. 帮助病人解除疼痛、控制感染。
2. 病人的焦虑心理消除,正确对待疾病。
3. 病人能了解性器官疱疹的病因、传播及预防等知识。

【护理措施】

1. 缓解疼痛不适、控制感染　保持病灶部位清洁干燥,间断性地给予冰敷可缩短病程或减轻疼痛。卧床休息,避免刺激物如肥皂等,温水坐浴可促进舒适。还可根据医嘱给予止痛药和局部用药。

2. 以耐心、热情、诚恳的态度了解病人对患此病的反应和顾虑,消除紧张和恐惧心理,正确面对疾病,配合治疗。

3. 解释　详细向病人讲解性器官疱疹病的病因、传播方式及预防措施,教导病人避免各种诱因,防止复发。

【护理评价】

1. 病人症状缓解,无继发感染。

2. 病人能正确对待疾病,配合治疗。

3. 病人能讲述性器官疱疹的病因、传播方式及预防措施。

第四章

常见生殖内分泌疾病护理

第一节 常见异常子宫出血

异常子宫出血包括各种月经失常,如功能失调性子宫出血、闭经等。

功能失调性子宫出血(dysfunctional uterine bleeding)是由于神经内分泌系统调节紊乱引起的,简称功血。而全身及内外生殖器官均无明显的器质性病变。按卵巢功能发生障碍的时期可分为无排卵型功血和有排卵型功血。

闭经(amenorrhea)可分为原发性和继发性两类。原发性闭经是指年满18岁而尚未来月经者,继发性闭经是指曾有规则月经的妇女,因某种病理性原因,月经持续停止6个月以上者。凡青春期前、妊娠期、哺乳期和绝经后的闭经均属生理现象。凡因生殖道闭锁,月经不能外流者,称假性闭经。

【护理评估】

(一)病史

1. 询问闭经病人婴幼儿期生长发育情况,有无先天缺陷或某些疾病影响发育,询问月经史,排除生理性闭经,确定原发性闭经或继发性闭经。有无产后大出血引起垂体功能下降,有无全身性疾病及其发病诱因。

2. 功血病人,无排卵型功血较常见,多发生于青春期及更年期妇女,月经周期和经期异常。可先有数周或数月停经,继之以大量流血,常持续2~3周或更长时间,不易自止。流血量多少不等,一般不伴有疼痛,出血过多常伴贫血甚至休克。而有排卵型功血多发生于生育年龄妇女,可有月经周期缩短,不孕或妊娠早期流产的病史,有的则为月经周期正常,但经期延长达9~10天,流血量偏多,多发生在产后或流产后。功血病人常有精神紧张、恐惧、环境、气候骤变、过多劳累及全身性疾病等诱因。

(二)身心状况

闭经病人多数无临床症状,但妇女对自我概念有很大的冲击,担心自己的健康、正常性生活、生育能力等,加上病程过长而治疗效果又不明显时,会产生很大的压力,甚至情绪低落,对治疗丧失信心,反过来更加重恶性循环。

功血病人出血表现为月经周期、经期、经血量不正常,一般不伴有疼痛等特殊不适,出血多的呈贫血体征,但有些病人常因害羞或其他顾虑不及时就诊,病程较长加上感染或止血效果不佳,产生恐惧和焦虑感,影响身心健康和工作学习。

(三)诊断检查

1. 闭经病人检查 可做下列检查:

(1)一般体格检查:在全身体格检查中,注意全身发育情况、营养状况、五官生长特征及智力精神状态。

(2)妇科检查:注意内、外生殖器的发育,有无缺陷、畸形、第二性征表现,一般无明显器质性病变。

(3)诊断性刮宫术和子宫内膜活组织检查:以了解子宫内膜对卵巢激素反应的周期性变化情况,也可通过药物撤退试验了解子宫内膜功能。常用孕激素试验和雌激素试验。

(4)卵巢功能检查:有阴道脱落细胞检查、宫颈黏液结晶检查、测基础体温及测血中雌孕激素水平等。

(5)垂体功能检查:测血中FSH、LH的含量及测尿CPRC的排出量,蝶鞍摄片、垂体兴奋试验、染色体核型分析及盆腔B超检查等。

2. 功血病人可做的检查有

(1)妇科检查:盆腔检查一般无异常发现。

(2) 诊断性刮宫：于月经前3~7天或月经来潮6小时内行刮宫术，无排卵型功血者，子宫内膜病理检查可见增生期改变或增生过长，无分泌期出现。而黄体萎缩不全，则在月经的第5天进行诊刮，内膜切片检查仍有分泌期反应。

(3) 测基础体温：如为单相型，提示无排卵。如有排卵则呈双相型体温。若黄体期短，提示黄体功能不足。若因黄体萎缩不全致子宫内膜脱落不全者，则基础体温呈双相，但下降缓慢。

(4) 激素测定：可测体内雌激素、孕酮或尿孕二醇、17羟酮及hCG等来了解卵巢功能。

(5) 其他：可作宫颈黏液结晶或阴道脱落细胞涂片检查，以了解有无排卵及雌、孕激素水平。还可通过血常规了解贫血的程度等。

【护理诊断/问题】

1. 潜在并发症　与子宫出血量过多有关。
2. 有感染的危险　与出血量多、持续不减及继发性贫血等有关。
3. 恐惧　与缺乏相关知识及担心预后有关。
4. 自我形象紊乱　与长期闭经或治疗效果欠佳有关。
5. 功能障碍　与治疗失败及过重的经济负担有关。

【护理目标】

1. 功血病人阴道流血减少，严重贫血者，血红蛋白得到纠正。
2. 功血病人能够简述激素治疗的目的及用药注意事项和应对药物副反应的措施。
3. 闭经病人能陈述诱发闭经的常见原因并积极配合治疗方案。
4. 病人以正常心态评价自我。

【护理措施】

(一) 功血病人可采取下列护理措施

1. 维持正常血容量　观察并记录病人的生命体征、出入量。对出血多者，要卧床休息，按医嘱做好配血、输血、止血措施，配合医师治疗方案维持病人正常血容量。

2. 预防感染　严密观察与感染有关的体征，如体温、脉搏、宫体压痛等。按医嘱做白细胞计数及分类检查，以及时发现异常感染征象，及时与医师联系并选用抗生素治疗，同时做好会阴护理，保持局部清洁，预防上行性感染。

3. 正确合理使用抗生素

(1) 遵医嘱按时按量服用激素，保持药物在血中的稳定程度，不得随意停服或漏服。

(2) 药物减量必须按规定在血止后才能开始，第3天减量1次，每次减量不得超过原剂量的1/3。

(3) 维持量服用时间，通常按停药后撤退出血的时间，与病人上一次行经时间相同考虑。

4. 补充营养　注意向病人推荐含铁多的饮食，如猪肝、豆角、蛋黄、胡萝卜、葡萄干等，还可按病人的饮食习惯，推荐适合于个人的饮食计划，以保证病人获得足够的营养。

5. 提供心理支持　异常出血、月经紊乱等都会造成病人的思想压力。因此，要耐心聆听病人的主诉，了解病人的疑虑，尽可能提供相关信息，帮助病人澄清问题，解除思想顾虑，树立战胜疾病的信心。

(二) 闭经病人的护理措施

1. 建立信任的护患关系　鼓励病人表达自己的感情，畅谈对疾病的看法，对健康问题、治疗和预后提出问题。帮助病人澄清一些错误观念，耐心仔细解说病情，消除病人的压力，以利于治疗。

2. 促进病人与社会的交往　努力创造条件鼓励病人参与力所能及的社会活动，保持心情舒畅，正确对待疾病。

3. 指导合理用药　将药物的作用、副反应、剂量、具体用药方法、时间等详细告之，并确认病人完全正确掌握为止。

【护理评价】

1. 功血病人出血量明显减少，贫血得到纠正，正确使用性激素，用药期间无药物副反应。

2. 闭经病人能陈述引起闭经的常见原因，积极接受正规治疗。并维持良好的情绪，以乐观的态度对待自己，对生活充满信心。

第二节　经前期综合征

经前期综合征(premenstrual tension syndrome)是指妇女在月经来潮前出现的一系列异常现象，如头痛、乳房胀痛、失眠、情绪不稳定、抑郁焦虑、全身水肿等。严重时影响正常的生活和社会活动。

【护理评估】

(一) 病史

经前期综合征常发生于30~40岁的妇女，年轻女性很少出现。症状在排卵后即开始,月经来潮前几天达高峰,经血出现后消失。

（二）身心状况

主要表现为紧张、烦躁易怒、抑郁焦虑、失眠、注意力不集中、疲乏无力、头痛等。有些妇女出现手足及面部水肿、乳房胀痛,少数妇女因肠黏膜水肿而出现腹泻现象。

（三）检查

盆腔检查及实验室检查均属正常。

【护理诊断/问题】

1. 焦虑　与一系列精神症状及不被人理解有关。

2. 体液过多　与水钠潴留有关。

【护理目标】

让病人正确认识经前紧张综合征,减轻症状。

【护理措施】

1. 进行关于经前紧张综合征的有关知识的教育和指导,避免经前过度紧张,注意休息和充足的睡眠。

2. 帮助病人适当控制食盐和水的摄入。

3. 给病人服用适当的镇静剂如地西泮,也可服用谷维素来控制神经和精神症状,还可服适当的利尿药减轻水肿,以改善头痛等不适。

4. 遵医嘱用孕激素或雄激素,拮抗雌激素与醛固酮的作用。

【护理评价】

1. 病人能够了解经前紧张综合征的相关知识。

2. 病人症状减轻,自我控制能力增强。

第三节　围绝经期综合征

围绝经期是妇女卵巢功能逐渐衰退至完全消失的一个过渡时期,通常发生在45～52岁之间,此为一个生理过程,部分妇女在此期间可出现一系列性激素减少所引起的症状,称为围绝经期综合征(climacteric syndrome)。在围绝经期阶段,月经停止来潮,称绝经。除自然绝经外,两侧卵巢手术切除或受放射线毁坏,可导致人工绝经,继而也可出现围绝经期综合征。

【护理评估】

（一）病史

询问病人的年龄、月经史,既往手术或接受放射史。有无月经紊乱及血管舒缩功能异常所致的症状。

（二）身心状况

1. 症状及体征　月经周期紊乱或闭经是主要症状之一,早期因血管舒缩功能不稳定而出现阵发性潮热、出汗等。晚期则生殖器官逐渐萎缩、阴道黏膜变薄,分泌物减少,性功能减退,盆底松弛;皮肤干燥伴瘙痒,尿道括约肌松弛、血糖耐量降低等。

2. 心理、社会因素　围绝经期妇女常因一系列自主神经功能紊乱的症状而影响日常生活、工作,造成很大的压力而出现烦躁、失眠、倦怠、情绪不稳定等,反过来更加重了围绝经期综合征的临床症状,使病人异常痛苦,亟待获得帮助。

（三）诊断检查

1. 妇科检查　阴道壁早期呈充血性改变,发红,晚期血管减少,上皮变为光滑、苍白。阴道壁弹性差,抗菌力弱,易发生老年性阴道炎症状。宫颈萎缩,分泌物减少。子宫、输卵管及卵巢均可出现萎缩。

2. 实验室检查　三大常规检查一般无特殊。根据围绝经期的体征可做某些特殊检查,如X线可了解有无骨质疏松;心电图、心脏B超检查可了解心血管疾患;血、尿测定雌激素水平等。

【护理诊断/问题】

1. 自我形象紊乱　与所经历的更年期生理过程有关。

2. 焦虑　与不理想的治疗效果、缺乏围绝经期保健知识有关。

【护理目标】

1. 病人能讨论伴随月经变化所出现的不适。

2. 病人识别焦虑的起因,寻找信息摆脱现有的处境。

【护理措施】

（一）提供健康教育

通过与个别病人交谈,建立相互信赖的护患关系,使病人充分宣泄自己的情绪。然后给予针对性指导和健康教育,让病人了解更年期是一个正常的生理阶段,对健康没有影响,经历一段时期,通过神经内分泌的自我调节达到新的平衡时,症状就会消失,解除病人不必要的顾虑。指导病人科学安排时间,参加力所能及的体力劳动,保持良好的生活习惯,坚持适度的体育锻炼,均有助于分散注意力,缓解不适。

(二)补充营养

围绝经期妇女易出现骨质疏松症,因此,要鼓励其坚持户外活动、多晒阳光,注意补充足够的蛋白质,以预防骨质疏松,多吃富钙食物,必要时补充钙剂、降钙素等也有助于防止骨丢失,并预防自主神经功能紊乱的症状。

(三)指导正确用药

让病人了解用药目的、药物剂量、用法及可能出现的副作用,定期随访。

【护理评价】

1. 病人能列举更年期症状的原因及应对措施。

2. 病人能陈述正确的用药方法及注意事项,并保持情绪稳定,精神愉快。

第四节 多囊卵巢综合征

多囊卵巢综合征(polycystic ovary syndrome, PCOS)是育龄女性最常见的内分泌紊乱性疾病,占无排卵性不孕的50%~70%。其临床表现多样化,典型的表现为卵巢多囊性改变、高雄激素血症和黄体生成素(LH)/促卵泡激素(FSH)比值增高,不同程度的月经异常(稀发、量少、闭经、功能失调性子宫出血)、不孕、多毛、痤疮、肥胖等,并常伴有随年龄增长而日益明显的胰岛素抵抗或高胰岛素血症和高脂血症。目前病因不清,常表现家族群聚现象,提示有遗传因素的作用。

【护理评估】

(一)病史

了解病人的年龄、月经史,注意询问病人的初潮年龄、第二性征发育情况,月经周期、经期、经量,了解闭经前月经情况。已婚妇女询问其生育史。询问家族中有无相同疾病者,如母亲月经不规则、父亲早秃、高血压、糖尿病等病史。

(二)身心状况

注意病人的营养、体重、全身发育情况,皮肤是否有痤疮。观察有无多毛,尤其阴毛是否呈男性型分布。注意阴唇、颈背部、腋下、乳房下和腹股沟等处皮肤是否出现呈对称性皮肤增厚、灰褐色色素沉着。闭经、多毛、不孕、肥胖是病人的主要症状,病人由于不孕受到社会的压力、家庭的歧视和不理解,加上多毛、肥胖等形象的改变,出现沮丧、易激怒、多疑、负罪感及失落感。

(三)辅助检查

1. 妇科检查 注意检查第二性征发育情况,双侧卵巢有无增大。

2. 卵巢功能的检查

(1) 基础体温测定:表现为单相。

(2) 诊断性刮宫:于月经前数日或月经来潮6小时内行诊断性刮宫,子宫内膜呈增生期或增生过长,无分泌期变化。

3. B型超声检查 可在短时间内作出诊断。声像图显示子宫小于正常;双侧卵巢均匀增大,包膜回声增强,内部回声强弱不均,可见多个大小不等的无回声围绕卵巢边缘。

4. 激素测定

(1) 血清FSH值偏低而LH升高,LH/FSH>2~3。

(2) 血清睾酮、双氢二酮、雄烯二酮浓度增高,DHEA、DHEA-S浓度可高于正常。

(3) 尿17-酮皮质类固醇正常或轻度升高。

(4) 血清雌激素测定为正常或稍高,无周期性变化,$E_1/E_2>1$。

5. 其他检查 测定空腹血糖水平及口服葡萄糖耐量试验(OGTT)。

6. 腹腔镜检查 通过腹腔镜直接窥视及腹腔镜下取卵巢组织送病检,可确诊。

【护理诊断/问题】

1. 自我形象紊乱 与肥胖、多毛等外形改变有关。

2. 焦虑 与担心疾病对健康、性生活、生育的影响有关。

3. 功能障碍性悲哀:担心丧失女性形象,对身体有消极感、无助感、绝望感。

【护理目标】

1. 病人能讨论因疾病伴随的体型改变。

2. 病人识别焦虑的起因,寻找信息摆脱现有的处境。

【护理措施】

1. 加强心理护理 建立良好的护患关系。鼓励病人表达自己的感情,对健康问题、治疗和预后提出的问题应及时给予解答,帮助病人澄清一些概念,解除病人的担心及影响其心理压力。

2. 促进病人与社会的交往 鼓励病人与同伴、亲人交往,参与力所能及的社会活动,保持心情舒畅,正确对待疾病。

3. 鼓励病人加强体育锻炼,告诉病人低糖、低脂饮食以保持标准体重,增强体质。

4. **指导合理用药** 药物治疗可以对抗雄激素的作用,促使卵巢排卵。使用的药物主要是口服避孕药,药物同时可以调整月经周期。一般服用3~6个月左右。说明性激素的作用、副反应、剂量、具体用药方法、时间等问题。

5. **手术护理** 如需手术治疗,术前向病人解释手术的必要性,将要施行的手术类型向病人说清楚,以取得病人的理解和配合,同时使病人相信在医院她将得到最好的治疗和照顾,能顺利度过手术全过程。术前对病人进行全面评估,按医嘱做好相应的术前准备,术后注意预防感染、出血等并发症的发生。

【护理评价】

病人能够了解多囊卵巢综合征的相关知识。

第五章

常见生殖器肿瘤病人护理

第一节 常见良性肿瘤

女性生殖器官良性肿瘤是妇女常见生殖器疾病,其中以子宫肌瘤发病率较高,其次为卵巢的畸胎瘤、浆液性囊腺瘤、黏液性囊腺瘤等。

一、子宫肌瘤

子宫肌瘤是女性生殖器官最常见的良性肿瘤,多见于30~50岁妇女。其确切的病因尚不清楚,一般认为其发生和生长与雌激素长期刺激有关,近年来发现孕激素也可刺激肌瘤生长。另外,由于卵巢功能、激素代谢均受高级神经中枢的控制调节,故有人认为神经中枢活动对肌瘤的发病也可能起作用。

子宫肌瘤是由平滑肌及结缔组织组成,外形多为球形实质性结节,呈白色,质硬,表面光滑,单个或多个,大小不一,切面呈漩涡状结构。虽无包膜,但肌瘤与周围肌组织有明显的界限。显微镜检:肌瘤由皱纹状排列的平滑肌纤维相互交叉组成,细胞大小均匀,呈卵圆状或杆状,核染色较深。子宫肌瘤根据其发生的部位可分为宫颈肌瘤和宫体肌瘤,宫体肌瘤尤为常见,占95%,宫颈肌瘤虽然少见,但分娩时可能造成产道梗阻,引起难产。

根据肌瘤与子宫肌层有关系不同,可分为三类:

1. 肌壁间肌瘤 为最常见的类型,位于子宫壁的肌层中,占肌瘤总数的60%~70%。

2. 浆膜下肌瘤 约占总数的20%,肌瘤突出于子宫表面,由浆膜层覆盖。肌瘤由其相连的韧带或器官供应血液,继续向腹腔内生长,基底部形成细蒂与子宫相连时为带蒂的浆膜下肌瘤;若向阔韧带两叶腹膜伸展,则形成阔韧带内肌瘤。

3. 黏膜下肌瘤 占总数10%~15%,肌瘤向宫腔方向突出,表面仅由黏膜层覆盖。

子宫肌瘤的治疗:肌瘤小,无症状或已近绝经期病人可每3~6个月检查一次,进行随诊观察。对肌瘤小而月经量多的病人可用雄激素治疗。凡肌瘤较大或症状明显,经保守治疗无明显效果者,应考虑手术治疗。

【护理评估】

1. 病史 多数病人无明显症状或无自觉症状,在妇科检查时偶尔发现,应注意询问既往月经史、生育史、是否有不孕或自然流产史,是否有长期使用雌激素史。

2. 身心状况

(1)身体状况:多数病人无明显症状或没有自觉症状,症状的出现与肌瘤的生长部位、大小、数目及有无并发症有关,其中与肌瘤的生长部位关系更为密切。

1)月经过多:子宫肌瘤典型的临床表现为月经量过多和继发性贫血,浆膜下肌瘤和肌壁间小肌瘤对月经影响很小;黏膜下肌瘤和肌壁间大肌瘤可致宫腔面积增大、内膜面积增加等,导致经量增多、经期延长、不规则阴道流血等。

2)压迫症状:当肌瘤大时可在腹部扪及包块,并可压迫周围脏器,出现压迫症状,如尿频、尿急、排尿困难,便秘等。

3)疼痛:肌瘤本身不引起疼痛,当浆膜下肌瘤发生蒂扭转时或妊娠合并子宫肌瘤红色变性时,可发生急性腹痛。

4)不孕:因肌瘤使子宫腔变形,或压迫输卵管,妨碍卵子受精或受精卵着床。

5)妊娠合并症:合并妊娠时大的肌瘤易导致流产或早产,若肌瘤靠近子宫颈口,分娩时易导致产道梗阻而发生难产和产后出血。

（2）心理状况：当病人得知患了子宫肌瘤时，会产生紧张、恐惧、不安等心理反应。首先害怕患了恶性肿瘤，随之会为选择治疗方案而心神不定，或为接受手术治疗而恐惧、不安等。

3. 诊断检查

（1）妇科检查：通过双合诊（三合诊）发现，肌壁间肌瘤者子宫呈均匀增大或不规则增大，质硬；若为黏膜下肌瘤子宫多为均匀性增大，有时可于子宫颈口或阴道内可看到或触及脱出的瘤体，呈红色，表面光滑，质硬，如伴感染则表面有渗出物覆盖或溃疡形成；若为浆膜下肌瘤则可扪及子宫表面有质硬的球状物与子宫有蒂相连，可活动。

（2）辅助检查：B超显像、腹腔镜、子宫输卵管造影可协助诊断。

【护理诊断】

1. 焦虑　与子宫切除后失去生育能力有关。
2. 知识缺乏：缺乏有关疾病及保健知识。
3. 个人应对无效　与选择肌瘤的治疗方案的无助感有关。
4. 疼痛　与手术切口有关。
5. 潜在并发症：出血性休克。

【护理目标】

1. 提高对子宫肌瘤的认识，消除紧张和不安情绪。
2. 病人能陈述子宫肌瘤的性质、出现症状的诱因以及术后的自我保健知识。
3. 病人能确认可利用的资源和支持系统。
4. 术后伤口疼痛的程度减低至最低程度。
5. 病人于出院时症状缓解，维持体液平衡状态。

【护理措施】

1. 提供信息、增强信心、减轻焦虑　护理人员要详细了解病人的生理、心理状态，与病人建立良好的护患关系，为病人讲解有关疾病的知识，纠正错误认识。使病人确信子宫肌瘤属于良性肿瘤，消除其不必要的顾虑，增强康复信心。为病人减轻焦虑的措施有：

（1）协助病人表达其内心的感受，并应用心理防卫机制。

（2）建立良好的护患关系，了解病人的行为，如因害怕、无助或愤恨引起的退缩行为等。

（3）以护士特有的同情心接纳、帮助、关心病人，并介绍具有相同疾病的病人与之沟通，使之减轻焦虑与不安。

（4）对需要手术的病人，介绍手术方法、手术对身体和正常活动的影响等情况，使病人了解有关知识和信息。

2. 积极处理，缓解不适　出血多需住院治疗。

3. 对需要手术的病人做好手术前准备　包括心理准备和生理准备，其准备内容与腹部手术前准备相同。但特别应注意病人的自我概念紊乱，因病人担心手术后不能再生育，可能影响性生活，因此，护理人员应对病人手术前后的担心和怀疑表现出有兴趣、对病人给予关心，并仔细倾听病人的主诉和心声，保持病人自我形象的完整，协助病人重建自尊和价值感，并告诉病人手术后仍保留阴道，在手术6周后可有性生活，以解除病人的担心和顾虑。

4. 术后护理　除一般护理外，应特别注重心理护理，了解病人在心身、社会各方面的真正感受，注意其身体形象的改变，针对病人的具体情况进行心身护理，促使其早日康复。

（1）注意观察及测量生命体征。

（2）保持外阴清洁，每日擦洗1～2次，并观察伤口及阴道分泌物情况。

（3）采取适当的体位：全身麻醉未清醒前，专人护理，去枕平卧，头偏向一侧。蛛网膜下腔麻醉者去枕平卧12小时。硬膜外麻醉者平卧6小时。情况稳定后可采取半坐卧位。

（4）缓解疼痛：根据病人对疼痛的反应，按医嘱给予镇静剂，采用一定的方法转移病人对疼痛的注意力。

（5）维持正常排泄，保持尿管通畅：术后一般留置尿管1～2天，应观察尿量，记录出入液量；鼓励病人早期下床活动，以促进胃肠功能恢复。

（6）补充营养：术后1～2天进流质，以后逐渐改为半流质和普通饮食。术后可采用高蛋白、高热量、高维生素C食物。

【护理评价】

1. 病人无焦虑的表现。
2. 病人的疼痛和不适减轻和消除。
3. 病人能接受身体形象的改变。
4. 病人获得有关疾病的知识，并了解如何自我护理。

二、卵巢良性肿瘤

卵巢是人体内较小的器官，却是肿瘤的好发

部位,卵巢肿瘤是妇女生殖器官常见肿瘤之一,可发生于任何年龄。卵巢肿瘤可有各种不同性质和形态:单一型或混合型、一侧或双侧性、囊性或实质性、良性或恶性。由于卵巢位于盆腔深部,无法直接窥视,等到有自觉症状,若为恶性肿瘤,常常到了晚期,应提高警惕。若为良性肿瘤则在妇科检查或下腹部扪及包块而就医。

卵巢良性肿瘤常采用的治疗方式是外科手术,但必须考虑病人的年龄、肿瘤大小和位置、症状和是否考虑保留生育能力。单纯囊肿,行囊肿切除术即可,怀疑恶变者,则行全子宫和双侧附件切除。

【护理评估】

1. 病史　早期病史无特殊,通常于妇科普查中发现盆腔肿块而就医。在病史方面主要注意收集与卵巢肿瘤发病有关的高发因素:

(1) 遗传与家族因素:因为约有20%~25%的卵巢恶性肿瘤病人有家族史。

(2) 饮食习惯:卵巢肿瘤的发病率可能与饮食中胆固醇含量高有关。

(3) 内分泌因素:未孕妇女卵巢肿瘤的发病率高,因为妊娠期停止了排卵,减少了卵巢上皮的损伤。根据病人年龄、病程长短及局部体征初步判断是否为卵巢肿瘤,有无并发症,并对良恶性作出评估(表10-5-1)。

表10-5-1　卵巢良性肿瘤与恶性肿瘤的鉴别

鉴别内容	良性肿瘤	恶性肿瘤
病史	病程长,生长缓慢	病程短,生长迅速
体征	单侧多,活动,囊性,表面光滑,一般无腹水	双侧多,固定,实质或者半实质,表面结节状,常伴腹水,多为血性,可能查到癌细胞
一般情况	良好	逐渐出现恶病质
B超	为液性暗区,可有间隔光带,边缘清晰	液性暗区内有杂乱光团、光点、肿块周界不清

2. 身心状况

(1) 身体状况:体积小的卵巢肿瘤早期难于诊断,尤其肥胖者或妇科检查时腹部不放松的病人很难发现,而且不同类型的卵巢肿瘤有不同的特点,常见良性卵巢肿瘤的类型和特点如下:

1) 浆液性囊腺瘤(serous cystadenoma):为常见的卵巢肿瘤,约占卵巢良性肿瘤的25%。多为单侧,圆球形,大小不等,表面光滑,囊内充满淡黄清澈浆液。分为单纯性和乳头状两型,前者囊壁光滑,多为单房,后者有乳头状物向囊内突起,常为多房性,偶尔有乳头向壁外生长。

2) 黏液性囊腺瘤(mucinous cystadenoma):约占卵巢良性肿瘤的20%,是人体中生长最大的一种肿瘤,有报告这类肿瘤达45kg以上。多为单侧多房性,表面光滑,灰白色,囊腺呈胶冻状,可持续不断生长,占据整个腹腔,造成行走不便和呼吸困难。当囊壁破裂时,黏液会流至腹腔,种植在腹膜上继续生长,形成腹膜黏液瘤。

3) 成熟畸胎瘤(mature teratoma):又称皮样囊肿(dermoid cyst),为最常见的卵巢良性肿瘤。可发生于任何年龄,也是女童最常见的卵巢肿瘤。多为单侧、单房,中等大小,表面光滑,壁厚,囊内充满油脂和毛发,有时可见牙齿和骨质。任何一种组织成分均可形成恶性肿瘤,恶变率为2%~4%,多发生于绝经后妇女。

4) 卵泡膜细胞瘤(theca cell tumor):为有内分泌功能的卵巢实质肿瘤,因分泌雌激素,故有女性化作用。常与颗粒细胞瘤合并存在,但也有纯卵泡膜细胞瘤,为良性肿瘤。多为单侧,大小不一,圆形或卵圆形,质硬,表面光滑。

5) 纤维瘤(fibroma):为较常见的良性卵巢肿瘤,占卵巢肿瘤的2%~5%,多见于中年妇女,单侧居多,中等大小,表面光滑或结节状,切面灰白色、实性、坚硬。偶见纤维瘤病人伴有腹水或胸腔积液,称梅格斯综合征(Meigs syndrome),手术切除肿瘤后,胸、腹水自行消失。

6) 卵巢瘤样病变:属卵巢非赘生性肿瘤,是卵巢增大的常见原因。有时可表现为下腹压迫感,盆腔一侧胀痛,月经不规则等。如果症状不严重,可观察1~2个月,无须特殊治疗,囊肿多于2个月内会自行消失。常见的有如下几种:

①黄体囊肿:由于黄体不退化,持续产生黄体素所致。一般少见。囊肿直径约4cm,可使月经延迟,甚至停止,下腹部不适或疼痛,囊肿破裂可

造成腹腔内出血。

②卵泡囊肿：在卵泡发育过程中，受激素影响，可停滞以致不成熟或成熟而不排卵，卵泡液潴留而形成。囊壁薄，卵泡液清。其直径小于5cm。

③黄素囊肿：常在滋养细胞疾病中出现。其原因是由于人绒毛膜促性腺激素过度分泌，长期刺激卵巢，使之过度黄素化所致。直径可达10cm左右。可为双侧性，表面光滑，色黄。当清除葡萄胎或人绒毛膜促性腺激素水平降低后3个月可自动消失，无须特殊治疗。

④多囊性卵巢：由于内分泌功能紊乱，丘脑下部-垂体平衡失调，黄体生成素过度刺激卵巢，导致卵巢内含有多个囊肿。双侧卵巢均匀增大，为正常的2~3倍，表面光滑，色白，包膜厚，切面有多个囊性卵泡。可导致闭经、多毛、不孕等多囊卵巢综合征。

⑤卵巢子宫内膜异位囊肿：见本章第二节。

卵巢良性肿瘤生长缓慢，早期肿瘤较小，多无自觉症状。当肿瘤增大至中等大小时，可出现腹胀，并可在腹部扪及肿块。较大的肿瘤可以占满盆腔，甚至占满整个腹腔并出现压迫症状，如尿频、尿急、便秘、心悸、气急、呼吸困难等。如果出现并发症则可能出现一些严重的症状。如并发蒂扭转或囊肿破裂时，病人可突然发生一侧下腹剧痛，常伴恶心、呕吐，甚至休克。若并发感染时，则可出现高热、腹痛、肿块及腹部压痛、肌紧张及白细胞计数升高等腹膜炎征象。

（2）心理状况：当病人得知自己患有卵巢肿瘤时，无论肿瘤是良性还是恶性，病人都会有怀疑、不安、焦虑、恐惧等心理反应，特别在判断肿瘤性质期间，对病人和家属而言，是一个艰难而又恐惧的时期，此时迫切需要相关信息的支持，并渴望尽早得到确切的诊断结果。由于卵巢肿瘤的治疗方案均为手术治疗，治疗后可能改变生育状态和既往的生活方式，从而产生极大的压力，需要护理人员协助应对这些压力。

3. 诊断检查

（1）妇科检查：应用妇科双合诊（三合诊）检查，常可发现阴道穹隆部饱满，可触及囊性或实性的肿块，子宫位于肿瘤的侧方或前后方。注意评估卵巢肿瘤的大小、质地、单侧或双侧、活动度、肿瘤与子宫及周围组织的关系。

（2）B型超声波检查：可确定肿块的部位、大小、形态及性质，从而对肿块的来源作出定位；又能鉴别卵巢肿瘤、腹水和结核性包裹积液。

（3）细胞学检查：腹水或腹腔冲洗液找癌细胞，对进一步确定卵巢癌的临床分期和选择治疗方案有意义。

（4）腹腔镜检查：可直视肿块的大体情况，并可对整个盆腔、腹腔进行观察，必要时可在可疑部位进行多点活检。

（5）放射学检查：若为卵巢畸胎瘤行腹腔平片检查，可显示骨质及牙齿等。

（6）细针穿刺活检：用长细针（约6cm）经阴道后穹隆（或经直肠）直接刺入肿瘤，在真空下抽吸组织或液体做病理检查，可鉴别良、恶性肿瘤。

（7）其他：利用免疫、生化等方法测出病人血清中的肿瘤标志物，如抗生素原标志物-AFP，激素标志物-绒毛膜促性腺激素 β-亚单位（β-hCG）等。

【护理诊断】

1. 焦虑　与卵巢肿块有关。
2. 预感性悲哀　与切除子宫、卵巢有关。

【预期目标】

1. 病人能描述自己的焦虑，并列出缓解焦虑的方法。
2. 病人能用语言表达切除子宫和卵巢的看法，并积极接受治疗过程。

【护理措施】

1. 心理护理　提供支持，协助病人应对压力，经常巡视病房，了解病人的疑虑和要求，倾听病人的主诉，讲解有关卵巢肿瘤的治疗、护理等知识，安排已康复的病人现身说法，鼓励病人参与护理活动，增强治愈疾病的信心，缓解紧张与焦虑情绪。

2. 协助病人接受各项检查　向病人解释各项检查的意义，使病人愉快地接受各项检查，主动配合医生完成各项检查。

3. 协助病人接受治疗　卵巢肿瘤最主要的治疗方法是手术，要向病人及家属介绍手术经过，解除病人对手术的种种顾虑，愉快接受手术，主动配合治疗。

4. 按腹部手术护理内容做好术前准备和术后护理。

5. 出院健康教育　卵巢非赘生性直径<5cm者，应3~6个月复查一次；良性肿瘤手术后1个月常规复查；恶性肿瘤术后需辅以化疗；加强预防保健意识；饮食应高蛋白、富含维生素A，避免高

胆固醇饮食；高危妇女可预防性口服避孕药；30岁以上妇女应每年进行一次妇科普查。

【护理评价】

1. 病人能描述造成压力、引起焦虑的原因，并能以积极的方式应对压力，缓解焦虑。

2. 病人在住院期间能与医护人员沟通，积极配合治疗，参与护理过程。

三、葡萄胎

滋养细胞疾病(trophoblastic disease)是一组来源于胎盘滋养细胞的疾病。按照组织学分类分为葡萄胎、侵蚀性葡萄胎、绒毛膜癌及胎盘部位滋养细胞肿瘤。侵蚀性葡萄胎、绒毛膜癌可发生远处转移，其诊断、处理、治疗基本相同，故合称为滋养细胞肿瘤。葡萄胎主要是胎盘滋养细胞增生，间质水肿，形成大小不一的水疱，水疱间借蒂连接成串如葡萄。因病变局限于宫腔内，属于滋养细胞良性病变。年龄<20岁及>35岁妊娠妇女发病率明显升高。

【护理评估】

1. 病史　询问病人及家族既往病史，是否有滋养叶细胞疾病病史。病人的月经史、生育史，此次妊娠情况，有无停经后阴道流血、妊娠剧吐、水疱物排出。了解是否有头晕、头痛、水肿等妊娠高血压综合征表现；是否有贫血、感染、急腹痛等症状。

2. 身心状况　病人无胎动感，扪不到胎体。了解血压、水肿情况。了解病人及家属对疾病的反应、对此次妊娠的期望程度和可能产生的心理问题，评估病人的语言，了解对清宫手术治疗的恐惧程度。

3. 诊断检查

(1) 产科检查：子宫大于停经月份，腹部检查扪不到胎体。

(2) 多普勒超声：无胎心音。

(3) 绒毛膜促性腺激素(hCG)测定：高于正常范围或持续不降。

(4) B超检查：增大子宫充满雪花光片，未见正常胎体影像。

【护理诊断/问题】

1. 恐惧　与真实或想象的葡萄胎对健康的威胁及将要接受清宫手术有关。

2. 自尊紊乱　与分娩期望得不到满足及对将来妊娠的担心有关。

3. 知识缺乏：缺乏疾病的信息及葡萄胎随访知识。

【护理目标】

1. 病人能掌握减轻恐惧的技巧，积极配合清宫手术治疗。

2. 病人能接受葡萄胎及流产的结局。

3. 病人能陈述随访的重要性、方法及内容。

【护理措施】

1. 心理护理　鼓励病人表达心理感受及疑问。讲解疾病知识及清宫手术的过程，纠正错误认识，解除顾虑和恐惧，增强信心。

2. 病情观察　观察腹痛、阴道流血及排出物及生命体征。评估流血量及排出物性质。

3. 做好治疗配合　备血、建立静脉通道，准备好催产素和抢救药品。刮宫开始后加催产素10IU于液体中，术后刮出物送病检。对妊高征病人做好相应治疗配合及护理。

4. 健康及随访指导　注意饮食、休息、活动；指导病人留置清晨第一次尿。保持外阴清洁，预防感染。定期随访，通过定期随访，可早期发现滋养细胞肿瘤并及时治疗。随访内容：①hCG定量测定，葡萄胎清除后每周1次，直至连续3次正常。然后每月1次，持续至少半年。此后每半年1次，共随访2年。②随访月经恢复情况，月经周期是否规律，有无异常出血情况，有无咳嗽、咯血等转移症状。③定期作妇科检查、B超，必要时摄X线胸片。葡萄胎后应避孕1年，可采用避孕套或口服避孕药。妊娠后早期做B超和hCG测定，以明确是否为正常妊娠，分娩后也需随访，直至hCG正常。

【护理评价】

1. 病人能按照护理人员的指导积极配合清宫手术治疗。

2. 病人能与家属及医护人员讨论疾病相关知识及未来的妊娠问题。

3. 病人能完成随访的全过程。

第二节　常见恶性肿瘤

女性生殖器官恶性肿瘤可发生于生殖器官的任何部位，但以子宫颈癌、子宫内膜癌及卵巢恶性肿瘤最常见，称为妇科三大恶性肿瘤。

女性生殖器官恶性肿瘤对妇女的健康造成很大的威胁，其治愈的关键是"三早"即早期发现、早期诊断、早期治疗。

近年来我国各地普遍开展了妇女病的普查普治,重视了癌前病变的早期诊断和治疗,阻断了子宫颈癌的发生,使我国子宫颈癌的发生率明显下降。子宫内膜癌的发生有逐年上升的趋势,但若能提高警惕,重视绝经后阴道流血,及时采取分段诊刮、宫腔镜及B超显像等检查,早期诊断并不困难。卵巢癌因卵巢位于盆腔深部,早期症状不明显,又缺乏有效的特异辅助诊断方法,早期诊断比较困难,是目前严重威胁妇女健康的一种肿瘤。

恶性肿瘤的治疗主要是手术、化疗和放疗的综合应用。

一、子宫颈癌

子宫颈癌(carcinoma of cervix uteri)最常见的妇科恶性肿瘤之一。严重威胁妇女的生命,多见于35~55岁妇女。近40年来,国内外普遍应用阴道脱落细胞涂片检查法进行防癌普查,在早期诊断的基础上配合手术及放射等治疗,有效地控制了宫颈癌的发生和发展。子宫颈癌的病因尚不清楚,一般而言,早婚、早育、多产、宫颈慢性炎症以及性生活紊乱者宫颈癌的发病率明显增高。配偶为高危男子(有阴茎癌、前列腺癌或前妻患宫颈癌)的妇女易患宫颈癌。经济状况、种族和地理因素与宫颈癌的发病率有关,还可能与通过性交而传播的某些病毒有关。

【护理评估】

1. 病史 询问病人婚育史,性生活史,与高危男子的性接触史。有无慢性宫颈炎、性病等疾病史,家族史,家庭经济状况、所处地理位置与环境,注意宫颈癌的诱因。年轻病人有无月经周期、经期或经量异常,老年病人绝经后有无不规则阴道渗血等情况。既往妇科检查情况、子宫颈刮片细胞学检查结果及处理经过等。

2. 身心状况

(1)身体状况:早期病人一般无自觉症状,多由妇科检查或普查中发现异常,通过子宫颈刮片或宫颈活组织检查发现。随病程进展出现典型的临床表现。

1)子宫颈癌的临床分期:子宫颈癌多为鳞状细胞癌,通常好发于子宫颈外口的鳞状上皮与柱状上皮交界处。少数为腺癌,通常侵犯子宫颈内的腺体。子宫颈癌的转移途径以直接蔓延和淋巴转移为主,血行转移极少。在临床上可根据病变分布蔓延的范围加以分期,其治疗方式也视病变的分期而定。其临床分期的方法采用国际妇产科协会(FIGO,1985)修订的临床分期(表10-5-2)

表10-5-2 子宫颈癌的临床分期(FIGO,1985)

0期	原位癌
Ⅰ期	癌局限于子宫颈
Ⅰa期	宫颈临床前癌,即宫颈肉眼未见病变,显微镜下才能诊断,亦称早期浸润癌、镜下早期浸润癌、原位癌早期浸润等
Ⅰa_1期	微灶间质浸润癌,即镜下见轻微间质浸润
Ⅰa_2期	镜下可测量的微小癌,其间质浸润深度为上皮或间质的基膜下不超过5mm,其水平方向播散不超过7mm
Ⅰb期	病变范围超出Ⅰa_2期,临床可见或不可见病变血管间质浸润,血管内或淋巴管内有瘤栓不改变分期,但应注明,以便将来判断是否影响治疗效果
Ⅱ期	癌灶超出宫颈,阴道浸润未达下1/3,宫旁浸润未达盆壁
Ⅱa期	癌累及阴道为主,无明显宫旁浸润
Ⅱb期	癌浸润宫旁为主,无明显阴道浸润
Ⅲ期	癌灶超越宫颈,阴道浸润已达下1/3,宫旁浸润已达盆壁,有肾盂积水或肾无功能者均列入Ⅲ期,但非癌所致的肾盂积水及肾无功能者除外
Ⅲa期	癌累及阴道为主,已达下1/3
Ⅲb期	癌浸润宫旁为主,已达盆壁,或有肾盂积水或肾无功能
Ⅳ期	癌播散超出真骨盆,或癌浸润膀胱黏膜或直肠黏膜
Ⅳa期	癌浸润膀胱黏膜或直肠黏膜
Ⅳb期	癌浸润超过真骨盆,有远处转移

2)子宫颈癌的躯体表现:接触性出血和白带增多为宫颈癌最早的躯体反应,晚期表现为阴道出血、排液、疼痛。

①阴道出血:原位癌、Ⅰa期癌常无自觉症状,Ⅰb期及以后表现为少量接触性出血,即性交后或妇科检查后有少量出血,随后可能有经间期或绝经后间断出血。晚期出血量增多,少数因大血管被侵蚀而发生大出血。

②阴道排液:多发生在阴道流血之后,初期为

稀薄水样,量少,无臭。当癌组织坏死、感染,则有大量脓性或米汤样恶臭白带。

③疼痛:因癌组织浸润宫旁组织或压迫神经,引起腰骶部持续性疼痛。当盆腔病变广泛时,可因静脉和淋巴回流受阻,导致下肢肿痛。

④其他反应:当癌组织侵犯膀胱和直肠时可出现大小便异常、输尿管梗塞、肾盂积水;由于慢性消耗出现恶病质等。

(2)心理状况:当妇科普查中发现宫颈刮片异常时,绝大多数人会感到震惊,常表现为发呆或出现一些令人费解的行为。所有病人患子宫颈癌后都会有恐惧感,害怕疼痛、被遗弃和死亡。当确诊后,也会经历否认、愤怒、妥协、忧郁和接受期的心理反应阶段。

3. 诊断检查

(1)妇科检查:进行阴道窥视、指诊、三合诊检查,观察宫颈局部病变,了解宫旁浸润的范围和程度。

(2)子宫颈刮片细胞学检查:是目前发现宫颈癌前病变和早期宫颈癌的辅助检查方法之一,也是普查的主要方法。必须在宫颈移行带区取材并认真镜检,防癌涂片用巴氏染色,结果分为5级:Ⅰ级正常,Ⅱ级炎症引起,Ⅲ级可疑,Ⅳ级可疑阳性,Ⅴ级阳性。Ⅲ级及以上需进一步检查,以明确诊断。

(3)碘试验:将碘溶液涂在宫颈和阴道壁上,观察其染色情况。正常宫颈和阴道上皮含有丰富的糖原,可被碘液染为棕色或深赤褐色,不着色部位,则为宫颈病变的危险区,在碘不着色部位取材进行宫颈活组织检查,可提高诊断率。

(4)氮激光肿瘤固有荧光诊断法:利用肿瘤固有荧光诊断仪对病灶进行目测,根据病灶组织与正常组织发出荧光的不同颜色作出诊断,即目测见宫颈表面呈紫色或紫红色为固有荧光阳性,提示有病变;出现蓝白色为阴性,提示无恶性病变。本检测方法简便,不需服光敏药,无副反应,尤其适用于癌前病变的定位活检,并适用于大规模普查。

(5)阴道镜检查:凡宫颈刮片细胞学检查Ⅲ级或Ⅲ级以上,或肿瘤固有荧光检测阳性病人,应在阴道镜观察下,选择有病变的部位进行活组织检查。

(6)宫颈或宫颈管活体组织检查:是确诊宫颈癌及宫颈癌前病变最可靠的方法。选择宫颈鳞-柱状上皮交界部3、6、9和12点四处取机体组织送检,或在碘试验、肿瘤固有荧光检测、阴道镜指导下或肉眼观察可疑区,取多处组织送病理检查。若宫颈刮片细胞学检查为Ⅲ级或Ⅲ级以上者,宫颈活检为阴性时,需用小刮匙搔刮宫颈管组织送检。

【护理诊断】

1. 恐惧 与宫颈癌可危及生命或手术有关。

2. 舒适的改变 与阴道不规则流血、阴道排液或手术创伤有关。

3. 营养失调 与恶性肿瘤慢性消耗有关。

【预期目标】

1. 病人能提高对宫颈癌的认识,消除恐惧心理,增强治疗信心。

2. 能维持合理的营养。

3. 适应术后生活方式。

【护理措施】

1. 心理护理 倾听病人的主诉,同情理解病人的心情,多陪伴安慰病人,多给病人讲一些相同疾病治愈的例子或请已治愈的病友现身说法,以消除病人的恐惧心理,树立战胜疾病的信心。

2. 协助病人接受各种诊治方案 评估病人目前的身心状态及接受诊治方案的心理反应,向病人介绍有关宫颈癌的医学常识、诊治过程、可能出现的不适及有效的应对措施。为病人提供安全隐蔽的环境,鼓励病人提出问题,并与病人共同讨论问题,解除疑问,缓解其不安的情绪,使病人以积极的态度接受诊断和治疗。

3. 指导病人维持足够的营养 评估病人对营养的认知水平,目前的营养状况及饮食习惯。纠正病人不良饮食习惯,指导病人摄入高蛋白、高维生素、富含营养、易消化的食物,必要时与营养师联系,保证其营养需要。

4. 指导病人维护个人卫生 术前指导病人勤擦身、更衣、保持床单位清洁;保持外阴清洁,每天冲洗会阴2次,勤换会阴垫,便后及时清洗外阴并更换会阴垫。术后注意保持病室空气新鲜,环境舒适,并注意做好个人卫生,防止并发症的发生。对不能手术的晚期病人,要特别注意搞好个人卫生,防止感染。

5. 根据不同的治疗方案进行护理 对需手术治疗的病人,按腹部和会阴手术的护理内容做好术前、术后护理,术前向病人讲解各项操作的目的、意义、时间、过程和可能的感受,使病人理解并主动配合。术前3天选用苯扎溴铵或氯己定等消毒剂消毒宫颈及阴道。手术前夜清洁灌肠,保证肠道清洁,发现异常及时与医师联系。

6. 做好术后康复护理 宫颈癌根治术手术范围广,术后反应大。术后应注意密切观察生命体征,一般要求半小时测血压、脉搏一次并记录,平稳后改每4小时测量一次;及时记录出入液量;保持导尿管、腹腔引流、阴道引流通畅,认真观察引流物的性状和量,引流管一般术后48~72小时取除,导尿管于术后7~14天拔除。指导卧床的病人在床上进行肢体锻炼,以预防并发症的发生。术后接受化疗、放疗,按化、放疗护理常规进行护理。

7. 健康教育 积极鼓励病人及家属参与出院计划的制订,以保证计划的实施;向病人宣传随访的重要性和时间一般为:治疗后最初每月1次,连续3个月后改为每3个月1次,一年后改每半年1次,第三年开始每年1次或信访;如出现症状应及时随访;根据病人具体情况指导术后的生活方式,依据术后复查结果恢复性生活,认真听取病人对性问题的疑虑,提供有针对性的帮助;提供预防保健知识,宣传诱发宫颈癌的高危因素,积极治疗慢性宫颈炎,定期进行妇科普查,发现异常及时就诊。

【护理评价】

1. 病人住院期间能以积极的态度配合诊断和治疗。

2. 病人对合理营养有充分的认识,能摄入足够的营养素。

3. 病人能适应术后的生活方式,有一定的自护知识和能力。

二、卵 巢 癌

卵巢癌是女性生殖器官癌症中致死率最高的癌症,也是最不容易做早期诊断的癌症。卵巢癌可发生于任何年龄的妇女,但以50~59岁年龄段发病率最高。近年来发病率有年轻化趋势。约20%~25%卵巢癌病人有家族史,卵巢癌的发病还可能与高胆固醇饮食及内分泌因素有关。卵巢癌早期一般无症状,当肿瘤长至中等大小时,会出现邻近器官的压迫或腹胀现象,这时,癌细胞已蔓延至输卵管、子宫和韧带,并迅速转移到对侧卵巢及相关组织,甚至远距离转移,其转移的特点是:外观局限的肿瘤,却在腹膜、大网膜、腹膜后淋巴结、横膈等部位已有亚临床转移。其转移途径主要通过直接蔓延、腹腔种植和淋巴转移。常见的卵巢癌有:

1. 浆液性囊腺癌(serous cystadenocarcinoma) 是最常见的卵巢恶性肿瘤,多为双侧,体积较大,半实质性,囊壁有乳头生长,囊液混浊,有时呈血性。肿瘤生长速度快,预后差。

2. 黏液性囊腺癌(mucinous cystadenocarcinoma) 约占卵巢恶性肿瘤的10%,多为单侧。瘤体较大,囊壁可见乳头或实质区囊液混浊或为血性。预后较浆液性囊腺癌好。

3. 未成熟畸胎瘤(immature teratoma) 是恶性肿瘤。常为单侧实质瘤,由分化程度不同的未成熟胎胚组织构成,主要为原始神经组织。好发于青少年。体积较大,其转移及复发率均较高。

4. 无性细胞瘤(dysgerminoma) 属中等恶性的实质性肿瘤,好发于青春期及生育年龄妇女。多为单侧,而且右侧多于左侧,中等大小,包膜光滑,对放疗特别敏感。

5. 内胚窦瘤(endodermal sinus tumor) 又名卵黄囊瘤(yolk sac tumor),属高度恶性肿瘤,多见于青少年及儿童。多为单侧,体积较大,易发生破裂。其生长迅速,易早期转移,预后差。

6. 颗粒细胞瘤(granulosa cell tumor) 是最常见的功能性肿瘤,属低度恶性肿瘤,好发于45~55岁妇女。肿瘤能分泌雌激素,青春期前可出现假性性早熟。生育年龄可引起月经紊乱,绝经后妇女则可出现子宫内膜增生过长,甚至发生腺癌。肿瘤表面光滑,多为单侧性,呈圆形或卵圆形,大小不一。一般预后良好。

7. 卵巢转移性癌 体内任何部位的原发性癌均可转移到卵巢。其中库肯勃瘤是一种特殊的转移性腺癌,原发部位为胃肠道。肿瘤为双侧性,中等大小,多保留卵巢原状或呈肾形。一般无粘连,切面实性,胶冻样,多伴腹水,预后极差。

【护理评估】

1. 病史 询问病人月经史、生育史、家族史,腹部包块出现的时间,有无自觉症状,注意收集与发病有关的高危因素。

2. 身心状况

(1) 身体状况:早期多无自觉症状,出现症状时已属晚期,由于肿瘤生长迅速,短期内可有腹胀,腹部扪及肿块,出现腹水。症状轻重取决于肿瘤的大小、位置、侵犯邻近器官的程度、有无并发症及组织学类型。肿瘤向周围组织浸润或压迫神经时,则可引起腹痛、腰痛或下肢疼痛。压迫盆腔静脉时,可出现下肢水肿,晚期表现为消瘦、严重贫血等恶病质现象。

（2）心理状态：当病人得知自己患卵巢癌时,会产生恐惧、紧张、不安、怀疑、否认等多种心理反应。

3. 诊断检查　与良性卵巢肿瘤诊断检查相同。

【护理诊断】

1. 恐惧　与卵巢癌有对生命的威胁有关。
2. 绝望　与卵巢癌预后差有关。
3. 疼痛　与晚期癌症侵犯神经和周围组织或手术创伤有关。

【预期目标】

1. 病人能诉说自己患卵巢癌后的心理感受和对疾病的看法。
2. 病人能面对现实,接受各项诊治方案,主动配合治疗。
3. 住院期间能缓解或消除疼痛等不适。

【护理措施】

1. 心理护理　仔细观察病人的言行,多陪伴病人,了解病人的心理反应与情绪变化,做细致的思想工作,帮助病人渡过难关,面对现实,积极配合治疗,树立战胜疾病的信心。
2. 治疗与护理　配合治疗方案做好各项护理工作,使病人能积极地接受各项治疗,防止并发症。
3. 做好健康教育　培养病人自我保健、自我预防和自我护理的能力。
4. 手术护理　对手术病人,认真做好术前准备和术后护理。
5. 化疗与放疗的护理　对需化疗、放疗的病人按化疗、放疗的要求做好各项护理工作。
6. 健康教育　针对病人具体情况进行健康教育和指导。

【护理评价】

1. 病人对所患疾病有所认识,能面对现实,主动配合治疗与护理。
2. 能积极应对治疗中出现的各项反应。

三、子宫内膜癌

子宫内膜癌(carcinoma of endometrium)绝大多数是腺癌,为女性生殖道常见的三大恶性肿瘤之一。好发于绝经后的妇女,发病年龄在50～59岁之间。近年来发生率有上升趋势,约占女性癌症总数的7%,占女性生殖道恶性肿瘤的20%～30%,与宫颈癌相比,已趋于接近,甚至超过。其发生与肥胖、糖尿病、高血压、未生育过、长期使用雌激素、遗传因素等有关。其转移途径主要为：直接蔓延、淋巴转移、血行转移。

检查：①分段诊断性刮宫：是主要的确诊方法。②宫腔镜检查：用于诊刮阴性而病史有癌症可疑时。③超声波：超声波检查常见于子宫内膜癌的筛查,可发现子宫内膜占位性病变。

临床分期：临床分期常根据国际妇产协会(FIGO,2014)修订的分期法(表10-5-3)。

表10-5-3　子宫内膜癌手术-病理分期(FIGO,2014年)

期别	肿瘤范围
Ⅰ期	肿瘤局限于子宫体
ⅠA	肿瘤浸润深度<1/2肌层
ⅠB	肿瘤浸润深度≥1/2肌层
Ⅱ期	肿瘤侵犯宫颈间质,但无宫体外蔓延
Ⅲ期	肿瘤局部和(或)区域扩散
ⅢA期	肿瘤累及浆膜层和(或)附件
ⅢB期	阴道和(或)宫旁受累
ⅢC期	盆腔淋巴结和(或)腹主动脉旁淋巴结转移
ⅢC1	盆腔淋巴结转移
ⅢC2	腹主动脉旁淋巴结转移伴(或不伴)盆腔淋巴结转移
Ⅳ期	肿瘤累及膀胱和(或)直肠黏膜;(或)远处转移
ⅣA	肿瘤累及膀胱和(或)直肠黏膜
ⅣB	远处转移,包括腹腔内转移和(或)腹股沟淋巴结转移

主要表现：不规则阴道流血为最常见的症状,其中绝经后阴道出血为最典型的症状。少数病人在病变早期有水样或血性白带增多,晚期合并感染则出现恶臭脓性或脓血性分泌物,癌组织侵犯周围组织或压迫神经可出现下腹及腰骶部疼痛,并向下肢放射。当宫颈被癌组织堵塞致宫腔积脓时则出现下腹胀痛及痉挛性子宫收缩痛。

治疗原则：目前主张尽早手术,尤其是早期病例,根据临床分期选择手术方式,一般Ⅰ期病人行子宫及双侧附件切除术；Ⅱ期病人行根治性子宫切除加盆腔淋巴摘除术，术后辅以放射治疗；Ⅲ、Ⅳ期则因人而异，除手术外可使用放疗、化疗和激素等综合治疗。

【护理评估】

1. 病史 注意本病的高危因素如老年、肥胖、绝经延迟、少育或不育等病史，并需询问家族肿瘤史。

2. 身心状况 围绝经期妇女月经紊乱或绝经后再现不规则阴道流血，均应先排除内膜癌后，再按良性疾病处理。晚期常伴有全身症状，如贫血、消瘦、恶病质等。

病人得知患内膜癌时，会产生恐惧、焦虑等心理反应，害怕疼痛、被遗弃和死亡。为选择治疗方案而心神不定，或为接受手术治疗而恐惧、不安等。

3. 诊断检查

（1）分段刮宫：是确诊内膜癌最常用最可靠的方法。先用小刮匙环刮宫颈管，再进宫腔搔刮内膜，取得的刮出物分瓶标记送病理检查。分段刮宫操作要小心，以免穿孔，尤其当刮出多量豆腐渣样组织疑为内膜癌时。只要刮出物已足够送病理检查，即应停止操作。

（2）细胞学检查：仅从阴道后穹隆或宫颈管，吸取分泌物做涂片寻找癌细胞，阳性率不高；若用特制的宫腔吸管或宫腔刷放入宫腔，吸取分泌物找癌细胞，阳性率达90%。此法作为筛选，最后确诊仍须根据病理检查结果。

（3）B型超声检查：极早期时见子宫正常大，仅见宫腔线紊乱、中断。典型内膜癌声像图为子宫增大或绝经后子宫相对增大，宫腔内见实质不均回声区，形态不规则，宫腔线消失，有时见肌层内不规则回声紊乱区，边界不清，可作出肌层浸润程度的诊断。

（4）宫腔镜检查：可直视宫腔，若有癌灶生长，能直接观察病灶大小、生长部位、形态，并可取活组织送病理检查。

（5）其他：有条件者可选用MRI、CT和淋巴造影检查及血清CA125检测等。

【护理诊断】

1. 焦虑 与住院、接受诊断治疗及担心疾病预后有关。

2. 知识缺乏：缺乏子宫内膜癌手术前准备内容、术后康复等知识。

3. 睡眠型态紊乱 与环境变化及疼痛有关。

【护理目标】

1. 病人能主动参与诊治过程。

2. 病人能说出手术后锻炼、呼吸控制等活动技巧。

3. 病人能讲述影响睡眠的原因，说出应对措施。

【护理措施】

1. 心理护理 要尽量采用非技术性语言使病人能听得懂，帮助病人减轻对疾病及手术的焦虑及恐惧，建立信心，能主动配合治疗和护理。

2. 一般护理 加强营养，应给予高热量、高蛋白、高维生素的饮食。

3. 治疗护理

（1）手术前护理：做好常规准备，包括内脏功能检查及皮肤准备。应告诫病人，手术治疗是首选的治疗方法，只要病人全身情况能耐受，无手术禁忌证，均应做剖腹探查。

（2）激素及其他药物治疗的护理：对于晚期癌、癌复发者、不能手术切除或年轻早期病人要求保留生育功能者，均可考虑孕激素治疗。在治疗过程中需注意观察副反应，一般副反应轻，可引起水钠潴留，出现水肿、药物性肝炎。应告诉病人停药后会逐步好转。对三苯氧胺治疗的病人，应注意观察药物的副反应，潮热、畏寒类似更年期综合征的反应，以及骨髓抑制反应。少数病人可出现阴道流血、恶心、呕吐。如出现副反应应向医师汇报。

（3）化疗药物治疗护理：常用于晚期不能手术、放疗或治疗后复发的病例。常用药有5FU、CTX、MBC等。按化疗常规护理。

4. 出院指导 完成治疗后应定期随访，及时确定有无复发。随访时间：术后2年内，每3~6个月1次；术后3~5年，每6个月至1年1次。随访检查内容包括：①盆腔检查（三合诊）；②阴道细胞学涂片检查；③胸片（6个月至1年）；④晚期病人，可进行血清CA125检查。根据不同情况，亦可选用CT、MRI等。

5. 健康教育 宣传预防及早期发现内膜癌的重要性。普及防癌知识，中年妇女每年进行一次妇科检查，尤其是高危人群。正确掌握使用雌激素的指征。围绝经期妇女月经紊乱或不规则阴道流血者应先除外内膜癌。绝经后妇女出现阴道流血警惕内膜癌可能。注意高危因素，重视高危病人。

【护理评价】
1. 病人能积极主动参与诊治过程。
2. 病人能如期恢复体能,生活能自理。说出手术后锻炼、呼吸控制等活动技巧。
3. 病人能列举缓解心理压力的方法,睡眠满意。

四、滋养叶细胞肿瘤

侵蚀性葡萄胎和绒毛膜癌为滋养细胞肿瘤。侵蚀性葡萄胎是葡萄胎组织侵蚀了子宫肌层或转移至其他器官,具有一定的恶性,多数仅造成局部侵蚀,少数并发远处转移,预后较好。侵蚀性葡萄胎多继发于葡萄胎后,多数在葡萄胎清除后6个月内发生。绒毛膜癌是滋养细胞肿瘤中恶性程度最高的一种,50%发生于葡萄胎之后,其余可分别继发于流产、足月产或异位妊娠之后。其侵蚀破坏力强,早期即可经血液循环向远处转移,最常见的转移部位是肺,依次为阴道、脑、肝、肾。滋养细胞肿瘤临床表现为阴道流血、腹痛、盆腔肿块及转移灶的症状。可根据临床特点、hCG测定、B超和组织学检查进行诊断。治疗原则以化疗为主,手术为辅。

【护理评估】
1. 病史 葡萄胎第一次刮宫的资料,包括时间,水疱大小、量;刮宫次数及刮宫后阴道流血的量、质、时间;子宫复旧情况;血、尿hCG随访资料;询问原发灶及转移灶的主诉;肺X线检查的结果。是否化疗及化疗时间、药物、剂量及用药后机体反应。
2. 身心状况
(1) 转移症状:滋养叶细胞穿破子宫导致腹腔内出血出现腹痛、贫血、休克;阴道子宫颈转移破溃导致阴道大出血;肺转移可出现咳嗽、血痰、咳血、胸痛;脑转移出现一过性跌倒、失语、失明、头痛、呕吐、偏瘫及昏迷。
(2) 心理状况:了解病人及家属对疾病的反应,有无恐惧。评估病人及家属对住院、医疗费用的反应,了解病人及家属对生育的态度。
3. 诊断检查
(1) 血、尿hCG测定:葡萄胎排空后8周,hCG持续阳性或由阴转阳。自然流产后、异位妊娠术后、足月妊娠后hCG未降至正常水平。
(2) 胸部X线片:有结节状阴影是肺转移体征。

(3) 妇科检查:子宫大于正常,软,阴道可见紫蓝色结节。
(4) 其他:脑部CT可显示转移灶。

【护理诊断/问题】
1. 活动无耐力 与腹痛、存在转移症状及化疗副作用有关。
2. 恐惧 与接受化疗有关。
3. 角色紊乱 与较长时间住院及化疗有关。
4. 潜在并发症:肺、阴道、脑转移。
5. 有围术期受伤的危险 与接受手术有关。
6. 无能为力感 与病程长、预后不测有关。

【护理目标】
1. 病人能按照要求进行基本的活动。
2. 病人的恐惧感减轻或消失。
3. 病人适应角色的改变。
4. 病人避免了不该出现的并发症。
5. 病人无手术期的受伤。
6. 病人主动参与治疗和护理活动。

【护理措施】
1. 心理护理 向病人及家属介绍住院环境、病友及医护人员,减轻病人的陌生感。提供有关化学药物治疗、手术、检查等医疗护理信息,以减少病人的恐惧及无助感。提供疾病的信息,帮助病人及家属建立战胜疾病的信心。主动听取病人及家属的意见,了解其对治疗、预后的真实想法。
2. 观察病情 注意腹痛及阴道流血情况;观察病人的血压、脉搏、呼吸;做好手术准备。观察转移症状,发现异常及时通知医生。
3. 做好治疗配合 化疗按化疗护理、手术治疗按妇科手术前后护理。
4. 有转移灶者,按相应症状护理。
(1) 阴道转移病人的护理:限制走动,禁止不必要妇检和窥阴器检查,预防阴道破溃出血。备血、准备好各种抢救器械和物品(输血、输液用物、长纱条、止血药、照明灯、氧气)。出现阴道破溃出血要立即通知医生并配合抢救,用纱条填塞阴道压迫止血。纱条必须24~48小时取出。同时遵医嘱输血、输液、抗炎,注意阴道流血及生命体征。
(2) 肺转移病人护理:卧床休息,配合医嘱治疗,病人出现大咯血有窒息、休克、死亡危险,应立即通知医生,给予病人头低侧卧位保持呼吸道通畅,轻击背部,排出积血。
(3) 脑转移病人的护理:严密观察生命

征、出入水量,配合治疗和检查。预防并发症发生如跌倒、咬伤、吸入性肺炎、角膜炎、压疮。出现昏迷、偏瘫按相应护理常规护理。

5. 卫生健康指导 鼓励病人进食高蛋白、高维生素、易消化饮食,以增强机体的抵抗力。注意休息,阴道转移者应卧床休息,以免引起破溃大出血。注意卫生,保持外阴清洁,预防感染。采取避孕措施。出院后严密随访;第1年内每月随访一次,1年后每3月1次,持续3年,再每年1次至5年,此后每2年1次。内容同葡萄胎。

【护理评价】

1. 病人能按照指导进行适当的活动。
2. 病人能与医护人员讨论治疗方案,诊治过程中表现积极的行为,具有一定的化疗自我护理的知识和技能。
3. 病人没有因护理不当而引起并发症及手术期的受伤。
4. 病人没有出现绝望的行为。

第六章

不孕症护理

第一节 概 述

凡婚后未避孕,有正常性生活、同居 2 年而未曾妊娠者,称不孕症(infertility)。婚后未避孕从未妊娠者称原发性不孕,曾有过妊娠而后未避孕连续 2 年不孕者,称为继发性不孕。

一、原 因

受孕是一个复杂的生理过程。卵巢要排出正常卵子;精液正常并有正常形态和数量的精子;精子和卵子要能够在输卵管内相遇结合成为受精卵,而后在宫腔着床发育。导致不孕的原因也很复杂。

(一)女性不孕因素

约占 60%,以输卵管及卵巢因素为多。

1. 排卵障碍 常由于下丘脑-垂体-卵巢轴功能紊乱、全身性疾病、卵巢病变等导致无排卵。

2. 输卵管因素 是不孕症最常见的原因,如输卵管炎症、输卵管发育异常等。

3. 子宫因素 子宫发育不良、黏膜下肌瘤、特异性或非特异性子宫内膜炎症、宫腔粘连及内膜分泌反应不良等可致孕卵不能着床或着床后早期流产。

4. 宫颈因素 体内雌激素水平低下或宫颈炎症时,子宫颈黏液的性质和量发生改变,则影响精子的活力和进入宫腔的数量,宫颈息肉、宫颈口狭窄等均可致精子穿过障碍而不孕。

5. 阴道因素 先天性无阴道、阴道横隔、处女膜闭锁、各种原因引起的阴道狭窄都可能影响精子进入,严重阴道炎症可缩短精子生存时间致不孕。

6. 免疫因素 不孕妇女宫颈黏液内产生抗精子抗体或血清中存在透明带自身抗体都阻碍精子和卵子的正常结合。

(二)男性不孕因素

约占 40%,主要为生精障碍与输精障碍。

1. 精液异常 指无精子或精子数过少,活动力减弱,形态异常。常见的原因有先天发育异常、全身慢性消耗性疾病等。

2. 精子运送受阻 多因炎症致使输精管阻塞,阻碍精子通过。阳痿或早泄病人往往不能使精子进入阴道。

3. 免疫因素 男性体内产生对抗自身精子的抗体,或射出的精子产生自身凝集而不能穿过宫颈黏液。

4. 内分泌功能障碍 如甲亢、肾上腺皮质功能亢进、垂体功能减退等。

二、检查与治疗

(一)体格检查

除一般常规检查外,应注意第二性征发育情况。妇科检查内外生殖器发育情况,有无畸形、炎症、盆腔包块等。常规做盆腔 B 超以进一步了解内生殖器及盆腔内有无异常,胸片及血沉以排除结核病。

(二)男方精液检查

男性正常精液量为 2~6ml,pH 7.5~7.8,室温下放置 20 分钟完全液化,精子数应在 60×10^6/ml 以上,活动数>60%,异常精子<20%。精子数为 20×10^6/ml~60×10^6/ml 者,生育能力差,若少于 20×10^6/ml,则生育能力极差。

(三)女性不孕的特殊检查

1. 卵巢功能检查

(1)连续 3 个月做基础体温测定。

(2)宫颈黏液涂片检查。

(3) 阴道涂片细胞学检查。
(4) 诊断性刮宫。
(5) 血液方面测定促卵泡素、促黄体素、泌乳素、雌二醇、孕酮等。

2. 输卵管通畅试验 有排卵、黄体功能良好者，应行输卵管通畅试验。最常用的是输卵管通液术、子宫输卵管碘油造影术。

3. 性交后试验 测定精子的穿透力和活动情况，宫颈黏液在高倍镜下每视野有20个活动精子为正常。

4. 宫颈黏液、精液组合试验 通过观察精子对宫颈黏液的穿透能力，以测定宫颈黏液中有无抗精子抗体。

5. 腹腔镜或宫腔镜检查 直接观察内生殖器、盆腔及宫腔有无畸形、病变。

（四）处理原则

注意增强体质，增进健康，纠正贫血和营养不良状态，积极治疗各种内科疾病，针对检查结果做相应治疗。如：

1. 排卵功能异常的治疗 如确定不孕的原因是无排卵，则需找出原因对症下药，如以甲状腺素治疗甲状腺功能低下，以性腺激素释放因子治疗性腺功能不足，以性腺激素释放因子的拮抗剂治疗男性激素分泌过多症，以刺激排卵的药物诱发排卵。

2. 子宫、输卵管及骨盆腔因素的治疗 有些子宫解剖结构的异常可用手术矫治，持续性的子宫内膜炎可给予抗生素治疗，子宫内膜异常增生可以用子宫扩张及刮除术去除异常增生的组织。子宫内膜异位症可以手术、药物或两者并用的方式治疗，输卵管阻塞可以行输卵管通气试验治疗或显微手术矫治。子宫颈黏液分泌不足可以小剂量雌激素改善分泌状况。

3. 其他 根据具体检查结果及治疗情况分别采用人工授精、体外受精及胚泡植入，配子输卵管内移植及宫腔配子移植技术。

第二节 不 孕 症

【护理评估】

（一）病史

了解病人的月经情况，包括初潮年龄、经期、经量，以及经期伴随的症状。询问夫妇双方结婚年龄、婚育史，是否两地分居，性生活情况，包括性交频率，采用过的避孕措施等。了解既往有无结核病，特别是腹腔结核、内分泌病。如患有结核病者，可有长期低热、消瘦、月经开始增多，以后减少或停闭。有排卵异常者往往月经不规则、月经稀少、肥胖、多毛、泌乳、原发性闭经等，对于继发不孕者，需了解以往流产或分娩经过，有无感染、大出血等，继发性不孕者，常有小腹持续隐痛，腰骶部酸痛，白带增多，月经不规则、量多的症状。还要了解家族中有无精神病、遗传病史及男方健康状况。

（二）身心状况

由于残余封建意识的影响，一些不孕妇女会出现不同程度的心理障碍。如沮丧、易激怒、多疑、嫉妒、孤独无助、听天由命、负罪感及失落感等。有个别人甚至丧失生活的勇气。

（三）诊断检查

首先对男女双方进行全面的身体检查，以排除目前的疾病状况，除一般常规检查外，应注意第二性征发育情况，因为第二性征是生殖器官成熟和垂体功能的指标。妇科检查内外生殖器发育情况，有无畸形、炎症、盆腔包块等。做盆腔B超以进一步了解内外生殖器及盆腔内有无异常，胸片及血沉以排除结核病。再根据上述检查结果进一步做男性精液检查及女性特殊检查。如：卵巢功能检查、输卵管通畅试验，性交后精子穿透力试验、宫颈黏液、精液组合试验及腹腔镜、宫腔镜检查。

【护理诊断/问题】

1. 知识缺乏：缺乏生育及不孕的相关知识。

2. 绝望 与治疗效果不佳或因不孕受到家庭、周围人的歧视有关。

3. 慢性疼痛 与慢性盆腔炎或子宫内膜异位引起的瘢痕粘连及盆腔充血有关。

【护理目标】

1. 夫妇双方能陈述不孕的主要原因，并能配合进行各项检查。

2. 病人能以积极的态度配合并坚持治疗。

3. 绝对不孕者能面对现实，以坦然乐观的心态处之。

【护理措施】

（一）提供相关知识

首先详尽评估夫妇双方目前具有的不孕相关知识及错误观念，鼓励他们毫无保留地表达自己内心的看法、认识及顾虑，教会他们预测排卵的方法，让他们掌握性交的适当时期。指导夫妇双方注意生活规律，避免精神紧张等情绪改变，保持健康心态,用深入浅出的讲解使他们对生育与不孕有正确了解,纠正错误观念,正确而客观地认识生育与不孕,指出绝大部分不孕因素可以治疗,使他们满怀信心、配合检查。

(二) 协助医师实行治疗方案

配合医师根据检查结果确定治疗方案并向病人提供信息,鼓励他们坚持治疗,对绝对不孕者,帮助他们度过悲伤期,面对现实,根据自身条件接受相应的治疗方案,如人工授精、体外受精、胚泡植入等。

(三) 提供心理支持

由于封建意识的影响,不孕夫妇中,承受着来自家庭及社会的巨大压力,甚至家庭破裂的痛苦,常表现出自悲、无助或对生活的绝望。因此,要耐心听取他们的倾诉,取得他们的信任,给予心理疏导和支持,使他们能正确对待生活,解除紧张情绪,以提高生活质量或使大脑皮质功能紊乱所致的排卵异常得到纠正而受孕。

【护理评价】

1. 病人在诊治过程中解除顾虑,配合检查和治疗。

2. 绝对不孕夫妇能面对现实,并寻求解决问题的途径。

第三节 辅助生育技术

辅助生育技术(assisted reproductive technique,ART)又称助孕技术,指在体外对配子和胚胎采用显微操作技术,帮助不育夫妇妊娠的一组方法,包括人工授精(artificial insemination,AI)、体外受精-胚胎移植(in vitro fertilization and embryo transfer,IVF-ET)、卵细胞浆内单精子注射及其他衍生技术等。辅助生育技术由于药物刺激超排卵引起一些并发症,常见的并发症有卵巢过度刺激综合征、卵巢反应不足、多胎妊娠、自然流产等。

卵巢过度刺激综合征(ovary hyperstimulation syndrome,OHSS)是在实施辅助生育技术过程中刺激卵巢而引起的并发症。OHSS 的发生机制尚未完全阐明,其主要的病理生理特征是由于毛细血管的通透性增加,血管内的液体外渗,有效循环血容量降低、血液高凝状态,从而引起腹水、胸腔积液、少尿、电解质紊乱,严重的会引起肾功能障碍、血栓形成等,临床表现为一系列复杂的综合征。发病的高危因素有年轻、体形瘦小者、促超排卵一开始就用大剂量促性腺激素者、多囊卵巢综合征(PCOS)病人,以及用 hCG 做黄体支持者等。对实施辅助生育的病人应做好如下护理。

一、心理护理

不孕症病人的心态与一般妇科病人不同,主要表现为自卑、沮丧、愧对家人,感到受到不公正待遇等。来住院的病人常常在院外做过多种诊断与治疗,有的甚至花费多年的积蓄就医,对治疗抱有极高的期望,针对这种心理状态,首先热情接待她们,对那些不切实际的想法给予理解,详细介绍影响生育的各个环节、手术的步骤、治疗的作用及有失败的可能,使她们有信心有准备,并也应同时对其丈夫进行宣教,使能配合治疗。

二、促性腺激素用药护理

治疗时严格执行医嘱,尽量做到准时,定量给药。促性腺激素(hMG)的剂量大小对卵泡发育起着至关重要的作用,在抽取药液时要做到剂量准确,不残留药液,hMG、FSH 均为粉剂,在溶解时,应将稀释液沿着安瓿壁缓慢注入,防止泡沫产生,如已产生泡沫,需待泡沫消失后抽取,以免在排气过程中造成药液浪费。注射时应二侧臀部交替,防止注射区域发生硬结,影响疗效。

三、取卵术前准备

取卵术前 2 日,行阴道擦洗,2 次/日。要求做到窥阴器暴露宫颈后,用卵圆钳夹住干棉球揩净阴道内的分泌物,再用 5% PVP 碘溶液棉球擦洗阴道及穹隆周围,并旋转窥阴器,使溶液能充分涂擦到阴道各部,并置换 PVP 棉球,用同方法重复 2 次。

取卵术前 1 日给予腹部及外阴皮肤准备。术前 4 小时肥皂水灌肠 1 次。术前 4 小时禁食。取卵术晨,行外阴冲洗后用消毒治疗,同时遵医嘱给予术前用药,换上清洁衣裤,专人护送至手术室。向病人丈夫做好宣教,嘱在妻子月经周期 5~7 天排精一次。取卵术晨按时到医院取精液送至实验室,并告知取精时要注意无菌操作和精液保温。

四、取卵术后护理

1. 术后体位 病人返回病房后,去枕平卧 6

小时,头偏向一侧,观察有无头痛、恶心、呕吐等症状出现。术后6小时可适当起床活动。

2. 生命体征监测 术后每小时测血压、脉搏1次,连续3次,稳定后每4小时1次,连续24小时。

3. 注意术后并发症的发生及护理 取卵常见的并发症为内出血及感染,偶见脏器损伤。取卵术后常有少量腹腔内出血,一般可很快自行止血并吸收。如有大血管损伤,造成大量内出血,需手术止血。术后需注意观察生命体征、腹痛、阴道流血及有无盆腔感染征象。发现异常及时处理。遵医嘱予抗炎、止血治疗。

五、胚胎移植术后的护理

胚胎移植术(ET术)后卧床6小时,取仰卧位,抬高臀部。6小时后可适当起床活动。主动关心体贴病人,做好生活护理。ET当日起肌注黄体酮40mg,1次/日,以维持黄体期。ET术后3~5天可以出院。

六、卵巢过度刺激综合征护理

超促排卵常见的并发症是卵巢过度刺激综合征。对OHSS发生的病理生理各界报道很多,在此不作详细介绍。在IVF周期中,中重度OHSS的发生率为1%~10%,仅有少部分为重度(0.5%~2%)。OHSS病人血容量向第三体腔转移,表现为胸腔积液、腹水、血容量减少、血液浓缩、少尿、无尿。严重者发生成人呼吸窘迫综合征、心衰、氮质血症,甚至血管栓塞。OHSS是一种自限性疾病,常在排卵后第4天开始出现症状,为腹胀,排便频繁,腹胀逐渐加重至排卵后7天达高峰。如未妊娠,尿量迅速增多,症状很快缓解。如已妊娠,则症状可延迟到20~40天。因此,在护理时要注意询问病人有无腹胀、大便频繁等症状。如已发生重度OHSS,要严格记录24小时出入量,特别是尿量,每日晨空腹测体重、腹围,观察肝、肾功能变化,根据病情扩容治疗,常用的扩容药有低分子右旋糖酐、人血白蛋白、血浆等。如出现大量腹水,发生呼吸窘迫,不能平卧,可考虑在B超引导下行腹腔穿刺放液。必要时终止妊娠。

七、做好出院指导

嘱病人继续测量基础体温,并按时按量肌内注射黄体酮,体温高温相第14天来院抽血检查hCG,以确定是否妊娠。如hCG≥50IU/L,提示已妊娠,嘱注意加强营养,适当休息,避免重体力劳动,忌性生活3个月,ET术后5周可行B超检查,了解胚胎发育情况,若B超探及胚囊或胎心为临床妊娠。在B超检查中,提示有孕三胎以上者,要做好胚胎减灭术的准备,嘱病人在孕8周内来院行胚胎减灭术。

第七章

其他常见妇科疾病护理

第一节 子宫内膜异位症

子宫内膜异位是指具有生长功能的子宫内膜生长在子宫腔内壁以外引起的症状和体征。异位的子宫内膜绝大多数局限在盆腔内的生殖器官和邻近器官的腹膜面,故临床上称为盆腔子宫内膜异位。当子宫内膜生长在子宫肌层内,称子宫腺肌病,部分病人两者可合并存在。

子宫内膜异位症的发病率近年来明显增高,是目前常见妇科病之一。多见于30~40岁的妇女。为良性病变,但有远距离转移和种植能力。初潮前无发病者,绝经后异位的子宫内膜组织可逐渐萎缩吸收,妊娠或使用性激素抑制卵巢功能可暂时阻止疾病的发展,因此,子宫内膜异位症的发病与卵巢的周期性变化有关,也出现周期性的出血,引起周围组织纤维化、粘连,病变局部形成紫蓝色硬结或包块,卵巢的子宫内膜异位最为常见,卵巢内的异位内膜因反复出血而形成多个囊肿,但以单个多见,故又称为卵巢子宫内膜异位囊肿。囊肿内含暗褐色黏稠的陈旧血,状似巧克力液体,故又称为卵巢巧克力囊肿。

【护理评估】

(一)病史

1. 月经史 初潮年龄,月经周期、经期、经量是否正常,有无痛经或其他伴随症状。痛经的性质,是否为进行性加重。

2. 婚育史 结婚年龄,婚次,夫妻性生活情况,有无经期性交。生育情况,足月产、早产、流产次数,现有子女数等。

3. 既往病史 有无先天性生殖道畸形,子宫手术或经期盆腔检查等情况。

(二)身心状态

1. 身体状态

(1)痛经:痛经是子宫内膜异位的典型症状,其特点为继发性和进行性加重。疼痛多位于下腹部和腰骶部,可放射至阴道、会阴、肛门或大腿,常于月经来潮前1~2天开始,经期第一天最剧烈,以后逐渐减轻,至月经干净时消失。

(2)月经失调:部分病人有经量增多和经期延长,少数出现经前期点滴出血。月经失调可能与卵巢无排卵、黄体功能不足等有关。

(3)性交痛:由于异位的内膜出现在子宫直肠陷凹或病变导致子宫后倾固定,性交时子宫颈受到碰撞及子宫的收缩和向上提升引起疼痛。

(4)不孕:占40%左右,其不孕的原因可能与盆腔内器官和组织广泛粘连和输卵管蠕动减弱,影响卵子的排出、摄取和受精卵的运行有关。

2. 心理状态 由于疼痛、不孕造成病人顾虑重重,心理压力大,对需要手术的病人,会有紧张、恐惧等心理问题。

(三)诊断性检查

1. 妇科检查 典型者子宫后倾固定,盆腔检查可扪及盆腔内有触痛性结节或子宫旁有不活动的囊性包块。

2. 辅助检查

(1)B型超声检查:可确定卵巢子宫内膜异位囊肿的位置、大小和形状。

(2)腹腔镜检查:可发现盆腔内器官或子宫直肠陷凹、子宫骶骨韧带等处有紫蓝色结节。

【护理诊断/问题】

1. 焦虑 与不孕及需要手术有关。

2. 知识缺乏:缺乏有关自我照顾及与手术相关知识。

3. 舒适改变 与痛经及手术后伤口有关。

【护理目标】

1. 能正确认识疾病的性质及发生原因,解除紧张、恐惧心理,增强治疗信心。

2. 自觉疼痛症状缓解。

【护理措施】

1. 心理护理　许多病人因顽固的痛经、不孕等情况而焦虑。护理人员应多关心和理解病人,说明该病只要坚持用药或采取必要的手术便可改善症状,鼓励病人树立信心,积极配合治疗,对尚未生育的病人,应给予指导和帮助,促使其尽早受孕。

2. 做好卫生宣传教育工作　防止经血逆流,如有先天性生殖道畸形或后天性炎性阴道狭窄、宫颈粘连等应及时手术;凡进入宫腔内的经腹手术,应保护腹壁切口和子宫切口,防止子宫内膜种植到腹壁切口或子宫切口。经期应避免盆腔检查、性交。

3. 使用激素治疗病人　应介绍服药的注意事项及用后可能出现反应(恶心、食欲不振、闭经、乏力,或体重增加等),使其解除思想顾虑,提高治疗效果。

4. 用药期间注意有无卵巢子宫内膜异位囊肿破裂征象,如出现急性腹痛,应及时通知医生,并做好剖腹探查的各项准备。

5. 对需要手术者应按腹部手术做好术前准备和术后护理。

6. 出院健康教育　加强病人对病程及治疗的认识,指导伤口处理、康复指导、术后6周避免盆浴和性生活,6周来院复查。

【护理评价】

1. 病人无焦虑的表现并对治疗充满信心。

2. 病人能按时服药并了解药物的反应。

3. 自觉症状缓解和消失。

第二节　盆腔脏器脱垂

盆底器官主要包括子宫、阴道、膀胱、尿道及直肠,由于盆底肌肉、筋膜及子宫韧带的支持作用,使它们保持在相对固定的位置。各原因引起盆底肌肉筋膜及子宫韧带损伤,未能很好恢复,或因其他原因导致其张力减低,支持功能薄弱时,盆底器官发生移位,称为盆底脏器脱垂(pelvic organ prolapse,POP)。包括阴道前壁脱垂、阴道后壁脱垂和子宫脱垂。

【护理评估】

(一) 病史

子宫脱垂及阴道前后壁膨出病人常有分娩过程中产程延长,阴道助产及盆底组织撕裂,产褥早期参加重体力劳动史,有长期慢性咳嗽、便秘等病史。

(二) 身心状况

子宫脱垂分为三度。Ⅰ度为子宫垂到阴道中,但子宫颈并未脱出阴道口之外;Ⅱ度指子宫体仍在阴道中,但子宫颈已突出于阴道口外;Ⅲ度指整个子宫和子宫颈都突出于阴道口外,整个阴道也由内向外翻出。Ⅱ、Ⅲ度子宫脱垂者在行走、劳动、站立过久时阴道脱出块物、腰骶部下坠、酸痛、阴道分泌物增多,有排尿、排便困难。病人长期行动不便,不能从事体力劳动,大小便异常,苦不堪言;重度脱垂者不能进行正常性生活而影响夫妻关系,受配偶冷落;或因保守治疗效果不佳而悲观、失望。常出现情绪低落,不愿与他人交往。

【护理诊断/问题】

1. 皮肤完整性受损　与子宫及阴道壁脱出摩擦有关。

2. 舒适度改变　与子宫脱出造成的异物、行动不便有关。

3. 排尿、排便异常　与膀胱、直肠膨出有关。

4. 焦虑、恐惧　与疾病对肉体和精神的长期折磨及担心治疗效果有关。

【护理目标】

1. 病人受损的皮肤恢复完整性,舒适度增加。

2. 病人了解自身能力,配合治疗。

3. 不存在因护理不当影响疗效和并发症。

【护理措施】

(一) 消除焦虑心理

多与病人接触,耐心听取病人陈述,充分了解病人心理状态,讲解有关器官移位的知识,针对具体思想活动做好心理疏导,使病人提高信心,配合治疗。

(二) 做好辅助治疗,缓解疼痛

对于子宫体、子宫颈外露部位有溃疡炎症的病人,按医嘱定期冲洗,坐浴或局部用药,嘱病人卧床休息,加强营养,适当体育锻炼以增强体质,教会病人做缩肛运动,以减轻疼痛不适,教会病人正确使用子宫托。

（三）指导子宫脱垂病人大小便

积极治疗慢性咳嗽等增加腹压的疾病，保持大便通畅，对于便秘者，给予饮食指导，多食粗纤维蔬菜、水果，适当采用缓泻剂。尿潴留病人尽量回纳后排尿，尿失禁者保持外阴部清洁干燥，勤换内裤，预防感染。

【护理评价】

1. 病人能正确使用子宫托，舒适感增加。
2. 病人消除焦虑、紧张情绪，配合治疗。
3. 无继发感染及护理并发症。

第三节　生　殖　道　瘘

生殖道与邻近器官或组织的异常通道称生殖道瘘。根据漏出内容分为尿瘘、粪瘘。尿瘘多见于膀胱阴道瘘、尿道阴道瘘、膀胱尿道阴道瘘。粪瘘是阴道与直肠、结肠的异常通道，多见为直肠阴道瘘。

【护理评估】

（一）病史

生殖道瘘病人绝大多数有骨盆狭窄、头盆不称、产程延长等难产史及各种妇科手术史，有些病人有泌尿生殖道炎症、结核、肿瘤等及手术、辐射等病史。

（二）身心状况

生殖道瘘病人的尿液、肠内气体及粪便渗进阴道内而无自主排尿、排便。外阴皮肤炎症使病人感灼痛、刺痒、行动不便。由于尿漏、粪漏，身体散发出难闻气味，生活起居极不方便。家属及周围人不理解，表现出厌恶和歧视。病人长期承受肉体和精神上的折磨，易产生悲观自卑、孤独和无助感。

（三）诊断检查

生殖道瘘病人可见会阴部皮肤丘疹、浅表溃疡。妇科检查手指可触及瘘孔的部位和大小等情况。粪瘘病人有道内见粪便残渣，黏膜充血，后壁有瘢痕及瘘孔。

【护理诊断/问题】

1. 舒适度改变　与外阴皮肤炎症而致灼痛、刺痒有关。
2. 皮肤完整性受损　与尿液粪渍刺激有关。
3. 排尿、排便异常　与生殖道瘘有关。
4. 焦虑、恐惧　与疾病对肉体和精神的长期折磨及担心治疗效果有关。

【护理目标】

1. 病人受损的皮肤恢复完整性，舒适度增加。
2. 病人了解自身能力，配合治疗。
3. 不存在因护理不当影响疗效和并发症。

【护理措施】

（一）心理护理

多与病人接触，耐心听取病人陈述，充分了解病人心理状态，讲解有关生殖道瘘的知识，针对具体思想活动做好心理疏导，使病人提高信心，配合治疗。

（二）一般护理

对尿瘘病人及时更换干松尿垫，保持会阴部皮肤清洁，坐浴后局部涂药及理疗等方法处理外阴皮炎、湿疹及溃疡。

（三）术后护理

正确的术后护理是尿瘘修补术成功的关键。术后应保持外阴清洁，术后取俯卧位7日，以减少尿液对伤口的浸泡。注意观察尿的颜色和量，按时冲洗、更换导管，勿使尿管脱落堵塞，确保留置尿管通畅，以防膀胱过度充盈影响伤口愈合；一般10～14天拔除尿管，此后协助病人1～2小时排尿一次，逐渐延长排尿时间直至正常。术后预防咳嗽和便秘，防止腹压增高导致尿管脱出或伤口愈合不良。并告知病人术后3个月内避免性生活及重体力劳动。

【护理评价】

1. 病人的皮炎、溃疡愈合。
2. 病人消除焦虑、紧张情绪，配合治疗。
3. 无继发感染及护理并发症。

第八章

妇科常见治疗护理

第一节 药物治疗

药物治疗分为全身用药和局部用药,给药的途径有注射、口服、外擦、阴道内塞等。

一、全身用药

常见的药物有激素制剂、抗生素、止痛药及专治妇科感染的药物。需根据不同的疾病遵医嘱而给药,护理人员应向病人强调定时用药的重要性,有些疾病(如滴虫)需夫妻同时服药才能达到效果,一定要说服其配偶同时服药。

二、局部用药

常见的给药方法有外擦、阴道内塞等。主要用于阴道炎、子宫颈炎、手术后阴道残端炎的治疗。

局部用药的使用方法均需护理人员仔细解释与示范,如阴道内塞药,要告诉病人先洗净双手,剪短指甲,以免损伤阴道组织,然后平卧在床上,双腿屈曲分开,以示指和中指将药片缓缓送入阴道后穹隆部后,手指缓慢退出。药片会在阴道内慢慢融化,可以使用卫生巾加以保护,以免弄脏衣裤。

第二节 物理治疗

临床上常用的物理治疗方法有:电熨术、激光治疗、冷冻治疗、红外线凝结疗法、微波疗法等。

一、电熨术

电熨术是治疗慢性子宫颈炎的常用方法,其原理是以电熨的热将子宫颈之糜烂上皮破坏,使之坏死脱落,为新生的鳞状上皮覆盖。

1. 治疗时间 月经干净后3~7天,无急性生殖器炎症。
2. 操作方法 先安置好电烫器,外阴、阴道、宫颈常规消毒后,将电烫头接触宫颈糜烂面并加压,先从下唇宫颈管内0.5cm深处开始,依次由内向外无遗漏地左右来回移动,直到略超出糜烂面为止,然后以同法电烫上唇。
3. 注意事项 电烫时用力要均匀,子宫颈处炎症一般较重,操作时用力应稍大,时间略增长,愈向外用力愈小,时间愈短;电烫面应涂1%的甲紫;告诉病人术后2~3天阴道有黄水流出,7~10天可能有少量阴道出血,术后2周结痂脱完,分泌物逐渐减少,术后3~4周分泌物完全干净;术后1个月内应避免盆浴、性交和阴道冲洗。

二、激光治疗

一般采用CO_2激光或氦-氖激光治疗,适应于各种外阴、阴道、尿道口及宫颈病变。其优点是出血少,不产生瘢痕,效果好。

操作方法:先调试激光器,检查出光情况。外阴、阴道、宫颈消毒后,将光管头对准病灶,距离3~5cm,平等光束进行照射,自下而上,由外向内。光界面超出病灶2mm,一般每照射一遍摧毁病变组织的深度仅为0.1~0.2cm,病变深时,要多次反复照射才能达到彻底摧毁病灶的目的。术后一般出现阴道流黄水,术后3周痂皮逐渐脱落,新生上皮覆盖病灶表面而痊愈。

三、冷冻疗法

用快速冷冻装置,使病变组织冷冻、坏死、脱落。常用冷冻剂为液氮,可使温度降至-190℃。

操作方法:常用接触冷冻法,操作前先将冷冻机的连接管接好,检查机器性能是否正常,将探头安装好。消毒外阴、阴道、宫颈后,将探头置于病灶处,用力按压1~3分钟,应等探头自动复温后离开宫颈。术后1~3天结成坏死痂块,6周以后坏死组织脱落,残留肉芽面逐渐为新生的鳞状上皮覆盖,一般术后8周痊愈。其注意事项同电烫术。

第三节 妇科手术

妇科手术在妇科疾病,特别是妇科肿瘤的治疗中占有相当重要的地位。手术既是治疗过程,又是创伤过程。充分做好术前准备和术后护理,是保证手术顺利进行,病人术后如期康复的有力保证。

一、术前检查与准备

(一)手术前检查

手术前检查的目的是为了确定诊断、了解病人身体状态、正确评估病人对手术的耐受能力、周围器官是否受癌细胞侵袭及确定手术的方式与范围。妇科手术主要包括:腹部手术、外阴手术和阴道手术。术前检查的项目有:

1. 全身体格检查 了解其营养、发育、有无阳性体征。

2. 血液检查

(1) 血常规检查:了解有无贫血、感染等情况。

(2) 出、凝血时间检查:防止术中出血。

(3) 血型鉴定和交叉配血:以备手术中急需。

(4) 肝、肾功能检查:了解肝、肾功能有无异常,能否耐受手术及术中应采取的防护措施。

3. 胸部X线检查 确定有无肺部转移病灶。

4. B超检查 了解肝、肾有无转移灶,确定肿瘤的部位、大小和性质。

5. 结肠镜检查 确定是否有结肠的原发癌或转移癌与结肠受侵袭的情况。

6. 膀胱镜检查 了解膀胱是否受侵袭。

7. 麻醉科会诊 了解病人能否承受麻醉,讨论麻醉前给药。

(二)手术前准备

妇科手术根据手术途径可分为:腹部手术、阴道手术和两者联合手术。一般手术前准备的内容与外科腹部手术相同(见实用外科护理部分)。但妇科病人有其特殊性。

1. 术前评估 护士对接受手术的病人要进行术前评估,了解病人术前的心理状态与身体状态,确定病人术前存在的或潜在的健康问题,如凡需接受手术的病人都会对手术产生一定的焦虑和恐惧。害怕手术引起的疼痛,担心失去日常习惯的生活方式,恐惧手术对生命的威胁;手术中身体的暴露,子宫或卵巢等生殖器官的切除,使病人担心术后会失去女性特征,过早衰老或影响夫妻关系等。

2. 术前指导和健康教育 根据术前评估发现的问题进行术前指导和健康教育,具体可以从以下几方面进行指导:

(1) 用通俗易懂的语言向病人介绍为什么要手术、手术名称、过程、范围及麻醉方法等情况。

(2) 介绍手术后会有什么影响,如何采取措施减少影响:如让子宫切除的病人了解术后不再来月经;卵巢切除的病人也会出现停经、潮热、阴道分泌物减少等症状;只切除一侧卵巢的病人,也会因术中影响对侧卵巢血运,暂时性引起激素水平波动而出现停经;症状严重者,可在医务人员指导下应用少量雌激素,以缓解症状。

(3) 介绍术前准备与检查的项目、目的与意义,使病人能主动配合各项检查,积极做好术前准备。

(4) 指导病人进行预防术后并发症的锻炼,如深呼吸、咳嗽、翻身、收缩和放松四肢肌肉的锻炼,预防术后并发症的发生。

(5) 指导病人合理饮食:为了保证机体处于最佳营养状态接受手术,术前应摄入高蛋白质、高热量、高维生素、低脂肪的饮食。

3. 心理准备 护士应细心地了解病人的心理状态,应用医学知识耐心地解答病人的疑问,根据不同的病人给予安慰和恰如其分的解释,使病人相信在医院现有的条件下,将得到最好的治疗和护理,能顺利度过手术全过程,让病人在手术前在心理上做好充分的准备。

4. 腹部手术前身体准备

(1) 按医嘱做好各项术前检查:如抽血做肝、肾功能检查,血型鉴定和交叉配血。

(2) 观察体温、脉搏、呼吸、血压,注意有无月经来潮,如有异常及时报告医生。

(3) 局部皮肤准备：病人于术前一日沐浴、更衣、剪指甲。以顺毛、短刮的方式进行手术区皮肤备皮，其范围上自剑突下，两侧至腋中线，下至阴阜和大腿上1/3处。

(4) 消化道准备：一般于术前一日用肥皂水或生理盐水清洁灌肠1次；术前一日晚餐减量、进软食，术前8小时禁食，术前4小时禁水；预计手术可能涉及肠道时，则于术前3日进少渣半流饮食，并按医嘱服肠道抗菌药。

(5) 阴道准备：经腹全子宫切除者，术前3天每日阴道冲洗1次，如有阴道流血者改用氯己定酊擦洗阴道，每日1次，共3次。

(6) 保证病人充足的睡眠：手术前一日晚，经常巡视病人，为防止病人因焦虑而影响睡眠，可给病人适量的镇静药，如异戊巴比妥、地西泮等，以保证病人充足的睡眠。

(7) 手术日准备：手术日晨评估病人情况，测量生命体征；将病人的首饰、贵重物品交家属或护士长代管；取下可活动的义齿和发夹等；经腹全子宫切除术者，阴道冲洗后，擦干，在宫颈和穹隆部涂1%甲紫；留置导尿管；术前30分钟给麻醉前用药。

5. 外阴与阴道手术前准备　除皮肤准备和消化道准备外，基本与腹部手术前准备同。

(1) 皮肤准备：术前1日剃阴毛并清洗局部皮肤。备皮范围上至耻骨联合上10cm，下至肛门以下10cm，包括腹股沟、外阴和大腿上1/3。

(2) 消化道准备：术前3天开始，进少渣半流质饮食2天，流质饮食1天，并按医嘱给抗生素，术前日晚或术日清晨给予清洁灌肠。

二、术后妇科问题

妇科手术的范围有剖腹探查术、次全子宫切除术、全子宫切除术、次全子宫及附件切除术、全子宫及附件切除术、子宫根治术等。主要适用于子宫及附件有病变或因附件病变而不能保留子宫者，如子宫颈癌、卵巢癌、阴道癌、外阴癌或较大的子宫肌瘤、卵巢囊肿等。

术后因手术切除子宫和（或）卵巢，或因手术对外阴阴道的创伤可引起一系列的身心问题，护理人员应加以注意。

（一）舒适改变—疼痛

由于手术本身是一种创伤，无论什么部位的伤口，术会都会有肿胀和疼痛，特别是会阴部伤口，由于阴部神经末梢丰富，对疼痛尤为敏感。

（二）排尿功能暂时性障碍

病人术后排尿功能障碍与手术范围大，如子宫根治术，在切除子宫时将部分控制膀胱的神经切断，麻醉时间较长或留置导尿管时间过长导致膀胱肌麻痹，或因伤口疼痛等造成。常可出现尿潴留、尿失禁等情况。

（三）排便功能暂时性障碍

由于手术切除部分大肠神经，麻醉时间过长导致术后肠蠕动太快或肠麻痹、肠胀气，出现腹泻、便秘等情况或便秘、腹泻交替出现。

（四）自我概念紊乱

妇科手术对妇女的最大冲击是自我概念紊乱，这因妇女对生殖系统赋予的象征意义不同而有不同的反应，有的认为手术切除了子宫及卵巢等生殖器官，就失去了基本的女性的社会角色，或感到盆腔不完整，丈夫不能接纳自己，而出现无助、沮丧、自卑等情绪反应。

（五）自尊紊乱

妇科手术后有的病人担心周围的人会认为患妇科疾病的妇女都不是好女人，康复上班或外出不好意思面对别人，怕别人取笑，其自尊心受到严重的伤害。

（六）性功能改变

由于子宫、阴道手术，有身体完整性的破坏，会导致病人身体形象的扭曲而影响到性功能。如手术切除阴蒂会影响病人达到性高潮的能力，阴道手术病人，术后可能造成阴道口狭窄而导致性交困难或性交疼痛等情况。

三、妇科手术后护理

术后护理的优劣，直接关系到手术的效果和机体的康复，妇科护理人员应针对病人手术后的具体问题做好术后护理，促进病人早日康复。

（一）认真交接班、详细记录

当病人手术完毕，送回病房恢复室时，病房责任护士须向手术室护士和麻醉师详细询问病人手术过程、麻醉类型、术中用药等情况。及时为病人测量生命体征，观察呼吸，检查输液，察看伤口、阴道流血和引流等情况，认真做好床边交接班，并详细记录。

（二）减轻病人术后不适

1. 采用恰当的卧位　全身麻醉病人在尚未清醒前应有专人守护，去枕平卧，头偏向一侧，以免呕吐物、分泌物呛入气管引起吸入性肺炎或窒息;蛛网膜下腔麻醉的病人,去枕平卧12小时,以防脑脊液顺穿刺孔流出,导致颅内压力降低,颅内血管扩张引起头痛;硬膜外麻醉病人,平卧6~8小时,硬膜外麻醉未穿透蛛网膜,不会有脑脊液流出而导致头痛,但麻醉药本身有扩张血管的作用,为防止术后直立性低血压,因此硬膜外麻醉病人也需平卧(不去枕)6~8小时。

如果病人无特殊情况,血压平稳,一般情况良好,术后次日晨可取半坐卧位。这有利于深呼吸,减少肺不张;有利于腹腔血液和炎性渗出物的引流,减少对脏器的刺激;有利于腹壁肌肉放松,降低伤口的张力,缓解疼痛。

2. 缓解疼痛　术后麻醉作用消失后,病人常会感到伤口疼痛,在术后24小时内最为明显,持续而剧烈的疼痛会使病人产生焦虑、不安、失眠等情绪反应。护士应注意观察病人疼痛的情况,评估病人疼痛的程度,想办法为病人缓解疼痛,使病人在舒适的状态下完成护理活动,可按医嘱于术后24小时内给予哌替啶等止痛药,以保证病人得到充分休息,一般于术后2~3天疼痛可自行缓解。

3. 观察病情、及时处理　术后护士要经常巡视病人,观察病人病情变化和生命体征,发现下列情况时应及时通知医生和给予恰当的处理:

(1) 术后持续高热或体温正常后再次升高。
(2) 大量的阴道流血或有血块。
(3) 阴道分泌物有恶臭。
(4) 伤口红肿或有脓性分泌物。
(5) 尿频、尿急或尿量少,排尿时不适或有烧灼感。
(6) 术后48小时肠蠕动尚未恢复。

4. 排便功能障碍的护理　术后一般留置导尿管1~2天,经阴道全子宫切除术和前后壁修补术留置尿管3~5天,子宫根治术和盆腔淋巴清扫术者留置尿管10~14天,留置尿管期间应每日用消毒液擦洗外阴1~2次,保持局部清洁,防止发生泌尿系感染。拔管前要训练膀胱功能,促进膀胱功能恢复。拔管后要协助病人排尿,并观察膀胱功能恢复情况。对于腹胀、便秘、腹泻的病人要分别采取措施给予处理。腹胀、便秘病人在排除机械性梗阻后,可根据医嘱给予生理盐水低位灌肠,下腹部热敷。对已恢复肠蠕动力但尚不能排便者可针刺足三里、肛管排气或皮下注射新斯的明0.5mg,鼓励病人早期下床活动,可改善肠道功能和预防肠胀气。

5. 针对病人问题进行健康教育　出院健康教育的内容应包括自我护理能力、如何适应生活形态改变重建日后的生活、如何调整环境,术后的饮食、用药和运动的程度及可能出现的健康问题等。

第四节　化学治疗

化学治疗属于全身性治疗,药物经血液直接进入全身循环,为癌症的主要辅助治疗方法。其中卵巢癌对化疗较敏感,即使已广泛转移也能取得一定的疗效;绒毛膜癌的治疗原则则是以化疗为主,尤其是侵蚀性葡萄胎,化疗几乎已完全代替了手术。

化学治疗药物应用的原理根据药物的化学结构及生化机制可分为:烷化剂、抗代谢药物、抗瘤抗生素、植物碱等类型。

目前广泛应用的化疗药物有烷化剂,如苯丙氨酸氮芥(米尔法兰)、苯丁酸氮芥、环磷酰胺、塞替派等,客观有效率为40%~50%;抗代谢药物如5-氟尿嘧啶(5-FU)、甲氨蝶呤(MTX);抗瘤抗生素如放线菌素D(更生霉素)及植物碱类如长春新碱也有一定作用。目前尚有六甲蜜胺、顺铂及阿霉素三种新药的疗效也已肯定。上述药物可单用,也可联合应用,目前趋向于联合应用。

化疗药物对癌细胞特别敏感易杀灭,相对的正常细胞也会受到化疗药物的伤害,最容易受损的细胞是:胃肠黏膜细胞、毛囊皮肤组织细胞、生殖细胞及骨髓造血细胞。因此,在化疗过程中针对化疗副反应进行有效的护理是非常重要的。

一、化学治疗常见问题

(一) 化疗的常见副作用

1. 造血功能障碍　是化学药物治疗过程中最常见的毒性反应,主要表现为白细胞及血小板减少。加之有免疫抑制作用,易引起感染。一旦感染,就有可能发生败血症,血小板减少则可引起凝血机制障碍,导致出血。这些现象常于用药后7~14天出现。

2. 胃肠道反应　胃肠道反应主要包括厌食、恶心呕吐、腹痛腹泻、便秘等。

3. 皮肤黏膜反应　主要包括口腔炎、脱发、皮肤色素沉着和皮炎。

（1）口腔炎：是抗代谢性药物和抗癌抗生素以及其他化疗药物的常见副作用。常于用药后 7~14 天，病人出现口腔黏膜红肿及溃疡，其发生部位首先在两侧颊部黏膜，其次为软腭、舌面及口腔底部黏膜，严重时可累及咽喉和食管。

（2）脱发：很多化疗药物伤害毛囊干细胞的 DNA，而使毛囊萎缩或毛发断裂，特别是抗生素中的更生霉素最为明显。有的病人用药 1~2 个疗程后可全秃。腋毛、阴毛及其他部位的毛发也不例外。停药后即可生长。

（3）皮炎和皮肤色素沉着：甲氨蝶呤和氟尿嘧啶等化疗药物可使病人用药后发生皮炎，严重者可出现剥脱性皮炎。氟尿嘧啶等药物可使病人出现面部、关节部、皱褶处及沿静脉给药血管走向的皮肤上出现色素沉着。

4. 泌尿、生殖系统反应

（1）性功能障碍：由于化疗药物抑制卵巢与睾丸的功能，使激素分泌减少，使男性出现阳痿及睾丸的生殖细胞和输精管的上皮细胞受破坏而影响生殖力。女性则因为雌激素分泌减少，阴道黏膜干燥，影响性功能。

（2）泌尿系统反应：应用环磷酰胺时，由于其代谢终末产物经肾脏排出，这种产物刺激膀胱上皮，可引起无菌性、出血性膀胱炎，病人可出现尿频、尿急、血尿等。大剂量的甲氨蝶呤可损害肾功能。

（3）影响胎儿发育：妊娠期应用烷化剂及代谢抑制剂对胎儿的影响最大，药物可通过胎盘作用于胎儿，引起流产、死产、早产甚至造成胎儿缺陷。

5. 其他系统的反应 由于化疗药物在体内的蓄积，可引起呼吸系统、神经系统和心血管的反应，主要影响为肺的毒性作用、心脏的毒性作用、神经病变等。

二、化学治疗的护理

【护理评估】

1. 询问病史 收集病人现在和既往的病情、治疗、用药情况，尤其是化学治疗史和药物过敏史，记录既往接受化学治疗过程中出现的毒副反应的药物及应对情况。询问既往病史，特别是造血系统、肝、肾疾病及消化系统疾病病史，了解疾病的治疗经过、疗程及治疗效果。

2. 身心状态评估 测量体温、脉搏、血压、呼吸，了解病人的意识状态、发育、营养、面容与表情，了解皮肤、黏膜、淋巴结有无异常，是否存在转移灶症状及体征。了解病人日常生活规律。准确测记体重，以便正确计算药量。了解病人对疾病和化疗的心理反应，有无焦虑、恐惧、自卑等心理。

3. 了解实验室检查情况 查看血常规、尿常规、肝功能、肾功能检查结果，了解化疗药物对个体的毒性反应。

【护理诊断/问题】

1. 营养失调：低于机体需要量 与化疗药物所致的消化道反应有关。

2. 体液不足 与化疗所致的恶心、呕吐、腹泻有关。

3. 有感染的危险 与化疗导致的白细胞减少有关。

4. 自我形象紊乱 与化疗所致的脱发有关。

5. 潜在并发症：出血 与骨髓抑制，血小板减少有关。

【护理计划】

1. 预期目标

（1）病人在治疗期间合理摄取营养，保证正常的营养需求。

（2）病人不出现水、电解质紊乱。

（3）病人在化疗期间，体温正常，无感染发生。

（4）病人对脱发等外表改变有心理准备，并能采取应对措施。

（5）病人在治疗期间，血小板维持在正常范围内，无出血征象。

2. 化疗治疗前准备

（1）护理人员准备：首先了解化疗药物的作用机制、常见副作用、给药的途径和技术要求；护士在配药时应避免药物通过任何途径进入工作人员体内，故配药时应穿隔离衣，戴口罩、手套；备药后应洗手；药物备好后在病人单位给药，给药过程中防止药液与皮肤接触。

（2）病人准备：治疗前应测定白细胞、血小板和生命体征。当白细胞计数低于 $4.0×10^9/L$，血小板低于 $1.0×10^{11}/L$，不能用化疗药物；根据病人需要使用的化疗药物以及该药物可能产生的特殊的器官毒性时，应给予特殊检查；化疗前根据可能发生的毒副反应，与病人或家属签订化学治疗同意书,避免发生纠纷;建立化学治疗记录单,记录病人化疗药物、剂量、用药时间、副反应出现的时间、种类以及特殊反应的情形;治疗前对病人进行心理护理和健康指导,缓解病人对疾病的恐惧和对化疗的害怕心理,使之增加治疗信心。

【护理措施】

1. 心理护理　了解病人对化疗的心理反应,倾听病人的主诉,关心体贴病人,经常与病人进行沟通、交流,增加病人治愈疾病、克服化疗毒副反应的信心。

2. 用药护理　根据医嘱给药,严格三查七对,正确溶解和稀释药物,做到现配现用。注意保护静脉,从远端开始,有计划地使用静脉或使用静脉留置针,以减少穿刺次数;防止药物外漏,用药前,先推注少量生理盐水,确保针头在血管中再滴入化疗药物。如发现外漏应立即停止滴入,对刺激性较强的药物,如氮芥、长春新碱、更生霉素等,应立即进行局部冷敷,并用生理盐水或普鲁卡因局部封闭,然后用黄金散外敷。

3. 密切观察病情变化　定期观察生命体征,注意体温变化,随时发现感染征象;观察有无牙龈出血、鼻衄、皮下瘀血或阴道活动性出血倾向;有无恶心、呕吐、腹痛、腹泻及膀胱炎、肝肾损害的症状与体征。发现异常应及时与医生联系,并采取相应措施进行处理。

4. 药物毒副反应护理

（1）造血系统副反应的护理

1）血小板减少引起的出血:保持皮肤黏膜的完整性,如告诉病人不穿紧身衣服和粗糙的纺织品,避免对皮肤的损伤;饮食宜清淡易消化,避免进食刺激性食物,应用软性牙刷漱口,防止损伤口腔黏膜;防止病人便秘,禁止灌肠和从肛门测体温。保证病人充分的休息和适当的活动,鼓励病人合理摄取营养。

2）感染:测量体温,评估病人感染的早期征象,维持病人良好的营养状态,教育病人经常洗手,避免到公共场合,防止感染的发生。

（2）消化系统副反应的护理

1）用适当的方法减轻恶心、呕吐:病人在治疗过程中出现恶心、呕吐,应注意合理安排用药时间,分散注意力,给予镇吐剂,呕吐严重时应补充液体、电解质素乱。

2）腹泻与便秘的护理:指导病人腹泻病人食用低渣、低油饮食;注意排便的性质及肛周皮肤情况,便后清洗肛周和会阴,注意水和电解质平衡,必要时给予补液,以维持水、电解质的平衡。对有便秘的病人鼓励进食富纤维素的食物,并多饮水,适当增加活动量,必要时可给予缓泻药或灌肠。

（3）皮肤黏膜毒副反应的护理

1）口腔溃疡:口腔溃疡病人常因疼痛,进食不便而影响营养摄取,可采取下列护理措施:①鼓励病人进食质软、清凉的食物,避免刺激性食物。②指导病人保持良好的口腔卫生,根据情况应用软毛牙刷刷牙,用棉签清洗伤口,忌用刺激性漱口水。③在进食前15分钟用地卡因涂敷溃疡面以减少进食疼痛。④进食后漱口,局部涂甲紫、锡类散或冰硼散。⑤注意进食环境和合适的体位,并做到少食多餐。

2）脱发:化学治疗期间病人对脱发而影响形象感到痛苦和畏惧,甚至产生严重的情绪反应,故护理时应注意:①细致地观察病人的情绪变化,了解病人的反应。②告诉病人治疗期间脱发是暂时性的,治疗结束后头发会再生。③向病人家属说明情况,使其做好心理准备,帮助病人适应治疗过程。④协助病人选用假发、帽子、围巾、发饰等附加物,以增进病人自尊。

（4）泌尿、生殖系统副反应的护理

1）记录出入水量,严密观察尿量、颜色、性质;注意肾功能检查结果是否正常,观察是否有肾功能损害的表现。

2）注意收集病人有关性功能方面的资料,倾听病人及其配偶所恐惧及关心的事,为防止对胎儿的影响,指导病人在治疗期间及治疗后两年内,采取有效的避孕措施。

（5）其他系统副反应的护理

1）注意观察病人呼吸功能与形态,观察病人面色、四肢末端颜色,是否出现肺毒性反应,禁止病人吸烟,采取舒适的卧位,以改善呼吸功能。

2）注意观察病人生命体征的变化及心衰的早期症状,嘱咐病人避免剧烈运动和突然改变姿势,以防心脏毒性反应。

3）注意观察有无神经病变,病人身体外形有无异常,听力有无变化,观察其意识状态、平衡能力等情况。

第五节　放射线治疗

放射线治疗是利用辐射线治疗疾病,尤其是

应用于恶性肿瘤最为常见。放射线穿入机体组织,使细胞的蛋白质分子产生电离作用,从而引起人体组织细胞一系列的生理、生化及病理等方面的变化。

放射线对细胞的作用可分为直接作用和间接作用。所谓直接作用是指引发细胞分子化学键断裂而产生伤害作用。间接作用是对细胞内水分子产生游离作用,生成活性根,活性根可使邻近细胞分子发生化学键的破坏。这些作用造成细胞代谢被破坏,使细胞的生命力被丧失。正常细胞对放射治疗的修复能力比癌细胞好。因此,适量的射线能使癌细胞失去修复能力,而正常细胞则可修复。

放射线有抑制和破坏肿瘤细胞的作用,但对正常组织也产生不良影响。人体各器官对放射线的敏感度不一,卵巢为高度敏感,阴道、子宫为中度敏感,因此放射治疗在妇科肿瘤的应用历史悠久。放射线对原发病灶、局部浸润病灶或转移病灶均有效。

一、放射线治疗的问题

放射线治疗的方法可分为腔内治疗和腔外照射(远程放射线治疗)二大类。一般子宫颈、子宫均能耐受放射线剂量,很少发生严重的后遗症。进行子宫颈或子宫的腔内治疗时,最容易引起直肠、小肠和膀胱的不良反应。

(一) 消化系统的不良反应

1. 腹痛、腹泻 由于直肠紧贴阴道后壁,在腔内放射治疗时受到强烈的照射。早期,直肠黏膜充血、水肿,肠蠕动增加,肠痉挛,病人表现为腹痛、腹泻、黏液便,甚至有里急后重。

2. 便血、肛门坠胀 便血、肛门坠胀是放射线治疗时腔内照射的晚期反应,可发生于治疗后6~9个月,甚至1~2年。主要病变在直肠,检查时,直肠前壁增厚,弹性差,可形成边缘硬的溃疡面,检查时指套染血,严重者可形成直肠阴道瘘、直肠放射性溃疡。病人表现为便血、肛门坠胀等症状。

(二) 血液系统不良反应

1. 白细胞下降 因放射线可抑制造血功能,白细胞下降是放射治疗引起的血液系统最常见的反应。

2. 出血 因抑制造血功能,血小板减少,出、凝血时间延长,毛细血管通透性增加,有时可导致大出血。

(三) 泌尿生殖系统的不良反应

1. 阴道黏膜充血、水肿、假膜形成 腔内照射后,阴道黏膜可出现充血、水肿,表皮层脱落形成溃疡,覆盖以含有纤维素和白细胞形成的白色假膜。

2. 阴道粘连 由于早期阴道黏膜形成的白色假膜,需经3个月才能逐渐愈合,如果在愈合的过程中有炎症则容易形成阴道粘连,出现阴道积液、积脓,严重者可出现宫腔积脓。

3. 放射性膀胱炎 腔内照射可导致膀胱黏膜充血、水肿,毛细血管扩张可有出血倾向,溃疡,严重者局部坏死。病人表现为尿频、尿急,严重时出现血尿、排尿困难和尿潴留。

二、放射线治疗的护理

【护理评估】

1. 询问病史 收集病人现在和既往的病情、治疗、用药情况,尤其是放射线治疗史,记录既往接受放射治疗过程中出现的问题及护理情况。

2. 身心状态评估 测量体温、脉搏、血压、呼吸,了解病人的意识状态、发育、营养、面容与表情,了解皮肤、黏膜、淋巴结有无异常,是否存在转移灶症状及体征。了解病人对疾病和放射线治疗的认识、心理反应和情绪状态,有无焦虑、恐惧、悲观等心理。

3. 了解实验室检查情况 查看血常规、尿常规、肝功能、肾功能检查结果,了解放射治疗对个体的不良反应。

【护理诊断/问题】

1. 体液不足 与放射治疗所致的腹痛、腹泻有关。

2. 有感染的危险 与放射线治疗导致的白细胞减少有关。

3. 排尿障碍 与放射性膀胱炎有关。

4. 潜在并发症:出血 与放射线抑制造血功能有关。

【护理计划】

1. 预期目标

(1) 病人不出现水、电解质紊乱。

(2) 病人在放射治疗期间,体温正常,无感染发生。

(3) 病人排尿功能保持正常。

(4) 病人在治疗期间,血小板维持在正常范围内,无出血征象。

2. 放射治疗前准备

(1) 护理人员准备:首先了解放射治疗的作用机制、常见不良反应,为避免放射线进入工作人员体内,故操作时应穿防护衣、戴防护面罩和手套,所有操作应妥善计划,尽量集中进行,以减少护士接触射线和仓促行事,尽量缩短接触时间,延长间隔时间,以减少辐射量。

(2) 病人准备

1) 心理准备:首先向病人讲明放射治疗的目的、作用、可能出现的不良反应,如乏力、食欲不振、头晕、恶心、呕吐等。让病人在心理上做好准备。

2) 放射治疗前应测定白细胞、血小板和生命体征。做好各项查体和各种检查;对贫血病人应注意纠正贫血;腔内照射者会阴部皮肤备皮,照射前一天清洁肠道;照射前3天每天冲洗阴道一次;停止一切口服药物。

放射治疗前对病人进行心理护理和健康指导,缓解病人对疾病的恐惧和对放射治疗的害怕心理,使之增加治疗信心。

【护理措施】

1. 心理护理 了解病人对放射治疗的心理反应,倾听病人的主诉,关心体贴病人,经常与病人进行沟通、交流,增加病人治愈疾病、克服放疗不良反应的信心。

2. 腔内照射时的护理 腔内照射主要为镭或 ^{137} 铯、^{192} 铱内照射。

(1) 仔细核对病人姓名、床号、照射剂量。

(2) 治疗当日测量体温、脉搏、呼吸、血压。

(3) 病人取膀胱截石位,冲洗外阴,铺治疗巾。

(4) 准备好器械和用物,配合医生操作。

(5) 治疗后绝对卧床休息:尽量少翻身,避免镭锭移位,注意进食高热量少渣或半流饮食,鼓励病人多饮水,对不能进食应静脉补液,保持尿管通畅,同时记录出入液量。

(6) 密切观察病情变化:定期观察生命体征,注意体温变化,随时发现感染征象;观察有无恶心、呕吐、腹痛、腹泻及膀胱炎,发现异常应及时与医生联系,并采取相应措施进行处理。

(7) 治疗结束后,下镭前先消毒外阴;取出镭锭时注意有无阴道积液、积脓,阴道有纱布者一并取出,再进行阴道冲洗。镭管、镭针先放入消毒液中浸泡30分钟,清洗后再消毒备用。

3. 不良反应的护理

(1) 消化道反应的护理:首先评估腹泻、腹痛的严重程度、频率和对身体的影响。注意观察有无黏液及脓血的大便,并送常规检查。饮食应低渣易消化,不能进食者应给予静脉补液,维持水、电解质平衡,必要时给予止泻剂。

(2) 泌尿生殖系统反应的护理:严密观察放射性膀胱炎的症状和体征,评估反应的严重程度,早期鼓励病人多饮水,避免刺激性食物;按医嘱服用维生素C、维生素K,必要时给予抗生素,防止尿路感染。对有出血倾向或严重贫血者,必要时可输新鲜血纠正贫血。

(3) 造血系统反应的护理:定期做血液检查,当白细胞计数低于 $(3.0～4.0)×10^9/L$,血小板低于 $(0.5～1.0)×10^{11}/L$,应停止照射。并按医嘱用药。

4. 体外照射的护理 保持局部皮肤清洁干燥,勿使用刺激性药物,不宜热敷和理疗;并且告诉病人如有皮肤瘙痒时,不可搔抓摩擦,可涂鱼肝油软膏或用冰片、滑石粉;如有水疱,可涂1%的甲紫;局部有感染时,可按医嘱给予抗生素或可的松软膏。

(罗 阳)

第九章

妊娠期妇女的护理

第一节 妊娠期常见症状

一、早孕反应

约60%妇女在停经6周左右出现头晕、乏力、嗜睡、流涎、食欲不振、喜食酸物或厌恶油腻、恶心、呕吐等，称为早孕反应，因恶心、呕吐多在清晨空腹时较严重，故又称"晨吐"。早孕反应一般对生活与工作影响不大，不需特殊治疗，多在妊娠12周左右自行消失。少数孕妇早孕反应严重，恶心、呕吐频繁，不能进食，影响身体健康，甚至威胁孕妇生命时，称为妊娠剧吐（hyperemesis gravidarum），这类孕妇需住院治疗以纠正脱水及补充必需的营养素。

健康指导：

1. 孕妇宜采取少食多餐的办法，注意饮食清淡，不吃油腻及辛辣食物。鼓励孕妇自己摸索适合自己的进餐习惯及食物种类。

2. 孕妇可吃些带酸味的食品，如杨梅、柑橘等，以增加食欲、帮助消化。

3. 反应严重时可适当服用复合维生素B、维生素C或钙剂补充营养，维生素B_6可减轻妊娠反应，不能乱服"止吐药""秘方"或"偏方"。

4. 孕妇应保持心情愉快，保证充足的睡眠，能认识此种反应为正常生理现象，妊娠3个月时会逐渐自然消失。

二、尿　频

妊娠早期，增大的子宫压迫膀胱，引起尿频，妊娠12周以后子宫体高出盆腔，压迫膀胱的症状消失。妊娠末期，由于胎先露进入盆腔，孕妇再次出现尿频。孕期由于受松弛素的影响，盆底肌的张力有所降低，当孕妇咳嗽、打喷嚏、大笑或提重物时也常有尿急甚至发生尿液渗出的现象。孕妇的尿频、尿急常造成孕妇半夜醒来，并且很难再次入睡。

健康指导：

1. 向孕妇解释这是妊娠的正常反应，若无感染征象，不必处理。此现象产后可逐渐消失。

2. 若影响睡眠，孕妇可在睡前1～2小时减少液体的摄入量。

3. 孕妇有尿意时应及时排空，不可忍住。

4. 鼓励孕妇常做缩肛运动，增强肌肉力量。

三、泌尿道感染

孕期增大的子宫压迫膀胱，妨碍膀胱血液回流；孕激素可降低泌尿系统平滑肌张力，故孕妇易发生泌尿道感染。泌尿道感染的症状包括尿频、尿急、尿痛甚至尿中带血。

健康指导：

1. 鼓励孕妇多饮水，避免憋尿。

2. 指导孕妇保持会阴部清洁干燥，避免细菌逆行感染。

3. 嘱孕妇尽量左侧卧位，减少压迫。

4. 孕妇如出现泌尿道感染症状应及早就医，并坚持治疗直至感染消失。

四、阴道分泌物增多

妊娠期阴道黏膜和宫颈腺体受激素的影响，血流量增加，阴道变软，黏膜增厚，宫颈分泌物增多，这种生理的变化造成阴道分泌物增多。

健康指导：

1. 给孕妇解释阴道分泌物增多的原因以消除紧张心理。

2. 每日用温开水清洗外阴，勤换内裤。

3. 孕妇如出现痒、痛、异味等现象,应及时就医并积极治疗。

五、腰背痛

妊娠后,在松弛素的影响下,使孕妇骨盆、椎骨间的关节韧带松弛,可引起腰背部疼痛;子宫增大,孕妇身体重心前移,为保持身体平衡,孕妇头及肩部向后仰,腰部曲度增大背伸肌持续紧张,常出现轻微腰背痛;孕妇钙的需要量增加,缺钙亦可引起腰背痛。

健康指导:

1. 向孕妇解释引起腰背痛的可能原因。
2. 指导孕妇工作和休息时应经常变换体位,穿平底鞋以保持身体平衡,避免疲劳。
3. 指导孕妇多晒太阳,多食含钙丰富的食物。
4. 孕期宜睡硬板床或较硬的床褥,弯腰、提重物或起床时,避免过度伸张背脊,以免造成背部扭伤使腰疼痛加重。
5. 如疼痛严重时应及时就诊以进一步查明原因。

六、下肢肌肉痉挛

发生于小腿腓肠肌,于妊娠后期多见,常在夜间发作,可能与血液中钙离子浓度降低或钙、磷比值不当或增大的子宫压迫腿部的神经传导等有关。

健康指导:

1. 痉挛发作时,应将痉挛下肢伸直使腓肠肌紧张,并进行局部按摩,痉挛常能迅速缓解。
2. 多食含钙丰富的食物;口服钙剂或注射钙剂;多晒太阳以促进体内维生素 D 的形成,以利于钙的吸收。

七、下肢水肿

孕妇于妊娠后期增大的子宫压迫下腔静脉,使下肢静脉回流受阻,液体滞积,常有踝部及小腿下半部轻度水肿,经休息后消退,属正常现象。若下肢水肿明显,经休息后不消退;或水肿部位升高且伴有高血压、蛋白尿,应查明原因并及时治疗。

健康指导:

1. 避免久坐或久站。睡眠宜取左侧卧位,下肢稍垫高以改善下肢血液回流。
2. 避免摄取高盐食物。定期产前检查注意有无高血压、蛋白尿的出现。

八、痔 疮

于妊娠晚期多见或加重,系因增大子宫的压迫和腹压增高使痔静脉回流受阻和压力增高导致痔静脉曲张。

健康指导:

1. 应多吃蔬菜水果,少吃辛辣食物,养成好的排便习惯,定时排便,避免排便时读书看报。
2. 若有便秘,处理参看本章第一节第九点。
3. 若痔疮已脱出,可指导孕妇侧躺,以手指将痔疮轻轻推回至肛门内,并保持此姿势十分钟。
4. 告诉孕妇痔疮症状于分娩后可明显减轻或自行消失,减轻心理负担。

九、便 秘

怀孕后孕激素浓度上升,使肠道平滑肌松弛,导致肠张力降低,肠蠕动减弱,粪便在大肠内停留时间延长出现便秘;孕妇运动量减少,也容易发生便秘;日渐增大的子宫及胎先露部的压迫,孕妇也常会感到排便困难。

健康指导:

1. 养成每天定时排便的习惯以建立适当的胃肠反射。
2. 避免摄食过于精细的食物,多吃含纤维素多的蔬菜和水果,并注意摄取足够的水分,坚持每天清晨空腹喝一杯温开水帮助排便。
3. 适当运动,注意保持身心愉快。
4. 谨慎使用药物导泻,以免引起流产或早产。

十、下肢及外阴静脉曲张

妊娠期盆腔血液回流到下腔静脉的血量增加,增大的子宫又压迫下腔静脉使血液回流受阻,使孕妇下肢、外阴的静脉压增高,加之妊娠期静脉壁扩张,孕妇易发生下肢及外阴静脉曲张。静脉曲张可因妊娠次数增多而逐渐加重。静脉曲张与孕妇孕前身体状况有关,如有静脉曲张病史或从事久坐或久站的工作。一般静脉曲张在分娩后会自行消退,有时静脉曲张发展严重,产后需要考虑外科手术治疗。

健康指导:

1. 避免两腿交叉压迫或长时间保持坐姿、站立、行走,注意时常抬高下肢。

2. 避免穿过紧的鞋、袜,晚间睡眠时应适当抬高下肢以利静脉回流。

3. 孕期应每天做些温和的运动,如散步、柔软体操,以增加肌肉血管壁的弹性,促进血液循环。

4. 下肢静脉曲张比较严重的孕妇需要卧床休息,用弹力绷带缠缚下肢,以预防曲张的静脉结节破裂出血。

5. 若有外阴静脉曲张,可在内裤上垫两块卫生棉垫,以支托此区域,并注意抬高臀部以减轻骨盆静脉的压力,采取左侧卧位也有助于减轻肿胀和压迫感。

十一、失 眠

子宫增大使孕妇不易找到舒适的卧姿,加之尿频、腰背痛、小腿抽筋、频繁胎动,都可能使孕妇在半夜醒来后难以再入睡而出现失眠现象。

健康指导:

1. 睡前限制饮水量,以减少夜尿次数。

2. 指导孕妇采用一些促进睡眠的方法,以帮助入睡,如睡前洗热水澡或洗脚、喝杯热牛奶、听音乐、看看书等。

3. 宜采取左侧卧位,以减轻平卧所引起的不适感。

十二、牙龈出血

孕期受大量雌激素影响,牙龈肥厚,容易患牙龈炎,牙齿容易松动,故刷牙时易引起牙龈出血、口腔疼痛感。

健康指导:

1. 指导孕妇进食后立即漱口或刷牙。

2. 指导孕妇使用软毛的保健牙刷,并掌握正确的刷牙方法:上牙向下刷,下牙向上刷,里里外外都要刷,横刷上下咬合面。

3. 若出现牙龈发炎应及时就医。

十三、眩晕与昏厥

在妊娠期间,由于体内激素的变化和自主神经功能的改变,使血管神经调节功能不稳定,再加上妊娠期间孕妇多有贫血,因此在体位改变或长时间站立时,会发生心排出量减少,血压降低,导致脑部供血不足,从而容易出现眩晕和昏厥。

健康指导:

1. 当孕妇出现上述症状时,可就近坐下或躺下,并抬高下肢以利血液回流。

2. 指导孕妇应避免长时间站立或突然改变姿势,同时要积极纠正贫血。

3. 如眩晕、昏厥频繁出现,应及时去医院检查治疗。

第二节 妊娠期妇女的营养

母体是婴儿成长的环境,孕妇的营养状况直接或间接地影响自身和胎儿的健康。妊娠期孕妇必须增加营养的摄入以满足自身及胎儿的双重需要。

在妊娠期,孕妇的饮食过多或过少均会影响胎儿发育,并导致并发症的发生。若营养摄入过多,易导致胎儿过大而难产;若营养摄入过少,会导致胎儿体重较轻,骨骼发育差,早产和死产的发生机会增加。事实上,无论孕妇是体重过重或体重过轻,子痫的发生率均增加,可见营养摄入对孕妇及胎儿的影响很大。

妊娠期妇女的营养要求和其本身孕前身体状况密切相关。在育龄妇女身上容易出现4种营养素的缺乏,分别是铁、锌、叶酸和钙,因此孕期宜特别注意补充上述4种营养素。

【护理评估】

(一)病史

孕妇营养状况会直接影响孕期的营养需求量,尤其是孕早期。因此要详细询问孕妇的年龄、身高、孕前体重、既往史、月经生育史、饮食习惯、药物史及社会经济状况等,特别要注意以下资料:

1. 既往饮食习惯 包括饮食形态、内容及摄入量,近期的食物摄取量。

2. 是否存在咀嚼或消化功能障碍

3. 内分泌疾病 尤其是甲状腺功能异常及糖尿病等。

4. 宗教信仰、文化传统 特殊的饮食习惯或禁忌,如吃素、不吃某种肉类等,或有异食癖(即进食非食用的物质),这可能造成营养素缺乏。

5. 妊娠引起的情绪反应 如不能接受怀孕或担心体重过度增加等。

6. 婴儿出生后喂养方式的选择。

7. 影响食物摄取原因 影响食物摄取的不适症状,如疲劳、恶心、呕吐、口腔溃疡、便秘、活动不便。

（二）体格检查

1. 初次产前检查　进行全面的全身体格检查，排除内、外科疾病的体征，评估孕妇的营养状态。

2. 测体重　妊娠期妇女体重的增加个体差异较大，整个妊娠期平均体重增加约12.5kg。妊娠早期，因常有恶心、呕吐、食欲不振的症状，因此体重增加不多，约1~2kg左右，有些妇女甚至还可能出现体重减轻的现象。妊娠中、晚期，孕妇体重每周增加不少于0.3kg，不应超过0.5kg。如果每周体重增加超过0.5kg，应注意有无妊娠水肿、羊水过多或能量摄入过多等情况；如果小于0.3kg，则需注意有无胎儿宫内生长发育迟缓的发生。以妊娠前体重作为比较的基线，每次产前检查均测体重，以了解体重是否在正常的增长范围。注意应使孕妇每次测体重时所穿着的衣服基本一致，以保持测量的准确性。

3. 测宫高、腹围，以了解胎儿的生长情况

（三）实验室检查

1. 血常规　注意有无贫血表现。

2. 血糖检查　排除糖尿病。

3. B超检查　判断胎儿宫内生长、发育情况。

4. 其他检查　为诊断是否有特定营养素缺乏，如疑甲亢或甲低，需测T_3、T_4。

【护理诊断/问题】

1. 营养失调：低于机体需要量　与早孕反应或（和）缺乏妊娠期营养要求知识和体重增加知识等有关。

2. 营养失调：高于机体需要　与饮食习惯不良或（和）缺乏适当锻炼等有关。

3. 知识缺乏：缺乏妊娠期营养保健知识。

【护理目标】

1. 孕妇的体重增加在正常范围内。

2. 宫高、腹围测定以及B超检查显示胎儿大小与孕周相符。

3. 孕妇能说出有关妊娠期营养需求增加的知识和体重增加的正常范围。

4. 孕妇能根据自己的习惯及身体的需求，选择适当的食物。

【护理措施】

（一）妊娠期营养知识的宣教

给孕妇讲解妊娠期营养需求的特点，增加营养的意义、作用以及妊娠期适当饮食的特点。根据孕妇个人习惯、经济状况、文化背景和健康状况，帮助其选择合理的膳食，指导孕妇合理、正确地使用各种妊娠期营养补充药物。

1. 热量　妊娠早期孕妇每日需增加热量50kcal。妊娠中晚期，由于基础代谢率升高，胎儿生长发育加快，母体组织迅速增长，每日约需增加热量200~400kcal。需要注意的是，热量增加过多会造成胎儿过大，且妊娠晚期孕妇的活动减少，因此，孕妇应根据体重增加情况来调节热能的摄入。安排食谱时，应考虑三大营养素所占比例，一般碳水化合物摄入量占热量的60%~65%，脂肪占20%~25%，蛋白质占15%为宜。

2. 蛋白质　孕妇若在孕期摄取蛋白质不足，会造成胎儿脑细胞分化缓慢，导致脑细胞总数减少，为了优生，必须保证孕妇的蛋白质需求。我国营养学会建议，孕妇从妊娠中期开始每日应增加蛋白质10g，晚期增加15g为宜，且最好是优质蛋白，如肉、蛋、豆类等。根据我国的实际生活水平，孕妇每日多吃2个鸡蛋可补充蛋白质15g。

3. 碳水化合物　是机体主要的供给热能食物。自孕中期以后，孕妇每日进主食0.4~0.5kg可以满足需要。

4. 维生素　是一类复杂的有机化合物，参与机体重要的生理过程，是生命活动不可缺少的物质，主要从食物中吸收，分为脂溶性（维生素A、D、E、K）和水溶性（维生素B族、C）两大类。

（1）维生素A：需要量高于非孕期，一方面要满足胎儿的生长发育和储存的需要，另一方面要满足母体自身和泌乳的需要。但也不可过多摄取维生素A，否则会导致胎儿黄疸、腭裂、骨骼畸形等。维生素A在蛋黄、动物肝脏及深色蔬菜中含量较多。

（2）维生素D：能促进体内钙与磷的吸收，有利于牙齿和骨骼的发育，鱼肝油中含量较多。孕妇每日应有1~2小时的户外活动，多晒太阳，可以增加活性维生素D的生成。

（3）维生素B族：维生素B_1能促进食物消化，防止神经炎，多存在于食物种子胚芽及外皮中，黄豆和瘦肉中含量亦较高，如缺乏则可导致便秘、呕吐、倦怠等，孕妇应多吃粗粮、糙米、黄豆等。维生素B_2参与体内生物氧化与能量代谢，如缺乏易引起口角溃疡、舌炎、外阴炎等，在动物肝脏、绿叶蔬菜、干果、菌藻类和蛋黄中含量较多。维生素B_{12}有利于防止孕妇和新生儿贫血，瘦肉和发酵制品中含量较多。叶酸特别需要在妊娠前3个月期间补充，孕早期缺乏叶酸易发生胎儿神经管畸形，故孕妇最好在妊娠前3个月每日口服叶酸400μg。

（4）维生素C：能促进体内蛋白合成及伤口愈合，并能促进铁的吸收，防止贫血。各种新鲜水

果和蔬菜中均含有,尤以绿叶菜、西红柿、柿子椒、山楂、柑橘等含量丰富。

5. 无机盐　妊娠期需要足够的无机盐,尤以钙、磷、铁、碘最为重要。

(1) 钙和磷:是构成胎儿骨骼、牙齿的主要成分。因许多因素可影响钙的吸收,如蔬菜中含草酸多,谷类食物中含植酸盐多,均可与钙结合而减少钙的吸收、利用,而我国饮食结构以植物性食物为主,故孕妇钙的供应标准为每日孕早期800mg,孕中期1000mg,孕晚期1200mg,同时注意补充维生素 D。牛奶中含钙、磷较多,其他如肉类、豆类、海产品等。

(2) 铁:孕妇食物中,若铁的含量不足,易致缺铁性贫血。建议孕妇每日铁的摄入量孕中期为25mg,孕晚期为35mg。含铁多的食物有动物肝脏、血、瘦肉、蛋黄、豆类、贝类及各种绿叶菜等。一般植物性食物中铁的吸收率较低,动物性食物中铁的吸收率较高。为促进铁的吸收,可服用维生素 C、乳酸或稀盐酸等酸性食物或药物。

(3) 碘:妊娠期母体和胎儿的新陈代谢率较高,甲状腺功能旺盛,碘的需要量增加。推荐孕妇每日碘的摄入量为200μg。若孕妇严重缺碘,则婴儿可能会患呆小症。海产品中含量较高,孕妇应经常食用。

(二) 适当锻炼

见产前运动。

(三) 指导孕妇选择合适的方法应对影响营养摄入的有关不适,如恶心、呕吐、胃部烧灼感、便秘、腿部痉挛(详见本章第一节)等。

【护理评价】

1. 孕妇体重增加在正常范围内,胎儿宫内生长与妊娠月份相符。

2. 孕妇能说出孕期体重增加的正常数值。

3. 孕妇能根据自己的具体情况选择合理饮食。

第三节　分娩准备

多数孕妇,特别是初产妇,由于缺乏有关分娩及抚养新生儿的知识,对分娩时的疼痛和不适的错误理解、对分娩过程中自身及胎儿安全的担忧以及分娩后角色转换的适应不良等,会使孕妇产生恐惧与焦虑心理,而这些心理问题又会影响产程的进展和母婴的安全,所以帮助孕妇做好分娩的准备是非常必要的。分娩的准备包括:分娩先兆的识别,分娩物品的准备,知识简介以及分娩不适应对的技巧。

一、分娩的先兆

在正式临产前,孕妇往往会出现一些症状,预示着即将正式临产,称为先兆临产(threatened labor)。先兆临产的症状包括不规则的子宫收缩,见红,胎儿下降感及可能发生的破水(详见第十章第五节)。

二、分娩的物品准备

孕妇及其家庭成员于妊娠后期应将分娩后产妇及新生儿所需物品准备齐全,并于产前确定选择分娩的医院、临产时到达医院的交通工具以及联系方式。

1. 新生儿物品准备　新生儿衣服、被褥、尿布等应选用质地柔软,吸水性强,透气性好,便于洗涤及消毒的纯棉制品。衣服应稍宽大,便于穿脱,衣缝宜在正面,以防摩擦新生儿的皮肤,纽扣宜以布带子或尼龙搭扣代替。如购买成衣,须经洗涤、日晒后再用。衣服和尿布的数量要充足。还应准备单布或绒布包被、毛巾被、毛毯、棉被、手帕、大小毛巾、围嘴、脸盆或澡盆等,为婴儿保暖、洗脸、洗澡、喂奶用。此外还应准备:消毒棉签、纱布、绷带、95%酒精、1%甲紫等为新生儿清洁脐带的用物,有条件的婴儿居室内应配备有温、湿度计,并准备体温表。对选择人工喂养者还应准备:能消毒的标有刻度的奶瓶、奶嘴、清洁奶瓶的瓶刷、煮奶小锅、配奶用的小匙、水杯等。

2. 母亲物品的准备　数量足够的消毒卫生纸、卫生巾;合适的哺乳胸罩、防溢乳垫;腹带,帮助孕妇收紧腹部;合适的衣服;还要准备吸奶器,必要时帮助吸空乳房。

三、知识简介

向孕妇介绍分娩知识有助于孕妇正确看待分娩过程和应对分娩时的不适,并在分娩过程中加强自我了解和自我控制。主要内容包括:分娩过程的分期及各期的临床表现,以及产妇在分娩过程中可能接受的治疗,可能存在的护理问题及护理措施。

还可采用上课、看录像等形式讲解新生儿喂养及护理知识,宣传母乳喂养的好处,示教如何给新生儿洗澡、换尿布等,以减轻不知如何为人父母的焦虑。

四、分娩不适的应对技巧

许多研究表明,在分娩过程中,分娩的疼痛,孕妇对疼痛的恐惧,自我控制能力的丧失以及各种没有预料到的反应和治疗,是妇女分娩过程中压力的主要来源,直接影响产妇的情绪,进而影响分娩的进程。充分的分娩准备可以帮助孕妇更好地应对分娩过程中的压力。减轻分娩疼痛的方法很多,以拉梅兹法(Lamaze Method)和瑞德法(Dick-Read Method)使用最为广泛。

拉梅兹法,也被称为心理预防式的分娩准备法。这种分娩方法,从怀孕早期开始一直到分娩,通过对神经肌肉控制、产前体操及呼吸技巧训练的学习过程,有效地让产妇在分娩时将注意力集中在对自己的呼吸控制上,从而转移疼痛,适度放松肌肉,能够在分娩过程中保持镇定,达到加快产程并让婴儿顺利出生的目的。

瑞德法认为,恐惧会导致紧张,因而造成或强化疼痛。若能打破恐惧-紧张-疼痛的恶性循环,则能减轻分娩时宫缩的疼痛。瑞德法是使孕妇在自然状态下,利用放松和腹式呼吸的技巧达到减轻疼痛的目的。

综合常见的减轻分娩疼痛的方法,主要应对技巧可归纳为:放松的技巧和呼吸转移注意力控制的技巧。如果产妇在妊娠期能很好地学习并反复练习,并在护理人员的指导下正确使用,则可有效地缓解分娩过程中的不适。

(一)放松的技巧

放松是消除肌肉和精神紧张、缓解疲劳、使身心恢复平静的一种方法,作为一种生活技巧可广泛应对日常生活中的各种压力,同时也适合在分娩过程中使用。

1. 有意识地放松　通过有意识地对身体某一部分或某几部分肌肉进行收缩-放松的训练,以达到可以有意识地放松紧张部位肌肉的目的。包括渐进式和选择式放松训练。

渐进式放松训练方法:

(1)孕妇取平躺位,在头和膝下各放一枕头以增加舒适感。

(2)教练告知孕妇依口令渐渐自脸部、颈部、胸部而直到脚趾完全放松。

(3)完全放松后,教练应检查孕妇身体是否真正已完全放松,可试着将孕妇手肘或膝盖弯曲,然后抬起某一肢体,放手时该肢体应自然落下。若觉孕妇某部分肌肉呈紧张状态,可予按摩促使放松。

选择式放松训练:选择性放松身体某一部分的肌肉。

2. 触摸放松　孕妇和教练合作,当教练触摸孕妇某一部位时,该部位的肌肉即主动放松。

3. 意识放松　产妇通过想象某一美好的事物,驱除头脑中的一切杂念,以达到身心平静的状态。

4. 音乐放松　选择产妇喜欢的舒缓音乐,指导其完全沉浸在音乐之中,从而达到身心平静状态的方法。但这种方法要求产妇具有一定的音乐欣赏能力。

(二)分散注意力

分散注意力的技巧是选择一个实际的或想象中的事物作为注意集中点,使其注意力从宫缩引起的疼痛和不适上转移开,从而降低对宫缩的感受力,增加对不适的耐受力。因为大脑高度注意某一刺激时可以抑制对其他刺激的反应。

(三)呼吸控制

呼吸的频率和节律会受到身体运动和精神状态的影响。当运动或精神紧张时,交感神经兴奋,呼吸频率就会加剧。分娩时,随着宫缩强度和频率的增加,产妇的呼吸也会受到影响而变得不规则。

呼吸控制的技巧是指在分娩过程中,根据宫缩的强度、频率和持续时间主动地调整呼吸频率和节律的方法。它可以缓解分娩带来的压力,增强产妇的自我控制意识。控制呼吸的技巧一般与分散注意力的技巧联合使用。

在第一产程,根据宫缩的强度和持续时间的不同来选择不同的呼吸控制方式,当转移注意力的方法已不能帮助产妇缓解分娩的不适时,则可选择慢-胸式呼吸,其频率为正常呼吸的1/2;随着宫缩频率和强度的增加,则可选择浅式呼吸,其频率约为正常呼吸的2倍;当进入第一产程过渡期时,即宫口开大8~10cm时,产妇的不适达到最剧烈程度,一般选用喘-吹式呼吸:4次短浅的呼吸后吹一口气,此比率也可上升至6:1或8:1,但要注意预防过度通气。在使用每一种呼吸方式时都是以一次深呼吸开始并以深呼吸结束。

第二产程中,当胎先露达到盆底压迫肛提肌时,产妇会不自主地屏气向下用力,并主动增加腹压。这时如宫口已开全,产妇应尽量屏气6~8秒后,深吸一口气再屏气,如此重复,每阵宫缩约4~5次。如胎头已娩出,为避免会阴撕裂,则可使用喘-吹式呼吸方式。

为了能在分娩过程中更好地应用控制呼吸的技巧，必须在孕期反复练习，使之成为一种条件反射。宫缩时控制呼吸的频率与节律还可以使产妇感受到她对自身的控制能力，说明即使在分娩期自己也能通过个人努力去完成某项工作，增强其自信心。

五、护理程序在分娩准备中的应用

【护理评估】

认真复习孕妇产检记录资料，重点评估影响孕妇接受分娩准备的各种因素，如教育程序、既往经历、文化及宗教信仰等，还应了解孕妇及其家属所希望学习的内容，以及实际准备情况。评估可能影响孕妇学习的因素，如教育背景、环境、学习动机、学习方式等。

【护理诊断/问题】

1. 知识缺乏：缺乏有关分娩准备的知识。
2. 焦虑 与环境陌生、担心分娩不适有关。

【护理目标】

1. 孕妇能陈述分娩准备的具体内容。
2. 孕妇能正确应用应对技巧来减轻分娩疼痛。

【护理措施】

1. 为孕妇提供分娩准备的知识 开设孕妇学校，利用图片、挂图、录像等，按孕妇需要有系统地向孕妇详细介绍有关分娩准备知识，其中包括分娩先兆、入院待产指征及分娩前的准备。

2. 传授应对分娩不适的技巧 注意每教一种方法后，要求孕妇重复练习直到正确为止。鼓励孕妇在分娩前反复训练直到运用自如，每天练习15~20分钟。

3. 提供支持 鼓励孕妇说出内心的焦虑，指导家属参与分娩前的准备过程，为孕妇提供支持，增进自然分娩的信心，缓解孕妇的焦虑程度。

【护理评价】

1. 孕妇能说出分娩准备的具体内容。
2. 孕妇在分娩过程中，能正确应用应对技巧减轻分娩疼痛。

第四节 产前运动

妊娠期间做运动的目的是减轻身体不适，伸展会阴部肌肉，使分娩得以顺利进行；同时可强化肌肉，以助产后身体迅速有效地恢复，但应避免过度疲劳，避免长时间站立，不宜攀高或抬举过重物品。产前运动主要包括两类，第一类为日常生活活动，第二类为产前体操运动。

一、日常生活活动

1. 站姿 避免挺腰，突出肚子。小腹及臀部用力缩紧，两肩略后倾，伸展背部肌肉。

2. 自椅子站起或坐下 站起时先迈出一脚，将身体重心向前移，注意颈部和背部挺直，另一脚用力将全身拉直。坐下时应慢慢将重心降低，先坐在椅子中央位置，然后再将臀部慢慢挪进去；若是有靠背的椅子，则孕妇可借挪移臀部而将背部紧靠在椅背上，使背部肌肉能伸展开来而有支托，减少背部不适。孕妇坐时尽量选择有靠背的椅子，并将两腿靠近并拢以避免腰酸。

3. 自卧姿坐起或起身 每天早晨的起床对妊娠晚期的妇女是很困难的事，孕妇很难如孕前轻松而快速地自仰卧姿势变成坐姿或下床。建议孕妇自卧姿改变成坐姿或起身时，先两脚弯曲，再侧向一边，然后用双手的力量将上身撑起坐好，再移动双脚，自床边站起。避免早晨一醒来，立即就伸直四肢，移动身体，这样做易引起抽筋。

4. 弯腰、提物或取高处物 妊娠期受激素的影响，下背部和骨盆的韧带较松弛，各关节的活动性亦有增加。这一方面有利于分娩时胎儿通过，但另一方面也可造成脊柱、耻骨联合、尾骨等关节易因姿势不当或用力过度而受伤。因此孕妇欲弯腰或提物时，应先将双脚打开，约与肩宽，收紧小腹及肛门附近肌肉群，将背部保持挺直，再慢慢蹲下；若要提重物时，则先吸口气后蹲下，再将物体提起，提起后再将气慢慢吐出；孕妇欲取高处之物时，注意避免将脚跟跂起，这样容易使孕妇失去平衡及扭伤下背部；需拾地上之物时，应先蹲下，再拾起，避免直接弯腰，这样易将背部过度伸展而扭伤。

二、产前体操运动

（一）目的

1. 维持良好的姿势，减轻因不良姿势而引起的腰酸背痛。

2. 促进血液循环,改善腿部水肿、麻痹感等不适症状。

3. 增强腹肌及盆底肌的张力,使之能承受分娩的激烈运动。

4. 促进肠蠕动,预防或改善便秘。

(二) 注意事项

1. 有运动禁忌证的孕妇不应做产前运动。有流产迹象者应停止产前运动;有流产危险的孕妇,应暂停产前运动,待取得医师同意后再执行合适的运动。

2. 运动应根据孕妇本身身体状况依次循序增加活动量,从最简单、少量的运动开始,避免过度疲劳。

3. 若发现 T>38℃,或有疲劳或感冒等身体不适时,暂停执行产前体操运动,待身体复原之后再执行。

4. 做体操时衣服要宽松,松解乳罩及腹带。

5. 体操前应排空直肠及膀胱。

6. 避免在用餐后或空腹饥饿时做运动。

7. 宜选择在坚硬、平坦的床上或铺有地毯的地板上活动,并注意室内通风。

8. 每天进行 20 分钟的产前体操运动,若无不适状况发生,宜每天进行以养成习惯,尤其是分娩时将使用相关肌肉群的运动,于妊娠末期宜有规律地练习,以增加熟练度,以备分娩时能应用。

9. 运动过程中,避免心跳超过 120 次/分。妊娠中期开始,做完仰卧式运动后,避免立即起身,以防发生直立性低血压。

10. 产前体操运动完毕后,宜取左侧卧位,以增加胎盘血液灌注,并避免发生仰卧位血压综合征。

(三) 运动项目

将产前体操运动配合呼吸运动,按不同妊娠期执行不同项目的运动,列表如下(表 10-9-1)

表 10-9-1 产前体操运动及呼吸法

妊娠早期(自怀孕开始~怀孕 12 周)

分类	运动名称	实施目的	实施方法	时间
体操运动	盘腿压膝运动	• 放松背部肌肉,防止疲劳 • 伸展骨盆底部肌肉 • 增加产道的柔软,使其更具弹性	1. 平坐,将两腿盘起,注意两小腿不重叠,而是一前一后,尽量将两膝拉开 2. 可配合呼吸运动。当吸气时,两手置于膝上,轻压两膝内侧并吐气 3. 做完后再做一次(廓清式)深呼吸,达到完全放松	自怀孕初期开始即可常常做。并不需在特定时间做,可在看书报、电视、打电话时采取此姿势
	大腿伸展运动	加强骨盆底肌肉之强韧性和耐力,以应付分娩时激烈的运动	平行坐下,将两脚脚掌并拢,并尽量挪近身体。双手抓住踝部,背部放松,腰挺直,身体略向前倾,双手肘置于膝上大腿内侧。慢慢吸气,并用双手肘下压膝盖约 20 秒;此时双脚也跟着配合张合。做完再做一次深呼吸恢复原位	早晚各做 5~6 次
	头颈部运动	放松头、颈部肌肉,消除紧张,促进睡眠与休息	坐着,两手置于腿上,背部放松。低头、下巴贴近胸部,配合呼吸,将头自左向左绕圈,再依相反方向绕一圈,并做一次深呼吸结束,做此运动全身愈放松愈好。可配合呼气和吸气更达到放松	可在就寝前做 4~5 次;或在伏案工作之后做此运动,以促进头颈部肌肉放松
	肩膀运动	• 消除颈部、肩膀肌肉的紧张,促进放松 • 改善姿势	坐姿,全身放松。两肩耸起,自后往下、前、上方绕一圈;再依反方向做一圈	同上
	足踝运动	• 放松足踝及脚趾关节的肌肉,增进柔软度 • 消除小腿的疲劳	1. 采坐姿,双腿弯曲成 90°,脚掌完全贴于地面 2. 双脚脚趾向上翘起,脚跟仍贴于地面。深呼吸后恢复至原来的姿势 3. 将两腿交叉,在上面的脚尖向上翘,恢复原来姿势;再将脚尖向下压,使膝盖脚尖维持成一直线	每日做 5~6 次

续表

妊娠早期（自怀孕开始～怀孕12周）

分类	运动名称	实施目的	实施方法	时间
呼吸运动	腹式呼吸运动	• 第一产程时促进放松全身肌肉 • 供应胎儿足够的氧气 • 集中注意力于呼吸，转移对痛的感觉	平躺，膝盖曲起，双手置下腹部，深呼口气，直到下腹部鼓起。再慢慢将气吐出。可依照一二三四吐、一二三四吸的节律进行，逐渐拉长吸吐气的时间	可在任何时间进行。一天约做2～3分钟
	胸式呼吸运动	• 减少横隔膜升降对子宫的压力 • 宫缩频繁时转移对宫缩疼痛的注意力	双手置于胸前，自鼻吸气，并让肺部充满了空气，闭气，再将气体完全吐出。以两手的上升、下降来感觉呼吸的深浅	同上

妊娠中期（自怀孕18～28周）

分类	运动名称	实施目的	实施方法	时间
体操运动	腰背伸展运动	• 加强腹部肌肉韧性 • 改善腰酸、下背痛的不适症状	采取四肢匍匐的姿势，两肘伸地，分开与肩同宽，膝盖和地面垂直，足背贴于地面。深吸一口气，并将头部下垂贴近胸部，臀部收紧，并将背部弓起、重心后移以支持上半身。然后慢慢吐气，臀部放松，一边吐气一面将头抬起，仰脸，将重心移向前，背部放松下陷。结束时再做一深呼吸	早晚各做5～6次，约做2～3分钟
	骨盆振动运动	• 改善腰酸和下背痛的不适 • 强化腹部和骨盆底肌肉的耐力 • 增加产道弹性	仰卧，头部垫一枕头，双膝屈起，双脚掌贴于地面，背部贴于地上深吸一口气，并缩紧臀部，腹部弓起，背部也向上提，与地板间成一空隙。保持此姿势2～3秒，慢慢吐气并复原。一次深呼吸恢复原位	同上
	扭转骨盆运动	• 增进腹直肌肌肉的韧性 • 增加骨盆肌肉的韧性	1. 仰卧，双膝并拢屈起，脚掌贴于地面，双手打开置于身体两侧或枕于头下 2. 吸一口气，双膝向一侧画半圆倾倒。吐气，双膝恢复至1之位置，接着再做另一侧，完毕后做一次深呼吸结束	同上
	骨盆和背摇摆运动	• 增加产道的弹性 • 改善下背痛、腰酸的不适症状	1. 仰卧，屈膝，两腿分开与肩同宽，脚掌贴于地面，两手分开掌心向下 2. 慢慢吸一口气，同时收缩腹肌，以双脚和肩膀将腰部渐渐抬高；此时可觉臀部收缩感，停住5秒后再将腰部慢慢放下，将气吐掉。最后以一深呼吸结束	同上
	肩膀运动	• 促进下肢血液回流，减除腿部水肿 • 放松全身肌肉	1. 仰卧，身体放松 2. 将双腿抬高靠于墙上，双脚分开以减轻膝盖压力，保持此姿势2～3分钟 3. 双脚抬高时脚趾可上翘、放下做运动	早晚各做1次

续表

妊娠中期（自怀孕18~28周）

分类	运动名称	实施目的	实施方法	时间
呼吸运动			与妊娠早期相同	

妊娠晚期（怀孕28~妊娠结束）

分类	运动名称	实施目的	实施方法	时间
体操运动	胸部运动	• 强韧胸肌以支持日渐增大的乳房 • 促进乳房血液循环	1. 可坐或站着，将两手举与肩同高，双手与胸前乳头连线的高度处平行，两臂互相紧握 2. 双手紧压手肘部，挺胸，然后两手往后甩动以移动紧握手臂之位置	早晚各做5~6次
	蹲踞运动	• 伸展会阴部肌肉 • 保持身体平衡，并加强骨盆底肌肉的结实性和关节的灵活性 • 伸展下背和大腿肌肉，减轻下背部疼痛症状	1. 双脚打开平放在地上，弯曲膝盖，背部保持挺直，收缩腹肌，慢慢蹲下 2. 在近分娩期，孕妇因胀大的腹部可能会以脚尖蹲下，宜鼓励孕妇将双脚再分开些，以脚掌完全着地蹲下，以肘部下压大腿以伸展大腿内侧和骨盆底之肌肉的作用	此运动可在妊娠期开始，在妊娠晚期应增加练习的时间。每天约花12~15分钟练习
	骨盆底肌运动（又称凯格运动）	• 增强骨盆底肌肉的韧性，增加产道的弹性 • 减轻同盆底肌肉的疼痛，避免造成压力性尿失禁和大便失禁 • 预防子宫脱垂	1. 平躺，在头和膝下各置一枕头 2. 双腿交叉，臀部收紧上提，感觉像要解小便但须忍住，此时乃是收缩尿道口周围的骨盆底肌肉，然后再放松 3. 感觉要用力解大便，但突然忍住，此时收缩的是肛门会阴部的肌肉，接着再放松	可自孕前开始执行，近分娩期时宜增加练习的次数，可重复70~100次
	腹压运动	• 熟悉第二产程分娩时的用力方式 • 改善下背痛、腰酸的不适症状	1. 在肩膀处垫一枕头，上身抬起 2. 双手抱住大腿，使骨盆抬高，双脚向外张开 3. 先深吸一口气，再吐掉。接着再吸一大口气，闭气，慢慢将上身坐起，下巴靠近胸部，并看着肚脐。注意练习时避免真正用力。最后将气吐出，深呼吸后再重复练习	每日练习5~6次
呼吸运动	吹蜡烛运动	• 增进腹肌肌肉收缩，增加其韧性 • 放松全身肌肉	1. 可躺着或坐着。双手置于下腹两侧 2. 假想距离20cm远处有一根蜡烛，你欲一次呼吸就将其吹灭。先深呼吸，然后用力将肺中的气体吐出，直到已觉无气可吐，最后以吐一次气结束。再以深呼吸结束	早晚各做2~3次
	喘息呼吸运动	减少胎儿娩出时会阴部产道的撕裂伤	张口做胸式短而急促呼吸，将腹部肌肉放松	早晚各做2~3次

第十章

分娩期妇女的护理

第一节 分娩的影响因素

妊娠满28周及以后的胎儿及其附属物,从临产发动至从母体全部娩出的过程,称为分娩(delivery)。妊娠满28周至不满37足周间分娩,称为早产(premature delivery);妊娠满37周至不满42足周间分娩,称为足月产(term delivery);妊娠满42周及其后分娩,称为过期产(postterm delivery)。

分娩能否顺利完成取决于产力、产道、胎儿及待产妇的心理状态。若诸因素均正常且能相互适应,胎儿顺利经阴道自然分娩为正常分娩。

一、产 力

是指将胎儿及其附属物从子宫内逼出的力量,包括子宫收缩力、腹肌和膈肌的收缩力及肛提肌收缩力。

(一) 子宫收缩力

是临产后的主要产力,能迫使宫颈管短缩直至消失、宫口扩张、胎儿和胎盘娩出。正常宫缩具有节律性、对称性和极性及缩复作用的特点,详见本章第二节。

(二) 腹肌及膈肌收缩力(腹压)

是第二产程时娩出胎儿的重要辅助力量。当宫口开全后,胎先露部已降至阴道。宫缩时,前羊水囊或胎先露压迫盆底组织及直肠,反射性引起屏气排便动作,腹肌和膈肌收缩使腹压增高,促使胎儿娩出。在第二产程,配合宫缩时运用腹压最有效,否则不但无益,反而容易使产妇疲劳和造成宫颈水肿,致使产程延长。腹压在第三产程还可促使胎盘娩出。

(三) 肛提肌收缩力

肛提肌收缩力有协助胎先露进行内旋转、仰伸,促进胎儿和胎盘娩出的作用。

二、产 道

是胎儿娩出的通道,分为骨产道与软产道两部分。

(一) 骨产道

骨产道又称真骨盆,是产道的重要部分,其大小、形状与分娩关系密切。

1. 骨盆各平面及其径线

(1) 骨盆入口平面:呈横椭圆形。其前方为耻骨联合上缘,两侧为髂耻缘,后方为骶岬前缘。入口平面有4条重要径线。(图10-10-1A)

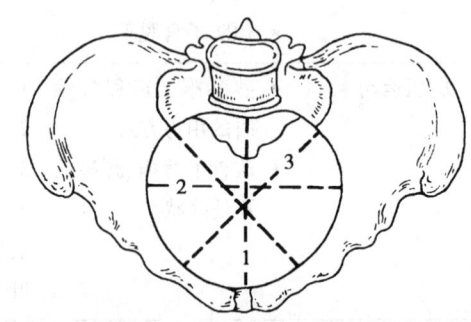

图10-10-1A 骨盆入口平面
1. 前后径11cm;2. 横径13cm;3. 斜径12.75cm

1) 入口前后径:也称真结合径。从耻骨联合上缘中点至骶岬前缘中点的距离,平均值约为11cm。

2) 入口横径:为左右髂耻缘间的最大距离,平均值约为13cm。

3) 入口斜径:左右各一。左骶髂关节至右髂耻隆突间的距离为左斜径;右骶髂关节至髂耻隆突间的距离为右斜径,平均值约为12.75cm。

(2) 中骨盆平面：为骨盆最小平面，呈前后径长的纵椭圆形，其前方为耻骨联合下缘，两侧为坐骨棘，后方为骶骨下端。该平面在产科具有重要的临床意义，有两条重要径线。(图10-10-1B)

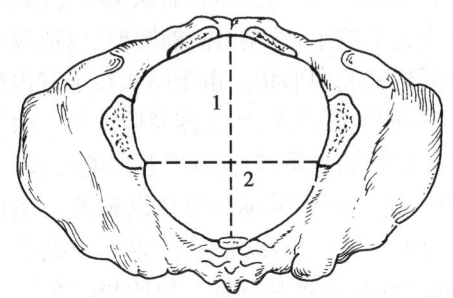

图10-10-1B 中骨盆平面
1. 前后径11.5cm；2. 横径10cm

1) 中骨盆前后径：耻骨联合下缘中点通过坐骨棘连线中点至骶骨下端间的距离，平均值约为11.5cm。

2) 中骨盆横径：也称坐骨棘间径，为两坐骨棘间的距离，平均值约为10cm，是胎先露通过中骨盆的重要径线，其长短与分娩密切相关。

(3) 骨盆出口平面：即骨盆腔的下口，由两个在不同平面的三角形所组成。前三角平面顶端为耻骨联合下缘，两侧为耻骨降支；后三角平面顶为骶尾关节，两侧为骶结节韧带。骨盆出口平面有4条径线。(图10-10-1C)

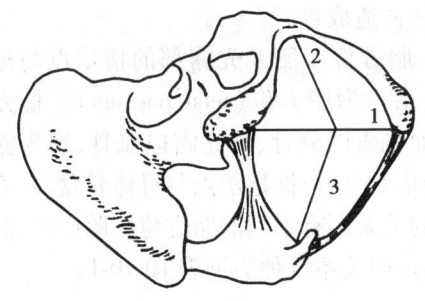

图10-10-1C 骨盆出口平面
1. 出口横径；2. 出口前矢状径；3. 出口后矢状径

1) 出口前后径：耻骨联合下缘至骶尾关节间的距离，平均值约为11.5cm。

2) 出口横径：也称坐骨结节间径，为两坐骨结节内侧缘的距离，平均值约为9cm，是出口的重要径线。

3) 出口前矢状径：耻骨联合下缘至坐骨结节间径中点间的距离，平均值约为6cm。

4) 出口后矢状径：骶尾关节至坐骨结节间径中点间的距离，平均值约为8.5cm。若出口横径稍短，而出口后矢状径较长，两径之和>15cm时，一般大小的胎头可通过后三角区经阴道娩出。

2. 骨盆轴与骨盆倾斜度

(1) 骨盆轴(axis of pelvis)：为连接骨盆各假想平面中点的曲线。此轴上段向下向后，中段向下，下段向下向前。分娩时，胎儿即沿此轴娩出。

(2) 骨盆倾斜度(inclination of pelvis)：指妇女直立时，骨盆入口平面与地平面所形成的角度，一般为60°。若倾斜度过大，会影响胎头衔接。

(二) 软产道

是由子宫下段、宫颈、阴道及骨盆底软组织构成的弯曲管道。

1. 子宫下段的形成　由非孕时长约1cm时子宫峡部形成。子宫峡部于妊娠12周后逐渐扩展成为子宫腔的一部分，至妊娠末期逐渐被拉长形成子宫下段。临产后的规律宫缩进一步使子宫下段拉长达7~10cm，肌壁变薄成为软产道的一部分。由于子宫肌纤维的缩复作用，子宫上段的肌壁越来越厚，子宫下段的肌壁被牵拉越来越薄。由于子宫上下段的肌壁厚薄不同，在两者间的子宫内面有一环状隆起，称为生理性缩复环(physiologic retraction ring)。

2. 子宫颈的变化

(1) 宫颈管消失(effacement of cervix)：临产前的宫颈管长约2~3cm，初产妇较经产妇稍长。临产后的规律宫缩牵拉宫颈内口的子宫肌纤维及周围韧带，胎先露部支撑前羊水囊呈楔状，致使宫颈内口向上向外扩张，宫颈管形成漏斗形，随后宫颈管逐渐变短直至消失。初产妇多是宫颈管先消失，宫颈外口后扩张；经产妇则多是宫颈管消失与宫颈外口扩张同时进行。

(2) 宫口扩张(dilatation of cervix)：临产前，初产妇的宫颈外口仅容一指尖，经产妇则能容一指。临产后由于子宫肌的收缩、缩复、前羊膜囊对宫颈压迫的扩张作用，破膜后胎先露部直接对宫颈的压迫，使宫颈口逐渐扩大直至10cm。

3. 盆底、阴道及会阴　临产后，胎先露下降直接压迫骨盆底，使阴道扩张成筒状，阴道黏膜皱襞展平使腔道加宽。同时肛提肌向下及两侧扩展，肌纤维拉长，使会阴体变薄，以利胎儿娩出。

阴道及骨盆的结缔组织和肌纤维在妊娠期增生肥大，血管变粗，血运丰富，使临产后会阴体可承受一定的压力，但分娩时若保护会阴不当可造成裂伤。

三、胎 儿

胎儿的大小、胎位、胎儿发育有无异常均与分娩能否正常进行有关。

(一) 胎儿大小

胎儿过大致胎头径线过大,分娩时不易通过产道。胎儿过熟致颅骨过硬,胎头不易变形,也可引起相对头盆不称,造成难产。因为胎头是胎体的最大部分,也是胎儿通过产道最困难的部分。

1. 胎头颅骨 由顶骨、额骨、颞骨各2块及枕骨1块构成。颅骨间的缝隙称为颅缝,两顶骨间为矢状缝,顶骨与额骨间为冠状缝,枕骨与顶骨之间为人字缝,颞骨与顶骨间为颞缝,两额骨间为额缝。两颅缝交界的空隙较大处称为囟门,位于胎头前部菱形的称为前囟(大囟门),位于胎头后方三角形的称为后囟(小囟门)。颅缝与囟门的存在,使骨板有一定的活动余地,胎头有一定的可塑性。头颅通过产道时通过颅缝轻度重叠使其变形,体积缩小,有利于胎头娩出。

2. 胎头径线 主要有:①双顶径(biparietal diameter, BPD)为两顶骨隆突间的距离,是胎头的最大横径,妊娠足月时平均值约为9.3cm,临床上常通过B超测量此径线来估计胎儿大小;②枕额径又称前后径,为鼻根上方至枕骨隆突下方的距离,妊娠足月时平均值约为11.3cm,胎头常以此径线衔接;③枕下前囟径(小斜径),为前囟中点至枕骨隆突下方的距离,妊娠足月时平均值约为9.3cm,胎头俯屈后以此径通过产道;④枕颏径又称大斜径,为颏骨下方中央至后囟顶部的距离,足月时平均值约为13.3cm。

(二) 胎产式、胎先露、胎方位

于妊娠28周以前,由于羊水较多、胎体较小,胎儿在子宫内的活动范围大,胎儿的位置和姿势容易改变。于妊娠32周以后,由于胎儿生长迅速、羊水相对减少,胎儿与子宫壁贴近,胎儿的位置和姿势相对恒定。胎儿在子宫内的姿势正常为:胎头俯屈、颏部贴近胸壁,脊柱略前弯,四肢屈曲交叉于胸腹前,其体积及体表面积均明显缩小,整个胎体成为头端小,臀端大的椭圆形,以适应妊娠晚期椭圆形宫腔的形状。由于胎儿在子宫内位置不同,有不同的胎产式、胎先露及胎方位。胎儿位置与母体骨位的关系,对分娩经过影响极大。

1. 胎产式 胎体纵轴与母体纵轴的关系称为胎产式(fetal lie)。两纵轴平行者称为纵产式(longitudinal lie),占足月分娩总数的99.75%;两纵轴垂直者称为横产式(transverse lie),仅占足月分娩总数的0.25%。如为纵产式,胎儿容易通过产道。横位时,胎体纵轴与骨盆轴垂直,足月的活胎不能通过产道,对母儿威胁极大。

2. 胎先露 最先进入骨盆入口的胎儿部分称胎先露(fetal presentation)。纵产式有头先露及臀先露,横产式为肩先露。头先露因胎头屈伸程度不同,又分为枕头露、前囟先露、额先露及面先露。臀先露因入盆的先露部分不同,又分为混合臀先露、单臀先露、单足先露和足先露。偶见头先露或臀先露与胎手或胎足同时入盆,称复合先露。臀先露时,较小且软的臀部先娩出,最大的胎头却最后娩出,阴道不能充分扩张,胎头娩出时又无变形机会,使娩出困难。面先露时因枕额径为最大径线,往往造成难产。

3. 胎方位 胎儿先露部的指示点与母体骨盆的关系称为胎方位(fetal position)。枕先露以枕骨、面先露以颏骨、臀先露以骶骨、肩先露以肩胛骨为指示点,根据指示点与母体骨盆左、右、前、后、横的关系而有不同的胎方位。胎产式、胎先露及胎方位的关系及种类见表10-10-1。

表10-10-1 胎产式、胎先露及胎方位的种类及关系

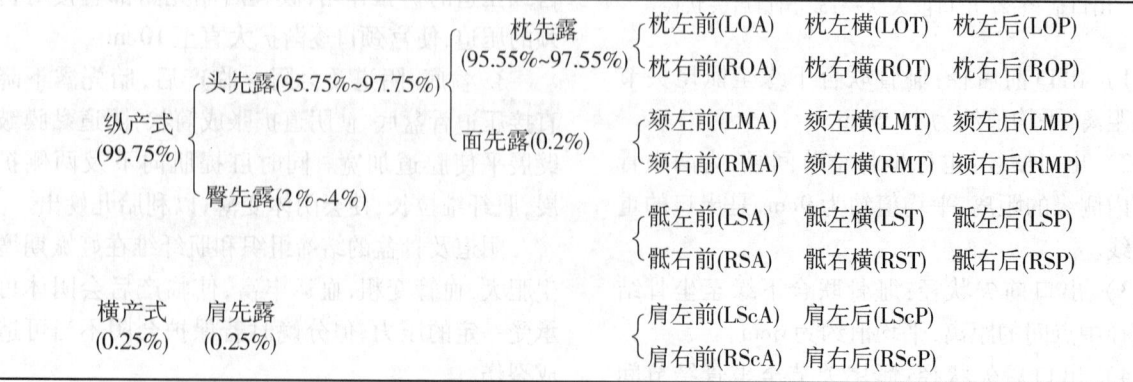

(三) 胎儿畸形

胎儿某一部分发育异常,如脑积水、联体儿等,由于胎头或胎体过大,通过产道常发生困难。

四、心理状态

近年来待产妇的心理状态在分娩过程中的作用受到越来越多的重视,并与产力、产道、胎儿一起列为影响分娩的4大因素。

妊娠是漫长的等待与辛劳,而分娩则是妇女生命的另一个开端。妊娠、分娩与月经来潮和绝经一样,都会引起一系列特征性的心理情绪反应。待产妇的性格特征、文化背景、知识水平、社会条件、环境和个人经历等都是分娩时待产妇心理状态的影响因素。有较强自我意识性格的人往往能有较成熟的情绪表现,适应变化,接受自己,灵活而又自信地满足自我需要,随时随地接受新的责任。许多医院中丈夫不准陪伴妻子分娩的传统习俗往往导致或加重待产妇的恐惧、无助感。大量资料证明:接受教育多,对分娩有正确认识和了解的待产妇具有健康的心态,其焦虑、恐惧的程度较轻。同样,安静、舒适的环境,先进的医疗及护理设备,较好的支持系统,以往的成功经历等都会增强待产妇的信心,减轻其焦虑、恐惧程度。如果待产妇过度恐惧、焦虑,导致失眠、食欲不振,将会在临产时造成宫缩乏力、宫口不开、产程延长及产后大出血等不良后果。

在分娩过程中,产科医生和助产士应该耐心安慰产妇,讲解分娩是生理过程,尽可能消除产妇不必要的焦虑和恐惧心理,告知掌握分娩时必要的呼吸技术和躯体放松的技术,开展家庭式产房,允许丈夫或家人陪伴,以便顺利度过分娩全过程。

第二节 子宫收缩与特点

一、子宫收缩力的种类

子宫收缩力可分为下列四种:

(一) 妊娠无痛性子宫收缩

发生在妊娠10周后子宫有间歇性收缩,此时子宫内压力在10~20mmHg之间,未达25mmHg,故不觉疼痛。

(二) 假阵痛(false pain)

在分娩开始前3~4周出现的子宫无效性收缩,因子宫内羊水压力在20~40mmHg之间,已超过25mmHg,故孕妇有疼痛感。但疼痛较轻,且局限于下腹部或腰背部。

(三) 真阵痛(true pain)

为分娩的主要力量。子宫做规则收缩,频率、强度随产程的进展逐渐增加,到第二产程达到高峰。产妇感到疼痛难忍。

(四) 产后痛(after pain)

在分娩后2~3天,子宫不规则的收缩而产生疼痛,此时的子宫收缩有助产后子宫的复旧、恶露的排出。4~5天后疼痛减轻或消失,若出现血块淤积,则阵痛反而加重。

二、子宫收缩的特征

子宫收缩力是临产后的主要产力,贯穿于整个分娩过程中。临产后的子宫收缩力(简称宫缩)能迫使宫颈等短缩直至消失、宫口扩张、胎先露下降和胎儿胎盘娩出。临产后的正常宫缩具有以下特征。

(一) 疼痛

子宫收缩愈强,则感觉愈痛。引起疼痛的原因尚不很清,有以下几种假说:①肌肉细胞缺氧(如心绞痛情形一样);②子宫颈的神经节被子宫下端肌肉束所压迫;③子宫颈舒张的牵扯作用;④腹膜的牵扯。痛觉的传导是由 T_{11}、T_{12}、S_2、S_3 和 S_4 传入脊髓,这在做无痛分娩上是个很重要的依据,只要阻断这些部位,即可做无痛分娩。

(二) 节律性

宫缩具有节律性,是临产的重要标志之一。正常宫缩是子宫体部不随意、有节律性的阵发性收缩。每次宫缩总是由弱渐强(进行期),维持一定时间(极期),随后由强渐弱(退行期),直至消失进入间歇期。间歇期子宫肌肉松弛。宫缩如此反复出现,直至分娩全过程结束。

临产开始时,宫缩持续约30秒,间歇期约5~6分钟。随着产程进展,宫缩持续时间逐渐延长,间歇期逐渐缩短。当宫口开全之后,宫缩持续时间可长达60秒。间歇期可缩短至1~2分钟。宫缩强度(指每次子宫收缩所造成的子宫内压力的增高,即极期的压力高度)随产程进展也逐渐增加,子宫腔内压力于临产初期约升高至25~30mmHg,于第一产程末可增高至40~60mmHg,于第二产程期间可高达100mmHg,而间歇期宫腔内压力仅为6~12mmHg。

宫缩时,子宫肌壁血管及胎盘受压,致使子

血流量减少。但宫缩间歇期,子宫血流量又恢复到原来水平,胎盘绒毛间隙的血流量重新充盈。宫缩的这一节律性,对胎儿有利。

(三) 对称性和极性

正常宫缩起自两侧子宫角部(受起搏点控制)以微波形式迅速向子宫底部中线集中,左右对称,然后以每秒约2cm速度向子宫下段扩散,约15秒均匀协调地遍及整个子宫,此为子宫收缩的对称性。

宫缩以子宫底部最强最持久,向下则逐渐减弱,子宫底部收缩力的强度几乎是子宫下段的2倍,此为子宫收缩的极性。

(四) 缩复作用

子宫体部平滑肌与其他部位的平滑肌和横纹肌不同。每当宫缩时,子宫体部肌纤维缩短变宽,收缩之后肌纤维虽又重新松弛,但不能完全恢复到原来的长度,经过反复收缩,肌纤维越来越短,这种现象称缩复作用。缩复作用随产程进展使子宫腔内容积逐渐缩小,迫使胎先露部不断下降及宫颈管逐渐缩短直至消失。

(五) 不自主性

子宫收缩是不随意的,既不受孕产妇意志的支配,也不受子宫外神经的支配,即使两侧腰交感神经切除的产妇,亦会有正常的子宫收缩,只是无痛感。

第三节 母体对分娩的反应

一、心血管系统

1. 心排出量 心排出量会随子宫收缩压力的变化而变化。当宫缩开始和极期时心排出量会增加30%～50%,而宫缩消失时心排出量慢慢回到收缩前的状况。第二产程屏气用力时,心排出量暂时增加,若屏气持续下去则心排出量反而会降低。刚分娩心排出量则达最高峰比产前增加80%,产后最初10分钟则降低20%～25%,1小时再降低20%～25%。

2. 血压 子宫收缩使得外周阻力增加,造成血压、脉压、静脉压力增高,子宫收缩时舒张压常平均升高5～10mmHg,收缩压平均上升15mmHg,间歇期恢复原状。母体血压变化的大小和母体姿势有关。当母体采取侧卧时,血压上升不太高。第二产程闭气用力时,胸腔内压增高,造成静脉压增加,血压、脉压亦会暂时增加,当闭气持续,回流至肺的血量减少,则血压、脉压就会降低。刚分娩完时动脉压一般是正常的。

3. 造血系统-白细胞 白细胞在分娩时会上升到$25\times10^9/L$至$35\times10^9/L$,产程愈长,白细胞数目增加愈多,其机制不明,可能与生理(用力的运动)和情绪压力变化有关。

二、呼吸系统

1. 呼吸速率 因分娩过程中耗氧量增加而使呼吸加快。在第一产程耗氧量增加40%,而第二产程时可增加100%。有一部分人会因使用腹压而使呼吸速率1分钟增加8次以上。

2. 酸碱平衡 分娩早期因换气过度导致pH值增加;第一产程末时pH值恢复正常。若第一产程延长,则血液pH值会降低。

三、神经系统

在第一产程中,疼痛主要来自子宫颈的扩张。神经冲动刺激经由子宫神经丛、骨盆神经丛、腹下神经丛、高位腹下神经丛、腰和胸腔下神经丛和第11及12胸神经联合的交通支等传导。宫口开全后,胎头下降进入阴道管腔,引起不适感,且由会阴神经传送,进入脊髓而传至S_2～S_4后根。孕妇描述这种感觉像被火烧、针刺或撕裂一样。

四、消化系统

分娩时,产妇用口呼吸、呻吟、哭泣,再加上胃肠蠕动和吸收作用减低,胃排空时间延长,故分娩开始后进食的食物不易消化,易引起恶心、呕吐。即使12小时以上未进食,仍有可能发生呕吐现象。

五、泌尿系统

膀胱在妊娠中期即开始变化,一旦胎头下降固定时,膀胱底被推向上向前,其先露部的压迫、不适和镇静药的使用而引起膀胱黏膜充血水肿、肌张力降低,使自发性排尿受阻。当产妇膀胱过度充盈时,可在耻骨联合上触知。当自发性排尿受阻时,可能无法自行排尿,而需给予导尿。

分娩时,因子宫肌肉收缩而产生运动,使肌肉组织生理做功而耗损。因运动造成肌肉分解产生轻微的蛋白尿(+),若高过(++)则不正常。

六、运动系统

在分娩时,除子宫活动外,肌肉活动如紧握东西、拍打、身体扭动等均显著增加。因肌肉活动,在第二产程时体温会稍升高、流汗多、疲劳,且会出现尿蛋白(+)。产妇亦会在语言上或非语言上表示腿部痉挛和背部不适。背部不适主要是足月时,卵巢分泌松弛素,使得关节松弛引起背痛和关节痛。

七、内分泌系统

分娩的发动,是由于雌激素浓度增加、孕激素减少以及前列腺素和催产素浓度增高,使得产程起动,子宫收缩。分娩时,新陈代谢增加,再加上产妇在分娩期进食少,使得血糖可能降低。

八、皮 肤

在第二产程时,胎头下降压迫阴道口,使得会阴部极度伸展,伸展程度因人而异。当会阴肌肉坚硬而伸展性不好时,或会阴组织易脆时,或婴儿娩出太快,或婴儿过大,或胎头与骨盆不相称,或胎位异常,或会阴发生水肿,或宫缩过强等,通常会阴及阴道口周围皮肤容易发生撕裂伤。

九、体液和电解质

分娩时,产妇用力使呼吸次数增加,换气过度。再加上分娩时肌肉活动增加,使体温升高(通常不超过37.6℃)而出汗。因此产妇易发生体液丢失和电解质失衡。产妇会出现体温升高、口渴的现象。

第四节 胎儿对分娩的反应

子宫收缩的压力对每一胎儿而言都是一种潜在的威胁,所幸的是大多数胎儿都能平安度过,且未发生任何不利的影响,为了少数无法安然度过分娩的胎儿,护理人员应保持高度的警惕性,严密监视胎儿情况。其中胎儿的心跳最具监测价值。在分娩过程中如发现胎心音异常,应及时通知医师并协助处理。

一、胎心音改变

子宫开始收缩时胎心音会加快,但宫缩变强胎心音就会变慢,收缩达极期时胎心音变得最慢,进入退行期时胎心音再慢慢恢复正常。此变化在破膜后或宫缩过强及第二产程时特别明显。引起胎心音改变的原因有以下两项。

1. 因宫缩过强、分娩延迟、脐带受压或胎盘剥离等原因引起胎儿缺氧,可使用胎心音监护仪连续记录胎心音来判断原因(详见第13章)。

2. 因产道压迫、胎头受压,使颅内压增高,再引起脑的压迫,如骨盆狭窄、软产道阻力大。经研究证实,当颅内的压力在40~55mmHg时,胎儿会发生胎心音减慢。正常胎心率是每分钟120~160次,其变异差应在每分钟10~25次,一般如果胎膜完整,母体阻力较小时,这种胎头受压迫使心跳减慢的情况发生较少;反之,胎膜破裂后,胎心率出现早期减速的情况较多,但大多数的胎儿能忍受这种短暂的压力。唯独在第二产程闭气用力时,胎儿通过产道产生胎盘血流量减少的并发症,或过强过频的子宫收缩,或母亲低血压等,均可造成胎儿母体间血流交换不良,而引起胎心率出现晚期减速,即胎儿窘迫,须立即找出原因加以矫治,使胎心音迅速恢复。

二、血液循环动力的改变

1. 胎儿血压 是保证胎儿绒毛间隙和毛细管间有足够营养和气体交换的因素之一。宫缩时,胎儿的血压对正常胎儿在缺氧时所产生的抑制提供保护。而胎儿本身和胎盘的储存物质足够供应胎儿度过缺氧期且不受伤害。

2. 酸碱状态 强、长而频率快的子宫收缩,或是在子宫收缩停止期间,子宫未能完全松弛,容易使胎儿与母亲之间的氧气与二氧化碳的交换减少,导致胎儿缺氧,胎儿容易出现高碳酸血症、新陈代谢障碍、酸中毒等。第一产程时胎血pH值会缓慢下降,在第二产程时,产妇屏气用力会造成pH值更迅速的下降,使胎儿$PaCO_2$增加,碱缺乏,且胎血氧饱和度下降10%左右。然而胎儿对这些改变的适应性反应会以循环系统及心跳速率改变来保护其重要器官,使胎盘的交换作用恢复正常。

三、胎头改变

1. 胎头变形(molding) 在分娩时,胎儿的头部因经过产道遇到抵抗,故大部分有头部的变形,称之为胎头变形。其变形程度依胎头的大小及产道的大小而异。抵抗力愈大变形则愈显著,因头盖骨重叠所引起的变形,可缩小头部体积使胎头容易通过产道。

2. 产瘤(caput succedaneum) 由于分娩时头皮循环受压,血管通透性改变及淋巴回流受阻引起的皮下水肿,使头皮隆起呈瘤状者称产瘤。肿块边界不清、不受骨缝限制,头皮红肿、柔软、压之凹陷、无波动感,出生2~3天即消失。多发生在头先露部位,产瘤部位与胎方位有关,如LOA的胎头产瘤在右顶骨上,ROA的胎头产瘤左顶骨上。有时与血肿并存,待头皮水肿消退后才显出血肿。

3. 头颅血肿(cephalohematoma) 是分娩时新生儿颅骨骨膜下血管破裂,血液积留在骨膜下所致。多因胎头负压吸引、产钳手术等引起,亦可见于自然分娩的新生儿(产道压迫所致)。出生时不明显,之后逐渐增大,一般在生后2~3日明显,血肿以颅骨边缘为界限,不超过骨缝,有波动感,消失缓慢,常需2~3个月才完全消散。

四、胎位的改变

因胎儿先露部不同,而先露部的径线有长有短,各骨盆平面形态又各异,胎儿要通过产道必定要采取适当的体态移动才能顺利通过产道。胎儿先露部为适应骨盆各平面的不同形态,被动地进行一系列的适应性转动,以其最小径线通过产道的过程称分娩机制(mechanism of labor),现以临床最常见的枕左前位的分娩机制为例加以说明。

1. 衔接(engagement) 胎头双顶径进入骨盆入口平面,胎头颅骨最低点接近或达到坐骨棘水平称为衔接。胎头半俯屈状态进入骨盆入口,以枕额径衔接,由于枕额径大于骨盆入口前后径,胎头矢状缝落在骨盆入口右斜径上,胎头枕骨在骨盆左前方。经产妇多在分娩开始后胎头衔接,部分初产妇可在预产期前1~2周内衔接。胎头衔接表明不存在头盆不称,若初产妇已临产而胎头仍未衔接,应警惕有头盆不称。

2. 下降(descent) 胎头沿骨盆轴前进的动作称为下降。下降动作贯穿在分娩全过程中,与其他动作相伴随,呈间歇性,宫缩时前进,间歇期稍退缩。促使胎头下降的原因为:①宫缩时通过羊水传导,压力经胎轴压传至胎头;②宫缩时子宫底直接压迫胎臀;③胎儿身体的伸展和伸直;④腹肌收缩使腹压增加。初产妇胎头下降速度因宫口扩张缓慢和软组织阻力大较经产妇慢。临床上注意观察胎头下降程度,作为判断产程进展的重要标志之一。胎头在下降过程中,收骨盆底的阻力发生俯屈、内旋转、仰伸、复位及外旋转等动作。

3. 俯屈(flexion) 胎头下降至骨盆底时,处于半俯屈状态的胎头枕部遇到肛提肌阻力,借杠杆作用进一步俯屈,使下颌接近胸部,变胎头衔接时较大的枕额径为较小的枕下前囟径,以最小径线适应产道,有利于胎头继续下降。

4. 内旋转(internal rotation) 胎头到达中骨盆为适应骨盆纵轴而旋转,使矢状缝与中骨盆及骨盆出口前后径相一致称为内旋转。内旋转使胎头适应中骨盆及骨盆出口前后径大于横径的特点,有利于胎头下降。枕先露时,胎头枕部位置最低,到达骨盆底,肛提肌收缩力将胎头枕部推向阻力小、部位宽的前方,枕左前位的胎头向前方旋转45°,此时小囟门已转至耻骨弓下方。一般胎头于第一产程末完成内旋转动作。

5. 仰伸(extension) 当胎头完成内旋转后继续下降达阴道外口时,宫缩和腹压迫使胎头下降,而肛提肌收缩力又将胎头向前推进,两者的合力作用迫使胎头沿骨盆轴下段继续向下向前,胎头枕骨下达耻骨联合下缘时,以耻骨弓为支点向上转动,使胎头逐渐伸展,胎头的顶、额、鼻、口、颏相继娩出。胎头仰伸时,胎儿双肩沿左斜径进入骨盆入口。

6. 复位及外旋转(restitution and external rotation) 胎头娩出时,胎儿双肩沿骨盆入口左斜径下降。胎头娩出后,为使胎头与胎肩恢复正常关系,胎头枕部向左旋转45°称复位。胎肩在盆腔腔内继续下降,前(右)肩向母体前方旋转45°,使胎儿双肩径转成与出口前后径相一致的方向,以适应出口前后径大于横径的特点。同时,胎头枕部需在外也继续向左旋转45°,以保持胎头与胎肩的垂直关系,称为外旋转。

7. 胎儿娩出 胎头完成外旋转后,胎儿前(右)肩在耻骨弓下先娩出,随即后(左)肩从会阴前缘娩出。胎儿双肩娩出后,胎体及胎儿下肢随之顺利娩出。至此,胎儿娩出过程全部完成。

第五节 分娩的征象

分娩开始之前,产妇多半能自己感觉到一些征象,预示着分娩即将开始,如假阵痛、见红、胎儿下降感、破水等。唯有子宫颈的改变须医护人员诊察才能获知。

1. 不规则宫缩　分娩发动之前,孕妇常出现不规则的子宫收缩,这种宫缩的特点是持续时间短(小于30秒)且不恒定,间歇时间长且不规律,宫缩强度不增加,常在夜间出现而于清晨消失,宫缩只引起轻微胀痛,且局限于下腹部,宫颈管不缩短,宫口不能开大,给予镇静剂能抑制这种宫缩,又称之为假临产(false labor)。

2. 见红(show)　在分娩发动前24~48小时内,因宫颈内口附近的胎膜与该处的子宫壁分离,毛细血管破裂经阴道排出少量血液,与宫颈管内的黏液混合排出,称为见红,是分娩即将开始的一个比较可靠的征象。若阴道流血量较多,超出平时月经量,不应认为是先兆临产,而应想到妊娠晚期出血,如前置胎盘等。

3. 胎儿下降感(lightening)　初孕妇多有胎儿下降感,感到上腹部较前舒适,进食量增多,呼吸较轻快,系因胎先露下降进入骨盆入口后,使子宫底下降的缘故。因先露压迫膀胱,常伴有尿频症状。

4. 破水　有些孕妇可于正式临产前发生胎膜破裂,羊水自阴道流出,称为胎膜早破(premature rupture of membranes)。此时孕妇应立即卧床休息,适当抬高臀部,以预防脐带脱垂。未住院的孕妇应尽量保持外阴清洁并保持卧位到医院就诊,已住院的孕妇应及时通知医务人员,以便医务人员对其作出恰当的处理及护理。据统计约80%的胎膜早破的产妇在24小时内会自然发动产程。

5. 子宫颈的改变　子宫颈会变得更软,且会变短甚至轻微扩张。此前驱症状产妇自己无法感知,需医务人员做肛查或阴道检查才能知道。

第六节　分娩阶段

分娩全过程,是指从开始出现规律宫缩至胎儿胎盘完全娩出止。可分为三个阶段或时期。

第一阶段即第一产程(first stage of labor)又称宫颈扩张期。指从开始出现规律宫缩到宫口开全。初产妇约需11~12小时,经产妇约需6~8小时。

第二阶段即第二产程(second stage of labor)又称胎儿娩出期。指从宫口开全到胎儿娩出。初产妇约需1~2小时,经产妇数分钟,少数可达1小时。

第三阶段即第三产程(third stage of labor)又称胎盘娩出期。指从胎儿娩出到胎盘娩出。约需5~15分钟,不超过30分钟。超过30分钟称胎盘滞留。

一、第一产程

(一) 临床表现

1. 规律宫缩　产程开始时,出现伴有疼痛的子宫收缩,初起时宫缩持续时间较短(约30秒)且弱,间歇期较长(约5~6分钟)。随着产程进展,持续时间渐长(约50~60秒),且强度不断增加,间歇期渐短(约2~3分钟)。当宫口近开全时,宫缩持续时间可长达1分钟或1分钟以上,间歇期仅1~2分钟。

2. 宫口扩张　通过肛诊或阴道检查,可以确定宫口扩张程度。当宫缩渐频且不断增强时,宫颈管逐渐缩短直至消失,宫口逐渐扩张。当宫口开全(10cm)时,宫颈口边缘消失,子宫下段及阴道形成宽阔的宫腔。宫颈扩张过程又分为潜伏期和活跃期。

(1) 潜伏期:是指从临产出现规律宫缩开始至宫口扩张3cm。此期间扩张速度较慢,平均2~3小时扩张1cm,约需8小时,最大时限为16小时,超过16小时称为潜伏期延长。

(2) 活跃期:指宫口扩张3~10cm。此期间扩张速度明显加快,约需4小时,最大时限为8小时,超过8小时称为活跃期延长(prolonged active phase)。活跃期又划分3期,依次为:加速期,是指宫口扩张3~4cm,约需1.5小时;最大加速期,是指宫口扩张4~9cm,约需2小时;减速期,是指宫口扩张9~10cm,约需30分钟。

3. 胎头下降　决定能否经阴道分娩的重要观察项目。为能准确判断胎头下降程度,应定时做肛查,以明确胎头颅骨最低点的位置。坐骨棘平面是判断胎头高低的标志。胎头颅骨最低点平坐骨棘时,以"0"表达;在坐骨棘平面以上1cm时,以"-1"表达;在坐骨棘平面以下1cm,以"+1"表达,如此类推。胎头于潜伏期下降不明显,于活跃期下降加快,平均每小时下降0.86cm,可作为估计分娩难易的有效指标之一。

为了认真细致观察产程,做到检查结果记录及时,发现异常能尽早处理,目前多采用产程图(partogram)(图10-10-2)。产程图以临产时间(小时)为横坐标,以宫口扩张程度(cm)为纵坐标

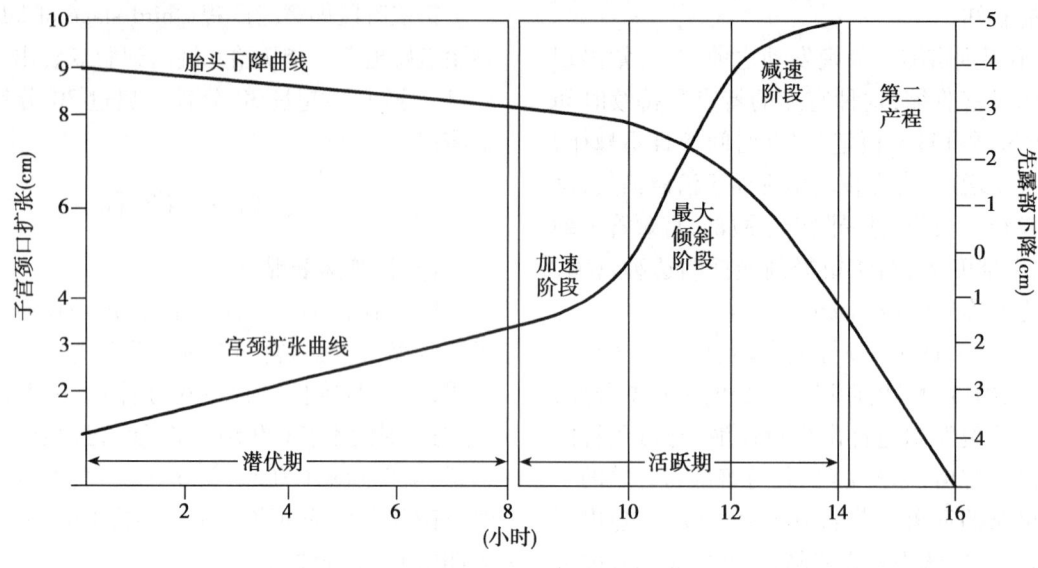

图 10-10-2 产程图

在左侧,先露下降程度(cm)在右侧,划出宫口扩张曲线和胎头下降曲线,对产程进展可一目了然。

胎膜破裂 胎膜破裂(rupture of membranes)简称破膜。宫缩时,子宫羊膜腔内压力增高,胎先露部下降,将羊水阻断为前、后两部,在胎先露部前面的羊水量不多,约100ml,称为前羊水,形成的前羊水囊有助于扩张宫口。宫缩继续增强,子宫羊膜腔内压力更高,可达40~60mmHg。当羊膜腔压力增加到一定程度时自然破裂。破膜多发生在第一产程末。

(二)产妇的行为反应

1. 潜伏期产妇的行为反应

(1)通常显得多话:合乎社交礼仪,和医护人员讲话时会注意对方,护理人员执行护理措施常会主动道谢。

(2)兴奋、高兴:觉得终于要生产了而松一口气,期待赶快分娩,仍难免有一些害怕及焦虑,会主动寻求讯息,自觉待产的情形良好,认为自己可以应付待产及分娩过程。

2. 加速期、最大加速期产妇的行为反应

(1)很少注意外界事物状况:医务人员进出待定室时产妇不会主动打招呼,以单字回答问话,对于所听到的事情缺乏精力和动机去澄清或发问。

(2)显得疲倦、焦虑、不安:随产程进展而增加,一心盼望着赶快分娩,这时期较依赖他人,害怕被单独留下,希望有人陪伴。

3. 减速期产妇的行为反应

(1)疲惫、想睡觉:常闭眼不想回答问话,极度害怕被单独留下,但又没有精力与人互动。

(2)非常敏感及躁动不安:感到沮丧与受挫折,自觉无法再撑下去以应付产程,常会失去控制。

二、第二产程

(一)临床表现

1. 宫缩更强 进入第二产程后,宫缩的强度及频率都达到高峰,宫缩持续1分钟或以上,间歇期仅1~2分钟。

2. 宫口开全 肛查或阴道检查时已触不到宫颈边缘。

3. 排便感 胎头压迫闭孔神经,产妇会有用力的冲动,且因直肠肛门受胎头强烈压迫,产妇直肠前壁会向外翻出,感觉有便意而自行用力,肛门扩张,有时大便被排出,即腹压使用的开始。

4. 不自主的屏气用力 随着胎头的继续下降,排便感越来越明显,产妇不自主地屏气向下用力来完成胎儿的娩出。

5. 发出低沉、似在用力的声音 宫缩相当频繁,排便感愈来愈剧烈,因此产妇会不知不觉发出用力呻吟的声音。

6. 会阴膨出,阴唇张开 随着胎头的继续下降,会阴渐膨隆和变薄,阴唇张开。

7. 拨露、着冠 宫缩时胎头露出于阴道口,露出部分不断增大。在宫缩间歇期,胎头又缩回阴道内,称为胎头拨露(head visible on vulval gapping)。当胎头双顶径越过骨盆出口,宫缩间歇时胎头不再缩回,称为胎头着冠(crowning of

head)。

8. 胎儿娩出。

（二）产妇的行为反应

1. 疲惫，想睡觉，常闭眼不想应答任何问话。
2. 无助、恐慌，觉得失去控制。

三、第 三 产 程

它有两个重要时期即胎盘剥离期、胎盘娩出期。

（一）胎盘剥离期

胎儿娩出后，子宫底降至脐平，产妇感到轻松，宫缩暂停数分钟后重又出现，但此时的宫缩不会造成疼痛和不适。由于子宫腔容积突然明显缩小，胎盘不能相应缩小而与子宫壁发生错位而剥离。剥离面有出血，形成胎盘后血肿。子宫继续收缩，增加剥离面积，直至胎盘完全剥离而排出。胎盘剥离的征象有：①子宫体变硬呈球形，宫底上升；②阴道口外露的一段脐带自行延长；③阴道少量流血；④经耻骨联合上方轻压子宫下段时，宫体上升而外露的脐带不再回缩。

（二）胎盘娩出期

胎盘剥离后，子宫收缩使胎盘被推离子宫上段，进入松弛的子宫下段或阴道上部。接产者切忌在胎盘尚未完全剥离时用手按揉、下压宫底或牵拉脐带，以免引起胎盘部分剥离而出血或拉断脐带，甚至造成子宫内翻。为了促使胎盘迅速娩出，待出现上述胎盘剥离征象后，应嘱产妇向下用力，术者并可以用左手在子宫底加压，同时右手轻轻牵引脐带，协助胎盘娩出。当胎盘娩至阴道口时，接产者双手捧住胎盘，向一个方向旋转并缓慢向外牵拉，协助胎膜完整剥离排出。若发现胎膜部分断裂，可用血管钳夹住断裂上端的胎膜，再继续向原方向旋转至完全排出。胎盘娩出后应立即检查胎盘、胎膜的完整性，有异常及时报告医师处理。

胎盘剥离及排出的方式有两种：①希氏法（即胎儿面娩出式）：胎盘胎儿面先排出。胎盘从中央开始剥离，而后向周围剥离，其特点是胎盘先排出，后见少量阴道流血，这种娩出方式多见。②邓氏法（既母体面娩出式）：胎盘母体面先排出。胎盘从边缘开始剥离，血液沿剥离面流出，其特点是先有较多阴道流血，胎盘后排出，这种娩出方式少见。

第十一章

待产及分娩的护理评估

第一节 待产妇护理

接近或超过预产期的孕妇,一般情况下均需住院待产。住院期间,医务人员通过系统的检查、观察、评估,可以及时了解孕妇及胎儿的情况,早日决定分娩方式,从而确保母子生命安全。

【护理评估】

(一)病史

根据产前记录了解待产妇的一般情况,如结婚年龄、生育年龄、身高、体重、营养状况,既往疾病史、药物过敏史、月经史、孕产史(包括怀孕次数、流产次数、引产次数、生产次数,过去怀孕的情形,如妊娠周数、分娩时间的长短、分娩方式,是否有合并症,新生儿出生时的评分、体重、有无合并症)等。了解本次妊娠的经过,包括末次月经、预产期,有无阴道流血、妊娠高血压综合征等情况。

(二)身心状况

要评估待产妇的身心状况。除须知道其年龄、孕次、胎次、婚姻状况、社会地位、文化背景、过去怀孕分娩经验、分娩准备情况等,还须评估以下几点:

1. 怀孕的意义 此次怀孕是期望中的还是非计划中的,或是长期不孕后才怀孕的。

2. 对分娩的反应 如害怕、焦虑等。

3. 对新生儿的期待 有无对新生儿性别的期待,是否特别担心新生儿畸形或不健康。

4. 丈夫或其家人所能提供的支持是否如待产妇所期待的。

(三)诊断检查

身体检查是待产妇入院程序的一部分。检查评估的结果可作为拟订护理计划的参考。检查分一般身体检查和产科检查两部分。

1. 一般身体检查 没有合并内科疾病(如心脏病、肾脏病)的待产妇于入院中只需测体重、生命体征(体温、脉搏、呼吸和血压),检查血常规、尿常规,评价心、肺功能及乳房情况等。

2. 产科检查 包括腹部检查、骨盆测量、肛门检查。

(1)腹部检查:操作前,应向孕妇解释检查的目的及大致流程;嘱其排空膀胱;光线要充足,环境须注意隐蔽性;协助孕妇仰卧于检查床上,头部稍垫高,露出腹部,双腿略屈曲稍分开,使腹肌放松;检查者站在孕妇右侧。

1)视诊:注意腹形及大小,腹部有无妊娠纹、手术瘢痕及水肿等。腹部过大、宫底过高者,应想到双胎、巨大胎儿、羊水过多的可能;腹部过小,宫底过低者,应考虑胎儿宫内发育迟缓、孕周推算错误等;腹部两侧向外膨出、宫底位置较低者,肩先露的可能性大;腹部向前突出(尖腹,多见于初产妇)或腹部向下悬垂(悬垂腹,多见于经产妇),应考虑可能伴有骨盆狭窄。

2)触诊:注意腹壁肌肉的紧张度,有无腹直肌分离,并注意羊水的多少及子宫肌的敏感程度。用手测宫底高度,用软尺测耻骨上子宫长度及腹围值,以估算胎儿大小,估算方法为子宫长度(cm)×腹围(cm)+200。用四步触诊法检查子宫大小、胎产式、胎先露、胎方位及胎先露部是否衔接。在做前3步手法时,检查者面向孕妇;做第4步手法时,检查者则面向孕妇足端。

第1步手法:检查者两手置于子宫底,了解子宫外形并测得宫底高度,估计胎儿大小与孕周是否相符。然后以两手指腹相对轻推,判断宫底部的胎儿部分,若为胎头则硬而圆且有浮球感,若为胎臀则软而宽且形状略不规则。

正常情况下:①孕36周末,手测宫底高度在剑突下2横指,尺测耻骨上子宫长度32(29.8-34.5)cm。②孕40周末,手测宫底高度脐与剑突之间或略高,尺测耻骨上子宫长度33(30.0-35.3)cm。

第2步手法:检查者左右手分别置于腹部左右两侧,一手固定,另手轻轻深按检查,两手交替,仔细分辨胎背及胎儿四肢的位置。平坦饱满者为胎背,并确定胎背向前、侧方或向后。可变形的高低不平部分是胎儿肢体。

第3步手法:检查者右手拇指与其余四指分开,置于耻骨联合上方握住胎儿先露部,进一步查清是胎头或是胎臀,左右推动以确定是否衔接。若胎先露部仍浮动,表示尚未入盆。若已衔接,则胎先露部不能被推动。

第4步手法:检查者左右手分别置于胎先露部的两侧,向骨盆入口方向向下深按,再次核对胎先露部的诊断是否正确,并确定胎先露部入盆的程度。若胎先露为胎头,在两手分别下按的过程中,一手可顺利进入骨盆入口,另手则被胎头隆起部阻挡不能顺利进入,该隆起部称为胎头隆起。枕先露(胎头俯屈)时,胎头隆起为额骨,与胎儿肢体同侧;面先露(胎头仰伸)时,胎头隆突为枕骨,与胎背同侧,但多不清楚。

3)听诊:胎心音在靠近胎背上方的孕妇腹壁上听得最清楚。枕先露时,胎心音在脐右(或左)下方;臀先露时,胎心音在脐右(或左)上方;肩先露时,胎心音在靠近脐部下方听得最清楚。

(2)骨盆测量:骨盆大小及形状是决定胎儿能否经阴道分娩的重要因素之一,故骨盆测量是产前检查时必不可少的项。已做产前检查的孕妇,入院评估可不必再测量,只需把产前检查测得的值记录下来,分析其是否正常。未做产前检查的待产妇,应做骨盆测量。临床测量骨盆的方法有外测量和内测量两种:

1)骨盆外测量(external pelvimetry):虽不能直接测出骨盆内径,但从外测量的各径线的比例中,可以对骨盆的大小及形态做出间接的判断。

髂棘间径(interspinal diameter,IS):孕妇取伸腿仰卧位,测量两髂前上棘外缘的距离(图10-11-1),正常值23~26cm。

髂嵴间径(intercrestal diameter,IC):孕妇取伸腿仰卧位,测量两髂嵴外缘最宽的距离(图10-11-2),正常值为25~28cm。

骶耻外径(external conjugate,EC):孕妇取左

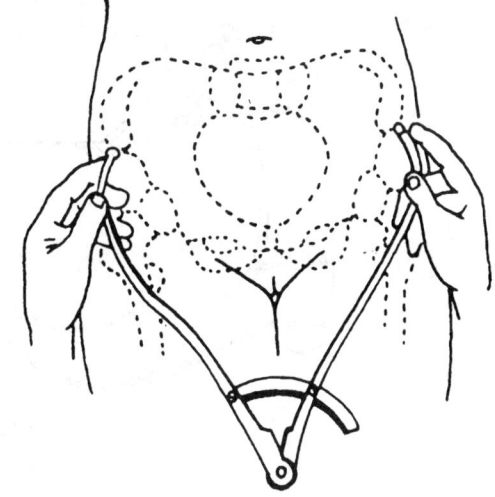

图10-11-1 测量髂棘间径

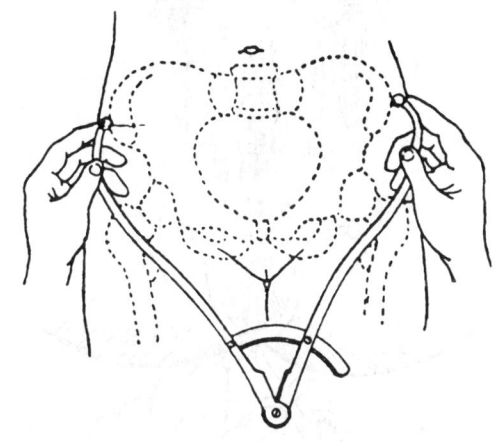

图10-11-2 测量髂嵴间径

侧卧位,右腿伸直,左腿屈曲。测量第5腰椎棘突下至耻骨联合上缘中点的距离(图10-11-3),正常值为18~20cm。第5腰椎棘突下相当于米氏菱形窝的上角,或相当于髂嵴后连线中点下1.5cm。

坐骨结节间径或称出口横径(transverse outlet,TO):孕妇取仰卧位,两腿弯曲,双手抱双膝,测量两坐骨结节内侧缘的距离(图10-11-4),正常值为8.5~9.5cm,大于8.5cm属正常。如出口横径小于8cm,则应测量出口后矢状径,即坐骨结节间径中点至骶骨尖端的距离,其正常值为8~9cm。如出口横径加后矢状径之和大于15cm,一般足月胎儿可以经阴道娩出。

耻骨弓角度(angle of subpubic arch):用两拇指尖斜着对拢,放置于耻骨联合下缘,左右两拇指平放在耻骨降支上面,测量两拇指间的角度即为耻骨弓角度,正常值为90℃,小于80°则为异常。

2)骨盆内测量:能较准确地经阴道测知骨

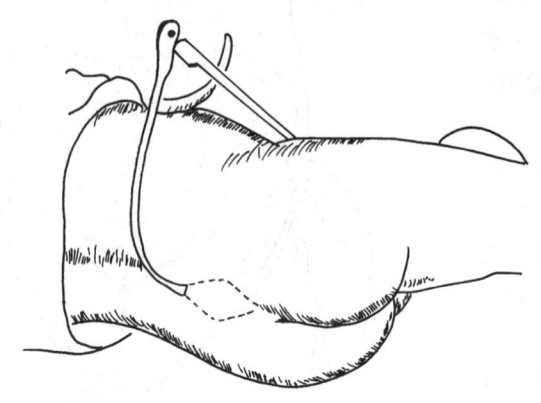 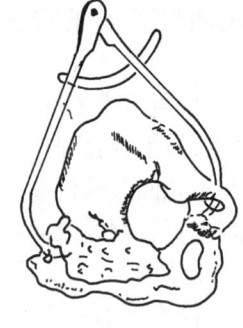

图 10-11-3　测量骶耻外径

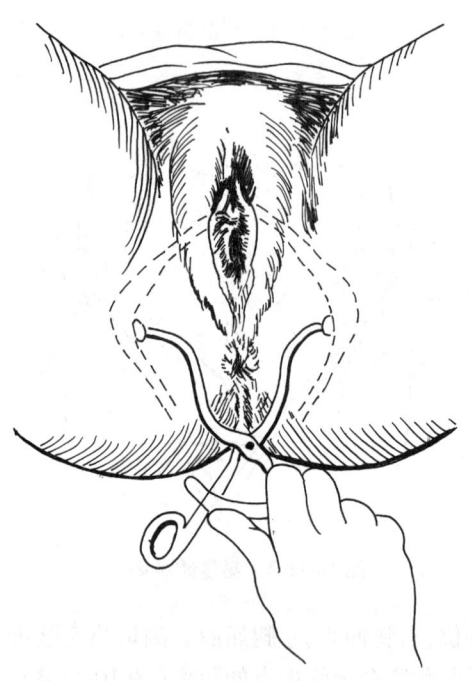

图 10-11-4　测量坐骨结节间径

盆大小,适用于外测量提示骨盆有狭窄者。测量时孕妇取膀胱截石位,外阴部需消毒。检查者戴手套并涂润滑剂,动作要轻柔。一般在孕 24～36 周时测量为宜,太早阴道较紧,影响操作;太晚则容易引起感染。临床上少用。

对角径(diagonal conjugate,DC):为耻骨联合下缘至骶岬上缘中点的距离,正常值为 12.5～13cm,此值减去 1.5～2cm,即为真骨盆入口前后径的长度。

方法是检查者将一手的食、中指伸入阴道,用中指尖触到骶岬上缘中点,示指上缘紧贴耻骨联合下缘,用另一手的示指正确标记此接触点,抽出阴道内手指,测量此接触点到中指尖的距离,即为对角径。测量时,若阴道内中指尖触不到骶岬,表示对角径值大于 12.5cm。

坐骨棘间径(bi-ischial diameter,BD):测量两坐骨棘间的距离,正常值约为 10cm。测量方法为一手示指、中指放入阴道内,分别触及两侧坐骨棘,估计其间距离。

3. 肛查　了解先露部的高低、骶骨的弯曲度,坐骨棘、坐骨切迹宽度及骶尾关节的活动度,宫颈成熟度。

(四)胎儿情况

通过胎盘功能检查、胎心监测、胎动计数、羊膜镜检查等评价胎儿在宫内的情况(详见第二节)

(五)评估孕妇的活动情况、睡眠状态、生活自理能力,目前所得到的实际知识情况等。

【护理诊断/问题】

1. 活动无耐力　与妊娠后期子宫增大,负荷过重有关,表现为活动后气喘、疲劳。

2. 焦虑　与知识缺乏、缺乏分娩信心、害怕疼痛、担心自身和胎儿安危,初次入院,环境陌生等因素有关。表现为焦虑、精神紧张,失眠甚至血压升高。

3. 睡眠型态紊乱　与妊娠晚期巨大子宫造成腹部受压、胎头衔接造成尿频、不规则宫缩、对分娩的焦虑心态、环境改变等有关。表现为晚上辗转难以入睡,白天精神萎靡。

4. 知识缺乏　与初次妊娠、缺乏妊娠经验有关。表现为不能正确自测胎动;对临产的先兆表现一无所知,分娩准备不充分等。

5. 有胎儿宫内窘迫的危险　与妊娠晚期胎盘功能逐渐减退、待产妇有妊娠合并症、影响胎儿血液供应等有关。表现为胎心音改变(减慢或偏快)、胎动减少,胎心监护胎动时心音加速不明显,OCT 检查有晚期减速。

【护理目标】

1. 待产妇活动后不出现缺氧症状,表现为血压、脉搏、呼吸正常。
2. 待产妇主诉焦虑症状减轻或消失。
3. 待产妇自诉睡眠良好,晨醒后无困倦或疲乏感。
4. 孕妇能正确计数胎动,了解先兆临产的表现及妊娠分娩经过,情绪稳定。
5. 胎儿不发生宫内缺氧。

【护理措施】

1. 热情接待 介绍病室环境、医疗技术水平。提供舒适、安静的休息环境,与产后病人分住,以免婴儿哭闹影响孕妇睡眠,避免与其他具有焦虑情绪的孕妇或亲人接触,避免与有死胎、死产、新生儿窒息的产妇同居一室,以免情绪相互影响。
2. 多与孕妇交谈 鼓励其表达自己的感受,并有针对性地给予疏导。
3. 加强健康宣教 向孕妇讲解临产的先兆、分娩的经过。强调妊娠、分娩是妇女一生中特有的生理过程,解除其紧张情绪,减轻对其产生的焦虑。
4. 饮食与活动 嘱进食高热量、高蛋白、高维生素且可口的食物,以保证能量供应,合理安排日常生活,活动过程中应有休息时间,连续活动时间不超过 30 分钟。教会孕妇自测脉搏,如活动后脉搏>100 次/分,应停止活动,卧床休息。
5. 嘱孕妇取左侧卧床并以软枕撑垫腹部,减轻腹部受压,给予孕妇每日吸氧三次,每一次 1 小时。教会孕妇自计胎动,早、中、晚各一次,每次 1 小时。每日听胎心音三次,每次 1 分钟。发现胎心音、胎动改变及早通知医师处理。
6. 睡眠护理 指导孕妇运用帮助入睡的措施,如睡前热水泡脚、听音乐、睡前排空膀胱、限制饮水量,以减少夜尿次数等。

【护理评价】

1. 孕妇活动后呼吸、脉搏正常,无气喘、疲劳表现。
2. 孕妇心情平静,自诉焦虑减轻。
3. 孕妇累计睡眠时间>8 小时,晨醒后精神饱满,无困倦、疲乏感。
4. 对临产先兆、妊娠及分娩经过等健康宣教知识的掌握程度。

5. 胎心音、胎动计数正常。

第二节 胎儿评估

胎儿评估一般较母亲评估困难,因为胎儿在子宫内,无法直接触到或观察到胎儿健康状况与成熟度。加上近年来许多高危妊娠的病例,如糖尿病孕妇、血型不合、妊娠高血压综合征、过期妊娠和胎儿宫内生长发育迟缓等,必须住院治疗或终止妊娠判断时,胎儿评估就变得非常重要。

胎儿评估应以母亲病史和产前检查资料为基础。评估胎儿状况的方法很多,由于设备条件的限制不是每一个医院都能做所有的检查,临床上常用评估方法如下:

一、胎儿成熟度的评估

(一) B 型超声检查

B 超可以利用胎盘成熟度分级来判断胎儿成熟度,若见三级胎盘,提示胎儿已成熟;还可以判断胎儿数、胎方位、胎盘位置、胎儿有无畸形(如脑积水、无脑儿、脊柱裂、联体儿);利用超声波扫描所得参数来评估有无胎儿宫内生长迟缓,估计胎儿体重;通过 B 超观察胎动,胎儿肌张力,呼吸运动及羊水量,综合胎儿监护来判断胎儿有无急、慢性缺氧。

(二) 羊膜腔穿刺抽羊水作羊水分析

1. 检测羊水中卵磷脂/鞘磷脂比值(L/S),若该值>2,提示胎儿肺成熟。也可进行能快速得出结果的羊水震荡试验,若两管均有完整的泡沫环,提示胎儿肺已成熟。
2. 检测羊水中肌酐值,若该值≥176.8μmol/L 提示胎儿肾已成熟。
3. 检测羊水中胆红素类物质值,若测 ΔOD_{450} 该值<0.02,提示胎儿肝已成熟。
4. 检测羊水中淀粉酶值,若以碘显色法测该值≥450μ/L,提示胎儿唾液腺已成熟。
5. 检测羊水中含脂肪细胞出现率,若该值达 20%,提示胎儿皮肤已成熟。

二、有关胎儿健康状况的评估

(一) 胎心率的评估

胎心率是了解胎儿是否正常的一个重要标志,其正常值为 120~160 次/分,用钟形听诊器或多普勒听诊仪听取,如有宫缩,需在宫缩间歇听,听诊 1 分钟。

（二）胎动

胎动计数是孕妇自我对胎儿进行监护的方法。由于每个胎儿的活动量各异，不同孕妇自我感觉胎动数差异很大，一般认为 12 小时内胎动累计数不得少于 10 次，若 12 小时内少于 10 次或逐日下降超过 50% 而又不能恢复，称胎动减少胎儿，提示胎儿有缺氧存在。

胎动计数方法：每日早、中、晚各记 1 小时，1 小时正常值 3～5 次。早、中、晚三次相加×4 即得 12 小时胎动。

（三）孕妇尿雌三醇（E_3）含量及尿雌激素/肌酐（E/C）比值测定

留 24 小时尿液，测尿雌三醇总量，因操作烦琐已较少应用。现多改为孕妇任意尿测 E/C 比值，若 E/C 比值<10 或下降速度超过 50%，应考虑胎儿胎盘功能减退。

（四）胎儿电子监测

现已在临床上广泛应用。其特点可以连续观察并记录胎心音的动态变化而不受宫缩影响。有子宫收缩描记、胎动记录，故能反映三者间的关系。

1. 胎心率的监测　用胎儿监护仪记录的胎心率（fetal heart rate, FHR）可有两种基本变化，即基线胎心率（BFHR）及周期性胎心率（PFHR）。

（1）基线胎心率（BFHR）：指在无宫缩或宫缩间歇期记录的 FHR。可从每分钟心搏次数（bpm）及 FHR 变异两方面对 BFHR 加以估计。

FHR 的 bpm 若持续>160 次或<120 次，历时 10 分钟为心动过速或心动过缓。

FHR 变异是指 FHR 有小的周期性波动。BFHR 有变异即基线摆动，包括胎心率变异振幅和胎心率变异频率，前者是正常胎心率有一定的波动，波动范围正常为 10～25bpm，后者是计算 1 分钟内波动的次数，正常≥6 次。基线波动活跃则频率增高，基线平直则频率降低或消失，基线摆动表示胎儿有一定的储备能力，是胎儿健康的表现。FHR 基线变直，提示胎儿储备能力的丧失。

（2）周期性胎心率（PFHR）：指与子宫收缩有关的 FHR 变化。

加速是指子宫收缩后 FHR 增加，增加范围为 15～20bpm，加速原因可能是胎儿躯干局部或脐静脉暂时受压。散发的、短暂的胎心率加速是无害的。

减速指随宫缩出现的短暂性胎心率减慢，可分为 3 种。

早期减速（early deceleration, ED）：它的发生与子宫收缩几乎同时开始，子宫收缩后即恢复正常，下降幅度<50bpm，时间短，恢复快。早期减速一般认为宫缩时胎头受压，脑血流量一时性减少（一般无伤害性）的表现，不受体位或吸氧而改变。

变异减速（variable deceleration, VD）：宫缩开始后胎心率不一定减慢。减速与宫缩的关系并不是恒定的。但出现后，下降迅速，下降幅度大（>70bpm），持续时间长短不一，恢复也迅速。变异减速一般认为系因子宫收缩时脐带受压，兴奋迷走神经所致。

晚期减速（late deceleration, LD）：子宫收缩开始后一段时间（多在高峰后）出现胎心率减慢，但下降缓慢，下降幅度<50bpm，持续时间长，恢复亦缓慢，晚期减速一般认为是胎儿缺氧的表现。

2. 预测胎儿宫内储备能力

（1）无应激试验（non-stress test, NST）：是以胎动时伴有一过性胎心率加快为基础。通过本试验观察胎儿胎动时 FHR 的变化，以了解胎儿的储备能力，试验时，孕妇取半卧位，腹部胎心音听诊区放置电子监护仪探头，在描记胎心率的同时，孕妇凭自觉胎动时，手按机钮在描记胎心率的纸上作出记号，至少连续记录 20 分钟。正常至少有 3 次或以上胎动伴胎心率加速>15bpm，持续时间>15 秒；异常是胎动数与胎心率加速数少于前述情况或胎动时无胎心率加速。

（2）催产素激惹试验（oxytocin challenge test, OCT）：又称宫缩应激试验（contraction stress test, CST）：其原理为用催产素诱导宫缩并用胎儿监护仪记录胎心率的变化。了解胎盘于宫缩时一过性缺氧的负荷试验测定胎儿的储备能力。若多次宫缩后重复出现晚期减速，BFHR 变异减少，胎动后无 FHR 增快，为阳性；若 BFHR 有变异或胎动后 FHR 加快，PFHR 无晚期减速则为阴性。若为阴性，提示胎盘功能尚佳，1 周内胎儿无死亡危险；若为阳性则提示胎盘功能减退。

（五）羊膜镜检查

利用羊膜镜透过完整胎膜，观察妊娠末期或分娩期羊水颜色，判断胎儿安危。正常者透明清亮，含乳白色漂浮胎脂片。受胎粪污染的羊水呈黄色、黄绿色甚至绿色,可诊断胎儿存在缺氧。

(六) 胎儿头皮血 pH 测定

胎儿缺氧和胎儿酸中毒之间存在密切关系。在产程中宫口扩张 1.5cm 以上时,取胎儿头皮血作 pH 测定是胎儿监测内容之一。此法常与胎儿监护仪联合使用,在发现胎心率变异减速、晚期减速或难以解释的胎心率变化时应用。正常胎儿头皮血 pH 在 7.25～7.35 之间,若 pH 在 7.2～7.24,提示胎儿可能有轻度酸中毒,pH<7.20 则胎儿有严重酸中毒存在。

(七) 胎儿生物物理监测

是综合胎儿监护及 B 超所示某些生理活动,以判断胎儿有无急性或慢性缺氧的一种监护方法,可作为临床参考。现介绍 Manning 评分方法(表 10-11-1,表 10-11-2),Manning 评分满分为 10 分,根据得分估计胎儿缺氧表现。

表 10-11-1 Manning 评分指标

项目	2 分(正常)	0 分(异常)
NST(20 分钟)	≥2 次胎动伴胎心率加速≥15bpm,≥15 秒	<2 次胎动;胎心加速<15bpm,持续<15 秒
胎儿呼吸运动(30 分钟)	≥1 次,持续≥30 秒	无;或持续<30 秒
胎动(30 分钟)	≥3 次躯干和肢体活动(连续出现计一次)	≤2 次躯干和肢体活动
肌张力	≥1 次躯干和肢体伸展复屈,手指摊开合拢	无活动;肢体完全伸展;伸展缓慢,部分复屈
羊水量	羊水暗区垂直直径≥2cm	无;或最大暗区垂直直径<2cm

表 10-11-2 Manning 评分的临床意义

分评	胎儿情况预计
10 分	无急、慢性缺氧依据
8 分(羊水量正常)	可能有急性缺氧
8 分(羊水量不正常)	可能有慢性缺氧
6 分(羊水量正常)	疑有急性缺氧
6 分(羊水量不正常)	疑有急、慢性缺氧
4 分(羊水量正常)	可能有急性缺氧
4 分(羊水量不正常)	可能有急、慢性缺氧
2 分	急性缺氧或伴慢性缺氧
0 分	急、慢性缺氧

(八) 胎儿心电图

胎心的活动情况是胎儿在子宫内情况的反映,因此胎儿心电图检查是较好的胎儿监护项目之一。

第三节 产程护理

【护理评估】

(一) 病史

详见本章第一节。

(二) 身心状况

1. 一般情况 评估体温、脉搏、呼吸、血压、注意血压要在宫缩间歇测量。

2. 宫缩 询问产妇规律宫缩开始时间,评估宫缩的持续时间、间隔时间及强度。评估宫缩最简单的方法是由助产人员以一手手掌放于产妇腹壁的宫底部,宫缩时子宫体部隆起变硬,间歇期松弛变软。

(1) 持续时间:由感觉到子宫肌肉开始绷紧时的瞬间算起,一直到松弛发生为止。

(2) 间歇时间:两次宫缩之间的间隔时间。

(3) 强度可分为三种:①轻微(弱)感觉到子宫收缩,但用指尖下按时可轻易压下使肚皮凹陷,似按压脸颊的感觉。②中度(中):触摸起来感觉坚硬,以指尖下压时只显出轻微凹陷,好像按压下巴的感觉。③强:摸起来感觉像木板一样,指尖无法将肚皮按出凹陷,似按压额头的感觉。

评估宫缩的另一方法:用胎儿监护仪描记宫缩曲线,可以评估宫缩强度、频率和每次宫缩持续时间。

3. 宫口扩张及先露下降 通过肛查或肛查不清者可在严密消毒下做阴道检查以了解宫颈软硬程度、厚薄,宫口扩张程度及先露下降程度,胎位。

肛查方法:待产妇平卧,两腿屈曲分开,检查者站在待产妇的右侧,右手戴上手套,示指润滑后轻轻伸入直肠内,拇指伸直,其余各指取握拳姿势。检查时用消毒纸遮盖阴道口以免被粪便污染,进入直肠的示指向两侧摸清坐骨棘,确定先露部的高低,然后用指端掌侧探查子宫颈口,摸清四周边缘。宫口近开全时,仅能摸到部分子宫边缘,开全后则摸不到子宫颈边缘。首次肛查还需了解骶尾关节的活动度,坐骨棘切迹宽度,坐骨棘,尾骨是否太凸等。

4. **胎膜情况** 如果胎膜未破,肛查时,在先露部前能触到有弹性的前羊水囊,若已破膜则能直接触到先露部,向上推动先露部,可见羊水自阴道流出。若肛查水囊感不明,推动胎先露未见羊水流出,又疑破者,可消毒外阴后用窥器撑开阴道用棉签在后穹隆沾取液体,再用 pH 试纸检测其液体的酸碱度。平时阴道液 pH 值为 4.5~5.5,羊水 pH 值为 7.0~7.5,若 pH 试纸变蓝,则破膜的可能性大,但应避免血液污染,以免引起假阳性。

5. **胎儿情况** 详见本章第二节。

6. **心理状态** 第一产程占分娩过程的大部分,时间长,由于阵痛,产妇睡眠及饮食均受到影响,精力、体力消耗较大,加之产妇对待产室环境的陌生,对分娩过程的不了解,产妇往往处于紧张状态,也有许多顾虑。护士应通过产妇的言语感知水平、情绪、机体反应等来评估其心理状态。

(1) 言语方面:待产妇是否提问题,是否提出许多要求和愿望。产妇往往会问医务人员许多问题,如:"我的胎儿正常吗?""我是否能平产?""分娩时间会不会很长?""我该怎么做?""是否需用药?用药对孩子有没有不良影响?""我的家人能否陪伴?""我将要接受哪些检查和治疗?"

(2) 情感方面:是否有忧虑、孤独、无助感,没有应对能力。分娩期焦虑的产妇往往会有无助感,缺乏自信,不能放松,预感不幸等,表现出没有耐心、哭泣、退缩等行为。

(3) 机体反应:焦虑的产妇往往有心悸、血压升高、呼吸加快、出汗、声音发颤、颤抖、坐立不安、尿频、失眠、疲倦等表现。

【护理诊断/问题】

1. **疼痛** 与子宫收缩有关。表现为烦躁不安、呻吟、尖叫。

2. **焦虑** 与担心自己和孩子是否平安、担心产程进展是否顺利、担心自己的行为表现是否被接受等有关。表现为精神紧张、多虑、害怕。

3. **自理能力缺陷** 与宫缩痛、破膜后不宜下床活动、静脉输液等有关。表现为不能自行下床活动及床上翻身不便,因疼痛而取保护性体位。

4. **有胎儿宫内窘迫的危险** 与宫缩过频或过强、胎盘血运受阻、产程过长、产妇体力衰竭、脱水、酸中毒致使胎儿供氧不足;胎儿脐带绕颈、打结过短,阻碍脐带血流;胎盘功能不良;母体患严重贫血,如妊娠期高血压疾病、高热、心肺疾病等有关。表现为胎心音过快或偏慢或不规则,或羊水胎粪污染,或胎儿监护出现晚期减速或变异减速等。

5. **知识缺乏**:缺乏对分娩生理过程的认识与没有参加产前宣教课有关。表现为紧张不安、焦虑、不合作。

6. **尿潴留** 与先露下降压迫膀胱、尿道,不习惯床上排尿有关。表现为排尿困难,膀胱充盈。

【护理目标】

1. 产妇自诉疼痛减轻或消失,表现出较为放松的行为。

2. 焦虑程度减轻,因为其未来的未知状况依然存在,所以不可能完全去除其焦虑。

3. 产妇生活需要得到满足。

4. 胎儿不发生宫内窘迫,或胎儿宫内窘迫发生后能及时发现,有效治疗。

5. 产妇自诉了解分娩的临床经过,且能正确对待分娩,积极配合。

6. 产妇能及时排空膀胱。

【护理措施】

(一) 入院护理

1. **采集病史** 有产前检查者应详细阅读产前记录,无产前检查者则应按产前检查的要求进行采集。

2. **检查** 除监测生命体征外,做一般的体格检查及产科检查,了解宫缩持续时间,间隔时间及强度,胎位,胎心音及胎头入盆情况,有无破膜。通过肛查了解子宫颈口开大及胎先露下降程度等。疑前置胎盘者禁做肛查。必要时,重新测量骨盆各径线。根据病史和检查周密分析,估计产程中可能发生的问题,事先做好准备,如遇异常情况,及时报告医师。

3. **做好分娩准备**

(1) 会阴备皮:备皮有其优缺点,优点可方便接生者执行会阴切开术或缝合裂伤伤口,缺点可能增加感染的机会,所以临床上一般只需剃除阴蒂至肛门区域的阴毛。

(2) 灌肠:其目的是通过反射作用刺激子宫收缩;清洁直肠,避免分娩时粪便溢出污染无菌区。灌肠的时机往往选在初产妇宫口开大 4cm,经产妇宫口开大 2cm 以前。禁忌证:①胎膜已破;②胎头未衔接;③胎位异常;④阴道流血;⑤有剖宫产史;⑥胎儿窘迫;⑦宫缩过强,估计 1 小时内可能分娩者;⑧中度以上妊娠期高血压疾病;⑨内科并发症,如心脏病、腹泻、高热等。

（二）心理护理

1. 热情接待产妇　向产妇介绍待产室、产房的环境、设备条件。提供温馨舒适的待产环境,避免与焦虑产妇同住,以减少不良情绪的影响。

2. 建立良好的护患关系　多与产妇交谈,鼓励其说出焦虑的心理感受,解决产妇的生活需要,耐心解答产妇提出的有关问题。不向产妇提要求或强制其做决定,接受产妇的各种行为表现,允许其来回踱步（情况允许者）、与他人谈话、哭泣等,经常陪伴在其身边。

3. 及时提供信息　认真细致地向产妇讲明妊娠和分娩的经过,可能的变化及出现的问题,宣教内容必须使产妇理解、掌握。指导产妇采取良好的应对措施。对每一项检查及治疗活动事先给予解释、指导。随时告之产程进展情况及胎儿目前状况,使产妇心中有数。

4. 允许丈夫或家人陪伴,发挥支持系统作用。

5. 用温顺的语言、和蔼的态度、娴熟的技术赢得产妇的信赖,增加其安全感。

（三）一般护理

1. 观察生命体征　每天测体温、脉搏、呼吸1次,每班测血压1次,有妊娠期高血压疾病者,遵医嘱测血压、脉搏,并注意询问病人有无头痛、头昏、眼花等自觉症状,警惕待产妇抽搐。

2. 饮食　临产后的待产妇胃肠功能减弱,加之宫缩引起的疼痛,多不愿意进食,个别待产妇可有恶心、呕吐。应鼓励和帮助待产妇在宫缩间隙摄取清淡而富有营养的饮食,并注意摄入足够水分。呕吐者,可静脉补液,以适应分娩时的体力消耗。

3. 活动与休息　处于潜伏期的待产妇,因其宫缩不强,日间多鼓励其下床活动,有利于宫口扩张及先露下降。但活动要适当,防止疲劳。夜间劝导并教会待产妇在宫缩间隙期睡眠,以保持体力。如有阴道流血,胎膜已破或用镇静剂后应卧床休息。

4. 卧位　鼓励侧卧,最好采取左侧卧位。

5. 个人卫生　频繁的宫缩使待产妇全身用力而多汗,外阴分泌物及破膜后羊水外溢等使产妇不适,应协助其洗脸、洗手、擦浴,及时更换衣裤、床单、会阴垫等,破水者应行会阴抹洗,每天3次。

（四）产程观察

1. 胎心音听诊　在潜伏期一般每2小时听1次。进入活跃期后,或者妊娠期高血压疾病、过期妊娠、胎儿宫内发育迟缓等情况则每小时听1次。宫缩过频、过强或胎心音有异常者应增加听诊次数。胎心音须在宫缩间歇期听取,每次听诊1分钟并注意其速率、节律和强弱,并做好记录。有异常者应立即给予吸氧并报告医师及时处理。

2. 宫缩　用腹部触诊或胎儿监护仪观察宫缩的强度、持续时间、间歇时间。一般须连续观察三阵宫缩以上,并认真记录。摸宫缩时手法应柔和,用力适当,不要在腹壁上来回移动。如宫缩过稀、强度太弱,持续时间短应通知医师,给予静滴催产素加强宫缩。如宫缩过密、过强或出现强直性子宫收缩应及时通知医师。

3. 肛查及产程图　及时了解宫口扩张及先露下降情况。肛查次数不应过多,整个分娩期肛查次数应不多于10次。潜伏期每2~4小时1次,活跃期每1~2小时1次。每次不要超过2人检查。查后做好记录并描记产程图。疑有前置胎盘者禁做肛查。

4. 注意破膜情况　一旦确诊破膜者应立即听胎心音并记录胎心率、破膜时间、羊水性状及羊水量。破膜后应保持外阴清洁,垫消毒卫生巾并嘱其卧床休息。

5. 注意膀胱充盈情况　应鼓励待产妇每2~4小时排尿一次,以免膀胱充盈影响子宫收缩及胎头下降,延长产程。因胎头压迫引起排尿困难者应警惕有无头盆不称,必要时给予导尿。由于出汗多、摄入量少引起尿量少时,应鼓励其多饮水。

（五）对疼痛的护理

1. 正确评估待产妇对疼痛的耐受性　对疼痛耐受性差者,应针对原因,讲解分娩全过程,帮助其消除不正确的认识和不良情绪,鼓励产妇树立正常分娩的信心,从而消除恐惧和焦虑心理,提高痛阈。对强烈克制的产妇,则应给予鼓励,并允许她们呻吟。

2. 指导待产妇采用放松技巧,分散注意力,控制呼吸等方法来减轻疼痛（详见第11章第3节）还可以采取轻揉下腹部、重压、热敷腰骶部、温水沐浴等方法来减轻疼痛。

3. 配合应用镇痛药、麻醉药　按医嘱给予镇静止痛药、麻醉药缓解疼痛。缓解疼痛最有效的方法是硬膜外麻醉,这在国外和港澳地区已广泛采用,在我国一些大医院已开展,但尚未普及。应用镇静药前认真评估,筛选禁忌证,并取得待产妇同意,用药时注意剂量、时间、方法;采用硬膜外麻醉前应评估针刺部位皮肤的完整性,测定血、尿常规及出凝血时间,取得家属同意,签订麻醉同意书,开放静脉通路。用药后观察待产妇及胎儿对药物的反应,包括观察待产妇的血压、呼吸、脉搏、膀胱充盈情况等,同时严密观察胎心音。如有异常及时报告,并采取有效措施。

4. 遵医嘱提高产程进展 用以缩短疼痛时间。如采用人工破膜、气囊助产。

(六) 配合治疗

1. 止痛 如需注射哌替啶,应及时、准确。注射后嘱其卧床休息,并做好生活护理。

2. 治疗其他疾病 如合并内科疾病,应按医嘱及时、准确给药。

3. 止血 前置胎盘等原因引起阴道大出血者,应立即开放静脉通路并做好输血、手术准备。

4. 配合做阴道检查 如遇胎位不正、头盆不称、产程停滞等情况,需做阴道检查者。应向待产妇解释操作程序及可能出现的不适,将其送入产房,取膀胱截石位,消毒外阴并垫以消毒垫,准备好检查器械及用物。检查前嘱其排空膀胱,检查前后听胎心音并记录。

5. 破膜超过12小时未分娩者,按医嘱给予抗生素预防感染。

【护理评价】

1. 待产妇能有效实施非药物性疼痛减轻法,自诉疼痛减轻或消失。

2. 待产妇生命体征、举止行为和体征正常,焦虑程度减轻。

3. 在待产期间生活需要得到满足。

4. 胎心音正常,若有异常能及时发现并有效治疗。

5. 待产妇能描述正常的分娩过程并积极参与分娩过程。

6. 能及时排空膀胱,产程进展顺利。

第十二章

产后护理

产后的妇女必须面对经由怀孕和分娩过程所引发的各种生理变化。产妇全身各器官除乳腺外从胎盘娩出至恢复或接近正常未孕状态所需的时期称为产褥期（puerperium），一般为6周。产后妇女不仅需要生理的调适，心理方面也会因为孩子的出世，家中成员的添加，新角色的扮演，与亲子关系建立的要求，而需要做各方面的调整。

第一节 产后生理变化

一、生殖系统的变化

（一）子宫

子宫在产褥期变化最大。胎盘娩出后的子宫，逐渐恢复至未孕状态的过程，称为子宫复旧（involution of uterus）。

1. 子宫体 产褥期子宫复旧的主要表现是宫体肌纤维缩复和子宫内膜再生。

（1）子宫体肌纤维缩复：子宫复旧不是肌细胞数目的减少，而是细胞的缩小，表现为细胞质蛋白质被分解排出，细胞质减少。裂解的蛋白及代谢产物通过肾排出体外，随着肌纤维不断缩复，子宫体逐渐缩小，于产后1周子宫缩小至约妊娠12周大小，在耻骨联合上方可扪及。于产后10日，子宫降至骨盆腔内，腹部检查扪不到子宫底，直至产后6周，子宫恢复到正常非孕期大小。子宫重量也逐渐减少，分娩结束时约为1000g，产后1周时约为500g，产后2周时约为300g，直至产后6周时约为50g，接近非孕期子宫大小。

（2）子宫内膜的再生：胎盘从蜕膜海绵层分离排出后，子宫的胎盘附着面立即缩小至手掌大，面积仅为原来的一半，导致开放的螺旋小动脉和静脉窦压缩变窄和栓塞，出血逐渐减少直至停止。其后创面表层坏死脱落，随恶露自阴道排出。残存的子宫内膜基底层逐渐再生新的功能层，整个子宫的新生内膜缓慢修复，约于产后第3周，除胎盘附着处外，子宫腔表面均由新生的内膜修复。胎盘附着处全部修复需至产后6周时，若在此期间胎盘附着面因复旧不良出现血栓脱落，可引起晚期产后出血。

2. 子宫颈 胎盘娩出后的子宫颈，松软、壁薄皱起如袖口，子宫颈外口呈环状。于产后2~3日，子宫口仍可通过2指，于产后1周，子宫颈外形及子宫颈内口恢复至未孕状态，产后4周时子宫颈完全恢复至正常形态，仅因子宫颈外口分娩时发生轻度裂伤，因为宫颈3点及9点处，使初产妇的子宫颈外口由产前的圆形（未产型），变为产后的"一"字形横裂（已产型）。

（二）阴道及外阴

分娩后阴道腔扩大，阴道壁松弛及肌张力低，阴道黏膜皱襞因过度伸展而消失，于产褥期阴道腔逐渐缩小，阴道壁肌张力逐渐恢复，约在产后3周重新出现黏膜皱襞，但产褥期结束时尚不能完全恢复至未孕时的状态。

分娩后的外阴轻度水肿，于产后2~3日内自行消退。会阴部若有轻度撕裂，或会阴伤口缝合后，均能在3~5日内愈合。处女膜在分娩时撕裂形成残缺不全的痕迹，称为处女膜痕。

（三）盆底组织

盆底肌及其筋膜，因分娩过度扩张使弹性减弱，且常伴有肌纤维部分断裂。若能于产褥期坚持做产后健身操，盆底肌有可能恢复至接近未孕状态，否则极少能恢复原状，若盆底肌及其筋膜发生严重断裂造成盆底松弛，加之在产褥期过早参加体力劳动，可导致阴道壁膨出，甚至子宫脱垂。

二、乳房的变化

乳房的主要变化是泌乳。产后乳腺分泌乳汁的神经体液调节复杂，随着胎盘剥离排出，胎盘生乳素、雌激素水平急剧下降，胎盘生乳素在6小时内消失，孕激素在几日后下降，雌激素则在产后5~6日内下降至基线。雌激素有增加垂体催乳激素对乳腺的发育作用，但抑制乳汁分泌、对抗垂体催乳激素的作用，产后呈低雌激素、高泌乳激素水平，乳汁开始分泌。尽管垂体催乳激素是泌乳的基础，以后的乳汁分泌在很大程度上依赖哺乳时的吸吮刺激。当新生儿在生后半小时内吸吮乳头时，由乳头传来的感觉信号。经传入神经纤维抵达下丘脑，可通过抑制下丘脑多巴胺及其他催乳激素抑制因子，致使垂体泌乳激素呈脉冲式释放，促进乳汁分泌。吸吮动作还能反射性地引起脑神经垂体释放催产素，催产素使乳腺腺泡周围的肌上皮细胞收缩喷出乳汁，表明吸吮喷乳是保持乳腺不断泌乳的关键。乳汁分泌还与产妇营养、睡眠、情绪和健康状况密切相关。因此，应保证产妇的休息、睡眠和饮食，避免精神刺激。

当胎盘娩出，产妇便进入以自身乳汁哺育婴儿的哺乳期。哺乳有利于生殖器官及有关器官组织更快得以恢复。初乳(colostrum)是指产后7日内所分泌的乳汁，因含β胡萝卜素，呈淡黄色，含较多有形物质，质稠，产后3日内乳房中乳汁尚未充盈之前，每次哺乳可吸出初乳2~20ml。初乳中含蛋白质较成熟乳多，尤其是分泌型IgA。脂肪和乳糖含量则较成熟乳少，极易消化，是新生儿早期理想的天然食物。产后7~14日所分泌的乳汁为过渡乳，含蛋白质量逐渐减少，脂肪和乳糖含量逐渐增加。产后14日以后所分泌的乳汁为成熟乳，呈白色，蛋白质约占2%~3%，脂肪约占4%，糖类约占8%~9%，无机盐约占0.4%~0.5%，还有维生素等。初乳及成熟乳中，均含有大量免疫抗体，例如分泌型IgA，经新生儿摄入后，在胃肠道内不受胃酸及消化酶所破坏，大部分黏附在胃肠道黏膜上，故母乳喂养的新生儿患肠道感染者甚少。由于多数药物可经母血渗入乳汁中，故产妇于哺乳期用药时，应考虑药物对新生儿有无不良影响。

三、血液及循环系统的变化

妊娠期血容量增加，于产后2~3周恢复至未孕状态。但在产后最初3日内，由于子宫收缩缩复，胎盘循环不复存在，大量血液从子宫涌入体循环，加之妊娠期过多组织间液的回吸收，使血容量增加15%~25%，特别是产后24小时内，使心脏负担加重，心脏病产妇此时极易发生心力衰竭。

产褥早期血液处于高凝状态，有利于胎盘剥离创面能迅速形成血栓，减少产后出血量。纤维蛋白原、凝血活酶、凝血酶原于产后2~3周内降至正常。红细胞计数及血红蛋白值逐渐增多。白细胞总数于产褥早期仍较高，可达$20×10^9$/L，中性粒细胞增多，淋巴细胞稍减少。血小板数增多。红细胞沉降率于产后3~4周降至正常。

四、消化系统的变化

产后1~2日内常感到口渴，喜进流质或半流饮食，但食欲不佳，以后逐渐好转。胃液中盐酸分泌减少，约需1~2周恢复。胃肠肌张力及蠕动力减弱，约需2周恢复。产褥期间卧床时间多，缺少运动，腹直肌及骨盆底肌松弛，加之肠蠕动减弱，容易发生便秘。

五、泌尿系统的变化

妊娠期体内潴留的水分，需在产褥早期主要经肾排出，故产后最初数日的尿量增多。于妊娠期发生的肾盂及输尿管生理性扩张，约需4~6周恢复正常。在分娩过程中，膀胱受压致使黏膜水肿、充血及肌张力降低，以及会阴伤口疼痛、不习惯卧床排尿等原因，容易发生尿潴留。

六、内分泌系统的变化

腺垂体、甲状腺及肾上腺，于妊娠期增大并发生一系列内分泌改变，于产褥期逐渐恢复未孕状态。分娩后，雌激素及孕激素水平急剧下降，至产后1周时已降至未孕时水平。胎盘生乳素于产后3~6小时不能再测出。垂体催乳激素因人而异，哺乳产妇于产后数日降至60μg/L，吸吮乳汁时此值增高；不哺乳产妇则降至20μg/L。

不哺乳产妇通常在产后6~10周月经复潮，平均在产后10周左右恢复排卵。哺乳产妇的月经复潮迟，有的在哺乳期月经一直不来潮，平均在产后4~6个月恢复排卵。产后较晚恢复月经者，首次月经来潮前多有排卵，故哺乳产妇未见月经来潮却有受孕的可能。

七、腹壁的变化

妊娠期出现的下腹正中线色素沉着，在产褥期逐渐消退。腹壁原有的紫红色新妊娠纹，变成永久性银白色旧妊娠纹。腹壁皮肤受妊娠子宫膨胀的影响，弹力纤维断裂，腹直肌呈不同程度分离，于产后腹壁明显松弛，腹壁紧张度恢复约需6~8周。

第二节 产后心理调适

产后，产妇需要从妊娠期及分娩期的不适、疼痛、恐惧、焦虑中恢复，需要接纳家庭新成员及新家庭，适应母亲角色等，这一过程我们称之为心理调适。

经过分娩期的母亲、特别是初产妇将要经历不同的感受：高涨的热情、希望、高兴、满足感、幸福感、乐观、压抑及焦虑。理想中的母亲角色与现实中的母亲角色往往会发生冲突，有的产妇会因胎儿娩出的生理性排空而感到心理上的空虚；可能因为婴儿的外貌及性别不能与理想中的孩子相吻合而感到失望；也因现实母亲的太多责任而感到恐惧，还可因为丈夫注意力转移至新生儿而感到失落。

因而一个新的家庭需要在某些方面得到平衡，逐渐完成心理调适。如新生儿需要父母的关心与原有夫妇二人生活之间的平衡；新家庭的责任与夫妇离家参加一些活动的需要之间的平衡。

产褥期的心理调适一般要经历3期：

1. 依赖期 产后第1~3天。在这一时期产妇的很多需要是通过别人来满足的，如对孩子的关心、喂奶、沐浴等。产妇多表现为用言语来表达对孩子的关心，较多地谈论自己的妊娠和分娩的感受。每一对夫妇可能对分娩都有一个计划，如想阴道分娩、尽量少用药物等，如果实际的分娩与计划相距甚远，在产后就有一种失败的感觉。较好的妊娠和分娩的经历，满意的产后休息、营养和较早较多的身体接触孩子及与孩子间的目光交流，将帮助产妇较快地进入第二期。在依赖期，丈夫及家人的关心帮助，医务人员的关心指导都是极为重要的。

2. 依赖-独立期 产后3~14天。这一期产妇表现出较为独立的行为，改变依赖期中接受特别照顾和关心的状态，开始学习和练习护理自己的孩子，亲自喂奶，换尿片而不需要帮助。但这一时期也容易产生压抑，可能因为分娩后的产妇感情脆弱，太多的母亲责任，由新生儿诞生而产生爱的被剥夺感以及痛苦的妊娠和分娩过程、产妇的糖皮质激素和甲状腺素处于低水平等因素造成。由于这一压抑的感情和参与新生儿的护理使得产妇极度疲劳，这种疲劳又加重压抑。压抑的情感往往不通过语言而通过行为表达，我们可以见到产妇哭泣，注意力不集中、心情不平稳、情绪暴躁易怒或对周围事物漠不关心，停止该进行的活动等等。及时的护理和帮助指导能纠正这种压抑。加倍地关心产妇并鼓励其家人参与关心，提供婴儿护理和喂养知识；耐心指导关心帮助产妇护理和喂养自己的孩子；鼓励产妇表达自己的心情并与其他产妇交谈等，均有助于提高产妇的自信心和自尊感，促进接纳孩子，接纳自己，及早适应母亲角色。

在这一期结束的时候，母亲能把护理孩子当作自己生活内容的一部分，并能解决许多孩子喂养和护理中出现的问题，产妇从分娩疲劳中恢复。

3. 独立期 产后2周~1个月，在这一时期，新家庭形成并运作。产妇和她的家庭逐渐变成一个系统，相互作用从而形成新的生活型态，夫妇俩人共同分担家庭责任，共同分享欢乐，开始恢复分娩前的家庭生活。此时期，产妇及其丈夫往往会承受许多压力，如兴趣与需要的背离，哺育孩子承担家务及维持夫妻关系中各自角色的扮演等。

第三节 产后护理

一、一般产妇的护理

【护理评估】

1. 病史 认真查看产前记录、分娩记录（包括分娩时间、分娩方式、羊水性状、胎盘娩出情况、新生儿健康状况）、用药史，特别注意分娩过程中有无异常情况及其处理经过。

2. 身心状况

（1）机体状况

1）一般情况：①体温：多数在正常范围内，若产程延长导致过度疲劳时，体温可在产后最初24小时内略升高，一般不超过38℃，不哺乳者于产后3~4日因乳房血管、淋巴管极度充盈也可发热，体温达38.5~39℃，一般仅持续数小时，最多不超过12小时,体温即下降。②脉搏:脉搏略缓慢,约为60~70次/分,与子宫胎盘循环停止及卧床休息等因素有关,约于产后1周恢复正常。③呼吸:深慢,约14~16次/分,与产后腹压降低,膈肌下降,由妊娠期的胸式呼吸变为胸腹式呼吸有关。④血压:平稳、变化不大。但妊娠期有高血压疾病的孕妇产后血压有明显的下降。⑤褥汗:产褥早期,皮肤排泄功能旺盛,排出大量汗液,以夜间睡眠和初醒时更明显,于1周后自行好转。⑥腹痛:在产褥早期因宫缩引起下腹部阵发性剧烈疼痛,称为产后宫缩痛(after-pains)。于产后1~2日出现,持续2~3日后自行消失。多见于经产妇,哺乳时反射性催产素分泌增多可使疼痛加重。⑦营养:评估产妇食欲情况,每日饮食量,饮食结构是否合理,有无偏食及不合理的"忌嘴",摄入量能否满足产妇的营养需要,家庭状况等。⑧大小便:评估产妇每日尿量,尤其是产后最初4~6小时之内的尿量,膀胱充盈情况,每日大便次数,有无便秘,排便时有无不适感。⑨休息与活动:评估产妇每日睡眠时间,有无疲倦感,是否下床活动,活动量如何,活动时有无不适感。

2) 子宫复旧:胎盘娩出后,子宫圆而硬,宫底脐下一指。产后第1日因宫颈外口升至坐骨棘水平,致使宫底稍上升至平脐,以后每日下降1~2cm,至产后10日降入骨盆腔内,在耻骨联合上方扪不到宫底。

3) 恶露:产后随子宫蜕膜特别是胎盘附着处蜕膜的脱落,含有血液、坏死蜕膜组织等物经阴道排出,称为恶露(lochia)。因其颜色、内容物及时间不同,恶露分为:①血性恶露(lochia rubra):色鲜红,含大量血液,量多,有时有小血块,有少量胎膜及坏死蜕膜组织。②浆液恶露(lochia serosa):色淡红似浆液得名,含少量血液,但有较多的坏死蜕膜组织、子宫颈黏液、阴道排液,且有细菌。③白色恶露(lochia alba):黏稠,色泽较白得名,含大量白细胞、坏死蜕膜组织、表皮细胞及细菌等。正常恶露有血腥味,但无臭味,持续4~6周,总量约500ml。血性恶露约持续3日后逐渐转为浆液恶露,约2周后变为白色恶露,约持续2~3周干净。若子宫复旧不全或宫腔内残留胎盘、胎膜,或合并感染时,恶露量增多,持续时间延长并有臭味。

4) 乳房:了解产妇的喂奶方式。评估乳房有无胀痛,有无硬块或压痛,乳头有无凹陷、皲裂、乳汁的质和量,乳罩大小是否合适,产妇乳房护理知识以及有关新生儿喂养知识和喂养技巧的掌握情况。对采用人工喂哺新生儿的产妇,护理人员还应注意其退奶方式及退奶效果。

5) 会阴:每日评估会阴情况,注意会阴有无水肿、红肿,会阴伤口愈合情况,有无伤口裂开、压痛或异常分泌物。

(2) 心理状态:评估产妇的情绪状态,注意有无焦虑心理,评估产妇的行为表现,评估产妇有无可利用的良好社会支持系统,评估产妇是否已适应母亲角色。

妊娠本身是期待成为母亲,强烈的责任感促使每位母亲都会为成为合格的母亲而做大量的准备工作,而初为人母,又会担心自己不称职,而表现出矛盾情绪,新生儿出生前,准母亲焦虑的多为婴儿有无发育异常、畸形、性别等,新生儿出生后,则母亲焦虑的内容有所改变,担心不会护理婴儿,担心婴儿吐奶,担心婴儿生病,喂奶时担心婴儿呛咳,担心婴儿的衣物穿得过多或太少,担心性别是否为家人接受、喜欢等。

产妇的行为表现有两种,一种为适应性的,一种为不适应性的。产妇能满足孩子的需要并表现出喜悦,积极有效地产后锻炼,学习护理孩子的知识和技能为适应性行为。相反,产妇不愿意接触孩子、喂养孩子、护理孩子,或表现出不悦、不愿交流、食欲差等为不适应性行为。

孩子的出生,产妇又增添了社会角色——母亲,许多因素影响着新的角色的适应,如疲劳、失眠、家务等产妇躯体方面的应激,婴儿健康状况,父母的期望是否满足,家庭经济状况等。母亲对婴儿的照顾不仅仅是喂奶、拥抱、穿衣、洗澡、保护其免受伤害等,而且还特别关心婴儿的欲望和要求,如婴儿的哭声、面部细微表情(微笑或皱眉)、肢体活动都会牵动着母亲的心,这表明已适应了母亲角色。

【护理诊断/问题】

1. 疼痛　与会阴侧切开、产后宫缩痛及乳房胀痛有关。

2. 尿潴留　与不习惯床上排尿、会阴伤口疼痛及分娩时先露压迫膀胱使膀胱黏膜充血、水肿等有关。

3. 便秘　与活动减少、饮食结构不合理等有关。

4. 有感染的危险　与产道损伤、失血过多、贫血、营养不良等因素有关。

【护理目标】

1. 产妇疼痛减轻或消失。
2. 能及时排空膀胱,不发生尿潴留。
3. 排便通畅,不发生便秘现象。
4. 产妇主诉睡眠时间及睡眠质量恢复正常,晨醒后无困倦或疲乏感。
5. 产妇能尽快地掌握抚养孩子的知识和技能,及早成为一个称职的母亲。
6. 产妇焦虑程度减轻或消失。
7. 产妇不发生感染,体温、血象正常。

【护理措施】

1. 环境 为产妇提供一个安静、舒适的休息环境,保持床单位清洁、整齐、干燥,出汗多时,要及时更换衣服、被单,保证产妇有足够的睡眠时间,婴儿闹哭频繁者,嘱产妇学会与婴儿同步休息,以争取睡眠时间,室温保持在 18~20℃ 左右为宜,如新生儿换衣、洗澡时,宜保持在 22~24℃,湿度一般保持在 50%~60%。保证有充足的光线,室内宜定时通风,每天两次,每次 30 分钟,但通风时避免对流风直接吹到产妇身上,注意防止受凉。

2. 生命体征 每日测体温、脉搏、呼吸三次。如体温超过 38℃,增加测量次数,并给予相应处理,血压视产妇情况而定,对产后出血多的病人及妊娠期高血压疾病病人应注意监测血压。

3. 加强营养 嘱产妇进食高蛋白、高热量、高维生素易消化的食物,蛋白质比平时增加 15~20g/d,哺乳者增加 25~30g/d,注意多食优质蛋白,如蛋、奶、鱼、瘦肉及大豆制品。脂肪量略高于正常人,过高,会使乳汁中高脂肪而致婴儿腹泻,但也不能过少,因为高质量的脂肪有利于婴儿大脑的发育,也有助于脂溶性维生素的吸收。应注意每日除三餐外还应增加 2~3 次辅食,以增加热量和各种营养素的供给,食物品种应多样化,合理搭配,避免偏食及不合理的"忌嘴",多食能催乳的食物,多食新鲜蔬菜及水果。

4. 预防或减少尿潴留及便秘 产后 4 小时之内应鼓励产妇尽量自解小便。以后要常常提醒和鼓励产妇每隔 3~4 小时小便一次以防膀胱胀满。首先解除产妇的思想顾虑,不要怕痛,鼓励产妇坐起或下床排尿,必要时采用诱导排尿的方法,如让产妇听流水声或用温开水冲洗会阴。也可肌注新斯的明刺激膀胱肌肉收缩促其排尿,若上述方法均无效时,应考虑在严格无菌操作下留置导尿管,并定时开放,以解除尿胀及锻炼膀胱功能。

嘱产妇多饮水,多食蔬菜、水果以保持大便通畅,尽早下床活动,促进肠蠕动以防便秘,必要时遵医嘱口服大便软化剂或轻泻剂以解除便秘。

5. 促进子宫复旧 每日按摩子宫刺激子宫收缩,以排出宫腔内积血,观察子宫底的高度,恶露性状、量的多少,有无臭味并记录,注意评估宫底高度前应排空膀胱。按摩次数随分娩方式、恶露情况及产后时间长短而定。一般产后 2 小时内,每 30 分钟一次,产后 2~6 小时内,每小时一次,产后 6~24 小时内每 4 小时一次,以后每天一次。如出现子宫复旧不良、恶露量多、恶露有异味等异常情况应及时通知医师,产后出现宫缩痛,影响产妇休息、睡眠者,可嘱其热敷下腹部或遵医嘱适当给予止痛药。

6. 加强会阴护理 仔细评估会阴伤口,注意有无渗血、红肿、水肿,有无分泌物,伤口愈合情况等,如发现异常及时通知医师并给予相应处理。嘱产妇采取健侧卧位,以减少恶露流浸会阴伤口。每天用 0~1% 苯扎溴铵棉球抹洗会阴,每天两次,嘱产妇每次大小便后用温开水清洗外阴,注意方向由前向后,嘱其垫消毒卫生巾并及时更换,尽量保持会阴部清洁干燥,以预防感染。会阴水肿者,可用 50% 硫酸镁湿热敷,会阴伤口红肿者,可采用会阴烤电,每天 2 次,每次 15~20 分钟。对采用丝线缝合伤口者,一般于产后 3~5 天拆线,若出现伤口感染者,应提前拆线或扩创处理,于产后 7~10 天后,可采用 0.05% 高锰酸钾溶液坐盆,以促进感染伤口的愈合。

对有胎膜早破、产时出血多、产前有贫血史、产时阴道操作次数较多的产妇,应遵医嘱产后常规使用抗生素 3~5 天,以预防产褥感染。

7. 活动 产后只要生命体征平稳,便可以依照产妇的体力状况,而鼓励其下床活动。活动可增加血液循环,促进伤口愈合,亦可增强食欲,增加肠蠕动及腹肌收缩;促进盆底肌肉张力的恢复,并可减少排尿排便的困难。通常第一次下床会有低血压现象出现,所以护理人员需要特别注意,产妇第一次下床,必须有人陪伴在身边,活动量应逐渐增加,避免产妇过度疲劳。

适度的运动可以减少疲倦并恢复体力。产后运动(产褥期体操)可以增强腹肌张力和恢复身材;促进子宫复旧;促进盆底肌肉张力的恢复以预防尿失禁、膀胱直肠膨出及子宫脱垂；促进血液循环，预防血栓性静脉炎；促进肠蠕动，增进食欲及预防便秘。执行产后运动应根据产妇的情况，由弱到强循序渐进地进行，避免过于劳累；必须持之以恒，肌肉张力的恢复需2~3个月；运动时有出血或不适感时，应立即停止；剖宫产妇女可以先执行促进血液循环的运动项目，例如深呼吸，而其他项目可以等到伤口愈合再逐渐执行；运动前应打开窗户保持室内空气新鲜，穿宽松衣服，排空膀胱，移去枕头；运动须在硬板床上执行。一般在产后第2天开始，每1~2天增加1节，每次15分钟，每天2~3次。动作如图10-12-1。

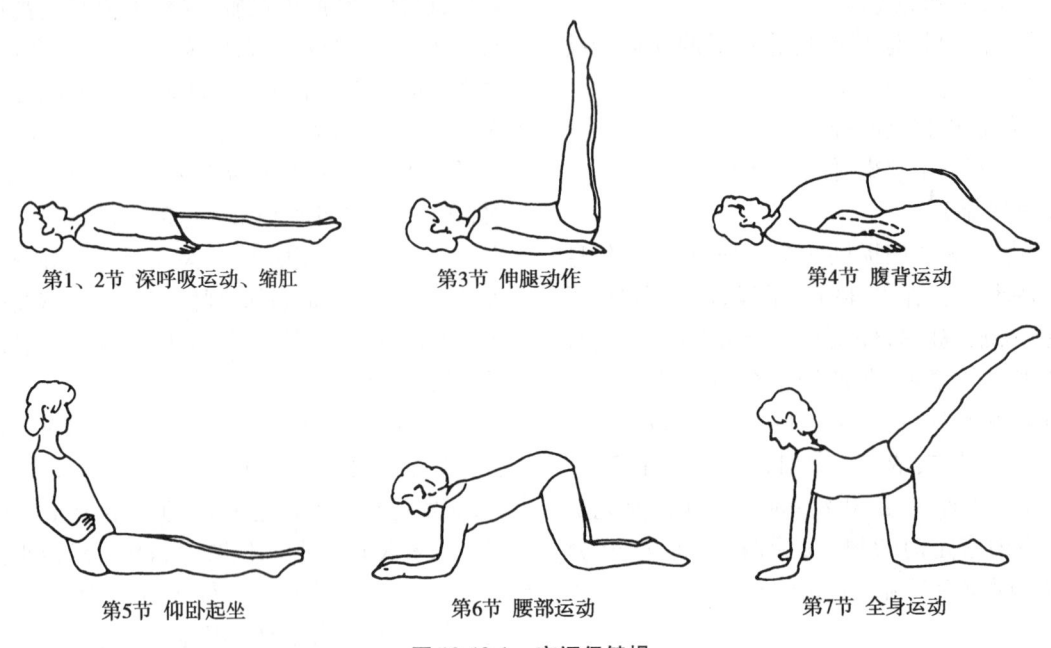

图10-12-1 产褥保健操

第1节——仰卧，深吸气，收腹部，然后呼气。

第2节——仰卧，两臂直放于身旁，进行缩肛与放松动作。

第3节——仰卧，两臂直放于身旁，双腿轮流上举和并举，与身体成直角。

第4节——仰卧，髋与腿放松，分开稍屈。脚底放在床上，尽力抬高臀部及背部。

第5节——仰卧起坐。

第6节——跪姿，双膝分开，肩肘垂直，双手平放在床上，腰部进行左右旋转动作。

第7节——全身运动，跪姿，双臂支撑在床上，左右腿交替向背后高举。

8. 乳房护理 建议产妇穿大小适宜的胸罩，以支持增大的乳房，减轻不适感，哺乳前柔和地按摩乳房，刺激排乳反射，用清洁的毛巾清洁乳头和乳晕，切忌用肥皂或酒精之类清洁，以免引起局部皮肤干燥、皲裂。哺乳中注意婴儿是否将大部分乳晕吸吮住，如婴儿吸吮姿势不正确或母亲感到乳头疼痛应重新吸吮。哺乳结束时，用示指轻轻向下按压婴儿下颌，避免在口腔负压情况下拉出乳头而引起局部疼痛或皮肤损伤。每次哺乳应两侧乳房交替进行，并挤尽剩余乳汁，以促使乳汁分泌，预防乳腺管阻塞及两侧乳房大小不等情况。如遇平坦乳头，在婴儿饥饿时，先吸吮平坦的一侧，因为此时婴儿的吸吮力强，易吸住乳头和大部分乳晕。如吸吮不成功，则指导把母乳挤出后哺乳。

乳房胀痛者，可在两次哺乳之间热敷乳房，并用手法挤奶方法和吸奶器抽吸，以将淤积乳汁排出。

若发生乳头破裂，轻者可继续哺乳，每次哺乳后应在破口处涂蓖麻油糊剂，于下次哺乳前洗干净，或在哺乳结束时，挤出少量乳汁涂在乳头表面。破裂严重者应停止哺乳，可挤出或用吸乳器将乳汁吸出后喂给新生儿。

若因病或其他原因不能哺乳者，则应尽早退奶。嘱产妇穿紧身胸罩或内衣，少食汤类，炒麦芽60g，水煎当茶饮；或芒硝120g，分装两布袋内，敷于两侧乳房并包扎，待湿硬时更换；或遵医嘱用雌激素。

9. 心理护理 帮助产妇迅速从分娩不适和疲劳中恢复，对产妇表现的积极行为及时表扬和鼓励,以增强产妇的自信心。多与产妇交流,鼓励其说出心中的不悦,对其焦虑情绪表示理解并有针对性地给予疏导。帮助产妇保持愉快的心情,鼓励家人对其给予爱的表达,参加护理婴儿,耐心指导产妇护理、喂养婴儿的技能,使其顺利度过产后适应期,及早适应母亲角色,成为一名称职母亲。

10. 出院指导 认真评估母亲护理、喂养孩子的知识和技能,不足者予以指导。鼓励产妇保持良好的心态,加强营养,注意休息睡眠和产后锻炼,避免过早地劳动及提重物,注意个人卫生,保持外阴清洁。指导产妇避孕,产褥期内禁忌性交,产后42天起应采取避孕措施,哺乳者以工具避孕为宜,不哺乳者可选用药物避孕。嘱产妇和婴儿一起在产后42天来医院随访。指导产妇出院后如出现恶露增多,特别是血性恶露增多或血性恶露持续不退,或恶露出现异味应及时来医院就诊。

【护理评价】

1. 产妇自感舒适,无乳房胀痛及会阴伤口疼痛的主诉及表现。
2. 产妇能定时排空膀胱。
3. 产妇已养成每日排便习惯,排便通畅,无便秘现象发生。
4. 产妇自诉睡眠充足,晨起后无困倦或疲乏感。
5. 产妇能熟练并正确地护理、喂哺婴儿。
6. 产妇心情舒畅,精神放松。
7. 伤口愈合良好,恶露正常,体温、脉搏正常。

二、剖宫产产妇的护理

剖宫产(cesarean birth)是将产妇的腹壁和子宫切开,而将婴儿取出的一种外科手术过程,这种过程属于腹部的一种大手术,因此危险性较阴道分娩者高,过去剖宫产的成功率不高,大多因为受到感染或出血而死亡。近年来,由于麻醉剂、无菌技术、抗生素、外科技术等的改善,已大大降低了剖宫产的危险率。正因为剖宫产危险率的降低及专业人员对剖宫产分娩态度的改变,加上我国的国情,一对夫妇只生一个孩子,致使城市剖宫产率一直持续在上升中。许多即使不符合剖宫产适应证的妇女,也采用了剖宫产的分娩分式。剖宫产绝大多数应用硬膜外麻醉,亦可用局部麻醉、全身麻醉等,依产妇具体情况而定。

【护理评估】

剖宫产妇女的产后护理与一般采用阴道分娩妇女的产后护理是相似的,唯一不同的是剖宫产的妇女其腹部有一伤口。当产妇从手术室转回产科病房后,首先护理人员应该对产妇做整体系统性的评估,包括其神经状况,感觉和运动功能、呼吸型态、心脏血管状况、体温稳定性,子宫底高度和硬度,腹部伤口的渗液,恶露量和颜色,液体的摄入和排出以及留置导尿管的通畅与否,还应了解麻醉方式,麻醉、手术的顺利程度,术中出血量等。

【护理诊断/问题】

1. 自理能力缺陷 与麻醉、手术、术后输液、术后留置导管等有关。
2. 疼痛 与术后麻醉作用消失、子宫收缩有关。
3. 腹胀 与手术及术后翻身、活动减少致肠蠕动减弱有关。
4. 焦虑 与担心不会护理、喂养新生儿有关。
5. 母亲不称职 与术后活动不便及缺乏抚养孩子的知识和技能有关。
6. 睡眠型态紊乱 与伤口疼痛、婴儿哭闹有关。
7. 有感染的危险 与腹壁、子宫存在伤口有关。

【护理目标】

1. 产妇基本生活需要能得到满足。
2. 产妇主诉疼痛减轻或消失。
3. 产妇主诉腹胀减轻或缓解,肛门能早日排气、排便。
4. 产妇自诉焦虑程度减轻或消失。
5. 能尽快掌握抚养孩子的知识和技巧。
6. 自诉睡眠时间充足、晨起后无困倦感。
7. 体温、脉搏正常,伤口愈合良好。

【护理措施】

对剖宫产产妇的护理与一般产妇的护理基本相似,但应特别注意以下内容:

1. 促进产妇身体舒适 当术后麻醉药效逐渐消失时,产妇便开始感到伤口疼痛,且子宫强而有力的收缩也会加强腹部伤口的不适,这时护理人员应该遵医嘱给予肌注或口服止痛药以减轻或缓解伤口疼痛,增进产妇的舒适感。采取其他一些促进剖宫产产妇产后身体舒适的护理措施,如:

给予保暖,做好口腔卫生的护理,帮产妇勤擦澡、勤换衣、勤换会阴垫,帮助产妇勤翻身,及时系腹带以减轻伤口张力等。

2. 满足产妇的生活需要　术后头两天,因输液、导尿管的留置,伤口疼痛的影响,使产妇日常生活不能自理。护理人员应加强生活护理。协助产妇进食、洗漱和穿着,及时更换会阴垫,保持床单位整洁、舒适,加强巡视并及时接应红灯,协助母乳喂养,做好婴儿护理,全麻病人清醒前应有专人看护。

3. 注意观察生命体征　回病房后,视病人情况,每半小时测血压、脉搏、呼吸1次,连测4～6次,待血压、脉搏、呼吸平稳后改为每天1次,测体温每天3次,连测7天后改为每日1次,如体温超过38℃应增加测量次数。

4. 鼓励及协助产妇活动　剖宫产产妇往往有伤口疼痛,因此也就限制了产妇的活动,所以有必要鼓励和协助产妇翻身,尤其在身体的清洁、起床和抱新生儿的时候需要有护理人员在旁加以帮助,导尿管拔除后鼓励产妇下床活动,产后锻炼在伤口愈合前可做一些抬腿、深呼吸等活动量较小的项目,系统的产后运动可在伤口愈合后进行。早期下床活动有利于促进肠蠕动,防止肠胀气。

5. 注意营养与饮食　剖宫产产妇术后6小时内禁食,6小时后进食流汁,待肛门排气后改进半流饮食,排便后进普食,注意在肛门未排气前应免进牛奶,以免加重肠胀气,术后可遵医嘱口服一些有助于肠蠕动的药物,如西沙比利。在产妇进食普食前应给予静脉输液,以补充营养素。

6. 保持导尿管通畅,预防尿路感染　导尿管留置时间不宜太长,一般在术后24～48小时后应拔除,在留置导尿管期间应注意保持局部清洁,每日用0.1%苯扎溴铵溶液做会阴抹洗,每天两次,应注意保持导尿管通畅,观察尿量及尿的颜色。导尿管拔除之后注意产妇是否在4～6小时之内能够自行排尿,否则需予以诱导排尿,如果诱导失败,就需重新留置导尿管,定时开放,锻炼膀胱功能。

7. 观察腹部伤口情况　每天查看腹部伤口情况,观察敷料是否干燥,观察伤口有无红、肿或者渗血、渗液情况及伤口愈合情况,如有异常情况及时通知医师处理。腹部伤口如果是用不可吸收的丝线缝合,则需术后7天拆线,如果是用可吸收的缝线缝合,则不必拆线。为预防伤口感染,术后遵医嘱给予静滴或肌注抗生素3～5天,对一些择期手术病人也可采用围术期用药。

【护理评价】

1. 产妇在术后1～2天的卧床期间,自诉基本生活需要已得到满足。

2. 产妇术后未诉伤口疼痛或诉疼痛减轻。

3. 产妇术后未出现肠胀气,术后2～3天排便。

4. 产妇心情舒畅。

5. 产妇已掌握护理、喂养婴儿的知识和技巧。

6. 病人睡眠充足,晨起后无困倦感。

7. 体温、脉搏正常,伤口愈合良好。

第四节　乳房护理

母乳不仅被公认为是婴儿最适宜的食品,有利于婴儿的健康成长,更有利于保护婴儿少得疾病,同时还被证实是天然的避孕方法,有延长生育间隔的作用。还可以减少卵巢癌及乳腺癌的发生率。母乳喂养有助于增进母婴感情。

产前恰当的乳房护理不仅可以纠正凹陷乳头,增强乳头皮肤的韧性,为产后有效母乳喂养做准备;还可以预防产后哺乳时乳头皲裂。

一、目　的

1. 清洁乳房和乳头。

2. 锻炼乳头皮肤的韧性,预防产后哺乳造成乳头裂伤。

3. 矫正凹陷乳头。

4. 适当按摩乳房以利产后乳汁产生并使乳腺管、乳窦开放有助于减少产后乳汁淤积。

二、方　法

1. 将双手洗干净。

2. 以中性肥皂将乳头外用环形法擦至乳房基底部(锁骨处),分别清洗左、右乳房,乳头应避免用肥皂清洗,以免洗去外层的保护性油脂,但应注意清洗痂皮。

3. 用手托住乳房自锁骨下乳房基底部以中指和示指向乳头方向按摩。

4. 以拇指和食物揉捏乳头以增加乳头韧性。

5. 对平坦或凹陷乳头可用以下方法来矫正。

(1) 先将左、右二手示指指腹置于乳头两侧水平对称位置,然后轻柔地将乳头向外牵拉,再按顺时钟方向对称移动两指位置,将乳头向外牵拉,做完一圈。

(2) 以一手拇指和示指捏住乳头轻轻转动并向外拉,另一手撑开乳晕。

(3) 戴乳头护套(nipple sheath)使凹陷乳头突出。

三、注 意 事 项

乳房护理自怀孕满6个月后开始执行;孕妇若有早产迹象或早产记录应避免刺激乳头;执行乳头牵引时若觉有宫缩则停止。

第十三章

高危孕妇护理

第一节 常见高危妊娠因素

在妊娠期间有某种病理因素或致病因素可能危害孕妇、胎儿与新生儿或导致难产者,称为高危妊娠(high rick pregnancy)。

一、高危妊娠的范畴

高危妊娠几乎包括了所有的病理产科:①孕妇年龄小于18岁或大于35岁;②有异常妊娠病史,如自然流产、异位妊娠、早产、死产、死胎、难产(包括剖宫产史)、新生儿死亡、新生儿溶血性黄疸、新生儿畸形或有先天性或遗传性疾病等;③各种妊娠并发症,如妊娠期高血压疾病、前置胎盘、胎盘早剥、羊水过多或羊水过少、胎儿宫内发育迟缓、过期妊娠、母儿血型不合等;④各种妊娠合并症,如心脏病、糖尿病、高血压、肾脏病、肝炎、甲状腺功能亢进、血液病、病毒感染(风疹、巨细胞病毒、HIV感染等);⑤有可能发生分娩异常者,如胎位异常、巨大胎儿、多胎妊娠、骨盆异常、软产道异常等;⑥胎盘功能不全;⑦妊娠期接触大量放射线、化学性毒物或服用过对胎儿有影响的药物;⑧盆腔肿瘤或曾有腹部手术史等。

具有高危妊娠因素的孕妇,称高危孕妇(the high risk gravida)。具有下列情况之一的围生儿为高危儿(the high risk infant):①孕龄小于37周或大于等于42周;②出生体重小于2500g;③小于孕龄儿或大于孕龄儿;④出生后1分钟Apgar评分0~3分;⑤产时感染;⑥高危妊娠产妇的新生儿;⑦手术产儿;⑧新生儿的兄姐有严重的新生儿病史或新生儿期死亡等。

二、常见高危妊娠因素

1. 个人史 孕妇年龄>35岁,身高<1.5米,骨、软产道畸形,生殖器官手术史。
2. 既往史 有围产儿死亡史,流产(人流)2次或2次以上,早产史、剖宫产史。
3. 妊娠合并病 心脏病、肾脏病、肝脏病、贫血、血液病、母儿血型不合。
4. 本次妊娠情况 妊娠剧吐、胎位异常、多胎妊娠(双胎)、妊娠期出血(流产、前置胎盘、胎盘早剥)、过期妊娠、先兆早产、羊水过多、羊水过少、妊娠高血压综合征、胎儿宫内发育迟缓、妊娠期执行手术、意外事件等。

第二节 高危孕妇的护理

一、妊娠剧吐

孕妇在早孕时出现择食、食欲不振、轻度恶心呕吐、头晕、倦怠等症状,称为早孕反应。因恶心、呕吐在清晨空腹时较严重,故又称"晨吐"。早孕反应一般对生活与工作影响不大,不需特殊治疗,多在妊娠12周后自然消失。少数孕妇早孕反应严重,恶心、呕吐频繁,不能进食,影响身体健康,甚至威胁孕妇生命时,称为妊娠剧吐(hyperemesis gravidarum)。

(一)病因

至今还不十分清楚。目前多认为与血中hCG水平增高关系密切。但症状的轻重,个体差异很大,不一定和hCG含量成正比。临床上观察到有些神经系统功能不稳定,精神紧张的孕妇,妊娠剧吐多见,说明本病可能与大脑皮质下中枢功能失调,致使下丘脑自主神经系统功能紊乱有关。

（二）临床表现

呕吐多从清晨起,其严重程度因人而异,重者呕吐次数频繁,喝水进食即吐,呕吐剧烈时,吐黏液、胆汁、咖啡样物,以致软弱无力,体重明显减轻,营养不良及脱水。病情进一步恶化,可伴有体温上升、脉快、酮症、黄疸、尿少、肝、肾功能明显受损,电解质严重紊乱,眼底出血及视神经炎,甚至死亡。

（三）护理

【护理评估】

1. 病史 重点评估恶心、呕吐出现时间,呕吐次数,呕吐物的量、性质,恶心、呕吐的轻重程度,是否能进食、进食量的多少等。

2. 身心状况 重点评估病人的营养状况,脱水的症状和体征,生命体征（T、P、R、BP）。评估病人有无疲乏无力、晕眩等自我感受及心理状态。

3. 辅助检查

（1）血液检查:测血细胞比容、血红蛋白可帮助了解血液浓缩情况,测电解质、二氧化碳结合力可帮助了解有无电解质紊乱及酸中毒。

（2）尿液检查:尿常规。

（3）肝、肾功能检查。

【护理诊断】

1. 舒适改变:恶心、呕吐 与血中 hCG 水平增高或自主神经功能紊乱有关。

2. 活动无耐力 与严重呕吐和长期入量不足有关。

3. 体液不足 与恶心、呕吐有关。

4. 焦虑 与担心腹中胎儿的安危有关。

【护理目标】

1. 病人主诉恶心、呕吐症状减轻。

2. 病人了解减少能量消耗的措施;病人活动耐力增加,虚弱、疲乏感觉逐步改善。

3. 病人不出现脱水症状,表现为血电解质正常,尿比重正常。

4. 病人焦虑程度减轻。

【护理措施】

1. 轻症病人 指导其选择能被接受的食物,禁食过甜、油炸、高脂肪和味道过浓食物。孕妇常因怕吐而不敢进食,此时应鼓励孕妇少量多餐清淡、易消化的食物。食后虽然会吐出一些,但不会全部损失,多次的进食补充,仍可保证身体的基本需要。同时可遵医嘱口服或肌注 $VitB_6$ 来减轻呕吐症状。

2. 重症病人 呕吐频繁、剧烈,喝水进食即吐,精神萎靡、脱水明显,尿酮体持续阳性,须及时住院治疗,并应做到如下几点:

（1）为病人提供一个安静、通风、舒适的休息环境,室内无异味,嘱其卧床休息。合理安排日常活动,协助生活护理及外出检查,尽可能减少或去除增加体力消耗的因素。

（2）暂禁食,遵医嘱给予静脉补液、纠酸、止吐等处理,输液期间加强巡视。

（3）记录出入水量,观察呕吐次数、呕吐物的性质及呕吐量。

（4）遵医嘱抽血查肝、肾功能,E4A、血常规;留尿查酮体、测比重等。

（5）禁食、卧床输液期间,应注意口腔卫生、外阴清洁、床单位的整洁。

（6）呕吐好转后,可嘱其试进少量流质食物。

（7）教会病人自测脉搏。如活动后脉搏大于 100 次/分,应停止活动,立即休息。活动后如有头晕,应立即坐下或蹲下以防摔伤。必要时给予低流量吸氧。

（8）加强心理护理。主动关心体贴病人,多与其交谈,了解其心理状态,解除不必要的思想顾虑,使其积极配合,争取早日康复。

【护理评价】

1. 评价病人恶心、呕吐症状的改善程度。

2. 评价病人活动耐力增加情况。

3. 评价病人脱水症状和体征的缓解情况,血电解质、尿量、尿比重是否已恢复正常。

4. 评估病人的焦虑程度。

二、流　产

妊娠于 28 周前终止,胎儿体重不足 1000g 者称为流产(abortion)。有些国家和地区将流产的胎龄缩短到 20 周、体重小于 500g,妊娠 20 周至不足 28 周终止者,不再列入流产范围,而称之为有生机儿。

流产分为自然流产和人工流产,前者是胚胎或胎儿自动脱离母体而排出;后果是指应用人工方法使妊娠终止。流产发生在 12 周以前称为早期流产,发生在 12 周以后称为晚期流产。自然流产的发生率占全部妊娠的 15% 左右,多为早期流产。

(一) 病因

自然流产的原因很多。最常见的是遗传因素,早期流产时,染色体异常者约占50%~60%。母体方面的因素有:全身性疾病(如高热、严重贫血、严重心脏病、慢性高血压等)、内分泌疾病(如黄体功能不全、甲状腺功能亢进或低下等)、生殖器官病变(如子宫畸形、子宫肌瘤、盆腔肿瘤等)、妊娠期腹部手术。外界因素如孕妇接触有毒化学物质或放射线、服用致畸药物,烟、酒过量等。免疫因素如母儿血型不合。

(二) 病理

流产时多数为胚胎或胎儿先死亡,然后底蜕膜出血或胎盘后出血形成胎盘后血肿,造成绒毛自蜕膜层剥离,刺激子宫引起收缩,导致阴道出血及妊娠物排出。流产发生时的症状,因妊娠的时期不同而有所不同。妊娠8周以前,胎盘绒毛发育不成熟,与子宫蜕膜联系不牢固,妊娠物易从子宫壁完整剥离而排出,出血不多;随着妊娠的进展,胎盘绒毛逐渐发育,与子宫蜕膜的种植日益紧密,流产发生于妊娠8~12周时,妊娠产物不易完整剥离排出,影响宫缩,出血较多;早期流产往往是先有出血而后有腹痛,而妊娠12周以后因胎盘已完全形成,故晚期流产的过程与足月分娩相似,即先有腹痛然后排出胎儿、胎盘。

(三) 临床类型、临床表现及处理原则

1. 先兆流产(threatened abortion)　指妊娠28周以前,出现少量阴道流血或(和)下腹痛,宫颈口未开,胎膜未破,妊娠产物尚未排出,妊娠尚有希望继续者。临床表现为阴道流血、量少、色红,无腹痛或仅有轻微下腹痛。妇科检查:子宫大小与停经月份相符,宫颈口未开,妊娠产物未排出。其妊娠试验为阳性。处理原则为卧床休息和对因治疗。大多数先兆流产经休息、治疗后,流血停止、腹痛消失,妊娠可继续下去。

2. 难免流产(inevitable abortion)　指流产已不可避免。多由先兆流产发展而来,表现为阴道流血量增多,腹痛加剧,或出现阴道流水(胎膜破裂)。妇科检查:宫颈口已扩张,有时可见羊膜囊填塞于宫颈口内,子宫大小与停经月份相符或略小。妊娠试验多为阳性,少数为阴性。处理原则:一旦确诊,应立即或尽早使妊娠物完全排出。

3. 不全流产(incomplete abortion)　指部分妊娠物已排出体外,尚有部分残留在子宫腔内,均由难免流产发展而来,由于宫腔内有残留物,影响子宫收缩,以致阴道流血持续不止,甚至因流血过多而发生休克,出现失血性休克的表现。妇科检查:可见宫颈口已扩张,不断有血液自宫颈口内流出,有时可见胎盘组织填塞于宫颈口或部分妊娠物已排出在阴道内,通常子宫小于停经月份。妊娠试验可为阴性,也可为阳性。处理原则:一旦确诊立即行刮宫术,以清除宫腔内残留组织,流血多有休克者应同时输血输液抗休克治疗。

4. 完全流产(complete abortion)　指妊娠物已全部排出。表现为阴道流血逐渐停止,腹痛消失。妇科检查:宫颈口关闭,子宫接近正常大小。无须特殊处理。

以上几种类型实际上是流产发展的过程,简示如下:

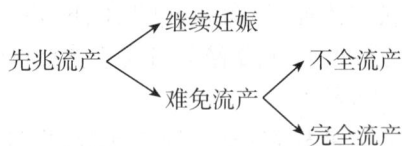

此外流产还有以下三种特殊情况。

5. 稽留流产(missed abortion)　指胚胎或胎儿在宫内已死亡尚未自然排出者。病人主诉有停经和早孕反应,可能曾有先兆流产的症状,继而子宫不再增大或反而缩小。若已至中期妊娠,孕妇不感腹部增大和胎动,听诊未闻及胎心音。妇科检查:宫颈口未开,子宫小于停经月数,质地不软。

稽留流产处理较困难。因为胚胎组织有时可能机化,与子宫壁紧密粘连,造成刮宫困难;稽留时间过久,可能发生凝血功能障碍,导致DIC,造成严重出血。故处理前应检查血常规、出凝血时间、血纤维蛋白原、凝血酶原时间、3P试验等,并做好输血准备,若凝血功能障碍,需先改善凝血功能,再行引产或刮宫术。

6. 习惯性流产(habitual abortion)　指自然流产发生3次或3次以上者。其临床经过与一般流产相同。对于习惯性流产者,应先查明原因,然后对因治疗。

7. 流产感染(septic abortion)　流产过程中,若流血时间过长,有组织残留于宫腔内或非法堕胎等,有可能引起宫腔内感染,严重时感染可扩展到盆腔、腹腔乃至全身,并发盆腔炎、腹膜炎、败血症及感染性休克等,称为流产感染。

流产感染多为不全流产合并感染。表现为阴道流血持续不止,发热,血象白细胞计数及中性粒细胞升高等。检查:子宫及子宫旁有压痛、反跳痛,阴道分泌物有异味。

治疗原则应首先控制感染,若流血不多待感染控制后再行刮宫术;若流血量多,静脉给予广谱抗生素和输血的同时,用卵圆钳将宫腔残留组织夹出,使出血减少,切不可用刮匙全面搔刮宫腔,以免造成感染扩散,术后继续使用抗生素,待感染控制后再行彻底刮宫。若已合并感染性休克,应积极纠正休克。若感染严重或腹、盆腔有脓肿形成时,应手术引流,必要时考虑切除子宫。

(四)护理

【护理评估】

1. 病史 采集有无停经、早孕反应、阴道流血、阴道水样排液、组织物排出和腹痛史等,此为判断流产及识别流产类型的重要依据之一。

2. 身心状况 主要评估病人的生命体征,包括体温、脉搏、呼吸、血压;阴道流血的量及性状,是否有血块、组织、量、味道、开始的时间及状况;病人的一般情况,如面色;腹痛的程度,开始出现的时间;病人的心理状态。

3. 诊断检查

(1)妇科检查:重点注意宫颈口有无扩张,有无组织物堵塞;子宫大小是否与停经月份相符,子宫质地、有无压痛、双侧附件有无压痛等。

(2)实验室检查:①尿妊娠试验、血 hCG 测定,注意流产后血中 hCG 消失约需 1 个月;②抽血查常规,以了解 RBC、WBC、血小板、HCT。

(3)B 超:用来确定诊断并指导正确处理。

【护理诊断】

1. 有组织灌注量改变的危险 与流产出血有关。

2. 有感染的危险 与反复出血、抵抗力下降、宫腔内组织物残留、宫口扩张长时间不闭合、刮宫无菌操作技术不严等有关。

3. 自理能力缺陷 与先兆流产保胎需绝对卧床休息,静脉输液有关。

4. 焦虑 与腹痛、流血、担心保胎能否有效或胎儿健康是否受影响有关。

5. 预感性悲伤 与即将失去胎儿有关。

【护理目标】

1. 经过恰当的医护处理后,病人能维持正常的生命体征。

2. 不出现感染征象。

3. 病人在卧床期间生活需要得到满足。

4. 病人情绪稳定,能积极配合治疗和护理。

【护理措施】

1. 先兆流产病人的护理 为病人提供安静、舒适的休息环境,嘱其卧床休息,以减少因活动导致流产症状加重,禁忌性生活。指导其多吃粗纤维食物,防止便秘;避免吃不洁或刺激性强的食物,以防发生腹泻,因便秘和腹泻均有可能加重流产症状。为病人提供精神上的支持和心理治疗,鼓励其表达内心的感受及对此的看法,帮助其消除紧张、顾虑情绪;必要时遵医嘱给予适量镇静药,使其情绪稳定。帮助产妇了解流产发生的原因、目前的病情、治疗措施,以取得产妇的理解和配合,当确实不能继续保胎时,应恰如其分地宣传优生的重要性,以解除其不必要的紧张心理。加强巡视,密切观察阴道流血及腹痛情况,及时发现病人之所需,满足其生活需要。加强会阴护理,预防感染,注意有无感染征象。遵医嘱及时给予保胎药物。

2. 妊娠不能再继续者护理 及时做好终止妊娠的准备,同时开放静脉通路,做好输液、输血准备,协助医师完成手术过程,使妊娠物尽快完全排出。严密观察出血量和与休克有关的征象,及时纠正休克,如是过期流产,有凝血功能障碍者应先予以纠正,然后再行引产或刮宫术。

3. 预防感染 为病人做妇科检查和手术操作时应严格无菌操作;指导病人保持会阴清洁,保持良好的卫生习惯;监测病人的体温、脉搏、血象及阴道流血、分泌物的性质、颜色、气味等,发现感染征象,应及时报告医师,并遵医嘱抗感染治疗;嘱咐流产后 1 个月内禁忌性生活。

4. 协助病人顺利度过悲伤期 对病人因失去胎儿后所表现出的悲伤等情绪变化,应予以理解。帮助病人和家属接受现实,以良好的心态面对下一次妊娠,并建议病人做相关的检查,尽可能查明流产的原因,以便在下次妊娠前或妊娠时及时采取有效处理措施。有习惯性流产史的病人在下一次妊娠确诊后应绝对卧床休息,加强营养,禁止性生活,补充维生素等,治疗期必须超过以往发生流产的妊娠月份。病因明确者,应积极接受对因治疗。如黄体功能不足者,按医嘱正确应用黄体酮治疗以预防流产;子宫畸形者需在妊娠前先行矫治手术;宫颈内口松弛者应在未妊娠前做修补术,如已妊娠,则可在妊娠 14~16 周时行子宫颈内口缝扎术。

【护理评价】
1. 评价病人的生命体征及阴道流血、腹痛情况。
2. 评价病人生活需要的满足程度。
3. 评价病人焦虑情绪的改善情况。

三、异位妊娠

孕卵在子宫腔以外的部位着床、发育称为异位妊娠(ectopic pregnancy),习称宫外孕(extrauterine pregnancy),但两者含义稍有差别。异位妊娠包括输卵管妊娠、卵巢妊娠、腹腔妊娠及宫颈妊娠等;宫外孕则仅指子宫以外的妊娠,宫颈妊娠不包括在内。其中以输卵管妊娠最为常见,占异位妊娠的95%左右,故本节主要讨论输卵管妊娠。

输卵管妊娠是妇产科常见急腹症之一,输卵管妊娠流产或破裂时,可引起腹腔内严重出血,如不及时诊断、处理,可危及生命,其发病部位以壶腹部最多,约占60%,其次为峡部,约占25%,伞部、间质部妊娠少见。

(一) 病因

根本原因在于受精卵不能及时被运送到宫腔,而在输卵管内着床。造成受精卵运行不利的因素中,最常见的是慢性输卵管炎症,包括输卵管黏膜炎和输卵管周围炎,炎症导致管腔变窄、纤毛受损、输卵管形成瘢痕、纤维化、扭曲等结果,使得输卵管通而不畅,蠕动受限、受精卵运行受阻,妨碍受精卵预期到达宫腔,而致输卵管妊娠。此外,输卵管发育不良或功能异常,输卵管绝育术、复通术或成形术后,输卵管周围肿瘤,盆腔子宫内膜异位等均可使输卵管管腔变窄,受精卵的运行受阻和延迟,最终造成输卵管妊娠。

(二) 病理

1. 输卵管妊娠的结局 输卵管管腔狭小,管壁变薄,缺乏黏膜下组织,其肌层亦远不如子宫肌壁厚与坚韧,妊娠时又不能形成完好的蜕膜,不能适应胎儿的生长发育,因此,当输卵管妊娠发展到一定限度,即可发生以下结局:

(1) 输卵管妊娠流产(tubal abortion):多见于输卵管壶腹部妊娠。发病多在妊娠8~12周,由于输卵管妊娠时管壁形成的蜕膜不完整,发育中的囊胚常向管腔突出,最终突破包膜而出血,囊胚可自管壁分离,若整个囊胚剥离落入管腔并经输卵管逆蠕动排到腹腔,即形成输卵管完全流产,出血一般不多。若囊胚剥离不完整,妊娠产物部分排出,部分尚附着于管腔,则为输卵管不全流产,滋养细胞继续侵蚀输卵管壁,导致反复出血,形成输卵管血肿或输卵管周围血肿,甚至盆腔血肿,血量多时可流向腹腔。

(2) 输卵管妊娠破裂(rupture of tubal pregnancy):多见于输卵管峡部妊娠,发病多在妊娠6周左右。囊胚生长可使狭小的输卵管过度膨胀,滋养细胞侵蚀肌层和浆膜,最终导致输卵管破裂。输卵管肌层血管丰富,输卵管妊娠破裂所致的出血远较输卵管妊娠流产剧烈,短期内即可发生大量腹腔内出血,使病人陷入休克,亦可反复出血,在盆腔内形成血肿。

输卵管间质部妊娠很少,一旦发生后果严重,几乎全为输卵管妊娠破裂。输卵管间质部管腔肌层较厚,妊娠可维持到4个月左右才发生破裂。由于此处血运丰富,其破裂犹如子宫破裂,病症极为严重,往往在短时间内即可发生大量的腹腔内出血。

输卵管妊娠流产或破裂,有时内出血停止,病情稳定,时间久,胚胎死亡或吸收。如长期反复的内出血所形成的血肿不消散,血肿可机化变硬并与周围组织粘连,临床上称为"陈旧性宫外孕"。

(3) 继发性腹腔妊娠:输卵管妊娠流产或破裂后,随血液排到腹腔中的胚胎偶有存活者,存活的胚胎绒毛组织仍附着于原位或排至腹腔后重新种植而获得营养,可继续生长发育形成继发性腹腔妊娠。若破裂口在阔韧带内,可发展为阔韧带妊娠。

2. 子宫的变化 输卵管妊娠和正常妊娠一样,滋养细胞产生的hCG维持黄体生长,使黄体激素分泌增加,因此,月经停止来潮,子宫增大变软,子宫内膜出现蜕膜反应。当胚胎死亡后,滋养细胞活力消失,蜕膜自宫壁剥离而发生阴道流血。有时蜕膜可完整剥离,随阴道流血排出三角形蜕膜管型;有时则呈碎片排出。排出的组织中见不到绒毛,组织学检查无滋养细胞。

(三) 临床表现

输卵管妊娠的三大主要症状为停经、腹痛和阴道流血。

1. 停经 除间质部妊娠停经时间较长外,大都有6~8周停经。约有20%~30%病人无明显停经史,可能由于月经仅过期几天,不认为是停经,也可能将阴道流血误认为月经来潮。

2. 腹痛 是病人就诊的主要症状。输卵管妊娠未发生流产或破裂前,因输卵管膨胀而常表现为一侧下腹部隐痛或酸胀感。当发生输卵管妊娠流产或破裂时,病人突感一侧下腹部撕裂样疼痛,常伴有恶心、呕吐。若血液局限于病变区,主要表现为下腹部痛,当血液积聚于直肠子宫凹陷时,出现肛门坠胀感,随着血液由下腹部流向全腹,疼痛可由下腹部向全腹扩散,血液刺激膈肌时,可引起肩胛部放射性疼痛。

3. 阴道流血 胚胎死亡后,常有不规则阴道流血,深褐色,量少,一般不超过月经量,但淋漓不净,少数病人阴道流血较多时,类似月经。蜕膜管型或蜕膜碎片可随流血排出。待病灶清除后,流血方止。

4. 晕厥与休克 腹腔内急性出血,可导致血容量减少和剧烈腹痛,轻者出现晕厥,重者出现休克,其严重程度与腹腔内出血速度和出血量成正比,但与阴道流血不成比例。

5. 体征

(1) 一般情况:腹腔内出血较多时,呈贫血貌。大量出血时,病人可出现面色苍白、四肢湿冷、脉搏快而细弱、血压下降等休克表现。体温正常或低热,合并感染时,体温可超过38℃。

(2) 腹部检查:下腹部有压痛、反跳痛,轻度肌紧张。出血多时,叩诊有移动性浊音。如出血时间较长,形成血凝块,在下腹部可触及包块。

(3) 盆腔检查:输卵管妊娠流产或破裂者,阴道后穹隆饱满,有触痛,宫颈抬举痛明显;子宫稍大、略软,内出血多时,子宫有漂浮感,在子宫一侧可触及大小不一、形态不定、边界不清、质地较软的包块。输卵管间质部妊娠时,子宫大小与停经月经基本符合,但子宫不对称,一侧角部突出,破裂所致的征象与子宫破裂相似。

(四) 处理原则

以手术治疗为主,其次是药物治疗。

1. 手术治疗 应在积极纠正休克的同时,进行手术抢救。手术方式有两种,一种是切除患侧输卵管,适用于休克或有陈旧性包块或已有子女者;一种是保守性手术(保留患侧输卵管的手术),适用于有生育要求的年轻妇女。近年来,腹腔镜技术的发展,也为异位妊娠的诊断和治疗开创了新的手段。

2. 药物治疗 包括中药治疗和化学药物治疗。中药治疗以活血祛瘀、消癥止血为原则。化学药物治疗其机制是用甲氨蝶呤等药物抑制滋养细胞增生,破坏绒毛,使胚胎组织坏死、脱落、吸收而免于手术。

(五) 护理

【护理评估】

1. 病史 仔细询问月经史,以准确推断停经时间,并对不孕、宫内节育器安置、绝育术、输卵管再通术、盆腔炎等与宫外孕相关的高危因素予以高度重视。

2. 身心状况 详细询问病人腹痛出现的时间、性质、程度及有无伴随症状;阴道流血出现的时间、量的多少,有无流出物等,仔细评估病人的面色、表情、生命体征,详细进行腹部检查和盆腔检查,注意其阳性体征。

评估病人的心理状况。宫外孕破裂或不全流产者,病情发展迅速,病人在较短的时间内经历剧烈腹痛、晕厥、休克等,病人和家属对这突如其来的变化难以接受,往往处于极度的恐慌之中。病人不仅要面临死亡的威胁,还要面临此次怀孕失败的结局,以及再次妊娠的挫折,自责、悲观、气愤是最常见的情绪反应。

3. 辅助检查

(1) 后穹隆穿刺:是一种经济、简单可靠的诊断方法。适用于疑有腹腔内出血的病人。常规消毒后以 10ml 或 20ml 一次性注射器自后穹隆穿入直肠子宫陷凹,若抽出暗红色不凝固血液为阳性结果。陈旧性宫外孕时,可以抽出小血块或不凝固的陈旧血液。若穿刺针头误入静脉,则血较红,将标本放置 10 分钟左右,则血凝固。无内出血,内出血量少,血肿位置较高或直肠子宫陷凹有粘连时,可抽不出血液,因而穿刺阴性不能否定输卵管妊娠存在。

(2) 妊娠试验:异位妊娠病人体内的 hCG 水平较正常妊娠时低,正常宫内妊娠时,每 48 小时定量测量血清 β-hCG 值,呈成倍增长,而异位妊娠或宫内妊娠自然流产时,hCG 显著低于此值。尿 β-hCG 定性测定是一种简便、快速的方法,适用于急诊病人。β-hCG 阴性一般可以排除异位妊娠,β-hCG 阳性则需鉴别是宫内妊娠还是异位妊娠。

(3) 超声诊断:超声检查时如发生下列征象:①子宫增大而宫腔内空虚无妊娠物;②子宫外见到妊娠囊或胚胎;③附件呈囊性块物,边界不规则;④后陷凹内有囊性突出的块物;⑤腹腔内存在无回声暗区或直肠子宫陷凹处积液暗区像,可疑为异位妊娠。

(4) 腹腔镜检查:在直视下观察腹腔和盆腔内脏器,可协助明确诊断,并可经腹腔镜切除未破裂的病灶。腹腔内大量出血或伴有休克者,禁做腹腔镜检查。

(5) 血常规检查:可发现血红蛋白、红细胞、血细胞比容下降,白细胞上升。

【护理诊断】

1. 体液不足　与宫外孕破裂或流产所致的大出血有关。

2. 疼痛　与宫外孕流产或破裂所致的腹腔内出血、手术创伤有关。

3. 悲伤　与此次怀孕失败有关。

4. 恐惧　与生命受到威胁及今后再次妊娠的可能受到阻碍有关。

5. 有感染的危险　与大出血机体抵抗力降低、术后留置导尿管、皮肤完整性受损等有关。

【护理目标】

1. 病人体液能得到及时补充。

2. 病人能尽早接受手术,尽快解除疼痛。

3. 病人和家属能正确面对现实,尽快度过悲伤期。

4. 病人心态平稳,能主动、积极配合医疗、护理工作。

5. 病人术后不出现感染征象。

【护理措施】

1. 迅速补充血容量,纠正休克,维持生命安全

(1) 迅速开放静脉通路,采用大号针头,根据病情调整输液速度。做好输血准备。

(2) 嘱病人卧床休息,取平卧位,给予吸氧,提高血氧含量以增加组织器官的供氧量。

(3) 严密观察血压、脉搏变化,每半小时或1小时测量一次。

(4) 注意病人神志、表情的变化,详细记录出入量。

(5) 注意腹痛部位、性质、并发症等。

2. 减轻或解除疼痛

(1) 在抗休克的同时,协助医师尽快完善术前准备,包括备皮、备血、凝血功能检查、术前用药准备等。输卵管妊娠流产或破裂导致腹腔内出血、刺激腹膜引起剧烈疼痛,解除疼痛的最佳办法就是尽早手术,迅速止血及清除腹腔内积血。

(2) 避免随意搬动病人及按压病人下腹部,以免加重疼痛。

(3) 严禁在腹痛时使用镇痛药,以免掩盖病情而延误治疗。

(4) 术后伤口疼痛时可遵医嘱给予止痛药,以减轻或缓解疼痛,病情稳定时,术后第二天可嘱病人取半坐卧位,减轻腹肌的张力以减轻疼痛。

3. 提供心理支持

(1) 病情危急时,应迅速配合医师进行各项抢救处理,并同时安慰病人,使病人有安全感。

(2) 多与病人交谈,取得病人信任,鼓励其表达心理感受。

(3) 向病人讲叙宫外孕发生的原因,所进行的手术、预后及对未来怀孕的影响,以消除病人的焦虑、恐惧感。

(4) 对未婚有性交史的病人,应避免语言的不良刺激,并为病人保守秘密。

4. 预防感染

(1) 留置导尿管期间,每天做会阴擦洗2次,保持外阴清洁。

(2) 保持伤口敷料干燥,有渗血、渗液及时更换。

(3) 术后24小时病人血压平稳后,帮助病人取半坐卧位,促进盆腔引流。

(4) 监测病人体温、脉搏变化,术后7天内每天测量3次,如有发热,改为每天测4~6次,并及时报告医师。

(5) 鼓励病人摄取足够的营养物质,以增强病人的抵抗力。

(6) 遵医嘱使用抗生素,并观察疗效。

【护理评价】

1. 监测病人的血压、脉搏、呼吸、尿量的变化情况。

2. 病人腹痛性质的变化,伤口疼痛的缓解程度。

3. 病人能否情绪稳定地配合治疗、护理。

4. 监测病人体温的变化,观察病人有无泌尿系感染、伤口感染的征象。

四、前置胎盘

正常胎盘附着于子宫体部的后壁、前壁或侧壁。若胎盘附着于子宫下段或覆盖于子宫颈内口,位置低于胎儿的先露部,称前置胎盘(placenta previa)。前置胎盘是妊娠晚期出血的主要原因,

是妊娠期的严重并发症。多见于经产妇。

(一) 病因

目前尚不清楚,可能与以下因素有关。

1. 子宫内膜病变　如产褥感染、多产、剖宫产或多次刮宫等因素引起的子宫内膜炎或子宫内膜损伤,使子宫蜕膜血管生长不良、营养不足,致使胎盘为摄取足够的营养而扩大面积,伸展到子宫下段,形成前置胎盘。

2. 胎盘面积过大　如双胎的胎盘面积较单胎大而达到子宫下段或遮盖于子宫颈内口。

3. 胎盘异常　如副胎盘,主要胎盘在子宫体部,而副胎盘则可达到子宫下段。

4. 受精卵发育迟缓　当受精卵达到子宫腔时,尚未发育到能着床的阶段而继续下移植入子宫下段,在该处生长发育形成前置胎盘。

(二) 分类

按胎盘边缘与子宫颈内口的关系分为3种类型(图10-13-1)

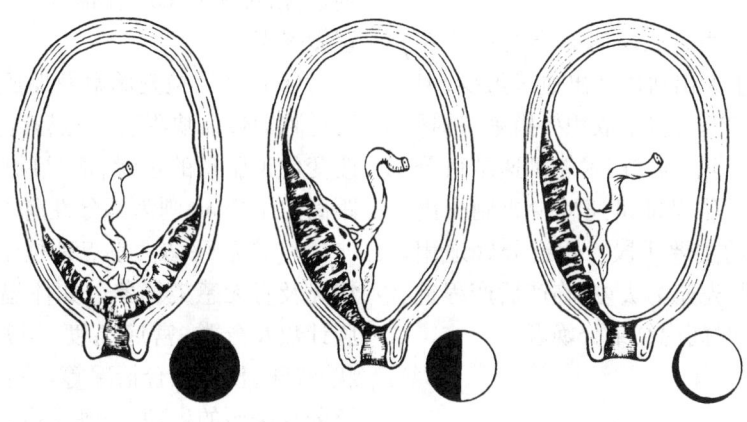

图10-13-1　前置胎盘类型

1. 完全性前置胎盘(total or complete placenta previa)　子宫颈内口全部为胎盘组织所覆盖,又称中央性前置胎盘。

2. 部分性前置胎盘(partial placenta previa)　子宫颈内口部分为胎盘组织所覆盖。

3. 边缘性前置胎盘(marginal placenta previa)　胎盘附着于子宫下段,边缘不超过子宫颈内口。

胎盘边缘与子宫颈内口的关系随着子宫颈管的消失和子宫颈口的逐渐扩张而改变,临产前的完全性前置胎盘,临产后宫口开大可变为部分性。因此,目前均以处理前的最后一次检查来决定其分类。

(三) 临床表现

妊娠晚期或临产时,发生无诱因的无痛性反复阴道流血是前置胎盘的主要症状,偶有发生于妊娠20周左右者。出血是由于妊娠晚期或临产后,子宫下段逐渐伸展,宫颈管消失,或宫颈扩张时,而附着于子宫下段或宫颈内口的胎盘不能相应伸展,导致前置部分的胎盘与附着处剥离,使血窦破裂而出血。

阴道流血时间的早晚、反复发作的次数、流血量的多少与前置胎盘的类型有关。完全性前置胎盘约在妊娠28周左右出血,次数频繁、量较多,有时一次大量阴道流血即可使病人陷入休克状态。边缘性前置胎盘初次出血发生较晚,多于妊娠37～40周或临产后,量也较少。部分性前置胎盘的出血情况介于二者之间。

由于反复多次或大量阴道流血,病人可出现贫血,贫血程度与出血量成正比,出血严重者可发生休克,胎儿发生缺氧、窘迫,甚至死亡。

前置胎盘占据了正常的胎位空间,因而常合并胎位异常、胎先露下降受阻情况。此外,由于子宫下段肌肉组织菲薄、收缩力差,局部血窦不易闭合;又因胎盘附着处血运丰富、子宫颈组织脆弱,分娩时易撕裂等常发生产后出血。产妇抵抗力降低,加上胎盘剥离面靠近子宫颈口,细菌容易经阴道上行感染。

(四) 预防

搞好计划生育,推广避孕,防止多产,避免多次刮宫或宫内感染,以免发生子宫内膜损伤或子宫内膜炎。加强产前检查及宣教,对于妊娠期出血,无论出血量的多少均须及时就医,以做到早期诊断,正确处理。

(五) 处理原则

前置胎盘的处理原则是制止出血、纠正贫血和预防感染。根据孕妇的一般情况、孕龄、产次、胎位、胎儿是否存活、胎儿成熟度、出血量多少以及是否临产、宫颈条件情况综合分析,制订具体方案。

1. 期待疗法 其目的是在保证孕妇安全的前提下,使胎儿能达到更接近足月,从而提高胎儿成活率。这种方案适用于妊娠37周以前或估计胎儿体重小于2300g,阴道流血量不多,孕妇全身情况许可,胎儿存活者。住院期间严密观察病情变化,为孕妇提供全面优质护理是期待疗法的关键措施。

2. 终止妊娠 适用于入院时有出血性休克者,或期待疗法中发生大出血以及出血量虽少,但妊娠已近足月或已临产者,应采取积极措施、选择最佳方式终止妊娠。其中剖宫产术能迅速结束分娩,既能提高胎儿存活率又能迅速减少或制止出血,是处理前置胎盘的主要手段。阴道分娩适用于边缘性前置胎盘、胎先露为头位、临产后产程进展顺利并估计能在短时间内结束分娩者。

(六) 护理

【护理评估】

1. 病史 仔细询问孕妇的健康史、孕产史及此次怀孕情况,孕妇的年龄、产次。有无剖宫产史、人工流产史、子宫内膜炎及前置胎盘等病史;妊娠周数、胎位是否正常;孕期,特别是孕28周以后,是否出现无痛性、无诱因、反复阴道流血情况,并充分估计出血量。

2. 身心状况 评估病人的一般情况及生命体征。反复多次或大量出血时,病人出现贫血貌,严重者出现休克表现。孕妇及其家属可因突然阴道流血而感到恐惧或担忧,既担心孕妇的健康,更担心胎儿的安危,可能表现为恐慌、紧张、失眠、手足无措等。

3. 诊断检查

(1) 产科检查:子宫大小与停经月份一致,胎方位清楚,先露高浮,胎心可以正常,也可因孕妇失血过多致胎心异常或消失。前置胎盘位于子宫下段前壁时,可于耻骨联合上方听到胎盘血管杂音。临产后检查,宫缩为阵发性,间歇期子宫肌肉可以完全放松。

(2) 超声波检查:B超断层像可清楚看到子宫壁、胎头、宫颈和胎盘的位置,胎盘定位准确率达95%以上。

(3) 阴道检查:主要用于终止妊娠前为明确诊断、决定分娩方式的病人。阴道检查有扩大前置胎盘剥离面致大出血、危及生命的危险,如能确诊或流血过多则没有必要进行。个别确有必要,必须在输血、输液和做好手术准备的情况下方可进行。怀疑前置胎盘的病人,切忌肛查。

(4) 实验室检查:查血常规,了解血红蛋白、红细胞、血细胞比容以评估有无贫血及贫血程度;了解白细胞多少及分类以评估有无感染征象。凝血因子测定以估计机体的凝血功能。

(5) 胎儿状况评估:使用监护仪监测胎儿宫内情况,测羊水L/S比值等了解胎儿成熟度,为处理做参考。

(6) 产后检查胎盘及胎膜:胎盘的前置部分可见陈旧性血块附着,呈黑紫色或暗红色,如这些改变位于胎盘的边缘,而且胎膜破口距胎盘边缘距离少于7cm,则为部分性前置胎盘。

4. 产后评估 重点评估子宫复旧、阴道流血情况及有无感染征象。如体温、脉搏、呼吸、白细胞计数及分类、宫底高度、子宫收缩、恶露量、性状、气味、伤口愈合情况等。同时评估产妇对手术及分娩经历的生理、心理反应。

【护理诊断/问题】

1. 组织灌注量改变 与前置胎盘所致的大出血有关。

2. 有感染的危险 与出血多、机体抵抗力下降及胎盘剥离面距宫口近等有关。

3. 恐惧 与担心本人及胎儿的安危有关。

4. 气体交换受损 胎儿,与低血容量及低血氧、胎盘剥离有关。

5. 自理能力缺陷 与前置胎盘需绝对卧床休息有关。

【护理目标】

1. 病人血压、脉搏稳定,血流动力学指标恢复正常。

2. 住院期间,病人未发生感染,体温、白细胞计数及分类正常。

3. 病人情绪稳定,恐惧症状减轻。

4. 尽可能维持胎儿的血氧供应,不发生因护理不当而造成的胎儿缺氧,甚至死亡。

5. 病人卧床期间,基本生活需要能得到及时满足。

【护理措施】

1. 增进孕妇与胎儿的健康

(1) 期待疗法:对妊娠未满37周,或胎儿体重低于2300g,阴道出血不多、胎心音正常、产妇情况好时可行期待疗法。嘱产妇绝对卧床休息,强调左侧卧位,尽量不予干扰,以减少出血机会;定时间歇吸氧,每日3次,每次1小时,提高胎儿血氧供应;严密观察出血情况,常规配血备用,注意观察有无宫缩,如阴道出血增多或出现宫缩应立即通知医师查看,遵医嘱给予止血、补血药及宫缩抑制剂;加强胎儿监护,指导病人正确计数胎动,勤听胎心音,必要时做胎心监护;指导病人进食高蛋白、高维生素、富含铁及粗纤维的食物,以改善贫血并保持大便通畅,便秘时可遵医嘱给予大便软化剂;为了避免扩大胎盘剥离面、凝血块脱落而引起大出血,严禁肛查、灌肠,慎做阴道检查,阴道检查必须在有输液、输血及手术的条件下方可进行,若诊断已明确或流血过多时不应做阴道检查;妊娠不能继续时,应给予地塞米松促胎儿肺成熟。

(2)休克病人:对入院时已有出血性休克,或期待疗法中发生大出血的病人,应立即开放静脉并保持通畅,给予迅速输液或输血,以尽快补充血容量,遵医嘱给予止血药物,以减少出血;给予持续吸氧,提高血氧含量,以减轻孕妇及胎儿的缺氧状况;严密监测血压、脉搏、呼吸及阴道出血量并记24小时出入水量,严密监测胎儿宫内情况,包括连续性胎心监护,并做好新生儿抢救准备;尽快协助医师完善术前准备。

2. 预防感染 严密观察与感染有关的症状和体征,如体温、脉搏、产后子宫的压痛情况、恶露的性状及气味,腹部或会阴伤口有无红肿、疼痛及脓性分泌物、白细胞计数及分类,发现异常及时通知医师;加强会阴部护理,用0.1%苯扎溴铵棉球行会阴抹洗,每天2次,做好大小便后的会阴清洁,垫消毒卫生巾,勤换内衣裤;遵医嘱常规使用抗生素,并观察药物的疗效,鼓励病人进食,注意摄入高蛋白的食物,给予补血治疗,以增强机体抵抗力;在处理病人的过程中严格执行无菌操作,杜绝医源性感染的发生;产后鼓励病人勤翻身,早下床活动以利恶露及时排出及产后康复。

3. 提供心理支持 同情、理解病人的感受,鼓励病人说出心中的疑虑,有利于稳定病人情绪、减少恐惧感;允许家属陪伴,消除病人的孤独感;充分介绍与病人有关的医务人员情况、病室环境以减轻陌生感;与孕妇一起听胎心音,解释目前胎儿状况良好等措施均有助于减轻顾虑;指导病人采用放松技术,如听音乐、看书报、与同室病友交谈等;把病情及处理方案及时通知病人和家属并予以必要的解释,以获得理解,取得病人的主动配合。

4. 加强生活护理 加强巡视,及时发现病人的需要,将呼叫器及生活用品置于病人伸手可及之处,协助病人进食,提供喝水或汤的吸管;及时提供便器,倾倒排泄物,做好大小便后的会阴护理;定期给予床上擦浴、床上洗头;协助穿着、修饰。

【护理评价】

1. 病人血压、脉搏、呼吸及血流动力学指标是正常。

2. 病人在住院期间体温、血象正常,无感染的症状和体征发生。

3. 病人的情绪稳定,恐惧程度减轻。

4. 胎儿缺氧状况改善。

5. 病人基本生活需要已满足。

五、胎盘早期剥离

妊娠20周后或分娩期,正常位置的胎盘在胎儿娩出前部分或全部从子宫壁剥离,称胎盘早期剥离(placental abruption),简称胎盘早剥,是导致妊娠晚期出血的另一严重并发症,其特点为起病急、发展快,若不及时处理,可威胁母儿生命。

(一)病因

胎盘早剥的发病机制尚不完全清楚,但可能与下列因素有关。

1. 血管病变 胎盘早剥孕妇并发重度妊娠期高血压疾病、慢性高血压及慢性肾脏疾病,尤其已有全身血管病变者居多。当底蜕膜螺旋小动脉痉挛或硬化,引起远端毛细血管缺血坏死以致破裂出血,血液流至底蜕膜层形成血肿,导致胎盘自子宫壁剥离。

2. 机械性因素 外伤(特别是腹部直接受撞击或摔倒腹部直接着地等)、外倒转术、脐带过短或脐带绕颈、在分娩过程中胎先露部下降,均可促使胎盘早剥。此外,双胎妊娠第一个胎儿娩出过快或羊水过多破膜时羊水流出过快,使宫内压骤然降低,子宫突然收缩,也可导致胎盘自子宫壁剥离。

3. 子宫静脉压突然升高 妊娠晚期或临产后,孕妇长时间取仰卧位,巨大的妊娠子宫压迫下腔静脉,回心血量减少,血压下降,而子宫静脉瘀血,静脉压升高,导致蜕膜静脉床瘀血或破裂,导致部分或全部胎盘自宫壁剥离。

(二) 类型及病理生理变化

胎盘早剥的主要病理改变是底蜕膜层出血,形成血肿,使胎盘自附着处剥离。依其剥离的状况分为以下情况(图10-13-2):

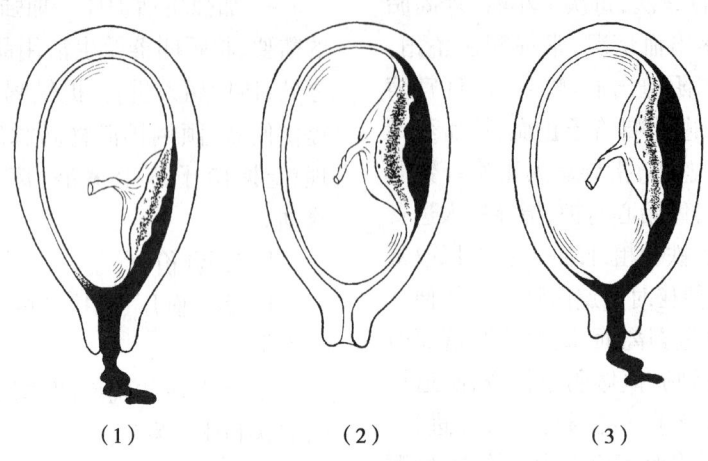

图 10-13-2　胎盘早剥类型
(1)显性剥离;(2)隐性剥离;(3)混合性出血

1. 显性剥离(revealed abruption)或外出血　当胎盘剥面扩大后,出血不断增多,冲开胎盘边缘,沿胎膜和子宫壁之间向子宫颈口外流出,称显性剥离。

2. 隐性剥离(concealed abruption)或内出血　出血积聚于胎盘和子宫壁之间,不能外流,称隐性剥离。发生内出血时,血液积聚于胎盘、子宫壁之间,压力逐渐增大,使之浸入子宫肌层,引起肌纤维分离、断裂、变性。血液浸润深达子宫浆膜层时,子宫表面出现紫色瘀斑,尤其在胎盘附着处最甚,称子宫胎盘卒中(uteroplacental apoplexy)。

3. 混合性出血(mixed hemorrhage)　当内出血过多时,血液可冲开胎盘边缘,向宫颈口外流,形成混合性出血。

(三) 临床表现

临床表现与出血情况有关。轻型者以外出血为主,胎盘剥离面不超过1/3,常见于分娩期,主要表现为阴道暗红色流血,量较多,可伴有腹痛或无明显腹痛,贫血不显著。腹部检查:子宫软,压痛不明显或仅轻度局部压痛,子宫大小与妊娠月份相符,胎位、胎心清楚,仅于产后检查胎盘时,见胎盘母体面有凝血块和压迹。

重型者以内出血为主,胎盘剥离面超过1/3,多见于重度妊娠期高血压疾病病人。主要症状为突发的持续性腹痛或及腰酸、腰痛。胎盘后积血越多,疼痛越剧烈,严重时伴有恶心、呕吐及休克表现。可无或仅有少量阴道流血,贫血程度和外出血量不相符。腹部检查:子宫硬如板状,胎盘附着于前壁者,胎盘附着处压痛明显;胎盘附着于后者,压痛多不明显,子宫比妊娠月经大,随胎盘后血肿的增大,宫底也随之升高,压痛加剧;子宫呈高张状态,宫缩间歇期也不放松,因此,胎位触摸不清,胎儿多因出血多、严重缺氧等,致严重宫内窘迫或死亡,胎心音多已消失。

(四) 胎盘早剥的并发症

1. DIC与凝血功能障碍　临床表现为皮下、黏膜或注射部位出血,子宫出血不凝或仅有较软的凝血块,有时可发生尿血、咯血及呕血等现象。

2. 器官的缺血性坏死　最常出现的是肾脏及腺垂体,因出血严重,导致循环衰竭而出现缺血性坏死,出现急性肾衰竭、希恩综合征。

3. 产后出血　胎盘早剥对子宫肌层的影响及发生DIC而致的凝血功能障碍,发生产后大出血的可能性大且严重。

(五) 预防

加强产前检查,积极预防与治疗妊娠期高血压疾病,对合并高血压、慢性肾炎等高危妊娠加强管理;妊娠晚期避免仰卧及腹部外伤;胎位异常行外倒转术纠正胎位时,动作要轻柔,处理羊水过多或双胎分娩时,避免宫腔内压骤然降低。

(六) 处理原则

纠正休克,及时终止妊娠,防治并发症。

(七) 护理

【护理评估】

1. 病史　详细询问病人的健康史及孕产史,注意收集与胎盘早剥有关的诱发因素,了解本次妊娠经过,尤其是阴道出血、腹痛等情况。

2. 身心状况　重点评估阴道流血出现的时间、量、性质,病人的目前情况,是否有少尿、无尿、休克、凝血功能障碍的表现,腹痛的性质、有无伴随症状,子宫的张力、有无压痛、子宫大小与妊娠月经是否相符,宫底有无上升的征象,胎心、胎动情况;并通过详细的全身及腹部检查判断母儿目前状况。

随着出血的增多、腹痛的加剧和周围医护人员为此所进行的一系列抢救措施,无时不在提示孕妇:其自身特别是腹中胎儿存在生命的威胁,因此,孕妇除表现出紧张、焦虑、烦躁不安、恐慌、哭泣外,更盼望自己及胎儿能通过医务人员的抢救和自身的配合得到良好的结局。

3. 诊断检查

(1) B型超声检查:可确定有无胎盘早剥及估计剥离面大小及胎儿的状况(有无胎动及胎心搏动)。B超可显示胎盘和子宫壁之间出现液性暗区,界限不太清楚,绒毛板向羊膜腔凸出;暗区内有时出现光点反射(积血机化)。

(2) 实验室检查:除血、尿常规外,还应查血小板计数、出凝血时间、纤维蛋白原等与凝血功能有关的项目,血常规可帮助了解病人的贫血程度及有无感染征象;尿常规可了解肾功能及有无妊娠期高血压疾病;凝血功能检查可了解病人的凝血功能。

【护理诊断】

1. 体液不足　与失血有关。
2. 组织灌注量改变　与失血过多、循环衰竭致使无足量血液流经肾脏及脑腺垂体有关。
3. 有胎儿受伤的危险　与胎盘早剥、胎盘功能障碍有关。
4. 恐惧　与担心自身及胎儿的安危有关。
5. 个人应对无效　与本人对出血和预后无能为力有关。
6. 潜在并发病:产后出血　与产后子宫收缩不良或凝血功能障碍有关。
7. 潜在并发症:DIC与凝血功能障碍　与胎盘早剥,剥离处的胎盘绒毛和蜕膜中释放大量的Ⅲ因子进入母体循环,激活凝血系统;胎盘早剥使凝血因子大量消耗及产生高浓度的FDP有关。
8. 有感染的危险　与胎盘早剥大量出血,致使机体抵抗力下降有关。

【护理目标】

1. 病人的血容量能够得到及时补充,组织灌注量得到及时恢复。
2. 不因护理不当而发生胎儿宫内窘迫、死亡。
3. 病人心情平静,能积极配合治疗、护理。
4. 病人在住院期间,不发生凝血功能障碍及产后出血。
5. 病人在住院期间,不发生感染。

【护理措施】

1. 增进母亲及胎儿健康

(1) 减少出血对孕妇及胎儿的影响:孕妇入院后,立即给予吸氧,嘱其卧床休息,协助取左侧卧位,以增加胎盘循环血量,禁忌灌肠,以免促使剥离面扩大;开放静脉通路,配血、备血,有休克者加快输液速度,必要时输血以维持循环血量;留置导尿管,密切观察、记录尿量,发现少尿、无尿及时通知医师。配合医师迅速做好紧急手术的准备,抽血做血常规、凝血功能等检查。

(2) 监测母体及胎儿状况:严密观察血压、脉搏、呼吸,做好重病记录;注意观察腹部体征变化,特别是宫底高度、子宫压痛、宫壁紧张度、宫缩间歇期能否放松、胎位、胎心变化;注意观察病人有无牙龈出血、鼻出血、皮下瘀斑,注射部位出血久压不止等凝血功能障碍的表现。

2. 根据医生决定的分娩方式,做好相应准备,胎盘早剥一旦确诊,应及时终止妊娠。分娩方式及选择指征:经阴道分娩,适用于孕妇一般状态好,胎盘剥离面积小,程度轻,以显性出血为主,且估计能在短时间迅速分娩者,对阴道分娩的病人应先行人工破膜,使羊水缓慢流出,缩小子宫容积;破膜后,用腹带包裹腹部,压迫局部使胎盘不再剥离,且能促进宫缩,加速产程;宫缩不强者可遵医嘱静滴催产素,加强宫缩,缩短产程。产程中严密观察。剖宫产,适用于重型胎盘早剥,拟行阴道分娩,但破膜后产程无进展或进展缓慢者;胎儿有宫内窘迫者。

3. 预防感染　密切观察体温、脉搏、呼吸,术后还应注意伤口有无感染征象。保持病室环境清洁干燥,定时通风;注意保持皮肤清洁、干燥,协助病人勤换衣裤、勤擦洗;伤口敷料干燥;加强会阴护理;遵医嘱正确使用抗生素。术后鼓励进食高蛋白、高维生素、含铁丰富的食物,纠正贫血,以提高机体抵抗力。

4. 预防产后出血　产后常规给予静滴催产素;加强巡视,密切观察子宫收缩和阴道流血情况,发现异常及时报告医师;留置导尿管者应保持尿管通畅,未留置尿管者,督促病人定时排尿,并注意尿量,以防发生尿潴留而影响子宫收缩。

5. 提供心理支持　术前向病人解释手术的必要性,告之病人及家属,医务人员会尽最大的努力尽量保证胎儿及病人的生命安全,以减轻其恐惧、焦虑心理。术后认真听取病人的诉说,鼓励病人说出心理感受并给予相应的支持。对于失去孩子,甚至遭受子宫切除的病人,护理人员尽量安排她们在没有婴儿的房间,以免触景生情,鼓励家属陪伴,给予精神安慰,帮助她们尽快走出阴影,接受现实,恢复正常心态。

【护理评价】

1. 病人休克已得到及时纠正,生命体征平稳。
2. 病人体温、血象正常,没有发生感染。
3. 病人能正确面对现实,心情平稳。
4. 病人没有发生产后出血、凝血功能障碍等并发症,若发生已得到了有效的处理,没有因护理不当而留下不良后果。
5. 胎儿没有因处理不当,而发生宫内缺氧甚至死亡。

六、妊娠期高血压疾病

妊娠期高血压疾病(hypertensive disorder complicating pregnancy)是妊娠期特有疾病。本病命名强调生育年龄妇女发生高血压、蛋白尿等症状与妊娠之间的因果关系。多数病例在妊娠期出现一过性高血压、蛋白尿等症状,在分娩后即随之消失。该病严重影响母儿健康,是影响孕产妇及围产儿发病率和死亡率的主要原因。

(一) 病因

国内外学者对妊娠期高血压疾病的病因进行了大量研究,提出了多种病因学说,诸如子宫-胎盘缺血学说、神经内分泌学说、免疫学说和慢性播散性血管内凝血(DIC)学说,但尚未阐明。近年来对妊娠期高血压疾病病因的研究又有新进展,如内皮素、钙、心钠素以及微量元素等。对有高危因素的孕妇从孕20周起每日补钙2g可降低妊娠期高血压疾病的发生率;硒可防止机体受脂质过氧化物的损害,提高机体的免疫功能,维持细胞膜的完整性,避免血管壁损伤;锌在核酸和蛋白质的合成中有重要作用;维生素E和维生素C均为抗氧化剂,可抑制磷脂过氧化作用,减轻内皮细胞的

损伤。若自孕16周开始每日补充维生素E 400mg和维生素C 100mg可使妊娠期高血压疾病的发生率下降18%。

根据调查发现,妊娠期高血压疾病发病的高危因素包括:初孕妇、孕妇年龄<18岁或>40岁、多胎妊娠、妊娠期高血压疾病史及家族史、慢性高血压、慢性肾炎、抗磷脂综合征、糖尿病、血管紧张素基因T235阳性、营养不良、低社会经济状况均与妊娠期高血压疾病发病风险增加密切相关。

(二) 病理生理变化

妊娠期高血压疾病的基本病变为全身小动脉痉挛。由于小动脉痉挛,造成管腔狭窄,周围阻力增大,内皮细胞损伤,通透性增加,体液和蛋白质渗漏,表现为血压升高、蛋白尿、水肿和血液浓缩等。

全身各器官组织因缺血、缺氧而受到损害,形成相应的病变及相应的临床表现。如:脑血管痉挛,引起脑组织缺血、缺氧时,病人出现头晕、头痛、呕吐,甚至发生某些运动中枢的急性缺血、缺氧症状,如局部或全身性的抽搐,昏迷、脑水肿、脑出血。眼底动脉痉挛,引起视网膜水肿,出现视力模糊,严重者引起视网膜出血,甚至剥离,出现突然失明。随着妊娠期高血压疾病的发展,还可发生肝组织梗死、坏死,心肌间质水肿,心内膜点状出血,偶可见个别毛细血管内栓塞。可发生心衰。

子宫胎盘小动脉痉挛导致子宫胎盘血流量减少,胎盘功能低下,导致胎儿宫内生长发育迟缓,如发生螺旋动脉栓塞,蜕膜坏死,胎盘后出血,则可导致胎盘早剥。

(三) 分类及临床表现(表10-13-1、表10-13-2)

表10-13-1　妊娠期高血压疾病分类

分类	临床表现
妊娠期高血压	BP≥140/90mmHg,妊娠期首次出现,并于产后12周恢复正常;尿蛋白(-);病人可伴有上腹部不适或血小板减少,产后方可确诊
子痫前期	
轻度	BP≥140/90mmHg,孕20周以后出现;尿蛋白≥300mg/24h或(+)。可伴有上腹不适、头痛等症状

续表

分类	临床表现
重度	BP≥160/110mmHg,尿蛋白≥2.0g/24h 或(++);血肌酐>106μmol/L;血小板<100×10⁹/L;微血管病性溶血(血 LDH 升高);血清 ALT 或 AST 升高;持续性头痛或其他脑神经或视觉障碍;持续性上腹不适
子痫	子痫前期孕妇抽搐不能用其他原因解释
慢性高血压并发子痫前期	高血压孕妇妊娠20周以前无蛋白尿,若出现尿蛋白≥300mg/24h;高血压孕妇孕20周前突然尿蛋白增加,血压进一步升高或血小板<100×10⁹/L
妊娠合并慢性高血压	BP≥140/90mmHg,孕前或孕20周以前首次诊断高血压并持续到产后12周后

表10-13-2 重度子痫前期的临床症状和体征

收缩压≥160~180mmHg,或舒张压≥110mmHg
24小时尿蛋白>5g
血清肌酐升高
少尿,24小时尿<500ml
肺水肿
微血管病性溶血
血小板减少
肝细胞功能障碍(血清转氨酶 AST、ALT 升高)
胎儿生长受限或羊水过少
症状提示显著的末梢器官受累(头痛、视觉障碍、上腹部或右上腹痛)

通常正常妊娠、贫血及低蛋白血症均可发生水肿,妊娠高血压疾病之水肿无特异性,因此不作为妊娠期高血压疾病的诊断标准及分类依据。

血压较基础血压升高30/15mmHg,但低于140/90mmHg,不作为诊断依据,须严密观察。

重度子痫前期是血压升得更高,或有明显的尿蛋白,或肾、脑、肝和心血管系统等受累引起的临床症状,其临床症状及体征参见表10-13-2。

(四)妊娠期高血压疾病对母儿的影响

1. 对孕产妇的影响 妊娠期高血压疾病,特别是重度妊娠期高血压疾病,可发生胎盘早剥、肺水肿、凝血功能障碍、脑出血、急性肾衰竭、HELLP综合征(溶血、肝酶升高、血小板减少)、产后出血及产后循环衰竭等并发症。

2. 对胎儿的影响 妊娠期高血压疾病时,由于子宫血管痉挛引起胎盘供血不足、胎盘功能减退,可致胎儿发育迟缓、胎儿窘迫、早产、死胎、死产或新生儿死亡。

(五)预防

1. 积极推行孕期健康教育 切实开展产前检查,做好孕期保健工作。

2. 指导孕妇注意营养与休息 减少脂肪和过多盐的摄入,增加含蛋白质、维生素、铁、钙及锌等微量元素的食品。妊娠期指导孕妇坚持足够的休息和保持心情愉快,也有助于抑制妊娠期高血压疾病的发展。

3. 开展预测性诊断 均在妊娠中期进行,预测为阳性者,提示孕妇有发生妊娠期高血压疾病的倾向,应密切随诊。

(1)平均动脉压(mean arterial pressure,MAP):计算公式为 MAP=(收缩压+舒张压×2)÷3。MAP≥85mmHg 为预测指标。

(2)翻身试验(roll over test,ROT):孕妇左侧卧位测血压,待舒张压稳定后,翻身仰卧5分钟再测血压,若仰卧位舒张压较左侧卧位≥20mmHg 为阳性。

(3)血液流变学试验:低血容量(细胞压积≥0.35)及血液黏度高(全血黏度比值≥3.6;血浆黏度比值≥1.6)者。

(4)尿钙测定:妊娠24~34周,测定尿钙/肌酐(Ca/Cr)比值可预测妊娠期高血压疾病。若尿 Ca/Cr 比值≤0.04时,则有预测价值。测定尿 Ca/Cr 比值是预测妊娠期高血压疾病的一种简单、易行、准确的方法。

(六)处理原则

妊娠期高血压疾病治疗的目的和原则是争取母体可完全恢复健康,胎儿生后可以存活,以对母儿影响最小的方式结束妊娠。

1. 妊娠期高血压 可住院也可在家治疗。保证充足的睡眠,取左侧卧位,休息不少于10小时。密切监护母儿状态,嘱病人每日测体重及血压,每2日复查尿蛋白。间断吸氧,增加氧供给。合理饮食,保证充足的蛋白质和热量。

2. 子痫前期 需住院治疗,按解痉、降压、镇静、合理扩容及利尿的原则,并适时终止妊娠,以防止子痫及并发症的发生。

常用的治疗药物分以下几类:①解痉药物:以

硫酸镁为首选药,其次还有抗胆碱药、β₂肾上腺能受体兴奋药。②镇静药物:地西泮具有镇静、抗惊厥、催眠和肌肉松弛等作用。冬眠药物对神经系统具有广泛的抑制作用,有利于控制子痫抽搐,此外尚有解痉降压的作用,但因对胎儿不利以及药物对肝有一定损害,因此现已较少使用,但对硫酸镁的治疗效果不佳时,仍可应用。③降压药物:适用于血压过高者,选用的药物以不影响心搏出量、肾血流量及子宫胎盘灌注量为宜。④利尿药物:仅用于有全身性水肿、肺水肿、脑水肿、血容量过高或有心力衰竭者。⑤扩容药物:当出现血容量减少和血液浓缩时使用,应在解痉的基础上进行,常用的扩容剂有白蛋白、全血、平衡液和低分子右旋糖酐等。

3. 子痫　以控制抽搐、防止受伤、减少刺激、严密监护、终止妊娠为处理原则。

(七) 护理

【护理评估】

1. 病史　详细询问病人于孕前及妊娠20周前有无高血压,蛋白尿和(或)水肿及抽搐等征象;有无妊娠期高血压疾病的好发因素存在;此次妊娠经过,出现异常现象的时间。

2. 身心状况　评估病人的血压、尿量、尿蛋白、水肿部位和程度;有无头痛、头昏、恶心、呕吐等自觉症状;有无抽搐和昏迷,如有应注意其发作状态、频率、持续时间及间隔时间、神志情况;有无母儿并发症的表现。水肿最初可仅表现为体重的异常增加(隐性水肿),每周超过0.5kg。如体内积液过多,则导致临床可见的水肿,呈凹陷性水肿。水肿多由踝部开始,渐延至小腿、大腿、外阴部、腹部。踝部及小腿有明显凹陷性水肿,经休息后不消退者,以"+"表示;水肿延及大腿,以"++"表示;"+++"指水肿延及外阴和腹部;"++++"指全身水肿或伴有腹水者。注意妊娠期高血压疾病的严重程度与水肿程度不一定呈正比关系,即使水肿不严重的病人,也有可能迅速发展成为子痫。使用硫酸镁者应评估膝反射、呼吸。评估胎儿生长发育状况。

孕妇的心理状态与病情的轻重、孕妇对疾病的认识,以及有无强有力的支持系统有关。许多孕妇及其家属以为高血压是一常见的普通疾病,而忽略了其危害性。当孕妇经历了并确实地感觉到症状的存在后,则会意识到疾病的严重,与此同时,一些相应的心理变化应运而生,如焦虑、抑郁、自责、对自身及胎儿预后的恐惧;也有人对疾病持否认、愤怒、不服从医嘱等情绪,孕妇极需要人在旁予以不断的心理支持和生活照顾,以及对母儿两方面实实在在的保证。

3. 辅助检查

(1) 尿液检查:尿蛋白定性检查,24小时尿蛋白定量测定。

(2) 眼底检查:视网膜小动脉可反映体内主要器官的小动脉情况。因此,眼底改变是反映妊高严重程度的一项重要指标,对估计病情和决定处理均有重要意义。眼底的主要改变为视网膜小动脉痉挛,动静脉管径之比,可由正常的2:3变为1:2,甚至1:4。严重时可出现视网膜水肿、剥离,或有棉絮状渗出物及出血。

(3) 血液检查:测定血红蛋白、血细胞比容、血浆黏度、全血黏度,以了解有无血液浓缩;重症病人应做凝血功能检查,以了解有无凝血功能异常;必要时查电解质、二氧化碳结合力等,以了解有无电解质紊乱及酸中毒。

(4) 肝、肾功能测定:主要包括谷丙转氨酶、血尿素氮、肌酐、尿酸等检查,以了解肝、肾功能。

(5) 其他:如心电图、B超、胎儿监护、胎儿成熟度检查等。

【护理诊断】

1. 焦虑　与担心高血压对母儿的影响有关。

2. 知识缺乏:缺乏对妊娠期高血压疾病危害性的认识及处理的相关知识(如饮食、卧床休息、治疗等)。

3. 组织灌注量改变　与全身小动脉痉挛有关。

4. 体液过多　与妊娠子宫压迫下腔静脉,致使血液回流受阻;与全身小动脉痉挛,内皮细胞损伤,通透性增加,体液和蛋白质渗漏有关。

5. 有胎儿受伤的危险　与子宫动脉痉挛、胎盘供血不足,胎盘功能减退有关。

6. 有药物中毒的危险　与应用硫酸镁治疗时入量过多有关。

7. 有受伤的危险　与子痫发作时病人意识丧失、咬伤舌头、坠床等有关。

8. 潜在并发症:胎盘早剥　与螺旋动脉栓塞、蜕膜坏死出血有关。

9. 潜在并发症:产后出血。

【护理目标】

1. 病人主诉焦虑、恐惧感减轻。

2. 病人了解妊娠期高血压疾病的危害性，能识别并立即报告不正常的症状和体征，了解处理的相关知识。

3. 病人水肿好转或消退。

4. 胎儿宫内情况及出生时状态良好。

5. 病人不因护理不当而发生抽搐、坠床、舌头咬伤、药物中毒。

6. 病人不因护理不当而发生胎盘早剥。

7. 病人不发生产后出血。

【护理措施】

1. 卧床休息　给病人提供安静、清洁的休息环境，保证病人有足够的休息和睡眠时间。休息及睡眠时宜取左侧卧位，可减轻下腔静脉受压，增加回心血量，改善肾血流量增加尿量，并有利于维持正常的子宫胎盘血液循环。卧床休息可防止因活动使血压升高而加重病情。睡眠效果不好者，可遵医嘱给予少量镇静药，如地西泮、苯巴比妥。给予间歇吸氧或吸氧每天3次，每次1小时。

2. 健康指导和心理支持　指导病人摄取足够的水和富含纤维素的食物，可有效防止因卧床休息、活动减少而造成的便秘，足够的蛋白质摄入则可补充尿蛋白的损失；除非全身水肿，否则不限制盐的摄入。将有关妊娠期高血压疾病的症状、体征告诉病人，便于病情发展时，病人能及时汇报；督促病人坚持计数胎动，以判断胎儿宫内情况，告诉病人及家属妊娠期高血压疾病的危害性，以引起他们的重视。

给予病人心理支持。理解、同情病人的感受，耐心倾听病人的诉说；对病人及其家属进行适当的安慰，告诉病人只要积极配合治疗与护理，妊娠期高血压疾病的预后是比较理想的；在治疗护理过程中，给予病人适当的信息：如病情得到了控制、出现血压稳定、胎心音正常等，使其对病情有所了解，以增加病人的安全感。

3. 用药护理

（1）硫酸镁用药护理：在进行硫酸镁治疗时应严密观察其毒性作用，并认真控制硫酸镁的入量。通常主张硫酸镁的滴注速度以1g/h为宜，不超过2g/h。毒性作用首先表现为膝腱反射消失，随浓度的增加进而发展为全身肌张力减退和呼吸抑制，严重时心跳停止，所以每次用药前和用药期间，均应检测以下指标：①膝腱反射必须存在；②呼吸每分钟不少于16次；③尿量每小时不少于25ml；尿少提示肾排泄功能受到抑制，镁离子易积聚中毒。由于钙离子可与镁离子争夺神经细胞上的同一受体，阻止镁离子的继续结合，故应随时备好10%的葡萄糖酸钙注射液，以便出现毒性作用时及时予以解毒。10%的葡萄糖酸钙10ml在静脉推注时，宜在3分钟内推完，必要时可每小时重复1次，直至呼吸、排尿和神经抑制恢复正常，但24小时内不得超过8次。

（2）降压药用药护理：静脉使用降压药时，应严密观察血压变化情况，根据血压调整药液滴数，以维持舒张压在90~100mg为宜。

（3）血压观察：使用冬眠合剂时，亦需严密观察血压变化，尤其静脉注射，嘱病人必须卧床，以免起立后发生直立性低血压，摔倒而发生意外，密切监测胎儿宫内情况。

（4）利尿药物用药护理：用药过程中应严密监测病人的水和电解质平衡情况以及药物的毒副反应，发现异常及时与医师联系，并予以纠正。

（5）扩容药物用药护理：扩容须在解痉的基础上进行，扩容时应严密观察血压、脉搏、呼吸和尿量，防止发生肺水肿和心力衰竭。

4. 病情观察　每周测体重2次，观察体重改变情况；记24小时出入量；正确留取尿标本（晨尿、24小时尿），监测尿量、尿蛋白定性定量及尿比重等；监测血压变化及水肿减轻程度；注意询问病人的主诉，如出现头晕、头痛、目眩等自觉症状，则应提高警惕，防止子痫的发生；定时听胎心音，加强胎儿监护。在观察过程中发现异常及时通知医师，并协助尽快处理。

5. 重度子痫前期的护理　重点在于保持病情稳定，预防子痫发生，为分娩做好准备，除上述常规护理内容外，还应注意以下护理措施。①将病人安排于安静的、光线较暗的病室，医护活动尽量集中，避免因外部刺激而诱发抽搐。②准备下列物品：a.呼叫器，置于病人随手可及之处；b.放好床拦，防止病人坠床、受伤；c.急救车、吸引器、压舌板、开口器等以备随时使用；d.急救药品，如硫酸镁、葡萄糖酸钙等。

6. 子痫病人的护理　除继续重度子痫前期的护理内容之外，在子痫发生时，首先应保持病人的呼吸道通畅，并立即给予持续吸氧，用开口器或于上、下磨牙间放置一缠好纱布的压舌板，用舌钳固定舌头以防咬伤唇舌或致舌根后坠的发生。使病人取头低侧卧位，以防黏液吸入呼吸道或舌头阻塞呼吸道，也可避免发生低血压综合征；必要时,用吸引器吸出喉部黏液或呕吐物,以免窒息。在病人昏迷或未完全清醒时,禁止给予一切饮食和口服药,防止误入呼吸道而致吸入性肺炎。其次是遵医嘱采取药物控制抽搐,首选药物为硫酸镁,必要时加用镇静药、降压药等。注意在抽搐时切忌先用硫酸镁肌内注射,因为注射时的疼痛刺激即可能诱发抽搐。为密切观察尿量,可放置导尿管,同时记录出入量,并按医嘱及时做尿常规、血液生化检查、心电图和眼底检查等。还应随时监测血压、脉搏、呼吸,定时测量体温,另需特别注意观察瞳孔大小变化、肺部啰音、四肢运动情况、腱反射及有无宫缩出现,以期及早发现脑出血、肺水肿和肾功能不全或衰竭的征兆,并判定是否已临产。

情况允许时,病人家属应候在床旁,便于及时沟通病情进展情况。在抽搐控制后 6~12 小时,应考虑终止妊娠。在子痫的发生过程中,病人可能会发生大便失禁或胎膜破裂,因此,随时注意保持病人身体及床单清洁卫生,维持舒适感。

7. **终止妊娠** 妊娠期高血压疾病是孕妇所特有的疾病,终止妊娠后病情可自行好转,故适时结束妊娠对母儿均有利。其指征:①先兆子痫治疗 24~48 小时无明显好转者;②胎龄已超过 36 周,经治疗好转者;③胎龄不足 36 周,胎盘功能检查提示胎盘功能减退,而胎儿已成熟者;④子痫控制后 6~12 小时的孕妇。分娩方式应根据母儿的情形而定。决定经阴道分娩者,护理人员应认真做好接生前和母儿抢救的准备;决定剖宫产者,应配合医师做好术前准备。

8. **产时护理** 如决定经阴道分娩,在第一产程中,应注意病人的自觉症状、血压、脉搏、尿量、胎心、宫缩及产程进展情况;指导孕妇用减轻疼痛的技巧(如深呼吸、按摩下腹部等)来减轻宫缩所引起(的)疼痛,或建议孕妇采用无痛分娩;血压升高时及时与医师联系,必要时遵医嘱静滴硫酸镁;宫缩稀、弱者,给予静滴催产素加强宫缩;必要时给予肌注哌替啶(潜伏期)、地西泮(活跃期)镇静。第二产程中,尽量缩短产程,避免产妇用力,可行会阴侧切并用产钳或吸引器助产。第三产程中,须预防产后出血,在胎儿娩出前肩后立即静脉推注催产素,及时娩出胎盘并按摩子宫,观察血压变化,重视病人的主诉。宫缩乏力禁用麦角新碱,病情较重者于分娩开始即需开放静脉。在产房留观 2 小时,如病情稳定,方可送回病房。

9. **产后护理** 产后 24 小时至 5 日内仍有发生子痫的可能,故不可放松治疗及护理。产后仍需继续监测血压,产后 48 小时内应至少每 4 小时测量 1 次血压。产后 48 小时内仍应继续硫酸镁的治疗、护理。使用大量硫酸镁的孕妇,产后易发生宫缩乏力,恶露较常人多,因此,应严密观察子宫复旧及阴道流血情况,严防产后出血。对重度妊娠期高血压疾病病人,产后应谨防宫缩痛、腹部伤口疼痛诱发子痫,故应密切观察并及时处理疼痛。

如产后血压稳定,应鼓励产妇参与新生儿喂养及护理。如果此次妊娠失败,要协助病人及其家属渡过悲伤期,告诉她们下次妊娠时不一定再发生妊娠期高血压疾病,但她们属高危人群,因此要提醒她们在下次妊娠时予以重视,定期进行产前检查,以便及早发现和及早治疗。

【护理评价】
1. 病人心情平静,焦虑情绪已减轻或缓解。
2. 病人已掌握了妊娠期高血压疾病的危害性及有关治疗、护理知识,能积极配合治疗、护理。
3. 病人病情得到了及时控制,没有因护理不当而发生抽搐、窒息、坠床、咬伤、药物中毒。
4. 病人没有因护理不当而发生母婴并发症。
5. 病人水肿已减轻或完全消退。
6. 产后子宫收缩良好,阴道流血不多。
7. 出院时,母儿健康状况良好。

七、妊娠合并心脏病

心脏病合并妊娠是产科严重的合并症。根据 1992 年国内资料报道,妊娠合并心脏病的发生率为 1.06%,死亡率为 0.73%,占孕产妇死亡原因的第二位。其中以风湿性心脏病最常见,其次是先天性心脏病、妊娠高血压综合征性心脏病、围生期心肌病等。因此,加强孕期保健,才能降低孕产妇的死亡率。

(一) 妊娠、分娩及产褥期与心脏病的相互影响

1. **妊娠期** 孕妇体内总循环血量随孕周增长逐渐增加,至 32~34 周达高峰,比非孕期约增加 35%。心排出量比非孕期增加 20%~40%。由于子宫增大膈肌上升,心脏向左向上移位,右心室压力增加,大血管扭曲,因而机械性地增加了心脏负担。故易使心脏病孕妇发生心力衰竭。

2. **分娩期** 在整个分娩过程中,能量及氧消

耗增加。第一产程时，每次子宫收缩约有500ml的血液被挤入周围循环，回心血量增加，随子宫收缩，右心房压力增高，心肌负担进一步加重。由于心排出量也相应增加，平均动脉压增高10%，使左心室负担更为加重。第二产程，除了子宫收缩，孕妇腹肌及骨骼肌参与活动，加之产妇屏气用力，肺循环压力增高，同时腹压增加，内脏血液涌向心脏，此期心脏负担最重。第三产程胎儿娩出后，子宫迅速缩小，腹压骤减，血液淤积于内脏血管床，回心血量急剧减少；产后胎盘排出，胎盘循环消失，排空的子宫收缩时，大量的血液从子宫突然进入循环，使回心血量急剧增加，两者引起的血流动力学改变，使心脏负担加重，心功能不全时，易发生心力衰竭。

3. 产褥期　产后24~48小时内，子宫缩复致大量血液进入体循环，同时产妇体内组织中滞留的大量液体回到体循环，使循环血量再度增加，易诱发心力衰竭。

综上所述，妊娠32~34周，分娩期及产褥期的最初3日内，心脏的负担最重，是患有心脏病孕产妇最危险的时期，护理时应加倍注意。

心脏病不影响受孕。心功能Ⅰ级或Ⅱ级病人，受孕后通过适当处理多能承受。心功能不全的孕妇，尤其是存在合并症，如贫血、妊娠期高血压疾病、感染等极易发生心力衰竭。由于缺氧可引起子宫收缩，易致流产、早产；缺氧可致胎儿宫内发育迟缓，胎儿窘迫，甚至胎儿死亡。围生儿死亡率高。

（二）心脏代偿功能分级

Ⅰ级：一般体力活动不受限制。

Ⅱ级：一般体力活动稍受限制，休息时无症状。

Ⅲ级：一般体力活动显著受限制，休息后好转，或过去有心力衰竭史者。

Ⅳ级：不能从事任何体力活动，休息仍有心悸、呼吸困难等心力衰竭的症状和体征。

（三）早期心力衰竭的表现

妊娠合并心脏病孕妇，若出现以下症状及体征，应考虑早期心力衰竭。

1. 轻微活动后即出现胸闷、心悸、气促。

2. 休息时心率每分钟超过110次，呼吸每分钟超过20次。

3. 夜间常因胸闷而坐起呼吸，或需到窗口呼吸新鲜空气。

4. 肺部底出现少量持续性湿啰音，咳嗽后不消失。

（四）处理原则

心脏病孕产妇的主要死亡原因是心力衰竭和严重感染。主要防治措施有：

1. 孕期　根据心脏病的种类、病变程度、心功能等具体情况，决定能否妊娠。

2. 妊娠期　确定是否继续妊娠，对不宜妊娠者，按不同妊娠月份，选择安全可靠的方法终止妊娠。允许继续妊娠者应加强产前检查，严密监护心功能状态，预防心衰。

3. 分娩期　主要是分娩方式的选择。心功能Ⅰ~Ⅱ级者，若胎儿不大，胎位正常，宫颈条件好，在严密监护下可经阴道分娩。分娩时给予阴道助产，并防止产后出血。心功能Ⅲ级或Ⅲ级以上的初产妇；或心功能Ⅱ级，但宫颈条件不佳；或有产科指征者，均应择期行剖宫产。近年来多主张对心脏病孕妇放宽剖宫产的指征，因临床实践证明剖宫产手术时间短，可以减少孕妇因长时间子宫收缩所引起的血流动力学改变，减轻心脏负担。剖宫产术最好选择连续硬膜外阻滞麻醉。

4. 产褥期　如前所述，产后头3天内容易发生心力衰竭，应继续卧床，密切观察心率、呼吸、血压、体温等变化。重点预防心力衰竭及感染。

（五）护理

【护理评估】

1. 病史　除收集一般产科病史外，应注意收集与心脏病诊治有关的既往史，包括治疗经过及心功能状况等。复习定期产前检查的相关资料，通过连续性动态观察，判断孕妇的心功能现状。尤其要评估能增加心脏负荷诱发心衰的潜在因素，例如贫血、感染、缺乏支持系统等。重视孕妇有关频繁咳嗽、心悸、气憋、不能平卧等心功能不全的主诉。

2. 身心状况　结合孕妇的主诉，通过观察、体查，评估孕、产妇的生命体征，心界大小，心肺杂音性质，四肢水肿情况，心功能状态，有无早期心衰的表现。评估病人的活动休息、睡眠、饮食、大小便情况、出入量、胎方位、胎儿大小及宫内发育情况，了解骨软产道的条件，还应该注意评估宫缩及产程进展情况。产后，认真评估与产后出血和感染有关的症状和体征；如T、R、P、BP、产妇神志、子宫复旧、恶露的量、性状及有无特殊气味，伤口有无感染征象、血象等；评估产妇及支持系统对新生儿需要的反应、喂哺、护理新生儿的情况。

评估孕产妇的心理状况。对自己疾病有所了解的孕妇,显得非常紧张,担心自己的健康状况能否承受妊娠直到足月,能否安全分娩;担心胎儿受到影响;顾虑自己无法自理日常家务,忧心忡忡。临产后,由于宫缩频繁,产妇需半卧或出现端坐呼吸,咳嗽或痰中带血,气促加重,脉搏快,孕妇通常神态紧张,表现为不合作,处于恐惧状态,渴望医护人员甚至家属及亲友陪伴在旁;家属及亲友也因担心母儿安危通常要求守候待产妇。产后,心功能Ⅲ~Ⅳ级的产妇不能喂养和护理新生儿;或分娩经过不顺利,婴儿发生异常或意外,产妇常出现沉默寡言、自责等抑郁症情绪。

3. 诊断检查

(1) X线和心电图:X线显示心界扩大情况,心电图提示心律失常或心肌损害等。

(2) B超:通过心脏B超,可了解心脏代偿情况;产科B超可了解胎儿大体情况及生物物理评分。

(3) 胎儿电子监护:NST可观察胎动时胎心率的变化;OCT可以了解宫缩时胎心率的变化。

(4) 实验室检查:血、尿常规;胎盘功能检查;胎儿成熟度检查,如血、尿E_3的测定,尿E/C比值检查可估计胎儿胎盘功能。

【护理诊断】

1. 活动无耐力　与心排出量下降有关。
2. 焦虑　与疾病对日常生活的干扰;对治疗、预后缺乏了解;担心疾病对胎儿的影响;不能喂哺、护理新生儿等有关。
3. 自理能力缺陷　与心功能不全遵医嘱绝对卧床休息、输液有关。
4. 有胎儿受伤的危险　与心功能不全引起的缺氧有关。
5. 潜在并发症:心力衰竭。
6. 有感染的危险　与手术操作及抵抗力降低有关。
7. 母乳喂养中断　与心功能Ⅲ级、Ⅳ级不宜哺乳;疾病导致早产或新生儿窒息,新生儿需转新生儿科治疗以致母婴分离有关。

【护理目标】

1. 能维持孕妇及胎儿良好的健康状况。
2. 病人能了解各项检查与治疗并能配合,自诉恐惧、焦虑减轻。
3. 病人在卧床期间生活需要得到满足。

4. 病人不发生感染。
5. 不宜哺乳者了解人工喂养的方法及注意事项;母婴分离者学会保持乳汁分泌。

【护理措施】

1. 非孕期　对不宜妊娠者,应指导采取有效措施,严格避孕。

2. 妊娠期　不宜妊娠者应于12周前行人工流产术,妊娠12周以上者行钳刮术或中期引产术。若有心力衰竭,应在心衰控制后再终止妊娠。继续妊娠者,则按高危妊娠处理。

(1) 加强孕期保健:定期产前检查或家庭访视,以防病情加重。孕20周前每2周一次,20周以后每周一次,接受心血管内科和产科高危门诊的共同监护,以了解心脏功能及胎儿情况。若发现心功能Ⅲ级以上,有心力衰竭表现者,均应及早住院治疗;先天性心脏病发绀型孕妇,应于预产期前2~3周住院待产;二尖瓣狭窄孕妇,即使未出现症状,亦应于预产期前2周住院待产。

(2) 保证休息:保证孕妇至少每天获得8~10小时睡眠时间。有条件者,中午应休息两小时,宜采取左侧卧位或半卧位;保持生活规律性,提供良好的支持系统,协助分担家务,避免孕妇过劳和精神压力。

(3) 合理营养:以保证孕期热量需要,但要防止体重增加过快,整个孕期体重增加不超过10kg,因此心脏病的孕妇应减少脂肪入量。自4个月开始限盐,每日量不超过4~5g。

(4) 防止并及早纠正妨碍心功能因素:如贫血、维生素B族缺乏、心律失常、妊娠高血压综合征、各种感染尤其是上呼吸道感染等。

(5) 自我监护技巧:指导孕妇及家庭成员掌握自我监护技巧,如:每日测心率、呼吸、称体重、记出入量以及胎动计数等。若休息时心率>110次/分,呼吸>20次/分,或半夜感胸闷需开窗呼吸新鲜空气,或出现咳嗽、吐粉红色泡沫痰等症状时应立即就医,住院病人出现上述症状,护理人员应立即通知医师查看,并协助医师做好相应的抢救处理。

(6) 提供心理支持:识别孕妇恐惧的表现,承认孕妇的感受,对孕妇表示理解、同情;讲解本院医疗设备及医护技术;讲解出现危险情况的抢救处理措施,增加孕妇的安全感。同时,鼓励家属陪伴,给予爱的支持,但不能影响孕妇的休息,以减少孕妇的恐惧或焦虑程度。

（7）协助正确使用药物：护理人员必须让孕妇了解孕期服用必要药物才能确保其本身与胎儿的健康，也可能因怀孕的需要而调整药物的用量。

（8）满足生活需要：对病情较重，需卧床休息的病人，加强巡视，密切观察病情，及时发现病人生活所需，认真做好生活护理。

（9）加强胎儿监护：促进胎儿健康。定时听取胎心音，必要时行 NST、OCT 检查；给予间歇吸氧；胎儿宫内发育迟缓者，给予静滴葡萄糖、氨基酸、脂肪乳剂等，促进胎儿生长发育；预防早产。

（10）控制输液速度及输液量：心力衰竭者应严格控制输液量，以 1000ml/24 小时为宜；输液速度以 20～30 滴/分为宜。

3. 分娩期　护士除了提供正常孕妇的护理内容外，还需不断评估孕妇心功能状态，以促进心脏的最佳功能。为孕妇提供一个舒适、宁静的环境；协助其取左侧卧位，上半身抬高 30°，以防出现仰卧位低血压综合征。给予持续吸氧以防母儿缺氧，并有助于提供安全感。给产妇以安慰及鼓励，消除其紧张情绪。按医嘱给予地西泮、哌替啶等镇静剂，以保证情绪稳定。严密观察产程进展及母儿情况，第一产程每 15～30 分钟测血压、脉搏、呼吸、心率及心律一次。第二产程每 5～10 分钟测一次上述指标，以便发现心衰的早期表现。如有异常及时与医师联系以期尽早控制。临产开始后按医嘱使用抗生素至产后 1 周左右，以预防感染。充分利用产程图进行产程监护，观察产程进展，胎头下降情况；使用胎儿电子监护仪评估胎心率变化情况，若有异常立即报告医师，在分娩期护士应始终陪伴孕妇，随时解答孕妇问题。疼痛会增加心血管压力，因此宫缩时，指导孕妇做深呼吸运动或做腹部按摩等以协助孕妇减轻疼痛。随时向家属介绍产妇产程进展情况，也有助于减轻家庭成员的焦虑。孕妇如需静脉输液，则应严格控制液体滴速，以免增加心脏的负荷。提供专业性指导，以减轻产妇体力消耗。

第一产程，鼓励产妇多休息，在两次宫缩间隙尽量完全放松，运用呼吸及放松技巧缓解宫缩时的不适；第二产程，避免过早屏气用力。宫口开全后，及时行会阴侧切术，经阴道助产，以缩短第二产程中体力消耗，可减轻心脏负荷，同时做好抢救新生儿的准备。分娩时指导孕妇于宫缩时张口哈气，间隙时完全放松；第三产程胎儿娩出后，立即在腹部放置 1kg 重的沙袋持续 24 小时，以防腹压骤减而诱发心力衰竭。产后立即按医嘱肌内注射哌替啶 100mg。同时严密观察产妇的血压、脉搏、子宫收缩情况，若子宫收缩不佳，可肌内注射催产素 10～20U。但禁用麦角新碱，以防静脉压增高而发生心力衰竭。若发生产后出血，应予输血、输液，并严格控制输血输液的速度。

4. 产褥期　产妇需继续卧床休息，每日测体温、脉搏、呼吸 4 次，详细记录出入量。必要时给予哌替啶或地西泮等镇静剂保证产妇休息，促进康复过程；提供心理支持，稳定其情绪，尤其是产后 3 天内需警惕因心脏负担加重而发生心力衰竭。产后按医嘱继续使用抗生素 1 周或更长的时间，以防感染诱发心力衰竭。应注意观察产妇会阴伤口或腹部伤口情况、恶露量及性状等，每天擦洗会阴 2 次以保证会阴部清洁、舒适。按医嘱定时查血常规，若有感染的征象及时与医师联系以期有效地控制。心功能Ⅰ～Ⅱ级者，鼓励并指导其正确执行母乳喂养过程；心功能Ⅲ级或以上宜退奶，指导家属等予以人工喂养婴儿，提供人工喂养的技巧及注意事项；心功能Ⅰ～Ⅱ级而母婴分离者，应指导产妇及时排空乳房以保持乳汁分泌，排出来的乳汁可送入新生儿科给其婴儿食用。患有心脏病的产妇可延迟 1～2 周出院；并指导产妇有效地选择避孕措施。心功能Ⅲ级或以上者最好于产后 1 周左右行绝育术；有心力衰竭者，应充分控制病情后做绝育手术。出生婴儿出现意外的产妇可先避孕一年后视情况再育。出院时需与产妇、家属讨论并做出产妇休息、饮食、活动及新生儿照顾的计划，使产妇具备识别心功能不全症状的能力，以便随时按需回医院复诊。

【护理评价】

1. 母婴健康状况良好，生命体征平稳，胎心音、胎动正常。

2. 病人了解各项检查、治疗的目的，积极配合治疗护理，心情平稳。

3. 病人在住院期间，生活需要得到了及时满足并感到满意。

4. 病人体温、脉搏、血象正常，伤口愈合良好。

5. 孕产妇能列举心功能不全的临床表现及预防感染的保健措施。

6. 不宜哺乳者产妇及家属能列举人工喂养的注意事项及喂养技巧；母婴分离者，乳汁分泌正常且无乳房胀痛。

八、妊娠合并急性毒性肝炎

病毒性肝炎是一种由病毒引起的传染病,病原主要有甲型、乙型、丙型、丁型及戊型五种肝炎病毒,以乙型肝炎病毒常见。可发生在妊娠的任何时期。孕妇患肝炎的发生率约为非孕妇的6倍;而患急性重型肝炎则为非孕妇的66倍。是孕产妇死亡的主要原因之一。

(一) 病毒性肝炎对妊娠的影响

1. 对母体的影响 妊娠早期合并病毒性肝炎,可使妊娠反应加重,妊娠中、晚期合并病毒性肝炎者,易发展为重症肝炎,病死率高;同时易并发妊娠高血压综合征。病人肝功能受损,凝血因子合成功能减退,易致产后出血。重者分娩时常并发DIC,出现全身出血倾向,威胁母儿生命。

2. 对胎儿影响 肝病病毒可经胎盘感染胎儿,故妊娠早期患肝炎时胎儿畸形发生率较正常孕妇高2倍,并易造成流产、早产、死胎、死产和新生儿死亡,围生儿死亡率明显增高。

3. 母婴传播 病毒的种类不同,传播的方式也不同。

(1) 甲型肝炎病毒(HAV):主要经过粪-口间传播,不通过胎盘,不传给胎儿。

(2) 乙型肝炎病毒(HBV):通过注射、输血或生物制品,密切的生活接触等途径传播。母婴传播为重要途径。其方式有子宫内经胎盘传播;分娩时,通过软产道接触母血或羊水传播;产后接触母亲的唾液及乳汁传播。

(3) 丙型肝炎病毒(HCV):传播方式基本同乙型肝炎病毒,但丙型肝炎病毒易导致慢性肝炎,最后发展到肝硬化和肝癌。

(4) 丁型肝炎病毒(HDV):必须同时有HBV感染。传播方式基本同HBV,与HBV相比,HDV的母婴垂直传播少,而性传播较多,易发生重症肝炎。

(5) 戊型肝炎病毒(HEV):通过粪-口间传播,水及食物型暴发流行,一旦感染,病情重,孕妇于妊娠后期病死率高达10%~20%。

(二) 妊娠对病毒性肝炎的影响

1. 孕妇新陈代谢增加,营养消耗增多,肝脏负担加重,易感染病毒性肝炎;也易使原有病情加重,而发展为重症肝炎。

2. 妊娠晚期合并妊娠期高血压疾病者,全身小动脉痉挛,肝血流减少,肝受损以致发生肝坏死。

3. 孕妇患肝炎后,易转变为慢性肝炎。因为孕期需要营养物质增加,肝糖原储备不足,不利于疾病的恢复;尤其是妊娠和分娩均可加重肝的损坏;孕期产生大量内源性雌激素,均在肝内灭活,肝病时则影响雌激素的代谢,致雌激素体内潴留,进一步加重肝负担,影响肝炎治愈过程而转为慢性。

(三) 处理原则

1. 妊娠期病毒性肝炎病人与非孕期的病毒性肝炎处理原则相同 注意休息、加强营养,补充高维生素、高蛋白、足量碳水化合物、低脂肪饮食。积极进行护肝治疗。避免使用可能损害肝的药物。注意预防感染。积极预防及治疗昏迷和DIC。

2. 产科处理 肝炎病人原则上不宜妊娠。已妊娠者:①妊娠早期积极治疗,待病情好转后行人工流产;妊娠中、晚期以护肝治疗为主,注意防治妊娠期高血压疾病,如病情无好转,可考虑终止妊娠。②分娩期:备新鲜血;严密观察产程进展;宫口开全,即行阴道助产,缩短第二产程;防止产道损伤及胎盘残留,胎盘娩出后立即宫底注射或静脉推注催产素10~20U,以防产后出血。重症肝炎病人,应尽快结束分娩,在护肝治疗及纠正凝血功能后,及时择期剖宫产。在临产前或手术4小时停用肝素,否则创面出血难以控制。③产褥期:选用对肝损害小的抗生素控制感染,防止病情恶化。产妇不宜哺乳,退奶不用对肝有损害的雌激素,可口服生麦芽或用芒硝外敷退奶。新生儿隔离4周,并接种乙肝疫苗。

(四) 护理

【护理评估】

1. 病史 注意收集与病毒性肝炎病人密切接触,或有输血,注射血液制品等病史,同时评估病人接受治疗的经过及掌握肝炎相应知识的程度。

2. 身心状况 不同的病情身心状况不一样。多数有不能用妊娠解释的食欲减退、恶心、呕吐、厌油、腹胀、乏力及肝区病等症状;起病急,病情较重者还有畏寒、发热、皮肤及巩膜黄染,全身皮肤瘙痒等表现;病情严重者可表现为黄染、嗜睡、烦躁、神志不清,甚至昏迷;合并妊娠期高血压疾病者孕妇还会出现头痛、眼花、胸闷等自觉症状;因此,应重点评估病人有无上述症状及症状的轻重程度。评估生命体征。注意观察病人全身皮肤及巩膜情况,检查肝脏大小,有无触痛、叩击痛。注意评估有无性格、行为的改变,扑翼样震颤等肝性脑病的前驱症状。评估病人有无凝血功能障碍的表现及大小便情况等。

绝大多数孕妇缺乏肝炎的相关知识,不了解病毒性肝炎对母儿的危害。轻者不在乎,重症者焦虑、恐惧。对实施隔离措施不理解而误认为不关心或嫌弃,表现为反感情绪。有的病人担心胎儿畸形、胎儿受染、自身及胎儿受到威胁,而出现烦躁不安、哭泣、闷闷不乐等情绪反应。由于不了解传播途径,个别家属顾虑被传染不敢多接触,因而对孕妇缺少关心和鼓励,而加重了他们的情绪反应。

3. 辅助检查

（1）实验室检查：除血常规、尿常规外还包括肝、肾功能及血清病原学检测、纤维蛋白原、凝血酶原等凝血功能检查。

（2）胎盘功能检查、胎儿电子监护。

（3）其他：如合并妊娠期高血压疾病时应检查眼底。必要时还需做心功能检查等。

【护理诊断】

1. 知识缺乏：缺乏有关病毒性肝炎感染途径、传播方式及防治措施的知识。

2. 营养失调：低于机体需要量　与疾病所致食欲不振,营养吸收、代谢障碍有关。

3. 活动无耐力　与营养代谢功能降低、食欲减退、进食减少等有关。

4. 焦虑　与担心胎儿畸形、胎儿染病等有关。

5. 潜在胎儿受损　与母婴传播,母体肝功能受损,毒素影响胎儿等有关。

6. 潜在并发症：肝性脑病　与血氨升高、假性神经递质增高、氨基酸失衡有关。

7. 潜在并发症：产后出血　与肝功能受损,凝血因子合成障碍有关。

【护理目标】

1. 病人能陈述病毒性肝炎的感染途径、方式与妊娠的相关影响。

2. 病人保持良好的营养状况,体重增加正常。

3. 病人能够掌握交替活动和休息的方法,进行日常活动时不感到疲乏

4. 病人焦虑程度减轻,表现为情绪稳定、合作、平静。

5. 减少或避免胎儿受损。

6. 病人血压、脉搏正常,产后24小时内阴道流血量少于500ml。

【护理措施】

1. 妊娠期

（1）做好卫生宣教：讲授卫生防病知识,注意公共卫生及饮食卫生,防止病从口入,预防肝炎的发生。已患肝炎的育龄妇女应避孕,根据病情在医师指导下待肝炎治愈至少半年,最好两年后再妊娠。

（2）加强围生期保健,重视孕期监护：向孕妇及家属讲解病毒性肝炎的传染途径、传播方式及与母婴的相互影响、利害关系,以及隔离的重要意义,取得孕妇及家属的理解与配合,消除孕妇因患传染病而产生的顾虑及自卑心理。因此,为防交叉感染,应为肝炎病人备有专用的检查设备,检查完毕后,需用1‰过氧乙酸浸泡检查者双手5分钟。对各种治疗及预防注射应实行一人一针一管。

（3）定期产前检查：必要时与传染科共管。轻者,给予适当休息,补充足够的营养,使孕妇及家属理解药物治疗及营养调配具有同等重要性;增加食物的摄入量有保护肝及促进胎儿生长发育的作用,鼓励孕妇摄入足够的热量。

（4）预防妊娠期高血压疾病及贫血,防止病情加重：产前检查时发现孕妇皮肤、巩膜黄染加深,尿色黄,皮肤瘙痒等,需按医嘱立即做辅助检查;如属于病情加重则应及时住院治疗。如发现血压高、贫血等,应及早治疗,以免病情恶化。

（5）预防肝性脑病：重症肝炎病人应卧床休息,专人守护;监测生命体征,密切注意有无性格、行为的改变,扑翼样震颤等肝性脑病前兆,如有异常及时通知医师;配合医师消除肝性脑病诱因,如控制出血、感染、纠正水、电解质、酸碱失衡等;为控制血氨,应限制蛋白质摄入,每日应<0.5g/kg,增加碳水化合物摄入;保持大便通畅,减少氨及毒素的吸收;加强口腔、皮肤护理。

2. 分娩期

（1）减轻孕妇的心理负担：将孕妇安排在有隔离设备的待产室及产房,主动关心孕妇,严密观察孕妇的一般情况,满足其生活需要;通过提供安全、舒适的环境和热情周到的服务,尽量解除孕妇因宫缩引起的紧张、恐惧和不适感;加强心理护

理,消除孕妇因隔离而引起的孤独和自卑心理。

(2) 在密切观察产程进展的同时注意孕妇的出血倾向:按医嘱于分娩前肌注、口服维生素K制剂,配鲜血备用;测出凝血时间及凝血酶原等。

(3) 阴道助产:缩短第二产程,减少孕妇体力消耗。

(4) 预防产后出血及感染:尽量避免产道损伤,有损伤及时缝合;胎儿娩出后立即给予宫缩剂,胎盘娩出后仔细检查防止胎盘残留引起产后出血;严格无菌操作,防止感染。

(5) 新生儿处理:严格隔离制度,注意防止产道损伤及新生儿产伤、窒息、羊水吸入以减少母婴传播;胎儿娩出后,抽脐血做血清病学检查及肝功能,擦净胎儿身上的血迹。整个分娩期应密切注意病人的血压、神态、尿量情况,以防肝、肾衰竭。

3. 产褥期

(1) 按医嘱选用对肝损害小的抗生素控制感染,防止肝炎病情恶化。

(2) 继续进行护肝措施:保证孕妇的休息、营养,以防演变成慢性肝炎。

(3) 观察子宫收缩及阴道流血情况:加强宣教,向产妇及家属宣讲不宜哺乳的理由,并提供人工喂养知识及技能,使产妇及家属理解配合;指导产妇选择相应的避免措施,以免再度怀孕影响身体健康,加重病情。宣讲新生儿隔离4周的理由,确保新生儿出生后接种乙肝免疫球蛋白(HBIG),即刻获得被动免疫,或应用乙肝疫苗,使新生儿获得主动免疫。

【护理评价】

1. 病人对病毒性肝炎感染途径、传播方式,妊娠与肝炎的相互影响及有关隔离、治疗、护理方面知识的掌握程度。

2. 病人的饮食情况,食欲有无改善,体重增加是否正常。

3. 病人日常需要能否得到满足;病人能否根据自己的精力和感受合理安排休息与活动。

4. 病人焦虑有无减轻及减轻的程度。

5. 新生儿是否感染肝炎。

6. 病人有无肝性脑病诱因存在,有无肝性脑病表现,是否得到了及时控制。

7. 病人血压、脉搏情况,阴道流血量的多少。

九、妊娠合并糖尿病

妊娠合并糖尿病是指在原有糖尿病的基础上合并妊娠者或妊娠前为隐性糖尿病,妊娠后发展为临床糖尿病者。妊娠合并糖尿病对母儿均有很大危害,属高危妊娠。自从胰岛素问世,情况明显改善,围生儿死亡率已由60%左右下降到3%。

(一) 妊娠对糖尿病的影响

1. 妊娠期 早期阶段因早孕反应,进食少,孕妇血糖偏低,妊娠呕吐者易出现酮症酸中毒;妊娠中、晚期抗胰岛素的分泌显著增多,胎盘激素在周围组织中具有抗胰岛素作用,使母体对胰岛素需要量较非孕时增加一倍。又因胎盘泌乳素有脂解作用,使身体周围的脂肪分解成碳水化合物及脂肪酸,故孕期糖尿病病人易发生酮症酸中毒。

妊娠期间血容量增加,血液稀释,胰岛素相对不足;为此,妊娠期间,隐性糖尿病增加,糖尿病性肾病加重,糖尿病性神经损害加重。

2. 分娩期 因子宫收缩消耗大量糖原以及临产后产妇进食减少,易发展为低血糖,也易发生为酮症酸中毒。

3. 产褥期 由于胎盘排出以及全身内分泌激素逐渐恢复到非孕时水平,胰岛素需要量亦相应减少,若不及时调整用量易发生低血糖。

(二) 糖尿病对母儿的影响

1. 对孕妇的影响 糖尿病病人多有血管内壁细胞增厚及管腔狭窄,易并发妊娠期高血压疾病,其发生率较正常妊娠组高4～8倍;因羊水中含糖量过高,刺激羊膜分泌增加,致使羊水过多发生率可高达8%～30%,并可伴有胎儿畸形,胎膜早破,导致早产等。糖尿病病人的白细胞有多种功能缺陷,趋化性、吞噬作用、杀菌作用均明显降低,因此产科感染率增加,其发生率为15%;因糖利用不足,能量不够,常发生产程延长或因产后宫缩乏力导致产后出血。因胎儿巨大等原因,手术产率增高。

2. 对胎儿及新生儿的影响 糖尿病孕妇血糖高,葡萄糖易通过胎盘,而胰岛素则不能,胎儿长期处于高血糖状态,刺激胎儿胰岛β细胞增生,产生大量胰岛素,活化氨基酸转移系统,促进蛋白、脂肪合成和抑制脂解作用,使胎儿全身脂肪聚集,因此巨大儿发生率高,有作者报道为15%～50%。畸形儿发生率也高达6%～13%,多为神经系统和心血管系统的畸形。糖尿病病人常伴有严重血管病变及产科并发症,可引起死胎、死产。新生儿出生后,因母体血糖供应中断易产生反应性低血糖、低血钙及呼吸窘迫综合征等。

(三) 处理原则

1. 若已有严重的心血管病史,肾功能减退或眼底有增生性视网膜炎者,不宜妊娠者,应避孕;若已妊娠,宜及早终止。

2. 继续妊娠者,定期接受高危门诊的产前检查,必要时与内科配合,共同处理,积极控制糖尿病及监测血糖值。通过饮食控制或药物治疗使血糖控制在 6.11～7.77mmol/L。严密观察母儿情况,选择最佳时期终止妊娠,通常于妊娠 37～38 周终止妊娠较为理想,胎盘功能检查提示胎盘功能不良或有其他产科并发症时,应考虑提早终止妊娠。选择合适的分娩方式,产褥期预防感染及产后出血。

(四) 护理

【护理评估】

1. 病史 收集与该病有关的病史,注意询问孕妇有无不明显原因的死胎、死产、巨大儿、畸形儿等分娩史,注意有无高血糖、低血糖、酮症酸中毒以及并发症的主诉,评估病人食物及液体的摄入量,大小便情况,询问病人的治疗经过,评估病人对糖尿病相关知识的了解程度。

2. 身心状况 绝大多数孕妇表现为多饮、多食、多尿、体型肥胖。孕妇感到子宫增大快,全身乏力,全身瘙痒或外阴阴道瘙痒;病情较重的孕妇可出现视力模糊。多数孕妇对糖尿病的一般治疗有所理解,但缺乏糖尿病与妊娠相互影响的知识。少数孕妇因缺少糖尿病护理知识,治疗期间不遵医嘱控制饮食,或多进食,担心控制饮食会影响胎儿发育,故一有饥饿感则进食,使血糖波动较大,有时出现高血糖的症状。故妊娠期应重点评估糖尿病的症状及合并症情况,评估胎儿健康状况。

分娩期,由于子宫收缩、糖原的消耗,加之临产后进食少,休息不好,孕妇易出现盗汗、头昏、心慌、面色苍白等低血糖症状;或出现恶心、呕吐、视力模糊、呼吸快,且呼吸带烂苹果味等酮症酸中毒症状。此时孕妇及家人紧张,担心分娩中母儿出现生命危险,要求医护人员守护、家人陪伴。除评估病人的宫缩、胎心音及产程进展外,还应评估病人的饮食、休息。评估病人的生命体征,注意有无低血糖及酮症酸中毒表现。

产褥期,除继续评估病人的生命体征,有无高血糖或低血糖表现外,还应评估病人子宫复旧、恶露量与性状及有无感染征象。若产妇不幸生下畸形儿或新生儿窒息、死亡,应评估产妇及家人对此事的反应。

3. 诊断检查

(1) 产科检查:测血压、体重,测宫高、腹围以估计胎儿的大小,四步触诊以了解胎方位、胎先露及先露的高低。

(2) 实验室检查:测尿糖、血糖、尿酮体,必要时测空腹血糖及糖耐量试验。

(3) B超:测胎儿的双顶径、股骨长度可估计胎儿大小,测羊水频段可判断羊水多少,还可以看胎动、胎儿呼吸运动、肌张力、胎盘分级等,以判断胎儿宫内情况。

(4) 胎儿成熟度检查:测卵磷脂/鞘磷脂(L/S),雌三醇(E3),雌激素与肌酐比值(E/C)。

(5) 胎儿电子监护:做 NST、OCT、CST 检查以判断胎儿有无宫内缺氧。

【护理诊断】

1. 营养失调:高于机体需要量 与摄入量超过新陈代谢需要量有关。

2. 焦虑 与担心自身身体状况、胎儿预后有关。

3. 知识缺乏:缺乏糖尿病与妊娠相互影响的知识 与不了解尿糖监测、糖尿病饮食控制等有关。

4. 有胎儿受伤的危险 与胎盘功能受损,组织缺氧有关。

5. 有感染的危险 糖尿病病人白细胞各种功能缺陷有关。

6. 潜在并发症:低血糖 与胰岛素用量相对过多,糖入量相对不足有关。

7. 潜在并发症:酮症酸中毒

【护理目标】

1. 病人能认识到调整饮食是控制糖尿病病情的关键,并能自觉遵守饮食计划。

2. 病人的心情平静,自诉焦虑情绪减轻。

3. 病人能陈述糖尿病与妊娠的相互影响,能自行监测尿糖。

4. 胎儿受伤危险性降低。

5. 病人不出现感染症状,表现为体温正常、血象正常、伤口愈合良好。

6. 病人不出现低血糖症状,表现为血糖不低于5.5mmol/L,没有心慌、面色苍白、出冷汗等症状。

7. 病人不出现酮症酸中毒表现,尿酮体测定阴性。

【护理措施】

1. 妊娠期　产科、内科医师共同监护孕妇血糖、尿糖情况,指导胰岛素用量,调整饮食,防止发生低血糖、酮症酸中毒。

（1）定期产前检查:妊娠早期每2周1次;妊娠中、晚期每周1次。每次除产科常规检查内容外,应重视尿糖、尿酮体测定,必要时行B超检查,以便发现胎儿畸形及巨大儿;指导孕妇学会自查尿糖、判断结果的方法并记录,如有异常,及时与医师联系,并协助联系内科会诊事项。护士需反复耐心地向孕妇家属讲解糖尿病合并妊娠的相互影响,解释每次检查的情况以减轻产妇及家属的焦虑程度。

（2）饮食控制是糖尿病治疗和护理的关键:每日热量按30kcal/kg计算。每日蛋白质100g,碳水化合物150~250g,脂肪不受限,但要限食含糖多的薯类、水果。鼓励多吃蔬菜及豆制品,补充维生素、钙及铁等。控制餐后1小时血糖值<8mmol/L水平。

（3）预防感染:护理人员需加强对病人进行卫生宣传,嘱咐病人勤洗澡,勤换衣,注意口腔卫生,特别注意会阴部卫生,增强机体抵抗力,并做好环境卫生。一旦出现感染及时与医生联系,并积极治疗,使之得到有效控制。

（4）按医嘱准确使用胰岛素:用量必须精确计算,如测体重时应保证空腹,排空大小便,每次同样的着装情况,并仔细观察用药反应。通常依尿糖估计胰岛素的用量（表10-13-3）,一般于饭前半小时皮下注射,每日3~4次。用药期间如孕妇出现面色苍白、出汗、心悸、颤抖、有饥饿感,以致昏迷等,需急测尿糖、血糖、尿酮体,以确定有无酮症中毒或低血糖。如孕妇出现低血糖可饮糖水或静脉注射50%葡萄糖40~60ml,并立即通知医生。若为酮症酸中毒则遵医嘱给予胰岛素治疗,目前主张小剂量治疗法,首次剂量0.1U/(kg·h)静脉滴注,至酸中毒纠正（血pH>7.34,尿酮体转阴）后改皮下注射。

表10-13-3　以糖尿估计胰岛素的用量

尿糖结果	砖红(++++)	橘红(+++)	黄(++)	绿(+)	蓝(-)
胰岛素增减量(U)	+16	+12	+8	+4	0或-4

（5）加强孕妇的自我监护,预防胎死宫内:妊娠28周以后,教会孕妇及家属进行自我监护。孕妇自行胎动计数,若每小时<3次或12小时累计数<10次,提示胎儿缺氧;还可教家属或孕妇听胎心音,记胎心率。一旦胎动减少或胎心率发生变化应立即去医院就诊,及时处理。另外,每周测尿雌三醇(E_3)1次,进行1次NST、B超等检查以便及时发现胎儿宫内状况。对于不需胰岛素治疗的糖尿病孕妇需提前3~4周住院,制订分娩方案。

2. 分娩期

（1）为孕妇提供安静、清洁、空气新鲜的环境:指导孕妇使用灭菌的会阴垫,注意外阴清洁,勤换内衣裤,促进舒适。

（2）严密观察孕妇的生命体征,鼓励进食,保证热量供应,防止低血糖的发生;进食少、休息差的孕妇,可遵医嘱给予适当的治疗,并多陪伴孕妇,提供心理支持。

（3）严密观察产程进展及胎儿情况:临产后按医嘱给予抗生素预防感染。若发生产程进展缓慢,胎心音有改变时,应及时连续进行胎儿电子监护,做CST或OCT试验,如出现晚期减速,应报告医师共同商议终止妊娠的方案。需剖宫产的孕妇,应为其做好术前准备;为阴道助产者做好助产器械和抢救新生儿的准备。术前按医嘱静脉给予地塞米松10~20mg,每天一次,共2天,以促使胎儿肺泡表面活性物质的产生,减轻新生儿呼吸窘迫综合征(RDS)的发生。无论阴道分娩还是剖宫产的孕妇,均应严格执行无菌操作规程。分娩期间应高度警惕孕妇血糖波动的情况,术中、术后可按每4~5g糖加1U胰岛素比例给予补液,并监测血糖、尿糖,预防发生低血糖。第三产程,除给予宫缩剂如催产素10~20U或麦角新碱0.2mg肌注减少产后出血外,注意及时调整胰岛素用量。

3. 产褥期

（1）胰岛素用量:由于胎盘排出,抗胰岛素激素的迅速下降,产妇需要的胰岛素急剧下降,故自分娩时起必须减少胰岛素剂量。这个时期最好根据病人的具体情况来确定胰岛素的用量,通常遵医嘱于产后24小时内将胰岛素用量减到原来的一半,继此之后,应根据血糖监测的结果调整胰岛素用量。

(2) 加强观察、预防感染:继续遵医嘱使用抗生素。监测体温、脉搏、呼吸,每日测量四次。注意观察伤口情况、子宫复旧情况以及恶露的量及性状,如有念珠菌性阴道炎及其他部位感染者应执行床旁隔离,继续抗真菌治疗,同时保持皮肤清洁干燥,保持会阴部清洁,每天会阴洗抹二次。重症糖尿病的产妇不宜哺乳,应退奶;轻症可以哺乳,注意乳房的护理,防止发生乳腺炎。

(3) 婴儿护理:糖尿病的婴儿属高危儿,易发生低血糖、红细胞增多症、高胆红素血症及呼吸窘迫综合征。因此无论出生时体重多少,均按早产儿护理,注意保暖,给予吸氧、血糖监测及糖的补充。

(4) 出院指导:根据产妇的不同情况,帮助其制订产后自我照顾计划及支持系统提供帮助的计划。指导产后随访,遇有发热、恶露持续不尽或尿糖、血糖有变化时,分别去产科和内科就诊。若不幸生下不健康的新生儿,甚至婴儿死亡,产妇将面临失落忧伤过程,护士需要做好产妇及家属的心理咨询工作,为其提供合适的环境和机会,让产妇及家属说出心中不适,并以同情、诚恳的态度与他们讨论问题,指导产妇以积极的态度面对压力。指导产妇采取相应的避孕措施,认真接受治疗,在医师指导下,结合病情,考虑再孕。

【护理评价】

1. 病人饮食控制良好,血糖维持在正常水平。
2. 病人情绪稳定,焦虑程度减轻。
3. 病人已掌握了糖尿病与妊娠的相互影响知识,尿糖监测及结果评价。
4. 胎儿宫内健康状况良好。
5. 病人伤口愈合良好,体温、血象正常。
6. 病人未出现低血糖。
7. 病人未发生酮症酸中毒。

十、妊娠合并贫血

贫血是妊娠期最常见的一种合并症。造成贫血原因很多,有遗传性的,有后天因素造成的。遗传性的主要是地中海贫血,后天性的则包括缺铁性贫血、缺乏叶酸或维生素 B_{12} 所引起的巨幼红细胞性贫血、骨髓造血功能障碍引起的再生障碍性贫血,以缺铁性贫血最常见,巨幼红细胞性贫血较少见,再生障碍性贫血更少见。

由于妊娠期血容量增加,而血浆的增加多于红细胞的增加,致使血液稀释,故孕妇贫血的诊断标准相对降低,即红细胞计数<$3.5×10^{12}$/L 或血红蛋白值<100g/L,或血细胞比容<0.30,才诊断为贫血。

(一) 缺铁性贫血

正常非孕妇女,铁的排泄与摄取之间保持动态平衡。但在妊娠 4 个月以后,铁的需要量逐渐增加,尤其是在妊娠后期,孕妇因铁摄取不足或吸收不良而发生缺铁性贫血。

1. 妊娠期缺铁性贫血发生的机制 妊娠期铁的需要量增加,是孕妇缺铁的主要原因。以每毫升血液含铁 0.5mg 计算,妊娠期血容量增加需铁 650~750mg。胎儿生长发育需铁 250~350mg。故孕期需铁 1000mg 左右。孕妇每日需铁至少 4mg。每日饮食中仅能摄入 10~15mg,且吸收利用率仅为 10%,即 1~1.5mg,妊娠后半期铁的最大吸收率虽达 40%,仍不能满足需求,若不给于铁剂补充,容易耗尽体内储存铁造成贫血。

2. 贫血对妊娠的影响 妊娠期胎儿组织与母体骨髓竞争摄取血清铁,胎儿组织占优势,且铁通过胎盘的转运是单向的,不论母体是否缺铁,胎儿总是按需要量摄铁,故一般情况下,胎儿缺铁程度不会太严重。但当母体缺铁时,影响了骨髓造血功能,造成重度贫血时,则引起胎儿发育迟缓、早产、死胎、死产。孕妇容易疲倦、感染,严重贫血时可导致贫血性心脏病、充血性心力衰竭。

【护理评估】

1. 病史 仔细询问病人饮食习惯、生活条件,有无慢性失血性疾病,如月经过多、钩虫病,消化道或呼吸道的慢性失血病史。

2. 身心状况 重点评估病人有无头昏、乏力、眼花、耳鸣、活动时心慌气促等贫血的表现;评估病人的营养状况、活动耐力、精神状况及情绪反应。

3. 辅助检查 血常规检查可了解病人的贫血程度,并可判断是否并发了感染。

【护理诊断/问题】

1. 活动无耐力 与贫血无法供应足够氧气供身体活动有关。
2. 营养失调:低于机体需要量 与含铁食物摄取不足有关。
3. 有胎儿受伤的危险 与母体严重贫血,导致胎儿缺氧有关。

4. 有感染的危险　与贫血导致机体抵抗力下降有关。

【护理目标】

1. 病人活动耐力增加,心慌、气促和疲劳感减轻或缓解。

2. 能正确服用铁剂,铁的摄入量增加,能满足母体及胎儿的需要。

3. 病人学会自我监测胎儿,如有异常能及时汇报,胎儿受伤危险性降低。

4. 病人不发生感染。表现为:体温正常、血白细胞数在正常范围内,产后伤口愈合良好。

【护理措施】

1. 饮食护理　指导病人摄取高铁、高蛋白质及高维生素 C 食物;建议病人妊娠 4 个月起补充铁剂,同时加用维生素 C。含铁丰富的食物有:动物肝脏、蛋白、葡萄干,以及菠菜、胡萝卜等深色蔬菜。克服偏食、挑食、喝浓茶等不良习惯。

2. 指导正确服用铁剂　铁剂需饭后服用,以减少胃肠的刺激,需同时服用维生素 C 以促进吸收。液体铁剂需稀释,并以吸管服用,以免牙齿染色。

严重贫血者可采取注射铁剂,以求迅速纠正贫血。一般由小剂量开始逐日增加,应采取深部肌内注射。

3. 促进母儿健康　督促病人多卧床休息,以减轻心脏负担,休息、睡眠时取左侧卧位,以增加胎盘供血,减少缺氧对胎儿的影响;教会孕妇自测胎动,定期产前检查,密切注意胎儿宫内发育情况,必要时做 NST、OCT 以监测胎儿宫内安危;积极纠正贫血,必要时少量多次输血,速度宜慢,以防输血过快引起心衰;给予间歇吸氧,以提高血氧含量,协助病人制订活动计划,合理安排活动与休息,以提高活动耐力;认真处理产程,注意保护会阴,避免产道损伤,如有损伤及时缝合,胎儿娩出后立即给予宫缩剂,胎盘娩出后仔细检查并按摩子宫,促进子宫收缩,减少出血,严格注意无菌操作,产后遵医嘱给予广谱抗生素,保持会阴清洁以预防感染;贫血严重或有严重并发症者,不宜哺乳,指导人工喂养婴儿。

【护理评价】

1. 病人活动后无心慌、气促、疲乏等表现。

2. 病人贫血程度减轻,不良饮食习惯已纠正。

3. 胎儿宫内发育良好,胎心音、胎动正常。

4. 病人生命体征正常,伤口愈合良好。

(二) 巨幼红细胞性贫血

本病主要是缺乏叶酸和(或)维生素 B_{12} 缺乏,特别是大红细胞性贫血,骨髓内出现巨幼细胞系列。

1. 妊娠期发生巨幼红细胞性贫血的机制　妊娠期巨幼红细胞性贫血,系叶酸和(或)维生素 B_{12} 缺乏,引起脱氧核糖核酸合成障碍,导致细胞发育停滞,细胞质中核糖核酸因不能转变成脱氧核糖核酸而大量聚积,故细胞增大,形成巨幼红细胞,因其寿命较正常红细胞短,过早死亡而发生贫血。妊娠期叶酸缺乏的原因:①需要量增加,非孕妇女每日需叶酸 50～100μg,妊娠期间增加到 300～400μg,多胎妊娠时需要量更多;②吸收减少,妊娠期间胃酸分泌减少,肠蠕动减弱,影响叶酸吸收;③排泄增多,妊娠期间肾小管再吸收减少,使尿中叶酸的排泄量增多,若并发感染或其他妊娠合并症,叶酸损失更多,故易发生巨幼红细胞性贫血。妊娠期维生素 B_{12} 缺乏的原因:妊娠期若病人有萎缩性胃炎、小肠吸收不良、胃大部分切除或回肠切除后,则会影响维生素 B_{12} 的吸收,而引起维生素 B_{12} 的缺乏,而发生贫血,但较少见。

2. 贫血对妊娠的影响　重症贫血可致贫血性心脏病、胎盘早剥、产褥感染等,对胎儿的影响可引起流产、早产、胎儿发育不良或死胎。

3. 处理　补充叶酸和 B_{12}。

4. 护理

【护理评估】

病人常诉头晕、疲倦,检查皮肤苍白、结膜缺血;实验室检查其血红蛋白低,甚至低于 30g/L,红细胞变大,白细胞及白小板减小。其病史常可发现有饮食不当、吸收不良或代谢性障碍的病史。

【护理诊断】

(1) 营养失调:低于机体需要量　与叶酸和(或)维生素 B_{12} 摄取不足有关。

(2) 活动无耐力　与低血红蛋白无法供应足够氧气供身体活动有关。

(3) 有胎儿受伤的危险　与低血红蛋白影响胎盘血氧交换有关。

(4) 有感染的危险　与机体抵抗力下降有关。

【护理目标】

(1) 增加叶酸及维生素 B_{12} 的摄入,纠正营养失调。

(2) 增加病人的活动耐力。

(3) 降低胎儿受伤的危险性。

(4) 不发生产褥期感染。

【护理措施】

(1) 纠正贫血：建议病人多食肉、奶类食物，以增加维生素 B_{12} 的摄入，纠正营养失调。多食新鲜蔬菜以改善叶酸的缺乏；遵医嘱按时给病人服用叶酸和肌注维生素 B_{12}，并定期做血液检查，观察血红蛋白及红细胞增长情况，以观察治疗效果。协助病人制订活动计划，合理安排活动与休息。

(2) 增加活动耐力：重度贫血者，需减少活动量，尽量休息，给予间歇吸氧，以提高病人的活动耐力。

(3) 促进胎儿健康：指导病人自计胎动，如有异常及时就诊。指导病人定期产前检查，并严密观察胎儿宫内发育情况，监护胎儿宫内安危，嘱病人卧床休息并取左侧卧位，必要时给予吸氧以改善胎儿缺氧状况。

(4) 预防产褥感染：严密观察产程进度及胎儿情况，注意保护会阴，避免产道损伤，如有损伤及时缝合，产后常规按摩子宫并注射宫缩剂，以减少出血，从而防止贫血加重。分娩期严格无菌操作，产褥期加强会阴部护理，加强营养，提高机体抗体力。常规使用抗生素以预防感染。密切观察体温、脉搏、血白细胞变化，发现异常及时通知医师，以便及早处理。

【护理评价】

(1) 病人贫血程度减轻。

(2) 病人的活动量增加，活动后心慌、气促、疲倦症状减轻或消失。

(3) 胎动、胎心音正常，胎儿宫内发育良好。

(4) 病人无感染征象出现。

十一、母儿血型不合

本病可造成同种免疫反应。母儿血型不合时，胎儿从父方遗传下来的红细胞血型抗原，为其孕母所缺乏，这一种抗原在妊娠分娩期间可进入母体，激发产生相应免疫性抗体。当再次妊娠受到相同抗原刺激时，可使该抗体的产生迅速增加。抗体通过胎盘进入胎儿体内，与胎儿红细胞凝集破坏而发生溶血，称溶血病。母儿血型不合主要是威胁婴儿的生命，对孕母有时因胎盘过大而引起产后出血。本病有两大类，即 ABO 型和 Rh 型。ABO 型较多见，而 Rh 型少见，但胎婴儿危险性很大。

(一) 发病机制

1. 胎儿红细胞进入母体　妊娠期母儿间的血液循环是各自成为独立系统的，但在妊娠期难免有少许绒毛破损，让极少的胎儿血液进入孕妇血中。当一次进入母体的胎血达 1mg 以上时即能使孕妇致敏而产生抗体。一旦致敏，再次妊娠时极少胎血的渗漏，足以使孕妇的抗体急骤升高。除妊娠母体被致敏外，流产、输血、羊膜穿刺都能输进抗原而被致敏。血型抗体主要有 IgG 和 IgM，IgG 分子量小，可通过胎盘，引起胎儿溶血。

2. 两种血型系统

(1) ABO 血型系统：临床上 ABO 血型不合 99% 发生在孕妇为 O 型血，怀有 A 型或 B 型血的胎儿。因 A(B)抗原特异性不强，接触相类似的物质(植物、寄生虫、接种疫苗)后也可产生抗 A(B)IgG 和 IgM 抗体，故第一胎就可以发生溶血病。但 A(B)抗原的抗原性弱，胎儿红细胞表面的反应点比成人少，故胎儿红细胞与相应抗体结合也少。所以孕妇血清中即使有较高的抗 A(B)IgG 滴定度而新生儿的溶血病病情较轻。

(2) Rh 血型系统：当孕妇为 Rh 阴性，丈夫为阳性，再次妊娠时即可能发生新生儿 Rh 溶血病。Rh 抗原特异性强，只存在于 Rh 阳性的红细胞上，故除接受过输血或血液疗法，新生儿 Rh 溶血病罕见于第一胎。即使孕妇 Rh 阴性，丈夫为 Rh 阳性，胎儿不一定都发病。丈夫抗原系统是纯合子，胎儿全部为 Rh 阳性，胎次越多，胎儿发病机会越多，若为杂合子，胎儿有半数为 Rh 阳性，半数为 Rh 阴性，故有不发病的胎婴儿。

(二) 临床表现

母儿血型不合的孕妇有早产、死胎、流产史。新生儿溶血病的主要表现有贫血、水肿、肝(脾)大、黄疸或核黄疸。

(三) 诊断检查

1. 血型检查　若孕妇为 O 型，丈夫为 A 型、B 型或 AB 型，则有 ABO 血型不合的可能。若孕妇为 Rh 阴性，丈夫为 Rh 阳性，有 Rh 血型不合的可能。

2. 孕妇血清抗体测定　ABO 溶血采用抗 A(B)IgG 定量法，当抗 A(B)IgG 效价≥1∶128，胎婴儿可能发生溶血病。当 Rh 血型不合效价≥1∶64，胎婴儿可能发生溶血病。ABO 血型不合抗体效在1:512以上时提示病情严重,应做羊水检查或结合过去不良分娩史考虑终止妊娠。

抗体检查时间:第一次在妊娠16周,第二次在妊娠28~30周,以后每2~4周查一次。

3. 羊水胆红素测定　妊娠36周后羊水胆红素含量正常值是0.5~1.03μmol/L,若增至3.42μmol/L以上提示胎儿有溶血损害。

4. 测羊水中抗体效价　若Rh效价为1:8以上提示胎儿有溶血损害,1:32以上提示病情严重。

5. 其他　B超检查可见受累胎儿有皮肤水肿,胸腹腔积液,肝(脾)大,胎盘增大。

6. 产后诊断　胎盘水肿对诊断有参考意义。正常胎盘与新生儿体重之比是1:7,而Rh溶血病时在1:7以下。抽脐血查新生儿血型、血红蛋白、胆红素、网织红细胞、有核红细胞,若血红蛋白<140g/L,胆红素>51μmol/L,网织红细胞>0.06,有核红细胞>0.02,则有溶血的可能。

(四) 处理原则

降低效价,提高胎儿抵抗力,适时终止妊娠。妊娠越近足月,抗体产生越多,对胎儿威胁越大,故在妊娠36周后,遇下列情况应考虑引产:①Rh血型不合抗体效价达1:64以上,ABO血型不合抗体效价达1:512以上;②既往有死胎史,尤其是前胎新生儿死于溶血病者;③各种监护提示胎儿在宫内不安全;④行羊膜腔穿刺,羊水呈深黄色或胆红素含量增高。

(五) 护理

【护理评估】

孕妇初次产前检查时,需注意询问孕妇的血型和Rh因子。若孕妇为O型,应询问其配偶的血型;若为Rh阴性,应评估其是否了解Rh阴性的临床意义,并了解其配偶的Rh因子。评估其孕妇产史,在此之前是否分娩过、流产过或子宫外孕及做过羊膜穿刺术等。

若出现过敏反应,应评估抗体效价的高低,胎儿宫内的健康状况,评估孕妇及家人对母儿血型不合的知识了解程度及对此事的反应。多数孕妇因了解到母儿血型不合可能威胁到胎婴儿安全,特别是当检查发现效价升高后,就出现紧张、忧郁、心神不定等情绪反应。少数孕妇因不了解母儿血型不合对胎婴儿的危害性,因而不能定期来检查,发现效价升高后,也不及时治疗。

产后应注意评估胎盘是否有水肿、新生儿血型、新生儿黄疸出现的时间及黄疸的严重程度。

【护理诊断】

1. 知识缺乏:缺乏母儿血型不合的相关知识。

2. 焦虑　与担心胎儿、婴儿是否发生溶血病及其预后有关。

3. 潜在胎儿受损　与可能发生胎儿、婴儿溶血有关。

【护理目标】

1. 孕妇能陈述母儿血型不合的相关知识,并能积极配合治疗。

2. 病人焦虑程度减轻。

3. 不因护理不当而使新生儿溶血病加重。

【护理措施】

1. 提供母儿血型不合的相关知识给孕妇　告诉孕妇如果其血型为O型,丈夫血型为A、B或AB型,或其为Rh阴性,而丈夫为Rh阳性,则母儿血型有可能发生不合,而出现溶血病。故应指导产妇定期进行产前检查,测定抗体效价,监测胎儿宫内安危,发现异常及时住院治疗。还应告诉孕妇,ABO血型不合与胎儿及母亲血型有关,与胎次无关;而Rh血型不合,除与胎儿及母亲血型有关外,还与胎次有关,第一胎不发生溶血病,胎次越多,溶血病发生率越高,且病情越重。

2. 提供心理支持　若孕妇发生过敏反应,应多与其交谈,鼓励其说出心中的顾虑,并予以同情和理解。向病人及家属讲解医院的条件和设备,告诉病人及家属医务人员会尽最大努力,促进胎、婴儿健康,即使发生新生儿溶血病,也可能通过治疗手段(药物、光疗、换血)来预防核黄疸的发生。

3. 加强胎、婴儿监护　产前严密观察胎心音、胎动情况,定期行NST检查,以监测胎儿宫内安危,若出现异常,及时通知医师。遵医嘱定期抽血查抗体效价,观察治疗效果,孕龄达36周后,协助医师做好引产的准备。

产时密切观察产程进展及胎心音变化情况,行CST做好新生儿抢救准备。接产时注意:①胎儿娩出后立即断脐,减少抗体进入胎儿体内;②抽脐血做相关检查,留取脐血时,禁止向试管内挤脐血,避免脐带胶质混入脐血影响化验结果;③可经脐静脉注入20%葡萄糖2~4ml/kg,维生素C 100mg,地塞米松1mg,推注速度为1ml/min;④对Rh血型不合估计新生儿受损严重时,保留脐带10cm,以备换血用。

产后 24 小时内给予抗 D 丙种球蛋白 300μg 肌注,以中和抗原,因胎盘剥离后,胎儿的 Rh 阴性红细胞可进入子宫血窦,进一步使母体致敏。严密观察新生儿黄疸出现的时间及黄疸的深浅度,发现异常及时通知新生儿科医师查看,并转新生儿科继续治疗。

【护理评价】

1. 孕妇及家人已掌握了母儿血型不合的相关知识。

2. 孕妇焦虑程度已减轻。

3. 胎儿宫内危险性降低,无新生儿溶血病发生,即使出现新生儿溶血,也得到了及时的发现和治疗,没有造成严重后果。

十二、执行手术

选择性手术尽可能延迟到怀孕结束后再进行,必须性的手术才在怀孕期施行。孕期手术确实有危险性,麻醉药物及麻醉后所致的低血压、低血氧会对胎儿造成不良影响。妊娠早期施行手术会增加自然流产的机会。妊娠中、晚期手术会增加早产、低体重儿及胎儿死亡的比率。一般而言,妊娠中期中的初期是手术最佳时机,因为比较不会造成流产或早产,而且子宫也尚未大到影响其他腹腔内的器官,手术较易进行。

(一)临床处理

手术前,对孕妇需补充至少 1000ml 的液体,可预防低血压的发生。足够的备血,手术前给药,以采用局麻或硬膜外麻为宜,如需全麻,则需维持氧气在麻醉气体中大于 35% 以上,以免影响对胎儿的供氧。手术前常规留置导尿管,以免膀胱过度膨胀及避免膀胱受损。术前、术中及术后应严密监测胎心音。在手术期及恢复期都宜采取左侧卧位,避免压迫下腔静脉回流,以利子宫胎盘循环。除非有产科适应证,如胎儿窘迫等,否则不宜在手术的同时行剖宫产术,主要是容易造成早产及腹部伤口易致术后宫内感染。

(二)护理

【护理评估】

评估内容与一般未孕妇基本相同,不同之处是还应评估胎儿宫内状况。

【护理诊断】

1. 知识缺乏 与不了解手术情况有关。

2. 组织灌注量改变 与麻醉所致的低血压、低血氧有关。

3. 焦虑 与担心手术影响胎儿健康有关。

【护理目标】

提供有效的手术前后处理,以保障孕妇和胎儿健康。

【护理措施】

1. 提供手术前卫生宣传 包括咳嗽、翻身、腿部运动的术前演练,使手术后能切实执行,预防并发症的产生。

2. 提供心理支持 多与病人交谈,鼓励其说出心中的感受;向病人讲解手术的必要性、手术过程、医院的医疗技术水平,以增加其安全感,减轻怀孕的焦虑情绪。

3. 严密监测孕妇及胎儿的健康状况 监测胎心音、胎动的变化情况,必要时行 NST、OCT 检查以了解胎儿宫内健康状况,并尽可能提高胎盘血液循环及供氧量,故需注意给予吸氧及静脉输液。

4. 良好的术后护理 术后指导病人穿弹性袜以避免血栓性静脉炎的发生,鼓励病人做深呼吸、咳嗽及早下床活动,在卧床期间做腿部运动,都可以促进孕妇早日恢复。鼓励孕妇尽早恢复适当饮食,以提供给胎儿足够的营养。注意观察生命体征的变化及是否有早产或流产的征象,以便及早处理。

5. 出院指导 让孕妇掌握自我监护照顾的方法。有异常及时来医院就诊,并定期进行产前检查,以期能成功地继续妊娠到足月。

【护理评价】

术前准备完善,术后护理及时合理,手术顺利,孕妇及胎儿健康。

十三、意外事件

妇女在怀孕期间会尽量保护自己,避免受到伤害,但由于怀孕的一些生理变化,会增加潜在性伤害的机会。在妊娠早期,生理变化所致的疲倦、眩晕、过度换气、昏倒等会增加受伤的机会,此时子宫尚在盆腔内,胎儿不易受伤。妊娠晚期,子宫变大,使孕妇身体活动时的平衡及协调性较差,而易发生跌倒。

意外事件对怀孕的影响,视其对母体生理状况影响的严重程度而定。严重伤害,会导致早产、流产或母体休克,而发生头部外伤或大出血时甚至会导致孕妇死亡。

车祸是孕妇发生意外伤害的常见原因,易造

成子宫破裂或胎盘剥离,而造成胎儿的高死亡率及孕妇的高危险性。另外也可能导致胎膜破裂造成早产。

单纯四肢的骨折,对怀孕影响不大,通常需4~6周的石膏固定及卧床休息。若是骨盆骨折,骨折本身影响不大,但应注意有无合并症发生(如膀胱破裂、腹腔内出血及休克),如有则对孕妇及胎儿的影响可能很大。

(一) 临床处理

在处理受伤的紧急状况时,必须将怀孕的生理状况一并考虑进去,才能做出最好的处理。当意外发生时,母体会先保护自己的生理功能,故当出现低血压或出血状况,母体血液会集到重要生命器官(如心、脑、肾),而减少周边器官(如子宫、胎盘)的血流,使胎儿的健康受到威胁。

处理原则:使创伤稳定,并促进母子健康。首先必须维持呼吸道通畅,控制出血,维持血压及氧气供应,另外矫正骨折,以防进一步的伤害。

(二) 护理

【护理评估】

1. 健康史及孕产史　在紧急状况时,除非病人的主要功能系统出现明显症状,需立即给予护理,否则护理人员最先需使病人平静下来,做简短孕产史的询问,包括孕次、产次、此次怀孕状况(怀孕多久、有无合并症)。另外,需询问此次意外事件的状况,以确认发生了什么事件,从受伤到现在的有多久了,受伤后出现了哪些症状,且已采取过哪些应变措施。

2. 身体检查　意外事件若导致孕妇心、肺或脑部、肾脏功能受影响,就有可能使孕妇死亡或产生严重合并症;而子宫胎盘受损,则会影响胎儿的健康,故首先要对以上的系统,做快速、有效的身体检查评估,以了解病况,以便做有效处理,表10-13-4提供初步检查的指引,可供参考。

3. 心理评估　意外发生后,孕妇能常会感到害怕,心有余悸,而且会认为是自己不小心造成的,而感到自责、内疚,也担心自己和胎儿的状况,在紧急的处理后,应认真评估病人对此事件的感受。

【护理诊断】

1. 组织灌注量改变　与意外造成的胎盘血液供应改变有关。

2. 体液不足　与意外所致的出血有关。

3. 焦虑　与担心自己及胎儿的安危有关。

表10-13-4 初步检查的重要评估指导

身体系统	评估内容
呼吸系统	呼吸状况(困难或均匀) 呼吸速率多少 有无阻塞的声音(哮喘、咳嗽) 脸色如何(发绀或潮红) 有无缺氧(无法平躺,呼吸时鼻翼扇动)
心脏血管系统	脸色如何(苍白) 有无大量出血 脉搏速率多少(因出血而增加) 血压多少(因出血而降低) 因血管压力改变而有焦虑不安的现象
神经系统	意识程度如何(能否有条理地回答问题) 瞳孔状况如何(同样大小及对光反应) 头或脊柱是否有挫伤或肿胀 身体某部分是否失去感觉或运动能力
泌尿系统	膀胱前方腹壁或后侧壁有无挫伤 有无血尿(以导尿管导出尿液为红色)
子宫与胎儿系统	胎心音是否变缓、变快或消失 阴道是否出血 阴道是否流出清澈的液体(羊水) 子宫处腹壁有否挫伤,宫壁是否放松(内出血)

4. 情境性自尊低下　与意外所致的情绪改变有关。

【护理目标】

1. 胎盘供应迅速恢复正常,胎心音监护正常。

2. 孕妇血压、脉搏迅速恢复正常。

3. 孕妇心情平稳,焦虑情绪及内疚感减轻。

【护理措施】

1. 提供适应的紧急照护

(1) 确保呼吸道通畅,并吸氧提高母体血氧含量,以减少胎儿缺氧机会。必要时行心肺复苏术。

(2) 开放静脉通路:迅速补充液体,并作为给予药物的途径,立即抽血、备血或做相关化验检查。若失血量多,应加速输液或输血,必要时插中心静脉导管,以了解体液平衡状况。

（3）升压措施：若血压低时，除迅速给予输血或输液补血容量外还应使用升压药，但应注意有些升压药是借收缩末梢血管来升高血压，这些药物不宜应用于孕妇，因对胎盘血液供应的矫正效果不大。

2. 监测并促进胎儿的健康　使用多普勒或胎儿电子监护仪监测胎心率以了解胎儿健康状况，并注意有无阴道流液或流血，若有阴道出血或阴道流水，则可能是胎盘早剥或胎膜早破，应及时通知医师查看和处理。注意观察有无宫缩，应及时处理以防早产。

3. 提供心理支持　鼓励其说出心中的感受，将其目前状况及所采取的医疗措施及时提供给病人，及时回答病人提出的问题，鼓励家属多陪伴，向病人解释意外任何人都不想发生，也是不可避免的，既然发生了，就应该面对现实，不要自责，应振作起来，积极配合医疗与护理，争取早日康复。

4. 宣传孕期的安全预防措施　意外发生后再施补救措施，总难免一些不良后果，最好是能事先预防，以减少发生意外伤害的机会。表10-13-5提供了孕期安全预防的一些具体措施，以减少一些孕妇受伤的机会。

表 10-13-5　孕期的安全预防措施

地点	预防措施
家中	不要站在小凳子上（狭小的空间难以维持平衡）
	地面保持干燥
	走道上不要留小物品（孕妇难看到脚下的东西）
	在浴盆内和出入浴盆要小心，以免滑倒
	防火灾，因孕妇行动不便难以逃生
	不要吸烟，因烟头可引起火灾
	不要在黑暗中吃药，以免服错药
工作场所	避免接触有毒物质
	避免工作疲劳（因可降低判断力）
	减少长时间的站立，防止直立性低血压及昏厥
汽车内	随时系好安全带
	不乘坐酒醉司机或判断力欠佳司机的车

【护理评价】

1. 孕妇生命体征平稳，预后良好。
2. 孕妇心情平稳，焦虑、内疚感消失。
3. 胎心音、胎动良好。

第十四章

分娩期异常的护理

第一节 常见的异常分娩

妊娠满28周及以后的胎儿及其附属物(胎盘、脐带、胎膜、羊水),从临产发动至从母体全部娩出的过程,称分娩。分娩能否顺利完成取决于产力、产道、胎儿及待产妇的心理状态。若诸因素中有一个或一个以上异常或不能相互适应,产程进展受到影响,造成分娩困难称异常分娩或难产(dystocia)。

分娩异常包括产力异常、产道异常、胎儿及其附属物异常。

常见的异常分娩,就其发展的原因可分为:

一、精神状态

过度焦虑与恐惧,因心理因素影响生理状况致使分娩受阻。如过度紧张可引起宫口扩张缓慢,而导致产程延长,增加难产机会。

二、产力异常

1. 子宫收缩乏力 无法使子宫颈变薄及扩张,使胎儿顺利娩出。
2. 子宫收缩过强 因子宫收缩过强可引起急产、子宫破裂、产道裂伤、胎儿窘迫等情况。

三、产道异常

骨盆入口、出口狭窄,中骨盆狭窄、畸形骨盆或相对头盆不称,均会影响产程的进展。

四、娩出物异常

1. 胎儿方面 ①不正常的胎方位、胎产式,使分娩过程困难度增加。②胎儿发育异常,如巨大胎儿或胎儿畸形。

2. 胎盘方面 如前置胎盘、胎盘早期剥离、胎盘发育异常等问题。
3. 羊水方面 羊水过多、羊水过少。
4. 脐带方面 脐带脱垂、脐带过长、脐带过短、脐带绕颈等。

第二节 分娩异常的护理

一、过度焦虑与恐惧

分娩对所有的孕妇来说,都是一件很困扰的事情。对分娩的恐惧与害怕,是一种普遍存在的现象,为无法确诊自己能安全度过分娩而担心,为无法确保胎儿健康而烦恼,也为可能无法忍受分娩疼痛而苦恼,这给待产妇造成了很大的心理压力。对有妊娠合并症的妇女,她们的压力更大,对分娩的焦虑与恐惧更明显,担心分娩是她死亡的时刻,也担心婴儿死亡或生下来异常。

焦虑与恐惧会引发神经及内分泌系统的连锁反应。激发交感神经,使肾上腺皮质释放出肾上腺素和去甲肾上腺素,肾上腺素使心跳加快、心排出量增加及血压上升;而去甲肾上腺素使外周血管收缩,将血液集中于生命器官,而影响到子宫(非生命器官)的血流灌注,间接影响到胎儿、胎盘、子宫肌层的氧气供应,有使胎儿缺氧、子宫收缩力减弱的危险。焦虑、恐惧也会促使肝糖原分解以满足身体的需要;使支气管扩张、呼吸加快,以供应更多的氧气;神经垂体释放抗利尿激素(ADH)以保留钠、水,而相对排出钾离子,钾的流失降低了子宫肌的活动。长时间的焦虑与恐惧会使上述过程持续,而使葡萄糖贮存量减少,使子宫收缩可利用的葡萄糖减少。

待产妇所产生的焦虑,恐惧情绪与分娩疼痛

形成一个恶性循环,焦虑与恐惧使其自觉疼痛加重,而疼痛促使其更加恐惧、紧张。最终引起子宫收缩乏力、产程延长及胎儿宫内窘迫等。

过度焦虑与恐惧,常常加速上述生理、心理之间的相互影响,而使产程进展不顺利。

【护理评估】

通过询问或查阅产前检查记录,了解待产妇的年龄、婚姻状况、经济状况、孕产史、此次怀孕经过、对分娩知识的了解程度、对分娩的期待等可能影响待产妇心理状态的因素。

评估待产妇的行为反应。在分娩过程中,应注意观察待产妇对疼痛、焦虑及恐惧所表现出来的语言或非语言的行为。有些待产妇以语言来表达,如"我很紧张""我很害怕""产程进展顺利吗""胎心音好吗"来传达某种程度的焦虑与恐惧。有些待产妇可能以非语言方式来表达,如哭泣、烦躁不安、易怒、全身肌肉紧张、紧握拳头、与分娩进展不符的疼痛,来表达其焦虑、恐惧情绪。

【护理诊断】

1. 焦虑　与分娩压力有关。
2. 恐惧　与未知的分娩结果、未知的分娩经过有关。
3. 个人应对无效　与过度焦虑及不能正确采用放松技巧有关。

【护理目标】

减轻或消除待产妇的焦虑、恐惧情绪,提高其应对技巧。

【护理措施】

1. 孕期加强分娩的准备(详见第十一章第三节)　使孕妇能正确认识妊娠、分娩,能正确应用放松技巧,有效减轻分娩的压力,较好地控制分娩疼痛。

2. 提供合理照顾及技巧指导　多与待产妇交谈,鼓励其说出心中的感受,协助其角色的转换。提供一些生理上的照顾,如按摩下腹部或腰骶部、擦擦额头上的汗,或握住产妇的手以分散其注意力,增加其安全感。避免容易造成待产妇误解的言谈举止,并随时提供产程进展及胎儿安全的信息,使其放心。对未做好分娩准备的待产妇,护理人员可在潜伏期简单扼要地说明分娩经过、医疗程序、简单的呼吸运动及放松技巧等,以防止或解除部分的紧张焦虑。对过度紧张焦虑的待产妇可适当使用镇静药或镇痛药来放松。进入第二产程,宫缩越来越强,产妇感觉疼痛更厉害,此时护理人员应时刻守在其身边,指导产妇在宫缩时正确向下屏气用力,间歇期完全放松,采用一些鼓励性语言,以增加其对顺利分娩的信心。及时擦干产妇身上的汗液,以促进身体的舒适,协助进食一些流食或饮料以补充热量。

【护理评价】

1. 待产妇焦虑、恐惧程度减轻或已消除。
2. 在分娩过程中,待产妇能正确采用呼吸、放松技巧来减轻分娩疼痛和焦虑程度,分娩过程进展顺利。

二、产力异常

产力包括子宫收缩力、腹壁肌和膈肌收缩力及肛提肌收缩力,其中以子宫收缩力为主。在分娩过程中,子宫收缩的节律性、对称性及极性不正常或强度、频率有改变,称为子宫收缩力异常。临床上分为子宫收缩乏力和子宫收缩过强两类,每类又分为协调性子宫收缩和不协调性子宫收缩。

(一)子宫收缩乏力

1. 原因　多由几个因素综合引起,常见的原因有:

(1) 精神因素:精神过度紧张使大脑皮质功能紊乱,睡眠少,临产后进食少以及过多地体力消耗,均可导致宫缩乏力。多见于初产妇,尤其是高龄初产妇。

(2) 头盆不称或胎位异常:胎先露部下降受阻,不能紧贴子宫下段及宫颈,因而不能引起反射性子宫收缩,导致继发性子宫收缩乏力。

(3) 子宫因素:子宫发育不良、子宫畸形、子宫过度膨胀(如双胎、羊水过多、巨大儿等)、子宫肌纤维变性或子宫肌瘤等,均可引起宫缩乏力。

(4) 内分泌失调:临产后,产妇体内雌激素、催产素、前列腺素、乙酰胆碱等分泌不足,孕激素下降缓慢,子宫对乙酰胆碱敏感性降低等均可导致子宫收缩乏力。

(5) 对产妇处理不当:如过早过量使用镇静止痛药物,对产妇饮食、休息护理不当,膀胱充盈未处理等,也可导致宫缩乏力。

2. 临床分类及表现　按发生时间分为原发性和继发性两种。原发性宫缩乏力是指产程开始子宫收缩乏力,宫口不能如期扩张,胎先露不能如期下降,以致产程不能进展或进展极慢。继发性宫缩乏力是指产程开始收缩正常,只是在产程进展到某阶段,子宫收缩转弱,产程由正常进展变为停滞不前或进展缓慢。按生理机制分为协调性和不协调性两种。

(1) 协调性子宫收缩乏力(低张性宫缩乏力):子宫收缩具有正常的节律性、对称性和极性,但收缩力弱,宫腔压力低(<15mmHg),持续时间短,间歇时间长不规律,宫缩<2次/10分钟。子宫收缩达高峰时,子宫体不隆起和变硬,用手指压宫底部肌壁仍可出现凹陷,导致产程延长或停滞。产妇多无不适感,可因产程延长或滞产,产妇休息差,进食少,而出现脱水、电解质紊乱、尿潴留等表现。由于宫腔内压低,对胎儿影响不大。

(2) 不协调性子宫收缩乏力(高张性宫缩乏力):子宫收缩的极性倒置,宫缩不起自两侧子宫角部,宫缩的兴奋点来自子宫的一处或多处,节律不协调。宫缩时下段强、上段弱,宫缩间歇子宫壁不能完全放松,收缩不协调,影响子宫有效地收缩和缩复,致使宫口不能扩张,胎先露不能下降,属无效宫缩。产妇自觉下腹部持续疼痛、拒按,烦躁不安,可出现脱水、电解质紊乱、肠胀气、尿潴留等表现,胎心音听诊不清或不规律。

(3) 产程曲线异常

1) 第一产程:①潜伏期延长:从临产开始至宫口开大3cm为潜伏期。初产妇正常约需8小时。超过16小时称潜伏期延长。②活跃期延长:从宫口开大3cm至宫口开全为活跃期。初产妇正常约需4小时,超过8小时称活跃期延长。③活跃期停滞:进入活跃期后,宫颈口不再扩张达2小时以上,称活跃期停滞。④胎头下降延缓或阻滞:活跃晚期至宫口开大9~10cm,初产妇胎头正常平均每小时下降约1.2cm。若胎头下降速度每小时小于1cm称胎头下降延缓。胎头停留在原处不下降达1小时以上,称胎头下降停滞。

2) 第二产程:①第二产程延长:第二产程初产妇>2小时,经产妇>1小时尚未分娩者,称第二产程延长。②第二产程停滞:第二产程胎头下降无进展达1小时或以上,称第二产程停滞。③第三产程:从胎儿娩出后至胎盘娩出称第三产程,正常约需5~15分钟。胎盘滞留:若胎儿娩出30分钟后,胎盘仍未娩出称胎盘滞留。④滞产:总产程>24小时,称滞产。

3. 对母儿的影响

(1) 对产妇的影响:因产程延长、产妇休息不好、进食少,精神疲惫与体力消耗,可出现疲乏无力、肠胀气、尿潴留等,重者引起脱水及酸中毒、低血钾,加重宫缩乏力。因第二产程延长,胎头持续压迫膀胱或直肠,可导致组织缺血、水肿、坏死,形成生殖道瘘。因子宫收缩乏力,不利于胎盘剥离娩出及子宫血窦关闭,易发生产后出血。因产程进展慢或滞产,多次肛查或阴道检查、胎膜早破、产后出血等均可增加感染机会。

(2) 对胎儿、新生儿影响:因产程延长,子宫收缩不协调而致胎盘血液循环受阻,供氧不足,或因胎膜早破脐带受压或脱垂,易发生胎儿窘迫,造成新生儿窒息或死亡。又因产程延长,手术机会增多,易引起新生儿产伤、新生儿窒息及颅内出血等。

4. 处理原则 对协调性宫缩乏力,首先应寻找原因,并针对原因给予相应处理。若发现头盆不称、胎位异常,估计胎儿不能从阴道分娩者,应及时行剖宫产。估计能从阴道分娩者,则为孕妇提供休息的条件,补充营养、水及电解质,纠正酸中毒,加强子宫收缩。根据产程进展,胎先露的下降情况,做出恰当的处理。

不协调性宫缩乏力的处理原则是调整宫缩,恢复子宫收缩的极性。给予哌替啶100mg肌注,使孕妇充分休息后,多数能恢复为协调性宫缩。若经过上述处理,不协调性宫缩未能纠正或伴有胎儿窘迫或头盆不称者,均应行剖宫产术。若不协调宫缩已被控制,但子宫收缩仍弱,则可采用协调性宫缩乏力时加强子宫收缩的方法。

5. 护理

【护理评估】

(1) 病史:通过询问或查阅产前检查记录评估待产妇的年龄、身高、健康史、孕产史、骨盆测量值、胎儿大小、头盆关系、羊水多少等。临产后,重点评估待产妇的休息、睡眠、进食及排泄情况、精神状态,是否高度紧张和恐惧,评估宫缩开始的时间、频率、强度及其对宫缩的耐受程度,评估产妇及家属对分娩方式和新生儿的期望情况。

(2) 身心状况:通过一般体格检查,评估产妇的体重、血压、脉搏、呼吸、神志、精神状态、皮肤弹性等。通过手法触摸或用胎儿电子监护仪监测评估宫缩的节律性、持续时间、间歇时间、宫缩的强度。评估待产妇的自觉症状及行为表现,注意产妇有无烦躁不安、呼痛不已、疲乏无力、肠胀气、尿潴留、焦虑、恐惧等表现。评估胎儿宫内状况,注意观察胎心音变化情况,评估产程进展情况。

协调性宫缩乏力者,产程刚开始时孕妇无特

殊不适,精神好,进食正常,睡眠可,当产程延长或产程进展缓慢,则出现焦虑情绪,睡眠差,进食少,甚至出现肠胀、排尿困难等。孕妇及家属对阴道分娩失去信心,通常要求剖宫产及早结束分娩。

不协调性宫缩乏力者,于临床开始就因腹痛而呼叫不已,烦躁不安。不肯进食、休息差,孕妇显得疲乏无力,拒绝触摸宫缩,胎心音过快或偏慢或不规则,CST检查出现重度变异减速或出现晚期减速。检查发现产程进展缓慢,甚至停滞,孕妇及家属显得紧张、焦虑、恐惧。

(3) 辅助检查:①尿液检查:可出现尿酮(+);②生化检查:可出现 K^+、Na^+、Ca^{2+}、Cl^- 值的改变,CO_2 结合力降低。

【护理诊断】

(1) 疼痛:与宫缩不协调,子宫肌纤维间歇期不完全放松有关。

(2) 疲乏:与产程延长,进食休息差,孕妇体力消耗及水、电解质紊乱等有关。

(3) 有胎儿受伤的危险:与产程延长及不协调性宫缩致胎盘血液循环受阻有关。

(4) 有体液不足的危险:与进食少、产程延长致脱水有关。

(5) 有感染的危险:与产程延长或停滞多次肛查或阴道检查,破水时间长等有关。

(6) 焦虑/恐惧:与产程延长或停滞致分娩压力增加有关。

(7) 潜在并发症:产后出血 与宫缩乏力、不利胎盘剥离娩出及子宫血窦关闭有关。

【护理目标】

(1) 促进待产妇的身心舒适。

(2) 维持水、电解质的平衡。

(3) 增进母体与胎儿的健康。

(4) 不发生感染及产后出血。

【护理措施】

(1) 预防子宫收缩乏力的发生

1) 加强孕期保健:对孕妇进行产前教育,使其了解妊娠、分娩的生理过程;使其掌握临产的征象,避免过早住院待产。定期产前检查,发现异常及时处理。

2) 加强分娩期护理:为孕妇提供舒适、安静的待产环境,允许家人陪伴,以减轻孕妇的焦虑和恐惧心理。护理人员应多陪伴孕妇,并多与其交谈,鼓励她们说出心中的感受,及时回答她们所提出的问题,随时将产程进展情况及胎儿宫内状况告知孕妇与家属,使孕妇心中有数,对分娩充满信心,并鼓励家属为产妇提供心理支持。注意观察待产妇的进食、休息、大小便情况。嘱其进食易消化、富含营养、高热量的半流食物,并多饮水;督促孕妇2~4小时解小便一次,并观察尿量的多少,以免膀胱充盈影响宫缩;指导孕妇宫缩时使用腹部按摩法、放松以及深呼吸等技巧减轻宫缩痛。定时听诊胎心音,摸宫缩,肛查了解宫口扩张、先露下降情况。及时正确描绘产程图,发现异常及时报告医师。

(2) 配合治疗,积极处理:若为协调性宫缩乏力,应协助医师寻找病因,再针对病因进行恰当处理。有明显头盆不称者,应做好剖宫产术前准备。无头盆不称拟定经阴道分娩者,应积极改善孕妇的全身状况,遵医嘱给予哌替啶(潜伏期)或地西泮(活跃期)镇静休息;进食少者,可遵医嘱给予葡萄糖、维生素C静脉滴注,伴酸中毒时,应补充碳酸氢钠溶液。排尿困难者,先行诱导法,无效则采用导尿术以排空膀胱,促进子宫收缩。经镇静、纠酸补液2~4小时后,宫缩未加强,初产妇宫颈开大<4cm,且胎膜未破,可给予肥皂水灌肠,促进肠蠕动,排除粪便及积气,刺激宫缩。如经过上述处理宫缩仍弱,可选用下列方法加强宫缩:

1) 人工破膜:宫口开大3cm或以上,无头盆不称,胎头已衔接者,可行人工破膜。破膜后,胎头直接紧贴子宫下段及宫颈,引起反射性子宫收缩,从而加速产程进展。注意破膜时须检查有无脐带先露,且应在宫缩间歇进行,并观察羊水的性状及羊水量,同时做好记录;破膜后立即听胎心音,现有学者主张胎头未衔接者也可行人工破膜,认为破膜后可促进胎头下降入盆,对此种情况破膜后术者的手指应停留在阴道内,经过1~2次宫缩待胎头入盆后,再将手指取出;并可参考Bishop提出的宫颈成熟度评分法(表10-14-1)估计加强宫缩措施的效果。若孕妇得分在3分及3分以下,人工破膜效果均不好,应采用其他方法;4~6分的成功率约为50%;7~9分的成功率约为80%;9分以上均成功。

2) 遵医嘱静推地西泮10mg:地西泮能使宫颈平滑肌松弛,软化宫颈,促进宫颈扩张。静推地西泮时应注意速度要慢,一般是3~5分钟推完。

3) 静滴催产素:应注意其禁忌证,如:头盆不称;不协调性宫缩乏力;胎位异常;骨盆狭窄;子宫有手术瘢痕;胎儿宫内窘迫。

表 10-14-1　Bishop 宫颈成熟度评分法

指标	分数			
	0	1	2	3
宫口开大(cm)	0	1~2	3~4	5~6
宫颈管消退(%)(未消退为2cm)	0~30	40~50	60~70	80~100
先露位置(坐骨棘水平=0)	-3	-2	-1~0	+1~+2
宫颈硬度	硬	中	软	
宫口位置	后	中	前	

静滴催产素需专人守护,随时调节浓度;宜从小剂量开始使用,即催产素 1~2U 加入 500ml 的液体中,从 8 滴/分开始,根据宫缩进行调整,通常不超过 30 滴/分,对不敏感者,可逐渐增加催产素剂量,但通常不超过 5U/500ml 液体中,维持宫缩间隔 2~3 分钟,持续时间 40~60 秒。密切观察宫缩、胎心音、孕妇的血压及一般情况,若出现不协调性宫缩或出现胎心音异常,孕妇出现水中毒等表现则应停药。经过上述处理后,一般宫缩加强,产程进展顺利,若在观察处理过程中出现胎儿宫内窘迫,经上述处理后,虽宫缩已转为正常,但产程进展不佳,应做好剖宫产的术前准备。若第三产程出现继发性宫缩乏力,无头盆不称应给予静滴催产素加强宫缩,等待自然分娩或行阴道助产术。第二产程,当胎儿前肩娩出时,即给予催产素 10~20 单位肌注或静脉滴注,待胎盘娩出后,可加大宫缩剂剂量,以预防产后出血。在产程观察中应尽量减少肛查次数或避免不必要的阴道检查,须做阴道检查时应严格无菌操作。凡破膜时间>12 小时,总产程>24 小时,肛查或阴道操作多者,应按医嘱给予抗生素预防感染。

不协调性宫缩乏力者,遵医嘱给予哌替啶 100mg 或吗啡 10~15mg 肌注,使孕妇充分休息。耐心细致地向孕妇解释疼痛的原因,指导孕妇采用放松技巧、深呼吸、按摩下腹部等方法减轻疼痛,增加舒适感。将处理方法及时告诉孕妇,并做好解释工作,争取孕妇及家属配合。多数孕妇经镇静处理后均能恢复为正常宫缩。若宫缩仍不协调或伴胎儿窘迫、头盆不称等情况,应及时通知医师,并做好剖宫产手术和抢救新生儿的准备工作。若宫缩已恢复但协调性不强,则采用协调性宫缩乏力时加强子宫收缩的方法。

(3) 提供心理支持,减轻焦虑、恐惧心理:帮助孕妇及家属了解引起宫缩乏力的原因及其对母亲与胎儿的影响,以缓解其焦虑;解释目前发生的状况和处理有关的治疗护理计划,以给予精神上的支持;鼓励待产妇及家属表达出担心及关心的事情,提供减轻疼痛的方法,有利于待产妇身心放松、减轻焦虑,节省体力,应付分娩过程。

【护理评价】
(1) 待产妇能重新获得有效的宫缩型态。
(2) 待产妇自觉疼痛、焦虑、恐惧感减轻,舒适度增加。
(3) 待产妇水电解质平衡,母婴平安度过分娩。
(4) 产妇体温、脉搏、呼吸、血压及血象正常未发生感染及产后出血。

(二) 子宫收缩过强

1. 分类

(1) 协调性子宫收缩过强:子宫收缩的节律性,对称性和极性正常,仅子宫收缩力过强、过频。若产道无梗阻,宫颈在短时间内迅速开全,分娩在短时间内结束,总产程不足 3 小时,称为急产。经产妇多见。

(2) 不协调性子宫收缩过强有两种表现

1) 强直性子宫收缩:并非子宫肌组织功能异常,几乎均是由外界因素引起的宫颈内口以上部分的子宫肌层出现强直性痉挛性收缩。

2) 子宫痉挛性狭窄环:指子宫壁某部肌肉呈痉挛性不协调性收缩所形成的环状狭窄,持续不放松。多在子宫上下段交界处,也可在胎体某一狭窄部,以胎颈、胎腰处常见(图 10-14-1)。

2. 原因　目前尚不十分明确,但与以下因素有关。

(1) 急产多见于经产妇,主要原因是软产道阻力小。

(2) 催产素使用不当,如引产时剂量过大或

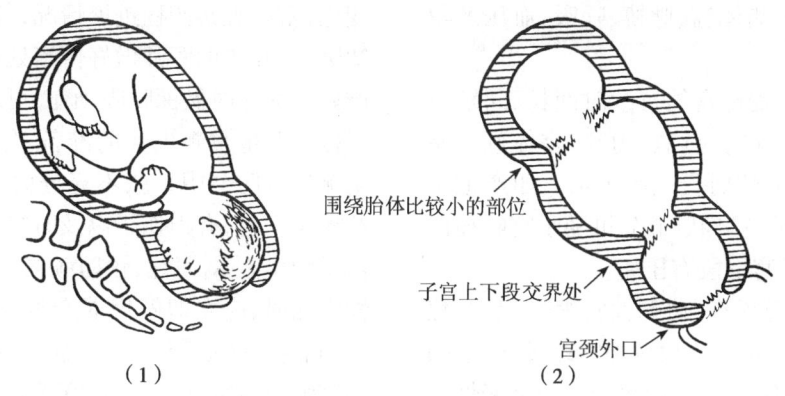

图 10-14-1 子宫痉挛性狭窄环
(1)狭窄环围绕胎颈;(2)狭窄环容易发生的部位

误注宫缩剂,个体对催产素过于敏感等。分娩发生梗阻或胎盘早剥血液浸润子宫肌层等可导致强直性子宫性收缩。

(3) 孕妇过度紧张、过度疲劳以及不适当地应用宫缩剂或粗暴地进行阴道检查,均可引起子宫壁某部肌肉呈痉挛性不协调性宫缩过程。

3. 临床表现

(1) 协调性子宫收缩过强:产妇往往有痛苦面容,大声叫喊。宫缩1~2分钟一次,持续时间达60秒或更长。胎心音听诊可出现加快、减慢或不规则等胎儿缺氧表现。

(2) 强直性子宫收缩:产妇出现持续性腹痛、烦躁不安、拒按。胎方位触诊不清,胎心音听不清,有时可在脐下或平脐处见一环状凹陷,即病理性缩复环,有压痛,可随宫缩而上升,还可出现血尿。

(3) 子宫痉挛性狭窄环:产妇出现持续性腹痛、烦躁不安、宫颈扩张缓慢,胎先露部下降停滞,胎心音时快时慢。阴道检查可触及狭窄环,特点是此环不随宫缩上升。

4. 对母儿影响

(1) 对母体的影响:子宫收缩过强、过频,产程过快,易引起软产道损伤;若有梗阻则可发生子宫破裂危及母体生命。接产时来不及消毒易发生产褥感染。产后子宫肌纤维缩复不良可导致产后出血、胎盘滞留。子宫痉挛性狭窄环虽不是病理缩复环,但因产程延长,产妇疲乏无力也容易致产妇衰竭,手术产机会增多。

(2) 对胎儿及新生儿的影响:强烈而过频的子宫收缩影响子宫胎盘血液循环,易发生胎儿窘迫、新生儿窒息甚至胎死宫内。胎儿娩出过快或产程停滞可引起新生儿颅内出血。如来不及消毒即分娩,易发生新生儿感染。分娩时新生儿若坠地可致骨折、外伤。

5. 处理原则

(1) 急产:凡有急产史的孕妇,在预产期前1~2周不宜外出,可提前住院待产。产程发动时即应做好接生准备,并积极预防母儿并发症。

(2) 强直性子宫收缩:一旦确诊,立即给予宫缩抑制剂。若属梗阻性,应立即行剖宫产术。

(3) 子宫痉挛性狭窄环:仔细寻找原因,及时给予纠正,解除痉挛。根据母儿情况决定分娩方式。

6. 护理

【护理评估】

(1) 病史:认真查阅产前检查记录,了解骨盆及胎儿大小,注意有无头盆不称及妊娠并发症等情况,仔细询问分娩发动的时间、宫缩频率、强度及孕妇的自我感受,注意评估孕妇的精神状态,产程中有无阴道操作及催产素应用等病史,如有催产素的使用,应评估其所用的剂量、每分钟滴数,有无应用禁忌证。

(2) 身心状态:急产者,因孕妇毫无思想准备,突感腹部阵痛难忍显得束手无策,大声叫喊;尤其是在周围没有医务人员及家人的情况下,孕妇极感恐惧,无助,担心胎儿及自身的安危。不协调性宫缩过强使孕妇持续性腹痛,疼痛难忍,显得烦躁不安。因宫颈扩张缓慢、产程长、大声叫喊、躁动等导致体力消耗,使产妇往往出现衰竭的表现。如产道梗阻或不恰当地使用催产素,下腹部可出现病理性收缩环、孕妇自解小便困难或出现血尿等先兆子宫破裂的征象。

(3) 诊断检查

1）一般检查：测体温、脉搏、呼吸、血压及孕妇的一般情况。

2）产科检查：发现宫缩持续时间长、间歇时间短，松弛不良，宫缩时宫内压力高，宫体硬。胎方位不清，胎心音时快时慢或听不清。如产道有梗阻，可在腹部见到一环状凹陷，可随子宫收缩而上升，膀胱充盈，子宫下段有压痛。

3）肛查或阴道检查：协调性宫缩过程，产程进展快，胎头下降迅速。不协调性宫缩过强，宫颈口扩张缓慢，胎头不下降，产程停滞。若痉挛性子宫收缩过强，经阴道检查可触及狭窄环，此环不随宫缩而上升。

4）实验室检查：尿常规检查可出现肉眼或镜下血尿，生化检查可出现电解质紊乱。

【护理诊断】

（1）疼痛　与宫缩过强有关。

（2）焦虑　与担心胎儿及自身安危有关。

（3）有胎儿及新生儿受伤的危险　与宫缩过强、胎盘血液循环受阻，胎儿缺氧；胎儿娩出过快或产程停滞致新生儿颅内出血；急产来不及接生，新生儿坠地等有关。

（4）有组织损伤的危险　与产程过快致软产道裂伤；强直性子宫收缩致子宫破裂有关。

（5）有感染的危险　与产程过快来不及消毒有关。

（6）潜在并发症-出血性休克　与强直性子宫收缩致子宫破裂有关。

【护理目标】

（1）待产妇能应用减轻疼痛的常用技巧来减轻疼痛。

（2）待产妇及家属的焦虑程度减轻或缓解。

（3）不因护理不当而出现胎儿及新生儿损伤。

（4）不因护理不当而出现母体并发症。

【护理措施】

（1）预防宫缩过强所致的母儿损伤

1）有急产史的孕妇提前2周住院待产：叮嘱其不要外出，以防院外分娩造成损伤和意外。加强巡视，一旦出现产兆，应立即转入待产室，并嘱其卧床休息，需解大小便时，先查宫口开大及胎先露下降情况，不可随意去厕所，以防分娩在厕所造成意外伤害。

2）持续评估宫缩，密切观察产程进展：常规监测宫缩的强度、频率、胎心率及母体生命体征的变化，密切观察产程进展情况，若发现异常及时通知医师，并协助医师做好恰当处理。如属急产，教产妇在宫缩时做深呼吸动作，可减缓分娩，提早做好接生及抢救新生儿的准备；分娩时尽可能做会阴侧切以防会阴扩张不充分而发生撕裂，产后仔细检查产道，有损伤予以及时缝合；新生儿按医嘱给予维生素K_1肌注，预防颅内出血。发现不协调性宫缩时，应立即停用催产素或停止阴道检查等一切刺激；按医嘱给予宫缩抑制剂或镇静剂以抑制宫缩或缓解痉挛；根据宫缩恢复情况、胎儿宫内情况、宫口开大情况等选择适当的分娩方式，可经阴道分娩者做好阴道助产及新生儿抢救准备，需剖宫产者应尽快完善术前准备。

（2）缓解疼痛、减轻焦虑：采取支持性措施，促进孕妇舒适，为孕妇提供舒适的待产环境。嘱其左侧卧位，并给予吸氧，以提高血氧含量，减轻胎儿缺氧。多陪伴孕妇并多与其交谈，以分散其注意力；随时向孕妇及家属解释目前的产程进展、胎儿宫内状况及治疗护理计划，以减轻其焦虑程度。指导其深呼吸或采用放松技巧，按摩下腹部及腰骶部以减轻疼痛。帮助孕妇及时拭干身上的汗液，换上干净衣服，以促进其舒适感。

（3）预防感染：对来不及消毒即分娩的产妇，产后常规给予抗生素预防感染，新生儿尽早肌注破伤风抗毒素。产后密切观察子宫复旧、生命体征及伤口情况，发现异常及时处理。

【护理评价】

（1）待产妇及时恢复了正常宫缩型态。

（2）待产妇能正确应用减轻疼痛的技巧。待产妇疼痛、焦虑程度减轻，自诉舒适感增加。

（3）产妇生命体征正常，未出现感染及产后出血征象。

（4）产妇分娩经过顺利，母婴平安。

三、产道异常

产道异常包括骨产道（骨盆）及软产道（子宫下段、宫颈、阴道、会阴）的异常，其中以骨产道异常多见。

（一）骨产道异常

骨盆的形态异常或径线过短，可影响胎儿通过产道，阻碍产程进展，造成梗阻性难产。骨盆狭窄可以是一个径线过短或多个径线过短，也可以是一个平面狭窄或多个平面狭窄，临床上需要综合分析，做出判断。

1. 狭窄骨盆的类型
(1) 扁平骨盆有两种类型
1) 单纯扁平骨盆(simple flat pelvis):骶骨岬向前下突出,使骨盆入口前后径缩短而横径正常(图10-14-2)。

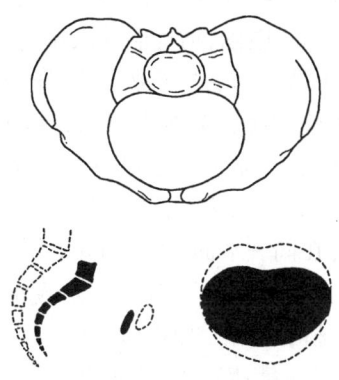

图 10-14-2 单纯扁平骨盆

2) 佝偻病性扁平骨盆:童年患佝偻病,致骨盆变形,骶骨岬向前突出严重,骶骨末端直向后方平伸,失去正常的弯曲度,骨盆入口前后径明显缩短;髂骨外翻,髂棘间径常等于或大于髂嵴间径;坐骨结节外翻,耻骨弓角度增大,骨盆出口横径变宽大(图10-14-3)。

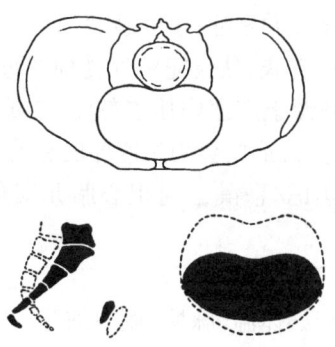

图 10-14-3 佝偻病性扁平骨盆

(2) 漏斗型骨盆:骨盆入口平面各径线均正常,骨盆壁向内倾斜呈漏斗状,中骨盆及出口平面均明显狭窄,坐骨棘间径<10cm,坐骨结节间径<8cm,耻骨弓角度<90℃,出口横径加后矢状径之和<15cm。

(3) 横径狭窄型骨盆:与类人猿型骨盆相似,骨盆各平面横径均短,前后径稍长,骶耻外径值可正常,骶棘间径及髂嵴间径均缩短。

(4) 均小骨盆:保持正常女性骨盆形态,各径线均小于正常值2cm 或更多。

(5) 畸形骨盆:骨盆失去正常的形态和对称性。

2. 分类、临床表现及处理原则
(1) 骨盆入口平面狭窄:见于扁平骨盆、均小骨盆、横径狭窄型骨盆。骶耻外径<8cm,前后径<10cm,对角径<11.5cm。胎头高浮不能如期衔接,胎头跨耻征阳性,或胎头呈不均倾入盆。因前羊水囊受力不均,易发生胎膜早破。因胎头不能入盆,先露部不能紧贴子宫下段及宫颈,可出现继发性宫缩乏力,潜伏期或活跃早期延长。

处理原则
1) 明显头盆不称:骶耻外径<16cm,入口前后径<8.5cm,应在接近预产期或临产后行剖宫产结束分娩。

2) 轻度头盆不称:骶耻外径16～18cm,骨盆入口前后径8.5～9.5cm,足月活胎体重小于3000g,胎心音正常,应在严密监护下试产。若试产2～4小时,胎头仍未入盆,或有胎儿宫内窘迫者,应及时行剖宫产结束分娩。

胎头呈不均倾式嵌入骨盆入口,若前顶骨先嵌入,矢状缝偏后,称前不均倾,需行剖宫产结束分娩;若后顶骨先嵌入,矢状缝偏前,称后不均倾,可能经阴道分娩。

(2) 中骨盆及骨盆出口平面狭窄:见于漏斗骨盆、横径狭窄型骨盆。骨盆测量:中骨盆平面横径<10cm,前后径<10.5cm;出口平面横径<8cm,横径加后矢状径<15cm。阴道检查或肛查:坐骨切迹<2 横指,坐骨棘明显突出,耻骨弓角度≤80°,骶骨弧度呈深或浅弧形,骶尾关节活动度差或尾骨呈鱼钩形。胎头进入骨盆入口平面下降至中骨盆时,胎头俯屈和内旋转受阻,易发生持续性枕横位或枕后位,产程进入活跃晚期及第二产程后进展迟缓,甚至停滞。

处理原则:明显的中骨盆及骨盆出口平面狭窄,不宜试产,应行剖宫产结束分娩。

(3) 三个平面狭窄:多见于均小骨盆。胎儿小,产力好,胎位正常者可借助胎头极度俯屈和变形,经阴道分娩;中等大小以上的胎儿经阴道分娩则有困难。

处理原则:同入口平面狭窄。

(4) 畸形骨盆:因畸形骨盆的种类多,狭窄程度有重有轻,故临床表现也各有不同,可出现类似入口平面,或中骨盆及骨盆出口平面狭窄的表现。

处理:应根据畸形骨盆的种类、狭窄程度、胎儿大小、产力等情况具体分析。若畸形严重、头盆不称明显者,应及时行剖宫产术。

3. 骨盆狭窄对母儿的影响

(1) 对母体的影响:骨盆入口狭窄,影响先露部衔接,易发生胎位异常;临产后胎先露下降受阻,造成继发性子宫收缩乏力,产程延长或停滞;或因子宫收缩过强,出现病理性缩复环进一步发展可致子宫破裂,危及产妇生命。中骨盆狭窄,影响胎头内旋转及俯屈,发生持续性枕后位、枕横位造成难产,胎头长时间嵌顿于产道内压迫软组织,造成组织水肿、坏死,可致生殖道瘘;由于容易发生胎膜早破、产程延长等,阴道检查与手术机会增多,感染发生率高,也容易发生子宫收缩乏力而导致产后出血。

(2) 对胎儿及新生儿的影响:头盆不称容易发生胎膜早破或脐带脱垂,故易发生胎儿窘迫,胎死宫内,新生儿窒息,新生儿死亡;产程延长,胎头受压,缺血缺氧容易发生新生儿颅内出血;产道狭窄,手术助产机会增多,易发生新生儿产伤及感染。

4. 护理

【护理评估】

(1) 病史:询问孕妇幼年有无佝偻病、脊髓灰质炎、脊柱和髋关节结核以及外伤史。若为经产妇,应了解既往有无难产史及其发生原因,新生儿有无产伤史等。

(2) 身心状况:评估本次妊娠的经过及身心反应,了解孕妇是否参加过孕妇学校的系统培训。评估待产妇有无头盆不称的临床表现,如临产后胎头仍未衔接、产程进展缓慢或停滞等,评估宫缩的强弱,产程进展及胎心音。评估孕妇的饮食、休息、大小便情况。

(3) 诊断检查

1) 一般检查:测量身高,若孕妇身高<145cm,应警惕均小骨盆;观察孕妇的体型、步态有无跛足,有无脊柱及髋关节畸形,米氏菱形窝是否对称,有无尖腹及悬垂腹等。

2) 腹部检查:观察腹部形态是纵椭圆形或横椭圆形,通过四步触诊判断胎方位、胎先露是否入盆,尺测宫高、腹围,估计胎儿大小,估计头盆关系,具体方法是:孕妇排空膀胱,仰卧,两腿伸直。检查者将手放在耻骨联合上方,将浮动的胎头向骨盆方向推压,若胎头低于耻骨联合平面表示胎头可以入盆,头盆相称,称为跨耻征阴性;若胎头与耻骨联合在同一平面,表示可疑,为跨耻征可疑阳性;若胎头高于耻骨联合平面则表示头盆明显不称,为跨耻征阳性(图10-14-4)。

3) 骨盆测量:以了解骨盆的大小。

4) B超检查:观察胎先露与骨盆的关系,测量胎头的双顶径、胸径、腹径、股骨长度等估计胎儿大小,并可观察胎儿宫内状况。

【护理诊断/问题】

(1) 有感染的危险　与胎膜早破、产程延长、手术操作等有关。

(2) 有胎儿及新生儿受伤的危险　与胎膜早破、脐带脱垂、胎头长时间受压、手术产等有关。

(3) 潜在并发症:子宫破裂。

(4) 有皮肤、黏膜完整性受损的危险　与胎头长时间嵌顿于产道内压迫软组织,或胎头通过狭窄的耻骨弓,造成会阴过度伸展有关。

(5) 焦虑/恐惧　与担心胎儿安危,害怕手术有关。

【护理目标】

(1) 产妇体温、脉搏、血白细胞正常,不出现

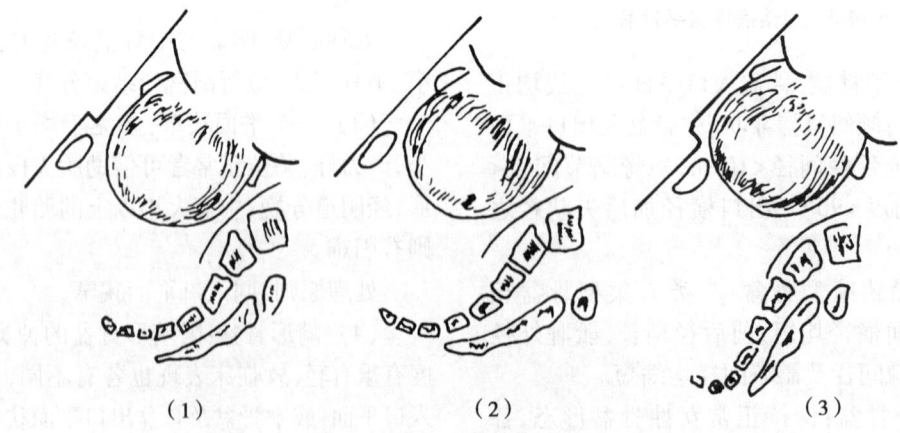

图 10-14-4　检查头盆相称程度
(1)跨耻征阴性;(2)跨耻征可疑阳性;(3)跨耻征阳性

感染征象。

(2) 待产妇平安分娩,母婴健康,无并发症发生。

(3) 待产妇焦虑、恐惧感减轻,能积极配合处理。

【护理措施】

(1) 协助医师处理

1) 对有明显状态头盆不称,不能经阴道分娩者,应向孕妇及家属解释头盆不称对母儿的影响及手术的必要性,取得孕妇及家属同意和配合,并遵医嘱做好其他术前准备。

2) 对相对头盆不称者,遵医嘱在严密监护下试产。在试产过程中要加强护理:

①专人守护,做好心理护理:向孕妇及家属讲清楚阴道分娩的可能性及优点以增强试产信心;认真解答孕妇及家属提出的疑问,随时告之产程进展及目前胎儿状况,以减轻其焦虑情绪。

②保证良好的产力,保证待产妇的营养、休息与睡眠,提供一些减轻疼痛的方法,如按摩下腹部。少做肛查,禁灌肠,禁食固体食物,必要时遵医嘱静脉补充水、电解质及维生素C。试产过程中一般不用镇静、镇痛药物。密切观察宫缩情况,若出现宫缩乏力,胎膜未破者可考虑人工破膜;或静滴催产素,需调出有效宫缩,保证10分钟有3次以上的宫缩且持续时间要≥30秒。

③密切观察胎儿情况及产程进展:勤听胎心音,破膜后立即听胎心音,观察羊水性状,必要时行阴道检查,了解产程进展、有无脐带脱垂。若胎膜已破,而胎头高浮者,应嘱其绝对卧床休息,并抬高臀部,以防脐带脱垂。试产2~4小时,胎头仍未衔接,或伴有胎儿窘迫,应停止试产,通知医师并做好剖宫产的术前准备。

④注意子宫破裂的先兆:在试产过程中应严密观察宫缩的强度及频率,注意子宫下段有无压痛,有无病理性缩复环的出现,发现异常,立即停止试产并及时通知医师,协助医师做好相应处理。

3) 中骨盆狭窄:若宫口已开全,胎头双顶径已达坐骨棘水平或更低,应做好吸引器、产钳等阴道助产的准备及新生儿抢救准备;若胎头未达坐骨棘水平或有胎儿窘迫征象,应做好剖宫产术前准备。

4) 出口平面是产道的最低部位,应在临产前对胎儿大小、头盆关系做充分估计,决定分娩方式,出口平面狭窄不宜试产。若出口横径加后矢状径>15cm,多数可经阴道分娩;两者之和在13~15cm之间者,多数需阴道助产,需做好阴道助产准备,两径之和<13cm,遵医嘱做好剖宫产术前准备。

(2) 预防产道损伤、产后出血及产褥感染:行阴道助产者,常规行会阴侧切并注意保护会阴,以防会阴深度裂伤。胎儿娩出后,及时注射宫缩剂,胎盘娩出后常规按摩子宫以预防产后出血。按医嘱使用抗生素,保持外阴清洁,每日会阴抹洗二次,使用消毒会阴垫并及时更换。胎先露长时间压迫阴道或出现血尿时,应及时留置导尿管,并保持尿管通畅,以防止生殖道瘘。留置导尿管者定期更换引流袋,注意防止尿路感染。密切观察恶露性状、伤口愈合情况,体温、脉搏情况,以便及早发现感染征象。

【护理评价】

(1) 母婴平安度过分娩,无并发症发生。

(2) 产后体温、脉搏、血白细胞正常,伤口愈合良好,无感染征象出现。

(3) 待产妇焦虑、恐惧感减轻,能积极配合治疗与护理。

(二) 软产道异常

软产道异常导致难产者少见,容易被忽视。故应在早孕检查时常规行双合诊检查,了解软产道有无异常,以估计阴道分娩可能性。

1. 外阴异常

(1) 外阴瘢痕、外阴坚韧:因会阴弹性差,可妨碍胎先露下降,可导致严重的会阴裂伤。

(2) 外阴水肿:多见于妊娠期高血压疾病病人。

(3) 外阴静脉曲张:多见于长时间站立工作的经产妇。分娩时破裂易引起出血。

2. 阴道异常

(1) 阴道横隔:横隔多位于阴道上段。在横隔中央或稍偏一侧多有一小孔,易被误认为宫颈外口。阴道横隔可影响胎先露下降。

(2) 阴道纵隔:若伴有双子宫、双宫颈,位于一侧子宫内的胎儿下降,通过该侧阴道娩出时,纵隔被推向对侧,分娩多无阻碍。当阴道纵隔发生于单宫颈时,若纵隔薄可自行断裂,不影响分娩;若纵隔厚可阻碍胎头下降。

(3) 阴道狭窄:由产伤、药物腐蚀、手术感染致使阴道瘢痕挛缩形成阴道狭窄,可阻碍胎头下降。

(4) 阴道尖锐湿疣:妊娠期尖锐湿疣生长迅

速,体积大,范围广泛者可阻碍分娩,容易发生阴道裂伤、血肿及新生儿感染。

3. 宫颈异常

(1) 宫颈外口粘合:妨碍胎头下降、宫口开大。

(2) 宫颈水肿:多见于持续性枕后位或滞产,宫口未开全过早使用腹压,致使宫颈前唇长时间被压于胎头与耻骨联合之间,血液回流受阻引起水肿,影响宫颈口扩张。

(3) 宫颈坚韧:常见于高龄初产妇,宫颈组织缺乏弹性,或精神过度紧张使宫颈挛缩,宫颈不易扩张。

(4) 宫颈瘢痕:宫颈陈旧性损伤,如宫颈锥形切除术后、宫颈裂伤修补术后、宫颈深部电烙术后等所致的宫颈瘢痕,通常于妊娠后可以软化。重者可影响宫颈扩张。

(5) 子宫颈癌:宫颈硬而脆,缺乏伸展性,临产后影响宫颈扩张。

(6) 宫颈肌瘤:生长在子宫下段及宫颈的较大肌瘤,占据盆腔或阻塞于骨盆入口时,影响胎先露部进入骨盆入口。若肌瘤在骨盆入口以上而胎头已入盆肌瘤不阻塞产道。

4. 护理

【护理评估】

(1) 病史:询问孕妇孕前有无外阴、阴道、宫颈的手术史,怀孕早期有无进行双合诊检查及检查结果有无异常发现。

(2) 身心状况:临产后仔细评估宫缩强弱,产程进展情况,如出现产程进展缓慢,甚至停滞,应仔细查找原因,以及早发现软产道异常,评估产妇的精神状态,对分娩方式的渴求等。

(3) 诊断检查:①一般检查:注意外阴的发育情况,观察外阴有无瘢痕、水肿、静脉曲张等情况,评估会阴的弹性程度。②肛查或阴道检查:注意阴道有无横隔、纵隔及隔的厚薄情况,阴道是否狭窄,阴道内有无赘生物、宫颈的弹性、宫颈厚薄、宫颈有无水肿等。

【护理诊断及护理目标】
同骨产道异常。

【护理措施】

(1) 协助医师做好相应处理

1) 外阴异常:外阴瘢痕、外阴坚韧在妊娠后多能变软,如影响分娩,可行会阴切开术,严重者宜行剖宫产术,以防会阴严重裂伤;外阴水肿,在分娩前可用50%硫酸镁湿热敷,每日2～3次,每次20分钟,如已临产,可在消毒下针刺放液,产后注意会阴护理,预防感染。外阴静脉曲张者,行会阴切开术时尽量避开曲张静脉,切开后及时缝扎血管,以减少出血。

2) 阴道异常:①阴道横隔、纵隔:当隔膜较薄时,可因先露扩张和压迫自行断裂,隔膜过厚影响胎儿娩出时,可给予切开;如阴道横隔位置过高且过厚,则需遵医嘱做好剖宫产手术的术前准备。②阴道狭窄:阴道狭窄,位置低或瘢痕小者可行大的会阴切开术,经阴道分娩;位置高,范围广者,宜行剖宫产术。③阴道尖锐湿疣:为预防新生儿感染,宜行剖宫产术。

3) 宫颈异常:①宫颈外口粘合:当宫颈管已消失,宫口却不扩张,仍为一很小的孔,通常用手指稍加力分离粘合的小孔,宫颈口即可在短时间内开全,但有时为使宫口开大,需行宫颈切开术。②宫颈水肿:抬高待产妇臀部,减轻胎头对宫颈的压力;或遵医嘱用1%的普鲁卡因或0.5%～1%的利多卡因10ml加海俄辛0.3mg做宫颈四点注射(3、6、9、12点);或静脉推地西泮10mg镇静。经上述处理观察2～4小时,宫口不继续开大,宜行剖宫产术。③宫颈坚韧:遵医嘱静推地西泮;或用1%普鲁卡因或0.5%～1%的利多卡因10ml行宫颈封闭,严密观察产程进展,若无效,应行剖宫产术。④子宫颈癌:若经阴道分娩可发生大出血、裂伤、感染及癌扩散的危险,故不应经阴道分娩,宜行宫体剖宫产术,术前给抗生素预防感染,术后给予放射治疗。⑤宫颈肌瘤:若阻碍胎头入盆或胎头下降,宜采用剖宫产术。

(2) 提供心理支持:随时让孕妇了解目前产程进展及胎儿宫内健康状况,及时解答孕妇所提出的疑问,以减轻孕妇的焦虑情绪。需行剖宫产者,应向孕妇解释手术的原因,争取孕妇及家属的配合。拟定阴道分娩者,向孕妇及家属讲清楚阴道分娩的可能性及优点,以增强其信心。

(3) 严密观察胎儿情况及产程进展:勤听胎心音,勤摸宫缩,定时肛查,以了解产程进展情况,发现异常及时通知医师查看,并做出相应处理。经阴道分娩者,做好阴道助产及抢救新生儿的准备。

(4) 促进产妇健康舒适,防止并发症:给予待产妇足够的营养、水分、休息和睡眠,提供减轻疼痛的技巧,必要时给予静脉补液。胎儿娩出后,宫底注射催产素,胎盘娩出后,及时按摩子宫,缝合会阴伤口以减少产后出血。有阴道操作者,遵医嘱给予抗生素预防感染。产后保持会阴清洁,注意观察体温、脉搏变化及伤口愈合情况。

四、胎位异常

胎位异常是造成难产的常见因素之一。分娩时枕前位(正常胎位)约占90%,而胎位异常约占10%,其中胎头位置异常居多,约占6%~7%,胎产式异常的臀先露约占3%~4%,肩先露已少见。

(一) 持续性枕后位、枕横位

在分娩过程中,胎头以枕后位或枕横位衔接,在下降过程中,胎头枕部因强有力宫缩,大多数能向前转135°或90°呈枕前位而自然分娩。若胎头枕骨持续不能转向前方,直至分娩后期仍然位于母体骨盆的后方或侧方,致使分娩发生困难者,称为持续性枕后位(persistent occipitoposterior position)或持续性枕横位(persistent occipitotransverse position)。

1. 原因

(1) 骨盆狭窄:常见于漏斗形骨盆或横径狭窄型骨盆。这类骨盆的特点是入口平面前半部较狭窄,不适合胎头枕部衔接,后半部较宽。胎头容易以枕后位或枕横位衔接。这类骨盆常伴有中骨盆狭窄,影响胎头内旋转,而呈持续性枕后位或枕横位。

(2) 胎头俯屈不良:以枕后位衔接,胎儿脊柱与母体脊柱接近,不利于胎头俯屈,前囟成为胎头的最低点,遇到盆底的阻力而转向骨盆的前方,枕部则转向骨盆的后方或侧方,形成持续性枕后位或枕横位。

(3) 其他:子宫收缩乏力、前置胎盘、前壁子宫肌瘤、复合先露、胎儿过大、胎儿发育异常、膀胱过度充盈均影响胎头俯屈及内旋转,而形成持续性枕后位或枕横位。

2. 临床表现　因先露部不能紧贴宫颈及子宫下段,常导致宫缩乏力及产程进展缓慢;因枕骨持续位于骨盆后方压迫直肠,产妇自觉肛门坠胀及排便感,过早屏气用气;过早使用腹压易导致宫颈前水肿、胎头水肿、产妇疲劳,影响产程进展,常致活跃期停滞或第二产程延长。

3. 对母儿的影响

(1) 对母体的影响:因产程延长,常需手术助产,易发生软产道损伤,增加产后出血及感染的机会。若胎头长时间压迫软产道,可发生缺血坏死脱落,形成生殖道瘘。

(2) 对胎儿的影响:由于第二产程延长和手术助产的机会增多,常引起胎儿窘迫和新生儿窒息。

4. 护理

【护理评估】

(1) 病史:仔细查阅产前检查记录,了解骨盆大小,注意有无骨盆狭窄。

(2) 身心状况:评估宫缩的强、弱,产程进展情况,胎儿宫内健康状况,胎儿大小、胎方位,注意产妇有无肛门坠胀及排便感,有无过早屏气用力、宫颈水肿等表现,评估膀胱充盈情况,待产妇的精神状况、心理感受。

(3) 诊断检查

1) 腹部检查:在宫底部触及胎臀,胎背偏向母体的后方或侧方,在对侧可明显触及胎儿肢体,胎心音在脐下偏外侧听得最清楚。

2) 肛查或阴道检查:当宫口部分开大或开全时,肛查感到盆腔后部空虚;胎头矢状缝在骨盆斜径上,前囟在骨盆的左(右)前方;后囟即枕部在骨盆左(右)后方,提示为枕后位。胎头矢状缝位于骨盆横径上,后囟在骨盆的左(右)侧方,则为枕横位。阴道检查耳郭朝向骨盆后方为枕后位,耳郭朝向骨盆侧方为枕横位。

3) B超:可以探测胎头的位置,判断胎方位。

【护理诊断/问题】

(1) 焦虑/恐惧　与产程延长、担心胎儿安危、害怕手术有关。

(2) 有胎儿受伤的危险　与产程延长、阴道助产有关。

(3) 有软产道损伤的危险　与第二产程延长、阴道助产有关。

(4) 有感染的危险　与产程延长、肛查次数多、阴道检查及手术助产有关。

(5) 潜在并发症—产后出血　与继发性宫缩乏力有关。

【护理目标】

(1) 待产妇焦虑、恐惧感减轻。

(2) 母婴平安,无并发症发生。

【护理措施】

(1) 加强分娩期的监护与护理,减少母儿并发症

1) 第一产程:严密观察产程,注意胎头下降、宫颈扩张程度、宫缩强弱及胎心音情况。保持待产妇良好的营养状况与休息,维持水、电解质平衡,必要时给予补液,指导产妇朝向胎背的对侧方向侧卧,以利胎头枕部转向前方。嘱产妇不要过早屏气用气,以免引起宫颈前唇水肿及体力消耗。若宫缩不强,应遵医嘱尽早静滴催产素以加强宫缩。若出现宫颈水肿,可遵医嘱行宫颈封闭,宫颈封闭后2小时内可不必加强宫缩,以免加重水肿。督促产妇及时排空膀胱,以免影响胎头下降及宫缩。指导产妇运用呼吸、按摩及放松技巧以减轻疼痛所引起的不适,给予吸氧。若发现产程停滞、胎头位置较高或出现胎儿窘迫现象,应及时通知医师查看,并做好剖宫产术的术前准备。

2) 第二产程:严密观察宫缩、胎头下降及胎心音情况,给予产妇持续吸氧,并指导其正确向下屏气用力,帮助其擦干身上的汗液,以增加舒适感。若发现宫缩减弱,应及时给予静滴催产素。若第二产程进展缓慢,初产妇已近2小时,经产妇已近1小时,或出现胎儿窘迫征象,应立即通知医师行阴道检查,以尽早结束分娩。若胎头双顶径已达坐骨棘水平或更低时,可协助医师行手法转位,将胎头枕部转向前方,使矢状缝与骨盆出口前后径一致,或自然分娩,或阴道助产。若转成枕前位困难,可向后转成正枕后位,再行产钳助产,但需做较大的会阴侧切,以免造成会阴裂伤;若胎头双顶径在坐骨棘平面以上,应尽快完善剖宫产术前准备,以剖宫产结束分娩。拟经阴道分娩者做好阴道助产及新生儿抢救准备,新生儿出生后正确给予 Apgar 评分并仔细检查有无产伤。

3) 第三产程:胎儿娩出后立即注射宫缩剂,胎盘娩出后仔细检查胎盘、胎膜的完整性,若有缺损及时行宫腔探查,以防发生产后出血,有软产道裂伤者,及时修补。凡行手术助产及有软产道裂伤者遵嘱给予抗生素预防感染。

(2) 提供心理支持:多与产妇交谈,鼓励其说出心中的感受,及时回答产妇及家属所提出的问题,及时提供产程进展及胎儿宫内状况的信息,以减轻其焦虑情绪。如需剖宫产及阴道助产者,应向产妇及家属解释手术的理由及其必要性;向产妇及家属介绍医院的设备条件及技术水平使其对手术的安全性不必太担心。

【护理评价】

(1) 产妇自诉焦虑、恐惧程度已减轻。

(2) 产妇已顺利通过分娩,无并发症发生,新生儿健康。

(二) 高直位、前不均倾位

胎头以不屈不仰姿势衔接于骨盆入口,其矢状缝与骨盆入口前后径一致,称为高直位(sincipital presentation)。发生率约为1.08%。胎头枕骨靠近耻骨联合者为高直前位;胎头枕骨靠近骶岬者为高直后位。枕横位的胎头(矢状缝与骨盆入口横径一致),若以前顶骨先入盆,称为前不均倾位,发生率约为0.39%~0.78%。

1. 临床表现

(1) 高直位:由于临产后胎头不俯屈,胎头进入骨盆入口的径线增大,胎头迟迟不衔接,使胎头不下降或下降缓慢,宫颈扩张也缓慢,致使产程延长,常感耻骨联合部位疼痛。

(2) 前不均倾位:因胎头迟迟不能入盆,宫颈扩张缓慢或停滞,使产程延长。前顶骨紧嵌于耻骨联合后方压迫尿道及宫颈前唇。导致尿潴留、宫颈前唇水肿及胎膜早破,胎头受压过久,可出现胎头水肿。

2. 诊断检查

(1) 腹部检查

1) 高直前位时:胎背靠近腹前壁,不易触及胎儿肢体,胎心位置稍高在腹中部听得最清楚。高直后位时,胎儿肢体靠近腹前壁,有时在耻骨联合上方可清楚地触及胎儿下颏。

2) 前不均倾位:在临产早期,于耻骨联合上方扪到胎头前顶部。随产程进展,胎头继续侧屈使胎头与胎肩折叠于骨盆入口处,于耻骨联合上方只能触到一侧胎肩而触不到胎头。

(2) 阴道检查

1) 高直位时:发现胎头矢状缝与骨盆前后径一致,前囟在耻骨联合后,后囟在骶骨前,为高直后位,反之为高直前位。

2) 前不均倾位时:胎头矢状缝在骨盆入口横径上,向后移靠近骶岬。前顶骨紧紧嵌在耻骨联合后方,致使骨盆腔后半部空虚。

(3) B超:高直位时,可探清胎头双顶径与骨盆入口横径一致,胎头矢状缝与骨盆入口前后径一致。

3. 护理 严密观察产程进展,若在观察过程中发现胎头迟迟不能入盆、宫颈扩张缓慢、产程延长等异常表现,应及早通知医师,并协助医师仔细检查。若诊断为高直后位或前不均倾位,应遵医嘱尽快完善术前准备,以剖宫产结束分娩。若诊断为高直前位,应遵医嘱给予试产,加强宫缩促使胎头俯屈,胎头转为枕前位可经阴道分娩或助产。对试产的具体护理措施详见骨产道异常护理。

(三) 臀先露

臀先露(breech presentation)是最常见的异常胎位,约占足月分娩总数的3%~4%,因为胎头比胎臀大,且分娩时后出胎头无明显变形,故易致分娩困难,加之脐带脱垂较多见,围产生死亡率是枕先露的3~8倍。

1. 原因　尚不十分明确,可能与下列因素有关。

(1) 胎儿在宫内活动范围过大:羊水过多、经产妇腹壁松弛以及早产儿羊水相对偏多,胎儿易在宫腔内自由活动形成臀先露。

(2) 胎儿在宫内活动范围受限:子宫畸形、胎儿畸形(如脑积水、无脑儿等)、双胎及羊水过少等,易发生臀先露。

(3) 胎头衔接受阻:狭窄骨盆、前置胎盘、肿瘤阻塞盆腔等,易发生臀先露。

2. 临床分类　根据两下肢所取的姿势分为:

(1) 单臀先露:胎儿双髋关节屈曲,双膝关节直伸,以臀部为先露,最多见。

(2) 完全臀先露或混合臀先露:胎儿双髋关节及膝关节均屈曲,犹如盘膝坐,以臀部和双足为先露较多见。

(3) 不完全臀先露:以一足或双足、一膝或双膝,或一足一膝为先露,膝先露是暂时的,产程开始后转为足先露。较少见。

3. 临床表现　孕妇常感肋下有圆而硬的胎头,由于胎臀不能紧贴子宫下段及宫颈,常导致子宫收缩乏力,宫颈扩张缓慢,致使产程延长。

4. 对母儿影响

(1) 对母体的影响:因胎臀形状不规则,不能紧贴子宫下段及宫颈,易发生胎膜早破或继发性宫缩乏力,使产褥感染,产后出血增多。若宫口未开全强行牵引,易致宫颈裂伤。

(2) 对胎儿的影响:因易发生胎膜早破、脐带脱垂、脐带受压,可致胎儿窘迫甚至死亡。后出胎头困难可发生新生儿窒息。臀位娩出助产时易发生新生儿产伤如上肢骨折、臂丛神经损伤等。

5. 处理原则

(1) 妊娠期:若妊娠30周后仍为臀先露应予以纠正。

(2) 分娩期:应根据产妇年龄、胎产次、骨盆大小、胎儿大小、胎儿是否存活、臀先露类型以及有无合并症,于临产初期作出正确判断,决定分娩方式。

选择性剖宫产的指征:骨盆狭窄、软产道异常、胎儿体重大于3500g、胎儿窘迫、高龄初产、有难产史、不完全臀先露。

6. 护理

【护理评估】

(1) 病史:了解孕产史,查阅产前检查资料,评估胎儿大小、胎先露、胎方位,注意有无羊水过多、前置胎盘、盆腔肿瘤等,在分娩过程中,仔细评估宫缩强度及频率,评估胎头下降及宫口开大情况,评估胎儿宫内状况。

(2) 身心状况:因臀先露不能紧贴子宫下段及宫颈,易发生宫缩乏力致胎先露下降缓慢,产程延长。产妇因产程延长、疲乏易失去分娩信心而产生急躁情绪;因臀先露易发生胎膜早破、脐带脱垂,后出胎头困难易发生新生儿窒息;助产易发生新生儿损伤,担心胎儿的安危,而对未知的分娩结果感到十分焦虑,常表现出烦躁不安、哭泣、流泪。

(3) 诊断检查

1) 腹部检查:于子宫底部可触及圆而硬、有浮球感的胎头,于耻骨联合上方可触及宽而软的胎臀,或者不规则的肢体,胎心在脐上方左或右侧听得最清楚。

2) 肛门检查:触及软的胎臀及不规则的肢体。

3) 阴道检查:如宫口开大,可查到胎臀、肛门、外生殖器及胎足。

4) B超:可确定胎位。

【护理诊断/问题】

(1) 焦虑　与担心胎儿安危有关。

(2) 有胎儿受伤的危险　与脐带脱垂、后出胎头困难、新生儿产伤有关。

(3) 有软产道损伤的危险　与宫口未开全强行牵拉有关。

(4) 潜在并发症—产后出血　与软产道裂伤或宫缩乏力有关。

(5) 有感染的危险　与胎膜早剥或手术操作有关。

【护理目标】

(1) 产妇焦虑程度减轻。

(2) 母儿平安度过分娩期,无并发症发生。

【护理措施】

(1) 矫正胎位:妊娠期加强产前检查,及早发现异常胎位,于妊娠30周前,臀先露多能自行转为头先露,若妊娠30周后仍为臀先露应予以矫正,常用的矫正方法有:

1) 胸膝卧位:让孕妇排空膀胱,松解裤带,按如图10-14-5所示姿势,每日2次,每次15分钟,连续做1周后复查。这种姿势可使胎臀退出盆腔,借助胎儿重心的改变,使胎头与胎背所形成的弧形顺着宫底弧面滑动完成。

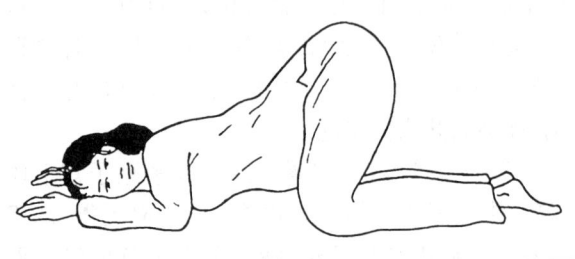

图10-14-5 膝胸卧位

2) 激光照射或艾灸至阴穴:用艾灸或激光照射两侧至阴穴(足小趾外侧,距趾甲角1分处),每日1次,每次15~20分钟,5次为一疗程。

3) 外倒转术:应用上述矫正方法无效者,于妊娠32~34周时,可行外倒转术,因有发生胎盘早剥、脐带缠绕等严重并发症的可能,应用时要慎重,术前半小时口服舒喘灵4.8mg。行外倒转术时,最好在B型超声监测下进行。孕妇平卧,露出腹壁。查清胎位,听胎心率。步骤包括松动胎先露部(两手插入先露部下方向上提拉,使之松动),转胎(两手把握胎儿两端,一手将胎头沿胎儿腹侧轻轻向骨盆入口推移,另手将胎臀上推,与推胎头动作配合,直至转为头先露)。动作应轻柔,间断进行。若术中或术后发现胎动频繁而剧烈、胎心率异常,应停止转动并退回原胎位并观察半小时。

(2) 产程处理:若经过上述矫正处理后无效,则应提前1周住院待产,在待产过程中嘱其多卧床休息,以防胎膜早破,密切注意产兆,若出现宫缩或发生破水,应及时通知医师,拟行剖宫产术,迅速完善术前准备,拟经阴道分娩者,用平车将其转入待产室,按下列措施进行护理。

1) 第一产程:指导产妇宜采取左侧卧位,不宜站立走动。已破膜者,绝对卧床休息,并抬高臀部。少做肛查,禁忌灌肠,尽量避免胎膜破裂,一旦胎膜破裂,立即听胎心音,若胎心音异常及时通知医师,行肛查,必要时行阴道检查,了解有无脐带脱垂。若有脐带脱垂,胎心音尚好,宫口未开全,为抢救胎儿,应立即完善术前准备,以剖宫产结束分娩。若无脐带脱垂,应严密观察胎心音、产程进展及宫缩情况。出现宫缩乏力,应遵医嘱加强宫缩。当宫口开大4~5cm时,胎足即可经宫口脱出至阴道,为了使宫颈及阴道充分扩张,应进行"堵臀"处理,常规消毒后当宫缩时用无菌巾以手掌堵住阴道口,让胎臀下降,避免胎足先下降,待宫口及阴道充分张后才能让胎臀娩出。此法有利于后出胎头的顺利娩出。在堵臀的过程中应每隔10~15分钟听一次胎心音,并注意宫口是否开全,宫口已开全再堵易引起胎儿窘迫或子宫破裂。宫口近开全时及时通知医师,并做好接产和抢救新生儿窒息的准备。

2) 第二产程:接产前,给予导尿以排空膀胱,初产妇常规行会阴侧切术,经产妇应根据胎儿大小、会阴条件等决定是否行侧切术。分娩方式有3种:①自然分娩:胎儿自然娩出,不作任何牵拉,极少见,仅见于经产妇、胎儿小、宫缩强、产道正常者;②臀助产术:当胎臀自然娩出至脐部后,胎肩及后出胎头由接产者协助娩出,脐部娩出后,一般应在2~3分钟娩出胎头,最长不能超过8分钟;③臀牵引术:胎儿全部由接产者牵拉娩出,此种方法对胎儿损伤大,不宜采用。

3) 第三产程:产程延长易并发宫缩乏力性出血。胎盘娩出后,应注射催产素,防止产后出血。行手术操作及有软产道损伤者及时缝合,并遵医嘱给予抗生素预防感染。产后密切观察子宫复旧及恶露情况,注意生命体征变化,保持会阴清洁。

(3) 提供心理支持,促进母体舒适

1) 孕期发现臀先露,向孕妇讲解臀先露对母儿的影响,争取配合以便及时矫正胎产式。

2) 如矫正失败,让孕妇也不必过分担心,根据孕母情况、胎儿大小及有无并发症,建议采取适当的分娩方式,也不会造成严重后果。

3) 如需剖宫产,须向孕妇及家属讲解剖宫产的必要性及安全性。

4) 拟经阴道分娩,在分娩期应多陪伴产妇,多与其交谈,鼓励说出心中的感受,及时回答产妇及家属所提出的问题,及时告知产程进展及胎儿宫内健康状况,以减轻其焦虑、恐惧情绪。对所进行的操作、处理给予必要的解释。鼓励家属陪伴。指导孕妇采用深呼吸、放松及按摩腹部等方法以减轻疼痛感,促进其舒适。

5)臀先露阴道分娩者,由于受产道挤压,可出现足、臀、外生殖器水肿、淤血等情况,应向产妇及家属解释清楚这只是暂时现象,由压迫所致,不必担心。

【护理评价】

(1)产妇焦虑情绪已减轻或缓解。

(2)产妇已顺利通过分娩,没有发生并发症。

(3)新生儿健康。

(四)肩先露

胎体纵轴与母体纵轴相垂直为横产式,胎体横卧于骨盆入口之上,先露为肩者称肩先露(shoulder presentation)。约占妊娠足月分娩总数的0.1%~0.25%,是对母儿最不利的胎位。临床分为肩左前、肩左后、肩右前、肩右后4种胎方位。发生原因与臀先露相同。

1. 临床表现　先露部胎肩不能紧贴子宫下段及宫颈,宫颈缺乏直接刺激,容易发生宫缩乏力;胎肩对宫颈压力不均,易发生胎膜早破。破膜破后羊水迅速外流,胎儿上肢或脐带容易脱出,导致胎儿窘迫甚至死亡。随着宫缩不断加强,胎肩及胸廓一部分被挤入盆腔内,胎体折叠弯曲,胎颈被拉长,上肢脱出于阴道口外,胎头和胎臀仍被阻于骨盆入口上方,形成嵌顿性或称忽略性肩先露(neglected shoulder presentation)。子宫收缩继续加强,子宫上段越来越厚,子宫下段被动扩张越来越薄,由于子宫上下段肌壁厚薄相差悬殊,形成环状凹陷,并随子宫收缩逐渐升高,甚至可以高达脐上,形成病理缩复环(pathologic retraction ring),是子宫破裂的先兆,若不及时处理,将发生子宫破裂。

2. 处理原则

(1)妊娠期:妊娠后期发现肩先露应及时矫正。矫正失败提前住院。

(2)分娩期:根据胎产式、胎儿大小、胎儿是否存活、宫颈扩张程度、胎膜是否破裂,有无并发症等决定分娩方式。

3. 护理

【护理评估】

(1)病史:查阅产前检查记录,了解孕产史,评估胎产式、胎先露、胎儿大小、胎儿宫内健康状况,注意有无羊水过多、前置胎盘、盆腔肿瘤等。

(2)身心状况:可出现胎膜已破、宫缩乏力、胎儿上肢及脐带脱垂等表现,严重者可出现先兆子宫破裂,甚至出现子宫破裂的症状和体征,产妇因担心胎儿安危,而表现出焦虑的情况,如胎儿已死,则表现出哭泣等悲伤情绪。

(3)诊断检查

1)腹部检查:子宫呈横椭圆形,子宫横径宽,子宫底低于妊娠周数,在母腹一侧可触及胎头,另一侧可触到胎臀,耻骨联合上方空虚,胎背朝向母体腹前壁为肩前位,胎儿肢体朝向母体腹前壁为肩后位,胎心音在脐周两侧最清楚。

2)肛门检查及阴道检查:胎膜未破者,因胎先露部浮动在骨盆入口上方,肛查不易触及;若胎膜已破、宫口已扩张者,阴道检查可触到肩胛骨或肩峰、肋骨及腋窝,腋窝的尖端指向头端,据此可确定胎方位,有时可触及搏动的脐带或脱出的胎手,可用握手法监别胎儿左手或右手。

3)B超:能准确探清肩先露,并能确定具体胎方位。

【护理诊断/问题】

(1)焦虑　与担心胎儿安危有关。

(2)预感性悲伤:与脐带脱垂、胎心音改变有关。

(3)有胎儿受伤的危险　与可能出现的脐带脱垂、忽略性肩先露有关。

(4)有感染的危险　与胎膜早破,胎儿上肢脱出及手术操作有关。

(5)潜在并发症:子宫破裂　与处理不当,处理不及时有关。

(6)潜在并发症:产后出血　与继发性宫缩乏力、软产道撕裂等有关。

【护理目标】

(1)产妇焦虑情绪减轻。

(2)产妇能顺利度过悲伤期。

(3)不因护理不当,而出现胎儿窒息或死亡。

(4)产妇不出现感染征象。

(5)待产妇能顺利通过分娩过程,不发生并发症。

【护理措施】

(1)妊娠期:妊娠后期发现横位及时予以矫正。可采用胸膝卧位、艾灸或激光照射至阴穴;无效者,应行外倒转术转成头先露,并包扎腹部以固定胎位;若外倒转术失败,应提前住院待产,于临产前行剖宫术。在等待剖宫产期间,应嘱病人卧床休息,少活动,避免发生胎膜早破;加强巡视,密切注意产兆,注意胎心音。如出现宫缩或有胎儿窘迫征象,或出现胎膜破裂,应立即听胎心音,并抬高臀部。出现上述情况,应立即通知医师,并尽快完善剖宫产术前准备以剖宫产结束妊娠。

（2）分娩期:根据产妇及胎儿状况,采取相应的处理及护理措施。临产后,胎膜未破或破膜不久,胎儿存活者,应立即行剖宫产术。经产妇,若宫口开大5cm以上,破膜不久,羊水未流尽,可在乙醚麻醉下行内倒转术,转成臀先露,待宫口开全助产娩出。若胎儿已死亡,无先兆子宫破裂征象,应于宫口近开全时,在乙醚麻醉或静脉麻醉下行断头或碎胎术。如出现先兆子宫破裂或已经破裂,无论胎儿存活与否,均应行剖宫产术。

因肩先露除死胎及早产儿胎体可折叠娩出外,足月活胎不可能经阴道娩出,故临床上绝大多数均是以剖宫产结束分娩。死胎拟定经阴道分娩时,应严密观察宫缩强度及频率,注意有无先兆子宫破裂的征象。

（3）提供心理支持:应向孕妇家属讲解肩先露对母儿的危害性,以引起重视,积极配合处理;向孕妇及家属解释,虽然肩先露对母儿有较大的威胁性,但只要予以重视,提前住院待产,在临产前结束分娩对母儿影响并不大,以减轻其焦虑情绪。对孕期未进行过产前检查,因临产后,出现异常情况（如脐带脱垂、胎儿上肢脱垂等）而急诊入院者,这时胎儿绝大部已死亡,护理人员应多陪伴产妇,多与其交谈,鼓励家属陪伴,让她们面对现实,帮助她们尽快度过悲伤期。

（4）产后注意观察子宫复旧及阴道流血情况,注意生命体征变化,注意伤口愈合情况,遵医嘱给予抗生素预防感染,发现异常及时通知医师查看,并协助处理。

【护理评价】

（1）孕妇焦虑情绪已减轻。

（2）产妇已顺利通过分娩,没有发生并发症。

（3）胎儿健康娩出。

（4）产后生命体征平稳,未发生产后出血及产褥感染。

（五）面先露

面先露（face presentation）多于临产后发现,因胎头极度仰伸,使胎儿枕部与胎背接触。面先露以颏骨为指示点,有颏左前、颏左横、颏左后、颏右前、颏右横、颏右后6种胎位,以颏左前及颏右后位较多见,经产妇多于初产妇,发生率约为2‰。

【护理评估】

1. 身心状况　颏前位时,因胎儿颜面部不能紧贴子宫下段及宫颈,常引起子宫收缩乏力,致使产程延长,颜面部骨质不易变形,容易发生会阴裂伤。颏后位时可发生梗阻性难产,如处理不及时,可导致子宫破裂,危及母儿生命。因产程延长、处理检查机会增多、体力消耗,使产妇对分娩失去信心,担心自身及胎儿安全,常表现出烦躁不安,对检查、处理不合作。因胎儿面部受压变形,颜面皮肤青紫、肿胀,尤以口唇明显,影响吸吮,严重时可发生会厌水肿影响吞咽,新生儿出生后会保持仰伸姿势达数日之久;产妇及家属对此不了解,以为是畸形,常表现出悲伤情绪,甚至不愿意接受新生儿。

2. 诊断检查

（1）腹部检查:因胎头极度仰伸入盆受阻,胎体伸直,宫底位置较高。颏前位时,在母体前壁容易扪及胎儿肢体,胎心音在胎儿肢体侧的下腹部听得清楚。颏后位时,在耻骨联合上方可触及胎儿枕骨隆突与胎背之间有明显的凹沟,胎心遥远而弱。

（2）肛查及阴道检查:可触到高低不平、软硬不均匀的颜面部,若宫口开大时,可触及胎儿口、鼻及眼眶。

（3）B超:可以明确面先露并能探清胎位。

【护理诊断/问题】

1. 焦虑　与担心自身及胎儿安危有关。

2. 潜在胎儿受伤　与产程延长、胎儿面部受压变形有关。

3. 潜在并发症:子宫破裂。

【护理目标】

1. 产妇焦虑情绪减轻或缓解。

2. 胎儿受伤的危险性降低。

3. 能及时发现面先露,不发生子宫破裂。

【护理措施】

1. 严密观察　在入院评估做腹部检查时,若在母体腹前壁触及胎儿肢体,或在耻骨联合上方触及胎儿枕骨隆突与胎背之间有明显凹沟;肛查时触到高低不平、软硬不均的先露部,应考虑为面先露。应及时通知医师查看,以确定其胎方位并决定分娩方式。

2. 护理措施　按不同的分娩方式,采取相应的护理措施,颏前位时,若无头盆不称,产力良好,有可能经阴道分娩。颏后位,除经产妇、骨盆正常、胎儿小且产力强可能经阴道分娩外,均应行剖宫产术结束分娩。拟定剖宫产者,应遵医嘱完善术前准备。拟经阴道分娩者,应严密观察宫缩的强度及频率、胎先露下降,宫口开大及胎心音变化情况,注意有无先兆子宫破裂的征象,发现异常及时通知医师,并做好剖宫产手术的术前准备。

3. 产后新生儿护理　因胎儿面部受压变形,颜面皮肤青紫、肿胀,新生儿出生后应注意保持局部皮肤清洁,防止皮肤破损,若有皮肤破损,局部可涂1%甲紫。吸乳困难者,可指导产妇将乳汁挤出后,用小匙喂养;吞咽困难者,可用鼻饲法或静脉输液为新生儿补充营养。

4. 加强心理护理　多与产妇交谈,鼓励产妇说出心中的感受,鼓励家人多陪伴以给予精神支持;及时向产妇提供产程进展及胎儿宫内健康的信息以减轻其焦虑程度。新生儿出生后,若颜面部皮肤有青紫、肿胀现象,应及时向产妇及家属解释:这是由于胎儿面部在产道受压变形所致,只是暂时现象,会自然消退,不必担心。新生儿出生后胎头处于仰伸姿势,应向产妇讲清楚这是由于胎儿过度仰伸所致,不是畸形,数天后会恢复正常姿势,以消除其紧张、焦虑情绪。

【护理评价】

1. 产妇自诉焦虑、紧张情绪已减轻。
2. 产妇平安度过分娩过程,没有发生并发症。
3. 没有发生严重的新生儿并发症。

五、胎儿发育异常

胎儿发育异常(如巨大胎儿、脑积水、无脑儿、联体双胎等)也可引起难产。

(一) 临床表现

1. 巨大胎儿　体重达到或超过4000g的胎儿,称为巨大胎儿。约占出生总数的6%,见于父母身材高大者、过期妊娠、妊娠合并糖尿病、孕期营养过度者,亦多见于经产妇。近年来因营养过度而致巨大胎儿的孕妇有逐渐增加的趋势。临产表现:妊娠期子宫增大较快,妊娠后期孕妇常出现呼吸困难,自觉腹部沉重及两肋部胀痛。临床后若经阴道分娩,常发生头盆不称,致使产程延长。

2. 脑积水　胎头脑室内外有大量脑脊液(500~3000ml或更多)潴积于颅腔内,使颅腔体积增大,颅缝明显增宽,囟门显著增大,称为脑积水(hydrocephalus)。脑积水常伴有脊柱裂、足内翻等畸形,发生率0.5‰。临床表现:明显头盆不称、跨耻征阳性,如不及时处理可导致子宫破裂。

3. 其他胎儿异常

(1) 联体儿,发生率为0.02‰,B超可确诊。

(2) 胎儿颈、胸、背、腹、臀等处发生肿瘤,或发育异常,使局部体积增大造成难产,通常于第二产程胎先露下降受阻,经阴道检查时被发现。

(二) 处理原则

1. 巨大儿　定期产前检查,一旦发现为巨大儿,应查明原因。如系糖尿病孕妇,则需积极治疗,于孕36周后根据胎儿成熟度、胎盘功能及血糖控制情况择期引产或行剖宫产。临产后,根据孕妇及胎儿的具体情况,综合分析,选择阴道分娩或剖宫产术,以减少围产儿死亡率。

2. 胎儿畸形　定期产前检查,一旦确诊,及时引产终止妊娠,以母体免受伤害为原则。若在第二产程发现胎儿畸形,应尽量辨清胎儿异常的具体部位,选用对母体最安全的方法结束分娩。

(三) 护理

【护理评估】

1. 病史　了解有无分娩巨大儿、畸形儿等家族史、孕产史,有无糖尿病病史。查阅产前检查资料,了解孕妇身高、骨盆测量值、胎方位,估计胎儿大小、有无羊水过多、有无胎儿畸形等,在产程中应注意评估产程进展及胎儿情况等。

2. 身心状态　胎儿发育异常,可造成头盆不称、产程延长、产程停滞等一系列表现。孕妇因产程延长、产程停滞,使分娩压力增大,常表现出烦躁不安、激动易怒;因胎儿畸形,导致此次妊娠失败,使孕妇感到很悲伤,表现为沉默寡言或哭泣流泪。

3. 诊断检查

(1) 腹部检查:腹部明显膨隆,宫底高,先露高浮,胎体粗大,只听到一个胎心音可能为巨大儿。若为头先露,在耻骨联合上方可扪及宽大、骨质薄软、有弹性的胎头,胎头过大与胎体不相称,胎头高浮,跨耻征阳性,胎心音在脐上听得最清楚,应考虑为脑积水。

(2) 肛查及阴道检查:若感胎头很大,颅缝宽,囟门大且紧张,颅骨骨质薄而软,触之有乒乓球的感觉可诊断为脑积水。

(3) B超:可估计胎儿大小,判断胎儿有无明显畸形,如脑积水、无脑儿、先天性多囊肾,胎儿腹水等。

【护理诊断/问题】

1. 焦虑　与担心胎儿安危及自身受到伤害有关。
2. 悲伤　与胎儿畸形有关。
3. 有感染的危险　与手术操作有关。
4. 潜在并发症:子宫破裂。

【护理目标】

1. 护理自诉焦虑程度减轻。
2. 产妇能顺利度过悲伤期。
3. 产后体温、脉搏、血白细胞正常,伤口愈合良好,无感染征象出现。
4. 产妇顺利通过分娩,无并发症发生。

【护理措施】

1. 巨大儿拟定剖宫产　应遵医嘱做好择期剖宫产术的术前准备。拟定阴道分娩者应严密观察宫缩及产程进展情况,注意胎心音变化,发现产程进展缓慢,胎心音>160次/分、<120次/分或不规则,应及时通知医师,并做好急诊剖宫产术的术前准备。

2. 胎儿畸形　一旦确诊为胎儿畸形,应及时引产终止妊娠,以保护母体免受损害为原则。脑积水若为头先露,当宫口开大3cm时即行脑室穿刺抽出脑脊液,也可在临产前在B超指示下经腹腔穿刺抽出脑脊液,以缩小头颅体积有利于娩出。若为臀先露,可经脊椎裂孔插管至脑室后缓慢放出脑脊液,使头颅体积缩小后便于牵出胎儿,如胎儿有腹水,给予腹部穿刺放出腹水缩小体积后娩出。畸胎引产分娩发动后,应严密观察宫缩及产程进展情况,发现异常,及时通知医师,并协助处理。保持良好的营养状况,维持水电解质平衡,必要时给予补液。指导产妇采用深呼吸、按摩下腹部、放松等方法来减轻疼痛和分娩压力。接产时,正确保护会阴,尽量避免会阴裂伤。

3. 加强心理护理　对巨大胎儿,拟定经阴道分娩者,应及时向孕妇提供产程进展的信息以增加其信心,及时向孕妇提供胎儿宫内健康状况,以减轻其焦虑程度。对畸胎分娩的产妇,更应给予关心和照顾,尽量避免提及胎儿,避免与有新生儿的产妇同室,避免刺激性语言,以防引起产妇伤感,多与产妇交谈,鼓励其诉出心中的不悦,鼓励家人多陪伴,帮助其尽快度过悲伤期。

【护理评价】

1. 产妇焦虑情绪已减轻。
2. 产妇已顺利度过悲伤期。
3. 产妇体温脉搏正常,没有发生感染征象。
4. 产妇平安分娩,没有发生并发症。

六、早　产

妊娠满28周至不满37足周之间终止者称早产(premature delivery)。此时娩出的新生儿称早产儿,体重多小于2500g,发育不成熟。据统计,围生儿死亡中与早产有关者占75%,因此防止早产是降低围生儿死亡率的重要环节之一。

(一) 病因

常见的原因有孕妇、胎儿和胎盘3方面的因素。孕妇合并子宫畸形、子宫肌瘤、宫颈内口松弛,急、慢性疾病及妊娠并发症时易发生早产;双胎、羊水过多、胎膜早破、宫内感染、胎盘功能不全、前置胎盘、胎盘早剥等亦可致早产。此外,尚有30%的早产原因不明。

(二) 临床表现

主要是子宫收缩,最初为不规则宫缩,并常伴有少量阴道流血或血性分泌物,以后可发展为规则宫缩,与足月产相似,胎膜早破的发生较足月产多。

(三) 处理原则

若胎儿存活,无胎儿窘迫,应设法抑制宫缩,尽可能维持妊娠至足月,如早产已不可避免,应可能地提高早产儿的成活率。

(四) 护理

【护理评估】

1. 病史　详细评估孕妇的健康史及孕产史,注意孕妇有无可致早产的病因存在,并详细询问、记录孕妇既往出现的症状及接受治疗的经过。

2. 身心状况　妊娠晚期出现子宫收缩,5～10分钟一次,持续30秒以上并伴有阴道血性分泌物,宫颈管缩短及宫口进行性扩张,即可诊断为先兆早产。如宫口≥4cm或胎膜早破,则早产已不可避免。有的孕妇因不了解先兆早产的临床表现及早产的危害性,即使出现先兆早产征象,也不能及时到医院接受检查和治疗,只是到了早产不可避免时,才匆匆来医院就诊。

由于事发突然,孕妇尚未做好迎接新生命到

来的准备,且担心胎儿提早娩出不能存活,往往感到恐惧、焦虑或愧疚,怀疑是否因为自己的过失而造成早产。

3. 诊断检查 通过全身检查及产科检查,核实孕周,评估胎儿体重、胎方位等,监测宫缩的强度及频率,监测胎心音变化,观察产程进展,确定早产的进程。

【护理诊断/问题】

1. 知识缺乏 与不了解先兆早产的征象及早产对新生儿的危害性有关。

2. 焦虑 与担心早产儿预后有关。

3. 有新生儿受伤的危险 与早产儿发育不成熟有关。

4. 自尊紊乱 与认为自己应对早产的发生负责而又无能为力阻止早产有关。

【护理目标】

1. 孕妇能陈述先兆早产的临床表现及早产对新生儿的危害性,出现早产征象能及时就诊。

2. 孕妇自诉焦虑、恐惧感减轻。

3. 早产儿不存在因护理不当而发生的并发症。

4. 孕妇不再自责,并能平静地面对所发生的一切,积极配合医疗与护理。

【护理措施】

1. 预防早产 据统计,孕妇良好的身心状况可减少早产的发生,突然的精神创伤可诱发早产,因此,应做好孕期保健工作,指导孕妇加强营养,保持心情平静。避免诱发宫缩的活动,如抬举重物、性生活;积极治疗妊娠合并症;宫颈内口松弛者应于孕14~16周做宫颈内口环扎术以防止早产的发生。向孕妇讲解先兆早产的临床表现及早产对新生儿的危害性,以引起孕妇的重视,指导孕妇如妊娠晚期出现5~10分钟一次宫缩,每次持续30秒以上,维持1小时;或阴道有血性分泌物流出应及时来医院就诊,以便及早治疗,防止先兆早产的进一步发展。

2. 协助孕妇接受保胎治疗

(1) 卧床休息:指导孕妇卧床休息,宜取左侧卧位,以减少自发性宫缩,提高子宫血液灌注,改善胎盘功能,增加胎儿的氧供与营养。

(2) 正确使用宫缩抑制剂:护理人员应明确具体药物的作用和用法,并能识别药物的副作用,以避免毒性作用的发生,同时应观察药物的疗效并对孕妇做相应的健康教育,现临床上常用抑制宫缩的药物有2类:①β-肾上腺能受体兴奋药:这类药物可激动子宫平滑肌中的β_2受体,抑制子宫平滑肌收缩而延长妊娠期。但其副作用较多,有使孕妇心跳加快、血压下降、血糖增高、恶心、呕吐、头昏、出汗等副作用,使用时应注意观察,反应重时应及时通知医师,以更改药物。②硫酸镁:其镁离子直接作用于子宫肌细胞,拮抗钙离子对子宫收缩的作用,从而抑制子宫收缩。用药过程中应密切注意孕妇的呼吸(每分钟不少于16次)、膝反射(存在)及尿量(每小时不少于25ml),根据宫缩调整硫酸镁的滴数,最快不超过每小时2g。

(3) 积极治疗孕妇的合并症和并发症:见妊娠合并症和并发症各章节。

3. 预防新生儿合并症的发生 在保胎过程中应定时听取胎心音,必要时行胎儿电子监护,以了解胎儿宫内健康状况。指导孕妇自计胎动,每天3次,每次1小时,若小时胎动<3次,或12小时累计胎动<10次,应及时通知医师。在分娩前遵医嘱肌注或静推糖皮质激素,以促进胎儿肺成熟,避免早产儿发生呼吸窘迫综合征。在产程中,给予孕妇持续吸氧,以提高血氧含量,预防胎儿宫内缺氧。

4. 提供心理支持 护理人员应多陪伴孕妇,多与孕妇交谈,及时回答孕妇所提出的问题,让病人了解早产的发生并非她的过错,有时是无原因的,不可避免的,以消除孕妇的内疚感及自责感,及时向孕妇提供胎儿宫内的状况、保胎效果等信息,并向孕妇保证,医务人员会尽最大努力对其进行保胎治疗,以消除孕妇的紧张、焦虑情绪。

5. 做好分娩准备 并正确处理产程,如早产已不可避免,应及时通知医师,协助医师根据孕龄、胎儿成熟度、胎位,孕妇有无合并症、并发症等尽早决定合理的分娩方式。停用保胎药物。慎用镇静剂,做好早产儿保暖和复苏的准备,如提早打开新生儿辐射台、电温箱、备好复苏囊、气管插管器械、急救药物等。阴道分娩时行会阴切开术以缩短第二产程,减轻对胎头的压迫,以防早产儿颅内出血。早产儿出生后,立即结扎脐带,防止过多母血进入胎儿循环造成循环负荷过重。胎儿娩出后立即注射宫缩剂,以预防产后出血。

【护理评价】

1. 孕妇了解早产的原因、识别方法和治疗措施。

2. 孕妇焦虑情绪已减轻。

3. 早产儿顺利娩出,没有发生并发症。
4. 孕妇心情平静,积极配合治疗与护理。

七、过期妊娠

凡平时月经周期规则,妊娠达到或超过42周尚未临产,称为过期妊娠(post-dote pregnancy),其发生率约占妊娠总数的5%~12%。过期妊娠的围生儿病率和死亡率增高,并随妊娠期的延长而增加。

(一)病因

过期妊娠的病因仍不清楚,可能与胎儿下丘脑或肾上腺皮质功能不全,胎盘缺乏硫酸酯酶,内源性前列腺素和雌二醇分泌不足而孕酮水平增高有关,还可能与遗传有关。

(二)病理改变

1. 胎盘改变 过期妊娠的胎盘有两种类型,一种胎盘功能正常;另一种是胎盘功能减退。胎盘绒毛内血管床减少,胎盘表面出现钙化灶,绒毛上皮与血管基膜增厚;绒毛间血栓、胎盘梗死、绒毛周围纤维素或胎盘后血肿增加等胎盘老化现象,使物质交换与转运能力下降。

2. 对胎儿的影响

(1)胎盘功能正常者:胎儿继续生长,使体重增加成为巨大儿,颅骨钙化,不易变形,导致阴道分娩困难,使新生儿患病率相应增加。

(2)成熟障碍:由于胎盘血流不足和缺氧及养分供应不足,胎儿不再继续生长。可分为3期:第1期过度成熟,表现为胎脂消失,皮下脂肪减少,皮肤干燥松弛多皱褶,头发浓密,指(趾)甲长,身体瘦长,容貌如"小老人"。第2期为胎儿缺氧,肛门括约肌松弛,有胎粪排出,羊水及胎儿皮肤粪染,羊膜和脐带绿染,围生儿病率及围生儿死亡率最高。第3期羊水污染加深,此期胎儿已经历和度过2期危险阶段,其预后反较2期好。

(3)胎儿宫内发育迟缓,羊水过少。

(三)处理原则

过期妊娠影响胎儿安危,应力图阻止孕妇出现过期妊娠,争取在妊娠足月时合理处置。确诊过期妊娠者,应根据宫颈条件、胎盘功能、有无并发症等选择合理的分娩方式,及时终止妊娠。

(四)护理

【护理评估】

1. 核实预产期 通过询问或查阅产前检查记录核实预产期,估算妊娠周数。应注意:①详细询问平时月经变异情况,有无服用避孕药等促使排卵期推迟;②早孕反应出现的时间;③妊娠早期妇科检查者,当时子宫的大小;④第一次听到胎心音的时间;⑤自觉胎动出现时间;⑥检查子宫大小、子宫底高度及腹围等。

2. 评估胎盘功能 根据以下检查结果可评估胎盘功能,了解胎儿健康状况。

(1)胎动计数:12小时内胎动累计数少于10次或逐日下降超过50%,提示胎盘功能不良,胎儿有缺氧存在。

(2)尿雌激素/肌酐(E/C)比值测定:若E/C比值<10或下降速度超过50%,提示胎盘功能减退。

(3)胎心电子监护:NST有反应提示胎儿无缺氧;NST无反应需做宫缩应激试验,OCT或CST阳性,提示胎儿宫内缺氧。

(4)B超检查:观察胎动、胎儿肌张力、呼吸运动及羊水量等。羊水暗区直径<2cm应引起注意,<1cm胎儿危险。

(5)羊膜镜检查:借助羊膜镜观察羊水颜色,了解胎儿有无缺氧。

3. 评估宫颈成熟度 能对预测引产是否成功起重要作用,一般采用Bishop评分法(详见异常分娩章节),评分≥7分引产成功率高。

4. 评估孕妇的心理反应及行为表现 妊娠晚期,增大的子宫可引起一系列的压迫症状,如下肢水肿、下肢及会阴静脉曲张等,使孕妇疲劳,行动不便,希望早日分娩,但已过预产期分娩还没有发动,使孕妇感到失望,又担心胎儿宫内缺氧,担心婴儿日后的成长受影响而感到焦虑、恐惧;常表现出情绪不稳定,暴躁易怒、烦躁不安、失眠等。

【护理诊断/问题】

1. 知识缺乏 与孕妇不了解过期妊娠的影响有关。

2. 焦虑 与胎儿健康状况受到威胁有关。

3. 有胎儿受伤的危险 与胎盘功能减退有关。

【护理目标】

1. 使孕妇了解过期妊娠对怀孕结果的影响。

2. 减轻孕妇的焦虑情绪。

3. 维持胎儿健康状况。

【护理措施】

1. 加强宣教 给孕妇及家属讲解过期妊娠的定义及过期妊娠的危害;指导孕妇定期进行产

前检查,超过预产期应及早住院,以便适时终止妊娠,不要等到过期妊娠时再处理。

2. 协助医师施行医疗活动

（1）产前:已确诊为过期妊娠,若有下列情况之一应立即终止妊娠:①宫颈已成熟;②胎儿大于4000g或IUGR;③12小时胎动累计数<10次或NST无反应型,OCT阳性或可疑时;④24小时尿E_3值下降达50%或<10mg;⑤羊水过少或羊水中有胎粪;⑥并发妊高征。终止妊娠的方法应酌情而定,宫颈已成熟者应行人工破膜,破膜时羊水多而清,可在严密监护下经阴道分娩;宫颈未成熟者可用催产素、前列腺素、松弛素等促宫颈成熟的方法引产;出现胎盘功能不良或胎儿窘迫,不论宫颈成熟与否,均应完善术前准备行剖宫产尽快结束分娩。

（2）产时:过期妊娠时,由于胎盘功能的减退,胎儿常常不能耐受长时间的、强而有力的宫缩,而出现胎儿窘迫征象。因此应用胎儿监护仪持续进行胎儿监护以监测胎儿健康状况;观察产程进展情况;密切观察羊水性状的改变;发现异常时通知医师,采取应急措施,以挽救胎儿生命。剖宫产指征有:①引产失败;②产程长,胎儿先露部下降不满意;③产程中出现胎儿窘迫征象;④头盆不称,臀位伴骨盆轻度狭窄;⑤破膜后羊水少、黏稠、粪染。

3. 促进胎儿及新生儿健康 指导产妇采取左侧卧位,以增加子宫胎盘的血液供应。产程中为避免胎儿缺氧,给予产妇持续吸氧,静脉滴注葡萄糖。过期妊娠时,常伴有胎儿窘迫、羊水粪污,分娩时应做好新生儿抢救准备,胎头娩出后应立即抽吸口、鼻腔内的羊水,以减少吸入性肺炎的发生。

4. 提供心理支持 多与孕妇交谈,提供她们表达内心感受和询问问题的机会;对相关检查和治疗措施作必要的解释;提供产程进展及目前胎儿健康状况的信息,以减轻孕妇的焦虑、恐惧感。

【护理评价】

1. 孕妇及家属已了解过期妊娠的相关问题及其影响。

2. 孕妇焦虑情绪已减轻。

3. 胎儿安全娩出,没有发生严重的并发症。

八、羊 水 过 多

凡在妊娠期羊水量超2000ml者称为羊水过多(polyhydramnios)。发生率为0.5%~1%,多数孕妇羊水增多较慢,在较长时期内形成,称为慢性羊水过多;少数孕妇在数日内羊水急剧增多,称为急性羊水过多。羊水过多孕妇容易并发妊娠期高血压疾病、胎位异常、早产。破膜后因子宫骤然缩小,可以引起胎盘早剥;破膜时脐带可随羊水滑出造成脐带脱垂;产后因子宫过大容易引起子宫收缩乏力导致产后出血。

（一）病因

发生羊水过多的原因尚不完全清楚,临床多见于下列情况:

1. 胎儿畸形 羊水过多孕妇中,约20%~50%合并有胎儿畸形,其中以中枢神经系统和上消化道畸形最多见。

2. 多胎妊娠 尤其是单卵双胎,系循环血量多,尿量增加所致。

3. 孕妇疾病 如糖尿病、ABO或Rh血型不合、妊娠期高血压疾病、急性肝炎、孕妇严重贫血等。糖尿病孕妇的胎儿血糖增高,引起多尿而排入羊水中。母儿血型不合时,绒毛水肿影响液体交换,致羊水过多。

4. 胎盘脐带病变 胎盘绒毛血管瘤、脐带帆状附着有时也可引起羊水过多。

5. 特发性羊水过多 约占30%,不合并任何孕妇、胎儿或胎盘异常,其原因不明。

（二）处理原则

对羊水过多的处理,主要取决于胎儿有无畸形和孕妇症状的严重程度。

1. 羊水过多合并胎儿畸形 处理原则为及时终止妊娠。

2. 羊水过多合并正常胎儿 应根据羊水过多的程度与胎龄决定处理方法。

（1）症状较轻:可以继续妊娠,注意休息,低盐饮食,酌情用镇静药,严密观察羊水量的变化。

（2）症状严重:孕妇无法忍受(胎龄不足37周),应穿刺放羊水。

（3）妊娠已近37周,在确定胎儿已成熟的情况下,行人工破膜,终止妊娠。

（三）护理

【护理评估】

1. 病史 通过询问或查阅产前检查记录,了解孕妇的健康史和孕产史,注意有无引起羊水过多的病因存在。

2. 身心状况 羊水过多症状的发生主要是

因为子宫急剧增大压迫邻近器官所致,慢性羊水过多者症状不明显,急性羊水过多者,孕妇可出现明显的压迫症状:如呼吸困难、不能平卧,下肢及外阴部水肿、静脉曲张,腹部不适或胀痛,食量减少,便秘等。孕妇行走不便,体重增加过多,不易感觉到胎动。检查时,可见腹部膨隆大于妊娠月份,腹壁皮肤发亮、变薄,触诊时感到皮肤张力大,有液体震颤感,胎位不清,胎心音遥远或听不到,宫高和腹围均大于同期孕妇。

在处理过程中,如果放羊水速度过快,宫腔内压力骤减,可引起胎盘早剥;如果羊水放出过多,可引起早产;破膜时,脐带可随羊水滑出造成脐带脱垂;羊膜腔穿刺放羊水时无菌操作不严,可引起宫内感染。故应仔细评估孕产妇的体温、脉搏、呼吸、血压并注意产兆,注意监测胎心音变化。

羊水过多合并胎儿畸形的孕妇,因此次妊娠的失败,往往感到很悲伤,常表现为沉默不语,暗自流泪,或表现为激动易怒,对治疗和护理不合作;临产后因情绪的影响往往使孕妇对疼痛比较敏感,而出现大声叫喊。羊水过多合并正常胎儿的孕妇,往往表现出紧张、焦虑情绪,担心胎儿是不是有畸形没有被发现,担心羊水过多危害胎儿的生命。

3. 诊断检查　B超不仅可以诊断羊水过多,同时可以发现胎儿畸形、双胎等。

【护理诊断/问题】

1. 舒适的改变　与羊水过多、子宫过于膨胀,压迫邻近脏器有关。

2. 有胎儿受伤的危险　与羊水过多易引起早产,破膜时可引起脐带脱垂,破膜后因子宫骤然缩小,可引起胎盘早剥有关。

3. 焦虑　与担心胎儿安危有关。

4. 预感性悲伤　与胎儿畸形有关。

5. 潜在并发症:胎盘早剥　与羊水大量迅速流出,宫腔压力骤然降低有关。

6. 潜在并发症:产后出血　与子宫肌纤维过度伸展,易引起宫缩乏力有关。

【护理目标】

1. 减轻压迫症状,增进舒适。

2. 避免发生早产,防止脐带脱垂、胎盘早剥,使胎儿受伤的危险性降低。

3. 减轻孕妇的焦虑程度。

4. 帮助孕产妇度过悲伤期。

5. 产妇平安分娩,不发生并发症。

【护理措施】

1. 减轻压迫,促进母体舒适　有呼吸困难、心悸、不能平卧等压迫症状的孕妇,指导其采取半卧位;活动不便的孕妇,嘱其多休息,在生活上予以帮助和照顾;指导孕妇抬高水肿的下肢,增加静脉回流,减轻压迫;确诊胎儿畸形者,协助医师尽快终止妊娠,以消除压迫症状;无胎儿畸形,症状较轻的产妇,可给予低盐饮食,遵医嘱酌情给予镇静剂,症状严重的孕妇可考虑经腹壁羊膜腔穿刺放羊水。

2. 促进胎儿健康,防止母体并发症

(1) 指导孕妇多卧床休息,宜取左侧卧位,给予吸氧,每日3次,每次1小时,以增加胎儿血氧供应;指导孕妇多食蔬菜、水果等,保持大便通畅,以防用力排便时导致胎膜破裂,如发生自然破膜,应立即平卧,抬高臀部,以防脐带脱垂;勿刺激乳头及腹部,以防诱发宫缩而导致早产;密切观察,如有早产的先兆,应立即通知医师,并遵医嘱给予保胎治疗;密切观察胎心音变化情况,教会孕妇自计胎动,发现异常,及时处理。

(2) 如行人工破膜引产,应采用阴道高位破膜,使羊水以每小时500ml的速度缓慢流出,并注意观察血压、脉搏、阴道流血情况及孕妇自觉症状,以防胎盘早剥。如子宫张力过高,应协助医师在B超下行羊膜腔穿刺放羊水。在穿刺前,应指导孕妇排空膀胱,以防针头刺破膀胱。在穿刺时,应防止损伤胎盘及胎儿;应严格执行无菌操作以预防感染;放水速度不宜过快,以每小时500ml为宜,一次放水量不超过1500ml,以防羊水放出过快、过多而导致胎盘早剥;放水后酌情用镇静保胎药以防早产。

无论何种方式放羊水,均应从腹部固定胎儿为纵产式,严密观察宫缩,注意胎盘早剥症状与脐带脱垂的发生,发现异常及时通知医师,并协助医师做好急救措施。

(3) 胎儿娩出后,腹部立即加压沙袋,并注意子宫收缩及阴道流血情况,常规给宫缩剂,以预防产后出血。产时、产后均应观察膀胱充盈情况,及时排空膀胱,以防尿潴留影响产程和产后子宫收缩。

3. 提供心理支持

(1) 帮助孕妇度过悲伤期:对胎儿畸形的孕妇,护理人员应加倍关心与照顾,多陪伴孕妇,多与之交谈,对她的不幸表示同情与理解,并尽量给予开导。避免与有新生儿的产妇同住一室。

（2）减轻孕妇的焦虑、紧张情绪：向孕妇及家属讲解引起羊水过多的常见原因，使孕妇了解羊水过多并不一定有胎儿畸形，以减轻其焦虑感。行羊膜腔穿刺放羊水者，向孕妇及家属讲解穿刺过程，以减轻不必要的顾虑；分娩期及时向孕妇提供产程进展及胎儿宫内健康状况的信息。

【护理评价】

1. 孕妇的不适症状获得缓解，舒适感增加。
2. 孕妇和胎儿平安度过分娩期，没有发生并发症。
3. 孕妇自诉焦虑感已减轻。
4. 产妇心情平稳，已度过悲伤期。

九、脐带异常

脐带异常包括脐带先露、脐带缠绕、脐带过长、脐带过短、脐带打结和脐带帆状附着。

（一）临床表现

1. 脐带先露与脐带脱垂　脐带位于胎先露前方或一侧，胎膜未破，称脐带先露（presentation of cord）。脐带先露实际上是轻度脐带脱垂，也称隐性脐带脱垂。若胎膜已破，脐带进一步脱出于胎先露的下方，经宫颈进入阴道，甚至显露于外阴部，称脐带脱垂（prolapse of cord）。

临床表现：因脐带受压，可出现胎心音减慢或消失。肛查或阴道检查可在胎先露旁或胎先露下方以及在阴道内触到有搏动的脐带或在外阴处看到脐带。

2. 脐带缠绕　脐带缠绕（cord entanglement）为最常见的脐带异常，约占分娩总数的20%～25%。以缠绕胎儿颈部最多，其次为躯干及肢体。缠绕紧者可影响脐血通过而造成胎儿缺氧，甚至死亡，易表现在临产时，因胎儿下降使脐血管受压，宫缩时，胎心音减慢程度大，且恢复较慢，并影响胎先露下降。缠绕轻者，影响不大，多在胎头娩出后被发现。

当胎头娩出后，脐带绕颈较轻者，应立即从胎头顶部或肩部解脱。脐带绕颈过紧或绕颈2周或以上者，应立即用两把血管钳夹紧脐带，从其中间剪断，并迅速娩出胎儿。

3. 脐带过长、脐带过短　脐带≥70cm者称脐带过长（long cord）。脐带≤30cm者称脐带过短（short cord）。脐带过长易发生脐带缠绕、打结、脱垂。脐带过短在分娩过程中可阻碍胎头下降，或脐带紧张而影响脐带血运，引起胎儿窘迫，甚至导致胎盘早剥或滞产。

4. 脐带打结　脐带打结（knot of cord）有假结（false knot）与真结（true knot）两种。假结因脐血管迂曲形成似结，临床上无实际危害。

真结多发生在脐带相对过长者，开始脐带缠绕胎体，后胎儿又穿越脐带套环而成。若形成后未拉紧，并无症状出现，只有当脐带拉紧使脐血管阻塞可使胎死宫内。多在分娩后才发现。

5. 脐带扭转　脐带扭转（torsion of cord）较少见。脐带顺其纵轴扭转9～11周，可使脐血管嵌闭，胎死宫内。

6. 脐带帆状附着　脐带帆状附着（cord velamentous insertion）是指脐带附着在胎膜上，脐带血管通过羊膜与绒毛膜之间进入胎盘。当胎盘血管越过子宫下段或胎膜跨过宫颈内口时，则成为前置血管，当胎膜破裂时易造成血管破裂出血。前置的血管被胎先露压迫时，可造成胎儿窘迫，甚至胎儿死亡。临床表现为胎膜破裂时，出现无痛性阴道流血，同时胎心音不规则甚至消失，胎儿死亡。

脐带帆状附着破膜后往往出现脐带脱垂。

（二）护理

【护理评估】

1. 评估病因　通过询问或查阅产前检查记录，评估孕妇有无可致脐带脱垂的病因存在。如骨盆狭窄、头盆不称、胎位异常、羊水过多等。

2. 评估脐带脱垂的临床表现　以判断有无脐带脱垂、脐带脱垂的程度及胎儿宫内的健康状态。

3. 评估产妇的心理反应　虽然脐带脱垂不会造成母体的危险或疼痛，但产妇会因医护人员所做的各种紧急处理，而感觉到情况危急，同时也担心胎儿的预后。

【护理诊断/问题】

1. 焦虑、恐惧　与担心胎儿安危有关。
2. 潜在胎儿受损或胎儿受损　与脐带脱垂后脐带受压，影响胎儿血氧供应有关。

【护理目标】

1. 能及早发现脐带脱垂的临床表现。
2. 降低胎儿受伤的危险性，促进胎儿健康。
3. 减轻孕妇焦虑。

【护理措施】

1. 预防脐带脱垂

(1) 对已破水而胎先露尚未衔接者,应嘱其绝对卧床休息,并协助其抬高臀部。

(2) 对临产后胎先露尚未入盆者,应尽量不做或少做肛查或阴道检查。须行人工破膜时,应采取高位破膜,以免脐带随羊水滑出。

(3) 对检查发现为脐带先露者,应协助孕妇采用头低臀高卧位,并立即通过医师,迅速做好剖宫产术前准备,最好在胎膜破裂前以剖宫产终止妊娠。

2. 及时发现脐带脱垂

(1) 破膜后,应立即听胎心音或行胎心监护,一旦发现胎儿窘迫的征象,应立即通知医师做阴道检查,以便及早发现脐带脱垂。

(2) 有脐带脱垂原因存在时,若胎膜未破,在胎动、宫缩后胎心音突然变慢,改变体位,上推先露及抬高臀部后迅速恢复者,应考虑有脐带隐性脱垂的可能,应严密进行胎心监护,并及时通知医师。

3. 解除脐带压迫,促进胎儿健康 脐带受压脐血循环阻断最长不得超过8分钟,否则胎儿无法生存。发现脐带脱垂,护理人员应在立即通知医师的同时,采取下列措施:①用戴有无菌手套的手指伸入阴道将先露部向上推送,移离脐带;②协助孕妇采取头低臀高位,利用重力解除压迫;③给予孕妇持续高流量吸氧;④持续胎心监护,观察胎心音变化,以了解脐带受压是否解除。⑤协助医师根据宫口开大情况及胎儿健康状况,做好相应的处理,需剖宫产者应立即完善术前准备,经阴道分娩者,应立即做好接产和抢救新生儿的准备。

4. 提供产妇情绪支持 护理人员应保持镇静的态度,抢救工作应有条不紊,对所发生的情况及采取的处理措施应向产妇及家属做简要的说明,以减轻其焦虑。同时向产妇说明,医护人员所做的一切都是想将病况稳住,使胎儿的损害减到最低点,以取得产妇的配合,维持正确的减轻脐带受压的卧位,氧气吸入,固定产位不动。

【护理评价】

1. 胎儿窘迫的情况获得缓解。
2. 胎儿平安娩出,没有发生严重的新生儿窒息。
3. 产妇心情较平静,能积极配合处理。

十、胎膜早破

在临产前胎膜破裂,称为胎膜早破(premature rupture of membranes)。其发生率各家报道不一,约占分娩总数的2.7%～17%,发生在早产者约为足月产的2.5～3倍。多因胎先露衔接不良(如胎位异常、头盆不称)、羊膜腔内压力升高(如双胎、羊水过多)、宫颈内口松弛、妊娠后期性交产生机械性刺激或引起羊膜炎、创伤、胎膜发育不良致胎膜菲薄脆弱等引起。胎膜破裂后可引起早产和脐带脱垂,增加了早产儿发生率、围产儿死亡率、宫内感染率及产褥感染率。

(一) 临床表现

孕妇突感较多液体自阴道流出,继而少量间断性排出,腹压增加(如咳嗽、打喷嚏、负重等)时,液体流出量增多。肛查将胎先露上推见到流液量增多,用阴道窥器撑开阴道可看到后穹隆有清亮液体积聚或有液体自宫颈流出。

(二) 处理原则

预防早产和脐带脱垂,避免宫内感染。

(三) 护理

【护理评估】

1. 病史 通过询问或查阅产前检查记录,了解孕妇有无引起胎膜早破的病因存在;确定妊娠周数;掌握发生胎膜破裂的确切时间。

2. 身体状况 评估胎膜早破的临床表现,以判断是否破膜。监测孕妇的体温、脉搏、呼吸、血白细胞、注意子宫有无压痛,阴道分泌物有无异味,以判断无有感染存在。监测胎心音变化,以判断有无脐带脱垂、胎儿窘迫存在。注意评估有无子宫收缩及阴道血性分泌物流出等先兆早产的征象。

评估孕妇的情绪反应,孕妇由于不了解早破水的原因与治疗,未知的妊娠结果,而出现焦虑不安、紧张、恐惧等表现。

3. 诊断检查

(1) 阴道液酸碱度检查:正常阴道分泌物的pH为4.5～5.5,而羊水的pH为7.0～7.5,尿液为5.5～6.5,用硝基试纸测试,试纸变蓝,则胎膜破裂的可能性极大。

(2) 羊齿试验:将阴道分泌物标本涂抹于玻片上,干燥后在显微镜下观察,呈羊齿状结晶,表示已破水。

(3) 胎儿细胞染色试验:将阴道分泌物涂于玻片上,用0.5%尼罗蓝染色,在显微镜下可见橘黄色的胎儿上皮细胞和胎脂,可判断已破水。

【护理诊断】

1. 焦虑、恐惧 与不了解早破水的原因与治疗,担心胎儿安危有关。

2. 有胎儿受伤的危险　与可能发生的早产、脐带脱垂、胎儿宫内感染有关。

3. 有感染的危险　与胎膜早破,细菌上行进入宫腔有关。

4. 潜在并发症:早产。

5. 潜在并发症:脐带脱垂。

【护理目标】

1. 减轻孕妇的焦虑、恐惧感。

2. 胎儿危险性降低。

3. 产妇不发生感染。

4. 不因护理不当而发生早产和脐带脱垂。

【护理措施】

1. 提供心理支持　向孕妇讲解胎膜早破的原因、临床表现及治疗方案,使其心中有数;向孕妇讲解胎膜早破虽有可能引起早产、脐带脱垂、感染,但只要积极配合医疗、护理,这种可能性就会减少,那么对胎儿的影响就会减小;及时向孕妇提供目前胎儿宫内健康的信息,以减轻其焦虑、紧张情绪。

2. 促进胎儿健康

（1）破膜后立即听胎心音,并观察羊水量及羊水性状,并记录。

（2）胎位异常,胎先露尚未衔接者,应嘱孕妇绝对卧床休息,并抬高臀位,以防脐带脱垂。

（3）密切注意产兆,如孕周<37周,出现产兆者,应立即通知医师,遵医嘱给予保胎治疗,并观察其保胎效果。

（4）严密观察胎心音变化,定时听取胎心音,必要时行胎心监护,指导孕妇自计胎动;严密观察羊水性状的改变,发现异常,及时报告医师,协助医师及早结束妊娠。

（5）视情况给予间断或持续吸氧,以预防或改善胎儿缺氧。

（6）孕周<37周者,遵医嘱给予地塞米松,促胎儿肺成熟。

3. 预防感染

（1）密切观察孕妇生命体征,测体温、脉搏、呼吸每4小时一次,遵医嘱定期抽血查常规、监测血白细胞;注意阴道分泌物有无异味出现,以判断有无感染。

（2）尽量减少肛查次数,如需做阴道检查,应严格无菌操作。

（3）嘱产妇垫消毒月经垫,并协助其及时更换,给予会阴抹洗,每天2次。

（4）破膜时间超过12小时遵医嘱常规给予抗生素预防感染。

（5）孕周>37周,观察6~8小时未临产者,遵医嘱静滴催产素引产,或根据情况,做好剖宫产的术前准备,以及早终止妊娠,以免破水时间延长,增加感染机会。

（6）在观察过程中,不管是否足月,一旦出现感染征象,均应及早终止妊娠,以防随着破水时间的延长感染加重。

（7）产后常规遵医嘱使用抗生素,预防感染。

【护理评价】

1. 产妇心情平静,能积极配合治疗、护理。

2. 胎儿平安娩出,没有发生并发症。

3. 产妇生命体征平稳,没有出现感染征象。

十一、羊　水　栓　塞

羊水栓塞(amniotic fluid embolism)是指在分娩过程中羊水进入母体血液循环引起肺栓塞、休克和发生弥散性血管内凝血(DIC)等一系列严重症状的综合征。其发病急,病情凶险,发生在足月分娩者死亡率可达80%,也可以发生在中期妊娠引产或钳刮术中,但病情远较缓和,极少造成产妇死亡。

羊水进入母体血液循环的机制尚不清楚,常见以下因素可诱发羊水进入母体循环:子宫存在开放性血管,如宫颈裂伤、子宫破裂、手术产前置胎盘及胎盘早剥等;宫缩过强或强直性收缩,包括催产素应用不当所致,宫缩压力迫使羊水进入开放的静脉;死胎不下可使胎膜强度减弱而渗透性显著增加,或绒毛膜、羊膜存有裂隙,如胎膜早破等;羊水混浊,刺激性强,也易发生羊水栓塞。

羊水进入母体血液循环后,其中有形成分如毳毛、脂肪、角化上皮细胞及胎粪在肺内形成栓子,另外,羊水本身作为一种强凝物质,也能促使血凝固而形成纤维蛋白栓,阻塞肺毛细血管,同时引起迷走神经兴奋,反射性引起肺内小血管收缩、冠状血管及支气管痉挛缺氧、急性肺水肿,肺动脉高压,导致右心衰。肺循环受阻致左心回血量及排出量均减少,导致周围循环衰竭和呼吸衰竭,羊水栓塞时,既有肺动脉高压引起的循环衰竭,也有因变态反应引起的过敏性休克。羊水内含有丰富的凝血活酶,进入母血后可引起弥散性血管内凝血;同时羊水中还含有纤溶激活酶,激活纤溶系统,使血液由高凝状态迅速转入纤溶状态,致使血不凝,而发生产后大出血。中期妊娠者羊水内缺乏胎儿表皮成分及胎粪,少量羊水进入母体后,症状较足月者轻。

约 1/3 病人猝死于发病后半小时内,另外 1/3 在以后 1 小时内死亡,幸存的 1/3 病人可发生 DIC 及肾衰竭。

【护理评估】

1. 病史　本次妊娠和分娩过程中羊水栓塞发生密切相关的诱因,如胎膜早破、胎膜破膜或人工破膜史;宫缩过强、强直性宫缩或高张性宫缩乏力时使用催产素;急产、宫颈裂伤、手术产史;前置胎盘、胎盘早剥病史;个别中期妊娠钳刮、羊膜腔穿刺术等病史。

2. 身心状况

(1) 症状、体征:破膜后任何时间都可能发生羊水栓塞,但多数于第一产程末、第二产程宫缩较强时,或在胎儿娩出后的短时间内,病人在强烈的阵痛后突然出现烦躁不安、呛咳、气促、发绀、面色苍白、四肢厥冷、吐泡沫痰、心率快而弱、肺部听诊有湿啰音,并迅速出现循环衰竭、休克及昏迷;还可以出现出血不止、血不凝,身体其他部位如皮肤、黏膜、胃肠道或肾出血,继之出现少尿、无尿及尿毒症。更严重者,没有先兆症状,只见产妇窒息样惊叫一声或打一哈欠,就进入昏迷,血压下降或消失。临床经过大致可分为急性休克期、出血期和肾衰竭等 3 个阶段。

(2) 心理、社会因素:羊水栓塞大多发病突然,病症凶险,产妇危在旦夕,同时,医务人员高度重视,竭尽全力组织抢救,家属及亲友见此情景毫无思想准备,无法理解,通常会责怪他人,同时要求亲自陪伴产妇监护抢救现场,请求医务人员抢救产妇生命。产妇神志清醒时,常表现焦虑、恐惧甚至濒死感等不良心理反应。要评估病人及家属对疾病的应对方式及相互协作精神。

3. 诊断检查

(1) X 线床边摄片:可见肺部双侧弥漫性点状片状浸润影,沿肺门周围分布,伴肺轻度不张。

(2) 心电图提示右侧房室扩大。

(3) 实验室检查:痰液涂片可查到羊水内容物;腔静脉取血可查出羊水中的有形物质;DIC 各项血液检查指标呈阳性。

【护理诊断/问题】

1. 气体交换受损　与肺血管阻力增加即肺动脉高压,肺水肿有关。

2. 组织灌注量改变　与弥散性血管内凝血及失血过多有关。

3. 焦虑　与发病急骤、凶险,危及生命有关。

【护理目标】

1. 产妇经及时处理后感到胸闷、气促等症状有所改善。

2. 产妇能维持体液平衡,并维持最基本的生理功能。

3. 产妇能陈述心理和生理上的舒适感有所增加。

【护理措施】

1. 纠正呼吸衰竭,维持呼吸功能的护理　取半卧位或抬高头肩部卧式;加压给氧,必要时配合医生行气管插管或气管切开,以保证供氧,减轻肺水肿,改善脑、肾缺氧;迅速建立多条静脉输液通道并选用粗针头,开放、快速输液,或配合医生做腔静脉插管,便于测量中心静脉压,为拟定治疗方案提供依据;按医嘱迅速、准确给予解痉、抗过敏药,如心率慢时可静注阿托品 0.5～1mg 或山莨菪碱 20mg 每 10～15 分钟一次,直至病人面部潮红或呼吸困难好转为止。心率快时则用氨茶碱 0.25g 加入 10% 葡萄糖液 20ml 缓慢静注。盐酸罂粟碱 30～90mg 溶入 10%～25% 葡萄糖液 20ml 中静脉缓注,以缓解平滑肌张力,扩张冠状动脉、肺及脑血管,也有助于解除肺动脉高压状态。静注地塞米松 20～40mg 或氢化可的松 500～1000mg 抗过敏治疗。

2. 纠正循环衰竭,支持心血管系统护理　按医嘱及时准确地使用心血管药物,如为纠正心衰可用毛花苷丙 0.4mg 溶于 10% 葡萄糖液 20ml 内缓慢静推,必要时 0.5～2 小时后再静注 0.2～0.4mg,6 小时后可再酌用 0.2～0.4mg 达饱和量;用呋塞米或依他尼酸 25～50ml 稀释后静脉推注,有利于消除肺水肿,纠正休克可首选低分子右旋糖酐,24 小时内输入 500～1000ml,同时给予 5% 的碳酸氢钠 200～300ml 以纠正酸中毒并扩容。血压过低者可用多巴胺 20mg 溶于 25% 葡萄糖 250ml 中静滴,最初 20～30 滴/分,后根据病情调整滴速及浓度。按医嘱急输新鲜血,在补充血容量的同时又能输入凝血因子。

抗呼吸、循环衰竭至关重要,也是抢救羊水栓塞的首要措施。除正确使用药物治疗外，同时还必须严密观察及监控产妇的生命体征，尊重产妇的主诉，迅速辨认羊水栓塞的表现及症状，测出血量，观察血凝情况，记尿量等，病情变化时及时报告医生采取相应抢救措施。

3. 加强医护合作、积极配合处理　发生羊水栓塞时如正在静滴催产素应立即停止；中期妊娠钳刮过程中发生者，应终止手术及时通知医师并参与抢救；发生在产程中，原则上应先改善产妇的呼吸、循环衰竭，待病情好转后再处理分娩，如在第一产程者，可考虑剖宫产结束分娩并做好一切术前准备。在第二产程者，可根据情况协助医师阴道助产等。抢救过程中注意有条不紊，配合默契，按医嘱完成各项实验室检查项目。

4. 重视预防，注意诱发因素　加强产前检查，及时发现前置胎盘、胎盘早剥等并发症并及时处理；正确掌握催产素使用指征，防止宫缩过强；严密观察产程进展，防子宫破裂；人工破膜流出；中期引产时，羊膜腔穿刺次数不应超过3次；钳刮时要先刺破胎膜，宜在宫缩间歇期，破口要小并注意控制使羊水缓慢流出，使羊水流出后，再钳出胎块等。

5. 提供心理支持　羊水栓塞一旦发生，医护都需冷静、沉着，不应将自身的忧虑与病人的焦虑相互交织，应陪伴病人，如产妇神志清醒，应鼓励产妇，使其有信心并相信病情会得到控制。对家属焦虑心理表示理解、同情，允许询问，适当时可允许家属陪伴产妇，向家属介绍产妇病情的实际情况，但避免重度焦虑状态的家属与产妇接触，以免影响产妇的情绪。待产妇病情稳定后，针对其具体情况再提供相应的出院指导，并鼓励参与制订康复计划。

【护理评价】

1. 产妇在得救后24小时内，呼吸困难等症状得以缓解，血压及尿量正常，阴道流血减少且全身皮肤黏膜出血停止。

2. 产妇及家属焦虑心理明显减轻，且能积极配合医护人员参与制订疾病的康复计划。

十二、子宫破裂

子宫体部或子宫下段在妊娠期或分娩期发生破裂称子宫破裂（rupture of uterus），是产科最严重的并发症之一，多发生于经产妇和多产妇。如不及时诊治，常引起母儿死亡。

多发生在分娩期，与胎先露下降受阻、子宫瘢痕及子宫壁病变、子宫收缩剂使用不当、手术创伤等因素有关，个别发生在妊娠晚期。

根据破裂原因可分为自然破裂和创伤性破裂；根据破裂程度可分为完全破裂和不完全破裂；根据部位可分为子宫下段破裂和子宫体部破裂。

【护理评估】

1. 病史　主要收集与诱发子宫破裂相关的既往史及病史，如曾有剖宫产史或子宫肌瘤挖除术。此次妊娠为巨大儿、胎位不正等头盆不称的因素，分娩期滥用催产素引产或催产史，手术操作粗暴或操作有误等。

2. 身心状况　不同的病因所致子宫破裂在不同的阶段，有不同的临床表现。应重点评估出现子宫先兆破裂和子宫破裂的临床征象。

（1）症状、体征

1）先兆子宫破裂：在临产过程中，当胎儿先露部下降受阻时，强有力的阵缩使子宫下段明显逐渐变薄、拉长而宫体更加增厚变短，两者间形成明显的环状凹陷，此凹陷会逐渐上升达脐平或脐部以上，称为病理缩复环（pathologic retraction ring）。产妇自诉下腹十分疼痛难忍，烦躁不安、呼叫，脉搏、呼吸增快。子宫下段压痛明显、膨隆，子宫圆韧带极度紧张，可明显触及并有压痛。由于胎先露部紧压膀胱使之充血，出现排尿困难，血尿形成。由于子宫过频收缩，胎儿供血受阻，胎心改变或听不清。

2）子宫破裂：按破裂的程度，将完全性子宫破裂与不完全性子宫破裂分别进行评估。①完全性子宫破裂：宫壁全层破裂，使宫腔与腹腔相通。破裂的一瞬间一阵撕裂状剧烈腹痛，随之子宫阵缩消失，疼痛缓解，但随着血液、羊水及胎儿进入腹腔，很快又感全腹疼痛，脉搏加快、微弱，呼吸急促，血压下降。检查时有全腹疼痛及反跳痛，在腹壁下可清楚扪及胎体，子宫缩小位于胎儿侧方，胎心消失，阴道可能有鲜血流出，量可多可少，拨露或下降中的胎先露部消失，曾扩张的宫口回缩。子宫前壁破裂时，裂口甚至还可向前延伸致膀胱破裂。②不完全性子宫破裂：子宫肌层全部或部分破裂，但浆膜层尚未穿破，宫腔与腹腔不相通，胎儿及其附属物仍在宫腔内。孕妇突然感觉一阵剧痛，之后，子宫收缩停止，腹痛缓解，但很快也出现内出血症状，如面色苍白、呼吸急促、表浅，大汗淋漓等。腹部检查时，子宫轮廓尚清，但破裂口处压痛明显,若血流向阔韧带,可在子宫一侧扪及边界不清的包块,胎心音多不规则。

子宫破裂发生后,生命危在旦夕,一般仅做腹部检查及肛查,不做阴道检查。

(2) 心理社会因素:子宫破裂一旦发生后,母儿死亡率均高,孕妇及家属得知详情后,通常不能接受现实,表现焦虑、恐惧、愤怒或悲哀等情绪。

3. 实验室检查　血常规检查,血红蛋白值下降,白细胞计数增加。尿常规有红细胞或肉眼可见血尿。

【护理诊断】

1. 潜在并发症:出血性休克　与子宫破裂后的大量出血有关。

2. 预防性悲哀　与子宫破裂后胎儿死亡有关。

3. 疼痛　与强直性子宫收缩或病理性收缩环或子宫破裂后血液刺激腹膜有关。

4. 有感染的危险　与子宫破裂、出血或休克所致机体抵抗力下降,易致病原体入侵有关。

【护理目标】

1. 孕妇将维持体液平衡状态,生命体征平稳正常。

2. 孕妇及家属能很坦然地向医护人员倾诉内心感受,克服不良情绪,并能平静接受现实,积极配合治疗与护理。

3. 孕妇疼痛明显减轻,舒适感增加。

4. 孕妇不发生感染。

【护理措施】

1. 密切观察病情,防治并发症　出血性休克是子宫破裂最常见的并发症,产前或分娩时应仔细评估子宫破裂的高危险因素,密切监测子宫破裂的先兆征象,力争尽快处理,预防出血性休克的发生。一旦发生,应争分夺秒地配合医生积极救治。

(1) 住院待产:凡存在有子宫破裂高危因素的孕妇,建议在预产期前两周住院待产,以便及时监测子宫收缩或采取必要措施。

(2) 做好评估:产前或分娩开始时,仔细评估胎儿与骨盆的关系,若有头盆不称情况,应做好剖宫产准备。

(3) 严密监测宫缩、胎心率及子宫破裂先兆征象:对异常的宫缩强度、产妇异常疼痛及腹部异常轮廓(包括病理缩复环)等,都要提高警觉,立即报告医师,并立即停止催产素静滴等操作,按医嘱给予镇静、抑制宫缩、吸氧等处理,密切监测血压、脉搏、呼吸,做好剖宫产的术前准备。

(4) 子宫破裂一旦发生,尽快协助医师紧急抢救,提供有效的护理。

1) 迅速建立静脉输液、输血通道,给予输液、输血、补电解质及碱性药物,短时间内补足血容量并纠正酸中毒。

2) 吸氧,以增加血氧含量。

3) 严密观察并记录宫缩、胎心率及母体生命体征、出入量,了解病程进展。

4) 急抽血查血红蛋白量,以评估失血量,指导治疗护理方案。

5) 按医嘱做好剖腹探查修补或子宫切除术的术前准备。

2. 为产妇及家属提供心理支持　耐心倾听其诉说内心感受,对家属及产妇的悲伤表示理解和同情,同时多陪伴产妇,劝说产妇尽快转变情绪,帮助产妇及家属度过悲伤阶段。对她们提出的合理要求尽量满足,使她们较易接受现实。向产妇及家属解释子宫破裂的治疗计划及对未来妊娠的影响,并告之再怀孕的注意事项。指导产妇产褥期营养、卫生知识等,给予生活上的照顾,从而促进身体康复。

3. 疼痛的护理　针对不同时期、不同原因给予相应处理。剧烈宫缩痛时,除应立即停止静滴催产素外,还应立即采取有效的抑制宫缩的措施,如遵医嘱可肌注哌替啶100mg,协助乙醚全麻,甚至急诊手术从根本上解除疼痛,挽救胎儿,同时,配以心理安慰、抚摸等以分散孕妇的注意力。

4. 预防感染的措施　子宫破裂多易发生感染,故术中、术后应按医嘱使用较大剂量广谱抗生素控制感染。术后加强会阴护理,勤换会阴垫等。

【护理评价】

1. 产妇大量出血得到及时控制,维持体液平衡,生命体征尽快恢复正常。

2. 产妇及家属不良情绪逐渐恢复正常,并能平静地接受现实,积极配合治疗和护理。

3. 产妇疼痛逐渐减轻至消失。

4. 产妇没有发生感染。

十三、胎儿窘迫

胎儿在宫内有缺氧征象危及胎儿健康和生命者,称为胎儿窘迫(fetal distress)。胎儿窘迫是一种综合症状,是当前剖宫产的主要适应证之一。

胎儿窘迫可分为急性和慢性两大类。急性胎儿窘迫主要发生于分娩期，多因脐带因素（如脱垂、绕颈、打结等）、胎盘早剥、宫缩过强且持续时间过长及产妇处于低血压、休克等而引起；慢性胎儿窘迫常发生于妊娠晚期，往往延续至临产并加重，其原因多因孕妇全身性疾病或妊娠期疾病引起胎盘功能不全或胎儿因素所致。

胎儿血氧降低，出现呼吸性酸中毒。起初通过自主神经反射，兴奋交感神经，血压上升及胎心率加快。若继续缺氧，则转为兴奋迷走神经，胎心率减慢，无氧糖酵解增加，有机酸增多，转为代谢性酸中毒，胎儿血 pH 下降，细胞膜通透性增大，胎儿血中钾及氮素增加，胎儿在宫内呼吸运动加强、肠蠕动亢进，肛门括约肌松弛，胎粪排出，易发生吸入性肺炎。若在孕期慢性缺氧情况下，可出现胎儿发育及营养不正常，形成胎儿宫内发育迟缓等。

【护理评估】

1. 病史　重点评估本次妊娠是否合并有重度贫血、妊娠期高血压疾病、肺心病及高血压等病史；胎儿方面是否存在严重的先心病和颅内出血或胎儿畸形等；脐带和胎盘是否存在血液运输方面的异常；分娩过程中，是否有急产、过强宫缩、催产素使用不当及产程延长等情况。

2. 身心状况

（1）症状、体征

1）胎心率的变化：①胎心率>160次/分，尤其>180次/分，为胎儿缺氧的初期表现（孕妇心率不快的情况下）；②胎心率<120次/分，尤其<100次/分，为胎儿危险征；③出现胎心晚期减速、变异减速或（和）基线缺乏变异。

2）羊水胎粪污染：胎粪排入羊水中，羊水呈绿色、黄绿色，进而呈混浊的棕黄色，即羊水Ⅰ度、Ⅱ度、Ⅲ度污染。但应注意，羊水Ⅰ度，甚至Ⅱ度污染，胎心始终良好者，应继续密切监护胎心，不一定是胎儿窘迫。

3）胎动异常：急性胎儿窘迫初期，先表现为胎动过频，继而转弱及次数减少，进而消失。胎动减少是胎儿窘迫的一个重要指标。

（2）心理、社会因素：十月怀胎，只待分娩，孕妇及家属均充满希望和喜悦。妊娠晚期或分娩期出现胎儿窘迫，孕妇及家属均不知所措，焦急万分，担心胎儿安危，此时应评估孕妇及家属对胎儿窘迫的应对方式和相互之间的协作精神。

3. 诊断检查

（1）胎儿头皮血血气分析：破膜后，检查胎儿头皮血：血 pH<7.20，PO_2<10mmHg，PCO_2>60mmHg，表示有酸中毒。

（2）羊膜镜检查：见羊水混浊呈黄染至深褐色。

（3）胎盘功能检查：测定24小时尿 E_3 值并动态连续观察，若急骤减少30%~40%或于妊娠末期连续多次测定24小时尿 E_3 值在10mg以下者，表示胎盘功能减退。

【护理诊断】

1. 有胎儿受伤的危险　与胎儿窘迫有关。

2. 焦虑　与自觉胎动减少或消失、胎心音异常或消失、羊水Ⅲ度污染等，从而担心造成死胎、死产等有关。

3. 知识缺乏　与初次妊娠，无经验，对新出现的健康问题、操作程序及治疗护理等缺乏了解有关。

【护理目标】

1. 胎儿宫内危险性降低，胎儿顺利出生。

2. 孕妇及家属自诉焦虑症状减轻。

3. 孕妇能描述胎儿窘迫的临床表现，孕妇及家属主动参与所制订的保健措施。

【护理措施】

1. 降低胎儿受伤程度的护理

（1）体位及补液：嘱孕妇左侧卧位，遵医嘱给氧，静脉推注50%葡萄糖及维生素C，纠酸、补液等处理。

（2）对急性胎儿窘迫的孕妇：密切监测胎心率，若出现明显晚期减速，应立即通知医生并做好剖宫产的术前准备；若因使用催产素不当，遵医嘱立即停止或减慢滴注速度；宫口开大3cm以上者，行人工破膜，观察羊水性状，以利医生尽早决定分娩方式；宫口开全，胎先露部已达到坐骨棘平面以下3cm者，应尽快阴道助产娩出胎儿；肛查或阴道检查有隐性脐带脱垂或脐带先露时，应立即通知医师在数分钟内结束分娩；做好新生儿娩出时的一切抢救准备工作；胎盘娩出后，还应仔细检查胎盘、脐带是否有异常。

（3）对于慢性胎儿窘迫的孕妇：教会孕妇自测胎动1小时，每天3次，分早、中、晚进行，出现异常，及时告诉医护人员；遵医嘱定时听胎心音，定期行胎儿监测或B超检查，以了解宫内胎儿情况;遵医嘱按时留取尿标本行胎盘功能检查;协助医师积极治疗孕妇原发病或妊娠合并症;若情况难以改善又接近足月者,按医嘱做好剖宫产术前准备。

2. 为产妇及家属提供心理支持　理解、同情孕妇的感受,耐心倾听孕妇的诉说,向孕妇介绍环境,减轻陌生感,同时,对孕妇及家属进行适当的安慰,表明医务人员对病情的了解和关心,以增加安全感。在治疗过程中,给予适当的信息,以减轻担忧。鼓励家属给予爱的表达,创造安静、舒适的环境。指导孕妇转移情绪和方法,如听音乐、看书等。

3. 健康知识宣教　尤其对慢性宫内窘迫的孕妇显得重要。向孕妇及其家属讲解胎儿窘迫的病情及临床表现,教会自我监测,向孕妇交代疾病过程及治疗护理措施,耐心解答提问。饮食方面,指导进食高蛋白、高维生素、富含铁的食物,纠正贫血。解释保持心情愉快、情绪放松的重要意义。

【护理评价】

1. 胎儿宫内缺氧得到明显改善,无新生儿窒息发生。

2. 孕妇及家属情绪稳定,能主动采取控制焦虑的几项应对技巧。

3. 孕妇能说出胎儿窘迫的病因及临床表现,学会了自我监测胎儿的方法,并能积极配合治疗与护理。

第十五章

产褥期异常护理

第一节 产后出血

产后出血(postpartum hemorrhage, PPH)是指胎儿娩出后24小时内阴道流血量超过500ml者。其发生率占分娩总数的2%~3%,且80%以上发生于产后2小时内;分娩24小时后,在产褥期内发生的子宫大量出血,被称为晚期产后出血。其发生率占分娩总数的1/1000,虽少见,但亦具相当危险性。迅速大量的出血可引起失血性休克,若失血过多,休克时间长,还可以引起垂体缺血坏死,腺垂体功能低下的严重后遗症——希恩综合征(Sheehan syndrome),甚至死亡。故产后出血是产后期严重并发症,是产妇死亡的重要原因之一,在我国居产妇死亡原因的首位。

一、病因及主要病理变化

产后出血的主要原因为子宫收缩乏力,占70%~80%,其次是软产道裂伤及胎盘因素和凝血功能障碍、子宫复旧不全、血肿等。

(一)子宫收缩乏力

是产后出血的最主要原因。子宫收缩乏力是由于胎盘剥离时,胎盘着床处的子宫肌层无法收缩紧张,使得肌层中的血管窦和血隙无法封闭,形成血栓,血管不容易封闭,则发生出血现象。宫缩乏力可因产妇全身因素所致,如产妇精神过度紧张;合并内科疾病;临产后休息不好,进食少,体力耗竭;因难产等致产程延长;分娩过程中使用过多镇静剂等。也可因局部因素,如子宫发育不良、双胎、羊水过多等子宫过度膨胀等,使子宫肌纤维过度伸展失去弹性;子宫肌瘤等均可引起子宫收缩乏力。

(二)软产道裂伤

分娩时由于产道为胎儿娩出必经之路,因此子宫、子宫颈、阴道和会阴部,任何因分娩引起的撕裂伤,都会引起出血。常因急产、胎肩与胎头娩出太快、保护会阴不当、手术助产操作不当,未做会阴侧切或因会阴侧切过小,宫颈口未开全而强行阴道娩出等致软产道撕裂。会阴阴道裂伤上可达穹隆,阴道旁,向后累及肛门和直肠,严重者深达盆壁,其血肿可扩展到阔韧带内。宫颈裂伤可累及阴道穹隆,也可向上延达子宫下段而致大量出血。

(三)胎盘因素

包括胎盘剥离不全、胎盘剥离后滞留、胎盘嵌顿、胎盘粘连、胎盘植入、胎盘和(或)胎膜残留等,因影响子宫正常收缩而出血。

(四)凝血功能障碍

为产后出血的少见原因。其中包括孕产妇本身的出血性疾病,如:原发性血小板减少性紫癜、白血病、再生障碍性贫血等,也有产科原因引起的凝血功能障碍,如死胎、胎盘早剥、羊水栓塞等,均可引起血凝障碍,致产后流血不凝,不易止血。

二、护理

【护理评估】

1. 病史

(1)产妇的孕产史:孕次,产次,妊娠期合并妊娠期高血压疾病,或曾有前置胎盘、胎盘早剥、多胎、羊水过多等病史;以往多次人工流产史及产后流血史。

(2)产妇的健康史:确认孕前易出血的疾病因素,例如孕前患有出血性疾病,子宫局部有病变,贫血、营养不良、糖尿病等。

(3)此次分娩后状况:分娩期过多使用镇静

剂,产程延长,难产,是否有子宫收缩乏力,产道撕裂伤口的大小,胎盘碎片是否残留,子宫复旧不全,血肿,有否发生弥散性血管内凝血等病史。

2. 身心状况　主要表现为阴道大流血。若一旦胎盘剥离后,子宫出血不止,发生阴道大流血时,产妇表现为面色苍白、出冷汗,主诉口渴、心慌、头晕,重者尿少、脉细数、血压下降,进入休克状态;子宫出血潴留于宫腔及阴道内时,产妇可表现为寒战、恶心、呕吐、打哈欠、懒言,或表情淡漠、呼吸短促,甚至烦躁不安,很快转入昏迷状态;软产道存在血肿的产妇会感觉尿频或肛门坠胀,局部疼痛。一般情况下,出血的开始阶段产妇有代偿功能,失血体征不明显,一旦出现失代偿状况则很快进入休克。若凝血功能障碍,常表现产后阴道流血不凝或创面局部针眼出血,不易止血。

3. 诊断检查

(1) 评估产后出血量:观察阴道出血是否凝固,是护理评估中最重要的一项。测量产后出血量有多种方法,归纳有目测估计法、面积换算法、称重法、盆接法及比色法。其中以盆接法较简单、准确,值得推广。以比色法准确率最高,但操作复杂。目测失血量往往只有实际出血量的一半,值得注意。

(2) 测血压、脉搏、中心静脉压、体温:根据生命体征的改变情况进一步估计血容量丢失的程度,此外观察体温变化情况以识别感染征象。出血量的多少所表现的症状和体征亦不同,依丹佛斯(Danforth)1997年提出的出血程度可分三种,见表10-15-1。

表10-15-1　出血的程度

严重程度	征象和症状	血量减少百分比
轻度出血	极微的心搏过速,轻微的血压降低,中度的血管缩小,四肢冰冷	15%～25%(750～1250ml)
中度出血	心搏过速(100～200次/分),脉搏压减少,收缩血压90～100mmHg,睡不着,流汗增加,苍白,尿量减少	25%～35%(1250～1750ml)
重度出血	心搏快速>120次/分,收缩压减少到60mmHg,而且用血压计常量不到。木僵,非常苍白,四肢冰冷,无尿	>50%(2500ml)

(3) 腹部检查:子宫收缩乏力性出血及胎盘因素所致出血者,子宫轮廓不清,摸不到宫底或子宫松弛而宫底位置高,按摩后子宫收缩变硬,停止按摩又变软。若血液积聚或胎盘已剥离而滞留于子宫腔内者,宫底可升高,按摩子宫并挤压宫底部刺激宫缩,可促使胎盘及积血排出,此现象即隐性出血。若因软产道裂伤,凝血机制障碍所致出血者,腹部检查子宫收缩好、硬、轮廓清。

(4) 软产道检查:包括检查宫颈、阴道穹窿及会阴部有无裂伤、血肿。必要时肛查。

(5) 胎盘检查:胎盘及胎膜的完整性,胎盘边缘有无断裂的血管,胎盘表面有无陈旧性血块附着,胎膜破口距胎盘边缘的距离等。

(6) 实验室检查:包括血型,血常规,出、凝血时间,凝血酶原时间,纤维蛋白原测定和3P试验,以及纤溶酶确诊试验等。

【护理诊断】

1. 潜在并发症:出血性休克。

2. 有感染的危险　与手术操作,失血后抵抗力降低有关。

3. 焦虑、恐惧　与发生出血的病人有种死亡逼近的压迫感,自然并发忧虑、害怕有关。

4. 活动无耐力　与产妇失血性贫血,产后体质极度虚弱有关。

【护理目标】

1. 产妇的血容量于实施方案24小时内得到恢复,血压、脉搏、尿量正常。

2. 产妇不会发生感染,或感染得到及时的预防和控制。

3. 产妇及家属自诉忧虑、害怕明显减轻。

4. 产妇生活能自理。

【护理措施】

1. 密切观察病情,做好失血性休克的防治措施

(1) 正确评估,预防出血:严密监测产妇的生命指征(特别是血压和脉搏)、子宫收缩、阴道流血及会阴伤口的情况;观察尿量的变化,若尿量少到每小时30ml以下时为休克症状;观察皮肤、黏膜、嘴唇、指甲是否变白等;询问产妇自觉症状的变化,是否有心慌、口渴、头晕、恶心、呕吐等不适。一旦出现异常,应及时通知医生处理。

(2) 找出原因,协助医师执行止血措施:失

血多,甚至休克者,注意为其提供安静的环境,保持平卧、吸氧、保暖;严密观察并详尽记录产妇的意识状态、皮肤颜色、血压、脉搏、呼吸及尿量,快速建立静脉通道,并保持通畅,按医嘱及时给予输液、输血等,以维持足够的循环血量。医务人员必须密切配合,在确定原因的同时,争分夺秒进行抢救。

1) 子宫收缩乏力性出血:应立即按摩子宫,同时注射宫缩剂以加强子宫收缩。腹部按摩子宫底的具体做法是:助产者一手在产妇耻骨联合上缘按压下腹中部将子宫上推,另一手置于子宫底部,拇指在前壁,其余4指在后壁,均匀而有节奏地按摩宫底,挤出积血及血块。另一方法是腹部-阴道双手按摩子宫法:术者一手握拳置于阴道前穹隆,向前上方顶住子宫前壁,另一手自腹壁按压子宫后壁,使子宫体前屈,两手相对紧压子宫并持续按摩15分钟,以达压迫止血目的。若经上述方法按摩止血效果不理想时,及时配合医师做好结扎髂内动脉、子宫动脉,甚至必要时行子宫次全切术的术前准备。

2) 软产道裂伤:协助医师及时准确地修补缝合。若为阴道血肿,在补充血容量的同时,切开血肿,清除血块,缝合止血,并于修补处放置纱布加压止血,并记录,按时取出纱布。

3) 胎盘因素:根据不同情况作出处理。如胎盘剥离不全、滞留、粘连均可徒手剥离取出;胎盘部分残留,徒手不能取净时,则用大号钝刮匙刮取残留组织;胎盘已经剥离而嵌顿若是膀胱充盈所致,则行导尿术后按摩子宫轻压宫底,使之排出;若是子宫狭窄环所致,配合麻醉师,使其全麻,待环松解后用手取出;若是胎盘植入,则需做好剖腹切开子宫探查的术前准备。

4) 凝血功能障碍:若发现出血不凝,会阴伤口出血不止等,立即通知医生,并抽血做有关凝血功能检查,配新鲜血或血浆备用。必要时请内科会诊。

(3) 重视预防:妊娠期加强孕期保健,定期接受产前检查,发现问题及早治疗;分娩期正确处理产程,注意科学接生,妥善处理第三产程,合理使用宫缩剂,并仔细检查胎盘及软产道,如有裂伤,根据不同部位,逐层缝合止血,不留死腔;产后期,尤应加强产后2小时内的监护和处理,产后4~6小时及时督促产妇排空膀胱,以免影响宫缩致产后出血,督促产妇翻身、活动、早期下床,以促进恶露的排出,使子宫较好收缩。

2. 预防感染的措施

(1) 给产妇补充足够的循环血量,且让其充分休息、睡眠,加强营养,注意补充蛋白质、铁、维生素C,以增强抵抗力。

(2) 按医嘱给予抗生素预防感染。

(3) 严格会阴护理,可予1/1000的苯扎溴铵溶液会阴抹洗,Bid,每日大小便后应增加抹洗次数,同时观察会阴伤口情况及恶露量、色、味的变化。

(4) 尽量保持产妇床单清洁干燥、舒适,勤换产垫,使用专用便盆,以免交叉感染。

(5) 分娩处理过程严守无菌原则。

3. 向产妇与家属提供心理支持

(1) 将各种护理的评估和处理措施均给予详细解释以降低忧虑、害怕。

(2) 产褥期,指导产妇子宫按摩,检查子宫收缩的状况及会阴伤口的自我保护。

(3) 教导有关子宫复旧的过程和恶露的变化及指导会阴护理。

(4) 指导其如何加强产后锻炼,逐步增加活动量,以促进身体的康复过程。

(5) 告知有关产后出血的症状及需立即就医的状况。

(6) 给予再次保证,让产妇了解自己的病情康复情况并鼓励说出内心的感受。

【护理评价】

1. 产妇的血压、血红蛋白逐渐正常,全身状况得以改善,未留下后遗症。

2. 产妇于产后1周,体温正常,子宫复旧好,无压痛,会阴伤口愈合好。

3. 产妇及家属忧虑、害怕基本消失。

4. 通过护理活动,产妇出院后能承担日常生活自理。

第二节 产褥感染

产褥感染(puerperal infection)是指分娩时及产褥期生殖道受病原体感染引起局部和全身的炎性变化。发病率约为6%,是产妇死亡的四大原因之一。产褥病率(puerperal morbidity)是指分娩24小时以后10日内用口表每日测量4次,体温有2次达到或超过38℃。产褥病率的原因虽以产褥感染为主,但还包括生殖道以外的其他感染,如泌尿系感染、乳腺炎、上呼吸道感染等。

一、病　因

1. 病原体的种类　产褥感染常见的病原体有：需氧性链球菌、大肠杆菌、葡萄球菌、厌氧性链球菌、厌氧类杆菌属，支原体、衣原体、白念珠菌等。

2. 感染的来源　感染的来源有两种。一是自身感染，正常孕产妇生殖道或其他部位寄生的病原体，当在特定的环境下或出现感染诱因时可致病。二是外来感染，由外界的病原体侵入生殖道而引起感染，常由被污染的衣物、用具，各种手术诊疗器械等接触病人后造成感染。

二、分　类

1. 急性外阴、阴道、宫颈炎。
2. 急性子宫内膜炎、子宫肌炎。
3. 急性盆腔结缔组织炎、急性输卵管炎。
4. 急性盆腔腹膜炎，弥漫性腹膜炎。
5. 血栓性静脉炎。
6. 脓毒血症、败血症。

三、护　理

【护理评估】

1. 病史

(1) 孕产史：本次妊娠是否合并糖尿病、心脏病或并发高血压等；本次妊娠是否有胎膜早破、器械助产、手术产、软产道损伤、产程过长、产后出血等。

(2) 健康史：产妇是否有贫血、营养不良，是否有尿道感染、生殖道感染史，产妇个人卫生习惯等。

2. 身心状况

症状和体征：

(1) 急性外阴、阴道、宫颈炎：局部有红、肿、热、痛的现象，脓性分泌物增多，尿道口受刺激可出现尿痛、尿频、排尿烧灼感。产妇可有轻度发热、畏寒、脉速等全身症状。

(2) 急性子宫内膜炎、子宫肌炎：表现为发热、畏寒、脉速，子宫底高度不下降，下腹疼痛，宫底压痛、质软，恶露量多、混浊有恶臭。除此之外，尚有食欲不振、头痛、乏力、寒战等。

(3) 急性盆腔结缔组织炎、急性输卵管炎：病人出现持续高热，伴寒战、全身不适、子宫复旧差，出现单侧或双侧下腹疼痛和压痛。妇科检查可发现子宫旁结缔组织增厚并有触痛，急性输卵管炎可触到增粗的输卵管或形状不规则的包块。

(4) 急性盆腔腹膜炎、弥漫性腹膜炎：病人出现严重全身症状及腹膜炎症状和体征，如高热、恶心、呕吐、腹泻，腹部压痛、反跳痛，腹肌紧张多不明显。

(5) 血栓性静脉炎：盆腔血栓性静脉炎，病人多于产后1~2周继子宫内膜炎后出现反复发作寒战、高热，持续数周；下肢血栓性静脉炎，临床表现随静脉血栓形成的部位不同而有所不同。髂总静脉或股静脉栓塞时，影响下肢静脉回流，出现下肢水肿、皮肤发白和疼痛，称股白肿。小腿深静脉栓塞时可出现腓肠肌或足底部疼痛和压痛。

(6) 脓毒血症、败血症：当感染血栓脱落进入血液循环可引起脓毒血症，出现肺、脑、肾脓肿或肺栓塞。当侵入血液循环的细菌大量繁殖引起败血症时，出现严重全身症状及感染性休克症状，如寒战、高热、脉细数、血压下降、呼吸急促、尿量减少等，可危及生命。

3. 诊断检查

(1) 腹部检查：腹部是否有过度膨胀，腹部压痛及其部位，是否有腹肌紧张及反跳痛。

(2) 妇科检查：了解会阴伤口情况，用窥阴器检查阴道、宫颈黏膜及分泌物情况，双合诊检查子宫及盆腔其他组织是否有压痛、包块等。

(3) 实验室检查：白细胞总数及分类计数增加，红细胞血沉加快，做阴道拭子及宫腔拭子培养阳性，血液细菌培养显示致病菌等。

(4) 妇科B超检查：检查子宫及盆腔组织，了解感染部位及病变情况。

4. 心理、社会因素　产褥感染往往病情较重，病人需住院治疗，护士多与病人接触、交谈，观察其行为变化，了解病人是否对疾病和婴儿照顾存在焦虑和恐惧，要评估病人及家庭成员。

【护理诊断/问题】

1. 疼痛　与感染后，局部和全身的炎性刺激有关。
2. 体温过高　与感染有关。
3. 焦虑　与严重产褥感染的产妇和新生儿分离有关。
4. 营养改变：低于机体需要量　与发热、腹泻、呕吐、食欲不振、贫血等造成营养不良，水、电解质失衡有关。

5. 潜在并发症:感染性休克 与血液循环中的细菌大量繁殖引起败血症等有关。

6. 知识缺乏:缺乏有关产褥感染的管理和预防措施的知识。

【护理目标】

1. 产妇诉说疼痛消失,舒适感增加。
2. 产妇体温尽快恢复正常。
3. 产妇情绪稳定,能积极配合诊疗与护理。
4. 产妇营养、水、电解质维持平衡。
5. 产妇无感染并发症及局部感染扩散情况发生。
6. 产妇能列举预防产褥感染的知识和措施。

【护理措施】

1. 疼痛的护理 鼓励病人采取半卧位,有利于炎症局限和恶露及时排出。尽量减少活动,减少不必要的腹部检查。保持大小便通畅,以减轻盆腔充血,从而减轻疼痛。必要时遵医嘱使用镇静药或止痛药。

2. 高热的护理 强调病人卧床休息,减少活动,协助并鼓励产妇做好全身皮肤黏膜的清洁卫生,保持床单及衣物清洁、干净,经常用温水擦洗皮肤,用生理盐水或朵贝溶液清洗口腔。监测体温变化。高热时可予物理降温,如冷敷、温水或乙醇擦浴,或遵医嘱使用药物降温,但应注意防止大汗虚脱。

3. 给予情绪支持 解答产妇及家属的疑问,让其了解产褥感染的症状、诊断和治疗的一般知识,减轻其焦虑。为婴儿提供良好的照顾并提供母婴接触的机会,减轻其顾虑。鼓励家属为产妇提供良好的社会支持。

4. 饮食护理 给予高热量、高蛋白、高维生素饮食,增强机体抵抗力。补充足量水分,必要时遵医嘱静脉输液,以维持机体水、电解质平衡。

5. 密切观察病情,防治并发症 做好病情观察并记录,内容包括生命体征、恶露量及性状、子宫复旧情况、腹部体征、会阴伤口情况等。遵医嘱正确使用抗生素,注意抗生素使用间隔时间,以维持血液有效浓度。按医嘱使用宫缩剂。必要时配合医生做好清宫术、脓肿引流术的准备及术后护理。操作时严格执行消毒隔离措施及无菌技术原则,避免加重感染。

6. 健康教育及出院指导 告之产妇保持良好卫生习惯的重要性:大小便后清洗会阴,勤换会阴垫,并注意由前向后的原则;产妇使用的清洗会阴用物及便盆应及时清洁和消毒,做好隔离预防工作;指导产妇正确进行乳房护理,保持乳汁分泌通畅,教会人工挤奶方法,防止乳胀引起乳腺炎的发生。教会产妇识别产褥感染复发征象如恶露异常、腹痛、发热等,如有异常情况及时就诊检查。提供有关产妇休息、饮食、活动、服药的指导。告之产后复查的时间。

【护理评价】

1. 产妇疼痛症状逐渐消失。
2. 产妇体温逐渐下降至正常
3. 产妇能积极配合诊疗和护理,情绪正常。
4. 产妇家属能提供符合要求的饮食,产妇能按要求进食。
5. 住院期间产妇无感染并发症及感染扩散情况发生。
6. 产妇及家属已明白预防产褥感染的重要性,并能列举数条预防感染的措施。

第三节 产后泌尿道感染

有2%～4%的产后妇女发生泌尿道感染(urinary tract infection,UTI),常见的类型有膀胱炎(cystitis)和肾盂肾炎(pyelonephritis)。

一、病因

产后泌尿道感染的原因,通常有下列几种:

1. 女性尿道短、直,尿道口与肛门靠近,产后机体抵抗力低,容易造成上行感染引起膀胱炎、肾盂肾炎。

2. 因分娩时膀胱受压迫,肌肉失去收缩力,或尿道口周围组织受压而发生水肿,引起尿潴留(往往病人自解小便后尚可导尿出50至数百毫升的尿液),容易引起膀胱炎。

3. 产后受伤的膀胱黏膜呈水肿、充血,是细菌易滋生的原因。

4. 产后因腹腔压力改变,不知尿胀或上厕所解不干净。

5. 由于子宫的压迫,又因右侧输尿管在解剖上的位置(较左侧肾脏低),而使右侧肾脏有暂时性的肥大,易被细菌感染,临床上称之为肾盂肾炎。

6. 上厕所擦拭卫生纸的方向不对,应由尿道口往肛门口方向擦拭,以免将肛门口的大肠杆菌带至尿道口,造成上行性感染至膀胱,引起膀胱炎,再感染到肾脏引起肾盂肾炎。

二、护　　理

【护理评估】

从以下几个方面进行评估。

1. 病史　病人过去是否有泌尿系统感染史,本次分娩情况及分娩后膀胱功能恢复情况。了解分娩前后泌尿道感染的诱发因素。

2. 身心状况

（1）症状和体征

1）膀胱炎:其症状在产后2~3天出现。病人表现为尿频、尿急、尿痛、尿潴留、耻骨联合上方或会阴处不适,到最后会出现排尿困难、有烧灼感,甚至出现血尿,可有低热。

2）肾盂肾炎:症状通常在产后第3天出现,亦会迟至第21天才出现。病人表现为腰部疼痛（一侧或两侧）、寒战、高热、尿频、排尿困难、恶心、呕吐等。

（2）心理变化:病人出现症状后,可表现焦虑、烦躁不安等不良心理反应,急切盼望解除症状,增加舒适。

3. 实验室检查　尿常规检查可见有许多脓细胞、白细胞、红细胞,尿液的颜色亦变得混浊,有臭味;中段尿培养细菌数≥10^5/ml 时,表示有感染。

【护理诊断/问题】

1. 排尿异常　与泌尿道感染引起排尿困难、尿频、尿急等有关。

2. 疼痛　与肾盂肾炎、膀胱炎症感染有关。

3. 尿潴留　与产后尿道和膀胱张力降低,对充盈不敏感,或因会阴部创伤疼痛使产妇不敢排尿等有关。

4. 知识缺乏:缺乏预防泌尿系统感染的相关知识。

【护理目标】

1. 病人排尿功能恢复正常。
2. 病人泌尿道感染症状消失。
3. 病人能陈述预防泌尿道感染的有关知识。

【护理措施】

1. 排空膀胱,预防泌尿道感染

（1）分娩过程中尽量排空膀胱。

（2）产后至少每2~4小时督促产妇排空膀胱一次,可除去感染尿液,避免尿液淤积和膀胱过度膨胀。

（3）及时检查产后膀胱是否充盈过度,若触到耻骨联合上方,有一肿块凸出,胀满,且叩诊出现过度回响声时,应及时处理:利用各种方法鼓励排尿,如听流水声、会阴冲洗、下床至厕所解尿,于耻骨联合处加压,提供排尿的隐秘性等,必要时遵医嘱给予新斯的明0.5mg肌内注射或导尿处理。

（4）无法自行排尿且有持续余尿60ml以上则给予留置导尿,待膀胱水肿减轻后可拔除导尿管。

2. 减轻症状,控制感染,防止病情恶化

（1）急性感染期应卧床休息,卧床休息能减少代谢废物产生,待症状减轻后再下床活动。

（2）鼓励病人多饮水,每日需饮4000ml以上,以稀释尿液中的细菌,达到膀胱自身冲洗的目的。鼓励摄取营养丰富、易消化、少刺激的食物。

（3）遵医嘱使用敏感、有效的抗生素,通常需持续使用10~14天直到症状完全消失。服药的同时,定期做尿液培养,及时更换有效抗生素。

（4）必要时遵医嘱使用抗痉挛和止痛药,以缓解病人的疼痛不适。

（5）在产妇下腹部可给予湿热敷,以减少腹部受压,减轻疼痛和痉挛。

（6）可予每日会阴部抹洗两次,并告之排便后需冲洗会阴部,使用卫生纸的方向必须由前往后擦拭,以免大肠杆菌感染。

（7）若有发热,则按发热病人进行护理,如调节被盖、室温,多喝水,必要时给予温水擦浴、静脉输液或使用退热药等。

3. 健康教育和出院指导

（1）向病人解释泌尿道感染的诱发因素、症状及治疗,说明按时服药的重要性,指导其在症状消失后仍须继续服用抗生素2周,停药1周后,应再做1次尿液培养,于治疗后1年内仍应定期追踪检查。

（2）指导产妇建立良好的个人卫生习惯,平时注意多饮水,及时排空膀胱;勤换内裤,注意会阴部卫生,每次便后冲洗会阴部;性交前后均需多喝水并排尿,有助于尿道口细菌的冲走,以减少泌尿道感染的机会。

【护理评价】

1. 病人恢复正常排尿功能。
2. 病人出院时泌尿道感染症状完全消失;尿液检查和细菌培养阴性。
3. 病人能列举预防泌尿道感染的措施。

第四节 产后抑郁症

产后抑郁症（post-natal depression）是指一组非精神病性的抑郁综合征。一般发生在产后2周，可持续数周至一年，少数病人可持续一年以上。

一、病因及发病机制

（一）生物学因素

1. 激素水平的急剧变化 在妊娠期间，孕妇体内长时间的雌激素和孕激素水平升高，雌激素具有多种神经调节功能，分娩后雌激素突然撤退，雌激素的波动及持续的雌激素缺乏可能导致情绪抑郁；妊娠期间甲状腺功能受到多种因素的影响，分娩后甲状腺激素水平也随之变化，甲状腺功能紊乱也与产后抑郁相关。

2. 中枢神经递质代谢异常和相应受体功能改变，大脑神经突触间隙神经递质含量异常及功能活动降低，涉及的神经递质有5-羟色胺（5-HT）、多巴胺（DA）、去甲肾上腺素（NA）。

3. 既往有抑郁发作史和阳性家族史也是重要的危险因素。

（二）心理社会因素

此类因素与产后抑郁的发生密切相关，主要涉及以下几个方面：不良的生活事件、缺乏良好的社会支持、分娩前恐惧、分娩并发症、夫妻关系不融洽或不好、婆媳关系不融洽或不好、家庭经济紧张、孩子喂养方式、人格较软弱或神经质特点、高龄产妇、孕期健康教育缺乏等。

二、临床表现

分娩后4周内发病，情绪低落、郁闷，高兴不起来；没有愉快感，对什么都没兴趣；心情烦躁，易激动发脾气；担心多虑，紧张恐惧，过分关心或担心孩子，或对孩子缺乏兴趣，担心养不活孩子，害怕自己伤害孩子，害怕与孩子两人单独在家，失眠，食欲下降，不能照料自己和孩子；悲观绝望、无助感、无望感、自责自罪、有自伤自杀的观念和行为。严重时因担心孩子在世界上受苦，出现利他性自杀，即先将孩子杀害而后自杀。病人表现为情绪低落、悲伤哭泣、烦躁不安、失眠、乏力，严重时失去生活自理和照顾婴儿的能力，悲观绝望、自伤自杀。如能早期识别，积极治疗，预后良好。妇女在怀孕和生产期间，伴随生理、心理及环境的一系列变化，产后精神卫生问题非常常见，其中产后抑郁是最常见的一种。在分娩后的第一周，50%~75%的女性出现轻度抑郁症状，10%~15%患产后抑郁症，产后一个月内抑郁障碍的发病率是非分娩女性的3倍。

三、处理原则

尽可能早期识别，早期治疗。轻中度抑郁可采用心理治疗，如果持续两周，且症状越来越重，一定要采用药物治疗或药物治疗合并心理治疗。

四、护　理

【护理评估】

1. 病史 全面评估病史，包括抑郁症、精神病的个人史和家族史；有无重大精神创伤史；本次妊娠过程心理状态及分娩情况是否顺利，有无难产、滞产、手术产以及产时产后的并发症；婴儿健康状况；婚姻家庭关系及社会支持系统等因素并识别诱因。

2. 身心状况 评估产妇的情绪变化与心理状态，是否有孤独、焦虑、恐惧感；观察产妇的日常活动和行为，如自我照顾能力与照顾婴儿的能力；观察母婴之间接触和交流的情况，了解产妇对婴儿的喜恶程度及对分娩的体验与感受；评估产妇的人际交往能力与社会支持系统，了解产妇的夫妻关系及与家庭其他成员的关系；判断病情的严重程度。

【护理诊断/问题】

1. 应对无效 与产妇的抑郁行为有关
2. 有暴力行为的危险 与产后严重的心理障碍有关

【护理目标】

1. 产妇的情绪稳定，能配合护理人员与家人采取有效应对措施。
2. 产妇能进入母亲角色，能关心爱护婴儿。
3. 产妇的生理、心理行为正常。

【护理措施】

1. 多与病人沟通，倾听产妇诉说心理问题，观察其情绪变化，做好产妇心理疏通工作，注意发现悲观的情绪和自伤自杀、伤害孩子的先兆，避免不良行为的发生。帮助解除不良的社会、心理因素，减轻其心理负担和躯体症状。

2. 对于有不良个性的产妇，给予相应的心理指导,减少或避免精神刺激,减轻生活中的应激性压力。

3. 协助并促进产妇适应母亲角色,指导产妇与婴儿进行交流、接触,为婴儿提供照顾,培养产妇的自信心。鼓励家属参与婴儿照护,减轻产妇的负担,让产妇感受到整个家庭对她的支持。

4. 对于有焦虑症状、手术产及存在抑郁症高危因素的产妇应给予足够的重视,积极发挥社会支持系统的作用,帮助家属学习和掌握疾病知识,正确对待疾病,多给予理解、关心和支持。

5. 高度警惕产妇的伤害性行为,注意安全保护,重症病人需要请心理医师或精神科医师给予治疗。

6. 做好出院指导与家庭随访工作,为产妇提供心理咨询的机会。

【护理评估】

1. 住院期间产妇的情绪稳定,能配合诊治方案。

2. 产妇与婴儿健康安全。

3. 产妇能示范正确护理新生儿的技巧。

(宋　妍)

第十六章

妇产科常用检查技术护理

第一节 生殖道细胞学检查

女性生殖道细胞学检查常用于子宫颈癌的普查,可早期发现病变,亦可间接了解卵巢功能。

1. 检查前准备

(1) 病人准备:检查时间以两次月经中间为好;检查前24小时不做阴道灌洗,不要使用阴道栓剂和任何化学药剂,避免性生活;取膀胱截石位。

(2) 用物准备:一般妇科检查器械,另加清洁玻片、吸管、滴管、宫颈刮板、标本瓶及固定液(95%乙醇)。

2. 取标本部位及方法

(1) 阴道侧壁涂片法:可间接反映卵巢功能。用干燥无菌的木刮板从阴道侧壁上1/3处,轻轻刮起少许分泌物,切勿用力,以免将深层细胞混入,薄而均匀地涂于玻片上,置入95%乙醇中固定。幼女或未婚妇女可将阴唇分开,用卷紧的无菌棉签蘸少许生理盐水后伸入阴道侧壁上1/3处取标本。

(2) 宫颈刮片:为早期发现宫颈癌的重要方法。用窥阴器暴露宫颈,在宫颈外口鳞状上皮与柱状上皮交界处,以颈管外口为圆心,用木质刮板轻轻刮取一周,不要过分用力,以免损伤,引起出血。若分泌物过多,则先用无菌干棉球轻轻拭去,再取标本。

(3) 宫颈管涂片:为了解宫颈管内的情况,先将宫颈表面分泌物拭净,以吸管轻轻放入宫颈口内,吸取宫颈管内的分泌物涂片。注意吸管不可深入过多,以免将宫腔内容物吸出,干扰诊断。

(4) 宫腔吸片:疑有宫腔内恶性病变者,可从宫腔内吸取标本进行检查。先做阴道检查,确定子宫大小及方位,然后严格消毒阴道及宫颈。将塑料管轻轻放入宫底部,上下左右移动吸取标本涂片。注意:取出吸管时,必须停止抽吸,以免将颈管内容物吸入,混淆诊断。

3. 检查结果的分级法 临床上常以巴氏5级分类法分类:

Ⅰ级:正常。为正常的阴道细胞涂片。

Ⅱ级:炎症。细胞核普遍增大,淡染或有双核。有时炎症改变较重,染色质稍多者,需要复查。

Ⅲ级:可疑癌。主要改变在胞核,核增大,核形状不规则或有双核,核深染,核与胞浆比例改变不大,称为核异质。

Ⅳ级:高度可疑癌。细胞具有恶性改变,核大,深染,核形不规则,染色质颗粒增粗,分布不均匀,胞浆少,唯在涂片中癌细胞数量较少。

Ⅴ级:癌。具有典型恶性细胞的特征且量多。

4. 检查后护理 在检查后护理人员应协助病人下检查台,若分泌物较多,可使用卫生棉垫,并告诉病人取检查结果的时间和地点。

第二节 子宫颈活体组织检查

简称宫颈活检。取宫颈小块组织固定后送病理检查。多用于子宫颈涂片结果有问题时(通常在巴氏三级及以上时)或肉眼观察有可疑病灶,进一步做宫颈活检来确定诊断。

1. 检查前准备 病人准备同细胞学检查。用物准备:妇科检查器械、宫颈活检钳、小刮匙、纱布、带线纱球,盛有10%甲醛或95%乙醇的小标本瓶,病理检查申请单。

2. 检查方法

(1) 放窥阴器:暴露子宫颈,拭净黏液后,以

2.5%碘酊消毒宫颈,用宫颈活检钳在可疑病灶(碘不着色区)上,或在宫颈外口鳞状上皮与柱状上皮交界处的3、6、9、12点处(或用阴道镜观察可疑部位多点)钳取宫颈组织,放入有固定液的标本瓶中,标明姓名、部位后送检。

(2) 如疑有宫颈管病变者,可用小刮匙在宫颈管内刮取组织,放在有固定液的标本瓶中分别送检。

(3) 术后宫颈局部有出血时,可用无菌纱布压迫止血,再用带线纱球压迫。

3. 术后卫生指导 阴道内的敷料通常放置12小时自行取出。避免性生活和盆浴1个月。有阴道流血,应及时就诊。保持外阴清洁,防止感染。

第三节 基础体温测定

基础体温是指机体处于静息状态下的体温,即机体经过较长时间(6~8小时)睡眠醒来后,未进行任何活动时测得的体温,又称静息体温。常用来测定有无排卵、排卵日期、黄体功能和早孕等。其机制是:一般妇女在排卵前基础体温偏低,排卵后受黄体分泌的孕激素的影响,使体温升高0.3~0.5℃,至月经前1~2天下降。因此,有排卵周期的妇女基础体温呈前半期低、后半期高的双相体温,无排卵周期的妇女基础体温在月经周期中无明显变化,称单相体温。

测绘方法:嘱病人每晚睡前在床旁或枕下放好体温表。每晨醒后不做任何活动前,卧床测口腔温度5分钟,记录于表格上。从月经来潮的第一天测起,每天将测得的体温描绘在基础体温单上连成曲线,并将有关情况(如性生活、发热、失眠、用药等)详细注明。一般需连续测三个月。

第四节 诊断性刮宫

简称诊刮。是诊断宫腔疾病的重要操作之一,其目的是刮取子宫腔内容物(子宫内膜和其他组织)做病理检查。若同时疑有子宫颈管病变时,则需进行分步诊刮(即先刮宫颈管组织,再刮宫腔组织)。

诊断性刮宫既是一种检查,也是一种治疗。常用于诊断功能失调性子宫出血、子宫内膜结核、子宫内膜癌等疾病。对宫腔内残留组织或子宫内膜脱落不全所致的长时间流血者既有诊断价值又有治疗作用。

一、操作前准备

(一) 病人准备

1. 心理准备 让病人了解操作的必要性和过程,缓解紧张情绪,减轻焦虑。

2. 排空膀胱,取截石位。

3. 常规消毒,铺巾。

(二) 用物准备

无菌消毒器械、窥器、宫颈钳、子宫扩张器、子宫探针、刮匙、宫颈小刮匙、孔巾、腿套、无菌巾、纱布及棉球。10%甲醛液或95%乙醇、带盖小标本瓶。

二、操作方法

(一) 病人排空膀胱后取膀胱截石卧位,常规外阴消毒,铺巾,做双合诊,了解子宫大小及方向。用阴道窥器暴露宫颈,清除分泌物,再次消毒宫颈与宫颈管,钳夹宫颈前唇,以子宫探针探子宫方向并测子宫腔深度。若宫颈口过紧影响操作,可用宫颈扩张器扩张至满意的宽度。

(二) 取盐水纱布一块垫于阴道后穹隆处,以小号刮匙刮取宫颈组织一周。取出纱布将其上积存的组织全部装瓶、固定并标记。

(三) 再垫一块盐水纱布,从宫底至宫颈口依次刮取宫腔内组织,应特别注意子宫角和子宫底部,直至满意,取下纱布上所有组织,固定于另一小瓶,标记后一并送检。检查无活动性出血时术毕。

三、注意事项

严格执行无菌操作规程,防止感染。病人有发烧、阴道或子宫有炎症,需治疗后再进行诊刮。因不孕症进行诊刮,应选择月经前或月经来潮12小时内,以便判断有无排卵。刮出物肉眼检查高度疑为癌组织时,仅取足够病理检查的组织即可,不必全面刮宫,以防子宫穿孔、出血、癌组织扩散。若为双子宫或双角子宫,应将两处的宫内膜全部刮除,以免漏诊和术后阴道出血淋漓不尽。告诉病人术后注意外阴清洁,禁性生活2周。

第五节 子宫内膜活体组织检查

取子宫内膜检查有无分泌期变化以间接了解

卵巢功能及有无宫腔内特殊感染,如结核性子宫内膜炎。适用于不孕症病人。检查时间应在月经来潮12小时内。

1. 术前准备

(1) 告诉病人检查时间:必须在月经来潮12小时内进行,超过24小时子宫内膜大部分已脱落,取不出组织。

(2) 检查前不得服用性激素,尤其是黄体酮类药物。

(3) 检查前监测体温,体温不正常时禁止检查。

(4) 检查前排空膀胱,取截石位。用物准备:妇科检查器械、子宫小刮匙、宫颈钳、探针、盛10%甲醛液或95%乙醇小瓶、病理检查申请单。

2. 检查方法 指导病人排空膀胱后取膀胱截石卧位,消毒外阴,戴无菌手套做双合诊确定子宫大小与方向。暴露宫颈,用2.5%碘酊及75%乙醇消毒,宫颈钳夹宫颈前唇固定,用子宫探针探测子宫方向和宫腔深度,再用小刮匙轻轻放入宫体部,由宫底部向下在子宫3、6、9、12点或自子宫角开始向两侧壁处各取内膜组织少许,放入固定液中送检。

第六节 输卵管通畅检查

输卵管通畅检查是测定输卵管是否通畅的一种方法,具有一定的治疗作用。

1. 适应证 不孕症疑有输卵管阻塞者,轻度输卵管黏膜粘连,输卵管再通术后经宫腔注药液。

2. 禁忌证 凡生殖器有急性或亚急性炎症,严重心、肺疾病,月经期或有子宫出血者禁做此项检查。

3. 检查时间 月经干净后3~7天。

4. 检查方法

(1) 准备用物:阴道窥器、宫颈钳、长弯钳、宫颈导管、20ml注射器、小药杯、生理盐水、简单压力表、Y形接管及橡皮管。

(2) 指导病人排尿后取膀胱截石卧位。常规消毒外阴、阴道。铺孔巾。

(3) 用窥器暴露宫颈,固定宫颈前唇,消毒宫颈。以探针探测子宫腔方向与深度。

(4) 将宫颈导管顺子宫腔方向伸入子宫颈内,务必使橡胶塞紧贴宫颈口。

(5) 将宫颈导管与压力表、注射器用Y形管相连接。压力表应高于注射器,以免液体注入压力表。

(6) 注射器内装有20ml无菌生理盐水,缓慢推注,压力不可超过21.3~26.7kPa(160~200mmHg)。若输卵管闭塞,注入4~5ml时病人即感下腹胀痛,且压力持续上升不见下降。若输卵通畅,注入20ml毫无阻力,压力维持在8.0~10.7kPa(60~80mmHg)以下。病人无不适感,停止注射后压力即下降。

也可不用压力表,直接用注射器向宫颈导管内推注。若缓慢推注20ml生理盐水无阻力,病人亦无不适感,表示输卵管通畅;若注入5ml后,病人即感下腹不适,且推注有阻力,停止推注后液体又回流到注射器内,表示输卵管闭塞。若再经加压推注,逐渐可以推进,表示输卵管原有轻度的粘连已被分离。

5. 注意事项

(1) 为避免机械刺激和冷刺激引起输卵管痉挛,造成输卵管闭塞假象。术前可肌内注射阿托品0.5mg,并将注射用生理盐水加温至接近体温后再用。

(2) 操作时注意导管贴紧宫颈,以防液体外漏。

(3) 术后禁性生活一周,并酌情给予抗感染药物。

第七节 经阴道后穹隆穿刺检查

后穹隆与子宫直肠凹紧邻,子宫直肠凹是盆腔最低部位,腹腔中如有游离的血液、渗出液、脓液,常聚于此。经阴道后穹隆穿刺,最常用于诊断异位妊娠引起的内出血,其次用于盆腔炎症积脓、积液的检查。

一、检查前准备

(一) 用物准备

妇科无菌检查器械,后穹隆穿刺包(内有18号腰椎穿刺针针头一个、10ml注射器、弯盘、纱布)。

(二) 病人准备

首先做好病人生理、心理准备,缓解其紧张情绪,减轻焦虑。其次嘱病人排空膀胱,不能自行排尿者,给予导尿。

二、操作方法与步骤

1. 病人排尿或导尿后，取膀胱截石位。
2. 外阴、阴道常规消毒，铺无菌孔巾。
3. 用阴道窥器暴露宫颈及后穹隆部，再次消毒。
4. 用宫颈钳夹持宫颈后唇向前牵引，以充分暴露阴道后穹隆，用碘酊、乙醇消毒穿刺部位。
5. 注射器接上腰椎穿刺针针头，在后穹隆中央部位与宫颈平行，略向后方刺入2～3cm，抽出标本5ml。
6. 拔出针头，观察局部有无出血，出血时用纱布压迫止血，取出窥器。

三、注意事项

1. 操作中注意观察病人病情变化，如有面色苍白、血压下降等，应及时抢救。
2. 穿刺时注意进针方向，避免误伤子宫及直肠。
3. 抽出物如为血液，可静置4～5分钟，血液凝固者为血管内血液，则应改变穿刺部位、方向或浓度，重新穿刺。若血液不凝固，提示为腹腔内出血。若抽出液为浅红色稀薄液，多为盆腔炎症渗出液。若抽出物为脓液，则可做涂片、染色后显微镜下检查，并送细菌培养及药物敏感试验。

第八节 阴道分泌物悬滴检查

阴道分泌物悬滴检查常用于查滴虫或真菌。

一、检查前准备

（一）用物准备

妇科无菌检查器械、生理盐水、10%氢氧化钠、载玻片、盖玻片、显微镜、小试管。

（二）病人准备

检查48小时内避免阴道内用药或灌洗。排空膀胱，脱一侧裤腿，取膀胱截石位。

二、检查方法

用生理盐水润滑窥阴器，暴露阴道与宫颈取分泌物做检查。

（一）滴虫

用无菌长棉签取后穹隆部分泌物少许，放入盛有1ml生理盐水的试管内混匀，立即送检或立即涂片在低倍显微镜下观察，如有滴虫，可见有活动的梨形状物。冬天注意保温，以提高检出率。

（二）真菌

载玻片上滴一滴10%氢氧化钠，将取出的阴道分泌物与之混匀，放上盖玻片。染色后镜检，如有真菌，可见芽胞及假菌丝。

第九节 内镜检查

一、阴道镜检查

利用阴道镜可将子宫颈、阴道及外阴部上皮放大10～40倍，能发现癌症病灶及癌前变化的病灶所在，协助确认活组织检查部位，对早期宫颈癌的早期诊断有一定的价值。

检查前后的准备和护理与盆腔其他检查基本相同，护理人员可向病人解释此项检查不会造成疼痛，以使病人放心，但有必要时也可能在检查中配合做活组织检查。

二、腹腔镜检查

腹腔镜已广泛地应用于妇科的诊断与治疗中。腹腔镜由脐下做一小切口插入盆腔中，可直视盆腔内器官有无异常，病变的部位、形态，必要时可取有关组织做病理学检查，以明确诊断。

（一）适应证

临床诊断不能确定的情况，如内生殖器发育异常、子宫内膜异位症、肿瘤、炎症、子宫穿孔及原因不明的腹痛等。同时在腹腔镜下可进行输卵管通液术和绝育术、异位子宫内膜电灼等手术。

（二）检查前准备

基本同剖腹探查术。

1. 术前禁食6～8小时，做有关化验检查，如血常规、血小板、出凝血时间测定，必要时做心电图和胸部X线检查。
2. 禁食6～8小时。
3. 术前夜清洁灌肠。
4. 术前排尿或留置导尿。
5. 冲洗并消毒外阴、阴道。

（三）检查前教育

术前护理人员应向病人解释检查过程中和检查后可能出现的不适，使病人能很好地配合检查，以减轻紧张和焦虑。

1. 检查时病人采取膀胱截石位，但检查时臀部会抬高,主要目的是使肠道能远离盆腔,以便能清楚地观察盆腔器官。

2. 插入子宫导管固定于子宫颈处以利检查操作。

3. 穿刺后先注入二氧化碳气体行人工气腹,主要目的是避免损伤腹腔脏器,便于从腹壁送入腹腔镜和有较好的视野便于观察。

4. 腹腔进入盆腔后可观察整个盆腔器官并进行预定的检查和治疗。

5. 检查完毕后,会将注入的气体放掉,并缝合小切口。

（四）检查后护理

1. 适当休息,麻醉清醒后即可进食和活动。

2. 遵医嘱给予抗生素预防感染。

3. 腹部伤口疼痛可遵医嘱用止痛药减轻,检查后最常见的不适为肩痛和上腹部不适,这是由于腹腔内残留气体刺激膈神经所致,一般不严重,在48小时内会自动消除,无须处理。

4. 指导病人观察伤口有无感染和血肿,一周内避免重体力活。

5. 术后禁性生活2周,伤口未愈合前禁盆浴。

三、子宫镜检查

子宫镜检查是将子宫镜直接放入子宫腔内检查子宫内部及子宫颈情况的一种方法。

（一）适应证

探查异常子宫出血、原发性或继发性不孕症的子宫腔内病因检查;宫内节育器定位、嵌顿节育器取出和输卵管粘堵等手术。

（二）禁忌证

活动性子宫出血、急性或亚急性生殖道炎症、近期子宫穿孔或子宫手术史、怀孕、子宫颈或子宫内膜癌。

（三）检查时间

月经干净后5天内,以避免妊娠和便于操作与诊断。

（四）检查前准备

1. 检查前需询问病史、全身重点检查、腹部检查、妇科检查,排除禁忌证。

2. 排空膀胱,取截石卧位。

3. 一般不需麻醉,对个别精神紧张者可于术前遵医嘱肌内注射哌替啶50mg。

4. 常规冲洗及消毒外阴。

（五）检查方法

用窥阴器暴露宫颈,并用宫颈钳固定,用探针探明子宫腔的深度和方向,适当扩张宫颈至6.5号即可。将镜管顺宫腔方向送入宫颈内口,同时在10.6~21.3kPa(80~160mmHg)压力下,将5%葡萄糖液(作为冲洗及扩宫介质)注入宫腔,先行冲洗,至流出液清净为止。继而缓慢滴注葡萄糖液,待宫腔充分扩展(一般用50~100ml),子宫内壁清晰可见时移动镜管,依顺序观察宫腔内各部,最后观察宫颈管,再徐徐退出镜管。

（六）检查后护理

卧床休息1小时;遵医嘱应用抗生素预防感染;检查后病人可能会有不同程度的子宫痉挛性疼痛,可适当给予镇静剂缓解;保持外阴清洁,禁性生活2周。

第十节　超声波检查

超声波检查在妇科疾病的诊断中占有相当重要的地位。超声波检查的特点是安全、无痛、无侵入性、无放射线,也无外阴部暴露的顾忌。

妇科常用的超声波诊断仪有A型示波仪、B型显像仪和多普勒超声仪三种。常用于妇科各种肿瘤的形状、大小、坚硬度的诊断,并可持续追踪肿瘤的变化情况。

进行妇科超声波检查一般无须特殊准备,行腹部超声波检查时病人需要饮大量的水以充盈膀胱,便于显示盆腔内器官。

检查后病人可将胀满的膀胱立即排空,并无其他注意事项。

第十七章

妇产科常用护理技术

第一节 会阴擦洗/冲洗

会阴擦洗/冲洗是妇产科护理工作中最常用的护理技术。

1. 适应证
（1）急性外阴炎病人。
（2）产后会阴有伤口者。
（3）陈旧性会阴裂伤修补术后。
（4）长期阴道流血的病人。
（5）长期卧床病人。
（6）外阴手术后病人。
（7）妇科或产科手术后留置导尿管者。

2. 目的　通过会阴擦洗/冲洗可以保持病人会阴及肛门部清洁，促进病人的舒适和会阴伤口的愈合，防止生殖系统、泌尿系统的逆行感染。

3. 物品准备　1只会阴擦洗盘。盘内放置2只消毒弯盘，无菌镊子或消毒止血钳2把，擦洗液500ml（如0.1%苯扎溴铵溶液、0.02%碘伏溶液或1∶5000高锰酸钾等），2~3个无菌干棉球，2块无菌干纱布，1个冲洗壶，1只便盆。一次性会阴垫巾或橡胶单和中单1块，治疗巾1块。

4. 操作方法　取膀胱截石位暴露外阴，将会阴擦洗盘放至床边，给病人臀下垫一橡胶单或一次性会阴垫巾或棉布垫。用一把消毒止血钳或镊子夹取干净的药液棉球，用另一把镊子或止血钳夹住棉球进行擦洗。一般擦洗3遍，第1遍擦洗的顺序为自上而下、自外向内，初步擦净会阴部的污垢、分泌物和血迹等，具体方法是自耻骨联合一直向下擦至臀部，先擦净一侧后换一棉球同样擦净对侧，再用另一棉球自阴阜向下擦净中间；第2遍的顺序为自内向外，或以伤口为中心向外擦洗，其目的为防止伤口、尿道口、阴道口被污染。擦洗时均应注意最后擦洗肛门，并将擦洗后的棉球丢弃。第3遍顺序同第2遍。必要时，可根据病人的情况增加擦洗的次数，直至擦净，最后用干纱布擦干。擦洗结束后，为病人更换消毒会阴垫，并整理好床铺。如行会阴部冲洗，注意先将便盆放于橡胶单上，镊子夹住消毒棉球，一边冲洗一边擦洗，冲洗的顺序同会阴部擦洗。冲洗结束后，撤掉便盆，换上干净的橡胶单。

5. 注意事项
（1）操作前告诉病人会阴擦洗的目的、方法，以取得病人的配合。
（2）嘱病人排空膀胱，脱下一条裤腿，为病人穿好单腿裤保暖。
（3）注意请房内多余人员暂时回避，以减轻病人心理负担。
（4）对有留置导尿管者，应注意导尿管是否通畅，避免脱落或打结。
（5）擦洗时注意观察会阴部及会阴伤口周围组织有无红肿、分泌物及其性质和伤口愈合情况。发现异常及时记录并向医生汇报。
（6）进行会阴冲洗时，应注意用无菌纱球堵住阴道口，防止污水进入阴道导致上行感染。
（7）注意最后擦洗有伤口感染的病人，以避免交叉感染。擦洗结束后，为病人更换消毒会阴垫，脱下单裤腿，并整理好床铺。
（8）每次擦洗前后，护理人员均需洗净双手，然后再护理下一位病人，并注意无菌操作。

第二节 阴 道 灌 洗

1. 适应证　各种宫颈炎、阴道炎的治疗。
2. 目的　阴道灌洗可促进阴道血液循环，减少阴道分泌物，缓解局部充血，达到控制和治疗炎症的目的。

3. 物品准备

（1）物品：1个消毒灌洗筒，1根橡皮管，1个灌洗头（头上有控制冲洗压力和流量的调节开关），1个输液架，1只弯盘，1块橡皮垫，1块一次性塑料垫巾，1个便盆，1副一次性手套，1只窥阴器，1只卵圆钳，1~2个消毒大棉球。

（2）灌洗溶液：常用的阴道灌洗溶液有生理盐水、0.2%苯扎溴铵（新洁而灭）溶液、2∶1000或5∶1000碘伏溶液、2%~4%碳酸氢钠溶液、2.5%乳酸溶液、4%硼酸溶液、0.5%醋酸溶液、1∶5000高锰酸钾溶液等。注意而非特异性阴道炎者，用一般消毒液或生理盐水灌洗；滴虫阴道炎的病人，应用酸性溶液灌洗；假丝酵母菌病病人，则用碱性溶液灌洗。

4. 操作方法　嘱病人排空膀胱后，在妇科检查床取膀胱截石位，臀部垫橡皮垫和一次性塑料垫巾，放好便盆。将装有500~1000ml灌洗液的灌洗筒挂于床旁输液架上，其高度距床沿60~70cm处，排去管内空气，保持水温41~43℃后备用。操作者右手持冲洗头，先用灌洗液冲洗外阴部，然后用左手将小阴唇分开，将灌洗头沿阴道纵侧壁的方向缓缓插入阴道，达阴道后穹隆部。边冲洗边将灌洗头围绕子宫颈轻轻地上下左右移动；或用窥阴器暴露宫颈后再冲洗，冲洗时不停地转动窥阴器，使整个阴道穹隆及阴道侧壁冲洗干净后，再将窥阴器按下，以使阴道内的残留液体完全流出。当灌洗液约剩100ml时，夹住皮管，拔出灌洗头和窥阴器，再冲洗一次外阴部，然后扶病人坐于便盆上，使阴道内残留的液体流出。

5. 注意事项

（1）操作前向病人解释操作的方法、目的及可能的感受，以使病人能积极配合。

（2）撤离便盆后，用干纱布擦干外阴并整理床铺，换掉一次性塑料垫巾，协助病人采取舒适的体位。

（3）灌洗液温度以41~43℃为宜，温度不能过高或过低。温度过高，可能烫伤病人的阴道黏膜，温度过低，病人不舒适。

（4）为免压力过大，水流过速，使液体或污物进入子宫腔或灌洗液与局部作用的时间不足，灌洗筒与床沿的距离不超过70cm。

（5）必要时可用窥阴器将阴道张开，灌洗时，应轻轻旋转窥阴器，使灌洗液能达到阴道各部。

（6）灌洗头插入不宜过深，灌洗的弯头应向上，避免刺激后穹隆引起不适，或损伤局部组织引起出血。

（7）在灌洗过程中，动作要轻柔，勿损伤阴道壁和宫颈组织。

（8）未婚妇女可用导尿管进行阴道灌洗，不能使用阴道窥器；月经期、产后或人工流产术后子宫颈口未闭或有阴道出血病人，不宜行阴道灌洗，以防引起上行性感染；宫颈癌病人有活动性出血者，为防止大出血，禁止灌洗，可行外阴擦洗。

（9）产后10天或妇产科手术2周后的病人，若合并阴道分泌物混浊、有臭味、阴道伤口愈合不良、黏膜感染坏死等，可行低位阴道灌洗，灌洗筒的高度一般不超过床沿30cm，以避免污物进入宫腔或损伤阴道残端伤口。

第三节　会阴湿热敷

会阴湿热敷是利用热源和药物直接接触患区，促进局部血液循环，改善组织营养，增强局部白细胞的吞噬作用，加速组织再生和消炎、止痛。

1. 适应证　常用于会阴部水肿、会阴血肿的吸收期、会阴伤口硬结及早期感染等病人。

2. 目的　会阴湿热敷可使陈旧性血肿局限，有利于外阴伤口的愈合。

3. 物品准备

（1）1只会阴擦洗盘，内有消毒弯盘2个，镊子或消毒止血钳2把，纱布数块，医用凡士林。

（2）准备棉垫1块，橡皮布1块，治疗巾1块等。

（3）热源如热水袋或电热包等，或红外线灯，煮沸的50%硫酸镁或95%酒精或沸水，内有纱布若干。

4. 操作方法　嘱病人排空膀胱后取膀胱截石位，暴露外阴，臀下垫橡皮布。行会阴擦洗，清洁外阴局部伤口的污垢。先在热敷部位涂一薄层凡士林，盖上纱布，再轻轻敷上热敷溶液中的温纱布，外面盖上棉布垫保温。每3~5分钟更换热敷垫一次，也可用热源袋放在棉垫外或用红外线灯照射，延长更换敷料的时间，一次热敷15~30分钟。

5. 注意事项

（1）向病人介绍外阴湿热敷的原因、方法、效果及预后,鼓励病人积极配合。

(2) 热敷完毕,更换清洁会阴垫,并整理好床单。

(3) 湿热敷的面积应是病损范围的2倍。

(4) 湿热敷的温度一般为41~48℃。

(5) 在热敷的过程中,护理人员应定期检查热源袋的完好性,防止烫伤,对休克、虚脱、昏迷及术后感觉不灵敏的病人应特别注意。并随时评价热敷的效果,并为病人提供一切的生活护理。

第四节 阴道或宫颈上药

阴道或宫颈上药:阴道和宫颈上药在妇产科护理操作技术中应用十分广泛,由于阴道和宫颈上药操作简单,因此,可教会病人自己在家局部上药。

1. 适应证 常用于各种阴道炎、子宫颈炎或术后阴道残端炎症的治疗。

2. 目的 药物作用于局部黏膜,提高药物局部浓度,有利于炎症控制。

3. 物品准备 阴道灌洗用品、窥阴器、消毒干棉球、长镊子、药品。根据药物性质和上药方法可另备一次性手套、消毒长棉棍等。

4. 操作方法 嘱病人排空膀胱,躺在妇科检查台上,保持膀胱截石位。上药前应先行阴道灌洗或擦洗,将窥阴器暴露阴道、宫颈后,用消毒干棉球拭去子宫颈及阴道后穹隆、阴道壁黏液或炎性分泌物,以使药物直接接触炎性组织而提高疗效。根据病情和药物的不同性状采用以下方法:

(1) 阴道宫颈局部涂药:局部所用药物包括非腐蚀性药物和腐蚀性药物,常用于治疗宫颈炎和阴道炎的病人。

1) 非腐蚀性药物:①1%甲紫或大蒜液棉球或长棉签涂擦阴道壁,适用于阴道假丝酵母菌病的病人。每天1次,7~10天为一疗程。②新霉素、氯霉素等蘸有抗炎药膏的棉球或长棉棍涂擦阴道壁或子宫颈,用于急性或亚急性子宫颈炎或阴道炎的病人。

2) 腐蚀性药物:①20%~50%硝酸银溶液:用于治疗慢性宫颈炎颗粒增生型病人。将长棉签蘸少许药液涂于宫颈的糜烂面,并插入宫颈管内约0.5cm,稍后用生理盐水棉球擦去表面残余的药液,最后用干棉球吸干。每周1次,2~4次为一疗程。②20%或100%铬酸溶液:适应证同硝酸银局部用药。用棉签蘸铬酸涂于宫颈糜烂面,如糜烂面乳头较大的可反复涂药数次,使局部呈黄褐色,再用长棉签蘸药液插入宫颈管内约0.5cm,并保留约1分钟。每20~30天上药1次,直至糜烂面乳头完全光滑为止。

3) 宫颈棉球上药:适用于子宫颈亚急性或急性炎症伴有出血者。常用药物有止血药、消炎止血粉和抗生素等。操作时,用窥阴器充分暴露子宫颈,用长镊子夹持带有尾线的宫颈棉球浸蘸药液后塞压至子宫颈处,同时将窥阴器轻轻退出阴道,然后取出镊子,以防退出窥器时将棉球带出或移动位置,将线尾露于阴道口外,并用胶布固定于阴阜侧上方。嘱病人于放药12~24小时后,牵引棉球尾线自行取出。

4) 喷雾器上药:适用于非特异性阴道炎及老年性阴道炎病人。各种阴道用药的粉剂如土霉素、磺胺嘧啶、呋喃西林、己烯雌酚等药均可用喷雾器喷射,使药物粉末均匀散布于炎性组织表面上。

(2) 阴道后穹隆塞药:常用于滴虫阴道炎、阴道假丝酵母菌病、老年性阴道炎及慢性宫颈炎等病人的治疗。常用药物有甲硝唑、制霉菌素等药片、丸剂或栓剂。可教会病人自行放置:指导病人于临睡前洗净双手或戴无菌手套,用一手示指将药片或栓剂向阴道后壁推进至示指完全伸入为止。为保证药物局部作用的时间,每晚1次,7~10次为一疗程。

5. 注意事项

(1) 阴道栓剂最好于晚上或休息时上药,以避免起床后脱出,影响治疗效果。

(2) 用药期间应禁止性生活。

(3) 经期或子宫出血者不宜阴道给药。

(4) 上非腐蚀性药物时,应转动窥阴器,使阴道四壁均能涂布药物。

(5) 子宫颈如有腺囊肿,应先刺破,并挤出黏液后再上药。

(6) 棉签上的棉花必须捻紧,涂药时应按同一方向转动,防止棉花落入阴道难以取出。

(7) 应用腐蚀性药物时,要注意保护好阴道壁及正常的组织。上药前应将纱布或干棉球垫于阴道后壁及阴道后穹隆,以免药液下流灼伤正常组织。药液涂好后用干棉球吸干,立即应如数取出所垫纱布或棉球。

(8) 给未婚妇女上药时不用窥器,用长棉棍涂抹或用手指将药片推入阴道。

第五节 坐 浴

坐浴是妇产科临床上常用的治疗各种外阴炎、阴道炎症的辅助治疗方法,或作为外阴阴道手术前的准备。

1. 适应证

(1) 治疗外阴阴道炎:当病人患有外阴炎、阴道非特异性炎症或特异性炎症、子宫脱垂、会阴切口愈合不良时,根据不同的病因配置不同的溶液,让病人坐浴辅助治疗,以提高治疗效果。

(2) 外阴阴道术前准备:行外阴、阴道手术,经阴道行子宫切除术前进行坐浴,用以达到局部清洁的目的。

2. 目的 坐浴是借助水温与药液的作用,促进局部组织的血液循环,增强抵抗力,减轻外阴局部的炎症及疼痛,使创面清洁,有利于组织的恢复。

3. 物品准备

(1) 30cm 高的坐浴架 1 个;坐浴盆 1 个;2000ml 溶液,温度 41~43℃;无菌纱布 1 块。

(2) 溶液的配置:

1) 外阴炎及非特异性阴道炎、外阴阴道手术前准备:可用 1:5000 高锰酸钾溶液;1:2000 苯扎溴铵(新洁尔灭)溶液;1:20 碘伏溶液;中成药液如洁尔阴、肤阴洁等溶液。

2) 滴虫阴道炎:临床上常用 0.5% 醋酸溶液、1% 乳酸溶液或 1:5000 高锰酸钾溶液。

3) 阴道假丝酵母菌病:一般用 2%~4% 碳酸氢钠溶液。

4) 老年性阴道炎:常用 0.5%~1% 乳酸溶液。

4. 操作方法 将坐浴盆置于坐浴架上,根据病人的病情按比例配置好溶液 2000ml,嘱病人排空膀胱后全臀和外阴部浸泡于溶液中,一般持续约 20 分钟。结束后用无菌纱布蘸干外阴部。根据病情采取不同水温坐浴:

(1) 热浴:水温在 41~43℃,适用于渗出性病变及急性炎性浸润,可先熏后坐,持续 20 分钟左右。

(2) 温浴:水温在 35~37℃,适用于慢性盆腔炎、手术前准备。

(3) 冷浴:水温在 14~15℃,刺激肌肉神经,使其张力增加,改善血液循环。适用于膀胱阴道松弛、性无能及功能性无月经等。持续 2~5 分钟即可。

5. 注意事项

(1) 月经期妇女、阴道流血者、孕妇及产后 7 天内的产妇禁止坐浴。

(2) 注意保暖,以防受凉。

(3) 坐浴溶液应严格按比例配置,浓度过高容易造成黏膜烧伤,浓度太低影响治疗效果。

(4) 水温适中,不能过高,以免烫伤皮肤。

(5) 坐浴前先将外阴及肛门周围擦洗干净。

(6) 坐浴时需将臀部及全部外阴浸入药液中。

(罗 阳)

第十八章

常见产科手术护理

第一节 剖宫产术

剖宫产术(cesarean section)是经腹切开完整的子宫壁娩出能存活的胎儿及其附属物的手术。

一、适应证

(一)母体方面

1. 产道异常 绝对骨盆狭窄及骨盆畸形,产道梗阻、闭锁、肿瘤阻塞、软产道瘢痕、宫颈癌及巨大的尖锐湿疣,严重的外阴水肿、外阴阴道静脉曲张。

2. 产力异常 经纠正无效的各种产力异常,伴有胎儿宫内窘迫及疑有子宫先兆破裂者。

3. 妊娠合并症或并发症 妊娠高血压综合征治疗效果不佳不宜继续妊娠,引产条件不成熟者;子痫抽搐控制4~6小时,不能经阴道迅速娩出者。妊娠合并严重心脏病心功能Ⅲ~Ⅳ级,有心衰史及发绀型先天性心脏病者。妊娠合并糖尿病伴有巨大儿,胎儿宫内发育不良或胎盘功能严重减退者。妊娠合并重症肝炎、甲状腺功能亢进、血液疾病、慢性肾炎肾功能不全者。

(二)胎儿方面

胎儿宫内窘迫、胎位异常、过期妊娠合并羊水过少、巨大儿、双胎第一胎为臀或横位,或伴有其他妊娠合并症或并发症者、中央性前置胎盘等。

二、禁忌证

死胎、畸胎、子宫下段形成不良。

三、护理问题

1. 恐惧 与相关知识缺乏有关。
2. 体温过低 与胎儿胎盘的娩出及羊水排出、失血等热能丢失有关。
3. 有胎儿受损的危险 与胎儿宫内窘迫、产妇卧位、剖宫产术有关。
4. 围术期受伤危险 与剖宫产术有关。
5. 有感染危险 与剖宫产术有关。

四、护理要点

(一)术前护理

1. 心理护理 护理人员做好自我介绍,并介绍手术室环境,安慰并鼓励产妇,消除恐惧紧张情绪,并说明手术的目的、意义及注意事项,使其积极配合,确保手术顺利进行。

2. 术前护理 按外科腹部手术护理常规,选择性剖宫产术前晚进流食,术日晨禁食,并留置导尿管,配血,做好新生儿复苏的准备。对选择性手术的产妇,术前1日给予地西泮5mg口服;急症手术,术前半小时肌注苯巴比妥钠0.1g,阿托品0.5mg,以稳定情绪,减少术中腺体分泌。术前备皮范围上至剑突下,下至大腿上1/3前内侧及外阴部,两侧至腋中线,留置导尿管。

(二)术中护理

1. 对体温过低病人的护理 巡回护士加强监测四肢末梢的血液循环情况;手术室室温控制在24~26℃,湿度控制在40%~60%。同时注意非手术野的保暖,缩短暴露时间;浸泡盐水巾应用温盐水,冲洗液、静脉输入液等应加温到37℃左右,减轻寒冷的刺激。避免手术布单被羊水及血液污染,保持无菌布类干燥;术毕立即擦干血迹,协助医生包好切口并及时盖被。

2. 新生儿窒息的预防与护理 对疑有胎儿宫内窘迫的产妇常规立即面罩吸氧,建立静脉通道,从而改善胎儿血氧供应;新生儿娩出前应备好用氧、抢救台、复苏器具及药品等;麻醉后产妇取仰卧位,手术床左倾20°~30°,并用约束带固定,使子宫左移,免除对下腔静脉的压迫。新生儿出头后擦净口鼻黏液,再娩出胎儿身,以免误吸。娩出后立即取平卧位头后仰,用一次性吸痰管吸净口鼻咽部黏液,保持呼吸道通畅,给予面罩吸氧,注意保暖,尽快擦净皮肤。必要时行气管内吸引、吸氧等新生儿复苏抢救。

（三）术后护理

1. 一般护理　将手术病人安置适宜房间,取平卧位,6小时后改半卧位,同时护送人员了解术中情况,有无异常变化,以便护理人员制订相应的护理措施。

2. 心理护理　术后病人可出现伤口疼痛,并因各种引流管的安置可使病人出现紧张焦虑、不安等心理障碍,护士应耐心细致地进行各种治疗护理操作,减轻产妇紧张心理,在产妇身体状况允许的情况下,将新生婴儿抱至怀中吸吮,可提高产妇对疼痛的耐受性,也能使产妇减轻紧张心理并得到精神安慰,临床多年观察效果极佳。

3. 生命体征的观察　术后及时测量体温、脉搏、呼吸、血压并观察产妇的精神、意识等情况,血压每15~30分钟测量1次,至病情稳定后改为1~2小时测1次,并准备记录。体温、脉搏、呼吸每4小时测量1次并记录,由于手术创伤的反应,术后产妇的体温可略升高,一般不超过38℃,称术后吸收热,属正常范围,手术后1~2天逐渐恢复正常,不需特殊处理,如术后体温持续升高不退或手术后3天出现发热,应引起重视,寻找发病原因,观察伤口有无感染或合并其他并发症,必要时给予抗生素控制感染。

4. 伤口、引流管的护理　术后应观察伤口有无出血、渗血、渗液、敷料脱落及感染的征象,如有异常给予相应的处理,留置导尿管者应将引流管固定在床边。防止滑动牵拉导尿管,尿袋的安放应确保尿液自由向下流,避免逆流。持续导尿者用洁尔阴消毒液清洗尿道口及会阴部每日2次,预防泌尿系感染。一般剖宫产术后24小时即可拔管,拔管后鼓励产妇下床排尿,防止尿潴留,必要时用诱导排尿法处理。

5. 饮食护理　术后禁食6小时,以后根据情况可进流质饮食如米汤、稀饭等,肛门通气后可给半流质饮食或恢复正常饮食。

6. 早下床活动　根据病情的轻重和产妇的耐受程度,逐渐增加活动范围及活动量,讲明下床活动的意义,每次活动不能过累,以产妇满意舒适为宜。同时应鼓励产妇咳嗽排痰,有利于肺的扩张和分泌物排出。

7. 母婴同室　给予母乳喂养技术指导,宣传母乳喂养的好处,坚持纯母乳喂养4~6个月。母乳是婴儿的最佳食品,利于母亲健康及减少产后阴道流血。

8. 观察子宫收缩及阴道流血情况　有无宫缩乏力导致阴道严重流血,正确估计出血量,必要时给予催产素以维持子宫良好的收缩状态。

9. 出院指导　加强营养,坚持纯母乳喂养4~6个月,注意观察恶露的性质,产后6~8周进行产后常规检查,产褥期内禁止性生活,产后6周应采取避孕措施。

第二节　会阴切开术

会阴切开缝合术是产科最常用的手术。其目的是避免因自然分娩和手术造成的严重会阴裂伤,或避免因会阴过紧造成分娩受阻。切开的方式有侧切及正中切,临床上多采用侧切。

一、适应证

1. 估计可造成会阴Ⅱ°或Ⅲ°裂伤,复杂裂伤者。如会阴体过长或过短、弹性差、水肿、外阴瘢痕等;

2. 巨大儿、臀位、早产儿;

3. 因软产道紧影响第二产程进展,使胎头在阴道内过分受压,致使胎儿头皮水肿、血肿和胎儿宫内窘迫等;

4. 手术产　如胎头吸引器助产、产钳助产者;

5. 妊娠高血压综合征、妊娠合并心脏病者,宫口开全而胎头在阴道口处停滞时间超过1小时者,必须行会阴切开协助分娩。

二、常见护理问题

1. 疼痛　与会阴切开缝合术有关。
2. 有感染的危险　与会阴伤口感染有关。

三、护理要点

（一）心理护理

医护人员应安慰、鼓励病人,认真听取病人意见,耐心解释,让其认识到行会阴切开是为了保护产妇和胎儿免受更严重的损伤。消除其紧张心理,增强自信,降低对疼痛的敏感性。

(二) 术后护理

1. 伤口护理 让产妇适当活动,取切口对侧卧位,减少切口的压迫,利于血液循环。第一次大小便时应帮助和鼓励病人勇敢排便。保持外阴清洁,每日1:20碘伏擦洗会阴二次,排便后另行清洗。发现切口异常情况及时对症处理。裂伤较严重且伤口肿痛者,可以在水中加入优碘坐浴,或用烤灯加快复原速度。外阴伤口肿胀疼痛,可用95%的酒精纱布或50%的硫酸镁湿敷外阴。根据情况适当选择抗生素抗感染。

2. 一般护理 多摄取高纤食物,多补充水分,养成规律的排便习惯,以避免便秘。排便时切勿用力,以避免缝补的伤口再裂开。保持外阴清洁,勤换会阴垫及内衣裤。每天(特别是大小便后)用0.1%的苯扎溴铵溶液冲洗外阴1~2次,直至伤口拆线。拆线后,如恶露没有干净,仍须坚持每天用温开水洗外阴1~2次。术后要严密观察产妇的子宫收缩及阴道流血情况并嘱其早小便,避免膀胱充盈而影响子宫收缩导致大流血。不能自行小便者要施行导尿术。

3. 健康指导 产后1个月内,不要提举重物,也不要做任何耗费体力的家事和运动。产后6周内,应该避免性行为的发生。40天后返院做妇科健康检查。

第三节 胎头吸引术

胎头吸引术采用一种特制的胎头吸引器置于胎头上,形成负压后吸住胎头,通过牵引而协助胎头娩出的手术。常用的胎头吸引器有锥形金属空筒和扁圆形金属罩。

一、适应证

宫缩无力,第二产程延长。母亲患有某些疾病,如心脏病、妊高征等不宜在分娩时用力,需缩短第二产程。

二、禁忌证

胎儿不适宜从阴道分娩者,如严重头盆不称、产道阻塞、产道畸形、面先露、宫口未开全、胎膜未破、胎头位置高。

三、护理问题

1. 疼痛 与会阴切开缝合术有关。
2. 有感染的危险 与会阴伤口感染有关。
3. 有胎儿受损的危险 与手术损伤胎儿有关。

四、护理要点

1. 术前准备 消毒外阴,常规导尿,术者进行阴道检查,评估头盆情况及产程进展。

2. 术中配合 手术者将胎头吸引器接好后,备好新生儿抢救物品,胎儿娩出后及时清理呼吸道,行Apgar评分。吸引器牵引不应超过两次,牵引时间不应超过20分钟,否则应改用产钳术。胎儿娩出后按医嘱使用子宫收缩剂。

3. 术后护理 检查产道有无裂伤,及时给予处理,新生儿按手术产儿护理。新生儿出生后少搬动,维生素$K_1$10mg肌内注射,预防颅内出血;较大产瘤、头皮损伤、头部血肿或颅内出血,及时处理;如操作时间长,新生儿和产妇均应用抗生素预防感染。

第四节 产 钳 术

一、适应证

1. 宫缩乏力,第二产程延长;
2. 患有心脏病、肺结核、妊高征或有前次剖宫产史等,不宜产时过分用力者;
3. 前置胎盘、胎盘早剥、脐带脱垂及胎儿宫内窒息等;
4. 持续性枕后位,分娩进展过于缓慢者;
5. 剖宫产胎头娩出有困难时,可用产钳协助。

二、禁忌证

1. 胎膜未破,宫口未开全。
2. 胎头未衔接,明显的头盆不称。胎头双顶径未达坐骨棘水平,胎先露在+2以上。
3. 异常胎位 不适用产钳的胎位有颏先露、额先露、高直前位、高直后位以及明显的不均倾(包括前不均倾、后不均倾)。
4. 胎儿畸形 如脑积水、无脑儿、巨结肠、联体胎儿、胎儿巨大畸胎瘤等严重畸形。

5. 死胎　胎儿已死亡应以保护产妇为主,可行毁胎术。

三、护理要点

1. 观察及护理　产后常规观察产妇全身表现,如输血输液、抗生素的应用及给予镇静剂,纠正因衰竭导致的脱水、感染。注意保暖及营养补充、精神安慰。若有会阴部的持续疼痛、肛门坠胀等可能发生血肿的表现,应立即检查处理。排尿困难以致尿潴留也是滞产及较困难产钳术后的易见症状,应嘱产妇多饮水,鼓励按时排尿,必要时行无菌导尿术,保留尿管,定期开放。产后外阴部会阴切口明显肿胀者可给予硫酸镁湿敷、红外线照射,以促进局部血运,有利于伤口愈合。

2. 新生儿的检查、观察及护理　除按一般手术产婴观察及处理,保证婴儿静卧少动(以防潜在的颅内损伤)外,对钳产产婴尤须注意下列可能。

(1) 头颅血肿:当胎头位置异常或产钳放置位置不正确时,胎头未在产钳弯度内的恰当位置时,不但牵引胎先露不下降,且极易造成胎儿损伤。产钳助产犹如其他在分娩中有急性胎头受压过程一样,偶可使颅骨骨膜下血管破裂、血液稽留而形成头颅血肿。检查可见其肿块位一侧或双侧顶骨部,其边缘常不越过骨缝。有明显波动感。产后数小时至2~3天可逐渐增大,X线照片可见与正常软组织有明显的分界,密度均匀,消散期密度更高。头颅血肿消散较慢,6~8周。初期可做冷敷,不可揉擦或穿刺。

(2) 颅内出血:高位产钳时双顶径未过骨盆最窄平面,而强行牵拉引起。以大脑镰、小脑幕受压撕裂造成硬膜下血肿为主。检查表现为新生儿窒息、呼吸障碍或呕吐、尖叫、呼吸不规则、阵发性或强直性痉挛,或伴有斜视、眼球震颤等。继续发展呈现嗜睡或昏迷。检查囟门饱满、张力较高、颈有抗力、膝反射及浅反射亢进。X线照片可见轻微单侧顶骨膨凸,颅缝及囟门增宽,尤以矢状缝为著。应使病儿保持安静,抬高头颅,给予镇静止血药物,降低颅压,纠正酸中毒,并加强支持治疗,精心护理。

(3) 颅骨骨折:当胎头过大、变形过度时,产钳所致颅骨骨折可与严重的头部水肿、头颅血肿或产瘤同时存在。X线摄片可见顶骨骨板呈弧形或较平直向内凹陷,所谓"新生儿乒乓球骨折"。也有骨折向外或呈拱凸,甚至几个拱凸组成波浪状外形,有似手风琴样折叠。有的颅骨骨板断裂,明显翘起、分离。上述表现经轻轻地仔细触摸、按压,多可发现。但水肿较重、产瘤或血肿较大的,不借助X线照片常有困难。有颅骨骨折者应按病种儿护理,严密观察,注意有无颅内出血。

(4) 面神经损伤:产钳助产引起新生儿面神经损伤是由于钳叶位置放置不当,压迫面神经所致。应注意面部肌肉有无瘫痪,鼻唇沟是否消失,哭时有无向健侧歪斜、眼皮能否闭拢等加以判断。一般作对症处理,用0.25%氯霉素眼药水滴眼,注意保护不能闭合眼的角膜。

对于表浅的产钳压迹及皮肤擦伤亦应注意婴儿的全身反应,除外深部损伤,局部消毒药物应避免深色涂剂,以免影响观察及遗留色染斑点。应保持局部清洁,防止感染,保暖、吸氧,保持水电解质平衡,加强新生儿护理。

母婴并发症是否发生与手术者手术熟练程度有关,其中判断胎头的位置和有无头盆不称甚为重要,因为手术应具备扎实的解剖学知识、丰富的产科临床经验和熟练的产钳操作技术,手术时,动作一定要轻巧,牵引不能用力过猛,开始牵引时并不必保护会阴,保护会阴过早、过紧易导致阴道内裂伤。只有合理使用产钳,才能使产妇和新生儿不受危害或少受危害。

第五节　人工剥离胎盘术

人工剥离胎盘术是用手剥离,取出滞留于宫腔内胎盘的手术。

一、适　应　证

1. 胎儿娩出后,胎盘部分剥离引起子宫大量出血,经按摩宫底或用宫缩剂等处理,胎盘不能完全排出者。

2. 胎儿娩出后30分钟,胎盘仍未剥离排出者。

二、禁　忌　证

植入性胎盘切勿强行剥离。

三、护理要点

1. 按产科一般护理常规护理。

2. 心理护理　积极与病人沟通，了解心理需求，给予心理支持。

3. 术者更换手术衣及手套，外阴再次消毒后铺巾。建立静脉通路，做好输血、输液准备。

4. 将胎盘从边缘开始逐渐自子宫壁分离，左手在腹部按压宫底。待确认胎盘已全部剥离方可取出胎盘，胎盘取出以后遵医嘱立即肌注宫缩剂，检查是否完整，若有缺损应再次以手伸入宫腔清除残留胎盘及胎膜，但应尽量减少进入宫腔操作次数。

5. 操作必须轻柔，避免暴力强行剥离或用手指抓挖子宫壁导致穿破子宫。分离困难时不可强取，可能是植入性胎盘，应停止人工剥离术，立即确认后改行子宫切除术。

6. 术中及术后遵医嘱给予宫缩剂，可行子宫肌内注射或静脉滴注。

7. 术后遵医嘱应用抗生素预防感染。

（宋妍　王瑶）

第十一篇

儿科护理

第十一章

儿童常见疾病

第一章

儿童生长发育

第一节 儿童年龄分期

儿童处在不断生长发育的过程中,各系统组织器官逐渐长大和发育完善,功能渐趋成熟。根据儿童解剖、生理和心理特点,将儿童阶段划分为7个时期,各期之间既有区别,又有联系。因此,我们要以动态、整体的观点来考虑儿童的健康问题并采取相应的护理措施,以便更好地指导教养与防治疾病。

一、胎儿期

从卵子和精子结合到胎儿娩出称为胎儿期(fetal period)。此期在母体子宫内约为40周,胎儿的周龄称为胎龄。临床上将妊娠全过程分为3个时期:①妊娠早期:从卵受精至满12周,胎儿在此期末基本成形,如受内外不利因素影响,使胚胎发育受影响,可导致流产或各种先天畸形。②妊娠中期:从13周至未满28周,此期胎儿各器官生长迅速,功能也渐成熟,胎龄28周时,肺泡结构基本完善,已经具备气体交换功能,早产儿大多可以存活。③妊娠晚期:从满28周至42周,此期胎儿以肌肉发育和脂肪积累为主,体重增加。

二、新生儿期

从出生后脐带结扎至生后28天称新生儿期(neonatal period)。出生不满7天的阶段称新生儿早期,新生儿期包含在婴儿期内。新生儿期儿童脱离母体开始独立生活,是儿童生理功能进行调整以逐渐适应外界环境的阶段,易发生窒息、溶血、感染等疾病,发病率和死亡率均高,约占婴儿死亡率的1/2~2/3。因此,新生儿时期应特别加强保温、喂养、清洁卫生、消毒隔离等护理措施。

胎龄满28周至出生后7天称围生期(perinatal period)又称围产期,此期包括了妊娠晚期、分娩过程和新生儿早期3个阶段,是儿童经历巨大变化和生命遭到最大危险的时期,死亡率最高,围生期儿童死亡率也是反映一个国家卫生水平指标之一,因此,须重视优生优育,加强胎儿期及新生儿期保健措施。

三、婴儿期

出生后到满1周岁为婴儿期(infant period),其中包括新生儿期。此期儿童以乳汁喂养为主,又称乳儿期。这个时期为儿童出生后生长发育最旺盛的时期,对能量和营养素尤其是蛋白质的需要量相对较大,但此期儿童消化吸收功能尚未完善,易发生消化紊乱和营养不良。

四、幼儿期

从1周岁后到满3周岁称为幼儿期(toddler age)。此期儿童生长发育速度较前减慢,但生理功能日趋完善,乳牙逐渐出齐,由于食物品种转换,消化功能仍然较弱,容易造成消化不良。儿童智能发育较前突出,语言、动作及思维活动发展迅速,自主性和独立性不断发展,但对危险的识别能力和自身的保护能力不足,易发生意外事故。同时儿童活动范围渐广,接触周围事物的机会增多,而自身免疫力仍低,传染病发病率仍较高。

五、学龄前期

从3周岁后到6~7岁入小学前称为学龄前期(preschool age)。这个时期儿童体格发育速度进一步减慢,达到稳步增长,而智能发育迅速并更趋完善,语言逐渐丰富,并开始具有不少抽象概念,好奇、好问、好模仿,求知欲较强,自理能力增强,具有较大的可塑性。此期儿童抗病能力增强,但因接触面广,又缺乏生活经验,对外界的危险因素没有识别能力,加上远离成人控制,仍可发生传染病和各种意外事故,如烫伤、车祸等,且易患急性肾炎、风湿热等免疫性疾病。

六、学龄期

从6～7岁(入小学)到进入青春期前为学龄期(school age)。此期儿童体格生长仍然为稳步增长阶段,除生殖系统外其他器官的发育已接近成人水平,脑的形态已基本与成人相同,智能发育较前更成熟,分析、理解、综合能力逐步增强,已能适应学校、社会环境,是接受科学文化知识的重要时期,也是儿童心理发展上的一个重大转折时期。学龄期儿童发病率较前降低,但易出现近视、龋齿等问题。

七、青春期

从第二性征出现到生殖功能基本发育成熟,身高停止增长的时期称青春期(adolescence),一般女孩从11～12岁开始到17～18岁,男孩从13～14岁开始到18～20岁,由于个体差异较大,有时可以相差2～4岁。青春期是体格生长第二个高峰期,第二性征逐渐明显。青春期患病率和死亡率都较低,但由于接触社会增多,遇到不少新问题,外界环境对其影响越来越大,常可引起心理、行为、精神方面的问题。

第二节 生长发育规律及影响因素

生长发育是指从受精卵到成人的整个成熟过程,是儿童不同于成人的重要特点。生长(growth)是指儿童身体各器官、系统的长大,主要表现为形态的变化,可有相应的测量值来表示其量的变化;发育(development)指细胞、组织、器官的分化完善和功能成熟,为质的改变。生长发育两者紧密相关,不能截然分开,生长是发育的物质基础,而发育成熟又反映在生长的量的变化上。

一、生长发育规律

每个儿童生长发育模式不尽相同,但遵循共同的规律,认识儿童生长发育规律有助于对儿童生长发育进行评价和指导。

(一)生长发育的连续性和阶段性

生长发育在整个儿童时期是一个连续的过程,但各年龄阶段生长发育的速度不同,具有阶段性,一般年龄越小,体格增长速度越快。生后6个月内生长最快,尤其是头3个月,生后第一年为第1个生长高峰期,第2年后生长速度逐渐减慢,至青春期生长发育速度又加快,出现第2个生长高峰期。

(二)各系统器官发育的不平衡性

各系统的发育快慢不同,各有先后,与儿童在不同年龄的生理功能有关。如神经系统发育先快后慢;生殖系统发育先慢后快;淋巴系统在儿童期发育迅速,于青春期前达高峰而后回缩;体格生长在幼儿期发育较快,学龄期发育较缓;皮下脂肪在年幼时发育较发达;肌肉组织到学龄期才发育加速;其他如心、肝、肾等系统的增长基本与体格生长平行(图11-1-1)。

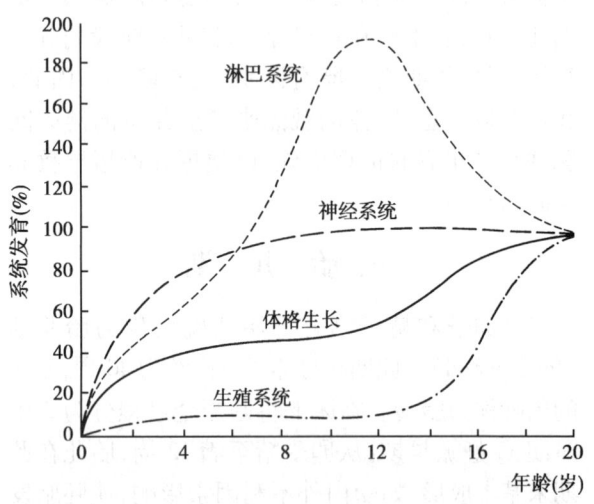

图11-1-1 各系统器官发育不平衡

(三)生长发育的顺序性

儿童各器官功能的生长发育有一定的顺序性,都遵循由上到下、由近至远、由粗到细、由低级到高级、由简单到复杂的规律。如婴儿抬头,挺胸,坐、站和走(由上到下);先抬肩和伸臂,再控制双手的活动,先控制腿,再控制脚的活动(由近到远);先能用全手掌握持物品,再发展到能以手指端拾取(由粗到细);先画直线后画圈、画人;先学会咿呀发音,而后学会说单字和句子(由简单到复杂);先学会看、听、感觉事物,再发展到记忆、思维、分析和判断(由低级到高级)。

(四)生长发育的个体差异性

儿童生长发育虽按一定规律发展,但在一定范围内因受先天和后天各种因素影响而存在较大的个体差异。每个人的生长"轨道"不完全相同。尤其是体格生长差异较大,如身高,到青春期则差异更明显。因此,判断儿童生长发育是否正常时必须考虑各种因素对个体的影响,生长发育的正常值不是绝对的,需做连续动态的观察,才能做出正确的评价。

二、影响生长发育的因素

遗传因素和环境因素是影响儿童生长发育的两个最基本因素。遗传决定了机体生长发育的潜力,但环境因素影响和调节着这个潜力,两方面相互作用,决定了每个儿童的生长发育水平。

(一)遗传因素

儿童的生长发育受父母双方遗传因素的影响。种族、家族间的差异影响着如皮肤、头发的颜色,面部特征、身材高矮、性成熟的早晚及对传染病的易感性等。遗传性疾病无论是染色体畸变或代谢性缺陷对儿童生长发育均有显著影响。同时,遗传也决定了儿童性格、气质和学习方式等方面的特点。

性别也可造成生长发育的差异。如女孩青春期开始较男孩早约2年,男孩青春期开始虽然较晚,但延续的时间比女孩长;在骨骼、肌肉和皮下脂肪发育等方面,女孩肩距窄、骨骼轻、骨盆较宽,皮下脂肪丰满,而肌肉发育不如男生。因此,评价儿童生长发育时男、女参考值应分开。

(二)环境因素

1. 孕母情况　胎儿在宫内发育受孕母生活环境、营养、情绪、健康、疾病等各种因素的影响。如妊娠早期感染风疹病毒可导致胎儿先天性畸形;严重营养不良、高血压可致流产、早产和胎儿发育迟缓;孕母接受放射线辐射,某些药物、环境毒物污染和精神创伤等,可使胎儿和儿童出生后生长发育受阻。

2. 营养　充足和合理的营养是儿童生长发育的物质基础,是保证儿童健康成长极为重要的因素。年龄越小受营养因素的影响越大。长期营养不足会导致体格发育的迟滞,包括体重下降,身高不增,器官功能低下,以及机体免疫力、内分泌和神经调节等功能的下降,阻碍参加各种学习和社会活动,影响智力、心理和社会适应能力的发展。儿童摄入过多热量所致的肥胖也会对其生长发育造成严重影响。

3. 生活环境　儿童的生活环境不仅包括物理环境,还包括家庭的经济、社会、文化状况等。良好的居住环境、卫生条件如阳光充足、空气新鲜、水源清洁等能促进儿童生长发育。反之,将带来不良影响。健康的生活方式、科学的护理、正确的教养、和谐的家庭气氛、父母的爱抚、良好的学校和社会环境、适当的锻炼和完善的医疗保健服务等,都是促进儿童生长发育达到最佳状态的重要因素。

4. 疾病和药物　疾病对儿童生长发育影响很大,急性感染常使体重减轻,慢性病还影响其身高和体重的增长;内分泌疾病常引起儿童骨骼生长和神经系统发育迟缓;先天性疾病,如先天性心脏病使生长迟缓;通常2岁以内的儿童,疾病痊愈后,如营养充足,会出现"追赶生长"现象,即儿童在体重、身高方面短时间内加快增长,且不改变生长发育规律。药物也可影响儿童的生长发育,如长期或大量应用链霉素可影响听力和肾脏;长期应用肾上腺皮质激素可使身高增长速度减慢,体重增加。尤其是在儿童生长的关键期的一些不良事件对成长易造成永久性的影响,如脑组织的损害。

第三节　儿童体格生长及评价

一、体格生长常用指标

衡量儿童体格发育的指标有体重、身高(长)、坐高、头围、胸围、上臂围等,其中最重要的是体重、身高(长)。

(一)体重

体重(weight)为各器官、组织和体液的总重量,是评价营养状况的重要指标。临床用药、输液、热量的给予常依据体重计算。

新生儿出生体重与胎次、胎龄、性别及宫内营养状况有关。1995年我国九市城区调查统计结果显示男婴出生时平均体重为(3.3±0.4)kg,女婴为(3.2±0.4)kg,与世界卫生组织的参考值相一致,出生后第一周内由于摄入不足,水分丧失及胎粪排出,可有暂时性体重下降,约减少体重的5%~10%,生后3~4日达最低点,以后逐渐恢复,常于生后7~10天恢复到出生时的体重,此过程称为生理性体重下降。生后及早合理喂哺可避免或减少生理性体重下降的发生。

年龄越小体重增长越快。出生后3个月内体

重增长最快,一般正常足月儿每月增长 1～1.7kg,至 3 个月末时体重约为出生时的 2 倍(6kg),1 岁时体重为出生时的 3 倍(9kg);2 岁时增至出生时体重的 4 倍(12kg)。2 岁以后到青春前期体重稳步增长,平均每年增长 2kg。

当无条件测量体重时,为便于计算儿童药量和液体量,可用公式简单估算体重。推算公式如下:

1～6 月:体重(kg)= 出生体重(kg)+月龄×0.7(kg)

7～12 月:体重(kg)= 6(kg)+月龄×0.25(kg)

2～12 岁:体重(kg)= 年龄×2+8(kg)

或用公式:

3～12 月:体重(kg)= (月龄+9)/2

1～6 岁:体重(kg)= 年龄(岁)×2+8

7～12 岁:体重(kg)= [年龄(岁)×7-5]/2

12 岁以后为青春期发育阶段,是生长发育的第二次高峰。受内分泌影响,体格增长较快,不能按上述公式推算。由于女孩青春期比男孩早约 2 年,10～13 岁时女孩体重可超过男孩,12～15 岁后男孩体重又超过女孩。

体重测量:在晨起空腹排尿后或进食后 2 小时测量体重最佳,称体重时应脱去衣裤、鞋袜后进行。小婴儿用载重 10～15kg 盘式杆秤测量,准确读数至 10g;1～3 岁的幼儿用载重 20～30kg 坐式杠秤测量;3～7 岁用载重 50kg 杠秤测量,准确读数至 50g;7 岁以上用载重 100kg 站式杠秤测量,准确读数不超过 100g。秤前必须校正秤至零点。婴儿卧于秤盘中央;1～3 岁坐位测;3 岁以上站立于站板中央,两手自然下垂测量。测量时儿童不可接触其他物体或摇动,计算体重时应尽量准确地减去衣物等。

(二) 身高(长)

身高(standing height)指从头顶至足底的全身长度。3 岁以内儿童立位测量不易准确,应仰卧位测量,称为身长。身高的增长同体重的增长一样,年龄越小增长越快,婴儿期和青春期是两个增长高峰。新生儿出生时平均身长为 50cm;生后第一年身长平均增长 25cm,其中前 3 个月身长增长约 11～12cm;6 个月时达到 65cm;1 周岁时达到 75cm,可见 1 岁内儿童身长增长最快;第二年增长速度减慢,平均为 10cm,2 周岁时达到 85cm。2 岁以后身长(高)稳步增长,平均每年增长 5～7cm;2～12 岁身高可按下列公式推算:

身高(长)(cm)= 年龄×7+75(cm)

青春期出现身高增长的第 2 个高峰期,12 岁以后不能再按上式推算。

身高(长)包括头部、躯干(脊柱)和下肢的长度。这三部分增长进度并不相同,生后第一年头部生长较早且快,躯干次之,下肢较晚,而青春期身高增长以下肢为主,因此,各年龄期儿童头、躯干和下肢所占身高(长)的比例在生长过程中发生变化,头占身高的比例从婴幼儿的 1/4 减为成人的 1/8。

身高(长)的增长与遗传、种族、内分泌、营养、运动和疾病等因素有关。某些疾病可使身体各部分比例失常,这就需要分别测量上部量(从头顶至耻骨联合上缘)和下部量(从耻骨联合上缘至足底),并进行比较来帮助判断某些疾病。上部量与脊柱的增长有关,下部量与下肢长骨的发育有关。新生儿上部量与下部量比例为 60%:40%;2 岁时中点在脐以上;6 岁时中点移至脐与耻骨联合上缘之间;12 岁时上、下部量相等,中点在耻骨联合上缘。

身高(长)测量:3 岁以下儿童用量板卧位测身长(图 11-1-2)。儿童脱帽、鞋、袜及外衣,仰卧于量板中线上,头顶接触头板,测量者一手按直儿童膝部,下肢伸直紧贴底板,一手移动足板使其紧贴儿童足底,并与底板相互垂直,读刻度至 0.1cm。3 岁以上儿童可用身高计或固定于墙上的软尺进行测量。测量时儿童脱鞋、帽,直立,两眼正视前方,使两足跟靠拢,足尖分开约 60 度,足跟、臀部和两肩都接触立柱或墙壁。测量者移动身高计头顶板与儿童头顶接触,板呈水平位时读立柱上数字(cm),记录至 0.1cm。

(三) 坐高

坐高(sitting height)指从头顶至坐骨结节的长度,代表头颅与脊柱的生长。3 岁以内仰卧位测量,称顶臀长。出生时坐高为身高的 67%,以后下肢增长比躯干快,6～7 岁时为 55%。此百分数显示了上、下部比例的改变,反映身材的均匀性,比坐高绝对值更有意义。

坐高测量:3 岁以内儿童取卧位测量顶臀长即为坐高(图 11-1-3)。测量时儿童平卧于量板上,测量者一手提起儿童小腿使膝关节屈曲,大腿与底板垂直而骶骨紧贴底板,一手移动足板紧压臀部,读刻度至 0.1cm。3 岁以上儿童用坐高计

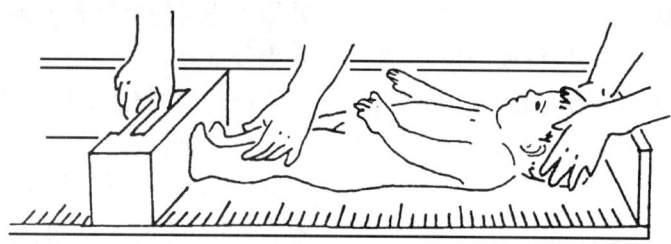

图 11-1-2 身长测量

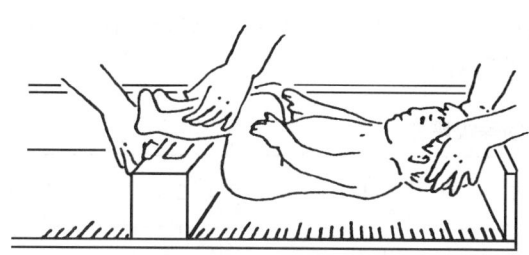

图 11-1-3 顶臀长测量

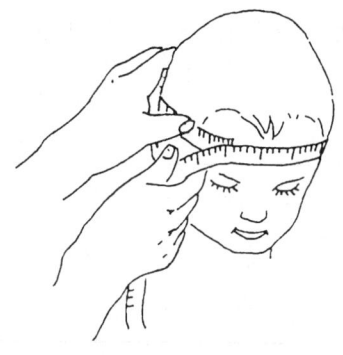

图 11-1-4 头围测量

测量,儿童坐于坐高计上,身体先前倾使骶部紧靠量板,再挺身坐直,大腿靠拢,紧贴凳面与躯干成直角,膝关节屈曲成直角,两脚平放地面,移下头板与头顶接触,记录读数至 0.1cm。

(四) 头围

头围(head circumference,HC)经眉弓上方、枕后结节绕头一周的长度为头围。其反映脑和颅骨的发育。胎儿时期脑发育最快,故出生时头围相对较大,平均为 33~34cm,头围在 1 岁以内增长较快,在第一年的前 3 个月和后 9 个月头围均增长 6~7cm,故 1 岁时头围为 46cm,2 岁时 48cm,5 岁时 50cm,15 岁时接近成人约 54~58cm。在儿童保健工作中监测头围,以出生后 2 年最有价值,较小的头围常提示脑发育不良,头围增长过快则提示脑积水。

头围测量:测量者将软尺 0 点固定于儿童头部一侧眉弓上缘,将软尺紧贴头皮绕枕骨结节最高点及另一侧眉弓上缘回至 0 点(图 11-1-4),记录读数至 0.1cm。

(五) 胸围

胸围(chest circumference,CC)沿乳头下缘水平绕胸一周的长度为胸围。胸围反映胸廓及肺的发育程度。出生时胸围比头围小 1~2cm,平均 32cm。1 岁时胸围与头围大致相等约 46cm,1 岁以后胸围超过头围。头围、胸围增长曲线的交叉时间与儿童营养和胸廓发育有关,肥胖儿由于胸部皮下脂肪厚,胸围可于 3~4 个月时暂时超过头围;营养较差、佝偻病、锻炼不够的儿童胸围超过头围的时间可推迟到 1.5 岁以后。1 岁至青春前期胸围超过头围,其差数(cm)约等于儿童岁数减 1。

胸围测量:儿童取卧位或立位,两手自然平放或下垂,测量者将软尺 0 点固定于一侧乳头下缘(乳腺已发育的女孩,固定于胸骨中线第 4 肋间),将软尺紧贴皮肤,经背部两侧肩胛骨下缘回至 0 点,取平静呼、吸气时的中间读数。记录读数至 0.1cm。

(六) 腹围

腹围平脐(小婴儿以剑突与脐之间的中点)水平绕腹一周的长度为腹围。2 岁前腹围与胸围大约相等,2 岁后腹围较胸围小。患腹部疾病如有腹水时需测量腹围。

腹围测量:婴儿取卧位,软尺 0 点固定于剑突与脐连线中点,经同一水平线绕腹一周,回至 0 点。儿童则为平脐绕腹一周,读数记录至 0.1cm。

(七) 上臂围

上臂围(upper arm circumference,UAC)沿肩峰与尺骨鹰嘴连线中点绕上臂一周的长度,代表上臂骨骼、肌肉、皮下脂肪和皮肤的发育水平。常用以评估儿童营养状况。生后第一年内上臂围增长迅速,尤其前半年很快。1~5 岁期间增长缓慢。在测量体重、身高不方便的地区,可测量上臂围以普查 5 岁内儿童的营养。评估标准为:上臂围>13.5cm 为营养良好;12.5~13.5cm 为营养中等;<12.5cm 为营养不良。

上臂围测量:儿童取立位、坐位或卧位,两手自然平放或下垂。软尺 0 点固定于沿肩峰与尺骨鹰嘴连线中点,沿该点水平紧贴皮肤绕上臂一周,回至 0 点,读数记录至 0.1cm。

二、体格发育的评价

客观和正确地评价个体或群体儿童生长发育现状及今后发展趋势,充分了解儿童各年龄期生长发育的规律和特点,正确评价其生长发育状况,并给予适当的指导和干预,对促进儿童的健康成长十分重要。

(一)体格生长评价的常用方法

1. 均值离差法 适用于正态分布状况。以均值($\bar{x}$)为基值、标准差(s)为离散距,$\bar{x}\pm1s$ 包含 68.3% 的受检总体,$\bar{x}\pm2s$ 包含 95.4% 的受检总体,$\bar{x}\pm3s$ 包含 99.7% 的受检总体。可按离差范围不同将儿童体格发育分成五等级或六等级评价(表 11-1-1),也可按年龄画成曲线进行评价。

表 11-1-1 均值离差法的等级评价

等级	$\bar{x}-2s$ 以下	$\bar{x}-(1s\sim2s)$	$\bar{x}-1s$	$\bar{x}$	$\bar{x}+1s$	$\bar{x}+(1s\sim2s)$	$\bar{x}+2s$ 以上
六级	下	中下	中低		中高	中上	上
五级	下	中下		中		中上	上

2. 中位数、百分位法 适用于正态和非正态分布状况。以第 50 百分位(P_{50})为中位数,其余百分位数为离散距,常用 P_3、P_{10}、P_{25}、P_{50}、P_{75}、P_{90}、P_{97}。当大量数据呈正态分布时,P_{50} 相当于 $\bar{x}$,P_3 相当于 $\bar{x}-2s$,P_{97} 相当于 $\bar{x}+2s$。$P_3\sim P_{97}$ 包含总体的 95%。当测量值呈非正态分布时,百分位数法能更准确地反映所测数据的分布情况。不同测量指标数值也可按不同年龄画成正常曲线供比较用。

3. 指数法 用于两项指标间相互关系做比较,如 Kaup 指数即体重(kg)/身高(cm)$^2\times10^4$,体质指数即体重(kg)/身高(m)^2,其含义为单位面积的体重值,主要反映体格发育水平及营养状况。

4. 标准差的离差法(standard deviation score,SDS;Z 积分,Z-score) 该方法用偏离该年龄组标准差的程度来反映生长情况,可用于不同人群间的比较。Z 值 =($x-\bar{x}$)/s,其中 x 为实际测量值,$\bar{x}$ 为均值,s 为标准差。Z 值在 ±2 以内属正常范围,Z=0 表示实际测量值与该年龄组均值相等。

5. 生长曲线图评价法 将各项体格生长指标(如身高、体重等)按不同性别和年龄画成曲线(离差法的均值和标准差值或百分位数值),对个体儿童从出生开始至青春期进行全程监测,制成生长发育曲线图(图 11-1-5),将定期连续测量的数据每月或每年点于图上做比较,可了解该儿童目前所处发育水平,比较前后数据,可看出其发育趋势和生长速度为向下(下降)、向上(增长)或平坦(不增),及时发现偏离,分析原因予以干预,这种连续动态测量较单次测量更能说明问题。

(二)体格生长评价的注意事项

1. 测量工具及测量方法要规范、正确,以获取准确的体重、身高、头围、胸围、臂围等指标数据做统计分析。

2. 根据不同的对象选用合适的参照值进行比较,我国卫生部门建议我国儿童参照人群值采用 2005 年中国九大城市儿童的体格发育数据;世界卫生组织推荐采用美国国家卫生统计中心汇集的测量资料作为国际参照人群值。

3. 定期连续地纵向观察,以了解儿童的生长趋势,不可单凭一次检查结果就作出结论。

4. 允许早产儿在一定年龄范围内体格生长有落后的现象。

5. 评价内容应该包括 3 个方面,即发育水平、生长速度和匀称程度。①发育水平:将儿童某一年龄时点的某一项体格生长指标测量值如体重、身高(长)、头围、胸围、臂围等与参照值进行比较,即得到该儿童该项体格生长指标在此年龄段的发育水平,但不能预示其生长趋势;②生长速度:定期连续测量儿童某项体格生长指标(身高、体重最常用),即得到该儿童该项指标的生长速度,可预示其生长趋势,及时发现生长偏离,此项更能真实反映儿童生长情况;③匀称程度:评估儿童体格发育各项指标间的关系,可了解体型,如坐高(顶臀长)/身高(长)的比值能反映儿童下肢发育状况,与参考人群比较可评价身材是否匀称。

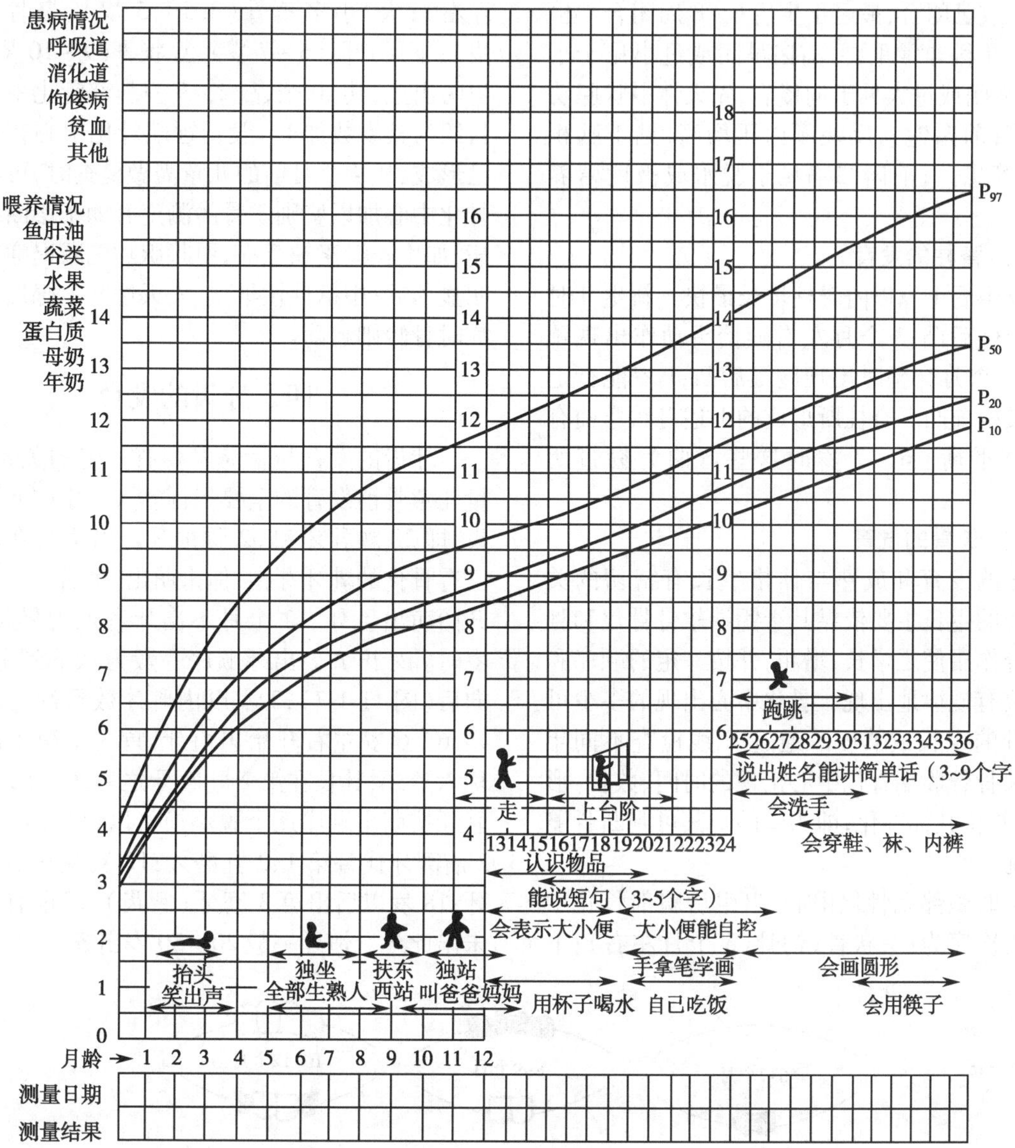

图 11-1-5 生长曲线

6. 体格测量的评价结果应与全面体格检查、实验室检查数据、生活现状及疾病史结合起来综合分析,以便得出较确切和实际的判断。

三、骨骼的发育

(一)颅骨的发育

颅骨随脑的发育而增长,故其发育较面部骨骼(包括鼻骨、下颌骨)发育为早。

颅骨缝出生时尚分离,约于生后3~4个月闭合。因此,可通过头围和囟门大小,以及骨缝闭合情况来衡量颅骨的发育。

前囟为顶骨和额骨边缘交界处形成的菱形间隙(图11-1-6)。对边中点连线长度约1.5~2.0cm,6个月开始逐渐变小,1~1.5岁闭合。后

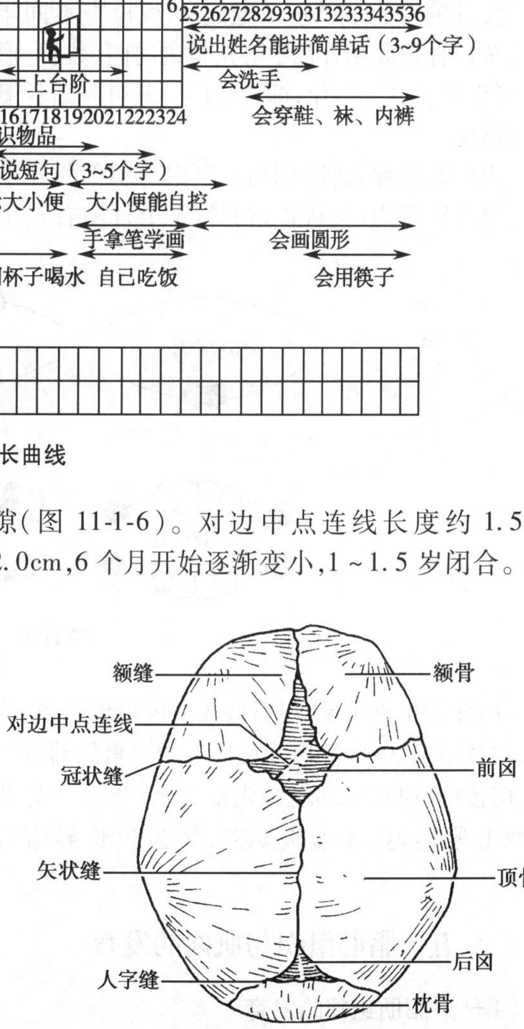

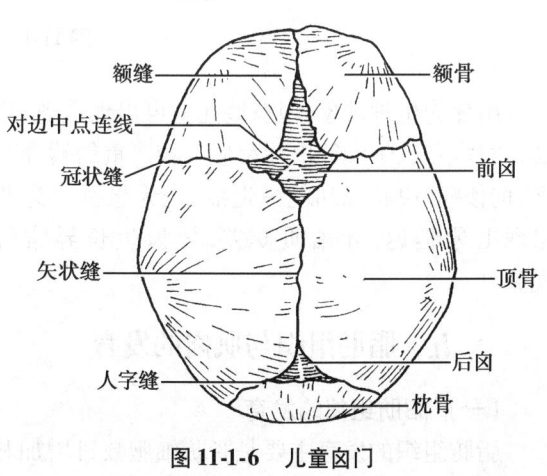

图 11-1-6 儿童囟门

囟是顶骨和枕骨边缘交界处形成的三角间隙,出生时很小或已闭合,最迟于生后 6~8 周闭合。检查前囟在儿科非常重要,前囟早闭或过小见于小头畸形;晚闭或过大见于佝偻病、先天性甲状腺功能减退症;前囟饱满反映颅内压增高,见于脑积水、脑炎等患儿;前囟凹陷见于脱水或极度营养不良。

(二) 脊柱的发育

儿童生后 1 岁以内脊柱增长最快。新生儿时脊柱仅轻微后凸;3 个月左右随抬头动作出现颈椎前凸;6 个月会坐时出现胸椎后凸;1 岁能行走时出现腰椎前凸。脊柱所形成的上述自然弯曲有利于身体平衡。6~7 岁时这些弯曲为韧带所固定。

(三) 长骨的发育

长骨的发育和成熟与体格生长有密切的关系。长骨的生长主要依靠其干骺端软骨骨化和骨膜下成骨作用使之增长、增粗,并按一定的顺序和解剖部位有规律地出现。骨化中心出现的多少可反映长骨的生长成熟度。通过 X 线检查不同年龄儿童长骨骨骺端骨化中心出现的时间、数目、形态变化,并将其标准化,即为骨龄。其可判断骨骼发育情况。

出生时腕部无骨化中心,出生后腕部骨化中心的出现次序为:头状骨、钩骨(3 个月左右);下桡骨骺(约 1 岁);三角骨(2~2.5 岁);月骨(3 岁左右);大、小多角骨(3.5~5 岁);舟骨(5~6 岁);下尺骨骺(6~7 岁);豆状骨(9~10 岁)。10 岁时出全,共 10 个,故 1~9 岁腕部骨化中心的数目约为其岁数加 1。股骨远端骨化中心在出生时已形成,故 4 个月前的儿童需做检查时,可检测此骨化中心加以鉴别。骨龄测定有助于诊断某些疾病,如生长激素缺乏症、甲状腺功能减退症等骨龄明显落后;中枢性性早熟、先天性肾上腺皮质增生症时骨龄则超前。

四、牙齿的发育

牙齿的发育与骨骼发育有一定的关系,是衡量儿童骨骼发育的重要指标。人一生中有两副牙齿,即 20 颗乳牙和 32 颗恒牙。出生时在颌骨中已有骨化的乳牙芽孢,但未萌出,生后 4~10 个月开始萌出乳牙,12 个月不出牙者视为异常。2.5 岁时乳牙出齐。出牙顺序一般为从下到上、自前向后(图 11-1-7),2 岁以内乳牙数目约为月龄减 4~6。6 岁左右开始出恒牙,首先是第 1 磨牙亦称六龄牙,其长在第 2 乳磨牙之后;6~12 岁开始乳牙按萌出顺序逐个脱落换之以恒牙,其中第 1、2 前磨牙代替第 1、2 乳磨牙;12 岁左右出第 2 磨牙;18 岁以后出第 3 磨牙(智齿),但也有人终生未出此牙。恒牙一般 20~30 岁出齐。

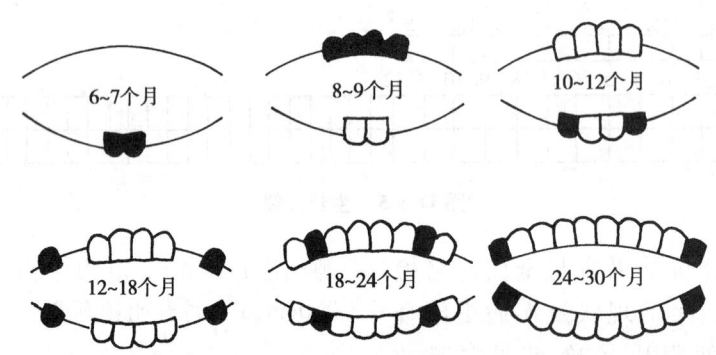

图 11-1-7 乳牙萌出顺序

出牙为生理现象,但有些儿童可出现低热、流涎、睡眠不安、烦躁等出牙反应。较严重的营养不良、佝偻病、甲状腺功能减退症、先天愚型等患儿出现出牙延迟,牙釉质变差,牙齿生长异常等现象。

五、脂肪组织与肌肉的发育

(一) 脂肪组织的发育

脂肪组织的发育主要是脂肪细胞数目增加和体积增大。脂肪细胞数目自胎儿中期开始增加较快,到生后 1 岁末达最高峰,以后逐渐减速;脂肪细胞体积的扩大也以胎儿后期为快,到出生时已增加 1 倍,以后逐渐减慢,到学龄前期脂肪细胞大小增加不多,一直维持到青春前期。青春期随儿童第二次生长加速,脂肪细胞体积又增加。全身脂肪组织所占体重的百分比也有同样趋势:出生时占体重的 16%;第 1 年增至 22%;以后逐渐下降,5 岁时仅占体重的 12%~15%,至青春期此比例有所上升,而且有明显性别差异,尤以女孩为显著,比例约为24.6%,2倍于男孩。故青春期女孩大多显得丰满。测量皮下脂肪厚度可反映全身脂肪量的多少、肥胖和营养不良的程度。

(二)肌肉组织的发育

胎儿期肌肉组织发育较差,出生后随躯体和四肢活动的增加,儿童肌肉组织逐渐发育,当儿童会坐、爬、站、行、跑和跳后,肌肉组织发育加速,肌纤维增粗,肌肉活动能力和耐力增强。学龄前儿童皮下脂肪变薄而肌肉发育显著加强,已有一定负重能力;学龄期儿童肌肉更比婴幼儿粗壮;青春期肌肉发育尤为加速,男孩比女孩更突出。

肌肉的发育与营养、生活方式、运动等密切相关。从小让儿童经常进行被动或主动性运动,如俯卧、翻身、爬行、行走、游戏或体操等,可使肌肉发达,避免体内脂肪积累过多而致肥胖,再加上良好的生活方式,使儿童变得灵活健壮。因此,应保证儿童营养的供给,鼓励儿童多运动锻炼。

六、生殖系统的发育

生殖系统的发育受内分泌系统的下丘脑-垂体促性腺激素-性腺轴的控制,生殖系统迟至青春期才开始迅速发育,大约持续6~7年,即女孩为12~18岁,男孩为13~20岁。将此期划分为3个阶段:①青春前期:女孩9~11岁、男孩11~13岁开始,体格生长明显加速,出现第2性征,此期约2~3年;②青春中期:14~16岁,体格生长速度达高峰,第2性征全部出现,性器官在解剖和生理功能上均已成熟;③青春后期:女孩17~21岁、男孩19~24岁,体格生长停止,生殖系统发育完全成熟,此期约3~4年。青春期开始和持续时间受多种因素的影响,个体差异较大。

(一)女性生殖系统的发育

出生时卵巢发育已较完善,但其卵泡处于原始状态。进入青春前期受腺垂体促性腺激素的作用开始成熟,呈现卵巢内滤泡发育,乳房出现硬结,随着卵巢的迅速增长,雌激素水平不断上升,促进女性器官发育及第2性征出现:9~10岁骨盆开始加宽,乳头发育,子宫逐渐增大;10~11岁时乳房发育,阴毛出现;11~13岁左右乳房进一步增大,有较多阴毛、腋毛,出现初潮;15~16岁子宫发育达成人水平。月经初潮是性功能发育的主要标志,大多在乳房发育1年后或第二生长高峰后出现。

(二)男性生殖系统的发育

出生时睾丸大多已降至阴囊,约10%尚位于下降途中的某一部位,一般于1岁内都能降至阴囊,少数未降者即为隐睾症。在青春期以前,男孩外阴处于幼稚状态,进入青春前期后,睾丸进一步发育,其分泌的雄激素促进第二性征的出现。10~11岁时睾丸、阴茎开始增大;12~13岁时开始出现阴毛;14~15岁时出现腋毛,声音变粗;16岁后长胡须,出现痤疮、喉结,肌肉进一步发育。首次遗精是男性青春期的生理现象,多在阴茎生长1年后或第二生长高峰后出现。

第四节 儿童神经心理行为发育评价

在儿童成长过程中,神经心理的发育与体格生长具有同等重要的意义。儿童神经系统的发育大量反映在日常的行为中,故此期的发育也称为行为发育。儿童神经心理发育的基础是神经系统的发育,尤其是脑的发育。除先天遗传因素外,神经心理的发育与环境密切相关。

一、神经系统发育

在胚胎时期神经系统发育最早,尤其是脑的发育最为迅速。出生时大脑的外观已有主要的沟回,但大脑皮质较薄,沟回较浅。儿童出生时神经细胞数与成人相同,但其树突与轴突少而短。出生后脑重的增加主要由于神经细胞体积增大和树突的增多、加长,以及神经髓鞘的形成和发育。3岁时神经细胞基本分化完成,8岁时接近成人。神经纤维到4岁左右才完成髓鞘化,故婴儿时期由于髓鞘形成不完善,刺激引起的神经冲动传导慢,而且易于泛化,不易形成明显的兴奋灶。儿童易疲劳而进入睡眠状态。出生时大脑皮质下中枢如丘脑、下丘脑、苍白球系统发育已较成熟,故初生时的活动主要由皮质下系统调节,动作不自主且肌张力高,以后随脑实质逐渐增长、成熟,运动转为由大脑皮质中枢调节,对皮质下中枢的抑制作用也趋明显。生长发育时期的脑组织耗氧较大,在基础代谢状态下,儿童脑耗氧占总耗氧量的50%,而成人仅为20%。儿童大脑富有蛋白质,而脂类较少。长期营养缺乏易引起脑的生长发育落后。

脊髓的发育在出生时已较成熟,其发育与运

动功能的发育相平行,随年龄而增重、加长。胎儿时脊髓下端达第二腰椎下缘,4岁时脊髓下端上移至第一腰椎。故进行腰穿时注意进针部位的选择。

出生时儿童即具有觅食、吸吮、握持、拥抱等先天性反射和对寒冷、强光、疼痛的反应。其中一些非条件反射如觅食、吸吮、握持、拥抱等这些反射会随年龄增长而消失,否则会影响动作发育。如握持反射应于3～4个月时消失,如继续存在将妨碍手指精细动作的发育。在这些先天的、无条件反射的基础上,他们开始接受从成人那里来的"教育",形成各式各样的后天性反射。新生儿和婴儿肌腱反射不如成人灵敏,腹壁反射和提睾反射也不易引出,到1岁时才稳定。3～4个月前婴儿肌张力较高,凯尔尼格征(Kernig sign)可为阳性,2岁以内儿童巴宾斯基征(Babinski sign)等病理反射呈阳性可为生理现象。

儿童出生后2周左右即可形成第一个条件反射,即抱起喂奶时出现吸吮动作;2个月开始逐渐形成与视觉、听觉、触觉、嗅觉、味觉等相关的条件反射;3～4个月开始出现兴奋性和抑制性条件反射;2～3岁时皮质抑制功能发育完善,7～14岁时皮质抑制调节功能达到一定强度。

二、感知发育

感知是通过各种器官从环境中选择性地获取信息的能力。感知发育对儿童运动、语言、社会适应能力的发育起着重要的促进作用。

(一)视觉发育

新生儿已有视觉感应功能,瞳孔有对光反应,能在强光下眯缝起眼睛,但因视网膜视黄斑区发育不全和眼外肌协调较差,视觉不敏锐,只有在15～20cm范围内视觉最清晰,在清醒和安静状态下可有短暂的注视和追随近处缓慢移动的物体;有的新生儿可出现一时性斜视和眼球震颤,3～4周内可自动消失。2个月起头眼协调地可注视物体,并可使头跟随移动的物体在水平方向转动90°,有初步头眼协调能力;3～4个月时喜欢看自己的手,追寻活动的物体或人,头可随物体水平移动180°,头眼协调较好;4～5个月开始能认识母亲,见到奶瓶表示喜悦;6～7个月目光可随上下移动的物体垂直方向转动,出现眼手协调动作,追随跌落的物体,喜欢红色等鲜艳明亮的颜色;8～9个月开始出现视深度的感觉,可以注视远距离的物体;1.5～2岁两眼调节好,能区别各种图形;2岁时两眼调节好,可区别垂直线与横线;5岁时区别颜色;6岁及以后视深度已充分发展,视力达1.0。

(二)听觉发育

儿童出生后就可辨认母亲的心音和节律。出生时鼓室无空气,听力较差,但对强音可有瞬目、震颤等反应;生后3～7天听力较好,声音可引起呼吸节律改变;1个月时能分辨"吧"和"啪"的声音;3～4个月出现定向反应,听到悦耳声时会微笑;6个月可区别父母声音,唤其名有反应;7～9个月时能确定声源,区别语言的意义;1岁时听懂自己的名字;2岁时能区别不同高低的声音,听懂简单的吩咐;3岁后能更为精细地区别不同声音;4岁听觉发育完善。听觉的发育对儿童语言的发育直接相关,听力障碍如不能在语言发育的关键期内或之前得到确诊和干预,可使儿童因聋致哑。婴幼儿时期可用简单的发声工具或听力器进行听力筛查测试,年长儿已能配合,可用秒表、音叉或测听器测试。如要精确了解听力情况,可检测其脑干听觉诱发电位。

(三)嗅觉和味觉发育

出生时嗅觉和味觉已基本发育成熟,对母乳香味已有反应,对不同味道如甜、酸、苦等反应也不同,并能立即辨出与习惯滋味有异的食物;3～4个月时能区别好闻和难闻的气味;4～5个月的婴儿对食物味道的微小改变很敏感,故应合理添加各类辅食,使之适应不同味道。

(四)皮肤感觉发育

皮肤感觉可包括触觉、痛觉、温度觉和深感觉。触觉是引起儿童某些反射的基础,新生儿的触觉已很敏感,尤其以嘴唇、面颊、手掌、脚掌、前额和眼睑等部位最敏感,触之即有瞬眼、张口、缩回手足等反应,而前臂、大腿、躯干部触觉较迟钝。出生时痛觉已存在,但较迟钝,疼痛出现时易泛化,第2个月起逐渐改善。新生儿温度觉很灵敏,尤其对冷刺激的反应比热刺激更明显,如出生时遇冷则用哭泣的方式应对不适宜的刺激。2～3岁时儿童通过接触能区分物体的软、硬、冷、热等属性;5岁时能分辨体积相同而重量不同的物体。

(五)知觉发育

知觉是人对事物各种属性的综合反映,与听、视、触等各感觉能力的发育密切相关。生后5～6个月时婴儿已有手眼的协调动作,通过看、摸、咬、闻、敲击等活动逐步了解物体各方面的属性。随着语言的发展,儿童的知觉开始在语言的调节下进行。儿童1岁末开始有空间和时间知觉的萌芽;3岁能辨上下;4岁辨前后;4~5岁开始有时间概念,如昨天、今天、明天、早晨、晚上;5岁能辨自身的左右等。

三、运动功能发育

运动功能的发育分为大运动(包括平衡)和细运动两大类。妊娠后期出现的胎动为儿童运动的最初形式。新生儿因大脑皮质发育尚不成熟,传导神经纤维尚未完成髓鞘化,故属于无意识和不协调运动。此后,尤其是第一年内随着大脑的迅速发育,儿童运动功能日渐完善。

(一)平衡与大运动

1. 抬头　因颈后肌发育先于颈前肌,所以新生儿俯卧时能抬头1~2秒,3个月时抬头较稳,4个月时抬头很稳并能自由转动。

2. 翻身　出现翻身动作的先决条件是不对称颈紧张反射的消失。婴儿6~7个月时能从仰卧位翻身至俯卧位,然后有意识地从俯卧位翻身至仰卧位。

3. 坐　新生儿腰肌无力,至3个月扶坐时腰仍呈弧形;5个月时靠着坐腰能伸直;6个月时能双手向前撑住独坐;8个月时能坐稳并能左、右转身。

4. 匍匐、爬　新生儿俯卧位时已有反射性的匍匐动作;2个月时俯卧能交替踢腿;3~4个月时可用手撑起上身数分钟;7~8个月时已能用手支撑胸腹,使上身离开床面或桌面,有可能在原地转动身体;8~9个月可用双上肢向前爬;12个月左右爬时手膝并用;18个月时可爬上台阶。学习爬的动作有助于胸部、臂力和智力的发育,扩大接触并能提早接触周围环境,促进神经系统的发育。

5. 站、走、跳　新生儿直立时双下肢稍能负重,出现踏步反射和立足反射;5~6个月扶立时双下肢可负重,并能上、下跳;8个月时可扶站片刻,腰、背、臀部能伸直;10个月左右能扶走;11个月时可独立站片刻;15个月可独立走稳;18个月时已能跑及倒退走;2岁时可双足并跳;2岁半时会独足跳1~2次;3岁时双足交替走下楼梯;5岁时能跳绳。

大运动发育过程可归纳为:"二抬四翻六会坐,七滚八爬周会走"。

(二)细动作

新生儿两手握拳很紧;2个月时握拳姿势逐渐松开;3~4个月时握持反射消失,可自行玩手,开始有意识地取物;6~7个月时能独立摇摆和玩弄小物体,出现换手与捏、敲等探索性动作;9~10个月时可用拇指、示指拾物,喜欢撕纸;12~15个月时学会用匙,乱涂画,能几页、几页地翻书;18个月时能叠2~3块方积木;2岁时可叠6~7块方积木,会一页一页地翻书,能握杯喝水;3岁时在别人的帮助下会穿衣服,临摹简单图形;4岁时基本上能自己穿、脱简单衣服;5岁时能学习写字(表11-1-2)。

表11-1-2　儿童动作、语言和适应性能力的发育过程

年龄	粗细动作	语言	适应周围人物的能力与行为
新生儿	无规律,不协调动作,紧握拳	能哭叫	铃声使全身活动减少
2个月	直立位及俯卧位时能抬头	发出和谐的喉音	能微笑,有面部表情,眼随物转动
3个月	仰卧位变为侧卧位,用手摸东西	咿呀元音	头可随看到的物品或听到的声音转动180°,注意自己的手
4个月	扶着髋部时能坐,可以在俯卧位时用两手支持抬起胸部,手能握持玩具	笑出声	抓面前物体,自己弄手玩,见食物表示喜悦,较有意识地哭和笑
5个月	扶腋下能站得直,两手能各握一玩具	能喃喃地发出单调音节	伸手取物,能辨人声,望镜中人笑
6个月	能独坐一会儿,用手摇玩具	发"不、呐"等辅音	能辨别熟人和陌生人,自拉衣服,自握玩具玩

续表

年龄	粗细动作	语言	适应周围人物的能力与行为
7个月	会翻身,自己独坐很久,将玩具从一手换到另一手	能发出"爸爸""妈妈"等语音,但无意识	能听懂自己的名字,自握饼干吃
8个月	会爬,会自己坐起来和躺下去,会扶着栏杆站起来,会拍手	能重复大人所发简单音节	注意观察大人的行为,开始认识物体,两手会传递玩具
9个月	试着独站,会从抽屉中取出玩具	能懂几个较复杂的词句,如"再见"等	看到熟人会手伸出来要人抱,能与人合作游戏
10~11个月	能独站片刻,扶椅或推车能走几步,能拇、示指对指拿东西	开始用单词,能用一个单词表示很多意义	能模仿成人的动作,招手说"再见",抱奶瓶自食
12个月	能独走,弯腰拾东西,会将圆圈套在木棍上	能说出物品的名字,如灯、碗等,指出自己的手、眼等主要部位	对人和事物有喜憎之分,穿衣能合作,自己用杯喝水
15个月	走得好,能蹲着玩,能叠一块方木	能说出几个词和自己的名字	能表示同意或不同意
18个月	能爬台阶,有目标地扔皮球	能认识并指出自己身体的各个部位	会表示大、小便,懂命令,会自己进食
2岁	能双脚跳,手的动作更准确,会用勺子吃饭	能说出2~3个字构成的句子	能完成简单的动作,如拾起地上的物品,能表达喜、怒、怕、懂
3岁	能跑,会骑三轮车,会洗手、洗脸,穿、脱简单衣服	能说短歌谣,数几个数	能认识画上的东西,认识男女,自称"我",表现自尊心、同情心、怕羞
4岁	能爬梯子,会穿鞋	能唱歌	能画人像,初步思考问题,记忆力强,好发问
5岁	能单腿跳,会系鞋带	开始识字	能分辨颜色,数10个数,知道物品用途及性能
6~7岁	参加简单劳动,如扫地、擦桌子、剪纸、泥塑、结绳等	能讲故事,开始写字	能数几十个数,可简单加、减运算,喜欢独立自主,形成性格

四、语言发育

语言是人类特有的高级神经活动,用以表达思维、观念等心理过程,与智能有密切的联系。正常儿童天生具有发展语言技能的机制与潜能,但是环境必须提供适当的条件,例如多与周围人群进行语言交往,其语言才能得以发展。语言对儿童社会性行为的发展有重要意义,如获取更丰富的概念,提高解决问题的能力,同时吸收社会文化中的信念、习俗及价值观。其发展经过发音、理解和表达三个阶段。

(一)发音阶段(初生~1岁)

刚出生的正常新生儿已会哭叫,并且因为饥渴、疼痛等不同刺激所反映出来的哭叫声在音响度、音调上有所区别,是儿童最早表现出来的沟通方式。1~2个月婴儿开始发喉音;2个月发"啊""伊""呜"等元音;6个月时出现辅音;7~8个月能发出"爸爸""妈妈"等语音;8~9个月喜欢模仿亲人口唇动作练习发音。

(二)理解语言阶段(1~1岁半)

儿童在发音过程中逐渐理解语言言语。随年龄的增长,儿童通过视觉、触觉、体位觉等与听觉的联系,逐步理解一些日常用品,如"奶瓶""电灯"等名称。9个月左右的婴儿已能听懂简单的词意,如"再见"等。亲人对婴儿自发的"爸爸""妈妈"等语言的及时应答,也使其逐渐理解这些音的特定含义。10个月左右的婴儿已能有意识地叫"爸爸""妈妈"。

(三) 表达语言阶段(1岁半~3岁)

在理解的基础上,儿童学会表达语言。如"好""没了"等。一般1岁开始先说单词,后组成句子;先会用名词,然后才会用代名词、动词、形容词、介词等。从讲简单句到复杂句,如儿童在1岁时能听懂自己的名字,还能叫出一些物品的名称;2岁时能说出自己身体的各部分等(表11-1-2)。

一般语言能力发展的重要时期是在出生后9个月至4岁。儿童说话的早晚与父母的教育、关注分不开。语言发育的过程中,需注意下列现象:①乱语:1~2岁儿童,很想用语言表达自己的需求,但由于词汇量有限,常常说出一些成人听不懂的话语即乱语,亦称隐语。遇此情况要耐心分析,不要加以训斥,否则会影响儿童说话及表达思维的积极性。②口吃:3~4岁的儿童,词汇量增多,但常常发音不准或句法不妥。遇此情况不必急于纠正,一般情况下会逐渐转为正常发音。③自言自语:是儿童从发声的外部语言向不出声的内部语言(沉默、思考时的语言)转化过程中的一种过渡形式,是幼儿语言发展过程中的必经阶段,为儿童进入小学、很快发展内部语言打下基础。一般7岁以后,儿童不会再出现自言自语,如继续存在,则应引起注意。要学会评估儿童语言发展的状况,以确定可能存在的发育异常。注重为儿童提供适于语言发展的环境,鼓励家长耐心地与儿童进行交流,向儿童提供多听、多说的机会。

第五节 儿童心理活动发展及评价

儿童出生时不具备心理现象,待条件反射形成即标志着心理活动发育的开始,且随年龄增长,心理活动不断发展。

一、注意的发展

注意(attention)是人对某一部分或某一方面环境的选择性的警觉或对某一刺激的选择性反应。可分为无意注意和有意注意,前者为自然发生的,不需要任何努力;后者为自觉的、有目的的行为。婴儿时期以无意注意为主。3个月开始能短暂地集中注意人的脸和声音。强烈的刺激如高调的声音等能成为儿童无意注意的对象。随着年龄增长,儿童逐渐出现了有意注意,但稳定性差。5~6岁后才能较好地控制自己的注意力,但集中时间短,约15分钟;7~10岁约20分钟,11~12岁后儿童注意力的集中性和稳定性提高,约30分钟,注意的范围也不断扩大。注意是一切认知过程的开始。护理中要加强注意的目的性,去除外界干扰,引起儿童兴趣。

二、记忆的发展

记忆(memory)是将所获得的信息储存和"读出"的神经活动过程,是一个复杂的心理活动过程。包括识记、保持和回忆。回忆又可分为再认和重现。5~6个月的婴儿虽能再认母亲和其他亲近的人,但不能重现,1岁以后才有重现。婴幼儿时期的记忆特点是时间短,内容少,对带有欢乐、愤怒、恐惧等情绪的事物容易记忆,且以机械记忆为主,持久性与精确性差。随着年龄的增长和思维、理解、分析能力的发展,有意记忆能力增强,记忆的内容拓宽,复杂性增加。

三、思维的发展

思维(thinking)是人应用理解、记忆和综合分析能力来认识事物的本质和掌握其发展规律的一种精神活动,是心理活动的高级形式。其过程是通过分析与综合、分类与比较、抽象与概括、具体化与系统化等活动来进行。儿童1岁后开始产生思维。婴幼儿的思维活动以直觉思维为主,不能脱离人物和行动来主动思考。学龄前期儿童以具体形象思维为主,即凭借具体形象引起联想来进行思维,尚不能考虑事物间的逻辑关系,亦不能进行推理。随着年龄的增长,儿童逐渐学会综合分析、分类比较等抽象思维方法,使思维具有目的性、灵活性和判断性,逐渐发展独立思考能力。

四、想象的发展

想象(imagination)也是一种思维活动,是在客观事物影响下,在大脑中创造出以往未遇到过的或将来可能实现的事物形象的思维活动。新生儿没有想象能力;1~2岁由于生活经验少仅有想象萌芽,局限于模仿成人生活中的某些个别的动作,如抱儿童喂饭等;3岁后想象内容逐渐增多,但仍为片段、零星的;学龄前期儿童想象力有所发展,但想象的主题易变;学龄期儿童有意想象和创造性想象迅速发展。

五、情绪、情感的发展

情绪(emotion)是人们对客观事物情景或观

念所产生的主观体验和表达。情感是在情绪的基础上产生的对人、物的关系体验,是高级复杂的情绪。从新生儿起,儿童情绪、情感就很丰富,如对饥饿、不舒适、寒冷等表现出不安、啼哭等消极情绪,而哺乳、抚摸、抱起等使其情绪愉快。1个月时积极情绪增多,有一定的喜悦感。6个月后能辨认亲人,易产生对母亲的依恋及分离性焦虑情绪。这是儿童社会性发展的最早表现。它的建立有利于婴儿获得母亲的养育和长大后与人良好相处。9~12个月时依恋情绪达到高峰。2岁后儿童的情感表现日渐丰富和复杂。婴幼儿情绪表现特点是时间短暂,反应强烈,易变化,易冲动,外显而真实。随年龄增长和与周围人交往的增加,对不愉快因素的耐受性逐渐增强,能有意识地控制自己情绪,使情绪反应渐趋稳定;情感也日益分化,产生信任感、安全感、荣誉感、责任感、道德感等。

六、意志的发展

意志(will)是自觉主动地克服困难以完成预期目标的心理过程。新生儿没有意志,婴幼儿期开始有意志发展的萌芽,如为了表现坚强,暂时不放声大哭。随着年龄的增长,语言、思维的发展,社会交往的增多,在成人教育的影响下,儿童的意志品质逐步形成和发展,表现出自觉、坚持、果断和自制等积极意志品质,也可有依赖、任性、顽固和冲动等消极的意志品质。

七、性格的发展

性格(character)是个性的核心,最能反映一个人的生活经历,体现一个人的本质属性,是人与人相互区别的主要心理特征。不是先天决定的,而是在后天的生活环境中形成的。婴幼儿期一切生理需要都依赖成人,逐渐对亲人产生依赖感和信赖感。幼儿时期儿童已能独立行走,说出自己的需要,自我控制大小便,具有一定的自主感,同时又没有脱离对亲人的依赖,常出现违拗言行与依赖行为相交替现象。学龄前期儿童生活基本能自理,主动性增强,但主动行为失败时易出现失望和内疚。学龄期儿童开始正规学习生活,重视自己的学习成就,如有失败易产生自卑。青春期少年体格生长和性发育开始成熟,社交增多,心理适应能力加强,但容易波动,在感情问题、朋友问题、职业问题、道德评价和人生观等问题上处理不当易发生性格改变。

八、社会行为的发展

儿童的社会行为(personal-social behavior)是各年龄阶段心理行为发展的综合表现,其发展受外界环境的影响,也与家庭、学校、社会、教育等密切相关,同时受神经系统发育程度的制约。新生儿醒觉时间短,对周围环境反应少,但不舒服时会哭叫,抱起来后即可安静;2个月时注视母亲的脸,逗引时引起微笑;4个月认出母亲与熟悉的东西,能发现和玩弄自己的手、脚等,开始与别人玩;6个月时能辨出陌生人,玩具被人拿走时会反对;8个月时注意周围人的行为;9~12个月是认生的高峰,对熟悉和不熟悉的人和物有喜悦和憎恨的表情,会模仿别人的动作;1岁后独立性渐增强,喜欢玩变戏法和藏猫猫活动,能正确表示喜怒、憎恨、害怕、嫉妒等情感;2岁左右爱表现自己,吸引别人注意,不再认生,能执行简单命令;3岁时人际交往更成熟,与人合作玩游戏,能遵守游戏规则;学龄前期,随着接触面的不断扩大,对周围的人和环境的反应能力更趋完善;学龄期儿童综合分析能力进一步增强,有完成任务的责任感,做好说明及向导工作,对他们的正性行为多鼓励赞赏,这样有利于他们道德观念的形成和发展。

九、神经心理发育的评价

儿童神经心理发育的水平表现在感知、运动、语言和心理过程等各种能力及性格方面,对这些能力和特征的检查称为心理测验。定期进行检查,可及早发现其发展趋势以及有无偏异。目前国内外采用的心理测验方法主要包括筛查性测验和诊断性测验两大类。

(一) 筛查性测验

筛查性测验方法简便、快速,可在短时间内粗筛出正常或异常。异常者需进一步做诊断性测验。

1. 丹佛发育筛查试验(denver developmental screening test,DDST) DDST筛查测验是测量儿童心理发育最常用的方法,主要用于6岁以内儿童智能筛查,共104个项目(原著有105项),各以横条代表,分布于个人-社会、细动作-适应性、语言能、粗动作能4个能区,检查时逐项检测并评定其通过或失败,最后评定结果为正常、可疑、异常、无法判断。初测结果为后3项者,2~3周后应复试,可疑或异常者应进一步做诊断性测验。

2. 图片词汇试验(peabody picture vocabulary test, PPVT) 适用于4~9岁儿童。共有150张图片，每张有黑白线条画四幅。检查时测试者讲一个词汇，要求儿童指出其中相应的一幅画。方法简便，测试时间短，尤其适用于语言或运动障碍者。

3. 绘人试验(goodenough draw a person test) 适用于5~9岁儿童。要求儿童根据自己的想象在一张白纸上用铅笔画一个全身人像，然后根据身体部位及各部比例和表达方式等进行评分，方法简便，10~15分钟可完成，不需语言交往，可用于不同语言地区。

（二）诊断性测验

诊断性测验测试范围广，内容多而详细，所需时间较长，评定较复杂，但较精确，可得出发育商数或智商。

1. 贝莉婴儿发育量表(Bayley scales of infant development, BSID) 适用于2~30个月的婴幼儿。包括精神发育量表(163项)、运动量表(81项)和婴儿行为记录(24项)，顺利完成测试需45~60分钟。

2. 盖瑟尔发育量表(Gesell scales of development) 适用于4周至3岁的婴幼儿，从大运动、精细动作、个人-社会、语言能力及适应性行为5个方面进行检查，并把4周、16周、28周、40周、52周、18个月、24个月、36个月作为关键年龄(key age)，即在这些阶段显示出飞跃进展，测得结果以发育商数(developmental quotient, DQ)表示。每次检查约需60分钟。

3. 斯坦福-比奈智能量表(Standford-Binet) 适用于2.5~18岁的儿童及青少年，测试内容包括幼儿的具体智能如感知、认知和记忆，以及年长儿的抽象智能如思维、逻辑、数量和词汇等，用以评价儿童学习能力和对智能迟滞者进行诊断及程度分类，结果以智商(IQ)表示。年幼者测试时间为30~40分钟，年长儿约需1.5小时。

4. 韦克茨勒学前及初小儿童智能量表(Wechsler preschool and primary scale of intelligence, WPPSI) 适用于4~6.5岁儿童，测试内容包括词语类及操作类两大部分，得分综合后可提示儿童的全面智力才能，客观反映学前儿童的智能水平。每次测试需40~50分钟。

5. 韦克茨勒儿童智能量表修订表(Wechsler intelligence scale for children-revised, WISC-R) 适用于6~16岁儿童，内容与评分方法同 WPPSI。每次测试需1~1.5小时。

（三）适应性行为测验

国内多采用日本 S-M 社会生活能力检查，即"婴儿-初中学生社会生活能力量表"。此量表适用于6个月~15岁儿童社会生活能力的测定。全量表共132项，包括6种行为能力：①独立生活能力：如进食、脱穿衣服等；②运动能力：如走路、上台阶等；③作业能力：画剪图形、系鞋带等；④交往能力：如说话、打电话、写信和日记等；⑤参加集体活动能力：如游戏、值日、参加文体活动等；⑥自我管理能力：控制自己等。此测定还可以用于临床智力低下的诊断，凡测试值<9分者需要进一步做智能测试。

第六节　儿童心理发展理论

多个世纪以来，一些生物学家、社会学家及心理学家都从不同的角度研究了人的生长发育，由此产生了许多理论。这些理论对于帮助人们了解人在各个生长发育时期的心理及行为特点有重要的意义，使我们能较深刻地认识人的本质。

一、弗洛伊德的性心理发展理论

西蒙德·弗洛伊德(Freud S)，著名奥地利精神病学家，被誉为"现代心理学之父"，通过精神分析法观察人的行为，创建了性心理发展理论。弗洛伊德理论根据生物驱力是"快乐原则"的体现，认为身体的某些部分在不同的发展阶段被认为是快乐的重要关注点。他的理论注重于儿童性心理的发展、对自己身体的欣赏及与他人关系的建立上。将人的性心理发展分为5个阶段，如果某一阶段的需要未得到满足，便会产生心理及情绪问题。

（一）口腔期(oral stage, 0~1岁)

此期婴儿专注于与口有关的活动，如吸吮、吞咽、咀嚼等，婴儿通过经口的活动来获得快乐与安全感。如果口腔欲望得到满足，则有助于儿童情绪及人格的正常发展。若此期发展不顺利，就会给将来的生活造成不良的影响，会造成以后嘲讽、自恋、悲观、退缩、嫉妒、猜疑、苛求等人格特征，有些人会出现贪吃、酗酒、吸烟、吸毒、咬指甲等不良行为。

(二) 肛门期(anal stage,1~3岁)

此期儿童关心与直肠及肛门有关的活动,肛门区是快乐的主要源泉。儿童通过排泄或控制排泄带来愉快感。如果此期父母对儿童的大小便训练恰当,则孩子能与父母产生和谐的关系,并形成日后人际关系的基础。若此期父母对儿童的这些活动表现出厌恶或大小便训练出现问题或儿童有与排泄有关的不愉快经历,则会形成缺乏自我意识或自以为是、过分爱清洁、冷酷无情、顽固、吝啬、暴躁或不拘小节、杂乱无章等人格特征。

(三) 性蕾期(phallic stage,3~6岁)

此期儿童的性满足从肛门区转移至生殖器,对自己的性器官感兴趣,并察觉到性别差异。男孩由恋母情结而偏爱母亲,女孩则由恋父情结而偏爱父亲。健康的发展在于与同性别的父亲或母亲建立起性别认同感,对异性双亲的性爱感情得到了升华。如果发展不顺利,则会产生性别认同困难或由此而产生其他的道德问题。

(四) 潜伏期(latent stage,6~12岁)

此期儿童早期的性欲冲动被压抑到潜意识领域,不再限于自己的身体,而是把精力投放到智力及身体的活动,以及自己周围环境的事物上,如朋友、学校、体育运动和爱好之中,儿童的兴趣扩大,愉快感来自于对外界环境的体验,喜欢与同性别的伙伴游戏或一起活动。如果发展好,可获得许多人际交往经验,促进自我发展。此期发展不顺利,则会造成强迫性人格。

(五) 生殖期(genital stage,12岁以后)

此期个体的性器官逐渐成熟,深藏于潜意识中的性欲冲动,随青春期的到来开始涌现。儿童对异性发生兴趣,注意力从父母身上转移到所喜爱的性伴侣,有了与性别有关的职业计划、婚姻理想。如果此期性心理发展不顺利,会导致严重的功能不全或病态人格。

性心理发展理论的主要贡献在于发现了潜意识及其在人类行为中所起的作用。人们常常不注意潜意识,因而往往无法认清一些影响人们情绪和支配人们行为的真正动机。性心理发展理论有助于护士正确理解和评估不同年龄阶段儿童作为心理防御反应而表现出的焦虑、紧张、愤怒等不良情绪和反常的行为,及时对儿童内心深处的需要和期盼进行有效的护理,并根据不同年龄阶段性心理发展的特点进行养育和训练,以利于儿童健康人格的发展。

二、艾瑞克森的心理社会发展理论

艾瑞克森(Erikson E),美籍丹麦裔心理分析学家,强调了文化及社会环境对人发展的影响。他认为生命的历程就是不断达到心理、社会平衡的过程,他把人的一生分为8个心理社会发展阶段(前5个阶段与儿童的心理社会发展有关),并认为每个阶段均有一个中心问题或矛盾必须解决,这些问题是儿童健康人格的形成和发展过程中所必须遇到的挑战或危机。成功地解决每一发展阶段的中心问题,就可以健康地步入下一阶段。反之,将导致不健康的结果而影响以后的发展。

(一) 婴儿期(信任-不信任期,0~1岁)

此期儿童对外界是陌生的、无助的,他们的各种需要被满足时,如爱抚、食物等,婴儿的感受是愉快和良好的,其对父母的基本信任感才得以建立和巩固,学习爱与被爱。这是发展健全人格最初,也是最重要的因素,也是儿童对外界和他人产生信任感的来源。如果经常感受到的是痛苦、危险和无人爱抚,就会产生不信任感,婴儿会把对外界的恐惧和怀疑情绪带入以后的发展阶段。因此我们要及时满足婴儿的各种需求,包括经常抱起和抚摸婴儿,以减轻儿童"皮肤饥渴症",建立起信任感。

(二) 幼儿期(自主-羞愧或怀疑期,1~3岁)

此期儿童开始学会控制大小便,学会最基本的生活自理,并在运动能和智能发展的基础上扩大对周围环境的探索。很快明确独立与依赖之间的区别并开始觉察到自己的行为会影响周围环境及周围的人,形成独立自主感,其任性行为达到高峰,爱用"不"表示自主性。如果父母不允许他们去做其想做的事,或对其独立行为缺乏耐心,进行嘲笑、否定和斥责,将会使儿童产生羞愧和疑虑,怀疑自己的能力,缺乏自信心,并将停止各种尝试和努力。

(三) 学龄前期(主动-内疚或罪恶感期,3~6岁)

此期儿童活动能力加强,有足够的语言能力,他们好奇心强,愿意探索未知事物,并能以现实的态度去评价个人行为。如果对他们的好奇和探究给予积极的鼓励和正确引导,倾听他们的感受,不去阻止儿童有一些离奇的想法或游戏活动,有助于他们主动性的发展,对以后创造性行为的发展有积极的作用。反之,如果成人总是指责孩子的活动是不好的,提出的问题是荒谬的,游戏是愚蠢的,或要求孩子完成他们力所不能及的任务,都会使儿童产生内疚感、缺乏自信、态度消极、怕出错而限制自己的活动,甚至产生罪恶感。

(四) 学龄期(勤奋-自卑期,6~12岁)

此期是成长过程中的一个决定性阶段。儿童迫切地学习文化知识和各种技能,学会遵守规则,责任心逐渐增强,追求将事情做得完美,愿意展现自我。如果在孩子完成任务或活动时给予奖励和赞扬,其勤奋感就会增长,学会与他人竞争、合作、创造和自我发展。如果孩子的努力被父母忽视、认为胡闹不被赞赏或受到嘲笑和伤害,他们会产生自卑感。因此要挖掘他们自身的勤奋潜力,增强责任感、成就感,培养创造精神。

(五) 青春期(自我认同-角色紊乱期,12~18岁)

此期青少年在性激素的作用下,身体和思维日趋成熟。他们不仅关注自我,探究自我,注重自我的仪表及对异性的好奇感,还为将来在社会中自己所处的地位而担忧。他们极为关注别人对自己的看法,注重自身形象的保持,并与自我概念相比较。一方面,他们要适应其所必须承担的社会角色,同时,又想扮演自己喜欢的新潮形象,因此,他们为追求个人价值观与社会观念的统一而困惑,易将友情与爱情混淆。如果无法解决上述冲突,则会导致角色混淆,没有自控力,没有安全感。所以要多创造机会让他们参与谈论所关心的问题及感受,帮助、尊重他们的隐私,对他们的合理需求及行为给予支持和赞赏。

心理社会发展理论有助于护理人员认识儿童发展过程中所面临的问题或矛盾,并认识到疾病常常引起这些矛盾的激化进而影响和改变儿童生活及心理的正常发展;在此基础上,护理人员能更好地理解儿童的行为,更准确地发现护理问题,采取有效的护理措施。

三、皮亚杰的认知发展理论

认知是指获得和使用知识。瑞士哲学家和心理学家皮亚杰(Piaget J),最先系统地提出了儿童认知发展理论。他认为儿童的智力起源于他们的动作或行为,智力的发展就是要求儿童与经常变化着的外部环境相互作用后,不断做出新反应的结果。皮亚杰把认知发展过程分为4个阶段。

(一) 感知运动期(sensorimotor stage,0~2岁)

感知运动期是儿童通过感知逐渐形成自主协调运动,即儿童通过与周围事物的感觉运动性接触,如吸吮、咬、抓握、触摸等行动来认识世界。其间经历6个亚阶段,逐渐区分开自我与周围的环境,开始出现心理表征,并将事物具体化,对空间有一定的概念,并具有简单的思考能力,形成客体永久的概念。

(二) 前运思期(preoperational stage,2~7岁)

前运思期是随着语言的发展,促使儿童日益频繁地使用表象符号来代替外界事物,具有思维的形象性、思维不可逆性及刻板性,常以自我为中心,不能理解他人的观点,只注意事物的一方面,还不具备逻辑思维能力。如儿童会把自己生病住院与不听家长的话相联系。

(三) 具体运思期(concrete operational stage,7~11岁)

此期相当于学龄期,已具有了抽象概念,能够进行逻辑推理。比较客观地看待周围事物,不再以自我为中心,能理解事物的转化,即用一个法则解决相同类型的问题,并能进行可逆性思维。但是仍以具体形象思维形式为主,开始建立重量、质量、数、时间、容积等概念。

(四) 形式运思期(formal operational stage,12岁以上)

此阶段相当于青少年期,儿童的思维能力开始接近成人水平,主要是思维摆脱了具体事物的约束,能将事物的内容与形式区分开来,逐渐学会综合、分析、分类、比较等思维方法,进行假设和逻辑推理,具有决策能力。

认知发展理论可帮助护理人员了解不同发展阶段儿童的思维和行为方式,预先制订计划,思考不同的解决方法,并推断预期结果。

总之,要抓住7岁以前人的"认知关键期",特别是感知、母语、智力等因素的发展,即2岁是口头语言发展的关键期;4岁是形状知觉形成的关键期;4~5岁是书面语言学习的关键期;5岁是数概念形成的关键期。在各期制订发展主题,用儿童能够接受的沟通方式,适时地给儿童不同发展时期所需要的如各种颜色、形象、声音、触觉及温度觉等相应刺激,为儿童一生认知功能奠定基础。设计出刺激和促进儿童发展的活动,并采取儿童能够接受的语言和方式与之沟通;根据不同时期儿童智力发展水平,为他们选择治疗性的玩具、图书、画片或阅读材料,向他们有效地解释治疗和护理过程,以及传授健康保健的方法,以提高护理质量。

第七节 儿童生长发育中的特殊问题

大多数儿童在良好的适宜环境下均能按照遗传所赋予的潜力,遵循一定的规律正常生长发育,但是由于受体内外各种因素的影响,有些儿童在发展过程中可能出现偏离正常规律的现象,因此,必须定期检测,以便尽早发现问题,寻找原因进行及时的干预。

一、体格生长偏离

（一）低体重

儿童体重低于同年龄、同性别正常儿童体重平均数减2个标准差或第3百分位以下。凡在生长发育过程中发现儿童年龄别体重曲线上升幅度不如前阶段,即体重增长速度减慢或下降时,就应注意找其原因,积极处理。常见原因有喂养不当、偏食挑食、神经心理压抑、代谢障碍等。干预原则为补充营养物质,积极治疗原发病,加强心理的护理,培养良好的饮食习惯。

（二）体重过重

儿童体重超过同年龄、同性别正常儿童体重平均数加2个标准差或第97百分位以上。体重过重的常见原因有营养物摄入过多、活动量减少等。干预原则为减少热能性食物的摄入并增加活动量消耗热能。

（三）身材矮小

儿童身高(长)低于同龄正常儿童身高(长)平均数减2个标准差或第3百分位以下。原因有遗传因素、喂养不当、疾病如甲状腺功能低下症等。在纵向生长监测中必须随访身高,尽早发现身材矮小,分析原因,给予干预。

（四）身材过高

儿童身高(长)高于同年龄儿童身高均值加2个标准差或第97百分位以上。见于正常的家庭性高身材、真性性早熟、某些内分泌疾病等。

二、心理行为异常

（一）屏气发作

屏气发作为呼吸运动暂停的一种异常行为,多见于6~18月的婴幼儿,常在发怒、恐惧、悲伤、剧痛、剧烈叫喊等情绪急剧变化时出现。表现为过度换气,哭喊时屏气;因脑血管扩张、缺氧,出现昏厥、意识丧失、口唇发绀、躯干及四肢挺直,甚至四肢抽动,持续0.5~1分钟后呼吸恢复,症状缓解,口唇返红,全身肌肉松弛而清醒。一日可发作数次。这种婴幼儿性格多暴躁、任性、好发脾气。

护理时应加强家庭教养,耐心说服解释,避免粗暴打骂,尽量不让孩子有哭闹、发脾气的机会。

（二）吮拇指、咬指甲癖

3~4个月后的婴儿生理上有吸吮要求,尤其是吸吮拇指以安定自己。这种行为多在寂寞、饥饿、疲乏和睡前出现,多随年龄增长而消失。有时在儿童心理需要得不到满足如精神紧张、恐惧、焦虑,或未获得父母充分的爱,又缺少玩具、音乐、图片等视听觉刺激时,便吮指或咬指甲自娱,渐成习惯,直到年长时尚不能戒除。长期吮手指可影响牙齿、牙龈及下颌发育,致下颌前突、齿列不齐,妨碍咀嚼。学龄前期和学龄期儿童还有咬指甲癖。

护理这类孩子要多加关心和爱护,消除其抑郁、孤单心理,当其吮拇指或咬指甲时应随时提醒,并将其注意力引到其他事物上,鼓励儿童建立改正坏习惯的信心,切勿打骂、讽刺或在手指上涂抹苦药等。大多数儿童入学后受同学的影响会自然放弃此不良习惯。

（三）儿童擦腿综合征（亦称习惯性会阴部摩擦动作）

这是儿童通过摩擦动作引起兴奋的一种运动行为障碍。发作时儿童两腿伸直交叉夹紧,手握拳或抓住东西使劲,有时依床角、墙角或骑跨栏杆进行,多在入睡前、睡醒后或在独自玩耍时发生,大多因外阴局部受刺激反复发作渐成习惯。

护理应每日清洗会阴部,婴幼儿白天玩耍时也应使用尿布或纸尿裤,尽早穿上封裆裤以保护会阴皮肤清洁卫生,避免感染;衣裤、被褥不可太厚、太紧。在发作时以有趣事物分散其注意力;睡前安排适当活动使之疲劳易于入睡,睡醒后立即穿衣起床以减少发作机会。鼓励儿童参加各种游戏和活动,使其生活轻松愉快。此习惯动作多随年龄增长而逐渐自行缓解。

（四）遗尿症

正常儿童在2~3岁时已能控制排尿,若5岁后仍发生不随意排尿即为遗尿症。大多数遗尿发生在夜间熟睡时称夜间遗尿症。遗尿症可分为原发性和继发性两类:原发性遗尿症多因控制排尿的能力迟滞所致而无器质性病变。健康欠佳、劳累、过度兴奋、紧张、情绪波动时可使症状加重,有时症状自动减轻或消失,亦可复发。部分患儿持续遗尿至青春期,往往造成严重心理负担,影响正常生活和学习;继发性遗尿症大多由于全身性疾病或泌尿系统疾病引起,处理原发疾病后症状即可消失。

对遗尿症患儿护理时,要详细询问病史,首先排除全身或局部疾病。儿童遗尿后绝对不可指责、讽刺、处罚等,以免加重儿童心理负担,应帮助儿童建立信心。合理安排儿童的生活并坚持排尿训练,如晚餐后适当控制饮水量,避免兴奋性活动;睡前排尿,睡后定时叫醒儿童排尿,亦可采用警报器协助训练;逐渐延长排尿间隔时间;必要时给予药物治疗。

（五）学习困难

学习困难亦称学习障碍,是指在获得和运用听、说、读、写、计算、推理等特殊技能上有明显困难,并表现出相应的多种障碍综合征。小学2~3年级为发病高峰。男孩多于女孩。可表现为学习能力的偏异,如操作、理解和语言表达能力差;听觉辨别能力弱,分不清近似音,交流困难;眼手协调运动障碍;知觉转换和视觉-空间知觉障碍,辨别形状能力不够。其原因有先天遗传因素、产伤、窒息、大脑发育不全和周围环境缺乏有利刺激等造成。但儿童不一定智力低下。

对学习困难儿童的护理,应仔细了解情况,分析其原因,针对儿童具体的心理问题进行重点矫治,加强教育训练,同时须取得家长的理解和密切配合。

（六）攻击性行为

有些儿童在游戏时会表现出攻击性行为,他们屡次咬、抓或打伤别人。出现攻击性行为的原因较复杂,可受成人行为的影响,或遭受挫折如生病住院,通过伤害兄弟姊妹或其他小朋友以获得父母或老师的关注。

对有攻击性行为的儿童的护理,不应采用体罚的方式,可在制止其行为后带他(她)到安静的地方,让其自己反省,学会控制自己;应理解并尊重孩子,帮助孩子使用适当的社会能接受的方式发泄情绪,同时帮助他们获得团体的认同。

（七）破坏性行为

儿童因好奇、取乐、显示自己的能力或精力旺盛而无意中破坏东西,有的儿童则由于无法控制自己的愤怒、嫉妒或无助的情绪而采取破坏行动。对此类孩子应仔细分析原因,给予正确引导,避免斥责和体罚。

（周乐山）

第二章

儿童营养和喂养

营养是指人体获得和利用食物维持生命活动的整个过程。供给儿童以增生新组织、修补旧组织、产生能量和维持生理活动所需的食物称为营养素。由于儿童生长发育迅速,代谢旺盛,对各种营养和能量的需求量相对较大,但自身的消化功能尚未完全发育成熟,故容易发生营养紊乱。因此,根据儿童的生理特点,进行合理的营养,供给适宜儿童特点的营养品种和数量才能促进儿童健康成长。

第一节 儿童能量与营养素的需要

一、能量的需要

能量(energy)是维持机体新陈代谢所必需的,适宜能量的供应是维持儿童健康的必要前提。供给人体能量的物质主要包括碳水化合物、脂肪和蛋白质,这三大营养素在体内实际产能为:蛋白质4kcal/g(16.8kJ/g),脂肪9kcal(37.8kJ/g),碳水化合物4kcal/g(16.8kJ/g)。儿童如果长期摄入过多的能量,多余的部分则会以脂肪形式储存于体内,而造成儿童体内一系列生理功能的改变,甚至导致疾病的发生。反之,若能量供给不足,儿童则会出现精神淡漠,反应迟钝,活动减少,长期不足就会影响儿童的生长发育。儿童总的能量消耗包括基础代谢、食物的热效应、活动、生长和排泄5个方面。

(一)基础代谢

基础代谢是指在清醒、安静、适宜的状况下,机体维持基本生理活动所需的最低能量,包括维持体温、呼吸、循环、胃肠蠕动、肌肉张力等的代谢所需,儿童对基础代谢能量的需要依年龄不同而发生变化。婴幼儿时期,其基础代谢所需能量约占总能量的50%~60%,1岁以内儿童每日每千克平均约需55kcal(230kJ),以后随年龄增长而逐渐减少,7岁儿童每日每千克需44kcal(184kJ),到12岁每日每千克需30kca(126kJ),接近成人。此外,由于年龄不同,各器官代谢在基础代谢中所占比例也存在差异。如脑代谢在婴幼儿时期占全部基础代谢的比例较成人要高,婴儿期肌肉消耗的能量比例较成人低。由于儿童处于不断生长发育中,体格的增长和各组织器官逐渐成熟均需要能量,若能量供给不足,可使生长发育缓慢或停止。

(二)食物的热效应(the thermic effect of food)

食物的热效应(TEF)指摄入和吸收利用食物时,机体的代谢增加,超过基础代谢而多消耗的能量,如摄入蛋白质、脂肪和碳水化合物,可分别使代谢增加30%、4%和6%。因蛋白质食物热效应作用最高,故婴儿此项能量消耗约占总能量7%~8%,而采用混合膳食的年长儿约占5%。

(三)活动(activities)

活动所需能量与身体大小、活动类别、强度和持续时间有关,个体差异较大。小婴儿除啼哭、哺食外,活动较少,时间又短,故消耗能量相对较少。爱哭闹、醒觉时间长、活动多的儿童与同年龄安静儿童相比,此项能量需要可比安静者高出3~4倍。初生婴儿睡眠时间能量消耗较少,婴儿每日需15~20kcal/kg(63~84kJ/kg)。随着年龄增大,活动量逐渐加多,此项能量需要也大大高出婴儿,12~13岁时约需30kcal/kg(126kJ/kg)。

(四)生长发育(energy required for growth and development)

生长发育所需的能量是处在不断生长发育过

程中的儿童所需要的特殊能量,与儿童的生长速度成正比。1岁以内婴儿,体格发育速度最快,这项能量的需要量相对较多,约占总能量的25%～30%;6个月以内的婴儿,每日需要的能量可达40～50kcal/kg(167～209kJ/kg);6月～1岁每日需15～20kcal/kg(63～84kJ/kg);1岁以后儿童生长速度趋于平稳,能量需要随之减少,每日需5kcal/kg(20kJ/kg);至青春期体格发育再次加速,能量的需要量亦随之增加。

(五)排泄(elimination)

指每日摄入的食物中不能完全消化吸收而排出体外的部分,这部分通过排泄消耗的能量不超过摄入量的10%;当有腹泻或肠道功能紊乱时排泄消耗的能量可成倍增加。

以上五方面能量的总和构成儿童总需要能量。一般根据儿童年龄、体重及生长速度估计每天所需能量,初生第一周的新生儿约为60kcal/kg(250kJ/kg),第二至三周约需100kcal/kg(418kJ/kg)。为方便起见,一般常用下列方法估算:1岁以内婴儿每天约需能量110kcal/kg(460kJ/kg),以后每增加3岁约减去10kcal/kg(42kJ/kg),15岁时为60kcal/kg(250kJ/kg)。总能量的需求存在个体差异,如体重相同的健康儿,瘦长体型者因体内代谢活跃组织较肥胖儿多,故对能量的需要量更大。

二、营养素的需要

人体必需的营养素包括:蛋白质、脂类、碳水化合物、水、维生素、矿物质、膳食纤维等,其中蛋白质、脂类、碳水化合物供给人体热量,为产能营养素;水、维生素、矿物质、膳食纤维不供给人体热量,但可调节人体的生理功能,为非产能营养素。快速成长的婴儿、儿童及青少年对产能营养素和非产能营养素都有特定但不是固定的需求。

(一)产能营养素

1. 蛋白质(protein) 蛋白质是构成人体细胞和组织的基本成分,也是保证各种生理功能的物质基础,具有参与调节人体的生理活动、构成身体组织、更新和修复组织、供给能量、输送各种小分子物质、促进生化反应、防御病原体侵入等多种功能。

儿童不仅需要蛋白质补充损耗,而且还需要蛋白质构成和增长新的组织、维持正常的生长发育,故蛋白质的需要量相对较多。母乳喂养的婴儿,每日需供给蛋白质2g/kg。由于牛乳中蛋白质的利用率略低于母乳,故牛乳喂养者每日约需3.5g/kg。植物蛋白质的利用率更低,每日需要4g/kg。蛋白质所供能量约占每日总能量的10%～15%。1岁以后供给量逐渐减少,至青春期又开始增加。

2. 脂类(fat) 脂肪、胆固醇、磷脂的总称,脂类是供给能量的重要营养素,是组织和细胞的重要成分,是神经系统发育必不可少的物质,尤其对髓鞘的形成和脑功能发育起着非常重要的作用,同时还具有防止散热及保护器官组织的作用。人体不能合成的不饱和脂肪酸为必需脂肪酸,如亚麻二烯酸、亚麻三烯酸、花生四烯酸等,必须由食物供给,脂类所提供的能量占每天总能量的比例随年龄增长逐渐下降,如婴儿期脂肪所提供的能量占每日总能量的35%～50%,而年长儿占总能量的25%～30%。

3. 碳水化合物(carbohydrates) 是食物的重要成分之一,为人体最主要的供能物质,在构成细胞和组织中不可缺少并参与生命活动。碳水化合物在提供膳食体积的同时也提供大部分身体所需能量,由碳水化合物所产生的能量应占总能量的50%～60%,碳水化合物主要以糖原的形式储存在肝脏和肌肉中,在组织中的存储量只有1%。婴儿对碳水化合物的需要量相对较多,每天需12g/kg。

三大供能营养素蛋白质、脂肪、碳水化合物的作用和来源,见表11-2-1。

(二)非产能营养素

1. 维生素(vitamins) 维生素虽不能供给能量,但却是维持正常生长及生理功能所必需的营养素,参与和调节代谢过程,并可构成某些辅酶成分。维生素按其溶解性可分为脂溶性维生素(fat-soluble vitamin)和水溶性维生素(water-soluble vitamins)。人体对维生素的需要量有限,但因体内不能合成或合成的数量不足,而必须由食物供给。

脂溶性维生素(A、D、E、K)不溶于水,可以储存在肝脏和脂肪内,不需要每天供应,且其消耗速度慢,缺乏时症状出现较迟,过量摄入易中毒。水溶性维生素(B族和C)可溶于水且不能储存(除了维生素B_{12}),多余部分可迅速从尿中排泄,不易在体内储存,中毒的危险性不大,但易致缺乏,必须每天补充。各种维生素的作用和来源,见表11-2-2。

表 11-2-1　蛋白质、脂肪、碳水化合物的作用和来源

产能素的种类	作　用	来　源
蛋白质	形成血红蛋白、核蛋白、糖蛋白及脂蛋白;形成酶、抗体;为生长及组织细胞修复提供氨基酸;形成指甲和毛发	乳类、蛋类、肉、鱼、豆、坚果
脂肪	是供给能量的重要营养素;脂溶性维生素吸收载体;提供必需氨基酸;对血管、神经、器官起保护作用;防止散热;增加饱腹感	肉类、坚果、黄油、乳类、植物油
碳水化合物	最主要的供能物质;合成氨基酸;构成细胞结构的主要成分;储备能量	谷类、水果、乳类、蔬菜

表 11-2-2　各种维生素的作用和来源

维生素种类	作　用	来　源
脂溶性维生素		
维生素 A	促进生长发育和维持上皮细胞的完整性,增加皮肤、黏膜的抵抗力,为形成视紫质所必需的成分,用于暗光下视物,维持正常视力,促进免疫功能,参与骨、齿发育	肝、牛乳、鱼肝油、胡萝卜等
维生素 D	调节钙磷代谢,促进肠道对钙、磷吸收,维持血液钙、磷浓度,以及骨骼、牙齿的正常发育	肝、鱼肝油、蛋黄类、紫外线照射皮肤
维生素 K	由肝脏利用,合成凝血酶原	肝、蛋、豆类、青菜、肠内细菌合成
维生素 E	促进细胞成熟与分化,是一种有效的抗氧化剂,细胞膜的稳定剂	麦胚油、豆类、蔬菜
水溶性维生素		
维生素 B_1	构成脱羧辅酶的主要成分,为糖代谢所必需,维持神经、心肌的活动功能,调节胃肠蠕动,促进生长发育	米糠、麦麸、豆、花生、酵母
维生素 B_2	组成蛋白酶,有助于输氧反应、氨基酸、脂肪代谢,为辅黄酶主要成分,为糖代谢所必需,维持皮肤、口腔和眼的健康	肝、蛋、乳类、蔬菜、酵母、谷类、鱼
维生素 B_6	为转氨酶和氧基酸脱羧酶的组成成分,参与神经、氨基酸及脂肪代谢	各种食物中,亦可在肠道内由细菌合成
叶酸	生成和维持新的细胞所必需,参与 DNA 和 RNA 的合成,其活动形式四氢叶酸参与核酸的合成,有生血作用	各种食物、绿叶蔬菜、肝、肾、酵母
维生素 B_{12}	参与核酸的合成,促进四氢叶酸的形成,促进细胞及细胞核的成熟,对生血和神经组织代谢有重要作用	肝、肾、肉、鱼、蛋等动物食品
维生素 C	强还原剂,参与人体的羟化和还原过程,对胶原蛋白、细胞间黏合质、神经递质的合成与类固醇的羟化、氨基酸代谢、抗体及红细胞的生成等均有重要作用。促进铁的吸收、叶酸转变为四氢叶酸及氨基酸的代谢;有白细胞的功能,产生干扰素,增加抵抗力,并有解毒作用	柑橘类水果、番茄,新鲜蔬菜(烹饪有破坏作用)

2. **矿物质(Minerals)**　矿物质虽不供给能量,但矿物质是维持正常生长发育所必需的营养素。其主要功能是参与机体的构成,如参与激素的合成,神经系统的传递作用,具有维持体液渗透压、调节酸碱平衡的作用。矿物质可分为常量元素(major minerals)和微量元素(trace minerals)。在体内含量相对较高的元素为常量元素,又称宏量元素,体内除氢、氧、氮、碳四种基本元素外,钙、磷、镁、钠、钾、氯、硫亦为常量元素。微量元素在体内含量很少,如铁、铜、锌及碘、氟等均为微量元素,是酶、维生素必需的活性因子,参与激素的作用及核酸代谢。各种元素的作用和来源,见表 11-2-3。

表 11-2-3　元素的作用和来源

元素种类	作　用	来　源
钙	为凝血因子,参与凝血功能,参与心脏的活动,能降低神经、肌肉的兴奋性,促进肌肉的收缩,是构成骨、牙齿的主要成分	绿色蔬菜、乳类、蛋类
磷	是骨骼、牙齿、各种细胞核蛋白、各种酶的主要成分,协助糖、脂肪、蛋白质的代谢,参与缓冲系统,维持酸碱平衡	肉类、豆类、五谷、乳类
铁	参与血红蛋白、肌蛋白的构成,是各类酶系统及细胞色素等的主要成分,帮助氧的运输	肝、蛋黄、血、豆、肉类、绿色蔬菜
铜	对制造红细胞、合成血红蛋白的铁的吸收起很大作用,与细胞色素酶、氧化酶的活性作用关系密切,储存在于人体红细胞、脑、肝等组织内,缺乏时引起贫血	肝、肉、鱼、豆类、全谷
锌	为不少酶的组成部分,参与维护免疫系统,协助维持正常的味觉,参与能量代谢有关的碳酸酐酶,与核酸代谢有关的酶,调节 DNA 的复制转录,促进蛋白质的合成,还参与和免疫有关酶的作用,支持儿童及青少年的正常生长发育,可在肝脏、肌肉、骨骼、红白细胞中发现	鱼、蛋、肉、禽、麦胚、全谷
镁	机体内所有细胞的生成所必需,构成骨骼及牙齿的成分,激活糖代谢酶,与神经肌肉兴奋性有关,为细胞内阳离子,对所有细胞代谢过程都重要,维持正常神经、肌肉的功能,维持心律的稳定,常与钙同时缺乏,导致手足搐搦症	谷类、豆类、干果、肉、乳类
碘	为甲状腺素 T_3、T_4 主要成分,缺乏时引起单纯性甲状腺肿及地方性呆小病	海带、紫菜、海鱼等
钾	构成细胞质的要素,调节细胞内外渗透压,调节神经冲动的传导,参与心脏节律的活动,调节酸碱平衡,维持神经肌肉活动	果汁、紫菜、乳、肉、
钠、氯	调节人体液体酸碱性,调节水分交换,保持渗透压平衡,参与神经肌肉的刺激	食盐,新鲜蔬菜,蛋类

3. 水(water)　水是机体重要的营养素,它不仅是机体的重要组成部分,而且在调节体温、促进体内各系统新陈代谢、维持生理平衡方面起重要作用。儿童新陈代谢旺盛,水的需要量相对较多,婴儿每日需水 150ml/kg,以后每增加 3 岁减少 25ml/kg,9 岁每日约为 75ml/kg,至成人则每日需 45~50ml/kg。

4. 膳食纤维(dietary fiber)　膳食纤维对人体无营养功能,但它对肠道及排便有重要调节作用,可以增加粪便体积、粪便变软、肠蠕动加快,不仅减少便秘,而且可以减少肠道中各种有害物质的吸收等。

第二节　儿童喂养与膳食安排

一、婴儿喂养

婴儿喂养的方式有母乳喂养、混合喂养及人工喂养 3 种。

(一) 母乳喂养(breast feeding)

母乳是婴儿最适宜的天然食品,母乳喂养是全球提倡的婴儿健康饮食的重要方式。母乳中富含蛋白质、脂肪、碳水化合物、矿物质、酶、免疫因子、维生素,而且所含蛋白质、脂肪、碳水化合物及其比例适合儿童的消化能力。一般健康母亲的乳汁分泌量可满足 4~6 个月内婴儿营养、能量和液体的需要。

1. 乳汁的成分　乳汁的成分有近百种,且在一定程度上有个体差异。

(1) 蛋白质:母乳中蛋白质含量相对较低,但极适宜于正常婴儿。母乳含有较多的白蛋白和球蛋白,遇胃酸时凝块较小,有利于婴儿消化。母乳含有较多的必需氨基酸,如由半胱氨酸转化来的牛磺酸的含量是牛乳的 10~30 倍,能促进婴儿神经系统和视网膜发育。

(2) 脂肪:母乳脂肪颗粒小,含有脂肪酶,易于消化吸收；母乳的脂肪主要为长链脂肪酸，对胃肠道的刺激小；母乳含较多的不饱和脂肪酸，可在婴儿髓鞘形成及中枢神经系统的发育中发挥作用。

（3）碳水化合物：母乳中碳水化合物主要是乙型乳糖，乙型乳糖不仅可促进双歧杆菌和乳酸菌的生长，抑制大肠杆菌繁殖，预防肠道内有害物质的生长，使婴儿很少发生腹泻，还有利于儿童大脑的发育。

（4）矿物质：母乳中矿物质浓度较低，可减轻婴儿的肾脏负担，且吸收率高于牛乳，如母乳铁的吸收率为50%，牛乳仅为10%。母乳中钙的含量虽较低，但由于钙、磷比例适当（2:1），有利于钙和磷的吸收。

（5）酶：母乳中含有较多的淀粉酶、乳脂酶等消化酶，有助于婴儿消化吸收。

（6）免疫因子：母乳中含有较多的免疫因子。如母乳尤其是初乳中含有分泌型IgA（SIgA），能有效抵抗病原微生物的侵袭，保护呼吸道及消化道；初乳中的乳铁蛋白是重要的非特异性防御因子，可抑制大肠杆菌、多数厌氧菌及白念珠菌的生长；溶菌酶则可将革兰氏阳性细菌胞壁中的乙酰基多糖水解、破坏，使抗体的杀菌效能增强；而双歧因子能促双歧杆菌的生长，对大肠杆菌起抑制作用；另外巨噬细胞既有抗白念珠菌和大肠杆菌的能力，还可合成补体、溶菌酶等。

2. 不同时期的乳汁成分　母乳的成分受产后的不同时间及每次哺乳时泌乳先后的影响。产后4天以内的乳汁称为初乳；初乳量少，呈柠檬黄色，碱性，内含脂肪和糖较少而以免疫球蛋白为主的蛋白质多，故加热后易发生凝固；维生素、牛磺酸和矿物质的含量较丰富，有利于新生儿的生长及抗感染。5~10天的乳汁为过渡乳；过渡乳的总量增多，脂肪含量高，蛋白质及矿物质逐渐减少。11天~9个月的乳汁为成熟乳；成熟乳的总量达高峰，泌乳总量每天可达700~1000ml，但所含蛋白质更少。10个月以后的乳汁为晚乳；晚乳在量和成分方面都不能满足儿童的需要。每次哺乳过程中，开始分泌的乳汁蛋白质高于脂肪，以后则脂肪越来越高于蛋白质。不同时期母乳的成分见表11-2-4。

表11-2-4　各期人乳主要成分（g/L）

	初乳 （产后4天以内）	过渡期乳 （产后5~10天）	成熟期乳 （产后11天~9个月）	晚期乳 （产后10个月）
蛋白质	22.5	15.6	11.5	10.7
脂肪	28.5	43.7	32.6	31.6
糖	75.9	77.4	75.0	74.7
矿物质	3.08	2.41	2.06	2.0

3. 母乳喂养的优点

（1）提供必需的营养素，满足婴儿的需求：母乳中不仅含有适合婴儿消化吸收的各种营养物质，而且比例合适。随着婴儿生长发育和需要的变化，母乳的质和量能有相应的改变，以满足婴儿的需求，减少了发生营养不良的可能性。

（2）增强免疫：通过母乳喂养，婴儿可获得免疫因子和来自母亲的抗体，增加自身抵御能力，减少疾病的发生。因此，母乳喂养的婴儿很少患腹泻、呼吸道感染等儿科常见感染性疾病。

（3）喂哺简便：母乳的温度适宜，不易污染，不需准备，有省时、方便、新鲜、经济等优点。

（4）增进母婴的情感交流：母乳喂养使婴儿能频繁地与母亲皮肤接触，婴儿可以感受到母亲的存在和温暖而获得安全感；母婴目光的对视，增加了互相的了解及信任，有利于促进婴儿心理与社会适应性的发育，有利于建立亲密的母子关系。

（5）母亲哺乳时可产生催乳激素，促进子宫收缩，加速子宫和身体的复原；可抑制排卵，减少受孕的机会和乳腺癌及卵巢癌的发病率。

4. 母乳喂养的护理

（1）鼓励母乳喂养：要积极宣传母乳喂养的优点，排除各种干扰因素，从妊娠期开始至整个哺乳期，都应不断地鼓励母亲来增加哺乳的信心，帮助母亲提高喂养能力。

（2）增进乳母健康：保证正在哺乳的母亲营养合理，活动适量，避免劳累，睡眠充足，使乳母保持良好的身心状态，分泌充足的乳汁。

(3) 指导正确哺乳技术

1) 建立母乳喂养：正常新生婴儿出生后即可给予哺乳，通过有力的吸吮乳头，可以促使产妇乳汁早分泌、多分泌。产后2周容易建立催产素分泌的条件反射，是建立母乳喂养的关键时期。

2) 指导喂哺方法：喂哺前先做好清洁准备，包括给婴儿更换尿布，母亲洗手，用温水毛巾清洁乳头，轻轻按摩乳房以刺激泌乳反射。喂哺时可采取不同姿势，主要使母亲体位舒适，全身肌肉松弛，以利于乳汁排出和便于婴儿吸吮。一般宜采取坐位，一手怀抱婴儿，使其头、肩部枕于母亲哺乳侧肘弯部，使婴儿口含住乳头及大部分乳晕而不致堵鼻；母亲另一手的拇指和四指分别放在乳房上、下方，喂哺时将整个乳房托起，并注意儿童吸吮及吞咽情况；当奶流过急，婴儿有呛、溢乳时，可采取示、中指轻夹乳晕两旁的"剪刀式"哺喂姿势。哺乳结束时，用示指向下轻按婴儿下颏退出乳头，避免在口腔负压情况下拉出乳头造成局部疼痛和皮肤损伤。每次尽量使一侧乳房排空后，再喂另一侧，下次哺乳时则先吃未排空的一侧。每次喂后将婴儿抱直，头部靠在母亲肩上，轻拍其背部，促进空气排出，然后保持右侧卧位，以防呕吐。

3) 喂哺时间：在婴儿满月前，提倡按需哺乳，以促进乳汁分泌，每次约15分钟。随着婴儿的成长，吸奶量逐渐增多，可开始采取定时喂养，1~2个月时一般每2~3小时喂一次，昼夜7~8次；3~4个月时每日约6次，随月龄增长添加辅食而逐渐减少哺乳次数。

4) 母乳喂养禁忌：母亲患急慢性传染病如肝炎、结核等传染病或重症心、肝、肾疾病时均不宜哺乳。新生儿患有某些疾病如半乳糖血症时，不宜进行母乳喂养。

(4) 指导断奶：断奶是一个从完全依靠乳类喂养逐渐过渡到多元化食物的过程。随着婴儿的长大，母乳已不能满足儿童生长发育的需要，同时婴儿的各项生理功能也逐步适应于非流质食物，因此一般生后4~6个月应开始添加辅食，为完全断奶做准备。断奶的时间一般在生后10~12个月，逐渐减少哺乳次数，增加辅助食品。如遇夏季炎热或婴儿疾病时宜延迟断奶，但一般不超过1岁半。

(二) 部分母乳喂养

1. 补授法 指的是补足母乳量不足的一种方法。当母乳分泌量确实不足而无法改善，或其他原因不能完全由母乳喂养时，先喂母乳，将乳房吸空，再补充代乳品，以帮助刺激母乳分泌，称之为补授法。补充量根据儿童需要及母乳量多少而定，即"缺多少补多少"。

2. 代授法 指的是乳汁足够，但因特殊原因不能完全承担哺喂，不得不实行部分母乳喂养时，用代乳品1次或数次代替母乳的方法，称为代授法。每日母乳哺喂的次数最好不少于3次。

(三) 人工喂养(artificial feeding)

以配方奶或其他代乳品完全代替母乳喂养，称为人工喂养。4~6个月内的婴儿由于各种原因不能进行母乳喂养时采用人工喂养的方法。牛乳、羊乳、马乳等均为代乳品，其中牛乳最常用。

1. 配方奶 以母乳的营养素含量及其组成为生产依据，对牛乳进行改造的奶制品，营养成分的主要改变有：降低和改变牛乳中蛋白质含量，去除牛乳中部分酪蛋白，添加脱盐乳清蛋白，强化适当的必需氨基酸，使蛋白质含量和比例接近母乳；去除牛乳中部分饱和脂肪酸，提高必需脂肪酸含量；提高牛乳中乳糖的含量，脱去牛乳中部分钙、磷和钠盐，使其比例适当；适当添加婴儿生长所需的微量营养素。配方奶的某些成分虽接近母乳，但缺乏母乳中的免疫活性物质和酶，故不能代替母乳，但较鲜牛乳或全脂奶粉更易消化吸收，营养更全面和均衡，应用方便，故在不能进行母乳时首选配方奶。

2. 全牛乳 包括鲜牛乳和全脂奶粉，全脂奶粉按重量1:8或容量1:4配制而成，其成分与鲜牛奶相似。牛乳中蛋白质含量高，以酪蛋白为主，在胃中形成的乳凝块大，不易消化，牛乳中的某些乳白蛋白和血清蛋白可致某些婴儿过敏和腹泻；牛乳中乳糖含量较低，且主要为甲型乳糖，有利大肠杆菌生长；牛乳中脂肪颗粒大，且缺乏脂肪酶不易消化，且不饱和脂肪酸低于母乳；牛乳中矿物质含量较高且比例不适当，易增加婴儿肾脏负担，不利于吸收。牛乳最大的缺点是缺乏免疫物质，故牛乳喂养的婴儿患感染性疾病的机会较多。

3. 全牛乳的家庭改造 由于牛奶成分不适合婴儿，故采用牛乳喂养婴儿时需进行稀释、加糖、加热等改造，使之适合婴儿的消化能力和肾功能。

(1) 稀释：为了降低牛奶中蛋白质、矿物质浓度，减轻婴儿消化道和肾脏负荷，可根据婴儿月龄给予不同程度的稀释。一般生后不满两周者在2份牛奶中加入一份水,制成2:1奶,以后随日龄增长,逐渐过渡到3:1或4:1牛奶,满月后即可用全奶。

（2）加糖:由于牛乳中糖含量较低,故可以通过另外加糖,使三大供能物质达到合适比例,易于吸收,一般每100ml牛乳中加蔗糖5～8g。

（3）加热:常用煮沸法,牛乳煮沸后既达到灭菌目的,又可使蛋白质变性。在胃中的凝块变小。但煮沸时间不宜过长,以免有些营养成分破坏。

4. 婴儿所需奶量的估计　可根据婴儿体重、月龄、推荐摄入量及奶制品规格来估计婴儿所需奶量。

（1）配方奶摄入量估计:婴儿每日能量需要量约为110kcal/kg（460kJ/kg）,一般婴儿配方奶粉100g供能约500kcal/kg（2029kJ/kg）,故婴儿每日需要配方奶粉为20g/kg。按规定调配的配方可满足婴儿每日营养素、能量及液体的需要量。

（2）全牛奶摄入量估计:100ml全牛奶供能约65kcal（272kJ）,8%糖牛奶100ml供能100kcal（418kJ）,婴儿每日能量需要量约为110kcal/kg（460kJ/kg）,故婴儿每日需要8%糖牛奶110ml/kg。

（3）水的摄入量估计:婴儿每日总液体需要量为150ml/kg,减去牛奶量即为水的摄入量。

5. 人工喂养的注意事项

（1）选择适宜的奶瓶和奶嘴,奶瓶大小根据所需奶量选择,奶嘴的软硬度与奶嘴孔的大小应适宜,奶嘴孔的大小以奶瓶倒置时液体呈滴状连续滴出为宜。

（2）奶温应与体温相似,哺喂前先将奶滴在成人手腕掌面测试温度,若无过热感,则表明温度适宜。

（3）若无冷藏条件,应分次配制,确保安全。每次配乳所用奶具均应洗净、消毒。

（4）喂奶时应将婴儿抱起,奶瓶置于斜位,使奶液充满奶嘴,以避免儿童在吸奶同时吸入空气。哺喂完毕轻拍儿童后背,使其将吞咽的空气排出。

（5）人工喂养应定时、定量喂养。一般牛奶喂养间隔时间为3.5～4小时,每日约6～7次,随月龄增加,增加牛奶量,减少喂奶次数。

（6）婴儿的食量个体差异很大,初次配乳后,要观察儿童食欲、体重以及粪便的性状,随时调整乳量。正确的喂养应该是儿童发育良好,大便正常,喂奶后安静或入睡。

（四）婴儿食物转换

随着婴儿不断生长发育,消化吸收功能逐渐成熟,单纯母乳喂养已不能满足其生长发育的需要。过渡时期添加的食品称为婴儿的辅助食品。一般对4～6个月的婴儿,每天乳量达1000ml或每次哺乳量超过200ml时,应添加辅助食品,逐步向以谷物为主的固体食物转换,以保障婴儿的健康成长。

1. 食物转换的目的

（1）补充乳类营养的不足:对于牙齿尚未萌出、消化功能不成熟的小婴儿来说,乳类是最好的流质食品。而随着儿童消化系统酶分泌的逐渐成熟,胃容量的增加,牙齿的萌出,儿童对食物质和量的需求不断增加。母乳中所含的铁、维生素等均不能满足儿童生长发育需要,也需另外予以补充。

（2）改变食物的性质,为断奶做好准备:食物从流质、半流质逐渐到固体食物的过渡有利于训练儿童的咀嚼功能,满足儿童摄入量增加的需要。在增添辅助食品的过程中,可使儿童对各种食物的味道逐渐适应并产生兴趣,也为断乳打下良好的基础。

（3）逐步培养婴儿良好的饮食习惯,促进儿童的生长发育:在增加辅助食物时,食具由奶瓶改为匙、碗,这样不仅锻炼了儿童进食的自理能力,而且在喂食过程中父母与婴儿的相互影响促进了儿童智力的发展。

2. 食物转换的原则

（1）引入新的食物时应根据儿童营养需要及消化能力循序渐进,适应一种食品后再引入一种,从少到多,从稀到稠,从细到粗,逐步过渡到固体食物。

（2）引入新的食物应在儿童身体健康时进行,天气炎热或患病期间,应减少或暂不添加新的食物,以免造成消化不良。

（3）新添加的食物应单独制作,不要以成人食物代替婴儿辅食,以保证质量。

（4）每次引入新食物后,要密切观察儿童的大便情况,掌握其消化情况以决定添加辅食的情况。

3. 引入食物的顺序　辅食的质量和品种通常是根据婴儿的接受度逐步添加,较常见的引入食物顺序见表11-2-5。

表 11-2-5　引入食物顺序

月龄	添加辅食	供给的营养素
4~6个月	米汤、米糊、稀粥等 蛋黄、鱼泥豆腐、动物血 果泥、菜泥	补充热能 动物、植物蛋白质、铁、维生素 维生素、纤维素、矿物质
7~9个月	粥、烂面、饼干 蛋、鱼、肉末、肝泥	补充热能 动物蛋白质、铁、锌、维生素
10~12个月	稠粥、软饭、挂面、馒头、面包、碎肉、豆制品、油	供给热能、维生素 维生素、蛋白质、矿物质、纤维素

二、幼儿膳食安排

幼儿生长发育快，乳牙逐渐出齐，咀嚼及消化能力渐渐成熟，食物由液体变成固体，从乳类变成以肉类、乳类、蔬菜水果、谷类、豆类及其制成品五大类基本食品为主，但蛋白质应以优质蛋白为主，能量、维生素、矿物质供给也要充分，食物制作要细、软、碎，易于咀嚼、便于消化，渐渐增加食物品种，并注意养成孩子的良好习惯，定时进餐、不挑食、不吃零食等。饮食次数以每日3餐加2~3次点心或(和)乳品为宜，如果点心影响下一餐的食欲，则应避免餐间吃点心。在这一年龄阶段还应注意避免易导致吸入性窒息的食物，如果冻、葡萄、花生等。

三、学龄前儿童膳食

学龄前儿童已开始主动参与到家庭活动中，其饮食与成人逐渐接近，但必须做到粗、细粮交替，荤、素食搭配，避免坚硬、油腻、辛辣食品，以保证儿童正常的生长发育需要。食品制作尽量多样化，食谱要经常更换，以促进儿童食欲。培养儿童良好的饮食习惯，注意避免挑食、偏食。

四、学龄儿童膳食安排

这一年龄阶段的儿童生长发育较平稳，食物种类同成人，有足够蛋白质供给，尤其是动物蛋白，以增强理解力和记忆力，还应有足够的能量、蔬菜及水果供给，但可能会有铁、钙、维生素D供给不足，因此要注重这方面营养的补充。学龄期儿童早餐要保证高营养价值，以满足上午学习集中、脑力消耗多及体力活动量大的需求，提倡课间加餐以补充能量和营养。

五、青春期少年膳食

青春期少年体格发育进入第二高峰时期，尤其肌肉、骨骼的增长突出，各种营养素如蛋白质、维生素及总能量的需要量增加。在这个时期每个人对营养的需求是不同的，钙、铁等营养素缺乏较常见，女孩因月经来潮，在饮食中应供给足够的铁剂。青春期少年的饮食特点与其他年龄段儿童有些不同，如挑食、节食、喜欢小吃、过多快餐等，注重形体的变化、希望体现自身的独立、寻求自身的特性等。了解青少年的这些特征有助于为他们提供合理饮食的建议。

第三节　儿童营养状况评估

营养状况是影响儿童生长发育的重要因素，而且与多种疾病的发生有着密切的关系。因此定期评价儿童的营养状况，可以及早发现问题并寻找原因而及时地加以处理，以保证儿童正常生长发育。儿童营养状况评估就是衡量儿童每日平均所摄取的营养素与其生理所需之间是否相称。常用的评估方法包括健康史询问和营养调查，营养调查的内容包括膳食调查、体格检查及体格发育评估、实验室检查。

一、健康史询问

健康史询问包括详细询问儿童进食情况，如每日进餐的种类(或乳品种类)及数量情况，母乳喂养儿需要询问母乳喂养次数，哺乳后儿童情况；人工喂养儿则应了解乳品的种类、喂养时调配的浓度、每日所喂的数量和次数。询问添加辅食的情况，辅食添加的种类及数量。儿童有无偏食习惯，有无便秘及腹泻等。此外还需了解有无营养缺乏症状,如消瘦、出汗、面色苍白、夜惊、夜盲等。

二、营养调查

(一) 膳食调查

对儿童群体或个体每天摄入食物的种类和数量的调查称为膳食调查。计算儿童每天摄入的各类食物中所含营养素的数量,参照各年龄儿童营养素推荐摄入量进行分析,以了解膳食是否达到平衡,是否满足儿童生长发育的需要。

1. 调查方法　包括称重法、记账法及询问法3种,每种方法各具特点,可根据调查的需要分别选用。

(1) 称重法:对调查对象在一天内各餐所摄取各类食物的生重、熟重、未吃完的剩余食物重量进行称重,依据食物的生熟比例,计算出实际食物摄入量。然后利用国家制定的《食物成分表》计算出该日所摄各种食物中主要营养素的量,依据调查当日就餐人数,便可得出每人一天内实际摄入的能量及各种营养素的量。此法准确但比较复杂,多用于科研调查。

(2) 记账法:根据每天各类食物及每餐用餐人数,计算每人每天进食各类食物的量,并换算成各类营养素和能量,再计算各类营养素平均供给量。该方法需要准确账目,即食物实际消耗量等于调查开始时食物结存量与调查期间新购入食物量之和再减去调查末该食物剩余的量。记录每日各餐实际就餐人数,如人数相同,则根据食物实际消耗量计算出人均摄入量。该方法简便易行,但不够准确,适用于集体机构的调查。

(3) 询问法:通过问答方式的方法,调查近3日来的饮食情况,按每日固定食物、辅助食品依次询问,尽量使资料完整。同时应掌握儿童餐具的容量规格,估计儿童的食物摄入量。这种向被调查对象了解饮食情况的方法比较简单,但不十分准确,常常用于散居儿童的调查。

2. 调查结果评价　无论采取何种调查方法,调查时限都不可过短,在集体托幼儿童机构中每次受检率应达95%以上,然后将膳食调查的结果与推荐供给量进行比较,全面分析儿童的营养情况。

(1) 能量及营养素摄入量:如果每日摄入总能量达到推荐供给量的90%以上则为正常,如果低于80%为不足。此外蛋白质、维生素、矿物质摄入量均应达到各自推荐供给量的80%以上,若低于70%为摄入不足。

(2) 产能物质的比例:一般要求三大产能物质比例适当,三大产能物质比例应为蛋白质占10%~15%,脂肪占25%~30%,碳水化合物占50%~60%。

(3) 膳食能量分配:要求一日三餐的能量供给比例应合适,其中早餐占一日总能量的25%~30%,午餐占35%~45%,晚餐占25%~30%。

3. 注意事项

(1) 结果分析:以上方法均通过食物所含成分计算出结果,并没有除外一些影响因素,如在烹调加工过程中的损失、儿童机体吸收率等,使计算值常较儿童实际摄入高,故在评估时应综合分析、判断。

(2) 调查期限:因每日膳食内容不同,需要调查一段时间,而不能单凭某一日的调查就做出评价。称重法常用的时间为一周,至少3~4天;记账法时间更长,需要一个月左右的时间。

(3) 调查前准备:向家长、炊事员、保育员等有关人员详细讲解调查目的、内容和方法,以取得密切配合;备好国家制定的《食物成分表》、计数器及各种表格;称重量所用餐具做好重量标记等,使调查有条不紊地进行,结果清楚准确,便于分析、评估。

(二) 体格检查及体格发育评估

1. 体格检查　对儿童进行全面体检,注意检查有无营养素缺乏的早期体征。如维生素A缺乏,常表现眼干燥不适,儿童经常眨眼;维生素D缺乏的儿童有枕秃、方颅、肋骨串珠、肋缘外翻、鸡胸等。

2. 体格发育状况的评价　体格发育指标是反映儿童营养状况及健康水平的重要指标,当儿童发生营养失调时,往往首先体重发生变化。因此,通过对儿童体重、身(高)、头围、胸围、皮下脂肪厚度等体格指标的测量,可以掌握其生长发育的状况,间接评估儿童的营养水平。

(三) 实验室检查

通过运用各种实验方法和实验室检查,对儿童体内各种营养素及其代谢产物或有关的化学成分进行测定,可了解食物中营养素的吸收利用情况,从而对疾病做出早期诊断。如测量血液中营养成分的浓度,测定尿液中营养素的排泄量及代谢产物含量等,将获得的结果与正常值相比较,并结合膳食调查、体格检查等即可进行综合分析和评价。

(周乐山　姚菊琴)

第三章

儿童保健

儿童保健(child health care)是研究儿童生长发育规律及其影响因素,采取有效措施保护和促进儿童身心健康及社会能力发展的一门学科,它是儿科学与预防医学的交叉学科。以预防为主,防治结合,群体干预和个体保健服务相结合,保障和促进儿童健康成长。

第一节 各年龄期儿童特点及保健

一、胎儿期特点及保健

(一) 胎儿期特点

胎儿的发育与孕母的躯体健康、心理健康、营养状况和生活环境等密切相关。孕母如受到理化因素刺激或缺乏营养,可影响胎儿的生长发育,甚至导致胎儿的死亡、流产、早产或先天畸形等不良结果。故胎儿期的健康促进是通过对孕母的保健,达到保护胎儿在宫内健康生长发育直至安全娩出的目的。

(二) 胎儿期保健

1. 预防遗传性疾病 大力提倡和普及婚前遗传咨询,有遗传性家族史者怀孕后可通过遗传咨询,预测风险率和做产前诊断,以决定胎儿是否保留;禁止近亲结婚以减少遗传性疾病发生的可能性。

2. 预防先天畸形 引起先天畸形的原因比较复杂,有遗传、化学物质、射线、药物、营养障碍以及感染等多方面因素。为了胎儿的健康成长,应采取有效措施,预防和减少先天畸形的发生。要预防孕期感染,孕母应增强抵抗力,以降低孕期病毒感染的机会,尤其妊娠早期,孕母如感染风疹病毒、巨细胞病毒、肠道病毒以及弓形虫等可引起流产或儿童畸形,如先天性心脏病、聋哑、白内障、小头畸形、智力低下等;应避免接触放射线和铅、苯、汞、有机磷农药等化学毒物;应避免吸烟、酗酒;患有心肾疾病、糖尿病、甲状腺功能亢进、结核病等慢性疾病的孕母应在医生指导下用药。

3. 预防早产 早产的原因很多,常与孕母患各种疾病如妊娠并发症、急慢性疾病等有关。预防早产应定期产前检查,发现危险因素应严密监护,积极处理,防止给胎儿造成危害。

4. 预防产伤及产时感染 帮助孕母选择正确的分娩方式,权衡各种助产方式的利弊,合理使用器械助产。凡有胎膜早破、羊水污染、宫内窒息、胎粪吸入、脐带脱垂以及产程延长及难产等情况,胎儿感染的机会明显增加,可预防性使用抗生素,以避免感染的发生。

5. 保证孕母充足营养 胎儿生长发育所需的营养物质完全依赖孕母供给。不同阶段胎儿所需要的营养素略有不同,胎儿早期要注意补充叶酸和碘,晚期要合理摄入能量和各种营养素。妊娠后3个月的营养对保证胎儿加速生长和储存产后泌乳所需能量非常重要。因此应加强营养,注意膳食搭配,保证各种营养物质的摄入,尤其对铁、锌、钙、维生素D等重要营养素的补充。

6. 给予孕母良好的生活环境 孕母应注意生活规律,保持愉快的心情,注意劳逸结合,减少精神负担和心理压力。对高危孕妇应加强随访。

二、新生儿期

新生儿期特点 新生儿期是婴儿出生后适应环境的阶段,新生儿娩出后对宫外环境变化的适应性和调节能力差,易患各种疾病。新生儿期,特别是生后一周内的新生儿发病率和死亡率极高,婴儿死亡中约1/3~1/2是新生儿,第一周内新生儿死亡数占新生儿总死亡数的70%左右。

1. 新生儿家庭访视　新生儿家庭访视一般在新生儿出生28天内家访3~4次，即出院后1~3日内的初访，生后5~7天的周访，生后10~14天的半月访和生后28天的满月访，同时建立新生儿健康管理卡和预防接种卡。家庭访视的目的是早期发现问题，及时指导处理，降低新生儿的发病率或减轻发病的程度。家庭访视的内容包括：①了解新生儿出生情况。②回家后的生活情况。③预防接种情况。④喂养与护理指导。⑤体重测量。⑥体格检查，重点应注意有无产伤、黄疸、畸形、皮肤与脐部感染等。⑦咨询及指导。如在访视中发现严重问题应立即到医院诊治。

2. 保暖　新生儿居室应阳光充足，通风良好，温湿度适宜。有条件的家庭在冬季应使室内温度保持在22~24℃，湿度以55%为宜；无条件时可用热水袋保暖，避免体温不升，尤其是低出生体重儿，以免发生新生儿寒冷损伤综合征。访视时应指导家长正确使用热水袋或代用品保暖，防止烫伤。夏季应避免室内温度过高，如衣被过厚或包裹过严，可引起新生儿体温上升。因此新生儿房间的温度要随着气温的变化调节环节温度，增减衣被。

3. 合理喂养　母乳是新生儿的最佳食品，应积极提倡母乳喂养，宣传母乳喂养的优点，指导母亲正确哺乳的方法和技巧，以维持良好的乳汁分泌，满足新生儿生长所需。指导母亲观察乳汁分泌是否充足及刺激乳汁分泌的方法，新生儿吸吮是否有力。若母乳充足，新生儿哺乳后安静入睡，大小便正常，体重增加正常；母亲可有乳房胀痛或乳汁溢出浸湿胸前衣服的现象。若确实母乳不足或无法进行母乳喂养，应指导母亲使用科学的人工喂养方法。

4. 日常生活护理

（1）皮肤护理：新生儿皮肤娇嫩，新陈代谢旺盛，应每日沐浴，保持皮肤的清洁。新生儿进行沐浴时，应将房间内的温度调整为24℃左右以防着凉。水温应在38~40℃，应用温度计或前臂内侧测试水温。新生儿沐浴应用温和无刺激性的中性沐浴露。保持臀部皮肤清洁干燥，每次便后用温水清洗并吸干，在局部涂以鞣酸软膏或鱼肝油油膏，选用柔软布类尿布，勤更换，避免使用不透气的塑料布或橡皮布，防止尿布性皮炎发生。女婴尿道口接近肛门，应注意保持会阴部的清洁和干燥，预防上行性尿路感染。新生儿脐带未脱落时应保持脐部清洁和干燥，避免排泄物污染。每天在洗澡后用75%酒精清洁脐部，然后用消毒纱布包扎好。不主张在脐部涂抹油剂或霜剂，以免影响脐部的干燥过程并诱发感染。不要将尿布捂住脐部，以免尿液污染。

（2）衣着：根据室温选择合适的衣服，应选择浅色、柔软的纯棉织物，样式简单、宽松而少接缝，以避免摩擦皮肤和便于穿脱。冬季不宜穿得过多、过厚，包裹不宜过紧，更不宜用带子捆绑，以便活动自如，保持双下肢屈曲姿势，有利于髋关节的发育。

（3）睡眠和活动：新生儿睡眠时间最好达20小时，每次4小时左右，睡眠时要注意变换体位。

5. 预防疾病和意外伤害　定时开窗通风，保持室内空气清新，新生儿应有专用用具，食具用后要消毒，保持衣服、被褥和尿布的清洁干燥。所有人员在接触新生儿之前包括母亲在哺乳前应洗手，凡患有皮肤病、呼吸道和消化道疾病及其他传染病者不能接触新生儿，母亲患感冒时必须戴口罩，减少与新生儿接触的时间，尽量减少亲友探望和亲吻新生儿，避免交叉感染。新生儿眼部、脐部及皮肤黏膜的护理均是预防感染的重要措施。按时接种卡介苗和乙肝疫苗。出生两周后口服维生素D，以预防佝偻病的发生。根据要求新生儿应进行先天性遗传代谢病筛查（目前开展的有先天性甲状腺功能低下和苯丙酮尿症）和听力筛查。注意防止因包被蒙头过严、哺乳姿势不当、乳房堵塞新生儿口鼻等造成新生儿窒息。

三、婴儿期特点和保健

（一）婴儿期特点

婴儿的特点是体格生长迅速，对能量和营养素尤其是蛋白质的需要量相对较多，但婴儿的消化和吸收功能尚未发育成熟，故易发生消化功能紊乱和营养不良等疾病。随月龄的增加因从母体获得的被动免疫逐渐消失，故易患感染性疾病和传染病。

（二）婴儿期保健

1. 合理喂养　母乳是婴儿前6个月最合适的食物，应提倡纯母乳喂养至4~6个月；部分母乳喂养或人工喂养则应选择配方奶粉。4个月以上婴儿要逐步添加换乳食品。根据具体情况指导断奶。断奶应采用渐进的方式,以春、秋季节较为适宜。同时,注意断奶时婴儿可能出现焦躁不安、易怒、失眠或啼哭等表现,家长应给予特别的关心和爱抚。

从婴儿期开始就应注意训练儿童进食能力,培养良好的进食习惯。添加辅食后即训练婴儿用勺进食,7~8月后学习用杯喝奶和水,以促进咀嚼、吞咽及口腔协调动作的发育,9~10月的婴儿开始有主动进食的要求,可先训练其自己抓取食物的能力,尽早让婴儿学习自己用勺进食,促进眼、手协调动作,并有益于手部肌肉发育,同时也使儿童的独立性、自主性得到发展。

2. 日常生活护理

(1) 皮肤护理:应养成每日早晚给婴儿进行擦洗的习惯,如婴儿洗脸、洗脚和臀部,勤换衣裤。有条件者每日沐浴,天气炎热、出汗多时应酌情增加沐浴次数。沐浴后应注意擦干皮肤皱褶处,如颈部、腋下、腹股沟处等,并敷以婴儿爽身粉。婴儿头部前囟处易形成鳞状污垢,可涂以植物油,24小时后用肥皂和热水洗干净,不可强行剥离,以免引起皮肤破损或出血。婴儿的耳部可用软的湿毛巾擦洗。眼睛可用湿的纱布或棉球从内眦向外轻轻擦洗。鼻孔分泌物可用棉签蘸水揩除,切勿将棉签插入鼻腔。在进食后可喂少量温开水清洁口腔。婴儿抚触是婴儿和母亲愉快的交流和放松,可在沐浴后进行婴儿抚触活动,避免在喂食前后进行。

(2) 牙齿:4~10个月婴儿乳牙开始萌出时会有一些不舒服的表现,如吸手指、咬东西,严重的会表现烦躁不安、无法入睡和拒食等。可给较大婴儿提供一些较硬的饼干、烤面包片或馒头片等食物咀嚼,使其感到舒适;应每天用湿润的纱布清洁牙齿和牙龈,不要马上用牙刷。当儿童大部分牙齿已经长出来,适应每日清洁牙齿后,可开始试用小的软毛牙刷。先不要用牙膏,用水代替,以免婴儿吞咽下去。

(3) 衣着:婴儿衣着应简单、宽松而少接缝,以避免摩擦皮肤和便于穿脱及四肢活动。衣服上不宜用纽扣,可用带子代替,以免婴儿误食或误吸,造成意外伤害。婴儿颈短,上衣不宜有领,可用圆领衫代替。最好穿连衣裤或背带裤,不用松紧腰裤,以利胸廓发育。婴儿臀下不宜使用塑料布或橡胶单,以免发生尿布性皮炎。注意按季节增减衣服和被褥,冬季不宜穿得过多、过厚,以免影响四肢循环和活动,以婴儿两足温暖为宜。

(4) 睡眠:为保证充足的睡眠,应培养婴儿良好的睡眠习惯。一般1~2个月小婴儿尚未建立昼夜生活节律,胃容量小,可夜间哺乳1~2次,不应含奶头入睡;3~4个月后逐渐停止夜间哺乳,任其熟睡。婴儿的睡眠环境不需要过分安静,光线应柔和、稍暗。睡前避免过度兴奋,有固定的睡眠场所和睡眠时间,利用固定的乐曲催眠,不可用喂哺催眠,不拍、不摇、不抱,同时婴儿的床应只是睡觉的场所,不要作为儿童玩耍的地方。各种卧位均可,但通常侧卧是最安全和舒适的。侧卧时要注意两侧经常更换,以免面部或头部变形。

(5) 户外活动:家长应每日带婴儿进行户外活动,呼吸新鲜空气和晒太阳,有条件者可进行空气浴和日光浴,以增强身体对外界环境的适应能力和预防佝偻病的发生。家长可帮助1~6个月的婴儿进行必要的肢体被动运动,6~12个月的婴儿则应根据发育特征在家长指导下每日进行大动作(如爬、扶站、走等)和精细动作(如取物)的训练。

3. 预防疾病和意外伤害 婴儿对传染性疾病普遍易感,按照计划免疫程序,完成预防接种的基础免疫,预防急性传染病的发生。同时要定期为婴儿做健康检查和体格测量,进行生长发育监测,以便及早发现问题,及时纠正,以预防佝偻病、营养不良和营养性缺铁性贫血等疾病的发生。婴儿期常见的健康问题还包括婴儿腹泻、湿疹、尿布性皮炎和脂溢性皮炎等,应根据具体情况给予健康指导。婴儿常见的意外事故有异物吸入、窒息、中毒、跌伤、触电、溺水和烫伤等。应向家长特别强调意外伤害的预防。

四、幼儿期特点及保健

(一) 幼儿期特点

儿童在幼儿期的生长速度减慢,其能量需求也有所下降,但神经心理发育迅速,行走和语言能力增强,自主性和独立性不断发展,活动范围增加,与外界环境接触机会增多,因其免疫功能仍不健全,且对危险事物的识别能力差,故感染性和传染性疾病发病率仍较高,意外伤害发生率增加。

(二) 幼儿期保健

1. 合理安排膳食 应帮助家长了解儿童进食的特点,指导家长掌握合理的喂养方法和技巧。在幼儿乳牙出齐前,其咀嚼和胃肠消化能力较弱,食物应细、软、烂,食物的种类和制作方法需经常变换,做到多样化,菜色美观,以增进幼儿食欲。幼儿自主性增加,鼓励幼儿自己进食,为其提供小块、可以用手拿的食物。

在注意幼儿的膳食质量的同时,还要注意培养幼儿良好的进食习惯。就餐前15分钟使幼儿做好心理和生理上的就餐准备,避免过度兴奋或疲劳。进餐时不玩耍,鼓励和培养其自用餐具,养成不吃零食、不挑食、不偏食、不撒饭菜等良好习惯。成人自己要改正不良饮食习惯,为儿童树立良好榜样。此外,还要注意培养幼儿的就餐礼仪,如吃饭时不讲话等。

2. 日常生活护理

(1) 衣着:幼儿衣着应颜色鲜艳,便于识别,穿、脱简便,便于自理。幼儿3岁左右应学习穿、脱衣服,整理自己的用物。成人应为他们创造自理条件,如鞋子不用系带式。

(2) 牙齿:幼儿往往不会很好地刷牙,因此有效的牙齿清洁应由父母操作。选择软布或软毛牙刷轻轻清洁牙齿表面,早晚各一次,并饭后漱口。幼儿的饮食对牙齿健康同样重要,注意少吃易致龋病的食物如糖果、甜点等,去除一些不良习惯,并定期进行口腔检查。

(3) 睡眠:幼儿的睡眠时间随年龄的增长而减少。一般每晚可睡眠10~12小时,白天睡眠1~2次。幼儿入睡前常常需要有人陪伴,对不愿上床睡觉的儿童,应指导家长建立入睡前模式或规矩,并将这一规矩常规化,例如睡前洗澡或睡前讲故事。帮助儿童在睡眠时间到了之前将活动节奏放慢下来,不再进行任何吸引注意力的事情,不给幼儿阅读紧张的故事或做剧烈的游戏。

(4) 户外活动:坚持每日户外活动,进行空气浴、日光浴以增强身体对外界环境的适应能力。

(5) 大小便训练:18~24个月的幼儿开始能够自主控制肛门和尿道括约肌,而且认知的发展使他们能够表示便意,理解应在什么时间和地方排便,为大小便训练做好生理和心理的准备。训练大小便时首先应选择合适的坐便器。一个儿童坐在上面后可以自如站起来的坐便器(儿童痰盂,或前有扶手的儿童坐便器)可让儿童感到安全。父母必须陪在旁边,便后进行必要的清洁并让儿童养成习惯。随时表扬儿童的合作和成功排便行为。训练排便时儿童的穿着应易脱,或穿开裆裤,并让他们观察他人的大小便行为。在训练过程中,家长应注意多采用赞赏和鼓励的方式,训练失败时不要表示失望或责备幼儿。

3. 预防疾病和意外伤害 继续加强预防接种和防病工作,每3~6个月为幼儿做健康检查一次,预防龋齿,筛查听、视力异常,进行生长发育系统监测。幼儿意外伤害事故发生率较高,是最常见的意外死亡原因。主要意外包括交通事故、溺水、烫伤、中毒、跌倒、窒息等。应根据儿童的发育特点(特别是动作发育特点)制订预防意外伤害的措施。要求家长和其他有关人员重视儿童的安全问题,由于儿童是最佳模仿者,父母应树立好的榜样。

五、学龄前期特点及保健

(一) 学龄前期特点

学龄前期儿童智力发展快、独立活动范围大,具有好奇、多问的特点,是性格形成的关键时期,具有较大的可塑性。学龄前期儿童的防病能力虽有所增强,但仍易患急性肾炎、风湿病等免疫性疾病;学龄前期儿童好奇、好模仿,接触面广而无经验,常发生外伤、溺水、中毒、交通事故等意外事故。学龄前期是儿童性格形成的关键时期,此期儿童具有较大的可塑性。

(二) 学龄前期保健

1. 合理营养 学龄前儿童饮食接近成人,食品制作要多样化,粗细粮交替,荤素菜合理搭配,保证能量和蛋白质的摄入。要讲究色、香、味、形以引起孩子对食物的兴趣,切忌食物品种单调,每餐雷同。学龄前儿童喜欢参与食品制作和餐桌的布置,家长可利用此机会进行营养知识、食品卫生知识的健康教育。注意培养儿童定时进食、不偏食、不挑食的健康饮食习惯和良好的进餐礼仪。

2. 日常生活护理 学龄前儿童已有部分自理能力,如进食、洗脸、刷牙、穿衣、如厕等,但动作缓慢、不协调,常需他人协助,应鼓励儿童自理,不能包办。学龄前儿童想象力极其丰富,入睡问题普遍存在,常表现怕黑,不敢一个人在卧室睡觉,甚至做噩梦等,常需成人的陪伴。成人可在儿童入睡前与其进行一些轻松、愉快的活动,以减轻紧张情绪,还可在卧室内开一盏小灯。

3. 早期教育 学前教育在人类发展中有极其重要的作用,心理、智能、语言、情绪和性格的发展,都是在学龄前期打下基础。通过讲故事、组织各种游戏、参观、绘画、欣赏音乐歌舞、体操、运动会、郊游等,培养儿童学习、分辨是非的能力,品格毅力等,发展儿童的好奇心和求知欲等,还要通过日常生活内容锻炼独立生活能力,培养良好的道德品质,为入小学打好基础。

4. 预防疾病和意外伤害　继续监测生长发育,每年应进行1~2次健康检查和体格测量,进行视力、龋齿、缺铁性贫血及寄生虫病等常见病的筛查与矫治。加强传染病防治,预防接种可在此期进行加强。重视预防教育,加强防护性措施。应开展安全教育,采取相应的安全措施,防止儿童发生意外伤害。

六、学龄期特点及保健

(一) 学龄期特点

学龄儿童智力发育更加成熟,对事物具有一定分析、理解能力,认知和心理社会发展非常迅速,是儿童接受科学文化教育的重要时期,也是儿童心理发展上的一个重要转折时期。学龄儿童机体抵抗力增强,发病率较低,但要注意用眼卫生和口腔卫生,端正坐、立、行姿势,防治精神、情绪和行为等方面的问题。

(二) 学龄期保健

1. 合理营养　学龄儿童的膳食要求营养充分、均衡,以满足儿童体格生长、心理和智力发展、紧张学习等需求。小学生常因晨起食欲不佳及赶时间而进食不足,应重视早餐,保证早餐的质和量,注意课间加餐,最好于上午课间补充营养食品,以保证体格发育,保持精力充沛;同时,要特别重视补充强化铁食品,以减低贫血发病率。家长在安排饮食时,可让儿童参与制订菜谱和准备食物,以增加食欲。学龄儿童的饮食习惯和方式受大众传媒、同伴和家人的影响较大。学校应开设营养教育课程,进行营养卫生宣教,纠正挑食、偏食、吃零食、暴饮暴食等不良习惯。

2. 体格锻炼　学龄儿童应每天进行户外活动和体格锻炼。系统的体育锻炼如体操、跑步、球类活动、游泳等均能促进儿童体力、耐力的发展。课间参加户外活动还可清醒头脑,缓解躯体疲劳。劳动也可增强体质,促进生长发育,而且可养成学生爱劳动的习惯和思想,促进其全面发展。体格锻炼时,内容要适当,循序渐进,不能操之过急。

3. 预防疾病和意外伤害　定期进行健康检查,继续按时进行预防接种,宣传常见传染病的知识,对传染病做到早发现、早报告、早隔离、早治疗。学校和家庭还应注意培养儿童正确的坐、立、行走和读书等姿势,预防脊柱异常弯曲等畸形的发生及近视。学龄期儿童的协调能力和控制能力增强,并能运用其认知能力审慎行动,所以意外伤害有所减少。但是学龄期儿童面临更宽广的环境,安全问题仍然十分重要,常发生的意外伤害包括车祸、溺水,以及在活动时发生擦伤、割伤、挫伤、扭伤或骨折等。儿童必须学习交通规则和意外事故的防范知识,以减少伤残的发生。

4. 培养良好的行为习惯　根据儿童的年龄、活动量、健康状况等因素制订个体化的休息和睡眠习惯,养成按时上床和起床的习惯,有条件者午睡片刻,以保证学龄儿童精力充沛,身体健康;应注意口腔卫生和定期的牙科检查,培养儿童每天早晚刷牙、饭后漱口的习惯,预防龋齿;学龄儿童应特别注意保护视力,教育儿童写字、读书时书本和眼睛应保持30cm左右的距离,保持正确姿势。课堂桌椅要配套,并定期更换座位。教室光线充足,避免儿童在太弱的光线下看书、写字。读书、写字的时间不宜太长,课间要到户外活动,进行远眺以缓解视力疲劳。教导学生写字不要过小过密,并积极开展眼保健操活动。一旦儿童发生近视,要及时到医院进行检查和治疗。

七、青春期特点及保健

(一) 青春期特点

青春期是个体由儿童过渡到成人的时期,也是人的一生中决定体格、体质、心理和智力发育和发展的关键时期。此期青少年的生长发育在性激素的作用下明显加快,表现为体重、身高明显增加,体格发育呈现第二个高峰期,并有明显的性别差异。生理发育也十分迅速,使他们产生了成人感,在对人对事的态度、情绪情感的表达以及行为的内容和方式等方面都发生了明显的变化,同时他们也渴望社会、学校和家长能给予他们成人式的信任和尊重。但他们的心理水平尚处于从幼稚向成熟发展的过渡时期,看待事物带有很大的片面性及表面性;在人格特点上,还缺乏成人的深刻而稳定的情绪体验,缺乏承受压力、克服困难的意志力,社会经验也十分缺乏。故容易出现心理冲突和矛盾,甚至出现严重的心理及行为偏差。

(二) 青春期保健

1. 加强营养　青少年体格生长迅速,脑力劳动和体力运动消耗亦增加,所以,必须供给充足的能量、蛋白质、维生素及矿物质(如铁、钙、碘等)等营养素。同时,青少年需要独立、需要同伴的接受、注重自己的外形、活动量加大等因素均影响了青少年的饮食习惯,对食物的选择、营养素的摄入以及其营养状况。家长、学校和保健人员均应指导青少年选择营养适当的食物和保持良好的饮食习惯。

2. 健康教育 青少年需要充足的睡眠和休息以满足此期迅速生长的需求,睡眠每天不少于9小时,养成早睡早起的睡眠习惯;养成良好的卫生习惯,重点加强少女的经期卫生指导,如保持生活规律、避免受凉、剧烈运动及重体力劳动,注意会阴部卫生,避免坐浴等。建立健康的生活方式。受社会不良因素的影响,青少年容易染上吸烟、饮酒等不良习惯,甚至有的青少年染上酗酒、吸毒及滥用药物的恶习,应加强正面教育,利用多种方法大力宣传吸烟、酗酒、吸毒及滥用药物的危害,强调青少年应开始对自己的生活方式和健康负责,帮助其养成良好的生活习惯。

3. 品德教育和性教育 青少年思想尚未稳定,易受外界一些错误的或不健康的因素影响。应给青少年进行法制和思想品德教育,培养乐于助人的道德风尚。性教育是青春期健康教育的一个重要内容,家长、学校和保健人员可通过交谈、宣传手册、上卫生课等方式对青少年进行性教育,以去除青少年对性的困惑。提倡正常的男女学生之间的交往,自觉抵制黄色书刊、录像等的不良影响。对于青少年的自慰行为如手淫等应给予正确引导,避免夸大其对健康的危害,以减少恐惧、苦恼和追悔的心理冲突和压力。

4. 预防疾病和意外伤害 青少年应重点防治结核病、风湿病、沙眼、屈光不正、龋齿、肥胖、神经性厌食和脊柱弯曲等疾病,可通过定期健康检查,早期发现、早期治疗。指导学生开展体育锻炼,以增强体质,减少高血压、高血脂、肥胖的发生。意外创伤和事故是青少年尤其是男孩常见的问题,包括运动创伤、打架斗殴所致损伤、交通事故、自杀、溺水、中毒、烧伤等,除继续进行安全教育外,还应包括不良情绪和行为的筛查、咨询等。

第二节 社区、集体机构儿童保健

一、社区儿童保健措施

社区儿童(children in community)是指尚未进入托儿所或幼儿园而散居在家中的0~7岁儿童,大部分为3岁以下的儿童,生长发育速度快,是体格生长和心理发育的关键时期,因此应在社区范围内以0~3岁儿童为重点,开展儿童保健工作,实施从出生到学龄前期儿童的各项保健措施。

(一) 掌握社区基本情况,建立儿童保健卡

掌握社区基本情况是做好儿童保健工作的必备条件,为每一个儿童建立健康档案,包括儿童的姓名、性别、出生日期、家庭地址、父母的一般情况;记录新生儿访视、定期体检或生长监测的情况等;定期了解并核实社区内人口资料,如总户数、总人口数、出生数、婴儿及5岁以下儿童死亡数、各年龄组儿童数等。根据保健资料定期分析了解儿童健康状况,如各年龄组儿童体格发育水平、营养状况、常见病和多发病患病情况等;了解社区一般家庭状况,如父母职业、文化程度、经济收入、生活方式、风俗习惯等,尤其要关注高危新生儿、体弱儿、发育迟缓儿童的家庭,为其提供更多的服务和帮助。

(二) 新生儿家庭访视

新生儿家庭访视一般应于产后出院至满月内安排4次(3、7、14、28天),早产儿及有问题的新生儿需增加家庭访视次数。根据新生儿、家庭以及家长的具体情况进行有针对性的保健指导(参见本章第一节)。

(三) 儿童保健门诊

儿童保健门诊是社区儿童保健服务的一种形式,目的是采用先进的检查诊断技术,早期发现儿童的疾病或缺陷,及时矫治,以降低各种疾病的患病率和死亡率,提高儿童健康水平。儿童保健门诊的内容包括:

定期对儿童进行健康检查和体格测量,通过连续的纵向观察可获得个体儿童的体格生长和社会心理发育趋势,以早期发现问题,给予正确的健康指导、宣教和采取相应的措施。

1. 定期检查的频度 6月以内婴儿每1个月一次,7~12月婴儿2~3个月检查一次,幼儿3~6个月一次,学龄前儿童每年1~2次,高危儿、体弱儿宜适当增加检查次数。

2. 定期检查的内容包括 ①体格测量及评价,测量头围、胸围、身长(高)、体重等,3岁后每年测视力、血压一次;②询问个人史及既往史,包括出生史、喂养史、生长发育史、预防接种史、疾病情况、家庭环境与教育等;③全身各系统体格检

查;④常见病的定期实验室检查,如缺铁性贫血、寄生虫病等,对临床可疑佝偻病、微量元素缺乏、发育迟缓等疾病应做相应的进一步检查。

(四) 开设特殊保健门诊

特殊门诊包括体弱儿或高危儿随访门诊;视觉、听觉检测门诊,以利于及早发现和治疗视、听障碍的儿童;口腔门诊指导预防和矫治口腔疾病;还可设立智力筛查门诊、遗传咨询门诊、心理咨询门诊及营养指导门诊等,以便及早发现问题,及早处理。

(五) 完成儿童计划免疫

向家长宣传儿童计划免疫的重要性,落实预防接种制度,协助防疫部门做好计划免疫接种工作。

(六) 传染病管理

及时发现传染病患儿并进行家访,指导家长在居家条件下采取消毒和隔离措施,向家属、邻里宣传预防知识,防止传染病的传播。同时填写传染病疫情报告卡。

(七) 健康教育

利用各种机会,通过各种渠道和方式,如广播、电影、电视、报刊杂志、宣传画、科普材料、墙报、宣传栏等,宣传包括营养与喂养、疾病和意外的预防、体格锻炼、儿童早期教育等在内的儿童保健知识,传授儿童保健技术。

二、集体机构儿童保健措施

集体机构儿童(children at collective agency)是指国家所设置或民办的托儿所、幼儿园内集居的儿童,大多数为3岁以上的学龄前儿童。在集居的条件下,儿童彼此接触的机会多,一旦发生急性传染病很快就会蔓延到一个班甚至全园(所)。因此,集体机构必须贯彻以预防为主的方针,建立卫生保健制度,做好集体儿童的卫生保健工作,保证儿童的健康成长。

(一) 合理安排日常生活

合理的生活制度不仅能保证每个儿童有充足的睡眠,按时进食和游戏,并为教养工作创造条件。由于集体机构中儿童年龄不同,他们每天所需要的睡眠时间和次数,进餐的时间和次数,以及活动时间的长短都各不相同,必须根据儿童的年龄及生理、心理特征对儿童进行合理的分班,建立合理的生活制度,安排生活日程。对已建立的生活制度应严格执行,保证儿童精神愉快,身体健康。

(二) 加强膳食营养管理

了解各年龄组儿童营养需要及配膳原则,按年龄特点安排每周食谱,避免单调,定期进行营养计算,炊事员应经过培训,讲究烹调方法和营养卫生,食物应适合儿童的消化能力,饭菜要多样化,应有各种米面、青菜、肉类以及豆制品,以满足儿童生长发育对各种营养素的需要;注意食品卫生,食物应新鲜干净;培养儿童按时进食、不挑食、不偏食等的良好进食习惯。

(三) 开展早期教育

早期教育对儿童的智力发展极为重要,早期教育应遵循以下原则:①教养工作必须从儿童的生理和心理特点出发,个别教育与集体教育相结合。②教养任务应与保健措施相结合,与生活中的每个环节相结合,发展儿童与成人之间良好的相互关系,促进儿童动作、语言、认知等全方面的发展。③以儿童为中心,动静相结合,有组织的活动与个别活动相结合,室内与室外活动相结合。④教育内容与方式应符合儿童神经心理与体格发育的规律,根据儿童的直观性和模仿性等特点,采取相应的教育方法,组织各种活动,坚持启发、诱导和正面教育。⑤尊重儿童的个性,注意趣味性和灵活性。为儿童提供适当的玩具、教具和运动设施,寓教于乐,把教养任务融进儿童的每一项生活中去。

(四) 健康检查制度

1. 入园健康检查 儿童在进入托儿所或幼儿园以前进行全面健康检查,包括生长发育指标测量、体格检查、预防接种史、既往病史及传染病接触史等,为每个儿童建立健康卡。

2. 晨、午、晚间检查 日托机构应在晨间、午间检查儿童的健康情况,全托还应增加晚间检查,以便早期发现儿童的异常情况,做到早期诊断、及时治疗。

3. 定期健康检查 一般学龄前儿童每年应接受1~2次体格检查。

4. 工作人员健康检查 上岗前要进行健康检查,包括全面体格检查、胸透、化验肝功能、乙肝表面抗原等,以后每年复查一次。

(五) 加强传染病管理,按时完成预防接种

按年龄和季节完成防疫部门所布置的预防接种工作,建立简易隔离治疗室,发现传染病患儿后即行隔离,并对接触易感儿者采取检疫措施。及

时了解疫情,做到早预防、早发现、早报告、早诊断、早治疗、早隔离。

(六)清洁卫生消毒

定期进行环境卫生大扫除,随时消灭蚊、蝇、鼠及蟑螂等,对玩具、桌椅、用具及室内空气等定期进行消毒。儿童的卧室和活动室应光线充足、空气新鲜,经常晒被褥,换洗床单。严格厨房卫生管理制度,餐具每次都要消毒。保证儿童每人一巾一杯,每天消毒一次。培养儿童有良好的个人卫生习惯,饭前便后用流水洗手,经常洗澡、剪指甲、换洗衣服,饭后漱口,早晚刷牙等。

(七)体格锻炼

根据儿童年龄特点建立体格锻炼制度,有组织、有计划地开展各种形式的游戏和体格锻炼。充分利用空气、日光和水,通过游戏和体育活动增强儿童体质及抗病能力。体格锻炼的内容和方法应不断改进,进行登记和分析,以提高体格锻炼的效果。

(八)进行安全教育,防止意外事故

严格接送制度,以防儿童走失。对房屋、场地、桌椅、门窗、大型玩具等设备要定期检查,及时维修。妥善保管危险物品,如刀剪、热水瓶、药品等,要放在儿童拿不到的地方,煤炉、电源要加防护罩,防止烧伤、烫伤、中毒等意外事故。保健医生应具有一定的意外事故的急救知识和急救技术,对已发生的意外事故能进行简单正确的处理。

三、儿童虐待与疏忽

世界卫生组织把虐待与忽视儿童视为当前一个严重的公共卫生问题,据世界卫生组织新近估计,在世界各地约有4000万0~14岁的儿童遭受虐待和忽视。

(一)概念与类型

儿童虐待(child abuse)是指父母、监护人或其他年长者对儿童施以躯体暴力和性暴力,造成儿童躯体与情感的伤害,甚至导致死亡,或对儿童的日常照顾、情感需求、生活监护、医疗和教育的忽视现象。

儿童虐待与忽视一般分为4个主要类型:①家庭成员虐待或忽视儿童;②有关机构虐待或忽视儿童;③家庭以外的剥削(童工、卖淫等);④其他方式虐待。其中家庭成员虐待或忽视儿童又分为躯体虐待、性虐待、忽视和心理情感虐待。其中忽视包括身体的、情感的、医疗的、教育的、安全的和社会的6个方面。

(二)原因

1. 儿童个体因素 如儿童出生后的生理与智力情况是否让父母满意,会影响到他们以后是否被虐待。部分受虐儿童有智力和躯体发育迟缓,或有出生前后脑损害、早产及低出生体重的病史,致使被父母视为负担,遭受虐待。一些儿童的气质上属于养育困难类型,易激惹、哭闹无常、难于安抚和纠缠母亲等,容易导致父母的厌烦、排斥和打骂;具有多动、顽皮、攻击性行为等特征的儿童,入睡困难、睡眠不宁、遗尿、抽动性问题、慢性疾病的儿童等容易遭到虐待。

2. 家庭因素 如非计划内怀孕、家庭经济情况欠佳、社会地位低下、家庭破裂或夫妻不和睦等可成为父母或监护者虐待儿童的直接原因。许多虐待儿童的父母本身容易冲动,或应对生活事件能力有限,当遭受挫折时易将怨恨转嫁到孩子身上;另外,多数施虐父母(或养育者)本身在儿童期就有被虐待的经历,或存在智力偏低、酗酒、吸毒、人格和情绪异常等精神和行为障碍。

3. 社会因素 某些落后的文化模式对儿童虐待有重要影响,如信仰某些宗教的人拒绝送患病儿童就医而导致患儿死亡。再如社会环境、风俗习惯等也可能导致儿童受虐。

(三)危害与影响

虐待儿童导致的直接伤害主要是躯体和精神心理两方面。虐待对儿童造成的损伤有立刻显现的、短期的损伤,也有立刻显现但保持终生的或成人期、生活后期才显现的长期损伤,这与虐待的种类、强度、持续的时间和发生的频率有关。

儿童躯体受虐表现取决于受虐的方式,可出现多部位的皮肤青肿、紫块和伤痕,皮肤烧灼伤,头皮下血肿,骨折,内脏损伤,营养不良,脱水,有的儿童在暴力虐待后死亡。所有的一切严重影响了儿童的生长发育、破坏正常生理功能、降低健康水平,有的造成终生伤残,合并多种疾病等。

虐待给儿童心理造成的创伤往往是灾难性的。一两次的虐待即可构成童年期创伤性体验,印刻在儿童长时记忆或潜意识中。受虐儿童的近期表现主要有极度自卑、焦虑、抑郁,伴有噩梦和惊恐发作、惊跳反应、警觉性增高,苦恼和悲伤,缺乏快乐感,自尊降低,甚至有自杀企图和自杀行为。也可表现为对他人攻击行为、对动物残忍和虐待、自虐自残等。长期受虐还可影响儿童的人

格发展，出现某种特质的"问题人格"，以负性情绪为主，如抑郁、自我评价低下、性功能障碍、反社会人格等。青春期受到性虐待的受害者多有自杀、压抑，自我评价极低。

忽视可导致儿童意外伤害，如烫伤、跌落伤、触电、呼吸道异物窒息、淹溺、误服药物、车祸、遭歹徒攻击等。忽视对儿童的不良影响绝不亚于各种虐待的后果。单纯受到忽视的儿童，比仅受到虐待或同时受到忽视和虐待的儿童更易发生心理、行为或情感的异常问题。这主要是因为在儿童发育的关键时期，严重忽视则完全剥夺了儿童身体、情感方面的交流，使之处于孤独、冷落、寂寞、无助之中。此外，受忽视儿童由于长期得不到亲人的关爱，很容易相信他人的爱抚、接受虚假的情感欺骗和诱惑，从而遭受性侵犯、性虐待等剥夺性伤害。

（四）治疗与预防

虐待与忽视对儿童造成的躯体损伤应当予以及时的抢救和治疗，对于心理、情感和行为损伤给予耐心、细致的心理治疗，通过心理护理、行为关怀和循循善诱的劝慰，使受害者接受治疗、坚持治疗、配合治疗，同时坚定人生的信念、生活的欢乐，积极创造美好人生。

儿童虐待与忽视问题日趋严重，为使儿童在身体、精神和心理上得到正常发育和成长，免受虐待和忽视，应加大宣传力度，提高社会对儿童虐待与忽视问题的认识，建立儿童保护中心、预防儿童虐待监测网、举报中心和热线电话，以利及时发现、迅速制止、快速转运、立即脱离伤害环境，多方位开展学校和家庭健康教育，为儿童生存和发展创造良好的条件。

第三节 体格锻炼

体格锻炼对肌肉的发育、肌力的增长、平衡和协调能力的发展、耐力的获得均很重要，是促进儿童生长发育、增进健康、增强体质的积极措施。通过体格锻炼能提高机体对外界环境的耐受力和抵抗力，培养儿童坚强的意志和性格，促进儿童德、智、体、美全面发展。

一、户外活动

一年四季均可进行，可增强儿童体温调节功能及对外界气温变化的适应能力，同时可促进儿童生长及预防佝偻病的发生。根据儿童年龄和不同的季节特点，安排各种不同的户外活动，时间和次数逐渐增加。

婴儿出生后应尽早进行户外活动，接触新鲜空气。户外活动时间由开始每日1~2次，每次10~15分钟，逐渐延长到每次1~2小时。除恶劣气候外，年长儿应多在户外玩耍。外出时，衣着适宜，避免过多。经常少穿一些也是一种锻炼，应从小养成习惯，使皮肤更好地适应外界气温的变化。

二、皮肤锻炼

（一）婴儿抚触

抚触可刺激皮肤，有益于循环、呼吸、消化、肢体肌肉的放松与活动。皮肤抚触不仅给婴儿以愉快的刺激，同时也是父母与婴儿之间最好的交流方式之一。抚触可以从新生儿期开始。一般在婴儿洗澡后进行。抚触时，房间温度要适宜，可用少量润肤霜使婴儿皮肤润滑，每日1~2次，每次10~15分钟，在婴儿面部、胸部、腹部、背部及四肢有规律地轻揉与捏握。抚触力度应逐渐增加，以婴儿舒适合作为宜。

（二）水浴

利用水的机械作用和水的温度刺激机体，使皮肤血管收缩或舒张，以促进机体的血液循环、新陈代谢及体温调节，增强机体对温度变化的适应能力。根据儿童年龄特点、体质和环境温度，选择不同的水温和水浴方式。

1. 温水浴 由于水的传热能力比空气强，可提高皮肤适应冷热变化的能力，故温水浴不仅可保持皮肤清洁，还可促进新陈代谢，增加食欲，有利于睡眠和生长发育，有益于抵抗疾病。新生儿在脐带脱落后即可进行温水浴，水温在37~37.5℃。冬春季每日1次，夏秋季可以每日2次，在水中时间约为7~12分钟。每次浴毕可用较冷的水(33~35℃)冲淋儿童，随即擦干，用温暖毛巾包裹，穿好衣服。冬季要注意室温、水温，做好温水浴前的准备工作，以减少体表能量散发。

2. 擦浴 适用于7~8个月以上的婴儿。擦浴时室温不低于16~18℃，开始水温可为32~33℃，待婴儿适应后，每隔2~3日降1℃，婴儿可逐渐降至26℃，幼儿可降至24℃，学龄前儿童可降至20~22℃。先将能吸水而软硬度适中的毛巾浸入水中，拧半干，然后在婴儿四肢做向心性擦浴,擦毕再用干毛巾擦至皮肤微红。

3. 淋浴 沐浴是一种较强烈的水浴锻炼,适用于3岁以上的儿童,效果比擦浴好。每日一次,每次冲淋身体20~40秒,室温保持在18~20℃,水温35~36℃。淋浴时,儿童立于有少量温水的盆中,喷头不高于儿童头顶40cm,从上肢到胸背、下肢,不可冲淋头部。浴后用干毛巾擦至全身皮肤微红。待儿童适应后,年幼儿可逐渐将水温降至26~28℃,年长儿可降至24~26℃。淋浴时间一般在早餐前或午睡后进行。此外儿童应养成用冷水洗脸习惯。

4. 游泳 有条件者可从小训练,应有成人在旁照顾。浴场应选择平坦、活水、水底为沙质、水质清洁、附近无污染源的地方或游泳池。气温不应低于24~26℃,水温不低于22℃。开始时间每次1~2分钟,逐渐延长。一有寒冷或寒战等不良反应立即出水,擦干身体,并做柔软操以取暖。空腹或刚进食后不可游泳。

(三) 空气浴

利用气温和体表温度之间的差异形成刺激,气温越低,作用时间越长,刺激强度就越大,可促进机体新陈代谢、健壮呼吸器官和增强心脏活动。健康儿童从出生时即可进行。

一般先在室内进行,预先做好通风换气使室内空气新鲜,室温不低于20℃,逐渐减少衣服至只穿短裤,习惯后可移至户外。宜从夏季开始,随着气温的降低,使机体逐步适应。一般在饭后0.5~1小时进行较好,每日1~2次,每次2~3分钟,逐渐延长至夏季2~3小时,冬季以20~25分钟为宜,室温每4~5天下降1℃,3岁以下及体弱儿气温不宜低于15℃,3~7岁为12~14℃,学龄儿可降至10~12℃。儿童脱衣后先用干毛巾擦全身皮肤至微红以做准备,可结合儿童游戏或体育活动进行。空气浴要随时观察儿童反应,若儿童有寒冷的表现,如皮肤苍白、口唇发青等,应立即穿衣。

(四) 日光浴

日光中的紫外线能使皮肤中的7-脱氢胆固醇转变为维生素D,预防儿童佝偻病的发生,日光中的红外线可促进皮肤中的血管扩张,使血液循环加速,增强儿童的心肺功能。日光浴适于1岁以上儿童。

一般宜在气温22℃以上、无大风时进行。夏季以早餐后1~1.5小时最佳,春、秋天可在上午10~12时进行。儿童躺在树荫或凉棚下,空气流通又无强风处进行,头戴白帽以防止因日光直射头部而引起中暑,眼带遮阳镜以保护眼睛。不满5岁者很难安稳地接受日光,可以做安静的游戏如玩积木等。先晒背部,再晒身体两侧,最后晒胸腹部。开始时每侧晒半分钟,以后逐渐增加,但每次日光浴时间不超过20~30分钟。日光浴前应进行一段时间的空气浴,日光浴时注意观察儿童的反应,如出现头晕、头痛、出汗过多、脉搏增快、体温上升或神经兴奋等情况应限制日光照射量或停止进行。

三、体 育 运 动

(一) 体操

体操是很有益的全身锻炼,可促进肌肉、筋骨的生长,增强呼吸、循环功能,从而达到增强体质、预防疾病的目的。根据儿童生长发育和解剖生理特点采取不同的体操和体育活动来进行锻炼。

1. 婴儿被动操 被动操是指由成人给婴儿做四肢伸屈运动,可促进婴儿大运动的发育,改善全身血液循环。适合于2~6个月的婴儿。每日1~2次,逐渐过渡到部分主动操。

2. 部分主动操 7~12个月的婴儿有部分主动动作,在成人的适当扶持下,可以进行爬、坐、仰卧起身、扶站、扶走、双手取物等动作的训练,以扩大婴儿的视野,促进其智力的发展。

3. 幼儿体操 12~18个月的幼儿学走尚不稳时,在成人的扶持下主要锻炼走、前进、后退、平衡、扶物过障碍物等动作。幼儿模仿操适用于18个月~3岁的幼儿,此年龄阶段的儿童模仿性强,可配合儿歌或音乐进行有节奏的运动。

4. 儿童体操 如广播体操、健美操等,以增强大肌群、肩、背和腹肌的运动及手脚动作的协调性,有益于肌肉、骨骼的发育。适用于3~6岁的儿童。在集体儿童机构中,要每天按时进行广播体操,四季不间断。

(二) 游戏、田径及球类

托儿所及幼儿园可以组织小体育课,采用活动性游戏方式如赛跑、扔沙包、滚球、丢手绢、立定跳远等;年长儿可利用器械进行锻炼,如木马、滑梯;学龄儿童可以由老师组织各种田径活动、球类、舞蹈、游泳、滑冰、骑车、跳绳等,体格锻炼应成为小学生学校课程的一部分,鼓励儿童从事有组织的课外体育活动,以培养他们对体育活动的爱好,促进体格健康。

体格锻炼中要注意坚持不懈,持之以恒,循序渐进;注意儿童的个体差异,要有合理的生活制度配合。

第四节 意外伤害预防

意外伤害又称意外事故,是指突然发生的各种事件对人体所造成的损伤,它常常发生在一瞬间,但后果严重,如外伤、气管异物、中毒、溺水等。目前,意外事故已经成为我国14岁以下儿童死亡的首要原因。

（一）交通事故及预防

交通事故已经成为儿童意外事故的"第一杀手"。在步行交通事故中,危险人群为5~9岁儿童;在驾车事故中,儿童中危险人群为10~14岁。防止儿童发生交通意外的措施有:①开展交通安全常识的普及宣传,培养自觉遵守交通规则的意识;②儿童坐汽车时不能坐在第一排,必须坐安全座椅。③学龄前儿童过马路时家长要牵着他们的手,不要在人多或车多的公路上独自行走;不可在马路上奔跑或玩耍;④12岁以下儿童不可骑自行车上马路。

（二）窒息与异物进入机体及预防

3个月以内的婴儿常由于被褥、母亲的身体、吐出的奶汁等造成窒息;较大的婴幼儿好奇心强,贪食,常把玩的小物品或食物含在口中,而又喜欢跑、跳或打闹使物体误入气管而引起窒息。部分婴幼儿可将异物塞入外耳道、吞入食管。

护理3个月以内的婴儿应做到:包被不要蒙头过严,婴儿不能含住母亲乳头睡觉,溢乳时要及时清理,防止吸入。较大的婴幼儿防止异物吸入的措施有:①教育儿童不要将小玩具、硬币、果核、花生等含在口中玩耍;②进食时不要随意说话,不要大笑;③家长应检查每个玩具的小部件是否牢固,最好不给儿童玩易吞咽的小玩具;④给儿童喂药时不能捏住鼻孔。

（三）外伤及预防

婴儿期易发生跌伤,幼儿期易发生烫伤,学龄前期易发生触电、严重外伤等。预防儿童外伤的措施有:①婴幼儿居室的窗户、阳台、床铺等都应有护栏,防止从高处跌落;②家庭中的热水瓶应放到儿童拿不到的地方,不要围在炉灶周围;③严禁儿童燃放烟花爆竹,不可随意玩火;④室内电器、电源应有安全设施;⑤大型玩具应定期检查和保养,及时维修,儿童玩耍时应有成人在旁照顾。

（四）中毒及预防

食物不洁可引起不同年龄阶段儿童中毒,幼儿期以误服药物意外中毒为主,学龄前期以有毒植物中毒为主,冬季多发生一氧化碳中毒。

预防意外中毒的措施有:①儿童食品应严格选择,保证新鲜,腐败变质及过期的食品不能食用,食物在烹调、贮藏过程中严防污染和变质;②避免食用有毒食物,如毒蘑菇、含氰果仁、河豚、白果仁等;③药物应放到儿童拿不到的地方,内服药与外服药分开存放;④日常用的灭虫、灭蚊、灭鼠、剧毒农药等要妥善保管;⑤加强对儿童安全使用煤气的宣传教育,严禁儿童玩弄煤气灶、煤气取暖器等。

（五）溺水及预防

年幼儿多以不慎跌入水中引起溺水多见,年长儿多以游泳发生意外多见。防止儿童溺水的措施有:①不可将婴儿单独留在澡盆中,儿童不可单独待在水缸、水桶、浴池边;②教育儿童不可单独或与小朋友去江河、池塘边玩耍;③开展游泳安全知识教育,让他们了解溺水的预防知识,掌握一些自救和互救的方法技能。

（六）住院期间的意外事故及预防

病房的设施应考虑患儿的安全,预防意外事故的发生:阳台护栏要高过儿童的肩部,病房窗户外面应有护栏网。能下地活动的患儿不能单独到阳台或楼梯处玩耍,以防发生意外。药柜要上锁,钥匙有专人保管,患儿不能进入杂物室等,以免沾染污物。

要积极预防医疗差错,严格执行各项查对制度,坚持各项操作规范化,给患儿做各种治疗时,要有一定的安全保护技巧,以防发生脱针、断针等意外;对不能自理的患儿,测体温时应有人在旁守护。患儿离开病房外出时,应有工作人员陪同。

第五节 儿童计划免疫

儿童计划免疫是根据儿童的免疫特点和传染病发生情况制订的免疫程序,有针对性地将生物制品接种到人体中,提高易感者的特异免疫力。包括基础免疫和加强免疫,是预防、控制和消灭相应传染病发生的关键措施。

一、计划免疫的种类

(一) 主动免疫及常用制剂

指给易感者接种特异性抗原,以刺激机体产生特异性免疫抗体,从而产生主动免疫力。这是预防接种的主要内容。主动免疫制剂在接种后经过一定期限才能产生抗体,但抗体持续的时间较久,一般为1~5年。在完成基础免疫后,还要适时地安排加强免疫,巩固免疫效果。

主动免疫制剂统称为疫苗,按其生物性质可分为灭活疫苗、减毒活疫苗、类毒素疫苗、组分疫苗及基因工程疫苗。

(二) 被动免疫及常用制剂

未接受主动免疫的易感者在接触传染病后,可给予相应的抗体,使之立即获得免疫力,称之为被动免疫。被动免疫时,抗体留在机体中的时间短暂,一般约3周,故只能作为暂时预防和用于治疗。例如,给未注射麻疹疫苗的麻疹易感儿注射丙种球蛋白以预防麻疹;受伤时注射破伤风抗毒素以预防破伤风。

被动免疫制剂包括特异性免疫球蛋白、抗毒素、抗血清。此类制剂来源于血清,对人体是一种异型蛋白,注射后容易引起过敏反应或血清病,特别是重复使用时,更应慎重。

二、计划免疫程序

儿童计划免疫(简称"计划免疫")是指科学地规划和严格实施对所有婴幼儿进行的基础免疫(即全程足量的初种)及随后适时的"加强"免疫(即复种),以确保儿童获得可靠的免疫。我国明确规定:中华人民共和国境内的任何人均应按照有关规定接受预防接种。并且对儿童实施预防接种证制度,使接种对象和接种项目能够准确、及时,避免发生错种、漏种和重种,我国1岁以内婴儿计划免疫程序见表11-3-1。

表11-3-1 我国1岁内婴儿计划免疫实施程序表

预防病名	结核病	脊髓灰质炎	麻疹、风疹	百日咳、白喉、破伤风	乙型肝炎	乙型脑炎
免疫原	卡介苗(减毒活结核菌混悬液)	脊髓灰质炎减毒活疫苗糖丸	麻风减毒活疫苗	百日咳菌苗、白喉类毒素、破伤风类毒素混合制剂	乙肝疫苗	减毒活疫苗
接种方法	皮内注射	口服	皮下注射	肌内注射	肌内注射	皮下注射
接种部位	左上臂三角肌上缘		上臂外侧	上臂外侧	上臂三角肌	上臂三角肌
初种次数	1	3	1	4	3	1
初种每次剂量	0.1ml	1丸三型混合糖丸疫苗	0.5ml	0.2~0.5ml	5μg	0.5ml
初种年龄	生后2~3天到2个月内	第2、3、4个月	8月龄	第3、4、5个月	出生时及第1、第6个月	8月龄
复种年龄	7岁、12岁复查为结核菌素阴性时复种	4岁	7岁	1岁半~2岁、7岁,用白破二联类毒素	1岁复查免疫成功者3~5年后加强。免疫失败者重复基础免疫	2岁

三、预防接种的注意事项

(一) 接种的准备工作

接种场所应光线明亮,空气流通,冬季室内应温暖。接种用品及急救用品要摆放有序。严格遵守消毒制度,要做到每人用一副注射器、一个针头,以免交叉感染。

(二) 受种者的准备

做好解释、宣传工作,消除紧张、恐惧心理,争取家长和儿童的合作。注射部位的局部皮肤应清洁,防止感染。接种最好在儿童饭后进行,以免晕针。

（三）严格掌握禁忌证

接种前认真询问病史及传染病接触史，必要时先做体检。

1. 一般禁忌证　急性传染病，包括有急性传染病接触史而未过检疫期者；活动性肺结核、风湿病、较重的心脏病、高血压、肝肾疾病；哮喘、荨麻疹等过敏史者；严重的湿疹或化脓性皮肤病者；有癫痫或惊厥史的儿童；慢性疾病急性发作者；以及孕妇及哺乳期妇女等。

2. 特殊禁忌证　有过敏史者慎用动物血清制品；发热或一周内每日腹泻4次以上的儿童，严禁服用脊髓灰质炎活疫苗糖丸；正在接受免疫抑制剂治疗（如放射治疗、糖皮质激素、抗代谢药物和细胞毒药物）能降低对疫苗的免疫反应，应尽量推迟常规的预防接种；近1个月内注射过丙种球蛋白者，不能接种活疫苗；各种制品的特殊禁忌证应严格按照使用说明执行。

（四）操作要点

1. 严格查对　仔细核对儿童姓名和年龄；严格按照规定的接种剂量接种；注意预防接种的次数，按使用说明完成全程和加强免疫；按各种制品要求的间隔时间接种，一般接种活疫苗后需隔4周，接种死疫苗后需隔2周，再接种其他活或死疫苗。

2. 生物制品的准备　检查制品标签，包括名称、批号、有效期及生产单位，并做好登记；检查安瓿有无裂痕，药液有无发霉、异物、凝块、变色或冻结等；按照规定方法稀释、溶解、摇匀后使用；严格无菌操作，抽吸后如有剩余药液，需用无菌干纱布覆盖安瓿口；在空气中放置不能超过2小时；接种后剩余药液应废弃，活菌苗应烧毁。

3. 局部消毒　用2%碘酊及75%乙醇消毒皮肤，待干后注射；接种活疫苗、菌苗时，只用75%乙醇消毒，因活疫苗、菌苗易被碘酊杀死，影响接种效果。

四、预防接种的反应及处理

（一）一般反应

1. 局部反应　接种后24小时左右局部会出现红、肿、热、痛，有时伴有淋巴结肿大。红肿直径在2.5cm以下为弱反应，2.6~5cm为中等反应，5cm以上为强反应。局部反应持续2~3天不等。接种活菌（疫）苗后局部反应出现晚、持续时间长。个别儿童接种麻疹疫苗后5~7天出现皮疹等反应。

2. 全身反应　于接种后5~6小时体温升高，持续1~2天，但接种活疫苗需经过一定潜伏期才有体温上升。体温37.5℃左右为弱反应，37.5~38.5℃为中等反应，38.6℃以上为强反应。此外，还伴有头晕、恶心、呕吐、腹痛、腹泻、全身不适等反应。

局部反应时，可用干净毛巾热敷；全身反应可对症处理，注意休息，多饮水。如局部红肿继续扩大，高热持续不退，应到医院诊治。

（二）异常反应

只有少数人发生，反应较重。

1. 过敏性休克　于注射后数分钟或0.5~2小时内出现烦躁不安、面色苍白、口周青紫、四肢湿冷、呼吸困难、脉细速、恶心呕吐、惊厥、大小便失禁以至昏迷。此时应使患儿平卧，头稍低，注意保暖，并立即皮下或静脉注射1:1000肾上腺素0.5~1ml，必要时可重复注射，有条件时给氧气吸入，病情稍稳定后，应尽快转至医院抢救。

2. 晕针　儿童常由于空腹、疲劳、室内闷热、紧张或恐惧等原因，在接种时或几分钟内出现头晕、心慌、面色苍白、出冷汗、手足冰凉、心跳加快等症状，重者知觉丧失、呼吸减慢。晕针是由于各种刺激引起反射性周围血管扩张所致的一过性脑缺血。此时应立即使患儿平卧，头稍低，保持安静，饮少量热开水或糖水，短时间内即可恢复正常。数分钟后不恢复正常者，可针刺人中穴，也可皮下注射1:1000肾上腺素，每次0.01~0.03ml/kg。

3. 过敏性皮疹　以荨麻疹最为多见，一般于接种后几小时至几天内出现，经服用抗组胺药物后即可痊愈。

4. 免疫系统有原发性严重缺陷或继发性免疫防御功能遭受破坏（如放射病）者，接种活菌（疫）苗后可扩散为全身感染。

（钟　平）

第四章

住院儿童护理

第一节 儿童用药特点及护理

药物是治疗疾病的一个重要手段,而药物的过敏反应、副作用和毒性作用常对机体产生不良影响。儿童处于生长发育阶段,许多脏器、神经系统发育尚不完善,儿童用药的吸收、分布、代谢和排泄都受到不同程度的影响,故儿童用药须谨慎、准确、针对性强,保证用药安全。

一、儿童用药特点

由于药物在体内的分布受体液的 pH 值、细胞膜的通透性、药物与蛋白质的结合程度、药物在肝脏内的代谢和肾脏排泄等因素的影响,儿童期用药具有下述特点。

(一)年龄不同,药物在组织内的分布及药物反应不同

不同药物进入人体内后,在组织内的分布依患儿的不同年龄阶段而异。如巴比妥类、吗啡、四环素在幼儿脑浓度明显高于年长儿。患儿对药物的敏感性也与年龄有关,某些药物在一定年龄阶段可出现明显作用,在其他年龄却不显著。如吗啡对新生儿呼吸中枢的抑制作用明显高于年长儿,麻黄碱使血压升高的作用在未成熟儿中却低得多。

(二)肝脏解毒功能不足,增加了药物的毒副作用

儿童时期肝脏解毒功能不成熟,尤其新生儿、早产儿对某些药物的代谢延长,药物的半衰期延长,增加了药物的血浓度和毒性作用。如新生儿使用氯霉素可急性中毒,引起"灰婴综合征";维生素 K_3、磺胺药等与胆红素竞争结合白蛋白,新生儿黄疸时应禁用,以免间接胆红素透过血脑屏障,引起胆红素脑病。

(三)肾脏排泄功能不足

新生儿,特别是未成熟儿的肾功能尚不成熟,药物及其分解产物在体内滞留的时间延长,增加了药物的毒副作用。

(四)哺乳期幼儿可受母亲用药的影响

乳母用药后,乳汁中可以含有浓度较低的药物,一般对婴儿的影响不大,但有些药物在乳汁中含量较大,可以影响到婴儿。如苯巴比妥、地西泮、水杨酸盐、阿托品须慎用;而放射性药物、抗癌药、抗甲状腺激素药物,在乳汁中浓度较高,哺乳期应禁用。

二、药物的选择

药物有防治疾病的作用,也有产生不良反应的副作用。儿童用药应慎重选择,不可滥用,应根据儿童年龄、病情、生理、病理特点选择药物。

(一)抗生素

儿童易患感染性疾病,且常常病情急、变化快,抗感染药较常使用。应根据病种、病情、年龄选择用药。临床肯定为病毒感染者,可试用中药制剂;考虑细菌感染需使用抗生素者,要掌握好适应证,有针对性地选用。通常应用一种抗生素为宜,如感染严重也可联合用药。注意抗生素的毒副作用,长期用药有导致二重感染(真菌感染和耐药菌感染)的危险。

(二)退热药

儿童疾病中,多伴有发热表现,故常用退热药,通常使用对乙酰氨基酚,且剂量不宜过大。紧急降温时可采用安乃近滴鼻或吲哚美辛肠溶栓剂。六个月以下的婴儿退热药要慎用,尽量采用物理降温及多饮水等措施,如需用药物降温时,剂量相应减少,以免造成体温不升。

(三) 镇咳、祛痰、止喘药

婴幼儿呼吸道感染时多有咳嗽,分泌物多,痰不易咳出。咳嗽时,一般不用镇咳药,而采用祛痰药和雾化吸入法稀释痰液,配合体位引流排痰,使之易于咳出。镇咳药抑制咳嗽不利排痰,尤其像可待因、吗啡这样的强镇咳药,抑制呼吸中枢,不主张使用。止喘药如氨茶碱,对儿童有一定的兴奋作用,所以要严格按剂量计算,新生儿、小婴儿慎用。

(四) 泻药与止泻药

儿童对脱水的耐受力差,五岁以下的儿童便秘时应以饮食调节或使用开塞露、甘油栓及清洁灌肠等通便方法,不主张使用泻药,以免引起水和电解质紊乱。儿童腹泻常由多种原因引起,治疗方法除根治病因外,还可采用口服或静脉滴注补充液体,以满足身体所需;儿童腹泻时不主张将止泻药作为首选方法,而是纠正脱水及电解质紊乱、控制肠道感染、辅以助消化和调整微生态的活菌制剂(含双歧杆菌、乳酸菌等)。

(五) 肾上腺皮质激素

可与相关药物配合使用,抗炎、抗毒、抗过敏药物等。根据需要使用的时间不同,分为短疗程与长疗程。一般短期使用,如与抗生素合用适于急性严重感染,或单独应用于过敏性疾病和哮喘发作等。治疗白血病、肾病综合征、自身免疫性疾病时则疗程较长或周期性使用。较长时间使用,可影响蛋白质、脂肪、糖代谢,抑制骨骼生长,降低机体免疫力。应严格掌握使用指征,在诊断未明确时避免滥用,以免掩盖病情。剂量和疗程要适当,应及时减量,防止突然停药而出现反跳现象。此外,水痘患儿禁用激素,以防疾病扩散和加重。

(六) 镇静止惊药

在患儿高热、烦躁不安、惊厥时,选用镇静止惊药,使其安静休息,解除惊厥,利于恢复。常用地西泮、苯巴比妥、氯丙嗪、异丙嗪等。

三、药物剂量的计算

儿童用药比成人更需要剂量准确,儿童因年龄、体重差异,用药剂量差别很大,可按下列方法进行计算,并根据患儿具体情况分析用药目的、给药途径等进行适当调整。

(一) 按体重计算

按体重计算是最常用、最基本的计算方法。计算公式为:

每日(次)剂量=每日(次)每千克体重所需药量×患儿体重(kg)

需连续使用的药物,如抗生素、维生素等,按每日剂量算出后,再分数次使用。而临时对症用药,常按每次剂量计算,如退热药、镇静药等。患儿体重按实际测得值为准,年长儿按体重计算剂量如已超过成人剂量,则以成人剂量为限。

(二) 按体表面积计算

由于很多生理过程如基础代谢、肾小球滤过率等与体表面积的关系较之与体重、年龄更密切,所以按体表面积计算剂量更准确。但其方法较复杂,一般用于抗代谢药、抗肿瘤药和免疫抑制剂等药物的计算。计算公式为:

每日(次)剂量=每日(次)每平方米体表面积所需药量×患儿体表面积(m^2)

儿童体表面积可从儿童体表面积图(图11-4-1)查得,也可按以下公式计算出来:

≤30kg 儿童体表面积(m^2)=体重(kg)×0.035+0.1

>30kg 儿童体表面积(m^2)=[体重(kg)-30]×0.02+1.05

(三) 按年龄计算

用于剂量变动幅度大,不需要很精确计算的药物,如止咳药、营养药等。

(四) 按成人的剂量折算

此法一般仅用于未提供儿童剂量的药物,计算剂量一般偏小,故不常用。计算公式如下:

儿童剂量=成人剂量×儿童体重(kg)/50

(五) 中药汤剂量计算

临床可采用下列比例计算中药用量:

新生儿用成人量的1/6

婴儿用成人量的1/4~1/3

幼儿及学龄前儿童用成人量的1/3~1/2

学龄儿童用成人量的1/2~2/3

采用以上各种方法计算的结果,还要结合患儿具体情况,分析用药目的、给药途径,决定儿童具体剂量。

四、给药方法

给药方法应以保证用药效果为原则,综合考虑患儿的年龄、病种、病情,选择给药途径、给药剂型、给药时间和次数,以排除各种不利因素,减少患儿痛苦。

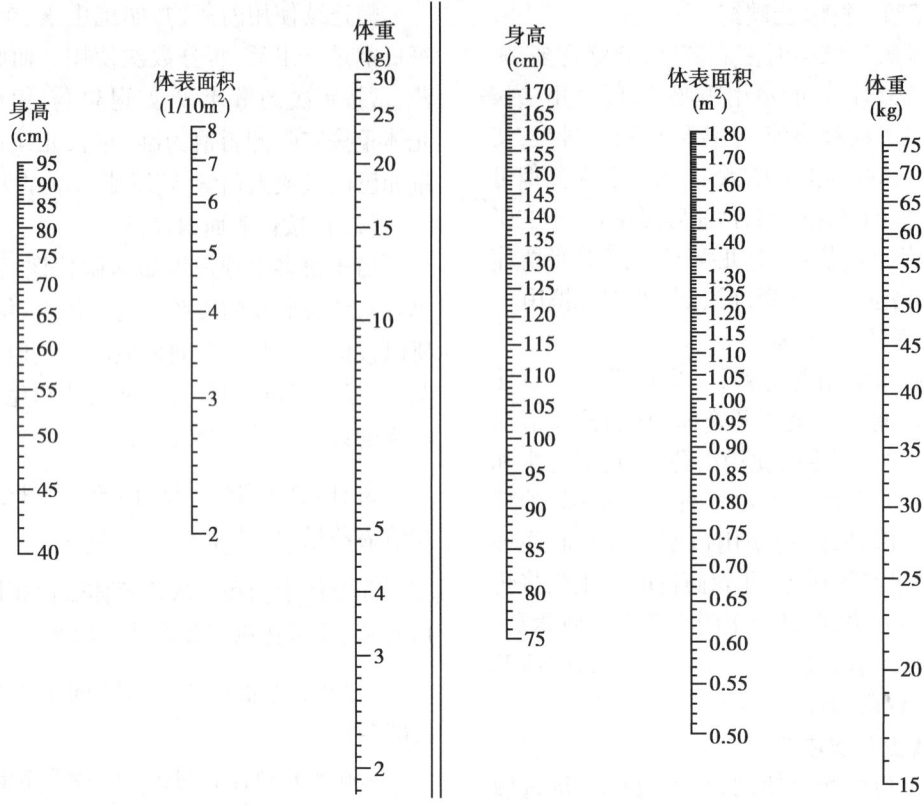

图 11-4-1 儿童体表面积图

（一）口服法

口服法是最常用的给药方法。年长儿可训练和鼓励其自己服药；年幼儿用糖浆、水剂、颗粒剂较好，也可将药片捣碎后加糖水调匀，给药时应让儿童坐起或抱起喂服，以防呛咳；神志不清、昏迷者可采用鼻饲法给药。

（二）注射法

急、重症及不宜口服的患儿多用。常用肌内注射、静脉推注及静脉滴注。其特点是能快速见效，但易造成患儿恐惧，宜在注射前作适当解释，注射中给予鼓励。肌内注射时，对不合作、哭闹挣扎的婴幼儿，可采取"三快"的特殊注射技术，即进针、注药及拔针均快，以缩短时间，防止意外发生。肌内注射次数过多时可能会造成臀部肌肉损害，可留下后遗症，影响下肢运动，应尽量减少不必要的注射用药。静脉推注多用于抢救，在推注时速度要慢，并密切观察，勿使药液外渗。静脉滴注在临床广泛使用，需根据患儿年龄、病情、药物调节滴速及用量，保持静脉的通畅。

（三）灌肠法

因药物不易吸收，小婴儿又难以保留药液，一般较少使用。操作时，先用生理盐水做清洗灌肠，或在儿童自然排便后给药。药物应加水稀释到10～30ml，用灌肠器轻轻灌入后用手捏住肛门，以防排出。

（四）外用法

外用药以软膏为多，也有用水剂、混悬剂、粉剂等。可对患儿进行适当约束，以免患儿抓摸药物，误入口、眼引起意外。滴眼药、滴鼻剂、滴耳剂都要由护理人员或保育者给儿童使用，掌握次数和剂量。

（五）其他方法

鼻饲法一般用于昏迷的患儿，用胃管灌入只能口服的药物。舌下含化、含漱、吸入等给药方法，只能用于能合作的较大患儿。

第二节　儿童体液平衡特点和液体疗法

一、儿童液体平衡的特点

（一）年龄越小，体液量所占比例越大

体液的总量分布于血浆、间质及细胞内，前两者合称为细胞外液。体液总量及分布与年龄有关。年龄愈小，体液总量相对愈多，这主要是间质液的比例较高，而血浆和细胞内液量的比例则与成人相近。不同年龄儿童的体液分布见表11-4-1。

表 11-4-1 不同年龄儿童的体液分布(占体重的%)

年龄	细胞外液		细胞内液	总量
	血浆	间质液		
足月新生儿	6	37	35	78
1岁	5	25	40	70
2~14岁	5	20	40	65
成人	5	10~15	40~45	55~60

(二) 体液组成与成人相似

生后数日内的新生儿受进奶量、环境温湿度、缺氧等多种因素影响,体内血中钾、氯、磷及乳酸偏高,钠、钙、碳酸氢盐含量偏低。其他年龄儿童细胞内、外液的主要电解质浓度与成人相似,细胞外液由血浆和间质液组成,间质液通过适当的膨胀与收缩,保持机体内环境的相对稳定。细胞外液中,主要的阳离子是 Na^+,主要的阴离子为 Cl^- 及 HCO_3^-。细胞内液电解质以 K^+ 为主要的阳离子,阴离子以 HPO_4^{2-} 及蛋白质为主,它们对维持细胞内、外液的渗透压起着重要作用。

(三) 水的代谢特点

1. 年龄越小,需水量相对越多 人体每天的需水量和热量消耗成正比,儿童代谢旺盛,需热量多,对水的需要量相对较多(表 11-4-2)。

表 11-4-2 儿童每日水的需要量

年龄	水需要量(ml/kg)
0~1岁	120~160
1~3岁	100~140
4~9岁	70~110
10~14岁	50~90

2. 水的交换率显著高于成人 婴儿水的交换率为成人的 3~4 倍,每日体内外水的交换量相当于细胞外液的 1/2,而成人仅为 1/7。由于婴儿对缺水的耐受力差,若不能及时满足机体对水的需求,容易出现脱水。

3. 不显性失水量易增加 一般情况下,消耗 100kcal(418kJ)能量,不显性失水量约为 45~55ml。儿童从皮肤和肺蒸发的不显性失水量易受外界多种因素的影响,如环境温度增高、体温升高等均可增加不显性失水量,亦增加了发生脱水的可能性。

(四) 体液调节功能较差

肾脏在维持机体水、电解质、酸碱平衡方面起重要作用。儿童肾功能不成熟,年龄越小,肾脏排钠、排酸、产氨能力越差,易发生高钠血症和酸中毒。儿童肾脏的浓缩和稀释功能明显不足,排泄同量溶质时所需水量较成人为多,尿量相对较多。儿童肾脏稀释功能相对较好,但因肾小球滤过率低,水的排泄速度慢,临床上仍有稀释不足的表现,如水的入量过多,易引起水肿和低钠血症。

二、常见水、电解质和酸碱平衡紊乱

(一) 脱水

指水分摄入不足或丢失过多所引起的体液总量尤其是细胞外液量的减少,脱水时除丧失水分外,尚有钠、钾和其他电解质的丢失。体液和电解质丢失的严重程度取决于丢失的速度及幅度,而丢失体液和电解质的种类反映了水和电解质(主要是钠)的相对丢失率。

1. 脱水的程度 脱水程度指患病以来累积的体液损失量,常以丢失液体量占体重的百分比来表示。根据临床表现综合分析、判断,将脱水分为轻、中、重三度(表 11-4-3)。

2. 脱水的性质 脱水的性质常常反映了水和电解质的相对丢失量,临床常根据血清钠及血浆渗透压水平对其进行评估。根据脱水时体液渗透压所发生的不同改变,将脱水分为等渗性脱水、低渗性脱水和高渗性脱水 3 种类型,其中高渗性脱水在临床比较少见。由于决定细胞外液渗透压的主要成分是钠,故通常用血钠浓度判定细胞外液的渗透压情况。

(1) 等渗性脱水(isotonic dehydration):是临床最为常见的一种脱水。水和电解质成比例丢失,血清钠维持在正常范围内,浓度为 130~150mmol/L,血浆渗透压正常。患儿循环血容量和间质液减少,但细胞内液量无明显变化,临床表现为一般脱水症状。多见于急性腹泻、呕吐、胃肠液引流、肠瘘及短期饥饿所致的脱水。

表11-4-3 不同程度的脱水表现

	轻度	中度	重度
失水量占体重比例	5%（50ml/kg）	5%~10%（50~100ml/kg）	>10%（100~120ml/kg）
精神状态	稍差，略烦躁	萎靡或烦躁	呈重病容，昏睡，甚至昏迷
皮肤	稍干燥、弹性稍差	苍白干燥、弹性差	发灰干燥、精神极差
眼窝和前囟	稍凹陷	明显凹陷	深凹陷，眼不能闭合
眼泪	有	少	无
口腔黏膜	略干燥	干燥	极干燥
尿量	稍减少	明显减少	少尿或无尿
休克	无	无	有

（2）低渗性脱水（hypotonic dehydration）：电解质丢失比例大于水的丢失，血清钠浓度<130mmol/L，血浆渗透压低于正常。由于细胞外液渗透压低于正常，水从细胞外进入细胞内，细胞外液量进一步减少。若在失水量相等的情况下，脱水症状较其他两种类型严重，除有一般脱水体征外，因循环容量在体外丢失水向细胞内转移更进一步减少，严重者可发生血压下降，进展至休克。神经细胞水肿者，可出现头痛、烦躁不安、嗜睡、昏迷或惊厥等神经系统症状。多见于营养不良伴慢性腹泻、腹泻时补充过多的非电解质液体、慢性肾脏疾病或充血性心力衰竭患儿长期限盐并反复使用利尿药和大面积烧伤等患儿。

（3）高渗性脱水（hypertonic dehydration）：水的丢失比例大于电解质丢失，血清钠浓度>150mmol/L，血浆渗透压高于正常。由于细胞外液渗透压高，水从细胞内转移向细胞外，部分补偿了细胞外液的容量，但造成细胞内液减少。故在失水量相等的情况下，脱水症状较另外两种类型轻。在一般脱水征的基础上可因细胞内缺水而表现为烦渴、高热、烦躁、肌张力增高，甚至发生惊厥。严重高渗性脱水可致神经细胞脱水、脑血管破裂出血等，引起脑部损伤。多见于腹泻伴高热，不显性失水增多而给水不足的患儿（如昏迷、发热、呼吸增快、光疗或红外线辐射保温、早产儿等）。

（二）钾代谢异常

人体内钾主要存在于细胞内，正常血清钾维持在3.5~5.0mmol/L。

1. 低钾血症 当血清钾浓度低于3.5mmol/L时称为低钾血症。

（1）病因：①钾的摄入量不足；②由消化道丢失过多，如呕吐、腹泻、各种引流或频繁灌肠而又未及时补充钾；③钾在体内分布异常，如碱中毒、胰岛素治疗时钾向细胞内转移等。

（2）临床表现：①神经肌肉兴奋性降低，表现为骨骼肌、平滑肌及心肌功能的改变，如肌肉软弱无力，重者出现呼吸肌麻痹或麻痹性肠梗阻、胃扩张；膝反射、腹壁反射减弱或消失。②心血管功能障碍：出现心律紊乱、心肌收缩力降低、血压降低，甚至发生心力衰竭；心电图表现为T波低宽、出现U波、QT间期延长、T波倒置以及ST段下降等。③肾功能障碍：低钾使肾脏浓缩功能下降，出现多尿，重者有碱中毒症状。

（3）治疗：①治疗原发病；②补钾。轻症多食入含钾丰富的食物，必要时口服氯化钾每日200~300mg/kg。严重低钾血症需通过静脉输液补钾，全日总量一般为100~300mg/kg（10%氯化钾1~3ml/kg），应均匀安排在全日静脉所需液体中，浓度小于0.3%（新生儿0.15%~0.2%），每日补钾总量静滴时间不少于8小时，并注意见尿补钾的原则，严禁静脉推注。在补钾时应严密观察病情，监测血清钾浓度，有条件者给予心电监护。当患儿能经口进食时，尽快停止静脉输液的给药途径，而改为口服。一般补钾需持续4~6天，以协助细胞内钾的恢复。

2. 高钾血症 血清钾浓度>5.5mmol/L时称为高钾血症。

（1）病因：①钾摄入量过多：如输入含钾溶液速度过多过快，静脉输入大剂量青霉素钾盐，输入库存过久的全血。②肾排钾减少：肾衰竭、尿路梗阻、肾上腺皮质功能低下等。③钾分布异常：钾由细胞内转移至细胞外，如严重溶血、缺氧、休克、代谢性酸中毒、严重组织创伤、洋地黄中毒等。

(2) 临床表现：①心电图异常与心律紊乱：高钾血症时心率减慢而不规则，可出现室性期前收缩和心室颤动，甚至心搏停止。心电图可出现高耸的T波、P波消失或QRS波群增宽、心室颤动及心脏停搏等。②神经、肌肉症状：高钾血症时患儿精神萎靡，嗜睡，手足感觉异常，腱反射减弱或消失，严重者出现弛缓性瘫痪、尿潴留甚至呼吸麻痹。

(3) 治疗：高血钾时，所有的含钾补液及口服补钾必须终止，其他隐性的钾来源，如抗生素、肠道外营养等也应注意。应用10%葡萄糖酸钙、5%碳酸氢钠、胰岛素、呋塞米等拮抗高血钾；严重可采用阳离子交换树脂、血液透析或腹膜透析。

(三) 酸碱平衡紊乱

正常儿童血液pH值与成人一样，均为7.4，但其范围稍宽，即7.35~7.45。pH<7.30为酸中毒，pH>7.45为碱中毒。

机体在代谢过程中不断产生酸性和碱性物质，必须通过体内缓冲系统以及肺、肾的调节作用使体液pH维持在正常范围内，以保证机体的正常代谢和生理功能。细胞外液的pH主要取决于血液中最重要的一对缓冲物质，即HCO_3^-和H_2CO_3两者含量的比值。正常HCO_3^-和H_2CO_3比值保持在20/1。当某种因素促使两者比值发生改变或体内代偿功能不全时，体液pH值即发生改变，超出7.35~7.45的正常范围，出现酸碱平衡紊乱(acid-base imbalance)。肺通过排出或保留CO_2来调节血液中碳酸的浓度，肾负责排酸保钠。肺的调节作用较肾为快，但两者的功能均有一定限度。当肺呼吸功能障碍使CO_2排出过少或过多、使血浆中H_2CO_3的量增加或减少所引起的酸碱平衡紊乱，称为呼吸性酸中毒或碱中毒。若因代谢紊乱使血浆中H_2CO_3的量增加或减少而引起的酸碱平衡紊乱，则称为代谢性酸中毒或碱中毒。出现酸碱平衡紊乱后，机体可通过肺、肾调节使HCO_3^-/H_2CO_3的比值维持在20/1，即pH维持在正常范围内，称为代偿性代谢性(或呼吸性)酸中毒(或碱中毒)；如果HCO_3^-/H_2CO_3的比值不能维持在20/1，即pH低于或高于正常范围，则称为失代偿性代谢性(或呼吸性)酸中毒(或碱中毒)。常见的酸碱失衡为单纯型(呼酸、呼碱、代酸、代碱)，有时亦出现混合型。

1. 代谢性酸中毒(metabolic acidosis) 由于代谢紊乱，使血浆中的HCO_3^-量减少或H^+浓度增高引起，是儿童最常见的酸碱平衡紊乱。

(1) 原因：①细胞外液酸的产生过多，常见有酮症酸中毒，肾衰时磷酸、硫酸及组织低氧时产生的乳酸增多。②细胞外液碳酸氢盐的丢失，常发生于腹泻、小肠瘘管的引流等。③血容量不足，血液浓缩，血液缓慢，组织灌注不良，缺氧和乳酸堆积；④肾血流量不足，尿量减少，引起酸性代谢产物堆积体内等。⑤氯化钙、氯化镁等酸性物质输入过多。

(2) 临床表现：根据血HCO_3^-的测定结果不同，将酸中毒分为3度：轻度(18~13mmol/L)、中度(13~9mmol/L)及重度(<9mmol/L)。轻度酸中毒的症状、体征不明显，多通过血气分析发现并作出诊断。中度酸中毒即可出现精神萎靡或烦躁不安，呼吸深长，口唇樱桃红色等典型症状。重度酸中毒则表现为症状、体征进一步加重，恶心呕吐、心率加快、昏睡或昏迷。新生儿及小婴儿因呼吸代偿功能较差，常可仅出现精神萎靡、拒奶、面色苍白等一般表现，而呼吸改变并不典型

(3) 治疗要点：①积极治疗缺氧、组织低灌注、腹泻等原发疾病；②采用碳酸氢钠或乳酸钠等碱性药物增加碱储备、中和H^+。

一般主张当血气分析的pH值<7.30时用碱性药物。所需补充的碱性溶液mmol数=剩余碱(BE)负值×0.3×体重(kg)，因5%碳酸氢钠1ml=0.6mmol，故所需5%碳酸氢钠量(ml)=(-BE)×0.5×体重(kg)。一般将5%碳酸氢钠稀释成1.4%的溶液输入；先给予计算量的1/2，复查血气后调整剂量。纠酸后钾离子进入细胞内使血清钾降低，游离钙也减少，故应注意补钾、补钙。

2. 代谢性碱中毒(metabolic alkalosis) 由于体内H^+减少或HCO_3^-增高所引起。

(1) 原因：①过度的氢离子的丢失，如严重呕吐或胃液引流导致的氢和氯的丢失，最常见为先天性肥厚性幽门狭窄；②摄入或输入过多的碳酸氢盐；③低钾时，降低了细胞外液H^+浓度。

(2) 临床表现：轻度无明显症状，重症者表现为呼吸抑制，精神差。当因碱中毒致游离钙降低时，可引起抽搐；有低血钾时，可出现相应的临床症状。

(3) 治疗要点：①去除病因；②停用碱性药物，纠正水、电解质平衡失调；③静脉滴注生理盐水；④重症者给予氯化铵静脉滴注。

3. **呼吸性酸中毒**(respiratory acidosis) 因通气障碍致使体内 CO_2 潴留及 H_2CO_3 增高而引起。

（1）常见原因：①呼吸道阻塞；②肺和胸腔疾患；③呼吸中枢抑制；④呼吸肌麻痹或痉挛；⑤呼吸机使用不当所致 CO_2 潴留。

（2）临床表现：常有低氧血症和呼吸困难，高碳酸血症可引起血管扩张，颅内出血，颅内血液增加，致头痛及颅内压增高。

（3）治疗要点：以去除病因为主，积极采取措施改善通气，解除呼吸道阻塞。根据患儿病情需要，可行气管插管或切开人工辅助呼吸、低流量氧气吸入等。对有呼吸中枢抑制者酌情给予呼吸兴奋剂。

4. **呼吸性碱中毒**(respiratory alkalosis) 因通气过度致使体内 CO_2 减少过多，H_2CO_3 下降而引起。

（1）原因：剧烈啼哭、高热、中枢神经系统疾病、水杨酸制剂中毒及肺炎等所致的通气过度，均可使血中 CO_2 过度减少；低氧、贫血、CO 中毒时呼吸加快，也可使 $PaCO_2$ 降低出现碱中毒。

（2）临床表现：突出表现为呼吸深快，其他症状与代谢性碱中毒相似。

（3）治疗要点：积极消除病因，碱中毒可随呼吸改善而逐渐恢复。对伴有其他电解质紊乱者应采取相应措施，予以纠正。

三、液 体 疗 法

（一）常用溶液

1. **非电解质溶液** 以5%葡萄糖等渗溶液最为常用。因输入体内的葡萄糖被迅速氧化，并供给能量或转变成糖原储存，很快变成无张力，不能维持渗透压，因此在输液时被视为无张溶液，用于补充水分和部分热量。

2. **电解质溶液** 由不同电解质以不同比例配制的多种溶液，起到补充液体容量，调整体液渗透压，纠正酸、碱失衡的作用。

（1）生理盐水（0.9%氯化钠）和复方氯化钠：均为等渗液。生理盐水含 Na^+ 及 Cl^- 各154mmol/L，其中 Na^+ 的含量与血浆近似，但 Cl^- 的含量较血浆高，当大量输入时可使血 Cl^- 升高而有加重酸中毒的危险。

（2）碱性溶液：用于纠正酸中毒，主要有碳酸氢钠和乳酸钠。

（3）氯化钾：用于钾的补充，使用时须严格掌握稀释浓度，禁忌静脉直接推入，以免造成心肌抑制。

3. **混合溶液** 临床应用液体疗法时，常将各种等张溶液按不同比例配置成混合溶液，以满足患儿不同病情时输液的需要。常用混合溶液的配置见表11-4-4。

表11-4-4 几种常用混合溶液的配置方法

溶液种类	5%或10%葡萄糖(ml)	10%氯化钠(ml)	5%碳酸氢钠（或11.2%乳酸钠）(ml)	电解质渗透压（张力）
2:1含钠液	加至500	30	47(30)	等张
1:1液	加至500	20	--	1/2张
1:2液	加至500	15	--	1/3张
1:4液	加至500	10	24(15)	1/5张
2:3:1液	加至500	15	33(20)	1/2张
4:3:2液	加至500	20	--	2/3张

注：为了配置简便，加入的各液量均为整数，配成的是近似的溶液

4. **口服补液盐**(oral rehydration salts, ORS) 由世界卫生组织推荐使用的一种溶液，临床用以治疗急性腹泻合并脱水。其中电解质成分及浓度分别为：常用的配方为氯化钠2.6g，枸橼酸钠2.9g，氯化钾1.5g，葡萄糖13.5g加水至1000ml制成，其电解质的渗透压为245mmol/L，张力为2/3。

（二）补液方法

液体疗法的目的是纠正水、电解质和酸碱平衡紊乱，以恢复机体的正常生理功能。补液总量包括补充累积损失量、继续损失量及生理需要量3部分。

1. **补充累积损失量** 即补充自发病以来丢失的水和电解质的总液量。

(1) 补液量：根据脱水程度决定补液量。轻度脱水约 50ml/kg；中度脱水 50～100ml/kg；重度脱水 100～120ml/kg。婴幼儿给予计算结果的 2/3 量，学龄前及学龄期儿童给予 3/4 量。

(2) 补液种类：根据脱水性质决定补何种液体。低渗性脱水补 2/3 张含钠液；等渗性脱水补 1/2 张含钠液；高渗性脱水补 1/3～1/5 张含钠液。对暂不能确诊脱水性质的患儿，先按等渗性脱水给予补充，待检验得出结果，再行调整。

(3) 补液速度：补液的速度取决于脱水程度，原则上应先快后慢。但对伴有休克的重度脱水患儿需迅速扩充血容量，改善肾功能。应在输液开始，先从补液总量中按 20ml/kg 给予等渗含钠液（生理盐水或 2:1 液），于 30～60 分钟快速静脉输入，总量不超过 300ml，累积损失量在 8～12 小时内完成。在循环改善出现排尿后应及时补钾。

2. 补充继续损失量　指补充液体治疗开始后，由于呕吐、腹泻等情况继续丢失的液体量。补液量应根据实际损失量补充，即"丢多少，补多少"，大腹泻患儿的大便量较难准确估计，一般按 10～40ml/kg 估计，适当增减；常用 1/3～1/2 张溶液。此部分损失量同生理需要量一起在补完累积损失量后的 12～16 小时内均匀输入，每小时 5ml/kg。

3. 补充生理需要量　指补充基础代谢所需要的量，每日约为 60～80ml/kg，尽量口服补充，口服困难者，可静脉补给 1/4～1/5 张液体，补液速度同继续损失量。

综合以上三部分，第一天的补液总量为：轻度脱水 90～120ml/kg，中度脱水 120～150ml/kg，重度脱水 150～180ml/kg。第二天以后的补液一般只补继续损失量和生理需要量，于 12～24 小时内均匀输入，能口服时尽量口服。

(三) 补液护理

1. 评估患儿、解释目的　补液前全面了解患儿的病情、补液目的及其临床意义；熟悉常用溶液的成分、作用及配制；向患儿家长解释补液目的，以取得合作；对于患儿亦应做好鼓励和解释工作，以消除其恐惧心理；对不合作的患儿加以适当约束或给予镇静剂。

2. 合理安排 24 小时输液量　根据病情及输入液体的性质，遵循"急需先补、先快后慢、见尿补钾"的原则分期分批输入。

3. 严格掌握输液速度，明确每小时的输入量，计算出每分钟输液滴数，并随时检查，防止输液速度过速或过缓。有条件最好使用输液泵，以保证 24 小时的液体总量精确地输入体内。

4. 密切观察病情

(1) 密切观察生命体征：若出现烦躁不安、脉率增快、呼吸加速等，应警惕是否有输液量过多或者输液速度太快，发生心力衰竭和肺水肿等情况。

(2) 观察脱水情况：注意患儿的意识状态，有无口渴、皮肤及黏膜干燥、有无眼窝及前囟凹陷，尿量多少，呕吐及腹泻次数及量等，比较治疗前后脱水的变化。

(3) 观察酸中毒表现：注意患儿面色及呼吸改变，小婴儿有无精神萎靡。注意酸中毒纠正后，因血浆稀释、离子钙降低，可能出现低钙惊厥。

(4) 观察低血钾表现：注意观察患儿有无面色及肌张力改变，有无心音低钝或心律不齐、腹胀、腱反射减弱或消失等。按照见尿补钾的原则，严格掌握补钾的浓度和速度，绝对不可静脉推入。

5. 准确记录液体出入量　记录 24 小时液体入量包括静脉输液量、口服液体量及食物中含水量；液体出量包括尿量、呕吐量、大便丢失的水分和不显性失水。

第三节　儿科健康评估特点

儿童的生理、心理均处于不断发展的过程中，儿童年龄越小，越不能配合，因此，儿科的健康评估在许多方面与成人不同。在评估儿童健康状况时必须掌握其身心特点，运用评估技巧，以获得全面、正确的主观和客观资料，为制订治疗和护理方案打下良好的基础。

一、健康史采集

(一) 健康史内容

1. 一般资料　包括儿童姓名、乳名、性别、年龄（新生儿记录日龄，婴儿记录月龄，年长儿记录到几岁几个月）、民族、入院日期、父母或抚养人的一般情况，病史代述者与患儿的关系等。

2. 主诉和现病史　指到医院就诊的主要原因。了解疾病发生的时间、经过、部位、性质及检查治疗等情况。

3. 个人史

（1）出生史：出生史包括：①母孕情况：要了解患儿系第几胎、第几产、母孕期间健康状况。②分娩经过：了解患儿系足月产还是早产或过期产、平产或难产。③出生情况：了解患儿出生时有无窒息、产伤，了解患儿出生时体重及评分情况。

（2）喂养史：了解患儿系母乳喂养还是人工喂养，如系人工喂养，则要了解喂何种乳品，如何配制，每日喂哺次数及量，何时断奶，是否添加辅食，添加的品种数量及食欲情况。了解年长儿有无偏食、挑食及零食习惯，对于婴幼儿及营养性、消化性疾病的儿童常可通过询问喂养情况而了解或发现病因。

（3）生长发育史：包括患儿体重、身高，何时能抬头、会笑，何时能独坐、独走，何时能叫爸妈，囟门闭合时间，乳牙萌出时间，学龄儿童在校学习成绩和行为表现等。

4. 既往史

（1）既往一般健康状况。

（2）疾病史：患儿曾患过何种疾病，是否患儿童常见传染病，患病时间及治疗情况，是否有手术史。

（3）预防接种史：包括何时接受过何种预防接种，具体接种次数，接种疫苗后有无反应，凡属常规接种的疫苗都要逐一询问。

（4）食物或药物过敏史：了解患儿是否对食物、药物或其他物质过敏。

5. 日常活动情况　主要了解儿童平时活动环境、卫生习惯、睡眠情况、大小便情况及户外活动情况；对较大儿童还要了解有无特殊嗜好及特殊行为问题

6. 家族史　家族是否有遗传性疾病，父母是否近亲结婚，家庭其他成员的健康状况等。

7. 心理-社会状况

（1）患儿的性格特征，是否开朗、活泼、好动或喜静、孤僻等。

（2）患儿及家庭对住院的反应，是否了解住院的原因、对医院环境能否适应、对治疗护理能否配合、对医务人员是否信任等。

（3）患儿父母的年龄、职业、文化程度、健康状况等。

（4）父母与患儿的互动方式。

（5）家庭经济状况、居住环境、有无宗教信仰等。

（6）学龄儿童在校学习情况及与同伴间的关系等。

（二）健康史采集注意事项

收集资料时，要态度和蔼，动作轻柔，精神集中，耐心细致。可采取开放式提问与重点提问相结合的方法，注意倾听，不随意打断家长的叙述，不使用暗示性语言和医学术语。对年长儿可让其补充叙述病情，以取得直接的感受。

在收集健康史的过程中态度要和蔼亲切，语言要通俗易懂，不使用暗示语言引导家长做出护理人员期待的回答，注意倾听，注重与家长的沟通，要关心家长与孩子，取得对方的信任，对年长儿可让其补充叙述病情，以获取全面、正确的主、客观资料，对制订护理计划打下良好的基础。病情危重时，应简明扼要地询问主要病史，边询问、边检查、边抢救，在病情稳定后再详细询问。

二、身　体　评　估

身体评估的目的是通过对身体进行全面检查，对患儿在身心、社会方面的功能进行评估，为制订护理计划提供依据。与成人体检不同的是，应注意儿童生长发育情况，并取得患儿及其家长的合作。

（一）体格检查的内容

1. 一般外表　营养发育状况、神志、表情，对外界刺激的反应，皮肤颜色、体位、行走姿势及语言能力等。

2. 一般测量　体温、脉搏、呼吸、血压、体重、身长，必要时测头围、胸围等。

3. 淋巴结　检查枕部、耳后、耳前、颌下、颈前、腋窝、腹股沟等部位的浅淋巴结，同时注意淋巴结的大小、数目、软硬度，有无粘连及压痛。

4. 头部

（1）头颅：观察头颅大小、形状、枕部有无枕秃，前囟大小、紧张度及闭合时间，颅骨有无软化及缺损，新生儿有无产瘤、血肿。

（2）面部：有无特殊面容、眼距宽窄、鼻梁高低。

（3）眼：眼裂是否对称，眼睑有无水肿、下垂，眼球突出、斜视、结膜充血、巩膜黄染、眼分泌物、角膜浑浊、瞳孔大小、形状、对光反应。

（4）耳：检查双耳有无畸形及分泌物，乳突有无红肿、压痛，有无外耳道牵拉痛。

（5）鼻：观察鼻形、有无鼻腔分泌物、出血及通气情况。

（6）口腔：气味、口唇颜色、湿度，有无干裂、破溃，口腔黏膜有无溃疡、出血点、麻疹黏膜斑、鹅口疮，牙齿数目、有无龋齿，舌苔颜色、厚薄、有无杨梅舌，扁桃体是否肿胀、有无分泌物等。

5. 颈部　有无斜颈，活动是否自如，甲状腺有无肿大，气管是否居中，颈静脉有无怒张。

6. 胸部　观察胸廓的形态有无异常，胸廓两侧是否对称，有无心前区隆起及呼吸运动异常。

（1）肺部：望诊呼吸频率和节律有无异常，有无呼吸困难和呼吸深浅的改变；触诊语颤有无改变；叩诊有无异常的浊音、鼓音或实音；听诊呼吸音是否正常，有无啰音。

（2）心脏：望诊心前区有无隆起，心尖冲动的位置、范围、性质；触诊有无震颤；叩诊心界大小；听诊心率、节律、心音强度、有无杂音。

7. 腹部　腹部大小及形状，腹壁有无静脉曲张、肠蠕动波或肠型，有无压痛或肿块，肝脏的大小，肠鸣音是否正常，新生儿应注意脐部有无出血、分泌物、炎症、脐疝。

8. 脊柱和四肢　脊柱有无畸形、压痛，活动有无障碍；四肢有无畸形，如O或X形腿。

9. 外生殖器及肛门　有无畸形，有无隐睾及疝等。

10. 神经反射　是否存在正常的深、浅反射，有无颈项强直等病理反射，新生儿应检查拥抱反射、吸吮反射等特殊的反射。

（二）体格检查的注意事项

1. 体格检查用品齐全、适用　房间阳光充足，温度适中，安静；检查者的手要保持清洁、温暖；态度和蔼、动作轻柔，面带微笑呼唤患儿的乳名或小名，用手轻轻抚摸患儿，用听诊器或玩具逗患儿以消除恐惧感，同时观察患儿的精神状态、对外界的反应及智力等。

2. 按照年龄及检查部位给患儿采取相应的体位，为增加患儿的安全感，婴幼儿可坐或躺在家长的怀里检查，检查者应顺应患儿的体位。

3. 根据年龄特点及耐受程度，对体检顺序进行彻底适当调整，如检查小婴儿时，先听诊胸部和心脏，最后检查咽部；幼儿可先检查四肢后再检查其他部位。对急诊及抢救病例，边检查边抢救，重点检查生命体征及与疾病有关的部位，待病情稳定后再进行全面的检查。

三、心 理 评 估

1. 婴儿期患儿的心理评估　婴儿期是身心发展最快的时期，尤其是感知觉、语言及动作的发育，反应随月龄的增加而有所不同。护理人员应评估患儿的感知觉、语言及动作的发育。

2. 幼儿期患儿的心理评估　幼儿期语言发展快，各种心理过程可随接触范围的扩大而迅速发展，幼儿末期自主意识增强。幼儿对父母及其他亲人的爱护与照顾有着亲身的体验，依赖性增强，对陌生人、环境感到惧怕，对自己的行为感到焦虑不满，住院后产生的心理变化比婴儿期更强烈，尤其父母不陪伴时表现更加突出。此期护理人员应先熟悉患儿，评估患儿的心理状态，向其父母了解患儿表达需要和要求时的特殊方式及原有的生活习惯；运用语言或非语言沟通技巧，有意识地多与患儿进行语言交流，减少患儿的恐惧和焦虑心理。

3. 学龄前期患儿的心理评估　学龄前期儿童智能发展更趋完善，能够较为准确地认识事物，控制和调节自己行为的能力增强，住院的主要反应是对陌生环境的不习惯，对疾病住院的不理解，尤其惧怕因疾病或治疗而破坏身体的完整性，但由于自我意识的形成，表现较幼儿期温和，如悄悄哭泣，难以入睡等，能把感情更多地转移到游戏、绘画等活动中，逐渐克服惧怕心理和焦虑情绪。

4. 学龄期患儿的心理评估　此阶段患儿已进入学校学习，学校生活在他们心目中占相当的地位，住院的主要反应是因与学校及同学分离，感到孤独，怕耽误学习；因对疾病缺乏了解，患儿忧虑自己会残废或死亡；因怕羞不愿配合体格检查；也有的患儿因住院为家庭造成严重的经济负担而感到内疚。此期儿童仍对陌生人、环境及治疗感到恐惧，但因自尊心较强，独立性增加表现得比较隐匿，虽不哭闹，但更需要关怀。

5. 临终患儿的心理评估　面对儿童死亡是最困难、最痛苦的事情，心理护理的任务是帮助患儿如何面对死亡，减轻家庭失去儿童的痛苦。

临终患儿心理反应与其对死亡的认识有关。婴幼儿尚不能理解死亡，学龄前期儿童常将死亡与睡眠相混淆，学龄期儿童开始认识死亡是件可怕的事，但7~10岁儿童并不理解死亡的真正意义，不能将死亡与自己直接联系起来。因此对于10岁以下儿童来说，难以忍受的是病痛的折磨及与亲人的分离，10岁以上的儿童逐渐懂得死亡是生命的终结，普遍存在而不可逆，自己也不例外，因此惧怕死亡及死亡前的痛苦。

（周乐山　周霞）

第五章

新生儿及新生儿疾病护理

第一节 概 述

新生儿是指从脐带结扎至出生后28天内的婴儿。

一、新生儿分类

对新生儿的分类有各种不同方法,分别根据出生时胎龄、出生体重、体重与胎龄的关系及出生后的周龄而分。

1. 根据出生时胎龄分类

(1) 足月儿:指胎龄满37周和小于42周的新生儿。

(2) 早产儿:指出生时胎龄小于37周的新生儿,其中胎龄小于28周者称为极早早产儿或超未成熟儿。

(3) 过期产儿:指胎龄大于等于42周以上的新生儿。

2. 根据出生体重分类

(1) 正常体重儿:出生1小时内体重在2500~3999g之间的新生儿。

(2) 低出生体重儿:出生1小时内体重<2500g的新生儿,有早产儿和小于胎龄儿两种。其中体重<1500g者称为极低出生体重儿,低于1000g以下的称超低出生体重儿。

(3) 巨大儿:出生1小时内体重≥4000g的新生儿。

3. 根据出生体重与胎龄关系分类

(1) 适于胎龄儿:出生体重在相同胎龄平均体重的第10~90个百分位。

(2) 小于胎龄儿:出生体重在相同胎龄平均体重的第10个百分位以下者,足月小样儿是指胎龄已足月,出生体重<2500g的新生儿。

(3) 大于胎龄儿:出生体重在相同胎龄平均体重的第90个百分位以上者。

4. 根据生后周龄分类

(1) 早期新生儿:指出生1周以内的新生儿。

(2) 晚期新生儿:指出生第2~4周的新生儿。

5. 高危新生儿 指有可能发生和已发生危重情况的新生儿,高危新生儿需要密切观察和监护。

(1) 母亲疾病史:母亲有糖尿病、慢性肾脏疾病、心脏疾病、肺脏疾病、高血压、贫血、血小板减少症等;母亲过去有死胎、死产史;母亲为Rh阴性血型;羊水过多或过少;妊娠早期或晚期出血;羊膜早破和感染。

(2) 异常分娩的新生儿:如早产或过期产,急产或滞产,胎位不正,臀位产,羊水被胎粪污染,脐带过长或过短或被压迫,剖宫产。

(3) 出生时有异常的新生儿:如多胎儿、早产儿、巨大儿、小于胎龄儿,窒息、有严重先天畸形。

二、新生儿的特殊生理状态

1. 生理性黄疸 足月儿生理性黄疸多于生后2~3天出现,4~5天达高峰,黄疸程度轻重不一,一般情况好,黄疸持续7~10天消退。早产儿可延长至2~4周。

2. 生理性体重下降 出生后2~4天,由于大小便、皮肤及呼吸水分的蒸发,出现体重下降,平均比出生时下降6%~9%,称为生理性体重下降;一般4天后开始回升,7~10天恢复到出生时体重,以后体重逐渐增加。

3. 青记 一些新生儿在背部、臀部常有蓝绿色色斑,此为特殊色素细胞沉着所致,俗称青记或胎生青痣。随着年龄增长而渐退。

4. 假月经　部分女婴在出生后5~7天可出现阴道流出少量血性分泌物或黏液,称之为"假月经",可持续1周,系分娩后母亲雌激素对胎儿影响中断所致,不必作任何处理。

5. 乳房肿大　新生儿由于受母体内雌激素、孕激素等的影响,部分新生儿无论男女都可出现乳房肿胀,有的还会分泌乳汁,2~3周后自然消退,切忌挤压以免感染。

6. 粟粒疹　在鼻尖、鼻翼、颊、颜面等处,常可见到因皮脂腺堆积形成针头样黄白色的皮疹,脱皮后自然消失。

7. 新生儿红斑　常在生后1~2天内出现,原因不明。皮疹呈大小不等、边缘不清的多形斑丘疹,散布于头面部、躯干及四肢。婴儿无不适感。皮疹多在1~2天内迅速消退。

8. 马牙和螳螂嘴　在口腔上腭中线和齿龈部位,有黄白色、米粒大小的小颗粒,是由上皮细胞堆积或黏液腺分泌物积留形成,俗称"马牙"。数周后可自然消退;两侧颊部各有一隆起的脂肪垫,俗称"螳螂嘴",有利于吸吮乳汁。两者均属正常现象,不可挑破,以免发生感染。

第二节　正常足月儿的特点及护理

正常足月儿是指胎龄满37周(259天)以上,出生体重超过2500g,无任何疾病或畸形的新生儿。新生儿期是胎儿的继续,胎儿出生后生理功能需进行有利于生存的重大调整,因此必须很好掌握新生儿的特点,才能更好地护理新生儿。

【正常新生儿的特点】

(一) 新生儿外貌特征

1. 外观特点　头大,躯干长,头部与全身比例为1:4。身体常呈屈曲状,胸部多呈圆柱形,腹部呈桶状。

2. 皮肤特点　可有生理性黄疸、皮肤红斑、青记等。

3. 头面部特点

(1) 颅骨:颅骨软,骨缝未闭,具有前囟及后囟,初生时因颅骨受产道挤压,常有不同程度的变形,骨缝可重叠。

(2) 眼:生后第一天,眼常闭合,有时一睁一闭,与眼运动功能尚未协调有关,有难产史者有时可见球结膜下出血或虹膜边缘一周呈红紫色,多因毛细血管瘀血或破裂所致,数日后吸收。

(3) 鼻:鼻梁低,因鼻骨软而易弯,可见歪斜。

(4) 口腔:口唇皮肤和黏膜分界清,黏膜红润,可见"马牙"和"螳螂嘴"。舌系带有个体差异,或薄或厚,或紧或松。

(5) 耳:其外形、大小、结构、坚硬度与遗传及成熟度有关,愈成熟耳软骨愈硬。

4. 颈部　甚短,颈部皱褶深而潮湿,易糜烂。

5. 胸部　多呈圆桶状,肋间肌薄弱。

6. 腹部　多稍隆起。生后脐带经无菌结扎后,一般3~7天脱落。

7. 生殖器　生后阴囊或阴阜常有轻重不等的水肿,数日后消退。两侧睾丸多下降,也有在腹股沟中,或异位于会阴、股内侧筋膜或耻骨上筋膜处。有时可见一侧或双侧鞘膜积液,常于生后两个月内吸收。

8. 肛门　有时可见肛门闭锁。应仔细观察胎粪排出情况,必要时做肛指诊检查。

9. 脊柱和四肢　检查有无脊柱裂。四肢姿势与胎位有关。一些貌似异常者日后可逐渐恢复。

(二) 新生儿各系统特点

1. 新生儿体温调节特点　新生儿体温调节中枢功能未完善,皮下脂肪薄,体表面积相对较大,容易散热;新生儿寒冷时无颤抖反应,产热主要靠棕色脂肪的代谢。室温过高时,足月儿能通过增加皮肤水分的蒸发来散热。炎热时,有的新生儿发热,乃因水分不足,血液溶质过多,称为脱水热。新生儿正常体表温度为36~36.5℃,正常直肠温度为36.5~37.5℃。

2. 呼吸系统特点　新生儿的肋间肌较弱,膈肌相对发达,且肋骨呈水平位,肋间隙小,故新生儿以腹式呼吸为主。新生儿呼吸运动较浅表,但呼吸频率较快,约每分钟40次/分左右,如持续超过60~70次/分为呼吸急促。

3. 循环系统特点　婴儿出生后,其血液循环发生了重要的动力学改变,这主要是缘于胎儿与新生儿的循环功能解剖学上的变化。①脐血管的结扎,系人为所致。②肺的膨胀与通气使肺循环阻力降低。③卵圆孔的功能性关闭,血液仍经过动脉导管自左向右分流。足月儿平均血压为

70/50mmHg，心率波动范围大，为90～160次/分，有时可出现一过性的心率波动。进食、活动、哭闹和发热均可影响新生儿的心率，因此应在新生儿睡眠或安静的状态下测量心率。

4. 消化系统的特点　足月儿吞咽功能已经完善，但食管下段括约肌松弛，胃呈水平位，幽门括约肌较发达，易溢乳甚至呕吐。消化道面积相对较大，有利于吸收。消化道能分泌足够的消化酶，唯胰淀粉酶要生后4个月才能达到成人水平。婴儿出生后不久即可排出墨绿色胎粪，3～4天内转为过渡性大便。若生后24小时未见胎粪排出，应检查是否为肛门闭锁及其他消化道畸形。

5. 血液系统特点

（1）新生儿期血象正常值

1）血红蛋白、血细胞比容、红细胞计数：出生时血红蛋白值约为170g/L。生后1周内静脉血血红蛋白小于140g/L为新生儿贫血；血细胞比容平均为0.55，正常范围0.43～0.63；红细胞计数平均为5.5×10^{12}/L（5.5×10^6/mm^3），

2）网织红细胞计数：初生3天内网织红细胞计数为0.04～0.06，4～7天迅速下降至0.005～0.015，4～6周回升至0.02～0.08。

3）白细胞计数及分类：白细胞总数生后第一天为$(15\sim20)\times10^9$/L，3天后明显下降，5天后接近婴儿值。细胞分类变化主要是中性粒细胞与淋巴细胞比例的变化。出生时中性粒细胞约占0.65，淋巴细胞占0.30，随后白细胞总数下降，中性粒细胞比例也相应下降，生后4～6天两者比例基本相等，之后淋巴细胞占优势。

4）血小板：血小板数与成人相似。血小板计数$<150\times10^9$/L（150 000/mm^3）表示血小板减少。

（2）血容量：足月儿血容量为85～100ml/kg。

6. 泌尿系统特点　胎儿出生时已具有与成人数量相等的肾单位，但组织学上还不成熟，滤过面积不足，肾小管容积更不足，因此肾的功能仅能适应一般正常的代谢负担，潜力有限。大多数新生儿出生后不久便排尿，如生后48小时未排尿，需要检查原因。

7. 神经系统特点　新生儿脑相对较大，约占体重的10%～12%（成人约为2%），但脑沟、脑回仍未完全形成。脊髓相对较长，大脑皮质兴奋性较低。常有各种原始反射，即觅食、吸吮、伸舌、吞咽、恶心、拥抱及握持反射等。新生儿巴宾斯基征、凯尔尼格征、低钙击面征呈阳性。味觉、触觉及温度觉灵敏。

8. 免疫系统的特点　新生儿特异性和非特异性免疫功能均不成熟。皮肤黏膜薄嫩易破损；脐带残端未完全闭合，细菌容易进入血液；分泌性的IgA缺乏，易患呼吸道和消化道感染；血脑屏障发育不完善，易患细菌性脑膜炎。

【护理措施】

1. 保暖　新生儿出生后应立即用预热的毛巾擦干，并用毯子包裹。特别要重视头部的保暖。室内温度维持在24～26℃，相对湿度为55%～65%。沐浴前应提高室温，沐浴动作要快，及时擦干并迅速穿好衣服，体温不稳定或体温较低的新生儿一般不宜沐浴。

2. 保持呼吸道通畅　新生儿娩出开始呼吸之前应迅速清除口咽内黏液。新生儿应取头稍后仰体位，必要时垫肩枕，保持气道呈直线位。过度的后仰和前倾均可造成其气道受压或通气不良，影响呼吸，应避免。

3. 合理喂养　生后30分钟进行早吸吮，生后第一个24小时，让新生儿勤吸吮，每2～3小时吸吮一次，达到8～12次/24小时。鼓励按需哺喂。哺喂后婴儿宜取侧卧位，注意观察有无溢奶或呕吐，防止吸入窒息。如有母乳喂养禁忌证者，可给配方奶喂养。喂乳量根据新生儿的体重、日龄及耐受能力而定，以不发生胃潴留及呕吐为宜，遵循从小量渐增的原则，以奶后安静、无腹胀和理想的体重增长（每天增长15～30g/kg）为标准。

4. 预防感染　接触新生儿前应洗手；谢绝、劝阻患感冒和其他各种传染病的家属进入母婴同室探望；新生儿每天沐浴一次，检查皮肤的完整性及有无肛旁脓肿。每日用碘伏消毒脐带，特别注意脐带根部的消毒，检查脐带有无红肿及渗血、渗液，保持脐部清洁干燥；每次大小便后清洁会阴及臀部，防止尿布皮炎；生后24小时内接种乙肝疫苗，生后3天接种卡介苗。

5. 出生后遵医嘱肌内注射一次维生素K_1 0.5～1mg，预防出血症。因胎儿肠道内无菌，影响体内维生素K的合成。

6. 密切观察　每天要及时了解婴儿吃奶、大小便及睡眠情况。注意面色、呼吸和体重的变化。

7. 健康教育

（1）提倡母乳喂养：向家长宣传母乳喂养的

优点,指导合理喂养。

（2）防治感染:房间定时通风换气,接触婴儿前认真洗手,勤换衣裤,保持皮肤清洁,保持口腔清洁。

（3）向家长介绍保暖、更换尿裤、沐浴的知识。

（4）告知家长生后需常规进行新生儿筛查,早期发现苯丙酮尿症、先天性甲状腺功能减退症等先天性代谢缺陷病。

第三节 早产儿的特点和护理

早产儿是指胎龄<37周(<259天)的新生儿,出生体重在1000g到1499g之间的早产儿称为极低出生体重儿,出生体重<1000g称为超低出生体重儿。

【早产儿的特点】

1. 外表特点

（1）头部:头大,头长为身长的1/3。囟门宽大,颅缝可分开,头发呈短绒样,耳郭软,缺乏软骨,耳舟不清楚。

（2）皮肤:呈鲜红薄嫩,水肿发亮,胎毛多(胎龄越小越多),胎脂丰富,皮下脂肪少,趾(指)甲软,不超过趾(指)端。

（3）乳腺结节:无结节或结节小于4mm。

（4）足纹:足底纹理少。

（5）外生殖器:男性睾丸未降或未全降至阴囊,女性大阴唇不能盖住小阴唇。

2. 生理特点

（1）出生后的体重:早产儿出生后第一周的生理性体重减轻可下降10%~15%,超低出生体重儿的体重下降可增加到20%。一周后,早产儿体重开始恢复,<1500g的早产儿可延迟至2~3周才恢复至出生体重。

（2）体温调节功能差:早产儿由于体温中枢发育不成熟,体温调节功能差,棕色脂肪少,产热少,而体表面积又相对较大,同时汗腺发育不成熟,体温易随环境温度变化,常因寒冷而导致硬肿症的发生。

（3）呼吸系统:呼吸浅快不规则,易出现周期性呼吸(5~10秒短暂的呼吸停顿后又出现呼吸,不伴有心率、血氧饱和度变化及青紫)。约有30%~40%的早产儿呈现间歇性呼吸暂停及喂奶后暂时性青紫。如呼吸停止时间>20秒伴有心率<100次/分和发绀为呼吸暂停。早产儿多发生原发性呼吸暂停,胎龄越小发生率越高。其呼吸功能不稳定主要与早产儿呼吸中枢及呼吸器官未发育成熟有关。由于肺表面活性物质缺乏,易发生肺透明膜病。

（4）心血管系统:部分早产儿早期可有动脉导管开放。早产儿心率偏快,血压较低,因而定期监测血压,维持平均动脉压至少在30mmHg以上十分必要。

（5）消化系统:早产儿的胎龄越小,其吸吮力越差,甚至无吞咽反射。其贲门括约肌松弛,胃容量小,易产生溢乳、呛咳。消化能力弱而易发生呕吐、腹胀、腹泻。在缺血、缺氧、喂养不当情况下易发生坏死性小肠炎。此外,由于早产儿的胎粪形成较少和肠蠕动乏力,易发生胎粪排出延迟。

（6）泌尿系统:早产儿肾小球和肾小管不成熟,处理酸性物质和水、电解质能力差。肾容易发生代谢性酸中毒。

（7）肝脏功能:早产儿肝脏不成熟,葡萄糖醛酸转换酶不足,因而对胆红素代谢不完全,生理性黄疸持续时间长且较重,常引起高胆红素血症,有时甚至发生胆红素脑病。因肝功能不全,肝储存维生素K较少,Ⅱ、Ⅶ、Ⅸ、Ⅹ凝血因子缺乏,易致出血。且维生素A、维生素D储存量较少,易致贫血及佝偻病。因肝糖原转变为血糖的功能低,易发生低血糖。此外,因肝合成蛋白质的功能不足,血浆蛋白低下,易致水肿,从而增加感染和胆红素脑病的危险性。

（8）神经系统:早产儿尤易发生脑室周围白质软化(periventricular leukomalacia, PVL)和脑室周-脑室内出血(periventricular-intraventricular hemorrhage, PVH-IVH)。早产儿IVH发生率可高达65%以上,与早产儿存在着与脑发育密切相关的室管膜下胚胎生发层基质有关。

（9）免疫功能:早产儿由于体液免疫和细胞免疫均不成熟,缺乏来自母体的抗体,皮肤的屏障功能差,对感染的抵抗力弱,易引起败血症。

（10）早产儿视网膜病(retinopathy of prematurity, ROP)和慢性肺病(CLD):高浓度的给氧、氧疗时间过长可影响视网膜血管的形成,从而引起ROP。机械通气或氧疗时间长,导致早产儿的气道和肺泡受损,引起CLD,需要长期依赖氧气和反复发生呼吸道感染。

【护理诊断/问题】

1. 体温过低　与体温调节中枢发育不完善、保暖不够有关。

2. 营养失调　与早产儿吸吮、吞咽、消化功能差有关。

3. 有感染的危险　与早产儿免疫功能不足及皮肤黏膜屏障功能差有关。

4. 自主呼吸受损　与呼吸中枢发育不成熟、肺发育不良、呼吸肌无力有关。

【护理目标】

1. 患儿的体温维持正常。
2. 患儿的营养能满足机体需要。
3. 患儿未发生感染。
4. 患儿呼吸暂停得到及时处理。

【护理措施】

1. 维持体温稳定　根据早产儿的体重、成熟度及病情,给予不同的保暖措施。加强体温监测,使其皮肤温度维持在 36.5℃ 左右;体重小于 2000g 者,应尽早置于婴儿暖箱保暖。一般体重在 1501～2000g 者,暖箱温度在 32～33℃;体重 1001～1500g,暖箱温度 33～34℃;体重小于 1000g 者,暖箱温度在 34～35℃。一般暖箱相对湿度在 55%～65%;体重大于 2000g 在箱外保暖者,应给予戴帽保暖,以降低氧耗量和散热量。暴露操作应在远红外辐射台保暖下进行,没有条件者,因地制宜,采用取暖器、暖风机加强保暖,尽量缩短操作时间;维持室温在 24～26℃、相对温度在 55%～65%。

2. 保证营养摄入

(1) 合理喂养　尽早开奶,喂养以母乳为最优。用奶头进行非营养性吸吮或微量肠内喂养使肠道神经系统接受来自肠黏膜受体的信息,刺激胃肠激素的释放,从而促进胃肠道动力的成熟。若其生命体征平稳,胃肠营养可在生后第一天开始进行,从小量开始,喂乳量根据早产儿耐受力而定,以不发生胃潴留及呕吐为原则。出现呕吐、胃潴留、腹胀、血便等情况时应报告医生。喂养方法上经口喂养是最好的营养途径,但对于吸吮、吞咽不协调的早产儿则需要胃管喂养(管饲),常用的方法有间断喂养和持续喂养两种。

(2) 发育支持护理　包括避光、避声、非营养性吸吮、镇痛等措施。早产儿室应避免光线直接照射患儿,可在暖箱上使用遮光罩;减少噪声,护理人员做到走路轻、说话轻、关门轻、操作轻、监护仪设定于最小音量,及时处理监护仪报警,避免敲击暖箱,不宜在工作时间接听电话等;为了促进早产儿的自我安抚和自我行为控制,有利于早产儿神经发育,在安置早产儿体位时,可做一个"鸟巢",使其手脚能触及毛巾床单,有安全感;给患儿进行有创操作时可给予口服葡萄糖镇痛;不能经口喂养的早产儿,给予安慰奶嘴吸吮,即称为非营养性吸吮,有助于营养性行为的发育及胃肠道喂养的耐受性。告知家长营造一个安静的环境,减少光线、噪声的刺激。对宝宝进行喂奶、换尿布、擦澡时动作应轻柔。

(3) 密切观察病情　早产儿病情变化快,常出现呼吸暂停等生命体征的改变,除应用监护仪监测体温、脉搏、呼吸等生命体征外,还应注意观察患儿的进食情况、精神反应、哭声、反射、面色、皮肤颜色、肢体末梢的温度等情况。

(4) 液体管理　配制液体时,剂量要绝对精确。在输液过程中,最好使用输液泵,严格控制补液速度,定时巡回记录,防止高血糖、低血糖及液体渗漏的发生。

3. 预防感染　严格执行消毒隔离制度,每次接触早产儿前后要在流动水龙头底下洗手或用快速消毒液擦拭手部。严格执行各项无菌技术操作。室内物品定期更换消毒,防止交叉感染。工作人员相对固定,必须保持健康状态,如出现感染性疾病,即应暂时隔离,不能接触早产儿。入住暖箱的患儿,每天要更换暖箱内的湿化水,每周更换暖箱 1 次。告知家长接触婴儿前洗手,避免抱小孩到人群集中、环境嘈杂的地方去。

4. 维持有效呼吸　保持呼吸道通畅,早产儿仰卧时可在肩下放置小的软枕,避免颈部弯曲。出现发绀时应在检查原因的同时给氧,吸入氧浓度以维持动脉血氧分压 50～70mmHg 或经皮血氧饱和度在 90%～95%(<29 周的早产儿维持在 85%～92%)为宜。一旦症状改善立即停用,预防氧疗并发症。呼吸暂停者给予拍打足底、托背、刺激皮肤等处理,条件允许可放置水囊床垫,利用水振动减少呼吸暂停的发生。俯卧位可以减少早产儿呼吸暂停的发作和周期性呼吸,改善早产儿潮气量及动态肺顺应性,降低气道阻力,早产儿建议多放置俯卧位。对于呼吸暂停反复发作者可遵嘱给予氨茶碱静脉输注以兴奋呼吸。

【护理评价】

1. 患儿的体温是否维持正常。

2. 患儿的营养是否能满足机体需要。
3. 患儿是否发生感染。
4. 患儿是否发生呼吸暂停,如出现呼吸暂停是否得到及时处理。

第四节 新生儿重症监护

新生儿重症监护(neonatal intensive care unit NICU)是为了对高危新生儿进行连续监护和及时有效的抢救治疗及护理而建立的。随着NICU的建立,极大地降低了新生儿的死亡率。

一、监护的内容

1. 体温监护 体温监测一般使用水银温度计,最好测量颈部或腋下等皮肤温度,维持皮肤温度在36.5℃。置于远红外线辐射台或暖箱内的新生儿的体温监测常使用热敏电阻温度传感器监测。

2. 循环系统监护
(1) 心电监测:24小时持续监测心率、心律。观察有无心脏节律和速率的改变。设定合理的心率上下报警值,正常新生儿心率120~160次/分。一般心率>160次/分或<100次/分时应通知医生查看;对非病情因素引起的报警如婴儿活动太多、电极松脱、连接不好或导电胶干燥等均应及时处理。心率过快时应判断是否单纯由患儿烦躁和哭闹或暖箱温度过高所引起。
(2) 血压监测:有无创和有创测压法,目前多用无创监测方法,注意选择合适的袖带。一般认为出生体重为2001~4000g者,生后5天内血压≤5.3kpa(40mmHg)为过低。足月儿血压一般在50~80/30~50mmHg,早产儿应维持平均动脉压至少在30mmHg以上。
(3) 观察患儿有无皮肤苍白、花纹、发绀、四肢末端凉、毛细血管再充盈时间延长、水肿等。

3. 呼吸系统监护
(1) 观察呼吸的频率、节律、深浅度。了解患儿有无呻吟、呼吸困难以及呼吸暂停。观察患儿的面色、口唇及皮肤颜色,注意有无发绀。当呼吸>70次/分或<20次/分应及时通知医生。
(2) 血氧饱和度监测:临床上最常用的监测血氧饱和度的方法是经皮血氧饱和度监测。早产儿血氧饱和度维持在90%~95%(<29周的早产儿维持在85%~92%)为宜,血氧饱和度<85%应及时通知医生。
(3) 应用呼吸机机械通气的患儿,应了解呼吸机类型、通气方式以及相关呼吸机参数。设好呼吸机报警值,注意机器工作状态。当报警时必须检查患儿、呼吸机管路环路、气源等情况并做出相应处理。注意患儿双肺呼吸音是否对称,胸廓起伏以及是否人机同步。
(4) 血气分析:一般早产儿氧分压应维持在50~70mmHg,二氧化碳分压维持在40~50mmHg,pH 7.25~7.45。
(5) 胸片:有发绀、呼吸困难的患儿,需要拍片了解病情,常采用床旁拍片。

4. 神经系统监护
(1) 观察患儿有无烦躁不安,是否易激惹以及对疼痛刺激有无反应;评估患儿肌张力是否正常。
(2) 观察患儿前囟大小,是否平软,是否有前囟膨隆或凹陷。
(3) 观察瞳孔是否等大、等圆,对光反射是否存在以及其灵敏度。
(4) 若患儿有抽搐,应报告医生及时处理,观察并记录抽搐的性质、部位、持续时间。
(5) 相关辅助检查,如头颅B超、脑电图、CT、MRI、腰椎穿刺以及新生儿神经行为评分等。

5. 消化系统监护
(1) 观察患儿是否有腹胀、肠型;患儿是否有呕吐,如有呕吐,则需观察呕吐物的颜色、量和性状。
(2) 观察大便次数、性质、量以及是否带血等。如发现患儿排便次数增加或连续三天未排便以及大便带血等异常情况均应报告医生并处理。对于超过24小时仍未排大便者应警惕先天性无肛或肠道闭锁等先天畸形的可能。
(3) 鼻饲患儿注意观察有无胃内潴留,一般喂养前应先回抽胃液,如抽出的胃内液体达上次喂养总量的25%或出现胆汁样胃潴留物即认为是异常情况,需要减量喂养或禁食。

6. 泌尿系统监护
(1) 正常新生儿尿量为1.5~3ml/(h·kg),少尿为<1ml/(h·kg),无尿为<0.5ml/(h·kg)。一般采用称量法,即用尿湿的尿布重量减去预先称好的干净尿布重量,得数即为小便量。
(2) 测尿比重、尿糖及渗透压。
(3) 血清电解质。

7. 营养及代谢监护

(1) 每日称体重一次，要求在每天的同一时间用同样的称来测量，一般选择早上沐浴后。比较相近两日的体重变化，如发现体重增加或降低幅度过大时，应找寻原因。在排除人为因素的影响外，及时告知医生。

(2) 观察有无烦躁不安、黏膜干燥、双眼凹陷、外周血管搏动无力、心动过速、毛细血管再充盈时间延长、血压低等低血容量改变。

(3) 准确控制并记录患儿的输液量及输液速度。

(4) 按照医嘱进行喂养。喂养不耐受或经口喂养不能满足患儿的营养需要时，根据医嘱予以胃肠外营养。

二、新生儿常见的重症

1. 心力衰竭

(1) 主要表现：患儿烦躁不安或精神萎靡；呼吸急促(>60次/分)、青紫、呼吸困难、肺部干啰音或湿啰音；心动过速，安静时心率持续>150~160次/分；肝脏肋下>3cm或短期内进行性增大；食欲差或拒乳、喂奶时气促加重；晚期心衰者可表现为心动过缓、呼吸减慢、呼吸暂停等。胸部X线平片心脏扩大、心胸比例>0.6及肺水肿。

(2) 护理：治疗操作集中进行，避免患儿烦躁、哭闹及不良刺激，必要时予以镇静。限制水钠摄入，每日液体量应控制在80~100ml/(kg·d)，控制输液总量与速度。使用洋地黄、利尿药特别注意给药方法和药物剂量，密切观察毒副作用。

2. 呼吸衰竭

(1) 主要表现：呼吸频率和节律的改变，在安静时呼吸频率持续超过60次/分，或呼吸低于30次/分，出现节律改变甚至呼吸暂停，三凹征明显，伴呻吟、发绀。出现意识模糊、躁动、嗜睡甚至昏迷和抽搐。依据动脉血气分析分为：Ⅰ型呼吸衰竭：海平面，吸入室内空气时$PaO_2 \leq 6.67kPa$(50mmHg)。Ⅱ型呼吸衰竭：海平面，吸入室内空气时，$PaO_2 \leq 6.67kPa$(50mmHg)，$PaCO_2 \geq 6.67kPa$(50mmHg)。

(2) 护理：保持呼吸道通畅，根据缺氧症状及程度选择合适的给氧方式，一般先采用鼻导管给氧，如鼻导管给氧无改善，应选择面罩给氧、鼻塞CPAP或机械通气。采用机械通气时，应妥善固定气管导管，防止气管导管脱出或堵塞。加强呼吸机管道护理，注意加温(32~35℃)湿化，加强口腔护理，严格无菌操作，避免交叉感染。

3. 休克

(1) 主要表现：末梢循环不良，皮肤毛细血管再充盈时间延长，前臂内侧>3秒，足跟部>5秒，指端发凉；皮肤颜色苍白或花纹，股动脉搏动减弱甚至摸不到；心音低钝，心率增快>160次/分或心率减慢<100次/分；反应低下，嗜睡或昏睡，或先激惹后转为抑制，肢体肌张力减弱；低体温，皮肤硬肿；血压下降，足月儿<6.67kPa(50mmHg)，早产儿<5.53kPa(40mmHg)，脉压变小；尿量减少，每小时<1ml/kg。

(2) 护理：注意保温，密切监测神志、心率、血压、皮肤颜色、四肢末端温度、尿量等。一旦诊断休克，立即予以生理盐水扩容，一般为20ml/kg。

4. 弥散性血管内凝血

(1) 主要表现：出血(常见皮肤瘀斑，脐残端、注射部位渗血不止，消化道出血，肺出血，甚至广泛内脏出血、颅内出血)、休克、器官功能障碍和溶血性贫血。

(2) 护理：各项操作动作轻柔。尽量减少穿刺机会，避免肌内、皮下注射，各项穿刺后延长压迫时间。静脉穿刺时用宽脉压带，尽量缩短压脉带使用时间，避免皮肤摩擦及肢体受挤压而引起出血。测血压时控制袖带压力，以免造成皮下出血。如患儿出现消化道出血，呕吐咖啡色或鲜红色胃内容物时，即给予胃管插入，胃肠减压，胃管注入止血药等。使用肝素时注意观察出血情况是减轻或加重，以指导用药。在肝素抗凝过程中，补充新鲜凝血因子，并注意观察输血反应。

5. 新生儿肺出血

(1) 主要表现：患儿病情突然恶化，表现为烦躁不安，皮肤发绀、苍白，反应差，血氧饱和度不升，心率减慢，常伴有低血压，或可见皮肤出血斑，穿刺部位不易止血。当呼吸困难加重，胸部出现三凹征，有时伴呼吸暂停和青紫，肺部出现细湿啰音，此时肺出血已发生。约有50%患儿从鼻孔或口腔流出或喷出血性分泌物或棕色液体，或于气管插管时流出或吸出泡沫样血性液。

(2) 护理：注意保暖；保持呼吸道通畅，合理用氧；肺出血患儿机械通气时需要选择较高的吸气峰压和呼气末正压，达到压迫性止血的目的。

6. 急性肾衰竭

(1) 主要表现：表现为少尿或无尿、电解质紊乱、代谢性酸中毒、氮质血症等。

（2）护理：注意监测尿量的变化，控制输液量。

第五节　新生儿窒息

新生儿窒息是指生后不能建立正常的自主呼吸而导致低氧血症、高碳酸血症、代谢性酸中毒和全身多脏器损伤。本病是新生儿死亡的主要原因。全世界每年近 400 万新生儿死亡中约有 23% 死于出生时窒息。

【护理评估】

（一）健康史

1. 病因

（1）孕母因素：孕妇有妊娠高血压或先兆子痫、糖尿病、心脏病、肾脏病、肺部及肝脏疾病、孕妇吸毒、胎膜早破、羊膜炎、羊水过多（凡在妊娠任何时期内羊水量超过 2000ml 者）或者过少（妊娠足月时羊水量少于 300ml 者）、孕妇感染、低龄或高龄初产（年龄<16 岁或者>35 岁）、急性失血等。

（2）胎盘-胎儿因素和脐带异常：前置胎盘、胎盘早剥、胎盘老化、早产儿、巨大儿、胎儿畸形或异常、羊水胎粪污染、脐带脱垂、绕颈、打结、过短或牵拉等。

（3）分娩因素：臀先露或其他异常先露、急产、滞产、头盆不称、急诊剖宫产、产钳或吸引器助产，产程中麻醉药、镇痛药、催产药使用不当。

2. 主要表现　窒息新生儿可能出现以下一种或几种临床表现：

（1）呼吸抑制：主要是脑供氧不足所致。

（2）肌张力低下：主要是脑、肌肉和其他器官供氧不足所致。

（3）心动过缓：心肌或脑干供氧不足所致。

（4）呼吸增快：胎儿肺液吸收障碍所致。

（5）由于血氧不足所致持续性发绀或脉搏氧饱和度仪显示低氧饱和度。

（6）低血压：心肌缺氧、失血或在出生前和过程中胎盘回流血量不足所致。

（二）身体状况

1. 胎儿窘迫的表现　早期表现为胎动过多，>20 次/24 小时，胎心率≥160 次/分，晚期胎心率减慢，胎心率<100 次/分提示胎儿危险。胎动减少，进而消失。

2. 窒息程度判定　以生后 1 分钟内的 Apgar 评分为标准。Apgar 评分包括 5 个方面的内容，即心率（心率无评 0 分，<100 次/分评 1 分，>100 次/分评 2 分）、呼吸（无呼吸评 0 分，呼吸慢、不规则评 1 分，正常、哭声响亮评 2 分）、肌张力（松弛评 0 分，四肢屈曲评 1 分，四肢活动好评 2 分）、皮肤颜色（青紫或者苍白评 0 分，躯干红、四肢青紫评 1 分，全身红评 2 分），Apgar 评分 8~10 分为正常，4~7 分为轻度窒息，0~3 分为重度窒息。1 分钟评分反映窒息程度，生后 5 分钟的评分对判断预后相当重要。

3. 并发症

（1）呼吸系统：易发生肺透明膜病、肺出血、羊水或胎粪吸入综合征。

（2）消化系统：应激性溃疡、坏死性小肠结肠炎（腹胀、呕吐、腹泻、便血等表现）。

（3）循环系统：持续性肺动脉高压、缺氧缺血性心肌损害。

（4）泌尿系统：肾功能不全、肾衰竭及肾静脉血栓形成等。

（5）代谢方面：低血糖或高血糖、低钠血症、低钙血症、低氧血症、高碳酸血症或代谢性酸中毒等。

（6）中枢神经系统：缺氧缺血性脑病和颅内出血

（7）血液系统系统：DIC、血小板减少。

（三）辅助检查

血气分析可显示低氧血症、代谢性酸中毒或呼吸性酸中毒；检测血糖有无低血糖（血糖<2.2mmol/L）或高血糖（血糖>7.0mmol/L）；检测血电解质有无低钙（血清总钙<1.75mmol/L，血清游离钙<1mmol/L）、低钾（血清钾<3.5mmol/L）、低血钠（血钠<130mmol/L）等。

（四）心理社会评估

评估家长的文化程度、家庭的经济状况，判断家长对窒息病因及预后的了解程度；评估家长有无焦虑。

【护理诊断/问题】

1. 自主呼吸受损　与窒息缺氧有关。

2. 体温低于正常　与窒息缺氧有关。

3. 潜在并发症：多脏器功能损害。

4. 焦虑　与家属担心预后不良有关。

【护理目标】

1. 患儿能恢复有效的自主呼吸。

2. 患儿的体温正常。

3. 患儿不发生多脏器功能损害或发生多脏器功能损害时得到及时发现和处理。

4. 患儿家长的焦虑减轻。

【护理措施】

1. 复苏

（1）复苏的准备和复苏方案：由经过窒息复苏培训的医生和护士共同组成复苏小组，准备好复苏需要的设备和物资，如辐射台、毛巾、听诊器、时钟、氧气源、复苏气囊、面罩、各种型号的一次性吸引管、负压吸引器、胃管、喉镜（0号和1号镜片）、吸引球、胎粪吸引器、气管导管（内径为2.5mm、3.0mm、3.5mm、4.0mm四种型号）、无菌手套、肾上腺素、生理盐水、10ml注射器、脉搏氧饱和度监测仪和新生儿传感器。采用ABCDE复苏方案：A为清理呼吸道，B为建立呼吸，C为维持正常循环，D为药物治疗，E为评估。评估主要基于以下3大指标：心率、呼吸、血氧饱和度。

（2）复苏的流程

1）最先的评估：复苏前先了解下面四个问题：①足月否？早产儿因为肺发育不成熟，不容易建立有效的呼吸。②羊水清亮吗？羊水应该是清亮的，不应该有胎粪。③有哭声或有呼吸吗？有力的哭声表示有呼吸。婴儿有时有单次或多次深吸气预示着严重的呼吸和神经抑制，为喘息样呼吸。④肌张力好吗？足月儿应四肢屈曲且有活动。

2）初步复苏：任何一项否即行初步复苏。方法为：①娩出后应立即将新生儿置于预热好的辐射台上。②摆好体位，使颈部呈轻度仰伸。③清理气道，用吸引球吸，先口后鼻。④擦干全身，并拿开湿毛巾。⑤拍打足底或者摩擦婴儿背部2次诱发呼吸。评价呼吸、心率及氧合的评估（肤色，最好是氧饱和度）。

3）复苏步骤与评价：经初步复苏后，如果呼吸好，心率>100次/分、血氧饱和度正常，予以密切观察；如果心率<100次/分、呼吸暂停或喘息样呼吸，用面罩气囊正压人工通气，通气频率为40~60次/分，每次挤压应见到足够的胸廓起伏。在开始的5~10次呼吸过程中，评估心率和血氧饱和度。如果新生儿心率和血氧饱和度不增加而且听不到双肺呼吸音及无胸廓运动应考虑面罩与新生儿面部密封不够、气道阻塞、压力不够。采取调整面罩、重新摆整体位、吸引口鼻、轻微张口、增加压力、改变气道（气管插管或喉罩气道）的措施。正压通气的给氧浓度：足月儿开始可用空气，早产儿开始用30%~40%的氧，然后用氧饱和度仪指导给氧浓度；经过至少30秒有效的正压通气后，如果心率<60次/分应开始胸外按压，并行气管插管正压人工通气。按压部位为两乳头连线的下方，剑突之上。按压的方法首选拇指法。胸外按压和正压人工呼吸的比例为3:1，即按压频率为90次/分，人工呼吸30次/分。按压的深度为胸廓前后径的三分之一；在45~60秒胸外心脏按压和正压人工通气后如果心率<60次/分应开始给1:10 000的肾上腺素（1:1000肾上腺素1ml加9ml生理盐水）。气管内给药的剂量为0.5~1ml/kg，静脉用药为0.1~0.3ml/kg。在复苏过程中，以下情况均可考虑气管插管：羊水胎粪污染，且新生儿的呼吸、肌张力或心率受到抑制；面罩气囊正压通气无效；需进行胸外心脏按压者；需要气管给药者；先天性膈疝儿；极度早产儿。

2. 复苏后的监护　监测生命体征、意识的改变（兴奋、嗜睡、昏迷）、尿量（准确记录24小时尿量）、皮肤颜色（有无苍白、青紫、花斑、肢端温暖否）、神经系统症状如惊厥、前囟张力增高、肌张力的改变（增高、降低）、瞳孔的改变（缩小或扩大或不对称，对光反射迟钝或消失）、原始反射（吸吮和拥抱反射的减弱或消失）。发现异常及时与医生联系，给予对症护理。

3. 保持呼吸道通畅　及时清理呼吸道分泌物。

4. 维持体温的稳定　一般维持体温在36.5℃左右的中性温度。复苏后的低温治疗（体温33.5~34.5℃）可改善中重度缺氧缺血性脑病的晚期早产儿和足月儿的神经系统预后，应于生后6小时内进行，持续48~72小时。

5. 保证营养供给　按病情选择适当的喂养方法，吸吮吞咽功能不全的可用鼻饲法。除经口喂养外，结合病情考虑使用静脉内营养。

6. 防止医源性感染　由于消毒不严的面罩、吸痰器、呼吸机及各种管道可造成医源性感染，因此，要求医务人员严格执行消毒隔离制度，室内物品定期更换，每日消毒。

7. 健康教育　讲解与窒息有关的疾病知识。告知家属部分患儿需要长期做康复治疗。做好家长的心理护理。

【护理评价】

1. 患儿是否恢复有效的自主呼吸。

2. 患儿的体温是否正常。
3. 患儿是否发生多脏器功能损害或发生多脏器功能损害时得到及时发现和处理。
4. 患儿家长的焦虑是否减轻。

第六节 新生儿颅内出血

新生儿颅内出血是新生儿期的常见疾病,病死率高,严重者常留神经系统后遗症。

【护理评估】

(一) 健康史

1. 基本病因

(1) 早产:32周以下的早产儿,在脑室周围的室管膜下存在生发基质,该组织是一未成熟的毛细血管网,血管走行不规则,血管壁由单层细胞排列而成,易于破损。

(2) 缺氧:产前、产程中及产后一切可以引起的胎儿或新生儿缺氧、缺血的因素都可导致颅内出血。

(3) 产伤:因急产、产程延长、胎头过大、头盆不称、用吸引器助产等,使胎儿在分娩过程中胎头受压过大或局部压力不均可使大脑镰、小脑幕撕裂而致硬脑膜下出血。脑表面静脉撕裂常伴有蛛网膜下腔出血,以足月儿多见。

(4) 其他:体温或血压波动过大、不恰当的吸痰及机械通气、高渗液体快速输入及操作时头部按压过重均可导致颅内出血。

2. 主要表现 与出血部位和出血量有关,轻者可无症状,大量出血可在短期内病情恶化而死亡。早产儿脑室周围-脑室内出血量少的病例临床可无表现,常在新生儿常规头颅B超筛查中发现,此型最为常见。

(二) 身体状况

1. 神志改变 易激惹、嗜睡或昏迷。
2. 颅内压增高 如脑性尖叫、前囟隆起、呕吐、惊厥等。
3. 眼征 如双眼凝视,斜视,眼震颤等。
4. 呼吸改变 出现呼吸增快、减慢、节律不规则,呼吸暂停。
5. 瞳孔 可不等大,对光反射消失。
6. 肌张力 增高、减弱或消失。
7. 不明原因的苍白、贫血和黄疸。

(三) 辅助检查

蛛网膜下腔出血者脑脊液呈血性;B超为脑室周围-脑室内出血的特异性诊断手段;MRI是确诊各种颅内出血、评估预后的最敏感的检测手段。

(四) 心理社会评估

评估家长的文化程度、家庭的经济状况,判断家长对颅内出血的病因及预后的了解程度;评估家长是否焦虑。

【护理诊断/问题】

1. 潜在的并发症:颅内压增高 与颅内出血有关。
2. 有窒息的危险 与昏迷、惊厥有关。
3. 有感染的危险 与免疫力低下,血液循环不良有关。
4. 营养失调:低于机体需要量 与呕吐及吸吮反射减弱有关。

【护理目标】

1. 患儿未发生并发症,或并发症得到及时发现和处理。
2. 患儿的呼吸道保持通畅,未发生误吸。
3. 患儿不发生感染,或发生感染得到及时发现和处理。
4. 患儿的营养状态维持良好。

【护理措施】

1. 保持安静,减少刺激 患儿取头高侧卧位,抬高床头15°~30°,以利于颅内静脉回流。减少噪声,一切治疗及护理操作要轻、稳、准。尽量少搬动头部和避免头皮血管穿刺,以防加重颅内出血。

2. 密切观察病情变化 注意观察生命体征、神志、瞳孔、尿量、血氧饱和度、血气、血糖等情况。准确记录24小时出入水量。仔细观察惊厥发生的时间及性质,肌张力和前囟张力情况。

3. 保持呼吸道通畅,改善呼吸功能,及时清理呼吸道分泌物。吸痰的压力60~100mmHg,每次吸引的时间<15秒。

4. 合理用氧 根据缺氧程度选用适当的给氧方式和浓度。

5. 供给足够的能量和水分 根据病情选择鼻饲或吮奶喂养,必要时可静脉补充液体和静脉营养治疗,保证热量供给。

6. 预防感染 保持房间空气新鲜,温箱或辐射台温湿度适宜,定期消毒,严格执行无菌操作及消毒隔离制度,预防感染的发生。

7. 健康教育 详细向患儿家长解释病情程度、治疗效果及预后。告知家长定期随访,指导家长做好患儿肢体功能训练及智力开发。

【护理评价】

1. 患儿是否发生并发症,或并发症得到及时发现和处理。

2. 患儿是否保持呼吸道通畅,呼吸平稳,未发生误吸。

3. 患儿是否发生感染,或发生感染得到及时发现和处理。

4. 患儿的营养状态是否维持良好。

第七节 新生儿肺透明膜病

新生儿肺透明膜病(hyaline membrane disease,HMD)又称新生儿呼吸窘迫综合征(respiratory distress syndrome,RDS)。主要是由于缺乏肺表面活性物质(pulmonary surfactant,PS)引起,多见于早产儿。PS 能降低肺泡表面张力,防止呼气末肺泡萎陷,维持肺泡稳定。临床表现为生后不久出现进行性加重的呼吸窘迫。本病是早产儿最重要的死亡原因之一。

【护理评估】

(一)健康史

1. 基本病因

(1)早产儿:在胎龄 18～20 周时,Ⅱ型肺泡上皮细胞开始产生 PS,随着胎龄的增加而增加,直到胎龄 35～36 周迅速增多。胎龄越小,肺越不成熟。

(2)糖尿病母亲婴儿:肾上腺皮质激素能刺激 PS 的合成和分泌,糖尿病母亲婴儿血中高浓度的胰岛素能拮抗肾上腺皮质激素,影响肺的发育。

(3)宫内窘迫和出生时窒息:宫内窘迫的胎儿因为长期缺氧导致肺的发育受影响,PS 量少。缺氧、酸中毒、低灌注可抑制 PS 的产生。

2. 主要表现 生后 6 小时内出现进行性呼吸困难,青紫,呻吟。

(二)身体状况

1. 鼻翼扇动,三凹征,呼吸急促,60 次/分以上,节律不规则,听诊两肺呼吸音减弱。

2. 并发症 早产儿动脉导管组织发育未成熟,常发生动脉导管未闭(PDA);由于缺氧和酸中毒,肺透明膜病患儿容易并发肺动脉高压(PPHN),发生右向左分流,使缺氧加重;因气管插管、机械通气,容易发生肺部感染;因长时间吸入高浓度氧和机械通气,可发生支气管肺发育不良(bronchopulmonary dysplasia,BPD)和早产儿视网膜病变(retinopathy of prematurity,ROP);由于缺氧、早产,可发生肺出血和颅内出血。

(三)辅助检查

1. 血气分析 示 pH 降低,PaO_2 下降,$PaCO_2$ 增高,碳酸氢根减少。

2. X 线检查 早期两肺透亮度降低,可见散在的细小颗粒和网状阴影;以后出现支气管充气征;重者整个肺叶呈白肺。

3. 泡沫实验 取患儿胃液或气道分泌物 1ml 加 95% 酒精 1ml,振荡 15 秒,静置 15 分钟后沿管壁有多层泡沫形成可排除 RDS。

4. 肺成熟度的判定 测定羊水或患儿气管分泌物中卵磷脂与鞘磷脂(lecithin/sphingomyelin,L/S)比值,若≥2 提示肺成熟,1.5～2 可疑,<1.5 肺未成熟。

(四)心理社会评估

评估家长的文化程度、家庭的经济状况,判断家长对肺透明膜病的病因及预后的了解程度,评估家长对营养、喂养知识掌握的程度。

【护理诊断/问题】

1. 气体交换受损 与肺泡缺乏 PS 有关。

2. 自主呼吸受损 与 PS 缺乏导致肺不张有关。

3. 感染的危险 与早产儿免疫功能低下有关

4. 营养失调:低于机体需要量 与摄入不足有关

【护理目标】

1. 患儿的呼吸功能改善,无气促、发绀等缺氧征象。

2. 患儿恢复有效的自主呼吸。

3. 患儿不发生感染或发生感染时得到及时发现和处理。

4. 患儿的营养状态维持良好。

【护理措施】

1. 保持呼吸道通畅 及时清除口、鼻、咽、气管内的分泌物。气管插管行机械通气者要加强气道湿化,定时变换体位、翻身、拍背、吸痰,防止气道内导管堵塞。每 2 小时翻身一次,其目的是预防或清除肺内分泌物的堆积及改善受压部位肺的扩张。拍背可通过胸壁的震动,使附着在小气道的分泌物松动,易于进入较大的气道。可用婴儿面罩轻拍两侧背部,由下而上,由肺边缘向肺门方向轻拍,拍击速度为100~120次/分。对出生体重小于1000g、心力衰竭、颅内出血不能耐受者不应进行。拍背后及时吸痰,吸痰的压力60~100mmHg,每次吸引的时间<15秒。

2. 供氧　维持氧分压在50~80mmHg,血氧饱和度在90%~95%之间。根据病情和血气分析选择合适的给氧方式如头罩给氧、CPAP、气管插管行机械通气。

（1）使用头罩给氧时,注意氧流量不少于5L/min,以防止CO_2积聚头罩。

（2）行经鼻塞CPAP治疗的患儿,要放置好鼻塞,防止固定过紧,压迫局部引起鼻黏膜、鼻中隔组织坏死。插胃管进行胃肠减压,防止空气进入胃内引起腹胀。记录好CPAP压力及吸入氧浓度,使经皮血氧饱和度和血气维持在正常范围内。

（3）气管插管行机械通气的患儿,要随时检查气管内导管插入的深度,防止插入过深或导管滑出。加强口腔护理。及时发现和处理呼吸机故障。

3. PS替代疗法的护理　从气管内滴入肺表面活性物质。PS需冷冻保存。使用前应在37℃预热,用量一般为每千克体重100~200mg。用药前先给患儿吸净气道分泌物,配合医生行气管插管后,将PS分仰卧、左、右侧卧注入肺内,注完后用面罩气囊加压促进药物的弥散。一般用药后6小时内不要吸痰。

4. 保证营养供给　按病情选择适当的喂养方法,不能吸吮吞咽者可用鼻饲或静脉营养补充。

5. 严密观察病情变化　监测生命体征和动脉血气。要加强巡视,发现异常及时报告医生。

6. 保暖　在适中环境温度下,新生儿耗氧及机体代谢率最低。根据体重和日龄将温箱或辐射暖台温度调至中性温度,维持婴儿皮肤温度在36.5℃。

7. 预防感染　早产儿抵抗力低,极易发生院内感染。做好消毒隔离工作特别重要。根据病情选择擦澡、淋浴,保持皮肤清洁。注意五官的清洁。每天用碘伏或者75%的酒精消毒脐部,每次大小便后用湿纸巾擦干净会阴和臀部。所有衣服、布类以高温消毒后备用。接触患儿前均洗手或喷快速手消毒剂。雾化器、吸痰器、呼吸机及各种管道一用一消毒。

8. 健康教育　讲解与新生儿呼吸窘迫综合征有关的疾病知识,取得家属的配合。指导患儿家长正确喂养及护理患儿,如接触患儿前洗手、保持皮肤清洁卫生及脐部护理等,使患儿出院后能得到良好的照顾。

【护理评价】

1. 患儿的呼吸功能是否改善,无气促、发绀等缺氧征象。

2. 患儿是否恢复有效的自主呼吸。

3. 患儿是否发生感染或发生感染时得到及时发现和处理。

4. 患儿的营养状态是否维持良好。

第八节　新生儿感染性肺炎

新生儿感染性肺炎是新生儿的常见病,可发生在宫内、产时或出生后。病原体包括细菌、病毒或原虫等,是新生儿死亡的重要原因。

【护理评估】

（一）健康史

1. 基本病因

（1）产前感染:病原体可经血行通过胎盘屏障感染胎儿。常见的病原体为巨细胞病毒、风疹病毒、单纯疱疹病毒、弓形虫、支原体、大肠埃希菌、克雷伯菌等。

（2）产时感染:在娩出过程中,胎儿吸入了被污染的羊水或者产道分泌物。常见的病原体为大肠埃希菌、克雷伯菌、肺炎球菌等。

（3）产后感染:①呼吸道途径:与呼吸道感染病人接触;②血行传播:败血症、脐炎、皮肤感染时,病原体经血行至肺;③医源性传播:如供氧用的面罩、吸引器、雾化器、暖箱等消毒不严,医护人员不正确的洗手,呼吸机使用时间过长,过度拥挤的环境等。病原体以金黄色葡萄球菌、大肠埃希菌多见,表皮葡萄球菌、克雷伯菌、铜绿假单胞菌近年来增多。病毒以腺病毒和合胞病毒多见。广谱抗生素使用时间过长易发生念珠菌肺炎。

2. 主要表现　主要表现为发热或体温不升、口吐白沫、呼吸快、发绀、鼻扇、三凹征、反应差、拒奶等。

（二）身体评估

1. 产前感染性肺炎婴儿出生时常有窒息史,多在生后24小时内发病,表现为反应差、呼吸急促、呻吟、发绀、体温不稳定。听诊肺部呼吸音粗糙、减低或出现湿啰音;产时感染性肺炎发病一般在出生后数日或数周。产后感染性肺炎表现为发热或体温不升、口吐白沫、呼吸急促、发绀、鼻翼扇动、三凹征、反应差、拒奶等。

2. 并发症　严重病人可出现呼吸衰竭、心力衰竭、休克、DIC或持续肺动脉高压。金黄色葡萄球菌肺炎易合并脓气胸。

(三) 辅助检查

1. 血液检查　细菌感染者白细胞总数增高,中性粒细胞分类增高;病毒感染者、体弱及早产儿白细胞总数多降低。

2. X线胸片常表现为两肺点状、片状浸润影,可有肺气肿、肺不张。

3. 取血液、气道分泌物做细菌培养;血清检测病毒抗体及衣原体;脐血 IgM 大于 200～300mg/L 或特异性 IgM 增高对产前感染有诊断意义。

(四) 心理社会评估

评估家长的文化程度、家庭的经济状况,判断家长对肺炎的病因及预后的了解程度;评估家长对营养、喂养知识掌握的程度。

【常见护理问题】

1. 气体交换受损　与通气/血流比例失调及弥散功能障碍有关

2. 清理呼吸道无效　与咳嗽反射功能不良有关

3. 体温过高或过低　与感染后机体免疫反应有关

4. 营养失调:低于机体需要量　与摄入不足、消耗增加有关

【护理目标】

1. 患儿的呼吸功能改善,无气促、发绀等缺氧征象。

2. 患儿呼吸道的分泌物得到及时清除。

3. 患儿的体温维持正常。

4. 患儿的营养满足机体需要。

【护理措施】

1. 保持呼吸道通畅　定时翻身、拍背,体位引流,及时吸净口鼻分泌物。必要时予雾化吸入。

2. 合理用氧　供氧使血氧分压维持在 50～80mmHg 之间。根据病情和血气分析采用鼻导管、头罩给氧,鼻塞 CPAP 给氧或机械通气治疗。

3. 维持体温稳定　患儿体温易波动,应每4小时测体温一次。除感染因素外,体温易受环境因素影响,保持室内温度、湿度适宜。当体温偏低或体温不升时,及时予保暖措施。当体温过高时,予散包降温或温水浴。

4. 用药护理　保证抗生素、抗病毒药物有效进入体内。应用青霉素类药物,需现配现用,确保疗效;输液速度应慢,预防心力衰竭和肺水肿的发生。

5. 保证营养供给　按病情选择适当的喂养方法,少量多餐,细心喂养。吸吮吞咽功能不全的可用鼻饲法。除经口喂养外,根据病情使用静脉内营养。

6. 严密观察病情变化　肺炎引起心衰时可表现为呼吸急促、青紫、面色苍白或发灰、皮肤出现花纹、肢端温度低、心动过速、肝脏增大、心音减弱。血压一般正常,心排出量显著减少时,血压可下降。加强巡视,发现异常及时与医生联系,给予对症护理。

7. 健康教育　讲解与本病有关的疾病知识,指导患儿家长正确喂养及护理患儿。

【护理评价】

1. 患儿的呼吸功能是否改善,无气促、发绀等缺氧征象。

2. 患儿呼吸道的分泌物是否得到及时清除。

3. 患儿的体温是否正常。

4. 患儿的营养是否满足机体需要。

第九节　新生儿高胆红素血症

新生儿高胆红素血症是因胆红素在体内积聚而引起皮肤、巩膜或其他器官黄染的现象。新生儿血中胆红素浓度超过 5mg/dl 时出现肉眼可见的黄疸。当黄疸严重时,未结合胆红素可通过血-脑脊液屏障,产生神经细胞损害,导致胆红素脑病(bilirubin encephalopathy),出现严重的神经系统症状,直接威胁儿童生命或造成严重的中枢神经系统后遗症。

【护理评估】

(一) 健康史

1. 基本病因

(1) 新生儿胆红素生成增多:胆红素是血红素的分解产物,80% 来源于血红蛋白。正常成人每天每千克产生胆红素 3.8mg,而新生儿为 8.8mg。新生儿胆红素产生增多的原因有以下三

点：①新生儿红细胞寿命短：早产儿红细胞寿命一般低于70天，足月儿约为80天，成人为120天。②红细胞数量过多：胎儿在宫内是处于低氧环境，而导致血氧分压低，红细胞数量代偿性增多。出生后新生儿建立呼吸，血氧分压增高，故过多的红细胞被破坏。③旁路性和其他组织来源的胆红素增多：新生儿生后短期内停止胎儿造血，使旁路性的胆红素来源增多。

（2）肝脏功能不成熟

1）肝细胞摄取胆红素的能力不足：新生儿刚出生时，肝脏内摄取胆红素的Y、Z蛋白含量极低，仅为成人的5%~20%，不能充分摄取胆红素，但在生后5~10天可达到正常水平。

2）肝细胞结合胆红素的能力不足：新生儿初生时尿苷二磷酸葡萄糖醛酸转移酶的含量极低，导致胆红素结合过程受限。以后逐渐成熟，6~12周后接近正常水平。

3）肝细胞对胆红素的排泄能力低下：肝细胞将结合胆红素排泄到胆汁内的能力暂时不足，早产儿可出现肝内暂时性胆汁淤积。

（3）肠肝循环增加：新生儿小肠腔内的β-葡萄糖醛酸苷酶活性较高，在pH为碱性的小肠腔内，可很快使结合胆红素重新分解为脂溶性的未结合胆红素，导致未结合胆红素又被肠壁重新吸收入血而回到肝脏。另外，新生儿肠腔内的胎粪约含有胆红素80~100mg/dl，如胎粪排泄延迟，则增加胆红素的重吸收。新生儿肠道内无细菌，不能将结合胆红素还原成尿胆红素原类化合物随粪便或经尿液排出，也增加了胆红素的回吸收。

（4）血浆白蛋白联结胆红素的能力不足：与白蛋白联结的胆红素不能透过细胞膜和血脑屏障，但游离的非结合胆红素能透过血脑屏障，引起胆红素脑病。刚出生的新生儿有不同程度的酸中毒，可减少胆红素与白蛋白的联结。早产儿胎龄越小，白蛋白含量越低，其联结的胆红素也越少。

（5）病理性黄疸的原因：引起病理性黄疸的原因较多：①胆红素生成过多：细菌、病毒、支原体等引起的重症感染可致溶血；ABO或Rh血型不合，以ABO血型不合最常见，主要发生在母亲O型，胎儿为A型或B型；红细胞增多症；体内出血如较大的头血肿；先天性肠道闭锁、遗传代谢性疾病以及先天性巨结肠、饥饿和喂养延迟等所致胎粪排出延迟而使肠肝循环增加；母乳喂养；红细胞缺陷如葡萄糖-6-磷酸脱氢酶缺乏（G-6-PD）；红细胞形态异常如遗传性红细胞球形增多症等；血红蛋白病如地中海贫血；其他如维生素E缺乏等，使红细胞膜结构改变导致溶血。②肝脏胆红素代谢障碍：窒息、缺氧、酸中毒及感染等可抑制肝脏尿苷二磷酸葡萄糖醛酸转移酶的活性；染色体病；甲状腺功能减退等。③胆红素排泄障碍：新生儿肝炎；先天性胆道闭锁等。

2. 主要表现　表现为皮肤黄染、巩膜黄染，血清未结合胆红素升高。

（二）身体评估

1. 生理性黄疸　足月儿一般于生后2~3天出现，4~5天最明显，5~7天消退，一般情况良好。早产儿生理性黄疸较足月儿多见，于生后3~5天出现，5~7天达高峰，7~9天消退，最长延迟至3~4周。

2. 病理性黄疸　新生儿黄疸出现下列情况之一时即可考虑病理性黄疸：

（1）生后24小时内出现黄疸。

（2）血清总胆红素值已达到相应日龄及相应危险因素下的光疗干预标准（表11-5-1，表11-5-2），或血清总胆红素每日上升>85μmol/L（5mg/dl），或每小时>0.85μmol/L（0.5mg/dl）。

（3）黄疸持续时间长，足月儿>2周，早产儿>4周。

（4）黄疸退而复现。

（5）血清结合胆红素>34μmol/L（2mg/dl）。

表11-5-1　足月儿黄疸推荐干预方案

时龄（小时）	总血清胆红素水平 μmol/L（mg/dl）			
	考虑光疗	光疗	光疗失败换血	换血加光疗
<24	≥103（≥6）	≥154（≥9）	≥205（≥12）	≥257（≥15）
~48	≥154（≥9）	≥205（≥12）	≥291（≥17）	≥342（≥20）
~72	≥205（≥12）	≥257（≥15）	≥342（≥20）	≥428（≥25）
>72	≥257（≥15）	≥291（≥17）	≥376（≥22）	≥428（≥25）

表 11-5-2　早产儿黄疸推荐干预方案 μmol/L（mg/dl）

	24h		48h		≥72h	
	光疗	换血	光疗	换血	光疗	换血
<28w/1000g	≥86(5)	≥120(7)	≥120(7)	≥154(9)	≥120(7)	≥171(10)
28～31w/1000～1500g	≥103(6)	≥154(9)	≥154(9)	≥222(13)	≥154(9)	≥257(15)
32～34w/1500～2000g	≥103(6)	≥171(10)	≥171(10)	≥257(15)	≥205(12)	≥291(17)
35～36w/2000～2500g	≥120(7)	≥188(11)	≥205(12)	≥291(17)	≥239(14)	≥308(18)
36w/>2500g	≥137(8)	≥239(14)	≥222(13)	≥308(18)	≥257(15)	≥342(20)

摘自：中华医学会中华儿科杂志编辑委员会，中华医学会儿科学分会新生儿学组：全国新生儿黄疸与感染学术研讨会纪要

3. 并发症　胆红素脑病多见于生后 1 周内，最早可见于生后 1～2 天内出现神经症状。早期反应欠佳，嗜睡，轻度肌张力减低，活动减少，吸吮弱，轻微高调哭声。此阶段胆红素水平若能迅速降低，上述表现是可逆的。第二阶段表现为易激惹，哭声高调，拒乳，呼吸暂停，肌张力高。病情继续发展可出现高声尖叫、惊厥或角弓反张等神经系统症状。未予治疗或病情发展后期常表现为某些神经系统损害症状，如持久性锥体外系症状（眼球运动和听觉障碍、手足徐动）及智能障碍等，严重者常可导致死亡。

（三）辅助检查

肝功能检查可见血清胆红素增高。新生儿溶血病血型检测可见母子血型不合，溶血实验改良直接抗人球蛋白试验及抗体释放试验阳性，红细胞、血红蛋白降低及网织红细胞增多。

（四）心理社会评估

评估家长的文化程度、家庭的经济状况，评估家长对高胆红素血症知识掌握的程度。

【护理诊断/问题】

1. 潜在并发症：胆红素脑病。
2. 知识缺乏（家长）：缺乏黄疸护理的有关知识。

【护理目标】

1. 患儿胆红素脑病的早期征象得到及时发现、及时处理。
2. 患儿家长能根据黄疸的原因，出院后给予正确的护理。

【护理措施】

1. 密切观察病情变化

（1）监测血清胆红素水平，观察皮肤、巩膜黄染的程度。观察患儿皮肤黄疸应在自然光线下或白色荧光灯下进行，可肉眼观察或借助经皮测胆红素仪测定；观察患儿精神反应及生命体征；大小便的颜色与性状；皮肤有无发红、干燥、皮疹，有无呼吸暂停、烦躁、嗜睡、发热、腹胀、呕吐、惊厥等；注意吸吮能力、哭声变化。若有异常及时与医生联系，及时进行处理。

（2）观察神经系统症状，如患儿出现拒乳、嗜睡、肌张力下降等胆红素脑病的早期表现，立即通知医生，给予及时处理。

2. 光照疗法的护理

（1）光疗前注意检查灯管是否全亮，不亮应及时更换。清洁灯箱及反射板，保持灯管清洁。

（2）保持光疗箱内合适的温度和湿度，照光疗前应先将光疗箱预热。

（3）光疗前应清洁患儿皮肤，禁止涂爽身粉，以免阻碍光线的照射。

（4）患儿全身裸露，用尿布遮盖会阴部，用黑色不透光的纸片或布遮盖双眼，尽量充分暴露皮肤，以便达到最大的照射面积。若为单面光疗，应 2 小时翻身 1 次，变换照射部位。

（5）光疗中加强对患儿的观察，每 4 小时测量 1 次体温，俯卧位时应避免口鼻受压而影响呼吸。光疗时随时观察患儿眼罩、尿裤有无脱落，注意皮肤有无破损。严密观察病情，监测血清胆红素的变化，以判断疗效。

（6）增加营养和水的供给，喂养可在光疗时进行。

（7）观察光疗的副作用：光疗副作用有发热、腹泻、皮疹、青铜症、DNA 损伤、核黄素浓度降低，早产儿可发生低血钙。

3. 换血疗法的护理

（1）换血过程中应严密监测呼吸、心率和经皮血氧饱和度，观察病情变化。

（2）换血过程中应详细记录每次抽出和注

入的血量、时间、用药等情况,每 15 分钟记录生命体征 1 次。

(3) 换血后应继续光疗,换血后 2、4、6 小时以及每间隔 6 小时测定胆红素,密切观察黄疸有无消退或反弹。

(4) 换血后需禁食 6~8 小时。

(五) 健康教育

1. 使家长了解病情,取得家长配合。向家长介绍黄疸的有关知识,指导其学会黄疸的观察,以便早发现问题,及时就诊。

2. 对于新生儿溶血症,做好产前咨询。若为红细胞 G-6-PD 酶缺陷者,需忌食蚕豆及其制品。保管患儿衣服时,勿放樟脑丸。并注意药物的使用,以免诱发溶血。

3. 对发生胆红素脑病者,注意后遗症的出现,及时给予康复治疗和护理。

【护理评价】

1. 患儿黄疸是否消退。

2. 患儿家长是否能给予患儿正确的照护。

第十节 新生儿败血症

新生儿败血症是指新生儿期病原体侵入血液循环并在其中生长繁殖,产生毒素所造成的全身性炎症反应。其发生率占活产婴儿的 0.1%~0.5%,且胎龄越小,出生体重越轻,发病率越高。极低出生体重儿可高达 16.4%,长期住院者可高达 30%,是新生儿死亡的重要原因。

【护理评估】

(一) 健康史

1. 基本病因

(1) 特异性免疫功能:新生儿免疫系统功能不完善,仅 IgG 可通过胎盘,胎龄越小,IgG 含量越低,因此早产儿更易感染;IgM 和 IgA 分子量大,不能通过胎盘,因此易被革兰阴性杆菌感染;由于未接触特异性抗原,T 细胞处于初始状态,产生细胞因子低下,不能有效辅助 B 细胞、巨噬细胞、自然杀伤细胞和其他细胞参与免疫反应。另因缺乏 SIgA,病原体易从呼吸道、消化道侵入血液循环。

(2) 非特异性免疫功能:皮肤黏膜屏障功能差;淋巴结发育不全,缺乏吞噬细菌的过滤作用,不能将感染局限在局部淋巴结;经典及替代补体途径的部分成分(C3、C5、调理素等)含量低,对某些病原体调理作用低下;中性粒细胞储备量少,黏附性、趋化作用低于成人;单核细胞产生粒细胞-集落刺激因子(G-CSF)、白细胞介素 8(IL-8)等细胞因子的能力低下。

(3) 病原菌:我国以葡萄球菌、大肠埃希菌为主。近年来由于极低出生体重儿的抢救成活率提高和各种导管、气管插管和广谱抗生素的广泛应用,凝固酶阴性的葡萄球菌成为新生儿血培养的首位菌。克雷伯菌、铜绿假单胞菌等条件致病菌败血症增多。

2. 主要表现 早期食欲不佳、哭声减弱、体温不稳定、体重不增,不需要很长时间即出现不哭、不吃、不动、面色不好、嗜睡。

(二) 身体状况

1. 根据发病时间分早发型和晚发型

(1) 早发型:生后 7 天内起病;感染发生在出生前或出生时,常由母亲垂直传播引起,病原菌以大肠埃希菌等 G⁻ 杆菌为主;常伴有肺炎,呈暴发性多器官受累,病死率高。

(2) 晚发型:出生 7 天后起病;感染发生在出生时或出生后,由水平传播引起,病原菌以葡萄球菌、机会致病菌为主;常有脐炎、肺炎、脑膜炎等局灶性感染,病死率较早发型低。

2. 新生儿败血症的特异性表现

(1) 黄疸:有时是败血症的唯一表现,常为生理性黄疸迅速加重或退而复现。

(2) 肝、脾大:出现较晚。

(3) 出血倾向:皮肤黏膜可有瘀点、瘀斑,针孔处渗血、呕血、便血、血尿、肺出血,严重时发生 DIC。贫血迅速加重提示有溶血或出血。

(4) 休克表现:面色苍白、皮肤出现大理石样花纹、四肢冰凉,脉细而速,毛细血管再充盈时间延长;肌张力低下,血压降低,尿少、尿闭等。

(5) 其他:可出现呕吐、腹胀、中毒性肠麻痹(腹胀、肠鸣音消失)、呼吸窘迫或呼吸暂停、青紫。

3. 并发症 可合并肺炎、坏死性小肠结肠炎、化脓性关节炎、骨髓炎、脑膜炎等。

(三) 辅助检查

血常规检查白细胞总数 $<5\times10^9/L$,或增多(≤3 天者,白细胞 $>25\times10^9/L$;>3 天者,白细胞 $>20\times10^9/L$);细胞分类杆状核细胞/中性粒细胞 ≥0.16;血小板计数 $<100\times10^9/L$;末梢血方法 C 反应蛋白 ≥8μg/ml 为异常;血清降钙素原 >2.0μg/

L为临界值;做血培养、脑脊液、尿培养等检查。

（四）心理社会评估

评估家长的文化程度、家庭的经济状况,判断家长对败血症的了解程度。

【护理诊断/问题】

1. 有体温改变的危险　与感染有关。
2. 皮肤完整性受损　与脐炎、脓疱疮等有关。
3. 营养失调:低于机体需要量　与摄入不足有关。
4. 潜在并发症:化脓性脑膜炎。

【护理目标】

1. 患儿的体温维持正常。
2. 患儿的皮肤保持完整。
3. 患儿的营养满足机体需求。
4. 患儿未发生并发症,或并发症得到及时发现和处理。

【护理措施】

1. 维持体温稳定　体温不升或过低时,及时予以保暖措施;当体温过高时,予以物理降温,如散包、温水浴,一般不给予药物降温。
2. 用药护理　保证抗生素有效进入体内。应用青霉素类药物时需现配现用,确保疗效。
3. 消除局部病灶　护理脐带残端时严格无菌操作,保持脐部清洁干燥。发现脐炎时,局部用3%过氧化氢及75%酒精清洗,每天2~3次;皮肤脓疱疮时留取脓疱液培养,应用1:5000高锰酸钾溶液泡澡,局部外涂氯锌油。
4. 保证营养供给　按病情选择适当的喂养方法,吸吮吞咽功能不全的可用鼻饲法。除经口喂养外,结合病情考虑静脉内营养。
5. 严密观察病情变化　监测患儿的体温、精神反应、哭声、吸吮力、面色等变化,发现异常及时与医生联系,给予对症护理。

【护理评价】

1. 患儿的体温是否维持正常。
2. 患儿的皮肤是否完整。
3. 患儿的营养是否能满足机体需要。
4. 患儿未发生并发症,或并发症得到及时发现和处理。

第十一节　新生儿寒冷损伤综合征

新生儿寒冷损伤综合征又称为新生儿硬肿症。本病的主要特征是低体温,病情严重时出现皮肤硬肿。多发生于寒冷季节或并发于重症感染、颅内出血、早产及低体重儿、窒息缺氧。

【护理评估】

（一）健康史

1. 基本病因

（1）寒冷损伤:本病多发生于寒冷季节和地区,寒冷是引起本病的重要原因。

（2）新生儿体温调节中枢不成熟:环境温度低时,增加产热和减少散热的调节功能低下;棕色脂肪含量少,而生后早期产热主要以棕色脂肪组织的产热为主。

（3）皮下脂肪硬化:新生儿皮下脂肪组织中的饱和脂肪酸含量高,其熔点高,当体温降低时,皮脂容易硬化。

（4）某些疾病:严重感染、心力衰竭、缺氧、休克等时摄入不足,产热不足,即使在正常散热条件下,亦可出现低体温和皮肤硬肿。颅内疾病可抑制体温调节中枢,使散热大于产热,出现低体温和皮肤硬肿。

2. 主要表现　低体温是主要表现之一,全身或肢端凉,体温常在35℃以下;皮肤硬肿;多器官功能损害。

（二）身体评估

1. 皮肤硬肿　皮脂硬化处皮肤变硬,皮肤紧贴皮下组织,不易提起,严重时触之如硬橡皮样。水肿者则指压呈凹陷性。硬肿为对称性,累及的多发部位依次为下肢、臀部、面颊、上肢、背、腹、胸。

2. 病情分度　临床上根据体温及皮肤硬肿面积占全身的百分比分为轻、中、重三度。

（1）轻度:肛温≥35℃,腋肛温差>0,硬肿范围<20%,器官功能无明显改变。

（2）中度:肛温<35℃,腋肛温差≤0,硬肿范围25%~50%,器官功能明显改变。表现为不哭、不吃、反应差、心率慢或心电图及血生化异常。

（3）重度:肛温<30℃,腋肛温差<0,硬肿范围>50%,器官功能衰竭,表现为休克、心力衰竭、DIC肺出血、肾衰竭等。

3. 并发症　重症可并发急性肾衰竭、肺出血、DIC、休克。

（三）辅助检查

动脉血气分析常显示氧分压下降,二氧化碳分压增高。检测血常规、血糖、尿素氮、肌酐、DIC

筛查实验。多数硬肿症患儿伴有血清 T_3 低。心房利钠钛含量低下,肾素-血管紧张素系统和醛固酮水平明显升高。

(四) 心理社会评估

评估家长的文化程度、家庭的经济状况,判断家长对硬肿症病因及预后的了解程度;评估家长对保暖、喂养知识掌握的程度。

【护理诊断/问题】

1. 体温过低　与体温调节功能低下及保暖不当有关。

2. 皮肤完整性受损的危险　与皮肤水肿、硬肿有关。

3. 营养失调:低于机体需要量　与摄入不足和(或)消耗过多有关。

4. 有感染的危险　与机体免疫力低下有关。

5. 潜在并发症:肺出血、急性肾衰竭、DIC、休克。

6. 知识缺乏(家长):患儿家长缺乏保暖及育儿知识。

【护理目标】

1. 患儿的体温恢复正常水平。

2. 患儿不发生皮肤破损。

3. 患儿的营养能满足机体需求。

4. 患儿不发生感染,或发生感染得到及时发现和处理。

5. 患儿不发生并发症,或并发症得到及时发现和处理。

6. 患儿家长掌握保暖及育儿知识。

【护理措施】

1. 复温　通过提高环境温度,以恢复和保持正常体温。

(1) 当肛温>30℃,腋肛温差大于等于0,提示体温虽低,但棕色脂肪产热较好,此时可以通过减少散热使体温回升。将患儿置于已预热至中性温度的暖箱中,一般在 6~12 小时内可以恢复正常体温。

(2) 当肛温<30℃,将患儿置于箱温比肛温高 1~2℃ 的暖箱中复温,每小时提高箱温 0.5~1℃,于 12~24 时内恢复正常体温。

(3) 如无上述条件者,可让母亲将婴儿抱在怀中,或用温水浴、热水袋、电热毯等方式复温。

2. 观察病情　监测体温、脉搏、呼吸、血压、尿量、皮肤硬肿范围及程度、有无出血。

3. 保证热量和液体的供给　能吸吮者可以经口喂养,吸吮无力用鼻饲管喂养,喂养困难者可以给予部分或完全静脉营养;记录每小时输入的液体量及速度,严格控制输液速度,以防输液速度过快引起肺出血和心力衰竭。

4. 预防感染　加强皮肤护理,防止皮肤破损引起感染。严格无菌操作,做好消毒隔离。

5. 健康教育　介绍有关硬肿症的疾病知识,指导患儿家长注意保暖,尽早喂养,保证热量的供给。

【护理评价】

1. 患儿的体温是否恢复正常水平。

2. 患儿是否发生皮肤破损。

3. 患儿的营养是否能达到机体需求。

4. 患儿是否不发生感染或发生感染能及时发现并得到处理。

5. 患儿是否不发生并发症或发生时能及时发现并得到处理。

6. 患儿家长是否掌握保暖及育儿知识。

(黄美华)

第六章

营养障碍性疾病患儿的护理

第一节 蛋白质-热能营养不良

营养不良（protein-energy malnutrition，PEM）是由于多种原因引起的能量和（或）蛋白质长期摄入不足所致的一种营养缺乏症。多发生于3岁以下婴幼儿，主要病理生理改变为新陈代谢异常和各系统功能低下；临床特点为皮下脂肪减少或消失，进行性消瘦，常伴有全身各系统功能紊乱；急性发病者常伴有水、电解质紊乱，慢性发病者常伴有多种营养素缺乏。临床常见三种类型：以能量供应不足为主的消瘦型、以蛋白质供应不足为主的水肿型以及介于两者之间的消瘦-水肿型。营养不良的处理原则是积极治疗各种危及生命的合并症，祛除原发病，控制继发感染，调整饮食以补充营养物质，促进消化和改善代谢功能。

【护理评估】

（一）健康史

1. 基本病因

（1）摄入不足：儿童处于生长发育阶段，对营养素尤其是蛋白质的需要相对较多，喂养不当是导致营养不良的主要原因，如母乳不足或无母乳，而又没有适当的代乳品；采用人工喂养时配制过稀；未按时添加辅助食品或骤然断奶；长期以粥、米粉、奶糕等淀粉类食品喂养等。较大儿童营养不良则多为婴儿期营养不良的继续，或因挑食、偏食、吃零食等不良饮食习惯引起。

（2）消化吸收不良：消化系统解剖和功能上的异常如唇裂、腭裂、幽门梗阻等可引起消化吸收障碍；一些慢性疾病如迁延性或慢性腹泻、过敏性肠炎、肠道寄生虫病、肠吸收不良综合征等均可影响食物的消化和吸收。

（3）需要量增加：早产、双胎和生长发育快速阶段及急慢性传染病恢复期均可因需要量增多而造成营养相对缺乏；糖尿病、大量蛋白尿、发热性疾病、甲状腺功能亢进、恶性肿瘤等均可使营养素的消耗量增多而导致营养不良。

2. 主要表现　最早出现的症状常是体重不增，随后出现体重减轻，继而全身皮下脂肪逐渐减少甚至消失，表现为进行性消瘦。

（二）身体评估

1. 营养不良的表现　腹部皮下脂肪厚度是判断营养不良程度的重要指标之一，皮下脂肪消减最先累及腹部，继而为躯干、臀部、四肢，最后为面颊部。营养不良初期，精神状态正常，身高也无影响，仅表现为体重减轻，皮下脂肪变薄，皮肤干燥；随着病情的进展，各种临床症状逐步加重，可出现精神萎靡，反应差，体温偏低，脉细无力，食欲差，腹泻和便秘交替出现；重度营养不良可出现骨骼生长减慢，身高低于正常，还可出现各系统器官功能障碍。

2. 并发症　营养不良患儿易出现多种并发症，以营养性贫血最常见；其次为各种维生素缺乏症，尤以脂溶性维生素 A、D 缺乏症多见，但维生素 D 缺乏的症状常不明显，在恢复期生长发育加快时症状比较突出；由于免疫功能低下，易继发各种感染，如上呼吸道感染、鹅口疮、支气管炎等，婴儿腹泻常迁延不愈加重营养不良；重症患儿可出现自发性低血糖，表现为突然神志不清、面色苍白、体温不升、脉搏减慢、呼吸暂停，但一般无抽搐，若诊治不及时，可致死亡。

（三）辅助检查

血常规检查可见贫血，血浆蛋白降低，血清中多种酶的活力降低，维生素、电解质、微量元素的浓度降低等。

（四）心理社会评估

评估家长的文化程度、家庭的经济状况，判断家长对营养不良的病因及预后的了解程度，评估家长对营养、喂养知识掌握的程度。

【护理诊断/问题】

1. 营养失调：低于机体需要量　与热量和（或）蛋白质长期摄入不足和（或）需要、消耗过多有关。

2. 潜在并发症：自发性低血糖。

3. 有感染的危险：与机体免疫力低下有关。

4. 知识缺乏（家长）：患儿家长缺乏营养及喂养知识。

【护理目标】

1. 患儿的体重逐渐增加，生长发育指标逐渐接近正常水平。

2. 患儿不发生自发性低血糖。

3. 患儿不出现感染或发生感染时及时发现并得到及时正确的处理。

4. 患儿家长能说出营养不良发生的原因，掌握儿童喂养的正确方法。

【护理措施】

1. 调整饮食、改善营养

（1）饮食调整原则：营养不良患儿的消化道因长期摄入过少，已适应低营养的摄入，过快增加摄食易出现消化不良和腹泻，饮食调整的量和内容要根据实际的消化能力和病情逐步完成，不能操之过急，饮食调整的原则是：由少到多，由稀到稠，循序渐进，逐渐增加饮食，直到恢复正常。

（2）热量补充：轻度营养不良患儿，其热能从每日 250~330kJ/kg（60~80kal/kg）开始，逐步增加到每日 585kJ/kg（140kal/kg）；中重度营养不良患儿从每日 165~230kJ/kg（40~55kal/kg）开始，逐步少量增加，若消化吸收能力较好，可逐渐增加至每日 500~727kJ/kg（120~170kal/kg），并按实际体重计算热能需要；待患儿体重接近正常后再调整至正常需要量。

（3）蛋白质和维生素补充：蛋白质摄入量从每日 1.5g/kg 开始，逐步增加到 3.0g~4.5g/kg；除乳制品外，可给予蛋类、肝泥、肉末、鱼粉等高蛋白食物，必要时给予酪蛋白水解物、氨基酸混合物或要素饮食。食物中应含有丰富的维生素及矿物质，一般每日供给蔬菜及水果，但应从少量开始，逐渐增加。

（4）选择合适的喂养方式：婴儿期鼓励母乳喂养，无母乳或母乳不足者，给予稀释牛奶，少量多次喂哺，若消化吸收好，逐渐增加牛奶的量及浓度；待患儿食欲及消化功能恢复后，再添加适合儿童月龄的高能量、高蛋白食物；对于食欲很差、吞咽困难、吸吮力弱者可用鼻胃管喂养。病情严重或完全不能进食者，必要时给予葡萄糖、氨基酸、脂肪乳剂等静脉输注。

2. 病情观察

（1）加强巡视，观察有无低血糖、营养性贫血、维生素缺乏等表现，尤其要警惕清晨发生自发性低血糖症，若发现患儿突然面色苍白、神志不清、脉搏细慢、呼吸暂停等现象，应立即通知医生并遵医嘱静脉注射 25%~50% 葡萄糖溶液，静脉推注速度不宜过快，以免导致心力衰竭的发生。

（2）观察患儿的进食情况及体重的变化，每周应测体重 1~2 次，定期测量身高，以评估营养状况的恢复情况。

3. 预防感染　对患儿实施保护性隔离，注意室内空气清新，温度适宜，减少探视，预防呼吸系统感染；对因维生素 A 缺乏引起的角膜软化症患儿，做好眼部护理；经常保持皮肤清洁、干燥，注意做好皮肤、口腔护理，防止发生皮肤破溃及口腔炎。

4. 健康教育

（1）喂养指导：鼓励母乳喂养，指导母乳喂养、混合喂养和人工喂养的具体方法，指导家长按时添加辅助食品，为断奶做准备。培养儿童不挑食、不偏食、少吃零食的良好习惯。

（2）合理安排作息、促进患儿生长发育：除保证充足的营养外，尚应保证患儿充足的睡眠，多到户外活动，适当进行体格锻炼，以促进患儿的生长发育。

（3）预防传染病和先天畸形：按时进行预防接种，预防各种急、慢性传染病；定期体格检查；对患有唇裂、腭裂及幽门狭窄等先天畸形者应及时手术治疗。

【护理评价】

1. 患儿的体重是否逐渐增加、接近或达到正常。

2. 患儿是否发生低血糖等并发症。

3. 患儿是否发生感染或发生感染时是否能及时发现和正确处理。

4. 患儿家长是否掌握合理喂养及防治营养不良的有关知识。

第二节 儿童肥胖症

肥胖症(obesity)是由于长期能量摄入超过人体的消耗，使体内脂肪积聚过多，体重超过一定范围的一种营养障碍性疾病。体重超过同性别、同身高参照人群均值的10%～19%为超重，超过20%以上者为肥胖，超过20%～29%者为轻度肥胖，超过30%～49%者为中度肥胖，超过50%以上者为重度肥胖。近年来儿童肥胖症的发病率呈逐年增加的趋势。肥胖不仅影响儿童的健康，且儿童期肥胖可延续至成人，易引起冠心病、高血压、糖尿病等，故应加以重视，及早防治。儿童肥胖症95%～97%为单纯性肥胖，不伴有明显的内分泌和代谢性疾病。本节仅介绍儿童单纯性肥胖症。

【护理评估】

(一) 健康史

1. 基本病因

(1) 摄入过多：长期摄入过多的营养尤其是高能量、高脂肪食物，超过机体代谢需要，多余的能量便转化为脂肪贮存于体内导致肥胖。

(2) 活动过少：活动太少和缺乏适当的体育锻炼是发生肥胖症的重要因素，即使摄食不多，也可引起肥胖；因患病而减少活动的儿童也容易出现肥胖。肥胖儿大多不喜爱运动，能量消耗减少，导致更加肥胖，形成恶性循环。

(3) 遗传因素：肥胖有高度遗传性，目前认为肥胖与多基因遗传有关，肥胖双亲的后代发生肥胖者高达70%～80%；双亲之一肥胖者，后代肥胖发生率约为40%～50%；双亲正常的后代发生肥胖者仅10%～14%。

(4) 其他因素：进食过快或饱食中枢和饥饿中枢调节失衡可致多食，精神创伤及一些心理异常因素也可导致肥胖症。

2. 主要表现　肥胖症发病高峰期为婴儿期、5～6岁和青春期，患儿常常食欲旺盛且喜吃甜食、油炸食物和高脂肪食物；患儿一般不爱运动；明显肥胖的患儿常有疲劳感，易疲乏，用力时出现气短或腿痛。

(二) 身体评估

肥胖症患儿皮下脂肪丰满，但分布均匀，腹部膨隆下垂。严重肥胖者因皮下脂肪过多，使胸腹、臀部及大腿皮肤出现皮纹；因体重过重，走路时两下肢负荷过重可致膝外翻和扁平足；女孩胸部脂肪堆积应与乳房发育相鉴别，后者可触到乳腺组织硬结；男性肥胖儿因大腿内侧和会阴部脂肪堆积，阴茎可隐匿在阴阜脂肪垫中而被误诊为阴茎发育不良。肥胖儿性发育较早，故最终身高常略低于正常儿童。严重肥胖者可因脂肪过度堆积而限制胸廓扩展及膈肌运动，使肺通气量不足，引起低血氧症、红细胞增多、发绀、心脏扩大或出现充血性心力衰竭甚至死亡，称脂肪-换氧不良综合征(Pickwickian syndrome)。

(三) 辅助检查

肥胖儿血清三酰甘油、胆固醇大多增高，严重病人血清β白蛋白也增高；常有高胰岛素血症，血清生长激素水平减低，生长激素刺激试验的峰值也较正常儿童为低。肝脏超声波检查常有脂肪肝。

(四) 心理社会评估

患儿因体态肥胖，怕别人讥笑而不愿与其他儿童交往，常出现孤独、自卑、胆怯、不合群等心理障碍。

【护理诊断/问题】

1. 营养失调：高于机体需要量　与长期热能摄入过多有关。

2. 自我形象紊乱　与身体过分肥胖，得不到同伴认可有关。

3. 社交障碍　与肥胖造成心理障碍有关。

【护理目标】

1. 患儿体重有所控制，饮食和行为方式得到改变。

2. 患儿正确对待自己的体重和形态，消除自卑心理。

【护理措施】

1. 饮食干预　限制饮食既要达到控制体重的目的，又要保证儿童有足够的蛋白质摄入，确保正常生长发育所需，不能使体重下降过快。由于儿童正处于生长发育阶段以及肥胖治疗的长期性，饮食应以低脂肪、低碳水化合物和高蛋白为主，保证足够的维生素和矿物质供给；限制淀粉类食物、甜食及脂肪含量较高的食物；为满足儿童的食欲，可供给大量蔬菜和水果。

2. 运动干预　鼓励患儿多运动，肥胖儿童常因动作笨拙、怕累而不愿锻炼，开始可由家长带领锻炼，鼓励进行既有效又易于坚持的运动，提高患儿对运动的兴趣，如晨间跑步、散步、做操等，逐渐增加活动量和活动时间。活动量以运动后轻松愉快、不感疲劳为原则。如果运动后疲惫不堪,心慌气促以及食欲大增均提示活动过度。运动时间每天至少30分钟,做到持之以恒,不要随意中断。

3. 行为干预 培养良好的饮食习惯,减慢进食速度,减少非饥饿状态进食,避免边看电视或边做作业边吃东西,控制零食,减少吃快餐的次数,晚餐后不加点心;多用蒸、煮、烤、凉拌方式,避免油炸方式;减少室内静坐时间,增加活动时间,多进行户外运动。

4. 心理支持 鼓励儿童坚持治疗,增加控制体重的信心,避免因家长对子女的肥胖过分忧虑,到处求医,对患儿的进食习惯经常指责而引起患儿精神紧张;引导肥胖儿童正确认识自身体态改变,帮助其对自身形象树立信心,消除因肥胖带来的自卑心理,鼓励其参与正常的社交活动和集体活动,改善社交技巧。

【护理评价】

1. 通过综合干预措施,患儿体重是否得到控制,生活方式有无改变。

2. 患儿紧张或自卑的心理有无减轻或消除,是否能与其他儿童正常交往。

第三节 维生素营养障碍

一、维生素D缺乏性佝偻病

维生素D缺乏性佝偻病(rickets of vitamin D deficiency)简称佝偻病(rickets),是由于体内维生素D不足而导致钙、磷代谢障碍,出现以骨骼发育障碍为主要临床特征的一种慢性营养性缺乏病,多见于2岁以下的婴幼儿,北方发病率高于南方,为我国儿童保健工作重点防治的"四病"之一。

维生素D缺乏性佝偻病是机体为维持血钙水平而对骨骼造成的损害,长期维生素D严重缺乏使肠黏膜对钙、磷的吸收减少,引起低钙血症,低血钙刺激甲状旁腺分泌功能代偿性增加,甲状旁腺素(PTH)分泌增加,加速旧骨溶解,释放骨钙入血,以维持血钙浓度正常或接近正常水平。但同时PTH也抑制肾小管对磷的重吸收,尿磷排出增加,导致严重低血磷,细胞外液钙、磷浓度不足破坏了软骨细胞正常增殖、分化和凋亡的程序,最终骨样组织钙化受阻,局部骨样组织堆积,从而形成骨骼病变和一系列佝偻病的症状体征及血液生化改变。治疗原则主要是控制病情活动,防止骨骼畸形和复发,综合治疗。

【护理评估】

(一)健康史

1. 基本病因

(1) 日光照射不足:人体日常所需的维生素D主要是通过紫外线照射皮肤而获得。因阴雨或天气炎热不常带孩子进行户外活动,居室朝阴、窗户紧闭等可引起日光照射不足,大城市高大建筑可阻挡日光照射,大气污染如烟雾、尘埃可吸收部分紫外线,均可致内源性维生素D生成不足。

(2) 维生素D摄入不足:乳类食品中维生素D的含量都很少,不能满足儿童生长发育的需要,如户外活动少或未及时添加鱼肝油,易致维生素D缺乏;牛乳中钙、磷比例不当,不利于钙磷吸收,因此牛乳喂养较母乳喂养更易患佝偻病。

(3) 生长过速:早产或双胎婴儿体内贮存的维生素D不足,出生后生长速度较足月儿快,婴儿期处于生长发育高峰期,骨骼生长速度快,需要维生素D多,如不及时补充,易致佝偻病发生。2岁后生长速度渐慢,且户外活动增多,故佝偻病的患病率较低和活动性佝偻病较少;而重度营养不良患儿因生长迟缓,发生佝偻病者不多。

(4) 疾病的影响:胃肠道疾病或肝胆疾病影响维生素D和钙、磷的吸收和利用;肝脏和肾脏是维生素D羟化的器官,肝肾功能损害可导致维生素D羟化障碍,使具有很强生物活性的1,25-二羟维生素D_3生成不足而引起佝偻病。

(5) 药物影响:长期服用抗惊厥药物如苯妥英钠、苯巴比妥等,可刺激肝细胞微粒体的氧化酶系统活性增加,使维生素D和1,25-$(OH)D_3$加速分解为无活性的代谢产物。糖皮质激素有对抗维生素D对钙的转运作用,长期应用可引起佝偻病。

2. 主要表现 佝偻病初期主要表现为精神神经症状,多见于生后3~6个月的婴儿,可持续数周至数月,表现为非特异性神经精神症状,如夜惊、夜啼、睡眠不安、烦躁、易激惹,常伴睡眠时多汗(与室温、季节无关),以致婴儿入睡时常摇头擦枕出现枕部脱发,称为枕秃。

(二)身体评估

活动期病人除精神神经症状外,常有骨骼改变和运动功能发育迟缓的表现。

1. 骨骼病变体征 佝偻病激期的主要改变,骨骼改变往往发生在生长较快的部位。

(1) 头部骨骼:①颅骨软化:以3~6个月婴

儿多见,指尖稍用力按压枕骨或顶骨后部可有按乒乓球样的感觉;②方颅(图11-6-1):以7~8个月婴儿多见,因额、顶骨双侧骨样组织增生呈对称性隆起,严重时呈鞍状或十字状颅形,头围也较正常大;③前囟增宽或闭合时间延迟,严重者可延至2~3岁才闭合;④乳牙发育障碍:如萌牙延迟、出牙顺序颠倒、牙釉质发育不良、易患龋病等。

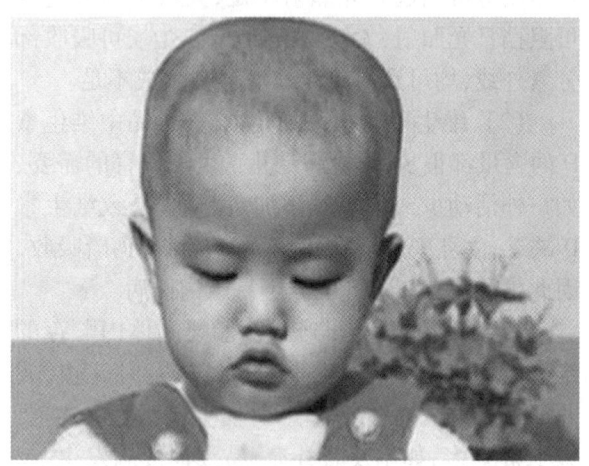

图11-6-1 佝偻病方颅

(2) 胸部:各种胸部畸形多见于1岁左右儿童,严重者可影响呼吸功能,常见有:①肋骨串珠:肋骨与肋软骨交界处骨骺端因骨样组织堆积而膨大呈钝圆形隆起,上下排列如串珠状,以两侧第7~10肋最明显,又称佝偻病串珠;②肋膈沟:严重佝偻病患儿膈肌附着部位的肋骨长期受膈肌牵拉而内陷,形成一条沿肋骨走向的横沟,又称为郝氏沟(Harrison's groove);③鸡胸(图11-6-2)或漏斗

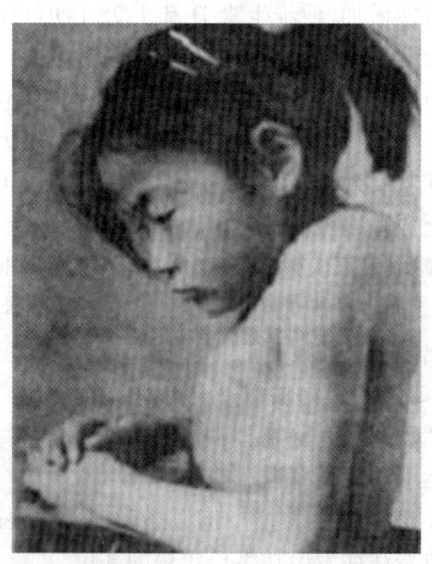

图11-6-2 佝偻病鸡胸

胸(图11-6-3):第7、8、9肋骨与胸骨相连处软化内陷,致胸骨柄前突,形成鸡胸样畸形(pigeon chest),如胸肌剑突部向内凹陷,则形成漏斗胸(funnel chest)。

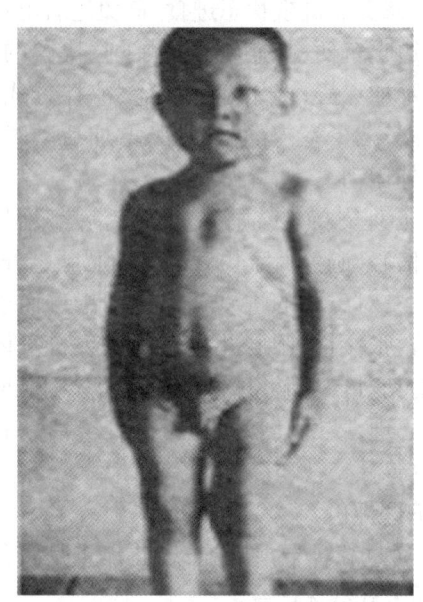

图11-6-3 佝偻病漏斗胸

(3) 脊柱:活动性佝偻病患儿,久坐后可引起脊柱后弯,偶有侧弯者。

(4) 骨盆:严重病变者骨盆亦可变形,前后径常缩短,形成扁平骨盆,日后将成为女性难产的因素之一。

(5) 四肢:儿童腕部、踝部由于骨样组织堆积可形成钝圆形隆起,称佝偻病手镯或足镯,多见于6个月以上儿童;由于骨质软化与肌肉关节松弛,儿童开始站立与行走后双下肢负重,可出现股骨、胫骨、腓骨弯曲,形成严重膝内翻即O形腿(图11-6-4),或膝外翻即X形腿(图11-6-5),有时甚至呈K形样下肢畸形。

2. 运动功能发育迟缓 严重低血磷使肌肉糖代谢障碍,致全身肌肉韧带松弛,肌张力低下等,表现为坐、立、行等运动功能发育迟缓,腹部肌肉松弛呈蛙状腹。

(三) 辅助检查

1. 血生化检查 活动期血钙、血磷下降,$1,25-(OH)D_3$下降,血清碱性磷酸酶增高;恢复期血钙、血磷逐渐恢复正常,碱性磷酸酶开始下降;后遗症期血生化检查正常。

2. X线检查 初期无明显改变,激期可见长骨钙化带消失,干骺端呈毛刷样、杯口样改变,骨

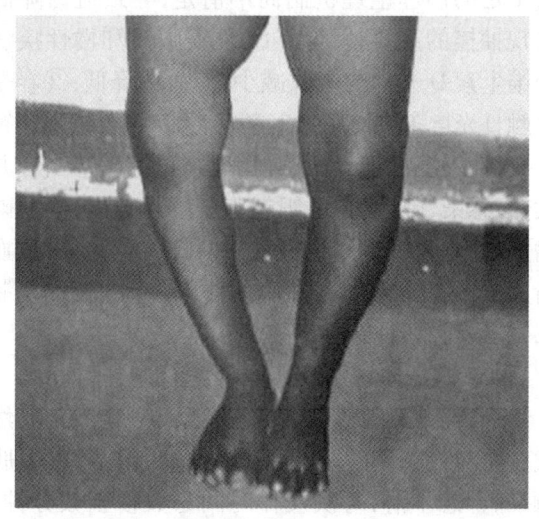

图 11-6-4 佝偻病 O 形腿

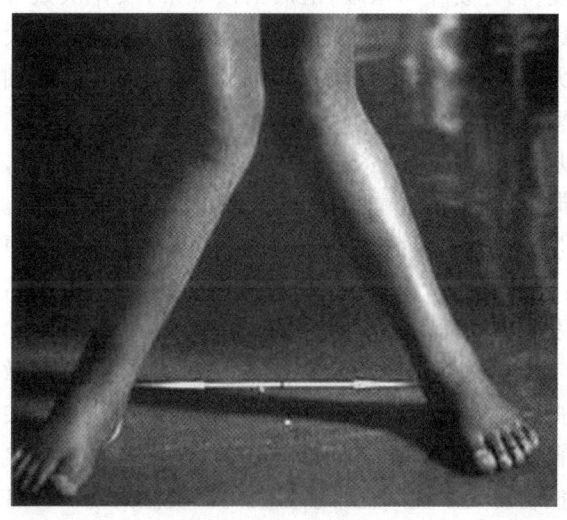

图 11-6-5 佝偻病 X 形腿

骺软骨带增宽,骨密度降低,骨皮质变薄;恢复期X线检查逐渐恢复正常;后遗症期X线检查骨骼干骺端病变消失。

(四) 心理社会评估

了解患儿家庭情况及父母角色是否称职;评估家庭的经济状况,了解家庭的居住条件;评估家长的文化程度及家长对维生素D缺乏症病因的认识水平,了解有无对佝偻病后遗症的担心而引起的焦虑心理。

【护理诊断/问题】

1. 营养失调:低于机体需要量 与日光照射不足或维生素D摄入不足有关。

2. 潜在并发症:骨骼畸形、药物副作用。

3. 知识缺乏:家长缺乏预防佝偻病的相关知识。

【预期目标】

1. 患儿通过增加户外活动,补充维生素D制剂,摄入富含维生素D的食物,佝偻病各期临床症状减轻。

2. 患儿不发生骨骼畸形及药物副作用。

3. 患儿家长能说出佝偻病发生的原因与防治方法。

【护理措施】

1. 户外活动 病室要求阳光充足,指导家长经常带患儿进行户外活动,直接接受阳光照射。生后2～3周即可带婴儿户外活动,冬季也要注意保证每日1～2小时户外活动时间。夏季气温太高,应避免太阳直射,可在阴凉处活动,尽量多暴露皮肤。冬季室内活动时开窗,让紫外线能够透过。

2. 饮食护理 提倡母乳喂养,按时添加辅食,给予富含维生素D、钙、磷和蛋白质的食物,如蛋黄、牛奶、动物肝脏等。

3. 药物护理 遵医嘱给予维生素D制剂,注意观察有无维生素D过量的中毒表现,如发现患儿厌食、烦躁不安、哭闹,继而呕吐、腹泻或顽固性便秘、体重下降等,为维生素D过量的表现,应立即停用。

4. 预防骨骼畸形和骨折 患儿衣着应柔软、宽松,床铺松软,避免早坐、久坐,以防脊柱后突畸形;避免早站、久站和早行走,以防下肢弯曲成O形腿或X形腿。严重佝偻病患儿肋骨、长骨易发生骨折,护理操作或日常生活中应避免重压和强力牵拉。

5. 健康教育

(1) 注意母孕期保健:鼓励孕妇多进行户外活动和晒太阳,选择富含维生素D、钙、磷和蛋白质的食物;遵医嘱服用鱼肝油等维生素D制剂。

(2) 合理喂养:宣传和鼓励母乳喂养,4～6个月时逐渐添加辅食,如蛋黄、黄豆粉、绿色蔬菜等。

(3) 儿童定期户外活动,直接接触阳光,一般出生后2个月开始。

(4) 及时补充维生素D制剂:出生2周后给维生素D 400～800IU/d,早产儿、低出生体重儿、双胎儿出生后1周开始补充维生素D 800IU/d,均补至2岁。

【护理评价】

1. 患儿各期临床症状是否减轻。

2. 患儿有无发生骨骼畸形和骨折及药物副作用。

3. 家长是否能说出佝偻病的原因及预防措施。

二、维生素D缺乏性手足搐搦症

维生素D缺乏性手足搐搦症(tetany of vitamin D deficiency)又称佝偻病性手足搐搦症或低钙惊厥。主要是由于维生素D缺乏，血钙降低导致神经肌肉兴奋性增高，出现惊厥、喉痉挛或手足抽搐等症状。常发生于婴幼儿时期，尤其是6个月左右婴儿多见。

【病因与发病机制】

1. 维生素D缺乏时，血钙下降而甲状旁腺不能代偿性分泌增加，骨钙不能游离致使血钙继续降低，当血钙浓度低于1.75~1.88mmol/L时，可使神经肌肉兴奋性增高，出现全身或局部肌肉痉挛。

2. 维生素D缺乏时，甲状旁腺分泌不足的病理生理机制尚不清楚，导致血钙降低出现抽搐的主要诱因有：①长期腹泻和慢性疾病使维生素D和钙的吸收减少，使血钙降低；②春季接触日光增多或使用维生素D治疗时，骨骼加速钙化，大量钙沉积于骨而致血钙暂时下降；③当合并发热、感染、饥饿时，组织细胞分解释放磷，使血磷增加，抑制$25-(OH)D_3$转化为$1,25-(OH)_2D_3$致血清离子钙下降；④人工喂养儿食用含磷过高的奶制品，导致高血磷、低血钙。

【处理原则】

1. 控制惊厥 保持呼吸道通畅，输氧，控制惊厥。

2. 钙剂治疗 静脉注射或静脉滴注钙剂，尽快提高血钙浓度，惊厥停止后口服钙剂，不能皮下或肌内注射钙剂。

3. 维生素D治疗 急诊情况控制后按佝偻病给予维生素D治疗。

【护理评估】

（一）健康史

1. 基本病因 维生素D缺乏时，血钙下降而甲状旁腺不能代偿性分泌增加，骨钙不能游离致使血钙继续降低，当血钙浓度低于1.75~1.88mmol/L时，可使神经肌肉兴奋性增高，出现全身或局部肌肉痉挛。

2. 主要诱因 维生素D缺乏时，甲状旁腺分泌不足的病理生理机制尚不清楚，导致血钙降低出现抽搐的主要诱因有：①长期腹泻和慢性疾病使维生素D和钙的吸收减少，使血钙降低；②春季接触日光增多或使用维生素D治疗时，骨骼加速钙化，大量钙沉积于骨而致血钙暂时下降；③当合并发热、感染、饥饿时，组织细胞分解释放磷，使血磷增加，抑制$25-(OH)D_3$转化为$1,25-(OH)_2D_3$致血清离子钙下降；④人工喂养儿食用含磷过高的奶制品，导致高血磷、低血钙。

（二）身体评估

1. 典型表现 ①惊厥：多见于小婴儿，突然发生全身性肌肉痉挛，四肢抽动，两眼上窜，面肌颤动，神志不清，每次发作时间为数秒至数分钟，发作时间长者伴口周发绀。发作停止后意识恢复，精神萎靡而入睡，醒后活泼如常；发作次数可数日一次或一日数次，多者可1日数十次。一般无发热，发作轻时仅有短暂的眼球上窜和面肌抽动，神志清楚。②手足搐搦：多见于较大婴儿和幼儿，发作时手足痉挛呈弓状，手腕屈曲，手指强直，拇指内收，贴近掌心，踝关节伸直，足趾向下弯曲。③喉痉挛：多见于2岁以下的儿童，喉部肌肉及声门突发痉挛，呼吸困难，吸气时发出喉鸣，可突然发生窒息而死亡。

2. 隐性体征 无典型发作症状，可通过刺激神经肌肉而引出下列体征：①面神经征：用手指尖轻叩颧弓与口角之间的面颊部，诱发口角或眼睑抽动者为阳性。正常新生儿可出现假阳性。②腓反射：用叩诊锤叩击膝部外侧腓骨小头处的腓神经，该侧足向外侧收缩者为阳性。③低钙束臂征(Trousseau sign)：用血压计袖带包裹上臂并充气，使血压维持在收缩压与舒张压之间，5分钟内出现手足搐搦者为阳性。

（三）辅助检查

血清总钙<1.75~1.88mmol/L(7.0~7.5mg/dl)，离子钙<1.0mmol/L(4.0mg/dl)。

（四）心理社会评估

了解患儿家庭情况及父母角色是否称职；评估家庭的经济状况，了解家庭的居住条件；评估家长的文化程度及家长对维生素D缺乏症病因的认识水平，了解有无因抽搐而引起的焦虑和恐惧心理。

【护理诊断/问题】

1. 有窒息的危险 与喉痉挛有关。

2. 潜在并发症：惊厥。

3. 营养失调：低于机体需要量　与维生素 D 缺乏有关。

【护理目标】

1. 患儿不发生惊厥等并发症或发生惊厥时，能及时给予急救处理和护理措施，控制惊厥，不发生窒息。

2. 维生素 D 缺乏状态逐渐改善，血钙恢复至正常水平。

【护理措施】

1. 控制惊厥　惊厥发作时可针刺人中、十宣穴，亦可遵医嘱使用抗惊厥药物，常用的有苯巴妥钠或地西泮等，配合医生进行急救处理。

2. 防止窒息　注意保持呼吸道的通畅，喉痉挛发生时应就地抢救，立即松解患儿衣领，将舌头拉出口外，及时清除呼吸道分泌物，必要时进行人工呼吸或加压给氧。

3. 病情观察　密切观察患儿生命体征及神志有无改变；注意观察有无惊厥、喉痉挛的发生，注意有无药液外漏等情况；若发现病情变化应立即报告医生并配合进行处理。

4. 用药护理　①静脉滴注钙剂必须选较大的血管，避免使用头皮静脉。②静脉滴注钙剂时，应加强巡视，避免漏出血管外引起组织坏死。一旦漏出，则应立即局部热敷或用 0.25% 普鲁卡因局部封闭。③口服钙剂时避免与牛奶、咖啡、茶水同服，以免影响吸收。

5. 户外活动，加强营养　指导家长合理安排儿童日常生活，坚持每天有一定的户外活动时间，及时补充维生素 D，适量补充钙剂，给患儿多食含钙和维生素 D 丰富的食物，如瘦肉、豆类、蛋类、猪肝、绿叶蔬菜等。

【护理评价】

1. 患儿有无惊厥发生，如有惊厥发生时，有无迅速采取急救处理和保持呼吸道通畅等护理措施，惊厥有无得到控制及有无窒息发生。

2. 患儿血清维生素 D 和血钙是否恢复至正常水平。

第四节　维生素 A 缺乏症

维生素 A 缺乏症（vitamin A deficiency）是由于维生素 A 缺乏而引起的以眼、皮肤改变为主的全身性疾病。主要临床表现为早期眼结膜与角膜干燥，暗适应力差，故又称干眼症或夜盲症，晚期出现角膜软化，甚至角膜穿孔，伴有皮肤干燥与毛囊角化等，称为角膜软化症。

【护理评估】

（一）健康史

（1）原发性因素：维生素 A 和胡萝卜素很难通过胎盘进入胎儿体内，致新生儿血清和肝脏中的维生素 A 水平明显低于母体，如在出生后不能得到充足的维生素 A 补充则极易出现维生素 A 缺乏，因此 4 岁以下儿童维生素 A 缺乏症的发病率远高于成人。

（2）摄入不足：长期进食稀饭、米糕、面糊等谷类食物，而未添加富含维生素 A 的肝、蛋黄、鱼肝油及含胡萝卜素的蔬菜等可发生维生素 A 缺乏症。

（3）消化吸收障碍：维生素 A 为脂溶性维生素，在小肠的消化吸收需要胆盐的参与，膳食中合适的脂肪含量有利于维生素 A 的消化和吸收。如膳食中脂肪含量过低，胰腺炎或胆石症引起的胆汁和胰腺酶分泌减少，某些消化道疾病如急性肠炎、粥样泻等造成胃肠功能紊乱者都可影响维生素 A 的消化和吸收。

（4）储存和利用障碍：任何影响肝脏功能的疾病都会影响维生素 A 在体内的储存量，造成维生素 A 缺乏。一些消耗性疾病，尤其是儿童中的麻疹、猩红热、肺炎、结核及肿瘤等都会使体内的维生素 A 消耗增加，导致维生素 A 缺乏。

（二）身体评估

1. 眼部表现　最早为暗适应力减退，但婴幼儿常因不会叙述而不被重视。暗适应力减退的现象持续数周后，开始出现干眼症的表现，外观眼结膜及角膜干燥、失去光泽，自觉痒感，泪减少，眼部检查可见结膜近角边缘处皱褶，角化上皮堆积形成泡沫状白斑，称结膜干燥斑或毕脱斑（Bitot's spots）。继而角膜干燥、浑浊、软化，自觉畏光和眼痛，常用手揉搓眼部导致感染。严重时可发生角膜溃疡、坏死或穿孔，虹膜、晶状体脱出，导致失明。

2. 皮肤与毛发表现　多见于年长儿，初起干燥、脱屑、有痒感，逐渐出现上皮角化增生，角化物充塞毛囊并突出于皮面，状似"鸡皮疙瘩"；触摸皮肤时有粗砂样感觉，首先出现于四肢伸面，其次为背部、臀部，逐渐累及其他部位；毛发干燥易脱落，指（趾）甲多纹、无光泽、脆薄易断裂。

3. 全身皮肤黏膜完整性受损，防御病菌的能力降低,呼吸道、消化道及泌尿道易发生反复感染,且感染常迁延不愈。

4. 患儿常有体格和智力发育落后,常伴营养不良、贫血和其他维生素缺乏症。

（三）辅助检查

1. 血浆维生素 A 水平及视黄醇结合蛋白降低。

2. 暗适应检查可发现暗光视觉异常,生理盲点测定可发现生理盲点扩大。

（四）心理社会评估

了解患儿家庭情况及父母角色是否称职;评估家长的文化程度及家长对维生素 A 缺乏症的认识程度。

【常见护理问题/问题】

1. 营养失调:低于机体需要量　与维生素 A 摄入不足或吸收利用障碍有关。

2. 皮肤黏膜完整性受损　与缺乏维生素 A 有关。

3. 有感染的危险　与免疫功能降低有关。

【护理目标】

1. 患儿通过饮食调整及维生素 A 制剂补充,维生素 A 缺乏的临床症状减轻。

2. 患儿通过眼部护理,角膜或结膜症状减轻,不发生角膜溃疡或穿孔。

3. 患儿通过保护性隔离等措施,不发生继发感染。

【护理措施】

1. 补充维生素 A　遵医嘱给予维生素 A 制剂,并注意观察治疗效果,防止维生素 A 中毒;调整饮食,给予含维生素 A 丰富的食物,如蛋类、动物肝脏、鱼肝油及蔬菜、水果等,婴儿期鼓励母乳喂养,及时添加辅食。

2. 眼部护理　用消毒鱼肝油滴双眼,促进上皮细胞修复;有角膜软化、溃疡者用 0.25% 氯霉素滴眼液,或 0.5% 红霉素或金霉素眼膏,用 1% 阿托品散瞳,防止虹膜粘连。眼部护理时动作要轻柔,切勿压迫眼球,以免角膜穿孔,虹膜、晶状体脱出。

3. 预防感染　注意保护性隔离,预防呼吸道、消化道及其他感染发生。

4. 健康教育　指导合理喂养,预防维生素 A 缺乏。平时注意膳食营养平衡,经常食用富含维生素 A 的动物性食物和深色蔬菜。孕妇和乳母应多食上述食物,以保证新生儿有足够的维生素 A 储备,母乳喂养婴儿有充足的维生素 A 补充,人工喂养者应尽量选择维生素 A 强化的乳方。患感染性疾病以及慢性腹泻等疾病时注意补充维生素 A 制剂。采用维生素 A 制剂时应注意预防维生素 A 过量中毒。

【护理评价】

1. 患儿临床症状有无减轻。

2. 患儿角膜或结膜症状有无减轻,是否发生角膜溃疡或穿孔,是否发生继发感染。

第五节　锌缺乏症

锌缺乏症(zinc deficiency)是指各种原因造成的体内长期缺锌所致的营养缺乏症。锌是人体必需的重要微量元素之一,参与体内 100 多种酶的合成,是酶活性表现的必要物质,对体格生长、智力发育、胃肠道功能、免疫功能和生殖功能影响较大。

【病因与发病机制】

1. 摄入不足　初乳中锌含量较成熟乳中高,人乳中锌含量较牛乳中高,动物性食物中锌含量较植物性食物中高,且利用率也高,未哺母乳或母乳不足又未及时添加含锌的食物、长期缺少动物性食物的儿童,均易出现锌缺乏。不良的饮食习惯,如偏食、挑食常为年长儿缺锌的原因。

2. 吸收减少或丢失过多　慢性消化道疾病,如感染性腹泻、脂肪泻、先天性锌吸收缺陷等,都可致锌吸收减少;慢性肾脏病长期透析时,可致锌大量丢失。

3. 需要量增加　生长发育迅速、新陈代谢旺盛、感染性疾病时需要量增加。

【处理原则】

治疗原发病;供给含锌丰富的食物;补充锌剂,常用葡萄糖酸锌,疗程 2~3 个月。

【护理评估】

（一）健康史

1. 基本病因

（1）摄入不足:初乳中锌含量较成熟乳中高,人乳中锌含量较牛乳中高,动物性食物中锌含量较植物性食物中高,且利用率也高,未哺母乳或母乳不足又未及时添加含锌的食物、长期缺少动物性食物的儿童,均易出现锌缺乏。不良的饮食习惯,如偏食、挑食常为年长儿缺锌的原因。

（2）吸收减少或丢失过多:慢性消化道疾

病,如感染性腹泻、脂肪泻、先天性锌吸收缺陷等,都可致锌吸收减少;慢性肾脏病长期透析时,可致锌大量丢失。

(3) 需要量增加:生长发育迅速、新陈代谢旺盛、感染性疾病时需要量增加。

2. 主要表现　缺锌患儿常有厌食的表现,部分患儿有异食癖。患儿免疫功能减退,易反复发生念珠菌或其他真菌感染。生长发育落后,智力发育迟缓。

(二) 身体评估

1. 生长发育迟缓　早期的突出表现为生长停滞、体格矮小、智力发育落后,青春期缺锌可致性成熟障碍。

2. 头发枯黄易脱落,畏光、暗适应力减退,伤口愈合慢,贫血,肝、脾大等。

(三) 辅助检查

血清锌浓度降低,<11.47μmol/L 有诊断意义。发锌因波动大,不易测准确,一般不作为诊断缺锌的可靠指标。餐后血清锌浓度反应试验(PICR) >15%。

(四) 心理社会评估

了解患儿家庭情况及父母角色是否称职;评估家长的文化程度及家长对锌缺乏症的认识程度。

【护理诊断/问题】

1. 营养失调:低于机体需要量　与锌摄入不足、丢失过多及需要量增加有关。

2. 有感染的危险　与免疫功能降低有关。

【护理目标】

1. 通过药物和食物补充锌,症状、体征逐渐减轻、消失。

2. 通过实施各项护理措施,不发生交叉感染及其他并发症。

【护理措施】

1. 改善营养　婴儿期提倡和鼓励母乳喂养,及时添加辅食;供给含锌丰富的食物,如牡蛎、鱼、虾、动物肝脏、海带、紫菜、硬壳果(核桃等)、豆类等;纠正不良的饮食习惯,注意均衡营养。

2. 防治感染　保持室内空气新鲜,注意口腔护理,避免与患感染性疾病的人员接触,发现感染迹象应积极采取治疗措施。

3. 健康教育　向家长讲解锌对儿童生长发育和维持正常生理功能的重要意义、儿童缺锌的常见原因、预防缺锌的措施及正确的服锌方法,防止锌中毒。锌剂最好在饭前1~2小时服用,剂量过大可引起恶心、呕吐、胃部不适等消化系统症状,甚至脱水和电解质紊乱。长期服用高浓度锌盐可抑制铜的吸收而引起贫血、生长延迟等。

【护理评价】

1. 临床症状体征有无减轻或消失。

2. 患儿有无发生交叉感染及其他并发症。

(周乐山　汪惠才)

第七章

呼吸系统疾病患儿的护理

第一节 儿童呼吸系统解剖生理特点

儿童呼吸系统的解剖、生理特点与呼吸系统疾病的发生及防治密切相关。由于各年龄时期儿童呼吸系统的解剖、生理特点的不同，使疾病的发生、发展、预后和护理方面各具特点。儿童呼吸系统以环状软骨为界限分为上、下呼吸道。上呼吸道包括鼻、鼻窦、咽、咽鼓管、会厌及喉。下呼吸道包括气管、支气管、毛细支气管、呼吸性毛细支气管、肺泡管及肺泡。

一、解 剖 特 点

1. 上呼吸道 ①婴幼儿鼻腔相对较短，后鼻道狭窄，黏膜柔嫩，血管丰富，无鼻毛而易受感染，有炎症时易鼻塞而发生呼吸困难，影响吮奶。②婴幼儿的咽鼓管较宽、直、短，呈水平位，故鼻咽炎时易致中耳炎。腭扁桃体在4~10岁时发育达高峰，14~15岁后逐渐退化，因此扁桃体炎常见于年长儿，而1岁以内少见。③儿童喉部呈漏斗形，相对较狭窄，软骨柔软，声带及黏膜柔嫩且血管丰富，一旦有轻微的炎症即可引起喉头水肿导致声嘶和吸气性呼吸困难。

2. 下呼吸道 ①婴幼儿的气管、支气管相对狭窄，黏膜柔嫩，血管丰富，缺乏弹力组织，黏液腺分泌不足，纤毛运动较差，故易发生感染及呼吸道阻塞。②婴幼儿左支气管细长而右支气管短粗且较直，异物易坠入右支气管。③儿童肺的弹力纤维发育较差，血管丰富，毛细血管与淋巴组织间隙相对较宽，易发生感染而引起间质性炎症、肺不张或肺气肿等。

3. 胸廓 ①婴幼儿胸廓短，呈桶状，肋骨呈水平位，膈肌位置较高，使心脏呈横位。②胸腔较小而肺较大，呼吸肌不发达，呼吸时胸廓活动范围小，肺的扩张受到限制，不能充分通气和换气，易因缺氧和二氧化碳潴留而出现青紫。③小儿纵隔相对较大，占胸腔的体积较大，周围组织松软，富有弹性，故常在胸腔积液或气胸时导致纵隔移位。

二、生 理 特 点

1. 呼吸频率与节律 儿童代谢旺盛，需氧量高，但因呼吸系统发育不完善，呼吸运动较弱，为满足生理需要，只有加快呼吸频率，故儿童呼吸频率较快，且年龄越小呼吸频率越快。儿童呼吸中枢发育不完善，容易出现呼吸节律不整，早产儿和新生儿更明显。各年龄呼吸频率见表11-7-1。

表11-7-1 各年龄儿童呼吸、脉搏频率（次/分）及其比例

年龄	呼吸	脉搏	呼吸:脉搏
新生儿	40~45	120~140	1:3
1岁以内	30~40	110~130	1:3~1:4
2~3岁	25~30	100~120	1:3~1:4
4~7岁	20~25	80~100	1:4
8~14岁	18~20	70~90	1:4

2. **呼吸类型** 婴幼儿呼吸肌发育不全,呼吸时胸廓活动范围小而膈肌活动明显,呼吸以腹式呼吸为主。随着年龄增长,呼吸肌逐渐发育,膈肌下降,出现胸腹式呼吸。

3. **呼吸功能的特点** 儿童肺活量、潮气量、气体弥散量较小而气道阻力较大,所以各项呼吸功能的储备能力较低。当患呼吸系统疾病时易发生呼吸功能不全。

4. **血气分析** 新生儿和婴幼儿的肺功能不易检查,可通过血气分析了解氧饱和度水平及血液酸碱平衡状态。

三、呼吸道免疫特点

儿童呼吸道的非特异性及特异性免疫功能均较差。新生儿和婴幼儿的纤毛运动差,咳嗽反射和气道平滑肌收缩功能亦差,难以有效地清除吸入的尘埃及异物颗粒。婴幼儿体内免疫球蛋白含量低,尤以分泌型IgA为低,且肺泡巨噬细胞功能不足,乳清铁蛋白、溶菌酶、干扰素、补体等的数量和活性不足,故易患呼吸道感染。

第二节 儿童呼吸系统常用检查及治疗

1. **视诊**

(1) 呼吸频率改变:呼吸困难的第一征象为呼吸频率增快,年龄越小越明显。呼吸频率减慢或节律不规则也是危险征象。

(2) 发绀(cyanosis):肢端发绀为末梢性发绀,舌、黏膜的发绀为中心性发绀。中心性发绀较末梢性发绀发生晚,但更有意义。

(3) 吸气时胸廓软组织凹陷:上呼吸道梗阻或严重肺病变时,胸骨上窝、锁骨上窝及肋间隙软组织凹陷,称为"三凹征"(three depressions sign)。

(4) 其他:小婴儿呼吸困难时常有呻吟、鼻扇和口吐泡沫等表现。

2. **吸气喘鸣(inspiratory stridor)和呼气喘息(expiratory wheeze)** 吸气时出现喘鸣音,同时伴吸气延长,是上呼吸道梗阻的表现。呼气时出现喘鸣音,同时伴呼气延长,是下呼吸道梗阻的表现。

3. **肺部听诊** 哮鸣音常于呼气相明显,提示细小支气管梗阻。不固定的中、粗湿啰音常来自小支气管的分泌物。于吸气相,特别是深吸气末,听到固定不变的细湿啰音提示肺泡内存在分泌物,常见于肺炎。小婴儿因呼吸浅快,啰音可不明显,刺激其啼哭方可在吸气末闻及。

4. **血气分析** 反映气体交换和血液的酸碱平衡状态,为诊断和治疗提供依据。儿童血气分析正常值见表11-7-2。

当动脉血氧分压(PaO_2)<50mmHg(6.67kPa),动脉二氧化碳分压($PaCO_2$)>50mmHg(6.67kPa),动脉血氧饱和度(SaO_2)<85%时为呼吸衰竭。

表11-7-2 儿童血气分析正常值

项目	新生儿	2岁以内	2岁以后
氢离子浓度(mmol/L)	35~50	35~50	35~50
PaO_2(kPa)	8~12	10.6~13.3	10.6~13.3
$PaCO_2$(kPa)	4~4.67	4~4.67	4.67~6.0
HCO_3^-(mmol/L)	20~22	20~22	22~24
BE(mmol/L)	-6~+2	-6~+2	-4~+2
SaO_2	0.90~0.965	0.95~0.97	0.955~0.977

5. **肺脏影像学** 胸部平片仍为呼吸系统疾病影像学诊断的基础,可满足70%以上的临床需要。胸透对儿童生长发育影响较大,目前已经不用于儿童常规检查。CT特别是高分辨率CT(HRCT)和螺旋CT(spiral CT)的发展,儿童呼吸系统疾病的诊断率已大为提高。

6. **儿童纤维支气管镜检查** 利用纤维支气管镜和电子支气管镜不仅能直视气管和支气管内的各种病变,还能利用黏膜刷检技术、活体组织检查技术和肺泡灌洗技术提高对儿童呼吸系统疾病的诊断率。

7. 肺功能检查 5岁以上儿童可做较全面的肺功能检查。脉冲振荡技术的优点是受试者可以自由呼吸，无须配合，无创伤性，特别适用于儿童和重症病人的肺功能检查。应用潮气流速容量曲线(TFV)技术使婴幼儿肺功能检查成为可能。

第三节 急性上呼吸道感染患儿的护理

急性上呼吸道感染简称上感，是儿童最常见的呼吸道疾病，主要指鼻、鼻咽和咽部的急性感染。常诊断为"急性鼻咽炎""急性咽炎""急性扁桃体炎"等。以支持疗法及对症治疗为主，注意预防并发症。病毒性上呼吸道感染为自限性疾病，无须特殊治疗。

【护理评估】

1. 健康史

（1）基本病因：病毒感染占90%以上，也可继发细菌感染。营养不良、缺乏锻炼或过度疲劳，可因身体防御能力降低容易发生上呼吸道感染。

（2）详细询问发病诱因：注意有无"受凉"史，患儿发热开始的时间、程度、伴随症状、用药情况。有无急性传染病接触史，尤其应询问患儿是否有高热惊厥史。了解患儿有无营养不良、贫血等疾病史。上感为很多急性传染病的早期表现，应评估流行病学情况。

2. 身体状况

（1）临床表现：临床表现与年龄、病原体和机体抵抗力不同有关。婴幼儿局部症状不显著而全身症状重，年长儿症状较轻。局部症状主要是鼻咽部症状，多见于年长儿，出现流涕、鼻塞、喷嚏、咽部不适、轻咳与不同程度的发热。全身症状出现畏寒、高热、头痛、纳差、乏力。婴幼儿可伴有呕吐、腹泻、腹痛、烦躁，甚至高热惊厥。

（2）评价精神状态：是否有鼻塞及呼吸困难，新生儿是否有拒乳或发憋，观察患儿是否有体温过高，有无皮疹，眼结膜有无充血，咽及口腔黏膜有无充血及疱疹，颈部及耳后淋巴结有无肿大，有无胃肠道伴随症状。

3. 辅助检查 了解血常规结果，其中以白细胞计数和分类最为重要。

4. 心理社会状况 了解患儿及家长的心理状态和对该病病因、预防及护理知识的认识程度。评估患儿家庭环境及经济状况。

【护理诊断/问题】

1. 体温过高 与上呼吸道感染有关。

2. 舒适的改变 与发热、呼吸道不通畅等有关。

3. 潜在并发症：高热惊厥。

【护理目标】

1. 患儿体温逐渐恢复正常。

2. 患儿呼吸道症状如鼻塞、流涕等缓解。

3. 患儿未发生并发症或呼吸困难等紧急状况发生时能被及时发现并及时正确处理。

【护理措施】

1. 一般护理 保持室内空气新鲜，但应避免空气对流。维持室温18～22℃，湿度50%～60%。注意休息，减少活动。保持口腔清洁，及时清除鼻腔及咽喉部分泌物，保持呼吸道通畅。

2. 饮食护理 给予易消化和富含维生素的清淡饮食。有呼吸困难者应少食多餐。婴儿哺乳必须取头高位或抱起喂，呛咳重者用滴管或小勺慢慢喂，以免进食用力或呛咳加重病情。因发热、呼吸增快而增加水分消耗，所以要注意常喂水，入量不足者给予静脉补液。

3. 症状护理

（1）高热：密切监测体温变化，体温38.5℃以上时应对症治疗，采用正确、合理的降温措施，如头部冷湿敷、枕冰袋，在颈部、腋下及腹股沟处放置冰袋，或用乙醇擦浴、冷盐水灌肠。高热时遵医嘱用25%安乃近溶液滴鼻或口服退热药。衣被不可过厚，以免影响机体散热，引起体温进一步升高。为保持皮肤清洁，避免汗腺阻塞，可用温热水擦浴，并及时更换被汗液浸湿的衣被。加强口腔护理。每4小时测量体温一次，并准确记录，如为超高热或有高热惊厥史者须1～2小时测量一次。退热处理1小时后复测体温，并随时注意有无新的症状或体征出现，以防惊厥发生或体温骤降。如有虚脱表现，应予保暖，饮热水，严重者给予静脉补液。若婴幼儿虽有发热甚至高热，但精神较好，玩耍如常，在严密观察下暂可不处置。若有高热惊厥病史者则应及早给予处置。

（2）鼻塞：鼻塞严重时应先清除鼻腔分泌物，后用0.5%麻黄碱液滴鼻，每天2～3次，每次1～2滴，对因鼻塞而妨碍吸吮的婴儿，宜在哺乳前15分钟滴鼻，使鼻腔通畅，保证吸吮。咽部不适时可给予润喉含片或雾化吸入。

4. 用药护理 使用解热剂后应注意多饮水,以免大量出汗引起虚脱。高热惊厥的患儿使用镇静剂时,应注意观察止惊的效果及药物的不良反应。使用青霉素等抗生素时,应注意观察有无过敏反应的发生。

5. 健康教育

(1) 指导家长掌握上呼吸道感染的预防和护理要点,懂得相应的应对技巧。如加强体格锻炼,多进行户外活动,以增强机体抵抗力,但在呼吸道疾病流行期间避免去人多拥挤的公共场所。

(2) 室内空气保持清新,每日定时开窗通风2~4次,每次30~60分钟。气候变化时及时添减衣服,避免过热或过冷。

(3) 鼓励母乳喂养,及时添加辅食,积极防治各种慢性病,如佝偻病、营养不良及贫血等,按时预防接种。

(4) 如有上感流行趋势,应早期隔离,室内可采取食醋熏蒸等空气消毒等法。

【护理评价】

1. 患儿体温是否逐渐下降或恢复正常。
2. 患儿呼吸道症状是否缓解。
3. 患儿是否发生高热惊厥等并发症。

第四节　肺炎患儿的护理

肺炎是指不同病原体或其他因素所引起的肺部炎症。以发热、咳嗽、气促、呼吸困难及肺部固定湿啰音为共同临床表现。是儿童最常见的疾病之一,尤多见于婴幼儿,占儿童疾病死亡的第一位。营养不良、佝偻病、贫血和免疫功能低下的患儿,当气候和环境变化时,病原体经呼吸道侵入肺部引起肺组织充血、水肿、炎性浸润,严重者可出现呼吸衰竭,导致机体代谢及器官功能障碍。

目前儿童肺炎的分类方法有四种,各类肺炎可单独存在,也可两种同时存在。①按病理分类:可分为支气管肺炎、大叶性肺炎、间质性肺炎等。②按病因分类:可分为感染性肺炎如病毒性肺炎、细菌性肺炎、支原体肺炎、衣原体肺炎、真菌性肺炎、原虫性肺炎等;非感染性肺炎如吸入性肺炎、坠积性肺炎等。③按病程分类:急性肺炎(病程<1个月)、迁延性肺炎(病程1~3个月)、慢性肺炎(病程>3个月)。④按病情分类:轻症肺炎(主要为呼吸系统表现)、重症肺炎(除呼吸系统严重受累外,其他系统也受累,且全身中毒症状明显)。

主要应采取综合措施,积极控制感染,改善肺的通气功能,防治并发症。①根据不同病原体选用敏感药物积极控制感染,重症者宜早期、联合、足量、足疗程、静脉给药。病毒感染尚无特效药物,宜采用对症治疗、中药治疗、支持治疗等综合措施。②若中毒症状明显或严重喘憋,或脑水肿、感染性休克、呼吸衰竭等,可应用肾上腺皮质激素。③注意纠正酸碱平衡紊乱,改善低氧血症。④防治并发症等。

【护理评估】

1. 健康史 询问发病情况,既往有无反复呼吸道感染现象。了解患儿生长发育情况以及发病前有无原发疾病,如麻疹、百日咳等。询问出生时是否足月平产,有无窒息史。生后是否按时接种疫苗,家庭成员是否有呼吸道疾病病史。

2. 身体状况 评估患儿有无发热、咳嗽、咳痰,体温增高的程度、热型,咳嗽、咳痰的性质。有无呼吸增快、心率增快、肺部啰音。有无气促,端坐呼吸、鼻翼扇动、三凹症及唇周发绀等症状和体征。有无循环、神经、消化系统受累等临床表现。

3. 辅助检查 了解胸部X线检查、病原学及外周血象检查结果。

4. 心理社会状况 评估患儿及家长的心理状态,对疾病的病因和预防知识的了解程度,家庭环境及家庭经济情况。了解患儿既往有无住院的经历。评估患儿是否有因发热、缺氧等不适及环境陌生产生的焦虑和恐惧,是否有哭闹、易激惹等表现。患儿家长是否有因患儿住院时间长、知识缺乏等产生的焦虑不安、抱怨的情绪。

【护理诊断/问题】

1. 气体交换受损 与肺部炎症有关。
2. 清理呼吸道无效 与呼吸道分泌物过多、黏稠,咳嗽无力有关。
3. 体温过高 与肺部感染有关。
4. 潜在并发症:心力衰竭、中毒性脑病、中毒性肠麻痹。

【护理目标】

1. 患儿体温逐渐恢复正常。
2. 患儿呼吸道通畅,能有效排痰。
3. 患儿气促、呼吸困难、缺氧等症状逐渐改善,呼吸平稳。
4. 患儿未发生并发症。

【护理措施】

1. 一般护理 保持病房环境舒适,空气流通,温湿度适宜,尽量使患儿安静,以减少氧的消耗。不同病原体肺炎患儿应分室居住,以防交叉感染。患儿取有利于肺扩张的体位并经常更换,以减少肺部瘀血和防止肺不张。保持口腔及皮肤清洁。

2. 饮食护理　鼓励患儿进食高热量、高蛋白、高维生素、易消化饮食,以供给足够的营养,利于疾病的恢复。宜少量多餐,避免给油炸食品及易产气的食物,以免造成腹胀,妨碍呼吸。喂养时应耐心,每次喂食必须将头部抬高或抱起,以免呛入气管发生窒息。进食确有困难者,可按医嘱静脉补充营养。注意多饮水,摄入足够的水分可保证呼吸道黏膜的湿润,有助于黏膜病变的修复,并增加纤毛运动能力,防止分泌物干结,以利痰液排出,同时可以防止发热导致的脱水。静脉输液时严格控制液体滴注速度,最好使用输液泵,保持均匀滴入,对重症患儿应精确记录24小时出入量。要严格控制静脉滴注速度,最好使用输液泵,保持液体均匀滴入,以免发生心力衰竭。

3. 症状护理

(1) 高热:发热要采取相应的降温措施(参阅本章第三节"发热的护理")。发热可使机体代谢加快,耗氧量增加,使机体缺氧加重,故应监测体温,警惕高热惊厥的发生。

(2) 咳嗽、咳痰:及时清除患儿口鼻分泌物,经常协助患儿变换体位,定时轻拍背部,鼓励患儿有效咳嗽,以促使痰液排出,病情许可的情况下可进行体位引流。给予超声雾化吸入,以稀释痰液,利于咳出。必要时予以吸痰。

(3) 气促、呼吸困难:①有呼吸困难、喘憋、口唇发绀、面色灰白等低氧血症情况立即给氧。根据血气情况婴幼儿可用面罩法,氧流量2~4L/min,年长儿可用鼻导管法,氧流量0.5~1L/min。若出现呼吸衰竭,则行气管插管实施机械辅助通气。②保持呼吸道通畅,根据病情采取相应的体位,以利于肺的扩张及呼吸道分泌物的排出。指导患儿进行有效的咳嗽,排痰前协助转换体位,帮助清除呼吸道分泌物。病情许可的情况下,可进行体位引流。体位引流的方法是:根据病灶的部位取不同的体位,五指并拢,稍向内合掌呈空心状,由下向上、由外向内地轻拍背部,边拍边鼓励患儿咳嗽,促使肺泡及呼吸道的分泌物借助重力和震动作用排出。必要时,可使用超声雾化吸入使痰液变稀薄利于咳出。用上述方法不能有效咳出痰液者,可用吸痰器吸出痰液。但吸痰不能过频,否则可刺激黏液产生过多。密切监测生命体征和呼吸窘迫程度以帮助了解疾病的发展情况。

4. 密切观察病情　①当患儿出现烦躁不安、面色苍白、呼吸加快>60次/分,且心率>160~180次/分、心音低钝、奔马律、肝在短时间内急剧增大时,是心力衰竭的表现,应及时报告医师,并减慢输液速度,准备强心药、利尿药,做好抢救的准备。若患儿咳粉红色泡沫样痰为肺水肿的表现,可给患儿吸入经20%~30%乙醇湿化的氧气,但每次吸入不宜超过20分钟。②密切观察意识、瞳孔及肌张力等变化,若有烦躁或嗜睡、惊厥、昏迷、呼吸不规则、肌张力增高等颅内高压表现时,应立即报告医师,并共同抢救。③观察有无腹胀、肠鸣音是否减弱或消失、呕吐的性质、是否有便血等,以便及时发现中毒性肠麻痹及胃肠道出血。

5. 用药护理　使用解热剂后注意多饮水,以免出汗引起虚脱。口服止咳糖浆后不要立即饮水,以使药物更好地发挥疗效。给予抗生素治疗,注意观察药物疗效,用药时间应持续至体温正常后5~7天,临床症状、体征消失后3天。支原体肺炎至少用药2~3周,以免复发。

6. 健康教育　向患儿家长讲解疾病的有关知识及护理要点,指导家长合理喂养儿童。开展户外活动,进行体格锻炼,增强体质。尤其应加强呼吸功能锻炼,改善呼吸功能。易患呼吸道感染的患儿,在寒冷季节或气候骤变外出时,应注意保暖,避免着凉。教育患儿咳嗽时用手帕或纸捂嘴,不随地吐痰,防止病菌污染空气而传染他人。定期健康检查,按时预防接种。有营养不良、佝偻病、贫血及先天性心脏病的患儿应积极治疗,增强抵抗力,减少呼吸道感染的发生。教会家长处理呼吸道感染的方法,使患儿在疾病早期能得到及时控制。

【护理评价】

1. 患儿体温是否逐渐下降或恢复正常。

2. 患儿是否能顺利有效地咳痰,呼吸道是否畅通。

3. 患儿气促、发绀症状是否缓解或好转。

4. 患儿精神、食欲是否好转。

第五节　支气管哮喘患儿的护理

支气管哮喘(bronchial asthma),简称哮喘,是由嗜酸性粒细胞、肥大细胞和T淋巴细胞等多种炎症细胞参与的气道慢性变态反应性炎症,这种炎症可使易感者对各种激发因子具有气道高反应性,引起气道狭窄,临床表现为反复发作性咳嗽和带有哮鸣音的呼气性呼吸困难,常在夜间和(或)清晨发作、加剧,可自行缓解或治疗后缓解。

治疗原则主要是去除病因、控制发作、预防复发。坚持长期、持续、规范、个体化的原则。可使用糖皮质激素、支气管扩张剂、抗生素等解痉和抗感染治疗,达到控制哮喘发作的目的。吸入治疗是首选的药物治疗方法。应根据病情轻重、病程阶段因人而异地选择适当的防治方案。

【护理评估】

1. 健康史　询问患儿哮喘已有多久,过去发作的情况,曾经用过的药物。此次发作时的症状,诱发和缓解因素,了解患儿有无变应原接触史、有无家族史。

2. 身体状况

(1) 临床表现:反复发作性咳嗽和带有哮鸣音的呼气性呼吸困难,常在夜间和(或)清晨发作、加剧,可自行缓解或治疗后缓解。

(2) 评估患儿的意识、生命体征:注意观察口唇、面颊、耳郭等处皮肤有无发绀,注意呼吸频率、节律、深浅度的改变,有无端坐呼吸、三凹征等。评估痰液的颜色、性状、量及咳嗽的有效性。听诊肺部哮鸣音、呼吸音的改变。

3. 辅助检查　了解患儿肺功能检查、动脉血气分析、胸部X线检查、血液检查、痰液检查、特异性变应原的检测及气道反应性测定的结果。

4. 心理社会状况　评估患儿及家长的情绪,是否有烦躁、焦虑、恐惧等。评估家长对疾病知识的了解程度,对患儿的关心程度。评估家庭居住环境、家庭经济情况和社区卫生保健状况。

【护理诊断/问题】

1. 低效型呼吸型态　与支气管痉挛、气道阻力增加有关。

2. 清理呼吸道无效　与呼吸道分泌物黏稠、咳嗽无力有关。

3. 潜在并发症:呼吸衰竭。

4. 焦虑　与哮喘反复发作有关。

5. 知识缺乏:缺乏哮喘疾病、护理相关知识。

【护理目标】

1. 患儿呼吸道通畅,能有效排痰。

2. 患儿呼吸功能改善,缺氧症状好转。

3. 患儿未发生并发症或呼吸困难等症状发生时能被及时发现并及时正确地处理。

4. 患儿及家长的焦虑有效缓解。

5. 患儿与家长均掌握哮喘疾病防护相关知识及用药方法。

【护理措施】

1. 一般护理　保持室内温湿度适宜,空气新鲜、流通、没有刺激性气味。多通风,少开空调。室内物品应简单,不铺地毯、不放花草、不养宠物。避免使用陈旧被褥及羽绒、丝织品、绒毛玩具等。湿式扫除,最好使用吸尘器,以减少对支气管黏膜的刺激,利于排痰。

2. 饮食护理　饮食要清淡、易于消化。不食用具有刺激性的食物及饮料。避免食入鱼虾等易致过敏的蛋白质。保证患儿摄入足够的水分,以降低分泌物的黏稠度,防止痰栓形成。

3. 症状护理

(1) 咳嗽、咳痰:及时清除患儿口鼻分泌物,经常协助患儿变换体位,定时轻拍背部,鼓励患儿有效咳嗽,以促使痰液排出,病情许可的情况下可进行体位引流。给予超声雾化吸入,以稀释痰液,利于排出,必要时予以吸痰。

(2) 呼吸困难:维持气道通畅,缓解呼吸困难:①协助患儿取坐位或半卧位,以利于呼吸。②给予鼻导管或面罩吸氧,氧浓度以40%为宜,定时进行血气分析,及时调整氧流量,保持PaO_2在$9.3 \sim 12.0 kPa(70 \sim 90 mmHg)$。③遵医嘱给予支气管扩张剂和糖皮质激素,并评价其效果和副作用。若有感染,遵医嘱给予抗生素。④给予雾化吸入、胸部叩击或震荡,以促进分泌物的排出。对痰液多而无力咳出者,及时吸痰。⑤教会并鼓励患儿做深而慢的呼吸运动。

4. 密切观察病情变化　监测生命体征,注意呼吸困难的表现及病情变化。若出现意识障碍、呼吸衰竭等及时给予机械通气。若患儿出现发绀、大汗淋漓、心率增快、血压下降、呼吸音减弱等表现,应及时报告医生并共同抢救。

5. 用药护理　使用支气管解痉剂和肾上腺皮质激素时,应评价其效果和副作用。给予抗生素治疗,注意观察药物疗效,并观察有无过敏反应的发生。

6. 心理护理

(1) 保持病室安静,避免有害气体及强光的刺激,以保证患儿的休息。必要时遵医嘱给予镇静剂。

(2) 哮喘发作时,守候并安抚患儿,鼓励患儿将不适及时告诉医护人员,尽量满足患儿的合理要求。

(3) 向患儿家长讲解哮喘的诱因、治疗过程及预后,指导他们以正确的态度对待患儿,充分调动患儿的主观能动性,使其学会自我护理,预防复发。

7. 健康教育

(1) 增强体质,预防呼吸道感染:部分哮喘病人可因不适当的饮食而激发或加重哮喘(因人而异)。因此,护理人员应指导这些病人找出与哮喘发作有关的食物。饮食要清淡、易于消化。不食用具有刺激性的食物及饮料。

(2) 根据患儿具体情况,与患儿及家长共同研究制订切实可行的个体化治疗预防方案,以保证病情长期稳定。

(3) 指导患儿及家长识别哮喘发作先兆(如接触变应原后有无鼻痒、打喷嚏、流鼻涕、干咳等症状,运动后有无咳嗽、气促,夜间和晨起有无胸闷等),一旦出现先兆应及时按照自我管理方案用药。必要时及时到医院就诊。

(4) 指导病人了解目前使用药物的主要作用、用药时间和使用方法。

(5) 指导患儿及家长正确掌握吸药技术,鼓励并指导病人在家中坚持每日定时测量峰流速(PEF),监测病情变化,并记录哮喘日记。

(6) 定期复诊,每隔 2～3 个月监测肺功能,以保持病情稳定。

【护理评价】

1. 患儿呼吸功能是否改善,缺氧症状是否好转。

2. 患儿呼吸道是否畅通,能否有效排痰。

3. 患儿是否发生呼吸困难或发生时是否能及时发现、识别并正确处理。

4. 患儿家属焦虑情绪有无减轻。

5. 患儿与家长是否掌握哮喘防护知识及用药方法。

第八章

消化系统疾病患儿的护理

第一节 儿童消化系统解剖生理特点

一、口腔

口腔是消化道的起端,具有吸吮、吞咽、咀嚼、消化、味觉、感觉和语言等功能。足月新生儿出生时已具有较好的吸吮和吞咽功能,两颊脂肪垫发育良好,有助于吸吮活动,早产儿则吸吮和吞咽功能均较差。新生儿及婴幼儿唾液腺发育不够完善,唾液分泌少,口腔黏膜干燥,而且口腔黏膜柔嫩,血管丰富,易受损伤和发生局部感染。3个月以下儿童唾液中淀粉酶含量低,不宜喂淀粉类食物,3~4个月时唾液分泌开始增加,5~6个月时明显增多。此外,由于婴儿口底浅,不能及时吞咽所分泌的全部唾液,常出现生理性流涎。

二、食管

新生儿食管长约为8~10cm,1岁时长12cm,5岁时长16cm,学龄儿童长20~25cm,成人长25~30cm。婴儿食管横径为0.6~0.8cm,幼儿为1cm,学龄儿童为1.2~1.5cm。食管pH值通常在5.0~6.8。新生儿和婴儿的食管呈漏斗状,黏膜纤弱、腺体缺乏、弹力组织及肌层尚不发达,其下端贲门括约肌发育不成熟,控制能力差,常发生胃食管反流,绝大多数在8~10个月时症状消失。此外,婴儿吸奶时常吞咽过多空气,故易发生溢奶。

三、胃

新生儿胃容量约为30~60ml,后随年龄而增大,1~3个月时90~150ml,1岁时250~300ml,5岁时为700~800ml,成人约为2000ml,故年龄愈小每日喂食的次数应比年长儿多。婴儿胃略呈水平位,当开始行走时其位置变为垂直。胃平滑肌发育尚未完善,在充满液体食物后易使胃扩张。由于贲门和胃底部肌张力低,幽门括约肌发育较好,且自主神经调节差,故易引起幽门痉挛出现呕吐。胃黏膜有丰富的血管,但腺体和杯状细胞较少,盐酸和各种酶的分泌均较成人少且酶活力低,消化功能差。胃排空时间随食物种类不同而异,稠厚含凝乳块的乳汁排空慢。水的排空时间为1.5~2小时,母乳2~3小时,牛乳3~4小时。早产儿胃排空更慢,易发生胃潴留。

四、肠

小肠的主要功能包括运动(蠕动、摆动、分节运动)、消化、吸收及免疫保护。大肠的主要功能是贮存食物残渣、进一步吸收水分以及形成大便。儿童的肠管相对比成人长,一般为身长的5~7倍,或为坐高的10倍。分泌面积及吸收面积较大,黏膜血管丰富,有利于消化吸收。但因肠系膜相对较长而且柔软,黏膜下组织松弛,升结肠与后壁固定差,肠活动度大,易发生肠套叠和肠扭转。早产儿肠乳糖酶活性低及肠蠕动协调能力差,易发生乳糖吸收不良和功能性肠梗阻。婴幼儿尤其是未成熟儿肠壁薄、通透性高,肠黏膜屏障功能差,肠内毒素、消化不全产物和变应原等可经肠黏膜吸收进入人体,引起全身性感染或变态反应性疾病。

五、肝

年龄愈小,肝脏相对愈大。新生儿肝在右肋和剑突下易触及,柔软、无压痛。儿童肝血管丰富,肝细胞再生能力强,不易发生肝硬化。但肝细胞发育尚不完善,肝功能亦不成熟,易受各种不利因素的影响,在缺氧、感染、药物中毒等情况下均可使肝细胞发生肿胀、脂肪浸润、变性、坏死、纤维增生而肿大,影响其正常功能。婴儿时期胆汁分泌较少,故对脂肪的消化、吸收功能较差。

六、胰　腺

胰腺分泌胰岛素和胰液。胰岛素调节糖代谢。胰液内含各种消化酶,与胆汁及小肠的分泌物相互作用,共同参与对蛋白质、脂肪及碳水化合物的消化。婴儿出生时胰液分泌量少,3～4个月时增多,婴幼儿时期胰液及其内含消化酶的分泌极易受炎热天气和各种疾病影响而受抑制,容易发生消化不良。因6个月以内儿童的胰淀粉酶活性较低,1岁后开始接近成人。新生儿及幼婴胰脂肪酶和胰蛋白酶的活性均较低,对脂肪和蛋白质的消化和吸收功能较差。

七、肠道细菌

在母体内,胎儿的肠道是无菌的,生后数小时细菌即侵入肠道,主要分布在结肠和直肠。肠道菌群受食物成分影响,单纯母乳喂养儿以双歧杆菌为主。人工喂养儿和混合喂养儿肠内的大肠杆菌、嗜酸杆菌、双歧杆菌及肠球菌所占比例几乎相等。正常肠道菌群对侵入肠道的致病菌有一定的拮抗作用。消化功能紊乱时,肠道细菌大量繁殖可进入小肠甚至胃内而致病。婴幼儿肠道正常菌群脆弱,易受许多内外界因素的影响,从而引起菌群失调,导致消化功能紊乱。

八、健康儿童粪便

1. 胎粪　新生儿生后12小时内开始排便,最初排出的大便称胎粪,为深黑绿色、黏稠、无臭味,是由胎儿肠道脱落的上皮细胞、消化液及吞下的羊水组成。若喂乳充分,2～3天后即转为正常婴儿粪便。如出生后24小时内无胎粪排出,应注意检查有无肛门闭锁等消化道畸形。

2. 人乳喂养儿粪便　为黄色或金黄色,多为均匀糊状,偶有细小的乳凝块,不臭,呈酸性反应(pH 4.7～5.1)。每日排便2～4次,一般在添加辅食后次数即减少,1周岁后减至每日1～2次。

3. 人工喂养儿粪便　牛、羊乳喂养的婴儿粪便为淡黄色或灰黄色,多成形,较干稠,含乳凝块较多、较大,呈中性或碱性反应(pH6.0～8.0)。量多,较臭,每日1～2次,易发生便秘。

4. 混合喂养儿粪便　喂人乳加牛乳者的粪便与喂牛乳者相似,但质地较软、颜色较黄。添加淀粉类食物可使大便增多,稠度稍减,稍呈暗褐色,臭味加重。无论人乳或牛、羊乳喂养,添加谷类、蛋、肉、蔬菜、水果等辅食后,大便性状逐渐接近成人,每日1次左右。

第二节　婴幼儿腹泻

婴幼儿腹泻(infantile diarrhea)或称腹泻病,是由多种病原、多因素引起的,以大便次数增多和大便性状改变为特点的一组临床综合征,是儿科常见病。发病年龄以6个月～2岁多见,1岁以内约占半数,一年四季均可发病,但夏秋季发病率最高。严重者可引起脱水和电解质紊乱,并可造成儿童营养不良、生长发育障碍和死亡。

【治疗原则】

1. 调整饮食

2. 控制感染　病毒性肠炎以饮食疗法和支持疗法为主,不需应用抗菌药。其他肠炎应对因选药。如大肠埃希菌可选用庆大霉素、硫酸阿米卡星(硫酸丁胺卡那霉素)、小檗碱。抗生素诱发性肠炎应停用原来的抗生素,可选用万古霉素等。

3. 纠正水、电解质紊乱和酸碱失衡　①口服补液。②静脉补液:用于中、重度脱水或吐泻频繁或腹胀的患儿。

4. 对症治疗　腹胀明显用肛管排气或肌注新斯的明。呕吐严重者可针刺足三里、内关或肌注氯丙嗪等。

5. 预防并发症的发生。

【护理评估】

1. 健康史

(1) 基本病因:儿童腹泻根据病因分为易感因素、感染性因素和非感染性因素。

易感因素　婴幼儿消化系统发育不成熟,生长发育快,消化道负担较重。机体防御功能较差。人工喂养者缺乏母乳中很强抗肠道感染作用的成分,加上食物、食具易被污染等因素,其发病率明显高于母乳喂养者。

感染因素　分为①肠道内感染:以病毒、细菌为多见。病毒感染以轮状病毒引起的秋冬季儿童腹泻最为常见。细菌感染(不包括法定传染病)

以致病性大肠埃希菌(致病性大肠杆菌)为主。②肠道外感染:由于发热及病原体毒素作用使消化功能紊乱,故当患中耳炎、肺炎、上呼吸道、泌尿道、皮肤感染或急性传染病等,可伴有腹泻。肠道外感染的病原体(主要是病毒)有时可同时感染肠道。

非感染因素 ①饮食因素:包括食饵性腹泻、过敏性腹泻等。儿童腹泻根据病程可分急性腹泻(病程在2周以内)、迁延性腹泻(病程2周至2个月)、慢性腹泻(病程超过2个月)。其临床表现为食欲不振、腹泻、偶有恶心或呕吐。重症病人表现为胃肠道症状、水电解质和酸碱平衡紊乱(脱水、代谢性酸中毒、低血钾、低钙、低镁、低磷血症)。②气候因素:气候突然变化及天气过冷或过热均可能诱发腹泻。

(2)详细了解喂养史包括喂养方式,人工喂养儿喂何种乳品,冲调浓度、喂哺次数及量,添加辅食及断奶情况。注意有无不洁饮食史和食物过敏史。询问患儿腹泻开始时间,大便次数、颜色、性状、量、气味,有无发热、呕吐、腹胀、腹痛、里急后重等不适。既往有无腹泻史,有无其他疾病及长期使用抗生素史。

2. 身体状况 观察患儿生命体征如神志、体温、脉搏、呼吸、皮肤、黏膜情况和营养状态。记录24小时出入量,测量患儿体重,观察前囟、眼窝、皮肤弹性、循环情况和尿量等,评估脱水的程度和性质。检查肛周皮肤有无发红、发炎和破损。

3. 辅助检查 了解血常规、大便常规及培养和血生化等化验结果。

4. 心理社会状况 了解家长的心理状态及对疾病的认识程度,有无缺乏儿童喂养和卫生知识。评估患儿家庭居住环境条件、经济状况、家长的文化程度。

【护理诊断/问题】

1. 腹泻 与感染、喂养不当等有关。
2. 体液不足 与腹泻、呕吐致体液丢失过多、摄入不足有关。
3. 体温过高 与肠道感染有关。
4. 有皮肤完整性受损的危险 与腹泻时大便刺激臀部皮肤有关。
5. 知识缺乏:家长缺乏婴幼儿喂养知识。

【护理目标】

1. 患儿腹泻次数减少,大便性状逐渐正常。
2. 患儿脱水及电解质紊乱得以纠正,体重逐渐恢复。

3. 患儿体温逐渐恢复正常,精神及食欲好转。
4. 患儿臀部皮肤保持完整、无破损。
5. 患儿家长掌握正确的喂养方法及腹泻护理知识。

【护理措施】

1. 一般护理 观察排便情况,观察记录大便次数、颜色、气味、性状、量,采标本时注意采集黏液脓血部分并及时送检。做好动态比较,为输液方案和治疗提供可靠依据。正确记录24小时出入量,液体入量包括口服液体和胃肠道外补液量,液体出量包括尿、大便和不显性失水。婴幼儿大小便不易收集,可用"称尿布法"计算液体排出量。必须严格消毒隔离,防止感染传播。护理患儿前后要认真洗手,防止交叉感染。

2. 饮食护理 腹泻患儿存在着消化功能紊乱,根据患儿病情,合理安排饮食,达到减轻胃肠道负担、恢复消化功能目的。除严重呕吐者暂禁食4~6小时(不禁水)外,均应继续进食。母乳喂养者继续哺乳,暂停辅食。腹泻次数减少后,给予流质或半流质如粥、面条,少量多餐,随着病情稳定和好转,逐步过渡到正常饮食。双糖酶缺乏者,不宜用蔗糖,并暂停乳类喂养,改为豆制代用品或发酵奶,以减轻腹泻,缩短病程。对少数严重病例口服营养物质不能耐受者,应加强支持疗法,必要时全静脉营养。

3. 症状护理

(1)尿布皮炎:婴幼儿选用柔软布类尿布,勤更换。每次便后用温水清洗臀部并擦干,局部皮肤发红处涂以5%鞣酸软膏或40%氧化锌油并按摩片刻,促进局部血液循环。避免使用不透气塑料布或橡皮布,防止尿布皮炎发生。

(2)脱水:通过观察患儿的神志、精神、皮肤弹性、前囟眼眶有无凹陷、机体温度及尿量等临床表现,估计患儿脱水的程度,同时要动态观察经过补充液体后脱水症状是否得到改善。

(3)低血钾:注意观察患儿面色及肌张力改变,有无心音低钝或心律不齐,有无腹胀,有无腱反射减弱或消失等。补充钾时应按照见尿补钾的原则。严格掌握补钾的浓度和速度。绝不可静脉推入,以免发生高血钾。

(4)代谢性酸中毒:当患儿出现呼吸深快、精神萎靡、口唇樱红、血 pH 及 $PaCO_2$ 下降时,应及时报告医师并使用碱性药物纠正。注意碱性液体有无漏出血管外,以免引起局部组织坏死。注意酸中毒纠正后,由于血浆稀释、离子钙降低,可出现低钙惊厥。

4. 用药护理

(1) 口服补液:用于轻、中度脱水及无呕吐或呕吐不剧烈且能口服的患儿,鼓励患儿少量多次口服 ORS 补液盐。

(2) 静脉补液:建立静脉通路,保证液体按计划输入,特别是重度脱水者,必须尽快(30 分钟)补充血容量。按照先盐后糖、先浓后淡、先快后慢、见尿补钾原则。补钾浓度应小于 0.3%,每日补钾总量静脉滴注时间不应短于 6~8 小时,严禁直接静脉推注。每小时巡回记录输液量,必须根据病情调整输液速度,了解补液后第 1 次排尿时间,以估计疗效。第 1 天补液:①输液总量:一般轻度脱水约 90~120ml/kg;中度脱水约 120~150ml/kg;重度脱水约 150~180ml/kg。②溶液种类:根据脱水性质而定。等渗性脱水用 1/2 张含钠液(2:3:1溶液)。低渗性脱水用 2/3 张含钠液(4:3:2溶液)。高渗性脱水用 1/3 张含钠液(1:2溶液)。③输液速度:主要取决于脱水程度和继发损失的量和速度,遵循先快后慢原则。④纠正低钾、低钙、低镁血症:补钾一般按每日 3~4mmol/kg(相当于氯化钾 200~300mg/kg)补给,缺钾症状明显者可增至 4~6mmol/kg,轻度脱水时可分次口服,中、重度脱水予静脉滴入。低钙、低镁者可静脉缓注 10% 葡萄糖酸钙或深部肌内注射 25% 硫酸镁。静脉补钙时防止液体外渗导致局部组织坏死。⑤第 2 天及以后的补液:一般可改为口服补液,如腹泻未纠正仍需静脉补液者,依具体情况估算。一般生理需要量为每日 60~80ml/kg。针对病原菌选用抗生素。

5. 心理护理　向家长讲解该病的病因及患儿病情,耐心解释各项检查、治疗、护理措施的意义,关心爱护患儿,争取合作。及时解除患儿的各种不适,如呕吐、厌食、腹泻等,增强患儿战胜疾病的信心。

6. 健康教育　①指导合理喂养:宣传母乳喂养的优点,避免在夏季断奶。按时逐步添加辅食,切忌几种辅食同时添加,防止过食、偏食及饮食结构突然变动。②注意饮食卫生:培养良好的卫生习惯,注意食物新鲜、清洁和食具消毒,避免肠道内感染。教育儿童饭前便后洗手,勤剪指甲。③增强体质:发现营养不良、佝偻病时及早治疗,适当户外活动。④注意气候变化,防止受凉或过热,冬天注意保暖,夏天多喝水。⑤告知家长如何判断"生理性腹泻"。多见于 6 个月以下的婴儿,常虚胖。生后不久即腹泻,但除大便次数增多外,无其他症状。食欲好,不影响生长发育。添加辅食后,大便即逐渐转为正常。

【护理评价】

1. 患儿腹泻次数是否减少,大便性状逐渐正常。

2. 患儿脱水及电解质紊乱是否得到纠正,尿量有无增加。

3. 患儿体温逐渐恢复,精神及食欲好转,体重逐渐恢复。

4. 患儿臀部皮肤是否正常。

5. 患儿家长是否掌握正确的喂养方法及腹泻护理知识。

(高红梅)

第九章

循环系统疾病患儿的护理

第一节 儿童循环系统解剖生理特点

儿童循环系统解剖及生理特点包括心脏的胚胎发育,胎儿血液循环和出生后的改变,各年龄正常儿童心脏、心率、血压的特点。

一、心脏的胚胎发育

胚胎第2周开始形成原始心脏,原始心脏是一个纵直管道,由外表收缩环把它分为三部分,由后向前为心房、心室和心球。心脏从第4周开始有循环作用,第8周房室中隔完全形成,即成为具有4腔的心脏。动脉总干以后被分隔形成主动脉和肺动脉。主动脉向左后旋转并与左心室相连;肺动脉向右前旋转并与右心室相连。

心脏胚胎发育的关键时期是在第2~8周,在此期间如受到某些物理、化学和生物因素的影响,易引起心血管发育畸形。

二、胎儿血液循环和出生后的改变

(一)正常胎儿的血液循环

胎儿时期的营养和气体交换是通过脐血管和胎盘与母体之间以弥散方式进行。来自胎盘含氧量较高的血液,经脐静脉进入胎儿体内,在肝脏下缘分为两支:一支入肝与门静脉汇合;另一支经静脉导管入下腔静脉,与来自下半身的静脉血混合,流入右心房,此混合血(以动脉血为主)进入右心房后,大部分经卵圆孔流入左心房,再经左心室流入升主动脉,主要供应心脏、脑和上肢(上半身),小部分流入右心室。从上腔静脉回流的来自上半身的静脉血从右心房流入右心室后,由于胎儿肺脏无呼吸功能,肺血管阻力高,故只有小部分进入肺动脉,大部分进入右心室的血液经动脉导管流入降主动脉(以静脉血为主),供应腹腔器官和下肢(下半身),最后经脐动脉回至胎盘,再次进行营养和气体交换。由此可见胎儿期供应上半身的血氧含量远比下半身高。

正常胎儿血液循环特点:

1. 营养和气体交换是通过脐血管和胎盘与母体之间以弥散方式进行的。
2. 胎儿体内各部位大多为混合血,含氧程度不同:肝脏含氧最丰富,心、脑和上肢次之,而腹腔脏器和下肢含氧量最低。
3. 静脉导管、卵圆孔、动脉导管是胎儿血液循环的特殊通道。
4. 胎儿时期左、右循环系统都向全身供血,肺无呼吸,故只有体循环而无有效的肺循环。

(二)出生后血液循环的改变

1. 脐-胎循环终止　出生后由于脐带结扎,脐-胎循环终止,新生儿呼吸建立,在肺脏开始进行气体交换。由于肺泡的扩张,肺循环压力降低,脐血管于生后6~8周完全闭锁形成韧带。

2. 卵圆孔关闭　由于胎盘血液循环终止,脐静脉不再有血液流入右心房,肺脏开始气体交换后建立了肺循环,从右心室流入肺内的血液增多,以致从肺静脉流入左心房的血量增多,左心房压力增高,当超过右心房压力时,卵圆孔瓣膜发生功能上的关闭。到生后5~7个月,卵圆孔解剖上大多闭合。

3. 动脉导管关闭　由于肺循环压力降低和体循环压力升高,右心室血流经肺动脉入肺进行气体交换,而不再经动脉导管,使流经动脉导管内的血流逐渐减少,最后停止,形成功能性关闭。另外,还因动脉血氧含量增高,致使动脉导管平滑肌

1333

收缩,故导管逐渐闭合。80%婴儿于生后3~4个月、95%婴儿于生后1年内形成解剖上关闭。

三、各年龄正常儿童心脏、心率、血压的特点

(一) 心脏大小和位置

儿童心脏体积相对地比成人大,随着年龄的增长,心脏重量与体重的比值下降。儿童心脏在胸腔的位置随年龄而改变。新生儿和<2岁婴幼儿的心脏多呈横位,心尖冲动位于左侧第4肋间、锁骨中线外侧,心尖部主要为右心室;3~7岁心尖冲动已位于左侧第5肋间、锁骨中线处,心脏由横位转为斜位,左心室形成心尖部。7岁以后心尖位置逐渐移到锁骨中线以内0.5~1cm。

(二) 心率

由于儿童新陈代谢旺盛和交感神经兴奋性较高,故心率较快。随着年龄增长而逐渐减慢,平均每分钟新生儿120~140次;1岁以内110~130次;2~3岁100~120次;4~7岁80~100次;8~14岁70~90次。进食、活动、哭闹和发热可使心率加快,因此,应在儿童安静或睡眠时测量心率和脉搏。

(三) 血压

儿童由于心搏出量较少,动脉壁的弹性较好和血管口径相对较大,故血压偏低,但随着年龄的增长可逐渐升高。新生儿收缩压平均60~70mmHg(8.0~9.3kPa);1岁70~80mmHg(9.3~10.7kPa);2岁以后收缩压可按公式计算,收缩压(mmHg)=年龄×2+80mmHg。收缩压的2/3为舒张压。收缩压高于此标准20mmHg(2.7kPa)为高血压;低于此标准20mmHg为低血压。下肢的血压比上肢约高20mmHg。婴儿期下肢血压较上肢低。

第二节 儿童循环系统常用检查

一、体格检查方法

1. 全身检查 一般表现应从全身的评价开始,准确测量身高和体重。特别是对有无发绀、生长发育异常和呼吸困难的征象予以注意。评价生长发育,注意特殊面容及全身合并畸形、精神状态、体位和呼吸频率。检查口唇、鼻尖、指(趾)端等毛细血管丰富部位有无发绀,青紫6个月~1年后,可出现杵状指(趾)。皮肤黏膜瘀点是感染性心内膜炎血管栓塞的表现;皮下小结、环形红斑是风湿热的主要表现之一。注意颈动脉搏动,肝-颈静脉回流征,肝脾大小、质地及有无触痛,下肢有无水肿。

2. 心脏检查

(1) 视诊:心前区有无隆起,心尖冲动的位置、强弱及范围。心前区隆起者多示有心脏扩大,应注意与佝偻病引起的鸡胸相鉴别。正常<2岁的儿童,心尖冲动见于左第四肋间,其左侧最远点可达锁骨中线外1cm,5~6岁时在左第五肋间,锁骨中线上。正常的心尖冲动范围不超过2~3cm,若心尖冲动强烈、范围扩大提示心室肥大。左心室肥大时,心尖冲动最强点向左下偏移;右心室肥大时,心尖冲动弥散,有时扩散至剑突下。心尖冲动减弱见于心包积液和心肌收缩力减弱。右位心的心尖冲动则见于右侧。消瘦者心尖冲动易见,而肥胖者相反。

(2) 触诊:进一步确定心尖冲动的位置、强弱及范围,心前区有无抬举冲动感及震颤。左第5~6肋间锁骨中线外的抬举感为左室肥大的佐证,胸骨左缘第3~4肋间和剑突下的抬举感提示右室肥大。震颤的位置有助于判断杂音的来源。

(3) 叩诊:可粗略估计心脏的位置及大小。

(4) 听诊:注意心率的快慢、节律是否整齐,第一、二心音的强弱,是亢进、减弱还是消失,有无分裂,特别是肺动脉瓣区第二音(P_2)意义更大。P_2亢进提示肺动脉高压,而减弱则支持肺动脉狭窄的诊断;正常儿童在吸气时可有生理性P_2分裂,P_2固定性分裂是房间隔缺损的独特体征。杂音对鉴别先天性心脏病的类型有重要意义,需注意其位置、性质、响度、时相及传导方向。

3. 周围血管征 比较四肢脉搏及血压,如股动脉搏动减弱或消失,下肢血压低于上肢,提示主动脉缩窄。脉压增宽,伴有毛细血管搏动和股动脉枪击音,提示动脉导管未闭或主动脉瓣关闭不全等。

二、特殊检查

(一) 普通X线检查

包括透视和摄片,可有肺纹理增加或减少,心脏增大,透视可动态地观察心脏和大血管的搏动、位置、形态以及肺血管的粗细、分布,但不能观察

细微病变。摄片可弥补这一缺点，并留下永久记录，常规拍摄正位片，必要时辅以心脏三位片。分析心脏病X线片时，应注意以下几点：

1. 摄片质量要求　理想的胸片应为吸气相拍摄，显示肺纹理清晰，对比良好，心影轮廓清晰，心影后的胸椎及椎间隙可见。

2. 测量心胸比值　年长儿应小于50%，婴幼儿小于55%，呼气相及卧位时心胸比值增大。

3. 肺血管阴影，是充血还是缺血，有无侧支血管形成。

4. 心脏的形态、位置及各房室有无增大，血管有无异位，肺动脉段是突出还是凹陷，主动脉结是增大还是缩小。

5. 确定有无内脏异位症，注意肝脏、胃泡及横膈的位置，必要时可摄增高电压(100~140kV)的高kV胸片，观察支气管的形态。

（二）心电图

心电图对心脏病的诊断有一定的帮助，特别对各种心律失常，心电图是确诊的手段。对心室肥厚、心房扩大、心脏位置及心肌病变有重要参考价值，24小时动态心电图及各种负荷心电图可提供更多的信息。有些先天性心脏病有特征性的心电图，如房间隔缺损的V_1导联常呈不完全性右束支阻滞。在分析儿童心电图时应注意年龄的影响。

1. 年龄越小，心率愈快，各间期及各波时限较短，有些指标的正常值与成人有差别。

2. QRS综合波以右室占优势，尤其在新生儿及婴幼儿，随着年龄增长逐渐转为左室占优势。

3. 右胸前导联的T波在不同年龄有一定改变，如生后第1天，V导联T波，4~5天后T波转为倒置或双向。

（三）超声心动图

超声心动图是一种无创检查技术，不仅可以提供详细的心脏解剖结构信息，还能提供心脏功能及部分血流动力学信息，有以下几种：

1. M型超声心动图　能显示心脏各层结构，特别是瓣膜的活动，常用于测量心腔、血管内径，结合同步记录的心电图和心音图可计算多种心功能指标。

2. 二维超声心动图　是目前各种超声心动图的基础，可实时地显示心脏和大血管各解剖结构的活动情况，以及它们的空间毗邻关系。经食管超声使解剖结构显示更清晰，已用于心脏手术和介入性导管术中，进行监护及评估手术效果。

3. 多普勒超声　有脉冲波多普勒、连续波多普勒及彩色多普勒血流显像三种，可以检测血流的方向及速度，并换算成压力阶差，可用于评估瓣膜、血管的狭窄程度，估算分流量及肺动脉压力，评价心功能等。

4. 三维超声心动图　成像直观、立体感强、易于识别，还可对图像进行任意切割，充分显示感兴趣区，为外科医师模拟手术进程与选择切口途径提供了丰富的信息。超声心动图检查已经能为绝大多数的先心病作出准确的诊断并为外科手术提供足够的信息，已部分取代了心脏导管及造影术，而且能在胎儿期作出部分先心病的诊断。

（四）心导管检查

是先天性心脏病进一步明确诊断和决定手术前的一项重要检查方法之一，通过导管检查，了解心腔及大血管不同部位的血氧含量和压力变化，明确有无分流及分流的部位，还可进行心内膜活检、电生理测定。

（五）心血管造影

通过导管检查仍不能明确诊断而又需考虑手术的病人可做心血管造影。将含碘造影剂通过心导管在机械的高压下送到选择的心腔或大血管，并根据观察不同部位病损的要求，采用轴向（成角）造影，同时进行快速摄片或电影摄影，以明确心血管的解剖畸形，尤其对复杂性先天性心脏病及血管畸形，心血管造影仍是主要检查手段。数字减影造影技术（DSA）的发展及新一代造影剂的出现降低了心血管造影对人体的伤害，使诊断更精确。

（六）放射性核素心血管造影

常用的放射性核素为^{99m}锝，静脉注射后，应用γ闪烁照相机将放射性核素释放的γ射线最终转换为点脉冲，所有的数据均由计算机记录、存储，并进行图像重组及分析。常用的心脏造影有初次循环心脏造影及平衡心脏血池造影。主要用于左向右分流及心功能检查。

（七）磁共振成像

磁共振成像（MRI）具有无电离辐射损伤、多剖面成像能力等特点，有多种技术选择，包括自旋回波技术（SE）、电影MRI、磁共振血管造影（MRA）及磁共振三维成像技术等。常用于诊断主动脉弓等流出道畸形的诊断，并已经成为复杂畸形诊断的重要补充手段。

(八) 计算机断层扫描

电子束计算机断层扫描(EBCT)和螺旋型CT已应用于心血管领域。对下列心脏疾病有较高的诊断价值:大血管及其分支的病变;心脏瓣膜、心包和血管壁钙化,心腔内血栓和肿块;心包缩窄、心肌病等。

第三节 先天性心脏病

先天性心脏病是胎儿期心脏血管发育异常而造成的畸形疾病,为儿童最常见心血管疾病。严重危害着儿童健康乃至生命,其患病率占儿童心脏病的第一位。临床以室间隔缺损最多,其次是动脉导管未闭、法洛四联症和房间隔缺损。本章主要介绍:法洛四联症、室间隔缺损、房间隔缺损、动脉导管未闭、病毒性心肌炎。

一、室间隔缺损

室间隔缺损是最常见的先天性心脏病。其病因尚未完全明确,主要与遗传和环境因素有关。遗传因素主要是染色体异常和多基因突变。环境因素中较为主要的是宫内感染,特别是在妊娠早期3个月内孕妇患病毒感染,其他如放射线的接触、药物影响、营养缺乏等均可能与发病有关。根据缺损位置的不同,可分为:①漏斗部缺损。②室间隔膜部缺损。③室间隔肌部缺损。④三尖瓣后方缺损。

由于左心室压力高于右心室,室间隔缺损所引起的分流是自左向右,所以一般无青紫。当肺动脉高压显著,产生自右向左分流时,临床出现持久性青紫,即称艾森门格综合征。临床表现决定于缺损的大小和肺循环阻力,小型缺损(缺损<0.5cm)可无明显症状,生长发育不受影响,中型缺损(缺损0.5~1cm),左向右分流多,病人呈现青紫,影响生长发育。室间隔缺损易并发支气管炎、支气管肺炎、充血性心力衰竭、肺水肿和亚急性细菌性心内膜炎。膜部和肌部的室间隔缺损有自然闭合的可能(约20%~50%),一般发生在5岁以下,尤其是1岁以内。

小型室间隔缺损者心电图基本正常;中型缺损者左心室肥大;大型缺损者有左、右心室肥大。胸部X线检查时室间隔缺损较小时可无明显改变,中、大型缺损者心脏增大,以左心室增大为主,晚期可出现右心室增大,肺动脉段突出,肺血管影增粗。超声心动图可显示缺损的大小、位置和血流方向。必要时可做心导管和心血管造影检查。

二、房间隔缺损

房间隔缺损约占先天性心脏病发病总数的20%~30%,女性较多见。可分为卵圆孔未闭、第1孔未闭型缺损、第2孔未闭型缺损,以后者常见。房间隔缺损可合并其他心血管畸形。

出生后随着肺循环血量的增加,左心房压力超过右心房压力,分流自左向右,造成右心房和右心室负荷过重而产生右心房和右心室增大,肺循环血量增多和体循环血量减少。分流量大时可产生肺动脉压力升高,晚期当右心房压力大于左心房压力时,则可产生右向左分流,出现持续性青紫。

房间隔缺损的症状随缺损的大小而不同。缺损小者可无症状。缺损大者表现为活动后气促、乏力,体格发育落后、消瘦,并可出现暂时性青紫。

体检时可见心前区隆起,心尖冲动弥散,心浊音界扩大,胸骨左缘2~3肋间可闻及Ⅱ~Ⅲ级收缩期喷射性杂音,肺动脉瓣区第二音增强或亢进,并呈固定分裂。

房间隔缺损典型心电图表现为电轴右偏和不完全性右束支传导阻滞。胸部X线表现为肺动脉段突出,肺血管影增粗,可见肺门"舞蹈"征。超声心动图可显示缺损的大小、位置和血流方向。必要时可做心导管和心血管造影检查。

三、动脉导管未闭

动脉导管未闭约占先天性心脏病发病总数的15%~20%。儿童出生后,动脉导管一般于10~15小时内在功能上关闭,多数婴儿于生后3个月左右解剖上亦完全关闭。若持续开放并出现左向右分流者即为动脉导管未闭。

血液通过动脉导管自主动脉向肺动脉分流,肺循环血量增加,回流到左心房和左心室的血量也增多,出现左心房和左心室扩大,室壁肥厚。分流量大者,长期高压冲击造成肺动脉管壁增厚,肺动脉压力增高,可致右心室肥大和衰竭,当肺动脉压力超过主动脉时,即产生右向左分流,造成下半身青紫,左上肢轻度青紫,右上肢正常,亦称差异性发绀。

临床症状取决于动脉导管的粗细。导管口径较细者,临床可无症状。导管粗大者,分流量大,表现为气急、咳嗽、乏力、多汗、生长发育落后等。

动脉导管未闭分流较大时,心电图可有左心室肥大和左心房肥大,合并肺动脉高压时右心室肥大。胸部X线示肺动脉段突出时,肺门血管影增粗,肺野充血。有肺动脉高压时,右心室亦增大,主动脉弓往往有所增大。必要时可做超声心动图、心导管和心血管造影检查。

四、法洛四联症

法洛四联症是存活婴儿中最常见的青紫型先天性心脏病,其发病率占各类先天性心脏病的10%~15%。由以下4种畸形组成:①肺动脉狭窄:以漏斗部狭窄多见。②室间隔缺损。③主动脉骑跨:主动脉骑跨于室间隔之上。④右心室肥厚。以上4种畸形中以肺动脉狭窄最重要。

由于肺动脉狭窄,右心室压力增高。狭窄严重时,右心室压力超过左心室,此时为右向左分流,血液大部分进入骑跨的主动脉。由于主动脉骑跨于两心室之上,主动脉除接受左心室的血液外,还直接接受一部分来自右心室的静脉血,因而出现青紫。另外由于肺动脉狭窄,肺循环进行气体交换的血流减少,更加重了青紫的程度。法洛四联症常见并发症为脑血栓、脑脓肿和亚急性细菌性心内膜炎。

血液检查周围血红细胞计数增多,血红蛋白和血细胞比容增高。心电图示心电轴右偏,右心室肥大,也可右心房肥大。胸部X线典型改变为心影呈靴形,肺门血管影缩小,肺纹理减少,透亮度增加。超声心动图可显示主动脉内径增宽并向右移,右心室内径增大,流出道狭窄,左心室内径缩小。必要时可做心导管和心血管造影检查。

五、先天性心脏病患儿的护理

【护理评估】

（一）健康史

1. 了解母亲妊娠史,尤其妊娠初期2~3个月内有无感染史、接触放射线、用药史及吸烟、饮酒史。

2. 了解母亲是否患有代谢性疾病,家庭中是否有先天性心脏病病人。

3. 了解发现病人心脏病的时间,详细询问有无青紫及出现青紫的时间。

4. 了解儿童发育情况,与同龄儿相比活动耐力是否下降。

5. 了解有无喂养困难、声音嘶哑、苍白多汗、反复呼吸道感染的病史。

6. 了解是否喜欢蹲踞及有无阵发性呼吸困难或突然昏厥发作现象。

（二）身体评估

1. 评估病人精神状态、是否有生长发育及智能发育落后情况。

2. 评估病人唇、球结合膜、口腔黏膜、耳垂、指（趾）等毛细血管丰富的部位有无发绀及发绀程度。

3. 测量病人生命体征,评估有无心率加快、呼吸急促、鼻翼扇动,以及有无肺部啰音、肝脏肿大等心力衰竭的表现。

4. 评估病人活动后是否出现气急和青紫加重。评估病人有无因长期缺氧而致杵状指（趾）,胸廓有无畸形,有无震颤。

5. 听诊心脏有无杂音及杂音位置、性质、时间和强度,注意肺动脉瓣区第二心音是增强还是减弱及有无心音分裂。

（三）辅助检查

了解血液检查、X线、心电图、超声心动图等检查结果和临床意义,必要时了解心导管和心血管造影的诊断资料。

（四）心理社会评估

评估病人的活动、游戏和学习是否受到疾病的影响,是否因此出现抑郁、焦虑、自卑和恐惧等心理。了解家长是否因疾病的检查和治疗复杂、风险大、预后难以推测、费用较高而出现焦虑和恐惧等。

【护理诊断/问题】

1. 活动无耐力　与体循环血量减少或血氧饱和度下降有关。

2. 生长发育迟缓　与体循环血量减少或血氧下降影响生长发育有关。

3. 有感染的危险　与肺循环血量增多及心内缺损易致心内膜损伤有关。

4. 潜在并发症:脑血栓、脑脓肿和亚急性细菌性心内膜炎。

5. 焦虑　与疾病的威胁和对手术担忧有关。

【护理措施】

1. 一般护理　保证睡眠、休息,根据病情安排适当活动量,减轻心脏负担。集中护理,避免引起情绪激动和大哭大闹,严重病人应卧床休息。注意体温变化,按气温改变及时加减衣服,避免受凉引起呼吸系统感染。注意保护性隔离,以免交叉感染。

2. 饮食护理　供给充足能量、蛋白质和维生素,保证营养需要,以增强体质,提高对手术的耐受。进食避免过饱,对喂养困难的儿童要耐心喂养,可少量多餐,避免呛咳和呼吸困难。心功能不全有水钠潴留者,应根据病情,采用无盐饮食或低盐饮食。

3. 症状护理

(1) 呼吸困难:婴儿的呼吸困难常表现为呼吸浅速、吸乳无力、拒乳、有呻吟、鼻翼扇动、肋间凹陷。协助病人取半卧位或坐位,减少活动量,避免因病人哭闹而使呼吸困难加重,评估呼吸困难的程度,判断呼吸困难的诱因,监测血气分析和血氧饱和度,根据缺氧程度选择鼻导管、面罩、头罩、CPAP、呼吸机辅助呼吸等方式给氧。

(2) 缺氧发作:法洛四联症的婴幼儿因哭闹、进食、活动、排便、情绪激动、贫血、感染等引起缺氧发作,表现为阵发性呼吸困难、发绀加重,严重者可致抽搐、昏厥,甚至死亡。一旦发生应将儿童置于膝胸卧位,给予吸氧,遵医嘱给予吗啡及普萘洛尔等药物治疗。平时应去除引起缺氧发作的诱因如贫血、感染,尽量保持病人安静。

(3) 发绀、杵状指(趾):发绀是由于缺氧致表浅毛细血管内的还原血红蛋白增多而使皮肤和黏膜呈紫色,杵状指(趾)又称鼓槌指,是儿童发绀型先天性心脏病的特征,由于持续性的动脉血氧过低,使指(趾)末端组织缺氧,引起代偿性毛细血管增生,血管祥扩张,导致指(趾)甲基底部软组织增生呈鼓槌样。对发绀病人注意保暖,根据缺氧情况选择合适输氧方式和浓度。有杵状指(趾)者,避免指(趾)末端擦伤。

(4) 心力衰竭:观察有无心率增快、吐泡沫样痰、水肿、肝大等表现,如出现上述表现,立即置病人于半卧位,给予吸氧,及时与医师取得联系,并按心衰护理。

(5) 脑血栓:法洛四联症病人血液黏稠度高,暑天、发热、多汗、吐泻时体液量减少,加重了血液浓缩,易引起血栓,造成重要器官如脑栓塞的危险,因此要注意供给充足液体,必要时可静脉输液。

4. 用药护理

(1) 应用洋地黄制剂应严格按时间、按剂量给药,注意给药方法,给药前先测心率,婴儿<90次/分,年长儿<70次/分时需暂停用药并与医师联系。钙剂对洋地黄有协同作用,用洋地黄制剂时应避免用钙剂。注意观察洋地黄毒性反应,肝肾功能障碍、电解质紊乱、低钾、高钙、心肌炎和大剂量利尿后的病人易发生洋地黄中毒。儿童洋地黄中毒最常见的表现为心律失常,如房室传导阻滞、室性期前收缩和阵发性心动过速等,其次为恶心、呕吐等胃肠道症状,神经系统症状如嗜睡、色视等较少见。

(2) 应用利尿药时注意用药时间和剂量、开始利尿的时间和尿量以及病人的反应等。对年长儿利尿药宜于清晨或上午给药,以免夜间多次排尿影响睡眠。鼓励病人进食含钾丰富的食物如牛奶、香蕉、柑橘、红枣等以补充钾的丢失,同时应注意观察低钾的表现如四肢无力、腹胀、心音低钝、心律紊乱等,一旦发现应及时处理。

(3) 应用血管扩张药时应密切观察心率和血压的变化,避免血压过度下降。

(4) 严格控制输液速度,可应用输液泵进行调节,以避免短时间内输入过多的液体而加重心脏负担。

5. 心理护理　向家长和年长病人解释病情、检查、治疗及预后,取得他们理解和配合。关心爱护病人,同时教育病人对治疗疾病抱有信心,减少悲观恐惧心理。

6. 出院指导

(1) 法洛四联症病人体质弱,易感染疾病,故应细心护理,随着季节的变换及时增减衣服,如果家中有上呼吸道感染疾病病人出现,应采取隔离措施,平时尽量少带病人去公共场所,在传染病好发季节尤其要及早采取预防措施。

(2) 安排合理的生活制度,既要增强锻炼、提高机体的抵抗力,又要适当休息,避免劳累过度,以免引起阵发性缺氧发作。如果病人能够胜任,应尽量和正常儿童一起生活和学习,但应防止剧烈活动。

(3) 定期复查,调整心功能到最好状态,使病人安全到达手术年龄。

第四节　病毒性心肌炎

病毒性心肌炎(viral myocarditis)是病毒侵犯心脏引起心肌急性或慢性炎性病变,造成心肌细胞变性坏死和间质炎性改变,可伴有心包炎和心内膜炎表现。任何病毒感染均可能累及心脏。其中以柯萨奇病毒 B 组最常见。发病机制不完全清楚，一般认为与病毒及其毒素早期经血液循环直接侵犯心肌细胞有关，另外病毒感染后的变态反应和自身免疫也与发病有关。轻症患儿症状较少，常不被重视。典型病例在起病前数日或 1～3 周常有发热、周身不适、咽痛、肌痛、腹泻和皮疹等前驱症状，心肌受累时患儿常诉疲乏、气促、心悸和心前区不适或腹痛。体检发现心脏扩大、心搏异常，安静时心动过速，第一心音低钝，出现奔马律，伴心包炎者可听到心包摩擦音。严重时甚至血压下降，发展为充血性心力衰竭或心源性休克。

【护理评估】

（一）健康史

1. 基本病因　各种病毒都可引起心肌炎，询问患儿发病前 1～4 周有无上呼吸道和胃肠道感染史，如发热、咽痛、乏力、恶心、呕吐、腹泻等。

2. 主要表现　患儿活动后是否出现心前区不适、胸痛、心悸、食欲不振、长出气。是否伴有多汗、面色苍白、四肢发凉、咳嗽、呼吸急促、发绀等现象。

（二）身体状况

评估患儿有无心动过速、心音减弱，评估有无心力衰竭的表现，如脉搏细弱、血压下降、肺部细湿啰音、呼吸困难、心脏扩大等。

（三）辅助检查

可做病毒学检查和血清心肌酶谱测定。X 线检查有心影显著增大、心搏动减弱时提示合并大量心包积液，心功能不全时两肺呈瘀血表现。心电图检查常有持续心动过速，多导联 ST 段偏移和 T 波低平、双向或倒置、QT 间期延长、QRS 波群低电压。心律失常以期前收缩为多见，尚可见到部分性或完全性窦房、房室或室内传导阻滞。

（四）心理社会评估

评估患儿和家长是否有抑郁、焦虑、自卑和恐惧等心理，了解患儿的活动、游戏和学习是否受到疾病的影响。

【治疗原则】

病毒性心肌炎暂无特效治疗，主要是减轻心脏负担，改善心肌代谢和心功能，促进心肌修复。①休息以减轻心脏负担；②应用肾上腺皮质激素；③控制心力衰竭；④给予大剂量维生素 C 和能量合剂保护心肌；⑤给予 1,6-二磷酸果糖，改善心肌代谢；⑥救治心源性休克。

【护理诊断/问题】

1. 活动无耐力　与心肌受损、心搏出量减少有关。

2. 舒适的改变　与胸闷、心悸有关。

3. 潜在并发症：心律失常、心力衰竭、心源性休克。

4. 知识缺乏：家属和患儿对疾病的有关知识了解不足。

【护理目标】

1. 患儿活动耐力增加，气促、虚弱、疲乏改善或消失。

2. 患儿胸闷、胸痛减轻或消失。

3. 住院期间患儿不发生心力衰竭。

4. 家属和患儿对疾病的有关知识有所了解。

【护理措施】

1. 一般护理　强调卧床休息，保证充足的睡眠，减少心肌耗氧量，促进心肌功能恢复。急性期卧床休息，至热退后 3～4 周基本恢复正常时逐渐增加活动量。恢复期继续限制活动量，一般总休息时间不少于 3～6 个月。重症患儿心脏扩大者、有心力衰竭者，应延长卧床时间，待心衰控制、心脏情况好转后再逐渐开始活动。

2. 饮食护理　选择清淡，易于消化，富含维生素的食物，如新鲜果汁、蔬菜、蛋、鲜奶、鱼及肉类、面食、软饭等。少量多餐，逐渐恢复正常的膳食。

3. 症状护理

（1）胸闷、心悸：胸闷、心悸时应休息，必要时给予吸氧。密切观察并记录心率、脉搏的强弱和节律，注意血压、体温、呼吸及精神状态的变化，以便对病情的发展作出正确的估计。

（2）心力衰竭：①患儿有呼吸困难和青紫时应给予氧气吸入，有急性肺水肿如咳粉红色泡沫痰时，可将氧气湿化瓶中放入 20%～30% 酒精，间歇吸入，每次 10～20 分钟，间隔 15～30 分钟，重复 1～2 次，因酒精吸入后可使泡沫表面张力减低而致泡沫破裂，增加气体与肺泡壁的接触，改善气体交换。②患儿烦躁不安时可根据医嘱给予镇静剂，置患儿于半卧位，尽量保持其安静，注意控制输液速度，以免加重心脏负担。③注意观察生命体征，脉搏必须数满 1 分钟，必要时监测心率。详细记录出入量，定时测量体重，了解水肿增减情况。④保持大便畅通，避免排便用力。鼓励患儿食用含纤维较多的蔬菜、水果等。必要时给予甘油栓或开塞露通便,或每晚睡前服用少量食用油。

(3) 心律失常:密切观察和记录患儿精神状态、面色、心率、心律、呼吸、体温和血压变化,有明显心律紊乱者应进行连续心电监护。发现多源性期前收缩、心动过速、心动过缓、完全性房室传导阻滞或扑动、颤动,需立即通知医师并采取紧急措施。

(4) 心源性休克:对心源性休克应积极做好输液准备,及时有效地扩充血容量,改善微循环。

4. 用药护理　①心源性休克使用血管活性药物和扩张血管药时,要准确控制滴速,最好能使用输液泵,以避免血压波动过大。②使用1,6-二磷酸果糖时宜单独使用,勿混入其他药物,尤忌溶入碱性溶液及钙盐等。禁用于对本品过敏、高磷酸血症及肾衰竭患儿。③应用洋地黄类药物治疗心力衰竭时,应注意由于心肌炎导致对洋地黄制剂较敏感,容易中毒,在用药期间应密切观察心率、心律。若心率过缓或其他不良反应出现时,应及时报告医师妥善处理。

5. 心理护理　对患儿及家长介绍本病的治疗过程和预后,减少患儿和家长的焦虑和恐惧心理。告知患儿及家长治愈此病需要相对长的时间,让其有心理准备,树立战胜疾病的信心。

6. 出院指导　强调休息对心肌炎恢复的重要性,使其能自觉配合治疗。加强锻炼、增强体质,预防呼吸道、消化道等病毒感染,疾病流行期少到公共场所,一旦发病及时就诊治疗。注意营养,严格按心功能状况保证休息。带药出院的患儿,应让患儿及家长了解药物的名称、剂量、用药方法及不良反应。嘱按时服药,出院后定期到门诊复查。应全休3个月,未再出现胸闷、胸痛,复查心肌酶、心电图均正常,可恢复日常生活、学习,但应避免剧烈活动,免修体育课。

【护理评价】

1. 患儿气促、发绀是否减轻。
2. 患儿胸闷、胸痛是否减轻或消失。
3. 患儿住院期间是否发生心力衰竭。
4. 家属和患儿是否了解与疾病有关的知识。

第十章

泌尿系统疾病患儿的护理

第一节 儿童泌尿系统解剖生理特点

一、解剖特点

(一) 肾

儿童年龄越小,肾脏相对越大,位置越低,婴儿肾脏下极可低至髂嵴以下第4腰椎水平,2岁以后才达到髂嵴以上。2岁以内健康儿童腹部触诊时容易扪及肾脏。

(二) 输尿管

婴儿输尿管长而弯曲,管壁肌肉及弹力纤维发育不全,容易受压扭曲,导致尿潴留而诱发泌尿系感染。

(三) 膀胱

婴儿膀胱位置比年长儿和成人高,尿液充盈时,易在腹部触及;随着年龄的增长,逐渐降至骨盆内。

(四) 尿道

女婴尿道较短,新生女婴尿道仅为1cm,尿道外口暴露,且接近肛门,易被粪便污染,上行感染较男婴多。男婴尿道较长,但常因包皮过长、包茎污垢积聚引起上行感染。

二、生理特点

(一) 肾功能

新生儿出生时肾单位数量已达成人水平,但其生理功能尚不完善。新生儿及婴幼儿的肾小球滤过率、肾血流量、肾小管的重吸收能力及排泄功能均不成熟,表现为排尿次数增多,尿比重低,浓缩功能差。

肾脏有许多重要功能:①排泄体内代谢终末产物如尿素、有机酸等;②调节机体水、电解质、酸碱平衡,维持内环境相对稳定;③内分泌功能,产生激素和生物活性物质如促红细胞生成素、肾素、前列腺素等。肾脏完成其生理活动,主要通过肾小球滤过和肾小管重吸收、分泌及排泄。儿童肾脏虽具备大部分成人肾的功能,但其发育是由未成熟逐渐趋向成熟。在胎龄36周时肾单位数量已达成人水平(每肾85万~100万),出生后上述功能已基本具备,但调节能力较弱,贮备能力差,一般至1~2岁时达到成人水平。

1. **胎儿肾功能** 人体胎儿于12周末,由于近曲小管刷状缘的分化及小管上皮细胞开始运转,已能形成尿。但此时主要通过胎盘来完成机体的排泄和调节内环境稳定,故无肾的胎儿仍可存活和发育。

2. **肾小球滤过率(GFR)** 新生儿出生时GFR平均约20ml/(min·1.73m^2),早产儿更低,生后1周时为成人的1/4,3~6个月为成人的1/2,6~12个月为成人的3/4,故不能有效地排出过多的水分和溶质。

3. **肾小管重吸收及排泄功能** 新生儿葡萄糖肾阈较成人低,静脉输入或大量口服葡萄糖时易出现糖尿。氨基酸和磷的肾阈也较成人低。新生儿血浆中醛固酮浓度较高,但新生儿近端肾小管回吸收钠较少,远端肾小管回吸收钠相应增加,生后数周近端肾小管功能发育成熟,大部分钠在近端肾小管回吸收,此时醛固酮分泌也相应减少。新生儿排钠能力较差,如输入过多钠,容易发生钠潴留和水肿。低体重儿排钠较多,如输入不足,可出现钠负平衡而致低钠血症。生后头10天的新生儿,钾排泄能力较差,故有血钾偏高。

4. **浓缩和稀释功能** 新生儿及幼婴由于髓袢短,尿素形成量少(婴儿蛋白合成代谢旺盛)以及抗利尿激素分泌不足,使浓缩尿液功能不足,在应激状态下保留水分的能力低于年长儿和成人。婴儿每由尿中排出1mmol溶质需水分1.4~2.4ml,而成人仅需0.7ml。脱水时幼婴尿渗透压最高不超过700mmol/L,而成人可达1400mmol/L,故入量不足时易发生脱水甚至诱发急性肾功能不全。新生儿及幼婴尿稀释功能接近成人,可将尿稀释至40mmol/L,但因GFR较低,大量水负荷或输液过快时易出现水肿。

5. 酸碱平衡 新生儿及婴幼儿易发生酸中毒,主要原因有:①肾保留HCO_3^-的能力差,碳酸氢盐的肾阈低,仅为19~22mmol/L;②泌NH_3和泌H^+的能力低;③尿中排磷酸盐量少,故排出可滴定酸的能力受限。

6. 肾脏的内分泌功能 新生儿的肾脏已具有内分泌功能,其血浆肾素、血管紧张素和醛固酮均高于成人,生后数周内逐渐降低。新生儿肾血流量低,因而前列腺素合成速率较低。由于胎儿血氧分压较低,故胚肾合成促红细胞生成素较多,生后随着血氧分压的增高,促红细胞生成素合成减少。婴儿血清$1,25(OH)_2D_3$水平高于儿童期。

(二) 尿液

正常儿童的尿液为淡黄色,但个体差异较大。尿量与液体的入量、气温、食物种类、活动量及精神因素有关。婴幼儿每昼夜尿量约400~600ml,学龄前儿童为600~800ml,学龄儿童为800~1400ml。一昼夜学龄儿童尿量小于400ml,学龄前儿童小于300ml,婴幼儿小于200ml为少尿。一昼夜尿量小于30~50ml为无尿。

1. 儿童排尿及尿液特点

(1) 排尿次数:93%新生儿在生后24小时内开始排尿,99%在48小时内排尿。生后头几天内,因摄入量少,每日排尿仅4~5次;1周后,因儿童新陈代谢旺盛,进水量较多而膀胱容量小,排尿突增至每日20~25次;1岁时每日排尿15~16次,至学龄前和学龄期每日6~7次。

(2) 排尿控制:正常排尿机制在婴儿期由脊髓反射完成,以后建立脑干-大脑皮质控制,至3岁已能控制排尿。在1.5~3岁之间,儿童主要通过控制尿道外括约肌和会阴肌控制排尿,若3岁后仍保持这种排尿机制,不能控制膀胱逼尿肌收缩,则出现不稳定膀胱,表现为白天尿频尿急、偶然尿失禁和夜间遗尿。

(3) 每日尿量:儿童尿量个体差异较大,新生儿生后48小时正常尿量一般每小时为1~3ml/kg,2天内平均尿量为30~60ml/d,3~10天为100~300ml/d,~2个月为250~400ml/d,~1岁为400~500ml/d,~3岁为500~600ml/d,~5岁为600~700ml/d,~8岁为600~1000ml/d,~14岁为800~1400ml/d,>14岁为1000~1600ml/d。新生儿尿量每小时<1.0ml/kg为少尿,每小时<0.5ml/kg为无尿。儿童每日排尿量少于$400ml/m^2$为少尿,每日尿量少于$50ml/m^2$为无尿。

2. 尿的性质

(1) 尿色:生后头2~3天尿色深,稍混浊,放置后有红褐色沉淀,此为尿酸盐结晶。数日后尿色变淡。正常婴幼儿尿液淡黄透明,但在寒冷季节放置后可有盐类结晶析出而变混,尿酸盐加热后、磷酸盐加酸后可溶解,可与脓尿或乳糜尿鉴别。

(2) 酸碱度:生后头几天因尿内含尿酸盐多而呈强酸性,以后接近中性或弱酸性,pH多为5~7。

(3) 尿渗透压和尿比重:新生儿的尿渗透压平均为240mmol/L,尿比重为1.006~1.008,随年龄增长逐渐增高;婴儿尿渗透压为50~600mmol/L,1岁后接近成人水平,儿童通常为500~800mmol/L,尿比重范围为1.003~1.030,通常为1.011~1.025。

(4) 尿蛋白:正常儿童尿中仅含微量蛋白,通常≤$100mg/(m^2·24h)$,定性为阴性,一次尿蛋白(mg/dl)/肌酐(mg/dl)≤0.2。若尿蛋白含量>150mg/d或>$4mg/(m^2·h)$,或>100mg/L,定性实验阳性为异常。尿蛋白主要来自血浆蛋白,2/3为白蛋白,1/3为Tamm-Horsfall蛋白和球蛋白。

(5) 尿细胞和管型:正常新鲜尿液离心后沉渣镜检,红细胞<3个/HP,白细胞<5个/HP,偶见透明管型。12小时尿细胞计数(Addis count),红细胞<50万,白细胞<100万,管型<5000个为正常。

第二节 急性肾小球肾炎

急性肾小球肾炎(acute glomerulonephritis, AGN)简称急性肾炎,是儿科常见的免疫反应性肾小球疾病。病因不一,临床表现为急性起病,多有前期感染,以血尿为主,伴不同程度蛋白尿,可有水肿、高血压,或肾功能不全等特点。可分为急性链球菌感染后肾小球肾炎和非链球菌感染后肾小球肾炎。

【护理评估】

(一) 健康史

1. 基本病因　本病多见于儿童和青少年,以5~14岁多见。2岁以内少见,男女比例为2∶1。急性链球菌感染后肾小球肾炎为溶血性链球菌感染后发生,我国以上呼吸道感染或扁桃体炎最常见,占51%,其次是脓皮病或皮肤感染、急性咽炎、猩红热等。非链球菌感染后肾小球肾炎为绿色链球菌、肺炎球菌、金黄色葡萄球菌、伤寒沙门菌等非链球菌感染后导致。目前认为主要是由于上述感染后机体产生自身抗体和免疫复合物而致病。

2. 主要表现　水肿是最早出现和最常见的症状。血尿、蛋白尿、高血压及尿量减少也是主要表现。

(二) 身体评估

观察水肿的部位、程度及指压迹,有无颈静脉怒张及肝大,肺部有无啰音,心率是否增快及有无奔马律等。了解病人尿量是否减少,若每日尿量婴幼儿少于200ml,学龄前儿童少于300ml,学龄期儿童少于400ml,即为少尿。每日尿量少于30~50ml为无尿,如持续无尿,应警惕发生肾功能不全。还应了解尿色是否是茶色、烟灰水样、鲜红色或洗肉水色。

(三) 辅助检查

尿常规可见血红蛋白、蛋白尿;有无低补体血症及抗链球菌溶血素"O"增高,血浆尿素氮、肌酐升高等。

(四) 心理社会状况

评估病人及家长的心态及对本病的认识程度。病人多为年长儿,心理压力来源较多,除因疾病的治疗对活动及饮食严格限制的压力外,还有来自家庭和社会的压力,如不能上学而担心学习成绩下降等,会产生紧张、忧虑、抱怨等心理,表现为情绪低落、烦躁易怒等。家长因缺乏本病的有关知识,担心转为慢性肾炎影响病人将来的健康,可产生焦虑、失望等心理,渴望寻求治疗方法,愿意接受健康指导并与医务人员合作。学龄期病人的老师及同学因缺乏本病的相关知识,会表现出过度关心和怜悯,会忽略对病人的心理支持,使病人产生自卑心理。

【护理诊断/问题】

1. 体液过多　与肾小球滤过率下降有关。

2. 活动无耐力　与水钠潴留、血压升高有关。

3. 潜在并发症:高血压脑病、严重循环充血、急性肾衰竭。

【护理目标】

1. 病人在1~2周内水肿消退、肉眼血尿消失及血压维持在正常范围内。

2. 病人及家长掌握限制活动量及饮食调整方法。

3. 住院期间无高血压脑病、严重循环充血、急性肾衰竭等情况发生。

【护理措施】

1. 一般护理　为病人提供安静、舒适、阳光充足的休养环境。休息可减轻心脏负担,改善心功能,增加心排血量,使肾血流量增加,提高了肾小球滤过率,减少水钠潴留,减少潜在并发症发生。同时又由于静脉压下降,降低了毛细血管血压,而使水肿减轻。要向病人及家长强调休息的重要性,以取得合作。一般起病2周内应卧床休息,待水肿消退、血压降至正常、肉眼血尿消失后,可下床轻微活动或户外散步。1~2个月内活动量宜加限制,3个月内避免剧烈活动。尿内红细胞减少、血沉正常可上学,但需避免体育活动。Addis计数正常后恢复正常生活。

2. 饮食护理　急性期病人水肿明显,并有血压高、尿量减少等,应限制钠盐摄入,每天限制在60~120mg/kg。有氮质血症时应限制蛋白质的入量,每天0.5g/kg,供给高糖饮食以满足儿童热量的需要。除非严重少尿或循环充血,一般不必严格限水。在尿量增加、水肿消退、血压正常后可恢复正常饮食,以保证儿童生长发育的需要。

3. 症状护理

(1) 急性肾衰竭:观察尿量、尿色,准确记录24小时出入水量,应用利尿药时每天测体重,每周留尿标本送尿常规检查2次。病人尿量增加,肉眼血尿消失,提示病情好转。如尿量持续减少,出现头晕、恶心、呕吐等,要警惕急性肾衰竭的发生。除限制钠、水入量外,应限制蛋白质及含钾食物的摄入,以免发生氮质血症及高钾血症。要绝对卧床休息以减轻心脏和肾脏的负担,并做好透析前的心理护理。其护理措施详见第二章第四节。

(2) 高血压脑病:观察血压变化,若出现血压突然升高、剧烈头痛、呕吐、眼花等,提示有高血压脑病。除降压外需镇静,脑水肿时给脱水剂。

（3）严重循环充血:观察呼吸、心率、脉搏变化,防止发生严重的循环充血。呼吸轻度增快,肝大见于轻度循环充血。当病人出现明显气急、端坐呼吸、频繁咳嗽、咳粉红色痰、满肺湿啰音、心率增快等提示严重循环充血。应将病人安置于半卧位、吸氧,并遵医嘱给予强心药等。

4. 用药护理　为了减轻体内水、钠潴留和循环充血,凡经限制水盐入量后水肿、少尿仍很明显或有高血压、全身循环充血者,遵医嘱给予利尿药、降压药。应用利尿药前后注意观察体重、尿量、水肿的变化并记录,静脉推注呋塞米后注意有无大量利尿、脱水和电解质紊乱现象。使用硝普钠应现配现用,药液滴注过程中,要用避光输液袋和管道或黑纸等将液体覆盖,以免药液遇光分解。快速降压时必须严密监测血压、心率和药物不良反应。硝普钠的主要不良反应有恶心、呕吐、情绪不安定、头痛和肌痉挛。

5. 心理护理　向家长及病人介绍疾病防治知识,各项检查治疗前做好解释工作,使家长及病人对疾病过程、注意事项、检查治疗的目的、方法等有充分的了解,积极配合治疗护理,促进病人早日恢复健康。

6. 出院指导　向家长及病人宣传本病是一种自限性疾病,强调限制病人活动是控制病情进展的重要措施,尤以前2周最为关键,同时告知本病的预后良好,锻炼身体、增强体质、避免或减少呼吸道感染是本病预防的关键,一旦发生上呼吸道或皮肤感染应及早应用抗生素彻底治疗,并在感染后1~3周内观察尿常规,以便及早发现和治疗本病。出院后定时到门诊复查。

【护理评价】

1. 病人水肿是否减轻或消退,肉眼血尿是否消失,血压是否恢复至正常。

2. 是否有效地防止了高血压脑病及严重循环充血,活动耐力是否增加。

3. 家长是否掌握预防本病的有关知识。

第三节　肾病综合征

儿童肾病综合征(nephrotic syndrome, NS)是一组由多种原因引起的肾小球基膜通透性增加,导致血浆内大量蛋白质从尿中丢失引起的临床综合征。临床四大特点为:①大量蛋白尿;②低蛋白血症;③高脂血症;④明显水肿。大量蛋白尿、低蛋白血症这两项为必备条件。该病发病率仅次于急性肾炎,男女比例3.7:1,学龄前儿童多发,3~5岁为发病高峰。

【护理评估】

（一）健康史

1. 基本病因　凡能引起肾小球疾病者几乎均能出现肾病综合征。了解病人起病的原因,询问饮食情况,水肿的部位及程度,排尿的次数及尿量的改变。

2. 主要表现　临床表现以水肿最常见,开始于眼睑,以后逐渐遍及全身,呈凹陷。未治疗或病程长时可有腹水或胸腔积液。常伴有尿量减少,颜色变深,多数病人无并发症及肉眼血尿,大多数血压正常。约30%的病人有病毒感染或细菌感染发病史,70%肾病复发与病毒感染有关。

（二）身体评估

检查病人生命体征,测量血压、腹围、体重。注意水肿的范围及部位,是否为凹陷性。

（三）辅助检查

1. 尿常规　尿蛋白定性多在+++,约15%有短暂的镜下血尿,大多可见透明管型、颗粒管型和卵圆脂肪小体。

2. 尿蛋白定量　24小时尿蛋白定量超过$40mg/(h \cdot m^2)$为肾病范围的蛋白尿。

（四）心理社会状况

评估病人家庭经济状况及父母角色是否称职,了解父母对疾病性质、发展、预后以及防治的认识程度。

【护理诊断/问题】

1. 体液过多　与低蛋白血症导致的水钠潴留有关。

2. 有感染的危险　与免疫力低下有关。

3. 有皮肤完整性受损的危险　与水肿有关。

4. 潜在并发症:药物的副作用　与长期应用糖皮质激素及免疫抑制剂有关。

【预期目标】

1. 病人在1~2周内水肿消退,肉眼血尿消失及血压维持在正常范围。

2. 病人住院期间无感染发生。

3. 病人住院期间无皮肤受损发生。

4. 病人住院期间无并发症的发生。

【护理措施】

1. 一般护理　适当休息,一般不需要严格地限制活动,无高度水肿、低血容量及感染的病人无须卧床休息,严重水肿和高血压时需卧床休息,以减轻心脏和肾脏的负担。卧床休息时应注意在床上经常变换体位,以防血管栓塞等并发症。病情缓解后可逐渐增加活动量,但不要过度劳累,以免病情复发。注意预防感染,肾病病人免疫力低下易继发感染,感染又可导致病情加重或复发,严重感染甚至危及生命,因此应注意:①做好保护性隔离,肾病病人与感染性疾病病人分室收治,病房内要定期消毒,禁止病人间相互串门,减少探视人数。②护士在做各项护理操作前要洗手,并严格执行各项无菌技术操作规程,防止发生交叉感染。③注意皮肤清洁,勤洗澡、勤换衣服等,床单位保持平整、干燥,防止皮肤损伤。④监测体温、血常规等,及时发现感染灶,并给予抗生素治疗。

2. 饮食护理

(1) 一般病人不需要特别限制饮食,但因消化道黏膜水肿使消化能力减弱,应给予易消化的优质蛋白(乳类、蛋、鱼、家禽等)、少量脂肪、足量碳水化合物及高维生素饮食。病人长期用肾上腺皮质激素易引起骨质疏松,并常有低钙血症倾向,应每天给予维生素D及适量钙剂。

(2) 大量蛋白尿期间蛋白摄入不宜过多,控制在每天2g/kg为宜。因摄入过量蛋白致肾小球高滤过,肾小管细胞重吸收蛋白负荷增加,导致细胞功能受损。

(3) 蛋白尿消失后长期用糖皮质激素治疗期间应多补充蛋白,因糖皮质激素使机体蛋白分解代谢增强,出现负氮平衡。少食动物脂肪,以植物性脂肪为宜,可增加可溶性纤维的饮食如燕麦、豆类等。

(4) 明显水肿和高血压时适当限制钠、水的入量,给予无盐或低盐饮食(氯化钠1~2g/d),病情缓解后不必长期限盐。因本病病人水肿的原因是血浆渗透压的降低,过分限制易造成电解质紊乱和食欲下降。

3. 症状护理 水肿:由于高度水肿皮肤张力增加,皮下血液循环不良,加之营养不良及使用激素等因素,使皮肤容易受损及继发感染。应注意保持皮肤清洁、干燥;保持床单位清洁、平整、干燥,被褥松软,经常变换体位。水肿严重时,臀部和四肢受压处睡气垫床;水肿的阴囊可用棉垫或丁字带托起,皮肤破损处可涂碘伏消毒。严重水肿者避免肌内注射,防药液外渗,导致局部潮湿、糜烂或感染。

4. 用药护理

(1) 激素治疗期间注意每天尿量、尿蛋白变化及血浆蛋白恢复情况,注意观察激素的不良反应,如库欣综合征、高血压、消化道溃疡、骨质疏松等。及时补充维生素D和钙剂,防手足抽搐症。

(2) 应用利尿药时注意观察每天尿量,定期抽血测血钾、血钠,遵医嘱补充钾。

(3) 使用免疫抑制剂治疗时,注意白细胞下降、脱发、胃肠道反应和出血性膀胱炎等,用药期间多饮水,定期复查血常规。

(4) 抗凝和溶栓疗法可改善肾病的临床症状,改善病人对激素的效应,从而达到理想的治疗效果。使用肝素时注意监测凝血时间和凝血酶原时间。

5. 心理护理 关心爱护病人,多与病人及其家长交谈,鼓励其说出内心感受(害怕、忧虑等),指导家长多给病人心理支持,保持良好情绪。恢复期可组织轻松的娱乐活动,适当安排一定的学习,以增强病人的信心,积极配合治疗。活动时注意安全,避免奔跑、戏弄,防摔伤、骨折。

6. 出院指导

(1) 向家长及年长病人介绍疾病防治知识,各项检查治疗前做好解释工作,使家长及病人对疾病过程、注意事项,检查治疗的目的、方法等有充分的了解。

(2) 讲解激素治疗对本病的重要性,说明使用糖皮质激素的一些不良反应,如柯兴貌等的变化只是暂时性的,使病人及家长主动配合与坚持按计划用药,指导家长做好出院后的家庭护理。

(3) 向家长及年长病人解释感染是本病最常见的合并症及复发的诱因,因此采取有效措施预防感染至关重要。

(4) 教会家长或较大儿童学会用试纸监测尿蛋白的变化。

(5) 定期到医院门诊复查。发现病情异常变化,及时到医院就诊。

【护理评价】

1. 病人水肿是否减轻或消退,肉眼血尿是否消失,血压是否恢复至正常。

2. 病人住院期间是否发生感染。

3. 是否有效地防止了皮肤受损,有无继发感染的发生,活动耐力是否增加。

4. 病人住院期间有无出现药物并发病及是

否能及时发现和处理。

第四节 泌尿道感染

泌尿道感染(urinary tract infections,UTIs)是指病原体直接侵入尿路,在尿液中生长繁殖,并侵犯尿路黏膜或组织而引起损伤。按病原体侵袭的部位不同,分为肾盂肾炎(上尿路感染)、膀胱炎和尿道炎(下尿路感染)。无症状性菌尿可见于任何年龄和性别,甚至小于3个月的婴儿,但以学龄女孩最常见。

【护理评估】

(一)健康史

1. 基本病因 任何致病菌均可致病,但以革兰阴性杆菌更多见,如大肠埃希菌、副大肠埃希菌、变形杆菌、克雷伯杆菌、铜绿假单胞菌。上行性感染是泌尿道感染的主要途径。

2. 主要表现 因年龄不同而不同,新生儿临床症状极不典型,多以全身症状如发热或体温不升、苍白、吃奶差、呕吐、腹泻等症状为主,局部排尿刺激症状不明显。婴幼儿临床症状也不典型,局部刺激症状不明显,常以发热为主,拒食、呕吐、腹泻等全身症状较明显,仔细观察排尿时可有哭闹不止,尿布有臭味和顽固性尿布疹。年长儿发热、寒战、腹痛等全身症状明显,伴有腰痛、肾区叩击痛、肋脊角压痛,同时尿路刺激症状明显,可出现尿频、尿急、尿痛、尿液浑浊,偶见肉眼血尿。

(二)身体评估

测量体温变化,注意有无发热。检查有无尿频、尿急、尿痛等尿路刺激症状等。

(三)辅助检查

尿常规检查及尿白细胞计数白细胞均高于正常。尿细菌培养菌落数≥10^5/ml或尿液直接涂片找到细菌等。

(四)心理社会状况

评估病人家庭经济状况及父母角色是否称职,了解父母对疾病性质、发展、预后以及防治的认识。

【常见护理问题】

1. 体温过高 与细菌感染有关。
2. 排尿异常 与膀胱、尿道炎症有关。

【预期目标】

1. 病人体温降为正常。
2. 病人排尿正常

【护理措施】

1. 一般护理 保持环境清洁。急性期卧床休息,多饮水,勤排尿,减少细菌在膀胱内潴留时间,控制感染。注意外阴的清洁卫生,每天晚间及便后清洗,清洗或擦抹时应从外阴前面向肛门方向,以避免感染。

2. 饮食护理 给予高热量和高维生素、富含营养的食物,以增加机体抵抗力。发热患儿宜给予流质或半流质饮食。鼓励患儿多进食、多饮水,通过增加尿量起到冲洗尿道的作用,减少细菌在尿道的停留时间,促进细菌毒素和炎性分泌物的排泄。多饮水还可降低肾髓质及乳头部组织的渗透压,不利于细菌的生长繁殖。

3. 症状护理

(1)高热:监测体温变化,高热者给予物理或药物降温。鼓励患儿多饮水以保证液体入量,防止出汗多引起虚脱。注意加强皮肤护理。

(2)尿频、尿急、尿痛:注意外阴的清洁卫生,每天晚间及便后清洗,勤换内衣,特别是内裤。遵医嘱口服碳酸氢钠,以碱化尿液,减轻膀胱刺激症状。膀胱刺激症状明显者可给予苯巴比妥、地西泮等镇静剂,解痉药可用抗胆碱药物如山莨菪碱。

4. 用药护理 服用磺胺药时为防止磺胺在尿中形成结晶,使用时应加用碱性药物,多喝水,并注意有无血尿、尿少、尿闭等,肾功能不好时慎用。长期服用可引起血小板及白细胞减少,一般用药不超过两周。口服抗菌药物可出现恶心、呕吐、食欲减退等现象,饭后服用可减少胃肠道症状。口服碳酸氢钠,以碱化尿液,减轻膀胱刺激症状和增强氨基糖苷类抗生素、青霉素、红霉素和磺胺类的疗效,但勿与呋喃妥因同用以免降低疗效。

5. 心理护理 向家长及患儿介绍疾病知识,使家长及患儿对疾病过程,检查治疗的目的、方法、所需时间等心中有数,以利于克服焦虑、紧张情绪,积极配合治疗护理,安心疗养,促进患儿早日恢复健康。

6. 出院指导

(1)向患儿及家长解释本病的护理要点及预防知识,如幼儿不穿开裆裤,婴儿勤换尿布,便后洗净臀部,保持清洁。女婴清洗外阴时从前向后擦洗,单独使用洁具,防止肠道细菌污染尿道引起上行性感染。及时发现男孩包茎、女孩处女膜伞、蛲虫前行尿道等情况,并及时处理。

（2）指导按时服药,定期复查,防止复发与再感染。一般急性感染于疗程结束后每月随访一次,除尿常规外,还应做尿中段培养,连续3个月,如无复发可认为痊愈,反复发作者每3~6个月复查一次,共2年或更长时间。

【护理评价】

1. 病人体温是否恢复至正常。
2. 病人排尿是否转为正常。

（周　霞）

第十一章

血液系统疾病患儿的护理

造血是指造血干细胞分化成熟为各种外周血细胞的过程。造血过程受造血微环境和各种造血生长因子的精细调控,使血细胞的生成与破坏处于动态平衡中。

血液系统疾病包括原发于造血器官的疾病如白血病、淋巴瘤等,其他系统疾病引起的造血系统的反应或损害如慢性肾病、严重感染、恶性肿瘤等所致的贫血以及凝血机制障碍。

第一节 儿童造血和血液特点

一、造血特点

儿童时期的造血可分为胚胎期造血及生后造血两个阶段。

(一)胚胎期造血

开始于卵黄囊,然后在肝脏、脾脏、胸腺和淋巴结,最后在骨髓,故又分为三个不同的阶段,相互交错,此消彼长。

1. 中胚叶造血期 自胚胎第3周开始出现卵黄囊造血,之后在中胚叶组织中出现广泛的原始造血成分,其中主要是原始的有核红细胞。在胚胎第6周后,中胚叶造血开始减退。至第12~15周时消失。

胸腺是中枢淋巴器官,胚胎6~7周时出现胸腺,并开始生成淋巴细胞。

自胚胎第11周淋巴结开始生成淋巴细胞,从此,淋巴结成为终身造淋巴细胞和浆细胞的器官。

2. 肝脾造血期 在胚胎第6~8周时,肝出现活动的造血组织,胎儿期4~5月时达高峰,6个月后逐渐减退,约出生时停止。

3. 骨髓造血期 胚胎第6周开始出现骨髓,但至胎儿4个月时才开始造血活动,并迅速成为主要的造血器官,直至出生2~5周后成为唯一的造血场所。

(二)生后造血

1. 骨髓造血 出生后主要是骨髓造血。婴幼儿期所有骨髓均为红骨髓,全部参与造血,以满足生长发育的需要。5~7岁开始,脂肪组织(黄髓)逐渐代替长骨中的造血组织,但黄髓仍有潜在的造血功能,当需要增加造血时,它可转变为红髓而恢复造血功能。儿童在出生后头几年缺少黄髓,故造血代偿潜力小,如果需要增加造血,就会出现髓外造血。

2. 髓外造血 在正常情况下,骨髓外造血极少。出生后,尤其在婴儿期,当发生感染性贫血或溶血性贫血等需要增加造血时,肝、脾和淋巴结可随时适应需要,恢复到胎儿时的造血状态,出现肝、脾、淋巴结肿大。同时外周血中可出现有核红细胞或(和)幼稚中性粒细胞。这是儿童造血器官的一种特殊反应,称为"骨髓外造血",感染及贫血纠正后即恢复正常。

二、血液特点

不同年龄儿童的血象有所不同。

1. 红细胞数和血红蛋白量 红细胞生成受红细胞生成素的调节。组织缺氧可刺激红细胞生成素的生成。由于胎儿期处于相对缺氧状态,红细胞生成素合成增加,故红细胞数和血红蛋白量较高。生后6~12小时因进食较少和不显性失水,其红细胞数和血红蛋白量往往比出生时高些。生后随着自主呼吸的建立,血氧含量增加,红细胞生成素减少,骨髓造血功能暂时性降低,网织红细胞减少;胎儿红细胞寿命较短,且破坏较多(生理性溶血);加之婴儿生长发育迅速,循环血量迅速增加等因素,红细胞数和血红蛋白量逐渐降低,至

2~3个月时(早产儿较早)出现轻度贫血,称为"生理性贫血"。"生理性贫血"呈自限性,3个月以后,红细胞数和血红蛋白量又缓慢增加,约于12岁时达成人水平。此外,初生时外周血中可见到少量有核红细胞,生后一周内消失。

2. 白细胞数与分类 初生时白细胞总数 $15\times10^9\sim20\times10^9/L$,生后6~12小时达 $21\times10^9\sim28\times10^9/L$,然后逐渐下降,1周时平均为 $12\times10^9/L$,婴儿期维持在 $10\times10^9/L$ 左右,8岁后接近成人水平。

白细胞分类主要是中性粒细胞与淋巴细胞比例的变化。出生时中性粒细胞约占0.65,淋巴细胞约占0.30。随着白细胞总数的下降,中性粒细胞比例也相应下降,生后4~6天两者比例约相等;之后淋巴细胞约占0.60,中性粒细胞约占0.35,至4~6岁时两者比例又相等;以后白细胞分类与成人相似。此外,初生儿外周血中也可出现少量幼稚中性粒细胞,但在数天内即消失。

3. 血小板数 血小板数与成人相似,约为 $150\times10^9\sim250\times10^9/L$。

4. 血红蛋白种类 出生时,血红蛋白以胎儿血红蛋白(HbF)为主,约占70%。出生后,胎儿血红蛋白(HbF)迅速被成人血红蛋白(HbA)代替,至4个月时 HbF<20%,1岁时 HbF<5%,2岁后达成人水平,HbF<2%。

5. 血容量 儿童血容量相对较成人多,血容量占体重的比例新生儿约为10%;儿童约为8%~10%;成人约为6%~8%。

第二节 儿童贫血

一、概　述

贫血(anemia)是指外周血中单位容积内的红细胞计数或血红蛋白量低于正常。儿童贫血的国内诊断标准是:血红蛋白在新生儿期<145g/L,1~4个月时<90g/L,4~6个月时<100g/L者为贫血;6个月以上则按世界卫生组织标准:6个月~6岁<110g/L,6~14岁<120g/L者为贫血。海拔每升高1000m,血红蛋白上升4%。

【贫血的分类】

(一) 贫血程度分类

根据外周血血红蛋白含量可将贫血分为轻、中、重、极重四度(表11-11-1)。

表11-11-1 外周血血红蛋白含量分度

		轻度	中度	重度	极重度
血红蛋白量(g/L)	新生儿	144~120	120~90	90~60	<60
	儿童	120~90	90~60	60~30	<30

(二) 病因分类

根据造成贫血的原因将其分为红细胞或血红蛋白生成不足、溶血性和失血性三类。

1. 红细胞或血红蛋白生成不足

(1) 造血物质缺乏:如缺铁性贫血(铁缺乏)、巨幼红细胞性贫血(维生素 B_{12}、叶酸缺乏)、维生素 B_6 缺乏性贫血、铜缺乏、维生素C缺乏、蛋白质缺乏等。

(2) 骨髓造血功能障碍:如再生障碍性贫血、单纯红细胞再生障碍性贫血。

(3) 其他:感染性及炎症性贫血、慢性肾病所致贫血、铅中毒、癌症性贫血等。

2. 溶血性贫血 可由红细胞内在异常或红细胞外在因素引起。

(1) 红细胞内在异常:①红细胞膜结构缺陷:如遗传性球形红细胞增多症、遗传性椭圆形红细胞增多症、棘状红细胞增多、阵发性睡眠性血红蛋白尿;②红细胞酶缺乏:如葡萄糖-6-磷酸脱氢酶(G-6-PD)缺乏、丙酮酸激酶(PK)缺乏症等;③血红蛋白合成或结构异常:如地中海贫血、异常血红蛋白病等。

(2) 红细胞外在因素:①免疫因素:体内存在破坏红细胞的抗体,如新生儿溶血症、自身免疫性溶血性贫血、药物所致的免疫性溶血性贫血等;②非免疫因素:如感染、物理化学因素、毒素、脾功能亢进、弥散性血管内凝血等。

3. 失血性贫血 包括急性失血和慢性失血引起的贫血。①急性失血:如创伤大出血、出血性疾病等;②慢性失血:如溃疡病、钩虫病、肠息肉等。

（三）形态分类

根据检测红细胞数、血红蛋白量和血细胞比容计算红细胞平均容积（MCV）、红细胞平均血红蛋白量（MCH）和红细胞平均血红蛋白浓度（MCHC）结果可将贫血分为四类（表11-11-2）。

表11-11-2 贫血的细胞形态分类

	MCV（fl）	MCH（pg）	MCHC（%）
正常值	80~94	28~32	32~38
大细胞性	>94	>32	32~38
正细胞性	80~94	28~32	32~38
单纯小细胞性	<80	<28	32~38
小细胞低色素性	<80	<28	<32

【临床表现】

贫血的临床表现与其病因、程度轻重、发生急缓有关。急性贫血如急性失血或溶血，虽贫血程度轻，亦可引起严重症状甚至休克；而慢性贫血，早期由于机体各器官的代偿功能好，可无症状或症状较轻，当代偿不全时才逐渐出现症状。

1. 一般表现　突出表现为皮肤、黏膜苍白。贫血时皮肤（面、耳轮、手掌等）、黏膜（睑结膜、口腔黏膜）及甲床苍白；重度贫血时皮肤往往呈苍黄或蜡黄；患儿常表现为疲乏、无力、不愿活动。病程较长的患儿还可表现为营养低下、毛发干枯、生长发育迟缓等症状。

2. 造血器官改变　婴儿期由于骨髓几乎全是红髓，当造血需要增加时，骨髓代偿能力不足而出现骨髓外造血，导致肝、脾、淋巴结肿大，外周血中可出现有核红细胞、幼稚粒细胞。

3. 各系统症状

（1）循环和呼吸系统：贫血早期可出现呼吸增快、心率加快、脉搏加强、动脉压增高，有时可见毛细血管搏动。重度贫血代偿功能失调时，则出现心脏扩大，心前区收缩期杂音，甚至出现充血性心力衰竭。

（2）消化系统：胃肠蠕动及消化酶分泌功能均受影响，出现食欲减退、恶心、呕吐、腹胀或便秘等。偶有舌炎、舌乳头萎缩等。

（3）神经系统：常表现精神不振，注意力不集中，情绪易激动等。年长儿可有头痛、眩晕、眼前有黑点或耳鸣等。

【治疗原则】

1. 去除病因　针对病因进行治疗，有些贫血在去除病因后，很快就会痊愈。对一些病因暂时不明的，要积极寻找病因，给予治疗。

2. 一般治疗　加强护理，预防感染，改善饮食结构和质量。

3. 药物治疗　针对贫血原因，选择有效药物治疗。如铁剂治疗缺铁性贫血，维生素B_{12}和叶酸治疗巨幼红细胞性贫血，肾上腺皮质激素治疗自身免疫性溶血性贫血和先天性纯红细胞再生障碍性贫血，联合免疫抑制（抗胸腺球蛋白、甲泼尼龙、环孢素A）治疗再生障碍性贫血等。

4. 输红细胞　输血治疗可迅速减轻贫血症状，是贫血引起心功能不全时的抢救措施。贫血愈严重，一次输注量应愈少，速度应愈慢。

5. 造血干细胞移植　适用于再生障碍性贫血、先天性再生障碍性贫血、海洋性贫血、地中海贫血和阵发性睡眠性血红蛋白尿症。

6. 脾脏手术　由于脾功能亢进引起的贫血可行脾脏切除术或脾动脉栓塞术。

二、营养性缺铁性贫血

营养性缺铁性贫血（nutritional iron deficiency anemia，NIDA）是由于体内铁缺乏导致血红蛋白合成减少所致。临床上以小细胞低色素性贫血、血清铁蛋白减少和铁剂治疗有效为特点。缺铁性贫血是儿童最常见的一种贫血，以婴幼儿发病率最高，严重危害儿童健康，是我国重点防治的儿童常见病之一。主要原则为去除病因和补充铁剂。

【护理评估】

1. 健康史

（1）基本病因：①先天储铁不足；②铁摄入不足；③铁的吸收障碍和丢失过多。④生长发育因素。

（2）了解患儿病史、发病年龄、喂养史及家长对疾病的认知程度。

2. 身体状况

（1）临床表现：缺铁性贫血可发生于任何年龄，以 6 个月至 2 岁最多见。随病情轻重、发病急缓而不同。一般表现为皮肤黏膜苍白、易疲乏、心悸、气促、头昏、眼花、耳鸣、胃肠功能失调、口腔炎、舌炎、舌乳头萎缩、肝（脾）大、体格发育迟缓、体重下降、智商低、注意力不集中、情绪易激动、烦躁或感情淡漠等。少数患儿可有异食癖，还有的患儿可出现上皮组织的异常变化，如皮肤干皱，指（趾）甲无光泽、脆薄、平甲、反甲等。

（2）了解患儿皮肤、黏膜及甲床有无苍白，有无疲乏、心悸头昏、眼花、胃肠功能失调，检查患儿有无口腔炎、肝脾肿大，有无皮肤干皱、指（趾）甲有无光泽等。

3. 辅助检查　外周血象血红蛋白降低比红细胞减少明显，呈小细胞低色素性贫血；骨髓象呈增生活跃，以中、晚幼红细胞增生为主。

4. 心理社会状况　评估患儿家庭经济状况及父母角色是否称职，了解父母对疾病性质、发展、预后以及防治的认识程度。

【护理诊断/问题】

1. 活动无耐力　与贫血致组织器官缺氧有关。

2. 营养失调：低于机体需要量　与铁供应不足、吸收不良、消耗增加有关。

3. 知识缺乏：家长及年长患儿缺乏营养知识和疾病知识。

【护理目标】

1. 患儿倦怠乏力有所缓解，活动耐力有所加强。

2. 家长能掌握食物补铁的相关知识，帮助患儿正确服用铁剂。

3. 家长及年长儿能掌握疾病相关知识如饮食、用药等，并积极主动配合治疗。

【护理措施】

1. 一般护理　为患儿提供安静、舒适、阳光充足、温湿度适宜的休养环境，并注意每日开窗通风。保证患儿休息，各项治疗护理应尽量集中进行。保持皮肤清洁，勤洗澡，勤换衣服，被褥等污染后及时更换。

2. 饮食护理　给予高蛋白，富含铁、维生素及易消化食物，纠正患儿的偏食习惯。应适当增加动物性食物如动物肝脏、瘦肉、鱼类等以及蛋类、菌藻类；增加富含维生素 C 的食物和新鲜蔬菜、水果，以利于铁的吸收。婴幼儿要及时添加辅食。早产儿，特别是极低体重的早产儿自 2 个月左右开始给予铁剂预防。

3. 症状护理

（1）有易疲乏无力、头晕等症状的患儿应卧床休息，以减少身体耗氧量，必要时可给予低流量吸氧。

（2）皮肤干皱，指（趾）甲无光泽、脆薄等，要注意保护，涂擦润肤霜等滋润皮肤，以防皮肤干裂出血等。还要勤剪指甲，防止发生断裂损伤或抓伤皮肤等。

（3）胃肠功能失调、口腔炎、舌炎、舌乳头萎缩等，除注意饮食营养外，还应注意饮食的色、香、味，以增加患儿食欲。加强口腔护理，餐前餐后及起床后、睡觉前注意漱口，溃疡处贴敷溃疡药膜。

（4）有情绪易激动、烦躁或感情淡漠等症状时，要多给患儿安慰，尽量让患儿休息好。

4. 铁剂治疗护理

（1）口服铁剂：是治疗缺铁性贫血的特效药，但有些患儿服用铁剂后会感到胃部不适、腹痛、腹泻，甚至恶心呕吐。故可将铁剂放于两餐间服用，这样既可减轻胃肠道反应，又可增加铁剂的吸收。服用铁剂时可遵医嘱同时服用维生素 C，以增加铁的吸收。牛奶、茶、咖啡及抗酸药等与铁剂同服均可影响铁的吸收，故应注意避免。服铁盐溶液时，应用吸管吸服，使药物不与牙齿接触，防其变黑。

（2）注射铁剂：肌内注射铁剂吸收缓慢易引起疼痛，故应深部注射，并每次更换部位。静脉注射铁剂时要备好急救设备和药品，给药过程中要严密观察患儿有无头痛、头晕、发热、面部潮热、荨麻疹、关节痛、肌肉酸痛、低血压、恶心等，特别注意静脉滴注或推注速度要缓慢。给药前要做过敏试验。

5. 心理护理　向家长及患儿介绍疾病知识，各项检查治疗前做好解释工作，使家长及患儿对疾病过程、检查治疗的目的、方法、部位、体位、所需时间等心中有数，以利于克服焦虑、紧张情绪，积极配合治疗护理，安心疗养，促进患儿早日恢复健康。

6. 健康教育

（1）要避免到公共场所，室内注意开窗通

风,保持空气新鲜,根据季节气温适当增减衣服,预防感冒。

(2) 加强营养,改善饮食结构,合理搭配饮食。婴幼儿适时添加辅食。

(3) 鼓励母乳喂养,母乳中铁的吸收利用率较高。

(4) 定期复查。

【护理评价】

1. 患儿乏力症状有无减轻,活动耐力有无增强。

2. 家长能否主动并正确选择含铁丰富的食物、合理安排患儿饮食。

3. 家长及年长患儿是否掌握疾病相关知识。

三、营养性巨幼红细胞贫血

营养性巨幼红细胞贫血(nutritional megaloblastic anemia)是由于维生素 B_{12} 或(和)叶酸缺乏所致的一种大细胞性贫血。主要临床特点是贫血、神经精神症状、红细胞的胞体变大、骨髓中出现巨幼细胞、用维生素 B_{12} 或(和)叶酸治疗有效。

【护理评估】

1. 健康史

(1) 基本病因

1) 维生素 B_{12} 缺乏:①摄入不足:由于孕妇缺乏维生素 B_{12},致使婴儿维生素 B_{12} 储存不足;单纯母乳喂养未及时添加辅食的婴儿;偏食或只进食植物性食物的,因维生素 B_{12} 在动物性食物中含量丰富而植物性食物中一般不含有。②吸收和运输障碍:食物中维生素 B_{12} 进入人体后吸收和运输的环节发生异常导致维生素 B_{12} 缺乏。③需要量增加:生长期的婴幼儿及儿童,对维生素 B_{12} 的需要量增加而某些疾病如恶性肿瘤、白血病、甲状腺功能亢进、溶血性贫血、严重感染等,使维生素 B_{12} 的消耗量增加,这时如维生素 B_{12} 摄入量不足即可引起缺乏。

2) 叶酸缺乏:①摄入量不足:偏食、婴儿喂养不良、食物过度加热使叶酸遭到破坏。②吸收不良:慢性腹泻、吸收不良综合征、小肠切除等导致叶酸吸收不良。③需要量增加:早产儿、生长期的婴儿和儿童、慢性溶血等对叶酸的需要量增加。④药物作用:长期应用广谱抗生素使正常结肠内部分含叶酸的细菌被清除而减少了叶酸的供应;甲氨蝶呤等抗叶酸代谢药物抑制叶酸代谢而导致叶酸缺乏;长期服用抗癫痫药物如苯妥英钠、扑痫酮。⑤代谢障碍:遗传性叶酸代谢障碍、某些参与叶酸代谢的酶的缺陷也可致叶酸缺乏。

(2) 了解患儿病史、发病年龄、喂养史及饮食习惯。

2. 身体状况

(1) 临床表现:营养性巨幼细胞贫血以 6 个月~2 岁多见,起病缓慢。临床表现:①多呈虚胖或颜面轻度水肿,毛发纤细稀疏、发黄,严重者皮肤有出血点或瘀斑。②皮肤常呈蜡黄色,睑结膜、口唇、指甲等处苍白,偶有轻度黄疸;疲乏无力,肝、脾肿大。③精神神经症状:可出现烦躁不安、易怒等症状。维生素 B_{12} 缺乏者表现为表情呆滞、目光发直、对周围反应迟钝,嗜睡、不认亲人,少哭不笑,智力、动作发育落后甚至退步。重症病例可出现不规则震颤,手足无意识运动,甚至抽搐,感觉异常,共济失调,踝阵挛和 Babinski 征阳性等。叶酸缺乏不发生神经系统症状,但可导致神经精神异常。④消化系统症状常出现较早,如厌食、恶心、呕吐、腹泻和舌炎等。

(2) 评估患儿毛发色泽,皮肤有无出血点或瘀斑;有无贫血表现,肤色蜡黄、睑结膜、口唇、指甲等处有无苍白;有无疲乏无力、肝脾肿大;精神神经改变、烦躁等。

3. 辅助检查 外周血象贫血是否呈大细胞性,涂片可见红细胞大小不等,以大细胞为多;骨髓象是否增生活跃,以红细胞系增生为主,粒、红系统均出现巨幼变。巨核细胞的核有过度分叶现象。

4. 心理社会状况 评估患儿家庭经济状况及父母角色是否称职,了解父母对疾病性质、发展、预后以及防治的认识程度。

【护理诊断/问题】

1. 活动无耐力 与贫血致组织缺氧有关。

2. 营养失调:低于机体需要量 与维生素 B_{12} 和(或)叶酸摄入不足有关。

3. 知识缺乏:家长缺乏疾病知识及喂养知识。

【护理目标】

1. 患儿倦怠乏力有所缓解,活动耐力逐渐加强。

2. 患儿没有发生外伤。

3. 家长掌握疾病相关防护知识。

【护理措施】

1. 一般护理 保持皮肤、毛发清洁,定期洗澡、理发、更衣等。床单位保持清洁、干燥，防止皮肤损伤；加强口腔护理，有舌炎的患儿，可用0.2%氯己定液或0.1%红霉素液漱口，局部疼痛较剧时，可用1%普鲁卡因漱口止痛；病情较重，有精神、神经症状者，应限制活动，卧床休息，保证安全，防止跌倒碰伤等。

2. 饮食护理　注意营养，合理添加辅食，纠正偏食习惯，为患儿提供富含维生素 B_{12} 和叶酸的食品，如肝脏、瘦肉、鸡蛋、牛肉、豆类及新鲜绿叶蔬菜、水果，纠正不正确的烹调方式。鼓励多种营养摄入。患儿胃肠道症状明显时，应给予易消化饮食，少量多餐，忌油腻。

3. 症状护理

（1）肌肉震颤严重时，可用镇静剂，如苯巴比妥钠、地西泮。

（2）防蛇咬伤。

（3）合并感染性疾病时，积极控制感染。

（4）贫血严重者给予输血，重症患儿有呼吸困难时可吸氧。

（5）加强口腔护理，口腔溃疡时，局部涂1%复方龙胆紫或冰硼散。

4. 用药护理

（1）应用维生素 B_{12} 治疗时，由于大量红细胞的生成，使细胞外钾迅速进入细胞内，血清钾降低，应根据医嘱补充钾盐；因维生素 B_{12} 治疗可引起血清和尿中的尿酸水平升高以致肾脏损害，所以应随时注意患儿有无肾功能不全的征象；此外，维生素 B_{12} 治疗后血小板骤升，还应注意观察患儿有无发生血栓栓塞，特别是在治疗第一周时。

（2）应用叶酸治疗时，应注意观察有无红斑、皮疹、瘙痒、全身不适、呼吸困难、支气管痉挛等过敏反应。

5. 心理护理　向家长及患儿介绍疾病知识，使家长及患儿对疾病过程，检查治疗的目的、方法、部位、体位、所需时间等心中有数，以利于克服焦虑、紧张情绪，积极配合治疗护理，安心疗养，促进患儿早日恢复健康。

6. 健康教育

（1）为患儿提供安静、舒适的休养环境；尽量少到公共场所，适当增减衣服，预防感冒。

（2）注意多食含维生素 B_{12} 和叶酸丰富的食物，纠正偏食及不正确的烹调方式。

（3）需终生维持治疗的患儿，不可随意停药。

（4）出院半年后复查。

【护理评价】

1. 患儿倦怠乏力是否缓解，活动耐力是否逐渐加强。

2. 患儿是否发生外伤、发育落后。

3. 家长掌握疾病相关预防措施、患儿喂养方法。

第三节　出血性疾病

出血性疾病是指由于正常的止血机制异常，引起的以自发性出血或轻微损伤后出血不止为主要表现的一类疾病。根据发病机制不同可分为以下3大类。

1. 血管结构和功能异常　如过敏性紫癜、维生素C缺乏症、遗传性毛细血管扩张症等。

2. 血小板异常性疾病

（1）血小板数量的异常：血小板减少性紫癜（原发性、继发性）。

（2）血小板功能异常：血小板病、血小板无力症等。

3. 血液凝固功能障碍性疾病

（1）凝血因子缺乏：如血友病甲、乙、丙，新生儿出血症，低纤维蛋白血症等。

（2）抗凝物质增多症：儿童中少见。

一、特发性血小板减少性紫癜

特发性血小板减少性紫癜（idiopathic thrombocytopenic purpura，ITP）又称自身免疫性血小板减少性紫癜，是儿童最常见的出血性疾病。

【护理评估】

1. 健康史　评估患儿发病前是否有上呼吸道感染、风疹、麻疹、水痘、腮腺炎、肝炎、传染性单核细胞增多症等疾病。

2. 身体评估

（1）临床表现：自发性皮肤和黏膜出血，血小板减少、出血时间延长和血块收缩不良，束臂试验阳性。

（2）检查患儿皮肤黏膜有无出血点、瘀斑或紫癜，有无鼻衄、齿龈出血。

3. 辅助检查　外周血象中血小板计数、出凝血时间；骨髓象巨核细胞数是否增多或正常，慢性者巨核细胞显著增多；血小板相关抗体（PAIgG）是否增高，血小板寿命是否缩短；束臂试验是否阳性。

4. 心理社会评估 评估家长的文化程度、家庭的经济状况及父母角色是否对称,判断家长对疾病的发展及预后的了解程度。

【护理诊断/问题】

1. 出血 与血小板减少有关。
2. 皮肤黏膜完整性受损 与血小板减少导致皮肤黏膜出血有关。
3. 有感染的危险 与免疫抑制剂的使用导致免疫功能下降有关。
4. 恐惧 与严重出血有关。
5. 知识缺乏:家长缺乏疾病相关知识。

【护理目标】

1. 患儿未发生创伤性出血。
2. 能及时发现、处理出血情况。
3. 患儿未发生感染。
4. 患儿及家长情绪稳定,配合治疗。
5. 家长及年长患儿掌握本病相关护理知识。

【护理措施】

1. 密切观察病情变化

(1) 监测生命体征、神志、面色,记录出血量:如面色苍白加重,呼吸、脉搏增快,出汗,血压下降提示可能有失血性休克;如患儿烦躁不安、嗜睡、头痛、呕吐,甚至惊厥、昏迷等提示可能有颅内出血;如呼吸变慢或不规则,双侧瞳孔不等大,对光反射迟钝或消失提示可能合并脑疝。以上情况如有发生,应立即联系医生进行抢救。

(2) 观察皮肤瘀点、瘀斑情况,监测血小板数量变化,对血小板极低者应严密观察有无其他部位出血情况发生。

2. 止血 口、鼻黏膜出血可用浸有1%麻黄碱或0.1%肾上腺素的棉球、纱条或明胶海绵局部压迫止血。无效者,可请耳鼻喉科医生会诊。

3. 避免创伤

(1) 急性期减少活动,避免创伤,尤其是头部外伤,有明显出血时应卧床休息。

(2) 提供安全环境:床头、床栏及家具等的尖角用软垫包好,避免锐利的玩具等用物。穿棉质宽松衣服,避免皮肤受刺激引起出血。

(3) 限制剧烈活动如篮球、足球等,以免碰伤、摔伤出血。

(4) 尽量减少肌内注射或深静脉穿刺的操作,必要时应延长压迫时间,以免形成深部血肿。

(5) 饮食应进高热量、高蛋白、高维生素、半流质或软食,温度不宜过高;禁食坚硬、多刺的食物,以防口腔黏膜及牙龈出血;多食新鲜蔬菜、水果,保持大便通畅。

(6) 发热时禁用酒精擦浴降温,以免加重出血。

4. 预防感染 保持病室通风、空气新鲜;给予保护性隔离,应与感染患儿分室居住。保持出血部位清洁。注意个人卫生,勤剪指甲、勤洗澡,床铺保持清洁干燥,保护皮肤黏膜完整性,防止发生继发感染。加强口腔护理,做到起床后、睡觉前、饭前饭后用复方硼砂溶液或氯己定液漱口。

5. 心理护理 出血及止血技术操作、静脉穿刺等可使患儿产生恐惧心理,表现为不合作、哭闹导致出血加重,家长因担心预后而出现焦虑、恐惧心理,应及时向患儿及家长解释说明,消除恐惧心理,取得配合。

6. 健康教育

(1) 指导养成良好生活习惯,进行自我保护:不玩锐利的玩具或使用锐利工具;不做剧烈、有对抗性的运动;勤剪指甲,不挖鼻掏耳,用软毛牙刷;预防便秘;公共场所佩戴口罩,尽量避免感冒,以防病情加重。

(2) 用药指导:忌服阿司匹林类药物;服药期间不与感染患儿接触。

(3) 教会家长及年长患儿识别出血征象,学会压迫止血的方法,一旦发生出血应立即到医院就诊。

(4) 脾切除患儿易患呼吸道和皮肤化脓性感染,且易发展为败血症。在术后2年内应定期随诊,并遵医嘱应用抗生素和丙种球蛋白。

【护理评价】

1. 患儿发生出血时是否得到及时处理。
2. 患儿住院期间是否发生感染。
3. 患儿及家属情绪是否稳定、是否配合治疗。
4. 患儿及家长是否掌握本病的相关知识及预防措施。

二、血友病

血友病(hemophilia)是一种遗传性凝血功能障碍的出血性疾病。

【护理评估】

1. 健康史

(1) 基本病因:凝血因子缺乏:①血友病甲,

即因子Ⅷ(又称抗血友病球蛋白,AHG)缺乏症;②血友病乙,即因子Ⅸ(又称血浆凝血活酶成分,PTC)缺乏症;③血友病丙,即因子Ⅸ(又称血浆凝血活酶前质,PTA)缺乏症。其发病率为(5~10)/10万,以血友病甲较为常见,血友病乙次之,血友病丙罕见。其共同特点为终身在轻微损伤后发生长时间出血。血友病甲和乙为X-连锁隐性遗传,由女性传递,男性发病。血友病丙为常染色体不完全性隐性遗传,男女均可发病或传递疾病。

(2)了解发病经过、家族史及出血症状等。

2. 身体状况

(1)临床表现:出血,身体轻微损伤或手术后出血不止,可有皮肤黏膜出血、关节出血、肌肉出血和血肿。可表现为小伤口渗血不止(拔牙、扁桃体摘除等)及大关节出血。

3. 辅助检查　凝血时间是否延长。

4. 心理社会状况　评估患儿家庭经济状况及父母角色是否称职,了解父母对疾病性质、发展、预后以及防治的认识程度。

【护理诊断/问题】

1. 潜在并发症:出血、感染。

2. 疼痛　与关节腔出(积)血及皮下、肌肉血肿有关。

3. 焦虑　与疾病终生性有关。

【护理目标】

1. 患儿未发生出血或感染等并发症。

2. 疼痛减轻,年长患儿及家长掌握应急护理措施及局部止血方法。

3. 患儿或家长焦虑缓解,患儿自信心增加。

【护理措施】

1. 一般护理　做好宣传教育工作,向家长及教师说明病情。注意防护,避免儿童跌伤,一旦有轻微出血应及时处理。

2. 饮食护理　给患儿高营养、高维生素、质软少渣、清淡易消化饮食。家里送的饮食需经医护人员检查后方可给患儿食用。

3. 症状护理　出血:①出血期间应绝对卧床休息,防止磕伤、碰伤;②有上消化道出血的患儿禁食。禁食期间加强口腔护理,预防口腔溃疡,如口腔、鼻腔有结痂时,要待其自行脱落,不能强行擦掉;③做各种注射穿刺时,要严格执行无菌技术操作规程,防止交叉感染,穿刺后压迫止血,直至止血。否则不能离开;④密切观察病情及生命体征变化、神志状态、皮肤黏膜出血点等,发现异常变化立即通知医生,立即处理;⑤关节出血期间应卧床休息,局部冷敷。经关节腔穿刺后应加压包扎、冷敷,防止再出血。

4. 用药护理

(1)输新鲜全血或血浆:由于库存血中凝血因子Ⅷ经24小时后活性即明显减少,故需输新鲜血(指采血后6小时内的血)。

(2)抗血友病球蛋白浓缩剂(AHG):AHG制剂使用时以50~100ml注射用水溶化后快速滴入。

5. 心理护理　介绍疾病知识,使患儿及家长了解疾病过程等。发生急性出血时,较大的患儿及家长容易产生焦虑、恐惧心理,护士要多给予鼓励和安慰,消除患儿及家长的顾虑,积极配合治疗和护理。特别是初次发病的病例应重视对患儿家长及亲属的宣传教育,使其懂得血友病的防治知识,帮助患儿树立自信心,保持健康的心理状态并学会一定的止血方法,使患儿在家发生早期出血时,能得到及时处理。

6. 健康教育

(1)平时注意劳逸结合,预防感染。

(2)时刻注意患儿安全,预防外伤。

(3)发现出血倾向立即到医院就诊。

(4)避免使用阿司匹林等抑制血小板聚集的药物,以免再出血。

【护理评价】

1. 患儿是否发生出血或感染等并发症。

2. 疼痛是否减轻,年长患儿及家长是否掌握应急护理措施及局部止血方法。

3. 患儿或家长焦虑是否缓解,患儿自信心是否增加。

(钟　平)

第十二章

神经系统疾病患儿的护理

第一节 儿童神经系统解剖生理特点及检查方法

一、儿童神经系统解剖生理特点

在儿童生长发育过程中,神经系统发育最早,而且速度亦快。胎儿的中枢神经系统由胚胎时期的神经管形成,周围神经系统的发育有不同的来源,但主要来自神经嵴。儿童的脑实质生长较快,新生儿脑的平均重量约为370g,相当于体重的1/8~1/9,6个月时即达700g左右,1岁时约达900g,成人脑重约为1500g,相当于体重的1/35~1/40。新生儿大脑已有主要的沟回,但较成人浅;皮质较薄,细胞分化不成熟,树突少,3岁时细胞分化基本成熟,8岁时已接近成人。胎儿10~18周是神经元进行增殖的旺盛时期,增殖的神经细胞分别移行到大脑皮质、基底神经节和小脑。出生时大脑皮质已具有6层结构,皮质各层细胞的发育遵循着一个由内向外的规律,即最早迁移并成熟的神经细胞位于最深部,最晚迁移并成熟的则居于最浅层。如果致病因素影响了神经细胞的增殖、移行、凋亡等过程,就会导致脑发育畸形。儿童出生后,大脑皮质的神经细胞数目不再增加,以后的变化主要是神经细胞体积增大、树突的增多、髓鞘的形成和功能的日趋成熟。

神经传导系统的发育是从胎儿第7个月开始的,神经纤维逐渐从白质深入到皮质,但到出生时数目还很少,生后则迅速增加。至婴幼儿时期,神经纤维外层髓鞘的形成还不完善。髓鞘的形成时间在神经系统各部位也不相同,脊髓神经是在胎儿4个月时开始的,3岁时完成髓鞘化;锥体束在胎儿5~6个月开始至生后2岁完成;皮质的髓鞘化则最晚。故婴幼儿时期,外界刺激引起的神经冲动传入大脑时,速度慢,易于泛化,且不易在大脑皮质内形成明显的兴奋灶。

新生儿的皮质下中枢如丘脑、苍白球在功能上已较成熟,但大脑皮质及新纹状体发育尚未成熟,故出生时的活动主要由皮质下中枢调节,以后脑实质逐渐增长成熟,转变为主要由大脑皮质调节。脑干在出生时已发育较好,呼吸、循环、吞咽等维持生命之中枢功能已发育成熟。脊髓在出生时已具备功能,重约2~6g,2岁时构造已接近成人。脊髓下端在新生儿期位于第二腰椎下缘,4岁时上移至第一腰椎,故做腰椎穿刺选择穿刺部位时要注意年龄特点。小脑在胎儿期发育较差,生后6个月达生长高峰,生后1年小脑外颗粒层的细胞仍在继续增殖,生后15个月,小脑大小已接近成人。

儿童大脑富含蛋白质,而类脂质、磷脂和脑苷脂的含量较少。蛋白质占婴儿脑组织的46%,成人为27%;类脂质在婴儿为33%,成人为66.5%。儿童的脑正处于生长发育时期,故对营养成分和氧的需要量较大,在基础状态下,儿童脑的耗氧量为全身耗氧量的50%,而成人仅为20%。

正常儿童生后即有觅食、吸吮、吞咽、拥抱、握持等反射,其中有些无条件反射如觅食、吸吮、拥抱、握持等应随年龄增长而消失,否则将影响动作发育。儿童3~4个月内Kernig征阳性,2岁以内Babinski征阳性均可为生理现象。

二、儿童神经系统疾病检查方法

儿童神经系统检查的主要内容与成人大致相同,但由于儿童神经系统处于生长发育阶段,不同年龄的正常标准各不相同,检查方法也有其特点:

1. 检查儿童时要尽量取得患儿的合作,有些检查过程可先在检查者自己身上做一下示范,例如查腱反射时,检查者可用叩诊锤先敲敲自己前臂,减少患儿的恐惧。

2. 有时为了避免患儿厌烦或过于疲劳,可分次检查。

3. 小婴儿的神经系统检查容易受外界环境影响,当儿童入睡时肌张力松弛,原始反射减弱或消失,吃奶前、饥饿时常表现不安、多动,吃奶后又常常入睡,所以最好是在进食前1~1个半小时进行。

4. 室内光线要充足、柔和,但不要使阳光直接照射到儿童面部,环境要安静,检查时从对儿童打扰最小的检查开始,不必按下列顺序进行。

(一) 一般检查

1. 意识和精神行为状态　要了解儿童意识和精神状态,意识障碍的轻重程度可分为嗜睡、意识模糊、半昏迷、昏迷等。精神状态要注意有无烦躁不安、易激惹、谵妄、迟钝、抑郁、幻觉,对人、地、时间的定向力有无障碍,对检查是否合作,检查过程中是否表现多动、精神不能集中等。

检查过程中还要注意儿童(特别是智力发育落后的儿童)有无特殊气味。患某些先天代谢异常的儿童往往有某种特殊气味,苯丙酮尿症患儿常有鼠尿味或发霉气味;糖尿症有烧焦糖味;异戊酸血症有干酪味或汗脚味;蛋氨酸吸收不良症有干芹菜味等等。

2. 头颅　头颅检查是儿童神经系统检查的一个重要项目。

首先要观察头颅外形,矢状缝早闭时头围向左右两侧增长受限,而向前后增长不受影响,形成"舟状头"畸形(形状向一个翻过来的小船)。冠状缝早闭时头围向前后增长受限,而向左右增宽,形成扁头畸形。若各颅缝均早闭则形成塔形头。畸形头围可粗略反映颅内组织容量。头围过大时要注意脑积水、硬膜下血肿、巨脑症等。头围过小警惕脑发育停滞或脑萎缩。

每个儿童都要测量头围,沿枕外隆凸点及眉间水平测量头围周径。正常情况下初生时大约为34cm;生后半年内增长最快,每月约增1.5cm;后半年每月增加约为0.5cm,1岁时头围约46cm;2岁时48cm,5岁时50cm。头围个体差异较大,可与儿童自己的胸围(平乳头处)比较,2岁以前胸围与头围相近或略小于头围,2岁以后胸围超过头围。婴儿时期头围与全身体格发育有关,头围与体重相平行,生后6个月以内的儿童,体重与平均体重相比,每差1kg,头围可相差1.3cm;6个月~1岁的儿童,体重相差1kg时,头围相差1cm。

头部视诊还要观察头皮静脉是否怒张,头部有无肿物及瘢痕。

头颅触诊要了解囟门大小及紧张程度,检查时扶儿童呈半坐位。囟门中心点高度若超过囟门骨缘水平,为之隆起,反映颅内压力增高,哭闹时前囟膨隆。正常情况下,安静半坐位时囟门稍凹。触诊时还需了解颅缝情况,新生儿时期囟门附近冠状缝可宽达4~5mm,无临床意义,若鳞状缝(顶颞缝)裂开,则需注意,这是脑积水的一个体征。6个月以后颅缝即不易摸到。颅缝早期骨化时可扪及明显的骨嵴。颅内压增高时可使颅缝裂开,叩诊头颅可听到"破壶音"(Macewen 征阳性),正常婴儿因颅缝未闭也有此体征。

头颅听诊应在一安静室内进行,用钟式听诊器头置于乳突后方、额、颞、眼窝及颈部大血管部位。正常婴幼儿约有50%~75%在眼窝部位可听到收缩期血管杂音,6岁以后不容易听到。若杂音粗糙响亮或明显不对称,应考虑可能为血管畸形,如动静脉瘘在小脑肿瘤时,有时在枕部可听到杂音。

颅透照检查是一种适用于婴儿的检查方法,简便安全。用一个普通手电筒,前端围以海绵或胶皮圈,使电筒亮端能紧贴患儿头部不漏光。在暗室中透照头颅各部位。正常情况下,沿胶皮圈外缘有一条2cm左右宽的红色透光带,前额部光圈>2cm,枕部>1cm,或两侧不对称时对诊断有提示作用。脑穿通畸形或重症脑积水皮质萎缩薄于1cm时,照一侧时对侧也透光。

3. 面部　注意五官位置、大小及形状。许多神经系统疾病常合并有眼的发育畸形。小眼球可见于先天性风疹、弓形体感染及染色体疾病。注意判断内眦距离是否增宽。

我国新生儿内眦距离平均大约为2.3cm,3个月2.6cm,7个月2.7cm,1岁2.8cm,3岁3.1cm,5岁3.2cm,7岁3.3cm,成人3.4~3.6cm,还要观察耳的外形及耳的位置,是否过低,大致可根据耳上缘与双侧内眦水平线之间的关系来判断,如耳上缘低于双侧内眦水平线者为低位耳。

体检时还要注意人中的长度,下颌是否过小,有无高腭弓等。许多先天性神经系统疾病常合并有皮肤异常。脑面血管瘤病在一侧面部可见红色血管瘤;结节性硬化症面部可见到血管纤维瘤,四肢或躯干皮肤可见到白色的色素脱失斑;神经纤维瘤病常在四肢和躯干的皮肤见到浅棕色的"咖啡牛奶斑";色素失调症的患儿皮肤常见到条状、片状或大理石花纹状的黑褐色色素增生;共济失调毛细血管扩张症的患儿可见球结膜及面部毛细血管扩张。

此外还要注意头发的色泽。患苯丙酮尿症时头发呈黄褐色。注意背部中线部位皮肤有无凹陷的小窝,有时还伴有异常毛发增生,见于隐性脊柱裂、皮样窦道或椎管内皮样囊肿。

4. 脊柱　注意有无畸形、强直、异常弯曲,有无叩击痛,有无脊柱裂、脊膜膨出等。

(二) 脑神经检查

1. 嗅神经　新生儿时期一般很少做此项检查,对母亲患糖尿病的新生儿,要做此项检查。因为这种儿童患先天性嗅球缺陷的机会较正常组为多。检查时利用牙膏、香精、橘子的香味等,不可用刺激三叉神经的物比如氨水、浓酒精、胡椒、樟脑等。可通过婴儿表情观察其有无反应。嗅神经损伤常见于先天性节细胞发育不良,或额叶、颅底病变者。

2. 视神经　主要检查视力、视野和眼底。

(1) 视觉:胎龄28周以上新生儿即能睁眼,并对强光有闭眼反应。胎龄37周以上时可将头转向光源。一个月的婴儿仰卧位时眼球可随摆动的红色圆环(直径大于8cm)转动90度(左右各45度),3个月婴儿可达180度(左右各90度)。

(2) 视力:年龄较大儿无明显智力低下者可用视力表检查。年幼儿可用图画视力表或小的实物放在不同距离进行检查。一般2岁的视力约为6/12,3岁前达20/20的成人水平。

(3) 视野:5~6个月以上儿童可做此检查,但很粗略,检查时不蒙眼,扶儿童呈坐位,家人在儿童前方逗引儿童,检查者站在儿童后方,用两个颜色、大小相同、不发声的物体从儿童背后缓缓移动到儿童视野内,左右移动方向及速度尽量一致。若儿童视野正常,就会先朝一个物体去看,面露笑容,然后再去看另一个,同时用手去抓。若多次试验儿童只看一侧物体,可能对侧视野缺损。年长儿可直接用视野计。

(4) 眼底:正常婴儿的视乳头由于小血管发育不完善,以致颜色稍苍白,不可误诊为视神经萎缩。有严重屈光不正(远视)时,视乳头边缘可稍模糊,易与视乳头水肿相混。慢性颅内高压时可见视乳头水肿和视网膜静脉瘀血。

3. 动眼、滑车和展神经　此三对脑神经支配眼球运动及瞳孔反射。检查时注意眼球位置,有无外突或内陷,眼睑有无下垂,瞳孔大小,对光反应是否对称。用一手电筒在儿童正前方照射,逗引儿童注视光源,两眼反光点都应在瞳孔中心。

动眼神经麻痹时,患眼偏向外侧,轻度偏向下方。

滑车神经麻痹时,患眼在静止时位置不偏,或轻偏上方,特别在眼内收时明显。

展神经麻痹时,患眼在静止时向内偏移,同时头略转向麻痹侧以减少复视,外观上两眼也近乎平行。

检查瞳孔时要注意大小、形状、位置,左右是否对称,对光反应及调节反应。查对光反应时两眼分别检查。检查调节反应可令儿童看数尺以外的物品,再将该物移至中线近鼻梁处,引起缩瞳为正常。新生儿期以后,在相同光线下儿童瞳孔比成人大,属正常现象。

4. 三叉神经　运动纤维支配咀嚼肌。当瘫痪时,做咀嚼运动扪不到咀嚼肌收缩;三叉神经运动纤维受刺激时,咀嚼肌强直,发生牙关紧闭。

感觉纤维司面部感觉,分别由三叉神经眼支、上颌支、下颌支传入。检查面部感觉有无异常比较困难,只能粗略估计,检查角膜反射可了解三叉神经感觉支是否受损。

5. 面神经　观察随意运动或表情运动(如哭或笑)中双侧面部是否对称。

周围性面神经麻痹时,患侧上、下面肌同时受累,表现为病变侧皱额不能、眼睑不能闭合、鼻唇沟变浅和口角向健侧歪斜。

中枢性面瘫时,病变对侧鼻唇沟变浅和口角向病变侧歪斜但无皱额和眼睑闭合功能的丧失。

6. 听神经和前庭神经　观察儿童对突然声响或语声反应以了解有无听力损害。突然响声可引发新生儿惊跳或哭叫。3个月起婴儿头可转向声源方向。对可疑病人,应安排特殊听力测验(为准确及避免纠纷应请专科检查)。

7. 舌咽、迷走神经　舌咽神经及迷走神经损害时可表现为吞咽困难、声音嘶哑、鼻音等现象,检查时可发现咽后壁感觉减退或消失。一侧舌咽、迷走神经麻痹时,该侧软腭变低,发"啊"音时,病侧软腭不能上提或运动减弱。

在急性延脑麻痹(又称"球麻痹")时,表现为舌咽、迷走及舌下神经麻痹,咽反射消失,并可有呼吸及循环功能障碍,称为"真性球麻痹"。

当病变在大脑或脑干上段时,由于双侧锥体系受累也有吞咽、软腭及舌的运动障碍,但咽反射不消失,下颌反射亢进,此时称为"假性球麻痹"。两者需注意鉴别。

8. 副神经　副神经主要支配胸锁乳突肌及斜方肌上部。可通过耸肩、转头检查胸锁乳突肌和斜方肌功能。斜方肌瘫痪时,患侧耸肩无力,举手不能过头,一侧胸锁乳突肌瘫痪时,头不能向对侧转动,双侧胸锁乳突肌无力时,则头不能保持直立。

9. 舌下神经　检查时观察舌静止状态时的位置,有无萎缩,肌束震颤,伸舌是否居中。瘫痪时舌面多皱纹,肌肉萎缩,伸舌时舌尖推向瘫侧,两侧舌下神经损害时,舌不能伸出。

(三) 运动功能检查

1. 躯体姿势　正常足月新生儿仰卧位时,颈部肌肉放松,脊柱与床面之间没有空隙,当颈部肌肉紧张时脊柱与床面之间有一较大空隙。但早产儿由于后枕部较突出,也有一较大空隙,不要误认为颈肌紧张。正常足月新生儿屈肌张力稍强,仰卧位时上肢屈曲内收、握拳、拇指内收。髋关节屈曲轻度外展,膝关节屈曲。俯卧位时,髋屈曲,膝屈曲在腹下方,臀部高起。有下列姿势均属异常:①仰卧位时肢体平置在床面,上肢肩关节、肘关节、腕关节及下肢的髋关节、膝关节、踝关节均能同时接触床面,似青蛙状姿势;②角弓反张,头后仰,下肢伸直;③头持续转向一侧;④四肢极度屈曲,两手紧握在嘴前方;⑤肢体极度不对称,一侧上肢和(或)下肢内旋或外旋。观察儿童躯体姿势时,要特别注意左右是否对称。

2. 肌容积　观察并按捏肢体有无肌萎缩或肥大,小婴儿皮下脂肪较丰满,检查时需注意。

3. 肌力　检查肌力时,关节置于中间位,令病儿对抗阻力向各个可能的方向运动。运动方向为屈-伸,内收-外展,内旋-外旋,旋前-旋后。一般测肩、肘、腕、指、筋、膝、踝及趾各关节。肌力大致可定为6度:

0级:完全瘫痪,无任何肌收缩活动;
1级:可见轻微肌收缩但无肢体移动;
2级:肢体能在床上移动但不能抬起;
3级:肢体能抬离床面但不能对抗阻力;
4级:能做部分对抗阻力的运动;
5级:正常肌力。

4. 肌张力　指安静情况下的肌肉紧张度。检查时触扪肌肉硬度并做被动运动以体会肌紧张度与阻力。肌张力增高多见于上运动神经元性损害和锥体外系病变,但注意半岁内正常婴儿肌张力也可稍增高。下运动神经元或肌肉疾病时肌张力降低,肌肉松软,甚至关节可以过伸,不同月龄儿童下肢肌张力的正常范围(表11-12-1)。

内收肌角:儿童仰卧位,检查者握住儿童膝部使下肢伸直,将儿童下肢缓缓拉向两侧,尽可能达到最大角度,观察两大腿之间的角度,不同月龄的正常范围为:

腘窝角:儿童仰卧位,屈曲大腿使其紧贴到胸腹部,然后伸直小腿,观察大腿与小腿之间的角度。

足跟碰耳试验:儿童仰卧位,牵拉足部,向同侧耳部尽量牵拉,骨盆不离开桌面,观察足跟与髋关节的连线与桌面的角度。

足背屈角:儿童仰卧位,检查者用拇指抵儿童足底,其他手指握住小腿及足跟将足向小腿方向背屈,观察足背与小腿之间的角度。

围巾征:检查者托住儿童背颈部使呈半卧位,将儿童手通过前胸拉向对侧肩部,使上臂围绕颈部,尽可能地向后拉,观察肘关节是否过中线,新生儿不能过中线,4~6个月儿童可过中线。

表11-12-1　不同月龄儿童下肢肌张力的正常范围

检查项目	1~3月	4~6月	7~9月	10~12月
内收肌角	40~80	80~110	100~140	130~150
腘窝角	80~100	90~120	110~160	150~170
足跟碰耳试验	80~100	90~130	120~150	140~170
背屈角	60~70	60~70	60~70	60~70

注:表内数字为"角度"数

还可以通过"牵拉试验"了解儿童的肌张力，检查时，儿童呈仰卧位，检查者握住儿童双手，沿儿童前上方的方向牵拉儿童，新生儿时期当牵拉儿童向前时，头向后垂，当躯干呈直立位时，头向前倾。5个月时儿童肘部能屈曲，主动用力。注意左右两侧力量是否对称。

5. 共济运动　可观察婴儿手拿玩具的动作是否准确。年长儿则能和成人一样完成指鼻、闭目难立、跟膝胫和轮替运动等检查。然而，当患儿存在肌无力或不自主运动时，也会出现随意运动的不协调，不要误认为共济失调。还可通过下面检查法进行：

（1）鼻-指-鼻试验：病儿与检查者对坐，令病儿用示指尖触自己鼻尖再指检查者手指，再指自己鼻尖，睁眼、闭眼皆试，观察有无震颤。

（2）指-鼻试验：病儿可采取任何体位，伸直前臂，再用示指触鼻尖。

生后几个月内小婴儿无法查共济运动，对较大婴儿可通过观察伸手拿玩具或玩弄物品时有无意向震颤。或将儿童拇指放入其口中，儿童会出现吸吮手指的动作，此时将其手指从口中拔出，儿童会将手指再次放入口中继续吸吮，观察手指能否准确放入口中，有无震颤。此试验称为"拇指-口试验"。

6. 姿势和步态　姿势和步态与肌力、肌张力、深感觉、小脑以及前庭功能都有密切关系。观察儿童各种运动中姿势有何异常。常见的异常步态包括：双下肢的剪刀式或偏瘫性痉挛性步态，足间距增宽的小脑共济失调步态，高举腿、落足重的感觉性共济失调步态，髋带肌无力的髋部左右摇摆"鸭步"等。

7. 不自主运动　主要见于锥体外系疾病，常表现为舞蹈样运动、扭转痉挛、手足徐动症或一组肌群的抽动等。每遇情绪紧张或进行主动运动时加剧，入睡后消失。

（四）感觉功能检查

新生儿已经具有痛、触觉，但对于刺激的定位能力很差，随着儿童发育成熟，感觉功能逐渐变得精确，温度觉一般可省略不做，用痛觉检查代替。深感觉在年龄较小的儿童检查比较困难，较大儿童可做此项检查。

1. 浅感觉　包括痛觉、触觉和温度觉。痛觉正常者可免去温度觉测试。

2. 深感觉　位置觉、音叉震动觉。

3. 皮质感觉　闭目状态下测试两点鉴别觉，或闭目中用手辨别常用物体的大小、形态或轻重等。

皮肤出现感觉障碍注意是按周围神经分布还是按脊髓节段分布。

（五）反射检查

1. 浅反射和深反射

（1）浅反射

角膜反射：使儿童向一侧看，检查者用棉花细絮轻触角膜，正常时两眼同时出现闭眼动作。若试一眼没有闭眼动作，试另一眼时两眼有反应，说明没有引起反应的一侧三叉神经麻痹；若分别刺激双侧角膜，只一侧眼不闭合，说明这侧面神经麻痹。

咽反射：用压舌板刺激咽后壁，正常时出现咳嗽或呕吐动作。

腹壁反射：用钝针或木签自腹外侧向中线方向快速轻划腹壁皮肤，分别试上、中、下腹部，肚脐向刺激的一侧收缩为阳性。上腹壁反射中枢在胸髓7-8，中腹壁在胸髓9-10，下腹壁在胸髓11-12。婴儿时期腹壁反射不明显，呈弥散性，随着锥体束的发育而逐渐明显，1岁以后比较容易引出，注意两侧是否对称。膀胱充盈、肥胖、水肿或脱水时可能引不出或减弱。

提睾反射：用钝针或木签轻划大腿内侧皮肤，引起同侧睾丸上提为阳性，反射中枢在腰髓1-2，男孩4~6个月后才比较明显，正常时可有轻度不对称。

跖反射：轻划足底外侧缘，1岁半以内儿童出现踇趾的伸或屈的动作，2岁以后表现为足趾跖屈，此为正常反应，反射中枢在腰5骶1-2。如刺激足底没有出现任何形式的跖反射，应考虑为反射弧异常。2岁以后出现踇趾伸，其他趾扇形分开，称Babinski征阳性，提示锥体束损害。

肛门反射：刺激肛门周围皮肤，引起肛门括约肌收缩，中枢在骶髓4-5节。

（2）深反射：刺激肌腱、骨膜等引起的反射。

下颌反射：检查者右手执叩诊锤，用左手示指轻按患儿下颌正中部，使其口半张开，以叩诊锤轻叩左手示指，出现闭口动作。正常时此反射很微弱或不能引出。双侧锥体束病变时，此反射增强。

膝腱反射:坐位或卧位,膝自然屈曲,用叩诊锤敲击膝腱,引起小腿前踢为阳性。

小婴儿检查膝腱反射时,应将头面部置于正中位,否则可能使膝腱反射不对称,头面部一侧的膝反射亢进,枕部一侧反射抑制。

拥抱反射:又称 Moro 反射,是婴儿时期一种重要反射,有几种引出的方法。

1) 儿童仰卧,检查者手放置于儿童头后部,将头抬起与床面呈30°,呈半坐位,然后迅速将头后倾10~15°(检查者的手不离开头部),可以引出此反射。

2) 还可将儿童放呈仰卧位,拉儿童双手使躯体慢慢升起,当肩部略微离桌面(头并未离开桌面)时,突然将手抽出,引起颈部的突然活动,也可引出此反射。

Moro 反射阳性时表现为上肢伸直、外展,下肢伸直(但不经常出现),同时躯干及手指伸直,拇指及示指末节屈曲,然后上肢屈曲内收,呈拥抱状,有时伴有啼哭。

吸吮反射:检查者用橡皮奶头或小手指尖插入儿童口内3cm,引起儿童口唇及舌的吸吮动作。

觅食反射:正常足月新生儿脸颊部接触到母亲乳房或其他部位时,即可出现"寻找"乳头的动作。检查此反射时,可轻触儿童口角或面颊部,儿童将头转向刺激侧,唇噘起。

此反射在足月儿也不恒定,生后第1天有时可引不出,不能视为异常。生后数月此反射逐渐消失。

握持反射:检查者手指或其他物品从儿童手掌尺侧进入,此时儿童手指屈曲握物,首先是中指屈曲,继而是环指、小指、示指,最后是拇指。检查时头部要放在正中位,不要转向一侧,否则枕部的一侧手容易引出。

注意不要触手背,这是另一个相反的反射,可使手张开。

此反射生后即出现,2~3个月后消失,逐渐被有意识的握物所代。

颈肢反射又称颈强直反射。儿童仰卧位,将其头转向一侧90°,表现为与颜面同侧的上、下肢伸直,对侧上、下肢屈曲。2~3个月消失。上述为不对称性颈肢反射。

还可检查对称性颈肢反射:将儿童俯卧于检查者腿上,先屈曲儿童颈部,再将颈伸直。屈颈时,两上肢屈曲而两下肢伸直;伸颈时,动作相反,表现为上肢伸直而下肢屈曲。此反射生后4~6个月以内存在为正常,6个月以后仍不消退为异常。

支撑反射:检查时儿童呈坐位,向前方、侧方及后方倾斜儿童时,其上肢伸开,出现支撑动作。检查时注意两侧是否对称。

迈步反射:扶持儿童腋下呈直立位,使其一侧足踩在桌面上,并将其重心移到此下肢,此时可见此下肢屈曲,然后伸直、抬起,类似迈步动作。向前迈步时,由于内收肌的作用,一只脚常绊住另一只脚。

早产儿也可引出此反射,但往往是足尖接触桌面,足月儿则是用整个脚底接触桌面。出生后即存在此反射,2~3个月后消失。

颈拨正反射:儿童仰卧位,将头向一侧转动时,儿童的肩、躯干、腰部也随之转动。生后即出现,6个月消失。

降落伞反射:握持儿童胸腹部呈俯卧悬空位,检查者做突然向前向下动作,儿童表现为上肢伸展,手张开,似乎要阻止下降似的动作。6~9个月时出现,终生存在。

2. 病理反射　巴宾斯基征:简称巴氏征,检查时平卧,全身放松,踝、膝关节伸直,足跟放在床上,若坐位时膝关节应适当伸直,检查者用手握住其踝关节。用大头针钝端划足底外侧缘,由足部向前划,阳性反射为踇趾背屈,其余各趾散开。2岁以内出现意义不大,2岁以后阳性是锥体束损害重要体征之一,但也可出现于深昏迷或熟睡时。

还有查多克(Chaddock)征、戈登(Gordon)征和奥本海姆(Oppenheim)征等,检查和判断方法同成人。

脑膜刺激征包括颈强直、屈髋伸膝试验(Kernig 征)和抬颈试验(Brudzinski 征)。方法同成人。

三、神经系统辅助检查

(一) 脑脊液检查

1. CSF

(1) 压力:80~180mmH$_2$O。

(2) 性状:无色透明。

(3) 细胞数:0~5×10^{6}个/L。

2. 生化检查

(1) 蛋白质:0.15~0.45g/L。

（2）葡萄糖:2.5~4.4mm/L。
（3）氯化物:120~130mm/L。

3. 三个实验　压颈试验、压腹试验和三管试验。

（二）脑电图和主要神经电生理检查

1. 脑电图（EEG）　是对大脑皮质神经元电生理功能的检查。包括：

（1）常规 EEG：①有无棘波、尖波、棘-慢复合波等癫痫样波，以及它们在不同脑区的分布，是正确诊断癫痫、分型与合理选药的主要实验室依据；②清醒和睡眠记录的背景脑电活动是否正常。

（2）动态 EEG（AEEG）：连续进行24小时，甚至数日的 EEG 记录。

（3）录像 EEG（VEEG）：

2. 诱发电位　分别经听觉、视觉和躯体感觉通路，刺激中枢神经诱发相应传导通路的反应电位。包括：

（1）脑干听觉诱发电位（BAEP）：以耳机声刺激诱发。因不受镇静剂、睡眠和意识障碍等因素影响，可用于包括新生儿在内任何不合作儿童的听力筛测，以及昏迷患儿脑干功能评价。

（2）视觉诱发电位（VEP）：以图像视觉刺激（patterned stimuli）诱发，称 PVEP，可分别检出单眼视网膜、视神经、视交叉、视交叉后和枕叶视皮层间视通路各段的损害。婴幼儿不能专心注视图像，可改闪光刺激诱发，称 FVEP，但特异性较差。

(3) 体感诱发电位（SEP）：以脉冲电流刺激肢体混合神经，沿体表记录感觉传入通路反应电位。脊神经根、脊髓和脑内病变者可出现异常。

3. 周围神经传导功能　习称神经传导速度（NCV）。帮助弄清被测周围神经有无损害、损害性质（髓鞘或轴索损害）和严重程度。据认为，当病变神经中有10%以上原纤维保持正常时，测试结果可能正常。

4. 肌电图（EMG）　帮助弄清被测肌肉有无损害和损害性质（神经源性或肌源性）。

（三）神经影像学检查

1. 电子计算机断层扫描（CT）
2. 磁共振成像（MRI）
3. 其他　如磁共振血管显影（MRA）、数字减影血管显影（DSA）用于脑血管疾病诊断

第二节　化脓性脑膜炎

化脓性脑膜炎（purulent meningitis）是由各种化脓性细菌的感染引起的脑膜炎症，是儿童，尤其是婴幼儿时期常见的中枢神经系统感染性疾病。临床以急性发热、惊厥、意识障碍、颅内压增高和脑膜刺激征以及脑脊液脓性改变为特征。

本病约80%由肺炎链球菌、流感嗜血杆菌、脑膜炎奈瑟菌引起。致病菌可通过多种途径侵入脑膜，最常见的是通过呼吸道侵入血流，新生儿皮肤黏膜、胃肠道黏膜、脐部也是感染侵入门户。少数因邻近组织器官感染或直接蔓延到脑膜所致。

主要病变为脑膜表面血管极度充血，蛛网膜及软脑膜发炎，大量的脓性渗出物覆盖在大脑顶部、颅底及脊髓，并可发生脑室管膜炎，导致硬脑膜下积液或（和）积脓，脑积水。

【护理评估】

（一）健康史

1. 基本病因　化脓性脑膜炎可由任何化脓性细菌引起。最常见的致病菌为脑膜炎双球菌、嗜血流感杆菌和肺炎球菌。其次为金黄色葡萄球菌、链球菌、大肠杆菌、变形杆菌、沙门菌及铜绿假单胞菌等。其他较为少见。新生儿脑膜炎以大肠杆菌和溶血性链球菌为多见。开放性颅脑损伤所引起的多数为葡萄球菌、链球菌和铜绿假单胞菌。感染途径有：

（1）由邻近的化脓性病灶所引起的，包括鼻旁窦炎、中耳炎、乳突炎、扁桃体炎、颈部的化脓性病灶、颅骨骨髓炎，硬脑膜外、硬脑膜下脓肿以及脑脓肿等。

（2）由颅脑损伤所引起的，包括开放性颅脑损伤和颅底骨折等。

（3）由远离的化脓性病灶经血行感染所引起的，包括细菌性心内膜炎、肺部的化脓性感染，菌血症以及其他远处的化脓性病灶。

（4）某些先天性的病变，如脑膨出或脊膜、脊髓膨出破溃时，感染也可直接进入蛛网膜下腔。皮样囊肿如果与外界相沟通时，也可引起直接感染。

（5）由于神经外科手术后感染所引起，包括颅脑和脊髓的手术。

2. 主要表现　通常为暴发性或急性起病，少数为隐匿性发病。初期常有全身感染症状，如畏冷、发热、全身不适等，并有咳嗽、流涕、咽痛等上呼吸道症状。头痛比较突出，伴呕吐、颈项强直、全身肌肉酸痛等。精神症状也较常见，常表现为烦躁不安、谵妄、意识模糊、昏睡甚至昏迷。有时

可出现全身性或局限性抽搐,在儿童尤为常见。

(二) 身体状况

1. 化脓性脑膜炎的表现　评估有无化脓性脑膜炎的典型表现:①感染中毒及急性脑功能障碍症状:发热、烦躁不安、进行性加重的意识障碍。②颅内压增高表现:头痛、呕吐,婴儿有前囟饱满与张力增高、头围增大。③脑膜刺激征:颈强直最常见。婴儿颅缝和囟门可以缓解颅内压,所以脑膜刺激征可能不明显或出现较晚。但应注意评估有无下列不典型表现:体温或高或低,或不发热,甚至体温不升;仅有吐奶、尖叫、颅缝开裂。测量生命体征,检查患儿有无发热、头痛、呕吐、惊厥、嗜睡及昏迷。注意精神状态、面色、囟门是否隆起或紧张,有无脑膜刺激征。

2. 并发症　化脓性脑膜炎的常见并发症包括硬脑膜下积液、积脓、脑脓肿、脑梗死、静脉窦血栓形成等颅内化脓性感染性疾病以及细菌性心内膜炎、肺炎、化脓性关节炎、肾炎、眼睫状体炎甚至弥散性血管内凝血等颅外病变。后遗症包括癫痫、脑积水、失语、肢体瘫痪以及脑神经麻痹。

(三) 辅助检查

脑脊液检查为重要检查之一,典型者压力增高,外观混浊甚至呈脓性。白细胞数显著增多,常>1000×10^6/L,分类以中性粒细胞为主。蛋白明显增高,糖和氯化物含量显著减少。涂片找菌可快速报告阳性结果,可作为早期选用抗生素的依据,在用抗生素之前腰穿采脑脊液,可使其阳性率明显提高。脑脊液培养及药敏试验应同时进行。周围血常有白细胞数增高、分类中性粒细胞增高。

(四) 心理社会状况

应注意评估家长对疾病的了解程度、护理知识的掌握程度,是否有焦虑或恐惧。评估家庭中人力、物力和心理方面的支持情况。

【护理诊断/问题】

1. 体温过高　与感染有关。
2. 营养失调:低于机体需要量　与摄入不足及频繁呕吐有关。
3. 有窒息的危险　与气管内分泌物增加及患儿不能有效排痰有关。
4. 有受伤的危险　与病人神志不清或昏迷、抽搐有关。
5. 焦虑(家长)　与家属缺乏疾病及护理知识有关。

【护理目标】

1. 体温维持在38℃以下,并逐渐恢复正常。
2. 家属能叙述物理降温的方法。
3. 体重不减或有所增加。
4. 患儿呼吸道保持通畅,无窒息发生。
5. 皮肤黏膜完整,不发生外伤。
6. 家属消除焦虑心理,积极配合治疗、护理。

【护理措施】

1. 一般护理　保持呼吸道通畅,患儿侧卧位或头偏一侧,及时清理患儿呕吐物和分泌物,防止窒息。患儿如有昏迷或长期卧床,易引起局部血液循环障碍,因此要定期给患儿翻身,保持皮肤清洁干燥,预防压疮发生。

2. 饮食护理　给予高热量、高蛋白、高维生素、易消化的流质或半流质饮食。少量多餐,以减轻胃的饱胀感,并防止呕吐的发生。频繁呕吐不能进食者,应注意观察呕吐情况并静脉输液,以保持水、电解质的平衡。昏迷患儿不能进食者,可鼻饲流质,注意口腔护理。

3. 症状护理

(1) 高热:保持病室的温度在18~22℃,绝对卧床休息,鼓励患儿多饮水。体温高于38.5℃时,及时给予物理或药物降温,以减少大脑氧的消耗,防止惊厥。出汗后及时更衣。降温后30分钟复测体温并记录。

(2) 颅压增高:详见第十四篇第二章第二节相关内容。

(3) 惊厥:保持呼吸道通畅,惊厥发作时立即松开衣领,患儿取侧卧位或平卧,头偏向一侧,以防呕吐物误吸造成窒息。迅速控制惊厥;吸氧;降温,及时松解患儿的衣被,降低环境温度,同时予以物理降温;注意安全,加强防护;严密观察病情变化,详细记录抽搐的持续时间、间隔时间、发作类型、程度、伴随症状及停止后的精神状况;迅速建立静脉通路,保证及时、正确的用药。

4. 用药护理　了解各种药物的配伍禁忌、使用要求及不良反应。如脱水剂应在30分钟内用完,以迅速提高血浆渗透压,降低颅内压力,但要注意防止渗漏,以免引起组织坏死。抗生素应按血药浓度周期给药,保持血浆中药物的浓度,减少细菌耐药性的产生。静脉输液的速度不能太快,以免加重脑水肿。

5. 心理护理　给予患儿和家长安慰与关心,帮助树立战胜疾病的信心,根据患儿及家长接受的程度,介绍病情,解释治疗护理的目的、方法使其主动配合。

6. 出院指导　加强卫生知识的宣传力度,预防化脓性脑膜炎。预防上呼吸道感染,按时接种各种疫苗。对恢复期和有神经系统后遗症的患儿,应进行功能训练,指导家长根据不同情况给予相应护理,争取最大程度的康复,减少后遗症的发生。

【护理评价】
1. 患儿体温、热型及伴随症状。
2. 患儿体重有无增减。
3. 患儿呼吸道是否通畅,能否有效排痰。
4. 患儿皮肤黏膜是否完整、有无受伤。
5. 患儿家属情绪是否稳定,能否主动配合治疗、护理。

第三节　病毒性脑膜炎和脑炎

病毒性脑炎和病毒性脑膜炎(acute viral encephalitis)80%由肠道病毒(如柯萨奇病毒,埃可病毒)引起,其次为虫媒病毒、腺病毒、单纯疱疹病毒、腮腺炎病毒和其他病毒引起。临床表现多种多样,且轻重不一。轻者可1~2周康复。危重者可致残甚至致死。但一般先有全身感染症状,而后出现神经系统症状和体征。

病毒经肠道或呼吸道侵入人体后,在淋巴系统内繁殖后经血液循环到达各脏器,出现发热等病毒血症的全身症状。病毒进一步繁殖,通过血-脑屏障侵犯脑膜及脑实质,造成脑或脑膜感染的相应症状。另一种途径为直接侵犯中枢神经系统,导致神经系统的炎症。

【护理评估】
(一) 健康史
1. 主要病因　本病大多数为肠道病毒感染,其次为腮腺炎病毒及淋巴细胞脉络丛脑膜炎病毒,少数为疱疹性病毒包括单纯疱疹病毒及水痘-带状疱疹病毒。此外,传染性单核细胞增多症病毒(Epstein-Barr virus, EBV)及巨细胞病毒(cytomegalovirus)等病毒偶可导致本症。

2. 主要表现　起病急性或亚急性,主要表现有发热、头痛、恶心、呕吐、腹痛、腹泻、喉痛、全身无力。重者可出现昏睡等神经系统损害的症状。少数病人出现唇周疱疹应考虑是否为疱疹性病毒所致,腮腺肿大者当应考虑有腮腺炎病毒感染的可能。

(二) 身体状况
1. 主要表现
(1) 病毒性脑膜炎:急性起病,或先有上感或前驱传染性疾病。主要表现为发热、恶心、呕吐、软弱、嗜睡。年长儿会诉头痛,婴儿则烦躁不安,易激惹。一般很少有严重意识障碍和惊厥。

(2) 病毒性脑炎:起病急,但其临床表现因主要病理改变在脑实质的部位、范围和严重程度而有不同。一般说来,病毒性脑炎的临床经过较脑膜炎严重,重症脑炎更易发生急性期死亡或神经系统后遗症。典型病毒性脑炎患儿前驱期多有发热、恶心、厌食、呕吐、视物模糊、肌痛等非特异性症状,其后迅速出现头痛、畏光、喷射性呕吐、惊厥、颈项强直、嗜睡、神志改变等脑实质受累的表现,重者出现昏迷、惊厥持续状态和神经系统局灶体征。查体可有偏瘫、锥体束征阳性、共济失调、言语障碍、认知障碍。伴有颅压高的病人可有瞳孔大小异常、呼吸异常等。故应评估患儿有无发热、头痛、呕吐、惊厥、嗜睡及昏迷。注意精神状态、面色、囟门是否隆起或紧张,有无脑膜刺激征。有无颅内压增高的表现:头痛、呕吐、抽搐及小婴儿前囟饱满甚至隆起等。有无意识障碍的表现:轻者表情淡漠、嗜睡,重者可有意识模糊、嗜睡、昏睡甚至昏迷。

2. 并发症　病毒性脑膜炎的并发症主要有:意识障碍,甚至去皮质状态等不同程度的意识改变;颅压增高症状,若出现呼吸节律不规则或瞳孔不等大,要考虑颅内高压并发脑疝的可能性;多数患儿完全恢复,但少数可能会遗留癫痫、肢体瘫痪、智能发育迟缓等后遗症。

(三) 辅助检查
脑脊液压力正常或增高,外观清亮,细胞数大多在$10×10^6/L$~$500×10^6/L$,早期以多核细胞为主,后期以淋巴细胞为主;蛋白轻度增高,糖和氯化物一般在正常范围内。血清学检查双份特异性抗体滴度呈4倍增高有诊断价值。

(四) 心理社会状况
了解患儿及家长对疾病的了解程度、护理知识的掌握程度,是否有焦虑或恐惧。

【护理诊断/问题】
1. 体温过高　与感染有关。

2. 急性意识障碍　与颅内感染有关。
3. 躯体移动障碍　与颅内感染有关。
4. 潜在并发症：颅内压增高。

【护理目标】
1. 病人体温维持在38℃以下，并逐渐恢复正常。
2. 病人意识逐渐恢复，神志清楚。
3. 病人肢体功能逐渐恢复。
4. 病人颅内压正常。

【护理措施】
1. 一般护理　保持呼吸道通畅，患儿侧卧位或头偏一侧，及时清理患儿呕吐物和分泌物，防止窒息。抬高床头20°～30°，利于静脉回流，降低脑静脉窦压力，利于降颅压。卧床期间协助患儿洗漱、进食、大小便及个人卫生，保持皮肤清洁干燥。

2. 饮食护理　给予高热量、高蛋白、清淡、易消化的饮食，昏迷或吞咽困难的患儿，应尽早给予鼻饲，保证热量的供应。

3. 症状护理

（1）高热：监测体温，高于38.5℃给予物理或药物降温，以减少大脑耗氧。出汗后及时更换衣服，鼓励患儿多饮水，必要时静脉补液。

（2）颅内高压：密切观察T、HR、R、BP、神志、瞳孔的变化，如血压增高伴头痛、喷射性呕吐，多为颅内高压，应即刻通知医师，降低颅内压。如患儿出现抽搐，应立即给予镇静剂，并保护肢体及口唇、舌头，观察瞳孔及呼吸，以防因肢体移位致脑疝形成和呼吸骤停。如喉中痰响明显或出现面色发绀，立即吸痰以保持呼吸道通畅，必要时气管切开或使用人工呼吸机。

（3）意识障碍：去除影响患儿情绪的不良因素，创造良好的环境，恢复脑功能。针对患儿存在的幻觉、定向力错误的现象采取适当措施，提供保护性照顾。昏迷患儿取侧卧位或平卧位，头偏一侧，以保持呼吸道通畅。定时翻身及按摩皮肤，以促进血液循环，必要时使用气圈和气垫床，预防压疮的形成。轻拍患儿背部，促进痰液排出，减少坠积性肺炎的发生。

（4）肢体功能障碍：保持肢体呈功能位置，病情稳定后及早帮助患儿逐渐进行肢体的被动或主动锻炼，注意循序渐进，采取保护措施，尽快恢复肢体功能。

4. 用药护理　了解各种药物的配伍禁忌、使用要求及不良反应。如脱水剂应在30分钟内用完，以迅速提高血浆渗透压，降低颅内压，但要注意防止渗漏，以免引起组织坏死。静脉输液的速度不能太快，以免加重脑水肿。阿昔洛韦为高效广谱抗病毒药，只能缓慢滴注，不可快速推注，不可用于肌内注射和皮下注射。不良反应有一时性血清肌酐升高、皮疹、荨麻疹，尚有出汗、血尿、低血压、头痛、恶心等。静脉给药者可有静脉炎。

5. 心理护理　给予患儿和家长安慰与关心，帮助树立战胜疾病的信心，根据患儿及家长接受的程度，介绍病情，解释治疗护理的目的、方法，使其主动配合。

6. 出院指导　向家长提供保护性看护和日常护理的知识，指导并鼓励家长坚持对患儿进行智力训练和瘫痪肢体的功能训练。有继发癫痫者指导长期正规服用抗癫痫药物。

【护理评价】
1. 病人体温、热型及伴随症状。
2. 病人意识水平、运动功能、各种深浅反射、深浅感觉有无改善。
3. 病人肢体功能有无改善。
4. 病人生命体征、意识状态的变化；瞳孔大小及有无对光反应。

第四节　癫痫发作和癫痫

癫痫（epilepsy）是由多种原因引起的一种脑部慢性疾患，其特征是脑内神经元群反复发作性过度放电引起突发性、暂时性的脑功能失常，临床出现意识、运动、感觉、精神或自主神经功能障碍。癫痫发作的表现与放电的部位、范围及强度有关，因而表现十分复杂。每次发作均起病突然，持续短暂，恢复较快，但有时可呈持续状态。

癫痫按病因分为原发性癫痫、症状性癫痫及隐源性癫痫。根据发作时的临床表现及脑电图改变分为全身性发作和部分性发作，部分性发作又称局限性局灶性发作。

【护理评估】
（一）健康史
1. 基本病因
（1）遗传因素：在一些有癫痫病史或有先天性中枢神经系统或心脏畸形的病人家族中容易出现癫痫。
（2）脑损害与脑损伤：在胚胎发育中受到病

毒感染、放射线照射或其他原因引起的胚胎发育不良可以引起癫痫。胎儿生产过程中，产伤也是引起癫痫的一个主要原因；颅脑外伤也可引起癫痫。

(3) 颅脑其他疾病：脑肿瘤、脑血管病、颅内感染等。

(4) 环境因素：男性病人较女性病人稍多，农村发病率高于城市，另外发热、精神刺激等也是癫痫发生的诱因。

2. 主要表现

(1) 全身强直-阵挛发作（大发作）：突然意识丧失，继之全身肌肉先强直后阵挛性痉挛。常伴尖叫、面色青紫、尿失禁、舌咬伤、口吐白沫或血沫、瞳孔散大。持续数十秒或数分钟后痉挛发作自然停止，进入昏睡状态。醒后有短时间的头昏、烦躁、疲乏，对发作过程不能回忆。若发作持续不断，一直处于昏迷状态者称大发作持续状态，常危及生命。

(2) 失神发作（小发作）：突发性精神活动中断，意识丧失，可伴肌阵挛或多动症。一次发作数秒至十余秒。脑电图出现3次/秒棘慢或尖慢波综合。

(3) 癫痫持续状态：是指单次癫痫发作超过30分钟，或者癫痫频繁发作，以致病人尚未从前一次发作中完全恢复而又有另一次发作，总时间超过30分钟者。

(4) 单纯部分性发作：某一局部或一侧肢体的强直、阵挛性发作，或感觉异常发作，历时短暂，意识清楚。若发作范围沿运动区扩及其他肢体或全身时可伴意识丧失，称杰克森发作（Jack）。发作后患肢可有暂时性瘫痪，称Todd麻痹。

(5) 复杂部分性发作（精神运动性发作）：精神感觉性、精神运动性及混合性发作。多有不同程度的意识障碍及明显的思维、知觉、情感和精神运动障碍。可有神游症、夜游症等自动症表现。有时在幻觉、妄想的支配下可发生伤人、自伤等暴力行为。

(二) 身体状况

1. 癫痫发作的表现 评估发作时有无意识改变、有无尖叫、头及眼转动位置，有无摔倒，有无口腔分泌物，有无大小便失禁及有无发绀等。

2. 并发症 癫痫患儿易出现多种并发症，包括识别障碍，对事物的辨别能力差，包括梦样状态，时间感知的歪曲，不真实感，分离状态；情感障碍，表现为不愉快的状态，带有自卑感或伴有抑郁；语言障碍，可产生部分失语或重复语言多；记忆障碍，对熟悉事物产生没有体验过的感觉，或对过去经受过的事物不能快速回忆；错觉，表现在与物体的真实大小、距离、外形产生差异等。

(三) 辅助检查

脑电图是主要的检查项目。凡癫痫为部分性发作、有局灶性神经系统体征、生后不久就有惊厥、脑电图有局限性异常慢波、用抗癫痫药物治疗不佳者，还应做神经影像学检查。

(四) 心理社会状况

了解患儿及家长对疾病的了解程度、护理知识的掌握程度，是否有焦虑或恐惧。

【护理诊断/问题】

1. 有窒息的危险 与发作时神志不清有关。

2. 有受伤的危险 与发病时意识突然丧失有关。

3. 潜在并发症：脑疝。

4. 知识缺乏：缺乏对疾病的认识。

【护理目标】

1. 患儿不发生窒息。

2. 控制或减少抽搐的发生，抽搐时患儿不发生损伤。

3. 患儿保持良好的脑部血液循环，神志清楚，语言流利，瞳孔对光反应灵敏。

4. 家长能够了解疾病的过程、治疗及安全护理措施。

【护理措施】

1. 一般护理 做好患儿的日常生活护理，按时休息，保证充足的睡眠，避免情绪紧张、受凉和感染，保持良好的心态。

2. 饮食护理 给予高蛋白、高热量、高维生素饮食。饮食清淡，少量多餐，耐心喂养，避免暴饮暴食，喂养过程中要防止食物吸入气管。昏迷患儿不能进食者，可鼻饲流质，注意口腔护理。

3. 症状护理 ①维持呼吸道通畅：发作时取平卧位，头偏向一侧，松解衣领，开放气道。如有舌后坠，可托起下颌或用舌钳将舌拉出，防止呼吸道堵塞。必要时用吸引器清除痰液，或气管切开。②吸氧：癫痫发作时常有意识障碍，口唇发绀，甚至呼吸暂停，需给予持续低流量吸氧。③保护患儿安全：患儿如有前驱症状时立即平卧，或迅速让患儿就地平卧，防止摔伤。抽搐时有专人守护，用牙垫或厚纱布包裹的压舌板置于上、下白齿防舌咬伤。保护抽动的肢体，防止骨折或脱臼。移开一切可导致患儿受伤的物品。④密切观察病情变化:密切观察抽搐患儿意识状态、瞳孔大小和对光反射、动脉血气分析。观察患儿的呼吸型态,观察有无发绀,注意有无呼吸循环衰竭的征象,备好各种抢救药品和器械。观察癫痫发作的类型,发作时的伴随症状和持续时间。

4. 用药护理 ①抗癫痫药应从小剂量开始,根据患儿年龄和个体差异,及时调整药物用量,直到完全控制发作。②疗程要长,停药过程要慢。一般在发作停止后,再用药2~4年,然后再经过1~2年的减药过程,最后停药。③服药有规律,以保证有效药物浓度。④密切观察药物的毒副反应,妥泰(托吡酯)为广谱的抗癫痫药,服药过程中注意有无少汗、食欲不振、体重不增或降低、思维慢、找词困难等不良反应;服用拉莫三嗪时应注意有无皮疹、困倦、共济失调、胃肠道反应等不良反应;服用氨已烯酸应注意有无视野缺失、嗜睡、精神不振等不良反应。

5. 心理护理 对癫痫患儿应给予更多的关心、爱护,不能歧视。癫痫患儿多有不同程度的心理行为障碍,如自卑、退缩、孤独等,应针对发作的特点,配合家长对患儿进行鼓励、疏导,解除患儿的精神负担,克服自卑的心理。向家长和患儿解释脑电图等检查的注意事项,使其消除顾虑,配合检查。告知年长儿及家长癫痫经正规治疗,约80%的患儿可获完全控制,其中大部分能正常生活和学习。让其树立起战胜疾病的信心。

6. 出院指导

(1) 加强围生期保健,防止各种可导致癫痫的致病因素。加强安全教育,避免各种可导致脑损伤的意外因素。积极治疗和预防可导致癫痫的原发病。做好优生优育。

(2) 避免各种诱因,防止癫痫发作:生活要有规律,按时休息,保证充足的睡眠,避免过度劳累和剧烈运动。饮食清淡,避免暴饮暴食。避免情绪紧张、受凉和感染。鼓励患儿从事适当的活动,保持良好的心态。

(3) 注意安全,缓解期可自由活动,不单独外出。禁止各种危险活动,如游泳、登高等。一旦出现先兆,立即平卧,防止摔伤。

(4) 指导家长在患儿癫痫发作时的紧急护理措施。

(5) 指导家长正确用药,了解药物的不良反应。定期带患儿来院复查。

【护理评价】

1. 患儿是否发生窒息,生命体征、神志、瞳孔是否正常。

2. 患儿是否受伤;癫痫发作是否减少。

3. 监测患儿生命体征,血压、脉搏、瞳孔、神志是否正常。

4. 家长、患儿是否了解规范用药的重要性及预防癫痫发作的措施。

(周 霞)

第十三章

免疫系统疾病患儿的护理

第一节 儿童免疫系统发育特点

免疫是机体的一种生理性保护机制,它具有防御、稳定和免疫监视等功能。免疫反应在临床上分两类,即非特异性免疫反应和特异性免疫反应。

一、非特异性免疫特征

1. **吞噬作用** 血液中具有吞噬功能的细胞,主要为中性多核粒细胞和单核细胞。在胎龄第9周前后,末梢血中开始出现中性粒细胞,并具备吞噬能力。在胎龄34周时,嗜中性粒细胞的趋化、吞噬和杀菌功能已趋成熟;但新生儿的各种吞噬细胞功能可呈暂时性低下,这与新生儿时期缺乏血清补体、调理素、趋化因子等有关。

2. **皮肤、黏膜屏障作用** 儿童皮肤角质层薄嫩,容易破损,故屏障作用差,对外界刺激的抵抗力弱,易受机械或物理损伤而继发感染;新生儿皮肤较成人偏碱性,易于细菌或真菌的增殖;肠道通透性高,血脑屏障未发育成熟,以及呼吸道纤毛细胞发育不完善等,均导致新生儿和婴幼儿的非特异性免疫功能较差,随年龄增长而逐步发育健全。

3. **体液因素** 正常体液中有多种非特异性抗微生物的物质,如补体、溶菌酶、乙型溶解素、备解素及干扰素等均处于一种低水平时,机体抗病能力较差。足月婴儿出生时血清补体含量低,其中 C_1、C_2、C_3、C_4、C_7 和备解素的浓度约为成人的60%;约半数新生儿补体经典途径溶血能力低于成人水平,旁路途径的各种成分发育更为落后,一般在生后6~12个月,各补体浓度或活性才接近成人水平。

二、特异性免疫特征

1. **体液免疫** 免疫球蛋白是体液免疫的物质基础。

(1) IgG:IgG 是免疫球蛋白含量最高者,也是唯一可以通过胎盘传给胎儿的免疫球蛋白。10~12周胎龄可自身合成 IgG,含量甚微,但因母体 IgG 可通过胎盘传给胎儿,而且其含量也随着胎龄增长而不断增加,胎龄8个月时为成人的56%,9个月时为88%,足月新生儿脐血 IgG 含量可超过母体,而早产儿 IgG 含量较足月儿低得多。出生后 IgG 逐步消耗,而自身合成能力尚不足。至1~3岁相当于成人的60%,10~12岁后基本达成人水平。

(2) IgA:胎龄30周左右开始合成极少量 IgA,IgA 不能通过胎盘,新生儿的 IgA 来自母亲初乳。生后一个月含量仅成人的2.6%左右,10岁左右达成人水平。分泌型 IgA 于新生儿期不能测出,2个月时唾液中可测到,2~4岁接近成人水平。

(3) IgM:胎儿10~12周开始合成 IgM,出生时约为成人的10%,以后逐渐上升,1~2岁达成人水平,IgM 不能通过胎盘,宫内感染时 IgM 含量升高。因此,脐血 IgM 升高,则提示宫内感染。

(4) IgD:胎龄31周开始出现,其自身合成较少,生后脐血含量仅为成人的1%,1岁为10%,2~3岁达成人水平。

(5) IgE:胎龄11周开始合成,7岁左右达成人水平,合胞病毒感染及哮喘患儿均有 IgE 升高,推测可能与其发病机制有关。

2. **细胞免疫** 胎龄15周时,T 细胞即随血流从胸腺迁移至全身周围淋巴组织,并参与细胞免疫反应,但其功能尚欠成熟,出生时,T 细胞功能已近完善,但因从未接触过抗原,因而需较强抗原刺激才有反应。由于细胞毒性 T 细胞功能不足,产生 TNF 和 GM-CSF 为成人的 50%,干扰素-γ(IFN-γ)和白细胞介素-4(IL-4)为 10%~20%,生后 175 天 IFN-γ 可达到成人水平。T 细胞辅助 B 细胞产生免疫球蛋白和活化吞噬细胞的能力受限。新生儿 TH_2 细胞功能较 TH_1 细胞占优势。

第二节 风 湿 热

风湿热(rheumatic fever)是一种具有反复发作倾向的全身结缔组织病,其发病与 A 组乙型溶血性链球菌感染密切相关。临床表现以心脏炎、关节炎、舞蹈症、皮下小结及环形红斑为主,其中心脏炎是最严重的表现,急性期可危及生命,反复发作可致永久性心脏瓣膜病变,是后天获得性心脏病的主要原因。发病年龄以 5~15 岁多见,有报道 90% 以上病人发病年龄在 7 岁以上,但近十年来初发平均年龄明显减低。女孩比男孩多,其中舞蹈症女孩发病率高,关节炎男孩多见。冬春季节和潮湿、寒冷地区发病率高。近年报告显示,我国南方发病率高于北方,可能与天气潮湿有关。风湿热预后主要取决于心脏炎的严重程度,心脏炎者易于复发,预后较差。

【护理评估】

1. 健康史

(1) 基本病因:与 A 组乙型溶血性链球菌感染有关。

(2) 询问患儿病前有无上呼吸道感染的表现;有无发热、关节痛,是否伴有皮疹,有无精神异常或不自主的动作表现。既往有无心脏病或关节炎病史;家族成员中有无类似病史;了解家庭居住的气候、环境条件等。

2. 身体状况

(1) 临床表现:①心脏炎:心脏炎时心肌、心内膜、心包均可有不同程度受累。患儿常诉心悸、气短、心前区不适。严重病例发生心衰,出现呼吸困难、咳嗽、端坐呼吸、胸痛等。心肌炎时心脏有不同程度的扩大,心动过速(与体温不成比例,入睡后心率仍超过 100 次/分),心尖部第一心音低钝,有时呈奔马律,心脏传导系统可受累,出现房室传导阻滞。心内膜炎时出现心脏杂音。心包炎时可有心包摩擦音或心音遥远。②关节炎:约占风湿热患儿的 50%~60%,以游走性、多发性为特点,主要累及膝、踝、肘、腕等大关节,局部有红、肿、热、痛、活动障碍,治疗后可不遗留畸形。③舞蹈症:以 8~14 岁女性患儿多见,其特征为面部及四肢肌肉不自主、无目的的快速运动,如皱眉、挤眼、努嘴、伸舌、耸肩缩颈、书写困难、语言障碍、细微动作不协调等,在兴奋及注意力集中时加剧,入睡后消失。④皮下结节:常见于复发病例,呈圆形,好发于肘、腕、膝、踝等关节伸侧。质硬、无痛,可活动,粟粒或豌豆大小,2~4 周可自行消退。⑤环形红斑:是风湿热的特征性体征,具有诊断意义。常见于躯干及四肢屈侧,呈环形或半环形,色淡或暗红,边缘稍隆起,环内肤色正常。

(2) 应仔细听诊有无心音减弱、奔马律及心脏杂音;评估心率加快与体温升高是否成比例;检查四肢大、小关节有无红、肿、热、痛及活动受限;有无皮疹,尤其是躯干及四肢伸侧。

3. 辅助检查 血沉增快、C 反应蛋白阳性、周围血白细胞增多、心电图 P-R 间期延长。同时伴有链球菌感染证据,如抗链球菌溶血素"O"、抗链激酶、抗透明质酸酶增高。这些抗体在链球菌感染 1 周后升高,维持 2 个月至数月。

4. 心理社会状况 因风湿热易复发,产生心脏损害,导致慢性风湿性心脏病,严重影响到患儿的生命质量。所以,应注意评估家长有无焦虑,对该病的预后、疾病的护理方法、药物的副作用、复发的预防等方面的认识程度。对年长儿还需注意评估有无因长期休学带来的担忧,由于舞蹈症带来的自卑等。

【护理诊断/问题】

1. 心排出量减少 与心脏受损有关。
2. 疼痛 与关节受累有关。
3. 体温过高 与感染的病原体毒素有关。
4. 焦虑 与发生心脏损害有关。

【护理目标】

1. 患儿保持充足的心排出量,生命体征正常。
2. 患儿主诉疼痛减轻并能进行自理活动。
3. 患儿体温恢复正常。
4. 患儿焦虑缓解。

【护理措施】

1. 一般护理 休息可以减轻心脏负担,对已有病变的心脏尤为重要。急性期绝对卧床休息,无心脏炎者 2 周,有心脏炎时轻者 4 周,重者 6~12 周,伴心力衰竭者待心功能恢复后再卧床 3~4

周,血沉接近正常时方可逐渐下床活动,活动量应根据心率、心音、呼吸、有无疲劳而调整。一般恢复至正常活动量所需时间是,无心脏受累者1个月,轻度心脏受累者2~3个月,严重心脏炎伴心力衰竭者6个月。

2. 饮食护理　应给予易消化、高蛋白、高维生素食品,有心力衰竭者和应用肾上腺皮质激素治疗者适当地限制盐和水,为防止进食过多致胃膨胀压迫心脏而增加心脏负担,应采取少量多餐。详细记录出入水量,并保持大便通畅。

3. 症状护理

(1) 心脏炎的护理:注意观察心率、心律及心音,了解心电图情况,如有烦躁不安、面色苍白、多汗、气急等心力衰竭表现,应详细记录,并立即报告医生,及时处理。

(2) 关节炎的护理:关节痛时,可令其保持舒适的体位,避免痛肢受压,移动肢体时动作轻柔。用热水袋热敷局部关节以止痛。做好皮肤护理。

(3) 发热的护理:密切观察体温变化,注意热型,高热时采用物理降温或按医嘱药物降温。

4. 用药护理　注意观察用药反应,若出现糖皮质激素及阿司匹林的副作用应及时减量或停药。心力衰竭患儿应用洋地黄制剂治疗,因心肌炎时对洋地黄敏感易出现中毒,每次服用洋地黄前测量脉搏或心率,剂量应为一般剂量的1/3~1/2,并应注意补钾。婴儿脉率<90次/分,年长儿<70次/分时应暂停给药。注意有无恶心呕吐、心律不齐、心动过缓等副作用,出现上述症状应通知医生停药,并及时处理。

5. 心理护理　关心爱护患儿,耐心解释各项检查、治疗、护理措施的意义,争取合作。及时解除患儿的各种不适感,如发热、出汗、疼痛等,增强病人战胜疾病的信心。对患有舞蹈症的患儿应做好安全防护,克服自卑心理。

6. 健康教育

(1) 指导家长学会病情观察,对患有舞蹈症的患儿应做好安全防护,防止跌伤;做好患儿日常生活安排、饮食、用药、活动量及上学等事项的具体安排。

(2) 定期门诊复查,防止复发,及时治疗,改善疾病的预后。详细向家长交代预防风湿热复发的重要性及具体做法,如坚持每月肌注长效青霉素120万单位进行"继发性预防",对青霉素过敏者可口服红霉素。预防时间最少不短于5年或至25岁。有风湿性心脏病者宜做终生药物预防。

(3) 改善居住条件,避免寒冷潮湿,及时控制各种链球菌感染,恢复期不要参加剧烈的活动以免过劳。

(4) 风湿热或风湿性心脏病患儿,当拔牙或行其他手术时,术前、术后应用抗生素以预防感染性心内膜炎。

【护理评价】

1. 患儿生命体征是否恢复正常。

2. 患儿疼痛是否减轻。

3. 患儿焦虑是否缓解,是否积极参与护理计划,配合治疗。

第三节　过敏性紫癜

过敏性紫癜又称亨-舒综合征,是以小血管炎为主要病变的变态反应性疾病。临床特点为血小板不减少性紫癜,常伴有关节肿痛、腹痛、便血、血尿和蛋白尿。多见于2~8岁的儿童,男孩多于女孩;一年四季均有发病,以冬、春季多见。本病预后一般良好,除少数重症患儿可死于肠出血、肠套叠、肠坏死或神经系统损害外,大多痊愈。肾脏病变常较迁延,可持续数月或数年,约1%的病例发展为持续性肾脏疾病,大约0.1%的病例发生肾功能不全。

主要采取对症和支持疗法。控制感染,去除病因。用卡巴克络、维生素C止血,用抗组胺药及钙剂脱敏。急性发作症状严重,如腹型紫癜和合并严重肾脏受损者,可用肾上腺皮质激素,该药能有效地控制症状,但不能防止复发。并发肾炎激素治疗无效者,可试用环磷酰胺。

【护理评估】

1. 健康史

(1) 基本病因:本病病因尚未明确,可能与食物过敏、药物、微生物、疫苗接种、麻醉、恶性病变有关。近年来,A组溶血性链球菌感染诱发过敏性紫癜的报道较多。

(2) 询问皮疹出现的时间及分布,有无腹痛、便血、关节痛等。病前是否接触变应原(如各种感染、食物、药物、预防接种、昆虫叮咬等)。既往有无类似发作。

2. 身体状况

(1) 临床表现为:①皮肤紫癜:常为首发症

状,几乎所有患儿均见典型皮肤紫癜,常见于四肢和臀部,以下肢伸面为多,对称分布,典型紫癜变化规律为初起出现紫红色荨麻疹及各型红斑、斑丘疹,压之褪色,高出皮肤,可有轻度痒感,此后红斑中心发生点状出血,颜色加深呈紫红色,压之不褪色,可反复分批出现,新旧出血点并存。②消化道症状:约有2/3患儿可出现消化道症状,患儿突发腹痛,伴恶心、呕吐或便血,腹痛位于脐周或下腹部,是由于肠道病变引起肠蠕动增强或痉挛所致。偶尔发生肠套叠、肠梗阻、肠穿孔及出血坏死性小肠炎。此型临床称为"腹型"。③关节疼痛及肿胀:约1/3患儿出现关节肿痛,多累及膝、踝、肘等关节,可单发亦可多发,呈游走性,一般无红、热,有积液,不遗留关节畸形。偶尔关节炎出现在紫癜前1~2天。此型临床称"关节型"。④肾脏症状:约半数患儿有肾脏损害的临床表现,多数患儿出现血尿、蛋白尿及管型,伴血压增高和水肿,称为紫癜性肾炎。一般患儿肾损害较轻,个别重症出现大量蛋白尿、氮质血症、高血压或高血压脑病,极少数因急性肾衰竭死于尿毒症。此型临床称为"肾型"。⑤其他:偶因颅内出血导致失语、瘫痪、昏迷、惊厥,以及肢体麻痹。

(2)评估皮疹的分布和外观、腹痛和关节肿痛的程度,大小便的颜色和性状,有无水肿、血压增高等。

3. 辅助检查 ①血象:白细胞正常或增加,中性和嗜酸性粒细胞可增高,血小板计数正常甚至升高,出血和凝血时间正常,血块退缩试验正常,部分患儿毛细血管脆性试验阳性;②尿常规:可有红细胞、蛋白、管型,重症有肉眼血尿;③大便隐血实验阳性;④血沉轻度增快。

4. 心理社会状况 因过敏性紫癜可反复发作和并发肾损害,给患儿及家长带来不安和痛苦,故应注意评估父母及患儿心理状况,是否有焦虑存在,评估父母对本病的预后、疾病的护理方法、药物的副作用、复发的预防等方面的认识程度。对年长儿还需注意评估有无因影响学业带来的担忧。

【护理诊断/问题】
1. 皮肤完整性受损 与血管炎有关。
2. 疼痛 与关节肿痛、肠道炎症有关。
3. 潜在并发症:消化道出血、紫癜性肾炎。
4. 焦虑 与疾病知识缺乏、出血症状严重有关。

【护理目标】
1. 保持患儿皮肤完整无破损。
2. 患儿疼痛缓解。
3. 患儿未发生并发症。
4. 帮助家长掌握疾病相关知识,树立信心。

【护理措施】
1. 一般护理 观察皮疹的分布、颜色,出疹及消退时间,并做好记录。保持皮肤清洁、干燥,防抓伤、擦伤。衣着宽松、柔软,保持清洁干燥,避免穿化纤类衣服,以减少对皮肤的刺激。保证患儿休息与睡眠,各项护理、治疗应合理安排,集中进行。急性期出血多时应让患儿绝对卧床休息,避免跌倒或撞击身体引起外伤出血,特别是注意保护头部以免引起颅内出血。病情好转后也要限制活动,以免过劳后导致紫癜加重或重新出现。

2. 饮食护理 发病初期以素食为主,如小米粥、面片汤等,忌食动物性食物和刺激性、热性食物,如蛋、奶、海鲜类食物及调味品如生葱、干姜、胡椒等。鼓励孩子多食新鲜蔬菜和水果,有消化道出血时,限制饮食,给予无渣流质,出血量多时禁食。

3. 症状护理
(1)关节肿痛:对关节型患儿在关节肿痛时应注意卧床休息,待肿胀消退、疼痛缓解后逐渐下床活动;关节肿胀疼痛较剧者,抬高患肢;利用枕头或毛毯支持疼痛部位,以使肌肉放松;指导患儿使用放松技术,如缓慢的深呼吸、全身肌肉放松、看电视、听收音机等。遵医嘱用止痛药或给予热敷、按摩、擦浴以减轻局部疼痛;协助患儿洗漱、进食、大小便及个人卫生等活动,满足其基本需要。

(2)腹痛:腹痛时卧床休息,尽量守护在床边。观察有无腹部绞痛、呕吐、血便。注意大便性状,有时外观正常但潜血试验阳性。有血便者应详细记录大便次数及性状,留取大便标本,及时送检。注意腹部保暖,避免受凉。腹痛者禁止腹部热敷,以防加重肠出血。遵医嘱给予解痉止痛药。必要时配血,并做好输血准备。

(3)出血:密切观察患儿出血部位、出血量;鼻出血时可用0.1%肾上腺素浸润棉球或明胶海绵填塞;注意观察有无腹痛、呕吐、便血,并及时报告医师;发现患儿烦躁不安、头痛、呕吐时应警惕颅内出血;指导年长儿应用软毛牙刷刷牙,以免损伤牙龈导致出血。

(4)水肿:急性期绝对卧床休息,一般为1~

2周。待水肿消退,血压正常、肉眼血尿消失后,方可下床轻微活动;详细记录24小时出入水量;每天定时测量患儿体重;遵医嘱给予利尿药,并注意观察电解质变化;水肿严重的患儿尽量避免肌内注射或皮下注射,必须注射时要严格无菌技术操作,注射后按压针孔至无渗液为止。

4. 用药护理 使用免疫抑制剂治疗时,注意有无白细胞数下降、脱发、胃肠道反应及出血性膀胱炎等,用药期间要多饮水和定期查血象;使用肝素过程中注意监测凝血时间及凝血酶原时间;应用糖皮质激素和阿司匹林时应注意观察其副作用。

5. 心理护理 过敏性紫癜可反复发作和并发肾损害,给患儿及家长带来不安和痛苦,对年长儿可影响到学业,故应针对具体情况予以解释,帮助其树立战胜疾病的信心,急性期出血多时应耐心向患儿解释,消除其恐惧心理。尽量多陪伴患儿,倾听其关于疼痛的诉说。

6. 健康教育

(1) 饮食指导:经过治疗紫癜消失1个月后,方可恢复动物蛋白饮食。恢复的原则是:含动物蛋白的饮食一样一样地逐步添加,3天加一种,吃后无致敏因素过敏反应再加第二种、第三种,这样既保证了安全,也有利于发现变应原为何种动物蛋白,鼓励孩子多食新鲜蔬菜和水果。

(2) 避免感染:注意气候变化,及时为患儿增减衣服,注意保暖,预防感冒,房间内温度、湿度适宜,定时通风换气以保持居室内空气清新;加强个人卫生,饭前、便后勤洗手,勤换衣服;注意口腔清洁,指导家长协作患儿晨起、饭后、睡前漱口;治疗期间不要带患儿到冷空气明显或人群密集的环境中去,避免剧烈运动,防止过度疲劳,减少感染机会。病情好转后也要限制活动,以免过劳导致紫癜加重或紫癜重新出现。鼓励孩子适当锻炼身体,增加抵抗力,避免感冒等感染性疾病。

(3) 定期复查:家长要督促患儿按时服药,遵医嘱定期复查,注意检查尿常规及肾功能,以便及时治疗可能出现的肾损害。部分病人可迁延不愈,或时好时坏,此时患儿不能在家盲目乱治,应及时住院治疗。在疾病未痊愈之前,不要接种各种疫苗,痊愈3~6个月后,才能进行预防接种,否则可能导致此病的复发。

【护理评价】

1. 患儿皮肤是否完整无破损。

2. 患儿疼痛是否缓解。

3. 患儿是否发生并发症。

4. 患儿及家长掌握疾病相关知识,积极配合治疗。

第四节 皮肤黏膜淋巴结综合征

川崎病又名皮肤黏膜淋巴结综合征,是一种以变态反应性全身中、小动脉炎为主要病理改变的结缔组织病。发病年龄以婴幼儿多见,80%在5岁以下,其临床特点为急性发热、皮肤黏膜病损和淋巴结肿大。可以引起冠状动脉病变,为儿童后天获得性心脏病的最重要的原因之一。心肌梗死是主要死因。治疗原则除对症支持疗法外,主要是减轻血管炎症和对抗血小板凝集,并预防冠状动脉瘤及动脉栓塞。常用大剂量丙种球蛋白和阿司匹林治疗。

【护理评估】

1. 健康史 了解患儿发热的时间,询问近期有无麻疹、猩红热等接触史,有无服药史及疗效如何。了解出疹时间、形态和分布。

2. 身体状况

(1) 临床表现:①发热:为最早出现的症状。原因不明的发热持续5天以上,呈稽留热或弛张热,抗生素治疗无效。②皮疹:躯干部出现多形性荨麻疹、红斑或猩红热样皮疹,无水疱或结痂。③肢端变化:早期手足皮肤广泛硬性水肿,指、趾关节呈梭形肿胀,伴疼痛、强直,继之手掌和脚底出现红斑。体温下降时,指、趾端甲床与皮肤移行处出现膜状脱皮,此为本病特征。④黏膜表现:双眼球结膜充血,但无分泌物和流泪;口唇干燥潮红、皲裂、杨梅舌,口腔及咽部黏膜弥散性发红而无溃疡及伪膜形成。⑤淋巴结肿大:单侧颈部淋巴结非化脓性肿大,少数为双侧,也可累及枕后及耳后淋巴结。⑥心血管系统表现:较少见,但很重要。常于发病1~6周出现症状,表现为心脏杂音、心音遥远、心律不齐、心脏扩大、心力衰竭等。可因冠状动脉炎及动脉瘤而发生心肌梗死。约有半数病人的动脉瘤可在1年内消散。⑦伴随症状:可出现腹泻、呕吐、腹痛、脓尿、血尿、肝大等。

(2) 询问发热程度及热程,判断热型;检查有无皮疹、手足硬肿脱皮、双眼球结膜充血、口腔咽部黏膜充血、唇红干燥皲裂及淋巴结肿大。评估有无心脏、肝脏受累的症状和体征。

3. 辅助检查 ①血液检查:轻度贫血,外周血白细胞计数升高,以中性粒细胞增高为主,有核左移现象。血沉增快,C-反应蛋白增高,免疫球蛋白增高,为炎症活动指标;②心血管系统检查:有心脏受损者可见心电图和超声心动图改变,二维超声心动图是诊断及随访冠状动脉病变的最佳方法;③脑脊液白细胞增高,以淋巴细胞增高为主;④尿沉渣中白细胞数增多,轻度蛋白尿。

4. 心理社会状况 了解父母对本病的预后、疾病的护理方法、药物的副作用、复发的预防等方面的认识程度。对年长儿还需注意评估有无因不能参加剧烈体育运动带来的担忧。评估家长是否焦虑或焦虑的程度。

【护理诊断/问题】

1. 体温过高 与感染及免疫反应等因素有关。
2. 皮肤完整性受损 与小血管炎有关。
3. 潜在并发症:心脏受损。
4. 焦虑 与心血管受损有关

【护理目标】

1. 患儿体温逐渐下降或恢复正常。
2. 患儿皮肤保持完整,清洁无感染。
3. 患儿无心血管损坏的表现,无并发症发生。
4. 患儿及家长焦虑缓解。

【护理措施】

1. 一般护理 患儿入院时热情接待,安排入住非感染病房,保持室内空气新鲜,安静、舒适。急性期患儿应绝对卧床休息,保证病室适当的温湿度。

2. 饮食护理 给予清淡的高热量、高维生素、高蛋白质的流质或半流质饮食,鼓励患儿多饮水,禁食生、辛、硬的食物。

3. 密切观察病情变化

(1) 监测体温,观察热型及伴随症状,高热时以物理降温为主,可使用冰袋降温,温水擦浴,同时鼓励患儿多喝开水,静脉补充液体。及时记录体温变化,必要时遵医嘱使用药物降温。退热期间及时擦干汗液,及时更换衣服,防止受凉。

(2) 观察皮肤黏膜情况:观察口腔黏膜有无糜烂、溃疡,每日口腔护理2～3次,晨起、睡前、餐前、餐后漱口,保持口腔清洁,防止继发感染,增进食欲,口腔溃疡涂碘甘油以消炎止痛,口唇干裂时涂护唇油。患儿出现红色荨麻疹、多形性红斑,四肢出现硬性水肿时,应保持皮肤清洁,患儿衣服要求柔软、干净,同时保持床单干燥平整;勤剪指甲,防止抓伤、擦伤皮肤。当出现指(趾)端膜状脱皮时,要反复告诉患儿及家长,指端脱屑时应让其自然脱落,不要人为撕拉、啃咬手指,以免引起出血及感染。

(3) 密切监测患儿有无心血管损害的症状:严密观察精神状态、心电图改变、心率、心律、心音强弱、面色变化,每4小时测量一次,如心率加快、心律不齐、心音遥远、心尖部闻及收缩期杂音,提示冠状动脉损害,需卧床休息。予心电监护,做好抢救药物和物品的准备。

4. 用药护理 丙种球蛋白可明显减少冠状动脉病变发生,丙种球蛋白是一种异性蛋白,容易引起过敏反应,开始速度宜慢,无不良反应可加快速度,输液过程中严密观察面色、神志、体温、皮疹等,一有异常立即处理。避免与头孢哌酮钠、哌拉西林钠同一条静脉输入,因为两者可产生配伍禁忌引起凝块。尽量单一静脉输入。阿司匹林具有抗炎、抗凝作用,是治疗川崎病的主要药物,应保证准确及时给药。阿司匹林胃肠道反应较大,易引起恶心、呕吐,长期使用可诱发溃疡病甚至出血,可同服氢氧化铝,以减少对胃的刺激,还加用维生素K防止出血。选用肠溶阿司匹林,在饭后15分钟服用,对婴幼儿应磨碎溶解后服用,如有呕吐应准确估算药量,重新补吃,保证药物剂量。同时,阿司匹林可引起肝功能损害,应定期复查肝功能。阿司匹林引起多汗时应及时更换衣物,防止受凉。

5. 心理护理 冠状动脉瘤是川崎病最严重的并发症,家长往往表现为焦虑、恐惧。因此,应根据家长的文化程度,耐心解释川崎病的临床表现、疾病过程、治疗效果、预后,使家长正确对待。丙种球蛋白价格昂贵,应向家长说明此药的重要性,尽早使用,以减少冠状动脉损害。

6. 健康教育

(1) 向家长说明必须遵医嘱服用阿司匹林,避免漏服,观察药物副作用。

(2) 注意休息,避免剧烈活动。多吃新鲜蔬菜、水果,多饮水,保持大便通畅。

(3) 定期复查血小板、血沉,并强调按期复查的重要性。无冠状动脉病变患儿于出院后1、3、6个月及1～2年进行一次全面检查(包括体检、心电图、超声心动图);对所有残留有冠状动脉病变的患儿密切随访,每隔 6~12 个月复查一次。

【护理评价】

1. 患儿体温是否下降或恢复正常。
2. 患儿皮肤是否保持完整、清洁,无感染。
3. 患儿是否有心血管损害的表现。
4. 患儿家长是否了解疾病相关知识,焦虑或恐惧是否减轻。

第十四章 儿童结核

第一节 概述

结核病(tuberculosis)是由结核杆菌引起的慢性感染性疾病。全身各个脏器均可受累,以肺结核最常见。结核病仍是我国乃至全世界最重要的慢性传染病之一,其患病率及死亡率仍较高。

【辅助检查】

一、结核菌素试验

儿童受结核感染4~8周后,做结核菌素试验即成阳性反应。

1. 试验方法 常用的结核菌素皮内试验为皮内注射0.1ml含5个结核菌素单位的纯蛋白衍生物(PPD)。于左前臂掌侧面中下1/3交界处进行皮内注射,使之形成直径为6~10mm的小皮丘。

2. 结果判断 48~72小时后,一般以72小时为准,观察反应结果。测定局部硬结的直径,取纵、横两者的平均直径来判断其反应强度。硬结平均直径<5mm为阴性,5~9mm为弱阳性(+),10~19mm为阳性(++),≥20mm以上(+++)为强阳性,局部除硬结外,还可见水疱、破溃、淋巴管炎等均为极强阳性(++++)。

3. 临床意义

(1) 阳性反应可见于:①接种卡介苗后。②年长儿无明显症状,仅呈一般性反应,表示曾感染过结核杆菌。③3岁以下尤其是1岁以内未接种过卡介苗者,中度阳性反应多表示体内有新的结核病灶。年龄愈小,活动性结核的可能性愈大。④强阳性和极强阳性反应者,表示体内有活动性结核。⑤由阴性反应转为阳性反应,或反应强度由原来小于10mm增至大于10mm,且增幅超过6mm,表示新近有感染。

(2) 阴性反应可见于:①未感染过结核。②结核迟发型变态反应前期(初次感染后4~8周内)。③假阴性反应,机体免疫功能低下或受抑制所致,如部分危重结核病;急性传染病如麻疹、水痘、百日咳等;体质极度衰弱如重度营养不良、重度脱水等;原发或继发免疫缺陷病;糖皮质激素或其他免疫抑制剂使用期间。④技术误差或结核菌素失效。

二、实验室检查

1. 结核杆菌检查 从痰液、胃液、脑脊液中找到结核杆菌是重要的确诊手段。

2. 免疫学诊断及分子生物学诊断 如酶联免疫吸附试验(ELISA)、酶联免疫电泳技术(ELIEP)检测抗结核杆菌抗体;DNA探针、聚合酶链反应快速检测结核杆菌。

3. 血沉检查 血沉增快,反映结核病的活动性。

三、影像学检查

胸部X线检查是筛查儿童结核病的重要手段,可以检出结核病灶的范围、性质、类型、活动或进展情况。重复检查有助于结核与非结核疾病的鉴别,也可观察疗效。胸部CT检查有利于发现隐蔽区病灶。

四、其他检查

纤维支纤镜检查,有助于支气管内膜结核及支气管淋巴结结核的诊断。周围淋巴穿刺液涂片检查,可发现特异性结核改变;肺穿刺活检或胸腔镜取肺组织活检对特殊疑难病例确诊有帮助。

【治疗原则】

1. 一般治疗 注意营养,卧床休息,避免传染麻疹等疾病。

2. 抗结核药物治疗　遵循早期、适量、联合、全程、规律用药，分段治疗。

（1）常用的抗结核药物，可分为以下两类

1）杀菌药物：①全杀菌药物：如异烟肼（INH）和利福平（RFP）；②半杀菌药：如链霉素（SM）和吡嗪酰胺（PZA）。

2）抑菌药物：常用的有乙胺丁醇（EBM）及乙硫异烟胺（ETH）。

（2）针对耐药菌株的新型抗结核药：如INH和RFP合剂、卫非特、利福喷汀等。

（3）抗结核治疗方案

1）标准疗法：一般用于无明显自觉症状的原发性肺结核。每日服用INH、RFP和（或）EMB，疗程9~12个月。

2）两阶段疗法：用于活动性原发型肺结核、急性粟粒性结核病及结核性脑膜炎。①强化治疗阶段：联合使用3~4种杀菌药物。目的在于迅速杀灭敏感菌，防止或减少耐药菌株的产生。长程疗法一般需要3~4个月；短程疗法需要2个月。②巩固治疗阶段：联合使用2种药物，目的在于杀灭持续存在的细菌以巩固疗效，防止复发。长程疗法为12~18个月；短程疗法为4个月。

3）短程疗法：可选用6~9个月短程化疗：①2HRZ/4HR；②2EHRZ/4HR；③2SHRZ/4HR。

第二节　原发性肺结核

原发性结核病可使各个脏器受累，以原发型肺结核最常见。原发性肺结核（primary pulmonary tuberculosis）为结核分枝杆菌初次侵入肺部后发生的原发感染，是儿童肺结核的主要类型，包括原发综合征与支气管淋巴结结核。

【护理评估】

1. 健康史

（1）基本病因：结核分枝杆菌侵入肺部引起的原发感染。

（2）询问卡介苗接种史、结核病接触史，特别注意家族中或经常往来的人员中有无结核病患儿，了解患儿发病前有无急性传染病，如麻疹、百日咳等。

2. 身体状况

（1）临床表现：起病缓慢，婴幼儿可表现为骤起高热，2~3周后转为低热，并伴有纳差、疲乏、盗汗等结核中毒症状，干咳和轻度呼吸困难。婴儿可表现为体重不增或生长发育障碍。若胸内淋巴结高度肿大可产生压迫症状，出现百日咳样痉挛性咳嗽、声音嘶哑等。

（2）观察患儿有无低热、盗汗、咳嗽、乏力，有无营养不良，检查有无周围淋巴结肿大，肺部有无阳性体征，双上臂有无卡介苗接种痕迹。

3. 辅助检查

（1）结核菌素试验：结核菌素试验可测定受试者是否感染过结核分枝杆菌。

1）试验方法：于前臂内侧中下1/3交界处皮内注射0.1ml（含结核菌素5U）结核菌纯蛋白衍生物（PPD），使之形成直径6~10mm的皮丘，48~72小时观察反应结果。

2）结果判断：测定硬结的大小，取横径和纵径的平均值来判定反应的强弱。标准如下：硬结直径不足5mm为"-"，5~9mm为"+"，10~19mm为"++"，≥20mm为"+++"，除硬结>20mm外，还可见水疱及局部坏死者为"++++"。后两者为强阳性反应。记录时应标记实际毫米数而不以符号表示。

3）临床意义

阳性反应：①曾接种过卡介苗；②年长儿无明显症状而呈阳性反应，表示感染过结核；③3岁以下，尤其1岁内婴儿未接种过卡介苗的阳性反应多表示体内有新的结核病灶，年龄愈小，活动性结核可能性愈大；④强阳性反应表示体内有活动性结核病；⑤2年内由阴转阳，或反应强度从原来的<10mm增至>10mm，且增幅>6mm以上者，表示有新近感染。

阴性反应：①未受过结核感染；②初次感染后4~8周内；③机体免疫反应受抑制而呈假阴性，如疾病（麻疹、水痘、百日咳、重症结核病）和治疗（激素治疗和免疫抑制剂治疗）；④技术误差或结核菌素效价不足。

（2）实验室检查

1）结核分枝杆菌的检查：从痰液、胃液、支气管洗涤液、脑脊液、病变局部穿刺液中找到结核分枝杆菌即可诊断。

2）免疫学诊断及分子生物学诊断：检测结核分枝杆菌特异性抗体。

3）血沉检查：血沉增快为结核病活动性指标之一，但无特异性。

（3）影像学检查：胸部X线检查是筛查儿童

结核病重要手段之一。必要时可做高分辨CT扫描。

（4）其他检查：纤维支气管镜检、周围淋巴结穿刺检查、肺穿刺活检。

4. 心理社会状况　评估患儿家长对疾病的病因、性质、治疗、预后、隔离方法、服药等知识的了解程度。评估家长的护理能力。

【治疗原则】

主要是抗结核治疗。用药原则是：早期、联合、适量、规律、全程。疗程6~12个月，常用的抗结核药有：

1. 杀菌药　①异烟肼（INH）：为首选和必选药；②利福平（RFP）。

2. 半杀菌药　①链霉素（SM）；②吡嗪酰胺（PZA）：目前在国外已成为短程化疗的主要药物之一，对预防结核复发有特殊作用。

3. 抑菌药　乙胺丁醇（EMB）。

【护理诊断/问题】

1. 营养失调：低于机体需要量　与疾病消耗及食欲下降有关。

2. 活动无耐力　与结核杆菌感染、机体消耗增加有关。

3. 舒适度改变　与发热、盗汗、咳嗽有关。

4. 知识缺乏：家长及患儿缺乏疾病防治相关知识。

5. 潜在并发症：药物副作用。

【护理目标】

1. 患儿摄入足够的能量和营养，体重无减轻。

2. 患儿生活规律，适当参加锻炼。

3. 患儿发热、咳嗽等症状逐渐改善或消失，逐渐恢复正常休息。

4. 患儿家长了解结核的防治知识、药物使用知识，能坚持配合治疗。

5. 患儿未发生严重药物副作用等并发症。

【护理措施】

1. 一般护理　保证休息，建立合理的生活制度，注意保持室内空气新鲜、阳光充足，适当进行户外活动，以活动后患儿不感疲乏为度。有发热和中毒症状的患儿应卧床休息，保证足够的睡眠，减少体力消耗，促进体力恢复。患儿因出汗多，应勤洗澡，勤换衣，防止受凉。

2. 饮食护理　结核病为慢性消耗性疾病，加强饮食护理特别重要，应给予高热量、高蛋白、高维生素、富含钙质、易消化的食物，如牛奶、鸡蛋、瘦肉、鱼、豆制品、新鲜水果、蔬菜。特别注意补充维生素A和维生素C，以增强抵抗力，促进机体修复能力，使病灶愈合。指导家长为患儿选择每天的食物种类和量，尽量提供患儿喜爱的食品，注意食物的多样化及色香味，以增加食欲。

3. 症状护理

（1）发热：监测体温变化，体温38.5℃以上时应对症治疗，采用正确合理的降温措施，如头部冷湿敷、枕冰袋，在颈部、腋下及腹股沟处放置冰袋，或用乙醇擦浴、冷盐水灌肠。高热时遵医嘱用25%安乃近溶液滴鼻或口服退热剂。高热进行降温处理后30分钟复测体温。注意保证患儿摄入充足的水分，必要时静脉补充营养和水分，及时更换汗湿衣服，保持口腔及皮肤清洁。

（2）呼吸困难：注意观察有无气管压迫症状及气管瘘发生。有呼吸困难的患儿取半卧位，必要时吸氧。

4. 用药护理　抗结核药物一般于清晨空腹顿服，应注意按时准确给药，未经医师同意不可随意停药或自行更改方案，以免产生耐药性，并且应密切观察药物疗效和不良反应。由于抗结核药物大多有胃肠道反应及肝、肾功能损害，因此使用抗结核药物应注意患儿食欲的变化，定期检查尿常规、肝肾功能。如异烟肼大剂量使用时可能出现神经兴奋、外周神经炎。若同时应用维生素B_6可预防外周神经炎；服用利福平时眼泪及尿液呈粉红色，属正常现象，其不良反应为肝功能损害、胃肠道不适、血小板减少，应注意定期检查肝功能及血常规；链霉素可致听神经损害和肾毒性，因此使用链霉素时应注意患儿有无发呆、抓耳挠腮等听神经损害的现象；乙胺丁醇的不良反应为球后神经炎，应注意有无视力减退、视野缺损及能否辨别红绿色等，发现异常及时与医师联系，以决定是否停药。切忌自行停药。

5. 心理护理　结核病系慢性病，治疗用药时间长。护士应多与患儿及家长沟通，了解心理状态，提供心理支持，指导如何做到让患儿得到安全、有效的治疗和护理，使其消除顾虑，树立战胜疾病的信心。

6. 出院指导

（1）预防感染的传播：对活动性原发型肺结核患儿应采取呼吸道隔离。患儿食具专用，用餐后煮沸消毒30~60分钟。痰液吐在盛有0.5%

过氧乙酸的痰杯中。避免继续与开放性结核患儿接触,以免重复感染。积极防治各种急性传染病,如麻疹、百日咳等,防止结核病情恶化。对与患儿接触者进行评估,检查有无潜在感染,是否需要治疗。

(2) 向家长和患儿介绍肺结核的病因、传播途径及消毒隔离措施。指导家长对居室、痰液、痰杯、食具、便盆等进行消毒处理。

(3) 告诉家长应用抗结核药物是治愈肺结核的关键,治疗期间应坚持全程正规服药。积极防治各种急性传染病、营养不良、佝偻病等,以免加重病情。指导家长密切观察抗结核药物的不良反应,特别是治疗时间较长的患儿,如发现变化应及时就诊。

(4) 指导家长做好患儿的日常生活护理和饮食护理,注意定期复查,以了解治疗效果和药物使用情况,便于根据病情调整治疗方案。

【护理评价】

1. 患儿是否摄入足够的能量和营养,体重有无减轻。

2. 患儿生活是否规律,是否能适当参加锻炼。

3. 患儿发热、咳嗽等症状是否改善或消失,是否能正常休息。

4. 患儿家长是否了解结核的防治知识、药物使用知识。

5. 患儿是否发生严重药物副作用等并发症。

第三节 结核性脑膜炎

结核性脑膜炎(tuberculous meningitis)简称结脑,是由结核分枝杆菌侵犯脑膜引起的非化脓性炎症,常为血行播散所致的全身性粟粒性结核病的一部分,是儿童结核病中最严重的类型。常在结核原发感染后1年内发生,尤其是初染结核3~6个月内发病率最高。多见于<3岁婴幼儿。四季均可发生,但冬春季为多。常因诊断或治疗不及时而危及生命或留下严重后遗症。

【护理评估】

1. 健康史

(1) 基本病因:由结核分枝杆菌侵犯脑膜引起的非化脓性炎症。

(2) 询问患儿的预防接种史、结核接触史、近期急性传染病史、既往结核病史,尤其近1年内是否发现有结核病,是否进行过治疗。询问患儿有无早期性格改变、呕吐、消瘦等表现。

2. 身体状况

(1) 临床表现:分3期:①早期(前驱期):主要症状为儿童性格改变;②中期(脑膜刺激期):因颅内压增高致剧烈头痛、喷射性呕吐、嗜睡或惊厥。脑膜刺激征是此期的主要体征;③晚期(昏迷期):症状逐渐加重,频繁惊厥,意识模糊,甚至昏迷。患儿极度消瘦,伴有水、电解质紊乱。明显颅高压、脑水肿、脑积水时可因脑疝死亡。

(2) 检查患儿生命体征、神志、囟门张力,有无脑膜刺激征及脑神经受损与瘫痪表现。

3. 辅助检查 详见本章第一节相关内容。脑脊液压力增高,外观透明或呈毛玻璃样;白细胞增高,以淋巴细胞为主;蛋白定量增加;糖和氯化物均降低。

4. 心理社会状况 评估患儿及家长的心理状态,家长及年长患儿有无因病情严重或预后差而产生焦虑或恐惧的心理。评估患儿家庭经济状况及父母角色是否称职,了解父母对结核性脑膜炎的性质、发展、预后以及防治的认知程度。评估患儿家长的护理能力及对护理的要求。

【护理诊断/问题】

1. 潜在并发症:颅内压增高。

2. 营养失调:低于机体需要量 与摄入不足、消耗增加有关。

3. 有皮肤完整性受损的危险 与长期卧床、排泄物刺激有关。

4. 焦虑 与病情重、病程长、预后差有关。

【护理目标】

1. 保持患儿皮肤完整、清洁、无破损。

2. 患儿营养充足,能满足机体需要。

3. 患儿未发生颅高压或脑疝等并发症。

4. 患儿家长了解疾病相关护理知识、焦虑减轻。

【护理措施】

1. 一般护理 详见本章第二节相关内容。

2. 饮食护理 评估患儿的进食及营养状况,为患儿提供足够的热能、蛋白质及维生素,以增强机体抵抗力。进食宜少量多餐,耐心喂养。对昏迷不能吞咽者,可行鼻饲和静脉营养支持,维持水、电解质平衡。鼻饲时速度不能过快,以免呕吐。若发生呕吐,应将患儿头偏向一侧,以免呕吐物呛入气管,并及时清理呕吐物。病情好转,患儿能自行吞咽时,及时停止鼻饲。

3. 症状护理

(1) 惊厥:惊厥发作时立即按压人中,齿间置牙垫,以防舌咬伤。清除口鼻腔分泌物,保持呼吸道通畅,防止窒息。给氧,防止抽搐时脑组织缺氧,加重脑水肿。必要时用吸引器或进行人工辅助呼吸。

(2) 颅内高压:观察体温、脉搏、呼吸、血压、神志、瞳孔、前囟、肌张力、头痛及呕吐情况,如出现瞳孔大小不等、对光反射减弱或消失、意识障碍加重、血压进行性升高、脉搏先快后慢而有力、呼吸先快后慢而深、呕吐频繁、剧烈头痛,常提示颅内压增高,有发生脑疝的危险。应注意保持头部稳定,避免不必要的搬动。绝对卧床休息,保持室内安静,光线柔和,空气新鲜。各项治疗护理尽量集中进行,限制探陪人员,以减少对患儿的刺激。保持呼吸道通畅,防止痰液阻塞,避免剧烈咳嗽、哭闹不安、用力大便。必要时配合医师进行腰穿或侧脑室引流以降低颅内压,腰穿术后去枕平卧6~8小时。

(3) 昏迷:①保持床单位整洁,大小便后及时更换尿布,清洗臀部、会阴部,呕吐后及时清除颈部、耳部残留物;②昏迷或瘫痪患儿,每1~2小时翻身、拍背1次,骨突处垫气垫或软垫,以防长期固定体位和局部循环不良产生压疮和坠积性肺炎;③昏迷不能闭眼者,涂眼膏并用纱布覆盖,保护角膜;④每天清洁口腔2~3次,防止口腔溃疡的发生。

4. 用药护理 抗结核药物护理详见本章第二节相关内容。早期使用糖皮质激素可减轻炎症反应,降低颅内压,并可减少粘连,防止或减少脑积水的发生,但应注意观察其不良反应,不可突然停药,应逐渐减量直至停药。使用脱水剂、利尿药时亦应观察疗效和不良反应。

5. 心理护理 结脑病情重、病程长,疾病和治疗给患儿带来不少痛苦。护理人员应关怀体贴患儿及家长,及时解决患儿的不适,满足日常生活需要。耐心解释病情,提供心理支持,减轻焦虑情绪。

6. 出院指导

(1) 教育患儿家长坚持全程、合理用药,定期门诊复查。

(2) 为患儿建立良好的生活制度,保证患儿的休息和营养,适当进行户外活动。

(3) 避免继续与开放性结核患儿接触,以防重复感染。积极预防和治疗各种传染病,防止疾病复发。

(4) 对留有后遗症的患儿,指导家长对瘫痪肢体进行被动运动等功能锻炼,帮助肢体功能恢复,防止肌挛缩。对失语和智力低下者,应进行语言训练和适当教育。

【护理评价】

1. 患儿皮肤是否完整、清洁、无破损。

2. 为患儿提供的营养是否满足机体需要。

3. 患儿是否发生颅高压或脑疝等并发症。

4. 患儿家长是否了解疾病相关护理知识,焦虑是否缓解。

(钟 平)

第十二篇

传染科护理

第二十章

历代本草

第一章 概述

第一节 传染科护理的基本概念

一、概述

1. **传染病** 是由病原微生物(病毒、立克次体、细菌、螺旋体、朊毒体、衣原体、真菌、寄生虫等)感染人体后产生的有传染性、在一定条件下可造成流行的疾病。感染性疾病是指由病原体感染所致的疾病,包括传染病和非传染性感染性疾病。

2. **传染病学** 是一门研究各种传染病在人体中发生、发展、传播、诊断、治疗和预防规律的学科。其重点在于研究各种传染病的临床表现、诊断依据、鉴别诊断、治疗方法和预防措施,以求达到治病救人、防治结合的目的。

3. **传染病护理学** 是诊断和处理人类对现存的和潜在的有关传染病的健康问题的反应的学科,属临床护理学的范畴。传染病护理还包括积极开展社区卫生宣教,使群众掌握传染病的防治知识,最终实现消灭传染病的目的。传染病护理是传染病防治工作的重要组成部分,关系到传染病病人是否能早日康复,还关系到能否终止传染病在人群中的传播。

二、感染的过程

感染是指病原体突破机体的防御系统,侵入机体特定部位,并在侵入处或其他部位生长繁殖的过程。在此过程中病原体与宿主之间相互斗争、相互作用。

(一)构成感染过程的三因素

1. **病原体** 病情轻重与病原体致病力的强弱有关。

(1)侵袭力:病原体侵入机体,并在体内扩散的能力。

(2)毒力:由毒素和毒力因子组成。毒素包括外毒素和内毒素。内毒素由微生物裂解而释放,是革兰阴性菌的脂多糖,具有免疫原性,注入动物体内可产生相应的抗体。当内毒素进入血流,可立即与补体系统、凝血系统、激肽系统及纤溶系统发生反应,和细胞成分,如血小板、白细胞、内皮细胞、浆细胞、吞噬细胞及大单核细胞起作用,并产生有毒的中间产物,或使细胞黏附凝集,致膜损伤和细胞溶解。同时内毒素与体液成分形成的中间产物,可影响细胞成分的功能变化和加重体液成分的改变。外毒素系增殖的细菌所分泌,多由革兰阳性细菌产生。毒力最强的外毒素是肉毒杆菌毒素,1g 这种外毒素可使 2×10^{11} 只小白鼠致死。

(3)数量:入侵病原体的数量一般与致病力成正比。但在不同的传染病中,能引起疾病发生的最低病原菌数量差别很大,如伤寒需要 10 万个菌体,志贺菌仅 10 个菌体即可致病。

(4)变异性:病原体可因环境和遗传等因素而产生变异。一般来说,在人工培养多次传代的环境下,可使其致病力减弱,如卡介苗。在宿主之间反复传播可使致病力增强,如肺鼠疫。病原体的抗原变异可逃逸机体的特异性免疫作用而继续引起疾病或使疾病慢性化。

2. **机体的免疫应答(人体抵抗力)** 机体的免疫应答对感染过程的表现和转归起重要作用。在感染的过程中,人体的免疫反应可以根据免疫有无针对性,分为非特异性免疫和特异性免疫。

非特异性免疫是针对某一种抗原物质或某种病原体的免疫反应,是人体在长期进化过程中逐步建立起来的,如完整的皮肤和黏膜、吞噬系统

(中性粒细胞、巨噬细胞等)和非特异性抗微生物物质(补体、备解素、干扰素、溶菌酶)等。

特异性免疫是机体与病原体及其抗原物质相互作用后获得的抗病能力,作用对象专一,特异性很严格,主要分为细胞免疫和体液免疫两大类。要完成这一复杂的过程,还必须有巨噬细胞和补体系统的参与,这是人体在种系发生和进化过程中所形成的完善的防御功能。由胸腺衍生的T细胞主导完成细胞免疫,由骨髓及肠道淋巴组织衍生的B细胞主导完成体液免疫。

细胞内的微生物常不接受抗体或某种抗菌药物的拮抗作用,人体只有依赖细胞免疫才能控制这些微生物的致病作用。致敏T淋巴细胞可通过直接细胞溶解作用将细胞内的微生物杀死,故受染细胞和微生物常同时被杀灭。致敏T淋巴细胞也可通过增强巨噬细胞的活力消灭细胞内的微生物,从而控制感染,同时活力增强的巨噬细胞对其他各种微生物的吞噬、杀灭作用也增强。细胞免疫一般并不需要抗体和补体参加。细胞免疫对大多数细胞内寄生物,如结核菌、伤寒杆菌、麻风杆菌、布氏杆菌、多种病毒、真菌、立克次体及原虫等都有杀灭和清除作用。细胞免疫阙如时,人体对病原体的易感性增强。

B细胞再次受特异性抗原刺激后,分裂增殖为大量浆细胞,合成并分泌特异性免疫球蛋白(immunoglobulin,Ig)或称抗体。抗体出现的顺序一般是IgM最早,在血液中只能维持数周至数月,不能通过胎盘,IgM抗体接近消失时,出现IgG型抗体,可在血液中维持数年。抗体IgA常在IgM和IgG出现后2周至1~2个月才在血液中测出,含量很少,但维持时间较长。IgE又称过敏反应素,与IgD的作用相似,均与过敏反应有关,两者含量甚微。这些特异性抗体可中和外毒素,防御某些细菌和病毒,与细胞免疫的近距离作用不同,抗体免疫作用是远距离的。特异性抗体对人体的保护作用是:①防止微生物黏附于细胞膜上。②防止微生物在细胞间传播。③增加调理作用。④增加免疫性溶解作用和中和毒素作用。淋巴细胞的另一亚群——NK细胞,在体内可与特异性抗体一起作用,杀灭某些细菌、原虫和病毒。

人体在抗感染过程中,首先非特异免疫发挥作用,继而特异免疫形成,两者相辅相成,在大多数情况下,入侵的微生物可被清除或消灭。变态反应称超敏反应,是机体受同一抗原刺激后,引起组织损伤或生理功能紊乱的一种特异性免疫反应。实质上是异常的或病理性免疫反应,其特点是免疫反应异常增高。由变态反应引起的疾病又称过敏性疾病,许多传染病的发病机制与变态反应有关,但在临床实践中变态反应不一定是单一的,只是多数情况下以某一型变态反应占主导地位。

3. 外界环境　外界环境在感染过程的发展与转归中的影响不容忽视。如过度劳累、受凉等,可促使疾病发生或加重。感染初期如能适当地干预,如充分的营养和休息、服用有效的药物等,可不发病或使病情减轻。

(二) 感染过程的表现

受上述三因素的影响,感染过程可表现出不同的形式。

1. 病原体被消灭或排出体外　病原体进入人体后,可被处于机体第一防线的非特异性免疫(胃酸杀菌)清除,或被存在于体内的特异性被动免疫(来自母体的抗体或人工注射的抗体)中和,或经特异性主动免疫(预防注射或感染后获得的免疫)所清除。

2. 潜伏性感染　病原体感染人体后,寄生于身体的某部位,机体的免疫功能可将其局限而不出现显性感染,但又不足以将其清除,病原体长期潜伏下来。待机体免疫功能下降时,才引起显性感染。在潜伏性感染期间,病原体一般不排出体外,此为与病原携带状态的不同之处。潜伏性感染并不在每个传染病中都存在,常见的有带状疱疹病毒感染、结核病等。

3. 病原携带状态　病原体进入机体,在特定部位定植,不断生长繁殖,可经常排出体外,局部可能有轻微损伤,但并不足以引起机体的病理生理反应,也不足以被机体免疫力所清除。病原携带状态按病原体种类不同,分为带病毒者、带菌者、带虫者。按其发生在显性感染后或隐性感染后又分为恢复期与隐性携带者。发生于显性感染前的称潜伏期携带者。按病原体携带时间的长短分为急性(<3个月)和慢性(>3个月)携带者。所有病原携带者的共同特点为不出现症状,但能排出病原体,成为重要的传染源。

4. 隐性感染　又称亚临床感染,病原体侵入机体后,仅引起机体发生特异性免疫应答,而不引起或只引起轻微的组织损伤,因而临床上不出现任何症状、体征,只能通过免疫学检查才能发现。

隐性感染为临床最常见的感染表现形式,尤其在传染病流行期间,其数量远远超过显性感染(甚至10倍以上)。

5. **显性感染** 又称临床感染,病原体进入机体后,不但引起机体免疫应答,而且通过病原体本身的作用或机体的变态反应导致组织损伤,引起病理改变和临床表现。在大多数传染病中,显性感染只占全部受感染者的一小部分,在少数传染病中(如麻疹、天花),大多数感染者表现为显性感染。显性感染临床最易识别。

在自然界对人体有致病力的病原微生物约500多种,每个人一生中大约要经历100~150次感染。感染过程不一定都导致传染病,而传染病的发生必然要有感染过程。传染病仅是感染过程中的一种显性感染表现形式,并且传染过程中的五种表现形式在一定条件下可互相转化。护理工作者的任务是保护人体免受感染(隔离消毒),感染后要促进早日康复。

三、流行过程

传染病在人群中发生、发展、转归的过程称流行过程。

(一) 流行过程的三大环节

在传染病的流行过程中,三个环节缺一不可,否则传染病不能流行。

1. **传染源** 病原体在体内生长繁殖并能将其排出体外的人和动物。

除病人以外,隐性感染者及病原携带者因无任何临床症状,难以被人识别,是重要的传染源。有些传染病,偶尔也可由受感染的动物传染给人,这类疾病又称为动物源性传染病,例如以狗作为传染源的狂犬病、以羊作为传染源的布氏菌病等。其中有的病可在哺乳动物和人之间传播,称人畜共患病。

2. **传播途径** 病原体从传染源体内排出后,再侵入易感者体内所经过的途径。

(1) 空气传播:包括空气、飞沫、尘埃,主要见于以呼吸道为入侵门户的传染病。如麻疹、白喉等。经空气传播的传染病流行特征是:传播容易实现;蔓延速度快;冬春季多见;儿童发病率高;感染后多可获得持久免疫力。

(2) 经水、食物传播:主要见于以消化道为入侵门户的传染病。如伤寒、痢疾等。苍蝇可造成食物污染,亦可引起传播。如水源和食物污染,可导致传染病的暴发。

(3) 手、用具、玩具:又称日常生活接触传播,既可传播消化道传染病(如痢疾),又可传播呼吸道传染病(如白喉)。这种传播方式常引起传染病散发。

(4) 吸血节肢动物:又称虫媒传播,见于以吸血节肢动物(如蚊子、跳蚤、白蛉、恙虫等)为中间宿主的传染病。如疟疾、斑疹伤寒等。

(5) 血液、体液、血制品:可通过输血、血制品、共用注射器、哺乳和密切生活接触而感染。如乙型肝炎、艾滋病等。

(6) 土壤:当病原体的芽孢(如破伤风、炭疽)、幼虫(钩虫)、虫卵(蛔虫)污染土壤时,则土壤成为这些传染病的传播途径。

(7) 胎盘传播:又称"垂直传播",如乙肝、艾滋病等。

3. **易感人群** 对某种传染病缺乏特异性免疫力的人群。

人群的易感性取决于该人群中每个人的免疫水平。人群易感性高低受许多因素影响,如新生儿增加、外来人口增多、免疫人口死亡、人群免疫力自然消退、一般抵抗力降低和病原体变异等,均使人群易感性增高,在人工被动免疫的普及下,可把感染疾病的可能性降至最低,中止传染过程。

(二) 影响因素

传染病的发生和流行,不仅要具备三个基本环节,而且要有适宜的外界因素。外界因素包括自然因素(如地理环境和气候因素)和社会因素(社会制度、风俗习惯、宗教信仰、文化水平、职业劳动、居住条件、营养状况、医疗卫生条件、生产力水平等)。如南方有血吸虫病地方流行区,乙脑有严格的夏秋发病季节。寄生虫病和虫媒传染病对自然条件的依赖尤为明显,而社会因素又作用于自然因素影响流行过程,消灭钉螺、改善饮水卫生、做好粪便处理,可控制血吸虫病、霍乱、钩虫病的流行。

四、传染病的基本特征和临床特点

1. **基本特征**

(1) 特异性:每种传染病都是由特异性病原体所引起,在诊断上检查病原体具有重要意义。

(2) 传染性:这是传染病与其他感染性疾病的主要区别。病原体从宿主排出体外,经过一定途径,到达新的易感染者体内,这种特性称为传染性。了解各种传染病的传染性是决定病人隔离期的重要依据。

(3) 流行病学特征：包括流行性、地方性、季节性。①流行性：指在一定条件下，传染病能在人群中广泛传播蔓延的特性。按其强度可分散发、流行、大流行、暴发。②地方性和季节性：是指由于自然和社会因素的不同，某些传染病局限在一定区域发生或在每年一定的季节出现发病率升高的现象。

(4) 感染后免疫：人体感染病原体后，均可产生针对病原体及其产物的特异性免疫。

2. 临床特点

(1) 病程发展的阶段性：传染病的发生、发展过程一般可分为以下几个时期：①潜伏期：即自病原体侵入人体至开始出现临床症状的时期，潜伏期是确定传染病检疫期的重要依据，对部分传染病的诊断有一定参考意义。②前驱期：即从起病至出现该病的明显症状时为止的一段时间。该期症状多无特异性，多数传染病在本期已具较强的传染性。③症状明显期：即不同传染病各自出现所特有的症状、体征和实验室检查结果。此期易产生并发症。④恢复期：机体免疫力增强至一定程度，体内的病理生理过程基本终止，病人症状、体征逐渐消失。此期体内可能还有残余的病理损伤或生化改变，有些传染病此期病原体还未完全清除，病人的传染性还可持续一段时间，部分传染病在此期还可能出现复发或再燃。

(2) 常见的症状和体征：大多传染病可出现发热、皮疹及全身中毒症状，也可出现单核-吞噬细胞系统反应，表现为肝、脾及淋巴结肿大。

(3) 临床类型：按临床表现可分为典型、非典型；按起病性质及病程经过可分为急性、亚急性、慢性；按病情轻重可分为轻型、中型、重型、暴发型。

第二节　传染病的治疗与预防

一、传染病的治疗

传染病的治疗除特效的病原治疗外，还包括其他综合性的治疗措施。

(一) 一般疗法

包括适当的休息、室内的光线充足和空气流通、足够的营养和保持水、电解质平衡等。

(二) 对症疗法

根据某些特殊性的症状和体征，进行针对性的处理，往往可以挽救病人的生命。某些症状和综合征的出现可能转化为危及生命的主要矛盾，如针对高热、大出血、休克、严重的脱水与电解质紊乱、肝肾衰竭等症状，进行退热、止血、输液治疗与血管活性药物、肾上腺皮质激素的运用等。

(三) 病因治疗

传染病治疗最基本的特点是：大多数传染病都有病因治疗手段。方法有：

1. 抗生素和化学药物治疗　病原体是细菌的传染病占大多数，特效的治疗药物是抗生素，在这类药物中发展最快的是头孢菌类和喹诺酮类，其次为各种咪唑类。干扰素和中药则可针对病毒感染性疾病进行治疗，在寄生虫感染疾病的治疗中，吡喹酮的运用可取得较好的疗效。

抗病毒药物目前尚无突破性的进展。抗DNA病毒为主的药物有阿昔洛韦、阿糖腺苷、碘苷等。抗RNA病毒和广谱抗病毒药物有金刚烷胺、干扰素、利巴韦林等。抗病毒药物的联合应用是采用不同作用机制药物起到协同作用，进行抗病毒治疗，可以减少耐药性的产生，减少毒副作用。抗病毒治疗的原则是：①抗病毒治疗前尽可能地进行病原学检查，明确病原体。②剂量准确、疗程适当。③与免疫增强剂联合应用。

在传染病的治疗中，抗菌药物的成功应用已使传染病的病死率大大降低。但随着耐药菌株的不断产生和新型病原菌的不断出现，抗菌治疗面临着巨大的挑战。此外，医疗模式的转变、医疗环境的更替以及医生用药习惯的形成，影响着抗生素的合理使用。传染病抗生素的使用原则是：①根据药敏试验选药，对无条件进行病原学检查或为了不贻误抢救时机，可根据病史、体检、辅助检查结果、感染部位、病人以往用药情况等，进行经验性的用药。②足量应用强效低毒抗生素，对单一抗生素不能控制的严重感染及长期用药的慢性病人，采取联合用药，迅速控制感染，并减少毒副反应和耐药菌株的产生。③充分考虑所用抗生素药物对器官功能及特殊生理状态的影响，如老年人、新生儿、妊娠期与哺乳期病人和重要器官已有损伤的病人。④在强效抗菌治疗的基础上，积极配合综合性治疗。⑤对原发性病毒感染一般不主张使用抗生素药物，但若伴免疫功能低下可考虑预防性地使用抗生素。

2. 免疫治疗　利用生物制剂进行免疫治疗是传染病治疗领域内的一种特殊方法。

利用特异性的抗血清进行被动免疫治疗,如运用白喉抗毒素、破伤风抗毒素治疗白喉、破伤风等。由于免疫血清不少来自动物,属于异体蛋白,因此注射时必须注意:①注射前先行皮内敏感试验,详细询问过敏史。②皮试阳性时,必须先行脱敏方法。③注射时仔细观察,如有过敏性休克应立即给予处理,特别是有过敏史者更应高度注意。④防治血清病,某些病人注射血清后5~7天,出现发热、皮疹、淋巴结肿大、关节痛及脾脏肿大,可用儿茶酚胺类、皮质激素等防治。

利用免疫调节剂进行生物学反应调节疗法(biological response modifiers,BRM),在抗感染方面应用BRM的方法和相应的制剂是:①恢复或增强与抗感染防御有关的免疫效应细胞的功能,如胸腺肽、结核菌素。②使用天然的或人工制备的免疫反应介质,如免疫球蛋白、干扰素、白细胞介素、粒细胞克隆刺激因子等细胞因子。③抑制感染状态下剧烈的机体应激反应,保护机体组织器官不致发生过度损伤,常用肾上腺皮质激素。④直接利用人体细胞组织,如输注淋巴因子激活杀伤细胞、输注白细胞、胸腺移植等。

3. 中医中药及新针疗法　如利用中西医结合疗法治疗流行性乙型脑炎、病毒性肝炎、麻疹肺炎等,利用针刺疗法治疗脊髓灰质炎和脑炎后遗症等。

二、传染病的预防

为控制传染病在人群中发生和流行,必须加强传染病的预防工作,坚持以预防为主的方针。具体措施包括管理传染源、切断传播途径和保护易感人群。

(一) 预防原则

针对传染病流行的三个环节,以主导措施和综合措施相结合;传染病发生前的预防措施与发生后的防疫性措施相结合;领导、社会、群众、专业技术人员相结合;平时与突击相结合;预防、治疗、护理相结合的综合性预防方针。

(二) 管理传染源

对传染病人的管理应做到五早,即早发现、早诊断、早报告、早隔离、早治疗。

1. 病人的管理　传染病报告制度是早期发现传染病人的重要措施,是每一位医护人员应履行的法律责任。并应认真填写"疫情报告卡"。

根据《中华人民共和国传染病防治法》及其实施细则规定,将法定传染病分为三类。

甲类:为强制管理的传染病。有鼠疫、霍乱。城镇要求于发现后6小时内,农村不超过12小时上报。

乙类:为严格管理的传染病,有传染性非典型肺炎、人感染高致病性禽流感、病毒性肝炎、细菌性和阿米巴痢疾、伤寒和副伤寒、艾滋病、淋病、梅毒、脊髓灰质炎、麻疹、百日咳、白喉、流脑、猩红热、流行性出血热、狂犬病、钩端螺旋体病、布氏菌病、炭疽、斑疹伤寒、乙脑、黑热病、疟疾、登革热、肺结核等。要求城镇于发现后12小时内,农村24小时内上报。

丙类:为监测管理的传染病。有血吸虫病、丝虫病、棘球蚴病、麻风病、流行性感冒、流行性腮腺炎、风疹、新生儿破伤风、感染性腹泻(除霍乱、痢疾、伤寒和副伤寒)和急性出血性结膜炎、手足口病等。

乙类传染病中的传染性非典型肺炎、炭疽中的肺炭疽和人感染高致病性禽流感,要采取甲类传染病的预防、控制措施。控制传染源的主要手段是隔离病人,对可能有传染性的环境和物品进行有效的消毒,积极有效地治疗病人。

2. 接触者的管理　接触者可成为隐性感染者,应进行检疫。

检疫期限是从接触传染源最后之日算起,相当于该病最长潜伏期。在检疫期间,根据接触的传染病和接触者的健康情况,分别进行医学观察(对其日常生活不予限制,每日诊察,用于乙类传染病的接触者)、留验(隔离观察,对其日常活动加以限制,并在指定场所进行检查,用于甲类传染病接触者)、卫生处置、预防服药和预防注射。同时对人群中检出的病原携带者,进行教育、调整工作和随访观察。

3. 动物传染源的管理　应根据病种和动物的经济价值,予以隔离、治疗或杀灭,如治疗传播血吸虫病的病牛,杀灭传播狂犬病的病犬。

(三) 切断传播途径

是以消灭环境中的病原体及传递病原体的生物媒介为目的的措施,常采用消毒和杀虫的方法。对于消化道传染病、虫媒传染病和许多寄生虫病来说,通常是起主导作用的预防措施。如搞好

"三管一灭"以预防消化道传染病。

(四) 保护易感人群

此项措施是将易感者变为非易感者,从而阻止传染病的发生和流行。主要方法是提高人群的免疫力,可从以下两方面进行:

1. 增强非特异性免疫 加强体育锻炼,生活规律,调节饮食,养成良好的卫生习惯,改善居住条件,保持愉快的心境等。

2. 增强特异性免疫 通过人工免疫即预防接种的方法,提高人群的主动和被动特异性免疫力。

(1) 人工主动免疫:将减毒或灭活的病原体、纯化的抗原和类毒素制成菌(疫)苗,接种到人体,经1~4周体内出现抗体,可维持数日或数年。如麻疹疫苗。

(2) 人工被动免疫:将含有抗体的血清或抗毒素接种到人体内,使机体迅速获得免疫力,但仅能维持2~3周,常用于治疗或对接触者的应急处理。如用抗血清预防破伤风和狂犬病。

(3) 计划免疫:根据国家和地区对消灭传染病的要求,结合有关流行病学资料和国内通用的免疫程序,对易感人群施行有计划的预防接种。计划免疫包括:

1) 儿童基础免疫:根据WHO规定,对所有的婴幼儿采用百白破、脊髓灰质炎疫苗、麻疹疫苗和卡介苗四种疫苗,以预防百日咳、白喉、破伤风、脊髓灰质炎、麻疹和结核六种疾病,全程足量的初种和适时的复种(加强免疫),可使儿童在13岁以前获得可靠的免疫,达到控制或消灭常见传染病的目的。除此之外,我国儿童的基础免疫增加了乙肝疫苗、乙脑疫苗、流脑疫苗的预防接种。

2) 重点人群按需要预防接种:对那些人群免疫水平低、人口稠密、流动性大和发病率高的地区,以及由于职业关系受感染威胁大的人群,应作为预防接种的重点。如钩端螺旋体病流行区,在流行季节前对农民进行接种。

一旦出现传染病的流行趋势,也可对密切接触者或有特殊情况的易感者用相应制剂进行免疫。如用麻疹疫苗预防麻疹的流行,用特异性免疫球蛋白预防乙型肝炎等。

3. 预防接种的反应和处理 各种疫苗的防疫接种应严格按说明书规定进行,如接种对象、途径、剂量、次数、间隔时间及复种时间与禁忌证等。因免疫制剂是异体蛋白,注射后被接种者可出现副反应,绝大多数较轻,少数较重。

(1) 局部反应:接种24小时后,于注射部位出现红、肿、热、痛。红肿直径<2.5cm为弱反应,2.5~5cm为中反应,>5cm为强反应,或虽未超过5.1cm,但伴有淋巴结和(或)淋巴管炎者均为强反应。

(2) 全身反应:发热、头痛、恶心、纳差。1~2天消失。体温<37.5℃为弱反应,37.6~38.5℃为中反应,>38.6℃为强反应。以上两种情况一般不需处理,中反应以下者,可局部热敷、口服解热镇痛药和休息。

(3) 异常反应

1) 晕厥:多在空腹、疲劳、紧张的情况下进行注射时发生。表现为心慌、虚弱、胃部不适或轻度恶心、手足发麻、晕厥。

处理方法:立即平卧保暖,保持安静,给予糖水或温开水,针刺人中、十宣穴,片刻可恢复。

2) 休克:见于过敏体质的人。表现为面色苍白、手足冰凉、出冷汗、恶心呕吐、血压下降等。

处理方法:立即报告医生,平卧、保持安静、保暖,同时皮下注射或静脉注射1:1000肾上腺素0.5~1ml(儿童0.01~0.03ml/kg),并立即组织抢救。

3) 过敏性皮疹、神经血管性水肿及过敏性紫癜:可用抗组胺药,必要时送医院治疗。

4) 局部化脓:应区别是感染还是无菌化脓,前者以抗感染为主,必要时切开引流。非化脓则不可切开,以免造成伤口长期不愈,轻者可做热敷,使其自然吸收,重者用无菌注射器抽脓。

在预防接种中遇到异常反应,要及时处理并填写好"异常反应报告表"。对严重的异常反应除积极处理外,还应向当地防疫部门报告,重大的或原因不明的反应或事故应上报上一级防疫部门。

第三节 传染病病人的护理

随着现代护理学的发展,临床护理工作已进入整体护理阶段——即以病人为中心,以新的护理观为指导,以护理程序为框架,并把护理程序系统化地用于临床业务和管理工作的模式。传染病病人的护理程序如下:

一、传染病的护理评估

主要通过护理人员对病人进行询问、观察、体检等方法,收集病人的主观资料和客观资料,了解其生理、心理和社会适应能力,了解病人现存的或潜在的健康问题,然后进行整理,作出全面、正确的护理诊断。传染病病人的护理评估应依据以下几方面进行:

(一)流行病学资料

根据传染病的基本特点,采集相关流行病学资料。采集的内容应包括:发病年龄、职业、季节、地区性、预防接种史、既往传染病史、接触史、当地该病流行情况等。

(二)临床资料

详细询问病史及全面的体格检查是准确评估病人的基本方法。除了解病人的卧位、饮食、排泄、睡眠、自我感觉、生命体征、意识状态、病情变化及并发症外,还应注意传染病常见的临床特征和有诊断意义的特殊症状与体征。同时需对病人进行社会、心理方面的评估。

传染病常见症状与体征:

1. **发热** 发热是传染病的突出症状,也是许多传染病的共同特点。传染病的发热并非病原体成分或其产物直接刺激引起,而是通过巨噬细胞及中性粒细胞所产生的介质——内源性致热原,导致体温调节中枢的体温调定点升高而引起。各种传染病的发热时间长短不同,发热的程度不同,具有不同的热型(包括稽留热、弛张热、间歇热、回归热、马鞍热、消耗热、双峰热),各种热型的详细描述见第三篇健康评估第三章第一节。热型对传染病的鉴别诊断有意义,在护理评估中应注意观察。几种常见传染病发热特征见表12-1-1。

表12-1-1 几种常见传染病发热特征

病名	热型	热程	热度
病毒性肝炎(急性)		短程	低/中
乙脑	稽留(渐降)	短程	高
狂犬病		短程	低
流行性出血热	稽留/弛张	短程	高
伤寒	稽留(渐降)	长程	高
细菌性痢疾	稽留	短程	高
流行性脑膜炎	弛张/稽留	短程	高
钩端螺旋体病	稽留/弛张	短程	中
阿米巴痢疾		无或短程	低
阿米巴肝脓肿	不规则/间歇/弛张	长程	高/低
疟疾	间歇(骤降)不规则(恶性疟)	短/长程	高
血吸虫病(急性)	间歇/弛张/不规则	长程	高

2. **发疹** 包括皮疹和黏膜疹,是许多传染病的特征之一,对传染病的诊断具有重大意义。发疹是由病原体或毒素造成的过敏,使毛细血管扩张、渗出或出血所致。在护理评估中应注意观察和描述,并按其形态、色泽、数量、分布、感觉及出疹时间、出疹顺序、持续时间和消退等情况详细记载。传染病中发疹的常见类型包括斑疹、丘疹、玫瑰疹、红斑疹、瘀点、瘀斑、荨麻疹、疱疹、脓疱疹、结节、黏膜疹。常见发疹性传染病皮疹的特点见表12-1-2。

3. **毒血症状** 所有的传染病都有不同程度的毒血症状,为病原体的代谢产物(内、外毒素)引发的全身功能失调及中毒性病理变化。如疲乏、全身不适、厌食、头痛、肌肉关节及骨骼疼痛等。严重者可导致肝、肾功能改变、中毒性脑病和感染性休克。

4. **单核-吞噬细胞系统反应** 为非特异性免疫反应,因病原体及代谢产物的作用,临床出现肝、脾、淋巴结肿大。

5. **社会、心理状态** 病人因对疾病的不了

表 12-1-2　常见发疹性传染病皮疹的特点

病名	出疹时间(病日)	皮疹分布及出疹次序	皮疹性质及形态
水痘	1	躯干-头、面-四肢　向心性	丘疹-水疱-干枯结痂(一般不留瘢痕),皮疹分批、连续出现,各型皮疹同时存在
风疹	1	面-躯干-四肢(第1天出齐)	斑疹-斑丘疹(退疹无脱屑或痕迹)
猩红热	2	颈、胸、腋-躯干-上肢-下肢(数小时出齐)	斑点-弥漫鲜红斑丘疹,疹间皮肤为鲜红色充血性皮疹-脱屑(碎屑或片状)
天花	3	面部-躯干-四肢(离心性)(1~2天出齐)	斑疹-丘疹-水疱-脓疱-结痂(脱屑后有永久性瘢痕),同一部位的皮疹同型
麻疹	4(第2~3日出现口腔黏膜斑)	耳后、发际-颈-面-躯干-四肢	斑疹-斑丘疹-融合成片-细微脱(2~4周内有棕色痕迹)
斑疹伤寒	5	躯干-全身(面部多无皮疹)	鲜红斑丘疹-暗红或出血性皮疹(常留有色素沉着)
伤寒	6	胸、腹部为主,少数在背部及四肢	10个淡红色充血性小斑丘疹,分批出现
手足口病	4	手、足、口、臀部	少数分散较大的水疱

解,会有焦虑、恐惧感;因隔离治疗会产生孤独、被遗弃感;感染了致死性的传染病会产生厌世、轻生,甚至报复心态。家属常见反应有焦虑、恐惧感。社会常见反应有传染病流行,特别是大流行时,影响生产、生活;致死性的传染病在社会上流行时,可能导致社会恐慌和不安定。

(三) 辅助检查资料

传染病的特征之一是有病原体存在。病原体的检出,不但对传染病的确诊有重大意义,同时也可指导治疗和隔离消毒工作,但目前还不能在所有的传染病中检出病原体。而免疫检查可提供重要的依据。对许多传染病来讲,一般的实验室检查有助于早期诊断。在护理评估中应及时、正确地采集检验标本,分析结果的临床意义。

1. 一般实验室检查　血常规中,白细胞下降见于伤寒、麻疹。白细胞增高见于流脑。嗜酸性粒细胞增高见于寄生虫病(丝虫病、急性血吸虫病)。淋巴细胞增加见于百日咳。尿常规检查有大量蛋白尿突然出现见于钩端螺旋体病、流行性出血热。大便常规检查有利于蛲虫病和感染性腹泻的诊断。

2. 病原学检查　①病原体检查:确诊的金标准,如镜检见到疟原虫、脑膜炎球菌、阿米巴滋养体或蛔虫卵。肉眼检出大便中的绦虫节片。②病原体培养与分离:细菌可在人工培养基中培养、分离出来;立克次体可经动物接种或组织培养分离出(如斑疹伤寒);病毒一般须经组织培养(如脊髓灰质炎)。用以分离病原体的材料有血、尿、粪、脑脊液、痰、骨髓、皮疹渗出液等。护理人员在采集标本时应注意结合病程。病人有无应用抗微生物的药物,做好标本的选择、保存、运送等。

3. 分子生物学的检查　利用同位素32P或生物素标记的分子探针,可检出特异性的病毒核酸(如乙肝病毒DNA)。聚合酶链反应(PCR)能把标本中的DNA分子扩增100万倍以上,用于肝炎病毒和其他病原体核酸的检测,可显著提高灵敏度。

4. 免疫学检查　病原体感染人体后约2周,病人体内可产生特异性抗体,应用已知抗原或抗体检测血清或体液中的相应抗体或抗原,是最常用的免疫学检测方法。若能进一步鉴定其抗体属于IgG或IgM型,对近期感染或过去发生的感染有鉴别意义,同时还可判断受试者免疫功能是否正常。

特异性抗体检测(血清学检查),特异性抗体IgM检出有助于对现存或近期感染的诊断。常用的方法有凝集反应、沉淀反应、补体结合反应、中和反应、免疫荧光检测、放射免疫检测、酶联免疫吸附测定(ELISA)。

特异性抗原检测有利于在病原体直接检测或分离不成功的情况下,提供病原体存在的直接证据,其诊断意义较抗体检测更为可靠。如乙肝表面抗原的检测。大多数用于检测抗体的方法均可以检测抗原。

免疫学检测还有皮肤试验(如血吸虫病的流行学调查)、免疫球蛋白检测(可判断体液免疫功能)、T 细胞亚群检测(用单克隆抗体检测 T 细胞亚群,可了解各亚群 T 细胞数和比例,常用于艾滋病的诊断)。

5. 其他　按病情不同,可采用乙状结肠镜检查、活细胞检查、X 线检测、超声波检查、脑脊液检查、肝脓肿穿刺液检查等。

(四) 心理社会支持

做好病人心理护理是传染病护理的重要任务。传染病病人常因仓促入院,骤离家庭,进入陌生环境,又因对隔离缺乏理解,产生孤独、紧张、恐惧心理,可促使病情加重,或因病情迁延,恢复较慢而情绪波动,甚至悲观失望而影响诊疗工作顺利进行。护理人员对入院病人应热情接待,介绍病区环境与传染病有关制度,应以关心和同情心去发现和解除病人的各种心理应激,对病情较重,失去自信心的病人,特别要加强警惕,防止意外发生。不与有发泄心理反应行为的病人发生冲突,与病人交谈,鼓励病人说出焦虑、孤独、恐惧等心理,为其提供表达感情的机会。教会病人分散注意力和运用放松技巧。联系家属与亲友为病人提供生活、经济、思想上的帮助。使病人保持良好的心理状态,充分调动人体内在的自身康复能力,增进机体免疫功能,增强病人战胜疾病的信心,积极配合治疗。

二、传染病的一般护理常规

1. 按内科一般护理常规。
2. 加强消毒隔离措施,按病种隔离,根据需要准备隔离衣和隔离用具。防止交叉感染和耐药菌株的传播。
3. 应安排高热、危重病人卧床休息,勤换体位。
4. 根据病情选择高热量、优质蛋白、高维生素、易消化饮食,注意补充足够的水分。
5. 观察生命体征变化,如出现发热、头痛等症状,及时通知医生处理。
6. 呕吐后及时帮助病人清除呕吐物,用清水漱口,保持口腔和床单位整洁。加强口腔、皮肤护理,避免发生口腔感染、压疮等并发症。
7. 消除病人恐惧、孤独等不良心理反应,做好卫生和隔离知识的宣教,给予人性化服务,提高家属、朋友等对疾病的理解。
8. 高热、昏迷病人按相应护理常规护理。
9. 消灭"四害"(老鼠、蟑螂、苍蝇、蚊子)。
10. 出院处置　病人离开后,床单元及其用物进行有效的终末消毒处理。
11. 各项工作符合《传染病防治法》,卫生部《医院隔离技术规范》《医疗机构消毒技术规范》《医务人员手卫生规范》。

三、传染病科室的布局设置、传染病的消毒与隔离

详见第六篇医院感染控制。

第四节　传染病病人常用诊疗技术与护理配合

一、腹腔穿刺术

腹腔穿刺术是腹水病因诊断的重要手段之一,临床较常用且有重要价值。该项检查简单易行安全。病人平卧,于左下腹局麻后,进针穿刺入腹腔,而后抽出液体。液体送有关化验及病理检查。

(一) 指征

1. 腹水的病因诊断　癌性腹水、炎性腹水、非炎性腹水。
2. 治疗腹水。
3. 腹腔内给药。
4. 疑有腹腔内出血者,做诊断性穿刺检查。

(二) 心理指导

向病人解释操作简单易行安全,诊断价值高,消除病人恐惧心理。

(三) 术前指导

1. 术前详细询问病史,有肝性脑病先兆,结核性腹膜炎粘连包块,包虫及卵巢囊肿者禁忌穿刺。

2. 术前嘱病人排尿,以防穿刺损伤膀胱。

3. 向病人解释操作的目的和方法,以取得病人的合作。

（四）术中指导

1. 嘱病人坐在靠背椅上,衰弱者可取其他适当体位,如平卧位或侧卧位。为确保穿刺成功,操作过程中病人不可随意改变体位。

2. 术中病人如有不适,及时告知工作人员。如头昏、心悸、恶心、气短及面色苍白等,应立即停止操作,并作适当处理。

3. 放液过程中,应密切观察病人反应,放液不宜过快,过多,肝硬化病人一次放液一般不超过1000ml,过多放液可诱发肝性脑病和电解质紊乱。

4. 放腹水时若流出不畅,可将穿刺针稍作移动或指导病人稍变换体位。

5. 放液前后均应测量体重、腹围、脉搏、血压,检查腹部体征,以观察病情变化。

（五）术后指导

1. 腹腔穿刺后,嘱病人平卧,并使穿刺孔位于上方以免腹水继续漏出。

2. 术后仍有腹水漏出,应及时报告医生,可用蝶形胶布粘贴。

3. 大量放液后,病人需用多头腹带,以防腹压骤降,内脏血管扩张而引起休克。

二、腰椎穿刺术

腰椎穿刺检查脑脊液的改变情况是神经系统最常用的重要检查方法之一。操作简单,病人侧卧位,在腰椎间隙（腰椎3～4之间）局麻后进针穿刺,留取脑脊液数毫升送检。

（一）指征

1. 中枢神经系统感染性疾病,如流行性脑脊髓膜炎、乙型脑炎等。

2. 脑血管病,如脑出血、脑梗死等。

3. 颅内肿瘤。

4. 椎管内注射药物。

5. 脊髓造影等特殊检查。

（二）心理指导

向病人解释腰椎穿刺术程序简单,只要指征掌握好,一般不会产生不良结果。正常脑脊液约150ml,检查留取量很少,对健康无影响,解除病人顾虑和紧张情绪。

（三）术前指导

1. 术前询问病史,凡疑有颅内压升高者必须先做眼底检查,如有明显视乳头水肿或有脑疝先兆者,禁忌穿刺。凡病人处于休克状态、衰竭或濒危状态以及局部皮肤有炎症,颅后窝有占位性病变者均禁忌穿刺,以免出现危险或感染。

2. 向病人解释操作的目的和方法。

（四）术中指导

1. 嘱病人侧卧于硬板床上,背部与床板垂直,头向前胸部屈曲,两手抱膝,紧贴腹部使躯干呈弓形;或有助手在术者对面用一手抱住病人头部,另一手挽住双下肢腘窝处并用力抱紧,使脊柱尽量后凸以增宽椎间隙,便于进针。

2. 穿刺过程中,应尽量避免咳嗽。如要咳嗽时,先告诉医生,以便暂停操作,避免损伤组织和移动穿刺位置。

3. 操作过程中,嘱病人如有不适,及时告诉工作人员。如病人出现呼吸、脉搏、面色异常等症状时,应立即停止操作,并作相应处理。

4. 鞘内给药时,应放出等量脑脊液,然后再等量置换性注入药液。

（五）术后指导

术后嘱病人去枕平卧4～6小时,以免引起术后低颅压头痛。若发生,一般平卧及多饮盐开水即可缓解,必要时可静脉滴注生理盐水。

三、骨髓穿刺术

骨髓穿刺术是通过采取骨髓液的一种常用诊断技术。一般选取髂骨上棘处为穿刺点,局部麻醉后进针刺入,而后抽取髓液,涂片后送检。其检查内容包括细胞形态学、寄生虫和细菌学等方面。操作简单易行,安全无痛,是血液系统疾病一种必要而常用的检查,对血液病的诊断具有重要价值。

（一）指征

1. 血液系统疾病的诊断和治疗效果判断,如各种贫血、白血病、紫癜等。

2. 肿瘤性疾病与类脂质代谢紊乱疾病,如淋巴瘤、转移瘤等。

3. 采集骨髓,进行骨髓移植。

4. 取骨髓液做细菌培养或寄生虫检查,协助诊断传染病与寄生虫病,如败血症、伤寒、疟疾及黑热病等。

5. 类白血病反应和脾功能亢进等。

（二）心理指导

向病人说明骨髓穿刺术简单、易行，参考价值高，骨髓检查所抽取的骨髓是极少量的（约0.2g），对身体没有影响，解除病人紧张、恐惧心理。

（三）术前指导

1. 询问病人有无过敏史，做普鲁卡因过敏试验。
2. 术前应做凝血时间检查。
3. 详细询问病史，有出血倾向病人操作时应特别注意，血友病病人禁止骨髓穿刺。术前向病人详细说明骨髓穿刺的目的和方法，以利术中配合。

（四）术中指导

1. 指导病人取正确体位 胸骨或髂前上棘穿刺时，病人取仰卧位。
2. 棘突穿刺时取坐位或侧卧位。髂后上棘穿刺时应取侧卧位，操作过程中不可随意改变体位，以免穿刺失败或断针。
3. 操作过程中如有不适，应及时告诉医护人员。
4. 穿刺完毕后，需按压针孔处1~2分钟，用胶布将无菌纱布加压固定，以防出血。

（五）术后指导

术后嘱病人平卧休息1~2小时，并观察局部有无出血现象，告诉病人3日内不宜洗澡。局部纱布脱落、潮湿，应告诉医护人员，及时更换。

四、肝穿刺活组织检查术

（一）适应证

1. 原因不明的肝大，肝功能异常者。
2. 原因不明的黄疸及门脉高压者。

（二）禁忌证

1. 全身情况衰竭者。
2. 肝外阻塞性黄疸、肝功能严重障碍、腹水者。
3. 肝棘球蚴病、肝血管瘤、肝周围化脓性感染者。
4. 严重贫血，有出血倾向者。

（三）用物准备

肝穿包治疗盘，骨髓穿刺包（含肝脏穿刺针，10ml或20ml注射器，12或16号针头，孔巾，纱布等），棉签，2%利多卡因，无菌手套，玻片，胶布，腹带，沙袋等。

（四）正确用药

术前预防性地使用止血药止血；术后预防性使用抗生素抗感染。

（五）术前心理护理

向病人解释穿刺的目的、意义和方法，消除顾虑和紧张情绪，并训练其屏息呼吸方法（深吸气，呼气，憋住气片刻），以利于术中配合。

（六）术后病情观察

1. 测量血压、脉搏，开始4小时内每15~30分钟测量一次。
2. 如有脉搏细速、血压下降、烦躁不安、面色苍白、出冷汗等内出血征象，应立即通知医生紧急处理。
3. 穿刺后需以沙袋加压穿刺部位预防出血约2小时，绝对卧床休息6小时。注意观察穿刺部位，注意有无伤口渗血、红肿、疼痛。若穿刺部位疼痛明显，应仔细检查原因，若为一般组织创伤性疼痛，可遵医嘱给予止痛药。若为气胸、胸膜休克或胆汁性腹膜炎，应及时处理。

五、人工肝技术

人工肝技术是借助体外机械、化学或生物性装置，暂时并部分替代肝脏功能，从而协助治疗肝功能不全、肝衰竭或相关疾病的方法。由于人工肝以体外支持和功能替代为主，故又称为人工肝支持系统（artificial liver support system, ALSS）。操作步骤包括：向受术者说明操作过程，签署知情同意书；开机和参数的设置；安装管道、冲洗管路、抗凝、连接监护；血管穿刺和连接管路，并行自血循环；开启置换泵，进行血浆置换等；术中观察病情变化，监护生命体征；拔管、回血，整理用物并做好记录。

（一）指征

1. 重型病毒性肝炎，原则上以早、中期为佳，凝血酶原活动度控制在20%~40%，血小板>5×10^9/L者为宜。
2. 其他原因引起的肝功能衰竭（包括药物、毒物、手术、创伤、过敏等）。
3. 晚期肝病肝移植围术期治疗。

4. 各种原因引起的高胆红素血症（肝内胆汁淤积、术后高胆红素血症等）经内科治疗无效者。

(二) 术前护理

评估病人是否适宜行手术：治疗前详细询问病史，有无出血史，有无肝性脑病前期表现，检测肝、肾功能、凝血酶原时间、血小板计数、血型等。术前指导：向受术者及家属解释检查目的、过程、方法等，减轻受术者心理紧张和焦虑。嘱受术者治疗前尽量少饮水，配备高质量早餐，避免低血糖、低血压的发生。术前应逐步训练在床上大、小便，以防治疗中、治疗后不能适应床上大小便。

(三) 术中护理

1. 医护人员进入治疗室前必须戴口罩、帽子，更换工作鞋，穿好隔离衣，操作时戴无菌手套。

2. 分离器的冲洗　体外循环的管路及分离器需无菌装接，予38℃生理盐水1000ml冲洗管路，再用500ml生理盐水加肝素20mg冲洗管路。充分去除分离器或灌流器中的微泡。治疗结束后回路及分离器行污物处理或严格消毒后废弃，不得重复应用。

3. 室温的调节　治疗时因补充大量的血浆和液体，受术者常易感畏寒、寒战，因此要注意室温的调节，保持夏天26~28℃左右，冬季28~30℃左右，补充的血浆及液体应先存放37~38℃的水温中预热，治疗仪温度调为38~39℃左右。

4. 正确保存和融化血浆、蛋白制品　冰冻血浆应在37℃水温中摇动融化，水温不宜过高，否则引起蛋白凝固，备好的血浆应在6小时内应用，天气炎热时为4小时。

5. 严格执行输血查对制度，应以同种血型为原则，并查对血浆标签上的时间，包装是否破损。

6. 及时处理过敏反应，轻者皮肤瘙痒，可口服氯雷他定4mg，重者如血压下降、恶心、呕吐、畏寒，应立即停止输注血浆，改输白蛋白，给予吸氧，地塞米松5mg静脉推注或异丙嗪12.5mg肌内注射，经处理无效则停止治疗。

(四) 术后护理

1. 监测病情变化　生命体征（特别是体温）的变化；口腔是否清洁湿润，皮肤黏膜是否清洁干燥；留置插管处需严密观察创口是否出血，敷料是否干燥，大小便后创口有无污染，有无留置管外脱。定期监测血生化全套及凝血酶原时间，及时发现并给予相应处理，可避免受术者出现不必要的并发症。

2. 血管通路的护理　血管通路是人工肝受术者的第二生命线，是顺利进行人工肝治疗的保证。抗生素封管法能够有效预防或配合治疗导管相关菌血症，在每次行人工肝治疗结束后采用敏感抗生素封管，使抗生素溶液保留在导管腔内。为防止导管脱出，导管与皮肤处用缝针固定，由于牵拉或留置时间较长易产生缝线与皮肤脱离现象，接管操作时动作要轻，对出现肝性脑病者，留置插管处加强包扎，以免受术者烦躁时拔出导管。减少导管腔内污染，留置双腔导管做其他用途（输液、采血等），以减少螺旋肝素帽的开放次数。

(五) 术后并发症及处理

1. 出血　①插管处出血：表现为插管处渗血、皮下出血或血肿，严重者可危及生命。一旦发现应加压包扎，必要时使用止血剂。②消化道出血：表现为呕血、便血等，术前常规应用预防性制酸剂治疗，术中少用或不用肝素，或采用体外肝素化。一旦发生，应及时给予处理。③皮肤、黏膜出血：临床可表现为鼻出血，皮肤瘀点、瘀斑。④颅内出血：是最严重的出血性并发症，往往出血量大，受术者易出现脑疝而死亡。

2. 凝血　灌流器凝血应采取等渗盐水冲洗，加大肝素用量或更换灌流器。留置管凝血在留置封管时，肝素用量要适当大些，并根据留置管的长度给足剂量。

3. 低血压　术前做好对症处理，术中需密切观察血压、心率变化；一旦发现血压较低或临床症状明显，予以补充血容量，必要时使用升压药物；血液灌流综合征者，可预先服用抗血小板聚集药物如双嘧达莫、阿司匹林，或改用血浆灌流可减少其发生概率。

4. 继发感染　①与治疗管路有关的感染：放置临时性插管（锁骨下或颈内静脉、股静脉）的受术者出现发热，若找不到明显的感染灶，应做血培养并及时将留置管拔掉，同时给予抗生素治疗。②血源性感染：人工肝治疗包括血液透析、血液滤过、血液（血浆）灌流、血浆置换及生物人工肝等，尤其是血浆置换，需要大量的异体血浆，易发生血源感染。

5. 过敏反应 常为血浆代用品、鱼精蛋白、新鲜冰冻血浆等的过敏反应,可表现为低血压、休克,应迅速开放静脉通路,补充血容量,并予以对症处理。

6. 失衡综合征 轻者仅有头痛、焦虑、恶心、呕吐,严重时可有意识障碍、癫痫样发作、昏迷,甚至死亡。治疗可予50%葡萄糖40~60ml静脉注射及降低颅内压、镇静、降压、纠正心律紊乱等。

(李名花 郭佳)

第二章

病毒感染性疾病病人的护理

第一节 病毒性肝炎

病毒性肝炎(viral hepatitis)是由多种肝炎病毒引起的,以肝脏损害为主的一组全身性传染病,是我国法定乙类传染病。在我国各类传染病中发病率最高,流行最广,危害极大。病毒性肝炎的病原体主要包括甲型肝炎病毒(hepatitis A virus, HAV)、乙型肝炎病毒(hepatitis B virus, HBV)、丙型肝炎病毒(hepatitis C virus, HCV)、丁型肝炎病毒(hepatitis D virus, HDV)和戊型肝炎病毒(hepatitis E virus, HEV)。因此,按病原体分类,目前确定的病毒性肝炎包括甲型肝炎、乙型肝炎、丙型肝炎、丁型肝炎和戊型肝炎共五种类型。其中甲型和戊型肝炎主要表现为急性感染,经粪-口途径传播,可引起暴发流行,但一般不转变为慢性肝炎。乙、丙、丁型肝炎多呈慢性感染,主要经血液、体液等胃肠外途径传播,少数可发展为肝硬化和肝细胞癌。虽然病原体不同,但各型病毒性肝炎临床表现基本相似,以疲乏、食欲减退、肝大、肝功能异常为主,部分病例出现黄疸。

一、病原学

从病原学来看,五种类型的肝炎病毒中除HBV为DNA病毒外,其余四型均为RNA病毒。HAV对外界抵抗力较强,耐酸、碱,室温下可生存1周,对甲醛、氯、紫外线敏感,煮沸1分钟能使之灭活。HBV的抵抗力很强,对热、低温、干燥、紫外线及一般浓度的消毒剂均能耐受,在30~32℃血清中可保存6个月,煮沸10分钟可被灭活,对0.2%苯扎溴铵及0.5%过氧乙酸敏感。HBV基因组易突变,影响血清学指标的检测,并与肝炎慢性化、重型肝炎、原发性肝细胞癌的发生密切相关。HCV对有机溶剂敏感,10%氯仿、煮沸及紫外线照射均可使之灭活。HDV是一种缺陷病毒,常与HBV同时或在HBV感染基础上引起重叠感染,当HBV感染结束时,HDV感染亦随之结束。HEV在碱性环境下较稳定,对高热、氯仿、氯化铯敏感。此外,最近还发现其他病毒性肝炎的致病因子,如庚型肝炎病毒和输血传播病毒,但其致病性尚未明确。

二、发病机制

病毒性肝炎的发病机制颇为复杂。对于甲型肝炎,HAV经口进入人体后,由肠道进入血流,引起短暂的病毒血症,约1周后进入肝细胞内复制,2周后由胆汁排出体外。HAV引起肝脏损伤可能的机制,主要是HAV抗原激活机体细胞免疫,激活$CD8^+T$淋巴细胞,通过直接作用和分泌细胞因子(如γ干扰素)使肝细胞变性、坏死,在感染后期,体液免疫亦参与破坏肝细胞。戊型肝炎的发病机制类似于甲型肝炎。

对于乙型肝炎,HBV经血液/体液途径、母婴传播感染人体。乙型肝炎的发病机制非常复杂,目前尚未完全明了。肝细胞病变主要取决于机体的免疫应答,尤其是细胞免疫应答,然而机体的免疫应答在清除HBV的过程中,亦可造成肝细胞损伤。乙型肝炎的肝外损伤主要由免疫复合物引起。乙型肝炎慢性化的发生机制尚未充分明了,有证据表明,免疫耐受是关键因素之一。

丙型肝炎的发病是与HCV的直接致病作用及免疫损伤引起肝细胞损伤有关。HCV的直接致病作用可能是急性丙型肝炎中肝细胞损伤的主要原因,而慢性丙型肝炎则以免疫损伤为主要原因。肝硬化和肝癌是慢性丙型肝炎的主要死亡原因。丁型肝炎的发病机制还未完全阐明,目前认为HDV本身及其表达产物直接损坏肝细胞,此外,机体免疫反应也参与了肝细胞损伤。

三、病理改变

各型肝炎病毒引起的病理变化基本相同,都以肝细胞水肿、变性、坏死为主,伴有不同程度炎症细胞浸润,间质增生和肝细胞再生。在病毒性肝炎中,黄疸的发生与肝细胞膜通透性增加及胆红素的摄取、结合、排泄等功能障碍有关;出血倾向是由于重型肝炎肝细胞坏死时凝血因子合成减少,肝硬化脾功能亢进致血小板减少,DIC导致凝血因子和血小板消耗及多种继发有害因素对小血管的损害所致;腹水多由于醛固酮分泌过多和利钠激素减少,导致钠潴留、门脉高压、低蛋白血症、肝淋巴液生成增多等引起;肝性脑病的发生与血氨及其他毒性物质潴留、假性神经递质和支链氨基酸/芳香氨基酸比例失调等多种因素有关;肝衰竭时,由于内毒素血症、肾血管收缩、肾缺血、前列腺素E_2减少、有效血容量下降等因素导致肾小球滤过率和肾血浆流量降低,引起急性肾功能不全,出现肝肾综合征。

【护理评估】

(一)流行病学资料

1. 传染源 甲型肝炎的传染源为急性期病人和隐性感染者。其传染期多在起病前2周至血清谷丙转氨酶高峰期后1周。乙型肝炎的传染源主要是乙型肝炎病人(急、慢性乙型肝炎)及乙肝病毒携带者。丙型、丁型肝炎的传染源亦为病人及病毒携带者。戊型肝炎的传染源与甲型肝炎相似。

2. 传播途径 甲型肝炎和戊型肝炎均经粪-口途径传播,粪便污染饮用水源、食物、蔬菜、玩具等可引起流行。水源或食品污染可引起暴发流行。戊型肝炎以水源传播为主。乙型肝炎可经血液、体液传播,如通过输血及血制品、注射、手术、针刺、共用剃刀和牙刷、血液透析、器官移植等方式传播;也可经母婴传播,通过包括胎盘、分娩、哺乳、喂养等方式感染。现已证实唾液、汗液、精液和阴道分泌物等体液含有HBV,性接触、密切的生活接触也是重要的传染途径。理论上经破损的消化道、呼吸道黏膜或昆虫叮咬,均可引起乙型肝炎的传播,但实际意义并不大。丙型、丁型肝炎的传播途径与乙型肝炎相似,输血及血制品曾经是丙肝最主要的传播途径,随着筛查方法的改善,此传播方式已明显控制。

3. 人群易感性 人群对各型肝炎普遍易感,感染后可获免疫力,但各型之间无交叉免疫。在我国,甲型肝炎以幼儿、儿童、青少年时期感染较多,以隐性感染为主。对于乙型肝炎而言,表面抗体阴性者普遍易感。婴幼儿是获得HBV感染的最危险时期。我国为乙型肝炎高发区,以散发为主,无明显季节性,有家族聚集现象。丙型肝炎多见于反复输血、输血制品者。

(二)身体评估

潜伏期:甲型肝炎2~6周;乙型肝炎1~6月;丙型肝炎2~26周;丁型肝炎4~20周;戊型肝炎2~9天。按临床过程可分为下列不同的临床类型。

1. 急性肝炎 包括急性黄疸型肝炎和急性无黄疸型肝炎。各型肝炎病毒均可引起急性肝炎。急性丙型肝炎的临床症状较轻,多无明显症状,一般无黄疸或者程度较轻;急性丁型肝炎如果与HBV同时感染,临床表现与急性乙型肝炎相似,大多表现为黄疸型,预后良好;如果继发于HBV感染,即重叠感染,病情较重,大多会向慢性化发展。戊型肝炎与甲型肝炎相似,但黄疸前期较长,约10天,症状较重,一般无慢性化过程也无慢性携带状态。

(1)急性黄疸型肝炎:总病程约2~4个月,临床经过可分为三期。黄疸前期:甲、戊型肝炎起病多较急,约80%病人有发热,伴畏寒;乙、丙、丁型肝炎起病较缓,仅少数有发热。突出的症状为乏力、厌食、厌油、恶心、呕吐、腹胀、肝区痛、尿色加深等。本期持续5~7天。黄疸期:自觉症状好转,发热消退,尿黄加深,皮肤、巩膜黄染。本期持续2~6周。恢复期:黄疸消退,症状消失,肝、脾回缩。本期持续1~2个月。

(2)急性无黄疸型肝炎:症状类似急性黄疸型肝炎的黄疸前期,以乏力和胃肠道症状为主,但不出现黄疸。

2. 慢性肝炎　急性肝炎病程超过半年，或原有乙、丙、丁型肝炎或有 HBsAg 携带史而因同一病原体再次出现肝炎症状、体征及肝功能异常者。依据病情轻重，可分为轻、中、重三度。轻度：病情较轻，症状不明显或虽有症状、体征，但生化指标仅 1～2 项轻度异常者。中度：症状、体征、实验室检查居于轻度与重度之间者。重度：有明显或持续的肝炎症状，伴肝病面容、肝掌、蜘蛛痣或肝（脾）大而排除其他原因者。

3. 重型肝炎（肝衰竭）　五型肝炎病毒均可引起，以 HBV 相对较多，HAV、HCV 少见。重型肝炎病因及诱因复杂，包括重叠感染（如乙型肝炎重叠戊型肝炎）、机体免疫状况、妊娠、HBV 基因突变、过度疲劳、精神刺激、饮酒、应用肝损药物、合并细菌感染、伴有其他疾病（如甲状腺功能亢进、糖尿病）等。临床表现包括：极度乏力，严重消化道症状，神经、精神症状（嗜睡、性格改变、烦躁不安、昏迷等）；可见扑翼样震颤及病理反射。可出现中毒性鼓肠、肝臭、肝肾综合征等。

根据病理组织学特征和病情发展速度，重型肝炎可分为四类：

（1）急性重型肝炎：特征是起病急，发病 2 周内出现Ⅱ度以上肝性脑病、肝明显缩小、肝臭等。病程一般不超过 3 周，病死率高。

（2）亚急性重型肝炎：起病较急，发病 15 天～26 周内出现肝衰竭症状。首先出现Ⅱ度以上肝性脑病者，称为脑病型；首先出现腹水及其相关症状者（包括胸腔积液等），称为腹水型。晚期可有难治性并发症，如脑水肿、消化道大出血、严重感染。一旦出现肝肾综合征，预后极差。本型病程较长，常超过 3 周至数月，容易转化为慢性肝炎或肝硬化。

（3）慢加急性重型肝炎：是在慢性肝病基础上出现的急性肝功能失代偿。

（4）慢性重型肝炎：是指在慢性肝炎或肝炎后肝硬化基础上发生的重型肝炎。此型主要以同时具有慢性肝病的症状、体征和实验室检查的改变及重型肝炎的临床表现为特点。

4. 淤胆型肝炎　具有梗阻性黄疸的临床表现，即黄疸加深的同时伴有全身皮肤瘙痒、大便颜色变浅、肝大；黄疸深，消化道症状轻。

5. 肝炎肝硬化　根据肝脏炎症情况分为 2 种：活动性肝硬化和静止性肝硬化。前者有慢性肝炎活动的表现，如乏力、消化道症状等，同时出现门脉高压的表现，如腹水、腹壁、食管静脉曲张、脾大、肝缩小、变硬等；后者无肝脏炎症活动的表现，症状轻或无特异性。

6. 并发症　主要有肝硬化、肝性脑病、上消化道出血、肝肾综合征、感染、肝细胞癌、脂肪肝、胆道炎症、胰腺炎、糖尿病等。

（三）实验室检查及辅助检查

1. 肝功能的检查

（1）血清酶：肝脏损害时，谷丙转氨酶（ALT）和谷草转氨酶（AST）升高；急性黄疸型肝炎常明显升高，慢性肝炎可持续或反复升高，重型肝炎时出现胆-酶分离现象。

（2）血清蛋白：慢性肝炎及肝硬化时可出现清蛋白（A）下降，球蛋白（G）升高，A/G 比值下降或倒置。

（3）血胆红素检测：黄疸型肝炎时，直接和间接胆红素均升高。但淤胆型肝炎以直接胆红素升高为主。

（4）凝血酶原活动度（PTA）检查：此项检查对重型肝炎临床诊断有重要意义。重型肝炎时，PTA 小于 40% 或凝血酶原时间（PT）比正常对照延长 1 倍以上时提示肝损害严重。血氨增高提示肝性脑病。

（5）各亚类病毒性肝炎的肝功能特点：急性黄疸型肝炎的黄疸前期，肝功能改变主要为 ALT 升高，黄疸期仍为 ALT 和胆红素升高，尿胆红素阳性，直至恢复期，肝功能才恢复正常。急性无黄疸型肝炎的特点是 ALT 常明显增高。轻度慢性肝炎，肝功能指标仅 1 或 2 项轻度异常。重度慢性肝炎则表现为白蛋白降低，ALT 和（或）AST 反复或持续升高、丙种球蛋白明显升高。重型肝炎（肝衰竭）：黄疸进行性加深，血总胆红素（TBIL）≥17.1μmol/L 或大于正常值 10 倍，胆-酶分离、血氨升高。淤胆型肝炎：血清 TBIL 明显升高，以直接胆红素为主，碱性磷酸酶（ALP 或 AKP）、胆固醇、总胆汁酸等升高。出现"三分离"：ALT、AST 升高不明显；PT 无明显延长，PTA>60%。

2. 各型肝炎病毒标志物检测　在血清或者粪便中可检测出相应的肝炎病毒标志物。

（1）甲型肝炎：血清抗-HAV-IgM 是 HAV 近

期感染的指标,是确诊甲型肝炎最主要的标志物。血清抗-HAV-IgG 为保护性抗体,见于甲型肝炎疫苗接种后或既往感染 HAV 的病人。

(2) 乙型肝炎

1) 表面抗原(HBsAg)与表面抗体(抗-HBs):HBV 感染后 3 周血中首先出现 HBsAg,HBsAg 阳性见于 HBV 感染者。抗-HBs 阳性见于过去感染 HBV 恢复后或预防接种乙型肝炎疫苗后产生的免疫力。

2) e 抗原((HBeAg)及其抗体(抗-HBe):HBeAg 一般只出现在 HBsAg 阳性病人的血清中,是 HBV 复制过程中产生的一种可溶性蛋白抗原,HBeAg 阳性提示 HBV 复制活跃,传染性较强。抗-HBe 在 HBeAg 消失后出现。临床上抗-HBe 阳性存在两种可能性:一是 HBV 复制的减少或停止,传染性较弱;另一则是 HBV 前 C 区基因发生变异,此时 HBV 仍然复制活跃,有较强的传染性。

3) 核心抗原(HBcAg)与其抗体(抗-HBc):HBcAg 主要存在于受感染的肝细胞核内,也存在于血液中 Dane 颗粒的核心部分,如检测到 HBcAg,表明 HBV 有复制。抗-HBc 出现于 HBsAg 出现后的 3~5 周,当 HBsAg 已消失,抗-HBs 尚未出现,只检出抗 HBc,此阶段称为"窗口期"。抗-HBc-IgM 型存在于急性期或慢性乙型肝炎急性发作期;抗-HBc-IgG 型是过去感染的标志,可保持多年。

4) 乙型肝炎病毒脱氧核糖核酸(HBV-DNA)和 DNA 多聚酶(HBV-DNAP):位于 HBV 的核心部分,是反映 HBV 感染最直接、最特异和最灵敏的指标,若两者阳性提示 HBV 的存在、复制、传染性强。

(3) 丙型肝炎:丙型肝炎病毒核糖核酸(HCV-RNA)在病程早期即可出现,而于治愈后很快消失。丙型肝炎病毒抗体(抗-HCV)是具有传染性的标记而不是保护性抗体。

(4) 丁型肝炎:血清或肝组织中的 HDVAg 和(或)HDV-RNA 阳性有确诊意义。抗-HDV-IgG 阳性是现行感染的标志。

(5) 戊型肝炎:抗-HEV-IgM 及抗-HEV-IgG 阳性均可作为近期感染的指标。

3. 其他实验室检查 急性肝炎初期白细胞总数正常或略高,一般不超过 $10×10^9/L$,黄疸期白细胞总数减少,淋巴细胞及大单核细胞升高,可见异常淋巴细胞;深度黄疸或发热病人,尿中可出现蛋白,红、白细胞或管型。

(四) 心理、社会支持评估

评估病人对肝炎一般知识的了解情况,对预后的认识,对所出现的各种症状的心理反应及表现;评估病人对患肝炎后住院隔离的认识,是否有被人歧视,是否有被嫌弃或孤独感,是否有意回避他人;患病是否对工作、学习、家庭等造成较大影响;评估病人的家庭经济情况,社会支持系统对肝炎的认识及对病人的关心程度;病人的应对能力等。

【护理诊断/问题】

1. 体温过高 与肝炎病毒感染有关。

2. 知识缺乏:缺乏防治病毒性肝炎的相关知识。

3. 焦虑 与隔离治疗、病情反复、久治不愈、感到疾病威胁有关。

4. 潜在并发症:①肝性脑病:与血氨、假神经递质增多等有关。②腹水:与门脉高压、低蛋白血症等有关。③出血:与凝血因子合成障碍、内毒素、DIC 等有关。④肾功能不全:与大量肠源性内毒素进入血流,肾血管收缩有关。

【护理目标】

1. 病人休息良好,体温恢复正常,症状缓解,肝功能改善。

2. 病人及家属明确病毒性肝炎的病因、临床经过、传播途径及家庭隔离措施,掌握活动与休息的方法,正确实施饮食护理计划。

3. 病人及家属以良好的心态积极配合疾病的治疗和护理。

4. 病人能有效避免潜在并发症的诱因,预防并发症的发生。

【护理措施】

1. 安排病人的休息与活动 急性肝炎、重型肝炎、慢性肝炎活动期、ALT 升高者应卧床休息。安静卧床休息可增加肝脏血流量,降低机体代谢率,有利于肝细胞的恢复。急性肝炎病人宜早期卧床休息。在发病后 1 个月内,除进食、洗漱外,其余时间均应安静卧床休息。当症状好转,黄疸减轻,肝功能改善后,可每日轻微活动 1~2 小时,以病人不感到疲劳为度,以后随病情进一步好转,可逐渐增加活动量,至肝功能正常1~3个月可恢复日常活动及工作,但仍应避免过度劳累。慢性肝炎病人ALT明显升高,甚至出现黄疸时,应卧床休息;如ALT接近正常,症状减轻则可适当活动。重型肝炎病人应保持安定情绪,绝对卧床休息。

2. 疾病监测 ①常规监测:重点观察生命体征、神志、黄疸、出血及24小时出入液量、电解质、酸碱平衡等。②并发症监测:观察有无并发症,如观察口腔、呼吸道是否存在感染;有无皮肤黏膜的瘀点、瘀斑,牙龈出血、鼻出血、呕血、便血等;有无肝性脑病的早期表现;有无厌食、恶心、呕吐等早期肾功能不全等表现,早期发现和防治出血、肝性脑病、肾衰竭、继发感染等并发症是抢救成功的关键。

3. 皮肤护理 黄疸型肝炎病人由于胆盐沉积,可引起皮肤瘙痒,应指导病人进行皮肤自我护理,减轻瘙痒,避免皮肤损伤及感染。如应穿布制、柔软、宽松的内衣裤,勤换洗,保持床单清洁、干燥。每天可用温水擦拭全身1次,不用有刺激性的肥皂及化妆品。瘙痒重者可局部涂擦止痒剂,也可口服抗组胺药。及时修剪指甲,防止皮肤抓伤,如皮肤已有破损,可涂甲紫,保持局部干燥,预防感染。

4. 用药护理 因大部分药物都在肝脏代谢,为减轻肝脏负担,禁用损害肝脏的药物。遵医嘱使用抗病毒药物,并向病人解释应用干扰素治疗的目的和注意事项。干扰素治疗应注意:①类流感综合征:多在注射后2~4小时发生,出现发热、寒战、乏力、肝痛、背痛和消化系统症状,如恶心、食欲不振、腹泻及呕吐。治疗2~3次后逐渐减轻,可于注射后2小时给予对乙酰氨基酚解热镇痛剂等对症处理,不必停药,或将注射时间安排在晚上。②骨髓抑制:出现粒细胞及血小板计数减少,一般停药后可自行恢复。当白细胞计数<3.0×10^9/L或中性粒细胞计数<1.5×10^9/L,或血小板计数<40×10^9/L时,需停药。血象恢复后可重新恢复治疗,但需密切观察。③精神症状:出现如焦虑、抑郁、兴奋、易怒等精神症状,应停药。④出现失眠、轻度皮疹、脱发时,根据情况对症治疗,可不停药。出现少见的不良反应,如癫痫、肾病综合征、间质性肺炎和心律失常时,应停药观察。⑤诱发自身免疫性疾病:如甲状腺炎、血小板减少性紫癜、溶血性贫血、风湿性关节炎和1型糖尿病等,亦应停药。⑥进行大剂量皮下注射时,少数病人会出现局部触痛性红斑,一般2~3日可自行消失,用药时适当增加溶媒剂的量,并缓慢推注,以减轻或避免上述反应的发生。此外,应用拉米夫定等药物时,应注意有无停药反跳及骨髓抑制等现象。

5. 饮食护理 首先向病人及家属介绍合理饮食的重要性,合理的饮食可以改善病人的营养状况,促进肝细胞再生和修复,利于肝功能恢复。肝炎急性期病人有食欲不振、厌油、恶心、呕吐等症状,宜进食清淡、易消化、低脂、富含维生素的流质或半流质饮食。黄疸消退、食欲好转后,应避免暴饮暴食,但要保证足够热量,每日碳水化合物约需250~400g,如入量过少,可喝糖水、果汁或静脉输入10%葡萄糖加维生素C,蛋白质每日进食1.0~1.5g/(kg·d),鼓励病人多吃水果、蔬菜等含维生素较丰富的食物。恢复期可逐渐过渡至普通饮食。慢性肝炎病人适当增加蛋白质摄入,量为1.5g~2.0g/(kg·d),以优质蛋白为主,如牛奶、鸡蛋、瘦猪肉等;碳水化合物300~400g/d,以保证足够的热量;脂肪以耐受为限,50~60g/d;慢性肝炎合并肝硬化、血氨偏高者,应限制或禁食蛋白质,每日蛋白质摄入<0.5g/kg。合并腹水、少尿者,应进低盐或无盐饮食,钠限制在500mg/d(氯化钠1.2~2.0g),进水量每日不超过1000ml。各型肝炎病人均不宜长期高糖、高热量饮食,尤其是合并糖尿病倾向和肥胖者,以防诱发糖尿病和脂肪肝;应戒烟和禁饮酒。

6. 心理护理 多与病人沟通,消除顾虑,使病人主动配合治疗与护理,同时提高护理服务质量,为病人提供良好的护理技术,及时解除其不适感。向病人及家属解释坚持治疗的重要性,帮助其建立良好的心态,争取病人及家属的积极配合,指导病人正确对待疾病,保持稳定、乐观的情绪,树立信心,促进疾病早日康复。

7. 并发症的护理

(1) 肝性脑病的观察及预防:注意观察精神、神经症状,及时发现肝性脑病先兆,观察生命体征、瞳孔大小及形状变化,早期发现脑水肿、脑疝。使用脱水剂者,应记录出入液量,注意维持水电解质平衡。应及早发现和避免肝性脑病的诱因：如使用利尿药、高蛋白饮食、消化道大出血、放腹水等。

（2）腹水的观察及护理：每周测量体重1次，每日测量腹围1次。观察病人有无心悸、呼吸困难，了解腹水消长情况。主张进低盐饮食（每日盐摄入量<2g）或无盐（每日盐摄入量<0.5g）饮食，改用糖、醋等调味品。向病人解释饮食要求，以取得合作。严重腹水病人应限制液体摄入量，并记录24小时出入量。遵医嘱给予利尿药，如呋塞米等，或输入白蛋白，提高胶体渗透压后再给予利尿药。观察药物副作用，防止电解质紊乱。每周进行血生化检查2次。严重腹胀与呼吸困难病人，遵医嘱配合医生进行腹穿、放腹水治疗。

（3）出血的观察及预防：观察出血的表现，如牙龈出血、鼻出血、皮肤瘀斑、呕血、便血及注射部位出血等。密切观察生命体征，注意出血程度，做到早期发现，及时处理。告诉病人不要用手指挖鼻或用牙签剔牙，不用硬牙刷刷牙，刷牙后有出血者可用棉棒擦洗或用水漱口，注射后局部至少应压迫10~15分钟。及时查血型、血红蛋白及进行凝血功能检测，并配血备用。

（4）肾衰竭的观察和预防：观察肝肾综合征的表现，严格记录出入水量，及时检查尿常规，血尿素氮、肌酐及血清钾、钠、氯含量等，发现异常及时报告医生。应对有消化道出血、大量利尿、大量及多次放腹水、严重感染等病人加强观察，因为上述情况易诱发肾衰竭。

8. 健康教育

（1）预防疾病：告诉病人所患肝炎类型、传播途径、隔离期、隔离措施、消毒方法及家属如何进行个人防护等。患急性甲型和戊型肝炎，病人和健康人之间应做好生活隔离，食具、茶具、生活用具严格分开。注意个人卫生，做到饭前、便后用肥皂和流动水洗手。对病人用物和排泄物进行消毒。密切接触者应进行预防接种。对其他类型肝炎，在发病期或血中有病毒复制标志物存在时，应视为有传染性，必须做好血液及生活接触隔离。急性肝炎病人病情稳定1年后方可结婚，已婚者应节制性生活。

（2）管理疾病：执行消化道、血液（体液）隔离制度。讲解本病的特点、临床过程以及并发症的表现。向病人及家属说明休息和营养的重要性，宣传病毒性肝炎的家庭护理和自我保健知识。发病期间卧床休息，避免过度劳累，保证足够的营养摄入，禁烟酒，避免感染等。向病人介绍所用药物的名称、剂量、方法及不良反应，并严格遵医嘱用药，禁用损害肝脏的药物。一旦发病，应合理治疗，规律用药。

（3）复查指导：急性肝炎病人出院后第1个月，每半月复查1次，以后每1~2个月复查1次，半年后每3个月复查1次，定期复查1~2年。慢性肝炎应每3~6个月复查1次，包括B超、甲胎蛋白、肝功能、血常规等，以早期发现门脉高压及肝癌。

【护理评价】

1. 病人是否恢复良好，肝功能有无改善。

2. 病人及家属是否明确所患肝炎类型及传播途径，是否已执行预防措施。

3. 在护士的指导下，病人是否能配合疾病过程中的治疗与护理。

4. 各种潜在并发症是否得到控制或未发生。

第二节　流行性乙型脑炎病人的护理

流行性乙型脑炎（epidemic encephalitis B）简称乙脑，是由乙型脑炎病毒引起的一种人畜共患的自然疫源性疾病，以动物或人受感染后出现病毒血症者为传染源，经蚊虫叮咬传播，人群普遍易感，以隐性感染最为常见，感染后可获持久免疫力。乙脑流行于夏秋季，主要分布于亚洲和东南亚地区，我国病人多为10岁以下儿童，尤以2~6岁儿童发病率最高，儿童经广泛免疫接种后，现在成人和老年人发病率相对增高。乙脑是以脑实质炎症为主要病变的中枢神经系统急性传染病，临床上以高热、意识障碍、惊厥及脑膜刺激征为主要表现，重症者常发生呼吸衰竭，病后常有后遗症。

乙脑病毒属虫媒病毒B组，核心为单股正链RNA，呈球形，是嗜神经病毒。在细胞质内繁殖，对外界抵抗力不强，不耐热，对乙醚、酸等均很敏感，高温100℃ 2分钟或56℃ 30分钟即可灭活，但耐低温和干燥，用冰冻干燥法在4℃冰箱中可保存数年,在蚊体内繁殖的适宜温度是25~30℃。

人被带病毒的蚊虫叮咬后,病毒即进入人体,在单核-吞噬细胞内繁殖,继而进入血液循环引起病毒血症,如不侵入中枢神经系统则呈隐性感染。当机体防御功能降低,或病毒量多、毒力强时,病毒可通过血脑屏障进入中枢神经系统,引起中枢神经系统广泛性损害。

乙脑主要病变以脑实质广泛急性炎症为主,尤以大脑皮质、中脑、丘脑等最为严重,脊髓、脑膜病变轻。肉眼观察大脑和脑膜有充血、水肿和点状出血,重症者脑实质有大小不等的坏死软化灶。镜下可见基本病变为神经细胞变性肿胀、坏死、血管内淤血、附壁血栓及出血灶。血管周围有炎症细胞浸润,形成"血管套",还可有胶质细胞增生。

【护理评估】

(一)流行病学资料

1. 传染源　动物(如猪、牛、马、羊、鸡、鸭、鹅等)或人受感染后出现病毒血症者,是本病的传染源。动物中猪的感染率最高,感染后血中病毒数量多,病毒血症期可长达7天,而猪的饲养面广,更新快,因此,猪是本病的主要传染源。人被感染后无论隐性感染或显性感染,仅发生短暂病毒血症(一般5天以内),且血中病毒数量较少,故病人及隐性感染者作为传染源的意义不如动物。

2. 传播途径　乙脑主要经虫媒传播,蚊虫通过叮咬将病毒感染人及动物。国内传播的蚊种为库蚊、伊蚊和按蚊,以三带喙库蚊为主。当这些蚊虫叮咬感染乙脑病毒的猪后,病毒进入蚊体内迅速繁殖,移行至唾液腺,在唾液中保持较高浓度,经叮咬将病毒传给人和动物。感染后的蚊虫可携带病毒越冬,并且可经卵传代,所以蚊虫是乙脑病毒的长期宿主。

3. 人群易感性　人对乙脑病毒普遍易感,以隐性感染为主,且可获得持久的免疫力。本病好发于10岁以下儿童,2~6岁组发病率最高,但近年来,成人与老人的发病率相对有所增加,且病死率高,这可能与儿童普遍接受预防接种有关。

4. 流行特征　本病主要流行区是东南亚和西太平洋地区,我国除青海、新疆、东北及西藏外均有流行,发病率农村高于城市。乙脑在热带地区全年均可发生,在亚热带和温带地区有明显的季节性,80%~90%的病人发病集中在7、8、9三个月,主要与蚊虫繁殖、气温和雨量等因素有关,气温达25℃以上雨量适宜,便可出现流行。本病呈高度散发性,家庭成员中同时发病者罕见。

(二)身体评估

潜伏期一般为10~14天。典型的病程可分为4期。

1. 初期　病程第1~3天,起病急,体温在1~2天内升高至39~40℃,伴头痛、恶心、呕吐,可出现不同程度的嗜睡或精神倦怠,此时神经系统症状及体征常不明显而误诊为上呼吸道感染,少数病人可出现神志淡漠和颈项强直。

2. 极期　病程第4~10天,除初期症状加重外,主要表现为脑实质受损的症状。高热、抽搐和呼吸衰竭是乙脑极期的严重表现,三者互相影响,呼吸衰竭是致死的主要原因。

(1)高热:体温稽留于39~40℃以上,持续7~10天,轻者短至3~5天,重者可达3周以上。一般发热温度越高,热程越长,病情越重。

(2)意识障碍:可表现为嗜睡、谵妄、昏迷、定向力障碍等。神志不清多发生在发病的第3~8天,常持续1周左右,重型者可长达1个月以上。昏迷的程度与病情的严重程度及预后呈正相关。

(3)惊厥:发生于病程第2~5天,是病情严重的表现,可有手、足、面部的局部抽搐,肢体阵挛性抽搐或全身强直性抽搐,历时数分钟至数十分钟不等。发生率为40%~60%。

(4)呼吸衰竭:是乙脑病人最严重的表现,也是死亡最主要的原因。多因脑实质炎症、缺氧、脑水肿、颅内高压、脑疝和低血钠脑病等所致,表现为呼吸表浅、节律异常,如双吸气、叹息样呼吸、潮式呼吸,严重的脑水肿可发生呼吸突然停止。因脊髓病变致呼吸肌麻痹,或因呼吸道痰阻、蛔虫上窜阻塞喉部,引起外周性呼吸衰竭,表现为呼吸困难、发绀、呼吸运动减弱,但呼吸节律整齐。

(5)脑水肿及颅内压增高:重症病人可有不同程度的脑水肿,引起颅内压增高,发生率25%~63%,重度脑水肿可进展至中枢性呼吸衰竭,甚至发生脑疝,包括小脑幕裂孔疝及枕骨大孔疝。前者表现为意识障碍,逐渐发展至深昏迷,病侧瞳孔散大,上眼睑下垂,对侧肢体瘫痪和锥体束征阳性;枕骨大孔疝表现为极度躁动,眼球固定,瞳孔散大或对光反射消失,脉搏缓慢,呼吸微弱或不规则,但病人常突然发生呼吸停止。

(6) 神经系统症状和体征:多在病程10天内出现,第2周后出现新的神经症状者少见。主要表现有浅反射消失或减弱,深反射先亢进后消失,病理性锥体束征可呈阳性,常出现脑膜刺激征,如颈项强直、凯尔尼格征与布鲁津斯基征阳性,重症者有角弓反张。深昏迷者可有膀胱和直肠麻痹(大小便失禁或尿潴留)。

3. 恢复期　多数病人在病程第8~11天进入恢复期。病人体温逐渐下降至恢复正常;神志逐渐转清,各种神经反射恢复。重症病人需1~6个月才能逐渐恢复。此期的表现为持续性低热、多汗、失眠、神情呆滞、反应迟钝、精神及行为异常、失语或者特别多话、吞咽困难、肢体强直。经积极治疗,大多数病人能恢复,半年后如不能恢复,即称为后遗症。

4. 后遗症期　后遗症与乙脑病情轻重有密切关系。约5%~20%重症病人留有后遗症,后遗症主要有意识障碍、痴呆、失语及肢体瘫痪等,如予积极治疗也可有不同程度的恢复。昏迷后遗症病人长期卧床,可并发肺炎、压疮、尿道感染。癫痫样发作后遗症有时可持续终生。

5. 并发症　发生率约10%,以支气管肺炎最常见,其次为肺不张、败血症、尿路感染、压疮等,重症病人可因应激性溃疡致上消化道大出血。

(三) 实验室检查

1. 血象　白细胞总数增高,一般在(10~20)×10^9/L左右,个别可达40×10^9/L。白细胞分类可见中性粒细胞高达80%以上,并有核左移,2~5天后淋巴细胞可占优势,部分病人血象始终正常。

2. 脑脊液　压力增高,外观清亮或微混,白细胞计数多在(50~500)×10^6/L之间(约占80%),少数可达100×10^6/L以上,病初2~5天以中性粒细胞为主,以后则以淋巴细胞为主,蛋白轻度增高,糖正常或偏高,氯化物正常。

3. 血清学检查

(1) 特异性IgM抗体测定:可作为早期诊断指标。脑脊液中最早在病程第2天即可检测到该抗体,2周时达高峰。

(2) 补体结合试验:此抗体出现时间晚,主要用于回顾性诊断或流行病学调查。

(3) 血凝抑制试验:血凝抑制抗体出现较早,一般在病后第4~5天出现,2周时达高峰,抗体水平维持1年以上,可用于临床诊断及流行病学调查。

(四) 心理、社会支持评估

乙脑是一种常见的传染病,起病急,病情重,易发生并发症,病人及家属易产生焦虑、悲观、恐惧等不良心理反应,评估病人及家属对乙脑一般知识的了解情况,对疾病常见症状的应对方式。在乙脑流行季节,评估流行地区社会群众的心理反应,对疾病的认识和参与防治疾病的态度。

【护理诊断/问题】

1. 体温过高　与病毒血症及神经系统炎症有关。

2. 皮肤完整性受损　与长期卧床和营养不足有关。

3. 潜在并发症:①惊厥:与高热、脑缺血、缺氧、脑水肿、脑实质损害有关。②呼吸衰竭:与脑实质损害、脑疝、呼吸道阻塞等有关。③意识障碍:与脑实质损害有关。

【护理目标】

1. 病人的体温控制在38.5℃以下,病人舒适感增加。

2. 不发生压疮,病人的体重维持正常。

3. 控制诱因,预防潜在并发症的发生。

【护理措施】

1. 隔离与休息　应行虫媒隔离至病人体温正常。病人应安置在装有纱窗的房间或挂蚊帐,绝对卧床休息。

2. 饮食　乙脑病人在病程的不同时期应给予不同饮食以补充营养。初期和极期应给予清淡和流质饮食,如西瓜汁、绿豆汤、菜汤、牛奶等。昏迷及有吞咽困难者可给予鼻饲,或静脉营养,每日入量1500~2000ml。注意水及电解质平衡。恢复期病人应逐渐增加营养、高热量饮食。

3. 病情观察　注意观察生命体征,尤以体温及呼吸最为重要。观察面色及意识状态,瞳孔大小、外形,两侧是否对称,对光反射。观察惊厥发作先兆,发作次数,发作持续时间,每次抽搐部位和方式。注意昏迷的深度、持续时间。

4. 高热的护理　参见第八篇内科护理第二章第一节。

5. 惊厥的护理

(1) 密切观察惊厥的先兆,如两眼呆视,口角抽动,肌张力增高等。

(2) 保持呼吸道通畅;准备好吸痰器和急救药品,惊厥时,呼吸道常有大量分泌物积聚,应注意吸痰,给氧。

(3) 保持病房安静,治疗和护理操作要集中进行,动作要轻柔。加强安全护理,病床加床栏或使用约束带,用缠有纱布的压舌板或开口器置于病人上下齿之间,以防抽搐时咬伤舌头,必要时用舌钳拉出舌头,以防舌根后坠堵塞呼吸道。

(4) 遵医嘱使用抗惊药物,如地西泮、苯巴比妥等。注意观察此类药物对呼吸的抑制作用。

6. 呼吸衰竭的护理

(1) 保持呼吸道通畅:取头部偏向一侧或侧卧体位,采用吸痰、翻身、拍背等方法帮助排痰,痰黏稠者进行雾化吸入。

(2) 给氧:采用鼻导管给氧法,氧流量1~2L/min。

(3) 药物治疗的护理:应用血管扩张药如东莨菪碱时,应注意剂量及药物副作用,常见副作用有口干、腹胀、尿潴留及心动过速等。应用呼吸兴奋药时,应注意较大剂量可诱发惊厥,需注意观察。脑水肿脑疝所致呼吸衰竭,可按医嘱用脱水药治疗。

(4) 对于气管切开或气管插管的病人,应加强术后护理,使用呼吸机进行人工呼吸者,应加强监护,并向病人及家属说明其目的及步骤,减轻其焦虑或恐惧心理。

7. 意识障碍的护理

(1) 做好鼻饲护理,以及口腔、眼、鼻的清洁护理。

(2) 及时清理大小便,有尿潴留及便秘者,给予对症处理。

(3) 加强皮肤护理,注意擦洗身体、更换衣被、经常翻身、按摩皮肤,防止压疮的形成。

8. 后遗症的护理　对于恢复期仍留有神经系统症状和体征的病人,应保证其营养摄入,给予针灸、理疗、按摩、功能锻炼、语言训练等,配合药物治疗,帮助病人尽快康复,避免遗留不可逆性后遗症。

9. 健康宣教　大力宣传乙脑预防知识,积极开展防蚊、灭蚊工作,尤其对6个月至10岁儿童普及乙脑疫苗预防接种,以降低发病率;加强动物传染源特别是猪的管理,为幼猪接种乙脑疫苗;进行有关本病的知识宣教,以正确的态度对待病人或家属,向其讲述积极治疗的意义,帮助病人树立战胜疾病的信心,促进早日康复。

【护理评价】

1. 病人体温是否逐渐恢复正常。

2. 病人有无出现皮肤破损的先兆,住院期间是否发生并发症。

3. 病人及家属是否明白乙脑的简单发病机制、诱因及预防知识。

第三节　脊髓灰质炎

脊髓灰质炎(poliomyelitis)是由脊髓灰质炎病毒引起的急性消化道传染病,主要累及中枢神经系统。感染后一般表现为隐性感染,部分病人表现为发热、咽痛及肢体疼痛,少数病例可发生肢体麻痹,重者因呼吸肌麻痹而死亡。本病多见于小儿,故又称"小儿麻痹症"。

【护理评估】

(一) 流行病学资料

人是脊髓灰质炎的唯一的自然宿主,隐性感染和轻度瘫痪病人都是本病的主要传染源。脊髓灰质炎病初期可通过飞沫传播,主要通过粪-口传播疾病,可通过污染的食物和水等传播。感染后潜伏期末和瘫痪前期传染性最大。人群普遍易感,6个月以后儿童因获得来自母亲的抗体逐渐消失,发病率增加,5岁后又降低,夏秋季多发病。

(二) 身体评估

主要为前驱期发热、头痛、咽痛、流涕及咳嗽等上呼吸道症状,继之出现中枢神经系统症状、脑膜刺激征阳性,有的甚至出现瘫痪症状。

非麻痹性脊髓灰质炎可完全恢复。瘫痪后1~2周肢体功能逐渐恢复,从肢体远端小肌群开始,继之近端大肌群、肌腱反射逐渐恢复。最初1~2个月恢复较快,而后减慢。如1~2年仍不恢复则为后遗症,可导致肌肉萎缩及畸形,使其不能站立行走或跛行,更长的时间还可导致进行性神经肌肉软弱,瘫痪加重。

(三) 实验室检查

早期中性粒细胞可增加,后期淋巴细胞增高;脑脊液改变类似于其他病毒脑炎;起病1周内可从口、咽部分离出病毒。

(四) 心理-社会支持评估

评估病人对脊髓灰质炎一般知识和预后的了解情况,对所出现的各种症状和后遗症的心理反应及表现;评估病人对患病后住院隔离的认识;评估患病是否对工作、学习、家庭等造成较大影响;评估病人的家庭经济情况。

【护理诊断/问题】

1. 体温过高　与脊髓灰质炎病毒导致全身病毒血症有关。
2. 有受伤的危险　与疾病导致情绪不稳定有关。
3. 活动无耐力　与疾病所导致肢体功能障碍有关。

【护理目标】

1. 体温逐渐降低并逐渐恢复到正常。
2. 病人情绪稳定,发病期间无受伤。
3. 病人能够保持身体平衡,掌握运动锻炼的方法,恢复最好的活动能力。

【护理措施】

(一) 传染期内应采取胃肠道隔离措施。

详见医院感染与控制章节。

(二) 对症护理

1. 保持呼吸道通畅,翻身拍背,促痰排出,或抬高床脚及侧卧位进行体位引流。指导病人咳嗽排痰,必要时用吸痰器清除呼吸道的分泌物。
2. 止痛,发生肢体瘫痪前受累肌肉明显疼痛,可用热敷法改善肌肉疼痛与痉挛。
3. 对已发生瘫痪的肢体,应避免刺激和受压,床平整但勿太软(褥下可垫木板),盖被轻暖,可用支架保持患肢于功能位,防止足下垂或足外翻。应用 VitB$_1$、VitB$_{12}$、VitC 及能量合剂,改善神经代谢。瘫痪停止进展后遵医嘱给予加兰他敏、地巴唑促进神经传导,并及时开始肢体的主动或被动功能锻炼及针灸理疗,以促进神经功能最大程度恢复,防止肌肉挛缩畸形。
4. 做好皮肤护理,患儿多汗且长期卧床,须保持皮肤清洁,定时更换体位,动作轻柔,以免加重疼痛。受压部位及骨突处应用 50% 乙醇每日按摩 2 次,改善局部血液循环,必要时使用气圈或海绵垫,防止压疮及坠积性肺炎。

(三) 家庭护理及自我保健指导

对瘫痪肢体尚未完全恢复的患儿,应做好家庭护理指导,使家长有长久的思想准备,树立战胜疾病的信心;耐心指导家属协助患儿做瘫痪肢体的被动运动、推拿与按摩;有条件还可进行温水浴、蜡疗或针刺疗法;指导家长做好日常生活护理,注意安全,防跌伤,安排好患儿的文化知识学习,为将来就业做好准备。对后遗症患儿做好自我保健指导,注意安全,防意外事故发生。

【预防】

对患儿采用消化道隔离,第 1 周还需呼吸道隔离,隔离至病后 40 天。患儿的分泌物、排泄物用漂白粉消毒,用具及地面用次氯酸钠溶液消毒。被褥日光曝晒。密切接触者应连续观察 20 天或及时肌注丙种球蛋白,每月 1 次连用 2 个月。

【护理评价】

1. 体温有无恢复正常。
2. 患病期间有无受伤。
3. 患病期间有无后遗症发生。

第四节　病毒感染性腹泻

病毒感染性腹泻(viral infections diarrhea)又称病毒性胃肠炎(firal gastroenteritis),是由肠道病毒感染引起的,以呕吐、腹泻、水样便为主要临床特征的一组急性肠道传染病。此病可发生于各年龄阶段,同时可伴有发热、恶心、厌食、腹痛等中毒症状。对于免疫力正常的病人,病程常呈自限性。该病可由多种病毒引起,最常见的是轮状病毒(Rotavirus),其次为诺沃克病毒(Norwalk virus)和肠腺病毒(Enteric adenovirus),其他如星状病毒、嵌杯病毒、柯萨奇病毒、埃克病毒和冠状病毒等也可引起,但不常见。本节重点介绍由轮状病毒、诺沃克病毒和肠腺病毒所致的病毒性腹泻。

1. 轮状病毒　人类轮状病毒为双链 RNA 病毒,根据基因结构和特异性,可以将轮状病毒分为 A~G 七个组和两个亚群(Ⅰ和Ⅱ)。A 组主要引起婴幼儿腹泻。B组于1984年由我国学者洪涛从成人腹泻病人粪便中发现,为成人腹泻轮状病毒,迄今仅限于中国内地流行。C组主要流行于猪群中,仅在个别人中发现,目前还不能确定其重要性。D～G组仅与动物疾病有关。亚群Ⅱ比亚群Ⅰ常见。A组轮状病毒在外界环境中比较稳定,耐酸、耐碱,56℃ 1小时才可灭活,在粪便中可存活数日或数周。引起人类腹泻的三组轮状病毒中,仅A组和C组的某些病毒株可在特定细胞内复制,B组成人轮状病毒很不稳定,极易降解,组织培养尚不成功。

病毒侵入人体后主要侵犯小肠,通过外壳蛋白VP_4(吸附蛋白)与肠黏膜绒毛上皮细胞上的轮状病毒受体结合而进入上皮细胞,然后在上皮细胞细胞质内增殖,使小肠绒毛上皮细胞受到破坏而脱落。绒毛上皮细胞的破坏使正常肠黏膜上存在的绒毛酶,如乳糖酶、麦芽糖酶、蔗糖酶减少,导致绒毛功能障碍,同时减少双糖向其他单糖的转化;未被吸收消化的双糖在肠腔内积聚造成肠腔内高渗透压,使水分移入肠腔,导致渗透性腹泻和呕吐。小肠绒毛上皮细胞受到破坏而脱落后,隐窝底部的立方上皮细胞将上移、替代已脱落的绒毛上皮细胞。由于来自隐窝底部的细胞功能不成熟,仍处于高分泌、低吸收状态,会导致肠液滞留,从而使腹泻时间延长。大量的吐泻,丢失了水和电解质,导致脱水、酸中毒和电解质紊乱。

感染轮状病毒后是否发病不仅取决于感染病毒的数量,同时还取决于病人的机体免疫状态及病人的生理特征。目前认为肠上皮刷状缘带有乳糖酶,是轮状病毒受体,可使病毒脱外衣壳而进入上皮细胞。婴幼儿肠黏膜上皮细胞含大量乳糖酶,故易感染轮状病毒。随着年龄的增长,此酶量逐渐减少,易感性下降。因此,A组轮状病毒主要感染婴幼儿。本病为可逆性病理改变,黏膜常保持完整性。

2. **诺沃克病毒** 诺沃克病毒是第一个被证实能引起人类胃肠炎的病毒。诺沃克病毒为单链RNA病毒,呈球形,直径25～35nm,无包膜,在宿主细胞核中复制增殖。诺沃克样病毒对各种理化因子均有较强的抵抗力,耐乙醚、耐酸、耐热,在pH 2.7的环境中可存活3小时,冷冻数年仍具有活性,60℃时,30分钟尚不能灭活,但煮沸2分钟病毒失活。

该病毒主要侵袭空肠上段,为可逆性病变。空肠黏膜保持完整,肠黏膜上皮细胞绒毛变宽变短,顶端变钝,细胞质内线粒体肿胀,形成空泡,但未见细胞坏死。固有层有单核细胞浸润。病变可在1～2周左右完全恢复。肠黏膜上皮细胞被病毒感染后,刷状缘碱性磷酸酶水平明显下降,出现空肠对脂肪、D-木糖和乳糖等双糖的一过性吸收障碍,导致肠腔内渗透压上升,液体进入肠道,引起腹泻和呕吐症状,但未发现空肠腺苷酸环化酶活性改变。肠黏膜上皮细胞内酶活性异常致使胃的排空时间延长,可加重恶心和呕吐等临床症状。

3. **肠腺病毒** 根据红细胞凝集特性将腺病毒分为A～F六个亚群,F组的40型、41型和30型可侵袭小肠而引起腹泻,故称肠腺病毒。肠腺病毒是继轮状病毒后引起婴幼儿病毒性胃肠炎的第二个重要病原体。肠腺病毒是双链DNA病毒,与普通腺病毒不同的是,肠腺病毒很难进行组织培养。

肠腺病毒对酸、碱及温度的耐受能力较强,在室温、pH 6.0～9.5的条件下可保持最强感染力;4℃时70天内、36℃时7天内,病毒可保持感染力,但在56℃环境下经2～5分钟即可灭活。由于腺病毒不含脂质,对脂溶剂如胆盐等也有较强的抵抗力,可在肠道中存活,但对紫外线敏感,30分钟照射即可丧失感染性。

肠腺病毒主要感染空肠和回肠。病毒感染肠黏膜上皮细胞后,肠黏膜绒毛变短变小,病毒在感染的细胞核内形成包涵体,导致细胞变性、溶解,小肠吸收功能障碍而引起渗透性腹泻。小肠固有层内可见单核细胞浸润,隐窝肥大。

【护理评估】

(一)流行病学资料

1. 轮状病毒

(1)传染源:被感染的人和动物。急性期病人粪便中有大量的病毒颗粒,腹泻第3～4天粪便中仍会排出大量病毒,病后持续排毒4～8天,极少数可达18～42天。患病婴儿的母亲带病毒率高达70%。

(2)传播途径:主要为粪-口途径传播。易感染者只需10个病毒即可感染,可通过水源污染或呼吸道传播,家庭密切接触也是传播的一种方式。

轮状病毒是造成医院感染的重要病原体。

（3）易感人群：A组轮状病毒主要感染婴幼儿，最高发病年龄为6～24个月龄，6个月龄以下的婴儿由于有来自母亲的抗体而较少发病。新生儿和成人也可感染，但成人感染后多无明显症状或仅有轻症表现。成人对B组轮状病毒普遍易感，以20～40岁人群最多。健康人群抗体阳性率为20%～30%。C组轮状病毒主要感染儿童，成人偶有发病。轮状病毒感染后均可产生抗体，特异性IgG抗体持续时间较长，但有无保护性尚未肯定。不同血清型的病毒之间缺乏交叉免疫反应。

（4）流行特征：A组轮状病毒感染呈世界性分布，在温带和亚热带地区以秋冬季多见，在热带地区发病无明显季节性，是婴幼儿急性感染性腹泻的主要原因。B组轮状病毒感染主要发生在中国，以暴发流行为主，具有明显的季节性，多发生于4～7月份。C组轮状病毒感染多为偶发，偶有小规模流行。

2. 诺沃克病毒

（1）传染源：包括隐性感染者和病人，主要是病人，其粪便和呕吐物中病毒含量高，感染后粪便排毒至少可持续至腹泻停止后2天，少数人可持续排毒大约2周时间。

（2）传播途径：主要为粪-口途径传播。可散发，也可暴发流行。散发病例为人-人的接触感染。暴发流行常由于食物和水的污染所造成，易感染者接触污染物后很快发病。供水系统、食物和游泳池污染均可引起暴发流行。每次暴发流行的时间约为1～2周。

（3）易感人群：人群普遍易感，但发病者以成人和大龄儿童多见。感染后病人血清抗体水平很快上升，通常感染第3周达高峰，但维持到第6周左右即下降。儿童诺沃克病毒的特异性抗体水平不高，而成人血清特异性抗体的阳性率可达50%～90%。诺沃克病毒抗体无明显保护作用，故本病可反复感染。

（4）流行特征：流行地区广泛，全年发病，但秋冬季较多见，常出现暴发流行。诺沃克病毒引起的腹泻占急性非细菌性腹泻的1/3以上。

3. 肠腺病毒

（1）传染源：病人和隐性感染者是主要传染源，粪便可持续排毒10～14天，通常是腹泻开始至停止后5天。无症状的病毒携带者也可传染本病，且传染性与有症状者相同。

（2）传播途径：以粪-口传播和人-人传播为主，部分病人也可能因呼吸道传播而感染。未见水及食物传播报道。

（3）易感人群：2岁以下儿童易感，患病高峰年龄为6～12个月。成人很少发病。感染后因产生中和抗体而具有一定的免疫力。儿童期感染后可获得持久的免疫力。

（4）流行特征：呈世界性分布，全年均可发病，夏秋季发病率较高。以散发和地方性流行为主，暴发流行少见，暴发流行时38%的儿童可被感染，但约50%的感染儿童无症状。流行可持续7～44天。

(二) 身体评估

不同病毒引起腹泻的临床表现十分相似，无明显特征性，故临床上难以区分。

1. 轮状病毒腹泻　婴幼儿轮状病毒胃肠炎的潜伏期为1～3天，成人轮状病毒胃肠炎的潜伏期约为2～3天。临床类型呈多样性，从亚临床感染、轻型腹泻至严重的脱水，甚至死亡。6～24月龄小儿症状重，而较大儿童或成人多为轻型或亚临床感染。临床特征为，起病急，有恶心、呕吐、腹泻、厌食或腹部不适等症状，多数先吐后泻。大便多呈水样或黄绿色稀便，无黏液，无脓血，成人轮状病毒胃肠炎可出现米汤样大便，无里急后重，可伴肌痛、头痛、低热。半数患儿在腹泻出现前有咳嗽、流涕等上呼吸道症状，严重者有支气管炎或肺炎表现。每日腹泻10余次，重者可达数十次，严重病例可发生脱水、酸中毒和电解质紊乱。一般呕吐与发热持续2天左右消失，多数病人腹泻持续3～5天，病程约1周，少数病人腹泻持续1～2周，个别长达数月。免疫缺陷病人可发生慢性症状性腹泻，粪便排毒时间延长。接受免疫抑制药治疗的病人一旦感染，症状往往较重。少数病人可出现肠套叠、直肠出血、溶血尿毒综合征，儿童病人可出现Reye综合征。严重脱水未能及时治疗导致循环衰竭和多器官功能衰竭是本病的主要死因。

2. 诺沃克病毒腹泻　潜伏期为1～2天，起病急，以腹泻、腹痛、恶心、呕吐为主要症状。腹黄色稀水便或水样便,每天10余次。有时腹痛,呈绞痛,可伴有低热、头痛、发冷、食欲减退、乏力、肌痛等。一般持续1~3天可自愈。死亡罕见。成人以腹泻为主,儿童病人先出现呕吐,然后出现腹泻。体弱及老年人病情较重。

3. 肠腺病毒腹泻　潜伏期为3~10天,平均7天。发病者多为5岁以下儿童。临床表现与轮状病毒腹泻相似,但病情较轻,病程较长。每天腹泻3~30次,伴呕吐,偶有低热。部分病人同时可有鼻炎、咽炎或气管炎等呼吸道感染症状。病情严重者可因严重的脱水和电解质紊乱而死亡。腺病毒41型感染腹泻持续时间较长(约12天),腺病毒40型感染腹泻持续时间较短(约9天),但初期症状重。发热通常持续2~3天后恢复正常。

（三）实验室检查

1. 血常规　外周血白细胞总数多正常,少数可稍升高。

2. 大便常规　大便外观多为黄色水样。无脓细胞及红细胞,有时可有少量白细胞。

3. 病原学检查

（1）电镜或免疫电镜:根据病毒的生物学特征以及排毒时间可从粪便提取液中检出致病的病毒颗粒。但诺沃克病毒常因病毒量少而难以发现。

（2）免疫学检测:用补体结合(CF)、免疫荧光(IF)、放射免疫试验(RIA)和酶联免疫吸附试验(ELISA)等方法检测粪便中的特异性病毒抗原。

（3）分子生物学检测:聚合酶链反应(PCR)或反转录PCR(RT-PCR)可以特异性地检测出粪便中的病毒DNA或RNA,具有很高的敏感性。

（4）凝胶电泳分析:从粪便中提取的病毒RNA进行聚丙烯酰胺凝胶电泳(PAGE),可根据A、B、C三组轮状病毒11个基因片段特殊分布图形进行分析和判断轮状病毒感染的诊断。将从粪便中提取的病毒DNA进行限制性内切酶消化、凝胶电泳,以独特的酶切图谱进行肠腺病毒型鉴定。

（5）大便培养:无致病菌生长。

4. 血清抗体的检测　应用病毒特异性抗原检测病人发病初期和恢复期血清的特异性抗体,若抗体效价呈4倍以上增高有诊断意义。血清特异性抗体通常在感染后第3周达峰值,延续至第6周,随后抗体水平下降。通常用ELISA进行检测。轮状病毒感染以IgA抗体检测价值大。

（四）心理-社会支持评估

病毒感染性腹泻是一种易形成暴发流行的肠道传染病,尤其在饮食卫生条件不良的地区发病率较高。要评估病人对疾病的心理状态和相应的情绪反应,以及病人对疾病知识的了解情况,并评估流行区儿童群体机构对疾病的应对方式及参与防治的态度。

【护理诊断/问题】

1. 腹泻　与肠内病毒感染有关。

2. 体液不足　与泻吐致体液大量丢失有关。

3. 疼痛、腹痛　与电解质紊乱、肠蠕动增强、肠痉挛有关。

【护理目标】

1. 病人腹泻停止,大便性状恢复正常。

2. 病人脱水得到纠正,生命体征恢复正常。

3. 病人自述腹痛消失。

【护理措施】

（一）腹泻的护理

1. 腹泻的观察与记录　观察记录大便的次数、性质、量。

2. 休息　严重腹泻者卧床休息,病情好转后可适当活动。卧床休息可减少肠蠕动,有利于腹泻减轻,并降低能量消耗。

3. 腹部保暖　腹部温暖可减少肠蠕动,减轻腹泻和腹痛。

4. 皮肤护理　婴幼儿便后及时清洗臀部,保持局部清洁干燥。大便频繁者,肛周涂凡士林,防糜烂。

（二）体液不足的护理

1. 轻度脱水及电解质紊乱者可以口服补液,世界卫生组织推荐的口服补液盐(ORS),配方为1L水中含3.5g氯化钠,2.5g碳酸氢钠,1.5g氯化钾,20g葡萄糖或40g蔗糖。补液量一般按排出1份补充1.5份来计算,速度不宜太快,5~10分钟内饮200~300ml即可。呕吐不是口服补液的禁忌证,米汤加ORS补液治疗对婴儿脱水很有益。但高渗性脱水应稀释1倍后再饮用。儿童有明显呕吐、意识障碍者不宜口服补液,以防液体吸入气道,应尽快静脉补液。慢性病毒性腹泻,尤其轮状病毒引起的婴儿腹泻时,可喂以含轮状病毒抗体的牛奶或母乳。

2. 严重脱水及电解质紊乱者(估计液体丢失大约为体重的 10%～15%)应静脉补液,若能与口服补液配合效果更好。静脉补液的原则是早期、迅速、足量,先盐后糖、先快后慢、纠酸补钙、见尿补钾。24 小时内应补液 8000～12 000ml,开始 30 分钟补液 2000ml,累计开始 2 小时补液(包括口服和静脉)4000ml。病人血压恢复正常后可以口服补液,补足到 8000～12 000ml,大部分累计丢失、继续丢失及生理需要量可通过口服来补充。

如果不能伴用口服补液,静脉补液选用乳酸盐林格液;如能口服补液,静脉补液的成分用 3:2:1 液(3 份 5% 葡萄糖液、2 份生理盐水、1 份 1.4% 碳酸氢钠液),也可用 5:4:1 液(即 1000ml 液体内含氯化钠 5g、碳酸氢钠 4g、氯化钾 1g)。

(三) 发热的护理参见第八篇内科护理第二章第一节。

(四) 疼痛的护理

1. 腹部热敷 置热水袋于腹部,解除肠痉挛。

2. 禁食生、冷食物。

3. 心理行为止疼疗法(非药物止疼)

(1) 松弛疗法:做深而慢的腹式呼吸,改善腹腔血液循环。

(2) 分散注意力法:把注意力放到新的刺激上,以提高对疼痛的耐受力,如看电视、听广播或音乐、大笑等。

(3) 按摩腹部:通过按摩松弛肌肉,改善循环,以减轻疼痛。

(4) 催眠疗法:大脑放松,在有意识的状态下转移注意力,以促进入睡。

4. 药物止疼 遵医嘱用阿托品、颠茄合剂或适量的镇静剂止疼。

(五) 隔离与消毒

1. 对病毒性腹泻病人应注重消化道隔离,积极治疗。对密切接触者及疑诊病人实行严密的观察。

2. 向病人及家属讲解隔离消毒的重要性和方法,以取得合作。

(六) 社区护理

1. 家庭护理指导 轻型病例可在家隔离护理,其方法为:

(1) 注意饮食和饮水卫生,供给清淡易消化的食物和足够的水。

(2) 做好家庭消毒隔离,食具、便具单独使用。食具每天煮沸消毒一次(15 分钟),大便应消毒后再倒,便具和地面每天消毒擦洗一次。勤换内衣、床单,洗后曝晒或煮沸消毒或用消毒液浸泡。

(3) 室内应有消毒和洗手设备。

(4) 督促病人按时复诊,防止慢性病例发生。

2. 自我保健指导

(1) 注意休息,防止急性发作。一旦发病,立即就诊。

(2) 注意饮食和饮水卫生,忌生冷难消化和不洁的食物。

(3) 做好个人卫生,养成洗手习惯。

(4) 做好隔离,与家人用具分开,防止感染的传播。

3. 社区健康教育

(1) 宣传病毒感染性腹泻的有关知识。

(2) 养成良好的个人卫生习惯。

(3) 保持居家清洁。

(4) 寻找和治疗带菌者。

【护理评价】

1. 病人腹泻是否停止,大便性状是否恢复正常。

2. 病人体液是否恢复正常。

3. 病人腹痛是否消失。

第五节 麻 疹

麻疹是由麻疹病毒引起的急性呼吸道传染病,传染性强。临床上以发热、结膜炎、上呼吸道炎、麻疹黏膜斑及全身斑疹为主要表现。

麻疹病毒侵入上呼吸道和眼结膜上皮细胞,并在其内繁殖,引起局部炎症反应和发热。病毒可侵入血流形成第一次病毒血症,被单核吞噬细胞系统吞噬后在其内繁殖再次侵入血流,引起第二次病毒血症,出现高热和皮疹。病毒血症持续到出疹后第 2 日,以后渐愈。

【护理评估】

(一) 流行病学资料

病人是唯一的传染源,从发病前 2 日至出疹后5日内均有传染性,病毒通过飞沫直接传播,任何季节均可发病,以冬春季多见。但病后能获持久免疫。由于母体抗体能经胎盘传给胎儿,因而麻疹多见于6个月以上的小儿,6个月至5岁小儿发病率最高。

(二) 身体评估

1. 典型麻疹

(1) 前驱期:从发热到出疹为前驱期。主要表现为上呼吸道炎症及眼结合膜所致的卡他样症状。发热,咳嗽,眼结膜充血,口腔麻疹黏膜斑。

(2) 出疹期:全身毒血症状明显,体温持续升高,呼吸道症状明显。皮疹由耳后发际逐渐到面部及上胸部,至上而下蔓延至胸部、腹、背、四肢,再手心、脚心。皮疹由粉红色丘疹逐渐变暗。此期常出现肺炎。

(3) 恢复期:症状减轻,皮疹随出疹顺序消退。出现色素沉着,疹退可出现糠麸样脱屑。

2. 非典型麻疹

(1) 轻型麻疹:多见于对麻疹有部分免疫力的儿童。症状轻,热度不高,麻疹黏膜斑可能不出现或不典型,皮疹无顺序性。

(2) 重型麻疹:多见于免疫力低下、合并或继发严重感染者等,病死率较高。常出现中毒性麻疹、休克性麻疹、出血性麻疹等。

(3) 异型麻疹:主要发生在接种麻疹灭活疫苗后4～6年,再感染所致。皮疹不规则,全身症状明显,病情较重,但自限性。

(三) 实验室检查

血常规检查示白细胞总数减少,淋巴细胞增多;ELISA可检测血清特异性IgA和IgM,具有早期诊断意义;取早期病人的眼、鼻、咽部分泌物可分离出病毒。

(四) 心理-社会支持评估

评估病人对疾病的心理状态和相应的情绪反应,了解家庭及社区对疾病的认知程度、防治程度。

【护理诊断/问题】

1. 体温过高　与麻疹病毒血症有关。

2. 有皮肤受损的危险　与麻疹病毒导致皮疹有关。

【护理目标】

1. 体温降至正常。

2. 病人皮疹消退,皮肤完整、无感染。

【护理措施】

1. 休息　绝对卧床休息至皮疹消退,体温正常。

2. 发热的护理　参见第八篇内科护理第二章第一节。

3. 皮肤护理　每日用温水擦浴更衣1次,忌用肥皂,保持床单整洁干燥、柔软、皮肤清洁。勤剪指甲,防抓伤皮肤继发感染。如透疹不畅,可用鲜芫荽煎水服用并抹身,以促进血液循环和透疹。

4. 加强五官的护理　室内光线宜柔和,常用生理盐水清洗双眼,再滴入抗生素眼液或眼膏,可加服维生素A预防眼干燥症。不让小儿用手揉眼睛,防止呕吐物或泪水流入外耳道发生中耳炎。及时清除鼻痂,翻身拍背助痰排出,保持呼吸道通畅。加强口腔护理,多喂水,可用生理盐水或朵贝液含漱。

5. 饮食护理　发热期间给予清淡易消化的流质饮食,如牛奶、豆浆、蒸蛋等,常更换食物品种并做到少量多餐,以增加食欲利于消化。多喂开水及热汤,利于排毒、退热、透疹。恢复期应添加高蛋白、高维生素的食物。指导家长做好饮食护理,无须忌口。

6. 及时报告疫情,预防流行。

【预防】

麻疹流行主要因素取决于易感人群及传染源,所以应采取以接种麻疹疫苗为主的综合性防治措施,我国采用麻疹减毒活疫苗对8月龄婴儿实行初种,7岁再加强一针。对已患麻疹患儿应采取呼吸道隔离至出疹后5天,有并发症者延至出疹后10天,接触的易感儿隔离观察21天。室内应通风换气进行空气消毒,患儿衣被及玩具曝晒2小时,减少不必要的探视,预防继发感染。流行期间不带易感儿童去公共场所,托幼机构暂不接纳新生。为提高易感者免疫力,对8个月以上未患过麻疹的小儿可接种麻疹疫苗。接种后12日血中出现抗体,1个月达高峰,故易感儿接触病人后2日内接种有预防效果。对年幼、体弱的易感儿肌注人血丙种球蛋白或胎盘球蛋白,接触后5日内注射可免于发病,6日后注射可减轻症状,有效免疫期3～8周。

【护理评价】
1. 体温有无过高。
2. 有无充分透疹。

第六节 水 痘

水痘(chickenpox varicella)是由水痘-带状疱疹病毒引起的儿童常见的急性传染病。临床特征为全身症状轻微,皮肤、黏膜分批出现迅速发展的斑疹、丘疹、疱疹与结痂。具有高度传染性。小儿初次感染本病毒,临床表现为水痘,痊愈后获部分免疫力。小儿初次感染表现为水痘,曾患过水痘的儿童或成人潜伏再发则表现为带状疱疹,一般预后良好,成人病情较重,如无并发症,预后亦良好。

水痘-带状疱疹病毒属疱疹病毒科,只有一个血清型。本病毒对外界抵抗力弱,不耐高温,不能在痂皮中存活,在疱疹液中-65℃可存活8年,能被乙醚灭活。病毒经上呼吸道侵入机体,在黏膜细胞内生长繁殖后,进入淋巴结内繁殖,而后进入血流引起病毒血症和全身各器官病变。主要损害部位在皮肤。皮疹分批出现与间歇性病毒血症相一致。一般不遗留瘢痕。

【护理评估】
(一)流行病学资料
1. 传染源 病人是唯一传染源,自出疹前1~2天至皮疹干燥结痂为止,均有传染性。
2. 传播途径 主要通过飞沫和直接接触传播,被污染的衣物、玩具、用具等都具有传染性,在近距离内通过健康人的间接传染也有可能,故需严格隔离病人,应特别注意病人在住院期间医院内的传播。
3. 人群易感性 人群对水痘普遍易感,以1~6岁儿童发病率高,冬春季多见。妊娠妇女患水痘时,可使胎儿受染。本病传染性极强,易感者接触病人后约90%发病。病后获得持久免疫,但可发生带状疱疹。

(二)身体评估
潜伏期10~21天,平均14天。
(1)典型水痘:可分前驱期和出疹期。
1)前驱期:婴幼儿常无症状或症状轻微,年长儿童及成人则常有畏寒、发热、乏力、头痛、咽痛、背痛、肌痛、咳嗽及少见的关节痛,持续1天左右。此期偶有猩红热样、麻疹样或荨麻疹样皮疹,此期持续2~3天。

2)出疹期:发热数小时或1~2天后,首先于躯干、头部,以后渐延及面部及四肢,初为红斑疹,数小时后变为丘疹,然后变为疱疹。疱疹表浅壁薄,多呈椭圆形,直径3~5mm,周围有稍凸起的红晕,疱疹初如露珠水滴,后变混浊常伴有瘙痒,经1~3天后结痂,1周左右脱痂,一般不留瘢痕。水痘皮疹呈向心性分布,大多在躯干、胸背、面部易受刺激处,四肢相对较少,分批出现,常在同一部位可同时存在斑丘疹、疱疹及结痂,后期的皮疹可停留在斑丘疹阶段,口腔、咽部或外阴等黏膜处也可发生浅表疱疹,破溃后形成溃疡,有疼痛。皮疹愈多,全身症状愈重。

(2)其他类型水痘
1)先天性水痘:孕妇怀孕前3~4个月内患水痘可引起新生儿出现严重先天性畸形,如发育不良、智力迟钝、皮肤瘢痕、白内障、手腿萎缩等。
2)非典型水痘:由于继发感染或其他原因,疱疹可融合为巨型大疱,常发生于胸、腹、背和额部。有罕见病例可表现为血性皮疹,甚于伴有消化道出血和泌尿道出血,起病急骤、高热、全身症状危重。另有少数病例,皮肤可大片坏死,呈致密黑色焦痂,并可累及肌层。

(3)并发症:较少见,有以下几种。
1)继发感染:如丹毒、蜂窝织炎、败血症、肺炎等。
2)原发性水痘肺炎:少见,发病以成人及年长儿居多,轻者无临床症状,重者可表现为高热、咳嗽、胸痛、咯血、呼吸困难、发绀及心动过速等。多数病人于1~2周内恢复,严重者可在24~48小时内死于急性呼吸衰竭和肺水肿。X线检查双肺呈弥漫性结节状浸润,从肺门及肺基底部较多。
3)水痘脑炎:发病率低于1%,表现为头痛、呕吐、抽搐、昏睡、烦躁、昏迷等,病死率约5%~25%,可留有偏瘫、精神异常等后遗症,脑脊液检查与其他病毒性脑炎相似。

(三)实验室检者及辅助检查
1. 白细胞总数正常或稍增高。
2. 刮取疱疹基底物,染色后可查多核巨细胞和核内包涵体。电镜检查病毒颗粒可用于快速诊断。可用免疫荧光法鉴定分离出的水痘-带状疱疹病毒。可用酶联免疫法、补体结合试验测抗体。用中和实验技术检查病毒抗原。

3. 继发肺炎时 X 线可表现为双肺点片状阴影，以肺底较多。

（四）心理、社会因素评估

应评估病人心理状态及情绪反应。评估家属对疾病知识的了解程度及社区、托幼机构对疾病的防治态度。

【护理诊断/问题】

1. 皮肤完整性受损　与皮疹有关。
2. 潜在并发症：①继发感染　与机体抵抗力下降有关。②原发性水痘肺炎　与病毒波及呼吸系统有关。

【护理目标】

1. 加强护理，尽可能减轻皮肤受损程度。
2. 在住院期间不发生潜在并发症。

【护理措施】

（一）休息与营养

发热期应卧床休息，给予充足的水分。宜给予易消化的饮食，并适当口服维生素 B、C。

（二）皮肤护理

1. 衣服宜宽大、柔软，被子、垫褥应平整、勤换洗。
2. 保持手、皮肤及口腔的清洁。修剪指甲，必要时包裹双手，防止抓破皮疹。皮疹较重者，不宜洗澡或擦浴，婴儿需随时清理大小便，保持臀部清洁干燥。
3. 皮肤瘙痒者，可涂擦含 0.25% 冰片的炉甘石洗剂或 5% 碳酸氢钠溶液。疱疹有破裂者，局部可涂擦 2% 甲紫或抗生素软膏。

（三）慎用皮质激素

一般忌用皮质激素。若因其他疾病已采用皮质激素治疗的病人，感染水痘后应酌情尽快停用或减少激素用量，但在病程后期，水痘结痂后有严重合并症，仍可酌情应用皮质激素。

（四）并发症护理

1. 继发细菌感染　主要是皮肤疱疹的继发细菌感染，严重可致败血症，宜及早选用敏感抗菌药物治疗。继发性肺炎用敏感抗生素治疗亦有效。

2. 原发性水痘肺炎及细菌感染的继发性肺炎护理可参阅麻疹肺炎。

3. 水痘脑炎的护理可参阅流行性乙型脑炎。

（五）预防疾病的传播

1. 采取呼吸道隔离和接触隔离。隔离期为出疹后 7 天或至全部疱疹干燥结痂为止，对易感儿童接触者医学观察 21 天。

2. 病室加强通风换气，幼托机构宜采用紫外线消毒。

3. 对有细胞免疫缺陷者、免疫抑制剂治疗者、患有严重疾病（白血病等）者、易感孕妇及体弱者可用带状疱疹免疫球蛋白（ZIG）5ml 肌内注射，在接触后 72 小时内注射有预防功效。近年对水痘高危人群，试用减毒活疫苗，对于自然感染的预防效果为 46%～100%，并可持续 10 年以上。

4. 无并发症的水痘病人，可在医务人员指导下实行家庭隔离治疗，严防与易感儿接触。有并发症的病人应住院隔离治疗。

5. 病人的呼吸道分泌物及其所污染的物品、被服等均须消毒处理。一般消毒剂、煮沸、日光曝晒，均可达到消毒目的。

【护理评价】

1. 病人皮肤有无破损。
2. 住院期间有无发生新的潜在并发症。

第七节　流行性腮腺炎

流行性腮腺炎（epidemic parotitis, mumps）是儿童和青少年常见的急性呼吸道传染病，由腮腺炎病毒所引起。其临床特征为发热和腮腺非化脓性肿胀、疼痛。病毒可累及各种腺组织、神经系统及心、肝、肾、关节等器官，因而易并发脑膜脑炎、睾丸炎、胰腺炎、乳腺炎、卵巢炎等。

腮腺炎病毒属副黏液病毒，是核糖核酸（RNA）型病毒。病毒存在于早期病人的唾液、血液、脑脊液、尿及甲状腺中。病毒对理化因素的作用均甚敏感，不耐高温。

腮腺的非化脓性炎症为本病的主要病变。由于腮腺导管的部分阻塞，使唾液的排出受到阻碍，唾液中的淀粉酶排泄受阻而循淋巴进入血流，再从尿中排出，故病人血清及尿淀粉酶升高。本病病毒易侵犯成熟的睾丸，幼年病人很少发生睾丸炎。胰腺可充血、水肿，胰岛有轻度退化及脂肪性坏死。

【护理评估】

(一) 流行病学资料

1. 传染源　为早期病人和隐性感染病例。实验证明隐性感染病例在流行时所占比例较大，约为30%~50%。由于本身无症状，易被忽略不予隔离而造成疾病广为传播。自腮腺肿大前6天至肿后9天具有高度传染性。

2. 传播途径　本病通过飞沫经呼吸道感染。

3. 易感人群　人群普遍易感。由于1岁以内婴儿体内尚有获自母体的特异性抗体，成人中约80%通过显性或隐性感染而产生一定的特异性抗体，因此约90%的病例发生于1~15岁的儿童。

4. 流行特点　流行性腮腺炎为世界各地常见的传染病，全年均可发病，在温带地区以春、冬季最多，在热带无明显季节性差异。在儿童集体机构、部队以及卫生条件不良的拥挤人群中易造成暴发流行。病后可获持久免疫力。

(二) 身心状态

1. 症状、体征　潜伏期8~30天，平均为18天。

病人大多无前驱期症状，而以耳下部肿大为首发病象。少数病例可出现肌肉酸痛、食欲不振、倦怠、头痛、低热、结膜炎、咽炎等症状。

本病起病大多较急，有发热、寒意、头痛、咽痛、食欲不佳、恶心、呕吐、全身疼痛等，数小时至1~2天后，腮腺即显肿大。腮腺肿大最具特征性，一侧先肿胀，也有两侧同时肿胀者，一般以耳垂为中心，向前、向后、向下发展，状如梨形而具坚韧感，边缘不清。当腺体肿大明显时出现胀痛及感觉过敏，张口咀嚼及进酸性饮食时更甚。局部皮肤紧张发亮，表面灼热，有轻触痛。颌下腺或舌下腺也可肿大，腮腺四周的蜂窝组织亦可呈水肿。舌下腺肿大时可见舌及颈部肿胀，可出现吞咽困难。

腮腺管口(位于上颌第二磨牙旁的颊黏膜上)在早期常有红肿。唾液开始分泌增加，继之因潴留而减少。腮腺肿胀大多于1~3天达高峰，持续4~5天逐渐恢复正常，整个病程约10~14天。

不典型病例可以单纯睾丸炎或脑膜脑炎的症状出现，也有仅见颌下腺或舌下腺肿胀者。

2. 并发症　流行性腮腺炎为全身感染，病毒经常累及中枢神经系统或其他腺体或器官而产生相应的症状。脑膜脑炎为儿童常见并发症，多数于腮腺肿大后1周出现；腮腺炎病毒好侵犯成熟的生殖腺体，引起睾丸炎和卵巢炎，故多见于青春期后期以后的病人。胰腺炎约见于5%成人病人，儿童少见，以中上腹剧痛和触痛为主要症状，伴呕吐、发热、腹胀、腹泻或便秘等，有时可扪及肿大的胰腺。

(三) 实验室检查

白细胞计数大多正常或稍增加，淋巴细胞相对增多。90%病人的血清淀粉酶有轻至中度增高，尿中淀粉酶也增高，有助诊断。淀粉酶增高程度往往与腮腺肿胀程度成正比。脑脊液压力稍高，细胞数及蛋白量稍增多，符合病毒性感染表现，对非典型病例有条件可做病毒分离和血清中特异性抗体的测定。

(四) 心理-社会支持评估

流行性腮腺炎是一种常见的急性传染病，可累及包括腮腺在内的多个器官，临床症状多变不一，且易产生生殖系统神经系统并发症，病人易产生惊慌失措等不良心理反应。要评估病人对疾病的心理状态，产生相应的情绪反应及对疾病知识的了解情况。要评估流行区儿童群体机构对疾病的应对方式及参与防治的态度。

【护理诊断/问题】

1. 疼痛　与腮腺肿胀有关。

2. 潜在并发症：①睾丸炎、卵巢炎　与病毒侵入生殖腺体有关。②脑膜脑炎　与病毒侵入脑组织有关。

【护理目标】

1. 腮腺肿胀消退，疼痛缓解，消失。

2. 住院期间不发生新的潜在并发症，不造成疾病的传染。

【护理措施】

(一) 休息与饮食

保持病房安静，发热期及有并发症者均应卧床休息；热退及轻症病人可允许在室内活动，但要适当限制活动，不可劳累。病人可因张口及咀嚼食物使局部疼痛加重，宜给予富有营养且易消化的半流质或软食,如稀饭、面汤、面条等;不宜给予酸、辣、甜味及硬而干燥的食物,以免刺激唾液腺分泌增多,但因排出通路受阻,而致腺体肿痛加剧。

(二) 对症护理

1. 发热的护理 参见第八篇内科护理第二章第一节。

2. 疼痛的护理 急性期卧床休息。保持口腔清洁,协助病人饭后、睡前用生理盐水或朵贝尔溶液漱口。常规给予如意金黄散或青黛散调醋敷局部。每日1~2次。疼痛较剧者,可进行腮腺局部间歇冷敷。忌酸、辣等饮食,以防加剧疼痛。

(三) 并发症护理

1. 脑膜脑炎的护理 嘱病人卧床休息,颅压较高者注意取去枕平卧位。呕吐频繁者,可暂禁饮食,给予静脉补液;有高热、头痛及烦躁不安者,可给头部冷敷或服用退热止痛药;重症病人可静滴肾上腺皮质激素;颅内压增高者应静脉给予甘露醇或山梨醇等脱水剂,相关内容还可参阅乙脑护理。

2. 睾丸炎的护理 主动关心病人,密切观察病情,若出现高热、寒战、睾丸肿痛、坠胀感等应立即与医生联系处理。嘱病人卧床休息,用丁字带将睾丸托起;监测体温每4小时1次,遵医嘱给解热止痛药、静脉滴注氢化可的松或口服泼尼松;疼痛难忍者,给予局部冷敷,严重者可用2%普鲁卡因局部封闭。

3. 胰腺炎的护理 暂禁食,给予静脉输液。腹胀严重者可行胃肠减压,腹痛缓解后从少量清淡流质开始,逐渐恢复饮食;上腹部置冰袋或肌注阿托品、东莨菪碱等用于解痉止痛,病情较重者可遵医嘱静滴氢化可的松或地塞米松;便秘者可用开塞露通便;必要时给予抗生素。

(四) 防止疾病的传播

按呼吸道传染病隔离,一般病人可家庭隔离,病情较重或有并发症者需住院隔离。隔离期限自发病开始至腮腺消肿和症状消失为止,一般不少于10天,除隔离病人外,对儿童机构、部队中的接触者,应自接触后第8日起检疫2周,可疑病人立即隔离,病室只需保持空气流通或定时通风换气即可。因被传染源唾液所污染的物品在短时间接触易感者的口腔,亦能引起感染,故病人用过的食具、毛巾等应予煮沸消毒,病人使用过的被褥及玩具等,可置于日光下曝晒或以紫外线照射消毒。

【护理评价】

1. 病人有无腮腺肿痛。

2. 病人住院期间有无发生新的潜在并发症和新的感染病例。

第八节 狂犬病病人的护理

狂犬病(rabies)又名恐水病,是由狂犬病毒引起的一种人畜共患的中枢神经系统急性传染病。人主要因被病兽咬伤或抓伤而感染。临床以恐水、怕风、恐惧不安、咽肌痉挛、进行性瘫痪为特征。迄今为止,病死率达100%,但一旦机体获得免疫,则终生保护。

狂犬病毒属弹状病毒科,核心为负链单股RNA,存在于病兽或病人的神经组织和唾液中。狂犬病毒对外界抵抗力不强,对日光、热、强酸、强碱、有机溶剂、氧化剂、表面活性剂等敏感,但对酚类消毒剂有高度抵抗力,耐寒冷。狂犬病毒在被咬伤的伤口局部短期增殖后,沿传入神经进入神经节与中枢神经系统,病毒大量增殖后,引起中枢神经系统受损,随后沿传出神经到达唾液腺,出现于唾液中。狂犬病病理变化主要为急性弥漫性脑脊髓炎,特异性病变为神经细胞中的嗜酸性包涵体。由于迷走、吞咽、舌下神经受损,临床上可出现恐水、呼吸困难等症状;交感神经受刺激可使唾液分泌增加、多汗;心血管中枢、呼吸中枢受损可致循环、呼吸衰竭而死亡。

【护理评估】

(一) 流行病学资料

1. 传染源 带狂犬病毒的动物是本病的传染源。家畜中主要为狂犬,其次为猫、猪、牛、马等;野生动物,如狐狸、狼、浣熊、臭鼬、食血蝙蝠等也能传播本病。人患病后唾液中有少量病毒,可能成为传染源。近年来发现有健康带毒动物,如猫、犬,在抓咬人后,引起人发病致死。

2. 传播途径 狂犬病毒主要通过患病动物的直接抓伤、咬伤,自皮肤破损处进入人体,少数也可在病犬宰杀、剥皮、切割等过程中感染。黏膜是病毒的重要入侵门户,偶有经呼吸道传播的报道。

3. 易感人群　人群普遍易感,病人男多于女,发病以青少年较多,被带毒的病兽咬伤而未做预防接种者,发病率为15%～20%,经过及时处理伤口、狂犬血清封闭注射和接种狂犬疫苗后,发病率可降为0.15%。被狂兽咬伤后发病与否取决于咬伤部位、病兽种类、伤口的大小及程度、伤口局部处理情况、伤后处理是否及时等因素。创伤愈大、愈深、愈接近头面部则发病率愈高。本病可发生于任何季节,但冬季衣着较厚,病例较少。

(二) 身体评估

潜伏期10天至1年以上,一般为1～3个月,病程一般不超过6天。

典型病程经过分3期:

1. 前驱期　起病时常有低热、头痛、食欲不振、乏力、烦躁等,对声、光、风等刺激敏感,并有喉部紧缩感。早期特征性表现为已愈合的伤口及其附近有麻木、发痒、疼痛、蚁行感等异常感觉,本期持续1～4天。

2. 兴奋期　病人逐渐进入高度兴奋状态,表现为极度恐惧。恐水、怕风、怕光、怕声、阵发性咽肌痉挛及呼吸困难,可伴有体温升高(38～40℃)。恐水是本病的特殊性症状,典型者表现为饮水、闻流水声或仅提及饮水均可引起严重咽喉肌痉挛,病人口渴但不敢饮水。病人大多神志清醒,严重发作时可出现全身肌肉阵发性痉挛性抽搐。交感神经功能亢进可出现大汗、流涎、瞳孔散大、对光反射迟钝、心率增快、血压升高等。多数病人神志清晰,部分可出现精神障碍。本期约1～3天。

3. 麻痹期　病人逐渐安静,痉挛逐渐停止,进入全身弛缓性瘫痪,以肢体软瘫最为多见,随后进入昏迷状态,最终因呼吸、循环衰竭而死亡。本期持续约6～18小时。

(三) 实验室检查

血常规检查:白细胞总数轻至中度增多,中性粒细胞占80%以上。脑脊液检查:压力在正常范围或稍有增高,蛋白含量及细胞数稍增多,但细胞数很少超过$200×10^6/L$,主要为淋巴细胞。应用ELISA技术,检测病人分泌物(如唾液)、脑脊液、脑组织涂片、角膜印片、皮肤切片中的病毒抗原,发病前即可获得阳性结果,方法简便,数小时内可完成,阳性率可达98%。检测血清中狂犬病毒抗体可用中和试验或补体结合试验。如曾接种过疫苗,中和抗体效价超过1:5000者为阳性。取病人的唾液、脑脊液、皮肤或脑组织进行细胞培养可分离出狂犬病毒。

(四) 心理-社会支持评估

狂犬病是一种急性传染病,病情重,病程进展快,预后极差。病人可表现为极度恐慌、悲观、绝望等不良心理反应,要评估病人及家属对疾病的应对方式。发现狂犬病病例,家属及医务人员可能有害怕、恐惧心理,要评估高危人群对疾病的了解程度及医疗机构的消毒隔离情况。

【护理诊断/问题】

1. 皮肤完整性受损　与病犬、病猫等动物咬伤或抓伤有关。

2. 气体交换受损　与呼吸肌痉挛有关。

3. 有受伤的危险　与高度兴奋、狂躁,出现幻觉等精神异常有关。

【护理目标】

1. 病人皮肤恢复正常。

2. 病人能保持呼吸平稳,血气分析正常。

3. 病人无自伤及伤害他人的现象。

【护理措施】

1. 病室环境与饮食　病人应隔离于安静、温暖、用深色窗帘避光的单人病房。绝对卧床休息,避免一切不必要的刺激,如光亮、风吹、音响及触动等,尤其应避免让其听到水声、见到水及盛水容器。有计划地安排并简化医疗、护理操作,尽量在使用镇静剂后集中进行,输液装置亦可适当遮蔽。

禁食、禁饮水,可采用鼻饲饮食,在痉挛发作的间歇或应用镇静剂后缓慢注入,插入鼻饲管困难者,可先予以镇静剂或咽部涂以1%可卡因溶液。必要时遵医嘱给予静脉营养。

2. 对症护理

(1) 伤口处理:被动物咬伤后立即用20%肥皂水、0.1%苯扎溴铵或氯己定冲洗伤口,至少持续30分钟。肥皂水不可与苯扎溴铵或氯己定合用,因合用可中和消毒作用,伤口冲洗后用70%乙醇或2%碘酊消毒。伤口不宜缝合或包扎。伤口较深者,清创后遵医嘱使用狂犬病病毒免疫血清在伤口四周及底部进行浸润注射。酌情使用破伤风抗毒素及抗生素。应用狂犬疫苗进行全程预防接种。

（2）兴奋、狂躁的护理：对躁动不安者应加床栏或适当约束，防止外伤或伤及他人。遵医嘱使用镇静药物，如氯丙嗪、苯巴比妥钠、地西泮等，注意观察药物效果。联合使用镇静剂时，应适当调整剂量，使病人能保持安静和嗜睡状态，呼吸不受抑制而又不致严重痉挛发作。当病人趋于麻痹期时，应及时停用镇静药物。

（3）维持呼吸、循环功能：保持呼吸道通畅，及时吸痰，给予氧气吸入，备好急救药品及器械，如镇静剂、呼吸兴奋剂、气管插管及气管切开包、吸痰器、人工呼吸机等，必要时进行气管插管、气管切开、使用人工呼吸机等。若病人因交感神经功能亢进而致心动过速、心律紊乱、血压升高时，遵医嘱给予降压药及强心剂等。

3. 预防及消毒隔离 严格管理病人，实行严密隔离。病人的鼻咽分泌物，尤其是唾液和被唾液所污染的物品均应随时消毒。可根据不同的消毒物品选用不同的消毒方法，如日光曝晒、紫外线照射、煮沸、高压蒸汽及苯扎溴铵浸泡等。医务人员接触病人时应穿隔离衣、戴口罩及橡皮手套，接触后要用0.5%过氧乙酸或次氯酸钠泡手，凡有皮肤外伤者，不可接触狂犬病病人。

捕杀野犬，不提倡家庭养犬，如需喂养，应进行登记、拴养及预防接种。狂犬、病猫要立即击毙，将尸体焚化或深埋。被病兽的分泌物污染的物品和环境应彻底消毒。如被可疑动物咬伤后，要立即处理伤口，进行预防接种。国内多采用地鼠肾疫苗5针免疫方案，即咬伤当日、3、7、14和30天各肌注1次，每次2ml。严重咬伤者，疫苗可加至全程10针，即当日至第6日每日一针，然后于第10、14、30、90天各注射1针。

【护理评价】

1. 病人的伤口是否逐渐愈合。
2. 病人呼吸是否平稳。
3. 有无病人自伤和伤害他人的现象。

第九节 肾综合征出血热

肾综合征出血热（hemorrhagic fever with renal syndrome, HFRS），又称流行性出血热（epidemic hemorrhagic fever, EHF）是由汉坦病毒（Hantaan virus, HV）引起的自然疫源性疾病，鼠为主要传染源。临床上以发热、充血出血、休克、肾损害等为特征。我国是肾综合征出血热的高发区。

汉坦病毒属布尼亚病毒科，是负性单链RNA病毒，形态多呈圆形或卵圆形，平均直径为120nm。根据抗原结构的不同，汉坦病毒至少有20个以上血清型。其中Ⅰ型汉滩病毒、Ⅱ型汉城病毒、Ⅲ型普马拉病毒和Ⅳ型希望山病毒是世界卫生组织（WHO）认定的类型，其中Ⅰ、Ⅱ、Ⅲ型及多布拉伐-贝尔格莱德病毒能引起人类肾综合征出血热。我国流行的主要是Ⅰ型和Ⅱ型病毒。汉坦病毒对乙醚、氯仿、丙酮等脂溶剂和去氧胆酸盐敏感；4～20℃温度下相对稳定，高于37℃及pH 5.0以下易被灭活；56℃ 30分钟或100℃ 1分钟可被灭活。对紫外线、乙醇和碘酊等消毒剂敏感。

病毒进入人体后形成病毒血症，出现发热及感染中毒症状。由于病毒及其诱导机体产生的细胞因子和递质的直接损伤作用和各型变态反应（Ⅰ、Ⅱ、Ⅲ、Ⅳ型）的免疫损伤作用，导致全身广泛性小血管损害，表现为全身小血管内皮细胞呈节段性肿胀、疏松，甚至坏死、崩解，造成管腔扩张、充血，管壁脆性增加、通透性增高，引起出血和血浆大量外渗，因此临床上出现水肿、出血、休克和急性肾功能不全。

【护理评估】

（一）流行病学资料

1. 传染源 我国主要以黑线姬鼠、褐家鼠为主要宿主动物和传染源，其次为大林姬鼠、小家鼠等啮齿类动物。我国山西、河南和城市疫区以褐家鼠为主要传染源，农村以黑线姬鼠为主要传染源，林区则以大林姬鼠为主，流行性出血热病人早期的血、尿中携带病毒，虽然有接触后发病的个别病例报告，但人不是主要传染源。

2. 传播途径

（1）呼吸道传播：鼠类携带病毒的排泄物，如尿、粪、唾液等污染尘埃后形成的气溶胶，能通过呼吸道传播引起人体感染。

（2）消化道传播：进食被鼠类排泄物所污染的食物，可经口腔或胃肠道黏膜感染。

（3）接触传播：被鼠咬伤和破损伤口接触带病毒的鼠类排泄物或血液后，亦可感染。

（4）垂直传播：孕妇感染本病后，病毒可经胎盘感染胎儿。

（5）虫媒传播：从恙螨中可分离到流行性出血热病毒，但其传播作用有待于进一步证实。

3. 人群易感性　人群普遍易感。在流行区隐性感染率可达3.5%～4.3%，病后有较稳定的免疫力。Ⅰ型病毒感染后免疫力维持时间较长，其特异性IgG抗体可维持1～30年，而Ⅱ型病毒感染后IgG抗体多数在2年内消失。

4. 流行特征

（1）地区性：主要分布在亚洲，其次为欧洲和非洲，美洲较少。我国疫情最重、范围广，除青海和新疆外，均有病例报告。

（2）季节性和周期性：本病全年均有发病，却有明显的高峰季节，姬鼠传播者在11～1月份为高峰，在5～7月为小高峰。家鼠传播者以3～5月为高峰。林区姬鼠传播者以夏季为流行高峰。本病发病率有一定周期性，以姬鼠为主要传染源的疫区，一般相隔数年有一次较大流行，而家鼠的传染源疫区周期性不明显。

（3）人群分布：本病多发生在男性青壮年农民和工人，也可发生在其他人群。不同人群发病的高低与接触传染源的机会多少有关。

（二）身体评估

潜伏期4～46天，一般为7～14天，以2周多见。典型病例有发热期、低血压休克期、少尿期、多尿期和恢复期五期经过。

1. 发热期　有发热、全身中毒症状、毛细血管损伤和肾损害的表现。病人多起病急，常以畏寒、高热突然起病，体温可达39～40℃，以稽留热和弛张热多见，热程多为3～7天，体温越高，热程越长，则病情越重。

多数病人伴有明显的全身疲乏，剧烈头痛、腰痛、眼眶痛（三痛征）及恶心、呕吐、呃逆、食欲减退、腹痛、腹泻等全身中毒症状。血管损害表现为充血、出血和渗出水肿。颜面、颈、胸等部位充血潮红，重者呈酒醉貌，可见眼结膜、口腔软腭和咽部黏膜充血。皮肤出血多见于腋下及胸背部，常呈搔抓样、条索状、点状斑迹。眼结膜和软腭等处黏膜可见出血点。重症病人可在病程第4～6天出现腰、臀部或注射部位的大片瘀斑，甚至出现腔道大出血，球结膜、眼睑、颜和面等部位可因血浆外渗引起水肿。

2. 低血压休克期　一般发生在病程4～6天，多数病人在发热末期或热退时出现血压下降。轻型病人可不发生低血压或休克。本期持续时间短则数小时，长者可达6天以上，一般为1～3天。血压开始下降时，四肢仍温暖，血容量继续下降则出现脸色苍白、四肢厥冷、脉搏细弱、尿量减少等症状。当大脑供血不足时可出现烦躁、谵妄、神志恍惚，由于长期组织血流灌注不良，而出现发绀，并促使DIC形成、脑水肿、急性呼吸窘迫综合征（ARDS）和急性肾衰竭的发生。

3. 少尿期　一般发生于病程第5～8日，继低血压休克期出现，持续时间一般为2～5天。部分病人可由发热期直接进入少尿期，亦有少尿期与低血压休克期重叠者。一般认为24小时尿量少于400ml为少尿，少于100ml为无尿。尿中有膜状物排出者为重症。少尿期的临床表现为尿毒症、酸中毒和水、电解质紊乱。严重病人可出现高血容量综合征和肺水肿。电解质紊乱以血钾升高、稀释性血钠、血钙降低为主。本期病情轻重与少尿持续时间和氮质血症的高低平行。血尿素氮（BUN）每日上升21mmol/L以上预后较差。病人常因并发腔道或颅内出血、急性心衰、肺水肿、成人呼吸窘迫综合征、继发感染等而死亡。

4. 多尿期　多发生于病情第9～14天，根据尿量及氮质血症情况可分为三期：①移行期：每日尿量由400ml增至2000ml，此期虽尿量增加，但血尿素氮和肌酐等浓度反而升高，症状加重，不少病人因并发症死于此期，应特别注意观察病情。②多尿早期：每日尿量超过2000ml，氮质血症未见改善，症状仍重。③多尿后期：尿量每日超过3000ml，并逐日增加，氮质血症逐步减轻，精神食欲逐日好转。此期每日尿量可达4000～8000ml，少数可达15 000ml以上。此期若水、电解质大量丢失或继发感染，可继发休克或出现低钠血症或低钾血症。

5. 恢复期　经多尿期后，尿量恢复到2000ml以下，精神、食欲逐渐恢复。一般尚需1～3个月才能完全恢复体力。少数病人可遗留高血压、肾功能障碍、心肌劳损和垂体功能减退等症状。

6. 临床分型　根据发热高低、中毒症状轻重和出血、休克、肾功能损害严重程度的不同，临床上可分为五型。

（1）轻型：体温39℃以下，中毒症状轻，除出血点外无其他出血现象,肾损害轻,无休克和少尿。

(2) 中型:体温39~40℃,中毒症状较重,有明显球结膜水肿,病程中收缩压低于12kPa(90mmHg)或脉压小于4kPa(30mmHg)。有明显出血及少尿期,尿蛋白+++。

(3) 重型:体温>40℃,中毒症状及渗出体征严重,可出现中毒性精神症状,并出现休克,有皮肤瘀斑和腔道出血。少尿持续5天以内或无尿2天以内。

(4) 危重型:在重型基础上出现以下情况之一者:难治性休克;有重要脏器出血;少尿超出5天或无尿2天以上,血尿素氮超出42.84mmol/L(120mg/dl);出现心衰、肺水肿;出现脑水肿、脑出血或脑疝等中枢神经系统并发症;继发严重感染。

(5) 非典型:发热在38℃以下,皮肤黏膜可有散在出血点,尿蛋白(±),血、尿特异性抗原或抗体阳性者。

7. 并发症 常见的有:

(1) 腔道出血:以呕血和便血最为常见,可引起继发性休克。大量咯血能导致窒息。腹腔出血、鼻出血和阴道出血等均较常见。

(2) 中枢神经系统并发症:有脑炎、脑膜炎、高血压脑病、颅内出血等。

(3) 肺水肿:临床上有急性呼吸窘迫综合征(ARDS)和心源性肺水肿两种情况。肺毛细血管损伤,通透性增高造成肺间质水肿,此外肺内微小血管血栓形成和肺泡表面活性物质生成减少均能导致ARDS。临床表现为呼吸急促,每分钟30~40次。可出现发绀,肺部可有支气管呼吸音和干湿啰音。胸片可见双侧斑点状或片状阴影,边缘呈毛玻璃样。血气分析显示动脉氧分压进行性下降,肺泡动脉分压明显增高。心源性肺水肿可由肺毛细血管受损,肺泡内大量渗液所致,亦可由高血容量或心肌受损引起,主要表现为呼吸增加、咳泡沫样粉红色痰,发绀和满肺啰音。

(4) 继发感染:多见于少尿期和多尿早期,以肺部、泌尿系统感染及败血症多见。

(5) 其他:包括自发性肾破裂、心肌损害和肝损害等。

(三) 实验室检查

1. 血常规检查 白细胞总数可达(15~30)×10^9/L,少数重者可达(50~100)×10^9/L,中性粒细胞增多,重者可见幼稚细胞呈类白血病反应。第4~5日后,淋巴细胞升高,并出现异型淋巴细胞,有助于诊断。血小板常有不同程度下降,并可见异型血小板。

2. 尿常规检查 病程第2日可出现蛋白尿,突然出现大量尿蛋白具有诊断意义。此外可有管型尿和血尿。部分病人尿中可出现膜状物,是由大量尿蛋白与红细胞和脱落上皮细胞相混合的凝聚物。肾损害主要表现为尿蛋白阳性,镜检发现管型。

3. 血液、生化检查 血尿素氮(BUN)及肌酐(Cr)在低血压休克期或者在发热后期开始升高。休克期和少尿期血气分析以代谢性酸中毒为主。血清钠、氯、钙在本病过程中多降低。血钾在少尿期增高,但少数病人少尿期仍出现低血钾。

4. 凝血功能检查 若出现DIC,血小板常减少至50×10^9/L以下。DIC的高凝期出现凝血时间缩短;消耗性低凝血期则纤维蛋白原降低、凝血酶原时间延长和凝血酶时间延长;进入纤溶亢进期则出现纤维蛋白降解物升高。

5. 免疫学检查

(1) 特异性抗原检查:早期病人的血清及周围血中性粒细胞、单核细胞、淋巴细胞以及尿沉渣细胞中检出EHF病毒抗原。

(2) 特异性抗体检查:检测血清中IgM和IgG抗体,IgM 1:20为阳性,IgG 1:40为阳性,1周后滴度上升4倍或以上有诊断价值。

6. 分子生物学方法 应用巢式RT-PCR方法可以检测出敏感性较高的汉坦病毒RNA,具有诊断价值。

7. 病毒分离 将发热期病人的血清、血细胞和尿液等标本接种Vero-E6细胞或A549细胞后可分离出EHF病毒。

8. 其他检查 约50%病人的血清谷丙转氨酶升高,少数病人血清胆红素升高。心电图可出现窦性心动过缓、传导阻滞等心律失常和心肌受损表现。部分病人眼压增高,脑水肿病人可见视神经乳头水肿。约30%病人胸部X线有肺水肿表现,约20%病人出现胸腔积液和胸膜反应。

(四) 心理-社会支持评估

流行性出血热为常见传染病,起病急、病情

重,常伴有极度不适和危重并发症。病人极易产生恐惧、悲观等不良心理反应,要评估病人及其家属对疾病的了解程度和应对方式。本病流行时,社区群众容易产生害怕和焦虑心理,要评估她们对疾病的认识以及参与防治疾病的态度。

【护理诊断/问题】

1. 体温过高　与病毒血症、免疫反应有关。
2. 有体液过多的危险　与病变损害肾脏有关。
3. 焦虑　与病情严重、担心预后有关。
4. 潜在并发症:①出血　与全身广泛性血管损害,血小板减少,DIC 有关。②肺水肿　与急性心衰、呼吸窘迫综合征有关。③继发感染　与免疫功能下降有关。

【预期目标】

1. 病人体温降至正常。
2. 病人保持良好的组织灌注,血压正常,脉搏有力,尿量正常。
3. 病人情绪稳定,能配合各种治疗,能说出饮食与休息原则。
4. 病人住院期间不发生新的并发症。

【护理措施】

1. 休息与饮食　急性期卧床休息,避免随意搬动,至恢复期逐渐增加活动量。给予清淡可口、高热量、高维生素、富有营养的流质或半流质饮食,少量多餐。少尿期应给予高碳水化合物、高维生素、低盐、低蛋白饮食,多尿期给含钾丰富的饮食。

2. 病情观察　密切观察生命体征的变化,尤其是对血压的观察,发热期应 2~4 小时测血压一次,低血压休克期每 30 分钟测血压一次,或按需要随时测量。少尿期及多尿期则每 4~6 小时测一次,并记录,观察神志状态及出血表现,包括如皮肤、黏膜出血情况,有无咯血、呕血、便血、血尿以及注射部位有无渗血等。准确记录出入水量以了解肾损害情况,作为计算当日液体摄入量的根据。观察水、电解质紊乱情况。了解血清电解质及肾功能检查结果,发现异常,及时与医生联系。

3. 分期护理

（1）发热期的护理:对高热病人以物理降温（冰敷）为主,但不宜用酒精擦浴,以免加重皮肤损害。忌用强烈发汗退热药,以免大量出汗,造成血容量下降。给病人创造舒适、安静的环境,减少对病人的刺激。

（2）低血压休克期的护理

1）绝对卧床休息:切忌搬动,注意保暖,按要求测量血压,及时发现休克的早期表现,如发热后一般情况反而恶化,中毒症状加重,有烦躁不安、恶心和呕吐,或血压在正常范围,但不稳定,有下降趋势、脉压小等,及时通知医生。

2）吸氧:有缺氧表现,如面色苍白、发绀、呼吸困难者,立即给予氧气吸入。

3）抗休克:做好扩容、抗休克的抢救准备,并观察治疗效果。

4）遵医嘱及时纠正酸中毒。

（3）少尿期的护理

1）区分肾前性少尿及肾性少尿:采取不同的处理方法。肾前性少尿为有效循环血量不足所致,表现为少尿伴发热、休克等症状,少尿时间不足 48 小时,临床上无高血容量综合征及尿毒症等表现,尿比重在 1.020 以上。肾性少尿则往往出现在发热及休克后,少尿一般超过 3 天,经扩容及各种利尿药治疗,尿量无明显增加,临床上有高血容量综合征,尿呈血性或非血性,但尿蛋白为"++",比重在 1.010 左右。

2）口腔护理:本期病人易继发明显感染,应加强口腔护理,每日常规进行 2~3 次口腔护理,并经常用朵贝尔溶液漱口。浅表黏膜有糜烂者,可局部涂冰硼散。

3）严格控制入量:按"量出为入,宁少勿多"的原则输入液体。输液时注意速度要缓慢,当日的补液总量须在 24 小时内均匀补给。对于应用利尿药的病人,应注意观察利尿效果及药物副作用。对于需进行导泻疗法的病人,应记录每日大便次数、大便量及性质。对于接受透析疗法的病人,给予相应护理。耐心说服病人控制饮水量,为缓解烦渴,可给予温开水漱口或用棉棒蘸水湿润嘴唇。

（4）多尿期护理

1）预防感染:多尿初期,尿量在 1000ml 左右时,非蛋白氮仍可继续升高,并有出现继发感染的可能,因而不能过早放弃利尿措施,应加强口腔皮肤等护理,预防继发感染。

2）以卧床休息为主:至多尿后期,可根据饮食和体力情况逐步增加活动量。

3）按治疗原则补充足量液体：维持水、电解质平衡，观察是否有水、电解质平衡紊乱表现，如低钾可出现肌肉无力、腹胀、腱反射减弱或消失及心电图改变等，需早期发现，及时处理。

(5) 恢复期护理：本期可逐渐增加活动量，但不宜过度劳累，适当增加营养，给予高热量、高蛋白、高维生素饮食。

4. 并发症的观察及护理

(1) 出血：观察是否有鼻出血、咯血、呕血、便血，是否有烦躁不安、面色苍白、血压下降、脉搏增快等休克表现，常规查血型、配血，并做好输血准备，根据不同出血部位进行相应处理，按医嘱给予止血药，进行有关凝血功能的检查，并做好抗凝治疗的准备。

(2) 心源性肺水肿：观察是否出现呼吸困难、烦躁、心率增快、咳粉红色泡沫痰、肺底啰音等。发现有右心功能不全表现后，立即停止输血或控制输液速度并报告医生。服用利尿药者，应观察疗效及副作用。给予氧气吸入。

(3) 继发感染：早期发现感染征兆，如体温升高、中毒症状、呼吸系统或泌尿系统感染的症状和体征、血象变化等。加强口腔护理。尽量避免反复插入导尿管，减少泌尿系统感染机会。加强病房管理，严格探陪制度，以减少各种交叉感染机会，特别是呼吸道感染。

5. 预防及消毒隔离

(1) 预防：按虫媒隔离，隔离病人至急性症状消失；大力开展防鼠、灭鼠、灭螨、防螨的群众卫生活动，加强个人防护，防止鼠类粪便污染食物，不用手接触鼠类及排泄物；皮肤有破损时，应及时处理；高危易感人群应接种流行性出血热灭活疫苗。

(2) 消毒：病人进入病室前进行卫生处理，更换衣服，防止将传播媒介带入病区；换下的衣服应用高压蒸汽或煮沸消毒；病室内应灭鼠；被病人血液或排泄物污染的用具应用漂白粉或氨胺溶液消毒或用煮沸、蒸汽消毒；医务人员接触病人血、尿标本容器后，应用肥皂、流水刷洗双手；皮肤有破损时应加以保护，必要时应戴手套。

【护理评价】

1. 病人体温是否恢复正常。

2. 病人血压是否维持正常、脉搏是否有力、尿量是否正常、组织灌注是否良好。

3. 病人情绪是否稳定，是否能合理进食。

4. 住院期间是否发生新的并发症。

第十节 艾 滋 病

艾滋病，即获得性免疫缺陷综合征（acquired immunodeficiency syndrome, AIDS），是由人类免疫缺陷病毒（Human immune-deficiency virus, HIV）引起的慢性传染病。本病主要通过性接触、血液接触及母婴传播等途径传播。HIV 主要侵犯及破坏 $CD4^+$ T 淋巴细胞，导致机体细胞免疫功能受损甚至缺陷，最终并发各种严重机会性感染和肿瘤。本病特点是发病缓慢、传播迅速、病死率高等。HIV 是逆转录病毒科，慢病毒亚科的一种单链RNA 病毒。HIV 形状为圆形或椭圆形，直径为 90~140nm，有双层外壳。HIV 对外界的抵抗力不强，对热敏感，56℃ 30 分钟能使 HIV 在体外对人的 T 淋巴细胞失去感染性，但不能完全灭活血清中的 HIV；能被 75% 乙醇、0.2% 次氯酸钠及漂白粉灭活，而 0.1% 甲醛、紫外线和 γ 射线均不能灭活 HIV。

HIV 既有嗜淋巴细胞性又有嗜神经性。HIV 侵入人体后，侵犯人体辅助性 T 淋巴细胞、单核巨噬细胞等，通过主动吸附与被动吞饮，进入细胞内。HIV 在人体细胞内可长期潜伏处于"休眠"状态，受到某种因素刺激后，开始大量复制，再感染更多的靶细胞，如此循环往复，被损害的细胞越来越多，导致细胞死亡及溶解。由于淋巴细胞数量的减少，发生严重的细胞免疫功能缺陷而引起机会性感染和肿瘤，HIV 还可随感染细胞进入中枢神经系统，造成神经系统病变和精神障碍。

艾滋病的病理特点是组织炎症反应少，机会性感染病原体多。病变主要在免疫器官，如淋巴结、胸腺等。淋巴结病变包括滤泡增生性淋巴结肿及肿瘤性病变，如卡波西肉瘤（Kaposi's sarcoma, KS）及非霍奇金淋巴瘤（non-Hodgkin's lymphoma）、伯基特淋巴瘤（Burkitt lymphoma）等。中枢神经系统有神经胶质细胞灶性坏死、血管周围炎及脱髓鞘等。

【护理评估】

(一) 流行病学资料

1. 传染源 本病唯一的传染源是艾滋病病人和HIV感染者,尤其是无症状而血清HIV抗体阳性的HIV感染者,血清病毒阳性而HIV抗体阴性的窗口期(window phase,window period)感染者也是重要的传染源,窗口期一般为2~6周。

2. 传播途径 HIV存在于感染者的血液及各种体液(精液、唾液、泪液、宫颈分泌物、乳汁、脑脊液)中,因此,凡输血、血制品或接触含HIV的体液均可能被感染。目前无证据表明HIV可经食物、水、昆虫或生活接触传播。主要传播途径有以下几种。

(1) 性接触传播:为本病的主要传播途径,最常见的是同性性接触,其次为异性恋。性工作者、病人的配偶易受感染。与发病率有关的因素包括性伴侣数量、性伴侣的感染阶段、性交方式和性交保护措施等。

(2) 经血液和血制品传播:亦为本病重要传播途径。药瘾者多因为使用污染的注射器和针头而感染。输入被HIV污染的血液及血制品也可引起艾滋病的传播。

(3) 母婴传播:感染HIV的孕妇多经胎盘将病毒传给胎儿,也可经产道及产后血性分泌物、哺乳等传给婴儿。目前认为HIV阳性孕妇约11%~60%会发生母婴传播。

(4) 其他途径:移植器官或人工授精亦可导致感染。偶有医护人员被污染的针头刺伤或经破损皮肤感染。

3. 人群易感性 人群对本病普遍易感,但多发生于青壮年,15~49岁发病者占80%,儿童和妇女感染率逐年上升。高危人群为静脉药物依赖者、性乱者、男男同性恋、血友病及多次接受输血或血制品者。

(二) 身体评估

本病潜伏期平均9年,短至数月,长达15年。临床表现多与机会性感染或肿瘤有关。根据我国有关艾滋病的诊疗标准和指南,可将艾滋病分为急性期、无症状期和艾滋病期。

1. 急性期(primary infection) 常发生在初次感染HIV的2~4周,部分病人出现发热、全身不适、头痛、恶心、呕吐、关节肌肉疼痛、淋巴结肿大等表现,一般症状持续1~3周后缓解。

2. 无症状期(asymptomatic infection) 可从急性期进入此期,也可从无明显症状的急性期直接进入此期。此期T细胞数量尚正常,除血清HIV抗体阳性外可无任何症状,HIV在感染者体内不断复制,$CD4^+$ T淋巴细胞计数逐渐下降,并具有传染性。此期持续时间常为6~8年,其时间长短与感染病毒的数量、病毒类型、感染途径、个体免疫状况差异,营养、卫生条件及生活习惯等因素有关。

3. 艾滋病期

(1) HIV相关症状:主要表现为持续一个月以上的发热、盗汗、腹泻、体重减轻10%以上,也可出现神经精神症状,如记忆力减退、精神淡漠、性格改变等,还可出现持续性全身淋巴结肿大,其特点为:①多部位的淋巴结肿大;②淋巴结直径≥1cm,无压痛,无粘连;③持续时间3个月以上。

(2) 各种机会性感染及肿瘤:①呼吸系统:主要是人肺孢子虫(pneumocystis jiroveci)引起的肺孢子菌肺炎(pneumocystis pneumonia,PCP),表现为慢性咳嗽、发热、发绀、血氧分压降低。胸部X线显示间质性肺炎。②中枢神经系统:隐球菌脑膜炎、结核性脑膜炎、弓形虫脑病、各种病毒性脑膜脑炎。③消化系统:白念珠菌食管炎、巨细胞病毒性食管炎、各种细菌性肠炎、沙门菌、痢疾杆菌、空肠弯曲菌及隐孢子虫性肠炎,表现为鹅口疮、食管炎或溃疡、吞咽疼痛、腹泻、体重减轻、感染性肛周炎、直肠炎,大便检查和内镜检查有助于诊断。④口腔:鹅口疮、复发性口腔溃疡、舌毛状白斑、牙龈炎等。⑤皮肤:带状疱疹、传染性软疣、尖锐湿疣、真菌性皮炎和甲癣。⑥眼部:巨细胞病毒性和弓形虫性视网膜炎,表现为眼底絮状白斑。眼睑、泪腺、睑板腺、结膜及虹膜等常受卡波西肉瘤侵犯。⑦肿瘤:卡波西肉瘤、恶性淋巴瘤等。卡波西肉瘤侵犯下肢皮肤和口腔黏膜,可出现紫红色或深蓝色浸润斑或结节,融合成片,形成表面溃疡并向四周扩散。这种恶性病变可出现于淋巴结和内脏。

(三) 辅助检查

1. 血象 白细胞计数减少,主要为淋巴细胞减少,$CD4^+$T淋巴细胞计数下降,$CD4/CD8 \leq 1.0$

（正常1.2~1.5）。有不同程度的血红蛋白降低，血小板减少，血沉增快。

2. 血清学检查　抗HIV抗体阳性。

3. X线　本病极易并发机会性感染和恶性肿瘤，故对艾滋病病人进行胸部及胃肠道X线检查，有利于机会性感染及恶性肿瘤的早期诊断。

（四）心理-社会支持评估

艾滋病预后极差，病人可出现焦虑、悲观、恐惧、绝望等不良心理反应，严重者甚至产生自杀、报复等过激行为，应评估病人的心理状态、病人及家属对疾病的应对方式。评估周围人群对艾滋病的心理反应及态度。

【护理诊断/问题】

1. 有感染的危险　与免疫功能受损有关。
2. 营养失调：低于机体需要量　与恶心、呕吐、消耗增多有关。
3. 体温过高　与HIV和机会性感染有关。
4. 腹泻　与并发胃肠道机会性感染和肿瘤有关。
5. 皮肤完整性受损　与病毒、真菌感染及卡波西肉瘤有关。
6. 绝望　与生理状况恶化和缺乏社会支持有关。
7. 气体交换受损　与肺部感染有关。
8. 知识缺乏：缺乏对艾滋病的认识。

【护理目标】

1. 住院期间，病人无感染发生。
2. 病人体重维持正常。
3. 病人体温逐渐降至正常。
4. 腹泻次数减少或停止，肛周皮肤干燥、无糜烂。
5. 病人皮肤、黏膜完整无破损。
6. 病人能积极配合治疗，心态乐观。
7. 呼吸平稳，节律、频率正常。
8. 病人、家属及社会人群对疾病有全面的认识，能为病人提供良好的治疗、生活环境。

【护理措施】

1. 严格执行血液、体液隔离。
2. 休息与饮食　保持病室空气清新、安静。艾滋病人发生条件致病菌感染时，应绝对卧床休息，症状减轻后可逐步下床活动。给予高热量、高蛋白、高维生素、易消化饮食。注意食物色、香、味，设法促进病人的食欲。不能进食者给予静脉输液，注意维持水、电解质平衡。

3. 对症护理

（1）腹泻的护理：做好肛周皮肤护理，每次大便后用温水清洁局部，根据皮肤情况涂上四环素软膏或金霉素软膏等。鼓励病人进水，或给肉汁、水果汁，必要时给予静脉补液以防止水电解质紊乱。提供低纤维饮食，少食多餐。遵医嘱使用抗腹泻药物并观察疗效。

（2）降温：体温过高时，给予温水擦浴降温。遵医嘱使用退热药，及时更换汗湿的衣物，防止着凉。鼓励病人多饮水，以加快毒素排出并降温。对机会性感染者，选用敏感抗生素控制感染。定时监测体温，观察体温变化。

（3）改善呼吸：病人有呼吸困难时，可指导病人采取一些措施以改善呼吸，如根据病情，适当抬高床头或让病人坐起，给氧气吸入，注意观察呼吸节律及频率变化。

4. 皮肤护理　卧床病人每2~4小时协助其翻身1次，注意观察受压部位皮肤颜色有无发红等。按摩骨隆突处，促进局部血液循环。必要时使用气垫床、气圈等。每天用温盐水或复方硼酸溶液清洁口腔3次，必要时遵医嘱服用抗生素预防感染。病人若有皮肤破损，应每天换药，指导家属在接触病人时戴手套，防止疾病传播。

5. 心理护理　多与病人沟通，鼓励其表达自己的感受，并表示同情或理解；尽最大努力满足病人的合理需要，为病人提供优质服务，及时解除其身心痛苦；做好家属及周围人群的工作；不要对病人采取鄙弃态度，尊重其人格，给予关怀、温暖和同情，使其获得良好的社会支持。

6. 健康宣教

（1）广泛宣传艾滋病的预防知识：使群众了解艾滋病的传播途径，本病对个人、家庭及社会造成的危害，以及采取自我防护措施进行预防的方法。加强性道德教育，洁身自爱，严禁吸毒。在日常生活中，防止共用可能被血液污染的物品，如牙刷、牙签、剃须刀片、注射针头等。医务人员加强自身防护，防止被血液污染过的针头、器械刺破皮肤、黏膜，病人日常生活用品单独使用并定期消毒。接触病人血液、体液污染物品时，应戴手套。

（2）免疫学检查：对无症状的病毒携带者，

应嘱其3~6个月到医院进行一次临床及免疫学检查,如出现异常,及时就诊,尽早治疗。由于免疫功能低下,病人常死于机会性感染,应教会病人及家属预防或减少继发感染的措施。

（3）指导家属:指导家庭成员掌握消毒、隔离、预防方法,尽可能为病人提供正常生活,保证其足够营养,增强机体抵抗力,也可在医生的指导下服用提高免疫功能的药物。

（4）HIV阳性者的管理:及时发现和合理管理HIV感染者,禁止感染者献血、献精液、献器官。加强国境检疫,禁止艾滋病人与抗HIV阳性者入境。

【护理评价】

1. 病人是否发生条件致病菌感染。
2. 病人营养状态是否良好,体重是否正常。
3. 病人体温是否正常。
4. 腹泻次数是否减少或停止,肛周皮肤是否干燥、完整。
5. 病人皮肤、黏膜是否完整无破损。
6. 病人是否情绪稳定,能积极配合治疗、护理。
7. 病人是否维持正常的呼吸型态,无节律、频率异常。
8. 病人、家属及社会人群是否对疾病有全面的认识,预防、隔离、消毒措施针对性强。

第十一节 登 革 热

登革热(dengue fever)是由登革病毒(dengue virus)引起的、由伊蚊传播的急性传染病。临床表现为突起发热,全身肌肉、骨、关节疼痛,皮疹,极度疲乏,淋巴结肿大及白细胞减少。登革热在世界范围内曾多次发生地区性流行,我国登革热流行区为广东、香港、澳门、台湾。随着气候变暖和交通日益便利,近年来,登革热发病有向北扩展的趋势。目前,已知的4个血清型登革病毒均已在我国发现。

登革病毒为黄病毒科中的黄病毒属。病毒颗粒呈哑铃状、球形或棒状,直径40~50nm。单股正链RNA与核心蛋白一起装配成具有20面的对称核衣壳,其外层为脂蛋白组成的包膜。登革病毒不耐热,60℃时30分钟或100℃时2分钟即可灭活,但耐低温,-20℃时在人血清中可存活5年,-70℃可存活8年以上。登革病毒对一般消毒剂如酸、乙醚、紫外线、0.65%甲醛液敏感。

登革病毒经伊蚊叮咬进入人体,在毛细血管内皮细胞和单核-吞噬细胞系统中增殖,进入血液循环形成第一次病毒血症,然后在吞噬细胞系统和淋巴组织中复制,再次释放入血形成第二次病毒血症。机体产生的抗登革病毒抗体与登革病毒形成免疫复合物,激活补体系统,致血管通透性增加,同时抑制骨髓中的白细胞和血小板系统,导致白细胞、血小板减少,从而产生出血倾向。

【护理评估】

（一）流行病学资料

1. 传染源 主要传染源是病人和隐性感染者。病人在潜伏期末及发热期内具有传染性,仅局限于发病前6~18小时至发病后第3日,少数病人在病程第6日仍可在血液中分离出病毒。在本病流行期,轻型病人和隐性感染者成为更重要的传染源,而慢性病人和病毒携带者不是传染源。在野外捕获的蝙蝠、猴子等动物体内曾分离出登革病毒,但是否为传染源还未确定。

2. 传播途径 本病的主要传播媒介是埃及伊蚊和白纹伊蚊。在东南亚和我国海南省,以埃及伊蚊为主;在太平洋岛屿和我国广西、广东,以白纹伊蚊为主。伊蚊吸入带病毒血液后,病毒可在其唾液腺和神经细胞内复制,吸血后10天内具有传播性,传染期长达174天。在非流行期,伊蚊可能成为病毒的储存宿主。

3. 易感人群 人群普遍易感,发病以成人为主。在地方流行区的成年居民血清中,几乎都可检出抗登革病毒的中和抗体,但以儿童发病为主。感染后对同型病毒具有持久免疫力,并可维持数年,对异型病毒也有一年以上的免疫力;对其他黄病毒属成员,如乙型脑炎病毒和圣路易脑炎病毒等,也具有一定的交叉免疫力。

4. 流行特征 ①地理分布:登革热主要在北纬25°至南纬25°的热带和亚热带区域,尤其是在东南亚、太平洋岛屿和加勒比海地区流行。我国主要发生于台湾、香港、澳门、海南、广东和广西。登革病毒常先在市镇流行,后向农村蔓延。②季节性:登革热的流行与伊蚊滋生有关,好发于夏秋雨季,广东省为5~11月,海南省为3~12月。

③周期性:在地方流行区有隔年发病率升高的趋势,但近年来流行周期多无规律性。

（二）身体评估

潜伏期为3～15天,多为5～8天,感染登革病毒后,可出现隐性感染、登革热、登革出血热,但登革出血热在我国较少见。临床上将登革热分为典型、轻型和重型。

1. 典型登革热

（1）发热:成年病人通常起病急骤,畏寒、高热,体温在24小时内可达40℃,持续5～7日后体温退至正常。部分病人的体温降至正常1天后,再度上升。发热时可伴有头痛、眼球后痛、骨、肌肉及关节痛,极度乏力,可出现胃肠道症状,如恶心、呕吐、腹痛、腹泻或便秘等。早期脉搏加速,后期可有相对缓脉。早期体征有颜面潮红、结合膜充血及浅表淋巴结肿大。儿童病例起病较慢,体温较低,毒血症较轻,恢复较快。

（2）皮疹:于病程第3～6天出现,常为斑丘疹或麻疹样皮疹,也有猩红热样疹、红斑疹及出血点等,可同时出现两种以上皮疹。皮疹分布于全身、躯干、四肢或头面部,多有痒感,不脱屑,持续3～4天消退。

（3）出血:25%～50%的病人有出血现象,如牙龈出血、鼻出血、呕血或黑便、皮下出血、血尿、阴道出血、咯血、腹腔或胸腔出血等,出血多发生在病程的第5～8天。

（4）其他:约1/4病例有轻度肝脏肿大,个别病人出现黄疸。

2. 轻型登革热 症状、体征较典型登革热轻,一般表现为发热较低,全身疼痛较轻,皮疹稀少或不出疹,无出血倾向,浅表淋巴结常肿大,病程1～4天。流行期间,此型病人常因其临床表现类似流行性感冒或短期发热而被忽视。

3. 重型登革热 早期临床表现类似典型登革热,发热3～5天后病情突然加重。主要表现为脑膜脑炎,出现剧烈头痛、呕吐、狂躁、昏迷、抽搐、大量出汗、血压骤降、颈强直、瞳孔缩小等。有些病人表现为消化道大出血和出血性休克。此型病情凶险,进展迅速,病人多于24小时内死于中枢性呼吸衰竭或出血性休克。本型罕见,但死亡率很高。

4. 并发症 最常见的是急性血管内溶血,发生率约为1%,多见于G-6-PD酶缺乏的病人。其他并发症包括心肌炎、尿毒症、精神异常、肝肾综合征、急性脊髓炎等。

（三）实验室检查

1. 血、尿、脑脊液常规检查 白细胞总数减少,以中性粒细胞减少多见,于发病第2天开始下降,第4～5天降至最低点,可低至$2\times10^9/L$。1/4～3/4病人血小板可减少。少数病人出现蛋白尿和红细胞尿。约半数病人有轻度谷丙转氨酶升高。脑型病人脑脊液压力升高,白细胞和蛋白质正常或稍增加,糖和氯化物正常。

2. 血清学检查 单份血清补体结合试验滴度超过1:32,红细胞凝集抑制试验滴度超过1:1280有诊断意义。恢复期抗体滴度比急性期升高4倍以上可确诊。血清中检出特异性IgM抗体有助于登革热的早期诊断。

3. 病毒分离 将急性期病人的血清接种于乳鼠脑内或C6/36细胞系可分离出病毒。以C6/36细胞系常用,其阳性率约为20%～65%。

4. 反转录聚合酶链反应（RT-PCR） 急性期检测其敏感性高于病毒分离,可用于早期快速诊断及血清型鉴定,但对技术要求较高。

（四）心理-社会支持评估

由于登革热起病急骤、病情发展迅速,出血倾向明显,病人多会产生紧张和恐惧心理。应评估病人患病后能否得到亲友、同事、领导的关怀和帮助,有无因症状较重而出现恐惧、焦虑及对住院隔离形成的孤独感等心理反应。此外,在地方流行区或可能流行地区,必须做好登革热疫情监测预报工作,早发现、早诊断,及时隔离治疗。

【护理诊断/问题】

1. 体温升高 与登革热病毒感染有关。

2. 皮肤完整性受损 与登革热病毒引起皮肤黏膜损伤有关。

3. 体液不足 与高热、多汗、血管通透性增加导致血浆外渗有关。

4. 疼痛 与病毒血症引起的骨骼、肌肉、关节疼痛有关。

5. 有感染的危险 与机体抵抗力低下、营养失调等有关。

6. 潜在并发症:出血。

【护理目标】
1. 病人体温恢复正常。
2. 病人皮肤完好,无破损。
3. 病人脱水得到纠正,生命体征恢复正常。
4. 病人自述疼痛消失。
5. 病人未发生感染。
6. 病人未发生并发症。

【护理措施】
1. 一般护理　病人急性期应卧床休息,恢复期亦不宜过早活动,体温、血小板计数恢复正常,无出血倾向,方可适当活动。急性期给予高蛋白、高维生素、高糖、易消化的流质或半流质饮食,嘱病人多饮水;昏迷病人可予以鼻饲饮食。重型病人应注意口腔和皮肤清洁,保持大便通畅。

2. 病情观察　①监测病人生命体征,观察高热出现和持续的时间,热型、发热及退热后的其他伴随症状。观察脉搏、血压的变化,如病人出现高热骤退、脉搏细速、大汗淋漓,应警惕出血性休克或登革热休克的发生。②注意有无消化系统的症状和体征。③观察有无神经系统的症状和体征。④严密监测皮肤黏膜情况及出血倾向,如有无皮疹、皮肤黏膜、注射部位出血,有无呕血、黑便以及血尿等。⑤注意观察病人有无脱水现象,准确记录24小时出入量,监测有无电解质紊乱表现。

3. 对症护理　高热护理参见第八篇内科护理第二章第一节。

4. 心理护理　本病起病急骤,病情发展迅速,出血倾向明显,病人及家属多有紧张和恐惧心理。医护人员应沉着冷静,多与病人沟通,稳定病人情绪。

5. 昏迷的护理　病人出现昏迷时,应取平卧位,头偏向一侧,注意保持呼吸道通畅,及时清除呼吸道分泌物;做好口腔及皮肤清洁护理,预防感染的发生。

6. 用药的护理　主要观察药物的作用、副作用及疗效,并注意给药的注意事项。

【护理评价】
1. 病人体温是否恢复正常。
2. 病人皮肤是否完好。
3. 病人脱水是否得到纠正,生命体征是否恢复正常。
4. 病人疼痛是否消失。
5. 病人是否发生感染。
6. 病人是否发生并发症。

第十二节　传染性单核细胞增多症

传染性单核细胞增多症(infectious mononucleosis)是由EB病毒(Epstein-Barr virus,EBV)感染所引起的一种急性单核-吞噬细胞系统增生性疾病,病程常具有自限性。主要临床特征为不规则发热,咽痛,肝、脾、淋巴结大,外周血液中淋巴细胞显著增多,并出现异型淋巴细胞,嗜异性凝集试验阳性,血清中可测得抗EBV的抗体。在青年与成年发生的EBV原发性感染者中,约有半数表现为传染性单核细胞增多症。

EBV于1968年被确定为传染性单核细胞增多症的病原体。EBV是一种双链DNA病毒,主要侵犯B细胞。EBV的生长要求极为特殊,仅在非洲淋巴瘤细胞、传染性单核细胞增多症病人血液、白血病细胞和健康人脑细胞中繁殖。EBV基因组编码5个抗原蛋白:衣壳抗原(viral capsid antigen,VCA)、膜抗原(membrane antigen,MA)、早期抗原(early antigen,EA)、EBV核抗原(EBV nuclear antigen,EBNA)和淋巴细胞检出的膜抗原(lymphocyte detected membrane antigen,LYDMA)。其中VCA-IgM抗体在疾病早期出现,1~2个月后消失,是新近感染的标志。EA-IgG抗体是近期感染或EBV活跃增殖的标志。

发病原理尚未完全阐明,现多认为EBV进入口腔后,先在口咽部淋巴组织内复制,导致渗透性咽扁桃体炎,使局部淋巴管受累、淋巴结肿大,继而侵入血液循环产生病毒血症,进一步累及淋巴系统的各组织和脏器。EBV主要感染B细胞,将其基因上的特异抗原表达在B细胞膜上,引起T细胞的强烈免疫应答而直接破坏携带EBV的B细胞。另一方面EBV也破坏了许多组织器官,从而导致临床发病。本病的基本病理特征为淋巴组织的良性增生,多为自限过程,单核-吞噬细胞系统为其主要病变所在,淋巴结肿大但不化脓,淋巴细胞和单核-吞噬细胞高度增生,其中胸腺依赖副皮质区的T细胞增生最为显著。肝、脾、肾、骨髓、中枢神经系统均可受累,主要病变为异常的多形性淋巴细胞浸润。

【护理评估】

(一) 流行病学资料

本病在世界各地都有发生,一年四季均可发病,通常呈散发性,亦可引起流行。

1. 传染源　人是EBV的贮存宿主,病人和EBV携带者为传染源。病毒在口咽部上皮细胞内增殖,故唾液中含有大量病毒,排毒时间可持续数周或数月,病毒携带者可持续或间断排毒数年之久。

2. 传播途径　主要经密切接触传播,飞沫传播虽有可能发生,但并不重要,偶可通过输血传播。

3. 易感人群　多见于儿童和少年,但近年来16～30岁青年病人占相当大比例;6岁以下儿童多呈隐性感染或轻症感染,体内出现EBV抗体,但无嗜异性抗体;15岁以上青年多呈现典型发病,EBV抗体和嗜异性抗体均为阳性;35岁以上病人少见。发病后病人可获得持久免疫力,第二次发病罕见。

(二) 身体评估

儿童潜伏期为9～11天,成人潜伏期通常为4～7周。起病急缓不一,症状呈多样性,约40%病人出现全身不适、头痛、头昏、畏寒、鼻塞、食欲不振、恶心、呕吐、轻度腹泻等前驱症状。本病病程为2～3周,少数可达数月。发病期典型表现有:

1. 发热　除极轻型病例外,均有发热,体温38.5～40.0℃不等,部分病人伴畏寒、寒战,无固定热型;热程不一,为数日至数周,也可长达2～4个月;发热可渐退或骤退,多伴有出汗;病程早期可有相对缓脉。

2. 淋巴结肿大　70%的病人在病程第一周内即可出现明显的淋巴结肿大。浅表淋巴结普遍受累,以颈部淋巴结最为常见,腋下、腹股沟次之,胸廓、纵隔、肠系膜淋巴结亦可累及。淋巴结直径1～4cm,呈中等硬度,分散而不粘连,无明显压痛,不化脓,两侧不对称。肠系膜淋巴结受累时可引起腹痛等症状。

3. 咽峡炎　约半数病人咽部、扁桃体、腭垂充血肿胀,少数有溃疡或假膜形成,并伴有咽痛,肿胀严重者可出现呼吸困难及吞咽困难。

4. 肝、脾大　大约10%的病例有肝大,多在肋下2cm以内,2/3的病例可有肝功能异常、ALT升高,部分病人有黄疸;半数病人有轻度脾大,伴有疼痛及压痛,偶可发生脾破裂。

5. 皮疹　约10%的病例出现皮疹,呈多形性,可为斑丘疹、猩红热样皮疹、结节性红斑、荨麻疹等,偶呈出血性。多见于躯干部,常在起病后1～2周内出现,3～7天后消退,不留痕迹,未见脱屑。典型者可出现黏膜疹,为多发性针尖样瘀点,可见于软、硬腭的交界处。

6. 其他　可出现神经症状,表现为急性无菌性脑膜炎、脑膜脑炎、脑干脑炎、周围神经炎等。偶见心包炎、心肌炎、肾炎、肺炎、腹泻。

(三) 实验室检查

1. 血象　血象改变是本病的重要特征,疾病早期白细胞总数可正常或偏低,以后逐渐升高,一般为$(10～20)×10^9$/L,亦有高达$(30～50)×10^9$/L者,单核细胞可高达60%以上,异型淋巴细胞超过10%,或其绝对数超过$1.0×10^9$/L,具有诊断价值。依其细胞形态可分为泡沫型、不规则型、幼稚型,其他病毒性疾病也可出现异常淋巴细胞,但其百分比一般低于10%。此外,血小板计数减少常见。

2. 血清学检查

(1) 嗜异性凝集试验:阳性率可达80%～90%,其原理是病人血清中常含有IgM嗜异性抗体,可和绵羊红细胞或马红细胞凝集。效价高于1:64时有诊断意义,逐周测定效价上升达4倍以上意义更大。正常人、血清病病人以及少数淋巴网状细胞瘤、单核细胞白血病、结核病病人的嗜异性凝集试验结果均可呈阳性(除血清病外,抗体效价均较低)。

(2) EB病毒抗体鉴定:用免疫荧光法和EIA法可检测EBV特异性抗体,有助于嗜异性抗体阴性的EBV感染的诊断;膜壳抗体IgM型灵敏性与特异性高,是新近EBV感染的标志。

(3) EBV DNA检测:Southern印迹法可检测整合的EBV DNA;原位杂交可确定口咽上皮细胞中EBV的存在;聚合酶链反应可快速、特异地检出标本中的EBV DNA。

(四) 心理-社会支持评估

传染性单核细胞增多症为自限性疾病,儿童因缺乏免疫力普遍易感,成人由于发病率不高,加之病情复杂易被误诊,加之使用抗生素无效,病人和家人常表现出焦虑和紧张情绪。本病可经密切接触传播,可能会造成社会人群的不安,应注意社会人群的反应,并告之本病罕有暴发流行,以稳定群众的情绪。

【护理诊断/问题】

1. 体温升高　与EB病毒感染引起的毒血症有关。

2. 有皮肤完整性受损的危险　与皮疹致皮肤瘙痒有关。

3. 潜在并发症:肝功能受损。

4. 有传播感染的可能　与口咽部上皮细胞寄存大量病毒,并随唾液排出有关。

【护理目标】

1. 病人体温恢复正常。

2. 病人自述咳嗽、咽喉痛消失。

3. 病人皮肤完整,未发生破损。

4. 病人未发生并发症。

【护理措施】

1. 发热的护理　保持床单清洁、干燥,及时更换汗湿的床单和衣服,并注意保暖,防止着凉,指导病人摄取足够的液体与热量,防止脱水,维持水、电解质平衡。对体温38.5～39.0℃的病人,应给予物理降温,但对于有肝损害或有皮疹的病人,应尽量避免使用乙醇擦浴,以免加重肝脏负担或加重皮肤损伤。高热时可遵医嘱给予退热剂,但用药过程中应密切观察体温及病情变化,防止虚脱。尤其应注意,患儿由于唾液分泌减少,机体抵抗力下降,易致口腔黏膜损害、口腔感染,因此,在护理发热患儿时,应做好口腔护理。另外,患儿高热可引起抽搐,护士应细心观察,及时通知医生,并配合抢救。

2. 咳嗽、咽喉痛的护理　遵医嘱给予咳嗽病人止咳、祛痰药物,必要时给予雾化吸入。给予咽痛病人清淡、无刺激性的流质或半流质饮食,且温度不宜太高,以免加重病人的咽痛。扁桃体红肿、有分泌物时可用生理盐水擦拭,再涂以阿昔洛韦液,每日2次。

3. 皮疹的护理　密切观察皮疹的形态、大小、分布部位。嘱病人穿柔软、宽松的棉质内衣裤,勤换洗;保持皮疹部位皮肤的清洁、干燥;保持病人指甲的平整,避免抓伤;必要时可外用激素以减轻瘙痒。

4. 并发症的观察与护理　传染性单核细胞增多症可累及多个脏器和系统,并发肝脏、肾脏、心脏等多器官的损伤及呼吸、消化、血液系统的病变。因此,应密切观察病情变化,如面色、皮肤、脉搏、呼吸、血压变化及是否有消化道症状。认真倾听病人的主诉,及早发现并发症,并给予对症治疗。对于肝功能损害的护理,由于成人传染性单核细胞增多症病人一般仅表现为ALT升高,临床表现并不典型,故需常规进行肝功能检查,肝功能异常时应积极予以保肝、降酶等治疗,同时嘱病人严格卧床休息,避免使用对肝脏有损害的药物。

5. 消毒隔离　按传染病一般护理常规,实行呼吸道隔离,急性期注意卧床休息,做好呼吸道隔离,避免交叉感染;注意病房的通风和消毒,呼吸道分泌物应按感染性废物进行处理,或将痰吐到纸上进行焚烧,以防止疾病的传播。护理人员接触病人前后要洗手。

6. 社区护理　本病恢复时间长,可达数月,指导病人出院后应注意休息,避免体力劳动,合理安排饮食,养成良好的卫生习惯;告诉肝功能受损的病人应定期复查。需做好社区健康宣教,宣传传染性单核细胞增多症的有关知识。

【护理评价】

1. 病人体温是否恢复正常。

2. 病人咳嗽、咽喉痛等症状是否消失。

3. 病人皮肤是否完整。

4. 病人是否发生并发症。

5. 病人及家属是否能说出隔离消毒的必要性和注意事项,是否能自觉遵守消毒、隔离制度。

(周钰娟　郭佳)

第三章
细菌感染病人的护理

第一节 伤寒与副伤寒

伤寒(typhoid fever)和副伤寒(paratyphoid A、B、C)是由伤寒杆菌和副伤寒杆菌引起的急性传染病,临床特征为持续发热、相对缓脉、神经系统中毒症状(伤寒面容)、肝(脾)大、玫瑰疹及白细胞减少等。少数病例发生重症伤寒,并发肠出血、肠穿孔或中毒性心肌炎、伤寒性肝炎等。伤寒杆菌含有菌体抗原"O"、鞭毛抗原"H"和体表毒力抗原"Vi"。三者都能刺激机体产生相应的抗体,测定病人血清中"O"及"H"抗体的水平,可辅助临床诊断(肥达反应),"Vi"抗体的检测有助于慢性带菌者的调查。菌体裂解释放的内毒素为主要致病因素,"Vi"抗原有抗吞噬作用和保护菌体细胞免受相应抗体的溶菌作用使病菌毒力更强。伤寒杆菌在自然界中生活力强,在水中可存活2~3周,在粪便中可维持1~2个月,在牛奶中能生存繁殖;耐低温,在冰冻环境中可持续数月,但对光、热、干燥及消毒剂的抵抗力较弱。加热60℃10分钟或煮沸后立即死亡。对氯和一般消毒剂敏感。

伤寒杆菌只感染人类,在自然条件下不感染动物。此菌在菌体裂解时释放强烈的内毒素,对本病的发生发展起着较重要的作用。近年来,我国部分省区出现M1型质粒介导多重耐药伤寒菌株流行,疗效差,并发症多,病死率升高,值得重视。

【护理评估】

(一)流行病学资料

1. 传染源 病人和带菌者是传染源。全病程均有传染性,在病程的第2~4周传染性最强,进入恢复期后仍有半数排菌,约2%~5%的病人可持续排菌3个月以上,称慢性带菌者。少数可在胆囊带菌数年甚至终生,是伤寒不断传播甚至流行的主要传染源。

2. 传播途径 伤寒杆菌通过粪-口途径感染人体。水源污染是传播本病的最重要途径,常可酿成暴发流行。食物被污染是传播伤寒的主要途径,有时也可引起暴发流行;日常生活密切接触以及苍蝇、蟑螂等机械性携带伤寒杆菌可引起本病散发流行。

3. 人群易感性 普遍易感,以儿童及青壮年多发。病后有持久免疫力,约2%可再发。本病以温热带地区,尤其是卫生条件不良的地区多见。在热带地区全年散发,亚热带地区夏、秋为流行季节。

4. 流行特征 本病终年可见,但以夏秋季最多。一般以儿童及青壮年居多。流行形式:①散发性:多由于与轻型病人或慢性带菌者经常接触而引起。②流行性:多见于水型或食物型。

(二)身心评估

1. 典型伤寒 潜伏期3~60天,多为7~14天。临床经过可分为四期。

(1) 初期(病程第1周):缓慢起病,体温呈梯形上升,3~7天内达39~40℃,伴全身不适、食欲减退、咽痛及咳嗽等。

(2) 极期(病程第2~3周):其主要表现如下:

1) 高热:持续高烧10~14天约40℃,呈稽留热型,少数呈弛张热。

2) 神经系统中毒症状:病人表情淡漠、反应迟钝、耳鸣、听力减退。重者可有谵妄、昏迷。合并虚性脑膜炎时,可出现脑膜刺激征。

3）相对缓脉:即体温每升高1℃,脉搏增加少于15～20次/分,并发心肌炎者相对缓脉不明显。

4）玫瑰疹:部分病人出现玫瑰疹,常见于下胸、上腹或背部,淡红色、压之褪色,直径约2～4mm,多在10个以内。

5）肝(脾)大:脾大,质软、轻压痛,肝亦可肿大,并发肝炎者可有黄疸和肝功能损害。

6）消化系统症状:可出现中毒性肠麻痹和低钾引起的腹胀,多有便秘,少数腹泻,右下腹压痛。

（3）缓解期（病程第4周）:体温呈弛张型下降,各种症状逐渐消失。应注意的是,由于本期小肠病理改变仍处于溃疡期,还有可能出现肠出血及肠穿孔等并发症。

（4）恢复期（病程第5周）:体温正常,症状消失,约1个月可完全恢复。

2. 非典型伤寒　除典型伤寒外,临床偶可见以下各种类型的伤寒。

（1）轻型:热程短,全身中毒症状轻,相对缓脉和玫瑰疹少见,1～2周可愈,见于曾进行预防接种有部分免疫力的人。

（2）顿挫型:病初重,但恢复快,1～2周可愈,见于有部分免疫力的人。

（3）迁延型:发热持久达数月,但其他症状不重,见于免疫功能低下或有血吸虫感染者。

（4）逍遥型:病轻,常能坚持工作,可因突发肠出血或肠穿孔而被发现。

（5）暴发型:病情很重,畏寒、高热持续不退,神经系统和循环系统症状严重,可有谵妄、昏迷、循环衰竭、中毒性心肌炎和全身出血等,可因救治不及时1～2周内死亡。

3. 伤寒的复发与再燃

（1）再燃:当伤寒病人进入缓解期,体温波动下降,但尚未达到正常时,热度又再次升高,持续5～7天后退热,常无固定症状。可能与病菌未完全控制有关。

（2）复发:病人进入恢复期,在退热1～3周后,发热等临床表现重又出现,称为复发。此时血培养可再获阳性结果,与病灶内的细菌未被完全清除,重新侵入血流有关。少数病人可有2次以上复发。

4. 并发症　伤寒多于病程的第2～3周出现并发症,有肠出血、肠穿孔、伤寒性肝炎、心肌炎、支气管肺炎等。肠出血最常见,轻者大便隐血试验阳性,重者黑便或暗红色血便,可致面色苍白、脉速、血压下降等休克表现。肠穿孔为最严重的并发症,病人骤起右下腹剧痛,伴恶心、呕吐、冷汗、脉速、体温下降和休克样症状,1～2小时后症状有短暂的缓解,不久又有高热、腹膜炎体征及气腹征。多由于饮食不当、腹泻或滥用泻药、排便用力、肠胀气等引起。

5. 副伤寒　临床特征为:①潜伏期较短,一般7～10天;②多急起,常先有呕吐、腹泻的胃肠炎症状;③以弛张热和不规则热多见,热程短,多1～2周;④中毒症状轻,相对缓脉少见;⑤皮疹数量多,可满布全身;⑥肠道并发症少,但复发较常见。

（三）实验室及辅助检查

1. 血常规检查　白细胞总数减少,常在(3～5)×10^9/L,嗜酸性粒细胞减少或消失,后者随病情好转逐渐回升,极期嗜酸性粒细胞<0.02,绝对值计数>4×10^7/L可基本排除伤寒。所以此项检查对伤寒的诊断和预后的评估有参考价值。

2. 细菌学检查

（1）血培养:第1～2周(相当于第二次菌血症期)阳性率达80%～90%以上,以后渐降,第3周为50%,第4周则不易检出,复发时又呈阳性,为提高阳性率,采血量不宜少于5ml,尽可能在未用抗生素以前,正当体温上升阶段取血。已用药者可取血凝块做培养,或用含胆汁的培养基。

（2）骨髓培养:对血培养阴性者可行骨髓培养。因骨髓内的网状内皮细胞摄取病菌较多,存在时间较长,且不易受抗生素应用的影响,阳性率较血培养高、持续时间长,病程各期均可进行。

（3）粪便培养:第3～4周阳性率60%～70%(宜选用新鲜粪便,勿混有尿液或先增菌培养),因对早期诊断作用不大,故常用于判断带菌者。

（4）尿培养:早期多阴性,第3～4周阳性率为25%

（5）其他:十二指肠引流液培养用于慢性带

菌者的诊断,但操作不便,一般很少使用。玫瑰疹刮取液可在必要时进行。

3. 血清学检查—伤寒血清凝集试验(肥达反应,Widal test) 机体感染伤寒、副伤寒后,体内逐渐产生相应的抗体,将被检血清倍比稀释后与伤寒杆菌的TH、TO抗原,副伤寒杆菌甲、乙、丙(A、B、C)的H抗原,在生理盐水介质中进行凝集效价测定,凝集价明显升高或动态上升有助于诊断。①由于预防注射的影响和其他细菌感染引起的交叉反应,正常人群中常有一定的凝集效价,所以一般"TO">1:80,"TH">1:160,甲、乙、丙副伤寒杆菌的"H">1:80才有诊断意义。若只"O"升高,而"H"不高,可能为疾病的早期,如"H"升高而"O"不高可能为回忆反应[即曾患过伤寒或接受过预防注射,现由于其他发热性疾病所引起的回忆发应,因为"O"出现早,持续时间短(仅半年),而"H"出现迟,持续阳性数年之久]。②由于产生抗体需要一定的时间,故需动态观察,"TH"滴度第1周仅有10%阳性,第2周上升达60%～70%,第4周达90%。如病人"O""H"效价高于正常值或较原效价升高4倍,则有诊断价值,否则可能性小。③约有10%的病人呈假阴性,与早期大量使用氯霉素、免疫抑制剂有关,或有先天性免疫缺陷。某些疾病出现假阳性反应(如血吸虫病、结核病、败血症、风湿病等)。

4. 其他免疫学检查 酶联免疫吸附试验、对流免疫电泳、间接血凝试验等,这些近年发展的新技术各有其优缺点,结果差异性大,试验方法也未统一,需进一步研究。

(四) 心理-社会支持评估

由于有效抗生素的运用,大多数病人能治愈,但婴幼儿、营养不良和患有其他疾病的病人,病情可较严重。暴发性伤寒和有严重并发症者预后不佳。由于近年耐药伤寒杆菌菌株的出现,使伤寒的临床表现发生了变化,非典型病例增多,给诊治带来困难。应予以重视。因此,病人及家属可能会有孤独与焦虑感。伤寒亦可因食物和水源的污染引起暴发流行,造成社会人群的不安,此时应注意社会人群的反应。

【护理诊断/问题】

1. 体温过高 与毒血症等有关。
2. 营养失调:低于机体需要量 与进食减少、高热消耗增多有关。
3. 便秘 与低钾、中毒性肠麻痹、长期卧床及无渣饮食有关。
4. 潜在并发症:肠出血、肠穿孔 与肠壁溃疡损伤血管和肠壁肌层、浆膜层有关。
5. 有传播感染的可能 与肠道排菌有关。
6. 焦虑 与伤寒病情严重、疾病知识缺乏有关。

【护理目标】

1. 病人生命体征恢复正常。
2. 病人及家属能了解饮食要求及食物调配方法,并自觉遵守。住院期间病人的营养供应能满足机体代谢需要。
3. 病人便秘解除,住院期间无新的并发症发生。
4. 病人及家属能有效避免潜在并发症的诱因,预防并发症的发生。
5. 病人及家属能说出消毒隔离的必要性和注意事项,并能自觉遵守消毒隔离制度。
6. 病人及(或)家属自觉心理负担减轻或消除。

【护理措施】

1. 高热的护理 绝对卧床休息至热退后一周,保持舒适的体位,定时更换体位,因体温每升高1℃,基础代谢率增加13%,休息可减少能量的消耗,恢复期无并发症者可逐渐下床活动;调节室内温湿度,因室温高、湿度大、通风不好会影响散热;监测体温和热型,可用物理降温法和药物降温,但不宜用大量发汗性的退热药,以免虚脱;提供足够的水分,补充液体的丢失并增加排毒和散热,成人液体入量2000～3000ml/d,儿童60～80ml/(kg·d),口服不足可静脉补充;做好口腔护理,每天用生理盐水清洁口腔3～4次,为防唇干可涂液状石蜡;做好皮肤的护理,保持内衣和床单的清洁和干燥,尤其是大汗时,应及时更换衣被,防受凉和长期卧床引起压疮或肺炎;按医嘱给予抗菌药物并观察其副作用。

根据药敏用药,常用药物有喹诺酮类,该类药物为杀菌药,其活性强,体内分布广,在胆汁内的浓度为血浓度的3～10倍,对伤寒杆菌的敏感率达95%～100%,与其他抗生素无交叉耐药,现已被推荐为治疗伤寒的首选药,具有退热快、耐药率低及毒副反应小等优点,一般用药5天左右热退,体温正常后再用2周。其副作用是胃肠道反应、头痛、头昏、偶有皮疹、可逆性的白细胞减少,因该药影响软骨发育,故幼儿及孕妇慎用。

近年耐氯霉素的伤寒杆菌出现,但各地差异较大,如湖北检验的敏感率为87.78%,而江苏检验的耐药率为95%。因此在伤寒敏感地区,氯霉素仍可首选。该药退热快,中毒症状也随之减轻,使病死率和并发症明显下降,有利于机体恢复。但有引起再障的危险,用药期间应注意观察血象变化。其他有硫酸丁氨卡那霉素及头孢类,但不作首选。

2. 饮食的护理 正确的饮食护理不但可以保证能量的需要,有利于病情的康复,而且对防止并发症也很重要。发热期间给予高热量、高维生素、易消化、无渣饮食,如米汤、菜汤、肉汤等。少用产气食物如牛奶、豆浆、糖等,以免加重腹胀。热退后5~7天改用少渣食物,如面条、米粥等。少量多餐,常更换食物品种,增强病人食欲;耐心向病人及家属解释控制饮食的重要性,并指导他们掌握食物制作的方法,以取得合作。特别要防止恢复期的病人因饥饿而进食过量或进食难消化的食物,造成肠道并发症的发生;经口进食不足可静脉补充,以保证每天热卡供应量为50~60kal/kg。应防止因病程长、进食不足而引起的营养不良。

3. 便秘的护理 便秘时多同时伴有腹胀,二者均诱发肠出血和肠穿孔。护理中应供给足够的液体,促进排便和保持大便的适当硬度;安排规律的排便时间,多在饭后1小时进行,使病人至少间日排便一次。因病重,可为病人提供方便,协助坐盆,在允许的条件下抬高床头。指导病人间断用力排便,在用力时呼气以减低腹压,防止肠道并发症的发生;按病期调整食谱,腹胀时给予少糖低脂饮食,恢复期可进低渣饮食,少用产气食物并适当下床活动,促进排便;伴腹胀者可用松节油腹部湿热敷、肛管排气,忌用新斯的明。用开塞露或低压盐水灌肠,必要时用指套将粪块捣碎掏出,忌用泻药;或遵医嘱口服或静脉补钾。

4. 病情观察,做好抢救准备和心理护理 入院时为病人做好抢救准备,验好血型等。注意观察有无肠出血和肠穿孔的诱因,一旦发生,立即处理。指导病人饮食控制和排便的方法,减少肠道并发症的发生。密切观察病情变化(如体温、脉搏、血压、腹部情况和大便情况),有无肠出血和肠穿孔的表现(如突发右下腹剧痛、腹肌紧张、压痛、反跳痛等腹膜刺激征,有无面色苍白、脉细、血压下降等休克症状)。一旦出现,立即组织抢救。

5. 消毒隔离 病人应隔离至临床症状消失后5日、间歇大便培养2次阴性或体温正常后15天。按肠道隔离法,具体见菌痢。

6. 社区护理 对恢复期的病人应做好家庭护理指导,合理安排饮食,忌过饱或生硬食物,防肠道出血;养成良好的卫生习惯;病人的食具和便具单独使用,衣被勤洗勤消毒;注意观察病情,如有变化立即就诊;督促病人进行恢复期复查,防止慢性病例的发生。

为预防和控制伤寒的发生,需做好社区健康宣教,向群众宣传伤寒的有关知识;注意饮食和饮水卫生;养成良好的个人卫生习惯;保持良好的居家清洁,防蝇灭蝇;开展预防接种,尤其是流行地区,可对易感人群进行三联(包括伤寒、副伤寒甲、乙菌苗)或五联(在三联的基础上增加了霍乱菌苗和破伤风类毒素)预防接种。初种共三次,0.5、1.0、1.0ml皮下注射,三联疫苗每次间隔1周,五联疫苗每次间隔4周。接种伤寒流行季节前完成,以后每年用三联疫苗加强注射1次。注射后可有发冷、发热、局部肿痛等反应;做好疫情报告和疫源地的消毒;检疫和治疗带菌者。

【护理评价】

1. 病人生命体征是否恢复正常。
2. 病人的饮食护理是否达到要求,营养供给是否能满足机体代谢的需要。
3. 病人的便秘是否得到解除,住院期间有无新的并发症发生。
4. 各种潜在并发症是否得到控制或未发生。
5. 病人及家属能否讲述消毒隔离的要求,是否能自觉遵守医院的消毒隔离制度。
6. 病人及家属的焦虑心情是否减轻。

第二节 细菌性痢疾

细菌性痢疾指由志贺菌属(genus shigellosis),

又称痢疾杆菌,引起的肠道传染病,又称志贺菌病(shigellosis),简称菌痢,其主要临床表现为腹痛、腹泻、里急后重和黏液脓血便,可伴有发热及全身毒血症状,严重者可有感染性休克或(和)中毒性脑病。痢疾杆菌在外界环境中生存能力较强,但对理化因素的抵抗力较低,对常用消毒剂敏感,如苯扎溴铵、石灰水、石炭酸和含氯消毒剂均有效。

痢疾杆菌进入人体后是否发病,取决于细菌数量、致病力和人体抵抗力。因该菌侵入人体局限于肠道,一般不入血,故其抗感染免疫主要为肠黏膜表面的局部抗体,即 IgA。该抗体能阻止细菌吸附至宿主肠黏膜表面,从而制止菌痢的发生。如本菌致病力(对肠黏膜上皮细胞的吸附、侵袭力和内毒素)强,少量细菌(100~200 个)进入人体,即可引起发病。

【护理评估】

(一) 流行病学资料

1. 传染源 病人及带菌者。急性菌痢早期传染性强,慢性病人(部分可持续排菌或间歇排菌数年)及带菌者由于症状轻或无症状而易被忽视,故在流行病学上意义更大。

2. 传播途径 经粪-口途径传播。病原菌随病人粪便排出,污染食物、水、生活用品及手,经口使人感染;在非流行季节中以接触传播为主要传播途径,苍蝇在传播上起了重要的作用。在流行季节,可因污染的食物或水源,而引起食物型或水型的暴发流行。该病四季可发,但夏秋季利于苍蝇滋生及细菌繁殖,且人们喜食生冷食物,所以高发。

3. 易感人群 人群普遍易感,但以儿童及青壮年多见,与活动范围及接触病菌机会多有关。病后可获一定免疫力,但短暂,各菌群及血清型之间无交叉免疫,但有交叉抗原性,故易复发和重复感染。

(二) 身体评估

潜伏期 1~2 日(数小时至 7 日),痢疾志贺菌感染临床表现多较重,宋内痢疾杆菌感染多较轻,福氏痢疾杆菌感染病情轻重介于上述两者感染之间,但易转为慢性。

1. 急性痢疾

1) 普通型(典型):急起高热,可伴寒战,继之腹痛、腹泻、里急后重(便意频繁)。每日大便 10 余次或数十次,量少。开始为稀便,迅速转为黏液脓血便,查体左下腹痛,伴肠鸣音亢进。早期治疗病程约 1 周左右,少数可病程迁延转为慢性。

2) 轻型(非典型):全身毒血症症状和肠道症状均较轻,不发热或低热,腹泻每日数次,稀便有黏液但无脓血,轻微腹痛而无明显里急后重,病程 3~7 日,也可转为慢性。

3) 中毒型:多见于 2~7 岁健壮儿童,骤起高热 40℃以上,伴全身严重毒血症状,反复惊厥、精神萎靡、嗜睡、昏迷,迅速发生循环及呼吸衰竭,以及严重毒血症、休克和(或)中毒性脑病为主要表现,而肠道症状轻,甚至开始无腹痛及腹泻症状(但发病后 24 小时内可出现腹泻及痢疾样便),少数病例开始为普通型菌痢,1~2 天后才转为中毒型。中毒型菌痢按其临床表现特点不同,可分为四型:

休克型(周围循环衰竭型):以感染性休克为主要表现,由于全身微血管痉挛,而有面色苍白、皮肤花斑,四肢末端厥冷及发绀,早期血压可正常,但亦可降低甚至测不出,脉搏细速甚至触不到,可有少尿或无尿及轻重不等的意识障碍。此型较常见。

脑型(呼吸衰竭型):以严重脑部症状为主,由于脑血管痉挛引起脑缺血、缺氧、脑水肿及颅内压升高,严重者发生脑疝。病人出现烦躁不安、嗜睡、昏迷及抽搐,瞳孔大小不等,对光反射迟钝或消失,肌张力明显增高,可出现中枢性呼吸衰竭(节律和深度的变化)。此型严重,病死率高。

肺型:由于肺微循环障碍,引起肺毛细血管通透性增加的非心源性肺水肿,进行性呼吸困难、顽固性的低氧血症为特征的急性呼吸衰竭。病人出现烦躁不安、面色暗红或青灰、严重的进行性的吸气性的呼吸困难、肺部呼吸音减低、出现捻发音或啰音;X 线检查肺部有网状阴影,透明度下降;血气分析 pH 下降、PaO_2 下降、$PaCO_2$ 增高。

混合型:具上两型或三型的表现,同时或先后存在,最为凶险,病死率很高。

2. 慢性痢疾 急性痢疾病程>2 个月未愈者,其发生原因可能与急性期诊治不彻底;感染为耐药菌株;原有营养不良或免疫功能低下;原有慢性胃肠疾病,如慢性胆囊炎、肠道寄生虫病等有关。

长期反复腹痛、腹泻,大便内常混有黏液及脓血,或腹泻与便秘交替,可因进食生冷食物、劳累或受凉等诱因引起急性发作,而出现腹痛、腹泻及脓血便,但发热及全身中毒症状多不明显,可伴有乏力、营养不良及贫血等症状。大便培养可有痢疾杆菌,乙状结肠镜检肠黏膜可有炎症甚至溃疡等病变。

(三) 实验室检查

1. 血象　急性病例,WBC↑或↑↑,多在 $(10\sim20)\times10^9/L$,中性粒细胞比例↑,慢性可有贫血。

2. 大便　外观为黏液脓血便,可无粪质。镜检有大量脓细胞或 WBC(>15 个/HP)及 RBC,如有巨噬细胞更有意义。

3. 病原学检查　培养可找到痢疾杆菌,同时做药敏指导临床用药。为提高培养阳性率,应于用药前采样,标本必须新鲜及取黏液脓血部分及时送检,因酸性尿及大便内细菌大量繁殖,可杀死痢疾杆菌,使培养呈阴性,早期多次送检、床旁采样或用肛管采便可提高阳性率。对中毒性病例尚未排便者,可用直肠拭子采便,或用生理盐水灌肠采便检查,大多数病例在发热24小时之内,大便检查可呈典型改变,延至2~3天才见脓血便者很少。对慢性疑难病例,可进行结肠镜检查,在直视下取溃疡部分的渗出物做细菌培养。

4. 免疫学检查　因粪便中抗原成分复杂,易假阳性,所以临床未被广泛采用。

(四) 心理-社会支持评估

细菌性痢疾是种常见病、多发病,尤其在饮食卫生条件不良的地区发病率较高。在护理评估中应注意评估病人及家庭的生活状况、卫生习惯与条件。普通型菌痢预后好,但中毒性痢疾来势凶险,往往在起病48小时内迅速恶化,需及时、尽早给予抢救治疗。持续昏迷、频繁惊厥者预后不佳。因此中毒性痢疾常导致家庭成员恐惧感。慢性菌痢因迁延不愈,病人可有贫血、营养不良,因影响到学习和工作,易使病人产生焦虑心理。如因食物型或水型引起暴发流行,发病人数众多,常引起社会恐慌。

【护理诊断/问题】

1. 腹泻　与肠内痢疾杆菌感染有关。
2. 疼痛　与肠蠕动增强、肠痉挛有关。
3. 体温过高　与毒血症有关。
4. 组织灌注量改变(脑、外周血管)　与微循环障碍有关。
5. 营养失调:低于机体需要量　与长时间慢性腹泻、肠道吸收减少、摄入减少消耗增多有关。
6. 有传播感染的可能　与大便排菌有关。

【护理目标】

1. 病人腹泻停止,大便性状正常。
2. 病人腹痛消失。
3. 病人生命体征恢复正常。
4. 病人无体液不足的表现,生命体征平稳。
5. 病人及家属能了解饮食护理的具体要求,病人的营养供给能满足机体代谢的需要。
6. 病人及家属能说出隔离消毒的重要性和要求,并能自觉遵守医院的隔离消毒制度。

【护理措施】

1. 腹泻的护理　每日进入肠道的水分有两个来源,一为体外摄入,共约2500ml(包括饮水1500ml,食物中含水1000ml);另一来源为消化器官分泌进入肠道的消化液,共约7000ml(包括唾液1000ml、胃液1500ml、胆汁1000ml、胰液2000ml、小肠液1000ml、大肠液60ml)。二者合计约9000ml。其中绝大部分被重吸收。空肠每日吸收水分4500ml,回肠吸收约3500ml,结肠吸收约900ml。因此,每日从粪便排出的水分约为100~200ml。当某些原因造成肠道分泌物增多,吸收减少或蠕动增强时,即造成腹泻。其护理措施是:

1) 腹泻的观察与记录:观察记录大便的次数、性质、量。用药前采取新鲜脓血便立即送检做细菌检查。疑中毒性菌痢,如尚未排便,可做肛拭子检查。

2) 休息:严重腹泻病例卧床休息,病情好转后可适当活动。因卧床休息可减少肠蠕动,有利于腹泻减轻,并降低能量消耗。慢性病人,规律的生活、适当的锻炼、避免过度疲劳和紧张有利于康复。

3) 镇静:因紧张可使肠蠕动增强,分泌增加。

4) 腹部保暖:因腹部温暖可减少肠蠕动,减轻腹泻和腹痛。

5) 皮肤护理:婴幼儿便后及时清洗臀部,保持局部清洁干燥。大便频繁者,肛周涂凡士林,防糜烂。

6）防止脱肛：排便不能用力过度，坐盆时间不能过长。如有脱肛，可用涂有润滑油的纱布托起局部并轻揉以助回纳。

7）按医嘱病因治疗：自抗菌药物广泛运用以来，该菌的耐药性不断增加，且可呈多重耐药，给其防治工作带来很大的困难。对磺胺药耐药的最多，对四环素、氨基糖苷类、氨苄西林等的耐药性高达40%～80%。耐药性的发生与胞质中带有耐药因子有关，这种耐药因子指令痢疾杆菌产生可破坏抗菌药物的酶系统。且耐药因子可在同种、同属、同科细菌之间传递，因而耐药菌株越来越多。因而研究痢疾杆菌的耐药机制，克服细菌耐药是提高防治菌痢水平的重要课题。对该菌敏感的药有喹诺酮类，如诺氟沙星、环丙沙星、氧氟沙星等，其疗效好、副作用少，可有胃肠道反应和影响骨骼发育，故孕妇不宜使用，儿童慎用。复方磺胺甲基异噁唑虽耐药菌株增多，但对多数病人仍有效，也可选用，药物副作用有皮疹、肝功能损害、造血系统功能损害等。慢性病例治疗时应适当延长用药时间，配合保留灌肠、处理肠道菌群失调和肠道功能紊乱等。

2. 疼痛的护理　疼痛可由多种因素引起，如生物的（炎症，腹膜炎）、化学的（体内酸性代谢产物增高引起，如肌肉长时间的运动过后）、物理的（局部长时间受压，如止血带绑扎时间过长）、心理的（情绪紧张、恐惧等都能引起局部血管收缩和扩张引起疼痛，如神经性头痛）等。

疼痛的测定和评估方法很多，每个人对疼痛的耐受性也不相同，并且在不同的情况下，个人的耐受性也不同。如果病人能了解疼痛的病因、疼痛的处理方法及应如何对待疼痛，则会使病人感觉轻松。而家人、社会和医生对病人的态度及对疼痛的反应，如过分注意或不相信病人主诉有疼痛，则会加重疼痛感。其护理措施有：腹部热敷，置热水袋于腹部，解除肠痉挛；禁食生、冷食物；心理行为止痛疗法（非药物止痛），如：①松弛疗法：肌肉放松，做深而慢的腹式呼吸，改善腹腔血液循环；②分散注意力法：把注意力放到新的刺激上而不是疼痛上，以提高对疼痛的耐受力，如看电视、听广播或音乐、大笑后等；③按摩腹部：可松弛肌肉，改善循环，以减轻疼痛；④催眠疗法：在有意识的状态下转移注意力，使之入睡。除此以外，还可遵医嘱用阿托品、颠茄合剂或适量的镇静剂进行药物止痛。

3. 发热的护理　卧床休息，控制室温（用地面洒水、电扇、空调等方法），保持室内凉爽通风。每天监测体温。供给足够的水分。物理降温（用温水浴、醇浴、冷盐水灌肠等方法）。遵医嘱药物降温，用退热剂（休克者禁用），对体温不降，并伴有躁动不安和反复惊厥者可采用亚冬眠疗法，时间不超过12～24小时，防止高热惊厥、脑缺氧、脑水肿等。

4. 饮食护理

1）各期的饮食原则：急性期给予低脂流质食物（如米汤、藕粉、脱脂奶等），少量多餐。病情好转后给予半流饮食（米粥、面条等，辅以少渣菜），大便正常后逐渐恢复正常饮食。

2）口服补液：呕吐不能进食者可补液，对轻、中度脱水病人可采用口服补液法。少量多次喂服，预防恶心。因研究发现，腹泻时，肠道对葡萄糖（G.S）的吸收能力并无改变，而G.S的吸收还能增进水、钠的吸收。此法效果好，又可减轻病人和护理人员的负担。口服补液盐（ORS）的配方为：1000ml凉开水+G.S 20g+NaCl 3.5g+$NaHCO_3$ 2.5g+KCl 1.5g。用量：轻度脱水1000～1500ml（小儿40～50ml/kg）4～6小时用完，中度脱水1500～3000ml（小儿60～90ml/kg）。

3）静脉补液：必要时静脉补液抗休克治疗，具体方法见流脑章节。

5. 脑水肿和休克的护理，见乙脑和流脑章节。

6. 隔离与消毒　按消化道传染病隔离到症状消失，大便连续培养2次阴性，或大便正常后1周。向病人及家属讲解隔离消毒的重要性和方法，以取得合作。

7. 社区护理

1）家庭护理指导：轻型病例可在家隔离护理，其方法为：注意饮食和饮水卫生，供给清淡易消化的食物和足够的水；做好家庭消毒隔离，食具、便具单独使用。食具每天煮沸消毒一次（15分钟），大便消毒后再倒，便具和地面每天消毒擦洗一次。勤换内衣、床单，洗后暴晒或煮沸消毒，或用消毒液浸泡；室内应有消毒和洗手设备；督促病人按时复诊，防止慢性病例发生。

2) 自我保健指导：注意休息，防止急性发作。一旦发病，立即就诊。注意饮食和饮水卫生，忌生冷、难消化和不洁的食物。做好个人卫生，养成洗手习惯，勤换内衣。做好隔离，与家人用具分开，防止感染的传播。

3) 社区健康教育：宣传菌痢的有关知识，做好三管一灭，养成良好的个人卫生习惯，保持居家清洁，做好疫情报告和疫源地处理，检疫和治疗带菌者。

【护理评价】

1. 病人腹泻是否停止，大便性状是否恢复正常。
2. 病人腹痛是否消失。
3. 病人生命体征是否恢复正常。
4. 病人休克是否得到纠正。
5. 病人的营养供应能否满足机体代谢需要。
6. 病人及家属是否能说出隔离消毒的重要性和具体要求，并能自觉遵守医院的隔离消毒制度。

第三节 霍 乱

霍乱(cholera)是由霍乱弧菌引起的烈性肠道传染病，临床表现轻重不一，大多数病人仅有轻度腹泻，少数重者可有剧烈泻吐、脱水、肌痉挛及周围循环衰竭。霍乱弧菌经口进入小肠，在菌表面的毒素共调菌毛的介导下，使其黏合于肠黏膜表面并大量繁殖，产生外毒素。该毒素具有 A、B 两个亚单位，而小肠黏膜上皮细胞刷状缘的肠毒素受体(为神经节苷脂 GM1)，与 B 亚单位结合，以利 A 亚单位穿过细胞膜，引起前列腺素(PGE)的合成与释放增加，而 PGE 又使腺苷酸环化酶(AC)活性增高，催化 ATP 使之转化为环磷酸腺苷(cAMP)，从而使细胞膜内的 cAMP 大量增加，促使细胞内的一系列酶反应的进行，促使细胞的分泌功能增强，细胞内的水和电解质大量分泌。cAMP 浓度的增加抑制了肠绒毛对钠的吸收并主动分泌氯化钠，导致水和电解质大量丧失。且外毒素(CT)一旦与神经节苷脂 GM1 结合则不可逆转。因而导致大量水样腹泻。

【护理评估】

（一）流行病学资料

1. 传染源 病人和带菌者是传染源。病人每毫升大便中含霍乱弧菌约 $10^7 \sim 10^9$ 个。而轻症病人、隐性感染者和恢复期的带菌者所起的作用更大，隐性感染者高达59%~75%。近年已注意到水生动物作为传染源的可能性。

2. 传播途径 可经水、食物、苍蝇及日常生活接触传播。尤其水型传播最为重要，可借水路交通线传播。1972 年有国际民航因食物污染引起 40 名乘客患霍乱的食物型暴发事件。

3. 易感人群 人群普遍易感，但新感染区成人>小儿，在地方流行区，儿童>成人。因胃酸具有强大的杀菌力，只有在大量饮水、食物或胃酸缺乏时，有足够的病菌进入才引起发病。所以感染者多，而发病者少。如埃尔托所致者，隐性感染者占75%，显性感染者占25%，而中、重型病例仅占2%。病后可获得一定免疫力，但持续时间短，每年再感染率为0.22%，两次感染的间隔时间为1.5~60个月。在热带地区全年可以发病，我国夏、秋为流行季节(4~12月，高峰在7~8月)。

（二）临床资料

潜伏期最短3~6小时，长者7天。除少数病人有前驱症状外，多突然起病。前驱症状有头昏、疲倦、腹胀和轻度腹泻。典型病例分为三期。

1. 泻吐期 多数突起剧烈腹泻，继而呕吐。大便每日数次、十数次或频频不可计数，便后腹部有轻快感。初为稀水便，后为黄水样便，少数米泔水样或血水样，无粪质，稍有腥臭，镜检无脓细胞。腹泻为无痛性，亦无里急后重。呕吐物为食物残渣，继为水样，与大便性质相仿。可呈喷射状。少数低热。此期持续数小时，多不过2天。

2. 脱水虚脱期 由于剧烈泻吐，病人迅速出现脱水和循环衰竭。可有烦躁不安或表情淡漠、声嘶、口渴唇干、眼眶下陷、鼻尖高、颊深凹、舟状腹、皮肤弹性消失、手足螺纹皱瘪(洗衣工手)、呼吸短促、脉细弱、心音微弱、血压下降。此期可因低钠致腹直肌和腓肠肌痉挛(民间称"绞肠痧""吊脚痧")，可因低钾使肠鸣音下降、心动过速、心律不齐，可因肾衰出现少尿、无尿等。此期持续数小时或2~3天。

3. 反应期(恢复期) 脱水得到纠正后，病人迅速恢复，泻吐停止，体温、脉搏、血压正常，尿量增加。若虚脱时间过长，可出现反应性发热(由残余毒素吸收或继发感染引起),约38～39℃,以儿童多见,持续1～3天可自行消失。临床表现按脱水程度不同分为轻、中、重三型,此外还有暴发型,其特点是起病很急,尚未见泻吐已死于循环衰竭,故又称为"干性霍乱"或"中毒型霍乱"。霍乱整个病程不长,轻者3～7天恢复,个别病例腹泻可持续1周左右,并发尿毒症者恢复期可达2周以上。

(三) 实验室检查

1. 血象 Hb↑、RBC↑、WBC↑↑、N↑、B↑、K^-↓、Na^-↓、Cl^-↓、CO_2CP↓、BUN↑。

2. 尿常规 可见蛋白、红细胞和管型,尿比重1.010～1.025。

3. 大便常规 半数可见黏液,镜检仅见少数白细胞。

4. 病原学检查 用泻吐物悬滴镜检易找到弧菌,可见其呈流星样的穿梭运动,并可被特异性的抗毒血清所抑制;直接涂片染色可见呈鱼群状排列的G^-弧菌;大便培养,将其接种于碱性蛋白胨水增菌后,于碱性琼脂培养基上做分离培养,再将其培养出来的菌落进一步鉴定分型。

(四) 心理-社会支持评估

霍乱为烈性肠道传染病,传播快,常引起世界范围内的大流行。该病在地方性疫区表现为常年散发(即缓慢的持续流行),也可在一定期间内,由于水型和食物型暴发,而发生较多病例形成流行高峰。对新传入地区,常呈暴发流行。在流行期间,轻型病例和带菌者人数较多,往往已被忽视,不及时诊治而成为很重要的传染源,对疫源地的消灭造成困难。在医疗水平低下和治疗措施不力的情况下,该病病死率极高。因此应注意评估社会人群的心理反应,有无轻视或恐惧等心理反应,特别是在影响到生产及生活时。

【护理诊断/问题】

1. 有传播感染的可能 与排出大量病原菌有关。

2. 体液不足 与泻吐丢失有关。

3. 腹泻 与肠内感染有关。

4. 疼痛 与电解质紊乱有关。

【护理目标】

1. 病人、带菌者及接触者能说出隔离消毒的目的、要求及具体方法,能自觉配合医院工作人员的工作。

2. 病人脱水得到纠正,生命体征恢复正常。

3. 病人腹泻停止,大便性状恢复正常。

4. 病人自述疼痛消失。

【护理措施】

1. 隔离与消毒 严格按肠道传染病的隔离方法隔离至病人症状消失,隔日大便培养1次,连续三次阴性;并向病人及家属宣传隔离消毒的目的和方法,以期取得配合;严格消毒措施,呕泻物用20%的漂白粉乳剂消毒2小时再倒,或排入特制的化粪池中做消毒处理,便具、餐具、衣被、地面、家具用次氯酸钠溶液消毒,枕芯、床垫日光暴晒6小时或用过氧乙酸熏蒸消毒;病室内应有防蝇设备,护理病人后应彻底洗手。

2. 体液不足的护理 绝对卧床休息(取平卧位);专人守护,密切观察病情,随时评估病人的脱水体征及程度,如眼眶凹陷、口渴唇干、皮肤弹性、尿量、血压及神志等;及时采血标本送检二氧化碳结合力、尿素氮及血电解质;准确记录24小时的出入水量;立即建立静脉通路,用粗大针头,选用易于固定的较粗血管,必要时采用两条通路,以免延误治疗,但必须要保留一侧上肢以备测血压用;遵医嘱及时准确地补液或使用血管活性药;密切观察补液效果,如血压、脉搏、尿量、脱水体征有无改善等,注意输液反应,有无心衰、肺水肿,一旦发生,立即减慢补液速度,并吸氧,使用强心药等。

(1) 静脉补液:用于中重度以上的脱水病人,应足够及时地补充含碱及钾的电解质溶液是首要步骤。常首先用2:1液,待血压回升后改用3:2:1溶液,酸中毒严重者增加碱性液体的用量,国内广泛应用541液(每升含氯化钠5g、碳酸氢钠4g、氯化钾1g)安全有效。头24小时输液轻型为3000～4000ml(儿童120～150ml/kg),中型4000～8000ml(儿童150～200ml/kg),重型8000～12 000ml(儿童200～250ml/kg)。其中含钠液占1/2,中度以上的病人最初2小时内应快速输入2000～4000ml液体,为此要使用多条输液管和(或)加压输液泵,以保证输入量(每分钟1ml/kg),视病情改善,减慢速度。如加快输液后血压仍不回升,可加用血管活性药物(多巴胺等),直致血压正常并保持稳定为止。每升溶液中加氯化钾 10~15ml 以纠正低血钾。

（2）口服补液：世界卫生组织倡导在霍乱流行的国家运用口服补液盐（ORS）治疗轻中度霍乱病人及经静脉输液休克改善的重型病人，效果肯定。常用的配方是氯化钠 3.5g、碳酸氢钠 2.5g、氯化钾 1.5g、葡萄糖 20g，加水 1000ml。治疗的头 6 小时，每小时口服 750ml（小儿体重 20kg 以下为 250ml），以后每 6 小时的口服入量为前 6 小时泻吐量的 1.5 倍。

3. 腹泻的护理　入院后立即采取排泄物送检，并每天送大便做细菌培养；密切观察大便次数、量、性状，并详细记录；病人呕吐或腹泻时为病人提供帮助，如放置便盆、搀扶病人、及时清除污染的床单等；给予低脂流质饮食，如果汁、米汤等，避免营养不良的发生；加强皮肤和口腔的护理，及时更换污染的床单，保持局部清洁干燥；遵医嘱使用抗菌药物或氯丙嗪等控制肠内感染，减轻腹泻。

抗菌疗法可缩短病程，减少液体的损失，但不能代替补液措施。常用的有效药物有四环素、多西环素、诺氟沙星等。已报道有耐四环素的霍乱菌株，O139 霍乱弧菌对复方新诺明耐药，故药物敏感试验是必要的。

针对发病机制治疗，使用外源性特异性受体-GM1 碳剂，能与肠腔内游离的肠毒素结合，从而减轻腹泻。应用氯丙嗪阻止 cAMP 的形成，能使重症病人大便量迅速减少 65%，同时得到镇静，主观感觉改善。小檗碱也是安全有效的抗分泌的药物，吲哚美辛、肾上腺皮质激素等在动物实验中也有阻止 cAMP、抑制肠液分泌的作用。

4. 止痛　剧烈肌痛者可局部热敷，遵医嘱补充钠盐或钙盐。

5. 卫生宣教　一旦发现疫情，立即上报；对病人、家人和社区群众大力开展有关防病治病的卫生宣教，隔离病人，消灭疫区，加强"三管一灭"，注意个人卫生，必要时对重点地区的重点人群，如渔民、船民、码头工人、疫区及邻近地区开展有计划的全菌体灭活菌苗或亚单位 B 菌苗预防接种，虽然保护率分别只有 52% 和 50%，维持时间也不足 6 个月，但对减少急性病例、缩短流行过程仍可起到一定的作用。

【护理评价】

1. 病人是否能说出隔离消毒的重要性和具体措施，能否自觉配合医院的各项隔离消毒工作。

2. 病人的生命体征是否恢复正常，脱水是否得到纠正。

3. 病人腹泻是否停止，大便性状是否恢复正常。

4. 病人是否自觉舒适，疼痛是否消失。

第四节　猩红热

猩红热主要是由 A 组 β 型链球菌引起的，由链球菌及其毒素和机体变态反应三种致病因素所致的感染性、中毒性、变态反应性急性呼吸道传染病。其临床特征有发热、咽峡炎、全身弥漫性红疹、疹退后脱皮。少数病人后期可出现变态反应性心、肾、关节损害。该病原菌在体外生存力较强，如在痰液及脓液中可生存数周，但对干燥及热的抵抗力很弱，对一般消毒剂也较敏感。

猩红热是病原菌侵入咽部或其他部位，由于 A 组菌的 M 蛋白能抵抗机体白细胞的吞噬作用，可在局部增殖并导致化脓性炎症反应，引起化脓性咽峡炎、扁桃体炎等，细菌侵入血液循环可致败血症。细菌外毒素吸收入血后引起全身中毒症状，红疹毒素使皮肤和黏膜血管充血、水肿，上皮细胞增殖与细胞浸润，引起皮疹和黏膜疹。少数人在病程 2~3 周时可出现变态反应性病理损害，主要为心、肾及关节滑膜等处非化脓性炎症。

【护理评估】

（一）流行病学资料

1. 传染源　传染源以猩红热病人及带菌者为主。发病前 24 小时至疾病高峰传染性最强。

2. 传播途径　主要通过空气飞沫传播，偶可通过被污染的牛奶或其他食物传播，亦可经皮肤伤口或产道侵入，引起"外科猩红热"或"产科猩红热"。通过污染用具、玩具、衣服等传播者很少。

3. 人群易感性　人群普遍易感，儿童发病率高，冬春季多见。感染后人体可产生抗菌免疫和抗毒免疫，抗菌免疫主要来自抗 M 蛋白的抗体，具有型特异性，可抵抗同型菌的侵犯，但对不同型的链球菌感染无保护作用。各型无交叉免疫，可再感染患病。

4. 流行特征 本病多见于温带地区，寒带和热带少见。全年均可发生，但冬春季多，夏秋季少。可发生于任何年龄，但以儿童最为多见。本病流行轻重的演变，除与机体免疫力及社会因素有关外，菌种及其毒力变化也起着很大的作用。

（二）身体评估

潜伏期1~7天，一般2~3天。①散发性：多由于与轻型病人或慢性带菌者经常接触而引起。②流行性：多见于水型或食物型。

（1）普通型：典型临床表现为：①发热：起病急、畏寒、发热，体温多在39℃左右，伴有头痛、头晕、恶心、呕吐、全身不适等。②咽峡炎：咽部和扁桃体充血、肿胀、表面有点片状黄白色渗出物，甚者可呈大片伪膜，较松软易拭去。软腭黏膜充血，可出现点状充血或出血性黏膜内疹。病初时舌被白苔，舌乳头红肿并突出于白苔之外，称为草莓舌；2日后白苔开始脱落，舌面光滑呈肉红色，舌乳头仍突起，称为杨梅舌。颈及颌下淋巴结常中度肿大且有压痛。③皮疹：多在发热后第2天出现，从耳后及颈部开始，很快扩展至胸、背、腹及上肢，24小时左右发展到下肢近端，以后扩展至小腿及足部。皮疹特点是全身皮肤弥漫性充血，呈猩红色，其上散布着与毛囊一致的"鸡皮样"粟粒状皮疹，暗红色，压之褪色。在腋下、肘窝、腹股沟等皮肤皱褶处，皮疹密集，因而压迫摩擦而呈紫红色线状出血，称"帕氏线"。面色潮红，多无皮疹。口、鼻周围充血轻而形成口周苍白圈。皮疹分布以躯干及四肢近端多，四肢远端少。48小时内出疹达高峰，然后依出疹时顺序于3~4天消退，体温开始下降。皮疹消退1周后开始脱皮，其程度与皮疹轻重一致。皮疹少而轻者脱皮呈糠屑状。皮疹重者可呈大片状脱皮。脱皮持续1~2周，无色素沉着。

（2）外科型及产科型猩红热：细菌经损伤的皮肤或产道侵入，故无咽峡炎表现。皮疹首先出现于伤口附近，然后向他处扩展，病情大多较轻，预后较好。

（3）脓毒型：咽峡炎中的化脓性炎症，渗出物多，往往形成脓性假膜，局部黏膜可坏死形成溃疡。细菌扩散至附近组织，形成化脓性中耳炎、鼻窦炎及颈淋巴结炎，甚至颈部软组织炎，还可引起败血症。目前已罕见。

（4）中毒型：临床表现为毒血症明显。高热、头痛、剧烈呕吐，甚至出现神志不清、中毒性心肌炎及感染性休克。咽峡炎不重但皮疹很明显，可为出血性。但若发生休克，则皮疹常变成隐约可见。病死率高，目前已罕见。

（5）并发症：见于病情较重的病人，可出现化脓性中耳炎、鼻窦炎及中毒性心肌炎、肝炎等，由于抗生素的早期应用，现已少见。少数病人可并发急性肾小球肾炎等变态反应性疾病。

（三）实验室检查

1. 一般检查

（1）血象：血白细胞总数增高，可达$(10~20)\times10^9/L$，中性粒细胞可达80%以上，可有中毒颗粒。出疹后嗜酸性粒细胞增加，可达5%~10%。

（2）尿液：常规检查一般无明显异常。如果发现肾脏变态反应并发症，则可出现尿蛋白、红细胞、白细胞及管型。

2. 血清学检查 可用免疫荧光法检测咽拭子涂片进行快速诊断。

3. 病原学检查 可用咽拭子或其他病灶的分泌物培养得到乙型溶血性链球菌。

（四）心理-社会支持评估

猩红热病人皮疹明显，病情较重，由于痛苦，病人常有焦虑、孤独等心理反应。该病多见于儿童，易在托幼单位及小学中流行，可导致家长不安。

【护理诊断/问题】

1. 体温过高 与链球菌感染、毒血症有关。

2. 皮肤完整性受损 皮疹、脱皮，与红疹毒素有关。

3. 口腔黏膜改变 黏膜内疹、咽和扁桃体肿胀化脓、杨梅舌，与口腔、咽峡炎有关。

4. 有传播感染的可能 与呼吸道排菌有关。

【预期目标】

1. 体温得到控制。

2. 皮肤无破损，口腔黏膜无改变，皮疹逐渐消失。

3. 无并发症发生。

4. 病人了解隔离消毒的要求，并能主动配合医院采取的隔离消毒措施。

【护理措施】

（一）高热的护理

病人应绝对卧床休息2~3周，并做好生活护理，给予营养丰富含维生素多且易消化的流质、半流质食物，供给足够的水分。体温较高者可给予适当降温措施，如头部冷敷、温水擦浴。忌用乙醇浴，注意监测体温。遵医嘱使用抗菌药物治疗，青霉素G仍为首选药物，早期应用可缩短病程，减少并发症，亦可选用红霉素、林可霉素、头孢菌素等，疗程至少10天。

（二）皮肤的护理

密切观察皮疹及脱皮情况。注意保持皮肤清洁，衣被勤换洗，可用温水清洗皮肤，但忌用肥皂擦洗。皮肤有瘙痒者，应剪短指甲，劝告不要搔抓皮肤，亦可用止痒扑粉、炉甘石洗剂。当出现大片脱皮时，应任其自然脱落，必要时可用消毒剪刀修剪后，局部涂以无刺激的油类，如液状石蜡等。不可强行剥脱，以免撕破皮肤引起感染。

（三）口腔护理

加强晨、晚间的口腔护理外，宜用温生理盐水或稀释2~5倍的朵贝溶液漱口，每日4~6次，特别是饭后。对口鼻分泌物较多者，要随时清除，并用青霉素软膏涂擦口唇和鼻孔。并可给溶菌酶含片，每次1片，一日4~5次。

【护理评价】

1. 病人体温是否恢复正常。
2. 皮肤黏膜是否完好。
3. 是否发生继发感染。
4. 是否传播感染。

第五节 流行性脑脊髓膜炎

流行性脑脊髓膜炎，简称流脑，是由脑膜炎奈瑟菌（又称脑膜炎球菌）引起的经呼吸道传播的急性化脓性脑膜炎。主要临床表现为突发高热、剧烈头痛、频繁呕吐、皮肤黏膜瘀点和脑膜刺激征，严重者可出现感染性休克及脑实质损坏，常可危及生命。本病在小儿化脓性脑膜炎的发病率中居首位。

脑膜炎球菌仅存在于人体，可从带菌者鼻咽部及病人血清、脑脊液、皮肤瘀点中发现。多数存在于中性粒细胞中，裂解时能产生毒力较强的内毒素，是致病的重要因素。细菌对外界抵抗力弱，对干燥、寒冷、热及一般消毒剂和常用抗生素均敏感，温度低于30℃或高于50℃时皆易死亡。根据菌体表面荚膜多糖抗原可分为13个血清群，其中以A、B、C三群最常见，占流行病例的90%以上。A群引起大流行，B、C群引起散发和小流行。我国目前流行的菌群仍以A群为主（90%以上），B群仅占少数。常见菌群C群致病力最强，B群次之，A群最弱。

【护理评估】

（一）流行病学资料

1. 传染源　本病的传染源是带菌者和病人。本病隐性传染率高，流行期间人群带菌率高达50%，带菌者对周围人群的威胁远超过病人，感染后成为无症状带菌者，细菌寄生于人的咽喉部，无症状不易被发现，而病人经治疗后细菌很快消失。因此，带菌者作为传染源的意义更重要。

2. 传播途径　病原菌主要经咳嗽、打喷嚏借飞沫直接从空气中传播。空气不流通处2米以内的接触者有被感染的危险。由于本菌在外界生活力极弱，通过间接接触如玩具、日用品等传播的机会少，但密切接触如同睡、怀抱、喂奶、接吻等对2岁以下婴幼儿传播有重要意义。

3. 人群易感性　普遍易感，以6个月至2岁的婴幼儿发病率最高，病后可产生持续久免疫力。人群感染后仅约1%出现典型临床表现。

4. 流行特征　本病遍布全球，在温带地区可出现地方性流行，全年有散在流行，在冬春季节会出现季节性高峰。本病可呈周期性流行，一般3~5年小流行，7~10年大流行，与间隔一定时间后人群免疫力下降及新易感者逐渐增加有关。我国曾先后发生多次全国性大流行，自1984年开展A群疫苗接种之后，发病率持续下降，未再出现全国性大流行。近几年有上升趋势，以往流行菌株以A群为主，近些年B群和C群有增多趋势，尤其是在个别省份先后发生了C群引起的局部流行。

（二）身体评估

1. 症状、体征　潜伏期一般为2~3天，最短1天，最长7天。根据病情和病程可分为以下临床类型。

（1）普通型：临床上最多见，占90%。病程经过分四期：①上呼吸道感染期；②败血症期；

③脑膜炎期;④恢复期,但临床难以截然分开。少数病人可以低热、咽痛、鼻塞、咳嗽等上呼吸道症状而起病,多数起病急,高热、寒战,体温迅速升至 39~40℃,有剧烈头痛,频繁呕吐,烦躁不安,精神萎靡等症状,重者昏迷,抽搐,体检可见皮肤黏膜瘀点、瘀斑,脑膜刺激征阳性。

(2) 暴发型:此型多见儿童,起病急骤,病势凶险,如不及时抢救,常在24小时内危及生命。除上述普通型症状体征外,全身皮肤黏膜出现广泛性的瘀点、瘀斑。可迅速融合成片并伴中央坏死,早期即有循环衰竭表现;或同时出现意识障碍程度逐渐加深,反复惊厥,可发生脑疝、呼吸衰竭,病理反射阳性。

(3) 轻型:主要发生于流行后期,病变轻微。表现为低热、轻微头痛、咽痛和上呼吸道感染症状,皮肤可见少量细小出血点;无意识改变,脑脊液无明显变化,咽拭子培养可有脑膜炎奈瑟菌生长。

(4) 慢性型:不多见,以成人病人多见,病程可迁延数周甚至数月。常表现为间歇性畏寒、发热,每次发热历时12小时后缓解,间隔1~4天再次发作。每次发作后出现成批皮疹或瘀点。并伴有大关节疼痛、脾大、白细胞增多,血培养或瘀点涂片检查可为阳性。

2. 并发症及后遗症 早期抗菌药物治疗,并发症及后遗症均已少见。主要有中耳炎、化脓性关节炎、心内膜炎、心包炎、肺炎、脑积水、硬脑膜下积液、肢端坏疽、眼病等,也可有瘫痪、癫痫和精神障碍等。

(三) 实验室检查及辅助检查

1. 血象 白细胞总数明显增高,一般在 $(10~20)×10^9/L$,中性粒细胞升高在80%以上,可出现中毒颗粒和空泡。并发 DIC 者血小板显著下降。

2. 脑脊液检查 是确诊的重要方法。早期或休克型病人,脑脊液无明显改变,应12~24小时后复查。脑膜炎期则脑脊液压力随病情发展明显升高,外观呈混浊米汤样或呈脓样,白细胞数明显增高至 $1000×10^6/L$ 以上,以多核细胞为主;糖及氯化物含量明显减少,蛋白含量升高。

3. 细菌学检查 是确诊的重要方法。应注意标本及时送检、保暖、及时检查。

(1) 涂片:皮肤瘀点处的组织液或离心沉淀后脑脊液做涂片染色,可见革兰染色阴性球菌,有早期诊断价值。脑脊液阳性率可达60%~80%,瘀点涂片简便易行,应用抗生素早期亦可获得阳性结果。

(2) 细菌培养:取血液、瘀点处刺出液或脑脊液培养,但阳性率较低。应在使用抗菌药物前收集标本。有脑膜炎奈瑟菌生长时,应做药物敏感试验。

4. 血清免疫学检查 常用放射免疫法和酶联免疫法等方法测定病人脑脊液中脑膜炎球菌特异性多糖抗原和血清特异抗体,可得到快速诊断。由于其敏感性高,特异性强,适用于已经用抗生素治疗而细菌学检查阴性者。

5. 其他 脑膜炎奈瑟菌的 DNA 特异性片段检测等。

(四) 心理-社会支持评估

本病起病急,病情重,短期内变化迅速。常使病人或家属感到恐惧、焦虑;败血症和休克使病人迅速出现精神萎靡。评估时注意了解病人及家属对疾病的发生、发展、流行及预防等方面的认识情况。

【护理诊断/问题】

1. 体温过高 与脑膜炎球菌感染导致败血症有关。

2. 组织灌注量改变 与内毒素导致微循环障碍有关。

3. 有皮肤黏膜完整性受损的危险 与皮肤黏膜瘀点、瘀斑及皮肤受压有关。

4. 营养失调:低于机体需要量 与高热、呕吐导致丢失过多有关。

5. 潜在并发症:颅内高压、脑疝。

6. 相关知识缺乏:焦虑。

【护理目标】

1. 体温维持在正常范围。
2. 血压稳定,组织灌注量正常。
3. 皮肤无破溃,瘀点、瘀斑消失。
4. 病人呕吐减轻或消失,食欲增加,精神状况良好。
5. 意识清楚,头痛减轻或消失,无潜在并发症发生。
6. 了解流脑的相关知识,心理健康。

【护理措施】

1. 按呼吸道隔离,隔离病人至体温正常后3天,病室安静清洁,空气新鲜流通,定期紫外线消毒。嘱病人卧床休息,注意保暖。

2. 向病人及家属解释疾病症状及治疗方法,给予心理支持,消除病人紧张、焦虑等不良心理反应。

3. 给营养丰富、清淡可口、易消化的流质或半流质饮食,并协助进餐。呕吐频繁不能进食者则静脉补充。昏迷者给鼻饲。

4. 高热时以物理降温为主,如给予冷敷头部及大动脉,32~36℃温水擦浴;体温过高,头痛重者遵医嘱给予解热镇痛剂;高热反复惊厥者遵医嘱给予亚冬眠疗法。

5. 观察和评估瘀点、瘀斑的部位、大小及消长情况,加强皮肤护理。①应保持床铺清洁平整,皮肤清洁干燥,大小便随时清理。②避免瘀点、瘀斑受压和摩擦,必要时可垫以气垫或空心圈。瘀点、瘀斑在吸收过程中常有痒感,应剪短病人的指甲,避免抓破皮肤。③瘀斑破溃后,先以氯化钠水溶液洗净局部,继之用红外线灯间隔适当距离进行烘烤,局部可涂抗生素软膏,完毕后局部敷以消毒纱布。病人所用尿布及内衣裤换后宜煮沸消毒再用。

6. 遵医嘱使用有效抗生素,注意观察疗效及副作用。如使用磺胺类药治疗,应按医嘱同时给予等量碳酸氢钠碱化尿液,鼓励病人多饮水,使成人每日尿量保持在1200ml以上,注意有无过敏、是否血尿或尿中出现磺胺结晶,定期复查尿常规,以防出现肾损害。如使用青霉素治疗,应注意用药剂量、给药次数、间隔时间及过敏反应。如使用氯霉素治疗,应密切注意对骨髓的抑制作用。

7. 密切观察病情变化 ①定期观察血压、脉搏、皮肤温度,如发现面色苍白、四肢厥冷、发绀、皮肤呈花斑状、血压下降,或瘀点、瘀斑迅速融合成片,应立即报告医生并按休克病人进行护理。如出血情况严重,血小板减少。疑有DIC者,应准备好肝素和鱼精蛋白,及遵医嘱进行抗凝治疗。肝素静脉滴注时应注意滴速缓慢,并且不能和其他药物混合。必要时按医嘱输注鲜血、血浆和凝血酶原复合物以补充消耗的凝血因子。②发现意识障碍加重,有抽搐先兆,瞳孔对光反射迟钝或消失,眼球固定,瞳孔缩小或散大,或忽大忽小等颅内高压症状或脑疝征象;呼吸快慢深浅不均,呈双吸气、叹息样等中枢性呼吸衰竭表现,应立即报告医生,遵医嘱应用脱水剂和呼吸兴奋剂。若病人呼吸停止,应配合医生气管切开、气管插管、施行机械通气。

8. 预防和健康教育 ①开展有关预防流脑的宣传教育,如注意环境卫生,保持室内通风;流行季节外出戴口罩,尽量避免到人多拥挤的公共场所;对6个月至15岁的易感人群应用脑膜炎球菌多糖体菌苗进行预防接种。②流行期间应着重宣讲流脑的主要临床表现、预后等,提醒社区群众在冬春季节发现小儿有感冒症状,尤其是高热、头痛、呕吐、颈项强直、皮肤瘀点等,应及时就诊;病人应住院,按呼吸道传染病隔离至体温正常、症状消失后3天或不少于发病后7天;密切接触者可用磺胺嘧啶(SD)预防用药。在流脑流行时,凡有发热伴头痛,精神萎靡,急性咽炎,皮肤、口腔黏膜出血等四项中两项者,可给予足量全程的磺胺药治疗,能有效地降低发病率和防止流行。③少数留有神经系统后遗症的病人,应指导其家属帮助病人进行切实可行的功能锻炼和按摩等,以促进病人尽早康复。

【护理评价】

1. 病人体温是否正常。

2. 组织灌注量有无改变或是否恢复,生命体征是否稳定。

3. 皮肤是否有破溃、感染情况。

4. 病人是否精神状态改善,食欲增加。

5. 有无潜在并发症发生。

6. 病人是否已了解本病的相关认识,是否心理健康。

第六节 败血症

败血症是指病原菌(致病菌和条件致病菌)以不同的方式侵入血流生长繁殖并产生大量毒素和代谢产物,引起严重毒血症的全身性感染综合征。病原菌首先侵入人体皮肤或黏膜并引起局部炎症称为原发局部感染。少量细菌入血而未引起明显毒血症者称为菌血症。败血症病程中炎症介质激活与释放,引起寒战、高热、心动过速、呼吸急促、皮疹、肝(脾)大及白细胞升高等临床表现。细菌栓子随血流可出现迁徙性炎症,如全身多处脓肿形成称为脓毒血症。对伴有动脉低血压和因灌流减少(感染性休克)引起一个或一个以上器官衰竭者称为严重败血症。

【护理评估】

(一) 症状、体征

1. 败血症共同表现

(1) 毒血症状:常有寒战、高热,多为弛张热或间歇热型,少数为稽留热、不规则热或双峰热,伴全身不适、头痛、肌肉及关节疼痛、软弱无力、脉搏、呼吸加快。可有恶心、呕吐、腹胀、腹泻等胃肠道症状。严重败血症出现中毒性脑病、中毒性心肌炎、肠麻痹、感染性休克等。

(2) 皮疹:以瘀点最常见,多分布于躯干、四肢、口腔黏膜及眼结膜等处,数量不多。也可为荨麻疹、猩红热样皮疹、脓疱疹等,以球菌所致多见。

(3) 关节损害:多见于革兰阳性球菌和产碱杆菌败血症,主要表现为膝关节等大关节红肿、疼痛、活动受限、少数有关节腔积液或积脓。

(4) 肝(脾)大:常仅为轻度增大,并发中毒性肝炎或肝脓肿时肝脏可显著增大,伴压痛,也可有黄疸。

(5) 原发病灶:常见的原发病灶为毛囊炎、痈或脓肿等,皮肤烧伤、压疮、呼吸道、胆道、消化道、开放性创伤感染等。

(6) 迁延性病灶:多见于病程较长的革兰阳性球菌和厌氧菌败血症。

2. 常见败血症临床特点

(1) 革兰阳性细菌败血症:以金葡菌败血症为代表,多见于严重痈、急性蜂窝织炎、骨与关节化脓症以及大面积烧伤时。临床主要表现为发病急、寒战、高热,呈弛张热或稽留热型;多形性皮疹、脓点常见,也可有脓疱疹;约1/4病例伴大关节红肿疼痛;迁徙性病灶常见于腰背、四肢皮下、肺脓肿及肺部炎症,以及肝脓肿、骨髓炎等;感染性休克较少见。耐甲氧西林金葡菌败血症易发生于免疫缺陷病人,病情严重,多呈嗜睡或昏迷状态。

(2) 革兰阴性杆菌败血症:病前病人一般情况较差,多有严重原发疾病,或伴有影响免疫功能的药物干预。致病菌常为大肠埃希菌、铜绿假单胞菌等。

(3) 厌氧菌败血症:厌氧菌入侵途径以胃肠道及女性生殖道为主,其次为压疮溃疡与坏疽。主要表现为发热,体温常高于38℃;约30%可发生感染性休克或DIC;部分出现黄疸、脓毒性血栓性静脉炎及转移性化脓病灶。临床特征虽与需氧菌败血症相似,但病情轻重不一,轻者毒血症状甚轻,未经治疗亦可为暂时或自限性;重者可呈暴发性,部分出现溶血等。

(4) 真菌败血症:常继发于严重基础疾病的后期,多见于老年、体弱、久病者。常见致病真菌为白念珠菌及热带念珠菌等。真菌败血菌常累及肺、脾、心内膜等。临床表现与革兰阴性细菌败血症相似,病情严重,可有寒战、发热、出汗、肝(脾)大等。偶可仅为低热,甚至不发热,毒血症被合并细菌感染所掩盖,有的病例死后才被确诊。病死率达20%～40%。

(二) 实验室检查

1. 血象 血白细胞增高,多为(10～30)×10^9/L,中性粒细胞增高,可有明显核左移及细胞内中毒颗粒。

2. 病原学检查

(1) 血培养:为了提高阳性率,宜在抗菌药物应用前,寒战、高热时采血,多次送检,每次采血量为5～10ml。有条件者应同时做厌氧菌和真菌培养。已用抗菌药物者宜在培养基中加入硫酸镁等,以破坏某些抗菌药物或采用血块培养法。

(2) 骨髓培养:骨髓中细菌较多,受抗菌药物影响小,因此骨髓培养阳性率高于血培养。

(3) 体液培养:脓液、胸腔积液、腹水、脑脊液或瘀点挤液涂片或培养也有检出病原菌的机会。

3. 其他检查 鲎试验(LLT)可测定血清等标本中革兰阴性杆菌的内毒素,对诊断革兰阴性杆菌败血症有一定意义。

(三) 心理-社会支持评估

本病起病急,进展快,病情重。常使病人及其家属感到恐惧、焦虑。

【护理诊断/问题】

1. 体温过高 与毒血症有关。

2. 营养失调:低于机体需要量 与高热、不适有关。

3. 焦虑　与反复高热,担心预后有关。

4. 有皮肤受损的危险　与高热、长期卧床有关。

5. 潜在并发症:感染性休克。

【护理目标】

1. 体温得到控制。

2. 营养状况改善,维持稍高于机体需要量。

3. 焦虑情绪减轻或消除。

4. 皮肤完整,无损伤。

5. 无潜在并发症发生。

【护理措施】

(一) 一般护理

1. 提供适宜的环境　保持病房适宜的温湿度,保持空气新鲜,定期消毒。

2. 避免交叉感染　护理病人前后均应洗手,病人所用医疗器械及日常生活用具均应消毒处理。

3. 密切观察病情　观察病人的生命体征,有无高热不退、脉搏、呼吸加快、恶心、呕吐、腹胀等胃肠道症状,如病情恶化应及时报告医生,准备好抢救用物,积极配合医生进行抢救。

4. 做好心理护理　态度和蔼,经常与病人及其家属沟通,耐心解答病人及其家属的询问,消除其担心和焦虑,使病人积极配合治疗。

(二) 对症护理

1. 维持体温稳定

(1) 调节环境温度、湿度,督促多饮温开水,温水擦浴,冰块降温。

(2) 集中护理操作,避免刺激。

(3) 监测:体温波动大时 1～2 小时监测一次并及时处理,降温后 30 分钟复测体温,体温平稳后 4 小时一次,病情平稳后每日 3 次。

2. 保证营养供应　给予易消化、营养丰富的食物,必要时给予静脉营养。

3. 遵医嘱应用有效抗生素,并及时观察药物的疗效。如有不良反应立即报告医师及时处理。

4. 加强皮肤、口腔、皮疹、感染灶护理。

5. 预防感染性休克。

【护理评价】

1. 病人体温是否恢复正常。

2. 病人皮肤是否完好,有无继发感染。

3. 病人是否营养供应充足,精神良好。

4. 病人是否焦虑减轻或消失,树立战胜疾病的信心。

5. 病人是否有并发症发生。

(李名花)

第四章

钩端螺旋体病人的护理

钩端螺旋体病(leptospirosis)简称钩体病,是由一组致病性钩端螺旋体(Leptospira),简称钩体,引起的急性动物源性传染病。鼠类和猪是其主要传染源。本病流行于世界各地,在我国多发生于秋收水稻和暴雨或洪水泛滥之后,经皮肤和黏膜接触含钩体的疫水而感染。主要临床特征早期为钩端螺旋体败血症,中期为各脏器损害和功能障碍,后期为各种变态反应并发症,重症病人有明显的肝、肾功能损害和肺弥散性出血,危及生命。

钩体呈细长丝状,有12~18个螺旋,长约6~20μm,宽约0.1μm,菌体的一端或两端弯曲成钩状。旋转运动,穿透力强。电镜观察到钩体结构包括圆柱形菌体、轴丝(又称鞭毛)和外膜3部分,外膜具有抗原性和免疫源性,其抗体为保护性抗体。革兰染色阴性,镀银染色呈黑色或褐灰色,微嗜氧,常用含兔血清培养基培养,培养的适宜温度是28~38℃,生长缓慢,约需1周以上。也可用幼龄豚鼠腹腔内接种分离。钩体抵抗力弱,对日光、干燥、酸碱和消毒剂敏感,但在pH 7.0~7.5的潮湿土壤和水中,可存活1~3个月。在干燥环境易死亡,易被漂白粉、石炭酸、70%乙醇、稀盐酸或肥皂水等杀死。

钩体经皮肤侵入人体后,经淋巴管或微血管而入血流,再侵入局部,无炎症反应。钩体在血流中繁殖,成为钩体败血症。多数病人为单纯败血症,内脏损害轻;少数病人有较重的内脏损害,以肺、肝、肾、心、脑等损害最明显;还可有迟发型变态反应、后发热、反应性脑膜炎、眼部炎症与闭塞性脑动脉炎。钩体病的基本病变是毛细血管感染中毒型损伤,重症可引起肺、肝、肾、脑、肌肉的重度病变。

【护理评估】

(一)流行病学资料

1. 传染源 多种动物可感染和携带钩体,我国以鼠类和猪为主要的储存宿主和传染源。我国南方以黑线姬鼠、黄胸鼠、褐家鼠和黄毛鼠为主要传染源,鼠感染钩体后可终身带菌,其排泄物中的钩体污染水、土壤及食物。猪是我国北方钩体的主要传染源,其带菌率高,排菌时间长和排菌量大,与人接触密切,是洪水型和雨水型的主要传染源。病人因排菌率低,带菌少,人尿为碱性,不适钩体生存,病人作为传染源的可能性不大。

2. 传播途径 皮肤、黏膜直接接触病原体是主要传播途径,带钩体动物排尿污染周围环境,人与环境中污染的水接触是本病的主要感染方式。易感者接触疫水时,皮肤,尤其是破损的皮肤黏膜是钩体的主要侵入途径。其次,人体还可通过接触病畜或带菌畜的排泄物,经鼠、犬咬伤、护理病人等受感染。钩体污染的食物和水可通过口腔和食管黏膜感染人体。鼠尿污染、暴雨积水、洪水淹没等可影响本病的流行。

3. 人群易感性 人对钩体普遍易感,以青壮年农民发病率高,夏秋季多见,热带、亚热带为最多,感染后可获得较强的同型免疫力。由于感染后免疫力型的特异性明显,因而有第二次感染的报道;但部分群间或型间也有一定的交叉免疫。新入疫区人口的发病率往往高于疫区居民,病情也较重。

(二)身心状态

1. 症状、体征 潜伏期为7~14天,长至28天,短至2天。本病轻重差别很大,典型临床经过可分为3期:早期、中期和后期。

(1) 早期（钩体败血症期）：起病后3天内，为早期钩体败血症阶段，主要为全身感染中毒表现。主要表现有三个症状和三个体征。

1) 症状

①发热：急起发热，伴畏寒或寒战，体温39℃，多为稽留热，部分为弛张热，1~2天达高峰，热程4~7天，也可达10天以上。

②肌肉酸痛：全身肌肉酸痛，包括颈、胸、腹、腰背肌肉和腿部肌肉。其中第一病日出现腓肠肌压痛或剧烈疼痛，影响行走。

③乏力：全身乏力，肢体软弱，不能站立和行动，部分病人全身乏力比临床体征更突出。

2) 体征

①结合膜充血，第一天即可出现，无分泌物，少有畏光、疼痛，呈持续性，退热后可持续数天。

②腓肠肌压痛，甚至拒按。

③浅表淋巴结肿大，压痛明显，以腹股沟淋巴结多见，其次是腋窝淋巴结群，第二天可出现。

(2) 中期（器官损害期）：起病后3~10天，为症状明显阶段。根据临床表现的主要特点分为以下几型。

1) 单纯型（流感伤寒型、感染中毒型）：即单纯败血症，此型最多见。其主要特点为：

①发热：急起，多呈稽留热，体温高达39℃左右，部分病人呈弛张热，少数有寒战。全身乏力显著，头痛明显。

②肌肉疼痛：全身肌肉疼痛，以腓肠肌和腰背肌疼痛较突出，肢体软弱，甚至难以下床站立和行动。

③结膜充血：较明显，无炎性分泌物。

④腓肠肌压痛：轻重不一，重者拒压。

⑤浅表淋巴肿大与疼痛：主要为双侧腹股沟或股淋巴结，其次为腋窝淋巴结轻度肿大、疼痛与压痛，质较软，局部无红肿和化脓。也有无淋巴结肿现象。

⑥其他：可有咽部充血，软腭出血点，鼻衄。少数病人可有腹泻甚至脱水休克。肝、脾可轻度肿大、压痛与叩痛。

2) 肺出血型：初期与单纯型相同，但于病程第3~4日后，病情加重而出现不同程度的肺出血。

①肺出血轻型：咳嗽与痰中带血，肺部可闻少量湿啰音，X线胸片可见双肺野散在点状或小片状阴影。

②肺弥漫性出血型：本型的主要临床表现为发热及其他中毒症状进行性加重，气紧，心慌与窒息或恐惧感，血痰增多或咯血，神志恍惚或昏迷，呼吸不规则，心率快，呈奔马律，双肺满布湿啰音，常因大量咯血而窒息死亡。其发生因素有：①病原菌的毒力很强；②病人的免疫力低；③病后未及时治疗；④抗生素特别是青霉素治疗后发生加重反应。

3) 黄疸出血型：初期发热等表现与单纯型相同，病程4~5日以后出现进行性加重的黄疸、出血倾向和肾损害表现。

4) 肾衰竭型：各型钩体病人都可有肾损害表现，如尿中出现蛋白质、红细胞、白细胞与管型。仅少数可发生少尿，氮质血症与尿毒症称肾衰竭型，此型常与黄疸出血型合并出现。

5) 脑膜脑炎型：在钩体病起病后2~3日，出现头痛加重、烦躁，甚至恶心呕吐，颈有抵抗力、凯尔尼格征阳性等脑膜炎表现，以及嗜睡、谵妄、瘫痪、抽搐与昏迷等脑炎表现。重者可发生脑水肿、脑疝及呼吸衰竭等。

(3) 后期（恢复期或后发症期）：少数病人在发热消退，恢复后可出现后发热、反应性脑膜炎，虹膜睫状体炎、脉络膜炎、球后视神经炎、闭塞性脑动脉炎等并发症。

2. 心理社会因素 该病病人常来自于农村，对疾病的知识及消毒隔离知识往往缺乏。对疾病预后不了解，尤其疾病自觉症状重且有咳血、咯血等表现，病人往往产生焦虑、恐惧心理。在社区，该病流行时，因人们不了解疾病的流行过程，引起社会人群的恐慌。

(三) 实验室检查

1. 常规检查 白细胞总数和中性粒细胞轻度增高或正常。约2/3的病人尿常有轻度蛋白尿，镜检可见红细胞、白细胞及管型，血沉增快。胸部X线检查：肺出血型可见双肺呈毛玻璃状或弥漫性点状、片状或融合性片状阴影。

2. 特异性检查

(1) 血培养：取柯氏液体培养基3管，抽初期病人静脉血1~2ml，于床旁接种3滴于每管中，置28℃孵育约1周左右，阳性率20%~70%。

(2) 血清学检查：显微镜凝集溶解试验（microscopic agglutination test，MAT），一般于病后一周出现阳性，15~20天达高峰。一次凝集效价达1:400（++）以上，可持续数月至数年。在流行地区常采取病初与两周后的双份血清，同时检测，第

2次血清效价增高4倍以上有诊断意义。

【护理诊断/问题】

1. 体温过高　与钩体血症有关。
2. 活动无耐力　与毒血症及肌肉损害、贫血有关。
3. 气体交换受损　与肺弥漫出血有关。
4. 疼痛/舒适的改变　与钩体毒血症和肌肉损害有关。
5. 潜在并发症：①出血。②肾衰竭：少尿、氮质血症　与肾脏损害有关。③肝性脑病　与钩体致肝脏损害有关。

【护理目标】

1. 病人体温下降至正常，发热伴随的不适感减轻。
2. 病人日常生活需要得到保证，全身酸痛减轻，疲乏感减轻或消失。
3. 病人维持理想的气体交换，表现为呼吸平稳，动脉血气分析正常。
4. 并发症能及时发现并得到有效控制。

【护理措施】

（一）实行接触隔离

实行接触隔离，注意个人防护，防止皮肤破损，减少感染机会。

（二）密切观察生命体征

观察病人有无心悸、面色苍白、呼吸急促等表现，以早期发现肺部大出血；观察皮肤、黏膜有否出血，并注意鼻出血、呕血、便血、咯血等出血现象；观察神志、瞳孔的变化，以便及早发现脑水肿及脑疝；记24小时出入水量。

（三）休息

急性期应严格卧床休息，直至临床症状及体征消失方可下床活动，并应注意逐渐增加活动量，做好基础护理。满足病人生活需要。

（四）饮食

急性期予高热量、低脂、适量蛋白、少渣易消化的流质或半流质饮食，保证充足的营养。保证水分的供给，入量不足者可静脉输液。

（五）对症护理

1. 高热的护理　降温时注意有皮肤出血者不应给予酒精擦浴。

2. 肌痛的护理　局部肌肉疼痛严重者用热敷，一日3~4次，每次15分钟，使局部肌肉松弛并促进血液循环，从而减轻疼痛。

3. 出血的护理　弥漫性出血为本病的常见死亡原因，必须高度重视。一旦发生，应做好以下护理：①病人绝对静卧，并立即给予镇静剂如哌替啶、苯巴比妥钠等。②给予氧气吸入。③保持气道通畅：准备好急救药物及吸引器、气管切开包、人工呼吸球囊等器械；如病人出现呼吸困难、烦躁、发绀等呼吸道阻塞表现，应及时吸出血块，必要时配合医生进行气管切开或气管内插管，建立人工气道。④遵医嘱使用止血药、氢化可的松等药物；静脉补液速度不宜过快、过多，以免增加心脏负担，诱发出血；病人出血严重或有失血性休克时，立即配血，并少量多次输入新鲜血液，使用低分子右旋糖酐或平衡液补充血容量。

（六）药物治疗的护理

应用青霉素治疗，尤其是首次给药后应密切观察有无赫氏反应的发生，随时询问病人的感觉，以便及时发现，避免发生不良后果。

（七）出院指导

病人出院后仍需避免过度劳累，如发现有视力障碍、发音不清、肢体运动障碍等，可能是钩体病的"后发症"，应及时就诊。对疫区人群，应宣传预防钩体病的知识，在流行季节前进行预防接种，减少不必要的疫水接触，可预防本病。

【护理评价】

1. 体温是否下降，伴随症状有无减轻。
2. 病人卧床期间日常生活能否得到保证，肌痛是否减轻，活动耐受改善的程度。
3. 气体交换有无改善，有无呼吸困难、心悸等。
4. 注意神志、性格和行为有无改变，尿量及血尿素氮的情况，及时发现有无肝性脑病及肾衰竭的表现。
5. 有无赫氏反应发生，是否得到及时发现与控制。
6. 社区人群及病人、家属对该病的了解程度，预防措施的掌握程度。

（郭　佳）

第五章 原虫感染病人的护理

第一节 阿米巴痢疾

阿米巴痢疾是溶组织内阿米巴寄居于结肠内引起的疾病。临床表现以腹泻、黏液血便为主，易复发转为慢性，也可发生肝脓肿等并发症。

溶组织内阿米巴在其生活过程中有大滋养体（组织型）、小滋养体（肠腔型）及包囊三种形态。大滋养体（20～40μm）见于急性期病人的大便或肠壁内，吞噬红细胞、组织碎片和细胞碎片，是其致病型。小滋养体（12～20μm）生活在肠腔中，以吞噬细菌为主。当机体抵抗力下降或肠腔生理条件改变时，小滋养体可侵入肠壁变成大滋养体。滋养体对外界的抵抗力弱，在体外容易死亡，故在传播上无重要性。包囊（10～20μm）是由小滋养体在下部结肠形成的，可随粪便排出，具有保护性外壁，对外界抵抗力强，但不耐热。包囊可完整地通过蝇或蟑螂的消化道，是阿米巴痢疾传播的唯一形态，是原虫的感染型。

【护理评估】

（一）流行病学资料

1. 传染源　主要传染源为无症状带虫者或症状轻微的病人。因这些感染者不断从粪便中排出包囊，估计一个带虫者每日排出的包囊超过5000万个。有明显症状的病人多排出滋养体，故不能成为主要传染源。

2. 传播途径　主要通过包囊污染饮水、食物、蔬菜等进入消化道。苍蝇、蟑螂可起机械传播作用。水源被包囊污染，可酿成暴发流行。

3. 人群易感性　普遍易感。在高发区，以1～4岁儿童发病率最高。感染后即使能产生特异性抗体，但无保护作用。多发生于秋季，农村多于城市，男性病人较多。流行的主要因素与人群经济条件、卫生状况、生活环境和饮食习惯等社会因素有关。

（二）身心状态

潜伏期一般为1～2周，可短至4日，亦可长达1年以上。

1. 无症状型（原虫携带状态）　占90%以上。阿米巴包囊在整个感染期间可随粪便排出，但不出现任何症状。其原因可能为感染非致病性虫株或原虫侵袭组织较轻而未出现症状。在适当条件下，可能会造成病变出现症状。

2. 普通型　大多缓起，以腹痛、腹泻开始，大便每日10次左右，便时有不同程度的腹痛，可出现里急后重。大便量中等，混有黏液及血液，呈暗红色或紫红色，糊状有腥臭，镜检可发现阿米巴滋养体。病情较重者可出现血便。腹部有压痛，尤以右下腹为著。全身症状轻微，常有低热或不发热。上述症状一般持续数日至数周，可自行缓解，如未接受治疗则易于复发。

3. 暴发型　多见于体弱和营养不良者。起病急，中毒症状重，有高热及极度衰竭。每日大便15次以上，甚至失禁，呈水样或血水样，有奇臭；常伴呕吐、腹痛、里急后重及腹部明显压痛。病人有不同程度的脱水与电解质紊乱，可出现休克，易并发肠出血与肠穿孔。

4. 慢性型　常为普通型未经彻底治疗的延续，病程可持续数月甚至数年不愈。腹泻反复发作或与便秘交替出现，一般腹泻每日3～5次，大便呈黄糊状，带少量黏液及血液，有腐臭，常伴有脐周或下腹疼痛。症状可持续或有间歇，间歇期间可无症状，常因疲劳、饮食不当、暴饮暴食及情绪变化等成为复发的诱因。久病者常伴有贫血、乏力、消瘦、肝大及神经衰弱等。易并发阑尾炎及肝大。大便检查可找到滋养体或包囊。

5. 并发症

（1）肠出血：深溃疡可因侵蚀血管引起程度不等的肠出血，有时可成为本病的主要症状。

（2）肠穿孔：多发生于暴发型或有深溃疡的病人。穿孔部位以盲肠、阑尾和升结肠为多见，穿孔后可引起局限性或弥漫性腹膜炎。慢性穿孔较急性多见，大多无剧烈腹痛发作，穿孔发生的时间常难以确定，但全身情况逐渐恶化。X线可见游离气体而确诊。

（3）阑尾炎：盲肠病变易蔓延至阑尾。临床症状与一般阑尾炎相似，但易发生穿孔。

（4）结肠肉芽肿：慢性病例由于黏膜增生，发生肉芽肿，形成大肿块，极似肿瘤，称为阿米巴瘤，易误诊为肠癌。多见于盲肠、乙状结肠及直肠等处。

（三）实验室检查及辅助检查

1. 血象　周围白细胞总数和分类正常，暴发型和有继发细菌感染时白细胞总数和中性粒细胞比例增高，慢性病人有轻度贫血。

2. 粪便检查　为确诊的重要依据。典型阿米巴痢疾的粪便呈暗红色果酱样，有特殊的腥臭，粪质较多，含血及黏液。镜检可见大量粘集成团的红细胞和少量白细胞，有时可见活动的吞噬红细胞的滋养体和夏科-雷登晶体。

3. 血清学检查　可以分别应用特异性抗原和特异性抗体进行血清学检测。IgG抗体阴性者，一般可排除本病；特异性IgM抗体阳性提示近期或现在感染，阴性者不排除本病。

4. 结肠镜检查　约2/3有症状病例中，直肠和乙状结肠镜检查可见大小不等的散在溃疡，表面覆有黄色脓液，边缘略突出，稍充血，溃疡与溃疡之间的黏膜正常。溃疡边缘部分涂片及活检可发现滋养体。

5. X线钡剂灌肠检查　病变部位有充盈缺损、痉挛、狭窄或壅塞现象。

6. 诊断性治疗　如高度怀疑而各种检查不能确诊时，可选用抗阿米巴药物治疗，如效果确切，诊断亦可成立。

（四）心理-社会支持评估

评估病人对阿米巴痢疾的临床表现、治疗及药物不良反应的了解情况；评估病人及家属对患病后住院隔离的认识；患病是否对工作、学习、家庭等造成较大影响；评估病人的家庭经济情况。

【护理诊断/问题】

1. 腹泻　与阿米巴原虫感染有关。

2. 潜在并发症：肠出血、肠穿孔　与阿米巴原虫致肠道病变有关。

【护理目标】

1. 病人患病期间腹泻减少，无脱水，无肛周皮肤破损。

2. 病人患病期间并发症被及时处理或无发生。

【护理措施】

1. 消化道隔离　至大便正常，阿米巴原虫检查连续两次阴性后方可解除隔离。隔离期间做好心理护理，与病人多交谈，减轻及消除病人心理压力，使其安心配合治疗。

2. 急性期卧床休息　协助保证生活需要，慢性病人注意起居生活规律，加强体质锻炼。

3. 饮食　宜进易消化的软食或普食，病重者予半流或流汁，病情好转后给富有营养的少渣软食，忌吃生冷食物，避免吃刺激性食物，忌饮酒。

4. 病情观察　注意观察T、P、R、BP，大便次数、量、性状，有无脱水表现及突发腹痛、板状腹，腹部压痛、发热等肠穿孔表现，有无阵发性腹部绞痛，伴呕吐、腹胀、肠鸣音亢进等肠梗阻表现。

5. 保持肛周皮肤清洁。

6. 药物治疗的护理　治疗本病常用甲硝唑，应告知病人药物的用法、疗程及可能出现的不良反应。常见不良反应为恶心、腹痛、头痛、头晕、皮炎及血白细胞减少等，应注意观察、定期复查血象。妊娠3个月以内和哺乳妇女忌用甲硝唑。

7. 粪便标本的采集　采集的注意事项是：

（1）留取标本的便盆应清洁，不宜混有尿液，气温低时，注意保温。

（2）标本应取粪便中脓血部分，及时送检。

（3）服用油类、钡剂及铋剂均能影响检查结果，故应停药3日后方可留取标本送检。

8. 出院宣教　告知病人出院后，每月检测大便1次，连续3次，以观察是否需要重复治疗，并告知留大便标本注意事项。出院后数月内应避免过度劳累、暴饮暴食、忌酒，并注意饮食、饮水及个人卫生。

【护理评价】

1. 大便的次数、性状、颜色，有无脱水、电解质紊乱及肛周皮肤损害。

2. 肠出血、肠穿孔是否得到及时发现和

控制。

第二节 疟 疾

疟疾(malaria)是疟原虫经按蚊叮咬传播的寄生虫病。疟原虫经血流侵入肝细胞内寄生、繁殖、成熟后,侵入红细胞内繁殖,使红细胞成批破裂而致病。其临床特点为间歇性发作的寒战、高热,继之大汗淋漓,而后缓解,可因多次发作而出现贫血、脾大等。间日疟和卵形疟常有复发。恶性疟的发热不规则,可引起脑型疟。

寄生于人体疟原虫有四种,即间日疟原虫、卵形疟原虫、三日疟原虫和恶性疟原虫。疟原虫的发育过程分两个阶段,有两个宿主,蚊为终末宿主,人为中间宿主。疟原虫在人体内的发育包括肝细胞发育及红细胞发育。肝细胞内发育是指子孢子随按蚊唾液注入人体后,随血流入肝细胞,裂殖子成熟后发育成裂殖体。红细胞内发育包括裂体增殖和配子体形成:裂殖体发育是指裂殖子侵入红细胞内先后发育成小滋养体(环状体)、大滋养体、裂殖体、裂殖子的过程。重复使红细胞破裂,引起间歇性临床发作。配子体形成是雌雄配子在雌蚊有性生殖的过程。

疟原虫在蚊体内发育阶段包括有性生殖和孢子增殖。有性生殖是指雌雄配子体发育成配子,雌雄配子结合成合子,合子增长成为动合子,动合子钻在胃壁外层发育成囊合子。孢子增殖是指囊合子发育成孢子囊,子孢子从孢子囊逸出,进入蚊唾液腺内,随蚊叮咬人时,侵入人体。

疟原虫在肝细胞内与红细胞内增殖时并不引起疟疾症状。当红细胞被裂殖子胀破后,大量裂殖子、疟色素和代谢产物进入血液后,引起寒战、高热,继之大汗。一部分裂殖子侵入其他红细胞又进行裂体增殖而引起间歇性发作。疟疾的反复发作使大量红细胞破坏而引起贫血。恶性疟原虫繁殖迅速,侵入各期红细胞,贫血最显著。由于疟原虫在体内增殖引起强烈的吞噬反应,以致全身单核-吞噬细胞系统显著增生,肝、脾肿大显著,骨髓增生,周围血中单核细胞增多,血浆球蛋白增高。

【护理评估】

(一)流行病学资料

1. 传染源 疟疾病人和带疟原虫者。
2. 传播途径 传播媒介为按蚊,我国主要为中华按蚊。
3. 人群易感性 人群对疟疾普遍易感,感染后可产生一定免疫力,常呈带虫免疫。
4. 流行特征 本病以热带和亚热带地区流行最为严重,温带次之,以夏秋季发病较多。

(二)身心状态

1. 症状、体征 各型疟疾潜伏期长短不一,间日疟为2周,三日疟为3~4周,恶性疟为1~2周。

典型发作:可分为下列三期。

(1)寒战期:突起畏寒,继之剧烈寒战,面苍、唇白、指发绀,脉速有力,体温开始上升。

(2)高热期:寒战消失,继之高热,体温常达40℃或更高。全身酸痛、口渴、烦躁甚至谵妄,面色潮红,皮肤干热,脉搏有力。

(3)大汗期:高热期后,全身大汗淋漓,出汗后体温迅速下降至正常或低于正常。自觉症状缓解,可有乏力。

间日疟上述典型发作为隔日一次,三日疟为3日发作一次,卵型疟与间日疟相似,但较轻。恶性疟起病急缓不一,热型多不规则,可每日或间日发作,无明显缓解期,严重者可引起凶险发作。

2. 其他症状与体征

(1)脾大:脾轻度肿大质软,反复多次发作后明显肿大,质较硬。

(2)肝大:肝轻度肿大、压痛,血中ALT可增高。

(3)贫血:恶性疟较明显。

(4)口唇单纯疱疹:间日疟病人易出现。

3. 脑型疟疾 最严重,多急起高热,剧烈头痛、呕吐、谵妄、昏迷、抽搐,严重者可发生脑水肿、呼吸衰竭而死亡。多见于缺乏免疫力的小儿与初进疫区的外来人口。

4. 复发或远期复发 间日疟与卵形疟距初发病半年后,由肝细胞内的疟原虫再次侵入红细胞内引起的发作者称为复发或远期复发。三日疟与恶性疟无远期复发。

5. 其他疟疾 输血疟疾少见,因只有红细胞内期疟原虫,治疗后一般无复发。婴幼儿疟疾发热多不规则,可为弛张热或持续高热,常有呕吐、腹泻以至感染性休克,脾大显著,病死率高。

6. 并发症

(1)黑尿热:是疟疾病人的一种急性血管内溶血。表现为急起寒战、高热、腰痛、酱油样尿、急性贫血与黄疸,严重者可发生急性肾衰竭。其发生原因可能由于:①病人红细胞中缺乏葡萄糖-6-磷酸脱氢酶;②抗疟药,特别是奎宁与伯氨喹;③疟原虫释放的毒素;④人体的过敏反应。

(2) 肾炎:急性肾小球肾炎,抗疟治疗有效;肾病综合征,抗疟治疗无效,对肾上腺皮质激素的反应亦不好。

(三) 实验室检查及辅助检查

多次发作后血象检查中红细胞与血红蛋白多下降。血液涂片或骨髓穿刺涂片检查可寻及疟原虫。采用免疫荧光、间接血凝、ELISA法检测病人抗疟抗体。

(四) 心理-社会支持评估

评估病人对疟疾的传染过程、主要症状、治疗方法、药物不良反应等知识的了解;评估病人、家属及社区对防蚊、灭蚊的重视程度。

【护理诊断/问题】

1. 体温过高 寒战、体温高达40℃或更高、面色潮红,皮肤干燥,与红细胞胀破后,大量裂殖子、疟色素和代谢产物进入血液有关。

2. 潜在并发症:黑尿热 与疟原虫释放毒素、应用抗疟药物等引起急性血管内溶血有关。

【护理目标】

1. 体温逐渐下降,并恢复正常。
2. 病人住院期间能尽早发现并发症,并及时得到控制。

【护理措施】

(一) 行虫媒隔离,室内彻底灭蚊,挂蚊帐

(二) 疟疾典型发作的护理

1. 病情观察 主要观察生命体征,在发作时应随时记录体温;观察面色,注意有无贫血表现;并应观察神志、尿色等。

2. 休息、饮食 发作期应卧床休息,协助病人洗漱、进食、如厕等,满足日常生活需要。发作期应给予高热量流质或半流质饮食,鼓励病人多饮水或果汁。发作控制后宜给高热量、高蛋白、高维生素普食,有贫血征象应食含铁丰富饮食。

3. 对症护理 发冷期注意保暖,加盖棉被,给予热水袋、服热饮料等。发热期可给予物理或药物降温。出汗期可用温水擦浴,出汗后更换干净衣裤及床单,注意避免着凉。发作后病人常感到疲乏,应保证充分休息。如有躁动、谵妄时可给予镇静剂,并注意安全,加床栏保护。

4. 药物治疗的护理 常应用氯喹口服控制临床发作。本药口服可引起食欲不振、恶心、呕吐、腹泻、头晕、皮肤瘙痒等,少数病人可出现心律失常,可嘱病人饭后服用,以减少胃肠道刺激,并应注意休息。抗复发药伯氨喹之副作用为头晕、恶心、呕吐等,特异质者可引起急性血管内溶血。一旦出现毒性反应,必须立即停药,并报告医生,多饮水或静脉补液可促进药物排泄,并注意记录24小时尿量。

(三) 疟疾凶险发作的护理

1. 病情观察 注意T、P、R、BP、神志、瞳孔变化,以早期发现脑水肿。

2. 对症护理 有高热、抽搐、昏迷者给予相应护理。有脑水肿者应用脱水药,给予相应护理。

3. 药物治疗护理 为控制疟疾凶险发作如用静脉滴注氯喹,应注意此药注射用可引起血压下降及心脏传导阻滞,严重者可出现心脏骤停。故用药过程中需控制滴速和浓度,以每分钟40~50滴为宜,绝不可静推,并密切观察血压、心率、节律等,如有异常,及时报告医生并停止滴注。

4. 病人出院指导 应告知病人服用抗复发药的重要性,仍应避免劳累,定期随访,直至两年内无复发为止。对疟疾高发区的人群及外来人群,应宣传预防服药的重要作用,并督促、指导服药,可选用乙胺嘧啶25mg每周一次,或氯喹0.3g每周一次。并需开展防蚊、灭蚊活动,预防疟疾。

【护理评价】

1. 体温的变化及降温措施的效果。
2. 有无黑尿热的表现及是否得到及时控制。

第六章

蠕虫感染病人的护理

第一节 日本血吸虫

日本血吸虫病(schistosomiasis japonica)是日本血吸虫寄生于人体门静脉系统所引起的疾病。由皮肤接触含尾蚴的疫水而感染,主要病变为肝与结肠由虫卵引起的肉芽肿。急性期有发热、肝大与压痛、腹泻或排脓血便,血中嗜酸性粒细胞显著增高。慢性期以肝、脾肿大为主。晚期则以门静脉周围纤维化病变为主,可发展为门静脉高压,巨脾与腹水。

日本血吸虫寄生于人体的门静脉系统,主要在肠系膜下静脉内,雌雄异体,常合抱在一起。雌虫在肠壁黏膜下层末梢静脉内产卵。因肠壁蠕动和微血管阻塞引起微血管破裂以及虫卵内毛蚴分泌的溶组织物质的作用,虫卵可进入肠腔,随粪便排出体外。在适当温度(25~30℃)下孵出毛蚴,毛蚴进入中间宿主钉螺体内经过母胞蚴和子胞蚴发育成具有侵袭力的尾蚴,尾蚴自钉螺逸出后,随水流在水面浮游,当人、畜接触疫水时,尾蚴从皮肤或黏膜侵入,数小时后随静脉血和淋巴经肺而终达肝,大约1个月后在肝内发育为成虫,雌雄合抱,逆血流移行至肠系膜下静脉的末梢血管内产卵,完成其生活史。

日本血吸虫病早期病理变化主要由其虫卵引起。由于大量虫卵在组织内成堆沉积,形成肉芽肿,在早期病灶中有大量单核细胞与中性粒细胞浸润。在虫卵肉芽肿中可检出高浓度可溶性虫卵抗原。虫卵周围有嗜酸性辐射棒状物,系抗原抗体的免疫复合物,称为Hoeplli现象。急性血吸虫病是体液与细胞免疫反应的混合现象;而慢性与晚期血吸虫病的免疫病理变化属于迟发性细胞变态反应。血吸虫病引起肝纤维化是在肉芽肿基础上产生的。可溶性虫卵因子、巨噬细胞与淋巴细胞均产生成纤维细胞刺激因子,促使成纤维细胞增殖与胶原合成。

日本血吸虫病病变以肝脏与结肠最显著。结肠病变主要在直肠、乙状结肠与降结肠。急性期病变为黏膜充血、水肿,黏膜下层有堆积的虫卵结节,破溃后形成浅表溃疡,排出脓血便。慢性期由于纤维组织增生,肠壁增厚,并可引起息肉样增生与结肠狭窄。肝病变早期表现为肝大,晚期引起门静脉高压、脾大、脾亢等。此外,虫卵和(或)成虫迷走或寄生在门静脉系统以外的器官引起器官病变,称异位损害,多见于肺和脑。

【护理评估】

(一)流行病学资料

1. 传染源 病人和病牛是本病的主要传染源。

2. 传播途径 造成传播必须具备以下三个条件:粪便入水;钉螺存在;接触疫水。

3. 易感人群 人群普遍易感,以青壮年农民和渔民多见。男多于女,夏秋季为感染高峰,感染后有部分免疫力。

(二)身体评估

临床上可分为急性、慢性、晚期血吸虫病以及异位损害。

(1)急性血吸虫病:多见于初次接触疫水而大量感染者。潜伏期一般为1个月左右。接触疫水后1~2天,多数病人在尾蚴侵入部位出现瘙痒的红色丘疹,2~3天内自行消失。起病急,有以下症状:

1)发热:均有发热,热度高低、期限与感染程度成正比,热型以间歇热多见,弛张热及不规则热次之。一般无明显毒血症状。重型病人可有意识淡漠、重听、腹胀等。发热期限短者仅2周,大多为1个月左右,重型病人长达数月,伴有严重贫血、消瘦、水肿等。

2）过敏反应:可有荨麻疹、血管神经性水肿或表浅淋巴结肿大。

3）肝、脾肿大:90%以上病人有肝大伴压痛,半数以上病人有轻度脾大。

4）腹部症状:腹痛、腹泻多见。腹泻可为单纯稀便,少数可有脓血便,有时腹泻与便秘交替,重型腹部有柔韧感,甚至有腹水形成。

5）肺部症状:多有轻咳、少痰。肺部可有散在干湿啰音。重者痰中带血丝及有咽痛。

（2）慢性血吸虫病:在流行区占绝大多数。

1）无症状病人:患病多,仅于粪便普查或因其他疾病就诊时发现。

2）有症状病人:以腹痛、腹泻为常见,大便每日2~3次,性状稀薄或带脓血而类似慢性菌痢,常有肝、脾肿大。

（3）晚期血吸虫病:根据临床症状分为巨脾、腹水和侏儒三型。

1）巨脾型:最常见。脾呈进行性肿大,质硬,伴脾功能亢进,表现为白细胞、血小板减少以及贫血,可有出血倾向。

2）腹水型:是晚期血吸虫病肝功能显著失代偿的表现。腹水形成与门静脉阻塞、低蛋白血症以及继发性醛固酮增多引起水、钠潴留有关。

3）侏儒型:已很少见,儿童因反复重度感染使肝生长介素减少,影响生长发育而引起侏儒症。

（4）异位损害

1）肺血吸虫病:多见于急性血吸虫病病人,为虫卵沉积引起的肺间质性病变。呼吸道症状轻微,常被全身症状所遮盖,表现为轻微咳嗽与胸部隐痛、痰少、咯血罕见。肺部体征也不明显,可闻干、湿啰音。

2）脑血吸虫病:临床上可分为急性与慢性两型,均以青壮年病人多见。急性型表现为脑膜脑炎症状,慢性型的主要症状为癫痫发作,尤以局限性癫痫多见。

（5）并发症:多见于慢性与晚期病人。常见并发症有:

1）上消化道出血:是血吸虫性肝硬化后期常见的并发症,表现为呕血或黑便,常有大量及反复的致命性出血,继而诱发腹水或肝性脑病。预后与出血量及肝功能受损程度有关。

2）肝性脑病:上消化道出血、大量放腹水、使用利尿药、继发感染均可诱发。

3）阑尾炎:是最常见的并发症,临床表现与单纯性阑尾炎相似,但长期受虫卵刺激,易发生穿孔。

4）肠梗阻与结肠癌:虫卵对结肠黏膜长期刺激,引起息肉、肠壁增厚、瘢痕、肠腔狭窄,最终可引起肠梗阻。部分病例在慢性血吸虫病结肠病变的基础上发生结肠癌。

（三）实验室检查

1. 血象　急性血吸虫病病人以嗜酸性粒细胞显著增多为特点,一般占20%~40%,高达90%。极重型病人嗜酸性粒细胞常不增多,甚至消失,代之以中性粒细胞增多。慢性期仍有轻度嗜酸性粒细胞增多,晚期因脾亢,表现为血细胞与血小板减少,并有不同程度贫血。

2. 肝功能　急性血吸虫病病人血清球蛋白显著增高,ALT轻度增高。晚期由于肝纤维化表现为白蛋白降低,A/G倒置。

3. 肝影像学　对判断肝纤维化程度、评估病情有重要参考价值。

4. 病原学检查　粪便涂片、肠黏膜活检找虫卵及毛蚴孵化为确诊依据。

5. 免疫学检查　急性血吸虫病病人血中IgM抗体显著增高,IgG抗体可在正常范围内。

（四）心理-社会支持评估

评估病人对疾病的感染过程、治疗、预后及预防的了解情况;评估病人患病后的心理反应,评估社会、家庭对疾病的心理反应;评估家庭的经济情况。

【护理诊断/问题】

1. 腹泻:大便次数增多,稀便或脓血便　与血吸虫致肠道病变所致。

2. 体液过多:腹水　与门脉高压、低蛋白血症、醛固酮增多有关。

3. 焦虑　与急性期及晚期症状严重有关。

【护理目标】

1. 病人大便次数减少,性状恢复正常。

2. 腹水减轻,腹胀、呼吸困难等症状减轻或消失。

3. 焦虑程度减轻,病人表现为情绪稳定,积极配合治疗、护理。

【护理措施】

1. 耐心向病人解释疾病的常见症状及注意事项,积极鼓励病人树立战胜疾病的信心,在生活上细心照顾,以消除病人焦虑情绪。

2. 急性血吸虫病应住院治疗,卧床休息。给予高热量、高蛋白、高维生素饮食,有脓血便者给无渣半流饮食,有贫血者给富含铁质食物,对不能进食者遵医嘱补液。

3. 晚期血吸虫病应住院治疗和护理。有明显贫血者,予补血药,必要时遵医嘱适当输血。

4. 高热者按高热常规护理。

5. 腹水者应卧床休息,予低盐、高蛋白、高热量饮食,定期测腹围、体重,准确记录 24 小时尿量,并配合医生做好腹水回输术前、术中、术后护理。

6. 留大便标本送孵化检查时应留新鲜大便及时送检。

7. 病原治疗的护理　首选药吡喹酮应用后,应注意观察有无头昏、头痛、乏力、恶心、呕吐、食欲减退及心律失常等副作用,并及时处理。

8. 做好卫生宣教,宣传血吸虫的基本知识及危害性,积极参加灭螺工作,生产劳动必须接触疫水时,应事先采取防护措施(如用 1% 氯硝氨抑碱性溶液浸湿衣裤可防尾蚴的感染)。

【护理评价】

1. 病人患病期间大便的性状与次数。
2. 腹水的程度及腹胀、呼吸困难等不适感有无好转。
3. 焦虑的程度及对焦虑的应对措施。

第二节　钩虫病

钩虫成虫大小如绣花针,呈灰白色,雌虫钩虫病(ancylostomiasis)是由十二指肠钩虫或美洲钩虫寄生小肠而引起的疾病。临床上以贫血、营养不良、胃肠道功能失调为主要表现。轻者可无症状,称钩虫感染。

雌虫较雄虫粗长,十二指肠钩虫呈 C 形,美洲钩虫呈 S 形。钩虫成虫寄生于小肠上段,以空肠为主,虫卵随粪便排出,在温湿的土壤中 1~2 天孵出杆蚴,一周后发育为感染性丝状蚴,它具有向湿性,当接触人体皮肤或黏膜可入侵人体,经淋巴管或微血管,随血流经右心至肺,穿破肺微血管进入肺泡,循支气管、气管、喉、咽,随吞咽活动经食管入小肠上部,经 3 次脱皮发育为成虫,成熟后产卵,全程约需 50 天。

钩虫成虫以口囊吸附在小肠黏膜绒毛上,吸血时可引起小肠黏膜损伤,因钩虫分泌抗凝物质,故被钩虫咬附的黏膜伤口不断渗血,引起慢性贫血和血浆蛋白丢失。长期严重贫血和缺氧可引起心肌脂肪变性,心脏扩大,甚至并发心力衰竭。组织缺铁及其他营养素的缺乏可引起指甲扁平、反甲、毛发干燥脱落及食管、胃黏膜萎缩。此外,幼虫可引起皮肤和肺部损害,主要表现为局部皮肤充血,水肿及细胞浸润的炎症。肺部病变主要是肺泡点状出血与炎症病变。

【护理评估】

(一) 流行病学资料

1. 传染源　病人与带虫者为传染源。
2. 传播途径　以丝状蚴从皮肤侵入为主要感染方式。生食蔬菜时,十二指肠钩虫丝状蚴也可通过口腔黏膜侵入人体。
3. 易感人群　任何性别、年龄均可感染,但以青壮年感染率为高。
4. 流行特征　夏秋季为感染季节,流行与自然条件、农业生产方式密切相关。

(二) 身体评估

1. 幼虫侵袭及移行症状

(1) 钩蚴性皮炎:丝状蚴在皮肤侵入处,如足趾、足缘、手或臀部产生红色点状丘疱疹、奇痒,俗称"粪毒",如无继发感染,可于数天内消失。

(2) 钩蚴肺炎:于感染后 1 周左右,病人可出现咳嗽,小量咳痰,重者痰中带血丝,可伴有咽部发痒、声嘶、哮喘样发作、低热等。胸片可见肺纹理增粗或点片状浸润阴影,数日后自行消退。

2. 成虫所致症状

(1) 消化道症状:早期食欲亢进,但劳动力减退,俗称"懒黄病",后期食欲减退、消化不良、腹泻、消瘦、乏力等。重度感染者常有嗜异癖,偶有黑便。

(2) 贫血症状:是钩虫病的主要症状。常有头昏、眼花、耳鸣、乏力、心悸、气促、面色蜡黄、毛发枯黄、指甲扁平或反甲等。严重者下肢或全身水肿,心脏扩大,心前区吹风样杂音,甚至心力衰竭。

(3) 婴儿钩虫病:贫血常严重,患儿面色苍白,精神和食欲不振,哭闹不安。有腹泻与黑便,有时为血水样便。并有显著水肿,不及时诊治,易死亡。

(4) 孕妇钩虫病:易并发妊娠高血压综合征。可引起流产、早产或死胎。新生儿死亡率也高。

(三) 实验室检查

1. 血象　常有不同程度的贫血,属低色素小细胞贫血,网织红细胞正常或轻度增高,嗜酸性粒细胞可轻度增多,血清铁在9μmol/L以下。

2. 骨髓象　可见造血旺盛现象,含铁血黄素与铁粒细胞减少或消失。

3. 粪便检查　粪便隐血试验可呈阳性,粪便检出虫卵或培养得钩蚴即有确诊意义。

(四) 心理-社会支持评估

评估病人及社区人群对该病防治知识的了解程度;评估病人患病后的心理反应。

【护理诊断/问题】

1. 活动无耐力　与贫血有关。
2. 营养失调:低于机体需要量　与慢性失血及食欲减退、腹泻等有关。
3. 皮肤完整性受损的危险　与钩蚴性皮炎有关。

【护理目标】

1. 病人能够保持最佳活动水平,表现为活动时心率、血压正常,虚弱和乏力消失。
2. 病人体重不减轻或略有增加,贫血程度减轻,症状缓解或消失。
3. 病人皮肤瘙痒减轻,无破损和继发感染。

【护理措施】

(一) 病情观察

观察病人皮疹及皮肤瘙痒情况、食欲情况、腹泻次数、大便性状、贫血引起的症状及体征、治疗后反应等。

(二) 饮食、活动指导

根据贫血程度决定其活动量,严重贫血者需卧床休息,加强生活护理,满足病人基本生活需要。给予高蛋白、高热量、高维生素、易消化及含铁丰富的饮食,驱虫期间给予半流质饮食,忌用油类及粗纤维食物。

(三) 皮肤护理

皮肤瘙痒者,给予左旋咪唑肤剂,嘱病人避免搔抓,预防继发感染。

(四) 药物治疗的护理

临床常应用苯咪唑类药物治疗钩虫病。本类药物副作用轻微,少数病人可出现头晕、腹部不适、腹泻等症状,可告知病人上述症状不影响治疗,可自行缓解。服用铁剂时,应禁饮茶,可加服维生素C,并需注意饭后30~40分钟服用以避免铁剂对消化道刺激。还需告诉病人贫血纠正后,仍需坚持服药2~3个月,以彻底治疗贫血。

(五) 嗜异癖者的护理

对有嗜异癖的儿童,应向家属及群众做好解释工作,不要打骂、讥笑、歧视孩子。

(六) 宣教

向群众宣传加强粪便管理的重要性及做好个人防护,尽量避免赤足下田劳动或可局部涂擦防护药物。

【护理评价】

1. 病人食欲有无改善,腹泻症状有无减轻消失,体重有无增加及贫血的症状有无减轻。
2. 病人的活动能力。
3. 皮肤完整性有无受损或有无细菌感染。

第三节　蛔虫病

蛔虫病(ascariasis)是蛔虫寄生于人体小肠所引起的疾病。病程早期,当其幼虫在体内移行时可引起呼吸道与过敏反应;当成虫在小肠内寄生则可引起腹痛等肠功能紊乱。大多数为无症状感染,少数病人可发生胆道蛔虫病及蛔虫性肠梗阻等并发症。

蛔虫是寄生于人体内最大的线虫,形似蚯蚓,乳白色或淡红色。雌雄异体,虫卵分受精卵与未受精卵。虫卵随粪便排出后,在适当温度和湿度时,受精卵发育成感染性虫卵,被人吞入,在小肠内孵出幼虫,侵入肠壁黏膜,经门静脉至肝、右心、肺。向上移行后,再进入消化道,在小肠内发育为成虫。自感染到开始产卵约需60~70天,蛔虫寿命为1~2年。

幼虫在人体移行过程中,其代谢产物及死亡后崩解物质刺激机体,引起局部和全身变态反应。幼虫移行至肺部可引起肺出血与细胞浸润,成虫寄生于小肠,夺取乳糜营养,损伤肠黏膜,引起肠功能紊乱;成虫扭结成团引起机械性肠梗阻。蛔虫有显著钻孔性,钻入胆道可引起胆绞痛,钻入阑尾引起急性阑尾炎,易穿孔。

【护理评估】

(一) 流行病学资料

1. 传染源　病人和带虫者是传染源。
2. 传播途径　通过感染性虫卵污染的食物、水、手等经口感染。
3. 人群易感性　普遍易感,农村儿童感染率最高。

（二）身体评估

1. 症状、体征

（1）幼虫移行引起的症状：短期内吞食大量感染性虫卵，约1周后，出现全身及肺部症状。全身症状有低热与乏力，少数病人伴有荨麻疹和皮疹。呼吸道症状表现为咽部有异物感。最突出症状为阵发性咳嗽，常呈哮喘发作，痰少，偶尔痰中带血。肺部可闻及干、湿性啰音，哮鸣音。血中嗜酸性粒细胞增多，X线检查类似支气管炎改变。

（2）肠蛔虫病：主要症状有食欲减退、厌食、偏食、多食等症状。儿童大多数有脐周钝痛或绞痛，可伴恶心、腹泻，也可出现磨牙、易怒、精神不安、惊厥、异嗜癖等神经精神症状。

（3）并发症：小肠内寄生的蛔虫在受到刺激如发热、消化不良、服不足剂量驱虫药治疗等可引起骚动，向上从口中吐出或向下从粪便中排出。由于蛔虫有钻孔习性，可产生各种并发症。其中胆道蛔虫病最常见，蛔虫性肠梗阻次之。

2. 心理、社会因素 注意病人及社区人群对该病防治知识的了解程度。病人常因出血、贫血症状明显、生活不能自理等，出现焦虑、恐惧等心理反应。

（三）实验室检查及辅助检查

1. 血象 蛔虫幼虫移行期血白细胞及嗜酸性粒细胞增多。胆道与肠道并发细菌感染时，血白细胞及中性粒细胞显著增多。

2. 粪便检查 采用生理盐水直接涂片可查到虫卵。

（四）心理-社会支持评估

评估病人及社区人群对疾病的了解情况；评估病人和家属对蛔虫病防护措施的了解情况。

【护理诊断/问题】

1. 疼痛 与肠道蛔虫诱发脐周疼痛有关。
2. 潜在并发症：①胆道蛔虫病；②肠梗阻与蛔虫钻孔特性有关。

【护理目标】

1. 病人诉疼痛缓解，并能够运用有效的方法缓解疼痛。
2. 病人不发生上述并发症或并发症能及时被发现和控制。

【护理措施】

（一）休息

腹痛时酌情卧床休息，可用热水袋或热毛巾放在脐周热敷或用手轻擦患儿腹部。

（二）饮食

给营养丰富的易消化的食物，驱虫期间避免重油及甜、冷、生、辣食物，以免激惹蛔虫引起并发症。

（三）止痛、驱虫

遵医嘱给予解痉止痛药、驱虫药，并观察止痛驱虫的效果及药物的副作用。

（四）观察病情

密切观察腹痛的性质、腹部体征及呕吐、大便情况，及时发现有无胆道蛔虫及肠梗阻等并发症的发生。

（五）呕吐的处理

严重呕吐者遵医嘱给予禁食，胃肠减压，解痉镇痛、补液等处理，并做好口腔护理。

（六）做好术前准备

如发生完全性肠梗阻，应做好术前准备。

（七）宣传教育

教育儿童不随地大小便，饭前、便后要洗手。社区群众应加强粪便和水源的管理等。

【护理评价】

1. 腹部疼痛有无减轻。
2. 并发症是否被及时发现并及时控制。

第四节 蛲 虫 病

蛲虫病（enterobiasis）是由蛲虫寄生于人体盲肠所引起的疾病。病人以儿童为主。主要症状为肛门周围和会阴部瘙痒，烦躁不安等。

蛲虫成虫细小，呈乳白色，长0.2～1.3cm，雌雄异体，雄虫交配后便死亡，雌虫在夜间爬出肛门外产卵，每天产卵约1万个，大多数于产卵后干枯死亡。虫卵经6小时发育成感染性虫卵，感染性虫卵被人吞食后在十二指肠内孵出幼虫，幼虫向下移行，经2次蜕变，最后寄生在盲肠发育为成虫。自摄入虫卵至发育为成虫需1个月左右，成虫寿命不超过2个月。蛲虫卵可在肛门附近孵化，孵出幼虫可经肛门入肠内发育为成虫产卵，造成逆行感染。

蛲虫寄生数多少不一，虫体头部刺入肠黏膜，可达黏膜下层，引起炎症与微小溃疡。由于其寄生时间短，肠黏膜病变轻微，偶可穿破原有肠壁，侵入腹腔或阑尾，诱发急性或亚急性炎症。极少数女性可产生异位损害，如阴道炎、输卵管炎与盆腔腹膜炎。雌虫在肛周产卵,刺激皮肤,引起瘙痒。长期慢性刺激可产生局部皮损、出血和继发细菌感染。

【护理评估】

(一)流行病学资料

1. 传染源　病人为蛲虫病唯一的传染源。

2. 传播途径　吞入含虫卵的食物为主要传播途径。小儿吸吮虫卵污染的手指或通过内衣裤、地板、桌面、玩具而间接感染。

3. 易感人群　蛲虫病以儿童最多见,成人感染率较低。

(二)身体评估

轻度感染者一般无症状,蛲虫病的主要症状为肛门周围、会阴奇痒及虫爬行感,尤以夜间为甚。由于抓伤、局部炎症可引起肿痛。患儿常有睡眠不安、夜惊、烦躁、磨牙等,有时可出现食欲不振、腹痛、恶心等消化道症状。若侵入尿道,可引起尿频、尿急、尿痛与遗尿等。

(三)实验室检查及辅助检查

肛门拭子法检查虫卵应在早晨起床前未解大便或清洗肛门之前,也可在夜间入睡后1～3小时检查肛周,发现乳白色细小雌虫可确诊。

(四)心理-社会支持评估

评估社区人群及家属对该病的认识及其卫生习惯等。

【护理诊断/问题】

睡眠型态紊乱　与疾病致肛周瘙痒影响病人睡眠有关。

【护理目标】

病人能得到及时治疗,瘙痒症状及时控制,睡眠正常。

【护理措施】

蛲虫病病人症状轻微,不需住院,护士主要是指导家属做好家庭护理。

1. 患儿夜间哭闹,睡眠不安,应检查肛门及周围皮肤,如发现蛲虫,立即用棉签或镊子取出虫体。

2. 保持肛周皮肤清洁,便后或每晚用温水或肥皂水洗净肛周皮肤、擦干,局部涂以1%甲紫或2%的降汞软膏。

3. 给患儿勤换内衣、内裤、被褥并煮沸消毒。

4. 为患儿剪短指甲,睡前可戴不分指手套,以防抓破肛周皮肤。

5. 按医嘱服用驱虫药,并观察有无不良反应。扑蛲灵服药后1～2天粪便染成红色,应事先告知家属,以免引起惊慌。

6. 加强卫生宣教,使社区人群了解蛲虫病的传播方式与防治措施。注意个人卫生,儿童避免穿开裆裤,勤剪指甲,饭前便后洗手等。

【护理评价】

病人睡眠是否充足,夜间有无啼哭等。

第五节　囊尾蚴病

囊尾蚴病(猪囊尾蚴病,cysticercosis)是猪肉绦虫的幼虫寄生于人体所致。因误食猪肉绦虫卵而感染,亦可因身体内有猪肉绦虫寄生而产生自体感染。囊虫主要寄生在皮下组织、肌肉和中枢神经系统,以寄生在脑组织最为严重。

猪囊尾蚴在人体内寄生引起囊虫病。人作为猪肉绦虫的终宿主也可成为中间宿主,经口感染猪肉绦虫虫卵后,在胃与小肠经消化液作用,六钩蚴脱囊而出,穿破肠壁血管,随血液循环散布至全身,经9～10周发育为囊虫。囊尾蚴结节因寄生部位不同而形态各异,可呈椭圆形、圆形、葡萄状。

【护理评估】

(一)流行病学资料

1. 传染源　猪肉绦虫病病人是囊虫病唯一的传染源。

2. 传播途径　包括异体感染及自体感染。异体感染是由于个人卫生和饮食卫生不好而经口感染为主要方式。此外,自体重复感染约占30%～40%。

3. 人群易感性　普遍易感,男女之比约为2:1,青壮年农民多见。

(二)身体评估

潜伏期约3个月至数年,5年内居多。依囊尾蚴寄生的部位,感染的程度,寄生时间的久暂,是否存活以及人体的反应不同,其临床表现也各不相同。

1. 脑囊虫病　较多见。主要表现为癫痫、颅内高压、脑炎和脑膜炎症状,精神失常,脊髓受压,脑占位性病变。

2. 寄生于眼内外各处,以玻璃体及视网膜下多见。寄生于视网膜下,可造成视力减退、视网膜剥离、失眠。寄生于玻璃体及前房者,病人感觉眼前有黑点、黑影飘动等。

3. 皮下肌肉囊虫病　约2/3囊虫病病人有

皮下囊虫结节,数个至数百个不等,直径约0.5～1cm,圆或椭圆形,质如软骨,具弹性感,无痛,本皮色,与周围组织无粘连,一般无特殊感觉,少数病人自觉肌肉发胀、酸痛。

4. 其他　囊尾蚴寄生在脊髓、心肌等组织可出现相应的症状或无症状,但均罕见。

(三) 实验室检查及辅助检查

1. 血象　多数在正常范围,少数有嗜酸性粒细胞轻度增多。

2. 脑脊液　软脑膜型及弥漫性病变者脑脊液压力可增高。囊虫性脑膜炎的脑脊液压力可增高。囊虫性脑膜炎的脑脊液改变为细胞数和蛋白质轻度增加,糖和氯化物正常或降低。

3. 免疫学检查　用猪囊尾蚴液纯化后作为抗原,检测病人血清或脑脊液中特异性IgG抗体具有较高特异性与敏感性。血清ELISA以1:64,脑脊液1:8为阳性。

4. 影像学检查　X线、CT、磁共振等对诊断有重要价值。

(四) 心理-社会支持评估

评估病人对囊尾蚴病一般知识的了解情况,对疾病的预防、预后的认知情况;评估病人对所出现的各种症状的心理反应及表现;评估病人的家庭经济情况。

【护理诊断/问题】

1. 恐惧　与视力障碍、害怕失明有关。
2. 躯体移动障碍:瘫痪　与脊髓受压有关。
3. 潜在并发症:颅内高压、癫痫。

【护理目标】

1. 病人恐惧情绪缓解,睡眠质量提高。
2. 病人卧床期间生活需要得到满足,在帮助下可以进行活动,如扶行、穿衣等。
3. 并发症能得到及时发现和有效控制。

【护理措施】

1. 病人粪便、便盆及检查用具应彻底消毒,排出虫体应焚烧、深埋或煮沸,以防传播。

2. 向病人讲解有关疾病的治疗方法及自我保健知识,了解其恐惧的原因,鼓励其表达心中感受,并给予疏导、安慰与支持。

3. 一般病人可下床活动,有颅内高压时应卧床休息,有癫痫发作、失明等应加床栏。

4. 对脑囊虫病应密切观察意识、瞳孔、体温、脉搏、呼吸、血压变化,有无精神异常、幻觉、癫痫发作等,对皮下组织、肌肉囊虫病应注意有无肌肉肿胀、麻木、疼痛。

5. 有癫痫发作时按癫痫常规护理。

6. 瘫痪者,将肢体置于功能位,鼓励病人积极锻炼患肢,予按摩、理疗、针灸等以促进肢体功能恢复。协助病人进餐、洗脸、梳头等。

7. 囊虫病病人必须住院治疗,因治疗过程中虫体死亡会引起强烈的组织反应,如发热、头痛、头晕、恶心、精神障碍、颅内压增高、癫痫发作、过敏反应以及过敏性休克等。反应重者可危及生命。反应多在治疗头3日内出现,故需密切观察,及时对症处理。

8. 加强屠宰场的管理及卫生检疫制度,防止"米猪肉"流入市场。做好卫生宣教,培养卫生习惯,劝告病人不吃未煮熟的猪肉。指导社区积极开展驱绦灭囊工作,提倡生猪圈养,加强粪便管理。

【护理评价】

1. 病人恐惧情绪缓解程度。
2. 病人进行日常生活活动的能力是否提高,肢体功能是否恢复。
3. 病人有无并发症的发生,并发症发生后是否得到有效控制。

第七章

立克次体感染病人的护理

第一节 流行性斑疹伤寒

流行性斑疹伤寒又称虱传斑疹伤寒,是普氏立克次体通过体虱传播的急性传染病。临床特点为急性起病、稽留型高热、剧烈头痛、皮疹与中枢神经系统症状。病程2～3周。

普氏立克次体为G⁻微小球杆菌,一般不引起豚鼠阴囊红肿,与变形杆菌OX19有部分共同抗原,能够耐低温、干燥,但对热、紫外线及一般消毒剂均敏感。因此,流行性斑疹伤寒多见于寒冷地区,冬春季节及卫生条件不良的环境。病原体所致的血管病变、毒素引起的毒血症及变态反应。病理基本病变是小血管炎,典型病变为增生性血栓性坏死性血管炎及其周围的炎症细胞浸润而形成立克次体肉芽肿,即斑疹伤寒结节。

【护理评估】

(一) 流行病学资料

病人是唯一的传染源,由潜伏期末1～2日至热退后数日病人的血液中均有病原体存在,病程第一周传染性最强。主要通过人虱传播疾病,以体虱为主,头虱次之。人群普遍易感,病后可获得持久免疫力,复发型少见。

(二) 身体评估

1. 典型斑疹伤寒 发病急骤,稽留高热,1～2天就可以达到39℃,伴剧烈头痛,全身酸痛,兴奋失眠,面及眼结膜充血,呈酒醉样。特殊皮疹为本病的重要体征,鲜红色斑丘疹,逐渐转为出血性皮疹,可遍及全身,常有色素沉着。中枢神经系统症状极为明显,可出现失眠、耳鸣、两手震颤、反应迟钝及脑膜刺激征。

2. 轻型斑疹伤寒 少数散发的流行性斑疹伤寒多呈轻型,其全身中毒症状轻,但全身酸痛、头痛较明显;热程短,一般1～2周,体温一般39℃左右;皮疹少,胸腹部出现少量充血性皮疹;神经系统症状较轻;肝、脾肿大也较少见。

3. 复发性斑疹伤寒 极少见。又称为布-津病。首次立克次体感染发病后,潜伏于体内,当机体免疫力下降时可再繁殖引起复发。

4. 并发症 心肌炎、肺炎、中耳炎、腮腺炎等。

(三) 实验室检查及辅助检查

1. 血象 白细胞计数在正常范围,中性粒细胞增高,嗜酸性粒细胞可减少,血小板亦减少。

2. 血清学检查 ①外斐反应(变形杆菌OX19凝集试验)1∶160或病程中有4倍以上增高,阳性率70%～85%,特异性较差,可与回归热、布氏杆菌病发生凝集反应。②补体结合试验:普氏立克次体与病人血清做补体结合试验第一周64%、第二周100%可与地方性斑疹伤寒区别。③立克次体凝集试验。④微量间接血凝试验。⑤微量间接免疫荧光试验。

【护理诊断/问题】

1. 体温过高 与立克次体导致毒血症有关。
2. 皮肤完整性受损 与立克次体导致皮肤病变有关。
3. 舒适的改变:疼痛 与全身毒血症有关。
4. 潜在并发症:心肌炎 与立克次体损伤心肌细胞有关。

【护理目标】

1. 病人体温逐渐下降,并降至正常。
2. 病人皮肤无继发感染。
3. 疼痛减轻,睡眠满足。
4. 无并发症发生。

【护理措施】

1. 虫媒隔离 灭虱是控制流行及预防本病

的关键。病人需剃发烧掉,换下的衣服可用高温消毒或化学物质如马拉硫磷等杀灭。

2. 饮食　应给予高热量、高蛋白和高维生素半流质。每日至少3000ml入量,必要时给予静脉输液。

3. 休息　病人应绝对卧床休息至少2周。

4. 对症护理　发热的护理、皮疹的护理见前章节。

5. 病情观察　注意观察生命体征及皮疹性状、数量等;密切观察有无头痛,有无脑膜刺激征等神经系统症状,如病人突然躁狂、情绪失控,须遵医嘱给予镇静剂。必要时专人护理,防止意外发生。

6. 药物的护理　使用四环素时应向病人说明药物的名称、用法、疗程及不良反应等。本病的不良反应主要是胃肠道反应,可提醒病人饭后服用以减轻不适。

【预防】

1. 早期隔离病人,给予灭虱处理,接触者需医学观察21天。

2. 防虱、灭虱是关键。

3. 对疫区居民及新进入疫区的人员均应接种疫苗。第一次接种3次,每年加强1次,达到6次以上即可获得较持久的免疫力。

【护理评价】

1. 病人有无及时进行灭虱的隔离。
2. 病人体温有否降低并达到正常。
3. 病人皮肤完整性有无受损。
4. 病人有无并发症的发生。

第二节　地方性斑疹伤寒

地方性斑疹伤寒也称鼠型斑疹伤寒,乃鼠蚤媒介传播的急性传染病,其临床特征与流行型斑疹伤寒近似,但病情较轻、病程较短,皮疹很少呈出血性。

【护理评估】

（一）流行病学资料

家鼠如褐家鼠、黄胸鼠等为本病的主要传染源,以鼠→鼠蚤→鼠的循环流行。通过鼠蚤叮咬传播疾病,鼠感染后大多并不死亡,而鼠蚤只在鼠死后才吮人血而使人受染。人群普遍易感,感染后可获强而持久的免疫力,与流行性斑疹伤寒有交叉免疫力。

（二）身体评估

潜伏期8~14天,多数为11~12天。临床症状与流行性斑疹伤寒相似,但中枢神经系症状较轻,皮疹呈瘀点样者少见。两者区别见表12-7-1。

表12-7-1　流行性斑疹伤寒与地方性斑疹伤寒的区别

	流行性斑疹伤寒	地方性斑疹伤寒
病原	普氏立克次体	莫氏立克次体
疾病性质	中度至重度,神经症状明显	轻度至中度
流行特点	流行性,多发生于冬春季	地方散发性,一年四季都可发生,多见于夏秋
皮疹	斑丘疹,斑点瘀斑多而常见	斑丘疹,稀少
血小板减少	常见	不常见
外斐试验	强阳性,1:320~1:520	1:160~1:640
接种试验	病原体一般不引起豚鼠睾丸肿胀,偶出现程度轻	病原体可引起豚鼠睾丸严重肿胀
病死率	6%~30%	<1%

摘自《传染病学》第7版131页

（三）实验室检查及辅助检查

1. 血象　发病早期,1/4~1/2病例有轻度白细胞和血小板减少。近1/3的病人出现白细胞总数升高,凝血酶原时间可延长,但DIC较少见,90%病人血清谷草转氨酶轻度升高,ALT、AKP和LDH等也多有升高。

2. 外斐反应　病人血清也可与变形杆菌OX19株发生凝集反应,效价为1:160~1:640。

【护理诊断/问题】

1. 有传播感染的危险　与立克次体血症与

鼠虱寄生有关。

2. 体温过高　与立克次体导致毒血症有关。

【护理目标】

1. 入院后病人彻底灭虱。
2. 体温逐渐降低并恢复到正常。

【护理措施】

参考流行性斑疹伤寒护理措施。

【预防】

1. 灭鼠、灭蚤。
2. 预防接种同流行型斑疹伤寒。由于病情常散发，一般不接种疫苗。对象为灭鼠工作人员及与莫氏立克次体有接触的实验室工作人员。

【护理评价】

体温有否降低，有否恢复正常。

第三节　恙　虫　病

恙虫病（tsutsugamushi disease）又名丛林斑疹伤寒（scrub typhus），或称红虫病。是由带有恙虫病东方体的恙螨幼虫等叮咬引起的自然疫源性急性热病。一般而言，老鼠是恙虫最常见的宿主。临床特征为突然起病、发热、叮咬处形成特有的无痛性洞穿行溃疡性焦痂、淋巴结肿大及皮疹。

【护理评估】

(一) 流行病学资料

1. 传染源　鼠类是主要传染源。我国南方以黄毛鼠、褐家鼠为主，北方则以黑线姬鼠、社鼠等为主。鼠类感染后多无症状，但病原体在其内脏中能长期存在，是本病的主要贮存宿主。此外，其他类别的动物或家禽等可被感染或携带恙螨，也可为本病的传染源及贮存宿主。

2. 传播途径　恙螨为本病的传播媒介。在我国以地里纤恙螨及红纤恙螨为主要传播媒介。恙螨喜生活于鼠类较多的暖湿的丛林绿野、溪畔湖岸，恙螨幼虫叮吮感染恙虫病东方体的鼠类体液受染，病原体在幼虫体内繁殖，经蛹、稚虫、成虫和卵而传给第二代幼虫，幼虫再叮咬鼠使其受染，如此循环，形成自然疫源地，因此恙螨既是本病的传播媒介，也是恙虫病东方体的原始储存宿主。人因进入林地被恙螨幼虫叮咬而受染。

3. 人群易感性　人对本病普遍易感。从事野外劳动、较多接触丛林杂草的人员及青壮年因暴露机会多而发病率较高。病后可获得对同株病原体的持久免疫，对异株的免疫则仅能维持数月，故可再次感染发病。

(二) 身体评估

1. 潜伏期4~21天，一般为2周左右。起病急骤，体温可迅速上升，1~2天内达39~40℃以上，多呈弛张热型，常伴有头痛、全身酸痛、食欲减退等症状，偶伴寒战。全身淋巴结呈中度肿大，尤以原发病灶引流区淋巴结为著，常伴有疼痛和压痛。肝、脾亦肿大且有压痛。与其他立克次体病不同，本病在发热呈进行性升高同时，出现相对缓脉，且易并发肺炎。

2. 焦痂与溃疡为本病的特征，对临床诊断有非常重要的意义。人被恙螨叮咬后局部出现一红色丘疹，形成水疱，发生坏死和出血后，形成边缘突出的圆形焦痂。痂皮脱落后形成溃疡。多见于腋窝、外生殖器、腹股沟、会阴、肛周等部位。随着焦痂的成熟，病人突发头痛、发热发冷、周身不适。本病常易复发。

3. 并发症　易并发中毒性肝炎、支气管肺炎、心肌炎、脑膜脑炎等。

4. 早期诊断，及时有效地进行病原体治疗，绝大多数病人预后良好。老年人、孕妇、有并发症者预后较差。

(三) 实验室检查及辅助检查

1. 实验室检查　早期白细胞减少，以后增至正常水平，凝血障碍亦有；肝转氨酶增高反映肝细胞损害；蛋白尿常见。

2. 其他检查　参考流行性斑疹伤寒检查内容。

(四) 心理-社会支持评估

评估病人对恙虫病一般知识的了解情况，对预后的认识及后遗症的心理反应，对所出现的各种症状的心理反应及表现；评估病人对患病后住院隔离的认识；患病是否对工作、学习、家庭等造成较大影响；评估病人的家庭经济情况。

【护理诊断/问题】

1. 有传播感染的危险　与鼠类等传染源可传播恙虫病立克次体有关。
2. 体温过高　与恙虫病东方体血症有关。
3. 组织完整性受损　与恙螨叮咬皮肤形成焦痂、皮疹有关。
4. 潜在并发症：肺炎、心肌炎等　与恙虫病东方体血症引起全身小血管炎有关。

【护理目标】

1. 体温逐渐降低并恢复正常。
2. 皮肤无继发感染,并逐渐恢复皮损。
3. 患病过程中无并发症发生。

【护理措施】

1. 休息　病人绝对卧床休息,防止并发症的发生。

2. 饮食　进食易消化、富含维生素、足够热量及蛋白质的流质或软食,少量多餐,以补充基本营养需求,嘱病人多饮水,昏迷病人给予鼻饲饮食。

3. 焦痂和溃疡护理　关键是保持皮肤清洁、干燥,防止继发感染,可用过氧化氢溶液涂搽溃疡面,酒精涂搽溃疡周边,还可使用庆大霉素消毒创面。

4. 观察皮肤受损情况　仔细观察恙虫病病人皮肤焦痂和溃疡的大小,是否继发,有无全身浅表淋巴结肿大;观察皮疹的性质、形态、分布及消长情况。

5. 用药的护理　使用氯霉素、四环素药物,特别注意观察药物的不良反应。儿童使用四环素有较多的不良反应,应谨慎使用。

6. 对症处理　发热的护理参考第八篇第二章第一节。

【预防】

1. 消灭传染源　主要是灭鼠。应发动群众,采用各种灭鼠器与药物相结合的综合措施灭鼠。

2. 切断传播途径　改善环境卫生。铲除杂草、改造环境、消灭恙螨滋生地是最根本措施。流行区野外作业时,应铲除或焚烧住地周围50米以内的杂草,然后喷洒1%~2%敌敌畏,亦可用40%乐果乳剂或5%马拉硫磷乳剂配成1%溶液以20~25ml/m²计算溃洒地面。

3. 保护易感人群　个人防护。不在草地上坐卧,不在杂草灌丛上晾晒衣服。在流行区训练、生产劳动、工作、娱乐活动时,应扎紧袖口、领口及裤脚口,身体外露部位涂擦罗浮山百草油或避蚊剂,以防恙螨幼虫叮咬。返回后应及时沐浴、更衣。如发现恙螨幼虫叮咬,可立即用针挑去,涂以酒精或其他消毒剂。目前尚无可供使用的有效疫苗,进入重疫区的人员,可服多西环素0.1~0.2g或氯霉素1g,隔日1次,连用4周。

【护理评价】

1. 病人体温有无降至正常。
2. 病人皮肤有无继发感染或皮损加重。
3. 病人有无潜在并发症。

(周钰娟)

第八章

新型传染病病人的护理

第一节 传染性非典型肺炎

传染性非典型肺炎，又称严重急性呼吸道综合征（severe acute respiratory syndrome，SARS），是新出现的一种急性呼吸道传染病。病原体已被确认为新型的冠状病毒-SARS 冠状病毒，病原体有可能源于动物，其致病原因尚在进一步确认中。病毒入侵人体后，可产生以肺损伤为先导的全身多器官损害。病人可有发热及全身症状出现，如头痛、关节酸痛、乏力等，早期呼吸系统症状不明显，后期可有干咳、少痰、胸痛、气促、呼吸困难。严重病例可出现持续高热、呼吸困难、发绀以及缺氧等其他表现，胸片肺部浸润阴影发展迅速。病死率较高，重症病人可出现后遗症。SARS 的治疗目前无特殊有效的药物，应重视预防和健康教育。

【护理评估】

（一）流行病学资料

询问病人是否生活在 SARS 流行区。询问在发病前 2 周内，有无密切接触过 SARS 病人，或者有明确的传染给他人的证据；有无因出差、旅游、探亲到过 SARS 正在流行的地区；是否到过人员密集、卫生状况不良、通风不佳的公共场所；询问是否接触过家养或野生动物。

1. 传染源　病人是主要的传染源，有些病人的传染性很强，称之为超级传播者，如越南的一个病人传染了一家医院的 56 个医护人员，广州的一个病人传染了家属和医护人员近 100 人。本病可能存在无症状携带，并在传播中起一定作用。动物是可疑的传染源，包括家畜和家禽、宠物及野生动物。

2. 传播途径　飞沫传播是目前最肯定、最重要的传播途径，也可通过近距离接触传播和消化道传播。

3. 易感人群　普遍易感，青壮年为主。有慢性疾病、年长者病死率较高。

（二）身体评估

SARS 病情复杂、变化较大，应详细了解、询问病人的临床表现及其出现的时间、轻重程度以及病情进展的快慢等。本病的潜伏期为 1~14 天，平均 4~5 天。

发热及全身症状：常以急性发热为首发症状，体温可高达 38℃以上，伴畏寒，弛张热多见，多数病人有头痛、关节酸痛、疲乏。

呼吸系统症状：早期呼吸系统症状不明显，后期有干咳、少痰、胸痛、气促，肺部体征常不明显，部分病人可闻及少许湿啰音，有肺实质体征或少量胸腔积液体征。其他系统症状：少部分病人有腹泻，个别病人可出现心脏、肝脏、肾脏等器官功能损害。

严重病例的临床表现为持续高热，体温可达 39℃以上。有严重的呼吸困难、发绀及缺氧的表现。部分病人合并有多器官功能损害。胸片肺部浸润性阴影发展迅速。

（三）实验室检查

1. 血象　WBC 计数一般不升高或降低，淋巴细胞比例可降低，部分病例血小板计数降低。

2. 血清酶检测　谷丙转氨酶、谷草转氨酶、乳酸脱氢酶、肌酸激酶增高。

3. 荧光抗体或 ELISA 法检测特异性抗体，在患病 14 天后可出现阳性。

（四）心理-社会支持评估

SARS 传染性强，病情进展快，治疗缺乏特殊有效手段，重症病人病死率高，病人容易出现恐惧不安，甚至悲观失望的不良情绪。

【护理诊断/问题】

1. 体温过高 与 SARS 冠状病毒感染有关。
2. 气体交换受损 与肺部炎症导致有效呼吸面积减少和气道内分泌物增加有关。
3. 疼痛 与病毒血症导致的全身中毒症状及肺部的炎症有关。
4. 有传播感染的可能 与病原体的播散有关。
5. 焦虑 与缺乏 SARS 的知识,疼痛、呼吸困难导致的不适感,担心预后等有关。

【护理目标】

1. 配合降温措施,体温逐渐恢复至正常范围。
2. 维持有效呼吸,改善气体交换状态。
3. 配合药物治疗措施,缓解或解除疼痛。
4. 理解消毒隔离的意义,掌握消毒隔离的方法,不发生 SARS 的传播。
5. 能适应病房环境,说出自己的心理感受,保持情绪稳定。消除焦虑情绪。

【护理措施】

1. 严格隔离措施 必须把 SARS 病人收治在专门隔离病区,病人的分泌物、排泄物及污染物应随时消毒,病人在住院期间应戴口罩,不得离开病房。严格探视制度,不设陪护,一般情况下不得探视。
2. 生活护理 保持病室安静,空气清新,通风良好,嘱病人卧床休息,注意保暖,避免用力,避免劳累和剧烈咳嗽,做好生活护理及皮肤、眼、鼻、口腔的清洁护理。
3. 心理护理 关心病人,与病人进行沟通,向病人解释疾病的症状及治疗方法,鼓励病人积极配合治疗,给予心理支持,消除病人紧张、焦虑等不良心理反应。
4. 饮食护理 鼓励病人进食富含优质蛋白、维生素和足够热量的易吸收消化的流质或半流质饮食,鼓励病人多饮水,以补充足够的液体,有利于咳嗽、排痰。
5. 高热病人的护理 发热超过 38.5℃,全身酸痛明显者,可按医嘱使用退热药物,应注意观察药物的疗效及不良反应。高热病人应积极采取物理降温措施,如冰敷、75% 乙醇溶液擦浴等,定时监测并记录体温,同时应加强皮肤、口腔护理,防止感染。
6. 病情观察 密切观察病人病情的变化,有咳嗽、咳痰者,应遵医嘱给予镇咳、祛痰药物;定时翻身拍背,促进排痰,保持呼吸道通畅,气促明显者应及早给予持续鼻导管吸氧,腹泻病人应注意补液及纠正水、电解质平衡紊乱。对于重症病人应密切监护生命体征,尤其是呼吸频率与节律的变化,如发现有气促、呼吸困难、发绀以及缺氧等表现时,应立即报告医生,备好气管插管、气管切开和人工呼吸器等抢救物品。如果一般性措施仍不能维持其换气功能者,则需配合医生及时给予气管插管或气管切开,并做好术后护理。对严重换气障碍者,应用人工呼吸机辅助呼吸者,应加强监护。
7. 预防和健康教育 宣传预防 SARS 的有关知识,强调预防的重要性,如注意环境卫生,保持室内通风;在呼吸道疾病流行季节,外出时戴口罩,尽量避免去人多拥挤的公共场所。平时应注意锻炼身体,加强营养,勤洗手,养成良好的个人卫生习惯。流行期间应着重宣讲 SARS 的主要临床特征,使人们了解此病的特点,争取做到早发现、早诊断、早报告、早隔离、早治疗,避免群众乱投医、乱服药,造成疾病的扩散与传播。

【护理评价】

1. 病人的生命体征是否稳定在正常范围。
2. 病人咳嗽、咳痰、胸闷、气促、呼吸困难等表现是否缓解或控制。
3. 病人的全身中毒症状,如发热、头痛、乏力等,是否得到改善。
4. 病人及家属是否掌握了消毒隔离的方法,是否发生 SARS 的传播。
5. 病人焦虑、恐惧的情绪是否减轻或消失。

第二节 手足口病

手足口病是由肠道病毒[以柯萨奇 A 组 16 型(CoxA16)、肠道病毒 71 型(EV71)多见]引起的急性传染病,多发生于学龄前儿童,尤以 3 岁以下年龄组发病率最高。病人和隐性感染者均为传染源,主要通过消化道、呼吸道和密切接触等途径传播。主要症状表现为手、足、口腔等部位的斑丘疹、疱疹。少数病例可出现脑膜炎、脑炎、脑脊髓炎、肺水肿、循环障碍等,多由 EV71 感染引起,致死原因主要为脑干脑炎及神经源性肺水肿。

【护理评估】

(一) 流行病学资料

询问是否生活在手足口病流行区。询问在发病前1周内,有无密切接触过手足口病人,或者有明确的传染给他人的证据;上幼儿园的小儿应询问幼儿园里是否有人患手足口病;是否到过人员密集、卫生状况不佳、通风不良的公共场所,同时要注意病人的年龄及发病季节。

(二) 身体评估

潜伏期多为2~10天,平均3~5天。

1. 普通病例表现　急性起病,发热,口腔黏膜出现散在疱疹,手、足和臀部出现斑丘疹、疱疹,疱疹周围可有炎性红晕,疱内液体较少。可伴有咳嗽、流涕、食欲不振等症状。部分病例仅表现为皮疹或疱疹性咽峡炎。多在1周内痊愈,预后良好。部分病例皮疹表现不典型,如单一部位或仅表现为斑丘疹。

2. 重症病例表现　少数病例(尤其是小于3岁者)病情进展迅速,在发病1~5天左右出现脑膜炎、脑炎(以脑干脑炎最为凶险)、脑脊髓炎、肺水肿、循环障碍等,极少数病例病情危重,可致死亡,存活病例可留有后遗症。

(1) 神经系统表现:精神差、嗜睡、易惊、头痛、呕吐、谵妄甚至昏迷;肢体抖动,肌阵挛、眼球震颤、共济失调、眼球运动障碍;无力或急性弛缓性麻痹;惊厥。查体可见脑膜刺激征、腱反射减弱或消失,巴氏征等病理征阳性。

(2) 呼吸系统表现:呼吸浅促、呼吸困难或节律改变,口唇发绀,咳嗽、咳白色、粉红色或血性泡沫样痰液;肺部可闻及湿啰音或痰鸣音。

(3) 循环系统表现:面色苍灰、皮肤花纹、四肢发凉,指(趾)发绀;出冷汗;毛细血管再充盈时间延长。心率增快或减慢,脉搏浅速或减弱甚至消失;血压升高或下降。

3. 临床分类

(1) 普通病例:手、足、口、臀部皮疹,伴或不伴发热。

(2) 重症病例

1) 重型:出现神经系统受累表现。如:精神差、嗜睡、易惊、谵妄;头痛、呕吐;肢体抖动,肌阵挛、眼球震颤、共济失调、眼球运动障碍;无力或急性弛缓性麻痹;惊厥。体征可见脑膜刺激征、腱反射减弱或消失。

2) 危重型:出现下列情况之一者:①频繁抽搐、昏迷、脑疝;②呼吸困难、发绀、血性泡沫痰、肺部啰音等;③休克等循环功能不全。

(三) 辅助检查

1. 血常规　白细胞计数正常或降低,病情危重者白细胞计数可明显升高。

2. 血生化检查　部分病例可有轻度谷丙转氨酶(ALT)、谷草转氨酶(AST)、肌酸激酶同工酶(CK-MB)升高,病情危重者可有肌钙蛋白(cTnI)、血糖升高。C反应蛋白(CRP)一般不升高。乳酸水平升高。

3. 血气分析　呼吸系统受累时可有动脉血氧分压降低、血氧饱和度下降,二氧化碳分压升高,酸中毒。

4. 脑脊液检查　神经系统受累时可表现为:外观清亮,压力增高,白细胞计数增多,多以单核细胞为主,蛋白正常或轻度增多,糖和氯化物正常。

5. 病原学检查　CoxA16、EV71等肠道病毒特异性核酸阳性或分离到肠道病毒。咽、气道分泌物、疱疹液、粪便阳性率较高。

6. 血清学检查　急性期与恢复期血清CoxA16、EV71等肠道病毒中和抗体有4倍以上的升高。

7. 胸X线检查　可表现为双肺纹理增多,网格状、斑片状阴影,部分病例以单侧为著。

8. 磁共振　神经系统受累者可有异常改变,以脑干、脊髓灰质损害为主。

9. 脑电图　可表现为弥漫性慢波,少数可出现棘(尖)慢波。

10. 心电图　无特异性改变。少数病例可见窦性心动过速或过缓,Q-T间期延长,ST-T改变。

(四) 心理-社会支持评估

手足口病重症病人病死率高,病人及家属容易出现恐惧不安的不良情绪。

【护理诊断/问题】

1. 体温过高　与CoxA16、EV71等肠道病毒感染有关。

2. 皮肤完整性受损　与口腔黏膜出现疱疹,手、足和臀部出现斑丘疹、疱疹有关。

3. 营养失调:低于机体需要量　与口腔疱疹疼痛、食欲下降有关。

【护理目标】

1. 体温逐渐恢复至正常。

2. 口腔黏膜疱疹及手、足、臀部疱疹好转,无感染。

3. 体重无下降。

【护理措施】

1. 饮食营养 如果在夏季得病，患儿容易引起脱水和电解质紊乱，需要适当补水和营养。患儿应卧床休息1周，多喝温开水。患儿因发热、口腔疱疹，胃口较差，不愿进食，宜给患儿吃清淡、温性、可口、易消化、柔软的流质或半流质，禁食冰冷、辛辣、咸等刺激性食物。

2. 口腔护理 患儿会因口腔疼痛而拒食、流涎、哭闹不眠等，要保持患儿口腔清洁，饭前饭后用盐水漱口，对还不会漱口的患儿，可用棉棒蘸盐水轻轻地清洁口腔。可将维生素B_2粉剂直接涂于口腔糜烂部位，或涂鱼肝油，亦可口服维生素B_2、维生素C，辅以超声雾化吸入，以减轻疼痛，促使糜烂早日愈合，预防细菌继发感染。

3. 皮疹护理 患儿衣服、被褥要清洁，衣着要舒适、柔软，经常更换；剪短患儿的指甲，必要时包裹患儿双手，防止抓破皮疹；臀部有皮疹的患儿，应随时清理大小便，保持臀部清洁干燥；手足部皮疹初期可涂炉甘石洗剂，待有疱疹形成或疱疹破溃时可涂0.5%碘伏；注意保持皮肤清洁，防止感染，如有感染需用抗生素及镇静止痒剂等。

4. 注意观察病情变化及对症处理 定时测量患儿的体温、脉搏、呼吸。小儿手足口病一般为低热或中度发热，无须特殊处理，可让患儿多饮水。体温在37.5~38.5℃之间的患儿，给予散热、多喝水、洗温水浴等物理降温。观察有无出现精神差、嗜睡、易惊、谵妄、头痛、呕吐、肢体抖动、肌阵挛、无力、惊厥等症状。体征可见脑膜刺激征，腱反射减弱或消失，或者有频繁抽搐、呼吸困难、发绀、血性泡沫痰、肺部啰音、休克、循环功能不全等表现。加强监测，警惕重症病例，一旦发生，应立即报告医生，协助医生及时抢救处理。

5. 预防 手足口病传播途径多，婴幼儿和儿童普遍易感。做好儿童个人、家庭和托幼机构的卫生是预防本病感染的关键。

（1）个人预防措施：饭前便后、外出后要用肥皂或洗手液等给儿童洗手，不要让儿童喝生水、吃生冷食物，避免接触患病儿童；看护人接触儿童前、替幼童更换尿布、处理粪便后均要洗手，并妥善处理污物；婴幼儿使用的奶瓶、奶嘴使用前后应充分清洗；本病流行期间不宜带儿童到人群聚集、空气流通差的公共场所，注意保持家庭环境卫生，居室要经常通风，勤晒衣被；儿童出现相关症状要及时到医疗机构就诊；轻症患儿不必住院，宜居家治疗、休息，以减少交叉感染，居家治疗的儿童，不要接触其他儿童，父母要及时对患儿的衣物进行晾晒或消毒，对患儿粪便及时进行消毒处理。

（2）托幼机构及小学等集体单位的预防措施：本病流行季节，教室和宿舍等场所要保持良好通风；每日对玩具、个人卫生用具、餐具等物品进行清洗消毒；进行清扫或消毒工作（尤其清扫厕所）时，工作人员应戴手套，清洗工作结束后应立即洗手；每日对门把手、楼梯扶手、桌面等物体表面进行擦拭消毒；教育指导儿童养成正确洗手的习惯；每日进行晨检，发现可疑患儿时，要对患儿采取及时送诊、居家休息的措施，且对患儿所用的物品要立即进行消毒处理；患儿增多时，要及时向卫生和教育部门报告。根据疫情控制需要，当地教育和卫生部门可决定采取托幼机构或小学放假措施。

（3）开展宣传教育与健康促进工作：托幼机构、中小学、医院等场所，开展饭前便后洗手、促进房间通风等相关内容的健康教育；印刷相关宣传品，进行健康知识普及，倡导建立良好的个人卫生习惯；建议家长尽量少让孩子到拥挤的公共场所，减少被感染机会。出现发热、出疹等症状，及时就诊，及时隔离。

（4）开展疫情监测与流行病学调查，掌握流行动态：加强对托幼机构、学校等重点地区和人群的疫情监测和管理，及时了解疫情，并主动报告疫情；注意区别手足口病与病毒性脑炎，开展病毒性脑炎等相关疾病的监测与调查，确保流行病学调查的准确性；手足口病流行地区的托幼机构及中、小学要加强晨检工作，及时发现病例。发现患有疱疹的患儿，应立即动员家长对其进行家庭隔离治疗，直至病愈方可返校。

【护理评价】

1. 病人的生命体征是否稳定在正常范围。

2. 病人皮肤是否完好。

3. 病人体重是否减轻。

第三节 甲型H_1N_1流感

2009年3月，墨西哥暴发"人感染猪流感"疫情，并迅速在全球范围内蔓延。世界卫生组织（WHO）初始将此型流感称为"人感染猪流感"，后将其更名为"甲型 H_1N_1 流感",将甲型 H_1N_1 流感大流行警告级别提升为 6 级,全球进入流感大流行阶段。此次流感为一种新型呼吸道传染病,其病原体为新甲型 H_1N_1 流感病毒株,属于正黏病毒科、甲型流感病毒属。病毒基因中包含有猪流感、禽流感和人流感三种流感病毒的基因片段。病毒对乙醇、碘伏、碘酊等常用消毒剂敏感;对热敏感,56℃条件下 30 分钟可灭活。由于甲型 H_1N_1 流感是一种新发疾病,其疾病规律仍待进一步观察和研究。

【护理评估】

(一) 流行病学资料

询问在发病前 1 周内是否有密切接触甲型 H_1N_1 流感病人情况。询问是否生活在甲型 H_1N_1 流感流行区或到过流行区,是否到过人口密集的公共场所等。

1. 传染源 甲型 H_1N_1 流感病人为主要传染源,无症状感染者也具有一定的传染性。目前尚无动物传染人类的证据。

2. 传播途径 主要通过飞沫经呼吸道传播,也可通过口腔、鼻腔、眼睛等处黏膜直接或间接接触传播。接触病人的呼吸道分泌物、体液和被病毒污染的物品也可能引起感染。通过气溶胶经呼吸道传播有待进一步确证。

3. 易感人群 人群普遍易感。下列人群出现流感样症状后,较易发展为重症病例,包括妊娠期妇女;伴有以下疾病或状况者:慢性呼吸系统疾病、心血管系统疾病(高血压除外)、肾病、肝病、血液系统疾病、神经系统及神经肌肉疾病、代谢及内分泌系统疾病、免疫功能抑制(包括应用免疫抑制剂或被 HIV 感染等致免疫功能低下)、19 岁以下长期服用阿司匹林者;肥胖者(体重指数大于 30);年龄<5 岁的儿童(年龄<2 岁更易发生严重并发症);年龄≥65 岁的老年人。

(二) 身体评估

潜伏期一般为 1~7 天,多为 1~3 天。通常表现为流感样症状,包括发热、咽痛、流涕、鼻塞、咳嗽、咳痰、头痛、全身酸痛、乏力。部分病例出现呕吐和(或)腹泻。少数病例仅有轻微的上呼吸道症状,无发热。体征主要包括咽部充血和扁桃体肿大。可发生肺炎等并发症。少数病例病情进展迅速,出现呼吸衰竭、多脏器功能不全或衰竭。新生儿和小婴儿流感样症状常不典型,可表现为低热、嗜睡、喂养困难、呼吸急促、呼吸暂停、发绀和脱水。儿童病例易出现喘息,部分儿童病例出现中枢神经系统损害。妊娠中晚期妇女感染甲型 H_1N_1 流感后较多表现为气促,易发生肺炎、呼吸衰竭等。妊娠期妇女感染甲型 H_1N_1 流感后可能导致流产、早产、胎儿窘迫、胎死宫内等不良妊娠结局。可诱发原有基础疾病的加重,呈现相应的临床表现。病情严重者可以导致死亡。

(三) 辅助检查

1. 血象 白细胞总数一般正常或降低,部分儿童重症病例可出现白细胞总数升高。

2. 血生化 部分病例出现低钾血症,少数病例肌酸激酶、谷草转氨酶、谷丙转氨酶、乳酸脱氢酶升高。

3. 病原学检查

(1) 病毒核酸检测:以 RT-PCR(最好采用 real-time RT-PCR)法检测呼吸道标本(咽拭子、鼻拭子、鼻咽或气管抽取物、痰)中的甲型 H_1N_1 流感病毒核酸,结果可呈阳性。

(2) 病毒分离:呼吸道标本中可分离出甲型 H_1N_1 流感病毒。

(3) 血清抗体检查:动态检测双份血清甲型 H_1N_1 流感病毒特异性抗体水平呈 4 倍或 4 倍以上升高。

4. 胸部影像学检查 甲型 H_1N_1 流感肺炎在 X 线胸片和 CT 的基本影像表现为肺内片状影,为肺实变或磨玻璃密度,可合并网、线状和小结节影。片状影为局限性或多发、弥漫性分布,较多为双侧病变。可合并胸腔积液。儿童病例肺内片状影出现较早,多发及散在分布多见,易出现过度充气,影像学表现变化快,病情进展时病灶扩大融合,可出现气胸、纵隔气肿等征象。孕妇行胸部影像学检查时注意做好对胎儿的防护。

(四) 心理-社会支持评估

甲型 H_1N_1 流感传染性很强,少数病例可引起呼吸循环衰竭而致死。要评估病人及家属对疾病的心理反应,还要评估人群对流感的应对方式。

【护理诊断/问题】

1. 体温过高 与甲型 H_1N_1 流感病毒感染有关。

2. 气体交换受阻 与可发生肺炎等并发症、少数病例病情进展迅速,出现呼吸衰竭、多脏器功能不全或衰竭有关。

3. 有传播感染的可能 与病原体的播散有关。

4. 焦虑 与缺乏甲型 H_1N_1 流感的知识,担心预后有关。

5. 潜在并发症:呼吸衰竭、多脏器功能不全或衰竭。

【护理目标】

1. 病人能积极配合治疗,生命体征平稳。
2. 保持有效呼吸,改善气体交换状态。
3. 理解消毒隔离的意义,掌握配合消毒隔离的方法,无传播发生。
4. 能适应病房环境,说出自己的感受,情绪稳定,树立战胜疾病的信心。
5. 无并发症发生。

【护理措施】

1. 在认真执行传染病一般护理常规基础上还应注意以下方面 收入病区的病人严格按照指定路线进入病区;病人进入病区前应更换病人服,个人物品及换下的衣服集中消毒处理后,存放于医院专门机构统一管理;病人住院期间不能外出,其活动限制在病室内,一切诊疗活动均在此病区内完成;严格探视制度,不设陪护,原则上不探视,特殊情况必须探视的,应按照规定的时间和路线,采取严格的防护措施后进行;病室采用负压通风装置进行通风换气,无此设备的可定时开窗通风,保持空气新鲜;严格执行消毒隔离制度,呼吸道隔离、接触隔离至体温恢复正常后3天,并对病人进行健康教育,如讲解本病知识、用药注意事项等;急性期病人应卧床休息,多饮水,多喝酸性果汁,如山楂汁、猕猴桃汁、红枣汁、鲜橙汁、西瓜汁等,保证水分的供给,同时促进胃液分泌,增进食欲;饮食选择容易消化、清淡、少油的食物为宜,既可以满足营养的需要,又能够增进食欲,如菜汤、蛋汤、蛋羹、牛奶、白米粥、小米粥、小豆粥,配合酱菜、大头菜、榨菜或豆腐乳等小菜。多食用富含Vit C、Vit E 的食物,如西红柿、苹果、葡萄、枣、草莓、甜菜、橘子、西瓜等。合理分配饮食,建议少量多餐。如食欲逐渐恢复,可适当进食动物蛋白;注意观察病情变化,定时测量生命体征,特别是体温的变化。对高热病人,除药物治疗外,可采用物理降温,如乙醇擦浴、冰枕等。对剧烈咳嗽者,可用镇咳、祛痰药物治疗,并指导病人听音乐等分散注意力。

2. 对重症病人应注意以下几方面的护理 严密观察病情,尤其是神志、体温、呼吸的变化,各种管道的观察。及时做好护理记录;呼吸系统的监护与护理:重点要观察呼吸频率、节律,有无呼吸窘迫、口唇发绀,是否存在肺炎导致的胸腔积液。及时监测血氧饱和度,如出现呼吸频率快,呼吸困难者及早吸氧;基础护理:如口腔护理,尿管护理,皮肤护理,定时翻身拍背,预防压疮;人工气道的管理:首先是气管插管的安全性评价,这是病人的生命线,每班检查插管的深度。每班监测气囊压$20 \sim 25 cmH_2O$。气道温度保持$32 \sim 37 ℃$。吸痰时执行无菌操作原则,吸痰前给高浓度氧气,手法轻柔,时间<15 秒。及时倒弃呼吸机管道内的冷凝水,防止返流入病人气道。有效的气道湿化,认真评估病人的自主呼吸能力并记录;循环系统的监护和护理:观察并评估病人的中心静脉压。保持静脉通路的开放,遵医嘱给予补液和升压药,合并休克时,按休克护理。维持出入量平衡,避免加重肺水肿;其他脏器的监护:肾功能的监护,每小时记录尿量,保持水、电解质的平衡。

【护理评价】

1. 病人体温是否恢复至正常范围。
2. 病人呼吸是否顺畅。
3. 消毒隔离措施是否到位,是否有传播发生。
4. 病人焦虑、恐惧情绪是否缓解或消失。
5. 是否有并发症发生。

第四节 H_7N_9 型禽流感

H_7N_9 型禽流感是一种新型禽流感,于2013年3月底在上海和安徽两地率先发现,由全球首次发现的新亚型流感病毒引起,是一种急性呼吸道传染病。人一旦被该病毒感染,均在早期出现发热、咳嗽等症状,起病急、进展快、致死率高。该病毒为新型重配病毒,其内部基因来自于H_9N_2禽流感病毒,属正黏病毒科、甲型流感病毒属。禽甲型流感病毒除感染禽外,还可感染人、猪、马、水貂和海洋哺乳动物。禽流感病毒普遍对热敏感,对低温抵抗力较强,65℃加热 30 分钟或煮沸(100℃)2 分钟以上可灭活。病毒在较低温度粪便中可存活1周,在4℃水中可存活1个月,对酸性环境有一定抵抗力,在pH 4.0 的条件下也具有一定的存活能力。在有甘油存在的情况下可保持活力1年以上。目前对H_7N_9禽流感病毒的研究仍处于起步阶段。根据对该类病人的监测,同时具备以下 4 项条件可初步判断为人感染H_7N_9禽流感:发热(腋下体温≥38℃);具有肺炎的影像学特征;发病早期白细胞总数降低或正常,或淋巴细胞分类、计数减少;不能从临床或实验室诊断为常见病原所致肺炎。

【护理评估】

(一)流行病学资料

1. 传染源 目前已经在禽类及其分泌物或排泄物中分离出 H_7N_9 禽流感病毒,与人感染 H_7N_9 禽流感病毒高度同源。传染源可能为携带 H_7N_9 禽流感病毒的禽类及其分泌物或排泄物携带 H_7N_9 禽流感病毒的禽类。现尚无人际传播的确切证据。

2. 传播途径 经呼吸道传播,也可通过密切接触感染的禽类分泌物或排泄物等被感染,直接接触病毒也可被感染。询问是否在发病前1周内与禽类及其分泌物、排泄物等有密切接触。

3. 易感人群 目前尚无确切证据显示人类对 H_7N_9 禽流感病毒易感。现有确诊病例多为成人。

4. 高危人群 现阶段主要是从事禽类养殖、销售、宰杀、加工业者,以及在发病前1周内接触过禽类者。

(二)身体评估

潜伏期一般为7天以内。通常表现为流感样症状,如发热、咳嗽、少痰,可伴有头痛、肌肉酸痛和全身不适。重症病人病情发展迅速,多在5~7天出现重症肺炎,体温大多持续在39℃以上,呼吸困难,可伴有咯血痰;可快速进展为急性呼吸窘迫综合征、纵隔气肿、脓毒症、休克、意识障碍及急性肾损伤等。

(三)辅助检查

1. 血象 白细胞总数一般不高或降低。重症病人多有白细胞总数及淋巴细胞减少,并有血小板降低。

2. 血生化 多有肌酸激酶、乳酸脱氢酶、谷草转氨酶、谷丙转氨酶升高,C反应蛋白升高,肌红蛋白可升高。

3. 病原学检查

(1)甲型流感病毒抗原筛查:呼吸道标本甲型流感病毒抗原快速检测阳性,但仅可作为初筛实验。

(2)病毒核酸检测:对病人呼吸道标本(如鼻咽分泌物、口腔含漱液、气管吸出物或呼吸道上皮细胞)采用 Real time PCR(或 RT-PCR)检测到 H_7N_9 禽流感病毒核酸。

(3)病毒分离:呼吸道标本中可分离出 H_7N_9 型禽流感病毒。

(4)血清抗体检查:动态检测双份血清 H_7N_9 禽流感病毒特异性抗体水平呈4倍或4倍以上升高。

4. 胸部影像学检查 发生肺炎的病人肺内出现片状影像。重症病人病变进展迅速,呈双肺多发磨玻璃影及肺实变影像,可合并少量胸腔积液。发生 ARDS 时,病变分布广泛。

(四)心理-社会支持评估

H_7N_9 型禽流感是一种急性呼吸道传染病,其起病急、进展快、致死率高,病人及家属易产生惊慌失措等不良心理反应。要评估病人及家属对疾病的心理状态、产生相应的情绪反应及对疾病知识的了解情况。

【护理诊断/问题】

1. 体温过高 与 H_7N_9 型禽流感病毒感染有关。

2. 气体交换受阻 与可发生重症肺炎等并发症,少数病例病情进展迅速,出现急性呼吸窘迫综合征、纵隔气肿、脓毒症、休克、意识障碍及急性肾损伤等有关。

3. 有传播感染的可能 与病原体的播散有关。

4. 焦虑 与缺乏 H_7N_9 型禽流感病毒的知识,担心预后有关。

5. 潜在并发症:重症肺炎、急性呼吸窘迫综合征、纵隔气肿、脓毒症、休克、意识障碍及急性肾损伤等。

【护理目标】

1. 病人能积极配合治疗,生命体征平稳。

2. 保持有效呼吸,改善气体交换状态。

3. 理解消毒隔离的意义,掌握配合消毒隔离的方法,无传播发生。

4. 能适应病房环境,说出自己的感受,情绪稳定,树立战胜疾病的信心。

5. 病人无并发症发生。

【护理措施】

1. 认真执行传染病一般护理常规,参见甲型 H_1N_1 流感的护理措施。

2. 急性期病人应卧床休息,保证充足的睡眠和休息;养成良好的个人卫生习惯,加强室内空气流通,每天1~2次开窗换气半小时;多饮水,保证水分的供给;均衡营养的饮食,饮食宜选择容易消化、清淡、少油的食物,尽量少吃肉类食品,多吃蔬菜,增强抵抗力;吃禽肉要煮熟、煮透,食用鸡蛋时蛋壳应用流水清洗,应烹调加热充分,不吃生的或半生的鸡蛋;注意多摄入富含 Vit C、Vit E 等增强免疫力的食物;合理分配饮食,建议少量多餐。如食欲逐渐恢复,可适当进食动物蛋白;注意观察病情变化,定时测量生命体征,特别是体温的变化。对高热病人,除药物治疗外,可采用物理降温,如乙醇擦浴、冰枕等。对剧烈咳嗽者,可用镇咳、祛痰药物治疗,并指导病人听音乐等分散注意力。适当进行体育锻炼,以增加机体对病毒的抵抗能力。

3. 对重症病人应注意的护理措施参见对甲型 H_1N_1 流感病毒病人的护理。对其他脏器的监护:肾功能的监测,每小时记录尿量,保持水、电解质的平衡;呼吸功能支持;循环支持,加强循环评估,及时发现休克病人。早期容量复苏,及时合理使用血管活性药物。有条件进行血流动力学监测并指导治疗;抗菌药物应在明确继发细菌感染时或有充分证据提示继发细菌感染时使用。根据病人情况可选用大环内酯类、氟喹诺酮类等。密切观察病情,监测并预防并发症。

【护理评价】

1. 病人生命体征是否平稳。
2. 病人重症肺炎症状是否得到改善。
3. 消毒隔离是否到位,是否有传播发生。
4. 病人焦虑、恐惧情绪是否缓解或消失。
5. 病人是否发生并发症。

(郭佳 李名花)

第十三篇

老年护理

第三十章

里仁為美

第一章 绪 论

人口老龄化是全球共同面临的现状,我国已经进入并将长期处于老龄化社会,这是贯穿我国21世纪发展始终的一个重要国情,如何促进健康老龄化已成为现代社会普遍关注的要点,也是医疗卫生系统面临的巨大挑战,因而老年护理学应运而生。维护和促进老年人的身心健康,提高老年人的自理能力,尽量延迟衰退和恶化,提高老年人的生活质量,实现健康老龄化的战略目标,无疑是护理领域的重要课题。

第一节 人口老龄化

任何物种个体都要经历出生、成长、成熟、老化、死亡的历程,人类也不例外。人体从出生到成熟期后,随着年龄的增长,在形态和功能上所发生的进行性、衰退性变化,称为老化。

一、老年人的相关概念

(一) 年龄

年龄有不同的定义,包括时序年龄、生物学年龄、心理年龄和社会年龄。

1. 时序年龄(chronological age) 又称实足年龄或日历年龄,是依个体出生后所经历的年月而计算的年龄。时序年龄是公认的衰老指标,但人体的组织结构和生理功能的衰退参差不齐,时序年龄只能表示老年人的总体衰老程度和状态。

2. 生物学年龄(biological age) 是根据正常个体生理学和解剖学发展状态所推算出来的年龄,表示人体的组织结构和生理功能的实际衰老程度,分解剖学年龄、生理学年龄。有的人时序年龄大,但机体结构和功能衰老速度较慢,看上去显得年轻。生物学年龄从客观上反映了老年人的个体差异和衰老程度,但目前还没有公认的评价指标,因此尚难以广泛应用。

3. 心理年龄(psychological age) 心理年龄是依据个体认知、情感、意志等心理活动能力所确定的年龄划分方法。老年人如果精神愉快、心旷神怡,虽然时序年龄较大,也显得年轻;若经常抑郁、孤独、不安,时序年龄虽小,也会未老先衰。

4. 社会年龄(social age) 是指一个人在其所处的环境中,被其他人在心理上所认为处在的年龄状态。社会年龄并不等同于一个人的实际年龄。如,一个18岁的人,在法律上已经成年人,但在周围人的眼中却仍只是一个孩子,直到有了家室,才会被认为是真正成为了一个成熟的人。退了休的人常常被周围的人认为是老年人,尽管有的女性时序年龄才55周岁。

时序年龄是不以人类意志为转移的客观现象,而生物学年龄和心理社会年龄要受到人体组织结构、生理功能、心理状态等因素的影响。只有采取综合性的抗衰老措施,才能达到老而不衰,健康长寿。

(二) 寿命

人类的寿命以年龄表示,与老化相关的常用寿命概念主要包括平均期望寿命和健康期望寿命。

1. 平均期望寿命(average life expectancy) 是指通过回顾性死因统计和其他统计学方法,计算出特定人群能生存的平均年数,简称平均寿命或预期寿命。它代表一个国家或地区人口的平均存活年龄,可以概括地反映该国家或地区人群寿命的长短。一般常用平均预期寿命作为衡量人口老化程度的重要指标。平均寿命表示生命的长度,是以死亡作为终点。

2014年年中世界人口平均寿命为71岁,我国居民平均寿命75岁,女性比男性高4岁左右,接近发达国家水平,比世界平均水平约高 4 岁。这不但反映了我国人民生活水平和生活质量的提高,也反映了我国疾病预防、控制、治疗水平的提高。

在没有外因干扰的条件下,从遗传学角度而言人类可能生存的最高年龄可达 110～175 岁。但由于受到疾病和生存环境的影响,目前人类寿命与最高寿命的差距仍然较大。

2. 健康期望寿命(active life expectancy) 是指去除残疾和残障后所得到的人类生存曲线,即个人在良好状态下的平均生存年数。也就是老年人能够维持良好的日常生活活动功能的年限。健康期望寿命是卫生领域评价居民健康状况的指标之一,体现了生命的质量。健康期望寿命的终点是日常生活自理能力的丧失。尽可能地延长健康期望寿命是老年工作的目标。

测定健康期望寿命的方法与日常生活能力(activity of daily living,ADL)的指标结合起来,广泛用来计算和评定各年龄组的健康期望寿命。健康期望寿命约占平均期望寿命的 80%～90%。2010 年联合国开发署公布的中国健康期望寿命为 66 岁,比美国、英国、日本、法国、德国、加拿大、澳大利亚等发达国家少了 10 年。说明我国目前在平均预期寿命提高的同时,人口健康状况却不容乐观。

(三) 老年人的年龄划分

人体衰老是一个渐进的过程,影响衰老的因素很多,而且人体各器官的衰老进度不一,个体差异很大,很难准确界定个体进入老年的时间。为科学研究和医疗护理工作的方便,常以大多数人的衰老变化时期为标准。

由于世界各国人口平均寿命的不同,政治经济情况的差异,2014 年 9 月 19 号,世界卫生组织(WHO)经过对全球人口素质和平均寿命进行测定,对年龄划分标准做出了新的规定,该规定将人的一生分为 5 个年龄段,0～17 岁为未成年人;18～65 岁为青年人;66～79 岁为中年人;80～99 岁为老年人;100 岁以上为长寿老人。

我国民间常以"年过半百"为进入老年,并习惯以六十花甲、七十古稀、八十为耋、九十为耄代表老年不同的时期。中华医学会老年医学学会于 1982 年建议:我国以 60 岁及以上为老年人;老年分期按 45～59 岁为老年前期(中老年人),60～89 岁为老年期(老年人),90 岁以上为长寿期(长寿老人)。

二、人口老龄化

(一) 人口老龄化

人口老龄化(aging of population),简称人口老化,是指老年人口占总人口的比例不断上升的一种动态过程。老年人口在总人口中所占的百分比,称为老年人口系数(old population coefficient),是评价人口老龄化程度的重要指标。

出生率和死亡率的下降、平均预期寿命的延长是世界人口趋向老龄化的直接原因。不断进步的医学技术、持续改善的生活条件则使人类寿命延长。

(二) 老龄化社会

随着老年人口总数的增加,在社会中老年人口总数比例不断上升,使社会形成"老年型人口"或"老龄化社会"。

WHO 对老龄化社会的划分有两个标准,见表 13-1-1。

表 13-1-1　老龄化社会的划分标准

	发达国家	发展中国家
老年人年龄界限	65 岁	60 岁
青年型(老年人口系数)	<4%	<8%
成年型(老年人口系数)	4%～7%	8%～10%
老年型(老年人口系数)	>7%	>10%

1. 发达国家的标准　65 岁及以上人口占总人口比例的 7% 以上为老龄化社会(老龄化国家或地区)。

2. 发展中国家的标准　60 岁以上人口占总人口的 10% 以上为老龄化社会(老龄化国家或地区)。

(三) 人口老龄化的现状与趋势

人口老龄化是全球人口发展的普遍趋势,标志着人类平均寿命延长,体现了生命科学与社会经济的不断进步和发展。

1. 世界人口老龄化趋势与特点

(1) 人口老龄化的速度加快:1950 年全世界大约有 2 亿老年人,2002 年已达 6.29 亿,2013 年上升至 8.41 亿,占总人口的 11.68%。预计到 2050 年,老年人数量将猛增到 20 亿,老年人口的比例可从目前的 1/10 猛增至 1/5,平均每年增长 9000 万。

(2) 发展中国家老年人口增长快:从 20 世

纪60年代开始持续到现在,发展中国家老年人口的增长率是发达国家的2倍。目前65岁及以上老年人口数量每月以80万的速度增长,其中66%集中在发展中国家。预计2050年,世界老年人口约有82%的老年人即超过16亿人将生活在发展中国家。

（3）人口平均寿命不断延长：19世纪许多国家的平均寿命只有40岁左右,20世纪末则达到60至70岁,一些国家已经超过80岁。《2014世界人口统计资料》显示,2014年世界平均寿命达71岁,欧洲国家圣马力诺人均寿命高达84岁,日本、瑞士和中国香港人均寿命均为83岁,并列世界第二。

（4）高龄老年人增长速度快：高龄老人是老年人口中增长最快的群体。1950—2050年间,80岁以上人口以平均每年3.8%的速度增长,大大超过60岁以上人口的平均速度(2.6%)。2011年全球80岁以上老年人口超过1.07亿,预计至2050年,高龄老人约3.8亿,占老年人总数的1/5。

（5）女性老年人增长速度快：一般而言,女性老年人的平均寿命比男性的约高4~5岁。这种性别差异致使多数国家老年人口中女性超过男性。

2. 中国人口老龄化趋势及特点　中国从1999年底开始迈入老龄化社会。2006年《中国人口老龄化发展趋势预测研究报告》指出：中国的人口老龄化可以分为三个阶段：从2001年到2020年是快速老龄化阶段,此期老年人口最终将达到2.48亿；从2021年到2050年是加速老龄化阶段,此期老年人口最终将超过4亿；从2051年到2100年是稳定的重度老龄化阶段,老年人口规模将稳定在3亿~4亿。因此,中国人口老龄化将伴随21世纪始终,且2030年到2050年是人口老龄化和高龄化最严峻的时期。

与其他国家相比,我国的人口老龄化有以下特点：

（1）老年人口基数大：第六次全国人口普查数据显示,截至2010年11月1日,全国人口为13.39亿,60岁以上的老年人达1.78亿,占总人口的13.26%,其中65岁以上老年人为1.19亿,占总人口的8.87%。根据我国国家统计局2015年1月20日发布数据,2014年末,我国60岁及以上老年人口达2.12亿,占总人口的15.5%,其中65岁及以上老年人达1.38亿,占总人口的10.1%,占全世界老年人口的22%。

（2）老年人口增加快：达到老龄化程度所需要的时间,发达国家一般经历50~80年,我国仅用了18年左右；65岁以上老年人占总人口的比例从7%提升到14%,发达国家大多用了45年以上的时间,中国只用27年就会完成这个历程,并且将长时期保持较高的递增速度,属于老龄化速度最快国家之列。

（3）高龄化趋势明显：近10年来,我国80岁及以上高龄老年人数量增加了近一倍,已接近2000万。目前高龄老年人口正以2倍于老年人口增速的高速增加,今后每年将以100万的速度递增,"十二五"期间将超过2600万。预计到2050年我国高龄老年人口总数将达到9448万,平均每5个老年人中就有1个高龄老人。并且,近10年百岁老人也以每年2500人速度增长,截至2013年10月1日,中国大陆健在百岁老人已达到50 000人。

（4）人口老龄化与经济发展不平衡——未富先老：发达国家在进入老龄化社会时都已进入后工业化时期,人均国内生产总值一般在5000至1万美元之间,目前2万美元左右；而我国现在仍处于工业化、城镇化的进程之中,1999年进入老龄社会时人均国内生产总值还不足1000美元,2010年才突破4000美元。用国际上定义的中间贫困线标准——每天低于2美元衡量,我国还属于低收入国家,呈现出"未富先老"的状态。人口老龄化超前于经济发展,人口老龄化的需求高于经济发展的承受能力,给社会和家庭带来沉重的压力。

（5）老龄化与家庭小型化、空巢化相伴随：随着年轻人异地工作、求学,父母与子女异地居住,空巢老人越来越多。据统计,2010年城乡空巢家庭接近50%,而农村65岁及以上的留守老人近2000万。第六次全国人口普查数据显示,目前我国平均每个家庭3.1人,家庭小型化使家庭养老功能明显弱化,导致部分老年人经济生活状况较差,心理问题突出。

（6）地区发展不平衡：中国人口老龄化发展具有明显的由东向西的区域梯次特征,东部沿海经济发达地区明显快于西部经济欠发达地区。上海在1979年最早进入人口老年型行列,和最迟2012年进入人口老年型行列的宁夏比较,时间跨度长达33年。

（7）城乡倒置显著：全国第六次人口普查数据显示：我国农村老年人口数量为1.04亿人,占全国老年人口的比例58.3%。农村人口老龄化的程度已经达到15.4%,比全国13.26%的平均水平高出2.14个百分点,高于城市老龄化程度,但是城市应对人口老龄化的能力明显强于农村。随着人口老龄化的加速推进,农村地区应对人口老龄化面临的问题更为严峻。

(四)人口老龄化带来的挑战

人口老龄化所带来的问题,不仅是老年人自身的问题,也是社会问题,涉及国家政策、经济、文化、环境建设、社区资源以及医疗卫生服务等诸多方面,将给未来经济的可持续发展和人民生活等各领域带来广泛而深刻的影响,也造成养老保障、医疗保障、养老服务等多方面的压力。

1. 社会负担加重 抚养系数(bring up coefficient),即社会负担系数,亦称为抚养比,是指非劳动力人口数与劳动力人口数之间的比率。老年抚养系数是指每百名劳动年龄人口(15~59岁人口)负担老年人(60岁以上人口)的比例。随着老龄化加速,使劳动年龄人口的比重下降,老年抚养系数不断上涨,加重了劳动人口的经济负担。2010年我国老年抚养系数为19%,即大约5个劳动年龄人口负担1个老人。据最新预测,2020年我国约3个劳动年龄人口负担1个老人,而2030年则约2.5个劳动年龄人口负担1个老人。

2. 社会保障费用增高 老年人口比重与社会保障水平之间存在着高度相关性。人口老龄化使国家用于老年社会保障的费用大量增加,医疗费用和养老金是社会对老年人主要的支出项目,加上各种涉老救助和福利,庞大的财政开支给各国政府带来沉重的负担。

3. 老年人对医疗保健的需求加剧 尽管老化本身不是疾病,很多老年人依旧功能健全,但随着老年人口增加和寿命延长,老年人尤其是高龄老年人呈现出不同程度的衰弱和慢性疾病状态,老年人发病率高,且多患有肿瘤、心脑血管病、糖尿病、老年精神障碍等慢性病,病程长、花费大、消耗卫生资源多,对医疗设施、医护人员和卫生费用的需求急剧增大。

4. 长期照护和社会养老服务的需求增加以及人口老龄化、高龄化的快速发展,致使因疾病、伤残、衰老而失去生活能力的老年人显著增加。据统计,我国失能与半失能老年人已达3300多万,占老年人口的19%;预计到2015年,失能老年人将达到4000万人。这些失能老年人都需要不同形式的长期照护。随着家庭结构的改变和劳动人口迁移,空巢家庭在城乡都非常普遍,传统的家庭养老功能日趋削弱,长期照护越来越多地依赖于社会。然而,现在的老年照护机构远远不能满足社会的需求。

三、人口老龄化的对策

我国快速发展的人口老龄化和未富先老的国情决定我们解决老龄化问题必须具有战略性和超前性。在充分借鉴国外经验的基础上,必须从我国的实际出发,探索出具有我国特色的应对人口老龄化问题的途径。

(一)抓住有利时机,加速经济发展步伐

根据我国人口年龄结构发展预测,在2020年之前是应对人口老龄化社会的关键准备期。此期虽然老年人口比重开始上升,但少儿人口在总人口中比重已经下降,我国劳动年龄人口相对比重尚可;同时劳动力相对年轻,劳动力资源充足,是国家负担较轻的"人口红利"黄金时期。因此,要抓住并充分利用有利时机,把握中国共产党"十八大"提出的"确保2020全面建成小康社会"的机遇,大力发展生产力,加速经济发展,为迎接老龄化高峰的到来奠定坚实的物质基础。

(二)强化根本作用,完善社会保障和养老服务

建立和完善老年社会保障和老龄服务体系是实现"老有所养"目标的根本保证。应广泛动员社会各方面的力量,采取国家、集体、家庭、个人共同负担的原则,多渠道筹措资金,并加大农村社会养老保障的投入,尽快建成覆盖城乡居民的社会保障体系,让基本保障惠及全体老年人。同时,加快养老服务体系建设,实行家庭养老与社会养老相结合,积极推进养老服务社区化,使老年人不出社区、不出家门就能够享受到专业的照料、护理、保健等服务。加快社会养老服务的法制化进程,依法保障老年人权益,探索建立老年护理保险制度,实施针对城乡贫困老人的养老服务补贴政策,完善适合我国国情及经济发展水平的社会保障制度,提高老年人的经济保障能力,使老年人能够共享社会发展成果。

(三)满足老有所医,健全医疗保健防护体系

医疗保健、"老有所医"是老年人最为突出和重要的需求,庞大的老年人群所带来的健康问题导致对卫生服务需求激增。因此,应加快深化医疗卫生改革,加强人口老化的医疗保健与护理服务,健全社区卫生服务体系和组织,构建医疗保健防护体系,为老年人提供方便、快捷的综合性社区卫生服务,同时建立和发展多种形式的医疗保障制度,以缓解老年人患病后对家庭和个人造成的经济压力,妥善解决看病就医的费用问题和农村老人"看病难"问题。

(四)创建优良环境,实现健康老龄化和积极老龄化

健康老龄化(healthy aging)是世界卫生组织于1990年9月在哥本哈根会议上提出、并在全世界积极推行的老年人健康生活目标。它是指老年人在晚年能够保持躯体、心理和社会生活的完好状态,将疾病或生活不能自理推迟到生命的最后阶段。联合国提出将健康老龄化作为全球解决老龄问题的奋斗目标。积极老龄化(active aging)是在健康老龄化基础上提出的新观念,它强调老年群体和老年人不仅在机体、社会、心理方面保持良好的状态,而且要积极地面对晚年生活,作为家庭和社会的重要资源,不断参与社会、经济、文化、精神和公共事务,继续为社会做出有益的贡献。各级政府和全社会各行各业要根据老年人的需要、愿望和能力,充分发挥他们的余热,为广大老年人安度晚年创建支持性的优良环境,使他们活得有价值、有意义。

老年人不只是被关怀照顾的对象,也是社会发展的参与者和创造者;健康老龄化也不只是我们的终极目标,让老龄人群持续迸发出积极的政治、经济和文化的影响力,进一步增强社会可持续发展的能力,使老年人成为社会发展的建设性力量,才是解决老龄化问题的重要途径。

第二节 老年护理学概述

与一般成人相比,老年人的机体储备功能、适应能力、抵抗能力相对降低,导致疾病易感性增加,自理能力下降,对他人依赖增加,致使老年人表现出脆弱性。老年人和一般成人患同一种疾病,其疾病本质相同,疾病发生于衰老的机体时,患病率、病因、病理、临床表现、诊断、治疗、预后都有其特殊性。老年人相对患病率高、并发症多、药物不良反应常见、手术危险增加、病死率高,从而增加了老年人的高危性。由于老年人的脆弱性、特殊性和高危性,老年护理相对其他护理学科而言就存在其独特性。

一、老年护理学的概念、特点和范畴

老年护理学(gerontological nursing)是以老年人为研究对象,研究老年期的身心健康和疾病护理特点与预防保健的学科,也是研究、诊断和处理老年人对自身现存和潜在健康问题的反应的学科。它是护理学的一个重要分支,与社会科学、自然科学相互渗透。

老年人的特性决定了老年护理学的特点,即具有较强的理论性、实践性和多学科性,在多种场所服务,强调多学科合作,需要社会家庭的共同努力。

美国护士协会(American Nurses Association,ANA)于1976年采用"老年护理学(gerontological nursing)"概念代替原来的"老年病护理(geriatric nursing)"概念,使老年护理的范畴不再局限于老年病人的护理,从而使护士在促进老年人健康领域发挥更广泛的作用。

老年护理学的范畴不仅包括使生病的老人恢复健康,预防和控制由急、慢性疾病引起的残障,协助自理和慢性病管理,还包括维护和促进老年人的健康,发挥老年人的日常生活能力,为衰弱和失能老年人提供护理服务,做好临终关怀,使老年人获得或保持最佳健康状态,提高生活质量,保持人生的尊严和舒适直至死亡。

二、老年护理场所及专科护士角色

(一)老年护理场所

有老年人生活的地方,就是老年护理的场所,主要包括医院或门诊,老年人家庭和社区,各种养老机构如老人院、老年人护理中心、老人之家等,各种长期照顾老年人的机构,以及临终关怀中心。

(二)专科护士角色

老年专科护士在促进健康老龄化中充当着多元化角色,包括照顾者、执业者、个案管理者、沟通者、协调者、咨询者、教育者、研究者、代言者、领导者、社会活动者等。

大量老年人身患疾病或因衰弱、残障需要护士照顾、管理。多数老年人常伴有慢性疾病,老年专科护士需要执业证,会干预慢性疾病,具体包括如何帮助老年人预防疾病,避免并发症的发生,让生活质量不因疾病而下降。

老年专科护士又是咨询者和教育者,应教会

老年人日常生活自理的方式,指导老年人做好慢性病管理(控制血压、血糖等);鼓励、教导家人与朋友给予老人更多关怀;消除社会对有精神疾患、肢体残障老人的歧视等。

老年护理牵涉面广,涉及疾病、功能状态、精神健康、社会经济体制、医疗体制、养老政策和法规、社会文化、伦理等,老年护理必须与多学科进行合作,这就需要老年专科护士在多学科之间进行良好沟通和协调,做好全盘管理,有时还需要在社会上为老年人的健康和权益进行活动,为受到侵权的老年人代言。

为更好地促进老年人的身心健康,老年专科护士在努力进行临床实践的同时,还需要积极探索低耗有效的干预方法来延缓衰退和恶化、增强自理、提高老年人的生活质量,检验比较养老模式,为政策制定提供依据。

三、老年护理的目标与原则

(一)老年护理的目标

1. 增强自我照顾能力(increase self-care capacity) 面对老年人的虚弱和需求,医护人员常常寻求其他社会资源的协助,而很少考虑到老年人自身的资源。老年人在许多时候都以被动的形式生活在依赖、无价值、丧失权利的感受中,自我照顾意识淡化,久而久之将会丧失生活自理能力。因此,要善于运用老年人自身资源,以健康教育为干预手段,采取不同的措施,尽量维持老年人的自我照顾能力,维持和促进老年人功能,巩固和强化其自我护理能力,以避免过分依赖他人护理。

2. 延缓恶化及衰退(delay deterioration and decline) 广泛开展健康教育,提高老年人的自我保护意识,改变不良的生活方式和行为,增进健康。通过三级预防策略,对老年人进行管理。避免和减少健康危险因素的危害,做到早发现、早诊断、早治疗、积极康复,对疾病进行干预,防止病情恶化,预防并发症的发生,防止伤残。

3. 提高生活质量(promote the highest possible quality of life) 护理的目标不仅仅是疾病的转归和寿命的延长,更应促进老年人在生理、心理和社会适应方面的完美状态,提高生活质量,体现生命意义和价值。老年人要在健康基础上长寿,做到年高不老,寿高不衰,更好地为社会服务,而不是单纯满足人们长寿的愿望,让老年人抱病余生。

4. 做好临终关怀(hospice care) 对待临终老人,护理工作者应从生理、心理和社会全方位为他们服务。对其进行综合评估分析,识别、预测并满足其需求,在其生命终末阶段有陪伴照料,以确保老人能够无痛、舒适地度过生命的最后时光,让老人走得平静,给家属以安慰,使他们感受到医务人员对老人及其亲属的关爱和帮助。

(二)老年护理的原则

老年护理工作有其特殊的规律和专业的要求,为了实现护理目标,在老年护理实践中应遵循以下护理原则:满足老年人基本需要,促进和保持最大限度的独立性,预防和减轻残障的发生,减轻痛苦,促进社会生活的参与以及保证尊严。

四、老年护理的道德准则和执业标准

护理从本质上说就是尊重人的生命,尊重人的尊严和权利。因此,护理是极其神圣、要求道德水准较高的职业。护理人员必须严格履行职业道德准则和执业标准。

(一)老年护理道德准则

1. 尊老爱老,扶病解困 老年人一生操劳,对社会作出了很大贡献,理应受到社会的尊重和敬爱。中华民族历来奉行尊老、养老的美德,作为老年专科护士应继承和发扬并大力宣传这一优良传统。老年人尤其是高龄老人有着特殊的需求,特别对于日常生活照料、精神安慰和医疗保健三个基本方面的服务需求尤为迫切。无论是在医院还是在社区家庭,广大护理工作者都应将尊老、敬老、助老的工作落到实处,为老年人分忧解难,扶病解困。

2. 热忱服务,一视同仁 热忱服务是护理人员满足病人需要的具体体现。在护理工作中要注意老年人病情和心理的变化,始终贯彻诚心、爱心、细心、耐心的原则,尽量满足要求,保证他们的安全和舒适;对病人应一视同仁,无论职位高低、病情轻重、贫富如何、远近亲疏、自我护理能力强弱,都要以诚相待,尊重人格,体现公平、公正的原则,并能提供个性化护理。

3. 高度负责,技术求精 老年人对疾病的反应不敏感,容易掩盖很多疾病的体征,加之老年人病情发展迅速,不善于表达自己的感受,很容易延误病情。护理人员必须具有强烈的责任心,在工作中做到仔细、审慎、周密,千方百计地减轻和避免后遗症、并发症。尤其是对待感觉迟钝、反应不灵和昏迷的老年病人,在独自进行护理时,更要认

真恪守"慎独精神",在任何情况下都应忠实于病人的健康利益,不做有损于病人健康的事。

精湛的护理技术是护理效果的重要保证。只有刻苦钻研护理业务,不断扩展和完善知识结构,熟练掌握各项护理技术操作,才能及时准确地发现和判断病情变化,恰当处理各项复杂的问题,也才能在操作中做到快捷、高效,最大限度地减轻病人的痛苦。

(二) 老年护理执业标准

护理人员必须通过学校教育、在职教育、继续教育和岗前培训等增加老年护理的知识和技能。我国尚无老年护理执业标准,美国护理协会于1967年提出、1987年修改而成的老年护理执业标准可作为参考。

美国老年护理执业标准是根据护理程序制定的,强调增加老人的独立性及维持其最高程度的健康状态。其主要内容为:所有的老年护理服务必须是有计划、有组织且是由护理人员执行管理,执行者必须是具有学士以上学历且有老年护理及老年长期照料或急救机构的工作经验;护理人员要用理论指导有效的老年护理活动;与医疗团队密切合作,运用护理程序在各种情况下给予老年人照顾服务,以协助老年人达到及维持最高程度的健康、安宁、生活质量和平静的死亡;积极进行老年护理研究并将有效措施运用于实践;严格遵循护理人员道德准则;并为护理专业的发展负责,为健康保健人员的专业成长作出贡献。

五、老年护理学的发展

老年护理学的发展起步较晚,它伴随着老年医学而发展,是相对年轻的科学。其发展大致经历了四个阶段。理论前期(1864—1955):此期几乎没有任何理论作为执行护理实践活动的基础;理论初期(1955—1965):随着护理学专业理论和科学研究的发展,老年护理的理论也开始研究、建立、发展,第一本老年护理教材问世;推行老人医疗保险福利制度后期(1965—1981):此期老年护理的专业活动与社会活动相结合;全面完善和发展的时期(1985年至今):形成了较完善的老年护理学理论并指导护理实践。

(一) 国外老年护理的发展

老年护理起源于英国南丁格尔的工作,在美国得到很好发展。

护理学鼻祖南丁格尔当年在一个缺医少药的机构中负责照顾患病的老年贵妇,从此就有了护理老年人的专业护士。在她的关心和指导下,一大批年老体弱的人得到了由利物浦医院(Liverpool infirmary)培训过的护士的精心护理;护理水平也得到了明显的提高,医疗费用得以大幅下降。

美国老年护理的发展对世界各国老年护理发展起到了积极的推动作用。老年护理作为一门学科最早出现于美国。早在1904年《美国护理杂志》(the American Journal of Nursing)就发表了第一篇有关老年和疾病护理的文章,20世纪20年代,一批具有远见卓识的护士呼吁在护理领域中发展老年护理,并创建了老年之家之类的老年机构。随后,美国护理杂志相继介绍美国两个出色的老年护理中心,老年护理先锋也撰文提出,老年病护士不仅仅需要具备一定资历,而且应经过专门的老年病护理培训。1962年和1966年,美国护理协会(ANA)先后成立老年病护理专科小组和老年病护理分会,确立了老年护理专科委员会,老年护理真正成为护理学中一个独立的分支。1968年ANA首次正式公布老年病护理执业标准,不久即开始颁发老年护理专科证书,同年《老年护理杂志》诞生,1976年老年病护理分会更名为"老年护理分会",服务范围也由老年病人扩大至老年人群。1984年始颁发老年临床护理专家(clinical nurses specialists,CNS)和老年高级执业护士(advanced practice geriatric nurses,APGNs)或老年开业护士(geriatric nurse practitioners,GNPs)证书。

自20世纪70年代以来,美国老年护理教育开始发展。1970年,第一本《老年护理实践标准》出版,1976年ANA提出发展老年护理学教育,老年护理纳入大学课程设置,并开设老年护理学硕士和博士项目,也推动了其他国家的护理教育。培养的高级执业护士(Advanced Practice Registered Nurses,APRN),包括老年开业护士和老年临床护理专家,要具备熟练的专业知识技能和研究生学历,经过认证,能够以整体的方式处理老年人复杂的照顾问题。美国老年护理发展的实践证明:开业护士和临床护理专家的引入对病人、家庭、社区、卫生机构及医疗费用等具有深远影响,不仅有效地贯彻了初级预防保健的相关政策,极大地降低了再入院率和不必要的卫生服务使用率,促进了病人康复,也为国家和保险公司节省了大量的医疗费用,为病人、家庭和养老院员工之间的相互沟通发挥着桥梁作用。

在美国，作为护理专科之一的老年护理，经过将近半个世纪的不断发展和完善，已处于世界领先地位，并极大地推动了世界老年护理的发展。

（二）我国老年护理的发展

我国老年护理学起步较晚，正式始于20世纪80年代。长期以来，老年护理以医院护理占主导地位。如综合医院成立老年病科，开设老年门诊与病房，按专科收治和管理病人；很多大城市均建立了老年病专科医院，按病情不同阶段，提供不同的医疗护理、生活护理、心理护理和临终关怀。1985年天津率先成立了第一所临终关怀医院。随着老龄化的进展，在中华护理学会倡导发展和完善我国社区老年护理的影响下，1997年，上海成立老人护理院，随后深圳、天津等地成立了社区护理服务机构。此后随着社会经济的发展，各地相继成立了多种性质和形式的老年人长期护理机构，如老年护理院、老年服务中心、老年公寓、托老所等，为社区内的高龄病残、孤寡老人提供上门医疗服务和生活照顾；对老年重病病人建立档案，定期巡回医疗咨询，老人可优先受到入院治疗、护理服务和临终关怀服务。1999年，中华护理学会增设老年护理专业委员会。

在过去的20世纪里，我国老年护理学科发展较缓慢。至今我国各层次的护理教育中均未开设老年护理专业，老年护理专业的人才培养尚属空白。1998年以后，高等护理院校陆续增设《老年护理学》课程，平均30学时左右。我国第一本由曾熙媛主编的教科书《老年护理学》于1997年出版，《老年护理学》的本科教材于2000年12月正式出版。此后，各种老年护理的专著、教材、科普读物相继出版。有关老年护理的研究开始起步，护理研究生教育中也设立了老年护理研究方向。国内外老年护理方面的学术交流逐步开展，有的院校还与国外护理同行建立了科研合作关系，如共同开展了中日老年健康社区干预效果对照研究，欧盟国际助老会资助的老人健康教育项目、中澳校级种子基金资助的阿尔茨海默病的调研干预等。但与发达国家相比，目前我国老年护理教育明显滞后，老年护理学科的发展尚不能满足老年人群的护理需求。

因此，我们应借鉴国外的先进经验，积极营造健康老龄化的条件和环境，开设老年护理专业，加强老年护理教育，加快专业护理人才培养，适应老年护理市场的需求；加强老年人常见疾病的防治护理研究，解决好老年人口的就医保健问题；开拓专业护理保健市场，发展老年服务产业；逐步建立以"居家养老为基础、社区服务为依托、机构养老为补充"的养老服务体系；开发老年护理设备、器材，为社区护理和家庭护理提供良好的基础条件；真正满足老年群体在日常生活照顾、精神慰藉、临终关怀、紧急救助等方面日益增长的需求。努力探索、研究和构建有中国特色的老年护理理论和实践体系，不断推进我国老年护理事业的发展是我国护理人员艰巨而紧迫的任务，也是我们不可推卸的责任。

（曾慧 何国平）

第二章

老年护理相关理论及新概念

老化是指随着时间延长机体细胞分裂、生长和功能丧失的过程,最后引起生命不相容性即老化过程,最终死亡。老化的现象不仅以不同的个体差异、速度出现在生理层面,而且在心理和社会层面上也反映出来。熟悉不同层面的老年相关理论,有助于护理人员评估老年人存在或潜在的健康问题及需求,拟订科学、合理的个体化护理计划,提供有效的护理措施,提高其生活质量。

第一节 生物学理论

老化的生物学理论(biological theories of aging)重点探讨和研究老化过程中生物体包括人类生理改变的特性和原因。目前提出的老化的生物学理论主要有基因程控理论、自由基理论、免疫理论等。这些理论主要解释老化的生理变化:细胞如何老化?是遗传或环境影响生物的寿命?启动老化的过程是来自机体内部的病理变化,或外界环境因素刺激影响所致?

一、基因程控理论

Hayflick 于 20 世纪 60 年代提出基因程控理论(genetic program theory)。他认为每种生物就像设定好时间的生物个体,体内细胞的基因有固定的生命期限,并以细胞分化次数来决定个体的寿命。例如:人类的基因,其最长生命期限被设定为 110 年。在这 110 年中,正常细胞分裂约 50 次,达到极限分裂次数就停止正常分化,细胞开始退化、衰老,人开始老化,最终死亡。

同一种生物有着大致相同的最高寿命。单卵双胎者,其寿命大致相同。长寿家庭的后代,多长寿者。同一种生物的寿命和老化速度不完全一样,衰老速度与寿命密切相关。如从世界各国平均寿命可以看出,女性的寿命一般比男性长。这是男女在遗传上有所不同的缘故——男女染色体成分有区别。女性第 23 对染色体都是 X 染色体,而男性的第 23 对染色体由 X 染色体和 Y 染色体构成。因此,如果女性的一套染色体发生损伤,可以由另一套提供相同的遗传信息加以修复,而男性若损伤发生在第 23 对染色体中的 X 染色体上,那就无法修复了。

不同种类的生物,细胞最高分化次数不同,细胞分化次数越高者,其寿命越长。衰老在机体内类似一种"定时钟",即衰老过程是按一种既定程序逐渐推进的,凡是生物都要经历这种类似的生命过程,只是不同的物种又各有其特定的生物钟而已。此理论认为细胞基因的遗传可决定各种生物的寿命长短,常用来解释为何不同种类的生物有不同的寿命。

护理人员可借助基因程控理论,指导老年人正确面对老化甚至死亡,让他知道每一种生物都有其恒定的年龄范围,老化是由基因决定的一种必然过程,不可能是偶然的机遇,人不可能"长生不老""返老还童"。

二、自由基理论

Harman 于 1956 年首次提出老化的自由基理论(free-radical theories)。此理论认为老化是由于细胞代谢过程中自由基产物有害作用的结果。自由基是具有高度活性的、带一不成对电子的原子或分子。以不饱和脂肪酸(RH)为例,RH 的结合是被一对相反磁场的电子连接形成的。当 RH 解离时,结合的一对电子即分离,形成各带一不成对电子的 H 和 R 自由基。这种 H 和 R 自由基具有高度活性,易与周围其他分子起反应,导致细胞的突变和不可逆损伤。

在正常新陈代谢过程中，细胞就会产生种类多、数量大、活量高、有损于细胞代谢的自由基。但是，机体内也存在相应的抗氧化防御系统，以保证清除过多的自由基。正常情况下，机体内自由基的产生和清除是处在一种动态平衡状态的。随着年龄的增长，机体内抗氧化防御系统功能减退，造成自由基堆积而产生氧化应激损伤，导致自由基的损伤作用增强，引起体内各种生理功能障碍，最终促进了机体的老化与死亡。

三、免疫理论

Walford 于 1962 年提出免疫理论（immunity theories）。他认为人体对疾病的抵抗能力，主要来源于体内的免疫功能，这种免疫功能随着年龄的增加而逐渐降低，故老年人体内的免疫功能不足。其主要观点：

1. 老化与免疫功能减退有关　人体衰老过程中，免疫细胞的构成发生了变化：T 细胞、B 细胞绝对值明显减少，其亚群也有变化。免疫功能下降：T 细胞对有丝分裂原刺激的增殖能力下降，B 细胞对外来抗原反应能力降低而对自身抗原反应能力增加；NK 细胞活性明显下降。免疫活性细胞各种功能发生很大改变，出现对抗原的精细识别能力下降、精确调控功能减弱，以及免疫应答紊乱、低效和无效，使免疫系统的三大功能（防御、自稳、监视）失调或减弱，最终导致老年人感染性疾病及癌症的发生率明显增加。

2. 自身免疫在老化过程中起到重要作用　在正常的情况下，机体的免疫系统不会与自身的组织成分发生免疫反应，但随着年龄的增加，体内细胞产生突变的概率也随之增加。突变细胞是一种不同于正常细胞的异常蛋白质，被体内免疫系统辨认为外来异物。当此异常的蛋白质在体内出现时，将会激发体内免疫系统反应，而产生抗体，该反应称为自体免疫。当自体免疫反应发生时，会造成一系列的细胞损害。在机体老化过程中，T 细胞功能下降，不能有效地抑制 B 细胞，导致自身抗体产生过多，使机体自我识别功能障碍，不能准确地识别自己和非己，从而诱发一些严重疾病，加剧组织的老化。如老年人常见的风湿性关节炎被认为是免疫系统自身攻击的结果。

免疫理论可解释老年人对某些疾病易感性的改变，指导护理人员在老年护理工作中能有意识地防范感染，并注意观察老年人早期出现的感染症状，以便早发现、早诊断、早治疗。

第二节　心理发展理论

老化的心理发展理论重点研究和探讨老年期的行为与发展的关系。目前提出的心理发展理论主要有人格发展理论、自我效能理论等。这些理论主要解释心理变化是否受老化影响？老化如何影响心理的发展？行为的改变是否有特定的方式？老年人如何应对衰老？这些理论指导护理人员不仅要关注老年人的生理功能，还要注重心理因素对其的影响。

一、人格发展理论

人格是指人与人之间在心理与行为上的差异。人格发展理论（life-course and personality development theories）认为个体人生过程分为几个主要阶段，每一个发展阶段有其特定的发展任务，若能顺利完成或胜任该任务，个体将呈现正向的自我概念及对生命的正向态度，人生则趋向成熟和完美；反之，个体将呈现负向的自我概念及对生命的负向态度，人生则出现失败的停滞或扭曲发展现象。

人格理论强调的是心理层面的成长，老年人并不会因为有特定的期待或没有工作而减少心理方面的成长。在众多的发展理论中，精神科医生 Erikson 于 20 世纪 30 年代提出的人格发展理论描述最为完整。他将人生过程从出生到死亡分为八个主要的阶段：婴儿期、幼儿期、学龄前期、学龄期、少年期、青年期、成年期和晚年期。其中，晚年期的任务是发展自我整合，否则会出现绝望。自我整合是接纳生命的意思，这是前七个阶段的成熟期；包含完整的意思，表示能以成熟的心灵和威严，不畏惧死亡的心态来接纳自己的生命作自我肯定，意味着对过去所发生的事件，不心存懊悔，且对未来生活持乐观和进取的心态，学习面对死亡。绝望是接纳生命的反面，表明个体在老年时期觉得其一生不如愿，但时间又太匆促，没有机会重新选择可以接受的生活，以后也不会有什么值得追求的，而充满失望及无力感。Erikson 认为绝望之所以发生，是由于心智不够成熟，而成熟的心智是建立在生命的各个发展阶段。因此，老年人能否成功整合，和其在人生早期发展任务的成功与否有关。

老年人的发展危机,常常也是其个人所经历许多心理社会危机的顶峰。Erikson 认为老年人在此时期会回顾自己过去的经历,寻找生命价值,以便接受渐近死亡的事实。他们想努力达到一种统合感,一种生活的凝聚及完整。然而,并不是所有的老年人都能通过自我人生回顾,获得自我整合。因为人生旅程总会经历起起落落,经历酸甜苦辣。在回顾人生经历时,重温人生的快乐与幸福时光,也会勾起过去的悲伤、懊悔。若不能在肯定正面经历意义的同时,向负面的人生事件妥协,就可能为负面经历所束缚,将负面经历扩大化,视自己的人生为没意义的一生。因此,人生回顾需要有一个经过专门培训的人生回顾促进者,来协助老年人实施,以促进老年人获得自我整合。

20 世纪 60 年代 Butler 首次正式提出人生回顾(life review)的定义:人生回顾是一种通过回顾、评价及重整一生经历,使人生历程中一些未被解决的矛盾得以剖析、重整,从而发现新的生命意义的方法。1984 年,Haight 首次制订四个模块的人生回顾干预措施,包括回顾儿童时期的生活、青少年时期的生活、成年时期的生活和整个人生的总结。Haight 还首创了人生回顾访谈指南(Haight's life review and experiencing form,LREF),由围绕人生回顾主题的 63 个引导性问题组成,以帮助人生回顾促进者引导人生回顾的开展。目前,国外大量的研究先后证实了人生回顾在提高老年人生活满意度、自尊水平,减低抑郁、绝望等方面的积极作用。

二、自我效能理论

美国心理学家班杜拉于 1977 年在《自我效能:关于行为变化的综合理论》中首次提出自我效能(self-efficacy),并将自我效能定义为个体对自己在特定情境中能否去完成某个行为的预期。20 世纪 80 年代,班杜拉进一步提出自我效能是"人们对组织和实施达成既定操作目标的行为过程的能力判断",或者是"对影响自己生活事件的控制能力的信念"。20 世纪 90 年代,班杜拉在《自我效能——控制的实施》一书中再次将这一概念发展完善,认为自我效能是"发动完成任务要求所需行为的过程、动机和认知资源能力的信念"。多数研究者认为,自我效能是指个体在特定情境中对自己某种行为能力的自信程度,即自己在面临某一具体的活动任务时,是否相信自己或在多大程度上相信自己有足够的能力去完成该活动任务。

班杜拉通过众多研究揭示,自我效能是个体能动性发挥的机制,起着类似于动机的激发作用。它往往是人类知识、观念、动机转化为实际行为的中介,影响着人们的行为、目标或情境选择,影响着个体行为的坚持性和努力性,影响着个体的行为结果。他提出自我效能感的主体作用是影响个体对环境及行为活动方式的选择,决定个体付出努力的程度及遇到障碍能坚持的时间,以及影响人的思维和情感反应模式。而影响自我效能感形成与改变的因素主要是亲历性经验、替代性经验、言语劝说及生理和情绪状态。

自我效能理论在临床实践领域中的研究:第一阶段是描述性、相关性的研究,如对 2 型糖尿病病人、血液透析病人、心力衰竭病人的自我效能与自我管理水平进行横断面调查,研究结果进一步肯定了自我效能对行为的影响与控制作用。第二阶段是行为干预性研究:如运用自我效能理论改善腹膜透析病人的心理状态;缩短产妇的产程,减少了因宫缩乏力及精神过度紧张造成的产后出血;可激发创伤病人的自我照顾动机,减少抑郁,提高生活质量。这些研究发现,通过认知行为策略进行自我效能训练,有助于病人自我管理期望效能的提高、自我管理行为和健康结果的改善以及减少对卫生服务的使用。第三阶段自我效能理论在健康行为领域的研究:目前自我效能理论主要在疼痛管理、慢性病自我管理、疾病预防等健康行为领域开展应用。研究提示高自我效能可以使个体减少回避行为,更有效地应对疾病,改善身体失能症状。

提高自我效能作为一种有效的干预措施已成为老年护理领域的核心干预措施之一。随着年龄增长,老年人出现生理性老化,自我效能感也因而下降,如有些老年人对自己的体能、记忆、反应力等缺乏信心,而不愿意参加各种社交活动,蜗居家中产生各种心理问题,如孤独、焦虑、抑郁等。在自我效能理论的指导下,护理人员可通过四条途径培养老年人的自我效能感,促进其参加社交活动:①增加个体对成功的体验:护理人员可引导老年人回忆以前参加社会交往的成功经历,或建议家人陪同老年人参加社会交往活动,多次成功的体验常常可提高个体的自我效能感;②增加替代性经验:护理人员可指导老年人观察与自己能力水平相当的老年人的社交活动,从而获得对自己能力的一种间接评估,使老年人相信当自己处于类似的社交活动情境时,也能获得同样的成就水平;③语言说服:护理人员通过指导、建议、解释及鼓励等来改变老年人的自我效能感;④培养和调节情绪和生理状态:人们判断自己的能力受生理和情绪提供的躯体信息的影响。如紧张、焦虑情绪容易降低人们对自我效能的判断能力,而轻松、愉快的情绪能使人对自我效能的判断能力增强,因此护理人员还需注意培养和调节老年人的情绪与生理状态,以提高自我效能。

第三节　社会发展理论

老化的社会发展理论主要研究和探讨社会互动、社会期待、社会制度与社会价值对老化过程适应的影响。目前提出的社会发展理论有隐退理论、活跃理论、持续理论、次文化理论、年龄阶层理论、人-环境适应理论等。这些理论从个人、社会制度等各个层面来解释老化适应的根源,解释了个体在老化过程中出现的各种不同的社会行为变化。

一、隐退理论

Cumming 和 Henry 于 1961 年提出隐退理论(disengagement theory),又称疏离理论。此理论认为随着老化,由于个体与社会彼此间不可避免的退缩,造成老年人与所属社会的其他成员之间的互动减少,这一过程可能起源于个体或是其他成员。隐退理论主张隐退是一个逐渐进行的过程;隐退是不可避免的;隐退是双方皆感满意的过程;所有社会系统都有隐退的现象;隐退是一种常模。这一过程是老年人本身衰老的必然要求,也是社会自身发展的需要。

此理论认为,老年期不是中年期的延续,老年期有自身的特殊性,老年人逐步走向以自我为中心的生活,生理、心理以及社会等方面的功能也逐步丧失,与社会的要求正在渐渐拉大距离,因此,对老年人最好的关爱应该是让老年人在适当的时候以适当的方式从社会中逐步疏离,不再像中年期或青年期那样拼命奋斗。此外,社会平衡状态的维持决定于社会与老年人退出相互作用所形成的彼此有益的过程。一个社会要想保持持续的发展,就必须不断地进行新陈代谢。进入老年阶段,就像选手将棒子交给下一个选手一样,自己从社会角色与社会跑场中隐退,这是成功老化所必须经历的过程,也是一种有制度、有秩序、平稳的权力与义务的转移。这个过程是促进社会进步、安定、祥和的完善途径,也是人类生命世代相传、生生不息的道理。该理论的缺陷是很容易使人将老年人等同为无权、无能、无力的人,使社会对老年人的漠视合情化、排斥合法化、歧视合理化。

隐退理论可帮助护理人员理解个体进入老年期后出现的各种隐退现象;提示护理人员注意那些正在经历减少参与的老年人,为其提供足够的支持及指导;由于抑郁症也是老年人常见的精神症状,护理人员还要正确区别抑郁与减少参与。此外,该理论的局限性也提醒护理人员在护理实践活动中应更加尊重老年人,如用尊称,关注他们的社会发展需求,以减少老年人产生无用感或被歧视的感受。

二、活跃理论

Havighurst 等于 1963 年提出活跃理论(activity theory)。该理论认为,社会活动是生活的基础,人们对生活的满意度是与社会活动紧密联系在一起的,社会活动是老年人认识自我、获得社会角色、寻找生活意义的主要途径。老年期是中年期的延续,老年人依然有能力和愿望参加各种社会活动。在老年期,社会和个人的关系本质变化并不太大。因此,老人应当尽可能多地参加各种各样的活动。老年人若能保持参与社会活动的最佳状态,就可能充分地保持老年人生理、心理和社会等方面的活力,更好地促进老年人生理、心理和社会等方面的健康发展。

现实生活中,我们不难发现老年人常常有一种"不服老"的感觉,"越活越年轻"的老年人常常有一种急迫的"发挥余热"的冲动。终日无所事事对他们来说,不是享福,而是受罪。因此,老年人仍期望能积极参与社会活动,维持原有角色功能,以证明自己生活的价值,而失去原有角色功能常常使老年人失去生活的信心与意义。活跃理论建议个体社会结构所失去的活动必须被新角色、新关系、新嗜好与兴趣所取代。所以如果老年人有机会参与社会活动,贡献自己的才能,其晚年的生活满意度就会提高。有关研究也证实老年人参加自己感兴趣的非正式的活动,比参加许多工作更能提高老年人的生活品质与满意度。

活跃理论没有注意到老年人之间的个体差异,不同的老人对社会活动的参与要求是不同的。同时,活跃理论也没有注意到年轻老人与高龄老人的差别,这两个年龄组的老人在活动能力和活动愿望上差别都是很大的,不可一概而论。

活跃理论有助于护理人员了解老年人希望积极参与社会各项活动的现象,也可用于指导老年人通过新的角色维持原有角色功能,以证明自己生活的价值。运用活跃理论指导护理实践活动时,护理人员要注意老年人的个体差异,识别那些想要维持社会活动角色的个体,并评估老年人的兴趣爱好、过去的社会活动、现在的社会活动及其身心能力是否足以从事所欲求的活动。根据老年人的身心状况及喜好,协助其选择合适的活动。有时护理人员必须要求病人放弃休闲活动而参加一些具有治疗性的活动。活动前,护理人员要通过通俗的语言、示教等方式向老年人解释活动的目的、程序、注意事项等。

三、持 续 理 论

1968 年,Neugarten 等人提出持续理论(continuity theory)。活跃理论和隐退理论很明显存在一些问题,对这些问题的解决促成了持续理论的诞生,持续理论更加注意的是老年人的个体性差异,它以对个性的研究为理论基础。该理论主要探讨老年人在社会文化约束其晚年生活的行为时,身体、心理及人际关系等方面的调适。

根据该理论,个体在成熟过程中会将某些喜好、特点、品味、关系及目标纳入自己人格的一部分。当人们进入老年期时,他们经历了个人及人际关系的调适,表现出有助于调适过去生活经验能力的行为。一个人的人格及行为特征是由环境影响与社会增强结果所塑造出来的。Neugarten 认为人格会随着老化过程而持续地动态改变。如个体能适时改变人格,适应人生不同阶段的生活,则能较成功地适应老化过程。一些纵向性研究报告指出,一般人认为老年人常有的人格行为,可能是一种适应年龄增长后,人格改变所表现出来的行为。老年人会觉得自我精力、自我形态以及性别角色知觉降低。男女角色似乎对调:男性较倾向于被照顾、忍耐的角色,而女性则扮演较具领导性的角色。

人的生命周期的发展表现出明显的持续性,老化是人的持续性发展的结果,也是老年人适应发展状况的结果,而发展状况的不同必然会导致老年人适应结果的不同。因此,持续理论承认每个老人都可能是不同的。这一观点为持续理论赢得一席之地。

持续理论可指导护理人员了解老年人受社会文化约束,其晚年生活的行为、身体、心理及人际关系等方面的调适,也建议护理人员要评估老年人的发展及其人格行为,以制订合理的护理计划,帮助老年人适应老化带来的变化,以促进老年人健康老龄化。

四、次文化理论

1962 年,美国学者 Rose 提出次文化理论(subculture theory)。次文化是社会学中的一个术语,它意味着与主流文化的不同。老年次文化的形成有主观和客观两方面的原因。从主观的角度,老年人有其共同的生理、心理和社会背景,有自己的兴趣、价值观念和利益需求,有不同于中青年人的行为和处事方式,这使老年次文化形成有了主观的可能性。从客观的角度,退休和养老等系列的社会政策使老年人从社会中逐渐脱离出来,老年活动场所、老年服务设施等社会提供的物质条件也使老年人进一步与青年人和中年人区分开来,这使老年次文化的产生具备了客观条件。

老人作为一个在数量上越来越庞大、社会影响上越来越强烈的群体,必然会形成具有特殊色彩的文化现象,以此与青年人或中年人区别开来,这就是老年次文化。老年人拥有自己特有的文化特质,就像少数民族拥有不同于主流人群的生活信念、习俗、价值观及道德规范,自成一个次文化团体。在老年人这个次文化团体中,个人的社会地位是由过去的职业、教育程度、经济收入、健康状态或患病情形等认定的。该理论指出,同一文化团体中的群体间的相互支持和认同能促进适应成功老化。次文化理论的不足之处在于老年人本身已经与主流社会产生了疏离,过分强调老年次文化,在一定程度上可能唤醒社会对老年这个特殊群体的关注,但也可能会将老年人进一步从主流社会推开,加剧老年人与主流社会的疏离感。

护理人员要鼓励老年人多参加老年人次文化团体,如美国的退休协会(American Association of Retired Persons,AARP);我国的老年大学、老年人活动中心、老年人俱乐部等,在这些组织中老年人通过学习交流、体育锻炼、文化娱乐等活动,了解、认识对方，获得相互的认同、相互的情感支持、信息支持等，从而促进了双方的健康老龄化。

五、年龄阶层理论

1972年，美国学者Riley等提出年龄阶层理论（age stratification theory）。年龄阶层利用了社会学中阶级、分层、社会化、角色等理论，力图从年龄的形成和结构等方面来阐述老年期的发展变化，它被认为是新近发展起来的较全面的、颇具发展前景的一个理论。主要观点有：①同一年代出生的人不但具有相近的年龄，而且拥有相近的生理特点、心理特点和社会经历；②新的年龄层群体不断出生，他们所置身的社会环境不同，对历史的感受不同；③社会根据不同的年龄及其扮演的角色被分为不同的阶层；④每一个人都从属于一个特定的年龄群体，随着他的成长，不断地进入另一个年龄群体，而社会对不同的年龄群体所赋予的角色、所寄托的期望也会发生相应的变化，因此，一个人的行为变化必然会随着所属的年龄群体的改变而发生相应的改变；⑤人的老化过程与社会的变化之间的相互作用是动态的，所以老年人与社会总是不断地相互影响。同一年龄阶层的老年人之间会相互影响其老年社会化过程，使得老年人群体间拥有了某些特定的普遍行为模式。年龄阶层理论认为老年人的人格与行为特点是一种群体相互影响的社会化结果。

每个年龄层实际上有两个不同的但又是相互联系的侧面，一是生命的过程，二是历史的过程。生命的过程主要与人的生理成长相关，不同年龄的人归属不同的年龄分层，不同成长阶段的个体也归属不同的年龄分层，每个年龄层都由年龄相同或相近的人所组成。历史的过程主要是指相同的年龄层都经历了一个相同的历史发展时期，他们可能共同下乡当知青，可能共同出国留学，也可能是一起经历过战争，而不同的年龄层所置身的社会环境是不同的。年龄阶层理论既可以解释为什么老年个体在不同的生命成长时期扮演不同的社会角色，同时，也可以解释为什么同样是老年人，在不同的社会发展阶段却表现出不同的特征。年龄阶层理论注重个体动态的发展过程以及社会的历史变化，但在这两点上似乎都太强调整体性和统一性，而很少关注个体性和差异性。年龄阶层理论可以解释不同年龄层之间的差异，但对于同一个年龄层中不同个体所表现出的个体间差异却缺乏解释。

年龄阶层理论帮助护理人员了解老年人群体受社会历史环境的影响，拥有了某些特定的普遍行为模式，指导护理人员制订某一个年龄阶层老年人共性的护理措施。值得注意的是，在强调共性护理的同时，还应注意不同年龄阶层间老年人的护理差异及同一年龄阶层老年的个体特殊护理。

六、个体-环境适应理论

1982年，Lawton提出个体-环境适应理论（person-environment fit theory），认为个体能力与环境之间存在相互的联系。个体能力包括自知能力、运动功能、身体健康水平、认知能力和感知觉能力。不同水平的个体能力，对环境的要求与环境压力的承受能力也不同。当个体能力较差时，其所能承受的环境压力较小；当个体能力较高时，就能适应较大的环境压力。

根据此理论，个体能力越差，环境对其的影响就越大。对老年人群而言，随着增龄，个体能力下降，因此只能适应较小的环境压力。例如，老年人由于生理性老化，听力、视力、认知能力等下降，根据个体-环境适应理论，护理人员为老年人进行健康教育时，应采取口头与书面相结合的形式开展，健康教育手册应以图谱及大字号的文字呈现，以适应老年人个体能力对环境的要求。

第四节 衰弱学说与护理

一、衰弱的相关学说

最初老年人衰弱是指65岁以上人群中日常生活不能自理，需依赖他人照顾或需进入医疗康复机构得到护理者。但并非所有老年人均衰弱，衰弱与年龄往往不平行。有些人因疾病或长期缺乏活动未进入老年期就已衰弱，即所谓未老先衰者。因此，衰弱主要是指功能上依赖他人。

有些学者认为老年人衰弱是非健康也非严重损害的一种中间状态。但这种状态与青壮年期的亚健康状态有所不同。青壮年期的亚健康状态虽然出现疲乏、精神不集中、睡眠不佳等症状，但没有器质性损害。而老年人的衰弱是随着年龄增加，机体逐渐衰老，外界环境轻微的变化或刺激常引起急性事件如残废或死亡的发生。有些学者认为衰弱存在阈值限制,老年人生理功能储备或精力不断下降超过此阈值就成为衰弱。

Roekwood等用动态模式较好地解释了衰弱的概念。该模式将老年人的健康和疾病看作事物的两个部分:健康方面为财产(asset),疾病方面为赤字(deficit)。财产包括躯体健康、积极乐观的精神状态以及社会、财政、环境方面的资源;赤字包括慢性疾病、残废、日常生活依赖他人或对护理者的负担等。若财产大于赤字,该老年人则可以在社区很好地生活;若赤字大于财产,则需接受住院治疗。而当财产和赤字达到一危险的平衡时,这就是衰弱状态。

Campbell认为老年人衰弱是残废的前驱状态,称为"不稳定残废"。不稳定残废或衰弱时机体功能虽未丧失,但稍遇外界环境的变化,如更换使用药物、气候变冷、情绪激动或一次支气管炎的发作就导致残废甚至死亡。总的说来,老年人衰弱是多器官功能储备下降接近阈值时的一种状态,外界较小的刺激都可能引起临床事件的发生。

二、衰弱对老年人的影响

老年人衰弱的常见症状有思维混乱、易摔倒、动作不灵活、大小便失禁和压痛等。Buchner认为衰弱的体征主要由三部分组成:①神经功能受损,如不能完成较复杂的动作;②机械能力下降,如力量减弱;③能量代谢受损,如由心肺疾病引起的运氧功能下降。

根据衰弱是由于机体与外界环境作用时应激能力下降的特点,Campbell提出了衰弱的4项诊断标准:①评价肌肉骨骼功能:测定握力和坐椅子站立平衡试验;②评价有氧运动能力:亚极量踏车试验和限时步行试验;③评价认知和神经整体功能:简易精神状态测验(MMSE)和静态平衡试验;④营养储备:测定体质指数和上臂肌肉面积。这4个标准基本能反映机体与环境作用时的状况以及机体对应激和损害进行调整的能力。

衰弱学说可帮助护理人员了解老年人衰弱的现象,指导其通过矫正行为和生活方式、增加抵抗力、改善环境和卫生条件等防治老年人的衰弱,如教导老年人锻炼下肢力量如步行、下蹲、登楼梯、增加步速训练等,有助于改善整个躯体的功能;纠正健康危险因子,如吸烟、饮酒、缺乏活动、抑郁、孤独、身体自我评价欠佳和较多慢性病症状等,以促进老年人的健康。此外,在临床研究中,可通过区分健康、衰弱和疾病者进行对照分析,也可将衰弱的老年人从健康对照组中剔除,从而使资料更为准确。药物副作用的产生在老年衰弱者中更为普遍,因此在评价药物时,衰弱也有其特殊意义。

(肖惠敏)

第三章 老化改变

人的生命活动是一个不断发展变化的过程,大部分人都经历婴幼儿、儿童、青年、中年、老年这几个主要的发展阶段。老化又称衰老,是一种正常的自然现象,发生在老年期,表现为解剖结构和生理功能衰退,适应性和抵抗力减退,如不同程度的毛发灰白、脱落、面部皱纹增多、皮肤松弛及弹性降低。同时老年人的心理也会发生一定的变化,此外也影响老化生理过程和对老年病的治疗,因此,对于医务工作者必须掌握老年人的老化特点和心理变化过程,制订针对老年人的有效护理措施至关重要。

第一节 老年人生理变化及特点

一、皮肤系统

老年人的皮肤及其附属器官增龄老化是最容易出现的老化现象,皮肤老化表现为弹性降低、厚度变薄、松弛,产生皱纹,通常以面部出现皱纹出现最早,其中以头发灰白、皮肤皱纹为主要特征,通常在40岁左右皮肤出现衰老特征。

(一) 附属器

主要包括毛、发和甲这三个主要部分。随着年龄的增长,生长毛发的毛乳头减少,血管逐步硬化,营养不足,致使毛发稀疏;同时毛色素逐渐减少,毛发变白、变灰,细而柔软的毛发开始脱落,硬而粗的头发变白,75岁以上头发变白的老年人达到70%左右,脱发者达到90%。对于老年人的眉毛也逐渐变白脱落变稀;嗅毛从40岁以后逐渐变长变白或脱落,使老年人的嗅觉功能下降;听毛由于长期高分贝噪声的破坏,老年人听毛萎缩,其听力功能也有所下降;对于其他地方的毛发也逐渐萎缩脱落。对于老年人的指(趾)甲,由于毛细血管硬化供血不足,使指(趾)甲变硬、变脆、变薄,易于脱落,且生长缓慢。

(二) 皮肤

随着年龄的增长,皮肤表面变得粗糙,血色变浅、无光泽,细胞再生能力下降,皮肤变薄,结缔组织减少,弹性纤维失去弹性,胶原蛋白变硬,皮肤失水、皮下脂肪减少、弹性组织减少和皮下肌肉牵拉,使皮肤松弛,出现皱纹。面部皮肤出现皱纹是衰老变化的重要特征,出现最早。30~40岁时皱纹一般出现在额头,随着年龄的增长逐渐加深变粗,逐渐扩散。到了40岁以眼部的鱼尾纹为主要标志。鼻唇沟随着年龄的增长,逐渐加深,并沿口角向下延伸到颏部形成一条深沟,60岁以后可呈现朱红色放射状的皱纹,甚至像荷包袋呈折叠状。部分老年人由于颈部组织下垂出现脂肪沉着,出现双下巴。

(三) 皮脂腺和汗腺

皮肤下面的皮脂腺逐渐萎缩,分泌减少,皮肤失去光泽,汗腺的数目和分泌量也减少,使皮肤干燥易瘙痒。

(四) 皮肤感觉

随着年龄的增长,皮肤末梢神经的密度将会减少,主要表现为皮肤的触觉、痛觉、温觉减弱,皮肤变得迟钝。监测发现,老年人皮肤温度比成年人低 $0.5 \sim 1°C$,皮肤敏感度下降,痛觉敏感度也下降,阈值提高。

(五) 皮肤色泽

老年人皮肤会出现暗灰色或者无光泽,主要的变化包括:

1. **色素斑** 一般是脂褐素沉积在皮肤形成的,在面颊和手臂皮肤常见的棕色色素斑叫作老年斑,又称老年性色素痣。常见于面部、颈部、手背、前臂等暴露的位置。长寿的老人色素斑发生率达到100%。

2. 老年性白斑　50岁以上的老年人在身上会出现白斑，这可能是局部色素细胞衰老的结果，叫作老年白斑，多见于胸、腹、背等处。60岁以上发生率达到100%。

3. 老年疣　又叫作脂溢性角化病或基底细胞乳头瘤，也叫"寿斑"。多见于50岁以后，常见于面部、颈部、手背、躯干上部等。一般呈现褐色扁平丘疹，圆形或椭圆形，多发或单发，表皮上常有一层薄的油腻性鳞屑，直径大小为数毫米或数厘米。

4. 老年性血管瘤　多分布于躯干和四肢近端，有针尖到米粒大小不等。

（六）脂肪

随着年龄的增长，老年人皮下脂肪减少、内脏脂肪增多。皮下脂肪减少，弹性纤维少时，使皮肤失去弹性，松弛，可见眼睑、耳及腭下垂。皮下脂肪减少，使得骨性标志变得更加突出，原来较隐匿的骨性标志清晰可见，面部脂肪减少，腹部与臀部脂肪增多，出现腰围和臀围的增大，出现中央型或腹型肥胖。一般来说，50~60岁有体重增加的趋势。

二、感觉器官系统

（一）视觉

在所有感觉中，视觉是最重要的。老年人眼睑皮肤弹性减退，皮下脂肪减少，肌肉张力减退，出现了眼睑下垂和眼袋现象，同时，由于眼轮匝肌和上睑提肌萎缩，易形成眼睑内翻或外翻。老年人由于眼眶松弛，弹性减弱，眼球可缩小和内陷，角膜感觉减退，角膜的直径轻度变小或呈扁平化，角膜透明度降低而视力减退，同时角膜屈光力减退引起远视和散光。50岁后，常在近角膜缘的基质层出现脂肪沉着，形成一个白色的"老年环"。70岁以上，老年环的发生率达到75%以上。

老年人泪腺结缔组织增生，泪液分泌减少，泪液中所含溶菌酶量、活性降低，使结膜、角膜易干燥，易于感染而发生结膜炎和角膜炎。

随着年龄的增长，老年人瞳孔开大肌和瞳孔括约肌逐渐萎缩、透明样变，由于这两类肌肉的力量不平均，使老年人瞳孔一直处于缩小的状态，称为老年性瞳孔缩小。因此老年人衰老眼球对光的利用下降，视觉的阈值就提高。

在晶状体方面，新生儿晶状体约为90mg，老年人晶状体约为225mg以上，体积和重量逐渐增加，晶状体中非水溶性蛋白质逐渐增加，使得晶状体的透光度减弱，增加了白内障的发生率。老年人由于晶状体逐渐变黄，红绿光易到达视网膜，两种色混合为黄色，又因为瞳孔变小，光线只能通过晶状体厚度较大、黄色最深的区域，因此老年人视物会发黄。60岁以上的老年人，视皮质神经细胞、双极细胞、神经节细胞、椎体细胞等减少，使得老年人对红绿颜色的分辨率减弱，敏感性降低。

对于老年人的玻璃体，主要变化是液化和后脱离，随着年龄的增长，视网膜基膜逐渐增厚，玻璃体液化范围逐渐加大，玻璃体胶质收缩与胶原纤维凝聚，使得玻璃体从视网膜基膜上脱离，又称为玻璃体后脱离。在老年人中，玻璃体因衰老、失水，色泽改变、包涵体增加等原因引起飞蚊症。

老年人的视网膜也会出现明显的衰老现象。随着年龄的增长，老年人视网膜会出现周边变薄，老年性黄斑变性，视网膜血管变窄或者硬化，色素上皮层细胞及其细胞内黑色素减少，脂褐素增多，使老年人视力逐渐下降。同时，因为视网膜周边变性、变薄、色素沉着、瞳孔变小等变化，使得老年人的视野也缩小。

在老年人中，视神经的衰老是因为血管硬化等老年人生理改变所引起的。表现为视神经纤维束间结缔组织增生，视神经传导功能减退，逐渐导致视神经的萎缩。在暗适应方面，老年人的适应时间延长，敏感度降低，平稳跟踪运动减慢，立体视觉也下降。

（二）听觉

在老年人中，耳蜗的毛细胞随年龄增长而减少，听神经功能减弱，外耳道皮肤、皮脂腺即耵聍腺萎缩，分泌减少，腔道变宽，鼓膜逐渐变厚、弹性减弱，听小骨退行变性，听小肌萎缩，影响了声音的传导功能。随着年龄的增长，耳蜗的螺旋器进行性变性，导致进行性听力下降，早期的听力衰退主要表现为高频音的听力下降，这时候对老年人说话时减慢语速才可以听清，这正是老年人对高频音的听力比低频音的听力损失早引起的。若老年人听力障碍影响到双耳，则表现为老年性耳聋。

（三）嗅觉

人类的嗅觉是十分敏感的，能够识别2000~4000种不同的气味，50岁以后，嗅黏膜逐渐萎缩，嗅球神经元数目减少、萎缩和变性，嗅觉迟钝，60岁以后约20%失去嗅觉，以后越来越严重，到80

岁以后,只有约20%的老年人有正常的嗅觉。

(四) 味觉

老年人舌黏膜上的舌乳头逐渐消失,舌表面变得光滑,味蕾也减少,60岁以后约有50%的味蕾萎缩,75岁以后味蕾几乎消失80%,因此老年人味阈值升高,对酸、甜、苦、辣的敏感性降低,对咸味尤其迟钝,味觉发生障碍。

(五) 本体感觉

本体感觉是指触觉、位置觉、温觉、痛觉等。老年人由于触觉小体和压觉小体的数目减少,因此触觉和压觉的敏感性降低。同时由于外周和中枢神经感觉通路突触衰老变化,神经传导的速度减慢,位置觉、温觉和痛觉的分辨力下降,因此老年人易被撞伤、刺伤却并没有感觉,也有部分老年人会发生无痛性冠心病或者心肌梗死等,这是相当危险的,因此周围的护理人员应该时刻注意这种变化。

三、呼吸系统

呼吸系统的主要功能是吸入氧气、排出二氧化碳。25岁以后,呼吸系统开始老化,呼吸结构出现退行性变和功能减退,随着年龄的增长,60岁以后老化现象日趋明显。

(一) 清理呼吸道能力下降

气管、支气管及其分泌的黏液和纤毛运动可以很好地清理呼吸道内的异物。纤毛和黏液在气道内壁,如果有异物进入时,就会被黏附在黏液上,然后纤毛就可以把异物推向口腔排出。老年人由于气管和支气管纤毛逐渐受损,纤毛活动度减退,管壁弹性降低,黏膜腺和支气管上皮细胞退化,使得呼吸道清理能力下降,容易引起肺内感染。

(二) 胸式呼吸减弱和腹式呼吸相对增强

由于老年人肌纤维减少、肌肉萎缩及脂肪组织增加,结构上变化使得呼吸肌肌力减弱、呼吸效率降低。同时由于老年人脊椎后凸、肋软骨钙化甚至骨化、肋间肌肉萎缩、胸骨前突,使得肋骨的移动度下降,胸廓的前后径变大而横径变小形成桶状胸。另外,胸壁弹性及顺应性减低使得胸式呼吸减弱,腹式呼吸增强。

(三) 肺活量下降和功能残气量增加

随着年龄的增长,肺变小,肺组织质量减轻,肺泡数目减少,而肺泡体积增大,所以老年人肺容量无明显变化。另外,肺泡弹性下降,导致肺不能有效地扩张,终末细支气管和肺泡塌陷,导致肺通气不足。同时,肺弹性纤维减少,肺弹性回缩能力减弱,使得呼气末肺残气量增多,肺活量减少,这主要是与余气量随年龄的增长有关。据统计,30~80岁之间肺活量约减少50%,平均每年约减少0.6%,每增加一岁,肺活量就减少20~50ml。老年人肺活量下降,气体交换减少,排除二氧化碳的能力减弱,故老年人易出现胸闷、疲劳、嗜睡。

(四) 肺通气/血流比例改变

由于年龄的增加,老年人肺动脉、静脉会出现硬化,使得肺动脉压力增高,肺灌注量减少,肺通气/血流比例改变,使得肺气体交换功能下降。因为肺通气/血流比例不均和肺生理性死腔的增加,会出现氧饱和度降低。

四、循环系统

(一) 心脏

在心脏传导系统上,老年人因为窦房结之胶原纤维与弹性纤维增多,结节内外发生脂肪浸润、水肿或退行性变和纤维化。心室内传导系统与心脏纤维支架间纤维化或者钙化退行性变,可导致心脏传导阻滞。老年人心收缩期延长,特别是等长收缩期延长和血流速度减慢。同时,心搏出量减少,左心室充盈速度减慢,老年人交感和副交感神经的敏感性也逐渐下降,窦性心律调节能力减弱,因此会出现窦性心动过缓。老年人的心瓣膜、心内膜、瓣膜、瓣环逐渐发生淀粉样变、脂肪沉积和纤维化、钙化,导致瓣膜增厚或变硬,使瓣膜变形,特别是二尖瓣和主动脉变形,因此老年人会产生心脏杂音。

(二) 血管

由于老年人弹性蛋白减少,胶原蛋白增加,血管失去了原有的弹力,又由于钙质沉着在血管内膜,造成管腔狭窄,心脏后负荷增加。随着年龄的增长,收缩压逐渐增高,血管狭窄,阻力增加,使得组织灌流量减少。在老年人中,冠状血管和脑血流量减少的程度比心排血量减少程度大,因此心血管病发生率也很高。同时,肾和肝的血流量比其他器官血流量减少明显,血管弹性降低,静脉血液回流缓慢,因此静脉曲张的发生率也增高。

(三) 神经体液

支配心脏的神经主要是交感神经和副交感神经。交感神经兴奋时,心率加速,传导加快,心肌收缩力加强,周围血管收缩;当副交感神经兴奋时,心率减慢,传导减慢,心肌收缩力减弱,周围血管扩张。老年人由于神经调节能力差,容易发生心律失常。同时,心肌内 ATP 酶活性下降,心肌复极化过程减慢,影响心肌收缩力,导致老年人心脏负荷增加,适应性和对药物的反应性明显降低,使得老年人易发生心功能不全。

五、消化系统

消化系统能摄取食物,进行物理性和化学性消化,吸收分解后的营养物质,并排泄消化后剩余的食物残渣。消化系统功能紊乱不仅可以导致本系统功能障碍,还会影响其他系统及全身,如肝硬化可以引起内分泌和代谢紊乱。

(一)消化管

1. 口腔的老化　老年人口腔黏膜角化增加,唾液腺分泌减少,质黏稠,易口干和说话不畅,使得清洁和保护功能降低,容易发生感染和损伤。唾液减少使得黏膜角化加重,吞咽困难。唾液中唾液淀粉酶等蛋白质减少,直接影响食物中淀粉的消化。同时,牙齿咬合面的釉质变薄,釉质下牙神经末梢外露,对冷、热、酸、甜、咸等刺激敏感性增加,使得牙齿易酸痛。舌和咬肌萎缩,会出现运动功能障碍,咀嚼无力,加上牙齿的老化,不仅咬食不良,而且食物不能与消化液充分拌匀、完全加工。同时舌的味蕾减少,使得味觉下降,影响食欲。牙髓内血管内膜变厚,管腔变窄,牙髓供血不足,使得牙齿易于折裂,牙槽骨萎缩,牙齿易于松动。同时食物残渣易于残留,有利于细菌繁殖,龋齿易于发生。

2. 食管　由于老年人食管上段的横纹肌和下段的平滑肌层变薄,收缩力减弱,食管蠕动变慢,90 岁老年人中约有 50% 食管不蠕动,同时排空延迟,容易发生胃内容物反流至食管。

3. 胃　随着年龄的增加,老年人血管硬化,供血不足,胃黏膜萎缩,黏膜内的腺细胞减少或退化,导致胃液减少。同时由于腺体分泌的黏液减少或缺失,使得胃黏膜难以避免食物的机械损伤,同时胃内的"黏液-碳酸氢盐屏障"出现障碍,胃黏膜表面不能维持中性或偏碱性环境,因此易被胃酸和胃蛋白酶破坏。另外,老年人的胃酸也会随着年龄的增长而减少,因此不仅会影响胃蛋白酶的消化作用,而且减弱或丧失了对胃内细菌的杀灭作用。老年人胃内胃酸减少,细菌生长,可夺去某些营养物质而引起贫血,或胃黏膜糜烂、溃疡及出血等。胃平滑肌也会随着年龄的增长而逐渐变薄和萎缩,收缩力逐渐降低,胃蠕动减慢,胃排空延迟,使得老年人出现消化不良和便秘等症状。

4. 肠　肠因老化而萎缩,小肠黏膜上皮细胞减少或萎缩,平滑肌层变薄,收缩无力,使得小肠的吸收功能减弱。同时,小肠淀粉酶、肠激酶、肽酶、消化酶等显著下降,导致小肠的消化功能减弱;老年人的大肠黏膜萎缩,水分吸收功能下降,黏液分泌减少,平滑肌萎缩,肠蠕动减慢,使得大肠易充盈,延长粪便滞留时间,易造成便秘。

(二)消化腺

1. 肝　老年人肝萎缩,体积减小,重量减轻。肝功能减退,肝合成白蛋白的功能减弱,血浆白蛋白合成减少,球蛋白含量增加,肝内各种酶的活性也有不同程度的减弱。肝解毒功能下降,药物代谢速度减弱,影响了药物的灭活和排出,容易引起药物性肝损伤。由于老年人消化功能差,容易发生营养缺乏,导致脂肪肝,同时老年人由于结缔组织增生等因素,易造成肝纤维化和硬变。

2. 胆　老年人由于胆囊及胆管变厚,弹性下降,胆囊常下垂,胆汁减少而黏稠,含大量的胆固醇,其功能减弱,容易发生胆囊炎和胆石症。

3. 胰　由于老年人胰腺萎缩,胰岛细胞变性,同时进入十二指肠内的盐酸少甚至缺乏,使得促胰液素不能很好释放,随之导致胰液分泌减少,活性降低。老年人胰岛素分泌减少,对葡萄糖的耐量也减弱,胰岛素依赖型糖尿病的发生率增高。

六、泌尿生殖系统

(一)泌尿系统

肾是泌尿系统中最主要的器官,它的主要功能是生成尿液,排泄代谢产物以及人体过剩的物质和异物,调节水、电解质、酸碱平衡,对维持机体内环境的稳定起着重要作用。同时,肾也是一个主要的内分泌器官,可以分泌肾素、促红细胞生成素,对调节血压、促红细胞生成十分关键。

1. 肾小球滤过率下降　肾小球随着年龄的增长,肾血管硬化,数量也逐渐减少,从 40～60 岁减少了 50%,肾小球滤过率每年也下降 1% 或每年约下降 1ml/min,同时心排血量减少,使得肾血流量减少,肾小球滤过率下降,会出现少尿,严重时可出现无尿。

2. 肾小管功能减退　随着年龄的增长,肾的浓缩、稀释功能也下降,肾小管细胞也随之减少,肾小管功能从50岁起减弱,80岁减退达50%,肾小球功能减退与肾血流量减少程度一致。老年人肾中出现少量衰老肾小球,这种衰老的肾小球是生理性退化。老年人昼夜排尿规律紊乱,夜尿增多,尿渗透压随年龄增长也下降。

3. 水、电解质调节功能减退 在老年人中,肾对抗利尿激素反应缓慢,对水的保存功能减弱,易造成脱水;对渴的敏感性下降,脱水时不易产生口渴。40~60岁时,尿浓缩、稀释功能缓慢下降,65岁以后急剧降低,将为青年人能力的80%。老年人肾对钠的保留能力减弱,尽管体内缺乏钠,肾脏依然会排出钠,因此,老年人如果过度限制钠盐的摄入会引起低钠血症。

4. 内分泌功能下降 老年人肾内分泌功能也会减弱。肾素的主要功能是促进血管紧张素Ⅱ生成,刺激肾上腺皮质醛固酮,保留水和Na^+,老年人肾素活性降低30%~50%,使得水和钠离子失衡,影响血流量。老年人促红细胞生成素也会减少,红细胞成熟与生成障碍,易导致贫血。另外,肾激肽减少,不能很好激活磷脂酶A催化磷脂以促进前列腺素的合成,使小动脉狭窄,肾血流量减少和Na^+排出障碍。

5. 肾代偿功能下降 老年人肾小球数量减少,使得肾单位出现代偿性肥大,老年人滤过分数在70岁以后出现升高,由于球小动脉硬化而引起的肾小球囊内压力增高,使得肾滤过分数升高。50岁以后,肾的代偿功能也随年龄增长而下降。

6. 其他变化 老年人输尿管收缩力降低,使得尿入膀胱的速度变慢,容易引起反流。老年人中,膀胱肌肉逐渐萎缩,纤维组织增生,使得膀胱变小,容量减少,膀胱括约肌萎缩,支配膀胱的自主神经系统功能障碍,导致排尿反射减弱,控制力下降,常出现尿频或尿意延迟甚至尿失禁。男性老年人中,前列腺肥大,尿流阻力增大,使尿路梗阻,膀胱平滑肌代偿性肥大,进一步使得膀胱逼尿肌失效而尿潴留;老年人前列腺分泌减少,降低了尿道的抗菌能力,易于感染。

(二) 生殖系统

生殖腺主要功能是产生生殖细胞,并分泌性激素。

1. 男性生殖器官

(1) 睾丸:一般是从30岁开始缩小,70岁时睾丸缩小到青春期的1/2,随着年龄的增长,精子数量减少,活力减弱,50岁时,精子的数量是20岁时的50%,成熟精子细胞和睾酮生成也减少,肾上腺分泌雄激素也随之减少,男性的雌、雄激素比例发生显著变化。

(2) 阴囊:阴囊随着年龄增长变得松弛,阴囊平滑肌功能下降。

(3) 阴茎:老年人阴茎皮肤逐渐松弛,勃起时间延长,竖硬度降低,可出现阳痿。

2. 女性生殖器官及乳房

(1) 外阴:老年人真皮血管减少和硬化,皮下脂肪减少,外阴和阴唇萎缩,阴蒂缩小,末梢神经减少,感觉迟钝。

(2) 阴道:老年女性黏膜皱襞减少,出现干燥,上皮层变薄,细胞减少,上皮细胞中的糖原减少。阴道pH由酸性逐渐变为碱性,局部抵抗力下降,易发生萎缩性阴道炎。

(3) 子宫:老年女性子宫体逐渐缩小,重量减轻,子宫体与子宫颈比例改变,子宫颈口变小。同时由于雌激素水平降低使得月经停止,支持子宫的韧带松弛,肌肉萎缩使得子宫、阴道壁和直肠及膀胱易于下垂。

(4) 卵巢:老年女性卵巢的重量逐渐减轻,成熟期平均为9~10g,41~50岁时为6.6g,51~60岁是4g,最后萎缩成一小片结缔组织,卵泡消失,进入绝经期,无排卵,不再受孕。

(5) 乳房:老年女性由于雌激素和孕酮的减少,乳腺及其导管退行性变化,使得乳房缩小,皮肤松弛、干皱及乳房下垂。

七、内分泌系统

内分泌系统不仅分布在内分泌腺体(垂体、甲状腺、肾上腺、性腺和胰)内,还分布在心、肝、胃、肾、脑的内分泌组织和细胞。内分泌系统是人体一个重要的调节系统,随着年龄的增长,系统的组织结构发生增龄性改变,内分泌腺分泌功能进行性减退,使得激素和激素前体功能结构异常或合成异常,靶腺和效应器上相应的激素受体有质和量的改变,导致激素的亲和能力降低,发生受体后胞内生化反应异常。

(一) 下丘脑

下丘脑是重要的神经-内分泌器官,其衰老是各器官组织及其功能衰老的启动结构。下丘脑和垂体是衰老中心的主要器官,当人体内环境平衡失调时,下丘脑对垂体失去控制,垂体也对内分泌失去控制。老年人下丘脑中调控内分泌的多巴胺、去甲肾上腺素等减少,下丘脑受体数减少,对糖皮质激素和血糖的反应减弱,同时,下丘脑对负反馈抑制的阈值升高,这可能是与垂体分泌生长激素的嗜酸性粒细胞减少有关。

(二) 垂体

正常人的垂体平均重 400mg,老年人垂体的重量减轻 20%。50 岁以后,老年人垂体的体积开始缩小,组织结构发生纤维化和囊性改变,其功能也发生改变。进入老年期后,女性生长激素在 50 岁显著降低,而男性生长激素无明显改变,生长激素释放减少,使得老年人肌肉和矿物质减少,脂肪增加,体力下降,易疲劳。促甲状腺激素和促肾上腺性激素的血中含量升高。腺垂体可以分泌促卵泡激素(FSH)和黄体生成素(LH),随着年龄的增长,下丘脑-垂体轴的反馈敏感性下降,40 岁开始,男女中 FSH 和 LH 增高,女性的增加幅度大于男性,这主要因为女性性腺功能降低比男性更突出。同时,FSH 水平升高比 LH 明显,这主要是因为 FSH 分泌调节受抑制激素的控制,老年人由于缺乏这种抑制激素,绝经后妇女对促黄体释放激素的反应性高于绝经前。

(三) 甲状腺

成人甲状腺重 20~30mg,50 岁以后,重量开始减轻,血管狭窄,结缔组织增多,发生萎缩和纤维化,细胞浸润和结节产生,使得甲状腺活动减少,血清中的三碘甲腺原氨酸(T_3)水平下降,机体代谢率下降。因此,老年人会出现整体性延迟,对寒冷天气适应能力减弱,如易于出现畏寒、皮肤干燥、脱发、心率减慢等。同时,甲状腺分泌的激素数量也会减少。

(四) 肾上腺

随着年龄的增长,肾上腺皮质和髓质细胞减少,肾上腺重量减轻,70 岁以后减轻更明显。肾上腺皮质分泌的雄激素将随着年龄的增长而下降明显,肾上腺皮质醇分泌量和排泄量也会减少 30%,醛固酮的分泌也会减少。老年人肾上腺皮质激素分泌降低,但周围血浆皮质醇浓度无大的变化。肾上腺皮质对 ACTH 的反应性下降,因此老年人保持内环境稳定的能力与应激能力下降。

(五) 胰岛

老年人胰岛会出现萎缩,胰岛素 β 细胞减少,对葡萄糖刺激的应答能力减弱,胰岛素分泌将会减少。血中胰岛素含量降低,细胞膜胰岛素的受体减少和敏感性降低,使得老年人糖耐量降低,糖尿病发生率升高。糖尿病一般多在 45 岁以后发病。

(六) 性腺

男性在 50 岁以后,睾丸间质细胞的睾酮分泌下降,睾酮含量下降,受体数减少且敏感性降低,使得性功能衰退。睾丸曲细精管的生精能力在 50 岁以后下降,不过也有高龄者有生精、生育能力。女性是在 35~40 岁雌激素急剧下降,60 岁达到最低。40 岁后血清中 FSH 和 LH 的含量升高。女性到中年后,卵巢滤泡细胞和雌激素以及孕酮分泌减少,使得性功能和生殖能力下降。

八、神经系统

神经系统主要包括中枢神经系统和周围神经系统,功能是调节内外环境的稳定。中枢神经最高级的部分是大脑皮质,在其控制下,中枢神经系统和周围神经系统功能协调下共同完成机体的整体活动,使机体成为一个完整体。

(一) 解剖和组织变化

人脑在 20 岁时达到顶峰,之后每年减少约 0.8%,60 岁时大脑皮质减少 20%~25%。脑细胞数目也减少,使得脑重量减轻,60 岁时约减少 84g,80 岁时减少 140g。老年人在 70 岁时会出现脑萎缩,主要见于脑皮质,以额叶、颞叶最显著,且颅腔中蛛网膜下腔的空间变大、脑室扩大。70 岁后,老年人神经细胞总数减少可达 45%。另外,老年人硬脑膜、覆盖脑表面含静脉的纤维性组织以及蛛网膜颗粒变厚、骨化。轴突和树突的数量和联系减少。老年人脑中会出现嗜银性老年斑,多分布在大脑皮质,尤其是颞叶和额叶。另外,老年人脂褐素也会逐渐沉积,其可以阻碍细胞代谢,神经细胞脂褐素的含量增多,其 RNA 的含量相对减少,当脂褐素增加到一定程度时可以导致细胞萎缩和死亡。老年人脑动脉也会逐渐硬化,使得血流量减少,血流速度缓慢,供血减少,葡萄糖利用率降低,容易出现精神不振,部分老人会出现语言能力下降。

(二) 生理改变

老年人由于神经系统结构改变,会出现思维活动减慢、反应迟钝、记忆力和认知功能下降。同时,老年人精力和主动性也会减退,脑电图显示,40~60 岁以后,健康的老年人脑电图节律从 11~12Hz 减慢到 7~8Hz,会出现左前颞区局限性慢波或尖波间歇性变化。运动和感觉传导速度减慢,这主要与年龄增长、神经纤维变性、血流量减少和神经细胞膜代谢障碍有关。同时,老年人肌肉的营养减少、肌肉变硬、失去弹性,静止性、运动性肌肉减弱,肌肉组织间脂肪和纤维组织生成,使得肌肉活动减慢,易于疲劳。另外,老年人下肢腱反射减弱或消失,嗅觉、味觉、视力和听力减弱。老年人脑血流循环阻力增大,脑血流速度减慢,脑供血减少,脑耗氧量减少。此外,老年人睡眠总时间减少,容易被唤醒。

(三) 生化改变

老年人脑可以合成多种神经递质的能力减退,递质间会出现不平衡,使得神经系统衰老。脑内多巴胺是由黑质产生,沿黑质-纹状体投射系统分布,在纹状体内储存,以尾状核含量最多;老年人脑中的黑质-纹状体多巴胺减少,可以导致肌肉运动障碍、运动迟缓和运动震颤麻痹等。记忆主要是多种神经递质参与,其中以乙酰胆碱为主,老年人中,大脑乙酰胆碱减少,突触后膜对钠、钾等通透性减少,使得记忆减退,表现为近期遗忘。另外,儿茶酚胺、5-羟色胺减少,使得老年人夜间睡眠时间缩短和质量下降,精神变得淡漠和情绪抑郁。同时,乙酰胆碱转换酶水平下降,老年人易于发生痴呆。

九、运动系统

运动系统包括骨骼、关节、肌肉,随着年龄的增长,它们经历着生长、成熟和退化的过程。20~30岁以后,骨骼、肌肉、关节等运动器官逐渐老化,功能逐渐减退,运动系统的改变和疾病可以引起肌肉痉挛、关节僵硬、活动减少,给老年人带来许多健康问题。

(一) 骨骼的改变

到中年以后,骨的大小和外形不变,但重量会减轻,从50~80岁,每增加10岁,骨重量男性减少5%,女性减轻7%。老年人骨质逐渐萎缩,内面骨质逐渐被吸收变得疏松,骨小梁减少变细,使骨密度降低。骨质逐渐减少,骨质疏松,骨脆增加,因此老年人容易发生骨质疏松症、骨软化与骨折,女性发病率高于男性。在骨组织生物化学方面,老年人钙摄入不足时,会影响钙的代谢,引起骨骼衰老,钙、磷同时吸收减少,可以出现驼背。50岁以后,骨的含水量增多,使正常的骨的水分与钙化比例失调。另外,骨骼中有机质黏多糖蛋白减少,胶原增多,胶原纤维增粗,排列不规则,使得骨骼的弹性和韧性减弱。老年人因全身各系统的老化,也会间接或直接地影响骨骼的衰老变化。

(二) 关节的改变

老年人关节软骨含水量和亲水性黏多糖减少,软骨素减少,滑膜萎缩变薄,基质减少,滑膜液分泌减少,关节软骨和滑膜钙化、纤维化而失去弹性,关节软骨对外界机械力的应对减弱。随着年龄的增长,关节软骨细胞数、含水量等减少,胶原含量增加,使得关节软骨钙化和纤维化,软骨边缘出现骨质增生、骨刺等,使得关节活动受限。滑膜细胞数和细胞质减少,滑膜萎缩,纤维增多,基质减少,滑膜下层的弹性纤维和胶原纤维增多,滑膜钙化和纤维化,失去弹性,分泌滑液减少,韧带发生退行性变,弹性降低,活动受限,且进一步影响关节软骨的新陈代谢,加速关节软骨的衰老退变。

(三) 肌肉的改变

随着年龄的增长,肌肉强度持续降低,衰老改变比其他组织更加明显,肌肉衰老表现为肌纤维萎缩,数量减少,肌肉变硬,失去弹性,肌肉总量减少。男性肌肉30岁时占体重的43%,到60岁仅为25%。肌肉组织间脂肪和纤维组织生长,使得肌肉假性肥大,效率降低,易于疲劳。酶系统活性降低,肌浆球蛋白、ATP酶活性下降,使得肌肉收缩力减弱,通常在30岁以后易察觉。随着年龄的增长,老年人脊髓和大脑功能衰退,活动减少,肌肉反应迟钝,活动迟缓。

运动系统发生的这些形态和生理改变,不仅会引起老年人常见的跌倒等问题外,还会出现老年人常见的疾病,如骨质疏松症、骨折、骨关节病等。

十、血液系统

血液系统主要是由血液、骨髓、脾、淋巴结及全身部位的淋巴和单核-吞噬细胞系统构成。血液分为细胞成分和液体成分,细胞成分包括红细胞、白细胞和血小板,液体成分包括血浆、白蛋白、球蛋白、各种凝血和抗凝血因子、补体、抗体、酶、激素、脂质、电解质和各种代谢产物及化学物质等。

骨髓是成年人主要的造血器官,45岁以后骨髓逐渐减少,造血组织逐渐被脂肪和结缔组织取代,60岁以后,造血细胞减少到年轻时的一半,红骨髓减少,黄骨髓增多,造血能力下降。血液中红细胞和血红蛋白减少,可以引起贫血,老年人红细胞发生生物、物理和化学变化,如老年人血容量减少,血细胞比容增加,血液黏稠度增加,红细胞容易破裂发生溶血,同时中年后血红蛋白水平也会下降。65岁以上男性的血红蛋白量减少,70岁以后男性可降低10~20g/L,这可能与雄激素减少有关,女性下降不是很明显。粒性白细胞不断改变,但白细胞功能降低,老年人对感染的敏感性升高,白细胞吞噬和杀伤微生物的作用减弱,老年人易于发生肺炎和泌尿系统感染。另外,老年人淋巴细胞组织重量减轻,甚至只有原来的一半,使得淋巴细胞数量减少,成为老年人血象特征。

第二节 老年人心理及社会变化特点

一、老年人心理变化及特点

老年人由于年龄的增长,在心理学方面会出现心理老化的心理活动规律和特点,其中包括老年人特有的认知和情感过程及个性心理特点。心理过程还会影响老化过程、健康长寿及老年病的治疗,老年人的个性特点,也会影响老年人余热的发挥、处理家庭关系和社会关系等态度。因此应该掌握老年人的心理特点和心理需求,可以正确评估老年人的心理健康状况,尽量满足老年人的心理需求,对后面的干预措施提供依据。

(一)老年人心理活动变化

进入老年期后,个体的心理活动无本质的改变,但随着年龄的增长,老年人的心理活动会出现一定的自身特点。

1. 认知 主要是认识和反映客观世界的心理活动,如感觉、知觉、记忆和思维等。老年人认知改变主要表现为记忆减退和智力下降,记忆减退以感觉记忆减退为主。

在感知觉方面,老年人视觉会出现明显的减退,视野、暗适应、调节功能、色觉等都有不同程度的衰退。晶状体非水溶性蛋白比例的增多,增加了发生白内障的可能性,使得眼的透光性减弱;老年人晶状体弹性和调节聚焦能力下降,使得老年人视近物不清晰。同时老年人听力下降,会产生误听,误解他人谈话内容的意义,出现敏感、猜疑,甚至产生心理性偏倚的观念。随着年龄的增长,老年人心理运动反应变慢,表现为行动迟缓,技能操作不准确、不协调等。部分老年人会出现"当年勇"的心理自我防御,以此来掩饰和补偿自己目前的状况。

在记忆方面,老年人会出现初级记忆轻度下降,次级记忆明显下降,初级记忆是指刚刚认知过的,当时留下了印象,但是数秒后,不超过1分钟就可能会忘记。老年人的初级记忆轻度下降主要是与脑细胞的弥漫性损害有关;次级记忆是指初级记忆变成保持时间长的信息储存,经过复杂的编码后的意义记忆,一般保持时间从几天到数月、数年,甚至终身,随着年龄的增长,也会出现逐渐的减退。同时,老年人会出现再现或回忆减退的现象,老年人对看过、听过或学过的事物出现在眼前时能够很好地辨认,但对刺激物不在眼前时,对此事物再现或回忆的能力减退,表现为命名性遗忘,即为记不起、叫不出熟悉的人、物或姓名等。另外,老年人机械性记忆较差,但逻辑性记忆较好,对以往经历过的事情或有逻辑的记忆较好,对生疏的或需要死记硬背的机械记忆较差,因此,老年人速记和强记不如年轻人,但对理解性记忆和逻辑记忆较好。

在智力方面,20世纪60年代韦氏成人智力测量工具研究发现,老年人智力随年龄增长而减退,但Horm和Cattell将智力分为流体智力和晶体智力两类。晶体智力是指与语言、文学、数学、概念等抽象思维有关的智力,晶体智力与大脑的抽象思维、语言功能、后天知识、文化和经验的积累有关,研究发现,老年人晶体智力不但不会随年龄的增长而降低,反而会升高,这主要是与后天学习和经验积累有关。流体智力是获得新观念、洞察复杂关系的能力,如直觉整合能力、记忆力、思维敏捷度和注意力及反应速度有关的能力,主要包括对图形、物体、空间关系的认知和判断等智力;流体智力与感知、记忆和注意等心理过程相关,更与脑的生理功能相关,流体智力随着年龄的增长而逐渐减退,这主要与老年人的知觉整合和心理运动技能减退有关。

在思维方面,思维主要是以人已有的知识经验为中介,对客观现实间接的、概括性的反映,以及对事物本质特征及内部规律的理性认知过程,主要包括概括、类比、推理和解决问题等方面的能力。老年人思维下降很缓慢,特别是在自己熟悉的、与专业相关的思维能力时,老年人依旧可以保持和成年期一样的不变,但是老年人由于感知和记忆方面的衰退,在概念学习、问题解决、逻辑推理等方面的能力有下降,思维的敏捷度、流畅性、灵活性、独特性以及创造性比中青年期有所下降。

2. 情感　就是人们对周围事物、自身以及对自己活动态度的体验,情感与人的需要密切相关,人的需要得到了满足,就会产生正性情绪,反之,则产生负性的情绪。老年人的生活条件随着经济的发展逐渐改善,因此老年人的情感活动与中青年时期也并无太大的差别。老年人的情感活动是相对稳定的,有的变化是因为生活条件、社会地位变化所造成的,并不是由于老年人本身所决定的。老年人的情感变化有以下几个特点:①老年人不容易控制自己的情感,如喜悦、愤怒、悲伤和厌恶等。②老年人描述情绪时用词很少。③老年人愤怒情绪产生的原因主要是个人得失,其次是不合心意和不愉快的事情。④老年人出现的抑郁与过度关注健康有关。⑤老年女性有疑病的倾向。老年人由于各方面的变化带来的变化,如离退休使老年人感到轻松,同时原有社会角色、某种权利丧失的失落感,由忙碌变得悠闲,社会活动减少,人际交往圈子减小,容易产生封闭的心理状态,引起抑郁;同时老年人由于力不从心,自我理想和追求难以实现,会产生自卑感、空虚感等,随之产生负性情感而诱发身心疾病。

3. 个性　就是一个人比较稳定的、会影响个体整体行为并与他人有所区分的心理特征的总和。个性由个性心理特征和个性倾向两方面构成,包括气质、性格、能力等。它是决定个人对客观事物采取的态度和行为的动力系统,性格是个性的核心内容。老年人由于在欲望和需求的减少,驱动力和精神能量日益减退,容易出现退缩、孤独等心理问题,性格也会从外向变为内向,行为由主动变为被动,但老年人的个性还是会比较稳定地继续发展。老年人的个性变化主要表现在几个方面:①人生观的变化:对成功、名利的追求逐渐减少,对其的支配性、竞争性、攻击性、活动性有所减弱,更多地关注健康、家庭关系和下一代的发展,有的甚至热心于社会公益活动。②自私的暴露:在中青年期,自私会因社会活动受到抑制,但在老年期会开始表现,老年人满足心理需求的资源逐渐减少,因此部分老年人会对可用的资源抓得更紧,自私表现尤为突出。③自尊心的变化:主要表现为低自尊和高服从,这主要与健康状况的下降和经济地位的降低有关。

需求是个性倾向系统的组成部分。需求是生理和社会的客观需求在人脑中的反应,是人的心理活动与行为的基本动力,是个性积极性的源泉。需求越强烈,行动也会越积极。心理活动会随着社会的发展而发展,老年人在不同阶段心理需求会随着个人能力和生活需求改变,主要表现为尊重的需求、情感的需求和社会交往的需求。老年人对尊重的需求尤为重要,一方面,能够活着就是一种自尊,因此老年人应该得到其他人的尊重,另一方面,随着年龄的增长,老年人生理功能的老化、疾病的困扰、自理能力下降、社会交往减少等,使得老年人容易对自我价值产生怀疑,自尊心下降,受到不受尊重的威胁,因此病人和生活自理下降者应该受到尊重的满足。在情感方面,老年人因为社会活动减少,社会角色改变,生活方式改变,使得老年人容易产生自卑感、空虚感等,诱发负性情绪和身心疾病。在社会交往方面,老年人由于退休、机体老化、体弱多病和社会交往能力减弱等,容易出现焦虑、抑郁等身心疾病。作为医务人员,应该了解老年人的社会交往需求,创造有利的条件,使老年人继续保持精力,在社会中做力所能及的事情,扩大社会范围,满足社会交往的需求。

(二) 老年人心理变化特点

由于不同的年龄阶段和内外环境的不同,心理变化也会有不同的特点和规律。老年人心理变化主要表现为如下几点:

1. 身心变化不同步　生理的变化主要是生物学自然法则决定的,心理变化则要复杂得多,主要受外界环境的影响。生理变化主要表现为生理各器官的衰退,因此要注意保养和锻炼,但生理上的衰退并不是影响心理变化的唯一因素,两者在起始、向性和变化节律上不同步。"人老心不老""老骥伏枥,志在千里"正是很好的描述。不少老年人在老年期仍很有建树,取得了下一个辉煌。

2. 个体内部的可改变性　也就是心理发展仍有潜能和可塑性。老年人在离退休之后,社会、家庭、经济、政治等生活和以前截然不同,对这些新的改变,老年人不仅需要心理潜能,而且要求要有较大的可塑性。老年人对不同类型事情的适应性也不一样,良好的适应本身就意味着心理发展。

3. 心理变化表现出获得和丧失的统一　在人的一生中,丧失和获得任何时期都会产生。成人第二语言学习能力不如青少年期,但是老年期晶体实用性智力稳定或增长,液体技巧性智力逐渐减退,体现了一种统一性。由于年龄的增长,老年人心理发展受到更多关注,但老年人一般多能选择性地发展其他替代能力和优化能力,以此来补偿下降的能力,这样使自己很好地适应社会生活。

4. 心理变化的较大个体差异 因为遗传、环境和个体经历的不同,使得心理变化的向性、程度、水平必然存在很大的差异。

二、老年人社会角色的改变

角色是指人们在社会生活中所处的位置和人们在日常工作、学习和生活中所担当的功能性职责的总和。角色是社会对个体或群体在特定场合的职能的划分,代表了个体或群体在社会中的地位和社会期望表现出的符合其地位的行为。进入老年期后,人的角色会发生很大变化,精神心理也发生相应变化。老年人如果不能很好地进入和适应新角色,则可能出现心理和生理上的问题,影响本人和他人身心健康,这与老年角色的性别、个性、文化背景、家庭背景、社会地位、经济状况等因素有关。

(一) 主要角色转变为次要角色

主要角色表现为有独立思想和行动,能对自己的思想和行为负责,而且能够不断地认识和改造世界的一种角色。次要角色则为上述能力减弱或缺失的一种角色。老年人转入次要角色之后,可出现精神沮丧,情绪低落,对未来失去信心和出现失落感等精神症状。如长期处于这种状态下,则可能出现病理上的变化,如患上心脑血管疾病、消化性溃疡、阿尔茨海默病和癌症等。

进入老年阶段,就像选手将接力棒交给下一个选手一样,自己从社会角色中慢慢退下,这是成功老化必须经历的阶段,是一种有制度、有秩序和稳定的权利与义务的转变,这是不可避免的,对于年轻一代来说,可以提供更多的发展机会,但对于老年人来说,一开始在生理、心理和社会等方面会出现不适应,随着各种生理、社会等功能丧失,老年人与社会的要求逐渐拉开差距,会出现各种生理、心理上的问题。因此,转变为次要角色并出现症状的老年人应正确面对现实,接受现实,使心理上得到放松;积极配合医生治疗上述症状。而这种老年人的领导、同事、家人和亲朋好友也应在生活上照顾他们,在精神上慰藉他们,使他们顺利适应角色变化。

(二) 工作角色转变为休闲角色

工作角色指人在社会或单位内从事一份工作,担任一个或几个职务,因此拥有了一定权利并履行一定义务的一种角色。休闲角色则指因工作和职务变动,使拥有的权利丧失,转变为休闲角色的老年人可能出现精神空虚,无所事事,频繁看钟(表)等症状,并产生早上盼晚上,晚上盼天亮;天亮盼来日,来日盼来年等度日如年的感觉。如长期处于这种精神心理状态下,可渐出现病理生理上的变化如患上精神、心理疾病;或沉湎赌博、酗酒等不良行为或嗜好中。

出现上述症状的老年人,应该转变思维方式,把工作角色转变为休闲角色视为职业生涯的结束,完善自我、发展自我和实现自我,充分利用休闲时光,做一些在职期间无暇顾及的事情,如看书、写作、绘画、旅游等;承担一些力所能及的家务劳动,间接为社会作贡献。在现实生活中,有部分老年人常常"不服老",他们急迫地想发挥自己的余热,离退休后的悠闲生活对他们来说不是享福,而是受罪,对于这部分老年人来说,他们仍期望参与社会活动,维持原有的社会角色和功能,体现自己的价值,获得失去的信心和意义。所以,如果老年人有机会参加社会活动,贡献自己的才能,他们的晚年生活满意度就会有所提高。

(三) 配偶角色转变为单身角色

配偶角色一般是指一个人作为他人的丈夫或妻子,并享有作为丈夫或妻子的特定权利和义务的一种角色。单身角色就是丈夫或妻子因衰老、意外或疾病等原因死亡而自然成立的一种角色。转变为单身角色的老年人可出现心情悲伤,以泪洗面,睹物思人等症状,并产生孤僻、抑郁和"干脆也死了算了"等消极心理,同时也会引起失眠、精神不振,精力不集中等负面症状。长期处于这种消极状态下,会逐渐出现病理生理上的变化,如患上精神疾病,或染上酗酒等不良嗜好。

正确的做法是鼓励老年人应勇敢面对现实,接受现实,将配偶的不幸去世当作一种考验,考验自己能否经得起挫折;能否照顾好自己;能否珍惜生命的每一天,使配偶在九泉之下安心,同时,也鼓励老年人多参加一些社会娱乐活动,如跳舞、唱歌、下棋等老年集体娱乐活动,增加自己的业余活动,丰富生活。对于家庭的儿女,也要多给老年人关心和照顾,让老年人从亲情中感受到更多的温暖,消除自己的孤独感。当然,再婚可适当考虑,让老年人在晚年找到互相照顾的对象，互相鼓励，互相关心，共同度过晚年生活。此外，针对老年人出现的负面心理症状和生理反应，应积极请医生给予心理和药物治疗。

（四）居家角色转变为集体角色

居家角色是指居住在家中，与家庭成员朝夕相处，相互依存，并享有一定权利和义务的一种角色。集体角色则是丧失居家角色而住进托老院或其他老年集体机构，过上集体生活的一种角色。转变为集体角色的老年人，性格内向者可出现自闭、抑郁、焦虑、多疑等症状；性格外向者可因与他人生活习惯等的不同产生冲突，并萌发"别人金窝银窝，不如自家狗窝"等极端想法，甚至性格会变得更加暴躁，不容易控制自己的情绪，容易攻击别人。长期处于消极心理状态下，可能患上自闭症和心身疾病等。

为此，出现上述症状的老年人应随遇而安，鼓励调整自己的目前状况，多从别人的角度考虑问题。性格内向者应放开心胸，主动和他人聊天、交朋友，主动说出心中的不愉悦和伤心；性格外向者应主动接触和帮助他人，尽量克制自己的言行，控制自己的情绪，避免与他人产生冲突。对于家庭成员来说，应该更多地给予老年人关心和照顾，不应该不管不问。对于医务工作者来说，鼓励老年人参加各种集体活动，广交朋友，密切观察老年人的心理变化，若发生不良症状，积极给予治疗。

三、老年人心理社会的调适

心理调适就是运用心理学的方法，对自己和他人进行心理调整，通过心理调整让自己和他人达到一个健康状态的一系列过程，心理调试是一个动态的过程，在人的一生中都会存在，如果老年人在心理和社会关系等方面出现负面状况，又不给予调适，将会引起身体上生化机制的失调，损害健康，最终引起躯体和精神上的疾病。

（一）调适的原则

为了使老年人进入老年期后仍能够顺应环境，积极调整自己的心态，建设性地发展和完善自我，充分发挥自己的能力，过有效率的生活，因此，老年人在进行心理和社会转变的调适中，应该遵循一定的原则，这样才会起到事半功倍的效果。

1. **放下自己** 首先老年人要放下自己的架子，老年人在生活中遇到的不如意的事情，以及自己照顾不周等事情，要能够理解子女的难处，放下自己，不去抱怨太多，能够在生活中学会自我照顾，也可以帮助子女，体现自我价值感。其次就是老年人应该放下自己曾经的功劳，若离退休后依旧对自己和家人保持高期待的话，会打破自己内心的平静，同时增加自己的压力，因此放下自己的功劳，把对别人的期望降低到最小，这样可以保证自己不受伤害。

2. **包容** 首先老年人要学会包容自己，对过去做过的错事，不要一直耿耿于怀，笑对自己，勇敢地承认和改正自己的错误。同时，也要学会包容别人，对别人的错误和伤害，不要一直追究，要能够包容地化解你对别人的不解和怨恨，对于别人的优点，尽可能地去发现，去欣赏，学会互相理解。

3. **保持心态平衡** 当遇到不顺利或不公平的事情时，可以学会找人倾诉，找一个信赖的人一吐为快。通过倾诉舒缓这种不平衡的心理，避免自己走入死胡同。也可以找一个环境优美的地方去放松自己，呼吸清新的空气，调节身体功能。同时，也要学会换个角度看问题，站在别人的角度看问题，想别人所想，这样可以解开自己一直迷惑的事情，看到好的一面。

（二）老年人的心理调适

老年人在心理变化过程中，要科学地认识自己不良心态，学会化解矛盾、宣泄情感，提高心理调节能力，保持良好的心态，才能提高生存质量、延长寿命，安度晚年。

1. **制订新的生活目标** 由于老年人离退休后，大部分时间是空闲的，因此应该根据自己的条件制订新的追求目标，把目前离退休作为生活的一个转折点，可以制订每天的活动类型和活动时间等，如参加老年大学的学习、练习书法、跳舞等老年活动，这样可以丰富自己的老年生活，又可以广交朋友。

2. **养成规律的生活习惯** 良好的生活习惯可以保持老年人正常的心理活动。老年人可以养成早睡早起、饮食得当、不嗜烟酒等规律的生活习惯外，还要注意丰富自己的文化生活，消除烦恼和忧虑，老年人可以根据自己的喜好，积极参加一些力所能及的体育锻炼，如气功、打太极、跳老年舞、慢跑，这样不仅可以增强体质，还可以保持老年人精神饱满，使生理和心理状态达到最高的水平。

3. **保持健康的情绪** 心理健康是老年人保持身体健康和安享晚年的基础。研究表明，大部分长寿的老年人都心胸开阔、乐观豁达。因此老年人要学会调节自己的情绪,在忧愁时要懂得释放自己,学会娱乐;在焦虑时要学会分散自己的注意力,学会慢慢缓解自己焦虑;在悲伤时要学会转移自己的伤心,学会向别人倾诉;愤怒时也要控制自己的情绪,包容自己或他人的错误。只有这样,才可以保持心情愉悦,有积极向上的心理状态。

4. 建立和谐的人际关系　老年人在家庭关系中,要学会少干预、多忍让、少训斥、多理解,使家庭中每一个成员都互相关心、互相尊重,建立融洽的家庭氛围。同时,老年人由于时间上不受限制,因此应该主动到子女家中探望,增进家庭的亲情,减少孤独感。另外,老年人应该积极参加社会活动,增加与社会的接触,维护以前的友情,并努力广交朋友,建立和发展现有的朋友关系,改变单调乏味的生活。老年人保持和谐的人际交往,可以使思维敏捷,延缓大脑的衰老。

(三) 老年人社会角色的调适

老年人由于离退休后,社会角色改变,使得不能很好适应老年生活,因此,老年人离退休后,需要参与社会,参与社会就是指根据社会的需求和本人的能力、兴趣等通过不同的途径选择适当而有意义的工作,为社会做贡献,继续发挥自己的余热,建立一个新的社会角色,建立新的感情,适应角色的改变。

1. 正确对待离退休后的生活　遵循自然规律和新陈代谢的原则,老年人总要从工作岗位上退下来的。根据适应老年期生活的理论——疏远理论来看,该理论认为人总是要死的,但社会是永久存在、发展的,必须考虑把权力从老年人手中移交给青年人,这就形成了退休制度。

有部分高校老师退休后仍然从事原来的工作,从小养成爱读书的习惯,退下来以后还是会经常读书,仍能以某种方式进行自己的工作,情绪稳定,心情较为舒畅。因此老年人对于离退休后的生活,应该采取正确的态度,同时可以进行一些自己感兴趣的活动,丰富自己的晚年生活。老年人退休后,需要寻求精神上的寄托,位退志不退,或继续发挥原有专长,或勤于学习,进行新的探索,继续实现自己的理想,这样才会使老年人心情舒畅、身心健康。

2. 寻找新的工作,培养新的兴趣　部分老年人在自己的晚年生活中,找到了一些自己感兴趣的工作,积极创新,充分适应了新角色,调整了心理与生活,真正做到了老有所为,生活充实,心情愉快。也有许多老年人离退休之后,选择了一条艰辛但情趣很高雅的道路,踏进了书画艺术宫殿,勤奋攀登,从画盲变成了画迷,精神焕发,开创了自己创造的天空,同时在通过学习新技术和情趣中,可以加速新陈代谢,消除疲劳。

3. 进行新的探索,发挥自己的创造力　老年人的智力有很大的可塑性,如果老年人不断学习,多动脑筋,他们的智力将会有不断的提高,在老年人的智力中有一种叫作晶体智力,即便年龄增长,到了70岁、80岁这种智力也不会衰退,还可以增长。对于老年人来说,学习是需要有信心的。老年人不断学习,进行新的探索,可以取得很好的成绩,获得进取的信心。有些老年人对事业执着追求,有强烈的成就动机,开发了自己的智力,取得了惊人的成就。因此老年人是有创造力的,可以在晚年生活中发掘潜力,丰富生活,获得快乐。

4. 上老年大学,获取新知识　老年大学是老年人学习新知识,勤于用脑的场所,又视为老年乐园。老年人重新回到社会生活中,结识新的朋友,共享友谊,克服了离退休之后的失落和孤独感。不仅可以提高自己的知识水平,同时又使身体健康,丰富了自己的生活。因此老年教育不仅是有益的,使老年人适应角色的改变,得到健康和快乐,同时这将成为老年人生活中的必需。

5. 安排新的生活,过好每一天　进入老年期,老年人可根据自己不同情况进行不同的安排,做不同的计划,过好每天。从事一些力所能及的、有益于社会和家人的活动,有目的地过日子,使生活更加多姿多彩,更富有朝气,使老年人能够轻轻松松、愉快地过好晚年。老年人在离退休后,从事适当的工作,为他人、为社会或家庭做些有意义的事情,勤奋劳动,做出成绩后,就会给自己和他人带来欣慰和幸福,通过工作来调节自己的情绪,得到真正的开心,达到心理健康,使晚年生活更加有意义。

(黄　金)

第四章

老年人的健康评估

健康评估是全面地、系统地、有计划地收集评估对象的健康资料,并对资料进行分析、判断的过程。老年人的健康评估同成年人,但老年人因生理、心理和社会环境等方面的影响,感知、接受、表述和沟通信息的能力下降,在对其进行健康评估时,护理人员应充分认识到老年人的特殊性,遵循以老年人为中心的原则,正确应用语言性和非语言性的沟通技巧及护理评估技能,通过观察、询问、体格检查及实验室检查等方法获得准确的健康资料,分析判断老年人各方面的功能状态及改变,为确认健康问题、提出护理诊断、制订护理措施提供依据。老年人健康评估的内容主要包括躯体健康、心理状况以及社会状况评估。

第一节 老年人躯体健康的评估

老年人躯体健康评估是护理人员应用自己的感觉器官或借助相应的检查工具对老年人的躯体进行仔细的观察和系统的检查,以了解其躯体状况,为判断健康问题提供依据。主要包括健康史的采集、体格检查以及日常生活能力即自理程度三个方面。

一、健 康 史

评估内容主要包括老年人的一般资料,如姓名,性别,年龄,婚姻状况,民族,职业,籍贯,家庭住址与联系方式,文化程度,宗教信仰,医疗费用的支付方式,入院及记录日期等;目前和既往的健康状况,影响健康状况的有关因素,对自身健康状况的认识和反应,既往史:曾患病,治疗恢复情况,有无手术史、外伤史,食物、药物等过敏史;日常生活活动能力等。家族史:有无遗传性疾病,家人的死亡年龄和原因。家庭成员对其关心照顾情况,特别是老伴、子女。此外,还注意重点采集以下内容:精神心理状况、日常生活活动能力以及社会交往情况。

二、体 格 检 查

一般认为,老年人应1~2年进行一次全面的健康检查。检查前选择安静的环境,避免干扰,注意保护老年人的隐私。有条件的可准备特殊检查床。护理人员应确定与年龄相关的正常改变;区分正常变化和现存的或潜在的健康问题。常用的方法包括视诊、触诊、叩诊、听诊。

(一)一般原则

1. 提供安静舒适的环境,注意调节室内温度,一般要求室温在22~24℃。

2. 安排合理的评估时间,分次进行健康评估,避免劳累。

3. 运用恰当的沟通技巧 语速减慢,语音清晰,语气关心、体贴;问题直接简单;适时停顿和重复;耐心倾听、触摸;认知功能障碍的老年人询问简洁得体,必要时由家属或照顾者提供资料。

4. 按照体检需要选择合适的体位、方法 重点检查易发生皮损的部位;有移动障碍的老年人,可取合适的体位;检查口腔和耳部时,取下义齿和助听器;进行触觉功能检查时,特别是痛觉和温度觉检查时,注意不要损伤老年人。

(二)一般状况

1. 身高体重 测量身高、体重,正常人从50岁起身高可缩短,男性平均缩2.9cm,女性平均缩4.9cm。由于肌肉和脂肪组织的减少,80~90岁的老年人体重明显减轻(肌肉总重为体重的25%)。

2. 营养状态 老年人味觉功能下降,牙齿欠缺以及咀嚼肌群的肌力低下可影响老年人的咀嚼功能,导致进食量不足。老年人吞咽反射能力下降,食物容易误咽而引起肺炎,甚至窒息、死亡。对食物的消化吸收功能下降,导致老年人摄取的食物不能有效地被机体利用,特别是当摄取大量的蛋白质和脂肪时,容易引起腹泻。老年人易发生便秘,而便秘又可引起腹部饱胀感,食欲不振而影响进食量。以上原因均可导致老年人营养不良。

3. 体位、步态　疾病常可使体位发生改变,如心、肺功能不全的老年病人,可出现强迫坐位。正常人的步态因年龄、健康状态和所受训练的不同而不同。

4. 意识状态　意识状态主要反映老年人对周围环境和自身状态的认知和觉察能力,有助于判断有无颅内病变及代谢性疾病。

5. 生命体征　包括体温、脉搏、呼吸、血压。

老年人基础体温较成年人低,70岁以上的病人感染常无发热的表现,如果午后体温比清晨高1℃以上,应视为发热。

脉率接近成年人,但注意测脉搏的时间不应少于30秒,注意脉搏的不规则性。

呼吸频率较成年人稍快。评估呼吸时注意呼吸方式与节律、有无呼吸困难。老年人正常呼吸频率为16～25次/分,在其他临床症状和体征出现之前,老年人呼吸>25次/分,可能是下呼吸道感染、充血性心力衰竭或其他病变的信号。

血压增高和直立性低血压在老年人中较为常见。平卧10分钟后测定血压,然后直立后1、3、5分钟各测定血压一次,如直立时任何一次收缩压比卧位降低≥20mmHg或舒张压降低≥10mmHg,即可诊断为直立性低血压。

(三) 皮肤与指甲

评估老年人皮肤的颜色、温度、湿度、弹性、水肿及皮肤的完整性与特殊感觉。卧床不起的老年人全面检查易于发生破损的部位,观察有无压疮发生。因皮下血管发生营养不良性改变,毛发髓质和角质退化可发生毛发变细及脱发;黑色素合成障碍可出现毛发及胡须变白;皮肤弹性减退,皮下脂肪量减少,细胞内水分减少,可导致皮肤松弛并出现皱纹。表面干燥、粗糙、无光泽,常伴有皮损。常见的皮损有老年色素斑、老年疣、老年性白斑等,40岁后常可见浅表的毛细血管扩张。指甲变黄、变硬、变厚。

(四) 头面部与颈部

1. 头面部

(1) 头发:随着年龄的增长,头发变成灰白,发丝变细,头发稀疏,并有脱发。

(2) 眼睛与视力:老年人眼窝内的脂肪组织减少,眼球凹陷;眼睑下垂;瞳孔直径缩小,反应变慢;泪腺分泌减少,易出现眼干;角膜周围有类脂性浸润,随着年龄的增加角膜上出现白灰色云翳。老年人晶状体柔韧性变差,睫状肌肌力减弱,眼的调节能力逐渐下降,迅速调节远、近视力的功能下降,出现老视眼。老年人因瞳孔缩小、视网膜紫质的再生能力减退,使其区分色彩、暗适应的能力有不同程度的衰退和障碍。异常病变可有白内障,斑点退化,眼压增高或青光眼,血管压迹。

(3) 耳与听力:外耳检查可发现老年人的耳郭增大,皮肤干燥,失去弹性,耳垢干燥。老年人的听力随着年龄的增加逐渐减退,对高音量或噪声易产生焦虑,常有耳鸣,特别在安静的环境下明显。检查耳部时,应注意取下助听器,可通过询问、控制音量、手表的滴答声以及耳语来检查听力。

(4) 鼻与嗅觉:鼻腔黏膜萎缩变薄,且变得干燥,嗅觉功能减退。

(5) 口腔与味觉:老年人因牙周病、龋齿、牙齿的萎缩性变化,而出现牙齿脱落或明显的磨损,以致影响对食物的咀嚼和消化。舌乳头上的味蕾数目减少,使味觉和嗅觉降低,以致影响食欲。每个舌乳头含味蕾平均数,儿童为248个,75岁以上老年人减少至30～40个,其中大部分人合并出现味觉、嗅觉异常。

2. 颈部　颈部结构与成年人相似,无明显改变。注意老年人颈部强直的体征,不仅见于脑膜受刺激,而且更常见于痴呆、脑血管病、颈椎病、颈部肌肉损伤和帕金森病人。

(五) 胸部

1. 乳房　随年龄的增长,体内雌性激素的减少,其乳房发生了一些变化,如乳房体积变小、松软下垂,皮肤皱襞增加等。此时更应该注意乳房的保健,如发现肿块,要高度怀疑癌症。男性如有乳房发育,常常由于体内激素改变或是药物的副作用。

2. 胸、肺部　老年人由于呼吸肌及胸廓骨骼、韧带萎缩,肺泡弹性下降,气管及支气管弹性下降,常易发生肺泡经常性扩大而出现肺气肿,使肺活量及肺通气量明显下降,肺泡数量减少,有效气体交换面积减少,静脉血在肺部氧气更新和二氧化碳排出效率下降。血流速度减慢,毛细血管数量减少,组织细胞功能减退及膜通透性的改变,使细胞呼吸作用下降,对氧的利用率下降。

3. 心脏　由于心肌萎缩,发生纤维样变化,使心肌硬化及心内膜硬化,导致心脏泵效率下降,使每分钟有效循环血量减少。心脏冠状动脉的生理性和病理性硬化,使心肌本身血流减少,耗氧量下降,对心功能产生进一步影响,甚至出现心绞痛等心肌供血不足的临床症状。血管也会随着年龄增长发生一系列变化。50岁以后血管壁生理性硬化渐趋明显,管壁弹性减退,而且许多老年人伴有血管壁脂质沉积,使血管壁弹性更趋下降、脆性增加。结果使老年人血管对血压的调节作用下降,血管外周阻力增大,使老年人血压常常升高;脏器组织中毛细血管的有效数量减少及阻力增大,使组织血流量减少,易发生组织器官的营养障碍;血管脆性增加,血流速度减慢,使老年人发生心血管意外的机会明显增加,如心绞痛、心肌梗死等的发病率明显高于年轻人。

（六）腹部

老年肥胖常常会掩盖一些腹部体征;消瘦者因腹壁变薄松弛,腹膜炎时也不易产生腹壁紧张,而肠梗阻时则很快出现腹部膨胀。由于肺扩张,膈肌下降致肋缘下可触及肝脏。随着年龄的增大,膀胱容量减少,很难触诊到膨胀的膀胱。听诊可闻及肠鸣音减少。

（七）泌尿生殖

肾脏萎缩变小,肾血流量减少,肾小球滤过率及肾小管重吸收能力下降,导致肾功能减退。加上膀胱逼尿肌萎缩,括约肌松弛,老年人常有多尿现象。性激素的分泌自40岁以后逐渐降低,性功能减退。老年男性前列腺多有增生性改变,因前列腺肥大可致排尿发生困难。女性45~55岁可出现绝经,卵巢停止排卵。

（八）骨骼肌肉系统

随着年龄增加,骨骼中无机盐含量增加,而钙含量减少;骨骼的弹性和韧性减低,脆性增加。故老年人易出现骨质疏松症,极易发生骨折。

（九）神经系统

神经细胞数量逐渐减少,脑重减轻。据估计脑细胞数自30岁以后呈减少趋势,60岁以上减少尤其显著,到75岁以上时可降至年轻时的60%左右。老年人脑血管硬化,脑血流阻力加大,其血流量可减少近1/5。氧及营养素的利用率下降,致使脑功能逐渐衰退并出现某些神经系统症状,如记忆力减退、健忘、失眠,甚至产生情绪变化及某些精神症状。另外,老年人神经传导功能下降,对刺激的反应时间延长,大多数感觉减退、迟钝甚至消失。

三、功能状态的评估

由于机体的老化和慢性疾病的影响,可导致老年人某些功能障碍或丧失,而影响其生活质量。故此,日常生活护理中应强调帮助老年人在患病和功能障碍的状态下,维持基本的生活功能,适应日常生活。护理人员定期对老年人的功能状态进行客观的评估,对维持和促进老年人的自立性有重要的指导作用。

（一）评估方法

老年人功能状态的评估,主要通过量表法来评定,使用有效且被普遍承认的量表,获得可观察和可测量的数据。可采取直接观察法或间接评定法,具体应用时需要结合实际情况加以选择。

1. 直接观察法　即在老年人实际生活环境中或在功能评定室由检查者直接观察各项活动的完成情况,其结果可靠,但对体弱者常需分次检查,需要较多时间,而且有些动作,如穿脱内衣、大小便、洗澡等,不便于直接观察。

2. 间接评定法　即通过询问本人或家属来了解情况,实施较简单,但其准确性不如直接观察法。

（二）功能状态评估的内容

一般而言,老年人功能状态的评估包括基本日常生活功能、工具性日常生活功能、高级日常生活功能三个层次,其中最基本的是基本日常生活功能评估。

1. 基本日常生活活动能力(activities of daily living, ADL)　是指人们在每天生活中,为了照料自己的衣、食、住、行,保持个人卫生整洁和进行独立的社会活动所必需的一系列基本活动,是人们为了维持生存及适应生存环境而每天必须反复进行的、最基本的、最具有共性的活动,是反映生活质量的最基本指标之一。这一层次的功能受限,将影响老年人基本生活需要的满足。ADL不仅是评估老年人功能状态的指标,也是评估老年人是否需要补偿服务或评估老年人死亡率的指标。

2. 工具性日常生活功能(instrumental activities of daily living,IADL) 指老年人维持独立生活所需的功能,包括备餐、洗衣、理财、服药、打电话、操作家事、外出购物、搭乘交通工具等8项功能有否缺损。这一层次的功能提示老年人是否能独立生活并具备良好的日常生活功能。

3. 高级日常生活能力(advanced activities of daily living,AADL) 是指与生活质量有关的一些活动,包括主动性参加社交、娱乐活动、职业工作等,不包括满足个体保持独立生活的活动,主要是反映老年人的智能能动性及社会角色功能。由于老年期生理变化或疾病的困扰,这种能力可能会逐渐丧失。例如,脑卒中使一位经常参加各种社交和娱乐活动的老人失去了参与这些活动的能力,这将使这位老人的整体健康受到明显影响。高级日常生活能力的缺失,要比基本日常生活能力和功能性日常生活能力的缺失出现得早,一旦出现,就预示着更严重的功能下降。一旦发现老年人有高级日常生活能力的下降,就需要作进一步的功能性评估,包括基本日常生活能力和工具性日常生活能力的评估。

（三）常用的评估工具

在医院、社区、康复中心等开展老年护理时,有多种标准化的评估量表可供护理人员使用(表13-4-1)。目前临床上使用最广泛的评价老年人ADL的量表有日常生活活动量表(activities of daily living, ADL)、Barthel指数(Barthel index, BI)。评价老年人工具性日常生活功能使用最广泛的量表是Lawton IADL量表。

表13-4-1 评估日常生活能力量表

量 表	功 能
(1)Lawton ADL量表	日常生活能力
(2)Katz ADL量表(Katz ADL Scale)	基本自理能力
(3)Barthel指数(Barthel Index)	自理能力和行走能力
(4)改良Barthel指数	自理能力和行走能力
(5)Kenny自护量表(Kenny Self-care Scale)	自理能力和行走能力
(6)IADL量表(IADL Scale)	烹饪、购物、家务等复杂活动
(7)Lawton IADL量表(Lawton IADL Scale)	IADL能力

1. 日常生活活动量表(activities of daily living,ADL) 日常生活活动量表(ADL)是由美国的Lawton和Brody于1969年制定,由躯体生活自理量表(physical self-maintenance scale, PSMS)和工具性日常生活活动量表(instrumental activities of daily living scale, IADLS)组成,主要用于评定受试者的日常生活能力。ADL量表用于描述个体功能的基础状态,以及检测这些功能改变与否,其结果可作为制订护理措施的依据。该量表项目细致,简单易懂,便于询问。评定采用积分法,易于记录和统计,非专业人员也容易掌握和使用。

（1）评定内容:ADL量表共有14个项目(表13-4-2),包括两部分内容:一是躯体生活自理量表,共6项,包括上厕所、进食、穿衣、梳洗、行走和洗澡;二是工具性日常生活能力量表,共8项,包括打电话、购物、备餐、做家务、洗衣、使用交通工具、服药和自理经济。评分标准是:1分是自己完全可以做;2分是有些困难;3分是需要帮助;4分是完全需要他人帮助。

表13-4-2 日常生活活动量表(ADL)

项　　目	得　　分			
1. 定时上厕所	1	2	3	4
2. 吃饭	1	2	3	4
3. 穿衣服	1	2	3	4
4. 梳头、刷牙等	1	2	3	4
5. 行走	1	2	3	4
6. 洗澡	1	2	3	4
7. 打电话	1	2	3	4
8. 购物	1	2	3	4
9. 做饭菜	1	2	3	4
10. 做家务	1	2	3	4
11. 洗衣服	1	2	3	4
12. 使用交通工具	1	2	3	4
13. 服药	1	2	3	4
14. 处理自己的钱物	1	2	3	4

（2）评定注意事项:评定时按表格逐项询问,如被试者因故不能回答或不能正确回答(如痴呆或失语),则可根据家属护理人员等知情人的观察评定。如果无从了解,或从未做过的项目,

例如没有电话也从来不打电话,记(9),以后按研究规定处理。

(3) 评定结果分析:评定结果可按总分和单项分进行分析。总分16分为完全正常,大于16分为有不同程度的功能下降,最高64分。单项分1分为正常,2~4分为功能下降。凡有2项或2项以上≥3,或总分≥22,为功能有明显障碍。

2. Barthel 指数 Barthel 指数(BI)是在1965年由美国人 Dorother Barthel 和 Floorence Mshoney 设计并制订的,是美国康复治疗机构常用的一种日常生活活动能力评定方法,我国自20世纪80年代后期在日常生活活动能力评定时,也普遍采用这种评定方法。BI 信度和效度良好,使用简单,5分钟内就可完成。主要用于检测老年人治疗前后独立生活活动能力的变化,体现老年人需要护理的程度,适用于患有神经、肌肉和骨骼疾病的长期住院的老年人。

(1) 评定内容:包括进食、洗澡、穿衣、大小便控制、用厕、床椅转移、平地行走、上下楼梯等10项内容。大部分项目分为完全独立、需要帮助、完全依赖三个等级(表13-4-3)。

表13-4-3 Barthel 指数

项目	完全依赖	需要帮助	完全独立
修饰	0	0	5
洗澡	0	0	5
进食	0	5	10
用厕	0	5	10
穿衣	0	5	10
大便控制	0	5	10
小便控制	0	5	10
上下楼梯	0	5	10
床椅转移	0	5~10	15
平地行走	0	5~10	15
坐轮椅*	0	0	5

注:*表示仅在不能行走时才评定此项

(2) 评定方法:自填问卷,确定各项评分,计算总分值。

(3) 评定结果判断:总分100分表示生活自理,无须帮助;得分≥60分表示有轻度功能障碍,能独立完成部分日常生活活动,但需要一定帮助;41~59分表示有中度功能障碍,需要极大的帮助才能完成日常生活活动;≤40分表示有重度功能障碍,多数日常生活活动不能完成或需人照料。

3. Lawton 功能性日常生活能力量表 由美国的 Lawton 等人制定(表13-4-4)。

表13-4-4 Lawton 功能性日常生活能力量表

生活能力	项目	分值
你能自己做饭吗	无须帮助	2
	需要一些帮助	1
	完全不能自己做饭	0
你能自己做家务或勤杂工作吗	无须帮助	2
	需要一些帮助	1
	完全不能自己做家务	0
你能自己服药吗	无须帮助(能准时服药,剂量准确)	2
	需要一些帮助[别人帮助备药和(或)提醒服药]	1
	没有帮助完全不能自己服药	0
你能去超过步行距离的地方吗	无须帮助	2
	需要一些帮助	1
	除非做特别安排,否则完全不能旅行	0
你能去购物吗	无须帮助	2
	需要一些帮助	1
	完全不能自己出去购物	0
你能自己理财吗	无须帮助	2
	需要一些帮助	1
	完全不能自己理财	0
你能打电话吗	无须帮助	2
	需要一些帮助	1
	完全不能自己打电话	0

(1) 量表的结构和内容:此量表将 IADL 功能分为7个方面,主要用于评定被测者的功能性日常生活能力。

(2) 评定方法:通过与被测者、家属或护理人员等知情人的交谈或被测者自填问卷,确定各项评分,计算总分值。

(3) 结果解释:总分值的范围是0~14,分值与功能性日常生活能力呈正比关系。分值越高,提示被测者功能性日常生活能力越高。

第二节 老年人心理状况的评估

进入老年期，人的各种生理功能都逐渐进入衰退阶段，并面临社会角色的改变、丧偶等生活事件，老年人必须努力面对和适应这些压力事件。在面对适应过程中，老年人常会出现一些特殊的心理变化，影响其躯体健康和社会功能状态。掌握老年人的心理活动特点及其影响因素，正确评估老年人的心理健康状况，采取相应措施维护和促进老年人的心理健康，对促进积极和健康老龄化有重要意义。老年人的心理健康常从认知能力、情绪和情感、压力与应对等方面进行评估。

一、情绪与情感的评估

情绪和情感直接反映人们的需求是否得到满足，是身心健康的重要标志。老年人的情绪纷繁复杂，焦虑和抑郁是最常见的也是最需要护理干预的情绪状态。

（一）焦虑

焦虑是个体由于达不到目标或不能克服障碍的威胁，致使自尊心或自信心受挫，或使失败感、内疚感增加，所形成的一种紧张不安带有恐惧性的情绪状态。经常处于明显焦虑状态，对心身健康有很大影响，常见因素有：体弱多病，行动不便；疑病症；退休后经济收入减少，生活水平下降；儿孙上班上学的交通安全等。容易焦虑的老人衰老过程可加快，助长高血压、冠心病的发生；当急性焦虑发作时，可引起脑卒中、心肌梗死，或发生跌倒等意外事故。焦虑心理如果达到较严重的程度，就成了焦虑症，又称焦虑性神经官能症。焦虑症是以焦虑为中心症状，呈急性发作形式或慢性持续状态，并伴有自主神经功能紊乱为特征的一种神经官能症。

老年焦虑症有一般焦虑症所没有的特点。而且人们往往忽略这种心理疾病，而把原因归结到一些器质性疾病，比如心脏病、糖尿病中去。常用的评估方法有访谈与观察、心理测验与可视化标尺技术等。可用于老年人焦虑评估的量表包括汉密顿焦虑量表（Hamilton Anxiety Scale, HAMA）、状态-特质焦虑问卷（State-Trait Inventory, STAI）、Zung焦虑自评量表（Self-rating Anxiety Scale, SAS）、贝克焦虑量表（Beck Anxiety Inventory, BAI），使用较多的为汉密顿焦虑量表、状态-特质焦虑问卷。现介绍汉密顿焦虑量表、状态-特质焦虑问卷和可视化标尺技术。

1. 汉密尔顿焦虑量表（HAMA）：该表是由Hamilton于1959年编制，是一个使用较广泛的用于评定焦虑严重程度的他评量表。通过因子分析，可提示焦虑病人焦虑症的特点。

（1）量表的结构和内容：该量表包括14个条目（表13-4-5），分为精神性和躯体性两大类，各由7个条目组成。前者为1~6项，第14项；后者为7~13项。

表13-4-5 汉密顿焦虑量表

项 目	0	1	2	3	4
1. 焦虑心境					
2. 紧张					
3. 害怕					
4. 失眠					
5. 认知功能					
6. 抑郁心境					
7. 躯体性焦虑（肌肉系统）					
8. 躯体性焦虑（感觉系统）					
9. 心血管系统症状					
10. 呼吸系统症状					
11. 胃肠道症状					
12. 生殖泌尿系统症状					
13. 自主神经系统症状					
14. 会谈时行为表现					

（2）评定方法：采用0~4分的5级评分法，各级评分标准：0=无症状；1=轻度；2=中等，有肯定的症状，但不影响生活与劳动；3=重度，症状重，需进行处理或影响生活和劳动；4=极重，症状极重，严重影响生活。由经过训练的两名专业人员对被测者进行联合检查，然后各自独立评分。除第14项需结合观察外，所有项目根据被测者的口头叙述进行评分。

（3）结果解释：总分超过29分，提示可能为严重焦虑；超过21分，提示有明显焦虑；超过14分，提示有肯定的焦虑；超过7分，可能有焦虑；小于7分，提示没有焦虑。

2. 状态-特质焦虑问卷(STAI):由 Spieberger 等人编制的自我评价问卷,使用简便,能直观地反映被测者的主观感受(表13-4-6)。Cattell 和 Spieberger 提出状态焦虑和特质焦虑的概念,前者描述一种不愉快的情绪体验,如紧张、恐惧、忧虑和神经质,伴有自主神经系统的功能亢进,一般为短暂性的;而后者用来描述相对稳定的,作为一种人格特质且具有个体差异的焦虑倾向。

状态-特质焦虑问卷

指导语:下面列出的是一些人们常常用来描述他们自己的陈述,请阅读每一个陈述,然后在右边适当的圈上打勾来表示你现在最恰当的感觉,也就是你此时此刻最恰当的感觉。没有对或错的回答,不要对任何一个陈述花太多的时间去考虑,但所给的回答应该是你现在最恰当的感觉。

(1)量表的结构和内容:该量表包括40个条目,分为两个子量表:第1~20项为状态焦虑量表(S-AI),21~40项为特质焦虑量表(T-AI)。

(2)评定方法:该量表为自评量表。每一项进行1~4级评分。由受试者根据自己的体验选择最合适的分值。一般需要具有初中以上文化水平,可用于个人或集体测试。一般10~20分钟完成。凡正性情绪项目(1、2、5、8、10、11、15、16、19、20、21、23、24、26、27、30、33、34、36、39项,在计分单上标*号)均为反序计分,即按上述顺序依次评为4、3、2、1分。分别计算状态焦虑量表与特质焦虑量表的累加分,最小值20,最大值80。T-AI(第21~40项)中,11项为描述负性情绪条目,9项为正性情绪条目。用于评定人们经常的情绪体验。

(3)结果解释:状态焦虑量表与特质焦虑量表的累加分,反映状态或特质焦虑的程度。分值越高,说明焦虑程度越严重。

表13-4-6 状态-特质焦虑问卷(STAI)

项 目	完全没有	有些	中等程度	非常明显
*1. 我感到心情平静	①	②	③	④
*2. 我感到安全	①	②	③	④
3. 我是紧张的	①	②	③	④
4. 我感到紧张束缚	①	②	③	④
*5. 我感到安逸	①	②	③	④
6. 我感到烦乱	①	②	③	④
7. 我现在正烦恼,感到这种烦恼超过了可能的不幸	①	②	③	④
*8. 我感到满意	①	②	③	④
9. 我感到害怕	①	②	③	④
*10. 我感到舒适	①	②	③	④
*11. 我有自信心	①	②	③	④
12. 我觉得神经过敏	①	②	③	④
13. 我极度紧张不安	①	②	③	④
14. 我优柔寡断	①	②	③	④
*15. 我是轻松的	①	②	③	④
*16. 我感到心满意足	①	②	③	④
17. 我是烦恼的	①	②	③	④
18. 我感到慌乱	①	②	③	④
*19. 我感觉镇定	①	②	③	④
*20. 我感到愉快	①	②	③	④

续表

项　目	完全没有	有些	中等程度	非常明显
*21. 我感到愉快	①	②	③	④
22. 我感到神经过敏和不安	①	②	③	④
*23. 我感到自我满足	①	②	③	④
*24. 我希望能像别人那样高兴	①	②	③	④
25. 我感到我像衰竭一样	①	②	③	④
*26. 我感到很宁静	①	②	③	④
*27. 我是平静的、冷静的和泰然自若的	①	②	③	④
28. 我感到困难——堆集起来,因此无法克服	①	②	③	④
29. 我过分忧虑一些事,实际这些事无关紧要	①	②	③	④
*30. 我是高兴的	①	②	③	④
31. 我的思想处于混乱状态	①	②	③	④
32. 我缺乏自信心	①	②	③	④
*33. 我感到安全	①	②	③	④
*34. 我容易做出决断	①	②	③	④
35. 我感到不合适	①	②	③	④
*36. 我是满足的	①	②	③	④
37. 一些不重要的思想总缠绕着我,并打扰我	①	②	③	④
38. 我产生的沮丧是如此强烈,以致我不能从思想中排除它们	①	②	③	④
*39. 我是一个镇定的人	①	②	③	④
40. 当我考虑我目前的事情和利益时,我就陷入紧张状态	①	②	③	④

"*"表示该项为反序计分

3. 焦虑可视化标尺技术　请被评估者在可视化标尺相应位点上标明其焦虑程度(图13-4-1)。

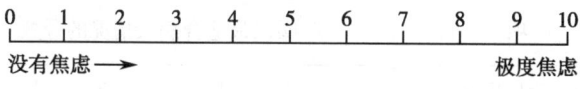

图 13-4-1　焦虑可视化量表

(二) 抑郁

抑郁(depression)是个体在失去某种其重视或追求的东西时产生的情绪状态,其特征是情绪低落,甚至出现失眠、悲哀、自责、性欲减退等表现。据统计,近年来老年性抑郁症的发生率在逐年上升。因此,在老年人情绪状态的评估中,对抑郁的评估也是重要内容之一。常用评估方法有访谈和观察、心理测试和可视化标尺技术等。可用于老年人抑郁评估的量表见有汉密顿抑郁量表(Hamilton Depression Scale, HAMD)、老年抑郁量表(the Geriatric Depression Scale, GDS)、流调中心用抑郁量表(the Center for Epidemiological Studies Depression, CES-D)、Zung抑郁自评量表(Self-rating Depression Scale, SDS)、Beck抑郁量表(Beck Depression Inventory, BAI)等。

1. 抑郁自测量表(SDS)　由Zung于1965年编制。能有效反映抑郁状态的有关症状及其严重程度和变化,是应用广泛的量表,其操作方便,容易掌握(表13-4-7)。

(1) 评定内容:由20个陈述句或相应的问题条目组成,每一个条目引出一个相关症状。

(2) 评定方法:量表由评定对象根据自己最近一周的实际情况自行填写。要求自评者阅读每条内容的含义后,作出独立的、不受任何人影响的自我评定。如果评定者的文化程度过低,看不懂或不能理解SDS问题,可由照护人员逐条念,让自评者独立做出评定。一次评定可在10分钟内完成。

(3) 结果分析:指标为总分。将20个项目的各个得分相加,即得粗分。标准分等于粗分乘以1.25,四舍五入取整数部分。总粗分的正常上限为

41分,标准总分为53分。抑郁评定的临界值为50,分值越高,抑郁倾向越明显。标准分小于53分为无抑郁;标准分大于等于53分且小于60分为轻度抑郁;标准分大于等于60分且小于70分为中度抑郁;标准分大于等于70分为重度抑郁。

2. 汉密顿抑郁量表 由Hamilton于1960年编制,是临床上评定抑郁状态时应用最普遍的量表。(表13-4-8)

表13-4-7 抑郁自测量表(SDS)

项目	没有或很少时间	少部分时间	相当多时间	绝大部分或全部时间
1. 我感到情绪沮丧,郁闷				
2. 我感到早晨心情最好				
3. 我要哭或想哭				
4. 我夜间睡眠不好				
5. 我吃饭像平时一样多				
6. 我的性功能正常				
7. 我感到体重减轻				
8. 我为便秘烦恼				
9. 我的心跳比平时快				
10. 我无故感到疲劳				
11. 我的头脑像往常一样清楚				
12. 我做事情像平时一样不感到困难				
13. 我坐卧不安,难以保持平静				
14. 我对未来感到有希望				
15. 我比平时更容易激怒				
16. 我觉得决定什么事很容易				
17. 我感到自己是有用的和不可缺少的人				
18. 我的生活很有意义				
19. 假若我死了别人会过得更好				
20. 我仍旧喜爱自己平时喜爱的东西				

表13-4-8 汉密顿抑郁量表

项目	圈出最适合病人情况的分数	项目	圈出最适合病人情况的分数
1. 抑郁情绪	0　1　2　3　4	13. 全身症状	0　1　2　3　4
2. 有罪恶感	0　1　2　3　4	14. 性症状	0　1　2　3　4
3. 自杀	0　1　2　3　4	15. 疑病	0　1　2　3　4
4. 入睡困难	0　1　2　3　4	16. 体重减轻	0　1　2　3　4
5. 睡眠不深	0　1　2　3　4	17. 自知力	0　1　2　3　4
6. 早醒	0　1　2　3　4	18. 日夜变化 A. 早 B. 晚	0　1　2　3　4
7. 工作和兴趣	0　1　2　3　4	19. 人格或现实解体	0　1　2　3　4
8. 迟缓	0　1　2　3　4	20. 偏执症状	0　1　2　3　4
9. 激越	0　1　2　3　4	21. 强迫症状	0　1　2　3　4
10. 精神性焦虑	0　1　2　3　4	22. 能力减退感	0　1　2　3　4
11. 躯体性焦虑	0　1　2　3　4	23. 绝望感	0　1　2　3　4
12. 胃肠道症状	0　1　2　3　4	24. 自卑感	0　1　2　3　4

(1) 量表的结构和内容:汉密顿抑郁量表经多次修订,版本有17项、21项和24项三种。本书所列为24项版本。

(2) 评定方法:所有问题指被测者近几天或近一周的情况。大部分项目采用0~4分的5级评分法。各级评分标准:0=无,1=轻度,2=中度,3=重度,4=极重度。少数项目采用0~2分的3级评分法,其评分标准:0=无,1=轻~中度,2=重度。由经过训练的两名专业人员对被测者进行联合检查,然后各自独立评分。

(3) 结果解释:总分能较好地反映疾病的严重程度,即病情越重,总分越高。按照Davis JM的划界分,总分超过35,可能为严重抑郁;超过20,可能是轻或中等度的抑郁;如小于8,则无抑郁症状。

3. 老年抑郁量表:由Brink等人于1982年创制,是作为专用老年人的抑郁筛查表(表13-4-9)。

表13-4-9 老年抑郁量表

选择最切合您一周来的感受的答案,在每题的( )内答"是"或"否"。

1. ( )你对生活基本上满意吗?	16. ( )你是否常感到心情沉重、郁闷?
2. ( )你是否已放弃了许多活动与兴趣?	17. ( )你是否觉得像现在这样活着毫无意义?
3. ( )你是否觉得生活空虚?	18. ( )你是否总为过去的事忧愁?
4. ( )你是否感到厌倦?	19. ( )你觉得生活很令人兴奋吗?
5. ( )你觉得未来有希望吗?	20. ( )你开始一件新的工作很困难吗?
6. ( )你是否因为脑子里一些想法摆脱不掉而烦恼?	21. ( )你觉得生活充满活力吗?
7. ( )你是否大部分时间精力充沛?	22. ( )你是否觉得你的处境已毫无希望?
8. ( )你是否害怕会有不幸的事落到你头上?	23. ( )你是否觉得大多数人比你强得多?
9. ( )你是否大部分时间感到幸福?	24. ( )你是否常为些小事伤心?
10. ( )你是否常感到孤立无援?	25. ( )你是否常觉得想哭?
11. ( )你是否经常坐立不安,心烦意乱?	26. ( )你集中精力有困难吗?
12. ( )你是否愿意呆在家里而不愿去做些新鲜事?	27. ( )你早晨起来很快活吗?
13. ( )你是否常常担心将来?	28. ( )你希望避开聚会吗?
14. ( )你是否觉得记忆力比以前差?	29. ( )你做决定很容易吗?
15. ( )你觉得现在活着很惬意吗?	30. ( )你的头脑像往常一样清晰吗?

(1) 量表的结构和内容:该量表共30个条目,包含以下症状:情绪低落、活动减少、易激惹、退缩痛苦的想法,对过去、现在与将来的消极评分。

(2) 评定方法:每个条目要求被测者回答"是"或"否",其中第1、5、7、9、15、19、21、27、29、30条用反序计分(回答"否"表示抑郁存在)。每项表示抑郁的回答得1分。

(3) 结果解释:该表可用于筛查老年抑郁症,但其临界值仍然存在疑问。用于一般筛查目的时建议采用:总分0~10,正常;11~20,轻度抑郁;21~30,中重度抑郁。

3. 抑郁可视化标尺技术 请被评估者在可视化标尺相应位点上标明其抑郁程度(图13-4-2)。

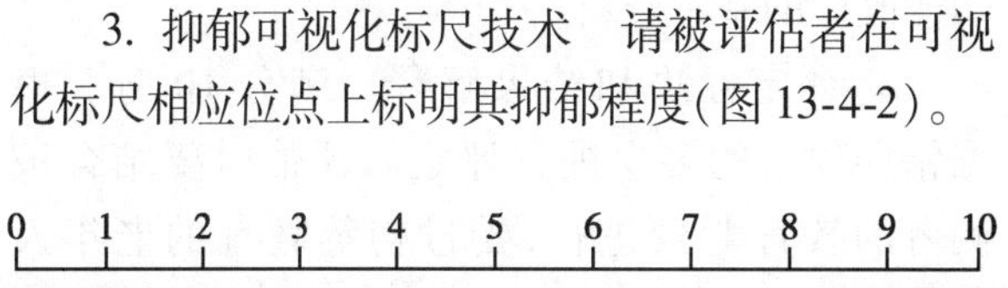

```
0   1   2   3   4   5   6   7   8   9   10
|—————————————————————————————————————————|
没有抑郁 →                            极度抑郁
```

图13-4-2 抑郁可视化量表

二、认知的评估

认知是人们认识、理解、判断、推理事物的过程,通过行为、语言表现出来,反映了个体的思维能力。认知功能对老年人是否能够独立生活以及生活的质量起着重要的影响作用。老年人认知的评估包括思维能力、语言能力以及定向力三个方面。

对老年人的认知功能进行评估时采用调查法、观察法、和谈法、心理测验法等。在已经确定的认知功能失常的筛选测试中,最普及的测试是简易智力状态检查(Mini-Mental State Examination,MMSE)和简易操作智力状态问卷(Short Portable Mental Status Questionnaire,SPMSQ)。

(一) 简易智力状态检查

由Folsten 1975年编制,主要用于筛查有认知缺损的老人,其评定方法简便,测试者经过操作训练便可以进行,一次检查5~10分钟。适合社区和基层人群普查(表13-4-10)。

表13-4-10 简明精神状况检查量表

	时间	地点
A. 定向能力	1. 何年?(1) 2. 季节?(1) 3. 何月?(1) 4. 几号?(1) 5. 星期几?(1)	6. 现在在哪个省?(1) 7. 住在哪个市?(1) 8. 住在什么区?(1) 9. 住在什么街道?(1) 10. 住在什么栋楼、什么门牌号?(1)
B. 记忆力	11. 现在我要说三样东西的名称,在我讲完之后,请您重复说一遍。请您记住这三样东西,因为等一下要再问您的,"皮球、国旗、树木"(以第一次答案计分)。 皮球(1)　　国旗(1)　　树木(1)	
C. 注意力与计算能力	12. 现在请您用100减去7,然后从所得的数目再减去7,如此一直计算下去,把每一个答案都告诉我,直到我说"停"为止(若错了但下一个答案是对的得一分)。 93(1)　86(1)　79(1)　72(1)　65(1)	
D. 回忆	13. 现在请您告诉我,刚才我要您记住的三样东西是什么? 皮球(1)　　国旗(1)　　树木(1)	
E. 语言	14. 分别指着手表和铅笔,"请问这是什么?"　手表(1)　　铅笔(1) 15. 现在我要说一句话,请清楚地重复一遍,这句话是:"四十四只石狮子"(只说一遍,只有正确、咬字清楚的才记1分)。　(1) 16. (评估者把写有"闭上您的眼睛"大字的卡片交给受访者)请照着这张卡片所写的去做(如果他/她闭上眼睛,记1分)。　(1) 17. 评估者说下面一段话,并给他一张白纸,不要重复说明,也不要示范。 用右手拿这张纸(1)　再用双手把纸对折(1)　将纸放在大腿上(1) 18. 请您说一句完整的、有意义的句子(句子应有主谓语,并有意义)(1) 记下句子 19. 请您按下面图样画图。(1)	

注:判断标准根据上海精神卫生中心制订的标准,文盲文化程度得分≤17分为有认知功能障碍,小学程度≤20分为有认知功能障碍,中学以及以上文化程度≤24分为有认知功能障碍

1. 量表结构和内容　该量表共19项,30个小项,评估范围包括11个方面时间定向、地点定向、语言即刻记忆、注意和计算能力、短期记忆、物品命名、重复能力、阅读理解、语言理解、语言表达、绘图。

2. 评定方法　在安静无干扰的地方由测试者直接询问被试者,被试者回答或操作正确记"1",错误记"5",拒绝或说不会做记"9"和"7"。全部答对总分为30分。

3. 结果解释　简易智力状态检查的主要统计量是所有记"1"的项目(和小项)的总和,即回答或操作准确的项目和小项数,称为该检查的总分,范围是0~30。分界值与受教育程度有关,未受教育文盲组17分,教育年限≤6年组20分,教育年限>6年组24分,低于分界值的认为有认知功能缺损。

(二)简易操作智力状态问卷

简易操作智力状态问卷是由Pfeiffer于1975年编制,对于注意力和记忆力方面测量项目少,对定向力的测量项目较多,适合于评定老年人认知状态改变的前后比较。

1. 量表内容　包括定向、短期记忆、长期记忆和注意力等4个方面,10个问题。在对老年人进行健康评估时,无论是否出现认知功能损害,都应进行认知功能筛查,作为今后判断是否有认知功能改变的基本资料。

2. 评定方法和结果解释　满分10分。根据错误项目的多少进行评定。评估时要结合被测者的教育背景进行,受过初等教育的老年人允许错一项以上,而受过高中以上教育者只能错一项。

三、压力与应对的评估

进入老年期后,日常生活中大大小小的事件,都可给老年人带来压力,如果应对不当,将给老年人的身心健康造成危害。护理人员应全面评估老年人压力的各个环节,及时了解有无压力源存在,压力源的性质、强度、持续的时间以及对老年人的影响,正确评价老年人的应对能力,帮助老人适应环境变化,有效地减轻压力反应,促进身心健康。

压力与应对的评估采用访谈、观察、心理测验相结合的综合评定方法,评定量表包括生活事件量表、社会再适应量表以及调适方式问卷等。

(一) 老年人常见的压力来源

1. 生理方面　身体功能退化和长期患病;不能够独立处理日常生活;性功能改变。
2. 心理方面　代沟、害怕、缺少关爱、自我形象改变、失落、搬迁等。
3. 社会压力　退休、经济状况的改变;照顾子孙或照顾患病的配偶;物价的上涨;医疗费用的支出;丧偶;亲人或好友身故;家庭成员关系的改变、家庭成员角色的冲突、歧视等。

(二) 常用压力评估与调适量表

1. 生活事件问卷　被用来评估压力以及研究其与压力的关系。
2. 社会再适应量表　社会再适应量表(SRRS)是为测量重大生活事件而设计的。1967年美国华盛顿大学医学院的精神学专家霍尔姆斯及雷赫对5000人做了研究,将人们遇到的生活事件罗列成43类,编成社会再适应量表,以生活变化单位(LCU)予以评分、划分等级。发现生活变化单位的升高与健康保持正相关。认为一年内生活变化单位累计不超过150,未来可能是健康平安的;若一年内累计超过300,则来年70%的可能性会患病。

该量表有实用价值。量表得分高的人,较容易罹患心脏病、骨折、糖尿病、白血病及小感冒。量表中的分数,也与精神障碍、抑郁、精神分裂症以及严重的心理疾病有关。另外,多种生活事件不断地累加,其效果就更加明显,由于遭遇者的整体免疫功能降低,极易患病。

3. 调适方式问卷　拉扎鲁斯的调适问卷是目前最广泛使用的调适量表。有60道题,用4点计分法。当个人经历特殊压力事件时,要求他依据个人的实际调适想法与行动在问卷上做答案,并对其进行因素分析。

第三节　老年人社会状况的评估

要全面认识和衡量老年人的健康水平,除生理、心理功能外,还应评估其社会状况。社会健康评估应对老年人的社会健康状况和社会功能进行评定,具体包括角色功能、所处环境、文化背景、家庭状况等方面。

一、角色功能的评估

对老年人角色功能的评估,其目的是明确被评估者对角色的感知、对承担的角色是否满意,有无角色适应不良,以便及时采取干预措施,避免角色功能障碍给老年人带来的生理和心理两方面的不良影响。

(一) 角色的内涵

1. 角色　角色(role),又称社会角色。是对具有某种特定社会职位的个体所规定的标准和期望。角色是社会对个体或群体在特定场合下职能的划分,代表了个体或群体在社会中的地位以及社会期望表现出的符合其地位的行为。角色不能单独存在,需要存在于与他人的相互关系中。老年人一生中经历了多重角色的转变,从婴儿到青年、中年直至老年;从学生到踏上工作岗位直至退休;从儿子/女儿到父母亲直至祖父母等,适应对其角色功能起着相当重要的作用。个体对老年角色的适应与性别、个性、文化背景、家庭背景、社会地位、经济状况等因素有关。

2. 角色功能　指从事正常角色活动的能力,包括正式的工作、社会活动、家务活动等,老年人由于老化及某些功能的退化而使这种能力下降。个体对老年角色的适应与性别、个性、文化背景、家庭背景、社会地位、经济状况等因素有关。

(二) 角色功能的评估

老年人角色功能的评估,可以通过交谈、观察两种方法收集资料。评估的内容包括角色的承担、角色的认知和角色的适应。

1. 角色的承担

(1) 一般角色:了解老人过去的职业、离退休年份和现在有无工作,有助于防范由于退休所带来的不良影响,也可以确定目前的角色是否适应。评估角色的承担情况,可询问:最近一星期内做了什么事?哪些事占去了大部分时间?对他而言什么事情是重要的、什么事情很困难?

(2) 家庭角色:老年人离开工作岗位后,家庭成了主要的生活场所,并且大部分家庭有了第三代,老年人由父母的地位上升到祖父母的位置,增加了老年人的家庭角色,常常担当起照料第三代的任务;老年期又是丧偶的主要阶段,若老伴去世,则要失去一些角色。另外,性生活的评估,可以了解老人的夫妻角色功能,有助于判断老人社会角色及家庭角色型态。评估时可询问是否照顾孙辈? 老伴还在不? 对家庭是否满意?

(3) 社会角色:主要指社会政治、经济地位的变化所带来的角色的改变。老年人到一定年龄后,自然地要由社会的主宰者退居到社会的依赖者行列;由社会财富的创造者退居到社会财富的消费者行列。因而使许多老年人不能适应,自我感觉仍继续工作,可以担负一定的工作职责,一旦退休变为现实,则不知所措,难以接受,认为自己的价值得不到承认,被社会抛弃,表现出角色适应不良的身心行为反应,包括生理、心理和社会适应能力等方面。评估时可询问老人对自我一生评价如何? 朋友多吗? 喜欢参加集体活动吗?

2. 角色的认知　让老人描述对自己角色的感知和别人对其所承担的角色的期望,老年后对自己生活方式、人际关系方面的影响。同时还应询问别人对他的角色期望是否认同。例如:您退休后是否适应? 您现在觉得活得自在吗? 您愿意照顾孙子吗? 您愿意为子女做家务吗? 您愿意参加老年人的集体活动吗?

3. 角色的适应　让老人描述对自己承担的角色是否满意以及与自己的角色期望是否相符,观察有无角色适应不良的身心行为反应,如头痛、头晕、疲乏、睡眠障碍、焦虑、抑郁、忽略自己和疾病等。评估时可询问有没有因为退休而烦恼或焦虑? 有无睡眠障碍? 头痛? 疲乏? 无聊? 忧郁? 可从以下问题进行评估:

(1) 以前您从事什么职业? 担任什么职务?

(2) 现在你还干些什么?

(3) 您家中谁拿的主意最多?

(4) 您是否觉得要做的事情太多而又力不从心?

(5) 家里、社会重视您吗?

(6) 对您的子女您满意吗?

(7) 您是否喜欢参加老年人的群体活动?

(8) 您退休了吗? 老伴身体好吗?

二、环 境 评 估

老年人的健康与其生存、生活的环境存在着联系,如果环境变化超过了老年人机体的调节范围和适应能力,就会引起疾病。

(一) 环境评估的目的

对老年的生活环境进行评估,可以更好地去除妨碍生活行为的环境因素,帮助老年人选择良好的养老环境,有利于补偿机体缺损的功能,促进老年人生活质量的提高。

(二) 环境评估的内容

1. 物理、生物环境　物理环境是指一切存在于机体外环境的物理因素的总和。居住环境是老年人的生活场所,是学习、社交、娱乐、休息的地方,由于人口老龄化的出现、空巢家庭的日益增多,大量老年人面临着独居生活的问题。评估时应了解其生活环境/社区中的特殊资源及其对目前生活环境/社区的特殊要求,其中居家安全环境因素是评估的重点,通过家访可以获得这方面的资料(表13-4-11)。

2. 社会文化环境　又称人文环境,包括经济、文化、教育、法律、制度、生活方式、社会关系、社会支持等诸多方面。这些因素与人的健康有密切关系。可采用自述法和询问法获得相关资料。本节介绍主要几个方面。

(1) 经济:在社会环境因素中,对老年人的健康以及病人角色适应影响最大的是经济。这是由于老年人因退休、固定收入减少、给予经济支持的配偶去世所带来的经济困难,可导致失去家庭、社会地位或生活的独立性。护理人员可通过询问以下问题了解经济状况:①您的经济来源有哪些? 单位工资福利如何? 对收入低的老年人,要询问这些收入是否足够支付食品、生活用品和部分医疗费用? ②家庭有无经济困难? 是否有失业、待业人员? ③医疗费用的支付形式是什么?

(2) 生活方式:通过交谈或直接观察,评估饮食、睡眠、活动、娱乐等方面的习惯以及有无吸烟、酗酒等不良嗜好。若有不良生活方式,应进一步了解对老年人带来的影响。

(3) 社会关系与社会支持:评估老年人是

表 13-4-11　老年人居家环境安全评估要素

部位	评估要素
一般居室	
• 光线	光线是否充足?
• 温度	是否适宜?
• 地面	是否平整、干燥、无障碍物?
• 地毯	是否平整、不滑动?
• 家具	放置是否稳固、固定有序,有无阻碍通道?
• 床	高度是否在老人膝盖下,与其小腿长基本相等?
• 电线	安置如何,是否远离火源、热源?
• 取暖设备	设置是否妥善?
• 电话	紧急电话号码是否放在易见、易取的地方?
厨房	
• 地板	有无防滑措施?
• 燃气	"开""关"的按钮标志是否醒目?
浴室	
• 浴室门	门锁是否内外均可打开?
• 地板	有无防滑措施?
• 便器	高低是否合适,有无设扶手?
• 浴盆	高度是否合适? 盆底是否垫防滑胶垫?
楼梯	
• 光线	光线是否充足?
• 台阶	是否平整无破损,高度是否合适,台阶之间色彩差异是否明显?
• 扶手	有无扶手?

否有支持性的社会关系网络,如社区配套是否完善,包括医院、商店、餐馆、银行、交通、车站、邮电局、娱乐场所、公园是否齐全;社区是否提供医疗保健服务、居家养老社会服务;家庭成员是否互相尊重;家庭成员对老年人的支持程度如何;老年人与邻居的关系如何;与朋友是否亲密往来;社区对老年人的关心程度如何;老人对照护人员的服务是否满意。

（4）邻里关系:邻里关系体现老年人在社会环境中其主观良好状态和社会的应对方式以及人与环境相适应的程度,这也是判断社会功能的主要标准。

（5）教育水平:受过什么教育;继续老年大学学习吗;经常看新闻电视、报纸、杂志吗;对新潮事物是否看得习惯;爱好音乐、唱歌、跳舞、健身、绘画、书法和摄影吗?

三、家庭评估

老年人离退休后,从社会转向家庭,家庭就成为老年人物质支持、精神安慰和生活照料的主要依托,甚至是唯一的生活环境。家庭是影响老年人健康的重要因素,是无可替代的。目前,家庭结构变化的趋势是由大家庭向小家庭发展,核心家庭逐渐增多,境况的改变并不很利于老年人的健康,也可能给老年人带来严重的精神影响。

（一）家庭评估的目的

了解家庭对老年人健康的影响,发现影响老年人健康的因素,制订有效的恢复老年人健康的照护方案。

（二）家庭评估的内容

1. 家庭成员基本资料　主要包括老年人家庭成员的姓名、性别、年龄、受教育程度、职业及健康状况。

2. 家庭结构类型　家庭成员的数量、性别和年龄决定家庭结构的类型。社会学家将家庭结构描述为主干型、联合型、核心型和单身型4种类型。

3. 家庭成员的关系(家庭的内在结构)　即家庭成员间的互动行为,具体表现就是家庭关系(与老伴、子女、媳婿以及孙辈之间的关系)。家庭关系的复杂性或家庭关系的不和谐,常常是许多老年人健康问题的根源。

4. 家庭功能与资源　家庭功能是指家庭本身所固有的性能和作用。所有的家庭都有特定的功能以满足家庭成员的需要,维持家庭及社会的期望。其健全与否关系到每个家庭成员的身心健康及疾病的预测。

5. 家庭的发展阶段　家庭关系变化与发展可概括为8个阶段(略),在不同的发展阶段,家庭的发展任务各不相同。

6. 家庭的压力　是指家庭中发生的重大生活变化。包括家庭成员关系的改变、家庭成员的角色冲突、家人患病或死亡等都会造成家庭失衡,扰乱家庭正常生活。

（三）家庭评估方法

1. 问询　是对家庭成员的基本资料、家庭结构、家庭成员的关系等资料采集的常用方式,通过与问询对象交谈了解其家庭成员的基本情况。

2. 问卷 经常用于家庭功能的评估。常用评估量表为APGAR家庭功能评估表(表13-4-12),其中包括家庭功能的五个重要部分。适应度A(adaptation)、合作度P(partnership)、成长度G(growth)、情感度A(affection)和亲密度R(resolve)。

表13-4-12 APGAR家庭功能评估表

项　目	经常	有时	很少
1. 当我遇到困难时,可以从家人处得到满意的帮助			
补充说明			
2. 我很满意家人与我讨论各种事情以及分担问题的方式			
补充说明			
3. 当我希望从事新的活动或发展时,家人能接受并给予支持			
补充说明			
4. 我很满意家人对我表达情感时的方式以及对我愤怒、悲伤等情绪的反应			
补充说明			
5. 我很满意家人与我共度美好时光的方式			
补充说明			

注:1. "经常"得2分,"有时"得1分,"很少"得0分。
2. 总分在7～10分为家庭功能无障碍,4～5分为家庭功能中度障碍,0～3分为重度家庭功能不足

四、老年人的文化情况评估

文化在一定的社会背景下产生和发展,并被人们自觉地、广泛地接受。任何个体都可能在发展和演变中形成各自不同的文化。这些文化对个体的健康也会产生积极或消极的影响。因此,在对老年人进行健康评估时,不能忽略评估文化因素对健康的影响,应充分考虑到老年人的文化背景、民族差异。

(一) 文化评估目的

了解老年人文化差异;制订出符合老年文化背景的、切合实际的照护措施。

(二) 文化评估的内容与方法

用设问法来获得老年人价值观、信念、宗教信仰、风俗习惯等资料。

1. 价值观 指个体对生活目标和生活方式价值的看法或思想体系,是个体在长期的社会化过程中,经过后天的学习而逐渐形成的。一般包括个体所认同的生活目标以及其目标指导下的个体行为方式。

2. 信念 是个体认为可以确信的看法,也是个体在自身经历中积累起来的认识原则,是与个性和价值观相联系的一种稳固的生活理想。生活在不同文化背景下的人,对健康和疾病的认识和理解是完全不同的。

3. 宗教信仰 宗教是支配人们日常生活的自然力量和社会力量在人们头脑中虚幻的反应,是以神的崇拜和神的旨意为核心的信仰和行为准则的总和。

4. 风俗习惯 风俗又称习俗,是指历代相传从而形成的风尚。与人们的日常生活有着极为密切的联系,约束着人们的行为,影响着人们的衣、食、住、行、娱乐、卫生等各个方面。

5. 文化程度 文化程度对老年人的生活条件和健康状况影响很大。通常,老年人的文化程度越高,经济收入和家庭地位与社会地位就越高,其健康状况也就越好。此外,老年人的文化程度高低还直接影响其再就业或参加社会活动的能力,对老年人的社会交往和精神生活产生重要影响。

(宋丽淑)

第五章

老年人的健康保健与养老照顾

随着年龄的增长，老年人的健康状况逐渐衰退，期望寿命受损，生活幸福感逐渐降低，因此做好老年人的健康保健和养老照顾工作对于延长老年人的寿命和提高其生活质量尤其重要。世界卫生组织在1983年决定将老龄化问题的研究纳入全球老年保健纲要，1993年第15届国际老年学大会将"科学要为健康的老龄化服务"定为主题，旨在强调老年人最为重要的是拥有健康。老年保健事业是以促进和维持老年人健康为目的，充分利用现有的人力、物力和财力建立健全的老年人健康保护体系，推行和实施促进老年人健康的政策法规。随着我国独生子女的日益增多，养老照顾成为老年保健事业面临的新的问题与挑战，机构养老和居家养老相辅相成是解决养老照顾的有效方式。作为护理人员，应在相关政策的引导下充分利用专业特长为促进老年健康而努力，有效运用所学知识，以真心、耐心、诚心和热心为老年人提供服务，最终达到老有所养、老有所乐、老有所医、老有所学和老有所为的老年健康保健的目标。

第一节 概 述

一、老年保健的概念

世界卫生组织（WHO）在老年卫生规划项目中提出，老年保健（health care in elderly）是指在平等享用国家卫生资源的基础上，充分利用现有的和潜在的人力、物力、财力来发展老年保健事业，为老年人提供基本的医疗、康复、保健、护理等服务，以达到维护和促进老年人健康的目的。

老年保健的宗旨是为老年人提供各种服务从而满足其生存的需求。老年人由于身体功能下降，抵抗力低下，容易引发各种疾病如高血压、冠心病、糖尿病等，为老年人提供疾病的预防、治疗、康复等综合性服务，同时促进老年保健和老年福利事业的发展刻不容缓。目前社区开展的为老年人建立健康档案、定期进行健康知识的宣传、健康体检、功能锻炼等保健活动均属于老年保健的范畴，同时随着生物-心理-社会医学模式的兴起与发展，为老年人提供心理支持，排解老年人心理障碍和不良情绪也成为老年保健的重要内容。另外，对老年人尤其是高龄老人进行临终关怀，教育老年人从容面对死亡也是目前老年保健中应该重视的内容。

老年健康保健事业的发展是老年医学事业发展的重要基础，完善国家老年保健政策，有效组织相关机构为老年人提供"动、静、乐、寿"相结合的保健活动，使老年人身心健康是老年保健事业的最终目的。

二、老年保健的重点人群

（一）高龄老人

人体的衰老是一个随年龄增长而逐渐演变的过程，进入老年以后，随着年龄的增大，会出现生理老化，加之储备能力的减退，进而出现病理老化，因此高龄老人易患各种生理疾病，应引起老年保健事业的关注。高龄老人体质较脆弱，大部分高龄老人都伴有一种或几种慢性病，如高血压、冠心病、慢性支气管炎、糖尿病等；同时伴随着年龄的增加，高龄老人的适应能力和疾病康复预后功能较差；高龄老人对死亡的恐惧心理也影响了他们的生活质量，所以，高龄老人对于老年健康保健的需求较大。据第六次全国人口普查结果显示我国60岁以上的老人占总人口的13.26%，可见为高龄老人提供老年健康保健服务势在必行。

（二）独居老人

独居老人是指不和子女住在一起且丧偶的老人，是社会中的弱势群体。自从我国实行计划生育政策以来，独生子女日益增多，家庭小型化越来越明显，加之有些子女有自己的家庭之后不愿和老人住在一起，老人独居的现象越来越普遍，尤其在农村，子女在外打工，老人独自在家还要照顾年幼的孙子、外孙，面临更多的生活压力和心理压力。独居老人面临着很多问题，诸如身体协调能力减弱，很难照顾好自己的生活起居，特别是子女在外打工的农村独居老人，交通不便利、医疗条件差等原因影响独居老人的生存质量，加之丧偶后心情沮丧，一时间很难适应独自一个人生活。因此，需特别关注独居老人的生活起居和心理健康，为他们提供满意的健康保健服务。

（三）丧偶老人

随着老年人数量的增加，丧偶老人的数量也在不断增加。据研究显示，女性丧偶人数多于男性，可能与女性平均寿命比男性长有关。老年丧偶后主要是心理的改变，一般老年丧偶后要经历三个阶段，即自责、怀念和恢复，这三个阶段是漫长的，度过这三个阶段要经过一段时间；老人丧偶后生活方式也会发生改变，很多原来自己不需要想和做的事现在要去面对，角色的转变亦需要相当长的时间；丧偶老人通常较少参加社区组织的团体活动和日常锻炼活动，加之本身年龄较高，故易患各种老年常见的慢性病。总之，关注丧偶老人尤其是新近丧偶老人的生活和心理问题，帮助其做好心理调适很重要。

（四）患有精神障碍的老人

伴随着年龄的增大，老年人感觉器官的灵敏性也在不断下降，使老人逐渐不能有效地接收正确的信息，发生痴呆、失智等精神障碍的可能性大大增加，据专家估计，到2050年，我国老年痴呆的患病率将达到高峰。另外，进入老年期以后，人的思维和认知以及人格都会发生改变，因此老年人往往较以前固执、偏激。近年来，老年阿尔茨海默病、帕金森等的患病率逐年上升，严重的精神障碍使老人生活失去规律甚至有时生活不能自理，社会的不断发展使其子女较以往有更大的生活压力，甚至很多子女在照顾有精神障碍的老人时缺乏耐心甚至不管不顾，这就使患有精神障碍老年人成为更加弱势的群体。

（五）疾病初愈出院的老人

老年人患有非传染性慢性疾病的概率较高，且很难完全治愈，大多数老人疾病初愈出院后仍需要进一步的康复指导和功能锻炼，尤其是在现在看病难、看病贵的情况下，很多老人尤其是农村老人往往由于担心费用的问题提早出院，这就使后续的身体恢复面临更大的挑战，稍有不慎可能危及其生命的安全。因此，加强对新出院的老人进行相关的健康教育、康复指导和功能锻炼尤其重要，特别是社区医院和卫生服务中心要为老人建立健康档案，定期随访。

（六）患病老人

进入老年，无论是外观还是内在的生理代谢、器官功能等都会有相应的变化，基础代谢率下降、合成代谢降低，分解代谢增高，以及消化、循环系统等的功能减退，使老人易患各种疾病。据统计我国老年人发病序列依次为高血压、冠心病、脑血管病、恶性肿瘤和糖尿病，而且老年人往往集多种疾病于一身，且发病时临床症状隐匿、不典型，疾病发展迅速、变化快、病死率高，易发生各种并发症，更重要的是有些老年人患病后生死观发生改变，较平常更恐惧死亡，因此患病老人的生理和心理都应受到更多的关注。

（七）刚离、退休的老人

刚离、退休的老人很难从原来紧张繁忙的生活状态和角色中走出，由原来的自我实现生活状态一下进入无事可做、无聊的生活状态，由原来的被人需要转变成需要别人照顾的状态。因此，刚离、退休的老人因无法适应新的生活环境和方式，显现出异常焦虑、抑郁甚至产生被遗弃感等负性情绪，导致离退休综合征的发生。关注刚离、退休老人心理变化，引导其尽快适应新生活，同时增加老人的成就感对于老年保健事业的发展尤其重要。

三、老年保健服务对象的特点

（一）老年人对医疗服务需求的特点

老年人患病往往以慢性病为主，临床治疗难度大，肝肾功能衰退给用药造成极大的挑战，自身机体抵抗力下降容易出现各种并发症，这些都使老年人住院产生较高的医疗费用。据调查显示，老年人生病后无论疾病轻重，大部分老年人首选距离自己较近的乡、镇等医疗服务机构进行治疗，而我国医疗卫生资源优势集中在城市三甲医院，这就必然使一部分求医的老年人不得不进行第二次的转院治疗,由此一方面耽误了疾病救治的最佳时间,另一方面也增加了医疗花费。因此,平衡医疗资源的分布,关注乡、镇医院的发展,向老年人普及基本的疾病预防与治疗知识以满足老年人对医疗服务的需求。

(二) 老年人对社会保健和福利设施需求的特点

老年人由于各方面的功能减退妨碍了正常的社会交往,降低了活动或独立生活的能力;离退休后生活空虚,易造成心理上的抑郁、悲观等问题。因此,老年人希望能够建立一个围绕老年医疗需求的、多层次的医疗保障体系,并不断完善和改进社会福利设施,以使他们能尽快适应新的生活方式,同时体现他们的价值和别人对他们的尊重。目前很多城市的公交车对65岁以上老人免收费用、景点可持老年证免费观看、政府设立高龄津贴等措施都是致力于为老年人提供满意的社会保障和福利。同时,建立养老院、完善养老保险制度、不断扩大医保报销范围和比例等也是为了给老年人尤其是农村老年人提供更好的社会福利。尽管如此,我国现有的福利设施与发达国家相比差距相当大,远不能满足老龄化的需求,有待进一步完善。

(三) 老年人对养老照顾需求的特点

老年人随着年龄增高引起各种退行性病变,日常生活容易受限,这就需要有人来照顾老人的日常生活。老年人常常易出现便秘、尿失禁、睡眠障碍等问题,且由于记忆力减退常常出现忘记服药或者经常服错药的现象,因此老年人需要有固定的专业人员照顾,照顾内容包括日常生活起居、疾病管理等。

(四) 老年人对老年保健政策法规需求的特点

老年人随着年龄的增高,自我保护能力逐渐降低,因此其合法权益应该受到法律法规政策的保护。1996年8月,全国人大常委会颁布了《中华人民共和国老年人权益保障法》,对老年群体各方面的权益通过了法律上的认可,2006年2月,全国老龄委办公室出台了《关于加强基层老龄工作的意见》,切实保障老年人的生活。但目前我国尚未建立起系统、完善的公共卫生服务体系,老年保健事业总体上缺乏法律层面的根本保证,建立健全老年保健相关的政策及法律法规是目前迫切需要完成的任务。

第二节 老年保健的发展

欧美国家较早地进入了工业化社会,并率先进入人口老龄化社会,其老年保健的发展也经过了相当长的时间,因此建立了相对较完善的老年保健系统。我国工业发展起步晚,传统的多生孩子多干活的思想一直难以改变,直到实行计划生育政策以来人口的增长速度才得以控制,随着时间的推移,我国也不可避免地加入到人口老龄化的阵营中,老年保健的发展尚是刚刚起步,仍面临着重大的挑战。

一、国外老年保健的发展

(一) 英国

老年保健最初起源于英国。住院老人的疾病经过医务工作者的努力后有所好转并逐渐康复,但老年人由于往往合并多种疾病且身体康复较慢,要等老人痊愈出院需经过较长的一段时间,因此严重影响了医院的周转率,致使医院效益降低。经过研究和摸索后,英国开始兴建专门的老年病医院,由专科医生和一部分护士组成,为老年人提供康复、护理等服务。疾病恢复后尚不能痊愈出院的老人就被送到老年病医院进行进一步护理、康复、调理。当时这些医院大都建立在远离市中心,环境好但交通不便的地方,事实证明,这种脱离社会的状况不利于老人的康复,因此建立了以社区为中心的社区老年保健服务机构以满足老年人社交和照顾需求。

英国老人保健服务大致分为医院服务和地区服务(社会照顾)二种,二者互相配合,负责治疗、康复、护理等全部保健服务工作。例如老人发生脑卒中后,首先是该老人的家庭医生赶到老人家中诊疗,由家庭医生决定是否需要住院,其次病人可以到普通医院住院,也可以去最近发展起来的普通老人医院救治。

(二) 美国

美国早在1915—1918年就提出了老年保健问题,20世纪30年代罗斯福总统开始关注社会的健康保险问题,起草了社会保障法;1945年杜鲁门提出了建立全民健康保险计划;1960年11月8日肯尼迪总统下令成立任务小组,研究各种关于老人健康和社会保障基金制的提案;1966年

7月美国老年人开始享有老年健康保险。

目前,美国老年保健事业的发展已经比较完善,根据老年人的需求建立并改革社区保健系统,能为老年人提供包括预防、保健、疾病咨询、疾病治疗、心理咨询、营养卫生在内的广泛服务,并且能为刚渡过重病急性期仍需长时间康复锻炼的老人提供长久持续的康复指导和功能锻炼服务。美国的服务机构主要有护理之家、家庭保健、日间护理院和老人养护院等。老年人健康保健计划包括营养服务计划、家庭看护人员支援计划等,老年事务局的营养服务计划是根据美国老人法案制定,主要为老人提供营养服务,实施方式包括食堂式和送餐到家式;全国家庭护理照料人员支援计划可以满足美国原住居民老年护理照料的具体需求。

(三) 日本

日本很早就面临着"少子"、高龄的社会问题,但却是世界第一长寿国,这与他的老年保健事业发展迅速是分不开的。1975年日本开始着手老年保健的立法工作,建立了一系列老年保健设施如老年人健康检查制度、卧床老年人的功能康复、家庭护理和访问指导等,先后出现了不少老年保健示范市、镇、村。日本老年保健的原则是:保证健康,发展适合的保健事业,提高老年人福利待遇。

为老年人健康和医疗服务的法律生效于1983年并于1987年修订,中间保健设施(医院和家庭之间)也在全国范围内兴起,这些中间保健机构为疾病恢复期的病人提供有效的服务,赢得了一致好评。日本老年保健对于不同的人群有不同的对策,如为健康老年人提供社交机会和健康咨询的服务;为独居、虚弱的老人提供日常生活照料,建立完善的急救系统等;为长期卧床的老人提供全程护理,设立家庭护理支持中心、老年人家庭服务中心等;为痴呆老人设立日间护理站,建立痴呆老年人小组之家等。

二、我国老年保健的发展

中国老年学和老年医学的研究始于20世纪50年代中期,80年代以后得到了长足的发展,成立了中国老龄问题全国委员会,建立了老年学和老年医学的研究机构,同时随着生物-社会-心理医学模式的提出,催生了老年心理学和老年社会学等学科,老年保健的观念也随之开始改变。但我国老龄事业的发展总体上仍滞后于人口老龄化的需求和社会经济的发展,社会保障制度和保险制度仍有待进一步完善。我国国务院于2001年7月22号颁布了《中国老龄事业发展"十五"计划纲要》,旨在加快老龄事业的发展步伐,落实六个"有所"的保健策略,切实为提高老年人生活质量而努力。

我国目前老年保健事业的老年保健模式有以下几种:

1. 老年医疗保健纳入三级预防保健网络之中 县级以下地区把老年保健纳入三级医疗预防保健的任务中;省、市级医院加强对社区老年医疗保健工作的指导,有条件的医院创建专门的老年医疗服务单位。

2. 医疗单位与社会福利机构紧密合作 医务人员走出医院,到各区老年保健和老年福利机构进行工作指导,并开展送药上门、健康体检、健康教育、疾病咨询等活动。

3. 初步建立以社区为单位的老年医疗保健体系 目前我国正在大力发展社区医院,以平衡医疗资源,加强社区老年保健事业的发展,积极开展免费体检、健康咨询等活动,建立慢病管理中心,为老年人提供家庭照料、疾病预防等知识,使老年人方便就医、健康生活。

4. 正在建立以医疗保险为基础的老年医疗保障体系 我国正在不断完善城镇居民基本医疗保险制度,医疗保险的报销比例、报销范围不断扩大,重在降低个人的医疗费用负担,解决老年人看病贵的问题。

5. 初步建成养老照顾设施网络 我国利用现有的资源和基础设施建立了以社区为基础、档次不同的养老服务机构,如养老院、老年公寓、托老所、敬老院等,以满足不同老人生活的需求。

6. 鼓励各地成立老年组织 老年人生活方式具有其独特之处,近年来,各地老年人自发组织起来开展一些有益于老年人身心健康的活动,深得老年人的喜爱。中国老年保健协会是1955年成立的国家卫生部主管的全国性社会团体,致力于向广大老年朋友提供医疗保健、老年养生等知识,旨在全心全意为老年人服务。

7. 注重老年人精神文化生活 国家鼓励老年人参加各种形式的文化娱乐活动、体育健身等,同时社区致力于向广大老年人普及疾病预防、保健知识,并定期进行健康教育,真正落实老有所乐、老有所学和老有所为的保健策略。

总之,我国对于老年保健事业的发展进行了长久的探索,目前仍处于摸索阶段,建立健全的老年保健体系仍有很长的路要走,但我们看到目前的老年保健事业初显成效,我们坚信,经过不懈的努力,老年保健事业的发展定会蒸蒸日上。

第三节 老年保健的基本原则、任务和策略

一、老年保健的基本原则

原则是说话办事所依据的准则,是观察问题、解决问题的准则;老年保健的基本原则是老年保健工作中必须遵循的规则,能为老年保健事业的发展提供指导。

(一) 全面性原则

老年人的健康不仅指身体上没有疾病,还应包括心理健康和有良好的社会交往能力,故老年人的健康应该是多层次、多方面的健康。全面性的原则包括两方面,一方面是注重老年人身心健康,提高老年人的晚年生活幸福指数和生命质量;另一方面是以发展的目光看待老年人健康保健,关注老年人的疾病预防、治疗、功能锻炼和康复指导,为老年人的健康提供连续、全面服务。除此之外,还应该关注老年人日常生活指导,指导老年人补充维生素、饮食清淡、搭配合理、做到膳食平衡;指导老年人合理、适量运动;提倡多学科工作者如医务工作者、营养师、保健师等通力合作,为老年人提供全方位的服务。

(二) 区域化原则

老年保健区域化是为了能更方便、快捷地为老年人提供健康保健服务,能更有效地组织老年人的健康保健活动,因此形成以某一区域为单位的老年保健服务中心,通常是以社区为基本区域开展老年保健服务。区域化保健原则的重点是确保在老年人需要的时候通过家庭、邻居和社区提供及时、正确的保健服务。另外,社区还可依据自身的具体情况向老年人提供特色服务,如开设专门照顾精神损害老年人的日间医院、为家中无人照顾的老年人提供日间护理、提供交通和护送服务以及由专门的营养师为老年人制订饮食和营养方案等。

(三) 费用分担原则

老年保健费用的筹集是越来越严重的问题。原因之一是老年人的保健需求日益增长,原因之二是我国的财政支持越来越紧缺,原因之三是我国的人口基数大,人均资源水平相对较低,且老年人口数也在不断增加。在健康保健的筹资上,老年人群不同于其他人群,他们是脆弱人群,生存风险大,但其支付能力又很低,随着年龄的增大,他们的失能率也在不断增大,因此单独的保险制度或国家财政很难承受这一开销。北欧国家通过公共基金为老年人提供了长期的保健服务,但这并不是每个国家目前都能做到的,我国的公共事业尚处于不断完善的阶段,很难以公共基金的形式满足这一需求。鉴于以上情况,单独依靠某方面的资金很难满足老年人健康保健需求,因此需依靠政府、社会保险、老年家庭或个人三者结合的方式共同分担保险费用,这种"风险共担"的筹资形式越来越受广大公民的喜爱。

(四) 功能分化原则

老年保健的功能随着老年人需求的不断增加以及老年保健管理实践的发展而完善,最初的老年保健只关注老年人的身体健康,因而很多地方组织了护理之家、老年病院等机构;随着社会的发展,发现老年人的心理健康也是需要我们关注的,因此老年保健提供了心理咨询服务,增加了关注其心理健康的功能;现在我们的老年保健不仅有疾病防治、心理辅导的功能,还增加了老年养生、老年学习等功能。

(五) 个体化原则

老年人的需求是多样化、个体化的,每位老人的生活习惯、个人经历不同,因而对健康保健的需求不尽相同,如先前从事管理工作的老人退休后仍渴望展现自己的能力,树立自己的威信,得到别人的敬重,我们应尽可能满足老人这种心理需求。总之,医务工作者应尊重每位老人的个性,为其提供满意的、个体化的服务。(附:联合国老年政策的原则)

附:联合国老年政策的原则

1. 独立性原则

(1) 老年人应当借助自我储备、个人收入、家庭和社会的支持来获得基本生活保障和庇护。

(2) 老年人应当有获得继续参加工作或其他有收入的事业的机会。

(3) 老年人有权决定何时、以何种方式退出

劳动队伍。

(4) 老年人有权获得接受适宜的教育和培训的机会。

(5) 老年人应当可以生活在安全、自身适应并喜爱的环境中。

(6) 老年人应当能够尽可能长地生活在家中。

2. 参与性原则

(1) 老年人应当融入社会,参与有关健康政策的制定与实施,并与年轻人分享他们的知识、技能。

(2) 老年人应当找寻服务社会的机会,在适合的、有兴趣的行业中提供志愿服务。

(3) 老年人应当有自己的协会或组织。

3. 保健与照顾原则

(1) 老年人应当获得与文化背景相适应的照顾和保护。

(2) 老年人应当获得卫生保健护理服务,以维持良好的身心健康。

(3) 老年人应当获得社会和法律的服务,加强其自治性、保障性、照顾性。

(4) 老年人应当能够在适宜的服务机构,在一个相当和谐和安全的环境中接受政府的各种服务。

(5) 老年人能够在任何机构和场所中享受基本的人权和自由,以及对其自身保健和生活质量的决定权。

4. 自我实现原则

(1) 老年人应当追求充分发掘他们潜力的机会。

(2) 老年人应当能享受社会的教育、文化和娱乐资源。

5. 尊严性原则

(1) 老年人应当生活在有尊严和安全的生活环境中,避免受到剥削和虐待。

(2) 老年人无论处在任何状态,都应当能够被公正对待,并独立地评价他们的贡献。

二、老年保健的任务

老年保健的目的是运用现有资源和医学科学为老年人提供医疗、生活、心理等多方面的服务,以满足老年人的多种生存需求,延长老年人的寿命,提高晚年生活质量,由于老年保健需求的复杂性和多样性,我们需要建立健全一个完善的老年保健服务体系才能达到这一目的。目前,针对老年人的患病特点和身心需求,我们需要在老年病房、中间机构和社区养老照顾及临终关怀等机构做好老年健康保健事业。

(一) **老年病房的医疗护理服务**

随着老年医学的发展以及我们对老年健康的充分认识,我们在医院建设和设计中建立了专属老年人的老年病房,将老年人这一群体集中安置,为老年人提供安静的治疗环境,开展各种特色的老年活动,加强老年人之间的交流,为他们提供更好的服务,让他们在医院舒适满意地度过每一天。

(二) **中间服务机构的保健护理**

是介于医院和家庭的中间服务机构,为老年人尤其是子女不在身边的老年人提供了日常照料、健康保健等服务,且深受老年人的喜爱。老年人护理院、老年人疗养院、老年人日间照料机构等中间服务机构日益增多,不断满足老年人多样化的照料需求。一些国家已建立了托老护理服务中心,为老年人提供日间护理或24小时餐饮服务、交通运送等护理。

(三) **社区家庭中的养老保健**

社区家庭中的保健服务是老年人健康保健工作中最重要的部分。一方面,开展社区家庭保健可以使老人在不脱离熟悉的生活环境的前提下接受服务,更有利于提高老年人的生活质量;另一方面,社区家庭保健服务的发展有效减轻了社会和政府的养老负担。近年来,随着社区护理的发展,社区家庭养老也得到了较大的发展,但目前我国的家庭访视内容不够全面,随着老年保健事业的发展,应该由多学科包括医学、营养学、心理学等的专业人员组成访视小组对所负责的家庭中的老年人进行整体的、连续的、全面的访视和服务。

(四) **临终关怀机构的护理服务**

死亡是每个人都无法避免的,尤其临近死亡的老年人更恐惧死亡,这种心理严重影响他们的生活质量。对老年人进行死亡教育,指导他们坦然面对这一自然规律,并在生命的最后阶段尽我们所能让他感受人生的意义、体现他们的人生价值;给予他们家属心理支持,减轻其家属的痛苦,是开展临终护理的最终目标。我国虽然已建立了一些临终关怀医院或病房,但为数甚少。自从1987年我国建立了首家临终关怀医院—北京松堂关怀医院以来,临终关怀引起了社会的广泛关注,并越来越多地被老年朋友所接受,相信不久的将来,我国的临终关怀事业定会有新的发展。

三、老年保健的策略

不同国家由于文化背景、政治制度、宗教信仰、经济体系等的不同,老年保健制度和体系也不尽相同。我国在现有的公有制为主体多种所有制经济共同发展的经济体系下,积极探索适合我国国情的有中国特色的老年保健制度和体系是老年保健事业发展的关键。围绕我国老龄工作的目标,针对我国老龄化的现状,可将我国老年保健策略简要地概括为六个"有所",即"老有所医""老有所养""老有所教""老有所学""老有所为"和"老有所乐",不仅要保障老年人的基本生活、医疗的权力,还要保障老年人全面发展、自我实现的需求。

1. 老年人的基本医疗保障—"老有所医" 健康是公民的基本权利,老年人群是社会的功臣但却是健康的弱势群体,在健康方面应该享有基本的医疗救助、疾病治疗的权力。由于我国目前的总体医疗水平不高且医疗保健资源的分配存在不足以及地区分配不平衡,致使很多老年人特别是经济不发达地区的老年人很难享受到老年基本医疗保健服务。随着农村医疗保险制度的不断完善,越来越多的老年人愿意去医院看病、看得起病,这无疑是我国老年保健事业的成功之举,但目前随着物价的不断上涨,医疗费用也逐年增加,老年保健事业又面临着新的挑战。

2. 老年人的基本生活保障—"老有所养" 在我国传统文化的影响下,目前家庭养老仍是我国养老的主要形式,随着计划生育政策的推行,独生子女越来越多,家庭结构日渐趋于小型化,家庭中能够照料老人的成员越来越少,使得养老的负担不得不由家庭逐渐转向社会。社区老年服务设施、机构的建立和完善是确保社会养老得以成功的重要措施。但目前社区老年保健机构提供的养老服务形式单一、针对性不强,因此必须扩展老年保健服务的内涵,对社区服务的标准和内容进行统一规范,建立起集生活照料、心理咨询、健康教育于一体的老年保健服务体系,才能真正做到"老有所养"。

3. 老年人的教育保障—"老有所教" 良好的教育是老年人生活质量和健康状况的前提和根本保证。老年人尤其是离退休、独居老年人由于精神生活的空虚,渴求得到更多的知识以丰富老年生活。随着社会对老年人精神需求的关注,老年健康讲堂、老年大学等迎合老年人学习需求的健康教育机构也在不断增加,创新老年教育体制,探索老年教育新模式,丰富教学内容,使"老有所教"的养老策略真正惠及老年朋友。

4. 老年人的发展需求—"老有所学" 社会的不断发展、知识的不断更新促使老年人不断地继续学习以跟上时代的发展步伐。所谓老有所学是指老年人根据社会的需要和本人的爱好,学习掌握一些新知识和新技能,既能从中陶冶情操,又能学到"老有所为"的新本领。"老有所学",并不是为了得到一个新学历或新学位,而是为实现老年人"以学促为"和"学为结合"的目的。目前我国实现"老有所学"的目的主要是通过创办各种形式的老年大学,为满足老年朋友的学习需求开设了绘画、烹饪、摄影等课程,为老年人提供了学习的场所,同时为居住于不同区域的老年人提供了交流的机会。

5. 老年人的自我实现需求—"老有所为" 老年人虽然精力和体力尚不如年轻人,但老年人有着丰富的生活和工作经验,能为社会的进一步发展出谋划策、贡献力量。老年人并不希望由于年龄的衰老而被社会和家人嫌弃,他们渴望得到尊重和自我价值的实现,因此,老年人仍然存在一个继续发展的问题。随着"积极养老"理念的提出,越来越多的老年人用自己的知识和经验为社会作出贡献,获得社会的好评与鼓励。社区老年保健服务体系也越来越重视为老年人的自我实现提供平台,让老年人用自己的技术与本领为社区其他群体服务,这样既可以减轻社区老年保健的经济负担又可以满足老年人自我实现的需求。

6. 老年人的精神生活保障—"老有所乐" 所谓"老有所乐"是指开展适合老年人特点的文化、体育活动,丰富老年人的生活,使他们幸福地安度晚年。许多地方在城市规划和居民住房建设时,都考虑到老年人活动中心和老年人活动站(室)的建设,全国大部分城镇都建立了老年人活动中心,有的村里也办起了老年人活动室,为丰富老年人的生活提供了场所。"老有所乐"的内容十分广泛,广场舞、赏花遛鸟、琴棋书画、公园里的搭台唱戏等均为老年人的晚年生活提供了乐趣,随着老年精神生活需求的不断增加,"老有所乐"的内容和形式也在不断丰富。

第四节　养老与照顾

健康照顾是一个范围很广的概念,凡是对健康有利的各种照顾都称之为健康照顾,就医学而言,健康照顾应该是指对健康有利的一切医学活动。老年人是社会的特殊群体之一,随着社会对老年群体的关注,养老问题日益突出,为老年人提供无微不至的照顾服务,使他们安享晚年,感受到社会对他们的尊重与爱护是老年保健事业最终的目的。

一、社会发展对养老照顾的影响

随着社会的发展,人们的生活水平不断提高,人类的预期寿命在不断延长,我们周围的老人越来越多,人口老龄化越来越严重。怎样使我们的长辈能"老有所养",得到科学、周到的呵护,使他们安详、幸福地度过晚年生活,是我们在当今迅速发展的社会中应该深思的问题。

社会的不断发展、经济水平的不断提高,一方面使我们有充足的资金投入到养老照顾事业中,不断加快养老保健事业的发展步伐;另一方面,由于生活节奏的加快,很多子女在生活的压力下忙于工作,常常没有时间照顾老人,养老照顾逐渐由家庭转向社会,加重了社会养老的经济负担。

此外,随着社会的不断发展,国家养老政策也在不断完善,一方面为老年人的养老照顾提供政治保障,促使法律法规不断健全,以保障老年人的基本权益;另一方面,由于政策的制定与完善具有滞后性,不能及时满足日益增长的老年养老照顾的需求,使养老照顾事业的发展不断面临新的挑战。

政治、经济的进步同时会促进文化的发展,人文关怀的发展与实行近年来备受关注。现在很多老年人退休后都有一定的经济基础,不需要子女在物质方面提供过多的帮助,但在精神方面渴求得到更多的关照。无论是家庭养老还是机构养老都应重视对老年人的人文关怀,为老年人提供人性化的服务,践行"文化养老"新理念。然而,目前独生子女等主要的养老照顾者容易忽略老年人的人文关怀需求;另外,社区虽然建立了一些养老机构,但这些养老机构在软件和硬件的建设上逐渐偏向利益化的方向发展,忽视了公益化、人文化的建设和发展。

二、国内外养老照顾模式

(一) 国外养老照顾模式

西方国家由于较早地进入了人口老龄化国家,养老照顾事业发展较成熟。起初欧美国家在解决人口老龄化特别是老年人照料问题时,大多采取对老年人集中供养的模式,随着老龄化的不断发展,集中供养模式也逐渐暴露出很多问题,老年人的健康状况、经济承受能力、个人喜好等都不相同,不同老人对养老照顾的需求也不同,集中照顾模式已不能满足所有老年人的养老需求,逐渐地由依赖"社会养老"转向提倡以社区为依托的"家庭养老"。

随着老年保健事业的发展,西方发达国家采取了很多让老年人回归社会、回归家庭的措施,如丹麦采取的"自助养老社区",就是让老年人发挥余热,自己相约好友组织一些活动,机构为老年活动提供场地和其他所需的服务,既能满足老年人个性化的服务需求又能节省机构的负担。

目前西方养老照顾事业的发展逐渐趋于标准化,老人在入住老年机构之前,通常采用日常生活活动指标对老人进行分级,对不同级别的老人提供不同的服务内容,服务的项目和标准都有明确的规定,还对居家日间照料出台了标准,如美国的康复设施鉴定委员会和全美日间照料协会于1999年联合颁布了日间照料服务标准,对服务的内容和标准作了明确规定。随着养老事业的不断发展,养老照顾会越来越趋于标准化、全面化。

(二) 国内养老照顾模式

我国由于人口基数较大,并且自20世纪70年代以来大力实行计划生育政策,随着独生子女的不断增多,家庭结构日益缩小,老年人面临着无人照顾的困境,我国逐渐由传统的家庭养老模式转向依靠社会养老。但目前我国经济水平有限,完全依靠社会提供养老照顾服务还面临着很多挑战,因此,我国现阶段的养老模式主要是家庭养老为主,辅之以社会养老照顾,也在积极探索社区居家养老模式。

我国的社会养老照顾负担由政府、社会保险和个人共同承担,起初的社会养老是以建立敬老院、养老院和护理院等机构为主,为无人照料的老人提供照料服务,但由于这些机构通常建立在环境较好的郊区,远离老人先前居住的环境,给老人造成了诸多不便。近年来,为了既能满足老年人与亲朋好友交流的需求，又能解决家庭养老面临的困境，大力发展社区养老照顾成为了研究的热点。我国一些发达的地区进行了社区照顾模式的尝试和摸索，如上海浦东新区罗山市民会馆、北京丰台区社区养老资源站和广州文昌地区慈善会等，取得了一定的效果但也面临着不少困难。

目前我国的社区养老照顾发展还不成熟，养老设施不完善，尚不能完全满足老年人的养老照顾需求，从长远考虑，需要加强政府的参与力度，构建一支全科医学和社会学相结合的服务队伍，动员社会志愿者广泛参与，切实为老年人提供个性化、针对性强的养老照顾服务。

三、机构养老照顾

机构养老是指老年人自身或者其所在家庭定期缴纳费用，让老年人居住在依照老年人特点设计、建造的住宅机构里，由具有专业知识、技能的服务人员为老年人提供服务，以满足老年人的生活需求。机构养老专业化水平要求较高，是减轻家庭养老负担的有效方式之一，能避免家庭养老的种种缺陷，有很大的发展前景。

（一）机构养老发展的必要性及其优势

传统的以家庭养老为主的养老方式随着独生子女的增多而逐渐被弱化，社区养老服务受制于城乡经济发展缓慢和建设不够完善而不能有效应对人口老龄化的压力，机构养老作为经济发展和养老需求发展的产物应运而生。机构养老可分散养老压力，提升养老水平，满足多样化的养老需求。

机构养老将老年人集中起来供养一方面节约了养老投资和管理成本，充分利用现有资源，提升了资源利用率；另一方面，在利益的驱动下，不同的养老机构能为老年人提供量身定做的个性化服务，满足老年人的个性化服务需求，丰富老年人的精神文化生活，提高老年人的晚年生活质量。

（二）养老机构的主要类型及发展趋势

我国目前能为老年人提供养老照顾服务的机构有老年公寓、养老院、敬老院、老年福利院和老年护理院等。起初的养老机构大都是公办性质的，是为解决我国养老问题而发展起来的，但随着老年人口的不断增多，公办的养老机构已不能满足养老需求。随着社会的需求和市场经济的刺激，越来越多的民办养老机构如雨后春笋般出现了，在利益的刺激下不断改进服务质量以满足老年人的养老需求，并且越来越受到社会的广泛关注，在政府的指导与支持下逐渐趋于规范化，取得了较大的发展。

（三）机构养老面临的困难与问题

现阶段的机构养老大多是市场经济发展下的第三产业，发展速度远远跟不上老龄化的步伐，其中存在着很多的问题，解决机构养老面临的问题是充分发挥机构养老在社会养老中作用的当务之急，对社会养老事业的发展有着重要的积极意义。

1. 养老机构供不应求难以满足老龄化发展的需求　我国老龄化的特点是"未备先老"，老年人的数量不断增多，养老机构和护理人员严重不足，按照"每一千名老年人中有50张老年床位"的国际标准来算，我国应有老年床位800万张，但我国目前仅有266.2万张，缺口近540万张，远远不能满足养老需求。

2. 养老机构自身发展力不强　由于受传统家庭养老观念和经济能力的限制，我国大部分老年人很难接受机构养老，很多老年人支付能力低下，无力支付昂贵的费用，因此很多养老机构虽有较大的成本投入但老人入住率并不高，造成经济的入不敷出，很难维持经营。

3. 机构养老缺乏亲情的滋润　入住老年机构的老人需要重新适应新的居住环境，重新建立人际关系，加之老年人适应能力较差，很多老年人有被遗弃的感觉，少了亲情的滋润，使老年人缺乏精神慰藉。

四、居家养老照顾

美国健康及人类服务部门认为居家照顾是持续性综合健康护理的一部分，是在个人的居住处提供健康护理服务。居家照顾是由专业人员在老年人的居住地为老年人提供相关的健康照顾服务，是基于居家养老模式的护理服务，近年来备受西方发达国家的青睐。

（一）居家照顾的内容和形式

居家照顾服务的目的是为老年人提供专业、全面、舒适的医疗、生活照料等服务，其内容通常包括两个方面：一是由专业照护人员走进老人生活居住地，为老年人的养老提供医疗救助、生活照料、心理咨询等服务，使老年人在家庭居住地获得健康照顾服务。二是向家庭养老照顾者进行相关的健康教育和指导培训，包括如何预防老年慢性病的发生；如何为老年人尤其是生活不能自理的老年人喂饭、喂水、喂药；如何疏导老年人的不良情绪等，帮助养老照顾者更好地照顾老人，使老年人居家就可享受专业的照顾服务。

（二）居家照顾的意义

居家照顾是将社会照顾与居家养老相结合的新的养老照顾服务形式，无须建造养老机构就可为老年人提供服务，节约了养老成本，减轻了家庭照顾者的负担；由专业人员提供上门照顾服务，可以使老年人的子女有更多的时间和精力工作；老年人可得到较专业的照顾服务，通过对照顾者进行相关的培训，为老年人提供细心、专业的服务，减少老年人患病的风险，帮助老年人安享晚年。

随着社会的不断发展和老年人需求的不断增加，居家养老照顾是养老照顾事业的发展趋势，特别是对经济尚不发达、家庭日益小型化的我国有着重要的意义。但是，目前的居家照顾服务并不十分成熟，尤其我国老龄人口较多，很难对每个老人实施全程照顾，老人独自在家或独自外出时仍会发生意外，鉴于此，有学者提出构建居家老人安全预警系统，搭建老人意外报警系统与医院急救、火警急救和公安急救系统相结合的服务平台，为发生意外的老人提供及时的救助。随着科学技术的不断进步，养老照顾服务系统也会越来越完善。

（黄　金）

第六章

老年人的日常生活护理

老年人日常生活包括吃、住、行及与人沟通等,其护理应强调帮助老年人维持和恢复基本的生活自理能力,使老年人适应日常生活,或在健康状况下独立自主地生活。

第一节 沟 通

沟通是指两个人或两个群体间,通过语言、姿势、表情或其他信号等方式,相互分享与交换信息、意念、信仰、感情与态度,以使双方能够相互理解。沟通是社会生活的基础,有效的沟通可以促进人际关系的和谐。沟通的方式包括语言沟通和非语言沟通。与老年人沟通是一门艺术,同时也有一定的特殊性,这是由老年群体的特点决定的。

一、老年人沟通的特点

(一) 非语言沟通

非语言沟通是以人体语言(非语言行为)作为载体,即通过人的目光、表情、动作和空间距离等来进行人与人之间的信息交往。日常生活中,人们所采用的沟通方式大约有60%~70%为非语言沟通。它有多渠道(通过身体、声音和环境进行传送和接收)、多功能、情绪表现、无意识、真实性等特点,有着辅助语义、强化感情的作用。护理人员应当了解老年人的注意力下降、容易分心、短时记忆力差等特点,掌握必要的沟通交流技巧以达到与老年人的有效沟通。

在深入探讨非语言沟通中的各种方式之前,必须先要明确以下重要原则:进入老年期后可能会较为依赖非语言交流,但并不意味着其心理认知状态退回到孩童阶段。所以,要避免不适宜的拍抚头部等让老年人感觉不适应和难以接受的动作;要尊重与了解老年人反应良好的特定方式,并给予强化和多加运用。

1. 触摸 触摸是与老年人非语言交流中的一种重要形式。通过不同形式的触摸,能传递各种不同的信息,如握手或抚摸身体的适当部位,可使人感到关怀和慰藉。人都有被触摸或去触摸他人的需求,触摸可表达触摸者对老年人的关爱,而触摸他人或事物则可帮助老年人了解周围环境,肯定其存在价值。

已有研究表明,触摸是老年人与外界沟通的最佳途径,如用餐时给予器质性脑病变的老人持续简短的触摸,能有效提高对营养素的摄取;而在机构内因缺乏其所钟爱的人的触摸,常常会因知觉迟钝而更加隔离环境所给予的刺激。若能及时对惊吓或躁动的老人拍拍肩膀,皆有传达陪伴与关怀、降低社会隔离与增强交流关系的效果。

然而,触摸并非万能,倘若使用不当,可能会增加躁动或触犯老年人的尊严等。因此在护理过程中要掌握以下注意事项:

(1) 尊重老年人的尊严与其社会文化背景:检查涉及老年人的隐私时,应事先得到老年人的允许,且应注意不同社会文化对触摸礼仪的使用相距甚远。

(2) 渐进地开始触摸,并持续性观察老年人的反应:例如从单手握老年人的手到双手合握;进行社交会谈时,由约90~120cm渐渐拉近彼此距离;在触摸过程中观察老年人面部表情和被触摸的部位是松弛(表示接受且舒适)或是紧绷(表示不舒适),身体姿势是退缩的向后靠或者是接受的前倾,都可为下一步措施的选择提供依据。

(3) 确定适宜的触摸位置:最易被接受的部位是手,其他适宜触摸的部位有:手臂、背部与肩膀。头部则一般不宜触摸。

(4) 确定老年人知道触摸者的存在方可触

摸：老年人因为视、听力的渐进丧失，常容易被惊吓，所以应尽量选择从功能良好的那一边接触老年人，绝不要突然从背后或暗侧给予触摸。

（5）注意保护老年人易脆破的皮肤：可适当涂抹乳液，尤其需避免使用拉扯或摩擦力。

（6）对老年人的触摸予以正确的反应：护理人员应学习适当地接受老年人用抚摸我们的头发、手臂或脸颊来表达谢意，而不要一味地以老年人为触摸对象。

（7）运用平常的接触与活动而达到触摸的疗效：常借助的情况有单、双手握手，牵手行走到目的地，清洁盥洗，涂抹爽身粉，按摩手、脚、手臂与肩膀，社交舞蹈等活动。

（8）注意"轻触"是受刺激的（例如：指尖或软毛碰触），而稳定有压力的触摸才具有保护和安抚的效果（例如：双手合握）。

（9）避免会刺激原始反射的部位以防止触摸所带来的不适。

2. 身体姿势　恰当的身体姿势可以适时有效地辅助表达。对于使用轮椅代步的老年人，注意不要俯身或利用轮椅支撑身体来进行沟通，而应适时坐或蹲在旁边，并维持双方眼睛于同一水平线，以利于平等的交流与沟通。同样，若老年人无法用口头表达清楚时，可鼓励他们使用手势等身体语言，以利于双向沟通。日常生活中能有效强化沟通内容的身体姿势有：挥手问好或再见；招手动作；伸手指出物品所在地、伸手指认自己或他人；模仿和加大动作以指出日常功能活动，如洗手、刷牙、梳头、喝水、吃饭；手臂放在老年人肘下，或让老年人的手轻勾治疗者的手肘，协助其察觉我们要他同行的方位；等等。护理人员一定要注意对方的习惯风俗，以免举止失礼。

3. 倾听　有些老人喜欢一直说话的原因是当他们听到自己的声音时会感到安全。护理人员专心倾听老年人的诉说，不仅能减轻老年人的心理负担，消除焦虑、紧张等不良情绪，而且有助于双方良好关系的形成与发展。倾听时护理人员应注意：

（1）多数老年人喜欢回忆往事，护理人员要有足够的耐心倾听。听老年人讲话时要聚精会神，避免分散注意力的动作，如看表、东张西望等。

（2）距离适当，姿势自然，保持目光交流。

（3）不要随意打断老年人的讲话。

（4）说话时倾身向前以表示对对方的话题有兴趣，但是小心不要让老年人有身体领域被侵犯的不适感。

（5）可适当夸大脸部表情以传达惊喜、欢乐、担心、关怀等情绪，并注意观察老年人的脸部表情。

倾听并不只是听对方的词句，而是要通过对方的表情、动作等非语言行为，真正理解老年人要表达的内容。认真倾听是护理人员对老年人关注和尊重的表现，有助于相互之间形成良好的关系。

（二）语言沟通

在注重对老年人非语言沟通的同时，更应该重视与能够进行语言交流的老年人进行语言沟通。进行语言沟通时需要了解老年人的特点，有针对性地实施。

1. 老年人的语言表达　口头沟通对外向的老年人而言，是抒发情感和维护社交互动的好途径。随着年纪渐增，参与社会活动减少，不论老年人原先的人格特征如何，都可能变得比较退缩与内向而影响其语言表达能力，甚至可能会有寂寞和沮丧的产生。最好的解决方法是提供足够的社交与自我表达的机会，予以正向鼓励，但不管老年人是选择接受或拒绝参与都应予以尊重。

2. 电话访问　利用电话可协助克服时空距离，有效追踪老年人现况，甚至还可以进行咨询、心理治疗或给予诊断以利持续性治疗。除了应避开用餐与睡眠时间外，护理人员最好能与老年人建立习惯性的电话问候与时间表，这样会使老年人觉得有社交活动的喜悦。

当电话访问对象有听力障碍、失语症或定向力混乱时，需要特别的耐心并采用有效的方法。例如：不断提醒自己说话速度放慢和尽可能咬字清楚；要求失语症的老年人以其特殊的语言重复所听到的内容，譬如复述重要字句，或敲打听筒两声以表示接收到信息；认知渐进障碍的老年人利用电话接收信息更为困难，除了缺少面对面的视觉辅助效益外，也常被其思绪障碍所干扰。所以，在开始沟通时，必须明确介绍自己、访问者与老年人的关系，以及此次电话访问的目的。为减少误解的发生，必要时还需以书信复述信息；另外，听力困难的老年人可鼓励安装桌上型电话扩音设备，可直接放大音量以利于清晰听懂，其效果较助听器为佳。

二、影响老年人沟通的因素

由于老年人的生理、心理和社会文化等方面

都发生了较大的变化,形成了一个特殊的沟通交流群体。有效的沟通不仅可以使护理人员获取老年病人的真实信息资料,还可建立良好的护患关系。因此护理人员必须掌握影响沟通的因素及沟通技巧,以达到预期目的。

影响老年人沟通的因素主要有:

(一) 生理特点的影响

1. 听力障碍　一般随年龄增加,听力逐渐减退,有的甚至完全丧失听力功能,给语言沟通带来了一定的困难。

2. 视力障碍　研究认为,随着衰老,视力一般都有不同程度的减退,严重者生活无法自理甚至失明。因此降低了非语言沟通中许多方法如眼神、手势、身体姿势、面部表情等对沟通的辅助作用。

3. 疾病　患有脑卒中后的老年人多有语言障碍;患有精神和痴呆等病症的老年人意识不清,这些疾病产生的后果严重影响了沟通交流的效果,有时甚至无法进行正常的沟通。

(二) 心理

1. 认知障碍　随着年龄的增长,老年人的认知功能也不断减退。其中短时记忆的缺损,思维能力的下降、时间和空间定向力障碍,语言表达受限等,均影响了老年人的正常沟通。

2. 性格固执　老年人由于生理功能衰退,离退休后社会地位及环境变化等因素,出现性格和行为变化,如多疑、幼稚、固执等。这些性格特征对老年人的正常交流和沟通都有一定的影响。

3. 负性情绪　①紧张:老年人在生活中,独立应付和处理日常事务及重大事件的能力下降,一遇到问题就非常紧张,难以稳定自己的情绪,影响交流的进行。②抑郁:老年人由于疾病、分离、离退休等原因在不同时期都有不同程度的抑郁,在这种心理状态下,人的反应能力迟钝,缺少进行交流的主动性,严重抑郁时会极度的悲观,无法进行正常的沟通。③自卑:老年人由于社会角色的变化,特别是患有各种疾病的老年人,从承担一定社会角色、具有一定社会地位的人变成了退休养老,甚至是患有疾病需要别人照顾的人,加上社会上一些不良风气和观念的影响,加重了老年人的自卑感,使之不愿意与人交流。

除此之外,还有社会文化方面、环境方面、个体的差异等方面的因素,也不同程度地影响与老年人的沟通交流,护理中也不应忽视。

三、促进与老年人有效沟通的技巧

根据老年人的特点和影响与老年人沟通的因素,在与老年人沟通过程中必须采用一定的技巧和方式,才能够达到良好的沟通效果。总的来说,要向老年人提供强大的心理支持,使之保持乐观和积极向上的正向态度和心情,使之感受到被关心和被重视。

(一) 一些学者提出的促进老年人有效沟通的建议

1. 语速要慢,语言要清晰简短。态度要自然、诚恳。

2. 要多用引导性语言,鼓励老年人更多地表达自己的想法和感受。不要一味地表达自己的态度和意见,要更多地耐心倾听。

3. 沟通过程中要尽量避免一些专业术语和老年人难以理解或接受的词语。

4. 要有充分的时间和足够的耐心,老人未完全表达时避免给予片面或匆忙的回复。

5. 不完全了解谈话内容时,应坦言澄清,切勿妄下结论或轻易回答。

6. 适当运用肢体语言或实物,如日历、报刊等,以强化沟通内容。

7. 安排适宜的沟通环境,以减少干扰。

8. 不要在老人视线范围内与其他人轻声耳语,防止老人产生错觉。

9. 要以平等的方式与老人谈话。

10. 适时自我介绍,说明彼此的关系和其他相关信息,增强老人对环境的认识。

11. 沟通时保持面对老人,以利于老人读唇和眼神的接触。

12. 可稍增加音量但不要过大,防止被误认为是生气或躁怒,反而诱发老人的不悦或反感。

13. 说话吐字清楚且速度稍缓,给老人提供足够的时间理解信息和反应。

14. 沟通过程中,要确认老人传达的情绪内容,如极度沮丧,可适当转移注意力。

15. 当老人表达出不恰当或不正确的信息与意见时,千万不可辩解或当场使之困窘,可适当暂缓信息传达。

16. 强化老人的认知和回忆能力,适时提示老人回想不起来的话题,若因此而不悦,则应结束或改变话题。

17. 使用实物或身体语言引导程序性记忆,

以强化要其学习的行为。

18. 每次只给一个提示或口令,尽量把动作分解为几个步骤。

19. 同一时间最多给两个选择,既不增加困扰,又可维护自主权。

(二) 促进正向的沟通技巧

Miller(1995)提出许多促进正向沟通的技巧,分述如下:

1. 展开会谈话题

(1)"您有没有想过上次所讨论的事?"

(2)"您今天想谈些什么呢? 由您做主好了"

(3)"您可以告诉我您现在想什么吗?"

2. 鼓励进一步沟通的话题

(1)"您对这件事的看法如何? 为什么您会这样想?"

(2)"这件事究竟怎么回事? 我不太明白,您可否再讲详细点?"

(3)"非常好的见解,您打算怎么去做呢?"

(4)"您觉得以前为什么会这样做? 那以后打算怎样去做呢?"

(5)"您觉得他为什么这样对您? 您的感受是什么?"

(6)"假设我是您女儿,您试着告诉我您想说的话,好吗?"

(7)"您好像很生气,要不要谈谈究竟怎么回事?"

(8)"您再多讲一点好吗? ……对呀! 然后呢?"

3. 应对沟通时的沉默

(1) 鼓励的眼神或表示了解的点头或握住老人的手。

(2) 当老人讲完时,回答"是""我了解""还有呢""嗯""但是"等,等待老人再说话。

(3) 适时重复老人最后所说的话或其中几个字,表示还要继续下去。

4. 注意避免以下妨碍沟通的对话方式

(1) 劝告或建议式:"我认为你最好先打电话给他。"——养成老人依赖他人的决定。

(2) 争论式:"事实明摆在眼前,你还……"——令老人反感或不敢说明自己的主张。

(3) 说教式:"明理的老人是不会这样做的。"——令老人感到羞愧、不悦。

(4) 分析式:"你就是怕丈夫遗弃你。"——令老人不安、愤怒。

(5) 批判式:"你偷吃,所以血糖才这么高。"——令老人自卑、无望。

(6) 命令式:"时间到了,快去洗澡。"——令老人抗拒、反感。

(7) 警告式:"再这样吵,就关掉电视。"——老人可能更不合作。

(8) 责问式:"你怎么可以不按时服药。"——令老人觉得无能力、不被信任。

(9) 转移话题:"没时间了,我要忙别的病人。"——令老人感到被忽略或忧虑。

在日常生活中,这些情景可能发生在忙碌或不经意时,所以,有效沟通需要不断评估和修正。

第二节 饮食与营养

合理的营养是加强老年人保健、达到健康长寿和提高生命质量的必需条件。老年人的各种生理功能随着年龄增长而逐渐减退,其中消化吸收功能的下降必然影响老年人的进食和营养状况,因此,在了解老年人营养需求的基础上,选择合理和科学的饮食结构,从而达到有效地减少疾病、维护健康、提高生活质量的目的。

一、老年人的营养需求

老年人所需的营养必须全面、适量、平衡,保证体内有足够的蛋白质、脂肪、糖类、维生素和多种微量元素。

1. 热量 由于体力活动减少,基础代谢率下降及体内脂肪组织比例增加,老年人对热量的需要也相对减少。老年人热能的摄入量与消耗量以能保持平衡并可维持正常体重为宜。正常体重的简易计算方法为[身高(cm)-105(女)或100(男)]×0.9。

2. 蛋白质 蛋白质供给能量应占总热量的15%。老年人体内蛋白质合成速度减慢,分解代谢增加,容易出现负氮平衡。因此,需要较为丰富的蛋白质来补充组织蛋白的消耗。蛋白质的摄入量应质优量足,每日的摄入以每千克体重1.0~1.2g为宜,其中优质蛋白(奶、蛋、瘦肉、鱼、大豆)应占蛋白质总量的50%左右。但摄入过多的蛋白质会加重老年人肾脏的负担。

3. 碳水化合物 碳水化合物又称为糖类,供给能量应占总热能的55%~65%。老年人的糖类代谢能力下降,空腹血糖易偏高,如果糖类摄入过多不但容易发胖,且在体内会转化为三酰甘油,特别是单糖,如蔗糖、葡萄糖容易引起高胆固醇血症和高脂血症,加速动脉粥样硬化的发生,还易诱发糖尿病和心肌缺血。所以老年人不应摄取过多。老年人摄入的糖类以多糖为好,如谷类、薯类含较丰富的淀粉。

4. 脂肪 脂肪供给能量应占总热能的20%~30%。老年人由于脂酶活性降低,胆汁酸减少,对脂肪的消化能力下降,故脂肪的摄入量亦不宜过多。但另一方面,若进食脂肪过少,又将导致必需脂肪酸缺乏而发生皮肤疾病,并影响到脂溶性维生素的吸收,因此脂肪的适当摄入也十分重要。老年人应尽量减少膳食中饱和脂肪酸和胆固醇的摄入,选用含不饱和脂肪酸较多的食物。如多吃一些花生油、豆油、菜油、玉米油等,而尽量避免猪油、肥肉、酥油等动物性脂肪。胆固醇的摄取量每日以<300mg为宜。

5. 无机盐和微量元素 人体所需的无机盐包括钙、钠、钾、镁、磷、氯等,每日的需要量超过100mg。而体内含量极微,每日需要量低于100mg的元素,称为微量元素,包括铁、锌、碘、硒、氟等。

老年人容易发生钙代谢的负平衡,特别是绝经后的女性,由于内分泌功能的衰减,骨质疏松的发生将进一步增加。应强调适当增加富含钙质的食物摄入,并增加户外活动以帮助钙的吸收。由于老年人体内胃酸较少,且消化功能减退,因此应选择容易吸收的钙质,如奶类及奶制品、豆类及豆制品,以及坚果如核桃、花生等。

此外,铁参与氧的运输与交换,缺乏可引起贫血,应注意选择含铁丰富的食物,如瘦肉、动物肝脏、黑木耳、紫菜、菠菜、豆类等,而维生素C可促进人体对铁的吸收。老年人往往喜欢偏咸的食物,容易引起钠摄入过多但钾不足,钾的缺乏则可使肌力下降而导致人体有倦怠感。加之老年人多患有高血压、心脏病等疾病也应限制钠盐的摄入,同时注意补充含钾丰富的食物,如香蕉、芒果、南瓜等。

6. 维生素 维生素在维持身体健康、调节生理功能、延缓衰老过程中起着极其重要的作用。富含维生素 A、B_1、B_2、C 的饮食,可增强机体的抵抗力,特别是B族维生素能增加老年人的食欲。新鲜的蔬菜和水果可增加维生素的摄入,且对于老年人有较好的通便功能。老年人由于牙齿松动或脱落,咀嚼能力下降,影响了老年人对蔬菜和水果的摄入,所以老年人应选择鲜嫩的蔬菜和瓜果,在烹调上可加工成菜泥、瓜果泥、菜汁、瓜果汁等,以保证老年人维生素的摄入。

7. 水分 老年人由于结肠、直肠的肌肉萎缩,肠道中黏液分泌减少,很容易发生便秘。所以老年人要保证足够的水分摄入,但过多饮水也会增加心、肾功能的负担,因此老年人每日饮水量(除去饮食中的水)一般以1500ml左右为宜。饮食中可适当增加汤羹类食品,既能补充营养,又可补充相应的水分。

二、老年人营养的影响因素

1. 生理因素 老年人消化和代谢功能的减退直接影响人体的营养状况,使机体对营养成分吸收利用下降。老年人牙齿脱落及咀嚼肌群的肌力低下影响了老年人的咀嚼功能,严重限制了其对饮食种类和量的选择;老年人味觉功能下降,特别是苦味和咸味功能显著丧失,同时多伴有嗅觉功能低下,不能或很难嗅到饮食的香味,影响了老年人的食欲;多数老年人握力下降,同时由于关节病变和脑血管障碍等引起关节挛缩、变形,以及肢体的麻痹、震颤而加重老年人自行进食的困难;老年人的消化液分泌减少,导致老年人所摄取的食物不能有效地被机体所利用,特别是当摄取大量的蛋白质和脂肪时,容易引起腹泻;老年人易发生便秘,而便秘又可引起腹部饱胀感、食欲不振等,对其饮食摄取造成影响。

除此之外,疾病也是影响食物消化吸收的重要因素。特别是患有消化性溃疡、癌症、动脉硬化、高血压、心脏疾病、肾脏疾病等疾病的老年人,控制疾病的发展,防止疾病恶化可有效改善其营养状况。

2. 心理因素 影响老年人饮食与营养的心理因素主要有:①负性情绪:老年人的孤独、抑郁、焦虑、担忧等均会影响到老年人的饮食。②精神疾病:认知障碍的老年人可能无法合理地评估自我的饮食需求。而痴呆老年人,如果照顾者不控制其饮食摄入量将会导致过食。有时痴呆的老年人还可出现吃石子、钉子,甚至自己的粪便等异常饮食的现象。③其他:有些排泄功能异常而又不能自理的老年人,有时考虑到照顾者的需求,往往自己刻意控制饮食的摄入量;部分入住养老院或医院而感到不适应者均会影响到老年人的进食与营养状况。

3. 社会因素　老年人的经济条件、营养知识、生活环境以及价值观等对其饮食影响均很大。①经济条件：生活困难导致可选择的饮食种类、数量的减少。②营养知识：营养学知识的欠缺可引起偏食或反复食用同一种食物，导致营养失衡。③生活环境：一些独居老人或者高龄者，即使没有经济方面的困难，在食物的采购或烹饪上也可能会出现问题。④价值观：人们对饮食的观念及要求有着许多不同之处，有"不劳动者不得食"信念的老年人，由于自己丧失了劳动能力，在饮食上极度地限制着自己的需求而影响健康。

三、老年人的饮食原则

1. 保证足够的营养　老年人易患的消化系统、各种运动系统疾病，往往与营养不良有关。因此，应保持营养的平衡，适当限制热量的摄入，保证足够的优质蛋白、低脂肪、低糖、低盐、高维生素和适量的含钙、铁食物。

2. 食物品种搭配合理　由于各种食物所含的营养素成分不一，营养价值各异，混合食用多种食物，可通过各种营养素的互补作用，提高其营养价值，满足机体需要。要做到动物性食物与植物性食物合理搭配；粗粮与细粮合理搭配。

3. 食物易于消化吸收　老年人由于消化功能减弱，咀嚼能力也因为牙齿松动和脱落而受到一定的影响，因此食物应细、软、松，既给牙齿咀嚼的机会，又便于消化。烹调宜采用烩、蒸、煮、炖、煨等方式。

4. 良好的饮食习惯　根据老年人的生理特点，少吃多餐的饮食习惯较为适合，要避免暴饮暴食或过饥过饱，膳食内容的改变也不宜过快，要照顾到个人爱好。由于老年人肝脏中储存肝糖原的能力较差，而对低血糖的耐受能力不强，容易饥饿，所以在两餐之间可适当增加点心。应遵循"早上吃好，中午吃饱，晚上吃少"的原则，晚餐不宜过饱，因为夜间的热能消耗较少，如果多吃了富含热能而又较难消化的蛋白质和脂肪会影响睡眠。需注意饮食卫生、餐具卫生。不吃烟熏、腌制、发霉、过烫的食物，多食用含纤维素的食物，以防疾病和癌症的发生。

四、老年人的饮食护理

根据老年人的特点应该从富含营养、易消化、高维生素的食品考虑选择，因为老年人的牙齿脱落，咀嚼功能降低，且消化功能减退，胃肠蠕动减慢，在烹饪和进食时都应进行相应的护理。

1. 烹饪时的护理

（1）咀嚼、消化吸收功能下降明显者的护理：烹制方法可采用煮或炖，尽量使食物变软而易于消化。蔬菜要细切，肉类最好制成肉末。但由于易咀嚼的食物对肠道的刺激作用减少，很容易引起便秘，因此应多选用富含纤维素的蔬菜类，如笋类、菠菜、芹菜等。

（2）吞咽功能低下者的护理：某些食物很容易产生误咽，如水、汤面等，对吞咽功能障碍的老年人更应该引起注意。因此，对于此类老年人应选择黏稠度较高的食物，如蛋羹、藕粉羹等；或将富含维生素、电解质食物捣成泥状加入牛奶等液体中，再加适量淀粉混合制成膏状；或将固态食物用粉碎机加工，再加汤汁或勾芡做成柔软、易移送的食物。避免干、脆、碎的食物如烤面包、饼干，难嚼、坚硬的食物如大块肉、花生，带骨头的食物，热、稀的食物。

（3）味觉、嗅觉等感觉功能下降明显者的护理：饮食的色、香、味能够大大地刺激食欲，因此味觉、嗅觉等感觉功能低下的老年人喜欢吃味道浓重的饮食，特别是盐和糖，而盐和糖食用太多对健康不利，使用时应格外注意。有时老年人进餐时因感到食物味道太淡而没有胃口，烹调时可用醋、姜、蒜等调料来刺激食欲。

2. 进餐时的护理

（1）一般护理：进餐时，室内空气要新鲜，必要时应通风换气，排除异味；老年人单独进餐会影响食欲，如果和他人一起进餐则会有效增加进食量；鼓励自行进食，对卧床的老年人要根据其病情采取相应的措施，如帮助其坐在床上并使用特制的餐具（如床上餐桌等）进餐；在老年人不能自行进餐，或因自己单独进餐而摄取量少，并有疲劳感时，照顾者可协助喂饭，并注意尊重其生活习惯，掌握适当的速度与其相互配合。

（2）上肢障碍者的护理：老年人患有麻痹、挛缩、变形、肌力低下、震颤等上肢障碍时，自己摄入食物易出现困难，但是有些老年人还是愿意自行进餐，此时，可以自制或提供各种特殊的餐具。如有老年人专用的叉、勺，其柄很粗以便于握持，亦可将普通勺把用纱布或布条缠上即可；有些老年人的口张不大，可选用婴儿用的小勺加以改造；

使用筷子的精细动作对大脑是一种良性刺激,因此应尽量维持老年人的这种能力,可用弹性绳子将两根筷子连在一起以防脱落。

(3) 视力障碍者的护理:对于视力障碍的老年人,照顾者首先要向老年人说明餐桌上食物的种类和位置,并帮助其用手触摸以便确认。要注意保证安全,热汤、茶水等易引起烫伤的食物要提醒注意,鱼刺等要剔除干净。视力障碍的老年人可能因看不清食物而引起食欲减退,因此,食物的味道和香味更加重要,或者让老年人与家属或其他老人一起进餐,制造良好的进餐气氛以增进食欲。

(4) 吞咽能力低下者的护理:由于存在会厌反应能力低下、会厌关闭不全或声门闭锁不全等情况,吞咽能力低下的老年人很容易将食物误咽入气管。尤其是卧床老年人,舌控制食物的能力减弱,更易引起误咽。因此进餐时老年人的体位非常重要。一般采取坐位或半坐位比较安全,偏瘫的老年人可采取侧卧位,最好是健侧卧位。进食过程中应有照顾者在旁观察,以防发生事故。同时随着年龄的增加,老年人的唾液分泌也相对减少,口腔黏膜的润滑作用减弱,因此,进餐前应先喝水湿润口腔。

近年来,由于营养支持疗法已进入现代医学实践,为了从饮食中摄取人体必需的营养,进食的方法也越来越先进,除了食从口入外,有鼻饲法、肠道高营养法及全肠道外营养(静脉高营养)等,可通过各种渠道为老年人输送食物和营养。

第三节 休息与活动

一、休息与睡眠

休息与睡眠是人类生存所必需的行为活动之一。良好的休息是维持身体健康的必要条件,可消除疲劳,促进体力和精力的恢复;提高治疗效果,促进机体康复。睡眠质量的好坏亦对老年人的身心健康至关重要。

(一) 休息

1. 定义 休息是指一段时间内相对地减少活动,使身体各部分放松,处于良好的心理状态,以恢复精力和体力的过程。它代表了一种宁静、安详、无焦虑、无拘无束的状态,即没有任何情绪压力之下的松弛状态。休息的方式有多种,如睡眠、聊天、闭目养神、看电视、变换活动方式等。

2. 老年人休息注意事项 老年人相对需要较多的休息,应当将合理的休息穿插于整天的活动当中,并注意以下几点:

(1) 休息要注意质量,有效的休息应满足三个基本条件:充足的睡眠、心理的放松、生理的舒适。因此,简单地用卧床限制活动并不能保证老年人处于休息状态,有时这种限制甚至会使其感到厌烦而妨碍了休息的效果。

(2) 卧床时间过久会导致运动系统功能障碍,以及出现压疮、静脉血栓、坠积性肺炎等并发症,因此应尽可能对老年人的休息方式进行适当调整,尤其是长期卧床者。

(3) 老年人在改变体位时,要注意预防直立性低血压或跌倒等意外的发生,如早上醒来时,不应立即起床,而需在床上休息片刻,伸展肢体,再准备起床。

(4) 看书和看电视是一种休息,但不宜时间过长,应适时举目远眺或闭目养神来调节一下视力。看电视不应过近,避免光线的刺激引起眼睛的疲劳,看电视的角度也要合适,不宜过低或过高。

(二) 睡眠

1. 老年人的睡眠 与年轻人相比,老年人的睡眠结构发生了一定的变化,表现在以下几方面:①夜间睡眠表浅而易惊醒。②夜间有效睡眠时间缩短,睡眠效率下降。③早睡早醒。④睡眠昼夜的时间紊乱。夜间睡眠时间减少,白天睡眠时间增多。这些特点与老年期的生理变化、健康状况及其他因素有着密切的关系。

2. 影响老年人睡眠质量的因素 老年人睡眠质量下降与多种因素有关。在老年人中睡眠障碍通常是继发性,多与躯体疾病、精神疾病、社会心理或药物等因素有关。

(1) 躯体疾病:许多疾病能够直接或间接影响老年人的睡眠质量。心脑血管疾病,如脑动脉硬化、高血压、脑梗死等,使老年人脑部血流量减少,引起脑代谢失调而产生失眠等症状。另外,老年人可因为睡眠呼吸暂停综合征、十二指肠溃疡、颈椎病、退行性骨关节病、不宁腿综合征等疾病本身或伴有的症状而影响睡眠质量。

(2) 精神疾病和认知损害:焦虑、抑郁是老年人中常见的精神障碍。抑郁症老年人睡眠障碍主要表现为早醒和深睡眠减少;焦虑症老年人一般表现为入睡困难；痴呆老年人可能出现睡眠-觉醒周期紊乱，昼夜睡眠方式倒置，夜间易醒，睡眠效率下降。

（3）心理社会因素：老年人因独居、丧偶、退休、经济压力等因素引起不安、忧伤、烦恼等，从而影响老年人的睡眠。主要特点为过度思虑，上床后辗转反侧，无法入睡，或者刚刚睡着又被周围的声响或噩梦惊醒，醒后难以入睡。

（4）药物因素：多数老年人每天服用数种药物，其中一些药物可能会导致失眠。如治疗结核病的异烟肼，治疗哮喘的麻黄碱、氨茶碱等，易产生兴奋而难以入睡；安定类药物能够抑制老年人的深睡眠状态；甲状腺激素、西咪替丁、苯妥英钠等可延迟入睡时间，也可使深睡眠减少；服用β受体激动剂及奎尼丁可出现梦魇，扰乱睡眠；夜间服用利尿药会增加夜尿次数，造成再度入睡困难。

3. 一般护理 日常生活中可采用以下措施来改善老年人的睡眠质量：

（1）对老年人进行全面评估，找出其睡眠质量下降的原因并进行处理。

（2）提供舒适、干净的睡眠环境，调节卧室的光线和温度，保持床褥的干净整洁，并设法维持环境的安静。

（3）帮助老年人养成良好的睡眠习惯。为了保证白天的正常活动和社交，应提倡早睡早起、午睡的习惯。对于已养成的特殊睡眠习惯，不能强迫立即纠正，需要多解释并进行诱导，使其睡眠时间尽量正常化。限制白天睡眠时间在1小时左右，同时注意缩短卧床时间，以保证夜间睡眠质量。

（4）晚餐应避免吃得过饱，睡前不饮用咖啡、浓茶、酒或大量水分，并提醒老人于入睡前如厕，以免夜尿增多而干扰睡眠。

（5）情绪对老年人的睡眠影响很大，由于老年人思考问题比较专一，又比较固执，遇到问题会反复考虑而影响睡眠，尤其是内向型的老年人。所以调整老年人睡眠，首先要调整其情绪，有些问题和事情不宜晚间告诉老人。

（6）有些老年人因入睡困难而自行服用镇静剂。镇静剂可帮助睡眠，但也有许多副作用，如抑制机体功能、降低血压、影响胃肠道蠕动和意识活动等，因此应尽量避免选用药物帮助入睡。必要时可在医生指导下使用。

（7）向老年人宣传规律锻炼对减少应激和促进睡眠的重要性，指导其坚持参加力所能及的日间活动。

二、活　　动

生命在于运动。活动可以使机体在生理、心理及社会各方面获得益处，坚持活动是人类健康长寿的关键。活动能力是老年人日常生活的基础，直接影响其生活空间和心理空间的扩展，影响到老年人的生活质量。因此，了解影响老年人活动的因素，评估其活动能力，选择适合老年人的活动方式，采取必要的防卫措施，协助老年人活动能力的自立是非常重要的。

（一）影响老年人活动的因素

活动涉及身体各个系统与组织器官的功能。一般正常运动时，会出现肌肉张力增加、心率加快、血压上升、心排出量增多等情况，而老年人由于相应组织器官的老化，其运动就更具有特殊性。

1. 心血管系统

（1）最快心率下降：研究发现，当老年人做最大限度的活动时，其最快心率要比成年人低。一般来说，老年人的最快心率约为170次/分。这是因为老年人的心室壁弹性比成年人弱，导致心室的再充盈所需时间延长。

（2）最大耗氧量下降：研究证明，老年人活动时的最大耗氧量会下降，且随增龄而递减。其原因可能是老年人因身体功能受限，造成长期的活动量减少所致。

（3）心排出量下降：老年人的动脉弹性变差，使得其血压收缩值上升，后负荷增加。外周静脉血滞留量增加，外周血管阻力增加，也会引起部分老年人出现舒张压升高。所以，当老年人增加其活动量时，血管扩张能力下降，引起回心血量减少，造成心排出量减少。

2. 肌肉骨骼系统 肌细胞因为老化而减少，加上肌张力下降，使得老年人的骨骼支撑力下降，活动时容易跌倒。老化对骨骼系统的张力、弹性、反应时间以及执行功能都有负面的影响，这是造成老年人活动量减少的主要原因之一。

3. 神经系统 老年人神经系统的改变多种多样，但是对其活动的影响程度却因人而异。老化可造成脑组织血流减少、大脑萎缩、运动纤维丧失、神经树突数量减少、神经传导速度变慢，导致老年人的反应时间延长，这些会从老年人的姿势、平衡状态、运动协调、步态中看出。除此之外，老年人因为前庭器官过分敏感,会导致对姿势改变的耐受力下降及平衡感缺失,故老年人应注意活动的安全性。

4. 其他　老年人常患有慢性病,使其对于活动的耐受力下降。如帕金森病对神经系统的侵犯可造成步态的迟缓及身体平衡感的丧失;骨质疏松症会造成活动受限,而且容易跌倒造成骨折等损伤。此外,老年人还可能因为所服用药物的作用或副作用、疼痛、孤独、抑郁、自我满意度低等原因而不愿意活动。

不仅如此,由于科学技术的发展,现代人活动的机会越来越少,比如:由于时间和空间的限制,看电视观赏比赛比参与运动更普遍;以往靠步行的地方,现在可以以车代步;电梯的使用减少了爬楼梯的机会等等。因此,适当安排一些体育活动是维持良好身体状况的必要途径。

（二）活动对老年人的重要性

活动可促进人体的新陈代谢,使组织器官充满活力,而且能增强和改善机体的功能,从而延缓衰老。

1. 神经系统　可通过肌肉活动的刺激,协调大脑皮质兴奋和抑制过程,促进细胞的供氧能力。特别是对脑力工作者,活动可以促进智能的发挥,有助于休息和睡眠,同时解除大脑疲劳。

2. 心血管系统　活动可促进血液循环,使血流速度加快、心排出量增加、心肌收缩能力增强,改善心肌缺氧状况,促进冠状动脉侧支循环,增加血管弹性。另外,活动可以降低血胆固醇含量,促进脂肪代谢,加强肌肉发育。因此活动可预防和延缓老年心血管疾病的发生和发展。

3. 呼吸系统　老年人肺活量减少,呼吸功能减退,易患肺部疾病。活动可提高胸廓活动度,改善肺功能,使更多的氧进入机体与组织交换,保证脏器和组织的需氧量。

4. 消化系统　活动可促进胃肠蠕动,消化液分泌增强,有利于消化和吸收,促进机体新陈代谢,改善肝、肾功能。

5. 肌肉骨骼系统　活动可使老年人骨质密度增厚,韧性及弹性增加,延缓骨质疏松,加固关节,增加关节灵活性,预防和减少老年性关节炎的发生。运动又可使肌肉纤维变粗,坚韧有力,增加肌肉活动耐力和灵活性。

6. 其他　活动可以增强机体的免疫功能,提高对疾病的抵抗能力。对于患糖尿病的老年人来说,活动是维持正常血糖的必要条件。

另外,活动还可以调动积极的情绪,提高工作和学习的效率。总之,活动对机体各个系统的功能都有促进作用,有利于智能和体能的维持和促进,并能预防心身疾病的发生。

（三）老年人活动能力评估

协助老年人做运动时,首先应进行老年人活动能力的评估,包括以下几个方面:

1. 评估老年人现存的活动能力。

2. 进行基本的身体检查,包括心血管系统、骨骼系统、神经系统,特别是老年人的协调情况及步态。

3. 了解老年人的病史,评估其活动耐受力。

4. 收集老年人用药情况,以便为老年人活动后计划做准备。

5. 与老年人共同制订活动目标,例如老年人希望的是恢复自我照顾能力,或是增加对活动的耐受性。

6. 活动之前应该做热身运动,至少10分钟,以减少肌肉系统受伤的概率,活动后应该慢慢减缓再停止,不可立刻停止。

7. 应该先选择不费力气的活动开始,再逐渐增加运动的量、时间、频率和减少每一次的间隔。

8. 每次给予新的活动内容时,都应评估老年人对于这一项活动的耐受性,是否出现间歇性跛行、不正常的心跳加速、疲倦不堪、呼吸急促等情况。

9. 老年人在两种活动中间,需要较长时间的休息,因此活动计划应该有个体差异,要随老年人的适应力而做调整。

（四）老年人活动的指导原则

1. 正确选择　老年人要根据自己的年龄、体质、场地条件,选择适当的运动项目。活动的选择应符合老年人的兴趣并且是在其能力范围内的。

2. 循序渐进　机体对运动有一个逐步适应的过程,所以,运动量要由小到大,动作由简单到复杂,不要急于求成,老年人之间更不要互相对比。

3. 持之以恒　通过锻炼增强体质、防治疾病,要有一个逐步积累的过程。一般要坚持数周、数月,甚至数年才能有成效。在取得疗效以后,仍需坚持锻炼,才能保持和加强效果。

4. 运动时间　老年人运动的时间以每天1～2次,每次半小时左右,一天运动总时间不超过2

小时为宜。运动时间可选择在清晨。此外，无论从体力的发挥，还是身体的适应力和敏感性，均以下午和黄昏时为佳。饭后则不宜立即运动，因为运动可减少对消化系统的血液供应及兴奋交感神经而抑制消化功能，从而影响消化吸收，甚至导致消化系统疾病。

5. 运动场地与气候　运动场地尽可能选择空气新鲜、安静清幽的公园、庭院、湖滨等地。注意气候变化，夏季户外运动要防止中暑，冬季则要防跌倒和感冒。

6. 其他　年老体弱、患有多种慢性病或平时有气喘、心慌、胸闷或全身不适者，应请医生检查，并根据医嘱进行运动，以免发生意外；下列情况应暂停锻炼：患有急性疾病，出现心绞痛或呼吸困难，精神受刺激，情绪激动或悲伤之时。

(五) 老年人的活动种类和强度

1. 老年人的活动种类　老年人的活动种类可分为四种：日常生活活动、家务活动、职业活动、娱乐活动。对于老年人来说，日常生活活动和家务活动是生活的基本，职业活动是属于发展自己潜能的有益活动，娱乐活动则可以促进老年人的身心健康。

比较适合老年人锻炼的项目有：散步、慢跑、游泳、跳舞、球类运动、医疗体育、太极拳与气功等。

(1) 散步：散步最好在有绿色植物生长的环境中进行，散步的时间、距离和速度因人而异。一般情况下以中速(80~90步/分钟)或快速(100步以上/分钟)进行锻炼，才能达到良好的锻炼效果。

(2) 慢跑：慢跑的速度为120~130m/min，以不感觉难受，不气短，能边跑边与人说话为宜。初练时，可慢跑5~10分钟，逐步适应后可增至15~20分钟。应每天坚持锻炼一次，有困难时每周至少锻炼3次。跑步结束后，应缓慢步行或原地踏步做整理活动，再逐渐恢复到安静状态。

(3) 游泳：老年人参加游泳的姿势不限，但速度不宜过快，时间不宜过长。以每天一次或每周锻炼至少不低于3次，每次游程不超过500m为宜。老年人参加游泳锻炼需注意：有严重的心血管疾病、皮肤病和传染病不宜参加；下水前应做3~4分钟准备活动；水温不宜过低；注意做好自我监测，如游泳后有头晕、恶心、疲劳不适时，应减少活动量或暂停锻炼。

(4) 跳舞：跳舞近年来成为老年人中非常流行的一种锻炼方式。老年人要注意选择节奏适当的舞曲。跳舞前，要评估自身的身体状况，如夜间是否休息好，有无头晕、乏力等现象，不能机械地参加运动。

(5) 球类运动：球类运动是有趣的健身运动，还是一个集体的运动项目，可以增进老年人的人际交往。适合老年人的球类运动项目较多，如门球、乒乓球、台球、健身球等。

(6) 医疗体育：简称"体疗"，即用适当的体育活动来治疗疾病、恢复功能的一种康复手段。是在医护人员的指导下，对老年人的特点和主要器官的功能状态进行评估，然后选择有针对性的合适的体疗项目。常用的体疗有医疗体操、耐力性训练(如步行、慢跑、骑自行车等)、民族形式的体疗(如太极拳、气功、保健按摩等)。

(7) 太极拳和气功：这两项体育锻炼是我国传统的民族形式的运动项目，具有健身和延年益寿的功效。太极拳可以调节老年人的心境，打太极拳时全神贯注，动作优美又有节奏感，老年人容易把握，长期坚持具有祛病延年的作用。气功也颇受欢迎，是传统医学宝库中独特的强身保健方法。

2. 老年人活动的强度　锻炼要求有足够而又安全的活动强度，这对心血管疾病、呼吸系统疾病和其他慢性疾病病人尤为重要。老年人的活动强度应根据个人的能力及身体状态来选择。最简单方便的监测方法是以运动后心率作为衡量标准，即：运动后最宜心率(次/分钟) = 170-年龄。身体健壮者则可用：运动后最宜心率(次/分钟) = 180-年龄。

观察活动强度适合的方法有：①运动后的心率达到最宜心率。②运动结束后在3分钟内心率恢复到运动前水平，表明运动量较小，应加大运动量；在3~5分钟之内恢复到运动前水平表明运动适宜；而在10分钟以上才能恢复者，则表明活动强度太大，应适当减少。

以上监测方法还要结合自我感觉综合判断，如运动时全身有热感或微微出汗，运动后感到轻松或稍有疲劳，食欲增进，睡眠良好，精神振作，表示强度适当，效果良好；如运动时身体不发热或不出汗，脉搏次数不增或增加不多，则说明应增加活动强度；如果运动后感到很疲乏、头晕、胸闷、气促、心悸、食欲减退、睡眠不良，说明应减低运动强度;如果在运动中出现严重的胸闷、气喘、心绞痛或心率反而减慢、心律失常等应立即停止运动,并及时就医。

(六) 患病老年人的运动

老年人常因疾病困扰而导致活动障碍,特别是卧床不起的病人,如果长期不活动很容易导致失用性萎缩等并发症。因此,必须帮助各种患病老年人进行活动,以维持和增强其日常生活的自理能力。

1. 瘫痪老年人 对这类老年人要借助助行器等辅助器具进行训练。一般说来,手杖适用于偏瘫或单侧下肢瘫痪病人,前臂杖和腋杖适用于截瘫病人。步行器的支撑面积较大,较腋杖的稳定性高,多在室内使用。

2. 为治疗而采取制动状态的老年人 制动状态很容易导致肌力下降、肌肉萎缩等并发症,因此应确定尽可能小范围的制动或安静状态,在不影响治疗的同时,尽可能地做肢体的被动运动或按摩等,争取早期解除制动状态。

3. 不愿甚至害怕活动的老年人 唯恐病情恶化而不愿活动的老年人为数不少,对这类老年人要耐心说明活动的重要性以及对疾病的影响,让其理解"生命在于运动"的真理,并可鼓励一起参与活动计划的制订,尽量提高其满意度而愿意自己去做。

4. 痴呆老年人 人们常期望痴呆老年人在一个固定的范围内活动,因而对其采取了许多限制的方法,其实这种活动范围的限制,只能加重病情。护理人员应该认识到,促进痴呆老年人的活动能力,增加他们与社会的接触机会,可以延缓病情的发展。

第四节 皮肤清洁与衣着卫生

皮肤是人体最大的器官,有着其特殊的生理功能。经过几十年的外界刺激,人体的皮肤逐渐老化,生理功能和抵抗力降低,皮肤疾病逐渐增多,因此做好皮肤护理,保持皮肤清洁、讲究衣着卫生,是日常生活护理必不可少的内容。

一、皮 肤 清 洁

(一) 老年人的皮肤特点

老年人的皮肤出现皱纹、松弛和变薄,皮肤干燥、多屑和粗糙,皮脂腺组织萎缩,功能减弱。皮肤触觉、痛觉、温度觉的浅感觉功能也减弱,皮肤表面的反应性减低,对不良刺激的防御能力削弱,免疫系统的损害也往往伴随老化而来,以致皮肤抵抗力全面降低。

(二) 一般护理

1. 协助老年人在日常生活中要注意保持皮肤卫生,特别是皱褶部位如腋下、肛门、外阴和乳房下等。用温水洗涤淋浴,沐浴时间以 10~15 分钟为宜,时间过长容易发生胸闷、晕厥等意外。建议沐浴时室温调节在 24~26℃,水温则以 40℃左右为宜。避免碱性肥皂的刺激,保持皮肤酸碱度在 5.5 左右。贴身的衣服要柔软,以全棉本色为主。

2. 协助老年人保持头发的清洁卫生,定期洗头,皮脂分泌较多者可用温水及中性肥皂洗头。头皮和头发干燥者则清洁次数不宜过多,可用多脂肥皂清洗,发干后可涂以少许润滑油。

3. 需使用药效化妆品时,首先应观察老年人皮肤是否耐受,是否过敏。要以不产生过敏反应为前提,其次再考虑治疗效果。

(三) 皮肤瘙痒的护理

全身瘙痒是老年人常见的主诉,它可以干扰正常的睡眠并造成焦虑以及其他严重的心理问题。瘙痒是位于表皮、真皮之间结合部或毛囊周围游离神经末梢受到刺激所致,引起老年人搔抓后导致局部皮肤损伤,损伤后又可引起瘙痒,如此恶性循环,最终成为顽疾。老年人皮肤瘙痒的常见原因有:①局部皮肤病变:皮肤干燥是最常见的原因,在老年瘙痒中占 40%~80%,通常由于温度变化、毛衣刺激或用肥皂洗澡后引起。除此之外还可见于多数皮疹、急性剥脱性皮炎、牛皮癣、脂溢性皮炎以及皮肤感染等病症。②全身性疾病:慢性肾衰竭或减退的病人有 80%~90% 伴有瘙痒;肝胆疾病引起胆汁淤积时可在黄疸出现前或伴黄疸同时出现瘙痒;真性红细胞增多症、淋巴瘤、多发性骨髓瘤、缺铁性贫血等在瘙痒的同时伴有血液系统的异常表现;甲状腺功能低下、糖尿病及某些恶性肿瘤及药物过敏均可引起全身瘙痒。③心理因素:较少见,有些恐螨症或不喜欢养老院的老人可能出现。

针对老年人的皮肤瘙痒,可提供以下护理措施:①一般护理:停止过频的洗澡;忌用碱性肥皂;适当使用护肤用品,特别是干燥季节可在浴后皮肤潮湿时涂擦护肤油,以使皮肤保留水分,防止机械性刺激；避免毛衣类衣物直接接触皮肤。②根据瘙痒的病因逐个检查排除，并作出对因治疗。③对症处理：使用低浓度类固醇霜剂擦皮肤，应用抗组胺类药物及温和的镇静剂可减轻瘙痒，防止皮肤继发性损害。④心理护理，找出可能的心理原因加以疏导，或针对瘙痒而引起的心理异常进行开导。

二、衣着卫生

由于老年人皮肤的特点，其衣着与健康的关系越来越受到护理人员的关注。老年人的服装选择，首先必须考虑实用性，即是否有利于人体的健康及穿脱方便。

老年人体温中枢调节功能降低，尤其对寒冷的抵抗力和适应力降低，因此在寒冷时节要特别注意衣着的保暖功效。另外，还要考虑衣着布料对皮肤的刺激等方面的因素。有些衣料如毛织品、化纤织品，穿起来轻松、柔软、舒适，一向受到老人的喜爱。但是，它们对皮肤有一定的刺激性，如果用来制作贴身穿着的内衣，就有可能引起瘙痒、疼痛、红肿或水疱。尤其是化纤织物，其原料是从煤、石油、天然气等高分子化合物或含氮化合物中提取出来的，其中有些成分很可能成为变应原，一旦接触皮肤，容易引起过敏性皮炎。且这类织物带有静电，容易吸附空气中的灰尘，易引起支气管哮喘。因此，在选料时要慎重考虑，尤其是内衣，应以透气性和吸湿性较高的纯棉织品为好。

衣服的容易穿脱对于老年人来说是非常重要的，即使是自理能力有损的老年人，也要尽量鼓励与指导老年人参与衣服的穿脱过程，以尽可能最大限度地保持和发挥其残存功能。因此服装的设计上要注意便于穿脱，如上衣和拉链上应留有指环，便于老年人拉动；衣服纽扣不宜过小，方便系扣；尽量选择前开门式上装便于穿脱等。

在满足以上要求外，老年人衣服款式的选择还应考虑安全舒适以及时尚。老年人的平衡感降低，应避免穿过长的裙子或裤子以免绊倒。做饭时的衣服应避免袖口过宽，否则易着火。为了舒适，衣服要合身，但不能过紧，更不要压迫胸部；同时也要注意关心老年人衣着的社会性，在尊重其原有生活习惯的基础上，注意衣服的款式要适合其个性以及社会活动，衣着色彩要注意选择柔和、不褪色、容易观察是否干净的色调。条件允许时鼓励老年人的服饰打扮可适当考虑流行时尚，如选择有朝气的色调、大方别致的款式以及饰物等。

第五节　性需求与性生活卫生

性健康是身心健康的一个重要组成部分，但由于传统文化的影响使得社会对于老年人的性健康问题关注不够。老年人仍存在性的需求，亦存在着许多影响性健康的因素，若得不到及时解决，不仅会影响老年人的身心健康，而且还可能会使少数老年人以不正当的途径去解决性需求的问题，导致老年人感染性传播疾病，严重影响老年人晚年的生活质量。

一、老年人的性需求

性是人类的基本需要，不会因为疾病或年龄的增长而消失，即使患慢性病的老年人仍应该和有能力享有完美的性。健康的性生活包括以许多不同的方式来表达爱及关怀，而不只是性交而已。性生活有两种类型，一是性交型，二是性接触型。对于老年人来说，往往只需要一些浅层的性接触就可以获得性满足，例如彼此之间的抚摩、接吻、拥抱等接触性性行为。也就是说，在老年性生活里，性交并不一定是获得性满足的主要途径，年轻时激烈的性行为，这时可被相对温和的情感表达方式所取代。

由于受社会文化、风俗习惯的影响，大多数人都认为老年人已不需要生育，所以也就不再需要性生活，甚至认为老年人有性需求是"老不正经"，因此多数老年人压抑自己的性需求，不敢表现出来。但是这并不等于老年人没有或不需要性生活。老年人存在着正常的性需求若长期得不到满足，极易成为特殊不正当行业的目标，而老年人由于长期压抑的性欲望，难以拒绝诱惑而易发生不正当的婚外性行为。

二、影响老年人性生活的因素

（一）老年人的生理变化

人到老年，性器官组织老化，性生理功能与性激素分泌均有下降。

1. 男性的表现　老年男性主要表现为雄性激素生成减少，神经传导速度减慢，从而出现勃起困难、勃起持续时间短、阴茎勃起的角度、睾丸上提的状况均有降低等现象。除此之外，射精前的分泌物及精液减少，且并非每次的性交都有射精，射精后阴茎较快软化,性潮红的情形也较少发生,且缓解期延长。

2. 女性的改变　女性在老化过程中,由于雌激素分泌减少,大阴唇变平,较难分开,小阴唇颜色也有所改变,阴蒂包皮有萎缩的情形,但阴蒂的感觉仍然存在;在性行为中阴道内润滑液的产生会较慢较少且需要较直接的刺激,在性交当中可能会产生疼痛的感觉;乳房的血管充血反应会减少或消失,肌肉强直的情形也会降低。

(二)老年人的疾病

老年人多患有慢性疾病,一般常听到"连命都顾不了,哪还敢想到这些",却不知经过充分、良好的准备,适度的性生活是有益于身体健康的,还可以享受人生亲密关系的趣味。

有心肌梗死、慢性阻塞性肺疾病、糖尿病及泌尿生殖系统疾病的病人或其配偶常认为性生活(尤其是激烈的性交)会导致疾病的复发甚至死亡。心肌梗死的病人对性活动更常会出现害怕的心理,担心心脏是否能负荷这样的活动。但有研究表明,在性交时或性交后的心源性死亡实际是很少见的,相反有很多理由支持适当的性活动可使病人得到适度活动的机会,并使身心放松。

女性糖尿病病人可由于阴道感染导致不适或疼痛,而男病人患勃起功能障碍的可能性是普通人的2～5倍,但其性欲不受影响;关节炎病人则常苦于肢体活动上的不舒适或不便;前列腺肥大的老年人常害怕逆向射精,轻度的前列腺炎在射精后可能会引起会阴部疼痛;在帕金森病病人中,由于神经症状的存在,可引起阳痿;患有慢性阻塞性肺疾病的老年人由于气短往往会妨碍正常的性生活。

除上述疾病外,一些药物的副作用也常是影响性功能的重要因素,较明显的药物包括抗精神病药物,它可以抑制勃起或射精的能力;镇静催眠药物,能抑制性欲。因此护理人员在评估药物治疗效果或了解病人自行停药原因时也应考虑这方面的可能性。

(三)社会文化因素

在现实生活中,由于对性生理和性心理知识的缺乏,使得公众舆论一直对老年人的性心理持否定甚至批判的态度。认为人到老年就该自动结束性生活,老年人若有有关性方面的想法,会给人以"为老不尊"的印象。另外,传统养生学观点认为老年人应该清心寡欲,方可颐养天年;房事损耗精气,不利于延年益寿。

另外社会上有许多现实的环境与文化因素影响老年人的性生活。如长期养老机构中房间设置往往如学生宿舍般的"整洁",即使是夫妻同住者的房间也只放置两个单人床,衣服常没有性别样式的区别,或浴厕没有男女分开使用的安排,这些都不利于性别角色的认同。其他如中国传统的面子、羞耻等价值观,都是老年人可能面临的问题。

(四)心理健康因素

老年人会经常压抑性心理,从而可能产生许多负性情绪,如焦虑、抑郁等;而这些负性情绪反过来也可能会影响老年人的性健康状态。国外研究发现:焦虑人群的性障碍问题远高于一般人群,可能是因为高水平的焦虑和过分担忧、强迫意念等干扰了对性刺激的感知。另有研究表明,抑郁和性问题之间存在着不可否认的联系,它们之间的关系可能是双向的,抑郁既可能会导致一系列性问题的出现,也可能是性问题的出现而导致的结果,而抗抑郁治疗对于性问题的解决有一定的贡献。

除以上的因素外,长期吸烟、饮酒、体重指数高、种族、宗教、以往性经历等因素也在一定程度上影响了老年人的性生活。

三、老年人性生活的护理评估

1. 护理评估的内容及方法

(1)收集病史及客观资料:了解老年人及其配偶的一般资料、婚姻状况、宗教信仰、疾病史,以及性生活现况如性欲、性频率、性满意次数、性行为成功次数等。还要注意一定要了解老年人及其配偶对治疗或咨询的期望,以免其出现过高的期望或错误的期待。

(2)身体检查:可通过建议老年人进行相应检查来协助确认性生活是否存在问题。常见的检查有:阴茎膨胀硬度测验、海绵体内药物注射测试、神经传导检查、阴茎动脉功能检查等。

2. 护理人员的态度及准备　护理人员在工作中,常会直接接触或查视病人的身体,这些接触对护理工作是很自然且具有专业性质的,但同时会存在一些困扰。所以,护理人员更应具备充实的专业知识和专业态度。

在处理老年人的性问题前,护理人员应用丰富的专业知识和专业的态度来协助老年人,才能得到其信任与合作。护理人员应掌握正确的性知识，了解不同的社会文化及宗教背景，能坦然、客观地面对性问题，并注意真诚地尊重老年人的个人及家庭。

3. 评估性问题的注意事项　护理人员必须仔细并具有专业的敏感度，同时应尊重老年人的隐私权。一般而言，老年人多不会主动地表达他有性问题方面的困扰，有些则会从一些侧面问题，如睡眠不佳、焦虑不安等问题谈起；有些则习惯从"别人"的问题谈起；有些则需用较含蓄的言语来沟通，如"在一起""那事儿"等。这时护理人员就需要有相应的倾听与沟通的技巧。

在评估中，若遇到老年人几乎没有性生活或频率异常等问题时，一定不要面露惊讶或做草率的判断。性活动本身就是千变万化的，更无须用频率的高低来衡量老人的性生活是否正常。

总之，护理人员需具有正确的专业知识、专业态度和沟通技巧才能发现问题。在确认问题的性质后，还应评估自己是否有能力处理，是否需要在经过老年人同意后转介给其他的专业人员，如性治疗师、婚姻咨询家等。

四、老年人性生活的卫生指导和护理

（一）加强性知识的宣传教育

正确引导老年人的性观念，应克服传统文化、封建意识和社会舆论对老年人性问题的偏见。正确认识和对待因"老化"引起生理性性功能变化，引导老年人正确面对自身的性需求，主动、正确地表达性需求，摒弃"老年人有性需求是下流可耻"等不正确的观点。可针对老年人的特点对其进行性卫生、性道德等方面的教育。

可适当鼓励老年人在外观上加以装扮，更能表达属于自我的意义。另外注意环境要求应具有隐私性及自我控制的条件，如门窗的隐私性、床的高度以及适用性等；在过程当中也不应被干扰，在时间上应充裕，避免造成压力。

在时间的选择上以休息后为佳，有研究表明男性激素在清晨时最高，故此时对男性而言是最佳的时间选择；低脂饮食可保持较佳的性活动，因高脂易引起心脏及阴茎的血管阻塞而造成阳痿；老年女性停经后由于雌激素水平下降而导致阴道黏膜较干，可使用润滑剂来进行改善。事实上由于停经后没有怀孕的忧虑，更利于享受美好的性生活。

（二）提供专业帮助

老年人在性健康方面尚存在诸多问题，但有调查显示在这些存在性问题的老年人群中有79.4%的男性和80.2%的女性从未寻求过专业的帮助和指导，只有约一半的人仅选择向伴侣倾诉而已。要引导老年人正确地寻求帮助，医院和社区可成立专门的老年人婚姻问题咨询机构，为老年人提供帮助；亦可设立专门的电话热线，以便于老年人匿名咨询；必要时要鼓励老年人寻求专业的心理咨询，以获得正确引导，防止老年人通过不正当的方式排除性需求的困扰，也可从一定程度上预防老年人性传染疾病的发生。

对患有疾病的老年人可以在医生的指导下进行适度的性生活。心脏病病人应有心肺检测决定是否可承受性行为的活动量（相当于老年人爬楼梯心率达到174次/分钟的活动量），并且避免在饱餐、饮酒、劳累后进行，最好在休息30分钟后进行，甚至可与医师用药取得协调，在性活动前15～30分钟服用硝酸甘油。呼吸功能不良的老年人应学会在性活动中应用呼吸技巧来提高氧的摄入和利用，平日可利用上下楼梯来练习，活动时吐气，静止时吸气。时间上可选择使用雾化吸入、有效排痰之后，以提高病人的安全感。而早晨睡醒时，需注意口鼻分泌物是否已清除，以免分泌物较多而妨碍呼吸功能。关节炎病人可通过垫枕头，改变姿势，使用止痛药物或泡澡30分钟左右以利于肌肉放松等措施来改善。另外对于前列腺肥大者应告知逆向射精是无害的，不要因此产生恐惧。

（三）配合各种医疗处置时的护理措施

老年男性常见的性问题为勃起功能障碍（erectile dysfunction，ED），特指在50%以上的性交过程中，不能维持足够的勃起而进行满意性交。ED在各年龄段男性中均有发生，但其发生率随年龄增加而不断增高。医学上有多种方法可以协助老年ED病人改善其性功能，可在考虑老年人及其性伴侣意愿的基础上进行选择，但任何方法都应配合适当的护理措施，如：

1. 真空吸引器　真空吸引器有手控及电动之分，其原理及措施是类似的。使用时将吸筒套在阴茎上，吸成真空，强迫血液流入阴茎海绵体，造成充血，再以橡皮套套入阴茎根部，造成持续性效果，应特别注意的是，每次使用不可超过30分钟，以免造成异常勃起。这种方法需经专业人员的协助与教导才可使用。

2. 使用前列腺素注射　此方法是将前列腺素由男性老年人或其性伴侣自行注射到海绵体。注射后约5~10分钟开始生效，持续时间约30~40分钟，在时间的掌握上若较佳，较易达到彼此满意的状态。

3. 人工阴茎植入　将人工阴茎以手术方式植入，术后需在专业人员的指导下练习正确的操作技术，才能正式使用，一般在6周后才可恢复性生活。

4. 药物使用　常见的口服药物有 Sildenafil（即伟哥），在受到性刺激的前提下可帮助 ED 病人产生勃起。但当 Sildenafil 与硝酸酯类药物一起使用时，能引起严重的低血压，因此服用硝酸酯类药物的 ED 病人禁用 Sildenafil。在选择口服药物前需确认老年人对药物有无正确的认识，且在服药上能严格执行医嘱，避免错误地认为药量与勃起硬度或勃起时间成正比而造成不必要的伤害。

上述这些方法并非适合每个人，需尊重老年人及其性伴侣的选择及意愿。

（四）指导防止性老化的方法

1. 防止肥胖，保持适当体型、标准体重。
2. 避免心理狂躁或抑郁，维持愉快的生活。
3. 有规律地从事运动，保持良好的体能。
4. 少抽烟、少喝酒，最好戒掉烟酒。
5. 禁止药物成瘾，这是性能力的慢性杀手。
6. 养成和医师讨论的习惯，以便早日发现疾病，及时治疗。

（康佳迅）

第七章

老年人的安全用药与护理

老年期人体各脏器的组织结构和生理功能出现退行性改变,影响机体对药物的吸收、分布、代谢和排泄。药物代谢的改变直接影响着组织特别是靶器官中药物有效浓度的维持时间,影响了药物的疗效。此外,老年人常同时患有多种疾病,使用多种药物,发生药物不良反应的概率增高。因此,老年人在药物的使用上要更加谨慎,老年的安全用药与护理成为护理人员的重要工作内容之一。

第一节 概 述

人体对药物的吸收、分布、代谢及排泄受疾病状况、生理状况、环境因素、年龄、性别等的影响。老年人由于各器官功能的衰退,机体对药物的代谢和反应发生改变。在临床工作中,应注意评估老年人药物代谢和药效学的特点,为指导临床合理用药及药物护理提供重要信息。

一、老年人药物代谢特点

药物代谢动力学(pharmacokinetics)简称药动学,是研究机体对药物处置的科学,即研究药物在体内的吸收、分布、代谢和排泄过程及药物浓度随时间变化规律的科学。老年药动学改变的特点为:药物代谢动力学过程减慢,绝大多数药物的被动转运吸收不变而主动转运吸收减少,药物代谢能力减弱,药物排泄功能降低,导致血药浓度增高。

(一) 药物的吸收

药物的吸收(absorption)是指药物从给药部位转运至血液的过程。药物的吸收方式有:口腔给药吸收;注射法吸收(皮下注射、肌内注射、静脉注射);吸入法吸收;局部用药法吸收(黏膜吸收、皮肤吸收)。其中,大多数药物通过口服给药,经胃肠道吸收后进入血液循环,到达靶器官而发挥效应。因此,胃肠道环境或功能的改变可能对药物的吸收产生影响。影响老年人胃肠道药物吸收的因素有以下几点。

1. 胃酸分泌减少导致胃液 pH 升高 老年人胃黏膜萎缩,胃壁细胞功能下降,胃酸分泌减少,胃液 pH 升高。70 岁的老年人,胃酸可减少 20%~25%,对药物的解离和溶解有明显的影响。如弱酸性药物阿司匹林在正常胃酸情况下,在胃内不易解离,吸收良好;当胃酸缺乏,胃液 pH 升高时,其离子化程度增大,使药物在胃中吸收减少,影响药效。

2. 胃排空速度减慢 小肠有较大的吸收面积,是大多数药物的最好吸收部位。老年人胃肌萎缩,胃蠕动减慢,使胃排空速度减慢,延迟药物到达小肠的时间,使药物的吸收延缓、速率降低,有效血药浓度到达的时间推迟,特别对在小肠远端吸收的药物或肠溶片有较大的影响。

3. 肠肌张力增加和活动减少 老年人肠蠕动减慢,肠内容物在肠道内停留时间延长,药物与肠道表面接触时间延长,使药物吸收增加。但胃排空延迟、胆汁和消化酶分泌减少等因素都可影响药物的吸收。

4. 胃肠道和肝血流减少 老年人胃肠道和肝血流量随年龄增长而减少,可较正常成年人减少 10%~50%,影响药物由肠道中通过肠黏膜而减缓药物的吸收。肝血流量减少使药物首过效应减弱,对有些主要经肝脏氧化灭活的药物如普萘洛尔等的消除减慢,在临床上应注意老年人服用普萘洛尔后,血药浓度升高引起的不良反应。

综上所述,许多因素可影响药物的吸收,但对被动转运吸收的药物,如阿司匹林、保泰松等,老年人的吸收与中青年人几乎是没有差别的。其原因是老年人的被动吸收,在单位面积的吸收量虽然有所下降,但由于胃肠蠕动减慢,药物与胃肠道接触的时间延长,故总的吸收量不减少。而主动转运吸收的药物则不然，主动吸收必须由人体付出能量和载体，而老年人吸收所需的酶和糖蛋白等载体分泌减少，于是吸收功能减弱。总之，在药物吸收方面，老年人被动转运吸收不变而主动转运吸收减少。

（二）药物的分布

药物的分布（distribution）是指药物吸收进入体循环后向各组织器官及体液转运的过程。药物的分布不仅与药物的贮存、蓄积及清除有关，而且影响药物的效应。影响药物在体内分布的主要因素有：机体的组成成分，药物与血浆蛋白的结合能力及药物与组织的结合能力等。

1. 机体组成成分的改变　①老年人细胞内液减少，使机体总水量减少，故水溶性药物如乙醇、吗啡等分布容积减小，血药浓度增加。②老年人脂肪组织增加，非脂肪组织逐渐减少，所以脂溶性药物如地西泮、苯巴比妥、利多卡因等在老年人组织中分布容积增大，药物作用持续较久，半衰期延长。③老年人血浆白蛋白含量减少，使与血浆白蛋白结合率高的游离型药物成分增加，分布容积加大，药效增强，易引起不良反应。如抗凝药华法林与血浆白蛋白结合减少，游离型药物浓度增高而抗凝作用增强，毒性增大。因此，老年人使用华法林应减少剂量。

2. 药物与血浆蛋白的结合能力改变　老年人由于脏器功能衰退，同时患有多种疾病，常需用2种及以上的药物。由于不同药物对血浆蛋白结合具有竞争性置换作用，从而改变其他游离型药物的作用强度和持续时间。如保泰松和水杨酸可取代甲苯磺酰丁脲与蛋白的结合，使甲苯磺酰丁脲在常用剂量下可因游离型药物浓度增高而导致低血糖。

（三）药物的代谢

药物的代谢（metabolism）是指药物在体内发生化学变化，又称生物转化。肝脏是药物代谢的主要器官。随着年龄增长，肝脏出现衰老改变：重量减轻；功能性肝细胞数量减少；肝脏血流量减少；肝合成蛋白质的能力降低。这些改变对经肝代谢灭活或须经肝活化方有效的药物影响较大。

老年人代谢茶碱的功能比青年人低35%；奎宁丁、西咪替丁、三环抗抑郁药、普萘洛尔、利多卡因、巴比妥类的代谢率随增龄而明显降低，药物易在体内蓄积，产生副作用。因此，老年人应用主要经肝代谢的药物时，应减少剂量，通常此种药物的老年人剂量约为青年人的1/2~1/3。

老年人肝脏代谢药物的能力改变不能采用一般的肝功能检查来预测，因为肝功能正常不一定说明肝脏代谢药物的能力正常。一般认为，血药浓度可反映药物作用强度，血浆半衰期可作为预测药物作用和用药剂量的指征。但是还应注意血浆半衰期并不能完全反映出药物代谢、消除过程和药物作用时间。如米诺地尔作为长效降压药，其血浆半衰期为4.2小时，但降压效果可持续3~4天。这是因为药物与血管平滑肌结合，使其作用持续时间远远超过根据血浆半衰期所预测的时间。

（四）药物的排泄

药物的排泄（excretion）是指药物在老年人体内经吸收、分布、代谢后，最后以药物原形或其代谢物的形式通过排泄器官或分泌器官排出体外的过程。肾脏是大多数药物排泄的重要器官。老年人肾功能减退，包括肾小球滤过率降低、肾血流量减少、肾小管的主动分泌功能和重吸收功能降低。这些因素均可导致主要由肾以原形排出体外的药物蓄积，表现为药物排泄时间延长，清除率降低。老年人常见代谢或排泄减少的药物见表13-7-1。

表13-7-1　老年人代谢或排泄减少的药物

药物类别	在肝内代谢减少	经肾脏排泄减少
抗生素		阿米卡星、庆大霉素、妥布霉素、环丙沙星、呋喃妥因、链霉素
镇痛药和抗炎药	右丙氧芬、布洛芬、哌替啶、吗啡、萘普生	
镇静催眠药	阿普唑仑[+]、三唑仑[+]、氯氮䓬、地西泮、苯二氮䓬类、巴比妥类	
抗精神失常药	丙咪嗪、地昔帕明[+]、去甲替林、曲唑酮	利培酮[++]
心血管药	氨氯地平、硝苯地平、地尔硫䓬、维拉帕米、奎尼丁、普萘洛尔	卡托普利、依那普利、赖诺普利、喹那普利、地高辛、普鲁卡因胺

续表

药物类别	在肝内代谢减少	经肾脏排泄减少
利尿药		呋塞米、氢氯噻嗪、氨苯蝶啶、阿米洛利
其他	左旋多巴	金刚烷胺、氯磺丙脲、西咪替丁、雷尼替丁、甲氨蝶呤

注：* 根据大多数研究的结果；+ 只在男性老年人中；++ 9-羟利培酮是其活性代谢产物

总之，老年人肾功能减退，血浆半衰期延长，故应注意适当减少用药剂量，延长给药间隔，特别是以原形排泄、治疗指数窄的药物，如地高辛、氨基苷类抗生素尤需引起注意。老年人如有失水、低血压、心力衰竭或其他病变时，可进一步损害肾功能，故用药应更小心，最好能监测血药浓度。

二、老年人药效学特点

药物效应动力学(pharmacodynamics)简称药效学，是研究药物对机体的作用及作用机制的科学。老年药效学改变是指机体效应器官对药物的反应随老化而发生的改变。老年药效学改变的特点包括：对大多数药物的敏感性增高、作用增强，对少数药物的敏感性降低，药物耐受性下降，药物不良反应发生率增加，用药依从性降低。老化对药物效应的影响见表13-7-2。

老年药效学改变的另一特点是对药物的耐受性降低，具体表现如下：

表13-7-2 老化对药物效应的影响

药物类别	药物	作用	老化的影响
镇痛药	阿司匹林	急性胃十二指肠黏膜损伤	↔
	吗啡	急性止痛作用	↑
	喷他佐辛	止痛作用	↑
镇静催眠药	地西泮	镇静作用	↑↑
	替马西泮	镇静作用	↑
	三唑仑	短效镇静作用	↔
	苯海拉明	精神动力功能	↔
抗精神失常药	氟哌啶醇	镇静作用	↓
心血管药	腺苷	心率效应	↔
		血管扩张	↔
	血管紧张素Ⅱ	血压增加	↑
	地尔硫䓬	急性抗高血压作用	↑
	非洛地平	抗高血压作用	↑
	维拉帕米	急性抗高血压作用	↑
	依那普利	急性抗高血压作用	↑
	哌唑嗪	急性抗高血压作用	↔
	多巴胺	增加肌酐廓清	↓
	异丙肾上腺素	变速作用	↓
		喷射分数	↓
		血管扩张	↓
	硝酸甘油	血管扩张	↔
	去甲肾上腺素	急性血管收缩	↔
	去氧肾上腺素	急性高血压作用	↔
		急性血管收缩	↔
	普萘洛尔	变速作用	↓
	噻吗洛尔	变速作用	↓
支气管扩张剂	沙丁胺醇	支气管扩张	↑
	异丙托溴铵	支气管扩张	↔

续表

药物类别	药物	作用	老化的影响
利尿药	布美他尼	尿流和钠排泄	↓
	多巴胺	肌酐廓清	↓
	呋塞米	高峰利尿效应的延缓和强弱	↓
抗凝血药	肝素	激活部分凝血活酶时间	↔
	华法林	凝血酶原时间	↑
口服降糖药	格列本脲	慢性降血糖作用	↔
	甲苯磺丁脲	急性降血糖作用	↓
其他	阿托品	胃排空减少	↔
	左旋多巴	由于不良反应,剂量限制	↑
	甲氧氯普胺	镇静作用	↔

注:↔表示无变化;↑表示增加;↓表示减少

1. 多药合用耐受性明显下降　老年人单一用药或少数药物合用的耐受性较多药合用为好,如利尿药、镇静药、催眠药各一种并分别服用,耐受性较好,能各自发挥预期疗效。但若同时合用,病人则不能耐受,易出现直立性低血压。

2. 对易引起缺氧的药物耐受性差　因为老年人呼吸系统、循环系统功能降低,应尽量避免使用这类药物。如哌替啶对呼吸有抑制作用,禁用于患有慢性阻塞性肺气肿、支气管哮喘、肺源性心脏病等的病人,慎用于老年病人。

3. 对排泄慢或易引起电解质失调的药物耐受性下降　老年人由于肾调节功能和酸碱代偿能力较差,导致机体对排泄慢或易引起电解质失调药物的耐受性下降,故使用剂量宜小,间隔时间宜长,还应注意检查药物的肌酐清除率。

4. 对肝脏有损害的药物耐受性下降　老年人肝功能下降,对损害肝脏的药物如利血平、异烟肼等耐受力下降,慎用于老年病人。

5. 对胰岛素和葡萄糖耐受力降低　老年人由于大脑耐受低血糖的能力较差,易发生低血糖昏迷。在使用胰岛素过程中,应注意识别低血糖的症状。

第二节　老年人的用药原则

合理用药(rational administration of drug)是指根据疾病种类、病人状况和药理学理论选择最佳的药物及其制剂,制订或调整给药方案,以期有效、安全、经济地防治和治愈疾病的措施。老年人由于各器官贮备功能及身体内环境稳定性随年龄而衰退,因此,对药物的耐受程度及安全幅度均明显下降。据有关资料统计,在41～50岁的病人中,ADR的发生率是12%,80岁以上的病人上升到25%。塞在金教授推荐老年人用药五大原则可作为临床合理用药的指南。

一、受益原则

受益原则首先要求老年人用药要有明确的指征。其次,要求用药的受益/风险比值>1。只有治疗好处>风险的情况下才可用药;有适应证而用药的受益/风险比值<1者,不用药,同时选择疗效确切而毒副作用小的药物。例如:无危险因素的非瓣膜性心房颤动的成年人,若用抗凝治疗并发出血危险每年约1.3%,而未采用抗凝治疗每年发生脑卒中仅0.6%,因此,对这类病人不需抗凝治疗。又如:对于老年人的心律失常,当既无器质性心脏病又无血流动力学障碍时,长期用抗心律失常药可使死亡率增加,因此,应尽可能不用或少用抗心律失常药。选择药物时要考虑到既往疾病及各器官的功能情况,对有些病症可以不用药物治疗则不要急于用药,如失眠、多梦老人,可通过避免晚间过度兴奋的因素包括抽烟、喝浓茶等来改善。

二、5种药物原则

许多老年人多病共存,老年人平均患有6种疾病,常多药合用,平均用药9.1种,多者达36种。过多使用药物不仅增加经济负担,而且还增加药物相互作用。有资料表明2种药合用可使药物相互作用增加6%;5种药增加50%;8种药增加100%。虽然并非所有药物的相互作用都能引起ADR,但无疑会增加潜在的危险性。40%非卧床老年人处于药物相互作用的危险之中,其中27%老年人处于严重危险。联合用药种类愈多,药物不良反应发生的可能性愈高。对患有多种疾病的老年人,不宜盲目应用多种药物,可单用药物时绝不联用多种药物,用药种类尽量简单,最好5种以下,治疗时分轻重缓急,注意药物间潜在的相互作用。

执行5种药物原则时要注意:①了解药物的局限性,许多老年性疾病无相应有效的药物治疗,若用药过多,ADR的危害反而大于疾病本身。②抓主要矛盾,选主要药物治疗。凡疗效不明显、耐受差、未按医嘱服用药物应考虑终止,病情不稳定可适当增加药物种类,病情稳定后要遵守5种药物原则。③选用具有兼顾治疗作用的药物:如高血压合并心绞痛者,可选用β受体阻滞药及钙拮抗药;高血压合并前列腺肥大者,可用α受体阻滞药。④重视非药物治疗。老年人并非所有自觉症状、慢性病都需药物治疗。如轻度消化不良、睡眠欠佳等,只要注意饮食卫生,避免情绪波动均可避免用药。治疗过程中若病情好转、治愈或达到疗程时应及时减量或停药。⑤减少和控制服用补药。一般健康老年人不需要服用补药。体弱多病的老年人,要在医生的指导下,适当服用滋补药物。

三、小剂量原则

老年人用药量在中国药典规定为成人量的3/4;一般开始用成人量的1/4~1/3,然后根据临床反应调整剂量,直至出现满意疗效而无ADR为止。剂量要准确适宜,老年人用药要遵循从小剂量开始逐渐达到适宜于个体的最佳剂量。有学者提出,从50岁开始,每增加1岁,剂量应比成人药量减少1%,60~80岁应为成人量的3/4,80岁以上为成人量的2/3即可。只有把药量掌握在最低有效量,才是老年人的最佳用药剂量。

老年人用药剂量的确定,要遵守剂量个体化原则,主要根据老年人的年龄、健康状况、治疗反应等进行综合考虑。

四、择时原则

择时原则即根据时间生物学和时间药理学的原理,选择最合适的用药时间进行治疗,以提高疗效和减少毒副作用。因为许多疾病的发作、加重与缓解都具有昼夜节律的变化,例如夜间容易发生变异型心绞痛、脑血栓和哮喘,类风湿关节炎常在清晨出现关节僵硬等;药代动力学也有昼夜节律的变化。因此,进行择时治疗时,主要根据疾病的发作、药代动力学和药效学的昼夜节律变化来确定最佳用药时间。老年人的常用药物最佳用药时间见表13-7-3。

表13-7-3 老年人的常用药物最佳用药时间

药物名称	用 药 时 间
降压药	治疗非构型高血压病应在早、晚分别服用长效降压药
	治疗构型高血压病应在早晨服用长效降压药
抗心绞痛药	治疗变异型心绞痛主张睡前用长效钙拮抗药
	治疗劳力型心绞痛应早用长效硝酸盐、β-受体阻滞药及钙拮抗药
降糖药	格列本脲、格列喹酮在饭前半小时用药
	二甲双胍应在饭后用药,阿卡波糖与食物同服

五、暂停用药原则

老年人在用药期间,应密切观察,一旦出现新的症状,应考虑为药物的不良反应或是病情进展。前者应停药,后者则应加药。对于服药的老年人出现新的症状,停药受益可能多于加药受益。因此,暂停用药是现代老年病学中最简单、有效的干预措施之一。

第三节 老年人常见药物不良反应及预防护理措施

药物不良反应(adverse drug reaction,ADR)是指在常规剂量情况下,由于药物或药物相互作用而发生与防治目的无关的、不利的或有害的反应,包括药物副作用、毒性作用、变态反应、继发反应和特异性遗传素质有关的反应等。老年人由于药动力学的改变,各系统、器官功能及代偿能力逐渐衰退,机体耐受性降低,患病率上升,对药物的敏感性发生变化,药物不良反应发生率增高。因此,护理人员应加强老年人药物不良反应的预防,以促进老年人的安全用药。

一、老年人常见药物不良反应

(一)五大常见药物不良反应

1. 精神症状 中枢神经系统,尤其是大脑最易受药物作用的影响。老年人中枢神经系统对某些药物的敏感性增高,可导致神经系统的毒性反应,如吩噻嗪类、洋地黄、降压药和吲哚美辛等可引起老年抑郁症;中枢抗胆碱药苯海索,可致精神错乱;老年痴呆病人使用中枢抗胆碱药、左旋多巴或金刚烷胺,可加重痴呆症状。长期使用咖啡因、氨茶碱等可导致精神不安、焦虑或失眠。长期服用巴比妥类镇静催眠药可致惊厥,产生身体及精神依赖性,停药会出现戒断症状。

2. 直立性低血压　老年人血管运动中枢的调节功能没有年轻人灵敏,压力感受器发生功能障碍,即使没有药物的影响,也会因为体位的突然改变而产生头晕。使用降压药、三环抗抑郁药、利尿药、血管扩张药时,尤其易发生直立性低血压。因此,在使用这些药时应特别注意。

3. 耳毒性　老年人由于内耳毛细胞数目减少,听力有所下降,易受药物的影响产生前庭症状和听力下降。前庭损害的主要症状有眩晕、头痛、恶心和共济失调;耳蜗损害的症状有耳鸣、耳聋。由于毛细胞损害后难以再生,故可产生永久性耳聋。年老体弱者应用氨基糖苷类抗生素和多黏菌素可致听神经损害。因此,老年人使用氨基糖苷类抗生素时应减量,最好避免使用此类抗生素和其他影响内耳功能的药物,如必须使用时应减量。

4. 尿潴留　三环抗抑郁药和抗帕金森病药有副交感神经阻滞作用,老年人使用这类物药可引起尿潴留,特别是伴有前列腺增生及膀胱颈纤维病变的老人。所以在使用三环抗抑郁药时,开始应以小剂量分次服用,然后逐渐加量。患有前列腺增生的老年人,使用呋塞米、依他尼酸等强效利尿药也可引起尿潴留,在使用时应加以注意。

5. 药物中毒　老年人各个重要器官的生理功能减退,60岁以上老年人的肾脏排泄毒物的功能比25岁时下降20%,70～80岁时下降40%～50%。60岁以上老年人肝脏血流比年轻时下降40%,解毒功能也相应降低。老年人出现心功能减退,心排出量减少,窦房结内起搏细胞数目减少,心脏传导系统障碍。因此,老年人用药容易产生肝毒性反应、肾毒性反应及心脏毒性反应。

(二) 老年人药物不良反应发生率高的原因

1. 同时接受多种药物治疗　老年人常患多种疾病,接受多种药物治疗,易产生药物的相互作用。现已证实老年人药物不良反应的发生率与用药种类呈正相关。据统计,同时用5种以下者,药物不良反应发生率为6%～8%,同时用6～10种时升至40%,同时用15～20种以上时,发生率升至70%～80%。

2. 药动学和药效学改变　由于老年药动学改变,药物在老年人血液和组织内的浓度发生改变,导致药物作用增强或减弱。在药效欠佳时,临床医师常加大剂量,造成药物不良反应发生率增高。此外,老年人机体内环境稳定性减退,中枢神经系统对某些药物特别敏感,镇静药易引起中枢过度抑制;老年人免疫功能下降,使药物变态反应发生率增加。

3. 滥用非处方药　有些老人缺乏医药知识,擅自服用或滥用滋补药、保健药、抗衰老药和维生素,用药的次数和剂量不当,易产生药物不良反应。

4. 其他　老年人由于生理性老化对免疫系统改变,导致药物变态反应发生率增高。此外,老年人由于使用多种药物、记忆力减退、经济拮据等原因,不能坚持按医嘱用药,用药依从性差,也影响了药物的作用,导致不良反应的发生。

二、预防老年人用药不良反应的护理措施

据统计50～60岁病人的药物不良反应发生率为14.14%,61～70岁为15.17%,71～81岁为18.13%,80岁以上为24.10%。可见,老年药物不良反应发生率比中青年人高。然而随着年龄的增长,老年人记忆力减退,学习新事物的能力下降,对药物的治疗目的、用药时间、用药方法常不能正确理解,影响用药安全和药物治疗的效果。因此,指导老年人正确用药,预防老年人药物不良反应是护士的一项重要服务内容之一。

(一) 系统评估老年人用药情况

1. 用药史　详细评估老年人的用药史,建立完整的用药记录,包括既往和现在的用药记录、药物过敏史、引起副作用的药物及老年人对药物的了解情况。

2. 各系统老化程度　仔细评估老年各脏器的功能情况,如肝、肾功能的生化指标。

3. 用药能力和作息时间　要评估老年人的视力、听力、阅读能力、理解能力、记忆力、吞咽能力、获取药物的能力、发现不良反应的能力,了解老年人的作息时间,以便更好地安排用药时间。

4. 心理-社会状况　了解老年人的文化程

度、饮食习惯、家庭经济状况,对当前治疗方案和护理计划的认识程度和满意度,家庭的支持情况,对药物有无依赖、期望及恐惧等心理。

(二) 密切观察和预防药物不良反应

1. 密切观察药物副作用　要注意观察老年人用药后可能出现的不良反应,及时处理。如对使用降压药的老年病人,要注意提醒其站立、起床时动作要缓慢,避免直立性低血压。

2. 注意观察药物矛盾反应　老年人在用药后容易出现药物矛盾反应,即用药后出现与用药治疗效果相反的特殊不良反应。如用硝苯地平治疗心绞痛反而加重心绞痛,甚至诱发心律失常。所以用药后要细心观察,一旦出现不良反应要及时停药、就诊,根据医嘱改服其他药物,保留剩药。

3. 用药从小剂量开始　用药一般从成年人剂量的1/4开始,逐渐增大至1/3→1/2→2/3→3/4。同时要注意个体差异,治疗过程中要求连续性的观察,一旦发现不良反应,及时协助医生处理。

4. 选用便于老人服用的药物剂型　对吞咽困难的老人不宜选用片剂、胶囊制剂,宜选用液体剂型,如冲剂、口服液等,必要时也可选用注射给药。胃肠功能不稳定的老年人不宜服用缓释剂,因为胃肠功能的改变影响缓释药物的吸收。

5. 规定适当的用药时间和用药间隔　根据老年人的用药能力、生活习惯,给药方式尽可能简单,当口服药物与注射药物疗效相似时,宜采用口服给药。由于许多食物和药物同时服用会导致相互作用而干扰药物的吸收。如含钠基或碳酸钙的制酸剂不可与牛奶或其他富含维生素D的食物一起服用,以免刺激胃液过度分泌或造成血钙或血磷过高。此外,如果给药间隔过长达不到治疗效果,而频繁的给药又容易引起药物中毒。因此,在安排用药时间和用药间隔时,既要考虑老人的作息时间又应保证有效的血药浓度。

6. 其他预防药物不良反应的措施　老年人因种种原因易出现用药依从性较差,因此当药物未达到预期疗效时,要仔细询问病人是否按医嘱用药。对长期服用某一种药物的老年人,要注意监测血药浓度。对老年人所用的药物剂量要进行认真记录并注意保存。

(三) 提高老年人用药依从性

1. 加强药物护理　①住院的老年人:护士应严格执行给药操作规程,按时将早晨空腹服、食前服、食时服、食后服、睡前服的药物分别送到病人床前,并照护其服下。②出院带药的老年人:护士要通过口头和书面的形式,向老年人解释药物名称、剂量、用药时间、作用和副作用。用较大字体的标签注明用药剂量和时间,以便老年人识别。③空巢、独居的老年人:社区护士可将老人每天需要服用的药物放置在专用的塑料盒内,盒子有四个小格,每个小格标明用药的时间,并将药品放置在醒目的位置,促使老年病人养成按时用药的习惯。此外,社区护士定期到老年人家中清点剩余药片数目,也有助于提高老年人的用药依从性。④精神异常或不配合治疗的老年人:护士需协助和督促病人用药,并确定其是否将药物服下。病人若在家中,应要求家属配合做好协助督促工作,可通过电话追踪,确定病人的用药情况。⑤吞咽障碍与神志不清的老年人:一般通过鼻饲管给药。对神志清楚但有吞咽障碍的老年人,可将药物加工制作成糊状物后再给予服用。⑥外用药物:护士应向老年人详细说明外用药的名称、用法及用药时间,在盒子上外贴红色标签,注明外用药不可口服,并告知家属。

2. 开展健康教育　护士可借助宣传媒介,采取专题讲座、小组讨论、发宣传材料、个别指导等综合性教育方法,通过门诊教育、住院教育和社区教育三个环节紧密相扣的全程健康教育计划的实施,反复强化老年人循序渐进学习疾病相关知识、药物的作用及自我护理技能,提高病人的自我管理能力,促进其用药依从性。

3. 建立合作性护患关系　护士要鼓励老年人参与治疗方案与护理计划的制订,邀请老年人谈论对病情的看法和感受,倾听老年人的治疗意愿,注意老年人对治疗费用的关注。与老年人建立合作性护患关系,使老年人对治疗充满信心,形成良好的治疗意向,促进其用药依从性。

4. 行为的治疗措施　①行为监测:建议老年人记用药日记、病情自我观察记录等;②刺激与控制:将老年人的用药行为与日常生活习惯联系起来,如设置闹钟提醒用药时间;③强化行为:当老年人用药依从性好时及时给予肯定,依从性差时当即给予批评。

5. 指导老年人正确保管药品,定期整理药柜,保留常用药和正在服用的药物,弃除过期变质的药品。

(四)加强用药的健康教育

1. **加强老年人用药的解释工作** 护士要以老年人能够接受的方式,向其解释药物的种类、名称、用药方式、药物剂量、药物作用、不良反应和期限等。必要时,以书面的方式,在药袋上用醒目的颜色标明用药的注意事项。此外,要反复强调正确用药的方法和意义。

2. **鼓励老年人首选非药物性措施** 指导老年人如果能以其他方式缓解症状的,暂时不要用药,如失眠、便秘和疼痛等,应先采用非药物性的措施解决,将药物中毒的危险性降至最低。

3. **指导老年人不随意购买及服用药物** 一般健康老年人不需要服用滋补药、保健药、抗衰老药和维生素。只要注意调节好日常饮食,注意营养,科学安排生活,保持平衡的心态,就可达到健康长寿的目的。对体弱多病的老年人,要在医生的指导下,辨证施治,适当服用滋补药物。

4. **加强家属的安全用药教育** 对老年人进行健康指导的同时,还要重视对其家属进行有关安全用药知识的教育,使他们学会正确协助和督促老年人用药,防止发生用药不当造成的意外。

(肖惠敏)

第八章

老年人常见健康问题与护理

随着机体老化和各系统功能的减退,影响老年人健康的各种问题越来越多,有学者引入老年综合征(geriatric syndrome)这一概念用于描述老年人由于年老体衰、智能和感官以及运动功能障碍等引发的一系列健康问题症候群,包括跌倒、疼痛、尿失禁、谵妄、晕厥、痴呆、失眠、药物乱用和老年帕金森综合征等。本章主要选取一些老年人特有的、普遍存在的健康问题,对其护理过程进行系统的介绍。对这些健康问题相关知识和技能的掌握是老年护理工作者的基本要求。

第一节 老年人跌倒的护理

跌倒(fall)是突然发生的、意外的倒地现象,也是老年人一项主要的公共卫生问题。每年有1/3的老年人发生跌倒,且发生率随着增龄而逐渐上升。跌倒不仅会导致机体各部位的损伤,造成日常活动能力的下降,降低老年人的生活质量,而且会加重家庭成员及社会的经济负担。

【护理评估】

(一)健康史

在因跌倒而住院的老年人中,内在原因占45%,外在原因占39%,其余为原因不明者。护理人员应详细评估老年人的健康史,分析导致跌倒的原因。

1. 内在原因 包括影响老年人平衡功能的疾病和与年龄相关的变化。如阿尔茨海默病、帕金森病、脑卒中、小脑退行性病变、周围神经性病变等神经系统的疾病;下肢的关节炎、足畸形、鸡眼等肌肉骨骼系统的问题;白内障、青光眼、听力丧失等感官系统的问题;代谢性疾病、心肺疾病、贫血及脱水等其他系统的疾病及问题。另外,很多药物的使用也会增加跌倒的危险,如止痛药、精神活性药、抗高血压药、抗心律失常药及氨基糖苷类抗生素等均可使平衡功能减退。

2. 外在原因 与跌倒有关的环境危险因素包括:①被约束:如携带较大或较重的物品,裤腿过长,穿拖鞋或尺码不合的鞋等。②家居因素:如光线昏暗或过于强烈,地面光滑或凸凹不平,家具位置改变或摆设不当,床铺和座椅过高或过低,楼梯和浴室缺少扶手,台阶间距过高或边界不清晰等。③陌生环境:环境的改变会增加老年人跌倒的危险。

3. 所处状态 所处的状态不但会成为老年人跌倒的危险因素,且会影响跌倒损伤的严重程度。如老年人在上下楼梯时、改变位置时更容易发生跌倒,且从直立位倒下时受伤程度更严重。

(二)临床状况

老年人跌倒后会导致各种损伤,其中50%的跌倒会引起一些小的创伤,10%伴有严重损伤,骨折占5%。

1. 软组织及内脏损伤 轻度软组织损伤可有局部疼痛、压痛、肿胀及淤斑;重度软组织损伤包括关节积血、脱位、扭伤及血肿,损伤局部会伴有不同程度的活动受限。内脏损伤或裂伤时会有胸腹部相应部位的触痛,还会出现腹膜刺激征阳性。

2. 骨折 老年人跌倒时容易发生骨折,特别是股骨颈骨折、椎骨骨折及髋部骨折,是老年人致残的主要原因之一。

如果老年人跌倒后躺在地上时间超过1小时,称为"长躺"。长躺可引起脱水、压疮、横纹肌溶解、体温过低、肺炎等问题,甚至会导致死亡。

(三)辅助检查

为明确跌倒的原因,应对老年人做全面检查。如要明确跌倒造成的损伤,对怀疑骨折者做X线检查,对头部先行着地者应做头颅断层扫描(CT)或磁共振(MRI)检查。

(四) 心理社会状况

约50%有跌倒经历的老年人惧怕再次跌倒,对活动丧失信心,因这种恐惧不敢活动者占25%,有些老人甚至回避购物、清洁等日常活动,使老年人的社交活动明显减少。跌倒后的损伤还会导致老年人日常生活能力下降,长期卧床也会增加家人及社会的经济及精神负担。

【护理诊断/问题】

1. 有受伤的危险　与跌倒有关。
2. 疼痛　与跌倒后的损伤有关。
3. 恐惧　与害怕再次跌倒有关。

【护理措施】

跌倒重在预防,治疗方面主要是针对内因,减少与疾病相关的损害,并提供物理治疗。护理重点为通过积极预防和跌倒后的正确处理,有效减少跌倒的次数,减轻损伤的严重程度。

(一) 预防措施

1. 针对内因的预防措施

(1) 针对原发病:对引起跌倒的各种疾病应积极治疗,如对帕金森病人遵医嘱按时服用多巴胺类药物;对骨关节炎老人采取止痛和物理治疗;对高血压病人采取降压处理;对代谢性疾病老人纠正代谢紊乱等。

(2) 针对相关症状:引起跌倒的直接原因是与疾病有关的各种症状,应结合不同症状采取措施。①意识障碍:身边应随时有人陪伴,床旁加用床栏。②平衡功能差:可凭借助步器提高侧向稳定性,也可教会老人做平衡操,通过持之以恒锻炼增强平衡性。③眩晕:注意总结发病的前驱症状,一旦出现不适则立即就近坐下或上床休息。④视力下降:最好白天外出活动,避免用眼过度,定期检查视力。⑤听力下降:可正确使用助听器。⑥肌力减退:选择适合且容易坚持的运动形式,如步行、慢跑、游泳、太极拳等,通过锻炼提高肌力和关节的灵活性。骑自行车有助于髂腰肌锻炼。

(3) 针对相关用药:尽量减少用药的品种和剂量。服用安眠药或初用降压药的老人,夜间尽量不去厕所,将便盆放在床旁凳上。

2. 针对外因的预防措施

(1) 装束合适:走动时最好穿大小合脚的布鞋,尽量不穿拖鞋;裤子或裙子不宜太长;穿脱鞋袜或裤子时应采取坐位。

(2) 改善环境:室内光线充足且不刺眼;地面干爽、平整;家具摆放位置固定且适当;床、椅、澡盆高低适中;楼梯、浴室加设扶手;楼梯台阶不高且标志明显。

3. 针对所处状态的预防措施　老年人在上下楼梯时,尤其是下楼时速度一定要慢,在上下第一级或最后一级台阶时脚下一定要踩稳。改变体位时动作不能太快,特别要防止猛回头或急转身等动作。走动前要先站稳后再起步,小步态的老年人起步时腿要抬高一些,步子要放大一些。

(二) 跌倒后的处理

1. 医护救助　遇到老年人跌倒,应立即小心地将其抬到床上或长凳上平卧,观测面色、血压、脉搏的变化,检查局部有无外伤及骨折,外伤者要及时清创处理,骨折者应提早固定。如头部受伤应保持静卧,严密观察瞳孔变化及头痛程度,早期发现异常,尽早处理。

2. 自我处置　为了防止跌倒后的"长躺",老年人应学会在无人帮助的情况下安全起身。如果独自在家时跌倒,且背部先着地,可弯曲双腿移动臀部,到铺有毯子或垫子的椅子或床铺旁时,先盖上毯子保持体温,然后呼救。如果找不到他人帮助,待休息片刻体力有所恢复后,尽力使自己向椅子或床铺方向翻转变成俯卧位,然后双手支撑地面、抬臀、屈膝,尽力面向椅子或床铺跪立,再以双手扶住椅面或床铺站立起来,休息一段时间后打电话寻求帮助。老年人还应经常与家属或朋友保持联系,最好在地面放一部电话或装一台远距离报警系统。

(三) 心理护理

与老人深入沟通,鼓励其说出跌倒的经历及详细过程,明确有无恐惧再跌倒的心理,针对老人自身情况教会相应的预防措施及自我处置方法,从而克服恐惧心理。对因担心跌倒而不愿参加社交活动的老人,应告知他们缺乏锻炼会增加跌倒的危险,保持旺盛的精力可预防跌倒的发生,动员老人参加保健活动。

(四) 健康指导

1. 生活指导　如出现多次相似状况下的跌倒,应考虑与某种疾病有关,应及时查明原因给予治疗。如因环境等外在原因所致,要及时总结教训,采取一定的防范措施。

2. 预防技巧　平时注意少饮酒,不乱用药物,坚持体能锻炼;如有必要,可使用助行器保持平衡。

3. 消除恐惧　对跌倒的恐惧会造成跌倒→丧失信心→不敢活动→身体衰弱→更易跌倒的恶性循环,故应设法克服恐惧心理,保持精神活跃。

第二节　老年人活动受限的护理

活动受限(limited activity)是指因患病或伤残导致活动范围或程度受限,日常生活能力下降,部分或完全需人帮助的一种临床现象,其中以长期卧床较为严重,也是老年人最常见的护理问题之一,据统计,60~64岁年龄组长期卧床的患病率男性为3.6%,女性为5.8%,而80岁以上年龄组男女分别增至35.0%和50.8%。本节重点介绍长期卧床老人的护理特点。

【护理评估】

(一) 健康史

导致老年人长期卧床的疾病和伤残中,脑血管疾病所占比例最大(50%以上),其次是骨折(20%),其余包括老年痴呆、重症精神病,脊髓侧索硬化、小脑萎缩症,晚期肿瘤或慢性疾病所致的器官功能衰竭等。应仔细评估老人的患病及治疗过程,分析导致活动受限的原因。

(二) 临床状况

长期卧床和制动可引起各个系统的并发症,将此一系列的临床表现统称为失用综合征或运动不足综合征。

1. 神经系统　①感觉:可有感觉异常和痛阈降低,瘫痪者可出现神经损害水平以下的感觉缺失或感觉迟钝。②运动:运动功能减退。③自主神经:自主神经系统活动过度或不足,难以维持平衡状态。

2. 肌肉骨骼系统　①肌肉系统:肌肉体积缩小是长期卧床最明显的征象之一,肌肉萎缩会导致动作协调不良。②骨骼系统:卧床可使钙排泄量增加,引起骨质疏松;骨钙转移可使钙质沉积在受损软组织中导致异位钙化;长期卧床还可引起关节纤维变性,从而进一步导致关节僵硬强直。长期卧床可使腰背痛明显。

3. 心血管系统　长期卧床不但可导致心功能储备减少,还可因静脉血液淤滞引起老人直立性低血压、水肿和静脉血栓的发生。

4. 呼吸系统　①缺氧:长期卧床的老人呼吸肌收缩减少,肌力减退,可导致肺活量减少及最大通气量降低,引起缺氧。②坠积性肺炎:卧床使呼吸运动受限及咳嗽反射减弱,容易诱发坠积性肺炎。

5. 消化系统　卧床老人的胃肠蠕动性及消化腺的分泌功能均下降,可使老人食欲减退,容易发生便秘。

6. 泌尿系统　①多尿:卧床早期因静脉回流增加,反射性抑制了抗利尿激素的分泌,导致多尿。②尿钙过多:骨钙转移进入血液,使尿钙排出增多。③尿路感染和结石:长期卧床老人膀胱功能受损,若放置尿管,容易发生尿路感染。感染、尿钙过多及尿潴留又易引起肾盂或下尿路结石。

7. 皮肤改变　皮肤老化加上营养不良造成的皮下脂肪减少,可使老年人皮肤萎缩。长期卧床造成的机械性压迫,以及营养不良、粪尿所形成的局部湿润等因素可引起压疮的发生。

(三) 辅助检查

应对久病卧床的老人做全面检查,如X线检查有无骨质疏松及关节畸形;心电图检查有无心率、心律的异常,心动超声检查心脏舒缩功能及心脏血流动力学有无异常;肺功能检查有无肺活量降低,血气分析有无氧分压下降;尿液检查有无钠、钙浓度增加等。

(四) 心理社会状况

久病卧床的老年人几乎都有焦虑、抑郁等精神障碍,智力也会因封闭和长久不活动而显著减退,约18.2%者近乎痴呆。且这种心理问题往往会形成心理精神障碍→躯体障碍→加重的心理精神障碍的恶性循环,直接对老年人生命造成威胁。长期卧床同时对家庭和社会也带来了沉重的负担,家庭成员需要投入大量的体力、精力和财力照顾和帮助老人,社会和政府需迫切研究如何利用有限的资源、采取有效的措施,以保证卧床老人的医疗保健和生活需求。

【护理诊断/问题】

1. 躯体移动障碍　与各种疾病所致的肌肉关节活动受限及器官衰竭有关。

2. 有失用综合征的危险　与长期卧床有关。

3. 焦虑　与活动受限、社交减少有关。

【护理措施】

老年人久病卧床重在预防。对于已经长期卧床的老年人,在治疗原发病的基础上,关键是要进行康复训练,防止并发症,争取早日下床。

（一）预防措施

1. 预防病因和诱因　积极预防和治疗各种可能导致长期卧床的疾病，如脑血管疾病、骨关节疾病及各种慢性病。对高龄老人，即使是上呼吸道感染也可导致卧床，所以要注意加大防治范围和力度。改善居住环境，防止跌倒所致的复合性残疾。

2. 预防人为因素　若病情允许，老年人应尽量生活自理，减少卧床时间。患病后不能延误病情，最好尽快到综合医院或专科医院接受正规治疗。

3. 尽早康复训练　老年人患病后最迟也应在发病后一周开始康复训练，可充分利用社区保健福利设施，进行肢体功能训练，提高日常生活活动能力。

（二）康复训练

1. 社会保障　各种老年人康复机构，如特护养老院、托老院、疗养院、康复中心配有老年人专用电话热线，为老人提供生活和康复方面的咨询指导。针对老年康复的各种辅助工具，如轮椅、矫形器、拐杖及家庭康复用品等相继生产和销售。社区服务中心派护士、社会工作者及钟点工为老人提供各种康复服务。

2. 康复指导　在卧床早期可通过四肢末端的摇摆、体位变化、按摩肌肉等方法防止肌肉萎缩和关节僵硬。随着病情的恢复，可借助辅助工具加大上下肢的被动训练，并逐渐与主动活动相结合，按照计划循序渐进地增加训练时间及强度。教育家属和陪床人要鼓励老人自行从事日常生活活动，不要代劳。

3. 防止各种并发症　为防止长期卧床老人出现压疮、肺炎、尿路感染等并发症，需要采取：①加强营养支持：对卧床老人应给予营养丰富、富含维生素且易消化吸收的软食。对不能进食者，可鼻饲营养；对有胃肠疾病者，可静脉补充营养。因为微量元素锌对加快伤口愈合和提高机体免疫力有效，所以可通过摄入瘦肉、鸡、鱼、豆类、海产品等适当补充锌。②避免局部受压和刺激：长期卧床者可每2小时翻身一次变换体位，也可使用各种防护工具。保持床铺平整无皱，变换体位时抬起轻放，不可拖拉。③保持清洁卫生：定期洗浴，做好口腔护理，保持皮肤和外阴清洁干燥。

（三）心理护理

可选择老人力所能及的事务，如做手工、读报纸等专门让老人去做，完成后给予充分的肯定和鼓励，并在需要对家庭的重大事件做出决议时，专门征询老人的建议并尽量采纳，使老人从中体会到自身的价值。也可定期组织家庭聚会或带老人参加一些社交活动，消除老人的孤寂感。当然，充分利用社会服务机构提供的各种便利也是改善老人心理障碍的有效方法。

（四）健康教育

1. 生活指导　由于肢体运动受限，可将日常用品放在老人容易拿到的地方，也可教会老人使用各种辅助设施增强生活自理能力。

2. 预防指导　预防各种疾病发生；如若有病应积极正规治疗，且根据病情尽早离床。

3. 康复指导　康复训练及早进行，动员社会、家庭、个人等一切资源促使老人运动和锻炼。同时注意防治各种并发症。

第三节　老年人噎呛的护理

噎呛（choke）是指进餐时食物噎在食管的某一狭窄处，或呛到咽喉部、气管，而引起的呛咳、呼吸困难，甚至窒息。噎呛在老年人中发生率较高，且风险随着增龄增高，噎呛致死约75%发生在老年期。美国60岁以上老年人中约有50%有不同程度噎呛，且噎呛占猝死病因的第6位。

【护理评估】

（一）健康史

凡是影响老年人摄食-吞咽功能的因素都可以导致噎呛的发生。

1. 基础疾病　噎呛常见的病因有：①吞咽通道及其邻近器官的炎症、损伤或肿瘤；②脑卒中；③头颈部的肿瘤、外伤、手术或放射治疗；④颈椎增生压迫；⑤食管动力性病变；⑥其他系统疾病，如老年痴呆、肿瘤、重症肌无力等。

2. 药物因素　某些药物可引起咽喉肌功能失调，抑制咽反射，使病人出现吞咽困难和噎呛，如高血压老人服用的卡托普利，精神病病人服用的抗精神病药物等。

3. 进食情况　噎呛发生与食物的数量、种类、质地等有一定关系，如一次进食食物过多，食物块大、质硬或富有黏性，具有刺激性，不易咀嚼等。另外，进食环境和体位也会影响噎呛，如进食过程中谈话、进食匆忙、卧位进食等。

（二）临床状况

噎呛的老人常被误认为心绞痛发作而延误最佳抢救时机，所以一定要正确评估、及时判断。噎呛大致分为三期。

1. 早期表现　进食时突然不能说话、欲说无声；老人面部涨红，并有呛咳反射；如果食物吸入气管，大部分老人会因极度不适而一手不由自主呈"V"字状紧贴于颈前喉部，并用手指口腔，呼吸困难，甚至出现窒息的痛苦表情。

2. 中期表现　食物堵塞咽喉部或呛入气管，老人出现胸闷、窒息感，手乱抓，两眼发直。

3. 晚期表现　食物已误入气管，老人满头大汗、面色苍白、口唇发绀、突然猝倒，意识不清，烦躁不安。如不及时解除梗阻，可出现大小便失禁、鼻出血、抽搐、昏迷，甚至呼吸心跳停止。

（三）辅助检查

主要是为正确评价吞咽功能，以了解是否有噎呛的可能及发生的时期。

1. 直接观察　观察老人的口唇、舌、咽等处的感觉、肌力、反射，观察牙齿有无松动、残缺、义齿等。

2. 吞咽功能试验　可通过临床试验初步测试老人的吞咽功能。常用的有两种：①反复唾液吞咽测试：此方法简单易行，便于推广。检查前让老人取坐位，如卧床时采取放松体位。首先，用人工唾液或1ml水湿润口腔，然后检查者将手指放在老人的喉结及舌骨处，让其尽量快速反复吞咽唾液，观察30秒内喉结及舌骨随着吞咽运动越过手指、向前上方移动再复位的次数。判断标准：30秒内吞咽三次属正常；30秒内吞咽两次或小于两次则有噎呛的风险。②洼田氏饮水实验：让老人端坐，喝下30ml温开水，观察所需时间及呛咳情况，并对病人吞咽能力进行分级。判断标准：1级：能顺利地1次咽下；2级：分2次以上，能不呛地咽下；3级：能1次咽下，但有呛咳；4级：分2次以上咽下，也有呛咳；5级：全量咽下困难，频频呛咳。

3. 仪器检查　可采用吞咽造影、内镜、超声波、吞咽压检查等手段动态观察食物的吞咽过程。

（四）心理社会状况

有噎呛经历的老人因为极度痛苦的感受会产生恐惧心理，家属也会因为噎呛可能导致死亡后果而在知识不足的情况下产生焦虑或恐惧。

【护理诊断/问题】

1. 吞咽障碍　与老化、疾病、进食过快、食物过硬或过黏等有关。

2. 有窒息的危险　与摄食-吞咽功能减弱有关。

3. 有急性意识障碍的危险　与有窒息的危险有关。

4. 恐惧　与担心窒息而害怕有关。

【护理措施】

老人在噎呛时首先要紧急抢救，防止窒息而死；在日常生活中关键是通过治疗基础病变、进食指导和吞咽功能训练等方法预防噎呛。

（一）紧急抢救

噎呛的急救因清醒与否方法有所不同。

1. 清醒状态　使用 Heimlich 急救法：①帮助病人站立并站在病人背后用双手臂由腋下环绕病人的腰部；②一手握拳，将拳头的拇指一侧放在病人的胸廓下段与脐上的腹部部分；③用另一只手抓住拳头，肘部张开，用快速向上的冲击力挤压病人腹部；④反复重复第三步，直至异物吐出。

2. 无意识状态　将病人置平卧位，肩胛下方垫高，颈部伸直，摸清环状软骨下缘和环状软骨上缘的中间部位即环甲韧带（在喉结下），稳准地刺入一个粗针头（12~18#）于气管内，以暂时缓解缺氧状态，争取时间进行抢救，必要时配合医生行气管切开术。

抢救后抬高床头45°，病人取半卧、侧卧位，仔细清理呼吸道，及时予以吸氧。定时帮助病人翻身、拍背，指导病人有效咳嗽、排痰，以免再次发生误吸。

（二）饮食护理

1. 进食方式　对吞咽迟缓、吞咽困难、动作不协调、病情迁延、无法正常进食的卧床病人及易引起呛咳的病人，尽量鼓励保留鼻饲。对轻度噎呛病人可喂食或自行进食。

2. 食物要求　①避免容易噎呛的食物和黏性较强的食物，如鱼刺、骨头、年糕等；②避免摄入刺激性食物，如过冷或过热、辛辣等。③合理调整饮食种类，以细、碎、软为原则。

3. 进食过程　无论是喂饭还是自行进食，需要遵循以下原则：①进食前首先饮少量温开水，湿润食管。同时选择适合的喂饭体位，尽量取坐位，上身前倾15°。②进食速度尽量放慢，待口中食物完全下咽后再进第二口。③发生呛咳时宜暂停进餐，等到呼吸完全平稳时再进食，频繁呛咳且严重者应停止进食。④整个用餐过程，绝对不与他人交谈。⑤避免一次进食过多,鼓励少食多餐。⑥进餐后不要过早放低床头。在进餐过程中护理人员思想应高度集中,认真观察病人在吞咽时的动作、协调性和面色。

(三) 吞咽功能训练

1. 面部肌肉锻炼　包括皱眉、鼓腮、露齿、吹哨、呲牙、张口、咂唇等。

2. 舌肌运动锻炼　伸舌,使舌尖在口腔内左右用力顶两颊部,并沿口腔前庭沟做环转运动。

3. 软腭的训练　张口后用压舌板压舌,用冰棉签于软腭上做快速摩擦,以刺激软腭,嘱病人发"啊、喔"声音,使软腭上抬,利于吞咽。

(四) 心理护理

当噎呛发生后,应积极安慰老人,稳定老人情绪。引导老人及家属接受由于吞咽障碍导致进食困难的现实,并教会他们采取各种预防措施防止噎呛发生,减轻或消除恐惧心理。

(五) 健康指导

防治噎呛的健康指导对象应包括老人及其照护人员。

1. 现场应急指导　当老人出现呛咳时,立即协助低头弯腰,身体前倾,下颌朝向前胸。如果食物残渣堵在咽喉部危及呼吸时,照护者可在其肩胛下沿快速连续排击,使残渣排除。如果仍然不能取出,取头低足高侧卧位,以利体位引流;用筷子或用光滑薄木板等撬开口腔,插在上下齿之间,或用手巾卷成小卷撑开口腔,清理口腔、鼻腔、喉部的分泌物和异物,应尽早呼叫医务人员抢救。

2. 日常预防指导　①及时治疗各种基础疾病。②用药前注意阅读说明书,用药过程中注意观察药物副反应,防止药物所致的噎呛。③注意饮食调节和进餐过程的科学性。④保持心情舒畅,因为忧虑急躁可致气血郁滞、痰浊滋生,从而加重噎食。⑤起居有常,坚持晨起锻炼和饭后散步。

第四节　老年人疼痛的护理

疼痛(pain)是由感觉刺激而产生的一种生理、心理及情感上的不愉快体验。随着增龄变化,准确感觉和主诉疼痛的能力降低,而不明确的疼痛和由此引发的不适感明显增加。疼痛是老年人晚年生活中常见的症状,65岁以上人群80%~85%患有一种以上易诱发疼痛的疾病。很多老人会将其归为老化的必然结果而长期忍耐,从而导致病情诊治的延误。

【护理评估】

(一) 健康史

1. 疼痛原因　主要包括病理变化和心理因素两个方面。

(1) 病理变化:老年人常患的各种慢性疾病,如风湿性关节炎、骨折、胃炎、溃疡病、糖尿病、心绞痛、中风和癌症等都可以诱发疼痛的发生。

(2) 心理因素:老年人心理状态不佳,愤怒、恐惧、悲痛等不良情绪可引起局部血管收缩或扩张而导致疼痛。疲劳和睡眠不足可致功能性头痛。

2. 影响疼痛的因素　由于影响疼痛的因素很多,故老人对疼痛的感受和耐力有很大差异。

(1) 个人认知:老年人本身痛觉敏感度下降,加上对药物成瘾性、止痛药副作用的担心,往往不愿意告知真实的疼痛情形。

(2) 个人经历:过去疼痛经验可影响老人对现存疼痛的反应。如经历过手术疼痛的老人对即将发生的疼痛会格外敏感。

(3) 个性特征:自控力和自尊心较强的老人对疼痛的耐受性较高,善于表达情感的老人主诉疼痛的机会较多。

(4) 社会文化:老人的社会文化会影响其对疼痛的反应和表达,如生活在鼓励忍耐和推崇勇敢的文化背景中的老人更能耐受疼痛。

(5) 注意力:老人对疼痛的注意程度会影响其疼痛的感受。

(二) 临床状况

不同类型疼痛特征不同,根据疼痛的部位、程度、性质、时间、有无伴随症状可对疼痛做出明确判断。

1. 根据起病缓急和持续时间而分　①急性疼痛:疼痛急性发作,有明确原因,如骨折、手术等。持续时间多在1个月内。常伴有自主神经系统症状,如心跳加快、出汗,甚至血压轻度升高等。②慢性疼痛:起病较慢,一般超过3个月。多与慢性病有关,如糖尿病性周围神经病变、骨质疏松症等。一般无自主神经症状,但常伴有心理障碍。

2. 根据发病机制而分　①躯体疼痛:源自皮肤、骨筋膜或深部组织的疼痛,定位较明确,多为钝痛或剧痛。②内脏疼痛:源自脏器的浸润、压迫或牵拉,疼痛位置较深且定位不清,多为压榨样疼痛,可伴牵涉痛。以腹腔脏器的炎症性疾病较为多见。③神经性疼痛:为放射样烧灼痛,多伴有局部感觉异常。常见原因有疱疹后神经痛、糖尿病性周围神经病、椎管狭窄、三叉神经痛、脑卒中后疼痛。

(三) 辅助检查

1. 疼痛原因的检查 根据疼痛部位选择辅助检查,如影像学(X 线、CT 检查、MRI 检查、造影等)以及实验室检查,以进一步明确疼痛原因。

2. 疼痛程度测评 疼痛作为一种主观感受,常使用量表评估疼痛的程度。

(1) 视觉模拟疼痛量表(visual analogue scale,VAS):使用一条长约 10cm 的游动标尺,一面标有 10 个刻度,两端分别为"0"和"10","0"表示无痛,"10"代表极度疼痛(图 13-8-1)。使用时将有刻度的一面背向老人,让其在直尺上标出能代表自己疼痛程度的相应位置,评估者根据标出的位置为其评出等级,临床评定以"0~2"为"优","3~5 分"为"良","6~8 分"为"可","大于 8 分"为"差"。VAS 亦同时可用于评估疼痛的缓解情况。

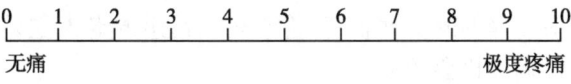

图 13-8-1 视觉模拟疼痛量表

(2) Wong-Banker 面部表情量表(face rating scale,FRS):采用从微笑至悲伤哭泣的 6 种面部表情表达疼痛程度。0=非常愉快,无疼痛;1=有一点疼痛;2=轻微疼痛,3=疼痛较明显;4=疼痛较严重;5=剧烈疼痛,但不一定哭泣(图 13-8-2)。此法尤其适用于急性疼痛或表达能力丧失的老年人。

(3) 疼痛日记评分法(pain diary scale,PDS):是由老人、家属或护士记录每天各时间段(每 4 小时或 2 小时,或 1 小时或 0.5 小时)与疼痛有关的活动。注明某时间段内某种活动方式、使用药物的名称和剂量。疼痛强度用 0~10 的数字量级来表示,睡眠过程按无疼痛记分。此方法简单、真实,便于比较及发现疼痛与生活方式、药物用量之间的关系。

疼痛是一变化的过程,在评估老人某一阶段的疼痛情况时,应记录这一时段的平均疼痛程度、最重疼痛程度和最轻疼痛程度。

(四) 心理社会状况

老年人疼痛常常伴有焦虑、烦躁等消极情绪,疼痛对食欲、睡眠等日常生活的影响又可进一步加重负性情绪。另外,疼痛伴随的功能障碍和行为受限可导致老人的社会交往能力下降。

【护理诊断/问题】

1. 急性疼痛/慢性疼痛 与各种原因所致的组织损伤、肌肉受压或痉挛、管腔堵塞或扩张等有关。

2. 睡眠型态紊乱 与急慢性疼痛有关。

3. 焦虑 与紧张疼痛,担心治疗预后有关。

【护理措施】

在治疗导致疼痛的疾病的基础上,护理的关键是缓解或解除老人的疼痛。

(一) 疼痛的处理

1. 药物止痛 药物止痛目前仍是解除或缓解疼痛的重要措施。治疗老人疼痛的药物主要包括非甾体抗炎药、阿片类药、抗抑郁、抗焦虑与镇静催眠药等。老年人以慢性疼痛多见,因此最好选择长效缓释剂止痛。

(1) 非甾体抗炎药:老年人骨骼肌疼痛率高,此类药物使用普遍,因其主要适用于短期治疗炎性关节疾病(痛风)和急性风湿性疾病(风湿性关节炎)。对乙酰氨基酚(泰诺林)适用于缓解轻至中度肌肉骨骼疼痛的首选药物。此类药物不能常规使用,因长期使用会对老年人会产生明显的副作用,如胃肠道反应、肾脏损害、出血倾向等。

(2) 阿片类药物:适用于急性疼痛和恶性肿瘤引起的疼痛。阿片类药物对老年人止痛效果好,但常因间歇性给药而造成疼痛复发,所以应按照老人疼痛发作的规律最好在疼痛之前给药。阿片类药物的副作用有恶心、呕吐、便秘、镇静和呼吸抑制,用药过程中注意观察和处理。

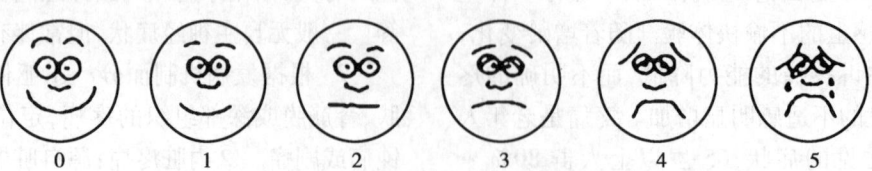

图 13-8-2 Wong-Banker 面部表情量表

（3）抗抑郁药物：抗抑郁药可用于治疗各种慢性疼痛。此类药包括三环类和四环类。但注意此类药物不能用于严重心脏病、青光眼和前列腺肥大的老人。

（4）其他药物：很多外用药物也用于止痛，如临床上将多瑞吉止痛贴、芬太尼透皮贴剂等用于不能口服和已经应用大剂量阿片药的老人；新型止痛药辣椒素被广泛用于关节炎、带状疱疹、糖尿病引起的周围神经病变所致的疼痛。另外，曲马多因其对呼吸抑制作用弱而主要用于老年人中等程度的各种急性疼痛和手术后疼痛。

2. 非药物止痛　包括物理疗法、针灸止痛、心理疗法等，作为药物治疗的辅助措施，非常有价值。

（二）心理护理

不良情绪会加重疼痛，疼痛反过来又会影响情绪，形成恶性循环。因此，护士应重视、关心老人的疼痛，认真倾听老人的主诉，给予同情、鼓励和适当安慰，减轻他们的心理负担。指导老人及家属掌握减轻疼痛的方法，为老人创造社会交往的条件。

（三）健康指导

1. 饮食指导　提倡清淡、高蛋白、低脂、无刺激、易消化的食物，少量多餐，保持大便通畅，防止腹胀，以免因胃肠不适诱发疼痛。

2. 运动指导　运动锻炼对缓解慢性疼痛非常有效。运动还可调节情绪，缓解抑郁症状。运动还可起到恢复老人协调和平衡的作用。

3. 用药指导　老年人常常会使用心血管药、降糖药、利尿药及中枢神经系统药等，止痛药物与这些药物合用时，应注意药物的相互作用可能带来的影响。

第五节　老年人排泄障碍的护理

排泄障碍（impaired elimination）是指排泄型态的异常，可表现为便秘、大便失禁、尿潴留、尿失禁四种。老年人因为器官功能退化及感觉减退，容易发生便秘、大便失禁及尿失禁，本节对此三个排泄问题分别予以介绍。

一、便　秘

便秘（constipation）是指因粪便过于干硬而造成的排便困难、排便次数减少。约占老年人群的30%，长期卧床者可高达80%。便秘不仅会引起局部及全身不适，还会诱发心血管系统及胃肠道并发症的发生，严重影响老年人的生活质量。

【护理评估】

（一）健康史

通过询问大便的频率、性状及自觉症状以评估便秘开始的时间及严重程度，再进一步询问疾病、用药、生活习惯等方面的资料，分析便秘产生的原因。

1. 疾病史　导致或加重老年人便秘的疾病常见有三类：①消化系统疾病：包括大肠肿瘤、炎症、憩室病等肠道疾病，以及肛裂、痔疮或肛周脓肿等肛门疾病；②神经精神疾病：如阿尔茨海默病、脑血管疾病、帕金森病等；③内分泌代谢疾病：包括糖尿病、甲状腺功能减退、低钾或高钙血症等。

2. 用药史　使用某些药物会引起便秘，如抗胆碱能制剂、神经节阻滞药、镇静药、麻醉药、抗抑郁药、单胺氧化酶抑制药、利尿药、抗惊厥药、抗高血压药、抗帕金森病药或过量使用泻药等。

3. 生活习惯　①饮食：有无饮水量不足、摄入膳食纤维少的习惯。②运动：是否有活动量少、不宜或不好运动的问题。③排便：是否养成定时排便的习惯，有无过分在意排便规律，排便是否需人帮助。

（二）临床状况

1. 局部表现　可有腹胀、腹痛、食欲不振、恶心、骶尾部或臀部酸胀感，左下腹可扪及粪块或痉挛之肠型。直肠指检可排除直肠、肛门疾患。

2. 全身症状　表现为头晕、头痛、乏力、坐卧不安等。

3. 并发症　便秘最常见的并发症是粪便嵌塞，即粪质滞留在大肠中形成坚硬的粪块并嵌顿在肠道内。它可引起大便失禁、机械性肠梗阻、粪性溃疡，甚至严重精神错乱等后果。用力排便还可诱发心脑血管意外，甚至导致猝死。

（三）辅助检查

通过胃肠X线检查胃肠运动功能，确定有无大肠肿瘤、狭窄等器质性疾病。通过内镜检查及组织活检可进一步明确大肠疾病的性质及严重程度，也可通过血液检查确定有无糖尿病、甲状腺功能低下、低钾及高钙血症。

（四）心理社会状况

老年人长期便秘可引起抑郁、恐惧等心理问

题。精神抑郁可致条件反射障碍,使高级中枢对副交感神经的抑制加强,而肠壁的交感神经作用兴奋性增强,进一步抑制排便,导致便秘加重,形成恶性循环。严重便秘甚至可导致精神变态,使家庭成员困扰度增加,心理负担加重。

【护理诊断/问题】

1. 便秘 与肠道疾病、用药不当及不良的生活习惯有关。
2. 知识缺乏:对便秘产生的原因及预防护理知识缺乏。

【护理措施】

对因器质性疾病所致的便秘,以治疗原发病为主。对功能性便秘需要采取综合护理方法。

(一) 非药物措施

1. 饮食调节 ①适当增加含纤维素较多的食物,如蔬菜、水果、薯类等。②适当增加饮水量,保证每日饮水量在 2000～2500ml。③适当进食含植物油多的食物,如芝麻、胡桃肉等。④忌食辣椒、浓茶、咖啡、烟酒等刺激性食物。
2. 运动调节 每天坚持有 30～60 分钟的活动或锻炼,一般可选择散步、太极拳等老人适合的运动,卧床或坐轮椅的老人可转动身体或挥动手臂。
3. 改善环境 在床单位间设置屏风或帘子,为老人排便提供相对隐蔽的空间。照顾老人排便时不要一直陪在旁边,也不要催促老人,以免精神紧张。
4. 自我按摩 早晨醒来或晚上入睡前排空膀胱,用双手示指、中指和无名指相叠,沿结肠走向,从右下腹开始做顺时针按摩。轻重快慢以自觉舒适为宜,按摩同时可做肛门收缩动作。
5. 定时排便 不管有无便意每天都应定时排便。对过分注意排便次数者应劝其采取"听其自然"的态度;对经常服用泻药者应劝其尽量停药。

(二) 药物处理

对经生活调理无效者可采用药物处理,遵循用量尽可能少、用药次数尽可能少、建立排便规律后尽早停药的原则。

1. 盐性及渗透性泻药 服后在肠内形成高渗状态,能保存肠内水分,促进肠蠕动,盐性泻药以硫酸镁为代表,渗透性药物如乳果糖、山梨醇等。适用于有痔疮者。其中盐性泻药过量可影响中枢神经功能。
2. 容积性泻药 通过增大肠内容物体积促进肠蠕动,如琼脂、甲基纤维素等。适用于饮食过于精细者。可引起腹胀,并可妨碍钙、铁的吸收。
3. 润滑和软化性泻药 润滑剂通过润滑肠壁以利于粪便排出,代表药物有液体石蜡。软化剂可降低粪便表面张力,使水分及脂肪类物质易渗入粪便中,使其软化排出,代表药为多库酯钠。这类药适用于体弱及肛门直肠术后老人,注意两种药物不可合用。
4. 刺激性泻药 药物或其代谢产物可作用于神经丛,促进结肠排便运动,常用药物有蓖麻油、番泻叶、大黄等。此类药主要适用于年老体弱者,但应注意长期使用可加重便秘。
5. 其他 对直肠型便秘的老人可使用甘油栓或开塞露,对严重便秘者可使用温盐水或肥皂水连续灌肠。

(三) 心理护理

给老年人耐心讲解便秘与心理因素之间的关系,使其认识到不良情绪对便秘的影响。根据老年人个人爱好和兴趣,提供各种便利丰富其业余生活,缓解老人紧张、压抑、抑郁等负性情绪。指导家庭成员认识到便秘的严重后果,重视老人的心理问题。

(四) 健康指导

1. 生活指导 ①排便时间:养成定时排便的习惯,且最好在早餐后,因为这时结肠动力最大。排便时注意力集中,不要看书、听音乐等。②饮食:保证每日膳食纤维素含量为 20g,同时可在晨起饮用温开水或淡盐水,上午和傍晚各饮一杯温热的蜂蜜水帮助润肠通便。③运动:通过锻炼刺激排便。
2. 用药指导 硫酸镁不能用于肾功能损害的老人;在使用容积性或刺激性泻药时,应定期监测电解质,注意有无血钙、钾、铁的降低;润滑性泻药不可在睡前服用,也不能长期服用,以免导致类脂性肺炎或软骨病;不要随意在短时间内追加药物剂量,以免引起腹泻。

二、大便失禁

大便失禁(fecal incontinence)是指每日至少两次或两次以上不随意控制的排便和排气。一般老年人发生率为 1%,住院者可达 30%,且女性多于男性,经产妇更多。

【护理评估】

(一) 健康史

老年人大便失禁的原因很多,大体可以分为

以下三个方面。

1. 粪便嵌塞 这是老年人大便失禁最常见的原因。因嵌塞的硬粪块刺激黏膜和腺体产生大量分泌物,使粪水从粪块间隙流出直肠所致。

2. 肛门括约肌失常 老年人肛门括约肌细调节失调,同时肛管对直肠内液体粪便和气体膨胀的分辨能力减弱,使任何原因的腹泻都可导致大便失禁,常见的有胃肠炎、结肠憩室、大肠肿瘤、直肠脱垂等消化系统疾病,糖尿病、甲亢等代谢内分泌疾病,以及泻剂过量、抗生素所致的菌群失调等医源性原因。

3. 神经病变或损伤 老年人因痴呆、脑血管意外、脊髓疾病等原因,不能随意控制排便,这种称为神经性大便失禁。多发生于进食后胃结肠反射出现时。

(二) 临床状况

1. 症状 表现为不同程度的排便和排气失控,病情轻者对排气和液体性粪便的控制力丧失,病情重者对固体性粪便也无控制能力,表现为肛门频繁地排出粪便。老人可因会阴区长期潮湿不洁容易发生皮肤损伤,甚至引起局部或全身感染。

2. 体征 视诊可见会阴区潮湿不洁、湿疹、溃疡瘢痕,肛门松弛,有时直肠脱垂。直肠触诊可触及坚硬的粪块或肿瘤等,并有肛门括约肌松弛,收缩力减弱或消失。

(三) 辅助检查

1. 病因检查 大便细菌学检查和腹部平片、钡灌肠、肠镜对查找大便失禁的原因有一定帮助。

2. 盆底和括约肌功能检查 包括肛管直肠测压、肌电图、排粪造影、生理盐水灌肠试验及肛管超声图。①肛管直肠测压测定肛门内括约肌控制的静息压、外括约肌随意收缩时最大压力及舒张时刺激的知觉阈值。②肌电图结果可反映神经和肌肉损伤的部位和程度。③排粪造影通过排粪的动态变化推测耻骨直肠肌的状态和损伤程度。④生理盐水灌肠试验可判断排便的自控能力。⑤肛管超声图可准确判断肛门括约肌的缺损部位和不对称性。

(四) 心理社会状况

大便失禁老人因粪便污染衣裤和不良气味的影响,不能出现在公共场所,妨碍了同住一屋的人的正常生活,这会严重损伤他们的自尊,老人常常自责、苦恼、羞耻,进而表现为孤独、抑郁、退缩、远离社会。

【护理诊断/问题】

1. 排便失禁 与大便嵌塞、肛门括约肌失常、神经病变或损伤有关。

2. 有皮肤完整性受损的危险 与粪便长期刺激局部皮肤及缺乏自我照料能力有关。

3. 自我形象紊乱 与大便失禁所致的不良气味有关。

【护理措施】

老年人大便失禁的处理应重视个体化的原则。大多数老年人大便失禁较轻,通过系统用药及护理可获得满意的结果。

(一) 针对病因

1. 清除嵌塞粪块 戴手套用手将直肠内干粗的粪块分割,然后灌肠排出。可参考便秘的防治措施,保持直肠空虚、清洁,防止复发。

2. 排便管理 对神经性大便失禁者,可利用进食与大便之间的关系,安排老人起床后坐在马桶上喝茶,直到大便排出后再起身。也有人采用鸦片制剂使大便秘结,然后每周进行1~2次灌肠控制排便。

3. 治疗原发病 对因肛门括约肌失常所致的大便失禁,主要是治疗原发病。

(二) 针对症状

1. 止泻治疗 可使用阿片类、洛哌丁胺或复方地芬诺酯等药物止泻;对末梢神经损伤所致的大便失禁,可行针灸止泻。

2. 调整饮食 应限制纤维饮食,尽量摄取易消化吸收、少渣少油的食物。腹泻严重者可短期禁食,或吃清淡流质食物;恢复期进食少渣少油半流质饮食;止泻后吃软食。

3. 协助排便 提供床旁便器和辅助器具,使老人能及时排便。必要时指导老人选择合适的大便失禁器具,如失禁垫等。

4. 清洁局部 保持会阴部清洁干燥,便后坐浴,并对肛周皮肤涂氧化锌软膏。对皮肤有发红、破溃者可每日2次局部烤灯照射,每次20~30分钟。稀便长流不止者可暂用纱球堵塞肛门口。

(三) 心理护理

向老人解释大部分大便失禁都可通过治疗及护理获得良好的效果,鼓励老人与医护人员积极配合,早日战胜疾病。教会老人及家属大便失禁处理的方法,保持局部的清洁干燥,消除异味,打消老人的顾虑。鼓励并帮助老人参加一些小范围、短时间的社交活动。

(四) 健康指导

1. **生活指导** 避免饮食过量或食用粗糙、刺激性食物。每日定时排便,建立正常的排便反射,且排便时尽量采取坐姿。排便后坐浴,并用柔软棉质的毛巾擦干局部。

2. **盆底肌锻炼** 收缩肛门,每次10秒,放松间歇10秒,连续做15~30分钟,每日数次,坚持4~6周可改善症状。具体操作见尿失禁护理。

三、尿失禁

尿失禁(uroclepsia)指膀胱内的尿不受控制而自行流出。其发生以老年人更为常见,发生率为14%~15%,而老年女性因妊娠分娩、绝经期雌激素缺乏、尿道长度缩短等因素,发生率高于男性(1.5:1)。尿失禁可对老年人身心造成损害。

【护理评估】

(一) 健康史

按照尿失禁的原因,可分为暂时性尿失禁和长期性尿失禁两种。

1. **暂时性尿失禁** 暂时性尿失禁主要反映泌尿道以外的问题,其发生的8种可逆性原因可用它们英文名称的首写字母排在一起形成"DI-APPERS"(比"尿布"的英文名称"DIAPERS"多一个P):谵妄(delirium)、尿道感染(infection of urethra)、萎缩性阴道炎和尿道炎(atrophic vaginitis and urethritis)、药物(pharmaceuticals)、心理异常(psychological abnormality)、尿量过多(excessive urination)、活动受限(restricted activities)、粪便嵌顿(stool obstruction)。表13-8-1是导致老年人尿失禁的常用药物。

表13-8-1 引起尿失禁的常用药物及作用

药物种类	常见药物	作用
α-受体拮抗药	哌唑嗪	后尿道松弛,加重女性压力性尿失禁
血管紧张素转换酶抑制药	卡托普利,依那普利	导致咳嗽,加重尿漏
钙离子拮抗药	维拉帕米	逼尿肌收缩力下降,尿潴留,夜尿增多
利尿药	呋塞米	多尿,尿急,尿频
类前列腺素药	米索前列醇	尿道松弛,压力性尿失禁
镇痛药	阿片类制剂	尿潴留,便秘,镇静,谵妄
精神活性药		
三环类抗抑郁药	阿米替林,地昔帕明	镇静,抗胆碱能作用
抗精神病药	氟哌啶醇	抗胆碱能作用,镇静,僵硬,活动障碍
镇静催眠药	地西泮	镇静,谵妄,活动障碍

2. **长期性尿失禁** 尿失禁的原因如果为下泌尿道的问题,且在暂时性原因纠正后仍有漏尿,则考虑为长期性尿失禁。常见原因分述如下。

(1) 逼尿肌过度活动:这是老年人尿失禁的最常见尿路原因,也称为不能抑制的膀胱收缩。可由多发性硬化、脑卒中、帕金森病、阿尔茨海默病等神经性原因引起,也可见于尿道梗阻、膀胱结石等非神经性病变。

(2) 出口功能不全:老年妇女出口功能不全是尿失禁的第二位原因。表现为咳嗽、大笑、弯腰、举重等腹压增加动作会使老人发生压力性尿失禁。老年男性发生压力性尿失禁通常由前列腺根除术后括约肌损伤所致。

(3) 出口梗阻:出口梗阻是老年男性尿失禁的第二个最常见原因,常见于良性前列腺增生、前列腺癌及尿道狭窄。脊髓病变可造成严重的出口梗阻。

(4) 逼尿肌活动过弱:逼尿肌活动过弱可引起尿潴留和充溢性尿失禁,原因包括椎间盘退行性变或肿瘤、糖尿病自主神经病变、多发性硬化及酒精中毒等。

(5) 功能性尿失禁:老年人的功能性因素,如环境、心理状态、手动的灵活性、医学因素、动机等可加重下泌尿道功能失调,因而可促进长期性尿失禁。

(二) 临床状况

1. **症状体征** 尿失禁常伴有尿急、尿频和夜尿增多。①尿急:是逼尿肌反应过强的可靠标志,是否发生尿失禁及漏尿的多少取决于膀胱容量、盥洗室的距离、病人的活动能力及能否克服括约肌松弛等因素。②尿频：是非特异性症状，可能由逼尿肌反应过强引起，也可因不良的排尿习惯、溢出性尿失禁、膀胱顺应性差、尿产出过量及抑郁等因素导致。③夜尿增多：可因尿产量过度、睡眠困难及膀胱和下尿道功能失调引起。

排尿观察是对尿失禁老人体格检查的一部分，通过观察可获得许多膀胱和尿道功能的信息，如用力排尿提示逼尿肌衰弱，能很快和完全中断排尿提示尿道内括约肌功能良好，残余尿量大于50～100ml提示膀胱衰弱或出口梗阻等。

2. 并发症　尿失禁的人易患阴部皮疹、压疮、反复尿路感染、败血症、跌倒和骨折等并发症，并发症也是导致尿失禁老人死亡的主要原因。

（三）辅助检查

通过尿常规及肾功能检查明确有无肾衰竭导致的多尿，脓尿和明显的菌尿提示尿路感染。电解质监测如血清钠降低可能是利尿药使用过多，血清钙升高一般与尿失禁有一定关系。

为进一步明确尿失禁的原因，可通过腹部平片检查有无膀胱结石；通过静脉肾盂造影确定膀胱的大小及膀胱内病变的存在，也可对残余尿量进行评价；通过尿动力学检查评价逼尿肌和括约肌的功能状况。

（四）心理社会状况

基本同大便失禁。

【护理诊断/问题】

1. 压力性尿失禁　与多次分娩、骨盆手术、雌激素不足等所致的骨盆肌肉松弛和尿道括约肌功能减低有关。

2. 急迫性尿失禁　与中枢或周围神经病变、老年退行性变、继发感染等原因造成的逼尿肌收缩功能未被控制有关。

3. 功能性尿失禁　与精神状态、环境条件、活动能力等有关。

4. 有皮肤完整性受损的危险　与皮肤长期受尿液浸渍及自理能力下降有关。

5. 社交障碍　与尿频、异味及负性情绪有关。

【护理措施】

尿失禁的发生常常是多种因素共同作用的结果，故治疗护理应注意个体化，针对不同情况，采取综合措施。

（一）生活护理

1. 改善环境因素　卫生间靠近老人卧室；马桶旁和走道应有扶手，光线良好；房间内的座椅不能太低，要方便老人及时站立。每到新环境时首先了解厕所的位置，及时提醒老人厕所的方位。

2. 定时排尿，适量饮水　根据老人的排尿记录制订排尿计划，定时提醒，帮助养成规律排尿的习惯。同时调整每日饮水的时间、品种及量，保持每日摄入液体2000～2500ml，白天分次摄入，睡前限制饮水，且应避免饮用高硬度水，可饮用磁化水。

3. 保持皮肤清洁舒适　为防止尿液对皮肤的刺激，在及时清洁皮肤，更换衣裤、床单、尿垫的同时，还应根据情况采取相应的技巧：①神志清醒的男性：用便壶接尿，且在便壶与皮肤接触处垫上软质或软布，防止壶口对局部皮肤的刺激。②神志不清、躁动不安的男性：用假性导尿器具，如可用阴茎套固定于阴茎上，顶端剪一开口与引流管连接，注意防止引流不畅。③女性：可使用纸尿裤或用便盆接尿。④顽固性尿失禁：给予留置导尿管。

（二）行为训练

1. 盆底肌训练　对轻度压力性尿失禁，且认知功能良好的年轻老年人有效，坚持6个月以上的训练效果较好。对高龄且为中、重度压力性或急迫性尿失禁者均有一定疗效。具体做法如下。

（1）体会正确部位：仰卧床上，将一个手指轻轻插入阴道，尽量将身体放松，然后主动收缩肌肉夹紧手指。在收缩肌肉时吸气，能够感到骨盆肌对手指的包裹力量；当放松盆底肌时，呼气，如此反复重复几次。

（2）骨盆底肌练习：分两个阶段：①第一阶段：站立，双手交叉置于肩上，足尖呈90°，足跟内侧与腋窝同宽，用力夹紧。保持5秒，然后放松。重复此动作20次以上。②第二阶段：平躺，双膝弯曲，收缩臀部的肌群向上提肛，紧闭尿道、阴道及肛门，此时如感觉尿急，但无法如厕需做闭尿的动作。保持骨盆底肌群收缩5秒，然后缓慢放松，5～10秒后，重复收缩。

在整个训练过程中，应保持身体其他部位放松，照常呼吸。如触摸腹部有紧缩的感觉，则运动的是错误的肌群。

2. 膀胱行为训练　适用于逼尿肌失稳，且认知功能良好的老人。根据排尿、失禁记录调整间隔时间,如对于一个憋尿 3 分钟就会出现尿失禁的人,则 2 小时排尿一次。此期间出现尿急可通过收缩肛门、两腿交叉的方法来控制,然后逐渐延长间隔时间。留置导尿管者,行膀胱再训练前先夹闭导尿管,有尿感时开放导管 10~15 分钟,以后逐渐延长。

（三）各种疗法的指导

1. 药物治疗　对逼尿肌不稳定者最常用的药物是抗胆碱能的丙胺太林,但应注意对青光眼、流出道梗阻的老人禁用,对冠心病、前列腺病老人慎用。对括约肌功能不全者,最常用的是能使括约肌张力增加的麻黄碱和去甲麻黄碱,对有高血压和冠心病的老人应慎用。对无张力性膀胱最有效的药物是乌拉胆碱,注意用药前排除机械性梗阻,且哮喘老人禁用,冠心病及心动过缓老人慎用。对神经源性、功能性或药物原因引起的括约肌协同失调最有效的办法是用 α 受体拮抗药降低括约肌的张力,常用药物是苯氧苄胺,注意大剂量使用可导致直立性低血压和反射性心动过速。

2. 物理治疗　对出口关闭不全引起的尿失禁可通过电刺激疗法作为被动的辅助锻炼,使盆底肌肉收缩。一般给予 9 伏电压及 20~200 次/秒脉冲进行刺激。

3. 手术治疗　当各种保守治疗效果欠佳时,可采用手术治疗,如对女性张力性尿失禁可行膀胱颈悬吊术,对男性流出道梗阻者可行经尿道、耻骨上或耻骨后前列腺切除术。

（四）心理护理

基本同大便失禁的心理护理。

（五）健康教育

1. 积极治疗相关疾病　尿失禁发生与很多急性病有关,因此,发生尿道、生殖道感染时,应积极抗感染治疗;心力衰竭时,尽早控制心衰;发生低蛋白血症时,及时改善营养不良。

2. 日常生活指导　为老年人提供方便的排尿环境与条件,包括厕所、便器、衣裤的设计与改良;压力性尿失禁者应避免大笑、咳嗽、打喷嚏、便秘等使腹压增加的因素;养成定时排尿的习惯;每天保证摄入足够的水分。

3. 避免使用不当的药物　要注意慎用和禁用各种能够引起尿失禁的药物,如因心、肾疾病需用利尿药时,尽可能早晨顿服,减少夜间尿失禁的发生。

4. 坚持行为训练　每天根据自身情况坚持做适当的行为训练。如做简易的骨盆底肌运动,可在步行、乘车、办公时按收缩 5 秒、放松 5 秒的规律进行。

第六节　老年人听力障碍的护理

听力障碍(hearing impairment)是听觉传导通路器质性或功能性病变导致的不同程度听力损害的总称。导致老年人听力障碍最常见的原因是老年性耳聋(presbycusis),其是随着年龄的增长,听觉系统衰老退化,出现双耳对称性、缓慢、渐进性的听力减退,属感音神经性耳聋。65~75 岁老年人中发病率高达 60% 左右,严重影响老年人与他人的沟通。本节重点介绍老年性耳聋的护理特点。

【护理评估】

（一）健康史

老年性耳聋是多种因素共同作用的结果,其中遗传因素是主要原因,且表现出男多于女的特征。此外,以下各方面是加速老年性耳聋的重要因素。

1. 疾病　各种血管病变均会影响耳的供血,如高血压、冠心病、高脂血症、糖尿病等。此外,还要询问老年人有无中耳炎病史等。

2. 饮食　长期高脂饮食不但会导致耳的微循环障碍,而且可能对听觉感受器中生物膜和毛细胞造成直接损害。

3. 习惯　吸烟、饮酒是不可忽视的因素。长期吸烟会加速动脉硬化,使内耳供血不足;不正确的挖耳习惯可能损伤鼓膜,从而影响听力。

4. 噪声　长期噪声刺激不仅会使听觉器官产生疲劳感,还可使脑血管处于痉挛状态,引起耳蜗循环障碍和缺血,最终出现萎缩。此外长期的噪声刺激使人情绪烦躁,进而导致血压升高及神经衰弱等也会影响听力。

5. 用药　耳毒性药物对听神经均有毒性作用,如链霉素、卡那霉素、多黏菌素、庆大霉素、新霉素、万古霉素、奎宁、氯喹、阿司匹林等药物。伴随老化发生的肝脏解毒和肾脏排泄功能的下降,也使老年人更易受到药物影响。

（二）临床状况

1. 听力下降　老年性耳聋起病隐匿、进行性加重,但进展速度通常甚为缓慢。一般双耳同时受累,也可先后起病。听力损失多以高频听力下降为主,早期对鸟鸣、电话铃声、门铃声等高频声响极不敏感,病情发展后,会对一般交谈中言语识别也有困难。

2. 耳鸣 多数老人均有一定程度的耳鸣,开始为间歇性,仅在夜间出现,以后持续加重,可持续数日。耳鸣多为高音调,如蝉鸣,有些老人会有搏动性耳鸣。

(三) 辅助检查

1. 中耳及外耳道检查 通过外耳道检查以排除因耵聍阻塞耳道而引起的听力下降。检查鼓膜是否完好。

2. 听力检查 纯音听力检查可见双侧高频听力损失,听力曲线为轻度至中度感音神经性耳聋。

3. 听力学测试 听力学测试强调在专门的医疗机构由专业人员进行,测得的数值可为佩戴助听器提供参考。按照我国的标准,听力在26～40dB为二级重听;听力在41～55dB为一级重听;听力在56～70dB为二级聋;听力在71～90dB为一级聋。如果双侧听力均在56～70dB,沟通就会发生明显的障碍。

(四) 心理社会状况

早期听力下降的老人可能因不能听清别人的话语而尴尬、焦躁。随着听力的逐步下降,老人与外界的沟通和联系障碍会造成生理性隔离,因此可能产生焦虑、孤独、抑郁、社交障碍等一系列心理问题。

【护理诊断/问题】

1. 听力紊乱 与听神经退行性改变有关。
2. 社会交往障碍 与听力下降有关。
3. 防护能力低下 与听力下降有关。

【护理措施】

老年性耳聋无法治愈,关键是通过各种措施延缓听力进一步下降,适当应用人工听觉提高提高听力。具体护理措施如下。

(一) 一般护理

1. 促进交流 ①与老人交流应选择在安静且光线良好的环境中进行;②与老人面对面,使其能看清说话者的口型、表情和动作,借助肢体语言促进交流;③对老年人说话要清楚且慢,不用刻意大声讲话,尽量用短句,每句话结束要有明确的停顿;④对老人表现出耐心、放松和积极的态度;⑤必要时用书写帮助交流。

2. 改善环境 给电话听筒加增音装置;将门铃与室内灯线相连接,使门铃响起时室内同时有一特定灯会闪烁;在家庭设立记录专区,家庭成员可用老人理解的语言将需要解释和说明的事记录下来。

3. 调整饮食 低脂饮食,尤其要注意减少动物性脂肪的摄入;戒烟限酒;保证维生素 C 的摄入;注意摄取葛根、黄精、核桃仁、山药、芝麻、黑豆等,其对于延缓耳聋有一定作用。

4. 适当运动 运动能促进血液循环,使内耳的血液供应得到改善。锻炼项目可以根据自己的身体状况和条件来选择,例如散步、慢跑、打太极拳、做八段锦等。但要注意外出活动的安全,最好戴助听器或有人陪伴。

5. 病情监测 监测并指导老年人如果听力障碍程度在短期内加重,应及时检查治疗。

(二) 佩戴助听器护理

对老年人耳聋的治疗目前多在排除或治疗原发病的同时,尽早应用扩张血管、改善微循环和调节营养神经的药物,药物治疗无效者可配用助听器。

1. 佩戴条件 佩戴前需经专业人员测试。一般听力损失在60dB左右,佩戴效果最好。经过测试如老人语频听力损失双侧均在35～80dB时,佩戴适当型号的助听器,可使老人正常参与社会生活。

2. 选择助听器 可根据老人的要求和经济情况选择助听器。①盒式助听器:操作方便,电池耐用,使用经济,但外露明显,识别率较低,适合于高龄、居家使用为主,且经济承受能力较低的老年人。②眼镜式助听器:外观易被接受,无低频干扰问题,但价格贵,易损坏,鼻梁、耳郭受压明显,不宜长期使用。③耳背式助听器:具备上述两款助听器的优良性能,价格适中,但也有影响外耳道固有共振频率的缺点。④耳内式助听器:使用隐蔽,且保留了人耳的一些固有功能,尤其是最新型的动态语言编码助听器,对以高频下降型耳聋为主的老年人用残存听力最大限度听清和理解语言信息,带来了较为理想的听觉效果,但费用较为昂贵。从听力康复的原则上要求,最好双侧助听。

3. 听觉语言训练 可借助助听器,利用老人的残余听力,通过长期有计划的声响刺激,逐步培养其聆听习惯,提高察觉、听觉注意、听觉定位及识别、记忆等方面的语言训练。

(三) 心理护理

指导老人与关系亲密者多交谈,使老人的不良情绪得到宣泄。鼓励家人陪老人外出参加各种活动,如参加病友会与其他耳聋老人共同探讨应对生活的方法,树立战胜疾病的信心。

(四) 健康指导

1. **加强治疗与检查** 在早期积极治疗相关血管病变及耳病的基础上,要定期到耳鼻喉科进行听力检查,因为早期高频的听力下降,老人自己不一定能感觉到。

2. **避免噪声刺激** 日常生活和外出时应注意加强个人防护,尽量注意避开噪声大的环境或场所,避免长期使用耳塞听音乐或广播。

3. **日常用药指导** 避免服用具有耳毒性的药物,必须服用时尽量选择耳毒性低的药物,同时嘱咐老年人及其家属严格遵照医嘱执行。

第七节 老年人视觉障碍的护理

视觉障碍(visual impairment)是指由于先天或后天原因导致视觉器官(眼球视觉神经、大脑视觉中心)的构造或功能发生部分或全部障碍,经治疗仍对外界事物无法(或甚难)做出视觉辨识。视觉障碍是老年人群最常见的致残因素之一,严重危害老年人的身心健康和生活自理能力。

【护理评估】

(一) 健康史

通过询问老年人的家族史、全身疾病情况以及既往的视力情况了解导致视力障碍的原因。青光眼、黄斑变性有家族遗传倾向;糖尿病、高血压、肾病、营养不良等全身疾病可引起白内障、视网膜病变、玻璃体液化等眼部改变;老年人既往屈光状态直接影响老视出现的早晚。

(二) 临床状况

与老化有关的视功能变化主要有老视、视敏度和对比视敏感度开始下降,表现在视物的精细感下降,暗适应能力下降和视野缩小。而各种眼科疾病,如白内障、青光眼、糖尿病性视网膜病变、老年性黄斑变性等使老年人的视力明显减退甚至失明。

(三) 辅助检查

主要包括视力、视野、眼压、眼底等检查。通过检眼镜可观察到眼睛不同部位的病变性质,对老年视觉障碍的诊断有重要价值。

(四) 心理社会状况

老年人因视觉障碍影响饮食起居、外出活动和社会交往等日常活动,容易导致自信心降低和消极悲观情绪的产生。故要详细评估老年人对视觉障碍的认知及其社会支持现状,明确老年人是否存在孤独、抑郁和自我保护能力受损等问题。

【护理诊断/问题】

1. **视觉紊乱** 与白内障、青光眼、糖尿病性视网膜病变、老年性黄斑变性等有关。
2. **防护能力低下** 与视觉障碍有关。
3. **社会交往障碍** 与视力减退有关。

【护理措施】

除积极治疗糖尿病、血管性疾病、营养不良等全身性疾病外,对老年白内障、青光眼、黄斑变性等眼病也要采取恰当的治疗措施。同时,科学饮食、健康的生活方式及良好的情绪状态对减轻老年人视觉障碍十分有利。

(一) 一般护理

1. **环境** 要适当提高室内的照明度以弥补老年人视觉障碍所造成的困难,同时也要避免刺眼阳光和强光灯泡的直接照射。因此,白天在保证老年人居室阳光充足的前提下,可用纱质窗帘遮挡室外强光;晚间用夜视灯以调节室内光线。老年人生活空间物品种类尽量简单、摆放位置固定、物品颜色或形状特征性强,便于视觉障碍的老人取用日常用品。

2. **饮食** 维生素对老年人的视力保健起着非常重要的作用,尤其维生素C能减弱光线和氧对晶状体的损害,具有防止视力减退和老年白内障形成的功效,因此老年人每日应食用400~500g水果和蔬菜,同时需经常食用豆制品、奶制品以及鱼类,以满足老年人对多种维生素的需要。每日充分的饮水有助于眼部的血液供应,老年人每天饮水量包括食物中的水分应达到7~8杯,但对患有青光眼的老人每次饮水量为200ml,间隔时间为1~2小时,防止眼压升高。此外,饮食要低脂、少辛辣干燥,控制饮酒量,戒烟。

3. **活动** 坚持适当运动有利于老年人的视力保健,但应注意外出活动尽量安排在白天进行。在光线强烈的户外活动时,宜佩戴抗紫外线的太阳镜或宽檐帽。从暗处转到亮处时,要停留片刻,待适应后再行走,反之亦然。

4. **阅读** 老年人注意切勿长时间近距离阅读,避免用眼过度。根据工作或生活习惯需进行精细近距离用眼者最好安排在上午进行,且要控制好时间。老年人对光亮对比度要求较高,故为老年人提供的阅读材料要印刷清晰、字体较大,最好用淡黄色的纸张,避免反光。

(二) 相关治疗指导

1. 手术治疗 对老年白内障和闭角型青光眼,常采用手术治疗,术前应做好老人的思想工作,消除疑虑及恐惧心理,术后除严密观测病情外,特别应嘱咐老人睡前佩戴硬质眼罩,近期内避免从事弯腰搬重物类体力活动,注意保持大便通畅。

2. 药物治疗 老年青光眼病人常用的药物包括缩瞳剂、碳酸酐酶抑制剂及高渗剂。老年人使用毒扁豆碱缩瞳要特别谨慎,因容易引起全身中毒,只可在急性期开始半小时滴1~2次;使用碳酸酐酶抑制剂中的乙酰唑胺时,不但需要同时使用等量苏打碱化尿液,以利于排出,而且需要补钾,因为长期服用乙酰唑胺可致尿中排钾增多。在治疗糖尿病、血管疾病时的药物指导具体见第十章相应疾病介绍。

3. 激光治疗 对视网膜病变可采用激光治疗。在治疗前一定要通过药物将老人的血压控制平稳,且要注意对老年人禁忌空腹施行激光治疗,以免引起低血糖反应。治疗后戴墨镜防止强光刺激,且注意勿提重物和保持大便通畅。

(三) 心理护理

与家人沟通,鼓励他们尽量抽出时间多陪伴老人,使其逐渐适应视觉障碍的生活;发现并发挥老人其他的特长,如听力好者可欣赏音乐,嗓音好者可参加老年合唱队等,鼓励老人参加集体活动,减少其孤独感,增强自我价值感。

(四) 健康指导

1. 定期眼科检查 老年人要定期接受眼科的健康监测。建议对无糖尿病、心血管病及家族史的一般老人每年接受眼科检查一次;对患有糖尿病、心血管疾病的老年人应每半年检查一次;如近期自觉视力减退或眼球胀痛伴头痛的老年人,应尽快做相关视力检查。

2. 配镜指导 老年人佩戴凸球面透镜,如无眼疲劳症状,远近视皆好者可不配镜,如近距离工作困难或有疲劳者,则应及早配镜。配镜前先要验光,确定有无近视、远视和散光,然后按年龄和老视的程度增减屈光度。同时还应考虑平时所习惯的工作距离、适当增减镜片的度数。如进行近距离精细工作,应适当增加老花镜度数,反之老花镜度数则应适当降低。

3. 滴眼剂的保存和正确使用 滴眼剂是视觉障碍老人的常备药品,因此可在平时多备一瓶以备遗失时使用。对使用周期较长的滴眼剂应放入冰箱冷藏室保存,切不可放入贴身口袋。为了保证滴眼的效果,须掌握正确的使用方法:①滴前准备:操作者清洁双手,并检查滴眼剂的种类、剂量是否正确,有无浑浊、沉淀或超过有效期;病人摆好体位。②滴眼:操作者嘱病人眼睛向上看,然后用示指和拇指分开眼睑,将滴眼剂滴在下穹隆内,病人闭眼后,再用示指和拇指提起上眼睑,使滴眼剂均匀地分布在整个结膜腔内。滴药时注意滴管不可触及角膜。③滴眼后:按住内眼角数分钟,防止滴眼剂进入泪小管,吸收后影响循环和呼吸。

4. 康复指导 为了防止老化和功能减退,可坚持定期做眼部按摩,也可做眼保健操。眼部按摩的穴位有睛明、攒竹、太阳、翳风等。通过按摩,可以加速眼部血液循环,提高眼球自身的免疫力,延缓晶体混浊的发展。

第八节 老年人皮肤瘙痒的护理

皮肤瘙痒(skin pruritus)是临床上较为普遍的一种自觉症状,大部分皮肤瘙痒是暂时的、局部的且容易恢复的,但有些长期反复、久治不愈的全身性皮肤瘙痒可对病人造成极大的痛苦。老年人由于激素水平下降,皮脂腺功能减退而致皮肤萎缩、干燥和粗糙,使得单纯性皮肤瘙痒症成为老年人常见的皮肤疾病。本节主要介绍此病的护理特点。

【护理评估】

(一) 健康史

老年皮肤瘙痒症的发生有内外两方面的原因。①内因:主要为机体内部病变,包括神经衰弱、脑动脉硬化、甲状腺功能异常、糖尿病、阻塞性黄疸、肾脏疾病、贫血、习惯性便秘等。②外因:多为外界刺激,包括气温剧变、接触粉尘、使用碱性过强的肥皂、食用辛辣刺激性食物、贴身穿化纤衣物等。

(二) 临床状况

1. 全身性瘙痒 开始一般只局限于局部,继而扩展至全身,也可呈游走性。瘙痒常为阵发性,尤以夜间为重,持续时间长短和轻重不一,严重者可搔抓至出血疼痛。在手抓部位可有条索状抓痕、血痂,日久可继发湿疹样变、色素脱失或沉着,重者发生皮肤感染。老人常伴有失眠、头痛、精神抑郁等神经衰弱症状。

2. 局限性瘙痒　瘙痒发生在某一部位,也可数处同时发生,以外阴、肛门、头皮、小腿、掌跖、外耳道等处多见。外阴肛门长期搔抓可使局部皮肤肥厚而呈苔藓化。

(三) 辅助检查

可通过皮肤专科检查、免疫生化检查、血尿常规检查等明确瘙痒的原因。

(四) 心理社会状况

长期瘙痒可使老人烦躁不安,特别是影响到睡眠时老人可能会表现为脾气暴躁或精神抑郁。另外,由于瘙痒搔抓可能会影响到个人形象,从而进一步影响到老人的社会交往。

【护理诊断/问题】

1. 睡眠型态紊乱　与夜间皮肤瘙痒不适有关。

2. 皮肤完整性受损　与皮肤瘙痒反复搔抓有关。

3. 情境性低自尊　与在特殊场合瘙痒发作有关。

【护理措施】

皮肤瘙痒的原因很多,解决的根本方法是尽早明确病因。因此对顽固性瘙痒应首先通过检查找出病因,对系统疾病引起者关键是积极治疗原发病。对单纯性皮肤瘙痒主要采取以下措施。

(一) 减轻瘙痒

1. 局部止痒　可局部冷敷,或涂抹炉甘石洗剂、薄荷酒精(破溃者禁用)、2%樟脑霜等降低神经对痒的敏感性。对干燥脱屑、角化性瘙痒可涂甘油薄荷锌剂润滑皮肤,减轻痒感。

2. 全身疗法　可采用中西医结合的方法。西医方面主要是遵医嘱给病人全身应用抗组胺药、镇静剂等;中医方面不但可采用中药在冬季养血安神止痒(如润肤汤加减)、在夏季祛湿热(如消风散加减),而且可采用穴位针刺的方法。

3. 心理疗法　可通过提供舒适的环境及保持愉快心情的方法减轻病人对瘙痒的关注。另外,也可以通过听音乐、看电视、做运动等方式分散病人的注意力。

(二) 皮损护理

1. 减轻皮损　避免热水烫洗、肥皂洗涤、衣物摩擦等刺激皮肤的行为;对皮肤干燥的人,洗澡后外涂润肤剂;尽量避免搔抓,因为抓痒可使局部温度升高,使血液中释放更过的组胺,以致越抓越痒。

2. 预防皮肤感染　定期清洗皮肤及衣物,保持皮肤清洁卫生;若出现糜烂、渗出时,可遵医嘱在外用药中加入抗生素预防感染;若皮肤渗液量大时,可协助老人正确湿敷,6~8 层纱布浸润药液后,拧到不滴水为度,这样才能起到毛细血管虹吸作用,把创面的渗液吸到纱布上。

(三) 心理护理

选择老人情绪稳定时与其倾心交谈,耐心听取老人的烦恼和根源,与其共同商议有效的应对策略,如在晚上休息前或外出参加活动前涂抹止痒剂、设计舒适的睡眠环境等。

(四) 健康指导

1. 生活指导　①饮食:宜清淡饮食,避免辛辣刺激性食品,忌烟、酒、浓茶及咖啡,忌食易致过敏的食物。②卫生:洗澡频率宜适度,在保持皮肤卫生的基础上避免过勤洗澡,避免用碱性过强的肥皂,避免用力摩擦皮肤。③衣着:衣服应宽松、柔软,尽量选用纯棉或丝织品。④运动:生活宜规律,定期参加体育运动,增强对各种环境的适应性。

2. 用药指导　药物使用要严格遵医嘱,不可因急于减轻瘙痒而盲目滥用,尤其要注意慎用皮质类固醇类药物。

3. 心理指导　精神紧张、情绪激动、焦虑等精神因素常常会加重瘙痒,应尽量保持良好的心态,树立战胜疾病的信心。

(李　宁)

第九章

老年人常见心理、精神障碍及护理

进入老年期，各种生理功能逐渐衰退，并常常面临社会角色的改变、疾病、丧偶等生活事件，老年人必须努力面对和适应这些事件。如果适应不良，常可导致一些心理问题，甚至出现严重的精神障碍，损害老年人的健康，降低生命质量，甚至危及老年人的生命。随着老龄化和高龄化的快速发展，老年人心理精神障碍的发病率日趋上升，而老年人精神障碍的临床表现往往不典型或明显不同于青年、中年人，其护理常有其特殊性，护士必须掌握老年人常见的心理、精神障碍的护理知识和技能，以促进健康老龄化。

第一节 离退休综合征及护理

一、离退休综合征的概述

离退休综合征（retired veteran syndrome）是指老年人由于离退休后不能适应新的社会角色、生活环境和生活方式的变化而出现焦虑、抑郁、悲哀、恐惧等消极情绪，或因此产生偏离常态行为的一种适应性的心理障碍，这种心理障碍往往还会引发其他生理疾病，影响身体健康。

离退休综合征经过心理疏导或自我心理调适大部分在一年内可以恢复常态，个别需较长时间才能适应，少数病人可能转化为严重的抑郁症，也有的并发其他身心疾病，极大地危害了老年人健康。

二、离退休综合征的原因

离退休综合征产生的原因包括：①离退休前缺乏足够的心理准备；②离退休前后生活境遇反差过大，如社会角色、生活内容、家庭关系等的变化；③适应能力差或个性缺陷；④社会支持缺乏；⑤失去价值感。

研究表明，离退休综合征与个性特征、个人爱好、人际关系、职业性质和性别有关，事业心强、好胜而善辩、拘谨而偏激、固执的人离退休综合征发病率较高；无心理准备突然退下来的人发病率高且症状偏重；平时活动范围小、兴趣爱好少的人容易发病；离退休前为领导干部者比工人发病率高；男性比女性适应慢，发病率较女性高。

三、离退休综合征的表现

离退休综合征是一种复杂的心理异常反应，主要体现在情绪和行为方面，具体表现为坐卧不安，行为重复或无所适从，有时还会出现强迫性定向行走；注意力不能集中，做事常出错；性格变化明显，容易急躁和发脾气，多疑，对现实不满，常常怀旧，可存有偏见。大多数当事者有失眠、多梦、心悸、阵发性全身燥热等症状。心理障碍的特征可归纳为无力感、无用感、无助感和无望感。

四、离退休综合征的预防与护理

离退休综合征可采取以下措施进行预防与护理。

1. **正确看待离退休** 老年人到了一定的年龄，由于职业功能的下降，退休是一个自然的、正常的、不可避免的过程。

2. **做好离退休心理行为准备** 快到离退休年龄时，老年人可适当地减少工作量，多与已离退休人员交流，主动及早地寻找精神依托；退休前积极做好各种准备，如经济上的收支、生活上的安排，若能安排退休后即做一次探亲访友或旅游有利于老年人的心理平衡。培养一种或几种爱好，根据自己的体力、精力及爱好，安排好自己的活动时间，或预计一份轻松的工作，使自己退而不闲。

3. 避免因退休而产生的消极不良情绪 老年人离开工作岗位，常常有"人走茶凉"的感觉，由此而造成心理上的失落、孤独和焦虑。老年人应该勇于面对诸如此类的消极因素，不妨顺其自然，不予计较。对涉及个人利益的事，尽可能宽容。刚刚退休下来，不妨多与亲朋好友来往，将自己心中的郁闷、苦恼通过交谈等方式进行宣泄，及时消除和转化不良情绪，求得心理上的平衡和舒畅。

4. 营造良好环境 要为老年人营造坦然面对离退休的良好环境。家人要热情温馨地接纳老年人，尽量多陪伴老年人；单位要经常联络、关心离退休的老年人，发挥离退休党支部桥梁作用，有计划组织离退休人员学习、外出参观，从而减少心理问题。

5. 建立良好的社会支持系统 作为老年人退休后的第二活动场所，社区要及时建立离退休老年人的档案，并组织各种有益于老年人身心健康的活动，包括娱乐、学习、体育活动，或老有所为的公益活动，如帮助照顾那些因父母工作繁忙而得不到照顾的孩子、陪伴空巢老人等，让老年人感到老有所用、老有所乐。此外，还要为社区中可能患有离退休综合征或其他疾病或经济困难的老年人提供特殊帮助。

第二节 空巢综合征及护理

一、空巢综合征的概述

"空巢家庭"是指家中无子女或子女成人后相继分离出去，只剩下老年人独自生活的家庭。生活在空巢家庭中的空巢老人常由于人际疏远、缺乏精神慰藉而产生被疏离、舍弃的感觉，出现孤独、空虚、寂寞、伤感、精神萎靡、情绪低落等一系列心理失调症状，称为空巢综合征（empty nest syndrome）。

据统计，目前我国空巢老人数达到了老年人口的一半。2010年公布的一项调查也发现，中国城市老年空巢家庭已达到49.7%，农村老年空巢家庭也达到了38.3%，而在北京、上海、广州等大城市中，这个比率已经超过了2/3。全国老龄办2014年2月27日公布的《十城市万名老年人居家养老状况调查》显示，中国空巢老人所占比例达51.1%，到2020年以后，我国新中国成立后生育高峰中出生的、绝大部分为独生子女父母一代已步入老年，因"空巢"而引发的老年人身心健康问题将更加突出，必须引起高度重视。

二、空巢综合征的原因

产生空巢综合征的原因，一是对离退休后的生活变化不适应，从工作岗位上退下来后感到冷清、寂寞；二是对子女情感依赖性强，有"养儿防老"的传统思想，及至老年正需要儿女做依靠的时候，儿女却不在身边，不由得心头涌起孤苦伶仃、自悲、自怜等消极情感；三是本身性格方面的缺陷，对生活兴趣索然，缺乏独立自主、振奋精神以及重新设计晚年美好生活的信心和勇气。

三、空巢综合征的表现

1. 精神空虚，无所事事 子女离家之后，父母原来多年形成的紧张有规律的生活被打破，突然转入松散的、无规律的生活状态，他们无法很快适应，进而出现情绪不稳、烦躁不安、消沉抑郁等。

2. 孤独、悲观、社会交往少 长期的孤独使空巢老人情感和心理上失去支柱，对自己存在的价值表示怀疑，陷入无趣、无欲、无望、无助状态，甚至出现自杀的想法和行为。

3. 躯体化症状 受"空巢"应激影响产生的不良情绪可导致一系列的躯体症状和疾病，如失眠、早醒、睡眠质量差、头痛、食欲不振、心慌气短、消化不良、高血压、冠心病、消化性溃疡等。

四、空巢综合征的预防与护理

为避免"空巢综合征"的侵袭，可采取以下措施。

1. 未雨绸缪，正视"空巢" 随着人们寿命的延长，人口的流动性和竞争压力的增加，年轻人自发地选择离开家庭来应对竞争，从前那种"父母在，不远游"的思想已经不再适用于今天的社会。做父母的要做好充分的思想准备，计划好子女离家后的生活方式，有效防止"空巢"带来的家庭情感危机。

2. 夫妻扶持，相惜相携 夫妻之间可通过重温恋爱时和婚后生活中的温馨时刻，感受、珍惜对方能与自己风雨同舟、一路相伴，促进夫妻恩爱；并培养一种以上共同的兴趣爱好，一同参与文娱活动或公益活动，建立新的生活规律，相互给予更多的关心、体贴和安慰，增添新的生活乐趣。

3. 回归社会,安享悠闲　患空巢综合征的老人一般与社会接触少,因此面对"空巢"时茫然无助,精神无所寄托。治疗空巢综合征的良药就是走出家门,体味生活乐趣。许多老年人通过爬山、跳舞、下棋或其他文娱活动结识了朋友,体会到了老年生活的乐趣。

4. 对症下药,心病医心　较严重的"空巢综合征"如存在严重的心境低落、失眠,有多种躯体化症状,有自杀念头和行为者,应及时寻求心理或精神科医生的帮助,接受规范的心理或药物治疗。

5. 子女关心,精神赡养　子女要理解老年人容易产生不良情绪,常与父母进行感情和思想交流。子女与老人居住距离不要太远,最好是"一碗汤距离",即以送过去一碗汤而不会凉为标准;在异地工作的子女,除了托人照顾父母,更要"常回家看看",注重父母的精神赡养。

6. 政策扶持,社会合力　随着我国老龄化程度的加剧以及独生子女越来越多,只靠子女来照料老人,几乎是不可能的,需要政府提供社会性的服务。政府应在全社会加强尊老爱幼、维护老年人合法权益的社会主义道德教育,深入贯彻《中华人民共和国老年人权益保障法》,提供有效权益支持,切实维护空巢老年人合法权益;依托社区,组织开展兴趣活动,或组织人员或义工定期电话联系或上门看望空巢老人,转移排遣空巢老人的孤独寂寞情绪。并建立家庭扶助制度,制定针对空巢困难老人的特殊救助制度,把帮扶救助重点放在空巢老年人中的独居、高龄、女性、农村老年人等弱势群体上。可借助国外养老经验,培养专门的服务人员"养老天使",便于老人在家中生活自理不便时"天使"来到家中为老人服务。这种"养老天使"经验在天津部分地区已有试点,效果不错。

第三节　老年期痴呆病人的护理

一、老年期痴呆概述

老年期痴呆(dementia in the elderly)是指发生在老年期由于大脑退行性病变、脑血管性病变、感染、外伤、肿瘤、营养代谢障碍等多种原因引起的,以认知功能缺损为主要临床表现的一组综合征。老年期痴呆主要包括阿尔茨海默病(Alzheimer's disease, AD, 简称老年性痴呆)、血管性痴呆(vascular dementia, VD)、混合性痴呆和其他类型痴呆,如帕金森病、酒精依赖、外伤等引起的痴呆。其中以 AD 和 VD 为主,约占全部痴呆的70%～80%。

AD 是一组病因未明的原发性退行性脑变性疾病。AD 起病可在老年前期(早老性痴呆),但老年期的(老年性痴呆)发病率更高。在神经细胞之间形成大量以沉积的 β 淀粉样蛋白(β-amyloid, Aβ)为核心的老年斑(senile plaques, SP)和神经细胞内存在神经元纤维缠结(neurofibrillary tangles, NFT)是 AD 最显著的组织病理学特征。

VD 是指由各种脑血管病导致脑循环障碍后引发的脑功能降低所致的痴呆。VD 大都在70岁以后发病,在男性、高血压和(或)糖尿病病人、吸烟过度者中较为多见。如能控制血压和血糖、戒烟等,一般能使进展性血管性痴呆的发展有所减慢。

2005 年痴呆国际协会评估显示,全球范围60岁以上痴呆患病率为3.9%,其中非洲1.6%,东欧3.9%,中国4.0%,拉丁美洲4.6%,西欧5.4%,北美洲6.4%。国际痴呆合作项目(10/66)痴呆研究小组于2008年采用不受教育程度影响、敏感度较高的10/66诊断程序对11个发展中国家的14 960 名65岁以上的老人进行了调查,结果发现痴呆患病率为5.6%～11.7%,2000—2012年中国65岁及以上老年人老年期痴呆患病率 Meta 分析显示为4.8%。多项研究还表明,AD 患病率每5年约增长一倍。全世界老年期痴呆发病人数高达1200万,我国现有痴呆的老年病人已超过600万,并将随着老龄化进程而成倍增加。老年期痴呆已成为老年人健康的第三大杀手,仅次于心脑血管病和恶性肿瘤。老年期痴呆给老年人带来不幸、给家庭带来痛苦、给社会带来负担,已引起广泛关注,AD 和 VD 成为目前的研究热点。

二、老年期痴呆发生的原因

(一) AD 发病的可能因素

1. 遗传因素　早发家族性 AD(familial Alzheimer's disease, FAD)与第1、14、21号染色体存在基因异常有关,65%～75%散发 AD 及晚发 FAD 与第19号染色体 *ApoEε4*(载脂蛋白 ε4)基因有关。

2. 神经递质乙酰胆碱减少　影响记忆和认

知功能。

3. 免疫系统功能障碍 老年斑中淀粉样蛋白原纤维中发现有免疫球蛋白存在。

4. 慢性病毒感染。

5. 铝的蓄积。

6. 高龄。

7. 文化程度低等。

(二) VD 发生的原因

VD 发生的原因比较明确,包括脑外伤、心脑血管疾病、糖尿病、既往卒中史、吸烟等。

三、老年期痴呆病人的临床表现

AD 和 VD 在临床上均有构成痴呆的记忆障碍和精神症状的表现,但二者又在多方面存在差异,见表 13-9-1。

表 13-9-1　AD 与 VD 的鉴别

	AD	VD
起病	隐袭	起病迅速
病程	缓慢持续进展,不可逆	呈阶梯式(stepwise)进展
认知功能	可出现全面障碍	有一定的自知力
人格	常有改变	保持良好
神经系统体征	发生在部分病人中,多在疾病后期发生	在痴呆的早期就有明显的脑损害的局灶性症状体征

此外,VD 的临床表现除了构成痴呆的记忆障碍及精神症状外,还有脑损害的局灶性神经精神症状,如偏瘫、感觉丧失、视野缺损等,并且 VD 的这些临床表现与病损部位、大小及发作次数关系密切。

AD 则根据病情演变,一般分为三期:

第一期,遗忘期,早期:①首发症状为近期记忆减退;②语言能力下降,找不出合适的词汇表达思维内容甚至出现孤立性失语;③空间定向不良,易于迷路;④抽象思维和恰当判断能力受损;⑤情绪不稳,情感可较幼稚,或呈童样欣快,情绪易激惹,出现抑郁、偏执、急躁、缺乏耐心、易怒等;⑥人格改变,如主动性减少、活动减少、孤僻、自私、对周围环境兴趣减少、对人缺乏热情,敏感多疑。病程可持续 1~3 年。

第二期,混乱期,中期:①完全不能学习和回忆新信息,远事记忆力受损但未完全丧失;②注意力不集中;③定向力进一步丧失,常去向不明或迷路,并出现失语、失用、失认、失写、失计算;④日常生活能力下降,如洗漱、梳头、进食、穿衣及大小便等需别人协助;⑤人格进一步改变,如兴趣更加狭窄,对人冷漠,甚至对亲人漠不关心,言语粗俗,无故打骂家人,缺乏羞耻感和伦理感,行为不顾社会规范,不修边幅,不知整洁,将他人之物据为己有,争吃抢喝类似孩童,随地大小便,甚至出现本能活动亢进,当众裸体,甚至发生违法行为;⑥行为紊乱,如精神恍惚,无目的性翻箱倒柜,爱藏废物,视作珍宝,怕被盗窃,无目的徘徊、出现攻击行为等,也有动作日渐少、端坐一隅、呆若木鸡者。本期是本病护理照管中最困难的时期,该期多在起病后的 2~10 年。

第三期,极度痴呆期,晚期:①生活完全不能自理,两便失禁;②智能趋于丧失;③无自主运动,缄默不语,成为植物人状态。常因吸入性肺炎、压疮、泌尿系感染等并发症而死亡。该期多在发病后的 8~12 年。

四、老年期痴呆病人的护理

【护理评估】

1. 健康史

(1) 了解老年人有无脑外伤、心脑血管疾病、糖尿病、既往卒中史、吸烟等。

(2) 评估老年人有无 AD 发病的可能因素。

2. 临床表现 有无 AD 和 VD 在临床上构成痴呆的记忆障碍和精神症状的表现。

3. 辅助检查

影像学检查:对于 AD 病人,CT 或 MRI 显示有脑萎缩,且进行性加重;正电子发射体层摄影(PET)可测得大脑的葡萄糖利用和灌流在某些脑区(在疾病早期阶段的顶叶和颞叶,以及后期阶段的额前区皮层)有所降低。对 VD 病人,CT 或 MRI 检查发现有多发性脑梗死,或多发性腔隙性脑梗死,多位于丘脑及额颞叶,或有皮质下动脉硬化性脑病表现。

心理测验:MMSE、长谷川痴呆量表可用于筛查痴呆;韦氏记忆量表和临床记忆量表可测查记忆;韦氏成人智力量表可进行智力测查。国际痴呆研究小组最新研制的 10/66 诊断程序是一个不受教育程度影响、敏感度较高的诊断工具。

采用 Hachinski 缺血量表(Hachinski ischemia scale, HIS)(表 13-9-2)可对 AD 和 VD 进行鉴别。

表 13-9-2　Hachinski 缺血量表

临床表现	分数	临床表现	分数
1. 突然起病	2	8. 情感脆弱	1
2. 病情逐步恶化	1	9. 高血压病史	1
3. 病程有波动	2	10. 卒中发作史	2
4. 夜间意识模糊明显	1	11. 合并动脉硬化	1
5. 人格相对保存完整	1	12. 神经系统局灶症状	2
6. 情绪低落	1	13. 神经系统局灶形体征	2
7. 躯体性不适的主诉	1		

Hachinski 法评定：满分为 18 分，≤4 分为 AD，≥7 分为 VD

4. 心理-社会状况

（1）心理方面：老年期痴呆病人大多数时间限制在家里，常感到孤独、寂寞、羞愧、抑郁，甚至有自杀行为。

（2）社会方面：痴呆病人患病时间长、自理缺陷、人格障碍，需家人付出大量时间和精力进行照顾，常给家庭带来很大的烦恼，也给社会添加了负担，尤其是付出与效果不成正比时，有些家属会失去信心，甚至冷落、嫌弃老人。

【护理诊断/问题】

1. 记忆功能障碍　与记忆进行性减退有关。
2. 自理缺陷　与认知行为障碍有关。
3. 睡眠型态紊乱　与白天活动减少有关。
4. 语言沟通障碍　与思维障碍有关。
5. 照顾者角色紧张　与老人病情严重和病程的不可预测及照顾者照料知识欠缺、身心疲惫有关。

【护理措施】

治疗护理的总体目标是：老年期痴呆病人能最大限度地保持记忆力和沟通能力，提高日常生活自理能力，减少问题行为，能较好地发挥残存功能，提高生活质量，家庭应对照顾能力提高。防治原则包括：重在预防，早期发现，早期诊治，积极治疗已知的血管病变和防止卒中危险因素。具体护理措施如下：

1. 日常生活护理

（1）老年期痴呆病人的日常生活护理及照料指导

1）穿着：①衣服按穿着的先后顺序叠放；②避免太多纽扣，以拉链取代纽扣，以弹性裤腰取代皮带；③选择不用系带的鞋子；④选用宽松的内裤，女性胸罩选用前扣式；⑤说服病人接受合适的衣着，不要与之争执，慢慢给予鼓励，例如告诉病人这条裙子很适合她，然后再告知穿着的步骤。

2）进食：①定时进食，最好是与其他人一起进食；②如果病人不停地想吃东西，可以把用过的餐具放入洗涤盆，以提醒病人在不久前才进餐完毕；③病人如果偏食，注意是否有足够的营养；④允许病人用手拿取食物，进餐前协助清洁双手，亦可使用一些特别设计的碗筷，以减低病人使用的困难；⑤给病人逐一解释进食的步骤，并作示范，必要时予以喂食；⑥食物要简单、软滑，最好切成小块；⑦进食时，将固体和液体食物分开，以免病人不加咀嚼就把食物吞下而可能导致窒息；⑧义齿必须安装正确并每天清洗；⑨每天安排数次喝水时间，并注意水不可过热。

3）睡眠：①睡觉前让病人先上洗手间，可避免半夜醒来；②根据病人以前的兴趣爱好，白天尽量安排病人进行一些兴趣活动，不要让病人在白天睡得过多；③给予病人轻声安慰，有助病人入睡；④如果病人以为是日间，切勿与之争执，可陪伴病人一段时间，再劝说病人入睡。

（2）自我照顾能力的训练：对于轻、中度痴呆病人，应尽可能给予自我照顾的机会，并进行生活技能训练，如鼓励病人洗漱、穿脱衣服、用餐、如厕等，以提高老人的自尊。应理解老人的动手困难，鼓励并赞扬其尽量自理的行为。

（3）病人完全不能自理时应专人护理：注意翻身和营养的补充，防止感染等并发症的发生。

2. 用药护理　老年期痴呆的治疗常常用到一些药物，并以口服为主，胆碱酯酶抑制剂安理申（donepezil）等在疾病的早期阶段可暂时改善记忆功能，银杏叶浸出物可改善 AD 或 VD 病人的记忆丧失与其他症状，积极治疗脑血管疾病以预防和缓解VD症状。照料老年痴呆病人服药应注意以下几点：

（1）全程陪伴：痴呆老人常忘记吃药、吃错药，或忘了已经服过药又过量服用，所以老人服药时必须有人在旁陪伴，帮助病人将药全部服下，以免遗忘或错服。痴呆老人常不承认自己有病，或者因幻觉、多疑而认为给的是毒药，所以他们常常拒绝服药。需要耐心说服，向病人解释，可以将药研碎拌在饭中吃下，对拒绝服药的病人，一定要看着病人把药吃下，让病人张开嘴，观察是否咽下，防止病人在无人看管时将药吐掉。

（2）重症老人服药：吞咽困难的病人不宜吞服药片，最好研碎后溶于水中服用；昏迷的病人由胃管注入药物。

（3）观察不良反应：痴呆老人服药后常不能诉说不适，要细心观察病人有何不良反应，及时报告医生，调整给药方案。

（4）药品管理：对伴有抑郁症、幻觉和自杀倾向的痴呆老人，一定要把药品管理好，放到病人拿不到或找不到的地方。

3. 智能康复训练

（1）记忆训练：鼓励老人回忆过去的生活经历，帮助其认识目前生活中的人和事，以恢复记忆并减少错误判断；鼓励老人参加一些力所能及的社交活动，通过动作、语言、声音、图像等信息刺激，提高记忆力。对于记忆障碍严重者，通过编写日常生活活动安排表、制订作息计划、挂放日历等，帮助记忆。对容易忘记的事或经常出错的程序，设立提醒标志，以帮助记忆。

（2）智力锻炼：如进行拼图游戏，对一些图片、实物、单词做归纳和分类，进行由易到难的数字概念和计算能力训练等。

（3）理解和表达能力训练：在讲述一件简单事情后，提问让老人回答，或让其解释一些词语的含义。

（4）社会适应能力的训练：结合日常生活常识，训练老人自行解决日常生活中的问题。

4. 安全护理

（1）提供较为固定的生活环境：尽可能避免搬家，当病人要到一个新地方时，最好能有他人陪同，直至病人熟悉了新的环境和路途。

（2）佩戴标志：病人外出时最好有人陪同或佩戴写有联系人姓名和电话的卡片或手镯，以助于迷路时被人送回。

（3）防意外发生：老年期痴呆病人常可发生跌倒、烫伤、烧伤、误服、自伤或伤人等意外。应将老人的日常生活用品放在其看得见找得着的地方，减少室内物品位置的变动，地面防滑，以防跌伤骨折。病人洗澡、喝水时注意水温不能太高，热水瓶应放在不易碰撞之处，以防烫伤。不要让病人单独承担家务，以免发生煤气中毒，或因缺乏应急能力而导致烧伤、火灾等意外。有毒、有害物品应放入加锁的柜中，以免误服中毒。尽量减少病人的单独行动，锐器、利器应放在隐蔽处，以防痴呆老人因不愿给家人增加负担或在抑郁、幻觉或妄想的支配下发生自我伤害或伤人。

（4）正确处理病人的激越情绪：当病人不愿配合治疗护理时，不要强迫病人，可稍待片刻，等病人情绪稳定后再进行。当病人出现暴力行为时，不要以暴还暴，保持镇定，尝试引开病人的注意，找出导致暴力表现的原因，针对原因采取措施，防止类似事件再发生。如果暴力表现变频，与医生商量，给予药物控制。

5. 心理护理

（1）陪伴关心老人：鼓励家人多陪伴老人，给予老人各方面必要的帮助，多陪老人外出散步，或参加一些学习和力所能及的社会、家庭活动，使之去除孤独、寂寞感，感到家庭的温馨和生活的快乐。

（2）开导老人：多安慰、支持、鼓励老人，遇到病人情绪悲观时，应耐心询问原因，予以解释，播放一些轻松愉快的音乐以活跃情绪。

（3）维护老人的自尊：注意尊重老人的人格；对话时要和颜悦色，专心倾听，回答询问时语速要缓慢，使用简单、直接、形象的语言；多鼓励、赞赏、肯定病人在自理和适应方面做出的任何努力。切忌使用刺激性语言，避免使用呆傻、愚笨等词语。

（4）不嫌弃老人：要有足够的耐心，态度温和，周到体贴，不厌其烦，积极主动地去关心照顾老人，以实际行动关爱老人。

6. 照顾者的支持指导 教会照顾者和家属自我放松方法，合理休息，寻求社会支持，适当利用家政服务机构和社区卫生服务机构及医院和专门机构的资源，组织有痴呆病人的家庭进行相互交流，相互联系与支持。

7. 健康指导

（1）及早发现痴呆：大力开展科普宣传，普及有关老年期痴呆的预防知识和痴呆早期症状即轻度认知障碍和记忆障碍知识。全社会参与防治痴呆,让公众掌握痴呆早期症状的识别。重视对痴呆前期的及时发现,鼓励凡有记忆减退主诉的老人应及早就医,以利于及时发现介于正常老化和早期痴呆之间的轻度认知障碍(mild cognition impairment,MCI),对老年期痴呆做到真正意义上的早期诊断和干预。

(2) 早期预防痴呆

1) 老年期痴呆的预防要从中年开始做起。

2) 积极合理用脑、劳逸结合,保护大脑,保证充足睡眠,注意脑力活动多样化。

3) 培养广泛的兴趣爱好和开朗性格。

4) 培养良好的卫生饮食习惯,多吃富含锌、锰、硒、锗类的健脑食物,如海产品、贝壳类、鱼类、乳类、豆类、坚果类等,适当补充维生素E,中医的补肾食疗有助于增强记忆力。

5) 戒烟限酒。

6) 尽量不用铝制炊具,经常将过酸过咸的食物在铝制炊具中存放过久,就会使铝深入食物而被吸收。

7) 积极防治高血压、脑血管病、糖尿病等慢性病。

8) 按摩或灸任脉的神阙、气海、关元,督脉的命门、大椎、膏肓、肾俞、志室,胃经的足三里穴(双),均有补肾填精助阳、防止衰老和预防痴呆的效果,并且研究表明按摩太阳、神庭、百会、四神聪等穴位可有效提升认知功能或延缓认知功能的衰退。

9) 许多药物能引起中枢神经系统不良反应,包括精神错乱和倦怠,尽可能避免使用镇静剂如苯二氮䓬类药物,抗胆碱能药物如某些三环类抗抑郁剂、抗组胺制剂、抗精神病药物以及苯甲托品。

【护理评价】

经过预防、治疗和护理干预后,老人的认知能力是否有所提高或衰退是否有所延缓,并能否最大限度地保持社交能力和日常生活自理能力,生活质量是否有所提高。

第四节 老年期抑郁症病人的护理

一、老年期抑郁症概述

老年期抑郁症(depression in the elderly)泛指存在于老年期(≥60岁)这一特定人群的抑郁症,包括原发性抑郁(含青年或成年期发病,老年期复发)和见于老年期的各种继发性抑郁。严格而狭义的老年期抑郁症是指首次发病于60岁以后、以持久的抑郁心境为主要临床表现的一种精神障碍。老年期抑郁症的临床症状多样化,趋于不典型,其主要表现为情绪低落、焦虑、迟滞和躯体不适等,常以躯体不适的症状就诊,且不能归于躯体疾病和脑器质性病变。

抑郁症是老年人最常见的精神疾病之一。国外65岁以上老年人抑郁症患病率在社区为8%~15%,在老年护理机构约为30%~50%。我国老年人抑郁症患病率可达7%~10%,在那些患有高血压、冠心病、糖尿病甚至癌症等疾病的老人中,抑郁症发病率高达50%。抑郁症还因反复发作,使病人丧失劳动能力和日常生活功能,导致精神残疾。相关研究发现,老年人的自杀和自杀企图有50%~70%继发于抑郁症。所以老年期抑郁症已构成全球性的重要精神卫生保健问题,被世界卫生组织列为各国的防治目标之一。

二、老年期抑郁症发生的原因

老年期抑郁症病因复杂,多由生理、心理、社会因素交互作用引起。

1. 遗传因素　早年发病的抑郁症病人,具有明显的遗传倾向。

2. 生化异常　增龄引起中枢神经递质改变如5-羟色胺(5-HT)和去甲肾上腺素(NE)功能不足以及单胺氧化酶(MAO)活性升高,影响情绪的调节。

3. 神经-内分泌功能失调　下丘脑-垂体-肾上腺皮质轴功能失调导致昼夜周期波动规律紊乱。

4. 躯体功能障碍或躯体疾病　多数病人具有数月的躯体症状,如头痛、头昏、乏力,全身部位不确定性不适感,失眠、便秘等。有些病人患有慢性疾病,如高血压、冠心病、糖尿病及癌症等,或有躯体功能障碍。

5. 心理社会因素　老年期遭遇到的生活事件如退休、丧偶、独居、家庭纠纷、经济窘迫等对老年抑郁症产生、发展的作用已被许多研究所证实。此外,具有神经质性格的人比较容易发生抑郁症。老年人的抑郁情绪还与消极的认知应对方式如自责、回避、幻想等有关。老年期抑郁症患病率女性高于男性,分居或丧偶者危险性相对较大。

三、老年期抑郁症病人的临床表现

老年抑郁症的临床症状群与中青年的相比有较大的临床变异,症状多样化,趋于不典型。老年抑郁症病人更易以躯体不适的症状就诊,而不是抑郁心境。具体表现如下:

1. 疑病性　病人常从一种不太严重的身体疾病开始,继而出现焦虑、不安、抑郁等情绪,由此反复去医院就诊,要求医生给予保证,如要求得不到满足则抑郁症状更加严重。疑病性抑郁症病人疑病内容常涉及消化系统症状,便秘、胃肠不适是此类病人最常见也是较早出现的症状之一。

2. 激越性　激越性抑郁症最常见于老年人,表现为焦虑恐惧,终日担心自己和家庭将遭遇不幸,大祸临头,搓手顿足,坐卧不安,惶惶不可终日,夜晚失眠。或反复追念着以往不愉快的事,责备自己做错了事导致家人和其他人的不幸,对不起亲人,对环境中的一切事物均无兴趣,可出现冲动性自杀行为。

3. 隐匿性　抑郁症的核心症状是心境低落,但老年抑郁症病人大多数以躯体症状作为主要表现形式,常见的躯体症状有睡眠障碍、头疼、疲乏无力、胃肠道不适、食欲下降、体重减轻、便秘、颈背部疼痛、心血管症状等,情绪低落不太明显,因此极易造成误诊。隐匿性抑郁症常见于老年人,以上症状往往查不出相应的阳性体征,服用抗抑郁药可缓解、消失。

4. 迟滞性　表现为行为阻滞,通常以随意运动缺乏和缓慢为特点,肢体活动减少,面部表情减少,思维迟缓、内容贫乏、言语阻滞。病人大部分时间处于缄默状态,行为迟缓,重则双目凝视,情感淡漠,对外界动向无动于衷。

5. 妄想性　大约有15%的病人抑郁比较严重,可以出现妄想或幻觉,看见或听见不存在的东西;认为自己犯下了不可饶恕的罪恶,听见有声音控诉自己的不良行为或谴责自己,让自己去死。由于缺乏安全感和无价值感,病人认为自己已被监视和迫害。这类妄想一般以老年人的心理状态为前提,与他们的生活环境和对生活的态度有关。

6. 自杀倾向　自杀是抑郁症最危险的症状。抑郁症病人由于情绪低落、悲观厌世,严重时很容易产生自杀念头,且由于病人思维逻辑基本正常,实施自杀的成功率也较高。据统计,抑郁症病人的自杀率比一般人群高20倍。自杀行为在老年期抑郁症病人中很常见,而且很坚决,部分病人可以在下定决心自杀之后,表现出镇定自若、不再有痛苦的表情,进行各种安排,如会见亲人等,寻求自杀的方法及时间等。因此,常由于病人所表现出的这种假象,而使亲人疏于防范,很容易使自杀成为无可挽回的事实。由于自杀是在疾病发展到一定的严重程度时才发生的,所以及早发现疾病,及早治疗,对抑郁症的病人非常重要。

7. 抑郁症性假性痴呆　抑郁症性假性痴呆常见于老年人,为可逆性认知功能障碍,经过抗抑郁治疗可以改善。

8. 季节性　有些老年人具有季节性情感障碍的特点。抑郁常于冬季发作,春季或夏季缓解。

四、老年期抑郁症病人的护理

【护理评估】

可结合前面已讨论的老年期抑郁症的病因和表现,参考抑郁评估和实验室检查结果进行护理评估。

对抑郁的严重程度可采用标准化评定量表进行评估,如老年抑郁量表(GDS)、流调中心用抑郁量表(CES-D)、汉密顿抑郁量表(HAMD)、Zung抑郁自评量表(SDS)、Beck抑郁问卷(BDI),其中GDS较常用。CT、MRI显示脑室扩大和皮质萎缩。

【护理诊断/问题】

1. 应对无效　与不能满足角色期望、无力解决问题、认为自己丧失工作能力成为废人、社会参与改变、对将来丧失信心、使用心理防卫机制不恰当有关。

2. 无望感　与消极的认知有关。

3. 睡眠型态紊乱　与精神困扰有关。

4. 有自杀的危险　与严重抑郁悲观情绪、自责自罪观念、有消极观念和自杀企图和无价值感有关。

【护理措施】

治疗护理的总体目标是:老年抑郁症病人能减轻抑郁症状,减少复发的危险,提高生活质量,促进身心健康状况,减少医疗费用和死亡率。治疗原则包括:采取个体化原则,及早治疗,一般为非住院治疗,但对有严重自杀企图或曾有自杀行为、或身体明显虚弱、或严重激越者须住院治疗,以药物治疗为主,配合心理治疗、电抽搐治疗。具体护理措施如下。

1. 日常生活护理

（1）保持合理的休息和睡眠：生活要有规律，鼓励病人白天参加各种娱乐活动和适当的体育锻炼；晚入睡前喝热饮、热水泡脚或洗热水澡，避免看过于兴奋、激动的电视节目或会客、谈病情。为病人创造舒适安静的入睡环境，确保病人充足睡眠。

（2）加强营养：饮食方面，既要注意营养成分的摄取，又要保持食物的清淡。多吃高蛋白、富含维生素的食品，如牛奶、鸡蛋、瘦肉、豆制品、水果、蔬菜，少吃糖类、淀粉食物。

2. 用药护理

（1）密切观察药物疗效和可能出现的不良反应，及时向医生反映：目前临床上应用的抗抑郁药主要有：①三环类和四环类抗抑郁药。以多塞平、阿米替林、氯丙嗪、马普替林、米安色林等为常用，这些药物应用时间较久，疗效肯定，但可出现口干、便秘、视线模糊、直立性低血压、嗜睡、心动过速、无力、头晕、心脏传导阻滞、皮疹、诱发癫痫等副作用，对老年病人不作首选药物。②选择性5-羟色胺再摄取抑制剂（SSRI）。主要应用的有氟西汀、帕罗西汀、氟伏沙明、舍曲林、西酞普兰及艾司西酞普兰六种。常见副作用有头痛、影响睡眠、食欲不振、恶心等，症状轻微，多发生在服药初期，之后可消失，不影响治疗的进行。其中，艾司西酞普兰禁与非选择性、不可逆性单胺氧化酶抑制剂（MAOI）（包括异烟肼）合用，以免引起如激越、震颤、肌阵挛和高热等5-羟色胺综合征的危险；如果病人用药要由单胺氧化酶抑制剂改换成艾司西酞普兰则必须经14天的清洗期。③单胺氧化酶抑制剂（MAOIs）和其他新药物。因前者毒副作用大，后者临床应用时间不长，可供选用，但不作为一线药物。

（2）坚持服药：因抑郁症治疗用药时间长，有些药物有不良反应，病人往往对治疗信心不足或不愿治疗，可表现为拒药、藏药或随意增减药物。要耐心说服病人严格遵医嘱服药，不可随意增减药物，更不可因药物不良反应而中途停服。另外，由于老年抑郁症容易复发，因此强调长期服药，对于大多数病人应持续服药2年，而对于有数次复发的病人，服药时间应该更长。

3. 严防自杀　自杀观念与行为是抑郁病人最严重而危险的症状。病人往往事先计划周密，行动隐蔽，甚至伪装病情好转以逃避医务人员与家属的注意，并不惜采取各种手段与途径，以达到自杀的目的。

（1）识别自杀动向：首先应与病人建立良好的治疗性人际关系，在与病人的接触中，应能识别自杀动向，如在近期内曾经有过自我伤害或自杀未遂的行为，或焦虑不安、失眠、沉默少语，或抑郁的情绪突然"好转"，在危险处徘徊，拒餐、卧床不起等，给予心理上的支持，使他们振作起来，避免意外发生。

（2）环境布置：病人住处应光线明亮，空气流通、整洁舒适，墙壁以明快色彩为主，并挂上壁画，摆放适量的鲜花，以利于调动病人积极良好的情绪，焕发对生活的热爱。

（3）专人守护：对于有强烈自杀企图的病人要专人24小时看护，不离视线，必要时经解释后予以约束，以防意外。尤其夜间、凌晨、午间、节假日等人少的情况下，要特别注意防范。

（4）工具及药物管理：自杀多发生于一刹那间，凡能成为病人自伤的工具都应管理起来；妥善保管好药物，以免病人一次性大量吞服，造成急性药物中毒。

4. 心理护理

（1）阻断负向的思考：抑郁病人常会不自觉地对自己或事情保持负向的看法，护理人员应该协助病人确认这些负向的想法并加以取代和减少。其次，可以帮助病人回顾自己的优点、长处、成就来增加正向的看法。此外，要协助病人检视其认知、逻辑与结论的正确性，修正不合实际的目标，协助病人完成某些建设性的工作和参与社交活动，减少病人的负向评价，并提供正向增强自尊的机会。

（2）鼓励病人抒发自己的想法：严重抑郁病人思维过程缓慢，思维量减少，甚至有虚无罪恶妄想。在接触语言反应很少的病人时，应以耐心、缓慢以及非语言的方式表达对病人的关心与支持，通过这些活动逐渐引导病人注意外界，同时利用治疗性的沟通技巧，协助病人表述其看法。

（3）怀旧治疗：怀旧治疗是通过引导老年人回顾以往的生活，重新体验过去的生活片段，并给予新的诠释，协助老年人了解自我，减轻失落感，增加自尊及增进社会化的治疗过程。怀旧治疗作为一种心理社会治疗手段在国外已经被普遍应用于老年抑郁症、焦虑及老年期痴呆的干预，在我国的部分地区也得到初步运用,其价值已经得到肯定。也有研究显示,怀旧功能存在个体差异,某些个体不适应怀旧治疗。

(4) 学习新的应对技巧:为病人创造和利用各种个人或团体人际接触的机会,以协助病人改善处理问题、人际互动的方式、增强社交的技巧。并教会病人亲友识别和鼓励病人的适应性行为,忽视不适应行为,从而改变病人的应对方式。

5. 健康指导

(1) 不脱离社会,培养兴趣:老年人要面对现实,合理安排生活,多与社会保持密切联系,常动脑,不间断学习;并参加一定限度的力所能及的劳作;按照自己的志趣培养爱好,如种花、钓鱼、书法、摄影、下棋、集邮等。

(2) 鼓励子女与老年人同住:子女对于老年人,不仅要在生活上给予照顾,同时要在精神上给予关心,提倡精神赡养。和睦、温暖的家庭和社交圈,有助于预防和渡过灰色的抑郁期。避免或减少住所的搬迁,以免老年人不易适应陌生环境而感到孤独。

(3) 社会重视:社区和老年护理机构等应创造条件让老年人进行相互交往和参加一些集体活动,针对老年期抑郁症的预防和心理健康促进等开展讲座,有条件的地区可设立网络和电话热线进行心理健康教育和心理指导。

【护理评价】

通过护理,病人能否面对现实,认知上的偏差是否得以纠正,应对应激的能力是否得到提高,自信心和自我价值感有无增强,能否重建和维持人际关系和社会生活,自杀念头或行为是否消除。

第五节 老年期谵妄病人的护理

一、老年期谵妄概述

谵妄(delirium),又称急性精神错乱状态(acute confusional state)、代谢性脑病(metabolic encephalopathy)等,是一种急性发作的脑病综合征,是意识障碍的一种。谵妄主要特征为意识清晰程度降低、注意力变差、失去定向感、情绪激动或呆滞、睡眠-觉醒周期混乱、有时清醒有时又变得昏睡,常常伴随着妄想、幻觉等;病程起伏不定,时好时坏。

谵妄在综合医院老年病患、精神科中发生率最高。因老年人本身多有脑器质性病变、常伴有的视力和听力障碍致使接受的感官刺激相对减少、脑内中枢神经递质乙酰胆碱合成减少、对药物的耐受能力降低、下丘脑-垂体-肾上腺轴所形成的内稳态调节机制减弱以及生理-心理-社会应激所致疲劳、失眠、恐惧、焦虑等而导致老年人容易发生谵妄。住院老年病人谵妄发生率为10%~30%,监护病房老年病人谵妄发生率可高达80%。

谵妄发生时及时发现并给予及时恰当的治疗和护理,多数病人在数小时或1~2周可缓解;若不能及时处理,病程可达数月,少数可继发痴呆,有的可因一般情况差或原发病恶化而危及生命,病死率可达18%~37%。

二、老年期谵妄发生的原因

当谵妄的症状产生时,必须尽快找到造成身体异常的病因,对症治疗,避免潜在的身体疾病恶化,危及生命安全。老年期谵妄发生的原因较多,任何体内外环境的改变或不适均可促发谵妄,常见诱因如下:

1. 药物 新加药物、原药物加量,这些药物包括镇静催眠药、抗抑郁药、抗胆碱能药、阿片样物质、抗精神病药、抗帕金森病药、利尿药等。

2. 电解质紊乱 因低钠血症、脱水等引起。

3. 药物用量不足 如停用长期应用的镇静催眠药或镇痛药等。

4. 感染 以呼吸系统和泌尿系统为主。

5. 感觉剥夺 如存在视力或听力障碍,破坏老年人的"觉醒-睡眠周期",使得老年人对外来刺激接受或解释错误,导致谵妄。

6. 颅内病变 如脑卒中、脑膜炎、癫痫发作等。

7. 排尿或排便异常 包括尿潴留、粪便嵌塞。

8. 心肺功能异常 如心肌梗死、心衰、心律失常、慢性肺病加重及缺氧。

9. 手术 手术可能导致老年人发生谵妄。

10. 营养不良 维生素B_{12}、烟酸缺乏等。

三、老年期谵妄病人的临床表现

(一) 前驱症状

谵妄发生前可突然出现注意力不集中、坐立不安、焦虑、易激惹、行为紊乱、社会退缩或睡眠障碍。

(二) 谵妄表现

1. **注意障碍** 表现为注意力的指向、集中、持续和转移能力下降，注意力难以唤起，对刺激警觉性降低，选择性注意客观事物的能力降低。

2. **认知障碍** 表现为知觉的鉴别和整合能力下降及思维障碍。病人不知自己身处何时、何地，不认识亲人甚至自己，出现幻觉、错觉及感知综合障碍，以视错觉和视幻觉为常见。思维结构解体，思维不连贯，推理、判断力下降，语言功能障碍，记忆障碍并以短时记忆障碍为主，清醒后可出现顺行或逆行性遗忘。

3. **精神运动行为障碍** 情绪障碍或情绪改变很大，睡眠-觉醒周期紊乱。

(三) 临床分型

根据临床表现，谵妄可分为三型：

1. **活动亢进型** 表现为高度警觉状态，不安，对刺激过度敏感，可有幻觉或妄想。

2. **活动抑制型** 表现为嗜睡及活动减少，此型在老年人中较常见，因症状不易被察觉，常被漏诊。

3. **混合型谵妄** 表现为活动亢进与活动抑制相互转化。

活动抑制型谵妄和混合型谵妄须与抑郁状态和痴呆鉴别。抑郁病人表现为情绪、心境低落，至少持续2周，痴呆病人则为慢性渐进性改变，两者病情均无明显波动；而谵妄病人往往急性起病，病情波动较大。

四、老年期谵妄病人的护理

【护理评估】

1. 健康史

(1) 了解谵妄发生的时间、持续时间，评估疾病的严重程度以及加重和缓解的因素。

(2) 评估病人谵妄发生的原因，包括脑器质性病变和躯体疾病史以及可能引起谵妄发生的药物服用史。

(3) 了解有无手术、外伤史、药物过敏史、精神疾病史等。

2. **临床表现** 了解有无急性起病的谵妄表现。

3. **实验室及其他检查** 脑电图对谵妄的诊断有参考价值，可呈现弥漫性慢波。

4. 心理社会状况

(1) 评估病人发生谵妄前可能受到的心理社会因素刺激，如离退休、搬迁、丧亲、丧友等。

(2) 评估老年人及其家属对疾病的认识情况，是否能积极应对以及能否为老年人提供帮助。

【护理诊断/问题】

1. **思维过程紊乱** 与认知障碍有关。

2. **自理缺陷** 与精神运动障碍有关。

3. **有暴力发生的危险** 与精神运动障碍有关。

【护理措施】

1. **生活护理** 病人发生谵妄时，生活不能自理，应在起居、个人卫生、饮食、大小便等方面给予全面帮助。症状严重如昏迷者，给予鼻饲或静脉输液保证营养，并注意眼睛、皮肤和口腔护理。

2. **合理安排休息与活动** 安排单人房间，布局简单，室内安静、光线柔和，专人护理，鼓励家属陪伴，增加病人安全感和亲近感。白天鼓励病人参加一些力所能及的活动，活动内容应从简单到复杂，避免卧床过久。对于晚上兴奋不能入睡者，可遵医嘱给予镇静催眠药以改善睡眠。

3. **改善认知与思维能力** 在病室内放置醒目的钟表或者日历；在病人能认知的范围内，多与病人交谈新近的活动，回忆当时的时间、地点和人物，用简单的词语提问，鼓励病人回答，或者指导家属带一些病人日常熟悉的物品如家庭照片等，与病人共同回忆这些照片，从而提高记忆力和思维能力。避免感觉剥夺，如给老人佩戴度数合适的眼镜、戴助听器，看喜欢的电视节目、听喜欢的音乐或广播等。鼓励病人表达自己的感知，并对病人异常的感知给予正确的解释，消除病人的心理压力。

4. **保护病人安全，防止意外** 确保病人不离开医护人员的视线，高度警惕某些病人在幻觉、妄想的支配下发生自伤或跳楼等意外伤亡。对于精神运动性兴奋突出的病人，允许病人用语言表达烦躁不安的情绪。

5. **积极协助诊断治疗原发病** 治疗原发病是老年谵妄病人最重要的治疗，只有控制或消除了原发病因，才能从根本上消除谵妄的根源，但引起谵妄的病因十分复杂，可能一时难以查明，护理人员应积极协助医生尽快明确诊断，及时治疗。

6. **必要时才使用药物治疗** 当病人出现精神行为症状（如妄想或幻觉），可能危及病人自身安全或伤害他人时，可以酌情使用药物降低精神行为异常症状，尽量避免身体约束。由于控制谵妄的药物本身也可能引起谵妄或增加镇静作用,因此,老年谵妄的用药原则为:一般不用,尽量少用,避免多种药物合用。若病人正在服用抗胆碱能药物,应停用或减量。当病人出现兴奋躁动,应遵医嘱使用镇静药如氟哌啶醇、奋乃静或其他抗精神病药,并严密监测谵妄的程度有无家中表现。支持治疗包括补充营养和维生素,纠正水、电解质和酸碱平衡等。

7. 健康教育　主要针对症状较轻的病人及其家属。教育内容包括:可能引起老年谵妄发生的疾病及其诱因、先兆;谵妄表现、治疗及预后;对病人的观察要点,安全保护措施;遵医嘱用药的重要性。嘱咐病人饮食宜以清淡、易消化食物为主,多饮水,多食新鲜水果、蔬菜,防止便秘。鼓励老年人病情好转后,适当活动,生活适当自理,多与人交往,促进日常生活活动功能早日恢复。

【护理评价】

通过护理,评价老年病人的日常生活所需是否得到满足,其认知与思维功能是否得到最大限度的保持和恢复,有没有发生伤人、毁物、自伤等暴力事件。

（曾　慧）

第十章

老年常见疾病病人的护理

老年病(elderly disease)是指在老年群体中发病率明显增高的疾病。因为老化本身就是多种老年病的危险因素,故与增龄相关的老年病随着人口的老龄化逐年增多。据卫生部北京老年医学研究所对我国老年流行病学的研究结果显示,我国老年人前四位常见病依次是:高血压、冠心病、脑血管病和恶性肿瘤,其死亡的主要原因依次为:恶性肿瘤、心血管病、脑血管病及呼吸系统疾病。因老化引起的老年高发疾病是威胁老年人生存和生活质量的重大问题。

源自不同器官系统的老年病表现出共有的临床特征:①起病隐匿,发展缓慢;②症状及体征不典型;③多种疾病同时存在;④易出现水、电解质紊乱;⑤易出现意识障碍;⑥易存在并发症和后遗症;⑦伴发各种心理反应;⑧预后不良,治愈率低,死亡率高。老年病的特殊性要求必须对老人做广泛而深入的评估,应考虑到认知、营养、生活经历、环境、活动及压力等一切影响因素,从多途径提供满足病人所需的一系列照顾活动,尤其要加强个体的自我照顾能力,使老年人保持尊严和舒适,提高生活质量。

为了避免重复和进一步突出老年护理的特征,根据老年病的流行特点,本章重点选择了九种老年人常见的疾病进行护理相关介绍。

第一节 老年骨质疏松症病人的护理

骨质疏松症(osteoporosis,OP)是一种以低骨量和骨组织微结构破坏为特征,导致骨质脆性增加和易于骨折的代谢性疾病。OP 可分为原发性和继发性两类。老年骨质疏松症属于原发性,是机体衰老在骨骼方面的一种特殊表现,也是使骨质脆性增加导致骨折危险性增大的一种常见病。2011 年中国骨质疏松症病人约 9000 万,且女性的发病率为男性的 3 倍,是世界上拥有骨质疏松症者最多的国家。骨质疏松症患病率随增龄明显增高,60~69 岁男女患病率分别为 33.0% 和 73.8%,70~79 岁分别为 55.6% 和 89.7%,80 岁以上分别为 65.4% 和 100.0%。患 OP 的老人极易发生股骨颈骨折、脊椎骨折,尤其老年女性病人,发生髋部骨折一年内可有 15.0% 死亡,其余 50.0% 残疾。

【护理评估】

(一)健康史

随着年龄增长,老年人骨重建处于负平衡状态。这是因为:一方面破骨细胞的吸收增加,另一方面成骨细胞的功能衰减。此外,老年骨质疏松的发生还与多种因素有关。

1. 遗传因素　多种基因(如维生素 D 受体、雌激素受体、$β_3$ 肾上腺素受体的基因)的表达水平和基因多态性可影响骨代谢,另外,基质胶原和其他结构成分的遗传差异与骨质疏松性骨折的发生有关。

2. 性激素　性激素在骨生成和维持骨量方面起着重要的作用。老年人随着年龄的增长,性激素功能减退,激素水平下降,骨的形成减慢,吸收加快,导致骨量下降。

3. 甲状旁腺素(PTH)和细胞因子　PTH 作用于成骨细胞,通过其分泌的细胞因子(如 IL-6)促进破骨细胞的作用。随着年龄的增加,血 PTH 逐年增高,骨髓细胞的护骨素(osteoprotegerin,OPG)表达能力下降,导致骨质丢失加速。

4. 营养成分　钙是骨矿物中最主要的成分,维生素 D 可促进骨细胞的活性作用,磷、蛋白质及微量元素可维持钙、磷比例,有利于钙的吸收。

这些物质的缺乏都可使骨的形成减少。

5. 生活方式　体力活动是刺激骨形成的基本方式,故长期卧床及活动过少易于发生骨质疏松,此外,吸烟、酗酒、高蛋白、高盐饮食、大量饮用咖啡,光照减少均是骨质疏松的易发因素。

（二）身体评估

1. 骨痛和肌无力　是老年 OP 出现较早的症状,表现为腰背疼痛或全身骨痛,疼痛为弥漫性,无固定部位,于劳累或活动后加重,负重能力下降或不能负重。

2. 身长缩短　骨质疏松非常严重时,可因椎体骨密度减少导致脊椎椎体压缩变形,每个椎体缩短 2mm 左右,身长平均缩短 3~6cm,严重者伴驼背。

3. 骨折　为导致老年骨质疏松症病人活动受限、寿命缩短的最常见和最严重的并发症。常因轻微活动或创伤诱发,如打喷嚏、弯腰搬动物体、手提重物、猛拉门窗、走路滑倒等。多发部位在老年前期以桡骨远端最为多见,老年期以后以腰椎和股骨上端多见。脊柱压缩性骨折可导致胸廓畸形,使心肺功能障碍,引起胸闷、气短、呼吸困难,甚至发绀等表现。

（三）辅助检查

1. X 线检查　当骨量丢失超过 30% 以上时才能在 X 线片上显示出骨质疏松,表现为骨小梁减少变细、透明度加大,晚期出现骨变形及骨折。其中锁骨皮质厚度下降至 3.5~4.0mm 时易伴椎体压缩性骨折。

2. 骨密度检查　骨密度低于同性别峰值骨量的 2.5SD 以上可诊断为骨质疏松。

3. 生化检查　表现为骨形成指标（如骨钙素）和骨吸收指标（如尿羟赖氨酸糖苷）均升高,血、尿中的骨矿成分有所下降。

（四）心理社会状况

除了机体的不适,身体外形的改变会进一步加重老人的心理负担,严重挫伤老人的自尊心。老人可能因为外形改变而不愿进入公共场合,也会因身体活动不便或担心骨折而拒绝锻炼,从而不利于身体功能的改善。

【护理诊断/问题】

1. 慢性疼痛　与骨质疏松、骨折及肌肉疲劳、痉挛有关。

2. 躯体活动障碍　与骨痛、骨折引起的活动受限有关。

3. 潜在并发症:骨折　与骨质疏松有关。

4. 情境性自尊低下　与椎体骨折引起的身长缩短或驼背有关。

【护理措施】

本病治疗护理的目标主要是减轻疼痛,防止骨折及其相关并发症的发生。具体护理措施如下。

（一）休息与活动

根据每个人的身体状况,制订不同的活动计划。对能运动的老人,每天进行适当的体育活动以增加和保持骨量;对因为疼痛活动受限的老人,指导老人维持关节的功能位,每天进行关节的活动训练,同时进行肌肉的等长等张收缩训练,以保持肌肉的张力;对因为骨折而固定或牵引的老人,要求每小时尽可能活动身体数分钟,如上下甩动臂膀、扭动足趾,做足背屈和跖屈等。

（二）营养与饮食

与骨营养有关的每日营养素的供应量为:蛋白质 60~70g,胆固醇<300mg,蔬菜 350~500g,维生素 A 800μg,维生素 D 10μg（400IU）,维生素 E 15mg,维生素 C 60mg,钙 800mg（钙与磷的比例为 1:1.5）,食盐小于 5g,铁 12mg,锌 15mg。特别要鼓励老人多摄入含钙和维生素 D 丰富的食物,含钙高的食品有牛奶、乳制品、大豆、豆制品、芝麻酱、海带、虾米等,富含维生素 D 的食品有禽、蛋、肝、鱼肝油等。

（三）减轻或缓解疼痛

骨质疏松病人通过卧床休息,可使腰部软组织和脊柱肌群得到松弛而显著减轻疼痛。休息时应卧于加薄垫的木板或硬板床上,仰卧时头不可过高,在腰下垫一薄枕。必要时可使用背架、紧身衣等限制脊柱的活动度。也可通过洗热水浴、按摩、擦背以促进肌肉放松。其他缓解疼痛方法见第八章疼痛的护理。

（四）预防并发症

尽量避免弯腰、负重等行为,同时为老人提供安全的生活环境或装束,防止跌倒和损伤,具体预防措施见第八章跌倒的护理。对已发生骨折的老人,应每 2 小时翻身一次,保护和按摩受压部位,指导老人进行呼吸和咳嗽训练,做被动和主动的关节活动训练,定期检查防止并发症的出现。

（五）用药护理

1. 钙制剂　如碳酸钙、葡萄糖酸钙等,注意不可与绿叶蔬菜一起服用,防止因钙螯合物形成降低钙的吸收,使用过程中要增加饮水量,通过增加尿量减少泌尿系统结石形成的机会,并防止便秘。

2. 钙调节剂　包括降钙素、维生素 D 和雌激素。使用降钙素时要观察有无低血钙和甲状腺功能亢进的表现;在服用维生素 D 的过程中要监测血清钙和肌酐的变化;对使用雌激素的老年女性病人,应详细了解家族中有关肿瘤和心血管方面的病史,严密监测子宫内膜的变化,注意阴道出血情况,定期做乳房检查,防止肿瘤和心血管疾病的发生。

3. 二膦酸盐　如依替膦酸二钠、帕米膦酸钠、阿仑膦酸钠等。此类药物的消化道反应较多见,故应晨起空腹服用,同时饮清水 200~300ml,至少半小时内不能进食或喝饮料,也不能平卧,以减轻对消化道的刺激。静脉注射要注意血栓性疾病的发生,同时应监测血钙、磷和骨吸收生化标志物。

（六）心理调适

与老人倾心交谈,鼓励其表达内心的感受,明确老人忧虑的根源。指导老人穿宽松上衣掩盖形体的改变,也可穿背部有条纹或其他修饰的衣服改变人的视觉效果。强调老人在资历、学识或人格方面的优势,使其认识到个人的力量,增强自信心,逐渐适应形象的改变。

（七）健康指导

1. 生活指导　饮食方面指导老人学会各种营养素的合理搭配,尤其要多摄入含钙及维生素 D 丰富的食物。活动方面指导老人每日适当运动和进行户外日光照晒,在活动中防止跌倒,避免过度用力,也可通过辅助工具协助完成各种活动。

2. 用药指导　指导老人服用可咀嚼的片状钙剂,且应在饭前 1 小时及睡前服用,钙剂应与维生素 D 同时服用。教会老人观察各种药物的不良反应,明确各种不同药物的使用方法及疗程。近年的科研成果表明,以补肾为主、健脾为辅的中医疗法对骨质疏松有一定疗效,可配合使用。

3. 康复训练　康复训练应尽早实施,在急性期应注意卧、坐、立姿势。卧位时应平卧、低枕、背部尽量伸直,坚持睡硬板床;坐位或立位时应伸直腰背,收缩腰肌和臀肌,增加腹压。在慢性期应选择性地对骨质疏松症好发部位的相关肌群进行运动训练,如采取仰卧位抬腿动作做腹肌训练,采用膝胸卧位做背肌训练等。同时可配合有氧运动增强体质,通过翻身、起坐、单腿跪位等动作训练维持和增加老人的功能水平。

第二节　老年退行性骨关节病病人的护理

退行性骨关节病(degenerative osteoarthritis)又称骨性关节炎、老年性骨关节炎、增生性关节炎等。是由于关节软骨发生退行性变,引起关节软骨完整性破坏以及关节边缘软骨下骨板病变,继而导致关节症状和体征的一组慢性关节疾病。此病好发于髋、膝、脊椎等负重关节以及肩、指间关节等,高龄男性髋关节受累多于女性,手骨性关节炎则以女性多见。其发病率随年龄的增大而升高,65 岁以上的老年人患病率达 68%。

【护理评估】

（一）健康史

1. 原发性　发病原因可能与一般易感因素和机械因素有关。前者包括遗传因素、生理性老化、肥胖、性激素、吸烟等。后者包括长期不良姿势导致的关节形态异常、长期从事反复使用关节的职业或剧烈的文体活动对关节的磨损等。老年人退行性骨关节病绝大部分为原发性。

2. 继发性　常见原因为关节先天性畸形、关节创伤、关节面的后天性不平衡及其他疾病等。

（二）身体评估

1. 关节疼痛　开始表现为关节酸痛,程度较轻,多出现于活动或劳累后,休息后可减轻或缓解。随着病情进展,疼痛程度加重,表现为钝痛或刺痛,关节活动可因疼痛而受限,最后休息时也可出现疼痛。其中膝关节病变在上下楼梯时疼痛明显,久坐或下蹲后突然起身可导致关节剧痛;髋关节病变疼痛常自腹股沟传导至膝关节前内侧、臀部及股骨大转子处,也可向大腿后外侧放射。

2. 关节僵硬　关节活动不灵活,特别在久坐或清晨起床后关节有僵硬感,不能立即活动,要经过一定时间后才感到舒服。这种僵硬和类风湿关节炎不同,时间较短暂,一般不超过 30 分钟。但到疾病晚期,关节不能活动将是永久的。

3. 关节内卡压现象　当关节内有小的游离骨片时,可引起关节内卡压现象。表现为关节疼痛、活动时有响声和不能屈伸。膝关节卡压易使老人摔倒。

4. 关节肿胀、畸形　膝关节肿胀多见,严重者可见关节畸形、半脱位等。手关节畸形可因指间关节背面内、外侧骨样肿大结节引起，位于远端指间关节者称 Heberden 结节，位于近端指间关节者称为 Bouchard 结节，部分病人可有手指屈曲或侧偏畸形，第一腕掌关节可因骨质增生出现"方形手"。

5. 功能受限　各关节可因骨赘、软骨退变、关节周围肌肉痉挛及关节破坏而导致活动受限。此外，颈椎骨性关节炎脊髓受压时，可引起肢体无力和麻痹，椎动脉受压可致眩晕、耳鸣以至复视、构音或吞咽障碍，严重者可发生定位能力丧失或突然跌倒。腰椎骨性关节炎腰椎管狭窄时，可引起下肢间歇性跛行，也可出现大小便失禁。

（三）辅助检查

本病无特异性的实验室指标，放射学检查具有特征性改变。

1. X 线平片　典型表现为受累关节间隙狭窄，软骨下骨质硬化及囊性病变，关节边缘骨赘形成，关节内游离骨片。严重者关节面萎缩、变形和半脱位。

2. CT　用于椎间盘病的检查，效果明显优于 X 线。

3. MRI　不但能发现早期的软骨病变，而且能观察到半月板、韧带等关节结构的异常。

（四）心理社会状况

骨性关节炎给老年人的日常生活及心理健康带来很大的危害。疼痛使老人不愿意过多走动，社会交往减少；功能障碍使老人的无能为力感加重，产生自卑心理；疾病的迁延不愈使老人对治疗失去信心，产生消极悲观的情绪。

【护理诊断/问题】

1. 慢性疼痛　与关节退行性变引起的关节软骨破坏及骨板病变有关。

2. 躯体活动障碍　与关节疼痛、畸形或脊髓压迫所引起的关节或肢体活动困难有关。

3. 有跌倒的危险　与关节破坏所致的功能受限有关。

4. 无能为力感　与躯体活动受限及自我贬低的心理压力有关。

【护理措施】

本病治疗护理的目标是减轻或消除症状，改善关节功能，减少残疾的发生，提高老人日常生活能力。具体措施如下。

（一）一般护理

老人宜动静结合，急性发作期限制关节的活动，一般情况下应以不负重活动为主。对肥胖老人更应坚持运动锻炼，尽量选择运动量适宜、能增加关节活动的运动项目，如游泳、做操、打太极拳等。且在饮食上注意调节，尽量减少高脂、高糖食品的摄入，从而达到减肥的目的。

（二）减轻疼痛

对髋关节骨关节炎的老人来说，减轻关节的负重和适当休息是缓解疼痛的重要措施，可手扶手杖、拐、助行器站立或行走。疼痛严重者，可采用卧床牵引限制关节活动。膝关节骨关节炎的老人除适当休息外，可通过上下楼梯时扶扶手、坐位站起时手支撑扶手的方法减轻关节软骨承受的压力，膝关节积液严重时，应卧床休息。另外，局部理疗与按摩综合使用，对任何部位的骨关节炎都有一定的镇痛作用。

（三）用药护理

如关节经常出现肿胀，不能长时间活动或长距离行走，X 线片显示髋股关节面退变，则可在物理治疗的基础上加用药物治疗。

1. 非甾体抗炎药　主要起到镇痛的作用。建议使用吡罗昔康、双氯芬酸、舒磷酸硫化物等镇痛药，因为这几种药不但副作用小，而且双氯芬酸、舒磷酸硫化物对软骨代谢和蛋白聚合糖合成具有促进作用。尽量避免使用阿司匹林、水杨酸、吲哚美辛等副作用大，且对关节软骨有损害作用的药物。且应在炎症发作期使用，症状缓解后停止服用，防止过度用药。对应用按摩、理疗等方法可缓解疼痛者，最好不服用镇痛药。

2. 氨基葡萄糖　不但能修复损伤的软骨，还可以减轻疼痛，常用药物有硫酸氨基葡萄糖（维骨力）、氨糖美辛片、氨基葡萄糖硫酸盐单体（傲骨力）等。硫酸氨基葡萄糖最好吃饭时服用，氨糖美辛片饭后即服或临睡前服用效果较好。

3. 抗风湿药　通过关节内注射，利用其润滑和减震功能，对保护残存软骨有一定作用。用药期间应加强临床观察，注意监测 X 线片和关节积液。

（四）手术护理

对症状严重、关节畸形明显的晚期骨关节炎老人，多行人工关节置换术。术后护理因不同部位的关节而有所区别。髋关节置换术后患肢需皮牵引,应保持有效牵引,同时要保证老人在牵引状态下的舒适和功能;膝关节置换术后患肢用石膏托固定,应做好石膏固定及患肢的护理。

（五）心理调适

首先为老人安排有利于交际的环境,如床距窗户较近,窗户的高度较低,房间距老人活动中心较近等,增加其与外界环境互动的机会。其次,主动提供一些能使老人体会到成功的活动,并对其成就给予诚恳的鼓励和奖赏,加强老人的自尊,增强其自信心。另外,为老人分析导致无能为力的原因,协助老人使用健全的应对技巧,鼓励学会自我控制不良情绪都是切实可行的措施。

（六）健康指导

1. 保护关节　注意防潮保暖,防止关节受凉受寒。尽量应用大关节而少用小关节,如用屈膝屈髋下蹲代替弯腰和弓背;用双脚移动带动身体转动代替突然扭转腰部;选用有靠背和扶手的高脚椅就坐,且膝髋关节成直角;枕头高度不超过15cm,保证肩、颈和头同时枕于枕头上。多做关节部位的热敷、热水泡洗、桑拿。避免从事可诱发疼痛的工作或活动,如长期站立等,减少爬山、骑车等剧烈活动,少做下蹲动作。

2. 增强自理　对于活动受限的老人,应根据其自身条件及受限程度,运用辅助器具或特殊的设计以保证或提高老年人的自理能力。如:门及过道的宽度须能容许轮椅等辅助器通过;室内地板避免有高低落差的情形,地板材质应以防滑为重点等。对吞咽困难、视力不良、大小便失禁老人的生活指导见第八章相应内容。

3. 康复训练　进行各关节的康复训练,通过主动和被动的功能锻炼,可以保持病变关节的活动,防止关节粘连和功能障碍。不同关节的锻炼根据其功能有所不同:①髋关节:早期练踝部和足部的活动,鼓励老人尽可能做股四头肌的收缩,除去牵引或外固定后,床上练髋关节的活动,进而扶拐下地活动。②膝关节:早期练股四头肌的伸缩活动,解除外固定后,再练伸屈及旋转活动。③肩关节:练习外展、前屈、内旋活动。④手关节:主要锻炼腕关节的背伸、掌屈、桡偏屈、尺偏屈。还可指导患颈椎病的老人于症状缓解后做颈部的运动体操。具体做法是:先仰头,侧偏头颈使耳靠近肩,再使头后缩转动。每个动作后头应回到中立位,再做下一个动作,且动作宜慢。

第三节　老年高血压病人的护理

老年高血压(elderly hypertension)是指老年人在未使用抗高血压药物的情况下,血压持续或非同日三次以上收缩压(SBP)≥140mmHg(18.7kPa)和(或)舒张压(DBP)≥90mmHg(12.0kPa)。其中单纯收缩期高血压(isolated systolic hypertension, ISH)者超过半数。老年高血压是导致老年人脑卒中、冠心病、充血性心衰、肾衰竭和主动脉瘤发病率和死亡率升高的主要危险因素之一。2011年最新测算数据显示我国高血压病人达2亿,其中主要为老年人,其患病率随年龄增长逐年增加,在80岁及其以上的人群中,高血压患病率高达75%至90%。是老年人最常见疾病和致残致死的主要原因。

【护理评估】

（一）健康史

1. 内在因素　包括与血压有关的各种老化因素,如血管粥样与纤维性硬化的程度、激素反应性减低的情况,以及压力感受器敏感性的变化等。

2. 外在因素　指各种不良的生活方式,如缺乏体育锻炼、超重、中度以上饮酒、高盐饮食等。

（二）身体状况

老年高血压病的表现与中青年有所不同,具体见于以下几方面。

1. 以ISH多见　65岁以上高血压病人中,ISH为混合型的2倍。收缩压随着年龄增长而增高,舒张压降低或不变,由此导致脉压增大,是老年ISH的另一个重要特征,也是反映动脉损害程度的重要标志,它比收缩压或舒张压更能预测心血管事件的发生。

2. 血压波动性大　老年人的收缩压、舒张压和脉压的波动均明显增大。收缩压波动范围可达40mmHg,舒张压的波动范围为20mmHg。约1/3老人的血压表现为冬季高、夏季低,也可出现夜间或餐后低血压、清晨血压急剧升高。血压大的波动性使老年人易发生直立性低血压,且不适症状更加明显。

3. 症状少而并发症多　在靶器官明显损害前,半数以上老年高血压病人无症状,因而缺乏足够重视,导致并发症的发生和病情进展。而脏器老化、长期高血压加重了对靶器官的损害,所以老年高血压病人的并发症发生率高达40%,其中冠心病、脑卒中为常见且严重的并发症,其发生与血压密切相关;收缩压升高 10～12mmHg 或舒张压升高 5～6mmHg,脑卒中的危险就增加 35%～40%,冠心病意外增加 20%～25%。

4. 多种疾病并存　老年高血压病常与糖尿病、高脂血症、动脉粥样硬化、前列腺增生、肾功能不全等疾病共存并相互影响,使其治疗变得更为复杂,致残、致死率增高。

(三) 辅助检查

老年高血压病人在心电图、胸部 X 线、眼底检查等方面表现与一般成人高血压没有区别。不同点为:①24 小时动态血压检测:老年病人血压波动性较大,有些高龄老人血压昼夜节律消失。②血脂、血糖检测:老年高血压病人常合并有高血脂、高血糖。③内分泌检测:老年高血压多为低肾素型,表现为血浆肾素活性、醛固酮水平、β 受体数目及反应性均低。

(四) 心理社会状况

评估老人有无对疾病发展、治疗方面的焦虑和猜疑;有无对终生用药的担心和忧虑;靶器官受损的程度有无影响到老人的社交活动;老人的家庭和社区支持度如何。

【护理诊断/问题】

1. 慢性疼痛　与血压升高所致的脑供血不足有关。

2. 活动无耐力　与血压升高所致的心、脑、肾循环障碍有关。

3. 有外伤的危险　与视物模糊、低血压反应、意识障碍有关。

【护理措施】

治疗护理的主要目标是将血压调整至适宜水平,最大限度地降低心血管病死亡和致残的总危险,延长老年高血压病人的生命。一般老年高血压的降压目标与年轻人相同,但对于老年 ISH 病人,中国高血压防治指南建议收缩压目标为 150mmHg。鉴于舒张压过低有害,其应保持在 60～65mmHg 以上。具体措施如下。

(一) 一般护理

1. 环境舒适　不良环境刺激可加重老年高血压病人病情,应保持良好的生活环境,如干净整洁、温湿度适宜、光线柔和等,以利于老人充分休息。

2. 运动适当　根据老年高血压病人危险性分层(同内科护理学)确定活动量。极高危组病人需绝对卧床休息;高危组以休息为主,可根据身体耐受情况,指导其做适量的运动;中危及低危组病人应选择适合自己的运动方式,坚持运动,运动量及运动方式的选择以运动后自我感觉良好、体重保持理想为标准。

3. 病情监测　老年人血压波动较大,所以应每日定点、多次测量血压。又因为老年人易发生直立性低血压,测血压时必须强调测量立位和卧位血压。同时注意观察有无靶器官损伤的征象。

(二) 用药护理

老年高血压的治疗指南遵循以下的顺序:①治疗前检查有无直立性低血压。②选择对合并症有益的药物,具体选择的原则是:无并发症者选用噻嗪类利尿药与保钾剂;如需第二种药,则用钙通道阻滞药;除非有强适应证,不宜应用 β 受体阻滞药。③从小剂量开始,逐渐递增。④应用长效剂型,每日一次。⑤避免药物间的相互作用,尤其是诸如非甾体抗炎药等非处方药。⑥观察不明显的药物副作用:如虚弱、眩晕、抑郁等。⑦为防止血压过低,应随时监测血压。

1. 药物使用及副作用观察　目前用于降压治疗的一线药物主要有 6 大类,老年高血压病人选药受很多因素影响,如危险分层、合并症等,在考虑到药物作用及老年人自身情况前提下,表 13-10-1 列出了老年高血压病人对不同药物的适应性以及可能出现的副反应。

2. 药物治疗并发症因素　老年人因为各系统老化和多种病并存的现象,在使用降压药时,需要考虑到可能影响药物治疗并发症的因素,护理人员应该在治疗过程中仔细观察病情变化,防止并发症的出现。具体见表 13-10-2。

(三) 心理调适

老年高血压病人的情绪波动会进一步加重病情,故应鼓励老人使用正向的调适方法,如通过与家人、朋友间建立良好的关系得到情感支持,从而获得愉悦的感受。

(四) 健康指导

高血压治疗的长期性决定了其防治工作的另一个重要领域在社区,医务人员需要通过健康教育、生活指导、康复指导等工作,降低高血压的各种危险因素。

1. 健康教育　对老人进行面对面培训提高其有关高血压的知识、技能和自信心,使老人明确定期检测血压、长期坚持治疗的重要性,避免出现不愿服药、不难受不服药、不按医嘱服药的三大误

表 13-10-1　老年高血压病人降压药物的选用及副反应观察

降压药名称	老年高血压病人适应性	副反应
利尿药	小剂量利尿药,特别是噻嗪类是治疗老年高血压的首选药物,特别适用于 ISH 病人	低钾血症、胃肠道反应、高血糖、高尿酸血症等
钙拮抗药（CCBs）	对老年高血压尤其有效,可作为一线降压药物	下肢水肿、头晕、头痛、心动过速等。心脏传导阻滞和心力衰竭者禁用非二氢吡啶类钙拮抗药
血管紧张素转换酶抑制药（ACEI）	用于老年高血压可降低心脏前后负荷、不增加心率、不降低心脑肾血流、不引起直立性低血压、无停药反跳现象	皮疹、咳嗽、血管性水肿、味觉异常等。肾动脉狭窄者禁用,同时用保钾利尿药应谨慎
血管紧张素Ⅱ受体拮抗药（ARB）	具有强效、长效、平稳降压的特点,对老年 ISH 有效	副作用少,极少发生咳嗽
β肾上腺受体阻滞药	老年高血压疗效差。但适用于老年高血压合并心绞痛且心率偏快者,尤其是心肌梗死的二级预防	疲乏、耐力降低。心脏传导阻滞、周围血管病、呼吸道阻塞性疾病病人慎用或禁用
α受体阻滞药	适用于老年高血压合并血脂异常、糖耐量异常及周围血管病,尤其是有前列腺增生、排尿障碍者	直立性低血压、晕厥、心悸等

表 13-10-2　老年高血压药物治疗潜在并发症及其影响因素

影响因素	潜在并发症
压力感受器活动减弱	直立性低血压
脑自主调节受损	收缩压轻度下降即可诱发脑缺血
血容量减少	直立性低血压、低钠血症
对低钾血症敏感	心律失常、肌无力
中枢神经系统改变	抑郁、精神错乱
肝肾功能减退	药物蓄积所致的毒性反应
服用多种药物	药物间相互作用所致的副反应

区,养成定时定量服药、定时定体位定部位测量血压的习惯。

2. 生活指导　①减轻体重:可通过减少总热量摄入和增加体力锻炼的方法减重。减重速度因人而异,但首次减重最好能达到 5kg 以增加信心。②膳食调节:减少膳食脂肪,补充优质蛋白,增加含钾多、含钙高的食物。减少烹饪用盐及含盐量高的调料,少食各种盐腌食品。多食蔬菜和水果。提倡戒烟戒酒。③精神调适:保持乐观心态,提高应对突发事件的能力,避免情绪过分激动。④劳逸结合:生活规律,保证充足的睡眠,避免过度脑力劳动和体力负荷。

3. 康复运动　通过适当运动不但有利于血压下降,而且可提高其心肺功能。适当运动包括 4 方面,一是有适当的运动形式,二是有适当的运动强度,三是适当的运动时间,四是适当的运动目标。运动方式一定要选择有氧运动,强调中小强度、较长时间、大肌群的动力性运动,如步行、慢节奏的交谊舞、重心不太低的太极拳等比较适合老年人的运动。强度、时间可参见第六章休息与运动部分。

4. 中医中药　中国传统中药、针灸、推拿、气功等对老年高血压病人的康复有一定疗效。如"轻揉腹部"就是一种简单的推拿方法:病人取仰卧位,术者用掌根轻揉、按摩整个腹部,顺时针转动,此期间病人自然呼吸,每次持续约 5 分钟。

5. 定期检测　最好家庭自备血压计,每天由家人定时测量血压并记录,尤其是在有自觉症状或情绪波动时,应及时测量,发现血压高于正常应及时补充必要的药物或到医院就诊。另外,还需定期检查尿常规、血液生化、心电图及眼底。

第四节　老年冠心病病人的护理

冠心病是冠状动脉性心脏病（coronary heart disease,CHD）的简称,是指冠状动脉粥样硬化使血管腔狭窄或阻塞,或(和)因冠状动脉功能性改变(痉挛)导致心肌缺血缺氧或坏死而引起的心脏病。其患病率随年龄的增加而增多,70岁以上的老年人几乎都患有不同程度的冠心病。除了年龄因素,老年冠心病的发生与高血压、糖尿病有关,老年女性还与雌激素水平下降有关。

老年冠心病病人的临床特点表现为:①病史长、病变累及多支血管,常有陈旧性心肌梗死,且可伴有不同程度的心功能不全。②可表现为慢性稳定型心绞痛,也可以急性冠脉综合征为首发症状。③常伴有高血压、糖尿病、阻塞性肺气肿等慢性疾病。④多存在器官功能退行性病变,如心脏瓣膜退行性变、心功能减退等。由于上述原因,老年冠心病病人发生急性冠脉综合征的危险性相对较大。1979年WHO将冠心病分为无症状性心肌缺血、心绞痛、心肌梗死、缺血性心肌病、猝死五型,因心绞痛是冠心病最常见的类型,而急性心肌梗死(acute myocardial infarction, AMI)在老年人的发病率较一般成人高,且高龄者AMI的病死率较高,故本节重点介绍"老年心绞痛"和"老年AMI"的护理。

一、老年心绞痛

老年心绞痛(elderly angina pectoris)是冠状动脉机械性或动力性狭窄致冠状动脉供血不足,心肌急剧、暂时地缺血、缺氧所引起的以短暂胸痛为主要表现的临床综合征。90%的老年心绞痛是因冠状动脉粥样硬化引起,也可由冠状动脉狭窄或二者并存引起。

【护理评估】

(一) 健康史

老年心绞痛的诱因与一般成人有所不同,应注意评估。

1. 非疾病因素　除一般诱因如饱餐、受寒、酷热外,体力活动和情绪激动是老年人心绞痛的常见诱因。老年人躯体承受能力降低,易受外部环境的影响;老年人易遭受地位改变、丧偶、孤独等心理应激,且脾气大、固执等易造成情绪激动。

2. 疾病因素　高血压、肺部感染、血糖控制不良等各种合并症是老年人心绞痛的常见诱因。部分老年人可因主动脉退行性变、风湿性冠状动脉炎、肥厚型心肌病等引发心绞痛。

(二) 身体状况

老年人心绞痛表现多不典型,以不稳定性心绞痛为多。

1. 疼痛部位不典型　疼痛可以在上颌部与上腹部之间的任何部位。其特点是每次发作多在同一部位,同样原因诱发。

2. 疼痛性质不典型　由于痛觉减退,其疼痛程度往往较轻,而疼痛以外的症状,如气促、疲倦、喉部发紧、左上肢酸胀、烧心等表现较多。且会有无症状心肌缺血的发生。

3. 体征少　大多数老年心绞痛病人可无阳性体征。

(三) 辅助检查

1. 心电图　老年心绞痛病人最常见的心电图异常是非特异性的ST-T改变,即心绞痛发作时一过性的完全性左束支传导阻滞,常提示有多支冠脉病变或左心功能不全。

2. 活动平板运动试验　阳性结果虽对冠心病诊断有一定价值,但老年人可因肺功能差或体力不支而影响结果判断。

3. 核素心肌显像检查　可早期显示缺血区的部位和范围,结合其他临床资料,对老年心绞痛诊断有较大价值。

4. 冠状动脉造影　老年人做冠状动脉造影是安全可靠的。此检查不但可以确诊或排除冠心病,而且对病人是否需做冠脉血运重建也是必不可少的检查手段。

(四) 心理社会状况

评估老人有无因心脏缺血所引起的恐惧、抑郁,有无因对病情及预后不了解而产生焦虑反应。老人的家庭成员能否支持配合医护方案的实施。

【护理诊断/问题】

1. 急性/慢性疼痛　与心肌缺血、缺氧有关。
2. 活动无耐力　与心肌供血、供氧不足有关。
3. 知识缺乏:缺乏控制诱发因素及药物应用的知识。
4. 潜在并发症:心肌梗死。

【护理措施】

老年人心绞痛治疗护理的目标是控制心绞痛的发作,提高运动耐量,延缓冠脉粥样硬化的进展,改善生活质量。

(一) 一般护理

心绞痛发作时,立即停止原有活动,协助老人取舒适体位休息。有条件者及时给予间歇氧气吸入,调节流量为4~6L/min。

(二) 监测病情

严密观察胸痛的特点及伴随症状,随时监测生命体征、心电图的变化,注意有无急性心肌梗死的可能。

（三）用药护理

老年心绞痛治疗所使用的药物种类与一般成人相同，但在使用的细节上要注意结合老年人的特点。

1. 硝酸酯类　是老年心绞痛病人的常备药，对缓解心绞痛最为有效。针对老年人口干的特点，口服硝酸甘油前应先用水湿润口腔，再将药物嚼碎置于舌下，这样有利于药物快速溶化生效，有条件的老人最好使用硝酸甘油喷雾剂。首次使用硝酸甘油时宜平卧，因老年人易出现减压反射导致血容量降低。

2. β受体阻滞药　应遵循剂量个体化的原则，从小剂量开始，使心率维持在55次/分以上。老年人用药剂量较中年人要小。伴有慢性阻塞性肺病、心衰或心脏传导病变的老人对β受体阻滞药很敏感，易出现副作用，故应逐渐减量、停药。

3. 钙拮抗药　钙拮抗药可引起老年人低血压，应从小剂量开始使用。长效制剂氨氯地平血药浓度与肾功能损害无关，故可适用于老年心绞痛合并高血压的病人。维拉帕米有明显的负性肌力和负性传导作用，用于老年心绞痛治疗时应密切观察其副作用。

4. 血小板抑制剂　除了临床上使用较广的阿司匹林、抵克力得（噻氯匹定）、波立维（氯吡格雷）外，糖蛋白Ⅱb/Ⅲa（GPⅡb/Ⅲa）被认为是抗血小板治疗最有希望的一类药，老年人使用不会增加颅内出血的危险性。在使用血小板抑制剂期间应密切观察有无出血倾向，定期监测出、凝血时间及血小板计数。

5. 他汀类降脂药　具有降脂、抗炎、稳定动脉粥样硬化斑块和保护心肌的作用。对于伴有高脂血症的老人，应坚持使用此类药物治疗。

（四）心理调适

老人的负性情绪往往来自对疾病的不合理认知，如冠心病等于不治之症等，可通过对疾病本质和预后的讲解改善其不合理认知。也可以指导病人通过自我暗示改变消极心态，如告诫自己"沉着、冷静"、暗示自己"心绞痛可以战胜"等。

（五）健康指导

健康指导应采取综合性的措施，包括控制病情发展、恢复、维持和增强病人躯体功能及社交能力。

1. 生活指导　老年人心脏储备功能差，稍微增加心脏负荷的活动即可诱发心绞痛，故防止诱因特别重要。日常生活中指导病人养成少食多餐的习惯，提倡饮食清淡，戒烟限酒；根据老人的心功能状态合理安排活动，避免过度劳累；保持乐观、稳定的情绪；天气转冷时注意防寒保暖；及时控制各种合并症。

2. 康复运动　对稳定型心绞痛病人可在全面评估其病情的基础上，结合自身的运动习惯，有针对性地制订运动处方，运动处方要求基本同老年高血压病人。运动处方实施要循序渐进，一般分3个阶段：第一阶段为适应期，经过一段时间适应性锻炼逐渐达到运动处方规定的条件，此阶段所需时间为6～8周；第二阶段为增强期，按运动处方坚持锻炼，通常为24周；第三阶段为维持期，增强阶段结束后，长期保持运动疗法的阶段。此期要对运动效果做全面评估，制订出适合自己的运动计划。

3. 中医康复　中国传统中医药对心绞痛的康复有一定效果，如适合于老年人的气功强调"放松、入静、意守丹田"和"意到、气到、力到"等原则，可使神经系统的兴奋和抑制得以平衡，对心绞痛老人十分有益。在心绞痛康复早期应练静气功，每次练10分钟，每日2～3次，逐渐增加至每次20～30分钟。病情稳定后可改练动气功。

二、老年急性心肌梗死

老年急性心肌梗死（elderly acute myocardial infarction）是在冠状动脉粥样硬化的基础上，冠脉内斑块破裂出血、血栓形成或冠状动脉严重持久地痉挛，发生冠状动脉急性阻塞，冠脉血供急剧减少或中断，相应心肌发生持续而严重的缺血，引起部分心肌缺血性坏死。老年急性心肌梗死的发生率明显高于中青年。年龄是影响急性心肌梗死（acute myocardial infarction，AMI）预后的重要因素，美国致死性心肌梗死病人中，85%年龄大于65岁，60%年龄大于75岁。

【护理评估】

（一）健康史

1. 外部因素　与年轻人不同，缺乏体育锻炼及社交活动是老年人AMI的主要危险因素。老年AMI常可在休息或睡眠过程中发生。另外，发热和感染（大多为呼吸道感染）也是老年人尤其是高龄老人的常见诱因。

2. 内在因素　大部分老年AMI病人存在多

支血管严重病变,3/4粥样斑块有破溃出血,继发血栓形成。另外,老年病人因神经体液调节障碍导致代谢产物血栓素 A_2 增多,其可诱发冠状动脉强烈痉挛。

3. 发病特点　老年 AMI 病人发病表现差异较大,1/3 病人发病急骤,约 1/2 症状轻微,应仔细评估,防止延误病情。

（二）身体状况

1. 症状不典型　有典型临床症状的老年 AMI 病人不到 1/3,高龄老人更少。AMI 首发症状中,胸痛随增龄而减少,气促、意识障碍随增龄而增多。

2. 并发症多　老年 AMI 病人各种并发症的发生率明显高于中青年,其中室壁瘤的发生率是中青年的 2 倍,70 岁以上的心肌梗死病人心脏破裂的发生率较中青年高 3 倍,水、电解质失衡发生率为 56.7%（中青年 31.3%）,院内感染发生率为 20.4%（中青年 5.7%）。

3. 其他　老年 AMI 病程长,长期慢性缺血有助于侧支循环的建立,因此老年 AMI 病人非 Q 波性心肌梗死（NQMI）较多。且再梗及梗死后心绞痛发生率高,易发生心肌梗死扩展。

（三）辅助检查

1. 心电图　除特征性、动态心电图的改变外,老年 AMI 病人的心电图可仅有 ST-T 改变,且无病理性 Q 波检出率较高。

2. 心肌酶　老年 AMI 病人的心肌酶可显示不同于中青年的特点:肌酸激酶（CK）、天门冬酸氨基转移酶（AST）及乳酸脱氢酶（LDH）峰值延迟出现,CK 和 AST 峰值持续时间长,CK 峰值低。

（四）心理社会状况

老年 AMI 因发病急骤和病情严重会造成病人及家属强烈的恐惧和慌乱。病人可表现为语调低沉、不敢活动,担心死亡降临;家属常常神情紧张、手足无措。有的病人或家属外表看似平静,但实际内心的恐惧却非常强烈。

【护理诊断/问题】

1. 急性疼痛　与心肌缺血坏死有关。
2. 活动无耐力　与心排血量减少有关。
3. 恐惧　与病情危重有关。
4. 潜在并发症:心源性休克、心力衰竭、心律失常。

【护理措施】

老年 AMI 治疗护理的目标是挽救濒死的心肌,防止梗死扩大,保护和维持心脏功能,减少并发症的危害,使老人度过急性期后保持尽可能多的有功能的心肌。

（一）一般护理

老年 AMI 的饮食、给氧等一般护理与中青年相似,但对有严重并发症以及高龄、体弱者应适当延长卧床时间,下床活动需有人照顾。

（二）用药护理

侧重介绍老年人不同于中青年的特点。

1. 溶栓治疗　目前认为,高龄本身不是拒绝溶栓的理由,关键在于有无除年龄以外导致脑出血的危险因素,对有适应证的老年 AMI 病人应积极、谨慎地开展溶栓治疗。在此过程中,应密切观察有无头痛、意识改变及肢体活动障碍,注意血压及心率的变化,及时发现脑出血的征象。

2. 急性介入治疗　老年 AMI 病人介入治疗的并发症相对较多,应密切观察有无再发心前区痛,心电图有无变化,及时判断有无新的缺血性事件发生。

3. 常规药物治疗　①镇痛药:老年病人对吗啡的耐受性降低,使用时应密切观察有无呼吸抑制等不良反应。对伴有阻塞性肺气肿等肺部疾病病人忌用。②抗凝制剂:阿司匹林能降低 AMI 的死亡率,大于 70 岁的老人受益更大,已成为老年 AMI 的标准治疗。但老年人在使用过程中要注意观察胃肠道反应及有无出血。③β 受体阻滞药:早期应用可降低老年 AMI 的死亡率。可选用对心脏有选择性的比索洛尔或美托洛尔,从小剂量开始逐渐增量,以静止心率控制在 60 次/分为宜。④ACEI:可有头晕、乏力、肾功能损害等副作用,故老年 AMI 病人应使用短作用制剂,从小剂量开始,几天内逐渐加至耐受剂量,且用药过程中要严密监测血压、血清钾浓度和肾功能。

4. 并发症治疗　①并发心律失常:老年 AMI 窦性心动过缓发生率高于中青年,而老年人多患有前列腺增生或青光眼,用阿托品治疗时易发生尿潴留和青光眼急性发作;用异丙肾上腺素治疗可导致室性心律失常甚至扩大梗死面积,故应慎重并密切观察。②并发心力衰竭:AMI 伴中度心衰对利尿药有较好疗效,但老年人过度利尿可引起头晕、心慌等不良反应,故应尽量口服给药。老年人易发生洋地黄中毒,故在选用快速制剂和控制剂量的基础上,还应动态监测肾功能和电解质。老年病人对多巴胺易产生依赖性,不宜长期使用。

③并发心源性休克:有适应证者应立即溶栓或介入治疗,可明显降低死亡率。

（三）心理调适

老人入住监护室时要及时给予心理安慰,告知医护人员会随时监测其病情变化并及时治疗处理。医护人员工作应紧张有序,避免因忙乱带给老人及其家属的不信任和不安全感。

（四）健康指导

老年 AMI 健康指导的大部分内容与老年心绞痛相同,不同点主要体现在健康教育和康复运动两个方面。

1. 健康教育 因为心肌梗死是心脏性猝死的高危因素,应教会老年 AMI 照顾者心肺复苏的技术,以便紧急情况下在家庭实施抢救。

2. 康复运动 美国学者 Wenger 提出心肌梗死后急性期的康复模式可适用于老年 AMI 病人。Wenger 将心脏康复分为 4 个阶段:第一为急性期,即病人从入院至出院阶段;第二为恢复期,即病人在家延续第一阶段的训练直至心肌梗死瘢痕成熟;第三为训练期,即心肌梗死愈后的安全有氧训练阶段;第四为维持期,即终生有规律的运动。从第二阶段正规康复训练开始,运动处方要求基本同心绞痛。关键是第一阶段要按照表 13-10-3 的七步康复程序安排运动。

表 13-10-3　急性心肌梗死住院阶段七步康复程序

步骤	康复运动	自理活动
第一步	床上做四肢关节的主、被动运动,非睡眠时间每小时 1 次	部分活动自理。自己进食,垂腿于床边,使用床边便盆。每日坐椅子 1~2 次,每次 15 分钟
第二步	坐于床边做四肢关节的主动运动	床上活动完全自理。每日坐椅子 2~3 次,每次 15~30 分钟
第三步	做 2MET 的伸展运动;慢步行 5m 并返回	在病房里走动;随时坐椅子;坐轮椅在病房邻近区域活动
第四步	做 2.5MET 的体操;中速行走 23m 并返回	监护下在病房邻近区域走动
第五步	做 3MET 的体操;走 92m,每天 2 次;试着下几级台阶	随时在病房、走廊走动;走到距病房较远的区域
第六步	继续以上活动;走 153m,每天 2 次;下楼(乘电梯返回);教做家庭运动	监护下温水淋浴
第七步	继续以上活动;上楼;继续介绍家庭运动	继续以前所有活动

注:MET is metabolic equivalent 的缩写,中文翻译为代谢当量,常用于评价有氧训练的强度和热量消耗,1MET 被定义为每千克体重每分钟消耗 3.5ml 氧气,相当于一个人在安静状态下坐着,没有任何活动时,每分钟氧气消耗量

第五节　老年脑卒中病人的护理

脑卒中(stroke)又称脑血管意外,是指脑血管疾病的病人,因各种诱发因素引起脑内动脉狭窄、闭塞或破裂,而造成急性脑血液循环障碍,临床上表现为一过性或永久性脑功能障碍的症状和体征。在我国,脑卒中已成为严重危害老年人生命与健康的主要公共卫生问题,在城市居民死因中脑卒中居首位,农村居于第二位。脑卒中还是老年人致残的主要原因,幸存者中 75% 丧失劳动能力,其中 40% 重度致残。脑卒中分为缺血性和出血性两大类,缺血性包括短暂性脑缺血发作(transient ischemic attack,TIA)和脑梗死,出血性包括脑出血和蛛网膜下腔出血。由于老年人脑卒中以脑梗死和脑出血为主,本节重点介绍以上两种疾病的护理。

一、老年脑梗死

脑梗死(cerebral thrombosis)是局部脑组织因血液灌注障碍而发生的变性坏死,常表现为急性起病的局灶性神经功能障碍。其发生率占脑血管病的 60%~70% 左右,且发生率随着年龄的增大而增加。主要包括脑血栓形成和脑栓塞两大类,其中脑血栓形成占脑卒中的 60%,脑栓塞约占脑卒中的 5%~20%。

【护理评估】

（一）健康史

动脉粥样硬化是脑血栓形成与脑栓塞的共同病因,因此,高血压、糖尿病、高脂血症、高黏血症、

吸烟、冠心病及精神状态异常等导致或加重动脉粥样硬化的因素都与老年脑梗死的发生有关。由于脑血栓形成与脑栓塞的机制不同,其病因也有所区别。

1. 脑血栓形成　动脉炎、血管痉挛、血液成分和血流动力学改变可促进血栓形成。

2. 脑栓塞　造成老年脑栓塞的栓子最多见于心源性,即心脏附壁血栓脱落,其次为非心源性。老年人最常见的是主动脉弓及其发出的大血管的动脉粥样硬化斑块脱落或肺静脉血栓栓塞,另有脂肪栓子、气体栓子等。

（二）身体状况

1. 脑血栓形成表现　约25%老人发病前有TIA发作史,多在睡眠或安静状态下起病。发病时一般神志清楚,局灶性神经系统损伤的表现多在数小时或2~3天内达高峰,且因不同动脉阻塞表现各异,其中大脑中动脉闭塞最为常见,可出现典型的"三偏"症状:对侧偏瘫、偏身感觉障碍、同向偏盲;若主干急性闭塞,可发生脑水肿和意识障碍;若病变在优势半球常伴失语。

2. 脑栓塞表现　老年脑栓塞发作急骤,多在活动中发病,无前驱症状,意识障碍和癫痫的发生率高,且神经系统的体征不典型。部分病人有脑外多处栓塞证据,如肺栓塞、肾栓塞或下肢动脉栓塞等。

3. 无症状性脑梗死多见　在65岁以上的人群中,无症状性的脑梗死的发生率可达28%。

4. 并发症多　老年人由于多病并存,心、肺、肾功能较差,常易出现各种并发症,如肺部感染、心衰、肾衰、应激性溃疡等,使病情进一步加重。

（三）辅助检查

可通过头颅CT、磁共振、数字减影血管造影、经颅血管多普勒、单光子发射CT等检测梗死的部位、大小、数量及程度等。尤其是数字减影血管造影因其无创性尤其适合老年人脑梗死的辅助检查,不但可显示动脉闭塞或狭窄的部位和程度,还可显示颅内动脉瘤和血管畸形。

（四）心理社会状况

老年脑梗死因病情危重不但会造成病人及家属的恐惧和忧虑,而且因功能障碍会加重病人的悲观、无能为力感。另外,脑梗死较高的致残率对家庭成员的照顾能力也提出了更高的要求。

【护理诊断/问题】

1. 躯体活动障碍　与偏瘫或肌张力增高有关。

2. 语言沟通障碍　与意识障碍或病变累及语言中枢有关。

3. 有外伤的危险　与癫痫发作、偏瘫、平衡能力降低有关。

4. 潜在并发症:肺炎、泌尿系感染、消化道出血、压疮、失用综合征。

【护理措施】

治疗护理的目标是改善梗死区的血液循环,尽可能恢复神经功能,预防急性期并发症的发生,预防脑卒中复发。尽早实施系统化康复指导,提高病人的生活质量。具体措施如下。

（一）一般护理

1. 环境　病人取平卧位,如昏迷者尽量减少搬动。同时为老人提供安静舒适的环境。

2. 氧疗　间歇给氧,呼吸不畅者及早采用气管插管或气管切开术。

3. 监护　急性脑梗死的老人应进入脑卒中单元重点监护,密切观察意识、瞳孔、生命体征、肌力、肌张力的变化,加强血气分析、心电图、血压的监测,防止低氧血症、心律失常及高血压的发生。

（二）预防并发症

为预防坠积性肺炎、泌尿系感染、失用综合征等并发症的发生,应指导老人在急性期生命体征平稳时就进行被动运动,鼓励早期下床活动,日常生活活动尽量自己动手,必要时予以协助,尤其做好个人卫生。尽量避免导尿,以免尿路感染。

（三）用药护理

老年脑梗死的治疗主要包括溶栓、抗凝、抗血小板聚集、降颅压。

1. 溶栓剂　在起病3~6小时使用可使脑组织获得再灌注,常用药物为尿激酶、重组型纤溶酶原激活剂,该类药物最严重的副作用是颅内出血,在使用期间应严密观察生命体征、瞳孔、意识状态的变化,同时注意有无其他部位出血倾向。

2. 抗凝剂　可减少TIA发作和防止血栓形成,常用药物为肝素和华法林。用药期间严密监测凝血时间和凝血酶原时间。肝素皮下注射拔针时应延长按压时间,以免出血。

3. 抗血小板聚集药　在急性期使用可降低死亡率和复发率,注意不能在溶栓或抗凝治疗期间使用,常用药物为阿司匹林、噻氯匹定（抵克力得）和氯吡格雷。除了观察有无出血倾向外,长期使用阿司匹林可引起胃肠道溃疡,因此消化性溃疡病人应慎用。

4. 降颅压药 大面积梗死可出现脑水肿和颅内压增高,需要应用脱水剂降颅压,常用药物有甘露醇、呋塞米、血清白蛋白。使用过程中应记录24小时出入量;严密监测心、肾功能;使用甘露醇降颅压时,应选择较粗血管,以保证药物的快速输入。

(四) 心理调适

同情并理解老人的感受,鼓励老人表达内心的情感,指导并帮助老人正确处理面临的困难,对任何一点进步都要予以肯定,通过问题的解决证实老人的能力与价值,增强战胜疾病的信心。教会家属照顾老人的方法和技巧,引导家属为老人提供宽松和适于交流的氛围。

(五) 健康指导

1. 健康教育 向病人及其家属讲解脑梗死的病因、表现、就诊时机及治疗和预后的关系。解释药物的使用方法及副作用。心房颤动是老年脑栓塞的常见病因,故对心房颤动的老人可长期预防性使用抗凝剂或抗血小板聚集药。

2. 生活指导 包括饮食、穿衣、如厕。

(1) 饮食:应适当限制脂肪、糖及盐的摄入,少喝咖啡,每餐进食七八分饱。同时为保证营养摄入充分,对吞咽困难者可进半流食,且速度应缓慢,进食后保持坐位30~60分钟,防止食物反流。因意识不清不能进食时,可通过静脉或鼻导管供给营养。为防止食物误入气管引起窒息,进食前要注意休息,避免疲劳增加误吸的危险;进餐时告知老人不要讲话;用杯子饮水时杯中水不能过少,防止抬高杯底饮水增加误吸危险。

(2) 穿衣:指导病人穿宽松、柔软、棉质、穿脱方便的衣服,穿衣时先穿患侧后穿健侧,脱衣时顺序相反。不宜穿系带的鞋子。

(3) 如厕:训练病人养成定时排便的习惯,如活动障碍,可利用便器在床上排便。可自行如厕者,要有人陪护,以便帮助病人穿脱裤子和观察病情。

3. 康复训练 康复功能训练包括语言、运动及协调能力的训练。

(1) 语言:可根据病人喜好选择合适的图片或读物,从发音开始,按照字、词、句、段的顺序训练病人说话,训练时护理人员应仔细倾听,善于猜测询问,为病人提供述说熟悉的人或事的机会。同时要对家属做必要指导,为病人创造良好的语言环境。

(2) 运动:运动功能的训练一定要循序渐进,对肢体瘫痪病人在康复早期即开始做关节的被动运动,幅度由小到大,由大关节到小关节,以后应尽早协助病人下床活动,先借助平行木练习站立、转身,后逐渐借助拐杖或助行器练习行走。

(3) 协调:协调能力训练主要是训练肢体活动的协调性,先集中训练近端肌肉的控制力,后训练远端肌肉的控制力,训练时要注意保证病人的安全。

二、老年脑出血

脑出血(intracerebral hemorrhage,ICH)指原发于脑实质内的非外伤性血管破裂出血,是影响老年人健康的最严重疾病。近年报道老年人患病率为250/10万,且患病率和病死率随年龄增长而增加,存活者中80%~95%遗留神经功能损害。

【护理评估】

(一) 健康史

1. 基础疾病 脑出血病人80%~90%有高血压病史,长期高血压可使脑小动脉管壁呈玻璃样变或纤维素样坏死,弹性降低,脆性增高;长期高血压还可使大脑中动脉的深支豆纹动脉、椎-基底动脉的旁正中动脉等形成微动脉瘤,当血压骤升,就会引起小动脉或动脉瘤的破裂出血。其次,动-静脉畸形血管破裂也是引起脑出血基础病因。少数血液病、动脉炎、淀粉样血管病也会导致脑出血的发生。

2. 用药情况 评估有无使用影响凝血的药物,如病人使用溶栓药、抗凝剂或抗血小板药物,可在跌倒、外伤后引起脑出血的发生。

3. 诱发因素 寒冷、大便用力、饮酒过度、情绪激动等因素均可诱发脑出血。

(二) 身体状况

由于脑细胞的代偿能力差,在出血范围相同条件下,老年人临床表现较中青年严重,恢复差,死亡率高。

1. 神经功能缺失严重 老年人因为脑动脉硬化和脑组织萎缩,导致脑部供血不足。一旦脑出血可产生更严重神经功能缺损,意识障碍多见,癫痫发作率高。据报道,老年人脑出血后60%~80%有意识障碍,约50%出现昏迷。

2. 颅内高压症不典型 老年人因为脑组织萎缩对额外颅内容物提供了场所,导致小到中量脑出血不会出现颅内高压的症状。

3. **并发症多** 脑出血可引起下丘脑、边缘系统、血管调节中枢受累,同时作为应激反应可使交感神经刺激强化,导致老年人心血管功能紊乱进一步加重,在急性期常出现心肌梗死、心律失常表现。另外,脑出血可影响到内分泌和凝血功能,可出现非酮症高渗性昏迷、血栓性静脉炎、应激性溃疡等并发症。

(三) 辅助检查

头颅 CT 作为脑出血的首选检查,能清楚、准确地显示血肿的部位、大小、形态及周围组织情况。磁共振对脑干出血诊断率高。数字减影血管造影适合于怀疑有脑血管畸形、动脉瘤及血管炎的病人。脑脊液检查仅适用于不能进行 CT 检查且临床无颅内压增高的病人。

(四) 心理社会状况

同老年脑梗死。

【护理诊断/问题】

1. **急性意识障碍** 与脑出血引起的大脑功能缺损有关。
2. **清理呼吸道无效** 与意识障碍有关。
3. **潜在并发症**:脑疝、上消化道出血、心肌梗死、肺部感染、压疮。

【护理措施】

治疗护理的目标是防止继续出血,降低颅内压,防治并发症,通过康复训练减少神经功能残疾程度和降低复发率。具体措施如下。

(一) 一般护理

1. **环境与休息** 保持环境安静。病人取抬高床头 15°~30°绝对卧床休息,有烦躁、谵妄时加保护性床栏,必要时使用约束带适当约束。

2. **氧疗与降温** 保持呼吸道通畅,必要时行气管插管或气管切开术。用鼻导管或面罩吸氧,维持动脉血氧饱和度在 90% 以上。发热者可通过戴冰帽、大血管处放置冰袋等方法物理降温,低温可降低脑代谢率,延迟 ATP 的消耗,并减少酸性代谢产物的堆积。

3. **饮食与排便** 意识障碍、消化道出血者应禁食 24~48 小时,通过鼻饲保证每日营养需要量,同时每日输液量 2000ml 左右,速度不能太快,每日补充氯化钾 1~3g。卧床期间保持大小便通畅,意识障碍者留置导尿,注意保持导尿管的通畅和清洁。

4. **病情观察** 持续心电监护,密切观察意识、瞳孔、生命体征、尿量等变化,警惕脑疝的发生。

(二) 防治并发症

为防治应激性溃疡,除密切观察有无消化道出血征象外,可进行胃肠减压及预防性使用 H_2 受体阻滞药。其他并发症及其预防同脑梗死。

(三) 用药护理

1. **降颅压药** 常用药物为甘露醇,如病人合并心肾功能不全时可用呋塞米。对出血量较大、颅内压增高明显、意识障碍较重或有脑疝时还可选用地塞米松,但注意对合并糖尿病、消化道出血或严重感染的病人禁用糖皮质激素。降颅压药使用过程中注意事项同老年脑梗死。

2. **降压药** 要根据高血压的原因决定是否使用降压药,如原来血压高、发病后血压更高者才使用降压药。收缩压在 180mmHg 以内或舒张压在 105mmHg 以内可观察而不使用降压药,血压不能降得太低,降压速度也不可太快,以免影响脑灌注压。

3. **止血药** 对高血压性脑出血不主张使用止血药,如果是凝血机制障碍引起的脑出血或伴有消化道出血时会使用止血药,使用过程中防止深静脉血栓的形成。

(四) 心理调适

即使在急性期老人意识障碍时,也要及时安慰和鼓励病人,减轻病人的应激反应。同时做好家属的心理疏导,通过相关知识和技能的讲解增强其与病人合作战胜疾病的勇气和信心。

(五) 健康指导

基本同老年脑梗死。

第六节 老年肺炎病人的护理

老年肺炎(elderly pneumonia)是指发生于老年人的终末气道、肺泡和间质的炎症。其发病率和死亡率远高于中青年,且随增龄几乎呈直线上升。据报道,75 岁以上老年肺炎的病死率为 50%~61%,80 岁以上老年肺炎为第一死因,90 岁以上老年人 50% 可能死于肺炎。

【护理评估】

(一) 健康史

绝大多数老年肺炎由感染所致,病原体及老人自身状况决定了病情的严重程度。

1. **口腔卫生** 如口咽部细菌密度升高,菌群平衡失调,则可通过吸入菌群导致老年肺炎的发生。大部分虚弱高龄的慢性病病人口腔卫生状况较差,细菌滋生较快。据统计,65岁以上老人口腔革兰阴性杆菌分离率较年轻人高10倍。

2. 病原体　细菌感染最常见,引起老年社区获得性肺炎(community acquired pneumonia,CAP)以肺炎链球菌为最常见,其次为流感嗜血杆菌、金黄色葡萄球菌、克雷伯杆菌等。引起老年医院内获得性肺炎(hospital acquired pneumonia,HAP)以革兰阴性杆菌最常见。对高龄、衰弱、意识或吞咽障碍的病人,厌氧菌是CAP和HAP的常见病原菌,且误吸是厌氧菌肺炎的主要原因。另外,老年人也是真菌、病毒的易感者。老年肺炎经常由多种病原体混合感染,其复合感染率高达40%。

3. 合并症　老年人常常伴发有各种慢性疾病,如神经系统疾病、糖尿病、营养不良、肿瘤等,可使机体免疫功能及上呼吸道防御功能下降。

（二）身体状况

老年肺炎的临床表现大多不太典型,其表现因病原体毒力、原身体状态不同而有较大差异。其主要特点如下。

1. 起病缓慢　主诉较少而含混,常有低热、呼吸急促、心动过速,而半数以上病人无典型高热、咳嗽、咳痰症状。

2. 全身症状较肺部更明显　常表现为纳差、乏力、精神萎靡、意识模糊、营养不良等,而胸痛、咳嗽、咳痰相对较轻。

3. 并发症多而重　老年病人因可能存在潜在性的器官功能不全,容易并发呼吸衰竭、心力衰竭、休克、DIC、电解质紊乱和酸碱失衡等严重的并发症。

4. 病程较长　老年肺炎常为多种病原菌合并感染,耐药情况多见,病灶吸收缓慢。

（三）辅助检查

1. 白细胞计数　衰弱、重症和免疫功能低下的老年病人白细胞总数可以不高,但多有中性粒细胞升高和核左移。

2. X线检查　80%以上表现为支气管肺炎,少数呈节段性肺炎,而典型的大叶性肺炎较少见。如为金黄色葡萄球菌与厌氧菌性肺炎,则病菌易侵犯胸膜形成脓胸和脓气胸的改变。

（四）心理社会状况

老人会因病程长而引起烦躁或抑郁等情绪反应,同时要注意评估家属有无对病人病情和预后的担忧,家庭的照顾和经济能力能否应对。

【护理诊断/问题】

1. 清理呼吸道无效　与痰液黏稠及咳嗽无力或无效有关。

2. 气体交换受损　与肺炎所致的呼吸面积减小有关。

3. 潜在并发症:呼吸衰竭、心力衰竭、感染性休克。

【护理措施】

治疗护理的目标是提高机体抵抗力,去除诱因,改善呼吸道的防御功能;积极防治并发症,减少老年肺炎的死亡率。具体措施如下。

（一）一般护理

1. 环境与休息　保持室内空气新鲜,温度控制在18~25℃为宜。住院早期应卧床休息,如并发休克者取仰卧中凹位,同时给予高流量吸氧。

2. 呼吸与饮食　鼓励和指导病人有效呼吸,衰弱或重症者应定时翻身、叩背,必要时吸痰。饮食宜清淡易消化,含高热量、足够蛋白质、充分维生素及水分,注意少量多餐。

3. 病情观察　老年肺炎并发症相当多见,并且严重地影响预后,故应密切观察病人的神志、呼吸、血压、心率及心律等变化,警惕呼吸衰竭、心力衰竭、休克等并发症。

（二）用药护理

须及早给予抗生素,抗生素的使用原则为早期、足量、针对致病菌选药、重症者联合用药、适当延长疗程。因口服吸收不稳定,宜注射给药。老年人往往存在肝肾功能不全,在使用经肝肾排泄的抗菌药物时应慎重或减量。注重抗菌药物使用的个体化,对高龄、衰弱、伴有严重慢性疾病或并发症的病人应选用强效广谱抗生素或联合用药,应在体温、血象正常,痰量减少并转白5~7天后停药观察。

（三）心理调适

关心、安慰病人,耐心倾听病人的主诉,细致解释病人提出的问题。尽可能帮助和指导病人有效咳嗽,做好生活护理,使其以积极的心态配合医护工作。

（四）健康指导

1. 健康教育　向病人及其家属介绍肺炎发生的病因和诱因、早期治疗的重要性;药物的副作用及注意事项等。

2. 生活指导　为增强机体的抵抗力,指导老人坚持有氧运动、饮食营养均衡、戒烟忌酒、保持口腔清洁卫生。

3. 康复训练　老年肺炎病人如合并慢性呼吸衰竭,其呼吸肌疲劳无力,有效通气量不足,此时康复护理尤为重要。可教会病人腹式呼吸的方法,并要求每日锻炼3～5次,持续时间因人而异,以不产生疲劳为宜。此外,可配合步行、登楼梯、体操等全身运动,以提高老人的通气储备。

第七节　老年慢性阻塞性肺部疾病病人的护理

慢性阻塞性肺部疾病(chronic obstructive pulmonary disease, COPD)是指由于慢性气道阻塞引起通气功能障碍的一组疾病。主要包括慢性支气管炎和阻塞性肺气肿,是老年人的常见病、多发病,且随增龄而增多。慢性支气管炎是感染或非感染因素引起气管、支气管黏膜及其周围组织的慢性炎症。慢性阻塞性肺气肿是慢性支气管炎最常见的并发症,是因为炎症造成不同程度的气道阻塞,使得终末细支气管远端的气腔持久性扩大,过度充气,并伴有气道壁的破坏。两者合并存在约占病人的85%。

【护理评估】

(一) 健康史

老年COPD的慢性炎症反应是内、外因素共同作用的结果。

1. 外在因素　包括吸烟、感染、过敏、污染及其他理化因素,这些危险因素都可产生类似的炎症反应,导致COPD的发生。

2. 内在因素　包括老年人支气管和肺组织的老化、自主神经功能失调、肾上腺皮质功能和性腺功能减退、免疫球蛋白减少、单核-巨噬细胞功能低下等。

(二) 身体状况

主要表现为咳嗽、咳痰、气促,于急性感染期可有间断发热,体格检查肺内可闻及干湿啰音,有典型肺气肿的体征。其中以气促为主要表现者为气肿型,以炎症缺氧为主要表现者为支气管型。尤其应注意老年COPD者不同于一般成人的特点。

1. 呼吸困难更突出　老年人随着气道阻力的增加,呼吸功能发展为失代偿时,轻度活动,甚至静态时即有胸闷、气促发作。

2. 机体反应能力差,典型症状弱化或阙如　如在炎症急性发作时体温不升、白细胞不高、咳嗽不重、气促不著,可表现为厌食、胸闷、少尿等,体格检查可见精神萎靡、颜面发绀、呼吸音低或肺内啰音密集等。

3. 易反复感染,并发症多　老年人气道屏障功能和免疫功能减退,体质下降,故易反复感染,且肺心病、休克、电解质紊乱、呼吸性酸中毒、肺性脑病、DIC等并发症的发生率增高。

(三) 辅助检查

1. 肺功能检查　用于判断病变程度和预后情况。一般用力肺活量(FVC)和第一秒用力呼气容积(FEV_1)均下降。吸入舒张剂后,FEV_1<80%的预计值且FEV_1/FVC<70%时,表示气流受限不能完全可逆。

2. 影像学检查　X线检查早期可无明显变化,以后可出现肺纹理增粗、紊乱等,也可出现肺气肿的表现。CT检查不作为常规,高分辨CT有助于鉴别诊断。

3. 血气分析　对晚期具有呼吸衰竭或右心衰者,应通过血气分析判断呼吸衰竭的严重程度及其类型。

4. 其他检查　当PaO_2<55mmHg时,血红蛋白及红细胞可增高。通过痰培养可检出各种病原菌。

(四) 心理社会状况

老年人因明显的呼吸困难导致自理能力下降,从而产生焦虑、孤独等消极反应,病情反复可造成忧郁症及失眠,对治疗缺乏信心。评估病人有无上述心理反应,以及其家庭成员对此疾病的认知和照顾能力如何。

【护理诊断/问题】

1. 气体交换受损　与气道阻塞、通气不足有关。

2. 清理呼吸道无效　与分泌物增多而黏稠及无效咳嗽有关。

3. 焦虑　与病情反复、自理能力下降有关。

4. 潜在并发症:肺心病、休克、呼吸性酸中毒、肺性脑病、DIC。

【护理措施】

治疗护理的目标是改善呼吸功能和运动能力,降低抑郁程度,减少急性发作及并发症的发生。具体措施如下。

（一）增强呼吸功能

1. **有效排痰** 老年人因咳嗽无力，常排痰困难，要鼓励老人摄入足够的水分，也可通过雾化、胸部叩击、体位引流的方法促进排痰，病重或体弱的老人应禁用体位引流的方法。

2. **氧疗** 对晚期严重的COPD老人应予控制性氧疗，一般采用鼻导管持续低流量吸氧，每日湿化吸氧15小时或以上。

（二）用药护理

常用药物有支气管舒张剂、糖皮质激素、止咳药及祛痰药。老年人用药宜充分，疗程应稍长，且治疗方案应根据监测结果及时调整。

1. **支气管舒张剂** 包括β_2受体激动药、抗胆碱药物和茶碱类药物。β_2受体激动药以吸入性作为首选，大剂量使用可引起心动过速、心律失常，长期使用可发生肌肉震颤；抗胆碱药物同β_2受体激动药联合吸入可加强支气管舒张作用，如合并前房角狭窄的青光眼，或因前列腺增生而尿道梗阻者应慎用，常见副反应有口干、口苦等；茶碱类使用过程中要监测血药浓度，当大于15mg/L时，恶心、呕吐等副作用明显增加。

2. **糖皮质激素** 其使用可引起老年人高血压、白内障、糖尿病、骨质疏松及继发感染等，故对COPD病人不推荐长期口服糖皮质激素，长期吸入仅适用于有症状且治疗后肺功能有改善者。

3. **止咳药** 可待因有麻醉性中枢镇咳作用，可因抑制咳嗽而加重呼吸道阻塞，不良反应有恶心、呕吐、便秘等。喷托维林是非麻醉性中枢镇咳药，不良反应有口干、恶性、腹胀、头痛等。

4. **祛痰药** 盐酸氨溴索为润滑性祛痰药，不良反应轻；溴己新偶见恶心、转氨酶增高，胃溃疡者慎用。

（三）心理调适

忧郁会使老年COPD病人变得畏缩，与外界隔离，对自己的生活满意度下降，同时会进一步加重失眠。医护人员应与家属相互协作，指导老人与人互动的技巧，鼓励参加各种团体活动，发展个人的社交网络，情绪的改善和社交活动的增加可有效改进睡眠的质与量。

（四）健康指导

1. **健康教育** 教育和督促病人戒烟；教会病人和家属家庭氧疗的方法及注意事项；使病人了解就诊时机和定期随访的重要性。

2. **生活指导** 尽量避免或防止粉尘、烟雾及有害气体吸入；根据气候变化及时增减衣物，避免受凉感冒；高热量、高蛋白、高维生素饮食，避免摄入产气或引起便秘的食物。

3. **康复训练** 包括骨骼肌运动训练和呼吸肌运动训练两个方面。骨骼肌运动训练方法基本同冠心病，注意训练强度应为无明显呼吸困难情况下接近病人的最大耐受水平。呼吸肌运动训练包括腹式呼吸、缩唇呼吸、对抗阻力呼吸、全身性呼吸体操等，对病情较重、不能或不愿参加以上几种呼吸肌锻炼方法者还可使用各种呼吸训练器。

第八节 老年胃食管反流病病人的护理

胃食管反流病（gastroesophageal reflux disease，GERD）是指由于防御机制减弱或受损，使得胃、十二指肠内容物通过松弛的食管下括约肌反流的强度、频率和时间超过组织的抵抗力，从而进入食管下端，引起一系列症状。根据有无组织学改变分为两类：①反流性食管炎：食管有炎性组织学改变；②症状性反流：客观方法证实有反流，但未见组织学改变。发生原因有食管裂孔疝、胃酸分泌增多、胃排空延迟及消化功能紊乱等。GERD的高发年龄为60～70岁，西方报道老年人患病率高达51%，我国北京地区老年人的发病率为8.6%。

【护理评估】

（一）健康史

1. **消化性疾病病史** 食管裂孔疝可导致压力性反流增多，少数高酸性疾病如胃泌素瘤、十二指肠溃疡常有胃酸分泌过多，幽门梗阻使一过性食管下括约肌松弛增多，各种非器质性病变如非溃疡性消化不良、肠易激综合征常有食管异常运动，以上原因均可引起GERD。

2. **全身性疾病病史** 糖尿病并发神经病变致胃肠自主神经受累，进行性系统硬化症使食管平滑肌受累，均可引起食管、胃肠道蠕动减弱，导致GERD发生。

3. **其他** 吸烟、浓茶及有些饮料可降低食管下括约肌的压力，高脂肪可延缓胃的排空，有些药物可松弛食管下括约肌，以上因素均与GERD的发生有关。

（二）身体评估

1. **反流症状** 表现为反酸、反食、反胃、嗳气等,餐后明显或加重,平卧或弯腰时易出现;反酸常伴烧心,是胃食管反流病最常见的症状。

2. 食管刺激症状　表现为烧心、胸痛、吞咽困难等。烧心多在餐后1~2小时出现,卧位、前倾或腹压增高时加重。胸痛为胸骨后或剑突下疼痛,严重时可放射至胸、腹、肩、颈、耳和上肢。吞咽困难呈间歇性,进食固体或液体食物均可发生。严重食管炎或食管溃疡者可有咽下疼痛。

3. 食管以外刺激症状　表现为咳嗽、哮喘及声嘶。咳嗽多在夜间,呈阵发性,伴有气喘。

(三) 辅助检查

1. X线钡餐检查　可见钡剂频繁地反流入食管下段,食管蠕动有所减弱,食管下段痉挛及运动异常;有时见食管黏膜不光滑,有龛影、狭窄及食管裂孔疝的表现。

2. 内镜检查　食管黏膜可有损伤、炎症或狭窄,同时,结合病理活检,可确定是否为Barrett食管。Barrett食管是指距食管与胃交界的齿状线2cm以上部位的鳞状上皮被柱状上皮取代。内镜下反流性食管炎多采用洛杉矶分级法:正常—食管黏膜无缺损;A级:一个或一个以上食管黏膜缺损,长径小于5mm;B级:一个或一个以上黏膜缺损,长径大于5mm,但无融合性病变;C级:黏膜缺损有融合,但小于75%的食管周径;D级:黏膜缺损融合,至少达到75%的食管周径。

3. 其他　24小时食管pH监测可确定胃食管反流的程度、食管清除反流物的时间及胸痛与反流之间的关系。食管酸灌注(Bernstein)试验可区分胸痛为食管源性还是心源性。食管测压试验可确定食管下括约肌的基础压力及动态变化,了解食管蠕动波幅、持续时限及食管清除功能。

(四) 心理社会状况

饮食在生活中呈现的意义不止是营养供给,更是一种享受,而患本病的老人由于进食及餐后的不适,会对进餐产生恐惧。同时会因在食物选择方面的有限性而减少与家人、朋友共同进餐的机会,减少正常的社交活动。

【护理诊断/问题】

1. 慢性疼痛　与反酸引起的烧灼及反流物刺激食管痉挛有关。

2. 营养失调:低于机体需要量　与厌食和吞咽困难导致进食少有关。

3. 有孤独的危险　与进餐不适引起的情绪恶化及参加集体活动次数减少有关。

4. 潜在并发症:食管出血、穿孔　与反流引起食管炎加重有关。

【护理措施】

对一般GERD老人通过内科保守治疗就能达到目的,对重症病人经内科治疗无效者,可采用抗反流手术治疗。本病治疗护理的目标为减少胃食管反流、避免反流物刺激损伤的食管黏膜及改善食管下括约肌的功能状态。具体护理措施如下:

(一) 休息与活动

每餐后散步或采取直立位,平卧位时抬高床头20cm或将枕头垫在背部以抬高胸部,这样借助重力作用,促进饱餐后和睡眠时食管及胃的排空。避免右侧卧位,避免反复弯腰及抬举动作。

(二) 饮食护理

1. 进餐方式　协助老人采取高坐卧位,给予充分的时间,并告诉老人进食速度要慢,注意力要集中,每次进少量食物,且在一口吞下后再给另一口。应以少量多餐取代多量的三餐制。

2. 饮食要求　为防止呛咳,食物的加工宜软而烂,多采用煮、炖、熬、蒸等方法烹调,且可将食物加工成糊状或肉泥、菜泥、果泥等。另外,应根据个体的饮食习惯,注意食物的色、香、味、形等感观性状,尽量刺激食欲,食物的搭配宜多样化,主副食合理,粗细兼顾。

3. 饮食禁忌　胃容量增加能促进胃反流,因此应避免进食过饱,并尽量减少脂肪的摄入量。高酸性食物可损伤食管黏膜,应限制柑橘汁、西红柿汁等酸味食品。刺激性食品可引起胃酸分泌增加,应减少酒、茶、咖啡、可口可乐等的摄入。

(三) 用药护理

治疗GERD最常用的药物有:①酸抑制剂:包括H_2受体拮抗药(如雷尼替丁、西咪替丁)和质子泵抑制剂(如奥美拉唑和兰索拉唑);②促动力药(如西沙必利);③黏膜保护剂(如硫糖铝)。注意观察药物的疗效,同时注意药物的副作用,如使用西沙必利时注意观察有无腹泻及严重心律失常的发生,使用硫糖铝时应警惕老年人便秘的危险。

避免应用降低食管下括约肌压力的药物,如抗胆碱能药、肾上腺能抑制剂、地西泮、前列腺素E等。对合并心血管疾病老人应适当避免服用硝酸甘油制剂及钙拮抗药,合并支气管哮喘则应尽量避免应用茶碱及多巴胺受体激动药,以免加重反流。慎用损伤黏膜的药物,如阿司匹林、非激素类抗炎药等。提醒老人服药时须保持直立位,至少饮水 150ml,防止因服药所致的食管炎及其并发症。

(四) 围术期护理

对手术老人应于术前做好心理疏导;保证营养摄入均衡;保持口腔卫生;练习有效咳痰和腹式深呼吸;术前 1 周口服抗生素;术前 1 日经鼻胃管冲洗食管和胃。术后严密监测生命体征;持续胃肠减压 1 周,保持胃肠减压管通畅;避免给予吗啡,以防老人术后早期呕吐;胃肠减压停止 24 小时后,如无不适,可进食清流质,1 周后,逐步过渡到软食;避免进食生、冷、硬及易产气的食物。

(五) 心理调适

耐心细致地向老人解释引起胃不适的原因,教会减轻胃不适的方法和技巧,减轻其恐惧心理。与家人协商,为老人创造参加各种集体活动的机会,如家庭娱乐、朋友聚会等,增加老人的归属感。

(六) 健康指导

1. **生活指导** 改变生活方式及饮食习惯是保证治疗效果的关键。指导老人休息、运动、饮食等各方面的注意事项,避免一切增加腹压的因素,如裤带不要束得过紧、注意防止便秘、肥胖者要采用合适的方法减轻体重等。

2. **用药指导** 指导老人掌握促胃肠动力药、抑酸药的种类、剂量、用法及用药过程中的注意事项。

第九节 老年糖尿病病人的护理

老年糖尿病(diabetes mellitus,DM)是指老年人由于体内胰岛素分泌不足或胰岛素作用障碍,引起内分泌失调,从而导致物质代谢紊乱,出现高血糖、高血脂、蛋白质、水与电解质等紊乱的代谢病。老年糖尿病 95% 以上是 2 型糖尿病,且老年糖耐量减低者发生 2 型糖尿病的危险比正常糖耐量者增加 5~8 倍。DM 患病率和糖耐量减低比率均随年龄增加明显上升。2009 年国际糖尿病联合会(IDF)公布最新数据显示,全球糖尿病人数已达 2.85 亿,且将近一半为 60 岁以上人群。老年 DM 的并发症是致残致死的主要原因。

【护理评估】

(一) 健康史

老年糖尿病的发病与遗传、免疫、生活方式和生理性老化有关。尤其具有老年特性的是生活方式和生理老化。

1. **生活方式** 老年人因基础代谢率低,故进食过多和运动不足容易发胖,肥胖使细胞膜上的胰岛素受体减少,加重胰岛素抵抗。

2. **生理老化** 国内外研究显示,空腹和餐后血糖均随增龄而有不同程度升高,平均每增 10 岁,空腹血糖上升 0.05~0.11mmol/L,餐后 2 小时血糖上升 1.67~2.78mmol/L。另外,衰老所致体内胰岛素作用活性下降,也是导致老年人血糖升高的因素。

(二) 身体状况

老年人糖尿病的临床特点表现为以下几方面。

1. **起病隐匿且症状不典型** 仅有 1/4 或 1/5 老年病人有多饮、多尿、多食及体重减轻的症状,多数病人是在查体或治疗其他病时发现有糖尿病。

2. **并发症多** 常并发皮肤及呼吸、消化、泌尿生殖等各系统的感染,且感染可作为疾病的首发症状出现。此外,老年糖尿病病人更易发生高渗性昏迷和乳酸性酸中毒,其中乳酸性酸中毒的常见诱因是急性感染,苯乙双胍的过量使用可导致乳酸堆积,引起酸中毒。老年糖尿病病人还易并发各种大血管或微血管症状,如高血压、冠心病、脑卒中、糖尿病肾脏病变、糖尿病视网膜病变、皮肤瘙痒等。

3. **多种老年病并存** 易并存各种慢性非感染性疾病,如心脑血管病、缺血性肾病、白内障等。

4. **易发生低血糖** 自身保健能力及依从性差,可使血糖控制不良或用药不当,引起低血糖的发生。

(三) 辅助检查

1. **葡萄糖测定** 老年人血糖诊断标准与一般成人相同,但对老年人必须重视餐后 2 小时血糖测定,因为其餐后 2 小时血糖增高明显多于空腹血糖。

2. **尿糖测定** 老年人因为肾动脉硬化使肾小球滤过率降低,尿糖阳性率低,表现为血糖与尿糖阳性程度不符。

3. **胰岛素和胰岛素释放试验** 老年人多存在胰岛素功能低下和胰岛素抵抗。

(四) 心理社会状况

在诊断初期,老年人会表现为精神高度紧张;在治疗阶段,会因为症状较轻而对诊断持怀疑态度,拒绝配合治疗和护理;随着各种严重并发症的出现,有些老人会自暴自弃,甚至悲观厌世。另外,老年糖尿病病人的注意力、对新知识的回忆能力和想象力均较同年龄组非糖尿病病人差,因此需要家属耐心细致地予以帮助和支持。

【护理诊断/问题】

1. 营养失调:低于机体需要量　与胰岛素抵抗或活性下降所致的三大物质代谢紊乱有关。

2. 潜在并发症:低血糖、高渗性昏迷、乳酸性酸中毒、大血管或微血管病变。

【护理措施】

治疗和护理的目标是按照老年人的血糖标准控制血糖,防止及延缓各种并发症的发生,提高老人的生活质量。具体措施如下。

（一）饮食和运动

饮食治疗同样是老年糖尿病的基本疗法,方法、原则与其他年龄组无异。需要注意的是,低血糖对老年人可能是一种致命并发症,为预防低血糖的发生,饮食最好按一日五餐或六餐分配。运动应量力而行,持之以恒很关键,餐后散步20～30分钟是改善餐后血糖的有效方法。

（二）用药护理

1. 磺脲类　第一代药物氯磺丙脲因不良反应多、作用时间持久不宜用于老年病人;第二代药物格列吡嗪适用于老年糖尿病并发轻度肾功能不全者;新一代药物格列本脲在减少心血管反应方面有优势。

2. 双胍类　适用于肥胖的老年2型糖尿病病人,对非肥胖病人伴有肌酐清除率异常、肝脏病变时易导致肝肾功能不全。用药过程中注意观察有无胃肠道反应,尤其是腹泻的发生率可达30%。

3. 噻唑烷二酮类　此类药物是一种很有前途的胰岛素增敏剂,且没有发生低血糖的危险,还可同时降低血脂、糖化血红蛋白。可单用或与双胍类、磺脲类、胰岛素联合应用,与胰岛素合用可减少胰岛素的用量。

4. α葡萄糖苷酶抑制剂　该药适用于老年糖尿病病人,单独使用不会产生低血糖,且通过降低餐后高血糖使胰岛素的需要量降低。主要副反应为肠胀气,伴有肠道感染者不宜用。

5. 胰岛素　对老年糖尿病病人主张积极、尽早应用胰岛素,推荐白天给予口服药降糖,睡前注射胰岛素。老年人因自己配制混合胰岛素容易出错,适合选择单一剂型。考虑到老年人易发生低血糖,加用胰岛素时,应从小剂量开始逐步增加。血糖控制不可过分严格,空腹血糖宜控制在9mmol/L以下,餐后2小时血糖在12.2mmol/L以下即可。

（三）心理调适

对诊断早期精神紧张的老人可鼓励多参加户外活动,以转移其对疾病的高度关注;对拒绝治疗者可通过真诚交流了解其顾虑,逐步引导老人正确认知疾病;对自暴自弃者应多提供积极的信息使其看到希望,增强战胜疾病的信心。

（四）健康指导

1. 日常生活指导　糖尿病作为一种慢性病,增强老人的自护能力是提高生活质量的关键。教会老人饮食与运动治疗实施的原则和方法;教会老人足部护理的方法和技巧;指导老人正确处理精神压力,保持平和的心态。

2. 用药指导　向老人及家属详细讲解口服降糖药的种类、剂量、给药时间和方法,教会观察药物的不良反应。使用胰岛素者,应配合各种教学辅助工具,教会老人及家属正确的注射方法。指导老人掌握血糖、血压、体重指数的监测方法。

3. 康复指导　糖尿病周围神经病变可引起感觉和运动功能障碍。感觉功能的康复可通过经皮神经点刺激疗法、电刺激疗法、磁疗、红外线治疗等物理方法缓解疼痛和促进保护性感觉的恢复。运动功能康复包括平衡训练和耐力训练,平衡训练通过刺激足底触觉感和本体感觉达到改善平衡障碍的目的,中等强度的耐力训练可改善周围神经病变。

第十一章

老年临终关怀

老年既然是生命的最后阶段,那么临终和死亡是此阶段不可避免的终结,老年人在走完人生这最后一程的时候,不仅意味着与亲人、家庭、社会永远的离别,还会经受难以想象的痛苦与折磨。因此,为临终老人及配偶提供生理、心理、社会方面的全面照护,将老人及配偶从死亡的恐惧与不安中解脱出来,并尽可能减轻身体和心理上的创痛,提高临终生活的质量,既是护士义不容辞的职责,也是老年临床关怀的内容。

第一节 概 述

临终关怀是一项符合人类利益的崇高事业,也是人类文明发展的标志。随着人口老龄化的发展,社会对临终关怀需求的增加,临终关怀学应运而生。

一、临终关怀的基本概念

(一)临终

临终(dying)是临近死亡的阶段,指由于疾病末期或意外事故而造成人体主要器官的生理功能趋于衰竭、生命活动走向终结、死亡不可避免的过程。对现代医学不能医治的疾病,当病人在接受一定的治疗和护理后,病情无好转,各种症状和体征提示已接近死亡,可将医生宣告治疗无效至临床死亡的阶段称为临终。

临终概念涉及临终时限的界定,目前世界上尚无统一的界定标准。如美国将临终时限定为无治疗意义后的6个月;日本定为2~6个月;我国定为2~3个月;还有很多国家以垂死病人住院治疗直至死亡的平均时间17.5天作为标准。如果考虑到死因的不同,临终时限的差别是很明显的。如因疾病或意外导致的猝死,其临终时限在6~24小时之内;意外急性死亡的临终时限相对短于猝死,甚至会短到几秒;慢性疾病的临终时限又相对地长于猝死。结合临床实际,从大多数临终病人的情况出发,将预期寿命为6个月称为临终期。

(二)临终病人

临终病人(dying patient)指在医学上已经判定在当前医学技术水平条件下治愈无望、估计在6个月内将要死亡的人。具体包括:①恶性肿瘤晚期病人。②中风偏瘫并危及生命的病人。③衰老并伴有多种慢性疾病、极度衰竭行将死亡者。④严重心肺疾病失代偿期病情危重者。⑤多脏器衰竭病情危重者。⑥其他处于濒死状态者。

(三)临终关怀

临终关怀(hospice)是一种特殊的卫生保健服务,指由多学科、多方面的人员组成的临终关怀团队,为临终病人及其家属提供全面的舒缓疗护,以使临终病人缓解极端的病痛,维护临终病人的尊严,得以舒适安宁地过人生最后旅程。进一步分析,临终关怀的定义应包括三层含义:①临终关怀是一种特殊的缓和治疗护理服务项目:目的在于缓解临终病人极端的身心痛苦,维护病人的生活尊严,以及增强人们对临终生理、心理状态的积极适应能力,帮助临终者安宁地过生命的最后阶段,同时,对临终者家属提供包括居丧期在内的生理、心理慰藉和支持。②临终关怀涉及多学科的知识:诸如医学、护理学、心理学、伦理学、社会学等多学科领域的知识。③临终关怀具有一定的管理机构和组织形式:临终关怀机构根据需要可以多种形式存在,如医院型、病房型、社区型、家庭型等。其执行者是由医生、护士、心理学家、社会工作者、神职人员和志愿者等多方人员组成的团队,在不同的条件下从各个方面为临终者及家属服务。

(四) 临终护理

临终护理(hospice care)是临终关怀的重要组成部分,是一种组织化的护理方案。其具体有三层含义:①采用姑息护理、心理护理和社会支持等理论和方法为晚期病人提供全面照护。②临终护理的实施者是由护士、医生、病人家属和亲友组成的团队。③将晚期病人及其家属视为统一整体,对家属给予专门照顾。

二、老年人临终关怀的意义

为了提高老年人的生存质量和维护生命的尊严,在老年人的临终阶段同样需要关怀和照护,而社会的老龄化、家庭养老功能的弱化,使得社会对老年临终关怀的需求更加普遍和迫切。发展老年临终关怀事业具有重要的意义。

(一) 对家庭的意义

临终关怀不但可减轻临终老人的身心痛苦,使老人平静、安宁、舒适地抵达人生的终点,而且可安抚老人的家属和子女,解决他们家庭照料的困难,使他们能够更好地学习和工作。

(二) 对国家的意义

尽管临终关怀需要社会支付较多的服务费用,但对于那些身患不治之症的老人来说,接受临终关怀可以节省大量甚至巨额的医疗费用,如果将这些费用转移到其他有希望救助的病人身上,它将发挥更大的价值。另外,在综合医院附设临终关怀机构,可以解决目前大多数医院利用率不足、资源浪费的问题。因此,临终关怀对解决国家医疗费用不足、卫生资源分配问题,无疑具有重要的现实意义。

(三) 对社会的意义

临终关怀是一场观念上的革命,它教育人们用唯物主义观念正确对待死亡,同时承认医治对某些濒死老人来说是无效的客观事实,而通过临终关怀保证卫生服务的公平性和可及性,实质上真正体现了人道主义精神,它是人类社会文明进步的标志。

第二节 老年人临终护理

进入终末阶段的老年人,身体极度衰弱,心理变化又极其复杂,护理人员应按照整体护理的原则对老人提供症状控制、心理辅导等方面的连续性服务,同时要对老人的配偶予以关心和安抚,为临终老人提供全方位的护理服务。

一、临终老人的常见症状与护理

临终老人身体各脏器日益衰竭,症状复杂,备受煎熬,临终关怀小组人员应通过各种方式尽量减轻老人的身体痛苦。

(一) 临终老人的常见症状

老年临终的情况各不相同,有的是突然死亡,有的是逐渐衰竭以至死亡,且以后者为主。老人在较长时间内挣扎在生和死的边缘,极度痛苦,甚至觉得生不如死。并且因为机体的衰竭表现出各种濒死的症状,但并不是所有的症状同时出现,也不是所有的症状都会出现。

1. 疼痛 疼痛是使临终老人备受折磨的最严重症状,尤其是晚期癌症病人。疼痛不但会导致身体极度衰弱、病情恶化、影响食欲和睡眠,而且会加重老人失望和沮丧的情绪。

2. 呼吸困难 临终老人可因呼吸道阻塞、肺部肿瘤浸润、胸腔积液、心力衰竭等原因导致呼吸困难,呼吸困难也是引起老人恐惧和极度痛苦的症状之一。

3. 恶心、呕吐 临终老人由于便秘、中枢类阿片反应、颅内压增高、消化性溃疡、尿毒症、药物毒性反应等原因易出现厌食、恶心及呕吐等症状。

4. 谵妄 大多数老人临死前会出现谵妄等神志变化,需考虑癌症脑转移、代谢性脑病变、电解质不平衡、营养异常或败血症等因素。症状一般在下午或晚上会更严重。

5. 压疮 临终老人一般长期卧床,且营养状况差,很多呈恶病质改变,因此多存在发生压疮的危险。

(二) 临终老人的症状护理

护理人员在密切观察临终老人的病情变化、做好预后估测及抢救准备工作的同时,应尽量控制各种症状,减轻老人的痛苦。

1. 疼痛 镇痛护理可分为药物镇痛和非药物镇痛法两种。①药物镇痛:正确使用WHO提出的"三阶梯法",根据疼痛程度酌情应用止痛药。给药应以预防为主,注意规律,足量应用,而不是必要时才用。对无法口服造成的不安与痛苦,可使用如皮肤贴片、舌下含服、静脉或肌内注射等各种方式给予止痛药。在用药过程中注意观察老人的反应,掌握药物的副作用。②非药物镇痛:根据疼痛受心理社会因素影响的机制,可采用认知干预、转移注意力、调动积极情绪、松弛想象、暗示催眠、生物反馈等方法缓解疼痛,也可采用针灸、神经外科手术疗法止痛。

2. 呼吸困难　发现呼吸困难应立即给予吸氧,如呼吸困难为痰液堵塞所致,还应先吸出痰液和口腔分泌液。同时注意开窗或使用风扇通风,病情允许时可适当取半卧位或抬高头与肩。如果呼吸困难与焦虑等负性情绪有关,可根据医嘱应用抗焦虑剂;护理人员稳重的仪态、轻柔的动作及关切的问候,也有利于帮助老人保持平静。若老人出现痰鸣音即所谓的"濒死喉声",可使用湿冷的气雾进行雾化,促使分泌物变稀,易于咳出。对张口呼吸者,用湿巾或棉签湿润口腔,或用护唇膏湿润嘴唇,病人睡着时用湿纱布遮盖口部。

3. 恶心、呕吐　在治疗病因的基础上,可使用镇吐药,如预防性使用氯丙嗪,对因肠蠕动增加引起的恶心、呕吐用甲氧氯普胺,对因化疗或手术所致者可使用昂丹司琼,还可用皮质类固醇和抗组胺药等。另外,可调整老人的饮食习惯,如一次不宜吃得太饱;多选用碳水化合物类食物以便快速通过胃;餐前不喝水,餐后 1 小时尽量不平卧;化疗前 24 小时及化疗后 72 小时避免喝咖啡及食用香浓、辛辣、油腻性食物等。还可使用心理护理技术,如清除一切引起恶心、呕吐的视、听、嗅觉刺激,转移注意力,催眠疗法,音乐疗法的使用等。对意识不清、衰弱的呕吐老人应采取上半身抬高的侧卧位,防止误吸。

4. 谵妄　如老人躁动不安明显,可肌注或静滴氯丙嗪,也可用 10% 水合氯醛稀释后保留灌肠。明确病因,采取相应的处理,如为急性感染性谵妄,可给予足量有效的抗生素及适量的退热剂,以控制感染和高热;如因脑外伤、脑出血等所致,则应积极控制脑水肿。对长期拒食的老人可通过鼻饲或静脉补充营养。

5. 压疮　评估压疮的级别,根据严重程度采取不同的护理方法,详见《护理学基础》。另外,应通过各种方式增加老人的营养摄入。

二、临终老人的心理特征与护理

临终老人已感到死亡的不可抗拒,意识到恢复健康毫无希望,因而精神上极度痛苦。护理人员应结合老人的心理反应给予最大程度的心理支持。

(一) 临终老人的心理特征

面对即将到来的死亡,临终老人大多要经历否认、愤怒、协议、忧郁、接受等复杂的心理变化,此内容在护理专业的其他课程中已有详细介绍,这里不再赘述。另外,老人以下两个方面的心理表现较为突出。

1. 心理障碍加重　可表现为暴躁、孤僻抑郁、依赖性增强、自我控制能力差等。心情好时愿意与人交谈,心情不好时则沉默不语。遇到不顺心的小事则大发脾气,有的甚至对抗治疗,擅自拔掉输液管和监护仪。进入临终期时主要表现为忧郁和绝望。

2. 思虑后事及家人　大部分老人开始思考死后的事情,如遗体的处理、财产的分配、家人的生活等。

(二) 临终老人的心理护理

对临终老人的心理护理,可根据老人心理发展阶段给予针对性的关怀。

1. 否认期　在此阶段,医护人员及家属都要坦诚、热心地关怀老人,要认真、仔细地听他诉说,使老人感到支持和理解。医护人员之间、医护人员与家属之间必须取得协调,弄清老人对自己的病情到底了解到什么程度。然后结合老人的性格、人生观来决定是对其保密还是告知真实情况。对一些心照不宣内心痛苦的病人,尽量给予安慰;如果老人极力否认,医护人员也没有必要破坏这种心理防卫,谈话的时候可尽量顺着老人的语言和思路,让他保持一线希望,这有利于延长老人的生命。否则一旦知道和承认了自己的真实病情,精神会立即崩溃,死亡随之而至。

2. 愤怒期　此期医护人员要把老人的愤怒和怨恨看成是一种适应性反应,要理解与宽容老人,对其不礼貌言行应忍让克制、好言相劝、耐心相待,切不可与之争执。护理上尽量做到认真仔细、动作轻柔、态度诚恳。尽量多陪伴老人,不要使他认为别人会因他脾气不好而生气,从而感到内疚和不安。

3. 协议期　护士应明确此期的心理反应对老人是有益的,应抓住时机,与老人一起制订护理计划,尽力减轻疼痛等各种不适症状。

4. 忧郁期　忧郁和悲痛对临终老人而言是正常的表现,护士应允许他用自己的方式去表达悲哀。安排亲朋好友见面、相聚,允许家属陪伴,让老人有更多的时间和亲人待在一起;尽量满足其要求,尽力安抚和帮助他们,并尽量帮助老人完成其未竟的事宜。

5. 接受期 这个时期应当允许老人自己安静地呆着,不应过多打搅他,不要勉强与之交谈。家属可陪伴在老人身边,在弥留之际握着老人的手,让其在家属的慰藉中安详放心地离开人间。

虽然临终老人的心理变化不尽相同,但所有的心理表现都包含了"求生"的希望。他们真正需要的是脱离痛苦和恐惧,获取精神上的舒适和放松。因此,及时了解临终老人的心理状态,满足他们的身心需要,使老人在安静舒适的环境中以平静的心情告别人生,这是临终心理护理的关键。

三、对丧偶老人的关怀

丧偶对老年人来说是最沉重的打击,其对老年人带来的情感折磨甚至重于临终老人。遭遇丧偶的老人常会悲痛欲绝、不知所措,持续下去会引发包括抑郁症在内的各种精神疾患,甚至导致死亡。因此,对丧偶老人提供适时的照顾和有效的心理支持,也是临终关怀的重要组成部分。

(一) 丧偶老人的心理反应

面对配偶的死亡,老年人最大的反应是悲伤,悲伤程度会因配偶死亡的性质、俩人的关系、老人文化水平、性格以及宗教信仰不同而不同。老年人一般经历以下4个阶段的心理反应。

1. 麻木 表现为震惊、麻木不仁和呆若木鸡,发呆可持续几小时或者几天。这是情感休克的表现,是老人对噩耗的在心理上的排斥反应。

2. 内疚 觉得自己没有在配偶生前更好地善待他,甚至觉得自己对配偶的死亡负有责任,因而内疚、自责。这个阶段在所有丧偶老人中或多或少都存在。

3. 怀念 渴望和思念已逝去的配偶,头脑中反复出现配偶生前的音容笑貌,感到深深的孤独和无助,是感情最强烈、最痛苦的阶段。常常表现为哭泣、易激、谵妄、梦幻等,一般要持续几个星期甚至几年。

4. 复原 开始逐渐接受配偶不可复生的现实,能够控制感情,痛苦逐渐削弱,从悲伤中解脱出来。开始建立新的人际关系,重新开始新生活。

(二) 对丧偶老人的关怀

1. 积极的安慰支持 可陪伴在老人身边,通过耐心倾听老人的诉求、及时给予精神慰藉、帮助老人应对日常生活等方式安慰和支持丧偶老人。需要注意的是,老人由于承受了巨大的打击,对关心和安慰往往难以做出适当的回应,甚至会拒绝别人的好意,这时,千万不能灰心或放弃,而要坚持下去,使老人感到自己并非孤独面对不幸。

2. 合理的情绪宣泄 老年人一般不愿失声痛哭,强忍悲伤会更加压抑或消沉,应该告诉老人,哭泣是痛苦时很自然的情感表现,是疏解内心忧伤的好办法,诱导丧偶老人将悲哀宣泄出来。鼓励老人通过回忆诉说、写日记等形式寄托对亡者的哀思,帮助老人分析引起内疚的原因,劝说老人学会原谅自己。

3. 适当的精力转移 为丧偶老人提供与外界交往的机会,如鼓励老人到亲戚或朋友家小住,或出门旅游一段时间,以缓解悲哀的情绪。也可鼓励老人培养一些诸如书法、绘画、垂钓等业余爱好,或者参与公益事业发挥余热,从而缓解焦虑、孤独的情绪。

4. 有效的社会支持 调动丧偶老人的社会关系,如亲朋好友、单位领导、同事等关心老人,解决老人的各种实际困难。丧偶老人原有的某些生活规律被破坏,需要建立新的情感依恋关系,解决方式有两个:一是可以培养与子女、亲友之间的和谐温暖依赖关系;二是可以通过再婚获得新的情感依恋关系,补偿丧偶后的心理失落感。

(李 宁)

第十四篇

急诊护理

第四十章

贸 易 纠 纷

第一章

急救基本技术

第一节 急诊临床护理思维

临床护理思维是护士在协助医师诊治病人、临床护理过程中,采集、分析和归纳相关信息,做出判断和决定的过程。护理思维的培训是护理人员多种护理能力完备结合的体现,而过硬的技能、应变能力、丰富的临床知识都是急救护理人员的必备条件。急诊护士临床思维能力的提高贯穿在整个急诊抢救的护理过程中。

护士临床思维能力是指运用理论、智力和经验对病人存在或潜在的护理问题的综合分析、判断和对即将施行的护理措施的决策能力。在客观条件和知识面相差不大的情况下,临床思维能力的高低是决定护士护理水平的关键因素。正确的临床思维来自坚实的理论功底和临床经验,年轻的护理人员通过加强业务学习,组织病案讨论,注重教学考核,再加上有针对性的培训是可以缩短护士成长时间和提高护士的临床思维能力的。

一、急诊护士主要需具备以下几方面的临床护理思维能力

(一) 病情分类思维能力

对来急诊科就诊的病人,护士应首先对其进行病情分类,根据生命体征进行评分。以往医护人员在多数情况下是凭经验和"直觉"来判断急诊病人的病情。根据疾病或症状进行初步判断并限定在规定的时间内采取干预措施。自卫生部2011年提出急诊病人分区分级就诊以来,各医院相继开始引进和采用早期预警评分系统(Early warning score, EWS)对病人心率、收缩压、呼吸频率、体温和意识进行评分,从而即时获得各项生理指标,根据评分结果采取积极的护理干预。

(二) 护理干预思维能力

对病情进行评估后,下一步就是对病人及时采取干预措施,并在危重病人诊断明确之前,有出血即止血、有疼痛先止痛、有休克先补液、呼吸困难即给氧、呼吸心搏骤停立即心肺复苏等。经常进行"创伤急救的技术"和"心肺复苏技术"的演练,模拟抢救场景,各司其职,不断强化医护急救意识,不断发现漏洞,不断地检验抢救流程的合理性,才能提高护理干预思维能力。

(三) 病情观察思维能力

病人到急诊科后,有一部分通过急救稳定生命体征和辅助检查后收住院或急诊手术,有一部分在急诊室留观。对留观病人不能掉以轻心,有些病可能处于疾病早期,病情变数很大,在护理过程中,护士对病情观察能力,是认知疾病的全过程。护士要做到勤巡视、勤监测、勤观察、勤沟通,对病情进行动态的评估。所以,护士注意对自己观察能力和思维能力的培养是具有非常重要的、不可估量的价值。要自学心理学和社会学等多种知识,促进敏锐的观察思维能力的养成。

(四) 护患沟通思维能力

美国著名心理学家艾伯特·赫拉别恩曾提出过一个公式:信息交流的效果=7%的语言+38%的语调语速+55%的表情和动作。急诊病人及家属对突发事件或病情往往表现为急躁不安,甚至恐惧,茫然不知所措。与病人交流时,护士要用通俗易懂、清晰、准确的语言结合病人实际情况向病人说明诊疗计划,检查、治疗及手术需注意的问题,以及可能出现的并发症和意外等,对病人及家属提出的各种问题和要求,及时予以解释和说明。在执行医院某些规定时要人性化,使护理工作更贴近病人。尊重病人知情权和选择权,认真履行

告知义务。有创操作和院前、院内转运过程中的风险要充分告知病人和家属,并签名。

(五) 急救设施与药品管理思维能力

急救技术的实施离不开急救设备及药品的支持,急诊科必须备齐完好的抢救设施:呼吸机、心电图机、心电监护仪、除颤仪、洗胃机、急救包等。防止因抢救仪器不能正常运转或缺空引发的纠纷,重要仪器要有备用的数量保证。抢救要做到四定:定人管理,定点放置,固定数量,定期检查、消毒和维修,以确保各仪器完好备用;药品、物品应齐全有效,各班严格交接班,建立检查和交接班本。重要仪器的保养与维护专人负责,抢救时用的药品建立使用登记本,医护核实后共同签名。物品用后及时归位,随时补充。

(六) 预见性思维能力

预见性思维是指护士运用护理程序对病人进行全面综合的分析与判断,提前预知存在的护理风险,从而采取及时有效的护理措施,避免护理并发症的发生,提高护理质量和病人的满意度。护士预见性思维能力的提高,可以让护士和护理工作变得更给力。即提高护士独立思维与钻研的能力;保证护士进行安全、有效的护理行为;调动护士的积极性,体现护士的自身价值,使护理工作由被动变为主动,体现护理专业价值。

急诊护理应急性强,预知性少,业务涉及面广,对护士提出更高的要求。急诊护士应主动加强业务学习,不断学习新知识、新理念来打好扎实的理论功底和积累临床经验,较快提高护士的临床思维能力,同时急诊整体护理水平提高,可确保急诊病人得到及时救治,确保生命安全。

二、怎样培养急诊临床护理思维

急诊科病人与门诊以及住院病人相比具有鲜明的特点,护士应该根据急诊病人的特点培养自己的临床思维。

(一) 急诊病人特点

1. 处于疾病的早期阶段,不确定因素多;

2. 危重病人在做出明确诊断前就要给予医疗、护理干预;

3. 来诊病人常以某种症状或体征为主导,而不是以某种病为主导;

4. 病情轻重相差甚大,复杂多变,从伤风感冒到心跳、呼吸骤停;

5. 病人和家属对缓解症状和稳定病情的期望值高;

6. 病人及家属情绪波动较大,时有不能自控者出现;

7. 时有无助病人出现,如无家属陪伴、无职业、无单位、无身份证明、无经济来源者。

(二) 急诊护理临床思维

1. 病人死亡的可能性有多大 因急诊病人的不确定因素很多,护士在接诊急诊病人时,首先都要考虑"该病人是否有致命性疾病,其死亡的可能性有多大?是否需要立即实施干预措施"。以此问题为导向,可将急诊病人分为4类:①濒危病人:病情可能随时危及病人生命,需立即送入抢救室采取挽救生命的干预措施;②危重病人:病情有可能在短时间内进展至1级,或可能导致严重致残者,应10分钟内安排接诊,并给予病人相应处置及治疗;③急症病人:病人目前明确没有在短时间内危及生命或严重致残的征象,应在30分钟内安排病人就诊;④非急症病人:病人目前没有急性发病症状,无或很少不适主诉,且临床判断需要很少急诊医疗资源的病人,对于此类病人按顺序安排就诊。

2. 最可能的病因是什么 急诊工作特点要求工作人员在短时间内、利用有限的资源明确病人的病因诊断,因此作为一名急诊护士,必须学会分析病人主诉、现病史和既往病史,初步的检查结果,结合自己的专业知识、临床经验进行思考,遵循"先常见病、多发病,后少见病、罕见病"和"尽量用一个病解释"的诊断思路进行初筛、预检、分诊。同时应该根据自己的临床思维积极主动地协助急诊医生完善各项辅助检查,以尽早明确病因。

3. 除了这个原因,还有没有别的可能 这是鉴别诊断的思维过程,如发热和腹痛是急诊科最常见的两个症状,背后病因五花八门,医师根据自己经验可能很快会作出倾向性诊断,但我们护士应该根据生命体征、病情观察、遗漏主诉等方面给医师提供更多的信息。比如:认为这是由于急性胃肠炎导致的腹痛,但此时病人血压下降、疼痛加剧,医师急忙问月经史,急诊护士应及时向医师反馈血压下降等病情变化,询问月经史告之医师,帮助医师排除有无胃肠穿孔、胆道疾病或宫外孕破裂的可能。工作中应自问:①哪些能帮助医师诊断?②诊疗过程中是否有遗漏?③需要哪些专科医师帮助?

4. 怎样给病人做好解释工作，配合完成辅助检查　急诊科常用的辅助检查包括血液项目（常规、生化、酶等）、心电图和 X 线平片、B 超、CT 等，辅助检查需要一定的时间，检查过程中还有病情突变的风险，护士在护送病人做检查前应自问：①这项检查对病人的诊断和鉴别的必要性是什么？②医师希望病人首先完成哪些检查是最主要的？其目的是什么？③病人及家属情绪激动、紧张，其原因是什么？④如果检查过程中病情恶化怎么办？

5. 病人到急诊科后，病情发生了什么变化　急诊病人处于疾病早期，但往往不是极期，病情变化很大，可能向好转的方向发展，也可能向恶化的趋势演变，但我们做出初步诊断和相应的干预后数分钟或数小时，不要忘记再次评估的验证诊断是否正确，处理是否得当，以及病人对治疗护理的反应如何？因此急诊观察区是非常重要，不容忽视的场所，医师和护士共同进行评估并认真书写记录，护士应考虑：①病情稳定还是不稳定？②病人干预措施（药物、非药物）反应如何，有无副作用？③及时向医师反馈病情变化的同时，是否需要增加其他护理干预措施？

6. 往哪里分流作进一步的诊治、护理　一般情况下病人在急诊科诊治只是一个阶段，之后就要考虑下一步的去向，包括：取药后回家继续治疗、急诊留院观察、收入监护室或住院部相关病区、直接进入手术室，尽早作出病人去向选择可以得到其他专科帮助，使病人更早获得针对病因的处置，提高救治成功率，虽然在目前的医疗体制下往往还要考虑病人的经济能力和其他社会因素，但从病情角度要考虑分流：①病人是否病情好转？②病人是否有紧急手术的指征？③住院治疗是否对病人更有利？④病人在急诊科时间是否太长？

7. 病人家属理解和同意我们的做法吗　这是一个护患沟通的问题，有时护士抱怨说，我们辛辛苦苦抢救病人，最后得不到感谢，反而还被投诉。这种现象既反映出社会对急诊急救工作的专业特点应有更多的理解宽容，也要求我们检讨自己工作中的疏忽和缺陷，由于病人对缓解症状和稳定病情期望值较高，在救治的短时间内护患之间又往往难以建立彼此的信任，如果沟通不足，就容易导致患方不满意，而医务人员又有"好心没好报"的情绪结果，所以护士在护理过程中应提醒自己：①我是否在操作前将应告知内容告知了病人及亲属？②他（们）同意我的做法吗？③他（们）在知情同意书上签字了吗？④我尊重病人的权利了吗？⑤对无助病人，及时救治、启动无助病人抢救程序，通知相关人员了吗？

以上 7 个问题贯穿了我们在急诊病人护理过程中的临床护理思维的主要方面。这种自问自答方式可以使我们的思考更缜密、条理更清晰、措施更严谨，保持自我反省的状态，帮助我们在护理过程中正确临床思维方式的培养，不断提高自身护理水平，认真对待急诊护理中的每一个环节，才能最大限度地降低医疗护理风险，从而更好地为病人提供优质服务。

第二节　急诊分区分级就诊

卫生部 2011 年拟将急诊科从功能结构上分为红黄绿"三区"，将病人的病情分为"四级"，从而提高急诊病人分诊准确率，保障急诊病人医疗安全。

一、分级适用范围和依据

适用于全国各级各类医疗机构急诊医学科及其医务人员，各医疗机构按《卫生部急诊病人分级指导原则》规范地进行诊疗活动。分级依据主要是急诊病人病情的严重程度及急诊病人占用急诊医疗资源多少。

二、分级原则

根据病人病情评估结果进行分级，共分为四级（《卫生部急诊病人分级指导原则》），见表 14-1-1。

表 14-1-1　急诊病人分级标准

级别	标准	
	病情严重程度	需要急诊医疗资源数量
1 级	濒危病人	—
2 级	危重病人	—
3 级	急症病人	≥2
4 级	非急症病人	0~1

注："需要急诊医疗资源数量"是急诊病人病情分级补充依据，如临床判断病人为"非急症病人"（4 级），但病人病情复杂，需要占用 2 个或 2 个以上急诊医疗资源，则病人病情分级定为 3 级。即 3 级病人包括：急症病人和需要急诊医疗资源≥2 个的"非急症病人"；4 级病人指"非急症病人"，且所需急诊医疗资源≤1

(一) 1级：濒危病人

病情可能随时危及病人生命，需立即采取挽救生命的干预措施，急诊科应合理分配人力和医疗资源进行抢救。临床上出现下列情况要考虑为濒危病人：气管插管病人，无呼吸/无脉搏病人，急性意识障碍病人，以及其他需要采取挽救生命干预措施病人，这类病人应立即送入急诊抢救室。

(二) 2级：危重病人

病情有可能在短时间内进展至1级，或可能导致严重致残者，应尽快安排接诊，并给予病人相应处置及治疗。病人来诊时呼吸循环状况尚稳定，但其症状的严重性需要很早就引起重视，病人有可能发展为1级，如急性意识模糊/定向力障碍、复合伤、心绞痛等。急诊科需要立即给这类病人提供平车和必要的监护设备。严重影响病人自身舒适感的主诉，如严重疼痛（疼痛评分≥7/10），也属于该级别。

(三) 3级：急症病人

病人目前明确没有在短时间内危及生命或严重致残的征象，应在一定的时间段内安排病人就诊。病人病情进展为严重疾病和出现严重并发症的可能性很低，也无严重影响病人舒适性的不适，但需要急诊处理缓解病人症状。在留观和候诊过程中出现生命体征异常（附A：生命体征异常参考指标）者，病情分级应考虑上调一级。

(四) 4级：非急症病人

病人目前没有急性发病症状，无或很少不适主诉，且临床判断需要很少急诊医疗资源（≤1个）（附B：列入急诊病人病情分级的医疗资源）的病人。如需要急诊医疗资源≥2个，病情分级上调1级，定为3级。

附A：生命体征异常参考指标（急诊病情分级用）

	<3个月	3个月~3岁			3~8岁	>8岁
		3~6月	6~12月	1~3岁		
心率	>180	>160			>140	>120
	<100	<90	<80	<70	<60	<60
呼吸*	>50	>40			>30	>20
	<30	<25			<20	<14
血压-收缩压(mmHg)**	>85	>90+年龄×2			>140	
	<65	<70+年龄×2			<90	
指测脉搏氧饱和度	<92%					

注：* 评估小儿呼吸时尤其要注意呼吸节律；** 评估小儿循环时须查毛细血管充盈时间和发绀，病情评估时血压值仅为参考指标，有无靶器官损害是关键，血压升高合并靶器官损害，则分级上调一级；成人单纯血压升高（无明显靶器官损害证据）时，若收缩压>180mmHg，则病情分级上调一级；要重视低血压问题，收缩压低于低限者分级标准均应上调一级

附B：列入急诊病人病情分级的医疗资源

列入急诊分级的资源	不列入急诊分级的资源
• 实验室检查（血和尿） • ECG、X线 • CT/MRI、超声 • 血管造影 • 建立静脉通路补液 (一) 静脉注射、肌注、雾化治疗 (二) 专科会诊 (三) 简单操作（n=1）如导尿、撕裂伤修补 (四) 复杂操作（n=2）如镇静镇痛	• 病史查体（不包括专科查体） • POCT（床旁快速检测） (一) 口服药物 (二) 处方再配 (三) 电话咨询细菌室、检验室 (四) 简单伤口处理，如打绷带、吊带、夹板等 • 输生理盐水或肝素封管

三、分区及分级流程

结合国际分类标准以及我国大中城市综合医院急诊医学科现状，拟根据病情危重程度判别及病人需要急诊资源的情况，将急诊医学科从功能结构上分为"三区"，将病人的病情分为"四级"，简称"三区四级"分类。

(一) 分区

从空间布局上将急诊诊治区域分为三大区域：红区、黄区和绿区。

1. **红区** 抢救监护区，适用于1级和2级病人处置，快速评估和初始化稳定。

2. **黄区** 密切观察诊疗区，适用于3级病

人,原则上按照时间顺序处置病人,当出现病情变化或分诊护士认为有必要时可考虑提前应诊,病情恶化的病人应被立即送入红区。

3. 绿区　即4级病人诊疗区。

(二) 分级和分区流程

急诊病人病情分级和分级流程,见图14-1-1。

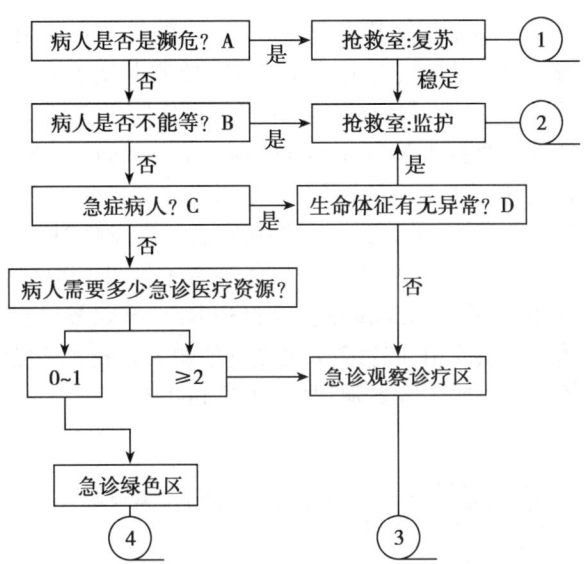

图14-1-1　急诊病人病情分级和分区图

注:①ABC参见分级标准;②生命体征异常参考指标见附录A;③急诊医疗资源指在获取急诊病人的主诉后,根据主诉及所属医疗机构急诊科的资源配置,评估病人在进入急诊科到安置好病人过程中可能需要的急诊医疗资源(附录B)个数

第三节　心肺脑复苏术

一、心肺脑复苏术

自1956年Zoll首先应用胸外除颤获得成功后,1958年,Safar明确了口对口呼吸优于"压胸抬臂通气法",1960年Kouwenhoven创用"不开胸心脏按压术",开创了以胸外心脏按压为基础的心肺复苏术(cardio-pulmonary resuscitation,CPR)。此后各国先后制定了内容大致相同的成人心肺复苏术标准和指南。1979和1985年又制定和完善了小儿心肺复苏术。但接受现场CPR且存活者中约10%~40%遗留有明显的永久性脑损害。这一事实引起人们对脑保护及脑复苏的重视,推动了脑复苏的研究和实施,将CPR扩展为心肺脑复苏(cardio-pulmonary-cerebral resuscitation,CPCR),即包括心、肺、脑复苏三个主要环节。

心肺复苏(cardiopulmonary resuscitation, CPR)是针对心搏、呼吸停止所采取的抢救措施,即应用胸外按压或其他方法形成暂时的人工循环并恢复心脏自主搏动和血液循环,用人工呼吸代替自主呼吸并恢复自主呼吸,达到恢复苏醒和挽救生命的目的。脑复苏是心肺功能恢复后,主要针对保护和恢复中枢神经系统功能的治疗,其目的是在心肺复苏的基础上,加强对脑细胞损伤的防治和促进脑功能的恢复,此过程决定病人的生存质量。

为成功挽救心搏骤停病人的生命,需要诸多环节环环相扣,1992年10月,美国心脏协会正式提出"生存链"(chain of survival)概念。根据美国心脏协会心肺复苏和心血管急救指南(American Heart Association Guidelines for Cardiopulmonary Resucitation and Emergency Cardiovascular Care Science),成人生存链(adult chain of survival)是指对突然发生心搏骤停的成年病人所采取的一系列规律有序的步骤、规范有效的救护措施,将这些抢救序列以环链形式连接起来,就构成了一个挽救生命的"生命链"。2010年新的美国心脏协会心血管急救成人生存链包括以下5个环节:①立即识别心搏骤停并启动急救系统(immediate recognition of cardiac arrest and activation of the emergency response system);②尽早进行心肺复苏,着重于胸外按压(early CPR with an emphasis on chest compressions);③快速除颤(rapid defibrillation);④有效的高级生命支持(effective advanced life support);⑤综合的心搏骤停后治疗(integrated post-cardiac arrest care)。成人生存链见图14-1-2。生存链中各个环节必须环环相扣,中断任何一个环节,都可能影响病人的预后。心肺脑复苏的成功率与抢救是否及时、有效有关。若能在心脏骤停4分钟内进行基础生命支持(Basic Life Support,BLS),8分钟内进行心脏除颤,则存活率可达40%,越早抢救,复苏成功率越高。

图 14-1-2　成人生存链

二、基础生命支持

基础生命支持(basic life support,BLS)又称初期复苏处理或现场 CPR,其主要目标是:①迅速准确判断心、肺功能衰竭或停止;②立即实施现场心肺复苏术,从体外支持病人的通气、氧合和心泵循环功能;③通过 BLS,至少能维持人体重要脏器的基本血氧供应,直致延续到建立高级心血管生命支持或恢复病人自主循环、呼吸活动,或延长机体耐受临床死亡时间。关键步骤包括:立即识别心搏骤停和启动急救反应系统、早期心肺复苏、快速除颤终止室颤。

(一)心肺复苏的基本程序

心肺复苏的基本程序是 C、A、B,分别指胸外按压、开放气道、人工呼吸。首先要判断病人有无反应、呼吸和循环体征,如果发现无任何反应,应首先求救急救服务(emergency medical service,EMS)系统,尽快启动 EMS 系统。如果有 2 名急救员,一名立即实施 CPR,另一名快速求救。有条件时,可考虑实施 D,即除颤。如果旁观者未经过 CPR 培训,则应进行单纯胸外按压的 CPR,直至除颤仪到达且可供使用,或急救人员或其他相关施救者已接管病人。成人 BLS 流程如下(图 14-1-3):

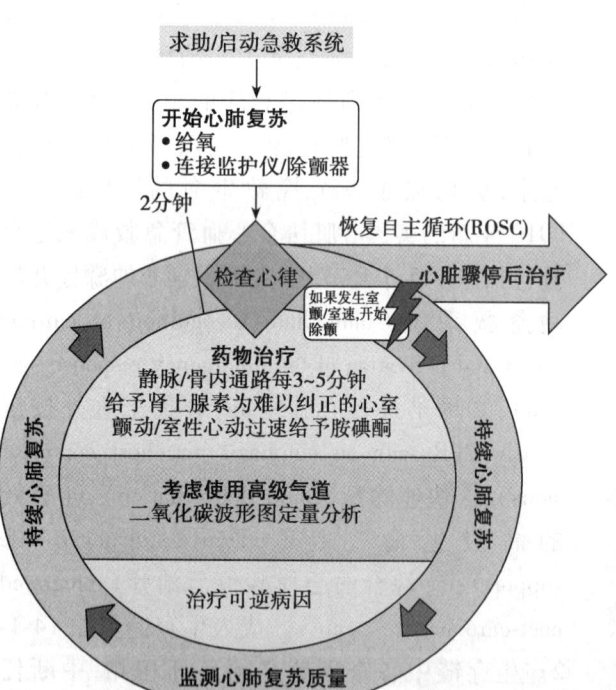

图 14-1-3　成人心肺复苏流程

1. 在安全情况下,快速识别和判断心搏骤停

(1) 判断病人反应:采取轻拍或摇动病人双肩的方法,并大声呼叫:"喂,你怎么了?",判断病人有无反应,同时快速检查有无呼吸,应在10秒内完成。

(2) 启动急救反应系统:如果病人无反应,应立即呼救启动急救反应系统,在院外拨打"120",院内应呼叫其他医护人员。并迅速置病人于复苏体位,即仰卧位,头、颈部应与躯干保持在同一轴面上,将双上肢放置在身体两侧,解开衣服,暴露胸壁。

2. 循环支持(circulation,C) 循环支持又称人工循环,是指用人工的方法通过增加胸膜腔内压或直接挤压心脏产生血液流动,旨在为冠状动脉、脑和其他重要器官提供血液灌注。

(1) 判断大动脉搏动:非专业人员无须检查大动脉搏动,专业人员应检查动脉有无搏动,时间不超过10秒。成人检查颈动脉,方法是示指和中指并拢,从病人的气管正中部位向旁滑移2～3cm,在胸锁乳突肌内侧轻触颈动脉搏动(图14-1-4)。儿童可检查其股动脉,婴儿可检查其肱动脉或股动脉。如果触摸不到动脉搏动,说明心搏已经停止,应立即进行胸外按压。

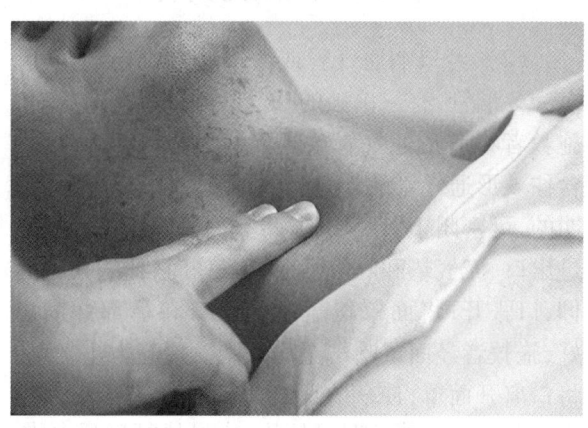

图14-1-4 触摸颈动脉

(2) 胸外按压:是对胸骨下段有节律地按压。有效的胸外按压可产生60～80mmHg的收缩期动脉峰压。通过胸外按压产生的血流能为大脑和心肌输送少量但却至关重要的氧气和营养物质。特别是对倒地至第一次电击的时间超过4分钟的病人,胸外按压更为重要。

按压时病人应保持平卧位,头部位置尽量低于心脏,使血液容易流向头部。如果病人躺卧在软床上,应将木板放置在病人身下,以保证按压的有效性,但不要为了找木板而延误抢救的时间。为保证按压时力量垂直作用于胸骨,施救者可根据病人所处位置的高低,采取跪式或用脚凳等不同体位进行按压(图14-1-5)。

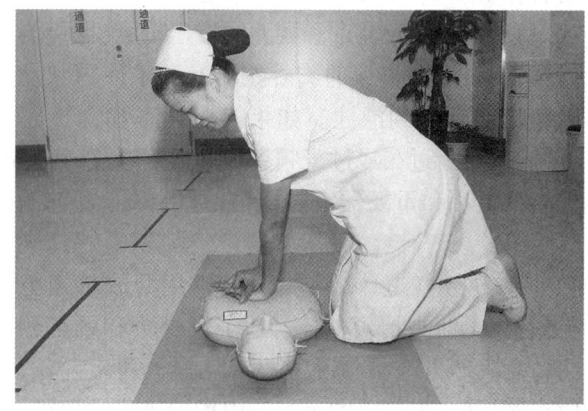

图14-1-5 胸外心脏按压

按压部位的确定:成人按压部位在胸部正中,胸骨的下半部,两乳头连线之间的胸骨处。婴儿按压部位在两乳头连线之间的胸骨处稍下方。(图14-1-6)。

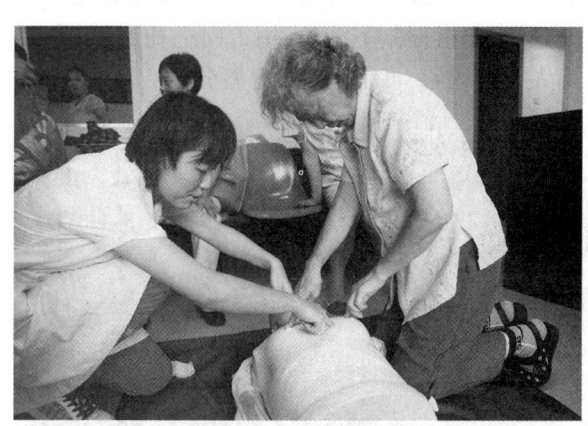

图14-1-6 胸外心脏按压部位:双乳头连线中点

胸外按压方法:操作者在病人一侧,一只手的掌根部放在胸骨两乳头连线处,另外一只手叠加在其上,两手手指交叉紧紧相扣,手指尽量向上,避免触及胸壁和肋骨,减少按压时发生肋骨骨折的可能性。按压者身体稍前倾,双肩在病人胸骨正上方,双臂绷紧伸直,按压时以髋关节为支点,应用上半身的力量垂直向下用力快速按压。按压频率每分钟至少100次,胸骨下陷至少5cm,胸骨下压时间及放松时间基本相等,放松时应保证胸廓充分回弹,但手掌根部不能离开胸壁。尽量减少胸外按压间断,或尽可能将中断控制在10秒以

内。按压与通气之比为30:2,按压时应高声匀速记数。此要求适用于儿童以外的所有年龄病人的单人心肺复苏。

儿童(8岁以下)病人按压深度至少达到胸廓前后径的1/3,婴儿大约4cm,儿童大约为5cm。双人心肺复苏时,儿童和婴儿的按压/通气比例为15:2。快速、足够深的胸外按压有利于使冠状动脉和脑动脉得到灌注。如果按压频率和深度不足、按压间断过久或过于频繁加之过度通气,可减少心排出量和重要器官的血液灌注,降低复苏的成功率。

3. 开放气道(airway,A) 常用开放气道方法包括:①仰头抬颏/颌法:适于没有头和颈部创伤的病人。方法是将一手小鱼际置于病人前额,使头部后仰,另一手的示指与中指置于下颌角处,抬起下颏(颌),注意手指勿用力压迫下颌部软组织,防止造成气道梗阻(图14-1-7)。②托颌法:此法开放气道具有一定技术难度,需要接受培训。疑似头、颈部创伤者,此法开放气道比较安全。操作者站在病人头部,肘部可支撑在病人躺的平面上,双手分别放置在病人头部两侧,拇指放在下颏处,其余四指握紧下颌角,用力向上托起下颌,如病人紧闭双唇,可用拇指把口唇分开。

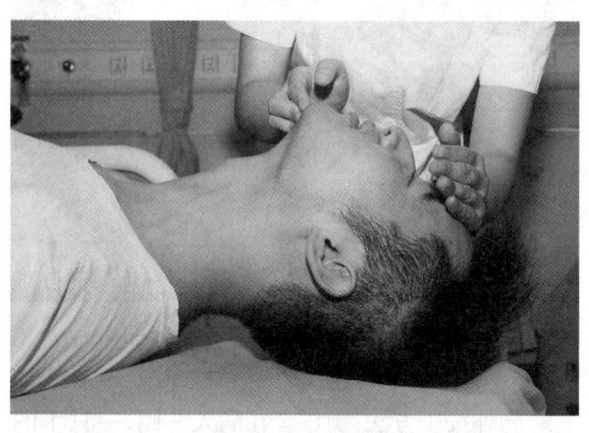

图14-1-7 开放气道

4. 人工呼吸(breathing,B) 如果病人没有呼吸或不能正常呼吸(或仅仅是叹息),应立即做口对口、口对面罩、球囊-面罩、球囊对高级气道通气等人工呼吸方法。无论采用何种人工呼吸方法,首次人工通气为2次,每次通气应在1秒以上,使胸廓明显起伏,保证有足够的气体进入肺部。如果病人有自主循环存在,但需要呼吸支持,人工呼吸的频率为10~12次/分,即每5~6秒给予人工呼吸1次,婴儿和儿童12~20次/分。

(1) 口对口人工呼吸:①在保持气道通畅和病人口部张开的情况下进行。②施救者用按于前额一手的拇指和示指,捏闭病人的鼻孔。③施救者张开口紧贴病人口部,以封闭病人的口周围(婴幼儿可连同鼻一块包住,不能漏气)。④通常呼吸下,缓慢吹气2次,至病人胸部上抬,不必深呼吸。⑤一次吹气完毕,应立即与病人口部脱离,轻轻抬起头部,眼视病人胸部,同时放松捏闭病人鼻部的手指,使病人能从鼻孔呼出气体。采取口对口人工呼吸时,一定注意应用合适的通气防护装置,既能保证通气效果又能有效保护施救者。目前,市场上有多种商品可供选择。(图14-1-8)

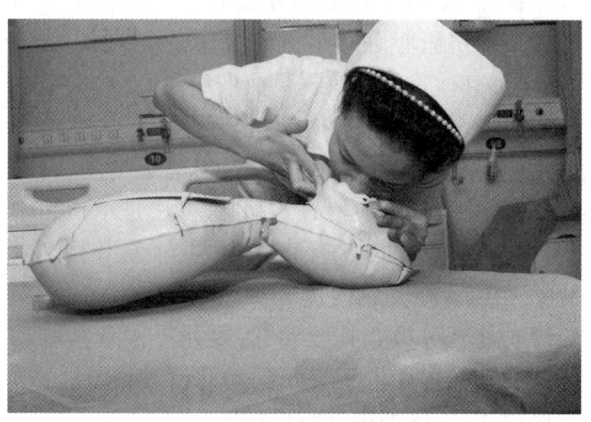

图14-1-8 口对口人工呼吸

(2) 经口咽通气管或面罩通气:口咽通气管多为S形管,有一单独的呼气活瓣。人工通气时,施救者将S形通气管放入到病人的口咽部,用口含住S形通气管的外口吹气即可。面罩一般为透明的,可密闭于口腔周围,带有一氧气入口和呼吸进出口、充气垫和呼气活瓣。操作时,让病人头后仰,口张开,将面罩覆盖于整个口和鼻部并固定好,施救者经面罩吹气至病人胸廓抬起为止,然后将口离开面罩,使病人呼出气通过活瓣活动而排出。此方法不能长时间使用,应尽早行球囊-面罩或气管插管通气。

5. 早期除颤(defibrillation,D) 心搏骤停最初发生的心律失常最常见的是心室颤动(室颤)或无脉性室速,终止室颤和无脉性室速最迅速、最有效的方法是除颤。除颤具有时间效应,随着时间的推移,除颤成功的机会随之会迅速下降。2010年CPR与ECC指南中重新确认2005版建议,即如果任何施救者目睹发生院外心搏骤停且现场有自动体外除颤仪(automated external defibrillator,AED),施救者应从胸外按压开始心肺复苏,并应尽快在 3~5 分钟内使用 AED。对于院内心搏骤停,有心电监护的病人,从心室颤动到给予电击的时间不应超过 3 分钟,并且应在等待除颤仪过程中进行心肺复苏。但对非目击的心搏骤停(>4 分钟),则应先进行 5 个循环 30∶2(大约 2 分钟)的 CPR,然后再除颤,其目的是先使心脏获得灌注,从而使除颤更有效。除颤之后应立即给予 5 个循环 30∶2 的高质量 CPR(2 分钟)后再检查脉搏和心律,必要时再进行另一次电击除颤。

给予高能量一次除颤的观点已得到一致认可,因为使用高能量电击一次将能消除 90% 以上的室颤。如果除颤不能消除室颤,则此种室颤可能属于低幅波类型,通常是因为心肌缺氧,所以应先进行 2 分钟的 CPR,使心肌恢复供氧后再分析心律决定是否除颤。目前生产的 AED 和除颤仪几乎都是双向波除颤仪,使用直线双向波型除颤仪首次除颤能量为 120J,使用双向方形波除颤仪时能量为 150~200J,如不清楚厂家提供的除颤能量范围,则可选择 200J,后续除颤能量相同或选择更高能量。使用单向波除颤仪时除颤能量为 360J。婴儿与儿童除颤理想能量目前仍不清楚,但认为合理的除颤能量是 2~4J/kg。首剂量可先考虑 2J/kg,后续电击能量为 4J/kg 或更高级别能量,但不能超过 10J/kg 或成人剂量。

(二) 心肺复苏效果的判断

1. 瞳孔复苏有效时,可见瞳孔由散大开始回缩。如瞳孔由小变大、固定,则说明复苏无效。

2. 面色及口唇复苏有效时,可见面色由发绀转为红润。如若变为灰白,则说明复苏无效。

3. 颈动脉搏动按压有效时,每一次按压可以摸到一次搏动,如若停止按压,搏动亦消失,应继续进行心脏按压。如若停止按压后,脉搏仍然跳动,则说明病人心跳已恢复。

4. 神志复苏有效,可见病人有眼球活动,睫毛反射与对光反射出现,甚至手脚开始抽动,肌张力增加。

5. 自主呼吸出现 自主呼吸的出现并不意味可以停止人工呼吸,如果自主呼吸微弱,仍应坚持人工辅助呼吸。

(三) 注意事项

1. 按压部位要准确 如部位太低,可能损伤腹部脏器或引起胃内容物反流;部位太高,可伤及大血管;若部位不在中线,则可能引起肋骨骨折。

2. 按压时用力要均匀适度 过轻达不到效果,过重易造成损伤。按压与放松时间基本相等。

3. 按压姿势要正确 注意肘关节伸直,双肩位于双手的正上方,手指不应加压于病人胸部,在按压间隙的放松期,操作者不加任何压力,但手掌根仍置于胸骨中下半部,不离开胸壁,以免移位。

4. 病人头部应适当放低 以避免按压时呕吐物反流至气管,也可防止因头部高于心脏水平而影响血流。

5. 心脏按压必须同时配合人工呼吸 对成人单人或双人心肺复苏均采用 30∶2 按压-通气比例。

6. 最新观点强调胸外按压的质量,要有足够按压速度与深度 操作过程中,救护人员可数分钟替换,以减少疲劳对胸外按压的幅度和频率的影响。替换可在完成一组按压、通气的间隙中进行,胸外按压中断时间尽量不超过 10 秒。

7. 按压期间密切观察病情,判断效果 胸外心脏按压有效的指标是:按压时可触及颈动脉搏动及肱动脉收缩压≥60mmHg(8.00kPa);有知觉反射、呻吟或出现自主呼吸。

三、高级生命支持

高级生命支持(advanced life support,AlS)是指在 BLS 基础上应用辅助设备及特殊技术,建立和维持有效的通气和血液循环,识别并治疗心律失常,建立有效的静脉通路并应用必要的药物治疗,改善并维持心肺功能及治疗原发疾病的一系列救治措施。它是心搏骤停后 5~10 分钟的第二个处理阶段,一般在医疗单位中进行。包括建立静脉输液通道、药物治疗、电除颤、气管插管、机械呼吸等一系列维持和监测心肺功能的措施。AIS 应尽可能早开始,如人力足够,往往以复苏团队形式,BLS 与 ALS 应同时进行,可取得较高的疗效。

(一) 明确诊断(differential diagnose,D)

在救治心搏骤停时出现的各种心律失常过程中,应尽可能迅速明确引起心搏骤停的病因,以便及时对病因采取相应的救治措施。

(二) 人工气道

心肺复苏时急救人员可采用口咽气道、鼻咽气道或其他可选择的辅助气道保证人工呼吸。

1. 口咽气道 口咽气道主要应用于浅昏迷而不需要气管插管的病人。操作者将通气管由舌面上方压入后做 180° 翻转,放置于中央位置,直至通气管前端开口面对声门。但应注意其在口腔中的位置,因为不正确的操作会将舌推至下咽部而引起呼吸道梗阻。

2. 鼻咽气道　鼻咽气道对牙关紧闭、颞颌关节紧闭、咬伤、妨碍口咽气道置入的颌面部创伤病人是很有用的。鼻咽气道长约15cm,管外涂上润滑油,插入鼻孔后沿鼻腔下壁插入至下咽部。浅昏迷病人,鼻咽气道比口咽气道的耐受性更好。有颅骨骨折的病人使用鼻咽气道要谨慎。且鼻咽气道置入可引起鼻黏膜的损伤而致出血,操作中应尽量注意避免损伤。

3. 气管插管　有条件时尽早气管插管,因其能保持呼吸道通畅,防止肺部吸入异物和胃内容物,便于清除呼吸道分泌物。并可与简易人工呼吸器、麻醉机或通气机相接进行机械人工呼吸。

4. 环甲膜穿刺　适应于插管困难且严重窒息的病人。用16号粗针头刺入环甲膜,接上T形管给氧,可立即缓解病人严重缺氧的状况,为气管插管或气管造口术赢得时间,为完全复苏打下基础。

5. 气管造口术　主要用于心肺复苏后长期昏迷的病人。目的是为了保持较长时间的呼吸道通畅,易于清除呼吸道分泌物,减少呼吸阻力和呼吸道解剖无效腔。

（三）人工通气和氧疗

1. 简易呼吸器法　简易呼吸器（呼吸囊）由面罩、衔接管、三通呼吸活门和一个有弹性的球体组成。在球体后面空气入口处有一单向活门,以确保球体舒张时空气能单向流入;球体侧方有氧气入口,有氧气条件下可自此输入氧气10~15L/min,使吸入氧气浓度增至75%以上。

操作方法:

（1）将病人仰卧,去枕,头后仰。

（2）清除口腔与喉中义齿等任何可见的异物。

（3）插入口咽通气道,防止舌咬伤和舌后坠。

（4）救护者应位于病人头部的后方,将头部向后仰,并托牢下颌使其朝上,使气道保持通畅。

（5）将面罩扣住口鼻,并用拇指和示指紧紧按住,其他的手指则紧按住下颌并向上托,保持头后仰姿势。此手法又称为"EC"手法。(此非英文缩写,仅为形象地表达,图14-1-9)。

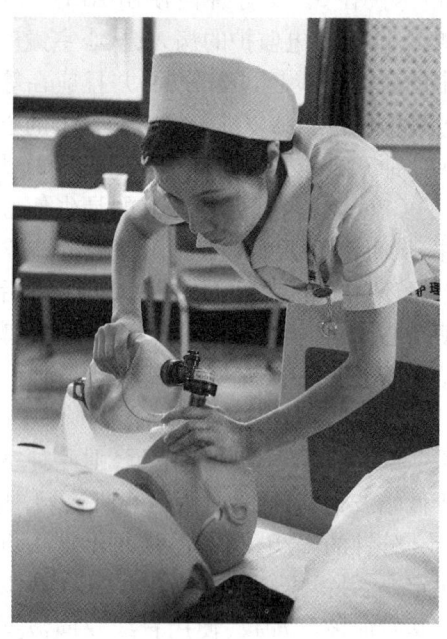

图14-1-9　简易呼吸囊的应用（"EC"手法）

（6）用另外一只手挤压球体,将气体送入肺中,规律性地挤压球体提供足够的吸气/呼气时间（成人:12~15次/分,幼儿:14~20次/分）。

（7）救护者应注意病人是否有如下情形,以确认病人处于正常换气:观察病人胸部是否随着压缩球体而起伏;通过面罩透明部分观察病人嘴唇与面部颜色的变化;通过透明盖,观察单向阀是否适当运用;在呼气时,观察面罩内是否呈雾气状。

2. 机械人工呼吸和机械人工循环　气管插管呼吸机加压给氧人工呼吸可减少呼吸道无效腔,保证足够的氧供,使呼吸参数易于控制,是最有效的人工呼吸,院内复苏应予提倡使用。徒手胸外心脏按压的体力消耗大,难于长时间持续节律性操作。复苏时间较长或病人需要转运时,可应用胸外机械按压装置。目前有电动的、气动的和手动控制的胸外机械压胸器,有的更兼施机械人工呼吸,有利于长途转运中继续进行胸外心脏按压术。

（四）开胸心脏挤压

1. 适应证　①严重胸廓畸形、心脏压塞、严重肺气肿或胸部创伤引起心搏骤停者;②经常规胸外心脏按压10~15分钟（最多不超过20分钟）无效者。③动脉内测压条件下,胸外心脏按压时舒张压小于40mmHg。

2. 方法　于左前外侧第四肋间切口,以右手进胸。进胸后,右手大鱼际肌和拇指置于心脏前面,另四手指和手掌放在心脏后面,以80次/分的速度,有节律地挤压心脏。也可将两手分别置于左、右心室同时挤压,称两手法。

(五) 药物治疗

1. 用药目的 ①提高心脏按压效果,激发心脏复跳,增强心肌收缩力;②提高周围血管阻力,增加心肌血流灌注量和脑血流量;③纠正酸血症或电解质失衡,使其他血管活性药物更能发挥效应;④降低除颤阈值,为除颤创造条件。

2. 给药途径

(1) 静脉给药:为首选给药途径。为保证复苏药物准确、迅速地进入血液循环及重要脏器,必须建立可靠的静脉输液通道。首选建立周围静脉(肘前或颈外静脉)通道或经肘静脉插管到中心静脉。虽然外周静脉给药较中心静脉给药的药物峰值浓度要低、起效循环时间较长(外周静脉给药到达中央循环时间需1~2分钟,而通过中心静脉给药时间则较短),但易操作,并发症少,且不受心肺复苏术的干扰。建立颈内或锁骨下静脉等中心静脉通道往往会受胸外按压术的干扰。且外周静脉给药时如果在10~20秒内快速推注20ml液体,往往可使末梢血管迅速充盈,缩短起效时间。若电除颤、周围静脉给药均未能使自主循环恢复,在急救人员有足够经验的前提下,需考虑放置中心静脉导管。

(2) 气管给药:如在静脉通道建立之前已完成气管插管,某些药物可经气管插管或环甲膜穿刺注入气管,通过气管、支气管黏膜吸收而迅速进入血液循环。常用药物有肾上腺素、利多卡因、溴苄铵、阿托品、纳洛酮及地西泮等。用药剂量应为静脉给药的2~3倍,至少用10ml生理盐水或蒸馏水稀释后,以一根稍长细管自气管导管远端推注,并接正压通气,使药物弥散到两侧支气管。其吸收速度与静脉注入相近,而维持作用时间为静脉给药的2~5倍。但药物可被气管内分泌物稀释或因气管黏膜血液循环不足而吸收减慢,需用大剂量。因此,其作为给药的第二途径选择。

(3) 心内注射给药:特别在开胸心脏挤压的可视条件下可以应用。自胸外向心内注药一般不主张采用,因其有许多缺点,如用药过程中需中断CPR,操作不当可发生气胸、血胸、心肌或冠状动脉撕裂、心包积血等,且注入心腔内的准确性不到50%,若将肾上腺素等药物注入心肌内,还可造成顽固性室颤。

3. 常用药物

(1) 肾上腺素(adrenaline):到目前为止,肾上腺素仍是心肺复苏的首选药物。肾上腺素又名副肾素、副肾碱(epinephrine, suprarenaline),是肾上腺素能α受体和β受体的兴奋剂,对两种受体几乎有同等程度的作用。可以加速心率,增强心肌收缩力,并增加周围血管阻力。肾上腺素的α肾上腺素能效用在CPR时有利于增加冠脉和脑的灌注量。而其β-肾上腺素能效用是否有利于复苏尚有争议,因为它可能增加心肌做功和减少心内膜灌注。肾上腺素的"标准剂量"为1.0mg,3~5分钟给药一次。2000年美国心脏协会(AHA)的心肺复苏指南指出:目前不推荐常规大剂量静脉应用肾上腺素,如果"标准剂量"治疗无效可以考虑应用较大剂量肾上腺素,其方式可以逐渐增加剂量(1、3、5mg)、直接使用中等剂量(每次5mg,而不是原来的1mg)或根据体重增加剂量(0.1mg/kg)。但是否需要使用大剂量肾上腺素治疗目前尚无定论。

(2) 阿托品(atropine):阿托品是M胆碱受体阻断药,可干扰乙酰胆碱和拟胆碱药的作用,降低胃肠平滑肌的张力和蠕动。大剂量应用可抑制胃酸及消化酶,增加膀胱括约肌的活力;解除迷走神经对心脏的抑制,加快心率,解除小血管痉挛。心搏骤停时首剂1.0mg静注,若疑为持续性心脏停搏,可每3~5分钟重复给药,最大总剂量为3次或3mg。总剂量为3mg(约0.04mg/kg)的阿托品可完全阻滞迷走神经,逆转心脏停搏。在补充血容量的基础上,可改善微循环使回心血量增加,有效血容量增加,血压得以回升,尿量增加。

(3) 利多卡因(lidocaine):利多卡因具有起效迅速而较安全的抗心律失常作用。在心肺复苏期间,静脉注射利多卡因有利于心脏保持电的稳定性。在CPCR中,主要用于持续和反复发作的室颤或室性心动过速。心搏骤停病人,初始剂量为1.0~1.5mg/kg静脉注射,30秒至1分钟注射完,如无效则每5~10分钟静注0.5~0.75mg/kg一次。起效后可用5%的葡萄糖注射液100ml+利多卡因100mg,1~4mg/min静滴维持,1小时内总剂量不可超过200~300mg。一般极少有用药24小时以上者,必要时可改用口服抗心律失常药。

(4) 碳酸氢钠:目前认为在心肺复苏最初的15~20分钟内应慎用碳酸氢钠。近年来人们认为心搏骤停早期酸中毒的原因是低血流和组织CO_2滞留,此时通过调整通气量就可纠正。当心搏骤停时间较长,才会出现乳酸增多的代谢性酸中毒。因此,碳酸氢钠的选择应用需严格掌握时机与剂量。存在以下情况时,应考虑适量应用:心搏骤停时间在15分钟或以上,动脉血pH<7.2;心脏骤停前已有明显的代谢性酸中毒、严重高血钾、三环类或苯巴比妥类药物过量;在胸外心脏按压、除颤、气管插管、机械通气和血管收缩药治疗无效时动脉血pH值仍小于7.2。用法:首剂为1mmol/kg体重(如为5%的溶液,1ml=0.6mmol)静脉滴注,以后根据血气分析结果用下面的公式计算:5% $NaHCO_3$缺少量(ml)=BD(mmol/ml)×体重(kg)×1.7/4。当pH>7.26时,停止使用碳酸氢钠,以免加重组织缺氧。

(六)脑复苏

心搏骤停后最常发生脑损伤,是引起死亡的最常见原因,院外心搏骤停后病人脑损伤所致死亡率可达68%,院内为23%。脑损伤的临床表现包括昏迷、抽搐、肌阵挛、不同程度的神经认知功能障碍和脑死亡。通常成人意识不清病人未经低温治疗,心搏骤停后72小时双侧瞳孔对光和角膜反射消失预示预后不好。预后不好是指死亡、持续无反应,或6个月后不能从事独立活动。脑复苏是心肺复苏的目的,是防治脑缺血缺氧、减轻脑水肿、保护脑细胞、恢复脑功能到心搏骤停前水平的综合措施。

1. 脑复苏的主要措施

(1) 维持血压:在缺氧状态下,脑血流的自主调节功能丧失,主要靠脑灌注压来维持脑血流,任何导致颅内压升高或体循环平均动脉压降低的因素均可减低脑灌注压,从而进一步减少脑血流。因此,对ROSC(return of spontaneous circulation,自主循环恢复)昏迷的病人应维持正常的或稍高于正常水平的血压,降低增高的颅内压,以保证良好的脑灌注。

(2) 低温:为保护大脑和其他脏器,对室颤所引起心搏骤停,自主循环恢复后仍处于昏迷(对语言没有正确反应)状态的成年病人,应采取低温措施。体温降至32~34℃为宜,维持12~24小时。常用物理降温法,如冰袋、冰毯、冰帽降温,或输注低温液体。在ROSC后48小时期间,也应避免对昏迷病人复苏期间自然发生的轻度低温(>32℃)进行积极的复温。

(3) 防治脑缺氧和脑水肿:主要措施包括:①脱水:应用渗透性利尿药脱水,配合降温,以减轻脑组织水肿和降低颅压,促进大脑功能恢复。通常选用20%甘露醇快速静脉滴注,联合使用呋塞米、25%白蛋白和地塞米松。在脱水治疗时,应注意防止过度脱水,以免造成血容量不足,难以维持血压的稳定;②促进早期脑血流灌注:抗凝以疏通微循环,应用钙拮抗药解除脑血管痉挛;③高压氧(HBO)治疗:通过增加血氧含量及其弥散功能,提高脑组织氧分压,改善脑缺氧,降低颅内压。有条件者可早期应用。

2. 脑复苏的进程 脑复苏的进程基本按照解剖水平自下而上恢复,首先复苏的是延髓,恢复自主呼吸,多在ROSC后1小时内出现自主呼吸。自主呼吸恢复所需的时间可反映出脑缺血、缺氧的严重程度。继之中脑开始恢复,出现瞳孔对光反射,接着是咳嗽、吞咽和痛觉反射的恢复,随之出现四肢屈伸活动和听觉,听觉的出现是脑皮质功能恢复的信号,对呼唤的反应意味着病人即将清醒。最后是共济功能和视觉功能恢复。

3. 脑复苏的结果 不同程度的脑缺血、缺氧,经复苏处理后可能有四种结果:①意识、自主活动完全恢复;②意识恢复,遗有智力减退、精神异常或肢体功能障碍等;③去大脑皮质综合征:即病人无意识活动,但仍保留呼吸和脑干功能,亦称"植物人"状态;④脑死亡:包括脑干在内的全部脑组织的不可逆性损害。判断的主要指标包括:持续深昏迷、对外部刺激完全无反应、无自主呼吸、无自主运动、无肌肉张力、脑干功能和脑干反射大部分或全部丧失、脑电图呈等电位,排除抑制脑功能的其他可能因素。

4. 器官捐献 尽管经过最积极的复苏支持和密切观察,一些心搏骤停后病人还将出现脑死亡。心搏骤停经复苏后的成年病人,如果发生脑死亡,应考虑器官捐献。

第四节 外伤急救基本技术

止血、包扎、固定、搬运是外伤救护的四项基本技术。一般原则是就地包扎、止血和固定,然后迅速转运。首先应判断伤员有无紧急情况,如心脏骤停、窒息、大出血、休克及开放性气胸等,原则是先保全生命再有针对性地进行急救,伤员情况平稳后再进行处理。

一、止 血

根据损伤血管不同,外伤出血大致可分为:①动脉出血:出血压力高,可随心搏从伤口向外喷射,呈鲜红色,如在短时间内出血量大,可危及生命。②静脉出血:血液缓慢持续从伤口流出,暗红色,一般可找到出血点。③毛细血管出血:多看不见明显伤口,量较少。

(一) 目的

出血是创伤后的主要并发症之一,现场及时止血能预防休克发生。

(二) 适应证

凡是出血的伤口都需止血。

(三) 操作前准备

根据出血性质不同,就地取材,采用不同止血措施。止血可用的器材很多。现场抢救中可用消毒敷料、绷带,甚至干净布料、毛巾等进行加压止血。充气止血带、止血钳等专用止血器械是较可靠的止血方法。

(四) 操作步骤

1. 指压止血法 是指较大的动脉出血后,用拇指压住出血的血管近心端,使血管被压闭住,中断血液流出。适用于头、面、颈部和四肢的外伤出血。具体操作步骤为:①找出暴露的伤口;②直接压迫伤口并加压包扎;③如无禁忌可抬高损伤肢体,以减轻出血;④寻找相关的指压点,触摸到动脉搏动后用示指、中指指腹压向骨上并逐渐加压,直至动脉搏动停止;⑤用手指压住动脉经过骨骼表面部分,以达到暂时止血的目的。

(1) 颞动脉压迫止血法:压迫同侧耳屏前方颧弓根部颞浅动脉搏动点止血。方法是用拇指或示指在耳前正对下颌关节处用力压迫。

(2) 头后部出血:压迫同侧耳后乳突下稍往后枕动脉搏动点止血。

(3) 颌外动脉压迫止血法:用于肋部及颜面部的出血。压迫同侧下颌骨下缘、咬肌前缘面动脉搏动点止血。

(4) 颈总动脉压迫止血法:常用在头、颈部大出血而采用其他止血方法无效时使用。方法是在气管外侧,胸锁乳突肌前缘,将伤侧颈动脉向后压于第5颈椎上。但禁止双侧同时压迫,因为:①颈总动脉分出的颈内动脉为脑的重要供血动脉。②颈内动脉和颈外动脉分叉处有颈动脉窦压力感受器,压力增高会反射性引起血压降低,心率减慢。

(5) 锁骨下动脉压迫止血法:用于腋窝、肩部及上肢出血。方法是用拇指在锁骨上凹摸到动脉跳动处,其余四指放在病人颈后,以拇指向下内方压向第一肋骨。

(6) 肱动脉压迫止血法:用于手、前臂及上臂下部的出血。方法是在病人上臂的前面或后面,用拇指或四指压迫上臂内侧动脉血管。

(7) 手掌、手背出血:压迫手腕横纹稍上处尺动脉、桡动脉搏动点止血。

(8) 大腿出血:压迫大腿中部腹股沟中点稍下方的股动脉搏动点止血。因动脉粗大,可用双手拇指重叠用力压迫。

(9) 足部出血:可用双手拇指压迫位于足背中部近脚腕处的胫前动脉,或位于足跟或内踝之间胫后动脉搏动点止血。

2. 加压包扎止血法 多用于静脉出血和毛细血管出血,局部用生理盐水冲洗,消毒,再用较厚的无菌大纱垫或无菌纱布展开衬垫,用绷带或三角巾加压包扎,一般即可止血,包扎止血同时抬高伤肢以利静脉回流。

3. 填塞止血法 主要用于较深部位出血时,单纯加压包扎效果欠佳,用无菌敷料填于伤口内,外加大块敷料加压包扎,如大腿根、腋窝等处。

4. 止血带止血法 如大出血不能用加压包扎止血时,应在伤处部位或在伤处附近上端,加适当衬垫后,用充血或橡皮止血带止血,一般用于四肢大动脉出血。具体操作步骤:①检查或暴露伤口。②在使用直接压迫,改变肢体位置及指压止血法无效时方可使用此法。③选择止血带的位置。④抬高患肢,使静脉血回流一部分。⑤在止血带的部位以衬巾或纱布衬垫,使压力均匀分布并减少对软组织的损害。⑥绑扎止血带。

5. 钳夹或结扎止血法 如转送时间过长或开放性伤后,可先清创后再将血管结扎或钳夹,可以避免长时间使用止血带所带来的合并症和伤口的感染。结扎线应留足够的长度及标记。

6. 抬高肢体止血法 指抬高四肢,以减缓血流速度,并与压迫止血法联合使用以达到止血的目的。操作步骤:首先将受伤肢体抬高至心脏水平,然后继续采用上述方法止血。

7. 屈肢加压止血法 适用于四肢止血。操作方法:用纱布垫或棉花放在腋窝、肘窝或腹股沟处,用力屈曲关节,并以绷带或三角巾固定,以控制关节远端血流而止血。

（五）注意事项

1. 抬高肢体止血法　四肢有骨折时禁忌抬高；脊髓损伤时严禁抬高。

2. 有骨折和骨折可疑或关节损伤的肢体　不能用加垫屈肢止血，以免引起骨折端错位和剧痛。

3. 加压包扎止血　伤口有碎骨，禁止用此法。

4. 使用止血带止血时的注意事项

（1）部位：止血带要缠在伤口的上方，尽量靠在伤口处。不能直接缠在皮肤上，必须用三角巾、毛巾、衣物等垫在皮肤上，上臂避免扎在中1/3处以免损伤神经，上肢应扎在上1/3处，下肢应扎在大腿中部。

（2）止血带的选择：气性止血带最好，因其压迫面积大，可以控制压力且便于定时放气，对组织损伤小。常用的有橡皮管、宽布条等，严禁使用电线、铁丝、绳索等止血。

（3）止血带的压力：止血带的压力上肢为250～300mmHg，下肢为400～500mmHg，无压力表时以刚好止住动脉血为宜，过紧则压迫神经、血管、肌肉和皮肤，过松不能阻断动脉，静脉又不能回流，反而加重出血，并可造成骨筋膜间隙综合征。

（4）止血带的使用时间：使用时，应记录开始的时间。为防止远端肢端缺血坏死，一般使用止血带时间不超过三小时，每30～60分钟放松一次，时间为2～3分钟，如需要再止血，必须较原位置稍高而不能重复绑扎同一位置，在放松止血带期间须用其他止血方法止血。

（5）做好标记：使用止血带的病人，应佩带止血带卡，注明开始时间、部位、放松时间，便于照护者或转运时了解情况。

（6）保暖：使用止血带的病人，要注意肢体保暖，冬季更应该防寒，因肢体阻断血流后，抗寒能力下降，容易发生冻伤。

（7）止血带的停用：停用止血带时应缓慢松开，防止肢体突然增加血流，损伤毛细血管及影响血液的重新分布，甚至使血压下降。如肢体严重损伤，应在伤口上方绑扎，不必放松，直至手术截肢。

二、包　扎

包扎是创伤急救技术中最常见的方法之一，用于各种创伤术后伤口的绑扎，通过局部压迫达到止血的目的。

（一）目的

1. 固定敷料、引流管或固定及制动骨折部位，避免进一步损伤神经、血管及组织。

2. 保护伤口，减少污染。

3. 减轻疼痛，提高舒适度。

（二）适应证

包扎的适应证是体表各部位的伤口。

（三）操作前准备

包扎材料有多种，常用的有绷带、纱布、多头带、棉垫等，也可利用现场的毛巾、布类等。

（四）操作步骤

1. 基本包扎法

（1）环行包扎法：是绷带包扎的基础，是最简单，最常用的，并且用于各种包扎的起始和结束处。常用部位：额、腕、指、踝等处。具体操作步骤：①右手握绷带卷，将起始端留出10cm左右由左手拇指及其余指牵拉，平放于包扎部位。②滚动绷带卷，环行缠绕包扎部位，每一周完全覆盖前一周，包绕层数根据需要但不少于两层。③将绷带末端毛边折一下，用胶布或安全别针固定，注意避开损伤区域。（图14-1-10）

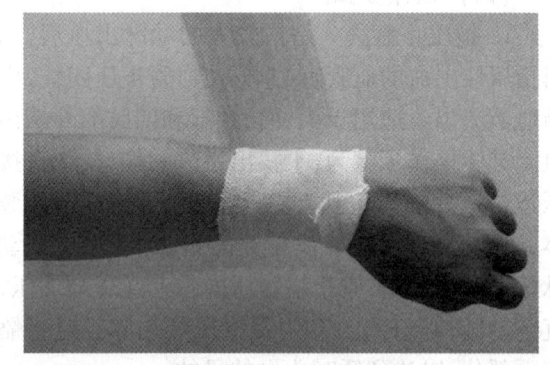

图14-1-10　环行包扎法

（2）蛇行包扎法：用于临时性包扎或固定夹板时使用。具体操作：①环行包扎两周；②右手将绷带斜向上约30°缠绕，每周互不重叠，中间留有空隙；③再又环行包扎两周；④将末端毛边反折，用胶布固定或将绷带尾端纵形撕开，分别包绕肢体后打一活结（图14-1-11）。

（3）螺旋包扎法：用于直径大小差异不大的部位，如上臂、手指、大腿、躯干等。多用绷带螺旋形缠绕固定面积较大的伤口，每周覆盖前周的1/3左右。（图14-1-12）

（4）螺旋反折法：是先由细处向粗处缠绕，每缠一周反折一次，并覆盖前周的1/3，多用于肢体粗细不均匀的部位，如小腿等，见图14-1-13。

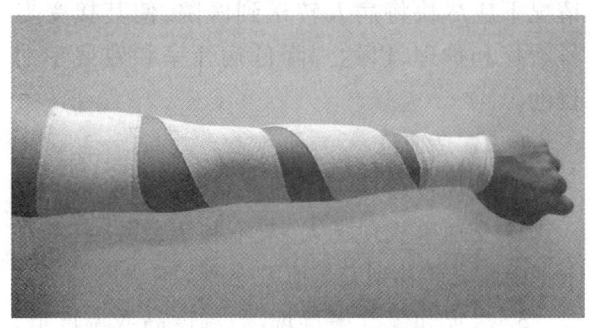

图 14-1-11 蛇行包扎法

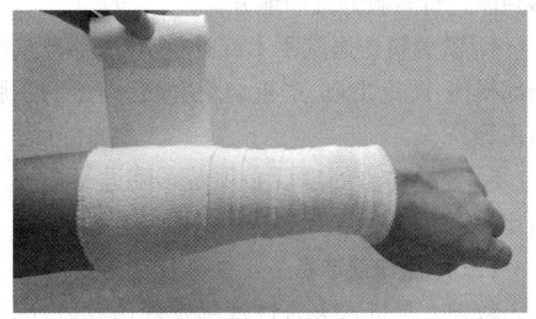

图 14-1-12 螺旋包扎法

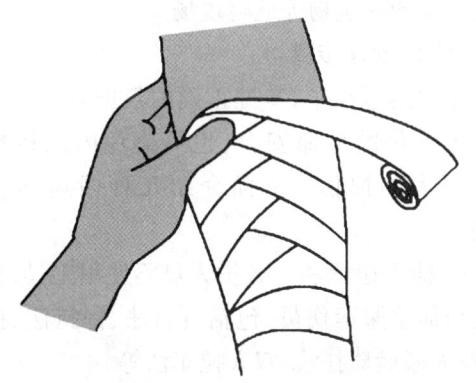

图 14-1-13 螺旋反折法

（5）"8"字形包扎法：是用绷带重复以"8"字形来回缠绕，常用于固定肩关节、肘关节、膝关节等处。

2. 其他包扎法

（1）头部：有单绷带缠绕法和双绷带反缠法。

（2）胸腹部：可采用多头带包扎。

（五）注意事项

根据受伤部位选择合适的包扎用物和包扎方法。包扎前注意创面清理、消毒。包扎时要使病人处于舒适体位，四肢包扎注意保持功能位置。

1. 包扎顺序原则上为从下向上、从左向右、从远心端到近心端。

2. 包扎四肢时，应将指（趾）端外露，以便观察血液循环。

3. 对于外露骨折或内脏器官，不可随便回纳。包扎出血伤口，应用较多无菌敷料覆盖伤口，再加适当压力包扎，以达到止血目的。

三、固　定

（一）目的

固定的目的是减少疼痛，防止休克，避免骨折端移动所致的血管、神经及周围组织的进一步损伤，方便转运。

（二）适应证

固定的适应证是所有的四肢骨折、脊柱骨折等。

（三）操作前准备

夹板、绷带、棉垫，现场抢救可就地取材，如木板、树枝、衣物、毛巾等，也可以用健肢固定伤肢，以达到稳定骨折的目的。

（四）操作步骤

1. 锁骨骨折　如仅一侧锁骨骨折，用三角巾把患侧手臂悬兜在胸前，限制上肢活动即可。双侧锁骨骨折，可在伤员背后放一T形夹板，然后在两肩及腰部各用绷带包扎固定。若无夹板，可用毛巾或敷料垫于两腋前上方，将两块小三角巾折叠成带状绑扎固定，或一块大三角巾两端分别绕两肩呈"8"字形，拉紧三角巾的两头在背后打结，尽量使两肩后张。（图 14-1-14）

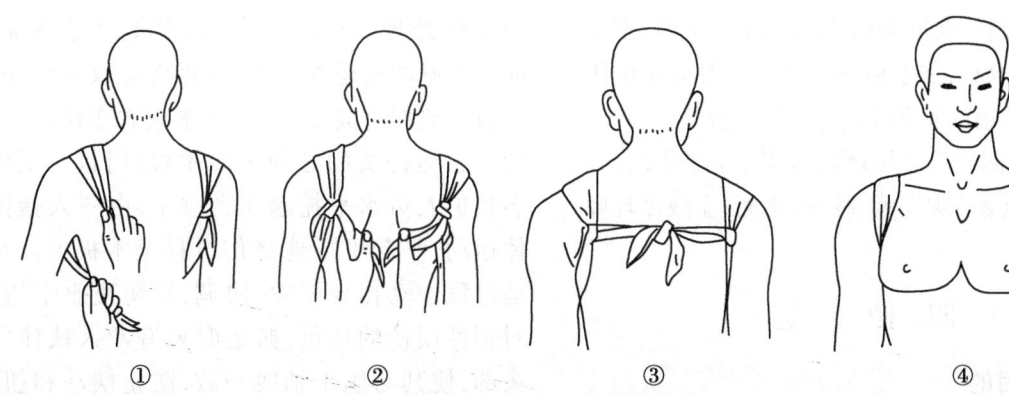

图 14-1-14 锁骨骨折包扎步骤

2. 肱骨骨折 将夹板放于伤臂的外侧,并在骨折部位上下两端固定,将肘关节屈曲90°,使前臂呈中立位,再用三角巾将上肢悬吊,固定于胸前。若现场没有夹板,可先用一块三角巾悬吊上肢,再用另一块三角巾折叠成宽带将上臂固定于胸廓上。

3. 前臂骨折 协助伤病员屈肘90°,拇指向上,夹板置于前臂外侧,长度超过肘关节至腕关节的长度,然后用绷带于两端固定牢,再用三角巾将前臂悬吊于胸前,呈功能位。

4. 大腿骨折 取一长夹板放在伤腿的外侧,长度自足跟至腰部或腋窝部,另用一夹板置于伤腿内侧,长度自足跟至大腿根部,然后用绷带或三角巾分段将夹板固定。

5. 小腿骨折 取长度相等的夹板两块,分别放在伤腿的内外侧,然后用绷带分段扎牢,紧急情况下无夹板时,可将伤员两下肢并紧,两脚对齐,然后将健侧肢体与伤肢分段绑扎固定在一起,注意在关节和两小腿之间的空隙处垫以纱布或其他软物以防包扎后骨折弯曲。

6. 脊柱骨折 立即将伤员俯卧于硬板上,不使其移位,必要时可用绷带将伤员固定于木板上。

（五）注意事项

1. 应先处理危及生命的伤情、病情,如心肺复苏、止血包扎等,然后才是固定。

2. 院外固定时,对骨折后造成的畸形禁止整复,不能把骨折断端送回伤口内,只要适当固定即可。

3. 夹板要长于骨折肢体两端关节,应光滑,夹板靠皮肤一面,要用衣物或软垫等垫起并包裹两头,固定可靠,利于搬运伤员和转运。

4. 固定肢体时应做到固定牢靠,松紧适当。一般可用预制的夹板,固定伤肢的上下关节,现场急救可就地取材,如木板、树枝等,上肢可贴胸固定,下肢可采用健侧下肢固定患侧下肢等。

5. 固定四肢时应尽可能暴露手指（足趾）以观察有无指（趾）尖发紫、肿胀、疼痛、血液循环障碍等。

四、搬 运

（一）目的

伤员经过现场初步急救处理后,在可能的情况下应尽快将病人转送到医院,使其接受专科治疗和护理,以达到降低病死率和致残率的目的。

（二）适应证

1. 现场转运,必须马上转移伤员的情况。

2. 交通事故现场人多,不利于急救,必须马上把受伤者转移到安全地方处理。

3. 火灾和煤气中毒现场,温度高或温度低,对受伤者影响较大,易使病情恶化,也必须马上转移到能进行急救处理的地方。

4. 紧急转送医院手术或抢救治疗,如严重的胸部损伤、严重出血、严重烧伤、伴有昏迷的颅脑损伤等。

5. 经过初步处理后必须转医院进行进一步治疗的病人。

（三）操作前准备

救护人员进入灾害性现场发现伤者后,应迅速携带伤员脱离充满毒气的房间、失火的楼房或即将倒塌的建筑物等危险现场。

（四）操作步骤

在搬运过程中,掌握正确的救护方法既可保证救护人员的生命安全,也可避免因搬运造成伤者更大的损伤。下面介绍几种搬运伤者的方法：

1. 徒手搬运法 救护人员不使用工具,只运用技巧徒手搬运伤员,包括背负法、抱持法、拖拉法、双人搬运椅托法、双人拉车法等。

2. 脊柱损伤搬运法 对于损伤严重的伤员,如头颈部骨折、脊柱骨折、大腿骨折、开放性胸腹外伤等,必须要有多名救护人员协同参加并应用器械,才能防止因搬运不当而造成的伤残或死亡。对疑有脊柱骨折的伤员,均应按脊柱骨折处理。脊柱受伤后,不要随意翻身、扭曲。正确的搬运方法是：先将伤员双下肢伸直,上肢也要伸直放在身旁,硬木板放在伤员一侧,用于搬运伤员的必须为硬木板、门板。至少三名救护人员水平托起伤者躯干,由一人指挥整体运动,平起平放地将伤员移至木板上。在搬运过程中动作要轻柔、协调,以防止躯干扭转。对颈椎损伤的伤员,搬运时要有专人扶住伤员头部,使其与躯干轴线一致,防止摆动和扭转。伤员放在硬木板上后,可将衣裤装上沙土固定住伤员的颈部及躯干部,以防止在往医院转运过程中发生摆动,造成再次损伤。对有大腿骨折的伤员,要先将伤肢用木板固定后再行担架搬运,以防止骨折断端刺破大血管加重损伤。其他一些较严重的损伤也要使用担架搬运,以减轻伤员的痛苦。

3. 火灾现场的搬运法　在浓烟密布的火灾现场,或充满一氧化碳的房间内,救护人员要匍匐进入,发现被浓烟毒气熏倒的伤员后,应迅速将伤员的前臂重叠捆绑套在救护者的颈部迅速将伤员拖出危险之地。

(五) 注意事项

1. 在搬运伤员前应检查伤员的头、颈、胸、腹部和四肢,看有无损伤,如有损伤应先做急救处理,再根据不同的伤势选择不同的搬运方法。

2. 搬运脊椎骨折的伤员,身体要固定,颈椎骨折的病人不但固定身体,头部应由专人扶持固定并牵引。用汽车、船、飞机等转运伤员时床位应固定,防止启动、刹车或转弯时造成伤员再度受伤。

3. 转运途中伤员采取脚前头后的姿势,同时要密切观察伤员的神志、呼吸、脉搏以及伤势的变化,必要时行心肺复苏术。

4. 危重的伤者要有显著的伤情标志。对扎止血带的伤员,每隔30～60分钟放松一次,每次2～3分钟。抽搐的伤员上下牙齿间垫纱布防止咬伤舌部,以便入院后尽快抢救。在等待转运的过程中,不要给予伤员任何饮料和食物,尤其是神志不清的重伤员,避免发生误吸。

第五节　心脏电复律

除颤仪是疾病急救中心、各类各级医院急诊科、ICU、CCU、手术室等医疗机构及意外事故抢救现场必不可少的急救设备之一,是实施电复律术的主体设备。

心脏电复律指在严重快速型心律失常时,用外加的高能量脉冲电流通过心脏,使全部或大部分心肌细胞在瞬间同时除极,造成心脏短暂的电活动停止,然后由最高自律性的起搏点(通常为窦房结)重新主导心脏节律的治疗过程。在心室颤动时的电复律治疗也常被称为电击除颤。

一、目　的

用高能脉冲电流,经过胸壁或直接作用于心脏,消除心室扑动或心室颤动,使心脏恢复为窦性心律。

二、适　应　证

电复律的一般原则是,凡快速型心律失常导致血流动力学障碍或诱发和加重心绞痛而对抗心律失常药物无效者均宜考虑电复律。若为威胁生命的严重心律失常,如心室颤动应立即电击除颤,称为紧急电复律。而慢性快速型心律失常则应在做好术前准备的基础上择期进行电复律,称为选择性电复律。本章节重点介绍紧急电复律。

三、操作前准备

心脏电复律器、盐水纱布或导电糊。

四、操作步骤

1. 首先通过心电监护或心电图确认病人存在心室扑动或心室颤动。

2. 打开电复律器电源开关,选择按钮置于"非同步"。(机器的默认状态为非同步)

3. 除颤器电极板大多有大小两对,大的适用于成人,小的适用于儿童。将电极板上涂上导电糊或裹上四层盐水纱布。

4. 按下"充电"按钮,将电复律器充电到所需水平。成人体外电复律现主张一直用360J,电复律后立即行5个周期的CPR,如有需要再重复电击。儿童由于年龄及体重差异较大,电击所需能量差异也大。一般为5～50J,不主张反复高能量电击。室颤时可用100～200J,婴幼儿所需电能应更低一些。

5. 安放电极板

(1) 经胸壁电复律,可采用下述两种电极安放法。心尖心底位:两个电极分别放在锁骨下、胸骨右缘第2到第3肋间和左腋前线第5肋间(心尖区)。前后位:电极分别放在胸骨左缘3～4肋间和左背肩胛下角处。

(2) 直接行胸内电复律时,将用温盐水纱布包好的电极板轻压于心脏的两侧或前后。

6. 按紧"放电"按钮,当观察到电复律器放电后再放开按钮。

7. 放电后立即通过电复律上的示波器观察电复律是否成功并决定是否需要再次进行电复律。

8. 记录电复律前后的心电图,供以后参考。

9. 电复律完毕,关闭电复律器电源,擦干电极板备用。

10. 健康指导 向病人说明诱发因素,如过度劳累、情绪激动等,防止复发。安慰病人以减轻病人心理压力,避免因高度焦虑、紧张、恐惧不安造成心理障碍,树立病人战胜疾病信心。

五、注意事项

1. 使用前检查除颤器各项功能是否完好,电源有无故障,充电是否充足,各种导线有无断裂和接触不良,除颤器作为抢救设备,应始终保持良好性能,蓄电池充电充足,方能在紧急状态下随时能实施紧急电击除颤。

2. 在行电复律治疗时,所有人员不得接触病人、病床以及与病人相连接的仪器设备,以免触电。

3. 安放电极处的皮肤应涂导电糊,也可用盐水纱布,紧急时甚至可用清水,但绝对禁用酒精,否则可引起皮肤灼伤。

4. 两块电极板之间的距离不应<10cm。电极板应该紧贴病人皮肤并稍为加压,不能留有空隙,边缘不能翘起,消瘦而肋间隙明显凹陷而致电极与皮肤接触不良者宜用盐水纱布,并可多用几层,可改善皮肤与电极的接触。在放电结束前不能松动,有利于电复律成功。

5. 电复律时,应保持呼吸道畅通,必要时可给予呼吸气囊辅助呼吸。

6. 对于心室扑动或心室颤动的病人来说,电复律仅是心肺复苏的一部分,其后应继续按心肺复苏进行处理。

第六节 机械通气

呼吸机作为急慢性呼吸衰竭的一种治疗措施,目前已广泛应用于急诊、麻醉、各种ICU中的呼吸功能不全病人的呼吸支持。

一、目 的

1. 改善通气功能 维持适当的通气量,使肺泡通气量满足机体的需要。

2. 改善换气功能 通过呼气末正压呼吸(PEEP)或延长吸气时间等方法,改善肺内气体分布不均匀,改善通气/血流比例失调和肺内静动脉分流增加,提高血氧分压,维持有效的气体交换。

3. 降低呼吸肌做功 应用呼吸机使呼吸肌负担减轻,耗氧量减少,有利于缺氧的改善,同时减轻心脏负担。

4. 肺内雾化吸入。

二、适 应 证

1. 外科疾病及术后呼吸支持

(1) 严重创伤:如胸外伤、颅脑外伤、胸腹联合伤致呼吸功能不全者。

(2) 体外循环术后呼吸支持、全肺切除术后。

(3) 休克、急性胰腺炎、急性创伤、大量失血病人。

(4) 重症肌无力行胸腺摘除术后呼吸困难或缺氧危象者。

2. 气体交换功能障碍

(1) 急性呼吸窘迫综合征(ARDS)。

(2) 新生儿肺透明膜病。

(3) 心力衰竭、肺水肿等引起的进行性缺氧。

(4) 慢性肺部疾患,如COPD。

3. 呼吸机械活动障碍

(1) 神经肌肉疾病。

(2) 骨骼肌疾病或脊髓病变。

(3) 中枢神经功能障碍或药物中毒。

(4) 麻醉及术中呼吸支持。

(5) 心肺复苏术后呼吸支持。

三、禁 忌 证

1. 中度以上的活动性咯血。

2. 重度肺囊肿或肺大疱。

3. 支气管胸膜瘘。
4. 未减压或引流的气胸或大量胸腔积液。
5. 心肌梗死或严重的冠状动脉供血不足。
6. 血容量未补足前的低血容量性休克。

随着理论和技术的不断进步,机械通气作为一种重要的生命支持技术,它的应用范围越来越广,适应证也日益扩大,而所谓的禁忌证也不断被突破,可以说不存在任何绝对的禁忌证。

四、操作前准备

1. 呼吸机主机 临床上常用的呼吸机有两大类,即常频呼吸机和高频呼吸机,前者又分三大类型:定压型、定容型和多功能型。

（1）定压型呼吸机:以压缩氧为动力,产生一定压力的气流。工作时,它能按预定压力和呼吸频率将气体送入肺内。当肺内压力上升到预定值时,送气停止,转为呼气,肺内气体借胸廓和肺的弹性回缩而排出体外;当压力下降到某预定值时产生正压送气。其工作时潮气量受气流速度、气道阻力及肺、胸廓的顺应性影响。

（2）定容型呼吸机:依靠电力带动工作,提供一定的潮气量。工作时,将预定容积的气体在吸气期输给病人,然后转为呼气相,经过一定间歇,然后再转为吸气相。该型呼吸机上装有安全阀,当送气压力超过某一限度时,剩余潮气量即从安全阀自动逸出。在安全阀限度内,潮气量不受肺、胸廓顺应性和气道压力的影响。其呼吸频率、吸气时间、呼吸时间比、氧浓度等可分别调节。

（3）多功能型呼吸机:这种类型的呼吸机结构复杂,一般兼容上述两种呼吸机的功能。

（4）高频呼吸机:其呼吸频率超过正常呼吸频率4倍以上。其主要工作原理是:通过送出脉冲式喷射气流以增强肺内气体弥散,且不受局部肺组织顺应性及其阻力的影响,在改善通气/血流比例方面优于常频呼吸机。

2. 高压氧气管、空气管各1根,电源线1～3根。

3. 气源,包括氧气(筒氧或中心管道氧)和空气。

4. 如使用筒氧时备减压表和扳手。

5. 管道系统及附件 主管道5～6根,信号管道(压力监测管及雾化管道),加温器,温度计,湿化器,雾化器,滤水杯,支撑架,管道固定夹。

6. 其他 过滤纸,无菌蒸馏水1000ml,模拟肺,多功能电插板,可伸屈接头及无菌纱布,仪器使用登记本及笔。

五、操作步骤

1. 根据需要选用性能良好、功能较全的机型。

2. 湿化器的水罐中放入滤纸及适量无菌蒸馏水。

3. 连接呼吸回路、测压管、雾化管及模拟肺,检查是否漏气。

4. 带机及用物至床旁,对床号、姓名,清醒病人给予解释。

5. 连接氧源。

6. 接通电源,依次打开空气压缩机、呼吸机主机及湿化加温器开关。加温器需通电加温5分钟后方可给病人使用,湿化水温度以32～35℃为宜,24小时湿化液不少于250ml。

7. 调节方式选择键(MODE),根据需要设定通气方式

（1）自主呼吸(SPONT):辅助病人呼吸,增加氧气吸入,降低呼吸肌做功。

（2）同步间歇指令通气(SIMV):是一种容量控制通气与自主呼吸相结合的特殊通气模式,两种通气共同构成每分钟通气量,通过灵敏度来触发。触发灵敏度(sensitivity)是指在呼吸机辅助通气模式时,靠病人自主吸气的初始动作,使吸气管中产生负压,被呼吸机中特定的传感器感知而同步协调启动呼吸机行机械通气,这种感知阈值即称为触发灵敏度。这种通气方式一般用于撤机前的过渡准备。

（3）机械辅助呼吸(AMV):指在自主呼吸的基础上,呼吸机补充自主呼吸不足的通气量部分。

（4）机械控制呼吸(CMV):指呼吸机完全取代自主呼吸,提供全部通气量,是病人无自主呼吸时最基本、最常用的支持通气方式。

(5) 持续气道正压(CPAP)：在自主呼吸的基础上，无论吸气还是呼气均使气道内保持正压水平的一种特殊通气模式，有助于防止肺萎缩，改善肺顺应性，增加功能残气量。可用于病人撤机前。

(6) 呼气末正压呼吸(PEEP)：在呼气末给予呼吸道一定正压，目的是在呼气终末时，保持一定的肺内压，防止肺泡塌陷。通常所加PEEP值为 $5\sim15cmH_2O$，使用时从低PEEP开始逐渐增至最佳PEEP。"最佳PEEP"是指既改善通气，提高 PaO_2，而又对循环无影响的PEEP值。

8. 设定潮气量 一般按 $6\sim10ml/kg$ 计算，可直接设置或通过流速(flow)×吸气时间(time)设置。

9. 设定吸氧浓度(FiO_2) 现代呼吸机配有空-氧混合器，可以使氧浓度在21%～100%之间进行选择。通常设置在30%～50%，脱机前35%～40%，平时可根据血气和缺氧情况调节，在麻醉复苏过程或吸痰前后可加大氧浓度。但氧浓度大于70%使用一般不超过24小时，如长时间高浓度给氧可引起氧中毒、肺损伤及婴幼儿晶状体纤维组织形成。

10. 设定呼吸频率(respiratory rate) 10～20次/分钟，吸呼比通常为1:1～1:3之间。

11. 根据需要设定其他参数 设置报警上下限范围，包括工作压力、分钟通气量、气道阻力等。

12. 再次检查管道是否连接正确、有无漏气、测试各旋钮功能，试机后与病人连接。

13. 上机后严密监测生命体征、皮肤颜色及血气结果，并做好记录。

14. 自主呼吸恢复、缺氧情况改善后试停机。脱机步骤：

(1) 向病人解释，消除病人紧张恐惧心理。

(2) 使用SIMV、CPAP逐渐停机，使用面罩或鼻导管给氧。

(3) 如停机失败可再开机，待病人病情缓解后应积极撤机。

关机顺序为：关呼吸机主机→关压缩机→切断氧气源→拔电源插头。

15. 撤机后及时消毒呼吸机管道，先用清水冲洗，再用1:200的"84"消毒液浸泡消毒30分钟(如某些配件有特殊要求的则按说明进行消毒)，最后用蒸馏水冲洗晾干备用。管道应定期采样做细菌培养。

16. 登记呼吸机使用时间与性能，清理用物放回原处。

六、注意事项

1. 根据病情需要选择合适的呼吸机，要求操作人员熟悉呼吸机的性能及操作方法。

2. 严密监测呼吸、循环指标，注意呼吸改善指征。

3. 加强呼吸道管理。

(1) 及时清理呼吸道分泌物，定期湿化、雾化，保持气道畅通。

(2) 定时翻身拍背，促进排痰，必要时行机械深部排痰，保持呼吸道通畅。

(3) 严格无菌操作，预防感染。

4. 加强呼吸机管理。

(1) 机器电源插座牢靠，不松动，保持电压在220V左右。

(2) 重视报警信号，及时检查处理。

(3) 机器与病人保持一定的距离，以免病人触摸或调节旋钮。躁动病人应予以约束，以免扯落管道或电线等。

(4) 及时倾倒滤水杯内的水，防止滤杯或管道内水倒流入呼吸道引起窒息。

(5) 空气过滤网定期清洗。

(6) 及时清洗管道并消毒备用。

(7) 机壳表面用软布隔日擦拭1次，保持清洁。

(8) 机器定期通电、检修，整机功能测试1次/年，要有检修记录。

5. 加强口腔护理。

6. 加强病人营养，增强抗病能力。

7. 加强心理护理 由于人工气道的存在，病人感觉极度不适，并且不能用语言表达，因而出现恐惧、焦虑等情绪，此时尤其要注意观察病人眼神、表情，采取其他形式如手势等进行沟通，安抚病人，做好心理护理。

第七节 紧抱急救法

呼吸道异物引起气道阻塞通常被认为是最危急的急症,现场急救迅速解除梗阻是抢救成功的关键。在事故现场无任何抢救器械的情况下,可采用喉异物紧抱急救法(Heim-lich 环抱急救法),又称 heimlich 手法。婴幼儿可采取倒提拍背法,如有条件可采用环甲膜穿刺术进行急救。

一、目 的

迅速清除呼吸道异物,解除气道梗阻,挽救病人生命。

二、适 应 证

突然发生呼吸道梗阻者。

三、操作步骤

1. 喉异物紧抱急救法

(1)病人站立时,术者于病人身后,两臂绕至病人前,一只手握拳以拇指顶住病人腹部,可略高于脐上、肋缘下,另一只手与握拳的手紧握,并以突然、快速的力量向上冲击(必要时可反复数次),使异物在快速气流的冲击下从喉喷向口腔,冲出体外。(图 14-1-15,图 14-1-16)

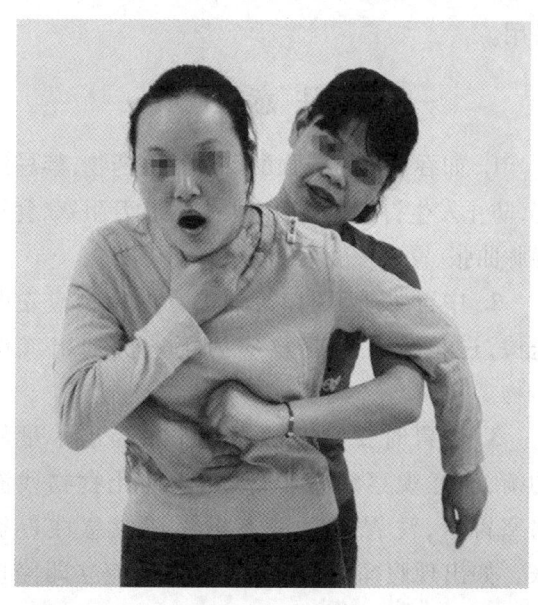

图 14-1-15 立位腹部冲击法定位:脐上 2 横指

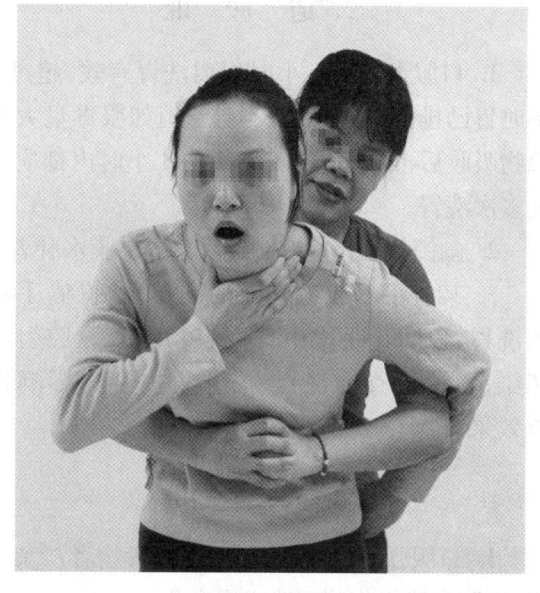

图 14-1-16 立位腹部冲击法:环抱、快速有节奏地向上向内冲击

(2)病人坐位时,术者可在椅子后面取站立或跪姿,施用上述手法。

2. 倒提拍背法 本方法主要适用于婴幼儿。术者一只手握住患儿双足提起,使患儿倒立,另一只手用适当的力量拍其背部,使异物从口腔排出。

四、注意事项

1. 呼吸道异物引起的气道阻塞,尤其是完全性气道阻塞应争分夺秒进行抢救,因为脑缺氧时间的长短直接关系到病人的预后。

2. 使用喉异物紧抱急救法时,用力要适当,防止因暴力冲击而造成腹腔脏器损伤。

第八节 洗 胃 术

一、目 的

1. 解毒 清除胃内毒物或刺激物,避免毒物吸收。

2. 减轻胃黏膜水肿,幽门梗阻性病变,饭后引起的上腹胀闷、恶心、呕吐等不适,通过胃灌洗,将胃内潴留食物洗出。

3. 为某些手术或检查做准备。

二、适 应 证

1. 口服毒物后6小时以内洗胃有效,超过6小时胃已排空,洗胃效果不佳。但如服毒量大或毒物吸收后再从胃排出者,24~48小时内都应反复多次洗胃。

2. 幽门梗阻性病变、胃潴留、胃黏膜水肿者。

3. 某些手术或检查前的准备,如胃癌手术前洗胃,以防止手术中胃内容物流入腹腔引起感染;胃镜检查前洗胃,防止胃内容物影响检查效果。

三、禁 忌 证

1. 口服强酸、强碱等强腐蚀性毒物者严禁洗胃,以防黏膜损伤甚至造成胃穿孔。

2. 有食管静脉曲张、主动脉瘤、严重心脏病、高血压、上消化道出血、胃穿孔者严禁洗胃。

四、操作前准备

1. 洗胃用物 全自动洗胃机,塑料桶两个(一个装洗胃液,另一个为排水桶),橡皮单(或一次性中单),治疗巾,弯盘,开口器,压舌板,胃管,液状石蜡,棉签,胶布,听诊器,20ml注射器,钳子一把,纱布一块,"84"消毒液,盛冷开水的小杯。

2. 常用洗胃液

(1) 清水或生理盐水:适用于各种有机磷中毒或不明性质的毒物中毒。

(2) 1:5000高锰酸钾溶液:适用于除"1605"外的各种有机磷中毒,因为高锰酸钾可使对硫磷(1605)氧化为毒性更大的对氧磷(1600)。

(3) 2%碳酸氢钠溶液:适用于除敌百虫以外的有机磷中毒,因为碱性溶液可使敌百虫分解成毒性更强的敌敌畏。

(4) 牛奶或鸡蛋清:适用于金、汞等金属腐蚀性毒物中毒,可以沉淀毒物,保护黏膜。

(5) 2%~5%硫酸镁或硫酸钠:适用于铅、钡中毒,可以沉淀毒物。

五、操作步骤

1. 将用物携至床旁,对床号、姓名,做好解释以取得合作。

2. 准备好洗胃机,把进水管放于洗胃液桶中,排水管置于排水桶中,接好电源。

3. 病人取半卧位,昏迷病人去枕取左侧卧位,头下、胸前垫橡皮单(或一次性中单)和治疗巾,如有活动义齿应取下,弯盘置于病人口角旁,测量胃管插入长度,做好标记。

4. 润滑胃管,从口腔插入(其余同鼻饲法中插胃管操作),证明胃管在胃内后用胶布固定胃管。

5. 胃管与洗胃机相接,打开电源开关,按下工作开关,按复位键使计数呈零位,洗胃机开始工作,进入自动调节过程(洗胃液进出胃一个循环计数一次,在正常情况下,每次进的液量约350ml)。

6. 洗胃直至排出的液体澄清无味,即可停止洗胃,关闭洗胃机的电源开关。

7. 捏紧胃管口拔出胃管,协助病人漱口,洗脸,整理用物、床单及环境。

8. 观察并记录灌洗液名称和量,洗出液颜色、气味及病人情况,必要时送检标本。

9. 清理洗胃机。洗胃机用过以后,应严格清洗、消毒,将洗胃机上与胃管相连的胶管放入装有1000ml 1:200的"84"消毒液的容器内,再在干净塑料桶内备足够清水,让洗胃机开始工作,约冲洗20次即可。最后再将管道取下浸泡消毒晾干备用。

六、注 意 事 项

1. 如吞服强碱或强酸等腐蚀性药物,禁忌洗胃,防止发生胃穿孔;消化性溃疡、食管阻塞、食管静脉曲张、胃癌一般不做洗胃。

2. 中毒物质不明时,抽出胃内容物应立即送检,送检的胃内容物应为第一次抽出或洗出物。

3. 洗胃时要注意观察进水量与出水量的均衡,注意观察病人腹部情况,防止食物残渣堵塞胃管,洗胃液只进不出而造成急性胃扩张。如出现腹痛、洗出液呈血性等应立即停止洗胃。

4. 洗胃过程中随时观察病人面色、神志及病情变化,如有异常及时处理。

5. 洗胃机工作时应水平放置,必须妥善接地,以防电击伤。接头连接要牢固,不得松动、漏气。

6. 洗胃后应及时进行清洗工作,以免机内油污沉淀,影响机器性能,同时防止机内残留毒物造成病人中毒。

（李丽　曹晓霞）

第二章

常见临床危象的急救

危象不是独立疾病,是某一疾病在病理过程中所表现的一组急性症候群。多数危象都是某些诱发因素对于基础疾病所造成的急剧加重的内环境改变,对重要生命器官构成严重威胁。若不及时抢救,死亡率和致残率均较高。但若能够及时发现、及时治疗、护理得当,危象往往可以得到有效的控制。

第一节 高血压危象

在急诊工作中,常常会遇到一些血压突然显著升高的病人,伴有症状或有心、脑、肾等靶器官的急性损害,如不立即进行降压治疗,将产生严重并发症或危及病人生命,称为高血压危象(hypertensive crisis),其发病率约占高血压病人的1%~5%左右。

广义的高血压危象包括高血压急症和次急症;狭义的高血压危象等同于高血压急症。高血压急症指血压急性快速和显著持续升高同时伴有急性靶器官损害;如果仅有血压显著升高,但不伴有靶器官新近或急性功能损害,则定义为高血压次急症。

一、病因与发病机制

(一) 病因

1. 缓进型或急进型高血压。
2. 多种肾性高血压包括肾动脉狭窄、急性和慢性肾小球肾炎、慢性肾盂肾炎、肾脏结缔组织病变所致高血压。
3. 内分泌性高血压如嗜铬细胞瘤。
4. 妊娠高血压综合征。
5. 急性主动脉夹层血肿和脑出血。
6. 头颅外伤等。

(二) 诱因

在上述高血压疾病基础上,如有下列因素存在,高血压病人极易发高血压危象。

1. 寒冷刺激、精神创伤、外界不良刺激、情绪波动和过度疲劳等。
2. 应用单胺氧化酶抑制剂治疗高血压,并同时食用干酪、扁豆、腌鱼、啤酒和红葡萄酒等一些富含酪氨酸的食物。
3. 应用拟交感神经药物后发生节后交感神经末梢的儿茶酚胺释放。
4. 高血压病人突然停服可乐定等某些降压药物。
5. 经期和绝经期的内分泌功能紊乱。

(三) 发病机制

关于高血压危象发生机制的问题,目前多数学者认为是由于高血压病人在诱发因素的作用下,血液循环中肾素、血管紧张素Ⅱ、去甲基肾上腺素和精氨酸加压素等收缩血管活性物质突然急骤的升高,引起心、脑、肾等靶器官小动脉纤维素样坏死,尤其引起肾脏出、入球小动脉收缩或扩张。这种情况若持续存在,除了血压急剧增高外,还可导致压力性多尿,继而发生循环血容量减少。血容量的减少又反射性引起血管紧张素Ⅱ、去甲肾上腺素和精氨酸加压素生成和释放增加,使循环血中血管活性物质和血管毒性物质达到危险水平,从而加重小动脉收缩。引起小动脉内膜损伤和血小板聚集,导致血栓素等有害物质进一步释放,形成血小板血栓,引起组织缺血、缺氧,毛细血管通透性增加,并伴有微血管内血、点状出血及坏死性小动脉炎。以脑和肾脏损害最为明显,有动脉硬化的血管特别易引起痉挛,并加剧小动脉内膜增生,于是形成病理性恶性循环。此外,交感神经兴奋性亢进和血管加压性活性物质过量分泌,不仅引起肾小动脉收缩,而且也会引起全身周围小动脉痉挛,导致外周血管阻力骤然增高,则使血压进一步升高,此时发生高血压危象。

二、护理评估

(一)健康史

1. 有高血压病史　无论原发性高血压,还是继发性高血压均可发生。

2. 存在诱发危象的因素　高血压病人如有精神创伤、情绪激动、过度疲劳和内分泌功能失调,或者遇到寒冷刺激和气候变化,易突然发生周围小动脉暂时性强烈痉挛性收缩,引起血压急剧进一步升高,可导致高血压危象。

(二)症状与体征

1. 突然性血压急剧升高　在原来高血压基础上,血压显著地增高。

2. 急性靶器官损伤的表现　常见中枢神经、循环、消化、泌尿和内分泌系统缺血性损害的症状和体征。当供应前庭和耳蜗内小动脉痉挛,可发生类似梅尼埃综合征的症状,如耳鸣、眩晕、恶心、呕吐、平衡失调、眼球震颤等。视网膜动脉痉挛,可发生视力障碍、视力模糊、偏盲、黑蒙、短暂失明。肠系膜动脉痉挛,可出现阵发性腹部绞痛。冠状动脉痉挛时,发生心绞痛,甚至心肌梗死。肾小动脉痉挛时,尿频、排尿困难或尿少。脑部小动脉痉挛时,可出现短暂性脑局部缺血症状,如一过性偏瘫、失语、感觉障碍等,脑小动脉在持续而严重的痉挛后出现被动性或强制性扩张,脑循环急性障碍,导致脑水肿和颅内压升高,即高血压脑病。

3. 病变具有可逆性　高血压危象病人的症状发作一般历时短暂,而易迅速恢复,但亦易复发。多数在及时采取有效的迅速降压措施后,症状可缓解,异常的体征可消失。

三、急救护理

(一)严密观察病情

动态监护血压、脉搏、呼吸、神志及心、肾功能变化及心电图,每15～30分钟测量一次生命体征,密切观察神志、血压、心率变化,观察头痛、呕吐症状有无改善,观察药物的疗效、不良反应,随时调整药物剂量,记录24小时尿量。

(二)迅速降压

1. 降压幅度　降压的幅度取决于临床情况。如果肾功能正常,无脑血管或冠状动脉疾患史,亦非急性主动脉夹层动脉瘤或嗜铬细胞瘤伴急性高血压者,血压可降至正常水平。否则降压幅度过大,可能会使心、肾、脑功能进一步恶化。一般将血压控制在160～180/100～110mmHg(21.3～24/13.3～14.6kPa)较为安全。

2. 降压速度和降压药的选择　应尽快将血压降至安全水平,否则预后较差。所选药物应对外周血管有扩张作用,并对心肌收缩、窦房结和房室结无明显抑制作用,既适用于高血压急症又适合慢性高血压的长期维持治疗。硝普钠为快速降低血压最有效的药物,其他如二氮嗪、利血平、肼苯达嗪、安血定、乌拉地尔等,可根据病情选择使用。必要时可联合应用降压药物,不但可以提高疗效、减少药量及毒副作用,而且可以延长降压作用时间。

(三)一般护理

1. 绝对卧床休息,将床头抬高30°,可以起到所需的体位性降压作用。

2. 给予吸氧,建立静脉通路,按医嘱给药。

3. 做好心理护理和生活护理,避免诱发因素。

(四)对症护理

1. 防止并发症　防止脑出血、眼底出血、心力衰竭、肾衰竭,做好对症处理。高血压脑病用脱水剂如甘露醇、山梨醇或快作用利尿药呋塞米或依他尼酸注射,以减轻脑水肿。

2. 镇静　躁动、抽搐者给予地西泮、巴比妥钠等肌内注射,或给予水合氯醛保留灌肠。

(五)健康指导

保持情绪稳定,饮食宜清淡,禁食刺激性食物,限制钠盐的摄入(<6g/d),保持大便通畅,排便时避免过度用力。对拟出院病人劝告病人严格控制盐的摄入量,适当参加体育锻炼,注意保证充足的睡眠时间,正确掌握饮食、忌烟酒,按医嘱服药,定期复查。

第二节　颅内压增高危象

正常成人颅内压为70～180mmH$_2$O(0.686～1.76kPa)。颅内压持续超过200mmH$_2$O(1.96kPa),称颅内压增高。颅内压增高危象是许多颅脑疾病所共有的综合征,也是神经系统疾病致死的重要原因。

一、病因与发病机制

(一) 病因

引起颅内压增高的因素分两大类：一类是颅腔内容物异常增加，另一类为颅腔容积减少。

1. **脑体积增加** 如脑外伤、脑肿瘤、脑脓肿、脑炎、脑膜炎、中毒和脑缺氧等，均可引起脑水肿，使脑体积增加。

2. **颅内占位病变** 各种颅内血肿、肿瘤、脓肿、肉芽肿等，均为增加的额外颅内容物。

3. **脑脊液分泌和吸收失调** 如脑积水、良性颅内压增高等，可使脑脊液增加。

4. **颅腔狭小** 如狭颅症、颅底凹陷症、广泛性凹陷骨折等，可使颅腔容积减少。

5. **脑血流量增加** 如颅内动静脉畸形、恶性高血压、颅内血管瘤等，使脑血流量增加。

(二) 临床分类

根据颅内压增高的速度，可把颅内压增高分为急性、亚急性和慢性三类。

1. **急性颅内压增高** 见于急性颅脑损伤中的颅内血肿、高血压脑出血等，病情发展很快。

2. **亚急性颅内压增高** 见于颅内恶性肿瘤、颅内炎症等，病情发展比较快。

3. **慢性颅内压增高** 见于生长缓慢的良性肿瘤等，病情发展较慢。

(三) 发病机制

颅内压增高到一定水平时，将影响脑血流量，使脑缺血、缺氧而导致功能损害。同时，颅内压增高会产生小脑幕切迹疝或枕骨大孔疝，致脑干受压，造成功能损害，出现危象而引起严重后果。

二、护理评估

(一) 健康史

在颅内病变尚未引起颅内压增高之前开始，重视采集病史和体格检查，特别是神经系统检查。对小儿的反复头昏、呕吐及头围迅速增大，成人的进行性头痛加剧、反复呕吐及视力明显下降，应考虑有颅内压增高的可能。如发现视乳头水肿，则诊断大致可以肯定。由于病人的自觉症状常比视乳头水肿出现得早，故对症状明显的病人不能单凭视乳头正常而排除颅内压增高的可能。在病情许可的情况下可做辅助检查，一是确定有无颅内压增高及其程度，二是找出引起颅内压增高的病因。

(二) 症状与体征

颅内压增高的主要临床表现有：

1. **头痛** 这是颅内压增高最常见的症状。头痛随颅内压的增高而进行性加重，用力、咳嗽、弯腰或低头常使症状加重。部位多在额部及两颞，以早晨及晚间出现较多。

2. **呕吐** 常出现于头痛剧烈时，可伴有恶心、呕吐，呕吐常呈喷射性，呕吐虽与进食无关，但较易发生于食后。

3. **视乳头水肿** 是颅内压增高的重要客观体征，表现为视神经乳头充血，边缘模糊不清，中央凹陷消失，视盘隆起，静脉怒张，动脉扭曲，乳头周围有时见到"火焰"状出血。视乳头水肿的出现时间有异，一般幕下及中线肿瘤出现较早，幕上良性肿瘤则出现较晚。

4. **展神经受损** 颅内压增高时，可使在颅底走行最长的展神经受压，造成一侧或双侧展神经不全麻痹，出现复视。

5. **生命体征变化** 早期出现血压升高，心率慢而强，呼吸慢而深。晚期当代偿功能衰竭时，血压下降，脉搏细数，出现潮式呼吸直至呼吸停止。

6. **脑疝** 常按其发生处的裂隙或疝出物命名，如小脑幕切迹疝（颞叶钩回疝）、枕骨大孔疝（小脑扁桃体疝）等，为颅内压增高的危险后果。前者常表现为意识障碍，同侧瞳孔散大，对光反射消失，对侧偏瘫及锥体束征；后者常表现为剧烈头痛，反复呕吐，意识障碍，呼吸及循环衰竭。

三、急救护理

(一) 降低颅内压

常用药物有20%甘露醇250ml，快速静脉滴注，每6~12小时1次；呋塞米20~40mg，静脉注射，每日1~2次；30%尿素注射液200ml，静脉滴注，每6~12小时1次；冻干血浆200ml静脉注射，或20%人血清白蛋白20~40ml静脉注射；地塞米松5~10mg单独或加入脱水剂中应用，能减轻脑水肿，有助于缓解颅内压增高。

(二) 病因治疗

对颅内占位性病变，首先考虑做病变切除术。有脑积水者应行脑脊液分流术，炎症性疾病应积极控制感染等，从根本上解决问题。

(三) 冬眠低温疗法

有利于降低脑的新陈代谢率，减少脑组织的氧耗量，防止脑水肿的发展。

（四）巴比妥治疗

大剂量戊巴比妥或硫喷妥钠可降低脑代谢，减少氧耗及增加脑对氧的耐受力，使颅内压降低。初次剂量为 3~5mg/kg 静脉滴注，维持量 1~2mg/kg，每日 1~2 次。

（五）脑室引流

颅内压增高病人出现脑疝迹象时，应立即行脑室引流，放出数毫升脑脊液后可立刻使颅内压下降，解除脑疝症状，是抢救颅内压增高危象的应急措施，亦是改善脑水肿的有效办法。

（六）一般护理

取头高位，应密切注意病人的意识、瞳孔、血压、呼吸及体温的变化，有条件者可做颅内压监护。清醒病人可给予普通饮食，频繁呕吐者应暂禁食，不能进食者予以补液，补液量应以维持出入液量平衡为度，补液过多可促使症状恶化。防止病人用力排便，保持呼吸道通畅，给予吸氧等。

第三节 腺垂体功能减退危象

脑腺垂体功能减退危象是因为脑垂体全部或绝大部分损害，未得到合理治疗，其靶器官（甲状腺、肾上腺皮质、性腺）分泌的激素不足以维持、调节新陈代谢的最低需要，临床上出现多种代谢紊乱、意识模糊、昏迷、虚脱等危重表现，若不及时抢救，会导致死亡。

一、病因与发病机制

（一）病因

1. 感染　常见于呼吸道感染、胃肠道与泌尿道感染。
2. 外伤、手术与麻醉。
3. 饥饿，使血糖降低。
4. 过度劳累、寒冷刺激。
5. 脱水　各种原因引起的脱水，如呕吐、腹泻、发热等。
6. 应用某些药物，如安眠药、镇静药、麻醉药、降血糖药等。
7. 腺垂体功能减退症治疗不当。

在垂体功能减退慢性病程中，上述各种应激情况均可诱发垂体危象，导致昏迷。

（二）发病机制

腺垂体分泌的激素是维持机体正常生长发育、新陈代谢、调节器官组织生理功能所必不可少的物质。任何原因使下丘脑释放激素分泌减少或释放抑制激素分泌过多，均可使腺垂体激素合成和分泌减少，导致相应的靶腺或靶组织功能减退，发展到一定程度，若在某些诱因作用下，则可发生靶腺功能衰竭，导致危象发生，出现低血糖、低血钠、水中毒、垂体卒中、高热、昏迷等一系列病理生理变化。

二、护　理　评　估

（一）健康史

根据病因，有感染、外伤、手术等诱发因素，结合临床表现，可以做出判断。必要时可做下述实验室检查：

1. 腺垂体激素测定　包括促卵泡素（FSH）、促黄体素（LH）、促甲状腺激素（TSH）、促肾上腺皮质激素（ACTH）及催乳素（PRL）、生长激素（GH），血浆水平低于正常低限值，皮质醇及甲状腺激素 T_3、T_4 低于正常。

2. 垂体危象可致严重代谢紊乱，如血糖低、血钠低、血钾正常、白细胞总数偏低、胆固醇偏高或正常。血压低者尿素氮可升高。根据病情需要选择性检查，以判断病情和指导治疗。

本症应与感染性休克、糖尿病酮症酸中毒、乳酸性酸中毒、低血糖昏迷等相鉴别。

（二）症状与体征

1. 腺垂体功能减退症

（1）促性腺激素或泌乳素（PRL）分泌不足的表现：产后乳房不胀，无乳汁分泌，生育期妇女月经减少或闭经，乳腺和子宫萎缩，不孕，毛发脱落，性欲减退或消失。男性胡须稀少，性欲减退，阳痿，生殖器缩小。

（2）促甲状腺激素（TSH）分泌不足表现：畏寒，皮肤干而粗糙，少汗，苍白，无光泽，弹性差，乏力，食欲减退，表情淡漠，反应迟钝，健忘，有时精神显著失常产生幻觉、妄想、木僵，甚至躁狂等精神症状。

（3）促肾上腺皮质激素（ACTH）分泌不足表现：早期症状不明显，症状出现常表明病情较重，表现为极度乏力，厌食、恶心、呕吐等消化功能紊乱，明显消瘦，心音低，心脏缩小，心率慢，脉细弱，血压低，抵抗力差。由于 ACTH 及黑素细胞刺激素（MSH）缺乏，肤色显著浅淡，乳晕、会阴部等色素沉着变轻。此与原发性肾上腺皮质功能减退不同。

(4) 生长激素缺乏：成人不如儿童表现明显。生长激素缺乏与肾上腺皮质激素分泌不足协同，可致低血糖。

(5) 鞍内或鞍旁肿瘤压迫表现：根据受压组织损害程度而表现各异，常有头晕、头痛等颅内压增高的表现，视交叉受累可致偏盲、视野缺损、视力减退、失明等。

2. 腺垂体功能减退症危象

(1) 危象前期：在诱因的促发下，导致腺垂体功能减退症状进一步加重，表现为极度乏力，精神萎靡不振，淡漠嗜睡，神志模糊，体温正常或高热，大多数收缩压为 80～90mmHg（10.7～12.0kPa），脉压缩小或有直立性低血压，严重的厌食、恶心，频繁的呕吐，甚至中腹部疼痛，胃肠道症状持续时间长短不一，长者可达 2～4 周。病人消瘦、无力、精神萎靡。服用安眠药诱发昏迷的病人无上述表现，可直接进入危象期。

(2) 危象期：出现严重的低血糖症状如昏迷、休克，表明已进入危象状态。

1) 低血糖型：本型最常见，低血糖的发生有快慢两种类型：第一，缓慢发生低血糖：病人明显嗜睡，烦躁呻吟，神志恍惚，呼叫能应，但答非所问，时有阵发的一过性面、手、腿抽动，有进行性意识障碍，逐渐进入昏迷；第二，快速发生低血糖：血糖值降低快，有明显交感神经兴奋症状，心慌气喘，恶心，面色苍白，四肢发凉，脉率快，全身大汗，颤抖，抽搐，口吐白沫，持续时间很短，迅速进入昏迷。

2) 高热型：因病人多种激素缺乏，使机体抵抗力低下，易发生感染，出现高热，体温在 39～40℃。病人神志恍惚、昏迷及休克。

3) 低温型：常于冬季严寒时逐渐出现神志模糊、嗜睡，逐渐昏迷，体温很低，直肠温度常在 26～30℃ 之间。

4) 循环衰竭型：表现为烦躁不安，表情淡漠，嗜睡，神志恍惚，晕厥，脉细速，心率快，血压明显下降，四肢冰凉、发绀，迅速进入休克。

5) 水中毒型：过量输液等，水分摄入太多，因发生脑水肿而引起。昏迷前可能出现精神症状，有脑水肿者可有剧烈头痛、恶心、喷射性呕吐等颅高压表现。病人意识模糊，定向力丧失，精神错乱，抽搐，进入昏迷。

6) 混合型：多种突出症状与体征均混合出现，表现较为复杂，容易误诊。

三、急救护理

(一) 迅速补充血糖

抢救低血糖，立即静脉注射 50% 葡萄糖液 40～80ml，多数病人可很快恢复，严重者恢复较慢。然后以 5% 葡萄糖生理盐水静脉滴注，每分钟 20～40 滴。数小时后可再给一次 50% 葡萄糖静脉注射，以免再次陷入昏迷。若为低血糖型危象昏迷，经过补充血糖可以恢复正常，神志可逐渐从昏迷转为躁动、朦胧直至清醒。

(二) 补充肾上腺皮质激素

氢化可的松 100mg，加于 5% 葡萄糖生理盐水中滴入，第一天用量 300mg，休克病人可先静脉注射 50mg 氢化可的松琥珀酸钠。第二、三天可根据病情和机体反应，依次减量为 200mg 和 100mg。病情稳定后逐日减量，一般在 3～8 天视病情改为口服可的松或泼尼松，2～3 周内减为维持量。可采用泼尼松每日 2.5～7.5mg，分 3 次服用，下午量小些，以免兴奋引起失眠。如有发热、感染创伤等应激状况，应积极治疗，并加大泼尼松用量以防止诱发危象。对无感染的低温型昏迷，皮质激素用量不宜过大，否则可能抑制甲状腺功能而使昏迷加重。

(三) 纠正水、电解质紊乱及酸碱失衡

最初 24 小时应输入葡萄糖盐水 500～1500ml，血钠较低者可适当多补充盐水。液体和电解质的补充应按危象发作前后病人出入量（呕吐、大小便量）及失水体征，结合实验室检查结果，决定补充量。如酸中毒适当补碱。

(四) 抗休克

有休克者应积极抗休克治疗。一般血容量补足后，休克即可纠正。必要时可用升压药，如多巴胺类，并采取其他综合治疗。

(五) 特殊病情处理

对有发热、感染者，清除原有病灶，采取有效的抗生素。水中毒型，应严格控制摄入量，并给予肾上腺皮质激素加强利尿。应密切注意血浆渗透压与电解质情况。

(六) 一般护理

1. 低温者注意保暖，增加盖被，加用电热床褥、空调等。

2. 迅速配合医生抢救，准确用药。

3. 定时测量体温、脉搏、血压，仔细观察病情，详细记录病人意识状态、瞳孔大小、对光反射、

角膜反射、眶上压痛反应,以及神经系统体征的变化。

4. 保持呼吸道通畅,给予吸氧。

5. 必要时留置尿管,记录24小时出入水量。

6. 加强昏迷病人的一般护理,如口腔护理、皮肤护理等。

7. 严禁使用吗啡、氯丙嗪、巴比妥等中枢神经抑制剂及麻醉剂,以免诱导或加剧昏迷。

8. 慎用胰岛素及各种降血糖药,以免加重低血糖。

9. 长期给予适量的替代治疗是预防发生危象的关键。一旦遇有感染及其他应激状态,应积极治疗并尽量除去有关诱因,适当增加皮质激素用量。非急诊不宜手术,必须手术时应避免使用全身麻醉。行垂体手术时,无论原来有无垂体功能减退,手术前均应常规给予皮质激素准备。对垂体功能减退病人不应单独使用甲状腺激素(尤其是大剂量),而应与皮质激素同时使用。

第四节 重症肌无力危象

重症肌无力(myasthenic gravis,MG)是一种神经、肌肉接头处传递障碍的自身免疫性疾病。若急性发生延髓支配的肌肉和呼吸肌严重无力,以致不能维持换气功能即为重症肌无力危象。

一、病因与发病机制

(一) 病因

1. 感染 以上呼吸道感染最为常见。

2. 过度疲劳、情绪激动、手术、激素分泌状态的改变,如月经来潮、妊娠、分娩、甲状腺功能亢进等,均可为急性发作的原因。

3. 抗胆碱酯酶药物应用不当。

4. 某些药物可加重肌无力 ①氨基糖苷类及多黏菌素类抗生素,可抑制乙酰胆碱释放,应禁用;②神经肌肉阻滞剂及抗心律失常药,可降低肌膜的兴奋性或抑制神经肌肉的传递;③中枢神经系统抑制剂,可引起或加重呼吸困难。

(二) 发病机制

重症肌无力是指一种影响神经-肌肉接头传递的,主要由乙酰胆碱受体抗体介导、细胞免疫和补体参与的自身免疫性疾病。当延髓所支配的呼吸肌及全身肌肉的无力进行性加重,出现喉肌和呼吸肌麻痹,通气和换气功能障碍,便出现危象状态。

二、护理评估

(一) 健康史

病人年龄、性别,有无感染、精神创伤、过度疲劳、妊娠、分娩等诱发因素,既往有无MG病史。

(二) 症状与体征

重症肌无力危象主要表现为部分或全部骨骼肌易于疲劳,呈波动性肌无力,常具有活动后加重、休息后减轻和晨轻暮重等特点。其分为三型,包括肌无力危象、胆碱能危象和反拗性危象。危象发生时必须确定为哪一种危象,以便控制病情。

1. 肌无力危象(myasthenic crisis) 最常见,约1% MG病人可出现,常因抗胆碱酯酶药量不足引起,临床表现烦躁不安、咳嗽、咳痰无力,吞咽困难,呼吸困难,瞳孔扩大,大汗淋漓,腹胀不适,不能平卧。可反复或迁延发作转成慢性。

2. 胆碱能危象(cholinergic crisis) 抗胆碱酯酶药过量所致,病人肌无力加重,出现肌束震颤及毒蕈碱样反应。依酚氯铵(腾喜龙)注射后症状加重,便可诊断为胆碱能危象。而症状显著好转,则是肌无力危象。

3. 反拗性危象(brittle crisis) 对抗胆碱酯酶药不敏感所致。病人多在原有服用药物剂量不变的情况下,突然出现药物不起作用。体检时又无胆碱能副作用表现,难以区别危象性质又不能用停药或加大药量改善症状者,临床表现介于肌无力危象和胆碱能危象之间。依酚氯铵试验无反应。

三、急救护理

(一) 严密观察病情

严密观察生命体征变化及药物反应等,及时做好相应处理。

(二) 紧急处理

1. 维持呼吸 对有呼吸困难、缺氧、发绀严重的病人可立即行气管插管,或行气管切开,应用呼吸机辅助呼吸,支持治疗。

2. 不同类型危象的处理

(1) 肌无力危象:气管插管和正压呼吸开始后应停用胆碱能药物,避免刺激呼吸道分泌物增加。可应用胆碱酯酶抑制剂如甲基硫酸新斯的明、溴吡斯的明,但注意应少量、多次用药,对心率过慢、心律不齐、机械性肠梗阻以及哮喘病人均忌用或慎用。若用药后症状不减轻,甚至加重,应警惕胆碱能危象发生。

（2）胆碱能危象:立即停用抗胆碱酯酶药物,待药物排出后重新调整剂量。可静脉或肌内注射阿托品,直到毒蕈碱样症状消失为止,同时还可应用碘解磷定。

（3）反拗性危象:停用抗胆碱酯酶药物,输液维持,至少72小时后才可从小剂量开始应用胆碱酯酶抑制剂。

（三）一般护理

1. 绝对卧床休息。
2. 加强营养　对危象病人可经鼻饲或静脉补充营养。病情好转后仍须严格掌握在注射抗危象药物15分钟后再进食（口服者在饭前30分钟服药）。
3. 预防感染

（1）定时改变体位,叩背,防止肺不张。

（2）做好口腔、皮肤护理,预防口腔炎、压疮等并发症。

（3）气管切开术后,应及时吸痰,雾化吸入,保持呼吸道通畅。

4. 注意纠正水、电解质失衡。

（四）病因治疗

待危象症状改善后,可选择肾上腺皮质类固醇激素治疗,合用抗胆碱酯酶药,对MG病人较安全,常用地塞米松、泼尼松等,可缩短危象发作时间。激素治疗半年内无改善者,应考虑用免疫抑制剂,常用环磷酰胺和硫唑嘌呤。需注意骨髓抑制或感染易感性,应定期查血象和肝肾功能。亦可行血浆置换、免疫球蛋白治疗。全身型MG可考虑行胸腺切除术。

第五节　甲状腺功能亢进危象

甲状腺功能亢进危象(thyroid storm)是甲状腺功能亢进症的一种少见而极严重的合并症,各种年龄均可发生,但儿童少见。患病率虽然不高,但若是诊治不及时,死亡率很高。

一、病因与发病机制

（一）病因

1. 感染　为常见诱因,主要是上呼吸道感染,其次是胃肠道和泌尿道感染。
2. 手术　甲状腺切除手术及其他各类手术时,由于应激、挤压甲状腺组织、出血、缺氧、麻醉不良、术前准备不充分等均可诱发危象。
3. 不适当地服用抗甲状腺药物。
4. 放射性碘治疗后诱发危象。
5. 应激　精神极度紧张、精神创伤、药物反应、分娩以及妊娠毒血症等均可引起危象。

（二）发病机制

目前认为危象的发生是由多种因素结合作用所引起的:①儿茶酚胺受体增多;②应激:如急性疾病、感染、外科手术等应激状态引起儿茶酚胺释放增多;③血清游离T_3、T_4的高水平;④肾上腺皮质激素分泌不足,甲亢时肾上腺皮质激素的合成、分泌和分解代谢率加速,久之使其功能减退,对应激减弱等有关。

二、护理评估

（一）健康史

病人既往有无甲亢病史、有无甲状腺切除等手术史、近期是否呼吸道感染等。

（二）症状与体征

1. 原有的甲状腺功能亢进症状进一步加重。
2. 全身症状　高热,体温急骤升高,可在24~48小时内,达到致死性高热,大部分在39℃以上,甚至高达42℃,一般降温措施难以奏效,皮肤潮温红润,大汗淋漓,继而汗闭,皮肤、黏膜干燥,苍白,明显脱水,虚脱,呼吸困难,甚至休克。
3. 神经系统症状　病人可因脱水、电解质紊乱、心力衰竭、缺氧等,导致脑细胞代谢障碍而发生中毒性精神病。表现焦虑、表情淡漠、躁动不安、谵妄、甚至昏迷。
4. 心血管系统症状　窦性心动过速为较早出现的症状,心率一般可达140~240次/分,心率越快,病情越危重,心率的增快与体温升高不成比例,脉搏超过其与体温的正常比例关系。心脏搏动强烈,心音亢进,可闻及收缩期杂音。血压升高以收缩压升高最为明显,脉压增大,可有相应的周围血管体征。亦可出现各种心律失常,如房性及室性期前收缩、心房扑动、心房颤动、室上性心动过速、房室传导阻滞等,一般药物往往不易控制。病人常可发生急性肺水肿、心力衰竭,最终血压测不出,心音减弱,心率减慢,终至不可逆转。原有甲亢性心脏病病人较易发生危象,同时,一旦发生危象常使心功能急骤恶化。
5. 消化系统症状　厌食、恶心、频繁呕吐、腹痛、腹泻甚为常见。肝功能损害明显者，可有肝脏肿大、黄疸，少数病人可发生腹水、肝性脑病。

6. **水与电解质紊乱** 由于代谢亢进、高热、呕吐、腹泻及进食减少等因素，绝大多数病人均有不同程度的失水与电解质紊乱，轻中度代谢性酸中毒比较常见。电解质紊乱以低血钠最为常见，其次为低血钾、低血钙及低血镁。

7. **其他表现** 少数病人有胸痛、呼吸急促，后期可并发急性呼吸窘迫综合征（ARDS），严重病例常并发循环衰竭、心源性休克及急性肾衰竭，亦是致死的主要原因。

部分甲亢病人症状不典型，表现为表情淡漠、嗜睡，反射降低，低热，恶病质，明显乏力，心率慢，脉压小，血压下降，进行性衰竭，最后陷入昏迷而死亡，临床上称为淡漠型甲亢危象。少数甲亢危象病人可以神经系统的躁动、谵妄或以消化系统的剧烈腹泻、呕吐为突出表现，由于这类病人往往无"甲亢"病史，危象症状常被某些诱发疾病所掩盖，这些不典型的情况应予警惕，以免误诊。目前主要靠临床表现提出危象期的诊断依据，见表14-2-1。

表 14-2-1 甲状腺功能亢进危象诊断依据

	危象前期	危象期
体温	<39℃	>39℃
心率	120~150 次/分	>160 次/分
出汗	多汗	大汗淋漓
神志	烦躁、嗜睡	躁动、谵妄、昏睡、昏迷
消化道症状	食欲减少、恶心	呕吐
大便	次数增多	腹泻
体重	降至 40~45kg 以下	降至 40~45kg 以下

甲亢病人凡具有上述条件中 3 项者，可诊断为危象前期和危象期。

三、急救护理

（一）严密观察病情

监测神志、体温、脉搏、呼吸、血压、SpO_2 等的变化，发现异常及时处理。

（二）紧急处理

1. 降低血液循环中甲状腺激素浓度

(1) 抗甲状腺药物，如碘制剂、硫脲类药物，用以抑制甲状腺激素的合成和释放。

(2) 通过腹膜或血液透析法，或者通过换血、血浆置换术等方法消除血液循环中过高的甲状腺激素。

2. 降低组织对甲状腺素-儿茶酚胺的反应 使用 β-肾上腺素能受体阻断药和利血平、胍乙啶等抗交感神经药物，阻断周围组织对儿茶酚胺的反应，以减轻周围组织对儿茶酚胺的表现，从而达到控制甲亢危象的目的。

3. 糖皮质激素的应用 尽早补充糖皮质激素，以改善机体反应性，提高应激能力。糖皮质激素还可抑制组织中 T_4 向 T_3 转化作用，与抗甲状腺药物有协同作用，可迅速减轻临床症状。一般选用地塞米松或甲泼尼龙。

4. 低温及人工冬眠 对甲亢危象病人应尽快采取降温措施，在应用镇静剂基础上行物理降温治疗。亦可采用人工冬眠加物理降温，通过冬眠及物理降温，将体温控制在 34~36℃ 之间，持续数日或更长，直至病人情况稳定为止。

5. 其他对症处理 纠正水、电解质、酸碱紊乱；及时补充大量维生素和能量；纠正心功能不全、心律失常；如有感染者应积极抗感染治疗。

（三）一般护理

1. 绝对卧床休息，保持安静舒适环境。

2. 做好生活护理，给予高热量、高蛋白、高维生素饮食，鼓励病人多饮水，每日饮水量不少于 2000ml。切忌过饱饮食，以防心功能不全发生。

3. 精神护理 以高度同情心关怀安慰病人，消除恐惧心理，树立战胜疾病的信心。

（四）对症护理

1. 对于狂躁型病人，可给予镇静剂，如地西泮、氯丙嗪等。

2. 做好各种抢救准备，预防吸入性肺炎等并发症。

第六节 超高热危象

超高热危象是指体温升高至体温调节中枢所能控制的调定点之上的临床常见急症，如不予以适当处理，可能造成病人死亡。

一、病因与发病机制

（一）病因

1. 感染性发热 为各种病毒、细菌、真菌、寄生虫、支原体、螺旋体、立克次体等病原体引起的全身各系统器官的感染。

2. 非感染性发热 凡是病原体以外的各种物质引起的发热均属于非感染性发热。常见病因如下：

（1）变态反应：变态反应时形成抗原抗体复合物，激活白细胞释放内源性致热原而引起发热，如血清病、输液反应、药物热及某些恶性肿瘤等。

（2）体温调节中枢功能异常：体温调节中枢受到损害，使体温调定点上移，造成发热。常见于：①物理性因素如中暑；②化学性因素如安眠药中毒；③机械性因素如脑外伤、脑出血。

（3）内分泌与代谢疾病：如甲亢。

（二）发病机制

是指体温升高至体温调节中枢所能控制的调定点以上（>41℃）的超高热，其可使肌肉细胞快速代谢，造成横纹肌溶解、代谢性酸中毒、肌肉僵硬乃至心血管系统的不稳定，如血压过高、过低，同时伴有抽搐、昏迷、休克、出血等危象表现。

二、护 理 评 估

（一）病史收集

1. 流行病学资料 病人发病的地区、季节、接触史等。如血吸虫病、流行性出血热有地区分布；乙脑、疟疾与蚊子有关；菌痢、食物中毒有不洁饮食史。

2. 发热的特点 起病急缓、热型、伴随症状等。许多发热疾病具有特殊热型，根据不同热型，可提示某些疾病的诊断；伴随症状对发热原因的鉴别也很有帮助。

（二）症状与体征

高热病人出现呼吸急促、烦躁、抽搐、休克、昏迷时，应警惕超高热危象的发生。进行全面的体格检查，并应重点检查病人的面容，皮肤黏膜有无皮疹、瘀点，淋巴结及肝、脾有无肿大。重视具有定位意义的局部体征，以便确定主要病变在哪个系统。因为发热的病因很多，应结合病史及体检有针对性地进行，如血常规、尿常规、大便常规、脑脊液常规、病原体显微镜检查、细菌学检查、血清学检查、血沉、类风湿因子、自身抗体的检查、活体组织病理检查、X线检查、B超、CT检查等。

即使经过收集完整病史、仔细体格检查，常规实验室检查，仍有一部分病人不能明确诊断，称为原因不明发热。

三、急 救 护 理

（一）严密观察病情

1. 注意病人神志、呼吸、血压、脉搏、体温、末梢循环等生命体征的变化，特别应注意体温的变化，观察物理、药物降温的效果，避免降温速度过快、幅度过大，造成病人虚脱。

2. 注意病人伴随症状的变化，及时提供给医生，以助诊断。

3. 记录出入水量，特别是大汗的病人，要注意补足液体。

（二）降温

迅速而有效地将体温降至 38.5℃ 是治疗超高热危象的关键。

1. 物理降温 为首选，简便安全，疗效较快。

（1）方法：①冰水擦浴：对高热、烦躁、四肢末梢灼热者，可用冰水擦浴降温；②温水擦浴：对寒战、四肢末梢厥冷的病人，用 32~35℃ 温水擦浴，以免寒冷刺激而加重血管收缩；③酒精擦浴：用温水配成 30%~50% 酒精擦拭；④冰敷：用冰帽、冰袋装上适量冰块，置于前额及腋窝、腹股沟、腋窝等处，但要保留一侧腋窝用于测量体温。

（2）注意事项：①擦浴方法是自上而下，由耳后、颈部开始，直至病人皮肤微红，体温降至 38.5℃ 左右。②不宜在短时间内将体温降得过低，以防引起虚脱。③伴皮肤感染或有出血倾向者，不宜皮肤擦浴。降温效果不佳者可适当配合通风或服药等措施。④注意补充液体，维持水、电解质平衡。⑤遵循热者冷降，冷者温降的原则。

2. 药物降温 只是对症处理，不要忽视病因治疗。用药时要防止病人虚脱。常用药物有阿司匹林、吲哚美辛（消炎痛）、激素等。

3. 冬眠降温 使用以上措施体温仍高，尤其是烦躁、惊厥的病人，可在物理降温的基础上使用冬眠药物，可以降温、镇静、消除低温引起的寒战及血管痉挛。常用冬眠Ⅰ号（哌替啶 100mg、异丙嗪 50mg、氯丙嗪 50mg）全量或半量静滴。该药物可引起血压下降，使用前应补足血容量、纠正休克，注意血压的变化。

（三）积极寻找病因

1. 细菌感染已明确者，合理选用抗生素 抗生素使用后，至少观察 2~3 天。疗效确不满意时，应考虑改用其他药物。明确为输液反应者，须立即停止输液。甲状腺功能亢进症危象者，迅速使用抗甲状腺药物。

2. 对高度怀疑的疾病,可作诊断性治疗(试验治疗)　如有典型病史、热型、肝脾肿大、白细胞减少、高度拟诊疟疾者,可试用磷酸氯喹3日。诊断性治疗的用药要有目的、有步骤、按计划进行,做到"用药有指征,停药有根据",切忌盲目滥用。

3. 对原因不明的发热,应进一步观察检查若病人情况良好,热度不过高,可暂不作退热处理而给予支持疗法,以便细致观察热型并进一步做其他检查,待明确诊断后积极进行病因治疗。

(四) 一般护理

使病人处于安静、通风、温湿度适宜的环境中,给予充足的水分、营养、维生素,保护心、脑、肾等重要脏器的功能,烦躁、惊厥病人可使用镇静剂,呼吸困难病人应吸氧,必要时可气管切开,机械通气。

(五) 对症护理

1. 物理降温的病人,要及时更换冰袋,经常擦浴降温。

2. 皮肤护理降温过程中大汗的病人,要及时更换衣裤被褥,保持干爽清洁舒适。卧床的病人,要定时翻身,防止压疮。

3. 口腔护理,注意清洁口腔,防止感染及黏膜溃破。

4. 加强呼吸道管理,雾化吸入、拍背,协助病人咳痰;咳嗽无力或昏迷无咳嗽反射者,可气管切开,吸出气道内的分泌物。

5. 烦躁、惊厥的病人,应置于保护床内,适当约束四肢,防止坠床或自伤。

第七节　高血糖危象

高血糖危象(hyperglycemic crisis)指的是糖尿病昏迷。糖尿病的基本病理生理为绝对或相对性胰岛素分泌不足所引起的糖代谢紊乱,严重时常导致酸碱平衡失常。特征性的病理改变包括高血糖、高酮血症及代谢性酸中毒,发展到严重时为酮症酸中毒昏迷和高渗性非酮症性昏迷。

一、糖尿病酮症酸中毒

糖尿病酮症酸中毒(diabetic ketoacidosis, DKA)是糖尿病人在应激状态下,由于体内胰岛素缺乏,胰岛素拮抗激素增加,引起糖和脂肪代谢紊乱,以高血糖、高酮血症和代谢性酸中毒为主要改变的临床综合征。多发生在胰岛素依赖型病人,是糖尿病的急性合并症,也是内科常见急症之一,严重者可致昏迷,危及生命。

(一) 病因与发病机制

1. 病因　任何可以引起或加重胰岛素绝对或相对不足的因素均可成为诱因,多数病人的发病诱因不是单一的,但也有的病人无明显诱因。

(1) 感染:是最常见的诱因,以泌尿道感染和肺部感染最多见,其他尚有皮肤感染、败血症、胆囊炎、真菌感染等。

(2) 胰岛素治疗中断或不适当减量。

(3) 应激状态:如心肌梗死、外伤、手术、妊娠分娩、精神刺激等。

(4) 饮食失调或胃肠疾患:过多进食高糖或高脂肪食物、酗酒、呕吐、腹泻、高热等导致严重脱水。

2. 发病机制　糖尿病酮症酸中毒发病的基本环节是由于胰岛素缺乏和胰岛素拮抗激素增加,导致糖代谢障碍,血糖不能正常利用,结果血糖增高;脂肪分解加速,生成大量酮体,当酮体生成超过组织利用和排泄的速度时,将发展至酮症以至酮症酸中毒。

(二) 护理评估

除感染等诱发因素的症状外,还具有以下临床表现:

1. 病史收集　原有糖尿病症状加重,极度软弱无力、烦渴、多饮、多尿、饮食减少、恶心、呕吐、腹痛、嗜睡、意识模糊、昏迷。

2. 症状与体征　皮肤干燥无弹性、眼球下陷等失水征,呼吸深而速(即 Kussmaul 呼吸),呼气有烂苹果味(酮味),血压下降、休克。

3. 实验室检查　①血:血糖明显升高,多为 16.7~33.3mmol/L;血酮体升高;二氧化碳结合力降低;血 pH 下降,呈代谢性酸中毒;血钾早期可正常或偏低,少尿时可升高,治疗后如补钾不足可下降。②尿:尿糖、尿酮体阳性。

有明确糖尿病病史的病人,具有以上临床表现,结合实验室检查如尿糖、尿酮、血糖、血酮、二氧化碳结合力等,可以明确诊断。

(三) 急救护理

1. 严密观察病情

(1) 严密观察体温、脉搏、呼吸、血压及神志变化。

（2）低血钾病人应监测心电图。

（3）及时采血、留尿，送检尿糖、尿酮、血糖、血酮、电解质及血气等。

（4）准确记录24小时出入量。

2. 补液、纠正电解质及酸碱失衡

（1）补液：迅速纠正失水以改善循环血容量与肾功能。立即静脉输入生理盐水。补充量及速度须视失水程度而定。失水较重者，可在入院第1小时内滴入1000ml，以后6小时内每1~2小时滴入500~1000ml，视末梢血液循环、血压、尿量而定。如血糖已降至13.9mmol/L以下，改用5%葡萄糖溶液或葡萄糖盐溶液。治疗过程中必须避免血糖下降过快、过低，以免发生脑水肿，对老年、心血管疾病人，输液尤应注意不宜过多、过速，以免发生肺水肿。

（2）纠正电解质及酸碱失衡：轻症病人经补液及胰岛素治疗后，酸中毒可逐渐得到纠正，不必补碱。重症酸中毒，二氧化碳结合力<8.92mmol/L，pH<7.1，应根据血pH和二氧化碳结合力变化，给予适量碳酸氢钠溶液静脉输入。酸中毒时细胞内缺钾，治疗前血钾水平不能真实反映体内缺钾程度，治疗后4~6小时血钾常明显下降，故在静脉输入胰岛素及补液同时应补钾，最好在心电监护下，结合尿量和血钾水平，调整补钾量和速度。

3. 胰岛素应用 多采用小剂量胰岛素治疗，给药途径以静滴和静脉推注为首选。静脉滴注每小时5~15U；若采用间歇静脉注射，每小时1次，剂量为5~10U。当血糖降至13.9mmol/L时，胰岛素改为皮下注射，每4~6小时1次，根据血糖、尿糖调整剂量。临床实践证明，小剂量胰岛素治疗的方法较安全、有效，较少发生低血钾、脑水肿及后期低血糖等严重不良反应。

4. 一般护理 昏迷病人应加强生活护理。

二、糖尿病高渗性非酮症昏迷

糖尿病高渗性非酮症昏迷（hyperosmolar non-ketotic diabetic coma）是糖尿病急性代谢紊乱的另一临床类型，特点是血糖高，没有明显酮症酸中毒，因高血糖引起血浆高渗性脱水和进行性意识障碍的临床综合征，多见于老年病人，部分病例发病前无糖尿病史或仅有轻度症状。

（一）病因与发病机制

1. 病因 常见的有以下三方面。

（1）引起血糖增高的因素：①各种感染合并症和应激因素如手术、外伤、脑血管意外等，其中感染性合并症占糖尿病高渗性非酮症昏迷诱因的首位，也是影响病人预后的主要原因。②各种能引起血糖增高的药物如糖皮质激素、各种利尿药、苯妥英钠、普萘洛尔（心得安）。③糖摄入过多如静脉大量输入葡萄糖，静脉高营养。④合并影响糖代谢的内分泌疾病如甲亢、肢端肥大症、皮质醇增多症等。

（2）引起失水、脱水的因素：①使用利尿药，如神经科进行脱水治疗的病人。②水入量不足，如饥饿、限制饮水或呕吐、腹泻等。③透析治疗（包括血液透析和腹膜透析）的病人。④大面积烧伤的病人。

（3）肾功能不全：如急、慢性肾衰竭，糖尿病肾病等，由于肾小球滤过率下降，对血糖的清除亦下降。

2. 发病机制 病人原有不同程度的糖代谢障碍，再加上某种诱因，加重原有的糖代谢障碍，胰岛对糖刺激的反应减低，胰岛素分泌减少，结果组织对糖的利用减少，肝糖原分解增加，因而引起严重的高血糖，但由于病人的胰岛还能分泌一定量的胰岛素，而机体抑制脂肪分解所需的胰岛素远比糖代谢所需的胰岛素量小，因此糖尿病高渗性非酮症昏迷病人自身的胰岛素量虽不能满足应激状态下对糖代谢的需要，却足以抑制脂肪的分解，因而表现出严重的高血糖，而血酮增加不明显。严重的高血糖使血液渗透压升高，造成细胞内脱水，渗透性利尿，同时伴随电解质的丢失。

（二）护理评估

1. 病史收集 对本症的诊断并不难，关键是提高对本症的认识和警惕。特别是对中老年病人，有临床表现，无论有无糖尿病史，均提示有糖尿病高渗性非酮症昏迷的可能，应立即做实验室检查。

2. 症状与体征 起病时病人常先有多尿、多饮，可有发热，多食不明显，失水逐渐加重，随后出现神经、精神症状，表现为嗜睡、幻觉、淡漠、迟钝，最后陷入昏迷。来诊时常已有显著失水甚至休克。

特征性改变为高血糖和高血浆渗透压，多数伴有高血钠和氮质血症。血糖常高至33.3mmol/L以上，血钠可高达155mmol/L，以上血浆渗透压一般在350mOsm/L以上。

（三）急救护理

1. 严密观察病情　与糖尿病酮症酸中毒病情的观察类似,此外尚需注意以下情况。迅速大量输液不当时,可发生肺水肿等并发症。补充大量低渗溶液,有发生溶血、脑水肿及低血容量休克的危险。故应随时观察病人的呼吸、脉搏、血压和神志变化,观察尿色和尿量,如发现病人咳嗽、呼吸困难、烦躁不安、脉搏加快,特别是在昏迷好转过程中出现上述表现,提示输液过量之可能,应立即减慢输液速度并及时报告医生。尿色变粉红提示发生溶血,亦及时报告医生并停止输入低渗溶液。

2. 补液　静脉输入等渗盐水,以便较快扩张微循环而补充血容量,迅速纠正血压,待循环血容量稳定后酌情以低渗盐水(0.45%~0.6%氯化钠液)缓慢静脉滴注。补液量应视失水程度而定,静脉滴注速度须视全身及心血管、脑血管情况、尿量及有关的血化验改变等因素而定,防止因输液过多、过速而发生脑水肿、肺水肿等并发症。

3. 纠正电解质紊乱　主要是补充钾盐。若有低血钙、低血镁或低血磷时,可酌情给予葡萄糖酸钙、硫酸镁或磷酸钾缓冲液。

4. 胰岛素的应用　一般用普通胰岛素,用量较酮症酸中毒昏迷为小,亦可一开始采用上述小剂量胰岛素治疗的方法,每2~4小时测定血糖,血糖降至13.9mmol/L时停止注射胰岛素,改用5%葡萄糖溶液静滴,防止因血糖下降太快、过低而发生脑水肿。

5. 积极治疗诱因及伴随症　包括控制感染,纠正休克,防止心力衰竭、肾功竭、脑水肿的发生等。

第八节　低血糖危象

低血糖危象是血糖浓度低于正常的临床综合征,病因较多,发病机制复杂。成人血糖低于2.8mmol/L(50mg/dl)可认为血糖过低,但是否出现症状,个体差异较大。当某些病理和生理原因使血糖降低,引起交感神经过度兴奋和中枢神经异常的症状和体征时,就称为低血糖危象。

一、病因与发病机制

（一）病因

低血糖危象是多种原因所致的临床综合征,按病因不同,可分为器质性及功能性;按发病机制可分为血糖利用过度和血糖生成不足;根据低血糖发作的特点又可分为空腹低血糖、餐后低血糖、药物引起的低血糖三类。

（二）发病机制

人体内维持血糖正常有赖于消化道、肝肾及内分泌腺体等多器官功能的协调一致。人体通过神经体液调节机制来维持血糖的稳定,当血糖下降时,重要的反应是体内胰岛素分泌减少,而胰岛素的反调节激素如肾上腺素、胰升糖素、皮质醇分泌增加,使肝糖原产生增加,糖利用减少,以保持血糖稳定。其主要生理意义在于保证对脑细胞的供能,脑细胞所需的能量几乎完全直接来自血糖,而且本身没有糖原储备。当血糖降到≤2.8mmol/L时,一方面引起交感神经兴奋,大量儿茶酚胺释放,另一方面由于能量供应不足使大脑皮质功能有抑制,皮质下功能异常,即表现为中枢神经低糖症状和交感神经兴奋两组症状。

二、护理评估

（一）病史收集

低血糖危象常呈发作性,发作时间及频度随病因不同而异。

（二）症状与体征

1. 临床表现

（1）交感神经过度兴奋症状:因释放大量肾上腺素,临床表现为出汗、颤抖、心悸(心率加快)、饥饿、焦虑、紧张、软弱无力、面色苍白、流涎、肢凉震颤、血压轻度升高等。这些症状在血糖浓度快速下降时尤其突出。

（2）神经性低血糖症状:即脑功能障碍症状,受累部位可从大脑皮质开始,表现为精神不集中、头晕、迟钝、视物不清、步态不稳;也可有幻觉、躁动、行为怪异等精神失常表现;波及表层下中枢、中脑延髓等时,表现为神志不清、幼稚动作(吮吸、假脸等)、舞蹈样动作,甚至阵挛性、张力性痉挛,锥体束征阳性,乃至昏迷、血压下降。这些症状随着血糖逐渐下降而出现,当血糖水平下降速度缓慢时,病人没有第一类症状出现。

2. 病情判断　可依据Whipple三联征确定低血糖:①低血糖症状;②发作时血糖低于2.8mmol/L;③供糖后低血糖症状迅速缓解。

3. 鉴别诊断　以交感神经兴奋症状为主者,

易于识别,以脑功能障碍为主者易误诊为神经症、精神病、癫痫或脑血管意外等,应注意与糖尿病酮症酸中毒、非酮症高渗性昏迷、药物中毒等所致的昏迷鉴别。详细询问病史、分析特点、复查血糖及相关检查有助于鉴别。有关糖尿病昏迷的鉴别见表14-2-2。

表14-2-2 糖尿病并发昏迷的鉴别

	酮症酸中毒	低血糖昏迷	高渗性昏迷
病史与诱因	多见于青少年,较多有糖尿病史,常有感染、胰岛素中断治疗等病史	有糖尿病史,有注射胰岛素、口服降糖药、进食过少、体力活动过度等病史	多发生于老年,常无糖尿病史,多有感染、呕吐、腹泻等病史
起病及症状	慢(2~4天),有厌食、恶心、呕吐、口渴、多尿、昏睡等	急(以小时计),有饥饿感、多汗、心悸,手抖动等交感神经兴奋表现	慢(数日),有嗜睡、幻觉、震颤、抽搐等
体征			
皮肤	失水,干燥	潮湿多汗	失水
呼吸	深、快	正常或浅快	加快
脉搏	细速	速而饱满	细速
血压	下降	正常或稍高	下降
化验			
尿糖	阳性++++	阴性或+	阳性++++
尿酮体	+~++++	阴性	阴性或+
血糖	显著增高,多为16.7~33.3mmol/L	显著降低,多在<2.8mmol/L	显著升高,一般>33.3mmol/L
血酮体	显著增高	正常	正常或稍高
血钠	降低或正常	正常	正常或显著增高
pH	降低	正常	正常或降低
CO_2CP	降低	正常	正常或降低
乳酸	稍高	正常	正常
血浆渗透压	正常或稍高	正常	显著升高,常>350mOsm/L

三、急救护理

(一)严密观察病情

1. 密切观察生命体征及神志变化,观察尿、便情况,记录出入量。

2. 测定血糖,凡怀疑低血糖危象的病人,应立即做血糖测定,并在治疗过程中动态观察血糖水平。

3. 观察治疗前后的病情变化,评估治疗效果。病人使用胰岛素(如低精蛋白锌胰岛素、NPH或精蛋白锌胰岛素)或氯磺丙脲时,可有低血糖反应,为防止病人清醒后再度出现低血糖反应,需要观察12~48小时。

(二)升高血糖

1. 注射50%葡萄糖溶液 50ml的50%葡萄糖可平均升高血糖150mg/dl,立即注射50~100ml,多数病人能立即清醒,未恢复者可反复注射直到清醒,继而进食。轻的病人,经口进食糖果、糖水等食物即可缓解。处理后即使意识完全恢复,仍需要继续观察,特别是由口服降糖药引起的低血糖症,血液中较高的药物浓度仍在继续起作用,病人再度陷入昏迷的可能性仍很大,故应继续静脉滴注5%~19%的葡萄糖,根据病情需要观察数小时或数天,到病情完全稳定为止。

2. 使用升糖激素 血糖不能达到上述目标,或病人仍神志不清,可选用:

（1）氢化可的松 100mg，静脉推注后视病情需要再以 100mg 加入 500ml 葡萄糖中缓慢滴注，一日总量在 200~400mg。

（2）胰升糖素 0.5~1mg，皮下、肌内或静脉注射，一般 20 分钟内生效，但维持时间仅 1~1.5 小时。

（三）一般护理

1. 昏迷病人按昏迷常规护理 意识恢复后要注意观察是否有出汗、倦睡、意识蒙眬等再度低血糖状态，以便及时处理。

2. 抽搐者除补糖外，可酌情应用适量镇静剂，并注意保护病人，防止外伤。

3. 饮食应少食多餐，低糖、高蛋白、高纤维素和高脂肪饮食，可减少对胰岛素分泌的刺激。

（四）病因治疗

病人恢复后应进一步详细询问病史，细致体检，做有关检查和试验，争取明确诊断，治疗原发病和消除诱因。

（李丽　李映兰）

第三章

急性中毒的护理

第一节 概 论

一、中毒与毒物

(一) 中毒

当某种物质接触人体或进入人体后,即可与机体相互作用,损害组织,破坏神经及体液的调节功能,使正常生理功能发生严重障碍,引起一系列症状和体征,称为中毒(poisoning)。当毒物在短时间内大量进入人体而引起的疾病称为急性中毒(acute poisoning)。

(二) 毒物

引起中毒的外来物质称为毒物(poison)。毒物与非毒物之间的概念是相对的,不存在绝对的界限。同一物质,在某些条件下可以引起中毒,而在另外一些条件下,却是治疗某些疾病的药物。按其使用范围及用途分为:

1. 工业性毒物 那些在工业生产中使用或产生的各种有害物质。它可能是原料、辅料、半成品、成品,也可能是废弃物、夹杂物,或其中所含的有毒成分,可能是气体、液体或固体。

2. 农业性毒物 如农药、化肥、除草剂、灭鼠药等。

3. 药物性毒物 如麻醉药、精神类药等药物的误用、超量使用及滥用。

4. 植物性毒物 如七叶一枝花、乌头碱、毒蕈、苦杏仁等。

5. 动物性毒物 如毒蛇、蜂、蜈蚣、鱼胆、河豚等。

6. 日常生活性毒物 如某些食物、洗涤剂、消毒剂、灭蟑药等。

二、毒物的吸收、代谢和排出

(一) 毒物的吸收途径

有毒物质的存在十分广泛,主要经呼吸道、消化道和皮肤吸收进入人体。

1. 经呼吸道吸收 这是最主要、最常见、最危险的途径。当毒物以气体、蒸气雾、烟、粉尘等不同形态存在于空气中时,均可通过呼吸道吸收而引起中毒。这与毒物的粒子大小及水溶性有很大的关系:当毒物呈气体、蒸气、烟等形态时,由于粒子很小,一般在 $3\mu m$ 以下,易于到达肺泡。而粒子大于 $5\mu m$ 以上的雾和粉尘,在进入呼吸道时,绝大部分被鼻腔和上呼吸道所阻留,易被上呼吸道的黏液所溶解而不易到达肺泡;但在浓度高等特殊情况下,仍有部分可到达肺泡。当毒物到达肺泡后,水溶性大的毒物,经肺泡吸收的速度就快;同样,粒子小的毒物,也较易溶解,经肺泡吸收也较快。毒物被肺泡吸收后,不经肝脏的解毒作用而直接进入血液循环,分布到全身,产生毒作用,所以有更大的危险性。

2. 经消化道吸收 是生活性中毒的主要进入途径。有的是将有毒物直接入口作为自杀或谋杀的手段;也有的是进食了含有有毒生物或化学物的食品,如含大量致病性细菌或由其分泌的毒素的食物、残留有剧毒农药的食品等;也有误服,把有毒物当作食品或添加剂摄入,如将亚硝酸盐当作食盐等;还有直接用毒物污染的手拿食物吃,而造成毒物随食物进入消化道;或毒物由呼吸道侵入人体,一部分沾附在鼻咽部混于其分泌物中,无意被吞入。经胃肠道吸收的毒物以固态和液体化学物质为多见。水溶性化学物质能在酸性胃液内大部分吸收,脂溶性化学物质则主要在碱性的肠液内吸收。经胃肠道吸收的毒物多数在肝脏内

1640

进行生物转化,起到解毒或活化作用,再进入体循环。

3. 经皮肤吸收　大部分毒物不能从皮肤吸收。只有既具脂溶性又具水溶性的毒物才能被完整的皮肤吸收,如有机磷农药、苯胺类等。皮肤吸收毒物主要通过两条途径,即通过表皮屏障和毛囊进入,在个别情况下,也可通过汗腺导管进入。有些具有腐蚀性的化学物质与皮肤接触后,先使皮肤灼伤或糜烂,毒物再被迅速吸收而中毒。毒物经皮肤吸收的数量和速度,除了与它的脂溶性、水溶性、浓度和皮肤的接触面积等有关外,还与外界的温度、湿度等条件有关。经皮肤侵入的毒物,吸收后也不经肝脏的解毒作用,而直接随血液循环分布至全身。

4. 其他　毒物还可经注射途径和眼、耳、直肠及女性生殖器黏膜吸收进入人体而引起中毒。

（二）毒物的代谢

毒物被吸收进入血液后,主要在肝脏通过氧化、还原、水解、结合等作用进行代谢。大多数毒物经代谢后毒性降低,但也有少数在代谢后毒性反而增加。如对硫磷（1605）经代谢后被氧化为毒性大得多的对氧磷。影响代谢的因素很多,与中毒病人的健康状况、毒物进入途径和剂量、各脏器的功能状态等有关。

（三）毒物的排出

大多数毒物经肾脏排泄。主要通过肾小球的被动性过滤和肾小管的主动性分泌来完成。肾功能不良可影响毒物的排泄,当毒物经过肾脏时,也使肾脏受到不同程度的损害,所以在急性中毒时保护肾脏甚为重要。

（四）气体和易挥发的毒物吸收后,一部分以原形经呼吸道排出。很多重金属如汞、铅及生物碱由肠道排出。少数毒物可经皮肤、汗腺、唾液腺、乳腺等途径排出。

三、毒物的作用机制

毒物进入机体后,通过转运或经代谢转化到达靶器官,与一定的受体或细胞成分结合,产生生物化学或生物物理作用,破坏正常生理功能,引起病理变化,称为毒物的毒性作用。毒物的作用机制如下：

1. 局部刺激、腐蚀作用　强酸和强碱可吸收组织中的水分,并与蛋白质或脂肪结合,使细胞变性或(和)坏死。

2. 缺氧　一氧化碳、硫化氢、氰化物等窒息性毒物阻碍氧的吸收、转运或利用,脑和心肌对缺氧敏感,易发生损害。

3. 麻醉作用　有机溶剂和吸入性麻醉药有强亲脂性,脑组织和细胞膜脂类含量高,因而上述化学物质可通过血脑屏障,进入脑内而抑制脑功能。

4. 抑制酶的活力　酶是多数毒物（药物）作用的靶分子,毒物作用于酶系统的各个环节使酶的活性降低或失活,以破坏机体正常的生理功能。如有机磷农药抑制胆碱酯酶；氰化物抑制细胞色素氧化酶；重金属抑制含巯基的酶等。

5. 干扰细胞或细胞器的生理功能　四氯化碳在体内经酶催化而形成三氯甲烷自由基,自由基作用于肝细胞膜中不饱和脂肪酸,产生脂质过氧化,使线粒体、内质网变性,肝细胞坏死。百草枯的脂质过氧化作用,导致肺纤维化及多脏器功能障碍、衰竭。

6. 受体的竞争　如有机磷杀虫药的主要毒理机制是作用于胆碱酯能神经,抑制神经节的胆碱酯酶活性,使局部乙酰胆碱大量蓄积,使胆碱酯能神经受到持续冲动,导致先兴奋后衰竭的一系列的毒蕈碱样、烟碱样和中枢神经系统等症状。阿托品则能阻断乙酰胆碱对副交感神经和中枢神经系统的毒蕈碱受体。

四、护理评估

（一）健康史

对于急性中毒病人,应详细询问病人及第一个发现病人的人,弄清毒物的种类、剂量,进入人体的方式、时间或在有毒环境中暴露的时间。尽早确定毒物的理化性质,为救治赢得时间。如为生产性中毒应询问职业史、工种、生产过程、接触毒物的机会、种类、数量和途径、防护条件、同伴发病情况、中毒人数等；对非生产性中毒（误服、自杀、他杀等）者,要了解病人的生活、精神、心理状况,本人或家人经常服用的药物,家中药物有无缺少,病人身边有无药瓶、药袋等,并估计服药时间和剂量。对一氧化碳中毒要了解室内有无炉火、烟囱以及当时同室内其他人员的情况。疑食物中毒,应询问进餐情况、时间、食物来源以及同时进餐者有无同样症状等。

如有拒绝或不能提供病史、提供假病史的情况,应让陪送人员搜集中毒现场存留的物品,包括病人的剩余食物、呕吐物、大小便、器具、遗书遗物等。

(二) 症状与体征

接诊病人后应尽快进行相应的护理体查,确定病人病情的严重程度。各种中毒的症状和体征取决于毒物的毒理作用,进入机体的途径、剂量和机体的反应性。

1. 生命体征的评估　观察病人呼吸的频率、节律、呼吸深浅度、肢端血氧饱和度、测量血压、心率、心律,观察病人的末梢循环情况,皮肤温度、湿度等。

2. 神志的评估　轻拍病人肩膀,呼唤病人的名字,观察病人有无反应,能否正确回答问题;神志不清者,根据格拉斯哥评分法判断神志障碍的程度,检查有无病理征等。

3. 眼的评估　主要观察瞳孔的大小和对光反射。正常的瞳孔直径约3~4mm,光反射灵敏。双侧瞳孔缩小多见于有机磷农药中毒,氨基甲酸酯类杀虫药、拟胆碱药及地西泮、吗啡中毒,阿托品等抗胆碱药中毒时双侧瞳孔散大,眼球震颤见于苯巴比妥等药物中毒。若为强酸强碱类化学物进入眼睛,应评估眼结膜受损程度,清洗后是否有异物残留。甲醇中毒可引起视神经炎。

4. 呼出气味及呕吐物的评估　有机磷农药和砷化物中毒者有蒜臭味,酒精及其他醇类化合物中毒者有酒味,苯及化合物中毒者有特殊芳香气味等。留取呕吐物、剩余食物等送检。

5. 皮肤、黏膜情况的评估　注意皮肤黏膜的颜色、温度、湿度、有无腐蚀征象等。有机溶剂、亚硝酸盐中毒可引起发绀,一氧化碳和氰化物中毒时皮肤呈樱桃色,酒精、阿托品中毒时皮肤潮红,鱼胆、毒蕈中毒可引起黄疸。有机磷中毒时多汗,皮肤湿润;皮肤干燥见于阿托品中毒。皮肤还可发生变态反应,引起瘙痒、斑丘疹等。口服腐蚀性毒物可使口腔黏膜灼伤,硫酸痂皮呈黑色,硝酸痂皮呈黄色,盐酸痂皮呈灰棕色。

6. 四肢的评估　毒鼠强中毒可引起抽搐,有机磷农药及拟胆碱药中毒可引起肌肉颤动等。

(三) 心理-社会支持评估

急性中毒常见的原因是自杀,病人常有复杂的心理变化。护理人员应重视评估病人的精神、心理状况,通过与病人或家属的沟通,了解病人自杀的原因,以及相关的社会、家庭矛盾,注意保密,以利做好心理护理,并防止病人再次自杀。

五、急救原则

1. 立即终止接触毒物

(1) 尽快脱离现场:对吸入性中毒者,救护者在做好自身防护后,应立即将病人从有毒环境转移到空气新鲜的地方。解开衣扣、裤带,保持呼吸道通畅并吸氧。

(2) 彻底清除体表毒物:当毒物可经皮肤吸收时,应立即脱去污染衣服,先用毛巾、棉花、或卫生纸等除去肉眼可见的毒物,然后用清水反复清洗体表、毛发、指甲缝15~30分钟。注意水温以微温为宜,不宜用热水,以免使皮肤血管扩张而增加毒物的吸收。如毒物的种类已确定,清水清洗后再用中和液和解毒液清洗。眼内毒物可用清水或生理盐水反复冲洗至少15分钟,而强酸强碱类毒物,淋洗时间不少于30分钟。

(3) 清除尚未吸收的毒物:毒物经消化道吸收者,除腐蚀性毒物及病情严重者外,均应尽早、尽快、反复、彻底地采用催吐、洗胃、导泻、灌肠和使用吸附剂等方法清除胃肠道内毒物,这是抢救成功的关键环节之一。

2. 催吐　催吐是现场抢救由消化道进入的毒物引起急性中毒最及时且方便易行的办法,越早效果越好。对口服固体毒物或胃内有食物时催吐效果常胜于洗胃。

(1) 方法:①机械催吐,用手指、压舌板、棉签、匙柄、筷子等刺激咽弓及咽后壁,引起反射性呕吐。注意动作要轻柔,避免损伤咽壁。可让病人多次饮清水(不可饮热水)、盐水或其他解毒液体,然后再行催吐,使其反复呕吐,直到吐出液变清为止,达到洗胃的目的。②药物催吐,只在特殊情况下使用,如不能灌服催吐液者,可用吐根糖浆、阿扑吗啡等进行催吐。但有休克、中枢神经系统抑制及吗啡中毒者禁用。

(2) 体位:当呕吐发生时,应采取左侧卧位,头部放低并面向左侧;如能取站立或坐位者应身体前倾;幼儿取俯卧位,头向下,臀部抬高,以防止发生误吸。

(3) 禁忌证:①口服强酸、强碱等腐蚀性毒物不宜催吐,以免胃穿孔。②昏迷、休克、抽搐者。③原有食管静脉曲张、主动脉瘤、消化性溃疡病者。④年老体弱、心脏病、高血压、孕妇等。

3. 洗胃　详见本篇第一章第八节。

4. 导泻　在催吐或彻底洗胃后,可经胃管注入或口服泻剂,使促进肠腔的毒物迅速排出。常用泻药有:20% 的甘露醇 125～250ml 或 25% 硫酸钠 30～60ml,50% 硫酸镁 40～80ml(具有中枢神经抑制作用的毒物中毒者忌用)。一般不用油类泻药,以免促进脂溶性毒物的吸收。严重脱水病人、强腐蚀性毒物中毒者及孕妇禁止导泻。

5. 灌肠　除腐蚀性毒物中毒者和严重腹泻的病人外,适用于口服中毒超过 6 小时以上、导泻无效者及抑制肠蠕动的毒物(巴比妥类、颠茄类、阿片类)中毒。灌肠方法:用温水、清水或 1% 温肥皂水连续多次灌肠。百草枯中毒者可用白陶土或碳酸氢钠灌肠。

6. 使用吸附剂　吸附剂是指一类可吸附在毒物表面以减少毒物吸收的物质,主要作用是氧化、中和或沉淀毒物。最常用的是药用炭 20～30g 加入 200ml 温水中,也可使用万能解毒剂(药用炭 2 份、鞣酸 1 份、氧化镁 1 份),洗胃后口服或经胃管注入。

7. 抢救生命　最关键的是消除致死性症状,确保生命体征。心跳、呼吸停止者应就地抢救,立即行心肺复苏;条件许可时尽早气管插管或气管切开、给氧和呼吸机治疗;解除呼吸道梗阻,保持呼吸道通畅;迅速建立 1～2 条以上的静脉通路,以保证各项治疗的顺利进行。

8. 加快已吸收毒物的排出

(1) 一般解毒剂:①中和剂:强酸中毒时可用弱碱中和,强碱中毒时可用弱酸中和(碳酸氢钠中毒者禁用)。②氧化剂:鸦片、硫化锌等中毒可用高锰酸钾,因高锰酸钾有氧化作用,可破坏毒物的毒性。③还原剂:维生素 C 是很强的还原剂,能减轻铅、砷的毒性,减轻或消除高铁血红蛋白所致的发绀。④保护剂:牛奶、蛋清、豆浆等可保护胃黏膜,适于强酸、强碱、具有腐蚀性的中毒。⑤吸附剂:常用药用炭。⑥药物拮抗剂:阿托品、山莨菪碱、颠茄类中毒可用新斯的明、毛果芸香碱;地西泮中毒可用弗马西尼;纳洛酮可用于吗啡、地西泮中毒;巴比妥类中毒可用贝美格。⑦蛇咬伤的病人尽早使用相应的抗蛇毒血清。

(2) 特效解毒剂:有些毒物有它的特效解毒剂,应尽早使用。有机磷农药中毒的解毒药有解磷定、氯解磷定等复能剂;乌头碱中毒可静滴双黄连;金属中毒解毒剂有:依地酸二钠钙、二巯丙醇、二巯丙磺钠、二巯丁二酸、青霉胺等;氰化物中毒一般采用亚硝酸盐—硫代硫酸钠法;亚硝酸盐中毒用小剂量亚甲蓝,因大剂量亚甲蓝会导致高铁血红蛋白血症。

9. 利尿　促进毒物由肾脏排泄,如有急性肾衰竭者不宜采用利尿方法。静脉滴注液体可增加尿量而促进毒物的排出,还可加用呋塞米、甘露醇利尿。弱酸性药如巴比妥酸盐、水杨酸类、苯丙胺中毒可用碳酸氢钠碱化尿液,促进毒物排出。

10. 吸氧　一氧化碳中毒时应高流量吸氧,可促使碳氧血红蛋白解离。高压氧促使一氧化碳排出的效果较好。

11. 血液净化　适用于严重的急性中毒、昏迷时间长、无特效解毒药并出现并发症的病人、经支持治疗病情趋于恶化者。随着技术的不断进步,血液净化在中毒的治疗中起着重要的作用。根据中毒的不同情况可选择血液透析、血液灌流或血浆置换。

12. 对症支持治疗　很多急性中毒并无特效解毒药,或一时很难明确毒物的种类,这时对症处理以保护生命和脏器功能,帮助病人渡过难关。

六、护 理 要 点

1. 病情观察　包括神志、瞳孔、生命体征以及药物不良反应的观察,详细记录出入水量。注意观察呕吐物和排泄物的性状、颜色、气味,正确及时留标本送检。保证输液通路的畅通。注意心率、心律的变化。

2. 保持呼吸道通畅　及时清理呼吸道分泌物,昏迷病人呕吐或洗胃时防止误吸,吸氧,必要时建立人工气道。

3. 维持水电解质平衡　注意观察病人的口渴和皮肤弹性情况,呕吐和腹泻情况,每日的尿量,及时给予适量补液。

4. 加强基础护理　保持口腔清洁,对口服百草枯中毒的病人应用 1%～3% 的碳酸氢钠溶液漱口。加强皮肤护理,及时更换病人的衣物并清洁皮肤,防止残留的毒物通过皮肤吸收。

5. 做好心理护理　尤其对于服毒自杀的病人,要及时与病人沟通交流,必要时可请心理医生协助,防范再次自杀。

6. 健康教育　加强防毒宣传,改善环境,改进防护措施。结合实际情况向群众介绍有关中毒的预防和急救知识。加强毒物的管理,标识要清楚醒目,放在不易得到的地方。防止有毒化学物质跑、冒、漏、滴。不吃有毒或过期变质的食品,少吃腌制食品。

第二节　急性一氧化碳中毒

一氧化碳是无色、无臭、无味、无刺激的气体,不溶于水,易溶于氨水,是含碳物质燃烧不完全产生。在空气中完全燃烧呈蓝色火焰,与空气混合达12.5%时有爆炸性。常见于家庭居室通风差的情况下,煤炉产生的煤气或液化气管道漏气或工业生产煤气以及矿井中的一氧化碳吸入而导致中毒,又称煤气中毒。

一、中毒机制

一氧化碳中毒途径是呼吸道。一氧化碳吸入人体后很快与血红蛋白结合,形成碳氧血红蛋白,使血红蛋白的携氧能力降低,导致低氧血症,继发组织缺氧。一氧化碳还可与血液外的若干含铁蛋白质如肌球蛋白、细胞色素氧化酶等结合,直接引起组织细胞缺氧。

二、护理评估

(一) 健康史

一般都有一氧化碳吸入史。应了解病人中毒时所处的环境、停留时间、出现昏迷的时间和情况。

(二) 身体评估

与空气中一氧化碳、血中碳氧血红蛋白的浓度有关。临床上根据血液中碳氧血红蛋白的含量,分为轻度、中度、重度中毒。

1. 轻度中毒　血中碳氧血红蛋白含量达10%~20%。病人可出现头痛、头晕、失眠、恶心、呕吐、全身乏力、心动过速,少数有短暂昏厥。如迅速脱离现场,吸入新鲜空气,症状可较快消失。

2. 中度中毒　血中碳氧血红蛋白含量达30%~40%。除上述症状加重外,口唇、指甲、皮肤黏膜出现樱桃红色、多汗、心率加快、烦躁,还有程度较浅的昏迷。如经及时抢救,可较快清醒,一般无并发症和后遗症。

3. 重度中毒　血中碳氧血红蛋白含量达50%以上。病人出现昏迷,四肢肌张力增加,或有阵发性强直性痉挛、抽搐,血压下降,呼吸困难,瞳孔散大,最后因脑水肿、呼吸循环衰竭而死亡。经抢救存活者可有严重合并症及后遗症,如神经衰弱、震颤麻痹、中毒性精神病或去大脑强直,部分还可发生继发性脑病。

三、急救护理

(一) 现场救护

进入中毒现场迅速将病人移至空气新鲜处,解开病人衣裤、领带,保持呼吸道通畅。如密闭居室迅速打开门窗通风、换气、切断煤气源。重病人采取平卧位,如呼吸、心搏骤停则立即行心肺复苏。

(二) 氧疗护理

1. 病人脱离现场后立即予以氧气吸入　采用高浓度(>60%)面罩给氧或鼻导管给氧(流量8~10L/min)。上述高浓度给氧时间一般不超过24小时,以免发生氧中毒。

2. 有条件时首选高压氧治疗　应尽早进行,最好在中毒的4小时内进行,中毒超过36小时效果欠佳。轻度中毒5~7次,中度中毒10~20次,重度中毒20~30次。基本原理是:常压吸空气氧分压为13.33kPa,当呼吸3个大气压纯氧氧分压为285.26kPa,比常压时提高了20倍以上,极大地增加肺泡氧分压,提高了血氧含量,也促使碳氧血红蛋白的解离,有利于改善和纠正组织缺氧,使血管收缩,可防治和减轻脑水肿、肺水肿。

3. 安全防范　认真监测病人生命体征,进舱前给病人更换全棉衣服,注意保暖,严禁火种、易燃易爆物品入氧舱。重度中毒者需护理人员陪舱,病人头偏向一侧。

四、对症支持治疗

低血压者予以抗休克,抽搐时镇静。对重度中毒病人应加强基础护理,重点行护脑治疗:高热时以头部降温为主,降低脑耗氧;可用20%甘露醇或甘油果糖预防脑水肿;用细胞色素C、胞磷胆碱、脑活素等药物促进脑细胞代谢。昏迷者注意保持呼吸道的通畅,防治发生肺部感染和肺水肿。

五、健康教育

广泛宣传一氧化碳中毒的预防。室内用火炉时应有安全设置(如烟囱、通气窗、排气扇等)。使用煤气热水器时要将煤气罐放在浴室外,管道无漏气,浴室内注意通风,洗浴时间不能太长。厂矿使用煤气或产生煤气的车间、厂房要加强通风,有对一氧化碳监测的报警设施。必须进入高浓度一氧化碳环境时,要戴好防毒面具,系好安全带。对留有后遗症病人,要嘱其家属悉心照顾,学会为病人进行康复锻炼。

第三节 急性农药中毒

农药是指用于消灭、控制危害农作物的害虫、病菌、杂草及其他有害动植物和调节植物生长的药物。农药种类繁多,目前我国使用最多的是有机磷农药,对人畜均具有毒性,而死亡率最高的则为除草剂百草枯中毒。

一、急性有机磷农药中毒

急性有机磷农药中毒(acute organophosphorus pesticide poisoning, AOPP)为临床上最常见。有机磷农药多为暗棕色具有蒜臭味的油状液体,少数为结晶。一般不溶于水而易溶于有机溶剂。其毒性大小根据 LD_{50}(半数致死量)分为:剧毒类,如甲拌磷、内吸磷、对氧磷等;高毒类,如甲胺磷、甲基对硫磷、敌敌畏、氧化乐果等;中毒类,如亚胺磷、乐果、稻瘟净、克瘟散等;低毒类,如马拉硫磷、杀虫畏、辛硫磷等。

二、中毒机制

有机磷农药中毒的机制一般认为是抑制胆碱酯酶活性。正常情况下,胆碱能神经兴奋所释放的递质-乙酰胆碱被胆碱酯酶水解为乙酸和胆碱而失去活性,有机磷进入人体后与体内胆碱酯酶迅速结合形成磷酰化胆碱酯酶,使胆碱酯酶失去水解乙酰胆碱的能力,导致组织中乙酰胆碱大量蓄积,引起胆碱能受体活性紊乱,使有胆碱能受体的器官功能发生障碍。表现为先兴奋后抑制。

三、护理评估

1. 健康史 应了解毒物的种类、剂量、中毒时间、中毒经过及中毒途径。有机磷可经消化道、皮肤和呼吸道吸收。如生产性中毒应有明确的接触史;如为吸入中毒者要了解空气中毒物的浓度、接触时间;如为服毒者还应了解病人的心理状况,既往是否有抑郁症、自杀等病史。病人身体污染部位或呼出气中、呕吐物中可闻及大蒜臭味。

2. 症状与体征 口服中毒者多在10余分钟至2小时内发病,经皮肤吸收者多在 4~6 小时发病。

(1)毒蕈碱样症状:出现最早,为某些副交感神经和某些交感神经节后纤维的胆碱能毒蕈碱受体兴奋所致。出现平滑肌收缩、腺体分泌增加,如瞳孔缩小、恶心、呕吐、腹痛、腹泻、多汗、流涎、流泪、心率减慢、呼吸困难,甚至肺水肿、大小便失禁等。

(2)烟碱样症状:为乙酰胆碱在横纹肌神经肌肉接头处过度蓄积和刺激,使眼睑、面、舌、四肢和全身横纹肌发生肌纤维颤动,甚至全身肌肉强直性痉挛。表现为肌束颤动、牙关紧闭、抽搐,而后发生肌力减退和瘫痪,呼吸肌麻痹致周围性呼吸衰竭。

(3)中枢神经系统症状:为中枢神经系统细胞突触间胆碱能受体兴奋所致,表现为头痛、头晕、烦躁不安、共济失调、谵妄等兴奋症状,严重时出现言语障碍、抽搐、昏迷等。

(4)中毒后"反跳"、迟发性神经病变及中间肌无力综合征:急性有机磷中毒者,经治疗后临床症状好转,但在数日至1周后突然急剧恶化,重新出现有机磷中毒的症状,甚至发生肺水肿、昏迷或猝死,此为中毒后"反跳现象"。这与残留在皮肤、毛发、胃肠道的毒物重吸收或解毒药停药过早过快有关。急性中毒一般无后遗症,但也有个别病人在中毒症状消失后 2~3 周可发生迟缓性神经损害,出现感觉、运动型多发性神经病变表现,主要累及肢体末端,可发生下肢瘫痪、四肢肌肉萎缩等,称为迟发性神经病变。少数病例在急性症状缓解后和迟发性神经病变发生前,约在中毒后 1~4 天突然发生以呼吸肌麻痹为主的症状群,称为中间肌无力综合征。这与胆碱酯酶长期受到抑制,影响神经肌肉接头处突触后功能有关。

(5)病情判断:病情的轻重与有机磷的种类、中毒途径、剂量等有密切关系。根据实验室检查所得的胆碱酯酶活力情况,分为轻度、中度和重度中毒。轻度中毒者血液胆碱酯酶活力降至正常人的 70%~50%,中度者达 50%~30%,重度者在 30% 以下。胆碱酯酶活力降低至正常人的 80% 以下,即有诊断意义。

四、急救护理

1. 迅速清除未吸收的毒物

(1)立即将病人撤离有毒环境,脱去污染衣物,用微温水、肥皂水或 2% 碳酸氢钠溶液反复彻底清洗染毒皮肤、毛发、指(趾)甲,更换污染的床单、被套。侵入眼睛时,用2%碳酸氢钠或生理盐水冲洗,至少10分钟,然后滴入1%阿托品1~2滴。敌百虫中毒者禁用碱性溶液冲洗。

(2) 对口服中毒者,选择正确的洗胃液立即予以及时有效的洗胃。毒物种类不明确时,用清水或生理盐水洗胃,非敌百虫中毒者可用2%碳酸氢钠溶液洗胃,非1605、1059、乐果中毒者可用1:(5000~10 000)的高锰酸钾溶液洗胃。洗胃液的温度以30~35℃为宜。第一次洗胃后应保留洗胃管24小时以上,以便进行反复洗胃。原因为:①首次洗胃不彻底,洗胃后的呕吐物仍有有机磷农药味;②有机磷毒物吸收后,血液中的毒物浓度高于洗胃后胃肠道的浓度,毒物可重新弥散到胃液中;③胃皱襞内残留的毒物随胃蠕动再次排入胃腔。

2. 观察生命体征 密切观察生命体征和神志、瞳孔。呼吸衰竭是首要死因。中毒早期,呼吸道有大量分泌物且可伴有肺水肿的发生,应予以吸氧,备吸痰盘于床旁,开放气道,必要时行气管插管、气管切开,呼吸抑制时用呼吸机辅助呼吸。发生循环衰竭时立即心肺复苏。重度中毒者病情变化快,应随时观察神志、瞳孔的变化,保证输液畅通,以保证抢救的成功。

3. 特效解毒药的应用 一旦确定为有机磷中毒,应立即给予足够的胆碱酯酶复活剂和抗胆碱能药,用药原则是:尽早、足量、联合、反复。临床常用的胆碱酯酶复能剂有:解磷定、氯解磷定、双复磷。欧洲一些国家多用双解磷、双复磷。氯解磷定、双复磷含肟量高,重活化作用强,副作用小,我国宜用氯解磷定为好。

抗胆碱药为阿托品,为解救有机磷中毒的关键性药物。其作用机制是解除平滑肌痉挛,抑制腺体分泌,消除和减轻毒蕈碱样症状和中枢神经系统症状。目前应用的还有新型抗胆碱药盐酸戊乙奎醚(长托宁)。它是新型的具有选择性的抗胆碱药,有较强的中枢和外周抗胆碱作用,有效剂量小,持续时间长,且毒副作用较小,不使心率增快。

抗胆碱药与复能剂的复方制剂为解磷注射液,一般肌内注射,主要用于中毒早期。对毒蕈碱样、烟碱样症状和中枢神经系统症状均有较好的对抗作用。

4. 用药观察和护理 复能剂如应用过量、注射太快或未经稀释均可产生中毒,抑制胆碱酯酶发生呼吸抑制;复能剂在碱性环境中不稳定,易水解成有剧毒的氰化物,所以禁止与碱性药物配伍。应用阿托品时要随时观察病人的皮肤湿润度、颜色、心率、瞳孔等情况,准确把握阿托品化,防止导致阿托品中毒。阿托品化的临床表现为瞳孔较前散大,口干,皮肤干燥,颜面潮红,肺部湿啰音消失及心率加快,体温正常或轻度升高。按照新的观点,阿托品用到口干、无汗、肺部啰音消失即可,不必用到瞳孔散大、颜面潮红。阿托品化与阿托品中毒的剂量接近,临床上一般很难准确把握。如病人出现谵妄、躁动、幻觉,甚至抽搐、昏迷时应考虑为阿托品中毒,应酌情减量。

5. 心理护理 有机磷中毒的一个重要原因是自杀,自杀原因很多,有家庭的、个人的和社会的。在病人苏醒后应密切观察病人的表情、言行和情绪反应,把握时间主动与病人沟通,针对自杀原因予以心理辅导,防止再次自杀。

6. 健康教育 普及预防有机磷农药中毒的有关知识,特别是向农民们广泛宣传各类有机磷农药可经皮肤、呼吸道、胃肠道吸收,会导致机体中毒。喷洒农药时要遵守操作规程,加强个人防护,穿长袖衣裤及鞋袜,戴口罩、帽子及手套,下工后用清水反复洗手、脸或洗澡后方可进食等。出院后病人应在家休息2~3周,不要单独外出,以免因发生迟发性神经损害而导致意外。自杀中毒者要告知家属加强陪伴和心理疏导,学会积极应对。

第四节 百草枯中毒

百草枯是一种除草剂,为联吡啶类化合物,纯品为无色结晶,不易挥发,易溶于水。在生产和使用过程中主要经皮肤和呼吸道吸收,严重中毒多由口服引起。

一、中毒机制

百草枯口服后吸收快,排泄缓慢,毒性作用可持续存在。肺是其主要靶器官,百草枯能产生过氧化物离子,损害Ⅰ型和Ⅱ型肺泡上皮细胞,引起肿胀、变性和坏死,抑制肺表面活性物质的产生,其结果发生广泛的肺纤维化。还可引起肾小管坏死,肝中央小叶细胞损害、坏死,心肌炎,肺动脉中层增厚,肾上腺皮质坏死等。

二、护理评估

1. 健康史 有口服或接触百草枯的病史,应详细了解毒物的剂量、时间和途径。既往是否有抑郁症、自杀等病史。

2. 症状与体征 口服中毒者可引起舌、口及咽部烧灼感,发生食管炎和胃炎,致呕吐和腹痛。呼吸系统主要表现为进行性呼吸困难和发绀,最终导致肺纤维化,呼吸衰竭而死亡。在泌尿系统可损害肾小管,产生蛋白尿、血尿、血中尿素氮、肌酐升高,引起急性肾衰竭。皮肤黏膜出现红斑、水疱和溃疡等接触性皮炎表现,眼部接触可引起结膜和角膜灼伤。中毒性心肌损害、中毒性肝炎也常有发生。

三、急救护理

1. 迅速清除未吸收的毒物 皮肤被污染应立即用肥皂水彻底清洗;眼部污染应立即用清水或生理盐水冲洗10～15分钟;口服中毒者应及早催吐、洗胃、灌肠、导泻,洗胃及灌肠液中可加入30%的白陶土、4%碳酸氢钠或药用炭粉等吸附剂,减少毒物吸收。

2. 密切观察生命体征和神志、瞳孔 呼吸衰竭是首要死因,密切观察病人的血氧饱和度。疾病早期,一般不给氧,以免加重肺纤维化。

3. 加强对症支持治疗 百草枯中毒无特效解毒剂,且死亡率高。早期应采取一切措施阻止其继续吸收,可用利尿、血液净化等方法加速毒物排泄。可给予自由基清除剂,如维生素C、E、A等,及早应用糖皮质激素与免疫抑制剂,减轻毒物损伤。

4. 加强基础护理 百草枯有很强的刺激性,口服中毒者的口腔黏膜多出现溃烂,应加强口腔护理,宜用4%碳酸氢钠溶液漱口;因口腔溃烂导致疼痛,病人不愿意进食,应予以流质清淡饮食,必要时留置鼻胃管行营养支持。

5. 心理护理 百草枯中毒的一个重要原因是自杀,自杀原因很多,有家庭的、个人的和社会的。在病人苏醒后应密切观察病人的表情、言行和情绪反应,把握时间主动与病人沟通,针对自杀原因予以心理辅导,防止再次自杀。

第五节 急性灭鼠剂中毒

灭鼠剂(鼠药)是指一类可以杀死啮齿动物的化合物。由杀鼠剂所致的误食或蓄意投毒引起的人、畜伤亡事件在国内时有发生,严重威胁着人民的生命财产安全。现举几种较常见的灭鼠剂中毒,如毒鼠强、氟乙酰胺和抗凝血类杀鼠剂中毒。

一、病 因

灭鼠剂品种甚多,按来源大致可分为抗凝血灭鼠剂、致痉挛灭鼠剂、无机灭鼠剂等。依其作用形式可将常用的灭鼠剂分为急性与慢性两大类,前者指老鼠进食毒饵后在数小时至一天内毒性发作而死亡,如毒鼠强、氟乙酰胺;后者指老鼠进食毒饵数天后毒性才发作,如抗凝血类灭鼠剂(灭鼠灵、杀它仗、溴敌隆)。其中抗凝血灭鼠剂是目前使用最广泛的一类灭鼠剂。

二、发病机制

1. 毒鼠强 毒鼠强完整皮肤不易吸收,经消化道或呼吸道黏膜快速吸收入血,以原形存于体内,很快均匀分布于各组织器官中,在生物体内代谢缓慢,不易降解,以原形从尿和粪便中缓慢排出,易造成二次中毒。

毒鼠强可作为中枢神经系统抑制物 γ-氨基丁酸(GABA)的拮抗剂,与 GABA 竞争受体,可逆性阻断 GABA 与受体结合,中枢神经呈过度兴奋而导致强直性痉挛和惊厥,并可引起皮质放电产生癫痫大发作样抽搐或产生精神异常。同时,毒鼠强可直接作用于交感神经导致肾上腺素能神经兴奋或抑制体内单胺氧化酶和儿茶酚胺氧位甲基移位酶的活性,使其失去灭活肾上腺素和去甲肾上腺素的作用,导致中枢神经功能紊乱;另外毒鼠强还有类酪氨酸衍生物胺类作用,使肾上腺素作用增强。

2. 氟乙酰胺 通过消化道和损伤的皮肤黏膜吸收,在体内代谢排泄缓慢,易致蓄积中毒,可导致二次中毒。

氟乙酰胺进入体内后,即脱氨基转化为氟乙酸,与细胞内线粒体的辅酶 A 作用,生成氟代乙酰辅酶 A,再与草酰乙酸反应,生成氟柠檬酸。由于氟柠檬酸与柠檬酸在化学结构上相似,但不能被乌头酸酶作用,反而拮抗乌头酸酶,使柠檬酸不能代谢产生乌头酸,中断三羧酸循环(谓之"致死代谢合成"),使丙酮酸代谢受阻,妨碍正常的氧化磷酸化过程,从而引起中枢神经系统和心血管系统为主的毒性损害。此外,氟柠檬酸还可以直接损害中枢神经系统和心肌,氟离子还可以与体内钙离子相结合,使体内血钙下降。

3. **抗凝血类灭鼠剂** 可经消化道、呼吸道、皮肤吸收。抗凝血类灭鼠剂进入机体后,对维生素K产生竞争性抑制,干扰肝脏对维生素K的作用,抑制凝血因子Ⅱ、Ⅶ、Ⅸ、Ⅹ的活性和影响凝血酶原合成,使凝血时间延长。同时,其代谢产物亚苄基丙酮可直接损伤毛细血管壁,发生无菌性炎症,管壁通透性增加而加重出血。

三、护理评估

(一)健康史

有鼠药接触史或摄入史,尤其是在进食后集体发病更有意义;既往是否有抑郁症、自杀等病史。

(二)症状与体征

1. **毒鼠强** 属于一种对人畜有强烈毒性的神经毒性灭鼠剂,潜伏期短,人误食后数分钟至30分钟内突然发病,一般无前驱症状,临床上表现为以神经系统症状为主的多系统损害,反复发作且进行性加重的强直性抽搐呈癫痫样发作,惊厥及昏迷是特征性表现。中毒症状的轻重与接触量密切相关。

(1) 神经系统:首发症状有头痛、头昏、无力。有的出现口唇麻木,醉酒感。严重者迅速出现神志模糊,躁动不安,四肢抽搐,继而阵发性强直性抽搐,每次持续约1~6分钟,多自行停止,间隔数分钟后再次发作。可伴有口吐白沫、小便失禁等,发作后意识可恢复正常。

(2) 消化系统:中毒者均有恶心呕吐,伴有上腹部烧灼感、腹痛和腹泻,严重者有呕血。中毒后3~7天约1/4病例有肝大及触痛。

(3) 循环系统:一般有心悸、胸闷等。心电图出现窦性心动过缓,或窦性心动过速,个别可见期前收缩;部分心电图有心肌损伤或缺血表现。

2. **氟乙酰胺** 误食后可有潜伏期30分钟~2小时,临床表现为以中枢神经系统障碍和心血管系统障碍为主的两大综合征。

(1) 中枢神经系统障碍:表现为头晕、头痛、乏力、易激动、烦躁不安、肌肉震颤、意识障碍甚至昏迷、阵发性抽搐,以及因强直性抽搐致呼吸衰竭。

(2) 心血管系统障碍:表现为心悸、心动过速、血压下降、心力衰竭、心律失常(期前收缩、室速或室颤)、心肌损害(心肌酶活力增高,QT与ST-T改变等)等。

(3) 其他:可有消化道症状和呼吸系统表现如呼吸道分泌物增多、呼吸困难、咳嗽、恶心呕吐、肠麻痹和大小便失禁等。

3. **抗凝血类灭鼠剂** 抗凝血类杀鼠剂作用缓慢,摄入后潜伏期长,大多数2~3天后才出现中毒症状,以凝血系统障碍为特征性改变。

(1) 消化道症状:如恶心、呕吐、纳差等。

(2) 凝血系统障碍:表现为皮肤、黏膜、内脏出血,如皮下出血、瘀斑、牙龈出血及其他脏器出血,如血尿、鼻衄、咯血、呕血和便血等,严重者可发生休克。

(3) 其他:可有关节疼痛、低热、精神不振等。

4. **实验室检查** 对病人的血、尿、呕吐物、胃液和可疑食物进行毒物检测;抗凝血类杀鼠剂中毒可见红细胞、血红蛋白下降,出血时间、凝血时间及凝血酶原时间均延长,血小板减少;氟乙酰胺中毒可有血柠檬酸含量和血氟含量增高,血钙、血糖降低;毒鼠强和氟乙酰胺中毒亦可见肌酸激酶(CK)、肌酸激酶同工酶(CK-MB)显著升高。

四、急救处理

1. **彻底清除体内毒物**

(1) 立即催吐和洗胃,药用炭吸附和导泻,皮肤污染者用温水彻底冲洗。洗胃后可给予氢氧化铝凝胶或生鸡蛋清保护消化道黏膜。

(2) 血液净化治疗:是目前唯一证实能有效清除体内毒鼠强的方法,以血液透析联合血液灌流治疗效果最佳,中、重度中毒病人应尽早进行,经血液净化治疗后血液毒鼠强浓度下降,组织中的毒物重新释放入血,周期为8小时,因此还应多次进行,直至癫痫症状得到控制,病情稳定。

2. **解毒**

(1) 毒鼠强中毒目前尚缺乏明确的特效解毒剂,二巯丙磺酸是广谱重金属解毒剂,据报道对毒鼠强中毒有较好的解毒作用,但是否是毒鼠强中毒的解毒剂,尚需进一步的研究证实。大剂量的维生素B_6亦有解毒作用。

(2) 乙酰胺(解氟灵)作为氟乙酰胺中毒的特效解毒剂,可与氟乙酰胺竞争酰胺酶,使其不能脱氢产生氟乙酸,并直接提供乙酰基,与辅酶A形成乙酰辅酶A,阻止有机氟对三羧酸循环的干扰,恢复机体的氧化磷酸化代谢过程。成人乙酰胺(解氟灵)2.5~5.0g,肌注,每6~8小时一次,儿童按0.1~0.3g/(kg·d)分2~3次肌注,用药依病情决定,一般维持5~7天。首次给全日量的一半效果更好。因乙酰胺pH低,刺激性大,注射局部疼痛明显,宜加用0.5%普鲁卡因同时注射以减轻疼痛。危重病人可用20g加入500~1000ml液体中静滴。

(3)抗凝血类杀鼠剂中毒者可使用特效解毒剂维生素K_1。无出血倾向、凝血酶时间与凝血酶原活动度正常者,可不用维生素K_1治疗,但应密切观察;轻度出血者,用10~20mg肌注每日3~4次;严重出血者,首剂10~20mg静注,续以60~80mg静滴;出血症状好转后逐渐减量,一般连用10~14天,出血现象消失,凝血酶原时间与活动度正常后停药。维生素K_3、维生素K_4、卡巴克络、氨苯甲酸等药物对此类抗凝血类杀鼠剂中毒所致出血无效。

3. 对症治疗

(1)控制抽搐:苯巴比妥为预防强直性抽搐的基础用药,可与其他镇静止痉药合用。轻度中毒者每次0.1g,每8小时肌内注射一次;中、重度中毒病人每次0.1~0.2g,每6小时肌内注射一次,抽搐停止后减量使用3~7天。地西泮是癫痫大发作和癫痫持续状态的首选药物,成人每次10~20mg,缓慢静脉注射。成人注射速度不超过5mg/min,可重复使用,间隔时间在15分钟以上,注意呼吸抑制。若癫痫持续状态超过30分钟,连续两次使用地西泮仍不能有效控制抽搐,应及时应用静脉麻醉剂(如硫喷妥钠)或骨骼肌松弛剂。

(2)积极防治多器官功能不全:呼吸衰竭是毒鼠强中毒死亡的主要原因,对有急性肺水肿、呼吸道分泌物增多,频繁的强直性抽搐及大剂量使用镇静剂止痉的病人,则需尽早建立人工气道,保持气道通畅,必要时行机械通气。此外重视脑水肿的早期治疗,避免或减轻脑组织的损害,有抽搐的病人应使用甘露醇或呋塞米(速尿)脱水。抗凝血类杀鼠剂中毒出血严重者,可输新鲜血液、新鲜冷冻血浆或凝血酶原复合物,以迅速止血,并酌情使用肾上腺皮质激素,并同时给予大剂量维生素C。

(3)支持治疗:密切监测心、脑、肺、肾等重要脏器功能,及时给予相应的治疗措施,包括心电监护、防止脑水肿、保护心肌、纠正心律失常,维持水、电解质酸碱平衡,高压氧疗等。

4. 健康宣教

(1)加强对违禁鼠药管理力度是预防毒鼠强中毒的根本之策。

(2)广泛向群众宣传违禁鼠药的危害,普及科学灭鼠知识,向群众推荐高效、低毒、科学、价廉的灭鼠药。

第六节 毒品中毒

毒品是指鸦片、海洛因、甲基苯丙胺(冰毒)、吗啡、大麻、可卡因以及国家规定管制的其他能够使人形成瘾癖的麻醉药品和精神药品。毒品问题在近20年来日益严重化,给人们带来极大不幸。目前我国吸毒人数剧增,导致毒品中毒的病人也为数不少,主要是阿片类及苯丙胺类兴奋剂滥用所造成的中毒。阿片类药物主要包括吗啡、哌替啶(杜冷丁)、可待因、二醋吗啡(海洛因,"白粉")、美沙酮等,以及其粗制剂阿片(鸦片)、复方樟脑酊等。苯丙胺类药物包括苯丙胺(安非他明)、麻黄碱、苯丙醇胺、去氧麻黄碱(甲基苯丙胺,MA,"冰毒")、亚甲二氧甲基苯丙胺(MDMA,"摇头丸")等。

一、中毒机制

阿片类药物或毒品属阿片受体激动药,能与阿片受体结合,产生中枢镇痛、欣快、呼吸抑制和瞳孔缩小等作用,能直接兴奋延髓化学感受区引起恶心、呕吐,通过使组胺释放,引起血压下降。苯丙胺类与儿茶酚胺神经递质相似,有显著的中枢兴奋及外周α、β肾上腺能受体兴奋作用,有收缩周围血管、兴奋心脏、升高血压、松弛支气管平滑肌、散大瞳孔、收缩膀胱括约肌等作用。甲基苯丙胺中枢兴奋作用比苯丙胺强。

二、护理评估

(一)健康史

中毒者常有吸毒史或注射毒品的痕迹,了解吸毒前后有无饮酒史或有无吸食其他毒品。

(二)症状与体征

昏迷、针尖样瞳孔和呼吸抑制"三症"是典型急性阿片类中毒的表现。苯丙胺类毒品中毒开始出现头昏、头痛,心悸、焦虑不安、活动过度、情感冲动,甚至谵妄、狂躁、感觉异常、眼球震颤、共济失调等。经过一阶段兴奋症状后转入抑制,出现昏迷、瞳孔扩大、呼吸浅表以至衰竭。长期滥用本药者,可导致苯丙胺性精神病。在生理方面主要是对心脏的损害。

三、急救处理

1. 呼吸支持 有呼吸抑制时给予吸氧,必要时人工辅助呼吸,可应用呼吸兴奋剂如洛贝林、尼可刹米等。

2. 拮抗剂的应用 阿片类中毒时首选盐酸纳洛酮,对阿片受体无刺激作用,能迅速拮抗吗啡类的作用。纳洛酮作用时间短于阿片类,可反复使用。

3. 严密观察病情 监测病人的生命体征、神志、瞳孔及情绪变化,保持呼吸道通畅,头偏向一侧,及时清除呼吸道分泌物。建立有效的静脉通路,留取尿液、血液、胃液做毒物分析。

4. 加强心理护理 毒品具有成瘾性,一般吸毒3~4次,甚至1~2次就可上瘾。一旦成瘾,可产生心理上和生理上的强烈依赖性。中断吸毒后可出现戒断症状,如流鼻涕、流涎、流泪、打哈欠、出汗、恶心、呕吐、失眠、焦虑、烦躁,甚至虚脱休克等,苯丙胺类的表现为易疲劳、抑郁、睡眠障碍、多梦和激动不安等。需加强心理疏导,帮助病人解除心理戒断症状,指导病人开展有益身心健康的社交活动、文娱体育活动,适当使用调节睡眠和情绪的药物。

5. 健康教育 广泛宣传毒品的危害性,加强对毒麻药的管理,建立健全法律体系,动员全社会从重打击贩毒、吸毒,禁止毒品在社会上的流通。吸毒者实行强制性戒毒。

第七节 镇静催眠药中毒

镇静催眠药是中枢神经系统抑制药,具有镇静和催眠作用。一次服用大剂量的镇静催眠药可引起中毒。常用的镇静催眠药有巴比妥类,如苯巴比妥、异戊巴比妥、硫喷妥钠等;苯二氮䓬类,如地西泮、阿普唑仑、三唑仑等;吩噻嗪类,如氯丙嗪、奋乃静、三氟拉嗪等。

一、中毒机制

主要是抑制脑干网状结构和自主神经中枢。目前认为苯二氮䓬类的中枢抑制作用与增强 γ-氨基丁酸(GABA)能神经有关,巴比妥类主要作用于网状结构上行激活系统而引起意识障碍,吩噻嗪类主要作用于网状结构,抑制中枢神经系统多巴胺受体,减少邻苯二酚胺的生成,以减轻精神症状。

二、护理评估

(一) 健康史

有可靠的服用过量镇静安眠药的病史,神志清楚者应问清药物的名称、剂量、服用的时间,服药前后是否有喝酒,了解病人服药前的情绪状态。神志不清的病人,应仔细向陪送人员了解现场的情况,是否有药瓶或药袋,或常备药数目有无缺少等。既往是否有抑郁症、自杀等病史。

(二) 症状与体征

主要是对中枢神经系统、呼吸和心血管系统的抑制症状和体征。中毒表现的轻重与服药的种类、剂量有关。

1. 轻度中毒 嗜睡,出现判断力和定向力障碍。病人步态不稳、言语不清、眼球震颤,各种反射存在,体温、脉搏、呼吸、血压正常。

2. 中度中毒 浅昏迷,呼吸浅而慢,血压仍正常,腱反射消失,角膜反射、咽反射存在。

3. 重度中毒 深昏迷,出现呼吸、循环衰竭而危及生命。呼吸浅而慢,不规则或呈潮式呼吸,脉搏细速,血压下降,甚至出现休克。早期四肢肌张力增强,腱反射亢进,病理反射阳性,后期全身肌肉弛缓,各种反射消失。瞳孔对光反应存在,瞳孔时而散大,时而缩小。

三、急救护理

1. 清除未被吸收的毒物 清醒者催吐,对催吐不配合或意识不清者用清水或淡盐水洗胃,洗胃不彻底或服药量大者即使超过6小时仍需重复洗胃。留取胃液、呕吐物做毒物定性实验或抽血测定血药浓度。洗胃后从胃管注入药用炭50~100g,用20%的甘露醇250ml或硫酸钠250mg/kg导泻,不用硫酸镁导泻。

2. 严密监测生命体征和神志瞳孔 判断病人的意识状态和瞳孔大小、对光反射、角膜反射。定时测血压,保证输液畅通,休克者给予抗休克治疗。观察呼吸的次数、节律和深浅度,保持呼吸道的通畅,呕吐和洗胃时头偏向一侧,防止误吸的发生。呼吸、心搏停止者立即行心肺复苏。

3. 应用特效解毒剂 巴比妥类中毒无特效解毒药。氟马西尼是苯二氮䓬类的拮抗剂,能通过竞争性抑制苯二氮䓬类受体而阻断苯二氮䓬类药物的中枢神经系统作用。但作用短暂,可根据病情需要持续静滴或间断用药。

4. 促进已吸收毒物的排出 可用碳酸氢钠碱化尿液,用呋塞米利尿加速毒物的排出。昏迷时间长、有并发症、血药浓度过高的危重病人可用血液净化疗法。

5. 心理护理和健康教育 对服药自杀者,不宜让病人单独留在病房里,及时与病人进行心理沟通,防再次自杀。对镇静安眠药处方的使用、保管应严加管理,家中需长期备药时应加强对药物的保管,放在儿童不易触到的地方。

第八节 毒蕈中毒

毒蕈就是野生的有毒蘑菇。某些毒蕈的外貌形态与可食的无毒野生蘑菇很相似,常被误采食用而中毒。

一、中毒机制

毒蕈约有80多种,每种毒蕈都含有一种或多种毒素,各种毒素的毒性与毒理作用互不相同。主要有以下几种:毒蕈碱,毒理效应与乙酰胆碱类似,可刺激兴奋节后胆碱能神经;类阿托品样毒素,毒作用与毒蕈碱相反,表现与阿托品中毒相似;溶血毒素,主要使红细胞溶解,导致急性溶血;毒肽和毒伞肽,可损害肝、肾、心、脑等重要脏器,尤其对肝损害大;神经毒素,主要侵害神经系统。

二、护理评估

(一)健康史

有采食蘑菇的病史,且同食者均发病。应仔细了解蘑菇的形状、采摘的地点、食入的时间和量。病情的严重程度与进食毒蕈量呈正相关。

(二)症状与体征

食用不同的毒蕈会有不同的症状,首发症状大多是消化道刺激症状。可分为以下几个类型:

1. 胃肠炎型 食后30分钟~6小时发病,表现为恶心、呕吐、腹痛、腹泻,严重者伴有水、电解质失衡和周围循环衰竭。

2. 中毒性肝炎型 6~48小时发病,损害肝、肾、心、脑等重要脏器,尤其肝损害严重。病情凶险,变化多端。中毒开始也是出现胃肠炎表现,中毒轻者经治疗后2~3周可进入恢复期而痊愈。中毒重者可出现肝大、黄疸、出血、烦躁不安,出现肝性脑病,并发DIC,甚至抽搐、昏迷、呼吸衰竭而死亡。

3. 神经精神型 1~6小时发病,除胃肠炎表现外,还有副交感神经兴奋表现,如流涎、多汗、流泪、瞳孔缩小,阿托品类药物疗效佳。少数有幻听、幻觉、谵妄,类似精神分裂症。

4. 溶血型 6~12小时发病,除胃肠道症状外,可引起溶血性贫血、黄疸、肝脾肿大,也可继发急性肾衰竭。

5. 暴发型 病情迅速恶化,初为胃肠道症状,继之出现休克、抽搐、DIC、呼吸衰竭、昏迷等,常于1~2天内突然死亡。

三、急救处理

(一)迅速清除体内毒物

对食用时间不足24小时者,可选用清水或1:5000的高锰酸钾溶液催吐或反复洗胃,并留取胃液标本送检。洗胃后导入药用炭或鞣酸吸附毒物,无腹泻者用20%的甘露醇或50%硫酸镁导泻。大量补液及利尿促进毒物排出。

(二)解毒药物的使用

毒蕈碱症状为主时,用阿托品皮下或肌内注射、静脉注射;以内脏损害为主时,可用二巯丁二钠或二巯丙磺酸钠;肝损害型毒蕈中毒可用细胞色素C;糖皮质激素可用于溶血型中毒。神经症状严重者应镇静,并预防脑水肿和呼吸衰竭。临床上现多采用血液净化治疗。在中医方面,可用大剂量的灵芝煎水口服解毒。

(三)加强监护

包括生命体征和神志瞳孔的观察,并详细记录出入水量和病情。有胃肠炎表现时,要观察排泄物的性状和量,保证出入量的平衡。出现多脏器功能障碍时,要加强支持治疗,一旦有出血征象要防止DIC的发生。保持呼吸道的通畅。肝损害型中毒者有"假愈期",病人症状好转时不能放松警惕,要严密观察病情变化。

(四)健康教育

加强毒蕈中毒的基本知识宣传,教会群众识别有毒蘑菇,不要随便采食野生蘑菇。一旦食用马上采取自救,如催吐,然后及时到医院就诊。

第九节 急性乙醇中毒

急性乙醇中毒(acute ethanol poisoning)是指在短期内饮入过量乙醇或酒类饮料引起以神经精神症状为主的疾病,严重者出现昏迷、呼吸抑制及休克。

一、中毒机制

1. 中枢神经系统抑制作用 乙醇具脂溶性,能迅速通过血脑屏障,小剂量时作用于脑细胞突触后膜苯二氮䓬-γ-氨基丁酸受体,对抑制性递质γ-氨基丁酸产生抑制作用,影响大脑皮质表现为兴奋,作用于皮质下中枢及小脑时出现共济失调。但血中乙醇浓度极高时,抑制延髓中枢,引起呼吸循环衰竭,甚至死亡。

2. 代谢异常 乙醇在肝脏代谢需氧化型烟酰胺腺嘌呤二核苷酸(NAD)做辅酶,生成还原型烟酰胺腺嘌呤二核苷酸(NADH)。因此大量饮酒后NADH/NAD比值增高,影响糖代谢,使得糖异生受阻而出现低血糖;还会引起乳酸升高、酮体蓄积导致代谢性酸中毒。

3. 循环系统的影响 乙醇通过影响心肌细胞的通透性,抑制Na^+-K^+-ATP酶和Ca^+-ATP酶的活性,破坏线粒体和肌浆膜结构,使脂肪酸代谢异常,阻碍心肌纤维蛋白合成,影响心肌能量代谢和兴奋-收缩偶联。

4. 消化系统的影响 乙醇对消化道黏膜有直接刺激作用,同时溶解脂蛋白,严重破坏胃黏液屏障,导致氢离子及胃蛋白酶的反弥散,发生急性胃黏膜病变而致出血。

二、护理评估

(一) 健康史

既往有无酗酒史,发病前有无饮酒、饮酒量与时间,病人呼出气味以及意识、瞳孔改变情况。

(二) 症状与体征

临床症状与病人饮酒量、个人耐受程度和血乙醇浓度有关。临床分期见表14-3-1。

表14-3-1 急性乙醇中毒的临床分期

临床分期	临床表现	血乙醇浓度(mmol/L)
兴奋期	眼部充血、颜面潮红或苍白、头痛、欣快感、言语增多、情绪不稳定、易激怒,可有粗鲁行为或攻击行动	11~33
共济失调期	口齿不清、语无伦次、视力模糊、眼球震颤、步态蹒跚、共济失调	33~54
昏迷期	昏睡、皮肤湿冷、口唇发绀、心率增快、血压降低、呼吸慢有鼾音,大小便失禁,严重者因呼吸麻痹、循环衰竭而致死亡	>54

此外,重症中毒病人常发生酸碱平衡和电解质失常、低血糖、吸入性肺炎、急性肺水肿、上消化道出血等。有的病人可发生急性肌病,表现为肌痛或伴有肌球蛋白血尿,甚至出现急性肾衰竭。

三、实验室检查

1. 血清乙醇浓度 急性酒精中毒时呼出气中乙醇浓度与血中乙醇浓度相当。

2. 血清生化检查 可出现低血钾、低血镁、低血钙、低血糖、血酮体阳性。

3. 动脉血气分析 急性中毒者可有不同程度的代谢性酸中毒、阴离子间隙增高,严重呼吸抑制时可出现低氧血症。

4. 心电图 可出现心律失常和ST-T改变。

四、急救处理

轻症者,无须特殊处理;有共济失调者应休息,限制活动,以免发生外伤;兴奋躁动的病人加以约束,对烦躁不安或过度兴奋者可用小剂量地西泮,避免用吗啡、氯丙嗪、苯巴比妥类镇静药。对重度中毒者应积极治疗。

1. 维持循环、呼吸功能 注意神志、呼吸、心率、血压、尿量和体温的监护,维持有效血容量,可静脉滴注0.9%氯化钠注射液和5%葡萄糖盐水溶液等;保证气道通畅,供氧充足,有呼吸抑制时行气管内插管或机械通气辅助呼吸。

2. 清除毒物

(1) 洗胃或导泻:由于乙醇吸收较快,胃黏膜损伤重,服用量少、服用时间长和症状轻的病人可不洗胃和导泻。如同时服用其他毒物、短时间大剂量摄入或症状重时予药用炭吸附或导泻,神志清醒者可用催吐法洗胃,神志障碍或昏睡者,可先行气管内插管后洗胃。

(2) 血液透析:指征为血乙醇含量>108mmol/

L;伴酸中毒或同时服用甲醇或怀疑伴有其他毒物摄入时;严重呼吸抑制。

3. 纳洛酮是阿片受体拮抗剂,在治疗急性乙醇中毒时主要拮抗 β-内啡肽对中枢神经系统的抑制而达到治疗效果,是非特异的催醒药。

4. 支持治疗 保暖,维持正常体温,维持水、电解质、酸碱平衡;补充足够热量,B 族维生素和维生素 C;适当使用保护胃黏膜药物。

（卢敬梅　李丽）

第四章 事故急救处理

第一节 电击伤

电击伤(electric injury)俗称触电,是指人体直接触及电源或高压电经过空气或其他导电介质传递电流通过人体时引起的组织损伤和功能障碍,重者发生心跳和呼吸骤停。据统计,我国每年因雷电伤亡者达1万人以上。

一、病因和发病机制

(一) 病因

1. 主观方面　缺乏安全用电知识,安装和维修电器、线路不按规程操作,电线上挂衣服。

2. 客观方面　高温、高湿和出汗使皮肤表面电阻降低,易触电。用电线路、设备未及时检修。

3. 意外事故　日常生活中,放风筝线缠在电线上,家电漏电而触电;还有大风雨雪、火灾、地震等致电线折断落到人体;雷雨时在大树下避雨或使用铁柄伞等。

4. 缺乏救护知识　抢救触电者时,由于缺乏相关的知识而致施救者触电。

(二) 发病机制

人体作为导电体在接触电流时,即成为电路中的一部分。对人体损伤的轻重与电压高低、电流强弱、直流和交流电、频率高低、通电时间、接触部位、电流方向和所在环境的气象条件等都有密切关系,其中与电压高低的关系更大。电流对人体主要有两方面的作用:一是分裂和电解作用,电流通过使神经和肌肉细胞产生动作电流,通过离子运动引起肌肉收缩、神经传导异常等;另一是热效应,使电能转变为热能而引起组织烧伤。

二、护理评估

(一) 健康史

应详细了解触电的原因、时间、地点、方式及电压等情况,仔细查看病人受伤的情况,以利于抢救。

(二) 身体评估

1. 局部表现

(1) 低压电击伤者,受伤面积小,一般呈圆形或椭圆形,受伤皮肤与健康皮肤分界清楚,呈焦黄色或褐黑色,有时可见水疱。

(2) 高压电击伤者,烧伤面积大,伤口深,皮肤呈特有的树枝样斑纹,深达肌肉、骨骼、骨质断裂。有时深部组织因严重烧伤而发生变性坏死。

2. 全身表现

(1) 轻型:病人精神紧张、表情呆滞、面色苍白、全身无力,有时短暂的意识丧失,但一般很快恢复。恢复后有肌肉疼痛、头痛和神经兴奋等表现。

(2) 重型:多发生于电压高、电流流量大、电击时间比较长的情况下。病人在电击后即出现抽搐、休克、昏迷、呼吸、心搏骤停。

三、急救护理

(一) 现场处理

1. 迅速切断电源　根据现场的情况,采用最安全、最迅速的办法使触电者脱离电源。

(1) 关闭电源:迅速拔掉插座或关闭电源,并派人守护电闸,以免在他人不知情时重新打开电源开关。

(2) 切断电线:如在野外或远离电源开关以及在电磁场效应的现场,抢救者不能近距离接近触电者,应用绝缘的钳子、木柄、锄头等切断电线,并妥善处理电线断端。

（3）挑开电线：如为高处垂落的电线触电，可用干燥木棍或竹竿等绝缘物挑开触电者身上的电线。

2. 如触电者在高空或危险地带，应采取必要的安全措施，保护病人不再受损伤。

3. 现场复苏　如病人发生心搏、呼吸停止，使病人迅速脱离电源后行紧急心肺复苏，并检查病人全身的受伤情况，及时转运至医院继续救治。

（二）急救处理

1. 有效的呼吸支持　病人转运至医院后予以吸氧，清除呼吸道分泌物，必要时气管插管或气管切开，或呼吸机辅助呼吸。

2. 有效的循环支持　迅速建立有效的静脉通路，心电监护，发现心律失常及时处理，必要时除颤。

3. 防治并发症　注意复查电解质和血气分析，维持酸碱平衡和水、电解质正常。应用20%的甘露醇或能量合剂，促进脑细胞的代谢，注意输液速度，预防脑水肿和肺水肿的发生。

4. 处理创面　伤口处理与烧伤处理相同。局部消毒后用无菌敷料包扎，坏死组织于伤后3~6天后及时切除焦痂。如皮肤缺损大可行植皮治疗。

（三）病情观察

监测生命体征和神志的变化，保持呼吸道通畅，认真做好病情记录。入院后要仔细查看病人全身有无合并伤，以免耽误治疗时机。观察病人的伤口愈合情况，注意无菌操作，防止交叉感染。加强基础护理，预防并发症的发生。

第二节　淹　溺

淹溺(drowning)是指人体淹没于水或其他液体中，水、泥沙、杂草等物堵塞呼吸道或因喉头、气管发生反射性痉挛引起的窒息和缺氧，严重者呼吸心跳停止而死亡。

一、病因和发病机制

（一）病因

1. 意外事故

（1）缺乏游泳能力者意外落水。

（2）游泳过程中，时间过长致体力耗竭或冷刺激引起肢体抽搐，或植物缠身，或被动物咬伤等原因而淹没于水中。

（3）入水前饮酒过量或服用镇静药或患有心、肺、脑及癫痫病等违规游泳造成淹溺。

（4）跳水、潜水意外造成淹溺。

2. 灾难事故　如翻船、交通事故等导致淹溺。

3. 自杀或谋杀　跳水自杀或被他人谋害溺水。

（二）发病机制

溺水发生后，水大量进入呼吸道和肺泡，阻滞了气体交换，引起严重缺氧和二氧化碳潴留、呼吸性酸中毒。由于淹溺时水的成分及水温不同，引起的损害也不同。

1. 淡水淹溺　淡水是低渗水迅速通过肺泡壁毛细血管进入血液循环，引起肺水肿和心衰。肺泡壁上皮细胞受损，肺泡表面活性物质减少，引起肺泡塌陷，进一步阻碍气体交换，造成严重缺氧。水进入血液循环后血液稀释，引起低钠、低氯及低蛋白血症，红细胞肿胀、破裂，发生血管内溶血，引起高钾血症甚至心搏骤停。

2. 海水淹溺　海水含有3.5%氯化钠、大量钙和镁盐，属高渗性液体。海水进入肺部后对呼吸道和肺泡有化学性刺激作用，大量蛋白质及水分向肺泡腔和肺泡间质渗出，引起肺水肿。出现血液浓缩、血容量减低、低蛋白血症和高钠血症。引起的高钙血症可致心动过缓和传导阻滞，甚至心搏骤停；高镁血症可抑制中枢神经和周围神经功能，横纹肌收缩力减弱，扩张血管，降低血压。

二、护理评估

（一）健康史

向目击者和陪送人员详细了解淹溺发生的时间、地点和水源情况，既往史。注意查看是否有其他外伤，以免耽误救治时机。

（二）身体评估

临床表现根据溺水的持续时间、吸入水量的多少及个体差异而出现不同程度的表现。轻者神志清，面色苍白和发绀，可有头痛、胸痛、咳嗽。重者口鼻充满泡沫或污泥、杂草，上腹部膨胀，眼结膜充血，颜面肿胀，四肢厥冷，剧烈咳嗽，呼吸困难，咳粉红色泡沫痰等。有的意识丧失，或伴有抽搐，更严重者呼吸、心跳停止而死亡。

三、急救护理

(一) 现场救护

1. **水中自救** 当发生溺水时,不熟悉水性时可采取自救法:除呼救外,取仰卧位,头部向后,使鼻部露出水面呼吸。呼气要浅,吸气要深。此时千万不要慌张,不要将手臂上举乱扑动,这样身体会下沉更快。会游泳者,如果发生小腿抽筋,要保持镇静,采取仰泳位,用手将抽筋的腿的脚趾向背侧弯曲,可使痉挛松解,然后慢慢游向岸边。水中救护溺水者时,应迅速游到溺水者附近,观察清楚位置,从其后方出手救援。或投入木板、救生圈、长杆等,让落水者攀扶上岸。

2. **出水后的救护** 首先清理溺水者口鼻内污泥、杂草等异物,取下义齿,然后进行控水处理。有三种方法可迅速倒出其呼吸道和胃内积水。①膝顶法:将病人腹部置于抢救者屈膝的大腿上,让病人头部下垂,然后用手按压叩击病人背部;②抱腹法:抢救者从背后抱住病人腰腹部,使淹溺者背在上,头胸部下垂,摇晃病人(图14-4-1);③肩顶法:施救者抱住病人双腿,将其腹部放在施救者的肩部,让病人头胸部下垂,施救者快速奔跑,使积水倒出。如果出现呼吸、心搏骤停,则立即心肺复苏。

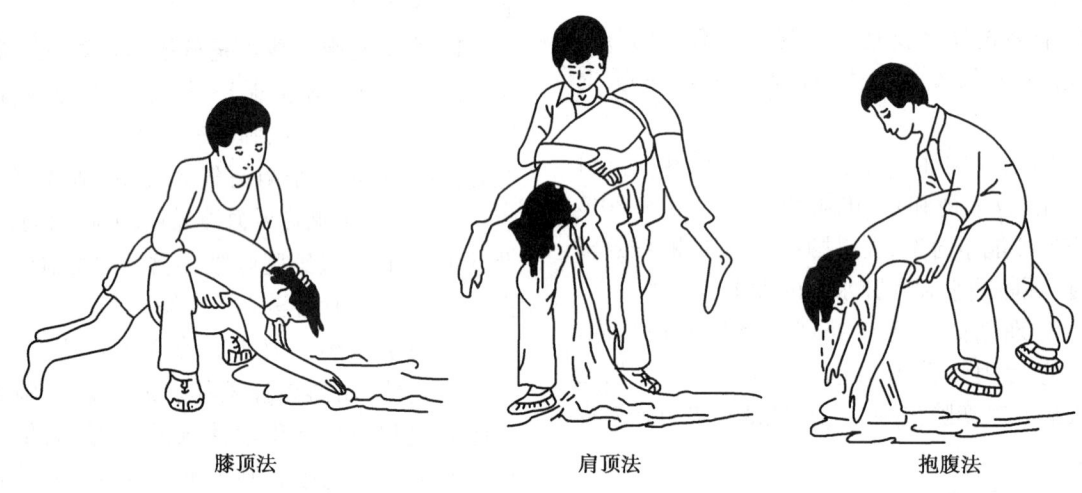

膝顶法　　　　肩顶法　　　　抱腹法

图 14-4-1 控水方法

(二) 院内救护

1. 轻者神志清楚,无明显缺氧表现,可留院观察一天。

2. **呼吸功能支持** 重者立即送抢救室,换下湿衣服,注意保暖,必要时热疗。给予高流量给氧,清除口鼻内异物,保持呼吸道的通畅。呼吸未恢复者行气管插管,必要时气管切开,呼吸机辅助呼吸,同时使用呼吸兴奋剂。污水淹溺者除常规抢救外,应尽早实施经支气管纤维镜下灌洗。

3. **循环功能支持** 现场复苏心跳未恢复者,应继续胸外心脏按压,心电监护,及时除颤。心跳恢复后,常有血压不稳定或低血压状态,应保证有效的静脉通路,有条件者行中心静脉置管,监测中心静脉压,有利于临床用药和输液治疗。

4. 加强对症支持治疗,维持水、电解质和酸碱平衡。对淡水淹溺者和海水淹溺者要区别对待。

5. **防治并发症** 淹溺时有污物、泥沙等吸入气管,要及时用抗生素预防肺部感染,注意输液速度,防止肺水肿、心衰和急性肾衰竭的发生。

(三) 护理要点

1. **严密观察病情** 重点观察病人的呼吸情况,如呼吸频率、深浅度,有无发绀和三凹征,鼻翼有无扇动,咳嗽时痰的颜色和性状。还要严密监测心率、心律和血压、脉搏情况,观察尿的颜色和量、性质。

2. **控制输液** 海水淹溺的病人应控制钠盐的输入,可用葡萄糖注射液和血浆,治疗血液浓缩。淡水淹溺的病人应用高渗液体或输入全血,控制输液速度,避免短时间内大量液体输入而引起肺水肿和心衰。

3. **注意促进复温** 低温也是淹溺者死亡的常见原因,在冷水中超过1小时复苏很难成功,特别是海水淹溺者。复温的方法是脱去病人的湿冷衣裤,用干爽的毛毯或棉被包裹全身,必要时热疗,注意复温的速度不宜过快。

4. 心理护理　溺水者常伴有紧张、恐慌,应帮助稳定情绪,积极配合治疗。对于自杀溺水者,消除心理反应的异常,引导树立积极的正确的人生观,掌握与病人沟通的技巧,注意保护病人的隐私,教导家属时刻陪护,防止再次自杀。

第三节　中　暑

中暑(heat stroke)是指人在烈日或高温环境里,体内热量不能及时散发,引起机体体温调节中枢发生功能障碍,汗腺功能衰竭和(或)水电解质代谢紊乱等为主要表现的急性热损伤性疾病。临床上将中暑分为先兆中暑、轻症中暑和重症中暑,重症中暑又分为热痉挛、热衰竭、热(日)射病3种类型。

一、病因及发病机制

(一)病因

人体在烈日暴晒下或在高温(气温高于35℃)环境中,从事长时间的劳作、运动等,又无足够的防护措施,常易发生中暑。中暑的原因大致为三种因素:

1. 人体产热过多　当运动或劳作的时候,强度越大,机体代谢产热越多;孕妇和肥胖者产热增加。

2. 机体散热障碍　高温、高湿、高辐射及低气压的情况下,衣服透气性不好或穿过于紧身的衣裤伴发热导致散热障碍。

3. 机体热适应能力下降　伴有潜在性疾病如糖尿病、心血管病、甲亢、先天性汗腺缺乏或大面积皮肤损伤后;或服用阿托品、巴比妥等抑制汗腺分泌的药物时,均可成为中暑基础因素或诱因。

(二)发病机制

人体在下丘脑体温调节中枢的控制下能维持体温37℃左右,是因为体内各器官、组织的新陈代谢和运动时所产生的热量,能够通过皮肤表面辐射、呼吸和出汗等途径所散失,体内产热和散热处于动态平衡。

当外界环境温度升高到一定程度,体内热调节不当时,体温升高引起中枢神经系统兴奋,机体各内分泌腺体功能亢进,机体大量出汗,引起水、盐过量损失,血钠降低,肌肉细胞过度稀释水肿,易致热痉挛;大量液体丢失,血液浓缩,血容量不足,若同时有血管舒缩功能障碍,则易导致周围循环衰竭;由于人体受外界环境中热源作用和机体散热绝对或相对不足,使体内热蓄积,体温调节中枢功能障碍,体温急剧升高,产生严重的生理和生化异常而发生热射病。

二、护理评估

(一)健康史

仔细询问病人有无引起机体产热增加、散热减少或热适应不良的原因存在,如是否在高热环境中长时间劳作或运动、有无补充水分、既往史或服药情况,有无引起中暑的诱因存在。

(二)症状与体征

1. 先兆中暑　在睡眠不足、过度饮酒,或在高温环境下劳动一定时间后,出现大汗、口渴、头昏、耳鸣、胸闷、心慌、恶心、四肢无力等症状,体温正常或略升高。

2. 轻度中暑　除上述的先兆症状外,体温将升到38℃以上,或病人面色潮红、皮肤灼热、胸闷心悸,或有早期周围循环衰竭的表现,如恶心、呕吐、四肢皮肤湿冷、出汗、血压下降等。

3. 重度中暑　除具有轻度中暑的症状外,病情进一步加重,出现高热、痉挛、昏迷等症状。重度中暑分为热痉挛、热衰竭和热射病。

(1) 热痉挛:在高温环境下由于大量出汗,补水但未补充钠盐,体液被稀释,引起肌肉痉挛。表现为肠绞痛、腹壁绞痛、四肢痉挛痛和无力,以小腿腓肠肌的痉挛性疼痛常见。此型多见于健康青壮年。

(2) 热衰竭:在严重热应激时,由于体液丢失过多而补充不足所致。表现为疲乏、头晕、恶心、呕吐、面色苍白、皮肤冷汗、脉搏细速、血压下降,体温可轻度升高。此型最为常见,多见于老年人、儿童、孕妇和慢性病病人。

(3) 热射病:典型的临床表现为高热、无汗和意识障碍。体温高达42℃,皮肤干燥无汗;脑组织充血、水肿,表现不同程度的意识障碍,如嗜睡、木僵、昏迷,还可出现心力衰竭、肺水肿、肾衰竭等多器官功能衰竭。此型可发生于任何年龄,死亡率高,是中暑中最严重的类型。

三、急救处理

1. 现场救护　中暑一旦发生,迅速将病人搬离高温环境,放置到通风良好的阴凉处,最好是有空调的房间(室温在20～25℃)。反复用冷水擦拭全身,饮用冰的盐水或碳酸饮料,行冰敷。重者中暑病人应取平卧位,解开或脱去外衣,并及时送医院救治。

2. 降温护理　护理中暑的病人降温是关键,一般要求在1小时内将直肠温度降至38℃左右,室温在20~25℃,降温速度决定病人的预后。降温过程中随时监测体温的变化,并详细记录。降温措施有物理降温和药物降温两种。

（1）物理降温包括:①冰水或酒精擦浴;②头部降温,头部置冰帽或冰槽,每30分钟更换一次用冷部位,观察用冷部位皮肤的变化,避开用冷禁忌部位,及时更换与添加冰块;③冰水浴,将病人浸浴在4℃的冰水中,不断按摩四肢肌肉、躯干,促进散热,肛温降至38℃时停止冰水浴,新生儿、休克、昏迷、心衰病人禁用;④有条件者使用降温毯降温,效果较好;⑤还可用冰盐水胃管注入或灌肠,用冰葡萄糖或盐水静滴时,开始的速度不宜过快,以30~40滴/分为宜。

（2）药物降温与物理降温同时进行:氯丙嗪有调节体温中枢、扩张血管、松弛肌肉的作用,低血压病人禁用;人工冬眠(氯丙嗪+哌替啶+异丙嗪)适用于高热惊厥者;还可用激素预防脑水肿。

3. 加强病情观察　密切观察病人的神志、瞳孔及生命体征的变化,保证有效的静脉通路,补充大量液体,及时复查电解质,保证水、电解质平衡。详细记录出入量和病情变化。

4. 积极预防并发症　加强各脏器功能的支持治疗,防止并发症的发生,如水电解质紊乱、心力衰竭、肾衰竭、脑水肿、感染和DIC等。

5. 加强基础护理　昏迷病人行口腔护理、皮肤护理,保持呼吸道的通畅,惊厥、抽搐者放床栏,防止坠床或摔伤。

6. 健康教育　长时间在烈日下劳作时,要戴草帽、打伞遮阳并注意定时休息和保证茶水供应,要合理调整工休时间,注意劳逸结合,避免过度疲劳;出汗多时多喝碳酸饮料、糖盐水或稍加点盐的白开水,以保证身体水、电解质平衡。在室内、舱内或地下作业时,应设法通风降温。盛夏炎热季节,对老人、体弱多病者、产妇与婴儿尤其要注意室内通风、降温。必要时可服些消暑与预防中暑的药物,如十滴水、藿香正气水等。

第四节　毒蛇咬伤

毒蛇咬伤是由具有毒牙的毒蛇咬破人体皮肤,继而毒液侵入引起局部和全身中毒的一类急症。据统计,全世界有蛇类2700多种,分布在我国的有200多种,其中毒蛇约有50余种。多分布于长江以南的广大省份,毒蛇咬伤多发生于夏、秋两季。蛇毒按其性质可分为神经毒、血循毒、混合毒三大类。金环蛇、银环蛇、海蛇等主要含神经毒,蝰蛇、尖吻腹、竹叶青等主要含血循毒,眼镜蛇、眼镜王蛇、蝮蛇等主要含混合毒。

一、中毒机制

蛇毒毒牙呈沟状或管状,与毒腺相通,当包在腺体外的肌肉收缩时,将蛇毒经导管排于毒牙,注入被咬伤的人或动物体内。神经毒毒液主要作用于神经系统,引起肌肉麻痹和呼吸麻痹;血循毒毒液主要影响血液及循环系统,引起溶血、出血、凝血及心脏衰竭;混合毒毒液具有神经毒和血液毒的两种特性。

二、护理评估

（一）健康史

评估是否为蛇咬伤,明确是否为毒蛇咬伤,再确定是哪一种。病人亲眼所见是最确切的信息,排除蜈蚣咬伤、黄蜂蜇伤等可能。根据病人的描述、特殊的牙痕、局部伤情及全身表现来区别判断。

（二）症状与体征

被毒蛇咬伤后,病人出现症状的快慢及轻重与毒蛇的种类、蛇毒的剂量与性质有明显的关系。

1. 神经毒　侵犯神经系统为主,局部反应较少,会出现脉弱、流汗、恶心、呕吐、视觉模糊、昏迷等全身症状。

2. 血液毒　侵犯血液系统为主,局部反应快而强烈。一般在被咬后30分钟内局部开使出现剧痛、肿胀、发黑、出血等现象。时间较久之后,还可能出现水疱、脓包,全身会有皮下出血、血尿、咳血、流鼻血、发烧等症状。见图14-4-2。

3. 混合毒　同时兼具上述两种症状。

三、急救护理

1. 现场急救　蛇毒在3~5分钟内吸收。被蛇咬伤后不要惊恐,立即用约8cm左右宽的布条类、手巾或绷带等物,在伤肢近心端5~10cm处或在伤指(趾)根部予以绑扎,松紧以减少静脉及淋巴液的回流即可。在护送途中应每隔10~20

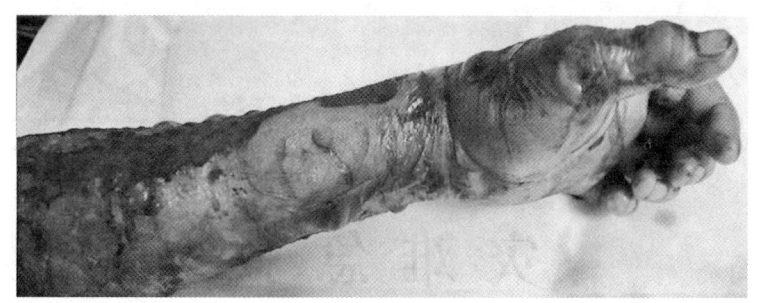

图 14-4-2 血液毒局部伤口

分钟松绑一次,每次数秒到一分钟,以防止肢体瘀血及组织坏死。如附近有水源可用流水冲洗伤口数分钟。

2. 清除残留的毒素　入院后用生理盐水冲洗伤口,然后以伤痕为中心切开伤口或将伤口做"+"或"++"形切开,使残存的蛇毒便于流出,但切口不宜过深。还可用吸奶器或拔火罐从切口处吸出毒液,如果口腔黏膜无破损可直接用嘴吸出毒液。伤口周围还可行局部封闭或外敷蛇药片。

3. 早期合理选用抗蛇毒血清　抗蛇毒血清是治疗毒蛇咬伤的特效药。采用同种毒蛇特异性抗毒血清能直接中和病人血中未对靶器官起毒效应的游离蛇毒抗原,使蛇毒失去毒性。使用抗蛇毒血清前应用肾上腺皮质激素,以免发生过敏反应。抗蛇毒血清强调首剂足量,尽早使用。如无此种毒蛇的特异性抗毒血清,可根据毒蛇的科属,使用同科毒蛇抗毒血清。

4. 加强病情观察　严密监测生命体征,给予有效的呼吸循环支持,防止毒效应危象的发生。常见的毒效应危象:急性呼吸衰竭、呼吸骤停、心搏骤停、休克、肺水肿、DIC 及急性肝肾衰竭等。

5. 健康教育　向广大群众宣传预防蛇咬伤的基本知识及蛇咬伤的自救方法。到野外劳作时,进入草丛前先用棍棒驱赶毒蛇,要随时观察周围情况,穿好长袖上衣、长裤及鞋袜。遇到毒蛇时不要惊慌,应用左右拐弯的走动来避开毒蛇。

(李　丽)

第五章 灾难急救

进入20世纪，人类社会进入了各种自然和人为因素造成的大规模人员伤亡事件的高发时期。许多灾难性事件导致了大量的人员伤亡和财产损失，灾难救援被推向一个前所未有的重视高度。急救护理水平可以直接影响急救工作的质量。护士是医疗救援队伍中的主力军，护士掌握灾难医学救援的知识和技术，对于减少灾难所致人员伤亡、提高受灾人群的健康水平具有重要意义。

第一节 灾难的定义

灾难（disaster）的英文释义是导致大范围破坏或不幸（或生命丧失）的突发意外事件或自然灾害，中文解释是自然或人为的严重损害、灾祸造成的苦难。目前在学术界较为公认的概念是2002年世界卫生组织（world health organization，WHO）的界定，即灾难是对一个社区或社会功能的严重破坏，包括人员、物资、经济或环境的损失和影响，这些影响超过了受灾社区或社会应用本身资源应对的能力。WHO的灾难定义强调了不管是自然灾害还是人为事件，其破坏的严重性超出了受灾地区本地资源所能应对的限度，需要国内或国际的外部援助以应对这些后果，而一般本地可以应对的突发事件就不属于灾难的范畴。

第二节 灾难的原因与分类

灾难主要来自于天体、地球、生物圈三个方面，以及人类本身的行为，其成因非常复杂。根据引起灾难的原因，以往常将灾难分为两大类，自然灾难（disasters）和人为灾难（man-made disasters）。但2005年WHO总干事报告《Relief to Development》中有意没有采用"自然灾难"的表达，因其可能传达"自然灾害引起的灾难后果完全是自然的结果"这一错误认识。其实，自然灾害后发生的许多后果往往与人为因素有关，灾难的性质和强度虽与自然灾害发生的方式有关，但也与受灾地区的人口分布、易损性、应急预案、减灾措施等有关。很大程度上，灾难的严重程度是由人的行为决定的。因此2005年世界减灾大会发表的《兵库行动框架》一文中首次提出用"自然灾害相关灾难"（disasters associated with natural hazards）取代"自然灾难"的表述。

灾难的具体分类如下：

1. 自然灾害相关灾难 包括地震、火山活动、滑坡、海啸、热带风暴和其他严重的风暴、龙卷风和大风、洪水、大火灾、干旱、沙尘暴和传染病等。

2. 人为灾难 包括火灾、爆炸、交通事故、建筑物事故、工伤事故等所致灾难，卫生灾难，矿山灾难，科技事故灾难，以及战争及恐怖袭击所致灾难等。

第三节 灾难医学救援应对能力建设

一、灾难救援医学的发展规划

近年来我国灾难医疗救援队伍的水平和能力有了一定发展，但仍存在着一些问题，如灾难医学救援组织机构不健全，专业人员、技术、物资和设备缺乏，参与救援单位多、协调沟通难，各地区灾难救援水平不平衡，缺乏灾难监测统计系统，以及灾难医学相关立法不健全等。目前国内对灾难计划和灾难准备的发展方向尚未有统一认识，一般认为应从以下方面加强灾难救援应对能力的建设。

（一）建立专门的国家及地方灾难医学管理协调网络机构

以该机构为中心，组建救援各部门参与的灾难救援网络，包括国家卫生部门和各省市地区级别的管理部门，负责救灾管理和协调工作及灾难监测和科研工作。建立管理协调网络的同时，也要建立通讯网络，特别是灾难发生时的专用通讯网络，是实施救援指挥、管理和协调的必要手段。

（二）加强专业人员灾难医学相关教育和培训

医务人员的灾难医学专业知识和技能很大程度决定了灾难救援的效果，因此应加强此方面教育和培训，帮助医务人员了解灾难医学救援网络，理解自己在网络中的地位和职责，以及如何配合相关部门完成灾难救援工作。此外，应形成包括医学基础教育、毕业后教育和继续医学教育在内的灾难医学教育培训体系。

（三）建立完善灾难医学立法

虽然我国已颁布了一些与灾难或突发公共卫生事件应急准备有关的规定，但至今还没有针对灾难医学及灾难救援建立相关法律。立法是实施灾难救援的保障，也是灾难医学管理机构指挥管理和协调救援工作的保障。

（四）加强灾难救援医学的理论和实践研究

灾难医学和灾难护理学近些年才在世界范围内得到认可和发展，亟须加强相关理论研究。如灾难流行病学的研究，各种灾难损伤的基础研究，预防各种灾难、减少伤病员数量、减轻损伤严重程度、加快病员后送速度和提高医疗救援能力等方面的技术等。完善灾难医学的理论基础，鼓励国内外学术交流，积极参与国际救援行动，及时总结经验，是保障我国灾难救援医学发展的重要措施。

二、医疗单位灾难应急预案的制订

为了进一步加强各级卫生部门对灾难医疗救援的应对能力，国家先后颁布多项规定，如《灾害事故医疗救援工作管理办法》《全国救灾防病预案》《国家突发公共事件医疗卫生救援应急预案》等，对灾害事故的防范和应急处置提出了规范。各级医疗单位的灾难应急预案应包括以下内容：

1. 明确本单位灾害事故应急处置组织机构、指挥体系及其工作职责，明确人员疏散、报警、指挥程序及现场抢救程序等事项，做到分工细致、职责明确。

2. 单位全体工作人员应在发生灾害事故时主动及时到达现场，在现场指挥部统一指挥下投入救灾与抢险救援工作，有组织地开展医疗救护工作。

3. 应将人员的疏散、转移和应急救治作为预案的重点内容，尽最大可能避免和减少人员伤亡。

4. 对在灾难或突发事件中受伤的人员以及转移出的病人进行检伤分类，便于医务人员采取相应的救护措施。

5. 明确规定伤病员转送至其他医疗机构的原则、程度、途中救护措施、交接手续等。

6. 定期对本单位全体人员进行灾害事故应急处置知识、技能培训，并组织灾害事故应急预案模拟演练。

第四节 灾难医学救援队伍建设

一、医疗救援队伍的建制

在应对突发灾难时，医疗队的组建可参照我国国际救援队的组建模式。根据救援需要的不同，可分为三种编组模式，分别为5人分队、10人分队和20人以上分队。

（一）5人分队建制即小规模出队模式

由队长1人、内科医生1人、外科医生2人和护士1人组成。装备包括内科救治箱1个、外科救治箱1个、急救背囊2个、防疫背囊1个、药材储备箱2个和担架2副。其职能任务主要包括现场急救、后送转运、巡诊、卫生防疫和自身保障。

（二）10人分队建制即中等规模出队模式

由队长1人、内科组3人(医生2人、护士1人)、外科组5人(医生3人、护士2人)和检验防疫组1人(技师1人)组成。装备包括内科救治箱1个、外科救治箱2个、急救背囊4个、防疫背囊2个、药材储备箱4个、担架4副和网架式帐篷1个。增加执行的职能任务为抗休克治疗、紧急救命手术、检水检毒等。

（三）20人以上分队建制即流动医院模式

1. 人员组成 建制结构包括指挥组、现场急救组、检伤分类组、内科救护组、外科救护组、医技组和留观后送组。其中指挥组3人，由1名队长和2名副队长组成，副队长由内、外科组长兼任。现场急救组分2个小组;内科救护组分2个小组;外科救护组分2个小组。以上各组在需要时可合并。

2. 职能任务　①现场急救组:抢救危重伤员。②检伤分类组:对伤病员进行伤病情评估和分类。③内科救护组:主要行抗休克治疗和内科疾病的诊治。④外科救护组:开展紧急救命手术,如腹腔内大出血、张力性气胸、气管切开、大血管结扎、外伤清创缝合、骨折固定等。⑤医技组:开展检验、超声、X线检查、药品供应、卫生防疫等。⑥留观后送组:对经抢救病情平稳的伤病员留观并组织转送至确定性医疗单位。

二、灾难救援护士的教育和培训

（一）重视在职护士的灾难护理继续教育

目前在工作岗位的多数护士在院校学习期间未接受过系统的灾难救援相关知识和技能的训练,因此有必要对在职护士开展各种形式的灾难护理知识与技能培训班,可采用面授或在线学习等教学方式。通过在职的继续教育,传授与灾难医疗救援有关的护理学知识和技能,提升普通护士灾难应急救援的能力,当灾情发生时,可以更好地实施灾难护理。

（二）开展灾难护理学的基础教育

可在护理本科教育层次增设《灾难护理学》或相关课程,或者强化不同课程中与灾难护理有关的相关内容教学,使护理本科学生在毕业时已具备灾难护理的基本理论、知识和技能,为其进入临床工作岗位后进一步强化灾难护理的能力提供扎实的理论基础。

（三）强化灾难医疗救援模拟演练

可学习国外的先进方法,结合各地实际情况制订灾难医疗救援应急预案,按照预案每年进行规范的模拟演练。在演练中检验预案,发现并解决问题。护士通过参与模拟演练,可熟悉灾难医疗救援时各种工作流程,明确灾难发生时的工作内容,强化灾难护理技术和快速反应能力,从而提高对灾难性事件的应急救护能力。也可以通过计算机模拟系统或桌上演练等方法代替场景模拟演练,研究发现此类模拟演练亦可提高参与者的实际操作能力。

第五节　护士在灾难医学救援中的作用

《护士条例》规定,护士有义务参与公共卫生和疾病预防控制工作。发生自然灾害、公共卫生事件等严重威胁公众生命健康的突发事件,护士应当服从安排,参加医疗救护。护士在灾难救援的不同阶段起着不同的作用,护士应根据灾难救援工作的不同阶段参与制订灾难医疗救援计划。国外学者将灾难的医学救援分为三个阶段,即准备/预备期(preparedness/readiness)、反应/实施期(response/implementation)和恢复/重建/评价期(recovery/reconstruction/evaluation)。护士在各期有不同的优先活动。

1. 灾难前的作用　第一个阶段,护士的角色着重于预防、保护和准备。在这个阶段,应对护士加强训练,评估灾难救援资源,制订和训练灾难应急反应计划。护士的应急准备训练分三个层次:第一个层次是个人的准备,包括身体、情感、军事技能、家庭支持等准备;第二个层次是临床技能训练,主要包括创伤救护的技能、伤员分类和现场疏散,灾难中的工作程度以及对伤员的评估、个人防护设备的使用等;第三个层次是团队训练,包括操作能力、相关知识、领导和管理能力以及单位整合和认同的共同训练。在这个阶段的另一重要任务就是制订灾难应急准备计划。

2. 灾难中的作用　第二个阶段,即灾难救援的实施阶段,护士的主要角色包括与其他灾难救援人员的通讯联系,建立伤员接收点(安置点)并进行伤员分类,对其他人员(如担架员、志愿者)的工作进行安排,安排伤员分流或转诊,救援区域的安全保障以及合理分配工作人员的职责等。

3. 灾难后的作用　第三个阶段,灾后恢复/重建/评价期。护士要对安置区内的伤病员进行护理,并进行合理的转诊。进行灾难设施的重建工作,恢复医院设施和修复损坏的设备。特别重要的是对现有的灾难应急反应计划进行评价,发现其不足,并提出修改意见。对于灾难救援中的积极行为和消极行为进行识别,奖励积极行为,矫正消极行为,撰写严重事故报告等。

第六节　灾难应对反应

一般的灾难或突发性事件可分为超急期、进展期和稳定期。超急期是初发阶段,所有人员都可能面临危险,受到伤害,此时医疗救援人员的职责是在确保自身安全的同时,启动预案随时备援。进展期时,现场相对安全,伤员大量出现。医疗救援人员的责任是在现场建立医疗救援区,对陆续出现的伤员进行检伤分类和急救处置。到了稳定期,现场基本安定,医疗救援人员的责任是对大批伤员进行快捷、有效的现场救治并合理分流。灾难现场医疗救援的程序包括搜救、评估和检伤分类、现场救治、转运及灾难恢复过程中的防疫、治病。下面重点介绍伤病员的检伤分类、现场救护和转送护理。

一、伤病员的检伤分类

与平时护理工作不同,灾难医疗救援的目的是在短时间内尽可能多地抢救伤病员,因此灾难护理应以全面救护与重点救护相结合为原则。灾难发生时,当地的医疗卫生资源往往处于不足的状况,高效率、高质量的灾难救援必须依靠及时有效的检伤分类,将伤员分为不同优先等级,以便合理高效地应用医疗救援资源。对伤员进行检伤分类(triage)是护士的重要职责之一。

(一) 检伤分类的目的

检伤分类可分为急救伤病员分类(ED triage)、ICU伤病员分类、突发事故伤员分类(multi-casualty triage)、战场伤员分类(battlefield triage)、大规模伤员分类(mass casualty triage)等。其中最后一种适用于灾难救援时的伤员分类,其目的是在资源有限的情况下让尽可能多的伤员获得最佳的治疗效果。这种分类方法仅在救援人员、仪器设备、药品等可利用资源有限时采用,是战时和各种灾难发生时救治批量伤员时应遵循的重要原则。此时检伤的目的是分配急救优先权和确定需转送的伤员,它是分级救治的基础。

(二) 检伤分类的原则

1. 优先救治病情危重但有存活希望的伤病员。
2. 分类时不要在单个伤病员身上停留时间过长。
3. 分类时只做简单可稳定伤情但不过多消耗人力的急救处理。
4. 对没有存活希望的伤病员放弃治疗。
5. 有明显感染征象的伤病员要及时隔离。
6. 在转运过程中对伤病员动态评估和再次分类。

需注意的是,以上原则仅用于灾难或突发事件现场医疗救援资源不足,无法满足每个伤病员的救治需求时,为最大限度地提高伤病员存活率的情况。

(三) 检伤分类的种类

1. **收容分类** 是接收伤病员的第一步,目的是将需要挽救的伤病员快速识别出来,同时帮助伤病员脱离危险环境,安排到相应的区域或科室接受进一步检查和治疗。

2. **救治分类** 是决定救治实施顺序的分类。主要是将轻、中、重度伤病员分开,以便确定救治优先权。应首先评估伤病员的伤情严重程度,确定相应的救护措施,还需结合伤病员数量和可利用的救护资源决定救治顺序。

3. **后送分类** 是确定伤病员尽快转运到确定性医疗机构顺序的分类。应根据伤病员的伤情紧迫性和耐受性、需采取的救护措施、可选择的后送工具等因素,决定伤病员的后送顺序、后送工具及目的地。

(四) 常用检伤分类方法

1. 初级分类(primary triage)

(1) START(simple triage and rapid treatment):即简单分类、快速救治。由美国学者提出,作为院前识别伤病员轻重缓急的工具,特别适用于灾难现场分类,是灾难现场最常用的分类方法。该方法根据对伤病员的通气、循环和意识状态进行快速判断,将伤病员分为四个组,分别用红、黄、绿和黑色标识。红色组即立即处理组,必须在1小时内接受治疗;黄色组为延迟处理组,应在2小时内转运到医院;绿色组为轻伤组,能自行行走;黑色组为死亡组,应由合格医疗人员宣布。在分类过程中,医务人员仅为伤病员提供必需的急救措施,如开放气道、止血等,强调在每位伤病员身上评估和处置的时间不超过30秒。

(2) Jump START:是对START修正后用于灾难现场受伤儿童(1~8岁)检伤分类的方法。分组方法和分类依据与START相似,但基于儿童的特殊生理特点,研究者对分类依据做了调整,包括:①对能行走的轻伤组伤员,强调再次分类。②对开放气道后仍无呼吸的患儿,要检查脉搏,如可触及脉搏,则立即给予5次人工呼吸,并分到红色组;对于无自主呼吸者则分入黑色组。③对有呼吸的患儿,如呼吸频率<15次/分或>45次/分,分入红色组。④使用AVPU量表来评估患儿的意识状态,即警觉(alert)、语言(verbal)、疼痛(pain)和无反应(unresponsive),根据患儿对A、V和P的反应或无反应来指导分组。

(3) Triage Sieve：将伤病员分为优先级 1（immediate）、优先级 2（urgent）、优先级 3（delayed）和无优先级（deceased）四组。分类依据为自行行走、气道开放、呼吸频率和脉搏，但其生理参数临界值与 START 不同，如呼吸频率<10 次/分或>30 次/分为异常，脉率>120 次/分为"优先级 1"。

2. 二次分类（secondary triage）

(1) SAVE Triage：SAVE 是"secondary assessment of victim endpoint"的缩写，最早用于地震发生后现场大批伤病员的检伤分类，现一般用于重大灾难后条件有限、大量伤病员被迫滞留在灾区且时间较长的情况。将伤病员分为三类：①一类：即使治疗也不大可能存活；②二类：有无治疗都会存活；③三类：治疗会存活、不治疗就会死亡。SAVE 一般配合 START 原则一起使用。

(2) Triage Sort：是一种基于修正的创伤评分法的生理评分，主要分类依据为 Glasgow 评分、呼吸频率和收缩压，具体见表 14-5-1。根据评分分值将伤员分为 4 级：①T1 级：评分 4～10 分；②T2 级：11 分；③T3 级：12 分；④T4 级：评分 1～3 分。

表 14-5-1　Triage Sort 评分

	4 分	3 分	2 分	1 分	0 分
呼吸频率	10～20	>29	6～9	1～5	0
收缩压	>90	75～90	50～74	1～49	0
Glasgow 评分	13～15	9～12	6～8	4～5	3

(五) 检伤分类的标志

在灾难现场通常以颜色醒目的卡片或胶带表示伤病员的分类，通常采用红、黄、绿（或蓝）、黑四色系统。

1. 红色代表危重伤，第一优先。伤情非常紧急，危及生命，生命体征不稳定，需立即给予基本生命支持，并在 1 小时内转运到确定性医疗单位救治。

2. 黄色代表中重伤，第二优先。生命体征稳定的严重损伤，有潜在危险。此类伤病员应急救后优先转送，在 4～6 小时内得到有效治疗。

3. 绿（或蓝）色代表轻伤，第三优先。不紧急，能行走的伤病员，较小的损伤，可能不需要立即入院治疗。

4. 黑色代表致命伤。指已死亡、没有生还可能性、治疗为时已晚的伤病员。

二、伤病员的安置与救护

(一) 伤病员的安置

灾后的伤病员可集结到相应安全的区域，即伤病员集中区，该区通常离灾难现场有足够的距离，以确保人员安全。可以通过步行、轮椅、推床、担架等辅助设施将伤病员运送至集中区。特别需要注意的是，对长时间受困伤员，应避免解救出来"抬了就跑"的策略，否则死亡率很高。对此类伤员应在现场给予适当的处置后再移动。

伤病员在检伤分类区经伤病情评估和分类后，安置于伤病员治疗区，治疗区一般设在比较安全的建筑物或帐篷内。如果伤病员人数不多，治疗区可与检伤分类区合并，以减少对伤病员的搬动。如果人数较多，则应将治疗区独立设置，以免空间不够而互相干扰。如果人数众多，则还要将治疗区细分为轻、重和危重区，可更有效地运用人力，提高抢救效率。对于重伤和危重组伤病员，应再次进行病情评估和二次分类。并根据分类结果安排伤病员转送至确定性医疗单位。

对伤病员的处理按检伤分类的结果，先处理红色组（危及生命者），其次处理黄色组（重伤），再处理绿色组（轻伤），明显死亡或是尸体应留在最后处理。如果死亡者较多，可在较隐秘处设临时太平间，注意一定要有专人看守，以免尸体被任意翻动或遗物遭窃。

(二) 伤病员的现场救护

1. 现场救护的原则与范围　现场救护的原则是对构成危及生命的伤情或病情，应充分利用现场条件，予以紧急救治，使伤情稳定或好转，为转送创造条件，尽最大可能确保伤病员的生命安全。现场救护的范围包括：①对呼吸、心搏骤停的伤病员，立即行初级心肺复苏。②对昏迷伤病员，安置合适体位，保持呼吸道通畅，防窒息。③对张力性气胸伤员,用带有单向引流管的粗针头穿刺排气。④对活动性出血的伤员,采取有效止血措施。⑤对有伤口的伤员行有效包扎,对疑有骨折的伤员进行临时固定,对肠膨出、脑膨出的伤员行保护性包扎,对开放性气胸者做封闭包扎。⑥对休克或有休克先兆的伤病员行抗休克治疗。⑦对有明显疼痛的伤病员,给予止痛药。⑧对大面积烧伤伤员,给予创面保护。⑨对伤口污染严重者,给予抗菌药物防治感染。⑩对中毒的伤病员,及时注射解毒药或给予排毒素处理。

2. 现场救护的程序　①根据灾难现场伤病员的情况,应协助医生对伤病员的伤情或病情进行初步评估,迅速判断伤情或病情。②立即实施最急需的急救措施,如开放气道、心肺复苏、止血、给氧、抗休克等,特别必要时可在现场实施紧急手术,尽可能地稳定伤情或病情。③稳定伤病员的情绪,减轻或消除强烈刺激对其造成的心理反应。

三、伤病员的转送护理

在灾难救援现场,由于现场环境恶劣、条件限制,不允许就地抢救大批伤病员,必须将伤病员转送到相对安全的地方,方能实施有效救治。因此,护士做好转送前的准备、转送中的护理和转送后的交接工作,对于保障伤病员的安全、减轻痛苦、预防和减少并发症、提高救治效果具有十分重要的意义。

(一) 转送前准备

1. 正确掌握转送指征和时机

(1) 转送指征:符合以下条件之一者可转送:①应在现场实施的救治措施都已完成,如出血伤口的止血、包扎和骨折的临时固定等。②确保伤病员不会因搬动和转送而使伤情恶化甚至危及生命。

(2) 暂缓转送指征:有以下情况之一者应暂缓转送:①病情不稳定,如出血未完全控制、休克未纠正、骨折未妥善固定等;②颅脑外伤疑有颅内高压、可能发生脑疝者;③颈髓损伤有呼吸功能障碍者;④心肺等重要器官功能衰竭者。

2. 伤病员转送前的要求　①做好必要的医疗处置,严格掌握转送的指征,确保转送途中伤病员的生命安全。②准备好转送工具和监护、急救设备及药品。③转送前对每一位伤病员进行全面评估和处理,注意保护伤口。④做好伤病员情况登记和伤情标记,并准备好相关医疗文件。

(二) 不同工具转送的途中护理要点

1. 担架转送伤病员的护理

(1) 安置合理的体位:一般取平卧位。如有特殊伤情,可根据病情采取不同体位。

(2) 加强安全护理:妥善系好固定带。行进过程中使担架平稳,防止颠簸。在上、下坡时,要使担架保持水平状态。注意防止伤病员从担架上跌落。

(3) 注意舒适护理:注意保暖、防雨、防暑。每2小时翻身1次。

(4) 加强病情观察:应使伤病员的头部向后、足部在前,方便病情观察。若发现异常变化,可及时处理。

(5) 移离担架的护理:先抬起伤病员,再移至床上,切忌拖拉而造成皮肤擦伤。

2. 卫生车辆转送伤病员的护理

(1) 准备车辆和器材:对汽车或列车车厢统一编号,备好各种物资、器械、药材、护理用具和医疗文件等。

(2) 伤病员的准备:根据伤病情及有无晕车史等,遵医嘱给予止痛、止血、镇静、防晕车等药物。

(3) 妥善安排登车:将出血、骨折、截瘫、昏迷等重伤员安排在下铺,每台车或每节车厢安排1~2名轻伤员,协助观察和照顾重伤员。

(4) 安置合理体位,防坠床。

(5) 加强病情观察,保证途中治疗。

(6) 下车时的护理:安排危重伤病员先下车,清点伤员总数,了解重伤员,做好交接。

3. 卫生船转送伤病员的护理

(1) 防晕船:晕船者预先口服乘晕宁(茶苯海明片)。

(2) 防窒息:有昏迷、晕船呕吐者头转向一侧,随时清除呕吐物。

(3) 妥善固定:使用固定带将伤病员固定于舱位上。

(4) 保持自身平衡,妥善实施护理操作。

(5) 病情观察及其他护理措施:同陆路转送的护理。

4. 空运伤病员的护理

(1) 合理摆放伤病员的位置:大型运输机中伤病员可横放两排,中间留出过道,休克者应头部朝向机尾。若为直升机,伤病员应从上至下逐层安置担架,重伤员应安置在最下层。

(2) 加强呼吸道护理:空中温度和湿度均较低,对气管切开者应用雾化器、加湿器等湿化空气,或者定时给予气管内滴入等渗盐水。对使用气管插管者,应减少气囊中注入的空气量,或者改用盐水充填,以免在高空中气囊过度膨胀压迫气管黏膜造成缺血性坏死。

(3) 保护特殊伤情的护理:如外伤致脑脊液漏者,因气压低漏出量会增加,需用多层无菌纱布保护,及时更换敷料,预防逆行感染。中等以上气胸或开放性气胸者,空运前应反复抽气,或做好胸腔闭式引流,使气体减少至最低限度。

(4) 其他护理工作同陆路转送的护理。

(李丽 谷灿)

第十五篇

精神科护理

　　精神科护理学是建立在护理学基础上,对精神疾病进行防治的一门护理学。它是精神医学不可缺少的一个重要组成部分。

第 一 章

精神疾病的基本知识

第一节 精神疾病的病因学

普遍认为引起精神疾病的原因可能是基因与环境相互作用的结果,单个的原因可能只是增加精神疾病的患病风险性。生物、心理、社会等因素相互作用的现代医学模式的观点使我们对精神疾病的病因有了越来越清楚的认识。本节简要介绍精神疾病病因。

一、生物学因素

主要影响精神健康的生物学因素大致可以分为遗传、感染、躯体疾病、创伤、营养不良、毒物等类。

(一) 遗传因素

家系研究的结果表明精神分裂症、情感障碍、儿童孤独症、神经性厌食症、注意缺陷障碍、焦虑症、Alzheimer 氏病等,都具有明显的家族聚集性。目前绝大多数的精神障碍都不能用单基因遗传来解释,而是多个基因相互作用,使患病风险性增加,加上环境因素的作用,从而导致了疾病的发生。单个基因所起作用有限,遗传和环境因素的共同作用,决定了某一个体是否患病,其中遗传因素所产生的影响程度称为遗传度(heritability)。即使有较高的遗传度,是否发病还与环境因素有关。如精神分裂症同卵双生子同病率不到 50%,即具有相同基因的双生子中的一个患精神分裂症时,另一个患精神分裂症的概率可能大约是 50%。这提醒我们基因虽然不能改变,但是通过环境因素的调控可能达到预防精神分裂症的目的,从而也让我们对精神分裂症的防治有了一个光明的前景。另外,千万要消除有遗传性,就一定会发病的误解。只是说明与没有家族史相比,患病的风险性增加了。

(二) 感染、躯体疾病、创伤、营养不良、毒物等因素

这类因素可能通过影响个体早期的神经系统发育,导致成年以后精神疾病的发生,例如精神分裂症的神经发育障碍假说认为这些因素影响了神经发育,导致在青少年后期或青年早期出现明显的精神分裂症的表现;这些因素也可能会引起明显的脑器质性的改变,从而使个体立即出现明显的精神异常。后者又可分为脑器质性因素所致精神障碍、躯体疾病所致精神障碍、精神活性物质所致精神障碍。这些精神疾病在临床各科都可能见得到,应特别引起非精神科护士的关注。例如梅毒螺旋体是最早记载的能导致精神损害的病原体,麻痹性痴呆就是由梅毒螺旋体侵犯大脑引起的一种晚期梅毒的临床表现,以神经麻痹、进行性痴呆及人格障碍为特点,近年来有发病增多的趋势,因此,在临床上值得关注。人类免疫缺陷病毒(HIV)也被证实能产生进行性的认知行为损害。能导致大脑缺血、缺氧、代谢异常的躯体疾病如肺心病、冠心病、肾衰竭等均可引发精神症状;一氧化碳、莨菪碱等中毒也可引发明显的精神症状。

酒、大麻、海洛因、可卡因等精神活性物质引起的精神障碍将在后面的章节中详细阐述,但是这方面的问题越来越常见,且隐匿不易发现,应引起护理人员的高度重视。还有一点要引起注意的是虽然感染、躯体疾病等引起精神疾病的病因不同,但是引起精神异常的临床特点可能类似。

二、心理社会因素

应激性生活事件、情绪状态、人格特征、性别、父母的养育方式、社会阶层、社会经济状况、种族、文化宗教背景、人际关系等均构成精神障碍的心

理、社会因素。这些心理、社会因素在精神疾病的发病与转归过程中起着重要作用。

(一) 精神应激因素

精神应激通常是指生活中某些事件引起个体精神紧张和感到难于应付而造成心理压力。精神应激与精神疾病的关系可看成一个致病谱,一端是直接的致病作用,如某些强烈的精神应激,如地震、火灾、战争、被强奸、被抢劫、亲人突然死亡等可能引起心因性精神障碍,这种情况下精神应激起了主要的致病作用;在另一端,精神应激在疾病的发生中所起的作用小,是诱发因素,如精神分裂症、情感性精神障碍等。

(二) 社会因素

自然环境(如污染、噪声、生存空间过小)、社会环境(如社会动荡、社会大的变革)、移民(尤其是移民到另一个国家)等,均可能增加精神压力,诱发精神疾病。不同的文化环境,亚文化群体的风俗、信仰、习惯也都可能影响人的精神活动而诱发疾病或使发生的精神疾病刷上文化的烙印。如某些精神疾病只见于某些特定的民族、文化或地域之中,如恐缩症多见于东南亚国家;冰神附体见于日本冲绳岛、蒙古的比伦奇、加拿大等地区。又如来自农村的精神分裂症病人,妄想与幻觉的内容多简单、贫乏,常与迷信等内容有关;来自城市的病人,妄想与幻觉的内容常与电波、电子、卫星等现代生活的内容有关。

(三) 个性因素

个性是由先天的禀赋素质和后天环境共同作用下形成的。现代研究认为,病前的性格特征与精神疾病的发生密切相关,不同性格特征的个体易患不同的精神疾病。如精神分裂症的病人大多病前具有分裂样性格,表现为孤僻少语,生活缺少动力,缺少热情或情感冷淡,不仅自己难以体验到快乐,对他人亦缺少关心,过分敏感,怪癖,趋向白日梦,缺少进取心等。而具有强迫性格的人,如做事犹豫不决,按部就班,追求完美,事后反复检查,穷思竭虑,对己过于克制,过分关注,所以易焦虑、紧张、苦恼,遇上心理压力就易患强迫症。

简而言之,生物学因素和心理社会因素,即内因与外因在精神疾病的发生中共同起着决定性的作用。但应注意到两者的作用并非平分秋色,在不同的精神疾病中不同致病因素起的作用大小不同。而且,许多精神疾病的发生是多种因素共同作用的结果。

第二节 精神疾病的诊断分类学

疾病分类学的目的是把种类繁多的不同疾病按各自的特点和从属关系划分出病类、病种与病型,并列成系统,这样不但可加深对疾病的研究与认识,也有利于诊断、治疗与护理。德国神经精神病学家克雷丕林(Krapelin)从临床症状、躯体检查和疾病病程三个方面,来进行精神疾病的分类。他对精神病学的各个方面几乎都有详细的讨论,对偏执状态、更年期精神疾病、麻痹性痴呆、中毒、感染性精神疾病都有清晰的叙述。尤为重大的贡献是他明确区分了两种最常见的精神病,一是躁狂忧郁性精神病(现代称双相情感障碍),一为早发性痴呆(现称精神分裂症)。他所建立的分类系统改变了过去精神疾病分类的混乱状态,至今对精神疾病的国际分类、美国精神疾病诊断分类系统、我国精神疾病诊断分类系统仍产生着深刻的影响。

当前,对世界精神病学影响最大且为许多国家所采用的分类系统有世界卫生组织《国际疾病》第十版(ICD-10)第五章和美国精神病学会的《精神障碍诊断和统计手册》第四版(DSM-Ⅳ)。我国1958年6月卫生部在南京召开了第一次全国精神病防治工作会议,提出了精神疾病分类草案,将精神疾病分为14大类;之后于1978年、1981年、1985年又对某些疾病的诊断标准作了修订;1989年,中华精神科学会在西安召开会议,对中国精神疾病诊断标准工作委员会历时三年所完成的精神疾病诊断与分类标准进行了审定,正式命名为中国精神疾病分类与诊断标准第二版(CCMD-Ⅱ);1994年作了修订,称为修订(CCMD-Ⅱ-R)。七年后发表了第三版,即2001年开始应用的CCMD-Ⅲ。该版基本按照国际疾病分类(ICD-10)的方法,将精神疾病分为10大类:

1. 器质性精神障碍(包括躯体疾病所致精神障碍)
2. 精神活性物质或非成瘾物质所致精神障碍
3. 精神分裂症和其他精神性障碍
4. 心境障碍(情感性精神障碍)
5. 癔症、应激相关障碍、神经症
6. 心理因素相关生理障碍

7. 人格障碍、习惯与冲动控制障碍、性心理障碍

8. 精神发育迟滞与童年和少年期心理发育障碍

9. 童年和少年期的多动障碍、品行障碍、情绪障碍

10. 其他精神障碍和心理卫生情况

由于对大多数精神疾病的病因与发病机制尚不明了，所以当今精神疾病的分类与诊断方法，基本上仍停留在症状学的水平，而不是像其他内外科疾病一样按病因或病理学特征分类。各种诊断标准主要依靠精神症状间的组合、病程的演变、病情的严重程度等特点来制订。由于诊断的作出易受其他因素(如病史采取的方法，对症状认识的水平等)影响，缺乏生物学标志，较其他内外科疾病诊断的一致性相对要低。有鉴于此，世界上一些国家和组织(如世界卫生组织、美国精神病学会、中华医学会精神病学分会等)建立了分类工作组，长期搜集文献资料和进行实验室及现场研究，朝着分类和诊断标准的合理性、精确性和实用性而不懈努力。

下面以精神分裂症为例介绍目前精神疾病诊断标准的特点：

中国精神障碍诊断与分类标准(第三版，CCMD-Ⅲ)中精神分裂症的诊断标准

20. 精神分裂症(分裂症)

本症是一组病因未明的精神病，多起病于青壮年，常缓慢起病，具有思维、情感、行为等方面障碍，以及精神活动不协调。通常意识清晰，智能尚好，有的病人在疾病过程中可出现认知功能损害，自然病程多迁延，呈现反复加重或恶化，但部分病人可保持痊愈或基本痊愈状态。

【症状标准】

至少有下列2项，并非继发于意识障碍、智能障碍、情感高涨或低落，单纯型分裂症另有规定：

(1) 反复出现的言语性幻听。

(2) 明显的思维松弛、思维破裂、言语不连贯，思维贫乏或思维内容贫乏。

(3) 思想被插入、被撤走、被播散、思维中断，或强制性思维。

(4) 被动、被控制，或被洞悉体验。

(5) 原发性妄想(包括妄想知觉、妄想心境)或其他荒谬的妄想。

(6) 思维逻辑倒错、病理性象征性思维，或语词新作。

(7) 情感倒错，或明显的情感淡漠。

(8) 紧张综合征、怪异行为，或愚蠢行为。

(9) 明显的意志减退或缺乏。

【严重标准】

自知力障碍，并有社会功能严重受损或无法进行有效交谈。

【病程标准】

(1) 符合症状标准和严重标准至少已持续1个月，单纯型另有规定。

(2) 若同时符合分裂症和情感性精神障碍的症状标准，当情感症状减轻到不能满足情感性精神障碍症状标准时，分裂症状需继续满足分裂症的症状标准至少2周以上，方可诊断为分裂症。

【排除标准】

排除器质性精神障碍及精神活性物质和非成瘾物质所致精神障碍。尚未缓解的精神分裂症病人，若又罹患本项中前述两类疾病，应并列诊断。

20.1 偏执型精神分裂症

符合精神分裂症诊断标准，以妄想为主，常伴有幻觉，以听幻觉较多见。

20.2 青春型(瓦解型)精神分裂症

符合精神分裂症诊断标准，常在青年期起病，以思维、情感、行为障碍或紊乱为主。例如明显的思维松弛、思维破裂、情感倒错、行为怪异。

20.3 紧张型精神分裂症

符合精神分裂症的诊断标准，以紧张综合征为主，其中以紧张性木僵较为常见。

20.4 单纯型分裂症

【诊断标准】

(1) 以思维贫乏、情感淡漠，或意志减退等阴性症状为主，从无明显的阳性症状。

(2) 社会功能严重受损，趋向精神衰退。

(3) 起病隐袭，缓慢发展，病程至少2年，常在青少年期起病。

20.5 未定型分裂症

【诊断标准】

(1) 符合分裂症诊断标准，有明显阳性症状。

(2) 不符合上述亚型的诊断标准，或为偏执型、青春型，或紧张型的混合形式。

【说明】本型又名混合型或未分型。

20.9 其他型或待分类的分裂症

符合分裂症诊断标准，不符合上述各型的诊

断标准,如 20.91 儿童精神分裂症、20.92 晚发性精神分裂症等。

20.x1 精神分裂症后抑郁

【诊断标准】

(1) 最近 1 年内确诊为精神分裂症,精神分裂症病情好转而未痊愈时出现抑郁症。

(2) 此时以持续至少 2 周的抑郁为主要症状,虽然遗留有精神病性症状,但已非主要临床相。

(3) 排除抑郁症、分裂情感性精神病。

20.x2 精神分裂症缓解期

曾确诊为精神分裂症,现临床症状消失,自知力和社会功能恢复至少已 2 个月。

20.x3 精神分裂症残留期

【诊断标准】

(1) 过去符合精神分裂症诊断标准,且至少 2 年一直未完全缓解。

(2) 病情好转,但至少残留以下 1 项:①个别阳性症状;②个别阴性症状,如思维贫乏、情感淡漠、意志减退,或社会性退缩;③人格改变。

(3) 社会功能和自知力缺陷不严重。

(4) 最近 1 年症状相对稳定,无明显好转或恶化。

20.x4 精神分裂症衰退期

【诊断标准】

(1) 符合分裂症诊断标准。

(2) 最近 1 年以精神衰退为主,社会功能严重受损,成为精神残疾。

第三节 精神疾病的症状学

一、概　　述

研究精神症状及其机制的学科称之为精神障碍的症状学或临床精神病理学。由于精神疾病诊断主要是依据临床症状而非病因来诊断分类,因此,学习正确辨认精神疾病的症状是做好精神科护理工作的第一步。即使在非精神科工作,识别精神症状,也是护理工作的重要内容。

(一) 精神症状的本质

精神症状是异常的精神活动,是大脑功能障碍的表现,这种障碍必定有其物质基础,只是其严重程度与性质不一。大致上可以分为以下几种情况:第一是大脑结构的病变所致,如 Alzheimer 氏病;第二是脑血管疾病所致的精神障碍,如脑血管病变导致的多发性梗死性痴呆;第三是颅脑外伤所致的精神障碍;第四是颅脑占位性病变所致的精神障碍;第五是颅内感染所致的精神障碍;第六是大脑代谢或生化病变所致的精神障碍,如躯体疾病所致的精神障碍;第七是目前病因或发病机制不明的所谓"功能性精神病"的症状,如精神分裂症、心境障碍等。虽然说目前对其病变机制不十分明了,但可以肯定不久的将来一定会揭开这一谜底。

精神症状发生于中枢神经系统病变的基础之上,但是症状的内容却受心理社会因素的影响,随时代的演进而变化,表达的是客观现实的内容。如思维被扩散,以前认为是病人自己的思想虽没说出来,却如同广播一样被广播出去了,现在很多病人觉得自己的思想虽没说出来,但如同网络一样被传播了。

(二) 精神症状的特点及其在诊断中的地位

每一种精神症状均具有以下特点:①症状的内容与周围客观环境不相符合,如各项躯体检查没有发现病人有器质性问题,但是病人仍过分担心自己会有心脏病发作而害怕出门或独自呆在周围没有人的环境;②精神症状的出现不受病人意识的控制;③症状会给病人带来不同程度的社会功能损害,这一点也是鉴别正常与不正常的关键。

在护理观察中首先应确定病人是否存在精神症状以及存在哪些精神症状;其次应了解精神症状的强度、持续时间的长短,并评定其对社会功能影响的严重程度;第三,应善于分析各种症状之间的关系,确定哪些症状是原发的,与病因是否直接有关,是否具有诊断价值,哪些症状是继发的,有可能与原发症状存在因果关系;第四,应重视对各种症状之间的鉴别,减少对精神疾病的误诊和漏诊;第五,应学会分析和探讨各种症状发生的可能诱因或原因及影响因素,包括生物学和社会、心理因素,以利于建立针对性的护理计划来治疗和消除症状;第六,在尽可能的情况下,帮助病人或家属明白不正常的表现是什么,不正常的可能的原因是什么,如何才能消除这些不正常表现。

通常按心理过程来归类与分析精神症状。一般分为认知(感知觉、注意、思维、智能等)、情感、意志行为等。以下关于精神症状的讨论也按以上三个过程进行阐述。

二、认知障碍

(一) 感知觉及其障碍

感知觉障碍主要包括感觉障碍(disorders of sensation)、知觉障碍(disorders of perception)和感知综合障碍(psychosensory disturbance)。

1. 感觉障碍　感觉(sensation)是指人脑对客观事物的个别属性的反映(如形状、颜色、重量、气味)。感觉障碍包括如下形式:

(1) 感觉过敏:对外界一般强度的刺激的感受性增加。如对一般生活中的声音、光线刺激感到刺耳、刺眼,对普通的气味感到特别刺鼻难闻等。这类症状多见于焦虑症的病人。

(2) 感觉减退:对外界一般强度的刺激的感受性减低。如病人对强烈的疼痛或者难以忍受的气味仅有轻微感受,甚至对外界的刺激不产生任何感觉。多见于器质性精神障碍、抑郁状态、木僵状态等情况。

(3) 内感性不适:身体内部产生各种不舒适的或难以忍受的异样感觉(挤压、虫爬样等),病人对此种感觉难以用言语准确描述。如不明部位的内脏牵拉、挤压、撕扯、游走感,病人往往伴有焦虑情绪。多见于精神分裂症、抑郁状态、器质性精神障碍、躯体形式障碍等。

2. 知觉障碍　知觉(perception)是指当前直接作用于感觉器官的客观事物的整体属性在人脑中的反映。知觉障碍在精神科临床上很常见,是大多数精神障碍的主要症状,对精神障碍的诊断与鉴别诊断、治疗与护理决策、监护病情具有重要的意义。常见的知觉障碍有错觉、幻觉、感知综合障碍等。

(1) 错觉(illusion):对客观事物歪曲的知觉,即把实际存在的事物歪曲为与实际完全不相符的事物。如杯弓蛇影、草木皆兵等就是错觉的生动表现。正常人在过度疲劳或情绪紧张状态下也可发生错觉。常见于器质性精神障碍、焦虑症等。

(2) 幻觉(hallucination):虚幻的知觉,即没有相应的客观刺激作用于人的感觉器官而出现的类似知觉。按涉及的感觉器官不同分为幻听、幻视、幻嗅、幻味、幻触、内脏性幻觉等。

幻听:是临床上最为常见的幻觉,有时病人可能清楚地辨别发声者的人数、性别、是否熟识及声音方位等。如为直接对病人进行评价的称为评论性幻听,命令病人做某些事情的声音称为命令性幻听,这些言语性的幻听常见于精神分裂症。病人可与此虚幻的声音对话,并伴有相应的表情,也常由此引发病人对幻听进行解释而继发病态的观念,甚至妄想。

幻视:幻视也较常见,多在意识清晰度下降的情况下出现,如谵妄状态。可伴有相应的恐惧、焦虑等情绪及相应的行为表现。多见于器质性精神障碍,精神分裂症也不罕见。

幻嗅:病人有现实中并不存在的事物所产生的难闻气味的感受,如感受到腐烂食品、尸体、粪便或化学药品的气味,多与其他幻觉结合,易继发产生病态观念甚至妄想。如病人坚信气味是坏人故意施放,从而产生或加强了被害观念。多见于颞叶损害,如颞叶外伤、颞叶癫痫所致的精神障碍,也常见于精神分裂症。

幻味:病人感受到食物中有某种特殊味道,因而拒食,常与其他幻觉、妄想同时出现。多见于精神分裂症。

幻触:多见于可卡因中毒所引起的周身麻木感、刀刺感、触电感、虫爬感等,常与被害妄想一起存在。也较多见于精神分裂症、器质性精神障碍、躯体形式障碍等。

内脏性幻觉:与内感性不适相对,病人能清楚地描述到自己某一器官或躯体内部结构存在扭转、穿孔、断裂感受,常与疑病妄想、虚无妄想结合在一起。多见于精神分裂症、抑郁症等。

此外,还有一些特殊的幻觉形式,描述如下:

真性幻觉:病人感知的幻觉形象与真实事物完全相同,幻觉表象清晰生动,存在于外在空间,通过自己的感官感受到。

假性幻觉:病人所感受到的幻觉表象不够清晰、不够鲜明生动且不完整,存在于主观空间,病人常描述此种幻觉是自己脑子内的,不需要通过感觉器官就能感受得到。多见于精神分裂症。

3. 感知综合障碍　感知综合障碍指对客观事物的本质属性或整体能正确认识,但是对该事物的个别属性发生错误感知。如病人能正确地认识到事物的存在,但是对事物的大小、形状、颜色、距离、空间位置等个别属性或某些部分产生了错误的感知。多见于精神分裂症、癫痫所致精神障碍、抑郁症等。可分为:①空间感知综合障碍,如视物显大症、视物显小症、视物变形症。②时间感知综合障碍,对时间的快慢出现不正确的知觉体验。③运动感知综合障碍,对外界物体运动或静止状态的歪曲知觉体验,感到运动的物体静止了,静止的物体快速运动,如舞台表演人员僵住了。④非真实感,对周围环境真实性的感知综合障碍。

(二) 思维障碍

思维是人脑对客观事物间接的概括的反映,是人类特有的认识活动的最高形式。没有语言这个工具,思维是不可能发生或存在的。所以思维障碍也常常从语言中去识别。思维障碍主要包括思维联想障碍(思维过程的障碍,主要表现为联想速度与联想途径的变化)、思维逻辑障碍(概念的运用、判断、推理方面的逻辑紊乱)和思维内容障碍(思维表达的内容明显违反客观事实)。

1. 联想障碍 在思维与记忆中,联想是一种常见的方式,即由一件事想起另一件事。联想障碍是指联想的速度、数量、结果、表示形式发生障碍。

(1) 思维速度和量的异常

思维奔逸:是指联想的速度加快,病人对此的体验是"脑子就像抹了油的机器,转得太快了",并可出现随境转移、音联、意联及心境高涨、意志活动过多等现象。常见于躁狂发作。

思维迟缓:与思维奔逸相对,是指联想的速度减慢,病人体验到的是"脑子就像没抹油的机器,转不过来了",并可出现言语动作反应迟缓、心境低落等现象。多见于抑郁发作。

思维贫乏:不同于思维迟缓,思维贫乏指的是联想数量减少,概念与词汇贫乏,病人常表现出对提问回答"没有""嗯"等简短词语,有的病人会有"脑子里空空的"的感受。多见于精神分裂症。

(2) 联想连贯性异常

思维松弛:病人意识清晰,但思维内容散漫、缺乏主题,对问题的叙述不够中肯,也不切题,联想内容之间缺乏一定的逻辑关系,对其言语的主题及用意也不易理解,使人感到交谈困难。多见于精神分裂症。

思维破裂:病人在意识清晰的情况下,概念之间联想断裂,缺乏内在意义上的连贯与逻辑,单独语句在结构与文法上正确,但语句之间缺乏内在意义上的联系,使人无法理解用意。如:问"你叫什么名字",答"你上课,水流哗哗响,人民兴高采烈……",严重时可见言语支离破碎,甚至个别词语之间也缺乏联系,成了"词语的杂拌"。多见于精神分裂症。

思维不连贯:在意识障碍的背景上出现破裂性思维的表现,但是言语上更为杂乱,语句片断,毫无主题。多见于感染中毒等躯体疾病所致精神障碍或器质性精神障碍。

(3) 联想途径异常

病理性赘述:是指思维过程中抓不住主要问题,不厌其烦地做不必要的累赘的细节描述。其特点是病人不按医生要求做简要的概括性回答,固执地按照自己的思维过程赘述下去,给人一种谈话内容"啰唆""无主题""东扯西拉"的印象。与思维破裂不同的是病人最终还是会回到主题。最多见于癫痫所致精神障碍。

思维中断(思维阻滞):思维过程突然停顿,感到脑子一片空白,表现为说话突然停顿,片刻又重复说话。多见于精神分裂症。

(4) 联想形式障碍

持续言语:思维活动在某一概念上停滞不前,表现为给病人提出一系列问题时,每次重复第一次回答时所说的话。多见于癫痫所致精神障碍或器质性精神障碍。

重复言语:与持续言语类似,思维展开的灵活性受损害,表现说话时多次重复一句话的最末几个字或词。多见于癫痫所致精神障碍或器质性精神障碍。

刻板言语:思维在原地踏步,概念转换困难,并且脑中概念相对较少,表现为机械地、刻板地重复一些没有意义的词或句子。多见于精神分裂症。

模仿言语:刻板地模仿周围人的言语。多见于精神分裂症紧张型。

(5) 思维自主性异常

思维被强加(思维插入):病人认为头脑中有某种思想不是自己的,是在思考过程中别人通过种种方法强加于他的,即脑子里插入了别人的思想(有别于强制性思维)。多见于精神分裂症。

思维云集(强制性思维):是指思维不受病人意愿的支配,强制性大量涌现在脑中。常表现为出乎病人意料之外,甚至是他所厌烦的内容突然大量涌现,难以排除,然后又迅速消失。如一精神分裂症病人诉:"这些话是别人强加给我的,支配我的,我哭笑都不受自己支配,不该哭的哭了,不该笑的笑了。"多见于精神分裂症。

强迫观念(强迫性思维):脑中反复不自觉地出现同一内容的思维,病人明知此观念没有必要,也没有任何实际意义,但是总是挥之不去,并有明显的压抑此观念的观念产生,因此常痛苦不堪,可伴有仪式动作来减轻内心痛苦。多见于强迫症,也可见于精神分裂症。

2. 思维逻辑障碍　精神病病人的思维逻辑障碍主要表现在三个方面,即失去每种概念的界限,或混淆了概念的具体含义与抽象含义,或在语言表达中出现语法结构的紊乱。

(1) 病理性象征性思维:概念转换,将一个简单的具体概念与抽象概念混淆,不经病人的解释,别人无法理解。如某个病人走路一定要走左边,代表自己是"左派"。常见于精神分裂症。

(2) 语词新作:病人自创符号、图形、文字、语言来表达一种离奇的概念,常表现出概念的融合、浓缩,无关概念的拼凑。如"][" 代表离婚。多见于精神分裂症。逻辑倒错:违反思维同一律,推理缺乏逻辑性,既无前提也无根据,或因果倒置,推理离奇古怪,不可理解。

(3) 矛盾观念(矛盾思维,对立思维):往往指同一时间脑中出现二种相反的、矛盾的、对立的概念,互相抗衡而相持不下,病人无法判断哪对哪错。见于精神分裂症,也见于强迫性神经症。

3. 思维内容障碍　妄想(delusion)是病理性的歪曲信念,指一种个人所独有的和与自身密切相关的坚信不移的观念,不接受事实与理性的纠正。其特征为:①信念歪曲:妄想无关于事实存在与否,而在于信念偏离常理或专业知识的程度;②坚信不移:妄想不接受事实与理性纠正;③内容为个人所独有,与文化或亚文化群体的某些共同的信念不同,如迷信观念。

临床上有些病人其病理性观念在未达到坚信不疑的程度时,不能确定为妄想,称为类妄想观念,如牵连观念、被害观念、妒忌观念等,这些类妄想观念与妄想可能有一定的关联,多数为妄想的早期表现。而超价观念是指由某种强烈情绪加强了的,并在意识中占主导地位的观念。这种观念一般都是以某种事实作为基础,由于强烈情绪的存在,病人对此事实做出超出寻常的评价并坚持此种观念,因此在逻辑上接近正常思维,从内容上讲是某些现实的反映,且这些观念往往与切身利益有关。多见于人格障碍。

妄想按发生的背景可分为原发性与继发性;按结构可分为系统性妄想与非系统性妄想;按妄想的内容分类,一般分为夸大妄想、罪恶妄想、被害妄想等。

(1) 关系妄想:将环境中与其无关的事物坚信为是与其有关,如认为大街上的人在自己背后指桑骂槐、话里藏针等。多见于精神分裂症。

(2) 被害妄想:病人认为自己受到了迫害、诽谤、造谣中伤、放毒等,达到坚信不疑的程度。某病人乘车途中,突感车上有几个人神色不对,认为是在跟踪自己,故马上换车回家,告诉家人说有人成立了一个组织对自己进行迫害,还派了便衣公安人员在监视自己,于是紧闭门窗,手握棍棒不让人进房,也不吃不喝家里饭菜,害怕饭菜下毒。多见于精神分裂症。

(3) 影响妄想:坚信自己的心理活动与行为受到外界某种特殊东西或仪器的干扰与控制,病人有明显的不自主感、被迫感。多见于精神分裂症。

(4) 被洞悉感:病人坚信其内心所想的事,未经语言文字表达就被别人以某种方式知道了,如病人坚信有人在他身上安装了特殊的发射装置,自己头脑中想的事周围人都知道。多见于精神分裂症。

(5) 释义妄想:指对外界发生的事物赋予特殊的意义,并坚信不疑。在事物的印象与病人理解的意义之间毫无联系,病人做解释后他人也不能理解,从而与象征性思维不同。如天上乌云滚滚,说预示着股市会暴跌;桃花盛开,说明他今年鸿运高照,会发大财。多见于精神分裂症。

(6) 夸大妄想:病人坚信自己具有明显超过实际的能力。如其发生于情绪高涨的背景下,可能伴有思维奔逸、意志活动增多等表现,妄想内容并不荒谬离奇,多见于躁狂发作,也可见于轻躁狂发作;如其内容荒谬离奇,常人难于理解,多见于精神分裂症;或如有梅毒病史及相关阳性辅助检查结果,可见于麻痹性痴呆。

(7) 罪恶妄想:病人坚信自己犯有某种严重罪行,如病人坚信由于自己吃饭时掉了几粒饭在桌下而给单位造成了不可挽回的经济损失,犯下了不可饶恕的罪行,对不起国家、同事及家人,因而多次到公安局投案自首,要求劳动改造,以赎罪行,甚至想一死以谢罪。多见于精神分裂症、严重的抑郁症。

(8) 嫉妒妄想:病人坚信自己的爱人对自己不忠另有外遇,因此对爱人的行为加以检查与跟踪。男性病人的嫉妒妄想多见于慢性酒精中毒伴有性功能减退,也可见于精神分裂症、偏执性精神障碍等。

(9) 钟情妄想:病人坚信某异性对自己产生了爱情,因而对这种爱情进行回应,即使遭到对方严词拒绝仍毫不悔改而认为对方是在考验自己对爱情的忠诚而纠缠不已。多见于精神分裂症。

4. 与其他心理活动相关的思维障碍

(1) 妄想性知觉:为思维与感知觉的相关障碍。指病人对当时的客观现实中某一事物突然出现妄想意义的理解,坚信周围的现象意味着或预兆着即将发生的尚未肯定的事件。也指在真实的知觉过程的同时,病人赋予特殊的意义,做异常的解释。多见于精神分裂症。

(2) 妄想性情绪:思维和情绪的相关障碍。指病人突然出现惶惶不安,焦虑竞争的情绪,感到周围环境的气氛不对,坚信灾难即将降临,世界将会发生巨大变化,在此基础上出现妄想性知觉,产生原发性妄想观念。多见于精神分裂症。

(3) 妄想性回忆:思维和记忆的相关障碍。指病人对发病前的事件给予妄想性解释,与目前的妄想内容相互联系在一起。病人目前存在妄想,把回忆出来的既往经历用现在的妄想去解释,从而认为妄想内容很久以前就发生了。如有被害妄想的病人,回忆多年前同事说过的一些话,当时并不认为有什么特殊意义,而现在联想起来,他们当时就在陷害自己,蓄谋已久。

(三) **注意障碍**

注意(attention)并非独立的心理结构,而是个体心理活动过程中的精神活动对一定对象的集中性与指向性。分为被动注意和主动注意。主动注意又称随意注意,是由外界刺激引起的定向反射,主动注意为既定目标的注意,与个人的思想、情感、兴趣和既往体验有关;被动注意也称作不随意注意,它是由外界刺激被动引起的注意,没有自觉的目标,不需任何努力就能实现。通常所谓注意是对主动注意而言。

1. 注意增强　为主动注意的增强,如有妄想观念的病人,对环境保持高度的警惕,过分地注意别人的一举一动是针对他的;有疑病观念的病人注意增强,指向身体的各种细微变化,过分地注意自己的健康状态。见于焦虑症、偏执型精神分裂症、抑郁症等。

2. 注意涣散　为主动注意的不易集中,注意稳定性降低所致。多见于焦虑症、精神分裂症和儿童多动综合征。

3. 注意减退　主动及被动注意兴奋性减弱。注意的广度缩小,注意的稳定性也显著下降。多见于焦虑症、脑器质性精神障碍及伴有意识障碍时。

4. 注意转移　主要表现为主动注意不能持久,注意稳定性降低,很容易受外界环境的影响而注意的对象不断转换。多见于躁狂发作。

5. 注意狭窄　指注意范围的显著缩小,当注意集中于某一事物时,不能再注意与之有关的其他事物。见于意识障碍病人。

(四) **记忆障碍**

记忆(memory)是在感知觉和思维基础上建立起来的精神活动,为既往事物或经验的重现。包括识记、保持、再认或回忆三个基本过程。识记是事物或经验在脑子里留下痕迹的过程,是反复感知的过程;保持是使这些痕迹免于消失的过程;再认是现实刺激与以往痕迹的联系过程;回忆是痕迹的重新活跃或复现。识记是记忆保存的前提,再认和回忆是某种客体在记忆中保存下来的结果和显现。临床上常见的记忆障碍形式如下:

1. 记忆增强　病态的记忆增强,对病前不能够且不重要的事都能回忆起来。主要见于躁狂发作、轻躁狂或偏执性精神障碍病人。

2. 记忆减退　是指记忆的三个基本过程普遍减退,轻者表现为回忆的减弱,如记不住刚见过面的人,严重时远记忆力也减退,如回忆不起个人经历等,可见于痴呆;焦虑症病人记忆减退较轻,只是记忆困难;抑郁症的记忆减退感并非忘记,而是在心境低落的背景下对记忆的认知发生了负性改变;轻微的记忆减退也可见于正常老年人。

3. 遗忘　指部分或全部地不能回忆以往的经验,即主要指回忆过程障碍。按其程度可分为完全性遗忘与部分性遗忘;按其与伤害性事件发生的顺序可分为顺行性遗忘与逆行性遗忘。

4. 错构　是记忆的错误,对过去曾经历过的事件,在发生的地点、情节、特别是在时间上出现错误回忆,并坚信不移。多见于老年期痴呆和酒精中毒性精神障碍。

5. 虚构　是指由于遗忘,病人以想象的、未曾亲身经历过的事件来填补自身经历的记忆缺损。由于有虚构症的病人常有严重的记忆障碍,因而虚构的内容自己也不能再记住,所以其叙述的内容常常变化,且容易受暗示的影响。多见于各种原因引起的痴呆。

当虚构与近事遗忘、定向障碍同时出现时被称作柯萨可夫综合征（korsakov's syndrome），又称遗忘综合征。多见于慢性酒精中毒性精神障碍、颅脑外伤后所致精神障碍及其他脑器质性精神障碍。

6. 似曾相识感　新感知的事物有似曾感知过的体验，有一种熟悉感，属认知错误。如：新地方似旧地重游，陌生人似见过，新接触东西出现熟悉感。

（五）智能障碍

智能（intelligence）是一个复杂的综合精神活动的功能，反映的是个体在认识活动方面的差异，是指利用既往获得的知识、经验来解决新问题、形成新概念的能力，包括观察力、记忆力、注意力、思维能力、想象能力等。临床上常常通过一些简单的提问与操作，来了解病人的理解能力、分析概括能力、判断力、一般常识的保持、计算能力、记忆力等，从而可对智能是否有损害进行定性判断，对损害程度做出粗略判断；也可通过智力测验方法得出智商，对智能进行定量评价。智能障碍可分为精神发育迟滞及痴呆两大类型。

1. 精神发育迟滞（mental retardation）　是指个体生长发育成熟以前（18岁以前），大脑的发育不良或受阻，智能发育停留在一定的阶段。随着年龄增长其智能明显低于正常的同龄人智力水平；由于智力发育受阻，往往还伴有社会功能障碍。

2. 痴呆（dementia）　是指个体由于器质性病变，病人虽没有意识障碍，但后天获得的智能、记忆和人格的全面受损的一种综合征。临床主要表现为创造性思维受损，抽象、理解、判断推理能力下降，记忆力、计算力下降，后天获得的知识丧失，工作和学习能力下降或丧失，甚至生活不能自理，并伴有其他精神症状，如情感淡漠、行为幼稚及本能意向亢进等。可见于阿尔茨海默病和麻痹性痴呆等。

假性痴呆：临床上可见在强烈的精神创伤后可产生一种类似于痴呆的表现，而大脑组织结构无任何器质性损害，称之为假性痴呆。通常预后较好。常见于心因性精神障碍。

（1）甘瑟综合征（Ganser syndrome）：又称心因性假性痴呆，即对简单问题给予近似而错误的回答，给人以故意做作或开玩笑的感觉。如病人对简单的计算如2+3=4以近似回答，将钥匙倒过来开门，但对某些复杂问题反而能正确解决，如能下棋、打牌等。

（2）童样痴呆：以行为幼稚、模拟幼儿的言行为特征，即成人病人表现为类似儿童一般稚气的样子，学着幼童讲话的声调，逢人就称阿姨、叔叔。

（3）抑郁性假性痴呆：指严重的抑郁症病人在精神运动性抑制的情况下，出现认知能力的降低，表现为类似于痴呆早期的症状，如计算能力、记忆力、理解判断能力下降，缺乏主动性。

（六）定向力障碍

定向力指个体对时间、地点、人物以及自身状态的认识能力。前者称为对周围环境的定向力，后者称为自我定向力。引起定向障碍的原因很多，如意识障碍、严重记忆障碍、智能障碍、注意障碍、思维障碍等，多见于躯体疾病所致的精神障碍及脑器质性精神病伴有意识障碍时。

1. 对环境的定向障碍

（1）时间定向障碍：指病人对当时所处时间如白天或晚上、上午或下午的认识，以及年、月、日的认识出现错误。

（2）地点定向或空间定向障碍是指对所处地理位置的认识出现错误。

（3）人物定向障碍是指辨认周围环境中人物的身份及其与病人的关系障碍。

2. 自我定向障碍　包括对自己姓名、性别、年龄及职业等状况的认识发生障碍。

（七）意识障碍

意识是指病人对周围环境及自身的认识和反应能力。大脑皮质及网状上行激活系统的兴奋性对维持意识起着重要作用。意识障碍时病人精神活动有明显异常，常表现为：感知觉清晰度降低、迟钝，感觉阈值升高；注意难以集中，记忆减退，出现遗忘或部分性遗忘；思维变得迟钝、不连贯；理解困难，判断能力降低；情感反应迟钝、茫然；动作行为迟钝，缺乏目的性和指向性；出现定向障碍，对时间、地点、人物定向不能辨别，严重时自我定向力也出现障碍，如姓名、年龄、职业也不能辨认。临床上意识障碍可表现为意识清晰度的降低，意识范围缩小及意识内容的变化。

1. 以意识清晰度下降为主的意识障碍

（1）嗜睡：意识清晰度水平的轻微降低。指在安静环境下经常处于睡眠状态，但接受刺激后可以立即醒转,并能进行正常的交谈,只是比较简单,刺激一旦消失病人又入睡,体检无异常发现。

(2) 意识混浊:意识清晰度轻度受损,病人反应迟钝、思维缓慢,注意、记忆、理解都有困难,有周围环境定向障碍,能回答简单问题,但对复杂问题则茫然不知所措;吞咽、角膜、对光反射尚存在,但可出现原始动作如舔唇、伸舌、强握、吸吮和病理反射等。多见于躯体疾病所致精神障碍。

(3) 昏睡:意识清晰度水平较前者更低。环境意识及自我意识均丧失,言语消失,病人对一般刺激没有反应,只有强痛刺激才引起防御性反射,如以手指压病人眶上缘内侧时,可引起面肌防御反射;角膜、睫毛等反射减弱,对光反射、吞咽反射仍存在,深反射亢进,病理反射阳性。可出现不自主运动及震颤。

(4) 昏迷:意识完全丧失。以痛觉反应和随意运动消失为特征,任何刺激均不能引起反应,吞咽、防御,甚至对光反射均消失,可引出病理反射。按严重程度可分为浅昏迷、深昏迷等。多见于严重的脑部疾病及躯体疾病的垂危期。

2. 以意识内容变化为主的意识障碍

(1) 谵妄状态:在意识清晰度降低的同时,出现意识内容的障碍。病人可表现出大量的错觉、幻觉。以幻视多见,视幻觉及视错觉的内容多为生动而鲜明的形象性的情境,多具有恐怖性,病人常产生紧张、恐惧情绪反应,出现不协调性精神运动性兴奋,常表现为思维不连贯,理解困难,有时出现片段妄想。多数病人表现自我定向力保存而周围环境定向力丧失;谵妄状态往往昼轻夜重,波动出现,持续数小时至数日,意识恢复后可有部分遗忘或全部遗忘。以躯体疾病所致精神障碍及中毒所致精神障碍较多见。

(2) 梦样状态:指在意识清晰程度降低的同时伴有梦样体验。病人完全沉湎于幻觉幻想中,与外界失去联系,但外表好像清醒,对其幻觉内容过后并不完全遗忘。持续数日或数月,常见于感染中毒性精神障碍和癫痫所致精神障碍。

(3) 朦胧状态:指病人的意识范围缩窄,同时伴有意识清晰度的降低。病人在狭窄的意识范围内可有相对正常的感知觉,以及协调连贯的复杂行为,但除此范围以外的事物都不能进行正确感知判断。表现为联想困难,表情呆板或迷惘,也可表现为焦虑或欣快的情绪,有定向障碍,片段的幻觉、错觉、妄想以及相应的行为,忽然发生,突然中止,反复发作,持续数分钟至数小时,事后遗忘或部分遗忘。多见于癫痫所致精神障碍、脑外伤、脑缺氧。

3. 自我意识障碍

(1) 人格解体:对自身状况产生一种不真实体验,属存在性意识障碍,病人觉察不到自己的精神活动或躯体的存在,丧失了"自我",觉得自己已经"魂飞魄散"或"我只是一个灵魂"等。

(2) 双重人格(双重自我):属意识统一性障碍。病人在同一时间内体验到完全不同的两种自我。若同时体验到两种以上的人格特征时称多重人格。

(3) 交替人格:也属意识同一性障碍,指不同时刻体验到两个不同的自我存在。

(4) 人格转换:病人自称是另外一个人或动物,否定原来的自我,但没有相应的言语和行为变化,属统一性意识障碍。

(八) 自知力障碍

自知力又称领悟力或内省力,是指病人对自己精神疾病的认识和判断能力。包括三方面:对疾病的认识,即承认有病;对症状的认识,即对病变的行为表现以及各种不正常体验能正确分辨和描述,认识到它们是疾病的表现;对治疗的认识,即存在治疗依从性,有主动接受治疗的愿望或者服从治疗。自知力是临床上进行诊断、鉴别诊断、预测疗效、判断预后的一个必不可少的重要指标。

临床上自知力障碍多见于精神分裂症、双相情感障碍病人,他们不认为自己有病,更不承认自己有不正常的行为,因而拒绝治疗;而焦虑症病人基本保持自知力完整,能主动就医诉说病情及社会功能相对保持完好,相反,焦虑症病人经常表现为四处求医。

评估自知力不仅要求评估病人对自身精神状态的认识程度,还要求评估病人对治疗的态度及精神障碍恢复后的生活、生产计划安排方面。一般情况下精神障碍病人精神症状消失,并认识自己的精神症状是病态的,即为自知力恢复。但是自知力的恢复常不平行,如一些分裂症病人,症状已消失,而自知力长期不恢复;也有慢性分裂症自知力恢复,却残留个别症状的情况,这就是所谓的带着症状去生活。精神分裂症的康复治疗过程中,更强调的是病人重返社会,而非一定要所有的精神症状完全消失后再让病人重返社会。同时这也说明自知力的恢复对治疗的成功非常重要。

三、情感障碍

情感(affect)和情绪(emotion)在精神医学中常作为同义词,是指个体对客观事物的主观态度和相应的内心体验。情感反应包括内心体验、相应的机体外部表现和内部生理变化三方面表现,如喜、怒、哀、乐、爱、憎、忧、思、悲、恐等内心体验;情感反应同时机体发生相应的一系列身体动作变化,称为表情动作,如面部表情、体态表情、言语表情等;情绪与自主神经系统、内脏器官活动相互影响;不仅如此,情绪与其他心理过程(感知、记忆、思维和意志活动)之间也相互影响。心境(mood)是指一种较弱而持续的情绪状态。情感障碍必定涉及情绪和心境。情感障碍通常包括情感性质的改变、情感稳定性的改变和情感协调性的改变。

(一)情感性质的改变

多为持续较长时间的心境障碍。

1. 情感高涨　正性情绪增强,表现为不同程度的病态喜悦,自我感觉良好,有与环境不相符的过分的愉快、欢乐体验,病人语音高昂,眉飞色舞,喜笑颜开,表情丰富;表现可理解的、带有感染性的情绪高涨,且易引起周围人的共鸣,常伴有与情绪高涨一致的思维奔逸、意志活动增多,多见于躁狂症。

2. 欣快　表现不易理解的、自得其乐的情感高涨状态,多见于脑器质性疾病或醉酒状态。

3. 情绪低落　负性情绪增强,病人表情忧愁、唉声叹气、心境苦闷,觉得自己前途灰暗,严重时悲观绝望而出现自杀观念及企图,常伴有思维迟缓、动作减少及某些生理功能的抑制,如食欲不振、闭经等。多见于抑郁症。

4. 焦虑　病人具有无故过分担心发生威胁自身安全和其他不良后果的心境体验,并有紧张、恐惧、坐立不安、搓手顿足、惶惶不可终日等行为表现,还可有心跳加快、紧张性出汗等交感神经兴奋的表现。按其发作的典型形式可分为惊恐发作与广泛性焦虑。

5. 恐惧　持续性地对特殊的人、物或情境产生惧怕,并有相应回避的现象。可分为广场恐怖症、社交恐怖症、单纯恐怖症和学校恐怖症等。

(二)情感稳定性障碍

是指情绪反应阈值发生了变化。

1. 情感淡漠　对外界任何刺激均缺乏相应的情感反应,病人表情平淡,缺乏相应的内心体验与外部的非语言情绪表现,如面部表情与肢体表情动作。多见于精神分裂症。

2. 情感麻木　指在强烈精神刺激下引起的暂时性情感反应的抑制状态,病人表现为呆若木鸡,并有相应的言语、行为抑制。多见于心因性精神障碍。

3. 情感脆弱　指轻微外界刺激即引起明显的伤心体验。较轻的情感脆弱称为情绪不稳,严重的情感脆弱称为情感失禁。多见于脑血管病所致的精神障碍。

4. 情感爆发　在强烈的精神刺激下,突然出现短暂的情感宣泄状态,整个症状杂乱无章,变化很大,具有浓厚的情感色彩,也呈戏剧性的表演色彩,可伴轻度的意识障碍。

5. 病理性激情　一种突发的、强烈而短暂的情感反应,常伴有意识障碍,发作后可有遗忘,可产生无指向性的冲动且难以控制。多见于癫痫所致精神障碍。

6. 易激惹性　病人对刺激的反应性增高,一般性刺激即引起强烈而不愉快的情绪体验。多见于躁狂发作,也可见于抑郁症、焦虑症、精神分裂症。

(三)情感协调性障碍

1. 情感倒错　指情感表现与其内心体验或处境不相协调,伴有表情倒错。如听到令人高兴的事时反而表现伤感,或在描述他自己遭受迫害时却表现为愉快的表情。多见于精神分裂症。

2. 情感幼稚　指成人的情感反应如同小孩一般幼稚,缺乏理性控制,反应迅速而强烈,没有节制和遮掩。

3. 矛盾情感　指同一时间出现两种截然相反、相互矛盾的情感体验。如对同一事物产生又喜又厌的情感体验,对同一人既爱又恨的态度,并不会意识到两者是相互矛盾的,也不能判断哪种态度是对的。多见于精神分裂症。

4. 被强加的情感　病人所体验到的情感并不会自发产生的,而是外界力量强加的,它与其他被动体验一起构成精神自动症。多见于精神分裂症。

5. 病理性心境恶劣　指无外界任何原因而出现的短暂的心境低沉、苦闷、怨恨,可伴有强烈的敌意、攻击、自伤和自杀行为,持续数日。主要见于癫痫所致的精神障碍,也见于人格障碍。

四、意志障碍

意志是指人们自觉地确定目标,并克服困难用自己的行动去实现目标的心理过程。在意志过程中,受意志支配和控制的行为称为意志行为。简单的随意和不随意行动称为动作。有动机、有目的而进行的复杂随意运动称为行为。

(一) 意志障碍

1. 意志增强　意志活动增多。多伴有情绪高涨、思维奔逸,在病态情感或妄想的支配下,病人可以持续坚持某些行为,如疑病妄想的病人到处求医等。多见于躁狂发作、偏执性精神障碍等。

2. 意志减弱　指意志活动的减少。病人表现出动机不足,常与情感淡漠或情感低落有关,缺乏积极主动性及进取心,对周围一切事物无兴趣以致意志消沉,不愿活动,严重时日常生活都懒于料理。常见于抑郁症及慢性精神分裂症。

3. 意志缺乏　指意志活动缺乏。表现为对任何活动都缺乏动机、主动要求,生活处于被动状态,处处需要别人督促和管理,严重时本能的要求也没有,行为孤僻、退缩,且常伴有情感淡漠和思维贫乏。多见于精神分裂症晚期精神衰退时及痴呆。

4. 矛盾意向　指对同一事物同时出现两种完全相反的意向和情感,表现为遇事缺乏果断,常常反复考虑,不知如何是好,如碰到朋友时,一面想去握手,一面却把手马上缩回来。多见于精神分裂症。

(二) 动作与行为障碍

1. 精神运动性兴奋　指动作和行为增加。可分为协调性和不协调性精神运动性兴奋两类。

(1) 协调性精神运动性兴奋:动作和行为的增加与思维、情感活动协调一致时称作协调性精神运动性兴奋状态,并和环境密切配合。病人的行为是有目的的,可理解的,整个精神活动是协调的,多见于躁狂发作。

(2) 不协调性精神运动性兴奋:主要是指病人的言语动作增多与思维及情感不相协调。病人动作单调杂乱,无动机及目的性,使人难以理解,所以精神活动是不协调的,与外界环境也是不配合的。多见于紧张型精神分裂症、青春型精神分裂症及谵妄。

2. 精神运动性抑制　指行为动作和言语活动的减少。临床上包括木僵、蜡样屈曲、缄默症和违拗症。

(1) 木僵:指动作行为和言语活动的完全抑制或减少,病人长时间保持一种固定姿势,尽管这种姿势并不令人感到舒适。严重的木僵称为僵住,病人不言、不动、不食、面部表情固定,大小便潴留,对刺激缺乏反应,如不予治疗,可维持很长时间。轻度木僵称作亚木僵状态,可见于严重的抑郁症、心因性精神障碍、器质性精神障碍等;严重的木僵见于紧张型精神分裂症。

(2) 蜡样屈曲:指在木僵的基础上出现的病人肢体任人摆布,即使是不舒服的姿势,也较长时间似蜡塑一样维持不动。如将病人头部抬高似枕着枕头的姿势,病人也不动,可维持很长时间,称之为"空气枕头",此时病人意识清楚,病好后能回忆。见于紧张型精神分裂症。

(3) 缄默症:病人缄默不语,也不回答问题,有时可以手示意。常见于紧张型精神分裂症。

(4) 违拗症:病人对于要求他做的动作,不但不执行,而且表现抗拒及相反的行为,可分为主动违拗与被动违拗。多见于紧张型精神分裂症。

(5) 刻板动作:指病人机械刻板地反复重复某一单调的动作,常与刻板言语同时出现。多见于紧张型精神分裂症。

(6) 模仿动作:指病人无目的地模仿别人的动作,常与模仿言语同时存在,见于紧张型精神分裂症。

(7) 作态:指病人做出古怪的、愚蠢的、幼稚做作的动作、姿势、步态与表情,如做怪相、扮鬼脸等。多见于青春型精神分裂症。

(刘哲宁)

第二章

精神科护理技能

由于精神病病人不能正确反映客观现实,其行为不能为正常人所理解,因此学会运用交流技巧与病人进行有效的交流、加强对精神疾病病人的观察与记录、准确应对病人的危机事件是精神科护士必须具备的技能。

第一节 精神疾病的护理观察与记录

密切观察病情,及时掌握病情变化并书写护理记录,是护理工作的重要内容。护士与病人接触机会最多,从病人的言语、表情、行为和生命体征的观察中,可以及时发现病人症状的变化,对护理计划的修订,防止护理活动的盲目性、主观性和片面性,提高护理质量有重要意义。

一、精神疾病的护理观察

精神症状的表现通常在很短的时间内是很难完全表露出来的,除了依靠病史以及各种辅助检查外还需全方面的观察,才能做出明确的判断。

(一) 观察的内容

1. 一般情况 仪表、个人卫生情况、衣着和步态;全身有无外伤;个人生活自理能力;饮食、睡眠及排泄;接触是主动还是被动;对医护人员及周围环境的态度;参加工娱等活动的积极性等。

2. 精神症状 病人有无自知力;有无意识障碍;有无幻觉、妄想、病态行为,如自杀、自伤、伤人、毁物、强迫、刻板、模仿行为等精神症状;情感稳定性和协调性如何;有无思维中断、不连贯,有无破裂性思维和强迫观念;症状有无周期性变化等。

3. 躯体情况 病人的一般健康状况,如体温、脉搏、呼吸、血压等是否正常;有无躯体疾病或症状;有无脱水、水肿、呕吐或外伤等。

4. 治疗情况 病人对治疗的态度如何;治疗效果及药物不良反应;有无藏药、拒绝治疗的行为等。

5. 心理需求 病人目前有无心理负担和心理需求;目前急需解决的问题以及心理护理的效果评价。

6. 社会功能 包括学习、工作、与他人交谈和社会交往能力,日常生活及是否遵守医院的规章制度。

7. 环境观察 包括床单位、门窗等基本设施,医疗设备等有无安全隐患,周围环境中有无危险物品,病人有无暴力和意外行为的发生,还要注意病房环境是否整齐、卫生、安全、舒适。

(二) 观察的方法

1. 直接观察法 是护理工作中最重要的,也是最常用的观察方法。可与病人直接接触,面对面进行交谈,了解病人的思维内容,也可以启发病人自己诉说,从谈话中可以了解到病人的思维是否正常,答题是否切题,注意力是否集中,情感是否淡漠。同时还可以通过病人的动作、表情和行为来了解病人的症状,从而进一步了解病人的思想情况和心理状态。通过直接观察法获得的资料相对客观、真实、可靠,对制订符合病人自身特点的护理计划非常重要。一般情况下,这种方法适用于意识相对清晰、能交谈合作的病人。

2. 间接观察法 是从侧面观察病人独处或与人交往时的精神活动表现。护士可通过病人的亲朋好友、同事及病友了解病人的情况,或通过病人的作品、娱乐活动、日记、绘画及手工作品了解病人的思维内容和病情变化。通过间接观察法获得的资料是直接观察法的补充。这种方法适用于不肯暴露内心活动或思维内容、不合作、情绪激动的病人。

大多数精神障碍病人不会诉说,或将自己的不适归为错误的认知,护士需要主动地、有意识地去观察病人病情。护士在观察、评估病人的病情时,直接观察法和间接观察法的使用并非是单一的,两种方法是共同使用、相互补充的。

(三)观察的要求

1. 观察要具有目的性、客观性　护士对病情的观察要有目的性,需要知道哪方面的信息作为重点观察内容。观察到的内容应该客观记录,不要随意加入自己的猜测,以免误导其他医务人员对病人病情的了解和掌握。

2. 观察要有整体性

(1) 对某一病人的整体观察:护士应对病人住院期间各个方面的表现都要了解观察,以便对病人有一个全面的整体的掌握,并制订相对于病人合适的护理计划。按照整体护理的要求,通过观察法对病人进行充分的评估,主要从健康史、躯体情况、心理社会状况等方面进行观察。

(2) 对病房所有病人的整体观察:对病房所有病人要进行全面的观察,掌握每个病人的主要特点。对于重点病人或特殊病人做到心中有数,但其他病人也不能疏忽,因为精神疾病具有特殊性,病人的行为存在突发性和不可预料性。所以护理观察在病房范围内,既要重视重症病人,亦要顾及一般病人,进行整体观察。特别是平时不说不动的病人,要更加注意,因为此类病人主诉少,护士对病人关注少,容易出现意外。

3. 疾病不同阶段的观察

(1) 新入院病人:从一般情况、心理情况、躯体情况等全面观察。

(2) 治疗初期:对于开始治疗的病人重点观察其对治疗的态度、治疗效果和不良反应。

(3) 缓解期:主要观察其精神症状及心理状态。

(4) 恢复期:一般病人要重点观察症状消失的情况、自知力恢复的程度及出院的态度。有心理问题的病人重点观察其心理反应与需求。注意平时沉默的病人突然话多兴奋,积极参加活动病人的突然不愿活动等,应及时发现病人与以往的不同,找到原因,帮助病人解决问题,预防意外发生。

4. 要在病人不知不觉中观察　在治疗或护理过程中或与病人轻松的交谈中病人的表现比较真实。观察病人行为也要有技巧,交谈过程中不要记录,这样会使病人感到紧张与焦虑。有自杀观念的病人上厕所时,为防止意外,护士应该入内查看,为避免引起怀疑,可以关切地问"需要手纸吗"等,让病人感到自己是被关心,而不是被监视。

二、护理记录

护理记录是医疗文件的重要组成部分,真实地记录了病人的病情,便于所有医护人员对病人病情的掌握,为医护修改医疗护理方案提供了依据。同时也是作为护理质量检查与工作效果的评估依据,为护理科研提供数据与资料,是病人出院后存档作为医疗文件的重要组成部分,也是医疗纠纷判定的主要依据。

(一)记录的方式与内容

1. 入院护理评估单　入院评估一般在24小时内完成,记录方式可有表格式填写、叙述式填写。记录内容包括一般资料、简要病史、精神症状、基本情况、疾病诊断、入院宣教等。

2. 入院后护理记录　临床称之为交班报告,按照整体护理的要求,记录病人的生命特征、主诉、主要病情、精神症状及躯体情况,以便护士全面掌握病人的病情变化。由当班护士完成,向下一班交班。

3. 住院护理评估单　临床上以表格形式居多。其记录格式按护理程序书写,护士根据病情的不断变化,对病人进行每班、每日、每周的阶段性护理评估,列出护理诊断,完善护理措施,按计划实施,定期评价效果。

4. 护理记录单　护理单把护理诊断、护理措施、效果评价融为一体,便于记录。分为一般护理记录单和危重护理记录单,一般护理记录单包括病人的病情、治疗、饮食、睡眠等情况。危重护理记录单以表格居多,记录病人的生命体征、出入量、简要病情和治疗护理要点,按每小时、班次记录。

5. 病人健康调查问卷　病人健康问卷(patient health questionnaire,PHQ)是一个简明、自我评定的工具,是基于DSM-Ⅳ的诊断标准而修订的,被应用于有关精神障碍的诊断。本问卷由Robert L. Spitzer、Janet B. W. Williams 及 Kurt Kroenke 等博士及其同事共同编制(表15-2-1)。

表 15-2-1　病人健康调查问卷(PHQ-9)

在过去两个星期，您曾多久一次受到以下任何问题的困扰？（使用"√"表明您的回答）	完全不会	几天	一半以上的日子	几乎每天
1. 做事时提不起情趣或很少乐趣	0	1	2	3
2. 感觉心情低落、沮丧或绝望	0	1	2	3
3. 入睡或熟睡困难，或睡得太多	0	1	2	3
4. 感觉疲倦或没有精力	0	1	2	3
5. 胃口不好或吃得过多	0	1	2	3
6. 觉得自己很糟，或觉得自己很失败，或让自己或家人失望	0	1	2	3
7. 做事时注意力难以集中，例如阅读报纸或看电视	0	1	2	3
8. 动作或说话速度缓慢到别人可以察觉到的程度？或正好相反——您感觉烦躁或坐立不安，以至于您走来走去多于平时	0	1	2	3
9. 有不如死掉或用某种方式伤害自己的念头	0	1	2	3

如果您在本问卷中的任何问题上打钩，这些问题曾给您的工作、照顾家里事务，或与他人相处造成多大困难？
毫无困难 □　　有点困难 □　　非常困难 □　　极度困难 □

6. 出院护理评估单　一般采用表格填写与叙述法相结合的记录方法。内容为：

（1）健康教育评估：指病人通过接受入院、住院、出院的健康教育后，对良好生活习惯、精神卫生知识、疾病知识及对自身疾病的认识如何。

（2）出院指导：对病人出院后的服药、饮食、作息、社会适应能力、定期复查等进行具体的指导。

7. 其他　如新入院病例讨论记录，阶段护理记录，请假出院记录，返院记录，转出入院记录，死亡护理记录等。

（二）记录的要求

客观真实，不可随意杜撰，最好将病人原话记录下来，尽量少用医学术语。及时、准确、具体、简单、清晰地记录病人的情况。书写项目齐全，字迹清晰，不可涂改，书写过程中出现错别字时，应当用双线划在错别字上，保持原错别字清晰可见，将正确字写在上方并签名、签修改时间。记录完整后签全名及时间。

第二节　精神科病人的组织与管理

目前我国精神专科医院或精神科病房的管理模式虽然已经向开放式管理模式发展，但大多数的住院环境还是相对封闭的。对于病人来说，每个病房既是一个治疗场所，又是一个生活集体。在这样的环境里，病房的组织与管理就显得非常重要，精神障碍病人的组织管理，成了精神科临床护理工作中的重要环节。做好病人的组织管理对改善医患、护患关系，开展医疗护理工作、保证病区秩序、促进病人康复均具有重要意义。

精神障碍病人的特殊性，使他们在认知、情感、行为等方面都出现了明显的异常，并且每个病人的生活习惯、个性特征又不相同，如果没有良好的组织管理，则容易发生混乱局面或导致严重后果。因此，将病人组织起来，建立病人的组织管理，调动病人的主观能动性，在护理人员的具体指导下，有计划地进行学习，开展工娱治疗、康复等活动，不仅能使病人友好相处，病区井然有序，也有利于创造良好的治疗护理环境，使各项医疗护理工作得以顺利进行，促进病人在生活自理、社交能力等方面的康复，从而早日回归社会。

一、开放式管理

（一）开放式管理的目的及适应类型

开放式管理的目的，主要是为了锻炼和培养稳定期病人的社会适应能力，满足病人的心理需要，调动病人的积极性和主动性，提高病人生活的自信心，促进病人早日康复，帮助病人逐步达到生活自理,适应正常社会环境,早日回归社会。开放式管理主要适应一些神经症、病情稳定、康复期待出院、安心住院、配合治疗并自觉遵守各项纪律的病人。

(二)开放式管理类型

开放式管理包括半开放式管理和全开放式管理。

1. 半开放式管理　是指在精神障碍封闭病房住院的病人在病情允许的情况下,由医生开具医嘱,在每日常规治疗完成后可以在家属陪同下外出活动,周末可安排病人由家属陪伴回家,周一返院。医护人员应与病人家属及单位取得联系,得到他们的支持和配合。通过一系列社会交往活动,使病人尽可能不脱离社会,并保持愉快的心情,增强病人生活的自信心,早日回归社会。

2. 全开放式管理　指开放式病房的管理模式,开放式病房的管理与封闭式病房的管理相比较有了一个很大的改革,首先是病人有自我管理的权利,病人多数是自愿接受治疗的,希望有更多的知情权,生活上和物品管理上是自己管理自己,病房环境是完全开放的,在家属陪同下病人随时可以外出。这种管理方法促进了病人与外界的接触和情感交流,减少了情感和社会功能的衰退,有利于精神康复和有助于家庭社会功能的提高。

(三)开放式管理的实施方法

1. 病人的收治及病情评估

(1)开放式病房病人的选择是做好安全管理工作的前提。开放式病房收治的病人经精神科门诊医生初步诊断后登记住院,病房医生与需要住院的病人及其家属或监护人签署"入院告知书"和各种知情协议书,并对其进行评估后收入病房。

(2)病情评估:病人是否在精神症状支配下存在极严重的冲动外逃、伤人毁物、自杀自伤的危险。评估后若病人存在上述危险则不适合收住开放式病房,这样从病人一入院就有了初步的安全保障。同时,入院时,开放式管理需要和病人及其家属或监护人签订各种知情协议书,让病人及家属了解住院期间应承担的责任和义务,以提高病人及家属的依从性,从而减少医疗纠纷的发生。

2. 强化制度管理,建立完善的开放式病房各项管理制度　完善规章制度,是质量安全管理的关键环节。在安全管理工作中,只有健全并不断完善各项规章制度,才能使护理人员在从事日常护理活动中做到有章可循,才能使护理质量与安全得以保证。由于病房的开放式管理,病人住院期间有很大的自主性,给病房的安全管理带来很大困难,因此必须建立一套完整的管理规章制度,主要包括病人住院的知情同意书、陪护管理制度、外出请假制度、药品及个人物品的管理制度、病人住院期间的权利与义务等。

3. 加强病人行为管理,做好健康宣教　定时举办针对病人的健康教育讲座,指导病人如何正确面对压力、紧张、恐惧和无助感。教会病人培养多种兴趣爱好、保持乐观情绪、学会正确处理不良生活事件的技巧,增强病人的自控力;对病人存在的不遵医行为(如不按时返院、不规则服药等)给予说服教育或一定的弹性管理,对说服无效或不遵从者建议转入封闭病房,以保证治疗的正常进行及病人的安全;鼓励病人多参加各种娱乐活动,以分散病人的注意力,减少其不安全行为。

二、封闭式管理

(一)封闭式管理的目的及适应类型

封闭式管理模式便于组织管理、观察和照顾精神疾病病人,可以有效防止意外事件的发生。封闭式管理更适合于精神疾病急性期、有严重的冲动、伤人、毁物、自杀自伤行为及病情波动无自知力的病人。

(二)封闭式管理的实施办法

1. 制订相关制度　包括病人作息制度、住院休养制度(如进餐时间、睡眠时间、服药时间、测量生命体征时间等)、探视制度等。经常向病人宣传各种制度的内容,让病人明白遵守制度是为了维持病房的正常秩序,保持病人有一个良好的治疗休养环境,促进病人培养良好的生活习惯,有利于病人的康复。对慢性衰退的病人,耐心帮助并进行强化训练,督促病人遵守制度。

2. 注重心理护理,倡导人文关怀　封闭式护理管理的病人实行集中管理,不可随便出入病房,活动范围受限,病人心理压力较大,不安心住院。护士应注重病人的心理护理,帮助病人正确认识疾病,关心病人感受,尽可能为病人解决实际问题或满足其合理需求,对有一定特长的病人,发挥其特长,让其认识到自身存在的价值,从中得到快乐心情。

3. 严密观察病情,增强责任心　封闭式病房收治的病人大多数病情较严重,缺乏自知力,存在自伤、自杀、冲动、伤人等护理问题,所以,护士在工作中要有高度的责任心,严密观察病情,防范意外事件的发生。同时,护理过程中要贯彻"以病人为中心"的服务理念,增强护士责任心,主动关心病人,真正提高护理质量,防止差错发生。

4. 安排丰富的工、娱疗活动　可根据病人的病情,结合病人的爱好,在病室或院内安排各种活动。大致可分为学习、劳动、娱乐体育三类活动。学习活动包括阅读书籍报刊、观看科普片、健康知识宣教等;娱乐、体育包括欣赏音乐、电影、跳舞、打乒乓球、跳绳等。开展这些活动可以转移病人对症状的关注,稳定情绪,获得信心和希望,提高他们的生活兴趣及在院的生活质量,使其安心住院,配合治疗,这些有利于病房和谐、安定和安全。

三、病房分类

根据疾病的不同阶段,病人性别、年龄差异,合并症及治疗方法的不同分设不同的病房。

1. 按疾病的不同阶段分为急症病房与恢复期病房。

2. 按不同的疾病分为精神分裂症病房、抑郁症病房、酒依赖病房等。

3. 按性别分为男病房、女病房、男女混合病房。

4. 按年龄分为老年病房、儿童病房、普通病房。

5. 按合并症分为精神疾病合并糖尿病病房、精神疾病合并肝炎病房、精神疾病合并肺结核病房等。

6. 按治疗方法分为普通病房、中西医结合治疗病房、心理治疗病房等。

四、分级护理

(一) 特殊护理的标准与内容

1. 特殊护理的标准

(1) 精神病人伴有严重躯体疾病,病情危重,随时有生命危险,如伴有严重的心力衰竭、高血压危象或严重外伤等,生活完全不能自理者。

(2) 因精神药物引起的严重不良反应(如急性粒细胞减少、恶性症状群、严重药物过敏等),出现危象、危及生命者。

(3) 有严重的冲动、伤人、自杀及逃跑行为。

(4) 有意识障碍;中度木僵;严重的痴呆、抑郁、躁狂状态;或伴有严重躯体合并症。

2. 特殊护理的内容

(1) 设专人护理,评估病情,制订护理计划,严密观察生命体征的变化,保持水、电解质平衡,准确记录出入量,并做好护理记录。

(2) 正确执行医嘱,按时完成治疗和用药。

(3) 给予病人生活上的照顾,每日晨晚间护理一次,保证病人口腔、头发、手足、皮肤、会阴及床单位的清洁。

(4) 协助卧床病人床上移动、翻身及有效咳嗽,每2小时1次,执行预防压疮流程,保证病人皮肤无压疮。

(5) 保证病人每日入量,根据病情严格记录出入量。

(6) 对于约束病人,严格执行约束制度,保证病人的监护过程安全、清洁,保持病人卧位舒适及功能位。

(7) 加强留置导管的护理,无导管污染及脱落。

(8) 履行相关告知制度并针对疾病进行健康教育。

(9) 保持急救药品和抢救器材的良好功能状态,随时做好抢救准备。

(10) 详细记录各项治疗护理措施。

(二) 一级护理的标准与内容

1. 一级护理的标准　精神症状急性期;严重药物副反应;生活部分可以自理,但病情随时可能有变化;特殊治疗需观察病情变化。

(1) 一级A:严防有自杀自伤、冲动、走失倾向的病人;严重药物副反应的病人;严重躯体合并症的病人。

(2) 一级B:严防摔伤、约束的病人;病情波动较大的病人。

(3) 一级C:除上述情况以外的一级护理病人。

2. 一级护理的内容

(1) 安全护理措施到位,定时巡视,密切观察病情。将病人安置在护士易于观察的病室内,每30分钟巡视一次;观察治疗过程中的各种副反应;有无自伤、自杀倾向。

(2) 正确执行医嘱,按时完成治疗并指导病人正确用药。

(3) 给予或协助病人完成生活护理,每日晨晚间护理一次,保证口腔、头发、手足、皮肤、会阴及床单位的清洁。

（4）必要时协助卧床病人床上移动、翻身及有效咳嗽，每2小时1次，执行预防压疮流程，保证病人皮肤无压疮。

（5）指导病人饮食，保证入量。

（6）对于约束病人，严格执行约束制度，保证病人的监护过程安全、清洁。病人卧位舒适，指导病人进行功能锻炼。

（7）履行相关告知制度并针对疾病进行健康教育，做好心理援助和康复指导。

（8）随时做好抢救准备。

（三）二级护理的标准与内容

1. 二级护理的标准　精神疾病缓解期，生活能自理，轻度痴呆病人。

2. 二级护理的内容

（1）安全护理措施到位，定时巡视，常规完成临床观察项目。

（2）遵医嘱按时完成治疗和用药并指导病人正确用药。

（3）遵医嘱指导病人饮食。帮助或协助病人提高生活自理能力，保证病人卧位舒适，床单位整洁。

（4）履行相关告知制度并针对疾病协助功能训练及进行健康教育。

（四）三级护理的标准与内容

1. 三级护理的标准　精神疾病恢复期，躯体症状缓解，生活能自理。

2. 三级护理的内容

（1）安全护理措施到位，定时巡视，常规完成临床观察项目。

（2）遵医嘱按时完成治疗和用药并指导病人正确用药。

（3）遵医嘱指导病人饮食。指导病人生活自理，保持床单位整洁。

（4）履行相关告知制度并针对疾病指导功能训练及进行健康教育。

五、精神科病房相关制度及护理常规

（一）病房安全制度

1. 严格执行交接班制度，认真清点人数，对有自杀、自伤、逃跑倾向及危重病人应重点交接，认真护理。

2. 病人出入病区时，要有护士陪伴，并清点人数，防止病人将危险物品带入病房。

3. 病人吸烟要有固定的地点及时间，火柴、打火机由护士保管，病人不得私带火柴或打火机。

4. 加强巡回护理，病人去厕所时间过长要及时查看，夜间勿让病人蒙头睡觉，以免发生意外。

5. 病人洗澡时，浴室内要有护理人员照顾，防止病人烫伤、跌伤或摔伤。

6. 病区的钥匙、刀剪、体温计、保护带应有固定数目和存放地点，认真清点交接，如有丢失，及时查找。

7. 药品柜内，内服药和外服药要有不同标签注明，并分开放置，专人负责，加强保管。

8. 定期检查病区危险物品和安全设施情况，如电器设备、门窗、玻璃、床和锁等，发现损坏，及时上报修理。

9. 病区的治疗室、饭厅、配餐室、护士办公室、抢救室，无人时随时锁门。各类抢救器械应专人保管，按要求放置，定期检查。

10. 病人不能将贵重物品、现金等带入病房内。

11. 护士应向探视家属详细介绍病区的安全规定。

12. 发生意外事件要及时上报，并采取相应的救助措施。

（二）精神病护理常规

1. 保持病区整洁、空气流通和舒适安静，创造良好的治疗和休息环境，并根据病情进行分级护理。

2. 进行各种操作前应向病人做好告知、解释工作，并认真观察病情和治疗反应，发现异常及时报告医师，详细记录和交接班。

3. 坚守工作岗位，加强巡回，对意识不清、精神运动性兴奋或抑郁状态等重点病人严加护理，以防自杀、伤人、逃跑、毁物等意外事故的发生。

4. 注意病人饮食及排便，对生活不能自理者应按时协助喂水、喂饭，对拒食和拒服药者应设法劝导，或报告医师处理。

5. 做好晚间护理，每晚督促病人洗脚、女病人洗会阴，对于生活不能自理者护士应协助定期洗澡、更衣、剪指甲、理发，饭前便后应洗手，保证病人做到六洁（脸、头发、手足、皮肤、会阴、床单位清洁），四无（无压疮、坠床、烫伤、交叉感染的发生）。

6. 病人户外活动需要护士陪伴，以防止意外发生。

7. 做好心理护理，护士应经常了解病人心理状况并根据病人具体情况进行咨询和安慰,做好说服解释工作,消除病人顾虑。

第三节 精神科专科监护技能

精神疾病病人常常由于精神症状的影响或严重的精神刺激等原因出现各种急危事件,如病人的自伤自杀行为、暴力事件、出走行为、木僵等。这不仅严重影响了病人自身的健康和安全,也会威胁他人的安全和社会秩序。因此,精神科护理人员必须掌握如何应用专科监护技能来预防各种急危状态的发生,在急危事件发生后能立即进行有效的处理。

一、暴力行为的防范和护理

精神科暴力行为是指精神病人在症状的影响下突然发生的自杀、自伤、伤人、毁物等冲动行为,以攻击行为较突出,具有极强的爆发性和破坏性,会对攻击对象造成不同程度伤害,甚至危及生命。暴力行为是精神科最为常见的急危事件,可能发生在家中、社区、医院等,会给病人、家庭及社会带来危害及严重后果。因此,精神科护理人员需要对病人的暴力行为及时预测,严加预防和及时处理。

精神科的暴力行为多见于精神分裂症、情感性障碍、人格障碍、精神活性物质依赖及脑器质性精神障碍等。暴力行为与疾病诊断有明显关联,我国第一届全国司法精神病学学术会议(1987)调查显示:在1214例杀伤案件中,精神分裂症占84.6%、癫痫性精神障碍占7%、癔症占2.2%、反应性精神障碍占1.9%、精神发育迟滞占1.7%、其他精神障碍占2.9%,此结果显示精神分裂症病人在暴力行为中最多见。

【护理评估】

1. 暴力行为发生的原因及危险因素评估

(1) 病理因素:不同精神疾病暴力行为的发生率、严重性、针对性均不同。仔细评估可能与暴力行为相关的精神症状及病人的精神状态十分重要。

1) 精神分裂症:冲动与暴力行为最常见于精神分裂症病人,主要受幻觉和妄想影响所致。病人有被害妄想时,由于感到害怕可出现"自卫"心理;命令性幻听可指使病人攻击他人。此外,精神运动性兴奋,要求未得到满足以及药物的严重副作用也会使病人产生暴力行为。有违拗症状的病人容易对护理人员的管理及身边的生活琐事产生反抗和敌对,从而发生暴力行为。

2) 情感性精神障碍:躁狂发作病人在急性躁狂状态下可发生严重的暴力行为。此时病人易激惹,如果要求没有得到满足,意见被否定,活动受到限制或被约束,甚至护理人员要求服药等常规护理均可引起其情绪激动,从而出现暴力行为。躁狂发作病人也可能由于性欲增强而发生性攻击行为。抑郁发作病人担心自己的罪恶连累亲人或者自己死后无人照顾他们而感到可怜,即可出现杀死亲人,再杀死自己的扩大性自杀。

3) 脑器质性障碍:无论是急性,还是慢性的脑器质性障碍,都可以因为病人的判断力下降、意识障碍或病理性的激情情绪导致冲动和暴力行为。通常具有突发性、紊乱性、波动性和突然消失的特点。其中癫痫性人格改变的病人可因固执、报复和判断力下降等多因素影响而出现暴力和冲动行为,更具有残忍性和毁灭性。精神发育迟滞的病人由于判断能力和自我控制能力差及生理本能要求亢进,易发生暴力行为。

4) 精神活性物质所致精神障碍:酗酒者可引起暴力行为,一次大量饮酒后病人处于"去抑制"状态,可出现性行为脱抑制、冲动行为、判断力下降、共济失调、情绪不稳定等;酒依赖病人突然戒酒,亦可使病人易激惹、激动或引起谵妄状态而发生暴力行为。此外,很多精神活性物质都可使病人过度兴奋、激动和多疑,容易诱发暴力行为。

(2) 心理学特征

1) 心理发展:据对暴力行为的研究证明,早期的心理发育或生活经历与暴力行为密切相关,它会影响个体是否会选择非暴力应对方式的能力。例如成长期经历过严重的情感剥夺,性格形成期暴露于暴力环境中,智力发育迟滞等,会限制个体利用支持系统的能力,以自我为中心,对伤害异常脆弱,容易产生愤怒情绪。社会学习理论也认为,暴力行为是在社会化过程中由内在和外在的学习而来,内在学习是指当实行暴力行为时的自我强化,而外在学习发生于对角色榜样如父母、同伴和娱乐界的偶像的观察。

2) 性格特征:个体受到挫折或受到精神症状控制时,是采用暴力行为还是退缩、压抑等方式来应对,与个体的性格、心理应对方式、行为反应方式等有关。许多研究表明,既往有暴力行为史是预测是否发生暴力行为的最重要预测因素,因此习惯用暴力行为来应对挫折的个体最可能再次发生暴力行为。心理学家认为,一些特殊的性格特征与暴力行为密切相关。Shoham 等应用 Cattell 个性问卷调查暴力犯罪者,发现暴力犯罪者具有下列性格特征:①多疑,固执,缺乏同情心和社会责任感;②情绪不稳定,易紧张,喜欢寻找刺激,易产生挫折感;③缺乏自尊和自信,应对现实及人际交往能力差。反社会型人格障碍的诊断标准之一就是对暴力攻击的控制力差,攻击的对象相对比较泛化。边缘型人格障碍的攻击对象更多指向自身,作为控制或要挟他人的一种手段。

3)诱发因素:研究发现,社会环境、文化等因素会影响精神疾病病人暴力行为的发生,如:当病人聚集在一起,过分拥挤,缺乏隐私及处于被动时,容易发生暴力事件;强行入院和封闭式的管理环境也容易引起病人的怨恨和反感,促使暴力行为的发生。另外,临床工作人员也可能由于工作态度和自身行为对病人的影响,而有意或无意地参与了病人的暴力行为。如歧视或挑逗病人,管理经验不足,与病人的人际距离掌握不准确等,均可能对病人的情绪有消极影响。

4)人口学特征:年轻、男性、单身、失业、有暴力行为史的病人更容易再次发生暴力行为。

2. 暴力行为发生的征兆评估

(1) 行为:兴奋激动可能是暴力行为的前奏。一些早期的兴奋行为包括踱步,不能静坐,握拳或用拳击物,下颌或面部的肌肉紧张等。

(2) 情感:愤怒、敌意、异常焦虑、易激惹、异常欣快、激动和情感不稳定可能表示病人将失去控制。

(3) 语言:病人在出现暴力行为之前可能有一些语言的表达,包括对真实或想象的对象进行威胁,或提一些无理要求,说话声音大并强迫他人注意,妄想型语言等。

(4) 意识状态:思维混乱、精神状态突然改变、定向力缺乏、记忆力损害也提示暴力行为可能发生。

【护理诊断/问题】

有对他人施行暴力的危险 与幻觉、妄想、焦虑、器质性损伤等因素有关。

【护理目标】

1. 短期目标 ①病人能够叙述导致暴力行为的原因和感受;②病人显示出语言攻击性行为减少或消失;③病人能应用已学技巧控制暴力行为;④病人没有发生暴力行为。

2. 长期目标 病人能够控制暴力行为,不发生冲动伤人毁物行为。

【护理措施】

1. 对暴力行为的预防

(1) 合理安置:喧哗拥挤的环境往往使病人心情烦躁,诱发暴力行为的发生,所以这类病人要安置在安静、宽敞、明亮、整洁、舒适的环境中,避免不良噪声刺激,并与其他兴奋冲动的病人分开安置。

(2) 注意观察病情:护士观察病情要细心,力争在病人出现暴力行为症状之前及时发现及处理。掌握病人暴力行为发生的征兆,及时加以预防,如睡眠障碍及月经期均可以是暴力行为发生的先兆。

(3) 减少诱因:工作人员在与病人沟通交流时,态度要和蔼可亲,避免刺激性言语;适当满足病人的合理要求,提供治疗及护理前,充分地告知病人,取得同意,尊重病人,不与其发生争执;避免病人参与一些竞争性的工娱活动,如下棋、打篮球等。

(4) 提高病人自控能力:鼓励病人以适当方式表达和宣泄情绪,如捶沙袋、枕头、棉被、撕纸、做运动等,无法自控时,求助医护人员帮助。同时,明确告知病人暴力行为的后果,并设法提高病人的自信心,让病人相信自己有控制行为的能力。

(5) 控制精神症状:把病人的暴力倾向及时告知医生,以便做出及时有效的处理。临床实践表明,长期或短期的药物治疗可有效地控制和减少病人冲动行为的发生。

(6) 注意沟通交流方式:对待否认有病、拒绝接受治疗的新入院病人,避免使用命令性言语,切忌言语动作简单生硬,态度应和蔼、语气温和,从关心、关爱、体贴的角度,迎合病人的心理,让病人能接纳信任护士,避免暴力行为的发生。同时护理人员应该避免威胁性、紧张性或突然性的姿势,并调节身体位置,平视病人的眼睛,这样可使病人感觉是平等的交流。

(7) 加强人员培训:加强护理工作人员培训,提高其工作技能。精神科护士处于特殊的工作环境中,这就需要有保护自己的能力及对病人冲动行为做出及时干预的能力,避免遭受攻击,并使病人的暴力行为受到适当的控制。因此,应加强护士对暴力行为评估能力、建立良好护患关系能力、保护性约束等专科技能的培训。

2. 暴力行为发生时的处理　在精神症状的支配下,病人可突然出现冲动伤人毁物等暴力行为,遇有上述情况医护人员应大胆、镇静、机智、果断地对待病人。

(1) 寻求帮助,有效控制局面:当病人出现暴力行为如攻击他人、破坏物品、自伤等行为时,首先要呼叫其他工作人员寻求援助,保持与病人安全距离约1m,并且医护人员站在有利于治疗护理的位置,从背后或侧面阻止病人的冲动行为,不可迎面阻拦,以保护病人及自身安全。用简单、清楚、直接的语言提醒病人暴力行为的结果。

(2) 巧夺危险物品,行动果断迅速:对手持凶器或杂物的病人,护理人员要努力用真诚的语言安抚、劝导病人放下或采取转移注意力的方法,乘其不备拿去,行动要果断,步调一致,配合积极。不可用强制的方法,硬行夺取,以免激起伤人行为。

(3) 心理疏导:护士通过表达对病人安全及行为的关心,缓解病人心理紧张,取得其信任,进而产生感情共鸣,取得病人的配合。对于有诱发事件引起的暴力行为,应及时处理原发事件,以平和病人的愤怒,并可适当答应病人的合理要求,让病人自行停止暴力行为。

(4) 适当运用保护性约束:发生暴力行为,医护人员应齐心协力,迅速进行保护性约束,并开医学保护性约束医嘱,以缓和的语气告诉病人约束原因,同时做好保护性约束病人的安全保护工作,防止遭到其他病人的报复伤害。约束期间注意观察四肢血液循环情况,定时按摩、活动肢体,需要时喂水喂饭,协助大小便,保持床单元清洁、干燥、无皱褶,鼓励病人配合治疗护理。病人安静后及时解除约束,保护器具及时收好。

3. 暴力行为发生后的护理措施　暴力行为控制后,要重建病人的心理行为方式,这是对病人暴力行为的长期治疗性处理原则,目前采用较多的方法是行为重建。其理论依据是不管惩罚的程度如何,如果被惩罚者知道以后面临同样的激发情景时,采用哪些新的行为方式回报,那么原有的攻击行为方式就可能改变。

(1) 评估暴力行为与激发情境的关系,以及行为发生的时间、地点、原因及表现等。

(2) 寻找暴力行为与激发情境之间联系的突破点,使两者最终脱钩。

(3) 建立新的行为反应方式:行为方式的重建包括各种行为治疗及生活技能训练,如人际交流技巧,应对挫折能力,控制情绪方法,使病人正确评估自己的行为,建立适合个体的行为模式。

(4) 药物控制:根据病情调整药物剂量及治疗方案。

(5) 根据病人的个体文化背景及特长爱好,编排病人日间活动程序,安排其参加工娱治疗项目,建立良好的人际交流、应对及处理技巧。

【护理评价】

1. 病人是否发生了攻击行为,有无伤害自己或他人。

2. 病人是否能预知失去自制力的征兆,并立即寻求帮助。

3. 病人是否能以建设性的方式处理自己的愤怒情绪。

4. 病人是否能识别应激源并以有效的方法处理压力。

5. 病人的人际关系是否改善。

二、自杀行为的防范与护理

自杀是指有意识地伤害自己的身体,以达到结束生命的目的,是精神科较为常见的急危事件之一,也是精神疾病病人死亡的最常见原因。自杀行为按照程度的不同,可分为自杀意念,自杀威胁,自杀姿态,自杀未遂,自杀死亡。

据世界卫生组织提供的数据,世界范围内每40秒就有一个人自杀,每年有1000万到2000万人有自杀企图。抑郁症病人自杀行为的发生率为28.5%～63.7%,而自杀行为者中,大约50%～75%患有抑郁症。在精神疾病病人中,自杀率远高于普通人群数十倍。因此,采用适当的措施预防自杀是精神科护理尤其是住院精神病病人护理的一个重要任务。

【护理评估】

1. 自杀的原因及危险因素评估　对精神疾病病人自杀原因的评估,除了要评估普通人群可能有的自杀原因及个体的特殊原因外,精神症状与自杀的关联性自然也是评估的重点。

(1) 精神疾病:所有精神疾病都会增加自杀的危险性。自杀率较高的精神疾病包括抑郁症、精神分裂症、酒精和药物依赖以及人格障碍。

1）抑郁症：抑郁情绪是自杀者最常见的内心体验，抑郁发作是自杀的一个常见原因。临床研究资料表明，抑郁症病人中自杀死亡率为12%～60%；70%自杀的精神分裂症病人中有中度至重度抑郁。因而，对有抑郁发作的病人，需提高警惕，仔细评估有无自杀意念及自杀企图。

2）精神分裂症：精神分裂症病人可在听幻觉的命令下出现自杀行为；有被害内容的幻觉或妄想的病人也可能采取自杀行动，以避免受到残酷的"迫害"；其次是缓解期病人对疾病感到悲观，工作或婚姻受挫，社会歧视等增加了病人的社会隔离和无助感。有资料表明，精神分裂症病人自杀的最突出生活事件是被告知再不能回到家里了；此外，传统抗精神病药如果用量过大，副作用严重，可使病人产生明显的焦虑抑郁情绪导致自杀。

3）精神活性物质所致精神障碍：酒依赖和吸毒病人在24小时内暴饮或吸食毒品，伴有严重的抑郁情绪，伴有人格障碍，出现酒精性幻觉或妄想，出现戒断综合征等，都可以引发自杀行为。

4）心理因素或生活事件：自杀的原因包括：①感情受到伤害；②希望对上级或某人表达自己的愤怒或受伤的感情；③不会应付痛苦的情感；④为了逃避或解脱某种困境；⑤为了引起他人的注意；⑥生活事件、失去亲人或被亲人遗弃、失学、失业、失去财产、失去名誉等都可以促发自杀行为，病人借以摆脱困境，表达受伤的感情或唤起他人的注意。

（2）其他生物学与社会心理学因素

1）遗传因素：自杀行为的家族史是自杀的重要危险因素。这可能与家庭成员对自杀的认同和模仿，家庭压力大，遗传物质的传递有关。

2）心理社会因素：不良的心理素质和个性特征与自杀有一定关系，如偏执或敌意、依赖、心胸狭隘、嫉妒、自卑或自尊心过强、孤僻、回避社交等，这些人很难建立良好的人际关系，缺少社会支持，往往由于感情、事业受挫而绝望，极度懊悔、自责，使病人产生强烈的难以摆脱的精神痛苦，为摆脱社会的重压，也摆脱自己的痛苦而选择自杀来解脱。

2. 自杀行为发生的征兆评估　约80%的有自杀倾向的病人在实施自杀行为前都曾表现过一定的自杀先兆，病人会自觉或不自觉地发出语言或非语言信息，护士应从以下几个方面进行评估：

（1）有企图自杀的病史。

（2）语言信息：如病人可能会说"我不想活了""这是你最后一次见到我""这个世界没什么可留恋的了"。问一些可疑的问题，如"这阳台距地面有多高""这种药吃多少会死"等。

（3）行为信息：如将自己反锁在室内或关在隐蔽的地方；清理物品信件，嘱托未了事宜或分发自己的财产；收集或贮藏绳子、刀具、玻璃片或药片等可以用来自杀的物品等。

（4）情感信息：如情感低落，表现为紧张、经常哭泣、无助、无望，显得非常冲动，易激惹；在抑郁了很长一段时间后，突然表现无原因的开心，对亲人过分关心或疏远、冷淡等均有可能是自杀行为的信号。

3. 自杀危险性的评估

（1）自杀意向：有自杀意念者尚不一定采取自杀行动，有自杀企图者很有可能采取自杀行动，有自杀计划者则可能一有机会就采取自杀行动。

（2）自杀动机：个人内心动机者（如出现绝望，以自杀求得解脱）危险性大于人际动机（如企图通过自杀去影响、报复他人）。

（3）进行中的自杀计划：如准备刀或绳索之类，悄然积存安眠药物，均是十分危险的征象。

（4）自杀方法：枪击、跳楼、自缢、服毒、撞车等，其中自缢比服毒和撞车自杀更容易实施，更容易致命，更危险。

（5）遗嘱：有对后事的安排，留有遗嘱者很可能立即采取自杀行动。

（6）隐蔽场所或独处：隐蔽者危险性大，单独一人时更可能采取自杀行动。

（7）自杀时间：如趁着家人外出或上班时自杀；夜深人静时及工作人员交接班时危险性大。

（8）自杀意志坚决者，危险性大。如自杀未遂者为没有死而感到遗憾，表明病人想死的坚决意志。

【护理诊断/问题】

1. 有自伤、自杀的危险　与严重的悲观情绪、无价值感、幻听等有关。

2. 应对无效　与社会支持不足、处理事物的技巧缺乏有关。

【护理目标】

1. 短期目标　①病人在治疗期内不再伤害自己。②病人能够表达自己痛苦的内心体验，并向医护人员讲述。③病人人际关系有所改善。

2. 长期目标 ①病人不再有自杀意向,无自我伤害行为。②对自己的生活有正向的认识,并能维持良好的身体状况。③能够掌握良好的应对技巧,以取代自我伤害的行为。

【护理措施】

1. 心理护理

(1) 与病人建立治疗性信任关系:多与病人交流沟通,解除病人疑虑,目的是使病人放弃自杀打算,勇敢面对生活,帮助病人掌握解决问题的方法,提高病人自信心和自尊感。

(2) 病人在住院期间尽量安排病人与家属及朋友多接触,减少病人与他人隔离的感觉。指导家属共同参与对病人的治疗和护理,此期间应严密观察病人病情变化。

(3) 及时解决病人的心理压力,随时进行心理咨询,让其充分表达内心世界或进行自我批评,提供发泄、内疚等情感机会,同时护理人员要给予真诚的关怀和同情。

(4) 根据病人的病情和具体情况,可与病人讨论自杀的问题(如计划、时间、地点、方式、如何获得自杀的工具等),并讨论如何面对挫折和表达愤怒的方式,这种坦率的交谈可大大降低病人自杀的危险性。

2. 安全护理

(1) 将病人安置在重病室,在护理人员视线范围内,病室应安静,设施安全,光线明亮,空气流通,整洁舒适。

(2) 密切观察病人自杀的先兆症状:病人焦虑不安、失眠、沉默少语或心情豁然开朗,在某一地点徘徊、忧郁、拒食、卧床不起等应给予足够的重视。此时应避免病人单独活动,可陪伴病人参加各种娱乐活动。接触病人时适时给予心理上的支持,使他们振奋起来,避免意外事件的发生。

(3) 严格执行护理巡视制度:护理人员要有高度的责任感,对有危险倾向的病人要做到心中有数,重点巡视。尤其在夜间、凌晨、午睡、饭前和交接班及节假日等病房医务人员少的情况下,护理人员要特别注意防范。

(4) 要加强对病房设施的安全检查,有问题及时维修,严格做好药品及危险物品的保管工作,杜绝不安全因素。

(5) 发药时应仔细检查口腔,严防病人藏药或蓄积后一次吞服而发生意外。

(6) 密切观察病人的睡眠情况,对于入睡困难和早醒者护士应了解原因,要设法诱导病人入睡,无效的要报告医生处理。

3. 对严重自伤自杀行为病人的护理

(1) 将病人安置在重病室,进行一对一的守护,活动范围应在护士视线范围内。清查各种危险物品,并经常检查病人身上及床单上有无危险物品或遗书和字条等。

(2) 连续评估自杀的危险性:对有计划的病人,要详细询问地点、方法、时间,如何获得自杀工具和发生自杀行为可能性的大小。

(3) 保证病人遵医嘱按时服药,确保各种治疗的顺利进行。

(4) 一旦发生自伤自杀,应立即隔离病人进行抢救。对自伤自杀后的病人应做好自伤自杀后的心理疏导,了解病人心理变化,制订进一步的防范措施。

4. 生活护理 要保证病人适当的营养,观察病人的排泄,保证睡眠,适当休息,适当地参加活动,在生活上给予关心照顾。

5. 健康教育

(1) 向病人讲解心境恶劣、悲观绝望是由于抑郁发作所致,指导病人正确表达内心体验和感受;介绍患同种疾病已痊愈的病人,以现身说法消除病人的悲观情绪,树立战胜疾病的信心;教会病人采用以下方法减少焦虑、悲哀、抑郁情绪:①参加病人喜欢、喜爱的活动,比如绘画、制作等;②音乐放松疗法;③向医护人员倾诉,寻求心理支持;④适当的体育活动。

(2) 教会病人运用沟通的交流技巧,获取家属的理解或请求专业帮助。

(3) 帮助病人树立健康的人生观,培养健康的人格。

(4) 讲解疾病的发病因素、临床表现及治疗用药。

(5) 教会病人健康的心理防御机制,掌握心理健康的标准。

(6) 与病人一起分析压力源,评估病人对压力的承受能力和应对能力,协助病人找出不合现实的理念,改变其对压力的片面认识与感受,寻求有效的调适方法。①学习问题解决法,处理压力情境;②选择妥协或接受的方法应对压力;③寻求适当的支持系统(如医护人员、家属、社会资源等);④配合医生进行心理治疗、行为治疗,以纠正病人的不良行为。

(7) 引导病人认识自己的疾病，审视自我存在的价值，以欣赏的态度看待自己的优点和长处。

(8) 向病人及家属宣教如何早期确认自杀意图的征兆，针对病人个体分析早期征象，指出病人的自杀危险因素所在。如果家属早期干预无效的话，要尽快寻求专业帮助。

【护理评价】

对自杀病人的评价是一个持续的过程，需要不断地重新评价和判断目标是否达到。对病人的护理评价可从以下几个方面来进行：

1. 病人能否自己述说不会自杀，或出现自杀意念时，能积极寻求帮助。

2. 病人的抑郁情绪是否好转，能否建立和保持一个更为积极的自我概念。

3. 病人能否学会更多地向他人表达情感的有效方法，人际关系是否成功。

4. 病人是否有良好的支持系统，感觉被他人接受，有归属感。

三、出走行为防范与护理

出走行为是指没有准备或告诉亲属而突然离家外出。对精神疾病病人而言，出走行为是病人在家中或在住院期间，未经医生批准，擅自离开医院的行为。由于精神疾病病人自我防护能力较差，出走可能会给病人或他人造成严重后果。因此，精神科护理人员必须了解如何对精神疾病病人出走行为进行防范和护理。

【护理评估】

1. 出走的原因及危险因素评估

(1) 精神疾病

1) 病人自知力缺乏，否认有精神疾病，不愿接受治疗而出走。

2) 受幻觉妄想支配，认为住院是对其迫害而设法离开医院。

3) 有严重自杀观念的病人，因医院防护严密，为达到自杀目的而寻找机会离开医院。

4) 活性物质滥用的病人因戒断症状难受而摆脱医院环境，获得满足。

5) 嫉妒妄想的病人怀疑配偶对自己不忠，自己住院无法监视，而设法离开医院。

(2) 社会心理因素

1) 强制住院的病人由于处于封闭式管理，感到生活单调，受约束和限制，处处不自由，想尽办法脱离此环境。

2) 一些病情好转的病人，因思念亲人，想早日回家，或急于完成某项工作而出走。

3) 病人对住院和治疗存在恐惧心理，如害怕被约束、对电抽搐等治疗存在误解等。

4) 工作人员态度生硬、对病人不耐心等都会使病人产生不满情绪而想离开医院。

2. 出走的征兆评估　下列项目可以帮助护理人员评估精神疾病病人出走的危险性，及时地发现病人的出走意图。

(1) 病史中有出走史。

(2) 病人有明显的幻觉、妄想。

(3) 病人对疾病缺乏认识，不愿住院或强迫入院。

(4) 病人对住院及治疗感到恐惧，不能适应住院环境。

(5) 病人强烈思念亲人，急于回家。

(6) 病人有寻找出走机会的表现。

3. 出走病人的表现

(1) 意识清楚的病人多采用隐蔽的方法，平时积极地创造条件，遇到有机会时便会出走。如与工作人员建立良好关系，取得工作人员的信任；常在门口附近活动，窥探情况，乘工作人员没有防备时出走；观察病房的各项设施，寻找可以出走的途径，如不结实的门窗等。与这些活动相伴随的是病人经常会有焦虑、坐卧不安、失眠等表现。

(2) 意识不清的病人，出走时无目的、无计划，也不讲究方式。他们不知避讳、旁若无人地从门口出去。一旦出走成功，危险性较大。

【护理诊断/问题】

1. 有走失的危险　与幻觉、妄想、思念亲人或意识障碍等有关。

2. 有受伤的危险　与自我防御能力下降、意识障碍等有关。

【护理目标】

1. 病人能对自身疾病和住院有正确的认识，表示能安心住院。

2. 住院期间没有发生出走行为。

3. 病人出走而没有发生意外。

【护理措施】

1. 出走的预防

(1) 与病人建立治疗性的信任关系：主动接触病人，了解其外走的原因和想法，做好耐心细致的疏导工作，结合病情向病人讲解精神卫生知识，指导病人正确解决生活中的矛盾和问题，引导正性行为,鼓励病人战胜疾病的信心。

（2）给病人创造舒适的休养环境,保证病人按医嘱服药,严防藏药。

（3）护理人员要善于观察病人的病情变化,严格交接班,严格实施安全措施。

（4）督促和组织病人参加娱乐活动,使其心情愉快,消除恐惧和疑虑的心理障碍,促使其主动配合治疗。

（5）做好夜间巡视工作,巡视时间不定时,避免病人掌握规律发生外逃。

（6）病人外出治疗及检查时,专人陪护,严格交接班,严格实施安全措施,禁止单独外出。

（7）加强与家属的联系,鼓励家属探视,减少病人的孤独感。

2. 走失后的处理

（1）病人走失后,应立即组织人员寻找,查找病人走失的原因和病人可能去的地方。

（2）要立即通知家属和单位协助寻找,并及时报告护理部、值班护士长。

（3）工作人员要管理好病房内其他病人,病人返院后要劝慰病人,不要埋怨、训斥和责备病人,加强护理,详细记录并严格交接班,防止再次出走。

（4）分析病房及医院有无安全隐患,如:病房门不牢,病人未在护士视线范围内活动。

【护理评价】

1. 病人有无出走想法和计划。

2. 病人是否能适应医院的环境,对治疗护理有无焦虑、恐惧。

3. 病人是否对自身疾病有正确的认识,并表示要安心住院。

4. 病人有无因出走而受到伤害或伤害他人。

四、噎食及吞食异物防范与护理

（一）噎食的防范与护理

噎食又称急性食管堵塞,是指食物堵塞咽喉部或卡在食管的第一狭窄处,甚至误入气管,引起呼吸窒息。精神疾病病人发生噎食窒息者较多,其原因主要是服用精神病药物发生锥体外系副反应时,出现吞咽肌肉运动不协调所致。表现为病人在进食时突然发生严重的呛咳、呼吸困难、出现面色苍白或青紫等危象,甚至窒息死亡,应立即处理。

【护理评估】

1. 噎食的常见原因及危险因素评估

（1）因病抢食、暴食所致。

（2）精神疾病:长期服用抗精神病药,出现锥体外系不良反应,药物不良反应引起吞咽肌肉运动不协调,抑制吞咽反射,容易出现噎食。

（3）癫痫病人在进食时抽搐发作导致咽喉肌运动失调,可能出现噎食。患有脑器质性疾病如帕金森综合征的病人,吞咽反射迟钝,如果抢食或进食过急会发生噎食。

2. 噎食的临床表现　进食时突然发生,轻者呼吸困难,不能发音,呼吸急促,严重者喘鸣,Heimlich征象等。重者口唇、黏膜及皮肤发绀,意识丧失,抽搐,全身瘫痪,四肢发凉,二便失禁,呼吸停止,心率快弱。如抢救不及时或措施不当,死亡率极高。

【护理诊断/问题】

1. 有噎食的危险　与抗精神病药物不良反应或脑器质性疾病等有关。

2. 窒息　与进食过急有关。

【护理目标】

1. 病人在住院过程中不发生噎食。

2. 病人知道细嚼慢咽的重要性,能有效防止噎食。

【护理措施】

1. 噎食的预防

（1）对暴食和抢食病人专人护理,单独进食,控制进食速度。

（2）对明显的锥体外系反应者可酌情给予拮抗剂,并为其选用流食半流食,必要时专人喂饭或给予鼻饲。

（3）集体用餐,开饭时医护人员严密观察进食情况,防止噎食发生,力争做到早发现、早抢救。

（4）预防再次发生噎食窒息,可减少精神药物剂量或换药。

2. 噎食发生后的处理:抢救原则

（1）就地抢救分秒必争,立即停止进食,清除口咽部食物,保持呼吸道通畅。

（2）迅速用手指掏出口咽部食团。若病人牙关紧闭可用筷子或开口器等撬开口腔掏取食物,解开病人领口,尽快使其呼吸道通畅,并用海氏急救法(意识清楚病人)或仰卧位腹部冲击法(用于意识不清病人)抢救。其他护士应立即通知医生,同时维护好病人的进餐秩序。

(3) 若使用以上急救法不能奏效,可采用环甲膜穿刺术,将病人取仰卧位,头后仰,颈部伸直,摸清甲状软骨下缘和软骨环状的上缘之间的凹陷处,左手固定此部位,右手持环甲膜穿刺针刺入气管内,可有空气排出,暂缓通气。应尽早行气管插管术。

(4) 如心脏停搏应立即做胸外心脏按摩。

(5) 如自主呼吸恢复,应立即氧气吸入,专人持续监护,直至完全恢复。

(6) 取出食物后应防止吸入性肺炎。

【护理评价】

1. 各种预防措施是否有效,病人有无噎食发生。

2. 病人是否认识到缓慢进食、细嚼慢咽的重要性,能否对所摄食物进行选择。

3. 发生噎食的病人是否得到及时正确的抢救,急救措施是否有效,有无并发症的发生。

(二) 吞食异物的防范和护理

吞食异物是指病人吞下食物以外的其他物品,这在精神疾病病人中并不少见。吞食的异物种类各异,小的如戒指、刀片、别针,大的如体温表、剪刀、筷子等。除金属外,还可是布片、塑料或棉絮等。吞食异物可导致非常严重的后果,需严加防范,及时发现和正确处理。

【护理评估】

1. 相关因素 精神病病人受幻觉妄想的支配出现自杀、自伤观念而吞食;在幻听支配下吞食;痴呆及精神发育迟滞者由于缺乏对事物的分辨能力,不知道吞食异物的危害性而吞食;为了达到不住院的目的,威胁家人或工作人员而吞食;异食症;由于精神疾病影响,动机不明而吞食异物。

2. 吞食异物的表现 吞食异物的危险性视吞食异物的性质不同而定。有锐利的刀口或尖峰的金属或玻璃片可损伤重要器官或血管,引起胃肠穿孔或大出血,吞下较多的纤维织物可引起肠梗阻,吞食塑料等可引起中毒。

【护理诊断/问题】

1. 有受伤的危险 与吞食有锐利的刀口或尖峰的物品有关。

2. 有中毒的危险 与吞食金属、塑料等物品有关。

【护理目标】

1. 病人住院期间没有吞食异物。

2. 病人能认识到吞食异物的后果,改变不良的行为。

【护理措施】

1. 吞食异物的预防 护理人员要掌握病人的病情、诊断和治疗,做到心中有数,对有吞食异物倾向的病人,向其耐心地说明吞食异物导致的不良后果,同时要了解原因,不要斥责病人,并帮助病人改变不良的行为方式。加强对各类危险物品的管理,病人如果使用剪刀、针线、指甲钳等物品时,应该在护理人员的视线范围内。

2. 吞食异物后的处理 一旦发现病人吞食异物不要惊慌,要沉着冷静,报告医生,根据异物的种类进行处理。

(1) 吞食液体异物:立即温水洗胃,防止异物吸收。

(2) 较小异物:较小的异物多可自行从肠道排出。若异物较小,但有锐利的刀口或尖峰,可让病人卧床休息,并进食含较多纤维的食物如韭菜,以及给予缓泻剂,以利于异物的排出;同时进行严密的观察,尤其注意病人腹部情况和血压。当发现病人出现急腹症或内出血时,应立即手术取出异物。

(3) 吞食长形异物:如牙刷、体温表等,应到外科诊治,通过内镜取出;如长形固体异物超过12cm,则不宜纳食韭菜等长粗纤维食物,因为过长异物不易通过十二指肠或回盲部,经韭菜包裹后更难通过这几个部位,易造成肠梗阻。

(4) 若病人咬碎了体温表并吞食了水银,应让病人立即吞食蛋清或牛奶,使蛋白质与汞结合,以延缓汞的吸收。

3. 特殊护理要点

(1) 在不能确认是否吞食异物时,宁可信其有,不可信其无。应及时X线检查确定,如X线阴性仍需密切观察病人的生命体征和病情变化,防患于未然。

(2) 在等待异物自行排出的过程中,要指导病人继续日常饮食,观察粪便以发现排出的异物。

(3) 安全管理:严格执行安全制度,经常检查病房环境及危险物品,消除安全隐患,营造一个安全、舒适的住院环境。入院、家属探视及病人假出院返院时要专人接待,做好安全检查。护理人员为病人测量体温时,要守候在病人身边不离视线。为病人治疗时,要保管好安瓿和消毒剂,防止病人吞食。

(4) 心理护理:护理人员应以耐心、热情、接纳的态度与病人建立良好的护患关系。关心和同情病人,鼓励病人抒发内心体验。通过治疗性人际关系引导病人以适当方式表达和宣泄,并增强控制行为的能力。

【护理评价】

1. 病人是否吞食了异物,以及是否发生了内出血、中毒等危险情况。

2. 病人是否认识到吞食异物的危险性,从而改变行为方式。

五、木僵病人的护理

木僵状态是指在意识清晰时出现的精神运动性抑制综合征,表现为病人的动作、行为和言语活动的完全抑制和减少。轻者言语和动作明显减少或缓慢、迟钝,又称为亚木僵状态。严重时全身肌肉紧张,随意运动完全抑制。但需注意的是木僵不同于昏迷,病人一般无意识障碍,各种反射存在。木僵解除后病人可回忆起木僵期间发生的事情。

【护理评估】

1. 木僵的原因与危险因素　详细询问病史,了解木僵发生的时间、过程、起病缓急及发生的原因。严重的木僵常见于精神分裂症,称为紧张性木僵;严重抑郁症亦可能出现木僵状态,但程度一般较轻,此时如与病人讲述不愉快的事,可引起病人表情的变化。突然的严重精神刺激可引起心因性木僵,一般维持时间很短,事后对木僵期的情况不能回忆;感染、中毒、脑瘤、脑血管病变等引起器质性木僵;药物反应引起药源性木僵。

2. 木僵的分类及表现

（1）紧张性木僵:轻者动作迟缓,少语少动,长时间保持某一姿势不动,重者终日卧床,不食不动,缄默不语,对周围环境刺激不起反应,肌张力增高,可出现蜡样屈曲、被动服从或主动性违拗,持续时间长短不等,短者数日,长者可数年,木僵解除后能清楚回忆病程经过。

（2）抑郁性木僵:表现缺乏主动行为和动作,反应极端迟钝,经常呆坐不动或卧床,缄默不语,不主动流露任何意愿要求。在反复劝导或要求下,可有细微活动倾向,如点头或摇头。病人平淡的表情中透露出焦虑、忧郁或痛苦,当谈话触动其心扉时,忧郁可见加重。肌张力增高不明显,基本上不出现僵住、违拗、刻板动作及两便失禁。

（3）器质性木僵:表现呼之不应,推之不动,不主动进食,缄默、抗拒、肌张力增高,可出现蜡样屈曲,两便失禁,面无表情,两眼凝视或眼球随外界物体移动。躯体及神经系统检查或化验检查发现相应的阳性体征。

（4）心因性木僵:强烈的精神刺激后可出现木僵状态,病人可突然出现姿势不动,推呼不应,不语、呆滞、缄默、两眼凝视不动,呆若木鸡,甚至可呈现僵住状态,可有尿失禁。常伴有自主神经功能失调的症状,如心跳加速,面色苍白,瞳孔散大。一般无蜡样屈曲、违拗。木僵状态维持时间较短,迅速发生和缓解。木僵缓解后多有遗忘。

【护理诊断/问题】

1. 营养失调:低于机体需要量　与不能自行进食有关。

2. 生活自理缺陷（进食、沐浴、如厕等）　与精神运动抑制有关。

3. 有对他人施行暴力的危险　与突然进入兴奋状态有关。

4. 有受伤的危险　与自我保护能力缺失有关。

5. 有感染的危险　与长期卧床,抵抗力下降等有关。

6. 有失用综合征的危险　与长期卧床有关。

7. 便秘　与精神运动抑制有关。

8. 尿潴留　与精神运动抑制有关。

【护理目标】

1. 病人生命体征保持稳定,不发生并发症。

2. 病人木僵解除后,生活自理能力和社会功能恢复正常。

【护理措施】

1. 安全护理　将病人安置于安静舒适、光线柔和、便于观察照顾的房间内,最好是单人房间。室内陈设应简洁,不应放置有危险性的物品,防止病人突然兴奋或起床时发生意外事故。严密观察病情,保护病人安全,防止病人冲动伤人或被其他病人伤害,并详细记录,认真做好床边交接。抑郁性木僵病人的轻生企图是十分强烈的,尤其在木僵缓解期自杀成功率尤高,其手段极其残忍,形式极其隐蔽,此阶段的护理需十分谨慎,务必做到24小时不离视线,以防意外发生。

2. 基础护理

（1）定时翻身,预防压疮:木僵病人长期卧床不动,易导致肢体局部长时间受压,血液循环受阻而出现压疮。因此要定时翻身,擦背,保持皮肤

1695

清洁、干燥,保持床铺干燥、整洁,做到"六勤",防止压疮形成。

(2) 大小便护理:定时给便盆,训练病人规律排便。对于大便干燥、小便潴留应及时处理,必要时灌肠和导尿。

(3) 口腔护理:及时清除口腔分泌物,用生理盐水或清水每天3次清洗口腔,保持清洁,避免发生口腔感染和溃疡,避免发生吸入性肺炎和坠积性肺炎。

(4) 饮食护理:病情较轻者可耐心喂食,病情严重者需鼻饲流质饮食以保证足够的蛋白质、能量和维生素,维持水、电解质平衡。

3. 心理护理　由于病人无意识障碍,各种反射存在,木僵解除后病人可回忆起木僵期间发生的事情,所以护理过程中应该实行保护性医疗制度。正确对待病人的病态行为,定时探望,态度和蔼,语言亲切,多关心、多体贴,使其充分感受到尊重和理解;在进行各种治疗护理操作前,给予必要的解释。避免在病人面前谈论病情及其他不利于病人的事情,及时耐心地做好心理疏导。

4. 重视功能锻炼　对于亚木僵状态的病人,应充分调动病人的主观能动性,指导病人主动运动。为避免因长期卧床,机体缺乏锻炼而导致肌肉萎缩等,应定时按摩肢体、关节。

5. 健康教育　反复诱导病人与现实接触,按时服药。定期复查,教育病人克服性格弱点,正确对待疾病,充满信心面对未来。鼓励家属配合治疗与护理,根据家属的具体情况和特点,给予不同的启发和支持,改变他们对病人的不正确看法,督促他们多关心病人,特别是在自知力恢复时,应该让家属了解治疗过程,有助于减轻顾虑,增强治愈疾病的信心。

【护理评价】
1. 病人生命体征是否平稳,有无发生并发症。
2. 病人有无发生受伤或伤人等意外情况。
3. 病人生活自理能力是否恢复正常。
4. 病人心理社会功能是否恢复正常。

六、精神科安全护理

安全护理是精神疾病护理中最重要的环节,病人在思维紊乱、心理状态失常的情况下,常可出现冲动、伤人、自杀、自伤行为,稍有疏忽,便可在精神疾病的同时合并躯体残疾,甚至丧失生命。因此,护士要有高度的安全意识,随时警惕不安全因素,谨防意外。

(一) 掌握病情,有针对性防范

护士要熟悉病史,重视病人的主诉,掌握病房内每位病人的病情特点,了解病人的精神状态、护理要点、注意事项。加强病房内重点病人的病情观察,对有自杀、自伤、冲动伤人、毁物、外走企图和行为的病人、新入院病人、意识障碍病人、生活不能自理病人、疾病急性期症状活跃、拒绝治疗的病人重点监护,限制病人活动范围,病人外出活动需有专人陪同。

(二) 与病人建立信赖关系,及时发现危险征兆

精神疾病病人由于精神活动异常,沟通会有一定的难度。因此,护理人员要尊重、关心、同情、理解病人,以真诚、平等、主动的姿态,加强与病人的沟通,及时满足其合理需求,使病人感到护士温和、亲切、可信赖。在此良好的护患关系基础上病人会主动倾诉内心活动。

(三) 加强安全管理,做好安全检查

安全检查是精神科的常规护理,它直接关系到病人的安全。严格执行安全检查制度是关键,具体做到:入院病人立即查、住院病人天天查、外出病人返回查、探视病人详细查。对于剪刀、皮带、玻璃、钱币、手机等危险品及贵重品应交给家属或代为保管,这些程序不能简化,做好记录,责任到人。检查时应向病人及家属解释清楚,以得到病人及家属的配合和支持。平时的安全检查也要重视,不忽略每一个细节,如病人身上、床铺上下、床头柜、周围环境等。一旦发现危险品如利器、绳索等及时收起。

(四) 严格执行护理常规与工作制度

护士要严格执行各项护理常规和工作制度,如发药时要精力集中,核查病人仔细,保证病人把药服下后方可离开,防止病人吐药或藏药,必要时检查口腔,严防病人积存药物一次吞服而中毒。对约束的病人,要检查约束带的松紧度是否适宜,过松易致滑脱,过紧导致肢体坏死,要随时注意观察局部的血液循环,认真交接班。凡有病人活动的场所,都应安排护士看护,30分钟巡视一次,重点病人不离视线,以便及时发现病情变化,防患于未然。在夜间、凌晨、午睡、开饭前、交接班等时段,病房工作人员较少的情况下,护士要特别加强巡视。厕所、走廊尽头,暗角、僻静处都应仔细察

看,临床实践提示,此时此地极易发生意外。保护性约束的应用见附。

附:保护性约束

保护性约束是指在精神科医疗过程中,医护人员针对病人病情的特殊情况,对其紧急实施的一种强制性的最大限度限制其行为活动的医疗保护措施,它是精神科治疗护理这类特殊病人的方法之一,目的是最大限度地减少其他意外因素对病人的伤害。保护性约束是一项规范的精神科特殊护理操作技术,不是一种简单的捆绑技术,包含着一定的医疗风险。

1. 保护性约束的作用和应用原则

(1) 保护性约束的作用 保护性约束一直是辅助治疗与安全管理的有效措施之一。精神科病房中急性病人的不合作行为,冲动暴力、逃跑、自伤、破坏规则及拒药会造成工作人员和病员的应激和伤害,而保护性约束作为急性医学干预手段,可减少不合作事件的发生,加强自身行为控制。分析表明,保护性约束不仅可提高病人的治疗依从性,还可避免病人伤害他人、物品或自伤、自杀等,最大限度地减少其他意外因素对病人的伤害。

(2) 保护性约束的应用原则 ①病人当时有伤害自身或者危害他人的危害性;②为保证病人得到及时的治疗;③其他较少限制的措施在当时无法提供或使用后无效。

2. 临床约束对象

由精神症状导致的行为障碍者,如运动性兴奋、损物、自伤、自杀、口头威胁、徒手攻击和持物攻击伤人的病人。抗癫痫类等药物的不良作用导致病人意识上的混乱,平衡能力受到影响者。

在老年精神科多用于痴呆、运动灵活性欠佳或有行为问题的病人,原因是病人步态不稳以及有摔伤的危险。此外,针对有意识障碍、躁动、谵妄等症状的老年人,保护性约束可提高其治疗依从性,防止意外的发生。

临床上常采用护垫式、锁式等约束带、保护衣、约束背心等将病人的手腕、踝、肩、膝等部位进行约束后固定在病床或椅子上,限制其活动能力和活动范围。老年病人使用的床栏也作为约束保护方法。

3. 保护性约束的注意事项

(1) 约束前要做好解释工作,约束病人一定要根据病情,在约束过程中要态度认真,表情和蔼,爱护病人。

(2) 约束病人时,要齐心协力,用力均衡,不能强拉一侧肢体,以防病人扭伤和骨折。

(3) 被约束的病人要安置在单人房间,因其行为受限制,避免遭其他病人伤害。清除房间内危险物品和一切可搬运物品,以防止病人自行解除约束后出现过激行为。

(4) 约束的方法要正确 约束带要有衬垫,约束在功能位置,打结不宜过紧过松,以能伸进二指为宜,约束时间不宜过长,一般30分钟到1小时为宜,若需长时间约束,应1~2小时松解一次,进行局部按摩,协助大小便。

(5) 密切巡视 观察肢体血运,查看约束带是否脱落或被松解,床单、被单是否干燥,冬天要注意保暖,夏天要注意防中暑。

(6) 上约束带的病人要进行床旁交接班。

(7) 病人精神症状好转后应及时解除约束,做好安抚工作,消除对立情绪。护士及时清点收回约束带。

4. 保护性约束可能的并发症

(1) 骨折:常因约束时病人极度反抗、医务人员用力不够平稳或用力过大、过猛所致。

(2) 压疮:一般是骶尾部Ⅰ期压疮(淤血红润期)。多因保护性约束时间过长,局部受压过久,病人拒饮食,营养状况差,以及没有做好局部皮肤护理所致。

(3) 臂丛神经麻痹:多为一侧,表现为上肢麻木,不能上抬、外展、旋转、屈曲等。多因保护性约束时未将肢体置于功能位置,长时间牵拉和约束套过紧所致。

(4) 其他意外:如病人利用约束带自缢或受到其他病人的伤害等。在实施保护性约束期间,如没有做到定时巡视或由专人护理病人,病人可能自己解开约束带或由其他病人帮助其解开约束带,进而利用约束带自伤或伤害他人。此外,病人被约束期间,失去抵抗能力,可能遭到其他病人攻击。

第三章

精神科治疗观察与护理

精神疾病的治疗一直是临床上一个非常棘手的问题，药物治疗是主要手段之一。随着医学的发展，许多非药物疗法，如电休克治疗、心理治疗、职业治疗、物理治疗、社会干预等治疗也受到重视。由于精神障碍的发病机制与生物、心理、社会因素密切相关，因此在采用药物治疗的同时，还需要结合心理治疗和社会功能康复治疗等方式，通过综合的干预帮助病人获得最佳的疗效。

第一节 精神障碍的药物治疗与护理

精神障碍的药物治疗是以化学药物为手段，对紊乱的大脑神经化学过程进行调整，达到控制精神病性症状，改善和矫正病理思维、心境和行为，预防复发，提高社会适应能力并以提高病人生活质量为最高目的。目前临床使用的精神科药物可有效地抑制精神症状，但通常不能清除症状。

精神药物是指那些对中枢神经具有高度亲和力，能够改善病人认知、情感和行为的药物。精神药物的种类繁多，按临床作用特点可以分为六类：①抗精神病药；②抗抑郁药；③心境稳定剂/抗躁狂药；④抗焦虑药；⑤中枢神经兴奋药；⑥促智药、脑代谢促进药。

一、抗精神病药

抗精神病药（antipsychotics）主要用于治疗精神分裂症和预防精神分裂症的复发，控制躁狂发作，还可用于其他具有精神病性症状的各类精神障碍。这类药物通常能有效地控制精神病病人的精神运动性兴奋、幻觉、妄想、敌对情绪、思维障碍和异常的行为等精神症状，但对病人的认知功能没有明显的治疗作用。

（一）抗精神病药的分类

1. 典型抗精神病药　典型抗精神病药主要与多巴胺2（D2）受体结合，竞争性地抑制多巴胺功能，通过减弱多巴胺中脑-边缘通路的过度活动，进而改善精神分裂症的幻觉、妄想、兴奋等阳性症状。其代表药如氯丙嗪。

2. 非典型抗精神病药　非典型抗精神病药除了作用于D2受体之外，还对其他神经递质受体影响广泛，尤其是对5-羟色胺（5-HT）受体有阻断作用，它们可以间接降低中脑-皮质和黑质-纹状体多巴胺通路中的5-HT活性，增加多巴胺的传递，从而逆转这些药物的D2拮抗作用，改善精神分裂症的思维贫乏、社交活动退缩、情感淡漠等阴性症状，降低锥体外系不良反应的发生。自二十世纪九十年代以来，利培酮、奥氮平、奎硫平、齐拉西酮等新一代非典型抗精神病药被应用于临床。

（二）抗精神病药的临床应用

抗精神病药的治疗作用主要包括：①消除/改善精神病性症状，如幻觉、妄想；②激活或振奋作用（改善阴性症状）；③非特异性镇静（控制激越、兴奋、躁动或攻击行为）；④巩固疗效、预防复发。

1. 适应证　精神分裂症、分裂情感障碍、躁狂发作、偏执性精神障碍以及其他伴有精神病性症状的精神障碍。

2. 禁忌证　严重的心血管疾病、急性肝炎、严重肾病、肾功能不全、严重感染、血液病、造血功能不良、昏迷、抗精神病药物过敏等。老年人、孕妇、儿童慎用。

3. 应用原则　抗精神病药的选择要考虑靶症状、各类药物药理学特点、常见不良反应、病人的个体差异、既往用药情况等因素。对于药物治疗依从性好的病人，以口服给药方式为主。药物剂量遵循个体化原则，初始用药从一般小剂量开始,经过1~2周逐渐加至有效治疗剂量。老年、儿童病人从小剂量开始,一般为成人剂量的1/3。对于治疗依从性差的病人,可以选择速溶片、口服液或注射针剂。

长期服药维持治疗可以显著减少精神分裂症的复发,对于首发病例、缓慢起病的精神分裂症病人,维持治疗的时间至少需要2~5年,而多次发病或缓解不全的精神分裂症病人则建议终生服药。

(三) 抗精神病药的常见不良反应及处理措施

大多数抗精神病药会产生程度不同的不良反应,特别是长期使用或剂量较大时,更易出现药物不良反应。药物引起的不良反应除了与药物因素有关外,还与病人的年龄、性别、遗传因素、过敏体质等因素有关。

1. **锥体外系反应** 锥体外系反应是典型抗精神病药物最常见的不良反应之一,发生率约为50%~70%。锥体外系反应的发生与抗精神病药物种类、剂量、疗程、年龄、个体等因素有关。经典抗精神病药发生锥体外系反应的概率较高,而非典型抗精神病药氯氮平、奥氮平和低剂量利培酮的锥体外系反应发生率相对较低。锥体外系反应的主要临床表现有四种:①药源性帕金森综合征;②急性肌张力障碍;③静坐不能;④迟发性运动障碍。

(1) 药源性帕金森综合征(parkinsonism syndrome):多数在治疗2周后出现,发生率约为30%。

临床表现:主要表现为静止性震颤,以上肢远端多见,如手部的节律性震颤呈"搓丸样"动作;其次还表现为肌张力增高,出现肌肉僵直,呈现"面具样脸",走路呈"慌张步态",严重者可出现吞咽困难、构音困难、全身性肌强直类似木僵;有的表现为运动不能,自发活动少,姿势少变。

处理措施:若病人病情稳定,可遵医嘱减少抗精神病药的剂量。若病情不允许,剂量不可减少者,应遵医嘱更换锥体外系反应较轻的药物,也可加用抗胆碱能药物,如盐酸苯海索、东莨菪碱;或加用抗组胺药,如苯海拉明、异丙嗪。

(2) 急性肌张力障碍(acute dystonia):急性肌张力障碍是使用抗精神病药治疗过程中最常见的锥体外系反应早期症状,常在首次用药后或治疗一周内发生,以儿童和青少年较为多见。急性肌张力障碍表现为个别肌群突发的持续痉挛和异常的姿势,持续时间从数秒至数小时,多反复出现。

临床表现:挤眉弄眼,似做鬼脸,眼球向上凝视,说话困难和吞咽困难,痉挛性斜颈(表现为多种姿势,头向一侧扭转,颈部前倾或后仰),四肢与躯干扭转性痉挛(表现为全身扭转,脊柱前凸、后凸、侧弯,骨盆倾斜,角弓反张)。

当急性肌张力障碍出现时,常伴有焦虑、烦躁、恐惧等情绪,亦可伴有瞳孔散大、出汗等自主神经症状。

处理措施:立即安抚病人,通知医生并遵医嘱给予抗胆碱能药物、抗组胺类药物或苯二氮䓬类药物。如肌注东莨菪碱0.3mg,一般20分钟内见效,必要时30分钟后可重复注射;或口服苯海索2mg,3次/日;或口服氯硝西泮0.5~4mg;或肌注地西泮5~10mg。

(3) 静坐不能(akathisia):病人主观上想静坐,而客观上表现为不停的运动,发生在服药后1~2周,发生率约为50%,其中以氟哌啶醇发生率最高(用药1周内的发生率达75%)。

临床表现:轻者主观感受为心神不宁,腿有不安宁感觉,不能静坐。重者则出现:坐起躺下,来回走动,焦虑,易激惹,烦躁不安,恐惧,甚至出现冲动性自杀企图。

处理措施:轻者可安抚病人,转移病人注意力,重者则立即通知医生并遵医嘱减少抗精神病药物的剂量,或遵医嘱使用抗胆碱能药(如苯海索每次2~4mg,3次/日)或苯二氮䓬类药物(如阿普唑仑每次0.8~1.6mg,3次/日)。

(4) 迟发性运动障碍(tardive dyskinesia):临床表现为:长期应用抗精神病药物后,出现异常不自主运动的综合征。主要表现为有节律或不规则、不自主的异常运动,以口、唇、舌、面部不自主运动最为突出,称为"口-舌-颊三联症"。有时伴有肢体或躯干的舞蹈样运动。

处理措施:迟发性运动障碍尚无有效方法,重在早期预防(如不随意使用盐酸苯海索)、早期发现、及时处理。

2. **直立性低血压** 多发生于抗精神病药治疗的初期,肌内注射半小时或口服1小时后,即可出现降压反应,尤以注射给药发生率最高。使用氯丙嗪、氯氮平、奥氮平者容易出现。增加抗精神病药物剂量过快、体质较弱、老年病人及基础血压偏低者较易发生。

临床表现：突然改变体位时，出现头晕、眼花、心率加快、面色苍白、血压下降，可引起晕厥、摔伤。个别病例诱发心肌梗死、脑血管意外。严重时可呈现出休克症状。

处理措施：①轻者应立即将病人放平，取平卧或头低脚高位，松解领扣和裤带，少时即可恢复，密切观察生命体征，随时监测血压的变化，做好记录；②对年老体弱的病人，护士要密切观察服药过程中血压的情况，发现异常应及时联系医生，严重或反复出现低血压者，应通知医生并遵医嘱减药或换药；③严重反应者，应立即通知医生采取急救措施，遵医嘱使用升压药，去甲肾上腺素1~2mg，加入5%葡萄糖溶液200~500ml，静脉滴注。禁用肾上腺素，因为肾上腺素可使β受体兴奋，血管扩张，使血液流向外周及脾脏，从而加重低血压反应；④病人意识恢复后，护士要及时做好心理疏导和安抚工作，尽最大努力消除病人的负性体验，同时还要嘱咐病人变换体位时（起床、如厕），动作要缓慢，如感觉头晕时，应尽快平卧休息，以防意外发生。

3. 体重增加 抗精神病药导致的体重增加比较常见，长期治疗时更为明显。大部分抗精神病药可能是由于药源性高催乳素血症引起的胰岛素敏感性改变，以及性腺、肾上腺激素分泌失调而引起体重增加。非典型药氯氮平、奥氮平、利培酮所致的体重增加是由于药物直接作用于与进食有关的中枢神经受体而产生。

处理措施：①充分理解尊重病人的心理需求，耐心向病人讲解疾病、药物和体重变化三者之间的关系，帮助病人树立持续用药的信心；②指导病人合理摄入饮食，限制糖类、脂肪类食物，提倡多食高纤维、低能量的食物和叶类蔬菜，以减少热量摄入；③鼓励病人增加活动量，多消耗体内热量，例如：每天快走45分钟，每周至少5天；④指导病人消除不健康的生活习惯，矫正不良行为，对饮食、运动制订合理计划，并进行自我监督；⑤如上述措施无效，可遵医嘱减药或换药。

4. 过度镇静 典型抗精神病药（如氯丙嗪、奋乃静）以及非典型抗精神病药物（如氯氮平、奥氮平、奎硫平）均可引起过度镇静。多为首次使用镇静作用较强的药物，或剂量过大、服药次数过多而引起，老年病人更易出现。

临床表现：思维、行为迟滞，乏力，嗜睡，注意力不易唤起，无欲、主动性降低，对周围环境缺乏关注，睡眠过多，活动减少。严重者影响病人的生活质量和工作效率。

处理措施：轻者可不予处理，随着治疗时间的延长，病人能够逐渐适应或耐受，重者则遵医嘱予以减药。

5. 胃肠道不良反应 临床表现：口干、恶心、呕吐、食欲不振、上腹饱满、腹泻、便秘和麻痹性肠梗阻。

处理措施：胃肠道不良反应多出现在服药初期，多数病人在治疗过程中可自行消失，反应严重者，经减药或停药即可恢复。对于便秘的病人则提醒他们注意饮食，多吃富含维生素的蔬菜和水果，鼓励病人经常增加活动以促进肠蠕动，养成定时排便的习惯，必要时遵医嘱使用开塞露、通便灵协助排便。

6. 尿潴留 具有抗胆碱能作用的药物能抑制膀胱逼尿肌的收缩，抑制尿道括约肌松弛，引起尿潴留，常发生在治疗的初期。对老年人及前列腺肥大者应予注意。具有抗胆碱能作用的药若联合应用更易发生。

处理措施：①鼓励病人尽力自行排尿，或采取物理的方法诱导排尿；②及时与医生取得联系，遵医嘱给予新斯的明10~20mg口服，3次/日，若无效时，可遵医嘱行导尿术；③做好心理疏导，耐心安慰病人，消除紧张情绪，对曾经发生过此类症状的病人，更应加强宣教工作；④护士要密切观察病人的排尿情况，及时发现不适，记录处理情况。

7. 白细胞减少症 周围血白细胞计数低于$4×10^9/L$，称为白细胞减少症。抗精神病药氯氮平、氯丙嗪等均可引起白细胞减少症，其中氯氮平发生率最高。多数发生在治疗头两个月内。

临床表现：白细胞减少症仅有乏力、倦怠、头昏、发热等全身症状，轻重不等的继发感染症状，如咽炎、支气管炎、肺炎、泌尿系感染等。一般预后良好，继续服药可自行恢复。绝大多数病人在5~30天恢复正常。

处理措施：

轻度减少：白细胞计数$(3~3.5)×10^9/L$，可遵医嘱继续药物治疗，每周查2次血常规，注意预防感染。并适当给予升高白细胞的药物。

中度减少：白细胞计数$(2~3)×10^9/L$，应遵医嘱立即停药，每天监测血常规，白细胞计数正常后可再用药物，并注意观察，预防感染。给予升高白细胞的药物。

重度减少:白细胞计数<$2×10^9$/L,应遵医嘱立即停药,每天监测血常规,直至白细胞及分类恢复正常2周。应用抗感染药物,慎用或禁用此类抗精神病药物。尽快给予升高白细胞的药物。

预防:氯氮平是引起白细胞减少症最常见的药物。在开始试用阶段,应遵医嘱每周为病人检查一次血常规,如发现体温升高、咽痛、乏力,应遵医嘱随时监测白细胞计数变化。

8. 恶性综合征(NMS) 引起的主要药物以抗精神病药最为常见。抗精神病药物中几乎所有的药物均可引起NMS,尤其是高效价低剂量的抗精神病药物,其中以氟哌啶醇居多,但新型抗精神病药物也有相关报道。通常认为:口服、肌注、静脉给药均可引起,但肌注及静脉注射时更易于发生。恶性综合征往往出现在更换抗精神病药物的种类或加量过程中以及合并用药时(如锂盐合并氟哌啶醇)。兴奋、拒食、营养状况欠佳、既往有脑器质性疾病的病人在使用抗精神病药物、抗抑郁药物时更易发生,男女无差异,各年龄均可发生。恶性综合征的发生率虽然仅为1%左右,但死亡率高达20%以上。

临床表现:①高热;②严重的锥体外系症状(肌肉强直、运动不能等);③意识障碍;④自主神经功能紊乱(多汗、流涎、心动过速、血压不稳);⑤急性肾衰;⑥循环衰竭。实验室检查可发现白细胞计数增高,氨基转移酶升高、肌酸磷酸激酶(CPK)和肌红蛋白升高。

处理措施:①遵医嘱立即停用抗精神病药物;②遵医嘱给予支持治疗,调节水、电解质及酸碱平衡,给氧,保持呼吸道通畅,必要时人工辅助呼吸,物理降温,保持适当体位,防止发生压疮,预防感染,保证充足营养。目前对恶性综合征尚无有效治疗方法,早期发现、及时处理是治疗原则。当病人出现高热、意识障碍、严重锥体外系症状时,需要警惕恶性综合征的出现,立即通报医生予以诊治。

二、抗抑郁药

抗抑郁药(antidepressants)是一类主要用于治疗和预防各种抑郁障碍的药物,是临床最常用、发展最快的精神药物。目前抗抑郁药的起效时间为服用药物后2周左右,故在起效前要注意加强对抑郁症病人的护理。

(一)抗抑郁药的分类

抗抑郁药按其作用机制可以分为七类:①单胺氧化酶抑制药(MAOIs);②三环类抗抑郁药(TCAs);③NE/DA摄取抑制药(NDRI);④选择性5-HT再摄取抑制药(SSRIs);⑤5-HT和NE再摄取抑制药(SNRI);⑥$5-HT_{2A}$受体拮抗药和5-HT再摄取抑制药(SARIs);⑦NE和特异性5-HT抗抑郁药(NaSSA)。它们多数通过对5-HT、NE的再摄取抑制作用,阻断突触后膜的相应受体,促进突触前膜的递质释放,提高突触间隙5-HT、NE的浓度,从而起到抗抑郁的作用。

(二)抗抑郁药的临床应用

1. 适应证 适用于治疗各类以抑郁症状为主的精神障碍。还可用于治疗焦虑症、惊恐发作、恐惧症、创伤后应激障碍、神经性贪食。氯米帕明可用于治疗强迫症。

2. 禁忌证 严重的心肝肾疾病病人慎用,孕妇尽量避免使用。

3. 应用原则 与抗精神病药一样,应从小剂量开始,在1~2周内逐渐增加至最高有效剂量。当病人抑郁症状缓解后,应以有效剂量继续巩固治疗至少6个月。随后进入维持治疗阶段,维持剂量一般低于有效治疗剂量,可视病情及不良反应的情况逐渐减少剂量。反复发作、病情不稳定者应长期维持用药。

(三)抗抑郁药的常见不良反应及处理措施

1. 对中枢神经系统的影响

(1)镇静作用:常会出现嗜睡、乏力、软弱等反应,多数病人能很快适应;

(2)诱发癫痫:三环类抗抑郁药可以降低抽搐阈值,可能会诱发癫痫;

(3)共济失调:病人双手常出现细微的震颤,若药物剂量过大可能会导致共济失调。

处理措施:遵医嘱应用抗胆碱药可对症治疗;建议病人在服药期间如出现上述不良反应,应避免从事驾驶、机器操作等任务。

2. 对消化系统的影响 多数抗抑郁药可引起恶心、厌食、消化不良、腹泻、便秘。这些不良反应与抗抑郁药的剂量有关,多为一过性反应。饭后服药、小剂量起始可减轻上述反应。

3. 对自主神经系统的影响 常见有口干、便秘、瞳孔扩大、视物模糊、头晕、排尿困难等反应,这些反应多是由于抗抑郁药物的抗胆碱能作用所致。

处理措施：①向病人积极宣教药物知识，使病人认识到，随着机体对药物适应性增加，躯体不适的感觉会逐渐减轻；②提示病人多饮水，多吃水果和蔬菜；③遵医嘱对症处理以及按规定的时间和剂量服药。

4. 对心血管系统的影响　临床上常见的不良反应有血压升高、直立性低血压，心电图异常主要见于三环类抗抑郁药。

处理措施：定期监测血压，检查心电图，一经发现异常，立即遵医嘱减药或停药。

5. 对代谢和内分泌系统的影响　使用抗抑郁药的部分病人可出现轻微的乳腺胀满、溢乳，多数病人可出现不同程度的体重增加。多数抗抑郁药可引起性功能障碍，如性欲减退、异常勃起、勃起困难、性快感缺失、射精困难或月经失调。性功能障碍会随抑郁症的好转和药物的减少而改善。

三、心境稳定剂

心境稳定剂（mood stabilizers）既往称为抗躁狂药，除抗躁狂作用外，对双相情感障碍尚有稳定病情和预防复发的作用。心境稳定剂主要包括锂盐（碳酸锂）和抗癫痫药卡马西平、丙戊酸钠，以及新近开发的拉莫三嗪、托吡酯。

（一）碳酸锂

碳酸锂（lithium carbonate）以锂离子形式发挥作用，其抗躁狂发作的机制是能抑制神经末梢Ca^{2+}依赖性的去甲肾上腺素和多巴胺释放，促进神经细胞对突触间隙中去甲肾上腺素的再摄取，增加其转化和灭活，从而使去甲肾上腺素浓度降低，还可促进5-HT合成和释放，而有助于情绪稳定。

1. 适应证　碳酸锂的主要适应证是急性躁狂发作，但因起效慢，需要在治疗早期合并镇静作用较强的抗精神病药（如氯氮平）或苯二氮䓬类药物。由于碳酸锂具备强化抗抑郁药的作用，因此在治疗难治性抑郁症时，联合使用碳酸锂和抗抑郁药可以加强疗效，同时还可以预防复发。除此之外，碳酸锂还可用于治疗精神分裂症的情感症状、冲动攻击行为。

2. 禁忌证　肾衰竭、心力衰竭、急性心梗、室性期前收缩、病理窦性综合征、重症肌无力、妊娠头3个月以及缺乏、低盐饮食者禁用。

3. 应用原则　小剂量开始，逐渐增加剂量，饭后口服。由于锂盐的中毒剂量与治疗剂量十分接近，故在使用中要密切监测药物的副反应，有条件的可监测血锂浓度，以调整药量。急性期治疗最佳血锂浓度为0.8～1.2mmol/L，维持治疗为0.4～0.8mmol/L。超过1.4mmol/L易产生中毒反应。

4. 不良反应及处理措施　服用碳酸锂常见的不良反应有手颤、口干、口有金属味、乏力和疲乏感，以及胃肠道反应等。

处理措施：①用药前，护士要全面评估检查病人的躯体、肝、肾功能情况，完善各项常规检查，熟知血、尿检测指标值的情况，做到心中有数；②用药过程中，护士应鼓励病人多饮水，多吃咸一些的食物，以增加钠的摄入（锂离子与钠离子在近曲小管竞争重吸收，增加钠摄入可促进锂排除）；③护士应密切观察病人的进食、日常活动及其用药后反应，及时识别早期先兆表现，发现异常情况及时记录并报告医生；④密切监测血锂浓度的变化，一般不宜超过1.4mmol/L，发现异常及时提示医生停减药物；⑤做好对病人的卫生宣教工作，如碳酸锂中毒反应的早期表现及预防方法，增强病人主动配合服药；⑥对上述不良反应能耐受者可不做特殊处理，不能耐受者应遵医嘱减药或换药。

重要提示：如果使用锂盐的病人出现反复呕吐和腹泻，手细颤变为粗颤、无力，且困倦或烦躁不安和轻度意识障碍时，应第一时间考虑锂盐中毒，并立即采取停药措施，通报主管医生复查血锂浓度。锂盐的不良反应与中毒之间并无截然分界线，严重的不良反应可能就是锂中毒的前兆。

（二）丙戊酸钠

丙戊酸钠（sodium valproate, depakene, VPA）主要用于急性躁狂发作和双相情感障碍的治疗和预防。对本药过敏者、严重肝肾疾病者、孕妇以及血液病病人禁用。

因丙戊酸钠主要胃内吸收，故容易引起恶心和胃痉挛，一般出现在治疗早期，减药和（或）继续治疗可减轻或消失。其他常见的不良反应有镇静、体重增加、震颤以及脱发。

四、抗焦虑药

抗焦虑药（anxiolytic drugs）是一类用于消除或减轻焦虑、紧张、恐惧，稳定情绪和具有镇静催眠、抗惊厥作用的药物。临床应用的抗焦虑药有多种类型，本节主要介绍苯二氮䓬类。

苯二氮䓬类药物目前已成为抗焦虑的首选药

物,它除了能够有效地消除焦虑、紧张,稳定情绪和镇静催眠,同时还具有松弛骨骼肌、抗惊厥作用。

1. **作用机制** 苯二氮䓬类药物主要作用于γ-氨基丁酸(GABA)受体和苯二氮䓬受体,通过促进抑制性GABA的神经传导而发挥其镇静、催眠和抗焦虑作用。

2. **临床应用**

(1) 适应证:常用于治疗焦虑症、各类型神经症、各种急性失眠以及各种躯体疾病伴随出现的焦虑、紧张、失眠、自主神经紊乱等症状,也可用于各类伴有焦虑、紧张、恐惧、失眠的精神疾病以及激越性抑郁、轻性抑郁的辅助治疗,还可用于癫痫治疗和酒精依赖戒断症状的替代治疗。

(2) 禁忌证:老年人、肝肾衰竭者慎用,阻塞性呼吸疾病者、严重意识障碍者禁用。妊娠头3个月避免使用,哺乳期妇女若使用苯二氮䓬类药物则避免哺乳。

(3) 应用原则:小剂量开始,间隔3日或数日后再增加剂量,达到满意效果为止。应根据病人的病情特点选择不同特性的药物,不提倡两种以上的药物同时使用。用药不宜超过6周,对治疗慢性焦虑病人需长期服用时,长期连续用药不能超过3~6个月。急性期病人开始剂量可稍大,药物剂量依病情不同而定,剂量由小到大依次为镇静催眠用药、抗焦虑用药、酒戒断替代治疗。药效高且半衰期短的药比较容易产生依赖和戒断反应,故建议短期使用。

3. **不良反应及处理措施** 常见的不良反应有嗜睡、头晕(眩晕)、无力,剂量较大时可出现共济失调、吐词不清,严重时出现脱抑制表现,如失眠、出汗、心动过速、恐惧、紧张焦虑、攻击、激动等,甚至出现呼吸抑制、昏迷。长期使用者可引起记忆障碍,表现为长期记忆障碍和顺行性遗忘。苯二氮䓬类药物由于容易产生耐受性,长期应用可产生依赖性,在突然停药时可产生不同程度的戒断症状(如焦虑、失眠、心动过速、血压升高、惊恐发作等)。苯二氮䓬类药物对胎儿、婴儿有明显影响,以地西泮最明显。

处理措施:遵医嘱使用苯二氮䓬类药物,避免长期使用,如出现戒断症状及时就诊。

五、精神药物治疗的护理

【护理评估】

1. **药物依从性评估** ①病人对药物治疗的态度,积极的还是消极的;②病人有无拒绝服药、治疗等现象的发生;③病人是否存在隐藏药物的想法或行为;④病人对药物不良反应有无担心或恐惧;⑤有无影响治疗依从性的精神症状,如被害妄想、命令性幻听、木僵等;⑥病人对药物治疗的信念和关注点;⑦病人对坚持服药的信心如何;⑧是否按时复诊。

2. **躯体状况评估** ①既往史及诊治情况;②病人目前的身体状况如何;③病人的进食、营养状况如何;④病人的睡眠状况;⑤病人的排泄状况;⑥病人的基础代谢状况;⑦病人肢体活动的状态。

3. **精神状况评估** ①病程;②是否接受过系统治疗;③既往患病的症状表现、严重程度、持续的时间;④病人的现病史。

4. **药物不良反应评估** ①既往用药的不良反应;②病人既往对不良反应的耐受性、情绪变化、不良反应是否缓解;③病人本次用药发生不良反应的可能性;④拮抗药物对于缓解不良反应的效果;⑤病人自我处理药物不良反应的经验;⑥哪些不良反应是病人无法接受的。

5. **药物知识评估** ①病人对疾病和服用药物的关系是否了解;②病人对所服药物作用的了解程度;③病人对药物维持治疗重要性的认识;④病人是否做好服药的准备;⑤对坚持服药重要性的认识。

6. **社会支持评估** ①病人的亲属掌握精神药物知识的情况;②家庭支持力度;③家庭成员是否有时间和精力照顾病人的治疗和生活;④病人有无经济能力完成服药过程。

【护理诊断/问题】

1. **不依从行为** 与缺乏自知力、拒绝服药或不能耐受不良反应等因素有关。

2. **卫生、进食、如厕自理缺陷** 与药物不良反应、运动障碍、活动迟缓等因素有关。

3. **便秘** 与药物不良反应、活动减少等因素有关。

4. **睡眠型态改变:失眠、嗜睡** 与药物不良反应、过度镇静等因素有关。

5. **有感染的危险** 与药物不良反应所致白细胞减少、过敏性皮炎等因素有关。

6. **有受外伤的危险** 与药物不良反应所致的步态不稳、共济失调、直立性低血压等因素有关。

7. 焦虑 与知识缺乏、药物不良反应等因素有关。

8. 知识缺乏：缺乏与疾病、药物和预防保健相关的知识。

9. 有对自己、他人施行暴力行为的危险 与药物不良反应所致的激越、焦虑、难于耐受不良反应等因素有关。

【护理措施】

1. 给药护理措施

（1）发药时，确认病人将药物服下，提防病人弃药或藏药。

（2）口服给药时，长效缓释片不可研碎服用，以免降低药效。

（3）肌内注射时，须选择肌肉较厚的部位（通常选择臀大肌、臀中肌、臀小肌），注射时进针应深，并要两侧交替，注射后勿揉擦。

（4）静脉注射给药，速度必须缓慢，密切观察药物不良反应。

（5）治疗期间应密切观察病情，注意药物不良反应，倾听病人的主诉，发现问题及时与病人的主管医生进行沟通。

（6）当病人处于兴奋冲动、意识障碍或者不合作时，可按医嘱强制给药，给药方式以肌内注射为宜，也可选择口崩片或水溶剂。

2. 密切观察并及时处理药物不良反应 精神药物的作用较为广泛，多数精神药物引起的不良反应在服药后1~4周出现，不良反应的严重程度与药量的多少、增减药物的速度、个体对药物的敏感性等因素有着密切的关系。因此，护理人员要密切观察病人用药后的反应，尤其是对初次用药第一周的病人以及正处于加药过程中病人的病情观察。发现不良反应，应及时报告医生并采取相应的护理措施，对症护理。病人在不良反应的作用下，易产生沮丧、悲观等负性情绪体验，此时护士要密切观察病人的言谈举止，严防意外事件的发生。同时给予病人积极的心理护理，消除不安和恐慌。

3. 维持基本生理需要，关注躯体状况 由于精神药物在人体内的浓度受体重的影响，因此保证病人的营养摄入是药物治疗顺利进行的基础。病人因饮食习惯改变或药物不良反应而出现食欲下降、恶心、呕吐时，可指导病人少食多餐；对吞咽困难者，可缓慢进餐或遵医嘱给予软食、流食，必要时行胃肠外营养。

除此之外，注意观察病人用药后的睡眠情况，保持病人皮肤清洁。

4. 对病人和家属进行宣教

（1）对病人的健康宣教：建议采用个体化的方式进行有针对性的宣教，内容包括：①病人所用精神药物的作用、特点以及使用方式；②与病人一起探讨出现的药物不良反应，讨论可行的缓解措施；③结合病人以往的治疗经历讲解疾病的转归、复发以及巩固治疗的重要性，促使病人坚定长期用药的信心；④嘱病人坚持随访，按时门诊，在医护人员指导下用药，切不可擅自停减药物。

（2）对家属的健康宣教：采用集体宣教或一对一宣教的方式，内容包括：①疾病的发病机制、病情表现及治疗用药过程；②药物的不良反应及应对措施；③巩固与维持治疗的重要性；④定期带病人门诊随访，不可自行停药或减药；⑤复发的征兆。

第二节 无抽搐电痉挛治疗与护理

电痉挛治疗（electric convulsive treatment, ECT）是使用短暂、适量的电流刺激大脑，降低痉挛阈值，引起病人意识丧失、皮质广泛性脑电发放和全身性痉挛，以达到控制精神症状的一种物理治疗方法。

无抽搐电痉挛治疗（modified electric convulsive treatment, MECT）是在电痉挛治疗的基础上进行的改良，即在ECT治疗前使用静脉麻醉剂和肌肉松弛剂对骨骼肌的神经-肌肉接头进行选择性的阻断，使电痉挛治疗过程中的痉挛明显减轻或消失。

一、无抽搐电痉挛治疗的适应证与禁忌证

（一）适应证

1. 严重抑郁，有强烈自伤、自杀或明显自责自罪者；

2. 极度兴奋躁动、冲动、伤人；

3. 拒食、违拗和紧张性木僵者；

4. 精神药物治疗无效或对药物治疗不能耐受者。

（二）禁忌证

无抽搐电痉挛治疗无绝对禁忌证，下列为无抽搐电痉挛治疗的相对禁忌证：

1. 大脑占位性病变及其他增加颅内压的病变；
2. 新发的颅内出血；
3. 导致心功能不稳定的各类心脏病；
4. 出血或不稳定的动脉瘤畸形；
5. 视网膜脱落；
6. 嗜铬细胞瘤；
7. 各种导致麻醉危险的疾病（如严重的呼吸系统与肝肾疾病等）。

二、无抽搐电痉挛治疗的护理

在行无抽搐电痉挛治疗之前，应征得病人家属同意，并签署知情同意书。同时向病人及家属介绍 MECT 的治疗目的、过程、效果及疗程等，以消除或减轻病人的紧张情绪，取得病人的合作。治疗前，完成必要的辅助检查，如血常规、心电图、脑电图及（或）CT 等。

（一）无抽搐电痉挛治疗术前护理

1. 应向病人和家属进行必要的解释，解除紧张恐惧情绪，以取得病人的合作。
2. 仔细核对病人的各项辅助检查结果是否符合治疗要求。了解病人的既往史、用药情况及目前躯体疾病状况。术前是否使用抗癫痫药及苯二氮䓬类镇静催眠药。
3. 每次治疗前应监测病人的体温、脉搏、呼吸和血压，如有异常及时向医生汇报（如体温>38℃，或脉搏>130 次/分，或血压>160/110mmHg，暂停治疗一次）。首次治疗前应测量体重。
4. 治疗前 6 小时内禁食禁水，避免在治疗过程中发生呛咳、误吸、窒息等意外事故；临近治疗前先排空大、小便，取出活动义齿、发夹及各种装饰物品，解开领扣及腰带。
5. 治疗室内保持环境安静，避免其他病人及家属进入。
6. 准备好各种必要的急救药物和器械（如气管插管等用物）。
7. 准备治疗所需物品，如牙垫、导电膏、电极片、胶布、安尔碘、酒精、棉签和（生理盐水、葡萄糖）注射液等。
8. 将治疗仪、监护仪打开，心电图、除颤仪处于工作状态，打开氧气总开关（治疗开始时再开流量表）。
9. 医护人员衣帽整齐、清洁，治疗前洗手，无菌技术操作时要严格无菌技术操作规程。
10. 为病人静脉注射时，做到一人一巾一带。

（二）无抽搐电痉挛治疗术中护理

1. 治疗时给予病人心理安慰，减轻病人对治疗的恐惧，请病人仰卧于治疗床上，身体放松。或嘱病人闭眼做深呼吸，以缓解紧张情绪。为病人监测血氧饱和度、心电图、脑电图等。
2. 作为助手协助医师做好诱导麻醉，遵医嘱安全、顺序给药。
3. 待病人睫毛反射迟钝或消失、呼之不应、推之不动、自主呼吸停止时，置入牙垫，开始通电治疗。
4. 痉挛发作时，病人的面部及四肢肢端出现细微的抽动，此时注意观察病人血氧饱和度变化，随时使用面罩加压给氧，使血氧饱和度保持在 95% 以上。
5. 痉挛发作后，取出病人的牙垫，使病人头后仰，保持呼吸道通畅，直至病人自主呼吸恢复、呼吸频率均匀、睫毛反射恢复、血氧饱和度平稳。
6. 待病人自主呼吸恢复并稳定后，取出静脉穿刺针，携带血氧、心电监测仪，将病人转运至恢复室继续观察。
7. 手消液洗手后，更换治疗巾及止血带，为下一位病人治疗。同时严格执行三查七对制度。

（三）无抽搐电痉挛治疗术后护理

1. 保证病人卧床休息，观察病人的呼吸、意识情况，直至呼吸平稳、意识完全恢复后解除血氧监测，一般监护 15~30 分钟。
2. 待病人完全清醒后方可离开恢复室，起床时给予扶持，严防坠床、摔伤。
3. 病人意识完全清醒后方可少量进食进水。切忌大量、急切进食，尤其是固体食物，由于治疗中使用麻醉剂和肌松剂的残余作用易导致噎食等严重意外情况，可先进少量流食，待下顿进餐时再进食普食。
4. 观察病人治疗后的不良反应，有无头痛、呕吐、背部及四肢疼痛、谵妄等，如有不适立即报告医生处理。如无不适经医生同意方可离开治疗室。
5. 告知病人及家属请勿开车或操作危险机械等，否则可能会由于病人的判断力和反应能力不灵敏而发生危险。
6. 治疗后少数病人可能会出现较长时间的意识障碍，治疗全程要有家属或护士陪同并细心照顾病人,以免出现走失、摔伤、交通事故等意外。

7. 整个治疗过程中请勿让病人饮酒和吸烟,酒精与麻药同时使用可能会导致严重问题,吸烟可使分泌物多而增加治疗中窒息和吸入性肺炎的危险。

三、无抽搐电痉挛治疗的常见不良反应及处理措施

(一) 机械性呼吸道梗阻

1. 舌后坠　采用压额抬颏法打开气道,保持气道通畅,或置入口咽通气道。

2. 口腔内分泌物及误吸　吸除分泌物,使病人头偏向一侧;床旁备吸引器和气管切开包,配合医生行气管切开术。

(二) 恶心、呕吐

轻者无须特殊处理,严重者密切观察病人有无颅压增高的体征,是否有脑血管意外迹象。

(三) 记忆障碍

主要表现为近记忆障碍,部分可逆。一般不需要特殊处理,轻者一般在2周左右恢复,重者一般在1个月左右恢复。

(四) 头晕、头疼

可能与病人治疗前紧张,无抽搐电痉挛治疗使脑内血管收缩,肌肉、神经等受牵拉、挤压有关。

处理措施:①了解头痛的部位、性质、程度、规律,告知病人可能诱发或加重疼痛的因素。如情绪紧张,经常坐起,故应保持环境安静、舒适,光线柔和。②指导减轻头痛的方法,如缓慢深呼吸、引导式想象、冷热敷以及按摩、指压止痛法等。疼痛剧烈的病人遵医嘱给予止痛药物,并观察止痛药物的不良反应及疗效,同时做好心理疏导,鼓励病人树立信心,配合治疗。③经休息,停止无抽搐电痉挛治疗2~3天后,头晕、头疼症状可自然好转。

第四章

常见精神疾病的护理

随着现代人面临的生活压力越来越大,导致精神病的发病率也越来越高。其中精神分裂症和情感性精神障碍是临床最常见的两种精神疾病。

第一节 精神分裂症病人的护理

精神分裂症(schizophrenia)是一组病因尚未完全阐明的精神疾病,具有感知觉、思维、情感和行为等方面的障碍,以精神活动与环境不协调为特征,通常无意识及智能障碍。多起病于青壮年,常缓慢起病,病程多迁延。

精神分裂症可见于各种社会文化和各个社会阶层中。在成年人口中的终生患病率在1%左右。精神分裂症的发病高峰集中在成年早期这一年龄段:男性为15~25岁,女性稍晚。精神分裂症的慢性病程导致病人逐步脱离正常生活的轨道,个人生活陷入痛苦和混乱。有50%的病人曾试图自杀,10%的病人最终死于自杀。此外,精神分裂症病人遭受意外伤害的概率也高于常人,平均寿命缩短。

一、精神分裂症的临床特点

精神分裂症临床症状多样复杂,几乎包含了精神科的全部症状和症状群,但是没有任何一个病例能够表现精神分裂症的所有症状。不同时期和不同类型的精神分裂症病人具有不同的表现,但无论如何精神分裂症自身临床表现具有其特征性,以及思维、情感、行为意向的不协调和脱离现实环境的特点。

(一)临床表现

1. 前驱症状 在出现典型的精神分裂症症状之前,病人常常伴有异常的行为方式和态度变化。由于这种变化进展较缓慢,并且不具有特异性,所以不太引人注目,一般常易被误解为病人思想或性格发生了问题,而不易被人理解为病态的变化,有的则是在追溯病史的时候才会发现。精神分裂症前驱症状多种多样,与起病类型有关,最常见的前驱症状可以概括为以下几个方面。

(1) 个性改变:可表现为对亲属、同事或同学的态度从热情变得冷淡,生活中从勤快逐步变得懒散,从过去的循规蹈矩逐步变得不严格遵守劳动纪律,性格变得反常、孤僻、无故发脾气、执拗、难于接近。

(2) 类神经症症状:病人可表现为不明原因的焦虑、抑郁、失眠、头痛、易疲劳、注意力不集中、工作缺乏热情以及学习和工作能力下降等症状。

(3) 言行古怪:有的病人可出现不可理解的言行。例如:有一名女病人,病前职业为护士,在精神分裂症典型症状出现前6个月,她将科室内的体温表均编上号,试表时必须床号与编号相对应,如果不对应就要重新试。有的病人可以突然做出一些出乎周围人意料、不可理解的决定。例如:病人有一份令人羡慕的工作,但是在没有任何原因,也没有和任何人商量的情况下,他突然决定辞职,当亲属问其原因时,病人回答说是很累,想休息休息,可是当他再次找到工作后,没过多长时间又没有原因地辞职了。有的病人可表现为对自身某个部位的不合理地关注。例如:一名男性病人,在主要症状出现前10个月,逐步感到自己的嘴有点歪,病人因此而苦恼,不愿去上班,在家反复照镜子,虽然家人及朋友均认为病人嘴长得很对称,但病人仍多次到医院要求做手术矫正,虽然医生解释说他面部正常,不需进行手术,但病人仍然为自己的嘴而苦恼。

(4) 多疑、敌对及困惑感:有的病人可以出现对周围环境的恐惧、害怕,虽然从理智上自己也觉得没有什么不妥,但就是感到对于周围环境的恐惧和对某些人的不放心。病人往往相信日常生活中具有专门针对自己的、特殊的(通常为凶险的)意义的处境,因此病人在日常生活中表现多疑,对家人及朋友有敌对情绪,并与他们疏远。

针对以上前驱期症状,根据出现频度的高低排列依次为注意减退、动力和动机下降、精力缺乏、抑郁、睡眠障碍、焦虑、社交退缩、猜疑、角色功能受损和易激惹。由于病人的前驱期症状不具有特异性,并且出现的频率较低,进展缓慢,可能持续几个月甚至数年,因不迫切要求治疗,易错过最佳治疗时期,影响预后。所以普及精神分裂症前驱期症状的识别知识,对于精神分裂症的早期诊断及治疗具有非常重要的意义。

2. 感知觉障碍　精神分裂症最突出的感知觉障碍是幻觉,以幻听最为常见。精神分裂症的幻听内容多半是言语性的。有的幻听内容为争论性的,如有声音议论病人的好坏;或评论性的,声音不断对病人的所作所为评头论足;幻听也可以是命令性的,此种幻听最应该引起工作人员注意,病人可以在幻听的支配下做出违背本性、不合常理的举动,而且通常病人是很难违抗幻听命令的,如不许病人吃饭,让病人跳楼等。评论性幻听和命令性幻听是精神分裂症具有的特征性幻听。其他类型的幻觉虽然少见,但也可在精神分裂症病人身上见到。如一位病人拒绝进食,因为闻到食物里有毒药的味道(幻嗅);有的病人感到恐惧,经常看到有人在她面前来来往往,欲对她施暴(幻视);一位病人一坐到床上就感到有一种被电的感觉(幻触)等。

精神分裂症的幻觉体验可以非常具体、生动,也可以是朦胧模糊,会给病人的思维、行动带来显著的影响,病人会在幻觉的支配下做出违背本性、不合常理的举动。如有的病人在幻听的影响下辱骂甚至殴打亲人,有的病人为了躲避幻听的"骚扰"而外跑。曾有一位老年妇女,因为总是听到声音讲水里有毒,为了喝上"干净"的水,提着暖瓶走了二十多公里,路上花了4个小时。具有幻听的病人在病房中常常表现为自言自语、自笑,或者侧耳倾听,又或者对空怒骂、表情愤怒、具有冲动行为等。对护士来说,评估和判断病人幻听的性质、幻听对病人及其他人的影响,掌握病人受症状支配所引起的行为表现,并及时采取保护性措施是非常重要的。

3. 思维及思维联想障碍

(1) 妄想:妄想的荒谬性往往显而易见。也许在疾病的初期,病人对自己的某些明显不合常理的想法还持将信将疑的态度,但随着疾病的进展,病人逐渐与病态的信念融为一体。

最多见的妄想是被害妄想与关系妄想,可见于各个年龄层。涉及的对象从最初与病人有过矛盾的某个人渐渐扩展到同事、朋友、亲人,直至陌生人。他人的一颦一笑、一举一动都暗有所指,寒暄问候、家常聊天都别有深意。严重者甚至连报纸杂志、广播电视的内容都认为与己有关。

妄想的内容与病人的生活经历、教育背景有一定程度的联系。如一位大学教授认为有人破坏他的科研成果,将他用于科研观察的动物换来换去;一位农村妇女认为食物中被邻居下毒,提着家里的食品到处上告,要求法医化验里面的毒物;一位老护士认为自己在上次住院时被人注射了艾滋病病毒。

(2) 被动体验:正常人对自己的精神和躯体活动有着充分的自主性,即能够自由支配自己的思维和运动,并在整个过程中时刻体验到这种主观上的支配感。但在精神分裂症病人中,常常会出现精神与躯体活动自主性方面的问题。病人丧失了支配感,相反,感到自己的躯体运动、思维活动、情感活动、冲动都是受人控制的,有一种被强加的被动体验,常常描述思考和行动身不由己。

被动体验常常会与被害妄想联系起来。病人对这种完全陌生的被动体验赋予种种妄想性的解释,如"受到某种射线影响""被骗服了某种药物""身上被安装了芯片"等等。

一位病人这样表述自己的被动体验:"我觉得自己变成了一个木偶,一举一动都受人操纵。想什么事,说什么话,做什么表情,都是被安排好的。最让人难受的是,我说的话,我做的事,跟我平常没什么两样,外人根本看不出来我有什么变化。只有我自己知道我已经不是我,是完全受人摆布的。"

(3) 思维联想障碍:有经验的精神科医生通过与病人的一般性交谈,仅凭直觉就可以做出倾向精神分裂症的判断。这种直觉具体说来就是同精神分裂症病人交谈"费劲"。确实,同精神分裂症病人交谈,即使为了收集一般资料,也需要较多的耐心和较高的技巧;而要想同病人做深入的交谈,往往会十分困难。读病人书写的文字材料,往往不知所云。由于原发的精神活动损害,精神分裂症病人在交谈中忽视常规的修辞、逻辑法则,在言语的流畅性和叙事的完整性方面往往出现问题。

病人在交谈时经常游移于主题之外,尤其是在回答医生的问题时,句句说不到点子上,但句句似乎又都沾点儿边,令听者抓不住要点(思维散漫)。病情严重者言语支离破碎,根本无法交谈(思维破裂)。

有的病人说话绕圈子,不正面回答问题,或者对事物做一些不必要的、过度具体化的描述,令人费解,明明可以用一个大家都懂的通俗的名称,却偏偏不必要地使用具体概念加以解释,如病人在被问到"做什么工作"时,答"我在单位做数数的工作",实际上病人在单位做会计。

与上述情况相反,有的病人不恰当地使用符号、公式、自造的字(词语新作)、示意图表达十分简单的含义。如一位女病人写"男女"表示男女平等,"%"表示离婚。

病人言谈令人难以理解的另一个原因是逻辑关系混乱。如一位女病人说:"我脑子里乱哄哄的,都是因为我太聪明了。我的血液里全是聪明,又浓又稠。我必须生个孩子,把我的聪明分给他一半,我才能好。要不然我就得喝美年达汽水,把我的聪明冲淡一点……我想喝美年达汽水。"这里也有概念含义上的混乱,如病人把抽象的"聪明"视为可被"汽水稀释"的具体物质。

(4) 思维贫乏:根据病人言语的量和言语内容加以判断。语量贫乏,缺乏主动言语,在回答问题时异常简短,多为"是""否",很少加以发挥。同时病人在每次应答问题时总要延迟很长时间。即使病人在回答问题时语量足够,内容却含糊、过于概括,传达的信息量十分有限。

4. 情感障碍 主要表现为情感平淡或淡漠。情感平淡并不仅仅以表情呆板、缺乏变化为表现,病人同时还有自发动作减少、缺乏体态语言,在谈话中很少或几乎根本不使用任何辅助表达思想的手势和肢体姿势,讲话语调很单调、缺乏抑扬顿挫,同人交谈时很少与对方有眼神接触,多茫然凝视前方;病人丧失了幽默感及对幽默的反应,检查者的诙谐很难引起病人会心的微笑;病人对亲人感情冷淡,亲人的伤病痛苦对病人来说无关痛痒。一位住院的女性精神分裂症病人,每到探视日,只关心七旬老母给自己带来什么零食。一次老母在来院途中跌了一跤,待老母到后,病人接过零食便大吃起来,对母亲脸上、身上的伤痕不闻不问。少数病人有情感倒错,如一位病人在接到父亲意外死亡的电话时却哈哈大笑。但抑郁与焦虑情绪在精神分裂症病人中也并不少见。

5. 意志与行为障碍

(1) 意志减退:病人在坚持工作、完成学业、料理家务方面有很大困难,往往对自己的前途毫不关心、没有任何打算,或者虽有计划,却从不施行。活动减少,可以连坐几个小时而没有任何自发活动。有的病人自称"我就喜欢在床上躺着"。病人忽视自己的仪表,不知料理个人卫生。一位青年男性病人连续3年从来没有换过衣服,入院后给病人洗澡,头几盆水都是黑的。

(2) 紧张综合征:以病人全身肌张力增高而得名,包括紧张性木僵和紧张性兴奋两种状态,两者可交替出现,是精神分裂症紧张型的典型表现。木僵时以缄默、随意运动减少或缺失以及精神运动无反应为特征。严重时病人保持一个固定姿势,不语不动、不进饮食、不自动排便,对任何刺激均不起反应。在木僵病人中,可出现蜡样屈曲(waxy flexibility),特征是病人的肢体可任人摆布,即使被摆成不舒服的姿势,也较长时间似蜡塑一样维持不变。如将病人的头部抬高,好像枕着枕头,病人也能保持这样的姿势一段时间,称之为"空气枕头"。木僵病人有时可以突然出现冲动行为,即紧张性兴奋。

(二) 临床分型

精神分裂症依据稳定的临床症状群分成了若干个临床亚型。各型的划分并非绝对的,也并非固定不变的,病人可从一个类型转变为另一个类型,也可以具有几种类型的特征。根据病人的临床症状特点,可将其划分为:偏执型、青春型、单纯型、紧张型、未分化型。下面将精神分裂症的临床分型介绍如下:

1. 偏执型 是精神分裂症最常见的类型,多在青壮年、中年或更晚些年龄起病。临床表现以妄想为主,常伴有幻觉,以幻听较多见。妄想内容以关系妄想、被害妄想、影响妄想和夸大妄想最多见,绝大多数病人有数种妄想同时存在。幻觉和妄想的内容多较离奇、抽象、脱离现实,而情感、行为则常受幻觉、妄想的支配。部分病人情感反应与妄想内容不协调,缺乏相应的情感反应。该型病人具有较好的病前功能,发病较晚,病程较其他类型缓慢,人格变化较轻,精神衰退常不明显。对抗精神药物反应较其他型好,预后较好。

2. 青春型　发病年龄早,常在青年期起病,持续病程,以思维、情感、行为障碍或紊乱等症状为主要表现。病人可出现言语增多、凌乱,内容荒诞离奇,思维破裂;情感喜怒无常,表情做作,好扮鬼脸;行为幼稚、怪异,常有兴奋冲动,也可有意向倒错。此型病程发展较快,对抗精神病药物反应尚好,但易复发。预后较偏执型稍差。

3. 单纯型　较少见,常在青少年期起病。起病隐袭,缓慢发展,病程至少2年。本型常以不知不觉发展起来的离奇行为、社会退缩和工作能力下降等为临床特征。常以思维贫乏、情感淡漠,或意志减退等阴性症状为主,无明显的阳性症状;早期似"神经衰弱"症状,如易疲劳、失眠、工作效率下降等,逐渐出现日益加重的孤僻、被动、生活懒散、感情淡漠、社交活动贫乏、生活毫无目的。早期常不引起重视,较严重时才被发现,病人往往社会功能严重受损,趋向精神衰退,预后较差。

4. 紧张型　多起病于青年或中年,急性起病多见。临床表现为紧张性木僵与紧张性兴奋交替或单独出现。紧张性木僵的病人肌张力增高,缄默不语,不食不动,呈木僵状态或蜡样屈曲;紧张性兴奋时病人行为冲动,不可理解,言语内容单调刻板。如病人突然起床,砸东西,伤人毁物,无目的地在室内徘徊,可持续数日或数周,转入木僵状态。在精神分裂症的各个类型中紧张型治疗效果理想,预后最好。

5. 未分化型　此型病人应符合精神分裂症诊断标准,但不符合上述任何一种亚型的标准,或为偏执型、青春型、或紧张型等分型的混合形式,有明显阳性症状。此型病人在临床较多见。

另外,英国学者提出了Ⅰ型和Ⅱ型综合征的概念。Ⅰ型精神分裂症病人通常表现为急性的阳性症状,他们对抗精神病药物有很好的反应,在症状缓解后,病人的社会功能不受到明显的损害。Ⅱ型精神分裂症的病人是慢性病程、更多的证据表明是智力损害的病人。他们对精神病药物反应差,并且主要以阴性症状为主。

(三) 治疗与预后

1. 治疗　精神分裂症的治疗中,抗精神病药物起着重要的作用,但是支持性心理治疗、认知心理治疗、心理社会康复措施也在预防复发和提高病人的社会适应能力中起到举足轻重的作用。精神分裂症的治疗是以降低复发率,最大限度地改善病人的社会功能和提高生活质量为目的。

(1) 药物治疗

1) 治疗原则:早发现、早诊断、早治疗、降低未治率;足量足程,提高治疗依从性;尽量单一用药,提高用药安全性;以促进病人回归社会为治疗最终目标。

2) 用药原则:①药物治疗可以缓解绝大部分症状,抗精神病药物治疗应作为首选的治疗措施,药物治疗应作为治疗中重要的组成部分;②治疗时需足量、足疗程,并积极进行全病程治疗;③精神分裂症治疗是长期治疗,药物选择考虑症状、副反应、个体耐受性,同时考虑经济承受能力和可获得性;④药物的剂量应个体化,并随不同的治疗阶段进行调整;⑤精神分裂症治疗是长期治疗,和家属一定要掌握疾病的自我管理技能,防止反复发作,维持病情的长期稳定。

3) 具体药物:①第二代(非典型)抗精神病药物,应作为一线治疗药物选用,副反应相对较小,具有较高的5-羟色胺受体阻断作用,同时也阻断多巴胺受体,称为多巴胺/5-羟色胺拮抗剂。包括利培酮、奥氮平、氯氮平、喹硫平、齐拉西酮、阿立哌唑、帕利哌酮、氨磺必利。氯氮平因其副反应大,作为二线药物使用。②第一代(典型)抗精神病药物,应作为二线治疗药物选用,主要作用机制是脑内多巴胺受体的阻断剂,目前常用种类包括:氯丙嗪、氟哌啶醇、五氟利多、奋乃静、氟奋乃静、舒必利。③长效药物:主要用于维持治疗和服药依从性不好的。第一代药物长效针剂包括氟哌啶醇葵酸酯、氟奋乃静葵酸酯、哌普嗪棕榈酸酯,五氟利多为口服氟哌啶醇长效制剂。第二代药物利培酮、帕利哌酮的长效针剂已在我国应用。

(2) 电抽搐治疗:可用于治疗精神分裂症病人中极度兴奋躁动、冲动伤人者,拒食、违拗和紧张性木僵者,精神药物治疗无效或对药物治疗不能耐受者。在药物治疗的基础上合并电抽搐治疗,可以缩短对病人阳性症状治疗的时间,减少病人的住院期,对病人尽快康复和出院有利。电抽搐治疗大约能缓解5%~10%难治性精神分裂症的症状,但要注意的是电抽搐治疗会引起短暂的记忆损害。

(3) 心理社会干预:心理社会干预是治疗精神分裂症的另一种重要手段。药物结合心理社会干预可以降低复发率、促进功能恢复、提高生活质量,改善结局。精神分裂症的心理社会干预方法主要包括家庭干预、社会技能训练、职业康复训练、认知行为治疗等。同时,家庭成员对病人的不正确态度,生活中的不良心理应激均可影响病人的病情、预后或导致复发。通过对病人家庭的心理教育或对病人进行社交技能训练等干预措施,可减少来自家庭社会中的不良刺激,降低复发率。当前,精神病的防治工作正逐渐从医院转向社区,以期促使慢性精神病病人及早返回社会,利于精神病病人的心理社会康复。

2. 预后 通常认为病前社会功能好的病人预后较好。M. Bleuler研究发现精神分裂症病人的结局为1/4病人痊愈,社会功能良好;1/4病人少数症状残留,社会功能较好;1/4病人多数症状残留,社会功能损害;1/4病人恶化、衰退。因此,精神分裂症的预后一般分为:临床痊愈、轻度缺损、明显缺损、精神衰退。预后与病因、临床特点、病程、治疗的及时性和系统性等因素密切相关。

二、精神分裂症病人的护理

【护理评估】

精神分裂症的护理评估重点包括:健康史、生理功能、心理功能、社会功能方面。护士可从病人的语言、表情、行为中获得直接的资料,或者可以从病人的书信、日记、绘画作品中了解,也可以通过病人的家属、同事或朋友来获得信息。

【护理诊断/问题】

1. 有对他人施行暴力的危险 与幻觉、妄想、精神运动性兴奋、意向倒错及自知力缺乏等因素有关。

2. 有自杀的危险 与命令性幻听、自罪妄想、意向倒错及焦虑抑郁状态而产生的病耻感有关。

3. 不依从行为 与幻觉妄想状态、自知力缺乏、木僵、违拗、担心药物耐受性及新环境的不适应有关。

4. 营养失调:低于机体需要量 与幻觉、妄想、极度兴奋、躁动,消耗量明显增加,紧张性木僵而致摄入不足及违拗不合作有关。

5. 睡眠型态紊乱 与幻觉、妄想、兴奋、环境不适应、警惕性高及睡眠规律紊乱有关。

6. 感知觉紊乱 与病人注意力不集中、感知觉改变有关。

7. 沐浴/卫生自理缺陷 与丰富的精神症状、紧张性木僵状态、极度焦虑紧张状态、由于自伤或他伤导致行动不便及精神衰退有关。

8. 应对无效 与无法应对妄想内容、对现实问题无奈、难以耐受药物不良反应有关。

9. 便秘 与木僵、蜡样屈曲、意志行为衰退及服用抗精神病药物所致的副作用有关。

10. 社会交往障碍 与妄想、情感障碍、思维过程改变有关。

【护理目标】

1. 病人在住院期间不发生冲动伤人、自伤及毁物行为,能合理控制情绪。

2. 病人在病情不稳定时,24小时由护士看护,不得离开工作人员视线范围,不发生自杀行为。

3. 病人尽快地熟悉环境,愿意配合治疗及护理,主动服药,并可以说出自身服药后的反应。

4. 病人能够自行进食,保证躯体需要量,对不能自行进食者,协助其进食,必要时给予补液治疗。

5. 病人睡眠得到改善,能按时入睡,保证睡眠约7~8小时/天,并学会一些应对失眠的方法。

6. 病人的症状得到最大程度的减轻,日常生活尽可能不被精神症状所困扰。

7. 病人保持衣物整洁,无异味,在一定程度上可生活自理或协助下完成。

8. 病人能够区分现实与症状的差距,并能适应现实,耐受药物不良反应。

9. 病人能够了解及叙述所患疾病,以及所用药物对治疗的重要作用。

10. 病人掌握预防便秘的方法,能定时如厕排便。

11. 病人能表达内心感受,并愿意参与社交活动,能主动与医务人员交谈。

【护理措施】

1. 安全护理 由于精神分裂症病人认知、情感、行为、意志等精神活动具有明显障碍,病人的思维常常脱离现实,不能正确理解和处理客观事物,从而出现冲动、伤人、自杀、自伤、外走、毁物等异常行为。这些行为的发生,严重影响了病人及其周围人的正常生活,带来了严重的后果。因此,安全护理是精神科护理中最重要的组成部分,是精神科护理开展的必要基础。

(1) 病房的安全管理:做好安全检查工作,保证病人安全,禁止将危险物品带入病房,以防意外发生。严格执行安全检查制度,如病房门窗、锁、桌椅等物品损坏时,及时进行维修。对于护士办公室、病人活动室等地,人走锁门,防止医疗器械成为危险物品。

(2) 严密观察,掌握病情:在日常生活中,护理人员要对每位病人的病情、诊断、护理要点做到心中有数,对于高护理风险的病人做到合理到位的评估。严格遵守分级护理制度,每15~30分钟巡视病房一次,对于重点病人要做到心中有数,24小时不离视线。护理过程中加强重点病人、关键环节、特殊时段的护理:做好特护及危重、兴奋等高意外风险病人的安全评估及护理;同时护理过程中注重探视、急救、医嘱执行及高危药品管理等关键环节;加强晨晚间护理、午间及夜间护士稀少时间段的巡视,确保病人安全。

2. 生活护理 精神分裂症病人常常沉浸于自己的症状世界里,不知料理生活,个人卫生差,进食不规律,有的病人还会存在睡眠障碍;如果对以上情况不加以重视,不仅病人的需求得不到满足,也会影响到治疗效果。因此,做好精神分裂症病人的基础护理是非常必要的,也是治疗疾病的前提条件。

(1) 饮食护理:精神分裂症病人在症状或药物副作用的影响下常会出现拒食或进食不足的情况,医护人员要了解病人拒食或进食不足的原因并针对不同原因采取相应的护理措施。

常见原因:①幻嗅、被害妄想的病人,认为饭菜不能吃,是毒害他的,而拒绝进食;②虚无妄想的病人,认为自己的胃或肠子不存在了,而不进食或是只吃些流食;③罪恶妄想的病人,认为自己是罪人,不应该吃饭,而拒绝进食;④病人受命令性幻听内容的影响,认为有人说他"不能吃饭",而拒绝进食;⑤对于精神分裂症衰退或者服药后有副反应的病人,吞咽功能下降,导致进食困难,入量不足;⑥对于木僵的病人,无法自行进食。对于这些进食障碍的病人,如果护理上不加以注意及预防,必然会导致入量不足,机体抵抗力下降,引发各种躯体疾病的发生。所以,必须要加强病人饮食管理,保证入量。

常采用的护理措施:①拒绝进食或严重摄入不足病人的护理:分析病人拒绝进食的原因,对症处理。如:被害妄想的病人,可采取集体进餐制,或者采取示范法,让病人看到其他病人取走食物的场景;对于自责自罪的病人,可以把饭菜拌在一起,让其感觉是剩饭,以达到诱导进食的作用;对于衰退病人,专人看护,耐心等待,不可催促;对于不合作、木僵病人,诱导进食无效时应采取必要措施,如通知医生,给予静脉输液或鼻饲,以保证病人机体营养需要量。②防噎食的护理:对于兴奋躁动可能出现抢食、暴饮暴食的病人,应尽量安排其单独进餐,专人看护,以防噎食,并适当限制病人进食量,以防营养过剩而导致病人肥胖。由于服用精神科药物或年龄较大导致吞咽功能较差的病人,应专人看护,给予软食或流食,并适当限制病人进餐速度,以防噎食。

(2) 保证充足睡眠:精神分裂症病人多伴有睡眠障碍,如失眠、早醒、入睡困难、多梦、睡眠过多等。对于精神分裂症病人,睡眠质量的高低常预示病情的好坏,严重的睡眠障碍会使病人焦虑、紧张、愁苦、郁闷,并可发生意外,良好的睡眠可促进病情早日康复。可以参照《基础护理学》促进病人睡眠相关内容开展护理活动。

(3) 卫生护理:精神分裂症病人由于疾病原因,注意力集中在病态体验之中,常常生活不能自理,严重影响了病人的生活质量,因此精神分裂症病人的卫生护理是获得良好治疗效果的前提。根据病人生活自理能力情况协助或督促病人做好生活护理、口腔护理及皮肤护理等。

3. 心理护理
(1) 建立良好的护患关系:精神分裂症病人通常意识清楚,智能完整,病人常常不暴露思维内容,戒备心强,只有与病人建立了良好的护患关系,取得了病人信任,才能深入了解病情,更好地护理病人。因此建立良好的治疗性护患关系是顺利开展护理工作的基础。

1) 病人入院后,护理人员应主动、热情地接待病人,介绍病房环境、生活制度,使病人感到温暖,消除顾虑,取得信任。在与病人接触时要注意方式方法,从关心病人的日常生活入手,主动询问病人起居,经常与其交谈,态度诚恳耐心,使病人感到被关心、被重视。护理人员对待病人关心、体贴,尽可能地为病人提供帮助,可有利于增进护患关系,提高合作程度,也可避免一些意外的发生。

2) 尊重病人的人格,体谅病人病态行为,对病人的精神症状予以理解接纳,不能嘲笑、歧视病人,对病人的观点及想法不批判,理解病人的真实感受。护理过程中对待病人真诚,日常生活中尽量满足病人的合理要求并给病人更多的选择,使其有一种被尊重感。

3）娴熟的技术是取得病人信任、建立和维持良好护患关系的重要环节，而且技术性关系是护患关系的基础，是维系护患关系的纽带，应注重护士自身专业技术培养。工作中做到护理工作程序化，技术操作标准化，以减少工作中的随机性和盲目性，严防差错事故发生。

（2）正确应用沟通技巧：在病人治疗期间，应恰当地应用沟通技巧。护理人员耐心倾听病人的诉说，鼓励其用语言表达内心感受而非冲动行为，并做出行为约定。在倾听时不要随意打断病人的谈话，对病人的谈话内容要有反应，适当的时候运用共情，才能更好地理解帮助病人。当和病人谈话结束时，用简短的话语反馈病人所要表达的意思，并给予简单地分析指导，不要说教、指责和否定。

（3）恢复期病人的心理护理：当病人处于恢复期时，病人的自知力恢复，可能会产生自卑、自罪的情绪，此时应耐心安慰病人，教导病人出院后要遵照医嘱，按时服药，防止复发。帮助病人思考与预后有关的社会心理问题，如工作、学习、婚姻、经济等问题。同时，护理人员应向病人讲解疾病的相关知识，告诉病人他在疾病发作时的一些表现只是疾病的症状，而不是他本人的行为，多给予病人一些支持性的心理护理。

4. 特殊症状的护理

（1）自伤、自杀：精神分裂症病人自杀行为发生率极高，20%～42%的病人存在自杀企图，10%～15%的病人自杀身亡，因此，精神分裂症病人的自杀行为要引起护士的足够重视。护理请参照本篇第二章相关内容。

（2）幻觉状态的护理：幻觉不仅影响病人的思维和情感，而且有时可以支配病人的意志和行为，干扰日常生活，甚至发生自伤、自杀、逃跑、伤人、毁物等危险行为。因此护理上要高度重视。

1）密切观察病情：首先护士要加强护患交流，建立治疗性信任关系，了解病人言语、情绪和行为表现，以掌握幻觉出现的次数、内容、时间和规律，掌握幻觉的类型和内容，并评估幻觉对病人行为的影响。有的处于幻觉状态的病人当听到斥责、侮辱、命令性的言语性幻听时，可引起相应的情感与行为反应，发生冲动、自伤等行为，对此要加强护理，确保病人安全。

2）接触技巧：在护理过程中要注意使用恰当的方法，不轻易批评病人的幻觉或向病人说明幻觉的不真实性，鼓励病人说出幻觉的内容，从而预防意外的发生。还应注意不强化病人的幻觉，让病人知道这是不对的，但不要否认病人的感受。如护理人员可以用温和的语气告诉病人："我相信你确实能够听得到这些声音，可是我没听到，因为这只有在病态时才能感觉到，我也知道这样的感觉一定使你觉得不舒服。"

3）设法诱导，缓解症状：有的病人会因幻觉而焦虑不安，此时护士应主动询问，提高帮助。根据不同的幻觉内容，改变环境，设法诱导，缓解症状。如有的病人听到病房门外有人叫他的名字，常在病房门口徘徊，可带其出去证实有无声音存在；对因幻嗅、幻味而不愿进食的病人，应对病人解释，采取集体进餐或示范的方法，消除其顾虑。在病人幻觉中断期，护理人员可以向病人讲解关于幻觉的基本知识，并指导病人学会应对幻觉的方法，如：寻求护士帮助，看电视或收音机，打枕头宣泄情绪，大声阅读，散步，做手工，睡觉等。

4）病情稳定时的护理：试着与病人讨论幻觉在其生活上所带来的困扰，鼓励病人表达内心感受，帮助病人辨别病态的体验，区分现实与虚幻，增进现实感，并促使病人逐渐学会自我控制，对抗幻觉的发生。

（3）妄想状态的护理：妄想是精神分裂症病人最常见的症状之一。病人可在妄想内容的支配下发生自杀、伤人、毁物、外走等行为。由于病人对妄想的内容坚信不移，不能通过其亲身体验加以纠正，且妄想的范围有泛化的趋势。因此，对妄想状态病人的护理是精神科护理工作的重要内容之一。

1）接触技巧：护士要关怀、体谅、尊重病人，让病人感受到护士的亲切，病区的安全、温暖。对于妄想症状较为顽固的病人，尤其是刚入院者，因其妄想未动摇，护士在与其接触及交往过程中，应尽量不触及病人的妄想内容。若病人自行谈及妄想内容时，护士要仔细倾听，接受其真实感，不要急于纠正或与其争辩，防止病人加重妄想，增加对护士的敌意，妨碍良好护患关系的建立。对于有关系妄想的病人，在与病人交谈时，一定要注意用语和动作，更应注意不要在病人面前与其他人低声交谈，以免引起病人猜疑。

2）掌握妄想内容，对症处理：妄想的临床表现多种多样，在护理过程中应避免引导病人反复重复其妄想的体验,以免强化其病理联想,使症状更加顽固。对于不同妄想内容的病人,应根据症状特点,采取不同的护理措施。具有妄想的病人在做出决定时,往往很少经过疑问的过程,而是直接跳跃至结论,病人也容易将生活中的负性事件加以妄想性解释。护士要了解病人妄想产生的原因,让病人依据原因重要性排序,然后与病人共同讨论其他可能的解释方法。同时护士还要根据病人妄想的内容及涉及的范围,以及病人对妄想内容的反应,并根据病情合理安排病室。

3) 妄想动摇期的护理:随着治疗的进行,病人对妄想的病理信念逐渐淡漠或开始动摇,这时应抓住时机与病人进行治疗性沟通,启发病人进一步认识病态思维,帮助其分析病情,批判症状,讨论妄想对生活的不良影响,使其逐渐恢复自知力。

(4) 兴奋状态的护理:兴奋躁动多发生在不协调性精神运动性兴奋的病人身上,给病人自身及病房管理都带来了不利影响。如果病人出现兴奋冲动行为,应做好以下几方面的护理。

1) 全面评估,合理安置:了解、掌握病人兴奋状态的行为特点、规律和发生攻击行为的可能性,评估病人冲动行为发生的原因、诱发因素、持续时间等。掌握病人出现攻击的前驱症状,如:言语挑衅、拳头紧握、来回踱步、激动不安等,提前做好防范,合理安置病人。对于情绪波动较大、冲动行为明显的病人安置于重病室,确保病人周围环境物品安全。病室保持安静,减少周围的不良刺激,将病人与其他兴奋状态的病人分开安置,以免互相影响。

2) 有效控制:护理人员在与病人接触时应和颜悦色,尽量满足病人的合理需求。当面对兴奋躁动的病人时,护士首先要稳定自己情绪,不要被病人情绪感染,同时要给予耐心指导,言语要平静,生硬和粗暴的言语会加重病人的冲动行为。当精神症状导致病人对自己、他人或环境有伤害时,护理人员要沉着、冷静、机智、敏捷,有效地控制病人行为。一方面由病人信任的护理人员分散其注意力,另一方面从病人后面或侧面给予有效地控制,及时保护被攻击的目标,快速地将病人进行保护性约束,避免危险行为的发生,保证病人及他人的安全。病人的危险行为停止后,要加强对病人的心理护理,帮助病人正确认识自身疾病症状。指导病人学会正确表达自己的感情与想法,当激动、气愤难以自控时知道去寻求帮助。

(5) 木僵状态的护理:请参照本篇第二章相关内容。

5. 药物治疗的护理 药物治疗是治疗精神分裂症的主要方法,但药物在治疗精神症状的同时,又会出现各种不良反应,从而导致病人服药依从性差。病人药物依从性差是疾病复发的重要原因。因此,对于服用抗精神病药物的病人应加强护理,从而提高病人的服药依从性,减少复发。具体措施参照本篇第三章相关内容。

6. 预防及健康指导 精神分裂症的复发率很高,且复发次数愈多,疾病所造成的精神缺损也越严重,给病人、家庭、社会造成的负担也就越大。因此,精神分裂症病人的护理中,预防疾病复发是非常重要的。具体措施包括:①彻底治疗,特别是首次治疗要听从医生的意见,足疗程治疗;②坚持服药,是目前认为减少复发的最有效办法;③正确对待自己的疾病,罹患精神病之后,要有乐观主义精神,要树立战胜疾病的信心;④保持和谐的家庭关系和良好的家庭气氛,多和家人沟通,适当参加一些家务劳动;⑤注意复发的早期症状,如发现失眠、早醒、多梦等睡眠障碍,头痛、头晕、疲乏、心悸等,烦躁易怒、焦虑忧郁等情绪障碍时,及时到医院就诊,听从医生指导;⑥养成规律的生活和卫生习惯,戒除不良嗜好,多参加社交活动,提高社会适应能力。

【护理评价】

1. 病人有无意外事件和并发症的发生。

2. 病人是否学会控制情绪的方法,在住院期间有无意外发生。

3. 病人是否学会简单的疾病知识,配合护理工作。

4. 病人最基本的生理需求是否可以得到满足。

5. 病人是否学会促进睡眠的方法,做到可有效保证睡眠的正常需求。

6. 病人是否精神症状得到最大缓解,自知力的恢复情况。

7. 病人的基本生活情况(饮食、睡眠、卫生)是否可以得到恢复。

8. 病人是否了解所患疾病及所用药物的相关知识。

9. 病人的生活技能和社会交往技巧的恢复情况。

第二节 心境障碍病人的护理

心境障碍（mood disorder），又称情感性精神障碍，是以显著而持久的情感或心境改变为主要特征的一组疾病，一般指情感的高涨或低落，伴有相应的认知和行为改变，此病往往有复发倾向，间歇期精神状态基本正常。按照情感的相位特征，把心境障碍分为两大类：既有躁狂又有抑郁发作者称为双相情感障碍（躁郁症）；反复出现躁狂或抑郁发作而无相反相位者，称为单相情感障碍（躁狂症或抑郁症）。

据许多学者统计，在世界范围内，心境障碍的患病率为3‰～4‰，女性患病率高于男性，大约是3:2。我国1993年7个地区的流行病学调查，心境障碍的终生患病率为0.83‰，在按精神疾病终生患病率高低排序中位居第三。在单相抑郁症发生中，女性由于受生理、心理、社会等诸多因素的作用，患病率明显高于男性，男女比例约为2:1，而男性抑郁症的自杀死亡率却高于女性。

心境障碍可急性或亚急性起病，躁狂发病年龄一般比抑郁症早，女性又比男性早。第一次发病以16～25岁最多。本病具有周期性发作的特点，缓解期明显，可单相或双相交替发作，自然病程长短不一，发作期平均为七个月。

总体上心境障碍的预后要优于精神分裂症，部分病人有自发缓解的倾向，研究表明70%左右的病人病后能够保持良好的社会功能。约有15%～20%的病人处于慢性、轻性精神病状态，常伴有各种躯体主诉，如易激惹、疲乏、睡眠障碍、心情不佳，社会功能未能恢复到病前水平等。其余10%的病人则会丧失社会生活能力。发病年龄晚、家族史阳性、缺乏社会支持和人格长期适应不良等因素常常会使疾病的预后较差。

一、心境障碍的临床特点

（一）临床症状

1. 躁狂状态（mania）的临床症状 躁狂发作的表现是多种多样的，其中心境高涨、兴奋话多和易激惹是躁狂发作的核心症状。

（1）心境高涨：是一种强烈而持久的喜悦与兴奋。病人终日沉浸在欢乐的心境之中，持续地愉快，兴高采烈，眉飞色舞，喜笑颜开，洋洋自得，表情活跃而傲慢。愉悦心境表现生动鲜明，与内心体验和周围环境相协调，极富感染力，能够引起周围人的共鸣。好表现自己，喜打扮，以异常色彩鲜艳的服饰装扮自己。不拘小节，争强好胜，情绪不稳定，具有显著的易激惹性，稍有不遂则大发雷霆，指责、辱骂他人，语言粗俗而尖刻，甚至出现攻击行为。但转瞬即逝，病人很快转怒为喜。

（2）思维奔逸：思维联想过程丰富而迅速，新的概念接踵而至，内容丰富，语量多、语音高、语速快。病人表现为高谈阔论、滔滔不绝、口若悬河。自觉脑子特别灵，反应特别快，好像机器加了"润滑油"那样，"舌头能跟脑子赛跑"等，思维常常转换话题，不能贯彻到底。结论虽不荒谬，但往往肤浅不深刻，给人以信口开河的感觉。其认知功能具有不受约束和思潮加速的特征。

（3）思维内容障碍：在心境高涨的基础上，病人表现得非常自信，过高地评价自己，言语内容夸大，吹嘘自己才华出众、权威显贵，或腰缠万贯、神通广大。夸大妄想的内容常因时间、环境、病人的文化水平和经历而有很大不同。在夸大妄想的基础上，可派生关系妄想和被害妄想，但一般历时短暂、不系统。

（4）精神运动性兴奋：病人精力旺盛，不知疲倦。对人一见如故，主动接触打招呼，喜欢热闹场面，喜开玩笑，爱管闲事，挑别他人，好抱打不平。办事缺乏深思熟虑，有时挥霍无度，狂购乱买，随意馈送他人，不考虑以后的生活。整天忙忙碌碌，动作活动多而快，但往往虎头蛇尾，一事无成。病人虽终日多说多动，却毫无倦意，精力显得异常旺盛。好接触异性，举止轻浮。有75%躁狂病人可带有攻击性行为。

（5）躯体症状：病人因自我感觉良好，很少躯体症状和主诉。因为常常外跑，外表皮肤看来干燥、发红。因话多而口渴多饮，食欲旺盛容易饥饿，但由于动作、行为增多，忙碌不能安静，无暇用餐，病人的体重一般减轻。睡眠明显不足，需求减少，一天睡眠常不到三小时，常有的睡眠障碍为入睡困难和易醒。性欲亢进。自知力往往在发病初期即丧失。年老体弱的躁狂病人尤应注意，以免造成躯体疾患的疏忽。

（6）其他：部分躁狂急性发作时，可伴有一定的意识障碍，病人在此基础上伴有大量的幻觉、错觉、思维不连贯等症状，呈重度兴奋状态，表现为活动紊乱，并伴有冲动、攻击行为，临床上称之为谵妄性躁狂。

2. 抑郁状态(depression)的临床症状 抑郁发作的表现是多方面的,其中抑郁心境、兴趣或愉快感丧失是抑郁症的核心症状。

(1) 抑郁心境:是抑郁状态的特征症状。情感基调低沉、灰暗,心境不佳,苦恼,沮丧、忧伤,甚至悲观、绝望,丧失了既往生活的热情和乐趣,感到快感缺乏或愉快不起来。主诉生活没意思,整日忧心忡忡、郁郁寡欢、度日如年、痛苦煎熬、不能自拔。60%的病人在抑郁的背景上可出现焦虑、激越症状:表情紧张、局促不安、惶惶不可终日;或不停地踱步、掐手指、拧衣服、揪头发等。

(2) 自我评价过低:是抑郁心境的一种加工症状,病人过分贬低自己,总以批判的眼光、消极的否定态度看待自己,把自己说得一无是处,无用感、无价值感、罪恶感和羞耻感,强烈的内疚和自责,对前途感到暗淡无光,对自己的一生表示无助、绝望。随着症状加重,自责、内疚的观念逐渐具有妄想性质,即罪恶妄想,认为自己罪孽深重,应受到惩罚。也可出现贫穷、疑病妄想。

(3) 精神运动迟滞:整个精神活动呈显著、持久、普遍的抑制,表现思维迟缓,思路闭塞,联想抑制,思考问题吃力,言语少、声低简单,交谈困难。病人兴趣索然,闭门独居,疏远亲友,回避社交。常用"体验不出感情"、变得"麻木了"来描述自己的状况。主观感到精力不足,疲乏无力,完成日常小事都感到费力,丧失积极性和主动性。注意力困难,记忆力减退。行动缓慢,严重者基本生活也不能料理,不语、不动、不食,可达木僵程度。

(4) 自杀观念和行为:抑郁的自杀率比一般人群约高20倍,约有3/4的病人有此症状。自杀观念通常逐渐产生,随着症状加重,自杀念头日趋强烈。一方面由于在无助、绝望中挣扎,感到生不如死,以自杀寻求解脱。"我愿意摆脱一切","没有任何事情值得我活下去"。另一方面认为自己罪大恶极,通过自杀惩罚自己。病人采取的自杀行为往往计划周密,难以防范,因此是抑郁症最危险的症状,应提高警惕。偶尔病人会出现所谓"扩大性自杀",病人可在杀死数人后再自杀,导致极严重的后果。

(5) 昼夜节律:指病人晨重夕轻的变化,是抑郁症的典型症状。大约有50%的病人情绪低落呈现出此波动变化,即清晨破晓病人情绪最为低落,而黄昏时分低落情绪和症状则有所好转。此症状是"内源性抑郁症"的典型表现之一。有些心因性抑郁病人的症状则可能在下午或晚间加重,与之恰恰相反。

(6) 躯体症状:情绪反应总是伴有机体的某些变化,抑郁症病人常表现面容憔悴、目光呆滞,食欲减退,病人终日不思茶饭,无饥饿感,勉强进餐也是食之乏味。体重下降明显。病人普遍有躯体不适主诉,如头痛、心悸、胸闷、恶心、呕吐、口干、便秘、消化不良、胃肠胀气等,严重者可达疑病程度。早期可有性欲的降低。

睡眠障碍也是抑郁病人突出的躯体症状,80%的抑郁病人会出现此症状。早醒和夜间易醒最为突出,较平时早2～3小时,醒后即陷入苦闷的思考之中,悲观情绪随之加重。不典型抑郁症病人可以出现贪睡的情况。

(7) 其他:部分病人可出现强迫、恐怖、癔病、人格解体、现实解体等症状。因思维联想困难和记忆力减退影响病人的认知功能,可出现抑郁性假性痴呆。

(二) 治疗与预防

心境障碍的治疗主要包括躯体治疗(含药物治疗和其他躯体治疗方法,如电抽搐)和心理治疗两大类。将两种方法合并使用可以获得更好的效果。其治疗的目的在于控制急性发作和预防复发,降低心理社会性不良后果,并增强发作间歇期的心理社会功能。

1. 药物治疗 药物治疗不但可缓解痛苦,有效地防止自杀,同时也可明显地减少社会负担,恢复病人的工作生活能力。

(1) 抑郁障碍的药物治疗原则:抑郁症是高复发性疾病,目前倡导全程治疗。其全程治疗分为急性期治疗、恢复期治疗和维持期治疗3期。①急性期治疗:推荐6～8周。目标为控制症状,尽量达到临床痊愈。治疗抑郁症时,一般药物治疗2～4周开始起效。如果病人用药治疗4～6周无效,可改用同类其他药物或作用机制不同的药物。②恢复期治疗:治疗至少4～6个月,在此期间病人病情不稳,复发风险比较大,原则上应继续使用急性期治疗有效的药物,并且剂量不变。③维持期治疗:抑郁症为高复发性疾病,因此需要维持治疗以防止复发。WHO推荐用于仅发作1次、症状轻、间歇期长(≥5年)者,一般可不维持治疗。多数意见认为首次抑郁发作维持治疗为6～8个月;有2次以上的复发,特别是近5年有2次发作者应维持治疗,一般至少2～3年,多次复发者主张长期维持治疗。抗抑郁剂的选择主要是依据病人的临床特征、伴随症状、生理特点以及躯体情况、药物的临床特点和既往药物治疗的经验，同时还要考虑到药物的不良反应以及不良反应可能导致的潜在危险及其严重程度。常用的抗抑郁剂包括传统的三环类抗抑郁药、单胺氧化酶抑制药、选择性五羟色胺再摄取抑制药以及其他新型抗抑郁药等。

（2）抗躁狂药物的治疗：躁狂发作的药物治疗以心境稳定剂为主，必要时可合用抗精神病药或苯二氮䓬类药物。其用药遵循个体化用药、小剂量开始用药、剂量逐步递增及全程治疗等原则。①碳酸锂：碳酸锂是躁狂症的首选治疗药物，治疗效果达80%以上，并对躁狂有预防作用。碳酸锂起效时间为1周左右。其间，对于高度兴奋的病人，可以同时应用氯丙嗪或氟哌啶醇，当锂的作用变得明显时，可逐渐停用。如碳酸锂适当剂量治疗3～4周无效，考虑换用其他药物治疗；如症状一旦缓解，则逐渐减少剂量，使血锂浓度维持在0.8～1.0mmol/L，用药2～3个月。经常复发的病人需用维持量，血锂浓度维持在0.6～0.8mmol/L。锂的安全范围较窄，有效量接近中毒量，用药不当易于中毒，可导致死亡。因此，必须严格掌握适应证和禁忌证，及时调整剂量，严密临床观察，严格血锂浓度监测，特别是在大剂量治疗时。②氯丙嗪或氟哌啶醇：控制急性躁狂发作的兴奋症状效果较好，病情重者可选用注射用药的方法，使病人很快镇静下来。③抗惊厥药物卡马西平、丙戊酸钠为锂盐的重要辅助药：卡马西平对难治性躁狂和快速循环病人常有很好的疗效，但常伴有严重的毒副作用。丙戊酸钠使用较安全，且病人对其耐受性好于锂盐和卡马西平。

（3）双相情感障碍：临床上对于双相情感障碍病人常用的药物有情感稳定剂包括锂盐，以及抗癫痫药中的丙戊酸盐和卡马西平等。他们的共同特点是不仅对躁狂、抑郁发作有治疗和预防效果，也可以避免在治疗时诱发另外一种状态。双相情感障碍具有反复发作性，因此在躁狂或抑郁发作之后应采用维持治疗。

2. 电抽搐治疗（ECT） 对重症躁狂发作或对锂盐治疗无效的病人有一定疗效，可单独使用或合并药物治疗。对强烈自杀观念及使用药物治疗无效的抑郁症病人，电抽搐治疗可起到立竿见影的效果。电抽搐治疗后仍需要药物维持治疗。一般隔日一次，8～12次为一疗程。

3. 心理社会治疗

（1）心理干预：由于心境障碍的药物均需要连续服用2～4周，甚至更长时间方能出现显著的临床效果，而其不良反应的出现则可在服药后很快即可出现，因此，医护人员应将这种药理学特点向病人及家属加以解释，提高其依从性。此外，心理治疗能够帮助病人分析他们问题的来源，教会他们如何应付生活中各种诱发抑郁的事件，如学习压力大、失恋、家庭不和、事业失败等造成的暂时情绪低落、心情不愉快等现象。这些问题经心理医生治疗，可减少抑郁行为，促进其康复，减少复发。心理治疗也应贯穿于整个治疗过程，使病人消除不必要的顾虑和悲观情绪，改变病人的不良认知方式，缓解情感症状，尤其对轻、中度的抑郁病人效果好。对于有明显消极自杀观念和行为的病人，应提供及时有效的危机干预措施。

（2）家庭干预和家庭教育：家庭干预针对病人家庭中的主要成员，传授与疾病防治与康复有关的知识并训练应对技巧，使家庭能更好地帮助病人。其内容主要包括：①改善家庭氛围；②减少家庭环境中过分的不良应激；③减轻照料者的心理负担；④提供针对病人症状和疾病行为的应对策略和训练技巧；⑤提高维持治疗的依从性；⑥预防疾病的复发。家庭干预的方法一般可采取多个家庭参加的集体治疗方式或单个家庭的个别化治疗方式。集体干预以10～30个家庭中主要承担照料的亲属参加为宜，便于在接受知识教育中结合讨论，不同家庭间相互交流沟通，以利于减轻无助感和孤立感，可获得较大的干预效应。若某个家庭顾忌一些隐私或存在某种特殊情况时，则个别家庭治疗较为适合。个别家庭治疗时根据需要可有病人在场或不在场两种情况。病人不在场时可避免一些不同观点的矛盾冲突；如果干预涉及改善不当行为时应鼓励病人的参与。

4. 预防复发 心境障碍复发的频率因人而异，是否需长期服药以预防复发的观点目前尚有争议，但多数资料显示：双相发作的病人若每年都有发作，连续2年以上，应长期服用锂盐。锂盐具有双相治疗作用，可有效地预防躁狂或抑郁的复发。另外，家庭与社会的支持系统作用也非常重要，病人能够生活、工作在和谐、轻松、愉快的环境中，减轻心理负担，减少心理应激，对预防复发也具有重要的作用。

二、心境障碍病人的护理

【护理评估】

在评估心境障碍病人时,应系统地分析认识病人的整体健康状况,充分运用治疗性人际交往、会谈及观察的技巧,针对面临的困境与问题,从生理、精神状况及社会心理等多层面进行全面细致地分析。

【护理诊断/问题】

面对病人所表现出来的多种多样的护理问题,护士应重视确立护理诊断的优先次序,应将威胁病人生命安全、对病人影响较大的健康问题放在突出的位置,作为护理工作的重点。

1. 与躁狂状态有关的护理诊断

(1) 有对他人施行暴力行为的危险 与易激惹、好挑剔、过分要求受阻有关。

(2) 卫生/穿着/进食自理缺陷 与躁狂兴奋、无暇料理自我有关。

(3) 营养失调:低于机体需要量 与兴奋消耗过多、进食无规律有关。

(4) 睡眠型态紊乱:入睡困难、早醒 与精神运动性兴奋、精力旺盛有关。

(5) 有受外伤的危险 与易激惹、活动过多、好挑剔有关。

(6) 自我认同紊乱 与思维障碍(夸大妄想)的内容有关。

(7) 便秘 与生活起居无规律、饮水量不足有关。

2. 与抑郁状态有关的护理诊断

(1) 有自伤(自杀)的危险 与抑郁、自我评价低、悲观绝望等情绪有关。

(2) 卫生/穿着/进食自理缺陷 与精神运动迟滞、兴趣减低、无力照顾自己有关。

(3) 睡眠型态紊乱:早醒、入睡困难 与情绪低落、沮丧、绝望等因素有关。

(4) 营养失调:低于机体需要量 与抑郁导致食欲下降及自罪妄想内容有关。

(5) 自我认同紊乱 与抑郁情绪、自我评价过低、无价值感有关。

(6) 应对无效 与情绪抑郁、无助感、精力不足、疑病等因素有关。

(7) 焦虑 与无价值感、罪恶感、内疚、自责、疑病等因素有关。

(8) 便秘 与日常活动减少、胃肠蠕动减慢有关。

(9) 有受伤害的危险 与精神运动抑制、行为反应迟缓有关。

【护理目标】

1. 躁狂症的护理目标

(1) 通过护理,建立良好的护患关系,病人能接受治疗和护理。

(2) 在护理人员的帮助下,病人能控制自己的情感,不发生伤害他人或自伤的行为。

(3) 情绪高涨、思维奔逸等症状得到基本控制。

(4) 生活起居有规律,饮水充足,便秘缓解或消失,睡眠恢复正常。

(5) 病人过多的活动量减少,机体消耗与营养供给达到基本平衡。

(6) 在护理人员的协助下,病人生活自理能力显著改善。

2. 抑郁状态的护理目标

(1) 维持营养、水分、排泄、休息和睡眠等方面的生理功能。

(2) 病人在不服用药物情况下,每晚有6~8小时充足的睡眠。

(3) 病人学会采用适当方式排解抑郁,住院期间不发生自杀行为。

(4) 与病人建立良好的护患关系并协助其建立良好的人际关系。

(5) 病人在出院前能主动与其他病友或工作人员互动。

(6) 病人出院前能对自己有正确的评价,并能积极展望未来。

【护理措施】

现实生活中每一个人都是一个独立的生命个体,精神障碍的病人也无例外,即使医疗、护理诊断都一致,也会存在着一定的个体差异和特性,因此决定了制订护理计划、实施护理措施方面也应该具有独立的个体性。

1. 躁狂状态的护理 通过实施护理措施,使病人高亢的情绪和异常的行为得以改善,有效地保障病人及他人不受意外伤害,满足其基本生理需要,帮助其建立良好的适应社会、适应家庭及正常的工作、学习能力。

(1) 保证安全防意外:躁狂状态病人由于精神活动异常高涨、激越,常自控能力降低,稍不遂意即不能自制,易发生伤人、毁物等冲动暴力行为;病人也常因夸大的意念做出超乎自己能力的行为,造成自我伤害而致严重后果,因此安全护理非常重要。

1) 及时了解掌握病人发生暴力行为的原因,设法消除或减少引发暴力行为的因素,有效地防范暴力性事件在未发生前:护理人员应能够尽早发现和辨认潜在暴力行为病人的一些先兆表现,如情绪激动、挑剔、质问、无理要求增多、有意违背正常的秩序、出现辱骂性语言、动作多而快等,及早地采取相应的安全措施,应设法稳定病人的情绪。在疾病急性阶段尽可能地满足其大部分要求,对于不合理、无法满足的要求也应尽量避免采用简单、直率的方法直接拒绝,以避免激惹病人。可以根据当时的情景尝试采取婉转、暂缓、转移等方法,稳定和减缓病人的激越情绪。在与病人接触时,要尊重病人,言谈中不可流露出厌烦的表情和语言。而在实际工作中,与躁狂病人的交往是很困难的,既不能被病人的高涨情绪所感染,也不能被病人纠缠不休和攻击性言辞所激怒,无论遇到什么情况都要始终保持稳定的心态,不应企图说服、纠正病人的病态观念,更不可以同样的方式对待病人的激越行为和滔滔不绝的讲话,应努力避免一切激惹病人情绪的言行。

2) 合理安置病人的居住环境:情绪高昂的躁狂病人非常容易受到周围环境的影响,外界嘈杂的环境会加重病人的兴奋程度。因此应安置于安静、安全、舒适的休养环境中,室内空气应清新,墙壁、窗帘应选择淡雅色,避免鲜艳的色彩、噪声等不良环境因素的干扰。室内陈设力求简单、实用,一些唾手可得的危险物品应及时移开,以防被病人作为伤人的工具。若病人出现难以控制的暴力行为时,护理人员应保持沉着、镇静,切忌忙乱慌神或束手无策,应设法分散病人注意力,疏散周围其他病人,争取其他医务人员的支援配合,掌握最佳的时机,有组织地阻止病人的冲动行为。既要保证病人的安全,又要注意自我保护。详细内容见第三章第五节。

(2) 满足基本生理需求:躁狂状态的病人往往由于终日忙碌、活动过度而忽略了基本生理需求。①营养入量不够:护理人员必须为病人提供充足的食物和水,根据病人的具体情况,必要时安排单独进餐,可不受进餐时间的限制,食物的形式可多样,如提供可直接用手拿着吃的食物等。②衣着卫生及日常仪态护理:躁狂病人因受症状影响,对自己的行为缺乏判断,可能会出现一些不恰当的言行,如行为轻浮、喜好接近异性、乱穿衣服等。护理人员应鼓励病人自行完成一些有关个人卫生、衣着的活动,对其不恰当的言行给予适当的引导和限制。③睡眠障碍:安排好病人的活动,使病人能得到适当的休息和睡眠。④便秘:鼓励病人多饮水、多食蔬菜和水果等。详细内容可参考其他相关教材如《基础护理学》等。

(3) 症状护理:躁狂病人常常有用不完而又无法阻挡的精力和体力,且多表现为急躁不安、易激惹、爱管闲事、提意见,容易扰乱病房秩序,造成负性影响。护理人员应合理安排有意义的活动,引导病人把过盛的精力运用到正性的活动中去,以减少或避免其可能造成的破坏性行为。护理人员可根据病人病情及医院场地设施等,安排既需要体能又不需要竞争的活动项目,如健身器运动、跑步等。也可鼓励病人把自己的生活"画"或"写"出来,这类静态活动既减低了活动量,又可发泄内心感触。对于病人完成的每一项活动,护理人员应及时给予肯定,以增加病人的自尊,避免破坏事件的发生。对病人的爱挑剔,护理人员应态度友善,接受病人,鼓励病人合作,避免争论和公开批评。对于好表现自己、夸大自己能力的病人,护理人员不要讥笑和责备他们,而应以缓和、肯定的语言陈述现实状况,从而增加病人的现实感。对于有攻击性言行的病人,不要简单地指责病人,应耐心地协助病人了解此行为产生的后果,以及行为对别人所带来的影响。护理人员应充分运用治疗性沟通技巧,帮助病人改善人际交往中的缺陷,提高他们的社交能力,以期病人能够早日回归社会和家庭。

(4) 保证药物治疗的进行:对于一些病情反复发作的病人来讲,必须维持相当时间的持续用药。护理人员需帮助病人明确维持用药对于巩固疗效、减少复发的意义,并了解病人无法坚持服药的原因及困难,以便有针对性地帮助他们解决和克服。在应用药物治疗过程中,护理人员应注意密切观察病人用药的耐受性和不良反应,特别是对应用锂盐治疗的病人要更加关注,注意血锂浓度的监测。由于锂中毒目前尚没有特殊的解毒剂,多采用促进锂从体内排除的方法。因此若发现异常情况如恶心、呕吐,手的细小震颤等应果断采取措施,以确保病人的用药安全。

(5) 做好卫生宣教工作:有相当量的躁狂症

病人对所患疾病没有系统的了解,疾病知识的缺乏是疾病康复、巩固治疗、预防复发的不利因素。有些病人疾病好转出院后即不再坚持服药,因此,对病人及家属进行疾病的相关知识的宣教非常重要。应宣讲病人所患疾病的病因、临床特征、治疗手段、用药不良反应的观察、复发先兆症状的识别等方面的知识;宣讲保持健康稳定的情绪、合理的营养、充足的睡眠、良好的心境对疾病的作用,使病人真正获得对自己健康的主动权,并激发家属负起督促病人的责任。

2. 抑郁状态的护理　通过实施以下措施,使抑郁病人改善情绪低落、悲观厌世的心境,调整病人基本生理活动状况,保障病人的生命安全,帮助其建立起正性的人际交往、沟通能力。

（1）做好躯体症状的护理,维持正常生理活动:抑郁症病人不仅有丰富的精神症状表现,也同时表现有多种躯体症状,常被人称为"与躯体联系最紧密的一种疾病",因此应注意躯体症状的护理。

1）保证营养的供给:抑郁病人常有食欲不振、不思饮食,甚至受精神症状影响,自责自罪而拒绝进食。护理人员应根据病人的不同具体情况,制订出相应的护理对策,给予高热量、高蛋白、高维生素的饮食,保证病人的营养摄入。如对自罪自责而拒绝进食的病人可将饭菜扮杂,使病人误认为是他人的残汤剩饭而促使进食等。

2）改善睡眠状态:睡眠障碍是抑郁病人最常见症状之一,以早醒最多见。由于抑郁症有昼重晚轻的特点,早醒时恰为病人一天中抑郁情绪的程度最重时,很多病人的意外事件,如自杀、自伤等,就是在这种情况下发生的。因此,改善抑郁病人的睡眠状态是一项非常重要的工作。详细措施可参考相关书籍如《基础护理学》等。

3）协助做好日常生活护理工作:抑郁病人常诉疲乏、无力料理日常生活,甚至连最基本的起居、梳理都感吃力,护理人员应设法改善病人的消极状态,鼓励和支持病人建立生活的信心。最好是在耐心劝慰下,鼓励病人自行解决,同时给予积极性的言语鼓励,如"这样做很好……""你做得非常出色……""你进步了很多……"等,给病人以支持和信心。同时辅以信任、关切的表情与眼神,使病人逐步建立起生活的信心。对重度抑郁,生活完全不能自理的病人,护理人员应协助做好日常生活护理工作。

（2）加强安全护理,防范意外事件的发生:抑郁病人常因症状影响而出现悲观厌世、自责自罪,多数病人在抑郁发作的较长时间内潜在有自杀的危险性,严重危及病人的自身安全。因此,保证抑郁病人安全的需要是重要的护理工作内容之一。

1）及时辨认出抑郁症病人自杀意图的强度与可能性和可能采取的自伤、自杀方式,是有效地防止病人发生意外事件、保证病人安全的有效措施:护理人员应密切观察病人的病情变化,对病人的言语、行为、去向等情况应随时做到心中有数,尽可能多地与病人保持接触。若病人出现较为明显的情绪转变,言谈中表情欠自然;交代后事;书写遗书;反复叮嘱重要的问题,如重要纪念日、银行存款、账号、财产放置地点等情况时,均视为危险行为的先兆,提示我们应加倍防范。

2）妥善安置病人,做好危险物品的管理,是防止意外事件发生的重要措施:护理人员应谨慎地安排抑郁病人的居住环境,在疾病的急症期切忌让病人独居一室,房间陈设要尽可能简单、安全,对各种危险物品,如绳带、玻璃、刀剪等和各类药品,要妥善保管,以免被病人利用而发生意外。病人病情严重时,常没有精力实施自杀行为。当疾病有所好转时,由于精神运动抑制的改善在先,抑郁情绪尚无明显改善,可使病人的自杀意念付诸行动。另外,意外事件多发生于夜间、节假日、周末及工作人员忙碌的时候,对此护理人员必须给予高度的重视,加强防范意识。参加有兴趣的工娱活动和增加户外活动,有助于缓解病人的悲观情绪,但必须在护理人员的可视范围内进行。

（3）症状护理

1）进行有效的治疗性沟通,鼓励病人抒发内心体验:①在与抑郁病人交流沟通时,需要护理人员具有高度的耐心和同情心,理解病人痛苦的心境。在与病人交谈时,应保持一种稳定、温和与接受的态度,适当放慢语速,允许病人有足够反应和思考的时间,并耐心地倾听病人的述说,不可表现出不耐烦、冷漠,甚至嫌弃的表情和行为。与病人交谈中,应避免简单、生硬的语言或一副无所谓的表情,尽量不使用"你不要……""你不应该……"等直接训斥性语言,以免加重病人的自卑感。也不要过分地认同病人的悲观感受,如"看你的样子真是够痛苦的""我要换了你,也会一样痛苦"等话语,避免强化病人的抑郁情绪。

交流中应努力选择一些病人感兴趣的、较为关心的话题，鼓励引导他们回忆以往愉快的经历和体验，用讨论的方式抒发和激励他们对美好生活的向往。对于缺乏情感反应、孤独的抑郁病人要维持一种温和、人性的照顾，的确是一件很不容易的事，护理人员必须有足够的耐性，并始终坚信病人在我们的帮助下一定会有可能改变过来。②当抑郁症病人做出自杀选择时，反而会平静下来，在病人眼里，至少还有最后一条路可走。感到绝望的病人会想尽一切办法、采取一切手段、利用各种工具，寻找各种可能的机会采取自杀行为。此时单凭一些限制性的措施来阻止病人自杀行为，是较为被动的预防手段，难以奏效。医护人员应毫不回避地同病人谈论有关自杀的问题，谈论自杀对个人、家庭、他人的影响。相比之下，加强与病人的接触、沟通，打消或动摇、缓解病人死亡的意念，对于预防自杀具有十分积极的意义。③在与病人语言交流的同时，应重视非语言沟通的作用。护理人员可通过眼神、手势等表达和传递对病人的关心与支持。有时静静地陪伴、关切爱护的目光注视、轻轻地抚摸等非言语性沟通方式，往往能够使严重的抑郁症病人从中感到关心和支持，会对病人起到很好的安抚作用。

2) 改善病人的消极情绪，协助建立新的应对技巧：①抑郁症病人的思维方式总是呈现出一种"负性的定式"，对周围的一切事物，总是认为对自己不利，是自己的无能和无力造成的。对此护理人员应设法减少病人的负性思考，帮助病人认识这些想法是负性的、消极的。同时还应努力使病人多回忆自己的优点、长处、成就，描述病人最成功的、取得辉煌业绩的经历，以此增加病人的正性思维，尽可能地为病人创造正向的、积极的场合和机会，减少病人的负性体验，改善其消极的情绪。②护理人员在与抑郁病人交谈时，应积极地创造和利用一切个体和团体人际接触的机会，协助病人改善以往消极被动的交往方式，逐步建立起积极健康的人际交往能力，增加社会交往技巧。应改善病人处处需要他人关照和协助的心理，并通过教育学习、行为矫正训练的方式，改变病人旧有的消极观念，树立起全新的应对技巧，为病人今后重新走上社会，独立处理各种事物打下良好的基础。

(4) 保证用药安全及药物治疗的进行：在护理这类病人时要多考虑其自杀因素。一般对这种病人需要一日三次服药，每顿药都要认真看着病人服下去。比如：让病人张开嘴，看看是否藏在舌下，或是牙齿周围，看着病人确实服下了，再让病人坐一会儿，待药物充分在身体里发生作用之后，再让病人离开，因为有时有的病人服药后会马上到厕所或洗脸间将药吐掉，因此对这种病人服药时要认真细致地去观察，防止病人藏药或大量吞服药物造成不良后果。另外，严重抑郁症病人在治疗过程中随着病情的缓解，自杀的风险性也会增加，需要高度警惕，并仔细观察病人所表露出的一些自杀先兆。此外，在病人用药过程中，护理人员要注意观察药物副反应，在病人出现一些口干、便秘等副作用时，应做好解释工作。这些不良反应并不妨碍继续用药，多在2周内病人会逐渐适应，鼓励其多喝水，多食富含纤维素的食物，以缓解上述不良反应。若无特殊情况，决不可间断用药或随意减剂量。对于病情好转处于康复期的病人，护理人员应督促其维持用药，千万不可病刚好就停药，这会增加复发机会，停药与否应在医生指导下进行。

(5) 做好病人及家属的卫生宣教工作：抑郁症病人在疾病转归后，非常渴望获得疾病的相关知识，病人家属也希望了解如何照顾、帮助病人方面的知识。因此护理人员应耐心细致地做好病人和家属的卫生宣教工作。

1) 讲解抑郁症的相关疾病知识：从疾病的发生、发展、治疗、预后等多层面进行宣教，使用通俗易懂的言语，使病人、家属对疾病知识有比较全面的了解和认识。

2) 讲解维持量药物治疗的重要性和常见的不良反应：由于抗抑郁药副作用较大，且出现于药效前，常使病人不愿服药。因此要使病人了解坚持服药的必要性和掌握处理不良反应的方法。

3) 讲解疾病复发可能出现的先兆表现，如睡眠不佳、情绪不稳、烦躁、疲乏无力等，尽早识别复发症状，及时到医院就医。并嘱病人即使病情稳定，也要按时到门诊复查，在医生的监护、指导下服药，巩固疗效。不可擅自加药、减药或停药。

4) 锻炼培养健康的身心和乐观生活的积极态度，生活要有规律，积极参加社会娱乐活动，避免精神刺激，保持稳定的心境。

【护理评价】

护理评价虽然是护理程序的最后一个步骤，

但并非要到最后才做,而是始终贯穿于整个护理过程。对心境障碍病人的评价应从以下几个方面进行。

1. 症状消失情况　病人的异常情绪反应是否按预期目标得到改善,有无超出限定范围和时限的异常表现;护理措施实施过程中,病人是否发生过异常情绪状态下的冲动、伤人、自伤、自杀等意外行为。

2. 病人自知力状况如何,能否正确认识、了解疾病,掌握疾病的基本知识及处理疾病的方法,以及如何正确面对今后的生活和工作。

3. 一般情况　病人的基本生理需求是否得到满足:睡眠充足、营养状况良好、生活自理主动料理、生活有规律。

4. 病人在护理措施的干预下,旧有的人际交往、沟通能力是否得到良好的改善,对新的因应技巧接受能力如何。

5. 家属是否对疾病的简单知识及如何应对疾病有所了解,掌握一定的照顾病人的方法。

（杨　敏）

第十六篇

康复护理

　　康复护理是护理专业发展中的一个新领域,是康复医学不可分割的重要组成部分,在康复的全过程中起着极其重要的作用。本篇主要介绍康复、康复医学及康复护理的概念,康复护理工作内容、原则、目的和意义,评定康复护理与康复医学的关系,康复护理的目标等内容,同时用更多篇幅介绍长期卧床、身体残疾、脑损伤等病人及老年病人的康复护理知识与技术。

第六十集

野外生물

第一章

康复医学与康复护理

第一节 康复与康复医学

一、康 复

(一) 康复的概念

康复(rehabilitation)原意是"重新""恢复""恢复原来的良好状态"之意。在医学领域里,康复主要是指伤病后的身心功能、职业功能和社会能力的复原。针对疾病和损伤所造成的功能障碍,采取各种措施使之尽可能地恢复到正常或接近正常的功能,以减少病、伤、残者的身心和社会功能障碍。

20世纪90年代,世界卫生组织(World Health Organization,WHO)将康复定义为:"康复是指综合协调地应用各种措施,最大限度地恢复和发展病、伤、残者的身体、心理、社会、职业、娱乐、教育和周围环境相适应方面的潜能,减少病、伤、残者身体、心理、社会功能障碍,使其重返社会,提高生存质量。"

康复不仅指通过使用各种措施使病、伤、残者功能恢复至尽可能高的水平,而且也指对他们所处的环境作一些必要的改变,如个体的某些病理变化无法彻底消除或某些功能无法完全恢复,但经过康复后,仍可带着某些功能障碍进入最佳的生存状态。

(二) 康复领域的分类

康复以人的整体康复为宗旨,强调全面康复,一般分为四个工作领域,即医学康复、教育康复、职业康复、社会康复四大方面。

1. 医学康复(medical rehabilitation) 是指利用一切医学治疗的理论、方法和手段以及康复医学所特有的各种训练来促进病人功能康复。医学康复不等同于临床医学,两者的区别在于临床医学更多地关注救命治病,医学康复更多关注的是对那些救治过来的对象如何改善他们的功能,所以说医学康复是病、伤、残者全面康复的前提。

2. 教育康复(educational rehabilitation) 是指通过各种教育和培训来促进康复。是对残疾者的特殊教育。如弱智儿童的智力训练;聋哑儿童在聋哑人学校接受特殊教育;肢体残疾者能接受普通教育的应创造条件进入普通学校接受教育;有心理障碍者要给予心理帮助和教育等等。

3. 职业康复(vocational rehabilitation) 是指通过职业教育和职业能力的培训,恢复就业机会。对于残疾者帮助其进行职业康复,发挥残疾者的潜能,实现残疾者的尊严及人生价值。

4. 社会康复(social rehabilitation) 是指从社会的角度来保证医学康复、教育康复和职业康复的实施。为康复病人创造良好的条件,使其能充分适应家庭环境、工作环境与社会环境,主动参与社会生活,重返社会。如制定各种政策来保护残疾者的合法权益和生存权利。

(三) 康复服务对象

随着康复医学的发展,康复治疗的对象也十分广泛。主要是残疾人和有各种功能障碍以致影响正常生活、学习和工作的各种慢性病者、老年病者以及先天发育障碍者。主要包括以下四类人群:

1. 各类残疾者 包括各种先天性和后天性疾病、意外伤害、发育缺陷等各种原因所致的人体解剖结构、生理功能异常和丧失,如肢体残疾、语言残疾、听力残疾、视力残疾、精神残疾等各种残疾者,使得部分或全部失去正常方式从事个人或社会生活能力的人。

2. 急性伤病后及手术后的病人 这一类病

人早期的康复一般在医院住院期间进行。早期康复既能加速罹伤器官及全身功能的恢复、减少并发症，又能预防功能后遗症。恢复期和后遗症的康复主要是出院后在康复中心或社区及家庭中进行。

3. 各种慢性病病人　许多心血管、呼吸系统、代谢系统的慢性疾病，病程进展缓慢或反复发作，使相应的脏器与器官出现功能障碍，而功能障碍又可能加重原发病的病情，使疾病趋向进入恶性循环。康复医疗和康复护理有助于控制病情，帮助功能恢复，提高总体治疗效果。

4. 年老体弱者　老年人经历着逐渐衰老的过程，其机体的脏器与器官的功能逐渐衰退，伴随着老年退行性变疾病的增加，如表现耳目失聪、痴呆、慢性骨关节疾病等。而康复医疗和康复护理措施的有效介入，有可能预防、延缓甚至能暂时逆转某些生理性衰退的过程，减少并发症的发生，避免其功能的进一步损害，提高老年人的生存质量。

二、康复医学及其发展

（一）康复医学的概念

康复医学（rehabilitation medicine）是具有独立的基础理论、功能评定方法和治疗技能的医学科学。康复医学在服务对象、治疗手段上明显地不同于保健、预防和临床医学。如临床医学的任务是以器官和治疗方法来分科的，着眼于抢救生命、治愈伤病，恢复基本健康。但对于疾病所致的功能障碍和残疾的功能恢复则有一定的局限性。而康复医学的目的是恢复功能，帮助病人达到尽可能高的健康水平。康复医学和预防医学、临床医学、保健医学一起被认为是现代医学体系的四大支柱。康复医学是现代医学体系的重要组成部分。目前国际上通常所指的康复医学的概念是以达到全面康复为目的，应用康复医学和康复工程学的技术，研究功能障碍的预防、评定、治疗和训练等措施，促进病、伤、残者康复的一门医学科学。

（二）康复医学的内容

1. 康复医学基础理论　康复医学是一门应用性很强的医学科学。有其独特的康复医学基础理论，同时也与其他医学学科相互渗通、相互联系。包括人体解剖学、运动学、运动生理学、生物力学、神经生理学、医学心理学、医学工程学等。康复医学还涉及教育学、社会学、美学、职业培训以及临床各科基本知识。

2. 康复功能评定　康复评定指测试和评估康复对象机体功能损害的性质、范围、程度以及变化趋势，借以制订合理的康复治疗计划，评价康复的疗效以及康复治疗计划的可行性，估计机体功能的预后和转归，也是鉴定劳动能力和残疾分级的依据。康复功能评定是一项专业性很强的工作，一般至少应在治疗前、中、后各进行一次。

3. 康复医学治疗　对于恢复功能障碍，行之有效的康复治疗方法非常重要。综合应用多种康复治疗方法，有利于促使伤残后病人功能的恢复。康复治疗常用的方法有：物理疗法（光、电、磁、水疗等）、作业疗法、运动疗法、医疗体操、传统疗法（针灸、按摩、拔罐、气功等）、言语疗法、心理疗法、康复护理、药物饮食疗法、康复工程等。

（三）康复医学的基本原则和目标

1. 康复医学的基本原则　康复医学不仅关注病人的躯体病变，也关注病人的心理、社会等方面。康复医学的基本原则包括功能康复、全面康复和重返社会三项。

（1）功能康复：康复医学着眼于保存和恢复人体的功能活动，重视功能的检查和评估，采用多种方式的功能训练和康复技术措施。如躯体运动、言语交流、感知、日常生活、社会生活、职业活动等训练。

（2）全面康复：全面康复也就是整体的康复，是指病人在医疗、教育、职业和社会等领域中全面地得到康复。

（3）重返社会：身体残疾可使人暂时离开社会生活，康复的目的就是通过功能的改善和（或）环境条件的改变而使残疾者重新与社会结合，履行社会职责和实现自身价值，成为对社会有用的人。

2. 康复医学的目标

（1）预防性康复：预防性康复是指对一般无病或单纯病痛的病人最大可能地避免身体残疾。例如老年人有发生骨质疏松的倾向，为防止老人发生骨折，可对老人和老人家属进行日常生活活动以及安全环境的健康教育和指导，如加强地面的防滑措施、创造无障碍环境等。

（2）矫正和治疗：对于各种康复对象，应尽量避免残疾发生以及减轻残疾的质或量，一般在病情稳定后即开始各种康复治疗、康复护理。如脑卒中病人，尽早实施各种康复治疗和护理措施，可避免肌肉、关节、肌腱等因为不活动而引起功能性衰退或僵硬。

(3) 教育和再训练:适合病、伤、残者的各种特殊教育和功能训练。

(四) 康复医学的服务方式

根据所能提供的服务层次,主要有机构内康复(institution-based rehabilitation,IBR)和社区康复(community-based rehabilitation,CBR)两种服务方式。

1. 康复机构内的服务　指在具体的机构内开展的康复。主体为综合医院中的康复科室、康复门诊、专科康复门诊,另外还有康复医院、康复中心、康复研究所等。占需要康复服务人数的20%。康复机构内服务有较完善的康复设备和较强的专业技术力量。但也存在不足之处,如病人与社会脱离、费用较高等。

2. 社区康复服务　社区康复服务又称为社区基层服务,即依赖社区基层资源为本社区病、伤、残者就地服务,占需要康复服务人数的70%。优点是依靠社区资源(人力、物力、财力、技术)为本社区病、伤、残者开展就地康复服务,以全面康复为目标。不足之处是治疗技术受限、设备比较简单。所以社区康复一定要有固定的转诊(送)系统,使社区难以解决的困难问题得到解决。

(五) 康复医学的重要性

近几十年来,康复医学得到迅速发展并日益为社会所重视,其主要原因有:

1. 社会和病人的迫切要求　医学科学的进步,使各种传染病已基本得到控制,目前影响人类健康的主要是慢性疾病。有些疾病如心肌梗死、脑卒中、癌症和创伤等,除导致急性死亡外,很大部分可以生存较长时期,对于存活的病人,康复医学就起到巨大的作用。在脑卒中后存活的病人中,进行积极的康复治疗,可使90%的病人能重新步行和自理生活,使30%的病人能重新参与社会工作。康复医学使许多严重残疾的病人不但不致成为社会和家庭的负担,而且还能以不同的方式为社会继续作出贡献。

2. 经济发达的必然结果　经济发达和生活水平不断提高,人口的平均期望寿命的延长,老年人口比重增加。老年人中残疾者所占比例也相对增高,因此老年康复问题显得越来越突出,需求量越来越大;工业与交通日益发达,使工伤和车祸致残者比例增多;文体活动随着经济发展和生活水平的提高而蓬勃发展。纵观杂技、体操、跳水、赛车、拳击、摔跤等难度较高或危险性较大的文体活动,无论在训练或竞赛过程中,都有可能造成损伤和残疾,他们同样需求积极的康复治疗和护理,才有可能使他们重返岗位或残而不废。

3. 为应付重大自然灾害和战争的必要储备　目前人类还不能完全控制自然灾害和战争根源,水灾、地震和战争造成的大量伤残者,也迫切需要康复医学的治疗和护理。

第二节　康复护理

一、康复护理的概念

(一) 康复护理的定义

康复护理是指以提高病、伤、残者生存质量,最终回归社会为目标,紧密配合康复医师和康复治疗专业人员,针对病、伤、残者的功能障碍,在进行基础护理、心理护理的同时进行的功能康复护理。康复护理选用专业的康复护理技术,对病、伤、残者进行有效的功能训练,同时制订活动性的生活制度,预防因运动缺乏而引起的并发症,如压疮、肺炎、静脉血栓形成等。所以说,康复护理是整体护理的一个重要组成部分。

(二) 康复护理的基本内容和目标

1. 康复护理的基本内容　康复护理涉及的内容很广,主要有:

(1) 评价病人的基本情况:康复评价贯穿于康复的全过程。对病人的疾病性质、程度、功能失去及残存的情况,进行全面评价。有利于制订具有可行性和针对性的全面康复护理计划;对功能训练过程中的变化及功能恢复程度进行评价,以便向其他康复医疗人员提供信息,为下一步修正康复治疗和康复护理计划提供依据;康复结果评价和总结评价,以进一步确定康复护理治疗、训练等计划是否具有先进性与合理性,总结成功经验,发现不足之处。

(2) 康复护理技术的应用:康复护理人员应掌握综合康复治疗计划的各种有关技能和训练方法,有效地配合其他康复医疗人员对病人进行康复评定、功能的强化训练、用药指导和康复护理。指导康复病人及病人家属帮助病人进行康复训练、日常生活活动能力的训练。

(3) 预防并发症、继发性伤残的发生:对于各类病、伤、残者,在疾病稳定的情况下,都要注意早期康复措施的介入。特别是长期卧床或瘫痪的病人,要注意预防压疮的发生,预防呼吸系统、泌尿系统等的感染,防止发生肌肉萎缩、关节畸形等并发症。指导病人及家属自我安全保护的护理方法,杜绝或减少继发性伤残的发生。

(4) 调整康复对象的心理状态:在疾病和残疾发生的过程中,不同的年龄、性格、文化水平、健康信念、社会环境等,其心理反应也不同。积极进行心理指导和护理,帮助他们逐渐适应,正视疾病和残疾,以积极的态度,主动配合治疗和康复训练。

(5) 康复病人的营养护理:在康复治疗中,要判断造成营养缺乏的不同原因、类型、疾病情况,结合康复训练中的营养基本需求,补充营养。指导营养的合理搭配、合理的补充、合理的安排膳食时间非常重要。对进食障碍者,准确训练病人和指导家属使用各种进食器具、训练吞咽功能,是康复病人获取营养的保障。

2. 康复护理的目标

(1) 维护病人健侧部分的身体功能:鼓励病人使用健侧处理日常生活活动,避免肌肉萎缩、关节运动范围减少或有继发性残障形成,防止健侧也受伤。

(2) 协助病人复健其伤残部分:配合康复治疗的实施,帮助病人实施伤残部分功能的复健训练。如注意病人的姿势、位置,身体各关节运动范围的维持、体位变换、翻身、清洁及安全环境等等。

(3) 使家属了解病人的需要:指导病人家属了解康复治疗的目的,学会和掌握一般的康复训练方法和护理技能,以保证康复治疗的连续性。尤其皮肤清洁、饮食适当、辅助器具的正确使用以及对病人的心理支持都非常重要。

(4) 协助和促进病人完成独立自我照顾训练:伤残者的康复是一个漫长的过程,病人的自我照护十分必要。训练病人学会自我照顾和自我护理,而不是代替他们去做,增加病人的自信心,去除自卑感。

(三) 康复护理工作程序

1. 康复护理评估 是对病、伤、残者的功能状况、障碍程度和范围、病伤残疾的原因、心理状态、康复的潜力及家庭的支持度进行客观、定性或(和)定量的描述,为康复护理目标和护理计划提供依据,为判断康复治疗效果提供客观指标。对康复护理训练过程中病情变化和功能恢复情况,也要进行评估,以便随时调整康复护理计划或作出合理的解释。

2. 康复护理诊断 是对病、伤、残者现存的或潜在的康复问题以及康复过程中的问题的一种临床判断。康复护理诊断是通过功能检查和评估分析从中得出,由名称、定义、诊断依据、相关因素4部分组成。名称是对康复问题概括性的描述,常用的特定描述语有改变、受损、缺陷、无效等。如"自我照顾能力不足""保护能力改变""有孤独的危险"等。相关因素是影响和导致健康问题的直接原因、促发原因或危险因素。如病理生理、治疗、情境、年龄4种常见因素。康复护理诊断是护士制订康复护理计划、选择康复护理措施的基础。

3. 康复护理计划 是将护理诊断、目标、措施等各种信息按一定规格组合而成的护理文件,是制订康复护理措施、实施护理行动的指南。它依据护理诊断,按"问题"的轻、重、缓、急的排序原则,提出首优问题、中优问题、次优问题。护理计划应有个体差异性,还应具有动态发展性,随康复对象病情的变化、护理效果的优劣而进行调整和补充。

4. 康复护理实施 是执行康复护理计划、实现护理目标的过程。实施中要充分发挥病人及家属的积极性,主动与医护人员协调配合;教育病人及家属共同参与康复护理,以取得良好效果。实施护理措施后应做记录,便于了解和掌握病人的健康问题及进展情况,作为护理工作效果和质量检查的评价依据。

5. 康复护理评价 是对康复护理计划及实施的全面审核、总结过程。即对照原计划,衡量病人的康复状况、预定的护理目标、护士执行护理程序的效果、质量及各方面,对计划的满意程度作出评定。评价应贯穿于康复的全过程,包括组织管理、护理程序、护理效果的评价。通过评价有利于了解康复护理计划的成功与不足之处,为康复计划的制订和修改提供可靠的客观依据,有利于提高专业人员的理论与实践水平。

(四) 康复护理的原则

1. 护理和自我护理 根据全面护理、整体护理的原则,康复护理更侧重"自我护理"和"协同护理"。在病情允许的情况下,护理人员应引导、鼓励、帮助和训练他们,克服心理障碍,发挥身体残余功能和潜在功能,积极参与康复护理、康复功能训练,部分或全部地照顾自己生活。同时要鼓励家属和社会的积极参与,使病人较好地适应家庭、适应社会,争取全面康复。

2. 重视心理护理　康复病人因伤、病、残的影响,造成生活、工作、活动能力的障碍和丧失,容易产生悲观、急躁、气馁、绝望等心理障碍和某些异常行为。护理人员要富于同情心,有足够的耐心和信心,理解并尊重他们。针对不同的心理状况进行心理护理,帮助病人摆脱悲观情绪,正视疾病,建立起生活的信心,较好地接受各种康复功能训练和治疗,早日康复。

3. 协作是影响康复效果的关键　康复护理贯穿于康复功能训练的始终。康复护理人员应充分地与所有的相关人员紧密配合,经常性地与康复治疗小组的成员保持联系,严格执行康复治疗计划,共同实施对病人的康复指导;同时,争取病人及家属的主动参与和配合,加强各方面的协作,有利于取得较好的康复效果。

二、康复护理人员的角色和职业道德

(一) 康复护士的主要角色

康复护士的工作范围和职责决定了康复护士在康复护理中将扮演多种角色,主要角色有:

1. 观察者　在康复医疗体系中,护士与病人接触最多,对病人的心理状态、伤残程度、功能训练及恢复情况也了解最深。因此,观察能为康复评定、治疗计划的制订和修改提供可靠的依据。

2. 实施者　康复护理治疗计划的实施,许多是在护士的帮助、监督和具体指导下完成的。

3. 健康教育者　向病人、病人家属、照顾者提供各种教育指导服务。例如:如何进行清洁卫生、预防并发症和畸形的发生、日常生活活动训练以及帮助病人怎样克服心理障碍、正视疾病等。

4. 咨询者　向病人提供卫生保健、疾病预防咨询服务,解答各种疑问和难题。

5. 协调者　康复护士在统一完善康复过程中,与康复治疗小组、有关科室人员沟通情况、交流信息、协调工作起到重要的作用。

6. 管理者　康复治疗环境、生活环境、社会环境,对病人的康复都有重要作用。护士不但要管理好病房环境,还要调整好人际关系,为病人创造一个利于促进康复的良好环境。

(二) 康复护士的职业道德

1. 热爱康复护理专业,献身康复事业　康复护理是一项十分具体又有一定劳动强度的工作,不但专业知识具有广泛性,而且护理方法上要多样化。要求康复护士具备献身精神,能吃苦耐劳,能耐心、细致、艰苦、持久、不慕虚荣、扎扎实实地工作。

2. 有高度的社会责任感　康复护理与社会有着广泛而密切的联系。护理工作既要对伤、病、残者负责,又要对社会负责。帮助伤、病、残者早日回归家庭和社会,减轻病人及其家庭和社会的精神及经济负担,体现了护理工作者的高度社会责任感。

3. 维护伤、病、残者权益,全心全意地为病人服务　视康复对象为亲人、朋友,给予真诚的关心、同情和爱护。尊重他们的生命价值和人格价值,尊重他们享用医疗、护理和恢复健康的权利,全心全意地为病人服务。

三、康复护理的地位和作用

(一) 康复护理在临床医学中的地位和作用

康复医学与临床医学都是现代医学的重要组成部分,但侧重点却不同。临床医学着眼于抢救生命,应用医学的技术、方法和手段,治愈疾病,但对疾病所致的功能障碍以及残疾的功能恢复却有一定的局限性。而康复医学、康复护理却把重点放在疾病的功能障碍改善上,运用专门的康复技术,进行功能训练和治疗,最大限度地恢复其功能,重返社会。康复训练利用病人的潜在能力、残余功能以及矫形器、生活辅助用具的应用,使病人达到最有利的状态。医疗实践证明,从临床早期就引入康复治疗、训练和康复护理措施,后遗症减少,治疗时间缩短,治疗效果更好。因此,把康复护理列入临床常规护理内容之一,有利于病人身心功能障碍的早日康复。

(二) 康复护理在临床护理学中的地位和作用

随着医学模式的转变,康复护理在整个护理学体系中占有十分重要的位置。在康复医学创立的早期,康复医学被认为是临床医学的延续,称为后续医学。20世纪80年代以来,随着康复医学的发展,世界各国专家指出康复医学与临床医学是相辅相成、相互结合和相互渗通的。所以康复护理也不是临床护理的后续,而与临床护理处于并列地位。康复护理非常重视人的整体,以提高人的整体功能及生活质量为目标,是整体护理中不可缺少的重要组成部分。它不仅重视人的躯体护理,也关心人的心理、社会、经济等多方面因素,采用专门的康复护理技术进行综合服务,从始至终均起着重要的作用。实践证明,康复护理技术应用得越早,对病人功能恢复的效果越好,病情缩短,经济和精力耗费也少。

四、康复护理在卫生保健事业发展中的实际意义

(一) 康复护理的概念已渗入临床各科护理

随着卫生事业的改革,"成本"和"效益"已引起人们的关注和重视,都希望以最少的花费,取得最好的治疗效果。在临床护理工作中,病人及家属常向医护人员咨询许多有关疾病的预后和康复问题。而在临床护理过程中,为提高病人的治愈率,减少并发症,常以康复护理的概念指导整体护理的进行。由此可见,康复护理不仅仅是康复专科护理的工作,也是临床护理的工作。康复护理的实践,已使我们越来越清楚地认识到临床护理中早期介入康复护理知识和技能,是治疗疾病、预防并发症和继发症的重要措施。这不仅仅对病人个人,对病人家庭、社会均有积极重要的意义。

(二) 康复护理与社区护理

社区护理是基层护理人员立足于社区,以社区居民的健康为中心,社区人群为服务对象,促进和维护社区内个人、家庭及群体的健康为主要目标,为他们提供医疗、保健、预防、健康教育、计划生育、康复与护理等融为一体的持续性、综合性、协调性的卫生保健服务。康复护理是社区护理的重要内容之一,因为绝大多数康复对象的后期康复都是在家庭和社区中进行。针对众多的康复对象,仅靠专门的康复治疗机构也是不可能的。康复对象在所在的社区环境中,依靠和利用社区条件,动员社区的人力、物力资源,发挥中国传统康复医学和康复护理的优势,同时调动康复对象本身的潜能以及自助、互助的机制,重新建立因身体功能障碍或残疾后的生活,达到或尽可能达到生活的自立性,发挥社会作用。由此可见,社区是一个很重要的康复实施场所。我国是发展中国家,人口基数庞大,残疾人康复需求量大。但财力有限,康复机构缺乏,因此,开展社区的康复护理对促进康复护理事业的发展具有重要的现实意义。

随着社会的发展和医学科学的进步,人们的生存质量要求越来越高,健康的需求变得更为迫切。"无病就是健康"的旧健康观已经结束,"身体健康、心理健康、社会适应良好和道德健康"的健康新观念已逐渐建立,康复医学和康复护理在促进健康和预防保健中有一定积极作用,它的重要地位和发展前景越来越受到社会的重视。

(廖淑梅　何国平)

第二章

康复护理评定

第一节 康复护理评定概述

一、康复护理评定的概念

世界卫生组织(WHO)将康复对象功能障碍分为功能形态障碍、能力障碍和社会因素障碍。功能形态障碍评定包括关节活动度、肌张力、肌力、身体形态测量、平衡功能、协调功能、认知功能评定等;能力障碍评定包括作业活动能力、独立生活能力评定等;社会因素障碍评定包括自然环境、人文环境和职业环境评定。

康复护理评定是康复评定的重要组成部分。康复评定是收集病人功能障碍资料,与正常标准进行比较和分析,对病人功能状态和潜在能力的判断过程。康复护理评定是收集康复护理对象的功能形态、能力和社会环境等资料,并与正常标准进行比较和分析,确定康复护理问题,为制订康复护理措施提供参考依据。

康复护理评定一般分初期评定、中期评定和末期评定。初期评定是首次对病人进行评定。目的是确定病人形态、功能和社会障碍的原因、程度及影响因素,确定康复护理诊断、目标和康复护理计划;中期评定是经过一段时间的康复护理后所进行的评定。目的是对前一段康复治疗和康复护理进行总结和评价,判断病人功能形态、能力和社会障碍的改善程度,根据评定结果修正康复护理计划,中期评定可进行多次;末期评定是对病人结束时进行的评定。目的是评价康复治疗和康复护理的效果,对病人残留的康复问题提出建议。

二、康复护理评定的目的

1. 确定康复对象存在的康复护理问题,制订康复护理目标。根据康复护理程序,评定收集康复对象的有关资料,并分析和确定其功能障碍的原因、部位、性质和程度,以及对个人生活和社会生活的影响,确定康复护理诊断。

2. 为制订和修订康复护理措施提供依据,并评定康复治疗和护理后的效果。根据康复护理诊断制订康复护理措施。经过一段时间的康复护理后,对病人的功能障碍等再次进行评定,以评价康复护理效果,再根据评定结果进一步修订康复护理方案。

3. 比较康复护理方案的优劣,选择实施投资少而收益大的康复护理计划,使康复护理取得最佳的社会效益。

4. 进行预后评定,为残疾等级的划分提供依据。

三、康复护理评定的内容

康复护理对象的评定内容很广泛,因个体功能障碍情况不同而有所不同。主要有:

1. 一般情况 包括年龄、性别、文化程度、经济收入、支持系统、宗教信仰等。

2. 病史 主要包括主诉、现病史、既往史、功能史、个人特征、社交史和职业史等。

3. 体格检查、形态和功能评定 其主要目的是界定伤病导致的损伤、残疾和残障,以及病人现有的残存能力。

4. 神经、心理功能评定 包括意识状态、感觉、情绪、记忆、认知能力、反射、疼痛等的评定。

5. 日常生活活动能力和生活质量评定 包括如厕、修饰、吃饭、转移、穿衣、活动等以及康复对象对生活满意度的评定。

6. 环境评定 包括居住环境、工作环境、社区环境的评定。

四、康复护理评定的注意事项

1. 根据疾病、功能、能力和康复护理诊断的不同,选择正确的、恰当的评定方法和评定内容。

2. 对于神志清晰的康复对象,在康复护理评定前应给予适当的指导,以取得病人的配合。

3. 首次评定时,应对康复对象进行生理、心理和社会等全面的评定。

4. 尽量选择信度、效度和灵敏度高的评定根据,以及国际通用的标准化的评定方法。

第二节 运动功能评定

对外伤、关节炎、脑卒中、截肢等疾病所致的运动功能障碍,进行肌力关节活动度、平衡与协调等功能评定,以利于指导康复治疗和护理的计划与措施。

一、肌力评定

(一)肌力评定概念与方法

肌力评定是康复护理评定的一项重要内容,肌力评定是通过手法或器械来评定相关肌肉或者肌群收缩力量的大小,协助诊断引起肌肉力量改变的原因,指导康复治疗、护理和评价疗效的方法。

肌力评定方法有徒手肌力评定(MMT)、简单器械仪器检查、等速运动测试仪检查。徒手肌力评定使受试肌肉在一定的姿位下做标准的测试动作,观察病人完成动作的能力,或由测试者用手施加阻力和助力。按肌力分级标准评定肌力的级别。在肌力超过3级时,为进一步做较细致的定量评定,需要专门器械做肌力测试。根据肌肉的不同收缩方式有不同的测试方式,包括等长肌力评定、等张肌力评定和等速肌力评定。

(二)徒手肌力评定的优点和分级标准

MMT于1916年由Lovett提出,之后其对具体操作及记录方法作了多次修改。MMT的优点:不需特殊检查器械;不受检查场地的限制,随时随地可用;应用面广,可用于完全瘫痪至正常肌肉的测试。但徒手肌力检查也有其局限性,如它只能表明肌力的大小,不能表明肌肉收缩耐力和协调性;测试者主观评价的误差较难排除;不适用于上运动神经元损伤(脑卒中和脑瘫)引起痉挛的病人。

MMT的评价标准见表16-2-1。

(三)肌力检查的禁忌证

1. 绝对禁忌证 骨折错位或未愈合,骨关节不稳定、脱位。术后尤其是肌肉骨骼结构的术后,关节及周围软组织急性损伤、剧烈疼痛。

2. 相对禁忌证 疼痛、关节活动受限,严重骨质疏松,骨化性肌炎。

表16-2-1 MMT分级标准

级别	名称	标准	相当正常肌力的%
0	零(Zero,O)	无可测知的肌肉收缩	0
1	微缩(Trace,T)	有轻微收缩,但不能引起关节活动	10
2	差(Poor,P)	在减重状态下能做关节全范围运动	25
3	尚可(Fair,F)	能抗重力做关节全范围运动,但不能抗阻力	50
4	良好(GoOD,G)	能抗重力、抗一定阻力运动	75
5	正常(Normal,N)	能抗重力、抗充分阻力运动	100

二、关节活动度测定

(一) 关节活动度的概念和评定工具

关节活动度(ROM)是指关节运动时可达到的最大弧度。关节活动有主动与被动之分,主动的关节活动度是指作用于关节的肌肉随意收缩使关节运动时所达到的运动弧;被动的关节活动范围是指由外力使关节运动时所达到的运动弧。

常用的关节活动度测量工具有量角器、方盘量角、直尺等。临床上常用的是半圆规量角器,由两直臂连接一个半圆规制成,一臂有刻度,另一臂有指针,连接于轴心。根据测量的关节,如很大的关节和很小的关节时,选用臂长不同的量角器。

(二) 关节活动度的评定方法

进行关节活动度测量时,所有关节都以解剖学的肢位为0°肢位。在标准的测量姿势体位下,把量角器的中心点放置在代表关节旋转中心的骨性标志点,将量角器的两臂分别放到两端肢体的长轴,使关节绕一个轴心向另一个方向运动达到最大限度,然后在圆规上读出关节所处的角度。评定者记录 ROM 应以表格的形式清楚、准确地表达。

(三) 关节活动度评定的注意事项

1. 取正确的姿势体位,避免有邻近关节的替代动作。
2. 测量四肢关节 ROM 时,宜做左右相互比较。
3. 固定好固定臂,避免测试中移动。
4. 不宜在关节剧烈活动或锻炼之后进行评定。
5. 注意避免把关节僵硬误认为是关节 ROM 的完全丧失。

三、步 态 分 析

(一) 步态分析的概念和步行基本组成

步态分析是康复医学中对人体步行功能进行客观、定量的评定。步态是躯干与肢体共同参与的有节律的活动,也是人体运动功能的综合表现之一。合理的步幅、步宽、步速、步频;身体重心及时的转换;躯干、骨盆的有效控制以及双下肢肌肉、关节有效、协调的运动;构成了人体正常的步态。

步态的基本组成:时空参数、步行周期和身体各部位活动。如时空参数又包括步幅、步频、步行速度;步行周期是指行走时从一侧足跟着地到同足跟再次着地所经过的时间,根据下肢步行时的位置分为支撑期(相)和摆动期(相);身体各部位活动是指行走时下肢关节运动与肌肉之间以及上肢、脊柱和骨盆等全身各组织在做的关联活动。

(二) 步态定性分析

步态分析分为定性分析和定量分析。步态定性分析是通过观察步态和身体各部位活动,识别步行周期、时相和分期特点。在步态定性分析前做病史回顾,既往病史对判断状态异常有重要参考价值。如手术、损伤、神经病变等,然后进行体格检查。体格检查是研究步态的基础,要注意对步态、全身姿势的观察(目测),包括动态和静态姿势;观察应包括前面、侧面和后面,注意对称比较以及疼痛对步态的影响;自如程度;步幅、步宽;躯干的异常发僵等。

近年来,步态分析方法增多,有步态同步摄像分析、三维数字化分析、测力平台、足测力板的检测等,可以获得更加准确、可靠的步态资料。

(三) 常见的异常步态

1. 中枢神经系统损害病理步态

(1) 慌张步态:又称前冲步态。表现为起步困难,躯干前倾,髋膝关节轻度屈曲,拖步、步长缩短,有阵发性加速,不能随意骤停或转向。

(2) 共济失调步态:又称醉汉步态。不能走直线,双上肢外展、躯干左右摇摆,状如醉汉。见于小脑疾病。

(3) 剪刀步态:髋内收肌痉挛,双膝内侧靠近、足尖着地呈交叉步。见于脑性瘫痪。

(4) 划圈步态:见于偏瘫病人。患侧下肢伸肌张力增高,摆动期患侧骨盆上提、髋关节外展、外旋,使患腿经外侧划一个半圆弧向前迈。

2. 疼痛步态 一侧下肢负重引起疼痛时,常引起的防痛步态。表现步长缩短,健侧摆动加快,出现短促步。

3. 躯干疾患的病理步态

(1) 肩胛带障碍步态:见于肩关节、肩锁关节、胸锁关节损伤或炎症等。主要是因肩胛带运动减少,骨盆旋转障碍所致。

(2) 脊柱强直步态:脊柱结核或其他脊柱疾

患时,为避免行走时脊柱振动引起疼痛,常迈小步行走。步态对称,背部板硬。

4. 下肢疾患的病理步态

（1）短腿步态:一侧下肢短缩 3cm 以上者。为弥补患腿的短缩,多采用短腿的足尖行走,健侧膝关节屈曲步行来代偿。

（2）关节功能障碍步态:任何一个关节活动范围减小达一定程度,都会导致关节功能的异常步态,如髋关节伸展位、屈曲位强直步态;膝关节强直步态,膝外翻、膝内翻步态等;下垂足步态、内翻足步态等。

四、平衡与协调功能评定

人体进行正常活动需要有良好的姿势控制,即保持身体平衡的能力。身体活动的平稳、准确、协调,必须有良好的协调功能。平衡和协调相互联系,互相影响,共同维持人体的正常活动。

（一）平衡功能评定

平衡是指身体所处的一种姿态在运动或受到外力作用时,能自动调整维持所需姿势的过程。平衡反应是指身体姿势改变时,机体恢复原有平衡或新建平衡的过程。

平衡功能评定方法包括主观评定和客观评定。

1. 主观评定

（1）观察法:观察被评定对象在静止状态下能否保持平衡。例如坐位睁、闭眼,站立睁、闭眼。观察活动状态下保持平衡的能力。

（2）量表法:通过对一些项目的评分、量化,来了解病人的平衡功能。优点是不需要专门的设备,评分简单,应用方便。信度和效度较好的量表主要有 Berg 量表、Tinnetti 量表等。

2. 客观评定 主要用平衡测试仪评定,是近年来发展起来的定量评定平衡能力的一种测试方法。通过系统控制和分离各种感觉信息的输入来评定躯体感觉、视觉、前庭系统对于平衡及姿势控制的作用与影响,其结果以数据及图的形式显示。

（二）协调功能评定

协调是指人体产生准确、有控制的运动能力。协调功能评定主要是观察被测试对象在完成指定的动作中有无异常,判断有无协调障碍,是一侧性还是双侧性。如果动作异常即为共济失调。常用的检查方法:

1. 指指试验 检查者通过改变示指的位置,让被测试者跟着变化,来评定被测试者对方向、距离改变的应变能力。

2. 对指试验 被测试者以拇指依次与其他四指相对,速度可以由慢渐快,重复测试。

3. 指鼻试验 被测试者用自己的一侧的示指接触自己的鼻尖,反复数次。

4. 轮替动作试验 被测试者双手张开,一手向上,一手向下,交替转动;或双手握拳、伸开,可同时进行或交替进行(一手握拳,一手伸开),速度可以逐渐增加。

5. 拍地试验 被测试者足跟触地、脚尖抬起做拍地动作,可以双脚同时或分别做。

第三节 日常生活活动能力评定

日常生活活动的概念、内容与常用的评定方法

（一）日常生活活动的概念、内容

日常生活活动(ADL)是指人类为了独立生活而每天必须反复进行的、最基本的、具有共同性的活动,包括基础性日常生活活动和工具性日常生活活动。ADL 评定是通过科学的方法全面、准确地了解病人日常生活活动的能力以及活动方法,了解功能障碍对日常活动的影响。主要内容有:

1. 生活自理能力 进食、更衣、修饰、个人清洁卫生、卫生洁具的使用能力等;

2. 运动能力 床上运动、床边活动、体位转移、平地行走、上下楼梯运动、借助设备行走、外出活动能力等;

3. 家务劳动能力 室内清洁卫生、厨房的简单工作、家用电器使用能力等;

4. 交流能力 与人交谈、打电话、阅读、书写能力等。

（二）常用的 ADL 评定方法(Barthel 指数评定法)

Barthel 指数评定方法是目前应用最广、研究最多的一种 ADL 评定方法,其方法简单,可信度和灵敏度高,不仅用来评定病人治疗前后的功能状况,也可用来预测治疗效果、住院时间和预后。

Barthel 指数评定包括进食、洗澡、修饰、穿衣、大便控制、小便控制、使用厕所、床与轮椅转移、平地行走、上下楼梯 10 项内容（表 16-2-2）。

表 16-2-2 改良 Barthel 指数评定表

项目	评分标准
大便	0 = 失禁或昏迷；5 = 偶尔失禁（每周<1 次）；10 = 能控制
小便	0 = 需由他人导尿；5 = 偶尔失禁（每 24 小时<1 次，每周>1 次）；10 = 能控制
修饰	0 = 需帮助；5 = 独立洗脸、梳头、刷牙、剃头；10 = 自理
用厕	0 = 依赖别人；5 = 需部分帮助；10 = 自理
吃饭	0 = 依赖别人；5 = 需部分帮助（夹饭、盛饭、切面包）；10 = 全面自理
转移（床↔椅）	0 = 完全依赖，不能坐；5 = 需 2 人帮助，能坐；10 = 需 1 人帮助；15 = 自理
活动	0 = 不能动；5 = 在轮椅上独立行动；10 = 需 1 人帮助步行；15 = 独立步行
穿衣	0 = 依赖；5 = 需一半帮助；10 = 自理
上楼梯（上下一段楼梯，用手杖也算独立）	0 = 不能；5 = 需帮助（体力或语言指导）；10 = 自理
洗澡	0 = 依赖；5 = 自理

Barthel 指数总分为 0～100 分，0 分表示 ADL 完全依赖，100 分表示 ADL 正常。20 分者以下为极重度功能障碍，生活完全依赖；40 分以下者为 ADL 重度功能障碍，多数生活活动需要帮助完成；41～60 分者为中度功能障碍，生活需要协助；61 分以上者为功能轻度障碍，生活基本自理。

第四节 心理功能评定

一、心理功能评定及评定的意义

心理功能评定是康复医学护理中一项重要的项目，将医学心理学理论与技术运用于康复医学护理中的各种心理问题的研究。心理功能评定应用于康复医学和护理的各个时期。

心理功能评定有利于了解病人的心理状态，及时识别刺激因素和行为强化因素；对于头部损伤的病人，可了解伤残所引起的智力、认识和情绪的精确变化；利于判断和预测病人康复的潜力及预后，为制订康复计划提供依据和及时安排、调整康复治疗护理方案，争取最佳康复效果。

二、心理评定方法

常用的心理测验方法有心理沟通、智力测验、心理测验、情绪测验等。

（一）心理沟通法

又称诊断性沟通法，是一种非常重要的诊断和治疗手段。由于人们心理活动的复杂性和社会掩饰性，有时单靠心理测试很难完全测出病人内心深处的心理状态。利用心理沟通法可以获得重要信息，不仅了解了病人的心理状态、人格特点、症结所在，还可以达到心理治疗和心理护理的目的。

（二）智力测验

智力也称智能，是人们认识客观事物方面的各种能力，是观察力、注意力、记忆力、思维能力和社会环境适应能力等的综合表现。其核心成分是抽象思维能力和创造性解决问题能力。智力测验是康复医学评定常用的测验方法。根据测验结果指导病人进行康复训练，以及指导学习困难儿童的训练。

常用的方法有智力等级评定、韦氏智力测验、斯坦福-比奈量表。

智商的理论分等（表 16-2-3）。

表 16-2-3 智商的理论分等

智商	分等	百分数
130 以上	极超常	2.2
120～129	超常	6.7
110～119	高于平常	16.1
90～109	平常	50.0
80～89	低于平常	16.1
78～79	边界	6.7
69 以下	智力缺损	2.2

评估智力的发展程度,现用智商表示。智商即智力商数。智商可以用下列公式求出:

$$智商 = \frac{心理年龄}{实足年龄} \times 100\%$$

韦克斯勒(简称韦氏)智力测验量表已成为世界上最受欢迎的通用的智力量表。到目前为止,韦氏智力量表占据着世界智力量表的鳌头。我国修订的韦氏成人智力量表分为11个分测验(表16-2-4),根据其测验能力分为两大部分。第一部分为言语测验,根据这一量表结果计算出来的智商称为言语智商。另一部分为操作测验,这一量表计算出来的智商称为操作智商。两个量表最后得出全智商,即总智商。

表 16-2-4 修订韦氏成人智力量表

	分测验名称	智力判断
言语测验	1. 知识测验	常识的广度、长时记忆
	2. 领悟测验	社会适应度、判断能力
	3. 算术测验	数的概念、注意力等
	4. 相似性测验	抽象和概括能力
	5. 数字广度测验	瞬时记忆、注意力
	6. 词汇测验	词汇的理解力、表达力
操作测验	7. 数字符号测验	学习的联想能力,视运动能力
	8. 图画填充测验	视觉的记忆、认知能力
	9. 木块图案测验	空间关系、视觉结构分析
	10. 图片排列测验	逻辑联想、思维的灵活性
	11. 图形拼凑测验	部分与整体关系的能力

一个分测验基本代表一种智力功能。从测验中看出被试者的强点和弱点,便于对智力特点的分析。

(三) 情绪测验

情绪是人对客观外界事物的体验。疾病和残疾等可使病人出现高度紧张的情绪和状态。最常见的是焦虑和抑郁,并伴随一些生理反应。这些情绪变化可通过量表进行评定。

常用来评定焦虑的量表有焦虑自评量表。所得各项分数相加后再乘以1.25,取整数部分为标准分,正常标准分为33分;常用来评定抑郁的量表有抑郁自评量表和抑郁自评问卷,量表和问卷能反映抑郁状态的症状和严重程度、发现抑郁症病人、评价康复治疗和护理效果。

第五节 营养和压疮的评定

一、压疮与压疮的发生原因

压疮(pressure sore)也称褥疮(bed sore),是由于局部组织长期受压,发生持续缺血、缺氧、营养不良而致组织溃烂坏死。发生压疮的原因有外在因素和内在因素。外在因素包括压力、剪切力和摩擦力。内在因素包括年龄、运动功能障碍、感觉障碍、大小便失禁、营养不良、消瘦虚弱等。

压疮的好发部位最常见的是皮肤和脂肪少而薄的骨隆突处,如枕骨、肩胛骨、肘关节、尾骶部、足跟等,不同的卧位有不同的受力点。压疮一旦形成,会给病人带来痛苦,使病情加重,康复的时间延长,严重时可因继发感染引起败血症而危及生命。

二、压疮护理评定

(一) 危险因素评定

压疮危险因素的评定可根据Braden评分法来进行评定。Braden评分法是一种简便、易行的危险评分法,目前被全世界广泛使用(表16-2-5)。分数越低,危险性越大,当病人的评分≤16时,容易发生压疮。

(二) 好发部位的皮肤状态检查

检查包括观察皮肤的颜色、有无水肿、有无溃烂等。不同卧位好发部位不同,如仰卧位受压点主要有枕骨粗隆、肩胛部、肘、脊椎体隆突处、骶尾部、足跟；侧卧位受压点主要是耳、肩峰、肘部、髋部、膝关节的内外侧、内外踝；俯卧位受压点是耳、颊部、肩部、乳房、男性生殖器、髂嵴、膝部、脚趾；坐位受压点是坐骨结节。

表 16-2-5　压疮危险因素 Braden 评分法

评分内容	1 分	2 分	3 分	4 分
感受压迫等不适能力	完全丧失	严重丧失	轻度丧失	不受损坏
皮肤暴露于潮湿程度	持久暴露	经常发生	偶尔发生	很少发生
活动度	卧床不起	限于椅上	偶尔步行	经常发生
改变和控制体位能力	完全不能	严重限制	轻度限制	不受限
营养	恶劣	不足	适当	良好
摩擦力和剪切力	有潜在危险	无		

（三）压疮等级评定

按压疮解剖深度分级分为四级：Ⅰ级，皮肤完整，局部发红但按压后不退色，皮肤温暖、水肿或有硬结；Ⅱ级，表皮和真皮出现擦伤或水疱；Ⅲ级，皮下组织出现损伤或坏死，但未累及筋膜；Ⅳ级，组织出现大面积坏死，累及肌肉和骨骼。

我国按压疮的病理变化程度不同分四期：Ⅰ期，淤血红润期，局部皮肤红、肿、热和压痛；Ⅱ期，炎性浸润期，局部皮肤红润扩大、变硬或由红变紫，出现水疱；Ⅲ期，浅表溃疡期，水疱破溃，真皮表面渗出黄色液体，感染后覆盖脓液，浅层组织坏死；Ⅳ期，坏死溃疡期，坏死组织累及肌层，边缘呈黑色，出现臭味。

第六节　疼痛的评定

一、疼痛与疼痛的分类

疼痛是伴有实质或潜在组织损伤的不愉快感觉和情绪上的反应。疼痛可导致呼吸、循环和内分泌功能的改变，以及焦虑、抑郁和易激惹等情绪反应。

疼痛是一组综合征，又是可以伴随疾病出现的一组症状。一般可根据疼痛的部位、表现形式、性质、原因和持续时间进行分类。按疼痛的部位分为表浅痛和深部痛；按疼痛的表现形式分为局部痛、放射痛和扩散痛；按疼痛的性质分为锐痛和钝痛；按疼痛的持续时间分为急性疼痛、慢性疼痛和亚急性疼痛。

二、疼痛的评定方法

进行评定前，应询问病人有无既往外伤史、手术史、麻醉镇静药的使用情况；疼痛的诱因、部位、性质、程度、持续时间以及昼夜改变情况，对体位和生活的影响等。对疼痛的评定，有利于确定疼痛对运动功能和日常生活活动能力的影响，制订康复措施，判断疼痛的治疗效果。

疼痛评定可以根据疼痛的部位、强度、特性以及发展过程进行评定。此节主要介绍常用的疼痛强度评定方法。

（一）视觉模拟评分法（VAS）

视觉模拟评分法是在白纸上画一条 10cm 长的直线，一段标注"剧痛"，其另一端标注"无痛"，让病人根据自己的疼痛感受在直线上标出疼痛的强度。目前，常使用是视觉模拟标尺评分法，病人移动标尺，检查者根据标尺反面的相应数字的大小来评定病人疼痛的程度。视觉模拟评分法简单、容易理解，可随时重复进行，并能准确反映疼痛的变化和治疗效果，较适宜儿童。

（二）口述描绘评分法（VRS）

口述描绘评分法是采用无痛、轻度痛、中度痛、严重痛、剧烈痛，来评定疼痛的程度。便于定量分析，将疼痛强度最高分为 15 级，无痛为 0 分，每增加一级增 1 分。这种方法虽然与疼痛的强度密切相关，也易于评分分析，但对疼痛细微感觉变化不敏感，也易受感情变化影响。

（三）11 点数字评分法（NRS）

此评分方法是常使用的主观评定疼痛的方法。用 0～10 共 11 个点来描述疼痛的强度，其中"0"为无痛，"10"为剧痛。11 点数字评分法优点是病人易于理解，既可口述也可病人自己记录。但不宜频繁使用，频繁使用会使评分不准确。

（何国平　肖江龙）

第三章

常用的康复护理专业技术

第一节 运动功能康复护理技术

一、体位摆放护理技术

体位是指人的身体位置,即根据医疗、护理需要,采取保持身体姿势的位置。对于身体残疾行动不便的病人,正确的体位可以防止或对抗痉挛姿势出现,预防压疮和肺部感染。

(一) 良姿位摆放护理方法

以偏瘫病人为例。

1. 仰卧位摆放护理技术 取仰卧位时,头部垫枕,患臂肩后垫放一个略高于躯体的枕头,使肩上抬前挺,防止肩胛骨后缩;肩关节前伸,肘与腕均伸直,手指伸直展开;患侧臀部和大腿下放置支撑枕,避免骨盆后缩。髋关节外展外旋,膝关节微屈;足底避免接触任何支撑物,以免足底感受器受刺激而出现伸肌模式的反射活动。

2. 患侧卧位保持护理技术 患侧在下,健侧在上,患侧上肢后背用一枕头支撑。患侧髋关节略后伸展,膝关节微屈;健腿屈曲小于80度置于体前支撑枕上。健侧上肢放在身体上或身后枕头上,以防带动整个躯干向前而引起患侧肩胛骨后缩。该体位可以增加患侧感觉输入,牵拉整个患侧肢体,有助防治痉挛。

3. 健侧卧位保持护理技术 健侧在下,患侧在上,是病人最舒适的体位。患侧上肢下方垫一个枕头,与床面成90°角,使患侧肩部前伸,患腿髋关节自然屈曲向前,放在身体前面的另一支撑枕上。

(二) 体位的变换护理方法

体位变换是指通过一定的方式改变身体的姿势和位置。对于伤残者定时进行体位变换,其目的在于预防并发症,减少或减轻痉挛的出现或加重。

1. 体位变换的方式 根据病人在体位变换中主动用力的程度,体位变换分为:

(1) 自动体位变换:指病人不需任何外力帮助,自己能够主动变换体位并保持身体姿势和位置。

(2) 助动体位变换:指病人在外力的协助下,通过主动努力而完成体位变换的动作,并保持身体姿势和位置。

(3) 被动体位变换:指病人完全依赖外力体位变换,并需要利用支撑物保持身体姿势和位置。

2. 床上体位变换训练

(1) 床上翻身:①从仰卧位到患侧卧位:病人仰卧,双侧髋、膝屈曲,双上肢 Bobath 握手伸肘,肩上举约90°,健上肢带动患上肢先摆向健侧,再反方向摆向患侧,以借摆动的惯性翻向患侧;②从仰卧位到健侧卧位:病人仰卧,健足置于患足下方。双手 Bobath 握手上举后向左、右两侧摆动,利用躯干的旋转和上肢摆动的惯性向健侧翻身。

(2) 床上卧位移动:病人仰卧,健足置于患足下方;健手将患手固定在胸前,利用健下肢将患下肢抬起向一侧移动;用健足和肩支起臀部,同时将臀部移向同侧;臀部侧方移动完毕后,再将肩、头向同方向移动。

3. 仰卧位与坐位的变换训练 根据病情变换坐位。如抬高床头坐→半坐位→坐位→轮椅坐位等。抬高床头约30°,坐位耐受1.5个小时,病人如有不适可立即降低床头;如能耐受可每天适当抬高床头,逐步过渡到坐位至轮椅上。

(1) 从仰卧位到平坐位:病人双臂肘关节屈

曲支撑于床面上,康复护理人员站在病人侧前方,用双手扶托病人双肩并向上牵拉,并指导病人利于双肘的支撑抬起上部躯干,逐渐改用双手撑住床面,支撑身体坐起。

(2) 从平坐位到仰卧位:其动作与从仰卧位到平坐位相反。

4. 椅坐位到站立位的变换训练　病人坐在椅子上,身体前倾,双脚着地,力量较强的脚稍靠后;康复护理人员面对病人站立,双下肢分开位于病人双腿两侧,用双膝夹住病人双膝以固定,再用双手托住病人臀部或腰部,向前向上拉起。指导病人双手扶住护理人员的颈部或肩胛部,一起向上向前用力,完成抬臀、伸腿直至站立;调节病人重心,维持站立平衡。

在体位的变换过程中要取得病人的配合,尽可能让病人发挥残存的能力进行肢体变换。体位的变换要保持正确的良肢位,变换后使病人感到体位舒适。

二、肌力和耐力训练技术

(一) 肌力训练

肌力是肌肉收缩时所表现出来的能力,以肌肉最大兴奋时所能负荷的重量来表示。肌力训练类型有:

1. 等张性训练　即肌肉收缩时张力基本保持不变,肌纤维长度缩短或延长,通过关节可动范围抵抗持续不变的阻力或负荷而进行的训练。

2. 等长性训练　肌肉收缩时张力明显增加,但关节不产生肉眼可见的运动。主要应用于关节疼痛及骨科疾患。训练的手法主要是施加阻力,其阻力大小以不产生关节活动为准。

3. 等速性训练　利用专门设备根据运动过程的肌力大小变化调节外加阻力。特点是仪器限定肌肉收缩时肢体的运动速度,阻力是变化的,肌肉在运动过程中的任何一点都能产生最大的力量,得到有效的训练。

训练方法的选择原则是根据肌力测定的等级来决定。如被动运动用于0级肌力的病人训练,目的是强化病人对运动的感觉。主动辅助训练用于1级和2级肌力的病人训练。训练方法相同但着重点不同,1级肌力着重于ROM的维持和改善;2级肌力着重于训练肌力、肌肉收缩的感觉。肌力1~2级者,还可配合采用肌电生物反馈治疗或肌电生物反馈电刺激治疗。主动运动用于3级肌力的病人训练,着重点在于练习肌力,包括挛缩肌群的牵伸和放松训练、呼吸训练、平衡协调性训练以及增强心肺功能的有氧耐力训练等。抵抗(抗阻)运动用于4、5级肌力的病人训练。可选用沙袋、哑铃、橡皮条等给予一定的负荷,使病人在抵抗负荷条件下做肌肉收缩,以增强肌力。训练的方法选择除了要根据肌力测定的等级外,还要注意病人的全身状况和局部状况。训练量以第二天不感到疲劳和疼痛为宜。每天训练1~2次,每次20~30分钟。

(二) 耐力训练

耐力指肌肉持续完成某种静止的或动力的任务的能力。耐力训练原则是取中等负荷量、中等强度、多次重复进行,体内能量代谢主要以有氧氧化方式进行,又称有氧训练。

三、关节活动度(ROM)训练技术

关节功能训练是根据是否借助外力而分主动运动、主动辅助运动、被动运动3种方法。关节功能训练可促进血液循环、松解疏松的粘连组织,有助于改善和增加关节活动范围。

(一) 主动关节活动度训练

主要为徒手体操,用于能完成主动运动的病人。

1. 颈部主动运动　病人取立位或坐位,每个动作5~10次。如颈前屈后伸:低头、抬头各3秒,重复进行;颈侧屈运动:颈左侧屈、右侧屈各3秒,重复进行;颈侧转运动:颈尽量左侧转、右侧转各3秒,重复进行;颈环转运动:颈部按顺、逆时针方向各旋转3周。

2. 肩部主动运动　一般取立位,每个动作重复进行10次。每日2~3次,每次约10分钟。如爬墙(或爬梯)运动:面墙(或肩梯)直立,手指爬墙(或肩梯)尽力达最大高度。稍侧转,再加大侧转角度,直至90度侧对墙壁(或肩梯),反复进行同一动作。摆动运动:弯腰双手下垂,患侧持小哑铃做前后左右以及顺、逆时针画圈,各1分钟。

3. 脊柱主动运动　常用方法:①双下肢平放坐位,体前屈,双手尽力触到足尖;或坐椅上体前屈,头尽量靠到膝部,停留5秒,重复进行几次。②双手交叉于颈后,取立位,身体左转再右转;双手心相对上举,做左侧屈再做右侧屈;双手前交叉,躯干做顺、逆时针环转。以上动作各练10~

20次。

（二）主动辅助ROM运动

常用的有器械练习和悬吊练习。

1. 器械练习　器械练习是利用杠杆原理，以器械为助力，带动活动受限的关节进行活动。器械的选择应根据病情和治疗目的，如体操棒、木棍、肋木；也有针对四肢活动障碍专门设计的练习器械，如肩关节练习器、肘关节练习器、踝关节练习器等。

2. 悬吊练习　悬吊练习是利用挂钩、绳索和吊带组合，将需活动的肢体悬吊起来，使其在去除肢体重力的前提下主动活动，类似钟摆样活动。

3. 滑轮练习　利用滑轮和绳索，以健侧肢体帮助对侧肢体活动。

（三）被动ROM运动

常用于不能完成主动运动的病人。病人完全不用力，肌肉不收缩，处于放松状态，整个过程由外力完成。

1. 训练要点　按各关节的轴向进行各方向运动。每次重复做3～5遍，每日2次。尽可能做大范围运动训练，但动作要循序渐进，无痛为原则。体位、肢位和手法要正确。

2. 训练方法　根据力量来源分由治疗人员完成的被动训练，如关节可动范围内的运动、关节松动技术。关节各方向运动具有维持现有的活动范围，预防挛缩的作用，如肩、肘、腕、髋、膝等的被动屈伸运动；肩、髋的被动外展运动，是一种借助外力由病人本人完成的被动训练，有关节牵引、滑轮练习。如牵引疗法，在脊柱长轴上牵引，能增大椎间隙和椎间孔，降低椎间盘的压力，改善微循环；四肢牵引能改善关节活动度，减轻肌痉挛，缓解疼痛，促进血液循环。以腰椎牵引为例，病人一般取卧位，牵引带固定病人骨盆上缘，牵引角度一般与床成20°～30°，向上方牵拉。①间隙牵引：重量一般在20～50kg左右，牵拉10秒后又放松10秒，重复20～30分钟。每日一次，10天为一疗程；②持续牵引：重量10～40kg，每次时间20～30分钟。每日一次，10天为一疗程。

关节松动技术是治疗者在关节活动允许范围内完成的一种针对性很强的手法操作技术。关节松动可促进关节液的流动，增加关节的营养，缓解疼痛；改善关节活动范围。适用于关节术后僵直、关节囊内及周围软组织粘连、缩短关节液循环障碍、疼痛等。以四肢关节松动技术为例：组成关节一端的骨骼固定，另一端骨骼作为被动运动部分。

四、平衡训练护理技术

平衡技能以静态平衡为一级平衡；自动动态平衡为二级平衡；他动动态平衡为三级平衡。平衡训练包括左右和前后平衡训练。主要训练技能：

（一）坐位平衡训练

取坐位时，髋、膝和踝关节均屈曲90°，双足踏地分开一脚宽，双手放置膝上。如有困难，可在护士的帮助下完成。随后要求病人自己调整身体做坐位平衡训练。静态坐位平衡训练能完成后，再让病人双手手指交叉在一起，伸向前后左右、上方、下方，并伴有重心相应的移动，这就是自动动态坐位平衡训练。如病人在突然被推、拉等外力作用下仍能保持平衡时，可以认为已完成坐位平衡训练。

（二）站位平衡训练

一般在自动动态坐位平衡训练的同时开始站立平衡训练。站位平衡训练要求病人站起后，双足分开一脚宽，双手松开。护士逐渐去除对病人的支撑帮助，让其保持站立位。病人能独自保持静态站立位后，再让其重心逐渐移向患侧，训练患腿的持重能力。然后让病人双手交叉在一起（或仅用健侧）向各个方向伸展，伴有躯体重心相应的摆动，训练自动动态站位平衡。如被推、拉外力突然作用仍能保持平衡，说明已达到站位平衡。

平衡训练一般教给病人从易到难的系统训练方法；支撑帮助的面积由大逐渐到小；从静态平衡到动态平衡训练等。

第二节　肺功能与吞咽功能康复护理技术

一、呼吸护理训练技术

呼吸训练的目的是建立适应病人日常生活的有效呼吸，提高生活活动能力。

呼吸训练的方法很多，应结合病人的病情选择合适的呼吸训练方法。常用的方法有慢而深的缩唇呼吸和腹式呼吸、吹烛训练。

（一）缩唇呼气训练

缩唇呼气训练方法为经鼻腔吸气口呼气，呼气时将嘴唇缩紧，缩唇可增加呼气时的阻力，如吹口哨样将气体缓慢呼出，一般吸气2秒，呼气4~6秒。吸气短呼气长。

（二）腹式呼吸训练

腹式呼吸是一种高效低耗的呼吸，它通过增加膈肌活动度提高呼吸功能。方法：病人取仰卧、半卧位或坐位，放松全身肌肉，一手放在腹部，另一手放在胸部，经鼻腔平静地完成一次深吸气，然后缓慢呼气，呼气时腹肌和手同时下压腹腔通过缩唇慢慢呼出气体。开始每日二次，每次10~15分钟。可以逐渐增加时间。

（三）吹烛训练

让病人取坐位，其嘴与桌上的烛火高度一致，从相距烛火约20cm开始，缩唇缓慢呼气，使火苗向对侧摆动。逐渐增加每次练习的距离，直至90cm为止。

二、排痰护理技术

（一）体位引流排痰

体位排痰是常用的护理方法，常根据病人的状况以及针对肺内感染的解剖学位置，来确定相应的引流姿势。如改变床的倾斜度，膝下或腹下垫枕头等，痰液借重力作用顺体位引流排出。体位引流过程中要注意病人的生命体征，有高血压、心血管疾病、脑外伤等病人，禁忌应用体位引流排痰法。

（二）辅助排痰

1. 震动、叩拍病人胸部、背部，松解黏附在气道壁上肺内分泌物。叩拍动作要在病人最大限度呼气的时间内连续进行，沿支气管走向自下而上叩拍，终止动作时要施加一定的压力。鼓励病人有意识地咳痰，使肺部分泌物流入大气管而排出体外。

2. 利用加入解痉化痰的药物雾化吸入，促进痰液的排出。另外还有蒸汽吸入等方法促使排痰。促进排痰的目的是保持和改善呼吸道通畅，增加肺活量，预防并发症的发生。

三、吞咽功能障碍的护理训练技术

正常吞咽过程分为三期：口腔至咽入口处为第一期，是一种随意运动；口咽至食管入口处为第二期，是一种反射运动；食管入口至胃为第三期，是一种蠕动运动。

1. 口腔、颜面肌、颈部屈肌的肌力强化训练

护理人员正确指导和鼓励病人每日进行鼓腮和舌的运动、颈部活动以及双侧面部按摩，促进主动收缩功能恢复。

2. 吞咽训练　吞咽训练一般采用咽部冷刺激、冰块刺激的方法。咽部冷刺激是用棉棒在冰水中浸湿，轻轻地压在病人的软腭弓及咽后壁上，反复多次，能有效地强化咽反射。冰块刺激是用小冰块刺激病人舌根、咽部，然后咽下，每日2~3次，刺激咽反射产生。病人一旦出现吞咽功能，就可开始进行进食训练。

3. 间断性摄食训练　训练要考虑食物形态、黏性、流动性、需嚼程度、营养成分等。先选择易在口腔内移动又不易出现误咽的密度均匀的食物，如香蕉、果冻，逐渐过渡到糊状食物、普食和水。因液状食物易在口腔内移动出现误咽，而固体食物可加重吞咽第一期障碍。摄食训练过程中进食体位应根据病人的情况采取坐位或半坐位进食。

吞咽功能的康复护理训练的目的是增强病人的康复信心，保证机体营养摄入，促进机体其他障碍的康复，减少并发症的发生。

第三节　生活能力康复护理训练技术

日常生活活动能力（ADL）训练的目的就是帮助康复对象促进和恢复生活自理能力，改善健康状况，提高生活质量。ADL训练指导包括更衣、进食、个人卫生等多项内容。

一、更衣物训练

包括穿脱衣裤、鞋袜，扣纽扣、系鞋带、系围巾等。

（一）穿、脱开襟衣服训练

穿脱衣物是日常生活中不可缺少的动作。只要病人具有衣物穿脱的基本条件，就应指导穿脱衣物的训练。

1. 穿、脱开襟上衣训练　①穿开襟上衣：原则是先穿患侧，后穿健侧。训练方法是患手先伸入袖内，健手将衣领拉到肩上，健手将另一侧衣袖拉到健侧斜上方，健侧伸入袖内，系好扣子。②脱

开襟上衣:原则是先脱健侧,后脱患侧。训练方法是将患侧脱至肩以下,拉健侧衣领到肩上,两侧自然下滑甩出健手,再脱患手。

2. 穿、脱裤子训练　①穿裤子:患腿屈膝、屈髋放在健腿上,穿上患侧裤腿→拉到膝以上,放下患腿,再穿上健侧裤腿,拉到膝以上,用健手拉住裤腰站起来,将裤子提至腰部。②脱裤子:先脱健侧,再脱患腿。动作与穿裤基本相反。

(二) 穿、脱鞋和袜训练

穿鞋、袜时,用手将患腿放在健腿上,穿上鞋、袜,放下患侧脚,全脚掌着地,将健侧下肢放在患侧下肢上,穿上健侧鞋、袜。脱鞋、袜顺序相反。

对有困难者教其使用工具更衣,如拉衣钩、纽扣器、穿袜器等的使用。

二、进食训练

(一) 训练的基本条件

病人全身状况稳定、意识清楚;根据病人的口腔状态、视力情况、呼吸控制能力、上肢功能、精神状态等选择适当的碗、筷、勺、杯、吸管等进食用具;摆放食品的位置,要利于病人完成进食、饮水、咀嚼和吞咽功能训练;在指导病人进食的同时要注意病人的咀嚼和吞咽能力;在整个训练过程中护理人员或病人家属不应离开病人。

(二) 训练的方法

1. 病人取半坐位或半卧位,身体靠近餐桌;卧床病人取健侧在下方的侧卧位。

2. 护理人员帮助病人用健手将食物放在患手中,再由患手将食物送入口中,以训练患手、健手功能的转换。

3. 有视觉障碍的病人,可将食物按顺时针方向摆放,并告知病人食物的种类和口味。

4. 单手用餐的病人,为便于单手抓握进餐用具,可帮助选用进餐辅助用具。

三、个人卫生

指导病人洗脸、洗手、刷牙、梳头、剪指甲等。如用健手洗脸、洗手后,可将毛巾绕在水龙头上,用健手把毛巾拧干,再擦去脸上、手上的残水;挤牙膏时可借身体将牙膏固定(如用双膝夹住),用健手将牙膏盖旋开,挤出牙膏。困难较大的病人,可指导借助辅助器具完成;盆浴时指导病人坐在浴盆外椅子上(最好选用木制椅子,其高度与浴盆相等),脱去衣物后,先用健手把患腿放入盆内,再用健手握住盆沿边,利用健腿撑起身体并前倾,抬起臀部移至盆内椅子上,再把健腿放入盆内。另一种方法是病人将臀部移向浴盆内横板上,将健腿移入盆内后,再帮助患腿进入盆内。

在病人的功能训练中,康复护理技术运用得当,有助于病人最大限度地恢复功能。

第四节　轮椅使用的训练技术

轮椅使用的目的是为那些存在功能障碍而不能行走或行走困难者代步。康复护理人员在指导轮椅的训练时,首先应尽力训练病人独立使用轮椅,若病人不能独立驱动轮椅、上下坡或楼梯时,均需他人协助,以免发生危险;感觉消失,截瘫病人还应经常改换体位,防止发生压疮。

一、自行使用训练

(一) 打开与收起

1. 打开　打开轮椅时,双手掌分别放在坐位两边的横杆上(扶手下方),同时向下用力即可打开。

2. 收起　先将脚踏板翻起,然后双手握住坐垫中央两端,同时向上提拉。

(二) 训练方法

1. 向前推　坐好后将刹车(制动器)松开,眼看前方,双上肢后伸稍屈肘,紧握手动圈后半部分。推动时上身前倾,双上肢同时向前推并伸直肘关节,肘关节完全伸直后,就放开轮环,如此重复动作进行。

2. 倒退　双臂绕过轮椅靠背,伸肘双手置于手动圈上,身体后倾,压低双肩,手臂将车轮向后推动。

3. 上斜坡　保持上身前倾,重心前移,其他步骤同平地使用轮椅向前推。如果上斜坡时轮椅后倾,易发生轮椅后翻。

4. 下斜坡　伸展头部和肩部,并应用手制动,可将双手放在车轮前方进行制动。

5. 转移轮椅方向(左转为例)　左手放在手动圈后方,左臂略向外侧旋转,左手将左侧车轮向后转动的同时,右手将右侧车轮转向前方。

二、辅助使用轮椅

1. 平地推　护理人员站在轮椅后方,手握在靠背后的两个把柄,注意地面情况,尽量保持平衡。必要时(转弯急),为老人扣上安全带。

2. 斜坡推 ①上坡时双臂保持屈位手持车推把,切记两臂不能伸直,身体微前倾,平衡平稳推车。推轮椅推上坡道,如果坡道太陡或大于30°,不要顺着斜坡直接往上推,这样推不但要花费很大的力气,而且轮椅很容易倒回来,产生危险。最好选择呈折线往上推,并注意每次变线时一定要刹车,角度调好后再松刹车往前推;②下坡时手臂弯曲,身体略后仰,双手控制车的前冲速度保持平稳行进。下坡时也可选择倒着推车。最好选用充气的车胎,不要打足气,实心胎缓冲不好,容易颠簸。

3. 上下台阶 ①推上台阶:先把轮椅推到台阶旁边,正对台阶,后倾轮椅至平衡点,先前推轮椅至大轮接触台阶,然后用脚控制后倾杆,使方向轮轻落到台阶上,双手用力将轮椅拉起并滚上台阶。②推下台阶:推下台阶的方法与推上台阶的方法相反。

三、乘轮椅如厕训练

要求病人能保持身体的稳定;厕所应无障碍,安装有坐便器,两边有扶手。训练方法:将乘坐的轮椅靠近坐便器,关好刹掣,旋开脚踏板,身体移向轮椅前沿,健侧靠近扶手,站起来并转向靠近坐便器,站稳后解开裤子,再坐到坐便器上,便后拉好裤子站起,身体站稳后再整理裤子,然后按上述相反的动作坐到轮椅上返回。

训练如厕动作时,必须有人在旁边进行保护,注意病人安全。

(廖淑梅 何国平)

第四章

残疾与残疾人的心理康复护理

第一节 残疾的评定

一、残疾的概念

残疾(disability)是指因外伤、疾病、发育缺陷或精神因素等造成的明显、长期、持续或永久性的身心功能障碍,以致不同程度地丧失正常生活、工作和学习以及社会交往活动能力的一种状态。

残疾分原发性和继发性两种。疾病后如脑外伤、急性脑血管病等导致病人生活、工作能力的丧失,这种由疾病直接导致的功能障碍称为原发性残疾。损伤后继发的功能损害称为继发性残疾,继发性残疾能进一步加重功能损害的程度。

二、残疾的分类

(一)国际残疾分类

1980年世界卫生组织推荐《国际病损、失能与残障分类》(International Classification of Impairments, Disabilities and Handicaps, ICIDH)将残疾分为3个独立类别,即病损、失能、残障。

1. 病损(impairment) 指心理、生理、解剖结构或功能的任何丧失和异常,病损是组织器官水平的功能障碍。其特征是心理、解剖或功能的丧失和(或)异常。它可能是暂时的或永久性的。包括畸形、缺损或丧失肢体、器官、组织或身体的其他结构,其中包括精神功能方面。

2. 失能(disabilities) 由于病损使能力受限或缺乏,使其不能以正常的方式和在正常的范围内进行活动,失能是个体水平的能力障碍。其特征是针对能力而言,例如生活自理失能、运动失能等。失能的核心是能力,特别是有自理生活和(或)就业能力的减弱或丧失,以致独立生活发生困难。

3. 残障(handicap) 由于病损或失能,限制或妨碍了一个人在正常情况下能完成的社会作用,残障是社会水平的障碍。因此残障是病损和失能的社会表现,它反映了个体由于病损和失能而在文化、社会、经济和环境方面的各种后果。

(二)我国残疾分类

1987年根据残疾的部位我国将残疾分为5类,包括:视力残疾、听力语言残疾、智力残疾、肢体残疾和精神残疾。1995年将原有的5类残疾标准修订成为6类,即将原来的听力语言残疾分成两类,即听力残疾、语言残疾。

三、中国残疾人实用评定标准

(一)视力残疾标准

1. 视力残疾的定义 视力残疾是指由于各种原因导致双眼视力障碍或视野缩小,通过各种药物、手术及其他疗法而不能恢复视功能者(或暂时不能通过上述疗法恢复视功能者),以致不能进行一般人所能从事的工作、学习或其他活动。视力残疾包括盲及低视力。

2. 视力残疾的分级 见表16-4-1。

表16-4-1 视力残疾的分级

类别	级别	最佳矫正视力
盲	一级	<0.02～无光感;或视野半径<5度
	二级	≥0.02～<0.05;或视野半径<10度
低视力	三级	≥0.05～0.1
	四级	≥0.1～<0.3

注:1. 盲或低视力均指双眼而言,若双眼视力不同,则以视力较好的一眼为准。

2. 如仅有一眼为盲或低视力,而另一眼的视力达到或优于0.3,则不属于视力残疾范围。

3. 最佳矫正视力是指以适当镜片矫正所能达到的最好视力,或以针孔镜所测得的视力。

4. 视野半径度<10度者,不论其视力如何均属于盲

（二）听力残疾标准

1. 听力残疾的定义　听力残疾是指由于各种原因导致双耳不同程度的听力丧失，听不到或听不清周围环境声及言语声（经治疗一年以上不愈者）。听力残疾包括：听力完全丧失及有残留听力但辨音不清，不能进行听说交往两类。

2. 听力残疾的分级　见表16-4-2。

表16-4-2　听力残疾的分级

级别	平均听力损失（dBspL）	言语识别率（%）
一级	>90（好耳）	<15
二级	71~90（好耳）	15~30
三级	61~70（好耳）	31~60
四级	51~60（好耳）	61~70

注：本标准适用于3岁以上儿童或成人听力丧失经治疗一年以上不愈者

（三）言语残疾标准

1. 言语残疾的定义　言语残疾指由于各种原因导致的言语障碍（经治疗一年以上不愈者），而不能进行正常的言语交往活动。言语残疾包括：言语能力完全丧失及言语能力部分丧失，不能进行正常言语交往两类。

2. 言语残疾的分级　见表16-4-3。

表16-4-3　言语残疾的分级

级别	语音清晰度（%）	言语表达能力
一级	<10%	未达到一级测试水平
二级	10%~30%	未达到二级测试水平
三级	31%~50%	未达到三级测试水平
四级	51%~70%	未达到四级测试水平

注：本标准适用于3岁以上儿童或成人，明确病因，经治疗一年以上不愈者

（四）智力残疾标准

1. 智力残疾的定义　智力残疾是指人的智力明显低于一般人的水平，并显示适应行为障碍。智力残疾包括：在智力发育期间，由于各种原因导致的智力低下；智力发育成熟以后，各种原因引起的智力损伤和老年期的智力明显衰退导致的痴呆。

2. 智力残疾的分级　根据世界卫生组织（WHO）和美国智力低下协会（AAMD）的智力残疾的分级标准，按其智力商数（IQ）及社会适应行为来划分智力残疾的等级。见表16-4-4。

表16-4-4　智力残疾的等级

智力水平	分级	IQ（智商）范围*	适应行为水平
重度	一级	<20	极度缺陷
	二级	20~34	重度缺陷
中度	三级	35~49	中度缺陷
轻度	四级	50~69	轻度缺陷

注：1. * WeChsler儿童智力量表
2. 智商（IQ）是指通过某种智力量表测得的智龄和实际年龄的比，不同的智力测验，有不同的IQ值，诊断的主要依据是社会适应行为

（五）肢体残疾标准

1. 肢体残疾的定义　肢体残疾是指人的肢体残缺、畸形、麻痹所致人体运动功能障碍。

2. 肢体残疾的分级　以残疾者在无辅助器具帮助下，对日常生活活动的能力进行评价计分。日常生活活动分为八项，即：端坐、站立、行走、穿衣、洗漱、进餐、如厕、写字。能实现一项算1分，实现困难算0.5分，不能实现的算0分，据此划分三个等级。见表16-4-5。

表16-4-5　肢体残疾的分级

级别	程度	计分
一级（重度）	完全不能或基本上不能完成日常生活活动	0~4
二级（中度）	能够部分完成日常生活活动	4.5~6
三级（轻度）	基本上能够完成日常生活活动	6.5~7.5

注：下列情况不属于肢体残疾范围
1. 保留拇指和示指（或中指），而失去另三指者。
2. 保留足跟而失去足前半部者。
3. 双下肢不等长，相差小于5cm。
4. 小于70度驼背或小于45度的脊柱侧凸

（六）精神残疾标准

1. 精神残疾的定义　精神残疾是指精神病人患病持续一年以上未痊愈，同时导致其对家庭、社会应尽职能出现一定程度的障碍。

2. 精神残疾的分级　对于患有上述精神疾病持续一年以上未痊愈者，应用"精神残疾分级的操作性评估标准"评定精神残疾的三个等级，见表16-4-6。

表16-4-6 精神残疾的分级

社会功能评定项目	正常或有轻度异常	确有功能缺陷	严重功能缺陷
个人生活自理能力	0分	1分	2分
家庭生活职能表现	0分	1分	2分
对家人的关心与责任心	0分	1分	2分
职业劳动能力	0分	1分	2分
社交活动能力	0分	1分	2分

(1) 重度(一级):五项评分中有三项或多于三项评为2分。

(2) 中度(二级):五项评分中有一项或两项评为2分。

(3) 轻度(三级):五项评分中有两项或多于两项评为1分。

第二节 残疾对个体的心理影响及调适

一、残障对个体心理、社会方面的影响

残疾的形成可影响个体生理功能的发挥,并可使之产生许多心理社会问题。身体残疾对个体心理、社会方面的影响主要包括:

(一) 身体心像的改变

身体心像(body image)指个体对自己身体的有意识和无意识的态度总和,包括现在和过去的感知。身体心像是自我概念(self-concept)中的一部分。由于身体外观的改变如截肢、瘫痪等,以及身体功能丧失或障碍,如日常生活依赖、肢体功能障碍,残疾人可发生身体心像的改变,对身体的改变产生消极反应,如羞辱感、窘迫感、内疚、厌恶、无望感等。

(二) 个人社会地位的改变

残疾人通常被社会视为少数的异类,缺乏社会地位。大多数社会上的人对残疾的印象是负面的,如外表难看、不能正常工作、是家庭和社会的负担。

(三) 社会行为的改变

由于残疾,病人与他人交往、接触较少,与家人、亲友的关系也不稳定。残疾者在心理调适过程中可出现严重问题,情绪变化多端,出现个人角色退化。

二、残障者心理调适分期

残疾如果不是先天性的,而是在懂事以后突然发生的,大多数病人都会有显著的情绪反应。残疾人应该如何理解、对待残疾,即进行心理调适,这是康复过程中的一个重要的、关键的问题。Shontz(1965)认为残疾者心理调适必须经历5个阶段:休克期、认知期、否认期、承受期、适应期。每一期残疾者表现出不同特征的情绪反应,由一期进入另一期情绪转变较明显。历程因人而异,病情严重程度不同,反应也有差异。

(一) 休克期(shock phase)

休克期通常在伤病发生后的数小时或数日内,病人通常有身体上的痛苦,心理处于迟钝状态,表现出相当的平静,情绪和感觉没有特别的变化。可能是由于疾病来得太突然的缘故。病人有将来和正常人一样生活的想法,生活目标不变。此期病人情绪稳定,比较容易与医护人员的接触,是建立护患关系的最佳时期。一般伤势缓解后,很快进入下一期。

(二) 认知期(realization phase)

在认知期病人开始领悟到严重残障事实的存在,而出现一系列强烈的消极情绪如焦虑、恐惧、绝望、愤怒等。此期医护人员恰当运用已与病人建立的护患关系帮助其渡过恐惧期,恰当运用语言性和非语言性沟通来安慰病人。

(三) 否认期(denial phase)

否认是一种心理防卫机制。当病人了解到残障可能对自己带来的影响时,可出现防卫性否认。病人会否认残疾的发生,以保护自己面临残疾的威胁,或幻想残疾会消失,以逃避现实。此期病人

不能接受康复治疗和训练,如果此期时间持续过长,可影响康复和训练的进行。医护人员需帮助病人接受事实,使其接受必要的帮助。措施:用支持的态度减轻其焦虑;用渐进方式向病人告知病情。

(四) 承受期(acknowledgement phase)

承受期病人很明确残疾不可能完全治愈,了解残疾对自己身体及将来的生活带来的限制。病人不再逃避现实,而对身体所丧失的功能感到悲哀,表现情绪很低落。由于长期卧床或丧失独立生活的能力,病人形成自卑感,感觉自己是个废人,情绪很不稳定。有的表现为外向型,攻击性强,易怒,将内心的不满情绪宣泄在他人身上。有的表现为内向型,整天自怨自艾,长吁短叹,有轻生的念头。病人有可能产生丧失康复的动机,如与康复人员合作的动机,有意义生存下去的动机,学习独立处理日常生活活动的动机。因此,医护人员的重要任务是帮助病人建立康复动机。

(五) 适应期(adaptation phase)

适应期也称接受期(acceptance phase)是残障者心理调适的最后阶段,病人对已发生的残疾有所认识、了解,并接受和表达之后,便进入适应期。此期病人学习与残疾共伍,发挥身体的残存功能。病人重新建立身体心像,进行自我调适,认清残障仅给生活带来不便,而不是失去所有一切。

从五个适应阶段来看,能否顺利渡过否认期、认知期和承受期而尽快进入适应期是心理康复的关键。护士应能及时评估病人处于什么心理适应阶段,以便制订相关措施帮助病人进行心理康复。

三、心 理 评 估

在康复中进行心理评估,可预测病人在康复中或其后一段时期的活动内容和方式,及时识别一些不利或有利的因素,为制订康复计划及评价康复效果提供可靠的依据。心理评估的方法主要包括行为观察法、访谈法和心理测量法。

(一) 行为观察法

人的心理特征主要是通过其行为表现出来,因而对个体的行为进行客观、细微的观察是重要的心理评估方法之一。为了使获得资料客观、准确,在对病人进行行为观察前要进行观察设计,内容包括:确定观察目标行为和情境;确定观察期、观察次数、间隔时间、观察持续时间;资料记录方法。在观察时尽可能让病人处于自然状态,使获得的资料真实。观察者对资料的判断要客观,不能带主观猜想。记录资料要详细、及时、完整。

(二) 访谈法

访谈是工作者与病人或来访者之间所进行的有目的的会晤,是收集资料的重要技术。通过访谈可以收集到用其他方法难以获得的信息,还可使护患双方建立良好的关系。在访谈中,护士要善于提出合适的开放性问题,鼓励病人进行交谈,提供信息。要充分运用沟通技巧如倾听技巧、语言技巧等,注意观察对方的非语言行为,使收集到的信息资料更加准确和全面。

(三) 心理测验法

心理测验是一种较为客观的数量化方法,是测量心理现象的数量化手段,可用来比较、鉴别和评定不同个体之间的心理差异,或者同一个体在不同时期、不同条件下的心理反应和心理状态。对残疾病人心理测验分两类。一类为适用无脑损伤的病人,如脊髓损伤、失明、截肢等病人,很少有智力、记忆力、神经心理问题,因而不需做此类测验。可用行为观察法、访谈法,配合心理测量工具如抑郁、焦虑、人格测量等,以评定病人的心理卫生状态。另一类适用于脑损伤为主的病人,脑损伤可使智力、记忆力、行为、思维受到影响,因而此类病人需做智力、记忆力、神经心理等的测量。常用心理测量方法有:

1. 智力测量　包括对观察力、记忆力、注意力、思维力、想象力、学习能力、语言表达及社会环境适应能力等方面的测试。对脑损伤病人康复训练前、中进行测试以确定损伤程度。还可对不能学习的儿童进行测试,以判定其学习能力。

韦克斯勒智力表是由美国心理学家韦克斯勒(D. Wechsler)在1939—1981年间编制的系列量表的总称。目前应用最广的主要有三套量表:韦克斯勒成人智力量表适用于16~74岁的成人;韦克斯勒儿童智力量表适用于6.5~16岁的人;韦克斯勒学前和初小儿童智力量表适用于4~6.5岁儿童。量表均由语言量表和操作量表两部分组成。

智商(intelligence quotient,IQ)是表示智力高低的数量指标。

2. 神经心理测验　神经心理测验对于脑部病变的定性、定位及对脑损伤的情况及残存的功能提供重要参考，是制订和调整康复计划的依据。

H. R. 神经心理成套测验可测验简单的感觉运动功能及复杂的抽象、思维功能，对大脑损害定性、定位比较明显可靠。测量项目包括：优劣测验、失语甄别测验、握力测验、范畴测验、手指敲击测验、语言知觉测验、连接测验、触觉操作测验、音韵节律测验、感知觉测量。各项测量有分界线，以划分结果是否在异常范围。根据结果还可计算脑损害指数（DQ），计算公式为：

$$DQ = 划入异常的测验数/测验总数$$

3. 人格测验　人格测验是对个体心理特征进行测量，主要有投射测验和人格调查两类。投射测验指给受试者一个模糊刺激，根据其反应评定受试者内心活动及人格特点。如罗夏墨迹测验即用墨迹图片，要求受试者讲出所看到及联想到的东西。人格问卷调查要求受试者对调查表的一系列问题作出合适自己情况的回答。明尼苏达多相人格测验表和艾森克人格问卷是应用广泛的人格问卷调查量表，前者适用于病理人格的评测，后者对测定气质类型比较好。

4. 情绪测量　汉密尔顿抑郁量表用于评定病人的抑郁情绪，此量表内容有抑郁心境、罪恶感自杀、睡眠障碍等24个项目。每项有的评分1~3三级，有的评分0~4五级。由主试者根据其对病人的观察，将每个项目中最符合病人的情况的描述圈出答案，根据得分评定其抑郁情绪状态。

汉密尔顿焦虑量表用于评定病人的焦虑情绪，量表的内容包括焦虑心境、紧张、恐怖、睡眠障碍等14个项目，每项可按轻重程度评分0~4五级，根据得分评定其焦虑状态。

四、心理调适的主要措施

身体残疾的发生对病人而言是一种挑战，由于人格特性、学习过程、环境的不同，每个病人经历的心理调适过程不一样，所遇到的问题也千差万别。因此为病人提供心理康复护理时应根据病人的具体情况而采取相应的措施。医护人员以渐进的方式处理病人在调适过程中出现的心理问题，协助病人重回社会。

（一）帮助病人寻求有效的社会支持

家庭成员的亲情、朋友的关心、病友之间的鼓励、广泛的社会关爱、医护人员亲切的态度和语言是残疾病人身心康复不可缺少的社会支持系统。护士应帮助病人建立强有力的社会支持系统，教育病人的亲朋好友体恤残疾者的处境，主动深入病人的内心世界，宽待病人有时作出的非理智行为。呼吁社会理解病人的困境，为残疾者打开方便之门。

医护人员可为病人进行支持性心理疗法，采用疏导、劝说、解释、训练、调整环境、培养兴趣等方式来帮助病人适应残疾，使其在心理上得到支持，这是一种基础性的心理治疗。医护人员的态度、话语、权威性的解释和暗示均影响病人的感受、认知、情绪和行为，因此医护人员应注意自己的言行在治疗中的作用，以良师益友的身份支持帮助病人。

（二）恢复病人康复动机

残疾者丧失康复动机是非常多见的。护理无康复动机的病人是对护士的挑战，帮助病人产生自助的愿望是重要的技能。对此类病人护士首先要运用移情，提供机会让病人诉说其所担心或恐惧的问题，以发现病人最关心的问题，并制订相应的措施。另外，护士与病人共同制订护理计划及目标，确定短期目标，让病人在短期目标达到后感觉良好，看到希望。对于病人取得的成绩甚至是微小的进步要给予鼓励，使其树立信心。

（三）协助病人进行心理建设

帮助病人心理建设能有效地进展，医护人员必须投入许多时间，接近病人，与之相处，并为之拟定一套合适的康复计划，兼顾身体、心理、社会与职能等，以"自尊、自爱、自强、自立"的姿态面对人生、面对社会，是残疾者身心康复过程中重要的动力和保证。护士要启发和引导他们锻炼自己的意志，不断地丰富自身内涵，战胜自卑。向他们宣传身残志不残的事例，树立他们用意志克服身体残疾的信心。在康复训练过程中，护士要创造条件让病人参加一些力所能及的活动，根据病人的能力从简单到复杂，让病人独立完成。对于病人取得的进步要给予肯定，让病人体会成功的感觉。这样也可让病人体会到自食其力而不依赖他人的感觉，树立自立、自强的信心。

（四）组织集体疗法

集体疗法是由专业人员将病种、病情相似的残疾病人组织在一起进行康复治疗。因残疾人心理上有些共性，存在共同的问题，他们可以相互敞开心扉，相互交流各自的感受，互相支持。此方法有助于帮助他们克服孤独和隔离感，锻炼合群心理,培养社会交往能力,也有助于专业人员帮助他们解决共同的问题。组织人数一般7~8人,每周一次,每次1小时左右,每个集体活动持续的时间为8~20周之间。集体治疗的方法可包括心理社会集体疗法、家庭集体疗法、交朋友集体疗法等。

（五）指导病人使用放松技术

放松技术是常用的行为疗法之一。让残疾病人进行放松训练有助于调节紧张、焦虑和不安的情绪,消除疲劳,改善睡眠。常用放松方法有:全身肌肉松弛术、深呼吸放松法和想象力放松法等。

（何国平　肖江龙）

第五章

常见疾病的康复护理

常见疾病如神经系统疾病、骨关节损伤疾病、老年性疾病等,都会存在不同程度的功能障碍,需要给予及时的康复治疗和护理。成功的康复不仅取决于各种治疗,也取决于正确的康复护理。如神经系统疾病,采用了较好的治疗方法,但康复护理措施没有及时跟上来,病人以异常模式运动,痉挛会加重,治疗所取得的进步会丧失殆尽。所以说,在康复医学中,康复护理起着举足轻重的作用。

第一节 脑卒中的康复护理

一、概 述

(一) 定义及分类

脑卒中(stroke)又称脑血管意外或急性脑血管病,主要指脑部的动脉破裂出血或闭塞,造成急性发展的脑部循环障碍和以偏瘫、失语等为主的功能损伤。

脑卒中的类型包括脑出血、蛛网膜下腔出血、脑血栓形成、脑栓塞。

(二) 主要功能障碍

脑卒中后,由于病变部位、性质、范围的不同,可出现不同的临床症状和体征。

1. 意识障碍 脑卒中后,病人往往出现情感淡漠、谵妄或嗜睡、昏迷等症状,丧失对环境及自我认识、辨别和判断能力,其程度和持续时间与预后有密切关系。

2. 运动障碍 大部分病人出现程度不同的偏瘫,一侧肢体自主活动能力丧失或下降;部分病人有肌张力异常、共济失调、平衡障碍和步态异常等。

3. 感觉障碍 脑卒中病人常有不同程度的浅感觉(痛、温、触觉)障碍;本体感觉(运动觉、位置觉、方向觉)异常;有的可能出现实体感觉丧失、同向偏盲以及同向侧视障碍等。

4. 知觉障碍 脑卒中常见的失认症有疾病失认(如否认其偏瘫侧肢体的存在);视觉失认(颜色失认、相貌失认、图形失认、空间失认);听觉失认(能分辨、听取熟悉人的声音,但不能辨认是何人);失用症有结构性失用、运动失用、穿衣失用、意念运动性失用、意念性失用等。

5. 言语-语言交流障碍 以运动性失语及构音障碍最常见。

6. 认识障碍 常表现为注意力不集中、涣散;短时记忆力下降;判断、推理、分析等抽象思维能力下降;时间、地点、人物定向障碍等。

7. 心理障碍 最常见者为抑郁症。表现为情绪抑郁、动作迟缓、愁容、悲观、对周围事物失去兴趣;部分病人还可出现幻觉、妄想、攻击行为、自杀企图等。

(三) 主要治疗及康复要点

1. 有脑水肿及颅压高者应脱水降颅内压,控制高血压等;

2. 根据出血情况适当选用止血药。出血量大于30ml者,有条件的可考虑颅内血肿微创清除或开颅行血肿清除术。

3. 根据病人不同时期、不同的临床症状和体征进行康复治疗和护理,减少和恢复功能障碍。

二、康复护理评定

脑卒中的康复护理评定其意义在于辨别病人的障碍所在,判断功能障碍的严重程度,评估病人的预后和结局,制订行之有效的护理方案。评定及观察治疗效果、了解病情发展规律,同时也为脑卒中康复护理研究提供客观依据。

除对脑卒中病人进行生理、心理、认知、交流能力、日常生活活动能力、排泄能力评定外,可同时根据神经功能缺损程度评分。评定方法很多,一般对昏迷和脑损伤严重程度评分,常用方法有格拉斯哥昏迷量表(Glasgow coma scale,GCS),GCS用以确定有无昏迷和昏迷严重程度。脑卒中运动功能评定常用的方法有Brunnstrom偏瘫功能评价法、Fugl-Meyer法、Bobath法等。Brunnstrom 6阶段评定法是脑卒中最常用的评定运动模式方法,是将偏瘫肢体功能的恢复过程根据肌张力的变化情况分为6阶段来评定运动功能;Fugl-Meyer法是将上下肢、手和手指运动等的功能评定与平衡能力、关节活动度、关节运动时的痛觉、感觉功能等5项与偏瘫后身体功能恢复有密切关系的内容综合定量的评定方法。

三、脑卒中康复护理治疗措施

(一)体位护理

体位护理包括良姿位摆放及被动体位变换,是脑卒中急性期康复护理的重要内容。床上正确的体位摆放,能预防和减轻偏瘫典型的屈肌或伸肌痉挛模式的出现和发展,防止压疮、坠积性肺炎、深静脉血栓或栓塞性静脉炎以及预防继发性关节挛缩、畸形及肌萎缩,对病人预后有重大影响。具体方法见有关章节。

(二)主、被动运动护理

1. 被动运动 一般在偏瘫发生的早期(软瘫期)进行。被动运动的原则:运动的部位一般是先上肢,后下肢,从大关节到小关节;运动的量由小到大;运动的幅度由弱到强;运动的时间由短到长。被动运动应包括患肢所有关节各个方向的运动。每关节活动20~30次,每天3~4次。为使肌肉的伸展度充分恢复,应由单个关节的活动逐步过渡到几个关节的联合运动。注意动作要平缓柔和,因过快的牵伸往往激发牵张反射,使痉挛加重;粗暴的牵扯可造成软组织损伤或骨关节半脱位、关节疼痛等。

2. 主动运动 是以锻炼代偿功能,改善中枢神经系统对各肌群的协调控制为目的。主动运动的原则要求轻松平稳,先做简单动作,后做复杂动作。在偏瘫的软瘫期,主动动作可诱发本体感觉运动以保持肌力。如是非完全性软瘫病人,应鼓励其尽早进行主动训练。先让病人做"意识"运动,然后用健肢帮助瘫肢做助力运动。

(1)上肢训练:常采用十指交叉握手的自我辅助活动。即两手握在一起,十指交叉,患侧拇指位于最上面,并稍外展,伸肘,然后上举至头上,每天练习多次。

(2)下肢训练:桥式运动:取仰卧位,双腿屈曲,双上肢分别置两体侧,双足支撑在床上(硬板床最好),然后将臀部主动抬起,并保持骨盆呈水平位,维持一段时间,然后慢慢放下,如此反复,每天多次。早期治疗时,医护人员可给予部分协助,如帮助固定双腿,以免患腿倒下。

3. 坐位训练 坐起是直立的基础,直立是人类日常活动的基本体位。病人病情稳定、生命体征平稳后即可进行坐位训练。

(1)过渡训练:注意预防直立性低血压,先被动地使病人逐步抬高头部和上身。也可用可调斜床或背靠,从30°开始抬高上身及头部,逐渐增至90°直坐位。

(2)坐姿及平衡训练:早期需背靠才能坐稳,以后渐撤去背靠,以双手反支撑平衡,继而过渡到无支撑坐在椅子上,达到一级静态平衡;逐步训练让患肢能做躯干各方向不同摆幅的摆动活动,达到二级平衡;最后达到能完成抵抗他人外力的三级平衡。

4. 行走与步态训练 先进行扶持步行或平行杠内步行训练,再行徒手步行训练。改善步态训练的重点是纠正画圈步态。

对不能恢复独立步行或稳定性差的老年病人,给予使用手杖的训练。正确的上下楼梯训练方法是上楼先上健腿,后上患腿;下楼梯先下患腿,再下健腿。

5. 日常生活活动(ADL)能力训练 ADL包括穿衣、进食、上厕所、洗澡、行走、上下楼梯、个人卫生等。ADL能力的高低直接影响病人日后的生活质量。ADL训练使病人尽可能实现生活自理。急性期病人训练主要有:

(1)进食训练护理:不少偏瘫病人存在着不同程度的吞咽障碍,当病人意识清楚、全身状况稳定,能做张口、伸舌及吞咽动作时,即可训练以口进食。所进食物以流质或半流质为主。先以少量(3~4ml)试之,然后酌情增加,同时还要注意餐具的选择,开始采用薄而小的匙子为宜。要观察咀嚼、咽下有无呛咳,生命体征的变化,面部表情等。偏瘫病人由于抓握能力丧失或减退,协调能力差或关节活动范围受限,常无法完成进食动作,因此需对一些食具进行改进,可把碗碟固定在餐桌上,使用辅助器具。若病人右手完全瘫痪,则须先用左手代偿进行进食训练。

(2) 更衣、裤等训练护理:穿上衣时,一般先穿患肢的衣袖,健手抓住衣领,将衣服绕过肩部到健侧,再将健手穿进衣袖中,扣好纽扣;脱衣时,先脱健侧的衣袖,再脱患肢的衣袖。穿裤子时,先将患腿置于健腿上,先穿患腿,再穿健腿,然后将裤子上提到腰部,再系好裤带。

6. 失禁护理　失禁是脑器质性综合征。在急性期有些病人控制大小便有困难,其实直肠和膀胱的周围神经支配并未受影响。一旦病人能自己活动,这些障碍通常也就消失,因此在3个月后他们很少成为问题。很多老年偏瘫病人,可能有前列腺肥大或括约肌松弛等原因引起的尿失禁。不管何种原因引起,护理中要定时定期地给予帮助。急性期可保留导尿,每小时间歇排空膀胱,3~5天后,间歇期可延长至1.5~2小时。一旦病人神志清醒或(和)有活动能力时即可拔除,并鼓励病人主动排尿及做膀胱训练。

排便训练则以规则排便进行训练,慢慢地促其恢复自然排便,必要时以药物润肠排便。

7. 康复护理训练的注意事项　脑卒中病人病情、年龄、认知等都不一样,个体差异也很大,要具体情况具体对待。如有下列情况,应暂停康复护理训练:

(1) 活动时出现头昏、出汗、眩晕等脑缺血症状;

(2) 活动时有气短、心悸、心前区不适等症状;

(3) 心率>110次/分;

(4) 血压>200/100mmHg;

(5) 活动后严重的心律紊乱;

(6) 明显疲乏无力。

第二节　脊髓损伤的康复护理

一、概　述

(一) 定义及损伤程度分类

脊髓损伤(spinal coral injury,SCI)是指由于椎体的移位或碎骨片突出于椎管内,引起脊髓或马尾神经结构和功能的损害,造成损伤平面以下运动、感觉和自主神经功能障碍。

脊髓损伤根据损伤的平面和程度可分为不完全性、完全性脊髓损伤和马尾损伤。因此,出现损伤平面以下部分或完全阻断大脑与身体其他器官的联系,而导致相应的功能障碍。

(二) 主要功能障碍

1. 颈髓损伤的临床综合征　颈髓损伤的病人根据损伤的程度可出现截瘫、四肢瘫。如完全性损伤,其损伤平面以下的运动功能完全丧失;不完全性损伤常有特殊的临床表现形式。

(1) 中央索综合征:是常见于脊髓血管损伤。上肢障碍较下肢明显,行走功能恢复的可能性较大,大小便功能恢复尚可,而上肢功能恢复的预期不乐观。

(2) 半切综合征:常见于刀伤和枪伤。脊髓只损伤半侧,表现为同侧肢体的运动和本体感觉丧失,对侧痛温觉丧失。

(3) 前索综合征:脊髓前部损伤,损伤平面以下本体感觉存在,而痛温觉和运动功能丧失。

(4) 后索综合征:脊髓后部损伤,损伤平面以下本体感觉丧失,而运动和痛温觉存在。

(5) 脊髓圆锥综合征:脊髓骶段圆锥损伤和锥管内腰神经损伤,特征为大小便功能障碍(失禁或潴留)、性功能障碍(阳痿或不能射精),而下肢无明显运动障碍。

(6) 马尾综合征:椎管内腰骶神经根损伤,导致膀胱、肠道以及下肢的反射消失。

2. 呼吸障碍　高位SCI的病人多表现为呼吸功能障碍,肺功能和咳嗽功能的低下,易发生肺部感染或肺不张。T_9以下的SCI病人,才具有正常的呼吸功能。

3. 自主神经功能障碍　迷走神经从脑干发出,而交感神经的发出水平在T_6以下。因此损伤发生在T_6以上,就失去了对交感神经元的兴奋与抑制的控制,产生一系列可能的并发症。如高血压、搏动性头痛、心动过缓(心率低于50次/分,产生头晕、眼花、视物不清等症状),损伤平面以上出汗、潮红等;膀胱和肠道的功能障碍,可引起泌尿系统感染、便秘、尿潴留、疼痛等。

4. 感觉障碍　一般脊髓损伤平面以下出现感觉障碍(感觉过敏、感觉改变或部分障碍等),感觉和运动平面可以不一致,左右两侧也可能不同。

(三) 治疗与康复要点

脊髓损伤在抢救和转运中,抢救人员应具备

相应的抢救及转运知识和技术,以避免受伤的脊柱发生伸、屈或移位,加重脊髓损伤的程度。

脊髓损伤是一种严重的致残性损伤,早期(伤后6~12小时)的改变仅限于中央灰质的出血,伤后6小时内进行手术减压,是脊髓恢复的最佳时期;中期以康复治疗为主,预防并发症,减轻残疾,提高病人生存质量。

二、康复护理评定

(一) 脊髓损伤平面的评定

脊髓损伤平面指的是最后一个正常脊髓平面,即最后一个保留双侧正常感觉和运动功能的平面。神经平面的综合判断以运动平面为依据,运动功能测定关键肌时采用徒手肌力测定,3级或以上肌力的肌肉可认为是正常(参见"肌力评定")。也可采用美国SCI协会(ASIA)2000版的神经学和功能分类国际标准确定脊髓损伤的平面。

(二) 脊髓损伤的程度、功能分级

美国脊髓损伤协会将脊髓病损分为五级,见表16-5-1。

表16-5-1 美国脊髓损伤学会(ASIA)分级法

损伤分级	损伤情况
A 完全性损伤	骶段无任何感觉或运动功能
B 不完全性损伤	神经平面以下包括骶段(S_{4-5})存在感觉功能,无运动功能
C 不完全性损伤	神经平面以下存在运动功能,大部分关键肌肌肉<3级
D 不完全性损伤	神经平面以下存在运动功能,大部分关键肌肌肉≥3级
E 正常	感觉和运动功能正常,可遗留肌肉张力增高

完全性损伤指骶4~5水平无任何感觉和运动功能的保留;不完全性损伤指骶4~5水平以下有感觉或运动功能的保留。检查肛周区的感觉以确定骶4~5的感觉保留,肛指检查肛门括约肌的主动收缩以确定有无运动功能保留。

三、康复护理措施

制订某一脊髓损伤病人的具体方案时还应根据脊髓受损平面进行调整。损伤水平越低,对病人康复越有利。SCI的康复不仅局限于运动的恢复,更重要的是功能独立性的恢复。脊髓损伤的早期康复护理往往决定最终转归,因此,其基本原则是在病情稳定后就付诸实施。

(一) 急性期的康复护理措施

脊髓损伤病人往往不能接受现实,出现沮丧、悲观和抑郁,应采取积极的心理护理,进行心理疏导,使其理解诊断和预后,配合治疗。

一般在伤后2~12周为卧床恢复期,应进行脊髓制动。训练及翻身时要注意损伤局部的保护,避免妨碍脊髓性的动作。注意皮肤护理和变换体位,预防压疮;注意肢体的功能位及关节被动运动,预防挛缩发生;注意呼吸训练和排痰训练,防止因呼吸肌麻痹、排痰不畅而导致肺部感染;防止泌尿系统的感染等。

(二) 恢复期的康复护理措施

恢复期以运动康复护理训练为主。

1. 增强肌力和维持ROM训练　1~2级的肌力可采用功能性电刺激或肌电生物反馈治疗;3级或以上肌力仍需进行主动训练、抗阻训练。对瘫痪的肢体需进行维持ROM的被动辅助活动。

2. 上肢功能训练　如C_5损伤的病人利用肱二头肌的屈肘功能进行床上翻身和佩带辅助用具完成进食等动作;C_6损伤的病人进行ADL训练;C_7损伤的病人增加伸肘功能,以提高功能独立性;C_8损伤的病人手具有功能,但协调性稍差,可进行相应的作业治疗以提高手的精细功能等。充分发挥上肢残存肌肉的功能。

3. 坐位平衡训练　坐位平衡是转移和站立平衡的基础,包括静态平衡和躯干向前后、左右及旋转活动的动态平衡训练。另外,还需逐步从睁眼状态下的平衡训练过渡到闭眼状态下的平衡训练。

4. 转移训练　有水平转移、向低处转移和向高处转移三种。具体指导训练轮椅与椅子、床和地面等之间的转移。

5. 轮椅的使用　一般C_7水平损伤或更低的完全性损伤病人可使用手动轮椅;C_5、C_6完全性损伤的病人虽然以电动轮椅为主,也可短时间使用手动轮椅。靠背的选择也很重要,手动轮椅靠背的高度一般不超过两侧肩胛下角的高

度,使病人在推动轮椅时靠背不会碰到肩胛骨而影响上肢的活动。躯干平衡功能越差,所需要的靠背越高。

操作轮椅的前提是上肢力量及耐力良好。轮椅训练中每坐30分钟,必须练习用双上肢支撑起躯干,使臀部离开椅面减轻压力;或倾斜一侧躯干,让对侧臀部离开椅面,然后再向另一侧倾斜,防止坐骨结节发生压疮。

6. 步态训练 完全性脊髓损伤病人步行的基本条件是上肢有足够的支撑力和控制力。而不完全性脊髓损伤病人,应根据残留肌力确定其步行能力。步行训练有平衡杠内步行训练和拐杖步行训练,一般先进行平衡杠内练习站和行走,逐步过渡到平衡练习和双拐杖行走训练。助动功能步行器也可用于脊髓损伤病人进行步行功能训练。

7. 日常生活活动能力训练 脊髓损伤病人的日常生活活动能力训练很重要,如吃饭、洗脸、刷牙、洗澡、梳头发、穿脱衣等自理活动,并逐步从床上训练过渡到轮椅上进行。

指导病人 ADL 训练与手部功能训练结合进行。如应用特殊支具抓握-放松训练;运用护腕、护腕型把手、可移动手臂支架、平衡吊带等工具来补偿降低的手功能。

(三) 肌痉挛的康复护理措施

肌痉挛可影响其拮抗肌的功能,肌痉挛康复治疗:①去除诱发因素;②牵张运动及放松训练;③药物治疗,如用酒精或肉毒素做神经根封闭治疗等。高浓度乙醇或肉毒素的封闭用于完全性瘫痪的肌肉,能同时阻断增高的肌张力和随意运动;低浓度的乙醇用于不完全性瘫痪,只阻断增高的肌张力,不影响随意运动。冰疗、手术治疗、直肠电刺激治疗等均有一定疗效。

四、护理指导与健康教育

1. 向病人及家属解释本病的临床表现及诊治计划,取得良好配合;
2. 让病人、家属介入康复训练,其原则从易到难、循序渐进、持之以恒;
3. 指导家属掌握一些基本康复知识、训练方法和技术、注意事项,利于病人的康复训练及预防并发症发生;

4. 加强营养成分的补充,注意食用多纤维食物、水果,多饮水,减少便秘;
5. 注意全身情况,如发生并发症,应尽早诊断和治疗,以防意外。

第三节 脑性瘫痪的康复护理

一、概 述

(一) 定义及分类

脑性瘫痪(cerebral palsy,CP)简称脑瘫,是一组小儿出生前至出生后1个月内因各种原因所致的脑损伤综合征。临床表现为中枢性运动障碍和姿势异常,伴有不同程度的智力、语言、听觉、视觉等多种障碍及行为异常、癫痫等。

脑瘫是影响儿童最常见的残疾。脑缺氧是本病主要发病机制,其次为出血、血管栓塞、溶血、中毒或感染等造成。

脑瘫根据临床特征(肢体障碍、脑损伤程度)分为痉挛型、手足徐动型、共济失调型、低张型、混合型;根据累及的身体部位分为双瘫、四肢瘫、三肢瘫、偏瘫、单瘫等;按疾病程度分轻、中、重度。

(二) 主要功能障碍

1. 运动发育迟缓 如很晚还不会翻身、坐、爬、站、走以及抓握等。
2. 异常反射 许多原始反射该消失而不消失,如拥抱反射、交叉伸展反射等;保护性的反射却迟迟不建立,如伸展反射、立直反射及平衡反应。
3. 异常的运动和姿势 如爬行动作不对称;站立行走时呈剪刀样或四肢扭曲不协调;肌张力低,仰卧时呈蛙状。
4. 异常肌张力 异常的肌张力造成异常的运动和姿势。
5. 伴随症状 常伴有智力低下、癫痫,视觉、听力、语言障碍;皮肤感觉、情绪行为等障碍。年龄大的患儿可出现脊椎侧弯、髋外翻、马蹄足、小头畸形、脊椎裂等继发症。

二、康复护理评定

脑瘫的功能评定在康复治疗中占有重要的地位,包括原始反射检查、肌张力评定、智能评定、发育、运动等。脑瘫的脑性损伤是不进展的,但在0~3岁没有接受适当和及时的治疗与训练,就会形成不良姿势、关节僵直、肌腱挛缩、躯体变形而终身残废。最常用的评定方法是日常生活活动能力及言语评定,主要项目包括头部控制、翻身、坐起、站起、爬、坐姿下移动、步行、上下台阶、进食、穿脱衣裤、大小便、交流等。

三、康复护理措施

脑瘫的康复治疗护理必须根据疾病的不同阶段、特点,结合患儿的实际情况进行,很少仅用或持续用一种康复治疗护理方法。尽管脑损伤是非进行性的,但治疗越早,效果越好。

(一)运动疗法

1. 卧位的姿势控制训练

(1)头部控制训练:对患儿头向后仰,双肩旋前上抬者,纠正时用双前臂轻压患儿双肩,双手托住患儿头部两侧,先使小儿颈部拉伸,再用双手轻轻向上抬起头部。俯卧时可通过色彩、响声吸引训练患儿抬头。

(2)身体旋转动作训练:目的是提高翻身坐起的能力。患儿仰卧位,双下肢屈曲立位,训练者用双腿夹住患儿的双下肢以固定,用双上肢交叉握住患儿双手。如向右侧旋转,右侧上肢轻轻地内旋,抓握住患儿的左手或左臂向右侧诱导,同时,头部也向右侧旋转。

(3)髋关节内收、外展的控制训练:对肌张力较高出现"剪刀"样姿势的痉挛性脑瘫患儿,尽可能在早期进行关节活动范围训练,以维持其正常的关节活动度或扩大受限的关节活动范围。主要训练方法是对髋关节的外展外旋肌进行牵拉,以扩大关节活动范围。"青蛙"样姿势的训练方法是髋关节的内收内旋动作练习。

(4)髋关节的后伸训练:让患儿在俯卧位将下肢伸直,腿上抬训练。膝关节的屈曲控制训练也是在俯卧位,让患儿将小腿上抬到最大范围,保持这一姿势,反复进行小腿上抬训练,注意活动的速度尽可能地缓慢和均匀。

2. 坐姿训练

(1)弛缓型:一手扶着患儿胸部,另一手扶其腰部,帮助患儿坐稳。或将患儿置于大人腿上进行上述操作,这一体位有利于患儿将双腿分开,帮助坐稳。

(2)痉挛型:将双手从患儿腋下穿过,用双臂顶住患儿双肩,阻止肩胛骨内收,双上肢朝外,同时用双手将患儿大腿外旋分开。

(3)手足徐动型:将患儿双腿并拢后屈曲,并用手抓住患儿肩膀,使之向前方旋转,然后用双上肢支撑自己身体。

3. 爬行动作的训练 患儿爬行时,以双手固定骨盆,并轻轻地将骨盆向上提,左右交替上提,并训练患儿左手右脚及右手左脚交替爬行,逐渐过渡到正常的爬行动作与爬行速度。

4. 站立训练

(1)从跪到站立:四点跪训练—双膝跪训练—蹲起训练。

(2)扶助站立训练:从坐位站起—从跪位站起—从椅子上站起—单腿站立。

(二)日常生活活动能力训练

1. 穿着训练 患儿坐于椅上,右手抓住衣领,先将左手交叉穿进衣袖里,右手抓衣领将衣服转向身后并拉向右侧,右手往后伸进另一衣袖里,整理衣服并扣好纽扣;穿裤时患儿仰卧床上,双手抓裤腰,屈起将一只脚穿进裤管后,再把脚伸直。再屈起另一只脚穿进裤管,双腿做拱桥式抬高臀部,双手用力拉裤腰过臀部至腰。

2. 进食训练 汤匙进食,主要是训练患儿上肢的主动伸展,眼手协调,抓握与放开,手口协调,吞咽和咀嚼等动作的完成;筷子进食,重点是训练手指协调与灵活性,前臂的旋前与旋后。

3. 如厕功能训练 一般先训练小便,再训练大便;先训练使用痰盂,后训练坐厕;再训练便后自我清洁和大小便控制等技巧。

(三)言语训练

1. 语言理解能力训练 可先按照治疗者所说的话做出相应的反应,通过反复的交谈,使患儿理解发音的意义。

2. 语音训练 一般利用各种感官刺激如视觉刺激、听觉刺激和感觉刺激等来帮助患儿纠正发音。

3. 语句练习 先练习说单个字、单词,逐渐训练说短句等。

4. 听音乐、听广播、交谈式练习,训练患儿的言语功能。

(四) 物理疗法

利用光、电、声、水疗等方法治疗脑性瘫痪对神经肌肉系统的功能性刺激,有促进血液循环、缓解或解除痉挛,恢复其弹性的功效。

四、护理指导及健康教育

1. 脑瘫患儿尽早进行康复专科治疗和训练,有利于防止并发症甚至达到临床痊愈的效果。

2. 指导家长学会一般的训练方法和训练技能　脑瘫患儿的训练,很大程度上依靠家长的训练和督促。结合日常生活活动进行,效果更好。

3. 注意心理教育　患儿因运动功能障碍,常常过度依赖和胆小、情绪不稳,要注意多鼓励,并鼓励患儿尽量自己主动参与各种训练,建立训练的自信心。

4. 加强安全教育　对低能低智儿童要有一定的保护措施。

5. 学龄期轻度障碍者可送正常学校学习,合并有其他障碍者应尽早佩带合适辅助器。

6. 培养并指导进行社交训练,有利于促进感知、语言能力、智力等的发展。

第四节　颈椎病的康复护理

一、概　述

(一) 定义及分类

颈椎病(cervical syndrome)又称"颈肩综合征",是由于颈椎间盘退变、突出,颈椎骨质增生,直接压迫或刺激脊神经根,造成神经、血管、脊髓等组织受损而导致一系列临床症状。颈椎病发病率高,好发于中老年人。长期伏案工作者多见。

颈椎病依据临床症状可分为神经根型、脊髓型、椎动脉型、交感型及混合型。

(二) 主要功能障碍

1. 神经根型　在颈椎病中发病率最高(50%~60%)。表现为颈肩痛、反复发作。主要体征有颈部活动受限、颈肌痉挛,受累的脊神经根部位有压痛并可向远方放射。神经根型体检时,可出现臂丛神经牵拉试验阳性、椎间孔挤压试验阳性,受累神经支配区皮肤感觉障碍、肌肉萎缩及肌腱反射改变。

2. 脊髓型　此型是颈椎病中最重的一种类型。早期表现为单侧或双下肢发紧,以后无力,软弱,以至行走困难,继发上肢发麻、手部肌无力,严重者发展至四肢瘫痪。脊髓型可发现四肢肌张力高、肌力减弱、腱反射亢进、浅反射消失,病理反射阳性,感觉障碍平面往往与病变节段不相等,并缺乏规律性。

3. 椎动脉型　临床表现为短暂阵发性眩晕(可伴有头痛、恶心)、耳鸣、视物不清、突然摔倒等椎-基底动脉供血不足症状。眩晕常与颈部活动有关。没有明显阳性体征。

4. 交感型　表现为交感神经兴奋症状,有头痛、偏头痛、头晕、心慌、心动过速、血压升高等。交感神经抑制症状有头昏眼花、心动过缓、眼睑下垂、血压偏低等。

5. 混合型　为上几种症状同时存在,辅助检查支持颈椎病改变。

(三) 治疗与康复要点

1. 卧床休息　减少颈椎的负载,利于症状的减轻或消除。

2. 物理治疗　石蜡疗法、红外线、磁疗、直流电离子导入等,镇痛、消除水肿、改善局部血液循环。

3. 手法疗法　推拿、关节松动术等有利于疏通脉络、减轻疼痛、麻,缓解肌紧张与痉挛等。

4. 药物和手术治疗　药物治疗目的是消炎止痛;手术治疗是解除脊髓压迫,获得脊髓稳定性。手术治疗一般针对症状明显的脊髓型及病情较重、久治无效或反复发作的其他类型病人。

对颈椎病病人的生理、精神心理、日常生活活动能力进行康复护理评定,进行颈椎活动度范围,颈椎病试验(前屈旋转试验、椎间孔挤压试验、臂丛神经牵拉试验、上臂后伸试验),颈椎的感觉、运动、反射等康复评定。

颈椎 X 线片、脊髓造影、CT、磁共振检查,可清楚地显示病变的部位。

二、康复护理评定

颈椎病的护理评定可以从疼痛的程度和颈椎活动范围进行单项评定,亦可从症状、体征以及影响日常生活活动能力的程度进行综合性评定。常用的单项评定有前屈旋转试验、椎间孔挤压试验、臂丛神经牵拉试验、上臂后伸试验等;综合性评定有多种量表可以采用,但应注意各种量表针对不同类型的使用范围,如神经根型颈椎病评价表、脊髓型颈椎病评价表等。临床上还根据颈椎的感觉、运动、反射进行评定。

三、康复治疗护理措施

(一) 康复护理训练

1. 物理疗法

(1) 颈椎牵引疗法:是颈椎病常用、有效的治疗手段。常采用枕颌吊带牵引技术。一般牵引1～2次/天,10～30分钟/次。神经根型牵引时,头部应前倾20°～30°;椎动脉型牵引时,前倾角宜小或呈垂直位。牵引重量自3～4kg开始,逐渐增加至体重的1/5～1/10,10次为1个疗程。

(2) 颈部制动:用石膏围领或用颌胸石膏托,要注意局部皮肤清洁,防止皮肤磨损。

(3) 直流电子导入法:每天或隔日一次,20～30分钟/次,15～20次为1个疗程。

(4) 中药电熨法:每天或隔天一次,20～30分钟/次,15～20次为1个疗程。

(5) 高频电疗法:常用的有超短波、短波、微波等疗法,每天或隔日一次,15～20次为一疗程。

2. 运动护理训练

(1) 左右旋转:取站位或坐位,头轮流向左、向右旋转。动作要缓慢,当旋至最大限度时,停留几秒,向左、向右旋转重复练习10次;

(2) 颈椎环转:颈部放松,缓慢顺时针、逆时针方向转动头部,重复练习10次;

(3) 伸颈拔背:双肩放松下垂的同时,颈部尽量上升,持续几秒,重复练习10次;

(4) 与项争力:两手交叉置于枕部,头颈用力后伸,而两手用力阻止后伸呈对抗状,持续几秒,重复练习10次;

(5) 擦颈按摩:两手轮流擦颈按摩20～30次,可同时点按有关穴位。

3. 传统疗法护理训练

(1) 推拿:推拿疗法者适应证选择恰当,操作谨慎,疗效颇佳。

(2) 针灸护理:针灸可以选大椎、膈俞、肩髃、养老、颈夹脊穴、大杼、肝俞、肾俞、阳陵泉穴、肩中俞、风门、风池、外关穴位交替进行,每天1次,每次留针30分钟,10～12次为一疗程。

4. 颈椎关节松动术护理训练 按颈部的解剖结构、生理运动、附属运动和生物力学特点,对颈椎间各关节进行推、压和牵动等被动活动,有缓解神经根受压、改善局部血液循环、增加颈椎的关节活动范围的作用。

(二) 心理护理

颈椎病的治疗和恢复需要较长的时间,给病人做详细的病情解释,使病人对颈椎病有一定的认识,同时使病人学会颈椎病的自我护理,增强战胜疾病的耐心和信心,积极配合治疗和主动参与康复训练。

四、护理指导与健康教育

1. 向病人解释本病的发病原因、表现及其诊治计划。

2. 指导病人掌握一些颈椎病康复护理训练技术,如牵引、局部按摩的方法及注意事项。

3. 鼓励自我照顾,教育病人改变坐姿,经常练习坐直、挺胸抬头、收颌、拔颈、两肩胛靠拢、放松活动。注意颈部寒冷时的保护。

4. 指导病人在日常生活中避免采用一种特定体位。睡眠时,宜睡硬板床,注意睡眠姿势,枕头高度适当,一般枕头与肩部高为宜;注意避免头颈部过伸或过屈。

第五节 肩关节周围炎的康复护理

一、概 述

(一) 定义及分类

肩关节周围炎(shoulder disorder)简称肩周炎,是由于肩关节的关节囊、肩周肌、肌腱和滑囊的慢性、损伤性无菌性炎症,导致关节周围软组织发生退行性变和粘连,引起肩关节疼痛及活动僵直的临床综合征。

肩周炎好发于50岁左右人群,女性多于男性,左侧多于右侧。

(二) 主要功能障碍

肩周炎可分为急性期、粘连期和缓解期。

急性期一般持续2～3个月。主要表现为肩

前外侧刺痛、酸痛或钝痛,夜间加重,甚至影响睡眠。因早期疼痛尚可忍受,所以肩肱关节活动正常或轻度受限。

粘连期约2~3个月。持续性肩部疼痛,可累及枕部、腕部或手指,有的则放射至后背、三角肌、三头肌等。阴天、劳累或夜间加重。上臂活动及肩肱关节活动受限严重的病人,甚至不能洗脸和扣腰带,后期肩关节各方向的主动和被动活动均受限,梳头、穿衣等动作难以完成,甚至洗脸漱口也有困难。

缓解期,病程约为半年时间。疼痛逐渐减轻,肩部粘连呈慢性、进行性松解,活动度逐渐增加。

(三) 治疗和康复要点

在肩周炎的急性期可采用1%~2%的普鲁卡因或醋酸氢化可的松等痛点封闭;短波、红外线及蜡疗等物理治疗方法可局部消炎,缓解疼痛症状;运动训练能促进肩关节的功能恢复。

二、康复护理评定

1. 一般护理评定 对肩关节周围炎病人进行生理、精神心理、营养、皮肤、肢体观察、疼痛等方面评估。以确定神经受损的性质和程度等。

2. 运动功能评定 主要是肩关节活动度评定和肌力评定。如肩关节外展上举、前屈上举、后伸及内旋等运动,一般活动范围均小于正常范围,评定时注意与健侧进行对照性测量。

3. ADL评定 病人从事日常生活活动有受限的情况,了解其受限的程度,如穿脱上衣的困难程度;个人卫生时(洗澡、梳头等)活动受限的程度;从事家务劳动时(提拿物品、洗衣、拖地)活动受限的程度等。

4. 影像学检查的指标

三、康复治疗护理措施

(一) 物理疗法

1. 短波或超短波透热疗法 每次20分钟,每天1次,15~25次为一疗程。治疗前严格掌握剂量和适应证,治疗后注意局部皮肤反应。

2. 红外线及蜡疗 用红外线照射肩前或肩后,蜡疗用蜡饼法,敷于肩关节区,每次20~40分钟,每天1~2次,15~25次为一疗程。注意治疗中保护皮肤,防止烫伤。

(二) 运动疗法

1. 肩关节主动和助力运动 指导病人进行患肩功能锻炼,防止进一步受损、关节功能障碍和肌肉萎缩;对已发生关节功能障碍者,力争恢复肩关节功能。

(1) 手指爬墙法:患手掌触摸墙壁或双手摸墙壁,缓慢向上摸爬,直到受限难忍为止;

(2) 拉轮法:双手分别握住通过定滑轮的绳索,上下拉动锻炼肩关节;

(3) 体后拉手法:双手反背,健侧手握住患侧手,慢慢向上提拉,以能忍受为度;

(4) 旋转摇肩法:取弓箭步,一手叉腰,另一手握拳,靠近腰部做前后、内外环绕旋转动作,反复数遍;

(5) 模仿梳头动作:将手由前额、头顶、枕后顺序以及由前向后绕头一周方法训练;

(6) 下垂摆动练习:身体前屈,将患臂自然下垂,做前后、内外和绕动训练至手指发胀,休息后手持1~2kg重物进行下垂摆动训练,每日训练2次。

2. 肩关节旋转运动法 包括患肢上举、外展、外旋、内收等,每天坚持活动2~3次,每次旋转患侧10~20次,以不引起剧烈疼痛为度。

(三) 传统法护理训练

1. 推拿 按摩和针灸适用于肩周炎任何一期的治疗。推拿按摩常用手法有①舒筋活络手法:应用揉、按、滚、握、点穴、分筋等方法,反复数次,使肩关节周围肌肉痉挛逐渐松解;②弹拨法:拨动周围肌肉,拨动时应垂直于肌纤维方向;③活动关节法:牵拉抖动,操作者左手扶病人,右手握病人手做牵引、抖动和内旋活动;④外展上举:操作者一手扶患肩,另一手握肘上部,使患肢外展,并逐渐上举。

2. 针灸 针灸可选条口透承山,肩髃、肩髎、秉风、大杼、手三里二组穴交替进行,每天1次,留针30分钟,10~12次为一疗程。

(四) 配合关节松动治疗护理

通过肩关节的摆动、滚动、推动、旋转、分离、牵拉等,可以起到缓解疼痛、促进关节液流动、松解组织粘连等作用。护理者要嘱咐病人完全放松,治疗后给予肩关节按摩,指导病人进行主动运动。

四、护理指导及健康教育

1. 避免诱发因素,注意肩关节的保暖和防止肩关节反复劳损等。

2. 进行太极拳、太极剑、保健操等适合自身特点的锻炼,增强肩关节周围肌肉和肌腱的强度。

3. 指导坚持肩关节的运动疗法,以防关节功能障碍与肌萎缩的发生。

4. 保持良好的心态,合理安排工作、学习和生活。

第六节 腰椎间盘突出症的康复护理

一、概　　述

(一) 定义及分类

腰椎间盘突出症(lumbar intervertebral disc herniation,LDH)亦称腰椎间盘纤维破裂症,是指纤维环破裂后髓核突出压迫神经根造成以腰腿痛为主要表现的疾病。是最常见的一种腰腿痛疾病,多见于青壮年。

根据腰椎间盘突出症髓核突出的位置、程度、方向、退变程度与神经根的关系等,有多种分型。病理上将腰椎间盘突出症分为退变型、膨出型、突出型、脱出后纵韧带下型、脱出后纵韧带后型和游离型。前三型为未破裂型,占73%。后三型为破裂型,占27%。

(二) 主要功能障碍

1. 腰部疼痛　疼痛是腰椎间盘突出症最常见的症状,也是最早的症状。90%以上病人有数周或数月的腰痛史,或有反复腰痛发作史。腰痛程度轻重不一,严重者可影响翻身和坐立。一般休息后症状减轻,咳嗽、喷嚏、站立、弯腰、行走或大便时用力,可使疼痛加剧。

2. 下肢放射痛　椎间盘突出压迫坐骨神经或股神经某一支神经根所致,一侧下肢坐骨神经区域放射痛是本病的主要症状。放射痛多起于臀部,逐渐下行放射至足部。马尾神经压迫症:可出现大、小便障碍,鞍区感觉异常。

3. 脊柱侧弯　腰脊柱侧弯是椎间盘突出的重要体征,侧凸的方向可以表明突出物的位置和神经根的关系。

4. 腰部活动障碍　腰部活动在各方面均受影响,尤以后伸障碍为明显。

5. 神经功能障碍　①感觉神经功能障碍:神经受压可表现如麻木、疼痛、过敏及感觉减退;②运动神经功能障碍:肌力减弱是较可靠的体征,意义最大是伸踇趾肌力减弱;③反射功能障碍:主要表现膝反射和跟腱反射亢进、减弱或消失。

(三) 治疗和康复要点

椎间盘突出症总的治疗原则是首先考虑保守治疗,保守治疗无效再考虑手术治疗。康复护理原则是早期以减轻椎间盘压力,突出物还纳、消炎、减轻水肿为主;后期主要是增强脊椎的稳定性、恢复运动、日常生活活动能力康复训练。包括卧床休息、骨盆牵引、药物治疗和物理治疗。

二、康复护理评定

对腰椎间盘突出症病人进行生理、心理、ADL、排泄等方面的评定;功能评定方法主要有脊柱活动度检查、肌力检查、脊柱曲度检查、步行功能检查、运动功能和感觉功能检查等。此外,直腿抬高试验对腰椎间盘突出症诊断也有重要价值,90%的腰椎间盘突出病人出现阳性反应。

三、康复护理措施

1. 卧床休息和腰围固定(制动)　卧位时椎间盘内压最低,肌肉松弛,有利于突出物还纳和椎间盘修复。应采用木板床,时间约3周,离床时佩戴腰围固定,限制腰椎活动。

2. 腰椎牵引　腰椎牵引是首选的、最有效的非手术疗法。主要采用卧位骨盆牵引,重量以35kg左右开始,视病情和病人的耐受情况逐渐增加至体重±10kg 止;时间20～30分钟,每日1～2次,10次为一疗程。

3. 按摩推拿　推拿按摩可使痉挛的肌肉松弛,利于疼痛的缓解。

4. 物理疗法　物理疗法是行之有效的辅助治疗。能促进局部血液循环,促进炎症水肿的吸收和消散,缓解肌肉痉挛,松解神经根粘连,减轻症状。常用的有短波、超短波、磁疗、低中频电疗、超声波、红外线、蜡疗等。

5. 运动疗法　常以腰背肌锻炼为主,可提高

腰背肌力,增强脊柱稳定性,防止复发。主要有:

(1) 仰卧举腿:仰卧位,两手自然置于体侧,做直腿抬举动作,角度逐渐增大,双下肢交替进行。

(2) 蹬空增力:仰卧位,屈髋屈膝的同时踝关节极度背伸;向斜上方进行蹬踏,并使足尽量跖屈,双下肢交替进行,每个动作重复20~30次。

(3) 仰卧架桥:仰卧,双手叉腰做支撑点,两腿屈曲呈90度,两脚支持下半身呈半拱形桥,挺直躯干,膝部稍向两边分开,动作重复20~30次。

(4) 飞燕点水:取俯卧位,头转向一侧,两腿交替向后过伸;两腿不动,上身躯体向后背伸;上身与两侧同时背伸。还原,每个动作重复10~20次。

6. 心理护理 腰椎间盘突出症的治疗和康复时间长,病情反复发作,绝大部分病人心理负担重而绝望,不积极配合治疗。所以需要给病人和家属做详细的病情解释,鼓励病人积极配合和参与康复训练。

四、护理指导与健康教育

1. 指导病人不宜久坐久站,坐、站应取良姿位,脊柱不正会造成椎间盘受力不均匀。

2. 保持良好的生活习惯,避免穿高跟鞋,卧床休息宜选用硬板床,保持脊柱生理弯曲。

3. 指导正确的运动训练的方法和技巧,腰椎间盘突出是运动系统疾病,锻炼时压腿弯腰的幅度不要太大,同一姿势不宜保持太久。

4. 提重物时不要弯腰,应该先蹲下拿到重物,然后慢慢起身,尽量做到不弯腰。

5. 合理营养,避寒保暖。

第七节 老年痴呆症的康复护理

一、概 述

(一) 定义

老年痴呆症,又称阿尔茨海默病(Alzheimer disease,AD)是发生在老年期及老年前期的一种原发性退行性脑病,指的是一种持续性高级神经功能活动障碍,即在没有意识障碍的状态下,记忆、思维、分析判断、视空间辨认、情绪等方面的障碍。

近年来,随着我国人口寿命的延长和社会老龄化的加剧,老年痴呆发病率明显上升,其致死率仅次于心脑血管疾病、肿瘤和脑卒中,成为威胁老人健康的最严重疾患之一。

国际老年痴呆协会中国委员会提供的资料显示,我国65岁以上老人中,老年痴呆病人有600余万人,且呈年轻化倾向。

一般老年痴呆被发现时,往往已经是中晚期,错过了最佳治疗期,导致病情迅速恶化,严重影响家庭成员的工作和生活。专家指出,老年痴呆的康复护理是很重要,能帮助病人尽早恢复健康。

(二) 临床症状

临床上分为早、中、晚三期,不同时期,临床表现有所不同。

1. 记忆障碍 常忘记熟人的名字;近事遗忘,甚至瞬间即忘;远记忆清楚记得。

2. 行为及人格变化 多疑,认为亲人、子女对自己不好;怀疑家人或邻居偷自己东西,常把贵重东西变动地方藏起来,东西找不到总怀疑别人。情绪不稳、喜怒无常。言语表达不流畅,含混迟钝。

3. 智力衰退 计算力下降,早期计算力变慢,逐渐出现计算错误到不会计算。

4. 认知障碍 时间和地点的定向错误,经常出门后找不到回家的路等。

二、康复护理评定

老年痴呆症评定方法很多,常用简易精神状态检查(mini-mental state examination,MMSE),是国内外最普及、最常用的痴呆筛查量表,共有19项检查。韦氏记忆量表(Wechsler memory scale,WMS),是应用较广的成套记忆测验,共有10项检查,本实验也有助于鉴别器质性和功能性以及障碍。注意力评定,有听觉注意、视觉注意等评定;失认症评定,有单侧忽略、触觉失认、疾病失认、视觉失认的评定方法;失用症评定,有结构性失用、运动失用、穿衣失用、意念性失用等的评定方法。

三、康复护理措施

（一）日常生活功能训练

日常生活活动能力是老年人生活自理和保持健康所必需的功能。主要包括躯体自理能力（穿衣、刷牙、走路、洗澡和大小便等）和使用日常工具的基本能力（打电话、乘车、用钱和扫地等）。一般使用日常工具能力先开始被损害，以后发展到躯体自理能力损害。本症早期病人不存在日常生活功能问题；中期主要为部分损害；晚期则完全丧失，犹如婴儿一样。日常功能训练的目的：早期是保持日常生活能力；中期是提高或改善生活自理能力，加强独立生活信心；晚期是恢复基本生活功能。因此应根据病情的严重程度进行日常功能的训练。

1. 早期病人训练　督促和提醒他们主动完成日常事物劳动，不要简单包办代替。制订目的、对促进日常生活功能有作用的作业活动，规定每天定时完成，即所谓"家庭作业"疗程。如规定每天扫地、拖地板、洗衣服等的次数、时间。从简单的到复杂的日常功能训练，可保持病人较完善、独立的自理生活能力。

2. 中期病人训练　除家庭作业疗法外，还可通过训练来恢复其丧失的部分生活能力。尽量让他做力所能及的家务活，如扫地、擦桌子等。进行一些有益的脑力活动，如言谈、读报、看电视、听音乐等。对失去日常生活能力者，采取多次提醒、反复教、反复做的方法，直到学会为止。训练时要有耐心和热心，以免伤害老人的自尊心和训练效果。

3. 晚期病人训练　这类病人的日常生活能力受损严重，训练有一定的难度。反复长期地训练（如吃饭、穿衣、走路和刷牙等），才能获得一定的效果。训练病人大小便：①先告诉病人去厕所或痰盂解大小便；②带病人上厕所或叫他在痰盂上大小便；③通过上述程序后，病人可能在厕所、痰盂内大小便；④完全让病人自己去上厕所或坐痰盂，能独立大小便；⑤睡眠时能保持不尿床。

（二）记忆力训练

老年痴呆病人的记忆力损害是突出的主要临床表现，早期表现为近事记忆损害（记不住新近发生的事情），中期出现远事记忆损害（记不清以前发生的事情），到晚期记忆力完全丧失。

1. 对记忆力的损害明显但不很严重者　只要病人平时喜欢看报、读书、看电视，就不要加以限制或阻止，要鼓励他看。动员和鼓励病人一起进行一些简单的智力游戏，如下飞行棋、算算24点、做做不复杂的拼图游戏。

2. 对记忆力损害比较严重者　在他们的房间内放一些日常生活中用得着的、简单醒目的物品，如日历、钟表、各种玩具等，教他们了解今天是什么日子，建立有规律的生活时间，告诉他们什么时候起床、就寝、吃饭、服药、洗澡等，这样长期进行针对性的训练，强化记忆。对于一些物品名称，每天重复3～5遍，回答正确的，予以奖励和表扬，以巩固兴趣记忆。可利用书写物品名称、时间的方法做强化记忆训练，强化记忆，要持之以恒。

（三）智力训练

智力训练可以根据痴呆病人认知功能的情况来选择难度，每次时间不宜过长，贵在经常、反复操练，对延缓智力的下降会有帮助。

1. 拼图训练　将各种形状的碎片拼成一幅图画，可培养想象力，改善思维。

2. 分析和综合能力训练　让病人从许多图片或实物中挑选出动物类、食品类或工具类的东西。

3. 理解和表达能力训练　可讲述一些故事（可以是生活中发生的事，也可以是电影、电视、小说中的内容），讲完后可让病人复述故事概要或回答提问。

4. 社会适应能力训练　鼓励病人与他人交流，参加社区内的各种健康保健讲座、联谊会。

5. 常识训练　教病人日常生活中需要经常使用的知识，如时间和日期等概念。

四、家庭护理指导

目前对老年痴呆症病人无特效药物治疗，疾病的相对稳定期主要是在家庭疗养。

1. 定期的随诊和家庭访视，指导病人合理用药和家庭参与及关照。

2. 合理安排日常生活　病人的饮食应丰富多样，定时定量。常吃富含胆碱的食物，如豆类及其制品、蛋类、鱼类、花生、核桃等；食用富含维生素B类食物，如贝类、海带等。注意饮食低盐、低脂。

3. 情感支持,掌握交流　经常用抚摸动作和亲切的话语,给予病人关心和爱护。鼓励病人参与一些劳动,如泡茶、洗碗、扫地、买东西等简单家务,使头脑中建立新的条件反射;充分利用看电视、听音乐、看报纸、读杂志,给予视听方面的外界刺激;经常有意识地让病人记忆、判断以锻炼病人大脑思维活动。鼓励病人进行适当的循序渐进的运动锻炼。

4. 加强防护,防止意外　对病情重者做到24小时有人陪伴,轻者在病人活动最多时间里加强看护。对晚期或重度病人,注重病人的生活起居。卧床不起者,应定期翻身拍背,防止压疮发生等。

5. 积极的心理护理和指导家庭照料者的互利原则,如回答病人问题要简明扼要易懂,以免使病人迷惑;不能与病人争执;病人吵闹、发怒时,应冷静地予以劝阻;多给予定向和记忆的提示或线索。为保护病人的安全,家人还可采取一些措施,如给病人佩戴标或口袋里放一个记有病人家庭住址、姓名、联系电话、所患疾病等安全卡,以防迷路走失。

（何国平　刘晓黎）

第十七篇

重点专科护理

第一章

肿瘤病人的护理

肿瘤(tumor)是机体正常细胞在不同始动与促进因素长期作用下产生增生与异常分化所形成的新生物。新生物一旦形成,不受正常机体生理调节,也不因病因消除而停止增生,而是破坏正常组织和器官。根据肿瘤的形态和肿瘤对机体的影响,即肿瘤的生物学行为,肿瘤可分为良性肿瘤、恶性肿瘤、介于良恶性肿瘤之间的交界性肿瘤。

现阶段,恶性肿瘤多采取局部与整体相结合的综合治疗方法,包括手术治疗、化学治疗、放射治疗、生物治疗、中医中药及内分泌治疗等。治疗方案根据肿瘤性质、发展程度和全身状态而选择。

第一节 肿瘤病人围术期的护理

手术切除恶性实体肿瘤仍是最常用和最有效的治疗方法,常用的手术方式有:①根治性手术:包括原发癌所在器官的部分或全部,连同周围正常组织和区域淋巴结整块切除;并应用不接触技术阻隔肿瘤细胞沾污或扩散,结扎回流静脉血流等措施。②扩大根治术:在原根治范围基础上适当切除附件器官及区域淋巴结。③对症手术或姑息手术:以手术解除或减轻症状。④其他:如激光手术、超声手术等。根据肿瘤外科的特点,根治类手术切除范围广,手术时间长,且多数肿瘤病人年龄较大,全身营养差,手术的危险性高,除可发生一般手术后并发症外,还可出现不同程度的功能障碍,所以肿瘤病人的围术期护理除包括外科手术前后常规护理外,还需要相应的护理措施。

【护理评估】

(一) 术前评估

1. 健康史 包括饮食史、既往史、婚育史、家族史、个人史和其他与疾病相关的因素。

(1) 一般情况:包括年龄、性别、婚姻和职业;女性病人月经史、生育史、哺乳史。

(2) 发病情况:有无肿块及肿块的发展速度,是否伴随疼痛、出血等症状。评估病程长短、发病人群与肿瘤进展特性等。

(3) 既往史:询问有无其他部位肿瘤病史或手术治疗史,有无其他系统伴随疾病。

(4) 病因:包括环境因素和机体因素等致病因素。

1) 环境因素:有无职业因素有关的接触与暴露史。①物理因素(如电离辐射、紫外线等);②化学因素:肯定致癌物(如氯乙烯、石棉、砷、铬等)、可能致癌物(如亚硝胺类与食管癌、胃癌和肝癌的发生有关)、潜在致癌物(有机农药、硫芥等烷化剂可致肺癌与造血器官肿瘤等);③生物因素(如病毒、少数寄生虫和细菌等)。

2) 机体因素:①遗传因素:遗传与人类肿瘤的关系虽无直接证据,但肿瘤有遗传倾向性及遗传易感性,如食管癌、肝癌、胃癌、乳腺癌或鼻咽癌有家族聚集现象。②内分泌因素:某些激素与肿瘤的发生有关,如雌激素和催乳素与乳腺癌有关,雌激素与子宫内膜癌有关,生长激素可以促进雌激素的发展。③免疫因素:具有先天或获得性免疫缺陷者易发生恶性肿瘤,如艾滋病病人易患恶性肿瘤。④心理-社会因素:人的性格、情绪、工作压力及环境变化等,可通过影响人体内分泌、免疫功能等而诱发肿瘤。

2. 身体评估 病人的病情、相关的辅助检查结果,评估病人对手术适应情况。

(1) 局部:肿块的部位、大小、外形、软硬度、表面温度、血管分布、界限及活动度;有无疼痛、疼痛的性质与程度;有无坏死、溃疡、出血及空腔脏器肿瘤导致的梗阻等继发症状。

(2) 全身：易发生肿瘤转移的部位，如颈部、锁骨上、腹股沟区有无肿大淋巴结；有无肿块引起的相关器官功能改变和全身性表现，如颅内肿瘤引起的颅内压增高和定位症状等；有无消瘦、乏力、体重下降、低热、贫血等恶病质症状。

(3) 辅助检查

1) 实验室检查：①常规检查：包括血、尿及大便常规检查。②血清学检查：用生化方法测定人体内肿瘤细胞产生的，分布在血液、分泌物、排泄物中的肿瘤标志物，可以是酶、激素、糖蛋白、胚胎性抗原或肿瘤代谢产物。③免疫学检查：常用肿瘤免疫学标志物如甲胎蛋白（AFP）对肝癌、前列腺特异抗原（PSA）对前列腺癌、人绒毛膜促性腺激素（hCG）对滋养层肿瘤的诊断均有较高的特异性及敏感性，但也存在一定的假阳性。④基因或基因产物检查：核酸中碱基排列具有极其严格的特异序列，基因诊断即利用此特征，根据检测样品中有无特定序列以确定是否存在肿瘤或癌变的特定基因，从而做出诊断。基因检测敏感而特异，常早于临床症状之前。

2) 影像学检查：X 线、超声波、造影、放射性核素、电子计算机断层扫描（CT）、磁共振成像（MRI）和正电子发射断层成像（PET）等各种检查方法可明确有无肿块，肿块部位、形态、大小等性状，有助于肿瘤的诊断及其性质的判断。

3) 内镜检查：应用金属或光导纤维内镜直接观察空腔器官、胸腔、腹腔、纵隔等部位的病变，同时可取细胞或组织行病理学检查，并能对小的病变如息肉做摘除治疗；还可向输尿管、胆总管或胰管插入导管做 X 线造影检查。常用的有食管镜、胃镜、纤维肠镜、直肠镜、乙状结肠镜、气管镜、腹腔镜、纵隔镜、膀胱镜、阴道镜、子宫镜等。

4) 病理学检查：包括细胞学和组织学两部分，是目前确定肿瘤的直接而可靠的依据。①临床细胞学检查：取材方便、易被接受、应用广泛。包括体液自然脱落细胞、黏膜细胞和细针吸取或 B 超引导穿刺吸取涂片。②病理组织学检查：一般需行手术切除取活检或术中快速冷冻切片送检。对于深部或体表较大而完整的肿瘤，可在超声或 CT 引导下穿刺活检，或与手术中切取组织行快速（冷冻）切片诊断。

3. 心理-社会支持评估

(1) 认知程度：评估病人对疾病诱因、常见症状、拟采取的手术方式、手术过程、手术可能导致的并发症、疾病预后及康复知识的认知及配合程度。

(2) 心理反应：评估病人的心理状况、包括对疾病诊断的心理承受能力，对治疗效果、预后等的心理反应。肿瘤病人的心理变化分为 5 期，各期间可以相互转化或交叉出现。

1) 震惊否认期（shock and deny stage）：病人在震惊之后表现出对事实的否认、怀疑，甚至辗转求医；若过分强烈，可延误治疗。

2) 愤怒期（anger stage）：病人接受事实，并出现愤怒及不满情绪，常迁怒于家属及医务人员，甚至百般挑剔，无理取闹，出现冲动行为；若长期存在，会导致心理异常。

3) 磋商期（bargaining stage）：病人"讨价还价"，存在幻想，寻求各种治疗信息，祈求延长生命，有利于治疗。

4) 抑郁期（depression stage）：病人对治疗失去信心，不遵医嘱，甚至有自杀倾向，对治疗无益。

5) 接受期（acceptance stage）：病人能以平和的心态配合治疗和护理。

(3) 经济和社会支持状况：评估家庭对病人手术的经济承受能力；家属对本病及其治疗方法、预后的认知程度及心理承受能力；家属与病人的关系和态度；病人的社会支持系统等。

(二) 术后评估

1. 了解手术及麻醉方式、术中情况。

2. 评估病人疼痛情况。

3. 观察伤口敷料有无渗出，引流管是否通畅，观察引流液的颜色、性质、量，皮肤受压的情况等。

4. 肿瘤的临床分期及预后，术后康复及心理变化等情况。

【护理诊断/问题】

1. 焦虑与恐惧　与担忧疾病预后和手术，在家庭和社会的地位及经济状况改变有关。

2. 营养失调：低于机体需要量　与肿瘤所致高分解代谢状态及摄入减少、吸收障碍有关。

3. 急性疼痛　与肿瘤生长侵及神经、肿瘤压迫及手术创伤有关。

4. 潜在并发症：感染、出血、皮肤和黏膜受损、功能障碍。

【护理目标】

1. 病人的焦虑、恐惧程度减轻。

2. 营养状况得以维持和改善。

3. 疼痛得到有效控制,病人自述舒适感增加。

4. 未发生并发症或并发症被及时发现和处理。

【护理措施】

1. 减轻焦虑与恐惧 根据病人不同的心理反应有针对性地进行心理疏导,消除负性情绪的影响,增强战胜疾病的信心。震惊否认期的病人,鼓励家属给予其情感上的支持和生活上的关心,使之有安全感。之后,因人而异地逐渐使病人了解病情真相;对处于愤怒期的病人,应通过交谈和沟通,尽量诱导病人表达自身的感受和想法,纠正其感知错误,请其他病友介绍成功治疗的经验,教育和引导病人正视现实;对处于磋商期的病人,应注意维护病人的自尊,尊重其隐私,兼顾身心需要,提供心理护理;对抑郁期的病人应给予更多的关爱和抚慰,诱导其发泄不满,鼓励家人陪伴在身旁,满足其各种需求;加强与接受期病人的交流,尊重其意愿,满足其需求,尽可能提高其生活质量。

2. 纠正营养不良 术前对病人的体质、全身营养状况和进食情况进行全面了解。鼓励病人增加蛋白质、糖类和维生素的摄入;伴疼痛或恶心不适者餐前可适当用药物控制症状;对口服摄入不足者,通过肠内、肠外营养支持改善营养状况;术后鼓励能经口进食者尽早进食。给予易消化且富有营养的饮食。术后病人消化道功能尚未恢复前,可经肠外途径供给所需能量和营养素,以利创伤修复。也可经管饲提供肠内营养,促进胃肠功能恢复。康复期病人少量多餐、循序渐进恢复饮食。

3. 缓解疼痛 术前疼痛系肿瘤浸润神经或压迫邻近内脏器官所致。除观察疼痛的部位、性质、持续时间外,还应为病人创造安静舒适的环境,鼓励其适当参与娱乐活动以分散注意力,如松弛疗法、音乐疗法等缓解疼痛;术后麻醉作用消失,切口疼痛会影响病人的身心康复,应遵医嘱及时予以镇痛治疗,并向其解释正确用药的可靠效果。晚期肿瘤疼痛难以控制者,可按 WHO 三级阶梯镇痛方案处理。

一级镇痛法:疼痛较轻者,可用阿司匹林等非阿片类解热消炎镇痛药;二级镇痛法:适用于中度持续性疼痛者,用可待因等弱阿片类药物;三级镇痛法:疼痛进一步加剧,改用强阿片类药物,如吗啡、哌替啶等。癌性疼痛的给药要点:口服、按时(非按需)、按阶梯、个性化给药。镇痛药物剂量根据病人的疼痛程度和需要由小到大直至病人疼痛消失为止,不应对药物限制过严致用药不足。

4. 并发症的预防和护理 根治性手术范围广,创伤大,且由于正常活动受限、禁食、伤口疼痛、组织损伤,故手术后可以发生多种并发症:肺不张、肺部感染、出血吻合口瘘、吻合口梗阻、切口感染、切口裂开、尿潴留等。故为了促进病人康复、减少并发症的发生,可以采取以下护理措施:①对病人进行有效的术前指导,如指导病人在术前练习床上使用便器;胸、腹部手术者,术前应指导其进行深呼吸、咳痰练习及肢体活动。②术后严密观察生命体征的变化。③加强引流管护理。④观察伤口渗血、渗液情况,保持伤口敷料干燥;观察伤口的颜色、温度,尤其是皮瓣移植术后,如发现颜色苍白或青紫、局部变冷应及时处理。⑤加强皮肤和口腔护理。⑥鼓励病人多翻身、深呼吸,有效咳嗽、咳痰。⑦早期下床活动,促进肠蠕动,减轻腹胀,预防肠粘连,增进食欲、促进血液循环及切口愈合,但应注意保暖和安全。对不同部位的肿瘤病人,虽然术后会有不同的并发症,但应根据病人的基础疾病、病情状况、手术及术后恢复情况给予适当的护理。

5. 术后恢复期的护理 此阶段护理重点是指导病人锻炼,恢复机体功能及建立和适应新的生活习惯。

(1) 功能锻炼:功能锻炼可提高手术效果,促进机体和器官功能恢复。护士需要向病人解释功能锻炼的意义,以增强其主动性和自觉性;并且责任护士协同医师和病人家属根据每位病人的恢复情况制订个体化锻炼计划,并负责指导和监督。

1) 乳癌根治术:麻醉清醒后,即可开始进行手指和腕部屈曲和伸展运动,术后 3 天,从肘部逐渐到肩部进行功能锻炼,尽可能用患肢进行正常生理活动,待引流管拔出后可逐渐开始肩关节全范围运动。

2) 开胸手术:由于切口长,肋骨被切除,病人常因怕疼痛不敢活动患侧上肢,以致肩关节活动受限,造成下垂,术后应指导病人尽可能进行肩关节活动,主要为上举和外展动作,并练习术侧手扶墙抬高和拉伸运动。

3) 颈淋巴结清扫术:由于手术造成颈部肌肉缺损,并因神经被切断造成斜方肌不同程度的麻痹导致肩下垂,肩胛扭转及上臂外展受限,影响术后生活及劳动能力,因此当切口愈合后即可开始练习肩关节及颈部活动。

4)截肢术后:对截肢下肢者手术前应教会病人正确使用临时拐杖的方法,同时进行双臂拉力锻炼及用截肢站立平衡训练,以便术后尽早功能锻炼,防止失用性萎缩,不仅练习使用拐杖行走,也应练习上下楼梯,做好装义肢的准备。

5)全喉切除及喉切术后:全喉切除后病人通过永久性气管造口进行呼吸,并失去发音功能,故术后护士应向病人讲解食管发音的方法,并耐心帮助病人进行食管发音的练习,或使用人工喉部或电子喉。

(2)培训自我护理能力:护士在病人出院前指导其在力所能及的基础上做到自我护理,使其尽早恢复生活自理能力和必要的劳动能力,能乐观地面对生活。

1)指导病人自行处理气管造口:全喉切除术后病人失去发声能力,永久性依赖气管造口呼吸,应指导和训练病人在出院前做到能对着镜子吸痰、清洗导管、更换喉垫;并向病人讲解应注意的事项,如告诉病人避免误吸;气管套管不可随意拔出;不可沐浴及游泳;并避免接触粉尘以及有毒气体;注意保暖,预防感冒等。

2)指导病人做好永久性人工造口的护理:鼓励病人养成定时、定量进餐及定时排便等习惯;训练病人自行处理人工肛门的方法;保持瘘口周围皮肤的清洁;注意饮食卫生,预防腹泻及定期扩张造口的方法等。

3)对胃手术后病人做好饮食指导:胃部大部分切除术后,尤其是毕Ⅱ式手术后,病人会因吸收不良出现维生素 B_{12} 缺乏和贫血,护士需要指导病人合理饮食的方法和种类等。

4)指导膀胱或结肠造瘘术后病人的护理:帮助病人学会正确选择用具;自行做好造瘘的处理;及时消除不良气味和保护瘘口周围皮肤的方法,最终达到不影响社交生活的目的。

【护理评价】

1. 病人的焦虑、恐惧程度是否减轻。
2. 营养状况是否维持和改善。
3. 疼痛是否得到有效控制,病人自述舒适感是否增加。
4. 避免和减少潜在并发症的发生,发生时能及时处理。

第二节 恶性肿瘤病人化学治疗的护理

化学治疗(chemotherapy)简称化疗,是一种应用特殊化学药物杀灭恶性肿瘤细胞或组织的治疗方法,是中晚期肿瘤病人综合治疗中的重要手段之一。

按照传统的抗癌药物分类法,根据药物的化学结构、来源及作用机制可分为7类:①细胞毒素类药物:烷化剂类,其氮芥基团作用于 DNA、RNA、酶和蛋白质,导致细胞死亡,如氮芥、环磷酰胺、白消安等;②抗代谢类药物:如甲氨蝶呤、氟尿嘧啶、阿糖胞苷等;③抗生素类:如阿霉素、丝裂霉素、放线菌素 D 等;④生物碱类:常用的有长春新碱、羟基喜树碱、紫杉醇等;⑤激素类:常用的有他莫昔芬(三苯氧胺)、己烯雌酚、黄体酮等;⑥分子靶向药物:单抗类常用的有曲妥珠单抗、利妥昔单抗、西妥昔单抗和贝伐单抗等,小分子化合物常用的有伊马替尼、吉非替尼等;⑦其他:如甲基苄肼、羟基脲、铂类等。按细胞动力学分类可分为 3 类:①细胞周期非特异性药物:对增殖或非增殖细胞均有作用,如氮芥类和抗生素类;②细胞周期特异性药物:作用于细胞增殖的全部或大部分周期时相,如氟尿嘧啶等抗代谢类药物;③细胞周期时相特异性药物:选择性作用于某一时相,如阿糖胞苷、羟基脲抑制 S 期,长春新碱对 M 期有抑制作用。

【护理评估】

(一)化疗前评估(同肿瘤病人围术期的护理)

(二)化疗后评估

评估和判断病人是否出现化疗药物的毒副反应:

1. 局部不良反应 静脉注射部位沿静脉走向的皮肤血管有无发红、疼痛、色素沉着及血管变硬等,如药物不慎外渗至血管旁或皮下组织,则评估有无疼痛、肿胀或局部组织溃疡、坏死。

2. 急性变态反应 在常用的化疗药物中,门冬酰胺酶、博来霉素及紫杉醇等可引起速发型变态反应。表现为哮喘、皮疹、低血压、寒战、发热等。

3. 疲劳 癌因性疲劳的机制至今仍不明确,病人表现为身心无力,其程度和出现时间因人而异。具体可表现为劳累、嗜睡、精疲力竭、兴趣及活动减少、敏感或易怒、注意力减弱等。

4. 胃肠道反应　大多数化疗药物均会产生胃肠道毒副作用,出现恶心、呕吐、口腔炎、胃肠道溃疡、腹痛、腹泻、便秘等一系列不良反应。其中,恶心、呕吐依其出现时间又可分为急性呕吐、迟发型呕吐和预期性呕吐。

5. 骨髓抑制　化疗药物对骨髓细胞产生的影响多为暂时性。一般在治疗后数天便可出现骨髓抑制反应。10~14天反应达到峰值,大约隔数周可恢复。抗肿瘤药物中除博来霉素、门冬酰胺酶、激素类等对骨髓影响较小外,多数化疗药物常会引起不同程度的骨髓抑制。

6. 心脏毒性　蒽环类、紫杉醇、氟尿嘧啶等均对心肌有一定的毒性,轻者可无症状,仅表现为心电图异常;重者则表现为各种心律失常甚至心力衰竭。

7. 肺毒性　因化学药物造成的肺功能异常可分为肺纤维化、过敏性肺炎和心源性肺水肿,其中以肺纤维化最常见。其主要表现为疲劳、干咳、呼吸困难等,可伴有发热、胸痛等,胸片及肺功能检查异常。

8. 肝毒性　抗癌药物及其代谢产物可引起肝细胞变形,甚至坏死及胆汁淤积,导致急性或慢性肝损害。表现为乏力,食欲不振、肝区疼痛、黄疸,严重者意识不清。

9. 肾及膀胱毒性　许多药物均会产生泌尿系统毒性,如顺铂、甲氨蝶呤等可造成肝脏损伤和电解质异常;环磷酰胺则可导致出血性膀胱炎。

10. 神经毒性　长春碱类、秋水仙碱类、铂类等一些化疗药物可通过破坏神经轴索的再生能力及神经脊髓鞘,而造成周围及中枢神经损害。以末梢神经损害较多见,引起手足麻木、自主神经障碍等症状。严重者可出现感觉异常、共济失调、精神异常等。

11. 变态反应　多数抗肿瘤药物可引起变态反应,L-门冬酰胺酶和紫杉醇类药物是导致变态反应发生率较高的两种药物。肿瘤药物所致变态反应多为Ⅰ型变态反应,表现为支气管痉挛性呼吸困难、荨麻疹和低血压。

12. 脱发　脱发是由于化疗药物损伤毛囊的结果,其程度常与药物的选择、剂量及个体因素等有关。抗肿瘤药物中烷化剂、环磷酰胺、多柔比星等较常引起脱发,停药后可再生。

13. 色素沉着　肿瘤化疗所致色素沉着由皮肤黏膜黑色素沉积增多引起。白消安、环磷酰胺、多柔比星、博莱霉素等易引起色素沉着,主要表现为局部或全身皮肤色素沉着,甲床色素沉着,皮肤角化、增厚,指甲变形。

14. 远期毒性　化疗药物的远期毒性主要表现为生殖系统毒性、致畸胎作用及第二恶性肿瘤的发生。以烷化剂、亚硝脲类较为常见。其中,生殖系统毒性表现为不孕不育和妇女闭经。化疗引起的第二肿瘤以急性非淋巴细胞白血病最为常见。

【护理诊断/问题】

1. 有感染的危险　与化疗导致白细胞、血小板减少有关。

2. 营养失调:低于机体需要量　与化疗致病人出现胃肠道毒副作用不愿进食有关。

3. 潜在并发症:静脉炎、急性变态反应、脏器功能损害。

【护理目标】

1. 病人能说出预防感染的重要性,积极配合,减少或避免感染的发生。

2. 病人能维持基本营养需要,改善营养状况。

3. 避免和减少潜在并发症的发生,发生时能及时处理。

【护理措施】

1. 预防感染　每周查1次血常规,白细胞计数低于3.5×10^9/L者应遵医嘱停药或减量。血小板计数低于80×10^9/L、白细胞计数低于1.0×10^9/L时,做好保护性隔离,预防交叉感染,给予必要的支持治疗,如中药调理、输成分血,必要时遵医嘱应用升血细胞类药。加强空气消毒,减少探视;预防医源性感染;对大剂量强化化疗者实施严密的保护性隔离或置于层流室。

2. 保护皮肤黏膜,预防静脉炎　指导病人保持皮肤清洁、干燥,不用刺激性物质如肥皂等;治疗时要重视病人对疼痛的主诉,鉴别疼痛的原因。若怀疑药物外渗即停止输液,并针对外渗药液的性质给予相应的支持。①根据病人情况,合理安排给药顺序,掌握正确给药方法。选择合适的注射部位,避开关节、瘢痕及术侧患肢,避免同一部位多次注射。有条件者建议病人建立保留性静脉通路,如PICC、Port(静脉输液港)、深静脉导管等。②输注药液时严格按照浓度、剂量要求,禁忌过浓、过快给药。③做好病人宣教工作,活动中防止针头及管道滑出,用药过程中如有不适及时告知护士。④化疗前后应用0.9%的生理盐水充分清洗管道,且化疗前需确认针头在血管内,化疗后应确保输液管及针头内的药物完全进入体内,以减少拔针时药物渗出造成局部组织损害。⑤已有药物外渗或已发生外渗时,应立即停药,保留针头,尽量回抽药物以减少药物存留,若有可用的解毒剂立即从原静脉通路注入,并用解毒剂加利多卡因溶液进行局部皮下注射达到封闭的作用。拔出针头后避免加压于注射处以防药物扩散,抬高患肢并行局部冷敷(部分药物不可冷敷,如奥沙利铂等,详见药物说明书),每次15~20分钟,每天至少4次,持续24~48小时。之后可用50%硫酸镁溶液湿敷或遵医嘱应用外用膏。严重组织破坏或溃疡可能在数天或数周后出现,必要时需行外科扩创及植皮手术。

3. 营养支持 对于化疗病人应给予正确的饮食指导,提高饮食的营养价值,保证营养供给。鼓励病人摄入高蛋白、低脂肪、易消化的清淡饮食,多饮水,多吃水果。少量多餐,注意调整食物的色香味。忌辛辣、油腻等刺激性食物,忌烟酒。保持口腔清洁,增进食欲。遵医嘱应用止吐剂。严重呕吐、腹泻者,予静脉补液,防止缺水,必要时给予肠内、肠外营养支持。

4. 急性变态反应的处理 ①用药前做好急救准备,遵医嘱给予预防性用药。②用药过程中进行心电监护,密切观察病人反应及主诉。关注高危人群病人,如老年人、营养状况不良者、曾有过敏史者。③怀疑出现过敏反应须立即停药,给予急救药物,并同时报告医师。

5. 减少脏器功能损害 了解化疗方案,熟悉化疗药物剂量、作用途径、给药方式及毒副作用,做到按时、准确给药。化疗药物现配现用,不可久置。化疗过程中密切观察病情变化,监测肝肾功能,了解病人不适,准确记录出入水量,鼓励多饮水、采用水化疗法、碱化尿液等,以减少或减轻化疗所致的毒副作用。

6. 注意休息,协助病人逐渐增加日常活动;保持病室清洁,创造舒适的休养环境,减少不利刺激。协助脱发病人选购合适的发套,避免因外观改变所致的负性情绪。

【护理评价】

1. 病人能说出预防感染的重要性,积极配合,减少或避免感染的发生。

2. 病人能维持基本营养需要,改善营养状况。

3. 病人未发生并发症,或者并发症发生时能及时处理。

第三节 恶性肿瘤病人放射治疗的护理

放射治疗(radiotherapy),简称放疗,是一种无选择性的损伤性治疗,即治疗过程对肿瘤和正常组织器官产生同样的破坏作用。放疗是利用放射线的电离辐射作用,破坏或杀灭肿瘤细胞,从而达到治疗目的的一种方法,是治疗恶性肿瘤的主要手段之一。目前约70%的恶性肿瘤病人在病程不同时期因不同的目的需要接受放射治疗。各种肿瘤对放射线的敏感性不一,可归纳为3类:高度敏感:分化程度低、代谢旺盛的癌细胞对放射线高度敏感,如淋巴造血系统肿瘤、性腺肿瘤、多发性骨髓瘤等;中度敏感:放疗可作为此类肿瘤综合治疗的一部分,如基底细胞瘤、鼻咽癌、乳腺癌、食管癌、肺癌等;低度敏感:如胃肠道腺癌、软组织及骨肉瘤等对放疗效果不佳。

【护理评估】

(一)放疗前评估

1. 健康史(同肿瘤病人围术期的护理)

2. 身体评估 评估病人的病情、相关的辅助检查结果及病人对放疗适应情况。

(1)放疗禁忌证包括:①晚期肿瘤,伴严重贫血、恶病质者;②外周血白细胞计数低于$3.0×10^9$/L,血小板低于$50×10^9$/L,血红蛋白低于90g/L者;③合并各种传染病,如活动性肝炎、活动性肺结核者;④有心、肺、肾、肝等功能严重不全者;⑤接受放疗的组织器官已有放射性损伤者;⑥对放射线中度敏感的肿瘤已有广泛远处转移或经足量放疗后近期内复发者。

(2)局部:肿块的部位、大小、外形、软硬度、表面温度、血管分布、界限及活动度;有无疼痛,疼痛的性质与程度;有无坏死、溃疡、出血及空腔脏器肿瘤导致的梗阻等继发症状。

(3)全身:易发生肿瘤转移的部位,如颈部、锁骨上、腹股沟区有无肿大淋巴结;有无肿块引起的相关器官功能改变和全身性表现,如颅内肿瘤引起的颅内压增高和定位症状等;有无消瘦、乏力、体重下降、低热、贫血等恶病质症状。

（4）辅助检查：包括定性、定位诊断性检查及有关内脏器官功能的检查。了解病人实验室检查结果，评估病人内脏器官功能损害情况，营养状况，心、肺、肾等重要内脏器官功能和病人对放疗的耐受情况。

3. 心理-社会支持评估

（1）认知程度：评估病人对疾病诱因、常见症状、放疗、疾病预后及康复知识的认知及配合程度。

（2）心理反应：评估病人的心理状况、包括对疾病诊断的心理承受能力，对放疗效果、预后等的心理反应。

（3）经济和社会支持状况：评估家庭对病人放疗的经济承受能力；家属对本病及其放疗、预后的认知程度及心理承受能力；家属与病人的关系和态度；病人的社会支持系统等。

（二）放疗后评估

评估有无放疗毒副作用出现，包括骨髓抑制（白细胞、血小板减少）、皮肤黏膜改变和胃肠道反应等。

1. 全身反应　经放射治疗后，一方面肿瘤组织破坏、毒素吸收，另一方面一些快速生长的正常组织细胞对射线高度敏感，如造血系统细胞等。因此病人在照射数小时或1~2天后可出现全身反应，表现为虚弱、乏力、头晕、头痛、厌食，个别有恶心、呕吐等胃肠道症状，行腹部照射和大面积照射时全身反应更为严重。

2. 皮肤反应　包括急性皮炎和慢性皮肤反应。反应程度与放射源、照射面积和部位，以及有否其他合并症等因素有关。急性皮炎分为三度：

（1）Ⅰ度反应：红斑、有灼烧和刺痒感，继续照射时皮肤由鲜艳渐变为暗红色，抑或有脱屑，称干反应。

（2）Ⅱ度反应：高度充血，水肿，水疱形成，有渗出液、糜烂，称湿反应。

（3）Ⅲ度反应：溃疡形成或坏死，侵犯至真皮，造成放射性损伤，难以愈合。

放疗后2个月或更长时间，照射部位可出现皮肤萎缩，毛细血管扩张，淋巴引流障碍、水肿及深棕色斑点、色素沉着，称后期反应。

3. 黏膜反应　放射治疗会使高度敏感的黏膜细胞充血、水肿，继而出现疼痛、溃疡等，严重者引起出血、穿孔。可引起口腔炎、放射性胃肠炎、膀胱损伤、角膜损伤等，出现味觉改变，张口困难、食管狭窄梗阻、恶心、呕吐、腹泻、食欲减退以及膀胱刺激征等。此外，放疗可使唾液腺中浆液细胞快速凋亡，腮腺的唾液分泌急剧减少，引起口干等症状。

4. 放射性肺炎和肺纤维变　胸部照射后可发生放射性肺炎。常由上呼吸道感染诱发，轻者可无症状，急性放射性肺炎可于放疗后2~6个月出现，多伴有高热、胸痛、咳嗽、气急等，严重者可致死亡。慢性放射性肺炎表现为放疗后数月至数年内，开始表现为渐进性、上行性感觉减退，行走或持续乏力，低头时有触电感，逐渐发展为四肢运动障碍，反射亢进，痉挛，以致瘫痪。

5. 骨髓抑制　白细胞、血小板有无减少。

【护理诊断/问题】

1. 营养失调：低于机体需要量　与肿瘤消耗、放疗反应有关。

2. 潜在并发症：放射性皮炎、放射性口腔黏膜炎、放射性肺炎与肺纤维化。

【护理目标】

1. 能维持基本营养需要，改善营养状况。

2. 避免和减少潜在并发症的发生，皮肤黏膜完整。

【护理措施】

1. 改善身体状况　①照射时少量进食，以免形成条件反射性厌食；放疗期间进清淡饮食，多食蔬菜和水果及富含营养的食物，鼓励病人多饮水，促进毒素排出；②照射后可完全静卧休息30分钟；放疗期间保证充分的休息与睡眠，酌情适当锻炼；③保持室内空气新鲜，嘱病人少去人多的公共场所，防止呼吸道感染；④通过收听音乐、练气功等方式转移注意力；⑤每周检查血象1次，遵医嘱给予升高白细胞及提高免疫力的药物或暂停放疗。

2. 保护照射部位皮肤，预防放射性皮炎　①指导病人穿着柔软、宽大、吸湿性强的内衣。②保持皮肤褶皱处清洁干燥，如乳房下、腋窝、腹股沟及会阴部等；头颈部放疗者需防止日光照晒。③指导病人使用温和的洗浴用品，照射野皮肤宜用温水和柔软的毛巾轻轻蘸洗，忌用肥皂，不可随意涂抹药物及护肤品，包括乙醇、碘酒等，并避免冷热刺激。④避免照射野皮肤受到各种硬物摩擦和损伤，如首饰、剃须刀等。勤洗手、勤剪指甲，皮肤脱屑期切勿用手撕剥。保持床面整洁干燥，避免不良刺激。⑤照射野不可贴胶布,以免所含氧化锌产生二次射线,加重皮肤损伤。⑥脱发者可佩戴合适的假发、头巾、帽子等。⑦发生干反应,可涂薄荷淀粉或羊毛脂止痒;湿反应需暴露创面,可涂甲紫或氢化可的松;如有水疱形成,涂硼酸软膏包扎1~2天,待渗液吸收后再暴露。放射性溃疡可用维生素 B_{12} 或中成药外用,合并感染者需合理使用抗生素。

3. 保护黏膜,预防黏膜受损　①指导病人保持口腔清洁,使用软毛刷刷牙,遵医嘱使用漱口液含漱。②指导病人少量多餐,进食高热量,高蛋白饮食,可酌情进行少渣饮食或流食;避免进食生硬、刺激性以及过冷过热的食物;鼓励多饮水,以促进毒物排泄。③腹泻者避免高纤维素饮食,通过进食饮料、水果等及时补充水分和电解质,并注意保护肛周皮肤。④反应严重致营养不良者,可给予静脉补液并遵医嘱给予相应治疗。⑤指导病人进行张口运动、叩齿等功能锻炼,预防口干、味觉减退、牙龈萎缩、张口困难等并发症。⑥口干者可嚼口香糖,并避免抽烟、饮酒等加重口干症状。⑦口腔炎剧烈疼痛者,可遵医嘱在饭前喷涂利多卡因等,或用中草药决明子、生甘草煎水当茶饮。⑧眼睛在照射野内时,注意保护角膜和晶体,照射时可使用鱼肝油或可的松眼药膏滴眼。⑨倾听病人主诉。注意病情观察。及时处理穿孔、出血等并发症。⑩为预防放射性骨髓炎,建议病人3年内不拔牙。

4. 预防放射性肺炎和肺纤维变　胸部照射后可发生放射性肺炎。常由上呼吸道感染诱发,轻者可无症状,急性放射性肺炎可于放疗后2~6个月出现,多伴有高热、胸痛、咳嗽、气急等,严重者可致死亡。慢性放射性肺炎表现为放疗后数月至数年内,开始表现为渐进性、上行性感觉减退,行走或持续乏力,低头时有触电感,逐渐发展为四肢运动障碍,反射亢进,痉挛,以至瘫痪。对症护理措施包括:①定时监测血象及肝肾功能,白细胞过低者应谨防感染,血小板过低者防止外伤,必要时使用药物或成分输血。②放射时,注意保护睾丸或卵巢,对年轻、有生育计划的病人提前讨论治疗方案以及可采取的措施,如体外受精等。③注意观察病人反应,如有中枢系统损伤,及时给予维生素 B、激素、扩血管药物等治疗。

【护理评价】

1. 病人能维持基本营养需要,改善营养状况。

2. 避免和减少潜在并发症的发生,发生时能及时处理。

（刘翔宇）

第二章
器官移植的护理

移植术(transplantation)是采用手术或其他手段,将某一个体的细胞、组织或器官转移到自体或另一个体的某一部位的方法。器官移植(organ transplantaion)是指移植脏器的全部或部分,保留其解剖学的外形轮廓和内部解剖的结构框架,带有主要血供和管道主干。器官移植也可统称移植。被移植的细胞、组织或器官称为移植物。提供移植物的个体称为供者,包括活体与尸体供者。接受移植物的个体称为受者,也可称宿主(host)。依据供者与受者的关系器官移植分为自体移植、同质移植、同种异体移植、异种移植;依器官植入的位置分为原位移植、异位移植;依移植技术分为吻合移植、游离移植。临床上应用的器官移植已有肾、肝、心、胰、肺、小肠、脾、肾上腺、甲状旁腺、睾丸、卵巢以及心肺、小肠、心肝、胰肾联合移植和腹内多器官联合移植等。随着移植效果的逐年提高,出现了大批移植后长期存活者,并恢复了正常的生活和工作。

第一节 器官移植病人的术前护理

一、供者的选择

(一) 免疫学检测

1. ABO 血型相容试验 要求血型相同,或至少符合输血原则。
2. 淋巴细胞毒交叉配合试验 指受者血清与供者淋巴细胞之间的配合。一般来说,肾移植淋巴细胞毒交叉配合试验必须<10%。
3. 人类白细胞抗原的血清学测定(HLA 配型) 国际标准是测定供者与受者 I 类抗原 HLA-A、B 和 C,II 类抗原 HLA-DR、DP 和 DQ 共 6 个位点的相容程度,实际上器官移植的配型主要是 HLA-A、B 和 DR。

(二) 一般检测

供者应健康,无慢性疾病。一般以同卵孪生为最佳,然后依次为异卵孪生、同胞兄妹、父母子女间、血缘相关的亲属及无血缘者之间。

(三) 禁忌作为器官移植的供者

脓毒症、血培养阳性或已知有全身性感染尚未彻底治愈、HIV 感染和恶性肿瘤病人。

二、移植器官的保存

离体器官在 35~37℃ 的常温下(称为热缺血),短期内即趋向失去活力,为延长器官存活时间,用特制的器官灌洗液(0~4℃)快速灌洗器官,尽可能将其内血液洗净,然后保存于 1~4℃ 灌洗液的容器中直至移植(称为冷缺血)。

三、器官移植受者的术前评估

1. 全身评估 除病变器官外,全身重要器官均要进行相应评估,以能耐受手术为标准。
2. 感染的检查与治疗。
3. 恶性肿瘤的检查与治疗。
4. 供、受体的年龄及手术时机。
5. 其他 肝炎、肥胖等的处理。

四、器官移植受者的术前护理

(一) 心理准备

帮助病人了解移植的基本知识,减少对移植的恐惧和不安。医护人员应向所有准备移植的病人详细说明具有的额外风险及益处,并与其讨论所有常见并发症,使病人对移植后可能出现的问题有一定的思想准备并能积极配合各项治疗护理。

(二) 一般准备

1. 术前1日进少渣饮食，术日晨禁饮禁食。
2. 必要时术前晚及术日晨清洁灌肠。
3. 术前晚保证受者休息和睡眠，必要时予以地西泮口服。
4. 术日晨测量空腹体重并记录（术后首次服用免疫抑制剂，剂量依据体重计算）。
5. 入院后开始肺功能锻炼，如深呼吸、吹气球等，术前三日训练病人在床上大小便。

(三) 加强营养

优质低蛋白、高维生素饮食。

(四) 术前检查

除常规检查外，还包括心、肝、肾、肺和神经系统功能，肝炎病毒相关指标、HIV、水电解质的测定，尿、咽拭子培养，血型、HLA配型等。

(五) 防治感染灶

早期预防和治疗咽喉部和尿道等处的潜伏病灶，必要时预防性应用抗生素。

(六) 免疫抑制剂的应用

根据植入器官和受者的需要而定。

五、病室的准备

(一) 消毒隔离病房

术前1日用1:100的"84"消毒液擦拭室内一切物品、地面和墙窗，并行空气消毒，保持病室通风良好。

(二) 病室物品准备

1. 需高压蒸汽消毒的物品　床单、被套、病服等。
2. 消毒液　75%乙醇、"84"消毒液等。
3. 仪器　体温表、血压计、听诊器、比重计、氧气、吸引器及各种监护仪器等。
4. 其他　量杯、输液架等。

(三) 设专用药柜

备齐抗生素、免疫抑制剂、肝素、止血药、降压药、白蛋白、呋塞米及各类抢救药品。

(四) 严格消毒隔离制度

按消毒隔离原则，准备入室者所用的隔离衣、帽、口罩、鞋等。

六、工作人员要求

(一) 熟悉移植专科知识及技能，熟练掌握仪器使用方法。

(二) 呼吸道感染者避免与病人接触。

第二节　肝脏移植

致命性终末期肝病经内科治疗无效者，以手术的方式植入一个健康的肝脏，来获得肝功能的良好恢复，称肝移植（liver transplantation）。

一、肝脏移植的适应证

(一) 成人

1. 肝炎后肝硬化；
2. 慢性侵袭性肝炎；
3. 急性或亚急性肝功能衰竭（多系病毒、药物或蛇毒所致）；
4. 原发性或继发性胆汁性肝硬化；
5. 酒精性肝硬化；
6. 硬化性胆管炎；
7. Wilson病（肝豆状核变性）；
8. Budd-Chiari综合征（肝静脉或与肝静脉毗邻的下腔静脉部分或完全阻塞所致肝脏排血障碍为主要表现的综合征）；
9. 肝囊肿、多囊肝、肝脏多囊病；
10. Caroli病（肝内胆管囊性扩张病）；
11. 肝弥漫性棘球蚴病；
12. 原发性肝癌（无远处转移者）；
13. 继发性肝癌（原发性病灶彻底根治者）；
14. 初次肝移植失活者。

(二) 儿童

1. 先天性胆道闭锁；
2. 代谢性疾病（$α_1$-抗胰蛋白酶缺乏、Wilson病即肝豆状核变性、半乳糖血症、神经髓鞘磷脂蓄积症、高酪氨酸血症、糖原累积症、家族性高胆固醇血症、家族性胆汁瘀滞症、高脂蛋白血症Ⅱ型、新生儿非溶血性黄疸、其他代谢性疾病：诸如Crigler-Najjar综合征Ⅰ型、尿素循环异常以及苯丙酸血症）；
3. 暴发性肝功能衰竭；
4. 肝脏肿瘤（肝母细胞瘤、肝细胞性肝癌和恶性肝血管瘤）；
5. 海带组织细胞综合征；
6. 严重复合免疫缺陷。

二、肝脏移植的禁忌证

绝对禁忌证：严重感染败血症、活动性肺结核、严重心肺脑肾等重要脏器器质性病变病人、

AIDS(艾滋病感染或患病者)、严重酗酒及吸毒者、肝外恶性肿瘤不能根除者、心理学方面绝对不适宜者。

相对禁忌证:年龄大于 60 岁者、进展期慢性肾病、门静脉血栓及门静脉海绵样变(与肠系膜静脉吻合)、有胆道及肝脏手术史、近期行肝动脉化疗或栓塞者、有心理或社会学问题者。

三、肝脏移植的术前准备

(一) 受者术前评估

1. 一般病史(肝脏病史,一般情况,发病以来的精神、饮食、大小便情况,在外院治疗情况及病情进展)、既往病史(包括结核病史、溃疡病史、肝炎病史、酗酒史、血吸虫疫水接触史、出血史、输血史)、家族史(包括遗传性疾病、肝病、肝癌及其他癌症病史)、有无与患病相关的并发症及发生时间及程度。

2. 注意从头至足每一部位检查。注意有无感染病灶、黄疸、腹水及门脉高压症,肝、脾大小及质地,测体温、脉搏、呼吸、血压、腹围及体重等。

3. ①一般化验:术前常规检查及微生物学检查;②血液学:血型、血常规、出凝血时间、巨细胞病毒测定等;③血液生化:电解质、非蛋白氮、肌酐、二氧化碳结合力、肝功能全套、血糖、血氨、甲胎蛋白、癌胚抗原、甲(乙、丙、丁、戊)肝、血气分析、细菌培养加药敏等;④免疫机制测定:淋巴细胞毒试验、淋巴细胞转化试验、血清总补体测定、IgA、IgG、IgM 以及 HLA 配型等。

4. 特殊检查
(1) 超声检查:肝、胆、脾、胰,有无腹水;
(2) X 线检查:胸片、食管及胃肠钡餐,必要时选择性腹腔动脉造影;
(3) 心电图;
(4) 放射性核素肝扫描;
(5) 必要时行 CT 或 MRI 检查;
(6) 有阻塞性黄疸时行 PTC、ERCP、胆道造影;
(7) 肺功能测定。

5. 组织相关科室进行会诊。

(二) 受者术前准备

1. 支持疗法　指导病人高蛋白、高糖类、高维生素饮食。
2. 纠正贫血及凝血机制异常。
3. 准备　术前 1 日流质饮食,术前禁食 12 小时、禁水 6 小时,并于术前晚或术日当天清洁灌肠。
4. 个人卫生　指导病人术前沐浴。
5. 皮肤准备　胸、腹、双侧腋窝及腹股沟区和双腿上部无菌备皮,更换手术衣。
6. 术前遵医嘱预防性应用抗生素及免疫抑制剂。
7. 交叉配血,术前备新鲜血、血小板、血浆、各种凝血因子、纤维蛋白原、免疫抑制剂。
8. 通知相关科室做好充分准备,如麻醉科、手术室、ICU 等。
9. 心理支持　护士对病人及家属进行耐心疏导,尽可能多向他们讲解有关肝移植的知识,并邀请肝移植成功者与其交谈增加其信心,使他们在移植前具有良好的情绪和精神准备。营造良好的环境,尽可能使病人感觉舒适,避免不良环境刺激。

四、肝脏移植的术后护理

ICU 期间的观察与护理:

1. 手术完毕,待病人麻醉苏醒、意识清楚、呼吸平稳、循环状况稳定即可送入 ICU 病房。术中建立的各种监测系统暂不撤除。如呼吸道分泌物多,病人尚处意识半清醒状态,或上呼吸道有出血,胃液引流量过多,需将气管插管保留进行辅助呼吸,并将气管插管带入 ICU 病房。

2. 注意监测血流动力学参数(心率、血压、CVP 等)、呼吸参数(RR、SaO_2、PaO_2、血 pH 等)、凝血参数(PT、APTT 等)、血生化参数(电解质、血糖、尿素、肌酐等)、血常规全套(每日)、肝功能参数(ALT、AST、TP、T-BIL、A/G 等),护士应每小时记录一次心率、血压、呼吸、脉搏、血氧饱和度等重要参数,做到准确及时。

3. 应严密观察神志　注意其瞳孔大小、四肢感觉,防止自我伤害、防止因躁动拔脱各种管道或导管;严密观察病人的循环情况:测血压、脉率、呼吸、中心静脉压每 30 分钟一次,至平稳后 1 小时一次,4 小时后 2 小时一次,48 小时后 4 小时一次;观察皮肤色泽、甲床颜色、口、咽、鼻有无出血,伤口有无渗血;观察并记录各管道的引流液的颜色、性状和量;严密观察呼吸情况:注意呼吸的频率、深度、节律,有无咳嗽、咳痰、咯血、呼吸困难、发绀,注意血氧饱和度的变化,低于 90% 速找原因。鼓励病人深呼吸、变动体位、早期呼吸锻炼,每日查血气分析。

4. 体温护理　ICU早期常处于低温,应注意遵医嘱输入液体加温、呼吸器加温、升降温毯加温,使体温保持正常;高热时,一般进入感染期,遵医嘱予以物理降温、选择应用敏感抗生素,控制体温在38℃以内。

5. 各种管道的管理　必须安置好并牢固固定各种引流管和导管,谨防脱落和扭曲,保持引流通畅。严格执行无菌操作,每日更换引流袋,防止逆行感染。注意观察引流液的颜色及量的变化。胃管应每15～30分钟抽吸、冲洗一次,至胃液清亮及量逐步减少后1～2小时抽吸一次。尿管引流每小时记量,生命体征稳定后每班记量1次并每日尿道口消毒两次。气管插管:应防扭曲、滑脱,定时交替滴入痰液及分泌物稀释液,定时轻而细心吸出气管内分泌物。如气管切开,需严格按气管切开护理,注意无菌操作,定时气囊放气。输液管至少保留两条通道,妥善固定。留置深静脉导管皮肤切口应每日消毒。动脉测压管、中心静脉测压管按常规留置,防止脱落,置管创口应每日消毒,并保持通畅。腹腔引流管注明标记,妥善固定,每日更换引流袋,注意无菌操作,并记录各引流管的引流液的颜色、性状和量,定期送引流液做细菌培养。T形管应牢固固定,记录每小时量,待肝功能恢复良好后每日记量。T形管应定期冲洗,并送细菌培养。

6. 饮食护理　待肠鸣音恢复、排气或排便后开始流质、半流质、正常饮食;高热量、高维生素、高蛋白、低脂饮食,由少食多餐至正常饮食逐步过渡;避免生、冷、刺激及饮酒;酸性、高糖水果早期禁食;开始饮食后逐步停用输液。

7. 皮肤护理　注意每日早晚给予病人皮肤清洁两次,及时予以翻身、按摩,注意严密观察受压皮肤的情况,防止压疮的发生。

8. 并发症的观察与护理

(1) 出血性并发症

1) 腹腔内出血:保持引流管引流通畅,严防受压、打折;定期挤压引流管,每2小时一次;仔细观察引流液的色泽、性状及量,随时监测心率、血压、中心静脉压等生命体征的变化;注意观察腹部与手术切口有无渗血情况发生。若明确腹腔内大出血,应协助医师进行抢救,积极抗休克,静脉补血补液,扩充血容量,改善凝血机制。

2) 消化道出血:术后要加强胃肠减压管的护理,分析判断引出液的性质、色泽,加强病人大便色泽、性质变化的观察,必要时检查大便潜血,及早对症处理。

(2) 胆道并发症

1) 胆瘘:应注意加强T形管的护理,妥善固定,管道要保持一定的活动空间,防止受压、扭曲、反折、脱落;要保持引流通畅,防止管道堵塞,加强胆汁性质、色泽及量的观察,注意是否有泥沙样混浊;注意加强腹部症状的监护,观察是否有腹胀、腹痛症状出现;引流口周皮肤可涂抹凡士林油膏,T形管周围可置一开口纱布,以保护皮肤,防止或减少胆汁的刺激;一周后可考虑退管,必要时可行胆道造影,证实胆瘘处闭合后拔除引流管。

2) 胆道梗阻:胆道梗阻多在术后远期发生,术后应加强长期性的观察与护理,注意对体温、皮肤的观察,对不明原因的发热、皮肤巩膜黄染或黄疸加深者,应高度警惕,必要时可行肝穿刺活检或胆道造影及超声等影像学检查以确诊。行胆道造影者,应常规行抗感染治疗,并加强体温、白细胞计数及引流液的观察,防止胆道造影引起逆行感染。

(3) 呼吸系统并发症:肝移植术后发生的呼吸系统并发症主要为呼吸功能衰竭。以通气功能障碍为主,最常见为成人呼吸窘迫综合征(ARDS),多在术后48小时内发生。表现为呼吸困难,给氧后血氧饱和度(SpO_2)仍进行性下降,呼吸次数>30次/分,并出现口唇发绀,肺部听诊有哮鸣音、湿啰音。在治疗过程中注意合理补液,适当控制输液速度,避免输液过量,避免输入库存血,并控制吸入氧的浓度;对原有通气功能障碍者,术前指导病人练习有效排痰动作,教会其胸式呼吸方法,加强肺功能的锻炼;术后呼吸机辅助呼吸期间,要加强气道管理,加强肺部的物理治疗,及时吸痰,撤呼吸机后,要积极鼓励病人有效咳痰,指导病人锻炼肺活量;一旦发生呼吸功能衰竭,要合理补液,早期输入晶体液,出入液量要保持负平衡,适当应用利尿药;加强呼吸功能的监测,采取正确的通气治疗,以促进呼吸功能的恢复。

(4) 排斥反应:排斥反应分为急性、慢性与超急性三种。超急性排斥反应多在术后1周内发生;急性反应是最主要亦最常见的反应,多发生在术后5～14天,病人表现为烦躁、失眠、发热、肝区不适、T形管内肝汁量锐减或稀薄、尿色深、肝功能总胆红素及转氨酶升高,需调整免疫抑制剂方案,做冲击治疗,多可缓解;慢性反应发生后,应用免疫抑制剂调整无效,再次手术为唯一可行的方案。在术后需密切观察病人的情绪变化,准确记录每小时胆汁量、色泽、黏稠度,监测肝功能各项指标,对出现的异常情况,要综合分析,及时汇报,以取得及早的诊断与治疗。

9. 预防感染的护理 术后有效控制感染是肝移植早期成功的关键,而控制感染的重点应放在切断感染途径上,如细菌感染多发生在术后2~4周,护理中应严格无菌操作,做好保护性隔离,落实各项预防感染的措施:①进入ICU监护病房前必须更换消毒隔离衣、戴口罩、戴帽子、更换拖鞋等,并严格限制入室人员。②病房定期消毒,紫外线照射2次/天,40分钟/次,家具及地面用3‰过氧乙酸擦拭,保持室内空气清新、干燥。③严格无菌操作,操作前洗手,更换各种引流瓶时用0.2%安尔碘消毒接头。④术后定时翻身拍背、雾化吸入,指导病人进行深呼吸锻炼,以防坠积性肺炎、肺不张的发生。⑤做好口腔及会阴部护理。⑥病人被服、衣物应高压消毒,每日更换。⑦定期做好各种引流液、痰、尿、便的药敏及培养,因真菌、病毒的感染多发生于术后3个月内,应密切观察病人的皮肤、口腔有无疱疹、皮疹等。

10. 用药护理 遵医嘱予以抗炎、止血、补液、抗排斥等药物,严格掌握药物的药理作用及副作用、用药剂量、时间及用法。严密观察病人用药后的反应,尤其注意免疫抑制剂用量、时间、用法及用药后的反应,如甲强龙的不良反应:Cushing综合征;FK506的不良反应有胃肠道反应、高血钾、高血糖、神经毒性等。

11. 心理护理 积极向病人介绍ICU病房的环境、工作人员,消除其陌生感,讲解各种仪器发声的原因,以消除其恐惧感,热情、耐心对待病人,与病人建立良好的护患关系。

五、肝脏移植术后的卫生宣教及康复指导

(一)监测生命体征

测体温1次/天,排斥反应早期表现为:发热、周身不适或头痛,此时应每4小时测1次。如果体温超过38℃持续1天以上,必须与医生联系,不得自行用药。教会病人血压、脉搏的测量方法并告诉其正常范围,一旦出现异常及时与医生联系。

(二)养成良好卫生习惯

饭前便后洗手,勤洗澡,每周1~2次,勤换内衣,剪短指甲,保持床单清洁干燥。注意口腔卫生,三餐后软毛刷刷牙,抗菌漱口液漱口;移植术后半年最好避免洁牙、补牙等操作。居室定期打扫,保持通风良好,空气新鲜,温湿度适宜;紫外线灯照射1次/天,30分钟/次,或用含氯消毒剂(健之素500mg/L)喷雾1次/天。尽量避免到人多的公共场所,防止交叉感染;避免养宠物,特别是猫和鸟类动物,避免接触宠物粪便,禁止宠物舔病人手和脸;经期妇女注意经期卫生。

(三)排斥反应观察

肝移植术后4~8周内,多数病人可出现1~2次轻或中度排斥反应,如无法解释的低热、虚弱、疲劳、陶土色大便及不适感,此时应及时联系医生,争取早期治疗。

(四)心理护理

心情舒畅有利于疾病的治疗和康复,抑郁、烦躁或忧虑能导致肝细胞分泌胆汁减少,影响机体的消化和吸收功能。同时医护人员应多与病人沟通,耐心听取其心理感受,并给予心理上的支持、帮助和鼓励,使其树立战胜疾病的信心。

(五)饮食指导

1. 病人术后免疫力下降,进食过程中应注意饮食卫生,避免食物受细菌、真菌、病毒及寄生虫等污染而致食源性疾病。

2. 饮食以清淡易消化、营养丰富的新鲜食品为主,如鸡蛋、奶制品、鱼类、家禽类、瘦肉等,限制脂肪摄入,食用低脂、低盐饮食以控制体重、血糖、血脂、血压。

3. 少食多餐,切忌暴饮暴食,不吃生、冷、硬、刺激性强的食物。

4. 嘱病人戒烟、酒、浓茶、咖啡,避免进食过量豆制品,不食油煎、油炸食品且限制摄入含胆固醇高的食物,如动物内脏、蛋黄、软体动物等,以免加重肝脏损伤及药物神经毒性作用。

5. 忌用提高免疫功能的食物和保健品,如海参、鲍鱼、蜂王浆、木耳、香菇、人参等,多食新鲜蔬菜、水果及全谷物食品。

6. 每日称体重并饮水约1000ml,以利于废物排泄。

(六)活动与锻炼

有规律地参加锻炼可以提高病人的整体健

康,有助于控制体重。开始锻炼时以散步、上下楼梯为宜,并注意劳逸结合。随着身体的恢复可以尝试骑车、游泳、打网球等,但应循序渐进,一旦出现不适症状,如胸痛、头晕、呼吸急促等,应立即停止或推迟锻炼。

(七) 性生活指导

移植后半年如无不适可以适当性生活,前期必须避孕,后期在医生指导下可以生育。

(八) 用药指导

出院前 3 个月每周常规检查 1 次,包括肝功能、免疫抑制剂血药浓度、乙肝抗体滴度等等,以便及时调整用药。同时指导病人严格遵医嘱定时定量服药,不得擅自停药、减量或用替代品,尤其注意的是免疫抑制剂需终身服用,并定期检测以调节血药浓度。服用普乐可复时应空腹,饭前 1 小时或饭后 2~3 小时服用。服药期间若出现呕吐、腹泻等症状需及时与医生联系,根据医嘱调整药量。

第三节 肾脏移植

肾脏移植是所有同种大器官移植中开展例数最多、成功率最高的一种。截至 2009 年,我国内地已累计开展肾移植 86 000 余例,居全球第二。肾移植年人肾存活率达 90%~95%,5 年存活率>70%。肾移植已成为目前公认的治疗慢性肾衰竭尿毒症期的有效方法。

一、肾移植的适应证

从 ESRD 病人中选择合适的对象进行肾移植是一项比较复杂的工程,必须了解病因、病变性质、机体免疫状态以及影响移植肾功能有关的危险因素,包括肾小球肾炎、慢性肾盂肾炎、肾遗传性疾病、代谢性疾病(糖尿病肾病、痛风)、梗阻性尿路疾病、中毒性肾病、系统性疾病、溶血性尿毒症综合征、肿瘤、先天性畸形、急性不可逆性肾衰竭。

二、肾移植的禁忌证

1. 未治疗的恶性肿瘤;
2. 进行性代谢性疾病(草酸盐沉积症);
3. 活动性结核;
4. 艾滋病或活动性肝炎;
5. 滥用药物(止痛药、毒品等);
6. 近期心肌梗死;
7. 凝血机制紊乱;
8. 精神病。

三、术前准备与护理

(一) 病人准备

1. **心理护理** 病人对治疗缺乏信心,对移植本身及预后存在恐惧心理,应向病人介绍移植手术前后的注意事项,介绍曾经接受移植者的成功病例,争取病人的配合,增强病人战胜疾病的信心。

2. **饮食护理** 加强营养,供给高蛋白、高碳水化合物、高维生素、低盐饮食。术前 1 日进少渣饮食,术晨禁食。

3. **术前检查** 除常规检查外,主要进行心、肺、肝、肾功能检查,胃肠镜检查,神经系统功能及免疫学检查。

4. **积极预防和治疗感染** 术前使用抗生素,术前 1~2 日对病人进行保护性隔离。有肾衰的病人,必须通过透析改善和纠正病人的氮质血症,水、电解质平衡紊乱、低蛋白血症。

5. **抗排斥准备** 术前遵医嘱服用免疫抑制剂,必要时加服制酸剂,以预防排斥反应和应激性溃疡的发生。

6. **一般护理** 观察生命体征变化,术前 1 日测体重并记录,做好皮肤准备,术前晚灌肠,保证病人足够睡眠等。

(二) 供者的准备

1. **亲属供肾** 亲属供肾常从兄弟姐妹或双亲获得,若组织相容性试验证明供肾有长期存活的可能,更远的亲属亦可。最好供受者结合是同胞(兄弟姐妹),含有全部相同的 HLA 抗原(HLA 同一性),这种病例移植肾长期存活率大于 90%。

2. **尸体供肾** 尸体供肾必须满足下列条件:①供者年龄在 50 岁以下;②无全身或腹腔内化脓感染病史者;③无可能累及肾的疾病,如高血压、糖尿病和红斑狼疮;④无恶性肿瘤病史;⑤各项生命指标正常,全身各脏器功能良好;⑥电解质平衡,无脱水,取肾前 3 日供者每日保证充足的营养和热量。

四、术后护理

(一) 生命体征监测

每 15 分钟测血压、脉搏、呼吸 1 次,病情稳定后改每小时1次,连续测3日,以后根据病情酌减。每小时测体温1次,以便及早发现感染及排斥反应的发生。观察伤口敷料有无渗血。

(二) 尿液监测

1. 术后3日内,每小时测尿量及尿比重,以观察移植肾的功能,移植肾在血管吻合后90分钟内即可排尿,最初12小时尿量最多,24小时内尿量可达5000~10 000ml以上,应注意钠、钾的补充。根据尿量补液,尿量<200ml/h,输入量为尿量的全量;尿量200~500ml/h,输入量为尿量的2/3~3/4;尿量>500ml/h,输入量为尿量的1/2。原则上静脉穿刺点应避开术侧的下肢及行血液透析侧的肢体。

2. 保持导尿管通畅,疑有血块阻塞时,可在无菌操作下用等渗盐水冲洗。引流袋应低于肾脏位置,在无菌操作下每日更换引流袋及引流装置,每日用0.1%苯扎溴铵擦拭尿道口,预防泌尿道感染。导尿管约留置5日左右,拔管后,鼓励病人1~2小时排尿1次,避免膀胱胀满,引起输尿管膨胀,影响吻合口愈合。

(三) 一般护理

1. 病人取平卧位。肾移植侧下肢屈膝15°~25°,以利于减轻切口疼痛和血管吻合处的张力。

2. 饮食 术后待肛门排气后给予高热量、低蛋白、低钠、高维生素,易于消化的饮食。鼓励病人多饮水。

3. 检查 早期每日或隔日查血、尿常规,血肌酐、尿素氮,血钾、钠、氯、钙,以便了解肾功能及水、电解质平衡情况。每日测体重1次。

4. 行血透有动静脉瘘的肢体避免使用血压计和止血带,保持静脉通路的循环,局部保持清洁。

(四) 并发症的观察

1. 预防感染 保持口腔清洁,经常用漱口液漱口,预防口腔感染;预防呼吸道感染,给予翻身拍背每2小时1次,鼓励病人咳痰,做深呼吸,痰液黏稠者,给予雾化吸入;应用激素治疗时,易患皮疹、痤疮、脓疱疹,要保持皮肤清洁、干燥。

2. 观察大便有无便血,及时发现应激性溃疡。

3. 观察有无排斥反应的预兆,如有以下排斥反应征象时,立刻通知医师,并认真记录。①全身表现:突然出现精神不振,少语乏力,头痛、关节酸痛、食欲减退、心悸气短、心力衰竭等;或表现为多汗、多语、恐惧、体温骤升、体重增加、心率加快、血压增高、尿量减少、两肺啰音及喘鸣音等。②局部表现:移植肾区胀痛,肾肿大、压痛、质硬,阴茎水肿等。

(五) 肾移植术后并发症的护理

1. 排斥反应 排斥反应是受体对移植器官抗原的特异性免疫应答。排斥反应分3类,即超急性、急性和慢性排斥反应。

(1) 超急性排斥反应:在移植术后24小时内,甚至几分钟、几小时内出现,主要是因为ABO血型不合或者由于有过妊娠、曾经做过器官移植,受体血清内已有抗体形成。临床上,移植器官迅速衰竭,如移植肾终止排尿,出现无尿,一经确诊立即摘除移植肾。

(2) 急性排斥反应:发生在移植器官功能恢复后,可在术后几日、几周或术后一年内多次重复出现。临床表现为不明原因的发热、局部胀痛,一般情况变差和移植器官功能减退。

(3) 慢性排斥反应:发生在移植术后几年中,临床上表现为肾功能减退、蛋白尿和高血压。

2. 治疗与护理 ①治疗与预防:临床上常用免疫抑制剂,如普乐可复、吗替麦考酚酯、肾上腺皮质类固醇类药、抗淋巴细胞球蛋白等。抗淋巴细胞球蛋白(ALG)经常有过敏反应,使用前需作皮肤过敏试验。为预防急性排斥反应,术前、术中和术后常规使用免疫抑制剂,并长期服用,直至"最小有效"量。②护理:术后3日密切观察病情变化,观察排斥反应的征兆,如细微的情绪变化、失眠、烦躁等。

3. 感染 由于长期使用免疫抑制剂,机体免疫功能下降,常容易合并细菌感染。长期大量使用抗生素,尤其是广谱抗生素后易并发真菌感染(二重感染),常见于伤口、口腔、尿路、肺部、皮肤等,均要做相应的护理,肺部的细菌感染和真菌感染也是常见并发症,但由于用了少量的激素和免疫抑制药,病人自觉症状常不明显,故对呼吸急促者应及时做肺部X线检查。

4. 消化道应激性溃疡 主要是由于大量激素的应用,严重者引起出血、穿孔。为防止此并发症,移植前做胃肠镜检查发现溃疡,积极治愈,移植后可用抑酸药和保护胃黏膜药,已有出血者给予止血,严重者输血或手术治疗。

5. 其他并发症　用大量抗排斥药物后可出现情绪、情感、行为等精神症状改变,要做好心理护理,并防止意外;尿路梗阻者,要立即解除梗阻原因;有尿瘘者,做好引流,保持伤口敷料干燥,促进自愈,不能自愈者,手术修补。

(六) 出院前指导

病人在移植成功之后,通常需终生服用免疫抑制剂,即使出院,仍需门诊治疗,应指导病人用药和日常生活。

1. 服药指导　指导病人认识药名和作用、服药方法、剂量以及药物的副作用和注意事项等。

2. 饮食指导　给予高热量、高蛋白质饮食。因激素类药物多会引起水钠潴留,应限制钠盐摄取。一年以后,激素药物减量到维持量时,方可增加钠盐的摄入量。避免进食辛辣食物或饮咖啡、浓茶。水分摄取量在术后恢复初期应限制,摄取量等于尿量加上 500～800ml 的量,以后若肾功能良好,可不过分限制。

3. 休息与运动　鼓励适量运动,作息应有规律。

4. 预防感染　注意个人皮肤、口腔清洁卫生,尽量少去公共场所,避免接触上呼吸道感染者。

5. 家属指导　为病人营造安静、舒适的家居环境,协助病人生活护理,观察排斥反应的征兆,如有异常,及时送病人来院治疗。

第四节　心脏移植

一、心脏移植的适应证

(一) 心肌疾病

1. 扩张型心肌病　在心肌疾病中,扩张型心肌病最常见,病变以左侧心腔的扩大为主,心肌不肥厚,心腔内壁常附有附壁血栓,心肌细胞普遍增大,晚期常常发生难以纠正的全心功能衰竭而死亡,预后极差。此类病人是心脏移植手术的主要受者。

2. 肥厚性梗阻型心肌病　本病的病理特点是心肌肥厚为主,心脏收缩时可阻塞流出道而影响血液搏出。猝死的发生率极高,预后极差。常有家族史,对于局限性梗阻,可以通过心肌部分切除缓解症状。广泛性心肌肥厚是心脏移植的绝对适应证。

3. 克山病　本病原因不清,病变包括心肌病变、坏死及瘢痕形成。慢性克山病表现为慢性心力衰竭,晚期侵犯传导系统而引起严重心律失常,死亡率极高。

4. 其他各类心肌炎　因各种病毒侵犯心肌而产生的心肌非特异性炎症,当炎症浸润严重时,常有心肌纤维变性及坏死。一般预后良好,但发展为慢性心肌炎时,预后常不佳。

(二) 冠状动脉疾病

因广泛而又严重的冠状动脉硬化而产生血流梗阻时,在轻微活动甚至休息时都有心绞痛发作,使用大剂量药物无法控制,同时也无法进行常规的冠状血管手术治疗,这类病人有猝死的危险。心脏移植是延长生命的最佳方法。

(三) 先天性心脏病

1. 心脏畸形无法常规手术矫正者　这类病人有单心室及左心室发育不全综合征。目前对此类疾病无法实行矫正手术,可作为心脏移植的适应证。

2. 经矫形或姑息手术后心功能仍然不良者　大动脉转位经心房修复以后右心功能低下难以用药物控制心衰者,经矫正手术以后的法洛四联症病人心室功能持续低下时,是心脏移植的受者。

(四) 心瓣膜疾病

心脏瓣膜疾病最常使用外科手术处理:包括狭窄的扩张,粘连部位切开、成形、修复及瓣膜置换。但是对于二尖瓣、主动脉瓣长期功能不足而引起的顽固性左心室功能衰竭,即使做瓣膜置换也难以消除时,应考虑心脏移植。

(五) 心脏肿瘤

原发性心脏恶性肿瘤不宜作为心脏移植的受者,因为术后免疫抑制剂的使用常加速了恶性肿瘤的复发。心脏横纹肌瘤可作为心脏移植的受者。

二、心脏移植的禁忌证

心脏移植有很多"绝对"和"相对"的禁忌证,见下表 17-2-1。随着治疗技术提高和新型免疫抑制剂的应用,使过去的许多绝对禁忌证变为相对禁忌证。

表 17-2-1 心脏移植的绝对和相对禁忌证

绝对禁忌证	相对禁忌证
活动性感染	年龄
不能治疗的恶性肿瘤	未解除的肺梗死
全身性疾病	胰岛素依赖型糖尿病
其他主要器官功能低下	活动性消化性溃疡
固定肺血管阻力 > 5Wood 单位	其他:药物成瘾,大量酗酒或酒精中毒者,精神不稳定者

三、心脏移植的术前准备

(一) 病室和物品准备

病人术后需要在隔离室内待 15～30 天,隔离室内用物和消毒隔离准备同一般器官移植隔离室准备。

(二) 工作人员准备

心脏移植手术重大,护理人员的组织和管理要统筹安排。隔离室内工作人员需经过隔离技术、心脏移植理论知识培训。护理小组由护士长领导下的 6～8 名工作经验丰富的高年资护理人员组成,她们应具备丰富的专科业务知识,工作态度高度严谨,护理技术娴熟,工作积极主动并有吃苦耐劳精神,熟练掌握各项心胸监护技术、急救技术、移植相关技术和药物相关知识。术后早期每班 2～3 名护理人员,待病情平稳后可改为每班 1～2 名。

(三) 病人自身准备

首先,术前准备基本同体外循环心内手术。其次,心脏移植病人术前一般经历了长时间病痛的折磨,对手术治疗存在明显的恐惧和焦虑心理。术前应做好心理疏导和沟通交流工作,心理疏导应由病室护理人员和隔离室内护理人员共同参与完成,术前充分了解病人思想动态有利于术后康复指导。再者,术前病人心脏功能差,在术前将心功能矫正到最佳状态是手术成功的前提。

四、心脏移植的术后护理

(一) 严密监测生命体征

1. 呼吸系统 病人进入隔离室后,按一般心内直视手术后要求使用呼吸机治疗,每 4～6 小时做血气分析检查,根据测定值调整呼吸机参数,尽可能降低吸氧浓度和压力支持。病人使用呼吸机期间,护理人员应严密监测病人双侧呼吸音、气道压力情况。按需要及时有效地吸痰,吸痰过程中注意无菌操作,吸痰前后应给病人 1～2 分钟纯氧吸入,可减少因吸痰而引起的缺氧过程。

病人入隔离室后应及时拍摄胸部正位 X 线片,检查肺部组织有无感染及胸腔有无渗出液。根据病人血气分析结果和呼吸情况,可以停止使用呼吸机,改用面罩或鼻导管吸氧。加强体疗,当病人能够配合和耐受时,应当加强向左、右翻身,并叩击胸部,以利于排痰。雾化吸入和震动排痰理疗机是协助排痰的重要措施之一,雾化吸入每天 2～3 次,震动排痰理疗机对胸背部理疗每天 1～2 次,可有效地促进痰液排出,对预防肺部感染意义重大。

2. 循环系统 循环系统监护是心脏移植术后重要内容之一。术后持续监测各项血流动力学指标,每小时记录心率、血压、血氧饱和度、心排量、中心静脉压和肺毛细血管楔压一次,床旁持续监测心电图示波,及时发现心律失常,定时描记标准心电图,保持每次描记时导联电极的位置固定,保存好每次心电图的资料,以便以后分析。移植后的心脏去神经支配,早期心率不稳定,常有心律失常,对药物的反应与普通病人不同,故护理人员在观察病情时要考虑这些。

根据各项生命体征判断循环容量,大多数心脏移植病人术后早期体内存在水钠潴留,补液时需要加以控制。一般成人每日液体总量不要超过 2000ml,血细胞比容维持在 0.30～0.35,术后可适当补充白蛋白等胶体。

密切监测尿量情况,无论是术中体外循环的影响、心功能下降、低心排综合征还是有效循环血量不足,都有可能使组织灌注不足而出现尿量减少。尿量监测应每小时计算,准确记录 24 小时出入水量。病人清醒后应尽早拔出导尿管,防止泌尿系统感染。

(二) 预防感染

心脏移植术后近期感染是导致病人死亡的主要原因。隔离室要求严格各项消毒隔离制度,使用百级层流空气净化,定期对室内进行灭菌处理和空气细菌培养监测。严格人员的进出,进入的医护人员需穿消毒隔离服、戴帽子、口罩、手套、鞋套。

加强病人生活护理,防止皮肤破损。病人体内的各种管道往往是引起感染的诱因,细菌可通过管道或管道周围的皮肤侵入体内,因此病情许可时应尽早拔除管道,所有拔除的管道均需要做尖端培养。动静脉内置管必要时可保留1周以上,但需及时消毒更换敷料。

因术后大剂量使用广谱抗生素,在最初的几天,应做各项分泌物、引流物、痰、血的培养,以指导术后抗生素的使用。

(三) 抗凝治疗及护理

原位心脏移植病人术后不常规使用抗凝血药物,除非有其他特殊需要。有病人应用抗血小板药物,以希望延长或预防可能由慢性排斥反应引起的移植物动脉粥样硬化的进展。如使用抗凝治疗,应注意药物副作用的观察,警惕出血等并发症的发生。

(四) 排斥反应的预防及护理

1. 临床症状和体征　病人出现突然的精神萎靡、食欲下降、体温升高、活动能力下降等,可考虑排斥反应的前兆。体格检查伴随有颈静脉怒张,不明原因血压降低、肺部啰音、心律失常等;婴幼儿出现体重过分增加、肝大等,常提示有排斥反应发生的可能。

2. 临床检查　超声心动图对诊断排斥反应有相当重要意义,早期可监测心脏射血分数及心室收缩和舒张的功能等。胸部X线检查对监测心脏移植病人排斥反应价值不大,因为病人术前心包已经扩大,术后X线片上心影常常增大数月后才会逐渐缩小,且急性排斥反应早期胸片上常无异常,只有到排斥反应晚期才能出现心影增大、肺水肿及胸腔积液的表现。心内膜心肌活检是目前诊断排斥反应的唯一可靠方法,定期心内膜活检非常有必要,但毕竟它是一项侵入性操作,常规在术后1个月、6个月及每年进行1次。

五、心脏移植术后的卫生宣教及康复指导

(一) 心理方面

生活要有规律,保持稳定的情绪,开朗、乐观的性格。避免情绪的突然波动。提高自身修养和心理素质,正确对待疾病,遇到挫折不烦恼不悲伤。

(二) 工作方面

心脏移植术后六个月或一年后情况良好,可继续参加单位安排的力所能及的工作,适当运动,降低血清中脂肪的水平,注意劳逸结合。

(三) 饮食方面

术后忌暴饮暴食,应坚持卫生、新鲜、少量多餐的原则。为预防术后移植心脏的冠状动脉粥样硬化和狭窄,心脏移植术后病人应戒烟,提倡低胆固醇饮食,食物中胆固醇每日不超过300mg。

(四) 术后随诊

1. 排斥反应的监测　由于移植心脏已经去神经化,移植心脏发生的严重冠状动脉硬化,并不产生典型的心绞痛表现。对出院的病人应经常了解是否有食欲降低、易疲劳、呼吸费力等表现,督促定期心电图检查。

2. 药物不良反应监测　免疫抑制剂副作用大,而心脏移植术后病人需要长时间大量服用,对于出院后的病人,应定期记录和询问药物的副作用,督促定期监测血清药物浓度。

3. 感染的监测　术后感染是威胁心脏移植术后病人生命的严重问题,督促并定期询问出院病人生命体征情况,发现有感染的可能时,及时建议入院进一步检查治疗。

4. 术后入院复诊次数　术后1~2个月每周一次;术后2~4个月每2周一次;术后3~6个月每3周一次;术后6~24个月每月一次;术后2年每2~3个月一次;如有异常情况,随时复诊。

第五节　肺移植

肺移植最常见的适应证可分为四类:阻塞性、限制性、血管性和化脓性肺部疾病。据2004年世界心肺登记中心统计,COPD(慢性阻塞性肺疾病)占39%、特发性肺纤维化占17%、囊性肺纤维化占16%。单肺、双肺移植总体上数量上接近,双肺移植近年来增长迅速。自1993年以来,肺移植数量增长了52%。临床上肺移植有3种,主要方式有单肺移植(包括肺叶移植)、双肺移植(包括整体双肺移植和序贯性分侧双肺移植)以及心肺移植。

一、肺脏移植的适应证

晚期肺病并发重度肺动脉高压或右心衰竭,肺血管病变如原发性肺动脉高压(右心功能正

常),先天性心脏病合并Eisenmenger's(艾森门格)综合征,或合并有复杂的冠心病或其他心脏病,肺实质性病变(伴不可复性心功能不全),肺囊性纤维化是心肺联合移植的主要适应证。迄今为止心肺移植大多是为原发性肺动脉高压或先天性心脏病病人施行的。

二、肺脏移植的禁忌证

(一) 肺移植的绝对禁忌证

1. 年龄较大的预后较年龄较轻者严重得多,因而提出年龄限制,单肺移植病人>65岁,双肺移植者>55岁。

2. 有冠心病者不宜做肺移植,因手术有促发心梗、心衰的危险;如有严重的左心收缩及舒张功能不良,EF值<45%,不能作为肺移植受者,但可作为心肺联合移植受者。慢性缺氧、肺动脉高压,从而使右心室扩大,右心功能异常仍可作为肺移植受者,因单肺或双肺移植后右心血液动力学发生改变,右心功能及容积可得到改善。

3. 不可逆的肝肾疾病或门脉高压;接受肺移植者,肾功能必须正常,因肺移植后使用免疫抑制剂如环孢素A、他克莫司(FK 506)等都具有肾毒性,可加速肾衰竭。

4. 明显的肺外全身性疾病,如胶原性疾病。

5. 活动性肺外感染,2年内有除皮肤基底细胞和鳞状细胞癌以外的恶性肿瘤。

6. 病情危重,不能耐受手术。

7. 病人与家属不配合。

8. HIV阳性、乙肝抗原阳性、活检证实的丙肝。因术后高剂量类固醇药物治疗会导致体内病毒复制增剧,促使疾病复发加重。

(二) 相对禁忌证

1. 有症状的骨质疏松症。
2. 应用激素。
3. 烟、酒嗜好或吸食毒品或有不服从治疗的记录。
4. 依靠机械通气。
5. 曾行一侧开胸或胸骨正中切开术致胸膜广泛粘连。
6. 进展性的神经肌肉疾病。
7. 营养状况较差,体重小于体重正常值的70%或大于130%范围的不宜移植。
8. 结核病。
9. 呼吸道存在耐药菌,肺曲霉菌病及非典型分枝杆菌感染伴广泛的胸膜反应者。

10. 既往的手术依赖机械通气(无创性机械通气除外)。

三、肺脏移植的术前准备

(一) 肺移植受体的选择

全面了解病人身心状态,选择那些自信心强、主动要求移植的病例。目前公认的肺移植受体选择标准有:①临床和生理功能上的严重肺部疾病;②药物治疗无效或药物缺乏;③日常生活严重受限,预期寿命有限;④心脏功能正常,无明显的冠状动脉疾病;⑤能行走,具有康复的可能性;⑥营养状况尚好;⑦社会心理状态和控制情绪的能力满意;⑧一般单肺移植受体年龄小于60岁,双肺移植和心肺联合移植受体年龄小于55岁。病人存活时间(1~2年)的估计是很重要的一个条件,主要根据过去多年对同种病情病人存活时间的分析,如文献报告的肺纤维化病人存活4年,肺动脉高压病人为18个月。PaO_2 30~50mmHg(不吸氧时),PaO_2 60~80mmHg(吸氧时),说明病变已至终末期,应尽快行肺移植术。原则上讲任何终末期的肺部疾病都可考虑肺移植术,并无固定病种。在实际应用中可行肺移植术的疾病种类也在增加。肺气肿是目前肺移植中最常见的适应证,其他如肺纤维化、肺血管疾病、肺感染性疾病等均适合行肺移植术。PaO_2 是确定是否有缺氧及呼吸衰竭的主要根据,X线胸片作为参考。

(二) 术前准备

1. 常规准备 按医嘱完成各项术前特殊检查以及手术部位皮肤备皮,术前8小时禁食禁水。备血,术前晚灌肠,口服10%水合氯醛10ml,保证充足睡眠,术前肌内注射东莨菪碱0.3mg,插胃管,记录生命体征。

2. 病房准备

(1) 术前1周ICU隔离出单独房间,病房门口设立隔离标志,减少护理人员进出。隔离间应安静、清洁、舒适,光线充足,室内温度20~22℃,湿度50%~60%,有条件的可安装空气层流净化装置,减少空气污染。

(2) 隔离室术前3天给予熏蒸消毒,空气净化机24小时持续开放循环消毒。

(3) 术前1日室内通风30分钟后继续紫外线消毒30分钟,再熏蒸消毒一次。

(4) 床单高压消毒,墙壁、地面用0.5%消佳净或"84"液擦拭,使室内空气培养和物体表面培养的结果达到无菌要求。

（5）入病房的仪器设备均需用清洁小毛巾蘸75%乙醇擦拭两遍,呼吸机管道等应用环氧乙烷灭菌。

（6）日常生活使用的一次性物品、病人的被服用物均高压灭菌后再进入病房,一切接触人的物品和器械均经过灭菌处理。

3. 药品准备　房间内备齐各种治疗及抢救药物,除按体外循环术后常规准备用药外,主要有免疫抑制剂、激素,如环孢素A、吗替麦考酚酯胶囊、甲强龙、泼尼松等。

4. 物品的准备　对肺移植手术所用的一切用品列出清单,以便清点核对。床边备多功能监护仪、呼吸机、除颤机、EKG机、X线机、生化仪、ACT仪、超声心动图仪、微量注射泵、输液泵、血气分析仪。

5. 人员准备　挑选专业知识丰富、责任心强的护理人员组成特护小组,术前集中学习相关理论知识,复习护理常规、监测内容及观察临床症状和术后并发症。护理组成员亦应全面了解病人的情况,包括病人年龄、疾病状况、并发症、诊疗经过及重症监护的背景资料,尤其是社会环境及病人对移植的感受,而且还要掌握肺移植的适应证和禁忌证,制订出有针对性的个性化的术前、术后护理计划等。明确各岗位人员的任务与职责,以保证术后监护的顺利实施。

（三）受体术前检查及准备

对肺移植的病人除了常规以上准备外,对并发症的处理亦同样重要。

1. 呼吸系统　肺功能、气体交换（应包括动脉血及经皮血氧饱和度测定）、呼吸调节（包括CO_2反应及睡眠时呼吸调节）、V/Q扫描、疾病活动情况（镓扫描等）、纤维支气管镜检查及冲洗液分析、培养及药敏等。根据培养和药敏结果预防性使用抗生素。注意保暖,防止因感冒而延误手术时机。给予低流量氧气吸入,以增加机体对氧气的储存;给予漱口液漱口,减少口腔感染的机会。

术前进行呼吸功能锻炼是改善术后呼吸功能的有效方法。根据不同的情况术前1周指导病人进行深呼吸、有效咳嗽等综合功能锻炼。具体方法有:①吹水泡训练:取饮水用的玻璃杯,倒入2/3的凉水,备好一根吸水管插入水杯中。用鼻深吸气,呼气时用口含住吸水管往外吹水泡,如此反复进行。也可采用吹气球的方法。②深呼吸训练:让病人处于放松体位,然后经鼻腔深吸一口气,吸气时腹部抬高,憋住气保持几秒,以便有足够的时间进行气体交换,并使部分塌陷的肺泡有机会重新扩张,然后经口腔将气体缓慢呼出。有条件的可使用呼吸功能锻炼器锻炼。也可以配合缩唇呼气技术,使气体充分排出。③咳嗽训练:指导病人在一次深吸气后,用力憋住1~2秒,待胸内达到最高压力时打开声门,然后呼气时用力做咳嗽动作形成爆破性气流。指导用腹部的力量带动胸廓咳嗽。注意避免持续的用力咳嗽。④腹式呼吸:又称膈肌呼吸。让病人取随意放松体位,一手置于腹部,另一手置于胸部。先做呼气动作,呼气时腹部下瘪;用鼻吸气,吸气时腹部鼓起,然后再用嘴呼气,如此反复进行。⑤缩唇呼气:病人用鼻深吸气,呼气时将嘴唇缩小并向前噘出,使气体缓慢呼出,注意不要用力做呼气动作。缩唇呼气可与腹式呼吸配合使用。

2. 心血管系统　心电图、心脏超声,必要时行冠脉造影。受体术前一般常规行右心导管检查,测肺动脉压并观察对药物的反应性。方法有两种:一是降低吸氧浓度后观察动静脉血氧饱和度、氧分压及肺动脉压的改变,估计病人的耐受能力;二是静脉滴注硝酸甘油观察肺动脉压的变化和血氧饱和度的改变幅度。

3. 运动耐量试验　根据日常活动情况判断运动耐量,也可用行走试验:平地行走6分钟（包括中间休息）的最大距离。病人术前至少应能在携带吸氧装置情况下自由行走和上厕所。对所有等待肺移植的病人（原发性肺动脉高压或Eisenmenger综合征除外）,都要在医生的指导下制订锻炼计划进行康复锻炼,通过锻炼,虽然肺功能测不到任何变化,但病人的力量和运动耐力都有明显长进,耐受力的增加会使病人能够承受移植手术的打击并更快恢复。锻炼可改善心功能,改善运动耐量,并使病人在等待移植期间精神稳定。锻炼包括踏车、骑车、举重、体操等。锻炼同时监测血氧饱和度和脉搏呼吸,以保证病人在安全限度内锻炼,并及时发现恶化迹象。

4. 心理状态及护理　器官移植是治疗终末期器官疾病的有效手段,手术为病人提供了第2次生存的机会,肺移植手术在国内开展不多,手术能否成功成为病人关注的焦点。术前应制订一套完整的健康教育计划,病人的依从性程度与治疗效果密切相关,为此有针对性地做好心理护理,使病人产生安全感和信任感,树立战胜疾病的信心,积极配合治疗。具体护理措施:①主动向病人介绍国内外肺移植的成功率及术后生活情况。介绍肺移植手术的经过,包括:术前的准备工作,结合病人的各项检查和评估结果,手术可能采取的具体方式和可能的风险,供体的情况,术后需在ICU病房监护的时间和情况,术后可能出现的情况以及病人在恢复过程中如何配合治疗等。②安排病人和家属参观ICU病房,介绍先进的设备仪器以及特护人员,介绍ICU工作制度和视频控视系统。③向病人和家属介绍本院肺移植团队的情况,介绍为此次肺移植成功所做的充分准备,肺移植手术水平与能力和开展肺移植术的情况,在可能的情况下安排接受过肺移植术后的病人与其直接见面交流,使病人对肺移植术及所处的肺移植中心有一个较全面的认识,从而建立起对移植中心的信赖,减少焦虑和惶恐的心理,以更好地配合治疗。④向病人家属如实地交代可能发生的手术、治疗费用和康复后维持免疫抑制治疗的费用问题,使病人本人和家属能够综合考虑,不至于造成术后过重的经济负担而忧愁、焦虑。

5. 其他检查及护理　术前应检查受体肝、肾功能,三大常规,凝血机制,生化指标,做CMV、EBV、VZV、HSV等病毒微生物学检查,免疫学检查,血型配型等。通过全面检查评估病人身体条件,针对性进行护理。术前加强营养支持,增强机体抵抗力,提高呼吸效能,有利于气体交换,使病人自身状况处于最佳状态下接受手术治疗。做好口腔护理,每天餐前餐后用朵贝尔漱口液漱口。定期测量体重及皮下脂肪的厚度,根据病人的情况配制营养膳食,给予高热量、高蛋白、丰富维生素饮食。进行床上大小便的练习,以利于病人适应术后生活,促进康复。设定特殊的表达手势,利于应用呼吸机时进行适当的交流。

(四) 供体选择及处理

1. 供体年龄以小于50岁为宜。注意疾病及外伤史,尤其有无感染、恶性肿瘤、吸烟、高血压及手术史。

2. 胸廓大小合适非常重要。尽量避免供肺比受体胸腔大的情况。体重及体表面积相差应小于20kg或$0.5m^2$,肺总量相差小于500ml,最大胸围(乳腺水平)相差小于10cm。同时应测定横径(膈肌最高点处)及纵径(胸顶至膈肌最高点距离)。如供肺太大,可行肺叶或楔形切除。

3. 组织相容性　ABO血型相同即可。可行淋巴细胞毒性交叉试验,以排除受体存在抗供体淋巴细胞的抗体。

4. 供肺检查　X线肺无感染表现。常规痰涂片、培养及药敏,纤维支气管检查冲洗液。血象应大致正常,肺物理诊断正常。使用呼吸机一般不超过60小时。取下供肺前呼吸机应维持2~5cmH$_2$O PEEP,以防止肺泡萎缩。FiO$_2$应小于0.4。置鼻胃管以防胃内容反流。脑死亡时间越短越好,因为一旦脑死亡,心肺就开始蜕变。一般说来,先收获心,然后即肺。

四、肺脏移植的术后护理

(一) 血流动力学管理

1. 监测肺楔压　严密观察心功能及血流动力学指标,监测有无心律失常;保持Swan-Ganz导管和桡动脉测压管通畅及位置固定,定时(每1~2小时)给予少量稀释肝素冲管,以保证管道通畅,数值准确;妥善固定压力传感器,测压前检查传感器的位置及病人体位,检查压力波形是否准确,同时调整零点。严密观察,每30分钟记录生命体征,收集各种监测数据,严格记录每小时出入量,同时,注意监测电解质和维持酸碱平衡。密切观察病人的皮肤颜色、温度、动脉搏动,以及口唇甲床的血运情况。如遇四肢末梢湿冷,甲床苍白,应及时联系医生寻找原因,积极处理。

2. 脱水利尿　由于缺血性损伤和淋巴回流系统的阻断,移植的肺容易发生肺水肿。在有肺动脉高压的病人中该问题尤为棘手,因为心排出量的绝大部分都进入了血管阻力较小的移植肺。移植肺液体渗出量与肺楔压成正比,所以监测肺楔压以预防肺水肿的发生。术后数天要保持肺尽量"干燥",使病人维持在合理的脱水状态。严格控制输液量,尤其是晶体液量,以防止移植肺水肿是非常重要的,通常在48小时内要尽量负平衡。联合输血、胶体和利尿来维持适当的尿量。一般常应用利尿药,使病人维持在合理的状态。但应用小剂量多巴胺2~3μg(kg/min)仍有争议。过分积极的利尿可导致肾灌注不足,而术后高的环孢素浓度和他克莫司(免疫抑制性大环内酯类)浓度又可以损害肾功能,所以术后应立刻监测免疫抑制剂的浓度和肾功能。

(二) 呼吸管理

1. 固定气管插管　病人术后带气管插管进入监护室,立即给予机械通气维持呼吸。妥善固定气管插管,定时观察和测量气管插管尖端至鼻尖或门齿的刻度,每班记录;观察胸廓运动的幅度;听诊双肺呼吸音,常规每2小时听诊1次,胸部物理治疗前后、气管内吸引前后也应及时听诊,评价效果,动态监测双肺啰音的改变情况。

2. 呼吸机的管理　未清醒时选择控制辅助呼吸(A/C)模式,清醒后调整为同步间歇指令通气(SIMV)+压力支持15cmH_2O。辅助呼吸期间需密切监测呼吸机的相关参数。通气方法是在合理使用呼气末正压(PEEP)的基础上采用小潮气量、低气道压方法。术后每15~30分钟监测T(潮气量)、MV(分钟通气量)、气道压力和CVP(中心静脉压)、PAP(肺动脉压)、血压、心率等参数,平稳后改为1次/(0.5~1)小时。入室后30分钟做动脉血气分析,以后根据病情1次/(4~8)小时,监测记录PaO_2/FiO_2,并持续监测血氧饱和度(SpO_2)变化。密切注意病人呼吸的频率、节律、深浅度,有无面色潮红、呼吸困难等征象,监测潮气量(TV)、氧浓度(FiO_2)、气道阻力等指标,听诊双肺呼吸音。根据血气结果调整呼吸机参数,防止通气不足或通气过度。用增加频率、减少潮气量的方法,维持足够每分通气量,吸气峰值压(PIP)控制3.0kPa(30cmH_2O)以下,以防止气道吻合口产生气压伤,并可能加重移植肺的再灌注损伤及气胸的发生。吸入氧浓度应维持在最低可能界限,可用PEEP、改变体位、高频通气等来达到此目的。术后早期血气分析只要PaO_2>70mmHg和(或)SaO_2>90%,就逐渐降低吸氧浓度,及时监测动脉血气,减小氧中毒的风险。大多数没有再灌注肺水肿的病人,在移植后的第1个24小时内吸入氧浓度(FiO_2)可降低到30%甚至更低。单肺移植慢性阻塞性肺气肿(COPD)的病人,运用FiO_2或最小的呼气末正压(PEEP),适当延长呼吸机时间,以减少自体肺的气体潴留。

3. 保持呼吸道清洁通畅　选择合适的吸痰时机,定时吸痰(听诊双肺呼吸音),及时清除呼吸道分泌物。用圆端、柔软的硅胶吸痰管,吸痰动作轻柔,压力适中,防止损伤气管黏膜。定时行纤维支气管镜检查,观察吻合口愈合情况,清除坏死脱落的黏膜和吸出痰液。拔管前,可用纤维支气管镜清除呼吸道内分泌物。吸痰前后给予吸入纯氧5分钟,并严格控制吸引时间及执行无菌操作。待病人循环稳定后,每2小时翻身拍背,行体位引流排痰。叩背时,原则上以移植肺处于高位为主,因术后早期留置有胸管,在进行移植肺侧叩背时,注意叩击力量适中,避免振动剧烈引起疼痛。每4小时行1次超声雾化吸入(雾化器专用),鼓励并指导病人咳嗽、咳痰,以便呼吸道内渗出液及分泌物的排出,清除呼吸道分泌物,预防肺部感染。对咳嗽能力差,分泌物过多而又不能被顺利吸出的病人,及时行纤维支气管镜吸痰。

4. 保持机械通气与自主呼吸同步　气管插管、机械通气期间,遵医嘱给予持续镇静。镇静期间,护士通过观察意识、兴奋、焦虑水平、睡眠、病人与呼吸机的同步情况等5个方面来评估病人的镇静水平。防止镇静过浅引起疼痛不适、烦躁而导致呼吸拮抗、气道峰值压力增高,加重肺的损伤;或因镇静过深而导致呼吸机使用时间延长。

5. 脱机　评估脱机条件是停止机械通气的最重要环节,根据病人的病情制订个体化的脱机护理计划。监护护士动态评估在SIMV+PS向PS或CPAP转换、通气频率渐渐减慢时,病人的自主呼吸是否满足需要,如病人肺活量及吸气力量足够,FiO_2 0.3~0.5时血气稳定,并且已维持CPAP数小时,病情稳定,即可逐步脱呼吸机(一般在48小时内脱机)。也可监测浅快呼吸指数(RSBI),RSBI即f/VT(次/分钟/L),≤105次/分常预示可成功脱机。早期移植肺失功的病人,气管插管时间将会延长。早期行气管切开有便于活动、病人舒适、口腔清洁、气道内分泌物易清除等优点。脱机拔管指征:意识清醒,咳嗽和吞咽反射满意,血气指标:PaO_2>15kPa,$PaCO_2$<5.32kPa,引流不多,胸片正常,血流动力学稳定等。

脱机期间护士守护在病人身边,鼓励、指导病人做深呼吸锻炼,密切观察生命体征及与脱机有关的指标,防止产生心理恐惧。拔除气管插管后给予面罩或鼻塞吸氧,及时做胸部物理治疗,监测SpO_2和动脉血气。严密观察呼吸的节律、速度和深浅,观察病人有无呼吸困难、端坐呼吸、肺部啰音等,警惕肺水肿或胸腔积液的发生。如病人感到呼吸困难,但血气结果满意,常为移植肺去神经所致,及时向病人解释。

6. 体位引流　体位引流、吸入支气管扩张药和经常吸除呼吸道内分泌物非常重要。体位引流是利用重力作用使肺、支气管内分泌物顺着支气管走向排出体外。术后去枕平卧6小时,全麻清醒后取斜坡卧位(30°~45°),可将胃内容物误吸降低到最低限度,使膈肌下降,增加肺活量,有利于肺通气、肺复张及胸腔引流。单肺移植术后,避免长时间平卧位而导致呼吸道分泌物积聚,尽量保持移植肺在上、健侧肺在下的侧卧位。这种体位可减少对移植肺的压迫,减轻术后水肿,有利于气道分泌物的引流,也可以减少纵隔向手术侧的移位,从而促进移植肺的最佳膨胀。一旦血流动力学稳定后,及时将床头抬高至30°~45°,每2小时变换1次体位,尽量保持移植肺抬高为主。

7. 胸部的理疗 胸部物理治疗包括深呼吸、有效咳嗽、胸部叩拍以及呼吸肌功能锻炼等。可用图示讲解和实际操作示范,对病人进行胸部物理治疗指导。术后实施胸部物理治疗的时机:病人神志清醒,拔除了气管插管,循环情况稳定后宜尽早开始。方法:①初期采用半坐卧位,深呼吸、胸部叩拍,协助咳嗽、排痰;②术后约1周开始采用侧卧位或俯卧位体位引流加胸部叩拍;③术后约2周后采用屈膝跪床抱枕头低体位加胸部叩拍。一般胸部物理治疗的次数是3~4次/天,每次约15~20分钟,餐前2小时进行。痰液黏稠时,可先予雾化吸入稀释痰液,在控制静脉输液的情况下,适当给病人饮水湿润咽喉,然后再做胸部物理治疗。术后疼痛是影响胸部物理治疗的重要因素之一,向病人及家属做好解释,让病人明白采取物理治疗的重要性。通过胸部物理治疗,同时配合有效的疼痛管理,如药物止痛、按压伤口等方法,帮助病人减轻术后因咳嗽、排痰所引起的疼痛,协助病人咳嗽、排痰和促进肺的复张。在进行体位引流及胸部物理治疗时,必须要在病人可以耐受的情况下进行,密切观察血压、心率、血氧饱和度的变化,如情况异常需随时终止。观察痰液的颜色、性状、量的变化,如为红色血痰、黄色稠痰、量增多等情况应及时告知医生,及时处理。

(三) 肝、肾功能的监护

尿量是临床上最简单也最直接反映体内体液平衡状况的指标之一。术后早期30分钟记录1次尿量、颜色、密度,病情稳定后1小时记录1次。每小时尿量不少于30ml,尿量多时,要注意保持电解质平衡。消毒尿道口每日2次,防止感染。24小时检测血清肌酐、尿素氮及肝功能1次,尽量避免使用对肝、肾功能有损害的药物,给予护肝治疗,疑有尿道感染时应收集标本作尿培养。

(四) 心理护理

术后心理变化大致分为3个阶段:

1. 虚弱阶段 术后早期1周内,由于手术创伤、气管插管呼吸机辅助呼吸及镇静剂的应用,病人常表现为体力虚弱、精神紧张。ICU有各种先进仪器设备,各种监护管道迫使病人活动受限;而仪器的机械声、报警声又会给病人带来异常的刺激,病人自己独处封闭的ICU容易产生焦虑、恐惧、抑郁等心理反应。护理措施:①清醒后告之手术顺利,增强其求生的信念,减轻负性心理。②在病人未拔除气管插管时应使用提示板或手势及时了解其心理状态及需求。③护理操作应轻便、灵活,尽量减少声、光等对病人的不良刺激。除治疗、护理操作之外不可过多与病人交谈。嘱其闭目养神,使其体力精力尽快恢复。

2. 神经症阶段 一般在术后1~2周左右,此期可表现为情绪不稳定,常伴有恐惧感、罪恶感。呼吸机脱机后,随着病情的好转,体力的恢复,病人表现为欣快、敏感,处于兴奋状态,可能出现呼吸困难、害怕入睡、焦虑不安等,自以为病情加重,但每分通气量及血气检查均正常,无法解释呼吸困难的主观感觉。护理措施:①拔除气管插管后的心理治疗十分重要。此期病人多有焦虑不安,主诉呼吸困难。有人认为这是由于移植肺无迷走神经支配,病人神经中枢仅仅接受功能不良的自体病肺负性反馈的结果。医护人员守护床边,与病人及时沟通,耐心解释发生症状的原因。②由于监护室要求相对无菌,无家属陪伴,因而产生孤独感,缺乏安全感,极其盼望亲人的探望。特护人员应主动关心病人,经常与病人交流,耐心倾听病人的倾诉,理解病人的感受。③病情稳定,拔除气管插管后,可适当放宽家属探视,允许家属短时间的探望。在精神上给予安慰,心理上给予支持,使病人的情绪很快得到稳定,增强信心。

3. 焦虑阶段 术后3周后,病人对自身疾病有了理性的思考和看法,自我感觉渐渐接近实际生活。面对每日大量的口服药、高额的医疗费用,病人多存在焦虑心理。护理措施:①关键是让病人面对现实,从饮食、睡眠、功能锻炼、自我感觉等多方面给予指导,多与病人交流。②安排娱乐活动,调整病人的情绪,如收看电视、听音乐、阅读报纸等,多与家属接触,使病人心情愉悦,减少病人的社会隔离和孤独感,使病人能从容面对今后的生活,有利于疾病的康复。

（五）保持胸腔闭式引流通畅

间歇挤压胸管,保持引流通畅,防止血块阻塞,观察胸液量及性质并记录,消毒管口,预防逆行性感染。拔除气管插管后,如果无漏气,通常术后 48 小时内可拔除上胸管。由于术后肋胸膜反复有渗出,尤其是双肺移植者,所以下胸管要多放几天,通常 5~7 天拔除(引流量<50ml/24 小时)。一定要注意避免发生胸腔积液。一旦拔除气管插管应尽快拍后前位及侧位胸片,并进行 V/Q 扫描检查,评估移植肺的血流通畅程度。

（六）饮食护理

由于肺移植病人胃肠道结构和功能上是完整的,术后病人尽早予合理胃肠营养能早期恢复肠道功能,避免菌群失调及肠道细菌移位和感染。气管插管期间,每天由营养师按照合适的热量、氮量和适量维生素及微量元素配备,根据病人情况给予鼻饲。病人能经口进食后,应鼓励病人多进食,并做好相应的饮食宣教。拔除口插管后 4 小时,可予少量饮水,如无不适可进流质食物(如米汤),避免进食引起腹胀的食物(如牛奶)。次日可进食半流质,并向普食过渡。

（七）其他

1. 体温变化是人体对各种刺激的防御反应,术后应维持在 36~37.5℃。每 4 小时测量体温一次。若体温低于 35℃,应注意保温保暖;若体温高于 38℃,应采取冰敷、冰枕或擦浴等降温措施。体温持续升高不退应及时告知医生,提防感染或排斥反应。

2. 停止或间断停用呼吸机后,鼓励并协助病人逐步下床活动,促进痰液的排出,可促进胃肠蠕动,防止下肢静脉血栓的形成,并能提高肺活量,防止肺不张、肺炎的发生。

3. 加强对皮肤黏膜的护理　经常更换卧位方向,定时翻身,翻身时注意动作轻柔;保持床单清洁、平整、无残渣;每日温水清洁皮肤,对易出汗部位如腋窝、腹股沟等使用爽身粉;注意定时按摩骨性突起部位及受压较久的部位,促进血液循环;检查血氧饱和度探头夹持部位及电极片贴的部位有无红肿,注意及时更换部位。

4. 加强对穿刺点及切口的护理　穿刺点每日消毒并更换敷料;穿刺部位用脱敏透明膜覆盖后须注明更换时间;注意切口有无红肿、渗出等征象,及时换药及局部理疗促进伤口愈合。

五、肺脏移植术后的卫生宣教及康复指导

通过康复期健康指导和追踪随访,给予关心与安慰,使其认识到家人的关怀与照顾是病人今后高质量生活的前提和保证,家庭与医院是肺移植术后病人永远的支持点。而且,通过康复期护理指导,使病人能提前学习和适应将来如何在有限的生活条件下,减少并发症的发生,降低并发症的严重程度,从而使病人树立生活信心,最大限度提高肺移植病人出院后的生活质量。因此,护理人员应向病人讲解预防、控制感染的知识和合理饮食的注意点。

1. 掌握基本操作技能　测体温、血压、脉搏、体重并每日记录。教会病人使用简易血糖仪,定期自我血糖监测。学会使用简易呼吸功能锻炼仪。

2. 出院前指导病人正确定时服药,告知一定要遵医嘱按时足量服用,严格督促病人不可自行减量和停药,以免发生排异反应。同时告知复查的重要性。

3. 定期检查抗排斥药的血药浓度及病人的血象、肝肾功能,随时调整药量。

4. 树立自我保护意识,预防和控制感染。定时开窗通风,保持居住环境清洁和个人卫生。减少聚会,注意保暖,预防感冒,并杜绝与感染人群接触。

5. 生活要有规律,注意卫生,改变不良的饮食习惯,建立健康的生活方式,戒烟戒酒,尽量进食一些高蛋白、高维生素、营养丰富、易消化的食物。保证有充足的睡眠时间。

6. 合理饮食,控制体重。控制体重在一个相对稳定的水平,因免疫抑制剂的用量与体重有关。

7. 适当进行呼吸功能锻炼和日常活动。指导病人掌握呼吸肌功能锻炼及身体大肌肉群的锻炼方法,恢复病人活动能力,可配合针灸、按摩等物理治疗。定期检查肺功能,了解肺功能恢复的程度。

8. 肺移植 6 个月后出现的排斥反应称慢性排斥,是肺移植病人死亡的主要原因,表现为进行性气道阻塞。主要表现为咳嗽、呼吸困难,肺功能减退而胸部 X 线清晰。因此,应告知病人出现何种症状和体征时需考虑是排斥反应。如发现异常或身体不适及时回院复查以便早期发现和及时处理,以延长生存时间和提高生活质量。

出院后需要永久随访,由专职护士和医生负

责随访工作,并定期上门指导家居环境的保持,了解病人的饮食、活动、锻炼情况并给予指导性意见。出院第 1 个月:血常规、血生化全套、胸片或 CT、肺功能、血药浓度,每周复查 1 次。第 2 个月每 2 周 1 次,第 3 个月每月 1 次,2 年后每 3 个月 1 次。并分别于 6 周,12 周复查纤维支气管镜、心脏彩超、CMV 抗体、骨密度,以后每 3 个月复查 1 次,2 年后每年 1 次。

第六节 胰腺移植

胰腺移植是指将带有血管的整胰、胰大部分或节段从一个个体移植到另一个个体的手术。胰腺移植包括胰节段性移植、胰十二指肠移植、带有十二指肠乳头的全胰腺移植和胰肾联合移植。世界上第一例胰腺移植(pancreas transplantation)由美国明尼苏达州立大学的 Kelly 和 Lillehei 于 1966 年完成。该手术的成功使得许多胰岛素依赖型糖尿病(IDDM)病人得到了有效的治疗。目前该手术已被美国糖尿病协会接受为 1 型糖尿病合并终末期肾病(ESRD)的标准治疗方法。

一、胰腺移植供体的选择

胰腺移植术要求供受者的 ABO 血型相容;淋巴细胞毒交叉实验小于 5%;需要 HLA 配型,DR 位点相符者更佳。供者年龄在 60 岁以下,无肿瘤、糖尿病史,无胰腺损伤,胰腺功能正常,无糖尿病家族史。Sutherland 提出的供体标准是:

1. 无抗胰岛细胞抗体;
2. 糖耐量试验正常;
3. 用泼尼松刺激的糖耐量实验在 0、60、120 和 180 分钟的血清胰岛素含量需高于 90 个单位,而且高于标准糖耐量的相应值;
4. 静脉糖耐量实验的 1 分钟和 3 分钟的血清胰岛素值高于 80 个单位。活体供者的年龄比受者发病时的年龄至少大 10 岁。

二、胰腺移植的适应证

ESRD 是胰腺移植的标准适应证,约占移植总数的 94%。从理论上讲,所有 1 型糖尿病病人均适宜于胰腺移植。Sollinger 在 1999 年提出的适应证为:

1. 肾衰竭(进展期糖尿病肾病或依赖于透析治疗,血肌酐>3mg/dl);

2. 血清 C 肽浓度下降;
3. 较低的心血管疾病风险[没有或轻微的冠心病(运动实验阴性)];
4. 无糖尿病血管并发症,如截肢等;
5. 有良好的对 PT 的心理顺应性;
6. 能很好理解 PT 的复杂性,并能遵从移植后治疗方案。

三、胰腺移植的禁忌证

1. 活动性感染未控制者;
2. 恶性肿瘤病人;
3. 慢性呼吸功能衰竭;
4. 精神病和精神状态不稳定者;
5. 活动性感染,如肺结核、支气管扩张及活动性肝炎等;
6. 淋巴细胞毒抗体或 PRA 强阳性者;
7. 烟、酒嗜好或吸食毒品或有不服从治疗的记录,心理顺应性、依从性差的病人。

四、胰腺移植的术前护理

(一)病人的准备

1. 心理准备 病人的心理状态是决定手术成败的重要因素之一,所以心理护理尤为重要。此类病人长期接受胰岛素注射及血液透析治疗,病人及家属都会有不同程度的焦虑和抑郁。术前护士应向病人及家属详细讲解手术的目的、预期效果以及大概过程,把病人及家属的担忧、疑虑或恐惧降到最低限度,使病人树立战胜疾病的信心,提高遵医行为。

2. 一般准备

(1)术前 1 日进少渣饮食,术前 12 小时禁食,术前 6 小时禁水,进入手术室前 30 分钟将免疫抑制剂以最少饮水量服下。

(2)术前晚及术日晨灌肠。

(3)术前晚保证受者休息和睡眠,必要时予以地西泮口服。

(4)术日晨测量空腹体重并记录(术后首次服用免疫抑制剂剂量依据体重计算)。

3. 加强营养 低蛋白、高碳水化合物、高维生素饮食。

4. 全面术前检查 除常规术前检查外,还应包括糖化血红蛋白、糖耐量试验、外周神经传导速度、消化道内镜检查等。

5. 防治感染灶 早期预防和治疗咽喉部和

尿道等处的潜伏病灶,必要时预防性应用抗生素。

6. 免疫抑制剂的应用 根据植入器官和受者的需要而定。

7. 充分透析 消除胸腔、腹腔积液。

8. 控制血糖 血糖应控制在6～12mmol/L。但应注意,糖尿病合并终末期肾病的病人血糖并不是很高,而且极易出现低血糖,因此,应密切监测血糖,避免低血糖的发生。

9. 纠正贫血及低蛋白血症 术前病人的血红蛋白应达到80g/L以上,白蛋白达到35g/L以上。

10. 良好的配型 术前首先应进行良好配型,供受者ABO血型相同,PRA阴性,HLA配型好,对于预防术后排斥反应具有重要意义。

（二）病室的准备

1. 消毒隔离病房 术前1日用1:100"84"消毒液擦拭室内一切物品、地面和墙窗,并行空气消毒,床单位用物经高压蒸汽灭菌。

2. 病室物品准备

（1）需高压蒸汽消毒的物品:床单、被套、病服等。

（2）消毒液:75%乙醇、"84"消毒液等。

（3）仪器:体温表、血压计、听诊器、量杯、比重计、输液泵、氧气、吸引器及各种监护仪器等。

3. 设专用药柜 备齐抗生素、免疫抑制剂、肝素、止血药、降压药、白蛋白、呋塞米及抢救药品。

4. 严格消毒隔离制度 按消毒隔离原则,准备入室者所用的隔离衣、帽、口罩及鞋等。

（三）工作人员的准备

1. 挑选专业知识丰富、责任心强的护理人员组成特护小组,术前集中学习相关理论知识,复习护理常规、监测内容及观察临床症状和术后并发症。护理组成员亦应全面了解病人的情况,包括病人年龄、疾病状况、并发症、诊疗经过及重症监护的背景资料,尤其是社会环境及病人对移植的感受,而且还要掌握胰腺移植的适应证和禁忌证,制订出有针对性的个性化的术前、术后护理计划等。明确各岗位人员的任务与职责,以保证术后监护的顺利实施。

2. 呼吸道感染者避免与病人接触。

（四）术前的护理问题与护理措施

1. 焦虑 与陌生的医院环境、医疗费用昂贵、担心移植手术效果及对术后疼痛的恐惧等因素有关。

护理目标:病人焦虑减轻,情绪平稳,能主动配合术前检查与准备,控制好血糖。

护理措施:加强心理护理,介绍移植有关知识,以减少对手术的恐惧和不安,在术前保持良好的情绪,增强病人信心,对手术后可能出现的不良情况或并发症有充分的思想准备。

2. 营养失调:低于机体需要量 与食欲不振、胃肠道吸收不良等因素有关。

护理目标:病人一般营养状况适宜手术。

护理措施:加强营养,注意病人喜好,饮食多样化,保证充足的热量,但应忌食参类、蜂类、菌类等增强免疫力的食物。

五、胰腺移植的术后护理

（一）全麻术后的护理

病人全麻术后应去枕平卧6小时,头偏向一侧,以防呕吐物及分泌物吸入肺内引起窒息和吸入性肺炎。设立专人特级护理,密切观察病人意识,持续监测生命体征,血压30分钟测量1次,平稳后改为1小时测量1次,血压维持在120～160/60～100mmHg之间,保持一定的肾脏灌注压。注意呼吸节律、深度及动脉血氧饱和度的变化,并准确记录。体温每日测量4次。持续禁食禁水,直至肛门排气。

（二）伤口敷料的观察及引流管的护理

观察并保持伤口敷料干燥,如有渗湿,及时更换,若持续有鲜红色血液沾湿敷料,要警惕有活动性出血。病人术后留置胃管、尿管、胰周引流管（根据术式不同还会留置肾周、直肠后等引流管）各1根。各班护士应认真进行交接班,密切观察引流管的位置,引流液的颜色、量、性质。保持各引流管的通畅,定期挤压引流管,必要时负压抽吸,避免引流管打折、受压,并妥善固定,要留有足够的长度,以免翻身或活动时将管脱出。及时更换引流袋,并遵医嘱取引流、分泌物做细菌培养。当胰、肾周引流量每小时大于100ml或尿量每小时小于100ml时应立即报告医生。

（三）移植后胰腺功能监测及排斥反应的观察

移植后胰腺有无排斥反应、是否成活、有无分泌功能,是术后临床上急于了解的问题。一般通过测定胰腺内分泌以及肝肾功能、病人全身状况进行判断。因此,准确及时地留取标本、真实反映病人的各种监测值,可为治疗提供信息。

1. 排斥反应的临床表现　胰腺发生排斥反应的主要表现为胰腺内、外分泌功能受损,体温、血压升高,尿 pH 值呈酸性,尿淀粉酶减少,血淀粉酶、尿糖、血糖升高,胰腺肿胀及压痛,并伴腹痛,但应注意与胰腺炎相鉴别。

2. 排斥反应的监测

（1）尿 pH 值、淀粉酶的测定:测定尿中 pH 值、淀粉酶的含量可反映移植胰腺的功能与成活情况。它是一项快速而直接的方法,尤其当出现排斥反应时,尿 pH 值、淀粉酶下降早于血糖升高的出现时间。

（2）血淀粉酶测定:移植后,如果血淀粉酶升高,常提示胰腺外分泌受损。胰腺排斥反应早期常以血淀粉酶先升高,随之尿淀粉酶下降为特征。因此,同时检测血和尿淀粉酶,多能对胰腺排斥反应早期做出诊断。但应注意,有时血清淀粉酶升高,并不一定都是排斥反应所致,也可发生于移植胰腺炎、移植胰腺血栓形成等。

（3）血糖与尿糖测定:血糖、尿糖的监测可判断移植胰腺恢复情况,如有无血栓形成、排斥反应等。但血糖升高常在排斥反应发生数日后出现,晚于尿淀粉酶下降的时间,在判断胰腺功能与排斥反应时,意义小于尿淀粉酶等检查项目。此外,移植早期由于胰腺细胞功能尚未完全启动,血糖及尿糖水平常有升高,多数在 3~5 天后逐渐降至正常水平。

3. 排斥反应的观察与护理　护士要严密观察病人的临床表现,掌握排斥反应发生的规律以及护理重点,遵医嘱正确使用免疫抑制剂,正确及时采集各种标本,及时做好尿 pH 值、淀粉酶、血糖、尿糖、肝肾功能监测,为治疗提供信息。向病人介绍和解释有关排斥反应的表现及处理方法,以便早期发现,及时处理。常规术后前 3 天每小时检测血糖 1 次,3 天后改为每天 4 次,7 天后改为每天 2 次。为了便于监测血糖,建议使用快速血糖仪,方便、准确、快速,但应注意在测血糖时不能在上肢输液侧采集手指血样。如测得血糖结果高,应首先考虑是否与输入葡萄糖液有关。高血糖在胰腺排斥反应后期才出现,所以不能作为早期预测排斥反应的观察指标。

（四）免疫抑制剂应用的护理

免疫抑制剂是预防和治疗移植术后排斥反应的必要手段,随着新免疫抑制剂的不断出现,护士应掌握药物的剂量及相关副作用,并向病人及家属进行宣教、指导,早期发现其毒副作用,如甲强龙的不良反应有 Cushing 综合征,FK506 的不良反应有胃肠道反应、高血钾、高血糖、神经毒性等。同时,护士应积极帮助病人按时、准确、规律地服用免疫抑制剂,在术后早期病人尚未进食时,应通过保留胃管将药研磨后喂食。

（五）心理护理

术后要注意针对不同个性、不同文化程度、不同年龄的病人进行心理护理和疏导,健康宣教尤为重要。病人会因为对手术预后不了解;术后环境改变,亲人探视受到限制;害怕排斥反应及感染等并发症出现;术后伤口疼痛,排尿困难;免疫抑制剂长期使用的副作用,如多毛症、晨颤、齿龈增生、腹泻、皮肤烧灼样痛等而出现情绪低落或心理负担重,引起一系列不良反应因素。

在护理中要注意观察病人情绪,经常与病人交流,鼓励病人说出担心的问题,评估病人焦虑的原因。针对引起病人焦虑的原因耐心解释,消除病人错误的猜测心理,增加病人接受治疗及康复的信心。向病人解释不良情绪对术后康复的不良影响,鼓励病人以良好的心态配合术后的治疗与护理。提供良好的环境,减少噪声、粗鲁操作等影响。介绍同类移植成功病例,增加病人战胜疾病的信心。

（六）并发症观察与护理

1. 移植胰血管栓塞　血栓形成是目前胰腺移植术后导致移植器官功能丧失的最主要并发症之一。究其原因是胰腺本身为一低血流器官,容易发生血栓;糖尿病的血压动力学有明显改变,血黏度增高;胰腺移植术后因切除受体脾脏,脾动脉远端结扎造成胰腺动脉供血增多,而脾静脉只汇集来自一线的静脉血,回流量小,可导致血流动力学的紊乱。以上三方面的因素,使移植胰动脉或静脉都可能形成血栓。文献报道,胰肾联合移植术后移植物血栓形成发生率约 12%,且没有行之有效的治疗方法。避免移植物血栓形成的关键是预防。移植后需长期小剂量抗凝治疗,从而改善血液循环,防止血栓形成,对减少移植物损害,延长移植物功能存活时间有重要意义。

护理观察中要掌握血管栓塞的表现:动脉血栓血糖骤然升高,血清淀粉酶下降,而移植胰局部可无症状;静脉血栓血糖升高稍缓慢,血清淀粉酶升高,局部出现疼痛和压痛,移植胰肿胀。血管栓塞后,如果此时还保留胰液引流管还可见胰腺分泌骤然停止。

2. 消化道出血　可因胰液对肠道的化学性损伤,以及为预防血栓形成在胰腺移植术前、术中抗凝药物应用抗凝剂,术后大量使用激素,使胃肠黏膜发生应激性溃疡,而导致消化道出血。

护理中要注意评估引起出血的潜在因素,以便重点预防。严密监测病人血液循环改变情况,如心率、血压,测量生命体征每小时1次。准确记录24小时出入水量,尤其是注意尿量、尿比重的改变。术后遵医嘱可适当应用保护胃黏膜及抗酸药物,如雷尼替丁、氢氧化铝凝胶等。给病人进食易消化的食物。观察是否有消化道出血的表现及注射部位有无出血迹象,注意观察大便的形状、颜色,病人有无口、鼻出血、呕血、便血等,发现柏油样便应高度警惕。如有大量活动性出血,应予如下紧急处理:及时通知医师;嘱病人绝对卧床休息,减少外界不良刺激;关心、安慰病人,稳定病人情绪,必要时给予适当镇静剂,同时各种抢救工作忙而不乱;遵医嘱快速输液、输血,以补充血容量,防止休克;遵医嘱及时使用止血药物,必要时做好手术止血的术前准备。

3. 继发感染　这是由于胰腺移植术前病人多患病时间长,并发症多,抵抗力低下,移植手术时间长,术野大,移植后大量免疫抑制剂的应用,留置多条引流管,卧床特别容易造成机体菌群的失调,并易受外来病原微生物的侵袭,从而造成继发感染。感染常见部位为胰周、膀胱和呼吸系统。

护理中可采取以下措施:安置病人于隔离单间,病室每日空气消毒3次,每次30分钟,有条件者置入层流净化间,以减少交叉感染的机会。工作人员入室需换鞋、穿隔离衣,戴好帽子、口罩,避免频繁出入,如有感冒,不得入室。控制参观与探视人员。病人所用衣、被需高压灭菌。观察并保持伤口敷料干燥,如有渗湿,及时更换。口腔护理,每天3次,观察口腔黏膜有无异常,如发现白斑或溃疡,及时涂片寻找真菌。避免局部长期受压,睡气垫床或智能按摩床垫,2小时更换体位1次,按摩骨骼突起处每2小时1次,保持床单位清洁、干燥、平整、无碎屑,给予会阴抹洗每日2次。保持肛周皮肤干燥,在病情允许的情况下,协助翻身、拍背,助排痰,鼓励病人咳嗽、咳痰,痰稠者行雾化吸入;发现呼吸急促、肺部啰音者应及时行X线检查,预防肺部感染。定时行尿、引流物、痰培养和药敏试验,观察感染早期征象,正确采集标本(做细菌培养或抹片),为确定感染提供参考依据。合理使用抗生素、激素及免疫抑制剂,确保疗效可靠,同时注意观察药物的不良反应,防止长时间用药产生的并发症,注意及时减量或停药。保持引流通畅,定期挤压引流管,必要时负压抽吸,勿使管道扭曲、打折,及时更换引流袋,并取引流、分泌物做细菌培养。各输液管道、三通接头、延长管等无菌接头不宜反复打开,以免污染。加强营养支持,增加抗感染能力。

六、胰腺移植术后的卫生宣教及康复指导

（一）合理均衡的饮食促进健康

1. 服药的影响　泼尼松可以促进钠水潴留,增加食欲和体重,增加体内脂肪,减少肌肉,环孢素可以引起血钾增高和高血脂。

2. 合理的钠盐摄入　一般推荐低钠饮食。

3. 适量的钾盐摄入　根据每天尿量的多少调节,听从医生的建议。

4. 钙盐的摄入　一般要增加钙盐的摄入,以平衡激素使骨骼脱钙的副作用,但也不要长期大量补钙。

5. 蛋白质　应该食用含蛋白质丰富的食物,手术后机体的恢复以及正常的功能都需要蛋白质。

6. 纤维素　蔬菜、水果等食品含纤维素丰富,可以适量食用,纤维素可以促进胃肠道蠕动,有预防便秘的作用。

7. 维生素和矿物质　均衡饮食,不需要额外补充。

8. 低脂和低胆固醇饮食　建议食用植物油和水产品等含有较高不饱和脂肪酸的食品。

（二）出院以后的常规检查

1. 血压　每天至少应该测血压1次,当病人感觉不适时可以随时测血压,测血压以前要注意至少休息5分钟,每次测完血压后要记录,血压过高或过低应该及时就诊。

2. 体温　每天至少应该测体温1次,感觉不适时可以随时测体温。

3. 脉搏　每天测定脉搏2～4次。平静状态下脉搏小于60次/分或高于100次/分就要注意去就诊。

4. 尿液　当病人感觉有以下不适时要检测

尿液:尿痛、尿液颜色变化、尿液气味变化。

5. 血糖 每天应该测定空腹血糖1次,每周应该至少测定2次餐后血糖,血糖过高或过低时。要先排除误差的可能,如果确有异常,应该及时就诊。

第七节 小 肠 移 植

小肠移植(small bowel transplantation/intestinal transplantation,SBT/IT)是指将一定长度或全部的异体小肠通过血管吻合、肠道重建的方式移植给因解剖和(或)功能性原因导致小肠解剖结构阙如和(或)消化、吸收功能丧失,需终生依靠营养支持维持生命的病人,通过免疫抑制等一系列治疗使移植肠在病人体内有功能存活,并依靠移植小肠维持病人生命,甚至恢复劳动力的医疗技术。小肠移植在器官移植领域是难度最大、发展最缓慢的器官移植之一。

一、小肠移植的适应证

(一) 小儿的主要适应证

1. 先天性多发性小肠闭锁症;
2. 小肠扭转后的肠坏死;
3. 坏死性肠炎;
4. 小肠无神经节综合征;
5. 婴幼儿难治性腹泻等。

(二) 成人的主要适应证

1. 肠系膜动静脉栓塞;
2. 肠扭转坏死;
3. 小肠系膜根部的肿瘤;
4. 家族性息肉病;
5. 先天性巨结肠综合征;
6. 克罗恩病(克隆病);
7. 溃疡性小肠、结肠炎;
8. 慢性持续性小肠假性闭塞综合征等。

二、小肠移植的禁忌证

(一) 绝对禁忌证

1. 严重的心、肺功能障碍;
2. 凝血功能异常;
3. 伴有恶性肿瘤、感染、精神异常等;
4. 严重的肝、肾功能障碍。

(二) 相对禁忌证

1. 60岁以上老年病人;
2. 短肠综合征合并身体某处严重细菌感染者。

三、小肠移植的术前准备

(一) 供体术前准备选择

1. 肠道准备 小肠移植的供体分为尸(脑死亡)供体和活体(亲属)供体。目前,供肠基本都来自于脑死亡但循环稳定的尸供体。供体术前需进行肠道准备,这种肠道准备称为选择性去污术(select bacterial decontamination)。采用Goly-tely液进行肠道灌洗,灌洗速度为10~30ml/min,总量1~2L。灌洗后经胃管注入不吸收抗生素对肠道进行消毒,每4小时一次。

2. 组织配型 供、受体间进行组织配型,检测受体血清中抗供体淋巴细胞的细胞毒性抗体。

3. 病毒检测 供体的巨细胞病毒检测十分重要,供体阳性而受体阴性的,原则上不宜手术。其余包括乙肝病毒和免疫缺陷病毒等。

4. 免疫抑制预处理 小肠移植物含有大量免疫淋巴细胞和淋巴组织,使它在移植后极易发生排斥反应和移植物抗宿主反应使移植失败。因此,术前对供体和供肠采用一定免疫预处理可减轻术后排斥反应的发生。如适量服用免疫抑制剂和射线的照射。

(二) 受体术前准备

1. 常规准备

(1) 血、尿、粪三大常规检查,血液生化检查及心电图、胸片检查等。

(2) 组织配型检查与其他脏器的移植一样,但是因小肠移植的排斥反应更为严重,故供、受体间组织相容性检查要更为严格。

(3) 肠道功能检查:全消化道钡餐、肠系膜上动脉造影、小肠D-木糖吸收试验,了解小肠的长度、血运及吸收功能。

(4) 肠道准备:术前3~5天开始进流食。术前3~5天开始口服抗生素,如新霉素、甲硝唑、庆大霉素、两性霉素B等。术前1天口服缓泻药,手术日晨禁饮食、清洁灌肠。

(5) 营养准备:小肠移植病人通常为各种原因引起的严重的短肠综合征病人,长期的严重消耗通常导致病人的严重营养不良。移植术前必须为病人提供全面充足的热量和全面营养素。以达到预防和纠正热量、蛋白质缺乏所致的营养不良的目的。同时起到增强病人对严重创伤—移植手术的耐受力,促进病人康复的目的。

(6) 心理护理:小肠移植是临床上难以成功的极少数器官移植的典型代表。术前病人存在恐惧心理、担心较其他器官移植为重,应向病人耐心详细地介绍手术过程和可能出现的情况,请成功的移植病例现身介绍,增强战胜疾病的信心。

2. 病室和物品准备　病人术后需要入住隔离室,隔离室内用物和消毒隔离准备同一般器官移植隔离室准备。

3. 工作人员准备　小肠移植手术重大,术后并发症多,护理任务繁重。护理人员的组织和管理要统筹安排。所有工作人员需经过隔离技术、小肠移植理论知识培训。护理小组由护士长领导下的6~8名工作经验丰富的护理人员组成,护理人员应具备丰富的移植和肠道外科专科业务知识,工作态度高度严谨,熟练掌握急救技术和药物相关知识。

四、小肠移植的术后护理

(一) 基本生命体征监测

1. 循环功能的监测　术后在特别监护隔离病室,连续监测血压、脉搏变化。留置导尿管,严格记录出入量,保持出入量平衡。测定尿Na^{2+}及渗透压,每日查血、尿、便常规,测定血浆中K^+、Na^+、Cl^-、Ca^{2+}、Mg^{2+}、肌酐、尿素氮。小肠移植后各种引流较多,包括胃肠减压、腹腔引流等,对小肠移植造口排泄量应特别重视,除了注意排出量外,要注意排出物的性状、颜色等。还有尿、便排出,不显性失水等,对一些引流物的量,如小肠造口排出物、腹腔引流液等还须进行动态观察,以判断术后并发症及病情。

保持水与电解质及酸碱平衡,根据排出物的性质和量及血气、电解质检查结果,补充不同成分的液体。补充的液体要包括有足够的热量、氮及各种离子、维生素等。热量补充以105~147kJ/(kg·d)[25~35kcal/(kg·d)],糖:脂=3:2(或1:1)给予,使用胰岛素调整血糖在5.0~8.0mmol/L,氮的补充以氨基酸和人血白蛋白为主,可按热:氮=100:1~120:1给予,维持血浆蛋白的水平,保持循环稳定。

2. 呼吸功能监测　小肠移植术后若病情稳定,可在病人清醒后拔除气管内插管再回监护病室,病情需要时常带气管导管回监护室继续行呼吸机辅助呼吸。每日行动脉血气分析、胸部X线平片检查,注意肺部症状,要对痰液、咽部进行微生物监测,以选择有效的抗生素。病情允许时尽早拔除气管插管,鼓励病人咳嗽排痰,定时拍背翻身。由于腹部伤口疼痛,病人害怕咳嗽,此时用双手协助压迫腹部伤口两侧,嘱病人咳嗽,促使病人肺部扩张,或采用深呼吸吹气球等加大呼吸动度,以达到扩张肺部的目的。防止呼吸道病菌入侵,每日应以消毒剂清洁鼻腔及口咽部,经常漱口,必要时以制霉菌素及氟康唑等行口腔、鼻腔的涂抹以防止真菌感染。

3. 出凝血功能的监测　术后必须对出凝血功能进行严密的监控,因在移植肠切取、灌洗保存、修剪及血管吻合的过程中,肠道处于缺血缺氧状态,血运再通后移植肠会出现再灌注损伤,同时移植肠植入受者体内其带入的大量淋巴组织会激活受者机体的免疫反应,二者均可导致移植肠血管内皮细胞的损伤,引起机体一系列的凝血反应,可使血管吻合口及移植肠的微小血管血栓形成,导致肠坏死使移植失败。据国际小肠移植注册中心1999年5月统计,术后早期,移植肠切除的因素中血栓形成、缺血及出血共占23%,而在导致受者死亡的因素中占13%。因此,术后早期合理的抗凝治疗也是手术成功的重点之一。

术后准确及时地监测各项出凝血指标,包括血常规、凝血酶原时间(PT)、激活的全血凝固时间(ACT)、纤维蛋白降解产物(FDP)、部分凝血活酶时间(APTT)、DD-二聚体等。术后常选用肝素、低分子肝素钠、双嘧达莫(潘生丁)、阿司匹林、巴米尔等抑制血小板黏附、聚集的药物,在抗凝治疗的同时注意出血的发生,如有出血,一般可选择性补充新鲜血浆、血小板及红细胞,减少抗凝用药及用量,以调控凝血机制,防止发生大出血。

(二) 排斥反应的监测

1. 排斥反应　早期鉴别、发现排斥反应是移植物存活和确保移植病人生命的关键。小肠内含有大量的淋巴组织,移植术后既有排斥反应的发生,又有移植物抗宿主病(GVHD)的危险。及时发现和治疗排斥和GVHD常可挽救移植小肠及病人的生命。观察要点主要有:

(1) 观察造口黏膜颜色变化;

(2) 观察有无发热、腹痛、腹泻;

(3) 肠造口排出的肠液量。

出现排斥反应时,主要临床表现为发热、腹痛、呕吐、水样腹泻和造口排泄物增加,甚至发生出血。由于应用大剂量激素,早期发热表现可能被抑制,但造口排泄物明显增加,变为稀薄,是很典型的表现。较为严重的病例中,急性排斥可能被证实为感染性休克,伴有代谢性酸中毒、低血压、成年呼吸窘迫综合征,所有这些可能源于黏膜完整性丧失导致细菌易位造成的。较轻的病例中,轻度急性排斥在内镜下依次表现为水肿、充血以至颗粒,较重的病例中则出现正常黏膜血管图案消失、蠕动减少、黏膜溃疡。由于目前尚没有特异性监测小肠移植排斥反应的血清学指标,但最终诊断是通过肠黏膜活检及临床症状来判断。

2. 移植物抗宿主病(GVHD) 移植物抗宿主病是一种新型的免疫性疾病。包括两种不同综合征,即急性和慢性GVHD,这两种GVHD所累及的器官进展速度及对治疗的反应均不同,护理措施也不同。急性GVHD:轻者有皮肤红色斑丘疹,重者还可出现类似烫伤样皮肤综合征的大泡状皮疹及大片皮肤剥脱,似剥脱性皮炎。同时还有腹痛、腹泻、肝脏损害等。慢性GVHD可由急性转变而来,也可无急性期。其病变可累及全身器官系统,皮肤受累几乎见于所有病人。护士应针对临床症状采取相应的护理措施,加强皮肤护理。

(三) 小肠造口的管理

肠造口在小肠移植中具有很大的重要性,由于肠液不断流出,刺激污染皮肤,增加感染机会,因此必须要进行严格的护理。首先是注意无菌操作,造口保持清洁,减少感染发生机会。术后早期,每次观察造口时应以碘伏等消毒,以凡士林纱布及无菌敷料覆盖,以后根据造口排泄物及观察次数,可以使用透明造口袋,每日更换2~3次。由于肠液对造口周围皮肤刺激,可应用皮肤保护剂,如氧化锌软膏、康惠尔溃疡糊涂擦,形成皮肤保护层,避免流出的肠液直接刺激皮肤,防止皮肤损害。在进行各种操作时必须佩戴无菌手套(尤其术后2个月内);由于排斥反应多在半年内发生,随着机体抵抗力的增强,免疫抑制药的减少,根据情况,可适时关闭肠造口,多主张在半年以后关闭造口,所以在小肠移植术后晚期,很难再通过内镜检查来获取移植肠的情况。

(四) 营养支持的护理

移植肠功能的恢复是小肠移植成功与否的重要标志。怎样促进肠功能的恢复,维持病人的营养,及时适当地由肠外营养过渡到肠内营养及完全恢复口服饮食,是小肠移植术后重要而有特殊性的护理工作。

1. 注意营养支持方式的过渡 在术后早期,移植肠需要经过一个适应阶段,一般在术后1~3天,在此期间主要通过全肠外营养支持(TPN)来维持机体的基本代谢需要,同时可辅以经空肠营养管进行部分肠内营养(EN),其主要成分为水、生理盐水,以促进肠蠕动功能的恢复。然后移植肠进入部分功能恢复期,一般在术后3~60天,在这一阶段可逐渐开始进行TPN向部分肠外营养支持(PN)+EN的过渡,最后转为全肠内营养(TEN),同时完成经空肠营养管营养到经口进食的过渡。

2. 严格掌握好肠道营养液配置及营养供给 小肠移植后,机体处于应激状态,此时过多的热量供应不仅达不到营养支持的目的,相反会增加肝脏和肺脏负担,但是给予过低的热量,体重则难以稳定,负氮平衡难以纠正。所以采取高于基础能量10%~20%的标准供给能量较为合适。

在营养成分上,要给予易消化吸收的无脂要素饮食,浓度上要由低到高,到后期可进低脂的半流食。另外在这一阶段,正是小肠移植术后各种并发症的高发期,所以要根据病情进行适当的调整,不可强制进行肠内营养,以免使移植肠负担过重,影响移植肠的恢复。最后进入移植肠功能恢复期。尽管在术后1个月左右,病人可脱离肠外营养,但是由于移植术导致小肠淋巴管的破坏,使病人对脂质的吸收有一定障碍,另外移植肠的神经再生也比较缓慢,所以移植后的肠道完成淋巴管再通及神经的再生一般需要3~6个月的时间,这时肠道的功能才完全恢复。

3. 营养支持的管理 小肠移植术后,保证良好的灌注技术,及时判断营养效果,是有效完成肠道营养的基本措施。肠道营养液配置严格无菌操作,现配现用,配置的肠道营养液应用时间不超过6小时,防止放置时间过长,营养液变性致外源性感染。营养液温度以38℃为宜,浓度由低到高。定时冲洗空肠造口管以保持通畅。

4. 营养液灌注时的观察

(1) 消化道并发症的观察:腹痛、腹胀、水样腹泻是肠道营养支持常见的并发症,而小肠移植后的腹泻来势更为凶猛,移植肠发生水样腹泻的原因有:排斥反应、大剂量免疫抑制剂应用、抵抗力降低、肠道感染、灌注技术不当(通常与营养液的温度、渗透压和灌注速度有关)。

（2）营养效果的观察：无消化道并发症时，移植小肠的肠道营养是否有效，要从观察移植肠的消化吸收功能恢复与病人自身的营养状况判断。观察记录24小时粪便的总量，吸收功能恢复较好的移植肠道的粪便为黄色糊状便，后期随着肠道营养的增加，粪便的总量会由少增多，而且较正常人也偏多，原因是小肠移植病人的大部分结肠已切除，吸收水分的功能不足。

（五）术后感染的防治

小肠是有菌的空腔脏器，正常的小肠黏膜屏障能防止细菌破坏上皮和进入血液循环。小肠移植时，移植肠的缺血再灌注损伤、术后免疫抑制药的应用都可导致小肠黏膜屏障的损害，使细菌易于进入血液循环，引起严重的败血症性感染，导致死亡。因此，感染是小肠移植的另一个严重问题，有报道证实，小肠移植术后有90%以上不可避免地要发生感染，而且是混合性感染，病原复杂，治疗困难。除了细菌性感染，病毒性感染也是小肠移植术后最棘手的问题之一。其中巨细胞病毒（CMV）感染在所有器官移植当中，以小肠移植最为突出，尤其在使用FK506的情况下更易发生。

防护要点：

1. 加强术后监护室的消毒隔离工作，有条件者应入住层流病房，每日用消毒液擦拭用物，减少无关人员进出。

2. 各项护理操作坚持无菌技术，定期对病人、医护人员及监护室进行病原微生物的监测，对各种分泌物做常规检查及细菌培养。注意工作人员手卫生，避免医源性感染。

3. 预防肺部感染和口腔炎症，保持全身清洁卫生，每日口腔护理3~4次，做好肛周及会阴部护理。

4. 避免使用CMV阳性的供体以及合理控制免疫抑制药的血药浓度。

（六）其他并发症的监测

1. 血管栓塞

（1）病因：过量的冷灌注易造成血管内皮的损伤、内膜粗糙，给血栓形成提供了条件。血管缝合时，内膜损伤和缝合技术不良，是吻合口血栓形成的主要原因。血栓形成可以发生在肠系膜上动脉，也可以发生在肠系膜上静脉。血栓一旦形成，肠系膜上动脉和肠系膜上静脉的血液循环便发生障碍以致停止。

（2）临床表现：病人表现血压下降，腹胀，小肠"造口"处肠壁颜色暗红以致发黑，无血管搏动。彩超显示肠系膜血管无血流信号，阻力指数增高，血管造影和ECT可显示肠系膜上动脉和肠系膜上静脉血流受阻。

（3）处理措施

1）溶栓治疗：5%葡萄糖溶液500ml静滴（慢）；尿激酶4万单位或肝素25~50mg加入上液。

2）手术探查，试行血管内取栓。

3）若移植小肠坏死，则切除之。

2. 肠吻合口瘘

（1）病因

1）移植小肠失去活力，影响吻合口愈合。

2）吻合口两端肠组织血液循环欠佳，也影响吻合口愈合。

3）急性排斥反应或GVHR，致吻合口不能愈合。

（2）临床表现：腹痛、发热，腹壁肌紧张，压痛，反跳痛，大量肠液或感染性混浊液被引出，低血压，全身衰竭状况。

（3）处理措施

1）肠瘘一旦确诊，应立即进腹探查。如果吻合口瘘处水肿不甚明显，且腹腔无明显炎症表现，可试行修补吻合口瘘。

2）肠瘘被确认后，如果吻合口瘘处水肿明显，肠组织又不甚健康，则不行修补，而只清洗腹腔，于吻合口旁置橡皮管引流。

3）根据术者经验情况，可将急性肠瘘切除，再行移植肠吻合口。

4）肠瘘未愈合前，行肠外营养支持。

3. 移植肠失活（坏死）

（1）病因

1）肠系膜血管栓塞。

2）移植小肠失活。

3）不可逆性小肠移植排斥反应和GVHR。

4）移植小肠扭转。

（2）临床表现

1）腹痛、发热、血压下降、白细胞升高。

2）腹肌紧张、压痛、反跳痛。

3）腹穿见血性腹水。

4）小肠"造口"处呈无生机状态，发黑。

（3）处理

1）纠正休克。

2）立即切除移植小肠。

3）撤除免疫抑制剂。
4）抗感染治疗。
5）肠外营养支持。

五、小肠移植病人的卫生宣教及康复指导

（一）药物指导

小肠移植术后的免疫抑制治疗是保证移植成功的重要环节，术后需长期服用免疫抑制剂，切忌私自增减药物剂量或停用药物。

（二）自我监测方面的指导

1. 排斥反应的监测　排斥反应的主要临床表现为发热、腹痛、呕吐、水样腹泻和造口排泄物增加，甚至发生出血。由于应用大剂量激素，早期发热表现可能被抑制，但造口排泄物明显增加，变为稀薄，是很典型的表现。

2. 移植肠功能的监测　观察小肠末端造口排出物的颜色、性状及量，术后早期通常造口排出物呈稀水样，无规律性或持续不断有少量肠内容物排出，数周后渐成糊状，数月后呈半成形软便。通过观察造口排出物，可了解有无消化道出血、肠道感染。

3. 巨细胞病毒感染的监测　主要表现是小肠炎、肺炎、肝炎等，可有不明原因的发热、腹泻、白细胞及血小板减少、皮疹、头痛、乏力等。

（三）日常生活指导

1. 感染防治　一般术后2~3个月内采取保护性的严密隔离。2~3个月后病情稳定，免疫抑制药减量，居室可时常通风换气，保持空气清新，限制活动区域，可在病区走廊活动。6~8个月后可扩大活动范围，外出散步、上街购物、从事较轻的工作。在日常生活中，尽可能避免或减少上呼吸道感染等，一旦有不适症状发生，应积极查明原因，及时处治。

2. 术后早期进行体能锻炼可促进体力恢复，预防压疮、肠粘连、下肢静脉血栓、肺不张等并发症，还能防止可能由此带来的肠梗阻或感染所致的移植失败。具体措施：术后12小时开始由护士协助病人主动或被动活动四肢，并利用呼吸训练器进行深呼吸训练；术后第2天开始让病人用力捏挤血压计皮球训练握力；从第3天起扶其下地活动每日2次，每次5分钟。整个锻炼过程中注意循序渐进，先被动后主动，先床上再床下，以不使其太累为原则。当治疗与锻炼发生冲突时，应暂停输液或管饲30分钟，待下地活动后继续。

（四）饮食指导

进食高蛋白、高糖类、高维生素、低脂肪饮食。少食肥肉、巧克力，烹调时控制植物油用量。可增加膳食纤维成分，添加一些促进肠黏膜生长的谷氨酰胺。尽管小肠移植手术后长期生存的病人，饮食与常人无异，但饮食调理很重要，一定要注意饮食的质量及卫生，适当服用一些抗生素，防止腹泻、便秘的发生。

（五）心理指导

小肠移植在器官移植领域是难度最大、发展最缓慢的器官移植之一。手术复杂，历时较长，对病人是一次严重的损害和打击，新植入的肠管血运恢复后，排斥反应剧烈，大量强效免疫抑制剂的应用，使机体应激反应能力降低，术后并发症多，治疗费用高。病人存在不同程度的焦虑、抑郁、恐惧等负面情绪。医护人员应多与病人沟通，耐心听取其心理感受，并给予心理上的支持、帮助和鼓励，使其树立战胜疾病的信心。

（六）随访指导

包括：营养指标检测、重要脏器功能检查、感染指标检测、移植肠吸收功能测定、FK506血药浓度监测等。必要时行内镜检查，以了解移植肠病变。

（刘立芳　严谨）

第三章

手术室护理

19世纪90年代,手术室护理作为独立学科从外科护理发展而来。随着外科技术、麻醉技术、预防感染理论的发展,现代手术室的形式和作用发生了重大变化。手术室护理学科从无到有、手术护士从单纯看护发展成为专科护士也经历了巨大变化。手术室成为外科诊治和抢救病人的重要场所,是医院的重要技术部门。

手术室护理学(Nursing in OR)是护理学中的一个分支,它是以人为对象,以护理学及相关的学科理论为基础,针对手术病人存在的健康问题,提供病人在手术前、中、后期的各项专业及持续性的护理活动。它的角色与功能是:协助病人解决问题,顺利、安全度过手术全期(包括指导病人及家属为手术准备,满足病人的健康需要);配合手术医生完成手术(如了解手术程序及步骤,根据手术及病人所需准备器械及用物);正确书写手术护理文书,确保病人的权益。在手术护理活动中按照护理程序的方法,通过护理评估、护理诊断、护理目标、护理措施、护理评价来观察和护理每个手术病人。手术护士不但要熟悉每个专科手术配合的流程,还应了解如何观察手术护理过程中的问题和风险,通过护理措施进行干预和控制,防止和减少护理不良事件的发生,以确保手术的顺利实施及手术病人的安全。

第一节 普外科手术护理

普通外科是各科手术中手术种类最多、数量最多、手术部位最广泛的,特别是腹部手术数量更多。有时同一部位先后施行多次手术,而且解剖层次复杂,手术方式灵活,手术难度较大,因而要求所有参加手术者都要有高度的责任心及娴熟过硬的手术技能,以保证准确安全地实施手术。

【护理评估】
1. 病人全身情况评估
(1) 核查病人及病史。
(2) 观察病人全身营养状况,有的病人(如乳癌病人)了解是否术前已经接受放化疗。
(3) 关注生命体征,特别关注与疾病相关的指标(如甲状腺手术病人的心率、血压等)。
(4) 了解拟施手术部位、方式等。
(5) 了解病人对疾病的认知程度、心理状态、承受能力。
(6) 了解病人术前是否有手术体位的针对性训练。
2. 局部评估
(1) 检查手术部位备皮情况。
(2) 检查容易产生压疮的部位皮肤情况。
(3) 了解肿块大小及有无压迫或梗阻症状。
(4) 了解是否有外伤,检查有无开放性伤口。
3. 手术准备及用物评估 检查各项术前检查、术前准备是否完善,备血是否充足,手术所需器械和用物是否到位。

【护理诊断/问题】
1. 焦虑恐惧 与病人对手术及预后的担忧有关。
2. 有窒息的可能 与麻醉误吸等有关。
3. 急性疼痛 与肿瘤侵蚀及手术创伤有关。
4. 神经受损的可能 与手术体位摆放有关。
5. 潜在并发症:感染、出血、皮肤和黏膜受损、功能障碍。

【护理措施】
1. 减轻焦虑与恐惧 以良好的精神面貌及专业的姿态出现在病人面前,使其对手术团队的专业性有信心。给予细致周到的护理,创造温馨的环境,使病人以轻松的心态面对手术。进行心理疏导,消除负性情绪的影响,增强战胜疾病的信心。

2. 做好皮肤护理　术前检查皮肤完整性,对受压部位皮肤及容易产生压疮的部位给予预防性的保护,比如粘贴安普贴、爱立敷,垫软垫或气圈等,并保持皮肤干燥。

3. 配合好麻醉　准备好吸引器,防止全麻过程中误吸。保持输液通畅,遵医嘱输液、输血及用药,严格执行查对制度,并严密观察,防止外漏。术中注意观察病人反应,给予及时的护理。

4. 正确摆放体位　不仅要充分暴露术野,又要防止血管、神经及皮肤的损伤。

5. 准备好手术所需用物,使手术过程中供应及时配合流畅。

【护理评价】

1. 手术是否顺利完成,配合是否积极主动,对手术步骤及器械使用是否娴熟。

2. 病人是否耐受手术体位,是否做好皮肤保护。

3. 手术过程中,是否有无菌技术概念并很好执行,是否做好胃肠道保护性隔离。

4. 疼痛是否得到有效控制,病人自述舒适感是否增加。

5. 术中是否出现相关并发症。

6. 是否有效安抚病人,缓解病人的心理压力。

第二节　心胸外科手术护理

心胸外科包含了心脏和普胸的疾病,心外研究心脏大血管创伤、心包疾病、先天性心脏病、后天性心脏瓣膜病、缺血性心脏病、心脏肿瘤、大血管疾病等方面的疾病。目前常规开展各种类型的心脏手术,如先天性心脏病矫治(包括房间隔缺损、室间隔缺损、动脉导管未闭、法洛四联症、完全性房室管畸形,三尖瓣下移,完全性肺静脉异位引流)及各类普胸手术,如肺、食管、气管、纵隔手术,腔镜下肺大疱切除术、漏斗胸矫治术、肋骨骨折固定术等。

心胸外科心脏和普胸的疾病最常用和最有效的治疗方法:①心脏手术病人采用矫治、修补、置换、成型的手术方式;②普胸肿瘤病人采用根治性手术(包括肺部肿瘤、食管肿瘤、纵隔肿瘤)部分或全部,连同周围正常组织和区域淋巴结整块切除。

【护理评估】

1. 术前访视病人　评估病人全身情况,核查病人,了解病史、药物过敏史,手术及麻醉方式,观察病人全身情况,如肺癌病人需评估病人是否咳嗽、咯血、咳脓痰等;食管癌、肺癌病人是否有吞咽困难、声嘶或胸痛;是否有消瘦、贫血或低蛋白血症等营养不良情况,以及皮肤是否有压疮。评估病人的心肺功能情况,是否在术前存在低氧情况;评估病人有无因肿瘤压迫血管出现颈静脉充盈等静脉回流受阻的症状,压迫肺脏引起呼吸困难的临床表现,评估病人是否因体位改变而出现呼吸和循环的改变,评估病人有无呼吸道感染及心衰的症状,观察病人的皮肤是否有感染、发绀等。

2. 局部评估　评估手术部位皮肤有无感染和瘢痕,双侧肺廓是否对称,胸骨发育是否正常。

3. 手术准备及用物评估　检查各项术前准备是否完善,术前所用器械、特殊用物(吻合器、闭合器、胸骨锯、除颤仪、加温仪等)及抢救药是否到位。

【护理问题】

1. 焦虑、恐惧　与对手术治疗过程及预后缺乏信心有关。

2. 潜在感染的可能　与手术及机体抵抗力有关。

3. 有通气不足的可能　与肺叶切除后丧失部分通气功能单位有关。

4. 有循环血量不足的危险　与术中失血及未及时补充血容量有关。

5. 有皮肤压疮及臂丛神经损伤的危险　与手术体位及手术时压迫有关。

6. 有体液、血容量不足的危险　与手术时间长、手术中操作损伤心脏及大血管有关。

7. 有大出血的危险　与肿瘤侵犯纵隔内大血管有关。

8. 有心脏骤停的危险　与麻醉手术和变换体位有关。

9. 有心律失常的可能　与手术刺激心脏及原发病有关。

【护理措施】

1. 术前访视病人,做好手术前病人的心理护理,鼓励病人树立战胜疾病的信心,减轻紧张、焦虑、恐惧的情绪。

2. 加强手术护士配合积极性，严格无菌操作和保护性隔离，术前准确无误准备好手术所需全部用物。

3. 加强术中管理，保证输液通畅，随时注意病人心率、血压和血氧饱和度的变化。严密观察术中失血量，及时补充血容量，保证出入水量平衡，术前做好预防和处理心搏骤停的准备，保证术中病人的安全。做好术中保暖措施，防止术中低体温的发生。

4. 正确摆放手术体位，采取有效的预防和处理措施，做好皮肤护理，减少手术体位并发症的发生。

【护理评价】

1. 是否给予病人心理上的支持：向病人介绍手术的必要性和治疗效果，减少其恐惧心理，以增强战胜疾病的信心，积极配合治疗。

2. 术前是否做好预防和处理心搏骤停的准备，保证术中病人的安全。

3. 术中是否密切观察循环和呼吸的各种监测指示，及时发现和协助处理异常情况。

4. 手术护士配合是否积极、主动、娴熟，严格无菌操作和保护性隔离；器械、敷料核对是否准确无误。是否及时配合操作意外如大血管的损伤。

5. 是否注意给病人保暖，预防压疮的发生。

第三节　骨科手术护理

骨科手术种类繁多，方式灵活多变，器械、器材日新月异，手术室护士不仅要系统了解骨科专科的基础理论知识、手术特点，同时也要了解其器械、器材的性能和用途，以便与手术医生配合。

骨科手术的特点：①无菌要求严格：骨科手术中除一些开放性、感染性手术外基本都是无菌要求很高的一类手术，尤其是关节置换、脊柱手术要求绝对无菌。敷料、器械、材料、手术人员的无菌观念等任何一个环节不到位就会造成不可逆的人身损害，后果严重。②手术器械种类繁多：骨科手术一直以器械种类繁多而闻名，往往要用到各种各样的基础器械及厂家器械，且发展迅速，新的手术方式不断推陈出新，各类配套器械应运而生。③体位摆放复杂：骨科病人因受手术切口、术中复位、内固定、术中牵引、摄片等的影响，对手术体位的要求相对较高，好的手术体位可以充分暴露术野，使手术顺利进行。无论何种体位均应保持呼吸道通畅，循环功能正常运行，避免肢体神经压迫而造成麻痹等不良后果。

【护理评估】

1. 病人全身情况评估

（1）核查病人及病史。

（2）观察病人全身状况、肢体活动度及皮肤感觉，了解有无其他系统疾病。

（3）评估病人疼痛部位、性质、程度等。

（4）关注生命体征，包括血压、心率等。

（5）了解拟施手术部位、方式等。

2. 局部评估

（1）检查手术部位备皮情况。

（2）检查容易产生压疮的部位的皮肤情况。

（3）了解是否有外伤，检查有无开放性伤口。

3. 手术准备及用物评估　检查各项术前检查如 X 片、备血情况等，以及手术器械及用物如内置物、厂家器械、止血带、C 臂机等是否到位。尤其关注体内植入物及配套器材消毒灭菌效果，一般需做细菌培养，结果合格方可使用。

4. 环境评估　手术间层流级别符合拟施手术要求，术中需要行 C 臂检查的要有铅屏蔽措施如铅墙、铅衣等。

【护理诊断/问题】

1. 焦虑、恐惧　与担心手术预后及高昂住院费用有关。

2. 躯体活动障碍　与神经根受压、牵引或手术有关。

3. 潜在骨折移位的可能　与搬运病人有关。

4. 有体液不足的危险　与手术创面大、手术时间长有关。

5. 潜在并发症：出血、感染、压疮。

【护理措施】

1. 消除焦虑和恐惧心理　进行心理护理，介绍手术的意义、方法和预后等，使病人对手术和疾病有适当的了解，耐心倾听病人的主诉和要求，亲切和蔼地安慰病人，热情地回答其提问，及时给予必要的解释说明。

2. 正确地摆放体位　不仅要充分暴露术野，也要使病人肢体处于功能位，防止血管、神经及皮肤的损伤。对于骨折的病人，要防止搬运过程中的再损伤，最好在医生的指导下完成病人的搬运以及体位的摆放。充分利用、灵活运用体位摆放工具，如体位垫、体位支架等。

3. 术前认真检查皮肤情况 预防性地做好皮肤护理,如贴安普贴、爱立敷,垫硅胶垫等,防止皮肤压疮的产生。

4. 协助缓解疼痛 耐心细致地安慰病人,满足他们的正当要求,保持环境舒适,护理操作中动作要轻柔、准确、迅速,避免刺激。

5. 建立通畅的静脉通路 术前与医生沟通,估计出血量,出血量较大的手术,除了建立一条较大的外周静脉通路外,还要建立中心静脉通路。备好充足的血液制品,及时输血输液,必要时行自体血回输。

6. 手术时间长,相应的感染的风险也增加。遵医嘱术前、术中运用抗生素,以预防感染的发生。

7. 应用气压止血带的手术,术前要检查止血带的功能是否完好,手术室护士对止血带的使用方法要熟悉,一般来说,上肢压力设定为45kPa,下肢为60kPa,每60分钟要放松一次,15分钟后再充气。放气后要确定袖带是否完全放松。避免造成肢体缺血坏死。

8. 严格无菌操作 对手术器械、器材,尤其内置物要严格把关,符合要求的才可以使用。监督手术人员,尤其是厂家跟台人员的无菌操作是否规范,任何不符合规范的操作要及时指出并制止,疑似污染视为污染。

【护理评价】

1. 病人是否平稳度过手术期。

2. 术中体位是否固定稳妥,是否正确搬运病人及有无皮肤损伤。

3. 是否采取了铅屏蔽措施。

4. 是否正确运用气压止血带。

5. 术中内置物及配套器械是否准备完善,直至手术顺利完成。

第四节 妇科手术护理

在外科手术向微创方向发展的今天,腹腔镜技术已广泛应用于临床各科,在妇科的应用范围也日益扩展。其中有宫外孕、子宫肌瘤、卵巢瘤、子宫内膜异位症、内膜癌、不孕症、多囊卵巢综合征等疾病。这种技术具有不开腹、创伤小、出血少、恢复快、术后疼痛轻等优点,而且缩短了住院天数,腹部不留蚯蚓状瘢痕,有美容效果等。现在的开腹广泛手术也被腹腔镜所取代,大大缩短了住院天数及手术时间。

【护理评估】

1. 病人的评估

(1) 一般资料:年龄、精神心理状态、社会文化状况、麻醉史、手术史、药物过敏史、遗传史等。

(2) 病情危重程度评估:意识、病因、主诉、病情摘要、心肺肾肝等器官功能情况以及营养状况、局部皮肤状况、电解质的情况等。

(3) 评估病人的皮肤情况,检查会阴部备皮情况,检查术前各项准备是否完善。

2. 手术用物的评估

(1) 仪器设备如腹腔镜、宫腔镜、高频电刀、二氧化碳气体、负压吸引器、电插板、超声刀及百科钳剪是否准备齐全及功能是否完好。

(2) 无菌器械包是否备齐并已灭菌备用。如腹腔镜器械包、开放手术器械包、敷料包及衣包和布类包等。

(3) 是否备有足量的三通、输液器、引流管、引流袋及各种特殊用物。

(4) 抢救设备是否完善,抢救药品是否充足,中心吸引器、氧气、抢救药是否充足。

(5) 各种生化测试管是否充足。

(6) 术中所需的各种液体及药品是否足够,种类齐全。如各种大输液及静脉用药、膨宫用的生理盐水或者甘露醇。

3. 环境的评估

(1) 第一台手术是否提前半小时开启净化空调,接台手术要间隔20分钟以上。

(2) 术间的设备如手术床、无影灯、气体接口完好无缺损。

(3) 手术间人员无超标情况。

【护理诊断/问题】

1. 焦虑、恐惧 与对手术治疗过程及担心预后有关。

2. 有液体不足的危险 与术中出血、大量腹水有关。

3. 潜在感染的危险 与术中盆腔污染、贫血、化疗致抵抗力低有关。

4. 潜在并发症:盆腔腹膜后淋巴囊肿、输尿管损伤。

5. 营养失调:低于机体需要量 与癌症、化疗药物的治疗反应相关。

6. 有皮肤受损的危险 与手术体位及手术时间较长有关。

7. 预感性悲哀　与切除子宫、卵巢有关。

【护理措施】

1. 了解手术方式和特殊要求,并做好相应的准备。跟病人沟通,减轻病人的焦虑、恐惧感。

2. 了解病人术前检查是否完善,如三大常规、肝肾功能、血糖、电解质、心电图、胸片、乙肝病毒、梅毒、艾滋病、出凝血时间等。

3. 手术前一天访视病人,给病人做自我介绍及介绍手术室环境,消除病人的顾虑。应告知病人术前一天彻底清洗脐部污垢,用肥皂水仔细擦洗,再用碘伏进行清洁与消毒,预防切口感染。术前12小时禁食,6小时禁饮。

4. 选择合适的留置针在右手前臂进行静脉穿刺,接上足够的三通和延长管,妥善固定各种管道。病人右手展开,左手固定在身体侧面。

5. 病人所使用的无菌物品必须灭菌合格且在有效期内,禁止室内过多的人员走动。按医嘱及时给予正确的抗生素。

6. 术中观察出血量,给予足量的液体,必要时遵医嘱给予血液制品,及时监测体温,必要时给予加温,正确摆放体位,使肢体保持在功能位。

7. 术毕及时正确关闭各种仪器设备,擦干病人身上的血渍并穿好病服,跟手术医生和麻醉医生一起护送病人至麻醉复苏室。

【护理评价】

1. 是否有效安抚病人,缓解病人的生理和心理压力,提高了其对手术的信心。

2. 输液、输血通道是否通畅,并根据各项生命体征调节滴速。

3. 熟悉手术的步骤和操作要点,术中能娴熟、默契地配合。

4. 术中是否注意了无菌操作。

5. 术中病人的体温是否合适。

6. 广泛手术时各部位的淋巴结是否放置正确且标示清楚。

第五节　泌尿外科手术护理

近年来,由于泌尿外科病人数量明显增加且技术的迅猛发展,外科设备的种类、质量、功能都日趋完善,临床常用泌尿外科手术有以下几种:利用自然腔道进行的泌尿外科微创专术—经尿道电切术;利用人工腔道进行的泌尿外科微创手术-泌尿外科腹腔镜手术及经皮肾镜手术;其他:如女性压力性尿失禁微创治疗(TVT吊带)。泌尿外科护理特点有:老年病人多,随着我国医学的发展和生活水平的提高,人们的保健意识越来越强。老年人生理储备能力有限,对手术的耐受力与年龄呈反比关系,尤其是对伴有内科疾病的老人,其耐受力更差。手术创伤可使并存病的病情加重,易引起其他组织器官连续性病变。先天性畸形,现在家庭孩子少,家庭对孩子都很器重,但又怕别人嘲笑,难于启齿。医务人员要理解家长的心情,给予对症处理。经皮肾镜逐渐成为治疗上尿路结石的主要手段,具有创伤小、并发症少、恢复快、住院时间短等优点。下肢较长时间的暴露需大量补液,生理盐水及麻醉药物等影响机体体温调节功能,会造成病人在手术过程中体温逐渐下降。体温恒定是维持机体各项生理功能的基本保证,低温虽然可以降低器官的氧需和氧耗,但同样会导致产生一系列并发症,体温剧变会引起代谢功能的紊乱甚至死亡。

【护理评估】

1. 病人的评估

(1) 仔细核对病人的年龄、身高、体重、婚姻状况、精神心理状态、社会文化状况、麻醉史、手术史、药物过敏史、遗传史等。

(2) 评估病人对疾病和手术的认知情况、心理状况。

(3) 评估老年病人的心肺功能,询问有无高血压史及其他各种疾病。

(4) 评估病人的疼痛及手术耐受能力。

2. 局部评估

(1) 评估术野部分是否备好皮,根据手术部位,阴毛和腹部及大腿上三分之一、腰部的体毛必须剔除干净。

(2) 仔细查看有无手术部位切口标识。

(3) 泌尿外科的大手术如肾癌根治、肠代膀胱等,需要了解病人的皮肤情况,术中的急救用品等。

(4) 手术准备及用物的评估:仪器设备如腹腔镜、输尿管镜、高频电刀、二氧化碳气体、负压吸引器、电插板、超声刀是否准备齐全及功能是否完好。无菌器械包是否备齐并已灭菌备用。如腹腔镜器械包、开放手术器械包、敷料包及衣包和布类包等。是否备有足量的三通、输液器、引流管、引流袋及各种特殊用物。抢救设备是否完善,抢救药品是否充足。中心吸引器、氧气、抢救药是否充足。各种生化测试管是否充足。术中所需的各种液体及药品是否足够,种类齐全。如各种大输液及静脉用药、冲洗用的生理盐水。

【护理诊断/问题】

1. 焦虑、恐惧　与对手术治疗过程及担心预后有关。

2. 有液体不足的危险　与术中出血、术后体位改变有关。

3. 尿路感染　与手术及留置尿管有关。

4. 腘窝神经损伤　与过度截石位有关。

5. 骶尾部皮肤损伤　与过度截石位及手术时间长有关。

6. 自我形象紊乱　与较长时间留置导尿管有关。

7. 潜在并发症:出血、手术与麻醉意外、感染等。

【护理目标】

1. 病人的焦虑、恐惧程度减轻。

2. 术中遵医嘱补充足够的液体及血液制品。

3. 体位摆放适当,减少腘窝神经的损伤。

4. 骶尾部皮肤完好无损。

5. 尽量减少病人留置尿管的时间。

6. 病人的出血量少。

【护理措施】

1. 减轻焦虑与恐惧　保持手术间的整洁与安静,床单整洁,手术器械不要暴露在病人面前;病人入室时热情接待病人,安慰病人;鼓励病人说出自己的感受及担心的问题,并给予适当的解释;医务人员的说话声切勿太大,勿谈及与手术无关的话题。

2. 液体不足　术中根据出血量及病人的禁食禁饮情况,遵医嘱给予适量的补液,根据麻醉医生所查血气结果,必要时给予输血。

3. 减少感染的机会　病人所使用的无菌物品必须灭菌合格且在有效期内,禁止室内过多的人员走动。按医嘱及时给予正确的抗生素。

4. 体位的摆放　摆放体位时病人的肢体处于功能位,在病人的腘窝处垫以海绵垫,绑脚带松紧度适宜,以能容入一指为宜。

5. 骶尾部受压　在病人的骶尾部垫海绵垫或垫专用的皮肤敷贴。

6. 尿管的留置　插尿管时注意无菌操作,训练病人的排尿,尽量减少尿管的留置时间。

7. 出血量的控制　操作时动作轻柔,注意无菌操作,减少感染的机会。

【护理评价】

1. 是否有效安抚病人,缓解病人的生理和心理压力,提高了其对手术的信心,减轻了病人的焦虑与恐惧感。

2. 输液、输血通道是否通畅,并根据各项生命体征调节滴速。必要时给予输血。

3. 病人是否有感染的发生。

4. 术中体位是否摆放适当。

5. 术中病人的骶尾部是否受压。

6. 病人尿管的留置时间是否适当。

7. 病人的出血量是否控制适当。

第六节　五官科手术护理

五官科手术包括眼科、耳鼻喉科和口腔科的手术。眼科手术主要包括泪器、外眼和内眼手术;耳鼻喉科手术包括耳部、咽喉和鼻部手术;口腔科包括唇裂、腭裂、口腔颌面部手术。五官科手术仪器种类繁多、手术精细、操作复杂。在手术室护理中要了解手术步骤,做好物品的准备及供应工作并能熟练掌握仪器的操作。

1. 全身情况评估

(1) 核对病人姓名、性别、年龄、过敏史、病史、各项检查结果等。

(2) 评估病人对疾病和手术的认知情况、心理状况。

(3) 评估老年病人的心肺功能,有无高血压,是否合并有糖尿病。

(4) 评估局麻病人对疼痛的耐受能力。

2. 局部评估

(1) 评估手术区域是否做好术前准备(如术眼的清洁,剪睫毛、扩瞳)。

(2) 五官科的根治性手术(如舌癌根治术、喉癌根治术),评估病人的皮肤状况,了解病人病变部位及肿瘤大小、手术方式和手术部位;有无呼吸道及口腔感染。

(3) 有无手术部位切口标识。

3. 手术准备及用物评估　检查手术用物及所需的仪器设备是否准备完善(如眼科手术的显微镜,白内障手术的晶体等;耳鼻喉手术的鼻内镜,支气管镜、合适的气管套管型号等),无菌物品是否包装完好,在有效使用期内。

【护理诊断/问题】

1. 焦虑、恐惧　与病人对手术治疗的担忧有关。

2. 疼痛　与术中局麻和手术创伤有关。

3. 沟通障碍　与听力受损,说话能力障碍有关。

4. 有窒息的可能　与气管异物、分泌物及血液造成的机械堵塞有关。

5. 有皮肤完整性受损的危险　与电刀使用不当,手术时间长有关。

6. 潜在并发症:感染　与手术创伤和无菌操作不严格有关。

【护理目标】

1. 病人的焦虑、恐惧程度减轻。

2. 疼痛得到有效控制,病人自述舒适感增加。

3. 运用其他沟通方法,沟通效果满意。

4. 有效清理呼吸道,无窒息情况发生。

5. 病人皮肤完整。

6. 加强术中的无菌管理,无感染发生。

【护理措施】

1. 减轻焦虑与恐惧　保持手术间的整洁安静、地面干燥、温度适宜、光线柔和、无刺激性气味、床单平整清洁、手术器械要掩蔽;手术人员谈话应轻柔和谐,不要谈论与手术无关的话题,遇到意外时要保持冷静,切忌惊慌失措,大喊大叫,以免产生消极暗示,造成病人紧张;鼓励病人表达自己的感受,并给予安慰与疏导,向局麻病人告知术中可能出现的不适以及如何与医生配合。

2. 缓解疼痛　眼科大部分手术和耳鼻喉科的部分手术都是在局麻下完成,术前详细告知病人可能遇到的疼痛的类别和程度,使病人有足够应对疼痛的心理准备;手术间内放轻柔舒缓的音乐分散病人的注意力;如果还不能缓解病人的疼痛,主刀医生视手术情况增加局麻用药或给予镇痛药物。

3. 良好的沟通　对幼儿、有听力障碍的老年人、口腔疾病、做过气管切开的病人,术前一天访视病人,核对病人的手术信息,对病人尽量采用封闭式提问,只需回答"是"或"不是",语言要简明易懂;病人进入手术间后主动做自我介绍,注意病人的感受,多采用非语言性行为,如眼神、表情、触摸等。

4. 保持呼吸道通畅　气管异物取出是一种紧张而危险的手术,手术前要准备好一切手术用物,包括合适的支气管镜、氧气、吸引器、表麻药等;巡回护士要坚守手术间,不能离岗,严密观察病人的呼吸情况,持续监控血氧饱和度变化,准备好气管切开包,做好抢救呼吸停止和心脏停搏的一切准备。

5. 病人的皮肤管理　五官科的根治性手术(如舌癌根治术,喉癌根治术),由于手术时间长、手术操作要求固定体位、血液循环不良,对受压皮肤的伤害不可避免;在气道和头颈部手术中使用的高频电刀如果操作不当,很可能造成病人皮肤的烧伤。为避免手术病人皮肤发生损害,可以采取以下护理措施:①评估手术病人的皮肤情况,预防性地在皮肤受压处贴上压疮膜,垫气圈;②手术床适当加软垫,安置体位时,动作要轻、稳、准,避免皮肤张力过大,避免垫单或皮肤皱褶;③在消毒皮肤时,注意消毒剂勿过多,避免床单及垫单潮湿;④电极板尽量选择血管丰富或肌肉丰满靠近手术部位处,在气道开放的手术中使用电刀禁止吸入全氧。

6. 手术的无菌管理　按照手术的无菌要求放入相应的层流手术间,控制手术参观人员,及时使用术前抗生素,严格无菌操作。

【护理评价】

1. 病人的焦虑、恐惧程度是否减轻。

2. 疼痛是否得到有效控制。

3. 沟通效果是否满意。

4. 有无窒息情况发生。

5. 病人皮肤是否完整。

6. 手术病人有无感染发生。

第七节　神经外科手术护理

神经外科(neurosurgery)是外科学中的一个分支,是在外科学以手术为主要治疗手段的基础上,应用独特的神经外科学研究方法,研究人体神经系统,如脑、脊髓和周围神经系统,以及与之相关的附属机构,如颅骨、头皮、脑血管脑膜等结构的损伤、炎症、肿瘤、畸形和某些遗传代谢障碍或功能紊乱疾病,如癫痫、帕金森病、神经痛等疾病的病因及发病机制,并探索新的诊断、治疗、预防技术的一门高、精、尖学科。

神经外科主治炎症、肿瘤、畸形及外伤导致的脑部、脊髓等神经系统的疾病,例如车祸致脑部外伤,或脑部有肿瘤压迫需手术治疗等。

【护理评估】

1. 术前评估　核查病人及病史,生命体征是否平稳,瞳孔大小和对光反应是否存在;观察病人体质和营养状况,注意病人是否有精神异常情况、癫痫,神志是否清楚,视力、听力是否正常,有无肢体活动障碍或躁动等,是否大小便失禁或潴留等。

2. 皮肤评估

(1) 查看病人全身皮肤的完整性和弹性,检查剃光头发是否达到要求,并检查有无刮破痕迹,切口周围是否有感染灶等。

(2) 了解截瘫卧床病人有无压疮。检查手术节段备皮情况,如为高颈段肿瘤,应剃头。

3. 鼻局部评估　了解病人有无鼻腔、鼻窦感染,鼻息肉等。检查鼻孔有无充血,是否剪去鼻毛。

4. 手术准备及用物评估

(1) 检查各项术前检查、准备是否完善,MRI片或CT片等是否带入室,特别查实术中用血准备是否充足。术中所需用物如神经外科自动牵开器、显微手术器械是否性能良好且切实到位。需要清点的用物是否符合常规数量。

(2) 后颅窝手术器械和设备是否准备。

(3) 体位用物是否到位。

【护理问题】

1. 焦虑、恐惧　与清醒病人对手术的知识缺乏和对手术预后担忧有关。

2. 有坠床的危险　与病人精神异常或中枢神经功能障碍有关。

3. 有发生压疮的可能　与截瘫病人肌肉萎缩、皮肤血运减少、主动或被动脱水致病人皮肤弹性下降、手术时间长、手术体位压迫等有关。

4. 有血容量不足的可能　与术中静脉快速滴注20%甘露醇降颅压、出血、尿崩等有关。

5. 有脊柱损伤的可能　与后颅窝手术前体位摆放和术后复位的操作有关。

6. 有颅内感染的可能　与手术入路从二类切口部位进入有关。

7. 有尿崩的可能　与手术损伤神经垂体有关。

【护理措施】

1. 耐心细致的心理护理,帮助病人树立战胜疾病的信心,稳定病人情绪。

2. 加强专科培训,根据手术进程,手术护士积极主动地配合手术,准确无误清点手术用物。

3. 对精神障碍和意识模糊的病人麻醉前坚持守护或及时予有效得体的约束,对体质差、营养不良、预计手术时间长、有特殊体位要求的病人做好各种防护垫等加以保护,避免坠伤、压疮的发生。

4. 密切观察病人生命体征的变化,关注尿量,并准确记录,及时报告术者,必要时及时补充液体。

5. 认真学习和掌握体位摆放的正确方法,根据不同要求正确摆放手术体位,在充分暴露手术区域的同时,尽量减少病人不必要的裸露,注意病人的保暖,保证病人的安全与舒适;同时还要注意科学性、合理性,避免病人神经损伤和皮肤压疮的发生。

【护理评价】

1. 是否对病人予以亲切的关怀和有效的心理疏导,帮助病人树立战胜疾病的信心,稳定病人情绪。

2. 手术中是否根据手术进程,积极主动地配合手术,需要清点的物品是否准确无误。

3. 是否对精神障碍和意识模糊的病人麻醉前坚持守护或予以及时有效得体的约束,对体质差、营养不良、预计手术时间长、有特殊体位要求的病人做好了各种防护垫等加以保护,而避免了坠伤、压疮的发生。

4. 是否妥善保护肿瘤标本,并及时送检。

(万晶晶　伍美容)

中英文名词对照索引

A

阿尔茨海默病	Alzheimer disease, AD	1760

B

病毒感染性腹泻	viral infections diarrhea	1405
病毒性肝炎	viral hepatitis	1396
病毒性脑膜炎	acute viral encephalitis	1364
病毒性心肌炎	viral myocarditis	1338

C

产后抑郁症	post-natal depression	1225
传染性单核细胞增多症	infectious mononucleosis	1425
催产素激惹试验	oxytocin challenge test, OCT	1142

D

登革热	dengue fever	1423
多囊卵巢综合征	polycystic ovary syndrome, PCOS	1089

E

儿童肾病综合征	nephrotic syndrome, NS	1344

F

风湿热	rheumatic fever	1369
辅助生育技术	assisted reproductive technique, ART	1105
腹部疝气	abdominal hernia	932

G

高危妊娠	high rick pregnancy	1156
高血糖危象	hyperglycemic crisis	1635
功能失调性子宫出血	dysfunctional uterine bleeding	1086
冠状动脉性心脏病	coronary heart disease, CHD	1583

H

呼气末正压	positive end expiratory pressure, PEEP	979
化脓性骨髓炎	suppurative osteomyelitis	1006
化脓性脑膜炎	purulent meningitis	1362
获得性免疫缺陷综合征	acquired immunodeficiency syndrome, AIDS	1082,1420

J

基础生命支持	basic life support, BLS	1608
急性肾小球肾炎	acute glomerulonephritis, AGN	1342
脊髓灰质炎	poliomyelitis	1404
脊髓损伤	spinal cord injury, SCI	1021
甲状腺功能亢进危象	thyroid storm	1632
甲状腺功能亢进症	hyperthyroidism	988
结核病	tuberculosis	1375
结核性脑膜炎	tuberculous meningitis	1378
经皮肝穿刺胆道造影	percutaneous transhepatic cholangiography, PTC	930
经前期综合征	premenstrual tension syndrome	1087
静脉曲张	varicose veins	970

L

阑尾炎	appendicitis	931
老年肺炎	elderly pneumonia	1590
老年高血压	elderly hypertension	1581
老年急性心肌梗死	elderly acute myocardial infarction	1585
老年期痴呆	dementia in the elderly	1567
老年期抑郁症	depression in the elderly	1571
老年心绞痛	elderly angina pectoris	1584
离退休综合征	retired veteran syndrome	1565
临终关怀	hospice	1597
流行性腮腺炎	epidemic parotitis, mumps	1412
流行性乙型脑炎	epidemic encephalitis B	1401
卵巢过度刺激综合征	ovary hyperstimulation syndrome, OHSS	1105

N

脑出血	intracerebral hemorrhage, ICH	1589
脑梗死	cerebral thrombosis	1587
脑卒中	stroke	1587
内镜逆行胰胆管造影	endoscopic retrograde cholangiopancreatography, ERCP	930
尿失禁	uroclepsia	1558
疟疾	malaria	1449

P

排泄障碍	impaired elimination	1555
盆底脏器脱垂	pelvic organ prolapse, POP	1108
皮肤瘙痒	skin pruritus	1563

Q

羌虫病	tsutsugamushi disease	1460

R

人工肝支持系统	artificial liver support system, ALSS	1393
妊娠剧吐	hyperemesisgravidarum	1118
妊娠期高血压疾病	hypertensive disorder complicating pregnancy	1168

S

肾结石	renal stone	980
肾综合征出血热	hemorrhagic fever with renal syndrome, HFRS	1416
生理性缩复环	physiologic retraction ring	1129
视觉障碍	visual impairment	1562

T

胎膜早破	premature rupture of membranes	1212
特发性血小板减少性紫癜	idiopathic thrombocytopenic purpura, ITP	1353
体外对抗搏动器	external counterpulsation device	978
体外循环综合征	post-perfusion syndrome	967
听力障碍	hearing impairment	1560
退行性骨关节病	degenerative osteoarthritis	1579

W

围绝经期综合征	climacteric syndrome	1088
维生素 A 缺乏症	vitamin A deficiency	1319
维生素 D 缺乏性佝偻病	rickets of vitamin D deficiency	1315
维生素 D 缺乏性手足搐搦症	tetany of vitamin D deficiency	1318
胃食管反流病	gastroesophageal reflux disease, GERD	1593
无应激试验	non-stress test, NST	1142

X

先兆临产	threatened labor	1122
心肺复苏术	cardio-pulmonary resuscitation, CPR	1607
休克	shock	973
血友病	hemophilia	1354

Y

严重急性呼吸道综合征	severe acute respiratory syndrome, SARS	1462
腰椎间盘突出症	lumbar intervertebral disc herniation, LDH	1024,1759
药物不良反应	adverse drug reaction, ADR	1544
异位妊娠	ectopic pregnancy	1160
营养性巨幼红细胞贫血	nutritional megaloblastic anemia	1352
营养性缺铁性贫血	nutritional iron deficiency anemia, NIDA	1350
原发性肺结核	primary pulmonary tuberculosis	1376

Z

谵妄	delirium	1574
重症肌无力	myasthenic gravis, MG	1631
主动脉内球囊反搏	intra-aortic balloon pump, IABP	977
子宫内膜癌	carcinoma of endometrium	1099

参考文献

[1] 陈孝平.外科学[M].2版.北京:人民卫生出版社,2010:11.

[2] 李乐之,路潜.外科护理学[M].5版.北京:人民卫生出版社,2012:98.

[3] 刘蓉.麻醉复苏室的作用与护理要点[J].青海医药杂志,2009,30(1):33-35.

[4] 谢岚,张粉玲.麻醉复苏专科护士的构建[J].全科护理,2012,10(258):1987-1988.

[5] 吴在德,吴肇汉.外科学[M].7版.北京:人民卫生出版社,2012.

[6] 黄金,姜冬九.新编临床护理常规[M].北京:人民卫生出版社,2008.

[7] 曹允芳.临床护理实践指南[M].北京:人民军医出版社,2011.

[8] 郭加强,吴清玉.心脏外科护理学[M].北京:人民卫生出版社,2003.

[9] 成晓蓉,甘小惠.弹力加压型止血器在桡动脉压迫止血中的应用及护理[J].护士进修杂志,2006,21(6):544-545.

[10] 刘鲁霞.心导管插入术的护理[J].国外医学·护理学分册,2003,3:134.

[11] 吕树铮,汪国忠.2011美国经皮冠状动脉介入治疗指南解读[J].中国医学前沿杂志(电子版),2012,4(6):41-48.

[12] 宋柯,杜凤和.心导管术后经皮血管缝合装置的止血效果观察[J].山东医药,2008,48(16):57-58.

[13] 赵英强.有创心功能检查最新进展[J].中国心血管病研究,2009,7(11):873-876.

[14] 曹伟新,李乐之.外科护理学[M].4版.北京:人民卫生出版社,2008.

[15] 叶启发,明英姿.肾移植病人必读[M].长沙:中南大学出版社,2007.

[16] 中国新闻网.中国年肾移植量已居世界第二累计超过8.6万例[EB/OL].[2012.08.28].http://www.Chinanews.com/jk/jk-hyxw/news/2009/11-01/1941346.shtml.

[17] 宋金兰,高小雁.实用骨科护理及技术[M].北京:科学出版社,2008.

[18] 泊树令,应大君.系统解剖学[M].6版.北京:人民卫生出版社,2005.

[19] 吕探云.健康评估[M].2版.北京:人民卫生出版社,2008.

[20] 李小寒,尚少梅.基础护理学[M].4版.北京:人民卫生出版社,2008.

[21] 王耀辉,徐德保.实用专科护士丛书(神经内科、神经外科分册)[M].长沙:湖南科学技术出版社,2004.

[22] 陈孝平.外科学[M].北京:人民卫生出版社,2005.

[23] 邵肖梅,叶鸿瑁,丘小汕.实用新生儿学[M].北京:人民卫生出版社,2010:19-22.

[24] 王卫平,毛萌,李廷玉,等.儿科学[M].北京:人民卫生出版社,2013:45-52.

[25] 石绍南,谢丽华.新生儿专科护理[M].长沙:湖南科学技术出版社,2011:42-48,189-192.

[26] 叶鸿瑁,虞人杰.新生儿复苏教程[M].北京:人民卫生出版社,2012:89-93.

[27] 崔焱.儿科护理学[M].北京:人民卫生出版社,2006:120-125.

[28] 柴铁劬.康复医学[M].2版.北京:高等教育出版社.2010.

[29] 常江.老年人的心理调适原则[J].社会福利,2007,(6):46-47.

[30] 陈长香.老年护理学[M].北京:人民卫生出版社,2009.

[31] 董碧蓉.老年病学[M].成都:四川大学出版社,2009.

[32] 刁利华,黄叶莉.老年社区护理与自我管理[M].北京:人民军医出版社,2008.

[33] 郭桂芳.老年护理学(双语)[M].北京:人民卫生出版社,2012.

[34] 胡秀英.老年护理手册[M].北京:科学出

版社,2011.

[35] 化前珍.老年护理学[M].3版.北京:人民卫生出版社,2012.

[36] 黄金.老年护理学[M].长沙:湖南科学技术出版社,2012.

[37] 中华医学会心血管病学分会,中国老年学学会心脑血管病专业委员会.老年高血压的诊断与治疗中国专家共识(2011版)[J].中华内科杂志,2012,51(1):76-86.

[38] 楼华.老年性骨质疏松及其运动疗法的干预[J].中国组织工程研究与临床康复,2007,11(52):10671-10674.

[39] 穆光宗.中国在转型过程中的养老挑战及其统筹应对[J].人口与计划生育,2012(6):33-35.

[40] 穆光宗.我国机构养老发展的困境与对策[J].华中师范大学学报(人文社会科学版),2012,51(2):31-38.

[41] 史宝欣.临终护理[M].北京:人民卫生出版社,2010.

[42] 施永兴,王光荣.中国城市临终关怀服务现状与政策研究[M].上海:上海科技教育出版社,2010.

[43] 唐莹,陈正英,薛桂娥,等.我国老年人健康保健服务相关政策现状[J].中国老年学杂志,2010,(30)3:414-416.

[44] 陶莉,董翠红.老年护理学[M].北京:中国医药科技出版社,2009.

[45] 王贵生.中国社区居家养老照顾服务业发展研究[D].北京:北京交通大学,2009.

[46] 王世俊.老年护理学[M].4版.北京:人民军医出版社,2007.

[47] 王世俊,林丽婵,蔡娟秀,等.老年病护理[M].台湾:华杏出版股份有限公司,2008.

[48] 王志红,詹林.老年护理学[M].上海:科学技术出版社,2011.

[49] William B,Abrams MD.默克老年病手册[M].陈灏珠,主译.3版.北京:人民卫生出版社,2002.

[50] 谢湘华,陈文华,杨蓉,等.康复训练对发病后脑卒中患者生活质量的影响[J].中国临床康复,2005,9(32):47-49.

[51] 杨月娥,赵忠新,黄流清,等.上海市社区老年2型糖尿病患者认知功能损害的发病率和危险因素分析[J].中国临床神经科学,2010,18(5):490-495.

[52] 尹作香,杜理莉,王洛香.老年病的防治和护理[M].上海:第二军医大学出版社,2008.

[53] 尤黎明.老年护理学[M].北京:北京大学医学出版社,2007.

[54] 张民省.老龄化趋势下中国养老模式的转变与创新[J].山西大学学报(哲学社会科学版),2008,31(3):117-122.

[55] 张贤.建立和完善老年人健康保健体制的探讨[J].中国初级卫生保健,2007,21(7):22-23.

[56] 曾慧.精神科护理[M].北京:高等教育出版社,2010.

[57] 郑松柏,朱汉民.老年医学概论[M].上海:复旦大学出版社,2010.

[58] 邹恂.现代护理诊断手册[M].北京:北京医科大学出版社,2004.

[59] 苏泽轩,于立新,黄洁夫.现代移植学[M].北京:人民卫生出版社,1998.

[60] 夏穗生.临床移植医学[M].杭州:浙江科学技术出版社,1999.

[61] 谭建明,唐孝达,周永昌.组织配型技术与临床应用[M].北京:人民卫生出版社,2002.

[62] 夏穗生.器官移植学[M].上海:上海科学技术出版社,1995.

[63] 李梦樱.外科护理学[M].长沙:湖南科学技术出版社,2004.

[64] 冯伟平,丁永珍,刘慧.肝移植康复期的健康指导[J].齐鲁护理杂志,2005,11(11):1568-1569.

[65] 张艳红,魏丽,李呈晋,等.原位肝移植患者生理变化及护理对策[J].齐鲁护理杂志,2005,11(9):1196.

[66] 梁廷波.儿童肝脏移植的适应证[J].中华实用儿科临床杂志,2003,18(7):504-505.

[67] 林永凤,于绍平.肝移植患者出院指导[J].齐鲁护理杂志,2006,12(1B):188.

[68] 张美丽,高俊茹.肝移植患者术后并发症的观察与护理[J].齐鲁护理杂志,2006,12(9):1852-1853.

[69] 闵志廉,何长民.器官移植并发症[M].上

海:上海科技教育出版社,2002.

[70] 廖崇先,李增洪,陈道中.一例原位心脏移植术后一年随访报告[J].中华器官移植杂志,1997,18(2):69.

[71] 夏求明.现代心脏移植[M].北京:人民卫生出版社,1998.

[72] 黄燕菊,林小青,何丽芳,等.1例双侧同种异体肺移植患者的围手术期护理[J].现代护理,2007,13(32):3157-3158.

[73] 陈静瑜.我国肺移植的发展和初步经验[J].中华器官移植杂志,2006,27(2):67.

[74] 胡春晓,朱艳红,陈静瑜,等.机械通气在肺移植术后的临床应用[J].中国急救医学,2004,24(6):468.

[75] 蹇英,朱雪芬,黄佳慧.综合呼吸功能锻炼在肺移植术前病人中的应用[J].医药产业资讯,2006,3(11):99.

[76] 侯彩妍.肺移植的临床评价及护理[J].国外医学·护理学分册,2002,21(12):579-580.

[77] 刘桂卿,黄瑞萍,孙妃娥.肺移植围手术期患者的护理实践与探索[J].现代临床医学生物工程学杂志,2003,9(4):353-354.

[78] 郑树森.胰肾联合移植的研究进展[M].中华医学杂志,2002,82(22):1513.

[79] 印义琼,李卡,陈增蓉,等.1例同种异体胰-肾联合移植患者护理体会[J].华西医学,2007,22(4):877-878.

[80] 张红霞,陈利芬,苏翠玲,等.上腹部多器官移植术后排斥反应的临床观察与护理[J].现代临床护理,2006,5(5):35-37.

[81] 李宁,黎介寿.猪同种异体节段小肠移植[J].中华器官移植杂志,1993,14(1):2.

[82] 王为忠,吴国生,宋维亮,等.活体部分小肠移植供受体围手术期的处理[J].中华普通外科杂,2000(15):411-413.

[83] 王为忠,宋维亮,吴国生,等.活体部分小肠移植一例报告[J].中华器官移植杂志,2001(22):30-32.

[84] 李思.手术室专科护理[M].长沙:湖南科学技术出版社,2010,05.

[85] 杨小龙,郭娜.手术室骨科组的手术特点及护士素质[C].中华护理学会第2届国际手术室护理学术交流会议,中华护理学会第2届国际手术室护理学术交流会议论文集.2010.

[86] 杨秀丽.老年患者护理风险及规避[J].实用护理杂志,2006(09):94-95.

[87] 曾国华,李逊,吴开俊,等.微创经皮肾镜取石术治疗输尿管上段结石[J].中华泌尿外科杂志,2003,24(10):671-672.

[88] 陈秀玲.冲洗液对前列腺术后患者的影响[J].护理研究,2004(7):1189-1190.

[89] Population Reference Bureau. 2013 World Population Data Sheet[EB/OL].[2013.09]. http://www.prb.org/Publications/Datasheets/2013/2013-world-population-data-sheet/data-sheet.aspx.

[90] Bradford A, Meston CM. The impact of anxiety on sexual arousal in women[J]. Behaviour Research and Therapy, 2006, 44: 1067-1077.

[91] Brown C, Battista DR, Sereika SM, Bruehlman RD, Dunbar-Jacob J, Thase ME. Primary care patients' personal illness models for depression: Relationship to coping behavior and functional disability[J]. Gen. Hosp. Psychiatry, 2007(29): 492-500.

[92] Ebersole P, Hess P, & Luggen AS. Toward Health Aging: human needs and nursing response(6th ed.)[M]. St. Louis, MO: Mosby, 2004.

[93] Fiske A, Wetherell J Loebach, Gatz M. Depression in older adults[J]. Annu Rev Clin Psychol, 2009(5): 363-389.

[94] Ham RJ, Sloane PD & Warshaw GA. Primary Care Geriatrics: A case-based approach (4th ed.)[M]. St. Louis, MO: Mosby, 2002.

[95] Hartmann U, Philippsohn S, Heiser K, et al. Low sexual desire in midlife and older women: personality factors, psychosocial development, present sexuality[J]. The Journal of The North American Menopause Society, 2004, 11(6): 726-740.

[96] Meiner SE. Gerontologic Nursing (4th ed.)[M]. St. Louis, Elsevier: Mosby, 2011.

[97] Deltz E, Schroeder P, Gundlach M, et al. Successful clinical small bowel transplantation[J]. Transplant Proc, 1990, 22: 2501.

[98] Bond G, Mazariegos G, Sindhi R, et al. Pediat-

ric intestinal transplantation:current status. VI international small bowel transplant symposium[J]. Stockholm Sweden,2001(9),12-14.

[99] Asfar S,Atkison P,Ghent C,et al. Small bowel transplantation[J]. Transplant Proc,1996,28:2751.

[100] Goulet O,Revillon Y,Brousse N,et al. Successful small bowel transplantation in annfant[J]. Transplantation,1992,53:940-943.